Problemas en Radiología

Problemas en Radiología
Enfrentándose a los retos clínicos del día a día

Directores

Jose Luis del Cura Rodríguez

Jefe de Servicio, Servicio de Radiodiagnóstico,
Hospital Universitario Donostia, Donostia/San Sebastián.

Gorka Bastarrika Alemañ

Codirector de Servicio, Servicio de Radiología, Clínica Universidad de Navarra.
Catedrático, Facultad de Medicina, Universidad de Navarra.

Coordinadores

Marcelo Sánchez González

Jefe de Sección, Unidad de Radiología Torácica, Servicio
de Radiodiagnostico, Hospital Clinic, Barcelona.
Profesor Asociado, Departamento de Fundamentos
Clínicos, Facultad de Medicina, Universidad de
Barcelona.

Pablo Domínguez Echávarri

Jefe de Sección, Servicio de Radiodiagnóstico, Área de
Neurorradiología, Clínica Universidad de Navarra.
Profesor Contratado Doctor, Departamento de
Radiodiagnóstico, Facultad de Medicina, Universidad de
Navarra.

Jesús Dámaso Aquerreta Beola

Jefe de Sección, Área de Radiología de Músculo
Esquelético, Servicio de Radiología, Clínica Universidad
de Navarra.
Profesor Contratado Doctor, Facultad de Medicina,
Universidad de Navarra.

Luis Javier Pina Insausti

Jefe de Sección, Área de Radiología Mamaria,
Servicio de Radiología, Clínica Universidad de Navarra.
Profesor Asociado. Facultad de Medicina,
Universidad de Navarra.

Miren Zubizarreta Etxaniz

Facultativa Especialista de Área,
Servicio de Radiodiagnóstico, Sección de Radiología
Abdominal, Hospital Universitario Donostia, Donostia/
San Sebastián.

Josefina Élida Vázquez Méndez

Jefa de Servicio, Unidad de Radiodiagnóstico y Medicina
Nuclear, Servicio de Radiología Pediátrico, Hospital
Universitario Vall d'Hebron, Barcelona.
Colaboradora Docente, Departamento de Pediatría
y Ginecología, Facultad de Medicina, Universidad
Autónoma de Barcelona.

José Fernando Antezana Tapia

Facultativo Especialista de Área,
Servicio de Radiodiagnóstico, Sección de Radiología
Vascular e Intervencionista, Hospital Universitario
Donostia, Donostia/San Sebastián.

Gorka Arenaza Choperena

Facultativo Especialista de Área,
Servicio de Radiodiagnóstico, Sección de Radiología
de Urgencias, Hospital Universitario Donostia,
Donostia/San Sebastián.
Profesor Asociado, Facultad de Medicina, UPV/EHU.

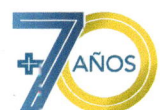 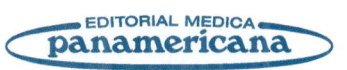

Desde 1953 formando Profesionales de la Salud

Buenos Aires - Bogotá - Madrid - México
www.medicapanamericana.com

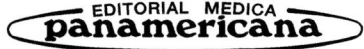

EDITORIAL MÉDICA **panamericana**

Visite nuestra página web:
http://www.medicapanamericana.com

ARGENTINA
Maipú 1300 (C 1300 ACT)
Ciudad Autónoma de Buenos Aires, Argentina
Tel.: (54-11) 5031-6919
e-mail: cinfo@medicapanamericana.com

COLOMBIA
Carrera 7a A. N.º 69-19 - Bogotá DC - Colombia
Tel.: (57-1) 235-4068
e-mail: infomp@medicapanamericana.com.co

ESPAÑA
Sauceda, 10 - 5ª planta - 28050 Madrid, España
Tel.: (34-91) 131-78-00
e-mail: info@medicapanamericana.es

MÉXICO
Av. Miguel de Cervantes Saavedra, n.º 233, piso 8, oficina 801
Col. Granada, Alcaldía Miguel Hidalgo
CP 11520 Ciudad de México, México
Tel.: (52-55) 5250-0664
e-mail: infomp@medicapanamericana.com.mx

ISBN: 978-84-1106-110-0 (Versión impresa + Versión digital)
ISBN: 978-84-1106-111-7 (Versión digital)

Colaboradores

Alcázar Peral, Andrés
Facultativo Especialista de Área, Área de Imagen
Abdominal, Servicio de Radiología,
Clínica Universidad de Navarra.
Colaborador Docente, Facultad de Medicina,
Universidad de Navarra.

Alonso Burgos, Alberto
Subdirector del Departamento de Radiología,
Responsable Asistencial Sede Madrid,
Área de Cirugía Vascular y Radiología Intervencionista,
Servicio de Radiología, Clínica Universidad
de Navarra.
Profesor Asociado, Facultad de Medicina,
Universidad de Navarra.

Álvarez de Sierra, Beatriz
Facultativa Especialista de Área, Área de Radiología
Musculoesquelética, Servicio de Radiología, Clínica
Universidad de Navarra.
Colaborador Docente, Facultad de Medicina,
Universidad de Navarra.

Angulo González, Diego
Facultativo Especialista de Área,
Servicio de Radiodiagnóstico, Unidad de Urgencias,
Hospital Universitario Virgen del Rocío, Sevilla

Antezana Tapia, José Fernando
Médico Especialista en Radiología Intervencionista,
Servicio de Radiodiagnóstico, Hospital Universitario
Donostia, Donostia/San Sebastián.

Aquerreta Beola, Jesús Dámaso
Jefe de Sección, Área de Radiología de Músculo
Esquelético, Servicio de Radiología,
Clínica Universidad de Navarra.
Profesor Contratado Doctor, Facultad de Medicina,
Universidad de Navarra.

Arenas Jiménez, Juan José
Facultativo Especialista de Área,
Servicio de Radiodiagnóstico, Unidad de Imagen
Cardiotorácica, Hospital General Universitario Doctor
Balmis, Alicante.
Profesor Asociado, Departamento de Patología
y Cirugía, Facultad de Medicina, Universidad Miguel
Hernández, San Juan de Alicante.

Arenós Abril, Jesús
Facultativo Especialista de Área, Servicio
de Diagnóstico por Imagen, Unidad de Radiología
Pediátrica, Hospital Vall d'Hebron, Barcelona.
Facultad de Medicina, Universidad Autónoma
de Barcelona.

Arrázola Cabrera, Brisida Virginia
Médica Especialista, Unidad de Anestesiología,
Servicio de Anestesiología y Reanimación, Policlínica
Gipuzkoa, Donostia/San Sebastián.

Arroyo López, Marta
Facultativa Especialista de Área, Servicio
de Radiodiagnóstico, Sección de Radiología Vascular
Intervencionista, Hospital Universitario 12 de Octubre,
Madrid.
Colaboradora Docente, Departamento de Radiología,
Rehabilitación y Fisioterapia, Facultad de Medicina,
Universidad Complutense de Madrid.

Baleato González, Sandra
Jefa de Sección, Unidad de Imagen Oncológica,
Servicio de Radiodiagnóstico, Hospital Clínico
Universitario de Santiago de Compostela.
Profesora Asociada, Departamento de Psiquiatría,
Radiología, Salud Pública, Enfermería y Medicina,
Área de Radiología, Facultad de Medicina
y Odontología, Universidad de Santiago de Compostela.

Ballesta Moratalla, Mónica
Facultativa Especialista de Área, Unidad de Radiología
de Urgencias, Servicio de Radiodiagnóstico, Hospital
Universitario y Politécnico la Fe, Valencia.

Barón Ródiz, Patricia Alejandra
Médico Especialista en Radiología,
Hospital Universitario Marina Salud, Denia.

Bastarrika Alemañ, Gorka
Codirector de Servicio, Servicio de Radiología,
Clínica Universidad de Navarra.
Catedrático, Facultad de Medicina, Universidad
de Navarra.

Blanco Barrio, Ana
Facultativa Especialista de Área, Servicio
de Radiodiagnóstico, Unidad de Urgencias, Hospital
General Universitario Morales Meseguer, Murcia.

Borruel Nacenta, Susana
Facultativa Especialista de Área, Unidad de Radiología de Urgencias, Servicio de Radiodiagnóstico, Hospital Universitario 12 de octubre.

Brin Reyes, Juan Raúl
Médico Especialista, Servicio de Neurorradiología Intervencionista, Hospital Universitario Fundación Jiménez Díaz, Madrid.

Brugger Frigols, Sara
Facultativa Especialista de Área, Unidad de Radiología de Urgencias, Servicio de Radiodiagnóstico, Hospital Universitario y Politécnico la Fe, Valencia.

Burguete Moriones, Andrea
Facultativa Especialista de Área, Servicio de Radiodiagnóstico, Hospital Universitario de Navarra.

Cabedo Esteve, Lledó
Médica Especialista, Sección de Radiología Genitourinaria, Servicio de Radiología, Hospital Clínic, Barcelona.

Cabeza Martínez, Beatriz
Profesora Asociada, Facultad de Medicina, Departamento de Radiología, Rehabilitación y Fisioterapia, Universidad Complutense de Madrid.

Cabrera González, Jesús Manuel
Médico Especialista en Radiología Intervencionista, Hospital Universitario 12 de octubre, Madrid.

Cabrera Zubizarreta, Alberto
Unidad de Resonancia Magnética, Servicio de Neurorradiología, HT Médica, Getxo, Vizcaya.

Calvo Imirizaldu, Marta
Facultativa Especialista de Área, Servicio de Radiología, Área de Neurorradiología, Clínica Universidad de Navarra. Profesora Asociada, Facultad de Medicina, Universidad de Navarra.

Campos Ferrer, Carmen
Facultativa Especialista de Área, Servicio de Radiodiagnóstico, Área de de Radiología de Urgencias, Hospital Universitario Ramón y Cajal, Madrid.

Castanedo Vázquez, David
Facultativa Especialista de Área, Unidad de Neurorradiología, Servicio de Radiodiagnóstico, Hospital Universitario Marqués de Valdecilla, Santander.

Castañé Isern, Eric
Médico Interno Residente, Servicio de Radiodiagnóstico, Hospital Universitario 12 de Octubre, Madrid

Chiva de Agustín, Luis
Jefe de Servicio, Unidad de Fertilidad, Servicio de Ginecología y Obstetricia, Clínica Universidad de Navarra. Profesor Asociado, Facultad de Medicina, Universidad de Navarra.

Córdoba Muñoz, Cristian Darío
Facultativo Especialista de Área, Servicio de Radiología, Hospital Universitario 12 de octubre, Madrid.

Corral de la Calle, Miguel Ángel
Facultativo Especialista de Área, Servicio de Radiodiagnóstico, Unidad de Radiología Abdominal, Complejo Asistencial de Ávila.

Cuetos Fernández, Javier
Facultativo Especialista de Área, Servicio de Radiodiagnóstico, Sección de Radiología Musculoesquelética, Hospital Universitario Donostia, Donostia/San Sebastián.

Del Cura Rodriguez, Jose Luis
Jefe de Servicio, Servicio de Radiodiagnóstico, Hospital Universitario Donostia, Donostia/San Sebastián.

Delgado Álvarez, Ignacio
Facultativo Especialista de Área, Unidad de Radiología Pediátrica Abdominal, Servicio de Radiología Pediátrica, Hospital Vall d'Hebron, Barcelona.

Delgado Sánchez-Gracián, Carlos
Facultativo Especialista de Área, Servicio de Radiología, Unidad de Imagen Cardiotorácia, Hospital Ribera Povisa, Vigo.

Díez Tascón, Aurea
Facultativa Especialista de Área, Servicio de Radiodiagnóstico, Unidad de Radiología de Urgencias, Hospital Universitario La Paz, Madrid.

Díez Uriel, Elena
Facultativa Especialista de Área, Área de Neurorradiología, Servicio de Radiología, Clínica Universidad de Navarra. Colaborador Docente, Facultad de Medicina, Universidad de Navarra.

Domènech Ximenos, Blanca
Profesora Clínica, Facultad de Medicina, Universitat de Barcelona.

Domínguez Echávarri, Pablo
Jefe de Sección, Área de Neurorradiología, Servicio de Radiología, Clínica Universidad de Navarra. Profesor Contratado Doctor, Facultad de Medicina, Universidad de Navarra.

Drake Pérez, Marta
Facultativa Especialista de Área, Área de Neurorradiología, Servicio de Radiodiagnóstico, Hospital Universitario Marqués de Valdecilla, Santander. Colaboradora Docente, Área de Radiología y Medicina Física, Departamento de Ciencias Médicas y Quirúrgicas, Facultad de Medicina, Universidad de Cantabria.

Elizalde Pérez, Arlette María
Facultativa Especialista de Área, Área de Radiología Mamaria, Servicio de Radiología, Clínica Universidad de Navarra.
Profesora Ayudante Doctora, Área de Radiología Mamaria, Servicio de Radiología, Clínica Universidad de Navarra.

Escudero Fernández, José Miguel
Facultativo Especialista de Área, Unidad de Radiología Pediátrica, Servicio de Radiodiagnóstico, Hospital Universitari Vall d'Hebron, Barcelona.

Estelles Lerga, Pilar
Facultativa Especialista de Área, Servicio de Radiología, Hospital Universitario y Politécnico La Fe, Valencia.

Etxano Cantera, Jon
Facultativo Especialista de Área, Servicio de Resonancia Magnética, Área de Pelvis Femenina, Hospital Universitario Araba, Vitoria-Gasteiz.

Expósito Jiménez, Diana
Facultativa Especialista de Área, Servicio de Radiodiagnóstico, Área de Radiología Musculoesquelética, Hospital Sanitas La Moraleja, Madrid.

Gallardo Agromayor, Elena
Facultativa Especialista de Área, Servicio de Radiodiagnóstico, Hospital Universitario Marqués de Valdecilla, Santander.
Profesora Asociada, Departamento de Ciencias Médicas y Quirúrgicas, Facultad de Medicina, Universidad de Cantabria.

Gallardo Madueño, Guillermo
Facultativo Especialista de Área, Área de Imagen Abdominal, Servicio de Radiología, Clínica Universidad de Navarra.
Colaborador Docente, Facultad de Medicina, Universidad de Navarra.

García-Barredo Pérez, Mª del Rosario
Facultativa Especialista de Área, Servicio de Radiodiagnóstico, Unidad de Musculoesquelético, Hospital Universitario Marqués de Valdecilla.

García Criado, Ángeles
Jefa de Sección, Sección de Radiología Abdominal, Unidad de Radiología, Centro de Diagnóstico por la Imagen, Hospital Clínic de Barcelona.

García Figueiras, Roberto
Jefe de Sección, Unidad de Imagen Oncológica, Servicio de Radiodiagnóstico, Hospital Clínico Universitario de Santiago de Compostela.
Profesor Asociado, Departamento de Psiquiatría, Radiología, Salud Pública, Enfermería y Medicina, Área de Radiología, Facultad de Medicina y Odontología, Universidad de Santiago de Compostela.

García Sánchez, María Jesús
Facultativa Especialista de Área, Unidad de Neurorradiología Intervencionista, Servicio de Radiología, Hospital Universitario Fundación Jiménez Díaz, Madrid.

Gómez Usabiaga, Virginia
Facultativa Especialista de Área, Servicio de Radiodiagnóstico, Sección de Urgencias, Hospital Universitario Donostia, Donostia/San Sebastián.

Gonzalo Carballés, Marta
Facultativa Especialista de Área, Unidad de Radiología Pediátrica Abdominal, Servicio de Radiología Pediátrica, Hospital Vall d'Hebron, Barcelona.

Grau García, Mikel
Facultativo Especialista de Área, Servicio de Radiodiagnóstico, Hospital Universitario Basurto, Bilbao.

Heredia Cacha, Paula
Médica Interna Residente, Servicio de Radiodiagnóstico, Hospital Universitario 12 de Octubre, Madrid.

Ibáñez Sanz, Laín
Facultativo Especialista de Área, Unidad de Radiología de Urgencias, Servicio de Radiodiagnóstico, Hospital Universitario 12 de octubre.

Igual Rouilleault, Alba Cristina
Facultativa Especialista de Área, Sección de Radiología Abdominal, Unidad de Radiología, Centro de Diagnóstico por la Imagen, Hospital Clínic de Barcelona.

Jiménez Serrano, Sergio
Facultativo Especialista de Área, Sección de Radiología Abdominal, Unidad de Radiología, Centro de Diagnóstico por la Imagen, Hospital Clínic de Barcelona.

Pina Insausti, Luis Javier
Jefe de Sección, Área de Radiología Mamaria, Servicio de Radiología, Clínica Universidad de Navarra.
Profesor Asociado. Facultad de Medicina, Universidad de Navarra.

Landeras Álvaro, Rosa
Jefa de Sección, Servicio de Radiodiagnóstico, Hospital Universitario Marqués de Valdecilla, Santander, Cantabria.

Larrea Peña, José Ángel
Jefe de Sección de Neurorradiología, Servicio de Radiodiagnóstico, Hospital Universitario Donostia, Donostia/San Sebastián.

Leturia Etxeberria, Maria
Facultativa Especialista de Área, Servicio de Radiodiagnóstico, Sección de Radiología Abdominal. Hospital Universitario Donostia, Donostia/San Sebastián.

Liaño Esteso, Gloria
Facultativa Especialista de Área,
Área de Neurorradiología, Servicio de Radiología,
Clínica Universidad de Navarra.
Colaboradora Docente, Facultad de Medicina,
Universidad de Navarra.

López Sala, Paul
Servicio de Radiodiagnóstico, Sección de Radiología
Abdominal, Hospital Universitario Donostia,
Donostia/San Sebastián.

Lüttich Uroz, Alexandre
Facultativo Especialista de Área,
Servicio de Radiodiagnóstico, Sección de Neurorra-
diología, Hospital Universitario Donostia,
Donostia/San Sebastián.

Manrique Zegarra, Martiel Marcé
Facultativo Especialista de Área,
Unidad de Neurorradiología Intervencionista,
Servicio de Radiología, Hospital Universitario
Fundación Jiménez Díaz, Madrid.

Marco de Lucas, Enrique
Facultativo Especialista de Área,
Unidad de Neurorradiología, Servicio
de Radiodiagnóstico, Hospital Universitario Marqués
de Valdecilla, Santander.
Profesor Asociado, Departamento de Ciencias Médicas
y Quirúrgicas, Área de Radiología y Medicina Física,
Facultad de Medicina, Universidad de Cantabria.

Martí de Gracia, Milagros
Jefa de Sección, Servicio de Radiodiagnóstico, Unidad
de Radiología de Urgencias, Hospital Universitario
La Paz, Madrid.

Martínez Chamorro, Elena
Facultativa Especialista de Área, Unidad de Radiología
de Urgencias, Servicio de Radiodiagnóstico, Hospital
Universitario 12 de octubre.

Mendoza Alonso, Mikel
Facultativo Especialista de Área,
Servicio de Radiodiagnóstico, Hospital Universitario
Donostia, Donostia/San Sebastián.

Moreno Rojas, M. Julián
Facultativo Especialista de Área, Sección de Radiología
Abdominal, Unidad de Radiología, Centro de
Diagnóstico por la Imagen, Hospital Clínic
de Barcelona.

Narváez, García José Antonio
Jefe de Sección, Servicio de Radiología, Hospital
Universitario de Bellvitge, Hospitalet de Llobregat,
Barcelona.
Profesor Asociado, Facultad de Medicina,
Departamento de Ciencias Clínicas, Universidad de
Barcelona.

Nicolau Molina, Carlos
Jefe de Sección, Sección de Radiología Genitourinaria,
Servicio de Radiología, Hospital Clinic, Barcelona.
Profesor Titular, Área de Radiología,
Facultad de Medicina, Universidad de Barcelona.

Nieto Moreno, Patricia
Facultativa Especialista de Área, Área de Radiología
Musculoesquelética, Servicio de Radiología, Clínica
Universidad de Navarra.
Colaboradora Docente, Facultad de Medicina,
Universidad de Navarra.

Ossaba Vélez, Silvia
Facultativa Especialista de Área,
Servicio de Radiodiagnóstico, Unidad de Radiología
de Urgencias, Hospital Universitario La Paz, Madrid.

Paño Brufau, Blanca
Facultativa Especialista de Área,
Sección de Radiología Genitourinaria, Servicio
de Radiología, Hospital Clinic, Barcelona.

Parra Gordo, Mª Luz
Facultativa Especialista de Área, Servicio de Radio-
diagnóstico, Unidad de Radiología de Urgencias,
Hospital Universitario La Paz, Madrid.
Colaboradora Docente, Facultad de Medicina,
Universidad Autónoma de Madrid.

Paternain Nuin, Alberto
Facultativo Especialista de Área, Área de Radiología
Musculoesquelética, Servicio de Radiología,
Clínica Universidad de Navarra.
Colaborador Docente, Facultad de Medicina,
Universidad de Navarra.

Pecharromán de las Heras, Inés
Facultativa Especialista de Área, Servicio de Radiodiagnóstico, Hospital Universitario Ramón y Cajal, Madrid.

Pérez Alonso, Lucía
Facultativo Especialista de Área, Unidad de Fertilidad,
Servicio de Ginecología y Obstetriciaa, Clínica
Universidad de Navarra.
Colaboradora Docente, Facultad de Medicina,
Universidad de Navarra.

Pérez López, Fátima
Facultativa Especialista de Área, Servicio de Resonancia
Magnética, Hospital Universitario de Álava, Victoria-Gasteiz.

Pineda Sánchez, Victor
Jefe de Servicio, Servicio de Radiología, Hospital
Josep Trueta, Girona.
Profesor Asociado, Facultad de Medicina, Universidad
de Girona.

Piqueras Olmeda, Rosa María
Facultativa Especialista de Área, Unidad de Radiología
de Urgencias, Servicio de Radiodiagnóstico, Hospital
Universitario y Politécnico la Fe, Valencia.

Piqueras Pardellans, Joaquim
Facultativo Especialista de Área, Unidad de Radiología Pediátrica Abdominal, Servicio de Radiología Pediátrica, Hospital Vall d'Hebron, Barcelona.

Pla Romero, Ana
Facultativa Especialista de Área de Radiología, Unidad de Radiología Vascular, Servicio de Radiodiagnóstico, Hospital Universitario 12 de Octubre, Madrid.

Plasencia Martínez, Juana María
Facultativa Especialista de Área, Servicio de Radiodiagnóstico, Unidad de Urgencias, Hospital General Universitario Morales Meseguer.

Riaza Martín, Lucía
Facultativa Especialista de Área, Unidad de Radiología Pediátrica Abdominal, Servicio de Radiología Pediátrica, Hospital Vall d'Hebron, Barcelona.

Rimola Gibert, Jordi
Facultativo Especialista de Área, Sección de Radiología Abdominal, Unidad de Radiología, Centro de Diagnóstico por la Imagen, Hospital Clínic de Barcelona.

Rivera Domínguez, Amparo
Facultativa Especialista de Área, Unidad de Radiodiagnóstico, Hospital Virgen Macarena, Sevilla.

Rodríguez Fernández, Claudio
Jefe de Sección, Unidad de Neurorradiología Intervencionista, Servicio de Radiodiagnóstico, Hospital Universitario Fundación Jiménez Díaz, Madrid.
Colaborador Docente, Departamento de Medicina, Facultad de Medicina, Universidad Autónoma de Madrid.

Sánchez Guerrero, Ángel
Facultativo Especialista de Área, Servicio de Radiología, Área de Radiología Vascular Intervencionista, Hospital Universitario 12 de Octubre, Madrid.
Profesor Asociado, Facultad de Medicina, Universidad de Alcalá de Henares.

Sánchez-Montañez García-Carpintero, Ángel
Facultativo Especialista de Área, Servicio de Radiología Pediátrica, Área de Materno-Infantil, Hospital Universitari Vall d'Hebron, Barcelona.
Profesor Asociado, Departamento de Biología Celular, Fisiología e Inmunología, Facultad de Biología, Universitat de Barcelona.

San Román Manso, Ricardo
Facultativo Especialista de Área, Unidad de Radiología Vascular, Servicio de Radiodiagnóstico, Hospital Universitario 12 de Octubre, Madrid.
Profesor Ayudante Doctor, Departamento de Radiología y Medicina Física, Facultad de Medicina, Universidad Computense de Madrid.

Santos Armentia, Mª Eloisa
Facultativa Especialista de Área, Servicio de Radiología, Hospital Ribera Povisa, Vigo.

Sebastiá Cerqueda, Carmen
Consultora, Sección de Radiología Genitourinaria, Servicio de Radiología, Hospital Clínic, Barcelona
Profesora Clínica, Área de Radiología, Facultad de Medicina, Universidad de Barcelona.

Sobrido Sampedro, Carolina
Facultativa Especialista de Área, Área de Patología Mamaria, Servicio de Radiodiagnóstico, Clínica Universidad de Navarra.
Profesora Clínica Asociada, Facultad de Medicina, Universidad de Navarra.

Sutil Berjón, Rodrigo
Médico Interno Residente, Unidad de Neurorradiología, Servicio de Radiodiagnóstico, Hospital Universitario Marqués de Valdecilla, Santander.

Toledano Illán, Carlos
Facultativo Especialista de Área, Unidad de Neurorradiología Intervencionista, Servicio de Radiología, Fundación Jiménez Díaz, Madrid.

Trinidad López, Carmen
Facultativa Especialista de Área, Servicio de Radiodiagnóstico, Ribera POVISA, Vigo.

Vázquez Méndez, Josefina Élida
Colaboradora Docente, Departamento de Pediatría y Ginecología, Facultad de Medicina, Universidad Autónoma de Barcelona.
Jefa de Servicio. Unidad de Radiodiagnóstico y Medicina Nuclear. Servicio de Radiología Pediátrico. Hospital Universitario Vall d'Hebron, Barcelona.

Veintemillas Araiz, María Teresa
Facultativa Especialista de Área, Servicio de Radiología, Área de Musculoesquelético, Hospital Universitari Vall d'Hebron, Barcelona.

Vences Mijahuanca, Miguel Ángel
Facultativo Especialista de Área, Servicio de Neurorradiología Intervencionista, Hospital Universitario Fundación Jiménez Díaz, Madrid.

Vicente Bártulos, Agustina
Jefa de Sección, Servicio de Radiodiagnóstico, Área de de Radiología de Urgencias, Hospital Universitario Ramón y Cajal, Madrid.

Vollmer Torrubiano, Ivan
Jefe de Sección, Sección de Radiología Torácica, Servicio de Radiodiagnóstico, Hospital Universitari Vall d'Hebron, Barcelona.

Percibe la imagen radiológica como un espejo en el que se refleja la anatomía humana y sus modificaciones como consecuencia de la enfermedad. Aprende la anatomía y ese reflejo se hará más claro. Comprende la enfermedad y la imagen percibida tendrá un significado más profundo.

Donald Resnick

Prólogo

Este adagio expresa la íntima relación entre nuestra especialidad y el entorno clínico del paciente, que marca dos de los hitos más importantes en la historia moderna de la radiología: la evolución al concepto de «diagnóstico por imagen» (conjunto de métodos diagnósticos basados en la utilización de agentes físicos y resueltos en imágenes bidimensionales), elaborado a mediados de la década de los setenta del pasado siglo (1975) por los profesores Carl Puylaert (Utrecht), Luigi Oliva (Génova) y Fernando Solsona (Zaragoza), para designar a nuestra disciplina que, más allá de los rayos X y la tomodensitometría, disponía ya de los ultrasonidos, vislumbrándose las opciones de la resonancia magnética, y el concepto de «radiología clínica», magistralmente plasmado por el profesor César Pedrosa en su libro, *Diagnóstico por Imagen. Tratado de Radiología Clínica*, que combina estas dos ideas y cuya primera edición se publicó en 1986.

Un segundo hito en el campo editorial de la radiología española fue la aparición, bajo el auspicio de la SERAM, del libro *Radiología Esencial*, coordinado por los Doctores José Luis del Cura, Salvador Pedraza y Ángel Gayete, que ha sido uno de los más manejados por los radiólogos españoles desde la fecha de su publicación en 2010 y que, tras su segunda edición, ha dejado bien cubiertas, durante años, las necesidades de nuestra especialidad en cuanto a libros de texto y consulta.

El libro que ahora se prologa, que podemos situar, ya superados los conceptos de «medicina con intención de curar» y ulteriormente el de «medicina basada en la evidencia», dentro del actual enfoque de «medicina personalizada», centrada en el paciente, sin ser un *textbook* clásico, enciclopédico, es una obra destinada a la resolución de problemas prácticos, de situaciones específicas que se plantean en la práctica asistencial diaria. En él, se combina el concepto clásico de diagnóstico por imagen, con un enfoque eminentemente clínico y centrado en el paciente.

La llegada de un nuevo libro de radiología constituye siempre una buena noticia, tanto más en el caso que nos ocupa, en cuanto que este aborda una nueva frontera, una faceta eminentemente práctica, acorde con la evolución en los tiempos actuales de los distintos campos de la medicina. Es una iniciativa que implica un importante reto: publicar una nueva obra, entre las muchas existentes, que sea diferente y que ocupe un lugar especial, reto que los autores, sabiendo que el éxito depende del esfuerzo, han asumido con entusiasmo, voluntad y disciplina, realizando un gran trabajo.

Esta obra está liderada por dos excelentes radiólogos, sobradamente conocidos, cuya trayectoria casi puede medirse mejor, más que en años, a través de sus libros publicados, los Doctores José Luis del Cura y Gorka Bastarrika, con una gran experiencia asistencial, a la que suman una no menos importante experiencia docente, y también, ya se ha comentado, en la publicación previa de libros de radiología, acompañados por un elenco de autores, que coordina juventud, extraordinariamente preparada, y veteranía. De esta combinación, surge una obra de gran interés, orientada a la formación continuada de los profesionales de la radiología, etapa esta que constituye un «largo camino sin final», cuyo objetivo no es la obtención de nuevos títulos académicos, sino la puesta al día, la actualización de conocimientos destinados a solucionar los problemas que surgen en nuestra actividad cotidiana, resultando también útil y valida, desde el punto de vista de la formación especializada, para los residentes que inician su trayecto en nuestra fascinante disciplina.

El libro, con una distribución según el concepto órgano-sistema que cubre todas las parcelas de nuestra especialidad (Radiología torácica, Neurorradiología, Radiología musculoesquelética, Radiología de la mujer, Radiología abdominal, Radiología pediátrica, Radiología vascular e intervencionista, Urgencias en radiología), ha sido llevado a cabo con orden y claridad celosamente perseguidos, con sencillez máxima, con una prosa científica directa y muy cuidada, que justifica una lectura fácil y agradable. Dispone de una abundante y cuidada iconografía, de gran calidad, que resulta muy ilustrativa, y está muy bien maquetado. Las imágenes muestran la realidad de la patología que, a través de la palabra impresa, clara y precisa, se hace comprensible.

Cada capítulo se inicia con los objetivos y finaliza con los puntos clave, existiendo a lo largo del mismo diversas llamadas que presentan los conceptos más importantes a considerar. La abundancia de tablas, esquemas y algoritmos diagnósticos, en su justa proporción, resulta útil y enriquecedora.

Los autores hacen bueno ese concepto tan difícil de llevar a la práctica: transmitir en unas pocas líneas su experiencia de muchos años sobre un tema específico, destilando la esencia de su conocimiento, y facilitando al lector la adquisición de este de una forma amena y accesible.

En la consecución de toda tarea, cabe considerar tres niveles: lo ideal, lo posible y lo indispensable. Los autores, sin ninguna duda, han conseguido llegar al más alto, superando con creces todas las expectativas, en razón de la adaptación de su obra a los requerimientos de los tiempos actuales, de su modernidad, de la revisión actualizada, detallada y metódica de los temas tratados, y del dinamismo que han sabido imprimir a la misma. «Aunando diligencia e inteligencia», como pedía Gracián, han realizado un libro magnífico. Parecía difícil superar el nivel de publicaciones anteriores, poner el listón más alto. La diferencia entre lo ordinario y lo extraordinario es ese pequeño extra, y los autores lo han conseguido.

Cabe, ya en estas últimas líneas, agradecer la invitación para llevar a cabo este prólogo. Siguiendo con Gracián: «Cada uno muestra lo que es en los amigos que tiene». Los coordinadores de la obra, que destacan por su entusiasmo, lo que para Marañón es signo de salud espiritual, además de excelentes radiólogos y de expertos docentes, son grandes amigos. De ahí su gentileza, que agradezco sobremanera.

Como decía Descartes: «Lo poco que he aprendido carece de valor comparado con lo que ignoro y no desespero en aprender». Este libro nos va a ayudar en esa ardua tarea.

Luis H. Ros Mendoza
Jefe de Servicio de Radiodiagnóstico
Profesor Titular de Universidad
Presidente de la Comisión Nacional de Radiodiagnóstico

Prefacio

Es innegable que, en las últimas décadas, el aprendizaje de la medicina, en general, y de la radiología, en particular, ha experimentado un gran cambio. Entre los muchos factores que han influido en esta transformación, destacan los avances tecnológicos y la disponibilidad universal de internet, que facilitan el acceso inmediato a una cantidad de información que antiguamente necesitaba centenares de libros para ser contenida.

¿Por qué entonces un libro de radiología ahora?

Internet es una fuente ilimitada de conocimiento y, como tal, presenta el inconveniente de proporcionar información de calidad muy diversa, que puede ser de gran fiabilidad o, por el contrario, de un rigor científico cuestionable. Paradójicamente, no es infrecuente que sea difícil distinguir entre una y otra, sobre todo para las personas no expertas, por lo que un texto que simplifique, aclare y facilite el conocimiento resulta imprescindible.

El objetivo de este libro es, precisamente, que el lector pueda resolver sus dudas y orientar su aprendizaje. Más aún: la característica destacable que hace que este libro sea único es su orientación eminentemente práctica. Se ha diseñado con el objetivo de proporcionar al alumno conocimientos que le permitan resolver problemas concretos que los radiólogos afrontamos diariamente. No se trata de una obra enciclopédica o exhaustiva, sino de un texto en el que radiólogos expertos explican cómo afrontar esos problemas de forma práctica, basándose en su propia experiencia, más allá de cualquier planteamiento teórico, aunque manteniendo una base firme en la mejor evidencia científica.

La obra se centra en problemas específicos, y de ahí su nombre **Problemas en Radiología. *Enfrentándose a los retos clínicos del día a día*.** Estos problemas se recogen en las distintas secciones que componen el libro, *Radiología torácica, Neurorradiología, Radiología musculoesquelética, Radiología de la mujer, Radiología abdominal, Radiología pediátrica, Radiología vascular e intervencionista, y Urgencias en radiología*, y han sido seleccionados para representar cuestiones clínicas que, por su prevalencia o complejidad, requieren una aproximación concreta. Como ejemplo, en la sección *Radiología de la mujer*, además de la patología benigna y maligna de la mama, se tratan problemas tan interesantes como el estudio de la infertilidad femenina, la enfermedad inflamatoria pélvica o la patología del suelo pélvico. Con este libro, por tanto, no se pretende cubrir toda la radiología, sino que se centra en cuestiones que plantean retos al radiólogo. El lector podrá afrontar y resolver las cuestiones desde el enfoque práctico y personal que los autores han proporcionado a cada capítulo. No se trata de una enciclopedia de la radiología, sino de un libro que nos habla de las experiencias del día a día.

Es una obra dirigida no solo a radiólogos especialistas y residentes de radiología, sino también a cualquier estudiante o profesional con inquietud por las técnicas de imagen y por la particular perspectiva con la que nuestra especialidad afronta los problemas clínicos. En definitiva, este libro resultará útil a quienes, en su práctica diaria, han sentido la necesidad de que un experto les guíe de la mano en la resolución de sus problemas cotidianos más allá del exceso de información de los medios electrónicos, y les oriente de forma práctica en la adquisición de conocimientos y habilidades.

No dudamos de que captará el interés del lector.

Jose Luis del Cura Rodriguez
Gorka Bastarrika Alemañ

Índice

Radiología torácica

I

Radiología de las infecciones pulmonares

1

J. J. Arenas Jiménez

OBJETIVOS

- Analizar el papel de las técnicas de imagen en el diagnóstico de la infección pulmonar.
- Determinar las capacidades y limitaciones de las técnicas de imagen en la aproximación al diagnóstico etiológico de la neumonía, así como clasificar los diferentes tipos de neumonías que existen.
- Describir los hallazgos radiológicos que son característicos de algunos procesos infecciosos determinados.
- Definir el concepto de neumonía de lenta resolución y revisar su diagnóstico diferencial.
- Reconocer las particularidades de la infección pulmonar en el paciente inmunodeprimido, y diferenciar los diversos tipos de inmunodepresión y las infecciones que se presentan en cada uno de ellos.

PAPEL DE LA IMAGEN EN EL DIAGNÓSTICO INICIAL DE LA INFECCIÓN PULMONAR

Las infecciones respiratorias son una de las principales causas de morbimortalidad en todo el mundo. Su presentación clínica varía desde infecciones leves de las vías respiratorias altas hasta neumonías, que pueden ser graves y cursar con insuficiencia respiratoria y cuadros sépticos.

Existen múltiples clasificaciones de las infecciones que afectan al aparato respiratorio según el criterio que se use. Estas clasificaciones tienen interés desde el punto de vista clínico, porque ayudan a acotar los diferentes gérmenes responsables y, en muchas ocasiones, a decidir el tratamiento en función de ello. Así, se clasifican según:

- El tramo del aparato respiratorio que afecten (infecciones del tracto respiratorio superior e inferior).
- El contexto epidemiológico donde ocurren (neumonía adquirida en la comunidad y neumonía nosocomial; esta última, a su vez, dividida en adquirida en el hospital y asociada a respirador).
- Por sus manifestaciones clínico-radiológicas (neumonías típicas y atípicas).
- Por el estado inmunitario del paciente afectado (infección respiratoria en un paciente inmunocompetente o inmunodeprimido).

Uno de los conceptos que se debaten en la bibliografía médica es la necesidad de la radiología para el diagnóstico de una neumonía. En este aspecto, algunos documentos de consenso, como el de la American Thoracic Society (ATS), consideran las alteraciones radiológicas como un requisito para el diagnóstico de neumonía, mientras que otras publicaciones no son tan estrictas en este punto. Por tanto, aun-

que se puede admitir que en algunos casos el diagnóstico de neumonía puede hacerse sin una radiografía, en la práctica clínica habitual, se usa esta técnica para ello en la gran mayoría de los casos.

Por ello, el papel principal de las pruebas de imagen en la neumonía adquirida en la comunidad (NAC) es establecer el diagnóstico de neumonía.
La radiografía de tórax es la prueba inicial que confirma la mayoría de las NAC en pacientes inmunocompetentes, siendo el manejo del paciente inmunodeprimido en ocasiones diferente.

No obstante, se sabe que el rendimiento diagnóstico de la radiografía, cuando se compara con la tomografía computarizada (TC), puede ser bajo, con una buena sensibilidad, pero especificidad limitada, con algunos estudios que demuestran una elevada tasa de falsos positivos. Por tanto, no es raro que ante síntomas de infección respiratoria exista un sobrediagnóstico de algunas alteraciones radiográficas como falsas neumonías.

Además, la radiografía puede ayudar a diagnosticar la presencia de algunas infecciones como la tuberculosis o los abscesos pulmonares, que pueden requerir un abordaje diagnóstico o terapéutico diferente a la NAC, considerar alternativas diagnósticas diferentes a la neumonía o valorar complicaciones.

En cuanto a otras técnicas de imagen, sobre todo, la TC, su uso debería quedar restringido a aquellas situaciones en la que la radiografía plantea dudas y, principalmente, con la finalidad de:

1. Establecer un diagnóstico definitivo de neumonía en aquellos casos en los que la clínica o la radiografía no son concluyentes y es necesario confirmar de la forma más segura

posible el diagnóstico. Dejando aparte los enfermos inmunodeprimidos, que se comentarán más adelante, un ejemplo de esto fue el inicio de la pandemia de la enfermedad por coronavirus de 2019 (COVID-19 *coronavirus disease 2019*), en el que hacer un diagnóstico de neumonía por el virus de tipo 2 del síndrome respiratorio agudo grave (SARS-CoV-2, *severe acute syndrome coronavirus 2*) de forma segura era clave para aislar a los enfermos o al personal sanitario, en un momento de escasez de pruebas diagnósticas y en el que estas pruebas, además, mostraban una tasa de falsos negativos no despreciable.

2. Establecer un diagnóstico alternativo a la neumonía. Muchas enfermedades no infecciosas debutan con un cuadro clínico respiratorio y alteraciones radiológicas que pueden ser muy parecidos a una neumonía. En esos casos la apariencia en TC puede ser distintiva o, al menos orientar con mayor seguridad a ese diagnóstico alternativo.

3. Orientar a microorganismos diferentes a los habituales como se ha mencionado anteriormente, la tuberculosis o los abscesos pulmonares, con presentaciones características que obligan a considerar alternativas diagnósticas o terapéuticas diferentes.

4. Valorar la aparición de complicaciones en enfermos con diagnóstico de neumonía que no responden adecuadamente al tratamiento, y en los que la radiografía no es resolutiva. Este es el caso de los empiemas (**Fig. 1-1**) y las neumonías necrosantes (**Fig. 1-2**).

Por último, aunque no se hablará del papel de la ecografía, esta es útil para guiar procedimientos intervencionistas diagnósticos y terapéuticos y, en manos expertas, para la detección de las neumonías y sus complicaciones.

DIAGNÓSTICO ETIOLÓGICO DE LA NEUMONÍA POR IMAGEN

En la mayor parte de las NAC, no se diagnostica el agente etiológico.

En un estudio estadounidense, esto ocurría solo en el 38 % de los casos de NAC hospitalizados.

Aunque la distribución de agentes etiológicos varía a lo largo de las series, parece que *Streptococcus pneumoniae*, aunque desciende en su frecuencia, sigue siendo la causa más habitual de NAC, seguido de *Haemophilus influenzae*, *Staphylococcus aureus* y bacilos gramnegativos, con un aumento en el reconocimiento de los virus como causa de NAC. Las bacterias causantes de neumonías atípicas (*Mycoplasma pneumoniae*, *Chlamydia pneumoniae* y *Legionella pneumoniae*), caracterizadas por su patrón de afectación extrapulmonar y sistémica, son también un grupo importante.

> ❗ Las manifestaciones de los diversos patógenos sufren importantes variaciones que dependen del propio microorganismo y las diferentes variantes de estos que a lo largo del tiempo se van desarrollando, y del estado inmunitario del hospedador, en el que en algunos casos desempeña un papel relevante la vacunación.

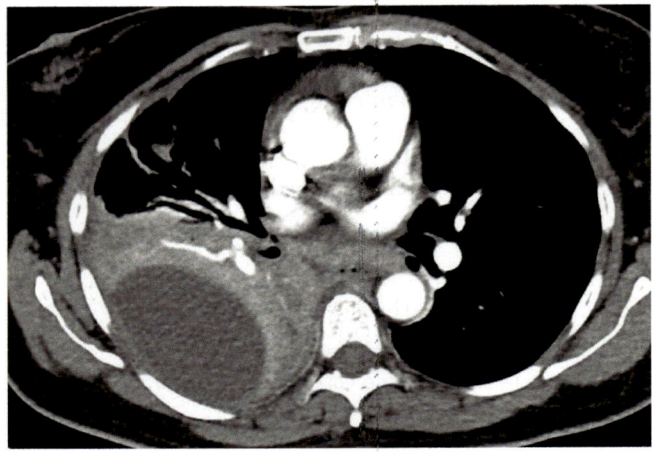

Figura 1-1. Angiografía por tomografía computarizada (angio-TC) de las arterias pulmonares en un paciente con neumonía por *Streptococcus pneumoniae* y deterioro clínico brusco, que muestra la existencia de una colección pleural loculada con consolidación y atelectasia del parénquima pulmonar adyacente.

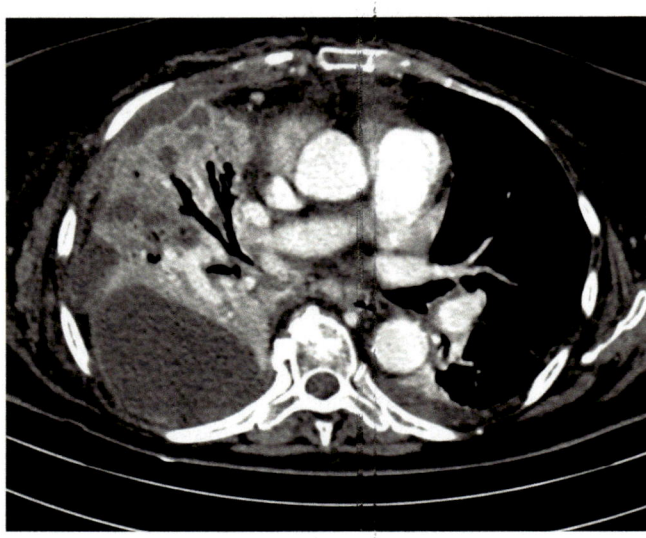

Figura 1-2. Neumonía necrosante y empiema. Consolidación del lóbulo medio con pequeños focos de necrosis en el parénquima y derrame pleural loculado, que muestra realce de las superficies pleurales.

Así, por ejemplo, durante la pandemia de COVID-19, las presentaciones de las primeras variantes en individuos no vacunados, causantes de cuadros graves de síndrome de dificultad respiratoria del adulto (SDRA), no tienen nada que ver con la presentación de la variante ómicron en pacientes inmunocompetentes y vacunados, en los que excepcionalmente provoca neumonía.

En este contexto, aunque hay tendencia a que algunos microorganismos se presenten con un determinado patrón radiológico, la presentación radiológica en muchas ocasiones es inespecífica y un mismo patrón puede estar producido por múltiples gérmenes, y viceversa, un mismo patógeno puede presentar una apariencia muy variable.

Un ejemplo de esto último es la neumonía por *Mycoplasma pneumoniae*, que, en pacientes adultos, tiene un patrón radiológico que se puede considerar «típico» en forma de una neumonía intersticial, con opacidades en vidrio deslustrado y nódulos peribronquiales con engrosamiento de las paredes bronquiales, mientras que, en niños, no es raro que se presente como una neumonía lobular.

Otro concepto a tener en cuenta es la posibilidad de infección por más de un germen al mismo tiempo, describiéndose la coinfección de un virus y una bacteria hasta en el 25-35 % de los casos.

> **!** Los patrones radiológicos de las infecciones pulmonares en radiología de tórax se han dividido clásicamente en tres grupos (alveolar o lobular, bronconeumónico e intersticial), que se correlacionan con mecanismos etiopatogénicos diferentes.

El reconocimiento de estos patrones puede ser el primer paso para orientar el diagnóstico de infección y su posible etiología, aunque el solapamiento entre patrones es frecuente, incluso en la bibliografía médica, ya que de las manifestaciones de la radiografía de tórax se ha pasado a un conocimiento más detallado por TC, que permite diferenciar mejor algunas características distintivas de estos patrones, especialmente entre el intersticial y el bronconeumónico:

- **Patrón lobular.** La infección afecta focalmente al pulmón en forma de inflamación exudativa, provocando consolidación del pulmón afectado, que puede ser, según su extensión, subsegmentaria, segmentaria, lobular o multilobular (**Fig. 1-3**).

  Este tipo de neumonía es el paradigma del patrón alveolar en la radiografía simple, y su presentación consiste en la presencia de zonas de condensación pulmonar con broncograma aéreo cuya distribución y extensión son variables. La presentación en TC es en forma de consolidación con broncograma aéreo como hallazgo dominante, aunque por esta técnica será frecuente ver áreas de atenuación en vidrio deslustrado o patrón en empedrado (**Fig. 1-4**).

  Los gérmenes que característicamente se asocian a este patrón y son responsables de la mayor parte de este tipo de neumonías adquiridas en la comunidad son bacterias, principalmente *Streptococcus pneumoniae* y, menos frecuentemente, *Klebsiella pneumoniae*.

- **Patrón bronconeumónico con afectación predominante peribronquial.** En este caso, la afectación consiste en una inflamación exudativa con distribución inicialmente peribronquiolar, que da lugar a focos de consolidación del pulmón adyacente, rodeados de pulmón normal.

  Radiológicamente, se caracteriza por la presencia de opacidades nodulares mal definidas (nódulos acinares), con afectación parcheada frecuentemente bilateral y asimétrica, que en la evolución forman focos de consolidación múltiples similares a los de la neumonía lobular.

  Por TC, destaca la presencia de opacidades peribronquiales, bien en forma de nódulos, bien de opacidades consolidativas peribronquiales. Cuando predominan los nódulos centrolobulillares, la afectación es sobre todo bronquiolar y peribronquiolar y, entonces, se habla de **bronquiolitis infecciosa**.

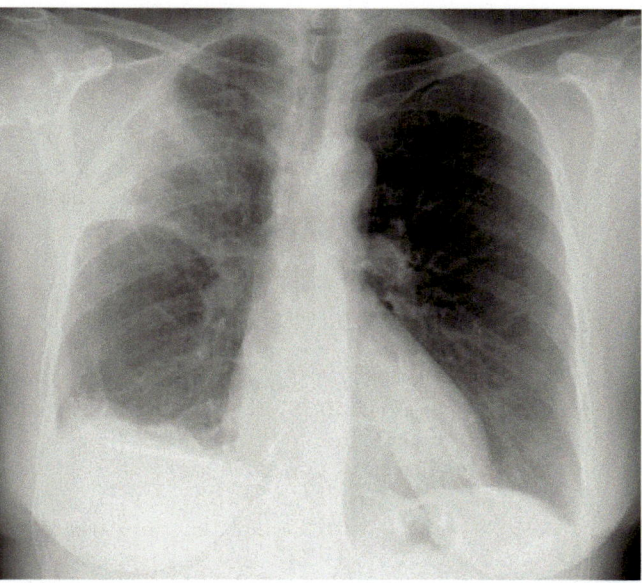

Figura 1-3. Neumonía adquirida en la comunidad con patrón lobular en la radiografía de tórax en un paciente con neumonía por *Streptococcus pneumoniae*.

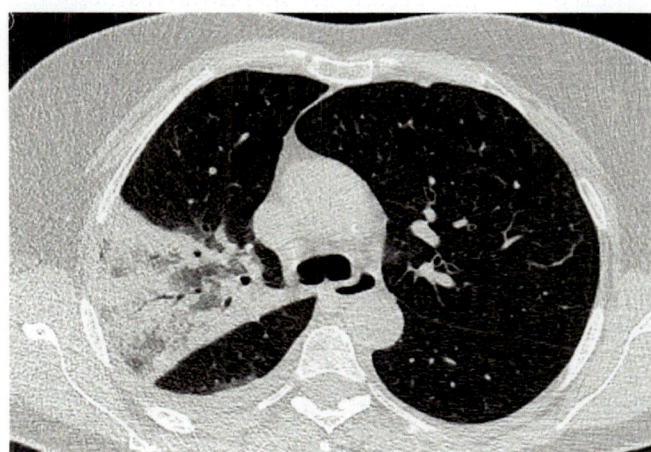

Figura 1-4. Corte de tomografía computarizada del paciente de la **figura 1-3**, que muestra consolidación con broncograma aéreo y opacidades en vidrio deslustrado.

Este patrón bronconeumónico puede aparecer casi con cualquier patógeno, siendo los gérmenes causantes principalmente *Staphylococcus aureus* (**Fig. 1-5**) y gramnegativos (*Pseudomonas aeruginosa*, *Haemophilus influenzae*, etc.), aunque por TC muchos de los patógenos considerados como de presentación con patrón intersticial muestran características de este patrón peribronquial, como es el caso de *Mycoplasma pneumoniae* y algunos virus, como el virus de la gripe A (**Fig. 1-6**), el virus parainfluenza y el virus respiratorio sincitial.

- **Patrón intersticial.** La inflamación afecta al espacio aéreo y al intersticio peribronquiolar y perivascular.

  Radiológicamente, se identifica como una afectación intersticionodular con engrosamiento de septos interlobulillares y borramiento de los contornos vasculares en la radiografía de tórax (**Fig. 1-7**).

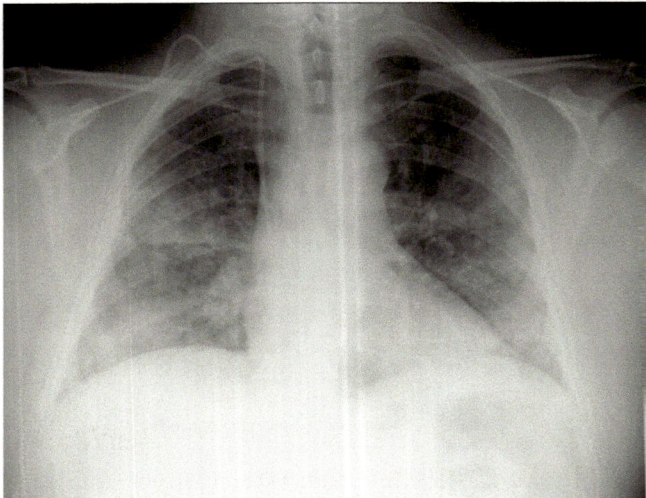

Figura 1-5. Patrón bronconeumónico en la radiografía de tórax de un paciente que durante un ingreso hospitalario desarrolló una neumonía nosocomial debida a *Staphylococcus aureus*.

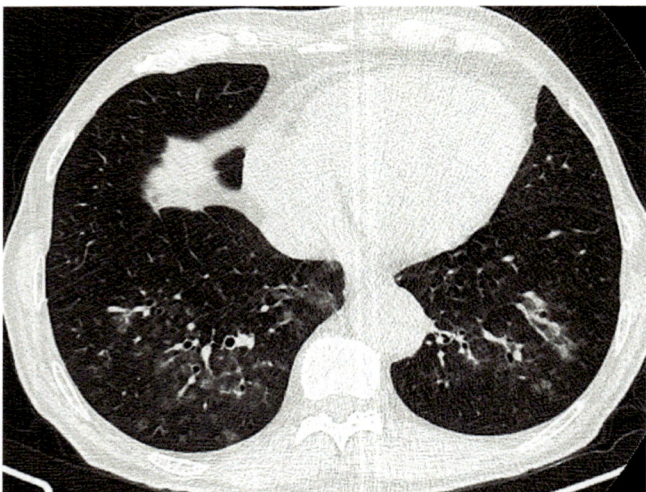

Figura 1-6. Corte de tomografía computarizada de un paciente con neumonía adquirida en la comunidad debida al virus de la gripe A, que muestra opacidades centrolobulillares de atenuación en vidrio deslustrado.

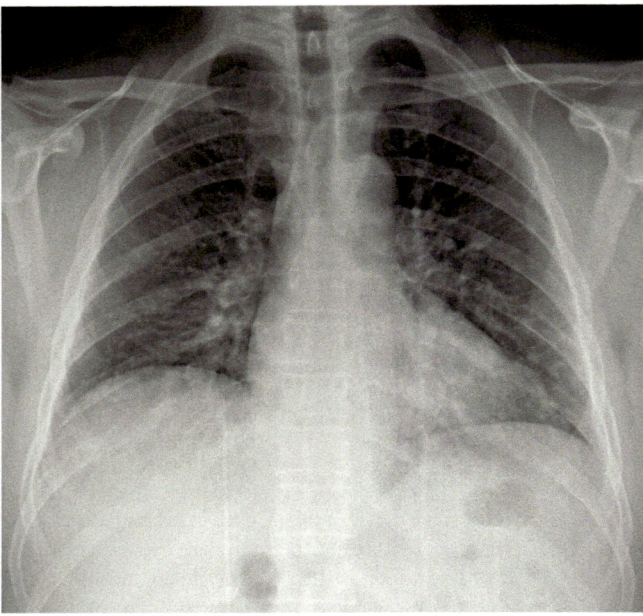

Figura 1-7. Patrón intersticial en la radiografía de tórax de un paciente con neumonía adquirida en la comunidad debida al virus de la gripe A.

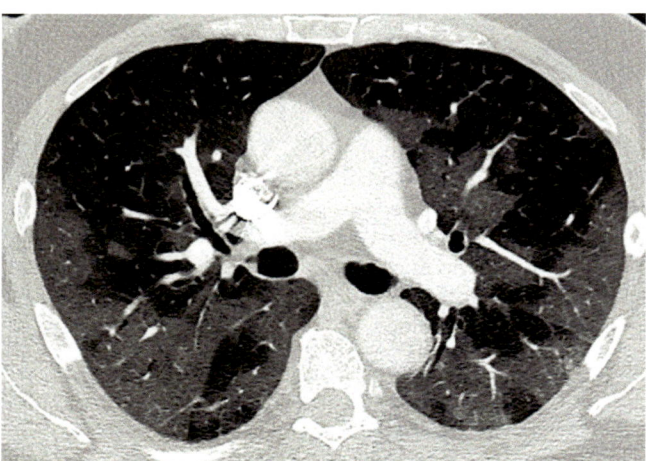

Figura 1-8. Corte de tomografía computarizada de un paciente con neumonía por coronavirus de tipo 2 del síndrome respiratorio agudo grave (SARS-CoV-2, *severe acute respiratory syndrome coronavirus 2*) adquirida, que muestra opacidades en vidrio deslustrado difusas, de predominio periférico y en regiones posteriores.

ENFERMEDAD ASPIRATIVA

La enfermedad aspirativa representa un patrón característico de enfermedad pulmonar que es el resultado de la aspiración de material de la orofaringe o contenido gástrico.

Hay que distinguir la neumonía de origen aspirativo de la neumonitis química, que también es resultado de la aspiración, pero de sustancias (la más típica es el síndrome de Mendelson por aspiración de ácido gástrico).

Hay varios factores de riesgo de este tipo de enfermedades, que incluyen la alteración del nivel de consciencia, alteraciones deglutorias de origen neurológico, alteraciones del tracto gastrointestinal (principalmente, el reflujo gastroesofágico), alteraciones estructurales glóticas y del esfínter esofágico supe-

Este patrón se ha asociado a infecciones de origen vírico y bacteriano (las llamadas «atípicas», *Mycoplasma pneumoniae* y *Chlamydia pneumoniae*) con importante solapamiento con el patrón bronconeumónico.

Algunos virus como los coronavirus (**Fig. 1-8**) o los adenovirus que dan este tipo de afectación se manifiestan como opacidades pulmonares sutiles en las radiografías de tórax en las fases iniciales, que en la TC son característicamente opacidades en vidrio deslustrado y focos consolidativos.

En la **tabla 1-1,** se muestra el patrón más frecuente asociado a cada germen de este grupo de neumonías atípicas.

A continuación, se detallan algunos tipos de presentaciones radiológicas que por sí mismas son características de algún tipo de infección.

Tabla 1-1. Características radiológicas en tomografía computarizada más frecuentes en las neumonías atípicas

Vidrio deslustrado y consolidación como hallazgo dominante	Vidrio deslustrado junto a nódulos de espacio aéreo, centrolobulillares y árbol en brote
• *Legionella pneumoniae* • *Chlamydia pneumoniae* • SARS-CoV-2 • Adenovirus • Gripe aviar	• *Mycoplasma pneumoniae* • Virus de la gripe • Virus de la parainfluenza • Virus respiratorio sincitial

SARS-CoV-2: coronavirus de tipo 2 del síndrome respiratorio agudo grave (*severe acute respiratory syndrome coronavirus* 2).

rior (por neoplasia, cirugía, etc.), la anestesia, la edad y una deficiente higiene bucal.

> ❗ Un rasgo distintivo de la neumonía aspirativa es su localización en los segmentos posteriores de los lóbulos superiores y los superiores de los lóbulos inferiores (**Fig. 1-9**), que son las zonas declives en decúbito supino, o en los posteriores de los inferiores (**Fig. 1-10**).

Con frecuencia, los focos de consolidación con esa distribución se acompañan de opacidades centrolobulillares y de árbol en brote por ocupación de la vía aérea (**Fig. 1-10**).

Con el tiempo, pueden aparecer abscesos pulmonares polimicrobianos en forma de lesiones necróticas (**Fig. 1-9**) o cavidades pulmonares con niveles hidroaéreos cuyas paredes se realzan con contraste y tienen morfología variable, a veces, lisa, y otras, de morfología irregular y más gruesa, simulando una neoplasia cavitada.

TUBERCULOSIS PULMONAR

La infección por *Mycobacterium tuberculosis* sigue siendo un problema de salud pública mundial, especialmente, en los países menos desarrollados, debido a su incidencia y a la aparición de cepas resistentes.

Clásicamente, se han distinguido dos formas de afectación pulmonar por tuberculosis: la primoinfección o tuberculosis primaria y la tuberculosis posprimaria o reactivación tuberculosa, que habitualmente se ha considerado una consecuencia de la activación de gérmenes aletargados o por una nueva infección:

• En la **tuberculosis primaria**, la radiografía de tórax es con frecuencia normal y, cuando hay alteraciones, se ven principalmente adenopatías hiliares o mediastínicas (que son el hallazgo más frecuente, especialmente en los niños), derrame pleural y consolidaciones pulmonares de localización y extensión variables.
La TC en estos enfermos muestra las adenopatías de apariencia necrótica y, cuando hay derrame pleural, este puede aparecer como hallazgo aislado o asociado a lesiones parenquimatosas.

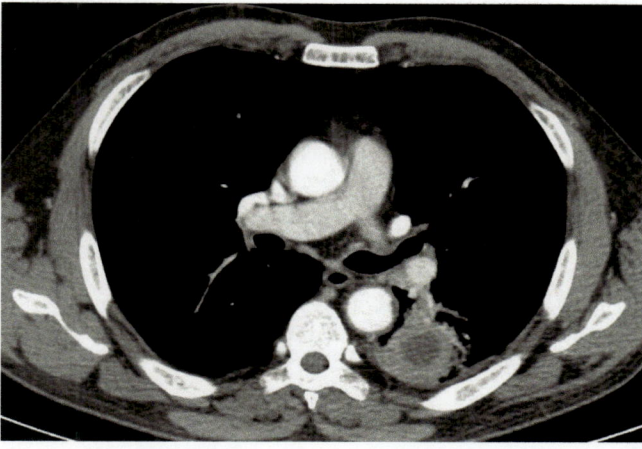

Figura 1-9. Lesión necrótica en el segmento superior del lóbulo inferior izquierdo en un paciente con episodios repetidos de atragantamiento y aspiración recurrente.

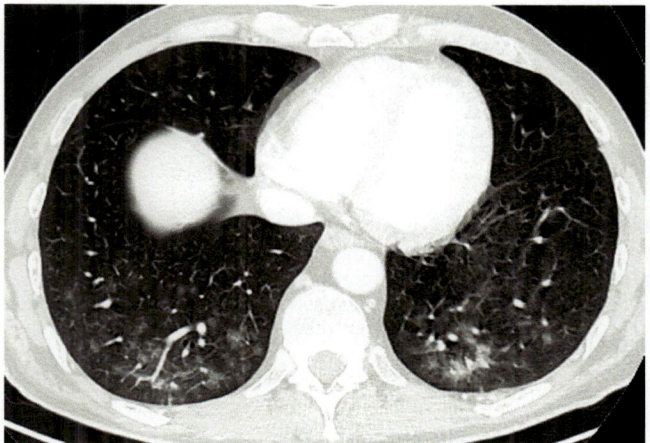

Figura 1-10. Opacidades centrolobulillares en las regiones posteriores de ambos lóbulos inferiores en un paciente con neoplasia estenosante de esófago y episodios de aspiración recurrente.

En aproximadamente un 5-15 % de pacientes, ocurre lo que se conoce como **infección primaria progresiva**, en la que la infección inicial empeora, dando síntomas y progresión de las alteraciones radiológicas con aumento de las áreas de consolidación y posible cavitación.

• La **tuberculosis posprimaria** muestra una predilección por los segmentos apicales y posteriores de los lóbulos superiores y los segmentos superiores de los lóbulos inferiores. Las alteraciones son: consolidación, opacidades nodulares y cavidades, acompañadas con frecuencia de signos de pérdida de volumen de las áreas de pulmón afectadas, que, en fases más avanzadas, muestran típicamente retracción hiliar y bronquiectasias junto con engrosamiento de la pleura apical. La TC es de ayuda para detectar estas alteraciones y confirmar la presencia de cavitación o los signos de diseminación broncógena, ambas alteraciones características de la enfermedad y asociadas a la presencia de un cultivo positivo de esputo (**Fig. 1-11**).
La diseminación broncógena se caracteriza por la presencia de opacidades nodulares centrolobulillares y opacidades

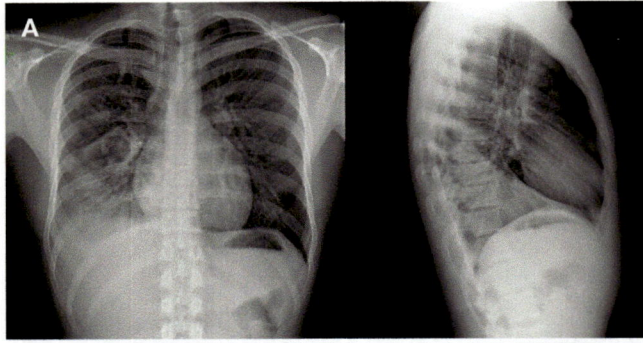

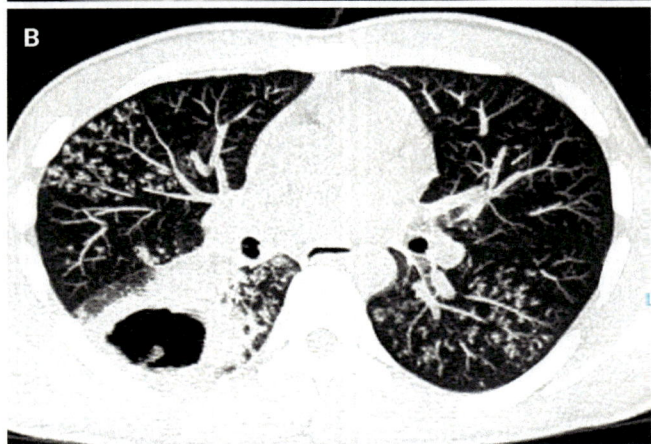

Figura 1-11. Radiografía de tórax **(A)** y corte axial de tomografía computarizada **(B)** en un paciente con infección por *Mycobacterium tuberculosis*, que muestra una lesión cavitada en el segmento superior del lóbulo inferior derecho y opacidades con morfología de árbol en brote parcheadas.

con morfología de árbol en brote y ramificadas que afectan de forma parcheada al pulmón.

- La **tuberculosis miliar** es una forma de afectación que puede aparecer tanto en la primoinfección como en la reactivación, especialmente, en inmunodeprimidos.
  Se debe a la diseminación hematógena de la enfermedad dando lugar a innumerables nódulos mínimos (generalmente, menores de 3 mm), que se distribuyen de forma difusa y aleatoria por ambos pulmones, con una presentación radiológica característica (**Fig. 1-12**).

INFECCIÓN POR MICOBACTERIAS NO TUBERCULOSAS

El diagnóstico de la infección por micobacterias no tuberculosas es difícil por tratarse de un grupo de microorganismos que se encuentran como saprófitos de la vía aérea.

Las dos que más frecuentemente se aíslan y causan enfermedad son el complejo *Mycobacterium avium-intracellulare* y, en menor proporción, *Mycobacterium kansasii*.

Para el diagnóstico de la enfermedad, se emplean los criterios de la ATS, que incluyen la presencia de síntomas respiratorios asociados a algunas de las alteraciones radiológicas características de la enfermedad, con exclusión de otras causas de dichas alteraciones, y asociados a una serie de criterios microbiológicos, todo ello con la finalidad de intentar discernir entre la presencia del microorganismo como saprófito o como patógeno.

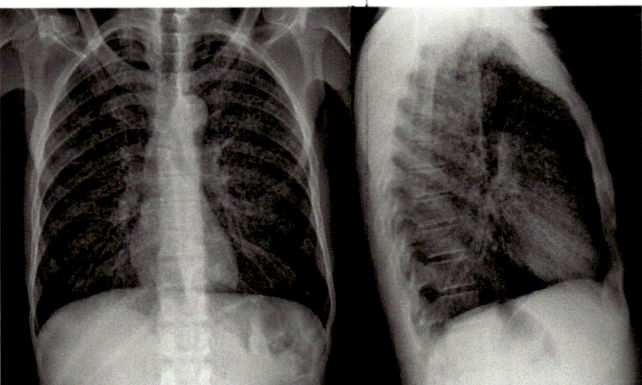

Figura 1-12. Radiografía de tórax que muestra un patrón micronodular difuso bilateral característico de la tuberculosis miliar.

Las dos formas clínico-radiológicas de la enfermedad son la forma cavitaria o clásica, y la llamada forma nodular bronquiectásica o no clásica:

- La **forma clásica** o **cavitaria** es característica de hombres de edad avanzada con patología pulmonar asociada (enfermedad pulmonar obstructiva crónica, fumadores, neumoconiosis) y tiene una presentación similar a la tuberculosis posprimaria en forma de cavidades y cambios fibrocicatriciales en los lóbulos superiores, que progresan lentamente y suelen ser de menor tamaño y de paredes más finas que las cavidades tuberculosas.
- La forma **nodular bronquiectásica**, también conocida como «síndrome de Lady Windermere», es más frecuente en mujeres de mediana edad que presentan tos crónica, y radiológicamente se caracteriza por la presencia de bronquiectasias cilíndricas asociadas a nódulos centrolobulillares y opacidades con morfología de árbol en brote como signo de bronquiolitis (**Fig. 1-13**). Se ha descrito que en un tercio de los pacientes con bronquiectasias y signos de bronquiolitis que afecta a más de cinco lóbulos, las micobacterias son el agente causal.

Además, hay otras dos situaciones donde es característica la infección por micobacterias no tuberculosas:

- Una es la asociada a trastornos de la motilidad esofágica, entre ellos, la acalasia, problemas neurológicos, cirugía, etc., que se asocian a cultivos positivos para *Mycobacterium fortuitum* y *Mycobacterium chelonae,* y que cursan con lesiones reticulonodulares y opacidades alveolares.
- La otra es un cuadro de hipersensibilidad a micobacterias presentes en bañeras de hidromasajes e instalaciones similares, conocido con el término anglosajón de *hot tub lung*, que se manifiesta como episodios de disnea, tos y fiebre asociados a la exposición, con cultivos positivos, habitualmente, para *Mycobacterium avium-intracellulare.* Por TC, los hallazgos son los de la neumonitis por hipersensibilidad con nódulos centrolobulillares en vidrio deslustrado mal definidos, opacidades en vidrio deslustrado más extensas y atrapamiento aéreo.

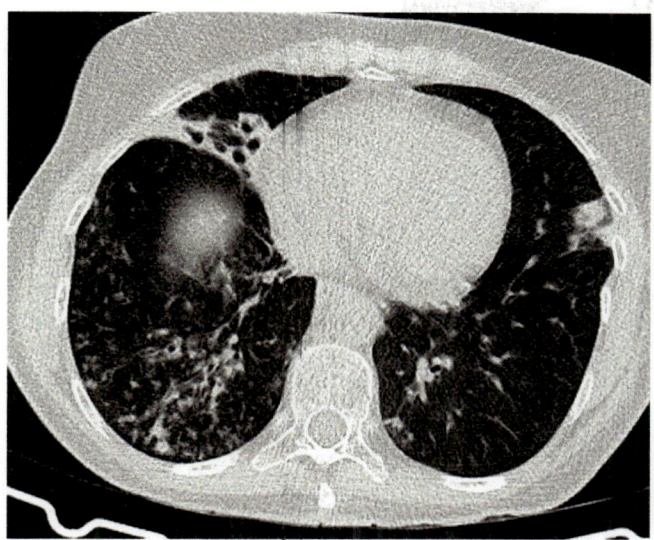

Figura 1-13. Enfermedad por micobacterias no tuberculosas. Paciente con tos y disnea crónica con aislamiento por cultivos repetidos de *Mycobacterium avium-intracellulare*, con bronquiectasias, nódulos centrolobulillares y opacidades con morfología de árbol en brote, que mejoraron tras el tratamiento.

Por último, los pacientes inmunodeprimidos (especialmente, los enfermos de sida) son susceptibles de enfermar por micobacterias no tuberculosas, presentándose en esos casos en forma de enfermedad diseminada, siendo el hallazgo dominante las adenopatías mediastínicas necróticas.

NEUMONÍA DE LENTA RESOLUCIÓN, QUE NO SE RESUELVE O RECURRENTE

Existen varias causas que pueden provocar que una neumonía sea de lenta resolución, no se resuelva o sea recurrente. La radiología puede ayudar a aclarar algunas de esas causas.

En términos generales, se considera que una neumonía es de «lenta resolución» si persisten alteraciones radiográficas durante más de un mes en un paciente que muestra mejoría clínica. Algunos factores que pueden contribuir a una resolución más lenta son la edad del paciente, la presencia de comorbilidad, la gravedad de la neumonía y el agente infeccioso.

Algunas causas tienen que ver con el estado inmunitario u otras enfermedades del paciente, como las inmunodeficiencias o la fibrosis quística.

Entre las principales situaciones que es posible encontrar en los estudios de imagen como causantes de este retraso en la resolución, se encuentran las siguientes:

- Presencia de una complicación como un empiema, fístula broncopleural o cavitación que justifiquen la persistencia de signos y síntomas de neumonía y alteraciones radiológicas en el tiempo.
- El proceso pulmonar no corresponde a una neumonía por gérmenes habituales. En este sentido, la tuberculosis, las micobacterias atípicas, otras bacterias como *Nocardia* o *Actinomyces* y los hongos son las causas que considerar.
- Existencia de una alteración estructural subyacente como bronquiectasias, una neoplasia (tumor carcinoide en pacientes jóvenes y carcinomas en edades más avanzadas), otra causa de obstrucción bronquial (p. ej., un cuerpo extraño) o una anomalía congénita, como un secuestro intralobular. Todas estas alteraciones pueden, además, ser responsables de la recurrencia del proceso infeccioso en la misma localización.
- Por último, una causa importante de persistencia de la enfermedad es que realmente se trate de un proceso pulmonar que no es infeccioso.

El diagnóstico diferencial de lesiones consolidativas o intersticiales que clínicamente pueden simular una infección es muy amplio.

Entre ellas, la neumonía organizada o los patrones de debut de algunas enfermedades intersticiales asociadas a enfermedad del colágeno pueden ser malinterpretados inicialmente como una neumonía. La neumonía por SARS-CoV-2, por ejemplo, puede manifestarse de forma prácticamente idéntica a una neumonía intersticial no específica.

Otras enfermedades como la propia neumonía organizada, las enfermedades eosinófilas o algunas vasculitis pueden también presentarse como opacidades asociadas a manifestaciones respiratorias agudas y recurrentes que clínica y analíticamente pueden también simular un proceso infeccioso. En esos casos, solo la sospecha clínica y la realización de pruebas específicas analíticas y tomas de biopsia pueden llevar al diagnóstico.

También se manifiestan como opacidades pulmonares persistentes la proteinosis alveolar o neoplasias como el adenocarcinoma mucinoso o procesos linfoproliferativos. Los patrones de estas enfermedades pueden ser relativamente característicos, con predominio del patrón en empedrado de forma parcheada en el caso de la proteinosis alveolar, de consolidaciones con algunos hallazgos característicos como la disminución de calibre bronquial o el abombamiento de las cisuras y nódulos acinares en la forma «neumónica» del adenocarcinoma mucinoso (**Fig. 1-14**) o, en el caso del linfoma, las consolidaciones múltiples asociadas a lesiones de morfología nodular.

Por último, el infarto pulmonar puede ser una causa de opacidad pulmonar, única o múltiple, con presentación similar a la neumonía. Su morfología relativamente redondeada o en cuña con apariencia en halo invertido y localización periférica pueden hacer sospechar el diagnóstico y, en ese caso, se debe realizar una angio-TC para confirmar la sospecha de tromboembolia pulmonar.

INFECCIÓN PULMONAR EN EL PACIENTE INMUNODEPRIMIDO

El abordaje del paciente inmunodeprimido con sospecha de neumonía requiere consideraciones diferentes por dos motivos principales:

- Por la necesidad de hacer un diagnóstico y tratamiento precoz para evitar complicaciones.
- Por la existencia de patógenos diferentes.

En cualquier caso, las infecciones pulmonares son una importante causa de morbilidad y mortalidad en pacientes inmunodeprimidos.

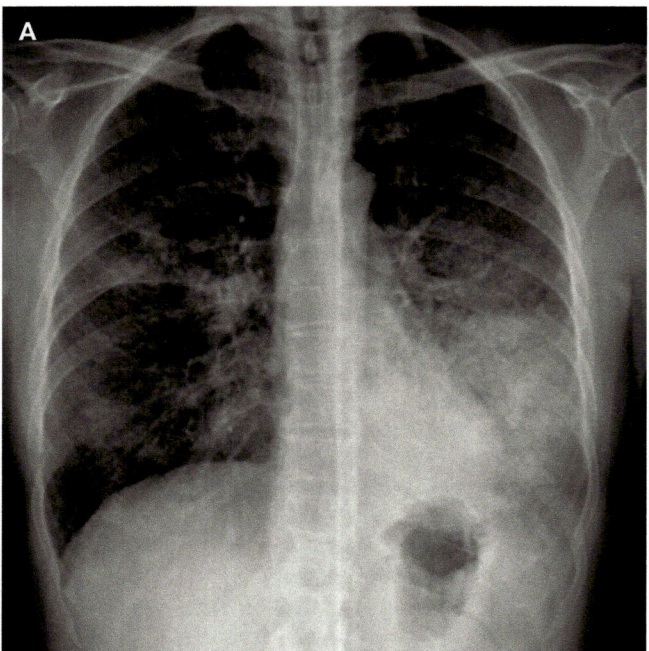

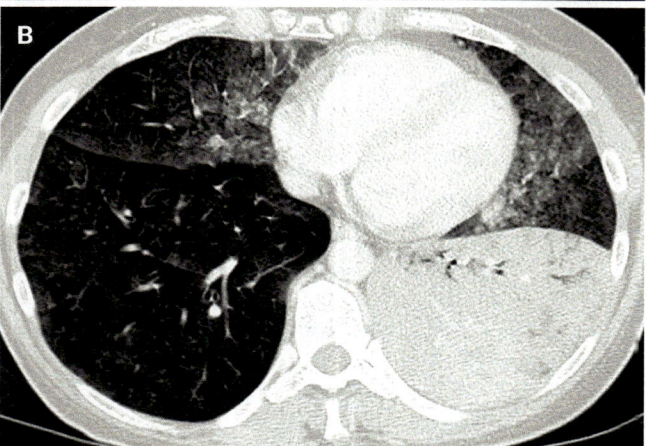

Figura 1-14. Paciente de 53 años con tos y disnea de tres meses de evolución con adenocarcinoma mucinoso de pulmón. La radiografía de tórax **(A)** muestra un patrón alveolar bilateral; en la tomografía computarizada **(B)**, se observa una consolidación en el lóbulo inferior izquierdo con abombamiento de la cisura mayor y nódulos de espacio aéreo en el lóbulo medio y la língula.

> ❗ No se puede hablar de un paciente «inmunodeprimido» de manera general, sino que existen diferentes formas de inmunodepresión, cada una de las cuales se asocia a determinadas enfermedades y presentaciones de estas.

El estado de inmunodepresión puede ser de diferentes tipos y gravedad según la causa y, en esa misma línea, las infecciones que se hallarán varían de acuerdo con el contexto inmunitario en el que se presentan.

Las infecciones pulmonares que se dan en pacientes inmunodeprimidos se caracterizan, por un lado, porque son producidas por gérmenes oportunistas que generalmente no producen infección en pacientes inmunocompetentes y, por otro,

porque las manifestaciones de las infecciones por gérmenes habituales tienen presentaciones atípicas o más agresivas que en los pacientes sin inmunodepresión.

En los pacientes inmunodeprimidos, el diagnóstico temprano y la instauración precoz del tratamiento específico son las claves para conseguir la curación. Por ello, en cualquiera de estos pacientes, la presencia de síntomas respiratorios y fiebre debe seguirse de la realización de técnicas de imagen para valorar la presencia de alteraciones radiológicas y, en ese caso, llevar a cabo los procedimientos diagnósticos requeridos en cada circunstancia.

La radiografía de tórax puede mostrar alteraciones, pero su normalidad no es suficiente para descartar infección; por ese motivo, ante cualquier alteración en la radiografía de tórax o únicamente por el contexto clínico, está indicada la realización de estudios de TC con la finalidad de detectar o caracterizar una posible infección pulmonar.

> ❗ La correlación del contexto clínico y epidemiológico con algunos hallazgos en la TC puede ser suficiente para en la práctica clínica instaurar una terapia empírica.

Se dividirán los diferentes grupos de pacientes de acuerdo con su estado y causa de inmunodepresión y las diferentes infecciones asociadas en cada una de ellas:

- **Pacientes con neoplasias hematológicas y trasplantes de precursores hematopoyéticos.** Este grupo se caracteriza por presentar un grado de inmunodepresión grave que varía a lo largo de las diferentes etapas de su enfermedad. Entre las distintas alteraciones del sistema inmunitario en estos enfermos, destaca la que ocurre en pacientes sometidos a trasplantes de médula ósea, frecuentemente, en pacientes afectados de leucemia aguda.

  En la **fase inicial** tras el trasplante, aproximadamente, el primer mes, los pacientes están en aplasia o padecen neutropenia grave, lo que les predispone a infecciones, principalmente, por hongos.

  Aspergillus fumigatus es el más frecuentemente implicado; sin embargo, debido al uso de profilaxis, su incidencia relativa está disminuyendo y aumentan los casos debidos a otros hongos como las especies de la clase Zygomycetes, principalmente, del orden de los Mucorales. La distinción entre ambos es de importancia clínica porque las aspergilosis y las mucormicosis son sensibles a diferentes tipos de fármacos antifúngicos.

  En ambos casos, la infección se caracteriza por la angioinvasión, lo que provoca una necrosis hemorrágica del tejido pulmonar. En la aspergilosis invasiva, la imagen característica es la de uno o múltiples nódulos pulmonares o focos de consolidación rodeados de un halo en vidrio deslustrado. En esta fase, se ha descrito que la realización de una angio-TC pulmonar permite demostrar la oclusión de los vasos en el interior de las lesiones, traduciendo el carácter angioinvasivo del hongo.

  Otro signo que puede ser de utilidad es la presencia del halo invertido, que consiste en la presencia de una zona central de densidad en vidrio deslustrado rodeada de un anillo de consolidación (**Fig. 1-15**). Este signo se ha descrito en el 94 % de las mucormicosis pulmonares en una serie de pacientes con leucemia en fase neutropénica, por lo que puede ser usado como criterio para instaurar tratamiento antifúngico con actividad para Zygomycetes en ese contexto.

Por otro lado, *Aspergillus* también causa afectación de la vía aérea, manifestada como consolidación peribronquial, nódulos centrolobulillares y árbol en brote.

En el **período temprano postrasplante** (30 a 100 días), la aspergilosis sigue siendo un problema importante y aumenta la incidencia de infección por citomegalovirus (CMV).

La infección por CMV se caracteriza por opacidades en vidrio deslustrado difusas o focales, consolidaciones, engrosamiento septal y nódulos de pequeño tamaño, que, en ocasiones, están rodeados de un halo en vidrio deslustrado. La infección por otros virus y por *Pneumocystis jirovecii* puede manifestarse de forma similar, aunque, como con *Aspergillus*, su incidencia ha disminuido por el uso de profilaxis en estos pacientes. La presencia de nódulos menores de 1 cm en pacientes inmunodeprimidos se asocia a etiología vírica.

Finalmente, en la **fase tardía postrasplante**, las infecciones pueden ser de origen bacteriano, fúngico o víricas, como las causadas por adenovirus, el virus respiratorio sincitial (**Fig. 1-16**), el virus de la varicela-zóster, etcétera.

Hay que tener en cuenta que, en todo el período tras el trasplante, hay otras causas no infecciosas de alteraciones pulmonares difusas como el síndrome de neumonía idiopática en el período temprano, toxicidades farmacológicas, hemorragias y enfermedad de injerto contra huésped, entre otras, que suponen un reto diagnóstico.

- **Pacientes con infección por el virus de la inmunodeficiencia humana.** Es posible encontrar diferentes situaciones, desde pacientes con debut de la enfermedad que no la conocen o están sin tratar, enfermos que abandonan el tratamiento, con grados variables de inmunodepresión y que suelen presentar infecciones por gérmenes oportunistas, o enfermos tratados correctamente y, por lo tanto, con inmunidad casi normal o solo levemente alterada.

Antes de la generalización de la terapia antivírica altamente activa y la profilaxis de la neumonía por *Pneumocystis jirovecii* en nuestro medio, la enfermedad pulmonar era una causa muy frecuente de mortalidad en las fases iniciales de la infección, y lo sigue siendo en países en desarrollo. A pesar de ello, hasta el 70 % de los pacientes con sida siguen sufriendo complicaciones respiratorias, siendo las NAC más frecuentes que en la población general.

Los microorganismos responsables dependen del grado de inmunodepresión, y vienen dadas principalmente por el número de linfocitos CD4.

En general, en los países desarrollados, la neumonía neumocócica seguida de la neumonía por *Pneumocystis jirovecii* y de la tuberculosis, son las complicaciones pulmonares más frecuentes, mientras que, en los países en desarrollo, la tuberculosis es el principal problema.

Las neumonías bacterianas son las infecciones más frecuentes independientemente del nivel de CD4, aunque aumen-

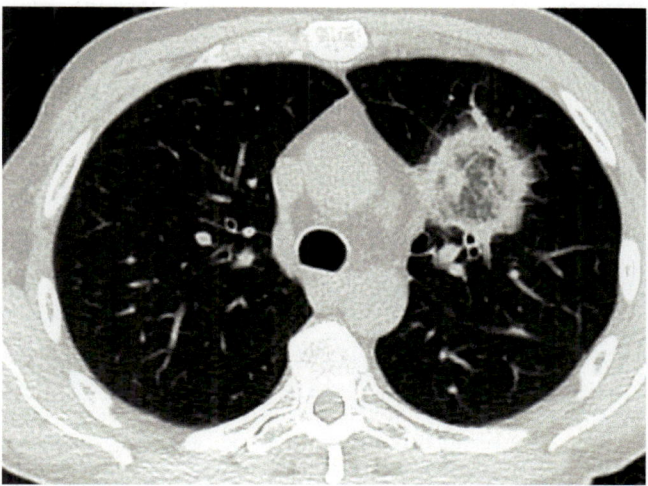

Figura 1-15. Paciente de 21 años con trasplante de médula ósea por leucemia mieloide aguda. En la fase de aplasia medular, presenta fiebre. La tomografía computarizada muestra una opacidad pulmonar en el lóbulo superior izquierdo con el «signo del halo invertido». El diagnóstico final fue de mucormicosis.

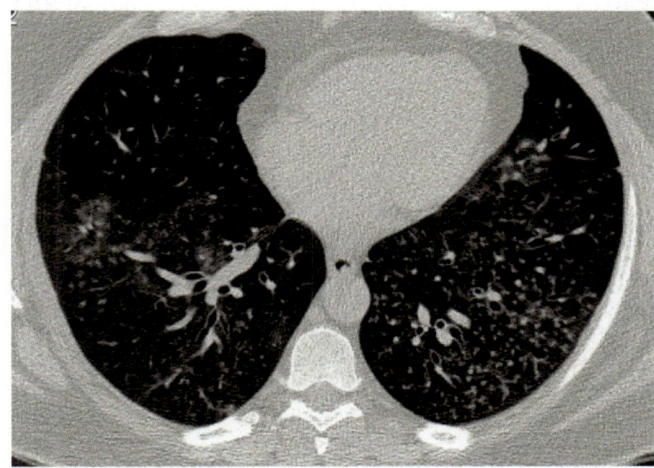

Figura 1-16. Infección por el virus respiratorio sincitial en un paciente con antecedente de trasplante de médula ósea. Se observa en ambas bases pulmonares nódulos centrolobulillares.

tan al disminuir la cifra y, en esos casos, los gérmenes son diferentes a los habituales, como *Rhodococcus* o *Nocardia*. La neumonía por *Pneumocystis jirovecii* aparece, sobre todo, en pacientes con recuentos de linfocitos CD4 por debajo de 200 células/μL. Se presenta como un cuadro de disnea progresiva y fiebre de unas semanas de duración, que radiológicamente se manifiesta de forma típica como opacidades difusas de densidad de vidrio deslustrado de predominio superior y perihiliar, con zonas respetadas en mosaico y, en ocasiones, con quistes (**Fig. 1-17**). En un tercio de los casos, se forman quistes, que se asocian a riesgo de padecer neumotórax. Otros hallazgos son la presencia de engrosamiento septal y consolidaciones.

Las manifestaciones de la tuberculosis pulmonar en pacientes con sida dependen del nivel de inmunodepresión. En pacientes con CD4 disminuidos, hay mayor prevalencia de adenopatías hiliares y mediastínicas, así como de afectación

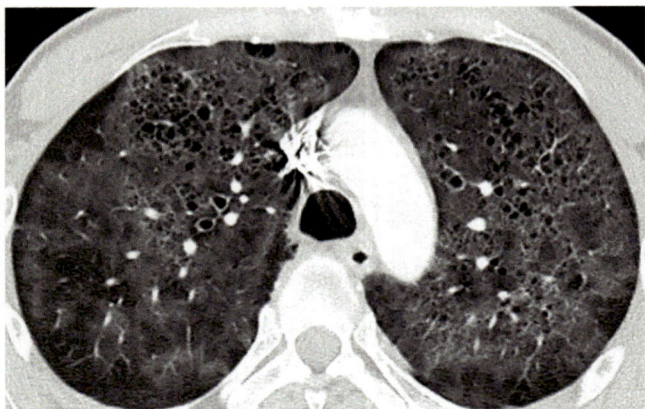

Figura 1-17. Paciente de 42 años que acude por fiebre y disnea de tres semanas de evolución, con hipoxemia, linfopenia y elevación del dímero D y de la lactato-deshidrogenasa. La tomografía computarizada muestra opacidades en vidrio deslustrado acompañadas de lesiones quísticas aéreas de paredes finas. Se confirmó una neumonía por *Pneumocystis jirovecii*, que fue el debut del diagnóstico de sida.

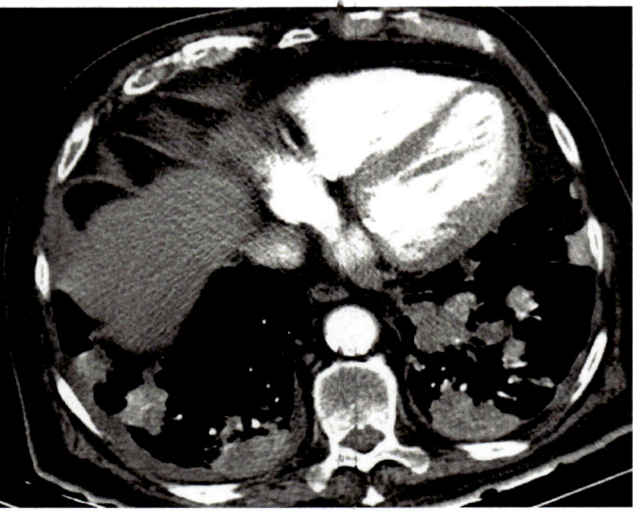

Figura 1-18. Varón de 90 años diabético y en tratamiento con corticoides en altas dosis por enfermedad reumática, que ingresa por fiebre debida a nocardiosis. La tomografía computarizada muestra múltiples nódulos pulmonares de aspecto necrótico en ambas bases pulmonares y derrame pleural asociado.

extrapulmonar, mientras que, en los que tienen niveles normales, el patrón es más parecido al de la reactivación tuberculosa clásica.

Los pacientes con infecciones activas que inician tratamiento con antirretrovíricos pueden desarrollar un **síndrome de reconstitución inmunitaria**, que consiste en un empeoramiento inicial de las lesiones infecciosas como consecuencia de la activación de la respuesta inmunitaria. Este fenómeno se ha descrito en casi cualquier infección o tumor, pero, sobre todo, en infecciones por micobacterias.

• **Los enfermos oncológicos y con enfermedades autoinmunitarias sometidos a tratamientos** muy diversos con alteraciones variables del sistema inmunitario, así como los enfermos tratados con corticoides de forma prolongada por cualquier motivo tienen tendencia a padecer mayor número de infecciones respiratorias y de mayor gravedad. Estas infecciones pueden ser de origen bacteriano, vírico o fúngico.

En este grupo de pacientes, hay que considerar la reactivación tuberculosa, a veces, en forma de tuberculosis miliar, y también entidades infrecuentes en pacientes inmunocompetentes como son la infección por *Aspergillus*, *Nocardia* (**Fig. 1-18**) o micobacterias no tuberculosas. Entre los enfermos tratados con corticoides de forma crónica, está aumentando la incidencia de neumonía por *Pneumocystis jirovecii*, con manifestaciones radiológicas similares a las descritas anteriormente, con predominio de la afectación en vidrio deslustrado.

• **Pacientes con trasplantes de órganos sólidos tratados con fármacos inmunosupresores.** En ellos, destacan las neumonías nosocomiales las primeras semanas del trasplante y, posteriormente, aumenta la incidencia de infecciones víricas, especialmente por CMV. La diferenciación entre CMV y *Pneumocystis jirovecii* es difícil, sobre todo, en fases tempranas. El primero de ellos aparece como nódulos

pequeños y opacidades en vidrio deslustrado mal definidas y consolidación, mientras que la neumonía por *Pneumocystis jirovecii* suele manifestarse como opacidades en vidrio deslustrado más difusas.

Aunque *Aspergillus* coloniza con frecuencia la vía aérea, la incidencia de enfermedad invasiva es mucho menos frecuente que en los trasplantes de médula ósea.

En una fase más avanzada tras el trasplante, aparte de las neumonías bacterianas y víricas, se presentan reactivaciones tuberculosas.

Uno de los patógenos que se deben considerar es la *Nocardia asteroides*, que se manifiesta como áreas de consolidación y nódulos o masas múltiples, frecuentemente, necróticos, y que pueden atravesar la pleura y afectar a la pared torácica.

En pacientes con trasplante pulmonar, las neumonías bacterianas son las más frecuentes durante el primer mes tras el trasplante, y la infección por CMV posteriormente. Las infecciones fúngicas por *Candida* y *Aspergillus* son más infrecuentes, pero de alta mortalidad.

• **Enfermos con inmunodeficiencias de causa genética o adquiridas idiopáticas**, que constituyen un grupo heterogéneo de enfermedades con comportamiento clínico variable, unas muy frecuentes como el déficit selectivo de inmunoglobulina A, con escasa repercusión clínica, y otras, como la inmunodeficiencia común variable, relativamente frecuentes y que se asocian a infecciones pulmonares de repetición que con frecuencia dejan como secuelas bronquiectasias.

Hay que tener en cuenta que, en estos enfermos, la enfermedad intersticial granulomatosa linfocítica y los procesos linfoproliferativos pueden causar consolidación multifocal y nódulos pulmonares de origen no infeccioso.

PUNTOS CLAVE

- El papel principal de las pruebas de imagen en la NAC es establecer el diagnóstico de neumonía y, para ello, se usa habitualmente la radiografía de tórax.
- Las manifestaciones de los diversos patógenos sufren importantes variaciones que dependen del propio microorganismo y del estado inmunitario del hospedador.
- Los patrones radiológicos de las infecciones pulmonares en radiología de tórax se han dividido clásicamente en tres grupos (alveolar o lobular, bronconeumónico e intersticial), que se correlacionan con mecanismos etiopatogénicos diferentes.

- Ante una neumonía de lenta resolución, que no se resuelve o recurrente, se debe considerar que existe una complicación, que no se trata de una neumonía por gérmenes habituales, que existe una alteración estructural subyacente como bronquiectasias, una neoplasia u otra causa de obstrucción bronquial o una anomalía congénita, o que se trata de un proceso pulmonar que no es infeccioso.
- En los pacientes inmunodeprimidos, el motivo y grado de inmunodepresión condicionan de forma importante los gérmenes causantes y su presentación.

BIBLIOGRAFÍA

Ahuja J, Kanne JP. Thoracic infections in immunocompromised patients. Radiol Clin North Am. 2014;52(1):121-36.

Beigelman-Aubry C, Godet C, Caumes E. Lung infections: the radiologist's perspective. Diagn Interv Imaging. 2012;93(6):431-40.

Dueck NP, Epstein S, Franquet T, Moore CC, Bueno J. Atypical pneumonia: definition, causes, and imaging features. Radiographics. 2021;41(3):720-41.

File TM Jr. Epidemiology, pathogenesis, and microbiology of community-acquired pneumonia in adults. UpToDate. 2023. Disponible en: https://www.uptodate.com/contents/epidemiology-pathogenesis-and-microbiology-of-community-acquired-pneumonia-in-adults?search=pathophysiology-ofsepsis&topicRef=1609&source=related_link

Fishman JA. Approach to the immunocompromised patient with fever and pulmonary infiltrates. UpToDate. 2021. Disponible en: https://www.uptodate.com/contents/approach-to-the-immunocompromised-patient-with-fever-and-pulmonary-infiltrates/print?search=osteogenesis-&topicRef=4358&source=see_link

Franquet T. Imaging of pulmonary viral pneumonia. Radiology. 2011;260(1):18-39.

Franquet T. Respiratory infection in the AIDS and immunocompromised patient. Eur Radiol. 2004;14 Suppl3:E21-33.

Franquet T, Müller NL, Giménez A, Guembe P, De la Torre J, Bagué S. Spectrum of pulmonary aspergillosis: histologic, clinical, and radiologic findings. Radiographics. 2001;21(4):825-37.

Hanak V, Kalra S, Aksamit TR, Hartman TE, Tazelaar HD, Ryu JH. Hot tub lung: presenting features and clinical course of 21 patients. Respir Med. 2006;100(4):610-5.

Ito I, Ishida T, Togashi K, Niimi A, Koyama H, Ishimori T, et al. Differentiation of bacterial and non-bacterial community-acquired pneumonia by thin-section computed tomography. Eur J Radiol. 2009;72(3):388-95.

Jain S, Self WH, Wunderink RG, Fakhran S, Balk R, Bramley Am, et al.; CDC EPIC Study Team. Community-acquired pneumonia requiring hospitalization among U.S. adults. N Engl J Med. 2015;373(5):415-27.

Jeong YJ, Lee KS. Pulmonary tuberculosis: up-to-date imaging and management. AJR Am J Roentgenol. 2008;191(3):834-44.

Kanne JP, Yandow DR, Meyer CA. Pneumocystis jiroveci pneumonia: high-resolution CT findings in patients with and without HIV infection. AJR Am J Roentgenol. 2012;198(6):W555-61.

Kanne JP, Yandow DR, Mohammed TLH, Meyer CA. CT findings of pulmonary nocardiosis. AJR Am J Roentgenol. 2011;197(2):W266-72.

Komplas M. Epidemiology, pathogenesis, microbiology, and diagnosis of hospital-acquired and ventilator-associated pneumonia in adults. UpToDate. 2023. Disponible en: https://www.uptodate.com/contents/epidemiology-pathogenesis-microbiology-and-diagnosis-of-hospital-acquired-and-ventilator-associated-pneumonia-in-adults

Kurian J, Levin TL, Han BK, Taragin BH, Weinstein S. Comparison of ultrasound and CT in the evaluation of pneumonia complicated by parapneumonic effusion in children. AJR Am J Roentgenol. 2009;193(6):1648-54.

Krutikov M, Rahman A, Tiberi S. Necrotizing pneumonia (aetiology, clinical features and management). Curr Opin Pulm Med. 2019;25(3):225-32.

Legouge C, Caillot D, Chrétien ML, Lafon I, Ferrant E, Audia S, et al. The reversed halo sign: pathognomonic pattern of pulmonary mucormycosis in leukemic patients with neutropenia? Clin Infect Dis. 2014;58(5):672-8.

Lichtenberger JP 3rd, Sharma A, Zachary KC, Krishnam MS, Greene RE, Shepard JAO, et al. What a differential a virus makes: a practical approach to thoracic imaging findings in the context of HIV infection--part 1, pulmonary findings. AJR Am J Roentgenol. 2012;198(6):1295-304.

Lichtenberger JP 3rd, Sharma A, Zachary KC, Krishman MS, Greene RE, Shepard JAO, et al. What a differential a virus makes: a practical approach to thoracic imaging findings in the context of HIV infection--part 2, extrapulmonary findings, chronic lung disease, and immune reconstitution syndrome. AJR Am J Roentgenol. 2012;198(6):1305-12.

Máiz Carro L, Barbero Herranz E, Nieto Royo R. Respiratory infections due to nontuberculous mycobacterias. Med Clin (Barc). 2018;150(5):191-7.

Martínez S, McAdams HP, Batchu CS. The many faces of pulmonary nontuberculous mycobacterial infection. AJR Am J Roentgenol. 2007;189(1):177-86.

Nambu A, Saito A, Araki T, Ozawa K, Hiejima Y, Akao M, et al. Chlamydia pneumoniae: comparison with findings of Mycoplasma pneumoniae and Streptococcus pneumoniae at thin-section CT. Radiology. 2006;238(1):330-8.

Self WH, Courtney DM, McNaughton CD, Wunderink RG, Kline JA. High discordance of chest x-ray and computed tomography for detection of pulmonary opacities in ED patients: implications for diagnosing pneumonia. Am J Emerg Med. 2013;31(2):401-5.

Shoar S, Musher DM. Etiology of community-acquired pneumonia in adults: a systematic review. Pneumonia (Nathan). 2020;12:11.

Stanzani M, Sassi C, Lewis RE, Tolomelli G, Bazzocchi A, Cavo M, et al. High resolution computed tomography angiography improves the radiographic diagnosis of invasive mold disease in patients with hematological malignancies. Clin Infect Dis. 2015;60(11):1603-10.

Upchurch CP, Grijalva CG, Wunderink RG, Williams DJ, Waterer GW, Anderson EJ, et al. Community-acquired pneumonia visualized on CT scans but Not chest radiographs: pathogens, severity, and clinical outcomes. Chest. 2018;153(3):601-10.

Vollmer I. Thoracic ultrasound in viral infections. Radiologia (Engl Ed). 2021;63(3):252-7.

Wingard JR. Overview of infections following hematopoietic cell transplantation. UpToDate. 2022. Disponible en: https://www.uptodate.com/contents/overview-of-infections-following-hematopoietic-cell-transplantation

Enfermedad pulmonar obstructiva crónica

2

B. Cabeza Martínez

OBJETIVOS

- Definir el concepto de enfermedad pulmonar obstructiva crónica (EPOC), sus fenotipos clínicos y los criterios diagnósticos.
- Identificar los signos de EPOC en la radiografía simple de tórax y en la tomografía computarizada (TC).
- Establecer las indicaciones de las pruebas de imagen en los pacientes con EPOC.
- Describir las herramientas radiológicas disponibles para cuantificar la EPOC.
- Reconocer la aportación del radiólogo en la selección de candidatos a tratamiento quirúrgico o endoscópico del enfisema.

ENFERMEDAD PULMONAR OBSTRUCTIVA CRÓNICA: CONCEPTO, DIAGNÓSTICO Y HALLAZGOS RADIOLÓGICOS

La enfermedad pulmonar obstructiva crónica (EPOC) es una patología caracterizada por una obstrucción al flujo aéreo no completamente reversible, secundaria a alteraciones de la vía aérea y/o alveolares, causada por la inhalación de partículas o gases nocivos, y que cursa con una sintomatología respiratoria persistente. A lo largo del curso clínico, los pacientes con EPOC pueden experimentar episodios agudos de empeoramiento de la sintomatología respiratoria, llamados **exacerbaciones** o **agudizaciones**.

Se trata de una enfermedad muy heterogénea, con distintos fenotipos o subtipos clínicos. Clásicamente, se han reconocido dos fenotipos básicos, que, a menudo, se dan de forma combinada: la **bronquitis crónica**, caracterizada por la presencia de tos productiva durante, al menos, tres meses al año en dos o más años consecutivos, una vez descartadas otras causas de tos crónica, y el **enfisema**, que se define anatomopatológicamente por la dilatación persistente de los espacios aéreos distales a los bronquiolos terminales unida a la destrucción de las paredes alveolares. Aunque el asma también se caracteriza por la existencia de una obstrucción al flujo aéreo, difiere en su patogenia y respuesta al tratamiento, y se considera una entidad clínica separada, si bien hay cierto solapamiento entre ambas entidades y se reconoce actualmente la existencia de un fenotipo combinado de EPOC con asma. Hay otros subtipos clínicos que se han añadido en los últimos años, como el fenotipo agudizador o la combinación de EPOC con bronquiectasias. El objetivo último de esta clasificación de los pacientes con EPOC es seleccionar de forma más adecuada los tratamientos según las características clínicas. En la última actualización de la *Guía Española de la*

EPOC (GesEPOC), de 2021, se clasifican los pacientes con EPOC de alto riesgo en tres únicos fenotipos: no agudizador, agudizador eosinofílico y agudizador no eosinofílico; el enfisema y la bronquitis crónica pasan a ser considerados «rasgos tratables», igual que la hipertensión pulmonar, la hipoxemia o las bronquiectasias, porque su presencia implica medidas terapéuticas específicas.

El sustrato anatomopatológico de la EPOC engloba dos procesos: destrucción parenquimatosa pulmonar (enfisema) y pérdida y estrechamiento de la vía aérea pequeña. La contribución relativa de estas dos alteraciones varía entre los pacientes. Hay evidencia fisiológica y anatomopatológica de que la afectación de la vía aérea pequeña (diámetro interno ≤ 2 mm) es el principal sitio de obstrucción al flujo aéreo en la EPOC y precede a las alteraciones detectables en la espirometría, a los síntomas y al desarrollo de enfisema.

Diagnóstico de enfermedad pulmonar obstructiva crónica

Para establecer el diagnóstico de EPOC, deben cumplirse tres criterios:

1. **Sintomatología respiratoria:** disnea y/o tos crónica, con o sin expectoración asociada.
2. **Exposición previa a factores de riesgo:** el tabaquismo activo es la principal causa de EPOC, que aparece en un 30-40 % de los fumadores o exfumadores de más de 10 paquetes-año. Otras posibles causas son: exposición pasiva al humo del tabaco, inhalación de humos de combustión de biomasa, contaminación ambiental, exposiciones laborales (pesticidas, agentes químicos, polvos inorgánicos). Hay diversos factores que favorecen la aparición y la progresión de la EPOC, entre ellos, genéticos (como el défi-

cit de α_1-antitripsina), del desarrollo (prematuridad, tabaquismo materno, asma e infecciones respiratorias en la infancia, etc.) y socioeconómicos.

3. **Obstrucción en la espirometría tras broncodilatadores:** se define como un cociente entre el volumen espiratorio máximo en el primer segundo (FEV₁, *forced expiratory volume in 1 second*) y la capacidad vital forzada (FVC, *forced vital capacity*) menor de 0,7. Los resultados en la espirometría se utilizan para la clasificación de los grados clínicos de gravedad en la escala GOLD (Global Initiative for Chronic Obstructive Lung Disease) (Tabla 2-1) y también en el índice BODE (índice de masa corporal, obstrucción bronquial, disnea y ejercicio; *Body mass index, bronchial Obstruction, Dyspnea, Exercise*), que se utiliza para predecir la supervivencia en pacientes con EPOC (Tabla 2-2).

En la práctica clínica, y a pesar de lo que marcan las guías, muchos pacientes son diagnosticados de EPOC en atención primaria solo por la sintomatología, sin confirmación con una espirometría, lo que lleva a errores por las similitudes clínicas con otras entidades, como el asma o las bronquiectasias. Por otro lado, se estima que hasta un 75 % de los casos de EPOC están infradiagnosticados. Hay que considerar también que hay pacientes fumadores con sintomatología respiratoria compatible con EPOC e, incluso, con enfisema en las pruebas de imagen, pero que no reúnen los criterios espirométricos de obstrucción al flujo aéreo y no se diagnostican como EPOC aplicando los criterios actuales. Algunos han propuesto catalogarlos como pre-EPOC, pero hacen falta más estudios relacionados con el pronóstico y tratamiento de estos pacientes.

Las pruebas de imagen no forman parte de los criterios diagnósticos de la EPOC. Las radiografías de tórax tienen una baja sensibilidad para la detección de la EPOC y suelen ser normales en pacientes con bronquitis crónica no exacerbada y con enfisema leve e, incluso, en hasta un 50 % de los casos de enfisema moderado. Suelen realizarse para excluir otras causas de la sintomatología respiratoria, valorar comorbilidad o en el caso de exacerbaciones para establecer la causa (neumonía, insuficiencia cardíaca, etc.). La TC es más sensible que las radiografías, pero tampoco está incor-

porada en las guías clínicas actuales como prueba sistemática para el diagnóstico de la EPOC, a pesar de que permite reconocer las alteraciones morfológicas básicas de enfisema, atrapamiento aéreo y engrosamiento de la pared bronquial, que contribuyen en diferentes grados a la obstrucción del flujo aéreo que define a la EPOC. Actualmente, estas guías solo reconocen su utilización para el diagnóstico diferencial y cuando se consideran opciones quirúrgicas. Debería contemplarse la realización de una TC en pacientes con un deterioro clínico mayor de lo esperado para el estadio de la EPOC, con enfermedad refractaria al tratamiento habitual y episodios recidivantes de insuficiencia respiratoria. En estos casos, las imágenes pueden revelar bronquiectasias, dilatación del ventrículo derecho o sarcopenia, no discernibles por las pruebas de función respiratoria y cuyo reconocimiento tiene impacto en el tratamiento. Las principales aportaciones de la TC en los pacientes con EPOC se recogen en la tabla 2-3.

Hallazgos radiológicos

A continuación se describen los hallazgos mediante radiografía y TC.

Tabla 2-2. Índice BODE

Índice de masa corporal	
> 21 kg/m²	0 puntos
≤ 21 kg/m²	1 punto
FEV₁ tras broncodilatador (% predicho)	
> 65 %	0 puntos
50-64 %	1 punto
36-49 %	2 puntos
< 35 %	3 puntos
Escala mMRC de disnea	
Grado 0. Disneico con ejercicio extremo	0 puntos
Grado 1. Disneico al andar en ligera pendiente	0 puntos
Grado 2. Disneico al andar en suelo llano, debe parar por falta de aliento	1 punto
Grado 3. Debe pararse al andar menos de 100 m o unos minutos	2 puntos
Grado 4. No puede salir de casa, disnea al vestirse o desvestirse	3 puntos
Distancia caminada en 6 minutos	
> 350 metros	0 puntos
250-349 metros	1 punto
150-249 metros	2 puntos
< 149 metros	3 puntos
Suma de puntos	

Si 0-2 puntos: supervivencia del 80 % a los cuatro años
Si 3-4 puntos: supervivencia del 67 % a los cuatro años
Si 5-6 puntos: supervivencia del 57 % a los cuatro años
Si 7-10 puntos: supervivencia del 18 % a los cuatro años

BODE: índice de masa corporal, obstrucción bronquial, disnea y ejercicio; *Body mass index, bronchial Obstruction, Dyspnea, Exercise*); FEV₁: volumen espiratorio máximo en el primer segundo (*forced expiratory volume in 1 second*); mMRC: modified Medical Research Council.

Tabla 2-1. Clasificación de la gravedad de la enfermedad pulmonar obstructiva crónica basada en la espirometría tras la administración de broncodilatador

FEV₁/FVC < 0,7 (tras broncodilatador)	Grado	FEV₁ (% del valor predicho)
GOLD 1	Leve	≥ 80 %
GOLD 2	Moderado	50-79 %
GOLD 3	Grave	30-49 %
GOLD 4	Muy grave	< 30 %

FEV₁: volumen espiratorio máximo en el primer segundo (*forced expiratory volume in 1 second*); FVC: capacidad vital forzada (*forced vital capacity*); GOLD: Global Initiative for Chronic Obstructive Lung Disease.

Tabla 2-3. Principales aportaciones de la tomografía computarizada en el estudio de la enfermedad pulmonar obstructiva crónica
Establecer el fenotipo radiológico dominante (enfisema/afectación de la vía aérea)
Diagnóstico dudoso (disnea y ↓ de la DLCO, pero sin obstrucción en la espirometría)
Diagnóstico diferencial (bronquiectasias, bronquiolitis obliterante, etc.)
Detección de comorbilidad
Detección precoz
Selección de candidatos a técnicas quirúrgicas o endoscópicas de reducción de volumen pulmonar
Seguimiento y valoración de respuesta al tratamiento en pacientes con déficit de α1-antitripsina

DLCO: capacidad de difusión pulmonar del monóxido de carbono (*diffusing capacity of lung for CO*).

Radiografía de tórax

Mediante radiografía de tórax es posible valorar los siguientes elementos:

- Signos de hiperinsuflación pulmonar secundarios a la obstrucción al flujo aéreo (**Fig. 2-1**):
  - Aplanamiento diafragmático. Se valora mejor en la proyección lateral, como pérdida de la altura de la cúpula diafragmática: sobresale menos de 2,5 cm por encima de una línea que une el seno esternofrénico anterior con el costofrénico posterior (**Fig. 2-1 B**). Es el indicador más fiable, porque no depende de la constitución del paciente.
  - Aumento del aire retroesternal: más de 25 mm de distancia entre un punto situado 3 cm por debajo de la unión entre el manubrio y el cuerpo esternal y la aorta ascendente (**Fig. 2-1 B**).
  - Otros: horizontalización de las costillas (**Fig. 2-1 A**), aumento del diámetro anteroposterior del tórax («tórax en tonel»), silueta cardíaca estrecha y larga, visualización del hemidiafragma derecho a nivel o por debajo del arco anterior de la séptima costilla (**Fig. 2-1 A**).
- Signos de destrucción pulmonar:
  - Disminución de la densidad de los pulmones, con menos vasos (**Fig. 2-2**).
  - Bullas: áreas redondeadas de menor densidad pulmonar y con pared fina, a menudo, subpleurales. Son un signo directo de enfisema, pero su hallazgo en las radiografías es infrecuente (**Fig. 2-3**).
- Refuerzo de la trama broncovascular por aumento del grosor de las paredes bronquiales. Se ha descrito en la bronquitis crónica, y puede traducirse en imágenes de «carriles» bronquiales (**Fig. 2-4**). Es un hallazgo inespecífico, que pude verse también en pacientes con asma, bronquiectasias, edema intersticial u otras enfermedades intersticiales.
- Signos de hipertensión pulmonar y *cor pulmonale* (**Fig. 2-5**): dilatación de las arterias pulmonares centrales, disminución de los vasos periféricos y dilatación del ventrículo derecho.

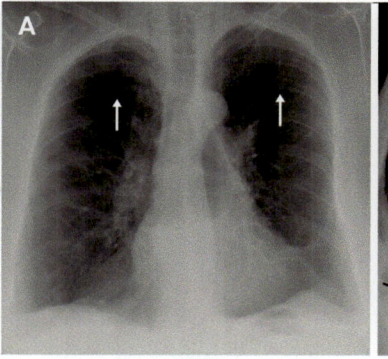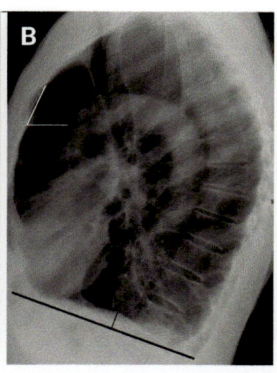

Figura 2-1. Hiperinsuflación pulmonar. Hay aplanamiento de los hemidiafragmas, con pérdida de altura de las cúpulas diafragmáticas. En la proyección posteroanterior **(A)**, los hemidiafragmas quedan por debajo del arco anterior de la séptima costilla. En la proyección lateral **(B)**, la altura de la cúpula diafragmática es menor de 2,5 cm. Otros signos de hiperinsuflación pulmonar son el aumento del aire retroesternal y la horizontalización de las costillas (flechas en **A**).

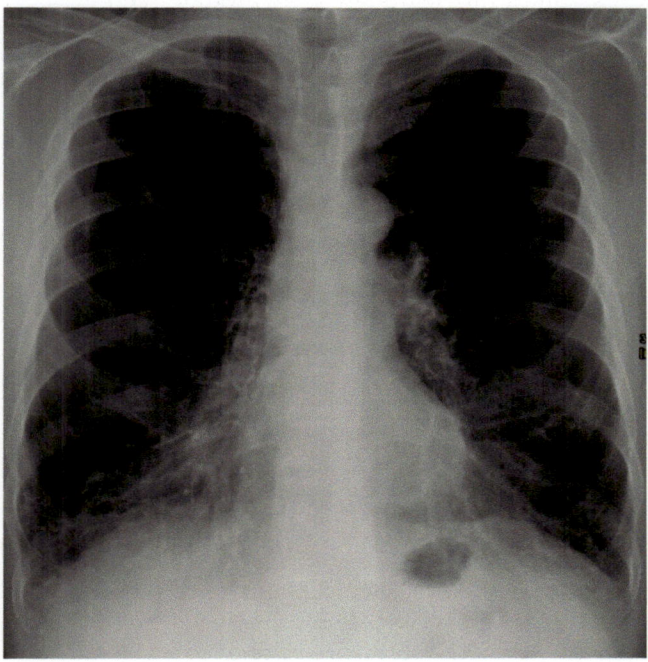

Figura 2-2. Enfisema. Hiperclaridad de ambos pulmones en la radiografía de tórax posteroanterior, más marcada en el derecho, con disminución de los vasos periféricos.

Tomografía computarizada de tórax

La TC de tórax ofrece la siguiente información:

- Enfisema. En las imágenes de TC en inspiración, se ven áreas de atenuación menor que la del parénquima pulmonar normal, por la pérdida de tejido y el aumento de la cantidad de aire. Se distinguen tres tipos de enfisema, en función de la parte del lobulillo en la que se localiza:
  - Centroacinar o centrolobulillar. Es la forma más frecuente de enfisema, se asocia al tabaco y predomina en los lóbulos superiores. Se manifiesta como focos más o menos redondeados de baja densidad en el centro del lobulillo secundario, de milímetros a 1 cm. Carecen de

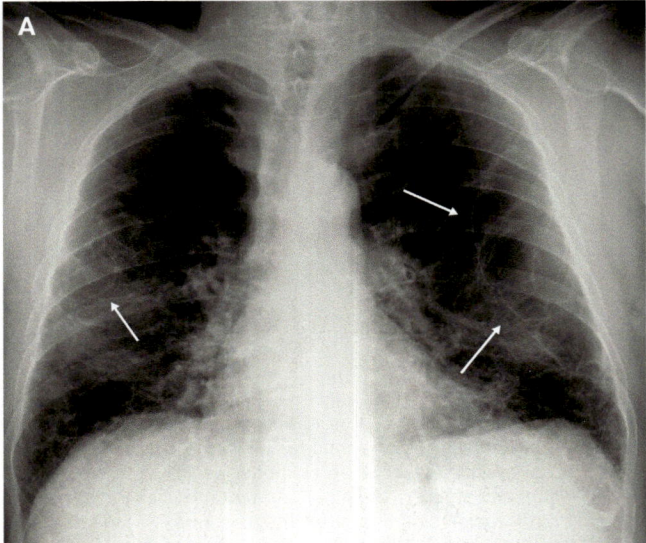

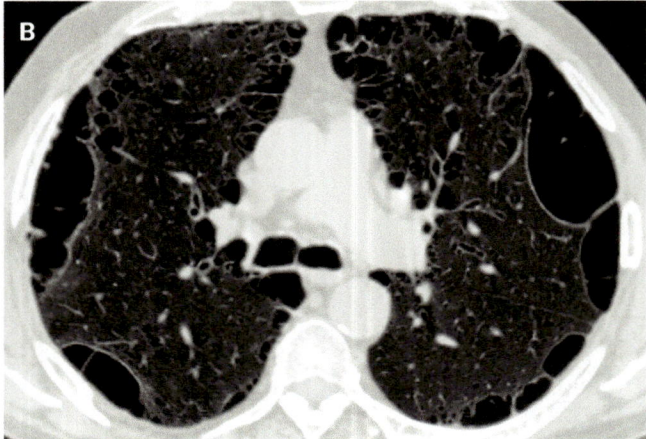

Figura 2-3. Bullas pulmonares. **A)** Radiografía posteroanterior de tórax. Se aprecian en la periferia de ambos campos pulmonares líneas curvas finas (flechas). En el corte axial de TC **(B)** corresponden a las paredes de bullas subpleurales en un paciente con extenso enfisema paraseptal.

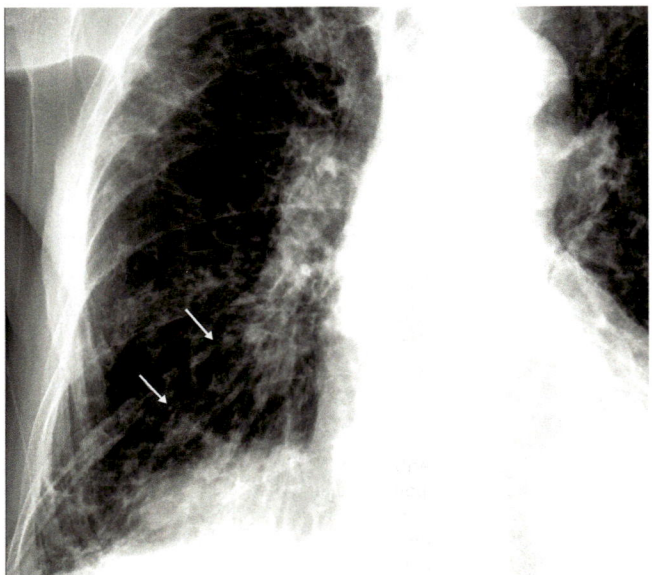

Figura 2-4. Radiografía de tórax posteroanterior. Bronquitis crónica. Refuerzo de los haces broncovasculares en la base pulmonar derecha, por engrosamiento de las paredes bronquiales (imagen de «carriles» o líneas de tranvía).

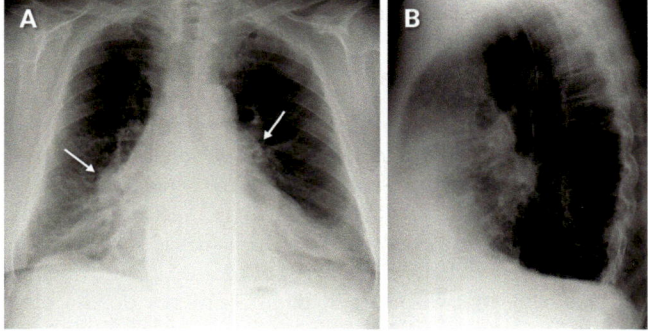

Figura 2-5. Radiografía de tórax de un paciente con enfermedad pulmonar obstructiva crónica e hipertensión pulmonar. Se aprecia la dilatación del cono de la arteria pulmonar (flecha larga) e hilios prominentes de aspecto vascular, con escasos vasos periféricos **(A)**. En la proyección lateral **(B)**, es evidente la hiperinsuflación pulmonar con aplanamiento diafragmático.

una auténtica pared, aunque, cuando confluyen los focos de enfisema y llegan a los septos interlobulillares, estos pueden simularla, y puede plantearse el diagnóstico diferencial con lesiones quísticas aéreas pulmonares, que se caracterizan por tener una pared fina. La identificación ocasional de la arteria centrolobulillar en el centro del foco de enfisema sirve para realizar este diagnóstico diferencial (**Fig. 2-6**). Los márgenes entre el pulmón normal y el enfisematoso están bien definidos, y el pulmón tiene un aspecto heterogéneo. Cuando la enfermedad progresa, se afecta todo el lobulillo y las zonas de enfisema confluyen, por lo que no es posible diferenciarlo del enfisema panacinar. Algunos autores hablan de **enfisema avanzado destructivo** cuando la confluencia de las zonas de enfisema es tal que hay una disminución generalizada de la atenuación del pulmón, asociada a distorsión de la arquitectura, con vasos estrechos y/o amputados en las áreas de enfisema.

– Panacinar o panlobulillar. Destrucción uniforme de todo el lobulillo pulmonar, con áreas extensas de baja atenuación que dejan poco pulmón normal entre ellas, lo

que dificulta la distinción entre el pulmón afectado y el normal. Se asocia al déficit de α_1-antitripsina y predomina en los lóbulos inferiores (**Fig. 2-7 A**), pero también puede darse en pacientes fumadores combinado con enfisema centroacinar (**Fig. 2-7 B**). Hay menos vasos que en el pulmón normal y de calibre más fino, hallazgo más evidente cuanto más avanzado está el enfisema.

– Paraseptal. Las áreas de baja densidad son subpleurales y tienen una pared fina, que corresponde a los septos interlobulillares. Se deben a afectación de la parte más distal del lobulillo secundario. La confluencia de las áreas de enfisema paraseptal da lugar a la formación de bullas, con un tamaño mayor de 1 cm, pared fina y predominio en los lóbulos superiores (**Fig. 2-8**). Pueden verse en todos los tipos de enfisema, aunque predominan en el paraseptal. También pueden verse como un fenómeno aislado en jóvenes sin alteraciones de la fun-

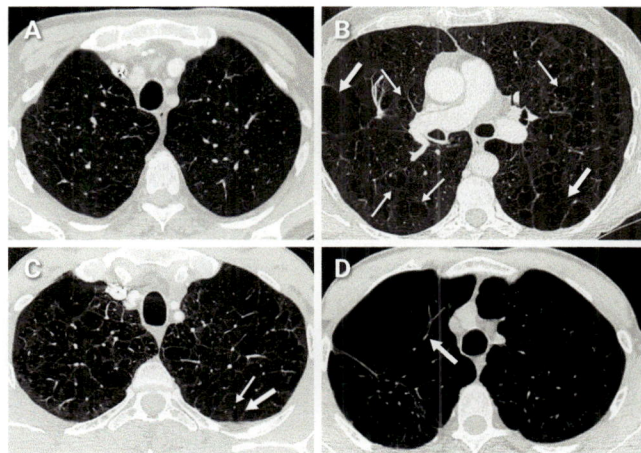

Figura 2-6. Enfisema centroacinar. **A)** Corte de TC a la altura de los lóbulos superiores, con pequeños focos redondeados de baja atenuación, sin pared, entre los cuales se reconoce pulmón de atenuación normal. **B)** Otro paciente con enfisema centroacinar más extenso. En el seno de alguno de los focos de enfisema, se identifica la arteria centrolobulillar (flechas finas). En algunas zonas, la baja atenuación ocupa todo el lobulillo y llega hasta la periferia pulmonar (flecha gruesa). **C)** Cuando el enfisema centroacinar progresa y afecta a todo el lobulillo, los septos interlobulillares (flecha gruesa) simulan una pared. En el centro del lobulillo, se ve la arteria centrolobulillar (flecha fina). **D)** Enfisema centroacinar grave con zonas de destrucción pulmonar asociadas a disminución y distorsión del trayecto de los vasos (flecha gruesa).

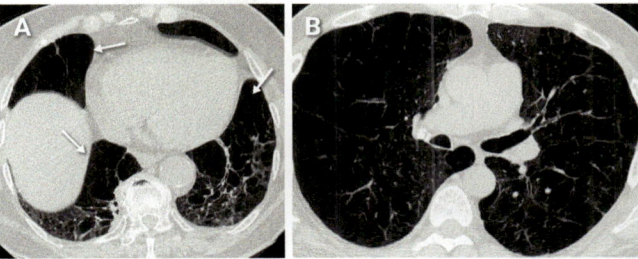

Figura 2-7. Enfisema panlobulillar. **A)** Paciente con déficit de α_1-antitripsina y enfisema panlobulillar en las bases pulmonares (flechas). **B)** Paciente fumador con extensas áreas de enfisema panacinar de predominio derecho, entre las que no se reconoce pulmón normal.

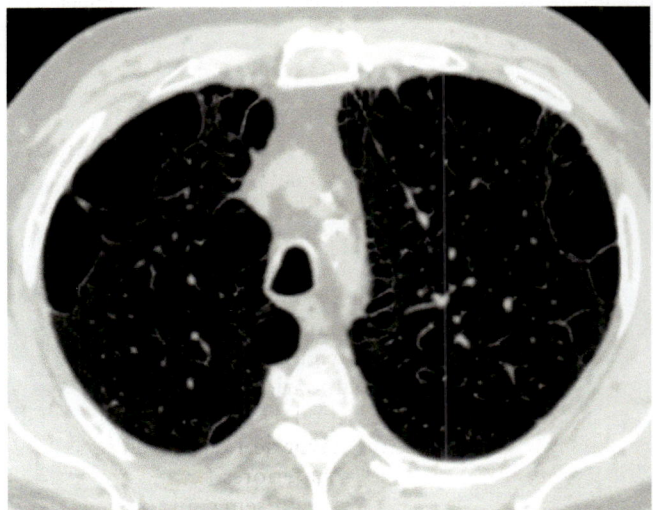

Figura 2-8. Enfisema paraseptal. Corte axial de TC a la altura de los lóbulos superiores con bullas de distribución subpleural.

ción pulmonar, y se asocian a neumotórax espontáneo. Se habla de **enfisema bulloso gigante** o **síndrome del pulmón evanescente** cuando las bullas ocupan más de un tercio del hemitórax y tienen un crecimiento progresivo con efecto de masa sobre el parénquima pulmonar adyacente (**Fig. 2-9**). Esta entidad ocurre casi

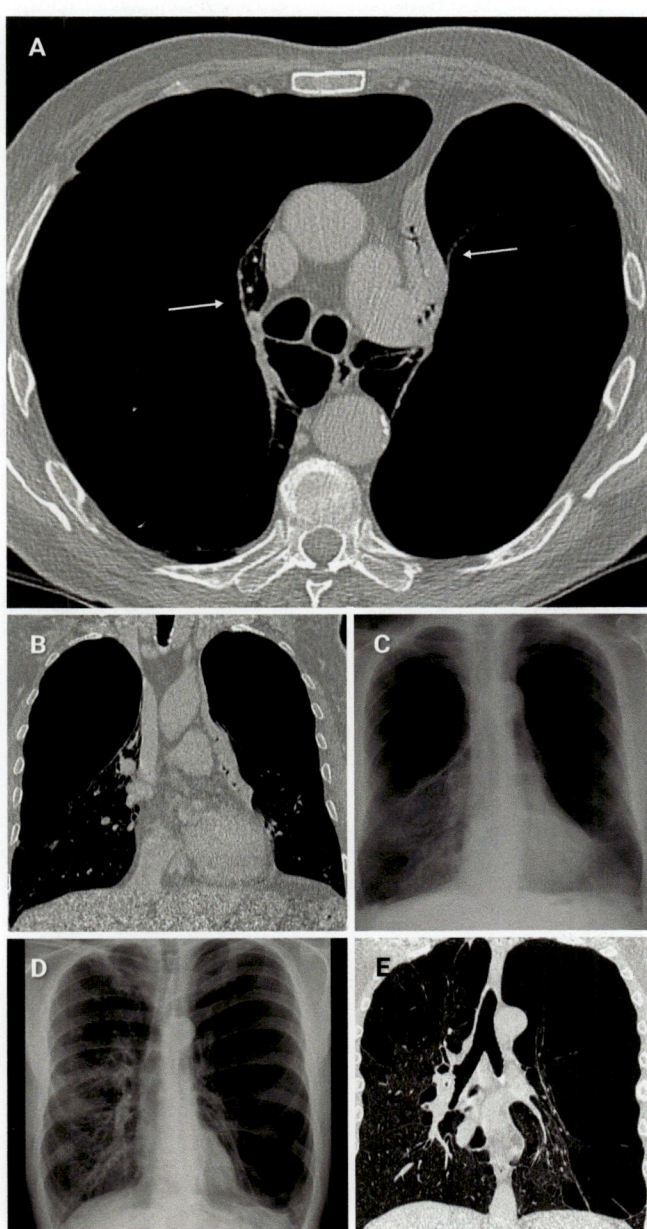

Figura 2-9. Enfisema bulloso. **A)** Corte axial de TC a la altura de los lóbulos superiores, con grandes bullas que comprimen el parénquima pulmonar, «empujado» hacia el mediastino (flechas). **B)** Reconstrucción en el plano coronal con grandes bullas que ocupan más de la tercera parte de cada pulmón. **C)** Radiografía (Rx) posteroanterior (PA) con hiperinsuflación pulmonar y marcada hiperclaridad de los lóbulos superiores, con ausencia de vasos. El aumento de densidad de las bases pulmonares se debe a la atelectasia compresiva del pulmón por las grandes bullas. **D** y **E)** Enfisema bulloso asimétrico en otro paciente. En la Rx PA **(D)**, hay aplanamiento diafragmático y marcada hiperclaridad pulmonar izquierda, secundaria a bullas gigantes (**E**: reconstrucción coronal de TC). En el pulmón derecho, hay enfisema paraseptal con bullas más pequeñas.

siempre en fumadores, pero puede darse también en hombre jóvenes no fumadores.

- Engrosamiento de las paredes bronquiales. Valoración subjetiva, con mucha variabilidad entre observadores. Puede verse en la EPOC, pero también en causas de obstrucción reversible al flujo aéreo (**Fig. 2-10**). En pacientes con EPOC, se ha relacionado con el riesgo de exacerbaciones agudas.
- Enfermedad obstructiva de la pequeña vía aérea. Se traduce en áreas de atrapamiento aéreo en los cortes en espiración, caracterizadas por menor densidad que las áreas de parénquima normal, que aumentan de atenuación con la espiración (**Fig. 2-11**).
- Alteraciones vasculares. Las áreas de enfisema importante se asocian a una amputación de los vasos. Un cociente > 1 entre el diámetro de la arteria pulmonar y la aorta es un criterio de hipertensión arterial pulmonar y se ha relacionado con mayor riesgo de exacerbaciones (**Fig. 2-12**).

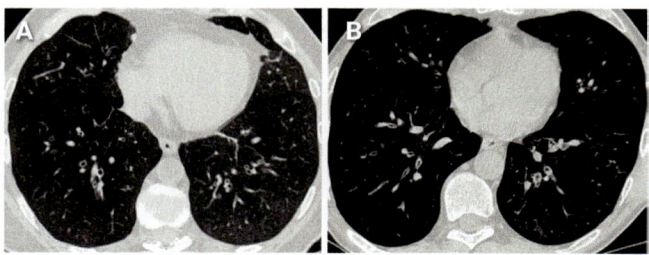

Figura 2-10. Engrosamiento de las paredes bronquiales. **A)** Corte de TC a la altura de las bases pulmonares en un paciente con enfermedad pulmonar obstructiva crónica en el que se aprecia engrosamiento de las paredes de los bronquios de los lóbulos inferiores. **B)** Paciente con asma grave que también presenta engrosamiento de las paredes bronquiales.

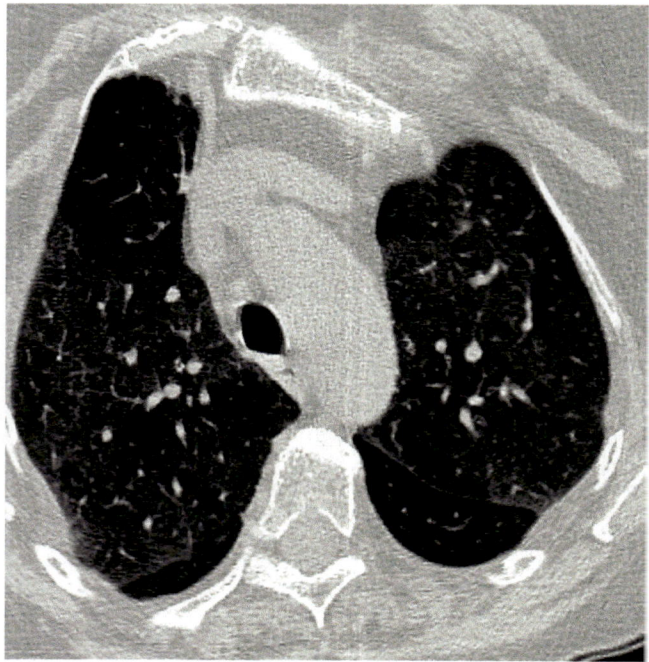

Figura 2-11. Corte axial de TC en espiración en el que se apreciar áreas bilaterales de menor atenuación que el pulmón normal, por atrapamiento aéreo.

- Bronquiectasias. Su prevalencia es elevada en pacientes con EPOC, sobre todo, en aquellos con enfermedad avanzada, con porcentajes de hasta el 50-60 % en estudios recientes. Los criterios diagnósticos son la falta de la disminución progresiva normal de calibre de los bronquios hacia la periferia, diámetro bronquial mayor que el de la arteria acompañante, identificación de bronquios a menos de 1 cm de la pleura y engrosamiento de la pared bronquial (**Fig. 2-13**). Las más frecuentes son las cilíndricas, y de predominio en las bases pulmonares. Su presencia tiene un impacto negativo en la evolución natural de la EPOC, con peor función pulmonar, infecciones más frecuentes, más ingresos por exacerbaciones y aumento de la mortalidad, por lo que es importante su diagnóstico y manejo precoz. Aunque algunas guías clínicas consideran la combinación de EPOC-bronquiectasias como un fenotipo clínico diferente, para la mayoría es una comorbilidad de la EPOC. Aunque ningún estudio ha demostrado la relación entre EPOC y bronquiectasias, una hipótesis es que la infección bronquial crónica y las reagudizaciones perpetúan la inflamación bronquial y favorecen la destrucción tisular. Las estrategias terapéuticas dirigidas a suprimir el crecimiento bacteriano podrían frenar su aparición.
- Detección de comorbilidad. Las alteraciones pulmonares intersticiales están presentes en alrededor de un 8 % de estudios amplios con pacientes con EPOC, entre ellas, la bronquiolitis respiratoria y la fibrosis pulmonar (**Fig. 2-14**). También puede detectarse cáncer de pulmón, cuyo riesgo está aumentado en los fumadores con EPOC

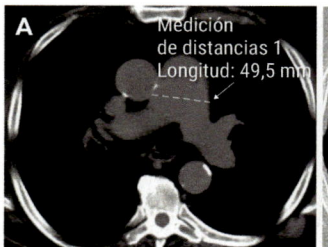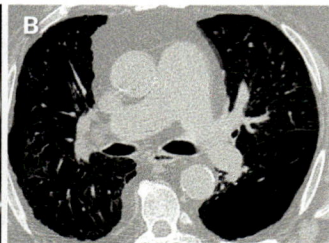

Figura 2-12. Enfermedad pulmonar obstructiva crónica de tipo enfisema. **A)** Corte axial de TC con ventana de mediastino que muestra la dilatación del cono de la arteria pulmonar, de mayor diámetro que la aorta ascendente, indicativa de hipertensión pulmonar. **B)** Corte de TC al mismo nivel con ventana de pulmón en el que se aprecia enfisema centroacinar, con mayor afectación del lóbulo inferior izquierdo.

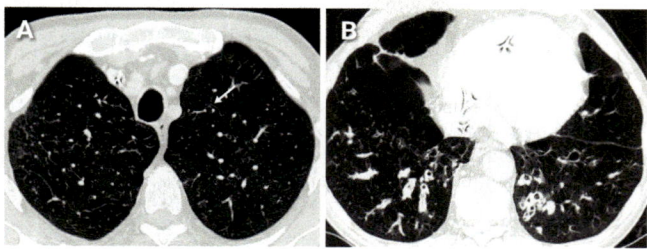

Figura 2-13. Combinación de enfermedad pulmonar obstructiva crónica y bronquiectasias. **A)** Corte axial de TC a la altura de los lóbulos superiores con enfisema centroacinar. **B)** En el corte de TC a la altura de las bases pulmonares hay bronquiectasias cilíndricas en ambos lóbulos inferiores, con marcado engrosamiento de las paredes bronquiales y secreciones en la luz de varios bronquios.

comparados con aquellos sin EPOC (v. **Fig. 2-14**). Otras afecciones extrapulmonares asociadas a la EPOC que pueden detectarse con la TC son: calcificaciones coronarias, osteoporosis, atrofia de la musculatura pectoral indicativa de sarcopenia y hernia de hiato.

EXACERBACIONES DE LA ENFERMEDAD PULMONAR OBSTRUCTIVA CRÓNICA

Las exacerbaciones de la EPOC se definen como un aumento de la disnea, la tos o la producción de esputo. Uno de los objetivos del tratamiento es reducir su número, dado que empeoran la calidad de vida, aceleran la pérdida de función pulmonar y se asocian a un aumento de la mortalidad. Además, implican un alto coste por ingresos hospitalarios.

La frecuencia de las exacerbaciones aumenta con la gravedad de la EPOC, pero también hay pacientes con especial susceptibilidad a las exacerbaciones (fenotipo exacerbador frecuente). El principal factor predictivo es el número de exacerbaciones en el año anterior. Un cociente entre el diámetro de la arteria pulmonar y el de la aorta mayor de 1 se ha relacionado con un mayor riesgo de exacerbaciones graves que requieran hospitalización; el mayor porcentaje de enfisema o de grosor de la vía aérea medidos en la TC también se han vinculado a la frecuencia de exacerbaciones.

La principal causa de las exacerbaciones son las infecciones víricas y bacterianas (**Figs. 2-15, 2-16** y **2-17**), responsables de hasta el 80 % de los ingresos, pero también pueden deberse a tromboembolia pulmonar (TEP), neumotórax (**Fig. 2-18**), exposición a la contaminación o mala

adherencia al tratamiento broncodilatador. La insuficiencia cardíaca congestiva y la cardiopatía isquémica son otras posibles causas de empeoramiento de la sintomatología respiratoria, y es frecuente encontrar una descompensación clínica mixta cardiológica y respiratoria. El diagnóstico diferencial se basa en la clínica, apoyado por las pruebas de imagen más adecuadas (radiografías de tórax ante la sospecha de neumonía o insuficiencia cardíaca, TC para valorar una posible TEP).

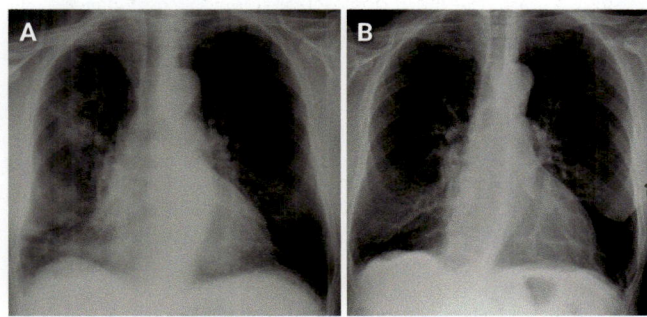

Figura 2-15. Paciente con múltiples ingresos por reagudizaciones de la enfermedad pulmonar obstructiva crónica. **A)** En la radiografía posteroanterior, se aprecia una extensa consolidación en el lóbulo superior derecho y pequeñas consolidaciones parcheadas en el lóbulo inferior derecho, correspondientes a una neumonía. Se aisló *Enterobacter aerogenes* en el esputo. **B)** Control tras el tratamiento antibiótico, con resolución de las consolidaciones. Signos de hiperinsuflación pulmonar con marcado aplanamiento diafragmático.

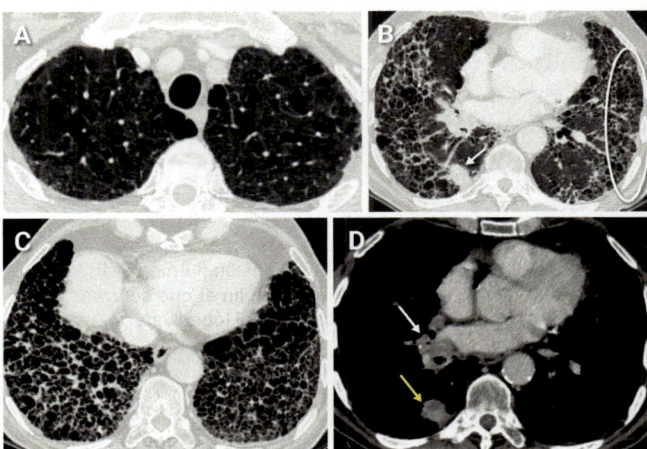

Figura 2-14. Fibrosis pulmonar y cáncer de pulmón en un paciente con enfermedad pulmonar obstructiva crónica de tipo enfisema. **A)** Corte axial de TC a la altura de los lóbulos superiores, con enfisema centroacinar y paraseptal. **B)** Corte de TC más caudal con quistes aéreos subpleurales bilaterales, dispuestos en capas (elipse), correspondientes a quistes de panal. Además, hay un nódulo pulmonar en el lóbulo inferior derecho que contacta con la pleura, correspondiente a un carcinoma microcítico de pulmón (flecha). **C)** Extensa panalización en las bases pulmonares, diagnóstica de fibrosis pulmonar (patrón de neumonía intersticial usual). **D)** Corte axial de TC con ventana de mediastino, en el que se identifica el nódulo neoplásico (flecha amarilla) y adenopatías hiliares derechas (flecha blanca).

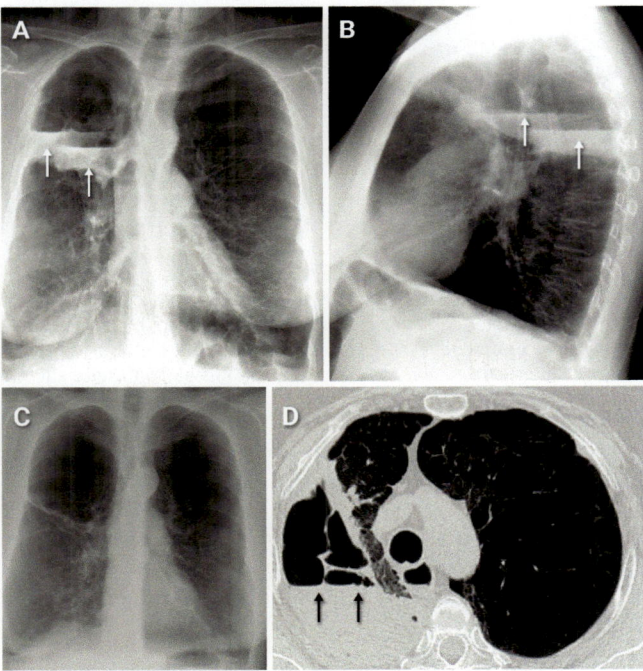

Figura 2-16. Paciente con enfermedad pulmonar obstructiva crónica grave de tipo enfisema GOLD D. Acude al hospital por tos, expectoración verdosa y dolor pleurítico de 10 días de evolución. En las radiografías de tórax posteroanterior **(A)** y lateral **(B)**, se ven niveles hidroaéreos en el seno de bullas ya conocidas previamente en el lóbulo superior derecho **(C)**, por sobreinfección de estas. El corte axial de TC **(D)** muestra el contenido formando un nivel en la bulla infectada.

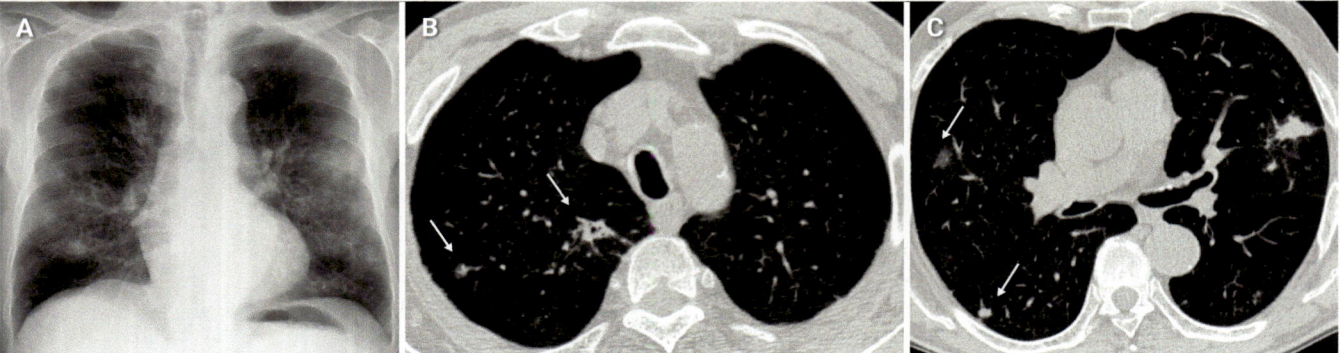

Figura 2-17. Paciente con enfermedad pulmonar obstructiva crónica en tratamiento con broncodilatadores y corticoides. Presenta aumento de la tos y de la expectoración, con febrícula. En la radiografía de tórax posteroanterior **(A)**, se observan opacidades nodulares mal delimitadas en ambos pulmones, la mayor en el lóbulo superior izquierdo. En los cortes axiales de TC **(B** y **C)**, se confirman los nódulos bilaterales, algunos con contornos irregulares (flechas en **B** y **C**). En el esputo, se aislaron *Klebsiella* y *Aspergillus*.

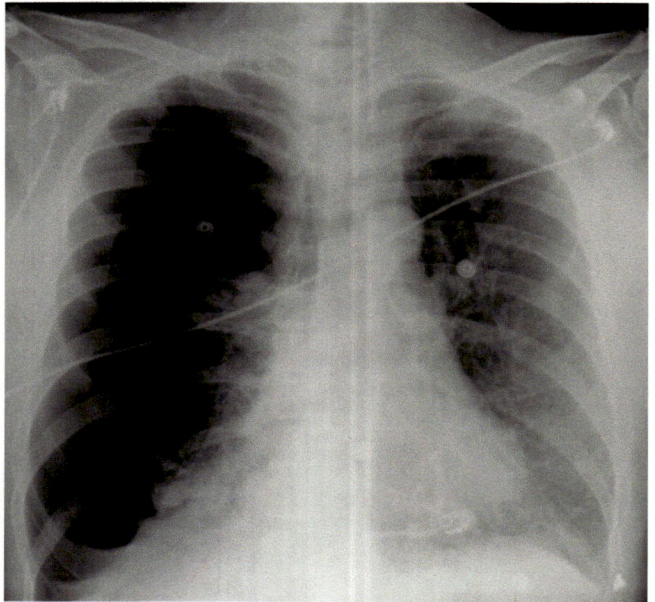

Figura 2-18. Paciente con enfermedad pulmonar obstructiva crónica de alto riesgo no agudizador con enfisema muy grave, con oxigenoterapia domiciliaria. Acude por empeoramiento brusco. En la radiografía realizada en decúbito supino a su llegada al hospital, se aprecia neumotórax masivo derecho a tensión, con desviación mediastínica hacia la izquierda.

VALORACIÓN CUANTITATIVA DE LA ENFERMEDAD PULMONAR OBSTRUCTIVA CRÓNICA

La valoración de la gravedad de la EPOC en la práctica clínica habitual se basa en los resultados de la espirometría (prueba de referencia). Sin embargo, la espirometría no está exenta de limitaciones:

- Baja sensibilidad para la detección de la enfermedad: formas leves o, incluso, moderadas de la enfermedad pueden pasar desapercibidas, porque no detecta los cambios iniciales en la vía aérea pequeña que preceden al enfisema, y se requiere una destrucción enfisematosa de, al menos, el 30 % del parénquima pulmonar para que se refleje en el FEV_1.

- Ofrece medidas globales de la obstrucción al flujo aéreo, pero no discrimina entre el componente de enfisema y el de afectación de la vía aérea pequeña, que suelen darse combinados en los pacientes con EPOC.
- Baja sensibilidad para detectar la respuesta al tratamiento con broncodilatadores: la mejora en el calibre de la vía aérea, en la ventilación y en la sintomatología no se reflejan adecuadamente en una mejora del FEV_1.

En los últimos años, se han desarrollado herramientas de *software* que añaden a la valoración anatómica que ofrece la TC la posibilidad de cuantificar el enfisema, el engrosamiento de las paredes bronquiales y el atrapamiento aéreo secundario a la afectación de la vía aérea pequeña. Por el momento, estos métodos cuantitativos no se utilizan de forma sistemática en la práctica clínica.

Cuantificación del enfisema con tomografía computarizada

La TC permite detectar incluso grados leves y asintomáticos de enfisema y establecer su gradación, con una concordancia entre observadores del 80-90 %. Puede hacerse una estimación visual semicuantitativa o, preferiblemente, utilizar *software* de densitometría, que ofrece medidas con menor variabilidad interobservador e intraobservador que la mera valoración visual. Las reconstrucciones de proyección de mínima intensidad (minIP, *minimum intensity projection*) facilitan la detección de los grados leves de enfisema (**Fig. 2-19**). Las técnicas densitométricas identifican las áreas de parénquima pulmonar enfisematosas como aquellas con valores de atenuación por debajo de un umbral de –950 UH (**Fig. 2-20**), aunque puede usarse otro umbral, como el percentil 15 del histograma de los valores de atenuación del pulmón. Se calcula el volumen del pulmón enfisematoso multiplicando el número de vóxeles con atenuación menor del umbral por el volumen del vóxel, y puede expresarse el resultado como porcentaje del pulmón enfisematoso con respecto al volumen pulmonar total. Se aconseja realizar las medidas en el algoritmo de reconstrucción de partes blandas, que tiene menos ruido. Hay correlación entre el porcentaje de enfisema y los

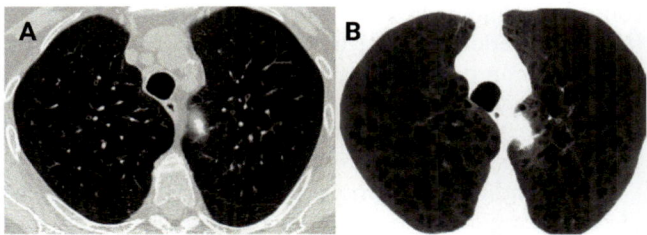

Figura 2-19. Utilidad de la imagen de proyección de mínima intensidad (minIP) para realzar el enfisema. **A)** Corte axial de TC a la altura de los lóbulos superiores, en el que se aprecian focos de baja atenuación bilaterales correspondientes a enfisema centroacinar. **B)** Imagen de minIP a la misma altura, en la que se detecta mejor el enfisema.

valores de FEV_1 y de la capacidad de difusión pulmonar del monóxido de carbono (DLCO, *diffusing capacity of lung for CO*), la frecuencia de exacerbaciones, el índice BODE, las puntuaciones de calidad de vida y la mortalidad. También se ha encontrado buena correlación con los hallazgos anatomopatológicos. No obstante, no siempre se encuentra correlación entre la obstrucción al flujo aéreo y la extensión del enfisema, porque hay otros factores que contribuyen a la primera.

Entre las posibles aplicaciones de estos métodos cuantitativos, destacan:

- Valoración de la respuesta al tratamiento en pacientes con déficit de α_1-antitripsina. Los valores de atenuación pulmonar son más sensibles que las pruebas de función respiratoria para detectar la progresión de la enfermedad y se han aceptado como medida del efecto del tratamiento en estos pacientes en estudios prospectivos.
- Monitorización de la progresión del enfisema. Hasta hace no mucho, el seguimiento clínico se ha basado en las pruebas funcionales, pero, con la realización creciente de estudios periódicos de TC en pacientes con enfisema por cribado de cáncer de pulmón u otras indicaciones, se ha observado que la cuantificación de la progresión del enfisema con TC se correlaciona con la velocidad de caída del FEV_1 y ayuda a predecir mejor la mortalidad cuando se añade a las pruebas funcionales.

Hasta la fecha, estas herramientas de cuantificación se utilizan, fundamentalmente, en un escenario de investigación. Se ha propuesto su inclusión como biomarcador de imagen, de manera que se puedan utilizar en ensayos clínicos orientados a identificar tratamientos personalizados que modifiquen el curso de la enfermedad.

Hay factores que introducen variabilidad en las medidas y dificultan su utilización en estudios de seguimiento, entre los que destacan: el equipo en que se realiza el estudio, el protocolo de adquisición, el algoritmo de reconstrucción, el grado de inspiración con el que se adquieren las imágenes y las características del paciente (obesidad, hábito tabáquico).

Cuantificación de la enfermedad de la vía aérea con tomografía computarizada

La vía aérea pequeña es la principal contribuyente a la obstrucción al flujo aéreo en la EPOC. Por su pequeño calibre, queda por debajo de la resolución espacial de la TC, y solo puede valorarse su obstrucción indirectamente por la existencia de atrapamiento aéreo en espiración, que se manifiesta como áreas de baja atenuación. Se ha propuesto un umbral de –860 UH en espiración para identificar el atrapamiento aéreo, pero el problema es que no permite diferenciar las áreas de enfisema de las de atrapamiento. Una opción es excluir las áreas con atenuación inferior a –950 UH en inspiración y espiración por corresponder a enfisema. Otra opción es utilizar herramientas de *software* que fusionan las imágenes en inspiración y espiración y valoran los cambios de densidad de los vóxeles entre ellas, creando mapas de respuesta paramétricos en los que se plasman con diferentes colores las áreas de enfisema y las de atrapamiento aéreo. Estos métodos permanecen limitados por el momento al campo de la investigación y necesitan validación. Hace falta correlacionar las medidas cuantitativas longitudinales con los parámetros clínicos y los marcadores de actividad de la enfermedad.

Ha habido también avances importantes en herramientas de *software* que permiten obtener reconstrucciones tridimensionales del árbol bronquial hasta la quinta o sexta generación y, a partir de ellas, realizar distintas mediciones, como el

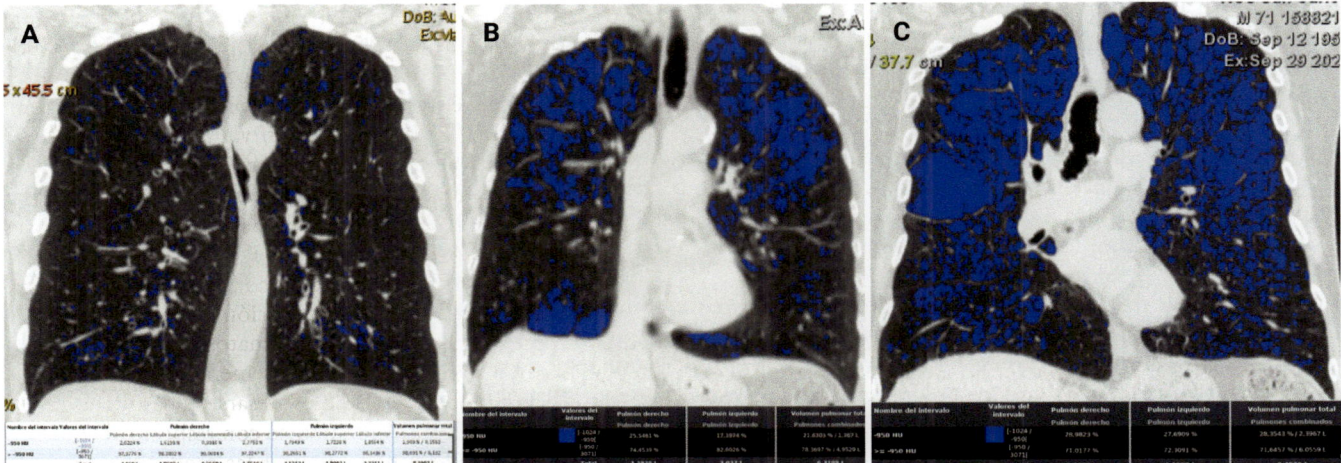

Figura 2-20. *Software* de cuantificación de enfisema. **A-C)** Aparecen en azul las áreas de pulmón enfisematosas, con valores de atenuación < –950 UH, y el programa calcula el porcentaje de pulmón afectado por el enfisema.

diámetro luminal, el grosor o área de la pared y el área total bronquial. Estas medidas se han relacionado con el riesgo de exacerbaciones y con el deterioro de la función pulmonar, pero tienen poca utilidad clínica en pacientes individuales, dada la amplia variabilidad, y no se ha encontrado evidencia de que resulten una herramienta útil en la EPOC.

Otras valoraciones cuantitativas. Perspectivas futuras

La enfermedad vascular pulmonar en la EPOC es predictiva de mortalidad, y hay una intensa investigación en ese campo, que incluye el desarrollo de herramientas para segmentar y cuantificar la vascularización pulmonar, pero falta demostrar su utilidad. También restringidas por el momento al ámbito de la investigación están las imágenes funcionales que permiten obtener medidas regionales y cuantitativas de la relación ventilación/perfusión con TC de doble energía, y la cuantificación de la ventilación, difusión y perfusión con resonancia magnética con helio-3 (^{3}He) o xenón-129 (^{129}Xe).

Entre los objetivos futuros, está el hallazgo de biomarcadores de imagen que permitan identificar a individuos con riesgo de desarrollar EPOC (p. ej., jóvenes fumadores con escasa sintomatología) cuando todavía las alteraciones son muy iniciales y no hay obstrucción al flujo aéreo. Además, se ha señalado la importancia de estratificar a los pacientes en los ensayos clínicos utilizando la información que ofrece la TC sobre los distintos fenotipos de EPOC y su gravedad, con el fin de valorar más adecuadamente la respuesta a los tratamientos que cuando se reclutan pacientes con el diagnóstico genérico de EPOC.

TÉCNICAS QUIRÚRGICAS Y ENDOSCÓPICAS DE TRATAMIENTO DEL ENFISEMA. PAPEL DEL RADIÓLOGO

Los pacientes con enfisema avanzado tienen pocas opciones de mejora de la disnea una vez optimizado al máximo el tratamiento médico. En algunos de estos pacientes, la cirugía de reducción de volumen pulmonar mejora la mecánica respiratoria, disminuye las necesidades de oxígeno y la disnea, aumenta la capacidad de ejercicio y mejora la calidad de vida y la supervivencia. Puede realizarse como procedimiento único, previo al trasplante pulmonar o cuando este está contraindicado. El radiólogo desempeña un papel fundamental para seleccionar a los candidatos idóneos para dicha cirugía, valorando dos aspectos en la TC:

- **Gravedad del enfisema:** de forma visual o con *software* de cuantificación del enfisema. Se analiza el porcentaje de pulmón afectado por enfisema en cada una de las zonas estudiadas. Puede ser leve (≤ 25 %), moderado (26-50 %), marcado (51-75 %) o grave (76-100 %).
- **Distribución del enfisema:** se considera **heterogéneo** cuando la gravedad es diferente en las distintas zonas del pulmón, con áreas relativamente preservadas por el enfisema, y **homogéneo** cuando todos los segmentos pulmonares están afectados por igual.

Los pacientes idóneos para la reducción de volumen pulmonar son aquellos con enfisema de distribución heterogénea con predominio de la afectación en las zonas supracarinales (lóbulos superiores y segmentos apicales de los inferiores), y con afectación de las zonas infracarinales menor del 45 %. La bullectomía está indicada en paciente con bullas gigantes (más del 30 % del pulmón) y disnea limitante o neumotórax de repetición.

La TC indica al cirujano el abordaje óptimo y también identifica comorbilidad que puede contraindicar la cirugía o aumentar el riesgo, como la hipertensión pulmonar.

Los pacientes con enfisema grave homogéneo no son buenos candidatos a la cirugía de reducción de volumen y en ellos hay que plantear el trasplante pulmonar, indicado en casos muy seleccionados (hospitalizaciones por hipercapnia, *cor pulmonale*, $FEV_1 < 20 \%$ y DLCO < 20 %).

Como alternativa a la cirugía, se han desarrollado técnicas endoscópicas de reducción de volumen pulmonar, que emplean válvulas o *coils* endobronquiales, con el objetivo de ocluir las vías aéreas de conducción en las regiones con enfisema grave, consiguiendo su atelectasia. Por el momento, están aún restringidas a un grupo muy seleccionado de pacientes. Se consideran adecuados para estos tratamientos los pacientes con EPOC de tipo enfisema grave con mucha hiperinsuflación, sintomáticos, sin exacerbaciones frecuentes y sin comorbilidad importante. La presencia de fibrosis pulmonar, enfisema paraseptal extenso, grandes bullas o bronquiectasias importantes contraindica estas técnicas.

Las válvulas endobronquiales están hechas de nitinol y silicona y se colocan en los bronquios segmentarios del lóbulo que se va a tratar (habitualmente, aquel con más enfisema). Funcionan según un mecanismo unidireccional, que solo deja salir el aire atrapado y las secreciones durante la espiración, de manera que se produce la atelectasia distal a la válvula, generalmente, en los primeros días, aunque a veces tarda un mes. Pueden usarse tanto en pacientes con enfisema homogéneo como heterogéneo, siempre que no haya ventilación colateral entre el lóbulo tratado y el pulmón adyacente. Para excluir esta ventilación colateral, el radiólogo debe valorar en la TC la integridad de las cisuras, que debe ser > 80 % para realizar el procedimiento. Hay herramientas de *software* que reducen la variabilidad entre observadores por lo que respecta a la valoración de las cisuras. Otra forma de valorar la integridad de las cisuras es mediante broncoscopia con el estudio con catéter Chartis®, que tiene un sensor en su parte distal que mide flujos, presiones y resistencia tras ocluir el paso del aire a un lóbulo con un balón. Las principales complicaciones del tratamiento con válvulas endobronquiales son el neumotórax (con una incidencia del 20-30 %; la mayoría de los casos en las primeras 48 horas) (**Fig. 2-21**), las exacerbaciones de la EPOC y las neumonías. El tratamiento con estas válvulas es reversible y se pueden retirar en casos de disfunción, exacerbación, falta de respuesta o infecciones de repetición. Estudios aleatorizados prospectivos multicéntricos han demostrado que, en pacientes adecuadamente seleccionados, se consigue una mejoría de la función pulmonar, la disnea, la capacidad de ejercicio y la calidad de vida, que se mantiene en los 12 meses tras el procedimiento.

Los *coils* endobronquiales de nitinol se colocan por broncoscopia y con control de fluoroscopia en las vías aéreas subsegmentarias de las zonas más afectadas. Su mecanismo de

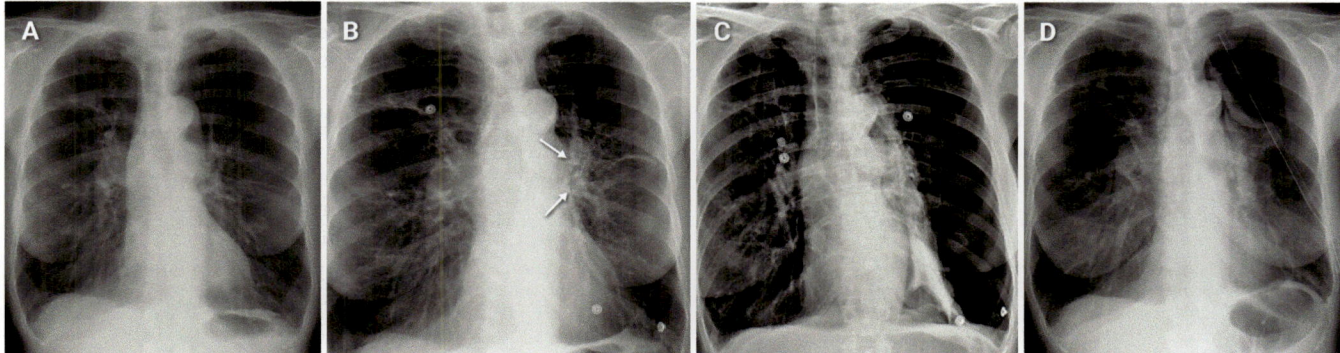

Figura 2-21. Paciente con enfermedad pulmonar obstructiva crónica grave GOLD D de tipo enfisema. **A)** Radiografía (Rx) posteroanterior (PA) de tórax que muestra una marcada hiperinsuflación pulmonar y atelectasias laminares bilaterales. **B)** Rx PA inmediatamente posterior a la colocación de tres válvulas endobronquiales (Zephyr®) (flechas blancas) en bronquios segmentarios del lóbulo superior izquierdo. Se objetiva menor volumen del pulmón derecho que en la Rx previa a la colocación de las válvulas. **C)** Rx de tórax a las 48 horas de la colocación de las válvulas, con gran neumotórax izquierdo. **D)** A pesar de la colocación de un tubo de tórax, persiste la fuga aérea a los seis días, y se observa colapso del lóbulo superior izquierdo. Se procedió a la retirada de la válvula del segmento anterior, que en la broncoscopia se encontró muy avanzada.

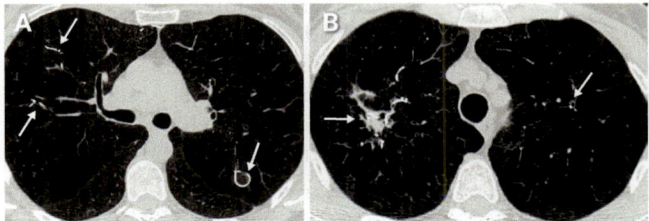

Figura 2-22. Cortes de TC de una paciente enfisematosa tratada con *coils* endobronquiales bilaterales (flechas). En **B**, se observa una pequeña consolidación alrededor de uno de los *coils* del lóbulo superior derecho, secundaria a una reacción inflamatoria, presente en un 10-50 % de los pacientes.

acción no está completamente aclarado, pero parece que, al recuperar su forma predeterminada, los *coils* comprimen el parénquima adyacente alterado, mejoran el retroceso elástico del pulmón y reducen la movilidad y el colapso bronquial. Pueden emplearse tanto en casos de enfisema homogéneo como heterogéneo en aquellos pacientes que no son candidatos a válvulas por no tener las cisuras íntegras. Los mejores resultados se obtienen en pacientes con enfisema heterogéneo y predominio en los lóbulos superiores. Entre las principales complicaciones, están el neumotórax, la exacerbación de la EPOC y la neumonía. Entre un 10 y un 50 % de los pacientes desarrollan una reacción inflamatoria alrededor de los *coils*, que clínicamente cursa como una neumonía, y estos pacientes son los que tienen una mejor respuesta al tratamiento, con una mayor reducción del volumen pulmonar (**Fig. 2-22**). Algunos ensayos clínicos han mostrado un beneficio de los coils en términos de mejora de la función pulmonar y calidad de vida.

Otras técnicas endoscópicas como la instilación broncoscópica de sustancias sellantes o la ablación por vapor de agua, buscando una reducción de volumen mediante cicatrización y fibrosis, tienen una alta tasa de efectos adversos y, por la escasa evidencia disponible, no se utilizan en la práctica clínica.

 PUNTOS CLAVE

- El diagnóstico de EPOC se basa en una combinación de síntomas, exposición a agentes causales (fundamentalmente, el humo del tabaco) y obstrucción al flujo aéreo en la espirometría. Las pruebas de imagen no forman parte de los criterios diagnósticos en las guías actuales.
- La radiografía de tórax tiene una baja sensibilidad para el diagnóstico de EPOC. Su principal utilidad reside en identificar las causas de exacerbación de la EPOC.
- La TC permite detectar los sustratos anatómicos de la EPOC: enfisema, engrosamiento de la vía aérea, atrapamiento aéreo por afectación de la vía aérea pequeña.

- El radiólogo desempeña un papel importante en la selección de los posibles candidatos a tratamiento quirúrgico o endoscópico del enfisema, mediante la valoración en la TC de su gravedad, distribución homogénea/heterogénea del enfisema y, en el caso del tratamiento con válvulas, la integridad de las cisuras.
- Hay herramientas de *software* que permiten cuantificar el enfisema y el atrapamiento aéreo, pero, por el momento, su utilización está limitada a la investigación.

BIBLIOGRAFÍA

Aggelou K, Siafakas N. Medical lung volume reduction for severe emphysema: a review. Respir Med. 2017;131:141-7.

Agustí A, Faner R. CT in COPD: to be or not to be. Respirology. 2022;27(4):258-9.

Aluja Jaramillo F, Mora Salazar JA. Update in chronic obstructive pulmonary disease: clinical and radiologic findings in computed tomography. Rev Colomb Radiol. 2018;29(4):5018-24.

Ash SY, San José Estépar R, Fain SB, Tal-Singer R, Stockley RA, Nordenmark LH, et al.; COPDGene Investigators and the COPD Biomarker Qualification Consortium. Relationship between emphysema progression at CT and mortality in ever-smokers: results from the COPDgene and ECLIPSE cohorts. Radiology. 2021;299(1):222-31.

Bafadhel M, Umar I, Gupta S, Raj JV, Vara DD, Entwisle JJ, et al. The role of CT scanning in multidimensional phenotyping of COPD. Chest. 2011;140(3):634-42.

Bak SH, Kim S, Hong Y, Heo J, Lim MN, Kim WJ. Quantitative computed tomography features and clinical manifestations associated with the extent of bronchiectasis in patients with moderate-to severe COPD. Int J Chron Obstruct Pulmon Dis. 2018;13:1421-31.

Bhatt SP, O'Connor GT. Screening for chronic obstructive pulmonary disease: challenges and opportunities. JAMA. 2022;327(18):1768-70.

Billatos E, Ash SY, Duan F, Xu K, Romanoff J, Marques H, et al.; DECAMP and COPDGene Investigators. Distinguishing smoking-related lung disease phenotypes via imaging and molecular features. Chest. 2021;159(2): 549-63.

Bodduluri S, Reinhardt JM, Hoffman EA, Newell JD Jr, Bhatt SP. Recent advances in computed tomography imaging in chronic obstructive pulmonary disease. Ann Am Thorac Soc. 2018;15(3):281-9.

Casas Maldonado F, Arnedillo Muñoz A, López-Campos JL, Barchilón Cohen VS, Solís de Dios M, Ruiz Moruno J, et al. Documento de recomendaciones para el diagnóstico y tratamiento de la enfermedad pulmonar obstructiva crónica en Andalucía. Rev Esp Patol Torac. 2017;29(2) Suplemento 2: 5-24.

Christenson SA, Smith BM, Bafadhel M, Putcha N. Chronic obstructive pulmonary disease. Lancet. 2022;399(10342):2227-42.

Criner GJ, Sue R, Wright S, Dransfield M, Rivas-Pérez H, Wiese T, et al.; LIBERATE Study Group. A multicenter randomized controlled trial of Zephyr endobronchial valve treatment in heterogeneous emphysema (LIBERATE). Am J Respir Crit Care Med. 2018;198(9):1151-64.

Decramer M, Janssens W, Miravitlles M. Chronic obstructive pulmonary disease. Lancet. 2012;379(9823):1341-51.

Diab N, Gershon AS, Sin DD, Tan WC, Bourbeau J, Boulet LP, et al. Underdiagnosis and overdiagnosis of chronic obstructive pulmonary disease. Am J Respir Crit Care Med. 2018;198(9):1130-9.

Díaz AA, Young TP, Maselli DJ, Martínez CH, Gill R, Nardelli P, et al. Quantitative CT measures of bronchiectasis in smokers. Chest. 2017;151(6):1255-62.

Ezponda A, Casanova C, Divo M, Marín-Oto M, Cabrera C, Marín JM, et al. Chest CT-assessed comorbidities and all-cause mortality risk in COPD patients in the BODE cohort. Respirology. 2022;27(4):286-93.

Global Initiative for Chronic Obstructive Lung Disease (GOLD). Global strategy for the diagnosis, management and prevention of chronic obstructive pulmonary disease: 2022 Report. Disponible en: https://staging.goldcopd.org/2022-gold-reports-2/

Goffin JR, Pond GR, Puksa S, Tremblay A, Johnston M, Goss G, et al. Chronic obstructive pulmonary disease prevalence and prediction in a high-risk lung cancer screening population. BMC Pulm Med. 2020;20(1):300.

Hahm CR, Lim MN, Kim HY, Hong SH, Han SS, Lee SJ, et al. Implications of pulmonary artery to ascending aortic ratio in patients with relatively mild chronic obstructive pulmonary disease. J Thorac Dis. 2016;8(7):1524-31.

Han MK, Agustí A, Calverley PM, Celli BR, Criner G, Curtis JL, et al. Chronic obstructive pulmonary disease phenotypes: the future of COPD. Am J Resp Crit Care Med. 2010;182(5):598-604.

Han MK, Agustí A, Celli BR, Criner GJ, Halpin DMG, Roche N, et al. From GOLD 0 to pre-COPD. Am J Respir Crit Care Med. 2021;203(4):414-23.

Han MK, Bartholmai B, Liu LX, Murray S, Curtis JL, Sciurba FC, et al. Clinical significance of radiologic characterization in COPD. COPD. 2009;6(6):459-67.

Han MK, Kazerooni EA, Lynch DA, Liu LX, Murray S, Curtis JL, et al.; COPDGene Investigators. Chronic obstructive pulmonary disease exacerbations in the COPDGene study: associated radiologic phenotypes. Radiology. 2011;261(1):274-82.

Hogg JC. Lung structure and function in COPD. Int J Tuberc Lung Dis. 2008;12(5):467-79.

Hogg JC, Paré PD, Hackett TL. The contribution of small airway obstruction to the pathogenesis of chronic obstructive pulmonary disease. Physiol Rev. 2017;97(2):529-52.

Ifitkhar IH, Schimmel M, Sardi A, Mehta I, González E, Musani AI. Bronchoscopic lung volume reduction with valves and coils. A network meta-analysis. Ann Am Thorac Soc. 2020;17(11):1468-75.

Kay FU, Oz OK, Abbara S, Mortari Barbosa EJ Jr, Agarwal PP, Rajiah P. Translation of quantitative imaging biomarkers into clinical chest CT. Radiographics. 2019;39(4):957-76.

Kovacs G, Agustí A, Barberà JA, Celli B, Criner G, Humbert M, et al. Pulmonary vascular involvement in chronic obstructive pulmonary disease. Is there a pulmonary vascular phenotype? Am J Respir Crit Care MEd. 2018;198(8):1000-11.

Labaki WW, Martínez CH, Martínez FJ, Galbán CJ, Ross BD, Washko GR, et al. The role of chest computed tomography in the evaluation and management of the patient with chronic obstructive pulmonary disease. Am J Respir Crit Care Med. 2017;196(11):1372-9.

Lee E. Defining phenotypes of COPD through anatomic and functional imaging. Acad Radiol. 2021;28(3):379-80.

Lynch DA, Austin JHM, Hogg JC, Grenier PA, Kauczor HU, Bankier AA, et al. CT-definable subtypes of chronic obstructive pulmonary disease: a statement of the Fleischner Society. Radiology. 2015;277(1):192-205.

MacNeil JL, Capaldi DPI, Westcott AR, Eddy RL, Barker AL, McCormack DG, et al. Pulmonary imaging phenotypes of chronic obstructive pulmonary disease using multiparametric response maps. Radiology. 2020;295(1):227-36.

Martínez CH, Okajima Y, Yen A, Maselli DJ, Nardelli P, Rahaghi F, et al. Paired CT measures of emphysema and small airways disease and lung function and exercise capacity in smokers with radiographic bronchiectasis. Acad Radiol. 2021;28(3):370-8.

Martínez-García MA, Miravitlles M. Bronchiectasis in COPD patients: more than a comorbidity? Int J Chron Obstruct Pulm Dis. 2017;12:1401-11.

Matsuoka S, Yamashiro T, Washko GR, Kurihara Y, Nakajina Y, Hatabu H. Quantitative CT assessment of chronic obstructive pulmonary disease. Radiographics. 2010;30(1):55-66.

McDonough JE, Yuan R, Suzuki M, Seyednejad N, Elliott WM, Sánchez PG, et al. Small-airway obstruction and emphysema in chronic obstructive pulmonary disease. N Engl J Med. 2011;365(17):1567-75.

Mets OM, Buckens CFM, Zanen P, Isgum I, Van Ginneken B, Prokop M, et al. Identification of chronic obstructive pulmonary disease in lung cancer screening computed tomography scans. JAMA. 2011;306(16):1775-81.

Mets OM, Smit EJ, Hoesein FAAM, Gietema HA, Bokkers RPH, Attrach M, et al. Visual versus automated evaluation of chest computed tomography for the presence of chronic obstructive pulmonary disease. PLoS ONE. 2012;7(7):e42227.

Milne S, King GG. Advanced imaging in COPD: insights into pulmonary pathophysiology. J Thorac Dis. 2014;6(11):1570-85.

Miravitlles M, Calle M, Molina J, Almagro P, Gómez JT, Trigueros JA, et al. Actualización 2021 de la Guía Española de la EPOC (GesEPOC). Tratamiento farmacológico de la EPOC estable. Arch Bronconeumol. 2022;58(1): 69-81.

Miravitlles M, Vogelmeier C, Roche N, Halpin D, Cardoso J, Chuchalin AG, et al. A review of national guidelines for management of COPD in Europe. Eur Respir J. 2016;47(2):625-37.

Mitzner W. Emphysema--a disease of small airways or lung parenchyma? N Engl J Med. 2011;365(17):1637-9.

National Institute for Health and Care Excellence (NICE). Chronic obstructive pulmonary disease in over 16s: diagnosis and management. NICE guideline [NG115]. Londres: National Institute for Health and Care Excellence; 2019. Disponible en: www.nice.org.uk/guidance/ng115

O'Brien C, Guest PJ, Hill SL, Stockley RA. Physiological and radiological characterisation of patients diagnosed with chronic obstructive pulmonary disease in primary care. Thorax. 2000;55(8):635-42.

Ostridge K, Wilkinson TMA. Present and future utility of computed tomography scanning in the assessment and management of COPD. Eur Respir J. 2016;48(1):216-28.

Polverino E, Dimakou K, Hurst J, Martínez-García MA, Miravitlles M, Paggiaro P, et al. The overlap between bronchiectasis and chronic airway diseases: state of the art and future directions. Eur Respir J. 2018;52(3):1800328.

Regan EA, Lynch DA, Curran-Everett D, Curtis JL, Austin JHM, Grenier PA, et al.; Genetic Epidemiology of COPD (COPDGene) Investigators. Clinical and radiologic disease in smokers with normal spirometry. JAMA Intern Med. 2015;175(9):1539-49.

Schroeder JD, McKenzie AS, Zach JA, Wilson CG, Curran-Everett D, Stinson DS, et al. Relationships between airflow obstruction and quantitative CT measurements of emphysema, air trapping, and airways in subjects with and without chronic obstructive pulmonary disease. AJR Am J Roentgenol. 2013;201(3):W460-70.

Sciurba FC, Criner GJ, Strange C, Shah PL, Michaud G, Connolly TA, et al.; RENEW Study Research Group. Effect of endobronchial coils vs usual care on exercise tolerance in patients with severe emphysema: the RENEW randomized clinical trial. JAMA. 2016;315(20):2178-89.

Segal LN, Martínez FJ. Chronic obstructive pulmonary disease subpopulations and phenotyping. J Allergy Clin Immunol. 2018;141(6):1961-71.

Sheik K, Coxson HO, Parraga G. This is what COPD looks like. Respirology. 2016; 21: 224-236.

Slebos DJ, Shah PL, Herth FJF, Valipour A. Endobronchial valves for endoscopic lung volume reduction: best practice recommendations from expert panel on endoscopic lung volume reduction. Respiration. 2017;93(2):138-50.

Stockley JA, Cooper BG, Stockley RA, Sapey E. Small airways disease: time for a revisit? Int J Chron Obstruct Pulmon Dis. 2017;12:2343-53.

Tiddens HAWM, Meerburg JJ, Van der Eeerden MM, Ciet P. The radiological diagnosis of bronchiectasis: what's in a name? Eur Respir Rev. 2020;29(156):190120.

Valipour A, Slebos DJ, Herth F, Darwiche K, Wagner M, Ficker JH, et al.; IMPACT Study Team. Endobronchial valve therapy in patients wirh homogeneus emphysema. Results from the IMPACT study. Am J Respir Crit Care Med. 2016;194(9):1073-82.

Washko GR. Diagnostic imaging in COPD. Semin Respir Crit Care Med. 2010;31(3):276-85.

Weber EM, Lin JS, Thomas RG. Screening for chronic obstructive pulmonary disease: updated evidence report and systematic review for the US preventive services task force. JAMA. 2022;327(18):1812-6.

Wells JM, Washko GR, Han MK, Abbas N, Nath H, Mamary AJ, et al.; COPDGene Investigators; ECLIPSE Study Investigators. Pulmonary artery enlargement and acute exacerbations of COPD. N Engl J Med. 2012;367(10):913-21.

«Navegando en la sopa de letras»: enfermedades pulmonares difusas

3

M. Mendoza Alonso

OBJETIVOS

- Establecer los requisitos técnicos de una tomografía computarizada de alta resolución (TCAR).
- Describir y aplicar la sistemática de lectura e interpretación de una TCAR.
- Reconocer y diferenciar los patrones radiológicos de las diferentes enfermedades pulmonares intersticiales difusas (EPID).
- Revisar y aplicar de las guías internacionales para el diagnóstico de la fibrosis pulmonar idiopática y de la neumonitis por hipersensibilidad.
- Analizar y valorar el papel de la radiología en los comités interdisciplinarios en el diagnóstico y manejo de las EPID.

INTRODUCCIÓN

En las dos últimas décadas, ha acontecido un desarrollo exponencial en el estudio de las neumopatías intersticiales, interés propiciado por la aparición de tratamientos que permiten frenar el desarrollo de enfermedades de mal pronóstico con altas tasas de mortalidad.

En 2002, se publica el primer consenso internacional promovido por las sociedades estadounidense y europea (ATS y ESR, American Thoracic Society, European Respiratory Society) para la clasificación de la neumopatías intersticiales idiopáticas (NII), definiéndose siete entidades clínicas, y estableciendo terminología común y criterios diagnósticos. Asimismo, se considera el abordaje multidisciplinar como base para su diagnóstico y la tomografía computarizada de alta resolución (TCAR) como técnica de imagen central en el diagnóstico de las enfermedades pulmonares intersticiales difusas (EPID).

En 2013, se publica una revisión en la que se proponen cambios en la clasificación y manejo de las NII; se establece una clasificación entre entidades mayores, entidades raras e inclasificables, se reconoce una octava entidad y se propone una clasificación de las enfermedades según su evolución clínica, sugiriendo pautas de manejo y tratamiento.

> ❗ Asimismo, en los últimos años, se han publicado guías para el diagnóstico multidisciplinar de la NII más frecuente y de peor pronóstico, la fibrosis pulmonar idiopática (FPI), y para la entidad que plantea un importante reto diagnóstico, la neumonitis por hipersensibilidad (NH). El conocimiento y la aplicación de estas guías es esencial para el radiólogo en el manejo de las EPID.

TÉCNICA Y SISTEMÁTICA DE LECTURA

Para llegar a un diagnóstico en cualquier modalidad de imagen, el primer requisito es obtener una imagen diagnóstica, para lo cual, es imprescindible tener una buena técnica de adquisición.

> ❗ En el estudio de la patología intersticial, la técnica de imagen central es la TCAR, con la que se obtiene una imagen de la anatomía del lobulillo pulmonar secundario, para lo que es necesario la adquisición de imágenes con espesor de corte de 1-1,5 mm, con algoritmo de reconstrucción de alta resolución.

Las imágenes obtenidas con cortes gruesos o con reconstrucciones con algoritmos para partes blandas son inadecuadas para el diagnóstico (**Fig. 3-1**).

Las especificaciones técnicas de una TCAR se recogen en la **tabla 3-1**.

Las reconstrucciones bidimensionales (2D) en proyecciones sagital y coronal permiten la valoración de la distribución de la enfermedad en el eje longitudinal. Las reconstrucciones de tipo proyección de mínima intensidad de contraste (MinIP, *minimum intensity projection*) facilitan la valoración de las bronquiectasias y su diferenciación con el panal (**Fig. 3-2** y **Fig. 3-3**).

En cuanto a la adquisición de cortes en espiración, en muchos centros, incluido el del autor, se adquieren de forma sistemática, ya que permiten establecer la existencia de áreas de atrapamiento aéreo, hallazgo fundamental a la hora de confirmar la existencia de enfermedad de pequeña vía aérea (**Fig. 3-4**).

Los cortes en decúbito prono, en general, no se realizan de forma sistemática y sirven para diferenciar las densidades gravitacionales de la neumopatía intersticial, ayudando a la

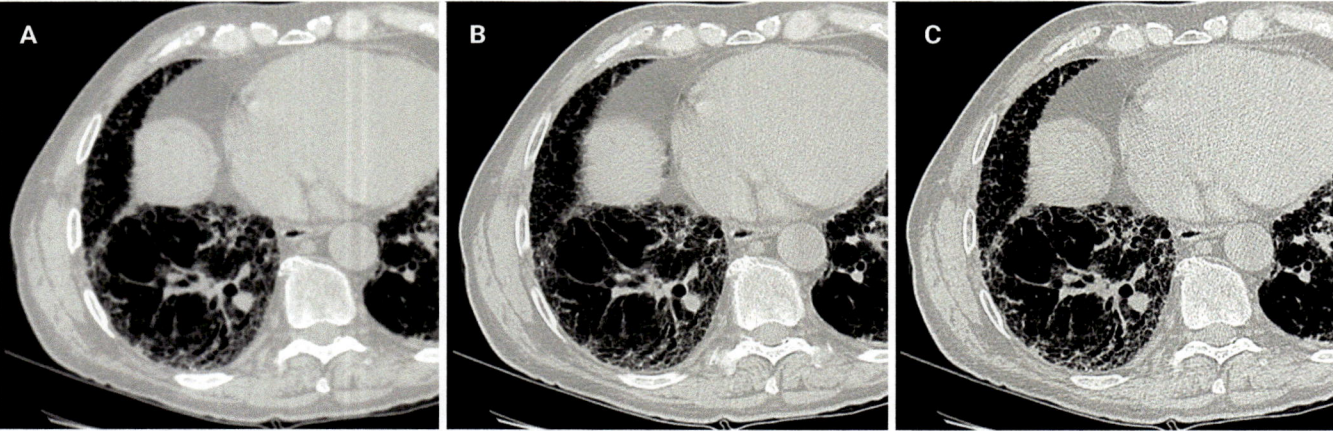

Figura 3-1. A) Corte de 5 mm. **B)** Corte de 1 mm con algoritmo de reconstrucción para partes blandas. **C)** Corte de 1 mm con algoritmo de reconstrucción de alta resolución.

Tabla 3-1. Especificaciones técnicas de una tomografía computarizada de alta resolución (TCAR)
Volumétrico. Posibilidad de reconstrucciones 2D, MIP y MinIP
Inspiración profunda
Posición en decúbito supino
Grosor de 1-1,25 mm
Dosis ALARA
kV: 100-140 kV
mA: usar control de exposición según reconstrucción iterativa o automático
Cortes en espiración forzada
Cortes adicionales en decúbito prono

2D: bidimensional; ALARA: la menor dosis razonablemente posible (*as low as reasonable achievable*); kV: kilovoltaje; mA: miliamperios; MinIP: proyección de mínima intensidad de contraste (*minimum intensity projection*); MIP: proyección de máxima intensidad de contraste (*maximum intensity projection*).

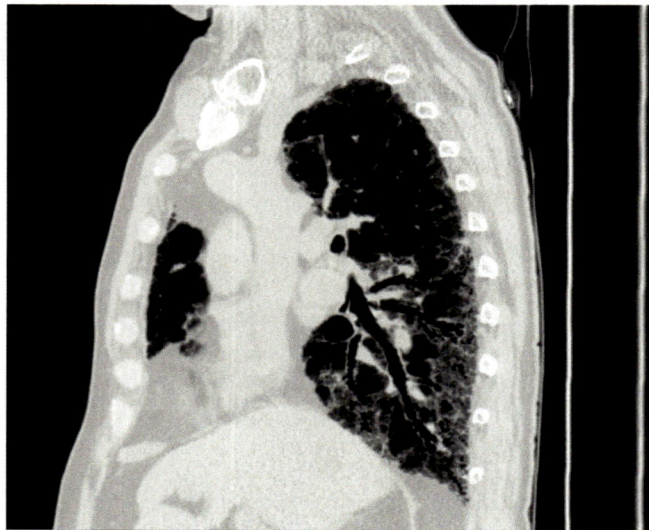

Figura 3-2. Reconstrucción de proyección de mínima intensidad de contraste (MinIP, *minimum intensity projection*) en proyección sagital. Las reconstrucciones de tipo MinIP en proyección sagital y coronal ayudan a diferenciar las bronquiectasias de tracción del panal.

caracterización de esta en las porciones más declives del pulmón (**Fig. 3-5**).

 A la hora de enfrentarse a una TCAR, como en cualquier otra técnica de imagen, es fundamental la aplicación de una sistemática de lectura, contestando a un grupo ordenado de preguntas que permitan llegar a un diagnóstico.

En el esquema de la **figura 3-6**, se propone un algoritmo de lectura.

CLASIFICACIÓN DE LAS NEUMOPATÍAS INTERSTICIALES

Las neumopatías intersticiales son enfermedades pulmonares difusas caracterizadas por inflamación intersticial y fibrosis. Se pueden dividir en tres grandes grupos: las idiopáticas, las de causa conocida y un tercer grupo que incluye enfermedades granulomatosas como la sarcoidosis y un grupo de enfermedades primarias o de causa no bien definida (**Tabla 3-2**).

En España, la incidencia de EPID estimada es de 7,6 casos/100.000 habitantes, siendo la más frecuente la FPI, con una incidencia de 1,6 casos/100.000 habitantes.

La actualización de 2013 de la NII incluye ocho entidades, siendo la de mayor relevancia por su frecuencia y mal pronóstico la FPI. Para su mejor compresión, se han dividido en entidades principales y raras, añadiendo un tercer grupo de inclasificables.

Entre las entidades principales, se destacan tres grupos: las NII fibrosantes crónicas, las asociadas al tabaco y las de presentación aguda/subaguda. Cada una de ellas presenta un patrón morfológico (**Tabla 3-3**).

El papel de los radiólogos es identificar el patrón morfológico, para, después, en el comité interdisciplinar, junto a otras especialidades, intentar llegar a un diagnóstico de consenso.

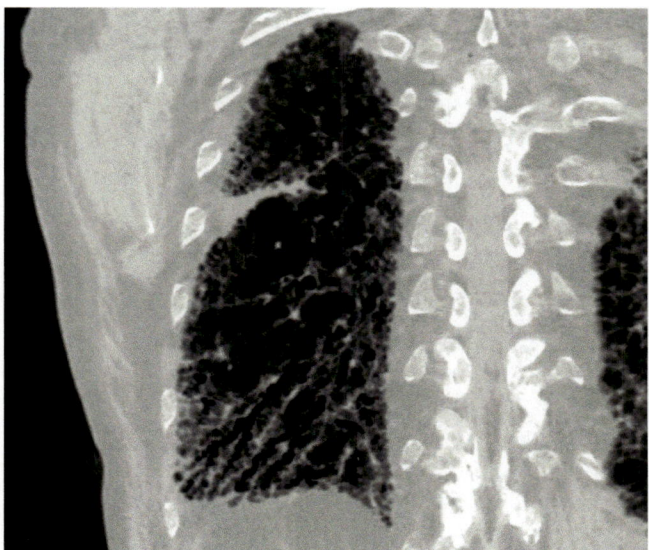

Figura 3-3. Reconstrucción de proyección de mínima intensidad de contraste (MinIP, *minimum intensity projection*) en proyección coronal. Las reconstrucciones de tipo MinIP en proyección sagital y coronal ayudan a diferenciar las bronquiectasias de tracción del panal.

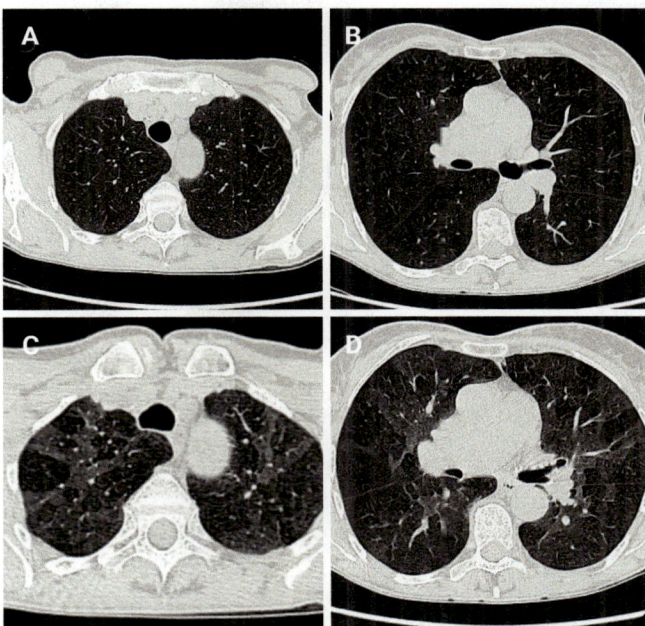

Figura 3-4. Cortes en inspiración y espiración a la altura de los troncos supraaórticos (**A** y **C**) y a la altura del bronquio intermediario (**B** y **D**). En los cortes en espiración, las áreas de atrapamiento aéreo no se comprimen, permaneciendo negras, aumentando el contraste con las áreas de pulmón normal colapsado. Hay que fijarse en el aplanamiento de las paredes posteriores de la tráquea y del bronquio intermediario para reconocer una técnica correcta al realizar la espiración.

Hay que tener en cuenta que en un mismo paciente pueden coexistir diferentes patrones morfológicos; de ahí la importancia de, a la hora de realizar biopsias, tomar muestras de más de un lugar.

Así, en un lóbulo, puede demostrarse un patrón de neumonía intersticial usual (NIU) y, en otro lóbulo, patrón de neumonía intersticial no específica (NINE). Los pacientes

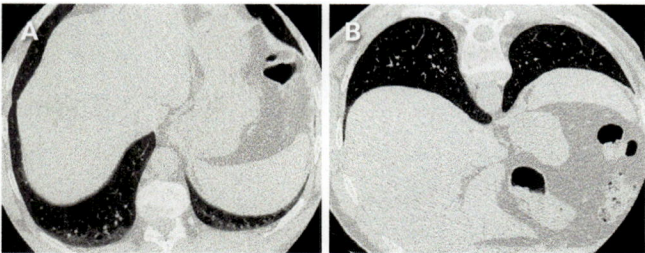

Figura 3-5. A) Corte en decúbito supino. **B)** Corte en decúbito prono. En la proyección en decúbito prono, desaparecen las densidades en vidrio deslustrado basales, lo que indica su carácter gravitacional.

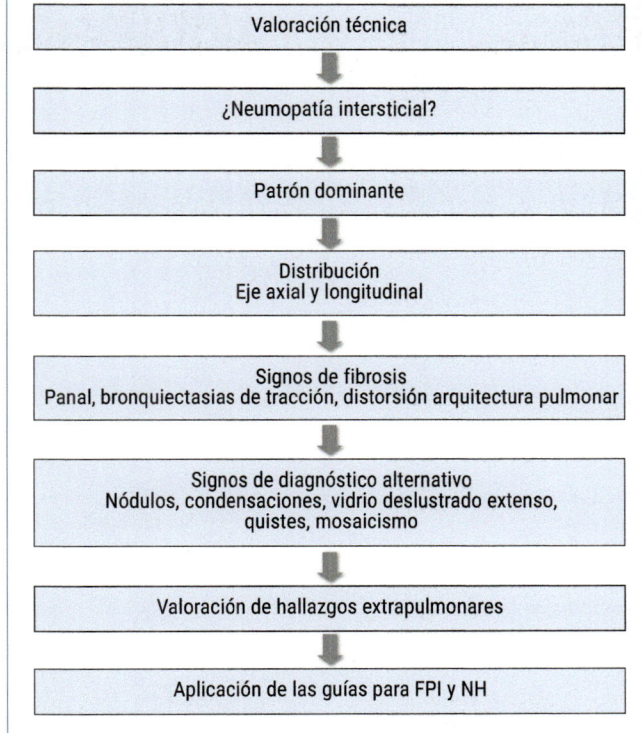

Figura 3-6. Algoritmo de lectura para la interpretación de una tomografía computarizada de alta resolución (TCAR). FPI: fibrosis pulmonar idiopática; NH: neumonitis por hipersensibilidad.

fumadores pueden presentar diferentes patrones como bronquiolitis respiratoria (BR), neumonía intersticial descamativa (NID), neumonías fibrosantes (NIU/NINE), enfisema e histiocitosis de células de Langerhans. En las conectivopatías, pueden coexistir patrones mixtos como en las polimiositis-dermatomiositis; patrón NINE/neumonía organizada (NO).

Por su implicación terapéutica y pronóstica, el diagnóstico de patrón de NIU por parte del radiólogo es la base del manejo de las neumopatías intersticiales.

> **!** Si se demuestra patrón de NIU en una TCAR, en un contexto clínico adecuado, se llega al diagnóstico de FPI y la biopsia es innecesaria.
> Hay que resaltar que NIU ≠ FPI. Siempre hay que descartar otras enfermedades difusas que pueden presentar patrón de NIU (**Tabla 3-4**).

Tabla 3-2. Clasificación de las enfermedades intersticiales pulmonares difusas (EPID)

Neumonías intersticiales idiopáticas	De causa conocida	Granulomatosas	Otras
<ul><li>Fibrosis pulmonar idiopática (FPI)</li><li>Neumonía intersticial aguda (NIA)</li><li>Neumonía intersticial no específica (NINE)</li><li>Bronquiolitis respiratoria con enfermedad pulmonar intersticial (BR-EPID)</li><li>Neumonía intersticial descamativa (NID)</li><li>Neumonía organizada criptogenética (NOC)</li><li>Neumonía intersticial linfoide (NIL)</li><li>Fibroelastosis pulmonar</li></ul>	<ul><li>Asociadas a enfermedades del colágeno</li><li>Causadas por polvos inorgánicos. Neumoconiosis</li><li>Inducidas por fármacos o radioterapia</li><li>Causadas por polvos orgánicos. Neumonitis por hipersensibilidad (NH)</li><li>Asociadas a enfermedades hereditarias (síndrome de Hermansky-Pudlak)</li></ul>	Sarcoidosis	<ul><li>Linfangioleiomiomatosis</li><li>Proteinosis alveolar</li><li>Histiocitosis de células de Langerhans</li><li>Microlitiasis alveolar</li><li>Eosinofilias pulmonares</li></ul>

Tabla 3-3. Clasificación de las neumopatías intersticiales idiopáticas (NII) principales y sus patrones morfológicos

Enfermedades pulmonares intersticiales idiopáticas principales		
Clasificación	**Diagnósticos clínicos-radiológicos-anatomopatológicos**	**Patrones morfológicos**
Neumonías intersticiales fibrosantes crónicas	Fibrosis pulmonar idiopática (FPI)	Neumonía intersticial usual (NIU)
	Neumonía intersticial inespecífica idiopática (NINE)	Neumonía intersticial no específica (NINE)
Neumonías intersticiales asociadas al tabaco	Bronquiolitis respiratoria asociada a enfermedad pulmonar intersticial (BR-EPI)	Bronquiolitis respiratoria (BR)
	Neumonía intersticial descamativa (NID)	Neumonía intersticial descamativa (NID)
Neumonías intersticiales de evolución aguda/subaguda	Neumonía organizada criptogenética (NOC)	Neumonía organizada (NO)
	Neumonía intersticial aguda (NIA)	Daño alveolar difuso (DAD)

Tabla 3-4. Enfermedades que pueden cursar con patrón de neumonía intersticial usual

NIU ≠ FPI	
Descartar:	Conectivopatías
	Fármacos
	Neumonitis por hipersensibilidad
	Asbestosis
	Sarcoidosis

FPI: fibrosis pulmonar idiopática; NIU: neumonía intersticial usual.

La indicación de terapia antifibrótica estaba limitada a las FPI. Desde 2022, se ha extendido a las neumopatías intersticiales fibrosantes progresivas.

SEMIOLOGÍA DE LAS ENFERMEDADES PULMONARES INTERSTICIALES DIFUSAS

Antes de describir los patrones radiológicos de las principales NII, se repasarán los hallazgos radiológicos que pueden encontrarse y su significado.

Reticulación

Consiste en una fina red de líneas dentro del lobulillo pulmonar secundario. Es indicativo de daño intersticial por afectación del intersticio intralobulillar y suele indicar fibrosis, por lo que, en la mayoría de los casos, se acompaña de otros signos de fibrosis como bronquiectasias/bronquiolectasias de tracción y distorsión arquitectural (**Fig. 3-7**).

Distorsión arquitectural

Este término se refiere a una alteración de la anatomía del lobulillo pulmonar con variaciones en la forma y el tamaño, indicando una pérdida de volumen.

Bronquiectasias/bronquiolectasias de tracción

Se refiere a la dilatación irreversible de la vía aérea secundaria a la fibrosis. Los bronquios dilatados son irregulares, arrosariados, de morfología en sacacorchos. No tienen la pared engrosada ni impactos mucosos. Hay que diferenciarlas de las bronquiectasias asociadas a las enfermedades de la vía aérea

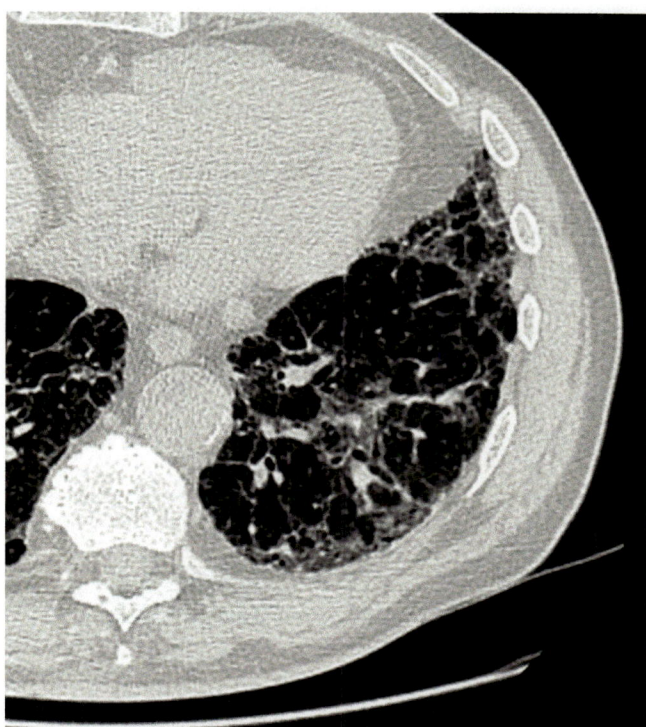

Figura 3-7. Reticulación. Se observa una fina red asociada a bronquiectasias, que indica fibrosis. Puede apreciarse una tenue red de líneas con presencia de bronquiectasias de tracción, que indica la afectación fibrótica del intersticio intralobulillar.

que presentan morfología uniforme, contornos lisos, pared engrosada y suelen mostrar imágenes endoluminales sugestivas de impactos mucosos (**Fig. 3-8**).

Panalización

Se definen como imágenes aéreas quísticas agrupadas, de pared fina de grosor de 1-3 mm, y de 3-10 mm de diámetro, aunque ocasionalmente pueden ser de hasta 2,5 cm. Deben ser continuos y estar en contacto con la superficie pleural. Normalmente, se componen de varias filas (**Fig. 3-9**).

Para diferenciar las bronquiectasias de tracción del panal, las reconstrucciones 2D y de tipo MinIP son muy útiles para visualizar la continuidad de las imágenes quísticas adoptando morfología tubular (**Fig. 3-10**).

En el enfisema paraseptal, los quistes son de pared más fina, suelen ser más grandes, mayores de 1 cm y, normalmente, forman una única fila. El dato más importante es que no suelen acompañarse de otros signos de fibrosis como la existencia de bronquiectasias o la distorsión de la arquitectura pulmonar (**Fig. 3-11**).

> **!** La identificación del panal es clave para el diagnóstico de patrón de NIU según las guías actuales. A pesar de ello y aunque parezca en principio fácil su detección, existe una gran variabilidad interobservador, con unos índices Kappa entre 0,40 y 0,58 entre radiólogos expertos.
> Su diagnóstico diferencial se establece con las bronquiectasias de tracción y el enfisema.

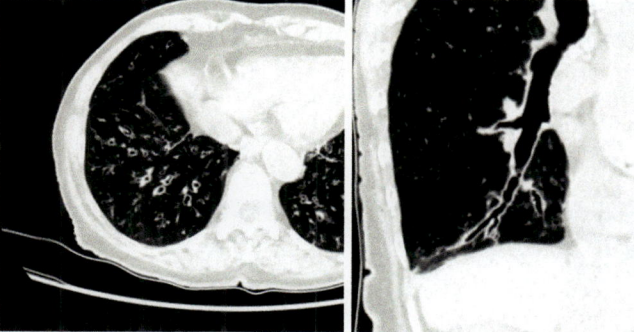

Figura 3-8. Dilataciones bronquiales secundarias a patología inflamatoria bronquial en proyección axial y coronal. Obsérvense las paredes engrosadas, los contornos lisos, las densidades centrolobulillares, con imágenes en árbol en brote y morfología tubular.

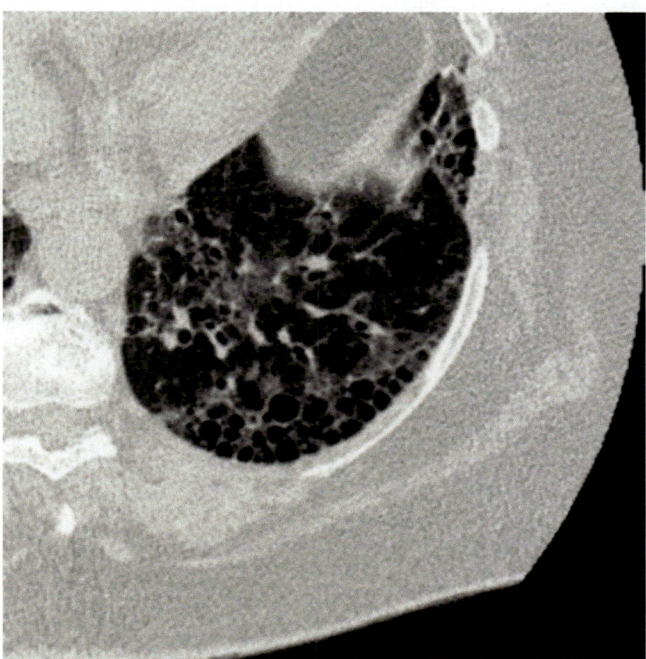

Figura 3-9. Patrón en panal. Múltiples filas de lesiones quísticas de localización subpleural con signos de fibrosis asociados.

En pacientes fumadores pueden aparecer lesiones quísticas con mínimos signos de fibrosis asociados que pueden confundirse con el panal. Dichas lesiones han recibido diferentes nombres, como **espacios quísticos agrandados, ensanchamiento del espacio aéreo con fibrosis** (AEF) o **fibrosis intersticial asociada al tabaco** (FIAT). Estas lesiones suelen ser de aspecto más abigarrado, de diferentes formas y tamaños, de pared más fina, respetan el espacio subpleural y los signos de fibrosis son mínimos (**Fig. 3-12**). Suelen asociarse a otros signos de enfermedad intersticial asociada al tabaco, como enfisema o bronquiolitis respiratoria. Hay que recordar que un mismo paciente fumador puede presentar diferentes patrones histológicos, que representan diferentes respuestas al tabaco según el grado de inflamación o fibrosis, desde la BR hasta el patrón de NIU.

Así, se ha descrito el **síndrome combinado de fibrosis-enfisema**, en el que los pacientes presentan enfisema en los lóbulos superiores y neumopatía intersticial en las bases, con mayor frecuencia, con patrón de NIU. Estos pacientes tienen unas características funcionales características, presentando disminución de la capacidad de difusión pulmonar del monóxido de carbono (DLCO, *diffusing capacity of lung for CO*), con volúmenes pulmonares conservados.

Algunos autores engloban toda esta patología en un término común: **enfermedad pulmonar intersticial asociada al tabaco.**

Vidrio deslustrado

Se define como un aumento de los valores de atenuación que permite ver los vasos.

> ❗ Si se acompaña de otros signos de fibrosis, es el reflejo del propio proceso de fibrosis e indica enfermedad irreversible.

La aparición de extensas áreas en vidrio deslustrado en un paciente con neumopatía intersticial fibrosante previa indica exacerbación, descartando la posibilidad de edema o infección.

Un signo radiológico útil para detectar tenues densidades en vidrio deslustrado es el «signo del bronquio negro» (**Fig. 3-13**). Las reconstrucciones de tipo MinIP también ayudan a su detección.

Cuando las áreas en vidrio deslustrado asocian densidades reticulares en su interior, se denomina «patrón en empedrado». Cualquier causa de aparición de áreas en vidrio deslustrado puede presentar este patrón (**Fig. 3-14**).

Hay que descartar los falsos positivos. Solo se puede diagnosticar vidrio deslustrado cuando se hacen cortes con grosor de corte fino. Los errores en el diagnóstico pueden deberse a densidades gravitacionales, uso de contraste yodado, escaso grado de inspiración o utilización de niveles de ventana inadecuados. Para evitarlos, puede ser útil la utilización de cortes en

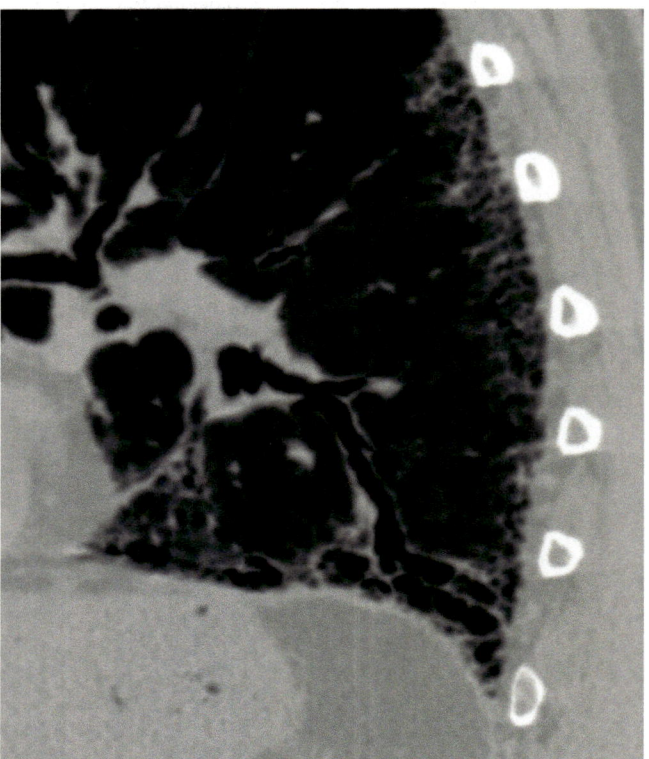

Figura 3-10. Reconstrucciones de proyección de mínima intensidad de contraste (MinIP, *minimum intensity projection*) en proyección sagital. Se diferencia la estructura tubular, que corresponde a la bronquiectasia de tracción de los pequeños quistes de panal adyacentes.

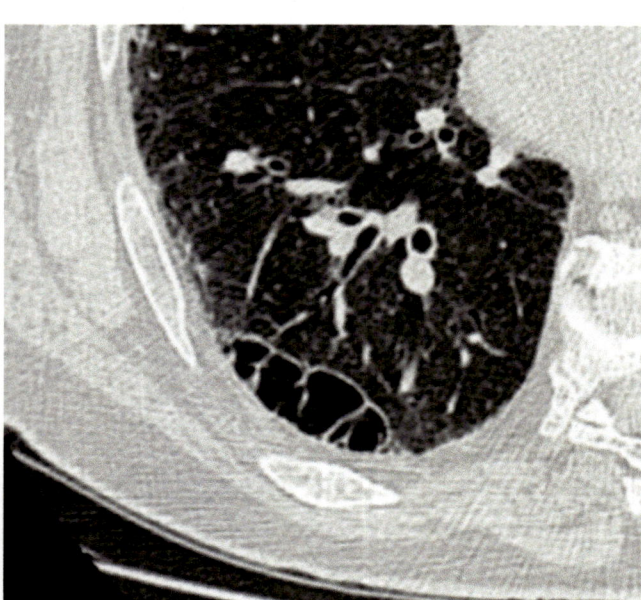

Figura 3-11. Enfisema paraseptal. Lesión quística subpleural de pared fina en una fila. Ausencia de signos de fibrosis.

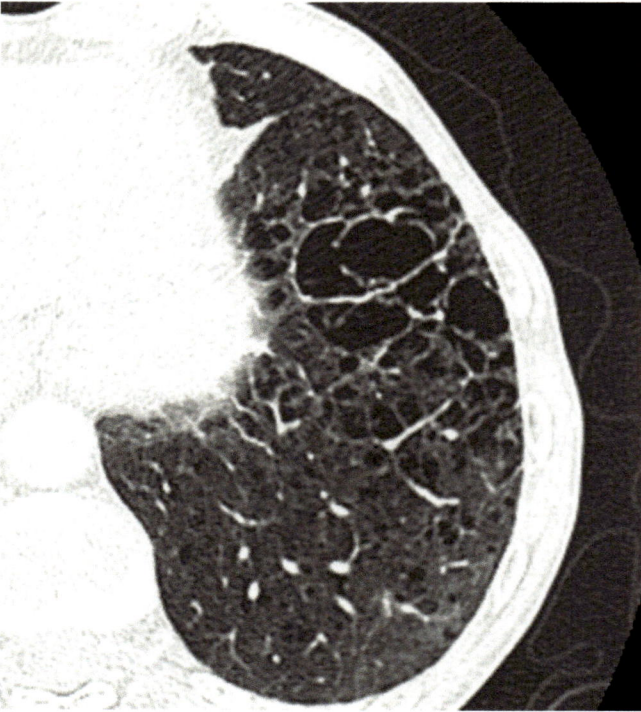

Figura 3-12. Imagen de fibrosis intersticial asociada al tabaco (FIAT). Quistes de pared fina, respeto subpleural y mínimos signos de fibrosis.

decúbito prono, que descartan las densidades gravitacionales, y comparar la densidad del pulmón con la densidad de la luz de la tráquea. Si esta presenta un incremento de la densidad y no aparece negra, el aumento de la densidad pulmonar probablemente sea falso.

Condensación o consolidación

Se define como el aumento de la densidad pulmonar que borra las estructuras vasculares. Indica ocupación del espacio aéreo.

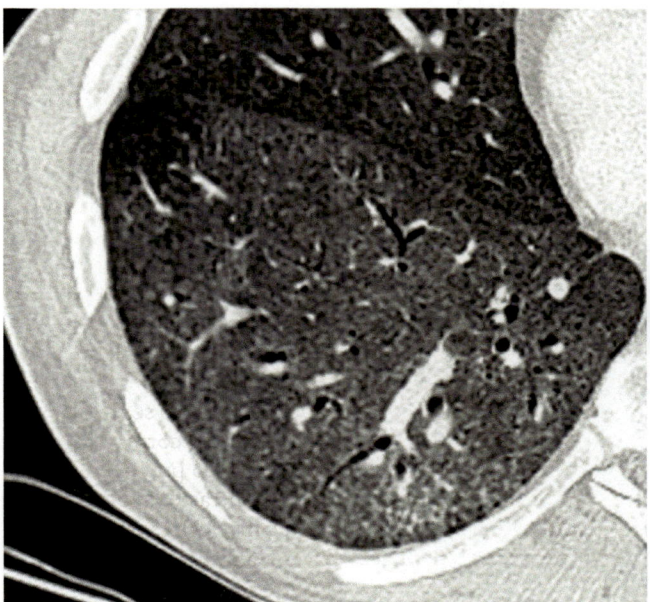

Figura 3-13. Signo del bronquio negro.

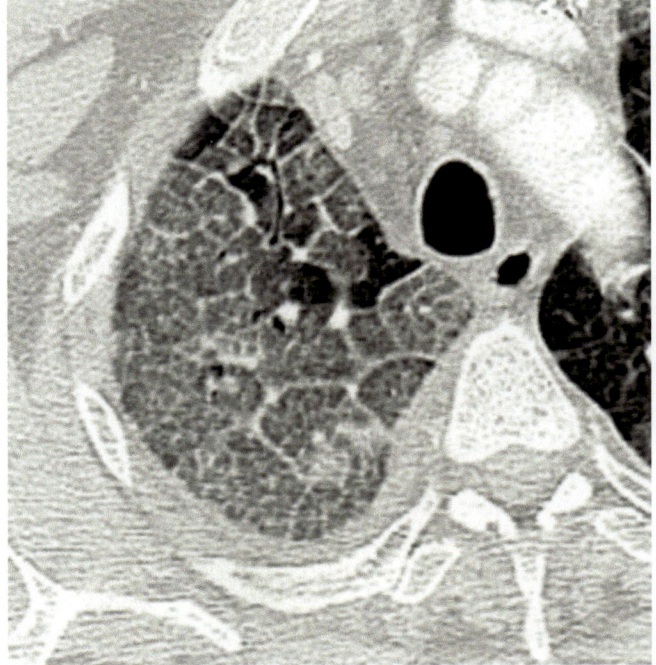

Figura 3-14. Patrón en empedrado. Reticulación superpuesta al patrón en vidrio deslustrado.

Suele acompañarse del signo del broncograma aéreo, consistente en la visualización de las estructuras bronquiales en el interior de la condensación.

 Las dilataciones bronquiales en un área de condensación suelen ser de carácter reversible y no hay que confundirlas con las bronquiectasias de tracción.

Atenuación en mosaico

Se define como áreas geográficas de diferente atenuación, generalmente, de bordes bien definidos, que se corresponden con los bordes del lobulillo pulmonar. Pueden reflejar enfermedad intersticial parcheada, enfermedad de pequeña vía aérea o enfermedad vascular oclusiva.

Ante un patrón de atenuación en mosaico, hay que preguntarse qué es lo patológico: las áreas blancas o las negras. Para ello, hay que fijarse en el tamaño de los vasos. En la **figura 3-15A**, se propone un algoritmo para su evaluación:

- Vasos de similar tamaño: las áreas patológicas corresponden a las áreas de mayor atenuación y se trata de una enfermedad intersticial infiltrativa, planteándose el diagnóstico diferencial del vidrio deslustrado.
- Vasos de menor tamaño en las áreas negras: se trata de áreas de hipoperfusión, que pueden ser secundarias a enfermedad de pequeña vía aérea o a enfermedad vascular oclusiva. Para diferenciar ambas entidades, será de utilidad la realización de cortes en espiración, que pondrán de manifiesto la existencia de áreas de atrapamiento aéreo, lo que indica enfermedad de pequeña vía aérea (**Fig. 3-15B** y **Fig. 3-15C**).

Para complicar más la situación, hay enfermedades que presentan componente infiltrativo y obstructivo, observándose un patrón de tres densidades, con áreas en vidrio deslustrado, áreas de hipoperfusión secundarias a enfermedad de pequeña vía aérea y áreas de pulmón normal (**Fig. 3-16**).

! El patrón de tres densidades, antes llamado *head-cheese pattern*, es característico de la NH, aunque puede darse en otras enfermedades, por ejemplo, en infecciones víricas.

Quistes

Se definen como lesiones de baja atenuación con pared fina < 2 mm, bien diferenciadas del parénquima circundante.

La presencia de quistes sugiere un patrón alternativo a la FPI.

Entre las NII que presentan quistes, destaca la neumopatía intersticial linfoidea (NIL) y la NID. La NH presenta también con frecuencia lesiones quísticas. En la **figura 3-17**, se representa un algoritmo de diagnóstico diferencial de los quistes subpleurales.

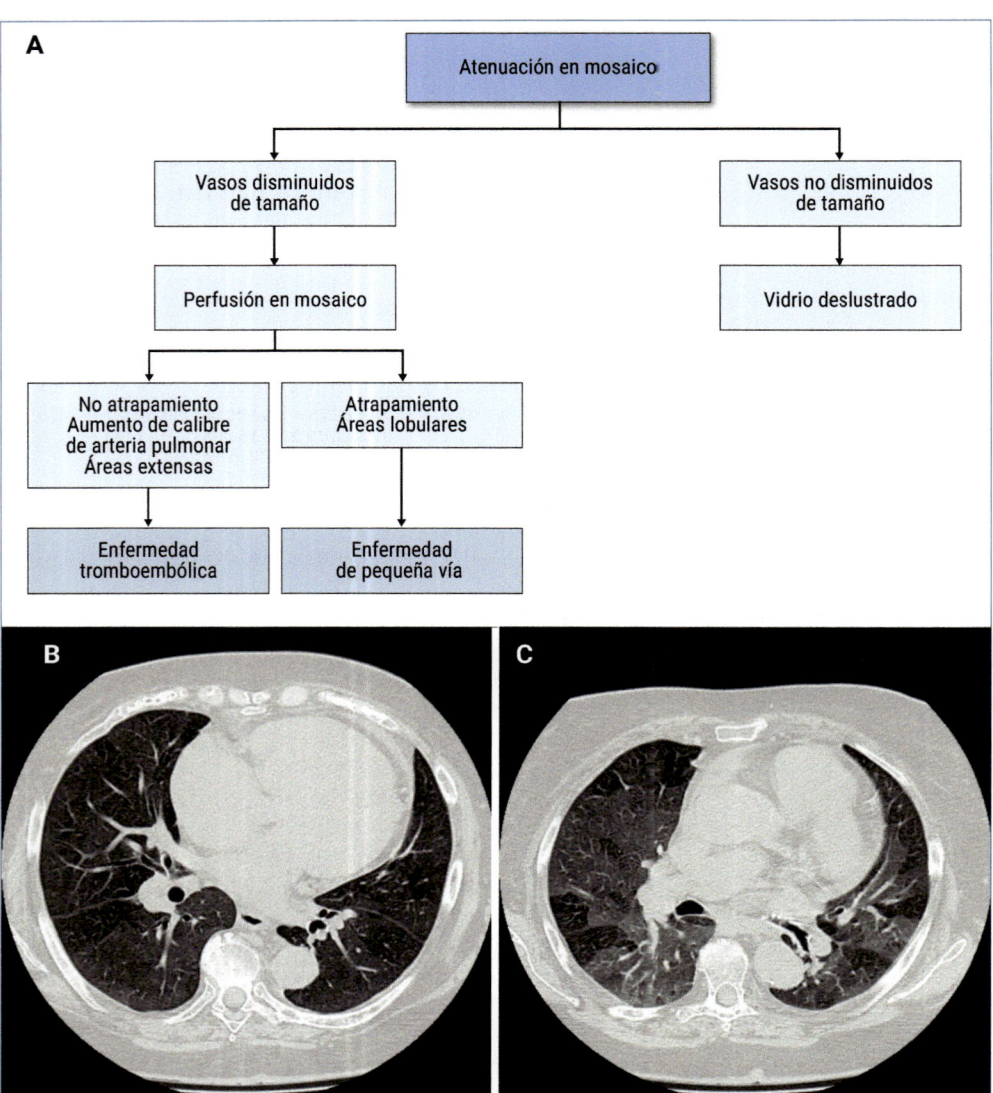

Figura 3-15. A) Patrón de atenuación en mosaico: algoritmo. **B** y **C)** Cortes en inspiración y espiración a la altura del bronquio intermediario. En la espiración, se acentúan más las diferencias entre las áreas de disminución de los valores de atenuación y el parénquima normal, lo que confirma la existencia de atrapamiento aéreo.

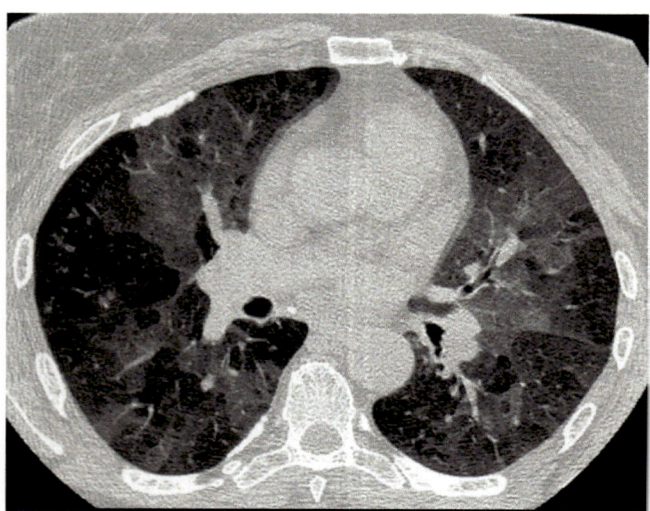

Figura 3-16. Patrón de tres densidades. En el mismo corte, se aprecian áreas en vidrio deslustrado, áreas de hipoperfusión y áreas de pulmón normal.

Hallazgos extrapulmonares

Siempre hay que valorar la existencia de patología fuera del parénquima que oriente en el diagnóstico.

En la **tabla 3-5**, se hace un resumen de los hallazgos extrapulmonares que pueden ser de utilidad.

PATRONES RADIOLÓGICOS DE LAS NEUMONÍAS INTERSTICIALES IDIOPÁTICAS

Como se ha comentado, el papel de los radiólogos es reconocer el patrón morfológico de las NII, fundamentalmente, del patrón de NIU, por su importancia a la hora de decidir el manejo y tratamiento y por su implicación pronóstica.

Patrón de neumonía intersticial usual (NIU)

El patrón de NIU es el patrón morfológico de la FPI. Cabe recordar que NIU ≠ FPI.

Figura 3-17. Algoritmo de diagnóstico diferencial de quistes subpleurales.

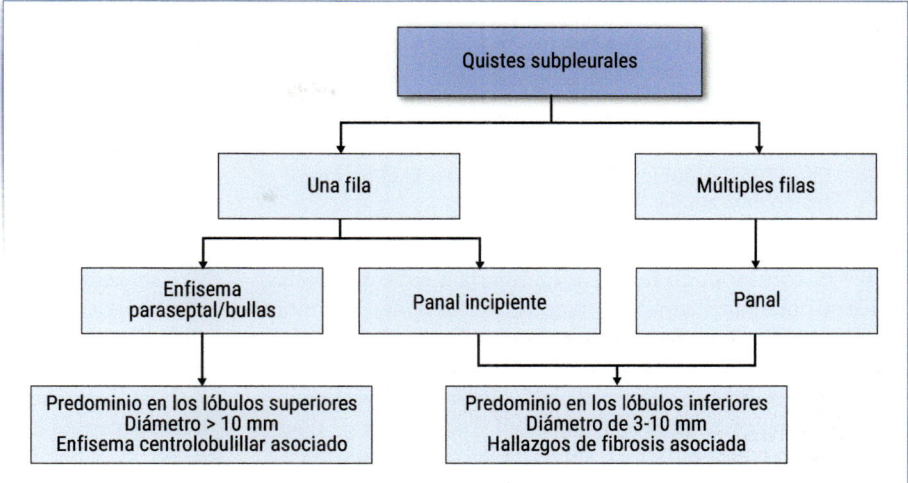

Siempre hay que descartar otras causas como las conectivopatías, asbestosis, fármacos, NH.

Histológicamente, el patrón de NIU se caracteriza por hallazgos de fibrosis, que comienzan en la región subpleural y se extienden por los septos interlobulillares, con predominio en las bases pulmonares. El pulmón presenta un aspecto heterogéneo, alternando áreas preservadas y áreas fibróticas, lo que se conoce como **heterogeneidad espacial**. Las lesiones presentan diferentes estados evolutivos, con áreas de fibrosis joven y otras áreas de fibrosis más madura: **heterogeneidad temporal**. La inflamación es leve.

Los hallazgos en TCAR del patrón de NIU reflejan los hallazgos histológicos:

- Patrón predominante: signos de fibrosis:
  - Panalización.
  - Bronquiectasias/bronquiolectasias de tracción. Las bronquiectasias presentan ángulos rectos con la superficie pleural, dado que el proceso fibrótico comienza en la periferia del pulmón.
  - Reticulación por engrosamiento del intersticio intralobulillar.
  - Engrosamientos septales irregulares.
  - Signo de la interfase o irregularidad entre los bordes de los vasos, bronquios y la superficie pleural con el pulmón.
- Densidad en vidrio deslustrado, tenue y asociada a áreas de fibrosis.
- Localización periférica y subpleural.
- Predominio en bases y áreas posteriores de los pulmones.
- Heterogeneidad: alternancia de áreas fibróticas y áreas normales en el mismo corte.
- Osificación pulmonar. La presencia de calcificaciones dendríticas en las áreas de reticulación, aunque puede darse en otras neumopatías intersticiales fibrosantes, apoya el diagnóstico de NIU. Para su detección, pueden ayudar las reconstrucciones de tipo proyección de máxima intensidad de contraste (MIP, *maximum intensity projection*) (**Fig. 3-18**). La osificación sin afectación intersticial sugiere aspiración de jugo gástrico.

Tabla 3-5. Hallazgos extraparenquimatosos de las neumopatías intersticiales idiopáticas

Estructura	Hallazgo	Diagnóstico asociado
Vía aérea	Engrosamiento de la pared bronquial	Enfermedad pulmonar asociada al tabaco
Vasos	Dilatación del tronco de la arteria pulmonar > 3 cm	HTAP
Corazón	Dilatación del VD (cociente VD/VI > 1) Engrosamiento de la pared del VD > 4 mm	HTAP
Esófago	Dilatación de la luz	ETC (esclerodermia)
Hueso	Erosiones distales de las clavículas	ETC (AR)
Pleura	Engrosamiento pleural Calcificaciones pleurales	Serositis (AR y LES), fármacos, asbestosis
Hígado	Aumento de los valores de atenuación	Toxicidad por amiodarona

AR: artritis reumatoide; ETC: enfermedad del tejido conectivo; HTAP: hipertensión arteria pulmonar; LES: lupus eritematoso sistémico; VD: ventrículo derecho; VI: ventrículo izquierdo.

La afectación en un porcentaje importante de los pacientes puede ser asimétrica y, hasta en un 20 % de los casos, puede ser difusa, afectando de forma similar a los lóbulos superiores e inferiores.

> ! En la FPI, los lóbulos superiores suelen presentar afectación intersticial.

Por el contrario, en la NIU secundaria a conectivopatías, fundamentalmente, artritis reumatoide, en ocasiones, se limita a los lóbulos inferiores, presentando una transición abrupta entre el pulmón fibrótico y el pulmón sano: **signo del borde recto**. Una distribución que sugiere conectivopatía es la distribución de los segmentos anteriores de los lóbulos superiores y los segmentos seis en esclerodermia: **signo de las cuatro esquinas**.

Patrón de neumonía intersticial no específica (NINE)

El patrón de NINE es el patrón de la segunda NII en frecuencia: NINE idiopática. Hasta la revisión de la clasificación de 2013, se consideró como un diagnóstico provisional. La NINE idiopática se puede presentar en personas de cualquier edad, pero la media es de 40-50 años, 10 menos que la media de presentación de la FPI. Suele presentarse más en mujeres y en no fumadores, a diferencia de la FPI.

> ! Siempre hay que descartar otras enfermedades que pueden presentar un patrón de NINE; fundamentalmente, las conectivopatías, en las que las NINE y la NO son los patrones más frecuentes.

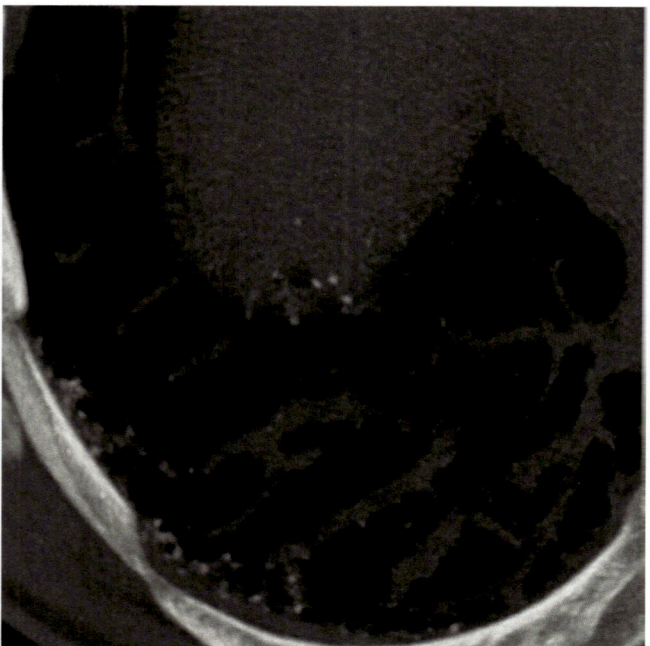

Figura 3-18. Osificación pulmonar. Reconstrucción en proyección de máxima intensidad de contraste (MIP, *maximum intensity projection*).

Tanto es así que la aparición de un patrón de NINE se incluyó para el diagnóstico de una entidad propuesta en un documento publicado por la ATS/ESR en 2015: la neumopatía intersticial con fenómenos autoinmunitarios (IPAF, *interstitial pneumonia with autoimmune features*). Este concepto incluye a los pacientes con EPID y hallazgos clínicos, serológicos o morfológicos que sugieran la existencia de trastorno autoinmunitario sin cumplir criterios de ninguna enfermedad del tejido conectivo definida.

Otras enfermedades que pueden presentar patrón de NINE son la toxicidad por fármacos y la NH.

El diagnóstico de NINE es un reto de integración de datos clínicos, radiológicos y patológicos, siendo necesaria la toma de biopsia.

Histológicamente, se caracteriza por un ensanchamiento homogéneo de las paredes alveolares. A diferencia del patrón de NIU, las lesiones presentan una **homogeneidad temporal y espacial** y se produce una combinación de inflamación y fibrosis. La presencia de panal es rara Cuando el componente de fibrosis predomina, el pronóstico empeora, siendo mejor que el de la FPI.

Los hallazgos radiológicos incluyen (**Fig. 3-19**):

- Patrón predominante: vidrio deslustrado.
- Distribución:
  - Lóbulos inferiores.
  - Eje axial: peribroncovascular/periférico.
  - Respeto de la región subpleural.
- Signos de fibrosis:
  Reticulación con afectación del intersticio intralobulillar. Septos engrosados e irregulares.
  - Bronquiectasias de tracción.
  - Ausencia o mínima panalización.
  - Distorsión de la arquitectura pulmonar con pérdida de volumen.

Algunos pacientes con un patrón de NINE evolucionan hacia un patrón de NIU.

> ! El respeto de la región subpleural es un signo que cuando aparece es muy útil para diferenciar NINE de NIU. Aparece según series entre el 20 y el 64 %.

Patrón de neumonía organizada (NO)

Es el patrón de la NO criptogenética. El patrón de NO es muy frecuente y puede verse en otras situaciones clínicas como

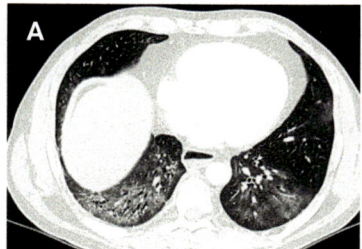
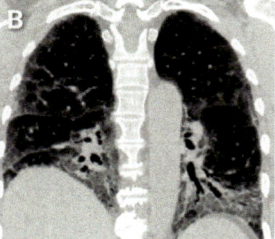

Figura 3-19. Hallazgos radiológicos del patrón de neumonía intersticial no específica (NINE). Distribución peribroncovascular de predominio en los lóbulos inferiores con respeto de la zona subpleural.

infecciones, enfermedades del tejido conectivo, radioterapia, toxicidad por fármacos o, incluso, en otras situaciones que no tienen nada que ver con las EPID como son, por ejemplo, las regiones peritumorales. Su presentación en las enfermedades del tejido conectivo es muy frecuente y, como ocurría en la NINE, sirve como criterio morfológico en el diagnóstico de IPAF. También, como se ha mencionado, es frecuente la coexistencia en el mismo paciente con otros patrones como la NIU o la NINE. Radiológicamente, es indiferenciable de la neumonía eosinófila crónica (NEC).

El patrón radiológico típico de la NO incluye:

- Patrón predominante: condensación (**Fig. 3-20**):
  – Múltiples y bilaterales.
  – Distribución peribroncovascular y periférica.
  – Bronquiectasias reversibles en las áreas de condensación.
  – Pueden adoptar morfología nodular, morfología en banda o formas curvas.
- Vidrio deslustrado:
  – No es el patrón dominante. Si el patrón dominante inicial es el de vidrio deslustrado, hay que pensar en otras entidades.
  – Suele ser un hallazgo asociado a otras lesiones.
- Afectación perilobulillar (**Fig. 3-21**):
  – Se produce por la afectación de la periferia del lobulillo pulmonar.
  – Da imágenes curvas que pueden formar arcadas.
  – Este patrón puede darse en otras enfermedades como infecciones, infartos o NEC.
- Halo invertido (**Fig. 3-22**): densidad en vidrio deslustrado rodeada de un área de condensación periférica. Es un hallazgo frecuente en la NO, pero que se puede dar en otras entidades como infecciones, infartos, sarcoidosis, vasculitis o neoplasias.
- Nódulos y masas:

  – Periféricos e irregulares.
  – Broncograma aéreo.
  – Diferentes tamaños.
  – Distribución aleatoria, peribronquial o centrolobulillar.
- Buena respuesta al tratamiento, con tendencia a la recaída. Densidades migratorias en la evolución, observándose en ocasiones imágenes en negativo de la afectación inicial.

Patrón de daño alveolar difuso (DAD)

Es el patrón histológico de la neumonía intersticial aguda (NIA), la única NII que se presenta de forma aguda. Es una patología de mal pronóstico, con evolución rápida y alta tasa

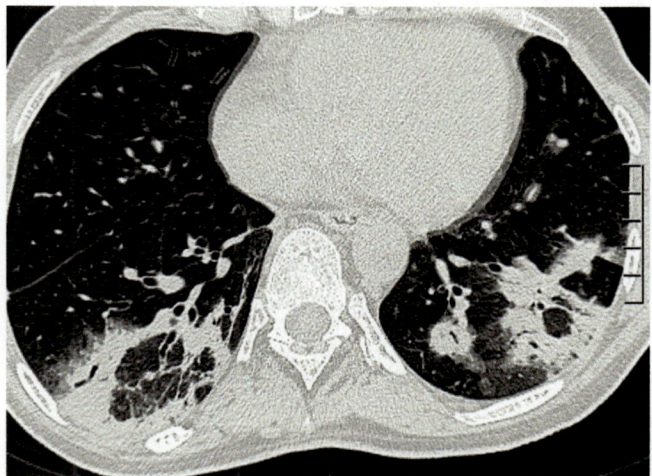

Figura 3-21. Distribución perilobular. Las condensaciones en la neumonía organizada (NO) tienden a presentar morfología curva por la afectación de la periferia del lobulillo.

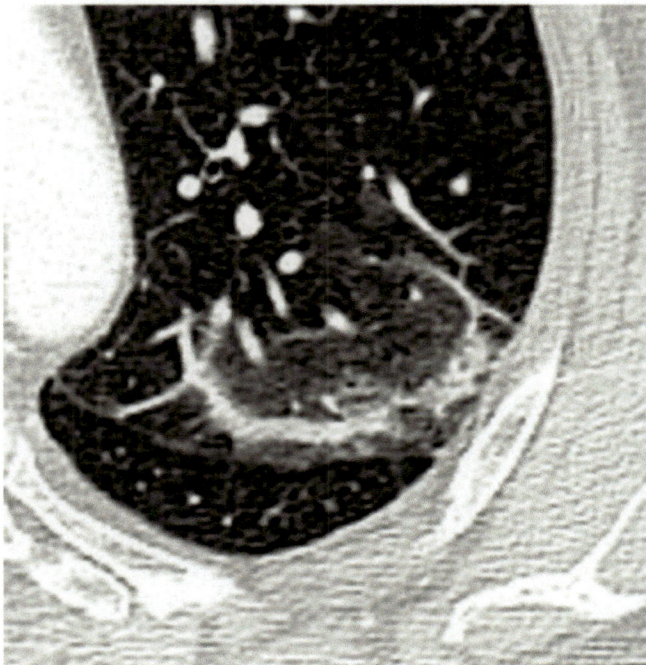

Figura 3-22. Halo inverso/atolón. Área en vidrio deslustrado rodeada por un halo de condensación periférica.

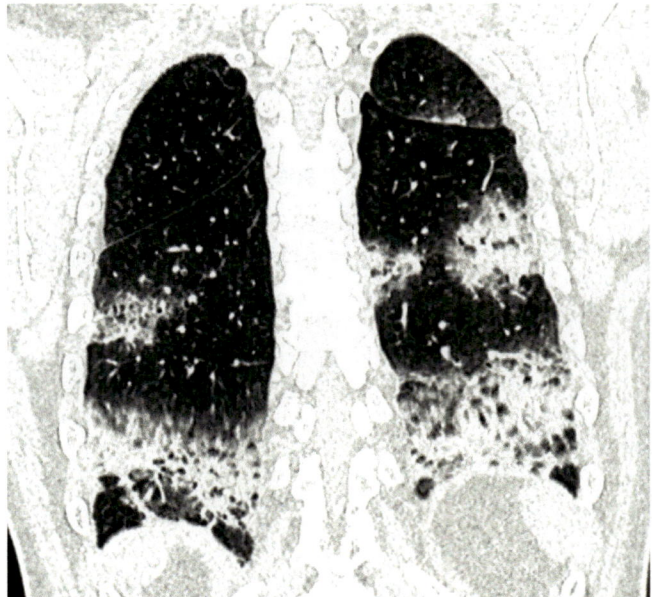

Figura 3-20. Patrón de neumonía organizada (NO). Condensaciones de distribución parcheada periféricas y peribroncovasculares.

de mortalidad. Para su diagnóstico, es necesario excluir otras causas de distrés respiratorio.

Los hallazgos radiológicos dependen de la fase evolutiva exudativa, organizativa y fibrótica:

- Fase exudativa. Extensas densidades en vidrio deslustrado y condensaciones (**Fig. 3-23**):
  – Distribución geográfica o difusa.
  – Gradiente anteroposterior.
  – Condensaciones de predominio basal en áreas dependientes.
  – Las áreas en vidrio deslustrado pueden asociar densidades lineales: «patrón en empedrado».
- Fase fibrótica:
  – Densidades reticulares groseras.
  – Densidades en vidrio deslustrado asociadas.
  – Signos de fibrosis: bronquiectasias, preferentemente centrales, y distorsión arquitectural y penalización. Son signos de mal pronóstico.

El cuadro radiológico del distrés respiratorio por otras causas y el de la NIA se superponen. Se ha descrito que, en la NIA, la afectación es más simétrica, con un predominio basal y menor panalización que en los pacientes con distrés respiratorio secundario a otras causas.

Neumonías intersticiales idiopáticas asociadas al tabaco

Incluyen la bronquitis respiratoria (BR) asociada a enfermedad intersticial (BR-EPID) y la NID.

Algunos autores sostienen que son diferentes espectros del mismo proceso, representando diferentes grados de respuesta de la vía aérea y del parénquima pulmonar al tabaco. No obstante, dado que la presentación en TCAR y el pronóstico es diferente entre ambas, la clasificación de las NII las considera como entidades separadas. La NID es una entidad rara. Ya se ha mencionado que los diferentes patrones que se pueden encontrar en un paciente fumador se pueden englobar bajo el término **enfermedad pulmonar intersticial asociada al tabaco.**

Los hallazgos radiológicos en TCAR son:

- BR-EPID:
  – Nódulos centrolobulillares.
  – Predominio en los lóbulos superiores.
  – Engrosamiento de las paredes bronquiales.
  – Vidrio deslustrado.

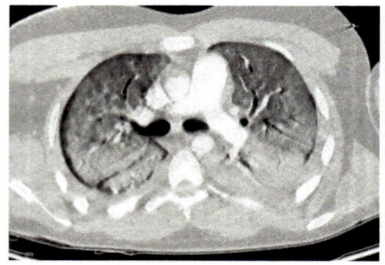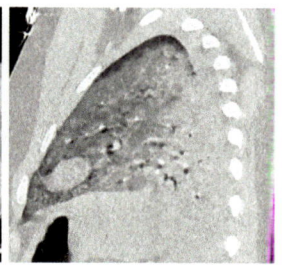

Figura 3-23. Daño alveolar difuso (DAD). Densidades en vidrio deslustrado y extensas áreas de condensación con gradiente anteroposterior. Apréciese el respeto subpleural en la región anterior.

- Patrón en mosaico.
- Enfisema asociado.
- NID:
  – Vidrio deslustrado.
  – Distribución periférica, parcheada o difusa.
  – Predominio en los lóbulos inferiores.
  – Densidades reticulares.
  – Quistes.
  – Panalización limitada.

Neumonías intersticiales raras

Incluyen la NIL y la fibroelastosis pleuroparenquimatosa (FEPP).

La primera consiste en una infiltración intersticial por poblaciones linfocitarias policlonales y células plasmáticas. Suele asociarse a conectivopatías, principalmente, el síndrome de Sjögren, así como a cuadros de inmunodeficiencia como el SIDA. La NIL idiopática es muy rara.

La segunda es la octava entidad que se incluyó en la última clasificación de las NII. Consiste en un proceso fibrótico de la pleura y del parénquima pulmonar adyacente de predominio en los lóbulos superiores. La fibrosis es secundaria a una mezcla de fibras elásticas y colágeno denso. Puede ser secundaria o primaria. Hay que excluir otras causas como NH, conectivopatías, enfermedades ocupacionales y enfermedad pulmonar asociada al trasplante pulmonar o al trasplante de médula ósea. En ocasiones, se asocia a otras NII como la FPI.

Los hallazgos radiológicos en TCAR son:

- NIL:
  – Nódulos centrolobulillares y subpleurales.
  – Densidades en vidrio deslustrado.
  – Engrosamientos septales.
  – Engrosamiento del intersticio peribroncovascular.
  – Quistes.
- FEPP:
  – Engrosamientos pleurales apicales con áreas de condensaciones subpleurales.
  – Bronquiectasias de tracción.
  – Pérdida de volumen progresiva de ambos lóbulos superiores con elevación de ambos hilios pulmonares.
  – Panalización.

GUÍAS INTERNACIONALES PARA EL DIAGNÓSTICO DE LA FIBROSIS PULMONAR IDIOPÁTICA Y LA NEUMONITIS POR HIPERSENSIBILIDAD

En la última década, se han propuesto diferentes guías para el diagnóstico de la FPI y la NH. En estas guías de diagnóstico, se establecen unos patrones radiológicos e histológicos que ayudan a los comités interdisciplinarios en el diagnóstico y en la toma de decisiones, con implicaciones en el manejo y en la terapia que utilizar.

> ❗ Es fundamental el conocimiento y el uso de dichas guías por parte de los radiólogos cuando se enfrentan a una EPID.

La primera guía pata el diagnóstico de la FPI se publicó en 2011 por un grupo de sociedades internacionales (American Thoracic Society/European Respiratory Society/Japanese Respiratory Society/Asociación Latinoamericana de Tórax [ATS/ESR/JRS/ALAT]) y supuso un cambio sustancial en el diagnóstico de la FPI. En 2018, la Sociedad Fleischner publica sus recomendaciones para el diagnóstico de la FPI. En el mismo año, se publica una revisión de la guía de la ATS. Ambas guías introducen importantes modificaciones en los criterios radiológicos y anatomopatológicos para el diagnóstico de la FPI con respecto a la Guía de 2011, presentando alguna diferencia entre ellas. Recientemente, en 2022, se ha publicado la última revisión de la ATS.

Siguiendo el modelo en el diagnóstico de la FPI, en 2020, se publica la guía para el diagnóstico de la NH por la ARS/JRS/ALAT, y en 2021 se publica la Guía Chest para la NH.

Guías para la fibrosis pulmonar idiopática

Tanto la guía de la ATS de 2018 como la de la Sociedad Fleischner proponen cuatro patrones radiológicos en el diagnóstico de la FPI (**Tabla 3-6**): patrón de NIU, patrón probable de NIU, patrón indeterminado para NIU y patrón de diagnóstico alternativo.

Los radiólogos deben intentar clasificar, de acuerdo con los hallazgos radiológicos en la TCAR, el caso al que se enfrentan en una de las cuatro posibilidades.

Si se identifica patrón de NIU o de probable NIU, en un contexto clínico adecuado, habiendo descartado otras enfermedades que pueden producir este patrón, se diagnostica FPI sin biopsia y se indica tratamiento antifibrótico.

La diferencia entre patrón de NIU y patrón de probable NIU es la existencia de panalización. Como se ha comentado antes, existe una gran variabilidad a la hora de reconocer el panal. También es reseñable la dificultad que encierra su diferenciación con otras entidades como el enfisema y los espacios quísticos de la enfermedad asociada al tabaco, lo que puede llevar a un diagnóstico erróneo. Finalmente, las guías no indican cuánto panal es necesario para hacer un diagnóstico de NIU.

Estos dos patrones cada vez tienden más a converger, dado que ambos tienen un curso clínico y pronóstico similares y que en un alto porcentaje de patrones de probable NIU la biopsia ha confirmado un patrón NIU histológico. Hay evidencia de que el panal y las bronquiolectasias de tracción tienen el mismo significado. Los quistes de panal se forman por la dilatación de la vía aérea terminal al colapsarse las paredes alveolares por la fibrosis, lo que sugiere que existe una continuidad de estos con la vía aérea. Hay que recordar que la FPI empieza por la periferia del pulmón, por lo que tiene más valor la presencia de bronquiolectasias que de bronquiectasias centrales.

> ! La guía de la Sociedad Fleischner y la actual revisión de la ATS recomiendan no hacer biopsia ante un patrón de probable NIU en un contexto clínico adecuado.

Tabla 3-6. Patrones radiológicos para diagnóstico fibrosis pulmonar idiopática

	NIU	Probable NIU	NIU indeterminada	Diagnóstico alternativo
Distribución	• Subpleural y predominio en las bases • Heterogeneidad: áreas de fibrosis con áreas preservadas adyacentes • Ocasionalmente difuso • Puede ser asimétrico	• Subpleural y predominio en las bases • Heterogeneidad: áreas de fibrosis con áreas preservadas adyacentes	Difuso sin predominio subpleural	• Distribución peribroncovascular con respeto de la zona subpleural: NINE • Distribución perilinfática: considerar sarcoidosis • Predominio en campos medios y superiores: sarcoidosis, NH, ETC • Respeto de la zona subpleural: NINE y enfermedad intersticial asociada al tabaco

Hallazgos en TCAR	• Panal
	• Con/sin bronquiectasias / bronquiolectasias de tracción
	• Septos engrosados e irregulares
	• Tenues densidades en VD superpuestas a reticulación
	• Osificación
		• Reticulación
		• Bronquiectasias / bronquiolectasias de tracción
		• Áreas tenues en VD
		• Ausencia de respeto subpleural
			Hallazgos fibróticos que no sugieren ninguna etiología específica	• Hallazgos en pulmón:
				  – Quiste: considerar LAM, PLCH, NIL y NID
				  – Atenuación en mosaico, patrón de tres densidades: NH
				  – Densidades en VD predominantes: NH, toxicidad por fármacos, enfermedad asociada al tabaco
				  – Nódulos centrolobulillares profusos, NH y enfermedad asociada al tabaco
				  – Nódulos: sarcoidosis
				  – Condensaciones: NO
				• Hallazgos extrapulmonares:
				  – Dilatación esofágica: ETC
				  – Placas pleurales: asbestosis

ETC: enfermedades del tejido conectivo; LAM: linfangioleiomiomatosis; NH: neumonitis por hipersensibilidad; NID: neumonía intersticial descamativa; NIL: neumonía intersticial linfocítica; NINE: neumonía intersticial no específica; NIU: neumonía intersticial usual; PLCH: histiocitosis de células de Langerhans (*pulmonary Langerhans cell histiocytosis*); TCAR: tomografía computarizada de alta resolución; VD: vidrio deslustrado.

A pesar de todas estas razones, la guía de 2022 mantiene la clasificación diferenciando NIU y probable NIU.

El patrón indeterminado para NIU es el más confuso. En él, entran todos los procesos fibróticos, en los que no se cumplen los criterios de NIU, pero tampoco orientan claramente a un diagnóstico alternativo. En la guía de 2018, se mencionaba el término *early NIU*. Este término se refiere a una mínima afectación intersticial. Recientemente, se ha acuñado un nuevo término, anomalías intersticiales pulmonares (ILA, *interstitial lung abnormalities*), para describir los hallazgos inesperados que se encuentran en un paciente en el que no se sospecha patología intersticial. En 2021, la Sociedad Fleischner publica una guía para el manejo de las ILA.

En un reciente artículo, se realiza una revisión crítica de las guías, proponiéndose unos nuevos criterios para reducir la variabilidad entre diferentes observadores aumentando la exactitud diagnóstica, con disminución de los falsos positivos y negativos en el diagnóstico de NIU y probable NIU. Se proponen los siguientes criterios como diagnóstico de NIU:

- Reticulación periférica con distorsión arquitectural y distribución no segmentaria atravesando fisuras.
- Debe haber afectación de los lóbulos superiores. La distribución puede ser variable, de predominio en las bases, difusa o en campos medios.
- Presencia de bronquiolectasias de tracción (no bronquiectasias) y/o panalización.
- La afectación peribroncovascular y bronquiectasias centrales (no bronquiolectasias) sugieren otro diagnóstico.
- Heterogeneidad: en la misma imagen, en la periferia del pulmón, hay que encontrar parénquima preservado, mínima reticulación y fibrosis franca con panal y bronquiolectasias.

- El patrón en mosaico no excluye el diagnóstico, salvo que sea el patrón dominante y vaya asociado a otros hallazgos.

Guía para la neumonitis por hipersensibilidad

Siguiendo el modelo para la FPI, en 2018, se publica la guía para la NH. Como en la FPI, se definen patrones radiológicos e histológicos para la NH, tanto en su forma fibrótica como no fibrótica (**Tabla 3-7**).

Se proponen tres patrones para la NH fibrótica: típico, compatible e indeterminado. En la tabla, se resumen los hallazgos radiológicos de los tres patrones.

> ! El hallazgo radiológico clave para clasificar en patrón típico o compatible es la presencia de datos sugestivos de enfermedad de pequeña vía aérea.
> El diagnóstico de la NH es multidisciplinar, con criterios clínicos de exposición, analíticos y radiológicos, obteniéndose un diagnóstico de alta, moderada y baja confianza. Se puede obtener un diagnóstico de alta confianza con un patrón típico, exposición y linfocitosis en el lavado broncoalveolar, sin biopsia.

Ante la pregunta de qué guía utilizar, entre las guías de la FPI y de la NH, el grupo del autor siempre utiliza de base ante cualquier EPID la guía de la FPI. Si hay datos clínicos de exposición o en la TCAR se observan datos de enfermedad de pequeña vía, añade la clasificación de la NH.

COMITÉS INTERDISCIPLINARES

Desde el consenso de 2011, se estableció como método de referencia en el diagnóstico de las NII la **discusión en los comités interdisciplinares.**

Tabla 3-7. Patrones radiológicos para el diagnóstico de neumonitis por hipersensibilidad

NH	Típico	Compatible	Indeterminado
Descripción	Asocia un patrón de fibrosis como se describe a continuación asociado y un signo de enfermedad de pequeña vía aérea	Bien la distribución, bien los hallazgos de TCAR difieren del patrón típico. Debe asociar signos de enfermedad de pequeña vía aérea	Cuando no es típico ni compatible
Hallazgos en TCAR	• Signos de fibrosis como reticulación y distorsión de la arquitectura • Puede existir el panal y las bronquiectasias, pero no deben predominar • Distribución: aleatoria en el plano axial y longitudinal; predominio en campos medios con respeto basal • Hallazgos de enfermedad de pequeña vía aérea en TCAR: nódulos centrolobulillares mal definidos y densidades en VD; atenuación en mosaico, patrón en tres densidades o áreas de atrapamiento aéreo	• Variaciones en el patrón de fibrosis: patrón de NIU; extensas densidades en VD con signos sutiles de fibrosis • Distribución: en el eje axial, predominio periférico o peribroncovascular; longitudinal: predominio en los lóbulos superiores • Hallazgos de enfermedad de pequeña vía aérea en TCAR: patrón en tres densidades o áreas de atrapamiento aéreo; densidades centrolobulillares mal definidas	• Patrones definidos por las guías para FPI sin signos sugestivos de NH • Patrón de NIU • Patrón probable de NIU • Patrón indeterminado de NIU • Patrón de NINE fibrótica • Patrón no clasificable

FPI: fibrosis pulmonar idiopática; NH: neumonitis por hipersensibilidad; NINE: neumonía intersticial no específica; NIU: neumonía intersticial usual; TCAR: tomografía computarizada de alta resolución; VD: vidrio deslustrado.

Desde entonces, se han publicado muchos artículos confirmando el valor de dichos comités y demostrando que la colaboración entre diferentes especialidades incrementa la exactitud diagnóstica. Cabe recordar que el diagnóstico de las EPID es un proceso dinámico, que en un primer momento puede definir un patrón como inclasificable y puede ir variando con la evolución de la enfermedad. Con la posibilidad de ampliar el tratamiento antifibrótico a los pacientes con fibrosis pulmonar progresiva, el papel de los comités ha adquirido mayor relevancia.

Las tres especialidades básicas en la configuración de un comité son neumología, anatomía patológica y radiología.

A pesar de la importancia que han adquirido los comités, siguen en la actualidad muchas preguntas en el aire, como cuántas especialidades deben componer el comité, qué casos hay que discutir o la frecuencia en la que se debe reunir o quién y de qué modo se debe liderar. Se necesita la aparición en un futuro de guías basadas en la experiencia clínica que contesten a estas cuestiones.

PUNTOS CLAVE

- El diagnóstico de las EPID es un proceso complejo, dinámico, para el que la deliberación en los comités interdisciplinarios es el método de referencia.
- La TCAR es la prueba radiológica central para el diagnóstico de las EPID.
- Para una interpretación correcta de la patología intersticial, es imprescindible una técnica correcta y una sistemática de lectura.

- El papel del radiólogo es reconocer el patrón de NIU, clave para la toma de decisiones de manejo y terapéuticas.
- NIU ≠ FPI.
- El conocimiento y la aplicación de las guías es fundamental en el diagnóstico de la FPI y la NH.

BIBLIOGRAFÍA

American Thoracic Society; European Respiratory Society. American Thoracic Society/European Respiratory Society international multidisciplinary consensus classification of the idiopathic interstitial pneumonias. Am J Respir Crit Care Med. 2002;165(2):277-304.

Capobianco J, Grimberg A, Thompson BM, Antunes VB, Jasinowodolinski D, Meirelles GSP. Thoracic manifestations of collagen vascular diseases. Radiographics. 2012;32(1):33-50.

Cherian SV, Patel D, Machnicki S, Naidich D, Stover S, Travis WD, et al. Algorithmic approach to the diagnosis of organizing pneumonia: a correlation of clinical, radiologic, and pathologic features. Chest. 2022;162(1):156-78.

Chung JA, Cox CW, Montner SM, Adegunsoye A Oldham SM, Husain AN, et al. CT features of the usual interstitial pneumonia pattern: differentiating connective tissue disease-associated interstitial lung disease from idiopathic pulmonary fibrosis. AJR Am J Roentgenol. 2018;210(2):307-13.

Comes A, Sgalla G, Ielo S, Magrì T, Richeldi L. Challenges in the diagnosis of idiopathic pulmonary fibrosis: the importance of a multidisciplinary approach. Expert Rev Respir Med. 2013;17(4):255-65.

Cottin V, Selman M, Inoue Y, Wong AW, Corte TJ, Flaherty KR, et al. Syndrome of combined pulmonary fibrosis and emphysema: an Official ATS/ERS/JRS/ ALAT Research Statement. Am J Respir Crit Care Med. 2022;206(4):e7-41.

Ebner L, Christodoulidis S, Stathoupoulou T, Geiser T, Stalder O, Limacher A, et al. Meta-analysis of the radiological and clinical features of usual interstitial pneumonia (UIP) and nonspecific interstitial pneumonia (NSIP). PLoS One. 2020;15(1):e0226084.

Fernández Pérez ER, Travis WD, Lynch DA, Brown KK, Johannson KA, Selman M, et al. Diagnosis and evaluation of hypersensitivity pneumonitis. CHEST guideline and panel expert report. Chest 2021;160:97-156. F

Ischer A, Antoniou KM, Brown KK, Cadranel J, Corte TJ, Du Bois RM, et al.; ERS/ATS Task Force on Undifferentiated Forms of CTD-ILD. An official European Respiratory Society/American Thoracic Society research statement: interstitial pneumonia with autoimmune features. Eur Respir J. 2015;46(4):976-87.

Franquet T, Giménez A. Neumonías intersticiales idiopáticas. Radiologia. 2012;54(6):479-89.

Gruden JF, Green DB, Girvin FG, Naidich DP. Current imaging of idiopathic pulmonary fibrosis. Radiol Clin North Am. 2022;60(6):873-88.

Hatabu H, Hunninghake GM, Richeldi L, Brown KK, Well AU, Remy-Jardin M, et al. Interstitial lung abnormalities detected incidentally on CT: a Position Paper from the Fleischner Society. Lancet Respir Med. 2020;8(7):726-37.

Lynch DA, Sverzellati N, Travis WD, Brown KK, Colby TV, Galvin JR, et al. Diagnostic criteria for idiopathic pulmonary fibrosis: a Fleischner Society White Paper. Lancet Respir Med. 2018;6(2):138-53.

Mueller-Mang C, Grosse C, Schmid K, Stiebellehner L, Bankier AA. What every radiologist should know about idiopathic interstitial pneumonias. Radiographics. 2007;27(3):595-615.

Raghu G, Collard HR, Egan JJ, Martínez FJ, Behr J, Brown KK, et al.; ATS/ERS/JRS/ALAT Committee on Idiopathic Pulmonary Fibrosis. An official ATS/ERS/JRS/ALAT statement: idiopathic pulmonary fibrosis: evidence-based guidelines for diagnosis and management. Am J Respir Crit Care Med. 2011;183(6):788-824.

Raghu G, Remy-Jardin M, Myers JL, Richeldi L, Ryerson CJ, Lederer DJ, et al.; American Thoracic Society, European Respiratory Society, Japanese Respiratory Society, and Latin American Thoracic Society. Diagnosis of idiopathic pulmonary fibrosis. An Official ATS/ERS/JRS/ALAT Clinical Practice Guideline. Am J Respir Crit Care Med. 2018;198(5):e44-68.

Raghu G, Remy-Jardin M, Myers J, Richeldi L, Wilson KC. The 2018 Diagnosis of Idiopathic Pulmonary Fibrosis Guidelines: surgical lung biopsy for radiological pattern of probable usual interstitial pneumonia is not mandatory. Am J Respir Crit Care Med. 2019;200(9):1089-92.

Raghu G, Remy-Jardin M, Richeldi L, Thomson CC, Inoue Y, Johkoh T, et al. Idiopathic pulmonary fibrosis (an update) and progressive pulmonary fibrosis in adults: an Official ATS/ERS/JRS/ALAT Clinical Practice Guideline. Am J Respir Crit Care Med. 2022;205(9):e18-47.

Raghu G, Remy-Jardin M, Ryerson CJ, Myers JL, Kreuter M, Vasakova M, et al. Diagnosis of hypersensitivity pneumonitis in adults: an Official ATS/JRS/ALAT Clinical Practice Guideline. Am J Respir Crit Care Med. 2020;202(3):e36-69.

Raghu G, Rochwerg B, Zhang Y, Cuello García CA, Azuma A, Behr J, et al.; American Thoracic Society; European Respiratory society; Japanese Respiratory Society; Latin American Thoracic Association. An Official ATS/ERS/JRS/ALAT Clinical Practice Guideline: treatment of idiopathic pulmonary fibrosis: an update of the 2011 clinical practice guideline. Am J Respir Crit Care Med. 2015;192(2):e3-19.

Silva CIS, Müller NL, Lynch DA, Curran-Everett D, Brown KK, Lee KS, et al. Chronic hypersensitivity pneumonitis: differentiation from idiopathic pulmonary fibrosis and nonspecific interstitial pneumonia by using thin-section CT. Radiology. 2008;246(1):288-97.

Travis WD, Costabel U, Hansell DM, King TE Jr, Lynch DA, Nicholson AG, et al.; ATS/ERS Committee on Idiopathic Interstitial Pneumonias. An official American Thoracic Society/European Respiratory Society statement: update of the international multidisciplinary classification of the idiopathic interstitial pneumonias. Am J Respir Crit Care Med. 2013;188(6):733-48.

Walkoff L, Dixit AS, Ryu JH, Chung JH, Cox CW. Diffuse pulmonary ossification on high-resolution computed tomography in idiopathic pulmonary fibrosis, systemic sclerosis-related interstitial lung disease, and chronic hypersensitivity pneumonitis: a comparative study. J Comput Assist Tomogr. 2020;44(5):667-72.

Walsh SLF, Calandriello L, Sverzellati N, Wells AU, Hansell DM; UIP Observer Consort. Interobserver agreement for the ATS/ERS/JRS/ALAT criteria for a UIP pattern on CT. Thorax. 2016;71(1):45-51.

Mediastino, pleura, pared torácica y diafragma

4

I. Vollmer Torrubiano

OBJETIVOS

- Describir los compartimentos mediastínicos y realizar un diagnóstico diferencial de las lesiones mediastínicas en función de su localización.
- Revisar las diferentes técnicas que son útiles en el diagnóstico del derrame pleural y del neumotórax.
- Analizar las diferentes técnicas intervencionistas en el manejo de la patología pleural.
- Distinguir las diferentes patologías que afectan a la pared torácica.
- Evaluar la dinámica del diafragma para poder efectuar el diagnóstico de la parálisis frénica.

MEDIASTINO

A continuación, se repasa, en primer lugar, la anatomía de este espacio anatómico, para describir después las masas y lesiones mediastínicas que pueden hallarse en los distintos compartimentos, así como otra patología relevante que puede afectar al mediastino.

Recuerdo anatómico

El mediastino contiene estructuras vitales vasculares y no vasculares. Tradicionalmente, se han utilizado diferentes divisiones entre distintos compartimentos que han sido útiles en la identificación, caracterización y manejo de las diferentes patologías del mediastino. La más empleada hasta hace unos años consistía en dividir en tres compartimentos: anterior, medio y posterior. Debe señalarse que no existe ninguna estructura anatómica reconocible que permita la delimitación concreta de dichos compartimentos y que la clasificación clásica se basaba en la delimitación de los compartimentos en la proyección lateral de la radiografía de tórax. Actualmente, la clasificación más empleada es la propuesta por el International Thymic Malignancy Interest Group (ITMIG) y que consiste en dividir el mediastino en tres compartimentos diferentes de los anteriormente comentados: prevascular, visceral y paravertebral (**Tabla 4-1**). Esta clasificación se realizó considerando que la mayoría de las aproximaciones a las lesiones mediastínicas se van a realizar mediante su estudio con tomografía computarizada (TC) o resonancia magnética (RM).

Masas y lesiones tumorales mediastínicas

La mayoría de las lesiones mediastínicas se van a localizar en el compartimento prevascular (el 50 %, aproximadamente).

En los otros dos compartimentos, visceral y paravertebral, se encontrarán un 25 % de las lesiones mediastínicas, respectivamente. En la mayoría de las ocasiones, el diagnóstico se podrá establecer de acuerdo con los hallazgos de la TC. En determinados casos, será necesaria la realización de una RM o una tomografía por emisión de positrones (PET, *positron emission tomography*) asociada a TC (PET-TC) con fluorodesoxiglucosa (FDG) e, incluso, una biopsia, que puede ser realizada con guía de imagen o en el quirófano.

La TC tras la administración de contraste intravenoso permitirá el diagnóstico de la mayoría de las lesiones del mediastino prevascular, mostrando menor especificidad que la RM en el caso de los quistes tímicos. Es importante que se recojan las siguientes variables en el informe de una lesión mediastínica: localización, tamaño, atenuación, heterogeneidad, captación, presencia de grasa, calcio, componentes quísticos, partes blandas en el interior de la lesión y relación con las estructuras vecinas. La RM tiene un gran potencial para distinguir componentes quísticos o sólidos en el interior de las lesiones mediastínicas. También el artefacto químico es útil para diferenciar la hiperplasia tímica del resto de las patologías del timo. El papel de la PET-TC con FDG es controvertido en el manejo de las lesiones mediastínicas. Por un lado, no se ha logrado establecer un claro punto de corte para determinar qué valor de captación estandarizado (SUV, *standardized uptake value*) permite discriminar entre las lesiones benignas y malignas. Por otro lado, múltiples lesiones mediastínicas malignas presentarán un elevado valor de SUV, pero indistinguible entre todas ellas. También está en duda la potencialidad de la PET-TC con FDG para distinguir entre timomas de alto o bajo grado.

Las grandes masas mediastínicas pueden provocar problemas de localización. En ocasiones, puede ser útil para realizar el diagnóstico diferencial de acuerdo con la localización de la

Tabla 4-1. Clasificación de los compartimentos mediastínicos según el International Thymic Malignancy Interest Group (ITMIG)

Compartimento	Límites	Contenido principal
Prevascular	Superior: estrecho torácico Inferior: diafragma Anterior: esternón Lateral: pleura parietal mediastínica Posterior: porción anterior del pericardio	Timo Ganglios Grasa Vena innominada izquierda
Visceral	Superior: estrecho torácico Inferior: diafragma Anterior: límites posteriores del compartimento prevascular Posterior: línea vertical que conecta un punto en cada vértebra torácica situado 1 cm posterior a su margen anterior	No vascular: tráquea, carina, esófago y ganglios Vascular: corazón, aorta torácica ascendente, aorta torácica descendente, vena cava superior, arterias pulmonares intrapericárdicas y conducto torácico
Paravertebral	Superior: estrecho torácico Inferior: diafragma Anterior: límites posteriores del compartimento visceral Posterolateral: línea vertical que une las porciones laterales de las apófisis transversas de las vértebras torácicas	Columna torácica Tejidos blandos paravertebrales

masa intentar determinar dónde se encontraría el centro de la lesión. También puede ser útil evaluar qué estructuras se encuentran desplazadas para, así, determinar dónde se origina una lesión de gran tamaño.

Lesiones del mediastino prevascular

Los límites anatómicos del mediastino vascular son: por la parte superior, el estrecho torácico; inferiormente, el diafragma; por su lado anterior, la porción posterior del esternón; lateralmente, la pleura parietal mediastínica y, posteriormente, la porción anterior del pericardio. En este compartimento, están incluidos el timo, la grasa mediastínica, los ganglios y la vena innominada izquierda.

A continuación, se describen brevemente las lesiones que pueden hallarse en este compartimento.

Hiperplasia tímica

El tejido tímico puede ser visible en individuos jóvenes llegando a estar completamente sustituido por grasa cerca de los 40 años. La hiperplasia tímica debe sospecharse cuando se evidencia una

ocupación sólida de morfología triangular que recuerda al timo normal en individuos de más de 40 años o en pacientes jóvenes en los que se evidencie un crecimiento del timo normal. Existen dos tipos de hiperplasia: la verdadera y la linfoide. La hiperplasia tímica verdadera también se conoce como hiperplasia «de rebote». Aparece en pacientes que han sido sometidos a quimioterapia, radioterapia, tratamiento con corticoides o que han sufrido estrés como grandes quemaduras. La hiperplasia tímica linfoide se asocia a miastenia grave, hipertiroidismo, enfermedades del colágeno e infección por el virus de la inmunodeficiencia humana (VIH). Cuando existan dudas sobre el diagnóstico diferencial con otras entidades, puede optarse por realizar un seguimiento a los tres meses con TC o bien una RM con secuencias potenciadas en T1 en fase y fase opuesta (**Fig. 4-1**). La hiperplasia tímica muestra una clara pérdida de señal en la secuencia fuera de fase, que hace innecesaria la confirmación histológica.

Neoplasias epiteliales tímicas

El timoma es la neoplasia más frecuente del mediastino prevascular y el tumor primario tímico más habitual. Se manifiesta como una lesión sólida y homogénea o levemente hetero-

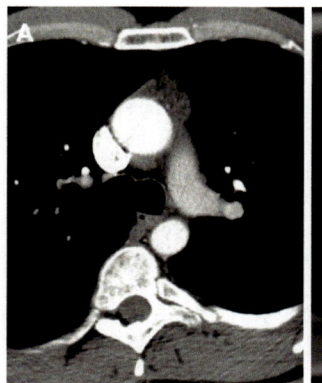
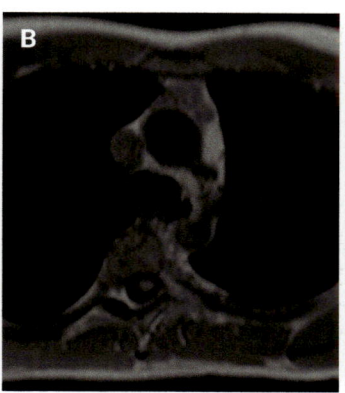
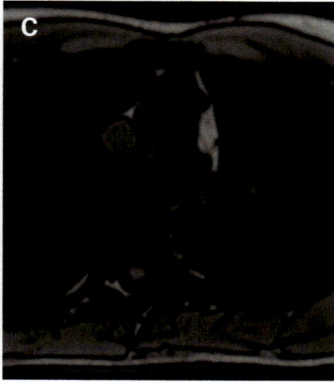

Figura 4-1. Hiperplasia tímica. Ocupación del mediastino prevascular de baja densidad en la tomografía computarizada **(A)**. En la secuencia fuera de fase **(C)**, se evidencia una clara caída de señal respecto a la secuencia en fase **(B)**.

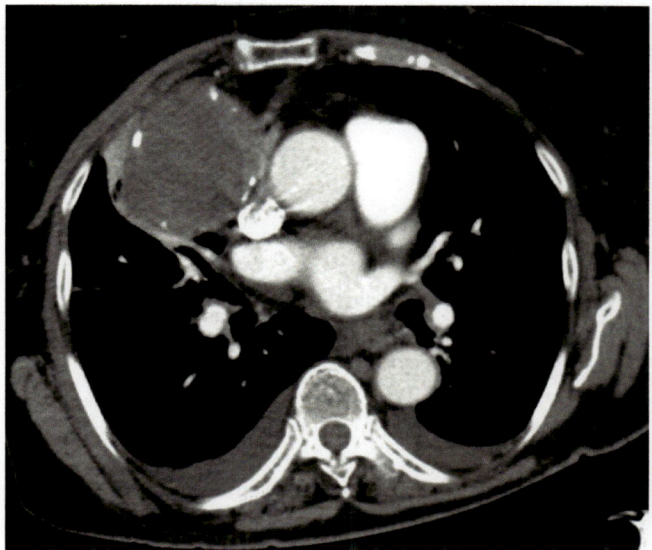

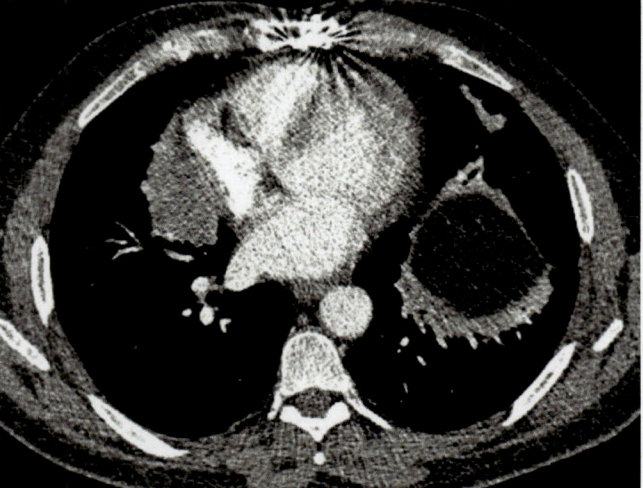

Figura 4-2. Timoma. Masa en el mediastino prevascular de disposición paracardíaca derecha con calcificaciones periféricas y de límites bien definidos, con compresión del lóbulo medio.

Figura 4-3. Timoma invasivo. Masa en el mediastino de localización paracardíaca derecha con invasión de la aurícula derecha.

génea en el mediastino prevascular (**Fig. 4-2**). Puede asociarse a enfermedades como la miastenia grave (la más frecuente) u otros síndromes paraneoplásicos como la aplasia eritrocitaria pura, la hipogammaglobulinemia o la anemia aplásica. En casos de enfermedad avanzada, pueden detectarse implantes pleurales o pericárdicos, que son usualmente nódulos ovoideos de densidad de partes blandas. La afectación adenopática es infrecuente. La presencia de márgenes lobulados o irregulares, componentes quísticos o necróticos y calcificaciones multifocales es sugestiva de timoma invasivo (**Fig. 4-3**). Otras neoplasias epiteliales tímicas son el tumor carcinoide y el carcinoma tímico. Deben sospecharse ante el hallazgo de una masa del espacio prevascular heterogénea, con invasión local, adenopatías o metástasis (**Fig. 4-4**). El timolipoma es raro y usualmente se presenta como masas de gran tamaño (20 cm de media) con grasa macroscópica en su interior.

Linfoma

El hallazgo más frecuente es la presencia de un grupo de adenopatías aumentadas de tamaño o una masa levemente hipercaptante en el mediastino prevascular (**Fig. 4-5**). En

muchas ocasiones, las masas mediastínicas secundarias a linfoma o los conglomerados adenopáticos rodean a las estructuras vasculares, pero sin objetivarse invasión de estas. Cuando la sospecha clínica de linfoma es elevada, debe realizarse el estudio mediante PET-TC con FDG debido a su mayor sensibilidad y especificidad.

Neoplasias de células germinales

Los tumores seminomatosos y no seminomatosos se manifiestan como masas de partes blandas difíciles de diferenciar del linfoma. En el diagnóstico de estas enfermedades, es importante la valoración de determinados marcadores sanguíneos como la subunidad beta de la gonadotropina coriónica humana (β-hCG, *beta-human chorionic gonadotropin*), la alfafetoproteína (α-FP) o la lactato-deshidrogenasa (LDH) (esta última también puede elevarse en el linfoma). La afectación pleural es rara, pero las metástasis pulmonares son relativamente frecuentes. Los teratomas pueden mostrarse como masas heterogéneas con diferentes contenidos en su interior: grasa, calcio, partes blandas y líquido (**Fig. 4-6**). En el 50 % de las ocasiones, puede identificarse grasa en su interior. Los teratomas afectan especialmente a pacientes jóvenes, alcanzando el 25 % de las masas del espacio prevascular en pacientes de entre 10 y 19 años.

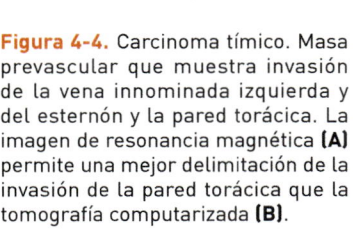

Figura 4-4. Carcinoma tímico. Masa prevascular que muestra invasión de la vena innominada izquierda y del esternón y la pared torácica. La imagen de resonancia magnética **(A)** permite una mejor delimitación de la invasión de la pared torácica que la tomografía computarizada **(B)**.

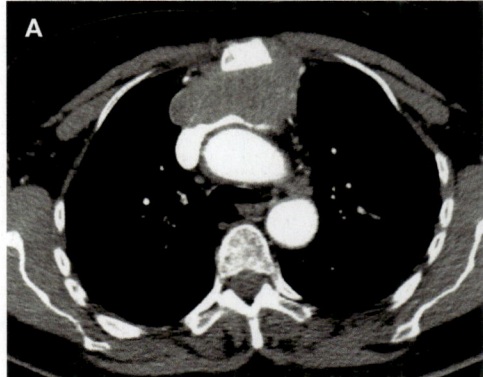

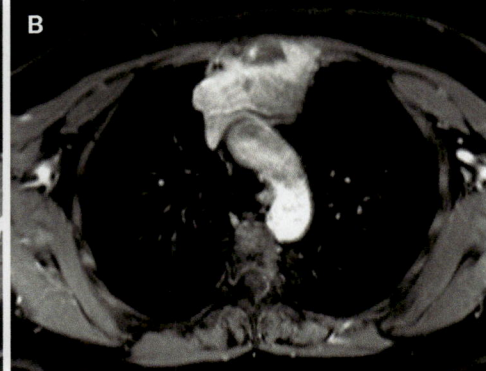

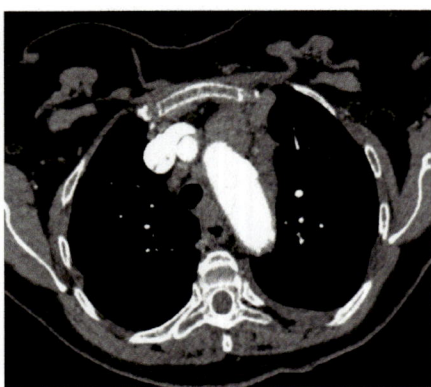
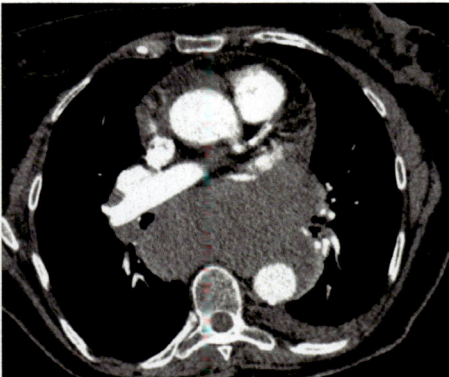

Figura 4-5. Linfoma. Afectación del mediastino prevascular y visceral por adenopatías y conglomerados adenopáticos.

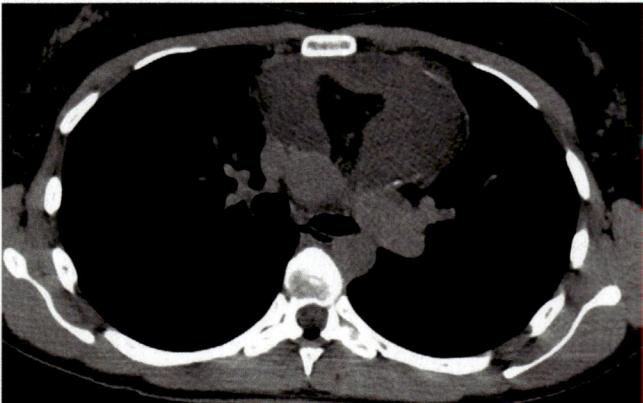

Figura 4-6. Teratoma mediastínico. Masa prevascular con componentes de grasa, calcio y líquido.

Adenoma paratiroideo ectópico

Debe sospecharse en pacientes con un nódulo en el espacio prevascular que muestra intensa captación de contraste en fase arterial y con antecedentes de hiperparatiroidismo primario y calcio sérico elevado. En este caso, es útil la exploración con tomografía por emisión de fotón único (SPECT, *single-photon emission computed tomography*) asociada a TC (SPECT-TC) tras administración de sestamibi marcado con tecnecio-99 metaestable (^{99m}Tc-sestamibi).

Bocio endotorácico

Corresponden a masas heterogéneas que claramente se continúan con el tejido tiroideo cervical (**Fig. 4-7**). Cuando desaparecen

los planos de separación con las otras estructuras mediastínicas o se identifican adenopatías mediastínicas, debe sospecharse una neoplasia tiroidea en el seno del bocio endotorácico.

Lesiones del mediastino visceral

En este compartimento, coexisten estructuras vasculares y no vasculares, por lo que pueden hallarse una gran variedad de tumoraciones. Los tumores más frecuentemente encontrados en este compartimento son los que se originan de las vías aéreas, el esófago y las adenopatías.

Quiste broncogénico

Aparece como consecuencia de una ramificación anómala del intestino primitivo, que también da origen al árbol traqueobronquial durante el desarrollo embrionario. Aunque pueden aparecer en cualquier compartimento mediastínico, se originan con mayor frecuencia en el visceral y, especialmente, en los espacios subcarinal y paratraqueal derecho (**Fig. 4-8**). Se manifiestan como masas ovoideas o redondeadas, bien delimitadas y de aspecto quístico. Pueden contener calcificaciones en su interior. Por RM, van a mostrar una hiperseñal en T2 y una intensidad de señal variable en T1 dependiendo del contenido del quiste: pueden ser hipointensas o hiperintensas si existe material proteináceo en su interior.

Quiste de duplicación entérico

Son infrecuentes. Se manifiestan como masas quísticas adyacentes al esófago o a su pared (**Fig. 4-9**). A diferencia de los

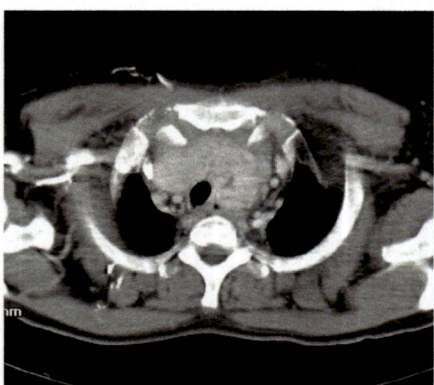
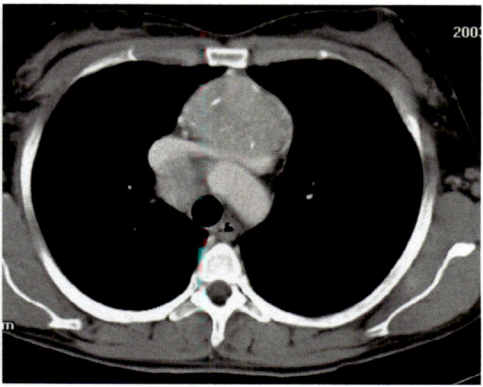

Figura 4-7. Bocio endotorácico. Crecimiento endotorácico de la glándula tiroides que se extiende a los compartimentos visceral y prevascular.

Figura 4-8. Quiste broncogénico. Lesión quística subcarinal con hiperseñal en las secuencias potenciadas en T1 **(A)** y en T2 **(B)**. La hiperseñal en T1 se debe al alto contenido proteináceo de la lesión.

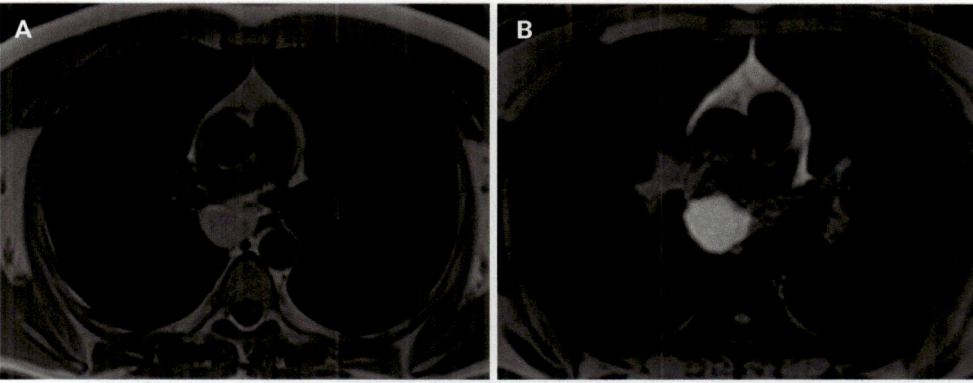

quistes broncogénicos, los de duplicación entérica pueden tener paredes gruesas. El contenido puede ser variable, lo que puede reflejarse en la RM con señal variable en T1. Hasta en un 50 % de los casos pueden contener mucosa gástrica ectópica, por lo que pueden evidenciarse en las gammagrafías realizadas con pertecnectato sódico marcado con ^{99m}Tc, lo que puede ser de gran utilidad en pacientes pediátricos.

Paragangliomas

Son neoplasias ricamente vascularizadas, que se manifiestan como masas mediastínicas que captan intensa y homogéneamente el contraste intravenoso. Pueden ser heterogéneas debido a la presencia de necrosis en su interior. En la RM, se manifestarán como masas con señal intermedia en T1 e hiperintensas en T2.

Enfermedad de Castleman

Se trata de una hiperplasia linfoide policlonal. Puede ser unicéntrica o multicéntrica. La forma más frecuente es la vascular hialina unicéntrica, que se manifiesta como una masa no infiltrante o como una lesión infiltrativa con adenopatías, aunque siempre con intensa captación de contraste.

Adenopatías

Es una manifestación típica de enfermedad extramediastínica como la neoplasia de pulmón o el linfoma. En ocasiones, pueden ser hipercaptantes, lo que debe hacer sospechar neoplasias primarias como el cáncer renal, el melanoma, el cáncer tiroideo, el coriocarcinoma y algunos sarcomas. La presencia de calcificaciones o la captación tardía en anillo pueden sugerir un origen no tumoral como la tuberculosis (**Fig. 4-10**).

Lesiones esofágicas

En el caso de las lesiones esofágicas focales en forma de masa, es difícil determinar si son benignas o malignas por imagen, excepto los pólipos o los lipomas. En muchas ocasiones, va a ser necesaria la biopsia para establecer la histología definitiva.

Masas cardíacas

Lo primordial ante una masa cardíaca es especificar el lugar donde asienta: intracavitaria, valvular, intramiocárdica o

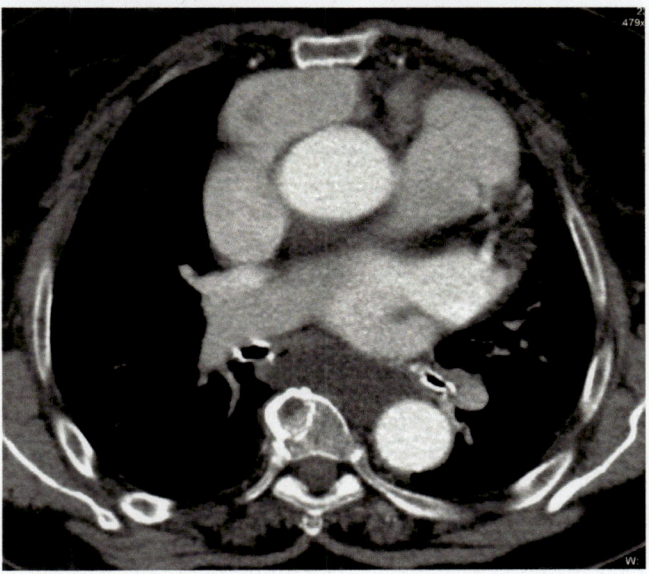

Figura 4-9. Quiste de duplicación entérico. Lesión quística en el mediastino visceral con amplio contacto con el esófago.

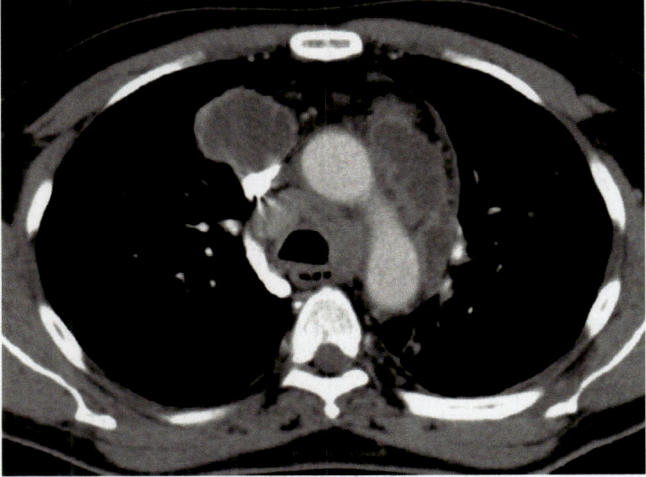

Figura 4-10. Tuberculosis. Adenopatías mediastínicas con captación en anillo.

epicárdica/pericárdica. Esta localización puede ser útil para determinar el tipo de lesión. En pacientes con una neoplasia conocida, la presencia de una masa cardíaca es muy sugestiva de metástasis (**Fig. 4-11**). En ausencia de un antecedente

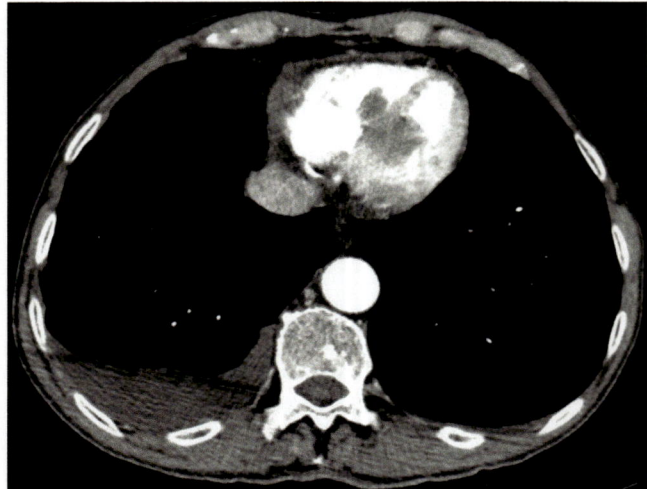

Figura 4-11. Metástasis cardíacas de neoplasia de pulmón que afectan al tabique interventricular y crecen hacia el interior de ambos ventrículos.

oncológico, deben incluirse en el diagnóstico diferencial trombos y neoplasias primarias benignas y malignas.

Lesiones del mediastino paravertebral

La mayoría de las lesiones que se originan en este compartimento son de origen neurogénico. Otras causas de masas en esta localización son los tumores óseos primarios y secundarios y el linfoma.

Tumores neurogénicos

Son los tumores más frecuentes de este compartimento. Usualmente, son de morfología redondeada u ovalada y de márgenes bien delimitados (**Fig. 4-12**). El 70-80 % de los tumores neurogénicos son benignos y suponen el 20 % de los tumores mediastínicos en adultos y el 35 % en pacientes pediátricos. Pueden mostrar heterogeneidad secundaria a hemorragia o cambios quísticos, siendo esto más frecuente en los schwannomas que en los neurofibromas. Las lesiones benignas, debido a su lento crecimiento, pueden erosionar la superficie de las costillas o agrandar el agujero de conjunción (**Fig. 4-13**). Otros signos permiten distinguir entre schwannoma y neurofibroma. El signo de la diana, que consiste en identificar una imagen central hipointensa rodeada de un halo de hiperseñal, es más típico de los neurofibromas. En cambio, el signo fascicular, que consiste en la presencia de múltiples estructuras anulares de pequeño tamaño, se asocia típicamente a los schwannomas. Existen otros tipos de tumores neurogénicos más raros y sin características típicas que permitan su diagnóstico de presunción, excepto en el caso de masas con intensa captación de contraste, que deben hacer sugerir un paraganglioma.

Hematopoyesis extramedular

Se trata de masas paravertebrales que pueden seguir a los espacios intercostales y que pueden ser bilaterales y múltiples (**Fig.**

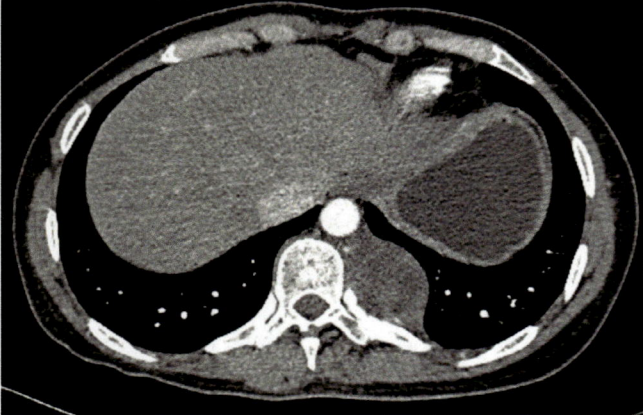

Figura 4-12. Neurofibroma. Tumoración levemente heterogénea en el mediastino paravertebral izquierdo con semiología de lesión extrapulmonar.

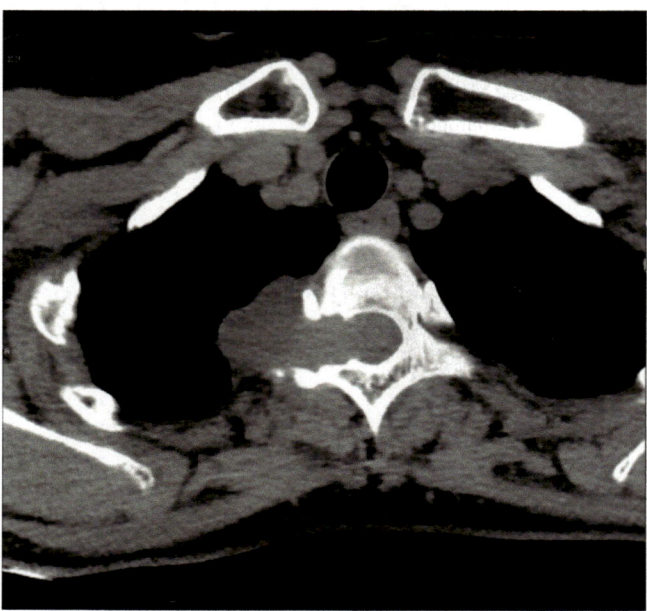

Figura 4-13. Schwannoma. Lesión de densidad de partes blandas paravertebral derecha con erosión del agujero de conjunción.

4-14). Se dan en pacientes con alteraciones hematológicas. En raras ocasiones, pueden asociarse a engrosamiento de las costillas. Si es necesaria su confirmación anatomopatológica, la punción con aguja fina es suficiente, puesto que el diagnóstico se establece al encontrar diferentes células hematológicas precursoras.

Meningocele intratorácico

Corresponde a una masa quística que se asocia a anomalías vertebrales como la hemivértebra o la espina bífida.

Absceso mediastínico

Masas de baja atenuación con captación periférica de contraste y que pueden presentar burbujas aéreas o nivel hidroaéreo (**Fig. 4-15**).

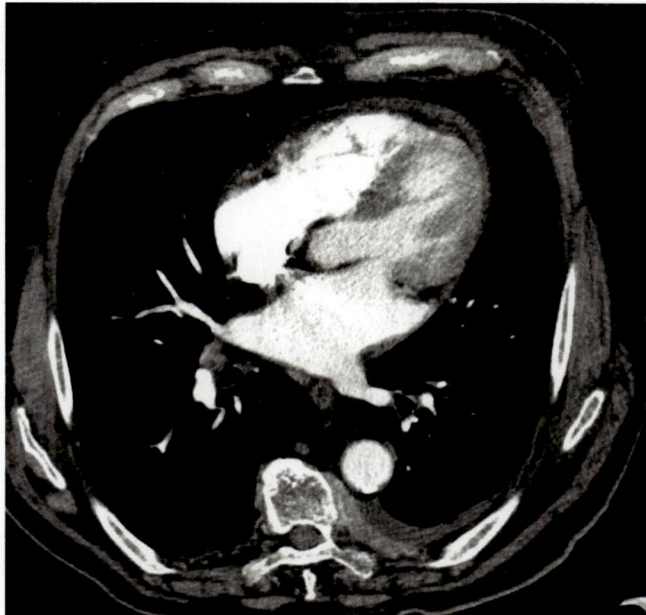

Figura 4-14. Hematopoyesis extramedular. Imagen lineal con captación de contraste que se localiza paravertebral izquierda y se extiende siguiendo el espacio intercostal en un paciente con anemia.

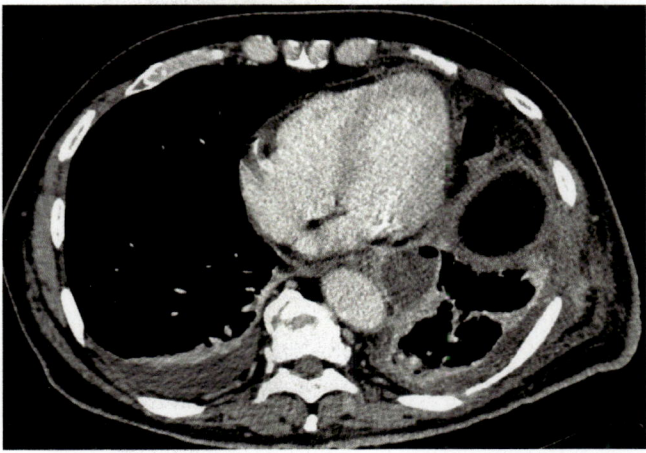

Figura 4-15. Absceso mediastínico paraaórtico izquierdo en un paciente con antecedente reciente de perforación esofágica.

Otras patologías

Otras entidades que pueden hallarse en el mediastino son la mediastinitis aguda o la necrosis grasa.

Mediastinitis aguda

Usualmente, es secundaria a una perforación esofágica. También puede ser por extensión de una infección desde otros territorios cercanos o yatrogénica (tras mediastinoscopia, cirugía o intervencionismo de la vía aérea). El diagnóstico viene dado por el cuadro clínico y la identificación por imagen de tumefacción y aumento de densidad de la grasa mediastínica que puede ir asociada a la formación de abscesos (**Fig. 4-16**). La presencia de gas o niveles hidroaéreos puede verse en la perforación esofágica o en la infección por microorganismos

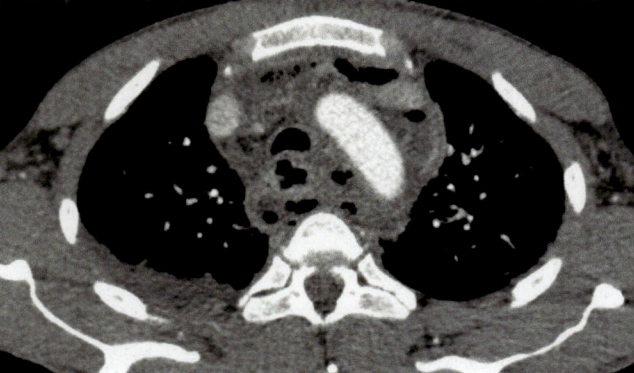

Figura 4-16. Mediastinitis aguda. Múltiples colecciones con burbujas aéreas que afectan a todos los compartimentos mediastínicos, secundarias a infección cervical.

anaerobios. La exploración por TC es básica para el diagnóstico, la delimitación de la afectación y la decisión terapéutica.

Necrosis grasa

La grasa mediastínica puede sufrir una necrosis espontánea o postraumática, que se manifiesta en la TC como una tumefacción y aumento de la densidad. Cursa con dolor torácico y no requiere cirugía, pues remite espontáneamente.

PLEURA

A continuación, se repasa la anatomía de la pleura y, posteriormente, se describen el derrame pleural, el neumotórax y las masas y tumores de la pleura.

Recuerdo anatómico

La pleura deriva del mesodermo embriológico y se trata de una capa de mesotelio formada por dos hojas: parietal y visceral. La parietal recubre interiormente la caja torácica, el mediastino y el diafragma. La visceral recubre la superficie pulmonar. Entre ambas, existe un espacio virtual que contiene una escasa cantidad de líquido, que permite el deslizamiento de ambas hojas y que, en un adulto, es de, aproximadamente, 5 mL.

Las cisuras son reflexiones de la pleura visceral que separan los lóbulos pulmonares. Son únicamente identificables en radiografía convencional cuando el haz de radiación es tangencial a las cisuras. En la TC, se ven como una fina línea con menor densidad de vasos en el pulmón colindante.

Derrame pleural

Se define como **derrame pleural** la acumulación patológica de líquido en el interior del espacio pleural. Su denominación puede variar en función del tipo de contenido. Así pues, pasa a llamarse **hemotórax** si contiene sangre, **empiema** cuando es pus y **quilotórax** si es linfa. Son múltiples las causas de derrame pleural. Lo más habitual es clasificarlo en **trasudado** o **exudado** en función de los criterios de Light del análisis del líquido. Los trasudados aparecen por un aumento de la presión hidrostática capilar o por disminución de la presión osmótica del plasma. Las principales enfermedades que se manifiestan como un trasudado pleural son la insuficiencia cardíaca, el síndrome nefrótico y la cirrosis hepática. El exudado se produce por afectación de las hojas pleurales. Los exudados aparecen, fundamentalmente, debido a neoplasias (especialmente, metástasis), neumonías bacterianas, tuberculosis, tromboembolia pulmonar, patología abdominal y fármacos.

Técnicas diagnósticas en el derrame pleural

A continuación, se describe la utilidad de las distintas técnicas de imagen empleadas en el diagnóstico del derrame pleural.

Radiografía de tórax

Usualmente, se emplean las proyecciones posteroanterior y lateral ante la sospecha de un derrame pleural. La proyección lateral es más sensible que la posteroanterior, porque solo necesita 75 mL para detectar derrame, por los 150-200 mL que son necesarios en la posteroanterior. En cambio, la proyección más sensible para detectar derrame pleural es la proyección anteroposterior en decúbito lateral al lado de la sospecha de derrame con el haz de radiación horizontal, donde solo son necesarios 10 mL para su detección. La proyección anteroposterior en decúbito prono es la menos sensible, puesto que son necesarios más de 525 mL para su detección. El primer hallazgo sugestivo de derrame pleural que puede ser evidenciado en la proyección posteroanterior es el desplazamiento hacia medial del seno costofrénico lateral (**Fig. 4-17**). Posteriormente, al ir incrementando la cantidad de líquido pleural, se producirá obliteración del seno costofrénico, elevación del hemidiafragma, borramiento de la silueta del hemidiafragma y ascenso del líquido por las cisuras y por la pleura costal y mediastínica (en mayor grado por la costal).

Ecografía

La ecografía es más sensible que cualquier proyección radiográfica en el diagnóstico del derrame pleural, puesto que detecta a partir de 5 mL. También es útil para determinar la naturaleza de un derrame pleural. Los trasudados se manifiestan como un líquido anecoico. Cuando en un derrame se encuentran ecos internos, septos o engrosamiento pleural,

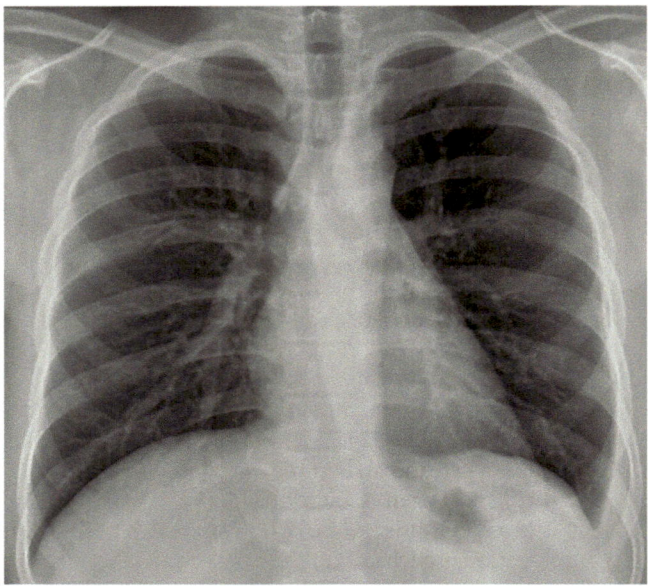

Figura 4-17. Derrame pleural en la proyección posteroanterior de la radiografía. Puede apreciarse un desplazamiento hacia medial del seno costofrénico izquierdo sin obliteración de este.

debe considerarse un exudado (**Fig. 4-18**). No obstante, debe señalarse que hasta el 20 % de los exudados se manifiestan como derrames anecoicos.

Tomografía computarizada

El derrame va a identificarse como una acumulación de líquido en el espacio pleural. Su gran ventaja es que permite evaluar el parénquima pulmonar subyacente, las hojas pleurales y la pared torácica.

Resonancia magnética

Permite diferenciar entre trasudado y exudado, y también aporta información sobre las características del líquido (hemotórax, quilotórax).

Procedimientos intervencionistas guiados por imagen

A continuación, se describen brevemente las indicaciones de toracocentesis, biopsia pleural y drenaje pleural.

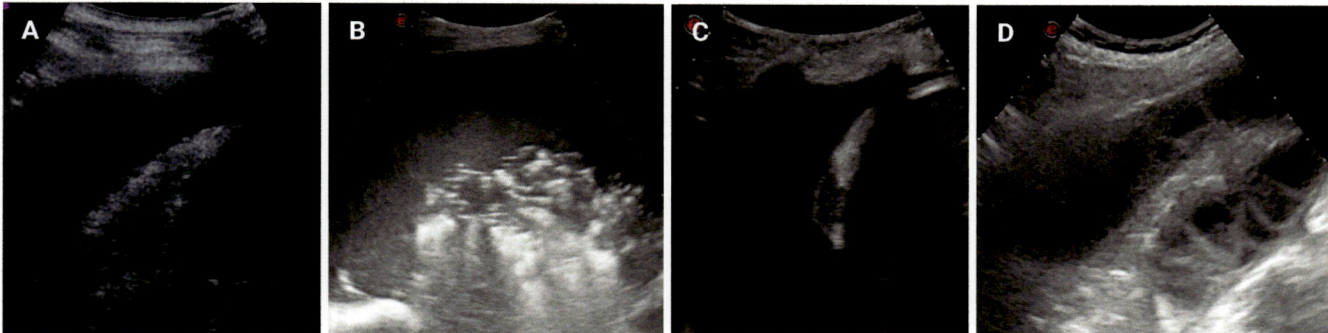

Figura 4-18. Potenciales hallazgos ecográficos en un derrame pleural. **A)** Derrame pleural anecogénico. **B)** Derrame pleural repleto de ecos internos. **C)** Nódulo en la pleura diafragmática. **D)** Septos gruesos en el interior del derrame pleural.

Toracocentesis

Es fundamental en el diagnóstico de un derrame pleural y debe realizarse siempre excepto que ya haya sido diagnosticado anteriormente y se produzca por la misma causa. Debe realizarse con guía ecográfica, porque disminuye considerablemente las complicaciones y permite una mejor aproximación al derrame, al definir la existencia de engrosamientos pleurales que sean susceptibles de biopsia. En ocasiones, puede ser también terapéutica, al disminuir la cantidad de líquido y el componente de atelectasia pasiva subyacente.

Biopsia pleural

Es una técnica sencilla y con escasas complicaciones. Tiene un rendimiento cercano al de la toracoscopia cuando se efectúa con guía de imagen. Cuando la sospecha clínica es de tuberculosis o metástasis, tan solo se necesitará una muestra. En cambio, si la sospecha es de mesotelioma, se recomienda obtener tres o cuatro muestras de lugares diferentes.

Drenaje pleural

Consiste en la colocación de tubos de grosor fino en el interior de la cavidad pleural mediante guía de imagen. Es una técnica sencilla y que obtiene los mismos resultados que con tubos gruesos. Las indicaciones son las mismas que las que se describen para los tubos de mayor grosor, excepto en el hemotórax agudo, donde está contraindicado insertar catéteres de calibre pequeño. La colocación con guía ecográfica permite, además, la valoración del derrame y predice el éxito del drenaje.

Neumotórax

Se define como la presencia da aire en el interior de la cavidad pleural. Puede clasificarse según la causa que lo produce en:

- Traumático.
- Yatrogénico. Usualmente después de una punción pulmonar (aparece en menos del 30 % de las punciones) o tras la inserción de una vía periférica yugular.
- Espontáneo:
  - Primario: aparece sin enfermedad pulmonar conocida. Es más frecuente en hombres que en mujeres. Normalmente, se produce por rotura de una bulla o *bleb*. Tiene tendencia a recurrir en el mismo hemitórax (30 %) o en el contralateral (10 %).
  - Secundario: se produce como complicación de enfermedades como la histiocitosis de células de Langerhans, la sarcoidosis, la linfangioleiomiomatosis, el enfisema y las infecciones.

Los hallazgos radiográficos van a depender de la magnitud del neumotórax y del tipo de proyección realizada. Así pues, cuando la proyección se realice en bipedestación, el aire libre en la cavidad pleural se dispondrá en las porciones superiores del hemitórax, permitiendo visualizar una fina línea apical sin vasos en su margen periférico y que corresponde a la pleura visceral (**Fig. 4-19**). En los casos en los que la cantidad de

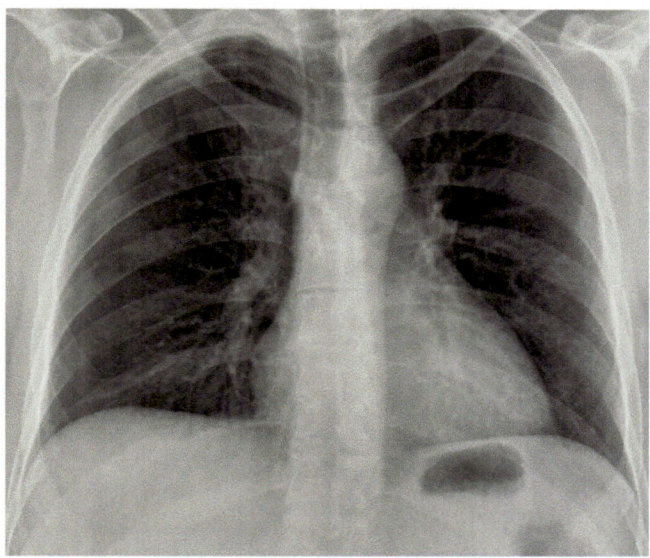

Figura 4-19. Neumotórax. Imagen lineal que se extiende paralela a la pared costal derecha, sin evidencia de vasos en su margen externo.

aire sea escasa, puede ser útil realizar una proyección adicional en espiración, que va a hacer más evidente esta patología. Cuando el neumotórax es masivo, el pulmón va a encontrarse colapsado en la región hiliar y subhiliar. Por otro lado, cuando el paciente se encuentre en decúbito supino, va a resultar más complicado reconocer un neumotórax. Debe recordarse que el aire va a disponerse siempre en la porción superior y que, en este caso, eso supone que se coloque por encima del diafragma y lateral al corazón. Por lo tanto, los hallazgos radiográficos que se deben esperar en un paciente en decúbito supino con neumotórax son: hiperclaridad relativa del hemiabdomen correspondiente, límites netos del mediastino y del hemidiafragma, senos costofrénicos muy profundos, visualización del seno cardiofrénico y descenso del hemidiafragma.

La ecografía también permite el diagnóstico del neumotórax y es especialmente útil en pacientes encamados. Los hallazgos que sugieren la existencia de un neumotórax son la ausencia de movimiento de la línea pleuropulmonar, la presencia de reverberaciones lineales posteriores, la ausencia de artefactos de cola de cometa (o líneas B) y la detección del signo de punto de pulmón. Este último signo es de especial importancia, porque permite determinar la necesidad de drenaje de un neumotórax: del 8 % cuando es anterior y de un 90 % cuando es lateral.

Masas y tumores de la pleura

A continuación se describen los tumores que es posible encontrar en la pleura.

Metástasis

Son el tumor pleural más frecuente. Usualmente se acompañan de derrame pleural. Es importante reconocer los hallazgos que deben hacer sospechar que un engrosamiento pleural es maligno. Este debe sospecharse cuando el engrosamiento es circunferencial, supera el centímetro de grosor, afecta a la pleura mediastínica y muestra formaciones nodulares (**Fig. 4-20**). Cuando se evalúa un derrame pleural por TC, es importante realizar una adquisición tardía (más allá de los 60 segundos de la administración del contraste intravenoso), debido a que en fases más precoces pueden pasar desapercibidos los engrosamientos pleurales. Cuando se realiza la exploración ecográfica de un derrame pleural, es importante revisar siempre la pleura diafragmática, puesto que es el lugar donde más frecuentemente asientan las metástasis pleurales.

Mesotelioma pleural maligno

Es infrecuente. Se relaciona con la exposición ambiental o laboral al amianto. Por imagen, va a manifestarse como un engrosamiento pleural nodular circunferencial que afecta a la pleura mediastínica y cisural y se acompaña de derrame pleural. En muchas ocasiones, puede condicionar una pérdida de volumen del hemitórax afectado. Hasta en un 50 % de los casos, puede acompañarse de placas pleurales calcificadas atribuibles a la exposición previa al amianto. La RM permite la evaluación de la invasión diafragmática y de los tejidos de partes blandas de la pared torácica con mayor sensibilidad y especificidad que la TC. La PET-TC es muy útil para definir la resecabilidad de la tumoración, pero debe considerarse que no está indicado realizarla después de pleurodesis, puesto que condiciona falsos positivos (**Fig. 4-21**).

Tumor fibroso solitario

Es un tumor raro y que ha recibido múltiples nombres a lo largo de los años. Aunque se considera benigno, hasta un 10 % de los casos pueden tener un comportamiento maligno en forma de recidiva o de metástasis a distancia. En un 20 % de los casos, se asocia a osteoartropatía hipertrófica néumica (especialmente, los tumores voluminosos). Por imagen, se manifiestan como tumores voluminosos, homogéneos, lobulados y con contacto con la pleura. Hasta un 60-80 % pueden ser heterogéneos debido a contenido hemorrágico o necrosis. Dado que muchos de ellos están pediculados, no es raro que puedan modificar su localización en el tórax con los cambios de posición del paciente. Por otro lado, el derrame pleural

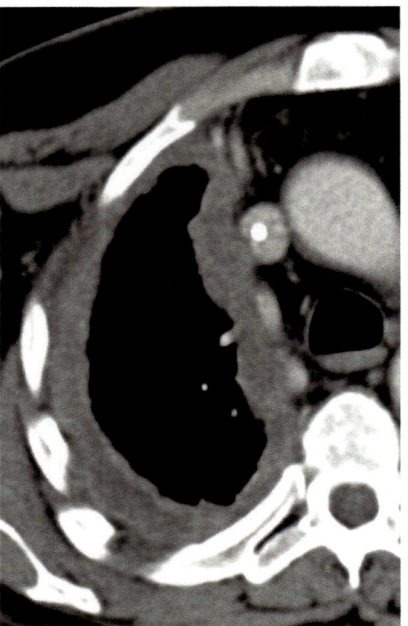

Figura 4-20. Engrosamiento pleural maligno correspondiente a metástasis pleurales. Puede apreciarse en la imagen de tomografía computarizada que se trata de un engrosamiento circunferencial, de más de 1 cm de grosor y que afecta a la pleura mediastínica.

asociado es raro, pero, cuando está presente, debe hacer sospechar que se trata de un tumor maligno.

PARED TORÁCICA

Para el estudio de la pared torácica, todas las técnicas de imagen van a ser útiles. La radiografía de tórax permite una primera aproximación y, en muchos casos, va a ser suficiente. La ecografía permite el diagnóstico de muchas patologías de las partes blandas de la pared torácica y de pequeñas fracturas costales, que no requerirán mayor exploración. La TC es útil para la delimitación de mayores patologías de la pared y para la aproximación a los tumores óseos o de partes blandas con afectación del hueso. La RM, dada su mayor resolución tisular, va a ser fundamental en el estudio de las masas de la pared torácica.

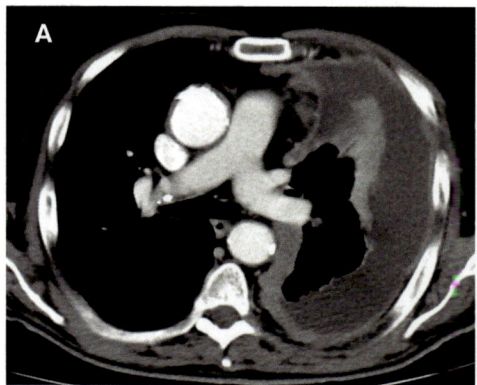
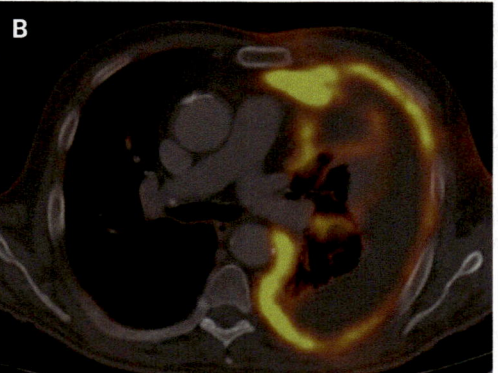

Figura 4-21. Mesotelioma pleural maligno. La imagen de tomografía computarizada (TC) **(A)** muestra un derrame pleural izquierdo con engrosamientos pleurales irregulares y con participación de la pleura mediastínica. La imagen de tomografía por emisión de positrones asociada a TC (PET-TC) **(B)** evidencia una intensa captación de radiotrazador, coherente con el grado de malignidad de la lesión.

Anomalías congénitas

Son varias las anomalías congénitas que afectan a la pared torácica.

Síndrome de Poland

Es la aplasia o hipoplasia del músculo pectoral mayor (**Fig. 4-22**). Puede asociarse a anomalías en la extremidad superior, ausencia de pectoral menor, ausencia o hipoplasia costal homolateral, aplasia de la mama o el pezón homolateral y dextrocardia.

Costilla cervical

Se evidencia en un 0,5 % de la población. Normalmente, no produce síntomas, pero puede condicionar un síndrome del opérculo torácico superior.

Costilla bífida

Carece de significación clínica.

Tórax en embudo (pectus excavatum)

Es una depresión del esternón en la que las costillas protruyen anteriormente. Puede producir desplazamiento del corazón hacia la izquierda. En la radiografía de tórax posteroanterior, puede producirse un aumento de densidad paracardíaco derecho que puede asemejarse a una consolidación. El índice de Haller permite determinar la gravedad del *pectus*. Se calcula dividiendo el diámetro transverso del tórax por el anteroposterior en la línea media, medidos a la altura del tercio distal del esternón. Un índice de Haller ≥ 3,25 requiere corrección quirúrgica.

Tórax en quilla (pectus carinatum)

Es una deformidad en la que el esternón protruye anteriormente más de lo normal. Se asocia a comunicaciones interauriculares e interventriculares. El 50 % de los pacientes con defecto septal tiene *pectus carinatum*.

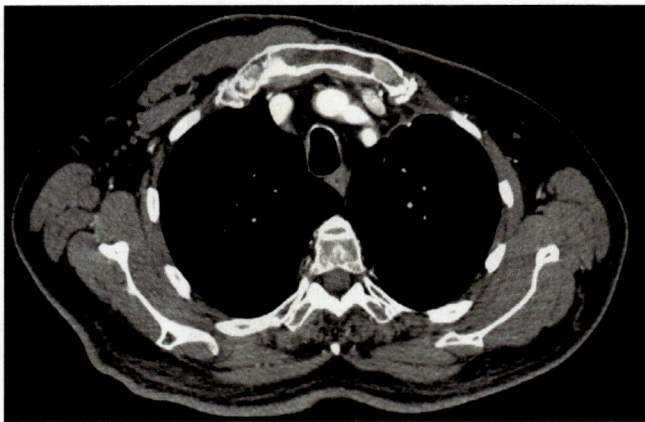

Figura 4-22. Síndrome de Poland. Ausencia de musculatura pectoral mayor y menor izquierda.

Tumores y masas de la pared torácica

A continuación, se describen sucintamente los distintos tumores de la pared torácica.

Lipoma

Es el tumor benigno más frecuente de la pared torácica. Cuando se localiza intercostal, puede adoptar una morfología «en reloj de arena». En TC y RM, va a mostrar el aspecto típico con comportamiento acorde a la densidad grasa de la lesión.

Tumores neurogénicos

Pueden originarse en cualquier nervio de la pared torácica. Cuando su origen es intercostal, pueden condicionar erosiones o muescas en las porciones inferiores de las costillas. Tienen el mismo comportamiento por imagen que el mencionado en el apartado de tumores del mediastino paravertebral.

Tumores neuroectodérmicos primitivos

También son conocidos como PNET (*primitive neuroectodermal tumors*). Son neoplasias agresivas y de mal pronóstico. Se localizan especialmente en el periostio y los tejidos blandos de la pared torácica. Son más frecuentes en niños y adultos jóvenes. Habitualmente, son grandes masas que se acompañan de destrucción ósea e invasión pleuropulmonar. Muestran rápido crecimiento.

Displasia fibrosa

Es más frecuente en la primera y segunda décadas de la vida. Típicamente, se manifiesta como una lesión lítica con expansión y adelgazamiento sin interrupción de la cortical.

Osteocondroma

Es el tumor benigno más frecuente del esqueleto torácico. Puede malignizar en el 0,5-2 % de los casos. Debe sospecharse esta evolución cuando aparezcan calcificaciones densas o desorganizadas en la cubierta cartilaginosa o cuando esta cubierta mida más de 1 cm.

Metástasis

Son los tumores más frecuentes de la pared torácica ósea en adultos, excepto en el esternón, donde son más habituales los tumores primarios. Habitualmente, se manifiestan como lesiones líticas con componente de partes blandas. Algunas neoplasias, como la de mama, pueden manifestarse inicialmente con metástasis blásticas.

Condrosarcoma

Es el tumor primario maligno más frecuente de las costillas y el esternón. Se manifiesta como una masa de gran tamaño con calcificaciones de tipo cartilaginoso (**Fig. 4-23**).

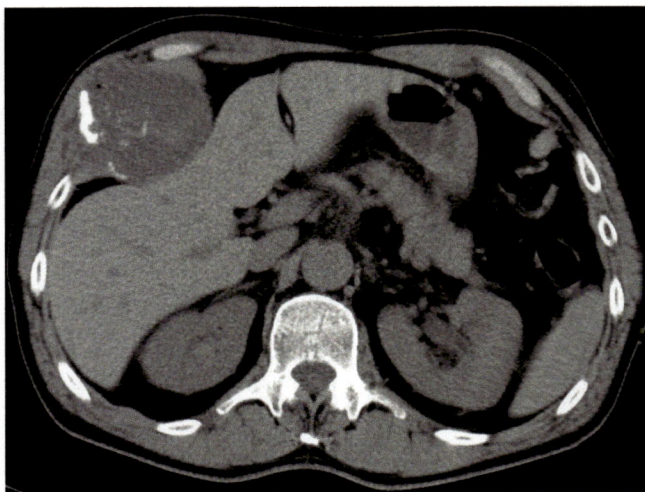

Figura 4-23. Condrosarcoma. Masa dependiente de una de las últimas costillas derechas, con imágenes de calcificaciones en su interior.

DIAFRAGMA

A continuación, se repasa la anatomía de este músculo y se describe su patología.

Recuerdo anatómico

Es un músculo aplanado y delgado en forma de cúpula, de convexidad craneal, que separa la cavidad torácica de la abdominal. Tiene una parte muscular periférica y una central aponeurótica. Las fibras musculares se insertan en el apéndice xifoides y en las costillas (7ª-12ª). La inserción de la parte muscular se prolonga caudalmente en la columna lumbar por medio de los pilares diafragmáticos, que se insertan en la cara anterior de las primeras tres vértebras lumbares. Ambos pilares forman los márgenes de los hiatos aórtico y esofágico. El hiato más anterior es el de la vena cava inferior, que se encuentra dentro del tendón central.

Patología del diafragma

El diafragma puede verse afectado por diversas enfermedades tanto intrínsecas como de estructuras vecinas, y de carácter neoplásico benigno o maligno, o de origen congénito o adquirido.

Tumores diafragmáticos

Son muy infrecuentes. El tumor benigno más frecuente es el lipoma, que puede confundirse con grasa mediastínica normal. Los tumores malignos pueden originarse en el tejido fibroso (fibrosarcoma, fibrohistiocitoma maligno, etc.) o ser sarcomas indiferenciados. La mayoría de los tumores diafragmáticos se presentan como masas de contorno liso o lobulado que protruyen en la porción inferior del hemitórax. La afectación secundaria es más frecuente que la primaria y, normalmente, es por extensión directa de tumores torácicos o del hemiabdomen superior.

Hernia de hiato

Se trata de la herniación del estómago, de forma parcial o total, a través del hiato esofágico. Suele ser adquirida y como consecuencia del aumento de presión en la cavidad abdominal. En la radiografía de tórax, suele apreciarse como una masa retrocardíaca que puede tener un nivel hidroaéreo. En caso de duda (por ausencia de nivel hidroaéreo en la radiografía), puede realizarse un tránsito baritado, que confirmará que se trata de una estructura del tubo digestivo.

Hernia de Bochdalek

Es la más común de las hernias congénitas del diafragma. Se localiza en la región posterolateral del diafragma. Es más frecuente en el lado izquierdo (relación de 9 a 1). En adultos, puede encontrarse hasta en el 6 % de las personas. En la radiografía, se expresa como una aparente lobulación posterior del hemidiafragma. En la TC, puede evidenciarse grasa y/o contenido abdominal que atraviesa un defecto en el diafragma.

Hernia de Morgagni

Se localiza en la porción anteromedial. Usualmente no se detecta en edad pediátrica y la herniación de contenido abdominal se produce de forma más frecuente en el lado derecho, porque en el izquierdo el corazón dificulta su ascenso.

Hernia diafragmática traumática

Se estima que corresponde al 5 % de todas las hernias diafragmáticas, pero supone el 90 % de las hernias estranguladas. Se da en el 5-6 % de los traumatismos abdominales de alta energía y afecta en el 90 % de los casos al lado izquierdo. En la radiografía, pueden evidenciarse estructuras abdominales en el tórax y desdibujamiento del hemidiafragma. Los signos que permiten el diagnóstico mediante TC son: la discontinuidad del diafragma, el engrosamiento diafragmático, la imposibilidad de identificar un segmento de diafragma, la elevación del hemidiafragma, el hemotórax, el hemoperitoneo, el signo del collar (las estructuras herniadas muestran constricción al pasar por el defecto diafragmático) y el signo de la víscera caída (el diafragma no contiene a las estructuras abdominales cuando el paciente está en decúbito supino y estas se apoyan en las costillas posteriores).

Parálisis frénica

La parálisis frénica puede producirse por múltiples causas. El diagnóstico puede realizarse fácilmente mediante dos técnicas radiológicas: la escopia y la ecografía. Mediante escopia, puede identificarse la disfunción diafragmática. Usualmente, se va a identificar un hemidiafragma elevado que no muestra movimiento con la respiración normal o la inspiración profunda y que puede mostrar un movimiento paradójico, es decir, contrario al esperado con la respiración normal. Mediante ecografía, se puede explorar la motilidad diafragmática y cuantificarla mediante el modo M (**Fig. 4-24**). También mediante el modo M y el modo B, puede evaluarse la contractilidad del diafragma. Mediante un abordaje lateral en las porciones basales de la línea media axilar, debe buscarse el diafragma, que aparecerá como una banda hipoecogénica rodeada de dos finas líneas hiperecogénicas. Una vez localizado y calculando su grosor en inspiración y espiración, puede calcularse la fracción de acortamiento que resulta de dividir la resta entre el grosor del diafragma en inspiración y en espiración por el grosor en espiración. Un porcentaje superior al 20 % se considera normal.

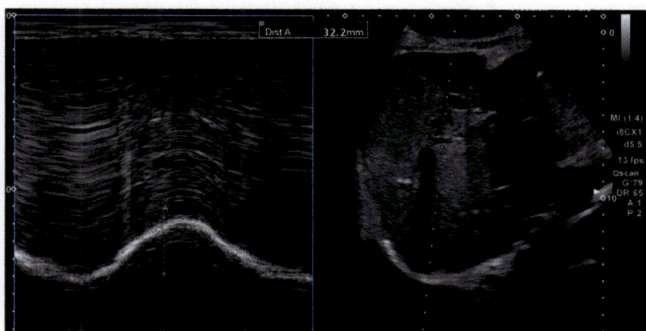

Figura 4-24. Correcto movimiento del hemidiafragma derecho durante la exploración ecográfica en modo M (movimiento).

PUNTOS CLAVE

- El conocimiento de los compartimentos mediastínicos permite acotar el diagnóstico diferencial de las lesiones mediastínicas.
- La ecografía es una técnica muy útil en el diagnóstico y seguimiento del derrame pleural. Además, permite guiar la mayoría de los procedimientos intervencionistas pleurales.
- La afectación pleural maligna debe sospecharse cuando se detecte un engrosamiento pleural circunferencial, con

afectación de la pleura mediastínica, con formaciones nodulares y que supere el centímetro de grosor.
- El tumor pleural más frecuente son las metástasis.
- La RM y la PET-TC son útiles en la estadificación del mesotelioma pleural.
- La parálisis frénica puede ser diagnosticada con escopia o mediante ecografía.

BIBLIOGRAFÍA

Carter BW, Benveniste MF, Betancourt SL, De Groot PM, Lichtenberger JP 3rd, Amini B, et al. Imaging evaluation of malignant chest wall neoplasms. Radiographics. 2016;36(5):1285-306.

Carter BW, Benveniste MF, Madan R, Godoy MC, De Groot PM, Truong MT, et al. ITMIG classification of mediastinal compartments and multidisciplinary approach to mediastinal masses. Radiographics. 2017;37(2):413-36.

Del Cura JL, Gayete A, Rovira A, Pedraza S (eds.). Radiología esencial. Madrid: Editorial Médica Panamericana; 2019.

Isus G, Vollmer I. Ultrasound-guided interventional radiology procedures in the chest. Radiologia (Engl Ed). 2021;63(6):536-46.

Minervini F, Sergi CM, Scarci M, Kestenholz PB, Valentini L, Boschetti L, et al. Benign tumors of the chest wall. J Thorac Dis. 2024;16(1):722-36.

Romero Romero B, Vollmer Torrubiano I, Martín Juan J, Heili Frades S, Pérez Pallares J, Pajares Ruiz V, et al. Ultrasound in the study of thoracic diseases: innovative aspects. Arch Bronconeumol. 2024;60(1):33-43.

Vollmer I, Gayete Á. Ecografía torácica. Arch Bronconeumol. 2010;46(1):27-34.

Vollmer Torrubiano I, Sánchez González M. Interventional procedures in the chest. Radiologia. 2016;58 Suppl 2:15-28.

Nódulo pulmonar solitario y el cáncer de pulmón

5

C. Trinidad López y C. Delgado Sánchez-Gracián

OBJETIVOS

- Determinar la técnica de tomografía computarizada adecuada para el diagnóstico y seguimiento de los nódulos que permitirá su clasificación y medición de forma precisa.
- Describir cómo se miden los diferentes tipos de nódulos para que esas medidas sean reproducibles en el manejo y el seguimiento.
- Revisar las guías de manejo con especial atención a las guías de la Sociedad Fleischner publicadas en 2017.
- Identificar los signos de alarma que permitan sospechar con alta probabilidad malignidad y plantear un manejo más radical.
- Abordar el manejo de nódulos con un comportamiento especial como son los nódulos pericisurales o los asociados a quistes aéreos pulmonares.

INTRODUCCIÓN

La incidencia de nódulos pulmonares detectados de manera incidental en estudios de tomografía computarizada (TC) realizados por otros motivos es muy frecuente y va en aumento a medida que se generaliza el uso de la TC en la práctica clínica. El diagnóstico de un nódulo pulmonar puede generar ansiedad en el paciente al que se le detecta por sorpresa una lesión potencialmente maligna y, por otra parte, genera un número considerable de estudios de seguimiento y recursos destinados al diagnóstico etiológico de esos nódulos. Se sabe que la posibilidad de supervivencia en el cáncer de pulmón depende de que se detecte en una fase inicial, cuando es quirúrgico. Por ello, al enfrentarse al manejo de nódulos pulmonares detectados de manera incidental, hay que moverse en un equilibrio entre la necesidad de detectar un cáncer antes de que sea demasiado tarde y no consumir recursos, sobrecargar el sistema o generar ansiedad, innecesarios cuando se trata de nódulos benignos.

Es muy importante conocer los tiempos de duplicación de volumen de los diferentes tumores que permitan realizar estudios de seguimiento con intervalos de tiempo seguros y conocer los signos radiológicos sugestivos de benignidad o malignidad, que permitan realizar un diagnóstico preciso de forma rápida, evitando, así, exploraciones o estudios de control innecesarios.

TÉCNICA DE TOMOGRAFÍA COMPUTARIZADA ADECUADA

Se presenta el caso clínico de una mujer de 64 años, fumadora de 47 paquetes/año a la que se le realiza una TC de tórax durante el curso de una infección por coronavirus (COVID-19) y se observa como hallazgo incidental un nódulo sólido en el lóbulo superior derecho (LSD) de bordes lobulados, de 6,2 mm de diámetro (**Fig. 5-1**). Se trata de un estudio realizado con cortes de 3 mm de grosor y reconstruido con filtro de partes blandas, por lo que los bordes del nódulo no son nítidos. Por tanto, si se dispone de los datos brutos del estudio, lo recomendable en primer lugar es obtener reconstrucciones con cortes de 1-1,5 mm y filtro de realce de bordes.

> **!** Para evaluar correctamente un nódulo pulmonar, se debe disponer de cortes finos con un grosor ≤ 1,5 mm y de dos reconstrucciones: una reconstrucción con filtro de partes blandas y ventana de mediastino, y otra con filtro de realce de bordes o alta resolución y ventana de pulmón.

Esta técnica aporta dos ventajas fundamentales: la primera es que la medida del nódulo será más exacta y reproducible, lo cual es muy importante teniendo en cuenta que el tamaño es el factor principal que determina el manejo; y la segunda es que permite evaluar mejor la densidad y la estructura interna de la lesión, que ayudará a clasificar los nódulos en sólidos y subsólidos y a filiarlos como benignos o malignos sin necesidad de seguimiento en un porcentaje no despreciable de casos.

Como puede observarse en el ejemplo de la **figura 5-2**, en la imagen reconstruida con grosor de 3 mm y filtro de partes blandas, se observa un nódulo sólido de densidad homogénea de 8 mm y en la imagen reconstruida con grosor de 1,5 mm y el mismo filtro de partes blandas, se puede ver la presencia

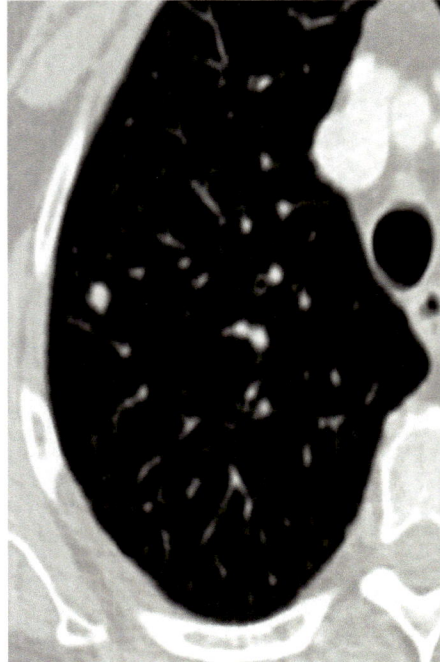

Figura 5-1. Corte axial de tomografía computarizada con ventana de pulmón reconstruida con cortes de 2 mm y filtro de partes blandas. Se observa un nódulo sólido periférico de bordes lisos lobulados de densidad homogénea en el lóbulo superior derecho.

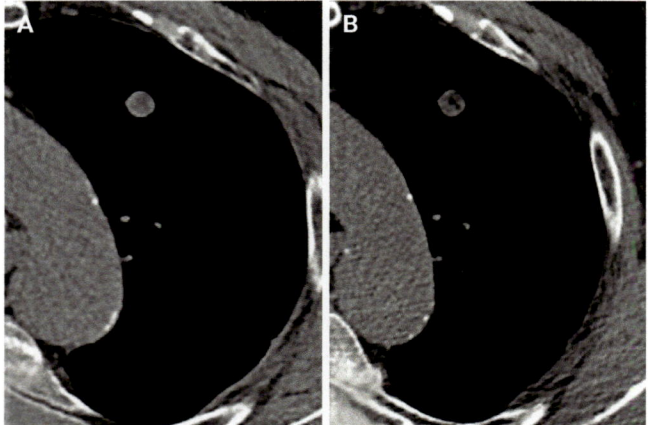

Figura 5-2. Imágenes axiales con filtro de partes blandas y ventana de mediastino. **A)** Reconstruida con grosor de 3 mm. **B)** Reconstruida con grosor de 1,5 mm.

de grasa macroscópica en su interior, que permite hacer el diagnóstico de hamartoma. Mientras que, en el primer caso, habría que realizar un control a los tres meses o una biopsia, en el segundo caso, no son necesarios más estudios.

En la **figura 5-3**, se puede comparar la morfología de dos nódulos detectados en un estudio reconstruido con grosor de 3 mm y filtro de partes blandas y las imágenes reconstruidas con grosor de 1,5 mm y filtro de alta resolución a partir de los datos brutos, en donde se aprecia con más claridad la morfología triangular y poliédrica con un tracto lineal fino que lo conecta con la superficie pleural. Esta es la morfología típica de los ganglios intrapulmonares benignos, que no requieren seguimiento ni otras pruebas adicionales para la

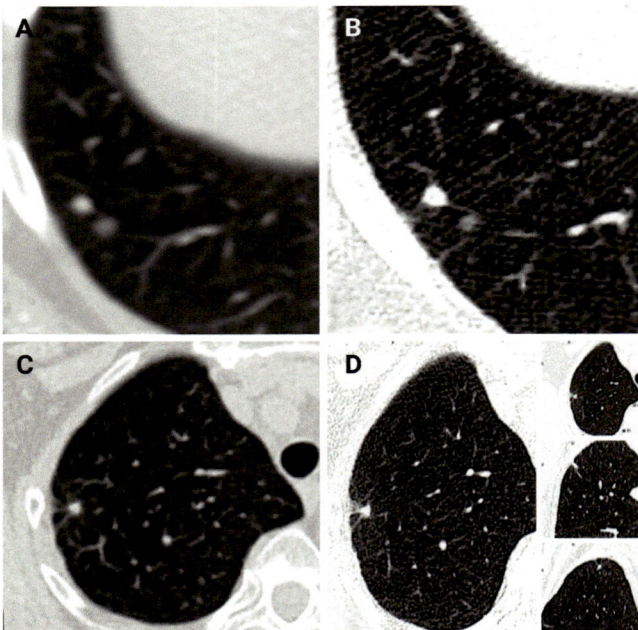

Figura 5-3. A y **C)** Imágenes axiales reconstruidas con grosor de 3 mm y filtro de partes blandas. **B** y **D)** Imágenes axiales con grosor de 1,5 mm y filtro de alta resolución. En **D**, se pueden ver reconstrucciones en los planos sagital y coronal.

confirmación del diagnóstico. Suelen localizarse por debajo de la bifurcación traqueal, pueden ser múltiples y pueden crecer. Las reconstrucciones multiplanares son muy útiles para valorar la morfología, que puede no ser típica en los cortes axiales y sí en los otros planos, sagital o coronal. En los estudios de seguimiento de los nódulos, no es necesario administrar contraste intravenoso y, habitualmente, son estudios sin contraste.

CLASIFICACIÓN Y MEDIDA DE LOS NÓDULOS PULMONARES

Volviendo al ejemplo del caso clínico, la siguiente cuestión que se plantea es si es necesario hacer o no un seguimiento en este nódulo. Los factores más importantes que van a determinar el manejo son el tipo de nódulo y el tamaño. El primer paso será, por tanto, clasificar el nódulo en función de su densidad en sólido o subsólido:

- Los nódulos sólidos son opacidades redondeadas que ocultan las estructuras vasculares.
- Los nódulos subsólidos son aquellos que tienen una densidad en vidrio deslustrado que permite ver las estructuras vasculares a su través. Se dividen, a su vez, en no sólidos, cuando son en vidrio deslustrado puro, y parcialmente sólidos, cuando tienen un componente sólido y otro en vidrio deslustrado (**Fig. 5-4**).

A efectos prácticos, se hablará de nódulos sólidos, no sólidos o parcialmente sólidos, y será la primera característica a incluir en el informe, porque, a partir de ahí, el manejo será diferente en cada grupo. El siguiente factor que va a

Figura 5-4. Clasificación de los nódulos pulmonares en función de su densidad.

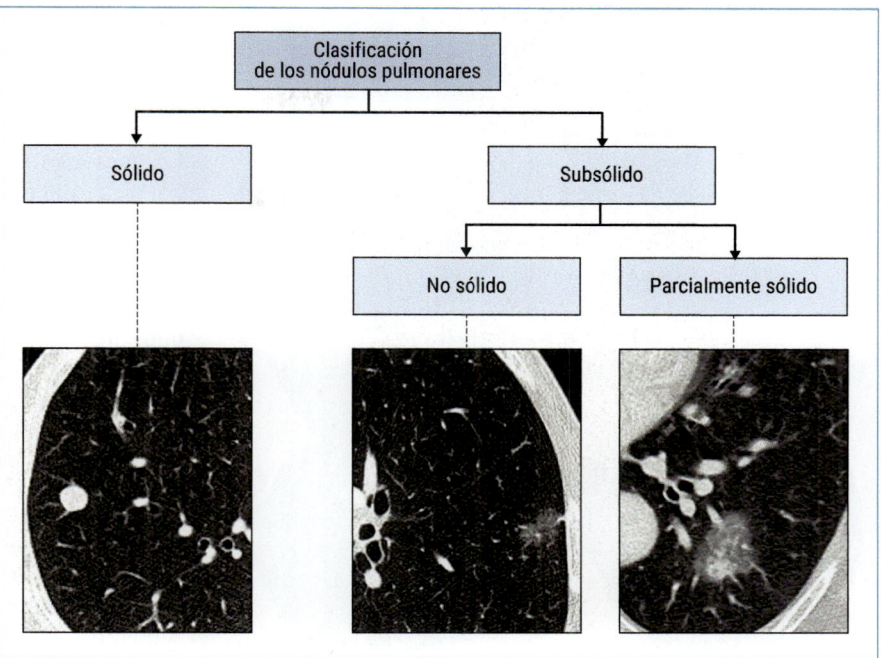

determinar si habrá que hacer seguimiento o no en este caso clínico es el tamaño. Es muy importante hacer una medida lo más exacta posible, que permita clasificar correctamente el nódulo en función del tamaño y que sea reproducible para evaluar el crecimiento de una manera precisa. Para ello, se han elaborado unas guías de cómo debe medirse cada tipo de nódulo. La medida se realiza en las reconstrucciones con filtro de alta resolución y ventana de pulmón. Puede efectuarse en cualquiera de los planos (sagital, coronal o axial) que mejor represente la morfología del nódulo y en donde sea más fácil de medir. En la **figura 5-5**, se representa cómo deben medirse los diferentes tipos de nódulos. En los nódulos sólidos y no sólidos, se obtienen dos medidas en el mismo plano: el diámetro mayor y el diámetro menor perpendicular. Se obtiene la media de estas dos medidas y se redondea al valor entero más próximo. En el caso clínico, existe un nódulo

sólido que mide (5 + 6,2 mm) = 11,2 mm / 2 = 5,6 mm, que se redondea a 6 mm (**Fig. 5-6B**).

MANEJO DE LOS NÓDULOS PULMONARES SÓLIDOS

La Sociedad Fleischner publicó en 2017 unas guías para el manejo de los nódulos pulmonares detectados de manera incidental en pacientes mayores de 35 años, que no son inmunodeprimidos, portadores de un tumor primario o participantes en programas de cribado de cáncer de pulmón. Según estas guías, se recomienda el seguimiento en los nódulos sólidos y subsólidos ≥ 6 mm (**Figs. 5-7** y **5-8**).

En el caso clínico presentado, dado que se trata de un nódulo sólido de 6 mm, el intervalo de seguimiento recomendado es de 6 a 12 meses. Elegir un intervalo de entre 6 y 12 meses depende de la probabilidad de que este nódulo en concreto sea maligno.

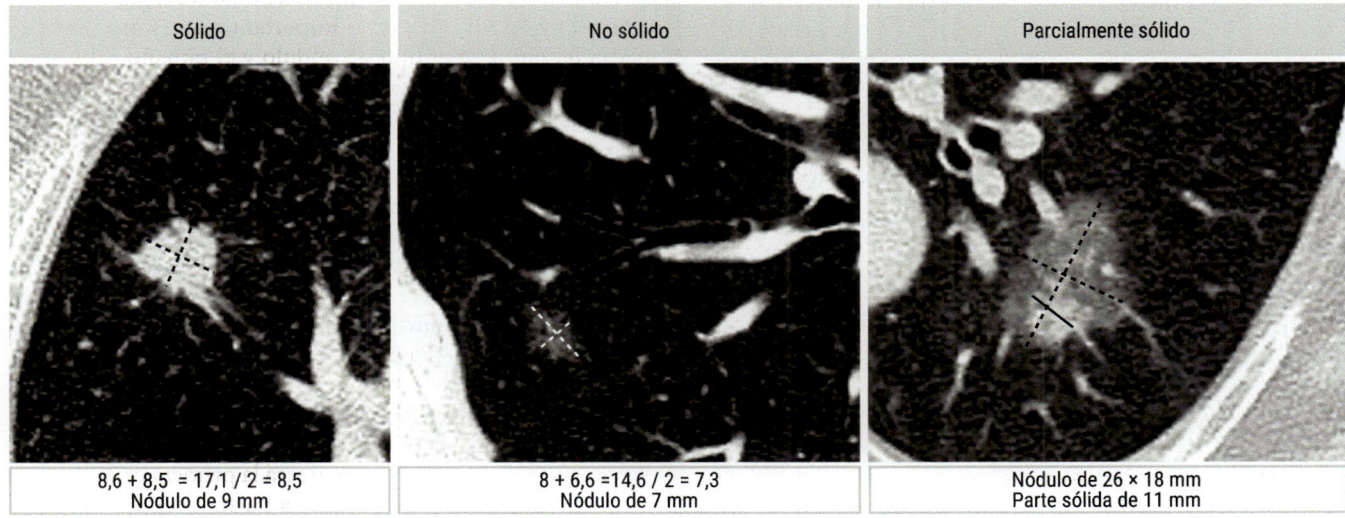

Sólido	No sólido	Parcialmente sólido
8,6 + 8,5 = 17,1 / 2 = 8,5 Nódulo de 9 mm	8 + 6,6 =14,6 / 2 = 7,3 Nódulo de 7 mm	Nódulo de 26 × 18 mm Parte sólida de 11 mm

Figura 5-5. Medida de los diferentes tipos de nódulos pulmonares.

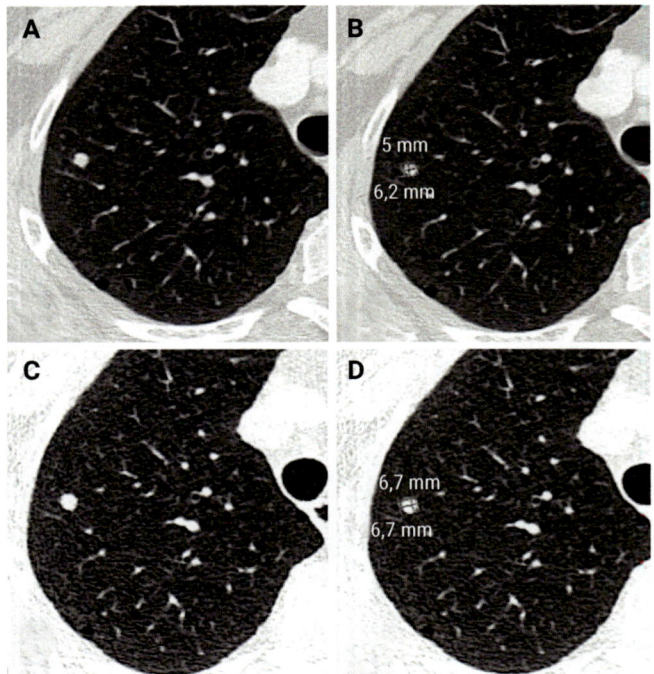

Figura 5-6. Estudio inicial **(A** y **B)** y a los tres meses **(C** y **D)**, que muestra un dudoso crecimiento del nódulo del lóbulo superior derecho sin cambios en su morfología.

> ! Hay unos factores de probabilidad de malignidad que dependen del paciente como la edad, el hábito tabáquico o los antecedentes familiares de cáncer de pulmón; y unos factores que dependen del nódulo como los bordes espiculados y la localización en los lóbulos superiores.

Basándose en estos factores, se han elaborado tablas de probabilidad, que consideran tres categorías de riesgo: baja, intermedia o alta (**Tabla 5-1**).

El enfisema y la fibrosis pulmonar son factores de riesgo independientes de cáncer de pulmón. Los pacientes con probabilidad preprueba del 0-5 % pueden ser manejados de forma conservadora, y los de riesgo alto, con probabilidad superior al 65 %, deben ser manejados de manera agresiva. Los de riesgo intermedio, con probabilidad entre el 5 y el 65 %, requieren estudios adicionales de seguimiento y/o confirmación.

En este caso, se trata de un nódulo sólido de 6 mm, de alto riesgo, tanto por las características de la paciente (mayor de 60 años, fumadora de más de 30 paquetes/año, con enfisema pulmonar), como del nódulo (localizado en el lóbulo superior y con bordes irregulares), por lo que el primer control debería realizarse a los 6 meses, ya que la probabilidad de que sea maligno se sitúa entre el 0,5 y el 2 %. En un control realizado a los tres meses por otro motivo, el nódulo mide 6,7 × 6,7 mm (7 mm) y sus características morfológicas no han variado (v. **Fig. 5-6C** y **D**).

A la vista de estos hallazgos, hay que plantearse si se considera que el nódulo ha crecido (y, por tanto, es maligno) o si el cambio entra dentro de la posibilidad de variabilidad de la medida.

Lo primero es conocer cuánto tiempo tarda un nódulo maligno en duplicar su volumen.

> ! Hay que considerar que el tiempo de duplicación de volumen para la mayoría de los cánceres es de 100 a 400 días (de 3,3 a 13,3 meses).

Por tanto, tres meses no es tiempo suficiente en este caso para filiar el nódulo como benigno y finalizar el seguimiento.

La duplicación del volumen equivale a un aumento del 26 % del diámetro, de manera que un nódulo de 8 mm pasaría a medir 10 mm y un nódulo de 6 mm pasaría a 7,5 mm.

La medida del nódulo puede estar influenciada por factores como la técnica, el filtro de reconstrucción o el grado de inspiración del estudio, además, por supuesto, de la varia-

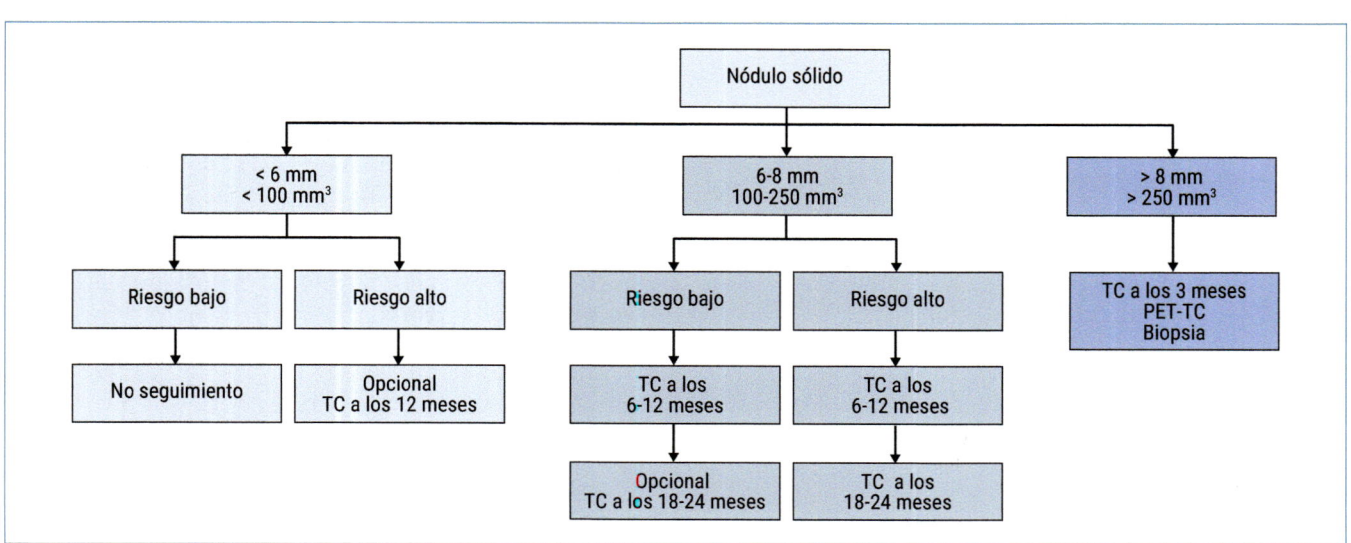

Figura 5-7. Recomendaciones de manejo de los nódulos sólidos detectados incidentalmente en adultos según las guías de la Sociedad Fleischner de 2017. PET: tomografía por emisión de positrones (*positron emission tomography*); TC: tomografía computarizada.

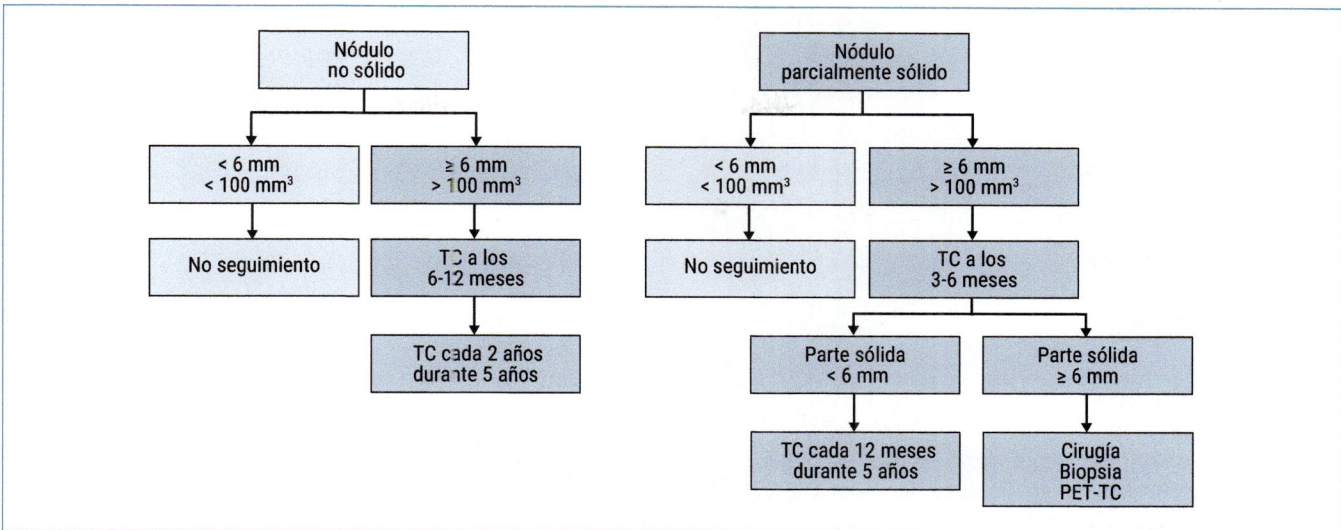

Figura 5-8. Recomendaciones de manejo de los nódulos subsólidos detectados incidentalmente en adultos según las guías de la Sociedad Fleischner de 2017. PET: tomografía por emisión de positrones (*positron emission tomography*); TC: tomografía computarizada.

Tabla 5-1. Factores de probabilidad clínica de malignidad

Baja (< 5 %)	Intermedia (5-65 %)	Alta (> 65 %)
Nunca fumador	–	Fumador ≥ 30 paquetes/año
Edad menor de 40 años	–	Edad mayor de 60 años
Sin antecedentes familiares de cáncer de pulmón	Características de ambos	Antecedentes familiares de cáncer de pulmón
Bordes lisos	–	Bordes espiculados o lobulados
Lóbulos medios o inferiores	–	Lóbulos superiores
–	–	Enfisema, fibrosis

bilidad del observador. Se considera que hay crecimiento claro cuando el nódulo aumenta de tamaño 2 mm o más. En este ejemplo, el nódulo pasa de 6 a 7 mm, por lo que el crecimiento es dudoso.

> ! Por otro lado, es demasiado pequeño y tanto la PET-TC como la biopsia tienen un bajo rendimiento diagnóstico en los nódulos menores de 8 mm.

Por tanto, la opción más lógica es hacer una TC de control en un intervalo de tiempo corto, dada la sospecha de crecimiento. Se optó por hacer un seguimiento a los tres meses, que mostró un crecimiento claro del nódulo, que ahora mide 6,8 × 10,6 mm (**Fig. 5-9**).

Se puede observar que en el control a los seis meses el crecimiento del nódulo es inequívoco y este es el intervalo de seguimiento recomendado por las guías de la Sociedad Fleischner.

Es importante tener en mente los intervalos de crecimiento de las lesiones malignas para mantener el equilibrio entre realizar un control con un intervalo demasiado corto que plantee

dificultades de interpretación o una falsa idea de estabilidad; o uno demasiado largo que permita que el tumor cambie de estadio.

Adviértase también que, cuando un nódulo mide más de 10 mm, ya no se hace la media de los diámetros mayor y menor, sino que se informará de los dos diámetros.

Una de las cuestiones que se plantea es qué hacer con un nódulo sólido de 6 a 8 mm que en la TC de control a los 6-12 meses no presenta cambios en su tamaño. En este caso, si se coloca en el grupo de bajo riesgo de malignidad, se considera un nódulo benigno y no es necesario hacer más estudios. Pero, si pertenece al grupo de alto riesgo de malignidad, deberá hacerse un último control a los 18-24 meses.

En los nódulos mayores de 8 mm, se hará control a los tres meses, biopsia o PET-TC. Elegir una u otra opción dependerá de si es un nódulo accesible a la biopsia y de si pertenece a un grupo de riesgo alto o bajo. Si se opta por el control a los tres meses y el nódulo está estable, las guías no recogen cuál debe ser el manejo, pero, en este tipo de nódulos, deberá hacerse estudios de TC hasta confirmar la estabilidad durante dos años. Los intervalos de seguimiento dependerán de la probabilidad de malignidad.

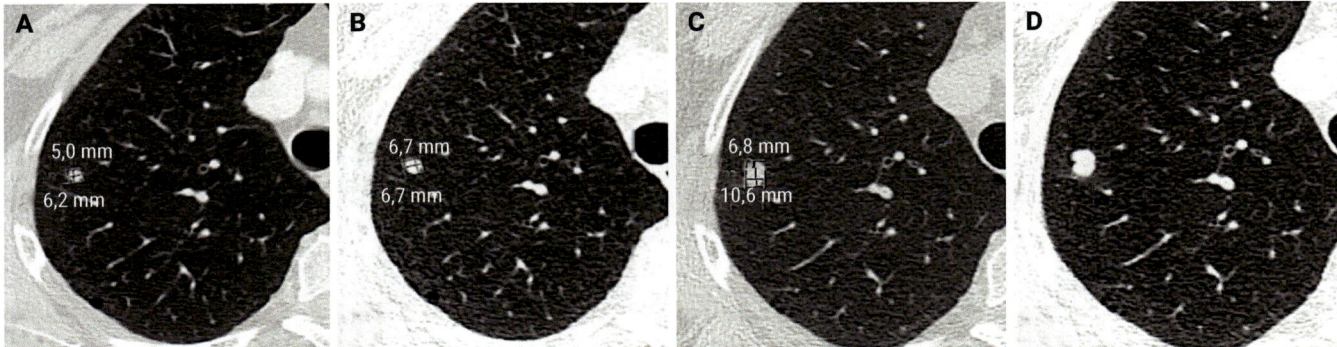

Figura 5-9. Cortes axiales con ventana de pulmón en los diferentes estudios: inicial **(A)**, a los tres meses **(B)** y a los seis meses **(C** y **D)**, donde se aprecia un crecimiento claro.

En los nódulos sólidos menores de 6 mm no es necesario seguimiento, excepto en los que tienen una morfología sospechosa o se localizan en los lóbulos superiores, en cuyo caso, se hará un control a los 12 meses y, si no crece, se finalizará el seguimiento. No es necesario un control a más corto plazo porque, en ese intervalo de tiempo, si se tratara de un tumor, no cambiaría de estadio.

MANEJO DE LOS NÓDULOS PARCIALMENTE SÓLIDOS

El siguiente caso corresponde a una mujer de 44 años fumadora de 7 paquetes /año, a quien en una TC realizada por bronquitis y expectoración se le detecta una lesión periférica en el LSD, que en las reconstrucciones realizadas con cortes finos y filtro de realce de bordes se corresponde con una lesión nodular parcialmente sólida de 13 mm con tres nódulos sólidos (**Fig. 5-10**).

La duda de manejo que se plantea en primer lugar es cómo medir el componente sólido. En los nódulos parcialmente sólidos, se mide el diámetro total incluyendo la parte sólida y no sólida, que se obtiene como la media de los dos diámetros, mayor y menor, redondeada al valor entero más cercano. Y, además, se informa de la medida del componente sólido, midiendo solo el diámetro mayor (v. **Fig. 5-5**).

En este caso, se trata de un nódulo parcialmente sólido con un diámetro total de 13 mm, pero hay tres nódulos sólidos independientes, por lo que se mide el nódulo de mayor tamaño, que es el que se toma como referencia para el manejo, y se describen los otros dos. El nódulo sólido de mayor tamaño mide 6 mm, lo que representa un 46 % del tamaño de la lesión.

> **!** La mayoría de los nódulos parcialmente sólidos se deben a infección o inflamación, por lo que siempre, independiente de su tamaño, se debe realizar un control para confirmar la persistencia de la lesión.

En el ejemplo de la **figura 5-11**, se observa un nódulo parcialmente sólido con un componente sólido mayor de 6 mm, que ocupa más del 50 % del tamaño total de la lesión, por lo que, de persistir, correspondería con seguridad a un adenocarcinoma y, además, con alta probabilidad, invasivo. Sin embargo, en el primer estudio de control realizado, desaparece completamente, lo cual confirma su etiología benigna, infecciosa o inflamatoria. Pero la semiología es

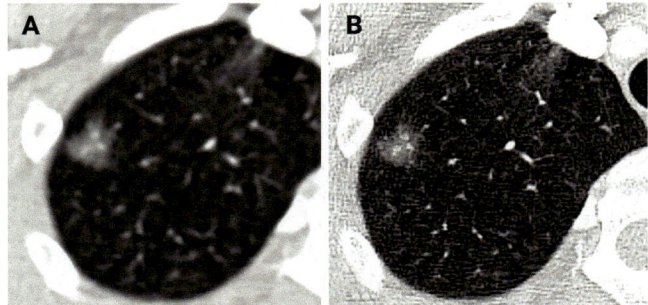

Figura 5-10. Imágenes axiales reconstruidas con filtro de partes blandas **(A)** y con filtro de alta resolución **(B)**, donde se muestra un nódulo con densidad en vidrio deslustrado, con tres nódulos sólidos en su interior.

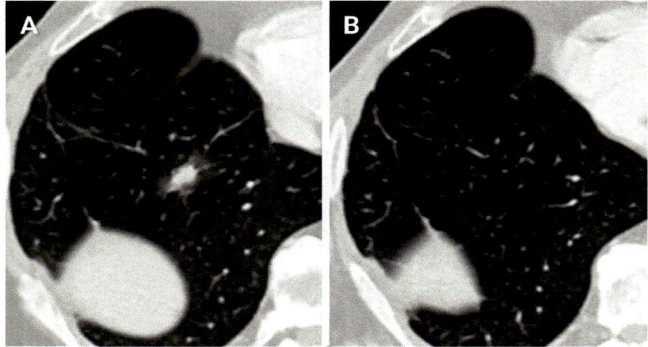

Figura 5-11. Nódulo parcialmente sólido en el estudio inicial **(A)**, que desaparece en el estudio de seguimiento **(B)**.

superponible a la de una lesión maligna. Por tanto, antes de realizar cualquier procedimiento invasivo, siempre se llevará a cabo un estudio de control para confirmar la persistencia de la lesión.

En este caso clínico, puede plantearse realizar el primer control a los 12 meses, dado que son tumores de muy lento crecimiento. El seguimiento a corto plazo está justificado únicamente porque, si se resuelve, se acaba el problema y la situación de preocupación que pueda generar en el paciente y, si persiste, es con alta probabilidad un nódulo maligno. Se optó por un control de TC a los tres meses, que mostró persistencia de la lesión sin cambios en el tamaño ni en la morfología (**Fig. 5-12**).

Aunque la probabilidad de malignidad es muy alta, se trata de nódulos de lento crecimiento en los que un seguimiento

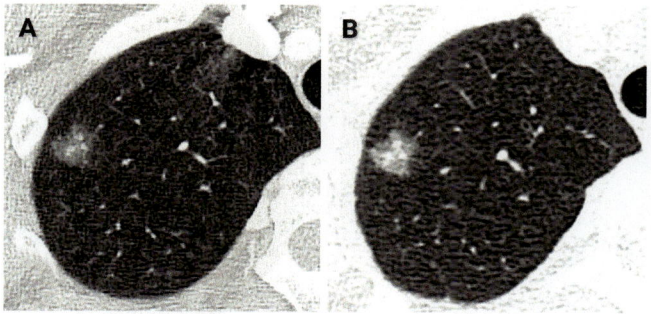

Figura 5-12. A) Estudio inicial. **B)** Control a los tres meses.

a corto plazo no tiene sentido y, en un seguimiento a tres meses, lo más probable es que no haya cambios. El tamaño del componente sólido de estas lesiones es el que determina la probabilidad de invasión, que está aumentada cuando es mayor de 5 mm y/o cuando representa más del 50 % del tamaño del nódulo, por lo que el manejo tiene que ser más radical. En los nódulos persistentes con un componente sólido ≥ 6 mm, se recomienda confirmación histológica o cirugía directamente tras la realización de una PET-TC que descarte malignidad a otros niveles.

En este caso, se realizó una PET-TC, que mostró un leve aumento del metabolismo de la fluorodesoxiglucosa (FDG) con un valor de captación estandarizado (SUV, *standardized uptake value*) máximo de 2,1, sugestivo de lesión maligna de bajo grado o inflamatoria activa, sin evidencia de otros focos sospechosos de malignidad. Se realizó una lobectomía superior derecha y el diagnóstico fue de *adenocarcinoma mínimamente invasivo* con claro predominio del componente «lepídico», y con focos aislados de infiltración.

> ❗ Hay que saber que se trata de tumores con bajo metabolismo glucídico y en los que el rendimiento de la biopsia es bajo, por lo que, ante la presencia de una serie de características clave (componente sólido mayor del 50 %, seudocavitación, dilataciones bronquiales en el interior de la lesión o crecimiento), se puede indicar la cirugía directamente.

En la **figura 5-13**, se muestran tres ejemplos de nódulos subsólidos persistentes con características muy sugestivas de malignidad.

En un nódulo parcialmente sólido persistente, si la parte sólida de la lesión fuera de 5 mm o menor, se podrían hacer

controles anuales durante, al menos, cinco años para confirmar la estabilidad. La mayoría de estos nódulos son adenocarcinomas *in situ* o mínimamente invasivos.

MANEJO DE LOS NÓDULOS NO SÓLIDOS

Se presenta el caso de una mujer de 71 años a la que se le detecta de forma incidental un nódulo subsólido en una TC realizada por sospecha de aneurisma de aorta torácica. Se observa un nódulo periférico en el lóbulo superior izquierdo (LSI) de 9 mm, no sólido, sin polos sólidos ni otros datos sospechosos de malignidad (**Fig. 5-14A**). La cuestión que se plantea con este nódulo es si se debe recomendar un control a los 6-12 meses y, si persiste, controles cada dos años durante cinco años, o si se recomienda directamente controles cada dos años durante cinco años.

Si se siguen las guías de la Sociedad Fleischner para el manejo de los nódulos no sólidos (v. **Fig. 5-8**), puede verse que, en los mayores de 6 mm, se aconseja el seguimiento durante, por lo menos, cinco años.

Al igual que ocurre con los nódulos parcialmente sólidos, la mayoría de los nódulos no sólidos son de etiología inflamatoria o infecciosa y desaparecen en un control a corto plazo, por lo que se puede plantear un control en 6-12 meses para confirmar la persistencia, si bien, la alta prevalencia de estas lesiones y su lento crecimiento justifican no realizar controles solo para confirmar la persistencia, por lo que la opción de realizar el primer control a los dos años es más aceptable.

Cuando persisten, suelen ser focos de hiperplasia adenomatosa o adenocarcinoma *in situ*. Estas lesiones tienen un tiempo de duplicación de 1.100 días (tres años) y el componente sólido suele aparecer en un período medio de 3,6 años, cuando aparece. Por ello, un intervalo de seguimiento de dos años es seguro y en ningún caso se debe finalizar el seguimiento antes de los cinco años para asegurarse de que no aparecen signos sospechosos de malignidad.

En el control realizado a los dos años, el nódulo aumenta de tamaño y aparece un componente sólido, que representa más del 50 % del tamaño de la lesión (**Fig. 5-14B**). Se ha convertido en un nódulo parcialmente sólido y se puede afirmar con toda seguridad que se trata de un nódulo maligno, que debe tratarse con cirugía con intención radical. La probabilidad de que un nódulo persistente sea maligno es mayor en los nódulos parcialmente sólidos, seguidos de los nódulos no sólidos, que en los nódulos sólidos.

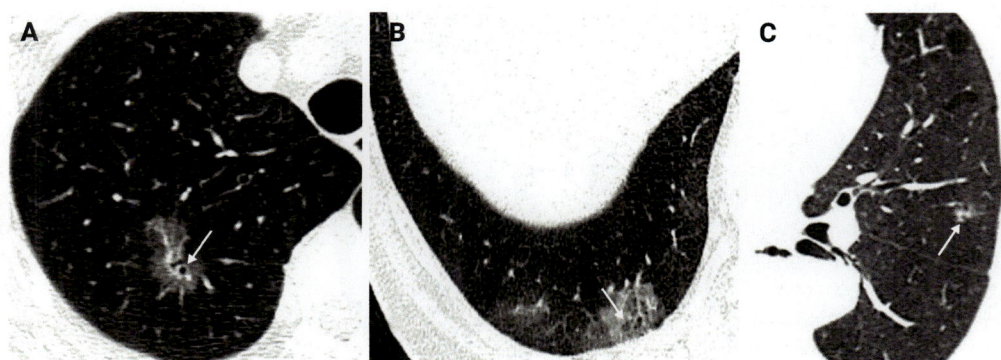

Figura 5-13. Ejemplos de nódulos subsólidos con hallazgos sospechosos de malignidad. **A)** Dilataciones bronquiales. **B)** Radiotransparencias. **C)** Componente sólido mayor del 50 % del tamaño del tumor (flechas).

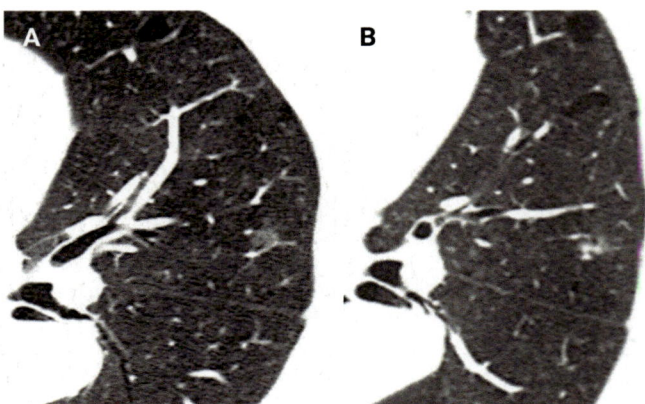

Figura 5-14. A) Imagen del estudio inicial. **B)** Control a los dos años, donde se observa un nódulo parcialmente sólido.

> **!** La aparición de un componente sólido en el seguimiento de un nódulo no sólido se asocia a malignidad con una probabilidad prácticamente del 100 %, mayor que el aumento de tamaño por sí solo.

Por tanto, el planteamiento correcto es indicar cirugía y previamente se puede realizar una PET-TC para descartar otros focos de malignidad. La paciente tenía otra comorbilidad, por lo que no se abordó el tratamiento de la lesión en ese momento. En el control realizado dos años más tarde, se ve cómo el componente sólido crece hasta sustituir todo el componente en vidrio deslustrado y se convierte en un nódulo sólido de 12 × 8 mm T1N0M0, que sigue siendo subsidiario de tratamiento quirúrgico (**Fig. 5-15**).

Este caso clínico sirve para ilustrar que este tipo de lesiones tienen un crecimiento muy lento y es innecesario realizar estudios de seguimiento con intervalos cortos, que suponen un aumento en el número de exploraciones y, a veces, arrojan hallazgos equívocos. Cabe recordar que, como ocurre con los nódulos sólidos, en los nódulos no sólidos y parcialmente sólidos persistentes de 5 mm o menos, no se recomienda seguimiento.

Hay algunos hallazgos sospechosos de malignidad en los nódulos no sólidos (diotransparentes en su interior), en los que puede plantearse acortar los intervalos de seguimiento, pero no sería estrictamente necesario, atendiendo al tiempo de duplicación de estas lesiones (**Fig. 5-16**).

En un segundo ejemplo se presenta el caso de un hombre de 69 años a quien en una TC realizada por disnea se

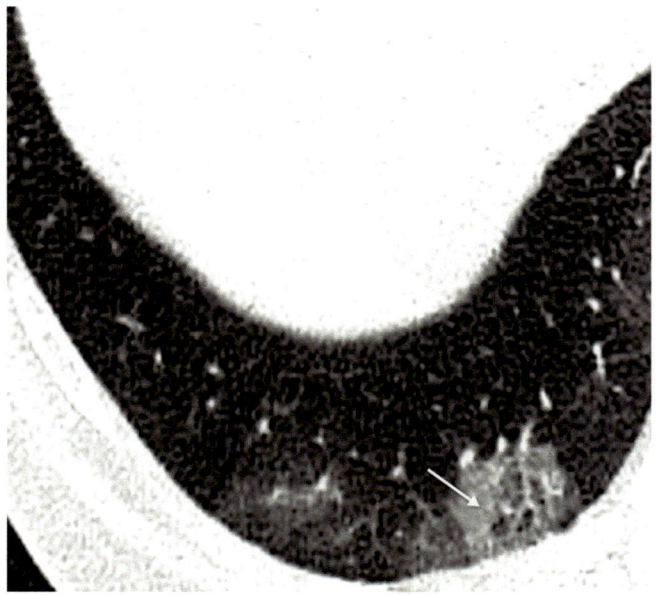

Figura 5-16. Nódulo no sólido de 23 mm en el lóbulo inferior derecho con imágenes radiotransparentes en su interior (flecha), sospechoso de adenocarcinoma.

le detectan tres nódulos subsólidos en el lóbulo inferior derecho (LID): un nódulo parcialmente sólido de 28 × 24 mm con un componente sólido de 6 mm, un nódulo no sólido de 12 × 13 mm y un nódulo no sólido con una imagen radiotransparente en su interior. Se trata de nódulos subsólidos múltiples mayores de 6 mm, uno de los cuales es parcialmente sólido, con un componente sólido de 6 mm. En los nódulos subsólidos múltiples menores de 6 mm, no se hace seguimiento. Cuando hay, al menos, un nódulo ≥ 6 mm, se debe contemplar la posibilidad de infección y realizar un control para confirmar la resolución. Si persisten, se considera que pueden ser adenocarcinomas primarios múltiples y el manejo se hará en función del nódulo más sospechoso, en este caso, el nódulo parcialmente sólido. La presencia de más de un nódulo sospechoso incrementa la probabilidad de malignidad con respecto a un nódulo solitario. Revisando los estudios previos, el paciente tiene una TC de tórax de dos años antes en la que se ve una lesión nodular no sólida que se corresponde con la lesión parcialmente sólida del estudio actual. Las otras dos lesiones no se identifican en este estudio (**Fig. 5-17**).

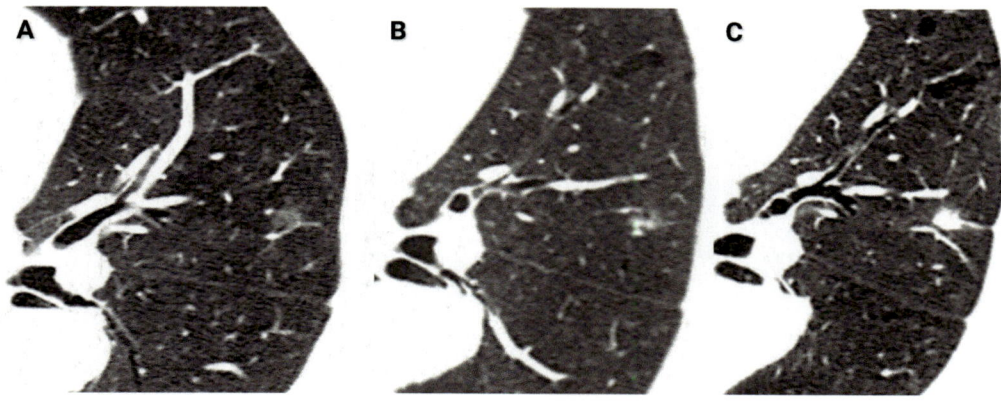

Figura 5-15. Cortes axiales correspondientes al estudio inicial **(A)**, donde se observa un nódulo no sólido, al control a los dos años **(B)**, en donde el nódulo es parcialmente sólido, y al control a los cuatro años **(C)**, en donde se ve un nódulo sólido.

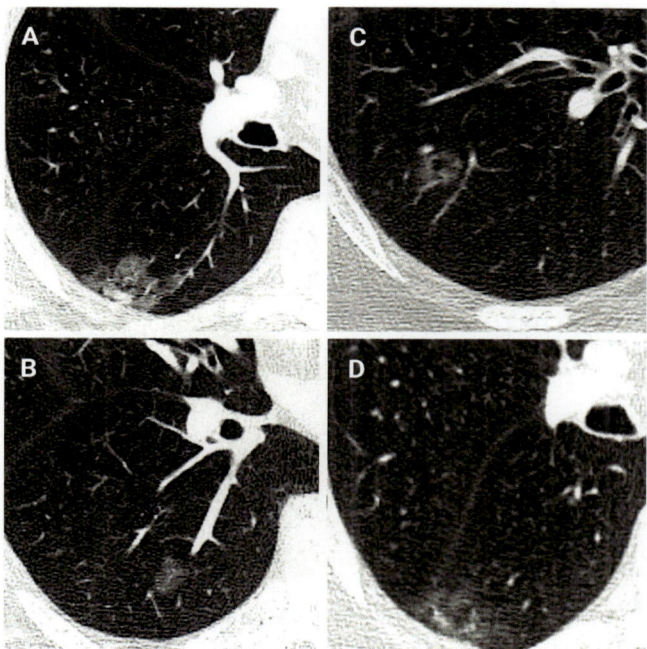

Figura 5-17. Imágenes axiales a nivel del lóbulo inferior derecho (LID), en donde se observa un nódulo parcialmente sólido **(A)**, un nódulo no sólido **(B)** y un nódulo con una imagen radiotransparente en su interior **(C)**. La imagen **D** corresponde a la tomografía computarizada realizada dos años antes, en la que se aprecia un nódulo en vidrio deslustrado puro en el LID.

Por lo tanto, se trata de un nódulo no sólido, que en el plazo de dos años tiene un componente sólido de nueva aparición, por lo que la probabilidad de que se trate de un nódulo maligno es segura. Se podría plantear directamente una PET-TC y lobectomía del LID.

Se realizó una PET-TC, que confirmó la presencia de dos nódulos con metabolismo sospechoso de malignidad. Se hizo lobectomía inferior derecha y el diagnóstico anatomopatológico fue de **adenocarcinoma pulmonar invasivo con patrón predominantemente papilar moderadamente diferenciado**, en dos nódulos tumorales separados. Se trata, por tanto, de dos adenocarcinomas. El tercer nódulo que se identificaba en el estudio actual no se confirmó en la PET-TC ni en la pieza quirúrgica, por lo que correspondía a una lesión benigna que se resolvió antes de la cirugía, como corresponde a la mayoría de estos nódulos.

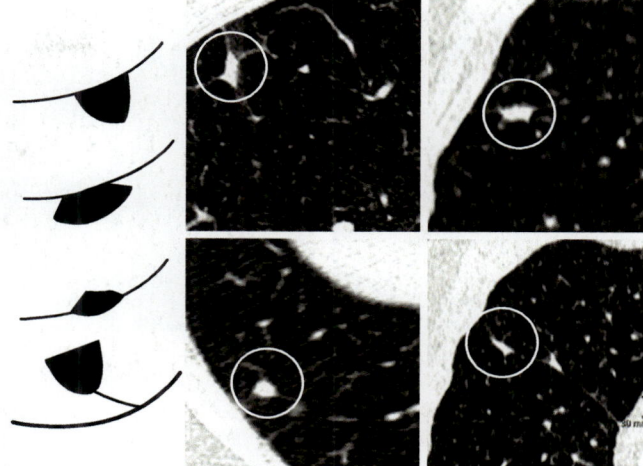

Figura 5-19. Características de los nódulos pericisurales benignos.

> ! Este caso sirve para ilustrar la importancia de revisar los estudios previos, lo que permite muchas veces resolver el manejo del paciente de forma rápida, sin necesidad de otras exploraciones y con mayor confianza.

Los nódulos subsólidos muchas veces pasan desapercibidos en exploraciones realizadas por otros motivos, a veces, con otros hallazgos relevantes que desvían la atención del radiólogo y, sin embargo, aportan mucha información valorados de forma retrospectiva.

NÓDULOS PERICISURALES

El siguiente caso corresponde a una mujer asmática de 56 años a la que se le detecta incidentalmente un nódulo en el segmento apical del lóbulo inferior izquierdo (LII), adyacente a la cisura mayor (**Fig. 5-18**).

Se trata de un nódulo pericisural parcialmente sólido. Los nódulos pericisurales son muy frecuentes en estudios realizados por diferentes motivos, con una incidencia de hasta un 20 % en la población de cribado de cáncer de pulmón. La mayoría son ganglios intrapulmonares benignos, que no requieren seguimiento cuando tienen la morfología típica. En la **figura 5-19**, se muestran los signos típicos de los nódulos pericisurales benignos que, cuando están presentes, permiten

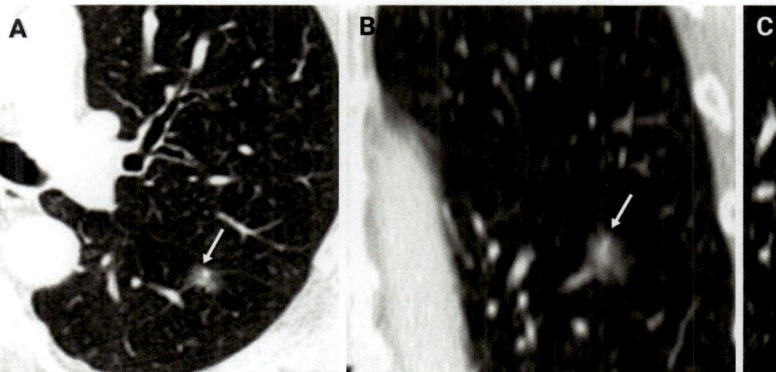

Figura 5-18. Nódulo parcialmente sólido en el lóbulo inferior izquierdo de bordes espiculados. Se observa una retracción focal de la cisura mayor en todos los planos: axial **(A)**, coronal **(B)** y sagital **(C)**.

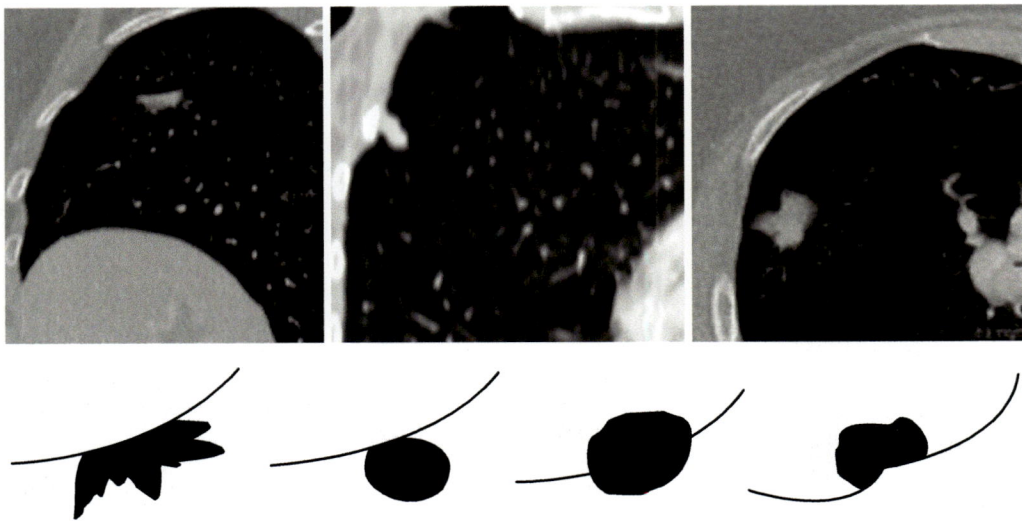

Figura 5-20. Características de los nódulos pericisurales malignos.

establecer el diagnóstico sin necesidad de otros estudios adicionales ni seguimiento. Estos signos son:

- Contacto con la cisura o localizados a menos de 15 mm de la superficie pleural.
- Morfología triangular, trapezoide o lenticular.
- Contorno liso y bordes nítidos.
- Tracto lineal fino hacia la superficie pleural.

Por otro lado, hay unos signos sospechosos de malignidad, que son (**Fig. 5-20**):

- Bordes irregulares o espiculados.
- Morfología redondeada con mínimo contacto con la cisura.
- Nódulos que atraviesan la cisura.
- Nódulos que ocasionan retracción de la cisura.

En la evaluación de este tipo de nódulos, son muy útiles las reconstrucciones multiplanares.

En este caso, se trata de un nódulo parcialmente sólido de bordes espiculados que, en el punto de contacto con la cisura ocasiona una retracción focal que permite sugerir que se trata de un nódulo maligno con alta probabilidad.

En el ejemplo de la **figura 5-21**, se observa un nódulo de bordes espiculados en la imagen axial y las reconstrucciones sagitales y coronales demuestran su relación con la cisura menor, con retracción focal de esta, por lo que hay una alta probabilidad de que se trate de un nódulo maligno.

En el caso, dada la semiología sospechosa de malignidad, se debe recomendar seguimiento en un plazo de 6-12 meses para confirmar, además, la persistencia, dado que es un nódulo parcialmente sólido.

En los nódulos pericisurales con semiología típica de benignidad, no se recomienda seguimiento ni estudios adicionales, aunque sean mayores de 6 mm.

Pero ¿qué ocurre si se revisam estudios previos y el nódulo ha crecido?

> ❗ Hay que saber que los ganglios intrapulmonares, al igual que otros nódulos benignos como los hamartomas, pueden crecer, y detectar crecimiento no supone cambios en la actitud de manejo.

NÓDULOS ASOCIADOS A ESPACIOS QUÍSTICOS AÉREOS

Se presenta el caso de una mujer de 70 años fumadora de 60 paquetes/año. En la TC de tórax realizada con motivo de un neumotórax espontáneo, se identifica únicamente una lesión quística aérea en el LSI (**Fig. 5-22**).

En este caso, el planteamiento podría ser que se trata de una bulla subpleural (muy frecuentes en pacientes fumadores) y que no requiere ningún seguimiento, pero hay algún dato sospechoso de malignidad, por lo que se recomienda seguimiento.

Las lesiones quísticas aéreas son muy habituales en los estudios de TC de tórax como hallazgo incidental (sobre todo,

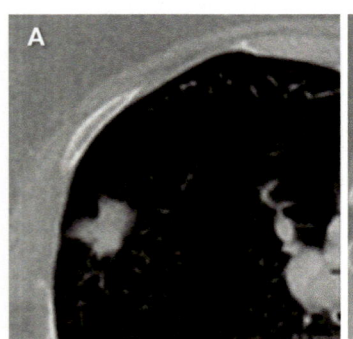
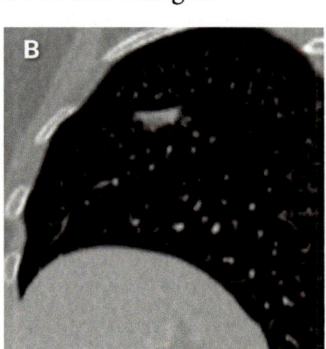
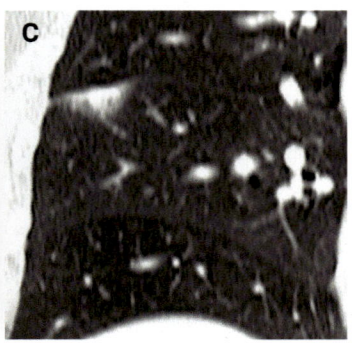

Figura 5-21. A) Corte axial en el que se observa un nódulo de bordes espiculados en el lóbulo medio. En las reconstrucciones realizadas en los planos sagital **(B)** y coronal **(C)**, se demuestra una clara relación con la cisura menor con retracción de esta.

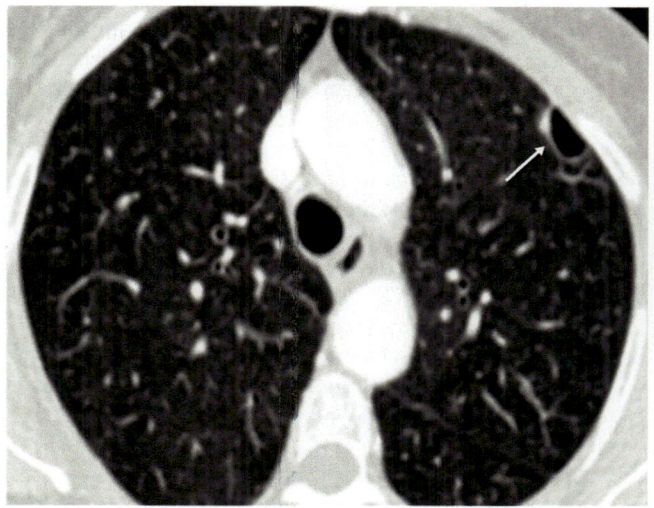

Figura 5-22. Imagen axial con ventana de pulmón, en la que se observa una imagen quística aérea en el lóbulo superior izquierdo (flecha).

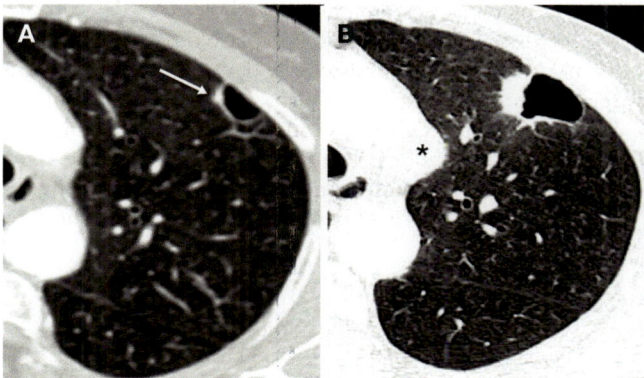

Figura 5-23. A) Imagen quística con pared fina y un micronódulo focal con crecimiento hacia el parénquima pulmonar (flecha). **B)** Estudio realizado tres años más tarde, en el que se observa engrosamiento asimétrico de la pared y una adenopatía en la ventana aortopulmonar (*).

en fumadores), y la mayoría de las veces son secundarias a causas benignas como bullas, enfisema, espacios aéreos dilatados, infecciones, secuelas de otras lesiones (laceraciones, infecciones, infartos), congénitas, etcétera. Las neoplasias de pulmón asociadas a quistes son una forma de presentación infrecuente (un 3,7 % en el cribado del International Early Lung Cancer Action Program [I-ELCAP]), pero, seguramente, infradiagnosticadas.

> **!** Cuando se observa un quiste aéreo, hay que analizar su pared con detenimiento, ya que la presencia de un nódulo focal con crecimiento hacia el parénquima o hacia la cavidad o un engrosamiento asimétrico de esta son signos que pueden verse en los tumores asociados a quistes.

En este caso, el quiste presenta una pared fina en la parte que contacta con el parénquima, pero hay un nódulo focal milimétrico; por lo tanto, es sospechoso de malignidad, pero siempre se debe recomendar un seguimiento, porque hay muchas lesiones benignas que pueden tener esta

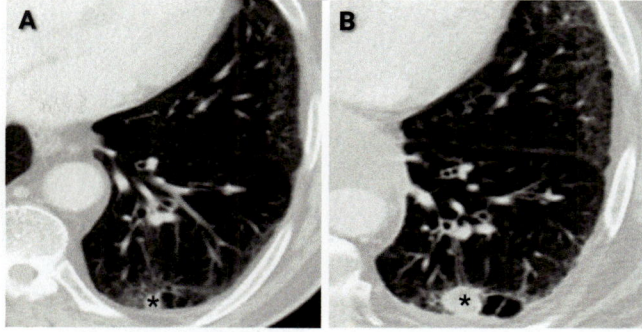

Figura 5-24. Estudio inicial **(A)** y control a los dos años **(B)**, donde se observa un quiste multiloculado en el lóbulo inferior izquierdo, con un nódulo en la pared con crecimiento exofítico, que aumenta de tamaño (asterisco).

misma apariencia. Por otro lado, la aproximación diagnóstica con PET-TC y/o biopsia no es posible, dado su pequeño tamaño.

En cuanto al intervalo de seguimiento, las guías actuales no incluyen ninguna recomendación de manejo para los nódulos asociados a quistes. En la mayoría de los casos, el crecimiento es lento, por lo que se pueden utilizar intervalos de seguimiento de seis meses o un año.

En el caso clínico que se presenta, las características sospechosas de la lesión pasaron desapercibidas y tres años más tarde se le realiza una nueva TC por clínica de hemoptisis (**Fig. 5-23**).

En este estudio, se puede ver cómo el micronódulo ha aumentado de tamaño, convirtiéndose en un engrosamiento asimétrico de la pared del quiste con crecimiento nodular de bordes espiculados hacia el parénquima, hallazgos radiológicos inequívocos de lesión tumoral maligna. Se observa, además, una adenopatía en la ventana aortopulmonar. Se realizó una biopsia, que confirmó el diagnóstico de **carcinoma epidermoide** de origen pulmonar.

Se muestran otros dos ejemplos de neoplasia asociada a quiste. En la **figura 5-24**, se observa una lesión quística multiloculada periférica en el lóbulo LII, con un nódulo de crecimiento exofítico hacia el parénquima pulmonar. En el control realizado dos años más tarde, se aprecia un claro aumento de tamaño del nódulo. El diagnóstico es de **adenocarcinoma invasivo**.

En la **figura 5-25**, se observa una imagen quística en el LSD de localización central con un engrosamiento asimétrico de la pared en la parte declive, que, además, presenta crecimiento hacia la luz del quiste, por lo que plantea el diagnóstico diferencial con la presencia de secreciones o colonización por *Aspergillus*. En el control realizado a los dos años, se puede apreciar el crecimiento del componente sólido, que acaba ocupando prácticamente toda la luz del quiste y aumenta también el componente en vidrio deslustrado. El diagnóstico es de **adenocarcinoma invasivo de predominio papilar**.

El caso clínico que se presenta pone de relieve que los tumores asociados a quistes con frecuencia se infradiagnostican, debido, en parte, a la falta de concienciación de los radiólogos, por tratarse de una forma de presentación rara del cáncer de pulmón y porque los quistes aéreos son lesiones muy frecuentes (sobre todo, en pacientes fumadores) y la inmensa

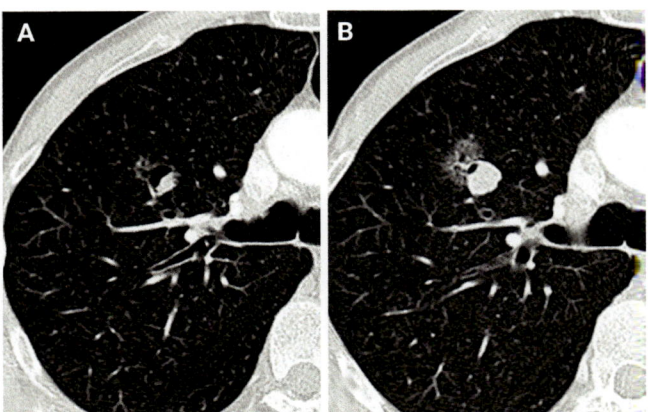

Figura 5-25. A) Imagen quística con un nódulo sólido con crecimiento endofítico. **B)** Control a los dos años, en el que se aprecia el aumento de tamaño del nódulo, que ocupa toda la cavidad.

mayoría de etiología benigna. Los hallazgos radiológicos son similares a los de múltiples etiologías benignas y, además, la mayoría son tumores periféricos que pueden verse en

estudios de otras zonas del cuerpo como el abdomen, el cuello o la columna en los que se incluye parcialmente el pulmón y que son informados por radiólogos que están menos familiarizados con estas lesiones. Por ello, hay que llamar la atención sobre este tipo de tumores, conocer los signos de alarma y recomendar siempre seguimiento o, si se dispone de ellos, revisar estudios anteriores para detectar cualquier cambio en la morfología del quiste que permita hacer un diagnóstico precoz.

El papel de la PET-TC es limitado, porque las lesiones inflamatorias e infecciosas también pueden mostrar metabolismo glucídico aumentado.

El tipo histológico que con mayor frecuencia se asocia es el adenocarcinoma (71-88 %), seguido del carcinoma epidermoide (4-24 %).

Mascalchi y Fintelman elaboraron una clasificación en la que dividen estas lesiones en varios subtipos morfológicos, pero no tienen un valor pronóstico.

Las guías actuales no incluyen el manejo de este tipo de lesiones y tampoco hay una estadificación TNM (tumor/ganglios [*nodes*]/metástasis) específica.

PUNTOS CLAVE

- La supervivencia del cáncer de pulmón depende, fundamentalmente, del diagnóstico en una fase inicial, cuando es quirúrgico. La presencia de nódulos de diferentes tipos es muy elevada en los estudios de TC y no se pueden recomendar exploraciones adicionales y seguimiento a tal cantidad de lesiones ni generar ansiedad en los pacientes por lesiones que son benignas.

- Para un correcto manejo de los nódulos pulmonares, es muy importante disponer de un estudio de TC realizado con una técnica adecuada.

- Adicionalmente, habrá que conocer: el riesgo de malignidad asociado al paciente y a las características del nódulo y el tiempo de duplicación del volumen de los diferentes tipos de nódulos. Con estos datos, se podrán adecuar las guías de manejo y seguimiento a cada caso en particular.

- Se deben conocer los signos radiológicos que alertarán sobre la posibilidad de malignidad en los diferentes tipos de nódulos.

- El conocimiento de los nódulos pulmonares va aumentando progresivamente y cada vez se puede precisar más en el informe radiológico sin necesidad de recurrir a estudios adicionales.

BIBLIOGRAFÍA

Al Nasrallah N, Sears CR. Biomarkers in pulmonary nodule diagnosis: is it time to put away the biopsy needle? Chest. 2018;154(3):467-8.

Azour L, Ko JP, Naidich DP, Moore WH. Shades of Gray: subsolid nodule considerations and management. Chest. 2021;159(5):2072-89.

Bankier AA, MacMahon H, Goo JM, Rubin GD, Schaefer-Prokop CM, Naidich DP. Recommendations for measuring pulmonary nodules at CT: a statement from the Fleischner Society. Radiology. 2017;285(2):584-600.

Bueno J, Landeras L, Chung JH. Updated Fleischner Society guidelines for managing incidental pulmonary nodules: common questions and challenging scenarios. Radiographics. 2018;38(5):1337-50.

Godoy MCB, Odisio EGLC, Truong MT, De Groot PM, Shroff GS, Erasmus JJ. Pulmonary nodule management in lung cancer screening: a pictorial review of Lung-RADS Version 1.0. Radiol Clin North Am. 2018;56(3):353-63.

Hammer MM, Palazzo LL, Eckel AL, Barbosa EM Jr, Kong CY. A decision analysis of follow-up and treatment algorithms for nonsolid pulmonary nodules. Radiology. 2019;290(2):506-13.

Hammer MM, Palazzo LL, Kong CY, Hunsaker AR. Cancer risk in subsolid nodules in the National Lung Screening Trial. Radiology. 2019;293(2):441-8.

Heidinger BH, Nemec U, Anderson KR, Costa DB, Gangadharan SP, VanderLaan PA, et al. «Rounding» the size of pulmonary nodules: impact of rounding methods on nodule management, as defined by the 2017 Fleischner Society Guidelines. Acad Radiol. 2017;24(11):1422-7.

Kim SK, Kim TJ, Chung MJ, Kim TS, Lee KS, Zo JI, et al. Lung adenocarcinoma: CT features associated with spread through air spaces. Radiology. 2018;289(3):831-40.

MacMahon H, Naidich DP, Goo JM, Lee KS, Leung ANC, Mayo JR, et al. Guidelines for management of incidental pulmonary nodules detected on CT images: from the Fleischner Society 2017. Radiology. 2017;284(1):228-43.

Mendoza DP, Heeger A, Mino-Kenudson M, Lanuti M, Shepard JAO, Sequist LV, et al. Clinicopathologic and longitudinal imaging features of lung cancer associated with cystic airspaces: a systematic review and meta-analysis. AJR Am J Roentgenol. 2021;216(2):318-29.

McDonald JS, Koo CW, White D, Hartman TE, Bender CE, Sykes AMG. Addition of the Fleischner Society guidelines to chest CT examination interpretive reports improves adherence to recommended follow-up care for incidental pulmonary nodules. Acad Radiol. 2017;24(3):337-44.

Park CM, Goo JM, Lee HJ, Lee CH, Chun EJ, Im JG. Nodular ground-glass opacity at thin-section CT: histologic correlation and evaluation of change at follow-up. Radiographics. 2007;27(2):391-408.

Sánchez M, Benegas M, Vollmer I. Management of incidental lung nodules <8 mm in diameter. J Thorac Dis. 2018;10(Suppl 22):S2611-27.

Sheard S, Moser J, Sayer C, Stefanidis K, Devaraj A, Vlahos I. Lung cancers associated with cystic airspaces: underrecognized features of early disease. Radiographics. 2018;38(3):704-17.

Snoeckx A, Reyntiens P, Carp L, Spinhoven MJ, El Adcouli H, Van Hoyweghen A, et al. Diagnostic and clinical features of lung cancer associated with cystic airspaces. J Thorac Dis. 2019;11(3):987-1004.

Trinidad López C, Delgado Sánchez-Gracián C, Utrera Pérez E, Jurado Basildo C, Sepúlveda Villegas CA. Incidental pulmonary nodules: characterization and management. Radiologia (Engl Ed). 2019;61(5):357-69.

Utrera Pérez E, Trinidad López C, González Carril F, Delgado Sánchez-Gracián C, Villanueva Campos A, Jurado Basildo C. Can pseudocavitation in lung tumors predict the diagnosis of adenocarcinoma with lepidic growth? Radiologia (Engl Ed). 2019;61(5):396-404.

White CS, Dharaiya E, Dalal S, Chen R, Haramati LB. Vancouver Risk Calculator compared with ACR Lung-RADS in predicting malignancy: analysis of the National Lung Screening Trial. Radiology. 2019;291(1):205-11.

Yankelevitz DF, Yip R, Smith JP, Liang M, Liu Y, Xu DM, et al.; International Early Lung Cancer Action Program Investigators Group. CT screening for lung cancer: nonsolid nodules in baseline and annual repeat rounds. Radiology. 2015;277(2):555-64.

Manejo del dolor torácico

6

G. Bastarrika Alemañ

OBJETIVOS

- Repasar las técnicas de imagen disponibles para estudiar al paciente con dolor torácico.
- Analizar las ventajas y las limitaciones de las técnicas de imagen anatómicas y funcionales.
- Introducir los avances más recientes en las nuevas técnicas de imagen.
- Revisar la actualización de las guías de manejo del paciente con dolor torácico y exponer su uso en escenarios clínicos concretos.

INTRODUCCIÓN

El dolor torácico es uno de los principales motivos de consulta en los departamentos médicos y una de las causas más frecuentes de visita a los servicios de urgencias en España, constituyendo entre un 5 y un 20 % del total de los casos anuales atendidos. La etiología más frecuente del dolor torácico en urgencias es la cardiopatía isquémica (un 20 % del total de casos atendidos), enfermedad que afecta a un 31 % de la población española, con mayor prevalencia en hombres que en mujeres (del 39 frente al 25 %, respectivamente).

Dada su implicación clínica, el manejo adecuado del dolor torácico, sobre todo, dirigido a descartar la enfermedad coronaria, es particularmente importante. Ante el dolor torácico como síntoma de isquemia miocárdica (caracterizado por dolor torácico que es provocado por el estrés físico o emocional), actualmente, se propugna una actuación centrada en el paciente. En este sentido, en sus guías más recientes, la Sociedad Europea de Cardiología recomienda realizar una aproximación diagnóstica en varios pasos sucesivos: 1) excluir afecciones agudas; 2) realizar una valoración clínica completa; 3) llevar a cabo pruebas de imagen de primera línea (p. ej., ecocardiograma transtorácico); 4) realizar una valoración *pre-test* (probabilidad previa a la prueba) de la enfermedad coronaria; 5) seleccionar la prueba diagnóstica más adecuada y 6) seleccionar el tratamiento adecuado. Las recomendaciones de la Sociedad Estadounidense del Corazón (AHA, American Heart Association) van en una línea similar.

Como puede deducirse, en estas guías, las pruebas de imagen cardíaca desempeñan un papel fundamental a la hora de decidir el manejo del paciente, por lo que resulta imprescindible conocer su utilidad y los escenarios clínicos más propicios para su aplicación. En general, las modalidades de imagen cardíaca se suelen dividir en técnicas anatómicas y funcionales, según si van dirigidas a estudiar la anatomía coronaria o la isquemia miocárdica, respectivamente. Como se verá a lo largo de este tema, en muchas ocasiones, ambas modalidades de imagen son complementarias.

La cardiopatía isquémica es la causa más frecuente del dolor torácico en urgencias. En el manejo diagnóstico de este síntoma, actualmente, se propugna una actuación centrada en el paciente.

TÉCNICAS DE IMAGEN FUNCIONALES O ANATÓMICAS: ¿CUÁL ESCOGER?

A continuación, se describen las diversas modalidades de imagen cardíaca, que, como se ha mencionado, se dividen en técnicas funcionales y anatómicas.

Perspectiva funcional

Las pruebas de imagen funcionales permiten identificar los mecanismos que subyacen a la isquemia miocárdica, que, principalmente, se debe a la propia arteriosclerosis y, con menor frecuencia, al vasoespasmo coronario o a la disfunción microvascular. Estas pruebas se suelen llevar a cabo bajo condiciones de estrés, ya sea con el ejercicio físico (ecocardiograma de estrés con ejercicio) o inducido por fármacos (ecocardiograma de estrés farmacológico, tomografía computarizada por emisión de fotón único [SPECT, *single-photon emission computed tomography*], tomografía por emisión de positrones [PET, *positron emission tomography*], resonancia magnética cardíaca [RMC] de estrés y, más recientemente, tomografía computarizada [TC] de estrés).

Ecocardiograma de estrés

El ecocardiograma es una técnica no invasiva, ampliamente disponible, de bajo coste y de gran utilidad en el diagnóstico diferencial de las causas del dolor torácico. Se emplea para detectar la isquemia miocárdica, establecer su gravedad y estratificar el riesgo del paciente, basándose en los cambios en la contractilidad regional y en el tamaño de la cavidad del ventrículo izquierdo inducidos por la isquemia. Esta situación se consigue tras provocar estrés con el ejercicio físico o tras la administración de fármacos, como la dobutamina, o con vasodilatadores como el dipiridamol, la adenosina o el regadenosón. La prueba se considera positiva si se identifican anomalías de la contractilidad regional en, al menos, dos segmentos miocárdicos adyacentes o si aumenta el diámetro de la cavidad en la sístole.

Además de la variabilidad interobservador, la mayor limitación del ecocardiograma de estrés se debe a una mala ventana acústica del paciente, por lo que se pueden emplear contrastes ecográficos o ecopotenciadores con microburbujas con el objetivo de opacificar la cavidad ventricular, mejorar la detección del contorno endocárdico y detectar mejor las alteraciones de la contractilidad regional (**Fig. 6-1**). Ocasionalmente, el contraste ecográfico también se puede emplear para estudiar la perfusión miocárdica. La contractilidad regional se puede evaluar, asimismo, con distintos métodos, como los basados en el análisis de la deformación del miocardio (*strain* miocárdico). En este sentido, parece que el parámetro más sensible para detectar daño miocárdico precoz es el *strain* longitudinal global (GLS, *global longitudinal strain*), aunque no existe un estándar establecido.

El valor pronóstico del ecocardiograma de estrés se ha demostrado en grandes estudios observacionales. En pacientes con un ecocardiograma de estrés normal (sobre todo, si presentan buena tolerancia al ejercicio), el riesgo de eventos es bajo.

Técnicas de medicina nuclear: tomografía por emisión de fotón único y tomografía por emisión de positrones

Las pruebas de medicina nuclear se pueden utilizar para valorar la perfusión miocárdica y la función del ventrículo izquierdo. De hecho, la valoración de la perfusión miocárdica en pacientes con dolor torácico crónico es una de las indicaciones más establecidas de estas técnicas. Son muchos los registros multicéntricos que destacan su valor diagnóstico, de estratificación del riesgo y pronóstico. Se requieren radiotrazadores específicos (marcados con tecnecio-99 metaestable [^{99m}Tc] o talio-201 [^{201}Tl] para la SPECT y con rubidio-82 [^{82}Rb], nitrógeno-13 [^{13}N]-amonio u oxígeno-15 [^{15}O]-agua para la PET), que son captados por los cardiomiocitos en condiciones normales. Una hipocaptación relativa bajo condiciones de estrés suele indicar isquemia miocárdica en ausencia de infarto (**Fig. 6-2**).

Es importante señalar que la precisión diagnóstica de la PET es superior a la de la SPECT, dado que tiene una resolución espacial y temporal más alta, corrige de manera más precisa la atenuación de los fotones, y los trazadores empleados poseen una cinética miocárdica más favorable. Además,

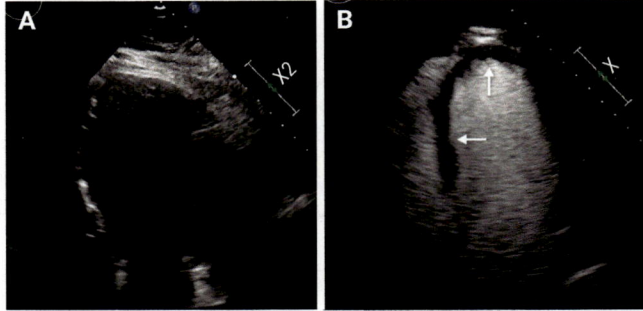

Figura 6-1. Ecocardiograma transtorácico en el plano apical de cuatro cámaras. **A)** Ecocardiograma convencional. **B)** Ecocardiograma con contraste ecográfico. Al opacificar la cavidad ventricular, el contraste ecográfico permite identificar mejor el contorno endocárdico (flechas), lo que resulta particularmente útil para estudiar la contractilidad.

la PET permite realizar una cuantificación absoluta del flujo sanguíneo miocárdico (MBF, *myocardial blood flow*), dato que proporciona un valor diagnóstico incremental al de la perfusión convencional, habiéndose demostrado, además, su utilidad en casos de enfermedad multivaso o en la disfunción microvascular.

Resonancia magnética cardíaca

En el contexto del dolor torácico de origen cardíaco, el estudio multiparamétrico por RMC permite conocer su causa y diferenciar la etiología inflamatoria (miocarditis) de la isquémica (infarto). Dicha caracterización se basa en las secuencias potenciadas en T1 y T2, en los mapas paramétricos T1 y T2 y en las secuencias de realce precoz y tardío de gadolinio. Como norma general, la afectación del subendocardio indica una etiología isquémica (**Fig. 6-3**), mientras que la afectación del mesocardio o del subepicardio suele señalar una causa inflamatoria (**Fig. 6-4**). Además de constituir el estándar de referencia para medir los volúmenes y la función biventricular, la RMC también es la técnica de elección para valorar si existe isquemia miocárdica, conocer la extensión de un infarto y establecer la viabilidad del miocardio. Dicha viabilidad es inversamente proporcional al grado de extensión transmural del realce tardío de gadolinio.

La valoración de la isquemia miocárdica se lleva a cabo con secuencias de perfusión de primer paso de contraste realizadas bajo condiciones de estrés inducidas por un fármaco vasodilatador (adenosina, dipiridamol o regadenosón). El fármaco provoca un fenómeno de robo coronario, causante de una hipoperfusión relativa del miocardio enfermo. La perfusión en reposo (y, sobre todo, el realce tardío de gadolinio) permitirán discernir entre miocardio isquémico y miocardio con infarto. En la práctica clínica, el análisis de la perfusión miocárdica se suele realizar de manera visual o cualitativa; también se pueden emplear métodos semicuantitativos y, más recientemente, cuantitativos.

La RMC de estrés proporciona información diagnóstica, estratifica el riesgo, permite tomar decisiones terapéuticas y añade valor pronóstico en los pacientes con sospecha de enfermedad coronaria o con enfermedad coronaria establecida. La precisión diagnóstica de la RMC de estrés ha sido analizada en

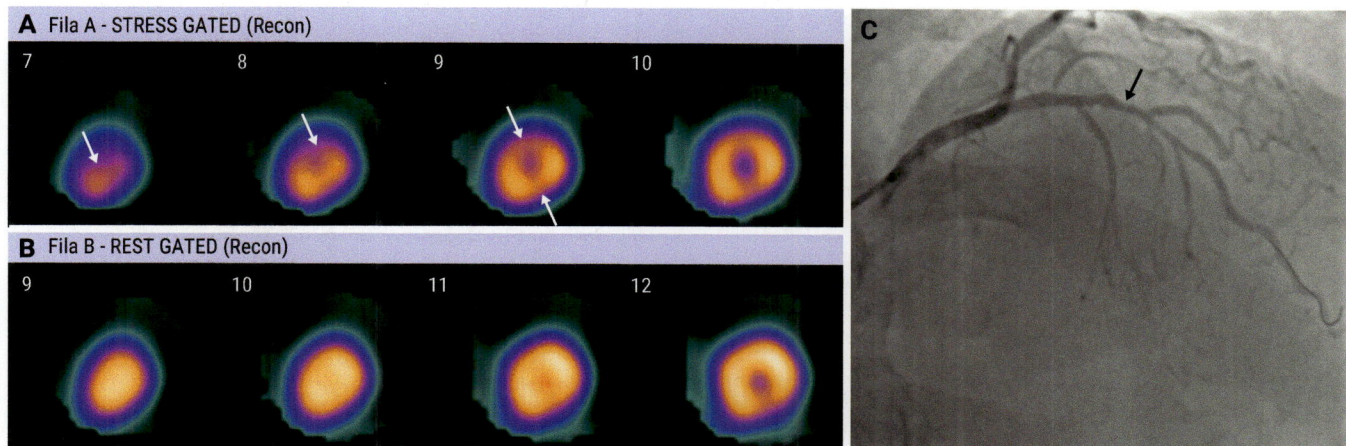

Figura 6-2. Tomografía por emisión de fotón único (SPECT) miocárdica con adenosina realizada en un varón de 78 años. Como antecedentes, presenta hipertensión arterial, dislipidemia y revascularización de la arteria coronaria descendente anterior. Acude por empeoramiento de su grado funcional y disnea de mínimos esfuerzos. **A** y **B)** SPECT. **A)** SPECT realizada bajo estrés farmacológico. **B)** SPECT realizada en reposo. **C)** Coronariografía convencional. La SPECT puso de manifiesto isquemia miocárdica anteroapical, con extensión a la punta, y en la cara inferior con extensión a la cara lateral (flechas). La coronariografía convencional confirmó la permeabilidad del *stent* en la arteria coronaria descendente anterior y estenosis del 50-60 % distal al *stent* (flecha negra), que se estudia con guía de presión, obteniéndose una reserva fraccional de flujo (FFR) de 0,71. Se trató con implantación de un nuevo *stent*.

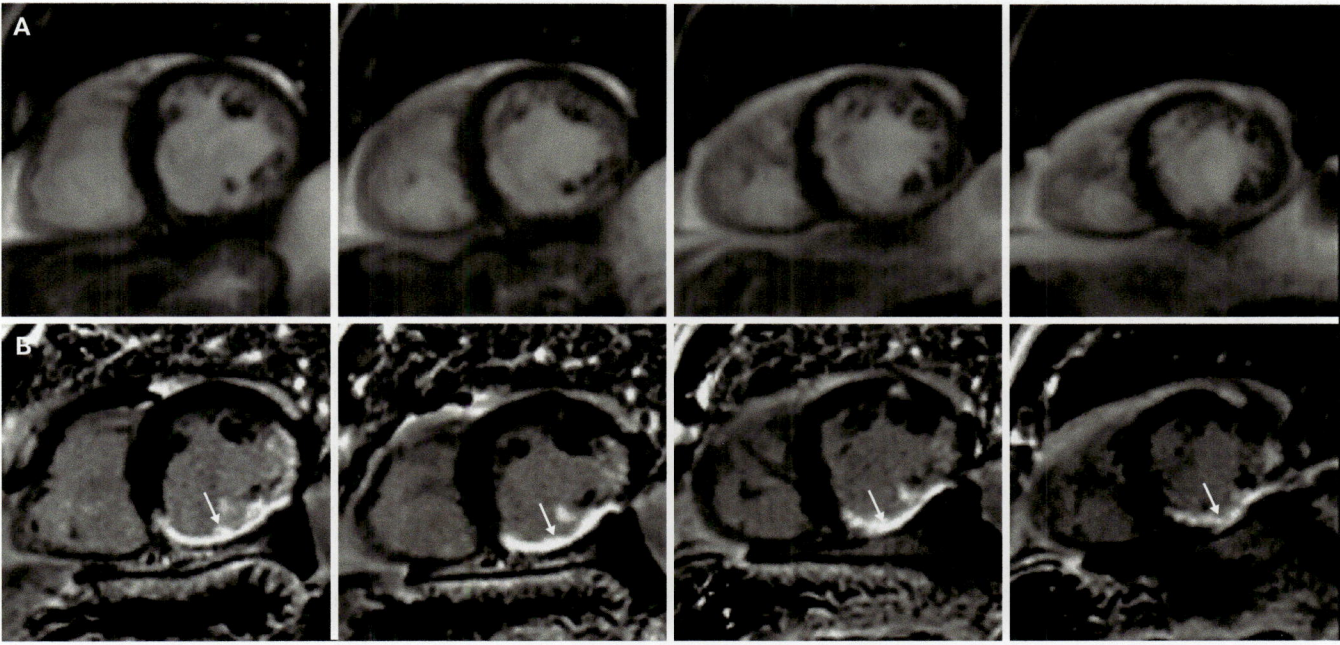

Figura 6-3. Resonancia magnética cardíaca en un varón de 68 años con antecedente de infarto de miocardio en el territorio de la arteria coronaria derecha. Plano de eje corto. **A)** Imagen representativa de secuencia cine SSFP (*steady-state free precession*). **B)** Realce tardío de gadolinio. En las secuencia cine, se observó acinesia y adelgazamiento de la cara inferior del ventrículo izquierdo. En fases tardías, se demostró realce de gadolinio transmural en dicha localización (flechas), compatible con infarto de miocardio.

numerosos estudios, entre los que destacan el MR-IMPACT II y el CE-MARC, que señalan que el rendimiento diagnóstico de la RMC de estrés es superior al de la SPECT para detectar enfermedad coronaria (**Fig. 6-5**). Desde el punto de vista de la estratificación del riesgo, el estudio multicéntrico SPINS (*Stress CMR Perfusion Imaging in the United States*) indica que los pacientes sin isquemia miocárdica ni realce tardío de gadolinio en RMC presentan una incidencia baja de eventos cardíacos, de revascularización coronaria y de pruebas de detección de isquemia posteriores. En cuanto

a la toma de decisiones, en el estudio MR-INFORM, se comparó una estrategia apoyada en el resultado de la RMC frente a otra basada en la estimación invasiva de la reserva fraccional de flujo (FFR, *fractional flow reserve*), observándose que el grupo de RMC se asoció a menor revascularización coronaria (nivel de significación estadística ($p = 0,005$) y una tasa de eventos similar ($p = 0,91$). Desde el punto de vista del valor pronóstico, Vicenti *et al.* destacan que la carga de isquemia (con un umbral de $\geq 1,5$ segmentos isquémicos) es el factor predictivo más importante de eventos cardíacos y de fallecimiento, superior a otros parámetros como la edad, la fracción de eyección del ventrículo izquierdo (FEVI) y el tamaño de la cicatriz, mientras que los pacientes con menor carga isquémica pueden diferirse con seguridad de la revascularización. De manera similar, Marcos-Garcés *et al.* señalan que una carga isquémica extensa se relaciona con un riesgo mayor de mortalidad.

Por todo esto, se deduce que, actualmente, la RMC constituye la técnica de imagen que permite realizar una valoración más completa de las enfermedades cardíacas y, en particular, de la cardiopatía isquémica.

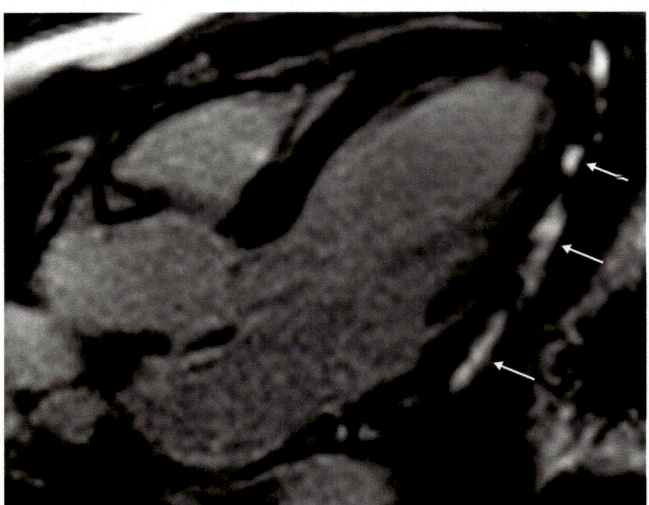

Figura 6-4. Resonancia magnética cardíaca en un paciente varón de 18 años con sospecha clínica de miocarditis. Imagen de realce tardío de gadolinio en el plano de tres cámaras. Se observó realce tardío de gadolinio parcheado de localización subepicárdica y mesocárdica en segmentos inferolaterales (flechas), compatible con miocarditis.

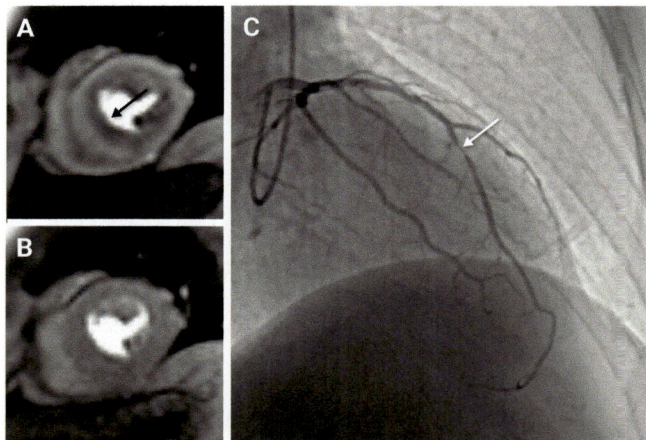

Figura 6-5. Paciente varón de 66 años con hipercolesterolemia a quien se solicita una resonancia magnética cardíaca de estrés con regadenosón por dolor torácico atípico. **A)** Perfusión de primer paso de contraste en estrés. **B)** Perfusión de primer paso de contraste en reposo. **C)** Coronariografía convencional. El estudio de estrés mostró isquemia miocárdica en el segmento septal apical (flecha negra). La coronariografía convencional demostró una estenosis significativa en el segmento distal de la arteria coronaria descendente anterior (flecha blanca), que fue tratada mediante la implantación de *stent*.

 Las modalidades de imagen funcionales se utilizan para estudiar la isquemia miocárdica. Entre ellas, destaca la RMC, ya que es la técnica que permite realizar una valoración más completa del corazón y sus enfermedades.

Perspectiva anatómica

A continuación, se describen las técnicas anatómicas de imagen cardíaca.

Coronariografía por tomografía computarizada

La coronariografía por tomografía computarizada (CTC) es el estándar de referencia para estudiar las arterias coronarias de manera no invasiva. Además de la propia anatomía coronaria y sus anomalías (**Fig. 6-6**), la CTC permite evaluar con detalle la enfermedad coronaria tanto desde el punto de vista de la arteriosclerosis (cantidad de placa de ateroma y su composición) (**Fig. 6-7**) como de la propia estenosis coronaria, con cifras de sensibilidad, especificidad y valor predictivo negativo del 98 %, el 90 % y el 95-100 %, respectivamente, para descartar enfermedad coronaria obstructiva respecto a la coronariografía convencional (**Fig. 6-8**).

La valoración del paciente con dolor torácico ha constituido uno de los principales puntos de investigación desde los inicios de la técnica. La publicación de los grandes estudios SCOT-HEART, PROMISE y DISCHARGE, destacando que las estrategias de manejo basadas en la CTC son superiores a las que contemplan el manejo clínico habitual, son las que han asentado, finalmente, sus indicaciones clínicas. Así, el estudio SCOT-HEART concluye que añadir una CTC al manejo clínico estándar de los pacientes con dolor torácico crónico o estable (que incluye la prueba de esfuerzo) se asocia a un

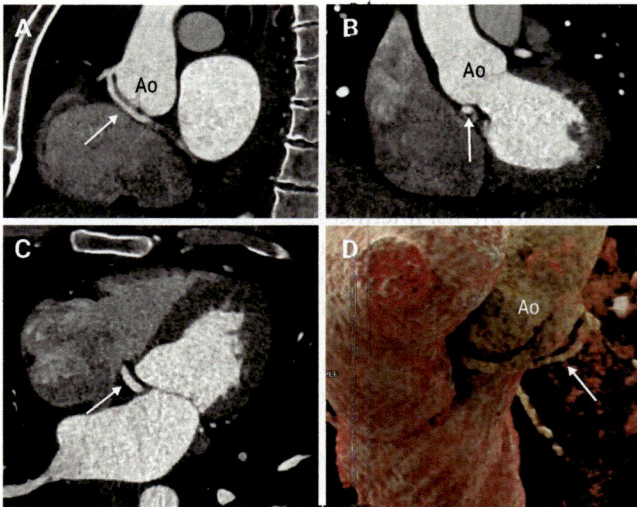

Figura 6-6. Coronariografía por tomografía computarizada en un paciente de 60 años que acudió por disnea de esfuerzo. **A)** Reconstrucción sagital. **B)** Reconstrucción coronal. **C)** Imagen axial. **D)** Reconstrucción volumétrica. El estudio permitió descartar enfermedad coronaria obstructiva. De forma incidental, se observó un origen anómalo de la arteria coronaria circunfleja desde el seno coronario derecho de la aorta (Ao) y con trayecto retroaórtico (flechas).

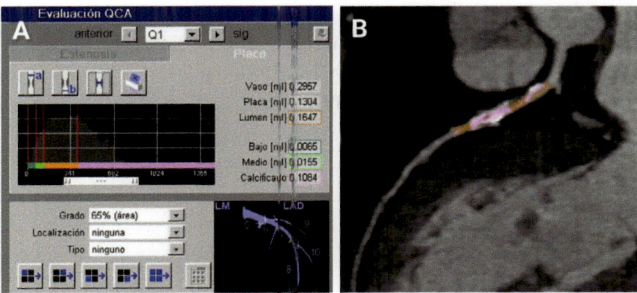

Figura 6-7. Caracterización de la placa de ateroma. **A)** Representación de los valores de los umbrales de atenuación. **B)** Reconstrucción planar curva de la arteria coronaria descendente anterior. Se observa un placa compleja en el segmento proximal del vaso que contiene calcificación y componente no calcificado tanto de densidad media como baja.

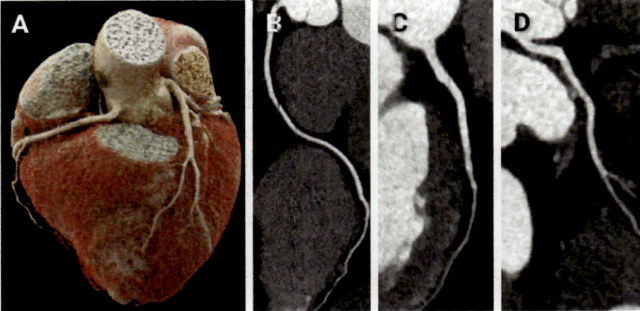

Figura 6-8. Coronariografía por tomografía computarizada adquirida con sincronización ecocardiográfica prospectiva (producto dosis-longitud de 50 mGy·cm) en una paciente fumadora de 53 años que refiere dolor torácico atípico. **A)** Reconstrucción cinemática. **B-D)** Reconstrucciones planares curvas de las arterias coronarias derechas **(B)**, descendente anterior **(C)** y circunfleja **(D)**. El estudio mostró arterias coronarias sin lesiones.

menor riesgo de muerte o de infarto de miocardio a los cinco años, sin que esto implique un incremento del número de coronariografías invasivas ni de procedimientos de revascularización coronaria. El estudio PROMISE incide en que la CTC, al identificar también a los pacientes con enfermedad coronaria no obstructiva, proporciona mejor información pronóstica que las pruebas funcionales. El estudio DISCHARGE, por su parte, observó que, entre los pacientes remitidos para coronariografía invasiva debido a dolor torácico estable y probabilidad *pre-test* intermedia de enfermedad coronaria, el riesgo de eventos cardiovasculares adversos mayores fue similar en los grupos de CTC y coronariografía invasiva. Además, los autores señalaron que la frecuencia de complicaciones mayores relacionadas con el procedimiento fue menor en los pacientes que siguieron una estrategia inicial basada en CTC. En una línea similar, el estudio CONSERVE concluyó que, en pacientes con sospecha de síndrome coronario crónico, la derivación selectiva a coronariografía invasiva según el resultado de la CTC implicaba un mayor rendimiento diagnóstico y un menor coste. De todo esto, se deduce que la CTC puede emplearse como estrategia inicial para el manejo diagnóstico del dolor torácico estable.

Desde el punto de vista de la arteriosclerosis coronaria, se sabe que las placas caracterizadas por CTC como de baja atenuación, con calcificaciones puntiformes y que causan un remodelado positivo del vaso son placas que poseen mayor riesgo de rotura. Además, datos el estudio SCOT-HEART inciden en que, en pacientes que presentan dolor torácico estable, la carga de placa de baja atenuación (con un valor umbral del 4 % del total de carga de placa de ateroma) es el factor predictivo más importante de infarto de miocardio, sugiriendo que dicho tipo de placa es un marcador superior a los factores predictivos de riesgo clásicos actuales, incluida la gravedad de la estenosis coronaria. El estudio PARADIGM también demuestra que la CTC se puede utilizar para conocer el efecto que tiene el tratamiento administrado en la progresión de la arteriosclerosis. En un trabajo reciente, se concluye que la administración de estatinas se asocia a una progresión más lenta del volumen total de arteriosclerosis coronaria, con un aumento de la calcificación de la placa y con una reducción de las características de alto riesgo, de manera que, aunque no parecen afectar a la progresión del porcentaje de estenosis coronaria, las estatinas inducen una transformación fenotípica de la placa.

Uno de los mayores inconvenientes de la CTC es su bajo valor predictivo positivo, que, en gran medida, se debe a la limitada resolución espacial y temporal de la técnica. La baja especificidad hace que sea relativamente frecuente tener que completar la valoración del paciente con alguna de las pruebas funcionales descritas o con técnicas de imagen híbridas como la SPECT-CTC o la PET-CTC, sobre todo, en casos de estenosis de gravedad intermedia (30-90 %). Otro de los posibles abordajes implica utilizar las imágenes de CTC o el propio equipo de TC para completar el estudio. El primero, en auge hoy en día, sobre todo, en Estados Unidos, se basa en realizar cálculos computacionales avanzados para estimar la FFR, lo que se conoce como FFR-CT. El segundo abordaje implica realizar un estudio de perfusión miocárdica bajo estrés farmacológico (TC-perfusión). Los metanálisis publicados señalan que ambas técnicas mejoran de manera sustancial el rendimiento diagnóstico de la CTC aislada, por lo que se recomienda integrarlos en el flujo de trabajo.

Estimación de la reserva fraccional de flujo por tomografía computarizada

La FFR-CT se basa en el principio de la FFR, que es el estándar de referencia para establecer la isquemia específica por lesión. La FFR-CT se calcula de manera computacional, para lo que se precisan tres requisitos: 1) un modelo anatómico del árbol coronario, proporcionado por la CTC; 2) un modelo matemático de la fisiología coronaria para establecer las condiciones que representan el gasto cardíaco, la presión aórtica y la resistencia de la microcirculación, y 3) la aplicación de soluciones numéricas de leyes físicas de la dinámica de fluidos, que modelizan la sangre como fluido newtoniano y las turbulencias mediante las ecuaciones de Navier-Stokes.

La técnica de FFR-CT fue validada inicialmente en los estudios DISCOVER-FLOW, DeFacto y NXT. Posteriormente, el estudio PACIFIC ha demostrado que, en condiciones óptimas, la FFR-CT presenta un rendimiento diagnóstico superior al de la CTC, la SPECT y la PET para detectar isquemia específica por vaso (**Fig. 6-9**). Los estudios PLATFORM y PROMISE y el registro ADVANCE inciden en su implicación en el manejo clínico del paciente con dolor torácico estable. En el estudio PLATFORM, el uso de la FFR-CT evitó la realización de coronariografías invasivas en un 61 % de los pacientes que no la requerían, sin que esto implicara un peor resultado clínico o de calidad de vida. En el estudio PROMISE, una FFR-CT ≤ 0,80 fue mejor indicador que la gravedad de la estenosis coronaria para predecir la revascularización o los eventos cardíacos adversos mayores, de manera que una FFR-CT ≤ 0,80 disminuyó el número de coronariografías invasivas sin estenosis ≥ 50 % en un 44 % de los pacientes. En el registro ADVANCE, la FFR-CT modificó la recomendación del tratamiento en dos tercios de los sujetos en comparación con la CTC aislada, se asoció a menos coronariografías invasivas negativas y revascularización predicha, e identificó a sujetos con bajo riesgo de eventos adversos. Otro aspecto interesante de la FFR-CT, basándose en las observaciones de los estudios SYNTAX II y III (*Synergy between PCI with Taxus and Cardiac Surgery*), es que la técnica permite planificar el procedimiento intervencionista y modificar la recomendación terapéutica, sobre todo, en pacientes con enfermedad coronaria multivaso compleja. Características intrínsecas a su comercialización y factores como la calcificación coronaria extensa, la mala calidad de imagen debida a arritmia u obesidad, la calcificación coronaria grave, los *stents* o los artefactos provocados por dispositivos metálicos como las válvulas cardíacas, los cables de marcapasos o los desfibriladores limitan el cálculo de la FFR-CT y, por lo tanto, la generalización de su uso.

Perfusión miocárdica de estrés con tomografía computarizada (TC-perfusión)

El objetivo final de la TC-perfusión es dar una respuesta anatómica y funcional a la enfermedad coronaria empleando una única modalidad de imagen y, a poder ser, en la misma actuación médica. Desde un punto de vista técnico, la perfusión miocárdica se puede realizar de manera estática o dinámica, según el equipo de TC, y siguiendo protocolos de estrés/reposo o de reposo/estrés, de acuerdo con las preferencias del operador y de la cuestión clínica planteada.

El valor clínico de la TC-perfusión se ha analizado en varios estudios como el SPECIFIC y el PERFECTION, y en un metanálisis reciente, que concluye que la TC-perfusión dinámica posee una precisión diagnóstica alta para detectar isquemia miocárdica y que, al combinarla con la CTC, permite aumentar el rendimiento diagnóstico de esta última (**Fig. 6-10**). Desde un punto de vista práctico, en el estudio CRESCENT, se concluye que, en pacientes con sospecha de enfermedad coronaria estable, un protocolo de TC cardíaca escalonado con CTC y TC-perfusión dinámica (para quienes lo precisen), ofrece una alternativa rápida y eficiente a las pruebas funcionales convencionales.

Estimación de la reserva fraccional de flujo por tomografía computarizada y perfusión miocárdica de estrés con tomografía computarizada en las guías de práctica clínica

La FFR-CT y la TC-perfusión se acaban de incluir en las últimas guías de la Sociedad de Tomografía Computarizada Cardíaca (SCCT, Society of Cardiac Computed

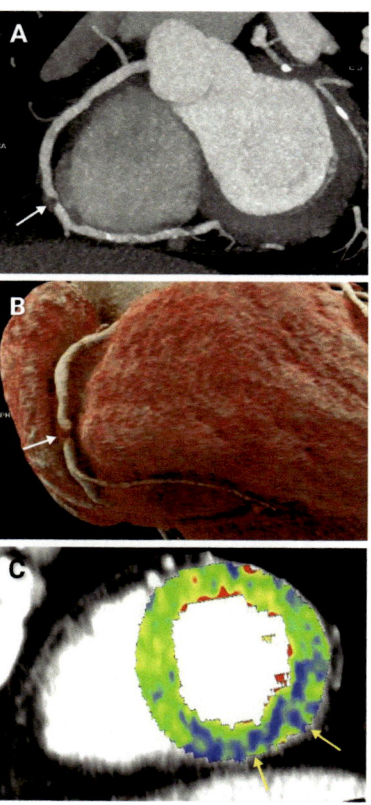

Figura 6-10. Coronariografía por tomografía computarizada (CTC) en un paciente fumador de 51 años, atendido en consulta porque tres días antes presentó un episodio nocturno de dolor epigástrico, irradiándose al brazo izquierdo. El estudio se completó con TC-perfusión de estrés con regadenosón. **A)** Reconstrucción de proyección de máxima intensidad (MIP) de la arteria coronaria derecha. **B)** Reconstrucción cinemática. **C)** Reconstrucción de TC-perfusión; imagen representativa del flujo sanguíneo miocárdico. En la CTC, se objetivó estenosis del 70-99 % localizada en el segmento medio de la arteria coronaria derecha (flechas blancas). Se completó el estudio con TC-perfusión para conocer su significado funcional, mostrando hipoperfusión de los segmentos inferior e inferolateral (flechas amarillas) secundaria a isquemia miocárdica.

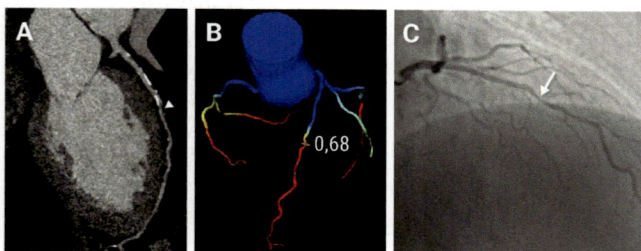

Figura 6-9. Coronariografía por tomografía computarizada (CTC) adquirida en un paciente varón de 60 años con múltiples factores de riesgo cardiovascular, que refiere disnea de esfuerzos moderados. **A)** Reconstrucción planar curva de la arteria coronaria descendente anterior. **B)** Reserva fraccional de flujo por TC (FFR-CT) (realizada con un prototipo de Syngo.via Frontier, Siemens Healthineers). **C)** Coronariografía convencional. Se observó enfermedad difusa del vaso con estenosis del 70-99 % en el segmento distal (punta de flecha). La FFR-CT demostró un valor de 0,68, indicativo de estenosis con significado funcional. La coronariografía convencional confirmó la estenosis (flecha), que fue tratada con un *stent*.

Tomography), como parte de la valoración de la enfermedad coronaria estable. Se recomienda su uso en pacientes con estenosis coronaria intermedia en CTC (estenosis del 30-90 % de diámetro de la luz del vaso), particularmente, en el contexto de la enfermedad multivaso, como guía para derivar a los pacientes a la coronariografía invasiva y ayudar a planificar el procedimiento de revascularización. La FFR-CT también se ha introducido en las guías de práctica clínica estadounidenses para el manejo diagnóstico del dolor torácico estable; en particular, se recomienda para pacientes con estenosis coronaria intermedia en CTC (40-90 %) localizada en un segmento proximal o medio del vaso.

Por otra parte, en la actualización del CAD-RADS (Coronary Artery Disease Reporting and Data System 2.0), también se incluye la valoración de la isquemia por FFR-CT o por TC-perfusión. La perfusión miocárdica se ha añadido como un modificador más, de manera que, en presencia de isquemia miocárdica o de isquemia periinfarto, se debe agregar el modificador «I+» al CAD-RADS, mientras que, si no se detecta isquemia o si hay infarto previo, se agregará el modificador «I–». El modificador «I+/–» indica que el estudio está en el límite o no es concluyente para la presencia de isquemia.

 La CTC es el estándar de referencia para estudiar las arterias coronarias de manera no invasiva. La FFR-CT y la TC-perfusión aumentan el rendimiento diagnóstico de la CTC.

TÉCNICAS DE IMAGEN Y MANEJO DEL DOLOR TORÁCICO

Las recomendaciones más actuales acerca del manejo del paciente con dolor torácico las ha proporcionado la AHA, junto con otras sociedades estadounidenses clínicas y de imagen. Este documento se ha desarrollado para la valoración del dolor torácico agudo y crónico (estable) y de otros equivalentes anginosos. Se contemplan diversos escenarios clínicos, pero se hace hincapié en la causa isquémica.

Los aspectos más importantes de esta guía se pueden resumir en diez puntos: 1) el dolor torácico significa más que dolor en el tórax, de manera que deben considerarse como equivalentes anginosos el dolor, la presión, la opresión en el tórax, hombros, brazos, cuello, espalda y parte superior del abdomen o mandíbula, así como la dificultad para respirar y la disnea; 2) utilizar las troponinas cardíacas de alta sensibilidad como biomarcador diagnóstico de infarto agudo de miocardio; 3) atención temprana de los síntomas agudos: la valoración de los pacientes se debe centrar en identificar o excluir precozmente las causas que pongan en peligro su vida; 4) compartir la toma de decisiones con los pacientes clínicamente estables; 5) en pacientes de bajo riesgo, las pruebas diagnósticas urgentes para descartar enfermedad coronaria no son necesarias de manera sistemática; 6) usar los algoritmos de decisión clínica para el manejo del dolor torácico, tanto en urgencias como en el entorno ambulatorio; 7) síntomas acompañantes: a pesar de que el dolor torácico

sea el síntoma dominante y más frecuente en pacientes de ambos sexos con síndrome coronario agudo, las mujeres son más propensas a presentar síntomas acompañantes, como las náuseas y la dificultad respiratoria; 8) identificar a los pacientes con mayor probabilidad de beneficiarse de pruebas de imagen cardíaca complementarias; es decir, aquellos con una probabilidad *pre-test* intermedia o intermedia-alta de padecer enfermedad coronaria obstructiva; 9) emplear el término «no cardíaco» si no se sospecha enfermedad cardíaca, en vez de «atípico», y 10) utilizar escalas estructuradas para la valoración del riesgo de enfermedad coronaria basadas en la evidencia científica.

La guía de la AHA recomienda la actuación centrada en el paciente, apoyándose inicialmente en las características del dolor (agudo/crónico) y en la historia clínica, exploración física y electrocardiograma (ECG). Las recomendaciones acerca de las pruebas diagnósticas se basan en identificar las causas que amenazan la vida del paciente, determinar su estabilidad clínica y establecer si el paciente debe ingresar o se puede tratar de manera ambulatoria. Entre las técnicas de imagen, la primera aproximación diagnóstica al dolor torácico se suele realizar con la **radiografía simple de tórax**, dado que, aunque no es una técnica con gran sensibilidad y especificidad para conocer la causa del dolor, sí que puede ayudar a diferenciar entre causas cardíacas y no cardíacas, como, por ejemplo, un edema agudo de pulmón secundario a infarto agudo de miocardio, un proceso neumónico, un neumotórax, fracturas costales, infarto pulmonar secundario a tromboembolia o patología aórtica (**Fig. 6-11**). Desde el punto de vista de las técnicas de imagen cardíaca propiamente dichas, la **coronariografía invasiva convencional** continúa siendo el estándar de referencia para diagnosticar la presencia,

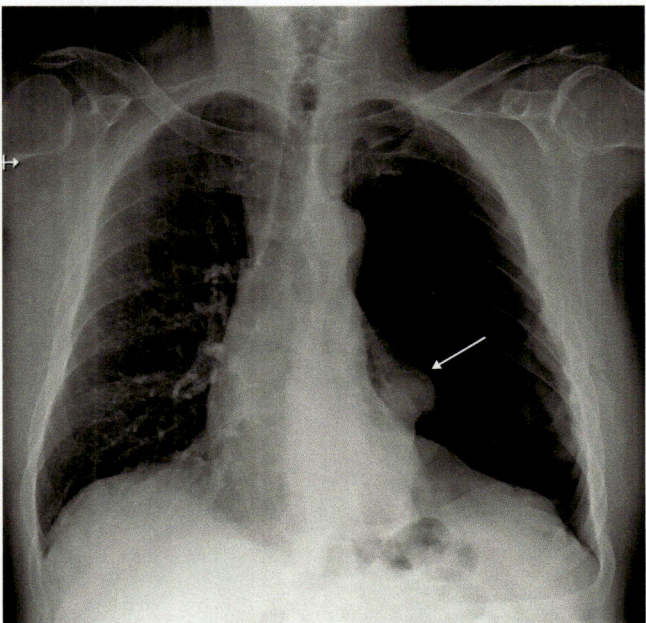

Figura 6-11. Radiografía posteroanterior de tórax en un paciente de 54 años que acude a urgencias porque, en el contexto de un acceso de tos, experimenta un fuerte dolor de tipo punzante en la región hemitorácica izquierda. Se observa neumotórax izquierdo, que provoca colapso del pulmón izquierdo (flecha) y desplazamiento mediastínico contralateral.

localización, extensión y gravedad de la enfermedad coronaria y para planificar el procedimiento terapéutico. La estimación de la FFR representa el estándar de referencia para establecer *in situ* los índices fisiológicos que indican la repercusión hemodinámica de una estenosis. Este parámetro se suele tener en cuenta antes de la revascularización coronaria si no existen pruebas de detección de isquemia que la documenten. La elección acerca de la prueba de imagen cardíaca no invasiva que se vaya a realizar dependerá de la experiencia del centro, de la disponibilidad de los equipos y de su coste. La CTC es la alternativa no invasiva a la coronariografía convencional para diagnosticar la extensión y gravedad de la enfermedad coronaria, cuantificar la arteriosclerosis coronaria y caracterizar la composición de la placa de ateroma.

Los avances más recientes también permiten calcular, mediante soluciones informáticas complejas, la FFR-CT como parámetro que estima de manera no invasiva la isquemia específica por lesión coronaria, mientras que los protocolos más avanzados de TC-perfusión se están implementando para poder establecer el significado funcional de las lesiones de gravedad intermedia. Por su parte, las pruebas funcionales como **el ecocardiograma de estrés, las técnicas de medicina nuclear (SPECT/PET)** y la **RMC** se suelen emplear para detectar la isquemia miocárdica. Como se ha comentado, entre estas técnicas, destaca la RMC como la prueba más completa para estudiar la cardiopatía, ya que es capaz de cuantificar con precisión la función global y regional de ambos ventrículos; detectar, localizar y proporcionar una estimación de la extensión de la isquemia; y caracterizar el miocardio, demostrando, en el contexto del dolor torácico, si el dolor se debe, por ejemplo, a una miocarditis o a un infarto. Además, permite conocer la extensión del infarto, la cantidad de miocardio viable y el riesgo arritmogénico del paciente.

A continuación, se resumen las indicaciones de la guía del manejo del paciente con dolor torácico de la AHA en los escenarios clínicos más comunes.

Pacientes con dolor torácico agudo

En el manejo del paciente con dolor torácico agudo, se diferencian dos situaciones, en función de si se sospecha patología isquémica o patología no isquémica.

Sospecha de patología isquémica/síndrome coronario agudo

Tras haberse descartado el síndrome coronario agudo (SCA) con elevación del segmento ST (SCACEST) mediante una valoración clínica estructurada, los pacientes con sospecha de SCA se deben estratificar en grupos de riesgo bajo, intermedio o alto.

Pacientes de riesgo bajo

Los pacientes de riesgo bajo son aquellos cuya probabilidad de eventos cardíacos adversos mayores (MACE, *major adverse cardiac events*) a los 30 días es ≤ 1 %. Según esta guía, en estos pacientes, no hay suficiente evidencia científica que apoye la realización sistemática de pruebas de imagen. La cuantificación de la calcificación coronaria (*calcium score*) puede proporcionar información adicional para estratificar el riesgo cardiovascular de los pacientes a largo plazo.

Pacientes con riesgo intermedio

Los pacientes con riesgo intermedio son candidatos a pruebas de imagen cardíaca. La actuación dependerá de si existe o no enfermedad coronaria conocida y de si tienen o no una prueba de imagen reciente. En caso de no presentar enfermedad coronaria conocida y de tener una prueba reciente con un resultado negativo (prueba de estrés hace menos de un año o CTC hace menos de dos años), no es necesario realizar ninguna prueba adicional; si dicha prueba resultó no concluyente o ligeramente anormal, se recomienda una CTC y, si fue muy anormal, se debe realizar una coronariografía convencional. Si los pacientes no tienen una prueba previa, se puede realizar inicialmente una CTC o una prueba funcional (**Fig. 6-12**). En el contexto del dolor torácico agudo, la CTC ha demostrado reducir el tiempo al diagnóstico y permite dar de alta a los pacientes en los servicios de urgencias más rápido y de forma más segura que el manejo clínico habitual. Los resultados del estudio CATCH (*Cardiac CT in the Treatment of Acute Chest Pain*) demuestran menor número de eventos a largo plazo en los pacientes sometidos a CTC que al manejo clínico habitual o a pruebas funcionales. En estos casos, si la CTC demuestra una estenosis de gravedad intermedia (30-90 %) en un segmento coronario proximal o medio, se puede indicar una FFR-CT o una prueba de estrés. Por su parte, si la prueba de estrés pone de manifiesto isquemia moderada o grave, o si existe disfunción ventricular, se recomienda realizar una coronariografía convencional o una CTC. Si los pacientes presentan enfermedad coronaria conocida no obstructiva (estenosis < 50 % en CTC o en coronariografía convencional, o placas calcificadas en TC de tórax) se recomienda repetir la CTC. Si presenta una estenosis del 30-90 % localizada en los segmentos proximales y medios del vaso, se puede realizar FFR-CT o una prueba de estrés. En pacientes con enfermedad coronaria conocida obstructiva conocida o con calcificación coronaria extensa, se recomienda realizar una prueba funcional (**Fig. 6-13**).

Pacientes con riesgo alto

Los pacientes con dolor torácico agudo y riesgo alto de MACE a corto plazo son aquellos que presentan cambios isquémicos nuevos en el ECG, daño miocárdico agudo confirmado por elevación de las troponinas, disfunción sistólica del ventrículo izquierdo de nueva instauración (FEVI < 40 %) e isquemia moderada/grave de nuevo diagnóstico. En estos casos, se debe realizar una coronariografía convencional. Si esta resulta negativa, se recomienda realizar una RMC para diagnosticar causas alternativas del dolor torácico agudo, como son la miocarditis o el infarto de miocardio sin enfermedad coronaria obstructiva (MINOCA, *myocardial infarction with non-obstructive coronary arteries*) (**Fig. 6-14**).

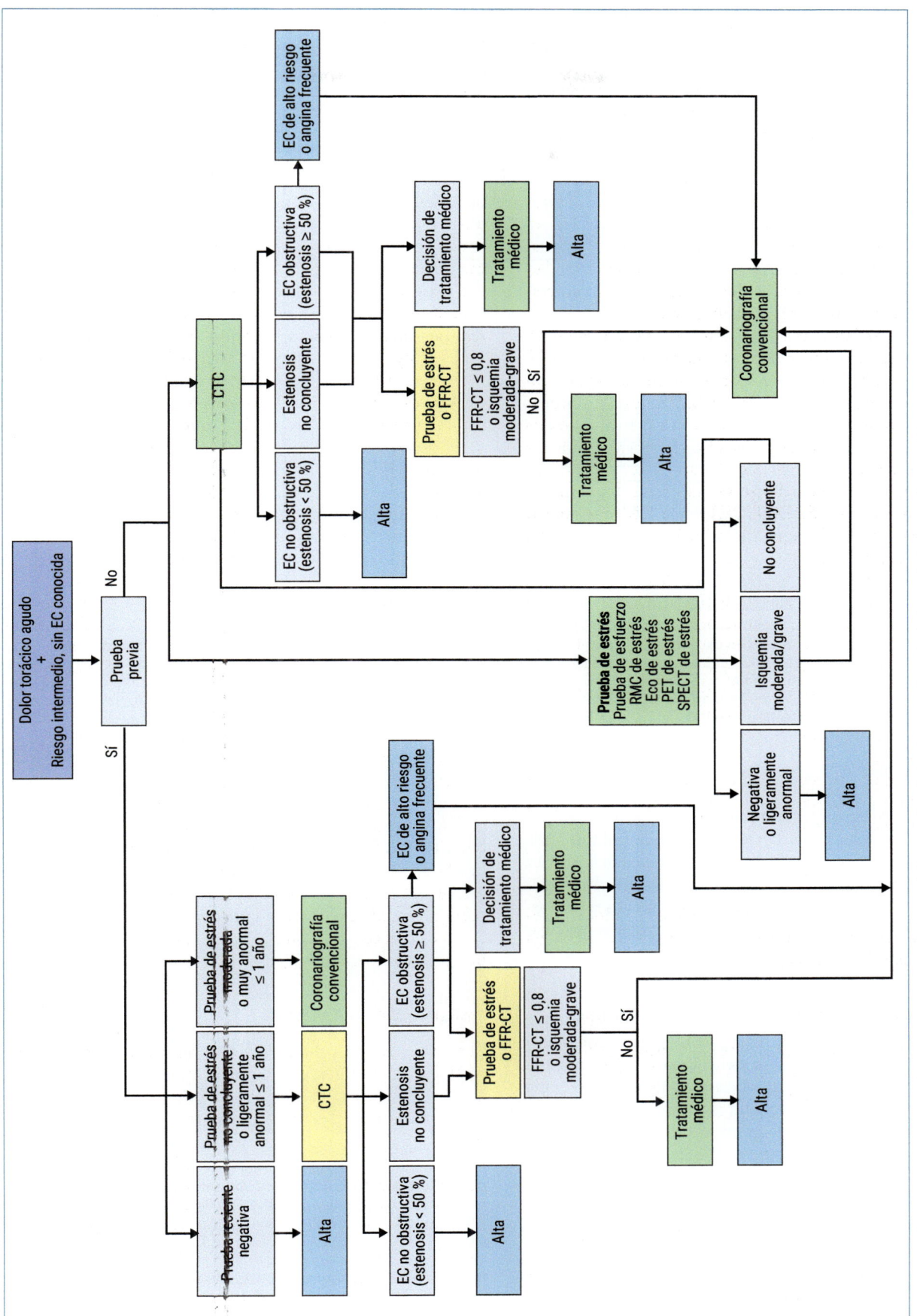

Figura 6-12. Algoritmo de actuación en pacientes con dolor torácico agudo, riesgo intermedio y sin enfermedad coronaria conocida. Recomendaciones establecidas por las guías de práctica clínica como clase I [en verde], clase IIa [en amarillo]. CTC: coronariografía por tomografía computarizada; EC: enfermedad coronaria; Eco: ecocardiograma; FFR-CT: reserva fraccional de flujo por tomografía computarizada [*fractional flow reserve-computed tomography*]; PET: tomografía por emisión de positrones [*positron emission tomography*]; RMC: resonancia magnética cardíaca; SPECT: tomografía computarizada por emisión de fotón único [*single-photon emission computed tomography*].

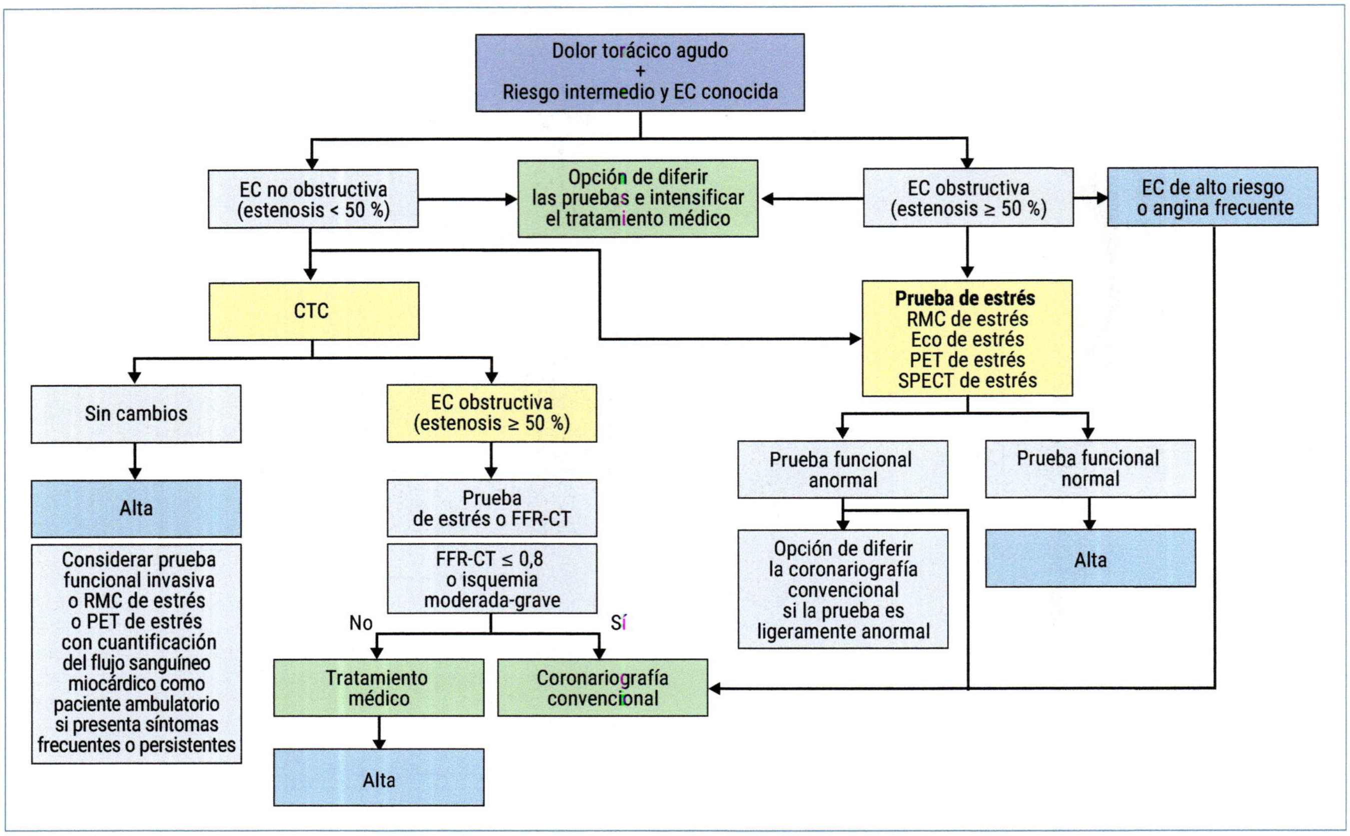

```
                    ┌─────────────────────────────┐
                    │      Dolor torácico agudo      │
                    │              +                 │
                    │  Riesgo intermedio y EC conocida │
                    └─────────────────────────────┘
```

Figura 6-13. Algoritmo de actuación en pacientes con dolor torácico agudo, riesgo intermedio y enfermedad coronaria conocida. Recomendaciones establecidas por las guías de práctica clínica como clase I [en verde], clase IIa [en amarillo]. CTC: coronariografía por tomografía computarizada; EC: enfermedad coronaria; Eco: ecocardiograma; FFR-CT: reserva fraccional de flujo por tomografía computarizada (*fractional flow reserve-computed tomography*); PET: tomografía por emisión de positrones (*positron emission tomography*); RMC: resonancia magnética cardíaca; SPECT: tomografía computarizada por emisión de fotón único (*single-photon emission computed tomography*).

Sospecha de patología no isquémica

Los escenarios clínicos que se recogen en este grupo incluyen el síndrome aórtico agudo, la tromboembolia pulmonar, la miopericarditis y valvulopatías, como la insuficiencia aórtica aguda asociada a disección de aorta, o la estenosis aórtica por enfermedad coronaria coexistente o por disfunción microvascular en pacientes con poscarga alta e hipertrofia ventricular izquierda. En pacientes con sospecha de síndrome aórtico agudo (**Fig. 6-15**) o de tromboembolia pulmonar (**Fig. 6-16**), se recomienda realizar una angiografía por TC (angio-TC) como técnica de primera elección. En la miocarditis, aunque se puede realizar un ecocardiograma para una valoración inicial de la estructura y contractilidad del corazón, se recomienda llevar a cabo una RMC con secuencias de detección de edema y de realce tardío de gadolinio para confirmar el diagnóstico. En las valvulopatías, el ecocardiograma es de elección y se puede utilizar la RMC cuando el primero no sea concluyente.

Pacientes con dolor torácico crónico o estable

El manejo de los pacientes con dolor torácico crónico o estable depende de la probabilidad *pre-test* de padecer enfermedad coronaria obstructiva y de si presentan o no enfermedad coronaria conocida. La probabilidad o riesgo *pre-test* se suele

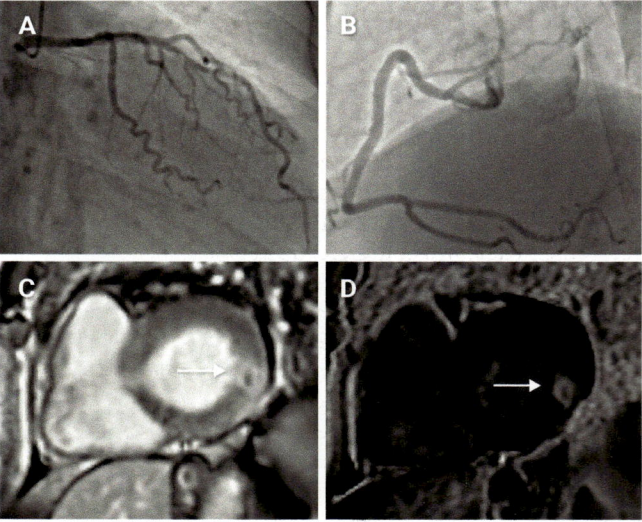

Figura 6-14. Estudio en un paciente de 76 años, fumador, con hipertensión e hipercolesterolemia, atendido en urgencias por sospecha de síndrome coronario agudo. **A** y **B)** Coronariografía convencional de las arterias coronarias izquierda **(A)** y derecha **(B)**. **C** y **D)** Resonancia magnética cardíaca (RMC) de realce precoz **(C)** y realce tardío de gadolinio **(D)** en el plano de eje corto. La coronariografía convencional descartó enfermedad coronaria obstructiva. La RMC puso de manifiesto un pequeño infarto de miocardio transmural en el segmento inferolateral basal (flecha) con signos de obstrucción microvascular, demostrando su utilidad en el contexto clínico del infarto de miocardio sin enfermedad coronaria obstructiva (MINOCA).

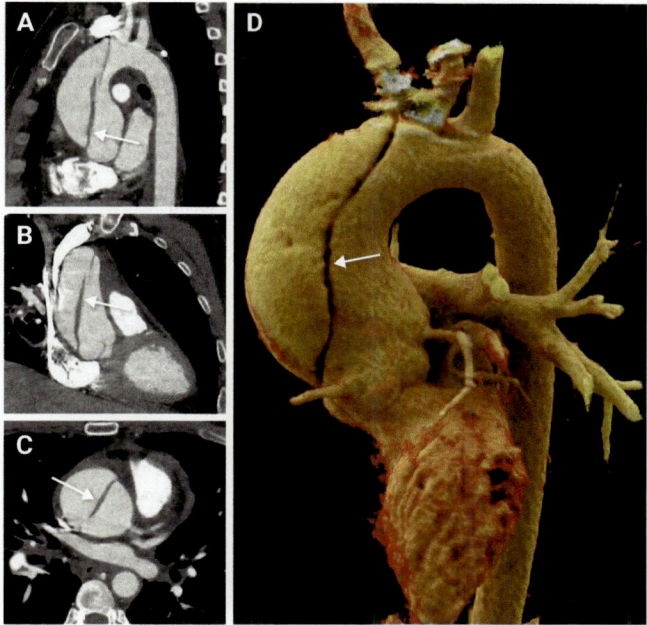

Figura 6-15. Angiografía por tomografía computarizada de un paciente hipertenso de 34 años, que acude a urgencias por dolor centrotorácico opresivo irradiado hacia el cuello de un día de evolución. **A)** Reconstrucción sagital. **B)** Reconstrucción coronal. **C)** Imagen axial. **D)** Reconstrucción cinemática. Se observó disección de aorta, extendiéndose desde el anillo aórtico al origen del tronco braquiocefálico arterial (flechas).

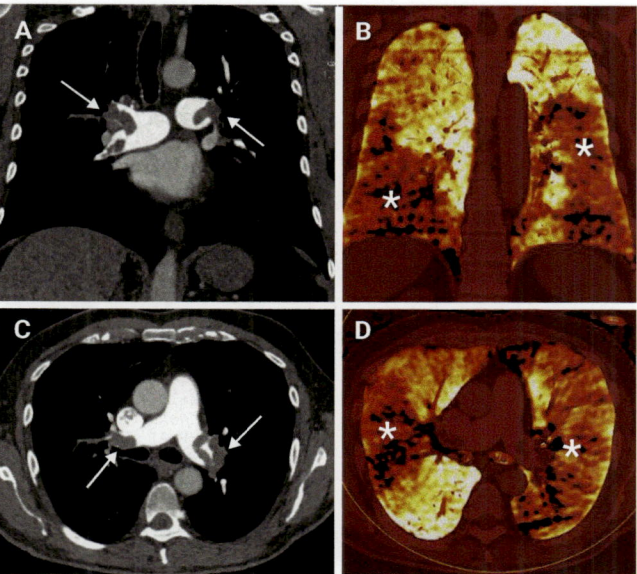

Figura 6-16. Angiografía por tomografía computarizada (angio-TC) pulmonar realizada con técnica de doble energía (imagen espectral) en un paciente de 72 años que acude a urgencias por disnea de mínimos esfuerzos y desaturación de hasta el 85 %. **A** y **B)** Reconstrucciones coronales. **C** y **D)** Imágenes axiales. **A** y **C)** Angio-TC. **B** y **D)** Mapas de yodo. Se observó tromboembolia pulmonar central bilateral (flechas), extendiéndose a las ramas lobulares de ambos pulmones. Los mapas de yodo mostraron áreas de hipoperfusión en los territorios pulmonares correspondientes (*).

calcular con escalas validadas, basadas en la edad, el sexo y los síntomas, a los que se les puede añadir la cantidad total de calcio coronario. Se consideran pacientes de riesgo bajo aquellos con una probabilidad *pre-test* ≤ 15 %, y de riesgo intermedio-alto los que tienen una probabilidad *pre-test* > 15 %.

Sin enfermedad coronaria conocida

En **pacientes de riesgo bajo** se puede cuantificar la calcificación coronaria (CCC) para estratificar mejor al sujeto. Una CCC de 0 identifica a los pacientes de riesgo bajo, que no requieren pruebas adicionales. La mayoría de los eventos ocurren en pacientes con CCC detectable.

Los **pacientes de riesgo intermedio-alto** poseen un riesgo de 10-20 % de enfermedad coronaria obstructiva y de 1-2 % eventos anuales. En general, en pacientes menores de 65 años se prefiere realizar una CTC, mientras que, en pacientes de al menos 65 años, dado que poseen mayor probabilidad de padecer isquemia y enfermedad coronaria obstructiva, las pruebas de estrés poseen mayor rendimiento diagnóstico. La elección de la técnica dependerá de su disponibilidad, experiencia del centro, y de las características del paciente.

La CTC posee mayor sensibilidad que las pruebas funcionales para detectar enfermedad coronaria obstructiva. El estudio SCOT-HEART demostró que añadir una CTC a la práctica clínica habitual (con prueba de esfuerzo), ocasionó un descenso del fallecimiento o de infarto agudo de miocardio a los 5 años (HR: 0,59; IC 95 %: 0,41-0,84; *p*=0,004). En este sentido, cabe señalar que el rendimiento diagnóstico de la prueba de esfuerzo es menor que el de las pruebas de estrés (sensibilidad y especificidad de 60 % y 77 %, respectivamente), pero que sigue siendo útil como técnica que proporciona valor pronóstico, sobre todo en mujeres. Respecto al manejo inicial mediante coronariografía convencional, el estudio CONSERVE demostró que una estrategia basada en CTC se asociaba a un menor coste y a una tasa similar de MACE a 1 año (4,6 % fente a 4,6 %). Es importante destacar que los pacientes con CTC sin presencia de estenosis coronaria o placa poseen un riesgo bajo de eventos. Por otra parte, tras una prueba de estrés, la CTC permite diagnosticar o excluir la enfermedad coronaria e identificar a los pacientes que se beneficiarían de una coronariografía convencional, tal y como demuestra el estudio ISCHEMIA. Por último, al detectar la placa de ateroma, la CTC también permite intensificar la terapia preventiva.

En el contexto clínico del paciente con dolor torácico crónico y enfermedad coronaria no conocida se ha demostrado que el estrés inducido por el ejercicio proporciona mejor información diagnóstica y pronóstica que el farmacológico (**Fig. 6-17**).

Con enfermedad coronaria conocida

Si los pacientes poseen enfermedad coronaria no obstructiva (estenosis < 50 %), se puede realizar una CTC para detectar lesiones nuevas o para establecer si existe progresión de la estenosis coronaria y de la arteriosclerosis. Además, la CTC también puede identificar placas con características de alto riesgo, que incrementan el riesgo de padecer MACE. En este grupo de pacientes las pruebas de estrés también son útiles

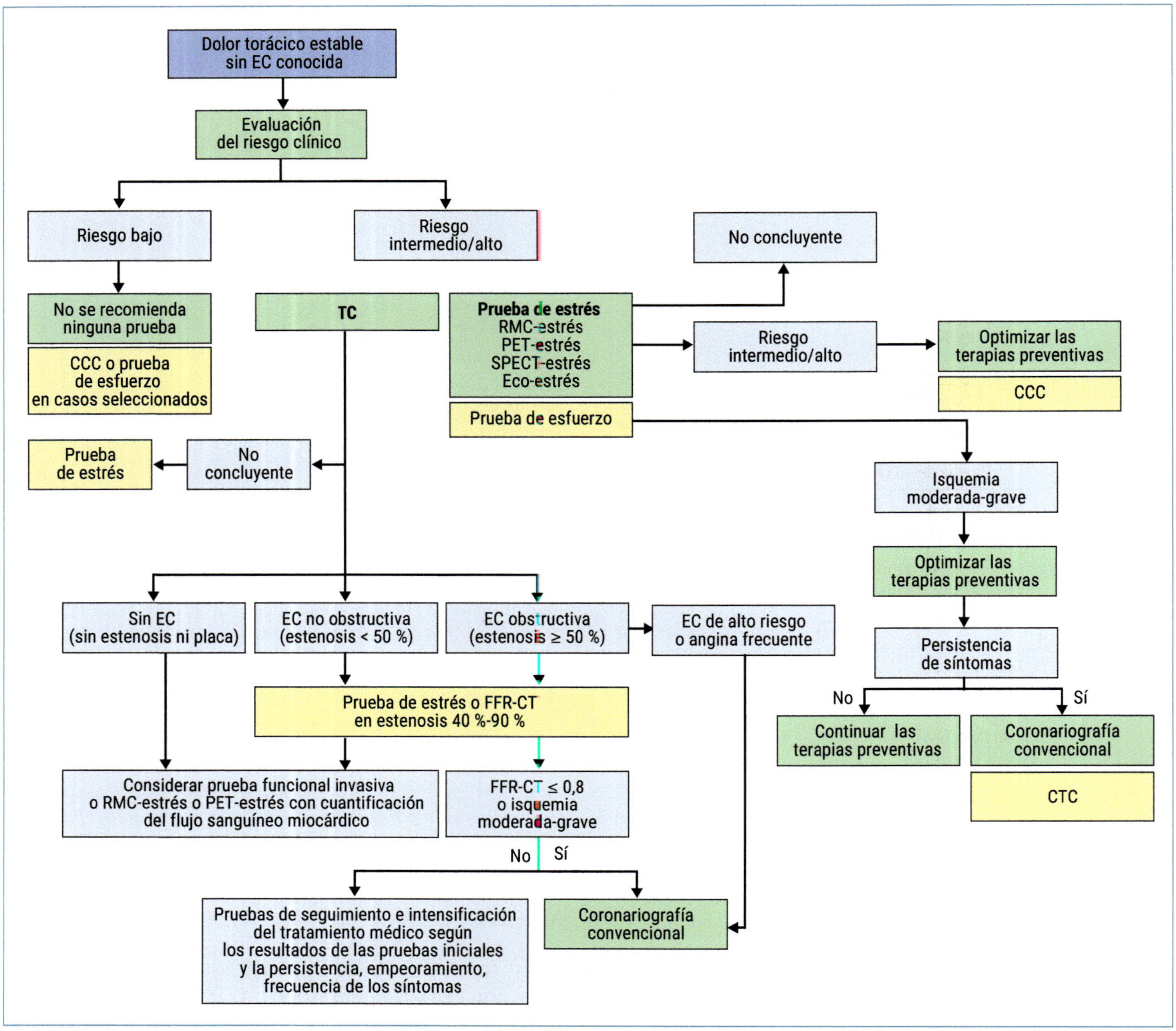

```
                  ┌─────────────────────┐
                  │ Dolor torácico estable │
                  │   sin EC conocida     │
                  └─────────────────────┘
                            │
                  ┌─────────────────────┐
                  │     Evaluación       │
                  │   del riesgo clínico  │
                  └─────────────────────┘
```

Algoritmo — diagrama de flujo:

- **Dolor torácico estable sin EC conocida** → **Evaluación del riesgo clínico**

- **Riesgo bajo** → **No se recomienda ninguna prueba** → **CCC o prueba de esfuerzo en casos seleccionados**

- **Riesgo intermedio/alto** → **TC** / **Prueba de estrés** (RMC-estrés, PET-estrés, SPECT-estrés, Eco-estrés) / **Prueba de esfuerzo**

- **Prueba de estrés** → **No concluyente** / **Riesgo intermedio/alto** → **Optimizar las terapias preventivas** (CCC)

- **No concluyente** → **Prueba de estrés**

- **Isquemia moderada-grave** → **Optimizar las terapias preventivas** → **Persistencia de síntomas**
  - No → **Continuar las terapias preventivas**
  - Sí → **Coronariografía convencional** (CTC)

- TC → **Sin EC (sin estenosis ni placa)** / **EC no obstructiva (estenosis < 50 %)** / **EC obstructiva (estenosis ≥ 50 %)** / **EC de alto riesgo o angina frecuente**

- EC no obstructiva / EC obstructiva → **Prueba de estrés o FFR-CT en estenosis 40 %-90 %**

- **Considerar prueba funcional invasiva o RMC-estrés o PET-estrés con cuantificación del flujo sanguíneo miocárdico**

- **FFR-CT ≤ 0,8 o isquemia moderada-grave**
  - No → **Pruebas de seguimiento e intensificación del tratamiento médico según los resultados de las pruebas iniciales y la persistencia, empeoramiento, frecuencia de los síntomas**
  - Sí → **Coronariografía convencional**

Figura 6-17. Algoritmo de actuación en pacientes con dolor torácico crónico o estable y sin enfermedad coronaria conocida EC: enfermedad coronaria; CCC: cuantificación de la calcificación coronaria; CTC: coronariografía por tomografía computarizada; FFR-CT: reserva fraccional de flujo por tomografía computarizada; RMC: resonancia magnética cardíaca; Eco: ecocardiograma; PET: tomografía por emisión de positrones; SPECT: tomografía computarizada por emisión de fotón único. Recomendaciones establcidas por las guías de práctica clínica como clase I [en verde], clase IIa [en amarillo]).

para guiar el manejo y el tratamiento de la isquemia. Como dato, un 20% a 30% de los pacientes con enfermedad coronaria no obstructiva demuestran isquemia, que puede deberse a enfermedad microvascular, no detectable, por tanto, por las pruebas anatómicas.

En el caso de pacientes con enfermedad coronaria obstructiva (estenosis ≥ 50 %) se recomienda intensificar el tratamiento médico y, si el paciente tiene enfermedad coronaria de alto riesgo o angina frecuente, realizar pruebas complementarias como la coronariografía convencional o, en casos seleccionados, la CTC previa a la revascularización. En caso de no poseer enfermedad coronaria de alto riesgo o angina frecuente se puede realizar una prueba de estrés (**Fig. 6-18**).

En el caso concreto de los pacientes revascularizados se puede utilizar la CTC para estudiar la permeabilidad de los injertos aortocoronarios y de los *stents* proximales (de al menos 3 mm de diámetro). Su rendimiento en la valoración de los vasos nativos (no revascularizados quirúrgicamente) es menor, debido a que son vasos muy calcificados y generalmente de pequeño calibre. Las pruebas funcionales, como la RMC de estrés, también permiten estratificar el riesgo de estos pacientes (**Fig. 6-19**).

 Las técnicas de imagen cardíaca desempeña un papel fundamental en el algoritmo diagnóstico del dolor torácico del paciente que presenta dolor torácico agudo o estable.

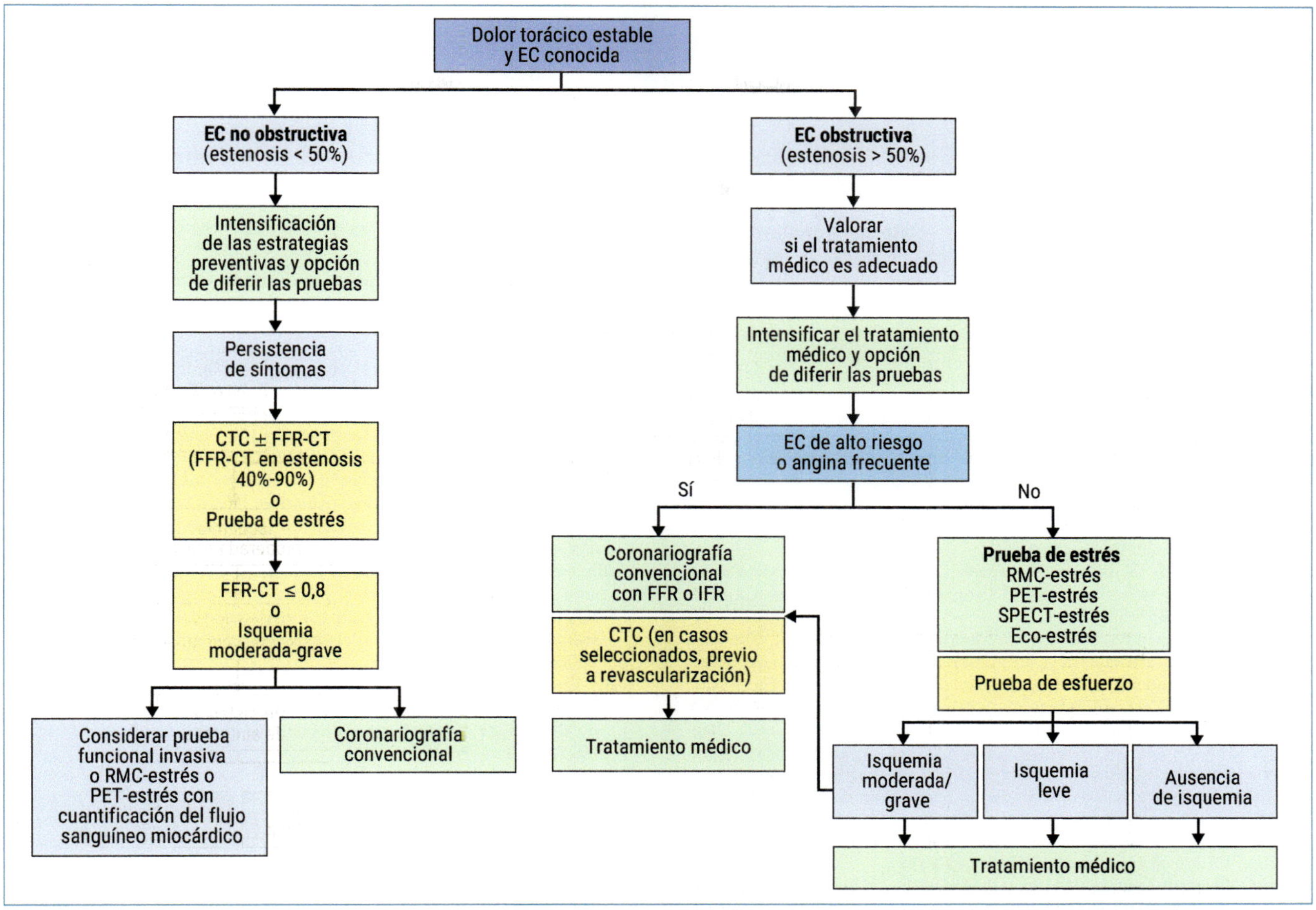

```
                    ┌─────────────────────┐
                    │  Dolor torácico estable │
                    │    y EC conocida        │
                    └─────────────────────┘
```

EC no obstructiva
(estenosis < 50%)

EC obstructiva
(estenosis > 50%)

Intensificación
de las estrategias
preventivas y opción
de diferir las pruebas

Valorar
si el tratamiento
médico es adecuado

Persistencia
de síntomas

Intensificar el tratamiento
médico y opción
de diferir las pruebas

CTC ± FFR-CT
(FFR-CT en estenosis
40%-90%)
o
Prueba de estrés

EC de alto riesgo
o angina frecuente

FFR-CT ≤ 0,8
o
Isquemia
moderada-grave

Sí

No

Coronariografía
convencional
con FFR o IFR

Prueba de estrés
RMC-estrés
PET-estrés
SPECT-estrés
Eco-estrés

CTC (en casos
seleccionados, previo
a revascularización)

Prueba de esfuerzo

Considerar prueba
funcional invasiva
o RMC-estrés o
PET-estrés con
cuantificación del flujo
sanguíneo miocárdico

Coronariografía
convencional

Tratamiento médico

Isquemia
moderada/
grave

Isquemia
leve

Ausencia
de isquemia

Tratamiento médico

Figura 6-18. Algoritmo de actuación en pacientes con dolor torácico crónico o estable y enfermedad coronaria conocida (EC: enfermedad coronaria; CTC: coronariografía por tomografía computarizada; FFR-CT: reserva fraccional de flujo por tomografía computarizada; RMC: resonancia magnética cardíaca; Eco: ecocardiograma; PET: tomografía por emisión de positrones; SPECT: tomografía computarizada por emisión de fotón único; FFR: reserva fraccional de flujo; IFR: relación de la presión instantánea en el periodo libre de ondas (*instant wave-free ratio*). Recomendaciones establcidas por las guías de práctica clínica como clase I [en verde], clase IIa [en amarillo]).

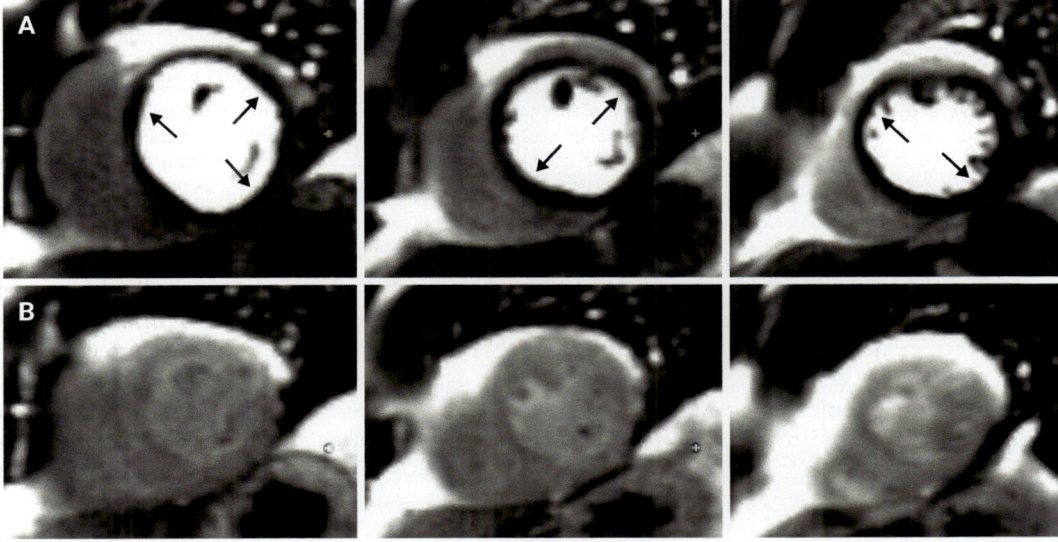

Figura 6-19. RMC de estrés con regadenosón en un paciente varón de 68 años, exfumador, con hipertensión arterial e hipercolesterolemia y antecedente de revascularización coronaria percutánea de la arteria circunfleja y del tronco principal izquierdo que acude por dolor en zona anterosuperior izquierda de hemitórax con irradiación por el brazo izquierdo y hacia zona axilar cuando realiza ejercicio de 5 meses de evolución. **A)** Fila superior. Perfusión de primer paso de contraste en estrés. **B)** Fila inferior. Perfusión de primer paso de contraste en reposo. El estudio mostró hipoperfusión circunferencial durante el estrés (puntas de flecha), con perfusión normal en reposo, indicando enfermedad coronaria multivaso.

PUNTOS CLAVE

- El manejo del dolor torácico se debe comenzar estratificando el riesgo *pre-test* de padecer enfermedad coronaria en cada paciente.
- Cada modalidad de imagen, ya sea anatómica o funcional, proporciona información distinta y, a su vez, complementaria de la enfermedad coronaria.
- La CTC se suele emplear para conocer la anatomía coronaria, cuantificar la calcificación coronaria, detectar la estenosis coronaria y estudiar la composición de la placa de ateroma, siendo considerada como la modalidad de imagen

de elección para detectar enfermedad coronaria obstructiva. Las pruebas funcionales se emplean para detectar y cuantificar la extensión de la isquemia.
- Se prefiere realizar una CTC en pacientes con probabilidad *pre-test* baja-intermedia de enfermedad coronaria, mientras que, en pacientes con probabilidad *pre-test* intermedia-alta, se suele recomendar una prueba funcional.
- Es recomendable adoptar un enfoque multimodal para el manejo diagnóstico del paciente con dolor torácico.

BIBLIOGRAFÍA

Andreini D, Modolo R, Katagiri Y, Mushtaq S, Sonck J, Collet C, et al.; SYNTAX III REVOLUTION Investigators. Impact of fractional flow reserve derived from coronary computed tomography angiography on heart team treatment decision-making in patients with multivessel coronary artery disease: insights from the SYNTAX III REVOLUTION Trial. Circ Cardiovasc Interv. 2019;12(12):e007607.

Bertero E, Heusch G, Münzel T, Maack C. A pathophysiological compass to personalize antianginal drug treatment. Nat Rev Cardiol. 2021;18(12):838-52.

Bom MJ, Van Diemen PA, Driessen RS, Everaars H, Schumacher SP, Wijmenga JT, et al. Prognostic value of [15O]H2O positron emission tomography-derived global and regional myocardial perfusion. Eur Heart J Cardiovasc Imaging. 2020;21(7):777-86.

Budoff MJ, Dowe D, Jollis JG, Gitter M, Sutherland J, Halamert E, et al. Diagnostic performance of 64-multidetector row coronary computed tomographic angiography for evaluation of coronary artery stenosis in individuals without known coronary artery disease: results from the prospective multicenter ACCURACY (Assessment by Coronary Computed Tomographic Angiography of Individuals Undergoing Invasive Coronary Angiography) Trial. J Am Coll Cardiol. 2008;52(21):1724-32.

Celeng C, Leiner T, Maurovich-Horvat P, Merkely B, De Jong P, Dankbaar JW, et al. Anatomical and functional computed tomography for diagnosing hemodynamically significant coronary artery disease: a meta-analysis. JACC Cardiovasc Imaging. 2019;12(7 Pt 2):1316-25.

Chang HJ, Lin FY, Gebow D, An HY, Andreini D, Bathina R, et al. Selective referral using CCTA versus direct referral for individuals referred to invasive coronary angiography for suspected CAD: a randomized, controlled, open-label trial. JACC Cardiovasc Imaging. 2019;12(7 Pt 2):1303-12.

Collet C, Miyazaki Y, Ryan N, Asano T, Tenekecioglu E, Sonck J, et al. Fractional flow reserve derived from computed tomographic angiography in patients with multivessel CAD. J Am Coll Cardiol. 2018;71(24):2756-69.

Cury RC, Leipsic J, Abbara S, Achenbach S, Berman D, Bittencourt M, et al. CAD-RADSTM 2.0 - 2022 Coronary Artery Disease – Reporting and Data System an expert consensus document of the Society of Cardiovascular Computed Tomography (SCCT), the American College of Cardiology (ACC), the American College of Radiology (ACR), and the North America Society of Cardiovascular Imaging (NASCI). J Cardiovasc Comput Tomogr. 2022;16(6):536-57.

Dorbala S, Di Carli MF, Beanlands RS, Merhige ME, Williams BA, Veledar E, et al. Prognostic value of stress myocardial perfusion positron emission tomography: results from a multicenter observational registry. J Am Coll Cardiol. 2013;61(2):176-84.

Douglas PS, Hoffmann U, Patel MR, Mark DB, Al-Khalidi HR, Cavanaugh B, et al.; PROMISE Investigators. Outcomes of anatomical versus functional testing for coronary artery disease. N Engl J Med. 2015;372(14):1291-300.

Driessen RS, Danad I, Stuijfzand WJ, Raijmakers PG, Schumacher SP, Van Diemen PA, et al. Comparison of coronary computed tomography angiography, fractional flow reserve, and perfusion imaging for ischemia diagnosis. J Am Coll Cardiol. 2019;73(2):161-73.

Ferreira-González I. Epidemiología de la enfermedad coronaria. Rev Esp Cardiol. 2014;67(2):139-44.

Greenwood JP, Maredia N, Younger JF, Brown JM, Nixon J, Everett CC, et al. Cardiovascular magnetic resonance and single-photon emission computed tomography for diagnosis of coronary heart disease (CE-MARC): a prospective trial. Lancet. 2012;379(9814):453-60.

Gulati M, Levy PD, Mukherjee D, Amsterdam E, Bhatt DL, Birtcher KK, et al. 2021 AHA/ACC/ASE/CHEST/SAEM/SCCT/SCMR guideline for the evaluation and diagnosis of chest pain: executive summary: a report of the American College of Cardiology/American Heart Association Joint Committee on Clinical Practice Guidelines. Circulation. 2021;144(22):e368-454.

Hoffmann U, Moselewski F, Nieman K, Jang IK, Ferencik M, Rahman AM, et al. Noninvasive assessment of plaque morphology and composition in culprit and stable lesions in acute coronary syndrome and stable lesions in stable angina by multidetector computed tomography. J Am Coll Cardiol. 2006;47(8):1655-62.

Juárez-Orozco LE, Saraste A, Capodanno D, Prescott E, Ballo H, Bax JJ, et al. Impact of a decreasing pre-test probability on the performance of diagnostic tests for coronary artery disease. Eur Heart J Cardiovasc Imaging. 2019;20(11):1198-207.

Kalam K, Otahal P, Marwick TH. Prognostic implications of global LV dysfunction: a systematic review and meta-analysis of global longitudinal strain and ejection fraction. Heart. 2014;100(21):1673-80.

Knuuti J, Wijns W, Saraste A, Capodanno D, Barbato E, Funck-Brentano C, et al.; ESC Scientific Document Group. 2019 ESC Guidelines for the diagnosis and management of chronic coronary syndromes. Eur Heart J. 2020;41(3):407-77.

Koo BK, Erglis A, Doh JH, Daniels DV, Jegere S, Kim HS, et al. Diagnosis of ischemia-causing coronary stenoses by noninvasive fractional flow reserve computed from coronary computed tomographic angiograms: results from the prospective multicenter DISCOVER-FLOW (Diagnosis of Ischemia-Causing Stenoses Obtained Via Noninvasive Fractional Flow Reserve) study. J Am Coll Cardiol. 2011;58(19):1989-97.

Kramer CM, Barkhausen J, Bucciarelli-Ducci C, Flamm SD, Kim RJ, Nagel E. Standardized cardiovascular magnetic resonance imaging (CMR) protocols: 2020 update. J Cardiovasc Magn Reson. 2020;22(1):17.

Kwong RY, Ge Y, Steel K, Bingham S, Abdullah S, Fujikura K, et al. Cardiac magnetic resonance stress perfusion imaging for evaluation of patients with chest pain. J Am Coll Cardiol. 2019;74(14):1741-55.

Lee SE, Chang HJ, Sung JM, Park HB, Heo R, Rizvi A, et al. Effects of statins on coronary atherosclerotic plaques: the PARADIGM Study. JACC Cardiovasc Imaging. 2018;11(10):1475-84.

Linde JJ, Kofoed KF, Sørgaard M, Kelbæk H, Jensen GB, Nielsen WB, et al. Cardiac computed tomography guided treatment strategy in patients with recent acute-onset chest pain: results from the randomised, controlled trial: CArdiaccT in the treatment of acute CHest pain (CATCH). Int J Cardiol. 2013;168(6):5257-62.

Lu M, Wang S, Sirajuddin A, Arai AE, Zhao S. Dynamic stress computed tomography myocardial perfusion for detecting myocardial ischemia: a systematic review and meta-analysis. Int J Cardiol. 2018;258:325-31.

Lu MT, Ferencik M, Roberts RS, Lee KL, Ivanov A, Adami E, et al. Noninvasive FFR derived from coronary CT angiography: management and outcomes in the PROMISE Trial. JACC Cardiovasc Imaging. 2017;10(11):1350-8.

Lubbers M, Coenen A, Kofflard M, Bruning T, Kietselaer B, Galema T, et al. Comprehensive cardiac CT with myocardial perfusion imaging versus functional testing in suspected coronary artery disease: the multicenter, randomized CRESCENT-II trial. JACC Cardiovasc Imaging. 2018;11(11):1625-36.

Marcos-Garcés V, Gavara J, Monmeneu JV, López-Lereu MP, Bosch MJ, Merlos P, et al. Vasodilator stress CMR and all-cause mortality in stable ischemic heart disease: a large retrospective registry. JACC Cardiovasc Imaging. 2020;13(8):1674-86.

Martínez-Sellés M, Bueno H, Sacristán A, Estévez A, Ortiz J, Gallego L, et al. Chest pain in the emergency department: incidence, clinical characteristics, and risk stratification. Rev Esp Cardiol. 2008;61(9):953-9.

Maurovich-Horvat P, Bosserdt M, Kofoed KF, Rieckmann N, Benedek T, Donnelly P, et al.; DISCHARGE Trial Group. CT or invasive coronary angiography in stable chest pain. N Engl J Med. 2022;386(17):1591-602.

Metz LD, Beattie M, Hom R, Redberg RF, Grady D, Fleischmann KE. The prognostic value of normal exercise myocardial perfusion imaging and exercise echocardiography: a meta-analysis. J Am Coll Cardiol. 2007;49(2):227-37.

Min JK, Leipsic J, Pencina MJ, Berman DS, Koo BK, Van Mieghem C, et al. Diagnostic accuracy of fractional flow reserve from anatomic CT angiography. JAMA. 2012;308(12):1237-45.

Nagel E, Greenwood JP, McCann GP, Bettencourt N, Shah AM, Hussain ST, et al.; MR-INFORM Investigators. Magnetic resonance perfusion or fractional flow reserve in coronary disease. N Engl J Med. 2019;380(25):2418-28.

Narula J, Chandrashekhar Y, Ahmadi A, Abbara S, Berman DS, Blankstein R, et al. SCCT 2021 expert consensus document on coronary computed tomographic angiography: a report of the Society of Cardiovascular Computed Tomography. J Cardiovasc Comput Tomogr. 2021;15(3):192-217.

Nørgaard BL, Leipsic J, Gaur S, Seneviratne S, Ko BS, Ito H, et al.; NXT Trial Study Group. Diagnostic performance of noninvasive fractional flow reserve derived from coronary computed tomography angiography in suspected coronary artery disease: the NXT Trial (Analysis of Coronary Blood Flow Using CT Angiography: Next Steps). J Am Coll Cardiol. 2014;63(12):1145-55.

Nous FMA, Geisler T, Kruk MBP, Alkadhi H, Kitagawa K, Vliegenthart R, et al. Dynamic myocardial perfusion CT for the detection of hemodynamically significant coronary artery disease. JACC Cardiovasc Imaging. 2022;15(1):75-87.

Parker MW, Iskandar A, Limone B, Perugini A, Kim H, Jones C, et al. Diagnostic accuracy of cardiac positron emission tomography versus single photon emission computed tomography for coronary artery disease: a bivariate meta-analysis. Circ Cardiovasc Imaging. 2012;5(6):700-7.

Pellikka PA, Arruda-Olson A, Chaudhry FA, Chen MH, Marshall JE, Porter TR, et al. Guidelines for performance, interpretation, and application of stress echocardiography in ischemic heart disease: from the American Society of Echocardiography. J Am Soc Echocardiogr. 2020;33(1):1-41.e8.

Pontone G, Baggiano A, Andreini D, Guaricci AI, Guglielmo M, Muscogiuri G, et al. Stress computed tomography perfusion versus fractional flow reserve CT derived in suspected coronary artery disease: the PERFECTION Study. JACC Cardiovasc Imaging. 2019;12(8 Pt 1):1487-97.

Rozanski A, Gransar H, Min JK, Hayes SW, Friedman JD, Thomson LEJ, et al. Long-term mortality following normal exercise myocardial perfusion SPECT according to coronary disease risk factors. J Nucl Cardiol. 2014;21(2):341-50.

Schuijf JD, Beck T, Burgstahler C, Jukema JW, Dirksen MS, De Roos A, et al. Differences in plaque composition and distribution in stable coronary artery disease versus acute coronary syndromes; non-invasive evaluation with multi−slice computed tomography. Acute Card Care. 2007;9(1):48-53.

Schulz-Menger J, Bluemke DA, Bremerich J, Flamm SD, Fogel MA, Friedrich MG, et al. Standardized image interpretation and post-processing in cardiovascular magnetic resonance - 2020 update: Society for Cardiovascular Magnetic Resonance (SCMR): Board of Trustees Task Force on Standardized Post-Processing. J Cardiovasc Magn Reson. 2020;22(1):19.

Schwitter J, Wacker CM, Wilke N, Al-Saadi N, Sauer E, Huettle K, et al. MR-IMPACT II: Magnetic Resonance Imaging for Myocardial Perfusion Assessment in Coronary artery disease Trial: perfusion-cardiac magnetic resonance vs. single-photon emission computed tomography for the detection of coronary artery disease: a comparative multicentre, multivendor trial. Eur Heart J. 2013;34(10):775-81.

SCOT-HEART Investigators; Newby DE, Adamson PD, Berry C, Boon NA, Dweck MR, Flather M, et al. Coronary CT angiography and 5-year risk of myocardial infarction. N Engl J Med. 2018;379(10):924-33.

Senior R, Becher H, Monaghan M, Agati L, Zamorano J, Vanoverschelde JL, et al.; EACVI Scientific Documents Committee for 2014–16 and 2016-18; EACVI Scientific Documents Committee for 2014–16 and 2016-18. Clinical practice of contrast echocardiography: recommendation by the European Association of Cardiovascular Imaging (EACVI) 2017. Eur Heart J Cardiovasc Imaging. 2017;18(11):1205-1205af.

Smulders MW, Jaarsma C, Nelemans PJ, Bekkers SCAM, Bucerius J, Leiner T, et al. Comparison of the prognostic value of negative non-invasive cardiac investigations in patients with suspected or known coronary artery disease–a meta-analysis. Eur Heart J Cardiovasc Imaging. 2017;18(9):980-7.

Taylor CA, Fonte TA, Min JK. Computational fluid dynamics applied to cardiac computed tomography for noninvasive quantification of fractional flow reserve: scientific basis. J Am Coll Cardiol. 2013;61(22):2233-41.

Vincenti G, Masci PG, Monney P, Rutz T, Hugelshofer S, Gaxherri M, et al. Stress perfusion CMR in patients with known and suspected CAD: prognostic value and optimal ischemic threshold for revascularization. JACC Cardiovasc Imaging. 2017;10(5):526-37.

Voigt JU, Pedrizzetti G, Lysyansky P, Marwick TH, Houle H, Baumann R, et al. Definitions for a common standard for 2D speckle tracking echocardiography: consensus document of the EACVI/ASE/Industry Task Force to standardize deformation imaging. Eur Heart J Cardiovasc Imaging. 2015;16(1):1-11.

Williams MC, Kwiecinski J, Doris M, McElhinney P, D'Souza MS, Cadet S, et al. Low-attenuation noncalcified plaque on coronary computed tomography angiography predicts myocardial infarction: results from the multicenter SCOT-HEART Trial (Scottish Computed Tomography of the HEART). Circulation. 2020;141(18):1452-62.

Winther S, Schmidt SE, Mayrhofer T, Bøtker HE, Hoffmann U, Douglas PS, et al. Incorporating coronary calcification into pre-test assessment of the likelihood of coronary artery disease. J Am Coll Cardiol. 2020;76(21):2421-32.

Miocardiopatías

7

B. Domènech Ximenos

OBJETIVOS

- Exponer la definición de miocardiopatías y sus criterios diagnósticos.
- Analizar el papel de la resonancia magnética cardíaca en el diagnóstico diferencial de las miocardiopatías.
- Identificar los hallazgos radiológicos más importantes de la miocardiopatía hipertrófica, de la miocardiopatía dilatada, de la trabeculación excesiva del ventrículo izquierdo y de las miocardiopatías de depósito, así como de la miocardiopatía arritmogénica.
- Valorar la importancia de la resonancia magnética cardíaca en el manejo de las miocardiopatías, teniendo en cuenta su valor diagnóstico y pronóstico.

INTRODUCCIÓN

> ! Las miocardiopatías constituyen un grupo heterogéneo de enfermedades y se definen como una alteración miocárdica en la que el músculo cardíaco es estructuralmente y funcionalmente anormal, en ausencia de enfermedad coronaria, hipertensión, enfermedad valvular y enfermedad congénita capaz de provocar la anomalía miocárdica identificada.

Las miocardiopatías son entidades que pueden ser hereditarias o adquiridas, por lo que su aproximación diagnóstica suele ser compleja. Para su correcto estudio, es necesario incluir una anamnesis detallada, pruebas de laboratorio, técnicas de imagen como la ecocardiografía y la resonancia magnética cardíaca (RMC), estudio genético de mutaciones y, en algunos casos determinados, también biopsia endomiocárdica.

En la mayoría de los casos, las miocardiopatías sufren alteraciones tisulares, que reflejan daño miocárdico crónico, infiltración o depósito anormal de moléculas. Por esta razón, la RMC es fundamental en su diagnóstico diferencial, ya que las secuencias de realce tardío y el T1 *mapping* nativo y poscontraste (para el cálculo del volumen extracelular) y el T2 *mapping* permiten caracterizar el tejido miocárdico de forma no-invasiva.

Existen varias propuestas de clasificaciones que tratan de ordenar este conjunto de enfermedades y buscan englobar toda la información acerca de la etiología, genética, fisiopatología y evolución. Las tres clasificaciones más importantes de las miocardiopatías se exponen a continuación:

- Clasificación de la American Heart Association (AHA) del año 2006: documento de consenso que clasifica las miocardiopatías de acuerdo con los mecanismos fisiopatológicos, y las divide en primarias (solo afectan al músculo cardíaco), subdivididas en genéticas, mixtas o adquiridas, y en secundarias (forman parte de una enfermedad sistémica). Esta clasificación excluye las cardiopatías isquémicas y todas aquellas que sean secundarias a cardiopatías congénitas, a hipertensión o valvulopatías, pero, a diferencia de la clasificación europea, incluye las canalopatías (síndrome de Brugada, síndrome de QT largo, síndrome de QT corto, etc.).
- Clasificación de la European Society of Cardiology (ESC) del año 2008: se trata de una clasificación más clínica, que divide las miocardiopatías de acuerdo con los fenotipos morfológicos y funcionales, en vez de en mecanismos fisiopatológicos.
  Así pues, establece que, en función de la morfología y la función, se puede clasificar las miocardiopatías según si existe hipertrofia, dilatación, cambios sugestivos de displasia arritmogénica del ventrículo derecho, patrón restrictivo o si son miocardiopatías no clasificables. A su vez, cada uno de estos fenotipos es después clasificado según si la enfermedad es genética o familiar o si no lo es.
- Clasificación MOGES del año 2013: es una clasificación que trata de aunar las dos anteriores y pretende clasificar las distintas enfermedades según la morfología (M), el órgano afectado (O), la genética (G), la etiología (E) y el estadio de la enfermedad (S).

Las tres clasificaciones presentadas son válidas. No obstante, en el entorno de la imagen cardíaca, la que se suele usar más es la clasificación europea, dado que su primer eslabón del algoritmo es el fenotipo morfológico.

MIOCARDIOPATÍA DILATADA

La miocardiopatía dilatada (MCD) es una enfermedad que se caracteriza por la dilatación del ventrículo izquierdo o dilatación biventricular acompañada de disfunción sistólica con disminución de la fracción de eyección del ventrículo izquierdo (FEVI), en ausencia de enfermedad coronaria, hipertensión, enfermedad valvular y/o enfermedad congénita que sean suficientes para justificar la disfunción. Se estima que la prevalencia puede variar entre 1/2.500 y 1/250 personas.

La MCD es una entidad compleja que, aunque clásicamente se ha clasificado de acuerdo con causas genéticas o causas no genéticas, en la actualidad, se sabe que pueden existir interacciones entre una predisposición genética y diversos factores ambientales (p. ej., hipertensión, alcohol, procesos infecciosos, tratamientos quimioterápicos, miocardiopatía periparto, deficiencias nutricionales, etc.), haciendo que el individuo con exposiciones tenga más probabilidades de efectivamente desarrollar la enfermedad. No obstante, se estima que alrededor del 40 % de las MCD son de causa genética, ya que se han identificado hasta 50 genes distintos causantes de la enfermedad.

> ! La MCD es la miocardiopatía más frecuente y representa la causa más habitual de insuficiencia cardíaca y de trasplante cardíaco en nuestro entorno.

La presentación clínica de la MCD es variable, pero, en la mayoría de los casos, se presenta con fallo cardíaco izquierdo, disfunción global sin alteraciones segmentarias de la contractilidad y, solo en estadios avanzados, con fallo cardíaco derecho. El pronóstico es desfavorable una vez instaurada la disfunción sistólica, dado que la supervivencia a los cinco años se estima del 45 %.

Diagnóstico

> ! El diagnóstico de la enfermedad consiste en una dilatación del ventrículo izquierdo con un diámetro telediastólico > 112 % del valor teórico corregido para la edad y la superficie corporal, y una FEVI < 45 % y/o fracción de acortamiento < 25 % (**Fig. 7-1**).

En el algoritmo diagnóstico, la primera prueba de imagen suele ser una ecocardiografía, pero la técnica de referencia para la valoración morfológica y funcional cardíaca es la RMC. Además, en este caso, la RMC desempeña un papel primordial en el diagnóstico diferencial, ya que puede ayudar a identificar la causa y también a estratificar el riesgo de muerte súbita, valorando la afectación del ventrículo derecho y también la presencia de realce miocárdico en las secuencias de realce tardío.

Diagnóstico diferencial

La RMC es fundamental para establecer un correcto diagnóstico diferencial de la dilatación del ventrículo izquierdo, y poder determinar en primer lugar y de forma fiable si la etiología de la dilatación es isquémica o no isquémica.

Aquellos pacientes que tienen una dilatación del ventrículo izquierdo y que presentan un patrón de realce subendocár-

dico o transmural siguiendo un territorio vascular coronario pueden clasificarse como MCD de causa isquémica (se asume que la dilatación del ventrículo izquierdo ha sido secundaria a un remodelado adverso por un infarto miocárdico previo).

En cambio, aquellos individuos que presentan un realce con patrón subepicárdico (**Fig. 7-2**) se pueden clasificar como MCD secundarias a un evento de miocarditis previa (se estima que entre un 5 % y un 10 % de los pacientes que han sufrido una miocarditis aguda progresan a MCD y requerirán un trasplante cardíaco). Sin embargo, el resto de MCD de causa genética o secundarias a otras causas (factores ambientales) o las MCD idiopáticas pueden no presentar realce o presentar un realce mesocárdico en el tabique interventricular basal (**Fig. 7-3**), que es inespecífico en cuanto a la etiología, pero que está asociado a mal pronóstico. En cualquier caso, es importante tener en cuenta que se ha observado que hasta

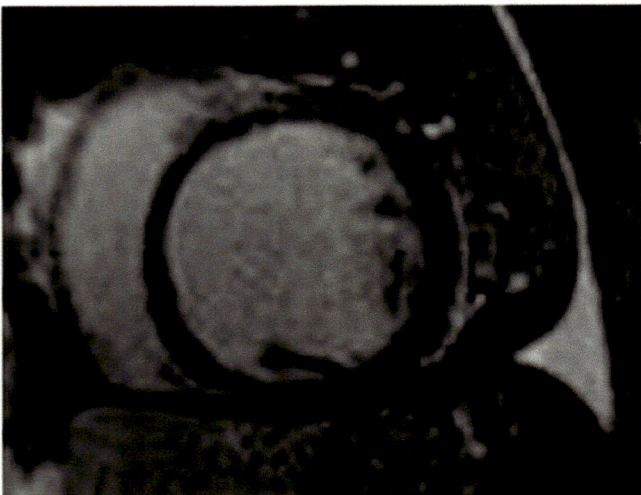

Figura 7-1. Secuencia de realce tardío en eje corto, donde se visualiza una notable dilatación del ventrículo izquierdo, sin realce tardío.

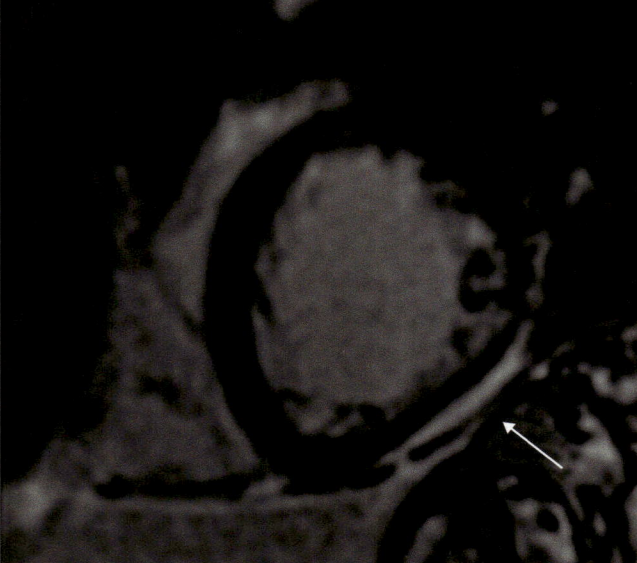

Figura 7-2. Secuencia de realce tardío en eje corto, donde se observa realce tardío subepicárdico en la cara inferolateral medioventricular (flecha), sugestivo de una cicatriz secundaria a una miocarditis previa.

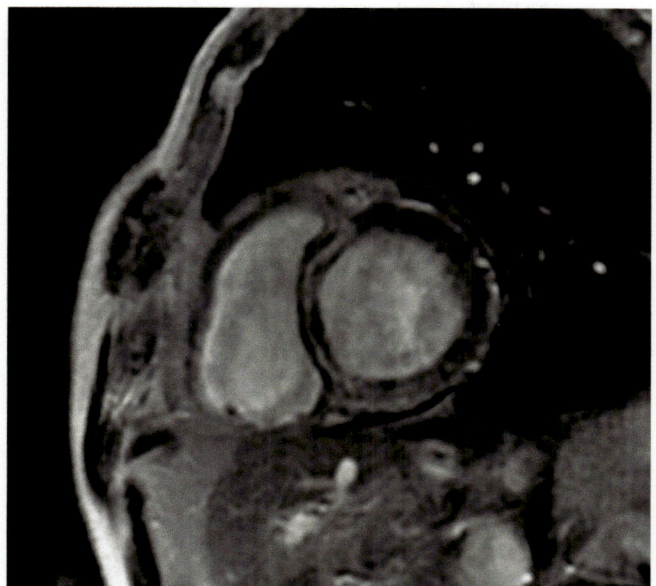

Figura 7-3. Secuencia de realce tardío en eje corto, donde se identifica realce tardío mesocárdico a nivel septobasal, que se asocia a peor pronóstico.

un 60 % de las MCD demostradas con pruebas genéticas no presentan realce, por lo que la presencia de realce no es necesaria para el diagnóstico.

En aquellos pacientes en los que no se visualiza ningún tipo de realce en las secuencias de realce tardío y, por tanto, no presentan fibrosis macroscópica, las secuencias de T1 *mapping* pueden desempeñar un papel relevante. La secuencia de T1 *mapping* realizada antes y después de la administración de contraste permite la estimación, a través de una fórmula en la que también se tiene en cuenta el hematócrito del paciente, del volumen extracelular. En estudios recientes, se ha visto que el T1 nativo del miocardio y también el volumen extracelular se correlacionan bien con la presencia de fibrosis intersticial y, por tanto, también son útiles para el seguimiento y la estratificación de riesgo de estos pacientes.

Estratificación del riesgo

La estratificación del riesgo de eventos adversos en los pacientes con MCD es fundamental, ya que pueden presentar arritmias ventriculares y muerte súbita y, por tanto, es necesario seleccionar de forma precoz a aquellos pacientes que pueden beneficiarse de la implantación de un desfibrilador automático implantable (DAI) o de un procedimiento de ablación.

La FEVI < 35 % ha sido clásicamente el parámetro pronóstico más importante en los pacientes con MCD y con insuficiencia cardíaca. No obstante, existen otros parámetros como la deformación miocárdica que permiten valorar de forma más precoz la disfunción sistólica, antes de que la FEVI empiece a disminuir. La deformación miocárdica se puede evaluar por RMC con una técnica llamada *feature tracking*, que se ha demostrado que se correlaciona bien con los datos de *strain* de la ecocardiografía, sobre todo, para el ventrículo izquierdo. La valoración, pues, de la deformación miocárdica por RMC puede ayudar en el seguimiento de estos pacientes

para detectar de forma temprana el inicio de la disfunción sistólica.

Para la estratificación del riesgo de estos pacientes, también es muy importante valorar la presencia y la extensión del realce miocárdico en relación con la fibrosis miocárdica, ya que esta puede actuar como sustrato arritmogénico.

 En este sentido, algunos estudios recientes han demostrado que en pacientes con MCD no isquémica los patrones de realce que tienen peor pronóstico es cuando coexisten realce mesocárdico septobasal y realce en la pared libre del ventrículo izquierdo.

Asimismo, también se ha demostrado que la ausencia de realce es un factor predictivo de buen pronóstico, independientemente de la FEVI, y que tienen peor pronóstico a largo plazo aquellos pacientes que tengan una FEVI > 35 % y fibrosis que aquellos con una FEVI de entre el 21 % y el 35 % y sin fibrosis. Por tanto, es importante en el seguimiento de los pacientes controlar si aparece fibrosis o esta aumenta para valorar si los pacientes son tributarios de DAI.

Conclusión

La MCD es la miocardiopatía más frecuente y se caracteriza por la dilatación del ventrículo izquierdo y, cuando desarrolla disfunción sistólica, tiene un pronóstico desfavorable.

La RMC desempeña un papel importante, ya que es la técnica de referencia para la valoración de la morfología y la función cardíaca y, además, permite valorar de forma no invasiva la presencia de fibrosis miocárdica.

Asimismo, la RMC es importante porque puede ayudar a determinar la etiología de la enfermedad y a estratificar el riesgo de muerte súbita, gracias a la integración de información acerca de la función, la deformación miocárdica y la presencia de fibrosis miocárdica.

MIOCARDIOPATÍA HIPERTRÓFICA

La miocardiopatía hipertrófica (MCH) consiste en una hipertrofia del miocardio inadecuada, que se produce en ausencia de causas que lo puedan justificar como la estenosis aórtica o la hipertensión arterial. La prevalencia estimada por varios estudios es de uno entre 500 adultos en la población general.

Además, representa la causa más frecuente de muerte súbita en personas jóvenes debido al desarrollo de arritmias.

El 60 % de los casos de MCH son de causa genética, con herencia autosómica dominante, y se han llegado a describir alrededor de 1.400 mutaciones diferentes en, al menos, 11 genes que codifican proteínas sarcoméricas.

La sintomatología clínica puede ser muy variable, ya que algunos pacientes pueden estar asintomáticos, y otros pueden presentar un amplio espectro clínico, que va desde la obstrucción del tracto de salida del ventrículo izquierdo o disfunción diastólica, hasta isquemia miocárdica (debido a una desproporción entre la masa miocárdica y la densidad capilar), arritmias o muerte súbita.

Diagnóstico

El diagnóstico clínico de la enfermedad consiste en detectar un engrosamiento patológico de uno o más segmentos del ventrículo izquierdo.

> **!** El criterio diagnóstico principal es un grosor miocárdico ⩾ 15 mm (**Fig. 7-4**), aunque en familiares de primer grado de un paciente con MCH se considera diagnóstico un grosor miocárdico ⩾ 13 mm.

El diagnóstico inicial suele hacerse por ecocardiografía, pero la técnica de referencia para la valoración morfológica y funcional cardíaca es la RMC. Además, hoy en día, la RMC, aparte de tener un valor diagnóstico fundamental, también posee un valor pronóstico en relación con la evolución de la enfermedad y estratificación del riesgo de muerte súbita.

Fenotipos

Tal y como se ha comentado, la MCH es una enfermedad que se puede presentar con un amplio espectro clínico y eso se debe a que puede expresarse con un amplio espectro también fenotípico. Así pues, existen pacientes que, aunque sean portadores de la enfermedad y tengan un genotipo positivo (estudio genético con mutaciones confirmadas de las proteínas sarcoméricas), pueden tener un fenotipo negativo, es decir, pueden no presentar hipertrofia significativa de los segmentos miocárdicos. No obstante, es interesante mencionar que se han descrito algunos hallazgos que podrían ser sugestivos de estadio precoz de la enfermedad, como las criptas miocárdicas, que son pequeñas invaginaciones que típicamente se ven en el eje largo a nivel del segmento inferior basal, la elongación de la valva anterior de la válvula mitral, la inserción apical de los músculos papilares, la hiperdinamia del ventrículo izquierdo o la hipertrabeculación en los segmentos apicales del ventrículo izquierdo. Estos hallazgos, si bien pueden ser sugestivos de desarrollo de la enfermedad en el futuro, no son diagnóstico *per se*, ya que, por ejemplo, las criptas miocárdicas se pueden ver también en la población general.

En aquellos pacientes que efectivamente presentan un engrosamiento patológico de algún segmento miocárdico y, por tanto, cumplen los criterios diagnósticos de la MCH, es importante tener en cuenta que existen diferentes tipos fenotípicos de la enfermedad, siendo la mayoría de ellos asimétricos. Además, los pacientes con MCH suelen presentar un aumento de la masa miocárdica y una función cardíaca conservada o aumentada, y pueden presentar elongación del velo anterior de la válvula mitral, hipertrofia de los músculos papilares,

obstrucción del tracto de salida del ventrículo izquierdo (hasta en un 70 % de los casos), disfunción diastólica, dilatación de la aurícula izquierda y/o fibrosis miocárdica.

A continuación, se repasan los diferentes fenotipos de la MCH:

- Hipertrofia del tabique y la cara anterior (**Fig. 7-5**): esta es la expresión fenotípica más frecuente de la MCH, y se estima que representa entre un 60 % y un 70 % de todos los casos. Consiste en un engrosamiento del segmento anterior y anteroseptal basal, que adquiere una morfología sigmoidea (suele verse mejor en tres cámaras). Esta forma se puede asociar por su localización a obstrucción del tracto de salida del ventrículo izquierdo y también al movimiento anómalo anterior mitral, conocido como SAM (*systolic anterior motion*). En las secuencias de realce tardío, se pueden visualizar focos de realce en los puntos de inserción interventricular.

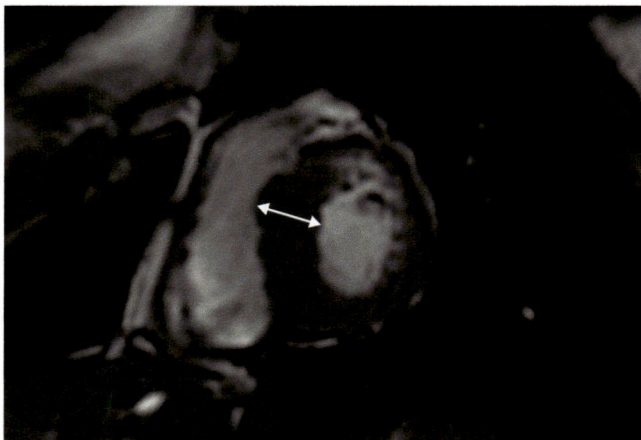

Figura 7-4. Secuencia cine-SSFP (*steady-state free precession*) en eje corto, que demuestra una importante hipertrofia asimétrica del tabique interventricular de 17 mm (flecha), secundaria a miocardiopatía hipertrófica.

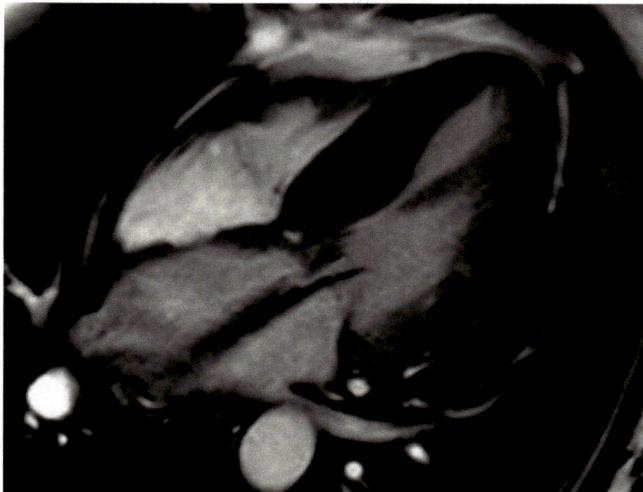

Figura 7-5. Secuencia cine-SSFP (*steady-state free precession*) en cuatro cámaras, donde se observa una importante hipertrofia del tabique interventricular. Apréciese también la apicalización de la inserción de los músculos papilares y un *jet* de insuficiencia mitral.

- Hipertrofia del tabique y el segmento inferoseptal medioventricular: es la segunda forma más frecuenta de MCH, y consiste en un engrosamiento del miocardio a nivel septal e inferoseptal medioventricular (v. **Fig. 7-4**). Esta forma no suele condicionar obstrucción del tracto de salida del ventrículo izquierdo, pero sí puede conllevar, dada su localización, una disminución del volumen de la cavidad del ventrículo izquierdo e, incluso, colapso sistólico de esta. En las secuencias de realce tardío, se pueden visualizar focos de realce intramiocárdicos, normalmente, de distribución parcheada.
- Hipertrofia apical (**Fig. 7-6**): esta forma es poco común y se estima que representa un 10 % de los casos. Consiste en una hipertrofia de los segmentos apicales, típicamente descrito como «as de picas», que, por la disposición de la hipertrofia, suele ser más fácil de diagnosticar por RMC que por ecocardiografía. El cociente entre el grosor del miocardio en los segmentos apicales y basales suele ser > 1,5, y se caracteriza por un colapso sistólico de la cavidad a nivel apical y, en algunas ocasiones, puede presentar un aneurisma apical asociado.
- Hipertrofia focal: consiste en una hipertrofia localizada en uno o dos segmentos miocárdicos, que puede simular una masa, siendo normalmente los segmentos afectados el septal, el anterior o el anterolateral. La RMC es importante en estos casos, ya que, en pacientes jóvenes puede ayudar a establecer el diagnóstico diferencial con un fibroma, por ejemplo, y en pacientes de edad avanzada con hipertrofias secundarias a estenosis aórtica o a cardiopatía hipertensiva.
- Hipertrofia concéntrica: se trata de una hipertrofia concéntrica del miocardio del ventrículo izquierdo (prevalencia estimada del 5 %), que condiciona una disminución del volumen de la cavidad. En este caso, es importante el papel de la RMC para descartar otras patologías que pudieran presentarse también con una hipertrofia concéntrica del ventrículo izquierdo, como las enfermedades de depósito como la amiloidosis o la enfermedad de Fabry, o también como respuesta a una sobrecarga de presión prolongada debido a una estenosis aórtica, hipertensión arterial o secundaria al corazón del deportista.

A pesar de que la MCH típicamente afecta al miocardio del ventrículo izquierdo, es importante recordar que también puede afectar al ventrículo derecho. Por tanto, en un porcentaje no despreciable de los casos (se estima en algunas series casi el tercio de los casos), también se puede ver hipertrofia de la pared del ventrículo derecho, normalmente, localizada cerca del punto de inserción del ventrículo derecho con el tabique.

En las diferentes formas fenotípicas explicadas de la MCH, el corazón suele presentar una función sistólica conservada o, incluso, aumentada, ya que el miocardio está engrosado y esto favorece la contracción. De hecho, algunos pacientes pueden presentar corazones hipercontráctiles con FEVI > 65 %. Las secuencias de realce tardío permiten la valoración de la existencia de fibrosis miocárdica macroscópica. El patrón de realce típico es intramiocárdico parcheado (**Fig. 7-7**) y, a mayor porcentaje de fibrosis, peor es el pronóstico, dado que mayor es el riesgo de desarrollar eventos arrítmicos y también muerte súbita. Aparte de la valoración de la fibrosis macroscópica,

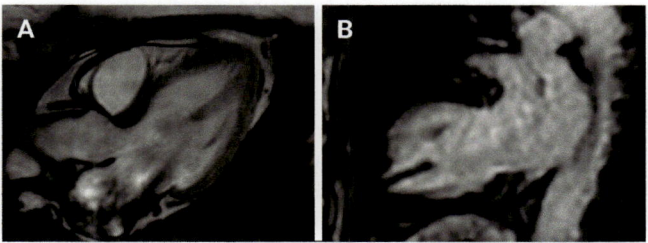

Figura 7-6. A) Secuencia cine-SSFP (*steady-state free precession*) en tres cámaras, donde se visualiza un engrosamiento de los segmentos apicales del ventrículo izquierdo, secundario a miocardiopatía hipertrófica apical. **B)** Secuencia de realce tardío en eje largo, donde se visualiza el engrosamiento de los segmentos apicales, con colapso sistólico de la cavidad a ese nivel, y sin focos de realce tardío que sean sugestivos de fibrosis miocárdica.

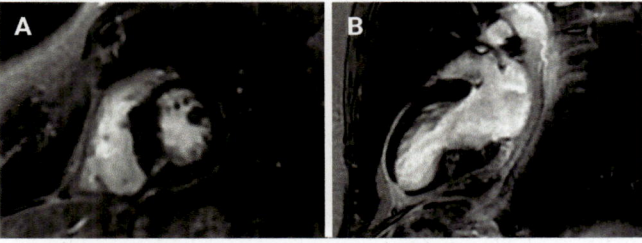

Figura 7-7. A) Secuencia de realce tardío en eje corto, donde se visualiza realce intramiocárdico a nivel inferoseptal medioventricular. **B)** Secuencia de realce tardío en eje largo, en la que también se puede visualizar el realce intramiocárdico, de distribución ligeramente parcheada.

también es interesante el estudio de la fibrosis intersticial a través de las secuencias de T1 *mapping* nativo y poscontraste, y la cuantificación del volumen extracelular, cuyo intervalo de normalidad suele establecerse entre el 22 % y el 30 %, aunque este puede variar según los centros. En aquellos pacientes en los que se encuentra un T1 nativo o volumen extracelular elevados, es importante sugerir la presencia de fibrosis intersticial y también tener en cuenta que probablemente tengan mayor riesgo de sufrir eventos adversos.

En algunos casos, las diferentes formas de MCH pueden acabar desarrollando un remodelado adverso, que consiste en adelgazamiento miocárdico, en la caída de la FEVI < 50 %, en dilatación del ventrículo izquierdo, y también la presencia de fibrosis. En estos estadios, el pronóstico es desfavorable y se estima una supervivencia de cinco años debido al desarrollo de insuficiencia cardíaca y el riesgo de muerte súbita.

Estratificación del riesgo

La MCH es una enfermedad que, en general, tiene un buen pronóstico en la mayoría de los pacientes, pero, aunque la incidencia de muerte súbita es baja (el 1-4 % de los casos), esta enfermedad continúa siendo en la actualidad la causa más frecuente de muerte súbita en jóvenes. La valoración del riesgo en pacientes con MCH es compleja y variable, ya que depende de la función cardíaca, de la etiología y de factores personales. No obstante, existe una calculadora *online* de riesgo de muerte súbita en pacientes con MCH, publicada por la ESC en 2014, que tiene en cuenta diversas variables como la edad del paciente, el grosor máximo del miocardio, el gradiente de obstrucción en el tracto de salida del ventrículo izquierdo y el diámetro máximo de la aurícula izquierda. Asimismo, también valora los antecedentes familiares de muerte súbita y la historia de síncopes no explicados o de taquicardia ventricular no sostenida. La presencia de realce tardío en la RMC hoy en día aún no está incluida en dicha calculadora, ya que, aunque se ha demostrado relación entre el realce y la mortalidad cardiovascular, sigue existiendo una gran dificultad para estandarizar las secuencias de realce entre los centros y la cuantificación del porcentaje de fibrosis.

> ! No obstante, es importante mencionar que se ha demostrado que la extensión de la fibrosis (realce > 15 % del miocardio del ventrículo izquierdo) duplica el riesgo de muerte súbita y, por tanto, la RMC ayuda en la decisión final de si el paciente es tributario de implante de un DAI o no.

Conclusión

La MCH es una miocardiopatía que consiste en el engrosamiento del miocardio.

> La RMC es fundamental para la valoración de estos pacientes, ya que permite medir y cuantificar de forma precisa el engrosamiento del miocardio, la masa miocárdica y la función cardíaca, identificar la hipertrofia en áreas poco accesibles para la ecocardiografía (p. ej., en segmentos apicales), detectar hallazgos como las criptas, velos mitrales elongados o la valoración del volumen extracelular, y valorar de forma no invasiva la presencia de fibrosis miocárdica y establecer mejor el riesgo de muerte súbita de los pacientes.

TRABECULACIÓN EXCESIVA DEL VENTRÍCULO IZQUIERDO

> ! La trabeculación excesiva del ventrículo izquierdo (TEVI) es una miocardiopatía poco frecuente que afecta a menos del 0,3 % de la población y se debe a un trastorno en la morfogénesis endomiocárdica durante las semanas 5 y 8 de la vida fetal.

Se estima que hasta el 50 % de los casos pueden deberse a mutaciones de proteínas sarcoméricas. La TEVI se caracteriza por la falta de compactación del miocardio del ventrículo izquierdo, que conlleva la presencia de múltiples trabéculas que forman una capa de miocardio no compactado (MNC), asociada a una fina capa subepicárdica de miocardio compactado (MC) (**Fig. 7-8**). Es una enfermedad poco conocida, pero se sabe que puede asociarse a la presencia de disfunción sistólica o no y la clínica puede ser nula o, con los años, puede ser de insuficiencia cardíaca o pueden desarrollarse arritmias o, incluso, muerte súbita. El origen de la disfunción se atribuye a disincronía entre los segmentos compactados y no compactados, isquemia subendocárdica y fibrosis.

Existe una cierta asociación entre la TEVI y la MCH y la MCD, ya que, en algunos casos, existe superposición de la

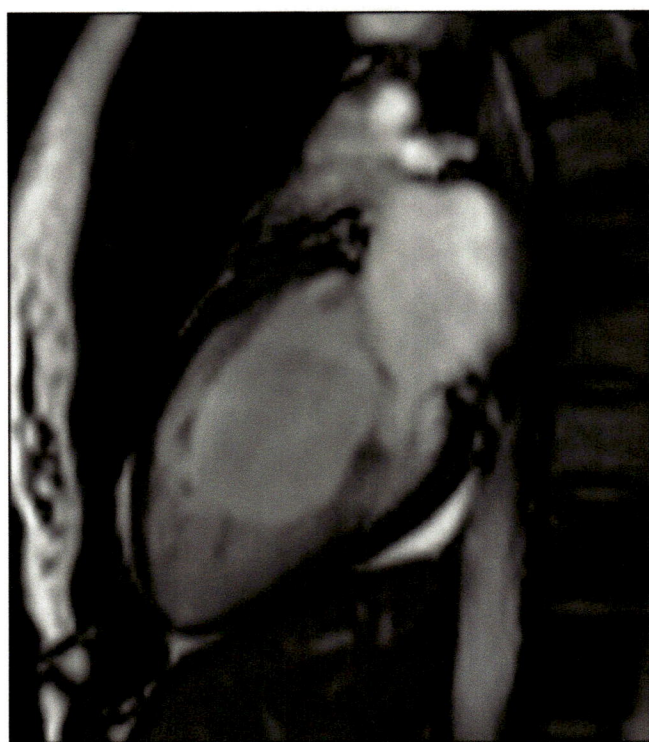

Figura 7-8. Secuencia cine-SSFP (*steady-state free precession*) en eje largo, en la que se puede observar una marcada hipertrabeculación, sobre todo, a nivel apical, pero también a nivel medioventricular.

expresión fenotípica de las diferentes miocardiopatías, que puede dificultar el diagnóstico diferencial.

Además, es importante mencionar que la hipertrabeculación del ventrículo izquierdo se puede ver hasta en un 15 % de la población sana y, por tanto, es importante no sobrediagnosticar esta enfermedad, ya que la hipertrabeculación puede ser normal.

Diagnóstico

Existen varios criterios diagnósticos de la TEVI, en general, todos ellos basados en la relación entre MC y MNC. En ecocardiografía, los más conocidos son los criterios de Chin *et al.*, que consideran que para establecer el diagnóstico de TEVI la relación entre el MC y el grosor total de la pared deber ser < 0,05 en el eje corto y al final de la diástole, y los criterios de Jenni *et al.*, que consideran que la relación entre MNC y MC debe ser > 2 en el eje corto y al final de la sístole.

En la RMC, los criterios más utilizados son los de Petersen *et al.*, que consideran que para hacer el diagnóstico de TEVI la relación entre MNC y MC debe ser > 2,3 en el eje largo y al final de la diástole (**Fig. 7-9**).

Diagnóstico diferencial

El diagnóstico diferencial de la TEVI es complejo y desafiante por la dificultad de diferenciar la hipertrabeculación fisiológica de la patológica y por la superposición de características con otras miocardiopatías como la MCD y la MCH

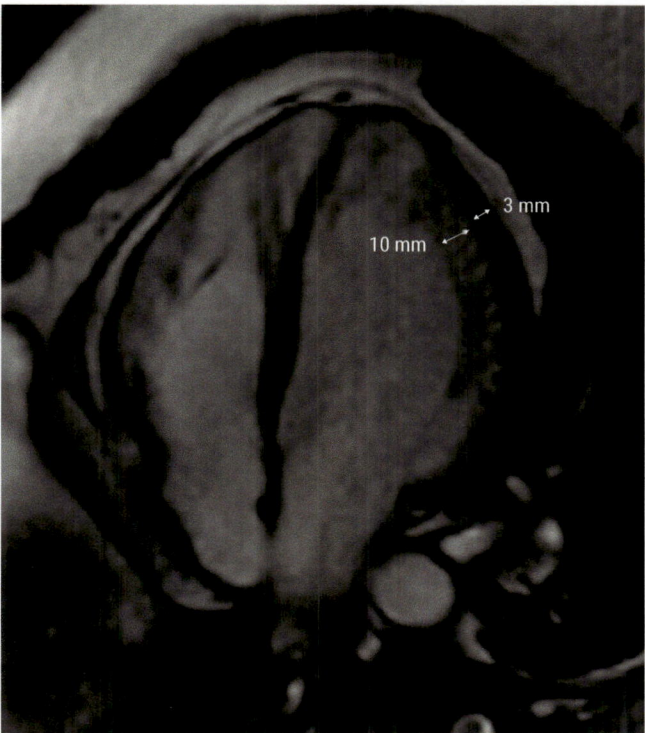

Figura 7-9. Secuencia cine-SSFP (*steady-state free precession*) en cuatro cámaras, donde se visualiza hipertrabeculación de ambos ventrículos. Para cumplir los criterios de Petersen de la trabeculación excesiva del ventrículo izquierdo, la relación entre el miocardio no compactado y el miocardio compactado debe ser > 2,3 en el eje largo y al final de la diástole. En este caso, el cociente es de 3,3.

o, incluso, con el corazón del deportista. En cualquier caso, aparte de los criterios diagnósticos de imagen ya expuestos, es importante tener en cuenta otras variables como la raza (en la raza negra, la hipertrabeculación fisiológica es mucho más frecuente), los volúmenes y la FEVI, y también la probabilidad *pre-test* de tener una TEVI (p. ej., esta sería baja si el diagnóstico de las trabéculas ha sido a raíz de una ecocardiografía en el contexto de un programa de cribado cardiovascular en un deportista sano y asintomático o, en cambio, sería más elevada si el diagnóstico se ha realizado en un paciente sintomático).

La superposición con la MCH es relativamente fácil de diagnosticar, ya que suele tratarse de pacientes que presentan de forma concomitante algunos segmentos miocárdicos hipertrofiados (típicamente, el tabique interventricular) y otros segmentos miocárdicos adelgazados con hipertrabeculación asociada (típicamente, la cara lateral) (**Fig. 7-10**). En cambio, la superposición con la MCD puede ser más difícil de diferenciar, ya que el grosor del miocardio compactado es similar y ambas entidades en estadios finales pueden presentar hipertrabeculación, dilatación de las cavidades, disfunción sistólica y fibrosis. Sin embargo, el número de segmentos trabeculados y el grosor de trabéculas siempre es mayor en la TEVI, y este es un punto importante que hay que tener en cuenta. En relación con la fibrosis, si se visualiza un realce tardío subendocárdico o transmural siguiendo un territorio coronario, es sugestivo de que se trate de una MCD de origen isquémico.

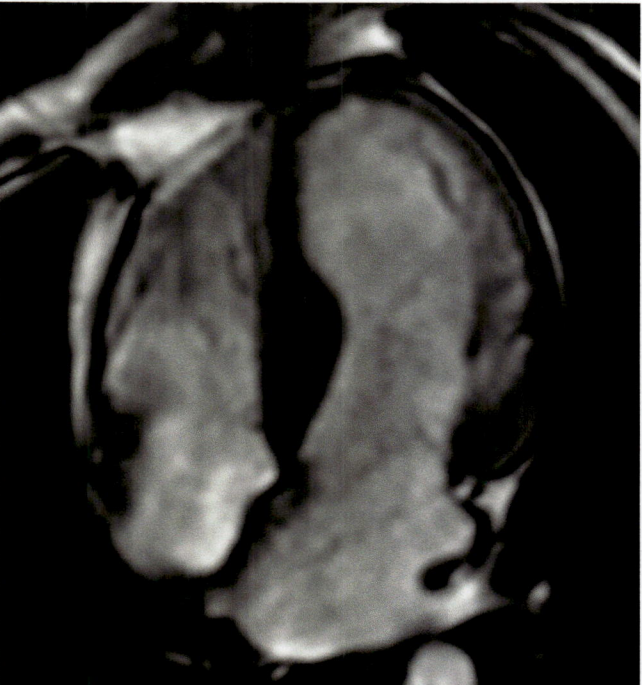

Figura 7-10. Secuencia cine-SSFP (*steady-state free precession*) en cuatro cámaras, en la que se demuestra coexistencia de miocardiopatía hipertrófica (engrosamiento septal) y trabeculación excesiva del ventrículo izquierdo (hipertrabeculación de la cara lateral que cumple los criterios de Petersen).

Estratificación del riesgo

En los estudios más recientes de TEVI, se ha demostrado que la variable que mejor se correlaciona con la aparición de eventos cardiovasculares adversos mayores es la FEVI. No obstante, la presencia de realce tardío en la RMC se ha demostrado que también está asociada a un mayor riesgo en aquellos pacientes que no tienen disfunción sistólica. No obstante, es importante poner de relieve que, en estudios prospectivos con seguimiento de hasta 10 años, se ha demostrado que la hipertrabeculación miocárdica del ventrículo izquierdo, con función sistólica y diastólica normal y sin realce tardío en la RMC tiene un pronóstico benigno.

Conclusión

La TEVI es una miocardiopatía que consiste en la hipertrabeculación de los segmentos miocárdicos.

> Es una entidad que puede ser de difícil diagnóstico, ya que la hipertrabeculación puede aparecer en personas sanas, por lo que es importante no sobrediagnosticar la enfermedad, o puede solaparse con otras miocardiopatías.

La RMC es la técnica de elección para valorar la extensión del MNC y la función sistólica, así como la presencia de fibrosis, y también para establecer el diagnóstico diferencial y estratificar el riesgo de eventos adversos.

MIOCARDIOPATÍA RESTRICTIVA

Las miocardiopatías restrictivas (MR) son poco frecuentes y constituyen un conjunto de enfermedades heterogéneas que se caracterizan por una alteración funcional, y no morfológica, que consiste en la restricción del llenado ventricular y una disminución del volumen sistólico, pero con contractilidad y grosor miocárdico conservados.

Las MR pueden ser primarias (idiopáticas), causadas por alteraciones genéticas raras en relación con alteraciones de la desmina o del colágeno de tipo III, o secundarias. La clasificación de las MR es compleja, pero la más usada es la siguiente:

- MR secundarias a enfermedades infiltrativas: amiloidosis, sarcoidosis, etcétera.
- MR secundarias a enfermedades por alteraciones de almacenamiento: enfermedad de Fabry, enfermedad de Gaucher, hemocromatosis hereditaria, etcétera.
- MR secundarias a enfermedades no infiltrativas: idiopática, miocardiopatía diabética, esclerodermia, etcétera.
- MR secundarias a alteraciones endomiocárdicas: fibrosis endomiocárdica, síndrome hipereosinofílico, enfermedad carcinoide cardíaca, secundarias a enfermedad oncológica o su tratamiento (metástasis, radiación, antraciclinas), etcétera.

En este apartado, se revisan algunas de las más frecuentes como son la amiloidosis y la sarcoidosis cardíacas.

Amiloidosis

La amiloidosis consiste en un conjunto de enfermedades causadas por el depósito extracelular de amiloide, un material proteináceo insoluble, que altera la estructura y la función de diferentes tejidos del organismo. Los depósitos de amiloide se producen como consecuencia de un plegamiento anormal de una proteína precursora que presenta una estructura inestable. Se conocen más de 30 proteínas precursoras, cuya alteración puede producir depósitos de amiloide, pero las más comunes son las inmunoglobulinas monoclonales de las cadenas ligeras (AL), la transtirretina (TTR) y la proteína amiloide A sérica. Por tanto, los diferentes tipos de amiloidosis se clasifican según el tipo de proteína fibrilar afectada, ya que estas se pueden determinar de forma muy precisa mediante el uso de técnicas de espectrometría de masas. La amiloidosis suele afectar más a hombres que a mujeres, normalmente, alrededor de la sexta década de la vida.

La afectación cardíaca por amiloidosis suele ser más frecuente en las formas AL y TTR, siendo esta última, a su vez, clasificada en senil (*wild type*) o hereditaria (*mutant type*), y se manifiesta como una MR debido al depósito de amiloide que infiltra el intersticio miocárdico. Este depósito anómalo de amiloide condiciona una expansión del espacio extracelular y, por tanto, un engrosamiento miocárdico (que puede ser en algunos casos similar al de la MCH concéntrica). Suelen presentar una FEVI conservada, pero con una cavidad pequeña (patrón de llenado restrictivo) y una disminución de la deformación miocárdica longitudinal, de predominio en los segmentos basales.

La RMC permite la caracterización tisular de la hipertrofia miocárdica.

> **!** Uno de los hallazgos más típicos de amiloidosis es la alteración de la cinética del contraste, ya que en las imágenes de exploración del tiempo de inversión de T1 el miocardio se anula antes que la cavidad ventricular, debido a la infiltración miocárdica difusa por amiloide, que condiciona un acortamiento del T1. En cuanto al realce tardío, este suele sersubendocárdico o transmural difuso, sin seguir un territorio coronario, que puede afectar a los dos ventrículos y también a la aurícula izquierda (**Fig. 7-11**).

Además, se suele acompañar de aumento de los valores de T1 nativo y aumento también del volumen extracelular. La presencia de derrame pericárdico o pleural suele ser frecuente.

Otra prueba complementaria que puede ayudar en el diagnóstico de la amiloidosis cardíaca, cuando existen dudas con les resultados de la RMC, es la gammagrafía cardíaca. Algunos marcadores óseos difosfonados, como el ^{99m}Tc-DPD (tecnecio-99 metaestable-ácido 3,3-difosfono-1,2-propanodicarboxílico), pueden localizar los depósitos de amiloide cardíaco con alta sensibilidad, sobre todo, en la amiloidosis TTR.

Sarcoidosis

La sarcoidosis es una enfermedad inflamatoria sistémica de etiología desconocida, que se caracteriza por el desarrollo de granulomas no caseificantes en los órganos afectados. Se cree que la sarcoidosis se debe a un trastorno inmunitario que da lugar a respuestas inmunitarias anormales frente a antígenos infecciosos y no infecciosos en individuos que presentan una predisposición genética. Suele ser más frecuente en personas de raza afroamericana, afectando sobre todo a mujeres de entre 20 y 40 años.

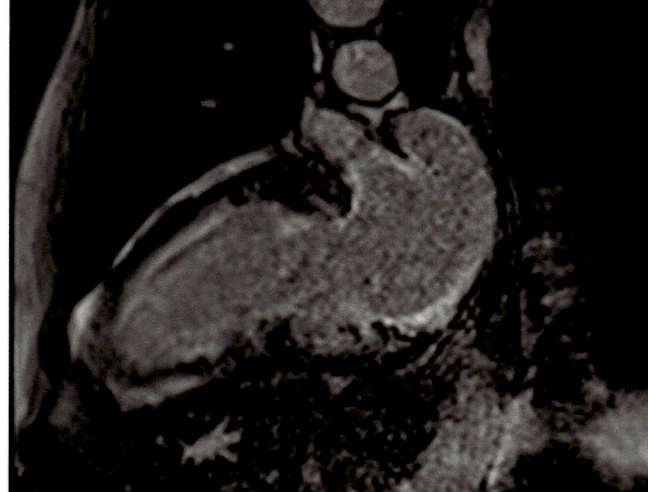

Figura 7-11. Secuencia de realce tardío en el eje largo, en la que se observa un extenso realce subendocárdico difuso y circunferencial en el ventrículo izquierdo, así como realce en la pared de la aurícula izquierda. Los hallazgos, por el patrón de realce, son muy sugestivos de amiloidosis.

La mayoría de los casos presentan afectación pulmonar (adenopatías hiliares bilaterales o patrón intersticial pulmonar perilinfático), aunque también pueden manifestarse con lesiones oculares o cutáneas. Según los datos de autopsias, se cree que hasta el 25 % de los casos presentan afectación cardíaca, aunque solo son sintomáticos alrededor de un 5 % de ellos.

> **!** La RMC puede ayudar a orientar el diagnóstico, aunque los hallazgos no son específicos. En la fase inflamatoria, donde predominan los granulomas y la inflamación, se puede visualizar un engrosamiento miocárdico y edema, que se pueden identificar en secuencias de cine y en secuencias potencias en T2 (STIR, *short tau inversion recovery*) o en el T2 *mapping*, respectivamente. En las secuencias de realce tardío, se suele visualizar realce parcheado y heterogéneo, que suele ser intramiocárdico y subepicárdico (**Fig. 7-12**), pero en algunos casos también puede ser transmural y subendocárdico, simulando lesiones isquémicas.

En estadios avanzados, se visualiza también realce tardío, pero con el miocardio adelgazado y sin edema asociado. La localización más frecuente del realce es a nivel del tabique interventricular, y es menos frecuente la afectación de la cara lateral del ventrículo izquierdo. Así pues, la RMC puede ayudar en el diagnóstico, para realizar controles evolutivos y también como guía de biopsia si esta es necesaria.

Las pruebas de medicina nuclear tienen un papel relevante, ya que la tomografía por emisión de positrones asociada a resonancia magnética (PET-RM), si se dispone de ella, puede ayudar a determinar si la sarcoidosis se encuentra en fase inflamatoria o no, en función de si existe incremento de la glucosa en las zonas de realce. De hecho, esta técnica permite en un solo estudio caracterizar el patrón de realce y la actividad de la enfermedad.

MIOCARDIOPATÍA ARRITMOGÉNICA

> **!** La miocardiopatía arritmogénica es una enfermedad cardíaca de origen genético, que se caracteriza por el reemplazo del miocardio por tejido fibroadiposo, lo que produce disfunción ventricular regional o global y predispone a la aparición de arritmias ventriculares y, potencialmente, a eventos como la muerte súbita.

Clásicamente, se conocía la entidad como «displasia arritmogénica del ventrículo derecho», pero, en los últimos años, se ha visto que el ventrículo izquierdo también puede estar afectado, por lo que en la actualidad se utiliza el término **miocardiopatía arritmogénica**.

La miocardiopatía arritmogénica es más frecuente en hombres, y se manifiesta en la adolescencia o en la edad adulta. Se estima que es causante de hasta el 20 % de las muertes súbitas en personas jóvenes, típicamente, en deportistas. La prevalencia es desconocida, dado que en muchos casos la enfermedad puede pasar inadvertida, pero en algunas series se estima que esta podría llegar a ser de entre 1/2.000 y 1/5.000 personas, dependiendo de la zona geográfica. Se trata de una

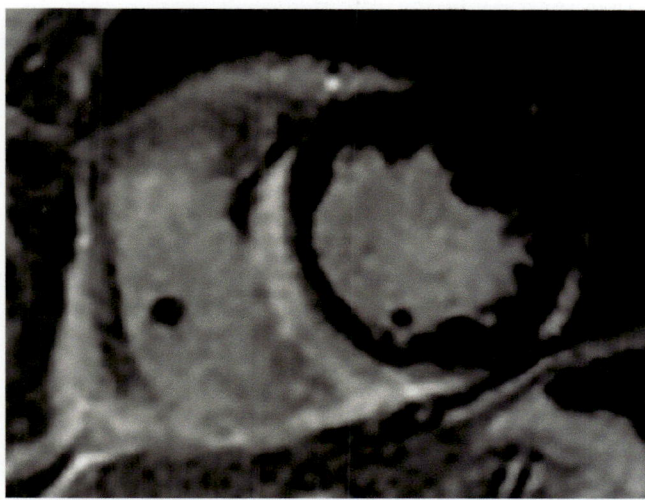

Figura 7-12. Secuencia de realce tardío en eje corto, en la que se demuestra un realce subepicárdico el segmento inferoseptal medioventricular, que se extiende hacia el tabique interventricular y también hacia la cara inferior del ventrículo derecho, sugestivo de sarcoidosis.

enfermedad genética de herencia autosómica dominante, con expresión variable y con agregación familiar hasta en el 50 % de los casos. Las mutaciones más conocidas son las de los genes que codifican proteínas de los desmosomas, los cuales actúan como uniones intercelulares, como la desmoplaquina y la placoglobina.

La clínica puede ser muy variable, ya que se estima que entre el 50 % y el 70 % de los portadores de mutaciones nunca desarrollan la enfermedad, y la gravedad puede variar entre familiares que tengan la misma mutación. No obstante, el síntoma más frecuente son las arritmias ventriculares.

En la actualidad, se conocen tres variantes distintas de expresión de la enfermedad: la clásica, con afectación predominantemente del ventrículo derecho; la que presenta afectación biventricular, y la que afecta de forma predominante al ventrículo izquierdo.

Diagnóstico

Los criterios de Padua descritos por Corrado *et al.* en 2020 para el diagnóstico de la miocardiopatía arritmogénica son unos criterios con un enfoque amplio que engloban seis categorías: las anomalías funcionales y estructurales (I), los hallazgos de caracterización tisular (II), las alteraciones electrocardiográficas de despolarización (III), repolarización (IV) y arritmias ventriculares (V) y los antecedentes familiares y genéticos (VI).

La principal novedad de los criterios diagnósticos de Padua respecto los criterios previos de 2010 consiste en la introducción de la caracterización del tejido miocárdico por RMC para identificar el reemplazo miocárdico fibroadiposo en ambos ventrículos, y también la introducción de nuevos criterios electrocardiográficos como las anomalías de despolarización, repolarización y las arritmias ventriculares, específicas para la variante con afectación predominante del ventrículo izquierdo.

La RMC tiene un papel importante en el diagnóstico de la miocardiopatía arritmogénica, ya que es la técnica de referencia que puede ayudar a estudiar dos de las seis categorías de los criterios de Padua. Estas son las anomalías funcionales y estructurales (valoración de zonas acinéticas o discinéticas, y de disfunción global) y la caracterización tisular (presencia de tejido graso en el miocardio con secuencias potenciadas en T1 y realce transmural en el ventrículo derecho, o realce subepicárdico o intramiocárdico en la pared libre del ventrículo izquierdo y/o en el tabique, excluyendo el punto de inserción del tabique interventricular) (**Fig. 7-13**).

Diagnóstico diferencial

Existen variantes de la normalidad que pueden simular movimientos discinéticos de la pared libre del ventrículo derecho y confundir el diagnóstico con una miocardiopatía arritmogénica, como son el tórax en embudo (*pectus excavatum*), el abultamiento del ápex del ventrículo derecho a nivel de la banda moderadora y el ápex en mariposa (normalmente, mejor visualizado en el plano de cuatro cámaras).

Aparte de estas variantes anatómicas de la normalidad, existen otras entidades patológicas que a menudo pueden crear confusión en el diagnóstico, como la miocardiopatía dilatada idiopática, ya que se puede parecer a miocardiopatías arritmogénicas evolucionadas en sus variantes biventricular o de afectación del ventrículo izquierdo. No obstante, hay que tener en cuenta que la clínica más típica de la miocardiopatía dilatada idiopática es la insuficiencia cardíaca y, en cambio, la miocardiopatía arritmogénica suele debutar con arritmias. Otros diagnósticos diferenciales que se pueden plantear son la miocarditis o la sarcoidosis, que también pueden presentar patrones de realces subepicárdicos similares.

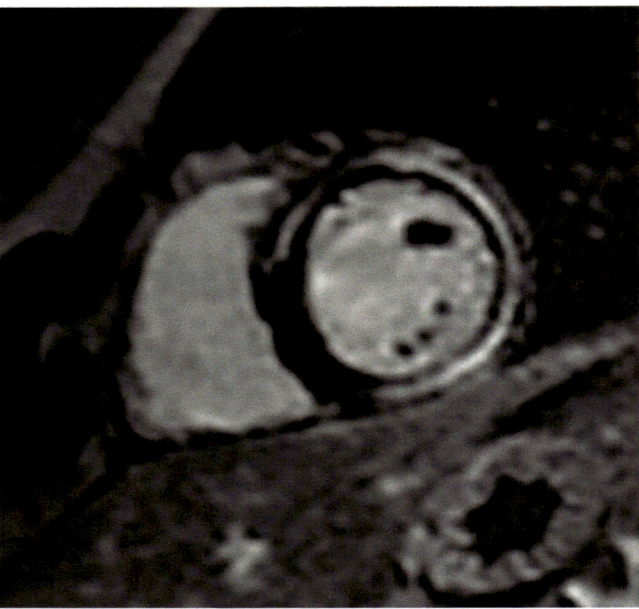

Figura 7-13. Secuencia de realce tardío en eje corto, donde se observa un extenso realce subepicárdico del ventrículo izquierdo prácticamente circunferencial, sugestivo de miocardiopatía arritmogénica con afectación predominante del ventrículo izquierdo.

Conclusión

La miocardiopatía arritmogénica es una enfermedad genética que consiste en la sustitución del miocardio por tejido fibroadiposo y es una causa frecuente de muerte súbita. El diagnóstico se establece siguiendo los criterios de Padua, donde la RMC tiene un papel importante para identificar alteraciones estructurales y funcionales y también para la caracterización tisular.

 PUNTOS CLAVE

- Las miocardiopatías son un conjunto de enfermedades heterogéneas que pueden ser hereditarias o adquiridas, por lo que su aproximación diagnóstica suele ser compleja.
- La RMC desempeña un papel fundamental en estas enfermedades, dado su elevado valor diagnóstico (valoración estructural, funcional y tisular) y su valor pronóstico.
- La MCD representa la causa más frecuente de insuficiencia cardíaca y de trasplante cardíaco en nuestro entorno. La

RMC es importante para el diagnóstico, para determinar la etiología y también para valorar el pronóstico según la presencia y el patrón de realce.
- La MCH es la miocardiopatía más frecuente y representa la causa más importante de muerte súbita en personas jóvenes debido al desarrollo de arritmias. La RMC tiene un papel importante en la estratificación de riesgo de muerte súbita.

BIBLIOGRAFÍA

Andreini D, Pontone G, Bogaert J, Roghi A, Barison A, Schwitter J, et al. Long-term prognostic value of cardiac magnetic resonance in left ventricle noncompaction: a prospective multicenter study. J Am Coll Cardiol. 2016;68(20):2166-81.

Arbustini E, Narula N, Dec GW, Reddy KS, Greenberg B, Kushwaha S, et al. The MOGE(S) classification for a phenotype-genotype nomenclature of cardiomyopathy: endorsed by the World Heart Federation. J Am Coll Cardiol. 2013;62(22):2046-72.

Bos JM, Towbin JA, Ackerman MJ. Diagnostic, prognostic, and therapeutic implications of genetic testing for hypertrophic cardiomyopathy. J Am Coll Cardiol. 2009;54(3):201-11.

Casas G, Limeres J, Oristrell G, Gutiérrez-García L, Andreini D, Borregan M, et al. Clinical risk prediction in patients with left ventricular myocardial noncompaction. J Am Coll Cardiol. 2021;78(7):643-62.

Chan RH, Maron BJ, Olivotto I, Pencina MJ, Assenza GE, Haas T, et al. Prognostic value of quantitative contrast-enhanced cardiovascular magnetic resonance for the evaluation of sudden death risk in patients with hypertrophic cardiomyopathy. Circulation. 2014;130(6):484-95.

Chin TK, Perloff JK, Williams RG, Jue K, Mohrmann R. Isolated noncompaction of left ventricular myocardium. A study of eight cases. Circulation. 1990;82(2):507-13.

Corrado D, Perazzolo Marra M, Zorzi A, Beffagna G, Cipriani A, De Lazzari M, et al. Diagnosis of arrhythmogenic cardiomyopathy: the Padua criteria. Int J Cardiol. 2020;319:106-14.

Corrado D, Zorzi A, Cipriani A, Bauce B, Bariani R, Beffagna G, et al. Evolving diagnostic criteria for arrhythmogenic cardiomyopathy. J Am Heart Assoc. 2021;10(18):e021987.

Di Marco A, Brown PF, Bradley J, Nucifora G, Claver E, De Frutos F, et al. Improved risk stratification for ventricular arrhythmias and sudden death in patients with nonischemic dilated cardiomyopathy. J Am Coll Cardiol. 2021;77(23):2890-905.

Domènech-Ximenos B, Sanz-de la Garza M, Sepúlveda-Martínez A, Lorenzatti D, Simard F, Crispi F, et al. Assessment of myocardial deformation with CMR: a comparison with ultrasound speckle tracking. Eur Radiol. 2021;31(10):7242-50.

Dorbala S, Ando Y, Bokhari S, Dispenzieri A, Falk RH, Ferrari VA, et al. ASNC/AHA/ASE/EANM/HFSA/ISA/SCMR/SNMMI expert consensus recommendations for multimodality imaging in cardiac amyloidosis: part 1 of 2-evidence base and standardized methods of imaging. Circ Cardiovasc Imaging. 2021;14(7):e000029.

Dorbala S, Ando Y, Bokhari S, Dispenzieri A, Falk RH, Ferrari VA, et al. ASNC/AHA/ASE/EANM/HFSA/ISA/SCMR/SNMMI expert consensus recommendations for multimodality imaging in cardiac amyloidosis: part 2 of 2-diagnostic criteria and appropriate utilization. J Nucl Cardiol. 2020;27(2):659-73.

Dweck MR, Abgral R, Trivieri MG, Robson PM, Karakatsanis N, Mani V, et al. Hybrid magnetic resonance imaging and positron emission tomography with fluorodeoxyglucose to diagnose active cardiac sarcoidosis. JACC Cardiovasc Imaging. 2018;11(1):94-107.

Elliott P, Andersson B, Arbustini E, Bilinska Z, Cecchi F, Charron P, et al. Classification of the cardiomyopathies: a position statement from the European Society Of Cardiology Working Group on Myocardial and Pericardial Diseases. Eur Heart J. 2008;29(2):270-6.

Gulati A, Japp AG, Raza S, Halliday BP, Jones DA, Newsome S, et al. Absence of myocardial fibrosis predicts favorable long-term survival in new-onset heart failure. Circ Cardiovasc Imaging. 2018;11(9):e007722.

Jain A, Tandri H, Calkins H, Bluemke DA. Role of cardiovascular magnetic resonance imaging in arrhythmogenic right ventricular dysplasia. J Cardiovasc Magn Reson. 2008;10(1):32.

Jenni R, Oechslin E, Schneider J, Jost CA, Kaufmann PA. Echocardiographic and pathoanatomical characteristics of isolated left ventricular non-compaction: a step towards classification as a distinct cardiomyopathy. Heart. 2001;86(6):666-71.

Leiner T, Bogaert J, Friedrich MG, Mohiaddin R, Muthurangu V, Myerson S, et al. SCMR Position Paper (2020) on clinical indications for cardiovascular magnetic resonance. J Cardiovasc Magn Reson. 2020;22(1):76.

Li S, Zhou D, Sirajuddin A, He J, Xu J, Zhuang B, et al. T1 mapping and extracellular volume fraction in dilated cardiomyopathy: a prognosis study. JACC Cardiovasc Imaging. 2022;15(4):578-90.

Halliday BP, Baksi AJ, Gulati A, Ali A, Newsome S, Izgi C, et al. Outcome in dilated cardiomyopathy related to the extent, location, and pattern of late gadolinium enhancement. JACC Cardiovasc Imaging. 2019;12(8 Pt 2):1645-55.

Maron BJ, Desai MY, Nishimura RA, Spirito P, Rakowski H, Towbin JA, et al. Diagnosis and evaluation of hypertrophic cardiomyopathy: JACC state-of-the-art review. J Am Coll Cardiol. 2022;79(4):372-89.

Maron BJ, Towbin JA, Thiene G, Antzelevitch C, Corrado D, Arnett D, et al.; American Heart Association; Council on Clinical Cardiology, Heart Failure and Transplantation Committee; Quality of Care and Outcomes Research and Functional Genomics and Translational Biology Interdisciplinary Working Groups; Council on Epidemiology and Prevention. Contemporary definitions and classification of the cardiomyopathies: an American Heart Association scientific statement from the Council on Clinical Cardiology, Heart Failure and Transplantation Committee; Quality of Care and Outcomes Research and Functional Genomics and Translational Biology Interdisciplinary Working Groups; and Council on Epidemiology and Prevention. Circulation. 2006;113(14):1807-16.

Merlo M, Cannatà A, Gobbo M, Stolfo D, Elliott PM, Sinagra G. Evolving concepts in dilated cardiomyopathy. Eur J Heart Fail. 2018;20(2):228-39.

Mitropoulou P, Georgiopoulos G, Figliozzi S, Klettas D, Nicoli F, Masci PG. Multi-modality imaging in dilated cardiomyopathy: with a focus on the role of cardiac magnetic resonance. Front Cardiovasc Med. 2020;7:97.

Muchtar E, Blauwet LA, Gertz MA. Restrictive cardiomyopathy: genetics, pathogenesis, clinical manifestations, diagnosis, and therapy. Circ Res. 2017;121(7):819-37.

Ommen SR, Mital S, Burke MA, Day SM, Deswal A, Elliott P, et al. 2020 AHA/ACC guideline for the diagnosis and treatment of patients with hypertrophic cardiomyopathy: executive summary: a report of the American College of Cardiology/American Heart Association Joint Committee on Clinical Practice Guidelines. Circulation. 2020;142(25):e533-57.

Petersen SE, Selvanayagam JB, Wiesmann F, Robson MD, Francis JM, Anderson RH, et al. Left ventricular non-compaction: insights from cardiovascular magnetic resonance imaging. J Am Coll Cardiol. 2005;46(1):101-5.

Weir-McCall JR, Yeap PM, Papagiorcopulo C, Fitzgerald K, Gandy SJ, Lambert M, et al. Left ventricular noncompaction: anatomical phenotype or distinct cardiomyopathy? J Am Coll Cardiol. 2016;68(20):2157-65.

Zemrak F, Ahlman MA, Captur G, Mohiddin SA, Kawel-Boehm N, Prince MR, et al. The relationship of left ventricular trabeculation to ventricular function and structure over a 9.5-year follow-up: the MESA study. J Am Coll Cardiol. 2014;64(19):1971-80.

Masas y tumores cardíacos

8

V. Pineda Sánchez

OBJETIVOS

- Definir los diferentes tipos de masas cardíacas.
- Describir el valor de las diferentes técnicas de imagen en el estudio de las masas cardíacas.
- Revisar las claves diagnósticas para el diagnóstico de las masas cardíacas.
- Establecer un algoritmo útil para el abordaje diagnóstico de las masas cardíacas.

ABORDAJE DIAGNÓSTICO DE LAS MASAS CARDÍACAS

El correcto enfoque diagnóstico de las masas cardíacas mediante las técnicas de imagen es crucial debido a la dificultad de obtener muestras de tejido de estas lesiones y su importancia en la toma de decisiones adecuadas sobre el tratamiento y el manejo del paciente.

Para orientar correctamente el diagnóstico de las masas cardíacas, es imprescindible conocer la prevalencia y la naturaleza de los diferentes tipos de masas cardíacas, distinguiendo entre masas tumorales y masas no tumorales.

> **!** Es importante tener en cuenta que las masas no tumorales son mucho más frecuentes que las masas cardíacas tumorales. Los tumores cardíacos primarios son infrecuentes, siendo las metástasis la principal causa de masa cardíaca tumoral. Las masas no tumorales incluyen trombos, vegetaciones, hematomas y lesiones inflamatorias, como los abscesos.

La localización y caracterización de las masas cardíacas según los hallazgos por imagen se deben valorar siempre conjuntamente con datos de la historia clínica, que, en muchas ocasiones, son determinantes para poder acotar el diagnóstico diferencial.

Características de las técnicas de imagen

Las masas cardíacas habitualmente se detectan inicialmente mediante ecocardiografía. Sin embargo, la resonancia magnética (RM) cardíaca y la tomografía computarizada (TC) son herramientas claves para evaluar detalladamente las características de las masas, su tamaño, localización, vascularización y relaciones con las estructuras adyacentes.

El uso creciente de la TC conlleva un aumento en la detección de masas cardíacas incidentales. La alta resolución espacial de la TC proporciona información precisa sobre la anatomía para la planificación terapéutica. La TC es también útil para detectar contenido graso o calcificaciones intralesionales. Las nuevas herramientas de los equipos actuales con energía dual permiten caracterizar mejor el contenido de las lesiones, siendo posible cuantificar con precisión el grado de captación de contraste yodado.

La mayor capacidad de caracterización tisular es la principal ventaja de la RM en la valoración de las masas cardíacas. Aunque la mayoría de masas cardíacas presentan un aumento de señal en las secuencias potenciadas en T2 e hipodensidad o isodensidad en las secuencias potenciadas T1, estas alteraciones de la señal de resonancia permiten diferenciar las masas respecto al tejido miocárdico normal. Las características de la señal de resonancia permiten realizar el diagnóstico etiológico definitivo únicamente en las lesiones de naturaleza quística y en los lipomas (**Fig. 8-1**).

> **!** La secuencia de perfusión de primer paso y la secuencia de realce tardío con gadolinio son herramientas muy útiles en la caracterización de las masas cardíacas. Característicamente, los trombos muestran ausencia de realce en el estudio de perfusión, al tratarse de una lesión avascular.

La presencia de realce heterogéneo de la administración de gadolinio sugiere malignidad, a excepción de los mixomas, que muestran habitualmente realce heterogéneo.

Además, la RM proporciona información funcional que permite evaluar el movimiento de las masas y su repercusión funcional sobre las cavidades cardíacas mediante las secuencias cine-RM (SSFP, *steady-state free precession*) que deben incorporarse siempre en el estudio de las masas cardíacas, puesto que también aportan información valiosa sobre la morfología y el contenido de la lesión.

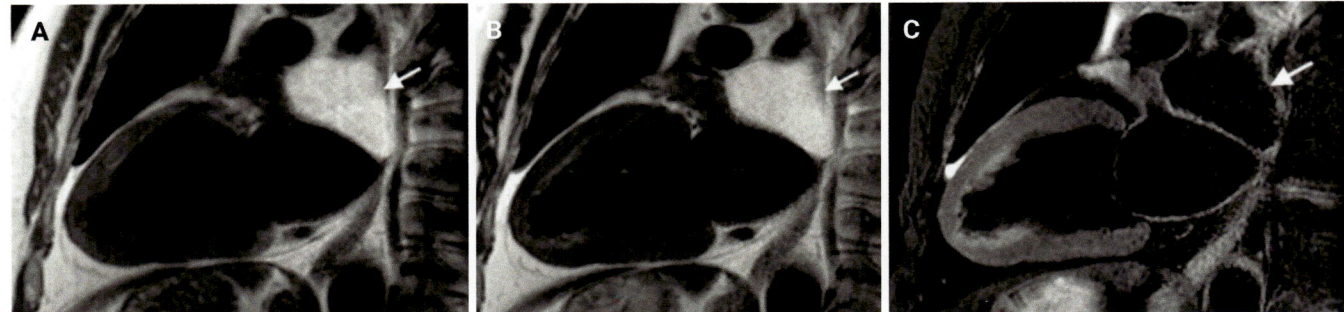

Figura 8-1. Lipoma cardíaco epicárdico. La imagen en secuencia TSE (*turbo spin-echo*) en sangre negra potenciada en T1 **(A)** y la imagen en TSE en sangre negra potenciada en T2 **(B)** muestran un lesión epicárdica (flechas) con señal de resonancia homogéneamente hiperintensa y con supresión de la señal en la imagen en TSE en sangre negra potenciada en T1 con supresión **(C)**, que confirma el contenido graso de la lesión.

Localización de las masas cardíacas

La localización es una de las características determinantes en el diagnóstico diferencial de las masas cardíacas (**Fig. 8-2**). Aunque los trombos se sitúan frecuentemente en la orejuela izquierda, estos pueden localizarse en cualquier cavidad, al igual que las metástasis y los lipomas. El angiosarcoma habitualmente se sitúa en la aurícula derecha, mientras que el resto de sarcomas cardíacos se ubican frecuentemente en la aurícula izquierda, al igual que el mixoma. Característicamente, el fibroelastoma papilar y las vegetaciones presentan una localización valvular. El fibroma y el rabdomioma tienen una ubicación típicamente intramural. El surco auriculoventricular derecho es la localización característica del linfoma cardíaco. En el espacio epicárdico pueden hallarse tumoraciones de estirpe maligna, así como masas no tumorales de origen infeccioso/inflamatorio (abscesos/flemones, afección secundaria a enfermedad de Erdheim-Chester o enfermedad relacionada con la inmunoglobulina G4 [IgG4]), siendo fundamental realizar un correcto diagnóstico diferencial basándose en los hallazgos por imagen y los datos de la historia clínica del paciente.

Datos relevantes de la historia clínica

El diagnóstico diferencial de las masas cardíacas requiere la integración de datos clínicos y los hallazgos por imagen. Los datos claves de la historia clínica son:

- Historia de cáncer previo, puesto que las metástasis son la principal causa de masa cardíaca tumoral.
- Fibrilación auricular o cardiopatía con alteraciones graves de la contractilidad miocárdica que condicionen ectasia del flujo de la sangre favorecedor de la formación de trombos intracavitarios.

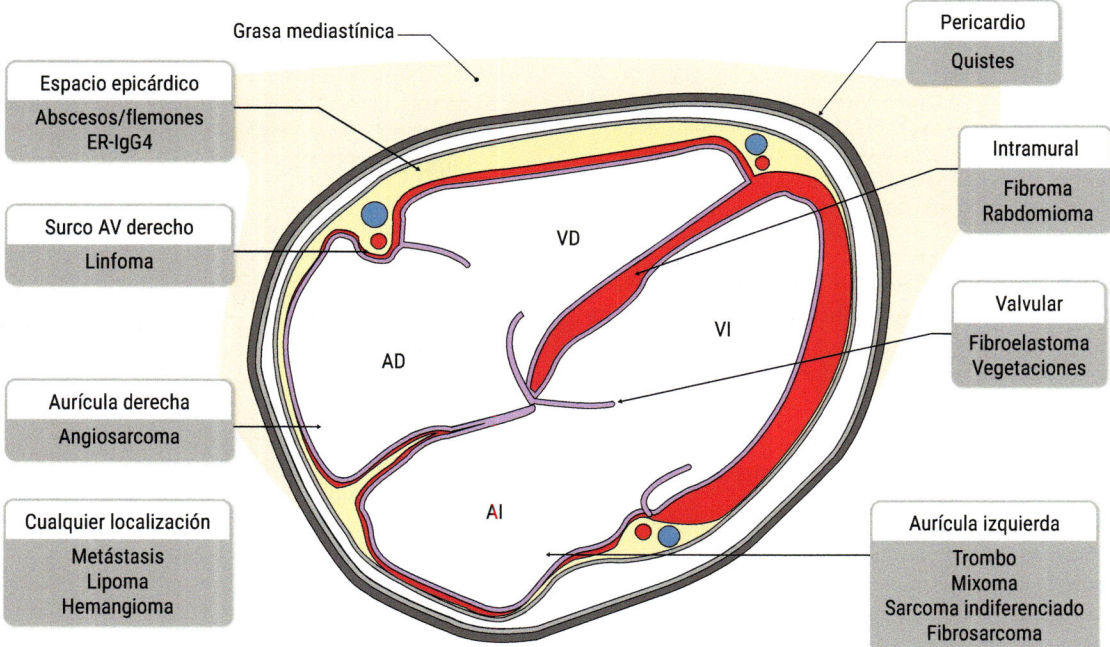

Figura 8-2. Esquema de la localización típica de las masas cardíacas.
AD: aurícula derecha; AI: aurícula izquierda; AV: auriculoventricular; ER: [enfermedad de] Erdheim-Chester; IgG4: [enfermedad relacionada con la] inmunoglobulina G4; VD: ventrículo derecho; VI: ventrículo izquierdo.

- Edad del paciente, puesto que existen tumores cardíacos primarios característicos de la edad infantil como el rabdomioma o el rabdomiosarcoma.
- Las vegetaciones y abscesos se presentan habitualmente en el contexto de un cuadro clínico infeccioso.
- Los pacientes portadores de dispositivos intracavitarios o prótesis valvulares son más susceptibles de presentar masas no tumorales como trombos, vegetaciones o flemones/abscesos.
- Enfermedades sistémicas o hereditarias como la esclerosis tuberosa asociada a la presencia de rabdomiomas.

Propuesta de algoritmo diagnóstico

Teniendo en cuenta las diferencias en la prevalencia de los diferentes tipos de masas cardíacas, es recomendable seguir un algoritmo diagnóstico estructurado, descartando en primer lugar las causas más comunes, y avanzar en el diagnóstico diferencial con las causas menos frecuentes de masas cardíacas (**Fig. 8-3**):

- Confirmar la sospecha de masa cardíaca, descartando la posibilidad de que se trate de una seudomasa.
- Confirmar que se trata de un tumor cardíaco, descartando que se trate de una masa no tumoral como un trombo o una masa de origen infeccioso/inflamatorio.
- Descartar la posibilidad de que pueda tratarse de una tumoración de origen metastásico.
- En caso de tratarse de un tumor primario, valorar si muestra signos de agresividad, teniendo en cuenta que la gran mayoría de tumores cardíacos primarios son benignos.
- Si se trata de un tumor primario benigno, intentar establecer el diagnóstico (diferencial) de acuerdo con la caracterización tisular, la localización y los datos clínicos.
- Si se trata de un tumor primario maligno, valorar si tiene apariencia sugestiva de linfoma o bien tiene apariencia sugestiva de sarcoma.

MASAS CARDÍACAS NO TUMORALES

El primer paso en el algoritmo diagnóstico será establecer el diagnóstico diferencial entre masa tumoral y masa no tumoral, teniendo en cuenta la alta prevalencia de las masas no tumorales. No obstante, antes habrá que asegurarse de que no se trata de una seudomasa como la cresta terminal prominente, situada en la pared posterior de la aurícula derecha, o la hiperplasia lipomatosa del tabique interauricular, que consiste en la acumulación de grasa interauricular (**Fig. 8-4**). Ocasionalmente, en estudios ecocardiográficos, puede malinterpretarse como una masa adyacente a la aurícula izquierda la presencia de una hernia de hiato. La necrosis caseosa del anillo valvular mitral consiste en una variante rara de la calcificación del anillo mitral que puede simular la presencia de una masa cardíaca debido a la acumulación de material secundario a degeneración gaseosa de la calcificación. En la TC, aparece característicamente como una lesión hiperdensa adyacente al anillo mitral calcificado (**Fig. 8-5**).

> ! La localización y los datos de la historia clínica serán fundamentales para el diagnóstico de las masas no tumorales. Característicamente, presentan una localización intracavitaria (trombos y vegetaciones) o en el espacio epicárdico (flemón/absceso). Las lesiones quísticas intracavitarias (quistes de sangre) son excepcionales.

Trombos

El trombo es la masa cardíaca más frecuente, siendo la principal causa de masa cardíaca no tumoral. Se encuentran típicamente en la aurícula izquierda asociados a fibrilación auricular o en ventrículo izquierdo asociados a disfunción sistólica (**Fig. 8-6**). Cuando el trombo está situado en las

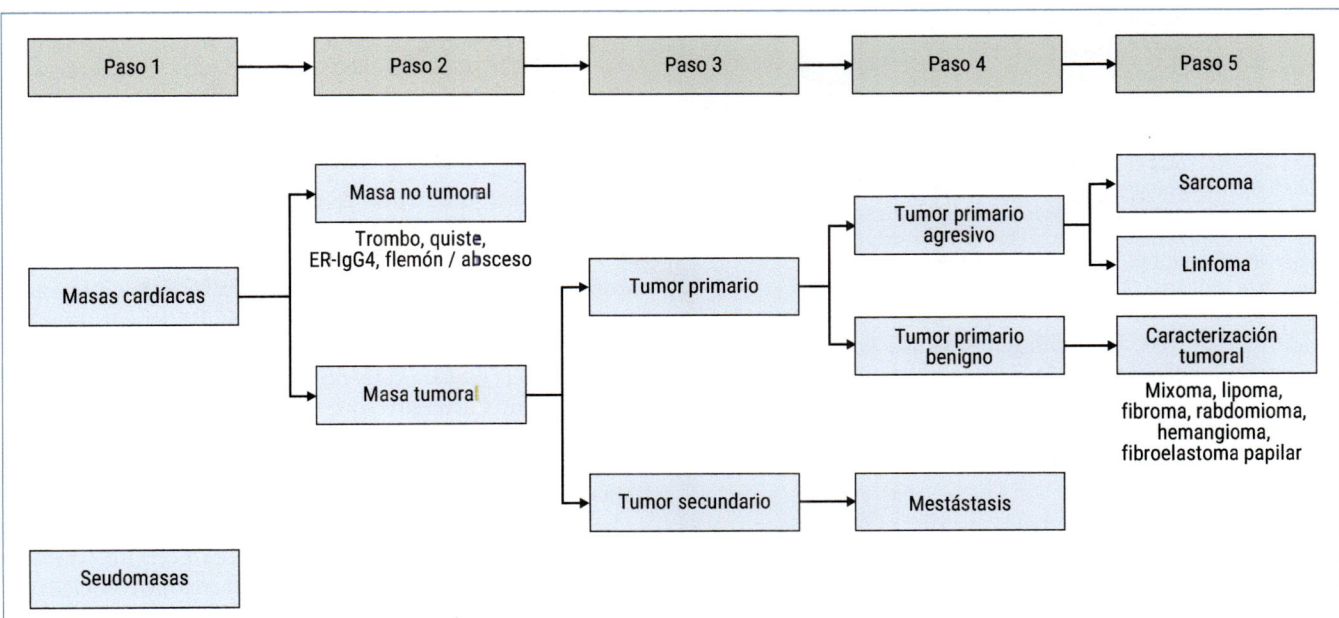

Figura 8-3. Algoritmo diagnóstico de las masas cardíacas.
ER: [enfermedad de] Erdheim-Chester; IgG4: [enfermedad relacionada con la] inmunoglobulina G4.

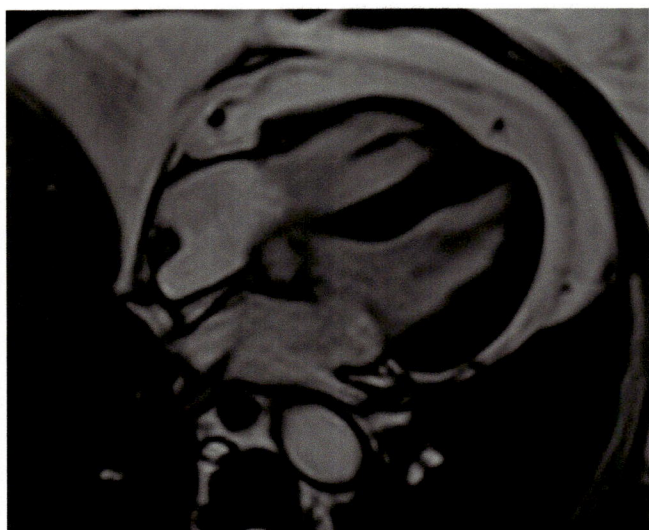

Figura 8-4. Imagen axial en sangre blanca que muestra un engrosamiento mural focal de la cara posterior de la aurícula derecha correspondiente a la cresta terminal.

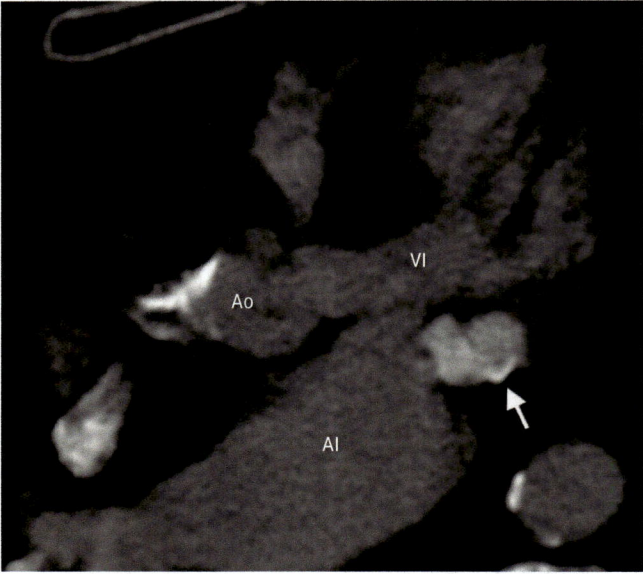

Figura 8-5. Necrosis caseosa del anillo mitral. Reconstrucción multiplanar (MPR) de tomografía computarizada del anillo mitral que muestra una lesión hiperdensa de bordes bien definidos en el margen lateral del anillo mitral (flecha) compatible con necrosis grasa secundaria a degeneración valvular.
AI: aurícula izquierda; Ao: aorta; VI: ventrículo izquierdo.

cavidades derechas, habitualmente, se asocia a la presencia de catéteres o electrodos. Ocasionalmente, la presencia de un trombo auricular derecho puede asociarse a la extensión de un trombo tumoral secundario a infiltración tumoral de la vena cava inferior de tumoraciones renales o suprarrenales (**Fig. 8-7**).

La detección inicial de trombos intracavitarios se realiza frecuentemente por ecocardiografía. No obstante, la RM ha demostrado una sensibilidad significativamente superior para su detección mediante las secuencias de realce tardío o realce precoz tras la administración de gadolinio. Asimismo, las secuencias de perfusión de pri-

mer paso y cine-RM poscontraste son de gran utilidad para la detección y su caracterización, puesto que tratándose de una lesión avascular, característicamente mostrarán una ausencia de realce. Muy excepcionalmente, se ha descrito que los trombos crónicos pueden mostrar un mínimo realce tras la administración de contraste. En el contexto de la fibrosis endomiocárdica, que consiste en un tipo de miocardiopatía restrictiva, pueden observarse trombos apicales con realce de contraste debido al componente fibroso endocárdico que caracteriza a esta entidad (**Fig. 8-8**).

La alta resolución espacial de la TC cardíaca permite la detección de pequeños trombos, aunque, en la orejuela izquierda, hay que ser cautelosos para no confundirlos con artefactos de flujo lento. En estos casos, puede ser de utilidad añadir al protocolo de adquisición una fase venosa (**Fig. 8-9**).

Los hallazgos claves son:

- Ausencia de realce tras la administración de contraste.
- Asociados a ectasia por fibrilación auricular o disfunción ventricular.
- En cavidades derechas, asociados a la presencia de cables de dispositivos intracavitarios o catéteres venosos centrales.

Vegetaciones

Las vegetaciones se forman en el endocardio, característicamente, valvular, debido a la acumulación de material fibrinoide y células inflamatorias. Normalmente, tienen origen infeccioso en el contexto de una endocarditis infecciosa, aunque también pueden estar asociadas a afecciones no infecciosas como las enfermedades autoinmunitarias.

> **!** El diagnóstico diferencial entre un trombo intracavitario, un fibroelastoma papilar y una vegetación cardíaca tiene implicaciones importantes en el manejo del paciente y supone un verdadero desafío diagnóstico basándose únicamente en la evaluación de las características de imagen. Para realizar un correcto diagnóstico diferencial, es muy importante considerar el contexto clínico del paciente.

Las vegetaciones suelen asociarse al cuadro clínico característico de la endocarditis infecciosa con fiebre, síntomas sistémicos, hemocultivos positivos y antecedentes de cirugía cardíaca previa, consumo de drogas intravenosas o presencia de enfermedades valvulares preexistentes. Raramente pueden estar asociadas a enfermedades autoinmunitarias no infecciosas como la endocarditis de Libman-Sacks o endocarditis trombótica no bacteriana, que consiste en una complicación del lupus eritematoso sistémico (**Fig. 8-10**).

La ecocardiografía transesofágica es especialmente útil para visualizar las vegetaciones cardíacas, que, generalmente, se presentan como masas móviles de pequeño tamaño y adheridas a las válvulas. La TC cardíaca permite también valorar la presencia de posibles complicaciones asociadas a la endocarditis, y la tomografía por emisión de positrones (PET, *positron emission tomography*) asociada a TC (PET-TC) también es de utilidad para el diagnóstico de la endocarditis

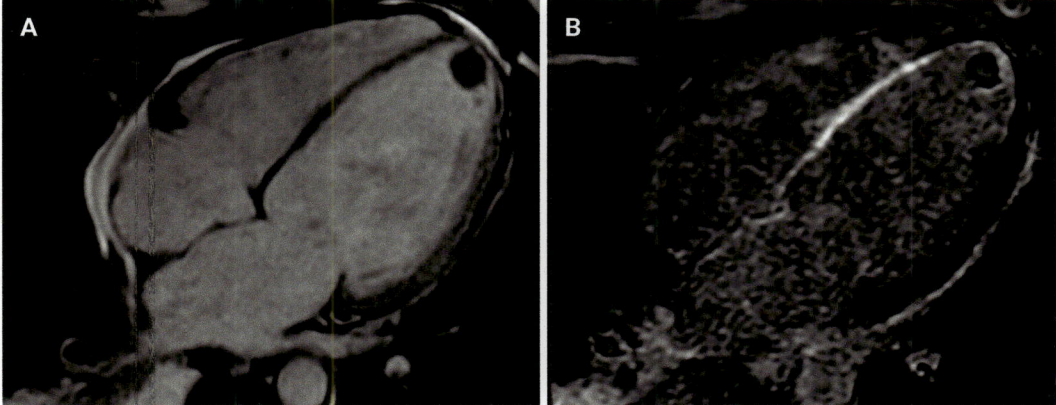

Figura 8-6. Trombo intracavitario apical. **A)** Imagen de cuatro cámaras en sangre blanca que muestra una lesión intracavitaria apical sugestiva de trombo intracavitario en un paciente con marcada dilatación y disfunción sistólica del ventrículo izquierdo. **B)** Imagen en cuatro cámaras de realce tardío que confirma la presencia de una lesión avascular intracavitaria apical en el ventrículo derecho compatible con un trombo secundario a disfunción sistólica en un paciente con cardiopatía isquémica con extenso infarto transmural septal y apical.

infecciosa mediante la valoración de la actividad metabólica (**Fig. 8-11**).

Los hallazgos claves son:

- Masa móvil adherida a las válvulas.
- Contexto clínico del paciente compatible con endocarditis infecciosa o enfermedad autoinmunitaria.
- Actividad metabólica valvular o complicaciones perivalvulares secundarias a endocarditis infecciosa.

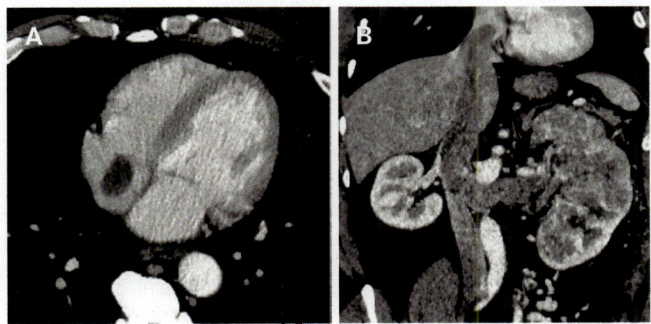

Figura 8-7. Trombo auricular derecho. **A)** Imagen axial de tomografía computarizada (TC) que muestra un defecto de repleción sin realce de contraste compatible con un trombo intracavitario. **B)** Reconstrucción multiplanar (MPR) de TC que muestra una extensa masa renal izquierda con invasión de la vena cava inferior y trombosis de esa con extensión del trombo a la aurícula derecha.

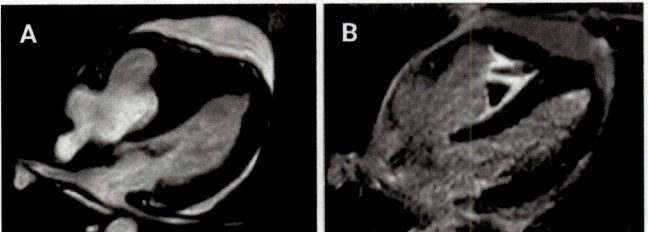

Figura 8-8. Fibrosis endomiocárdica. **A)** Imagen de cuatro cámaras en sangre blanca que muestra extensa ocupación apical del ventrículo derecho. **B)** Imagen de cuatro cámaras de realce tardío que demuestra la ocupación apical del ventrículo derecho por extenso trombo característico de la fibrosis endomiocárdica con realce periférico debido al componente fibrótico asociado a este tipo de miocardiopatía restrictiva.

Flemones/abscesos

Se localizan habitualmente en el espacio epicárdico, siendo la endocarditis infecciosa complicada la principal causa. La TC cardíaca ofrece una excelente delimitación de los cambios flemonosos y las colecciones perivalvulares. Los abscesos organizados se representan típicamente en la TC como colecciones hipodensas irregulares con realce periférico. Otros hallazgos adicionales de la TC incluyen la presencia de vegetaciones valvulares, seudoaneurismas y líquido pericárdico.

La pericarditis tuberculosa es otra posible causa de formación de abscesos o flemones epicárdicos. El espacio epicárdico adyacente a las cavidades derechas se ve afectado con mayor frecuencia asociado a hallazgos clásicamente descritos de la pericarditis con engrosamiento irregular, derrame y signos indirectos de inflamación pericárdica con realce tras la administración de contraste (**Fig. 8-12**).

Los hallazgos claves son hallazgos asociados compatibles con endocarditis infecciosa complicada o pericarditis tuberculosa.

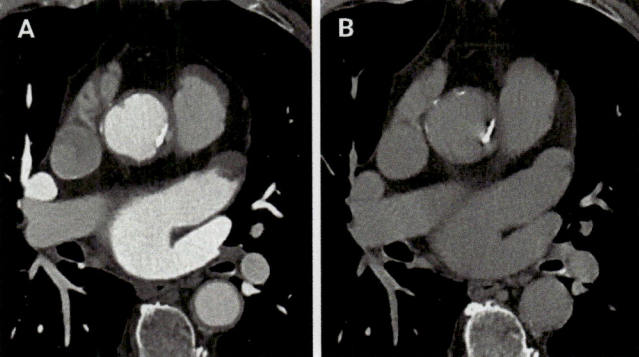

Figura 8-9. Flujo lento auricular simulando un trombo. **A)** Imagen axial de tomografía computarizada (TC) en fase arterial que muestra un defecto de repleción por flujo lento en la orejuela izquierda que simula un trombo auricular. **B)** Imagen axial de TC en fase venosa que muestra una correcta repleción de la orejuela, descartándose la presencia de trombo.

Quistes

Habitualmente son quistes pleuropericárdicos de origen congénito, que pueden localizarse en cualquier región pericárdica, aunque característicamente se sitúan en los senos cardiofrénicos, predominantemente, el derecho. La mayoría son asintomáticos y se detectan como un hallazgo incidental. Tratándose de una lesión quística, en la TC, aparece típica-

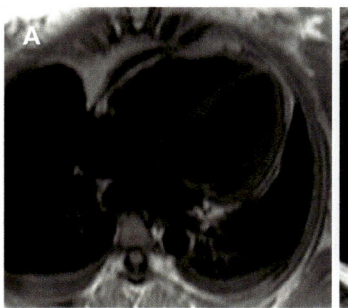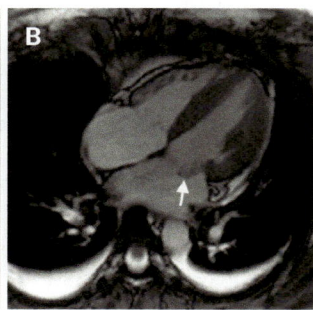

Figura 8-10. Endocarditis de Libman-Sacks. **A)** Imagen en secuencia TSE (*turbo spin-echo*) en sangre negra potenciada en T1 en cuatro cámaras que muestra una masa isointensa en el velo posterior de la válvula mitral. En la imagen sistólica **(B)** de secuencia cine-RM, se observa que es una masa móvil valvular (flecha) compatible con una vegetación en el contexto de endocarditis de Libman-Sacks o endocarditis trombótica no bacteriana en un paciente asintomático con antecedente de lupus y resolución de la vegetación tras tratamiento con corticoides.

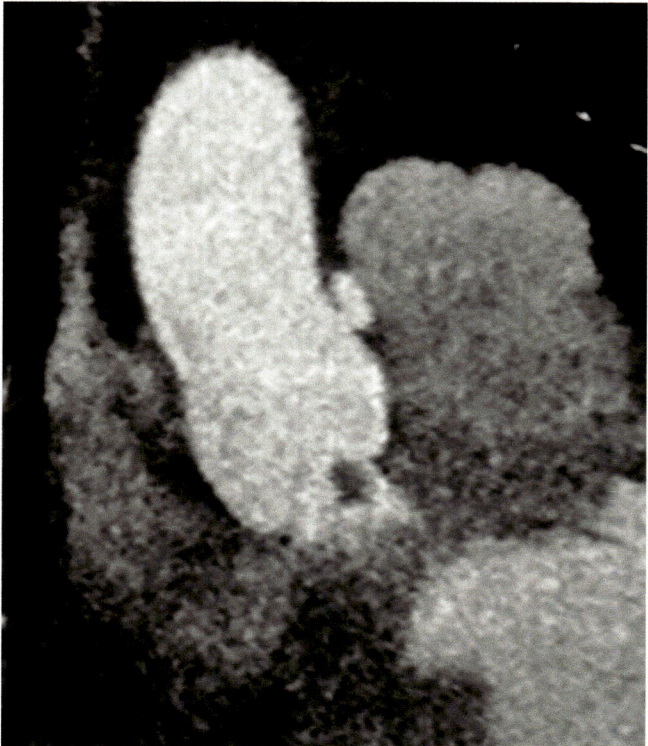

Figura 8-11. Vegetación en endocarditis infecciosa. Reconstrucción multiplanar (MPR) de tomografía computarizada que muestra una vegetación en la válvula aórtica compatible con endocarditis infecciosa en un paciente con bacteriemia y pequeño seudoaneurisma secundario en la cara lateral izquierda de la porción de la unión sinotubular aórtica.

mente como una masa homogéneamente hipointensa con pared fina y sin un realce tras la administración de contraste. En la RM, presenta una señal intermedia en las secuencias potenciadas en T1 y homogéneamente hiperintensa en las secuencias potenciadas en T2, sin realce a la administración de gadolinio (**Fig. 8-13**).

Si la lesión quística presenta calcificaciones o una localización intramiocárdica, se debe plantear como primera posibilidad diagnóstica que se trate de un quiste hidatídico (**Fig. 8-14**). El quiste sanguíneo es el diagnóstico más probable en caso de masa quística intracavitaria. Consiste en una anomalía congénita rara de localización habitualmente perivalvular, particularmente, adyacente a la válvula mitral.

Los hallazgos claves son:

- Densidad por TC cercana a la del agua (0-20 UH).
- Hiperintensidad homogénea en las secuencias potenciadas en T2.
- Paredes finas y lisas.
- Ausencia de realce tras la administración de contraste.

Enfermedad relacionada con la inmunoglobulina G4

La enfermedad relacionada con la IgG4 (ER-IgG4) es un trastorno inflamatorio que puede afectar a múltiples órganos y sistemas. La afectación cardiovascular de la ER-IgG4 no es rara.

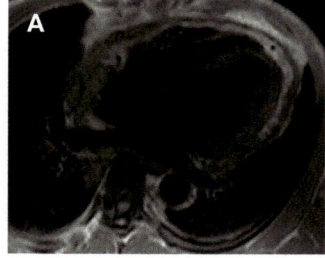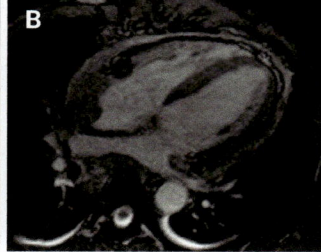

Figura 8-12. Tuberculosis pericárdica con flemón epicárdico. **A)** Imagen en secuencia TSE (*turbo spin-echo*) en sangre negra potenciada en T1 axial que muestra un engrosamiento pericárdico difuso con componente sólido isointenso epicárdico relacionado con cambios inflamatorios reactivos focales epicárdicos adyacentes a la aurícula derecha. **B)** Imagen axial en sangre blanca que muestra una masa epicárdica isointensa adyacente a la aurícula derecha compatible con una formación flemonosa epicárdica en un paciente con pericarditis tuberculosa.

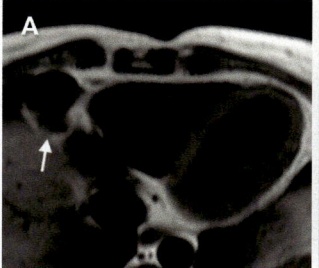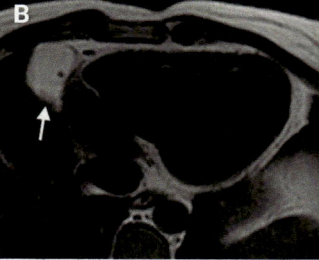

Figura 8-13. Quiste pericárdico. **A)** Imagen axial en secuencia TSE (*turbo spin-echo*) en sangre negra potenciada en T1 que muestra una lesión de márgenes bien definidos y contenido homogéneamente hipointenso en el ángulo cardiofrénico derecho (flecha). **B)** En la imagen axial en secuencia TSE en sangre negra potenciada en T2, la lesión presenta una señal característicamente hiperintensa y homogénea (flecha).

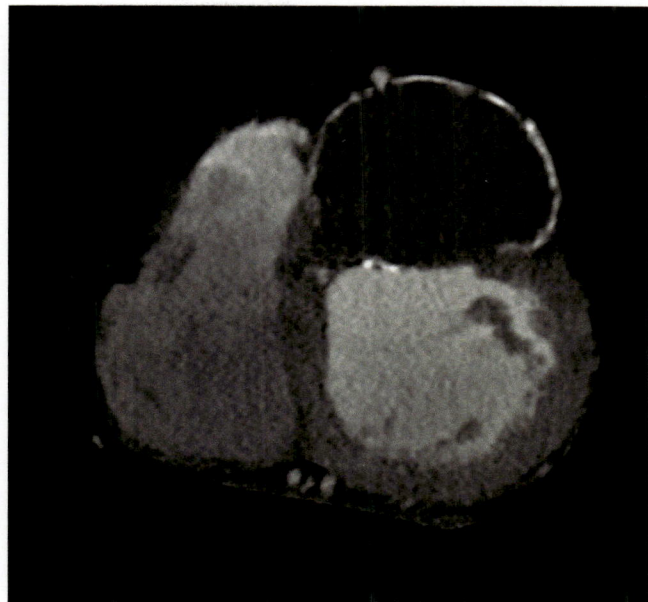

Figura 8-14. Quiste hidatídico. Reconstrucción multiplanar (MPR) de tomografía computarizada en el eje corto que muestra la presencia de una extensa lesión quística miocárdica en la cara anterior del ventrículo izquierdo con calcificación periférica compatible con un quiste hidatídico.

La infiltración de la aorta puede extenderse a la porción torácica y la raíz aórtica epicárdica, manifestándose como una adventicia muy engrosada con o sin dilatación luminal y formación de aneurisma. Las arterias coronarias se ven afectadas con menos frecuencia y se presenta como un engrosamiento periadventicial con la típica formación de una masa similar a un tumor.

En la TC, se presenta como una masa de partes blandas periaórtica y pericoronaria con realce típicamente homogéneo en la fase tardía. Las características de la señal de RM pueden ser variables, aunque suele mostrar una intensidad de señal baja en las imágenes potenciadas en T1, una señal de intermedia a baja en las imágenes potenciadas en T2 según el grado de fibrosis y un marcado realce homogéneo en las secuencias de realce tardío. La RM puede mostrar complicaciones como infiltración o necrosis miocárdica (**Fig. 8-15**).

La enfermedad de Erdheim-Chester con infiltración pericoronaria también puede presentar la apariencia de masa no tumoral epicárdica pericoronaria. A diferencia de la enfermedad coronaria relacionada con IgG4, los aneurismas y la estenosis son infrecuentes.

Los hallazgos claves son:

- Masa homogénea epicárdica periaórtica y pericoronaria.
- Estenosis de las arterias coronarias.
- Realce homogéneo tras la administración de contraste.

TUMORES CARDÍACOS MALIGNOS

Se han descrito varios hallazgos por imagen que pueden ser de utilidad para predecir la probabilidad de malignidad (agresividad) de una masa cardíaca. Estos hallazgos deben valorarse globalmente, siendo variable la especialidad y sensibilidad de cada uno de ellos valorados de forma independiente. Se consideran hallazgos sugestivos de malignidad:

- Tamaño > 5 cm o múltiples lesiones.
- Márgenes irregulares o mal definidos.
- Infiltración de estructuras adyacentes.
- Afectación pleural o pericárdica con lesiones nodulares o derrame pericárdico de apariencia hemorrágica.
- Masa localizada en cavidades cardíacas derechas.
- Contenido de apariencia heterogénea o realce heterogéneo tras la administración de contraste intravenoso.

Metástasis

Se estima que las metástasis cardíacas son alrededor de 40 veces más comunes que los tumores cardíacos primarios; por ese motivo, ante una masa cardíaca tumoral de apariencia indeterminada siempre se debe descartar que pueda tratarse de una lesión de origen metastásico, especialmente, si existen antecedentes oncológicos del paciente.

Los tumores primarios que más frecuentemente metastatizan en el corazón son el cáncer de pulmón y de mama, el linfoma y el melanoma maligno.

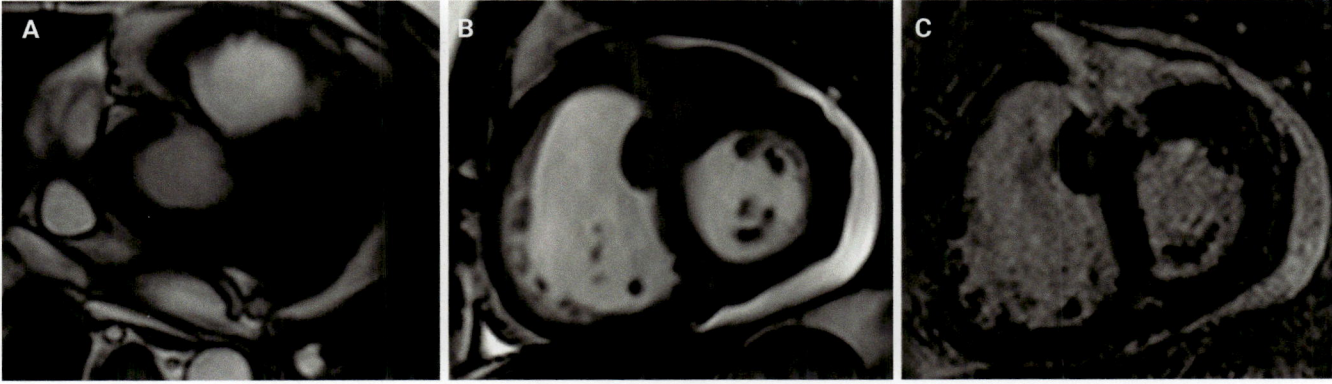

Figura 8-15. Enfermedad relacionada con la inmunoglobulina G4 (IgG4). **A)** Imagen axial en sangre blanca que muestra una masa hipointensa en el espacio epicárdico entre el tracto de salida del ventrículo derecho e izquierdo con engrosamiento de la pared aórtica. **B)** Imagen en sangre blanca en el eje corto que muestra la masa localizada en el surco interventricular anterior con extensión miocárdica en la cara anterior. **C)** Imagen de realce tardío en el eje corto con la que se demuestra un marcado realce de la masa y confirma la infiltración miocárdica.

Las lesiones metastásicas cardíacas suelen presentar una apariencia indeterminada con señal baja en las secuencias potenciadas en T1 y señal alta en las secuencias potenciadas en T2, excepto las metástasis de melanoma que pueden ser hiperintensas en las secuencias potenciadas en T1. Evidentemente, las metástasis serán el principal diagnóstico de sospecha en caso de masas tumorales múltiples y es obligatorio realizar TC toracoabdominal o PET-TC para identificar la lesión primaria. Debido a su apariencia indeterminada, en caso de lesiones únicas intramiocárdicas que no cumplen estrictamente los criterios característicos de las lesiones benignas primarias cardíacas, es recomendable también realizar un estudio de imagen toracoabdominal para el cribado de una tumoración primaria y valorar la presencia de lesiones extracardíacas (**Fig. 8-16**).

La diseminación metastásica al corazón puede ocurrir por invasión directa (pulmón, mama, esófago), extensión vascular (carcinoma de células renales, hepatocarcinoma y tumor suprarrenal) hematógena (melanoma, linfoma, leucemia) y linfática. Las metástasis pueden aparecer en cualquier localización, aunque el pericardio es la localización más frecuente a través de invasión directa o linfática. Las lesiones metastásicas localizadas en el espacio epicárdico pueden afectar a las arterias coronarias, produciendo su estenosis u oclusión (**Fig. 8-17**).

Los hallazgos claves son:

- Antecedentes oncológicos del paciente.
- Presencia de lesiones múltiples.
- Hallazgos extracardíacos.

Tumores primarios malignos

Los tumores cardíacos primarios malignos son muy infrecuentes. Desde un punto de vista práctico, ante la sospecha de una tumoración maligna cardíaca, en primer lugar, se debe confirmar que presenta hallazgos que sugieran malignidad como la presencia de afectación pericárdica, bordes irregulares o mal definidos, tamaño > 5 cm, contenido heterogéneo y realce heterogéneo tras la administración de contraste.

En segundo lugar, se debe intentar diferenciar según los hallazgos por imagen dos grandes grupos de tumores malignos cardíacos primarios: linfoma y sarcomas. Los diferentes tipos de sarcoma van a presentar unas características por imagen similares, con apariencia marcadamente heterogénea y localizándose habitualmente en la aurícula izquierda, a excepción del angiosarcoma, que se sitúa más frecuentemente en la aurícula derecha.

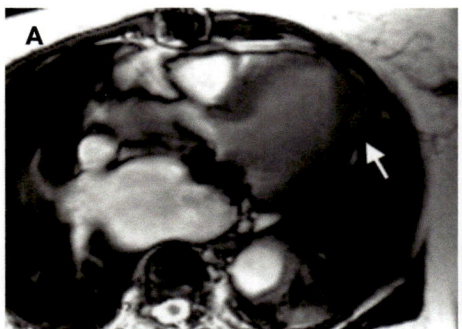
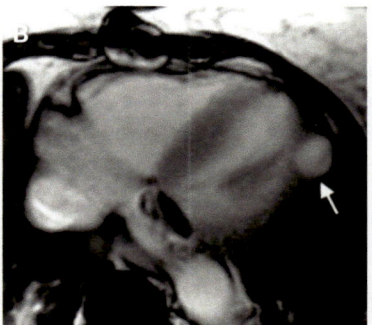
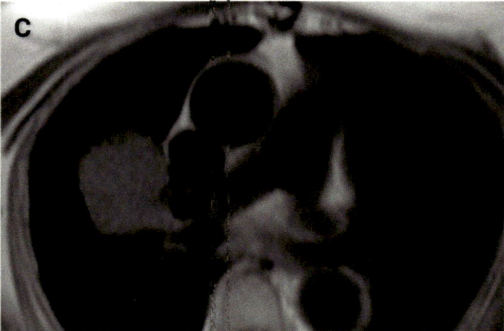

Figura 8-16. Metástasis miocárdica. **A)** Imagen en tres cámaras de sangre blanca que muestra como hallazgo incidental la presencia de una lesión focal miocárdica ligeramente hiperintensa de apariencia inespecífica. **B)** Imagen axial de sangre blanca que ilustra cómo el contraste muestra un realce difuso de la lesión, confirmando que se trata de una lesión focal sólida miocárdica. **C)** Imagen coronal en sangre negra del tórax que muestra una masa hiliar derecha compatible con neoplasia pulmonar, siendo de origen metastásico la lesión indeterminada miocárdica visualizada en las imágenes en sangre blanca, con posterior confirmación mediante tomografía por emisión de positrones asociada a tomografía computarizada (PET-TC).

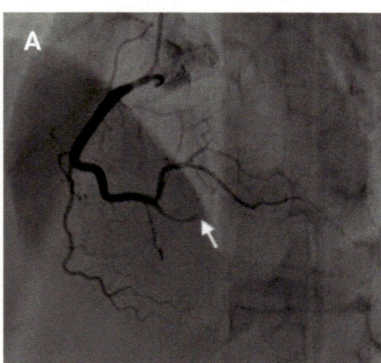
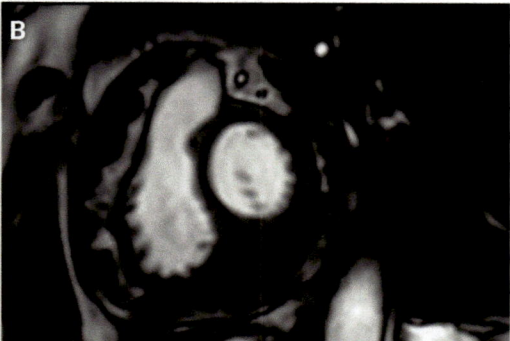
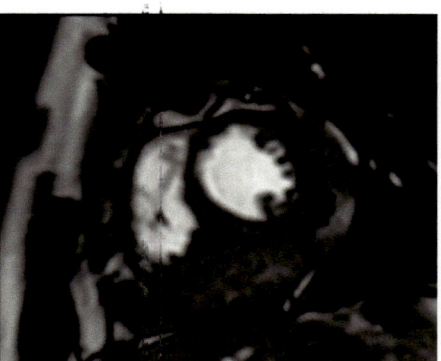

Figura 8-17. Oclusión coronaria secundaria a infiltración metastásica. **A)** Imagen de cateterismo cardíaco en un paciente con síndrome coronario agudo que nuestra oclusión de la arteria coronaria descendente posterior, sin poder revascularizar con éxito percutáneamente y a quien, posteriormente, se le realiza una resonancia magnética para determinar la causa de la oclusión. **B)** Imágenes de sangre blanca en el eje corto que muestran un engrosamiento nodular difuso pericárdico compatible con afectación metastásica asociado a extensa masa en el surco interventricular posterior, responsable de la oclusión de la arteria descendente posterior visualizada en el cateterismo cardíaco.

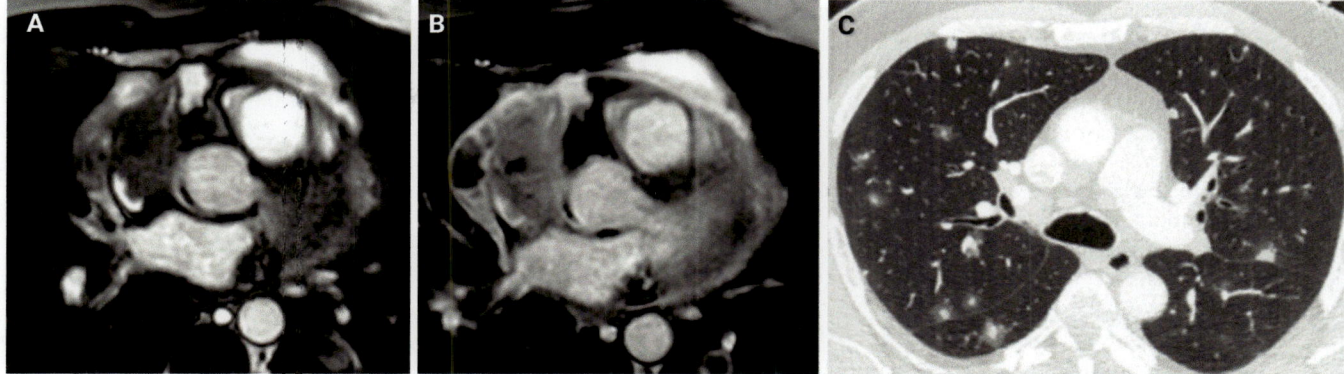

Figura 8-18. Angiosarcoma. **A)** Imagen axial en sangre blanca que muestra una masa isointensa en la aurícula derecha con infiltración pericárdica y de la porción más distal de la vena cava inferior. **B)** Imagen axial en sangre blanca tras la administración de contraste intravenoso que muestra un realce heterogéneo de una masa infiltrativa auricular. **C)** Imagen axial de tomografía computarizada que muestra múltiples lesiones nodulares pulmonares bilaterales compatibles con metástasis con el «signo del halo», comúnmente debido a su naturaleza hemorrágica.

Sarcomas

Los sarcomas cardíacos se caracterizan por mostrar crecimiento rápido, con un pronóstico muy desfavorable, presentando habitualmente infiltración extensa de las cavidades cardíacas y del pericardio en el momento del diagnóstico.

El angiosarcoma cardíaco es extremadamente raro, a pesar de tratarse del tumor primario maligno cardíaco más frecuente. La TC típicamente muestra una masa lobulada que realza heterogéneamente en la fase arterial debido a áreas necróticas internas. La TC también permite la detección de metástasis a distancia, especialmente, en el pulmón con el «signo del halo», comúnmente representado debido a su naturaleza hemorrágica (**Fig. 8-18**). La señal de RM es isointensa o hiperintensa en imágenes potenciadas en T1, heterogéneamente isointensa en imágenes cine-SSFP y heterogéneamente hiperintensa en imágenes potenciadas en T2. Su apariencia heterogénea se debe a la presencia frecuente de componentes hemorrágicos y necróticos intratumorales. Si existe una extensa afectación miocárdica, las secuencias de cine-RM pueden mostrar disfunción asociada de las cavidades cardíacas. El realce está presente de manera constante en las secuencias poscontraste con patrón de realce habitualmente heterogéneo. La auricular derecha es la localización más frecuente del angiosarcoma, a diferencia del resto de sarcomas cardíacos, que se localizan más frecuentemente en la aurícula izquierda. Por otro lado, el angiosarcoma suele infiltrar la orejuela derecha, mientras que el linfoma se localiza habitualmente en el surco auriculoventricular derecho, respetando la orejuela derecha.

El sarcoma indiferenciado es el segundo tipo de sarcoma más frecuente y suele presentar una apariencia heterogénea, con invasión extensa de cavidades y con localización preferentemente en la aurícula izquierda. El rabdomiosarcoma es el tumor maligno primario más frecuente durante la infancia y muestra también una apariencia heterogénea e infiltrativa característica de los sarcomas cardíacos. Otros tipos de sarcomas extremadamente infrecuentes son el fibrosarcoma, el osteosarcoma, el liposarcoma y el leiomiosarcoma.

Los hallazgos claves son:

- Masa infiltrativa heterogénea con márgenes mal definidos.
- Afectación pericárdica muy frecuente.

- Angiosarcoma de localización preferente en la aurícula derecha y resto de sarcomas de localización preferente en la aurícula izquierda.

Linfoma

El linfoma cardíaco primario es poco frecuente, representando menos del 2 % de los tumores cardíacos primarios.

Característicamente, se localiza en el surco auriculoventricular derecho, con señal de intensidad homogénea en la secuencias de RM y con leve perfusión homogénea tras la administración de contraste, siendo infrecuente la presencia en áreas de necrosis o hemorragia en su interior. Típicamente, engloba a la arteria coronaria derecha sin causar oclusión, invadiendo frecuentemente la pared de la aurícula derecha y el pericardio (**Fig. 8-19**). Aunque el angiosarcoma frecuente-

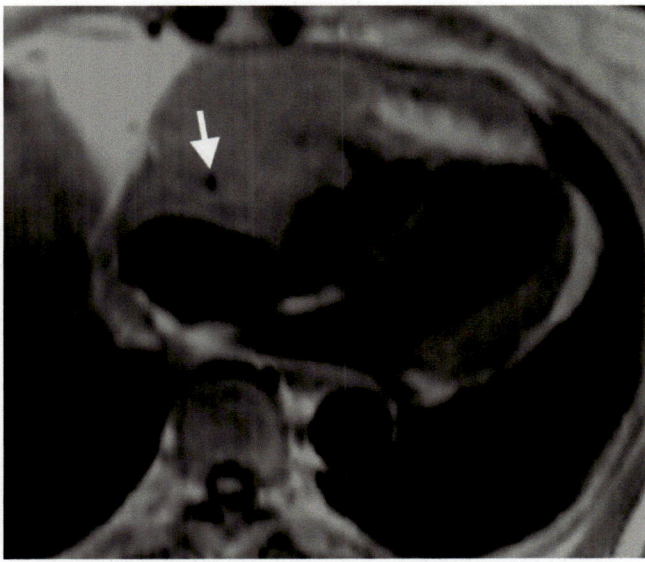

Figura 8-19. Linfoma cardíaco. Imagen axial en sangre negra potenciada en T1 que muestra una tumoración sólida en el surco auriculoventricular derecho, con infiltración del pericardio auricular derecho y ventricular derecho, y engloba a la arteria coronaria derecha sin ocluirla, como demuestra en el vacío de señal de la luz (flecha), que corresponde a flujo en su interior.

mente presenta una localización similar en la aurícula derecha, la presencia de una masa en íntima relación con la arteria coronaria derecha y de apariencia homogénea es más sugestiva de linfoma cardíaco.

Los hallazgos claves son:

- Masa infiltrativa homogénea en el surco auriculoventricular derecho.
- Envuelve a la arteria coronaria derecha sin trombosarla.

TUMORES CARDÍACOS BENIGNOS

Los tumores primarios benignos son mucho más frecuentes que los tumores primarios malignos. La localización y caracterización tisular son los factores determinantes del diagnóstico diferencial entre los tumores primarios benignos. A pesar de tratarse de tumores no agresivos con pronóstico favorable, en ocasiones, es necesaria la resección quirúrgica debido a la aparición de eventos embólicos, arritmias o repercusión hemodinámica del flujo de la sangre.

Mixoma

Este tumor benigno suele localizarse en la aurícula izquierda, presentándose típicamente como una masa móvil adherida al tabique interauricular en la región de la fosa oval. Sin embargo, también puede encontrarse en otras áreas del corazón, como la aurícula derecha o los ventrículos. A pesar de tratarse de un tumor benigno, puede conllevar consecuencias graves para el paciente debido a su tendencia a causar fenómenos embólicos y, por tanto, su tratamiento consiste en la extirpación quirúrgica.

El pronóstico es excelente tras la resección tumoral (**Fig. 8-20**).

El principal diagnóstico diferencial es el trombo intracavitario, puesto que ambos tienen una localización intracavitaria y una morfología similar con bordes lisos y bien definidos. A diferencia de los trombos, el mixoma muestra un realce progresivo tras la administración de contraste, con contenido heterogéneo debido a la presencia de áreas de necrosis, hemorragia y posibles calcificaciones en su interior. Los mixomas escasamente vascularizados pueden mostrar ausencia de realce en las imágenes precoces adquiridas durante el primer minuto tras la administración de contraste, siendo recomendable completar el estudio con imágenes en fases más tardías.

Suelen ser hiperintensos en las secuencias potenciadas en T2 y, en las secuencias cine-RM, en ocasiones se prolapsa a través de la válvula mitral (**Fig. 8-21**). La mayoría de mixomas son únicos, pero pueden ser múltiples en algunos pacientes en asociación al complejo de Carney.

Los hallazgos claves son:

- Localización preferente en la aurícula izquierda.
- Masa móvil adherida característicamente al tabique interauricular.
- Márgenes bien definidos con contenido heterogéneo.
- Realce tras la administración de contraste (diagnóstico diferencial con el trombo).

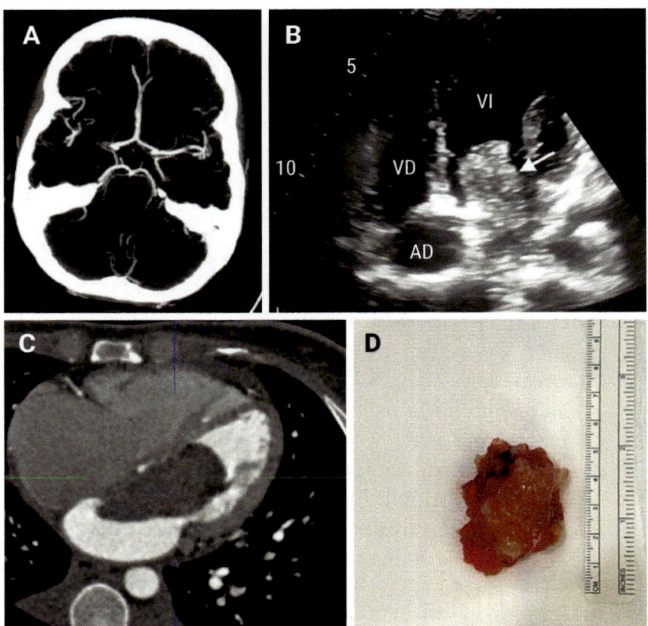

Figura 8-20. Infarto cerebral cardioembólico secundario a mixoma. **A)** Angiografía por tomografía computarizada (angio-TC) cerebral en un paciente con ictus isquémico que muestra una oclusión de la arteria cerebral media derecha. **B)** Imagen ecocardiográfica que muestra una extensa masa en la aurícula izquierda, adherida al tabique interventricular, con prolapso a través de la válvula mitral hacia el ventrículo izquierdo (flecha). **C)** Imagen de TC que muestra una extensa masa auricular derecha con prolapso mitral compatible con mixoma. **D)** Pieza quirúrgica tras la resección de la tumoración auricular izquierda compatible con mixoma y responsable del infarto cerebral cardioembólico.
AD: aurícula derecha; VD: ventrículo derecho; VI: ventrículo izquierdo.

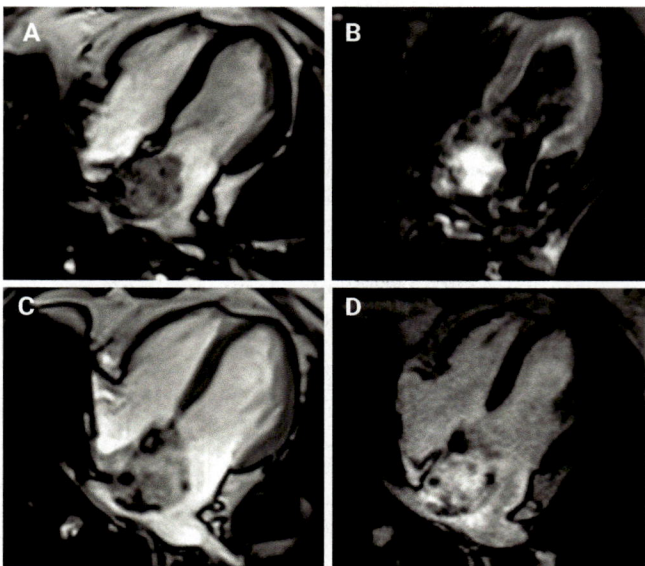

Figura 8-21. Mixoma auricular. **A)** Imagen de cuatro cámaras en sangre blanca que muestra una masa en la aurícula izquierda, con señal de resonancia heterogénea y adherida al tabique interauricular. **B)** Imagen en secuencia STIR (*short-tau inversion-recovery*) que muestra una marcada hiperintensidad de la masa auricular. Las imágenes de cuatro cámaras en sangre blanca tras la administración de contraste **(C)** y de cuatro cámaras de realce tardío **(D)** muestran la captación heterogénea característica del mixoma.

Fibroelastoma papilar

Consiste en un tumor endocárdico benigno de pequeño tamaño, habitualmente, menor de 1,5 cm. Característicamente, se localiza en la región valvular. Suelen observarse como un hallazgo incidental en pacientes asintomáticos, siendo de gran utilidad la ausencia de cuadro clínico sugestivo de endocarditis y la ausencia de complicaciones perivalvulares o destrucción valvular para establecer el diagnóstico diferencial con las vegetaciones valvulares. Se recomienda el tratamiento quirúrgico únicamente en los tumores con tamaño superior a 1 cm, con mayor riesgo de embolización.

La alta resolución espacial de la TC permite la identificación de estos tumores de pequeño tamaño, pero normalmente es necesaria la sincronización electrocardiográfica, al tratarse de una lesión muy móvil. Debido al pequeño tamaño tumoral, su caracterización tisular por RM es complicada mediante las secuencias TSE potenciadas en T1 y T2. Típicamente, se presenta como una lesión móvil homogénea en las secuencias cine-RM y con marcado realce tras la administración de gadolinio en las secuencias de realce tardío (**Fig. 8-22**).

Los hallazgos claves son:

- Habitualmente en pacientes asintomáticos.

- Localización valvular sin destrucción valvular ni complicaciones perivalvulares.
- Lesión homogénea de pequeño tamaño.
- Realce homogéneo en las secuencias de realce tardío.

Lipoma

Los lipomas pueden aparecer en cualquier localización, aunque los lipomas epicárdicos son los más frecuentes y aparecen como lesiones grasas homogéneas, que pueden ser difíciles de distinguir de la grasa epicárdica. Los lipomas intracavitarios, menos frecuentes, habitualmente presentan un tamaño menor. Típicamente, en la TC, aparecerá como una lesión homogénea marcadamente hipodensa debido a su contenido graso. En la RM, muestra una señal alta en las imágenes ponderadas en T1 y T2, con supresión típica en las secuencias saturadas de grasa y un artefacto de desplazamiento químico (*chemical shift*) en el borde de la lesión en las cine-RM (**Fig. 8-23**). La hiperplasia lipomatosa del tabique interauricular muestra una apariencia similar a los lipomas debido a la acumulación de grasa asociada a la obesidad y en pacientes ancianos, sin tratarse realmente de una lesión tumoral cardíaca.

El hallazgo clave es una lesión homogénea con contenido graso caracterizable por TC o RM.

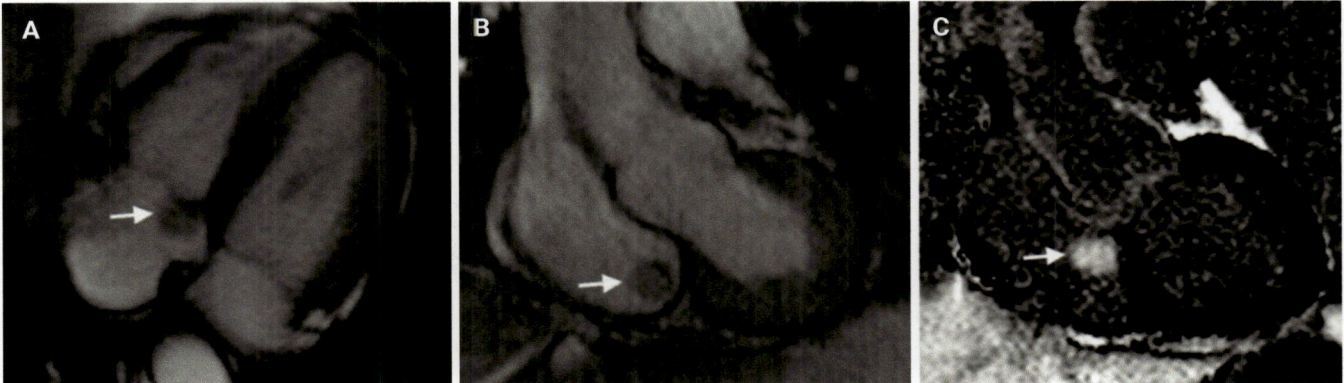

Figura 8-22. Fibroelastoma papilar. Imágenes axial **(A)** coronal **(B)** en sangre blanca que muestran una masa en la aurícula derecha que contacta con la válvula tricuspídea. **C)** Imagen de realce tardío en el plano coronal que muestra un marcado realce homogéneo de la masa.

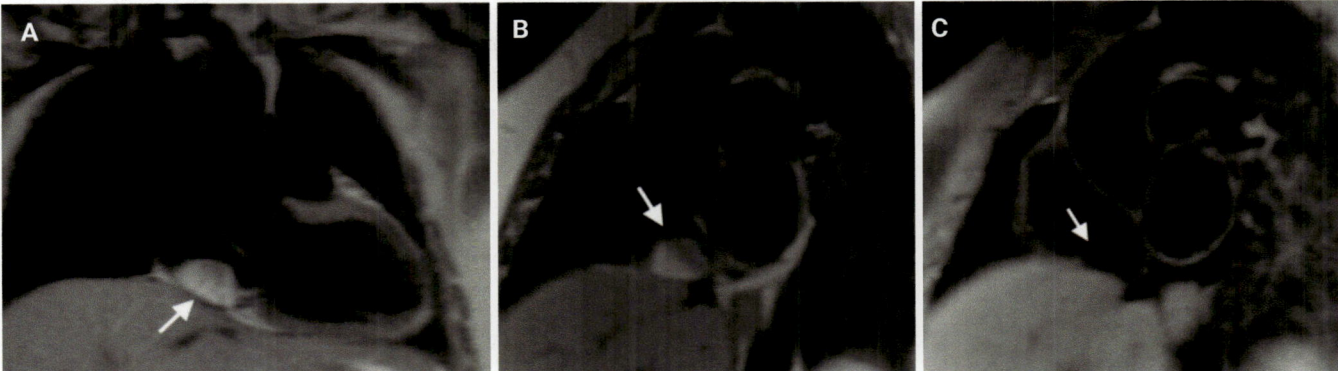

Figura 8-23. Lipoma intracavitario. **A)** Imagen en secuencia TSE (*turbo spin-echo*) en sangre negra potenciada en T2 que muestra una masa de márgenes bien definidos en la aurícula derecha, con señal de resonancia homogéneamente hiperintensa (flecha). **B)** Imagen en secuencia TSE en sangre negra potenciada en T1 que muestra la característica señal de resonancia homogéneamente hiperintensa. **C)** Imagen en secuencia TSE en sangre negra potenciada en T1 con supresión que confirma el contenido graso de la lesión con la supresión de la señal del contenido.

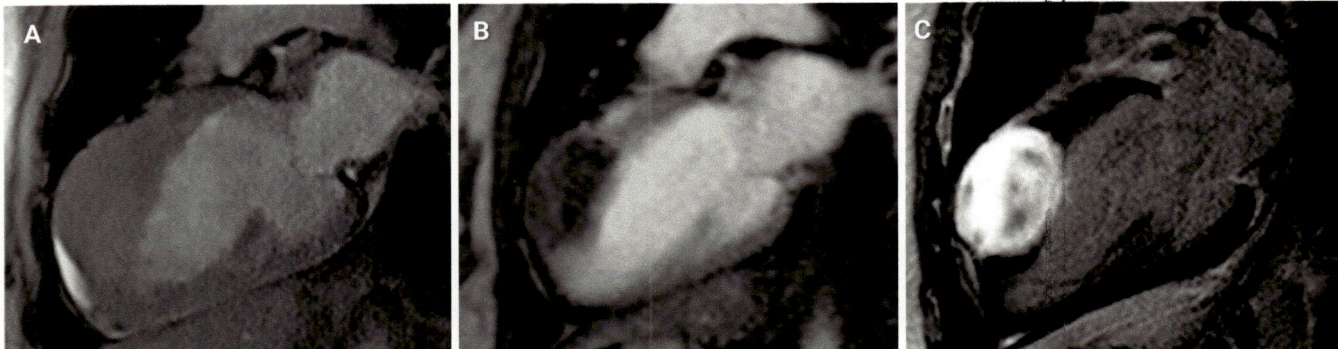

Figura 8-24. Fibroma. **A)** Imagen de dos cámaras en sangre blanca que muestra un marcado engrosamiento mural de la cara anterior del ventrículo izquierdo debido a la presencia de una masa intramural isointensa. **B)** Imagen de dos cámaras de perfusión de primer paso que muestra una hipoperfusión focal debido a la presencia de la masa intramural en la cara anterior. **C)** Imagen de realce tardío en dos cámaras que muestra un marcado realce homogéneo de la masa, característico del fibroma.

Fibroma

El fibroma cardíaco está compuesto principalmente por tejido fibroso y característicamente se presenta como una masa homogénea intramiocárdica con márgenes bien delimitados. Generalmente, son asintomáticos, pero, dependiendo de su ubicación y tamaño, pueden asociarse a síntomas con aparición de arritmias debido a su frecuente localización intramiocárdica. La caracterización tumoral mediante RM es fundamental para su diagnóstico. Muestra una señal isointensa en las secuencias potenciadas en T1 e hipointensidad en las secuencias potenciadas en T2. Tras la administración de gadolinio, en las secuencias de perfusión del primer paso, aparecen como un área bien delimitada de hipoperfusión, que característicamente se asocia a un marcado realce homogéneo de bordes bien definidos en las secuencias de realce tardío (**Fig. 8-24**).

Los hallazgos claves son:

- Hipointensidad en las secuencias potenciadas en T2.
- Localización habitual intramiocárdica.
- Realce homogéneo en las secuencias de realce tardío.

Rabdomioma

Es el tumor primario más frecuente en niños y, en la mayoría de casos, se asocia a esclerosis tuberosa, siendo excepcional en la edad adulta. Frecuentemente, son múltiples y su principal localización es intramiocárdica, con contenido homogéneo y escaso realce tras la administración de contraste intravenoso. El tratamiento es conservador, puesto que normalmente involucionan durante la infancia, observándose en la edad adulta como depósitos focales de grasa residual miocárdica (**Fig. 8-25**).

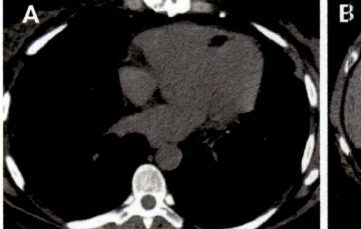
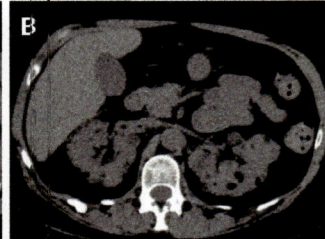

Figura 8-25. Rabdomioma involucionado. **A)** Imagen axial de tomografía computarizada (TC) que muestra un depósito graso focal miocárdico en el ventrículo izquierdo correspondiente a un rabdomioma involucionado en un paciente con esclerosis tuberosa. **B)** Imagen axial de TC abdominal del mismo paciente que muestra la presencia de múltiples angiomiolipomas renales asociados a la esclerosis tuberosa.

Los hallazgos claves son:

- Frecuentemente, son múltiples e intramiocárdicas.
- Excepcional en el adulto.
- Asociado a esclerosis tuberosa.

Hemangioma

Típicamente, son tumores solitarios que pueden localizarse en cualquier cámara cardíaca, que muestran una ligera hiperintensidad en las secuencias potenciadas en T1 y marcada hiperintensidad en las secuencias potenciadas en T2, con intenso realce tras la administración de contraste intravenoso, al tratarse de una lesión de estirpe vascular.

Los hallazgos claves son:

- Leve hiperintensidad en T1 y marcada hiperintensidad en T2.
- Realce significativo tras la administración de contraste.

PUNTOS CLAVE

- El correcto diagnóstico diferencial de las masas cardíacas requiere tener en cuenta la epidemiología, las características por imagen y la localización de la lesión, así como los datos acompañantes de la historia clínica.
- Las masas cardíacas no tumorales (trombos, vegetaciones, hematomas y lesiones inflamatorias) son mucho más frecuentes que las masas cardíacas tumorales. Los tumores cardíacos primarios son infrecuentes siendo las metástasis la principal causa de masa cardíaca tumoral.
- Las secuencias de perfusión de primer paso, realce tardío y cine-RM poscontraste son de gran utilidad para la detección y caracterización de trombos, puesto que, tratándose de una lesión avascular, característicamente mostrarán una ausencia de realce.
- Es muy importante considerar el contexto clínico del paciente en el diagnóstico diferencial entre el trombo intracavitario, el fibroelastoma papilar y la vegetación

cardíaca, siendo similares los hallazgos por imagen frecuentemente.
- Ante una masa cardíaca tumoral de apariencia indeterminada, siempre se debe descartar que pueda tratarse de una lesión de origen metastásico, especialmente, si existen antecedentes oncológicos del paciente.
- Los tumores primarios malignos son muy poco frecuentes. Los hallazgos que sugieren malignidad son: presencia de afectación pericárdica, bordes irregulares o mal definidos, tamaño > 5 cm, contenido heterogéneo y realce heterogéneo tras la administración de contraste.
- La localización y caracterización tisular son los factores determinantes del diagnóstico diferencial entre los tumores primarios benignos. A pesar de tratarse de tumores no agresivos, en ocasiones, es necesaria la resección quirúrgica para evitar eventos embólicos, arritmias o compromiso hemodinámico del flujo sanguíneo.

BIBLIOGRAFÍA

Araoz PA, Mulvagh SL, Tazelaar HD, Julsrud PR, Breen JF. CT and MR imaging of benign primary cardiac neoplasms with echocardiographic correlation. Radiographics. 2000;20(5):1303-19.

Barkhausen J, Hunold P, Eggebrecht H, Schüler WO, Sabin GV, Erbel R, et al. Detection and characterization of intracardiac thrombi on MR imaging. AJR Am J Roentgenol. 2002;179(6):1539-44.

Beroukhim RS, Ghelani S, Ashwath R, Balasubramanian S, Biko DM, Buddhe S, et al. Accuracy of cardiac magnetic resonance imaging in diagnosing pediatric cardiac masses: a multicenter study. JACC Cardiovasc Imaging. 2022;15(8):1391-405.

Colin GC, Symons R, Dymarkowski S, Gerber B, Bogaert J. Value of CMR to differentiate cardiac angiosarcoma from cardiac lymphoma. JACC Cardiovasc Imaging. 2015;8(6):744-6.

Esposito A, De Cobelli F, Ironi G, Marra P, Canu T, Mellone R, et al. CMR in the assessment of cardiac masses: primary malignant tumors. JACC Cardiovasc Imaging. 2014;7(10):1057-61.

Gatti M, D'Angelo T, Muscogiuri G, Dell'aversana S, Andreis A, Carisio A, et al. Cardiovascular magnetic resonance of cardiac tumors and masses. World J Cardiol. 2021;13(11):628-49.

Grebenc ML, Rosado-de-Christenson ML, Green CE, Burke AP, Galvin JR. Cardiac myxoma: imaging features in 83 patients. Radiographics. 2002;22(3):673-89.

Lemasle M, Lavie Badie Y, Cariou E, Fournier P, Porterie J, Rousseau H, et al. Contribution and performance of multimodal imaging in the diagnosis and management of cardiac masses. Int J Cardiovasc Imaging. 2020;36(5):971-81.

Lin Y, Wu W, Gao L, Ji M, Xie M, Li Y. Multimodality imaging of benign primary cardiac tumor. Diagnostics (Basel). 2022;12(10):2543.

Motwani M, Kidambi A, Herzog BA, Uddin A, Greenwood JP, Plein S. MR imaging of cardiac tumors and masses: a review of methods and clinical applications. Radiology. 2013;268(1):26-43.

Mousavi N, Cheezum MK, Aghayev A, Padera R, Vita T, Steigner M, et al. Assessment of cardiac masses by cardiac magnetic resonance imaging: histological correlation and clinical outcomes. J Am Heart Assoc. 2019;8(1):e007829.

Ni JR, Hu Y, Shao LP, Song B, Li YM, Lei JQ. The diagnostic performance of magnetic resonance imaging for differentiating the nature of cardiac masses: a systematic review protocol. Medicine (Baltimore). 2020;99(2):e18717.

Pino PG, Moreo A, Lestuzzi C. Differential diagnosis of cardiac tumors: general consideration and echocardiographic approach. J Clin Ultrasound. 2022;50(8):1177-93.

Tyebally S, Chen D, Bhattacharyya S, Mughrabi A, Hussain Z, Manisty C, et al. Cardiac tumors: JACC CardioOncology state-of-the-art review. JACC CardioOncol. 2020;2(2):293-311.

Neurorradiología

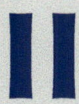

Enfermedades inflamatorias y desmielinizantes del sistema nervioso central

9

M. Drake Pérez

OBJETIVOS

- Describir las principales enfermedades desmielinizantes autoinmunitarias, con especial énfasis en la esclerosis múltiple, la más frecuente de ellas, haciendo hincapié en las características radiológicas típicas y en el papel de la resonancia magnética en el diagnóstico.
- Establecer las características clínicas y radiológicas de otras patologías inflamatorias del sistema nervioso central, como son las vasculitis, el lupus eritematoso sistémico, la neurosarcoidosis o el síndrome CLIPPERS (*chronic lymphocytic inflammation with pontine perivascular enhancement responsive to steroids*).
- Identificar los hallazgos diferenciadores de las patologías que asocian lesiones de la sustancia blanca.

ENFERMEDADES DESMIELINIZANTES (AUTOINMUNITARIAS)

Las enfermedades desmielinizantes son aquellas en las que existe una destrucción secundaria de estructuras que estaban mielinizadas correctamente. Existen muchas etiologías que causan esta alteración, como procesos infecciosos, vasculares, tóxico-metabólicos y autoinmunitarios, siendo estos últimos los que se tratarán aquí. En cualquiera de las etiologías, la enfermedad desmielinizante se produce por un daño directo a la mielina o a los oligodendrocitos, que son las células que la producen.

En este apartado, se revisarán de forma más exhaustiva la esclerosis múltiple (EM) y sus variantes. También, se tratarán otras entidades como la neuromielitis óptica y su espectro (NMOSD, *neuromyelitis optica spectrum disorder*), la encefalomielitis aguda diseminada (ADEM, *acute disseminated encephalomyelitis*) y la más recientemente descrita enfermedad por anticuerpos anti-MOG (*myelin oligodendrocyte glycoprotein*).

Esclerosis múltiple y variantes

A continuación, se describen las principales características de esta entidad.

Definición, epidemiología y etiopatogenia

La EM es la enfermedad desmielinizante crónica autoinmunitaria más frecuente, y su etiología es desconocida. La hipótesis más aceptada es que es necesario que coexistan una predisposición genética de base y un factor ambiental que actúa como precipitante del proceso inmunitario.

Se caracteriza por la aparición de áreas de inflamación/desmielinización en la sustancia blanca (y también, en menor medida, en la gris), que se manifiestan en la resonancia magnética (RM) como lesiones periventriculares, subcorticales/yuxtacorticales, infratentoriales y medulares.

La enfermedad es más frecuente en mujeres. En España, se calcula una prevalencia de 80-100 casos por 100.000 habitantes y una incidencia de 3-4 casos por 100.000 habitantes/año. Estas cifras están aumentando debido, probablemente, a los cambios en los criterios diagnósticos, que permiten un diagnóstico más temprano.

Se trata de la principal causa no traumática de discapacidad en jóvenes y, aunque no hay tratamiento curativo, su pronóstico ha mejorado notablemente en los últimos años gracias a los avances en la inmunoterapia.

Clínica, analítica y anatomía patológica

La clínica de la EM es muy variada, con síntomas motores, sensitivos y visuales, dependiendo de donde se localicen las lesiones.

> **!** Precisamente, es muy característica de la enfermedad esta diseminación en el espacio (afectación de distintas áreas del sistema nervioso central [SNC] que dan lugar a distinta sintomatología) y también la diseminación en el tiempo (afectación en diferentes momentos de la evolución de la enfermedad).

Actualmente, la EM se clasifica en **formas en brotes** y **formas progresivas**. Se define como *brote* la existencia de un síndrome deficitario típico de esta enfermedad (p. ej., neuritis óptica, mielitis, diplopia, etc.) de una duración mayor de 24 horas y habiéndose descartado procesos intercurrentes como fiebre o infecciones (seudobrote). Normalmente, tienen una duración limitada en el tiempo, aunque pueden quedar secuelas neurológicas.

Dentro de las *formas en brotes*, existen:

- Síndrome clínico aislado (CIS, *clinically isolated syndrome*): se trata del primer brote clínico, siendo la forma de debut más habitual de la EM.

> **!** Y aunque en los CIS se puede demostrar disemina-ción en el espacio en la RM, por definición, no cumple criterios de diseminación en el tiempo. Por tanto, es necesario su seguimiento clínico y con RM de control cada 6-12 meses para demostrar la diseminación tem-poral y poder diagnosticar de EM remitente recurrente (EMRR).

- EMRR: aquel fenotipo que cursa con brotes (con recupe-ración completa o no) y cumple criterios diagnósticos (de diseminación en el espacio y el tiempo). Es el fenotipo para el que están aprobados la mayoría de los tratamien-tos modificadores de la enfermedad.

Dentro de las *formas progresivas*, existen:

- EM secundariamente progresiva: es una variante en la que, tras varios años de evolución de una forma de EMRR con brotes, acaba produciéndose una progresión de la discapacidad independientemente de la existencia o no de brotes.
- EM primaria progresiva: es aquella en la que existe una progresión de los síntomas desde el inicio (independiente de la existencia o no de brotes). Dicha entidad consta de unos criterios diagnósticos diferentes y un espectro tera-péutico mucho más reducido que la EMRR.

A su vez, todas estas formas de enfermedad se pueden sub-clasificar en *activas* o *no activas* en función de la existencia o no de actividad en el último año. La actividad se puede demostrar clínicamente por la existencia de brotes, o radiológicamente bien con la aparición de nuevas lesiones, bien con el realce de las lesiones en la RM.

Para el diagnóstico de la enfermedad, es necesario un estu-dio completo con el fin de descartar otras patologías que podrían cursar con clínica similar e, incluso, con lesiones de aspecto desmielinizante en la RM: enfermedades infecciosas como la infección por *Borrelia burgdorferi*, la infección por el virus de la inmunodeficiencia humana (VIH,) así como otras enfermedades inmunitarias como el lupus eritematoso sistémico (LES).

El análisis del líquido cefalorraquídeo (LCR) es útil en el diagnóstico de la EM, sobre todo, cuando hay dudas diag-nósticas. Las bandas oligoclonales (BOC) son positivas en el LCR hasta en un 90 % de los pacientes con EM que cursa en brotes.

Otras pruebas complementarias que pueden ayudar al diag-nóstico son los potenciales evocados visuales o sensitivos y la tomografía de coherencia óptica, aunque, hoy por hoy, no están incluidas en los criterios diagnósticos.

Los hallazgos anatomopatológicos consisten en la presen-cia de placas, que son lesiones focales y difusas (tanto en la sustancia blanca como en la sustancia gris) en el SNC, con pérdida de la mielinización normal e infiltrados perivas-culares de células inflamatorias mononucleares, asociando también pérdida axonal y gliosis. La evolución natural de la enfermedad es hacia una progresiva disminución del com-ponente inflamatorio y aumento del daño axonal y gliosis. Sin embargo, hoy se sabe que el daño axonal, principal responsable de la discapacidad a largo plazo, está presente desde las fases iniciales.

Hallazgos radiológicos

La sensibilidad de la tomografía computarizada (TC) para detectar lesiones desmielinizantes es, por lo general, baja.

> **!** Sin embargo, la RM es la herramienta paraclínica más importante en el diagnóstico, pronóstico y seguimiento de la EM, siendo actualmente imprescindible.

Su sensibilidad, de prácticamente el 100 % para la detec-ción de lesiones desmielinizantes en pacientes con EM clíni-camente definida, es superior al resto de los exámenes com-plementarios en el diagnóstico de la EM, como los potenciales evocados o el examen del LCR.

Las lesiones de EM tienden a afectar a regiones concretas del SNC (**Fig. 9-1**):

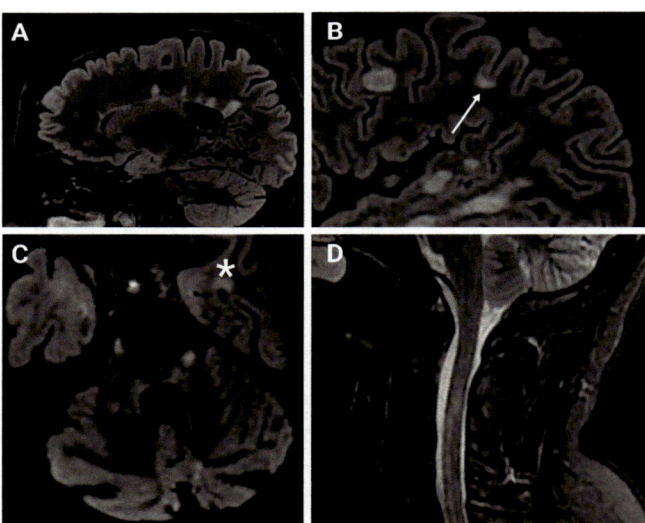

Figura 9-1. Localizaciones típicas de las lesiones en la esclerosis múltiple (EM). **A)** Periventricular, con disposición lineal perpendicu-lar a la superficie ependimaria de los ventrículos laterales. **B)** Yuxta-cortical, siguiendo el ribete profundo de la corteza, por lo que estas lesiones adquieren típicamente una morfología lineal o en forma de «luna creciente». **C)** Infratentorial, con lesiones en la periferia de la protuberancia y en los pedúnculos cerebelosos medios. Adviértase la presencia de una lesión periventricular en el polo temporal izquierdo (*), que también es característica de la EM. **D)** Medular, típicamente localizadas en la región cervical, ocupando una extensión longitudi-nal menor de dos cuerpos vertebrales y, en el plano axial, menor de la mitad del área seccional, frecuentemente, afectando a los cordo-nes posteriores o laterales.

- Sustancia blanca periventricular: lesiones de morfología nodular, con el eje mayor perpendicular al eje anteroposterior de los hemisferios cerebrales (denominadas «dedos de Dawson»), pudiendo afectar también a la interfase callososeptal a lo largo de la superficie inferior del cuerpo calloso. La afectación focal de la sustancia blanca periventricular adyacente a las astas temporales es muy característica.
- Región corticoyuxtacortical: es típica la afectación de las fibras en U, siendo la morfología de estas lesiones más lineal, siguiendo la profundidad del ribete cortical. Las lesiones corticales, aunque descritas, son más difíciles de objetivar con los métodos de imagen convencionales. Se identifican mejor si se añaden secuencias de 3D DIR (del inglés, *double inversion recovery*) o si el estudio se realiza en equipos de 7 T.
- Infratentorial: afectan tanto al tronco del encéfalo (donde las lesiones tienden a ser periféricas) como a los hemisferios cerebelosos.
- Medular: lesiones ovaladas de pequeño tamaño, normalmente, centradas en los cordones dorsolaterales, que afectan a menos de la mitad del área seccional medular, y con una longitud inferior a dos segmentos vertebrales (si bien, la confluencia de varias lesiones se puede confundir con una lesión «longitudinalmente extensa»). Son más frecuentes en la región cervical que en la dorsal o que en el cono medular. Deben visualizarse en, al menos, dos secuencias (v. el apartado de **protocolo de estudio**).

Los pacientes con EM también tienen frecuentemente lesiones en la sustancia blanca subcortical o en los nervios ópticos, pero estas localizaciones no se consideran «típicas» y no se incluyen en los criterios diagnósticos.

Las lesiones suelen tener una señal hiperintensa en las secuencias potenciadas en T2 y FLAIR (*fluid attenuated inversion recovery*). En secuencias potenciadas en T1, pueden ser isointensas o hipointensas, correlacionándose el grado de hiposeñal con la pérdida axonal y daño irreversible (salvo en el momento inicial, en el que puede objetivarse una hipointensidad en T1 «transitoria» por el proceso inflamatorio agudo). En la secuencia de susceptibilidad magnética, se han descrito

distintos signos típicos de la EM, como «la vena central» (vena localizada centralmente en la lesión desmielinizante) o el reborde hipointenso periférico en lesiones crónicas (**Fig. 9-2**). La secuencia de difusión no parece tener un valor diagnóstico relevante, presentando la mayoría de las placas de desmielinización una difusividad normal o aumentada.

> ❗ El realce de contraste se ha comprobado que es un signo radiológico de actividad inflamatoria desmielinizante, ya que traduce el aumento de la permeabilidad de la barrera hematoencefálica (BHE) que se produce durante aproximadamente un mes, tiempo similar al de la duración de los brotes clínicos.

La captación de contraste puede ser punteada, nodular, lineal o en forma de anillo incompleto, con la porción abierta mirando hacia la corteza cerebral (**Fig. 9-3**). Puede asociar realce leptomeníngeo, más visible en secuencias FLAIR tardías, como marcador de desmielinización cortical.

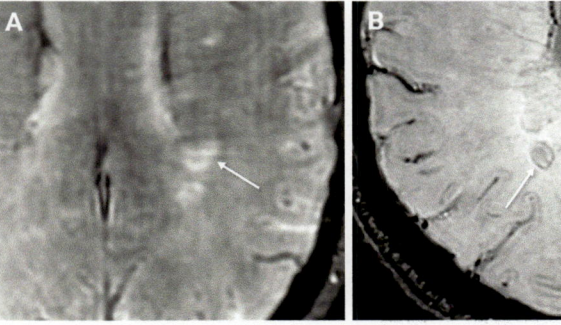

Figura 9-2. La secuencia de susceptibilidad magnética puede ser de ayuda a la hora de caracterizar las lesiones como típicas de la esclerosis múltiple (EM). **A)** Signo de la vena central, que aumenta la especificidad, ya que este signo no se presenta en lesiones de la sustancia blanca de otras etiologías (trastornos del espectro de la neuromielitis óptica [NMOSD, *neuromyelitis optica spectrum disorders*], leucoaraiosis por enfermedad de pequeños vasos, etc.), y lo que refleja la topografía perivenular. **B)** Lesión que muestra un fino halo hipointenso, también más característico de lesiones de EM que de otras lesiones de la sustancia blanca, y que se ha propuesto como signo de cierta actividad en lesiones desmielinizantes crónicas.

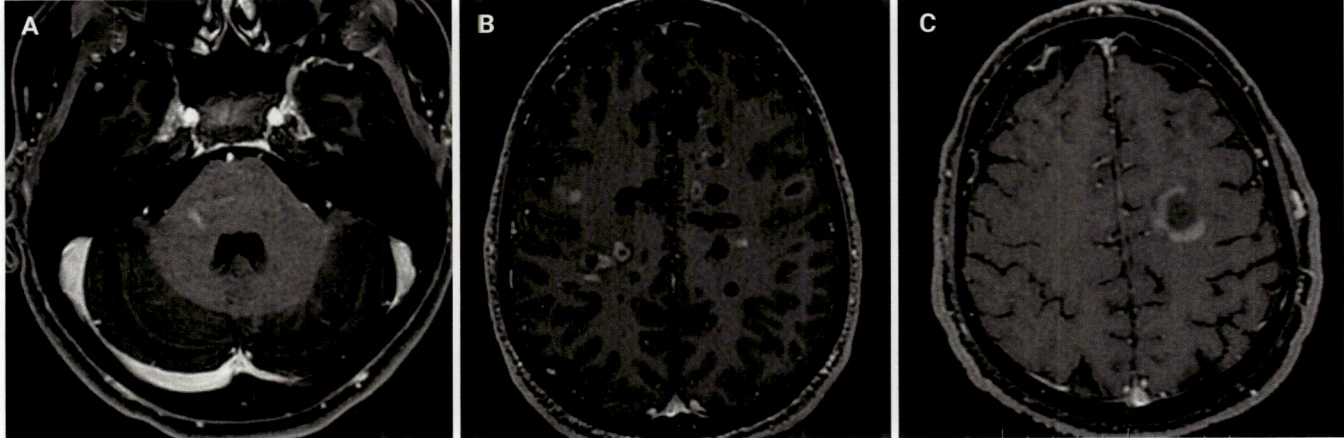

Figura 9-3. El realce de las lesiones de la esclerosis múltiple puede ser homogéneo, como se muestra en la lesión infratentorial en la imagen **A**, o bien en anillo, ya sea completo **(B)** o incompleto, generalmente, abierto hacia la corteza **(C)**.

Por último, otro hallazgo radiológico al que se debe prestar atención es la atrofia (tanto cerebral como medular), producida por el daño neuroaxonal, que comienza a desarrollarse desde las etapas más iniciales de la enfermedad y que es probablemente una de las causas subyacentes de discapacidad permanente.

Criterios diagnósticos y diagnóstico diferencial

No existe una prueba que pueda confirmar el diagnóstico de EM, por lo que se utilizan unos criterios diagnósticos en los que la RM desempeña un papel fundamental. Es importante que estos criterios diagnósticos sean suficientemente sensibles y específicos para diagnosticar adecuadamente a los pacientes de EM y que puedan iniciar pronto el tratamiento (mejorando su pronóstico), y para evitar diagnósticos erróneos que puedan generar yatrogenia/efectos adversos potencialmente graves derivados de dichos tratamientos.

Los criterios más recientes son los de McDonald de 2017. Actualmente, para poder diagnosticar a un paciente de EMRR con los primeros síntomas (primer brote o CIS), es necesaria la realización de una RM que no solo descarte otras patologías, sino que también demuestre la diseminación en tiempo y espacio de la siguiente manera:

- Diseminación en el espacio: presencia de una o más lesiones en, al menos, dos de las cuatro localizaciones típicas de la EM: periventricular, cortical-yuxtacortical, infratentorial o medular.
- Diseminación en el tiempo: bien por la presencia simultánea de lesiones con realce de contraste y otras que no realzan, bien por la aparición de, al menos, una lesión nueva en un estudio de RM de control. Se podría cumplir diseminación en el tiempo también por la presencia de BOC en el LCR en el caso de pacientes con CIS que cumplan criterios radiológicos de diseminación espacial.

> **!** Cabe destacar que los criterios de McDonald solo son aplicables a pacientes que tienen un contexto clínico adecuado, es decir, que presentan un episodio de focalidad neurológica típica de la enfermedad (brote o CIS). Por tanto, no permiten diferenciar la EM de otras enfermedades inflamatorias del SNC.

Se puede dar el caso de objetivar incidentalmente lesiones típicas de EM en la RM en un paciente sin clínica típica, lo que se conoce como síndrome radiológico aislado (RIS, *radiologically isolated syndrome*). Incluso podría darse el caso de cumplir criterios radiológicos de diseminación en tiempo y espacio. Pero, en ausencia de síntomas clínicos (un brote), no podría ser diagnosticado de EM y, por tanto, tampoco recibir tratamiento.

Los criterios para la EM primaria progresiva son diferentes, siendo preciso demostrar la progresión de la discapacidad a lo largo de un año y, por lo menos, dos de los tres siguientes criterios:

- Diseminación espacial cerebral con la existencia de, por lo menos, una lesión típica en una de las áreas características (infratentorial, periventricular o yuxtacortical).

- Diseminación espacial medular con dos o más lesiones típicas.
- Existencia de BOC en el LCR.

Hasta un 60 % de los diagnósticos erróneos de EM pueden ser secundarios a una mala interpretación de los hallazgos en la RM. Esto puede deberse a una mala tipificación de las lesiones en la sustancia blanca, como las visibles en pacientes con leucoaraiosis o lesiones vasculares microangiopáticas, en pacientes con migraña, infecciones atípicas como la neuroborreliosis, arteriopatía cerebral autosómica dominante con infartos subcorticales y leucoencefalopatía (CADASIL, *cerebral autosomal dominant arteriopathy with subcortical infarcts and leukoencephalopathy*), vasculitis, u otras enfermedades desmielinizantes como la NMOSD (**Tabla 9-1** y **Figs. 9-4**, **9-5** y **9-6**).

Además, existen otros hallazgos radiológicos atípicos para el diagnóstico de EM, ante los cuales se deberían plantear diagnósticos alternativos, como el realce meníngeo (plantear diagnóstico diferencial con infecciones, vasculitis, sarcoidosis), la presencia de microsangrados o hemosiderosis (valorar vasculitis, angiopatía amiloide, enfermedad cerebrovascular de pequeños vasos), lesiones

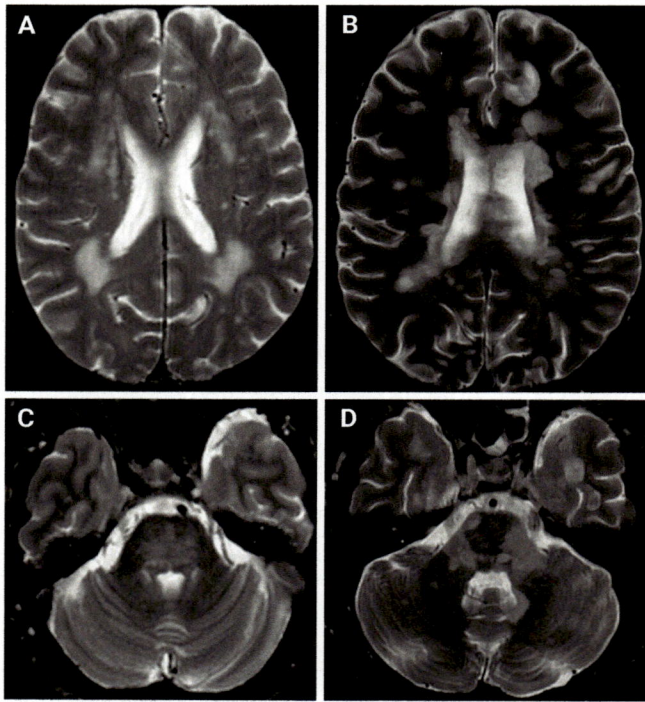

Figura 9-4. Comparación de lesiones por leucopatía microangiopática típicas y lesiones de esclerosis múltiple (EM). Las lesiones de leucopatía microangiopática son parcheadas, predominando la afectación subcortical y profunda, y pueden afectar a la sustancia blanca periventricular, pero de forma homogénea, siguiendo el margen ependimario. En pacientes con mayor afectación, tienden a confluir, sobre todo, en la región periatrial **(A)**. La afectación infratentorial típica es centroprotuberancial, mal definida **(C)**. En cambio, las lesiones desmielinizantes en el contexto de EM tienden a ser periventriculares, con la distribución tan característica de morfología ovoidea con el eje largo perpendicular a la superficie ependimaria **(B)**. La afectación infratentorial tiende a ser periférica, con afectación de pedúnculos cerebelosos y emergencia de pares craneales **(D)**.

Tabla 9-1. Diagnóstico diferencial de la esclerosis múltiple

	Clínica	Imagen	«Truco»
Leucoaraiosis	FRCV, edad > 60 años	• PV y subcortical • Lacunares en los GGBB	• Predominio periatrial • Simétricas • Centropontinas
Angiopatía amiloide	Deterioro cognitivo, edad avanzada	PV y subcortical	• Microhemorragias • Hemosiderosis superficial
Migraña	Cefaleas, paciente joven	Subcortical parcheada	• Asimétricas, aleatorias, escasas • Pueden existir lesiones inespecíficas en la población general, pero son más prevalentes en pacientes con migraña
CADASIL	Demencia vascular progresiva en jóvenes-adultos sin FRCV	• PV y subcorticales confluentes • Cuerpo calloso • GGBB focales	• Polos temporales anteriores y cápsulas blancas externas • Respeto occipital, frontoorbitario y cortical
Vasculitis	• Infartos en jóvenes sin FRCV, síntomas psiquiátricos • Manifestaciones sistémicas • Aumento de los RFA	Subcorticales parcheadas, infartos en múltiples territorios	• Estenosis focales vasculares • Realce leptomeníngeo • Otras patologías asociadas (LES, etc.)
Síndrome de Susac	• Encefalopatía • Sordera neurosensorial • Alteraciones visuales • Jóvenes, mujeres	Cuerpo calloso (focales, centrales) PV, subcorticales, fosa posterior, cápsula blanca interna	La localización intracallosa es central o superior, no en la interfase callososeptal
EM	Brotes >> progresiva	• PV, yuxtacorticales, subcorticales, cuerpo calloso, infratentoriales • Focales asimétricas que pueden confluir	• PV: dedos de Dawson • Infratentoriales: en la superficie cisternal o PV • Médula: lesiones cortas
Enfermedad de Lyme	• Picadura de garrapata • Manifestaciones cutáneas o sistémicas	PV y subcortical focales	Realce de pares craneales y leptomeníngeo
LMP	Inmunodeprimidos (natalizumab, quimioterapia, VIH)	• Afectación de las fibras en U, PV y subcorticales focales • Sin expansividad y escaso realce (frente a desmielinización)	Lesiones con distribución yuxtacortical predominante, sugiere LMP > EM
Infección por el VIH	• Demencia • Infecciones oportunistas	Sustancia blanca subcortical	Respeto de las fibras en U

ADEM: encefalomielitis aguda diseminada (*acute disseminated encephalomyelitis*); CADASIL: arteriopatía cerebral autosómica dominante con infartos subcorticales y leucoencefalopatía (*cerebral autosomal dominant arteriopathy with subcortical infarcts and leukoencephalopathy*); EM: esclerosis múltiple; FRCV: factores de riesgo cardiovascular; GGBB: ganglios basales; LES: lupus eritematoso sistémico; LMP: leucoencefalopatía multifocal progresiva; NMOSD: trastorno del espectro de la neuromielitis óptica (*neuromyelitis optica spectrum disorder*); PV: periventricular; RFA: reactantes de fase aguda; VIH: virus de la inmunodeficiencia humana.

longitudinalmente extensas en la médula (infarto medular, fístula arteriovenosa medular, NMOSD) (**Fig. 9-7**). Por tanto, debería practicarse un ejercicio de diagnóstico diferencial en función de los hallazgos radiológicos para cada paciente.

Protocolo de estudio

El protocolo de estudio para el diagnóstico debe incluir secuencias potenciadas en T1 3D precontraste, secuencias potenciadas en T2 axial y FLAIR (preferiblemente, 3D), y potenciadas en T1 3D poscontraste, a ser posible, transcurridos, al menos, 5 minutos desde la administración del gadoli-

nio (puede administrarse antes de las secuencias T2/FLAIR, y aprovechar el tiempo de adquisición de estas).

En cuanto al estudio medular, es recomendable su realización tanto en aquellos casos que cursen con clínica medular (brote medular) o curso progresivo (EMPP) como en el resto de los casos, ya que puede permitir cumplir el criterio de diseminación en el espacio y descartar diagnósticos alternativos.

Está recomendado realizar, al menos, dos de entre las siguientes secuencias: T2 (TSE [*turbo spin echo*] o FSE [*fast spin echo*]), densidad protónica o STIR (*short-tau inverson recovery*) en el plano sagital y, al menos, una secuencia potenciada en T1 sagital poscontraste. Realizar secuencias axiales potenciadas en T2 también aporta sensibilidad diagnóstica para detectar pequeñas lesiones y caracterizar mejor qué proporción del área seccional medular está afectada. No obstante, estudiar toda la longitud del cordón medular en el plano axial penaliza más en tiempo, por lo que deberá individualizarse su uso. La secuencia sagital potenciada en T2 convencional en exclusiva no es suficiente, ya que tiene una menor sensibilidad y porque, como ya se ha mencionado previamente, para confirmar la presencia de una lesión medular, es necesario objetivarla en, al menos, dos secuencias, para así excluir que se trate de un artefacto (**Fig. 9-8**).

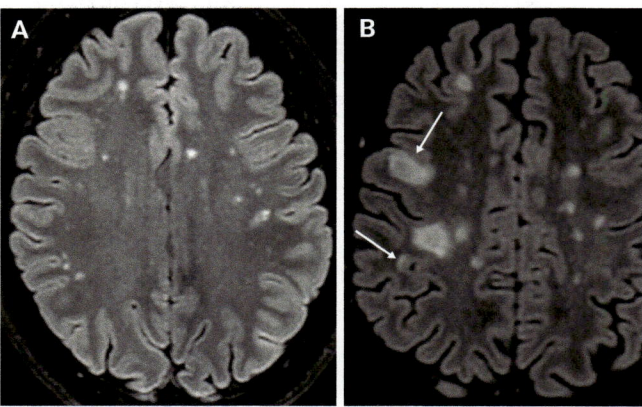

Figura 9-5. Las lesiones milimétricas subcorticales aisladas o parcheadas son un hallazgo muy frecuente en las resonancias magnéticas de cerebro. En ausencia de un contexto clínico/analítico determinado, si se trata de lesiones puntiformes exclusivamente subcorticales como en la imagen **A**, deberían describirse como inespecíficas (son más habituales en pacientes con migrañas o con enfermedades sistémicas como el lupus eritematoso sistémico, pero también se observan en población sana). En cambio, la imagen **B** muestra la presencia tanto de lesiones subcorticales de mayor tamaño como yuxtacorticales (flechas), lo cual, en el contexto clínico adecuado, podría ser sugestivo de esclerosis múltiple (EM); no obstante, para cumplir el criterio diagnóstico de diseminación en el espacio, debería existir, al menos, una lesión en otra localización típica: periventricular, infratentorial o medular. La localización subcortical no se cuenta para cumplir el criterio diagnóstico de diseminación espacial de la EM.

Los sucesivos estudios de control que se realicen al paciente deberían preferiblemente realizarse en el mismo equipo y con el mismo protocolo cerebral. La administración de contraste puede obviarse en los controles de pacientes clínicamente estables y más allá de sus dos primeros años de enfermedad, sobre todo, en aquellos con baja carga lesional, donde la aparición de nuevas lesiones en T2 se puede detectar con mayor facilidad que en pacientes con alta carga. Del mismo modo, el estudio medular en los estudios de control no está indicado de rutina.

Interpretación radiológica

Se debe aportar una descripción semiológica de las lesiones, incluyendo el comportamiento de la señal y la localización. Es imprescindible conocer las características de las lesiones típicas de EM, y plasmar en el informe si los hallazgos son sugestivos. Del mismo modo, debe establecerse si existen signos que deban hacer pensar en diagnósticos alternativos (realce leptomeníngeo, microhemorragias, infartos isquémicos, lesiones que afectan exclusivamente a la sustancia blanca subcortical sin afectación periventricular ni yuxtacortical, etc.).

Está recomendado dar el número de lesiones, ya que es un factor pronóstico importante (el número exacto si son menos de 20 y por intervalos si son más). También es conveniente proporcionar el número de lesiones hipercaptantes.

Si se trata del primer estudio diagnóstico, deberá indicarse si cumple criterios de diseminación en el espacio y el tiempo. Si se trata de un estudio de control, habrá que establecer si hay signos de progresión: cuántas lesiones son de nueva aparición o cuántas han aumentado de volumen. Y, en cualquier caso, deberá indicarse si hay signos de actividad inflamatoria.

También se debe evaluar el grado de atrofia cerebral, que muchas veces es más sencillo haciendo un estudio comparativo con exploraciones previas más anteriores a la última.

Variantes de la esclerosis múltiple

A continuación, se describen brevemente las variantes de la EM.

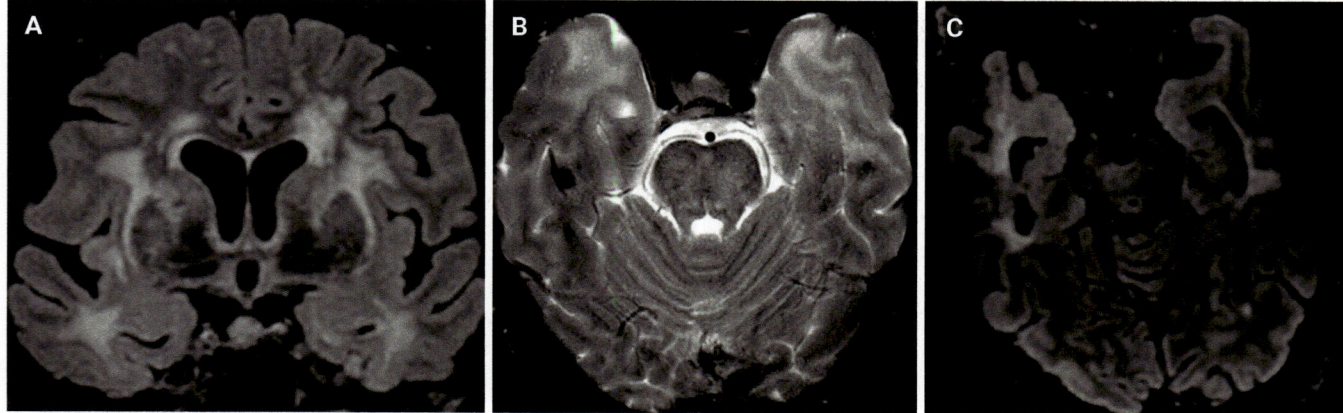

Figura 9-6. Enfermedades que afectan a la sustancia blanca temporal son la arteriopatía cerebral autosómica dominante con infartos subcorticales y leucoencefalopatía (CADASIL, *cerebral autosomal dominant arteriopathy with subcortical infarcts and leukoencephalopathy*) **(A y B)**, en la que existe una alteración de señal difusa de la sustancia blanca supratentorial, que predomina en los polos temporales y las cápsulas blancas externas desde el comienzo de la enfermedad, y la esclerosis múltiple (EM), en la que son características las lesiones temporales bien como lesiones periventriculares **(C)**, bien como lesiones subcorticales o yuxtacorticales. Cabe destacar que la leucopatía microangiopática (leucoaraiosis) no suele afectar a la sustancia blanca temporal, salvo en estadios muy avanzados.

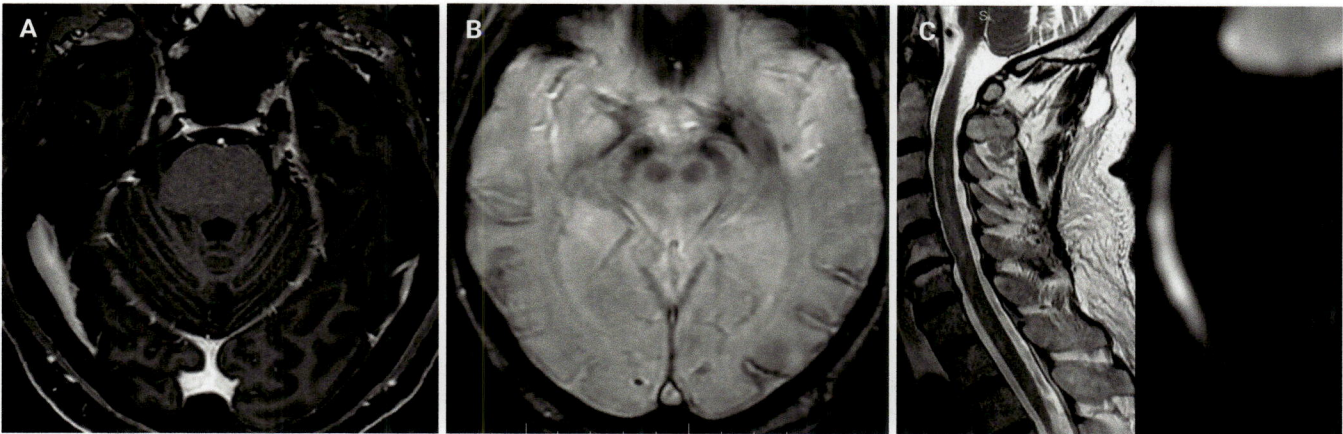

Figura 9-7. Hallazgos atípicos en pacientes con esclerosis múltiple (EM) que deben hacer pensar en diagnósticos diferenciales en pacientes con lesiones de la sustancia blanca. **A)** Realce leptomeníngeo, visible en ambos trigéminos (en el lado derecho, en el *cavum* de Meckel; en el lado izquierdo, en el segmento cisternal), que puede plantear diagnósticos alternativos como infecciones atípicas, vasculitis, neurosarcoidosis, o carcinomatosis leptomeníngea como en este caso. **B)** Presencia de microhemorragias y/o hemosiderosis superficial, que deben plantear diagnóstico diferencial con vasculitis, fístulas arteriovenosas durales, o angiopatía amiloidea como en este caso. **C)** Lesiones medulares longitudinalmente extensas, que son más típicas en otras enfermedades desmielinizantes autoinmunitarias como los trastornos del espectro de la neuromielitis óptica (NMOSD, *neuromyelitis optica spectrum disorders*) o la enfermedad asociada a anti-MOG (*myelin oligodendrocyte glycoprotein*), o que también pueden sugerir fístulas durales o infartos medulares como en este caso (apréciese la hiperseñal en la resonancia magnética potenciada en difusión [DWI, *diffusion-weighted imaging*] de la lesión en la imagen de la mitad izquierda).

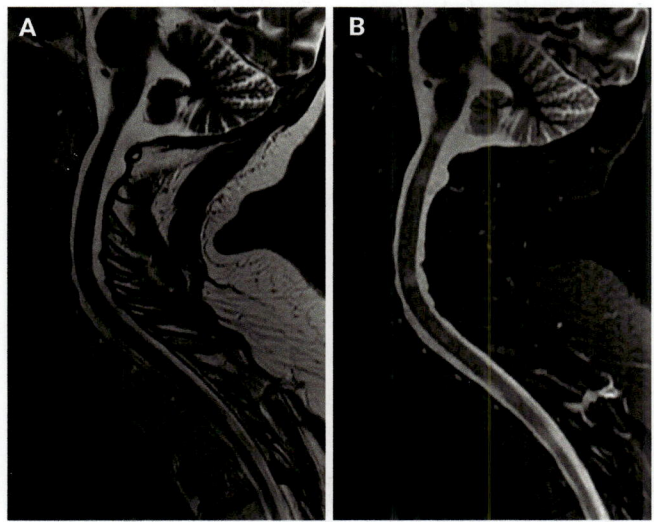

Figura 9-8. Comparación en la sensibilidad para detectar lesiones medulares entre la secuencia potenciada en T2 SE (*spin echo*) **(A)** y STIR (*short-tau inversion recovery*) **(B)**, definiéndose en esta última mucho mejor las lesiones presentes en la médula cervical de este paciente con esclerosis múltiple (EM). Por este motivo, está recomendado realizar, al menos, dos entre las siguientes secuencias: T2 (TSE [*turbo spin echo*] o FSE [*fast spin echo*]), densidad protónica o STIR en el plano sagital en los estudios de diagnóstico y seguimiento de la EM.

Lesiones desmielinizantes seudotumorales o tumefactivas

Son aquellas lesiones de EM que adquieren un volumen y expansividad significativamente mayores que lo habitual en estos pacientes, pudiendo plantear el diagnóstico diferencial con otras patologías como tumores o abscesos. Los hallazgos radiológicos que ayudan a realizar un correcto diagnóstico de EM son: la existencia de otras lesiones típicas de enfermedad desmielinizante, la presencia de un realce

periférico «en anillo abierto» que es incompleto en el margen lesional que mira hacia la corteza cerebral, la existencia de un margen periférico hipointenso en T2, y la escasez de edema vasogénico perilesional en proporción al tamaño de la lesión. En ocasiones, son necesarios estudios avanzados de imagen, como la espectroscopia o la perfusión, que aportan información adicional. El espectro típico de una lesión desmielinizante incluiría presencia de lactato y lípidos, disminución del pico de *N*-acetilaspartato (NAA,) y un incremento en el pico de glutamina/glutamato (aunque puede imitar el espectro de un tumor glial de alto grado). En los estudios de perfusión, el volumen cerebral suele ser normal o levemente aumentado (en comparación con los tumores, en los que suele haber un marcado aumento del volumen cerebral). En última instancia, algunos de estos pacientes serán sometidos a biopsia, que también puede ser equívoca, mostrando hipercelularidad, astrocitos reactivos atípicos y figuras mitóticas, lo cual también es posible en neoplasias gliales (**Fig. 9-9**).

Esclerosis concéntrica de Baló

Variante de EM en la que las lesiones, que normalmente son de gran tamaño, alternan capas de sustancia blanca desmielinizada y capas de sustancia blanca casi normal. De esta forma, adquieren una imagen radiológica característica, con bandas concéntricas hiperintensas e isointensas en T2, y un realce periférico (**Fig. 9-10**).

Enfermedad de Marburg

EM «maligna» que cursa de forma aguda y normalmente fulminante, con la presencia de múltiples lesiones focales, que van progresivamente aumentando de tamaño hasta hacerse confluentes.

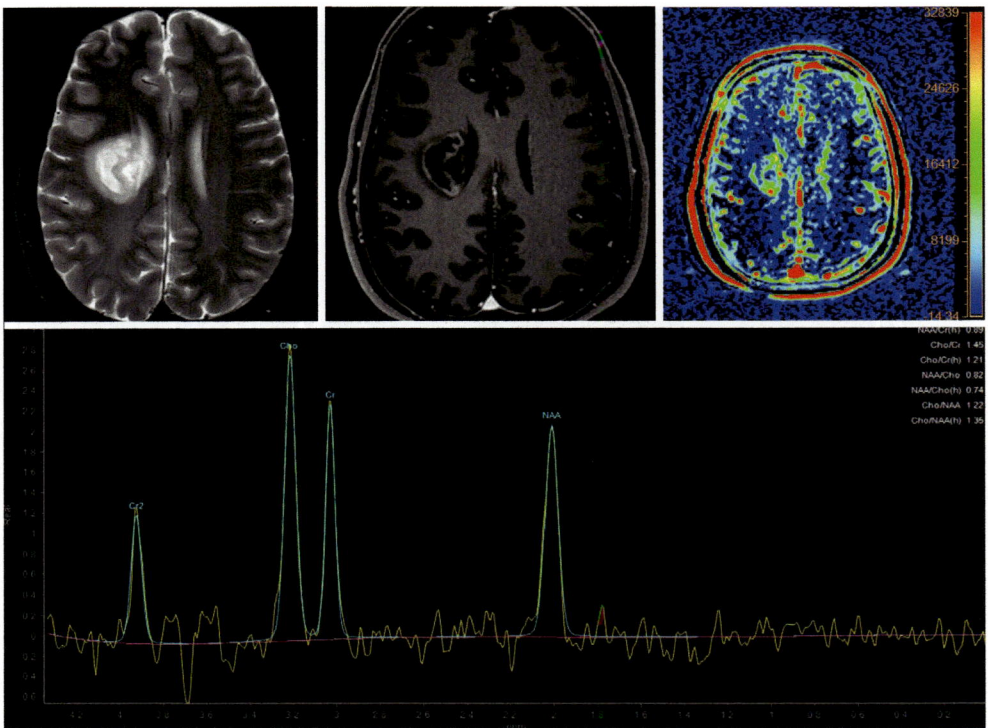

Figura 9-9. Mujer de 46 años que acude a urgencias por hemiparesia izquierda. Ante los hallazgos en el estudio de código ictus, se realiza una resonancia magnética (RM), que muestra una lesión única en corona radiada derecha con realce heterogéneo. Los valores de perfusión no son altos, y el espectro muestra un aumento del pico de colina inespecífico. Ante la duda diagnóstica de tumor glial de alto grado, se realizó biopsia, que mostró hipercelularidad sin atipias. Se decidió realizar control por imagen, que mostró una progresiva disminución de la lesión. En el control por RM al año, se objetivaron dos lesiones periventriculares y una infratentorial de nueva aparición, cumpliéndose entonces criterios diagnósticos de esclerosis múltiple.

Enfermedad de Schilder

Más típica de niños o adultos jóvenes, con la presencia de lesiones grandes en la sustancia blanca, sobre todo, parietooccipital, que pueden cavitarse o tener expansividad, y suelen realzar periféricamente. El diagnóstico diferencial es la adrenoleucodistrofia.

Espectro de la neuromielitis óptica

A continuación, se describen las principales características de esta entidad.

Definición, epidemiología y etiopatogenia

Bajo el término «espectro» de la NMO se agrupan una serie de patologías que afectan predominantemente a los nervios ópticos y a la médula espinal, con una base inmunitaria heterogénea.

La enfermedad anteriormente conocida como «neuro-mielitis óptica» o «enfermedad de Devic» correspondería a un fenotipo clínico dentro de este espectro. Se asocia a la presencia de anticuerpos antiacuaporina 4 (anti-AQP4), y es posible que se descubran en los próximos años asociaciones a otros anticuerpos (previamente también se incluía en este espectro la enfermedad asociada a anticuerpos anti-MOG, pero actualmente se prefiere su individualización, como se describe en el siguiente apartado).

La NMO asociada a anticuerpos anti-AQP4 predomina en el sexo femenino, y es más frecuente que la EM en la raza asiática y en nativos africanos y norteamericanos.

Los anticuerpos anti-AQP4 son marcadores diagnósticos, pero se desconoce la etiopatogenia exacta. El objetivo de estos anticuerpos son los canales intercambiadores de agua presentes sobre todo en los pies de los astrocitos.

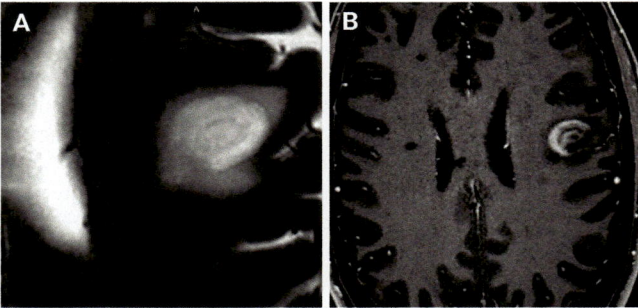

Figura 9-10. Esclerosis concéntrica de Baló, con lesión típica que muestra capas alternantes hiperintensa e isointensa en T2 concéntricas **(A)**. El realce suele ser también en capas o periférico, con anillo incompleto mirando hacia la corteza **(B)**. Se pueden identificar otras lesiones hipointensas en T1 de localización periventricular y dispuestas con su eje mayor perpendicular al eje principal del hemisferio cerebral, lo cual aumenta la confianza al diagnosticar esta variante de esclerosis múltiple.

Clínica, analítica y anatomía patológica

Los síntomas suelen ser graves (ceguera unilateral o bilateral o paraplejia completa, según dónde se localice la lesión), y pueden suceder simultáneamente o en brotes separados por meses o años. Menos frecuentemente, puede existir un síndrome del área postrema o diencefálico, con náuseas, hipo o insuficiencia respiratoria aguda. Estos síntomas suelen tener un curso en brotes, pero sin llegar a la recuperación completa, por lo que los déficits neurológicos se van acumulando.

Los pacientes con anticuerpos anti-AQP4 positivos suelen tener una clínica más grave y con más brotes, y asocian frecuentemente otras enfermedades autoinmunitarias como LES, síndrome de Sjögren o tiroiditis.

> En el LCR, se observa pleocitosis mixta, posibilidad de BOC (menos frecuentemente que en la EM), y presencia de anticuerpos anti-AQP4 hasta en el 90 % de los casos, siendo este último el hallazgo más específico para el diagnóstico, y el que mejor predice el riesgo de recaída después de un primer brote.

Histológicamente, en las lesiones existe tanto desmielinización como necrosis, con formación de cavidades y presencia de linfocitos y macrófagos (como en la EM) y, además, neutrófilos y eosinófilos. Es característico que el daño axonal pueda preceder la desmielinización.

Hallazgos radiológicos

Las lesiones del cordón medular son «longitudinalmente extensas», esto es, afectan a una longitud ≥ 3 cuerpos vertebrales, y centromedulares, afectando a la sustancia gris, además de a la blanca, y pudiendo condicionar expansividad.

Son hiperintensas en T2 y pueden ser isointensas o hipointensas en T1 (**Fig. 9-11**). Presentan realce en la fase aguda, que puede persistir meses y que normalmente es parcheado o periférico. Otro hallazgo que se ha descrito característico de la NMO con anticuerpos anti-AQP4 son focos muy hiperintensos en T2, de aspecto microquístico, en el interior de la lesión medular.

Las lesiones en los nervios ópticos consisten en áreas de hiperintensidad en T2, con cierta expansividad y realce. Para su mejor valoración, se recomienda añadir secuencias coronales con supresión grasa específicas de la región orbitaria.

La afectación cerebral es mucho menos frecuente que en la EM. En los pacientes con anticuerpos anti-AQP4, las lesiones se sitúan en las áreas encefálicas con mayor densidad de acuaporinas (**Fig. 9-12**): la superficie ependimaria, el cuerpo calloso de forma lineal siguiendo también su superficie ependimaria, la región dorsal del bulbo y área postrema, el tálamo o hipotálamo, los tractos corticoespinales y la sustancia blanca subcortical. Es habitual que estas lesiones de la sustancia blanca sean expansivas.

Criterios diagnósticos y diagnóstico diferencial

En el caso de la presencia de anticuerpos anti-AQP4, el diagnóstico de NMOSD requiere la exclusión de diagnósticos alternativos y la presencia de un único hallazgo clínico de los definidos como *core* o esenciales:

- Neuritis óptica.
- Mielitis aguda.
- Síndrome del área postrema.
- Síndrome agudo del tronco encefálico.
- Narcolepsia sintomática o síndrome clínico diencefálico agudo con lesiones de RM diencefálica típicas de NMOSD.
- Síndrome cerebral sintomático con lesión cerebral típica del NMOSD.

En el caso de negatividad para anti-AQP4, se requiere, además de la exclusión de diagnósticos alternativos, la presencia de dos o más hallazgos clínicos *core* (de los cuales, al menos, uno debe ser neuritis óptica, mielitis aguda o síndrome del área postrema).

El principal diagnóstico diferencial incluye las patologías inflamatorias desmielinizantes incluidas en este tema. La **tabla 9-2** muestra las principales características de cada una de ellas.

Otros diagnósticos diferenciales que incluir serían aquellas patologías con lesiones medulares longitudinalmente extensas, como el LES, el síndrome de Sjögren, la enfermedad de Behçet o la sarcoidosis.

Enfermedad asociada a anticuerpos anti-MOG

A continuación, se describen las principales características de esta entidad.

Definición, epidemiología y etiopatogenia

Se trata de un trastorno inflamatorio del SNC caracterizado por ataques de desmielinización mediada por el sistema inmunitario, que afectan predominantemente a los nervios ópticos, el cerebro y la médula espinal. Su fenotipo clínico incluye

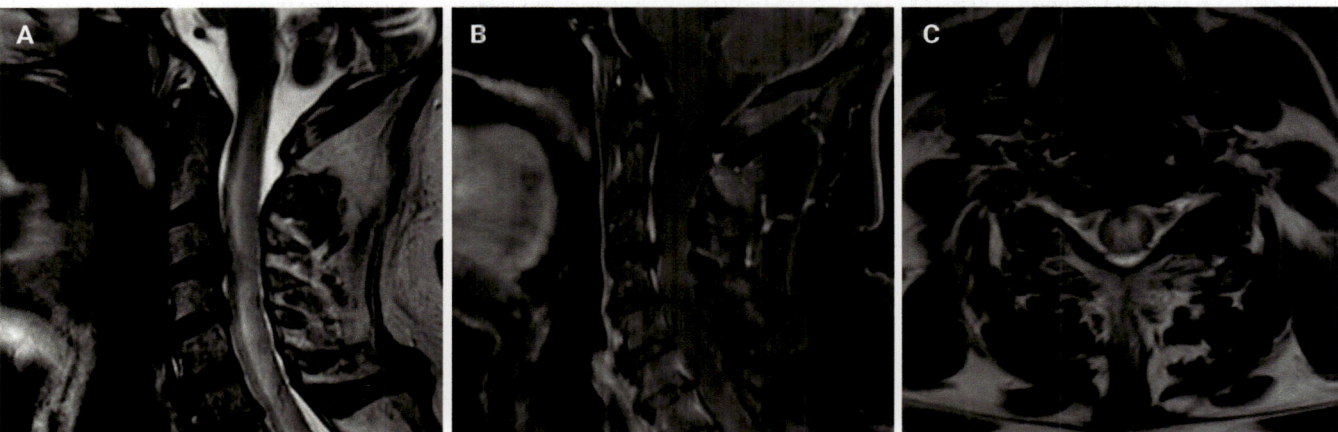

Figura 9-11. Mielitis longitudinalmente extensa cervical, con discreta expansividad del cordón medular (**A**), realce de contraste de forma tenue y parcheada (**B**) y afectación centromedular, sobre todo, de la sustancia gris (**C**). En el estudio inmunológico del paciente, se detectaron anticuerpos antiacuaporina 4 (anti-AQP4) en el líquido cefalorraquídeo, diagnosticándose de neuromielitis óptica.

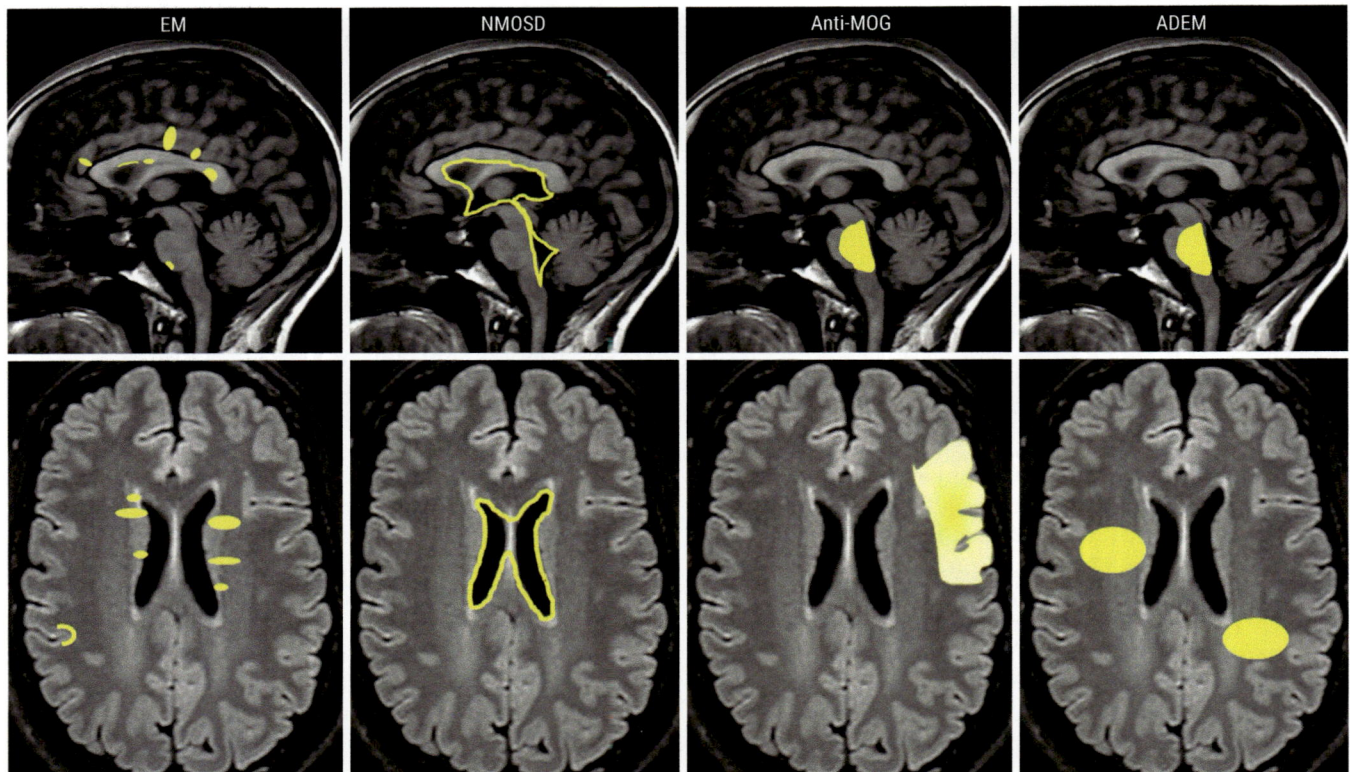

Figura 9-12. Representación esquemática de las localizaciones de las lesiones encefálicas en cada una de las enfermedades desmielinizantes autoinmunitarias descritas en la primera mitad del tema. En la esclerosis múltiple (EM), se observan lesiones de pequeño tamaño periventriculares (con la disposición característica de «dedos de Dawson»), yuxtacorticales e infratentoriales de predominio periférico. En el trastorno del espectro de la neuromielitis óptica (NMOSD, *neuromyelitis optica spectrum disorder*), se aprecian lesiones que siguen la superficie ependimaria incluyendo el área postrema (aunque la afectación encefálica es menos frecuente). En la enfermedad por anticuerpos anti-MOG (*myelin oligodendrocyte glycoprotein*), se muestran lesiones peor definidas y de mayor tamaño, que se localizan en los ganglios basales, tálamo y tronco del encéfalo, siendo característica la afectación cortical. En la encefalomielitis aguda diseminada (ADEM, *acute disseminated encephalomyelitis*), pueden apreciarse lesiones de la sustancia blanca en los centros semiovales y el tronco.

episodios de neuritis óptica, ADEM, mielitis transversa, y otras manifestaciones del SNC, ya sea de forma aislada o combinadas.

Aunque inicialmente se consideró una patología dentro del espectro de la NMO, ya que pueden tener características en común, actualmente, las diferencias clínicas, radiológicas y en el análisis del LCR hacen que se considere una entidad desmielinizante inflamatoria individualizada.

La edad de inicio es menor que para la NMOSD, siendo más frecuente en niños, y existe más igualdad entre sexos.

Clínica y analítica

La sintomatología típica es:

- Neuritis óptica unilateral o bilateral con grave afectación de la agudeza visual. Es el síntoma de presentación más habitual.
- ADEM, síntoma de presentación más habitual en niños. Si la positividad a los anticuerpos anti-MOG es transitoria, se asocia a formas monofásicas de mejor pronóstico. Si la positividad es permanente, se asocia a ADEM multifásica.
- Mielitis transversa.

En algunos pacientes, el síndrome clínico se solapa con el de una NMO, pero los anticuerpos anti-AQP4 no están presentes. Los pacientes con este espectro clínico y anticuerpos anti-MOG positivos presentan clínica monofásica hasta en el 50 % de los casos, con mejor pronóstico general.

Otra clínica que se ha descrito recientemente en pacientes con anticuerpos anti-MOG es en forma de encefalitis corticales, típicamente unilaterales, con sintomatología que incluye crisis, afasia o episodios simuladores de ictus.

En el estudio del LCR puede existir pleocitosis de predominio linfocitario. La positividad para BOC es baja (5-20 %). La presencia de anticuerpos anti-MOG es la característica más definitoria (aunque pueden encontrarse positivos en títulos bajos en pacientes con EM).

Hallazgos radiológicos

En el caso de clínica de neuritis óptica, se debe explorar con secuencias dirigidas a la valoración orbitaria.

> ❗ La afectación del nervio óptico suele ser extensa (> 50 % de la longitud), y el realce tiende a afectar más a la porción anterior (intraorbitaria), pudiendo captar únicamente la vaina del nervio (**Fig. 9-13**).

En la enfermedad asociada a anticuerpos anti-MOG con afectación cerebral, las lesiones tienden a ser de mayor tamaño

Tabla 9-2. Diagnóstico diferencial de la patología inflamatoria desmielinizante

	EM	NMOSD	Anti-MOG	ADEM
Cerebro	+++	+	++	+++
Número	Múltiples	Única	Múltiples	Múltiples
Localización	PV, yuxtacortical, infratentorial, temporal	Superficie ependimaria, diencéfalo, subcortical, tracto corticoespinal	PV, cortical, GGBB, tálamos, infratentorial, pares craneales	Centros semiovales, GGBB, tálamos, infratentorial
Forma	Ovoideas, pequeñas	Grandes	Grandes, mal definidas	Grandes, asimétricas
Cuerpo calloso	Interfase callososeptal, rodilla y cuerpo, focales	Todo el grosor, esplenio	Similar a NMOSD o ADEM	Desde la sustancia blanca PV, extenso
Realce	En anillo, nodular Actividad inflamatoria	Frecuente, no en anillo, tardíamente	Leptomeníngeo o intralesional, tenue	En anillo, nodular 4-30 % de realce
Médula	+++	+++	+++	⅓
Número	Múltiples	Única > múltiples	Única o múltiples	Única > múltiples
Longitud	Cortas	Extensas	Extensas o cortas	Extensas
Área seccional	< ⅔, periférica	> ⅔, centrales, forma de H	> ⅔, centrales o excéntricas	Variable (central)
Región	Cervical > dorsal	Cervical > dorsal	Caudal, cono	Dorsal
Realce	No > sí	Casi siempre	Fino, central	No o punteado
Característica		Focos hiperintensos en T2, «microquísticos» Peor pronóstico Atrofia focal	Seudodilatación del canal ependimario	
Nervio óptico	++	+++	+++	–
Longitud	Unilateral	Extensa, unilateral o bilateral	Bilateral	
Localización	Anterior (no quiasma)	+ Posterior (quiasma)	Anterior (intraorbitaria, no quiasma)	
Realce	Realce	Realce ++	Realce del nervio y la vaina	
Morfología	Edematoso No atrofia	Atrofia	Edema de papila	
Pérdida de visión	No grave	Grave, peor pronóstico	Grave, mejor recuperación	
Otros				
Pleocitosis en el LCR	–	+	+ (linfocitaria)	++
BOC	+++ (> 90 %)	+/– (15-30 %)	+/– (5-20 %)	+/– (< 20 %)
Anticuerpos		AQP4	MOG	
Curso	Recurrente, progresivo	Recurrente > monofásica	Recurrente o monofásica	Monofásica > recurrente

ADEM: encefalomielitis aguda diseminada (*acute disseminated encephalomyelitis*); AQP4: acuaporina 4; BOC: bandas oligoclonales; EM: esclerosis múltiple; GGBB: ganglios basales; LCR: líquido cefalorraquídeo; MOG: *myelin oligodendrocyte glycoprotein*; NMOSD: trastorno del espectro de la neuromielitis óptica (*neuromyelitis optica spectrum disorder*); PV: periventricular.

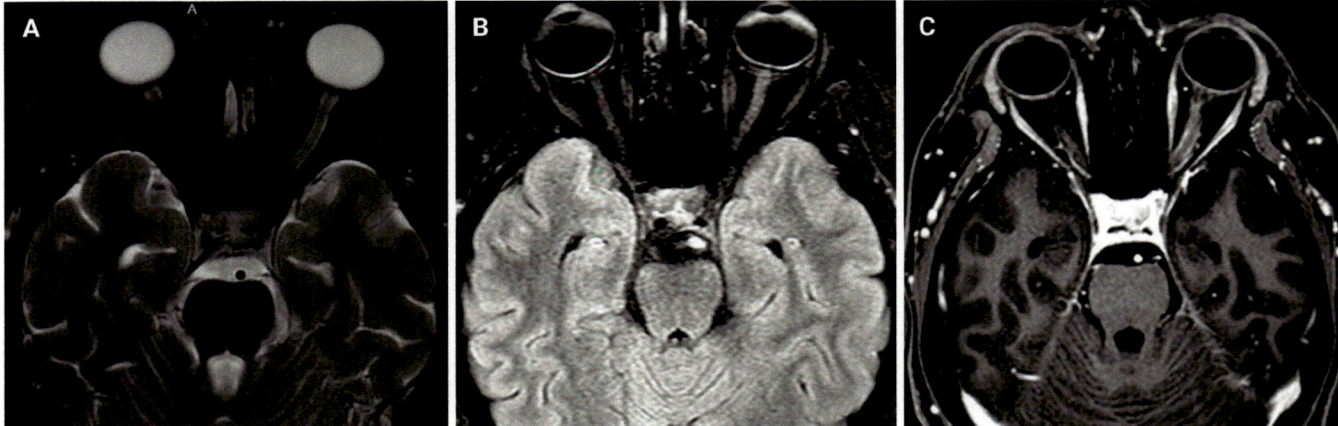

Figura 9-13. Primer episodio de neuritis óptica en un paciente de 30 años. En la resonancia magnética craneal, se objetiva alteración de la señal con hiperintensidad en T2 y FLAIR (*fluid attenuated inversion recovery*) en el nervio óptico izquierdo, de forma extensa en su porción intraorbitaria **(A y B)**, que muestra realce tanto intraneural como de las vainas ópticas. En el estudio inmunológico, se objetivaron anticuerpos anti-MOG (*myelin oligodendrocyte glycoprotein*) en sangre, diagnosticándose de enfermedad asociada a dichos anticuerpos. La afectación anterior y el realce de la vaina son hallazgos típicos en las neuritis ópticas asociadas a anticuerpos anti-MOG.

y peor definidas que en la EM, con afectación de los ganglios de la base, tálamos, tronco del encéfalo o pedúnculos cerebelosos. También puede existir una afectación predominantemente cortical. El realce, si lo hay, es también menos intenso y más difuminado.

En el caso de la afectación medular, el patrón típico es una mielitis longitudinalmente extensa, con afectación central y de la sustancia gris. Además, tiene predilección por la afectación del cono medular.

La mayoría de las lesiones hiperintensas en T2 en la enfermedad asociada a anticuerpos anti-MOG tienden a resolverse con el paso de meses o años, lo cual no sucede en el caso de la EM y la NMOSD asociada a anticuerpos anti-AQP4.

Criterios diagnósticos y diagnóstico diferencial

El diagnóstico se basa en la presencia de anticuerpos anti-MOG y uno de los síndromes clínicos típicos (ADEM, neuritis óptica, mielitis transversa, síndrome desmielinizante cerebral o del tronco del encéfalo) o cualquier combinación entre ellos, así como en descartar diagnósticos diferenciales.

El principal diagnóstico diferencial serán el resto de las patologías desmielinizantes inflamatorias (v. **Tabla 9-2**).

Encefalomielitis aguda diseminada

A continuación, se describen las principales características de esta entidad.

Definición, epidemiología y etiopatogenia

Enfermedad autoinmunitaria inflamatoria y desmielinizante del SNC, aguda y, generalmente, monofásica. La edad de afectación es menor, con máxima incidencia entre los 5 y los 9 años, y no existen diferencias en la distribución entre sexos o etnias.

La enfermedad se desarrolla en la mayoría de los casos tras un desencadenante inmunitario, ya sea infección o vacunación.

Parece que la autoinmunidad estaría provocada por una sensibilización de los linfocitos frente a antígenos del SNC.

Ante la sospecha de ADEM, debería estudiarse la presencia de anticuerpos anti-MOG y, en caso de que fueran positivos, se hablaría de enfermedad asociada a esos anticuerpos (previamente descrita). En el caso de que los anticuerpos fueran negativos, es correcto mantener el término de ADEM.

Clínica, analítica y anatomía patológica

El comienzo es generalmente un cuadro clínico leve e inespecífico (malestar, cefalea, fiebre, etc.), seguido de manifestaciones secundarias a la afectación del SNC: meningitis, encefalitis, mielitis, habitualmente con disminución del nivel de consciencia, pudiendo también asociar crisis epilépticas, ataxia y afectación de pares craneales. El deterioro neurológico progresa rápido, con necesidad de ingreso en cuidados intensivos hasta en el 15-25 % de los casos.

En el LCR, es característica una pleocitosis y aumento de las proteínas, normalmente sin BOC.

Hallazgos radiológicos

Se identifican lesiones en la sustancia blanca, afectando, sobre todo, a los centros semiovales, pudiendo también existir en los ganglios basales y los tálamos (estos últimos, especialmente, en la ADEM infantil). También existe afectación de la sustancia blanca infratentorial en más del 50 % de los casos y, menos frecuentemente, afectación cortical.

Son en general de mayor tamaño y peor delimitación que las lesiones de la EM, pero sin asociar expansividad significativa, y es característico que estén todas en el mismo estadio evolutivo.

Las lesiones son hiperintensas en T2, y lo más habitual es que no realcen. No obstante, si existe realce, este será generalizado y simultáneo en la mayoría de las lesiones. En la secuencia de difusión, presentan aumento de la difusividad (salvo en el momento hiperagudo, en el que puede existir cierta restricción).

Suelen estar presentes desde el inicio de la enfermedad, y pueden evolucionar en los tres primeros meses sin que esto signifique recidiva. La mayoría de las lesiones se resuelven parcial o totalmente en los estudios de control a partir de los seis meses.

Las lesiones medulares son longitudinalmente extensas (> 3 segmentos vertebrales consecutivos), con afectación posible tanto de la sustancia gris como de la blanca, asociando frecuentemente expansividad del cordón, y más típicamente localizadas en la región dorsal. Pueden asociar realce.

Criterios diagnósticos y diagnóstico diferencial

Dado que no existen biomarcadores específicos para el diagnóstico de ADEM, este se basa en las características clínicas y radiológicas, siendo un diagnóstico de exclusión.

Se han definido una serie de criterios diagnósticos mayores, que incluyen características clínicas (primer episodio de encefalopatía con clínica de déficits neurológicos multifocales, encefalopatía que no puede explicarse por fiebre, enfermedad sistémica o síntomas postictales, y ausencia de nuevos hallazgos clínicos y de RM tres meses o más después del inicio) y características de imagen (lesiones típicas en la RM: difusas, mal delimitadas, grandes [> 1-2 cm] que afectan predominantemente a la sustancia blanca, pudiendo también existir lesiones en la sustancia gris profunda, y ausencia de lesiones hipointensas en T1).

El principal diagnóstico diferencial de la ADEM son las meningoencefalitis infecciosas, dado el contexto clínico (niño con encefalopatía, meningismo y fiebre). La principal forma de descartar esto será identificando la presencia del patógeno en el LCR. Cuando, además, coexisten lesiones de la sustancia blanca, los principales diagnósticos alternativos son las otras enfermedades desmielinizantes autoinmunitarias ya descritas en la **tabla 9-2**. Otros diagnósticos a valorar serían vasculitis o tumores.

OTRAS PATOLOGÍAS INFLAMATORIAS DEL SISTEMA NERVIOSO CENTRAL

Otras entidades inflamatorias del SNC son la vasculitis, el lupus eritematoso sistémico, la neurosarcoidosis, el síndrome de Susac o el síndrome CLIPPERS (*chronic lymphocytic inflammation with pontine perivascular enhancement responsive to steroids*).

Vasculitis

A continuación, se describen las principales características de esta entidad.

Definición, epidemiología y etiopatogenia

Es un grupo heterogéneo de enfermedades en las que existe una inflamación de la pared vascular o del espacio perivascular. Las vasculitis se pueden clasificar atendiendo a su etiología y a su localización.

Así, se distingue la vasculitis primaria del SNC, vasculitis sistémicas con posible afectación del SNC (poliarteritis nodosa, vasculitis asociada a anticuerpos anticitoplasma de neutrófilo [ANCA, *anti-neutrophil cytoplasmic antibody*], etc.), y vasculitis secundarias a enfermedad sistémica con posible afectación del SNC (asociadas a conectivopatías, infecciones, neoplasia, drogas). También se pueden clasificar según el tamaño del vaso al que afectan.

Las vasculitis son en conjunto poco prevalentes, siendo más frecuentes las vasculitis secundarias del SNC que la primaria. Su distribución epidemiológica depende del tipo concreto de vasculitis; en general, tienen una incidencia similar entre sexos y son más frecuentes en adultos, pero, por ejemplo, las vasculitis asociadas al LES o al síndrome de Sjögren son más típicas en mujeres, la asociada a la enfermedad de Behçet es más frecuente en hombres, y la vasculitis de Kawasaki o la asociada a la inmunoglobulina A (IgA) son más frecuentes en niños.

La patogenia de las vasculitis no está clara y, en la mayoría de los casos, aún se desconoce el factor desencadenante.

Clínica, analítica y anatomía patológica

La clínica es inespecífica y similar entre los distintos tipos de vasculitis. Síntomas que pueden hacer sospechar el diagnóstico son deterioro cognitivo, clínica psiquiátrica, focalidad neurológica, accidentes isquémicos transitorios y cefalea. Además, pueden presentarse con sintomatología sistémica como fiebre o sudoración nocturna.

Los análisis de sangre suelen mostrar aumento de los reactantes de fase aguda, y el LCR suele presentar pleocitosis linfocitaria y aumento de proteínas.

Los estudios anatomopatológicos muestran un infiltrado inflamatorio dentro de la pared del vaso y necrosis fibrinoide. Según la etiología de base, pueden coexistir granulomas, anticuerpos, etcétera.

Hallazgos radiológicos

Aunque el estudio inicial en los pacientes que acudan con sintomatología aguda será con TC, la RM dará una mayor sensibilidad que la TC para demostrar los hallazgos patológicos.

Habrá que sospechar el diagnóstico de vasculitis cuando se evidencien infartos isquémicos agudos y crónicos, sobre todo, en pacientes jóvenes y/o sin factores de riesgo cardiovascular. Además, pueden coexistir hemorragias cerebrales o realce leptomeníngeo o parenquimatoso.

El estudio vascular intracraneal puede demostrar estenosis multifocales y dilataciones vasculares. Las secuencias de sangre negra permiten valorar la presencia de realce parietal vascular, lo cual también puede ser útil en el diagnóstico de estas patologías.

Hay otros hallazgos que pueden ser más característicos de patologías concretas. Por ejemplo, en la poliarteritis nodosa, suele existir también afectación medular; en la enfermedad de Kawasaki, lesiones en el esplenio del cuerpo calloso; en la granulomatosis con poliangitis (granulomatosis de Wegener), afectación del área otorrinolaringológica; y en la enfermedad de Behçet, realce de pares craneales, lesiones parenquimatosas extensas que afectan a la región de los ganglios basales y trombosis venosas. Las vasculitis del SNC asociadas a LES o a síndrome de Sjögren pueden producir mielitis, que serán longitudinalmente extensas (algunos de estos pacientes presentan anticuerpos anti-AQP4 como en la NMOSD).

El protocolo de imagen cuando se sospeche vasculitis del SNC deberá incluir secuencias convencionales (T1, T2, FLAIR, potenciada en difusión [DWI, *diffusion-weighted imaging*] y potenciada en susceptibilidad [SWI, *susceptibility weighted imaging*]), y un estudio poscontraste. En el caso de que se sospeche vasculitis de vaso grande o mediano, convendrá añadir un 3D-TOF (*time of flight*) que podría ampliarse incluyendo los troncos supraaórticos en el caso de sospecharse vasculitis de vaso grande, y secuencias para el estudio de la pared vascular. En algunos casos, será necesario completar el estudio con arteriografía, que tiene una mayor resolución espacial y temporal en el estudio de la luz vascular.

Criterios diagnósticos y diagnóstico diferencial

Existen criterios diagnósticos para diversas vasculitis y, normalmente, necesitan la confirmación histológica. No obstante, los hallazgos de imagen pueden apoyar el diagnóstico si no es posible realizar una biopsia.

El diagnóstico diferencial de múltiples lesiones hiperintensas en T2/FLAIR en la sustancia blanca está desarrollado en la **tabla 9-1**.

Patologías que cursan con estenosis focales y calibre irregular de los vasos intracraneales son la ateromatosis, el moyamoya o el síndrome de vasoconstricción reversible (SVCR). El patrón de realce de la pared vascular puede orientar el diagnóstico: en el caso de las vasculitis, este realce parietal es lineal homogéneo, longitudinalmente extenso, con tendencia a afectar simultáneamente a múltiples vasos, y con mayor afectación de segmentos distales (ramas M2, M3, M4 más que segmentos carotídeos o arteria basilar); en la ateromatosis, el realce es focal e irregular, no circunferencial; y en el SVCR, es frecuente que no haya ningún realce.

Lupus eritematoso sistémico

A continuación, se describen las principales características de esta entidad.

Definición, epidemiología y etiopatogenia

Es una enfermedad autoinmunitaria y sistémica, en la que el sistema inmunitario ataca a los órganos del cuerpo, sobre todo, la piel, las articulaciones, los riñones y los pulmones. La afectación del SNC se da en un 20-75 % de los casos, de los cuales, en la minoría el mecanismo subyacente es una vasculitis inflamatoria de pequeño vaso.

Es más frecuente en mujeres, siendo la edad con el pico de incidencia entre los 25 y los 40 años.

La etiopatogenia es multifactorial, asociándose a factores genéticos, ambientales, hormonales y medicamentosos.

Clínica, analítica y anatomía patológica

Los síntomas más frecuentes del neurolupus son cefalea, trastornos psicóticos, ictus, crisis epilépticas, trastornos del movimiento (corea o parkinsonismo) o deterioro neurocognitivo.

También pueden presentarse con clínica de mielopatía o de afectación de pares craneales.

En la analítica sanguínea, se observa positividad para anticuerpos antinucleares, factor reumatoideo, o anti-ADN. En un 20-40 % de los casos, se asocia al síndrome antifosfolipídico.

Hallazgos radiológicos

El hallazgo más frecuente es la presencia de múltiples focos de hiperseñal en T2/FLAIR parcheados por la sustancia blanca subcortical y periventricular, de forma inespecífica. Pueden existir lesiones inflamatorias, que son de mayor tamaño y con distribución no vascular, con efecto de masa, realce y restricción en difusión.

Los pacientes con LES tienen más tendencia a presentar, además, infartos isquémicos, tanto en los territorios de pequeños vasos (leucoaraiosis, lacunares) como de grandes vasos. Además, pueden coexistir hemorragias cerebrales y atrofia (**Fig. 9-14**).

En los estudios vasculares, pueden objetivarse estenosis u obstrucciones de la carótida interna. También puede darse una trombosis venosa, sobre todo, cuando existe un síndrome antifosfolipídico asociado.

La afectación medular es poco frecuente, en un 1-3 % de los casos, siendo típicamente una mielitis longitudinalmente extensa.

Tal vez, la función más importante de la radiología en el estudio del neurolupus es la valoración de una focalidad neurológica aguda, para lo cual, la secuencia de más ayuda será la de difusión, que podrá demostrar un infarto isquémico agudo en el contexto de fuentes embolígenas (vasculopatía, endocarditis), trombosis, vasculitis o lesiones inflamatorias.

Criterios diagnósticos y diagnóstico diferencial

Para el diagnóstico de LES, existen unos criterios clínicos y analíticos que se basan en cumplir varias de las características típicas de la enfermedad.

Radiológicamente, los hallazgos del LES pueden ser un reto debido a su inespecificidad. Un diagnóstico diferencial es la EM y otras enfermedades desmielinizantes inflamatorias, en las que existen múltiples lesiones de la sustancia blanca.

 La presencia de infartos o leucopatía llamativa para la edad en un paciente joven con clínica neurológica inespecífica puede hacer pensar en LES.

Neurosarcoidosis

A continuación, se describen las principales características de esta entidad.

Definición, epidemiología y etiopatogenia

Enfermedad granulomatosa multisistémica de etiología desconocida, que afecta principalmente al sistema respiratorio e inmunitario. Cuando afecta al SNC, se denomina *neuro-*

sarcoidosis, lo cual sucede en el 5-15 % de los pacientes con sarcoidosis.

La enfermedad es más habitual que debute antes de los 40 años, y es más prevalente entre afroamericanos y mujeres.

Clínica, analítica y anatomía patológica

La manifestación más típica de la neurosarcoidosis es la afectación de los pares craneales, especialmente, II y VII. También puede asociar meningitis aséptica, hidrocefalia, manifestaciones endocrinas, síntomas por efecto de masa intracraneal, crisis, encefalopatía, manifestaciones psiquiátricas o síndromes medulares.

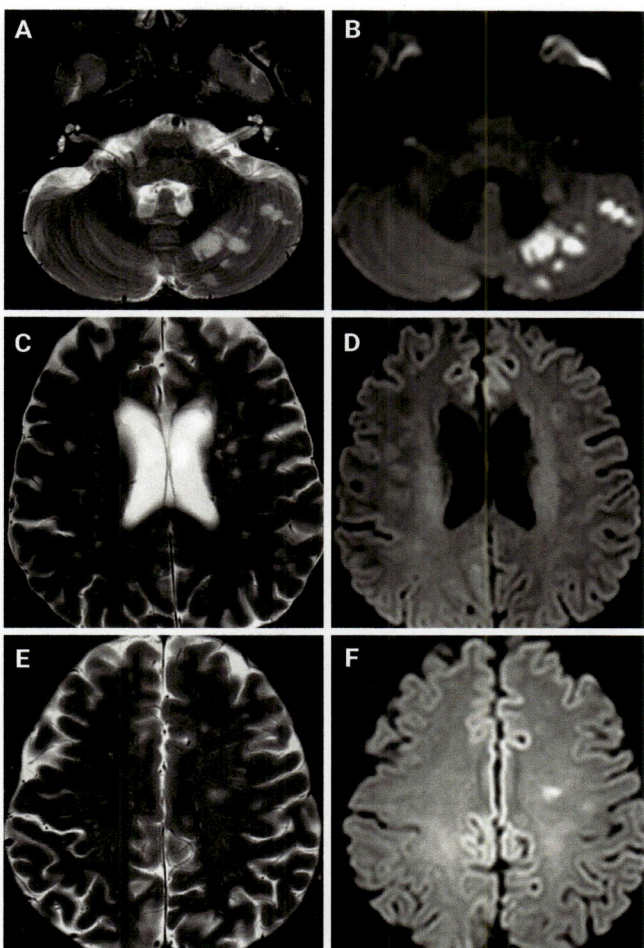

Figura 9-14. Mujer de 47 años, sin factores de riesgo cardiovascular y con antecedentes de seguimiento en psiquiatría por posible trastorno bipolar. Acude por inestabilidad de la marcha y torpeza del miembro superior izquierdo de inicio agudo. En la resonancia magnética (RM) cerebral, pueden objetivarse lesiones isquémicas en distintos tiempos evolutivos: infartos isquémicos agudos con restricción en la secuencia potenciada en difusión (DWI, *diffusion weighted imaging*) en el hemisferio cerebeloso izquierdo **(A y B)**, lesiones parcheadas de la sustancia blanca subcortical crónicas, sin restricción en DWI **(C y D)**, y una lesión isquémica subaguda, con tenue aumento de la señal DWI, en el centro semioval izquierdo **(E y F)**. Además, existe una cierta atrofia para la edad de la paciente. Con los hallazgos de la RM, se sugirió descartar patología microvascular de tipo vasculitis, lupus eritematoso sistémico (LES), etc. La paciente fue diagnosticada de LES asociado a síndrome antifosfolipídico.

La evolución clínica puede ser monofásica, recurrente o crónica.

El marcador más específico en el LCR es el aumento de la ECA (enzima convertidora de angiotensina).

Histopatológicamente, la sarcoidosis se caracteriza por la presencia de granulomas no caseificantes.

Hallazgos radiológicos

El hallazgo radiológico más frecuente es identificar afectación meníngea (tanto de la duramadre como de la leptomeninge) en forma de engrosamiento, hiperrealce o, incluso, masas extraaxiales, que suelen tener un comportamiento hipointenso en T2 y con realce.

Otros hallazgos más inespecíficos que pueden observarse son lesiones de la sustancia blanca, afectación con captación de contraste del hipotálamo o alteraciones de la hipófisis. También se puede objetivar engrosamiento y realce de los pares craneales (**Fig. 9-15**).

Las lesiones medulares son normalmente longitudinalmente extensas, asocian expansividad del cordón y realce central o leptomeníngeo. Se ha descrito como característico el denominado *trident sign*, que es la imagen que resulta de un realce centromedular y subpial posterior, que recuerda a la cabeza de un tridente en el plano axial, y que más frecuentemente se da en la región dorsal.

El protocolo de estudio por imagen deberá incluir siempre secuencias rutinarias (T1, T2, FLAIR, DWI, SWI) y un estudio poscontraste cerebral. Según la clínica, deberán añadirse secuencias dirigidas a la órbita o bien un estudio medular.

Criterios diagnósticos y diagnóstico diferencial

El diagnóstico de sarcoidosis se realiza cumpliéndose tres requisitos: cuadro clínico/radiológico compatible, biopsia de lesión que evidencie granulomas no caseificantes y exclusión de otras etiologías alternativas (tuberculosis, vasculitis, EM, neoplasias).

El diagnóstico diferencial es muy amplio debido a la variedad de manifestaciones, muchas veces, inespecíficas. Cuando

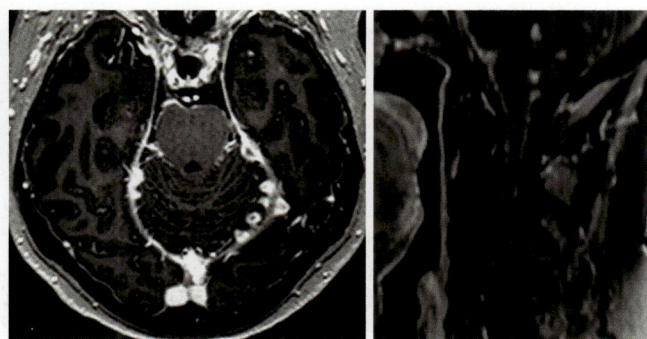

Figura 9-15. Mujer de 45 en estudio por adenopatías hiliares, que acude a urgencias por cefalea holocraneal refractaria, paresia del III par craneal derecho y sensación de mareo. La resonancia magnética craneomedular muestra la presencia de lesiones nodulares extraaxiales paratentoriales y realce leptomeníngeo en la superficie del tronco del encéfalo y del cordón medular. La biopsia de una adenopatía mediastínica mostró la presencia de granulomas no caseificantes, siendo el diagnóstico de neurosarcoidosis.

se manifiesta como masa dural, los principales diagnósticos a descartar serían meningiomas o metástasis durales y, cuando existe una afectación leptomeníngea y de pares craneales, habría que excluir tuberculosis, carcinomatosis leptomeníngea, meningitis infecciosas o enfermedad de Lyme. Si la afectación leptomeníngea se acompaña de realce perivascular, otro diagnóstico diferencial serían las vasculitis, o la patología infecciosa.

Síndrome de Susac

A continuación, se describen las principales características de esta entidad.

Definición, epidemiología y etiopatogenia

Se trata de una microangiopatía que afecta al cerebro, a la retina y a la cóclea.

Es una patología poco frecuente, con una marcada prevalencia en mujeres jóvenes (de 20 a 40 años).

La etiología y fisiopatología exactas no se conocen, pero parece existir daño endotelial autoinmunitario, mediado por células T CD8+ de pequeños vasos, con inflamación, oclusión de los vasos en el órgano afectado y, finalmente, daño y disfunción microisquémicos.

Clínica, analítica y anatomía patológica

La clínica se basa en la tríada de encefalopatía aguda o subaguda (alteración de la memoria, confusión, cambios de comportamiento, ataxia, disartria, psicosis, cefalea), sordera neurosensorial en frecuencias bajas y medias, y alteraciones visuales por oclusiones de la arteria retiniana (escotoma, distorsiones visuales).

Esta tríada no tiene por qué presentarse al mismo tiempo y, de hecho, estas manifestaciones pueden fluctuar o alternarse, dificultando el diagnóstico.

La analítica no es específica, no existiendo biomarcadores serológicos.

En los estudios histológicos, no existe desmielinización, pero sí microinfartos corticales, con cambios inflamatorios en la pared de los pequeños vasos con infiltrados linfocíticos, pero sin necrosis (a diferencia de las vasculitis).

Hallazgos radiológicos

Los hallazgos radiológicos pueden estar presentes aunque todavía no se haya manifestado la tríada completa.

> ! Lo característico es la presencia de múltiples lesiones de la sustancia blanca, con predilección en el cuerpo calloso, hiperintensas en T2/FLAIR, hipointensas en T1 en estadio crónico, con realce en la fase aguda, y sin restricción en difusión.

La afectación del cuerpo calloso es característica por:

- Afectación de las fibras centrales del cuerpo y esplenio y, en menor grado, de la región superior, con preservación de la región callososeptal. También puede ser una afectación global, de todo el espesor.
- Lesiones pequeñas, subcentimétricas, y de morfología redondeada.
- Hiperintensas en T2/FLAIR, y pueden ser hipointensas en T1 cuando son crónicas.
- Se identifican mejor en el plano sagital.

También pueden existir lesiones en la sustancia blanca periventricular, de los centros semiovales, en las cápsulas blancas internas, en el tronco del encéfalo, cerebelosa, y en los pedúnculos cerebelosos.

Otros hallazgos radiológicos menos frecuentes son el realce leptomeníngeo (tanto craneal como raquídeo, de la *cauda equina*), y la coexistencia de infartos lacunares o de pequeño vaso en distintos estados evolutivos.

Criterios diagnósticos y diagnóstico diferencial

Los criterios diagnósticos propuestos se basan en presentar manifestaciones clínicas y de imagen de la afectación cerebral, alteraciones en la exploración oftalmológica y clínica vestibulococlear junto con una exploración del oído interno patológica. El diagnóstico será definitivo si se cumplen los criterios de los tres bloques de la tríada, y probable si se cumplen solo dos de los tres.

El principal diagnóstico diferencial es la esclerosis múltiple. Hallazgos que ayudarán a diferenciar estas dos entidades son el patrón de afectación del cuerpo calloso (en la EM, es característica la afectación callososeptal), la presencia de lesiones periventriculares perpendiculares a la superficie ependimaria («dedos de Dawson») y el hecho de que el realce leptomeníngeo y los infartos lacunares no son tan frecuentes en los pacientes con EM. Otros posibles diagnósticos diferenciales son la ADEM, las vasculitis o las encefalitis infecciosas.

Síndrome CLIPPERS

A continuación, se describen las principales características de esta entidad.

Definición, epidemiología y etiopatogenia

El término CLIPPERS viene del acrónimo en inglés de *chronic lymphocytic inflammation with pontine perivascular enhancement responsive to steroids*. Como su nombre indica, es una patología inflamatoria del SNC con evolución remitente-recurrente, que afecta predominantemente a la protuberancia.

Es una patología poco frecuente, sin diferencia en su distribución por sexos, y cuyas manifestaciones suelen aparecer en la edad adulta.

Es de etiología desconocida.

Clínica, analítica y anatomía patológica

La clínica suele tener un comienzo subagudo, y los síntomas de presentación más frecuentes son ataxia y disartria, pudiendo acompañarse de otra sintomatología por afectación del tronco del encéfalo, cerebelo o pares craneales.

La resolución de la clínica con el tratamiento con corticoides es clave en el diagnóstico.

La analítica sanguínea y del LCR no es específica, y sirve, sobre todo, para descartar otras entidades inflamatorias, infecciosas o tumorales.

Los hallazgos anatomopatológicos tampoco son específicos, aunque pueden descartar otras posibles entidades. Se objetiva un infiltrado inflamatorio perivascular tanto en arterias como en venas de pequeño calibre, así como extensión hacia el parénquima.

Hallazgos radiológicos

El hallazgo característico es la presencia de focos de hiperseñal en T2/FLAIR y realces puntiformes o curvilíneos de distribución difusa y simétrica, con epicentro en la protuberancia, pudiéndose extender hacia el resto del tronco del encéfalo, pedúnculos y hemisferios cerebelosos o, incluso, hacia los hemisferios cerebrales. No asocian edema ni expansividad (**Fig. 9-16**).

Puede existir afectación medular, que seguirá el mismo patrón.

Criterios diagnósticos y diagnóstico diferencial

La ausencia de los hallazgos típicos (patrón distinto de afectación en las pruebas de imagen, ausencia de respuesta a los corticoides) deberá hacer sospechar que se trata de un diagnóstico alternativo, siendo los principales diagnósticos diferenciales: vasculitis, linfoma cerebral o intravascular, neurosarcoidosis, enfermedad de Sjögren o enfermedades desmielinizantes.

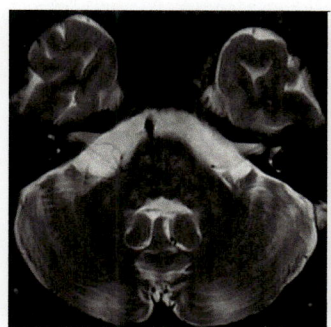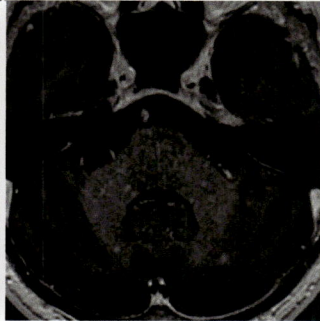

Figura 9-16. Varón de 62 años con clínica progresiva de 10 días de evolución de inestabilidad y diplopia. A la exploración, se observa disartria moderada, ataxia de las cuatro extremidades e hiperreflexia generalizada. En la resonancia magnética (RM) cerebral, se objetiva un fino punteado hiperintenso en T2 en la protuberancia y los pedúnculos cerebelosos medios, que asocia un realce también parcheado milimétrico. Ante la posibilidad de síndrome CLIPPERS (*chronic lymphocytic inflammation with pontine perivascular enhancement responsive to steroids*), se instauró tratamiento con corticoides, remitiendo la clínica. En la RM de control a los seis meses, también se resolvieron las lesiones, lo que también apoyó el diagnóstico de síndrome CLIPPERS.

 PUNTOS CLAVE

- La EM es la enfermedad desmielinizante autoinmunitaria más frecuente.
- La RM desempeña un papel clave en el diagnóstico de la EM, y sirve para establecer criterios de diseminación en el espacio y el tiempo.
- El diagnóstico diferencial de las lesiones de la sustancia blanca puede ser complejo. En la EM, las localizaciones típicas son: periventricular, yuxtacortical/cortical, infratentorial y medular.
- La NMOSD, la enfermedad asociada a anticuerpos anti-MOG o la ADEM son otras patologías desmielinizantes autoinmunitarias.
- Las características radiológicas de las lesiones cerebrales, medulares y de los nervios ópticos pueden ayudar en el diagnóstico diferencial entre estas entidades.
- Otras patologías inflamatorias del SNC incluyen las vasculitis, el LES, la neurosarcoidosis o el síndrome CLIPPERS.
- El diagnóstico de la patología inflamatoria del SNC es complejo y está en constante evolución. Requiere el estudio multidisciplinar de las características clínicas, radiológicas y analíticas. Radiológicamente, puede ayudar conocer los patrones de lesiones típicos de cada patología.

BIBLIOGRAFÍA

Armangue T, Olivé-Cirera G, Martínez-Hernández E, Sepúlveda M, Ruiz-García R, Muñoz-Batista M, et al.; Spanish Pediatric anti-MOG Study Group. Associations of paediatric demyelinating and encephalitic syndromes with myelin oligodendrocyte glycoprotein antibodies: a multicentre observational study. Lancet Neurol. 2020;19(3):234-46.

Auger C, Rovira À. Acute disseminated encephalomyelitis and other acute parainfectious syndromes. En: Barkhof F, Jäger HR, Thurnher MM, Rovira Cañellas À (eds.). Clinical neuroradiology. The ESNR textbook. Cham: Springer Nature; 2019.

Denève M, Biotti D, Patsoura S, Ferrier M, Meluchova Z, Mahieu L, et al. MRI features of demyelinating disease associated with anti-MOG antibodies in adults. J Neuroradiol. 2019;46(5):312-8.

Rovira À, Auger C, Rovira A. Other noninfectious inflammatory disorders. Handb Clin Neurol. 2016;135:425-46.

Rovira À, Barkhof F. Multiple sclerosis and variants. En: Barkhof F, Jäger HR, Thurnher MM, Rovira Cañellas À (eds.). Clinical neuroradiology. The ESNR textbook. Cham: Springer Nature; 2019.

Sarbu N, Shih RY, Jones RV, Horkayne-Szakaly I, Oleaga L, Smirniotopoulos JG. White matter diseases with radiologic-pathologic correlation. Radiographics. 2016;36(5):1426-47. Update in: Radiographics. 2020;40(3):E4-E7.

Thompson AJ, Banwell BL, Barkhof F, Carroll WM, Coetzee T, Comi G, et al. Diagnosis of multiple sclerosis: 2017 revisions of the McDonald criteria. Lancet Neurol. 2018;17(2):162-73.

Villarreal JV, Abraham MJ, Acevedo JAG, Rai PK, Thottempudi N, Fang X, et al. Tumefactive multiple sclerosis (TMS): a case series of this challenging variant of MS. Mult Scler Relat Disord. 2021;48:102699.

Wuerfel J, Rovira À, Paul F, Barkhof F. Neuromyelitis optica spectrum disorders (NMOSD). Role of Imaging. En: Barkhof F, Jäger HR, Thurnher MM, Rovira Cañellas À. Clinical neuroradiology. The ESNR textbook. Cham: Springer Nature; 2019.

Tumores del sistema nervioso central

10

P. Domínguez Echávarri

OBJETIVOS

- Revisar la nueva clasificación de la Organización Mundial de la Salud de 2021 para los tumores primarios del sistema nervioso central en el apartado de los gliomas difusos del adulto.
- Reconocer la presentación radiológica habitual de estos tumores.
- Identificar los distintos tipos de alteraciones radiológicas que pueden aparecer tras los tratamientos de los tumores cerebrales.
- Analizar la aportación de las distintas técnicas de imagen avanzada por resonancia magnética en este contexto.
- Aplicar estos conocimientos en la práctica clínica habitual para evaluar correctamente estos estudios.

INTRODUCCIÓN

La valoración radiológica de los tumores del sistema nervioso central (SNC), tanto primarios como metastásicos, tiene una importancia mayor que en cualquier otra parte del cuerpo, por el mayor riesgo asociado a la toma de muestras. Esto hace que en la mayoría de los casos se planifique la cirugía o se decida el manejo del paciente basándose solo en los hallazgos radiológicos, por lo que es trascendental una adecuada interpretación.

Lejos de querer revisar todos los posibles tipos tumorales, este tema se centrará en dos puntos fundamentales de gran importancia y actualidad:

- La nueva clasificación de la Organización Mundial de la Salud (OMS) de los tumores del SNC de 2021 en el apartado de los gliomas difusos de tipo adulto, con su correspondiente presentación radiológica habitual.
- La valoración radiológica del glioblastoma tratado y la diferenciación de la auténtica progresión o respuesta frente a alteraciones por los tratamientos que pueden simularla.

NUEVA CLASIFICACIÓN DE LA ORGANIZACIÓN MUNDIAL DE LA SALUD DE LOS TUMORES DEL SISTEMA NERVIOSO CENTRAL DE 2021 PARA LOS GLIOMAS DIFUSOS DE TIPO ADULTO

La clasificación de los tumores del SNC más ampliamente utilizada es la clasificación de la OMS, y, en su quinta versión de mayo de 2021, ha introducido numerosas modificaciones. Incluye 41 tipos tumorales solo en el apartado de «tumores gliales, glioneuronales y neuronales» y más de cien tipos en total. En lugar de revisar todos los posibles tumores

y cambios en la clasificación, este apartado se centrará en los **gliomas difusos de tipo adulto**, por ser con mucho los más frecuentes en la práctica clínica habitual (en adultos) y haber sufrido notables cambios en la nueva clasificación respecto a la previa. Dada la frecuencia de estos tumores, es importante conocer estos cambios, en especial, respecto a la nomenclatura y criterios diagnósticos. Esto permitirá adecuar los informes radiológicos a la nomenclatura actual y, al mismo tiempo, interpretar mejor los informes anatomopatológicos para poder correlacionarlos con los hallazgos y diagnósticos radiológicos.

Clásicamente, la determinación del **tipo tumoral** se hacía por su similitud histopatológica con las estirpes celulares normales de las que se suponía que procedía. Así, un tumor con células similares a los astrocitos sería un astrocitoma y uno con células similares a los oligodendrocitos sería un oligodendroglioma. Progresivamente, se ha ido observando que estos tumores, probablemente procedan de células madre pluripotenciales y que su evolución y pronóstico están en gran medida determinados por las anomalías genéticas/moleculares que presentan, por encima del aspecto histopatológico. Por ello, ya en 2016, la clasificación comenzó a modificarse e integrar de manera novedosa en el diagnóstico no solo características histopatológicas, sino también genéticas/moleculares.

Se hablará de **anomalías genéticas** cuando la prueba realizada evalúe directamente la posible mutación en el material genético, y de **anomalías moleculares** cuando la prueba realizada evalúe la presencia de la molécula consecuencia de esa mutación, no directamente la presencia de la mutación (siendo las técnicas moleculares, en general, más sencillas de realizar y más económicas que las genéticas).

La última clasificación de la OMS de 2021 vuelve a modificar los criterios diagnósticos de los tumores primarios del SNC, dando más importancia aún a los factores genéticos y caracterizando en gran medida algunos de estos tumores por su patrón genético/molecular más que por su histopatología y con independencia del grado tumoral. En este sentido, cobra gran importancia la determinación, entre otras, de la mutación del gen de la enzima isocitrato-deshidrogenasa (IDH, 1 o 2) o la existencia de una translocación que produce deleción en el brazo corto del cromosoma 1 y el brazo largo del cromosoma 19 (codeleción 1p/19q).

La necesidad de estas determinaciones para el diagnóstico conlleva la aparición de los términos «no especificado de otra manera» (NOS, *not otherwise specified*) y «no clasificado en otro lugar» (NEC, *not elsewhere classified*). NOS hace referencia a la ausencia de información genética/molecular que permita una mejor clasificación del tumor, ya sea porque no se ha realizado la determinación o porque el resultado no ha sido válido por cualquier causa. NEC hace referencia a que sí se han realizado todas las determinaciones necesarias, pero el tumor tiene un perfil genético/molecular atípico que no permite incluirlo en ninguno de los tipos tumorales establecidos en esta clasificación.

Respecto al **grado tumoral**, este quiere hacer referencia a la agresividad y a la evolución esperable del tumor, siendo peor el pronóstico a mayor grado. A grandes rasgos, para los tumores cerebrales difusos, la presencia de anaplasia y/o actividad mitótica en las preparaciones histopatológicas indicaría un grado 3, y la presencia de proliferación vascular y necrosis, un grado 4. En ausencia de estas características, se consideraba un tumor de grado 2. Sin embargo, era bien conocido que ciertos tumores cerebrales previamente clasificados como de grado 2 (por no presentar ninguna de esas características agresivas en la histopatología) tenían un comportamiento y pronóstico similar o peor que otros de grado 3 o 4. Al añadir el patrón genético/molecular, se logra una mejor estimación del grado tumoral y de la evolución esperable de este respecto a utilizar solo la información morfológica. Además, en la última clasificación, el grado tumoral pasa a indicarse en números arábigos (1, 2, 3 o 4), no romanos.

Como se ha comentado, el apartado se centrará en los **gliomas difusos de tipo adulto**, por ser los tumores cerebrales primarios más frecuentes en adultos y haberse modificado de manera notable en la nueva clasificación respecto a la previa.

Desde el punto de vista radiológico, el cambio de la clasificación no supone grandes variaciones en la interpretación de los estudios, pero se deben adecuar los informes radiológicos para establecer el diagnóstico de sospecha de una tumoración cerebral primaria dentro de esta nueva clasificación y utilizar la nomenclatura correcta. Es, además, fundamental conocerla para interpretar adecuadamente los informes anatomopatológicos y poder así evaluar la calidad del diagnóstico radiológico.

Gliomas difusos de tipo adulto

En la clasificación de la OMS de 2021, los **gliomas difusos de tipo adulto** corresponden a un subtipo del grupo de «gliomas, tumores glioneuronales y tumores neuronales».

El término **difuso** hace referencia a la ausencia de un borde nítido entre el tumor y el tejido cerebral sano en la histopatología, con independencia de que en los estudios de imagen puedan con frecuencia presentar un borde bien definido. Separa, así, estos tumores de los **gliomas circunscritos**, como el astrocitoma pilocítico, que no tienen ese carácter difuso/infiltrante, sino un límite bien definido, y asocian, en general, un mejor pronóstico que los gliomas difusos.

Dentro de este grupo de gliomas difusos, la clasificación diferencia por primera vez los gliomas difusos **de tipo adulto** de los **infantiles**, de acuerdo con su edad de presentación habitual (pero sin ser excluyente; un niño puede presentar un tumor de tipo adulto y al revés, aunque sea poco frecuente). Esto se debe a que presentan diferentes perfiles genéticos y comportamiento, incluso aunque, en ocasiones, su aspecto histopatológico sea indistinguible. Así, por ejemplo, los tumores difusos de la protuberancia típicos de niños previamente se clasificaban, en general, por su histopatología como gliomas difusos de grado 2, si bien era de sobra conocido su pronóstico infausto. En la nueva clasificación, estos tumores se separan de los gliomas de tipo adulto y son siempre de grado 4.

El apartado se centrará, por tanto, en describir las características de este grupo tan concreto de gliomas difusos de tipo adulto, que, en esta clasificación, incluye solo tres entidades:

- Astrocitoma, IDH mutado (grados 2 a 4).
- Oligodendroglioma, IDH mutado y 1p/19q codelecionado (grados 2 o 3).
- Glioblastoma, IDH nativo (siempre de grado 4).

Debe destacarse, en primer lugar, que el grado tumoral ya no altera el nombre del tipo tumoral, desapareciendo el término «anaplásico» de la clasificación para hacer referencia a los tumores de grado 3. Del mismo modo, la presencia de mutación de IDH excluye el diagnóstico de glioblastoma. Un glioma del adulto de grado 4 con mutación de IDH pasa ahora a considerarse un «astrocitoma, IDH mutado de grado 4 de la OMS», no glioblastoma. Y respecto al glioblastoma, conviene recordar que ya desde la anterior clasificación se eliminó el término «multiforme» del nombre del glioblastoma y, por tanto, no debe denominarse «glioblastoma multiforme» (o GBM), sino solo «glioblastoma» o «glioblastoma, IDH nativo».

Por último, hay que recordar también que, en esta clasificación, existen alteraciones genéticas que pueden determinar el grado tumoral aun en ausencia de criterios morfológicos. Así, como se verá a continuación, un astrocitoma IDH mutado puede ser etiquetado como grado 4 en ausencia de proliferación vascular y/o necrosis si presenta la mutación de deleción homocigota del gen *CDKN2* (A o B). En estos casos, y dado que el aspecto en imagen suele coincidir con el de la morfología, el diagnóstico radiológico será probablemente de un tumor de grado 2 o 3.

Clasificación anatomopatológica de los gliomas difusos de tipo adulto

Los pasos que se deben seguir para la clasificación anatomopatológica de los gliomas difusos de tipo adulto están resumidos en la **figura 10-1**.

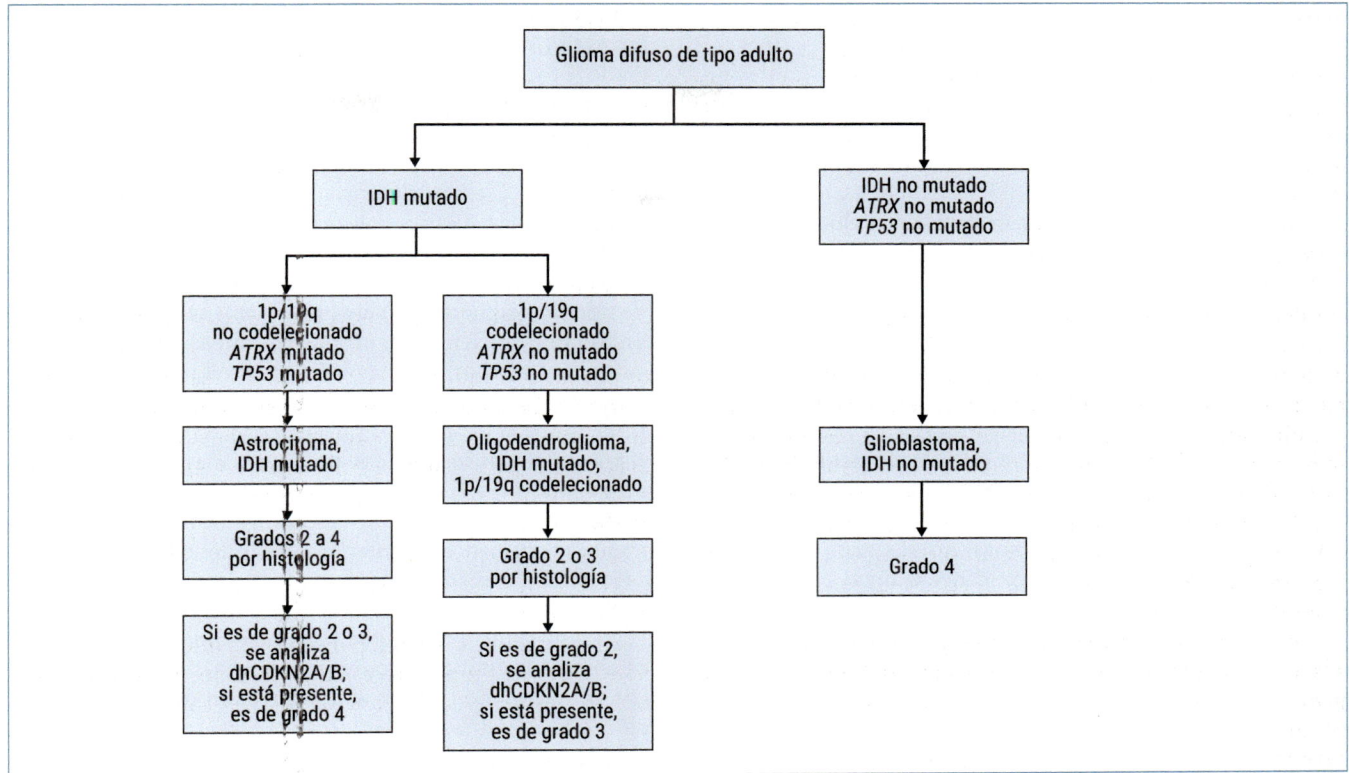

Figura 10-1. Clasificación de los gliomas difusos de tipo adulto.
ATRX: gen del síndrome de alfa-talasemia y retraso mental asociado al cromosoma X (*alpha-thalassemia/mental retardation, X-linked*); dhCDK-N2A/B: deleción homocigota del gen del inhibidor de la cinasa dependiente de la ciclina 2 (A o B) (*cyclin dependent kinase inhibitor 2A/B*); IDH: isocitrato-deshidrogenasa; *TP53*: gen de la proteína tumoral p53.

Determinación de la mutación del gen de la isocitrato-deshidrogenasa (IDH)

El primer paso será determinar si existe o no mutación del gen de la IDH (1 o 2):

- IDH mutado. Ante un glioma difuso del adulto IDH mutado, se debe determinar a continuación si existe codeleción 1p/19q:
  - Si no existe codeleción 1p/19q, será un «astrocitoma, IDH mutado». Por sus características histopatológicas, el grado puede ir desde un grado 2 a un grado 4, pero nunca se podrá etiquetar de glioblastoma. Si la morfología es de grado 2 o 3, se determinará, además, si existe deleción homocigota del gen *CDKN2* (A o B). Si esta deleción está presente, será un grado 4, aun en ausencia de proliferación vascular y necrosis.
  - Si sí existe esta codeleción 1p/19q, será un «oligodendroglioma, IDH mutado 1p/19q codelecionado», grado 2 o 3 (pero desapareciendo el concepto de «anaplásico»). Los criterios morfológicos para determinar el grado están resumidos en la **tabla 10-1**.
- IDH no mutado. En ausencia de mutación de IDH (IDH nativo o *wild-type*) y presencia de proliferación vascular y necrosis, ya se podrá establecer el diagnóstico de «glioblastoma, IDH nativo» sin necesidad de determinaciones adicionales. En ausencia de esos criterios morfológicos de grado 4 (proliferación vascular y necrosis), un glioma IDH

Tabla 10-1. Criterios histopatológicos para determinación del grado tumoral

Grado 2	Atipia citológica
Grado 3	Anaplasia e incremento de la actividad mitótica
Grado 4	Proliferación microvascular y necrosis

nativo del adulto se podrá etiquetar igualmente de glioblastoma si presenta ciertas anomalías genéticas, en este caso, mutación del promotor TERT (telomerasa transcriptasa inversa, *telomerase reverse transcriptase*), amplificación del receptor del factor de crecimiento epidérmico (EGFR, *epidermal growth factor receptor*) o amplificación del cromosoma 7 con deleción del cromosoma 10 (7+/10–). Excepcionalmente, un glioma IDH no mutado en un adulto carecerá de necrosis, proliferación microvascular y esas mutaciones genéticas y no podrá etiquetarse de glioblastoma, sino que habrá que tratar de incluirlo en otro grupo como los gliomas de tipo pediátrico o etiquetarlo como «astrocitoma, IDH no mutado, NEC».

Aproximación radiológica

Desde el punto de vista radiológico, la aproximación a esta clasificación se puede efectuar de manera relativamente sencilla y sin grandes cambios en la interpretación respecto a las clasificaciones previas, por supuesto, sin alcanzar el 100 % de concordancia con la anatomía patológica.

En primer lugar, debe destacarse que, ante una lesión expansiva intraparenquimatosa en el SNC sugestiva de tumor en un adulto, las tres entidades principales a diferenciar por su distinto manejo clínico serán los gliomas, las metástasis y el linfoma.

La importancia de tratar de determinar el tipo de glioma es, en general, menor, ya que habitualmente el manejo inicial será en cualquier caso quirúrgico (o biopsia si no se considera operable). Por el contrario, si se sospecha metástasis, habitualmente se hará un estudio de extensión en busca del tumor primario u otra metástasis de más fácil acceso para biopsia, salvo que por los efectos de masa se requiera cirugía craneal en cualquier caso. Y respecto al linfoma, la aproximación habitual es la biopsia cerrada, ya que, de confirmarse, el tratamiento no será quirúrgico, sino de quimiorradioterapia.

Los gliomas difusos de tipo adulto de grado 2 o 3 (sean astrocitomas u oligodendrogliomas) no plantean, en general, dudas diagnósticas con las otras entidades, aunque, como se verá, ocasionalmente, el astrocitoma difuso de grado 3 y el linfoma pueden resultar difíciles de diferenciar en la imagen de T1 tras la administración de contraste. Los gliomas difusos del adulto de grado 4 (sean astrocitomas IDH mutados o glioblastomas) pueden ser indistinguibles de una metástasis, pero, con frecuencia, mostrarán un componente tumoral no captante o signos en perfusión (u otras técnicas) de su carácter infiltrante que permitirá diferenciarlos. El linfoma cerebral, en su presentación típica en pacientes inmunocompetentes (y sin tratamiento previo corticoideo o de otro tipo), suele ser característico.

En la sección del astrocitoma IDH mutado de grado 4, se dan pautas de diferenciación con metástasis y, al final de este apartado, se incluye la descripción de la presentación habitual del linfoma en inmunocompetentes, para facilitar este diagnóstico diferencial principal.

No obstante, aunque con ese diagnóstico diferencial se resuelva en la mayoría de los casos el manejo inicial, en general, se podrá realizar, además, una aproximación al tipo de glioma difuso. El aspecto habitual de cada tipo tumoral se desarrolla en el apartado correspondiente, pero se comenzará con unas pautas generales.

De manera resumida, ante una lesión cerebral expansiva sugestiva de glioma difuso en un adulto, se debe atender fundamentalmente a la presencia de áreas de realce patológico tras la administración de contraste paramagnético intravenoso.

En ausencia de realce, se sugerirá un glioma difuso del adulto de tipo astrocitoma IDH mutado de grado 2 de la OMS o (especialmente, si es cortical y algo más heterogéneo) oligodendroglioma de grado 2. Si existe realce patológico parcheado, pero sin áreas de cavitación/necrosis, se pasará a sugerir un astrocitoma IDH mutado de grado 3 (u oligodendroglioma, de grados 2 o 3) y si existe algún área de realce periférico con necrosis central, se pasará a sugerir un glioma de tipo adulto de grado 4.

En este último caso, podría tratarse de un astrocitoma IDH mutado de grado 4 o de un glioblastoma IDH nativo. El aspecto radiológico puede ser idéntico y la diferenciación prequirúrgica entre ambos es, por el momento, de escasa utilidad, dado que el manejo es el mismo. No obstante, a

efectos prácticos, si existe historia previa de tumor cerebral primario, se debe sugerir un astrocitoma IDH mutado de grado 4 (por progresión desde un astrocitoma IDH mutado de menor grado), mientras que, si no existe historia previa, con altísima probabilidad corresponderá a un glioblastoma IDH nativo, con independencia del componente no captante de contraste. Esto se debe a que es mucho más frecuente y a que el tiempo a la progresión a grado 4 de un astrocitoma IDH mutado suele ser de en torno a 10 años, por lo que es muy poco probable que, en nuestro medio, haya pasado tanto tiempo sin diagnosticar. Muy probablemente, se errará si, ante un tumor de reciente diagnóstico sin antecedentes, con realce en anillo y necrosis, pero también con extenso componente no captante hiperintenso en T2, se sugiere que es un astrocitoma IDH mutado de grado 4 por observar ese componente no captante de contraste. Será en la gran mayoría de los casos un glioblastoma IDH nativo.

El astrocitoma IDH mutado de grado 4 se da habitualmente en pacientes de menor edad que los glioblastomas, pero sin ser la edad un elemento fiable para el diagnóstico.

Respecto a la determinación por imagen del estado de IDH, un signo muy específico, pero poco sensible, para establecer radiológicamente el diagnóstico de astrocitoma con mutación de IDH es el de anulación de la señal central en T2 FLAIR (*fluid attenuated inversion recovery*) respecto al T2, manteniendo un halo periférico hiperintenso (**Fig. 10-2**). Para que pueda aplicarse, la lesión debe ser homogéneamente hiperintensa en T2, ya que, si es heterogénea, el signo pierde especificidad (podría ser, p. ej., un oligodendroglioma). La presencia de este signo, correctamente aplicado, permite determinar con una seguridad cercana al 100 % que el tumor corresponde a un astrocitoma IDH mutado y no a un oligodendroglioma o un glioblastoma. Sin embargo, la ausencia de este signo no aporta ninguna información, ya que su sensibilidad es baja, no estando presente en la mayoría de los astrocitomas IDH mutados. Excepcionalmente, puede verse este signo en otros tumores como el tumor neuroepitelial disembrioplásico (DNET, *dysembryoplastic neuroepithelial tumor*), si bien, el aspecto y la edad de presentación suelen ser diferentes. Como se ha comentado, puede verse un comporta-

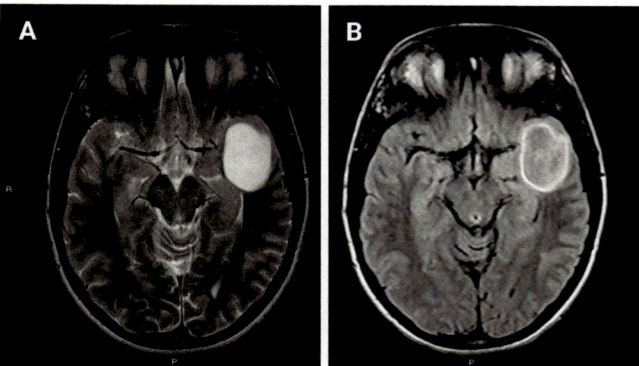

Figura 10-2. Signo de discrepancia (*mismatch*) entre T2 y T2 FLAIR (*fluid attenuated inversion recovery*). En la imagen en T2 **(A)**, el tumor es homogéneamente hiperintenso, mientras que, en T2 FLAIR **(B)**, pierde señal en su región central, manteniendo un halo completo de hiperintensidad de señal periférico. La histopatología confirmó astrocitoma IDH mutado de grado 2.

miento similar en el oligodendroglioma, pero, con frecuencia, no serán homogéneamente hiperintensos en T2.

Se han desarrollado también técnicas especiales de espectroscopia capaces de determinar si existe mutación en IDH al detectar *in vivo* acumulación del metabolito resultante de esa mutación, el 2-hidroxiglutarato (2-HG), con un pico posicionado a 2,25 ppm. No obstante, es una técnica compleja y poco usada en general.

Por otro lado, se debe tener en cuenta que el aspecto radiológico suele concordar con el morfológico. Así, una posible causa de discrepancia entre radiología y antomopatología será la presencia de un bajo grado morfológico, pero con mutación de *CDKN2* A/B, como se ha comentado previamente. En otras ocasiones, un diagnóstico muy precoz (p. ej., por una crisis epiléptica que lleva a realizar la prueba de imagen en etapas muy iniciales de un glioblastoma) puede hacer que el tumor aún no muestre signos radiológicos de alto grado, pero observando con frecuencia el característico realce en anillo con necrosis central si se realiza un control al mes.

Como protocolo de imagen habitual, la técnica de elección es, por supuesto, la resonancia magnética (RM) y se proponen las siguientes secuencias:

- T1 3D sin contraste y sin saturación grasa, con grosor de corte en torno a 1 mm.
- T2 2D.
- Difusión, al menos, con valores de b = 0 s/mm² y b = 1.000 s/mm² y mapa ADC (coeficiente de difusión aparente, *apparent diffusion coefficient*).
- Secuencia potenciada en susceptibilidad (SWI, *susceptibility-weighted imaging*).
- Perfusión DSC (*dynamic susceptibility contrast*), siempre con corrección por *software* para disminuir el error por extravasación de contraste y a valorar, además, una posible dosis de contraste de precarga.
- T2 FLAIR 2D o 3D.
- T1 3D tras contraste y con saturación grasa, por lo demás, idéntica a la precontraste.

A continuación, se revisa brevemente cada tipo tumoral.

Astrocitoma IDH mutado de grado 2 de la Organización Mundial de la Salud

Dentro de los astrocitomas difusos del adulto, representa solo en torno a un 10 % de los casos, habitualmente, en adultos jóvenes, con una media de edad en torno a los 38 años. A diferencia de algunos astrocitomas circunscritos/localizados, tienden invariablemente a malignizar y progresar hacia grados más altos, con un tiempo a la progresión a alto grado en torno a 10 años y una supervivencia media en torno a 11 años. Tiene una localización cerebral hemisférica, con predominio en lóbulos frontales y temporales.

El aspecto característico en RM de un astrocitoma IDH mutado de grado 2 de la OMS (**Fig. 10-3**) es el de una lesión expansiva infiltrante sin clara destrucción del parénquima, relativamente bien definida (a pesar de su carácter difuso/infiltrante en la histopatología) y centrada en la sustancia blanca, aunque en su crecimiento infiltra la sustancia gris, tanto cortical con ensanchamiento de circunvoluciones como en los núcleos de la base. Muestra hipointensidad en T1, hiperintensidad homogénea en T2, sin edema periférico, sin realce patológico tras contraste intravenoso y, habitualmente, sin focos de calcificación (20 %) o hemorragia. Respecto a su aspecto en T2 FLAIR, como se ha mencionado previamente, ha ganado recientemente relevancia el signo de la discrepancia entre T2 y T2 FLAIR, presente cuando la lesión es homogéneamente hiperintensa en T2, pero anula parcialmente su señal en T2 FLAIR en su región central, persistiendo hiperintensidad en la periferia. Este hallazgo es muy sugestivo de astrocitoma IDH mutado, pero es poco sensible, estando presente solo en un 40 % de los casos.

Estos tumores mostrarán valores normales o disminuidos de vascularización en el estudio de perfusión en el mapa de volumen de sangre cerebral relativo (rCBV, *relative cerebral blood volume*), siendo la presencia de focos de aumento de la vascularización sospechosa de inminente progresión a mayor grado. No muestran restricción a la difusión del agua libre respecto al parénquima cerebral normal y, en la espectroscopia, presentan aumento de colina y mioinositol y disminución de *N*-acetilaspartato (NAA), sin pico de lípi-

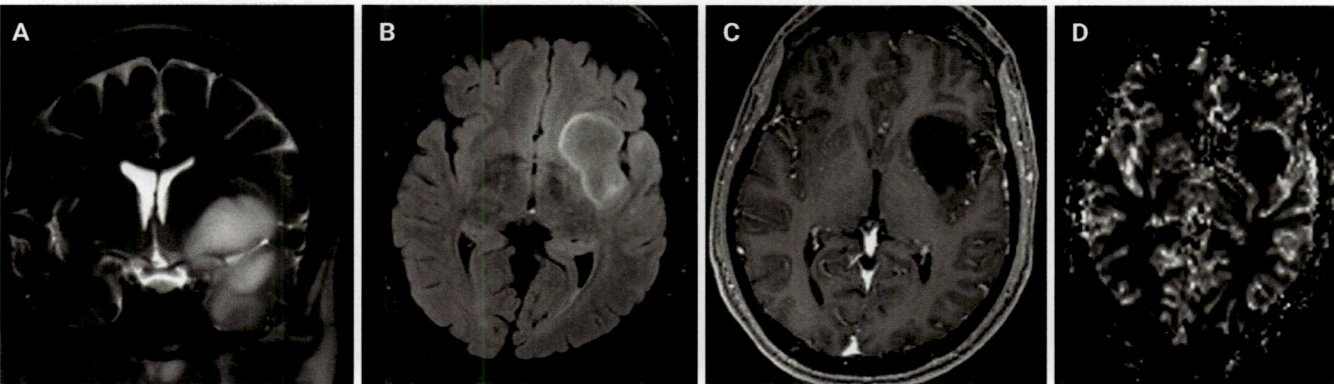

Figura 10-3. Astrocitoma IDH mutado de grado 2 de la Organización Mundial de la Salud. Lesión expansiva frontoparietal izquierda homogéneamente hiperintensa en T2 en el plano coronal **(A)**, que anula su señal central en T2 FLAIR (*fluid attenuated inversion recovery*) **(B)** signo de la discrepancia, muy específico, pero puede no estar presente y ser hiperintenso en T2 FLAIR), hipointensa y sin realce en T1 tras la administración de contraste **(C)** y con valores bajos de vascularización en el estudio de perfusión en el mapa de volumen de sangre cerebral relativo (rCBV, *relative cerebral blood volume*) **(D)**, aspecto característico de un astrocitoma IDH mutado de grado 2, como se confirmó en la histopatología.

dos/lactato. Como se ha comentado, con técnicas especiales poco utilizadas, se puede detectar el pico de 2-HG, que corresponde al metabolito que se acumula por la mutación de la enzima IDH.

Los efectos de masa suelen ser escasos para su tamaño.

El diagnóstico diferencial habitual se plantea con el oligodendroglioma (IDH mutado 1p19q codelecionado) y otros astrocitomas. Como se verá más adelante, una localización más cortical o la presencia de calcificaciones apoyarían el diagnóstico de oligodendroglioma, aunque pueden resultar indistinguibles. Ocasionalmente, una lesión inflamatoria (encefalitis) o un infarto en fase aguda o subaguda precoz pueden dar una imagen similar; también una displasia cortical focal.

Astrocitoma IDH mutado de grado 3 de la Organización Mundial de la Salud

Se considera que procede de un astrocitoma IDH mutado de grado 2 y, por tanto, comparte muchas características. Así pues, puede ser muy similar o indistinguible del grado 2 cuando no muestra realce patológico, pero característicamente tenderá a presentar áreas de realce parcheado sin necrosis, un aspecto más heterogéneo y valores aumentados de vascularización en el estudio de perfusión rCBV, especialmente, en las zonas captantes de contraste (**Fig. 10-4**). Su distribución es similar a los de grado 2, con predominio en lóbulos frontales y temporales. A nivel histopatológico, se diferencia de los de grado 2 por un mayor índice de proliferación (con Ki-67 entre el 5 y el 15 %) y atipias nucleares, pero sin proliferación vascular y necrosis, que corresponderían a un grado 4. No obstante, eventualmente, progresará a grado 4, y su mediana de supervivencia es ligeramente menor que la del grado 2.

El diagnóstico diferencial es similar. Existen variantes con realce difuso homogéneo que pueden plantear el diagnóstico diferencial con linfoma (**Fig. 10-5**).

Astrocitoma IDH mutado de grado 4 de la Organización Mundial de la Salud

A los hallazgos anteriores, se añade característicamente la presencia de alguna área de realce en anillo con necrosis central y valores aumentados de vascularización rCBV en el componente captante de contraste, pero que pueden extenderse a zonas no captantes e, incluso, fuera de los límites aparentes del tumor (**Fig. 10-6**). Es frecuente el edema periférico, pero menor que en las metástasis.

Debe recordarse que el grado tumoral viene determinado por la zona de mayor agresividad. Por tanto, la presencia de una zona de realce en anillo con necrosis central en un astrocitoma difuso debe hacer sugerir grado 4, bien astrocitoma IDH mutado de grado 4, bien glioblastoma, aunque represente solo una pequeña parte de todo el tumor. De la misma manera, para la correcta interpretación de los estudios de perfusión en estos tumores tan heterogéneos, se debe buscar la zona de mayor valor rCBV (pero tratando de evitar zonas adyacentes a la corteza o ganglios basales donde puedan existir dudas de si el aumento de vascularización corresponde al tumor o la sustancia gris adyacente), no la media o similar, y comparar siempre con la sustancia blanca aparentemente sana. En la misma línea, se deben dirigir las biopsias hacia las zonas de realce patológico y/o aumento de la vascularización rCBV, dado que habitualmente representan las zonas de mayor grado, que son las que interesa biopsiar.

Respecto al diagnóstico diferencial, la presencia de realce patológico con necrosis central puede plantear diagnósticos alternativos muy diferentes a los de sus homólogos de menor grado, en especial, si el componente no captante de contraste es reducido. Estos diagnósticos diferenciales irán dirigidos hacia otras lesiones captantes en anillo. Los altos valores de perfusión rCBV permitirán excluir patología inflamatoria e infecciosa, pero, si el componente no captante es escaso o ausente, puede

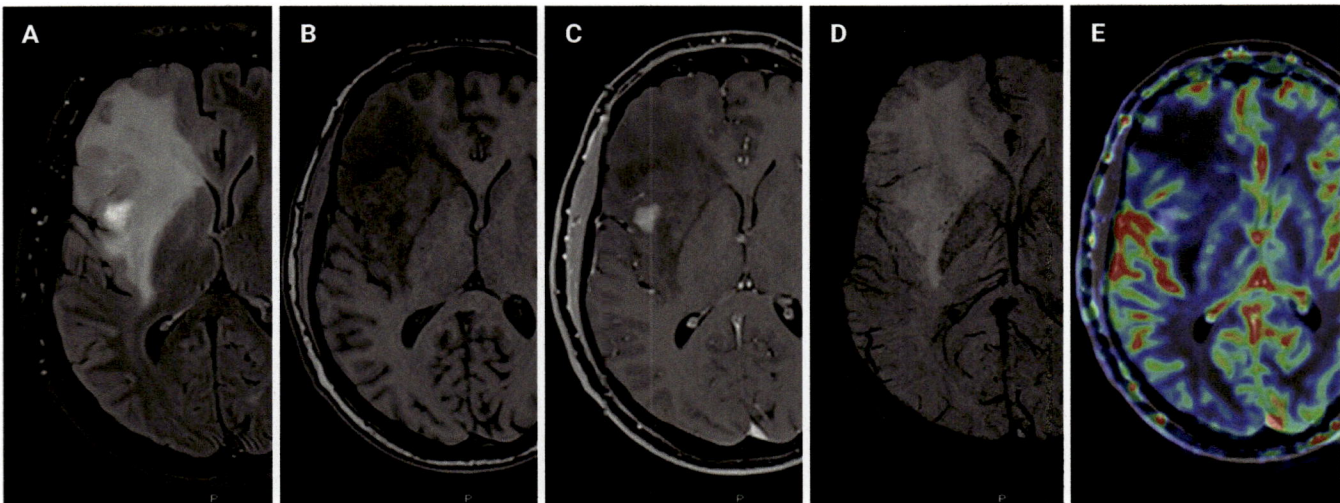

Figura 10-4. Astrocitoma IDH mutado de grado 3 de la Organización Mundial de la Salud. Lesión expansiva frontal derecha corticosubcortical relativamente heterogénea, con moderados efectos de masa, hiperintensa en T2 FLAIR (*fluid attenuated inversion recovery*) **(A)**, hipointensa en T1 **(B)**, con un foco de realce parcheado sin necrosis en T1 tras la administración de contraste **(C)**, con algún pequeño foco de hipointensidad patológica en SWI (*susceptibility-weighted imaging*) **(D)** y valores normales de perfusión en el mapa de volumen de sangre cerebral relativo (rCBV, *relative cerebral blood volume*), con alguna zona de dudoso aumento por coincidir con la corteza **(E**; fusionado sobre el T1 con contraste), aspecto característico de un astrocitoma IDH mutado de grado 3, como se confirmó en la histopatología. También podría haber correspondido a un oligodendroglioma.

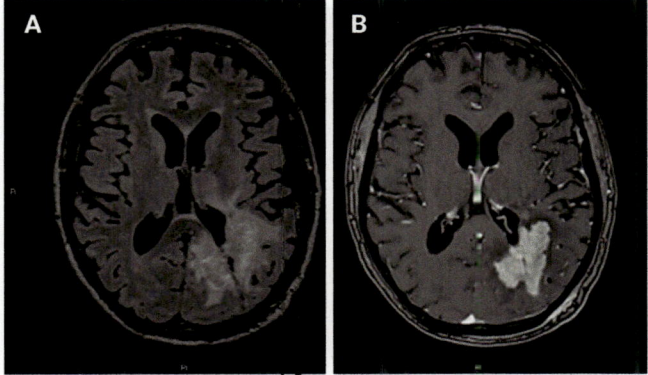

Figura 10-5. Paciente de 72 años con lesión expansiva parietal izquierda hiperintensa en T2 FLAIR (*fluid attenuated inversion recovery*) **(A)** y con realce difuso y homogéneo en T1 tras la administración de contraste **(B)**, con escaso edema y efectos de masa para su tamaño. Plantea el diagnóstico diferencial entre astrocitoma IDH mutado de grado 3 y linfoma. La histopatología fue de astrocitoma IDH mutado de grado 3.

ser similar a una metástasis, aunque algunos hallazgos pueden ayudar en la diferenciación. Estas pautas son de aplicación también para el glioblastoma, IDH nativo, en casos sin componente no captante de contraste (que, en general, se puede diferenciar del edema y facilita excluir metástasis).

En general, el componente captante de estos tumores es más heterogéneo que el de las metástasis, con zonas internas de realce. Para el mismo tamaño, suelen tener menos edema y efectos de masa que las metástasis y pueden alterar menos la arquitectura normal por su carácter más infiltrante frente

a la expansividad de las metástasis. Por el mismo motivo, si en el estudio de perfusión los valores aumentados de rCBV se extienden más allá de la zona de realce, se podrá excluir metástasis, ya que son expansivas, pero no infiltrantes. Si se observan múltiples lesiones relativamente agrupadas en una zona del cerebro, es probable que se trate de un tumor multifocal (v. el caso de glioblastoma multifocal más adelante), mientras, si se distribuyen por múltiples regiones, será más probable metástasis, sin poder excluir tumor multicéntrico. La afectación infratentorial en adultos es mucho más sugestiva de metástasis. Por otro lado, múltiples focos de hipointensidad en la imagen de susceptibilidad son sugestivos de astrocitoma frente a metástasis. En ocasiones, serán indistinguibles y puede ser necesario un estudio de búsqueda de tumor primario y, solo si no se encuentra otro tumor, se biopsia la lesión cerebral.

Respecto a la diferenciación con un glioblastoma (IDH nativo), el aspecto es indistinguible y será importante conocer los antecedentes del paciente. Por frecuencia y en ausencia de antecedentes de tumor cerebral, lo más probable será, sin duda, que corresponda a un glioblastoma (en torno al 95 %), con independencia de la cantidad de tumor no captante de contraste. Solo en casos de tumor previo de menor grado (o clínica neurológica compatible de larga evolución), se debería sugerir astrocitoma IDH mutado de grado 4 en vez de glioblastoma.

Si el grado 4 viene determinado por la mutación de *CDKN2*, en ausencia de proliferación microvascular y necrosis, el aspecto radiológico será el de un astrocitoma de grados 2 o 3.

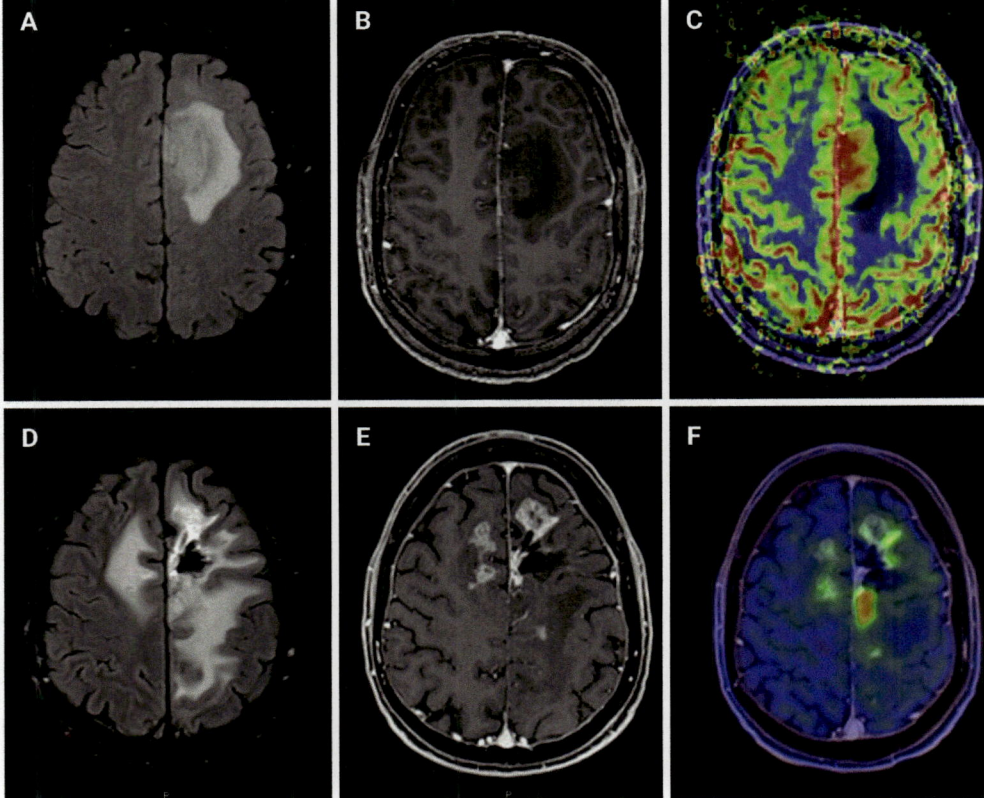

Figura 10-6. Estudio de diagnóstico inicial **(A-C)** y a los 11 años de seguimiento **(D-F)** de un astrocitoma IDH mutado grado 2 al diagnóstico y grado 4 en la evolución. Al diagnóstico inicial se observa un tumor hiperintenso en T2 FLAIR (*fluid attenuated inversion recovery*)**(A)**(con anulación parcial central respecto al T2, no mostrado), sin realce tras contraste intravenoso **(B)** y, de manera atípica, con aumento de los valores de vascularización rCBV (*relative cerebral blood volume*) en su parte medial cortical con valores bajos en la zona más lateral hacia sustancia blanca **(C)**, con resultado histopatológico de astrocitoma grado II según la clasificación de la OMS de ese momento. En el seguimiento, pasados 11 años, aparecen múltiples focos de realce patológico con necrosis central en torno a la cavidad quirúrgica **(E)**. Dado que podrían corresponder a radionecrosis y la perfusión no era concluyente (no mostrada) se realiza estudio PET con metionina marcada **(D)** que apoya tumor y se confirma astrocitoma IDH mutado grado 4 en la biopsia. El paciente falleció un año después.

Oligodendroglioma, IDH mutado 1p19q codelecionado de grados 2 o 3

Este tumor frecuentemente se localiza en lóbulos frontales y es habitualmente muy difícil o imposible discriminar radiológicamente si es de grado 2 o 3, por lo que se tratan juntos. La ubicación es característicamente más cortical y es frecuente la presencia de calcificaciones. Tiende a ser más heterogéneo y puede presentar realce patológico y valores aumentados de vascularización rCBV en el estudio de perfusión incluso siendo un grado 2 (**Fig. 10-7**). No obstante, un mayor componente captante de contraste y un mayor aumento de rCBV sugieren un grado 3. Dentro de los gliomas difusos de tipo adulto, el oligodendroglioma de grado 2 es el que tiene un mejor pronóstico.

Glioblastoma, IDH nativo, de grado 4

Es el tumor primario cerebral maligno más frecuente del adulto, y supone más del 60 % de todos los astrocitomas. Puede aparecer a cualquier edad, incluyendo niños, pero su pico de incidencia se sitúa entre los 60 y los 80 años (frente a los astrocitomas difusos IDH mutados de grado 4, que son más frecuentes entre los 40 y los 50 años de edad). El pronóstico es muy malo, con medianas de supervivencia en el intervalo de los 12 a 16 meses y tasas de supervivencia a los cinco años por debajo del 5 %.

En la histopatología, la presencia de proliferación vascular y necrosis es la norma.

En su presentación más habitual (**Fig. 10-8**), aparece como una tumoración muy heterogénea e irregular en las distintas secuencias, con realce periférico y necrosis central, con focos parcheados de hipointensidad de señal en SWI y valores aumentados de vascularización rCBV. Puede asociar un componente no captante de contraste y resultar indistinguible por imagen de un astrocitoma IDH mutado de grado 4. En ausencia de un diagnóstico previo de tumor cerebral, se debe favorecer la sospecha de glioblastoma frente a astrocitoma IDH mutado de grado 4, aunque se observe un extenso componente tumoral no captante. Puede mostrar leve restricción a la difusión por hipercelularidad, elevación de colina con marcada disminución de NAA y mioinositol y, característicamente, picos de lípidos y lactato por la necrosis.

A diferencia de los astrocitomas IDH mutados, no tiene preferencia por lóbulos frontales o temporales, pudiendo aparecer en cualquier localización y, en ocasiones, con una localización más profunda. Una forma de presentación poco frecuente, pero característica, es periventricular y en el cuerpo calloso, con una distribución denominada «en alas de mariposa» hacia ambos hemisferios (**Fig. 10-9**). La presentación multifocal es mucho más frecuente que en el resto de los astrocitomas (alcanzando el 20 % de los casos en algunas series) (**Fig. 10-10**). Y es característica la diseminación por haces de sustancia blanca (con frecuencia no captante) y la aparición de focos captantes «metastásicos» en otras áreas del cerebro.

El diagnóstico diferencial es similar al del astrocitoma IDH mutado de grado 4.

Otros tumores: linfoma cerebral primario en pacientes inmunocompetentes

Si bien describir los otros tipos de tumores cerebrales primarios excede los objetivos de este tema, siempre es recomendable revisar el linfoma cerebral primario. Esto se debe a dos razones fundamentales: por un lado, el linfoma cerebral primario en su presentación radiológica habitual en personas inmunocompetentes (y sin tratamiento corticoideo previo) permite un alto grado de sospecha; y, por otro lado, el abordaje inicial, como se ha mencionado, es diferente del resto de tumores cerebrales primarios. Mientras que, en la mayoría de los otros tumores, el abordaje inicial será la cirugía de máxima resección segura, en el caso de sospecha de linfoma, se opta por la biopsia, generalmente, «cerrada» (a través de un trépano) y con análisis histopatológico intraoperatorio. Si se confirma el diagnóstico, se finaliza la intervención, dado que su tratamiento no es quirúrgico.

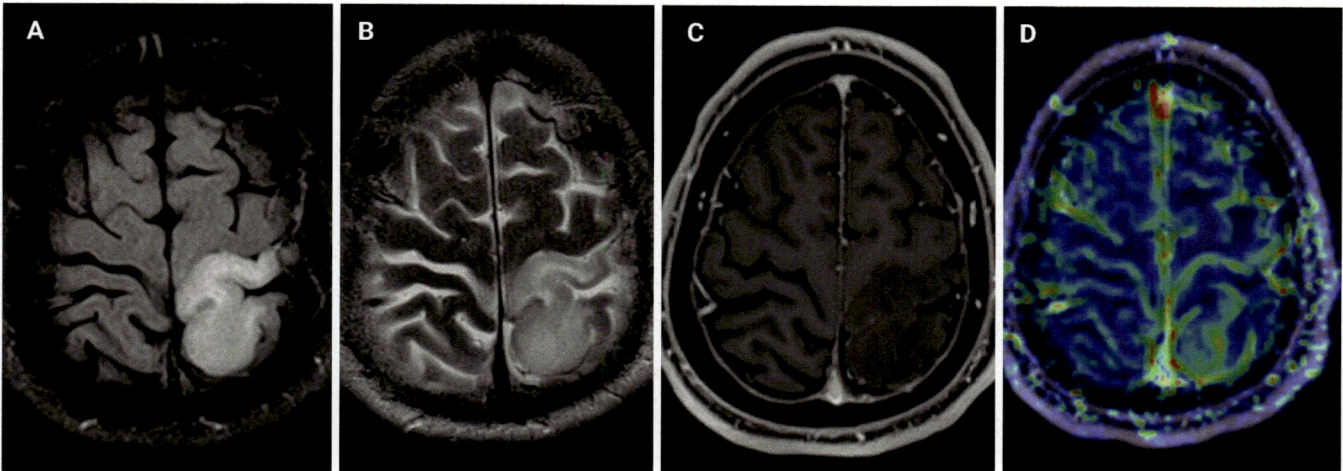

Figura 10-7. Oligodendroglioma, IDH mutado 1p19q codelecionado de grado 2 de la Organización Mundial de la Salud. Lesión expansiva intraaxial frontoparietal izquierda cortical y subcortical, hiperintensa en T2 FLAIR (*fluid attenuated inversion recovery*) **(A)**, y T2 **(B)**, sin realce patológico en T1 tras la administración de contraste **(C)** y con valores de perfusión en el mapa de volumen de sangre cerebral relativo (rCBV, *relative cerebral blood volume*) aumentados en alguna zona **(D)**.

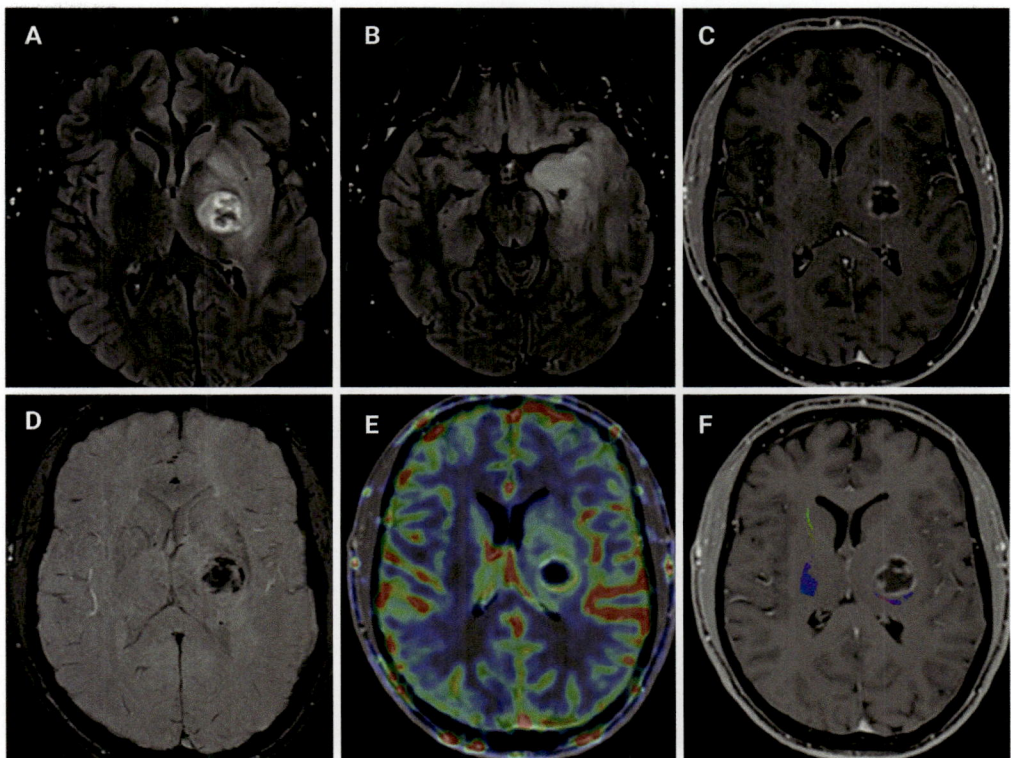

Figura 10-8. Glioblastoma, IDH nativo de grado 4 de la Organización Mundial de la Salud (OMS). Hombre de 41 años con disartria y paresia fácil derecha. En el estudio de resonancia magnética, se observa una lesión expansiva con hiperintensidad de señal en T2 FLAIR (*fluid attenuated inversion recovery*) **(A** y **B)** afectando al tálamo, los ganglios basales, la ínsula y el lóbulo temporal del lado izquierdo, sin claro edema y con escasos efectos de masa para su tamaño. En T1 tras la administración de contraste intravenoso (C), muestra zonas no captantes y una zona captante con realce en anillo y necrosis central. En SWI (*susceptibility-weighted imaging*) muestra focos de hipointensidad de señal **(D)** y, en perfusión en el mapa de volumen de sangre cerebral relativo (rCBV, *relative cerebral blood volume*) fusionado sobre el T1 **(E)**, muestra valores aumentados de vascularización que se extienden más allá de la zona de realce. En la tractografía de haces corticoespinales para planificación quirúrgica **(F)**, el haz izquierdo está desplazado hacia posterior, en contacto con el borde posterior del componente captante. La histopatología confirmó glioblastoma, IDH nativo, de grado 4 de la OMS.

Es por ello fundamental conocer su presentación típica en pacientes inmunocompetentes.

El linfoma cerebral primario corresponde habitualmente a un linfoma no hodgkiniano de células B grandes y se presenta, generalmente, en la sexta y séptima décadas de la vida. Tiene una localización preferentemente central, especialmente, en cuerpo calloso o periventricular, y puede presentarse como una lesión única o múltiple, relativamente bien definida o marcadamente infiltrante. Puede, por tanto, presentarse de maneras muy diversas, pero este apartado se centrará en la que es más habitual y característica.

Debido a su carácter muy celular, tiene unas características peculiares y diferentes a otros tumores. Típicamente, serán más hipointensos en T2 y mostrarán cierta restricción al movi-

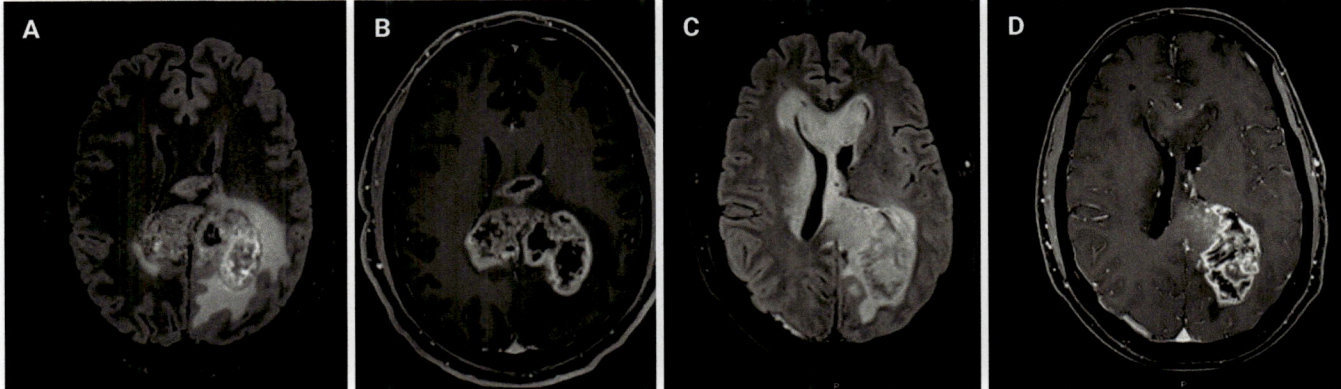

Figura 10-9. Glioblastoma en alas de mariposa en dos pacientes diferentes, en secuencias T2 FLAIR (*fluid attenuated inversion recovery*) **(A** y **C)** y T1 tras la administración de contraste intravenoso **(B** y **D)**.

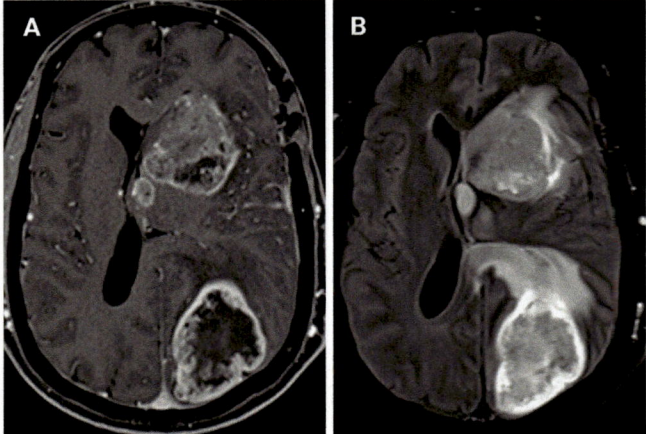

Figura 10-10. Glioblastoma multifocal, con múltiples focos nodulares con realce y necrosis en la imagen en T1 tras la administración de contraste **(A)** entre los que existe cierta continuidad por el componente no captante en T2 FLAIR (*fluid attenuated inversion recovery*) **(B)**. Si no existiera ninguna continuidad visible, en vez de multifocal, se denomina multicéntrico.

miento del agua libre. Tal es su hipercelularidad que también puede ser hiperdenso en tomografía computarizada (TC). Tras la administración de contraste intravenoso, es característico el realce relativamente intenso y homogéneo, sin necrosis (**Fig. 10-11**). Este aspecto debe hacer siempre sospechar la posibilidad de linfoma. Los valores de perfusión rCBV pueden ser normales o estar discretamente aumentados, pero menos que en el glioblastoma o las metástasis.

En pacientes tratados o inmunodeprimidos, presentará un aspecto con realce periférico y necrosis central mucho menos específico, planteando diagnóstico diferencial con muchas otras patologías. Por los valores con frecuencia escasamente aumentados de vascularización rCBV, puede ser incluso difícil diferenciarlos de patología inflamatoria-infecciosa no piógena.

CAMBIOS RADIOLÓGICOS TRAS LOS TRATAMIENTOS DE LOS TUMORES CEREBRALES

La segunda parte de este tema se centra en otra gran cuestión de permanente actualidad en los tumores cerebrales y, en

especial, el glioblastoma, por su gran importancia clínica y por no estar completamente resuelto. Corresponde a la valoración radiológica de los cambios en los tumores cerebrales tratados.

El papel de la imagen en el seguimiento del glioblastoma (y otros tumores cerebrales) tras el tratamiento es fundamental, pero, al mismo tiempo, complejo. Esto se debe a que es muy frecuente que aparezcan alteraciones radiológicas no tumorales que simulan lo que podría ser una verdadera progresión tumoral.

El principal criterio de progresión es la aparición y/o crecimiento de focos de realce patológico (**Fig. 10-12**), que, sin embargo, serán también la forma de presentación de muchos de estos cambios por los tratamientos. Por tanto, diferenciar lo que corresponde a una verdadera progresión tumoral de lo que corresponde a cambios por los tratamientos recibidos resulta con frecuencia muy difícil. Es, no obstante, de radical importancia para el manejo del paciente. Si se observa una verdadera progresión tumoral, hay que asumir que el tratamiento ya no es eficaz y retirarlo en busca de otro tratamiento que sí pueda serlo. Si, por el contrario, las alteraciones corresponden a cambios por los tratamientos, habitualmente, dichos tratamientos se mantienen (y, en el caso de alteraciones inflamatorias precoces, incluso puede indicar una mayor respuesta al tratamiento).

Equivocarse en la interpretación puede tener, por tanto, graves consecuencias para el paciente, especialmente, si se interpretan erróneamente los cambios por los tratamientos como una verdadera progresión. En este caso, se retiraría al paciente un tratamiento que sí está siendo eficaz, con el agravante de que, en el caso de los tumores cerebrales de alto grado y en especial del glioblastoma, no existen terapias de segunda línea de demostrada eficacia. Por el contrario, si se etiqueta una verdadera progresión como cambios por los tratamientos, se mantendría un tratamiento que ya no está siendo efectivo. El impacto en el paciente en este caso suele ser menor, precisamente, por la escasez de alternativas terapéuticas eficaces.

En el extremo opuesto, con ciertos tratamientos antiangiogénicos, se puede tener justo el efecto contrario. En este caso, lo que simula la prueba de imagen, en vez de parecer progresión tumoral sin serlo, es una respuesta tumoral que no es real.

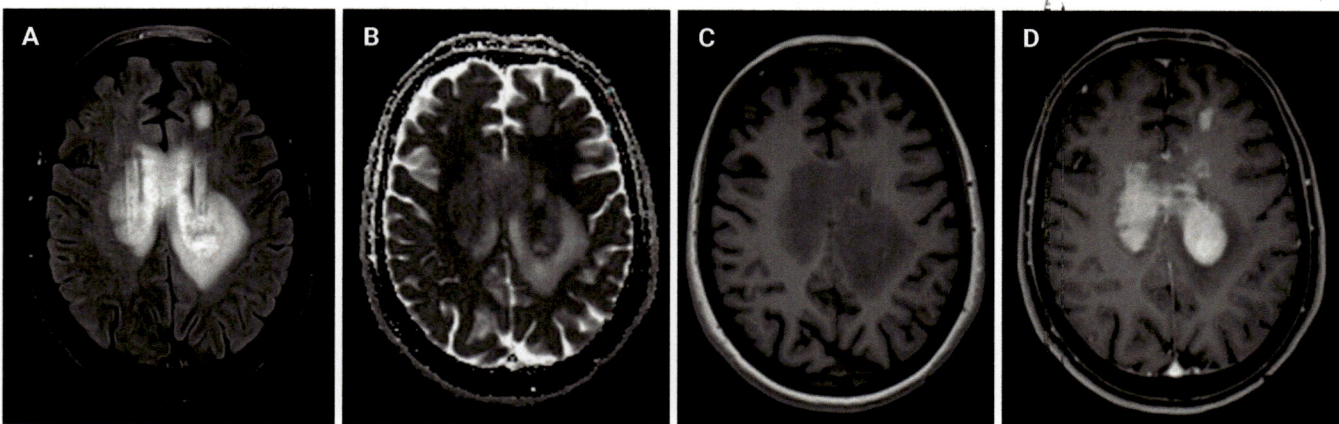

Figura 10-11. Linfoma cerebral de células B grandes confirmado por biopsia con distribución «en alas de mariposa», con hiperintensidad en T2 FLAIR (*fluid attenuated inversion recovery*) **(A)**, relativa restricción en ADC (coeficiente de difusión aparente) **(B)**, hipointensidad en T1 sin contraste **(C)** y realce intenso y homogéneo característico en T1 tras la administración de contraste **(D)**.

Figura 10-12. Verdadera progresión. Paciente con imagen típica de glioblastoma con un nódulo captante de contraste en anillo en la línea media, heterogéneo, con focos internos de realce **(A)** y valores muy aumentados de vascularización en el estudio de perfusión en el mapa de volumen de sangre cerebral relativo (rCBV, *relative cerebral blood volume*) **(B)**. Se somete a cirugía **(C)** y quimiorradioterapia y presenta precozmente áreas de realce patológico en T1 tras la administración de contraste **(D)** en torno a la cavidad, con aumento de los valores de vascularización rCBV **(E)**, muy sugestivo de progresión tumoral. Dado que aún estaba en tratamiento activo, se pidió adicionalmente estudio de tomografía por emisión de positrones (PET) con metionina marcada, que muestra hipermetabolismo, lo que apoya la sospecha de progresión, como se confirmó en el estudio de control.

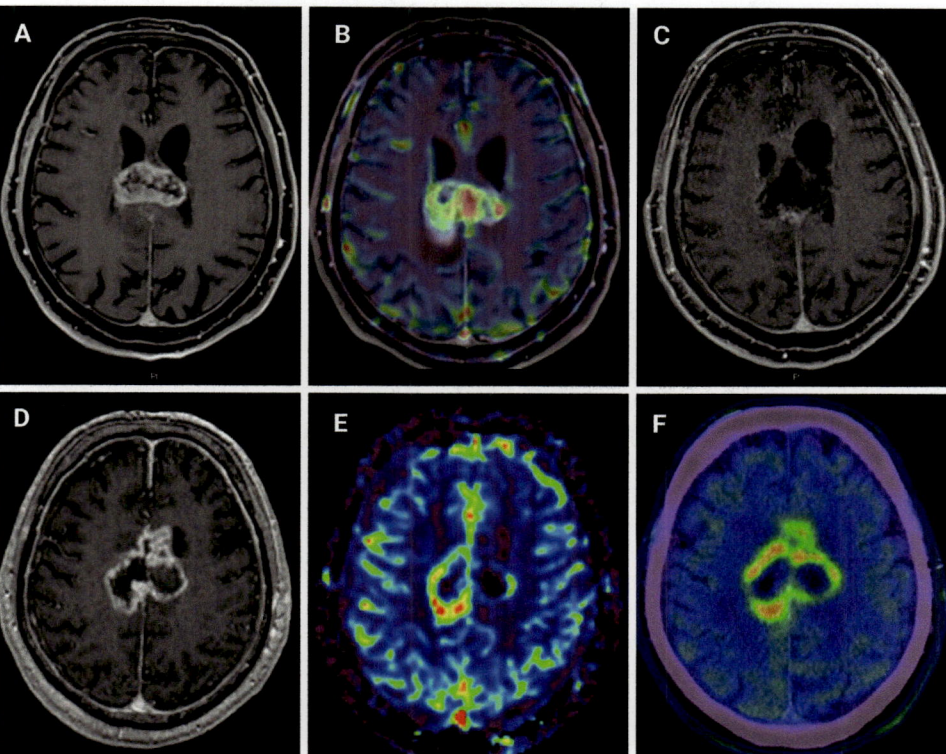

Estas distintas alteraciones tras el tratamiento de lesiones tumorales cerebrales hacen que la valoración de los estudios radiológicos pueda ser muy compleja (o, incluso, lleve a pensar que no se pueden aportar juicios diagnósticos más allá de la descripción de los hallazgos) y, sin embargo, es de gran importancia para el mejor manejo del paciente. Es, por ello, un tema de constante actualidad, también por no estar completamente resuelto.

El objetivo principal de este bloque es ayudar en la interpretación de estos estudios. Se centrará en los glioblastomas tratados, por ser la situación más frecuente, pero, con algunos matices, es extrapolable al resto de gliomas y metástasis tratadas. Dada la dificultad, lo recomendable es contar siempre con alguna técnica de imagen por RM avanzada. Por el carácter eminentemente práctico de este texto, lejos de revisar todas las posibles técnicas, se hará hincapié en la perfusión, que es la técnica considerada mejor y más utilizada.

Aunque no se van a desarrollar, para tratar de establecer unas pautas comunes de informes que solventarán o, al menos, paliarán el posible impacto de estos errores en la interpretación de los hallazgos, se desarrollaron los criterios del grupo de Response Assessment in Neuro-Oncology (RANO). Están en especial dirigidos a ensayos clínicos y no suelen utilizarse en la práctica clínica habitual, pero se hará referencia a ellos en la medida en que intentan dar solución a estos problemas.

Un concepto muy importante que tener en cuenta al evaluar estudios de RM de pacientes con glioblastomas tratados es que con mucha frecuencia existe una mezcla de diferentes procesos, y puede hallarse componente captante de contraste, que, en parte, corresponde a progresión y, en parte, a cambios por los tratamientos. Por ello, se debe evitar realizar evaluaciones globales, y tratar siempre de diferenciar si existen distintos procesos.

Se empezará describiendo los distintos tipos de alteraciones que pueden ocurrir para, una vez entendidos los términos, poder desarrollar su aspecto esperable y comportamiento en imagen. Se revisará brevemente la utilidad de las distintas técnicas avanzadas por RM, centrándose en la perfusión, con recomendaciones generales para la adquisición e interpretación de estos estudios.

Definición de los términos

Clásicamente, cuando el tratamiento de los glioblastomas se limitaba en general a la radioterapia, existía una única alteración derivada del tratamiento que pudiera simular progresión sin serlo, correspondiente en la histopatología a una necrosis del tejido cerebral en la zona radiada por daño y trombosis vascular. Corresponde, por tanto, a necrosis por radioterapia, denominada **radionecrosis**. Requiere un tiempo mínimo para producirse tras el tratamiento en torno a unos seis meses, y puede aparecer años después del tratamiento.

Más recientemente, el tratamiento se modificó, al demostrarse eficaz añadir a la radioterapia tratamiento quimioterápico con temozolomida durante el tratamiento de radioterapia y en los cinco meses posteriores, lo que se ha convertido en el estándar actual de tratamiento (habitualmente, denominado «protocolo Stupp» por ser el primer firmante de la publicación inicial). Esta modificación del tratamiento supuso la aparición de cambios inflamatorios en los estudios de RM en los primeros meses de tratamiento quimioterápico y durante la administración de este, que también pueden simular progresión tumoral por imagen e, incluso, por clínica. No obstante, no están relacionados con daño vascular y necrosis, sino con un componente inflamatorio por la respuesta al tratamiento, y ocurren en esos primeros meses en los cuales la radionecrosis no ha podido aún desarrollarse. Para diferenciarlo de la radionecrosis clásica, y dado que simula progresión radiológica sin serlo, se le denomina seudoprogresión. Posteriormente, se ha observado la posibilidad de seudoprogresión en los primeros meses de la administración de otros tratamientos, como inmunoterapia o virus oncolíticos, y no solo con temozolomida.

Lamentablemente, en muchas publicaciones actuales, se utiliza el término seudoprogresión de manera indistinta para ambos procesos, pero corresponden a fenómenos diferentes y, por tanto, deberían denominarse correctamente y diferenciarse.

Por último, hay una tercera alteración que puede simular una falsa progresión, que son los **infartos** en los bordes de la cavidad quirúrgica en la fase subaguda (uno o dos meses). Si se desarrolla un área de infarto en los bordes de la cavidad quirúrgica, estas zonas de infarto característicamente captarán contraste en la fase subaguda, entre dos o tres semanas y hasta dos o tres meses tras la cirugía. Si se ha realizado un estudio de RM posquirúrgica precoz, las áreas de infarto son muy fáciles de identificar, pero, si no se dispone del estudio posquirúrgico precoz, pueden llevar a confusión y sugerir progresión en el estudio de planificación de la radioterapia (en torno a un mes tras la cirugía) o en el primer estudio de control tras finalizar la radioterapia (en torno a dos meses tras la cirugía).

Por si esto no fuera suficiente, apareció como posible tratamiento alternativo el uso de antiangiogénicos, fármacos específicamente dirigidos a eliminar los vasos patológicos neoformados característicos de los gliomas de alto grado y, en especial, del glioblastoma. El más utilizado es el bevacizumab. El efecto en la imagen (especialmente, en las primeras semanas de tratamiento y apreciable incluso pocas horas tras iniciarlo) es muy marcado. Se observa gran disminución o desaparición completa del componente captante de contraste y del edema vasogénico asociado al tumor y, con él, de los efectos de masa. Esto llevó a una aprobación «exprés» por las agencias de control de medicamentos para su uso en el glioblastoma. Sin embargo, los distintos ensayos no demostraron posteriormente una mejoría en la supervivencia de estos pacientes. Como se descubrió más tarde, esto se debe a que la marcada mejoría en imagen no se corresponde en muchos casos con una respuesta real del tumor o, si existe respuesta, es muy inferior a lo que aparenta. Cabe recordar que la presencia de realce patológico en el caso del parénquima cerebral se debe a alteración/disrupción de la barrera hematoencefálica (BHE), que, en condiciones normales, impide que macromoléculas como el contraste yodado o de gadolinio puedan extravasarse. Existen distintas formas de alterar la permeabilidad de la BHE, pero, en el caso de los glioblastomas, se debe principalmente a la generación de vasos nuevos (neoangiogénesis) que no disponen de una BHE eficaz. No es de extrañar, por tanto, que la administración de un fármaco que elimina específicamente esos neovasos produzca una marcada «respuesta» radiológica, al desaparecer el realce patológico tras la administración de contraste (el criterio principal de valoración de respuesta en el glioblastoma y otros tumores). Además, gran parte del edema vasogénico asociado a estos tumores está también relacionado con esos vasos patológicos, por lo que también se normaliza

el aspecto en secuencias potenciadas en T2 y T2 FLAIR y disminuyen los efectos de masa. Sin embargo, el efecto real sobre el tumor es, en general, muy inferior o ausente (con excepciones), dado que no ataca propiamente al tumor, sino a su vascularización. El tumor es, por desgracia, capaz de continuar su crecimiento incluso en ese ambiente de falta de nutrientes por el escaso componente vascular. Esto lleva a un progresivo crecimiento, pero que muchas veces solo es visible como una ligera hiperintensidad en secuencias T2/T2 FLAIR. Esta falsa respuesta, por analogía con el término anterior de seudoprogresión, se denomina seudorrespuesta.

En resumen, las alteraciones que pueden simular progresión tumoral son:

- **Infarto posquirúrgico subagudo:** corresponde a un infarto en el borde la cavidad quirúrgica. Como es habitual, en la evolución de los infartos, captará contraste en la fase subaguda, entre dos o tres semanas y dos o tres meses, con edema vasogénico asociado, y puede ser confundido con progresión tumoral captante. No debería asociar deterioro clínico respecto al estado posquirúrgico precoz. En el seguimiento, mostrará resolución del realce patológico y evolución hacia la cavitación y dilatación *ex vacuo* de la cavidad quirúrgica, por lo que solo puede plantear dudas en los primeros tres meses tras la cirugía (**Fig. 10-13**).
- **Seudoprogresión:** corresponde a cambios inflamatorios provocados por la respuesta tumoral al tratamiento y, además de realce patológico, puede asociar edema, efectos de masa y deterioro clínico. En el contexto habitual de tratamiento, se vincula al efecto de la temozolomida (combinada con la radioterapia) y ocurre, por tanto, durante el tratamiento, en los primeros seis meses (**Fig. 10-14**). Su incidencia es máxima en torno a los 2-3 meses desde el inicio del tratamiento y, con este fármaco en concreto, es más frecuente su aparición en caso de glioblastomas con metilación del promotor de la metilguanina-metiltransferasa (MGMT), lo que tiene todo el sentido, dado que este es también un marcador de mejor/mayor respuesta a la temozolomida.
  Su frecuencia es mayor cuanto mayor componente tumoral residual quede tras la cirugía. Por esta razón, su incidencia actual es menor en centros con mejor técnica quirúrgica, habiendo mejorado mucho el porcentaje de resección radiológicamente completa con la aparición de la cirugía guiada por fluorescencia. Si no se dispone de estudio posquirúrgico precoz con secuencias de difusión, también puede etiquetarse erróneamente un infarto posquirúrgico como seudoprogresión (dado que, al igual que la seudoprogresión, evolucionará hacia la resolución en ausencia de cambios en el tratamiento y coincide con los primeros meses de tratamiento), lo que posiblemente sea la causa de una (falsa) mayor incidencia de seudoprogresión en algunas series.
  Es un fenómeno que puede ser más frecuente con nuevas líneas de tratamiento en el contexto de recidiva tumoral, siempre durante la fase activa del tratamiento y, en especial, en los primeros tres meses.
- **Radionecrosis:** corresponde a necrosis parenquimatosa por daño y trombosis vascular secundaria a un antece-

Figura 10-13. Infarto posquirúrgico. Paciente con glioblastoma «quístico», que puede resultar especialmente difícil de diferenciar de metástasis y otras entidades **(A)**. Se somete a cirugía y se realiza resonancia magnética posquirúrgica precoz, donde se observa la cavidad quirúrgica **(B)** y un foco medial de marcada restricción a la difusión del agua libre en el mapa ADC (coeficiente de difusión aparente) (área hipointensa en C), en relación con infarto agudo. En el estudio de control a los dos meses **(D-G)**, se observa un foco nodular de realce en la pared medial en la secuencia potenciada en T1 tras la administración de contraste **(D)**, con difusión facilitada en el mapa ADC **(E)**, marcadamente hiperintensa en T2 FLAIR (*fluid attenuated inversion recovery*) **(F)** y con perfusión en el mapa de volumen de sangre cerebral relativo (rCVB, *relative cerebral blood volume*) aumentada **(G)**, coincidiendo con la zona de infarto. Si no se dispusiera del estudio posquirúrgico precoz, se sospecharía progresión, en especial, por los valores aumentados de rCBV, quizás por un fenómeno de «perfusión de lujo» o por desacoplamiento neurovascular. En el siguiente estudio de control, se había resuelto el realce sin cambios en el tratamiento (no mostrado).

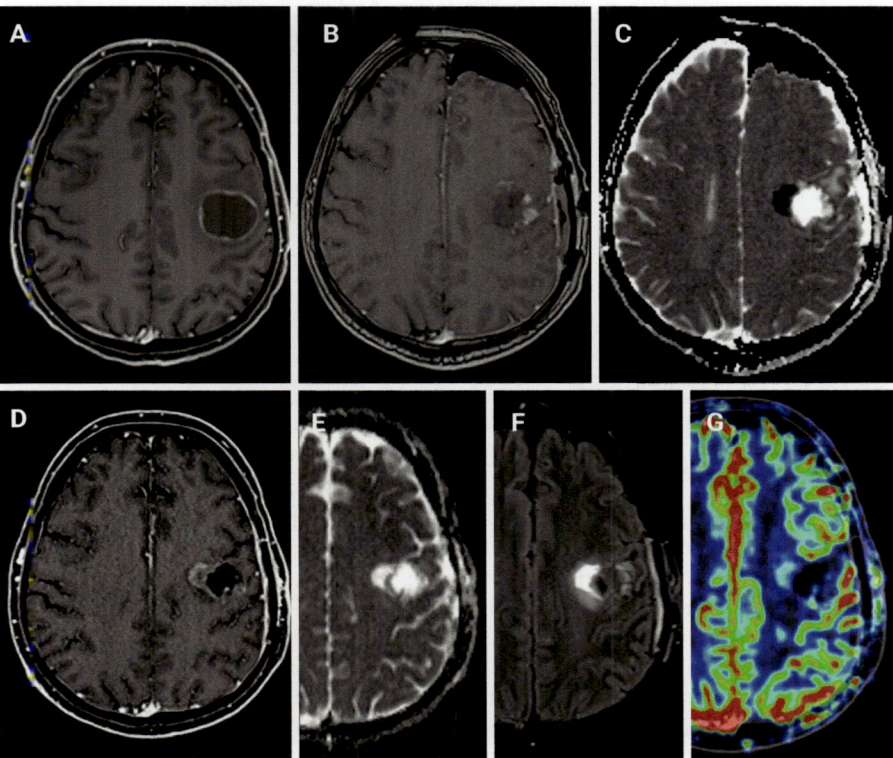

dente de radioterapia. No puede producirse antes de los 5-6 meses tras el tratamiento de radioterapia, pero puede aparecer muchos meses o años después de este (**Fig. 10-15**). Por definición, solo puede aparecer en el territorio radiado, por lo que un foco de realce patológico fuera del campo de radioterapia debe considerarse progresión.

Como cambio que puede simular respuesta, se encuentra la seudorrespuesta, en el contexto exclusivo de tratamiento activo con antiangiogénicos (**Fig. 10-16**). Es un problema menor, porque se trata de un contexto menos frecuente, en general, sin otras alternativas de tratamiento.

¿Y cómo han intentado solventar los criterios RANO estos problemas?

En lo referente a la seudoprogresión (y el infarto posquirúrgico precoz), recomiendan no etiquetar los hallazgos de progresión en los primeros tres meses, a menos que sea progresión a distancia o se tenga confirmación histopatológica. Se basa en la alta frecuencia de seudoprogresión en algunos estudios frente a la baja probabilidad de progresión real durante los primeros meses de tratamiento. Además, la existencia de progresión real en esos primeros meses a pesar del tratamiento asocia un muy mal pronóstico con independencia del manejo posterior del paciente (por lo que

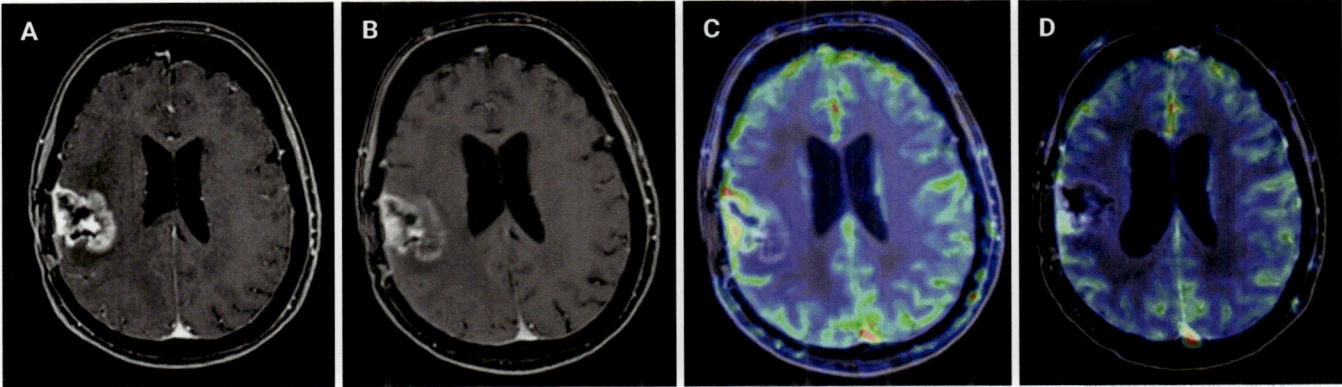

Figura 10-14. Seudoprogresión. En el seguimiento a los tres meses de un glioblastoma tratado, aparecen zonas de realce patológico en el borde medial de la cavidad **(A)**. Ante la duda de progresión o seudoprogresión, se realiza estudio de control en un mes incluyendo perfusión DSC (*dynamic susceptibility contrast*), manteniendo sin cambios los tratamientos. Se observa disminución espontánea de los focos de realce **(B)**, con valores disminuidos de vascularización en el estudio de perfusión en el mapa de volumen de sangre cerebral relativo (rCBV, *relative cerebral blood volume*) **(C)**, compatibles con seudoprogresión. En el siguiente control **(D)**, se observa desaparición de los focos nodulares de realce con perfusión baja y dilatación *ex vacuo* del ventrículo lateral derecho.

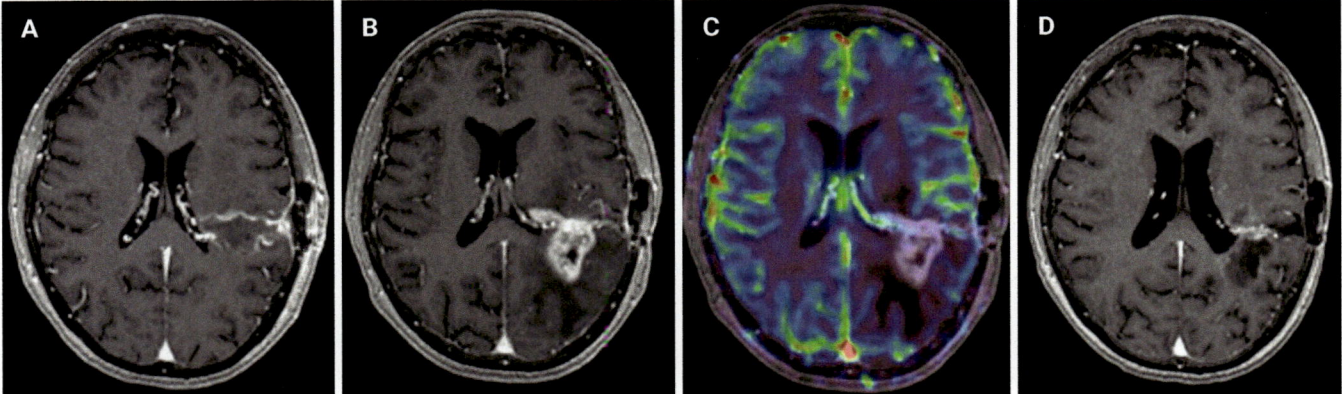

Figura 10-15. Radionecrosis. Paciente tratado de glioblastoma con buena respuesta inicial. En la imagen posquirúrgica, se observa realce lineal en las paredes de la cavidad **(A)**. Tras una buena respuesta inicial en el estudio de control a los 11 meses, aparece un área de realce posterior a la cavidad quirúrgica **(B)**, pero con valores disminuidos de vascularización en el estudio de perfusión en el mapa de volumen de sangre cerebral relativo (rCBV, *relative cerebral blood volume*) **(C**, fusionado sobre el T1). Ante la sospecha de radionecrosis, se administra tratamiento corticoideo y se realiza un estudio de control al mes **(D)**, donde se observa práctica resolución del componente captante de contraste.

etiquetar erróneamente una progresión real como seudoprogresión tendrá poco impacto en la evolución del paciente). Pasados esos tres meses, ante la duda, se recomienda control evolutivo en un mes para tratar de confirmar progresión real o seudoprogresión/radionecrosis.

Respecto a la **seudorrespuesta**, añaden la posibilidad de determinar progresión no solo por los focos de realce pato-

lógico, sino también por crecimiento del componente en T2 **(Fig. 10-16)**.

Evaluación radiológica

Se ha observado que la sensibilidad y especificidad de las secuencias convencionales de RM en la diferenciación entre

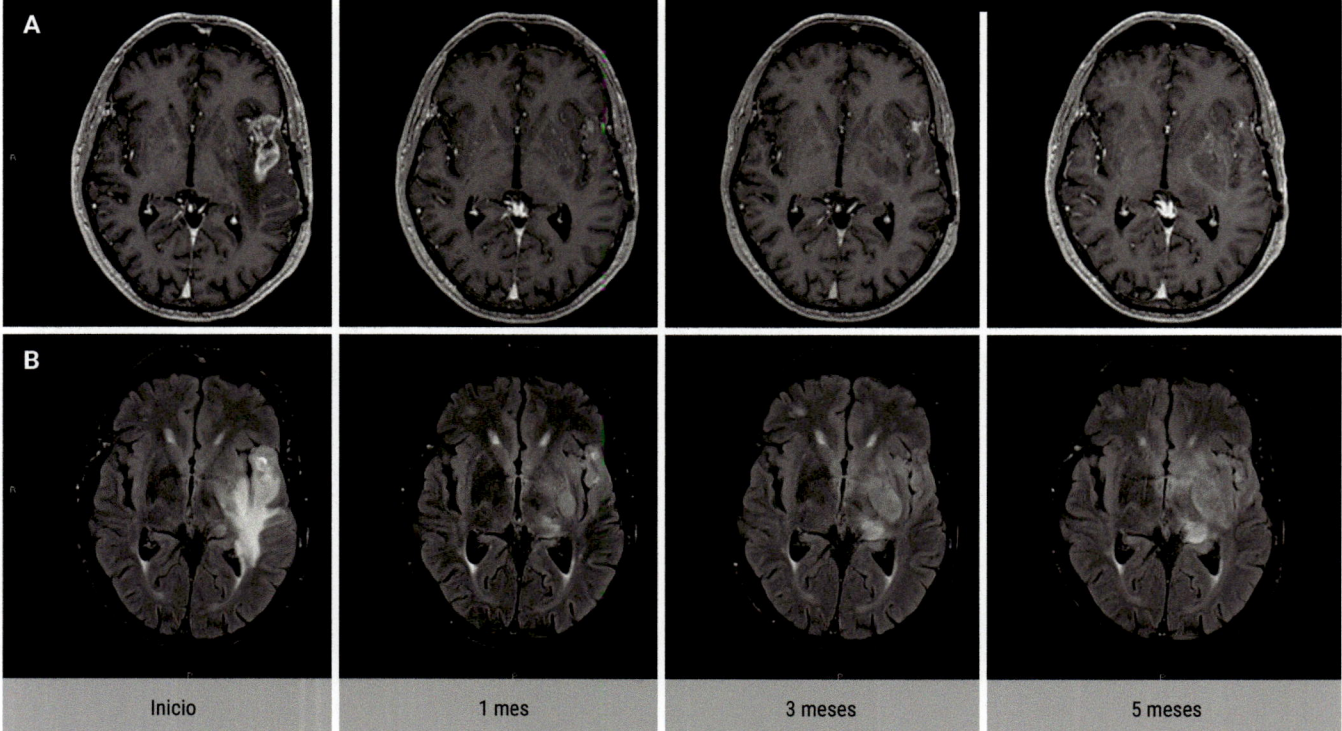

Figura 10-16. Seudorrespuesta. Paciente de 63 años con tumoración cerebral altamente sugestiva de glioblastoma, que inicia el tratamiento con el fármaco antiangiogénico bevacizumab. Imágenes potenciadas en T1 **(A)** y T2 FLAIR (*fluid attenuated inversion recovery*) **(B)**. De izquierda a derecha, estudio inicial, al mes de tratamiento, a los tres meses y a los cinco meses. Respecto al estudio inicial, se observa una práctica desaparición del componente captante de contraste, de la alteración de señal en T2 FLAIR y, en menor medida, de los efectos de masa locales. Sin embargo, se observa un crecimiento progresivo de zonas de tenue hiperintensidad de señal en T2 FLAIR, compatibles con progresión tumoral no captante en el contexto de una seudorrespuesta. El paciente falleció poco tiempo después.

progresión real y cambios por los tratamientos (en especial, la secuencia potenciada en T1 tras contraste paramagnético intravenoso) son limitadas y, en general, no superan el 70 %. Son, sin embargo, las principales (o únicas) tenidas en consideración en los criterios RANO y otros criterios previos, por estar ampliamente validadas y disponibles para todo el mundo.

Distintos estudios han ido demostrando la superior sensibilidad y especificidad de las técnicas avanzadas de imagen por RM. Se revisará brevemente la aportación de cada una de ellas para centrarse en la perfusión, que es la más estudiada y recomendada. Los datos presentados a continuación están extraídos en su mayoría de recientes artículos de revisión y metanálisis, disponibles en la bibliografía recomendada.

Secuencias potenciadas en T1 tras la administración de contraste intravenoso

Son, sin duda, las más utilizadas en el control evolutivo de los glioblastomas y la primera secuencia a analizar en estos estudios.

El crecimiento del realce indicaría progresión y su disminución indicaría respuesta, pero, en la práctica, ante la aparición o crecimiento de focos de realce patológico, no permite diferenciar de manera fiable progresión de cambios por los tratamientos, excepto en el caso de progresión a distancia (un foco de realce patológico de nueva aparición lejos de la lesión tratada, fuera del campo de radioterapia). Una imagen de realce muy heterogénea en «pompas de jabón» o «queso suizo» o la afectación periventricular/subependimaria son más sugestivas de radionecrosis, pero con sensibilidad y especificidad en torno al 70 %.

Si no existe realce patológico (y en ausencia de tratamiento antiangiogénico), sí resultan fiables para descartar progresión de glioblastoma, apoyadas por secuencias T2 o T2 FLAIR para el componente no captante.

Difusión

La difusión, tan útil en otros ámbitos, no resulta especialmente informativa en el caso de los glioblastomas tratados. Menores valores de ADC son más sugestivos de recidiva (por mayor celularidad). El valor de ADC podría ser más útil con seudoprogresión que con radionecrosis (ya que la necrosis puede mostrar menor ADC), pero, en general, con peor sensibilidad y especificidad que otras técnicas avanzadas (sensibilidad del 71 % y especificidad del 87 %, aproximadamente). Otras técnicas/valores de difusión (IVIM [*intravoxel incoherent motion*], DKI [*diffusion kurtosis imaging*], DTI [*diffusion tensor imaging*], FA [*fractional anisotropy*], etc.) muestran una sensibilidad y especificidad algo superiores al ADC en algunos estudios, pero inferiores en general a la perfusión.

Resulta, sin embargo, muy útil para detectar infartos posquirúrgicos si se realiza RM posquirúrgica precoz.

Espectroscopia

La mejor en un metaanálisis (sensibilidad del 91 % y especificidad del 95 %), pero peor en otras revisiones. Un aumento de colina y del índice colina/creatina sugiere recidiva. En todo caso, la adquisición y análisis es mucho más costosa en tiempo que la perfusión, y su baja resolución espacial (con vóxeles normalmente de 1 cm³ en el mejor de los casos) complica el análisis de zonas pequeñas y mixtas. Además, dada la habitual heterogeneidad de los hallazgos, con posible mezcla de componente de progresión y de seudoprogresión/radionecrosis, es necesario cubrir todo lo patológico, lo que puede alargar mucho la adquisición y análisis.

Transferencia de protones de amidas

Dentro de las técnicas de transferencia de saturación por intercambio químico (CEST, *chemical exchange saturation transfer*), destaca el análisis de la transferencia de protones de amidas (APT, *amide proton transfer*), con resultados iniciales prometedores, pero similares o inferiores a la perfusión en un metanálisis reciente. Siendo una técnica no disponible en la mayoría de los centros, su uso actual es escaso.

Perfusión

La proliferación vascular patológica (neoangiogénesis) es un proceso íntimamente asociado al glioblastoma y que no ocurre en los cambios por los tratamientos, lo que hace del estudio de perfusión una gran herramienta en la valoración de los glioblastomas tratados. Es, sin duda, la técnica más estudiada y utilizada, en especial, la técnica de contraste de susceptibilidad dinámica T2* (DSC, *dynamic susceptibility contrast*). El mapa de rCBV es el más fiable en la mayoría de los estudios y el único que se utiliza en la práctica habitual en muchos casos. Una limitación de esta técnica es que asume que el contraste permanece intravascular y esto no ocurre en las zonas captantes, pudiendo alterar el resultado. Por ello, se suele recomendar administrar una dosis de contraste previa y es imprescindible la corrección de la extravasación por *software* (mapa rCBV corregido, en ocasiones, denominado rCCBV, pero se sobreentiende que todos los mapas rCBV están corregidos). Altos valores de perfusión rCBV se asociarán a recidiva frente a bajos valores en cambios por los tratamientos, por valoración visual o cuantificado (valor relativo, a comparar con el valor de la sustancia blanca sana).

La sensibilidad y especificidad se ubica en torno al 90 %, pero con alta variabilidad en diferentes estudios, siendo recomendable verificar los resultados propios. El mayor inconveniente es la heterogeneidad en la evaluación e interpretación del estudio, por lo que se incluyen unas pautas recomendadas de interpretación, que se deben adecuar a la experiencia de cada centro. Se ha revisado recientemente en un artículo incluido en las lecturas recomendadas.

En primer lugar, como se ha comentado, la técnica de DSC y el mapa de rCBV son los más utilizados y con mejor rendimiento en los distintos estudios. La técnica de perfusión sin contraste intravenoso por etiquetado de los espines de la sangre (ASL, *arterial spin labeling*) muestra por el momento peor sensibilidad y especificidad, pero puede ser de gran utilidad si no se va a administrar contraste intravenoso por alguna contraindicación o similar. La técnica de perfusión T1 es mucho menos utilizada en neurorradiología, pero con una sensibilidad y especificidad similares a la perfusión DSC en los estudios de metanálisis.

En segundo lugar, hay que recordar que pueden y suelen coincidir múltiples fenómenos en los glioblastomas tratados, siendo frecuente un componente mixto de progresión y cambios por los tratamientos (**Fig. 10-17**). Por eso, no se deben analizar medias del conjunto de la zona captante o análisis similares, sino enfocarse en buscar las zonas de perfusión elevada (aun cuando la mayoría de las áreas puedan tener perfusión baja). La presencia de perfusión alta en áreas corticales puede deberse a la propia corteza y no a tumor y, por tanto, debe interpretarse con precaución, mientras que las zonas de perfusión alta en la sustancia blanca resultarán mucho más concluyentes. De manera similar, si se quiere obtener valores cuantitativos relativos, no se debe comparar con la zona contralateral «en espejo», ya que, si coincide con un área de sustancia gris (muy vascularizada), puede dar valores relativos bajos a pesar de estar la vascularización aumentada. Se debe comparar siempre con un área de sustancia blanca aparentemente sana, preferentemente, contralateral. Ocasionalmente, se puede observar perfusión aumentada en ausencia de realce patológico, que también será sugestiva de progresión tumoral. Los cambios por los tratamientos tendrán valores de rCBV normales o bajos, siendo un valor comparativo respecto a la sustancia blanca aparentemente sana superior a 1,7 indicativo de progresión tumoral.

La sensibilidad de la perfusión será mucho menor en caso de tratamiento antiangiogénico, por lo que, en ese contexto, es recomendable realizar otras técnicas complementarias de RM o tomografía por emisión de positrones (PET, *positron emission tomography*), si se sospecha seudorrespuesta y la perfusión es baja.

Valoración multiparamétrica

En general, el análisis de múltiples técnicas avanzadas de manera conjunta aumenta ligeramente la sensibilidad y especificidad en los distintos estudios. No obstante, la mejoría es escasa para el aumento que supone en la duración de la prueba y la complejidad de la interpretación. Además, es dudosa la repercusión práctica en el manejo del paciente que tiene aumentar la sensibilidad y especificidad de, aproximadamente, el 90 al 95 %. Por ello, se suele recomendar limitarse a una técnica avanzada, la perfusión en la mayoría de los casos. Otra opción en casos dudosos es apoyarse en estudios de PET con aminoácidos si están disponibles. Los estudios de PET con glucosa marcada son de escasa utilidad, dado que el cerebro normal consume glucosa como nutriente principal. Sin embargo, si se usan aminoácidos marcados, serán captados fundamentalmente por las células en replicación activa, que, en el cerebro sano, son escasas, excepto en el tumor. No obstante, el componente inflamatorio de la seudoprogresión/ radionecrosis puede captar aminoácidos y provocar un falso positivo. Por ello, debe valorarse bien su indicación.

Una excepción, como se ha mencionado, sería la sospecha de seudorrespuesta en pacientes en tratamiento antiangiogénico activo, donde la perfusión perderá mucha sensibilidad y los estudios de PET con aminoácidos u otras técnicas pueden ser más útiles.

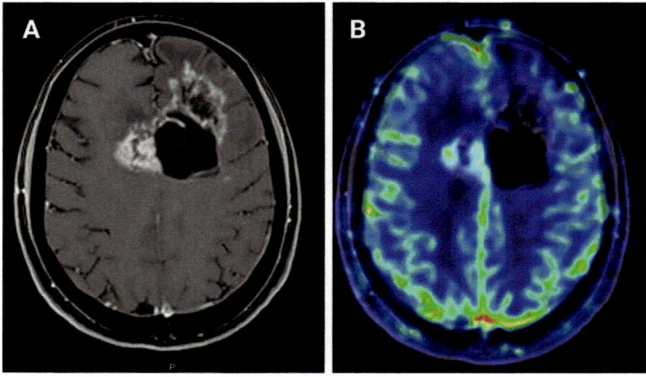

Figura 10-17. Foco de progresión y seudoprogresión en misma imagen. En el control de este paciente con glioblastoma tratado, se observan dos focos de realce patológico en la secuencia potenciada en T1 con administración de gadolinio **(A)**, uno medial más homogéneo y otro anterior más heterogéneo. El mapa de perfusión en el mapa de volumen de sangre cerebral relativo (rCBV, *relative cerebral blood volume*) fusionado sobre la T1 **(B)** muestra que el foco medial tiene valores aumentados de vascularización rCBV, muy sugestivos de recidiva/progresión, mientras que el foco anterior muestra valores bajos, muy sugestivos de cambios por los tratamientos (seudoprogresión en los primeros meses de tratamiento activo o radionecrosis a partir de los seis meses de la radioterapia).

Protocolo recomendado

El protocolo de RM recomendado es el mismo que el descrito en el apartado de «Aproximación radiológica» a los gliomas difusos de tipo adulto.

Recomendaciones generales para la interpretación

El primer concepto que cabe destacar en la evaluación radiológica de estos estudios es que, dada la escasez de tratamientos alternativos eficaces, el impacto de diagnosticar erróneamente progresión (y retirar un tratamiento eficaz) es habitualmente mucho mayor que el de diagnosticar erróneamente seudoprogresión/radionecrosis. Por ello, la recomendación general, incluyendo los criterios RANO, es diagnosticar progresión únicamente cuando el grado de seguridad sea muy alto y, en caso de duda, mantener el tratamiento y hacer un control evolutivo en el plazo de un mes. Es, por ello, importante incluir un grado de seguridad en el informe; habitualmente: «altamente sugestivo de…», «más sugestivo de…» o «no concluyente».

El segundo concepto clave es intentar incluir siempre de rutina, al menos, la perfusión DSC en los estudios de seguimiento de pacientes con gliomas difusos tratados, dado que puede mejorar notablemente la sensibilidad y especificidad, siempre con corrección por *software* para la extravasación de contraste.

Podrá tenerse «certeza» de progresión real cuando esta ocurra fuera del área de radioterapia, y una muy alta sospecha de progresión cuando se observe un foco nodular captante de contraste con altos valores de perfusión rCBV, nuevo o con crecimiento notable respecto a un estudio previo. No obstante, ocasionalmente, un infarto subagudo o un foco de seudoprogresión/radionecrosis puede mostrar un aspecto similar y valores aumentados de perfusión rCBV; por ello, la sensibilidad y especificidad no alcanzan el 100 %. O si el foco es pequeño y muy cortical, pueden tenerse dudas en la interpretación de la perfusión.

Según los criterios RANO, se considera progresión la aparición de un foco de realce patológico nuevo de, al menos, 10 × 10 mm (excluyendo la cavidad necrótica) o un crecimiento ≥ 25 % en el producto de los diámetros perpendiculares (el diámetro mayor multiplicado por el mayor diámetro perpendicular; si hay varios focos, la suma del producto de los diámetros de todos ellos) respecto al estudio con máxima respuesta. Hoy en día, con frecuencia, la resección quirúrgica del componente captante de contraste es completa o casi completa, así que no hay posibilidad de «respuesta» a quimiorradioterapia, sino solo de estabilidad o progresión, y el estudio previo a iniciar la quimiorradioterapia será, en ese caso, el de referencia. Si existiera resto tumoral tras la cirugía y este disminuyera con el tratamiento, el estudio con el que comparar para determinar progresión será el de mayor respuesta.

Por último, se deberá valorar, además, siempre si existe aumento del componente no captante de contraste, en especial, si el paciente está bajo tratamiento antiangiogénico, y/o de los efectos de masa.

 PUNTOS CLAVE

- La nueva clasificación de la OMS de los tumores del SNC introduce muchas novedades en el apartado de los gliomas difusos, como son: diferenciar los de tipo infantil y tipo adulto, determinar el tipo tumoral más por factores genéticos que morfológicos y determinar el grado 4 no solo por factores morfológicos, sino también genéticos.
- Como otros cambios relevantes, el grado tumoral se da en números romanos y no modifica el nombre del tipo tumoral. Desaparece el término «anaplásico» del tipo tumoral. Ya desde la anterior versión, desaparece el término «multiforme» del glioblastoma.
- Separa el «astrocitoma IDH mutado de grado 4» del «glioblastoma, IDH nativo de grado 4». Ya no son dos tipos de glioblastoma, sino dos tumores distintos.
- Conocer la nueva nomenclatura y clasificación es fundamental para adecuar los informes radiológicos y poder correlacionar los hallazgos de imagen con los de la histopatología.
- Ante una lesión expansiva intraparenquimatosa en el SNC sugestiva de tumor en un adulto, las tres entidades principales que diferenciar por su distinto manejo clínico serán los gliomas, las metástasis y el linfoma.
- En un glioma cerebral homogéneamente hiperintenso en T2, la anulación parcial de la señal central en T2 FLAIR persistiendo hiperintensidad periférica es un signo muy específico de astrocitoma IDH mutado.
- La presencia de un foco de realce periférico con necrosis central en un glioma difuso de tipo adulto indica grado 4, bien astrocitoma IDH mutado de grado 4, bien glioblastoma IDH nativo.
- Ante un tumor sugestivo de glioma de tipo adulto de grado 4 (por presentar realce y necrosis) sin tumor previo conocido, se debe sugerir siempre glioblastoma, IDH no mutado, con independencia de que exista un amplio componente no captante.

- Ante una tumoración cerebral expansiva intraparenquimatosa con realce intenso y homogéneo, se debe valorar la posibilidad de linfoma, de gran importancia porque modifica el manejo del paciente.
- En los estudios de control de glioblastomas tratados, es muy recomendable incluir una secuencia de perfusión DSC, ya que permitirá una mejor valoración.
- Como alteraciones que pueden simular progresión sin serlo, se encuentran el infarto posquirúrgico, la seudoprogresión y la radionecrosis. Como alteración que puede simular respuesta sin serlo, se encuentra la seudorrespuesta.
- La seudoprogresión es un proceso inflamatorio que solo ocurre durante el tratamiento activo. La radionecrosis corresponde a daño vascular por la radioterapia y ocurre a partir de los seis meses de esta y hasta años después.
- Ante la duda de si el realce corresponde a progresión o a cambios por los tratamientos, es, en general, siempre recomendable un estudio de control al mes manteniendo el tratamiento, dado que el impacto en el paciente será menor si se mantiene un tratamiento que ya no es eficaz que si se retira un tratamiento que sí lo está siendo (especialmente, por la ausencia de tratamientos alternativos eficaces).
- Dada la baja sensibilidad y especificidad de la secuencia T1 tras la administración de contraste para diferenciar progresión real de cambios por los tratamientos, habitualmente, se determinará la probabilidad de progresión en función de los valores de perfusión rCBV, siendo los valores bajos sugestivos de cambios por los tratamientos y los valores altos sugestivos de verdadera progresión.

BIBLIOGRAFÍA

Booth TC, Wiegers EC, Warnert EAH, Schmainda KM, Riemer F, Nechifor RE, et al. High-grade glioma treatment response monitoring biomarkers: a position statement on the evidence supporting the use of advanced MRI techniques in the clinic, and the latest bench-to-bedside developments. Part 2: spectroscopy, chemical exchange saturation, multiparametric imaging, and radiomics. Front Oncol. 2022;11:811425.

Henriksen OM, Álvarez-Torres MM, Figueiredo P, Hangel G, Keil VC, Nechifor RE, et al. High-grade glioma treatment response monitoring biomarkers: a position statement on the evidence supporting the use of advanced MRI techniques in the clinic, and the latest bench-to-bedside developments. Part 1: perfusion and diffusion techniques. Front Oncol. 2022;12:810263.

Leao DJ, Craig PG, Godoy LF, Leite CC, Policeni B. Response assessment in neuro-oncology criteria for gliomas: practical approach using conventional and advanced techniques. AJNR Am J Neuroradiol. 2020;41(1):10-20.

Louis DN, Perry A, Wesseling P, Brat DJ, Cree IA, Figarella-Branger D, et al. The 2021 WHO Classification of Tumors of the Central Nervous System: a summary. Neuro Oncol. 2021;23(8):1231-51.

Van Dijken BRJ, Van Laar PJ, Holtman GA, Van der Hoorn A. Diagnostic accuracy of magnetic resonance imaging techniques for treatment response evaluation in patients with high-grade glioma, a systematic review and meta-analysis. Eur Radiol. 2017;27(10):4129-44.

Patología neurodegenerativa: demencias y trastornos del movimiento

11

M. Calvo Imirizaldu

OBJETIVOS

- Describir el protocolo de resonancia magnética (RM) recomendado en el estudio de enfermedades neurodegenerativas y trastornos del movimiento.
- Identificar los hallazgos esperables en el envejecimiento cerebral normal.
- Diferenciar el envejecimiento normal del patológico.
- Aplicar las distintas escalas visuales de atrofia por regiones en los estudios de RM.
- Interpretar los patrones de atrofia más comunes de las principales enfermedades neurodegenerativas que cursan con demencia.
- Reconocer los principales hallazgos de neuroimagen en los trastornos del movimiento.

INTRODUCCIÓN

Los trastornos neurodegenerativos se han convertido en un problema de salud mundial debido al aumento de la esperanza de vida y al envejecimiento de la población. En el año 2018, la prevalencia estimada de casos de demencia fue de, aproximadamente, 50 millones en todo el mundo, y se espera que aumente hasta los 152 millones para 2050. En la enfermedad de Parkinson (EP), se estima que los datos de prevalencia se van a doblar en pacientes mayores de 50 años, pasando de unos 4,5 millones de afectados en 2005 a, aproximadamente, 9 millones en el año 2030. Con el aumento de su prevalencia, el número de estudios para valorar estos procesos será cada vez mayor en la práctica clínica.

Estas enfermedades constituyen, además, una de las principales causas de discapacidad en la vejez, con un importante impacto sociocultural y económico.

Uno de los principales problemas a los que se enfrentan los neurólogos es la dificultad para prevenirlas y tratarlas con eficacia. Aunque en la actualidad no se dispone de tratamientos eficaces, el diagnóstico precoz puede ayudar a frenar su avance, especialmente, en las fases iniciales. Como radiólogos, es fundamental conocer los diferentes patrones de atrofia cerebral y las estrategias de neuroimagen disponibles. Esta valoración radiológica crítica ayudará a establecer un diagnóstico preciso, que repercutirá en un manejo adecuado del paciente.

La técnica de imagen de elección en el estudio de las enfermedades neurodegenerativas es la resonancia magnética (RM). Permite estudiar características macroestructurales del cerebro humano *in vivo*.

Protocolo de resonancia magnética en pacientes que consultan por trastornos cognitivos y del movimiento

Se recomienda un protocolo de RM cerebral que incluya imágenes de alta resolución espacial y las siguientes secuencias:

- 3DT1 eco de gradiente (GRE, *gradient-recalled echo*) (MPRAGE, BRAVO, 3D-TFE, 3D FGRE): secuencia de alta resolución que permite reformatear las imágenes en distintos planos para una visualización óptima de las regiones de interés, cobrando especial relevancia el plano coronal por ser el plano que mejor visualiza las regiones amigdalohipocámpicas, que son las más afectadas en la enfermedad de Alzheimer (EA). Resulta muy útil para evaluar este y otros patrones de atrofia, y permite el análisis volumétrico automático con *softwares* avanzados. Se recomienda adquirir en el plano sagital para disminuir el tiempo de adquisición.
- T2-FLAIR (*fluid attenuated inversion recovery*) axial, para evaluar patología de la sustancia blanca, fundamentalmente, vascular.
- T2 axial, útil para estudiar alteraciones que pueden pasar desapercibidas en la secuencia T2-FLAIR, en particular, infartos lacunares en el tálamo, los ganglios basales o el cerebelo.
- Secuencia de susceptibilidad paramagnética axial (T2* o SWI [*susceptibility weighted imaging*], SWAN [*susceptibility-weighted angiography*], SWIp [*SWI-phase*], BSI [*boundary shift integral*]), para detectar sangrados o microhemorragias intracraneales, visualizados como focos de hipointensidad de señal de pequeño tamaño. También permite valorar depósitos patológicos de hie-

rro característicos de algunos trastornos del movimiento (p. ej., en el nigrosoma 1 si la secuencia tiene suficiente calidad), o calcificaciones.

- Imágenes potenciadas en difusión (DWI, *diffusion-weighted imaging*) axiales, especialmente, en pacientes jóvenes o en enfermedades neurodegenerativas rápidamente progresivas. Puede ser útil para el diagnóstico diferencial con vasculitis o enfermedad de Creutzfeldt-Jacob.
- Adicionalmente, en pacientes en quienes se sospechen otras etiologías como malignidad, infección o vasculitis, entre otras, se recomienda completar el estudio con secuencias tras la administración de contraste paramagnético intravenoso (gadolinio) potenciadas en T1, perfusión con contraste (habitualmente, con técnica DSC, *dynamic susceptibility contrast*) o perfusión sin contraste (ASL, *arterial spin labeling*) o, incluso, secuencias angiográficas TOF (*time of flight*).
- La tomografía computarizada (TC) se puede utilizar en pacientes con contraindicación para la realización de RM. Esta técnica también permite reformatear las imágenes obtenidas en distintos planos para estudiar la atrofia.

Los estudios de imagen de medicina nuclear (la tomografía por emisión de positrones [PET, *positron emission tomography*] con fluorodesoxiglucosa marcada con flúor 18 (^{18}F-FDG), la PET con amiloide o la PET-tau) cobran especial relevancia en casos donde la presentación clínica es inusual, la RM no concluyente o cuando se requiere diagnóstico molecular, por ejemplo, del depósito de amiloide.

> ❗ Se recomienda un protocolo de RM cerebral que incluya imágenes de alta resolución espacial, generalmente, la secuencia potenciada en T1, al ser considerada la más «anatómica».

Papel de la resonancia magnética en el estudio de trastornos neurodegenerativos

Clásicamente, el papel de la RM consistía en descartar causas que pudieran simular demencia o trastornos motores, como tumores cerebrales, hematomas subdurales crónicos o hidrocefalia crónica del adulto. Generalmente, en estas patologías, si se tratan eficazmente, se pueden revertir los síntomas.

Hoy en día, la RM también es importante para la evaluación de cambios estructurales, fundamentalmente, atróficos, que caracterizan a estas enfermedades. En las etapas iniciales, los cambios morfológicos pueden ser muy sutiles y difíciles de apreciar en una valoración general.

Para facilitar esta evaluación, se han desarrollado distintas escalas visuales de atrofia, que cuantifican de manera subjetiva regiones cerebrales que se sabe que son susceptibles a la neurodegeneración, obteniendo una puntuación que aumenta con la gravedad de los cambios atróficos. Se han establecido como herramientas de gran utilidad tanto para el diagnóstico como para el seguimiento de estos procesos, hasta

el punto de considerarse «biomarcadores de imagen». Estas escalas pretenden obtener información reproducible, a través de pautas bien descritas y ejemplos de cada una de las puntuaciones (**Figs. 11-1**, **11-2** y **11-3**).

Se han seleccionado seis escalas, que se considera que engloban las distintas regiones lobulares:

- Cíngulo anterior (Fumagally *et al.*, 2014): puntuación 0-3 (**Fig. 11-1A**).
- Orbitofrontal (Fumagally *et al.*, 2014): puntuación 0-3 (**Fig. 11-1B**).
- Frontoinsular (Fumagally *et al.*, 2014): marcador 0-3 (v. **Fig. 11-1C**).
- Temporal anterior (Davies *et al.*, 2006): puntuación 0-4 (**Fig. 11-2A**).
- Temporal medial (Scheltens *et al.*, 1992 y 1995): puntuación 0-4 (**Fig. 11-2B**).
- Posterior (Koedam *et al.*, 2011): puntuación 0-3 (**Fig. 11-3**).

Cada enfermedad tiene patrones de atrofia específicos que orientan el diagnóstico. Por ejemplo, el grado de atrofia amigdalohipocámpica es un marcador de EA e, incluso, un marcador pronóstico en pacientes con deterioro cognitivo leve. Los principales patrones de atrofia se detallan en las siguientes páginas.

> La evaluación sistemática con las distintas escalas de atrofia por regiones cerebrales permite una aproximación diagnóstica a las principales enfermedades neurodegenerativas.
> La RM en el estudio de las enfermedades neurodegenerativas tiene por objetivo descartar otras patologías que puedan justificar la clínica y evaluar signos de atrofia o alteraciones en la sustancia blanca.

ENVEJECIMIENTO CEREBRAL NORMAL

Hay que tener en cuenta que, con el envejecimiento normal, el cerebro pierde volumen y presenta cierto grado de atrofia de forma global. Es importante conocer qué alteraciones son esperables con la edad, para diferenciarlo del envejecimiento patológico característico de las enfermedades neurodegenerativas.

Hallazgos de imagen en el envejecimiento cerebral normal

El envejecimiento cerebral es un proceso universal, lento y continuo, donde se producen cambios estructurales secundarios a factores relacionados con el envejecimiento celular, ambientales, control genético o el estilo de vida. Estos cambios no afectan a la función cerebral de forma considerable.

Los hallazgos radiológicos estructurales más relevantes identificados en RM en el envejecimiento cerebral normal son: atrofia cerebral, focos hiperintensos de la sustancia blanca (también conocidos como **leucoaraiosis**), dilatación de espacios perivasculares, microhemorragias o depósito de hierro.

Se explica brevemente cada uno de ellos.

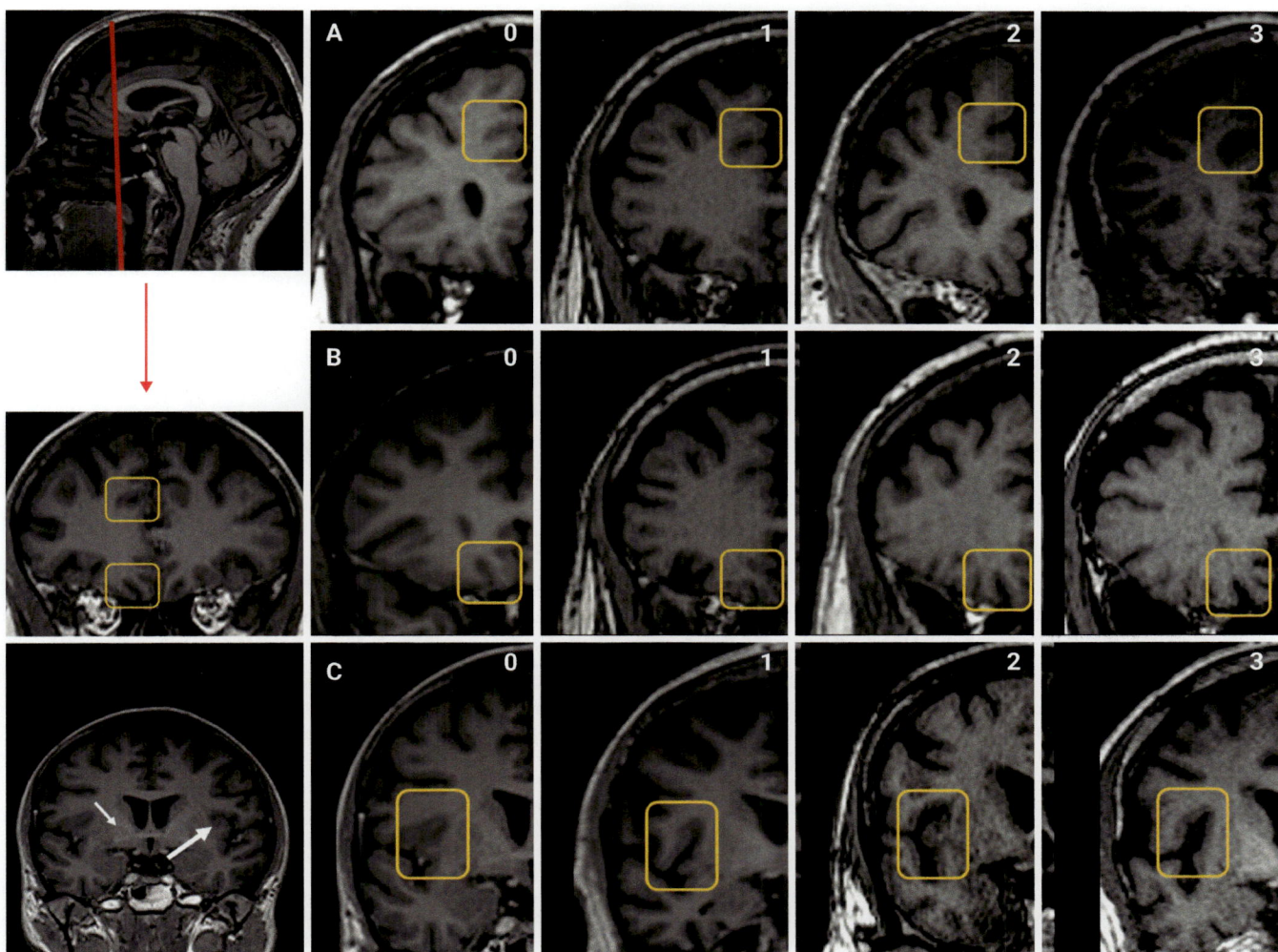

Figura 11-1. Las escalas de atrofia más utilizadas para evaluar el lóbulo frontal son las que evalúan **A)** el cíngulo anterior, **B)** el surco orbitofrontal y **C)** la región frontoinsular. Las tres fueron descritas por Fumagally *et al.* (2014). Se evalúa cada lado por separado. **A** y **B)** El cíngulo anterior y el surco orbitofrontal se evalúan en el mismo corte de la secuencia 3DT1, concretamente, en el primer corte, donde se empieza a visualizar el cuerpo calloso. 0 = surco cerrado; 1 = apertura del surco con mínima cantidad de líquido cefalorraquídeo visible; 2 = leve ensanchamiento del surco a lo largo de todo su trayecto; 3 = importante ensanchamiento del surco. **C)** La región frontoinsular se evalúa en tres cortes consecutivos, comenzando en el corte donde se visualiza la comisura anterior y los dos cortes posteriores a ella (flecha blanca). Se utiliza la puntuación media de los tres cortes. 0 = surco cerrado; 1 = leve apertura del surco con ligera cantidad de líquido cefalorraquídeo; 2 = ensanchamiento del surco y aparición de una forma de «punta de flecha» puntiaguda hacia la línea media; 3 = ensanchamiento significativo a lo largo de todo el surco.

Atrofia cerebral

Los cambios atróficos cerebrales son un hallazgo común en personas de edad avanzada, presentándose como agrandamiento ventricular leve y simétrico, y ensanchamiento proporcionado de los espacios subaracnoideos (lo que se conoce como hidrocefalia *ex vacuo*). Suele haber adelgazamiento de la sustancia gris y disminución del volumen de la sustancia blanca.

El volumen cerebral máximo se alcanza entre los 30 y los 40 años, edad a partir de la cual comienza una muy lenta y progresiva pérdida volumétrica de, aproximadamente, un 0,2 % anual, que se incrementa paulatinamente hasta alcanzar el 0,5 % anual a partir de los 70 años (o un 5 % por década) en ancianos cognitivamente sanos. De tal forma que, a la edad de 80 años, el cerebro promedio humano puede haber perdido un 15 % de su peso original.

Para su valoración, existe una escala de atrofia cortical global, definida por Pasquier en 1996, que evalúa de forma general la atrofia en el cerebro completo (**Fig. 11-4 A**). Un grado 0 corresponde a ausencia de atrofia cortical; el grado 1 indica atrofia leve (incipiente dilatación de los surcos); el grado 2, atrofia moderada (pérdida de volumen de los giros), y el grado 3, atrofia grave (etapa final, atrofia de tipo «hoja de cuchillo»). Esta escala es de utilidad en la mayoría de estudios cerebrales, cuando el deterioro cognitivo no es la cuestión en estudio. Sin embargo, cuando se estudia un posible deterioro cognitivo, es recomendable una valoración sistemática de cada lóbulo con las escalas visuales previamente descritas, a fin de intentar identificar cambios sutiles de volumen cerebral que pueden pasar desapercibidos en una valoración general.

Otra herramienta de gran valor en el estudio de la atrofia es el empleo de *softwares* específicos de inteligencia artificial, ya

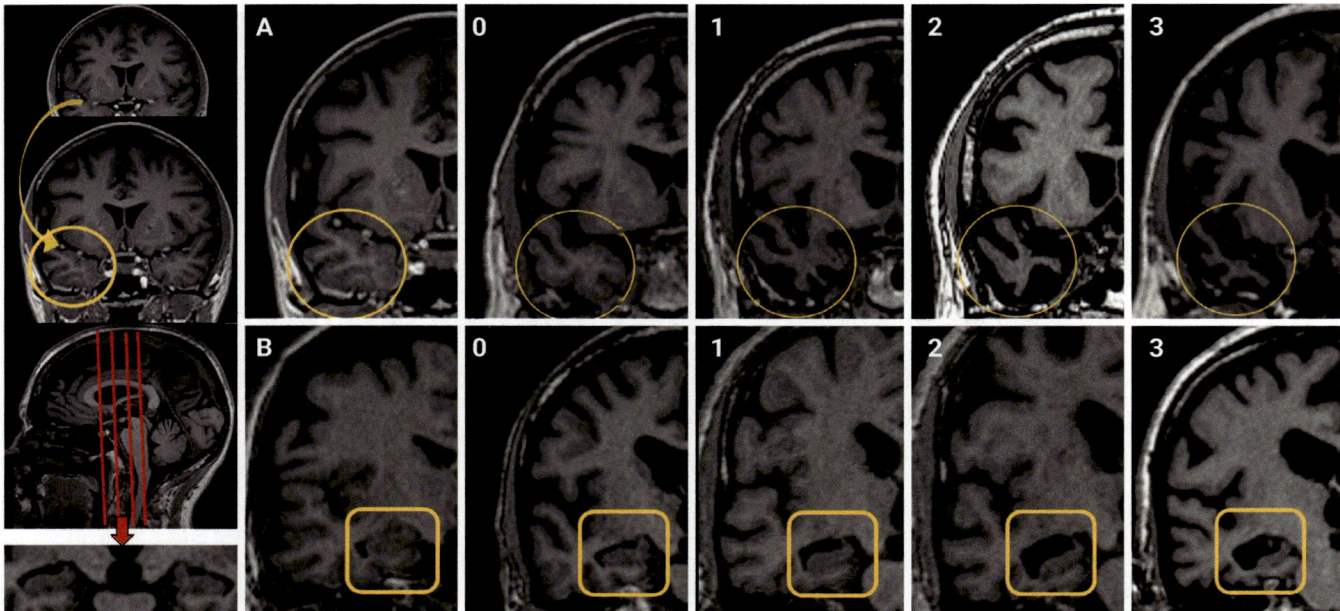

Figura 11-2. Las escalas utilizadas para cuantificar la atrofia del lóbulo temporal incluyen la evaluación de **A)** la porción anterior del lóbulo temporal y **B)** la región temporal medial. **A)** La escala temporal anterior fue descrita por Davies *et al.* (2005) en el primer corte en el que deja de verse la conexión entre los lóbulos frontal y temporal. 0 = sin atrofia; 1 = ligera prominencia de surcos; 2 = evidente ensanchamiento de surcos; 3 = atrofia importante, sin distinguirse entre sustancia blanca y gris; 4 = el polo temporal parece una línea delgada o no se ve en absoluto. **B)** La escala temporal medial de Scheltens *et al.* (1992) evalúa la región del hipocampo en varios cortes, centrados en la mitad del cuerpo del hipocampo y evitando estar demasiado cerca de la amígdala. 0 = cisura coroidea cerrada; 1 = línea delgada de ensanchamiento de la cisura coroidea en toda la longitud del cuerpo del hipocampo; 2 = mayor ensanchamiento de la cisura coroidea y ensanchamiento del asta temporal; 3 = pérdida de volumen pronunciada del hipocampo; 4 = atrofia hipocampal en etapa terminal.

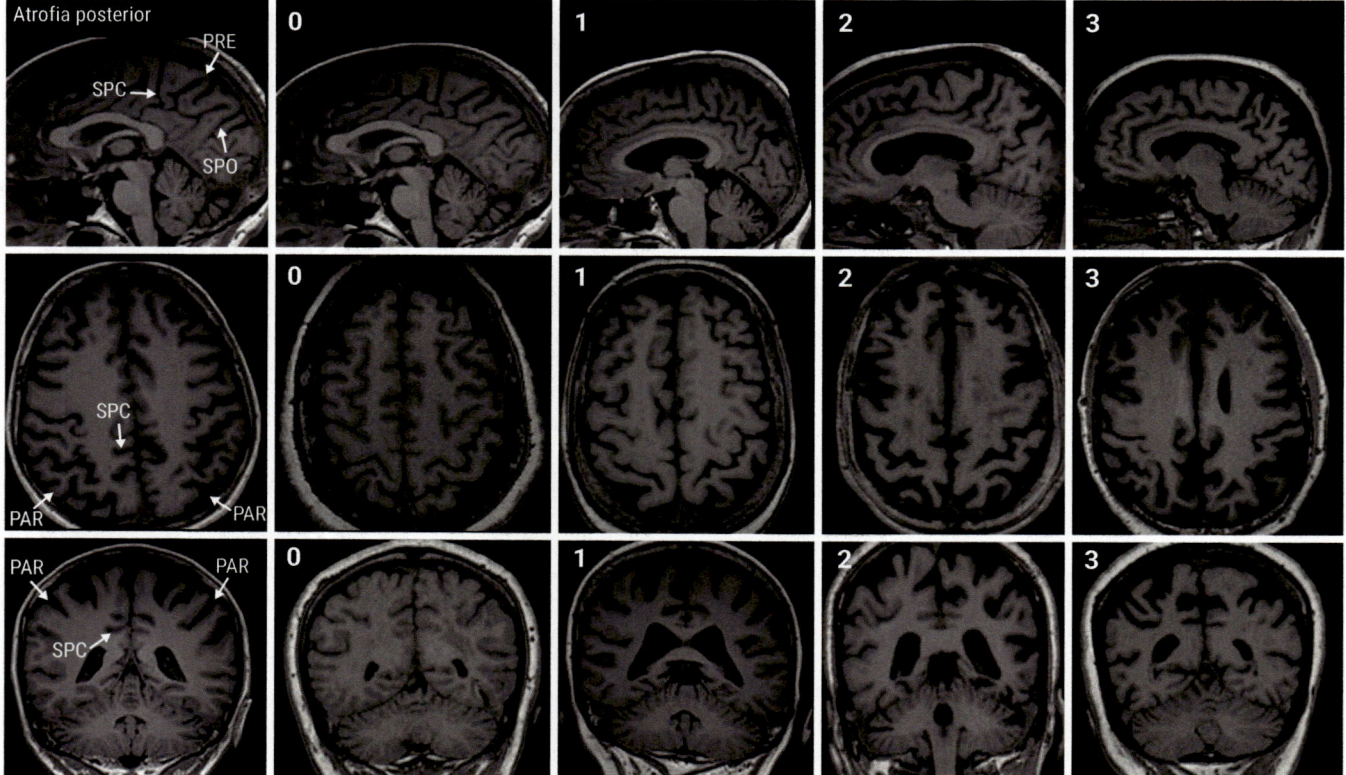

Figura 11-3. El lóbulo parietal se evalúa mediante la escala de atrofia posterior de Koedam *et al.* (2011). La valoración visual se realiza evaluando en los tres planos todo el lóbulo parietal, no en un solo corte, y se establece un resultado promedio de la evaluación axial, coronal y sagital. Esta escala valora el grado de atrofia de 0 a 3 según estas regiones: lóbulo parietal (PAR), surco cingulado posterior (SCP), surco parietooccipital (SPO) y precúneo (PRE). 0 = surcos parietales y cúneo cerrados; 1 = ensanchamiento leve de los surcos cingulado posterior y parietooccipital; 2 = ensanchamiento sustancial de los surcos; 3 = ensanchamiento extremo de los surcos.

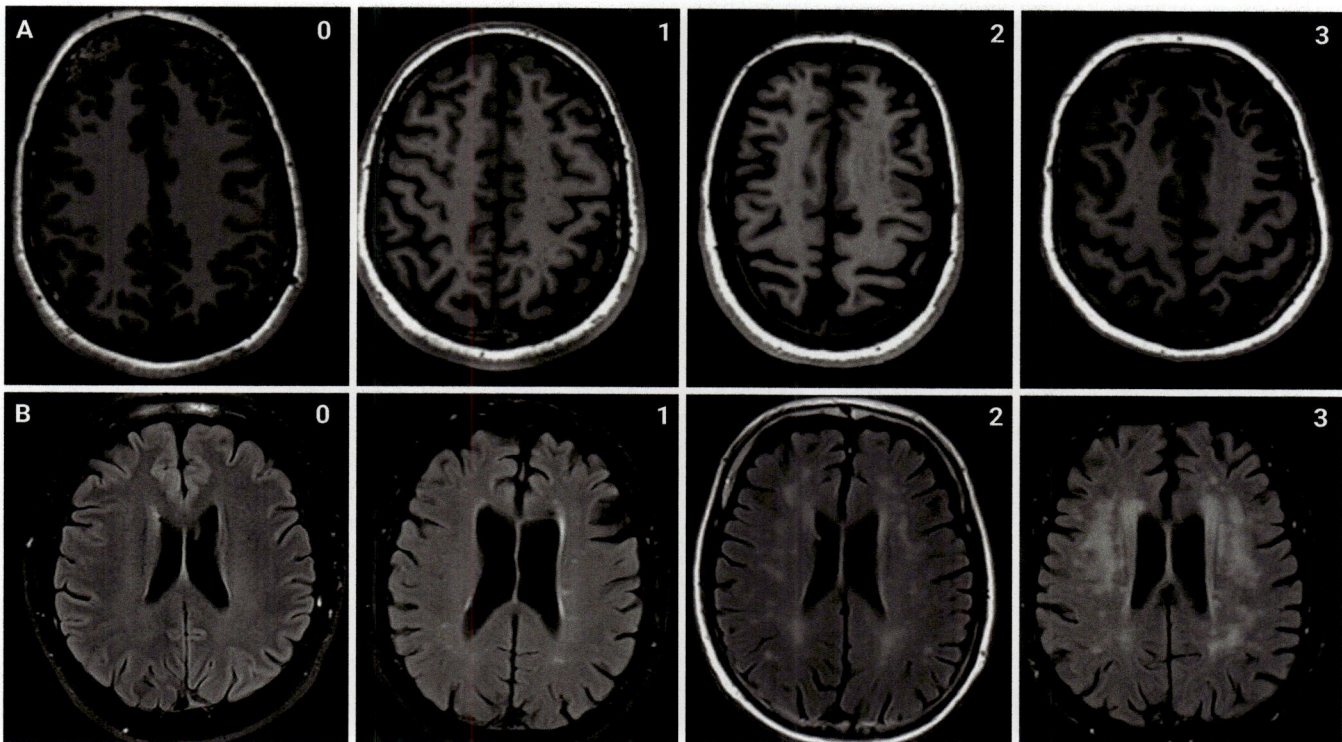

Figura 11-4. A) Ejemplo de la cuantificación de la escala de atrofia cortical global, definida por Pasquier, en la secuencia T1. **B)** Ejemplo de la cuantificación de la patología vascular de pequeño vaso, definida por Fazekas, en la secuencia T2-FLAIR (*fluid attenuated inversion recovery*).

disponibles en la actualidad para uso clínico. Estos *softwares* comparan la volumetría cerebral del paciente en cuestión con bases de datos de normalidad de sujetos de su misma edad y sexo mediante distintos algoritmos. Evalúan el volumen cerebral de forma global y estratificado por regiones, proporcionando información cuantitativa (en mL de volumen, con los intervalos de normalidad) y cualitativa en escala de colores (donde, habitualmente, el verde se corresponde con volumen normal; el amarillo, con atrofia leve, el naranja, moderada, y el rojo, con atrofia grave, pudiendo variar dependiendo de las distintas casas comerciales) (**Fig. 11-5**). Estos *softwares* pueden ayudar a detectar atrofia incipiente o asimetrías, a veces, imperceptibles en la valoración visual de RM convencional. Es conveniente destacar que el uso de estos *softwares* es reciente, y su análisis siempre debe ir acompañado de la valoración y apreciación visual, prevaleciendo esta última frente a la cuantificación automatizada.

> **!** Al igual que hacen los *softwares* mencionados, el diagnóstico clínico también estará influenciado por la edad de presentación. El mismo hallazgo según a qué edad se presente pasará de considerarse normal a patológico.

Leucoaraiosis

El término **leucoaraiosis** hace referencia a las hiperintensidades de señal en la sustancia blanca en secuencias de RM potenciadas en T2 (hipodensidades en la TC) de cualquier etiología. Su causa más frecuente (sobre todo, en edad avan-

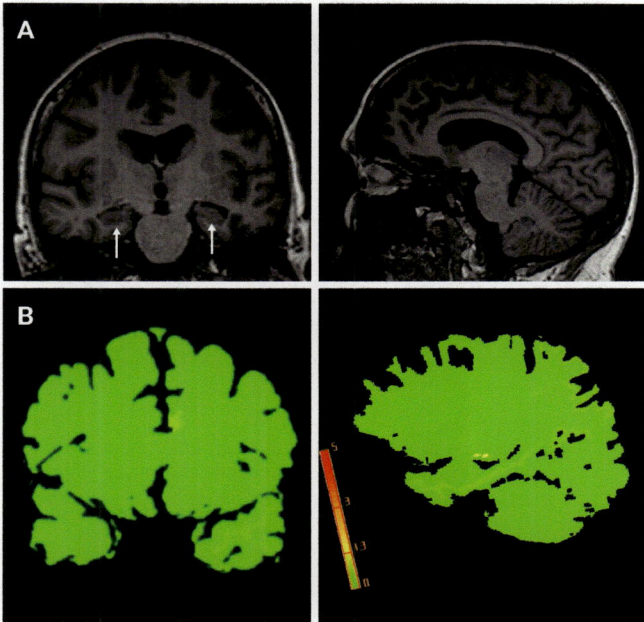

Figura 11-5. Cambios estructurales en el envejecimiento normal. **A)** Hombre de 81 años con cognición normal (puntuación en la escala Mini-Mental State Examination [MMSE] de 30/30. Las imágenes coronales potenciadas en T1 a nivel del hipocampo no muestran atrofia de este (flechas), con puntuación del lóbulo temporal medial (Scheltens) 1 derecho y 2 izquierdo, que se puede considerar normal en pacientes mayores de 75 años. **B)** Los hallazgos se corroboran en el posprocesado de morfometría con *software* específico, mostrando volumen dentro de la normalidad respecto a una base de datos normalizada.

zada) es la patología vascular, presumiblemente, de pequeño vaso. Se suelen visualizar como lesiones focales hiperintensas en secuencias potenciadas en T2 o T2-FLAIR, bilaterales y, en su mayoría, simétricas.

Para la sustancia blanca, existe una clasificación descrita por Fazekas (**Fig. 11-4B**), que gradúa en función de la cantidad y tamaño de lesiones en cuatro grados (de 0 a 3): 0, cuando no hay patología vascular; 1, cuando se visualizan focos hiperintensos en T2 de pequeño tamaño, dispersos y no confluentes; 2, cuando los focos tienen tendencia a la confluencia; 3, cuando afectan de forma difusa la sustancia blanca (el grado más grave).

> **!** Un grado 0 o 1 de Fazekas es una alteración esperable que puede considerarse normal a partir de una cierta edad, que podría establecerse en torno a los 50-60 años. Los grados 2 o 3 se consideran patológicos (el grado 3 a cualquier edad, y el grado 2 especialmente si ocurre en pacientes jóvenes).

Espacios perivasculares dilatados

Las dilataciones perivasculares son extensiones del espacio subaracnoideo alrededor de las arterias, arteriolas, venas y vénulas a medida que atraviesan el parénquima cerebral desde la superficie del cerebro. También se conocen como **espacios de Virchow-Robin**.

En RM, se visualizan como espacios de líquido (con intensidad de señal similar a la del líquido cefalorraquídeo en todas las secuencias de pulso) de morfología ovalada, redondeada o tubular, que, generalmente, miden 5 mm o menos, casi siempre, bilaterales. Característicamente, no presentan gliosis a su alrededor, lo que las diferencia de los infartos lacunares. A veces, estas dilataciones pueden presentar un tamaño considerable e, incluso, causar efecto de masa simulando otras patologías. Sus localizaciones más típicas son ganglios basales inferiores (tipo I), centro semioval (tipo II), mesencéfalo y región subinsular (tipo III).

Cuando aparecen en número muy elevado en los ganglios basales, se denomina **estado cribiforme**, el cual no forma parte del envejecimiento normal, sino que se considera patológico.

> **!** Hay estudios que relacionan las dilataciones perivasculares con la demencia, aunque con resultados inconsistentes. El estado cribiforme es un hallazgo que debe considerarse patológico a cualquier edad y puede contribuir al deterioro cognitivo.

Microhemorragias

En el proceso normal de envejecimiento, se pueden encontrar pequeños focos de microhemorragias aislados, visibles en RM como pequeñas lesiones focales de muy baja intensidad de señal en secuencias de susceptibilidad paramagnética. Su detección es muy dependiente de la potencia del campo magnético y la secuencia utilizada, siendo habitualmente indetectables en secuencias convencionales, más evidentes en secuencias eco de gradiente potenciadas en T2* y claramente visibles en secuencias SWI.

Es normal encontrar uno o dos focos aislados en cualquier localización cerebral, sin significado clínico.

Sin embargo, la presencia de múltiples focos de microhemorragia debe poner en alerta sobre posibles patologías subyacentes. Aquí, la localización de los sangrados así como la edad de presentación son claves:

- En pacientes menores de 55 años, con distribución central (ganglios basales y tálamos o infratentorial), se sugiere etiología de encefalopatía hipertensiva crónica.
- En pacientes más añosos, una distribución periférica (lobular y cortical) es característica de angiopatía amiloidea, especialmente, si se acompaña de siderosis superficial (depósito de hemosiderina en la superficie del encéfalo secundario a sangrados subaracnoideos previos) o de hematomas lobulares establecidos (aunque su ausencia no lo descarta).
- También pueden ocurrir como efecto adverso de algunos tratamientos, como las anormalidades de imagen relacionadas con amiloide (ARIA, *amyloid-related imaging abnormalities*) hemorrágicas (ARIA-H), causados por algunos tratamientos experimentales de la EA.

Depósito de hierro

Existe una leve acumulación progresiva de hierro en diferentes estructuras del cerebro desde la 2ª-3ª década, aumentando con la edad. El depósito se produce especialmente en el globo pálido y la *pars reticulata* de la sustancia negra, y es menor en el núcleo dentado y el putamen, siendo muy raro en el caudado o el tálamo de forma fisiológica.

Al igual que las microhemorragias, el hierro en el cerebro se puede detectar en imágenes ponderadas en T2, T2*-GRE o SWI como hipointensidades.

> **!** El exceso de hierro cerebral puede ser un factor de riesgo para enfermedades neurodegenerativas, como la EP, trastornos parkinsonianos atípicos, EA o diferentes tipos de ataxias cerebelosas hereditarias.

Otros hallazgos

También es muy frecuente encontrar ateromatosis calcificada en sifones carotídeos o arterias vertebrales (en el 80 % de los pacientes mayores de 60 años y el 95 % de los mayores de 80 años). Aumentan el riesgo de sufrir un ictus o demencia.

Por lo general, los cambios relacionados con la edad se caracterizan por una involución menos grave y una evolución más lenta que las de las enfermedades neurodegenerativas.

La **tabla 11-1** resume algunos puntos clave para facilitar el reconocimiento de los cambios normales y diferenciarlos de los patológicos.

En las enfermedades neurodegenerativas, los cambios atróficos están acelerados, con mayor pérdida de volumen de lo que es esperable. Además, en estas entidades, la atrofia no

Tabla 11-1. Puntos clave para facilitar el reconocimiento de los cambios normales y diferenciarlos de los patológicos

Cambios relacionados con la edad	Recomendaciones	Normales	Patológicos
Atrofia cerebral	• Informar del grado de atrofia y patrones o asimetrías • Utilizar la escala de atrofia cortical global (Pasquier) o las distintas escalas visuales de atrofia por regiones; se propone: orbitofrontal, cíngulo anterior, temporal anterior, frontoinsular, temporal medial (Scheltens) y posterior (Koedam); estas dos últimas las más validadas • Tener en cuenta la posibilidad de hidrocefalia crónica del adulto, como causa relativamente frecuente y potencialmente reversible de demencia, y que impide una adecuada valoración de la escala de Scheltens	Pérdida media de volumen cerebral a partir de los 70 años del 0,5 % anual (un 5 % por década) en ancianos cognitivamente sanos, aunque comienza entre los 30 y los 40 años con una pérdida del 0,2 % anual	• Cualquier asimetría o atrofia cerebral focal • Grado 3 de la escala de atrofia cortical global siempre, o ≥ 2 en < 75 años • En < 75 años, una puntuación de la escala temporal medial ≥ 2 en un lado es patológica • En > 75 años, una puntuación en la escala temporal medial ≥ 2 en ambos lados es patológica
Leucoaraiosis	• Presunto origen vascular • Utilizar la escala de Fazekas	• Después de los 45 años, tan solo el 5-10 % de las personas están completamente libres de leucoaraiosis • Un foco de leucoaraiosis por década es normal • Un grado 1 de Fazekas puede considerarse, en general, normal	• Grado 2 o 3 de Fazekas– patología vascular de pequeño vaso • Un grado 3 de Fazekas es anormal a cualquier edad
Espacios perivasculares dilatados	A menudo, asociado a leucoaraiosis, lo que aumenta el riesgo de ictus, deterioro cognitivo o demencia	A veces, pueden presentar un tamaño considerable e, incluso, causar efecto de masa, sin repercusión clínica	El estado cribiforme debe considerarse siempre patológico
Microhemorragias	• Alta prevalencia en personas mayores de 75 años (15-30 %) • Su detección es muy dependiente de la potencia del campo magnético y la secuencia utilizada	Microhemorragia aislada en cualquier localización, no clínicamente relevante	Múltiples microhemorragias en > 55 años: • Profundas y/o infratentoriales → relacionadas con encefalopatía hipertensiva crónica • Lobulares y corticales → angiopatía amiloidea (considerar la posibilidad de variante inflamatoria en caso de edema importante asociado, que puede ocurrir espontáneamente o después de tratamiento farmacológico)
Depósito de hierro	• Mencionar campo magnético y secuencia de pulso utilizada • Futuro: cuantificación de hierro absoluto con secuencias potenciadas en T2-*mapping* • Tiene potenciales con secuencias neurodegenerativas	• Empieza desde la 2ª-3ª década • Es frecuente en los globos pálidos y la *pars reticulata* de la sustancia negra • Menos frecuente en el núcleo dentado y el putamen	• Gran variabilidad interindividual • No hay guías para cuantificar el depósito • Buscar depósito en localizaciones infrecuentes o en exceso
Ateromatosis calcificada	• Prevalencia del 80 % en > 60 años, y del 95 % en > 80 años • Mencionar presencia y cantidad de calcio	–	Riesgo elevado de ictus o demencia (más que las placas ateroscleróticas en la bifurcación carotídea en el cuello)

suele ser generalizada, sino que presenta determinados patrones característicos que pueden ayudar a su diagnóstico y que se verán en los siguientes apartados en función de la edad de presentación: demencia en el paciente mayor y demencia en el paciente joven.

DEMENCIA EN EL PACIENTE MAYOR

En las enfermedades neurodegenerativas, el límite entre «joven» y «mayor» puede establecerse para mayor practicidad en los 75 años. Por debajo de esta edad, se considera que es pronto para comenzar con los síntomas, aunque algunos autores establecen este límite en los 65 años.

La prevalencia de las distintas enfermedades neurodegenerativas que cursan con demencia es dependiente de la edad. En este grupo de edad de pacientes «mayores», las principales entidades son la EA (presentación típica senil) y la no tan conocida demencia vascular (DV), así como la demencia por cuerpos de Lewy (DCL).

Enfermedad de Alzheimer: presentación típica senil

La EA es la causa más común de demencia y representa alrededor del 55 % de todos los casos. Su prevalencia aumenta un 15-25 % por década después de los 65 años.

Fisiopatológicamente, se produce una acumulación anormal de placas de β-amiloide en las neuronas y una fosforilación anormal de la proteína tau, que conduce al desarrollo de ovillos neurofibrilares y muerte neuronal.

La presentación clínica típica es un deterioro progresivo que se inicia con una pérdida aislada de la memoria.

En cuanto a los hallazgos de imagen característicos en la EA típica (**Fig. 11-6**), la atrofia asociada a la EA comienza típicamente en los hipocampos y el lóbulo temporal medial. Aunque es una de las características de imagen más tempranas y prominentes de la EA, no es patognomónica. Cuando la enfermedad está muy evolucionada, la atrofia pasa a ser global, y la afectación de hipocampos, muy importante.

Para su evaluación, la escala más adecuada es la que evalúa el lóbulo temporal medial, descrita por Scheltens en 1992, de 0 a 4 puntos. Tiene en cuenta:

- Grado de dilatación de la cisura coroidea (ausente: grado 0; presente de forma leve: grado 1).
- Ancho de la cisura coroidea, que forma parte del asta temporal (levemente dilatada: grado 2).
- Altura y grosor del hipocampo (leve atrofia hipocampal: grado 3; importante atrofia hipocampal: grado 4).

> **!** En pacientes menores de 75 años, se considera anormal cualquier puntuación de la escala de Scheltens ≥ 2, aunque sea unilateral. Por otro lado, en pacientes mayores de 75 años, se puede encontrar una leve dilatación de la cisura coroidea en uno de los lados como parte del envejecimiento normal, y tienen que estar afectados ambos lados (puntuación ≥ 2) para sugerir una EA.

Otro hallazgo común en RM en la EA es la atrofia de la región del precúneo o del cíngulo posterior, que se localiza en la parte medial de la corteza parietal superior. Está involucrado en la memoria episódica, el procesamiento visuoespacial e, incluso, la consciencia de uno mismo.

Esta región se puede evaluar con la escala visual de Koedam para regiones posteriores. Esta es la única escala que se evalúa en los tres planos y teniendo en cuenta todo el volumen de la región en cuestión, ya que en el resto de escalas se evalúan cortes concretos de la imagen.

> **!** Se considera dentro de lo esperable 0 y 1 puntos en regiones posteriores de la escala de Koedam, correspondiendo las puntuaciones ≥ 2 puntos a probable patología neurodegenerativa.

La presencia de microhemorragias cerebrales de distribución lobular o mixta y focos de leucoaraiosis de grado 1 o 2 de Fazekas es habitual.

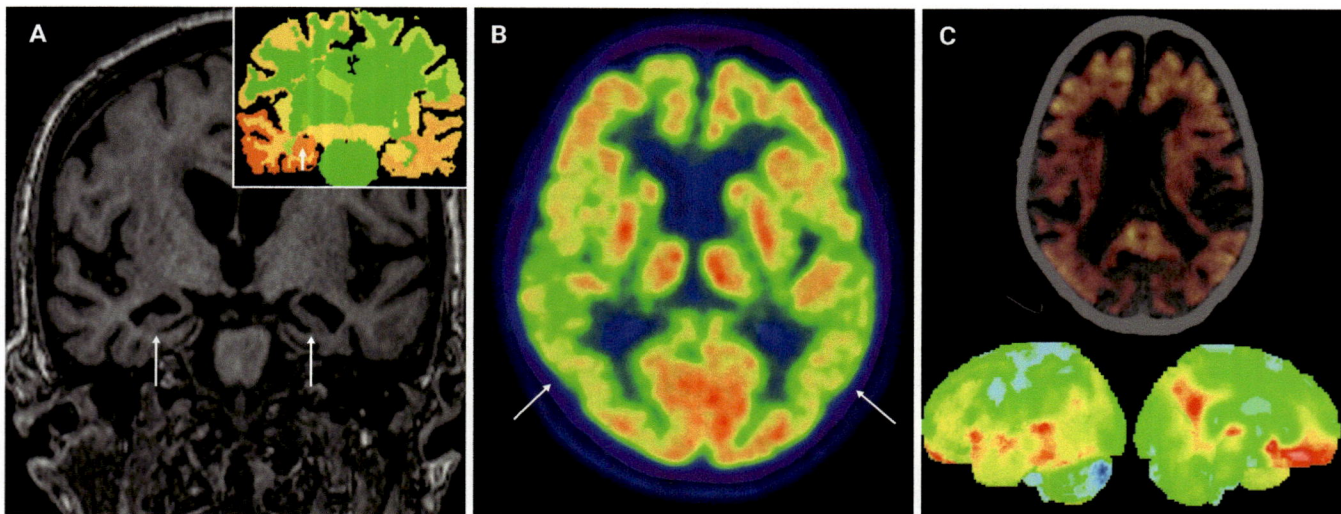

Figura 11-6. Mujer de 75 años con dificultad para encontrar palabras e incapacidad para las actividades de la vida diaria. **A)** Imagen coronal potenciada en T1 a nivel del hipocampo que muestra ensanchamiento del asta temporal del ventrículo lateral asociado a pérdida importante de volumen del hipocampo bilateralmente (flechas). Puntuación de la escala de Scheltens: 4 derecha, 3 izquierda. Imagen superpuesta de morfometría, donde se aprecia pérdida de volumen importante del hipocampo derecho y moderada del izquierdo comparativamente con una base de datos de normalidad de sujetos de su misma edad y sexo. **B)** Imagen axial de tomografía por emisión de positrones (PET) con fluorodesoxiglucosa marcada con flúor-18 (^{18}F-FDG) en la misma paciente, que muestra disminución de la captación en las regiones posteriores (flechas). **C)** PET de amiloide con ^{18}F-florbetabén (corte axial arriba) y proyecciones superficiales estadísticas respecto a una base de datos de normalidad (abajo), que muestran una acumulación anormal de amiloide cortical. En conjunto, es sugestivo de la enfermedad de Alzheimer típica (variante senil).

Entre los estudios de imagen de medicina nuclear, la ^{18}F-FDG-PET muestra hipometabolismo en las mismas regiones afectadas por los cambios atróficos (corteza cingulada posterior y regiones temporoparietales). La PET-amiloide muestra una acumulación anormal de amiloide cortical, que puede estar presente incluso años antes del inicio clínico (Fig. 11-7). La PET-tau suele reflejar una acumulación anormal de proteína tau, generalmente, más relacionado con el inicio de los síntomas.

Demencia vascular

Aunque es una entidad menos conocida como tal, la DV es la segunda causa más prevalente de demencia después de la EA. Representa, aproximadamente, el 20 % de todos los casos.

Esta entidad hace referencia al deterioro cognitivo global causado por la existencia de enfermedad vascular cerebral de tipo isquémico o hemorrágico, siendo necesario un nexo temporal entre ambas condiciones.

Existe una superposición entre la EA y la DV, ya que comparten factores de riesgo similares (edad y factores de riesgo cardiovascular). Es frecuente que los pacientes ancianos con EA manifiesten signos de patología vascular coexistente que contribuya al estado de demencia.

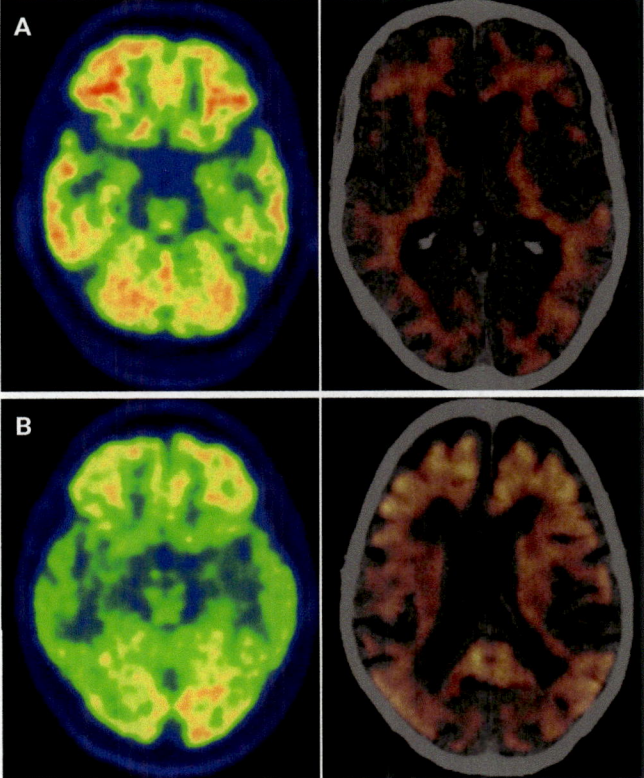

Figura 11-7. A) Tomografía por emisión de positrones (PET) con fluorodesoxiglucosa marcada con flúor-18 (^{18}F-FDG) con metabolismo cerebral normal (izquierda) y PET de amiloide con ^{18}F-florbetabén (derecha) negativo para depósito de amiloide cortical en un paciente sano. **B)** Comparativa con PET con ^{18}F-FDG (izquierda) que muestra hipometabolismo en las regiones temporales mediales y PET de amiloide con ^{18}F-florbetabén (derecha) positivo, mostrando alto depósito del radiofármaco en la corteza cerebral, en un paciente con enfermedad de Alzheimer.

En cuanto a los hallazgos de imagen en RM que se relacionan con DV, esta puede estar causada por diferentes tipos de patología vascular, como la enfermedad de pequeño vaso o la enfermedad de gran vaso, y cada una de estas entidades tiene criterios diagnósticos definidos:

- Enfermedad de pequeño vaso. La **leucoencefalopatía microvascular** representa la afectación vascular crónica de la sustancia blanca secundaria a procesos como hipertensión arterial, y se evalúa mediante la escala de Fazekas. Por lo general, las hiperintensidades periventriculares tienen menor relevancia clínica que la afectación de la sustancia blanda profunda.
  Los grados 2 y 3 de Fazekas reflejan la existencia de patología microvascular propiamente dicha. Mientras que el grado 2 de Fazekas en pacientes muy añosos puede ser algo esperable, el grado 3 se considera patológico en todas las edades.
  Los **infartos lacunares** se asocian a factores de riesgo cardiovascular, y su prevalencia aumenta con la edad, aunque no forman parte de los hallazgos esperables en el envejecimiento normal, sino que siempre se deben considerar patológicos. Su espectro clínico varía desde infartos silentes, cursando sin síntomas clínicos, hasta estratégicos, cuando se localizan en áreas cruciales para el funcionamiento cognitivo normal del cerebro (Fig. 11-8). Las áreas más comunes de infartos estratégicos se describen en la tabla 11-2.
- Lesiones isquémicas en territorio de grandes vasos. La existencia de múltiples lesiones isquémicas de distribución territorial (infartos territoriales) suele ser secundaria a enfermedad carotídea. Incluso los infartos en territorios frontera pueden dar lugar a demencia.

El Instituto Nacional de Enfermedades Neurológicas e Ictus y la Asociación Internacional de Investigación y Aprendizaje de Neurociencias (NINDS-AIREN, National Institute of Neurological Disorders and Stroke and Association Internationale pour la Recherche et l'Enseignement en Neurosciences) han descrito criterios radiológicos de «probable DV».

Para el diagnóstico de DV por enfermedad de pequeño vaso, según la clasificación de la quinta edición del *Manual diagnóstico y estadístico de los trastornos mentales* (DSM-5, *Diagnostic and Statistical Manual of Mental Disorders-5th edition*) y NINDS-AIREN, se debe cumplir, al menos, uno de los siguientes criterios:

- Afectación de la sustancia blanca mayor al 25 % (algunos grados 2 de Fazekas y siempre en grado 3).
- Dos o más infartos lacunares en ganglios basales/cápsula interna/tálamos y dos o más infartos lacunares en la sustancia blanca frontal.
- Infartos talámicos bilaterales («estratégicos»).

Entre los criterios diagnósticos de DV en la enfermedad vascular de gran vaso según el DSM-5 y NINDS-AIREN, se encuentra la presencia de infartos corticales en el hemisferio dominante con, al menos, dos lóbulos afectados.

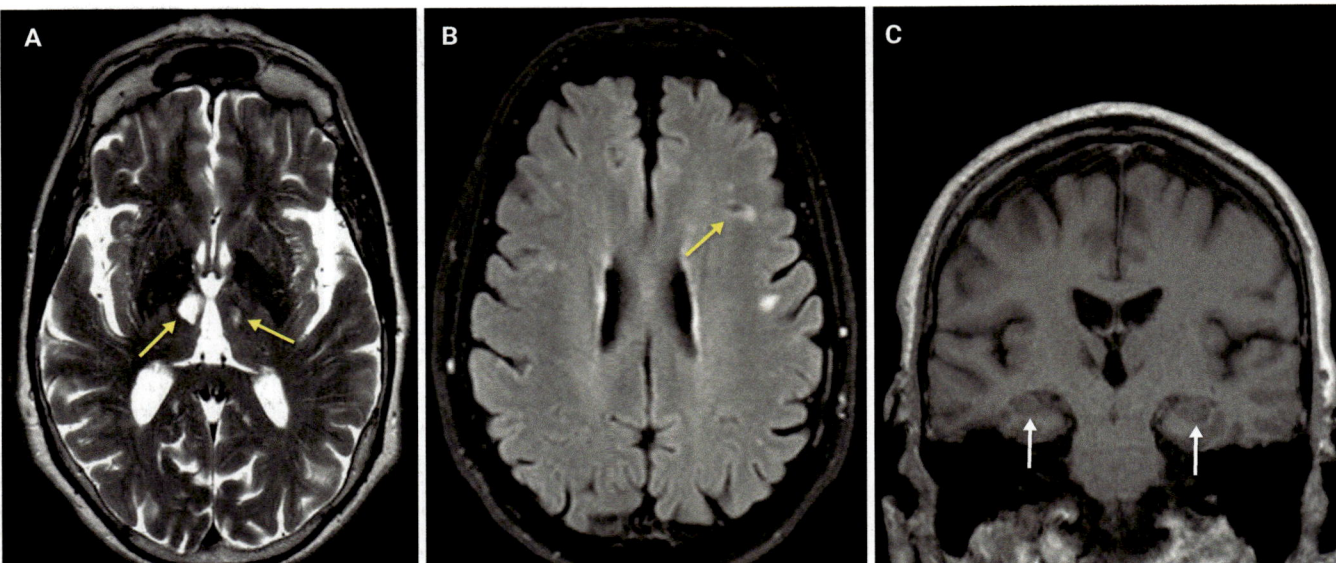

Figura 11-8. Mujer de 72 años con trastorno de conducta, hemiparesia izquierda y disfonía. **A)** Imagen de resonancia magnética potenciada en T2 axial y **B)** imagen potenciada en T2-FLAIR (*fluid attenuated inversion recovery*) axial que muestran infartos lacunares bilaterales en los núcleos talámicos y la corona radiada izquierda, respectivamente (flechas amarillas). **C)** Imagen coronal potenciada en T1 a nivel de los hipocampos sin signos de atrofia, puntuación 0 de la escala de Scheltens (flechas blancas). Esta paciente presentaba una demencia vascular con infartos talámicos estratégicos.

Tabla 11-2. Áreas más comunes de infartos estratégicos	
Arteria cerebral media	• Áreas de asociación parietotemporales o temporooccipitales • Giro angular
Arteria cerebral posterior	• Talámico paramediano • Lóbulo temporal medial inferior
Infartos en territorio frontera	Frontal superior o parietal
Infartos lacunares	Talámicos bilaterales

Demencia por cuerpos de Lewy

La DCL es la segunda demencia neurodegenerativa más común, con una prevalencia que se acerca a la de la DV. Se clasifica dentro de los síndromes parkinsonianos atípicos, ya que comparte algunas características con la EP, pero también con la EA. De hecho, hasta la aparición en 1996 de los criterios diagnósticos del Taller Internacional del Consorcio para la Demencia con Cuerpos de Lewy, los casos de DCL solían ser erróneamente clasificados como EA, EP o la superposición de ambas.

Al igual que la EP, es una α-sinucleinopatía y ambas presentan inclusiones de cuerpos de Lewy en la sustancia gris en la histopatología, de donde toma su nombre. Sin embargo, la localización en la EP es predominantemente en la sustancia negra y otros núcleos del tronco del encéfalo, mientras que, en la DCL, se distribuyen por toda la sustancia gris. En la DCL, aparecen también abundantes placas de amiloide (como las de la EA) y escasos ovillos neurofibrilares.

Clínicamente, se caracteriza por fluctuaciones cognitivas progresivas, alucinaciones visuales y parkinsonismo, con lentitud de movimientos y rigidez.

En cuanto a los hallazgos de imagen en la DCL, el hallazgo de RM más frecuente es la atrofia difusa sin predominio lobular e hipocampos normales, por lo que puede atribuirse fácilmente a un envejecimiento normal y permanecer infradiagnosticada. A pesar de ello, la evaluación del nigrosoma 1 de la sustancia negra, normalmente utilizado como marcador de imagen de la EP, puede aportar información adicional en casos de sospecha de DCL. El nigrosoma 1 puede visualizarse en secuencias de susceptibilidad paramagnética de alta resolución, localizándose en la parte posterior de la sustancia negra entre dos columnas hipointensas de la sustancia negra («signo de la cola de golondrina»). La falta de visualización del nigrosoma 1 se ha descrito en pacientes con EP y DCL.

La ^{18}F-FDG-PET muestra hipometabolismo en regiones parietales bilaterales, incluido el lóbulo occipital (a diferencia de la EA), por lo general, respetando el metabolismo de la corteza cingulada posterior («signo de la isla cingulada»).

La tomografía por emisión de fotón único (SPECT, *single-photon emission computed tomography*) con ioflupano [123]I (nombre comercial DaTSCAN, que utiliza transportadores presinápticos de dopamina) y la ^{18}F-dopa-PET muestran alteración del metabolismo dopaminérgico normal, con disminución de la captación de dopamina en el cuerpo estriado similar a la EP («signo del punto» bilateral, en lugar de la «coma» bilateral) (**Fig. 11-9**).

> **!** La DCL puede simular la EA clínica e histológicamente, mientras que los hallazgos de imagen son similares a los de la EP, con nigrosoma 1 anormal.

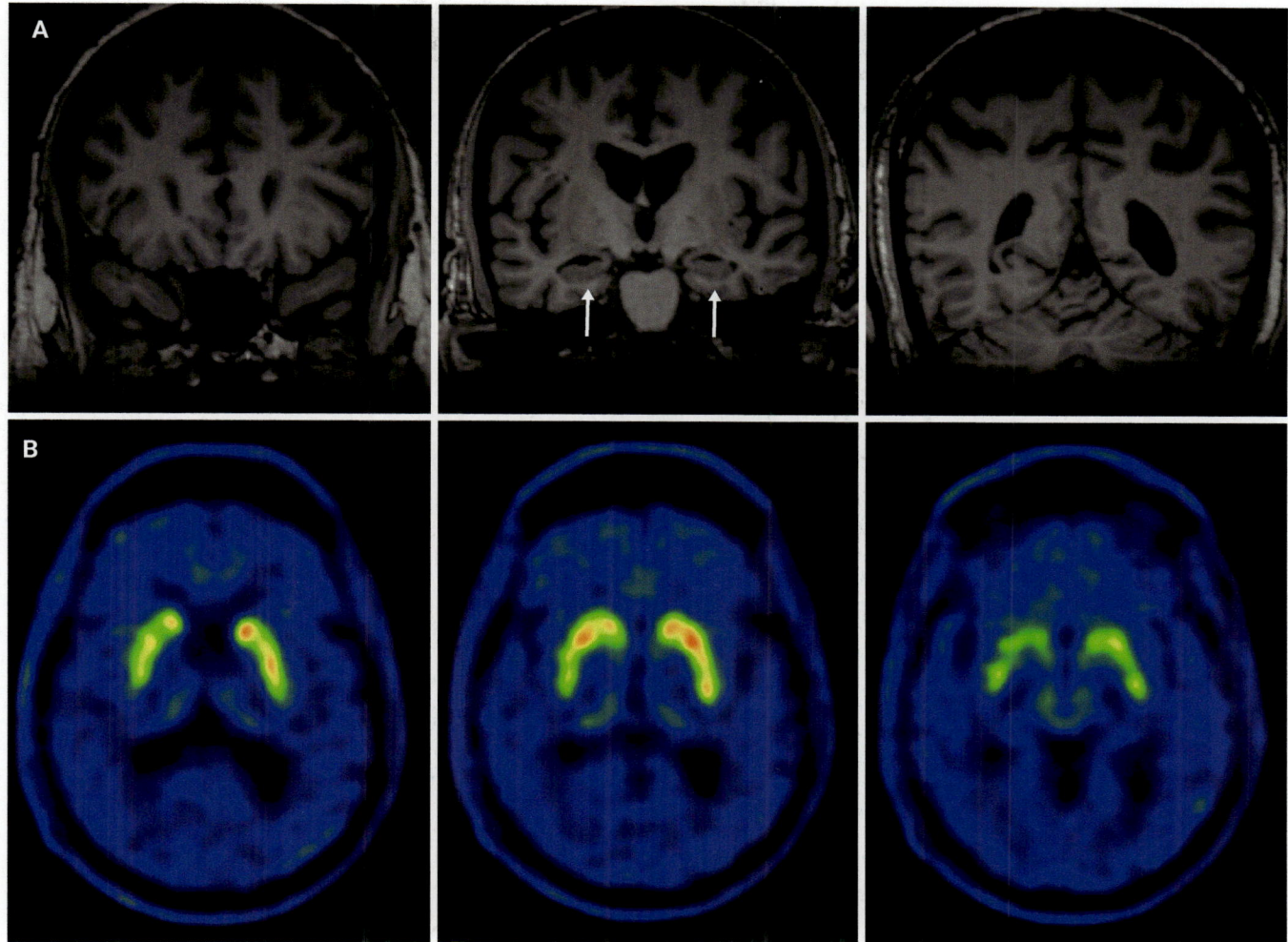

Figura 11-9. Hombre de 73 años con deterioro de la memoria verbal y visual, disfunción ejecutiva y visuoespacial y síndrome parkinsoniano. **A)** Las imágenes coronales potenciadas en T1 a diferentes niveles no muestran un patrón claro de atrofia, con hipocampos normales (flechas). **B)** La tomografía por emisión de positrones (PET) con ^{18}F-dopa muestra una disminución de la captación de dopamina en el cuerpo estriado similar a la enfermedad de Parkinson, consistente en el «signo del punto» bilateral en lugar de la «coma» bilateral. Junto con la presentación clínica, los hallazgos de imagen respaldan una probable incipiente demencia por cuerpos de Lewy.

DEMENCIA EN EL PACIENTE JOVEN

En pacientes jóvenes, la etiología más frecuente de demencia también es la EA, en este caso, de su variante posterior. Le siguen la DV (descrita en el apartado anterior), y las demencias frontotemporales (DFT). Otras causas menos probables en estas edades son la demencia alcohólica o la DCL.

Variantes atípicas de la enfermedad de Alzheimer

A continuación, se describen la variante posterior y la variante frontal de la EA, y la variante logopénica de la afasia progresiva primaria (APP).

Variante posterior de la enfermedad de Alzheimer

La EA de inicio precoz se manifiesta a una edad temprana, en pacientes generalmente menores de 65 años. Los síntomas suelen aparecer entre los 30 y los 60 años. La mayoría son casos esporádicos, por encima de los casos familiares por mutaciones genéticas en los genes *APP* (proteína precursora de amiloide), *PSEN1* y *PSEN2* (presenilina 1 y 2).

Las manifestaciones clínicas están relacionadas con la localización de la atrofia, que, en este caso, es cortical posterior, y se mide con la escala posterior de Koedam. Los pacientes presentan deterioro visual o pérdida de la habilidad visuoespacial, con menor pérdida de la memoria comparativamente con la EA típica.

El patrón de atrofia en RM y en ^{18}F-FDG-PET es parietooccipital bilateral, cíngulo posterior y región del precúneo. Los hipocampos pueden ser normales (**Fig. 11-10**).

Variante frontal de la enfermedad de Alzheimer

Los hallazgos de RM son similares a los de la EA típica, pero clínicamente se manifiesta con déficits conductuales o disejecutivos. También aparece en edades más tempranas.

Clínicamente, puede parecer una demencia frontotemporal (que se verá a continuación), mientras que los hallazgos de imagen son más sugestivos de EA. Su diagnóstico se basa en la correlación clínica-radiológica.

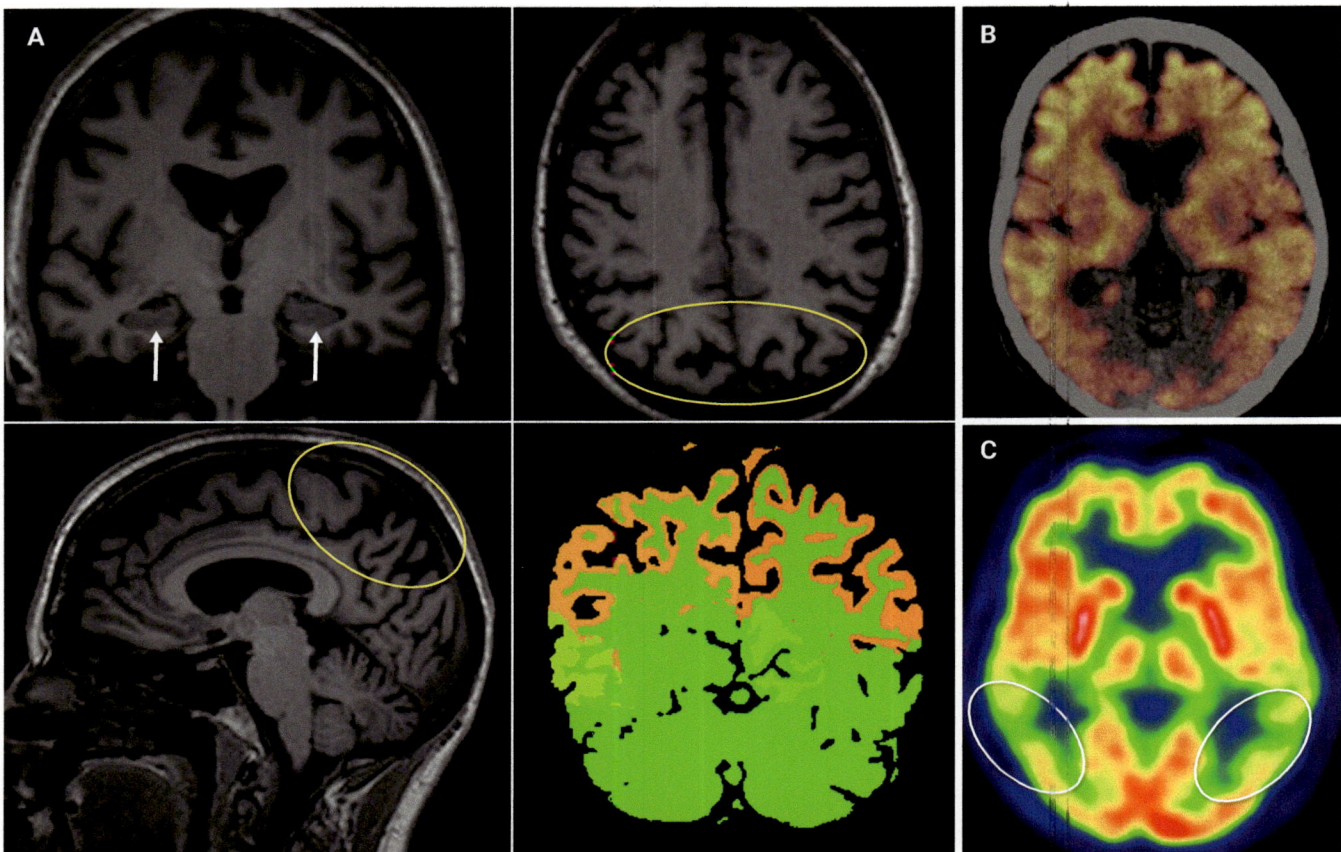

Figura 11-10. Mujer de 56 años con deterioro cognitivo leve que presenta deterioro de la memoria episódica, disfunción ejecutiva, apraxia y agnosia visual. **A)** Los hallazgos de resonancia magnética muestran predominio de atrofia posterior bilateral, incluido el cíngulo posterior y el precúneo (círculos amarillos), grado 2 bilateral de la escala de Koedam. El hipocampo no muestra atrofia (flechas) y se considera normal (puntuación 0 bilateral de la escala de Scheltens). El posprocesado de la morfometría (abajo derecha) corrobora los hallazgos de las escalas visuales, con importante atrofia cortical parietal respecto a lo que es esperable para su edad. **B)** La tomografía por emisión de positrones (PET) de amiloide con ^{18}F-flutemetamol es positiva para acumulación de amiloide cortical. **C)** La PET con ^{18}F-FDG (fluorodesoxiglucosa) muestra hipometabolismo parietotemporal bilateral (círculos blancos). Los hallazgos son consistentes con la «variante precoz» de la enfermedad de Alzheimer.

Variante logopénica de la afasia progresiva primaria

Es una variante de la EA y la DFT.

La APP es un síndrome clínico caracterizado por una pérdida progresiva del lenguaje, que aparece por degeneración de las regiones del lenguaje en el hemisferio dominante (principalmente, las regiones frontales y temporales del hemisferio izquierdo). Existen distintas formas de presentación clínica que definen cada una de las variantes (cada una se describe en el apartado correspondiente).

La variante logopénica se caracteriza por disminución en la velocidad del habla y dificultad en la recuperación de palabras. Las habilidades gramaticales están relativamente preservadas, así como la comprensión de palabras sueltas, características útiles para distinguirlo de las otras variantes de la APP.

En RM, se suele observar afectación posterior de los lóbulos temporal y parietal, predominantemente, izquierdo, en lugar del lóbulo temporal anterior y el lóbulo frontal (para diferenciarla de otras DFT). La ^{18}F-FDG-PET muestra hipometabolismo en un patrón similar, de lóbulos temporal y parietal izquierdos (**Fig. 11-11**).

Demencias frontotemporales

Las DFT comprenden un grupo heterogéneo de trastornos neurodegenerativos caracterizados por atrofia focal de las cortezas frontal y temporal, relacionada con abundantes agregados proteicos neuronales y gliales de proteínas tau hiperfosforiladas, TDP-43 o repeticiones dipeptídicas. Engloba a una serie de enfermedades neurodegenerativas, donde se describen la variante conductual (de predominio frontal) y tres variantes de APP: no fluente, semántica y logopénica (de predominio temporal). La variante logopénica de la APP se considera una variante tanto de la EA como de la DFT, ya que la neuropatología más frecuente es de placas de amiloide y ovillos neurofibrilares (similar a la EA).

La DFT es más frecuente entre la población más joven (12 %) que entre las poblaciones de edad avanzada. Este grupo tiene presentaciones clínicas variables dependiendo de las regiones afectadas. El patrón de atrofia visualizado en RM forma parte de los criterios diagnósticos.

Variante conductual de la demencia frontotemporal

Anteriormente, se denominaba **enfermedad de Pick**. Clínicamente, se caracteriza por un síndrome cognitivo disejecutivo

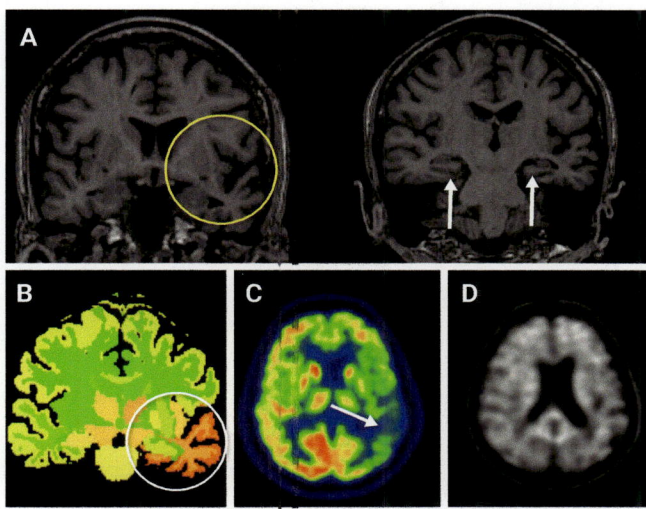

Figura 11-11. Hombre de 71 años con deterioro cognitivo leve, alteración del lenguaje, disfunción ejecutiva y trastorno de conducta. **A)** Imágenes coronales potenciadas en T1 a nivel del surco frontoinsular, que muestran atrofia focal asimétrica del lóbulo temporal izquierdo. La escala visual frontoinsular corresponde a un grado 2 izquierdo (círculo), grado 1 derecho; lóbulo temporal medial grado 1 izquierdo, 0 derecho (flechas). **B)** La morfometría corrobora los hallazgos de las escalas visuales, con importante atrofia del polo temporal izquierdo respecto a una base de datos de normalidad. También muestra leve atrofia del hipocampo derecho, que no es visible con el estudio convencional. **C)** El estudio de tomografía por emisión de positrones (PET) con ¹⁸F-FDG (fluorodesoxiglucosa) axial denota importante disminución del metabolismo en el área temporoparietal izquierda (flecha). **D)** La PET-amiloide con ¹⁸F-florbetabén es positiva. De acuerdo con estos y otros hallazgos, este paciente fue diagnosticado la «variante logopénica» de la afasia progresiva primaria, variante de la enfermedad de Alzheimer.

y cambios en la personalidad y en el comportamiento social. La memoria está generalmente conservada, con problemas de lenguaje variables.

Los hallazgos de RM muestran atrofia bilateral de los lóbulos frontales y temporales anteriores, con un gradiente característico de anterior a posterior. El grado de atrofia puede ser muy asimétrico y suele asociarse a una disminución proporcional del volumen de la cabeza del núcleo caudado (**Fig. 11-12**).

En la ¹⁸F-FDG-PET, se observa hipometabolismo de los lóbulos temporal anterior y frontal.

Afasia progresiva no fluente, variante de afasia progresiva primaria

La presentación clínica se caracteriza por dificultades progresivas de la producción del habla con velocidad disminuida por deterioro motor («apraxia del habla») y agramatismos, producción de frases cortas y simples con omisión de estructuras gramaticales.

Los hallazgos de la RM suelen mostrar atrofia periinsular bilateral (frontoinsular posterior y lóbulo temporal), a menudo, de predominio izquierdo (**Fig. 11-13**).

En la ¹⁸F-FDG-PET, presenta hipometabolismo frontal izquierdo y temporal simétrico.

Demencia semántica, variante de afasia progresiva primaria

Cursa con un deterioro progresivo de la memoria semántica involucrada en el reconocimiento de estímulos y comprensión del significado de las palabras. Se produce una pérdida de la comprensión del lenguaje y dificultad para la nominación de palabras, con la consecuente pérdida de vocabulario. Inicialmente, el habla (articulación, fonología y sintaxis) se mantiene intacta («afasia fluente»). Eventualmente, la mayoría de estos pacientes progresan con cambios conductuales a un estado no fluente hasta llegar al mutismo.

Los síntomas frontales progresivos pueden desarrollarse con síntomas indistinguibles de la variante conductual de la DFT.

Los hallazgos de RM muestran una atrofia de predominio en el polo anterior de los lóbulos temporales más pronunciada en el hemisferio izquierdo (dominante). Aunque es una variante de DFT, la atrofia frontal no es realmente una característica notable, al menos, no al principio de la enfermedad. Afecta preferentemente al polo temporal, la amígdala, la circunvolución parahipocampal (incluida la corteza entorrinal), las circunvoluciones temporales inferior y media y la circunvolución fusiforme. La atrofia del hipocampo es más marcada en la parte anterior, con una preservación relativa del volumen en la parte posterior (gradiente de atrofia de anterior a posterior, a diferencia de la EA, donde se ve afectado todo el hipocampo y, por lo general, es simétrica). También existe una variante temporal derecha de la DFT, que es similar a la demencia semántica, pero en el hemisferio derecho (**Fig. 11-14**).

El estudio de ¹⁸F-FDG-PET muestra hipometabolismo temporopolar anterior.

La **tabla 11-3** resume las principales enfermedades neurodegenerativas según las regiones afectadas.

PRINCIPALES TRASTORNOS DEL MOVIMIENTO

Los trastornos del movimiento se caracterizan por una alteración de la actividad motora voluntaria. Existen distintos trastornos, que se clasifican en función de la disminución o aumento involuntario de los movimientos en hipocinéticos o hipercinéticos, respectivamente. Este apartado se centra en los síndromes parkinsonianos (típicos y atípicos), por ser los más comunes. Estos se clasifican dentro del grupo de hipocinéticos. El término **parkinsonismo** hace referencia a determinados síntomas que afectan al sistema motor, como el temblor «en rueda dentada», rigidez, bradicinesia, inestabilidad postural, disminución del braceo y marcha arrastrando los pies. Estas enfermedades también presentan una variedad de características no motoras, que incluyen disfunciones autónomas, cognitivas, psiquiátricas y conductuales.

Se exponen los hallazgos radiológicos característicos de los principales trastornos del movimiento: EP, parálisis supranuclear progresiva (PSP), atrofia multisistémica (AMS) y degeneración corticobasal.

Enfermedad de Parkinson

Es el trastorno del movimiento más frecuente y uno de los trastornos neurodegenerativos más comunes y complejos, que

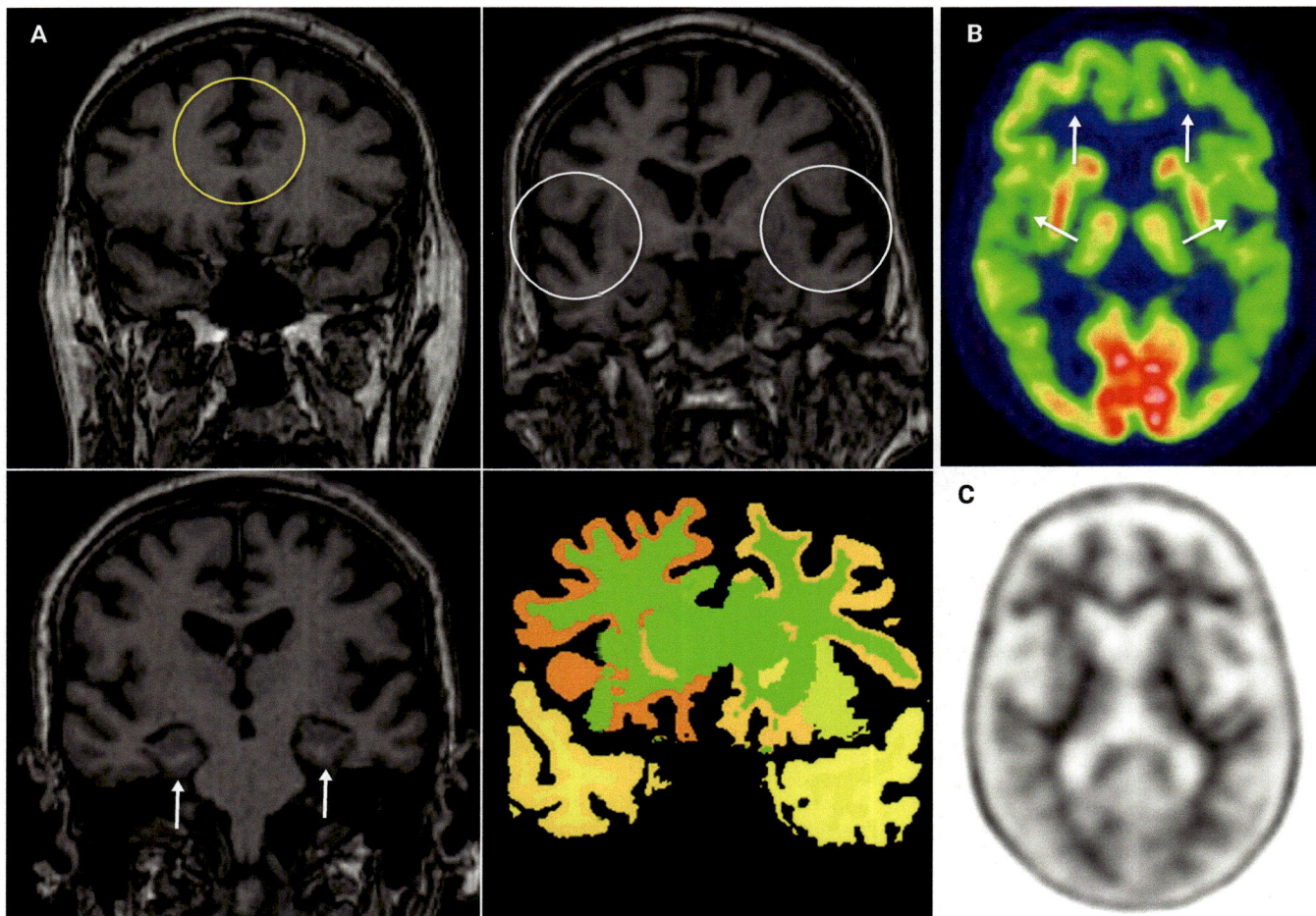

Figura 11-12. Mujer de 64 años autónoma para las actividades de la vida diaria, desinhibida y que presenta agresividad verbal, física y tabaquismo compulsivo. **A)** Imágenes potenciadas en T1 que muestran atrofia de los lóbulos frontal y temporal anterior, siguiendo un gradiente de anterior a posterior. Puntuaciones de las escalas visuales de atrofia: cíngulo anterior grado 2 bilateral (círculo amarillo), temporal anterior grado 1 bilateral, surco frontoinsular grado 2 bilateral (círculos blancos), lóbulo temporal medial grado 1 bilateral (flechas). La imagen de morfometría (abajo en medio) corrobora la atrofia cortical tanto del cíngulo anterior como del resto de la corteza frontal, de predominio derecho, así como pérdida de volumen leve de los lóbulos temporales. **B)** La tomografía por emisión de positrones (PET) con ¹⁸F-FDG (fluorodesoxiglucosa) axial muestra hipometabolismo en los lóbulos frontal y temporal anterior (flechas). **C)** La PET-amiloide con ¹⁸F-florbetapir es negativa para la acumulación de amiloide cortical. Estos hallazgos, junto con la presentación clínica, están en consonancia con la «variante conductual» de la demencia frontotemporal.

afecta principalmente a los adultos mayores. Se caracteriza por la disminución progresiva de neuronas dopaminérgicas en la sustancia negra. Los síntomas más comunes incluyen temblor en reposo, rigidez muscular, bradicinesia, dificultad para coordinar los movimientos e inestabilidad postural con caídas. Estos pacientes también pueden experimentar trastornos del sueño, depresión, problemas cognitivos, hipomimia u otros síntomas como disfunción olfativa.

En las etapas tempranas la RM puede resultar anodina. A medida que la enfermedad progresa, puede observarse pérdida de volumen de la sustancia negra y del núcleo estriado. Como ya se ha descrito en el apartado de la DCL, es característica la afectación del nigrosoma 1, con pérdida de diferenciación de este en secuencias de susceptibilidad paramagnética de alta resolución, mostrando hipointensidad (pérdida de la característica «cola de golondrina») **(Fig. 11-15)**. Otro de los potenciales biomarcadores de la EP es la neuromelanina, un subproducto de la síntesis de dopamina que se acumula en las neuronas dopaminérgicas de la sustancia negra. Se puede cuantificar mediante secuencias específicas de RM (actualmente en investigación).

Como se ha visto previamente en la DCL, la SPECT con ioflupano ¹²³I en la EP también muestra disminución de la captación de dopamina en el cuerpo estriado: se observa una captación en forma ovalada o de «punto» en la cabeza del caudado, sin apreciarse captación putaminal (a modo aclarativo, en condiciones normales, se aprecia una forma de «coma» o de media luna en el cuerpo estriado). Con el paso del tiempo, también se reduce la captación del caudado. Puede observarse incluso en la etapa preclínica, con gran sensibilidad en pacientes con EP sintomática.

La ¹⁸F-FDG-PET puede mostrar hiperactividad de los ganglios basales, tálamos y cerebelo, en especial, en el lado contralateral al hemicuerpo más afectado. Este patrón es inverso al observado en el envejecimiento normal, en el cual se reduce característicamente la captación de FDG en estos territorios.

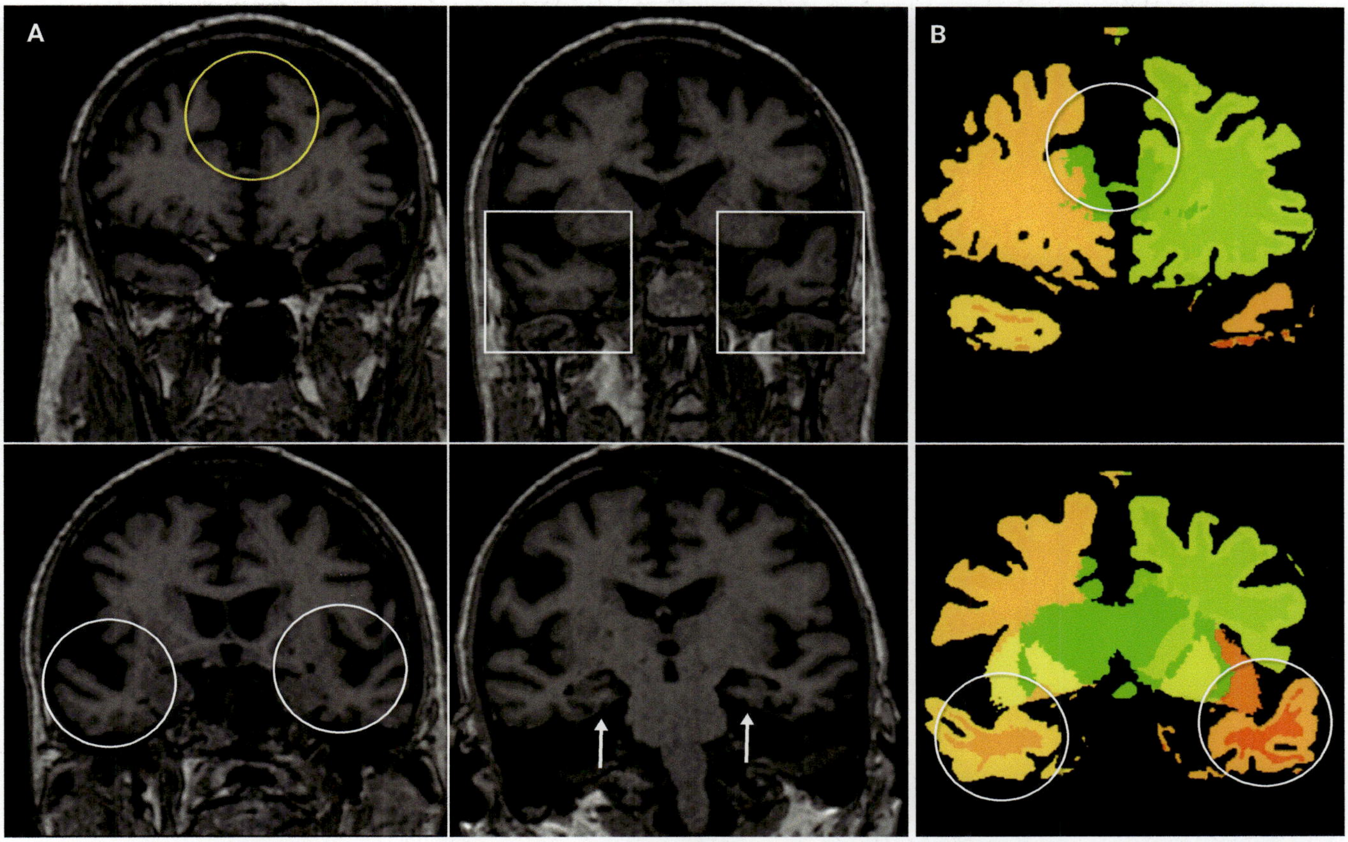

Figura 11-13. Hombre de 82 años con deterioro cognitivo leve y autonomía conservada para las actividades de la vida diaria. Consulta por disfunción ejecutiva y alteración del lenguaje. **A)** Las imágenes coronales potenciadas en T1 muestran atrofia periinsular bilateral (lóbulo frontal posterior, ínsula y lóbulo temporal). Las escalas visuales de atrofia puntúan: cíngulo anterior grado 3 bilateral (círculo amarillo), lóbulo temporal anterior grado 2 simétrico (cuadrados), región frontoinsular grado 2 bilateral (círculos blancos), y lóbulo temporal medial grado 1 bilateral (flechas). **B)** El posprocesado de la morfometría muestra atrofia en los mismos lugares que las escalas visuales en grado moderado. Los hallazgos son compatibles con la «variante no fluente» de la afasia progresiva primaria, dentro del espectro de las demencias frontotemporales.

También se puede observar aumento de la captación en la corteza premotora contralateral al lado más afectado, incluso precediendo al inicio de los síntomas.

> ⚠ Las diferencias demostradas mediante FDG permiten discriminar entre sujetos normales, pacientes con EP y parkinsonismos atípicos.

Parálisis supranuclear progresiva

Es un trastorno neurodegenerativo raro y progresivo, que afecta principalmente a los movimientos oculares y la capacidad de controlar los movimientos del cuerpo. Los síntomas característicos incluyen rigidez muscular, dificultad para caminar, problemas de equilibrio y movimientos oculares anormales, principalmente, dificultad para mover los ojos hacia arriba. La demencia generalmente se desarrolla en las últimas etapas de la enfermedad.

En RM, es característica la atrofia mesencefálica, que, en cortes sagitales, se visualiza en forma de aplanamiento mesencefálico asemejándose al «pico de un colibrí». Se considera un criterio diagnóstico de esta entidad una razón entre los diámetros anteroposteriores de mesencéfalo y protuberancia

(perpendiculares al eje craneocaudal) menor de 0,52. En las pruebas de medicina nuclear, la SPECT con ioflupano ^{123}I muestra también el «signo del punto» bilateral. Para diferenciarlo de la EP, es útil la ^{18}F-FDG-PET, que denota hipometabolismo troncoencefálico (sobre todo, en el mesencéfalo) y en áreas corticales frontales, que incluyen el cíngulo anterior.

Atrofia multisistémica

La AMS es un trastorno neurodegenerativo que afecta a diversos sistemas del cuerpo (cerebro, sistema nervioso autónomo y sistema motor). Entre los principales síntomas, se encuentran la dificultad para la coordinación motora, rigidez muscular, dificultad para hablar y tragar, disfunción autónoma y problemas urinarios. Conforme va progresando, se añaden problemas cognitivos y trastornos del equilibrio. Existen dos variantes diferenciadas: la parkinsoniana (⅔ de los casos) y la cerebelosa (⅓ de los casos).

La «variante parkinsoniana» cursa con atrofia putaminal en RM, presentando rectificación de su vertiente lateral e hiperintensidad de señal periférica en las secuencias potenciadas en T2, siendo muy característico el depósito mineral en susceptibilidad paramagnética en dicha localización (**Fig. 11-16**). En la «variante cerebelosa», el signo radiológico típico

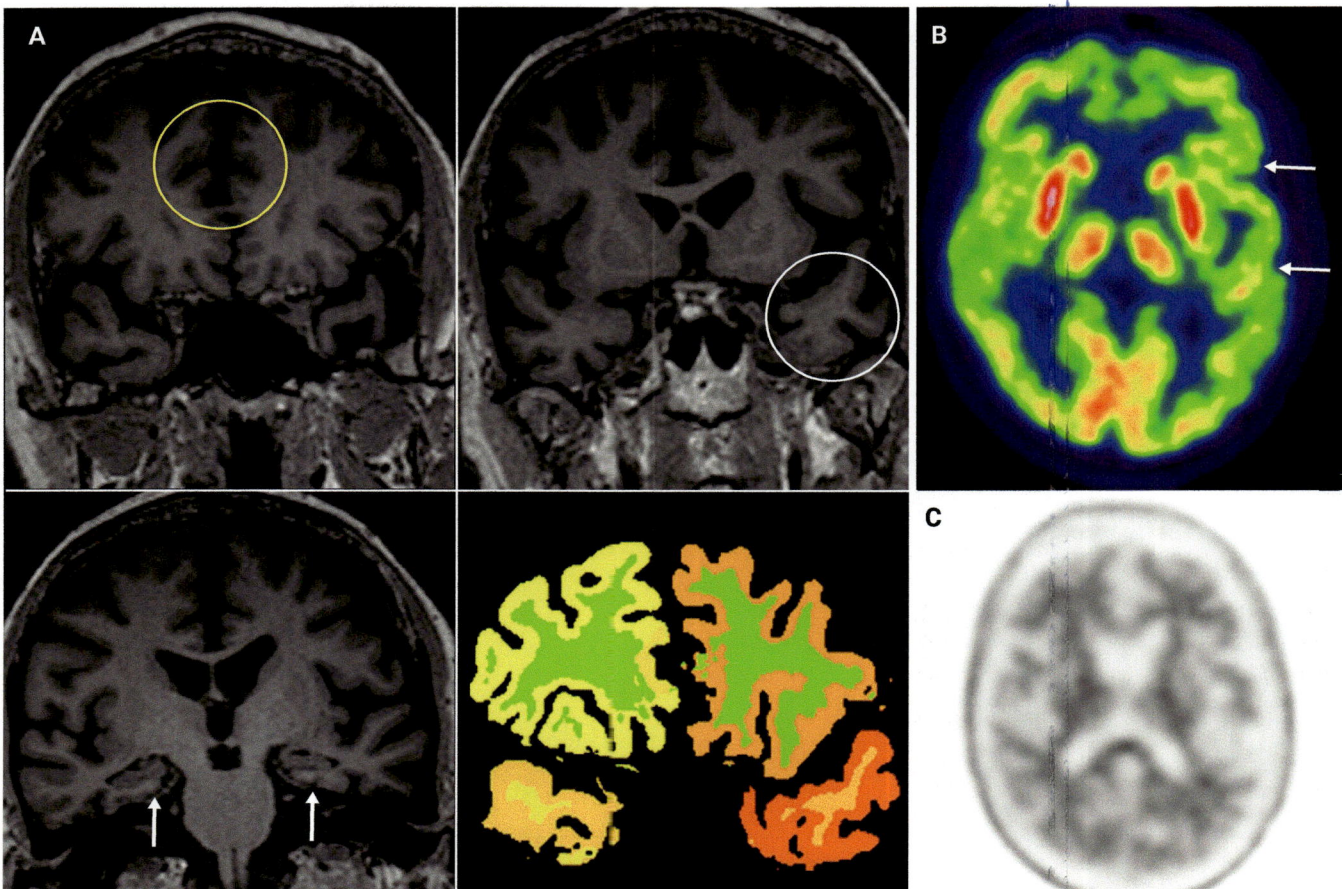

Figura 11-14. Hombre de 74 años con deterioro cognitivo leve, deterioro del lenguaje y déficit de memoria verbal. **A)** Las imágenes de resonancia magnética potenciadas en T1 en el plano coronal muestran una atrofia del polo temporal anterior más pronunciada en el hemisferio izquierdo. Escalas visuales de atrofia: cíngulo anterior grado 2 bilateral (círculo amarillo), lóbulo temporal anterior 1 derecho y 2 izquierdo (círculos blancos), lóbulo temporal medial grado 1 bilateral (flechas). La morfometría en la región anterior muestra importante atrofia cortical frontotemporal izquierda, y leve derecha. **B)** Tomografía por emisión de positrones (PET) con 18F-FDG (fluorodesoxiglucosa) axial que muestra hipometabolismo frontal inferior y temporal de predominio izquierdo (flechas). **C)** La PET-amiloide con 18F-florbetapir es negativa para acumulación de amiloide cortical. Estos hallazgos sugieren una «variante semántica» de la demencia frontotemporal.

es una hiperintensidad de señal en la protuberancia y atrofia protuberancial y de pedúnculos cerebelosos medios, dando lugar al característico «signo de la cruz».

La reducción en la captación de dopamina en la SPECT con ioflupano 123I en la AMS parkinsoniana es a menudo similar a la reducción observada en la EP (asimétrica y putaminal), mientras que, en la AMS cerebelosa, no se observan alteraciones significativas en este nivel.

El estudio de 18F-FDG-PET muestra disminución del metabolismo de glucosa en los ganglios basales (en la variante parkinsoniana) y en cerebelo (en la variante cerebelosa).

Degeneración corticobasal

La degeneración corticobasal es un trastorno poco común que afecta a la corteza cerebral y los ganglios basales. Los síntomas suelen ser asimétricos y pueden incluir rigidez muscular, movimientos incontrolados o espasmódicos en una extremidad, dificultad para usar una mano o un brazo y problemas de coordinación motora. En estadios finales, también pueden presentar trastornos cognitivos y visuales.

La RM puede mostrar asimetría en la atrofia cortical, especialmente, en torno al surco central (región frontoparietal) de un hemisferio. También puede haber atrofia en los ganglios basales. El mismo patrón se observa en los estudios de 18F-FDG-PET, con hipometabolismo cortical y subcortical asimétrico, contralateral al lado afectado.

INFORME ESTRUCTURADO

Habiendo revisado los cambios estructurales normales en el envejecimiento normal y los cambios atróficos más comunes que ocurren en las enfermedades neurodegenerativas que cursan con demencia y trastornos del movimiento, es importante exponer los hallazgos radiológicos en un informe estructurado.

La evaluación estandarizada de los hallazgos de RM debe incluir:

- Indicación o sospecha clínica, especificando el propósito del estudio. Por ejemplo: «quejas subjetivas de memoria; valorar patrones de atrofia o patología vascular» o «tras-

Tabla 11-3. Patrones de atrofia cerebral focal en distintas enfermedades que cursan con demencia

Patrón de atrofia	Típico de	También ocurre en
Hipocampal (lóbulo temporal medial)	Enfermedad de Alzheimer (especialmente, la presentación típica senil)	• Demencia vascular • Demencia frontotemporal • Demencia por cuerpos de Lewy
Parietal o precúneo	Variante precoz de la enfermedad de Alzheimer	• Síndrome corticobasal • Enfermedad de Alzheimer • Demencia por cuerpos de Lewy
Frontal/temporal anterior	• Demencia frontotemporal • Variante del comportamiento de la demencia frontotemporal (predominancia derecha)	• Variante frontal de la enfermedad de Alzheimer (alteración del comportamiento y disejecutiva) • Variante no fluente de la afasia progresiva primaria • Variante semántica de la afasia progresiva primaria
Polo temporal	Variante semántica de la afasia progresiva primaria (predominancia izquierda)	Variante del comportamiento de la demencia frontotemporal (gradiente anteroposterior)
Periinsular o frontoinsular	Variante no fluente/agramatical de la afasia progresiva primaria (predominancia izquierda)	Variante logopénica de la afasia progresiva primaria
Temporal posterior y parietal	Variante logopénica de la afasia progresiva primaria (predominancia izquierda)	Variante no fluente de la afasia progresiva primaria
Hemisférica asimétrica	Degeneración corticobasal	Enfermedad de Alzheimer atípica
Difusa, sin predominio lobular	Demencia por cuerpos de Lewy	–
Nigrosoma 1 anormal	Demencia por cuerpos de Lewy	• Enfermedad de Parkinson • Síndromes parkinsonianos
Leucoaraiosis, infartos lacunares, infartos estratégicos	Demencia vascular	• Enfermedad de Alzheimer • Otras demencias

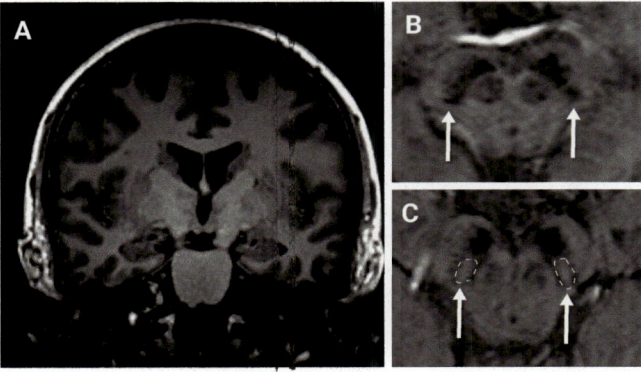

Figura 11-15. Hombre de 62 años con temblor y torpeza en la mano izquierda, de cinco años de evolución. **A)** Imagen de resonancia magnética potenciada en T1 en el plano coronal. El estudio morfológico del parénquima cerebral es de características normales, sin signos de atrofia ni de hidrocefalia. **B)** Secuencia de susceptibilidad paramagnética con técnica de imágenes potenciadas en susceptibilidad paramagnética (SWI) centrada en la sustancia negra, que muestra pérdida de diferenciación del nigrosoma 1 con hipointensidad de este (flechas, parte posterior de la sustancia negra). Este hallazgo se ha descrito en la enfermedad de Parkinson. **C)** SWI en otro paciente sano a modo de comparativa, que muestra una correcta apreciación del nigrosoma 1 (flechas), con hiperintensidad de señal de la región dorsolateral de la sustancia negra (línea discontinua), dando el signo denominado «signo de la cola de golondrina».

torno del movimiento; valoración morfológica del parénquima cerebral».

• Protocolo de imagen: mencionando las secuencias utilizadas. Por ejemplo: «el protocolo de RM incluye 3D T1w, T2 TSE axial, 2D o 3D FLAIR, T2* GRE o SWI y DWI, realizadas en equipo de 1,5 o 3 T».

• Luego seguirá la descripción del estudio utilizando un enfoque sistemático:
  – Exclusión de otras posibles causas que cursen con síntomas similares, presencia de efectos de masa o edema cerebral.
  – Enumeración de cambios estructurales, patrones de atrofia regional y gradientes (anterior/posterior) utilizando las escalas visuales descritas anteriormente, en particular, la escala de atrofia cortical global (Pasquier) si es un estudio donde la sospecha principal no es una enfermedad neurodegenerativa, o las escalas visuales de atrofia por regiones descritas previamente (orbitofrontal, cíngulo anterior, frontoinsular, temporal anterior, temporal medial y posterior u otras), especificando la puntuación para cada lado (derecho/izquierdo). Por otro lado, se evaluarán las estructuras del tronco del encéfalo y el cerebelo (presencia de lesiones o atrofia focal).
  – Evaluación de enfermedades vasculares como el grado de patología vascular en la sustancia blanca (escala de Fazekas), infartos de gran vaso, lacunares o estratégicos.

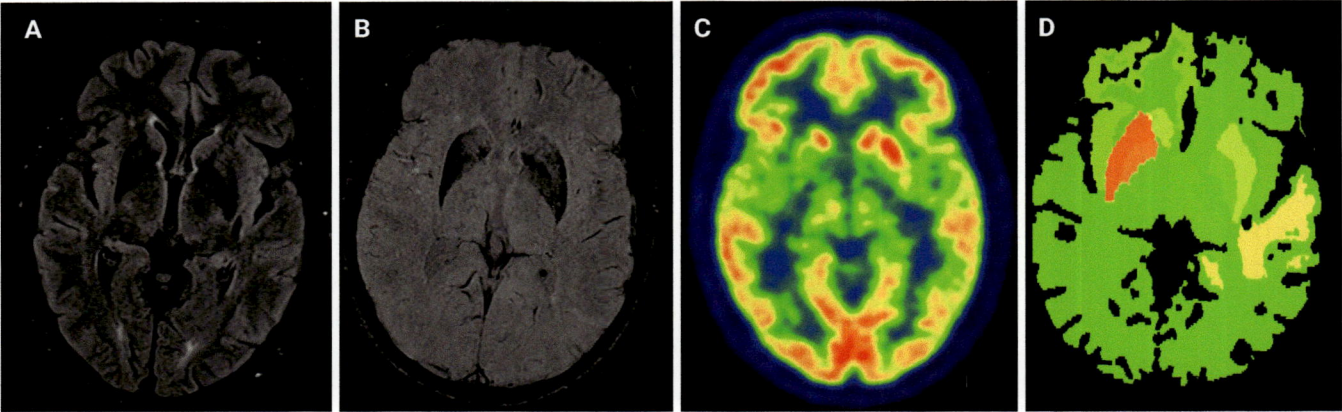

Figura 11-16. Hombre de 65 años con parkinsonismo, incontinencia urinaria y caídas. **A)** La secuencia T2-FLAIR (*fluid attenuated inversion recovery*) axial muestra ligera rectificación del borde lateral del putamen derecho. **B)** En la secuencia de susceptibilidad paramagnética (SWI), se objetiva asimetría en el depósito férrico en los ganglios basales, que predomina en la periferia de los núcleos putámenes, sobre todo, el derecho, y confirma la rectificación de su borde lateral. **C)** El estudio de tomografía por emisión de positrones (PET) con ¹⁸F-FDG (fluorodesoxiglucosa) axial denota hipometabolismo de los ganglios de la base de ambos hemisferios, que afecta especialmente a la región de putamen, con predominio en el hemisferio derecho. La actividad del núcleo caudado y el resto de ganglios basales está conservada. El cuadro clínico y los hallazgos de imagen son compatibles con la «variante parkinsoniana» de la atrofia multisistémica.

- Evaluación de microhemorragias, depósito de hierro y, eventualmente, visualización del nigrosoma 1.
- Evaluación de la difusión para descartar eventos isquémicos agudos u otras patologías más raras (vasculitis, priónicas, etcétera).
- Finalmente, una conclusión debe resumir la impresión diagnóstica, concluyendo si los hallazgos pueden considerarse normales para la edad o si, por el contrario, el patrón encontrado podría estar relacionado con una enfermedad neurodegenerativa específica:
  - En el envejecimiento cerebral normal: «cambios cerebrales degenerativos y vasculares leves consistentes con envejecimiento cerebral normal. No hay evidencia radiológica de un trastorno neurodegenerativo».
  - Enfermedad neurodegenerativa: «atrofia hipocampal bilateral moderada compatible con neurodegeneración de tipo enfermedad de Alzheimer». Hay que tener en cuenta que, en la mayoría de los casos, las características de imagen no son patognomónicas y deben valorarse dentro del contexto clínico.

En ocasiones, los hallazgos pueden ser sutiles, contradictorios o, incluso, puede faltar la información clínica. En estos casos, es apropiado aclarar que los hallazgos no son específicos y no son necesariamente indicativos de una sola entidad. Se pueden aportar recomendaciones para el estudio de seguimiento en un año (habitualmente), momento en el cual las características clínicas y de imagen pueden ser más convincentes.

 PUNTOS CLAVE

- Las escalas visuales de atrofia por regiones mediante RM constituyen una herramienta reproducible y eficaz en la práctica clínica para evaluar la atrofia cerebral.

BIBLIOGRAFÍA

Arbizu J, García-Ribas G, Carrió I, Garrastachu P, Martínez-Lage P, Molinuevo JL. Recomendaciones para la utilización de biomarcadores de imagen PET en el proceso diagnóstico de las enfermedades neurodegenerativas que cursan con demencia: documento de consenso SEMNIM y SEN. Rev Esp Med Nucl Imagen Mol. 2015;34(5):303-13.

Caserta MT, Bannon Y, Fernández F, Giunta B, Schoenberg MR, Tan J. Normal brain aging clinical, immunological, neuropsychological, and neuroimaging features. Int Rev Neurobiol. 2009;84:1-19.

Davies RR, Kipps CM, Mitchell J, Kril JJ, Halliday GM, Hodges JR. Progression in frontotemporal dementia: identifying a benign behavioral variant by magnetic resonance imaging. Arch Neurol. 2006;63(11):1627-31.

Fazekas F, Kleinert R, Offenbacher H, Schmidt R, Kleinert G, Payer F, et al. Pathologic correlates of incidental MRI white matter signal hyperintensities. Neurology. 1993;43(9):1683-9.

Fumagalli GG, Basilico P, Arighi A, Bocchetta M, Dick KM, Cash DM, et al.; Genetic FTD Initiative (GENFI). Distinct patterns of brain atrophy in genetic frontotemporal dementia initiative (GENFI) cohort revealed by visual rating scales. Alzheimers Res Ther. 2018;10(1):46.

Gorno-Tempini ML, Hillis AE, Weintraub S, Kertesz A, Méndez M, Cappa SF, et al. Classification of primary progressive aphasia and its variants. Neurology. 2011;76(11):1006-14.

Haller S, Barkhof F. Neuroimaging in dementia. En: Barkhof F, Jager R, Thurnher M, Rovira Cañellas A (eds.). Clinical neuroradiology. Cham: Springer; 2019. p. 1295-325.

Haller S, Fällmar D, Larsson EM. Susceptibility weighted imaging in dementia with Lewy bodies: will it resolve the blind spot of MRI? Neuroradiology. 2016;58(2):217-8.

Haller S, Garibotto V, Kövari E, Bouras C, Xekardaki A, Rodríguez C, et al.

Neuroimaging of dementia in 2013: what radiologists need to know. Eur Radiol. 2013;23(12):3393-404.

Harper L, Barkhof F, Fox NC, Schott JM. Using visual rating to diagnose dementia: a critical evaluation of MRI atrophy scales. J Neurol Neurosurg Psychiatry. 2015;86(11):1225-33.

Harper L, Fumagalli GG, Barkhof F, Scheltens P, O'Brien JT, Bouwman F, et al. MRI visual rating scales in the diagnosis of dementia: evaluation in 184 post-mortem confirmed cases. Brain. 2016;139(Pt 4):1211-25.

Koedam ELGE, Lehmann M, Van der Flier WM, Scheltens P, Pijnenburg YAL, Fox N, et al. Visual assessment of posterior atrophy development of a MRI rating scale. Eur Radiol. 2011;21(12):2618-25.

Pasquier F, Leys D, Weerts JG, Mounier-Vehier F, Barkhof F, Scheltens P. Inter- and intraobserver reproducibility of cerebral atrophy assessment on MRI scans with hemispheric infarcts. Eur Neurol. 1996;36(5):268-72.

Pereira JMS, Williams GB, Acosta-Cabronero J, Pengas G, Spillantini MG, Xuereb JH, et al. Atrophy patterns in histologic vs clinical groupings of frontotemporal lobar degeneration. Neurology. 2009;72(19):1653-60.

Scheltens P, Leys D, Barkhof F, Huglo D, Weinstein HC, Vermersch P, et al. Atrophy of medial temporal lobes on MRI in "probable" Alzheimer's disease and normal ageing: diagnostic value and neuropsychological correlates. J Neurol Neurosurg Psychiatry. 1992;55(10):967-72.

Van Straaten ECW, Scheltens P, Knol DL, Van Buchem MA, Van Dijk EJ, Hofman PAM, et al. Operational definitions for the NINDS-AIREN criteria for vascular dementia: an interobserver study. Stroke. 2003;34(8):1907-12.

Vernooij MW, Barkhof F. Neuroimaging in normal brain aging. En: Barkhof F, Jager R, Thurnher M, Rovira Cañellas A (eds) Clinical neuroradiology. Cham: Springer; 2019. p. 1277-93.

Vernooij MW, Van Buchem MA. Neuroimaging in dementia. En: Hodler J, Kubik-Huch R, Von Schulthess G (eds.). Diseases of the brain, head and neck, spine 2020-2023. Diagnostic imaging. IDKD Springer Series. Cham: Springer; 2020. p. 131-42.

Wahlund LO, Westman E, Van Westen D, Wallin A, Shams S, Cavallin L, et al.; From the Imaging Cognitive Impairment Network (ICINET). Imaging biomarkers of dementia: recommended visual rating scales with teaching cases. Insights Imaging. 2017;8(1):79-90.

Patología infecciosa del sistema nervioso central

12

D. Castanedo Vázquez, R. Sutil Berjón y E. Marco de Lucas

OBJETIVOS

- Explorar el amplio espectro en la neuroimagen de las infecciones que afectan al sistema nervioso central (SNC).
- Establecer el protocolo de estudio de imagen ante sospecha de patología infecciosa del SNC.
- Determinar qué permite descartar o confirmar una tomografía computarizada cerebral en el contexto de la urgencia ante una sospecha de meningitis aguda.
- Identificar las manifestaciones por imagen de la meningitis aguda.
- Reconocer las complicaciones por imagen de la meningitis aguda.
- Distinguir las características típicas por imagen de los abscesos cerebrales.
- Detectar las características típicas por imagen de las encefalitis, especialmente, de la encefalitis herpética.
- Analizar las principales enfermedades parasitarias que pueden afectar al SNC.
- Revisar las infecciones típicas de los pacientes inmunodeprimidos que atacan al SNC.
- Describir las manifestaciones por imagen de las enfermedades transmitidas por artrópodos y por priones que atacan al SNC.

INTRODUCCIÓN

Las infecciones del sistema nervioso central (SNC) son uno de los problemas más graves en patología neurológica urgente. Se consideran una emergencia médica con alta morbimortalidad. Es por ello muy importante identificarlas rápidamente, para poder iniciar un tratamiento adecuado.

No obstante, la clínica suele ser muy inespecífica, pues una gran parte de ellas cursan con fiebre, cefalea y alteración del nivel de consciencia, síntomas y signos clínicos que no permiten diferenciar entre entidades. Estos síntomas son todavía mucho más sutiles en pacientes inmunodeprimidos o ancianos y, por ello, las pruebas de imagen constituyen un pilar fundamental en el diagnóstico. El rol del radiólogo es esencial para ayudar a realizar un diagnóstico precoz y acertado.

Protocolo general de los estudios de imagen

Cuando se solicita una prueba de imagen urgente, generalmente, se realiza una tomografía computarizada (TC) como prueba de imagen por cuestiones de disponibilidad. Aquellas TC realizadas en este contexto deberían efectuarse primero sin contraste intravenoso (CIV), y después con contraste (100 mL de contraste yodado intravenoso y adquisición a los 4 minutos de su administración), siempre que el estado del paciente lo permita.

En algunos casos, se realizará una TC de perfusión cerebral, la mayoría de las veces, en el contexto de presentación clínica como código ictus. No obstante, en algún caso aislado, sí puede ser útil su realización en un contexto de infección del SNC, sobre todo, si se sospechan complicaciones vasculares, o en el contexto de crisis comiciales persistentes.

Sin duda, la técnica más sensible para identificar hallazgos sugestivos de un proceso infeccioso intracraneal, y también la más adecuada para interpretarlos correctamente, es la resonancia magnética (RM), que también se debería realizar antes y después de la administración de CIV. En el caso de que sea necesario realizar una RM cerebral urgente, la situación es muy diferente en función de la colaboración del paciente:

- Si es poco colaborador, se aplicará un protocolo rápido: Se empezará con la secuencia de difusión (DWI, *diffusion-weighted imaging*), que suele ser fundamental para la toma de decisiones.
  - Posteriormente, se intentará realizar las secuencias: T2, T2-FLAIR (*fluid-attenuated inversion recovery*), T1 y T1 tras administración de CIV (gadolinio). Siempre que sea posible, estas secuencias deberán realizarse con *software* de corrección de movimientos como PROPELLER/MultiVane o, incluso, secuencias rápidas o de disparo único (*single shot*).
  - Justo antes de la administración de CIV, se replanteará la situación y se verá si es posible realizar otras secuencias, como la secuencia de susceptibilidad magnética (SWI, *susceptibility weighted imaging*) o la *arterial spin labelling* (ASL), en función de cómo vaya colaborando el paciente.
- Si es colaborador y está en buenas condiciones: se aplicará el protocolo habitual e, incluso, si es posible, se planteará añadir más secuencias: angio-RM arterial (3D TOF, *time*

of flight), angio-RM venosa, estudio de perfusión con contraste, 3D-FLAIR tras administración de CIV (para incrementar la sensibilidad de la afectación leptomeníngea), 3D-T1 en «sangre negra» pre-CIV y post-CIV (secuencia muy sensible para la detección de abscesos intraparenquimatosos) y/o espectroscopia. Muchas veces se irán añadiendo secuencias o prescindiendo de ellas según los hallazgos que se vayan viendo en el estudio. Al ir obteniendo las primeras imágenes, habrá que individualizar en función del paciente, porque, por motivos de tiempo, no se pueden realizar todas las secuencias posibles a todos los pacientes.

Papel de las pruebas de imagen en un contexto urgente

En un contexto infeccioso, el papel del radiólogo es cuádruple:

1. Identificar signos de hipertensión intracraneal:
- Su ausencia permite realizar con seguridad una punción lumbar para obtener una muestra de líquido cefalorraquídeo para su estudio microbiológico.
- Su presencia es una contraindicación relativa del procedimiento, sobre todo, si se evidencia una lesión ocupante de espacio con edema circundante que produzca expansividad intracraneal, ante el riesgo de herniación descendente de las amígdalas cerebelosas a través del agujero magno.
2. Descartar otras patologías que clínicamente se puedan confundir con una meningitis. Un ejemplo sería la hemorragia subaracnoidea, que puede cursar clínicamente con rigidez de nuca por irritación meníngea. También patología infecciosa intracraneal de otro tipo (encefalitis, abscesos parenquimatosos, etc.) que pueda cursar con fiebre y cefalea. Su tratamiento y manejo clínico es completamente distinto.
3. Identificar signos radiológicos que sugieran un proceso infeccioso intracraneal. Véase el apartado *Manifestaciones radiológicas de la meningitis aguda*.
4. Buscar un posible origen del foco infeccioso. Las meningitis agudas pueden tener varios orígenes:
- Hematógeno: por una bacteriemia. El foco bacteriano puede ser variable. En pacientes no sépticos, lo más frecuente es que haya un foco infeccioso pulmonar, una endocarditis bacteriana o una infección dental desde la cual se

liberen émbolos sépticos. En pacientes con sepsis, el foco de origen puede ser muy variable.
- Por contigüidad desde el área otorrinolaringológica: tanto las sinusitis agudas como las otitis y las mastoiditis agudas pueden complicarse y dar lugar a una meningitis aguda bacteriana (**Fig. 12-1**).
- Directa: desde una herida posquirúrgica, una puerta de entrada secundaria a un traumatismo craneoencefálico o, incluso, una malformación congénita, que pongan en contacto el espacio subaracnoideo con la piel y/o con el exterior.

MENINGITIS AGUDA

A continuación se describen las principales características de esta entidad, sus hallazgos radiológicos y las posibles complicaciones.

Aspectos generales

Es una inflamación meníngea y del espacio subaracnoideo. El SNC tiene la particularidad de estar bañado por el líquido cefalorraquídeo (LCR), que cumple funciones esenciales, pero que también puede ser un caldo de cultivo que permita la proliferación y diseminación de procesos infecciosos. El agente infeccioso implicado varía en función de la edad en términos epidemiológicos. Pero, además de pensar en bacterias piógenas como agente etiológico, cuando se habla de meningitis infecciosa se ha de pensar en los virus, *Mycobacterium tuberculosis*, *Cryptococcus neoformans*, etc., y siempre se deben incluir en el diagnóstico diferencial las meningitis asépticas, como la carcinomatosis meníngea o la sarcoidosis, entre otras.

En cuanto a su presentación clínica, cabe destacar que:

- Menos del 50 % de los casos cursan con fiebre, rigidez de nuca y alteración del nivel de consciencia.
- Se trata de un cuadro bastante grave, con una mortalidad alta, que varía entre el 13 y el 27 % según la bibliografía consultada.
- En los últimos años, se ha reducido enormemente el número de casos pediátricos gracias a la generalización de las vacunas, siendo ahora mismo la media de edad de presentación de la enfermedad los 35 años.

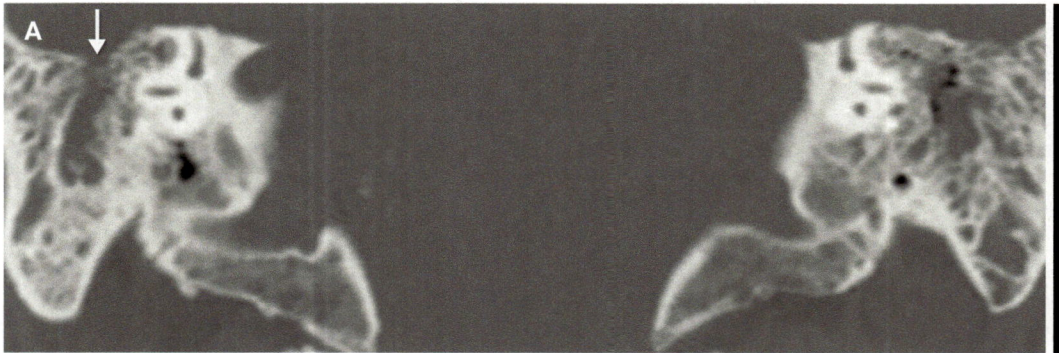
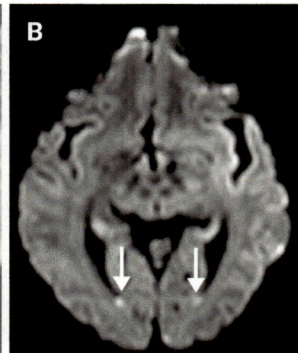

Figura 12-1. Otitis media aguda complicada con mastoiditis aguda y también con una meningitis aguda, debido a una erosión del antro mastoideo. Se identifica una erosión ósea del techo del antro mastoideo, además de un nivel líquido en las astas occipitales de ambos ventrículos laterales, que restringe en difusión, y que indica la presencia de material necropurulento libre en el líquido cefalorraquídeo. **A)** Tomografía computarizada (TC); **B)** Imagen potenciada en difusión (DWI) (*diffusion-weighted imaging*).

Manifestaciones radiológicas de la meningitis aguda

Es infrecuente que se pueda diagnosticar o confirmar una meningitis por TC. La mayoría de las meningitis no muestran hallazgos reseñables, ni siquiera tras la administración de CIV. En cuanto al diagnóstico por RM, también es difícil y, al igual que en la TC, es muy frecuente que no haya hallazgos. Por este motivo, no a todas las meningitis se les tiene que hacer RM; solo las meningitis complicadas tienen en realidad indicación de estudio con RM (v. el apartado «Complicaciones de la meningitis aguda»). En cualquier caso, la RM es más sensible para detectar signos radiológicos sugestivos de meningitis aguda.

Los hallazgos más frecuentes son (**Tabla 12-1**):

- Realce leptomeníngeo: es el hallazgo más frecuente. La RM es más sensible que la TC para su detección, sobre todo, la secuencia FLAIR poscontraste. El realce tras la administración de CIV se debe a la inflamación de las meninges. Es importante mencionar que siempre que se observe realce meníngeo, además de una meningitis aguda, se ha de pensar en otros procesos no infecciosos. El realce meníngeo es inespecífico (**Tabla 12-2**).

- Presencia del exudado purulento en el LCR y el espacio subaracnoideo. Puede observarse bien en TC como material hiperdenso o de forma más sensible en RM con restricción de la difusión como un nivel visualizable sobre todo

Tabla 12-1. Hallazgos radiológicos de la meningitis aguda

Realce leptomeníngeo

Borramiento/obliteración de las cisternas basales

Disminución generalizada o borramiento local de los surcos cerebrales

Hiperdensidad/alteración de la señal de los surcos cerebrales

Alteración de la intensidad de señal del LCR

Ligera dilatación del sistema ventricular

Material necropurulento en el espacio subaracnoideo, interior del sistema ventricular, fondo del saco tecal

LCR: líquido cefalorraquídeo.

Tabla 12-2. Comparación entre el realce leptomeníngeo y el realce paquimeníngeo

	Realce leptomeníngeo	Realce paquimeníngeo
¿Qué realza?	La superficie de los surcos (por donde va la piamadre) y de los espacios subaracnoideos de los surcos y de las cisternas basales (donde están la piamadre y la aracnoides)	Las cubiertas externas meníngeas (donde están la duramadre y la aracnoides), pero no entre surcos ni en cisternas basales
Patologías con este tipo de realce	- Meningitis (bacteriana, TBC, vírica, fúngica) - Carcinomatosis meníngea - Linfoma - Angioma pial (síndrome de Sturge-Weber) - Sarcoidosis y otros procesos reumatológicos - Inflamación reactiva a una lesión adyacente (infecciosa, tumoral, traumática)	- Trombosis de senos durales - Metástasis durales - Tumores primarios meníngeos (meningiomas, meningiomatosis) - Síndrome de hipotensión intracraneal - Enfermedades granulomatosas, incluyendo algunas vasculitis (como la granulomatosis con poliangitis, la enfermedad por IgG4, etc.) - Histiocitosis - Inflamación reactiva a una lesión adyacente (infecciosa, tumoral, traumática)
Imagen típica		

IgG4: inmunoglobulina G4; TBC: tuberculosa.

en las astas occipitales. Esto se debe a su alto contenido en proteínas y detritos.

- Borramiento/obliteración de las cisternas basales, disminución generalizada o borramiento local de los surcos cerebrales (sobre todo, en lo alto de la convexidad cerebral) (**e-Fig. 12-2**). El colapso de surcos cerebrales con contenido hiperdenso en su interior constituye un hallazgo que es más frecuente en determinados tipos de meningitis, sobre todo, en la meningitis tuberculosa.
- Incipiente dilatación del sistema ventricular (sobre todo, de las astas temporales) relacionado con el desarrollo incipiente de hidrocefalia aguda.

Cabe destacar que la hiperdensidad/alteración de la señal de los surcos descrita es consecuencia de la presencia de material necropurulento en el espacio subaracnoideo, apreciable en la secuencia DWI. Es especialmente típico de la meningitis tuberculosa encontrar material necropurulento en el espacio subaracnoideo de las cisternas basales. También se puede encontrar material necropurulento en el interior del sistema ventricular; es particularmente útil buscar su presencia en las astas occipitales de los ventrículos laterales, dado que, en decúbito supino, constituyen la porción más declive del sistema ventricular, y el material necropurulento, que es denso, forma un nivel con el LCR, el cual se pone por encima. Y, finalmente, se podría encontrar material necropurulento en el fondo del saco tecal si se hiciera una RM medular, porque está libremente comunicado con el espacio subaracnoideo craneal. La secuencia DWI es especialmente útil para identificar la presencia de material necropurulento en estas localizaciones, como se muestra en la **e-figura 12-3**.

Complicaciones de la meningitis aguda

Una vez confirmado el diagnóstico de meningitis microbiológicamente, las pruebas de imagen son útiles en la monitorización de la respuesta al tratamiento y en la evaluación de las posibles complicaciones que puedan surgir en la evolución clínica.

Las posibles complicaciones de la meningitis aguda son:

- Hidrocefalia aguda.
- Colecciones extraaxiales:
  - Subdurales/epidurales.
  - Purulentas/no purulentas.
- Afectación de pares craneales.
- Infartos venosos.
- Infartos isquémicos arteriales secundarios a vasculopatía.
- Ventriculitis.
- Extensión al parénquima cerebral: cerebritis y abscesos.

Hidrocefalia aguda

Generalmente, es transitoria, y lo más frecuente cuando ocurre es que sea comunicante y que tenga origen en la obstrucción del drenaje del LCR (que clásicamente se ha relacionado con el bloqueo de las granulaciones aracnoideas por el exudado inflamatorio y los detritos) (**e-Fig. 12-4**). No obstante, se

podría llegar a producir una hidrocefalia aguda no comunicante por obstrucción del acueducto de Silvio.

Colecciones extraaxiales

Hay varios tipos de colecciones extraaxiales que pueden surgir como complicación de una meningitis aguda. Se clasifican, fundamentalmente, en función de su contenido, distinguiendo las colecciones extraaxiales líquidas de los empiemas:

- Empiemas: pueden ser tanto subdurales como epidurales:
  - Los empiemas subdurales son una emergencia neuroquirúrgica y, por lo tanto, su identificación es fundamental. Es una complicación potencialmente mortal, dada la íntima cercanía de la colección con el parénquima. Estas colecciones pueden tener su origen en el área otorrinolaringológica: sinusitis, otitis o mastoiditis; al igual que las propias meningitis agudas, como ya se ha comentado. Si bien la vía de acceso más frecuente es por contigüidad (hay que estar alerta para tratar de identificar erosiones óseas, utilizando ventanas óseas adecuadas), también se pueden producir por inoculación directa (tras traumatismos o cirugías), por diseminación hematógena o, incluso, por diseminación perineural.

> ! Los empiemas subdurales son una emergencia neuroquirúrgica. Siempre se ha de buscar un posible origen otorrinolaringológico (otitis, petrositis, mastoiditis, sinusitis, etc.). Para ello, hay que utilizar una ventana de hueso adecuada

  - En TC, suelen ser colecciones hipodensas con realce periférico de su cápsula externa tras la administración de CIV, que, además, puede mostrar engrosamientos focales o generalizados en su pared. A veces, incluso se puede identificar realce del parénquima vecino (**e-Fig. 12-5**, **Fig. 12-6** y **Fig. 12-7**).
  - En RM, su patrón de señal puede ser variable, pero el contenido purulento típicamente se muestra hiperintenso respecto al LCR en secuencias tanto potenciadas en T1 como en T2 (suele ser discretamente hiperintenso en T1 y francamente hiperintenso en T2) con realce de contraste periférico. La secuencia DWI es muy útil para su detección, sobre todo, en fases agudas por su franca restricción de la difusión (v. **Fig. 12-6** y **Fig. 12-7** y **Tabla 12-2**). En casos subagudos, el contenido purulento «se licua» y su señal en el cociente de difusión aparente (ADC, *apparent diffusion coefficient*) suele ser más heterogénea.
- Colecciones líquidas extraaxiales no purulentas (higromas). Al igual que los empiemas, se pueden dividir según su morfología en epidurales y subdurales. A diferencia de los empiemas, no muestran restricción a la difusión, dado que son colecciones estériles, y ésta es su principal diferencia (**e-Fig. 12-8**). Son típicas de la región frontoparietal y transitorias. No suelen ejercer efecto de masa significativo, aunque esto depende de su tamaño. Se pueden apreciar más frecuentemente en meningitis de lactantes y preescolares.

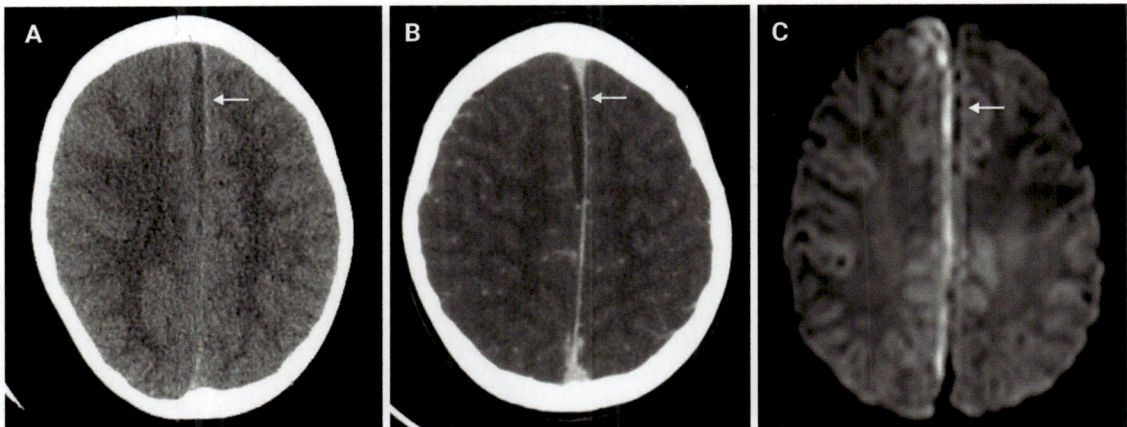

Figura 12-6. Meningitis aguda complicada con formación de empiema subdural. Se trata de un niño de 7 años que, a partir de un cuadro de faringoamigdalitis aguda, desarrolló una meningitis aguda, que se complicó con un empiema subdural frontal derecho (señalado con las flechas), el cual inicialmente pasó desapercibido y no se identificó claramente hasta que se realizó la resonancia magnética. Muestra restricción de la difusión. **A)** Tomografía computarizada (TC); **B)** TC con contraste; **C)** Imagen potenciada en difusión (DWI *diffusion-weighted imaging*).

Afectación de pares craneales

Con diferencia, el más afectado es el VIII par (nervio estatoacústico), ocasionando una hipoacusia neurosensorial. Su afectación se puede evidenciar por RM como una caída de la señal en T2 de la endolinfa en el oído interno y, tras la administración de contraste paramagnético intravenoso, se puede observar realce en el trayecto del VIII par o en el laberinto.

También se puede afectar el VI par (nervio *abducens*), produciéndose una paresia o parálisis transitoria por aumento de la presión intracraneal (clínicamente, el VI par es conocido por ser un falso signo localizador en el contexto de hipertensión intracraneal).

Otros pares que se sabe que pueden verse afectados son el II par (nervio óptico), el VII par (nervio facial) y el III par (nervio motor ocular común), aunque todos los pares craneales pueden verse potencialmente afectados (v. **e-Fig. 12-8**).

Infartos venosos

Por trombosis de los senos venosos, venas del sistema profundo o venas corticales superficiales. Los senos venosos/venas trombosados se mostrarán como estructuras lineales hiperdensas en la TC basal, sin relleno tras administración de CIV en un estudio de angio-TC en fase venosa. En RM, mostrarán una hiperseñal en T1, ausencia de repleción tras la

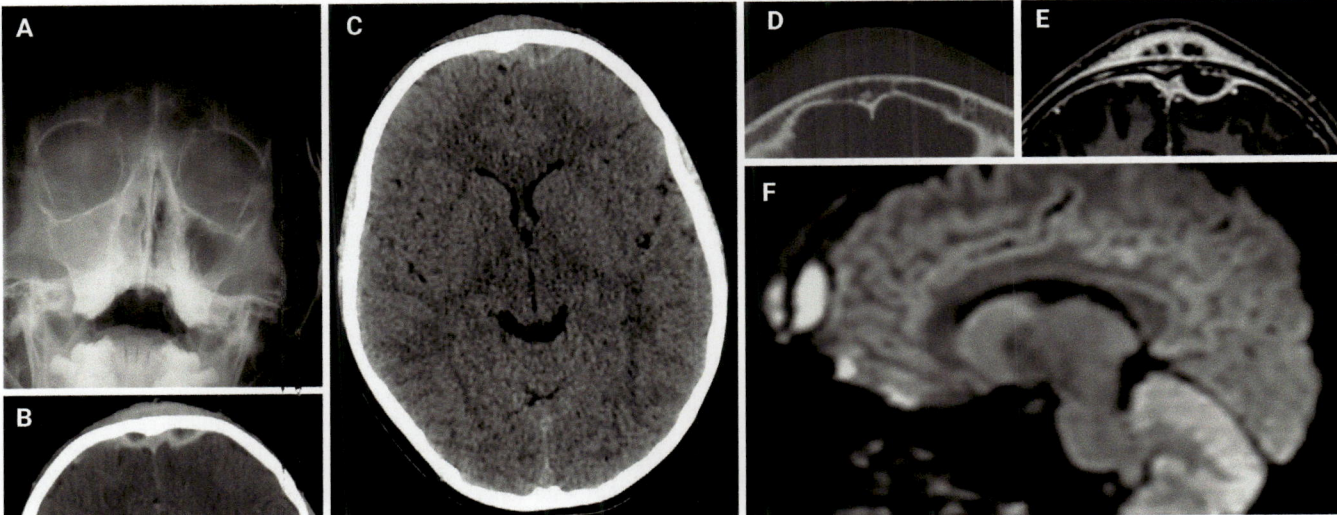

Figura 12-7. Sinusitis aguda complicada con meningitis aguda, absceso subperióstico y formación de un empiema epidural. En la radiografía de los senos paranasales **(A)**, se observa ocupación del seno maxilar derecho. En la tomografía computarizada (TC) **(B)**, se identifica un aumento de partes blandas extracraneal en la región frontal, y también una colección intracraneal extraaxial en la región frontal media, de morfología epidural, y que realza periféricamente tras la administración de contraste intravenoso **(C)**. En la ventana de hueso **(D)**, se identifica la erosión ósea de ambos huesos frontales. En la resonancia magnética **(E)**, se puede apreciar la restricción de la difusión de ambas colecciones, tanto de la intracraneal como de la extracraneal. La infección, que tiene origen en el seno, ha atravesado el hueso y ha llegado al compartimento intracraneal. **F)** Imagen potenciada en difusión (DWI. *diffusion-weighted imaging*).

administración de CIV y ausencia de flujo en las secuencias específicas de venografía por RM.

Infartos isquémicos arteriales secundarios a vasculopatía

El exudado inflamatorio afecta a los vasos arteriales bañados por LCR, y puede producir vasoespasmo o vasculitis. Esto se puede visualizar en los estudios de imagen (angio-TC, angio-RM o angiografía) como estenosis multifocales. Lo más frecuente es que afecte a las arterias perforantes de mediano y pequeño calibre, sobre todo, del territorio profundo, afectando a los ganglios basales, aunque también pueden afectarse las arterias de gran calibre, pudiendo ocasionar infartos corticales. Estas complicaciones vasculares son más frecuentes en infecciones por neumococos y en tuberculosis (TBC) (**Fig. 12-9**).

Ventriculitis

Es la infección del sistema ventricular. La mayoría de las veces surge como complicación de meningitis y de abscesos (por rotura del absceso al sistema ventricular). También puede tener origen como una complicación posquirúrgica. Además, puede aparecer en pacientes portadores de derivaciones ventriculares. Clínicamente, es un cuadro muy grave que muchas veces se observa en pacientes muy complejos ingresados en la unidad de cuidados intensivos (**e-Fig. 12-10**).

Radiológicamente, se identifica como un realce lineal subependimario del sistema ventricular tras la administración de CIV. Es más fácil su identificación por RM, donde, además del intenso realce ependimario, se podrá visualizar edema subependimario, hidrocefalia, y la presencia de material purulento intraventricular (que, como ya se ha comentado, se debe buscar en las astas occipitales de los ventrículos laterales) (**Fig. 12-11**).

Extensión de la infección al parénquima

Cerebritis y absceso cerebral. Se tratará ampliamente en el siguiente epígrafe del tema.

ABSCESOS CEREBRALES

En este apartado, se describen las características principales y los hallazgos radiológicos de los distintos tipos de abscesos.

Aspectos generales

Un absceso bacteriano es una lesión focal del parénquima cerebral. Los más típicos, y con hallazgos radiológicos mejor definidos y más consistentes, son los abscesos piogénicos bacterianos. Cabe destacar que, al contrario de lo que se suele pensar, no todos los abscesos bacterianos cursan con fiebre; de hecho, solo se identifica en el 50 % de los casos. El origen de un absceso bacteriano cerebral puede encontrarse en un proceso infeccioso del área otorrinolaringológica (sinusitis, otitis, mastoiditis) (**e-Fig. 12-12**), en una menin-

gitis, o tener un origen hematógeno. El agente bacteriano más frecuente son los estreptococos, que están presentes en el 35-50 % de los casos. El 25 % son estériles (o nunca se llega a obtener un aislamiento microbiológico adecuado).

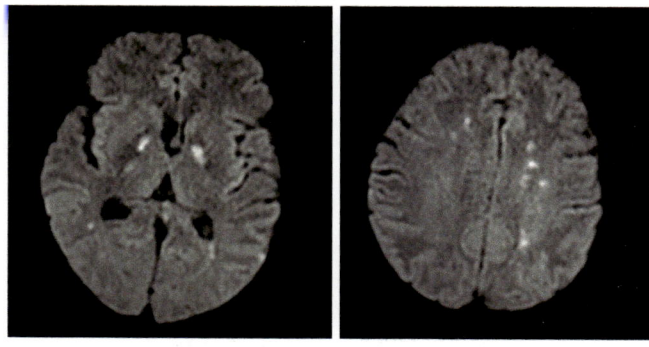

Figura 12-9. Meningoencefalitis neumocócica complicada con vasculitis y desarrollo de infartos arteriales isquémicos. Se observan múltiples focos hiperintensos en secuencias DWI, en territorio profundo (coronas radiadas y cápsulas blancas internas), compatibles con pequeños infartos isquémicos arteriales (no se dispone de secuencia ADC en este caso).
ADC: coeficiente de difusión aparente (*apparent diffusion coefficient*); DWI: imagen potenciada en difusión (*diffusion-weighted imaging*).

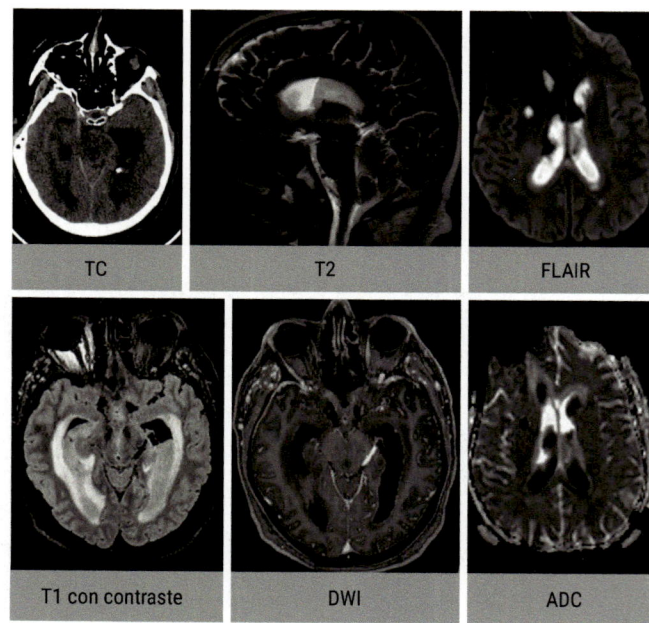

Figura 12-11. Hallazgos típicos de ventriculitis, secundaria a una meningitis bacteriana. El contenido intraventricular en la TC es más denso que el LCR, pero isodenso al parénquima cerebral. En las secuencias potenciadas en T2, se objetiva mejor la presencia de líquido hipointenso al LCR con niveles intraventriculares y, en la secuencia FLAIR, este contenido líquido no suprime la señal T2 por la presencia de un elevado contenido en proteínas. Asocia un realce fino subependimario tras administración de contraste intravenoso. La marcada restricción en difusión con valores bajos de ADC confirma la presencia de pus.
ADC: coeficiente de difusión aparente (*apparent diffusion coefficient*); DWI: imagen potenciada en difusión (*diffusion-weighted imaging*); FLAIR: *fluid attenuated inversion recovery*; LCR: líquido cefalorraquídeo; TC: tomografía computarizada.

Hallazgos radiológicos de los abscesos bacterianos piogénicos

Los hallazgos son dependientes del tiempo:

1. El proceso empieza como una cerebritis, que se corresponde con un área de edema, inespecífica, isquémica/necrótica, que se corresponde con el infiltrado inflamatorio donde se está desarrollando la respuesta inmunitaria frente al microorganismo. Contiene pus, pero no está coleccionado:

- En TC, se define como un área hipodensa intraaxial de bordes mal definidos y localización subcortical. Condiciona expansividad, con efecto de masa sobre el parénquima cerebral (**Fig. 12-13**).
- En RM, se muestra hipointensa (o isointensa con respecto al parénquima cerebral) en T1 e hiperintensa en T2 y FLAIR. La secuencia DWI puede ayudar a diferenciar la cerebritis de otras lesiones, ya que la cerebritis bacteriana muestra restricción de la difusión. Tras administración de CIV, no muestra realce, o se observa solamente una captación periférica, pero irregular y mal definida.

2. Cuando el proceso infeccioso madura, se forma una lesión redondeada, que tiene una cavidad central llena de pus, la cual se rodea de una cápsula. En este estadio, se trata, por lo tanto, de una verdadera colección purulenta intraparenquimatosa. La encapsulación del proceso infeccioso parenquimatoso y formación de un absceso cerebral puede llevar hasta unos 10-14 días. Por fuera de la lesión focal, se sigue observando edema vasogénico con efecto de masa sobre el parénquima adyacente:

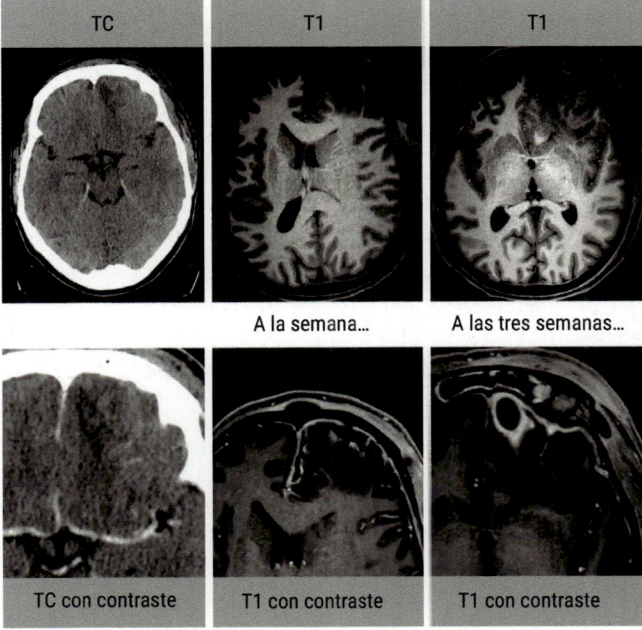

Figura 12-13. Sinusitis complicada con cerebritis y, posteriormente, absceso cerebral. En la región frontobasal izquierda, se define un área de edema vasogénico, sin realce en su interior en el momento del diagnóstico, compatible con foco de cerebritis. A medida que pasa el tiempo, la colección se va coleccionado, y se forma un verdadero absceso piogénico. TC: tomografía computarizada.

- La cavidad con pus se muestra hipointensa en T1 e hiperintensa en T2, que, en el caso de los abscesos piogénicos (típicamente, los bacterianos), restringe claramente a la difusión (**Fig. 12-14**) y esta característica permitirá diferenciarlos de otro tipo de lesiones, como las metástasis. No obstante, esta no es una regla que se cumpla siempre, porque algunos abscesos bacterianos, de TBC, o fúngicos no restringen en difusión.
- La cápsula, generalmente, tiene unos bordes bien definidos. Separa el contenido central necrótico/purulento del edema periférico. Suele mostrar un aspecto «en capas», que se observa muy bien en secuencias ponderadas en T2, con un anillo interno hipointenso, otro intermedio hiperintenso y un último, el más externo, hipointenso. Este aspecto en capas tiene que ver con sus diferentes características histológicas (**Fig. 12-14**). La cápsula realza periféricamente tras la administración de CIV y, típicamente, este realce es más grueso en el margen cortical (que es el más vascularizado). En las secuencias SWI, se puede observar el signo del doble anillo, con una capa interna hiperintensa y otra hiperintensa (**Fig. 12-14**). Esta característica es particularmente útil para hacer el diagnóstico diferencial con otras lesiones con realce en anillo, como los tumores con necrosis central, los abscesos fúngicos o las lesiones inflamatorias desmielinizantes.
- En el estudio de perfusión, los abscesos muestran una disminución en su pared de los valores de volumen y de flujo sanguíneo cerebral, hallazgo que permite realizar diagnóstico diferencial con las lesiones tumorales, donde estos valores estarán característicamente aumentados (**Fig. 12-15**).
- Los estudios de perfusión cerebral son especialmente útiles en el diagnóstico diferencial de las lesiones con realce en anillo. Separan de forma bastante fiable (aunque la fiabilidad nunca es del 100 %) las lesiones tumorales (gliomas de alto grado y metástasis), que muestran hiperperfusión en la porción hipercaptante del anillo, de las lesiones inflamatorias o infecciosas, las cuales muestran hipoperfusión.

> ! Los abscesos cerebrales (bacterianos piogénicos, tuberculomas, toxoplasmosis, etc.) típicamente muestran hipoperfusión

- La espectroscopia es útil especialmente si se observa elevación del pico de succinato, aunque no está elevado en todos los abscesos, por lo que es una información muy variable. Otros metabolitos que están elevados en los abscesos, aunque también en otras lesiones, son: lactato, lípidos, acetato, alanina, valina, leucina e isoleucina con disminución del pico de colina (Cho). Característicamente, no hay pico de *N*-acetilaspartato (NAA) (**Fig. 12-15**).

Una característica de los abscesos piogénicos, que puede ayudar a su reconocimiento, es su crecimiento típico hacia el ventrículo, que se puede ir visualizando de forma progresiva en los sucesivos controles. Este hecho provoca que la rotura de un absceso cerebral se pueda complicar con una ventriculitis aguda, que es una complicación muy grave potencialmente mortal (v. el apartado *Complicaciones de la meningitis aguda*, donde se revisa la ventriculitis). En este sentido, a veces, se

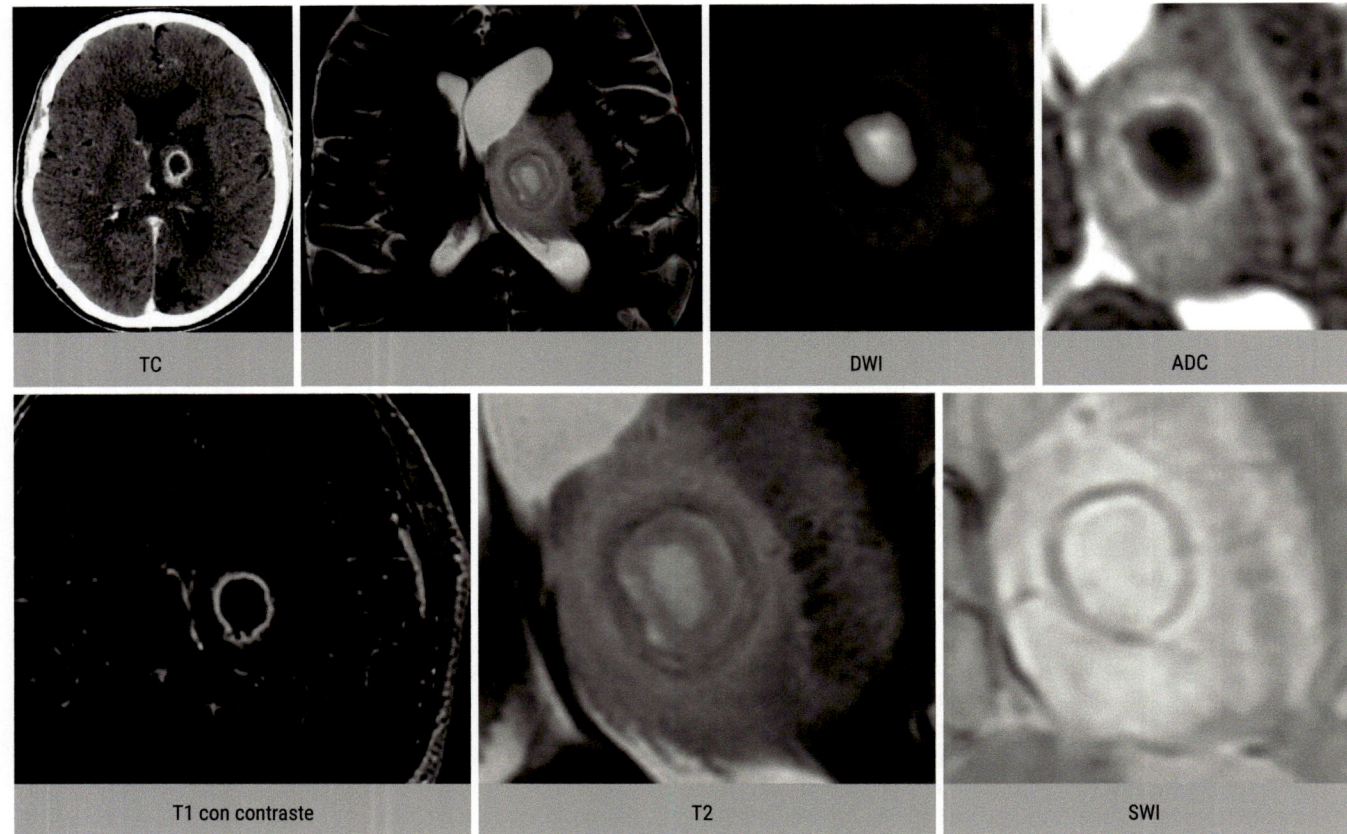

Figura 12-14. Características típicas de un absceso piogénico bacteriano. Se identifica una lesión intraaxial, talámica izquierda. Presenta una estructura «en capas» en la secuencia potenciada en T2, con una evidente restricción de la difusión central, y la cápsula realza tras administración de contraste intravenoso. Se puede identificar este crecimiento excéntrico de la cavidad central con dirección hacia el ventrículo, a modo de «vesícula hija», que es tan típico de los abscesos. En la secuencia de susceptibilidad magnética (SWI), se ve un anillo hipointenso.
ADC: coeficiente de difusión aparente (*apparent diffusion coefficient*); DWI: imagen potenciada en difusión (*diffusion-weighted imaging*); SWI: secuencia de susceptibilidad magnética (*susceptibility weighted imaging*); TC: tomografía computarizada.

puede identificar una loculación en la periferia de la cavidad central del absceso, a modo de crecimiento excéntrico, que recuerda a una «vesícula hija» y que, generalmente, se encuentra en dirección al sistema ventricular. Se puede identificar en el ejemplo de la **figura 12-15.**

> ❗ Los abscesos bacterianos piogénicos son lesiones intraparenquimatosas, formadas por una cavidad central, que típicamente restringe en difusión, una estructura en capas observable en la secuencia potenciada en T2, con realce en anillo tras administración de contraste intravenoso, y tienen valores bajos de volumen y flujo en el estudio de perfusión. En su evolución, típicamente, crecen excéntricamente hacia el ventrículo

Existe una serie de enfermedades/condiciones que favorecen el desarrollo de abscesos cerebrales; son:

• Enfermedad cardíaca congénita (típicamente aquellas que producen *shunts* entre cavidades derechas e izquierdas).
• Telangiectasia hemorrágica hereditaria (enfermedad de Rendu-Osler-Weber). Estos pacientes tienen facilitada la diseminación hematógena de las infecciones por sus fístulas pulmonares.

• Adicción a drogas por vía parenteral.
• Como ya se ha comentado previamente, la presencia de un foco infeccioso pulmonar, dental o de endocarditis conocido, o un cuadro conocido de sepsis bacteriana son condiciones que, ante los hallazgos de una lesión focal intracraneal, tienen que hacer sospechar su etiología infecciosa (**e-Fig. 12-16**).

En el cordón medular, también puede haber abscesos. Sus características radiológicas son equivalentes a las de los abscesos cerebrales (**e-Fig. 12-17**).

Es importante, no obstante, recordar que el diagnóstico diferencial por imagen de las lesiones con realce en anillo puede ser complicado y, aunque se tengan en cuenta todas las características mostradas en este tema, en ocasiones, se errará en el diagnóstico (**e-Fig. 12-18**). El contexto clínico puede ayudar a considerar otras entidades en el diagnóstico diferencial.

Hallazgos radiológicos de los tuberculomas

La diferencia fundamental con los abscesos piogénicos bacterianos es que no suelen restringir en difusión (es posible observar restricción, pero no sería el comportamiento más

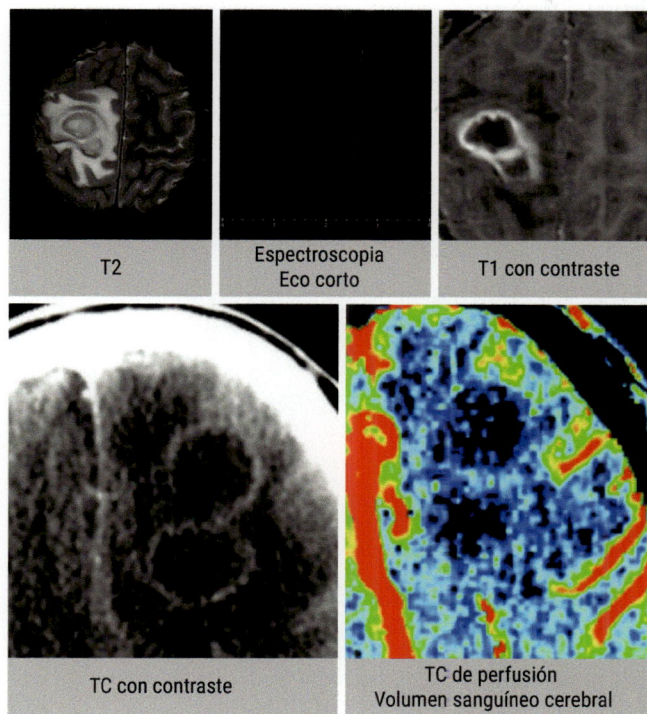

Figura 12-15. Abscesos bacterianos en espectroscopia y perfusión cerebral. Los abscesos cerebrales muestran hipoperfusión en los estudios de perfusión cerebral (en los mapas de flujo sanguíneo cerebral y de volumen sanguíneo cerebral, en este ejemplo, solo se muestra el volumen sanguíneo cerebral). En la espectroscopia, en este caso, se observa un pico marcado de aminoácidos.
TC: tomografía computarizada.

típico). Otra diferencia importante es que su interior suele ser hipointenso en T2 (hallazgo que también comparten los abscesos fúngicos y parasitarios) (**Fig. 12-19**). Otra clave diagnóstica es que suelen observarse varios abscesos, pero asociados a focos de realce leptomeníngeo (meningoencefalitis). En el estudio de espectroscopia, se describe como muy típica en la bibliografía médica la presencia de un gran pico de lípidos (aunque hay que ser cautelosos, porque las metástasis, p. ej., también pueden presentarlo). El resto de hallazgos son básicamente los mismos que los descritos para los abscesos piogénicos bacterianos, quizás sin tanto edema periférico, aunque esto es variable.

> ! El contenido hipointenso en T2 en el interior de los abscesos es típico de los tuberculomas, de los abscesos fúngicos y de algunos abscesos parasitarios. No es típico de los abscesos bacterianos piogénicos

Hallazgos radiológicos de los abscesos fúngicos

Los abscesos fúngicos típicamente se muestran como lesiones con contenido hipointenso, tanto en secuencias potenciadas en T1, como en secuencias potenciadas en T2 y FLAIR. La hiposeñal del contenido del absceso en T2 y FLAIR es común a los abscesos fúngicos, parasitarios y a los tuberculomas, pero no es nada típica de los abscesos

bacterianos piogénicos, que son los más frecuentes. Además, característicamente, son lesiones que no restringen a la difusión. Tras la administración de CIV, pueden mostrar o no realce en anillo y, si lo hacen, generalmente, no es un realce muy llamativo; suele ser delgado y uniforme. En la espectroscopia, típicamente muestran un marcado aumento de acetato y succinato (**Fig. 12-20**). Lo cierto es que muchas veces es un diagnóstico de exclusión en casos atípicos que se descubre en el estudio anatomopatológico de un absceso tratado quirúrgicamente.

ENCEFALITIS

A continuación se describen las principales características y los hallazgos radiológicos de esta entidad.

Aspectos generales

Se trata de una infección difusa, no purulenta, provocada por la acción directa de un microorganismo infeccioso (generalmente, un virus) sobre el tejido encefálico (encefalitis). En el mismo cuadro, puede asociarse afectación de las meninges (meningitis), de la médula ósea (mielitis) o una combinación variable de estas (meningoencefalitis, encefalomielitis, etc.).

La encefalitis herpética constituye la causa más frecuente de encefalitis esporádica. Clínicamente, el cuadro puede resultar inespecífico, cursando con fiebre, a veces, alteración del nivel de consciencia, crisis convulsivas o subclínicas y, en ocasiones, algún tipo de focalidad neurológica (es relativamente típico que cursen con afasia). Su diagnóstico y detección precoz es fundamental, pues se dispone de un tratamiento eficaz y su aplicación supone un cambio radical en el pronóstico y evolución de la enfermedad. Su diagnóstico definitivo se basa en la detección del virus en la reacción en cadena de la polimerasa (PCR, *polymerase chain reaction*) de la muestra de LCR del paciente. Es un cuadro que generalmente suele dejar secuelas clínicas, y también radiológicas, en forma de pérdida de volumen.

Manifestaciones radiológicas de la encefalitis herpética

La distribución de la encefalitis herpética es típicamente bilateral y asimétrica:

- Lóbulos temporales, sobre todo, polos temporales y región mesial.
- Corteza insular.
- Regiones frontobasales (interhemisféricas y laterales).
- Ambos cíngulos.
- Finalmente, afecta al resto del parénquima de los lóbulos temporales, también de los frontales y, en ocasiones, puede afectar a los lóbulos parietales.
- Típicamente, respeta los ganglios basales (GGBB): esta característica puede ayudar a diferenciar un cuadro de encefalitis herpética de un ictus isquémico agudo de la arteria cerebral media.

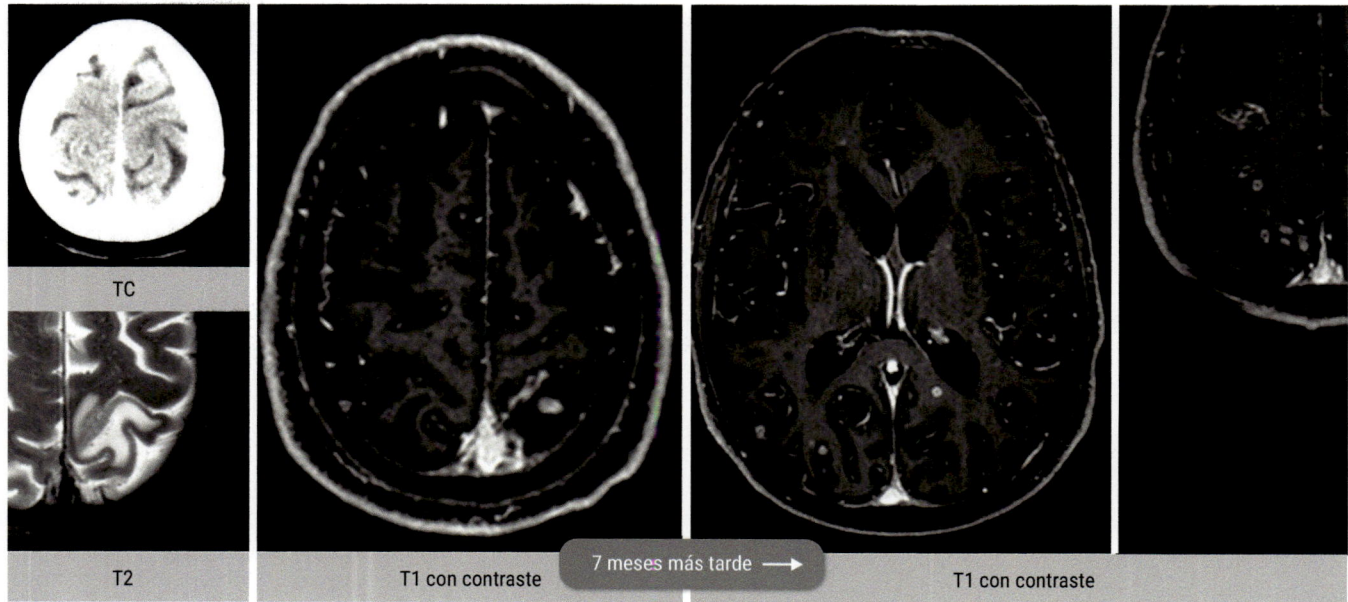

Figura 12-19. Tuberculosis (TBC) meníngea. El principal hallazgo es la presencia de realce leptomeníngeo, con microabscesos (tuberculomas en este caso) entre los surcos cerebrales. La primera lesión detectada, en la región parasagital frontal izquierda de lo alto de la convexidad, se confundió con una metástasis, y el resto, con una carcinomatosis meníngea. Retrospectivamente, el comportamiento hipointenso en T2 de la lesión más grande es bastante típico de la TBC (entre otras etiologías, como abscesos fúngicos o algunos abscesos parasitarios). TC: tomografía computarizada.

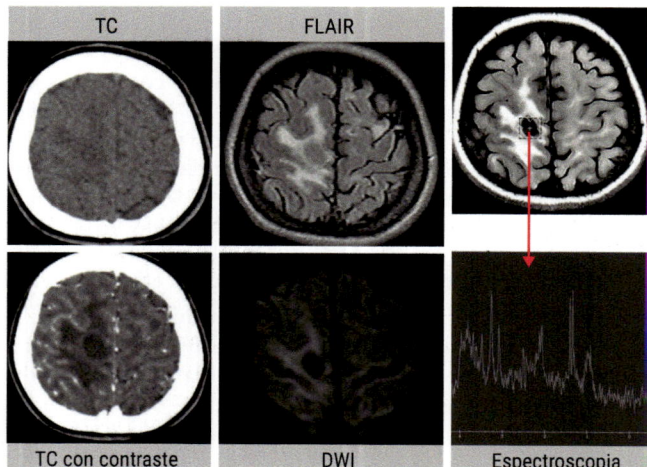

Figura 12-20. Absceso fúngico. Se muestra una lesión ocupante de espacio frontal derecha, con edema vasogénico y realce fino periférico. Su contenido es hipointenso en la secuencia FLAIR (y también lo era en T2, aunque no se muestra dicha secuencia por estar muy artefactada). La espectroscopia del interior de la lesión muestra un pico elevado de acetato, y otro de succinato.
DWI: imagen potenciada en difusión (*diffusion-weighted imaging*); FLAIR: *fluid attenuated inversion recovery*; TC: tomografía computarizada.

Su diagnóstico, sin embargo, puede ser difícil por TC, sobre todo, en fases iniciales, cuando el 75 % de los casos son normales. En ocasiones, a partir de las 48 horas del inicio de la infección, únicamente se va a poder visualizar una sutil hipodensidad cortical mal definida, con borramiento o pérdida de la diferenciación corticosubcortical, debido a la presencia de edema citotóxico.

En caso de que se realice una TC de perfusión (cosa que a veces pasa si el inicio es agudo y se activa el código ictus),

en ocasiones, se puede ver un aumento de perfusión regional, con incremento de los parámetros de flujo y volumen, debido a la presencia de crisis o estatus epiléptico, muy frecuente en estos pacientes. Si se administra contraste, el realce no es frecuente en la primera semana (**Fig. 12-21**).

El diagnóstico por RM se caracteriza por:

- Edema cortical, giriforme, hiperintenso en secuencias potenciadas en T2 y FLAIR e hipointenso en T1.
- Presencia de restricción de la difusión en las regiones corticales afectadas. La restricción de la difusión, que es su característica por RM más típica, está presente desde fases tempranas y, por ello, es la secuencia clave para obtener un diagnóstico precoz.
- Ausencia de realce tras la administración de CIV, aunque, en ocasiones, se puede ver en fases tardías (a partir de una semana), que, generalmente, es periférico y cortical, aunque es variable en cuanto a su morfología (leptomeníngeo, anular, giriforme, difuso, etc.). También en las formas recurrentes subagudas (**e-Fig. 12-22**).
- Al ser una forma de encefalitis que histológicamente es necrosante, es posible identificar focos hemorrágicos en la secuencia de susceptibilidad magnética, de tamaño variable. La espectroscopia no es específica, aunque suele haber una elevación del coeficiente Cho/NAA, con elevación de lípidos y del lactato.

Algunas pueden recidivar. Son las encefalitis herpéticas recurrentes subagudas. Se dan en pacientes con varios episodios clínicos compatibles con encefalitis herpética. La característica fundamental de este cuadro desde el punto de vista de la imagen es que estas sí suelen mostrar realce cortical o giral tras la administración de CIV.

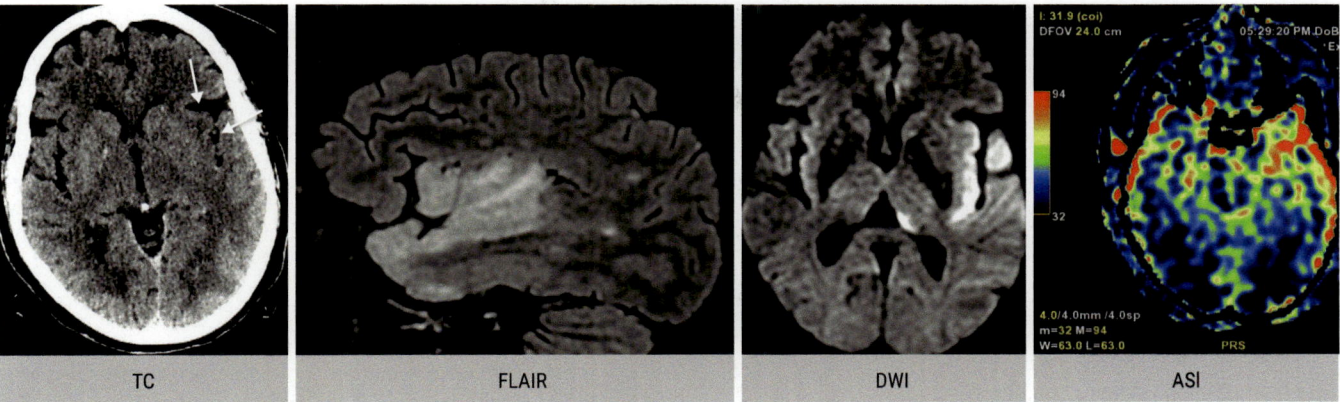

Figura 12-21. Hallazgos compatibles con hiperperfusión temporal en una paciente con encefalitis herpética con estado epiléptico no convulsivo. ASL: arterial spin labelling; DWI: imagen potenciada en difusión (*diffusion-weighted imaging*); FLAIR: *fluid attenuated inversion recovery*; TC: tomografía computarizada.

> ! La encefalitis herpética típicamente es bilateral, pero asimétrica, con afectación de lóbulos temporales (sobre todo, su porción medial), ínsulas, cíngulos y regiones frontobasales. Suele respetar los ganglios basales. Suele presentar hiperperfusión, restringe en difusión, y no muestra realce tras la administración de contraste intravenoso hasta fases tardías.

Radiológicamente, el diagnóstico diferencial se tiene que hacer con:

- Encefalitis autoinmunitaria (encefalitis límbica). Se trata de procesos inflamatorios mediados por autoanticuerpos, que típicamente afectan a las estructuras que forman parte del sistema límbico, sobre todo, a los hipocampos y/o a las amígdalas (e-Fig. 12-23). En algunos casos, también se pueden observar lesiones en estructuras de la sustancia gris (córtex, GGBB). Se clasifican en paraneoplásicas (asociadas fundamentalmente al carcinoma microcítico de pulmón, tumores ováricos y testiculares) y no paraneoplásicas. La más conocida, es la encefalitis anti-NMDA (*anti-N-methyl-D-aspartate-receptor encephalitis*). La gran mayoría no presentan hallazgos por TC, de manera que la RM con contraste es la técnica de elección para su diagnóstico (aunque, aproximadamente, el 50 % de los casos tampoco presentan hallazgos por RM), pudiendo identificar focos de hiperseñal en T2 y FLAIR, típicamente en hipocampos, amígdalas, etc. Son hallazgos no específicos por imagen.
- Gliomas del polo temporal e ínsula. Es una localización típica de gliomas, sobre todo, con mutación IDH (isocitrato-deshidrogenasa), que también muestran hiperseñal en T2/FLAIR y, a veces, son descubiertos con un episodio de crisis del paciente. Suelen presentar mayor efecto de masa y ser unilaterales (aunque existen también algunas encefalitis unilaterales).
- Cambios corticales secundarios a crisis comiciales. Su principal característica es su transitoriedad. Generalmente, son unilaterales. Se diferencian en que suelen presentar restricción de la difusión y aumento de la perfusión ASL en el hipocampo y el pulvinar talámico ipsilateral. Muchas veces, se presentan asociados a los cambios tanto de encefalitis herpética como de encefalitis autoinmunitaria o de gliomas, pero, en ocasiones, también se observan sin la asociación a estas lesiones como en el síndrome SESA (episodios de estados no convulsivos en pacientes alcohólicos que tienen pequeñas lesiones crónicas isquémicas previas, *subacute encephalopathy with seizures in alcoholics*).

Romboencefalitis

Es una forma de encefalitis que afecta al rombencéfalo; constituido por el tronco encefálico (fundamentalmente, bulbo y protuberancia) y el cerebelo (las estructuras encefálicas situadas alrededor del IV ventrículo). Concretamente, afecta predominantemente a la zona posterior del tronco encefálico. Puede estar asociada o no a mielitis, por lo que, en estos casos, se deberá ampliar el estudio y realizar también una RM medular. En los casos graves, puede haber incluso afectación del mesencéfalo y de los núcleos supratentoriales profundos, excediéndose entonces los límites del rombencéfalo. Por lo tanto, la distribución anatómica de las lesiones se correlaciona con la gravedad del cuadro. Existen varias posibles etiologías, como se comentará a continuación.

Romboencefalitis por Listeria

Listeria monocytogenes es el microorganismo causal más frecuente de romboencefalitis. La romboencefalitis por *Listeria* es un proceso infrecuente, pero muy grave. El diagnóstico por TC es muy difícil y, realmente, el diagnóstico radiológico se establece casi siempre por RM. En RM, se visualiza una alteración de la señal con hiperintensidad en T2 en el puente y en el bulbo (**Fig. 12-24**). Tras la administración de CIV se puede llegar incluso a visualizar abscesos. En cuanto al diagnóstico diferencial con el resto de encefalitis, hay una característica que puede ayudar a su diferenciación, que es el desarrollo de hidrocefalia (generalmente, no comunicante, por obstrucción del IV ventrículo), hallazgo que no suele estar presente en otras romboencefalitis de etiología vírica.

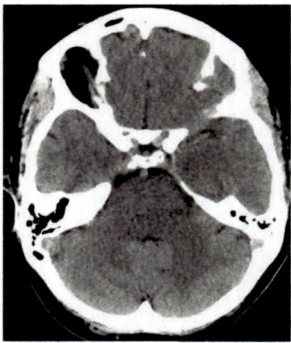
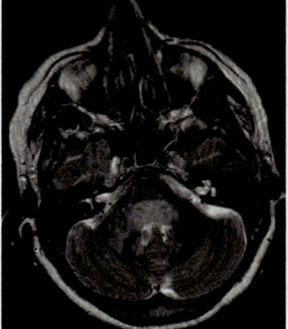
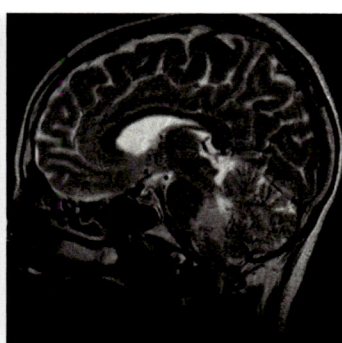

Figura 12-24. Romboencefalitis por *Listeria*. Se identifica una alteración de la señal, con hiperseñal en T2 y FLAIR (*fluid attenuated inversion recovery*) en la región dorsal de la protuberancia y del bulbo, alrededor del IV ventrículo. Los hallazgos son muy sutiles y dudosos en la tomografía computarizada, donde únicamente se podría haber identificado el efecto compresivo sobre el IV ventrículo, más claro en la resonancia magnética.

Romboencefalitis vírica

Los virus más frecuentemente implicados, sobre todo, en pacientes pediátricos, son los enterovirus (de los cuales, hay muchos serotipos: A71, D68, etc.), aunque también hay que considerar los adenovirus. En el seno de una infección por estos virus, la afectación del SNC es muy infrecuente, pero, cuando ocurre, se trata de un cuadro neurológico muy grave, y lo más típico es que clínicamente curse con síntomas constitucionales asociados a disfunción del tronco (ataxia, nistagmo y parálisis ocular, entre otros). El diagnóstico se realiza mediante PCR, demostrando la presencia del enterovirus en una muestra nasofaríngea, heces o en el LCR. Radiológicamente, el cuadro es nuevamente muy difícil de diagnosticar por TC, y es necesaria una RM, donde se puede visualizar una hiperseñal en T2 y FLAIR en la región posterior del tronco encefálico (sobre todo, en el bulbo y la protuberancia) y en ambos núcleos dentados cerebelosos (**e-Fig. 12-25**). A veces, incluso se observa hiperseñal del cordón medular, porque cursan como encefalomielitis. No es frecuente el realce tras la administración de CIV, pero se puede observar en algunos casos, como un realce escaso regional de las cubiertas meníngeas alrededor del tronco encefálico. Tampoco es frecuente que muestren restricción de la difusión, pero, cuando aparece, es importante comentarlo, pues indica una mayor gravedad del cuadro (lo cual puede tener repercusiones a la hora de escalar en el tratamiento).

> **!** La romboencefalitis es un cuadro clínico muy grave, que, en adultos, suele estar asociada a *Listeria* y, en niños, a *Enterovirus*. En estos casos, es aconsejable incluir en el estudio la médula espinal

Cerebelitis aguda (ataxia cerebelosa aguda)

Es un cuadro típico de la edad pediátrica (característicamente, de niños menores de 6 años), que se presenta como una disfunción cerebelosa aguda, como consecuencia de una infección primaria o secundaria, probablemente, de origen vírico o asociado a vacunación. A veces, es una complicación de la varicela. En RM, se observa una hiperseñal en T2/FLAIR, generalmente, simétrica, en la corteza de ambos hemisferios cerebelosos (**Fig. 12-26**). Puede tener restricción a la difusión o no e, incluso, cierto grado de

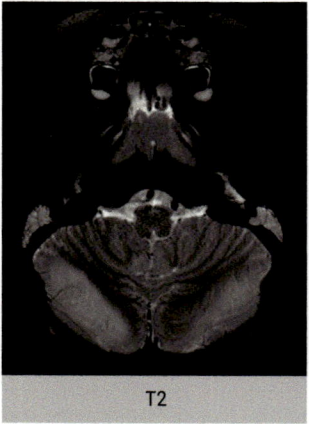
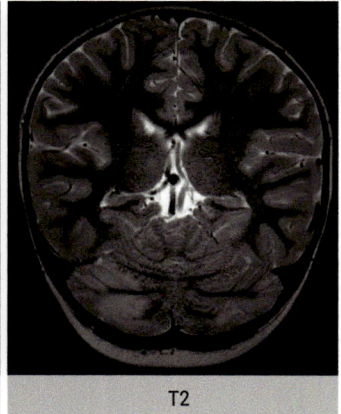

T2   T2

Figura 12-26. Cerebelitis aguda/ataxia cerebelosa aguda. Se trata de una disfunción cerebelosa aguda. En este caso, se ve una afectación bilateral en forma de edema cortical en ambos hemisferios cerebelosos, que era más fácilmente identificable en la secuencia FLAIR (*fluid attenuated inversion recovery*) (no mostrada).

realce leptomeníngeo. Generalmente, es un cuadro autolimitado. No obstante, entre las posibles complicaciones de las que se tiene que estar pendiente, destacan el desarrollo de hidrocefalia obstructiva, herniación amigdalina, atrofia cerebelosa residual, etc. En casos de edema muy importante, puede producirse una compresión muy grave del tronco.

Encefalitis de otras etiologías con afectación bitalámica

Son varias las infecciones que pueden cursar con lesiones bitalámicas. En nuestro medio, sobre todo, se ha de pensar en el virus de la gripe A (*Influenzavirus A*) y en *Mycoplasma*. En pacientes que hayan realizado viajes recientemente o en episodios epidémicos, también se puede pensar en otras entidades muy raras en nuestro medio, como las encefalitis por arbovirus como la del virus del Nilo Occidental o la encefalitis japonesa. Estas lesiones parecen ser secundarias a un proceso inmunitario desencadenado por la propia infección. Se presentan con lesiones hipodensas en la TC, que en RM muestran hiperseñal en T2/FLAIR y que incluso pueden llegar a presentar restricción de la difusión (**e-Fig. 12-27**). Además de ambos tálamos, también pueden afectar al tronco, a la médula (será entonces una encefalomielitis), a los GGBB (especialmente, a los putámenes) y/o a la sustancia blanca subcortical.

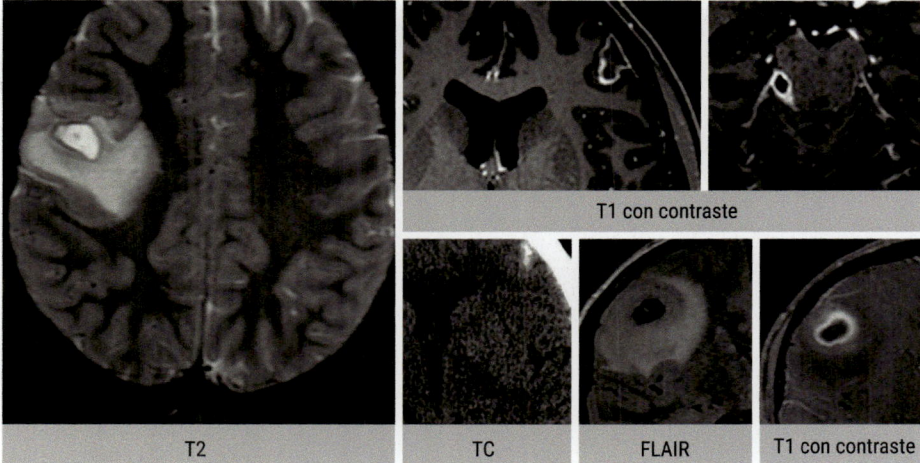

Figura 12-29. Neurocisticercosis. La resonancia magnética muestra una lesión ocupante de espacio frontal derecha, con contenido hipointenso en T1 e hiperintenso en T2, que suprime su señal en FLAIR. Muestra reacción inflamatoria circundante con abundante edema vasogénico. Característicamente, se trata de una lesión quística que presenta realce periférico y un nódulo mural en su interior. Además, se observan otras lesiones que captan contraste periférico en otras regiones del sistema nervioso central, y una lesión calcificada frontal izquierda.
FLAIR: *fluid attenuated inversion recovery*; TC: tomografía computarizada.

Neurosífilis

Recientemente, han vuelto a aumentar los casos de sífilis (infección por *Treponema pallidum*) y, por ende, los de su afectación al SNC, la cual es muy variable. Se puede presentar frecuentemente asociada a la infección por el virus de la inmunodeficiencia humana (VIH) y, muchas veces, en casos de larga evolución. Pueden producir desde cuadros silentes a meningoencefalitis con afectación bitemporal típica (**e-Fig. 12-28**), afectación leptomeníngea o paquimeníngea, lesiones vasculares secundarias o la típica degeneración combinada subaguda con hiperseñal en T2 de los cordones posteriores de la médula espinal.

PARÁSITOS

En este apartado, se describen la neurocisticercosis y la hidatidosis cerebral.

Neurocisticercosis

Es la parasitosis más frecuente del SNC. Es una infección producida por la *Taenia solium*. En nuestro medio, se suele ver en viajeros que han estado recientemente en América Central y Sudamérica, tras la ingesta de agua contaminada o productos del cerdo.

El 75 % de los pacientes infestados tienen afectación del SNC, pero la mitad son asintomáticos. Clínicamente, la presentación más frecuente es en forma de crisis comiciales. En casos raros, se presenta como meningitis de repetición.

El parásito tiene varios estadios evolutivos, que tienen repercusión en las manifestaciones radiológicas (**Fig. 12-29**):

- Si la lesión quística no muestra realce tras administración de CIV, la larva está viva.
- Si la lesión quística sí muestra realce, la larva está muerta. Típicamente, muestra realce la periferia del quiste y, a veces, se puede identificar un nódulo mural en su interior, que corresponde al escólex.
- Si muestra calcificaciones, la lesión es antigua, y se considera curada.

Típicamente, la enfermedad es de asiento extraaxial. Las lesiones asientan en los espacios subaracnoideos de los surcos de la convexidad. La reacción inflamatoria que busca aislar la lesión del resto del LCR hace que parezca intraaxial (de hecho, su asiento extraaxial muchas veces es indistinguible). En la evolución de la enfermedad, pueden aparecer quistes en el interior del sistema ventricular y en el espacio subaracnoideo de cisternas basales o de los surcos de la convexidad (típica afectación de la llamada «forma racemosa», que recibe este nombre por simular un racimo de uvas). Debido a su asiento libre por los espacios subaracnoideos, pueden producir hidrocefalia. Se pueden identificar calcificaciones en los músculos esqueléticos.

Hidatidosis cerebral

Infección producida por *Echinococcus granulosus*. La infección del parénquima cerebral es una entidad rara, más frecuente en niños. El cuadro, generalmente, cursa con quistes en otras localizaciones, fundamentalmente, el hígado y el pulmón.

La presentación radiológica típica es en forma de lesiones redondeadas únicas de paredes finas, generalmente, afectando al parénquima supratentorial (**Fig. 12-30**). Muchas veces, se identifican vesículas hijas intraquísticas.

PROCESOS INFECCIOSOS EN PACIENTES INMUNODEPRIMIDOS

En este apartado se describen las infecciones típicas de los pacientes infectados por el VIH y en pacientes inmunodeprimidos por otras causas.

Infecciones típicas de pacientes VIH+/sida

Existen muchas maneras de clasificar las infecciones en los pacientes VIH+/sida. Desde el punto de vista radiológico, resulta interesante clasificarlas en función de si presentan o no efecto de masa (**Tabla 12-3**).

Toxoplasmosis

Se trata de una infección oportunista por el microorganismo *Toxoplasma gondii*. Es la infección oportunista más frecuente

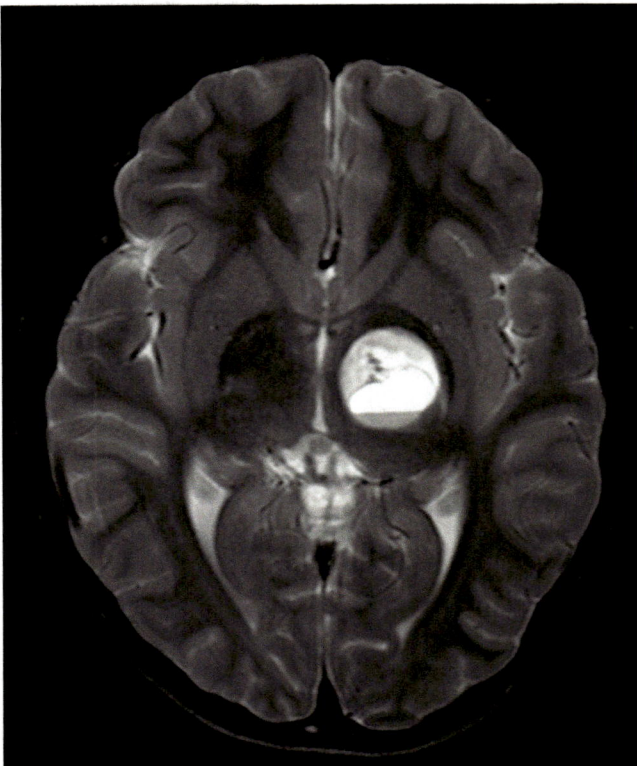

Figura 12-30. Se muestra una imagen de resonancia magnética potenciada en T2 típica de un quiste hidatídico cerebral.

Tabla 12-3. Clasificación radiológica de las infecciones del sistema nervioso central en pacientes VIH+/sida

	Con efecto de masa	Sin efecto de masa
Única	TBC, toxoplasmosis, criptococo, linfoma cerebral primario, síndrome de reconstitución inmunitaria	LMP, encefalopatía por VIH, toxoplasmosis, linfoma cerebral primario, síndrome de reconstitución inmunitaria
Múltiples	Toxoplasmosis, criptococo, TBC	LMP, encefalopatía por VIH

LMP: leucoencefalopatía multifocal progresiva; TBC: tuberculosis; VIH: virus de la inmunodeficiencia humana.

del SNC en pacientes con sida, la causa más común de absceso cerebral en estos pacientes, y muchas veces, es el primer hallazgo que lleva al diagnóstico de infección por VIH. Afecta a pacientes con CD4 < 200/µL (y, sobre todo, si son < 100/µL).

Afecta al parénquima cerebral mediante la formación de uno o varios abscesos. La localización más frecuente de las lesiones es en los GGBB, los tálamos y la unión corticosubcortical.

Son lesiones que en TC asocian mucho edema vasogénico perilesional y que, tras la administración de contraste, presentan realce en anillo excéntrico. En estudios de perfusión, muestran hipoperfusión. Esta característica es importante para hacer el diagnóstico diferencial con el linfoma. En fase crónica, cuando se considera que se han curado, las lesiones se calcifican.

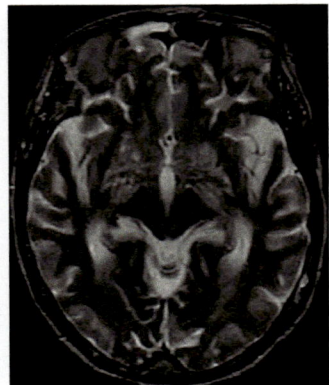
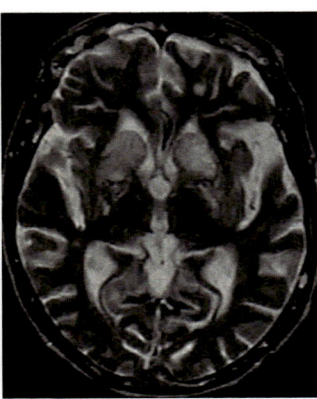

Figura 12-31. Hallazgos típicos de la meningitis por criptococo. Se identifican dilataciones bilaterales en el nivel de los ganglios basales, con lesiones característicamente hiperintensas en T2. Se trata de las lesiones conocidas como *seudoquistes gelatinosos*, típicos de la criptococosis.

En RM, destaca que, en la secuencia T1 poscontraste, en ocasiones, se puede describir el signo de la diana excéntrica (*eccentric target sign*), que se corresponde con un realce excéntrico en anillo con una línea recta o un pequeño nódulo en su periferia. Las lesiones generalmente no restringen en difusión (a diferencia de las lesiones bacterianas piógenicas).

> ❗ Conceptos clave de la toxoplasmosis y de los tuberculomas
> - Los abscesos por toxoplasma y los tuberculomas no suelen mostrar restricción en difusión, característica que sí muestran los abscesos piógenicos
> - El realce en anillo excéntrico o diana excéntrica es típico del toxoplasma
> - Tanto las lesiones por toxoplasma como la neurocisticercosis se calcifican en su fase crónica, y entonces se considera que las lesiones están curadas.

Criptococo

La reactivación del hongo se produce en pacientes con CD4 < 100/µL. Es un cuadro que se ve en pacientes con VIH/sida, pero también en otro tipo de pacientes inmunodeprimidos (sobre todo, en trasplantados). Radiológicamente, aparecen múltiples lesiones quísticas, típicamente, alrededor de las cisternas basales y en la región de los GGBB, formando los llamados **seudoquistes gelatinosos** (**Fig. 12-31**). Se forma por extensión del exudado purulento y de la infección desde las cisternas basales a través de los espacios perivasculares. Es importante no confundirlos con infartos lacunares. Por esto, ante la presencia de una hidrocefalia comunicante en un paciente VIH+, se ha de sospechar una posible infección por criptococo.

Leucoencefalopatía multifocal progresiva

La leucoencefalopatía multifocal progresiva (LMP) es una infección oportunista producida por un poliomavirus, el virus JC. La infección está presente en el 90 % de los adultos de forma latente, pero la enfermedad es típica de pacientes

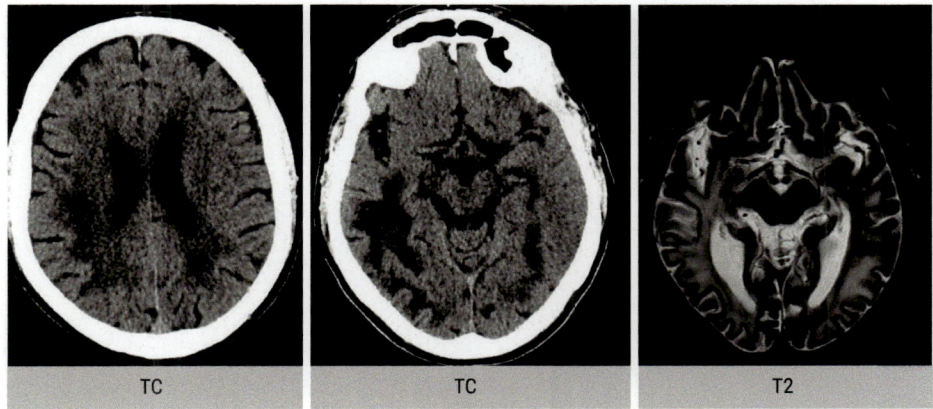

Figura 12-32. Características típicas por imagen de una leucoencefalopatía multifocal progresiva. Es típica la hiperseñal parietooccipital bilateral, con afectación de la sustancia blanca yuxtacortical, con pérdida de volumen y sin efecto de masa.
TC: tomografía computarizada.

inmunodeprimidos, porque el virus se reactiva con CD4 < 100/μL. El virus infecta y destruye de forma selectiva a los oligodendrocitos, produciendo desmielinización del SNC. Hace años, era una infección casi exclusiva de pacientes con VIH/sida y, en los últimos años, es una complicación relativamente frecuente también en pacientes hematológicos y bajo tratamientos inmunitarios.

La distribución típica es la afectación del centro semioval posterior, de forma bilateral, pero asimétrica. Generalmente, se inicia en la sustancia blanca subcortical, sobre todo, yuxtacortical (no respeta a las fibras en U) y, después, progresa hacia la sustancia blanca profunda. Cruza el cuerpo calloso, así como el resto de tractos de sustancia blanca. También puede verse afectado el cerebelo.

En TC, se pueden visualizar áreas parcheadas de hipodensidad en la sustancia blanca yuxtacortical de las regiones parietooccipitales (típicamente en el sida, pero, en otros inmunodeprimidos, puede afectar a otros lóbulos). Estas áreas hipodensas pueden resultar (sobre todo, por TC) muy similares en su morfología al edema vasogénico, aunque, en realidad, se corresponden con áreas de desmielinización, por lo que no presentan efecto de masa, sino lo contrario, pérdida de volumen del parénquima asociado (**Fig. 12-32**). La LMP como tal no suele mostrar realce tras la administración de CIV, lo cual es una de sus características más destacables, aunque, cuando coexiste con el síndrome de reconstitución inmunitaria (IRIS, *immune reconstitution inflammatory syndrome*), en lo que se conoce como *LMP inflamatorio* o *LMP-IRIS*, aparece realce periférico en dichas hipodensidades, y también efecto de masa.

En RM, dichas lesiones son hiperintensas en T2 y marcadamente hipointensas en T1. Su localización en la sustancia blanca, con afectación de las fibras en U, pero sin afectación del córtex, queda más clara mediante esta técnica. En la secuencia DWI, destaca la presencia de restricción de la difusión en la periferia de las lesiones, en el «frente de avance» de la infección. En la espectroscopia, hay una marcada reducción del NAA, con aumento de la Cho y un pico de lactato.

En ocasiones, al iniciar el tratamiento antirretrovírico, desarrolla un empeoramiento clínico. Este cuadro es conocido

como IRIS y no supone un fallo del tratamiento antirretrovírico, sino todo lo contrario. Al mejorar el sistema inmunitario del paciente con el tratamiento, este ataca a las lesiones (bien de *Toxoplasma*, o de otras infecciones que pudiera tener, como TBC, LMP, etc.) y produce un gran componente inflamatorio asociado (**Fig. 12-33**). El cuadro es potencialmente muy grave e, incluso, puede producir la muerte del paciente.

Encefalopatía por el virus de la inmunodeficiencia humana

También conocida como *demencia asociada al VIH* (y previamente llamada «complejo demencia-sida»).

El VIH es un virus neurotrópico, que infecta directamente el SNC, afectando, aproximadamente, al 60 % de los pacientes infectados. En los pacientes con sida, el VIH es el patógeno más frecuente del SNC.

Clínicamente, el cuadro cursa con una demencia subcortical subaguda progresiva.

Radiológicamente, se produce una atrofia progresiva parenquimatosa, identificándose áreas hipodensas en la TC e hiperintensas en RM en T2, con señal T1 normal, localizadas en la sustancia blanca frontal, occipital y periventricular, secundaria a gliosis y desmielinización y, por lo tanto, sin efecto de masa. Estas lesiones respetan la sustancia blanca yuxtacortical (preservación de las fibras en U). No se observa realce tras la administración de CIV (**Fig. 12-34**).

Radiológicamente, la LMP y la encefalopatía por VIH pueden ser muy parecidas. En la **tabla 12-4**, se resumen las principales diferencias entre ambas entidades.

En ocasiones, puede confundirse con leucopatía por isquemia crónica de pequeños vasos; es, por lo tanto, importante en este contexto estar alerta y tener una alta sospecha, dado el contexto clínico. La espectroscopia se ha descrito como una técnica especialmente sensible para detectar los casos en una fase precoz.

Infecciones propias de otros pacientes inmunodeprimidos

Con el uso cada vez más frecuente de terapias inmunológicas, existe mayor número de pacientes inmunodeprimidos

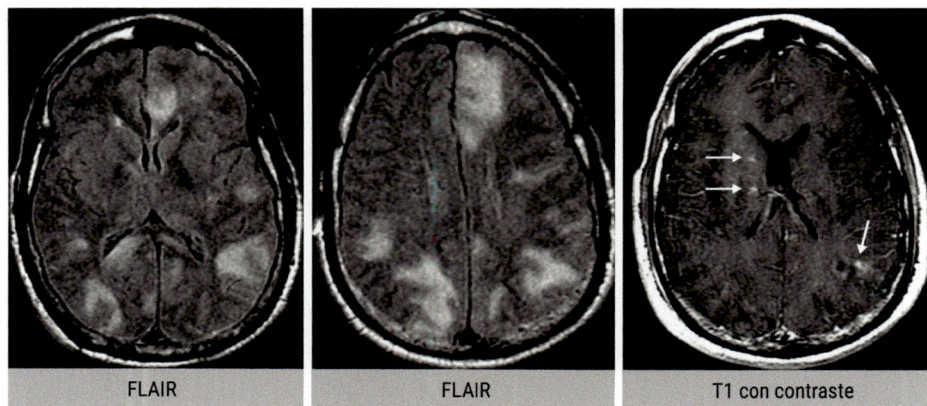

Figura 12-33. Síndrome de reconstitución inmunitaria en un paciente con infección por el virus de la inmunodeficiencia humana (VIH) con un cuadro conocido de tuberculosis (TBC) cerebral en tratamiento (para TBC y para VIH). Este cuadro es típico de pacientes inmunodeprimidos que comienzan el tratamiento contra el VIH, de modo que mejora su sistema inmunitario, el cual reacciona reconociendo al patógeno, y lleva a cabo una respuesta inmunitaria desproporcionada. Radiológicamente, se observa un aumento del edema y del tamaño de las lesiones, con mayor realce de las lesiones y también realce leptomeníngeo.
FLAIR: *fluid attenuated inversion recovery*.

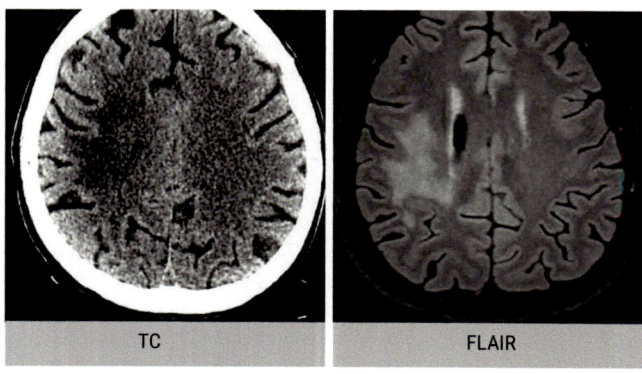

Figura 12-34. Características típicas de la encefalitis por el virus de la inmunodeficiencia humana (VIH). Hipodensidad en la TC, que se corresponde con hiperseñal en T2, con preservación de la sustancia blanca yuxtacortical, que también asocia pérdida de volumen y atrofia, sin efecto de masa. La presencia de lesiones en la sustancia blanca con pérdida de volumen es una característica compartida con la leucoencefalopatía multifocal progresiva, pues la afectación de la sustancia blanca se debe a desmielinización, y no a la presencia de edema. La afectación/respeto de la sustancia blanca yuxtacortical, así como la distribución de las lesiones, son claves para distinguir ambos cuadros (**Tabla 12-4**).
FLAIR: *fluid attenuated inversion recovery*; TC: tomografía computarizada.

Tabla 12-4. Diagnóstico diferencial radiológico entre encefalopatía por VIH y LMP

Encefalitis por VIH	LMP
Ausencia de realce	
Sin efecto de masa	
Es infrecuente que afecte a la fosa posterior	Afecta a la fosa posterior
No suele afectar a las fibras en U	Afecta a las fibras en U
Lesiones simétricas en la sustancia blanca	Lesiones asimétricas en la sustancia blanca

LMP: leucoencefalopatía multifocal progresiva; VIH: virus de la inmunodeficiencia humana.

(pacientes hematológicos, trasplantados, etc.). A continuación, se describen las infecciones más habituales en estos pacientes.

Nocardia

La infección se adquiere, fundamentalmente, por inhalación, de manera que el foco primario suele ser pulmonar y, desde ahí, por transmisión hematógena, puede afectar al SNC. Puede producir un cuadro de meningitis o dar lugar a la formación de abscesos en el contexto de inmunodepresión y proceso infeccioso pulmonar. Puede producir abscesos localizados bien en la región de los GGBB, bien en la unión corticosubcortical, con realce en anillo (**Fig. 12-35**). No produce restricción de la difusión.

Infecciones fúngicas

En general, las infecciones fúngicas pueden dar dos tipos de lesiones:

- Meningitis: es una meningitis con afectación predominante de las cisternas basales.
- Abscesos cerebrales: con relativa frecuencia se complican con infartos (arteriales o venosos).

Las infecciones fúngicas cerebrales típicamente se ven en pacientes inmunodeprimidos, salvo algunas pocas excepciones (coccidioidomicosis, blastomicosis, etc., muy infrecuentes en nuestro medio). En inmunodeprimidos (especialmente, trasplantados de órgano sólido o de médula ósea, en tratamiento quimioterápico o corticoideo, etc.), las infecciones más importantes a tener en cuenta son las producidas por hongos angioinvasivos: *Aspergillus* y *Mucor*:

- *Aspergillus*: se trata de un hongo angioinvasivo que produce infección por extensión vascular, generalmente, desde un foco primario pulmonar. El cuadro cursa con

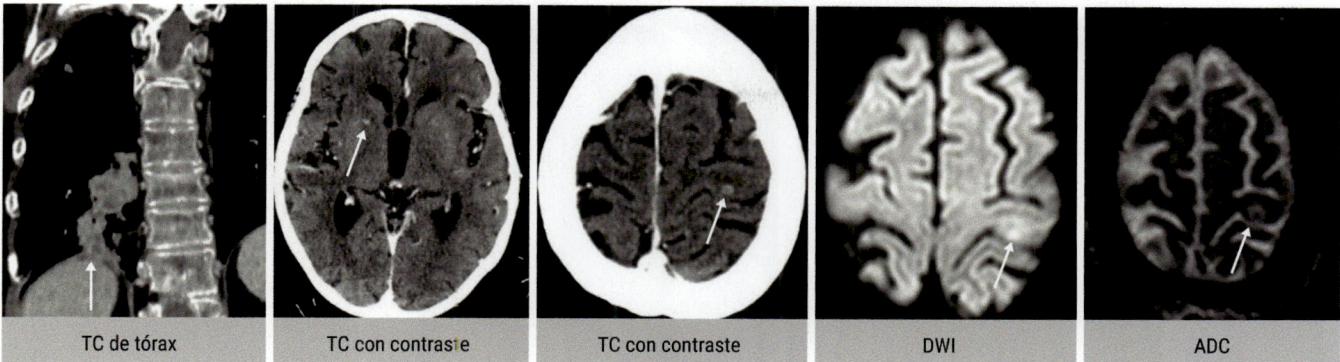

| TC de tórax | TC con contraste | TC con contraste | DWI | ADC |

Figura 12-35. Infección por *Nocardia*. Mujer de 41 años, trasplantada de médula ósea hace tres años por leucemia linfoblástica aguda. Se le diagnostica de neumonía y, durante el ingreso, debuta con crisis. Los hallazgos son compatibles con una infección por *Nocardia*. La infección cerebral se suele presentar en forma de microabscesos, generalmente, con realce en anillo o micronodular.
ADC: coeficiente de difusión aparente (*apparent diffusion coefficient*); DWI: imagen potenciada en difusión (*diffusion-weighted imaging*); TC: tomografía computarizada.

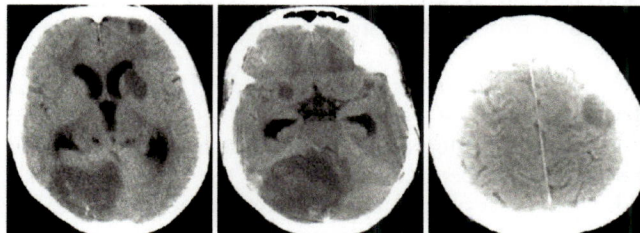

Figura 12-36. Aspergilosis angioinvasiva cerebral. En la tomografía computarizada (TC) se identifican múltiples hipodensidades bilaterales, con afectación de ganglios basales, cerebelosos, corticales, etc., que parecen infartos isquémicos. En efecto, se trataba de infartos, en el contexto de una aspergilosis angioinvasiva.

embolias múltiples, que dan lugar a infartos cerebrales (**Fig. 12-36**) y focos de cerebritis. Puede llevar rápidamente a un desenlace mortal. Si no es así y el cuadro evoluciona, las lesiones pueden llegar a producir abscesos fúngicos (pudiéndose identificar lesiones con realce en anillo).

- *Scedosporium*: produce casos muy semejantes a *Aspergillus*.

- *Candida*: la neurocandidiasis es un cuadro infrecuente, bien en forma de microabscesos con realce en anillo, bien en forma de meningitis.
- Mucormicosis rinocerebral: son hongos de la clase *Zigomicota*, familia *Mucoraceae*, que típicamente afectan a inmunodeprimidos y diabéticos. Se produce una extensión de la infección desde los senos paranasales hacia las órbitas, los senos venosos y/o el cerebro. En TC, se puede identificar la ocupación de senos con destrucción ósea. En RM, se pueden identificar con más facilidad los infartos parenquimatosos como consecuencia de las trombosis arteriales que produce la infección por invasión vascular (**Fig. 12-37**).

Encefalitis por el virus del herpes de tipo 6

Se trata de un cuadro grave, que tiene más de un 50 % de mortalidad. La TC suele ser normal o con hallazgos muy sutiles, pero, en RM, se puede identificar hiperseñal en T2 y FLAIR, con restricción de la difusión, que típicamente afecta a las estructuras temporomediales: hipocampo y amígdala

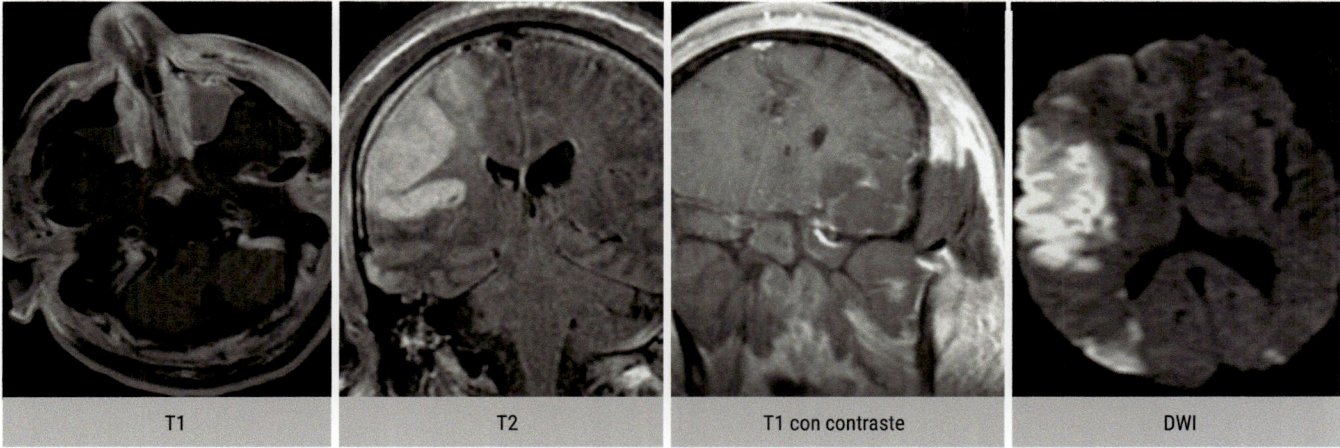

| T1 | T2 | T1 con contraste | DWI |

Figura 12-37. Hallazgos típicos de la mucormicosis rinocerebral. Infartos arteriales en múltiples territorios vasculares, que restringen en difusión, secundarios a una infección por *Mucor*. Apréciese la ocupación de los senos maxilares. También la marcada hipodensidad del parénquima cerebral en T1, que no gana nada de contraste intravenoso tras su administración. También se observa una marcada hiposeñal en T1 ósea, por la necrosis del hueso.
DWI: imagen potenciada en difusión (*diffusion-weighted imaging*).

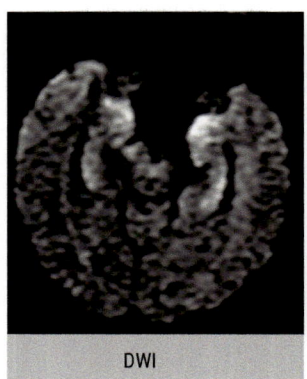
DWI

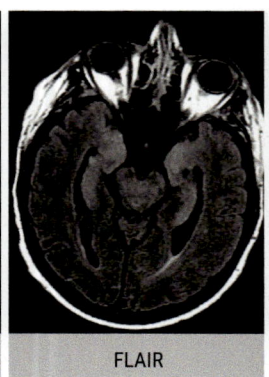
FLAIR

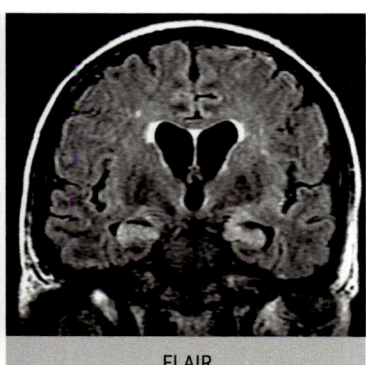
FLAIR

Figura 12-38. Encefalitis por el virus del herpes de tipo 6. La tomografía computarizada no muestra hallazgos, pero, en resonancia magnética, se puede visualizar una restricción de la difusión bilateral en la corteza hipocámpica, que es muy característica. DWI: imagen potenciada en difusión (*diffusion-weighted imaging*); FLAIR: *fluid attenuated inversion recovery*.

(**Fig. 12-38**). También pueden verse afectadas la ínsula y la sustancia blanca frontal.

INFECCIONES TRANSMITIDAS POR ARTRÓPODOS

Estas infecciones han crecido exponencialmente en los últimos años debido a la variación climática, los viajes y a una mayor capacidad para su detección. El agente causante depende en gran medida del patógeno predominante en las garrapatas de cada área geográfica y, por ello, el cuadro clínico es muy variable, al tratarse de diferentes afectaciones. En la gran mayoría de las ocasiones, el paciente desconoce haber sido mordido por la garrapata y la presencia de síntomas neurológicos se produce en una fase crónica, meses o, incluso, años después. Entre ellas, en nuestra área geográfica, las más extendidas son:

- Enfermedad de Lyme: producida por la bacteria *Borrelia burgdorferi*, muy frecuente en Europa y América del Norte (garrapata del género *Ixodes*). Se trata de una enfermedad con afectación multisistémica. En el SNC, a veces, puede producir desde lesiones hiperintensas en T2 en la sustancia blanca, hasta meningoencefalitis con típico realce de los nervios craneales (en el contexto clínico de una característica parálisis facial bilateral) e, incluso, mielitis.
- Enfermedad por *Rickettsia*: la forma más frecuente en España es por *Rickettsia conorii*, muy común en el norte de España. Su afectación neurológica puede simular la de la esclerosis múltiple, con pequeños focos de hiperseñal en FLAIR en la sustancia blanca.

ENFERMEDADES TRANSMITIDAS POR PRIONES (ENFERMEDAD DE CREUTZFELDT-JAKOB)

Es un proceso infrecuente, de un caso por cada millón de personas y año. Se considera una enfermedad transmitida por priones.

Clínicamente, cursa con una demencia rápidamente progresiva y mortal.

El electroencefalograma es característico, con presencia de complejos seudoperiódicos.

En imagen, se observan hiperintensidades en T2 y FLAIR, así como restricción en difusión en GGBB (caudado y putamen), tálamos y córtex. La enfermedad suele ser bilateral, pero asimétrica. Y, típicamente, suele haber respeto del córtex primario motor y sensitivo (respeto de la corteza perirrolándica) (**Fig. 12-39**). Con la evolución, aparece una progresiva atrofia panencefálica.

En la forma variante de la enfermedad, aparece un signo radiológico característico conocido como el «signo del palo de *hockey*», una característica hiperintensidad en T2 en los pulvinares de ambos tálamos (**Fig. 12-40**).

! Se deberá sospechar la enfermedad de Creutzfeldt-Jakob cuando, en el contexto clínico adecuado, se vean focos de restricción de la difusión en los ganglios basales y la corteza, múltiples y asimétricos
El «signo del palo de hockey» es típico de la forma variante de Creutzfeldt-Jakob.

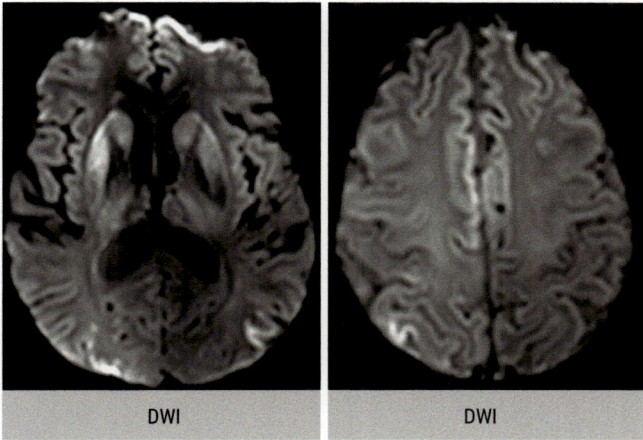

Figura 12-39. Afectación por la enfermedad de Creutzfeldt-Jakob. Se observan focos de restricción de la difusión en la corteza y los ganglios basales. Es una enfermedad bilateral y simétrica. Este patrón de afectación, junto con un cuadro de demencia rápidamente progresiva debe hacer sospechar la enfermedad.
DWI: imagen potenciada en difusión (*diffusion-weighted imaging*).

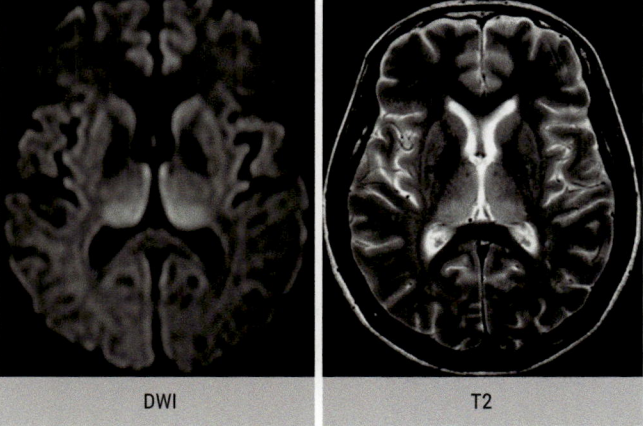

Figura 12-40. Ejemplo de la forma variante de la enfermedad de Creutzfeldt-Jakob. Se identifica el «signo del palo de *hockey*» en los pulvinares de ambos tálamos.
DWI: imagen potenciada en difusión (*diffusion-weighted imaging*).

 ## PUNTOS CLAVE

- Los hallazgos típicos de la meningitis aguda por imagen son: lo más frecuente, ninguno; pero, en caso de haber alguno, serían: la presencia de realce leptomeníngeo, el borramiento/obliteración de las cisternas basales, la disminución generalizada o borramiento local de los surcos cerebrales, la hiperdensidad/alteración de la señal de los surcos cerebrales, la alteración de la intensidad de la señal del LCR, una ligera dilatación del sistema ventricular y la presencia de material necropurulento en el espacio subaracnoideo, interior del sistema ventricular, fondo del saco tecal.

- Los empiemas subdurales son una emergencia neuroquirúrgica. Siempre se ha de buscar un posible origen otorrinolaringológico (otitis, petrositis, mastoiditis, sinusitis, etc.). Para ello, hay que utilizar una ventana de hueso adecuada.

- Los abscesos bacterianos piogénicos son lesiones intraparenquimatosas, formadas por una cavidad central, que típicamente restringe en difusión, una estructura en capas observable en la secuencia T2, con realce en anillo tras la administración de CIV, y tienen valores bajos de volumen y flujo en el estudio de perfusión. En su evolución, es característico que crezcan excéntricamente hacia el ventrículo.

- Los abscesos cerebrales (bacterianos piogénicos, tuberculomas, toxoplasmosis, etc.) típicamente muestran hipoperfusión.

- El contenido hipointenso en T2 en el interior de los abscesos es característico de los tuberculomas, de los abscesos fúngicos y de algunos abscesos parasitarios. No es típico de los abscesos bacterianos piogénicos.

- La encefalitis herpética normalmente es bilateral, pero asimétrica, con afectación típica de los lóbulos temporales (sobre todo, de su porción medial), ínsulas, cíngulos y regiones frontobasales. Suele respetar los GGBB. Suele presentar hiperperfusión, restringe en difusión, y no muestra realce tras la administración de CIV hasta fases tardías.

- La romboencefalitis es un cuadro clínico muy grave, que, en adultos, suele estar asociada a *Listeria* y, en niños, a *Enterovirus*. En estos casos, es aconsejable incluir en el estudio la médula espinal.

- Los abscesos por *Toxoplasma* y los tuberculomas no suelen mostrar restricción en difusión, característica que sí muestran los abscesos piogénicos.

- El realce en anillo excéntrico o diana excéntrica es típico de la toxoplasmosis.

- Tanto las lesiones por *Toxoplasma* como la neurocisticercosis se calcifican en su fase crónica, y entonces se considera que las lesiones están curadas.

- La encefalitis por el VIH no suele afectar a las fibras en U, mientras que la LMP sí lo hace.

- Se deberá sospechar la enfermedad de Creutzfeldt-Jakob cuando, en el contexto clínico adecuado, se vean focos de restricción de la difusión en los GGBB y la corteza, múltiples y asimétricos.

- El «signo del palo de hockey» es típico de la forma variante de la enfermedad de Creutzfeldt-Jakob.

BIBLIOGRAFÍA

Chou PS, Liu CK, Lin RT, Lai CL, Chao AC. Central nervous system tuberculosis: a forgotten diagnosis. Neurologist. 2012;18(4):219-22.

De Masters BK. Fungal infections. En: Burger P, Svheithauer BW (eds.). Diagnostic pathology: neuropathology. Salt Lake City: Amirsys Publishing; 2012. p. 50-61.

Edgell R, Egdell D, Solomon T. Herpes simplex virus encephalitis. BMJ. 2012;344:e3630.

Erdoğan E, Cansever T. Pyogenic brain abscess. Neurosurg Focus. 2008;24(6):E2.

Gupta RK, Soni N, Kumar S, Khandelwal N. Imaging of central nervous system viral diseases. J Magn Reson Imaging. 2012;35(3):477-91.

Hughes DC, Raghavan A, Mordekar SR, Griffiths PD, Connolly DJA. Role of imaging in the diagnosis of acute bacterial meningitis and its complications.

Postgrad Med J. 2010;86(1018):478-85.

Huis in t' Veld D, Sun HY, Hung CC, Colebunders R. The immune reconstitution inflammatory syndrome related to HIV co-infections: a review. Eur J Clin Microbiol Infect Dis. 2012;31(6):919-27.

Lim T. Imaging CNS infection: now more relevant than ever. Neuroimaging Clin N Am. 2023;33(1):xvii-xviii.

Mullins ME. Emergent neuroimaging of intracranial infection/inflammation. Radiol Clin North Am. 2011;49(1):47-62.

Valcour V, Sithinamsuwan P, Letendre S, Ances B. Pathogenesis of HIV in the central nervous system. Curr HIV/AIDS Rep. 2011;8(1):54-61.

Lesiones de la médula espinal

13

A. Cabrera Zubizarreta

OBJETIVOS

- Repasar brevemente la anatomía de la médula.
- Identificar las características de imagen (nivel afectado, extensión, localización axial) más habituales de los procesos medulares más frecuentes.
- Clasificar el tipo de lesión en los diferentes grupos de mielitis.
- Determinar si es necesario evaluar el resto del sistema nervioso central y el seguimiento preciso.
- Reconocer las características de los tumores intramedulares más habituales.
- Evaluar al paciente con mielopatía por compresión no traumática.
- Diferenciar las características de las malformaciones vasculares medulares.

INTRODUCCIÓN

La valoración de la médula espinal por imagen es compleja. Es un área de difícil estudio en el que prácticamente solo hay una técnica de imagen diagnóstica en la mayoría de escenarios clínicos: la resonancia magnética (RM).

Debido a la organización anatómica de la médula, muchos procesos patológicos de origen completamente diferente (inflamatorios, desmielinizantes, tumorales, vasculares, etc.) pueden cursar con síntomas clínicos muy similares. Las características de imagen de las lesiones pueden ser también similares entre sí, lo que dificulta el diagnóstico desde un punto de vista radiológico. Pequeños detalles de imagen y el conocimiento de aspectos clínicos del proceso y de pruebas paraclínicas o complementarias pueden ayudar a estrechar el diagnóstico diferencial e, incluso, llegar al diagnóstico etiológico.

La médula espinal es la extensión del sistema nervioso central (SNC) desde el bulbo, en el foramen magno, hasta el cono medular en el nivel de la primera o segunda vértebras lumbares. Es una estructura cilíndrica de 40-50 cm de longitud y 1,5 cm de diámetro, compuesto por sustancia gris, en localización profunda, y sustancia blanca, formada por cordones de proyección en localización periférica. A cada lado, surgen dos filas consecutivas de raíces, que se unen distalmente para dar 31 pares de nervios espinales.

Una sección axial de la médula muestra el canal ependimario central cubierto por células ependimarias, las células de sustancia gris (mariposa) que contienen los cuerpos de neuronas y glía, con la columna intermedia, los cuernos anteriores, laterales y los posteriores y las columnas ascendentes y descendentes de sustancia blanca, con fibras mielinizadas o no mielinizadas que provienen o hacen sinapsis en células cerebelosas, en el tronco del encéfalo o el diencéfalo.

De forma esquemática, contienen fibras aferentes que aportan información sensitiva, neuronas motoras anteriores y fibras motoras para músculo estriado y liso y neuronas centrales (intermedias) que median en el control autónomo para las funciones viscerales. El cuadro clínico del paciente dependerá de qué parte de la sección medular se encuentre afectada (**Tabla 13-1**).

Está cubierta por las mismas tres meninges que el cerebro y separada de la columna vertebral por el espacio epidural.

El aporte vascular arterial cervical depende de la arteria medular anterior y de un par de arterias vertebrales posteriores, con un plexo vascular arterial anastomótico y, en niveles caudales, depende de seis a ocho pares de arterias radiculares que nutren las arterias espinales.

En este tema, se revisarán las características de imagen de los procesos medulares más habituales y se analizará qué tipo de hallazgos pueden ayudar a acortar el diagnóstico diferencial de entidades muy diversas que pueden dar manifestaciones de imagen similares y en qué casos se podrá sugerir un diagnóstico específico.

MIELITIS TRANSVERSA IDIOPÁTICA FRENTE A SECUNDARIA

La mielitis transversa es un síndrome clínico secundario a una inflamación de la médula espinal. Se denomina *transversa* porque clínicamente se presenta como una alteración disautonómica, de debilidad, sensibilidad o dolor en banda, horizontal, siguiendo la distribución del dermatoma. El término *transverso* no refleja los hallazgos radiológicos o patológicos, sino que hace referencia a la descripción clínica.

Aunque puede existir una inflamación de toda la sección medular, la clínica no es necesariamente bilateral ni afecta a todo el segmento medular comprometido.

Tabla 13-1. Presentación clínica

Lesión	Tractos	Ejemplo
Completa	Todos los tractos	• Traumatismo • Mielitis necrosante
Síndrome hemisección (síndrome de Brown-Séquard)	• Corticoespinal ipsilateral • Columna posterior ipsilateral • Espinotalámico contralateral	• Compresión • EM
Síndrome anterior	• Corticoespinal anterior • Espinotalámico • Cuernos anteriores	Oclusión de la arteria espinal anterior
Síndrome posterior	Columnas posteriores	Déficit de vitamina B_{12}/Cu/Zn
Central	• Corticoespinal • Fibras autonómicas • Cruce de la vía espinotalámica	• Siringomielia • NMOSD
Cono medular	• Autonómico • Segmento espinal sacro	• Mielitis vírica • MOGAD • FAV
Tractopatía	Tracto selectivo	• Déficit de vitamina B_{12} • Paraneoplásico • EM

EM: esclerosis múltiple; FAV: fístula arteriovenosa; MOGAD: enfermedad por anticuerpos anti-glicoproteína de la mielina de los oligodendrocitos (*myelin oligodendrocyte glycoprotein antibody-associated disease*); NMOSD: trastorno del espectro de la neuromielitis óptica (NMOSD, *neuromyelitis optica spectrum disorder*).

Se manifiesta como un cuadro clínico con paraparesia rápidamente progresiva, con flacidez seguida de espasticidad. Lo más habitual es la clínica sensitiva, con dolor, disestesias y parestesias en el nivel afectado. La clínica vegetativa incluye urgencia miccional, incompetencia vesical o fecal, estreñimiento o disfunción sexual.

El proceso clínico dura entre tres y seis meses. En el pico máximo, el 50 % de los pacientes tienen una paraplejia y casi el 100 % presentan un déficit autónomo, vesical o intestinal. Siguiendo la regla de los tres tercios, el 33 % se recuperaran casi sin déficit, un 33 % tendrán una discapacidad menor y un 33 % presentarán un grado de discapacidad invalidante permanente.

Patológicamente, se asocia a un infiltrado perivascular linfocítico o monocítico y se ha descrito la pérdida axonal. La heterogeneidad de los hallazgos patológicos junto con la lesión de sustancia gris y blanca sugiere que no se trata de un proceso desmielinizante, sino de un proceso inflamatorio que afecta a neuronas, axones, oligodendrocitos y a la mielina.

Radiológicamente, se presenta como un aumento de la señal en T2 y/o del grosor de la médula, con una distribución longitudinal variable, que típicamente afecta a 3-4 niveles vertebrales, aunque puede ser tanto menor como casi holocordal. En función del estadio, presenta un grado diferente de captación de contraste por la lesión de la barrera hematomedular (BHE).

Es un diagnóstico de exclusión, una vez descartadas causas de compresión extrínseca de la médula. Puede ser primaria o idiopática o estar asociada a diferentes procesos inflamatorios o sistémicos. En series antiguas, en un tercio de los casos, la mielitis tenía un «apellido» y, en los dos tercios restantes, era idiopática. Actualmente, estas cifras han revertido y, en

series actuales, hasta en un 70 % de los casos se consigue tipificar la mielitis y solo el 25 % permanece como mielitis idiopática.

Al diagnóstico, es un proceso agudo-subagudo y es recomendable utilizar el término **mielitis transversa** independientemente de la sospecha clínica. En los casos en los que no se demuestra la causa, entre un 30 y un 60 % de los pacientes refieren un antecedente respiratorio, gastrointestinal o sistémico (**Fig. 13-1**). Aun así, se consideran idiopáticas porque en la mayoría de las ocasiones no se demuestra el agente causante de la infección. La mielitis parainfecciosa se ha descrito como una respuesta sistémica a infección por múltiples agentes como enterovirus, virus del Nilo Occidental, virus de Zika, virus del herpes, virus de la varicela-zóster, virus linfotrópico T humano de tipo 1 (HTLV-1, *human T-lymphotropic virus-1*), *Mycoplasma*, *Borrelia*, esquistosomas o *Listeria monocytogenes*, entre muchos otros. Es muy rara la infección directa del SNC por agentes patógenos. Algunas exotoxinas de estafilococos y estreptococos son capaces de activar linfocitos T y despertar una respuesta autoinmunitaria medular.

De forma esquemática, la mielitis se clasifica en cinco grupos:

1. Desmielinizante/inflamatoria: mielitis secundaria a enfermedad autoinmunitaria mediada por células T, como la esclerosis múltiple (EM) y mielitis asociada a anticuerpos específicos contra antígenos del SNC, como el trastorno del espectro de la neuromielitis óptica (NMOSD, *neuromyelitis optica spectrum disorder*) o la enfermedad por anticuerpos anti-glicoproteína de la mielina de los oligodendrocitos o anti-MOG (MOGAD, *myelin oligodendrocyte glycoprotein antibody-associated disease*).

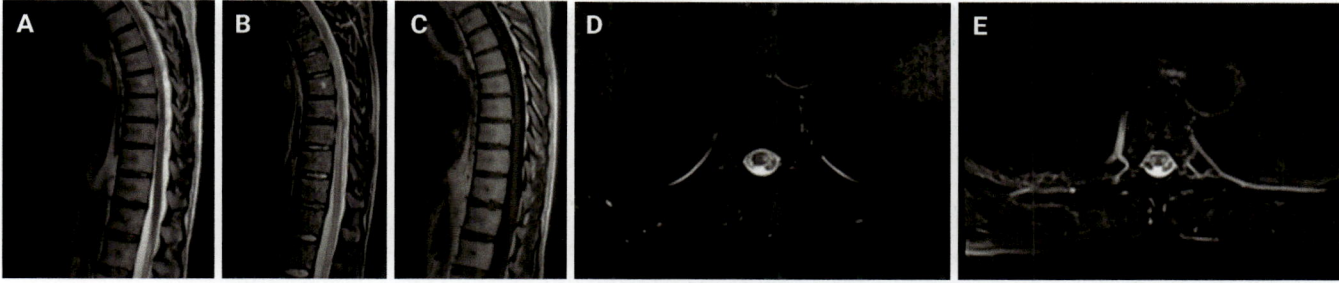

Figura 13-1. Paciente con cuadro respiratorio menor de vías altas que no precisó de atención médica. Acude al cabo de una semana por pérdida de sensibilidad en el abdomen y las extremidades inferiores de predominio izquierdo. Las secuencias sagitales en T2 y STIR (*short time-tau inversion recovery*) **(A** y **B)** muestran una extensa lesión fragmentada en la médula dorsal, sin captación de contraste **(C)**. En el plano axial, se evidencia afectación del cordón lateral izquierdo **(D)** y de ambos cordones laterales en un nivel más caudal **(E)**.

2. Infecciosa: sífilis, infección por el virus de la inmunodeficiencia humana (VIH), infección por el HTLV, enfermedad de Lyme, etcétera.
3. Sistémica: enfermedades sistémicas como la espondilitis anquilosante, el síndrome antifosfolipídico, la enfermedad de Behçet, la artritis reumatoide, la enfermedad mixta del tejido conectivo, la esclerodermia, la sarcoidosis, el síndrome de Sjögren o el lupus pueden asociarse a una mielitis transversa.
4. Vascular.
5. Neoplásica/paraneoplásica.

Además, están en ascenso las mielitis asociadas a terapias que modulan el sistema inmunitario, como las secundarias a tratamiento con inhibidores del factor de necrosis tumoral (anti-TNF, *anti-tumor necrosis factor*) o inhibidores de los puntos de control inmunitario.

Las revisiones sistemáticas están evaluando las características de los pacientes con un diagnóstico inicial de mielitis transversa para intentar ver si hay un diagnóstico inflamatorio o no inflamatorio, y buscar una etiología específica que ayude a un mejor manejo clínico del paciente. Esto es importante porque fallar en el diagnóstico precoz de un proceso desmielinizante como una EM o síndrome clínico aislado (CIS, *clinically isolated syndrome*) puede significar perder la oportunidad de un tratamiento precoz que minore las secuelas a largo plazo. De la misma manera, otros trastornos como el NMOSD o la mielitis por sarcoidosis son procesos tratables y con un seguimiento específico. Asimismo, el manejo y tratamiento de las mielopatías no inflamatorias es completamente diferente y el manejo apropiado solo es posible si se encuentra un diagnóstico específico, como ocurre, por ejemplo, en un infarto medular o en una fístula o malformación vascular.

Se ha visto que algunos factores demográficos ayudan en el diagnóstico de las entidades. Así, el NMOSD o la sarcoidosis aparecen en pacientes mayores que otras mielopatías inflamatorias. También parece existir una distribución bimodal en el desarrollo de la isquemia medular, con un grupo de edad más avanzada con isquemia por los mismos factores cardiovasculares que afectan al infarto cerebral y otro de pacientes más jóvenes de origen no claro, pero probablemente ligado a traumatismo con disecciones vasculares o embolias fibrocartilaginosas, trombofilia o vasculitis.

También el perfil temporal de la clínica ayuda en el diagnóstico. La forma de presentación hiperaguda, aunque no tiene porqué ser abrupta, favorece el diagnóstico de un infarto medular; las formas agudas a subagudas, un origen infeccioso o inflamatorio; y las formas más crónicas, una mielopatía estructural, una fístula arteriovenosa (FAV), NMOSD, mielopatía asociada a sarcoidosis, reumatológica, etc. (**Tablas 13-2** y **13-3**).

Aunque esto no siempre se cumple, y hay formas de presentación hiperagudas en mielopatías paraneoplásicas necrosantes, y también hay formas de mielitis por EM y de astrocitopatía con anticuerpos anti-proteína glial fibrilar ácida (GFAP, *glial fibrillary acidic protein*) de presentación crónica.

Los **criterios de inclusión** de una mielitis transversa idiopática son:

- Clínica sensitiva, motora y autónoma.*
- Nivel sensitivo definido.
- Síntomas bilaterales.
- Alteración de la señal en T2 de la médula.*
- Exclusión de causa compresiva.*
- Evidencia de inflamación en el líquido cefalorraquídeo (LCR), con pleocitosis o elevación inmunoglobulinas.
- Progresión al pico deficitario (nadir) entre 4 horas y 21 días.

Tabla 13-2. Mielitis aguda no compresiva	
Categoría	**Enfermedad**
Desmielinizante/autoinmunitaria	EM NMOSD MOGAD
Sistémica	Lupus Síndrome de Sjögren Otras enfermedades del tejido conjuntivo Sarcoidosis
Idiopática	Mielitis aguda transversa
Vascular	Infarto medular
Infecciosa	Múltiples virus o bacterias
Miscelánea	Tóxicos, irradiación

EM: esclerosis múltiple; MOGAD: enfermedad por anticuerpos anti-glicoproteína de la mielina de los oligodendrocitos (*myelin oligodendrocyte glycoprotein antibody-associated disease*); NMOSD: trastorno del espectro de la neuromielitis óptica (NMOSD, *neuromyelitis optica spectrum disorder*).

Tabla 13-3. Mielitis subaguda-crónica no compresiva

Categoría	Enfermedad
Metabólica	Degeneración combinada subaguda Déficit de vitamina E Enfermedad hepática crónica Enfermedad renal crónica
Vascular	Fístula o MAV espinal Cavernoma
Neoplásica	Ependimoma Astrocitoma Hemangioblastoma Otros
Sistémica	Lupus Síndrome de Sjögren Sarcoidosis
Infecciosa	Mielopatía por VIH
Miscelánea	Paraneoplásica, irradiación

EM: esclerosis múltiple; MOGAD: enfermedad por anticuerpos anti-glicoproteína de la mielina de los oligodendrocitos (*myelin oligodendrocyte glycoprotein antibody-associated disease*); NMOSD: trastorno del espectro de la neuromielitis óptica (NMOSD, *neuromyelitis optica spectrum disorder*).

Los tres criterios más importantes aparecen marcados con un asterisco (*) y es necesario resaltar que dos de ellos son radiológicos.

Los **criterios de exclusión** de la mielitis transversa idiopática son:

- Historia de radiación en los últimos 10 años.
- Déficit clínico compatible con trombosis de la arteria espinal anterior.
- Estructuras vasculares patológicas sugestivas de malformación arteriovenosa (MAV)/fístula en RM.
- Evidencia serológica de enfermedad sistémica o infecciosa (no excluye mielitis secundaria).
- RM craneal sugestiva de EM u otro proceso inmunomediado.
- Historia de neuritis óptica (NO).

Si aparece alguno de ellos, hay que sospechar que se trata de una mielitis secundaria.

Una vez que se presenta un paciente con sospecha de mielitis aguda-subaguda, como en muchos casos las características clínicas no van a ser específicas, el neurólogo solicitará pruebas de imagen y diferentes pruebas complementarias, para intentar determinar si se trata de una mielitis secundaria a algún proceso tratable o de una mielitis idiopática.

Las *pruebas complementarias* incluyen (además de las pruebas de imagen) las siguientes:

- Análisis de LCR: inmunoglobulina (Ig) G (IgG).
- Análisis de suero: anticuerpos antiacuaporina 4 (anti-AQP4, *anti-aquaporin* 4), anticuerpos anti-MOG, anticuerpos antinucleares (ANA, *antinuclear antibodies*), nivel de vitamina B_{12} y E, anticuerpos anti-Ro/SSA, anticuerpos

anti-La/SSB, prueba VDRL (Venereal Disease Research Laboratory), VIH y otras pruebas víricas.

Hay una serie de características clínicas que pueden hacer sospechar que se trata de una mielitis de origen infeccioso. Entre ellas, destacan la fiebre, la confusión, el meningismo, el exantema (enterovirus, herpes, enfermedad de Lyme, etc.), infección sistémica concurrente, inmunodepresión, linfadenopatías o si el paciente proviene de un área endémica de algún proceso que curse con mielopatía.

En aquellos pacientes que presenten una gran extensión medular, además, se deberá realizar:

- Tomografía computarizada (TC) torácica para descartar sarcoidosis.
- Determinación de la velocidad de sedimentación globular (VSG), proteína C-reactiva (PCR), factor reumatoideo, anticuerpos antifosfolipídicos y anticuerpos anticitoplasmáticos de neutrófilos (ANCA, *antineutrophil cytoplasm antibodies*).

Y en un contexto clínico adecuado: factores protrombóticos, niveles de Cu y Zn, estudio de anticuerpos paraneoplásicos, muestra de nasofaringe para enterovirus, angiografía espinal o biopsia de glándula salival; anticuerpos asociados a mielopatía paraneoplásica: anticuerpos anti-anfifisina, anticuerpos anti-proteína mediadora de la respuesta a la colapsina 5 (anti-CRMP-5, *anti-collapsin response mediator protein-5*), anticuerpos anti-descarboxilasa del ácido glutámico (anti-GAD, *anti-glutamic acid decarboxylase*), canales de calcio en el carcinoma pulmonar de células pequeñas, anticuerpos anticitoplasmáticos de las células de Purkinje de tipo 2 (PCA2, *Purkinje cell cytoplasmic antibody type 2*) en el cáncer de mama, o autoanticuerpos antinucleares neuronales de tipo 2 (ANNA2, *anti-neuronal nuclear autoantibody type 2*) en cáncer de ovario, entre otros (Tabla 13-4).

La **RM medular** es la técnica de elección para la valoración de la patología medular. El protocolo de imagen básico debe incluir secuencias sagitales potenciadas en T1 y T2 y axiales en T2 o T2* en el nivel que presente el problema. Se recomienda incluir secuencias STIR (*short-tau inversion recovery*) por su sensibilidad (tienen una mejor relación contraste-ruido, pero con más artefactos), y secuencias de densidad protónica (DP), con o sin sincronización cardíaca, si hay sospecha de EM. Actualmente, hay también opción de incluir secuencias de difusión, PSIR (*phase-sensitive inversion recovery*), SWI (*susceptibility-weighted imaging*), una angio-RM espinal, etc. en función de la sospecha clínica.

Incluir contraste en los estudios de mielopatía mejora el diagnóstico etiológico de las mielitis. Algunos estudios han visto que la incorporación de secuencias con contraste aumentaba el diagnóstico etiológico de un 50-60 % a un 84-88 % de esos casos.

Cuando se presenta una inflamación del cordón medular de debut en un paciente sin historia conocida, hay una serie de características en las que hay que fijarse para acotar el posible diagnóstico diferencial radiológico y sugerir la realización de las pruebas complementarias adecuadas. A continuación, se detallan los **factores radiológicos a tener en cuenta**.

Tabla 13-4. Mielopatía asociada a anticuerpos paraneoplásicos

Neoplasia primaria	Anticuerpos asociados
Pulmonar de células pequeñas	Anti-Anfifisina Anti-CRMP-5 Anti-GAD Canales de Ca²⁺
Mama	Anti-PCA2
Ovario	ANNA2
Pulmonar no microcítico	Anticolinérgicos

ANNA2: autoanticuerpos antinucleares neuronales de tipo 2 (*anti-neuronal nuclear autoantibody type 2*); CRMP-5: proteína mediadora de la respuesta a la colapsina 5 (*collapsin response mediator protein-5*); GAD: descarboxilasa del ácido glutámico (*glutamic acid decarboxylase*); PCA2: anticuerpos anticitoplasmáticos de las células de Purkinje de tipo 2 (*Purkinje cell cytoplasmic antibody type 2*).

Extensión

¿El segmento afectado es corto o largo? Se suele utilizar la extensión superior a tres cuerpos vertebrales para definir una lesión como extensa. Ayuda a diferenciar lesiones de EM de otras inflamatorias como el NMOSD, pero las lesiones extensas aparecen también en el contexto de otros procesos como la MOGAD, la encefalomielitis por anticuerpos anti-proteína ácida fibrilar glial (GFAP, *glial fibrillary acidic protein*), la mielopatía paraneoplásica o la sarcoidosis.

Lesiones largas

La presencia de lesiones largas favorece el diagnóstico de entidades como el NMOSD AQP4 +, la MOGAD, la sarcoidosis, y enfermedades infecciosas, sistémicas, vasculares o paraneoplásicas. También se observa en la mielitis transversa idiopática (**Fig. 13-2**).

En el NMODS AQP4+, suelen ser centrales con hiposeñal en T1 y captación de contraste, en hasta el 90 %, en fase aguda. La captación puede ser longitudinal, parcheada o en anillo. En este último caso, favorece el diagnóstico de NMOSD AQP4 +. Es posible ver captación leptomeníngea en el nivel de la captación medular. La hiposeñal en T1 es mayor que en otro caso de mielopatía extensa y suelen presentar más clínica de dolor. La extensión craneal al área postrema (19 %) es muy sugestiva, aunque no patognomónica.

Aunque la extensión larga ayuda a diferenciar el NMOSD de la EM, no es así con la MOGAD. Esta última, sin embargo, puede presentar varias lesiones extensas diferenciadas, lo que ayuda a su diagnóstico.

La mielitis en la MOGAD aparece en el 12-25 % de los pacientes, más frecuente en adultos que en niños, y se presenta aislada o asociada a lesiones cerebrales y de nervios ópticos (en el curso de una encefalomielitis diseminada aguda [ADEM, *acute disseminated encephalomyelitis*] por MOGAD). Raramente se ha asociado a captación radicular. Incluso en fase aguda la captación es menor que en la EM o el NMOSD y, cuando aparece, es muy tenue y central, con aspecto longitudinal en el plano sagital. También puede inducir una seudodilatación ependimaria.

La mielitis asociada a anticuerpos anti-GFAP es una entidad relativamente nueva. Aparece en adultos mayores de 40 y es más frecuente en mujeres. Habitualmente, produce una encefalitis o meningoencefalitis, pero, en un 25-60 % de los casos, se acompaña de mielitis. Son lesiones extensas, mal definidas, con captación puntiforme, en el canal central o pial/leptomeníngea: puede haber inflamación y captación en el cono medular. La mitad de los pacientes muestran bandas oligoclonales y, en un 20 %, están asociadas a una neoplasia, habitualmente, a teratoma ovárico.

La mielopatía paraneoplásica también produce lesiones largas, aunque puede existir clínica de mielitis con una RM normal. La clínica es insidiosa, crónica, pero también hay casos descritos de formas fulminantes necrosantes. Las neoplasias más frecuentemente asociadas son la de pulmón, sobre todo, tumores de células pequeñas, el adenocarcinoma de mama y el timoma. Si hay neoplasia conocida y el estudio inicial es negativo, es aconsejable realizar un control por imagen. Los autoanticuerpos más habituales son la anti-anfifisina y el anti-CRMP-5.

Una entidad recientemente descrita es la mielitis asociada a los inhibidores de los puntos de control inmunitario. Los fármacos favorecen una respuesta inmunitaria antitumoral sobre antígenos expresados en el tumor y en el SNC. Aparecen entre el tercero y el séptimo ciclo, con grave discapacidad al nadir, que se recupera con tratamiento en la mitad de los pacientes. Pueden ser tanto lesiones cortas que simulan EM como lesiones más extensas, con captación y atrofia.

Las sarcoidosis producen lesiones extensas que simulan el NMOSD o la MOGAD. Una clave para su diagnóstico es que la manifestación clínica suele ser mucho menor. Frecuentemente, se acompañan de meningorradiculitis, mielitis anterior, menos habitual en otras entidades, y captación sub-

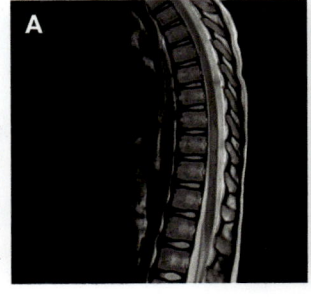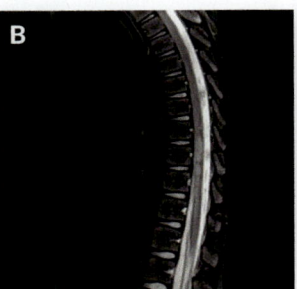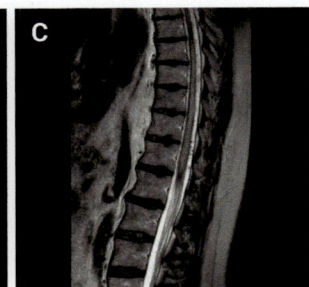

Figura 13-2. Secuencias sagitales en T2 y STIR (*short time-tau inversion recovery*) de una mielitis dorsal extensa secundaria a trastorno del espectro de la neuromielitis óptica (NMOSD, *neuromyelitis optica spectrum disorder*) **(A y B)** y en la médula dorsal baja y el cono en una fístula arteriovenosa espinal **(C)**.

pial, tanto dorsal como ventral. Pueden tener captación en las raíces de la cola de caballo y presentar afectación exclusiva de cordones posteriores.

La mielitis es una manifestación poco frecuente en la enfermedad de Behçet. Suelen ser lesiones largas, con la presencia del «signo del *bagel*», con captación leptomeníngea en un 30 % de los casos. Suele acompañarse de lesiones diencefálicas y en la sustancia gris subcortical características, secundarias a la venulitis, y úlceras orales y genitales, por lo que el diagnóstico suele ser sencillo, ya que la manifestación medular aislada es excepcional.

La mielitis puede estar asociada a una enfermedad sistémica. Pero, en estos casos, es habitual la presencia de autoanticuerpos anti-AQP4 o, menos habitualmente, anti-MOG, por lo que no está claro si la mielitis está causada directamente por la enfermedad o mediada por estos anticuerpos.

Las mielitis infecciosas o posvacunas son más frecuentes en niños y suelen presentar una lesión extensa.

Lesiones cortas

El paradigma de las lesiones cortas es la EM, con lesiones de predominio en el cordón lateral o posterior, en la médula cervical, con leve edema en la fase aguda y captación irregular de contraste, que suele durar unas ocho semanas, dejando una lesión residual hiperintensa en T2 y, en algunos casos, atrofia medular (**Fig. 13-3**). Además, también se describen lesiones espinales cortas sin cumplir criterios de EM en formas de mielitis recurrente, que pueden tener pleocitosis leve, bandas positivas, pero ausencia de lesiones cerebrales incluso a los tres años de seguimiento.

Pero las lesiones cortas no excluyen otros diagnósticos y también se han descrito lesiones en cerca del 20 % de los pacientes con MOGAD, con localización más central y menor captación en fase aguda (junto con las lesiones cerebrales características) y en algunos pacientes con NMOSD AQP4 +, en los estudios iniciales, antes de que se desarrolle una mielitis extensa. En estos casos, suele también tener una localización más central e, incluso, ser visible un clara hiposeñal en T1 en el 15 % de los pacientes. Es más frecuente en no caucásicos, sin bandas oligoclonales, con lesiones cerebrales no típicas de EM, asociada a espasmos tónicos y a otras alteraciones de la autoinmunidad. Otros procesos como la mielopatía compresiva y la mielitis transversa parcial también pueden cursar con lesiones cortas.

Número de lesiones

Además de la extensión, el número de lesiones puede ayudar a acotar el diagnóstico diferencial. Las lesiones medulares múltiples son más habituales en los pacientes con EM o infección, aunque también se han descrito en la MOGAD.

Estudio de imagen normal

La ausencia de lesión en T2 en el paciente con mielitis también ayuda al diagnóstico. Es más habitual en el infarto estudiado en fase hiperaguda, en algunas mielopatías paraneoplásicas, en la MOGAD o en las FAV de bajo flujo (en las que sí pueden aparecer otras características, como los vasos serpiginosos). También se han descrito en mielitis asociadas a enfermedades sistémicas.

Localización

Las lesiones inflamatorias afectan más a la médula cervical que a la dorsal, pero la distribución no suele ser característica de una entidad. Como ayuda, la lesión del cono medular se describe más en la MOGAD o en las FAV.

Localización axial

La distribución en el plano axial de las lesiones también puede ayudar a definir el diagnóstico o, al menos, a acortar el diagnóstico diferencial (**Fig. 13-4**).

Se debe revisar si hay predilección por una serie de cordones o de la sustancia gris en el plano axial, si la distribución es central, anterior, posterior o lateral, ya que, aunque existe solapamiento, algunas entidades tienen predilección por áreas determinadas (**Tabla 13-5**):

- Central: la lesión central que afecta exclusivamente a la sustancia gris o a la interfase de sustancia gris y blanca se describe en el NMOSD, la MOGAD o la sarcoidosis. Puede existir también afectación central en el lupus, la mielitis transversa idiopática, infecciosa, la mielopatía compresiva y patología vascular, como la MAV/fístula dural espinal. Hay un signo radiológico específico asociado a esta afectación central de la sustancia gris, el signo de la «H». Se describe en el 30 % de la MOGAD y en un porcentaje menor del NMOSD AQP4+ (10 %); también en algunas mielitis víricas y en la isquemia medular.

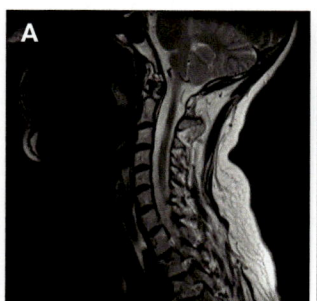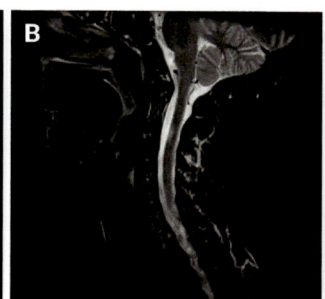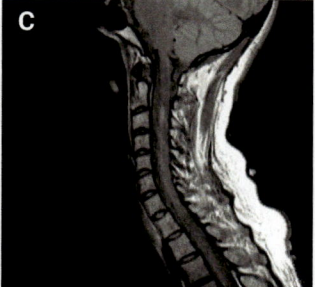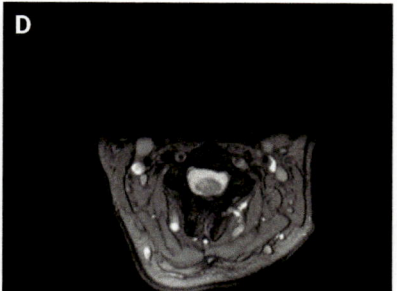

Figura 13-3. Secuencias sagitales en T2, STIR (*short time-tau inversion recovery*) y densidad protónica (DP) con sincronización cardíaca **(A-C)**. Lesión focal corta de distribución periférica, con morfología en cuña en el cordón lateral derecho **(D)**.

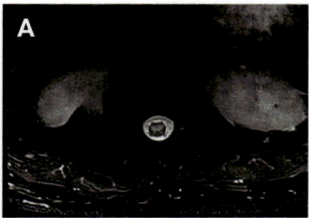 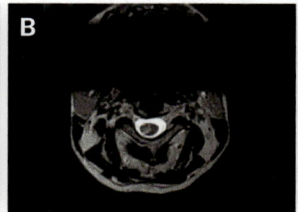 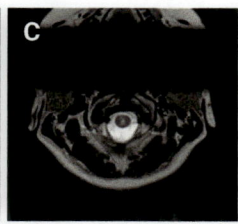 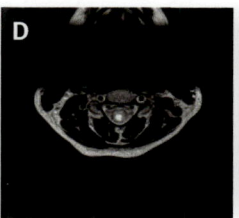 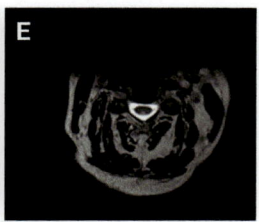

Figura 13-4. Secuencias potenciadas en T2 en el plano axial en pacientes con isquemia medular con una lesión anterior y central en el cono **(A)**, en el cordón lateral en un paciente con esclerosis múltiple **(B)**, en localización central en una mielitis por anticuerpos anti-glicoproteína de la mielina de los oligodendrocitos (MOG, *myelin oligodendrocyte glycoprotein antibody*) **(C)**, central con lesión quístico-necrótica en un trastorno del espectro de la neuromielitis óptica (NMOSD, *neuromyelitis optica spectrum disorder*) **(D)**, y posterior en una degeneración combinada subaguda por déficit de vitamina B$_{12}$ **(E)**.

Tabla 13-5. Localización axial	
Patrón	**Enfermedad**
Central	NMOSD MOGAD Sistémica
Periférico	EM
Sustancia gris central	Infarto Mielopatía compresiva
Anterior	Infarto Poliomielitis Enterovirus Posvacunación
Dorsal	Déficit de vitamina B$_{12}$ Déficit de Cu/Zn Óxido nitroso Autoinmunitaria
«Completo»	Malformación vascular espinal Mielitis transversa completa NMOSD

EM: esclerosis múltiple; MOGAD: enfermedad por anticuerpos anti-glicoproteína de la mielina de los oligodendrocitos (*myelin oligodendrocyte glycoprotein antibody-associated disease*); NMOSD: trastorno del espectro de la neuromielitis óptica (*neuromyelitis optica spectrum disorder*).

También se describe una forma radiológica inversa (el «sigo del *bagel*»), con hiperseñal periférica con captación e hiposeñal central. Se describe en la enfermedad de Behçet, probablemente, por la ingurgitación venosa por la venulitis.
- Periféricas en cuña: en cordones laterales o posteriores; son características de la EM.
- Anterior: vascular, arteria espina anterior.
- Dorsal: déficit de vitamina B$_{12}$, de Zn o de Cu, por óxido nitroso, y autoinmunitaria.

Tumefacción de la médula

Las lesiones medulares pueden condicionar una tumefacción con expansión de la médula. No es específica o patognomónica de ninguna entidad, pero es más habitual encontrarla en el NMOSD, la ADEM, la mielitis infecciosa, sistémica, en algunos casos de EM y en la neoplasia medular (**Fig. 13-5**). En casos en los que la médula esté muy tumefacta, hay que valorar la posibilidad de una neoplasia primaria.

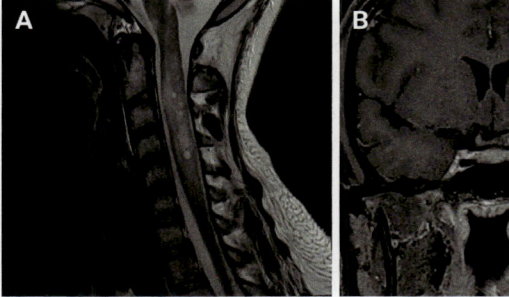

Figura 13-5. Lesión medular cervical expansiva con áreas quísticas centrales **(A)**. Podría tratarse de un tumor medular, pero el cuadro clínico, de curso subagudo, junto con la neuritis con edema y captación del quiasma **(B)** orientaba a un trastorno del espectro de la neuromielitis óptica (NMOSD, *neuromyelitis optica spectrum disorder*), que se confirmó analíticamente.

Hiposeñal en T1

La mayoría de las lesiones se identifican en las secuencias potenciadas en T2, pero la secuencia T1 sin contraste suele ser normal. Esta hiposeñal es más habitual en la NMOSD y no se describe en la EM. Puede ser hipointensa en T1, aunque sin llegar a la señal del líquido. Aunque se pensaba que reflejaba necrosis, se ha visto que se recupera, por lo que, probablemente, refleje una inflamación aguda intensa con lesión transitoria de la barrera.

Captación de contraste

La captación de contraste implica una lesión de la BHE. En un contexto de enfermedad inflamatoria-autoinmunitaria en fase aguda, el porcentaje de pacientes con EM o NMOSD con captación es muy superior a la MOGAD.

La captación de la EM puede ser nodular, salida o en anillo. La captación anular también aparece en los pacientes con NMOSD, pero, al ser lesiones más extensas, es habitual que tengan una morfología oval en el plano sagital (**Fig. 13-6**).

La sarcoidosis tiene también captación de contraste, con una distribución subpial, dorsal o ventral e, incluso, central. Cuando están presentes las tres, se describe como el signo del «tridente».

Otros patrones de captación característicos son la captación irregular de tipo *pancake* de la mielopatía espondilótica y la captación en un tracto, que se describe en la mielopatía paraneoplásica.

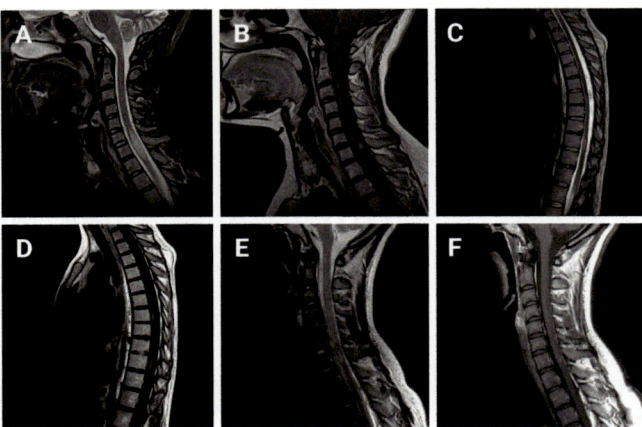

Figura 13-6. Aunque no siempre es posible diferenciar entre procesos autoinmunitarios por el patrón de captación, hay características que pueden ayudar a distinguirlas. Cortes sagitales en T2 y T1 con gadolinio de esclerosis múltiple (EM) **(A** y **B)**, trastorno del espectro de la neuromielitis óptica (NMOSD, *neuromyelitis optica spectrum disorder*) **(C** y **D)** y enfermedad por anticuerpos anti-glicoproteína de la mielina de los oligodendrocitos (MOGAD, *myelin oligodendrocyte glycoprotein antibody-associated disease*) **(E** y **F)**. La EM suele presentar captación anular o sólida de morfología nodular, por la extensión de las lesiones. En el NMOSD, al ser de mayor tamaño, pueden adquirir una morfología más ovoidea. La captación en la mielitis por MOGAD es menos frecuente y, muchas veces, más sutil, como en este caso.

Evolución de la lesión y la captación

Si a pesar del estudio no hay un diagnóstico etiológico de la mielitis, la evaluación en los estudios de control puede ayudar a obtener el diagnóstico. La persistencia de la captación es más habitual en la sarcoidosis que en las mielitis inflamatorias, en las que suele desaparecer a los tres meses.

En la EM, la captación desaparece y queda la lesión en T2 residual, mientras que, en las lesiones de mayor tamaño, es habitual que se fragmenten en lesiones de menor tamaño y en algunos casos desaparezcan. La resolución completa es más frecuente en la MOGAD (80 %) que en el NMOSD AQP 4+ (5-10 %) **(Fig. 13-7)**.

Resonancia magnética negativa

Ocasionalmente, los estudios de imagen en un paciente con sospecha clínica de mielitis son negativos. Puede ser porque, aunque clínicamente se le parezca, no se trate de una mielopatía, sino de una polineuropatía desmielinizante, un síndrome de Guillain-Barré, que también presenta clínica deficitaria, clásicamente, ascendente y elevación de proteínas en el LCR. La captación de contraste en las raíces puede dar la clave diagnóstica.

Hay que recordar que patologías cerebrales, no medulares, como un meningioma parasagital, trombosis de arteria cerebral anterior, hidrocefalia normotensiva, alteraciones extrapiramidales en fase inicial, plexopatía o una miastenia grave pueden presentar clínica que haga sospechar una mielitis.

También hay causas compresivas «dinámicas» como la lipomatosis epidural que pueden ser solo visibles en flexión o extensión.

En estos casos, es conveniente descartar otras causas de mielopatía subaguda o crónica como la ataxia de Friedreich, la

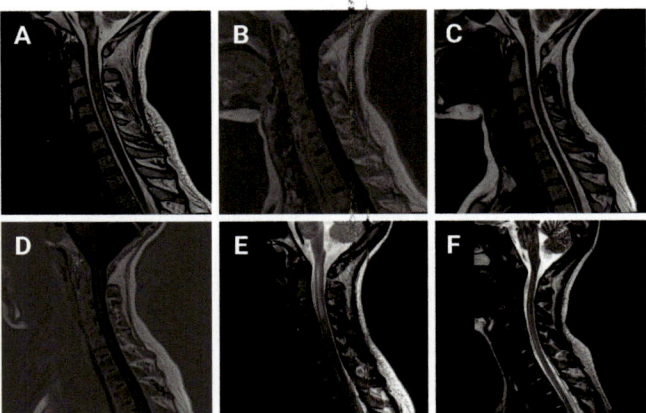

Figura 13-7. Imagen en el plano sagital en T2 **(A)** y SPIR (*spectral presaturation with inversion recovery*) **(B)** de un paciente con trastorno del espectro de la neuromielitis óptica (NMOSD, *neuromyelitis optica spectrum disorder*). Se observan lesiones múltiples en la unión bulbomedular y una extensa lesión cervical. La secuencia SPIR independiza mejor áreas con diferente grado de edema y lesión de barrera dentro de la alteración de señal T2. En el control a los dos meses, la secuencia potenciada en T2 **(C)** muestra una mínima lesión residual, apenas perceptible, mientras que en la secuencia SPIR **(D)**, se observa cómo las lesiones han disminuido de tamaño, pero no se han resuelto. Imagen en el plano sagital en T2 de un paciente con enfermedad por anticuerpos anti-glicoproteína de la mielina de los oligodendrocitos (MOGAD, *myelin oligodendrocyte glycoprotein antibody-associated disease*) **(E)** y control a los tres meses **(F)**. Se identifica una lesión central extensa, rodeando el canal ependimario. En el control, tan solo se observa una sutil hiperseñal central residual.

enfermedad de la motoneurona inferior, la paraparesia espástica familiar o la adrenomieloneuropatía, que pueden presentarse ocasionalmente de forma «seudoaguda» **(Tabla 13-6)**.

Por último, hay casos de mielopatía que son normales en las secuencias convencionales y, sin embargo, se encuentran hallazgos patológicos en secuencias de difusión, como en el caso de la isquemia medular, o en la tractografía, como en una mielopatía compresiva o en la EM.

Es recomendable repetir el estudio pasados 3-7 días si el primero es negativo o de mala calidad.

Pero, ante la sospecha de una mielitis, sea idiopática o secundaria, es aconsejable estudiar también el resto del SNC y, en contextos clínicos determinados, las órbitas. Si las lesiones medulares no fueran suficientes para establecer un diagnóstico, la presencia o no de lesiones cerebrales, así como su morfología y distribución (perivenular, vascular arterial, central, periacueductal, en las paredes del tercer ventrículo, en el área postrema, etc.), puede ayudar a afinar el diagnóstico radiológico. Los algoritmos diagnósticos de las **figuras 13-8** y **13-9** describen las posibilidades diagnósticas en caso de mielopatía aguda y subaguda, respectivamente.

MIELITIS INFLAMATORIAS-AUTOINMUNITARIAS: ESCLEROSIS MÚLTIPLE/TRASTORNOS DEL ESPECTRO DE LA NEURITIS ÓPTICA/ENFERMEDAD POR ANTICUERPOS ANTI-GLICOPROTEÍNA DE LA MIELINA DE LOS OLIGODENDROCITOS

Las mielitis inflamatorias-autoinmunitarias son la causa más frecuente de mielitis, seguida de la mielitis idiopática. Con

Tabla 13-6. «Mielopatía clínica» con resonancia magnética normal

Explicaciones alternativas	Ejemplos
¿Causa compresiva oculta?	Lipomatosis epidural Enfermedad de Hirayama
¿Causa cerebral?	Meningioma parasagital Trombosis venosa cerebral Hidrocefalia normotensiva Enfermedad cerebrovascular de pequeños vasos Enfermedad extrapiramidal
¿Es realmente una mielopatía?	Polirradiculopatía aguda-síndrome de Guillain-Barré Plexopatía Unión neuromuscular-miastenia grave Neuronopatía motora-esclerosis lateral primaria Distrofia muscular Ganglionopatía
¿Puede ser una manifestación aguda de una mielopatía crónica con escasa representación en imagen?	Ataxia de Friedreich Paraparesia espástica familiar Adrenoleuconeuropatía VIH HTLV-1

HTLV-1: virus linfotrópico T humano de tipo 1 (*human T-lymphotropic virus-1*); VIH: virus de la inmunodeficiencia humana.

diferencia, la causa más frecuente de mielitis es la EM, que suele manifestarse clínicamente como una mielitis transversa parcial. La clínica se manifiesta como un déficit sensitivo, motor, o una disfunción autónoma, de curso subagudo, que alcanza el nadir a los días o pocas semanas, seguida de una fase de estabilidad y de una recuperación variable. La progresión clínica más allá de las tres o cuatro semanas obliga a descartar otras posibilidades, como la sarcoidosis, una mielitis paraneoplásica o una enfermedad sistémica.

Aunque ya se ha hecho referencia a ellas en el apartado previo, se hará hincapié en las características que definen estas entidades por su frecuencia y por la importancia en un correcto diagnóstico para un tratamiento precoz.

Clínica

La gravedad de la clínica medular en la EM suele ser leve, y son escasos los casos en los que tras un primer brote medular el paciente requiere sondaje vesical o silla de ruedas. Como contrapartida, los brotes en un NMOSD son muy intensos y condicionan una mielitis transversa completa. Es frecuente que haya déficits motores graves, con paraparesia o tetraparesia, espasmos, dolor, déficit sensitivo desde el nivel de la lesión y disfunción esfinteriana y eréctil. Los episodios de mielitis son muy debilitantes al nadir y un pequeño porcentaje de pacientes incluso requiere ventilación mecánica.

En la MOGAD, la mielitis es también muy intensa al nadir. Hay clínica sensitiva y motora bilateral, asociada de

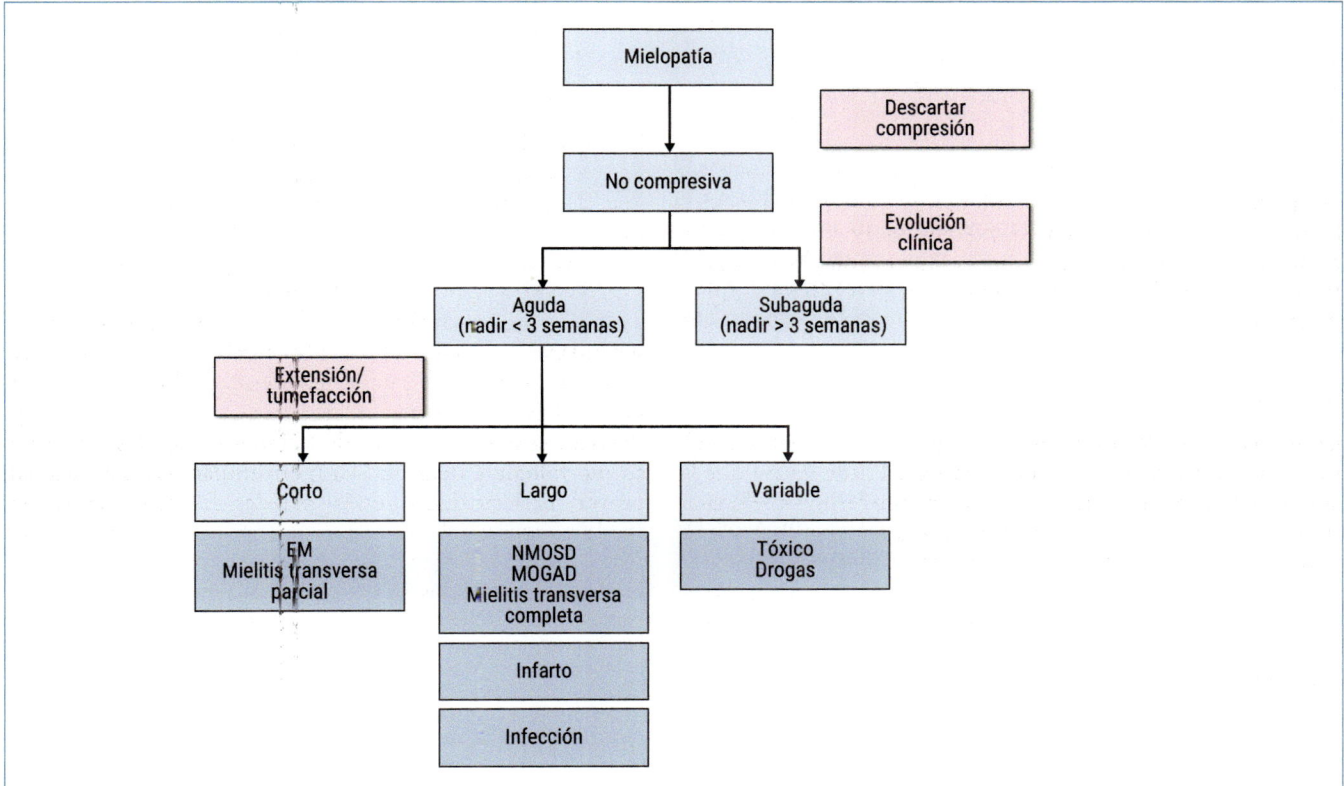

Figura 13-8. Algoritmo diagnóstico de la mielopatía aguda.
EM: esclerosis múltiple; MOGAD: enfermedad por anticuerpos anti-glicoproteína de la mielina de los oligodendrocitos (*myelin oligodendrocyte glycoprotein antibody-associated disease*); NMOSD: trastorno del espectro de la neuromielitis óptica (*neuromyelitis optica spectrum disorder*).

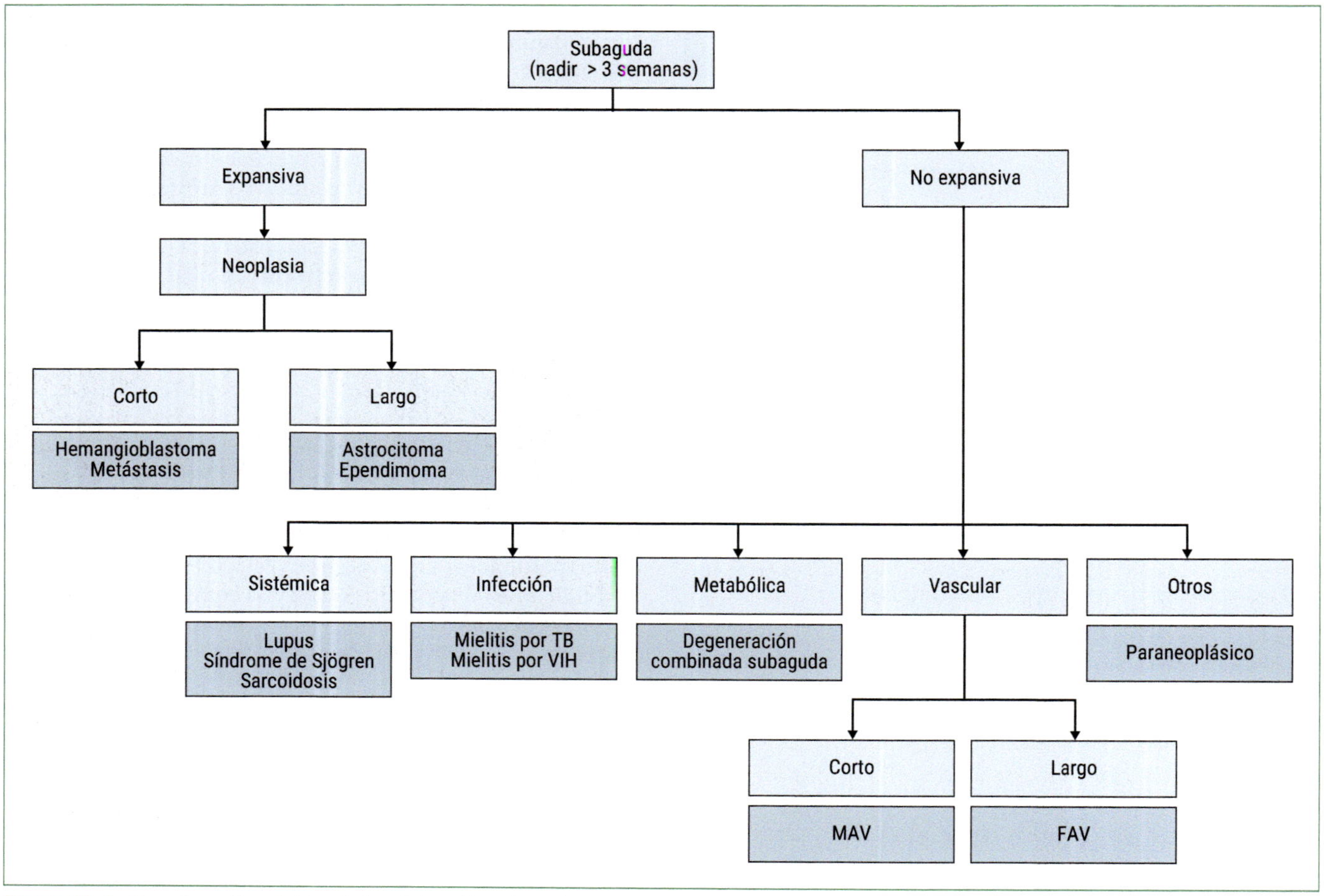

```
                    Subaguda
                (nadir > 3 semanas)
                ┌──────────┴──────────┐
           Expansiva              No expansiva
                │                      │
           Neoplasia                   │
        ┌───────┴───────┐              │
      Corto           Largo            │
  ┌──────────┐   ┌──────────────┐      │
  Hemangioblastoma  Astrocitoma        │
  Metástasis        Ependimoma         │
```

```
┌──────────┬──────────┬──────────┬──────────┬──────────┐
Sistémica  Infección  Metabólica  Vascular   Otros

Lupus      Mielitis por TB  Degeneración            Paraneoplásico
Síndrome de Sjögren  Mielitis por VIH  combinada subaguda
Sarcoidosis
                                    ┌──────┴──────┐
                                  Corto         Largo
                                   MAV           FAV
```

Figura 13-9. Algoritmo diagnóstico de la mielopatía subaguda.
EM: esclerosis múltiple; FAV: fístula arteriovenosa; MAV: malformación arteriovenosa; VIH: virus de la inmunodeficiencia humana.

alteraciones esfinterianas y disfunción eréctil. La frecuencia de la disfunción esfinteriana es mayor que en el NMOSD, ya que hay una mayor afectación del cono medular. Un pequeño porcentaje de los pacientes también requiere ventilación mecánica, pero, a diferencia del NMOSD, en el que la ventilación se debe a la extensa afectación cervical, en la MOGAD, es secundaria al fallo respiratorio por las lesiones cerebrales y crisis.

Resonancia magnética

A continuación, se describen las características en resonancia magnética que permiten establecer el diagnóstico diferencial entre las distintas mielitis inflamatorias-autoinmunitarias en el brote agudo y en su seguimiento.

Brote agudo

En la EM, las lesiones son cortas, inferiores a tres segmentos vertebrales, únicas o múltiples, con una mayor afectación cervical. Aunque ocasionalmente se describen lesiones extensas, muchas veces son lesiones cercanas confluentes y una inspección cuidadosa permite identificarlas. Son lesiones con morfología en cuña, de localización periférica en cordones laterales o posteriores (**Fig. 13-10**). A pesar de que pueden

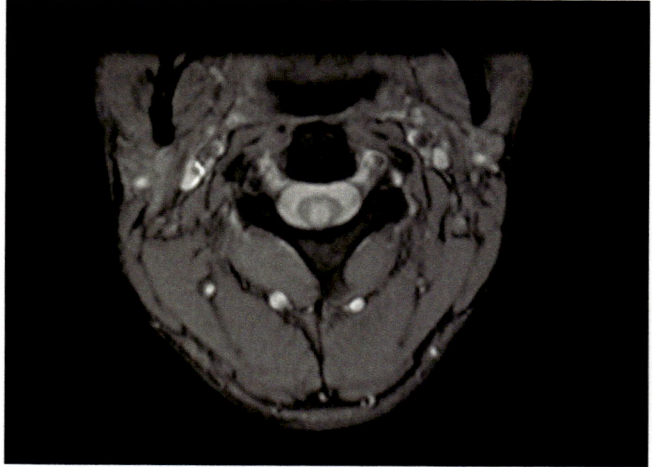

Figura 13-10. Secuencia axial potenciada en T2 eco de gradiente con lesión desmielinizante con morfología en cuña en ambos cordones posteriores.

comprometer la sustancia blanca y gris, la presencia de lesiones inflamatorias restringidas a la sustancia blanca es muy sugestiva de una EM.

El NMOSD suele manifestarse como una lesión extensa, superior a los tres cuerpos vertebrales, en más del 80 % de los casos. En aproximadamente un 15 %, pueden aparecer como lesiones cortas, pero suele coincidir bien con el inicio de la enfermedad, antes de desarrollar la lesión extensa, bien con la fase de resolución. Una característica de las lesiones en el NMOSD es que, a diferencia de las de la EM o la MOGAD, que suelen ser isointensas a la médula (y, por tanto, no visibles sin contraste, en la NMOSD, pueden ser hipointensas. La localización es preferentemente central, pero con afectación de sustancia blanca y sustancia gris. Las lesiones cervicales se extienden al bulbo y afectan típicamente al área postrema (**Fig. 13-11**). Aunque también puede observarse en otras entidades la coexistencia de una disfunción medular sumada a vómitos o náuseas intratables, es muy sospechosa de NMOSD. En la fase aguda, es frecuente que las lesiones sean tumefactivas, con cavitación y con necrosis. Pueden observarse lesiones que tienen casi la señal del LCR (**Fig. 13-12**). La captación puede ser marginal, en anillo o en anillo expandido (ovaladas), por la extensión de la lesión (**Fig. 13-13**).

Las características de las lesiones medulares por MOGAD han sido descritas en los últimos años. Se trata de lesiones extensas, con una media de siete cuerpos vertébrales en adultos y hasta diez en niños, aunque un 25 % de los pacientes pueden presentar lesiones cortas. Tienen una predilección central y la característica más especial es la presencia de una lesión hiperintensa lineal en la secuencia sagital, central o ventral y una afectación de la sustancia gris en cortes axiales que configuran el signo en «H» (**Fig. 13-14**). La porción central de la lesión puede extenderse a la sustancia blanca. Otra diferencia frente a las lesiones de EM o NMOSD es una cierta predilección por el cono medular. Captan contraste en la mitad de los casos y, como particularidad, pueden presentar cierto grado de captación leptomeníngea hasta en un 70 % de los casos. Otra diferencia con respecto a los otros dos procesos es que hasta en un 10 % de los casos los estudios iniciales pueden ser normales. Los hallazgos más habituales quedan resumidos en la **tabla 13-7**.

Seguimiento de imagen

Aunque en la mayoría de los casos los hallazgos en la fase aguda (más la clínica y las pruebas complementarias) son suficientes para orientar la enfermedad, el seguimiento por imagen también ayuda en el diagnóstico de las diferentes entidades. Después del brote, las lesiones disminuyen tanto en tamaño como en captación, al resolverse el componente inflamatorio. La presencia de captación de contraste, expansión medular y pequeñas lesiones puntiformes hiperintensas (*bright spots*), se asocian a una mayor tasa de recurrencia de la enfermedad.

Las lesiones de la MOGAD son las que más se recuperan, seguidas de las del NMOSD, mientras que, en las lesiones de EM, la reducción del volumen lesional es menor. La resolución completa de las lesiones es rara en la EM o el NMOSD, y frecuente (62-80 %) en la MOGAD.

Asimismo, la aparición de nuevas lesiones asintomáticas también marca una diferencia entre estas entidades. Es relativamente frecuente en la EM (hasta un 25 %, aunque su número ha disminuido con los nuevos tratamientos) y es excepcional en el NMOSD o la MOGAD.

La atrofia espinal es una secuela de las lesiones. Aparece de forma focal en lesiones desmielinizantes por EM, y puede

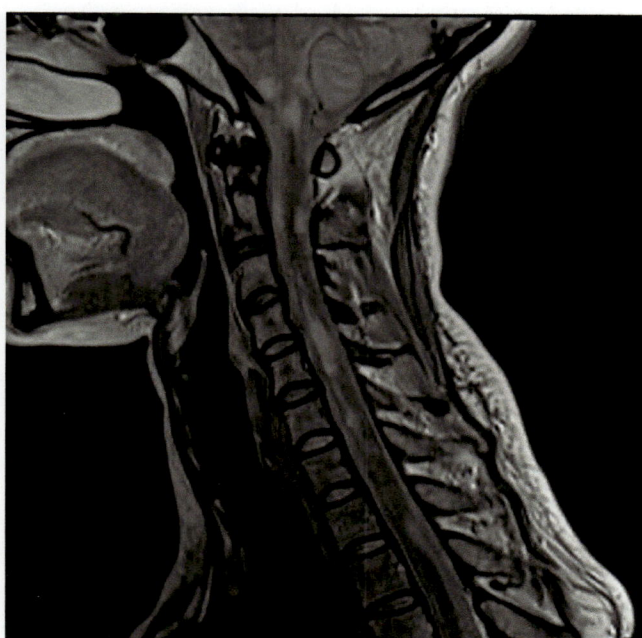

Figura 13-11. Secuencia sagital de densidad protónica (DP) con sincronización cardíaca en paciente con alteración de la sensibilidad de las cuatro extremidades e hipo y vómitos incoercibles en un trastorno del espectro de la neuromielitis óptica (NMOSD, *neuromyelitis optica spectrum disorder*) de reciente diagnóstico. Las lesiones son parcheadas y se observa afectación del área postrema.

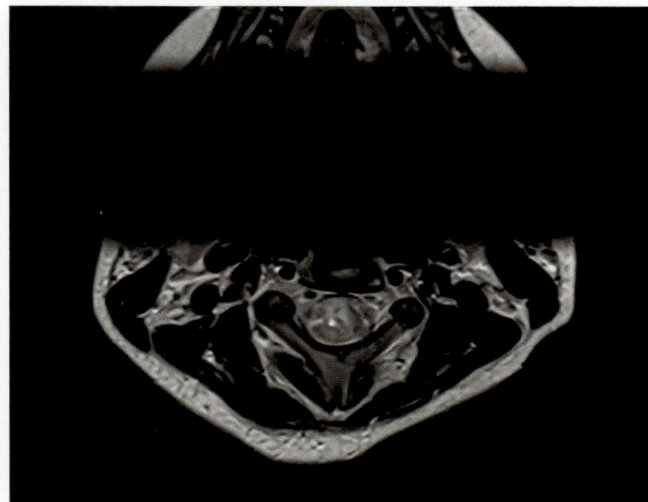

Figura 13-12. Secuencia axial en T2 en paciente con trastorno del espectro de la neuromielitis óptica (NMOSD, *neuromyelitis optica spectrum disorder*). Se identifica una extensa mielitis que afecta a los cordones laterales, anteriores. Se observa un área de aspecto «quístico» central.

observare, más extensa, en las lesiones crónicas del NMOSD. La atrofia en la MOGAD es excepcional, aunque se han descrito ocasionalmente en la sustancia gris en el nivel de las lesiones.

Valoración del resto del sistema nervioso central

Aunque este tema se centra en la valoración de la patología medular, la valoración de las lesiones inflamatorias cerebrales

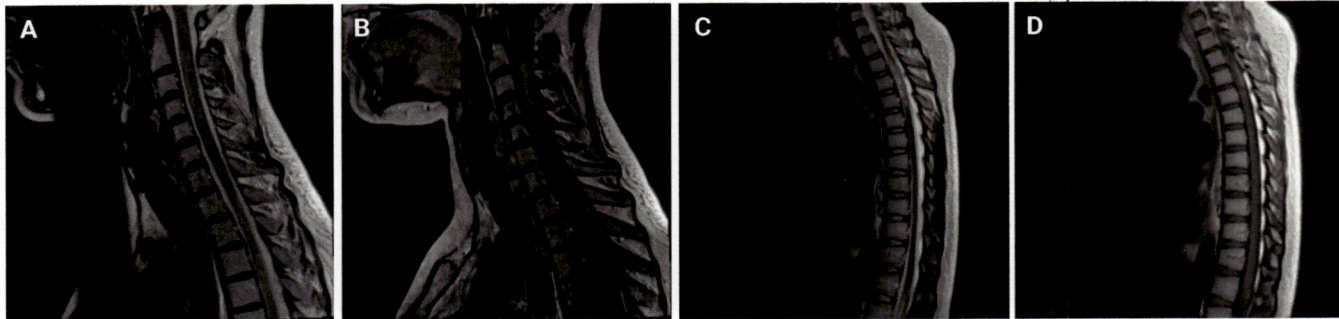

Figura 13-13. Imágenes en el plano sagital en T2 y T1 con contraste cervical **(A y B)** y dorsal **(C y D)**. Se observa una afectación cervical leve, con una tenue hiperseñal de la segunda vértebra cervical (C2) a la cuarta (C4) y una lesión expansiva central de la tercera a la sexta vértebras dorsales (D3-D6). Tras administrar contraste, hay una extensa captación sólida cervical con un aspecto algo más difuminado y periférico, marginal, en la lesión dorsal.

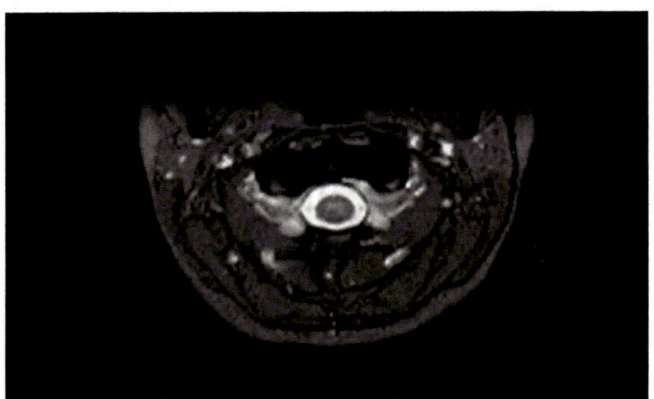

Figura 13-14. Secuencia axial en T2 eco de gradiente en la que se observa una hiperseñal central con morfología en «H», descrita en la enfermedad por anticuerpos anti-glicoproteína de la mielina de los oligodendrocitos (MOGAD, *myelin oligodendrocyte glycoprotein antibody-associated disease*).

y del nervio óptico también pueden ayudar a distinguir entre entidades, especialmente, si el cuadro medular no es llamativo.

Cuando el paciente presenta, además de la mielitis, una NO, hay varios aspectos que se deben tener en cuenta:

- ¿Es una neuritis unilateral o bilateral?
- ¿Es una extensión corta o larga?
- ¿Es anterior o posterior?
- ¿Hay captación de contraste?

La manifestación clínica más frecuente de la MOGAD en el adulto es la NO, que supone el 50 % de los debuts clínicos. Producen pérdida de agudeza visual y dolor retroocular, especialmente, con el movimiento ocular. Con frecuencia es bilateral (un 25 % al debut), lo que ayuda a diferenciarla de la NO de la EM, que es mayoritariamente unilateral. La incidencia de NO bilateral es menos diferencial con respecto al NMOSD, aunque hay una mayor afectación anterior y retrobulbar. De hecho, la enfermedad asociada a anticuerpos anti-MOG se manifiesta clínicamente como un cuadro de neuromielitis óptica en un 5 a un 20 % de los casos. Es por ello por lo que en estos fenotipos clínicos ópticos espinales la MOGAD es un importante diagnóstico diferencial del NMOSD, más teniendo en cuenta que la combinación de mielitis y neuritis parece más común en la MOGAD que en la propia NMOSD AQP4 +.

La neuritis de la esclerosis múltiple suele afectar a segmentos más cortos comparada tanto con la MOGAD como con el NMOSD AQP4 +. La NO en la MOGAD se suele manifestar en imagen como lesiones extensas hiperintensas en T2 con edema del nervio y captación de contraste, incluso perineural y retrobulbar. Suelen ser lesiones extensas que afectan a la mitad o más de la extensión del nervio óptico anterior, prequiasmático. Esto ayuda a diferenciarla de la afectación del nervio óptico de los pacientes con NMOSD AQP4+, ya que, aunque también tienen una afectación extensa, suele predominar la parte posterior de la vía óptica,

Tabla 13-7. Enfermedad desmielinizante			
Enfermedad	**Localización**	**Extensión**	**Captación**
EM	Columna lateral o dorsal	Segmento corto	Nodular o anular
NMOSD	Central	Segmento largo	Parcheada, marginal, anular u ovoidea
MOGAD	Central	Segmento largo	Lineal o parcheada (menor)
MT	> ⅔ de la circunferencia	Corto (MT parcial) o largo (MT completa)	Variable

EM: esclerosis múltiple; MOGAD: enfermedad por anticuerpos anti-glicoproteína de la mielina de los oligodendrocitos (*myelin oligodendrocyte glycoprotein antibody-associated disease*); MT: mielitis transversa; NMOSD: trastorno del espectro de la neuromielitis óptica (*neuromyelitis optica spectrum disorder*).

incluyendo el quiasma óptico.La captación perineural o retrobulbar es más frecuente en la MOGAD.La afectación radiológica bilateral aparece en más de un 80 % de los casos de neuritis asociada a MOGAD o NMOSD frente al 20 % de la asociada a EM.

Las características de las lesiones cerebrales de EM son de sobra conocidas, con lesiones de distribución periventricular, con morfología en dedos de Dawson, subcortical o yuxtacortical e infratentorial, en la cara lateral del tronco y en pedúnculos y sustancia blanca cerebelosa. Hay una distribución perivenular, visible en las secuencias SWI. La captación dependerá de la actividad inflamatoria y es uno de los criterios de diseminación temporal, siendo habitual hallar lesiones captantes y no captantes, en diferentes estadios temporales. Es habitual observar captación en anillo incompleto.

En la MOGAD en edad pediátrica, la manifestación más característica es la ADEM, con extensas lesiones en la sustancia blanca y afectación de la sustancia gris subcortical, preferentemente, talámica. En el adulto, la RM puede ser normal o presentar lesiones corticales o en el tronco del encéfalo hasta en un 30 % de los casos. Suelen ser lesiones mal definidas localizadas en la protuberancia, alrededor del cuatro ventrículo o en los pedúnculos cerebelosos. Incluso se ha llegado a describir a algún paciente con el patrón de captación puntiforme del tronco característico del síndrome de CLIPPERS (inflamación linfocítica crónica con captación perivascular de la protuberancia y respuesta a corticoides; *chronic lymphocytic inflammation with pontine perivascular enhancement responsive to steroids*), que posteriormente han desarrollado una mielitis extensa y se ha llegado al diagnóstico de MOGAD.

Tanto en adultos como en niños, pueden observarse lesiones corticales en pacientes con crisis. Estas lesiones se designan con el acrónimo FLAMES: lesiones hiperintensas en FLAIR asociadas a enfermedad MOG con encefalitis y crisis. Estas lesiones corticales son excepcionales en el NMOSD.

Cuando aparece captación de contraste, no es específica y no hay captación en anillo.

En la NMOSD, una de las características de imagen más específicas es la distribución de las lesiones en las paredes del sistema ventricular, por la riqueza en canales vasculares de agua. Se describe una afectación hipotalámica, periventricular, periependimaria en el tronco, incluyendo la afectación del área postrema, que cursa con brotes de náuseas y vómitos incoercibles. Se describe ocasionalmente en la MOGAD, pero suele ser por extensión craneal de una lesión medular cervical.

También hay lesiones de la sustancia blanca inespecíficas, lesiones hemisféricas de gran tamaño y lesiones que comprometen a todo el espesor del esplenio del cuerpo calloso, más allá de la interfase calloso-septal, que también son más características de esta entidad comparada con la EM. No hay distribución perivenular.

La captación suele ser irregular, parcheada, sin captación en anillo, o delineando el epéndimo.La captación leptomeníngea es rara en cualquiera de las tres entidades, pero se describe algo más en pacientes con MOGAD que en las otras dos.

En resumen, las mielitis asociadas a EM, NMOSD y MOGAD, aun con solapamiento radiológico, pueden presentar algunas características que ayuden a su diagnóstico.

La valoración medular junto con los hallazgos cerebrales y de los nervios ópticos mejora la diferenciación radiológica entre las entidades, aunque es necesaria la valoración clínica y la confirmación serológica incluida en los diferentes criterios diagnósticos de las tres entidades.

NEOPLASIAS ESPINALES

La mayoría de pacientes con una neoplasia medular presentan un cuadro clínico subagudo a crónico (salvo complicaciones como el sangrado intratumoral o peritumoral, más habitual en el ependimoma).

La clínica es insidiosa. La mayoría debuta clínicamente con alteraciones sensitivas, frecuentemente, disestesias. Dos tercios añaden dolor, que suele ser difuso, sin distribución radicular. Es habitual el adormecimiento de la extremidad, con origen distal, que avanza proximalmente. Con el crecimiento de la lesión, el paciente desarrolla clínica motora. Síntomas como la alteración esfinteriana o disfunción eréctil son signos de enfermedad avanzada; también la presencia de disfagia, disfonía o disnea, que indica extensión al tronco del encéfalo.

A pesar de que los tumores espinales son en su mayoría lesiones de crecimiento lento, es aconsejable el diagnóstico precoz, ya que el pronóstico funcional del paciente está relacionado con su situación clínica prequirúrgica (clasificación de McCormick). Por norma general, se acepta que el factor predictivo funcional posquirúrgico más importante es el estado neurológico previo a la cirugía.

La clasificación de McCormick modificada distingue los siguientes grados:

- Grado I: paciente neurológicamente intacto, con deambulación normal y mínimas disestesias.
- Grado II: déficit sensitivo o motor débil; paciente funcionalmente independiente.
- Grado III: déficit moderado con limitación de la función; independiente con ayuda externa.
- Grado IV: déficit motor o sensitivo grave y limitación de la función; paciente dependiente.
- Grado V: paraplejias o tetraplejia.

Existen una serie de características de imagen que ayudan a distinguir los tumores espinales.

El diagnóstico por imagen se establece con RM. Es la técnica de elección cuando la clínica apoya una lesión intramedular. Antes de analizar las características de una neoplasia espinal, es importante saber la edad del paciente, ya que los astrocitomas son, con diferencia, los tumores más frecuentes en la edad pediátrica, mientras que los ependimomas son la neoplasia medular más habitual en el adulto (suponen, aproximadamente, el 10 % de los ependimomas totales). En la edad pediátrica, es excepcional fuera de una neurofibromatosis de tipo 2. Los astrocitomas están, a su vez, asociados a la neurofibromatosis de tipo 1.

Hay que fijarse en la localización del tumor, la extensión, la presencia de cambios hemorrágicos y quísticos, estructuras vasculares y el patrón de captación. El remodelamiento de los cuerpos vertebrales también ayuda a diferenciarlos.

Los ependimomas suelen ser lesiones extensas al diagnóstico (cuatro cuerpos vertebrales de media); generalmente, son de localización central, aunque pueden ser excéntricas, bien circunscritas, aunque no encapsuladas, que suelen asociar quistes, tumorales (22 %) o no tumorales (62 %), habitualmente, localizados en los márgenes de la lesión y siringomielia (**Fig. 13-15**). El signo del sangrado en los márgenes del tumor o *cap sign* es característico, pero no específico, ya que también se ha observado en hemangioblastomas o paragangliomas medulares. Cuando son lo suficientemente grandes, remodelan la columna vertebral (*scalloping*). En la mayoría de los casos (90 %), la exéresis quirúrgica es total o casi completa debido a su naturaleza poco infiltrativa, al originarse en las células ependimarias que tapizan el canal central medular, con un plano de clivaje entre el tumor y el tejido sano. La tasa de recurrencia tumoral es baja. Si el tumor recidiva o hay resección incompleta, está indicado complementar el tratamiento con radioterapia. La localización más frecuente es la cervical, con el subtipo mixopapilar confinado al *filum terminale*. En esta localización, el diagnóstico diferencial se plantea con el paraganglioma espinal. La nueva clasificación de la Organización Mundial de la Salud incluye cuatro tipos de ependimomas espinales. El subependimoma y el ependimoma mixopapilar, que pueden aparecer en otras localizaciones en el sistema nervioso central, el ependimoma espinal y otra variante recientemente incluida: el ependimoma espinal con amplificación de *MYCN*, con un comportamiento biológico más agresivo. Estos ependimomas recurren precozmente (el 75-100 %, habitualmente, antes de los dos años), dan metástasis y diseminación leptomeníngea. Pueden tener pérdida del cromosoma 10 y alteraciones en el cromosoma 11q.

Los astrocitomas son también lesiones extensas, pero más homogéneas, peor definidas y con una captación más parcheada de contraste, con menos cambios hemorrágicos o quísticos (**Fig. 13-16**). A diferencia de los ependimomas, que por su origen tienen una localización central, los astrocitomas tienen una disposición más excéntrica en el cordón medular. De hecho, ocasionalmente, parecen lesiones extramedulares. No suelen remodelar la columna vertebral. La resección completa de estos tumores es mucho más compleja. La localización más habitual es la médula dorsal, seguida de la cervical. La extensión holocordal, rara, se describe en niños.

A pesar de estas diferencias, hay que significar que no siempre es fácil definir (especialmente, si los tumores son de gran tamaño) si una lesión está bien circunscrita o es infiltrante, y los astrocitomas, aunque excéntricos en origen, pueden crecer e infiltrar toda la extensión axial de la médula.

El hemangioblastoma espinal es el tercer tumor en frecuencia. Puede ser esporádico, pero en la médula está casi invariablemente asociado (más del 80 % de los casos) a la enfermedad de Von Hippel-Lindau. Es un tumor vascular con endotelio y células estromales. La localización más frecuente es la dorsal, seguida de la cervical, con una disposición subpial característica, especialmente, en la cara dorsal de la médula. La lesión induce un estado presinringomiélico y, posteriormente, se desarrolla siringomielia y quistes, responsables de la clínica del paciente.

Son tumores nodulares muy vascularizados, con gran captación de contraste. Se suelen identificar vasos ingurgitados dorsales. Es importante identificar los nódulos tumorales para no sugerir una fístula dural espinal. El otro tumor espinal que puede presentar estructuras vasculares prominentes es

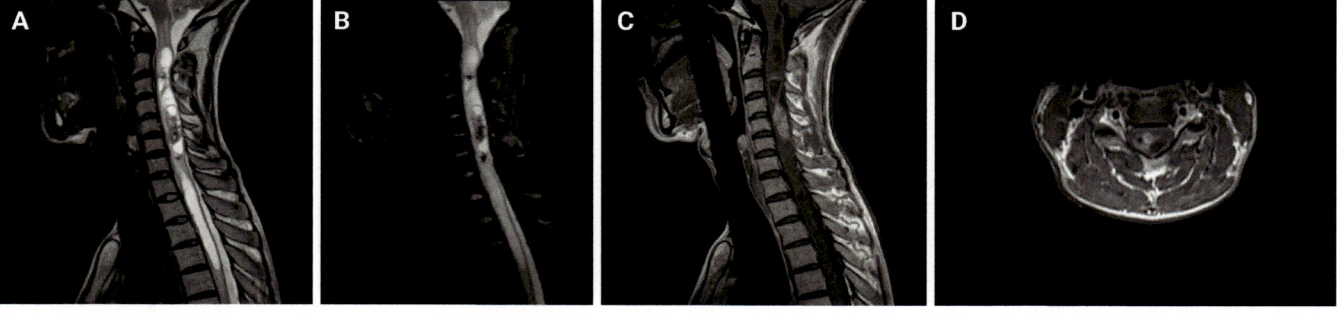

Figura 13-15. Ependimoma cervical. Secuencias sagital en T2, T2 gradiente y T1 con contraste **(A-C)** y axial en T1 con contraste **(D)**. Gran lesión cervical expansiva que se extiende a lo largo de toda la médula cervical, acompañada de una extensa cavidad siringomiélica dorsal. Hay áreas quísticas tumorales, cambios hemorrágicos tanto en el centro del tumor como en los polos (*cap*) y captación abigarrada e irregular de contraste.

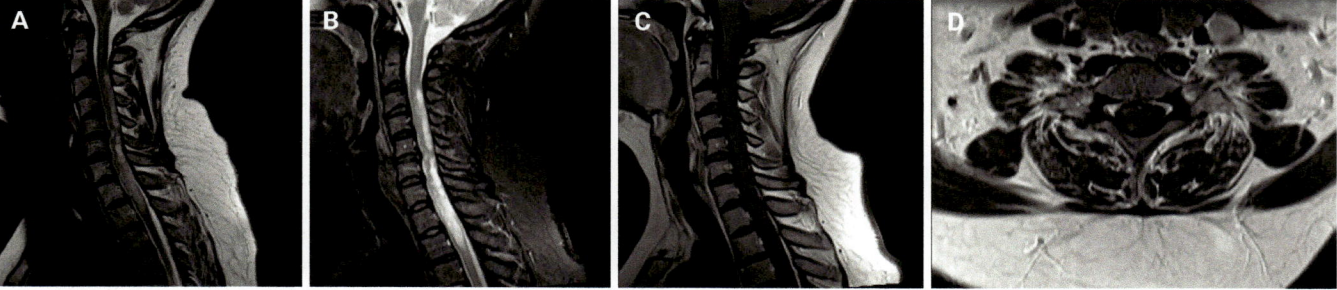

Figura 13-16. Astrocitoma cervical. Secuencias sagital en T2, STIR (*short time-tau inversion recovery*) y T1 con contraste **(A-C)** y axial en T1 con contraste **(D)**. Extensa masa desde la tercera vértebra cervical (C3) hasta la segunda dorsal (D2), con localización excéntrica en su mitad craneal y circunferencial en la caudal, de aspecto predominantemente sólido, sin hemorragia y con una captación más tenue en la hemimédula derecha.

el paraganglioma espinal. La presencia de nódulos con quistes no es patognomónica del hemangioblastoma medular; también se describe en astrocitomas pilocíticos medulares (**Fig. 13-17**). Las características más habituales quedan resumidas en la **tabla 13-8**.

COMPRESIÓN MEDULAR

La compresión medular no traumática puede ser secundaria a múltiples patologías, incluyendo la espondilosis degenerativa, la enfermedad metastásica de la columna, tumores primarios, el absceso epidural, o la hemorragia espontánea o yatrogénica.

La causa más frecuente de mielopatía en adultos es la mielopatía espondilótica, presente hasta en un 5 % de los pacientes. Aunque raro, el absceso espinal ha aumentado su frecuencia asociado al uso de drogas por vía parenteral. El absceso se extiende por el espacio epidural de forma vertical por varios niveles. También puede ser por infección contigua, como espondilodiscitis o un absceso del psoas. Ente los factores de riesgo, se encuentran la inmunodepresión, el alcoholismo, la diabetes y el uso de catéteres epidurales. El germen más frecuente es *Staphylococcus aureus* (más del 50 % de los casos), seguido de *Escherichia coli* y estreptococos. La clínica la pueden producir tanto por la compresión como por trombosis venosa, responsable del déficit agudo.

Los hematomas espinales siguen siendo raros, con una incidencia de 1 por cada 1.000.000 habitantes. Cualquier técnica que implique punción del canal puede producirla. Aunque la localización más habitual es el sangrado venoso epidural, también puede ser subdural o subaracnoideo. El aumento de presión por la hemorragia puede llevar a isquemia e infarto medular.

El 60 % de las localizaciones tumorales secundarias afectan a la columna, debido al gran aporte vascular y drenaje linfático de los cuerpos vertebrales. Actualmente, se diagnostican metástasis vertebrales en el 20 % de las neoplasias y, de ellas, un 25-50 % presentaran signos de compresión medular.

Hay una gran variabilidad en función de la neoplasia primaria. El más frecuente es el origen pulmonar, seguido del prostático, el mieloma múltiple y la mama. En un 7 % de los casos, no se descubre el tumor de origen.

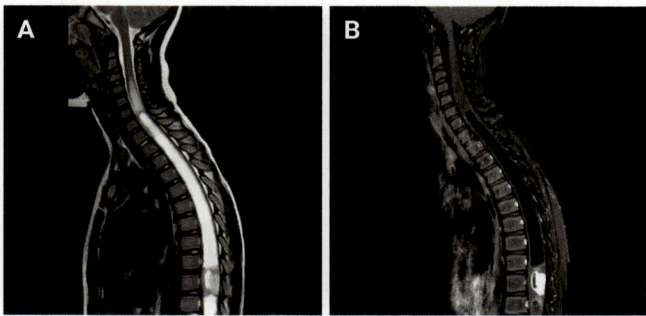

Figura 13-17. Astrocitoma pilocítico. Imágenes en el plano sagital en T2 **(A)** y en T1 con contraste **(B)**. Masa focal nodular de la novena a la décima vértebras dorsales (D9-D10), con intensa captación de contraste, rodeada de una gran cavidad quística en toda la médula dorsal y de un edema-estado presiringomiélico cervical.

La diseminación metastásica de un tumor sólido es habitualmente por vía hematógena. En el caso de los tumores pélvicos, se cree que el incremento de la presión abdominal con las maniobras de Valsalva favorece la extensión desde venas abdominales y pélvicas a través del plexo epidural al plexo de Batson. En un 10 % de los casos, la extensión es paraespinal, como se ve, por ejemplo, en el linfoma.

La masa puede comprimir la vasculatura, el saco y la médula, con dolor y déficit neurológico.

La localización más habitual es la columna dorsal, seguida de la lumbar y cervical.

En los pacientes oncológicos el único signo de alarma validado para la metástasis es la historia oncológica previa. El 80-95 % presentará dolor como síntoma más común, peor durante la noche, con la presión axial y con la maniobra de Valsalva. Si la infiltración es muy grande, además, puede tener distribución radicular.

El dolor localizado se debe a la inflamación perióstica. Es constante durante el día y se exacerba por la noche o al inicio de la mañana, con los cambios posturales o la maniobra de Valsalva. El dolor axial agudo sugiere una fractura vertebral. El dolor mecánico es sugestivo de inestabilidad espinal y el radicular indica una compresión por el tumor o el resultado de un colapso vertebral.

El déficit motor está presente en un 35-75 % de los casos. Los pacientes con infiltración lumbar tendrán un síndrome de cola

Tabla 13-8. Neoplasia

Neoplasia	Localización	Características	Extensión	Captación
Ependimoma	Cervical >> torácica	Quistes y hemorragia	4-5 cuerpos vertebrales	–
Astrocitoma	Torácica = cervical	Sólido	4-7 cuerpos vertebrales	Heterogénea/sólida
Hemangioblastoma	Torácica > cervical	Nódulo y siringomielia	Nódulo pequeño	Nodular/estructuras vasculares
Astrocitoma pilocítico	Torácica > cervical	Nódulo y quiste	Nódulo variable	Nodular
Ependimoma mixopapilar	Cono medular	Variable	Variable	Heterogénea
Paraganglioma	Cono medular	Sólido	Variable	Intensa/estructuras vasculares

de caballo, con alteraciones sensitivas y motoras en las extremidades inferiores, en diferentes dermatomas, retención urinaria, incontinencia fecal, urinaria y alteraciones en la marcha.

Vértebra metastásica

Otro de los problemas en radiología es definir si el aplastamiento vertebral es metastásico o no, por la implicación terapéutica. Los criterios de imagen que sugieren infiltración son: expansión del muro posterior, alteración de la señal en elementos posteriores, alteración de la señal en partes blandas epidural o paraespinal, captación de contraste o presencia de metástasis en otros niveles (**Fig. 13-18**).

Favorece el diagnóstico de una fractura por insuficiencia la banda de esclerosis subcondral por compactación trabecular, bandas con aire o líquido, retropulsión de fragmentos óseos o presencia de colapsos osteoporóticos en otros niveles.

Sin embargo, no todos los estudios apoyan la capacidad de distinguir estas lesiones, especialmente, cuando se trata de una lesión vertebral única en un paciente que no tiene historia oncológica previa.

Hay que tener en cuenta que la señal de base de los cuerpos vertebrales puede estar alterada, bien por radioterapia previa, bien por el uso de factor estimulante de colonias de granulocitos (GCSF, *granulocyte-colony stimulating factor*), que pueden inducir cambios en la médula similares a los observados en la infiltración metastásica.

La técnica de imagen de elección es también la RM y se debería realizar en las primeras horas tras la sospecha clínica. El protocolo puede ser variable, pero, por lo general, se prefiere una adquisición en plano sagital y axial. Se recomiendan secuencias potenciadas en T1 y STIR para determinar la extensión metastásica intraósea y en T2 para valorar la compresión en el canal, con la posibilidad de realizar secuencias con efecto mielográfico.

No es imprescindible introducir contraste, salvo que se sospeche infiltración leptomeníngea o intramedular o si hay dudas sobre el componente epidural del tumor. Es conveniente realizar las tres, ya que todas tienen desventajas. Las secuencias potenciadas en T2 valoran peor las lesiones intraóseas; las potenciadas en T1, el edema peritumoral y el edema por la compresión medular; y las secuencia STIR infradiagnostica las lesiones blásticas.

Algunos casos, como en los tumores muy celulares o si se sospecha que la compresión ha podido causar un infarto medular, se pueden beneficiar de una secuencia de difusión.

Estabilidad de la columna

Pero, además de describir las lesiones, el aspecto más fundamental en la imagen es la evaluación de la estabilidad de la columna, vital para decidir el manejo del paciente. La clasificación más utilizada es la SINS (Spinal Instability Neoplastic Score), que incluye criterios radiológicos y clínicos. Evalúa la localización de las lesiones, el compromiso de los elementos posteriores, las alteraciones en la estática de la columna, con deformidad o subluxación, el porcentaje de pérdida de altura vertebral en los colapsos y la presencia de dolor (**Tabla 13-9**).

Grado de compresión

También es fundamental referir el grado de compresión vertebral definido por el grado de compresión del saco tecal en la escala de Bilsky (**Fig. 13-19**). Es una escala de seis puntos, que dicotomiza a pacientes entre los de bajo riesgo (0; 1a; 1b)

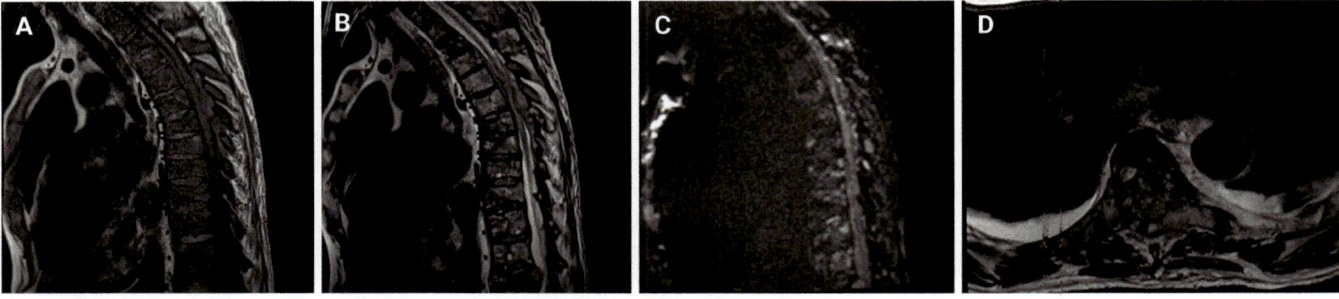

Figura 13-18. Imágenes en el plano sagital en T1 **(A)** y en T2 **(B)**, en las que se observa una alteración difusa de la señal de la médula ósea de los cuerpos vertebrales y elementos posteriores sugestiva de infiltración (ya sea de tumor sólido o hematológico), con extensión hacia el canal raquídeo en forma de infiltración epidural posterior y anterior. Imagen en el plano sagital en difusión (DWI, *diffusion-weighted imaging*) **(C)**, que muestra focos de restricción parcheada de la difusión por el aumento de celularidad. La imagen en el plano axial en T2 **(D)** confirma la compresión medular por la masa epidural. Es importante graduar la compresión para el manejo local del paciente.

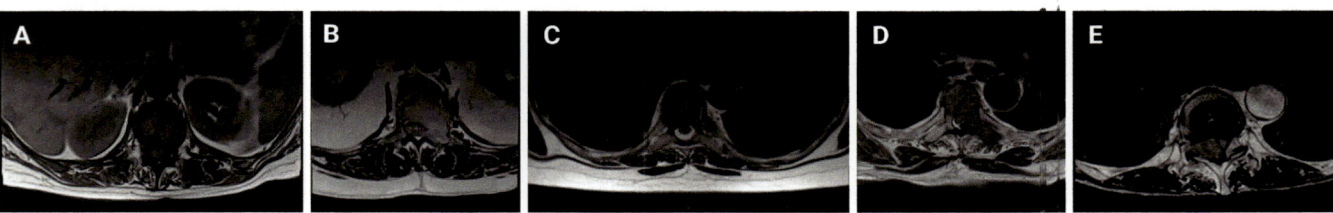

Figura 13-19. Diferentes grados de compresión medular según la escala de Bilsky. El grado 1 se subdivide en tres categorías en función de la extensión epidural, hasta que hay contacto con la médula: grado 1a si hay una extensión epidural muy leve, sin apenas obliteración extramedular **(A)**; grado 1b cuando hay una leve disminución del plano líquido tecal **(B)** y grado 1c cuando hay contacto con médula, sin distorsión de su anatomía **(C)**. El grado 2 **(D)** refleja una distorsión medular, pero con persistencia de grasa epidural o líquido en el saco tecal y, en el grado 3, **(E)** la médula se encuentra comprimida y completamente rodeada de tumor.

y los de alto riesgo (2 y 3). Esta dicotomización es importante, ya que la radioterapia se prefiere como tratamiento de inicio (incluyendo radiocirugía estereotáctica) en los casos de bajo riesgo, mientras que, en los casos de alto riesgo, puede ser nece-

Tabla 13-9. Clasificación de la estabilidad espinal SINS (Spinal Instability Neoplastic Score)	
Componente	**Puntuación**
Localización	
Unión de O-C2; C7-T2; T11-L1; L5-S1	3
Columna móvil en C3-C6; L2-L4	2
Columna semirrígida en T3-T10	1
Columna rígida en S2-S5	0
Dolor mecánico	
Sí	3
No	2
Ausencia de dolor (independientemente del tipo)	1
Tipo de lesión	
Lítica	2
Mixta	1
Blástica	0
Alineamiento espinal	
Subluxación/traslación	4
Deformidad (cifoescoliosis)	2
Normal	0
Colapso vertebral	
Colapso > 50 %	3
Colapso < 50 %	2
No colapso con afectación vertebral > 50 %	1
Ninguna de los anteriores	0
Afectación posterior	
Bilateral	3
Unilateral	1
No afectada	0

C2: segunda vértebra cervical; C3: tercera vértebra cervical; C6: sexta vértebra cervical; C7: séptima vértebra cervical; L1: primera vértebra lumbar; L2: segunda vértebra lumbar; L4: cuarta vértebra lumbar; L5: quinta vértebra lumbar; O: occipital; S1: primera vértebra sacra; S2: segunda vértebra sacra; S5: quinta vértebra sacra; T2: segunda vértebra torácica; T3: tercera vértebra torácica; T10: décima vértebra torácica; T11: undécima vértebra torácica.

saria una descompresión quirúrgica antes de la radioterapia. El grado 1c es de riesgo intermedio y su manejo no está claro.

Pacientes previamente intervenidos

Otro de los grandes problemas es el estudio de la sospecha de metástasis en pacientes previamente intervenidos con artrodesis instrumentadas, ya sea para tratamiento de metástasis anteriores o por otras causas.

Los artefactos de imagen van a depender mucho del tipo de material implantado. Es mayor en los materiales con hierro, seguidos de los de cobalto y titanio. Actualmente, se introducen polímeros de fibra de carbón, con menos artefactos de imagen.

En estos casos, es preferible usar técnicas que disminuyen el artefacto y la distorsión de la imagen como las secuencias MARS (*metal artifact reduction sequences*), por ejemplo, SEMAC (*slice-encoding metal artifact correction*) o MAVRIC (*multi-acquisition with variable resonance image combination*), entre otras. Las secuencias Dixon son más resistentes a las heterogeneidades de campo que la secuencia STIR o las secuencias de supresión grasa. También se puede aumentar el ancho de banda de secuenciad convencionales TSE (*turbo-spin echo*), el tamaño de la matriz, realizar cortes finos, bajar el máximo el tiempo de eco (TE), aunque muchos de estos pasos disminuyan la señal y obliguen a obtener secuencias más largas, en pacientes que por su patología no colaboran bien. Es por ello por lo que es recomendable introducir técnicas de aceleración o secuencias que incluyan algoritmos de inteligencia artificial.

Si es necesario, se debe realizar la exploración con el paciente sedado o tras administrar un bolo de corticoides para disminuir el edema vasogénico.

La columna es un sistema complejo desde el punto de vista biomecánico y neurológico y el tratamiento de sus metástasis es más exigente que en otros huesos. Aunque no hay una guía homogénea, sí hay un consenso de que debe ser multidisciplinario.

El consorcio de oncología de columna ha dividido el tratamiento en grupos: quirúrgico, radioterápico e intervencionista.

El grupo de estudio de patología oncológica de columna ha establecido una escala de inestabilidad neoplásica espinal para determinar el grado de inestabilidad.

El tratamiento invasivo locorregional se prefiere en aquellos pacientes con mejor pronóstico.

La cirugía tiene como objetivo retirar el tumor si es posible y estabilizar la columna. Se recomienda si la expectativa de vida es superior a tres meses. Se prefieren métodos o técnicas poco invasivas como primera opción terapéutica. Algunas metástasis de linfoma, tumores de células germinales, mieloma, neuroblastoma, cáncer de próstata o de mama son más radiosensibles y quimiosensibles, y un tratamiento médico o radioterapéutico puede ser mejor opción que una cirugía.

Seguimiento del paciente tratado de una compresión medular

La recomendación del grupo SPINO (SPIne response assessment in Neuro-Oncology) es realizar un control a los 2-3 meses de la radioterapia y seguir con controles cada 8-12 semanas para evaluar la respuesta. El control local se define como la ausencia de progresión en la región tratada en 2-3 estudios consecutivos realizados cada 6-8 semanas.

La progresión local se define como el aumento del volumen o de las medidas lineales de la lesión, una nueva lesión epidural y la progresión clínica. La valoración de la progresión epidural, la localización más frecuente, es más sencilla que la ósea.

Las técnicas funcionales como la DWI o la perfusión T1 (DCE, *dynamic contrast-enhanced*) mejoran los resultados de las técnicas convencionales.

Hay que tener en cuenta que, al igual que en el cerebro, también se describe seudoprogresión, con un aumento del volumen en la lesión tratada, pero sin manifestaciones clínicas, en un 14-18 % de los pacientes tratados con radioterapia estereotáctica. Suele estar confinada al cuerpo vertebral. Si hay aumento epidural, hay que sospechar recurrencia o progresión.

Por último, ya existen *softwares* que utilizan *deep learning* para optimizar las secuencias de imagen y disminuir los artefactos.

INFARTO ESPINAL

El infarto medular supone menos del 1 % de los infartos isquémicos. Es un reto diagnóstico, ya que la clínica es inicialmente variable y poco específica.

La edad de presentación es inferior a la de la isquemia cerebral, con una media de edad de, aproximadamente, 60 años, y la mayoría de los pacientes presentan factores de riesgo cardiovascular. La arteria más frecuentemente afectada es la espinal anterior y la localización más habitual es la dorsolumbar, próxima al cono medular, seguida de la cervical, siendo más raro encontrarlo en la zona dorsal media.

A diferencia del cuadro cerebral, la clínica es un poco más insidiosa y puede tardar en desarrollarse desde 35-45 minutos hasta las 24 horas. Es frecuente que aparezca dolor, además de alteración sensitiva, ausencia o disminución de reflejos y el déficit motor. La aparición de un síndrome completo de la arteria espinal anterior no es habitual. Los infartos de las arterias espinales posteriores son muy poco frecuentes.

La RM es la técnica de elección para su diagnóstico (**Fig. 13-20**). Cuando la lesión afecta exclusivamente a la sustancia gris, aparece el «signo de los ojos de búho» y, si hay afectación más extensa, se ve una hiperseñal «en lápiz» en los cordones anteriores. Las alteraciones de señal en las secuencias potenciadas en T2 aparecen al cabo de 6-8 horas. Sin embargo, no es infrecuente que pacientes estudiados en fase aguda tengan una RM convencional normal y, en estos casos, es conveniente incorporar en el protocolo del paciente una secuencia de difusión. Se ha descrito que la difusión es positiva en el 80 % de los pacientes en las primeras horas tras la instauración clínica y persiste durante una semana. En un pequeño porcentaje, el estudio puede ser negativo y, en estos casos, es más frecuente que el infarto sea toracolumbar. Si el estudio de imagen es negativo, pero la sospecha clínica alta, se debe repetir el estudio en un plazo inferior a una semana. Puede aparecer un edema con hinchazón medular y captación de contraste en fase subaguda. La coexistencia de una lesión medular junto con un infarto vertebral posterior es muy sugestiva de un infarto medular. En fases crónicas, se observa una atrofia medular marcada (**Fig. 13-21**).

La etiología es muy variada, pero hasta en un 65 % de los casos no se encuentra la causa. Se ha descrito asociada a cirugía aórtica, enfermedad vascular aórtica y disección de las arterias vertebrales. También puede presentarse como complicación en embolias fibrocartilaginosas en pacientes con enfermedad discal, estados de hipercoagulabilidad, cardioembolia o hipotensión importante.

Algunos autores sostienen que el pronóstico es mejor si solo hay afectación de la sustancia gris («ojo de búho») que si existe afectación de columna anterior, pero hay estudios que no encuentran diferencias.

MIELOPATÍA VASCULAR CRÓNICA

Las malformaciones vasculares espinales comprenden un grupo variado de patologías que incluyen la FAV, la MAV, los angiomas cavernosos, los aneurismas y los hemangiomas espinales. Los más frecuentes son la fístula dural, seguida de la MAV.

Hay múltiples clasificaciones propuestas. De una forma genérica, se dividen en:

- Tipo I: FAV dural. Es, con diferencia, la más frecuente; supone cerca del 70 % de los casos. Hay una comunicación anómala entre una arteria dural y una vena radicular, sin presencia de red capilar.

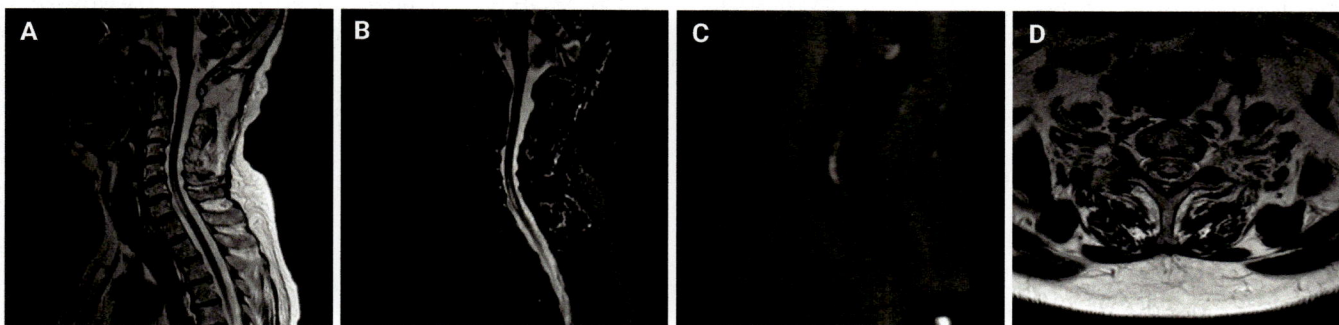

Figura 13-20. Imágenes en el plano sagital en T2 **(A)** y STIR (*short time-tau inversion recovery*) **(B)**, donde se observa una alteración de la señal cordonal anterior en paciente con déficit motor abrupto. Imagen en el plano sagital en difusión DWI (*diffusion-weighted imaging*) **(C)** con clara restricción a la difusión por isquemia. Imagen en el plano axial en T2 **(D)**, en la que se observa la distribución anterior y central de la lesión.

Son lesiones adquiridas, por fibrosis o trombosis venosa, de bajo flujo, con drenaje retrógrado a una red venosa medular y pial. Son más frecuentes en la región dorsal baja y lumbar alta, entre la sexta vértebra torácica (T6) y la segunda lumbar (L2) (**Fig. 13-22**).

Clínicamente, se caracteriza por un cuadro de mielopatía progresivo, subagudo a crónico, en ocasiones, intermitente. La clínica se relaciona con el edema y la isquemia medular secundarios al incremento de la presión venosa.

- Tipo II: MAV. Son las segundas en frecuencia y suponen entre un 19 y un 30 % de los casos. Son lesiones congénitas de alto flujo localizadas más frecuentemente en la región dorsal, seguida de la cervical y el cono medular. Pueden presentar también dilatación vascular, pero el plexo vascular suele estar confinado a un segmento más corto. Se nutre de la arteria espinal anterior, posterior, vertebrales, durales o de la corona vascular. Debutan en la segunda o la tercera décadas de la vida, con clínica abrupta o subaguda secundaria a hemorragia subaracnoidea y, ocasionalmente, a trombosis venosa.
- Tipo III: MAV juvenil (metamérica). Son las menos frecuentes y suponen un 4-8 %. Suelen ser dorsales. Son lesiones de alto flujo que pueden tener tejido medular interpuesto y que pueden extenderse a las vértebras y las partes blandas paraespinales e, incluso, la piel que tenga el mismo origen metamérico. Aparecen en pacientes jóvenes con clínica deficitaria progresiva, seguida de hemorragia medular y de clínica neurológica aguda sin hemorragia.

- Tipo IV: fístula arteriovenosa intradural perimedular. Tienen una localización pial, con aporte de la arteria espinal anterior o posterior y, ocasionalmente, hay un pequeño *nidus*. La mayoría de pacientes debuta con un cuadro neurológico brusco, habitualmente, tras sangrado subaracnoideo.

Las características en imagen de las malformaciones vasculares espinales difieren entre sí, lo que, sumado al cuadro clínico y la edad del paciente, puede ayudar a distinguir entre los diferentes tipos en las secuencias de RM y angio-RM. Los pacientes con FAV dural espinal suelen presentar una extensa hiperseñal medular central, que refleja una mielopatía congestiva debido al aumento de presión venosa, con un característico halo periférico hipointenso, que evidencia flujo lento venoso rico en desoxihemoglobina. El diagnóstico es sencillo en el caso de que aparezcan las venas tortuosas perimedulares engrosadas con vacío de señal, pero estas no siempre están presentes o pueden no ser muy prominentes (**Fig. 13-23**). Pueden presentar captación tras la administración de contraste, por lo que hay que tener cuidado y no confundirlos con un tumor.

Las MAV suelen presentar un *nidus*, habitualmente excéntrico, parcial o completamente intramedular y con captación variable de contraste (**Fig. 13-24**). A su vez, la médula puede tener hiperseñal en T2 por edema, gliosis o isquemia, y las

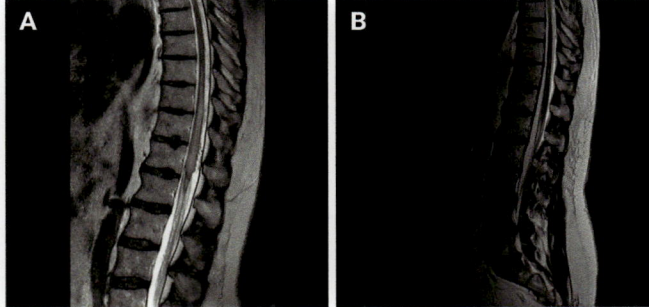

Figura 13-23. Imágenes en el plano sagital en T2 antes **(A)** y después **(B)** del tratamiento de una fístula arteriovenosa (FAV) espinal. Se ha resuelto el efecto expansivo en el cono, aunque persiste una leve alteración residual de señal central. Los vasos venosos dilatados dorsales han desaparecido (aunque pueden seguir presentes, en menor número y calibre).

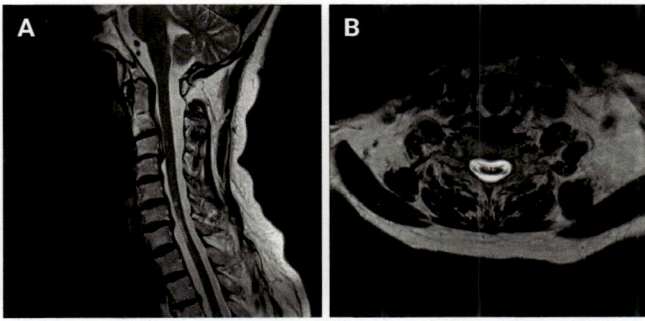

Figura 13-21. Imágenes en el plano sagital y axial en T2 **(A y B)** con atrofia cordonal anterior como secuela de infarto medular.

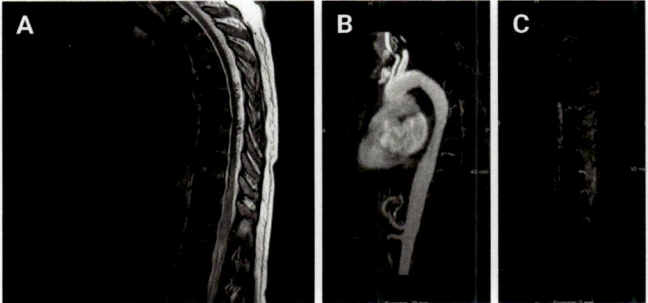

Figura 13-22. Imagen en el plano sagital en T2 **(A)** y angiografía por resonancia magnética (angio-RM) espinal sagital **(B)** y coronal **(C)**. Se observa un aspecto tumefacto del cono medular y una multitud de estructuras vasculares venosas arrosatradas en la cara dorsal de la médula. El estudio angiográfico pone de manifiesto el punto de fístula dorsal D4-D5 (cuarta a quinta vértebras dorsales) izquierda.

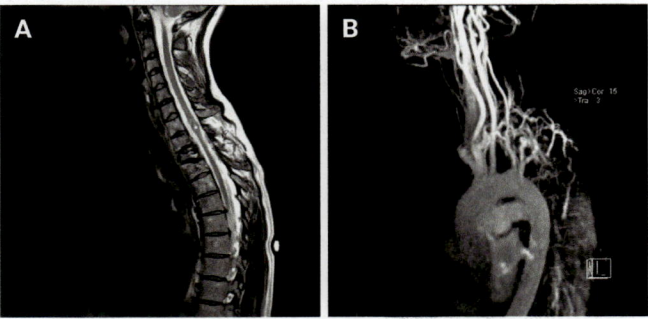

Figura 13-24. Imagen en el plano sagital en T2 **(A)** y reconstrucción en proyección máxima de contraste (MIP, *maximum intensity projection*) sagital de angiografía por resonancia magnética (angio-RM) **(B)**. *Nidus* con cambios hemorrágicos en C7-D1 (séptima vértebra cervical a primera dorsal).

secuencias de eco de gradiente o susceptibilidad magnética, mostrar siderosis, menos habitual en la fístula dural. La visualización de venas tortuosas de drenaje es más variable, con cordones dilatados de distribución intramedular o perimedular.

Las MAV metaméricas muestran un gran *nidus* intramedular, que puede tener tejido neural interpuesto, con extensión extramedular subaracnoidea, epidural a partes blandas circundantes. Las fístulas intradurales perimedulares suelen presentar una dilación venosa perimedular que, a diferencia de la malformación más común, la fístula dural, aparece en la cara ventral de la médula. La alteración de señal medular es menos consistente, así como la captación pial. La **tabla 13-10** refleja algunas de las características de las malformaciones vasculares espinales.

Pero la presencia de estructuras vasculares dilatadas no siempre confirma la presencia de una malformación vascular espinal. También algunos tumores vasculares como el hemangioblastoma y el paraganglioma de cono medular pueden presentar estructuras vasculares serpiginosas perimedulares. Las secuencias angiográficas de RM pueden detectar la arteria lumbar o torácica responsable de la fístula, pero el diagnóstico de confirmación es mediante la angiografía convencional. La RM convencional es la técnica de imagen de control, objetivando la disminución de la congestión medular tras la embolización de la fístula. Aunque la dilatación venosa perimedular disminuye, es habitual que persistan algunos vasos levemente dilatados. También pueden verse cordones vasculares dilatados (habitualmente, venosos) en el canal, en pacientes con flujo colateral venoso por trombosis venosa proximal o con varices de venas epidurales.

MISCELÁNEA

Por último, se describen la mielopatía de los cordones posteriores y la mielopatía asociada a sarcoidosis.

Cordones posteriores

La mielopatía por déficit de vitamina B_{12} se caracteriza por degeneración de mielina y pérdida axonal, secundaria a la hiperproducción de factor de necrosis tumoral y a la reducción de la síntesis de interleucina 6 y de factor de crecimiento epidérmico, ya que el balance entre ellos está regulado por la cobalamina. Suele aparecer en los cordones posteriores y, en ocasiones, laterales de la columna cervical y dorsal alta.

La manifestación clínica es la parestesia en las extremidades, con ataxia sensorial, alteración vibratoria y de la propiocepción y sensación posicional. Si evoluciona sin tratamiento, puede llevar a la paraparesia espástica y pueden aparecer síntomas psiquiátricos.

Si esta clínica aparece asociada a una anemia megaloblástica, hay que sospechar el diagnóstico.

Se manifiesta en imagen con una hiperseñal posterior en la médula (**Fig. 13-25**), pero también se describen lesiones en el bulbo raquídeo, el puente, el mesencéfalo y la cruz cerebelosa. Aparece en pacientes con déficit nutricional de vitamina B_{12} o folatos, por patología gástrica o malabsorción, en la leucemia aguda monoblástica, en el síndrome de inmunodeficiencia variable y tras anestesia con óxido nitroso, que inactiva la cobalamina. Los déficits de otras vitaminas, como la vitamina E, o de otros oligoelementos como el cinc o el cobre también producen hiperseñal cordonal posterior o central. También se han descrito en enfermedades infecciosas, como la tabes dorsal, la mielopatía por VIH, y en enfermedades sistémicas como la enfermedad mixta del tejido conectivo o en el síndrome de Sjögren. Otras entidades poco frecuentes con alteración de la señal cordonal posterior incluyen la leucodistrofia del adulto autosómica dominante y la leucoencefalopatía con afectación del tronco y medular y elevación del lactato (LBSL, *leukoencephalopathy with brain stem and spinal cord involvement and lactate elevation*).

Sarcoidosis

La mielopatía asociada a la sarcoidosis es un reto diagnóstico, ya que la manifestación del SNC se describe en el 5-15 % de los pacientes y la afectación medular es menor al 1 %. Sin

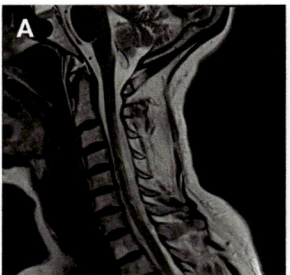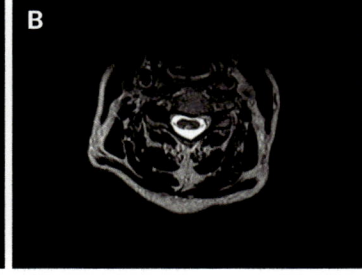

Figura 13-25. Imágenes en el plano sagital y axial en T2 **(A y B)** en paciente con alteración de la propiocepción, con gastritis autoinmunitaria y déficit de vitamina B_{12}. Se observa una hiperseñal de los cordones posteriores que se extiende de la tercera vértebra cervical (C3) a la séptima (C7).

Tabla 13-10. Malformaciones vasculares			
Lesión vascular	**Localización**	**Extensión**	**Captación**
Fístula dural	Variable > dorsal	Larga	Leve
MAV	Dorsal	Corta	Heterogénea. Captación medular
MAV juvenil	Dorsal	Corta	Heterogénea. Partes blandas

MAV: malformación arteriovenosa.

embargo, en algunas series, se describe que la lesión medular puede ser la forma de presentación en casi un 15 % de esos pacientes con neurosarcoidosis.

Los pacientes debutan con clínica sensitiva, motora, con diferentes grados de paresia, alteraciones autonómicas y, ocasionalmente, con patología radicular o síndrome de cono. El área anatómica más afectada es la médula cervical y hasta en un tercio de los casos la afectación es difusa, holocordal. Puede ser expansiva y simular un tumor medular o una mielitis inflamatoria, entre otras. Tras administrar contraste, se puede observar captación. En estados iniciales, hay edema periférico y una captación pial, leptomeníngea, dorsal y ventral. Según avanza, la enfermedad se extiende por los canales perivasculares al parénquima, con edema en la región central de la médula. En este estadio, la captación en el plano axial muestra el signo de la «H». Finalmente, el edema desaparece y persiste una captación focal o multifocal. En fases tardías, se observa una atrofia medular en la región afectada. La RM es útil en el control de la enfermedad, ya que es muy sensible a la recidiva subclínica de la enfermedad.

PUNTOS CLAVE

- Un correcto conocimiento de la evolución clínica de las diferentes enfermedades, así como de las características radiológicas de las distintas lesiones puede ayudar a concretar un diagnóstico, acotar el diagnóstico diferencial u orientar al neurólogo a definir el resto de pruebas complementarias necesarias.

- La valoración de la patología medular es compleja, ya que muchos procesos patológicos de naturaleza muy diferente producen cuadros clínicos similares.

BIBLIOGRAFÍA

Clarke L, Arnett S, Bukhari W, Khalilidehkordi E Jiménez Sánchez S, O'Gorman C, et al. MRI paterns distinguish AQP4 antibody positive neuromyelitis optica spectrum disorder from multiple sclerosis. Front. Neural, 2021;12:722237.

Da Ros V, Picchi E, Ferrazzoli V, Schirinzi T, Sabuzi F, Grillo P, et al. Spinal vascular lesions: anatomy, imaging techniques and treatment. Eur J Radiol Open. 2021;8:100369.

De Paiva JLR, Sabino JV, Pereira FV, Okuda PA, De Lima Villarinho L, De Souza Queiroz L, et al. The role of MRI in the diagnosis of spinal cord tumors. Semin Ultrasound CT MR. 2023;44(5):436-51.

Fadda G, Flanagan EP, Cacciaguerra L, Jitprapaikulsan J, Solla P, Zara P, et al. Myelitis features and outcomes in CNS disorders: comparison between multiple sclerosis, MOGAD, and AQP4-IgG-positive NMSOD. Front Neurol. 2022;13:1011579.

Kumar N, Frhoman EM. Spinal neurosarcoidosis mimicking an idiopathic inflammatory demyelinating syndrome. Arch Neurol. 2004;61(4):586-9.

Ledbetter LN, Leever JD. Imaging of intraspinal tumors. Radiol Clin North Am. 2019;57(2):341-57.

Moghaddam SM, Bhatt AA. Location, length, and enhancement: systematic approach to differentiating intramedullary spinal cord lesions. Insights Imaging. 2018;9(4):511-26.

Salama S, Khan M, Shanechi A, Levy M, Izbudak I. MRI differences between MOG antibody disease and APQ4 NMOSD. Mult Scler. 2020;26(14):1854-65.

Swarup MS, Chandola S, Batra R, Prakash A, Garg A. Radiological approach to non-compressive myelopathies. Egypt J Radio Nucl Med. 2022;53:65-80.

Patología del oído, del hueso temporal y de la base del cráneo

14

G. Liaño Esteso

OBJETIVOS

- Realizar una aproximación diagnóstica comprensiva a la patología más frecuente y más característica que afecta al peñasco y a la base del cráneo, para minimizar el número de lesiones que nos resulten «radiológicamente inespecíficas».
- Conocer aquellas seudolesiones o variantes de la normalidad que pueden ser confundidas con patología o que tienen implicaciones en la planificación prequirúrgica.
- Enumerar los procedimientos quirúrgicos más habituales, de modo que se pueda realizar una adecuada valoración de los hallazgos postquirúrgicos y determinar si existen eventuales complicaciones posquirúrgicas.

INTRODUCCIÓN

La base del cráneo constituye una estructura anatómica compleja, formada por múltiples estructuras óseas separadas por suturas que dan lugar al suelo de la cavidad craneal, y se encuentra atravesada por múltiples forámenes que permiten la comunicación intracraneal y extracraneal de estructuras vasculares y nerviosas.

Una de las estructuras de la base craneal con mayor trascendencia (por su complejidad anatómica y funcional) es el hueso temporal, que, a su vez, se divide en varias porciones, entre las que se encuentra la porción petrosa o peñasco, que contiene la mayoría de las estructuras otológicas.

La patología que afecta al hueso temporal es predominantemente de etiología inflamatoria/infecciosa y neoplásica. Además, existen variantes anatómicas y seudolesiones que el radiólogo debe conocer para no confundirlas con verdaderos hallazgos patológicos, así como para la correcta planificación en caso de ser necesario un abordaje quirúrgico.

Las herramientas de las que dispone el radiólogo para realizar la correcta valoración de la base craneal (incluido el peñasco) son la tomografía computarizada (TC) y la resonancia magnética (RM), mediante protocolos específicos que permiten realizar reconstrucciones multiplanares.

El tema se divide con fines didácticos en patología del oído externo, del oído medio, del oído interno, del conducto auditivo interno-ángulo pontocerebeloso (CAI-APC) y de la base central del cráneo.

OÍDO EXTERNO

La técnica de elección para la valoración del oído externo es la TC. Las lesiones del conducto auditivo externo (CAE) se pueden categorizar en dos grupos: lesiones de partes blandas y patología predominantemente ósea/formadora de hueso.

Lesiones de partes blandas

Dentro de las lesiones de partes blandas, se pueden encontrar, a su vez, lesiones que producen erosión o destrucción ósea:

- El **colesteatoma del CAE** es una lesión rara (0,1-0,5 %) unilateral, que afecta a pacientes de mediana o avanzada edad. La mayoría de casos son idiopáticos o secundarios a traumatismos o tras procedimientos quirúrgicos, y se deben a invasión local del epitelio escamoso del CAE en el hueso subyacente, generalmente, en el suelo, que respeta el oído medio. Radiológicamente, se manifiesta como una lesión de partes blandas erosiva con escamas óseas en su interior.
- Aunque en el caso del **carcinoma epidermoide del CAE** existen signos de agresividad local con invasión ósea, suele coexistir (aunque no siempre) con afectación del pabellón auricular con engrosamiento o ulceración, pues la afectación del CAE suele ser por extensión directa del carcinoma originado en el pabellón (menos probablemente, de origen primario en el CAE). Puede acompañarse de adenopatías metastásicas preauriculares y retroauriculares. También se da en pacientes de edad avanzada (generalmente, con antecedentes de infecciones crónicas repetidas).
- La **otitis externa maligna** es una infección grave invasiva que se da en pacientes de edad avanzada con diabetes *mellitus* (DM) (95 %) o inmunodepresión. Además, salvo en estadios iniciales, conlleva afectación transespacial por extensión hacia los tejidos blandos adyacentes, hacia los espacios cervicales y hacia la base del cráneo, lo cual se valora mejor mediante RM. La infección está causada principalmente por *Pseudomonas aeruginosa*, y conlleva una alta mortalidad.
- Ante la presencia de contenido de alta densidad en el interior del CAE, siempre se debe tener en consideración la

posibilidad de **cuerpo extraño con otitis externa inflamatoria reactiva** (sobre todo, si se trata de pacientes en edad pediátrica). Hay que evitar confundirlo con afectación erosiva ósea, dado que los cuerpos extraños pueden tener alta densidad e inducir erróneamente a su interpretación como escamas óseas.

También existen las lesiones de partes blandas no erosivas:

* La **queratosis obturante** consiste en la obstrucción del CAE óseo por una lesión de partes blandas producida por acumulación anómala de queratina descamada, que puede agrandar levemente el CAE, pero sin cambios erosivos óseos. Es una lesión poco frecuente que se da en pacientes jóvenes con sinusitis y bronquiectasias, produciendo otalgia intensa, además de hipoacusia de transmisión. Puede ser bilateral en el 50 % de las ocasiones.
* Es una entidad diferente de la **fibrosis del conducto medial**, en la que se produce tejido fibroso en la cara medial del CAE sobre la membrana timpánica con forma de media luna. Se debe a distintos mecanismos de lesión del CAE (a otitis externa crónica principalmente o, menos probablemente, a cirugía/traumatismo o radioterapia), que producen inflamación crónica que cicatriza y evoluciona hacia un tapón fibroso, sin erosión ósea. En el 50 % de los casos, es bilateral.
* Tanto la queratosis obturante como la fibrosis del conducto medial se pueden diferenciar de los **restos benignos del CAE** (tapón de cerumen y restos epiteliales descamados) porque, en este último caso, suele identificarse aire atrapado en el interior de la ocupación de partes blandas (**Figs. 14-1** y **14-2**).

Lesiones óseas

Dentro de las lesiones predominantemente óseas o formadoras de hueso, se encuentran:

* **Displasia congénita del CAE:** la atresia congénita del CAE se da en, aproximadamente, 1 de cada 10.000 nacimientos, y puede ser ósea, membranosa o mixta. Se clasifica en leve, moderada o grave, en función del grado de desarrollo (tamaño) de la cavidad timpánica, de la afectación de la cadena osicular (desde fusión o fijación hasta la ausencia de huesecillos), de la atresia de la ventana oval o de localizaciones anómalas del conducto del nervio facial. La finalidad de la TC es proporcionar información para el plan de actuación prequirúrgica, sobre la afectación de la cavidad timpánica y la localización del segmento mastoideo del nervio facial.
* La **exostosis (oído de surfista)** es una estenosis adquirida bilateral, secundaria a crecimiento benigno circunferencial del CAE óseo, generalmente, como respuesta a la exposición crónica al agua fría, que también conlleva pérdida de audición por conducción (**Fig. 14-3**).
* Se diferencia del **osteoma del CAE** en que este último es un crecimiento óseo benigno (probablemente, espontáneo) pedunculado unilateral, que, generalmente, se produce en la unión de las porciones ósea y cartilaginosa del CAE (**Fig. 14-4**).

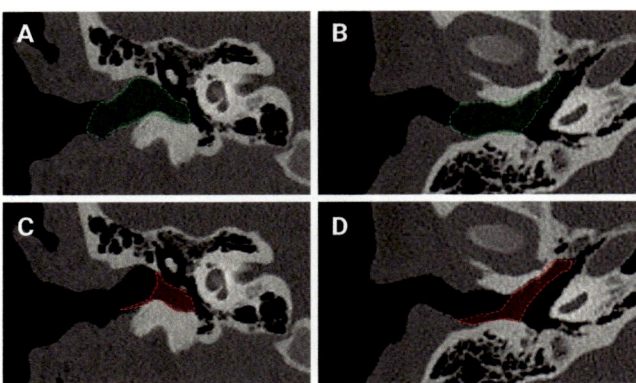

Figura 14-1. Diferencia entre queratosis obturante (**A** y **B**) y fibrosis del conducto medial (**C** y **D**) en la tomografía computarizada de los peñascos en los planos coronal (izquierda) y axial (derecha).

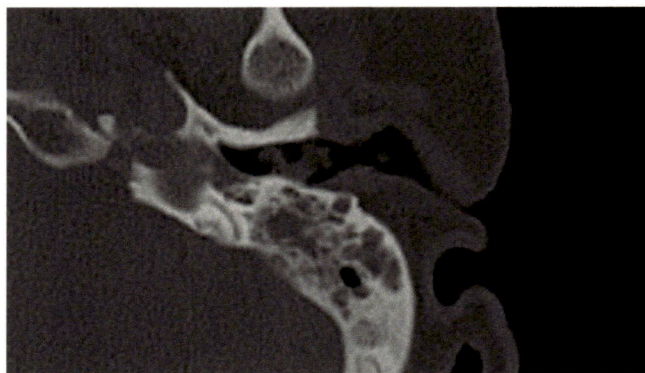

Figura 14-2. Imagen de tomografía computarizada en el plano axial que muestra un tapón de cerumen oclusivo en un paciente con hipoacusia transmisiva. Véase el contenido aéreo atrapado en el interior del material y las secreciones retenidas.

Por tanto, un algoritmo diagnóstico útil para la valoración de las lesiones en el CAE sería el que se muestra en la **figura 14-5**.

 Ante la afectación del CAE, se debe valorar:
* Afectación unilateral o bilateral.
* Si se trata de una lesión formadora de hueso o de partes blandas.
* Si existe erosión ósea.
* Extensión o no hacia tejidos adyacentes.
* Contexto clínico del paciente: edad, lesión neoplásica conocida e inmunodepresión o DM.

OÍDO MEDIO

La afectación inflamatoria del oído medio y de las celdillas mastoideas se puede presentar de dos maneras: como otitis media aguda (OMA) o como otitis media crónica (OMC). Si, además, se afectan las celdillas mastoideas, se denomina **otomastoiditis.**

Otitis media aguda

La OMA se presenta predominantemente en la edad pediátrica, como consecuencia de una infección vírica del tracto respiratorio superior, con la disrupción de la barrera mucosa

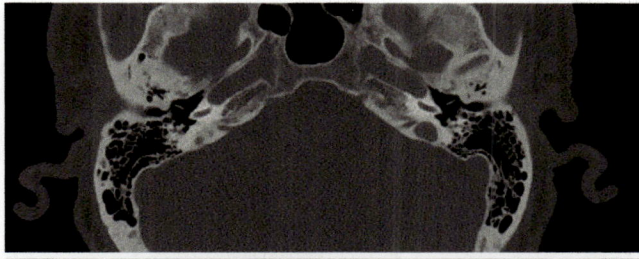
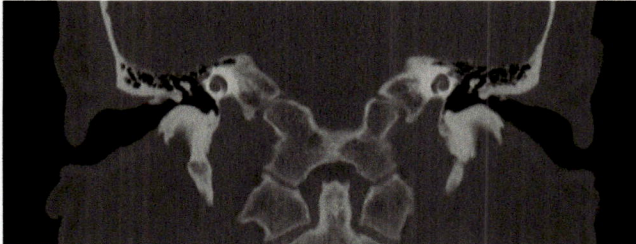
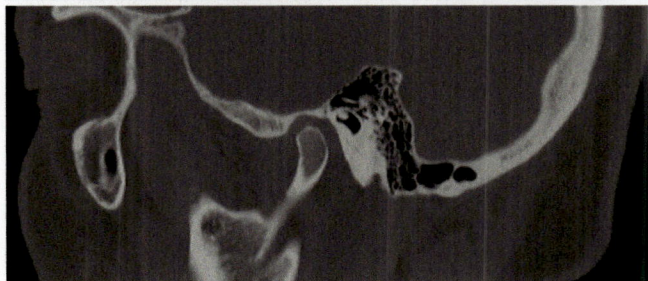

Figura 14-3. Paciente con hipoacusia de transmisión bilateral. Imágenes de tomografía computarizada en los tres planos del espacio que ponen de manifiesto exostosis bilateral, que condiciona estenosis circunferencial de ambos conductos auditivos externos.

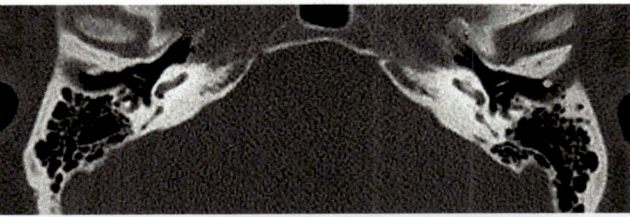
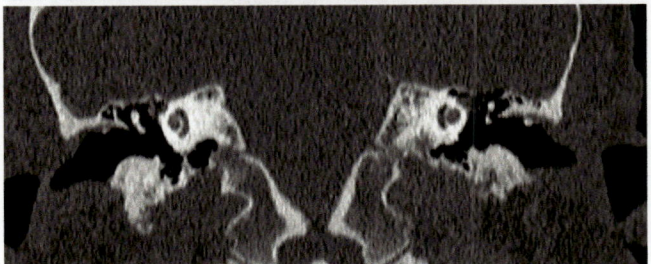

Figura 14-4. Pequeño osteoma milimétrico pedunculado no obstructivo en la unión de las porciones ósea y cartilaginosa del conducto auditivo externo izquierdo.

nasofaríngea (lo que permite la diseminación bacteriana hacia el oído medio). Los agentes patógenos más frecuentes implicados son *Streptococcus* o *Haemophilus influenzae*.

Cuando **no está complicada**, se manifiesta radiológicamente como opacificación de las cavidades timpánicas y de las celdillas mastoideas (a veces, con formación de niveles hidroaéreos), con preservación de las trabéculas mastoideas y del córtex.

> ❗ Los signos clínicos que indican complicación son: edema, eritema y dolor retroauricular.

La **otomastoiditis aguda complicada** (OMAC) puede presentarse como:

- **OMAC coalescente (o confluente):** se produce reabsorción de las trabéculas óseas mastoideas como consecuencia de reabsorción enzimática o hiperpresión por la mucosa inflamada.
- Si, además, existe reabsorción de la cortical externa mastoidea, se puede desarrollar un **absceso subperióstico** con una colección retroauricular.
- Si se produce un defecto óseo en la punta de la apófisis mastoides, se puede desarrollar un absceso en la inserción del vientre posterior del músculo digástrico (**absceso de Bezold**). Como la punta de la apófisis mastoides no está aún aireada en niños pequeños, generalmente, se desarrolla en la población adulta. Puede conducir a la trombosis de la vena yugular interna por proximidad.
- En el caso de que se haya neumatizado el ápex petroso (ocurre en el 30 % de la población), se puede extender la infección hacia las celdillas aéreas apicales, produciendo una **apicitis petrosa,** que se caracteriza radiológicamente por destrucción de septos y de la cortical, junto con posible inflamación meníngea adyacente. Dada su proximidad con los pares craneales V y VI, puede desarrollarse, además de la otalgia, intenso dolor retroocular y parálisis del VI par craneal (síndrome de Gradenigo).
- La apicitis petrosa se diferencia radiológicamente del atrapamiento benigno de líquido en la punta del peñasco precisamente por la destrucción ósea.
- Las potenciales complicaciones intracraneales (afectan, sobre todo, a las fosas craneales media y posterior) son: trombosis venosa dural (principalmente, de los senos transverso y sigmoide), absceso epidural, empiema subdural y meningitis o absceso parenquimatoso.

Por tanto, ante un paciente con sospecha de OMAC, se deben valorar los elementos que se muestran en la **figura 14-6**.

La ocupación por líquido de la cavidad timpánica y de las celdillas mastoideas también puede verse en adultos, muchas veces, de manera incidental y asintomática. Una causa frecuente es la disfunción tubárica (**Fig. 14-7**).

Otitis media crónica

La OMC es la inflamación crónica de la cavidad del oído medio (si se afecta también la apófisis mastoides, se denomina **otomastoiditis crónica**). Ocurre por daño repetido a largo plazo de inflamación o infección, generalmente, causado por disfunción tubárica o perforación timpánica.

Los hallazgos en TC de la OMC son acumulación de líquido o restos de partes blandas (tejido de granulación) en la cavidad del oído medio que rodea las estructuras osiculares sin desplazarlas, sin destrucción ósea ni calcificación. Si se administra contraste intravenoso (CIV), el tejido de granulación realza intensamente (hallazgo mejor valorado mediante RM), puesto que se encuentra intensamente vascularizado.

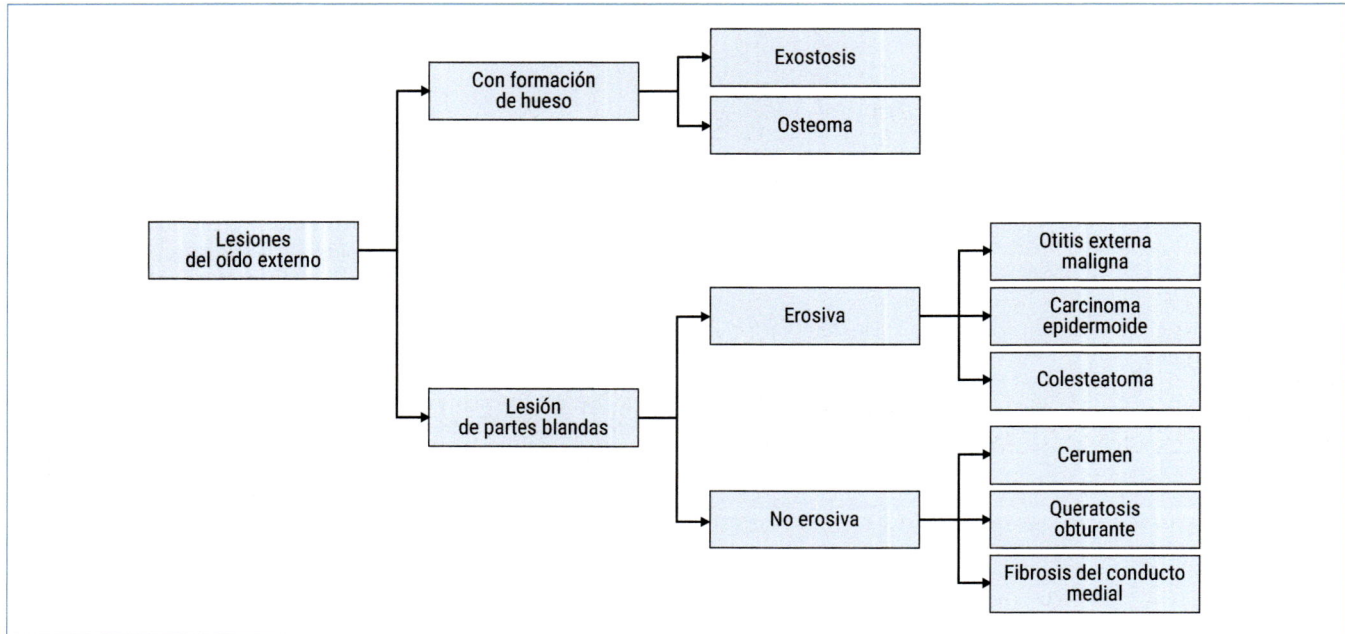

Figura 14-5. Algoritmo diagnóstico de las lesiones del conducto auditivo externo.

A veces, los cambios inflamatorios crónicos conducen a la formación de calcificación u osificación posinflamatorias focales en cualquier lugar de la cavidad timpánica, la apófisis mastoides y en la membrana timpánica (miringoesclerosis), junto con mastoides subneumatizada. En este caso, se denomina **OMC con timpanoesclerosis** (**Fig. 14-8**).

En otras ocasiones, los cambios crónicos producen engrosamiento y retracción de la membrana timpánica (**OMC adhesiva**). Además, pueden coexistir cambios erosivos en la cadena osicular sin colesteatoma asociado, junto con hiponeumatización mastoidea, en cuyo caso, da lugar a la **OMC con erosiones osiculares**. En este caso, es fundamental reconocer la ausencia de parte de la cadena osicular (para lo cual, es imprescindible conocer la anatomía normal). Los hallazgos que se pueden encontrar se resumen en la la **tabla 14-1**y la **figura 14-9**.

Otra de las potenciales complicaciones de la OMC es la acumulación de epitelio queratinizante descamado en la cavi-

dad del oído medio (o en otras porciones neumatizadas del hueso temporal), en cuyo interior se van acumulando restos de queratina exfoliada, dando lugar al **colesteatoma.**

Alrededor del epitelio descamado, existe una capa externa de tejido subepitelial de tejido conectivo productor de enzimas proteolíticas, causantes de la reabsorción ósea. La gran mayoría de los colesteatomas (98 %) son adquiridos, y solo el 2 % son congénitos. A su vez, los colesteatomas adquiridos se originan en el 80 % de las ocasiones en la porción flácida de la membrana timpánica, mientras que el restante 20 % tiene su origen en la *pars tensa* (Figs. **14-10** y **14-11**).

La localización de la afectación depende del tipo de colesteatoma:

- En el caso del colesteatoma adquirido de la *pars flaccida*, la masa de partes blandas se localiza en el espacio de Prussak con remodelación del *scutum*, junto con desplazamiento

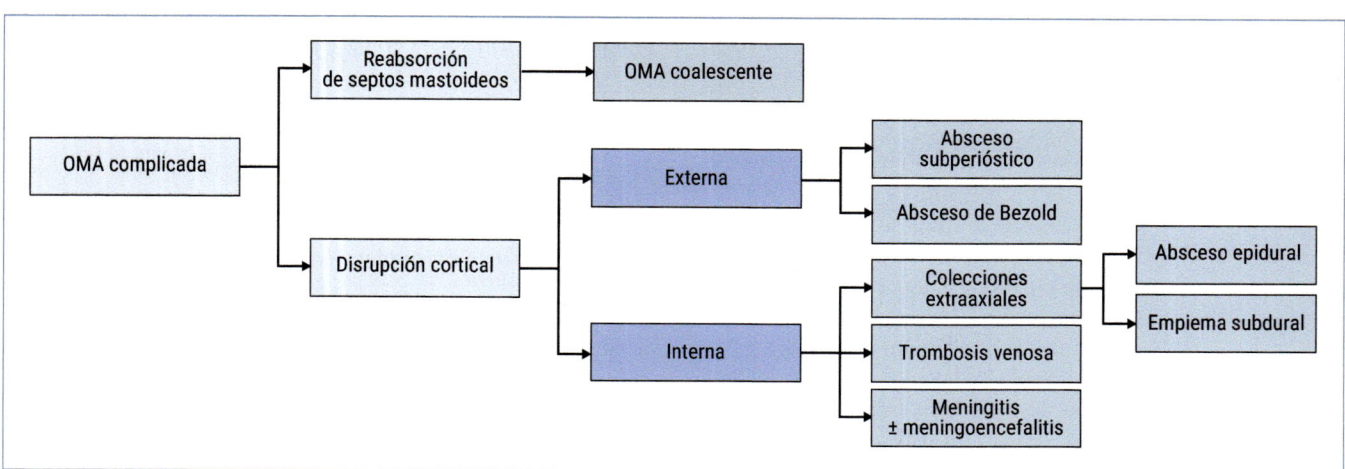

Figura 14-6. Valoración de la otomastoiditis aguda (OMA) complicada.

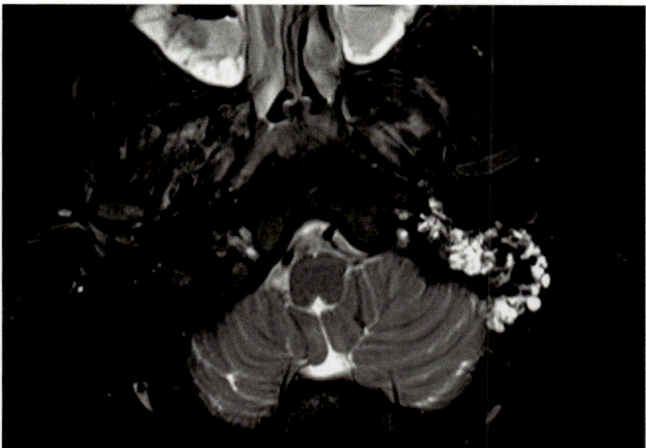

Figura 14-7. Paciente de 54 años con antecedente de radioterapia cervical por carcinoma en la amígdala palatina izquierda. Imagen de resonancia magnética axial potenciada en T2, en la que se objetiva distorsión del rodete tubárico izquierdo de aspecto cicatricial, junto con ocupación del *additus ad antrum* y de las celdillas mastoideas ipsilaterales sin reabsorción trabecular ni de la cortical ósea mastoidea, secundaria a disfunción tubárica postratamiento.

medial y erosión de la cadena osicular. Puede extenderse superiormente hacia el ático y, a través del *additus ad antrum*, hacia las celdillas mastoideas.

- El colesteatoma adquirido de la *pars tensa* tiende a localizarse medial a la cadena osicular, por lo que, además de erosionarla, puede desplazarla lateralmente. Con frecuencia, afecta al seno del tímpano y al receso facial (ambas localizadas posteriormente en el mesotímpano).

- En cambio, el colesteatoma congénito se origina en el cuadrante anterosuperior de la cavidad timpánica, por encima de la apertura de la trompa de Eustaquio. Por definición, se da en pacientes con membrana timpánica íntegra (sin antecedentes de otorrea, de cirugía ni de perforación) (**Fig. 14-12**).

Una variante rara de colesteatoma adquirido es el **colesteatoma mural,** en el que el colesteatoma expulsa la matriz central a través de una dehiscencia de la pared ósea del CAE, dando lugar a una cavidad de «automastoidectomía» (**Fig. 14-13**).

Radiológicamente, en la TC, la afectación colesteatomatosa se manifiesta como ocupación por material de partes blandas de la cavidad timpánica, y puede resultar indistinguible de la acumulación de líquido u otros procesos inflamatorios en el oído medio. Por ello, la realización de RM incluyendo secuencias de difusión específicas resulta especialmente útil para establecer el diagnóstico de colesteatoma, dado que este presenta restricción de la difusión. La técnica habitual de adquisición de las secuencias de difusión se basa en la técnica de imagen ecoplanar (EPI, *echo-planar imaging*), muy rápida, pero muy sensible a los artefactos de heterogeneidad del campo magnético como los que se dan en el peñasco y, por tanto, de escasa utilidad en esta localización. Por ello, se desarrollaron secuencias específicas de difusión no EPI, más lentas pero, sin apenas artefacto en el peñasco, con un valor predictivo positivo del 93-100 %. Son

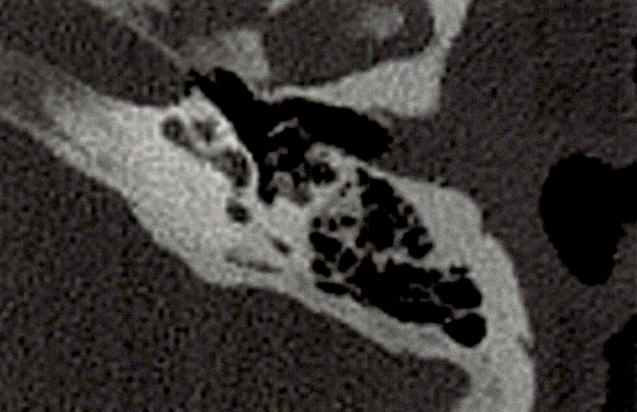
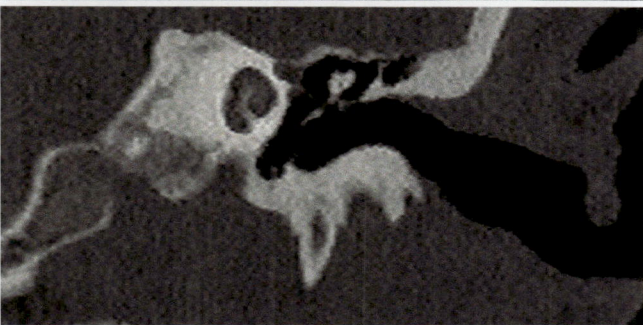
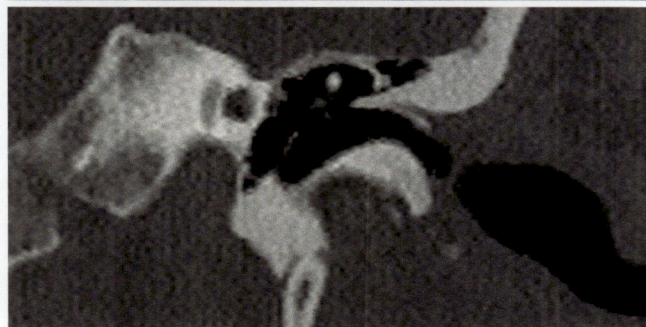

Figura 14-8. Adecuada aireación de la cavidad timpánica, pero con cambios residuales a una otitis media crónica previa, en forma de miringoesclerosis con perforación timpánica.

Tabla 14-1. Hallazgos en tomografía computarizada (TC) de la otitis media crónica con erosión de la cadena osicular

TC ósea axial	TC ósea coronal

- **Epitímpano**: erosión del «cono» del helado (= cuerpo y apófisis corta del yunque)
- **Mesotímpano:**
  – Ausencia parcial de la línea posterior de las dos líneas paralelas normales (que corresponde a la apófisis lenticular del yunque + articulación incudoestapedial + cabeza del estribo)
  – Ensanchamiento de la articulación incudoestapedial
	- Falta la apófisis larga del yunque (que se orienta verticalmente)
	- Retracción de la membrana timpánica

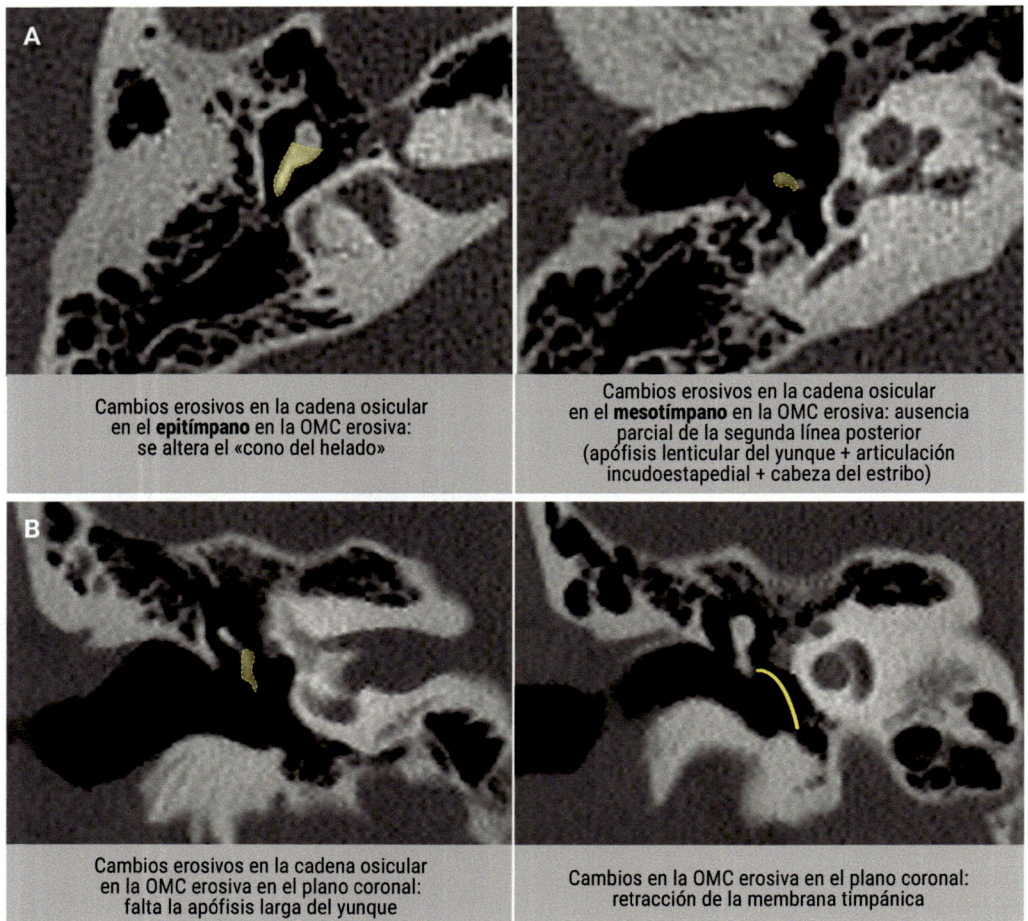

Cambios erosivos en la cadena osicular en el **epitímpano** en la OMC erosiva: se altera el «cono del helado»

Cambios erosivos en la cadena osicular en el **mesotímpano** en la OMC erosiva: ausencia parcial de la segunda línea posterior (apófisis lenticular del yunque + articulación incudoestapedial + cabeza del estribo)

Cambios erosivos en la cadena osicular en la OMC erosiva en el plano coronal: falta la apófisis larga del yunque

Cambios en la OMC erosiva en el plano coronal: retracción de la membrana timpánica

Figura 14-9. Otitis media crónica (OMC) erosiva. Cambios erosivos en la cadena osicular en el plano axial **(A)** y coronal **(B)**.

de especial utilidad en el caso de colesteatomas previamente operados, ya que es frecuente la recidiva, hasta el punto de que previamente era necesaria una segunda cirugía de revisión al año para valorar recidiva. Esto ha caído en desuso gracias a este tipo de secuencias, que permiten valorar la recidiva con alta sensibilidad y especificidad de manera no invasiva.

Respecto al resto de secuencias habituales de RM, el colesteatoma es hipointenso en T1, moderadamente hiperintenso en T2 (menos que el líquido) y no realza con CIV (aunque el tejido fibroso periférico sí puede realzar).

> **!** En pacientes con antecedente de colesteatoma previamente tratado, se debe sospechar recidiva si:
> • Existen nuevas erosiones óseas.
> • Ante la aparición de nuevo componente de partes blandas en el lecho quirúrgico, aunque este hallazgo es muy inespecífico, pudiendo corresponder a tejido de granulación, por lo que, de nuevo, la RM en secuencia potenciada en difusión (DWI, *diffusion weighted image*) resulta de gran utilidad diagnóstica.

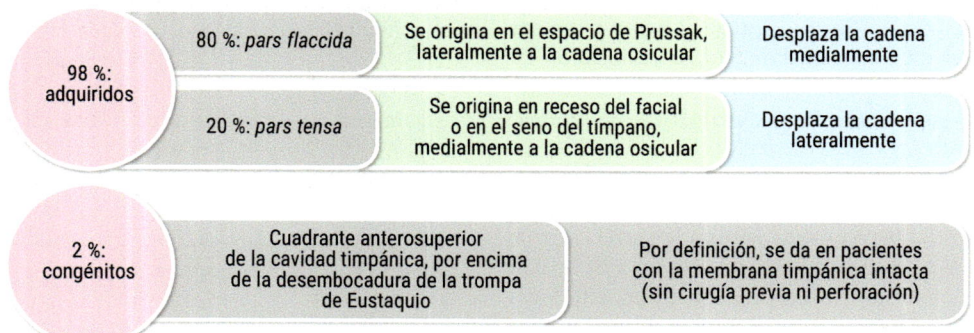

Figura 14-10. Origen de los colesteatomas en la cavidad del oído medio y su relación con la cadena osicular.

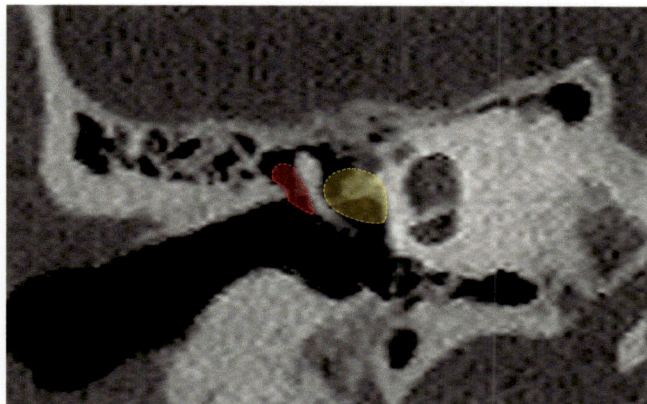

Figura 14-11. Tomografía computarizada de los peñascos en el plano coronal, donde se señala el epicentro de origen de los distintos tipos de colesteatoma adquirido: en rojo, el colesteatoma de la *pars flaccida* y, en amarillo, el colesteatoma de la *pars tensa*.

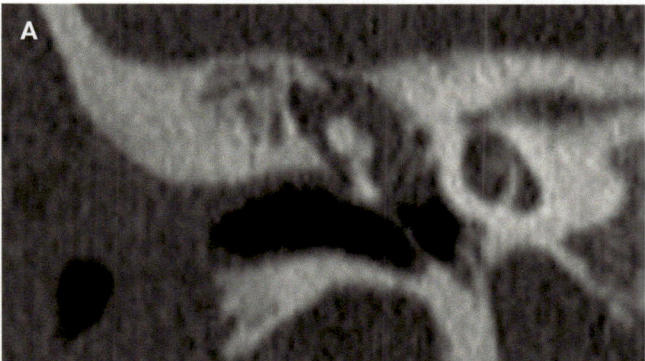

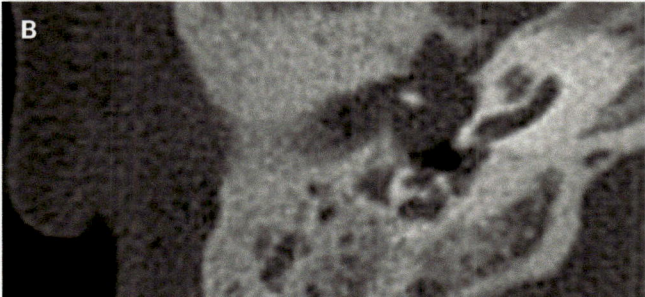

Figura 14-12. Paciente de 4 años con hipoacusia de transmisión sin otorrea. En la otoscopia (no mostrada), se observa una lesión avascular detrás de la membrana timpánica, que está íntegra. En la tomografía computarizada en el plano coronal **(A)** y axial **(B)**, se identifica una lesión de partes blandas en el epitímpano y mesotímpano, que desplaza lateralmente la cadena osicular, con erosión de la rama larga del yunque, por un colesteatoma congénito.

La OMC colesteatomatosa puede, a su vez, presentar complicaciones:

- Erosión del techo (*tegmen*) del oído medio o mastoideo, en cuyo caso, puede conducir a la formación de un meningoencefalocele.
- Erosión de las paredes óseas del segmento timpánico o mastoideo del nervio facial.
- Erosión de la cobertura ósea del conducto semicircular lateral, pudiendo llegar a existir comunicación entre el

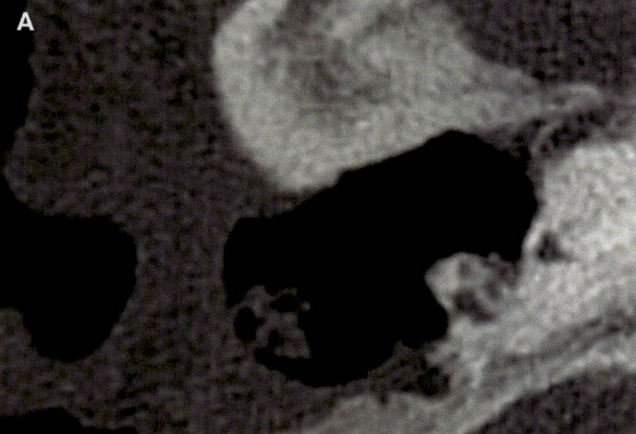

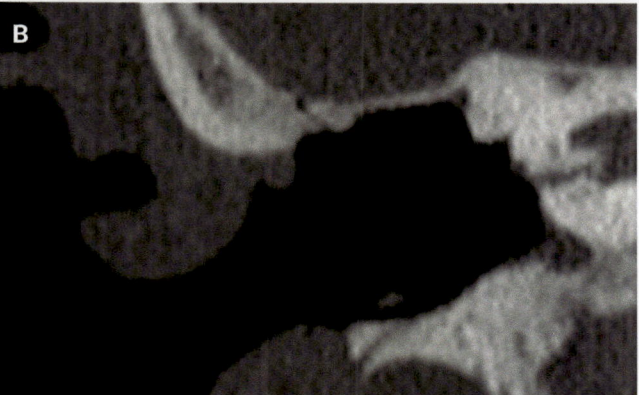

Figura 14-13. Paciente sin antecedentes quirúrgicos previos con otitis media crónica y otorrea derecha de larga evolución. En las imágenes de tomografía computarizada en los planos axial **(A)** y coronal **(B)**, se observa una cavidad correspondiente a automastoidectomía, con escaso tejido inflamatorio marginal residual.

oído medio y el oído interno, dando lugar a la formación de una fístula laberíntica.

Otras lesiones

La disfunción crónica de la trompa de Eustaquio puede producir presión negativa en la cavidad del oído medio, con el consiguiente edema mucoso y la rotura de pequeñas estructuras vasculares, que, a la larga, induce una reacción inflamatoria a cuerpo extraño, con formación de un granuloma crónico, denominado **granuloma de colesterol.** Clínicamente, se manifiesta como una lesión azulada retrotimpánica e hipoacusia transmisiva. En TC, se manifiesta como una lesión de partes blandas inespecífica. No obstante, en RM presenta característica hiperintensidad de señal en T1 por la presencia de productos sanguíneos. En T2, es moderadamente hiperintenso, con un anillo hipointenso periférico (por depósito de hemosiderina o cortical ósea adyacente). No presenta realce tras la administración de CIV. En estadios precoces, no erosiona la cadena ni remodela el hueso adyacente, aunque en estadios evolucionados, sí puede hacerlo (**Fig. 14-14**).

Cuando se valora una TC de los peñascos, hay que tener en consideración que no solo existen estructuras óseas en el interior de la cavidad timpánica, sino que se pueden identi-

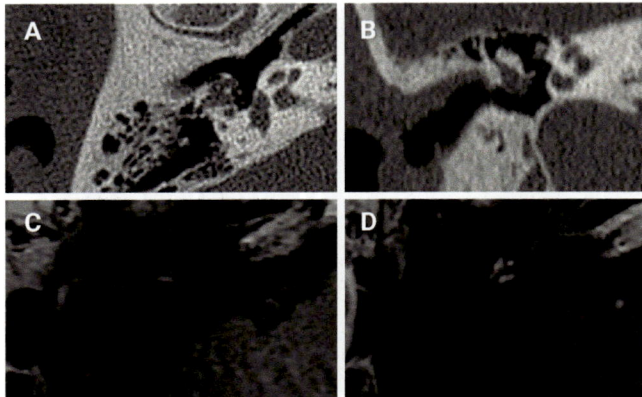

Figura 14-14. Paciente con lesión de partes blandas retrotimpánica azulada no pulsátil en otoscopia (no mostrada). En la tomografía computarizada en el plano axial **(A)** y coronal **(B)**, existe ocupación inespecífica epitimpánica y mesotimpánica que engloba la cadena osicular. En la resonancia magnética en la secuencia potenciada en T1 sin contraste intravenoso **(C y D)**, corresponde a una lesión de partes blandas hiperintensa en T1 por el efecto paramagnético de la metahemoglobina.

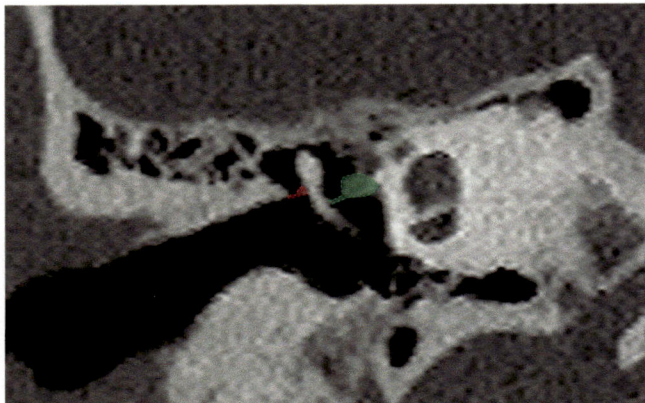

Figura 14-15. Tomografía computarizada de los peñascos con reformateo coronal. Se encuentran señaladas dos de las estructuras anatómicas normales, que no deben confundirse con lesiones del partes blandas: el músculo tensor tímpano (verde) y el ligamento lateral suspensorio maleolar (rojo), dado que son las estructuras con más frecuencia reconocibles en la práctica habitual.

ficar estructuras anatómicas normales con densidad de partes blandas (ligamentos suspensorios de la cadena osicular y los músculos tensor del tímpano y estapedial), que no deben ser confundidas con tejido inflamatorio (**Fig. 14-15**).

No todas las lesiones de partes blandas que se encuentran en la valoración de las TC de los peñascos corresponden a cambios inflamatorios. Otro tipo de patología menos frecuente en el oído medio son las lesiones tumorales. En este caso, para un correcto abordaje diagnóstico, resulta especialmente útil considerar la localización de la lesión dentro de la cavidad timpánica, conjuntamente con su intensidad de señal en RM. Esto es especialmente aplicable a los glomos, que son las segundas lesiones tumorales más frecuentes en relación con el peñasco (después de los neurinomas del CAI). Son lesiones benignas derivadas de las células paraganglionares (quimiorreceptores sensibles a la concentración de oxígeno y dióxido de carbono en sangre) ubicadas a lo largo de los nervios situados en el promontorio o en el foramen yugular. Se pueden encontrar tres tipos en función de su localización:

- **Glomo timpánico:** es el tumor más frecuente en el oído medio, originado en las células paraganglionares en relación con el nervio de Jacobson (rama timpánica del IX par craneal) a nivel del promontorio coclear. En pruebas de imagen, se manifiesta como una lesión de partes blandas originada sobre el promontorio que se proyecta hacia el hipotímpano, pero con el bulbo yugular intacto. Cuando son grandes, puede englobar la cadena osicular, con o sin erosión de esta. En la otoscopia, se manifiesta como una masa rojiza pulsátil, y clínicamente produce acúfeno pulsátil e hipoacusia transmisiva.
- **Glomo yugular:** se origina a lo largo de las células paraganglionares de los nervios de Jacobson, de Arnold (rama auricular del nervio vago) e intravagales caudales al foramen yugular, y se encuentra centrado en el bulbo yugular, produciendo destrucción permeativa del suelo del oído

medio. Clínicamente, condicionan acúfeno pulsátil y, más tarde, puede aparecer neuropatía de pares craneales bajos.
- **Glomo yugulotimpánico:** tiene componentes tanto en la cavidad timpánica como en el foramen yugular.

Dado que los glomos son lesiones muy vascularizadas, presentan intenso realce tras la administración de CIV. Además, los glomos yugulares o yugulotimpánicos pueden presentar el característico patrón en «sal y pimienta» en RM (la «sal» corresponde a productos de degradación sanguíneos y flujo lento, y la «pimienta», a los vacíos de señal de flujo de alta velocidad). Este patrón no se detecta en los glomos timpánicos debido a su pequeño tamaño.

También pueden encontrarse lesiones relacionadas con el nervio facial, como el schwannoma o el hemangioma, siendo la relación anatómica de la lesión con el trayecto intratemporal del nervio facial la clave diagnóstica más importante. En el caso del **hemangioma del nervio facial,** además, presenta un característico aspecto expansivo con formación de espículas óseas (dado que crecen entre las trabéculas óseas y pueden, además, formar hueso). La localización más frecuente de este tipo de tumor es la región del ganglio geniculado.

Lesiones tumorales como meningiomas, carcinomas y metástasis pueden ocurrir, pero son muy infrecuentes.

Variantes anatómicas vasculares

Otro tipo de alteraciones en el oído medio que tienen gran relevancia clínica son las variantes anatómicas vasculares, ya que pueden ser malinterpretadas como verdaderas lesiones en la otoscopia y, sobre todo, debido a que pueden influir en la planificación prequirúrgica. Las variantes que pueden encontrarse son:

- **Arteria estapedial persistente:** variante muy rara, en la que la arteria estapedial se origina en el segmento petroso de la arteria carótida interna (ACI) o en una ACI aberrante, pasa entre las dos cruras del estribo, cursa a lo largo del segmento timpánico del nervio facial (produciendo en la

TC expansión de este) y se convierte en la arteria menín-gea media (por lo que se acompaña de ausencia del fora-men espinoso ipsilateral).

- **Arteria carótida lateralizada:** también es rara, y se debe a un curso poco frecuente, que se extiende más lateral de lo normal en el mesotímpano. En TC, se puede determinar cuando la rodilla del segmento petroso es más lateral que la porción media de la espira basal de la cóclea. A menudo, presenta dehiscencia de su cobertura ósea.
- **Arteria carótida aberrante:** se identifica como una estruc-tura tubular que cruza sobre el promontorio de atrás ade-lante para volver a unirse al segmento petroso de la ACI.
- **Bulbo yugular alto (dehiscente o no):** cuando el margen superior del bulbo yugular sobrepasa el suelo del CAI o el nivel de la espira basal de la cóclea. Resulta, asimismo, de mucha utilidad prequirúrgica reseñar en el informe si, ade-más, protruye en exceso hacia delante, protruyendo sobre la cavidad timpánica en el plano sagital. Se denomina **dehis-cente** cuando la placa sigmoidea no se encuentra íntegra.

Tanto el curso aberrante de la ACI como la arteria del estribo persistente o el bulbo yugular alto pueden dar acúfeno pulsátil.

En la **tabla 14-2**, se proporciona la clave diagnóstica de las lesiones retrotimpánicas de aspecto vascular en el oído medio.

> **!** Por tanto, no hay que olvidar que, ante una masa en el oído medio, se debe excluir que corresponda a lesión vascular (cuyo mejor abordaje terapéutico es «no tocar»).

Alteraciones de la cadena osicular

Por último, ante una TC de los peñascos que *a priori* puede parecer normal (sin ocupación de la caja timpánica), no hay que olvidar valorar la cadena osicular, sobre todo, si el paciente presenta hipoacusia de transmisión. Pueden existir:

- Alteraciones morfológicas osiculares **congénitas** (como la displasia de alguno de los elementos osiculares), que gene-ralmente se asocian a malformaciones del oído externo.
- **Fijación** de la cadena de huesecillos a la cavidad del oído medio, en la que una barra (si se trata de fijación congé-nita) o la calcificación de tendones o ligamentos (como en la timpanoesclerosis) conecta la cadena osicular con las paredes del oído medio. En la TC, se detecta como un foco de calcificación lineal, siendo el martillo el huesecillo que se fija con mayor frecuencia (**Fig. 14-16**).
- Puede existir **anquilosis** de la articulación incudomaleolar o incudoestapedial (como en el caso de alteraciones osicu-lares en el contexto de displasia del CAE).
- **Disrupción** de la cadena osicular en el contexto de afec-tación traumática, que ocurre con mayor probabilidad si existe una fractura longitudinal del peñasco. Por lo general, se produce luxación osicular (más que fractura), siendo el yunque el huesecillo más frecuentemente afectado, dado que es el más pesado y con menor sustento ligamentoso. La luxación más frecuente es la incudoestapedial, que se identifica como un *gap* (separación) entre la apófisis len-

Tabla 14-2. Clave diagnóstica de las lesiones retrotimpánicas de aspecto vascular en el oído medio

Tímpano azul	Tímpano rojo
• Granuloma de colesterol • Bulbo yugular dehiscente	• Glomos • Arteria carótida interna aberrante

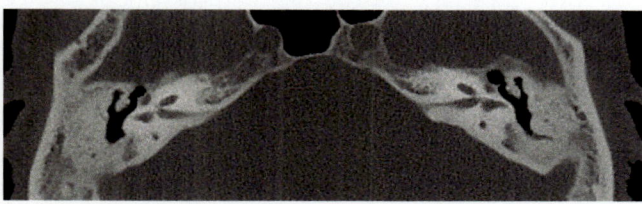

Figura 14-16. Paciente con hipoacusia de transmisión bilateral. Ima-gen de tomografía computarizada en el plano axial, donde se observa continuidad ósea entre la pared anterior de la caja timpánica y la cabeza del martillo, de manera bilateral, con la consiguiente fijación de la cadena osicular como causa de la hipoacusia.

ticular del yunque y la cabeza del estribo. Otra luxación fácilmente identificable es la incudomaleolar, que, en el plano axial, se detecta fácilmente como una separación de la cabeza del martillo del cuerpo del yunque (se separa la «bola del helado» del «cono del helado») (**Fig. 14-17**). En el caso de un contexto traumático del peñasco, es muy recomendable valorar, además, la integridad del *tegmen* (se puede afectar hasta en el 45 % de las ocasiones), puesto que, si este se fractura, puede producir fuga de líquido cefalorraquí-deo (LCR) (clínicamente se sospecha por otorrea líquida), que conlleva un riesgo elevado de meningitis, sobre todo, pasada la primera semana tras la fractura. A largo plazo, además, puede conducir a la formación de meningoencefalocele.

Por último, hay que estar familiarizados con los cambios posquirúrgicos más habituales en la práctica clínica por tres razones: por un lado, para identificar una posible recurrencia de la patología previa del paciente; por otro, para detectar posibles complicaciones de la propia cirugía, pero, sobre todo, para no confundirlos con procesos patológicos:

- Tubo de drenaje transtimpánico: se emplean en el trata-miento de las otitis medias recurrentes. No deben con-fundirse con cuerpos extraños ni con huesecillos luxados (**Fig. 14-18**).
- Mastoidectomía: consiste en la resección de celdillas mas-toideas ± estructuras adyacentes, empleado, entre otros, en el tratamiento de las mastoiditis y de los colesteatomas. Pueden ser de tres tipos (**Fig. 14-19**):
  - Si se preserva la pared posterior del CAE, se denomina «a cavidad cerrada».
  - Por el contrario, si se extirpa quirúrgicamente, se trata de mastoidectomía «a cavidad abierta»'.
  - La «mastoidectomía radical» es una mastoidectomía a cavidad abierta, que, además, incluye la resección del tímpano, del martillo y del yunque.
- Reconstrucción de la cadena osicular: se realiza mediante prótesis (hay distintos tipos y distintos materiales) que reem-

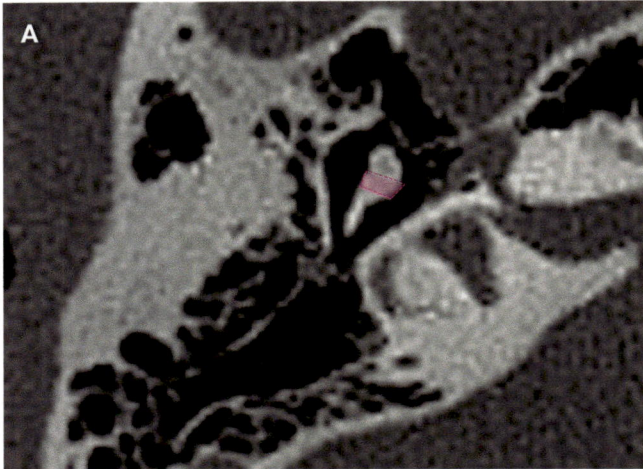

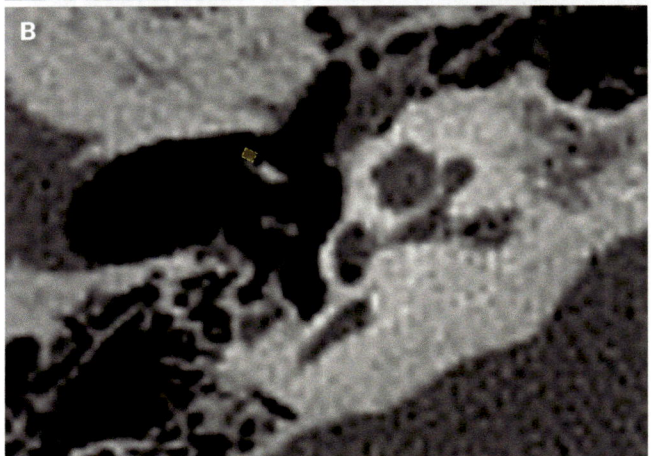

Figura 14-17. Representación en el plano axial de la luxación incudomaleolar **(A)** e incudoestapedial **(B)**.

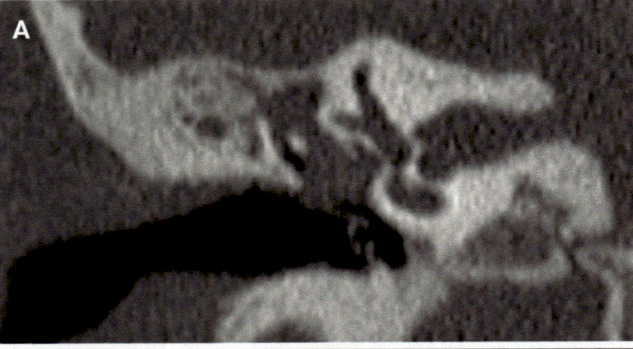

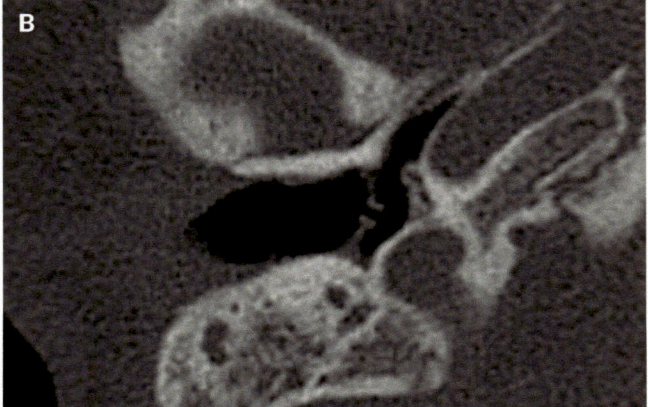

Figura 14-18. Paciente de 4 años con otitis medias de repetición. Imagen de tomografía computarizada en el plano coronal **(A)**, en la que se observa ocupación epitimpánica y mesotimpánica, junto con engrosamiento difuso de la membrana timpánica y tubo de drenaje transtimpánico normoposicionado. El tubo de drenaje se identifica como dos imágenes lineales paralelas entre sí tanto en el plano coronal **(A)** como en el axial **(B)**.

plazan parcial o totalmente la cadena osicular. Frecuentemente, puede encontrarse una prótesis estapedial, cuyo pistón debe situarse en la platina estapedial, sobre el nicho de la ventana oval. Si, por el contrario, el pistón se encuentra mal posicionado, frecuentemente caído hacia el hipotímpano, excesivamente progresado medialmente hacia el vestíbulo o sin llegar a contactar con la ventana oval, conduce a hipoacusia de transmisión (**Figs. 14-20** y **14-21**).

Ante la ocupación del oído medio, resulta de gran utilidad realizar las siguientes acciones:
- Localización de la lesión dentro de la cavidad del oído medio (epitímpano, mesotímpano e hipotímpano).
- Relación de la lesión con la cadena osicular (medial o lateral).
- Presencia o ausencia de cambios erosivos óseos.
- Intensidad de señal en RM: particularmente útil para el granuloma de colesterol (hiperintenso en T1) y los colesteatomas (restricción en difusión).
- Exclusión de anomalías vasculares.

OÍDO INTERNO

En la evaluación de los pacientes con hipoacusia (neurosensorial ± de conducción) y/o vértigos, se debe realizar una lectura sistemática del oído interno. Un abordaje útil es establecer, en primer lugar, si se considera normal o anormal la densidad de la cápsula ótica; a continuación, valorar la configuración morfológica normal o anómala del laberinto óseo para descartar anomalías estructurales y, por último, evaluar la densidad/intensidad de señal del laberinto membranoso.

Cápsula ótica

La cápsula ótica es la porción del hueso temporal que rodea al laberinto óseo, y se trata de la estructura anatómica más densamente mineralizada del organismo; por tanto, presenta muy alta densidad en la TC. Se debe valorar cuidadosamente cualquier alteración en sus valores de atenuación que haga sospechar patología.

La *otoesclerosis* es una osteodistrofia de origen desconocido que afecta al 1 % de la población (sobre todo, mujeres en la 2ª-4ª décadas de la vida), frecuentemente, de manera bilateral. Se inicia en una pequeña hendidura situada por delante de la ventana oval llamada *fissula ante fenestram* y, cuando se limita a esta localización, se denomina **otoesclerosis fenestral**. En el 20 % de las ocasiones, la afectación se extiende al resto del laberinto óseo (generalmente, alrededor de la cóclea), denominándose **otoesclerosis retrofenestral**.

Presenta dos fases, una activa (de reabsorción ósea) y otra inactiva (de formación ósea), en las que varían sus manifesta-

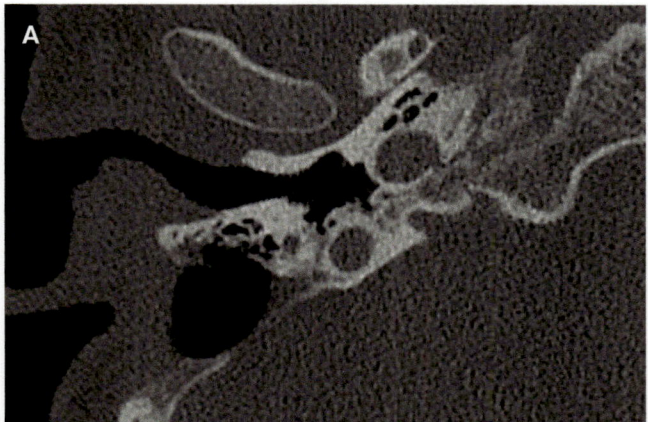

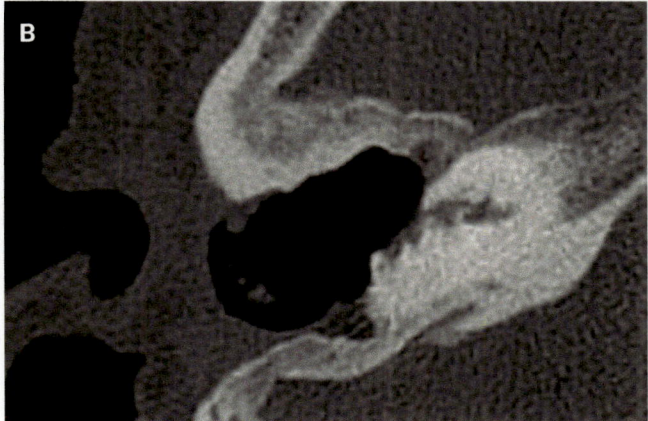

Figura 14-19. Mastoidectomía a cavidad cerrada **(A)** y mastoidectomía a cavidad abierta **(B)**. La diferencia entre ambas es la preservación o exéresis de la pared posterior del conducto auditivo externo.

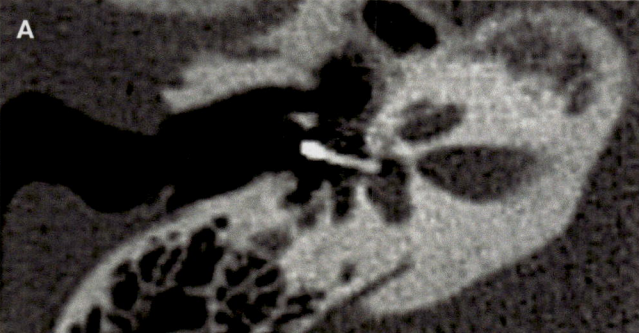

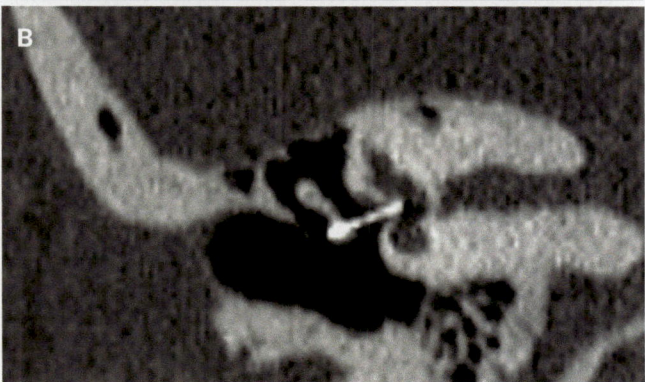

Figura 14-20. Mujer de 47 años con antecedente personal de otoesclerosis, tratada mediante estapedectomía y prótesis metálica estapedial. Actualmente, presenta vértigo. En las imágenes de tomografía computarizada tanto en el plano axial **(A)** como coronal **(B)**, se logra visualizar el pistón de la prótesis excesivamente medializado, protruyendo hacia el interior del vestíbulo.

ciones radiológicas (que pueden llegar a ser extremadamente sutiles):

- Otosclerosis fenestral: inicialmente, se produce reabsorción ósea del tejido densamente mineralizado, siendo reemplazado por tejido óseo vascularizado de aspecto «esponjoso», que comienza en la *fissula ante fenestram*. Esto se manifiesta en la TC como focos de desmineralización (hipodensos), que pueden ser desde muy sutiles hasta áreas líticas bien definidas localizadas por delante de la ventana oval o, en RM con CIV, como focos moderadamente hipercaptantes. El hueso anómalo afecta a la platina del estribo, fijándolo, lo que conlleva hipoacusia de transmisión (**Fig. 14-22**).
- Cuando la enfermedad progresa y se hace inactiva, las áreas hipodensas se recalcifican, volviéndose isodensas con la cápsula ótica normal, lo que dificulta el diagnóstico; no obstante, se puede llegar a detectar engrosamiento óseo alrededor de la ventana oval (y también de la ventana redonda), que puede conducir incluso a su obliteración. En la RM con CIV, se puede ver hipercaptación en los nichos de ambas ventanas.
- Otoesclerosis retrofenestral: cuando la afectación ósea se extiende alrededor de la cóclea, clínicamente se añade hipoacusia neurosensorial (HNS) a la hipoacusia transmisiva, cuya causa no está claramente establecida, aunque se

piensa que se debe a sustancias tóxico-metabólicas o enzimas proteolíticas que difunden al líquido coclear.

En las fases iniciales, da lugar a un halo hipodenso pericoclear en la TC como si se tratara de un doble anillo o cuarta espira coclear. Cuando progresa la enfermedad recalcificando, el único hallazgo visible puede ser discreta irregularidad del contorno de la cóclea.

En el caso de valorar TC de los peñascos de pacientes pediátricos menores de 10 años (sobre todo, si tienen hasta 3 años), no se debe confundir la hendidura coclear con otoesclerosis retrofenestral, que representa una variante de la normalidad en el desarrollo de la cápsula ótica. En la TC, se identifica como un halo hipodenso en forma de «C» situado adyacente al margen de la cóclea (sobre todo, al externo) junto a las espiras media y basal (**Fig. 14-23**).

Laberinto óseo

Una vez valorada la cápsula ótica, se debe excluir la posibilidad de lesiones estructurales que afecten al laberinto óseo, ya sean adquiridas (como la fístula laberíntica) o congénitas.

Las malformaciones congénitas del oído interno comprenden un amplio espectro de anomalías, dependiendo del momento en el que se produce el daño durante el desarrollo embriológico (de la 3ª a la 7ª semana de edad gestacional) de las distintas estructuras del oído interno. Pueden producirse de manera aislada o en asociación a varios síndromes

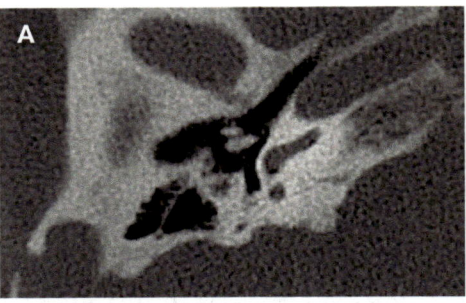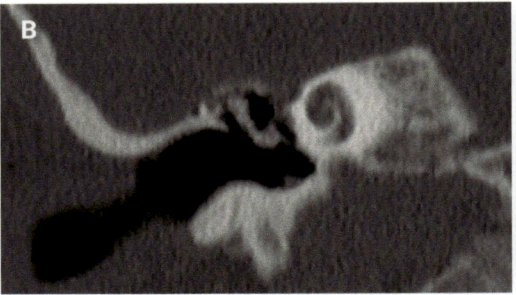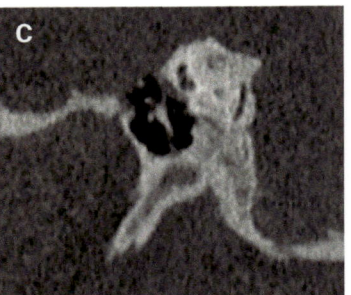

Figura 14-21. Paciente con otitis media crónica y transposición del yunque. Imágenes de tomografía computarizada en el plano axial **(A)**, coronal **(B)** y sagital **(C)**, en las que el yunque pierde su configuración normal, identificándose como una estructura lineal que conecta el mango del martillo con la cabeza del estribo. No debe confundirse con luxación osicular.

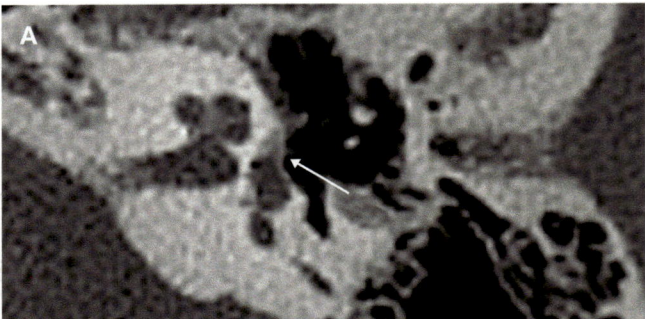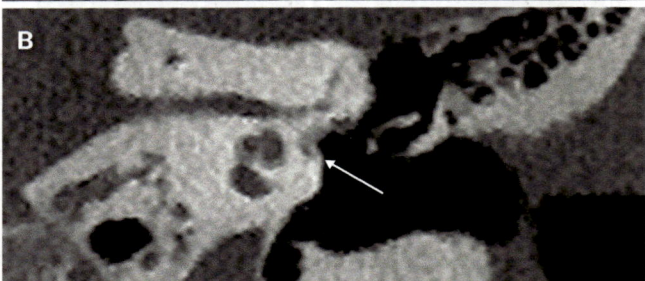

Figura 14-22. Mujer de 34 años con hipoacusia de transmisión izquierda. Imágenes de tomografía computarizada en el plano axial **(A)** y coronal **(B)**, en las que se identifica un área redondeada hipodensa en la cápsula ótica izquierda en la localización de la *fissula ante fenestram* compatible con un foco de otoesclerosis. Además, resulta visible una fina lámina ósea en el nicho de la ventana oval, que fija la platina del estribo.

Tabla 14-3. Clasificación de Sennaroglu (2017) de las malformaciones del oído interno
1. Aplasia laberíntica completa
• Con hueso petroso aplásico o hipoplásico
• Sin cápsula ótica
• Con cápsula ótica
2. Otoquiste rudimentario
3. Aplasia coclear
• Con laberinto vestibular normal
• Con vestíbulo dilatado
4. Cavidad común
5. Hipoplasia coclear
• Cóclea con morfología en yema (CH I)
• Cóclea hipoplásica quística (CH II)
• Cóclea con menos de dos vueltas (CH III)
• Cóclea con espiras media y apical hipoplásicas (CH IV)
6. Partición incompleta de la cóclea
• Partición incompleta de tipo I
• Partición incompleta de tipo II
• Partición incompleta de tipo III
7. Acueducto vestibular grande
8. Anomalías de la apertura coclear
• Hipoplasia
• Aplasia

como el síndrome de CHARGE (coloboma, cardiopatía congénita, atresia de las coanas, retraso del crecimiento y desarrollo posnatales, anomalías genitourinarias y anomalías de la oreja y el oído, *coloboma, heart defects, atresia of the choanae, retardation of growth/development, genital/urinary defects, and ear anomalies*), el síndrome de Klippel-Feil, etc.).

El rango de afectación puede ir desde la aplasia laberíntica completa hasta la partición incompleta de la cóclea, el acueducto vestibular dilatado o las anomalías de la apertura coclear, siendo la sordera neurosensorial la manifestación con mayor implicación clínica (secundaria a la afectación coclear) (Tabla 14-3):

• La causa más frecuente de alteración ósea que se detecta en los pacientes con HNS la constituye el **acueducto vestibular grande** (que es la porción del laberinto óseo que contiene el conducto y el saco endolinfático). Puede encontrarse como hallazgo aislado o junto con otras anomalías del oído interno (la cóclea aparece afectada en el 75 % de los casos de acueducto vestibular grande). El criterio radiológico más reciente (Cincinnati) para definir un acueducto vestibular agrandado es que su calibre en el plano axial sea ≥ 1 mm en su porción media, o ≥ 2 mm en su porción opercular (apertura). Visualmente, debe sospecharse cuando su calibre sea mayor que el del conducto semicircular posterior adyacente (**Fig. 14-24**).

• Una manifestación que puede encontrarse de manera aislada (aparte de conjuntamente con otras malformaciones concomitantes del oído interno) es la **displasia del conducto semicircular**, a veces de manera incidental, ya que no siempre conlleva pérdida de audición ni síntomas vestibulares. Radiológicamente se manifiesta como un canal ensanchado y más corto de lo normal que confluye con el vestíbulo, con un islote óseo central pequeño o ausente (**Fig. 14-25**).

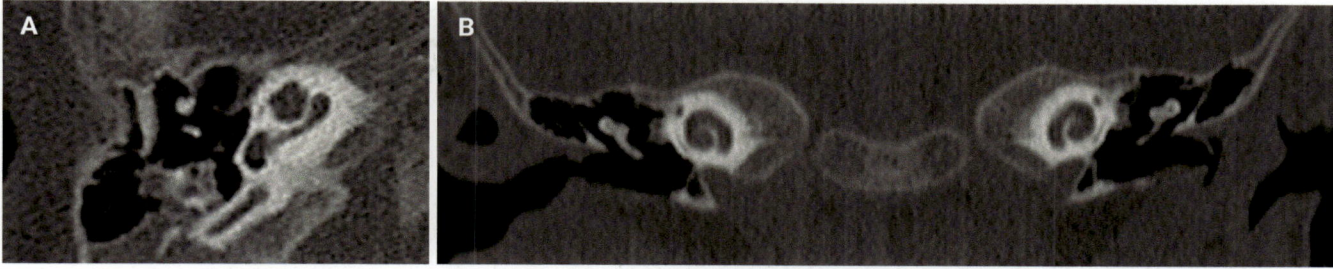

Figura 14-23. Paciente de 1 año de edad con hipoacusia neurosensorial. En las imágenes en el plano axial **(A)** y coronal **(B)** de tomografía computarizada, se visualiza un halo hipodenso curvilíneo junto a la cóclea, más evidente junto a su margen lateral. En este caso, se identifica con más facilidad en el reformateo coronal, bajo la superficie del promontorio coclear. Constituye una variante del desarrollo y no debe confundirse con patología.

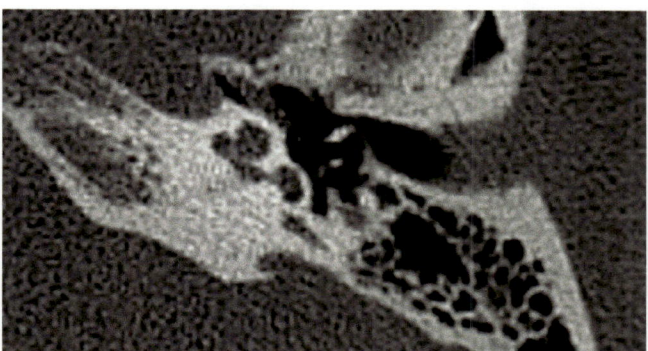

Figura 14-24. Mujer de 45 años con hipoacusia de predominio izquierdo desde la infancia. En la imagen de tomografía computarizada en el plano axial, la cóclea solo contiene una espira y media (en vez de las 2,5 espiras habituales), con ausencia del tabique interescalar entre las espiras media y apical de la cóclea, que dan lugar a una espira basal normal y a dilatación quística de su porción apical (hallazgo denominado «gorra de béisbol»), con mínima repercusión sobre la configuración externa coclear. El modiolo se muestra deficiente. Además, existe dilatación del acueducto vestibular izquierdo (porción media > 1 mm). Los hallazgos son compatibles con partición coclear incompleta de tipo II junto con acueducto vestibular grande.

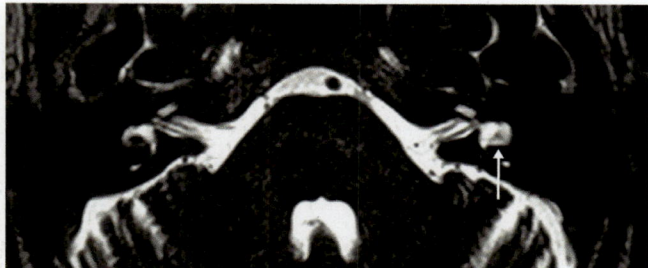

Figura 14-25. Paciente de 40 años con vértigo. En la secuencia de resonancia magnética muy potenciada en T2 (de cisternografía) en el plano axial, se objetiva alteración morfológica en el oído izquierdo con ausencia prácticamente completa del islote óseo central (flecha) del conducto semicircular lateral izquierdo, que se encuentra ampliado y que confluye con el vestíbulo, que también se encuentra levemente ampliado. La cóclea es normal. El resto de las estructuras de ambos laberintos son de morfología e intensidad de señal normales. Los hallazgos son compatibles con displasia aislada del conducto semicircular lateral izquierdo.

- No hay que olvidar que las malformaciones congénitas pueden afectar no solo al oído interno, sino también al propio nervio acústico, que puede ser hipoplásico o, incluso, encontrarse ausente. En la TC, se debe pensar que existe **deficiencia del nervio coclear** cuando se detecta un conducto del nervio coclear disminuido de calibre (se considera estenótico si su diámetro en el punto más estrecho es ≤ 1,7 mm) o un modiolo engrosado. No obstante, el propio nervio acústico solo se va a poder valorar mediante RM, y debe considerarse patológico cuando su diámetro es menor que el del nervio facial (mejor visualizado en el plano sagital oblicuo). Se puede acompañar de otras alteraciones en el oído interno, o de estenosis del CAI (**Fig. 14-26**).

Otro tipo de alteraciones estructurales detectables es la **dehiscencia de los conductos semicirculares**, generalmente, del superior (cuya cobertura ósea se denomina **eminencia arqueada**). La cobertura ósea deficiente del conducto semicircular conduce a la formación de una «tercera ventana» (las dos ventanas anatómicas «normales» son la oval y la redonda), lo que da lugar a un movimiento anormal de endolinfa ante estímulos sonoros o por presión, que debilita la energía acústica y estimula de manera anómala el sistema vestibular, produciendo síntomas cocleares y vestibulares. Se detecta dehiscencia del conducto semicircular superior hasta en el 12 % de las TC de los peñascos, aunque esta prevalencia está sobreestimada comparativamente con los estudios de especímenes de peñascos (donde es de, aproximadamente, el 0,5 %), debido a la resolución espacial de la TC. Como referencia, se debe sospechar la dehiscencia del conducto semicircular superior cuando no se pueda visualizar íntegra su cobertura ósea, para lo cual, resulta de gran utilidad realizar reformateos en los planos de Poschl (perpendicular) y de Stenvers (paralelo) al eje mayor del peñasco (**Fig. 14-27**).

No debe confundirse el concepto de dehiscencia del conducto semicircular con el de **fístula laberíntica** (también llamada **perilinfática**), que corresponde a la comunicación anómala de las estructuras del oído interno (rellenas de líquido) con otras adyacentes, generalmente, con la cavidad del oído medio (llena de aire) a nivel de las ventanas oval o redonda. En este caso, se manifiesta radiológicamente en TC y RM como neumolaberinto, junto con líquido anómalo en los nichos de las ventanas oval y/o redonda. Puede ocurrir en pacientes con colesteatoma coexistente, tras cirugía (cirugía osicular o laberintectomía) o de carácter postraumático.

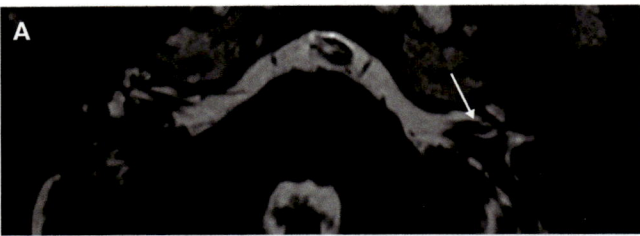

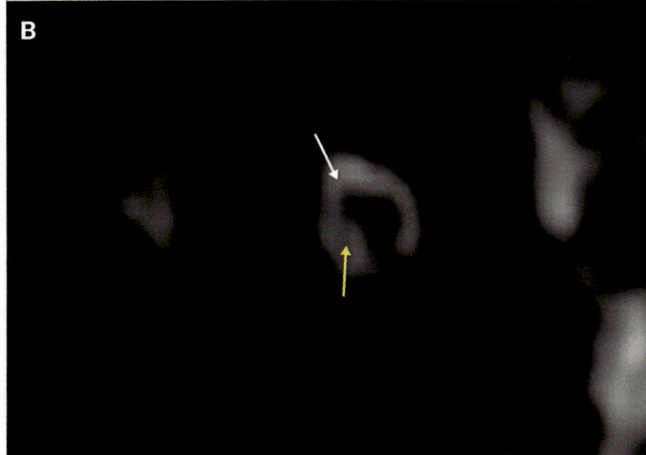

Figura 14-26. Paciente pediátrico que acude para valoración de hipoacusia neurosensorial izquierda. En las imágenes axiales de resonancia magnética muy potenciada en T2 (de cisternografía) **(A)**, se identifica un aparente adelgazamiento del nervio acústico izquierdo, que se confirma en el reformateo oblicuo sagital **(B)**, donde el nervio acústico (flecha blanca) es mucho más delgado que el nervio facial suprayacente (flecha amarilla).

Laberinto membranoso

Por último, una vez establecida la normalidad de la cápsula ótica y del laberinto óseo (preferiblemente, por TC), se debemos evaluar el laberinto membranoso, cuya patología es responsable de la mayoría de casos de HNS, y que se valora mejor con RM (la TC es prácticamente insensible para detectar anomalías membranosas, con excepción de la laberintitis osificante).

Pueden encontrarse alteraciones en la intensidad de señal del laberinto membranoso en los infrecuentes casos de tumores como los schwannomas cocleares o de hemorragia laberíntica o, con mayor frecuencia, en la afectación inflamatoria del laberinto (laberintitis):

- La **laberintitis** puede ocurrir como consecuencia de diseminación intralaberíntica de procesos infecciosos bacterianos o víricos (otomastoiditis aguda, infecciones víricas, generalmente, respiratorias o meningitis), por causas traumáticas o autoinmunitarias. Radiológicamente, se detecta en la RM con CIV como realce del laberinto en secuencias potenciadas en T1.

- En casos muy evolucionados, puede dar lugar a la **laberintitis osificante**, como respuesta de cicatrización, generalmente, tras laberintitls supurativa secundaria a otomastoiditis o meningitis, siendo la causa más frecuente de HNS adquirida en niños. En la RM, se sospecha cuando se pierde la hiperintensidad de señal normal en el laberinto membranoso en las secuencias fuertemente potenciadas en T2 (aunque esto también ocurre en el caso del schwannoma intralaberíntico), y debe corroborarse en la TC, donde se puede ver desde un tenue aumento de densidad mal definido hasta focos de calcificación u obliteración completa del laberinto membranoso por hueso. La porción del laberinto más frecuentemente afectada es la rampa timpánica de la espira basal de la cóclea.

- La hemorragia laberíntica es una causa rara de HNS o vértigo súbito unilateral, y también se asocia a inflamación o traumatismo, así como a tumores y coagulopatías/tratamiento anticoagulante. Se detecta en RM como hiperintensidad de señal intralaberíntica en secuencia T1 basal.

- Los schwannomas intracocleares son tremendamente infrecuentes. Se originan en el módiolo y, en la secuencia de cisternografía, pueden pasar inadvertidos, aunque, en la secuencia potenciada en T1 poscontraste, suelen presentar realce intenso.

Por último, en las exploraciones rutinarias de RM, no se van a detectar alteraciones en relación con **hidropesía endolinfática** o **enfermedad de Ménière**, aunque las secuencias habituales sirven para excluir otras causas potenciales de vértigo o hipoacusia. Si existe sospecha clínica, se debe realizar un protocolo específico que incluya secuencia 3D FLAIR (*fluid attenuated inversion recovery*) pos-CIV o la secuencia 3D inversión-recuperación con reconstrucción real pasadas 4 horas tras la administración de gadolinio intravenoso, o 24 horas tras la administración de contraste «intratimpánico» (en el oído medio por punción transtimpánica). El material de contraste difunde a la perilinfa, pero no a la endolinfa. De esta manera, se podrán diferenciar las estructuras que contienen endolinfa de las que contienen perilinfa dentro del laberinto membranoso.

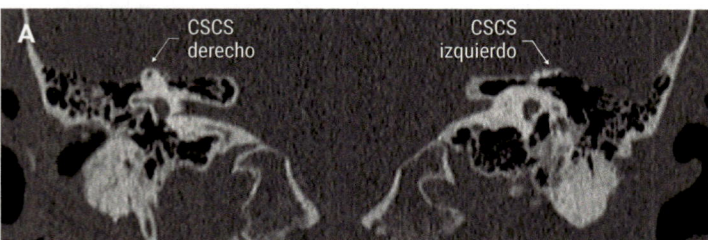
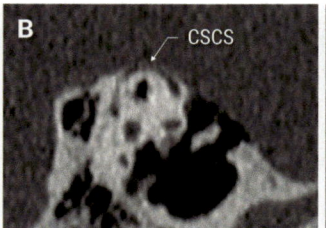
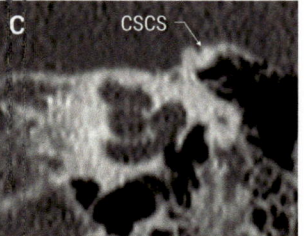

Figura 14-27. Paciente de 50 años con vértigo inducido ante las maniobras de Valsalva. En las imágenes de tomografía computarizada, se detecta falta de cobertura ósea del conducto semicircular superior (CSCS) izquierdo en el plano coronal **(A)**, que posteriormente se confirma en las reconstrucciones siguiendo los planos de Poschl **(B)** y Stenvers **(C)**.

En los pacientes con HNS y/o síntomas vestibulares, la lectura sistemática del oído interno comprende:
- Considerar normal o anormal la densidad de la cápsula ótica para excluir, sobre todo, otoesclerosis (cuyas manifestaciones radiológicas pueden ser muy sutiles y varían en función de la fase en la que se encuentre).
- Valorar la configuración morfológica normal o anómala del laberinto óseo: descartar alteraciones estructurales congénitas, dehiscencia del conducto semicircular o fístula laberíntica.
- Evaluar la densidad/intensidad de señal del laberinto membranoso, para reconocer laberintitis, hemorragia laberíntica o schwannomas intralaberínticos. Se realizará un protocolo específico si se sospecha hidropesía endolinfática (enfermedad de Ménière).
- No hay que olvidarse de valorar datos directos o indirectos de hipoplasia o ausencia del nervio auditivo en el caso de HNS si todos los puntos anteriores son normales.

CONDUCTO AUDITIVO INTERNO Y ÁNGULO PONTOCEREBELOSO

Las lesiones ocupantes más frecuentes en el CAI y el APC son los **schwannomas vestibulares**, que constituyen el 60-90 % de las masas en esta localización. Suelen aparecer entre la cuarta y la sexta décadas de la vida, con excepción de pacientes con neurofibromatosis de tipo 2, donde suelen manifestarse en la tercera década, siendo con frecuencia bilaterales. Suelen originarse en la división inferior del nervio vestibular en cualquier punto del CAI, y se extienden:

- Lateralmente hacia el fondo del CAI. Si alcanzan la apertura coclear (hiato por el que el nervio acústico entra en la cóclea), se correlaciona con mala preservación de la audición tras la cirugía.

- Medialmente hacia el APC (generalmente, expandiendo el poro acústico), formando un ángulo agudo con la superficie del peñasco. Puede llegar a contactar con el tronco del encéfalo, desplazarlo y comprimirlo.

Clínicamente, suelen manifestarse como HNS, acúfeno y alteraciones del equilibrio, debido a la compresión extrínseca del tumor sobre el VIII par craneal, con relativa preservación del nervio facial.

Tanto en TC como en RM, suelen presentar una densidad e intensidad de señal similares al parénquima cerebeloso, y realzan de manera intensa tras la administración de CIV. Cuando son grandes, pueden mostrar cambios quísticos intralesionales. La calcificación y la hemorragia son infrecuentes (con excepción de las lesiones tratadas).

El diagnóstico diferencial principal ha de establecerse con los **meningiomas**. Los datos clave que favorecen el diagnóstico de meningioma sobre el de schwannoma vestibular son: la localización centrada en el APC (excéntricamente respecto al CAI), la falta de expansión del poro acústico y la formación de ángulos obtusos con la pared posterior del peñasco (**Tabla 14-4** y **Fig. 14-28**).

En ocasiones, en secuencias de alta resolución, puede encontrarse leve engrosamiento nodular e hipercaptación en la cara lateral del CAI, que puede plantear la duda de si corresponde al **ganglio vestibular (de Scarpa) normal** o si, por el contrario, se trata de un schwannoma vestibular incipiente. Generalmente, el ganglio de Scarpa tiene una morfología fusiforme y un grosor de hasta 1,3 mm, y realza de manera bilateral y simétrica comparativamente con el CAI contralateral. En los casos en que persista la duda (sobre todo, si existe sintomatología), se debe realizar control evolutivo.

Otra estructura anatómica que puede realzar de manera habitual en las exploraciones de RM del CAI tras la administración de CIV es el nervio facial, generalmente, en la

Tabla 14-4. Hallazgos diferenciadores entre schwannoma y meningioma del conducto auditivo interno-ángulo pontocerebeloso (CAI-APC)

	Localización	CAI	Ángulo con la pared posterior del peñasco	Calcificación intralesional
Schwannoma	Centrada en el CAI	Remodela el CAI	Ángulo agudo	Casi nunca se calcifica (solo si ha sido tratado previamente)
Meningioma	Centrada en el APC	No remodela el CAI	Ángulo obtuso	Puede calcificarse

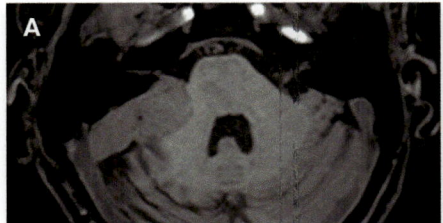 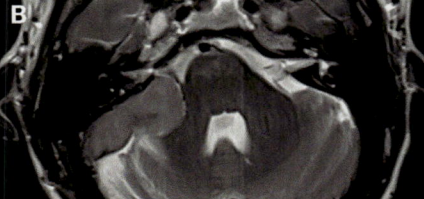 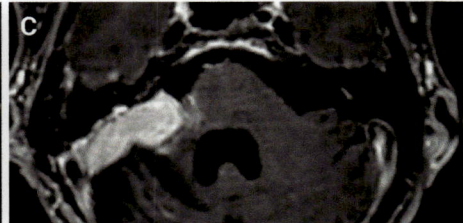

Figura 14-28. Lesión sólida de características extraaxiales en la cisterna del ángulo pontocerebeloso (APC) derecho ligeramente hipointensa respecto al parénquima en la imagen potenciada en T1 sin contraste intravenoso (CIV) **(A)**, ligeramente hiperintensa en T2 **(B)** y con intenso realce homogéneo tras la administración de CIV **(C)**. La lesión impronta sobre la protuberancia y el pedúnculo cerebeloso medio adyacentes y presenta amplio contacto con la superficie posterior del peñasco. La lesión es compatible con meningioma del APC, que se insinúa discretamente en el poro acústico ipsilateral sin ensancharlo.

primera rodilla o distalmente a ella (incluyendo la segunda rodilla y el segmento mastoideo), debido a la presencia de plexos venosos perineurales.

No obstante, si se identifica realce lineal de sus porciones intracanalicular o laberíntica, se debe descartar patología como **neuritis vírica (parálisis de Bell)**, que clínicamente da lugar a parálisis facial de comienzo agudo y rápidamente progresivo. En el 80 % de las ocasiones, los síntomas remiten espontáneamente en las primeras tres semanas.

En el caso de que el realce sea de morfología nodular, se debe sospechar **diseminación leptomeníngea** de etiología neoplásica.

En el estudio sistemático de RM de la fosa posterior, es muy recomendable incluir imágenes axiales en DWI para excluir la posibilidad de **quiste epidermoide,** que en el resto de secuencias habituales (y en la TC) puede pasar con frecuencia desapercibido, dado que es isodenso al LCR en TC, e isointenso o levemente hiperintenso respecto al LCR tanto en T1 como en T2, y no realza con CIV. En T2 FLAIR, no se anula completamente su señal, lo cual puede ayudar en su detección, pero, en secuencias potenciadas en difusión, son muy evidentes por presentar marcada restricción a la difusión del agua libre, dada su composición (están constituidos por queratina descamada rodeada de epitelio escamoso estratificado, al igual que los colesteatomas). Constituyen la tercera causa de lesiones en el APC.

En la valoración del CAI, hay que recordar lo siguiente:
- La lesión más frecuente del APC es el schwannoma vestibular.
- El nervio facial puede presentar realce tras la administración de gadolinio, generalmente, en el fondo del CAI y en las rodillas anterior y posterior.
- En ocasiones, resulta difícil distinguir el ganglio vestibular de un schwannoma vestibular incipiente en las secuencias de cisternografía, por lo que, en caso de dudas, se deberán realizar controles evolutivos.
- El protocolo de CAI debe incluir la secuencia DWI para evitar pasar por alto la posibilidad de quiste epidermoide.

BASE DEL CRÁNEO

Durante la lectura sistemática de las exploraciones de la base del cráneo, se van a encontrar frecuentemente distintas manifestaciones radiológicas tanto del clivus como de los peñascos

que pueden generar dudas acerca de si se trata de patología o si, por el contrario, son variantes normales o de entidades sin relevancia clínica (seudolesiones).

La intensidad de señal de la médula ósea en el clivus (al igual que en el peñasco) varía entre distintos pacientes. Al igual que en el resto de estructuras óseas del organismo, la proporción de médula ósea grasa que contiene aumenta con la edad. Por tanto, en secuencias potenciadas en T1, resulta esperable encontrar mayor hiperintensidad de señal en su interior en pacientes de edad más avanzada.

Además, hay que estar familiarizados con una variante anatómica que puede confundir con patología, la **lesión grasa benigna esfenoidal** o neumatización detenida del esfenoides. Corresponde a una lesión grasa dentro del esfenoides, generalmente, adyacente a la pared posterior del seno esfenoidal, de contornos esclerosos bien definidos. La clave para no malinterpretarla como displasia fibrosa quística o cordoma es precisamente el contenido graso en su interior, que puede detectarse tanto en TC como en RM (**Fig. 14-29**).

Respecto al peñasco, existen estructuras anatómicas y variantes de la normalidad que pueden inducir a error:

- Dos seudolesiones del peñasco que con frecuencia pueden ser confundidas con fracturas son el **canal subarqueado** y el **canal singular,** que corresponden a dos estructuras anatómicas normales (**Fig. 14-30**).
- Una seudolesión que con frecuencia puede crear confusión es la **neumatización asimétrica** entre ambos peñascos, que se presenta en el 5-10 % de la población. Generalmente (en el 60 % de las ocasiones), los peñascos contienen médula ósea, cuya intensidad de señal va a seguir la intensidad de señal de la grasa en todas las secuencias, con trabéculas óseas conservadas en TC, y sin condicionar expansión ósea. Si, por el contrario, se encuentran neumatizados (en el 33 % de los casos), mostrará celdillas con contenido aéreo, aunque, en ocasiones, esas celdas aéreas pueden contener líquido sin expandirlas, dando lugar a *a*trapamiento **líquido inespecífico.** En el 7 % de las ocasiones, los ápices petrosos pueden ser esclerosos (**Figs. 14-31** y **14-32**).

Además, en el caso de que el peñasco esté neumatizado, pueden aparecer verdaderas lesiones:

- El **mucocele,** secundario a la obstrucción posinflamatoria del drenaje de alguna celdilla aérea, que da lugar a una lesión ósea expansiva infrecuente. En la TC, presenta paredes lisas

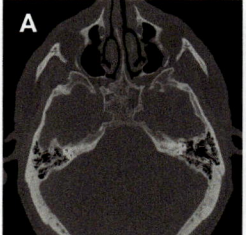
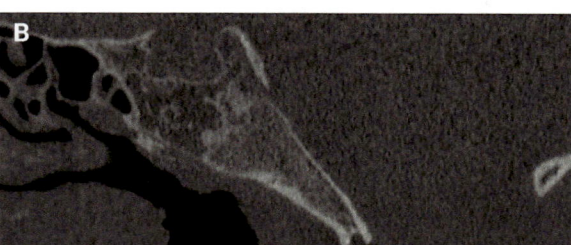
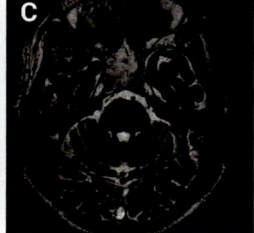
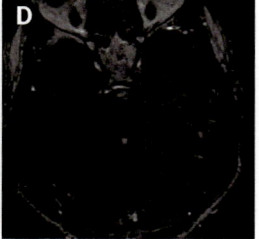

Figura 14-29. Hallazgo casual detectado en tomografía computarizada (**A** y **B**). Se observa una lesión heterogénea de márgenes esclerosos y bien definidos en el cuerpo del esfenoides, con áreas hipodensas en su interior, que no distorsiona los conductos carotídeos adyacentes. Inicialmente, se sospechó displasia fibrosa quística. No obstante, en imágenes de resonancia magnética potenciadas en T2 (**C**) y T1 (**D**), se pone de manifiesto el contenido intralesional de comportamiento graso en todas las secuencias, por lo que corresponde a una lesión adiposa benigna esfenoidal.

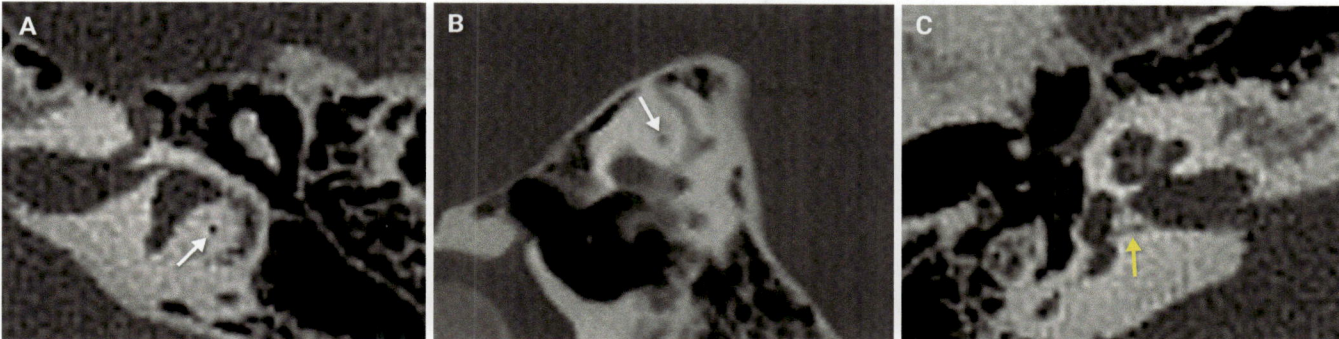

Figura 14-30. Imágenes de tomografía computarizada en el plano axial **(A y C)**, donde se identifican los canales subarqueado (flecha blanca) y singular (flecha amarilla). Contienen la arteria subarqueada y el nervio singular, respectivamente. En el reformateo de Poschl **(B)**, paralelo al conducto semicircular superior, se identifica claramente el canal subarqueado, que discurre entre las dos cruras del conducto semicircular superior. No deben confundirse con fracturas óseas.

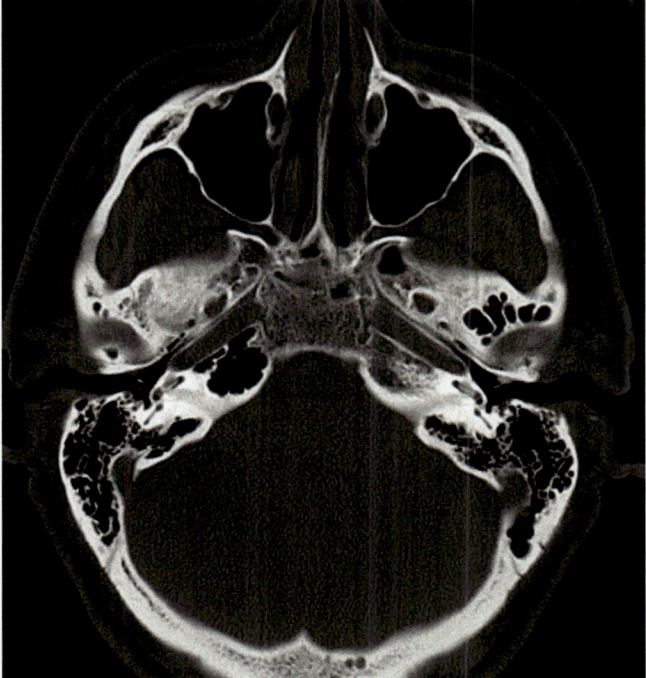

Figura 14-31. Tomografía computarizada de los peñascos sin contraste intravenoso en el plano axial. Se identifica neumatización asimétrica de ambos peñascos en la región de los ápices como variante de la normalidad.

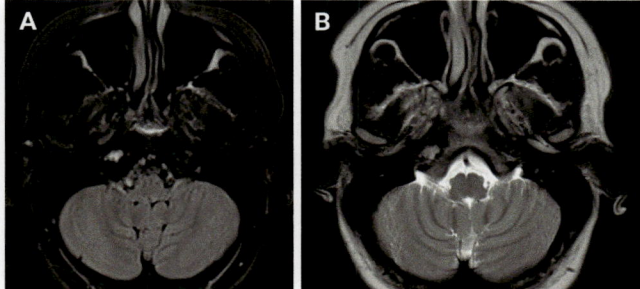

Figura 14-32. Resonancia magnética axial potenciada en T2 FLAIR (*fluid attenuated inversion recovery*) con saturación grasa **(A)** y T2 **(B)**. Se identifica contenido hiperintenso correspondiente a secreciones retenidas en ambos ápices petrosos (de predominio derecho) como hallazgo incidental.

y, en la RM, es hipointenso o isointenso en T1 e hiperintenso en T2, sin realce tras la administración de CIV.

• Hay que distinguirlo de la lesión más frecuente del ápex petroso, el **granuloma de colesterol**, que aparece en pacientes con ápex neumatizados y antecedentes previos de otitis media de larga evolución. También da lugar a una lesión ósea expansiva de aspecto quístico, pero, en este caso, se muestra en RM hiperintensa tanto en T1 como en T2 debido a la presencia de colesterol y de restos hemáticos, y tampoco realza con CIV.

• Dado que las cavidades aéreas del peñasco neumatizado se encuentran en comunicación directa con la caja timpánica y con las celdillas mastoideas, puede existir propagación de procesos infecciosos hacia el ápex petroso, como en el caso de la OMA, dando lugar a **apicitis** o **petrositis**

apical. En este caso, en las pruebas de imagen, se evidencia contenido líquido en el interior de las celdillas neumatizadas, junto con realce periférico del peñasco afectado en las exploraciones poscontraste e, incluso, realce de la duramadre o de los pares craneales adyacentes si se acompaña de meningitis. Dada su proximidad anatómica con el *cavum* de Meckel y con el canal de Dorello, clínicamente puede manifestarse como dolor facial y retroorbitario, junto con parálisis del nervio *abducens* (síndrome de Gradenigo). En el caso de que, además, se obstruya el drenaje de las celdillas aéreas apicales, se puede formar un **absceso purulento**, con realce periférico y restricción a la difusión en RM. En casos evolucionados, puede existir incluso destrucción ósea.

Otro tipo de lesiones del desarrollo que puede aparecer en los peñascos (independientemente de si están o no neumatizados) es el **colesteatoma,** generalmente, de causa congénita por atrapamiento de restos ectodérmicos durante la embriogénesis. Corresponden al 4-9 % de lesiones en el ápex petroso, y presentan unas características en imagen similares a las descritas en el caso de los colesteatomas del oído medio. En DWI, muestran restricción a la difusión, lo que permite diferenciarlo del resto de lesiones apicales.

En raras ocasiones, puede producirse una afectación erosiva benigna del peñasco, que puede malinterpretarse como una lesión de mayor agresividad: el **cefalocele del ápex petroso.**

Tabla 14-5. Características más distintivas de las seudolesiones y lesiones del desarrollo del ápex petroso	
Lesión	**Característica en imagen**
Neumatización asimétrica	La médula ósea grasa tiene la misma intensidad de señal que la grasa en todas las secuencias de resonancia magnética
Atrapamiento de líquido	Contenido líquido sin expansión ósea
Mucocele	Contenido líquido con expansión ósea
Granuloma de colesterol	Hiperintenso en T1 con expansión ósea
Colesteatoma	Restricción en difusión
Cefalocele	Isointenso al líquido cefalorraquídeo en todas las secuencias

Parece producirse como consecuencia de la hipertensión intracraneal crónica, por transmisión del incremento de presión a través del poro trigeminal patente a la cisterna de Meckel, lo que puede provocar protrusión de la meninge hacia el peñasco adyacente (normalmente, de manera bilateral), dando lugar a hipoacusia y, a veces, a otorrea líquida de LCR. En las pruebas de imagen, se manifiesta como erosión del peñasco sin signos de agresividad en continuidad directa con el *cavum* de Meckel, cuyo contenido sigue la densidad o intensidad de señal del LCR en todas las secuencias. Resulta de utilidad buscar otro posible signo concomitante asociado, como la silla turca parcialmente vacía.

La **tabla 14-5** refleja los hallazgos más distintivos de las seudolesiones y de las lesiones del desarrollo más características del ápex petroso.

Las estructuras de la base del cráneo también son asiento de lesiones neoplásicas, ya sea por contigüidad (como en el caso del carcinoma nasofaríngeo), por diseminación metastásica (el peñasco es la parte del hueso temporal más frecuentemente afectada) o como consecuencia de lesiones primarias. Dentro de estas últimas, cabe reseñar dos entidades que a veces resultan difíciles de diferenciar entre sí, el cordoma y el condrosarcoma:

- El **cordoma** es un tumor raro que se origina en remanentes notocordales, por lo que puede aparecer desde la base del cráneo hasta el sacro. Cuando afectan a la base craneal, suelen ser lesiones destructivas de línea media originadas en el clivus (próximo a la sincondrosis esfenobasilar = esfenooccipital), aunque pueden extenderse lateralmente y afectar a los peñascos. Tienden a protruir posteriormente hacia la cisterna prepontina, improntando sobre la protuberancia. Dada su composición heterogénea, en la TC presentan focos de calcificación que corresponden a trabéculas de hueso fragmentado, junto con áreas hipodensas que corresponden a tejido gelatinoso. En RM, son predominantemente hipointensas en T1 (aunque pueden existir focos hiperintensos debido a hemorragia o contenido mucoide) y marcadamente hiperintensas en T2, con realce variable tras la administración de CIV, que característicamente muestra un patrón en panal.
Aparecen, generalmente, en menores de 40 años y, aunque son localmente agresivos, no tienden a metastatizar. No

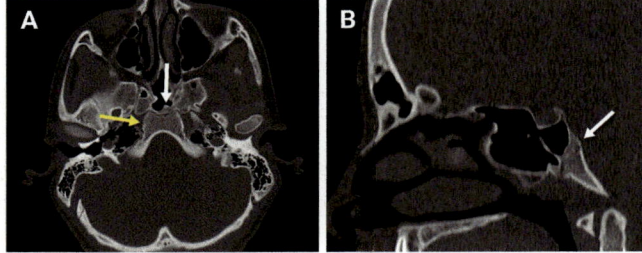

Figura 14-33. Sincondrosis esfenobasilar (flecha blanca) y petrooccipital (flecha amarilla) en los planos axial **(A)** y sagital **(B)**.

obstante, si se dan en la edad pediátrica, son clínicamente más agresivos.
Existe un tipo de resto ectópico notocordal benigno en la región retroclival que aparece en el 2 % de la población: la *ecchordosis physaliphora*. Presenta un componente en la cisterna prepontina con densidad/intensidad de señal similar al LCR, conectada al clivus por un pedículo. A veces, presenta asociado otro componente clival, que se manifiesta como una lesión lítica de márgenes esclerosos, generalmente, hipointenso en T1 respecto a la médula ósea del clivus. Puede distinguirse del cordoma por la ausencia de realce y porque no tiende a crecer (**Figs. 14-33** y **14-34**).

- El **condrosarcoma** es una lesión rara que se origina en remanentes cartilaginosos localizados en las sincondrosis craneales; por tanto, aparecen típicamente en las sincondrosis petroclival (= petrooccipital) y petroesfenoidal, centrados fuera de la línea media. En la TC, se manifiestan como lesiones destructivas con calcificación de aspecto condroide en arcos y en anillos. En RM, presentan intensidad de señal baja o intermedia en T1 y son hiperintensos en T2. Muestran distintos grados de realce con CIV (**Fig. 14-35**).

Por último cabe reseñar que existen otras múltiples patologías inflamatorias (p. ej., osteomielitis), displasias óseas (displasia fibrosa, enfermedad de Paget), tumores benignos (p. ej., condroma) o tumores malignos (linfoma, plasmocitoma, etc.) que pueden afectar a la base del cráneo, al igual que al resto de estructuras óseas del organismo, aunque no resultan tan características por su localización como las anteriormente descritas (**Fig. 14-36**).

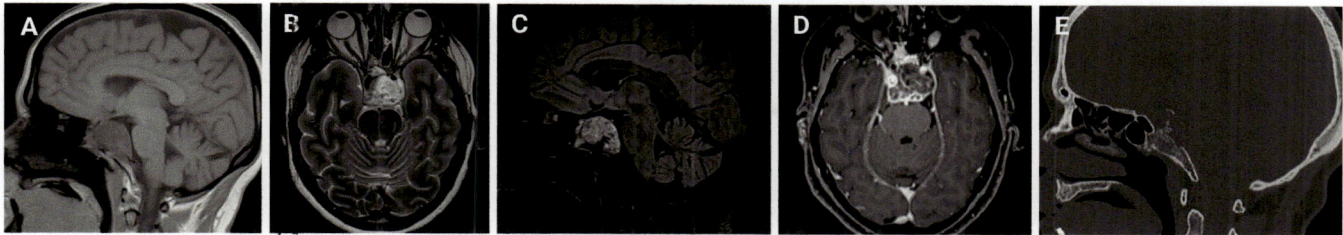

Figura 14-34. Imágenes de resonancia magnética en T1 en el plano sagital **(A)**, en T2 en el plano axial **(B)**, en T2 FLAIR (*fluid attenuated inversion recovery*) con saturación grasa en el plano sagital **(C)** y en T1 en el plano axial tras la administración de contraste intravenoso (CIV) **(D)**. Lesión destructiva en la línea media de la base craneal originada en el clivus, hipointensa en T1 y marcadamente hiperintensa en T2, con realce «en panal» tras la administración de CIV, correspondiente a cordoma clival. En la reconstrucción sagital en ventana ósea de la tomografía computarizada de la misma paciente **(E)**, se identifica mejor la afectación destructiva ósea.

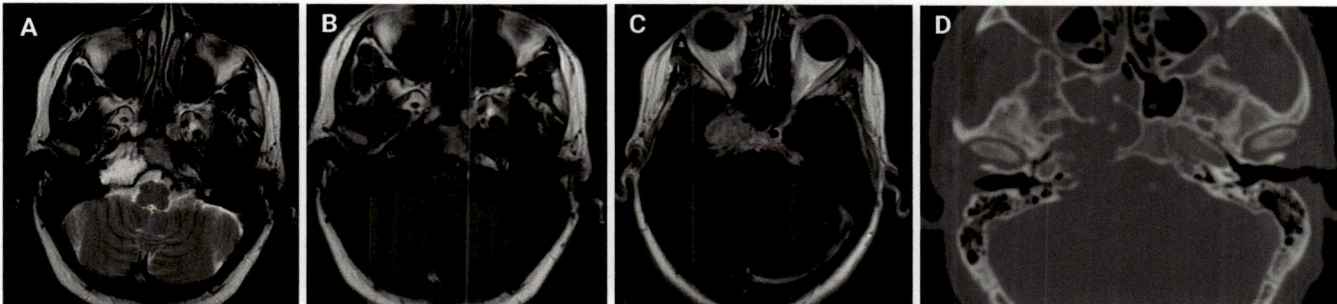

Figura 14-35. En las imágenes axiales potenciadas en T2 **(A)** y T1 antes **(B)** y después **(C)** de la administración de contraste intravenoso (CIV), se observa una lesión sólida en la parte central de la base del cráneo, centrada fuera de la línea media. Es hipointensa en T1, hiperintensa en T2 y realza intensamente tras la administración de CIV. En la imagen de tomografía computarizada en el plano axial **(D)**, se confirma la naturaleza destructiva de la lesión, con pequeñas calcificaciones de aspecto condroide en arcos y en anillos intralesionales.

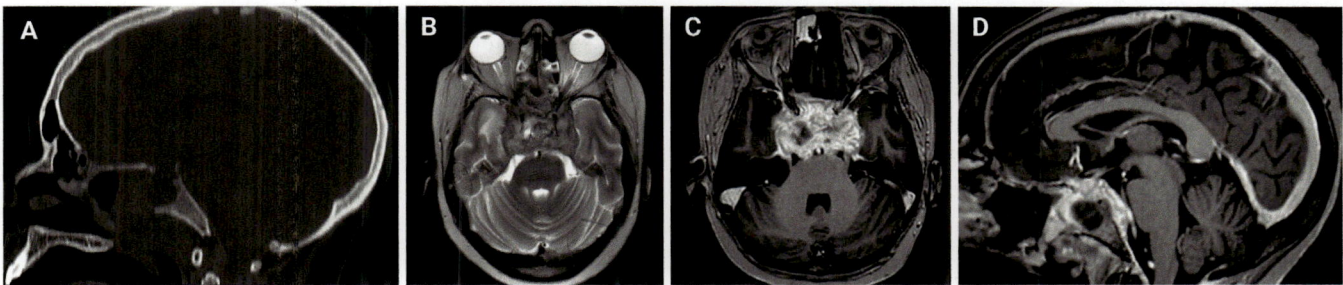

Figura 14-36. Paciente de 33 años con antecedente personal de leiomiosarcoma en el miembro inferior izquierdo. En la imagen de tomografía computarizada sagital **(A)**, se observa una gran lesión destructiva con degeneración quístico-necrótica intralesional centrada en el cuerpo del esfenoides. En las imágenes de resonancia magnética potenciadas en T2 en el plano axial **(B)** y en T1 tras la administración de contraste intravenoso en el plano axial **(C)** y en el plano sagital **(D)**, se observa que la masa engloba el quiasma, el segmento terminal de ambas arterias carótidas internas y proximal de ambas arterias cerebrales medias, e invade la silla turca y ambos senos cavernosos. La masa fue biopsiada y se confirmó metástasis de leiomiosarcoma en la base craneal.

 PUNTOS CLAVE

- En la interpretación de imágenes de la base del cráneo, hay que tener en cuenta lo siguiente:
- Tanto el clivus como el peñasco pueden tener distintas apariencias normales que no hay que confundir con patología.
- La lesión más frecuente del ápex petroso es el granuloma de colesterol.

- El cordoma suele originarse en la línea media, mientras que el condrosarcoma tiene su epicentro fuera de la línea media.
- El peñasco es la porción del hueso temporal donde asientan con mayor frecuencia las metástasis óseas.

BIBLIOGRAFÍA

Erdem E, Angtuaco EC, Van Hemert R, Park JS, Al-Mefty O. Comprehensive review of intracranial chordoma. Radiographics. 2003;23(4):995-1009.

Fatterpekar GM, Doshi AH, Dugar M, Delman BN, Naidich TP, Som PM. Role of 3D CT in the evaluation of the temporal bone. Radiographics. 2006;26 Suppl 1:S117-32.

Heilbrun ME, Salzman KL, Glastonbury CM, Harnsberger HR, Kennedy RJ, Shelton C. External auditory canal cholesteatoma: clinical and imaging spectrum. AJNR Am J Neuroradiol. 2003;24(4):751-6.

Joshi VM, Navlekar SK, Kishore GR, Reddy KJ, Kumar ECV. CT and MR imaging of the inner ear and brain in children with congenital sensorineural hearing loss. Radiographics. 2012;32(3):683-98.

Juliano AF, Ginat DT, Moonis G. Imaging review of the temporal bone: part I. Anatomy and inflammatory and neoplastic processes. Radiology. 2013;269(1):17-33.

Juliano AF, Ginat DT, Moonis G. Imaging review of the temporal bone: part II. Traumatic, postoperative, and noninflammatory nonneoplastic conditions. Radiology. 2015;276(3):655-72.

Juliano AF, Ting EY, Mingkwansook V, Hamberg LM, Curtin HD. Vestibular aqueduct measurements in the 45° oblique (Pöschl) plane. AJNR Am J Neuroradiol. 2016;37(7):1331-7.

Lee TC, Aviv RI, Chen JM, Nedzelski JM, Fox AJ, Symons SP. CT grading of otosclerosis. AJNR Am J Neuroradiol. 2009;30(7):1435-9.

Lin EP, Crane BT. The management and imaging of vestibular schwannomas. AJNR Am J Neuroradiol. 2017;38(11):2034-43.

Mehnert F, Beschorner R, Küker W, Hahn U, Nägele T. Retroclival ecchordosis physaliphora: MR imaging and review of the literature. AJNR Am J Neuroradiol. 2004;25(10):1851-5.

Moore KR, Fischbein NJ, Harnsberger HR, Shelton C, Glastonbury CM, White DK, et al. Petrous apex cephaloceles. AJNR Am J Neuroradiol. 2001;22 (10):1867-71.

Naganawa S, Koshikawa T, Iwayama E, Fukatsu H, Ishiguchi T, Ishigaki T, et al. MR imaging of the enlarged endolymphatic duct and sac syndrome by use of a 3D fast asymmetric spin-echo sequence: volume and signal-intensity measurement of the endolymphatic duct and sac and area measurement of the cochlear modiolus. AJNR Am J Neuroradiol. 2000;21(9):1664-9.

Osborn AG, Preece MT. Intracranial cysts: radiologic-pathologic correlation and imaging approach. Radiology. 2006;239(3):650-64.

Persaud RAP, Hajioff D, Thevasagayam MS, Wareing MJ, Wright A. Keratosis obturans and external ear canal cholesteatoma: how and why we should distinguish between these conditions. Clin Otolaryngol Allied Sci. 2004;29(6):577-81.

Phillips GS, LoGerfo SE, Richardson ML, Anzai Y. Interactive web-based learning module on CT of the temporal bone: anatomy and pathology. Radiographics. 2012;32(3):85-105.

Razek AA, Huang BY. Lesions of the petrous apex: classification and findings at CT and MR imaging. Radiographics. 2012;32(1):151-73.

Saat R, Laulajainen-Hongisto AH, Mahmood G, Lempinen LJ, Aarnisalo AA, Markola AT, et al. MR imaging features of acute mastoiditis and their clinical relevance. AJNR Am J Neuroradiol. 2015;36(2):361-7.

Trojanowska A, Drop A, Trojanowski P, Rosińska-Bogusiewicz K, Klatka J, Bobek-Billewicz B. External and middle ear diseases: radiological diagnosis based on clinical signs and symptoms. Insights Imaging. 2012;3(1):33-48.

Sanghan N, Chansakul T, Kozin ED, Juliano AF, Curtin HD, Reinshagen KL. Retrospective review of otic capsule contour and thickness in patients with otosclerosis and individuals with normal hearing on CT. AJNR Am J Neuroradiol. 2018;39(12):2350-5.

Vázquez E, Castellote A, Piqueras J, Mauleon S, Creixell S, Pumarola F, et al. Imaging of complications of acute mastoiditis in children. Radiographics. 2003;23(2):359-72.

Fracturas del macizo facial

15

M. E. Santos Armentía

OBJETIVOS

- Definir el traumatismo facial: describir el traumatismo y diferenciar los distintos patrones de fractura de las estructuras anatómicas de la región craneofacial, así como sus implicaciones clínicas.
- Identificar la anatomía relevante: reconocer las principales estructuras anatómicas implicadas en el traumatismo facial, incluyendo huesos craneales, huesos faciales, articulaciones temporomandibulares, senos paranasales y cavidad oral. Analizar cómo la interconexión de estas estructuras aumenta la complejidad de las lesiones.
- Clasificar las fracturas: aprender a clasificarlas, diferenciar entre fracturas faciales simples y complejas, luxaciones, contusiones, laceraciones y lesiones asociadas a tejidos blandos y región dentoalveolar. Explorar las escalas de clasificación utilizadas en la evaluación clínica.
- Evaluar los signos y síntomas: familiarizarse con los signos clínicos comunes del traumatismo facial, como deformidades, hematomas, crepitación ósea, epistaxis y alteraciones visuales. Comprender cómo estos signos pueden indicar la extensión y la gravedad de las lesiones.
- Aplicar métodos de diagnóstico: conocer las técnicas diagnósticas utilizadas en la evaluación del traumatismo facial, como radiografías y tomografías computarizadas. Comprender cuándo y por qué se utilizan diferentes métodos según la naturaleza de la lesión.
- Introducir principios de manejo inicial: adquirir conocimientos sobre los principios básicos de manejo de pacientes con traumatismo facial en la fase inicial, incluyendo la valoración de la vía aérea y de hemorragias. Reconocer la importancia de la colaboración interdisciinaria en la atención al paciente traumatizado.

INTRODUCCIÓN

Muchos pacientes atendidos en los departamentos de urgencias tienen traumatismos faciales (**e-Fig. 15-1**). En estos pacientes, las fracturas faciales, en ocasiones, pueden pasar desapercibidas debido a que el paciente puede sufrir traumatismos a varios niveles (paciente politraumatizado); en estos casos, el médico responsable se preocupa más del resto de la exploración que de la región facial. A veces, los pacientes no cooperan (por bajo nivel de consciencia, por consumo de tóxicos, etc.) y lo único que se objetiva es aumento de partes blandas facial.

Aunque algunos autores afirman que una adecuada exploración física de la cara descarta de forma fiable las fracturas en algunos pacientes, el examen físico por sí solo no puede clasificar las lesiones faciales. La imagen es fundamental para valorar qué estructuras anatómicas están afectadas. Gracias a su amplia disponibilidad, la tomografía computarizada (TC) es el estándar de referencia para la imagen facial.

 La TC es el estándar de referencia para la imagen facial.

En pacientes politraumatizados, la TC facial puede adquirirse a la vez que el resto de TC cerebral, cervical y tora-

coabdominopélvica y, en los traumatismos de bajo impacto, puede realizarse únicamente una TC facial o una TC craneofaciocervical, según el grado de sospecha clínica de afectación intracraneal o cervical.

Incluso en traumatismos tradicionalmente diagnosticados con radiografía simple, como ocurre con las fracturas mandibulares, la TC es más sensible y puede detectar fracturas que pasan desapercibidas en la radiografía. A los cirujanos, a menudo, las imágenes tridimensionales les ayudan mucho a planificar operaciones para restaurar la alineación y corregir deformidades estéticas y, ocasionalmente, también pueden ser útiles para los radiólogos, porque proporcionan una vista resumida del tercio medio facial, que, como se verá más adelante, es muy complejo.

En la cara, hay un esqueleto óseo que tiene que dar soporte a estructuras anatómicas importantes, como son los globos oculares y todas las estructuras intraorbitarias, así como parte del aparato respiratorio y digestivo, los dientes y los senos paranasales. Por lo tanto, esta cirugía es un verdadero reto, cuyo objetivo es que el paciente quede funcionalmente lo mejor posible. Además, la cara tiene una gran visibilidad y es importante también que estéticamente quede lo más restaurada posible.

En la región facial hay 14 huesos, seis pares y dos impares, con puntos de procedencia anatómicos y desarrollo embriológico específicos. Estos huesos incluyen: dentro de los pares, los cornetes nasales inferiores, los huesos nasales, los maxilares, los huesos palatinos, los huesos lagrimales y los huesos cigomáticos; dentro de los impares, la mandíbula y el vómer. Hay suturas que, en ocasiones, es difícil diferenciar de fracturas, y hay variantes de la normalidad, más frecuentes en la pirámide nasal, que pueden complicar mucho la valoración de la patología traumática facial.

Sin embargo, es importante conocer la anatomía, pero ¿es práctico para el cirujano recibir un informe donde figuren todos y cada uno de los huesos fracturados? A la hora de reconstruir una fractura facial, una enumeración de cada una de las fracturas no tiene ningún sentido, ya que esto no ayudará a los cirujanos a ver la fractura facial como un «todo» y planificar su acto quirúrgico. Es mucho más práctico hacer un abordaje funcional: ver la cara como una estructura, como si fuera el esqueleto de un edificio en el que dentro de cada una de las partes se sitúa una estructura anatómica funcional, ya que el objetivo de la cirugía va a ser precisamente restaurar ese esqueleto funcional, de forma que antes de la cirugía ya tengan claro cuál es la parte anatómica afectada y así puedan ir directamente a restaurar su función y su apariencia estética.

La interpretación de las imágenes es importante para planificar la cirugía en pacientes con traumatismo facial. Para asegurar una comunicación eficiente entre los radiólogos y los cirujanos, es interesante utilizar esquemas de clasificación con los que los cirujanos están familiarizados. Para esto, se han propuesto abordajes diferentes: la clasificación propuesta por el grupo AO (Arbeitsgemeinshaft für Osteosynsthesefragen [Asociación del Grupo de Trabajo para el Estudio de la Fijación Interna de las Fracturas]), la teoría de los contrafuertes y la clasificación en tercios faciales.

> Para facilitar la descripción de las fracturas faciales a los cirujanos, se han propuesto diferentes clasificaciones; entre ellas, las más comúnmente utilizadas son las del grupo AO, la basada en la teoría de los contrafuertes y la de los tercios faciales.

CLASIFICACIÓN DE LAS FRACTURAS DEL MACIZO FACIAL

A continuación de describen las tres clasificaciones mencionadas: la clasificación del grupo AO, la basada en la teoría de los contrafuertes y la de los tercios faciales.

Clasificación de las fracturas del grupo AO

El grupo AO ha propuesto un sistema para clasificar fracturas craneomaxilofaciales en adultos en módulos anatómicos dispuestos en una jerarquía con tres niveles de precisión para describir estas lesiones en términos de complejidad y detalles:

- Nivel 1: es el más básico; solo describe si hay fracturas en cuatro unidades anatómicas: mandíbula, cara media, base del cráneo y bóveda craneal.
- Nivel 2: describe la ubicación de las fracturas en detalle dentro de regiones específicas de la mandíbula, tercio

medio facial central y lateral, órbita interna, base del cráneo endocraneal y exocraneal, y bóveda craneal.
- Nivel 3: proporciona aún más detalles sobre la ubicación de la lesión, centrándose en la morfología (fragmentación, desplazamiento y defectos óseos) dentro de subregiones específicas.

Añaden, además, un nivel 4 de codificación para investigación.

La clasificación del grupo AO de momento no está ampliamente instaurada, pero parece prometedora.

Clasificación de las fracturas por la teoría de los contrafuertes

Por otra parte, se ha propuesto la teoría de los contrafuertes, que consiste en simplificar toda la compleja región esquelética facial en una estructura similar a la de un edificio, con pilares y con vigas: cuatro líneas horizontales son «las vigas» y otras cuatro líneas verticales son «los pilares», que hacen un armazón para sostener las estructuras vitales que hay en ellas. Cuando se dañan los contrafuertes, se puede modificar la configuración de la cara y alterar su función y, por lo tanto, es necesaria la fijación quirúrgica. Estos contrafuertes se han propuesto porque, cuando se dañan, tienen un grosor suficiente para colocar sobre ellos pequeñas placas y tornillos para restaurar la anatomía tras la cirugía. De esta forma, el cirujano realineará la fractura, en caso de que sea necesario y, posteriormente, colocará una placa en el contrafuerte roto para volver a restaurar el armazón o estructura tridimensional dañada.

Los contrafuertes verticales (los pilares) conectan las estructuras de la cara a la base del cráneo. Son cuatro: maxilar medial, maxilar lateral, maxilar posterior y mandibular (**Fig. 15-2**).

Los contrafuertes horizontales (las vigas) con el maxilar superior, el maxilar inferior, el mandibular superior y el mandibular inferior (**Fig. 15-3**).

Clasificación de las fracturas en los tercios superior, medio e inferior

Por otra parte, algunos cirujanos prefieren una clasificación diferente, no tan estructurada, que simplemente divide el esqueleto facial en los tercios superior, medio e inferior. Luego, dentro de cada uno de estos tercios, las fracturas tienen características propias de cada una de ellas.

EVALUACIÓN DE LAS FRACTURAS FACIALES

Por lo tanto, ¿qué hay que valorar en las fracturas faciales?

Desde un punto de vista práctico, a continuación, se propone el siguiente esquema: en primer lugar, y por orden de importancia, hay que evaluar si el paciente presenta lesiones traumáticas directas o indirectas que comprometan la vida del paciente. En segundo lugar, saber identificar las fracturas. Por último, hacer una clasificación de las fracturas con las características generales de todas ellas y las características específicas de cada una.

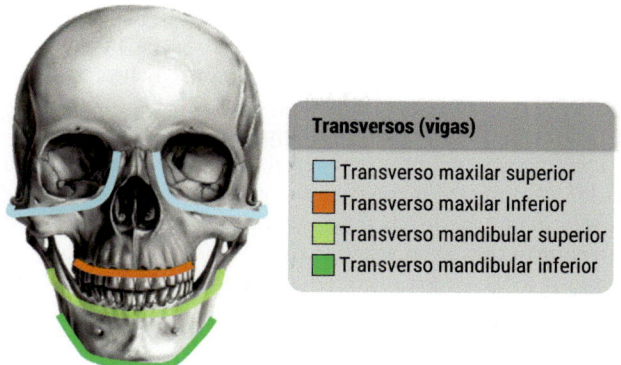

Figura 15-2. Clasificación de las fracturas por la teoría de los contrafuertes: esquema de los contrafuertes horizontales.

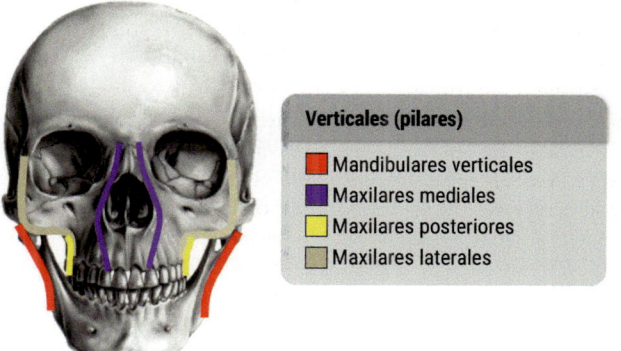

Figura 15-3. Clasificación de las fracturas por la teoría de los contrafuertes: esquema de los contrafuertes verticales.

 Por lo tanto, se debe evaluar por este orden: 1) detectar situaciones amenazantes para la vida; 2) identificar las fracturas; y 3) clasificarlas y valorar las características propias de cada tipo de fractura.

Situaciones amenazantes para la vida del paciente

Tras un traumatismo facial, hay algunas situaciones que pueden poner en riesgo la vida del paciente.

En la **e-figura 15-4**, se puede ver que el paciente tiene importantes fracturas en la región facial. Además de las fracturas faciales, presenta también fracturas craneales con hemorragias intracraneales, en este caso, contusiones hemorrágicas a varios niveles y hemorragia subaracnoidea postraumática, que son mucho más importantes para la vida del paciente que las fracturas faciales. Estas últimas se pueden abordar posteriormente cuando las condiciones del paciente mejoren.

 La cara se ancla a la base del cráneo, por lo que hay que fijarse siempre en si, en un paciente con fracturas craneofaciales, hay asociadas lesiones traumáticas intracraneales.

En caso de que haya únicamente una fractura facial, también hay situaciones que pueden comprometer la vida del

paciente, ya que hay estructuras vasculares importantes que, en caso de afectarse, pueden ocasionar un sangrado masivo y acabar con la vida del paciente en poco tiempo.

En ocasiones, no es tan evidente este sangrado, al no presentarse como un sangrado arterial masivo.

En algunas ocasiones, hay obstrucción de la vía aérea, no por el traumatismo, sino por la hemorragia secundaria (**e-Fig. 15-5**).

No hay que olvidar que en la cavidad oral con mucha frecuencia hay prótesis dentales o por el traumatismo puede producirse avulsión de piezas dentales del propio paciente, que pueden ir a la vía aérea (**e-Fig. 15-6**).

Identificación de la fractura y del patrón de fractura

Lo primero que se debe hacer es identificar la fractura; parece algo bastante lógico, pero, en ocasiones, es difícil, ya que, por una parte, hay múltiples suturas en la región facial que pueden simular fracturas y, por otra parte, hay fracturas que no tienen desplazamiento que pueden confundirse con suturas. Hay signos inequívocos de fractura, como son el desplazamiento óseo, el defecto óseo, la disrupción y la angulación cortical. En otras ocasiones, habrá que fijarse en los signos indirectos para localizar la fractura, prestando especial atención al hematoma o la deformidad de partes blandas, a la presencia de gas en las partes blandas (enfisema) en la órbita (neumoórbita) o intracraneal (neumoencéfalo). En los senos paranasales, la presencia de hemoseno puede ser un signo indirecto de fractura, identificándose como un nivel líquido-aire en el seno, aunque habrá siempre que plantearse que puede tratarse de cambios inflamatorios en el seno, que es muy frecuente y, además, habrá que tener siempre en cuenta que las fracturas subagudas pueden no tener hemoseno.

 No siempre es fácil identificar las fracturas faciales.

Una vez identificada la fractura, hay que valorar el patrón de la fractura. Tal y como se mencionó anteriormente, hay varias clasificaciones y, para este tema, se va a emplear la más simple, la que, para detectar los patrones mayores de fractura, divide la región facial en tres tercios (**Fig. 15-7**):

- Fracturas del tercio superior: son las fracturas craneofaciales.
- Fracturas del tercio medio: son las fracturas maxilomalares.
- Fracturas del tercio inferior: son las fracturas mandibulares.

Fracturas del tercio superior

Se dividen en fracturas frontales y fracturas orbitarias.

Fracturas frontales

El hueso frontal es el hueso principal en el área de la frente. Las fracturas frontales se producen tras traumatismos de alta energía. Es más probable que la fractura ocurra en el medio de la frente, ya que ahí es donde el hueso es más delgado y débil. Puede producirse únicamente una fractura o bien fractura con

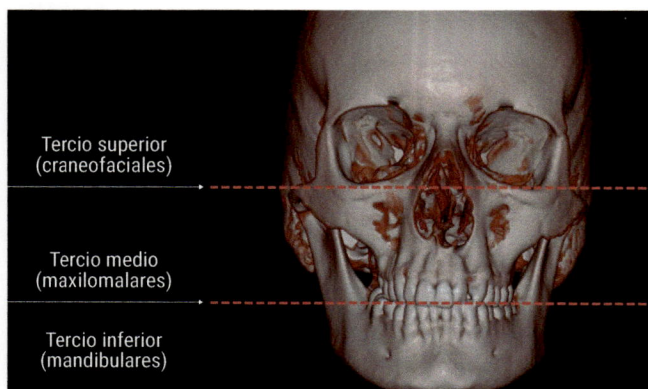

Figura 15-7. Patrones mayores de fractura.

hundimiento de los fragmentos. Se requiere una fuerza sustancial para fracturar el hueso frontal, por lo que, a menudo, pueden presentarse otras lesiones en la cara y el cráneo o un traumatismo neurológico. Los problemas asociados pueden incluir fugas de líquido cefalorraquídeo, lesiones oculares, patología traumática cervical y/o intracraneal.

Puede afectar únicamente a la pared externa del seno frontal, correctamente alineada o con hundimiento o, si el traumatismo es de mayor energía, puede afectar tanto a la pared externa como a la interna, en cuyo caso, se puede asociar a neumoencéfalo y a contusiones hemorrágicas frontales.

En la **e-figura 15-8**, se pueden ver que el paciente presenta una fractura únicamente de la pared anterior del seno frontal con hundimiento de fragmentos y hemoseno asociado.

Fracturas orbitarias

Es fundamental realizar una valoración integral de las fracturas orbitarias debido a las deformidades funcionales y estéticas que a menudo ocasionan. Los estudios han estimado que las fracturas orbitarias representan, aproximadamente, del 10 al 25 % de todos los casos de fracturas faciales y, al igual que todos los traumatismos faciales, se observan más comúnmente en agresiones y accidentes automovilísticos. Las fracturas orbitarias relacionadas con los accidentes de tráfico tienden a ser más destructivas y se asocian a más lesiones de órganos concomitantes, fracturas de cigoma y fracturas múltiples de la pared orbitaria que las otras causas comunes de agresión, relacionadas con deportes, caídas, etc. Las lesiones orbitarias penetrantes ocurren con menos frecuencia, pero se asocian a una incidencia superior al 10 % de muerte o estado vegetativo posterior, principalmente, debido a lesiones intracraneales adyacentes. Además, el daño al globo ocular, al nervio óptico y a los músculos extraoculares siempre es motivo de preocupación.

Las fracturas orbitarias pueden ser simples, con afectación únicamente de las órbitas, o pueden ser complejas, incluyéndose entonces en la clasificación de las fracturas complejas del tercio medio facial.

Piénsese en la órbita como una estructura ósea similar al cono de un helado (**e-Fig. 15-9**) que contiene dentro: el globo ocular, la musculatura extrínseca ocular, el nervio óptico en la región central y la glándula lagrimal, y todo ello rodeado

por grasa. Además, hay varios nervios, que se revisarán más adelante, ya que no es infrecuente que se dañen en la patología traumática. Por lo tanto, ante un traumatismo, se puede producir una fractura del esqueleto óseo, afectación del globo ocular y/o de la musculatura extrínseca.

Las fracturas simples se dividen en fracturas *blow-in* (llamadas así porque los fragmentos óseos se desplazan hacia el interior, hacia dentro de la órbita: *in*) y *blow-out* (se produce una compresión axial sobre la órbita que hace que los fragmentos óseos se desplacen hacia fuera: *out*).

 Las fracturas orbitarias pueden ser simples (dentro de estas, pueden ser *blow-in* o *blow-out*), o complejas, que se incluyen en la clasificación de las fracturas complejas del tercio medio facial.

Las fracturas *blow-in* (**e-Fig. 15-10**) tienen lugar cuando se produce un impacto desde la superficie externa de la pared de la órbita, siendo la más frecuente sobre la pared lateral, que es una pared muy fina y, al fracturarse, los fragmentos óseos se desplazan hacia el interior (*blow-in* por desplazamiento hacia el interior). Es poco frecuente que esta fractura sea una fractura aislada orbitaria, ya que inmediatamente inferior está el arco malar y suelen acompañarse la una de la otra:

- Si la fractura es del techo de la órbita, puede extenderse al seno frontal y acompañarse de neumoencéfalo. Las fracturas del techo orbitario representan un grupo importante de fracturas orbitarias debido a su estrecha relación con el lóbulo frontal del cerebro y también por su relación con el ojo. El manejo de las fracturas del techo orbitario requiere una buena evaluación, reconstrucción temprana si es posible y manejo en equipo ente cirugía maxilofacial, neurocirugía y oftalmología, ya que puede acompañarse de un encefalocele, de un meningocele o de un meningoencefalocele. Clínicamente, es frecuente que el paciente presente hematoma y edema periorbitario, hemorragia subconjuntival y quemosis.
- La pared lateral de la órbita es el sitio de inserción del tendón cantal lateral en el tubérculo de Whitnall. Las fracturas orbitarias de la pared lateral con mayor frecuencia resultan de un golpe lateral en la mejilla. Si los fragmentos óseos no se reducen, el tendón cantal lateral puede estar desplazado y el globo puede estar mal posicionado, ya sea exoftálmica si el volumen orbitario está aumentado o enoftálmica si el volumen orbitario está disminuido.

En ambos casos, puede producirse un hematoma subperióstico, que se ve como un aumento de partes blandas adyacente al hueso ocupando la grasa extraconal.

Las fracturas *blow-out* (**e-Fig. 15-11**) se producen por un traumatismo directo sobre el globo ocular. Estas fracturas son las que típicamente se ven en las agresiones, con un traumatismo directo sobre el globo ocular, transmitiéndose posteriormente la fuerza hacia el resto de la órbita. Pueden ocasionar fracturas de todas las paredes de las órbitas, pero lo más frecuente es que haya fracturas:

- De la pared medial de la órbita: es la lámina papirácea, parte del etmoides, que es muy frágil, por lo que es poco frecuente que se produzca esta fractura aislada; se suele asociar a otras fracturas bien de la órbita, bien frontales, nasoetmoidales y maxilares. Es típico que el paciente tras el traumatismo reciente en la cara presente enfisema orbitario después de sonarse la nariz. Si el paciente experimenta un aumento de la hinchazón periorbitaria después de sonarse la nariz, esto puede ser indicativo de la comunicación abierta entre la cavidad nasal y la órbita, que causa enfisema alrededor del ojo. También pueden presentar epistaxis.
  - En las fracturas conminutas, el tipo más común, los fragmentos óseos y el contenido intraorbitario (p. ej., la musculatura extraocular o la grasa) pueden herniarse en el seno etmoidal. En los casos de herniación del músculo recto medial o atrapamiento de tejido blando asociado, los pacientes pueden quejarse de diplopia en la mirada horizontal o dolor al mover los ojos. Algunos pacientes presentan enoftalmos tiempo después del traumatismo, y habría que hacer una evaluación adicional para descartar una fractura antigua u otra patología.
  - Las fracturas por estallido de la pared orbitaria medial, por definición, son fracturas internas puras confinadas a la pared orbitaria sin afectación del borde orbitario.
- Del suelo de la órbita, que puede presentar hundimiento hacia el seno maxilar y herniación de las estructuras intraorbitarias a su través, por ejemplo, del músculo recto inferior y de la grasa tanto intraconal como extraconal, causando diplopia en la mirada vertical. Si el desplazamiento del fragmento óseo es lo suficientemente grande, puede desarrollarse enoftalmos, que puede estar presente inicialmente, pero más comúnmente se desarrolla días o semanas después de la lesión a medida que disminuye la inflamación orbitaria.

En las fracturas del suelo de la órbita (**Fig. 15-12**), puede ocurrir que la línea fractura sea de muy pequeño tamaño, prácticamente imperceptible, pero que esté ocasionando atrapamiento del músculo recto inferior, por lo que el paciente presenta diplopia con la mirada vertical: son las fracturas «en trampilla», más frecuentes en niños.

 El globo ocular también sufre daños traumáticos.

El globo ocular puede sufrir también patología traumática de varias formas (**Fig. 15-13**): se puede perforar, lo que se detecta porque aparece gas en el interior del globo y, en ocasiones, se puede detectar el cuerpo extraño en su interior. Pueden aparecer hemorragias: si aparece ocupación de la cámara vítrea con forma de «U», corresponde con una hemorragia vítrea y, si tiene forma de «V» limitado anteriormente por la *ora serrata*, se corresponde con un desprendimiento de retina con hemorragia. El cristalino se puede luxar, localizándose en la cámara vítrea.

 Además, las estructuras nerviosas de la órbita se afectan con frecuencia en los traumatismos.

El nervio más expuesto a la patología traumática es el nervio infraorbitario, que es la rama maxilar o V2 del trigémino. Emerge del canal infraorbitario, que se localiza en el suelo de la órbita, dando ramas palpebrales, nasales y labiales superiores encargadas de la sensibilidad de la piel, de la región medial de la mejilla y de la parte lateral de la nariz y del labio superior, así como de la mucosa de la región anteroinferior del tabique nasal y de la mucosa oral del nervio superior. Por lo tanto, los pacientes con fracturas que afecten al reborde orbitario inferior o al suelo de la órbita

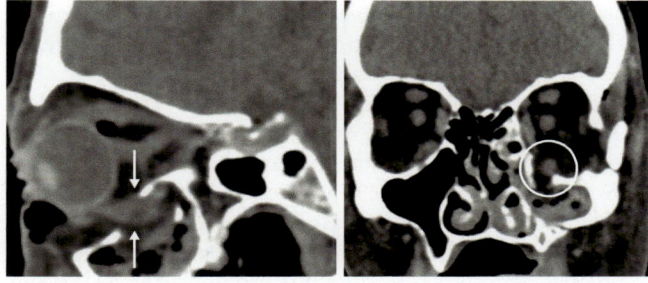

Figura 15-12. Paciente que acude tras sufrir un traumatismo directo sobre el globo ocular izquierdo, con diplopia en la mirada vertical. Existe una fractura con hundimiento del suelo de la órbita con herniación a su través del músculo recto inferior y de la grasa extraconal.

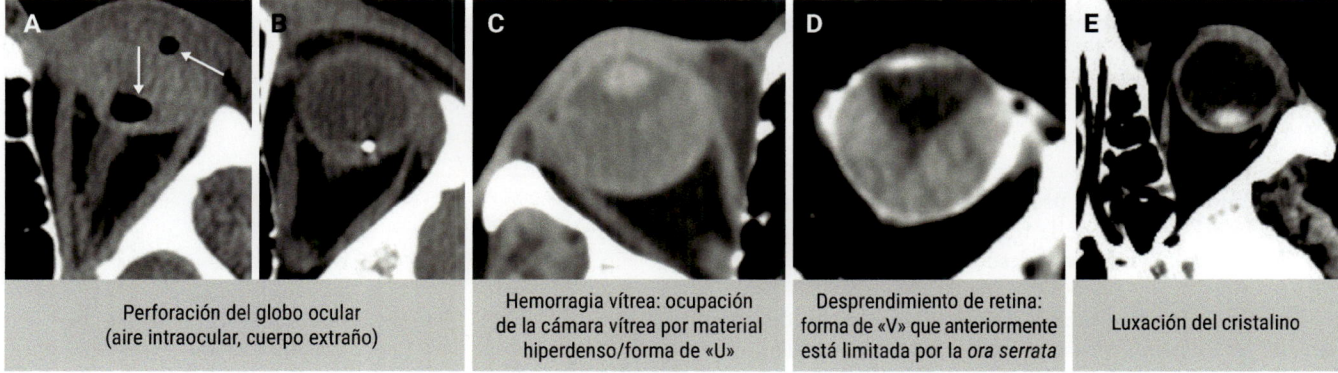

Perforación del globo ocular (aire intraocular, cuerpo extraño)

Hemorragia vítrea: ocupación de la cámara vítrea por material hiperdenso/forma de «U»

Desprendimiento de retina: forma de «V» que anteriormente está limitada por la *ora serrata*

Luxación del cristalino

Figura 15-13. El globo ocular puede sufrir patología traumática de varias formas: se puede perforar **(A)**, lo que se detecta porque aparece gas en el interior del globo y, en ocasiones, se puede detectar el cuerpo extraño en su interior **(B)**. Pueden aparecer hemorragias: si aparece ocupación de la cámara vítrea con forma de «U» se corresponde con una hemorragia vítrea **(C)** y, si tiene forma de «V» limitado anteriormente por la ora serrata, se corresponde con un desprendimiento de retina **(D)**. El cristalino se puede luxar, localizándose en la cámara vítrea **(E)**.

es frecuente que presenten alteración de la sensibilidad de esta región de la cara (**e-Fig. 15-14**).

También está expuesto a la patología traumática el foramen supraorbitario, que es una pequeña muesca que se localiza en la región central del reborde orbitario superior, por donde pasa el nervio supraorbitario, que es una rama de la división oftálmica del nervio trigémino o V1, que inerva la conjuntiva del párpado superior y la piel de la frente y el cuero cabelludo.

En el interior de la órbita hay más nervios que se pueden dañar, son los que se localizan en:

- El canal óptico: por él pasa el nervio óptico (II par craneal), que se encarga de la visión. Si en una fractura se afecta, produce una amaurosis (ceguera) de ese globo ocular.
- La fisura orbitaria superior; a través de ella pasan:
  - Los nervios oculomotores III, IV y VI, encargados de la motilidad ocular.
  - El nervio frontal, que tiene dos ramas:
    - El nervio supraorbitario, ya comentado previamente.
    - El nervio supratroclear, que inerva la conjuntiva de la parte medial del párpado superior, el fórnix superior y la piel de la región medial de la frente y el cuero cabelludo, la parte medial del párpado superior y alrededor del canto medial.
  - El nervio nasociliar, nervio sensitivo que recoge la sensibilidad del globo ocular, la conjuntiva, los senos esfenoidal y etmoidal y la cavidad nasal.
  - El nervio lagrimal, que lleva hacia la glándula lagrimal fibras secretomotoras parasimpáticas y fibras simpáticas, inerva la conjuntiva de la parte lateral del párpado superior y el fórnix, la piel de la parte lateral de la frente y el cuero cabelludo, la parte lateral del párpado y alrededor del canto lateral.

Por lo tanto, en caso de que la fractura atraviese la fisura orbitaria superior, se puede producir una oftalmoplejia, ptosis palpebral, midriasis e hiperestesia o hipoestesia de V1. Cuando se afecta la fisura orbitaria superior y el canal óptico, se produce el síndrome del ápex orbitario, donde, además de la clínica producida por la afectación de la fisura orbitaria superior, aparece amaurosis.

- La fisura orbitaria inferior, a través de la cual pasan:
  - El nervio infraorbitario, ya comentado.
  - El nervio cigomático, que da fibras secretomotoras parasimpáticas para el nervio lagrimal, que va a la glándula lagrimal.
  - Ramas gangliónicas del ganglio pterigopalatino, que lleva fibras parasimpáticas a la glándula lagrimal, la mucosa de la nariz, la nasofaringe, los senos paranasales y el paladar blando.
  Cuando se afecta, se produce afectación de la glándula lagrimal, sensitiva de la región frontal y parasimpática de la región orbitonasal descrita.

Además, en la pared medial de la órbita, se localiza el canal nasolagrimal, que, en caso de dañarse, puede dificultar el drenaje de las lágrimas, dando una epífora.

El momento de realizar la cirugía de la órbita postraumática es motivo de controversia y, a menudo, se trata de manera semirretrasada alrededor de 7-14 días, antes de que se desarro-lle la cicatrización de los tejidos blandos, pero después de la resolución del edema postraumático (**e-Fig. 15-15**). Después de dos semanas, empieza a producirse fibrosis en los tejidos blandos, especialmente, en varones jóvenes, requiriendo una disección aguda para la reducción de los tejidos orbitarios.

Sin embargo, ciertas lesiones orbitarias requieren una intervención quirúrgica urgente.

> 💡 Hay una situación poco frecuente, pero que supone una urgencia quirúrgica orbitaria, cuando se produce un síndrome compartimental orbitario (**e-Fig. 15-16**).

Ocurre cuando hay una lesión expansiva en el interior de la órbita, que, en el caso de la patología traumática, es un hematoma, que produce un aumento de volumen intraorbitario. La órbita es un espacio cerrado (recuérdese el cono del helado), y el aumento de volumen en la región orbitaria ocasiona una proptosis del globo ocular, con una rectificación del nervio óptico. Sin embargo, esta proptosis está limitada por la presencia de los ligamentos cantales, que sujetan el globo ocular. Al seguir aumentando la presión orbitaria, presiona desde la parte posterior al globo, dando una proptosis que, si continúa, ocasiona una deformidad del globo ocular, que adquiere una morfología «en púa de guitarra», con neuroapraxia del nervio óptico e isquemia de la arteria central de la retina, que puede dañar el nervio y ocasionar amaurosis. Es necesario hacer una cantotomía urgente antes de llegar a este punto.

Fracturas del tercio medio

Son las fracturas maxilomalares, que se dividen en fracturas nasales, cigomáticas y maxilares (**Fig. 15-17**).

Fracturas nasales

Las fracturas nasales son las más frecuentes de la región facial.

Cuando están desplazadas, son muy fáciles de detectar, pero, cuando están correctamente alineadas, puede ser complicado, ya que hay varias suturas que pueden simular fracturas: son las suturas nasomaxilar y nasociliar (**e-Fig. 13**), así que será importante valorar si hay aumento de las partes blandas adyacentes y si hay hematoma o enfisema de vecindad.

Las fracturas nasales pueden ser simples o nasoorbitoetmoidales:

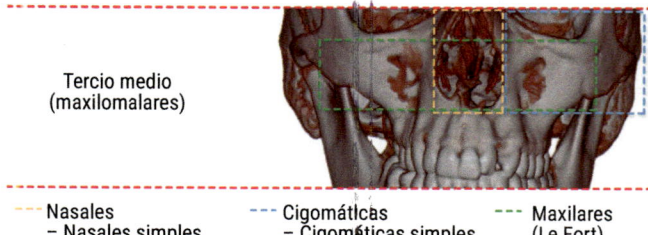

Tercio medio (maxilomalares)

- - - Nasales
   – Nasales simples
   – Nasoorbitoetmoidales

- - - Cigomáticas
   – Cigomáticas simples
   – Cigomaticomaxilares

- - - Maxilares
   (Le Fort)

Figura 15-17. Fracturas del tercio medio facial.

- Fracturas nasales simples. En las fracturas nasales simples, únicamente se fractura la pirámide nasal. Pueden presentar un patrón lateral (desplazando toda la pirámide nasal en sentido lateral, lo que sugiere fractura también del tabique) o un patrón frontal o de empotramiento, que ocasiona aplastamiento y ensanchamiento de la raíz nasal con gran daño en el tabique nasal (e-Fig. 15-19), que puede corresponder a una fractura nasal simple con patrón lateral (e-Fig. 15-19 A) o a una fractura con patrón frontal (e-Fig. 15-19 B) y, en traumatismos de mayor energía, esta fuerza se transmite posteriormente hacia el etmoides, provocando una fractura nasoorbitoetmoidal.
- Fracturas nasoorbitoetmoidales. Son aquellas fracturas en las que, además de la fractura de los huesos nasales, hay fractura del etmoides, de la pared medial de la órbita y de la rama ascendente del maxilar superior, pudiendo afectar a los contrafuertes del maxilar medial y transverso superior del maxilar (e-Fig. 15-20).

Para valorar la gravedad, se utiliza la clasificación de Markowitz (e-Fig. 15-21), que es la siguiente:

I. Un fragmento único en la inserción del tendón cantal. Forma más simple de fractura. Implica solo una porción del borde orbitario medial, con su tendón cantal medial adjunto. Se puede presentar de forma bilateral o unilateral.
II. Fractura conminuta con el tendón íntegro. Se pueden producir las fracturas de forma bilateral o unilateral y pueden ser grandes segmentos o conminutos. El canto permanece unido más comúnmente a un gran segmento central.
III. Fractura conminuta con avulsión del tendón. Hay conminución del fragmento central del hueso donde se inserta el tendón cantal medial. El canto raramente sufre una avulsión completa, pero, en ocasiones, los fragmentos de hueso son tan pequeños que la reconstrucción no es posible.

La diferencia entre los tipos II y III es clínica; desde el punto de vista radiológico, únicamente se puede definir si existe fragmento único o si se corresponde con una fractura conminuta.

Hay que remarcar si existe fractura de la lámina cribosa, ya que su presencia contraindica la colocación de una sonda nasogástrica.

Fracturas cigomáticas

Las fracturas cigomáticas pueden ser simples o fracturas cigomaticomaxilares. Son las fracturas que tienen lugar tras un traumatismo cerrado directo sobre la eminencia malar (también llamado **arco cigomático**).

Al igual que ocurre con las fracturas nasales, el traumatismo sobre el arco cigomático puede fracturar únicamente el arco o puede ocasionar una fractura más compleja que se extienda hasta las suturas que lo anclan.

Las fracturas cigomáticas aisladas son poco frecuentes.

Lo que ocurre más frecuentemente tras un traumatismo lateral es que se produce una fractura del complejo cigomaticomaxilar, que se ve en un 40 % de las fracturas del complejo medio facial, siendo la segunda fractura facial más frecuente después de las fracturas nasales (e-Fig. 15-22).

Dentro de estas, la fractura más frecuente es la **fractura en tetrápode malar**, que también se llama **fractura en trípode** o **fractura trimalar**.

Cuando se presenta una fractura del arco cigomático, de las paredes anterior y posterior del seno maxilar y del suelo y pared externa de la órbita (e-Fig. 15-23), se corresponde con una fractura que afecta a tres puntos, de ahí el nombre de «trípode», que son los tres que tienen conexiones directas con el arco cigomático: la sutura cigomaticofrontal, la sutura cigomaticotemporal y la sutura cigomaticomaxilar. Sin embargo, se ha visto que casi siempre hay afectación también de la sutura cigomaticoesfenoidal asociada, por lo que se prefiere el término «tetrápode».

En estas fracturas, se identifica siempre afectación de:

- El arco cigomático.
- El reborde orbitario inferior con extensión a las paredes anterior y lateral del seno maxilar.
- La pared lateral de la órbita.

Tras esta fractura, al estar afectado el suelo de la órbita, es frecuente que exista daño del canal del nervio infraorbitario y, tal y como se ha mencionado previamente, puede aparecer hipoestesia en la región facial. Además, los fragmentos óseos pueden improntar el músculo temporal, ocasionando trismo (dificultad para la masticación).

Dependiendo de cómo se produzca el traumatismo, el fragmento fracturado puede presentar un patrón de hundimiento, un patrón de rotación medial o un patrón de rotación lateral (e-Fig. 15-24), que puede dificultar la reparación quirúrgica.

Fracturas mediofaciales

La región mediofacial es la estructura anatómicamente más compleja de la cara, es relativamente frágil y actúa como amortiguador de los traumatismos directos al cráneo en dirección lateral o anterolateral. La causa más frecuente de fracturas faciales en la población adulta son las agresiones y los accidentes de tráfico.

La región mediofacial está compuesta por los siguientes huesos:

- Dos maxilares.
- Dos huesos cigomáticos.
- Dos apófisis cigomáticas de los huesos temporales.
- Dos huesos palatinos.
- Dos huesos nasales.
- Dos huesos lagrimales.
- El vómer.
- El etmoides y su unión a los cornetes.
- Los cornetes inferiores.
- Las apófisis pterigoides del esfenoides.

Cuando se produce un traumatismo, es raro que se fracture un único hueso aislado, produciéndose normalmente una fractura compleja que puede afectar a estructuras vitales y a la masticación.

Las fracturas maxilares ocasionan una separación de la región mediofacial de la base de cráneo. Para separarse de la base de cráneo, tienen que fracturarse las apófisis pterigoides del hueso esfenoidal, que son las apófisis que conectan la región media facial con el hueso esfenoidal dorsalmente; la continuidad de las apófisis pterigoides es clave para la estabilidad de la región centrofacial, y su afectación implica la necesidad de la intervención quirúrgica para fijación. Para su valoración, se utiliza la clasificación de Le Fort (**Fig. 15-25**):

> Hay que buscar siempre afectación de las apófisis pterigoides para identificar las fracturas de Le Fort.

- Le Fort I: también se llama fractura horizontal o **fractura de Guérin**. Se corresponde con una fractura transfacial horizontal del maxilar, que separa el reborde alveolar del resto de la parte superior de la cara (paladar flotante). La línea de fractura se extiende desde la cresta alveolar hacia atrás, desde el margen lateral de la abertura nasal anterior, por debajo del contrafuerte cigomático. Pasa a lo largo de la pared lateral de la nariz y del tercio inferior del tabique para unirse a la fractura del tercio inferior de las láminas pterigoideas (**e-Figs. 15-26** y **15-27**).
- Le Fort II: también llamada *fractura piramidal* o **fractura subcigomática**. Es una fractura con forma de pirámide, que desde la sutura nasofrontal se dirige a ambos maxilares (maxilar flotante). Esta fractura piramidal tiene como ápex la sutura nasofrontal; desde ahí, se dirige inferiormente hacia ambos lados del maxilar, cruzando las apófisis frontales de los maxilares hacia la pared medial de cada órbita; la línea de fractura cruza el hueso lagrimal detrás del saco lagrimal antes de girar hacia delante para cruzar los márgenes infraorbitarios ligeramente medial al agujero infraorbitario o a través de él. La fractura después se

extiende hacia abajo y hacia atrás a través de la pared lateral del antro por debajo de la sutura cigomaticomaxilar y divide las láminas pterigoideas aproximadamente por la mitad (**e-Fig. 15-28**). Por lo tanto, produce una separación en bloque de la cara de la base del cráneo, que se completa a través del tabique nasal, y puede afectar al suelo de la fosa craneal anterior (**e-Fig. 15-29**).
- Le Fort III: también llamada **fractura transversa** o *fractura supracigomática*. Ocasiona una disrupción craneofacial, ya que separa todas las estructuras de la cara de la base de cráneo (cara flotante). Es la fractura que tiene un riesgo más alto de fístula de líquido cefalorraquídeo. La fractura se extiende desde cerca de la sutura frontonasal transversalmente hacia atrás y paralela a la base del cráneo, y afecta a toda la profundidad del hueso etmoides, incluida la lámina cribosa. Dentro de la órbita, la fractura pasa por debajo del agujero óptico hacia el límite posterior de la fisura orbitaria inferior. Desde la base de la fisura orbitaria inferior, la línea de fractura se extiende en dos direcciones: hacia atrás, a través de la fisura pterigomaxilar para fracturar las raíces de las láminas pterigoideas y, lateralmente, a través de la pared lateral de la órbita que separa el hueso cigomático del hueso frontal. De esta forma, se separa todo el tercio medio del esqueleto facial de la base del cráneo (**e-Fig. 15-30**).

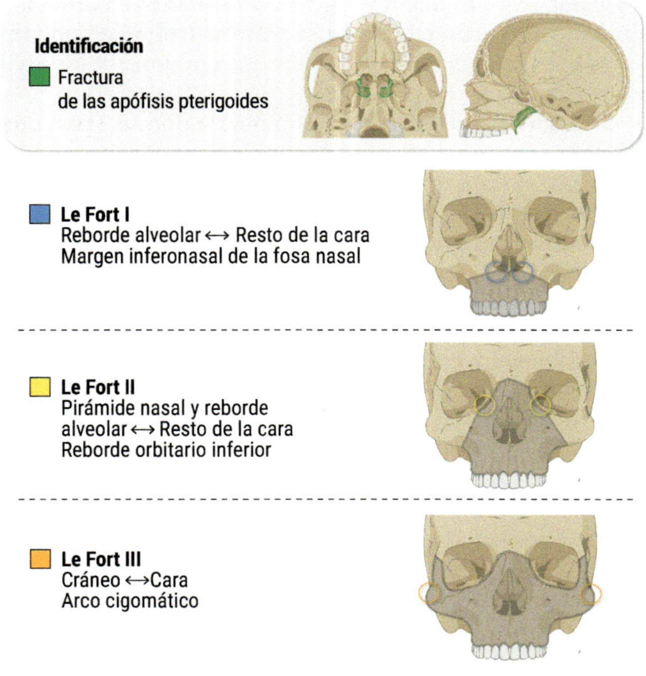

Se puede ver un resumen de las características clínicas de las fracturas de Le Fort en la **tabla 15-1**.

> La clasificación de Le Fort tiene varias limitaciones.

Por una parte, hay que tener en cuenta que no siempre son bilaterales y simétricas, pueden ser unilaterales. Generalmente, se asocian a otras fracturas (es raro que sean fracturas de Le Fort puras) y pueden darse combinaciones de Le Fort: por ejemplo, un paciente puede presentar una fractura de Le Fort de tipo I en el lado derecho de la cara y una de tipo II en el lado izquierdo (**e-Fig. 15-31**).

Además, no tiene en cuenta las fracturas dentoalveolares, las fracturas palatinas ni la pérdida de hueso, por lo que se deben valorar aparte. Las fracturas dentoalveolares se verán más adelante, en las fracturas mandibulares.

Fracturas del paladar

A diferencia de muchas otras áreas de la región mediofacial, el hueso palatino es relativamente grueso y, por lo tanto, las fracturas palatinas no son comunes. La reducción y fijación de las fracturas maxilares son más difíciles, principalmente, debido a la inestabilidad transversal que puede provocar el colapso medial o la separación hacia fuera del maxilar. Las fracturas palatinas acompañadas de laceraciones de tejidos blandos a menudo representan un serio desafío para el cirujano con respecto a su manejo. La cicatrización de la laceración del tejido blando palatino depende de la reducción exacta de la bóveda palatina y de la estabilización. En algunos casos, la comunicación oronasal resultante deberá abordarse de forma secundaria.

Identificación
- 🟩 Fractura de las apófisis pterigoides

Le Fort I
Reborde alveolar ↔ Resto de la cara
Margen inferonasal de la fosa nasal

Le Fort II
Pirámide nasal y reborde alveolar ↔ Resto de la cara
Reborde orbitario inferior

Le Fort III
Cráneo ↔ Cara
Arco cigomático

Figura 15-25. Clasificación de Le Fort de las fracturas mediofaciales.

Tabla 15-1. Características clínicas de las fracturas de Le Fort I, II y III			
Características clínicas	**Le Fort I**	**Le Fort II**	**Le Fort III**
Intraoral	• Maxilar flotante • Fractura impactada o telescópica • Mordida abierta anterior • Alteración en la oclusión • Signo de Guérin (equimosis en la región de los vasos palatinos mayores) • Fractura del paladar en algunos casos	• Alteración en la oclusión • Mordida abierta anterior o seudoprognatismo mandibular • Posible obstrucción de las vías respiratorias	• Alteración en la oclusión • Mordida abierta anterior o seudoprognatismo mandibular • Posible obstrucción de las vías respiratorias
Extraoral	• Hinchazón y edema leves en la parte media de la cara y el labio superior • Epistaxis en algunos casos • Mayor visibilidad de las fosas nasales anteriores	• Cara de luna llena • Edema periorbitario • Equimosis periorbitaria • Hemorragia subconjuntival • Deformidad en escalón infraorbitario • Hipoestesia de la mejilla • Rinorrea de LCR • Diplopia	• Separación en la sutura frontocigomática • Rinorrea de LCR • Inflamación palpebral • Inclinación antimongoloide • Deformidad «en plato» de la cara

LCR: líquido cefalorraquídeo.

Dado que la clasificación de Le Fort no tiene en cuenta las fracturas del paladar, se desarrolló posteriormente la clasificación de Hendrickson y la clasificación de Lannelongue. La de Hendrickson define seis tipos (**e-Fis. 15-32** y **Fig. 15-33**):

- Tipo I: fractura alveolar; con las fracturas:
  - Tipo Ia: alveolar anterior (contiene solo los incisivos y los alvéolos asociados).
  - Tipo Ib: posterolateral; contiene premolares, molares y alvéolos asociados.
- Tipo II: fractura sagital, una división de la línea media palatina; típicamente, se produce en la segunda o tercera décadas debido a la falta de osificación de la sutura de la línea media del paladar.
- Tipo III: fractura parasagital; tipo de fractura más común en los adultos (63 %) a causa de hueso delgado parasagitalmente; tipo de fractura que se diferencia mediante la inclusión del canino superior.
- Tipo IV: fractura paraalveolar; ocurre palatinamente de los incisivos superiores y sus alvéolos.
- Tipo V: compleja fractura conminuta; múltiples segmentos fracturados.
- Tipo VI: fractura transversal (rara); implica una división en el plano coronal.

Fracturas del tercio inferior

Incluyen las fracturas mandibulares y las dentoalveolares.

Fracturas mandibulares.

La mandíbula tiene dos componentes verticales y dos horizontales unidos en el centro (**e-Fig. 15-34**):

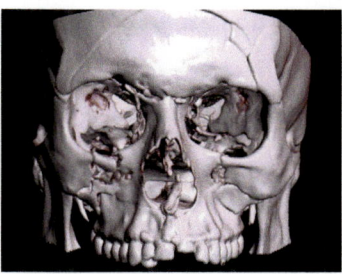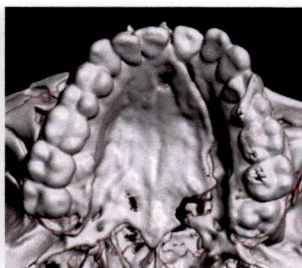

Figura 15-33. Paciente precipitado. Además de las múltiples fracturas craneofaciales, presenta una fractura del maxilar superior: la línea de fractura se puede identificar en el lado izquierdo del paladar duro (tipo III).

- El componente vertical incluye el cóndilo, el cuello, la región subcondilar, la apófisis coronoides, la rama y el ángulo mandibular.
- La porción horizontal corresponde al cuerpo.
- La región central consta de las regiones sinfisaria y parasinfisaria.

Es mucho más frecuente ver este tipo de fracturas únicamente con una radiografía de mandíbula (una radiografía panorámica o también llamada **ortopantomografía**), por lo tanto, también es interesante comprender la anatomía en este tipo de radiografías para poder valorarlas correctamente (**Fig. 15-35**) en caso de querer derivarlas al cirujano maxilofacial.

La mandíbula y su articulación con las fosas glenoideas en la base de cráneo forman una estructura parecida a un anillo. Esto hace que, tras un traumatismo mandibular, lo más frecuente es que se produzcan fracturas mandibulares complejas y bilaterales, siendo menos frecuentes las fractura a un único nivel.

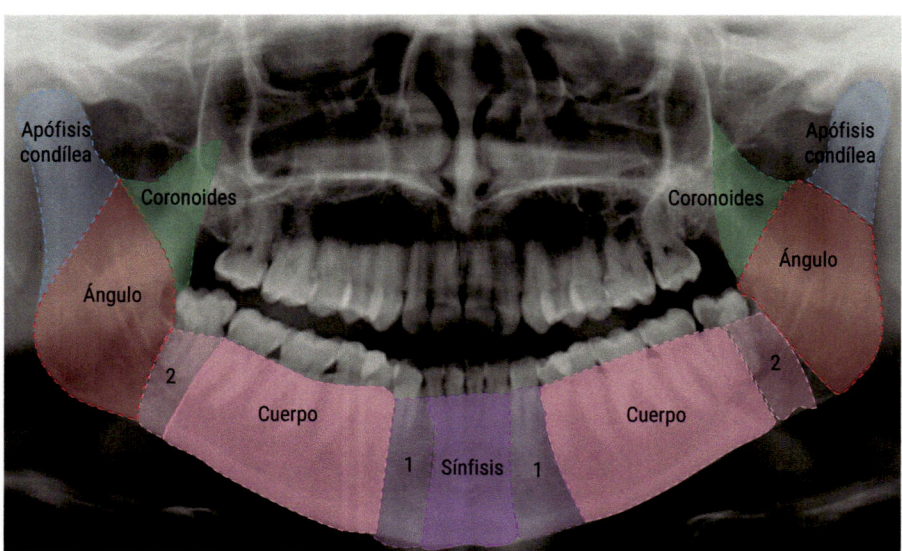

Figura 15-35. Anatomía de la mandíbula en una radiografía panorámica. 1: zona de transición anterior; 2: zona de transición posterior.

> **!** Por lo tanto, cuando se vea un trazo de fractura mandibular, se debe buscar otro, generalmente, contralateral.

Además, la región del tercer molar es una zona de debilidad en el ángulo, lo que supone un punto frecuente de fracturas secundarias contralaterales.

Los lugares que se afectan con más frecuencia por golpe directo son el ángulo (entre el 20 y el 33 %), el cuerpo (15-25 %), el cóndilo y cuello (15-36 %) y la región parasinfisaria (15 %).

El nervio y la arteria mandibular inferior entran en la mandíbula por el agujero mandibular y salen por el agujero mentoniano. Atraviesan la medular ósea bajo las raíces dentales (**e-Fig. 15-36**).

En ocasiones, el traumatismo no tiene por qué ser de alta energía y pueden verse fracturas tras exodoncias dentales (**e-Fig. 15-37**). La fractura de la mandíbula es una complicación poco frecuente; por suerte, que se asocia casi exclusivamente a la extracción de las muelas del juicio inferiores impactadas. El pico de incidencia es en pacientes mayores de 25 años con una media de 40 años. Dado que los hombres tienen una mayor fuerza masticatoria, se cree que es más probable que tengan fracturas «tardías» (que ocurren entre 13 y 21 días después de la operación). Hay una serie de condiciones predisponentes, como el uso de fuerza excesiva en la extracción dental con el elevador dental, cuando no se ha creado un camino adecuado para la extracción del diente impactado, la presencia de atrofia mandibular, una pieza profundamente impactada o con un anclaje firme, con raíces bulbosas o con hipercementosis, osteoporosis y/o la presencia de patología asociada como un quiste (quiste dentígero) o tumor (ameloblastoma).

Para la masticación, hay una potente musculatura que se encarga de la movilización de la mandíbula. Hay músculos responsables de la elevación de la mandíbula (para el cierre) y de la depresión (apertura).

Los músculos que se encargan de la elevación mandibular son los músculos pterigoideos y maseteros mediales (que forman el anillo pterigomasetérico) y el músculo temporal (que se inserta en la apófisis coronoides). Los depresores mandibulares son los músculos geniohioideo, milohioideo, digástrico y pterigoideo lateral.

Cuando se fracturan el cuerpo o ángulo mandibular, las fuerzas opuestas de los músculos elevadores y depresores crean una zona de fuerza máxima de tracción (es decir, distractora) en el borde superior y una zona de compresión máxima en la parte inferior (**e-Fig. 15-38**). En la región sinfisaria, la contracción lateral de los músculos maseteros y los depresores infrahioideos crea fuerzas de torsión que pueden dar como resultado la rotación de la fractura. Esto hace que las fracturas puedan ser clasificadas como «favorables», ya que los fragmentos tienden a aproximarse entre sí, o «no favorables», si los fragmentos tienden a separarse por la fuerza de la musculatura mandibular (**e-Fig. 15-39**).

También pueden clasificarse en fracturas abiertas o cerradas. Las fracturas dentoalveolares y las fracturas con extensión dentoalveolar son, por definición, fracturas abiertas.

Las fracturas del cuerpo de la mandíbula con dirección posteroanterior en sentido craneocaudal se consideran inestables, dadas las fuerzas de tracción que actúan sobre ellas, mientras que las que tienen dirección anteroposterior se consideran estables.

Las fracturas trifocales, parasinfisarias y bicondilares, las bilaterales del ángulo de la mandíbula y las fracturas bilaterales del cuerpo pueden dar como resultado una contracción posterior e inferior sin restricciones del segmento mandibular anterior libre, con pérdida del soporte anterior de la lengua del músculo geniogloso. La glosoptosis o desplazamiento posterior de la lengua, el hematoma sublingual y submandibular y el sangrado intraoral, generalmente asociados a esas fracturas, pueden producir compromiso de la vía aérea.

Las complicaciones mayores se producen en el contexto de fracturas conminutas o múltiples en las que se requieren osteosíntesis repetidas; pueden ocurrir cambios inflamatorios o infecciosos, especialmente, en pacientes diabéticos, inmunodeprimidos o de edad avanzada.

A largo plazo, pueden ocasionar una mala oclusión, alteraciones de la salivación, apnea obstructiva del sueño y dolor crónico.

Fracturas dentoalveolares

El traumatismo dentoalveolar se define como un impacto agresivo sobre las estructuras biológicas dentales y estructuras adyacentes de las cuales se deriva algún tipo de lesión.

En el traumatismo dentoalveolar, existe una gran variedad de situaciones diagnósticas que, por lo general, se presentan no como lesiones únicas, sino múltiples en el mismo paciente; sin olvidar que, además, están frecuentemente acompañadas de la afección de estructuras vecinas. En el traumatismo dentoalveolar existen situaciones donde el tiempo desempeña un papel muy definitivo; es una verdadera urgencia, porque de su pronto manejo depende el pronóstico del diente y las estructuras afectadas.

Las fracturas coronales y las luxaciones son las más frecuentes.

El traumatismo bucal representa el 5 % por el que las personas buscan tratamiento.

De todas las lesiones faciales, las lesiones dentales son las más comunes.

Las avulsiones representan del 1 al 16 % de todas las lesiones dentales.

Una forma muy resumida de evaluar las fracturas dentoalveolares es la siguiente:

- Fractura del diente: solo esmalte, con exposición de dentina, con exposición de pulpa, fractura de corona y raíz, fractura de raíz.
- Luxación del diente: con desplazamiento, sin desplazamiento, avulsión.
- Fractura alveolar: fractura del hueso alveolar.

Y según Andreasen y Andreasen y la clasificación AO (**e-Fig. 15-40**), se distinguen:

- Fracturas del esmalte. Son lesiones que afectan solamente al esmalte e incluyen pequeñas fracturas, ya sean completas o incompletas. El tratamiento consiste en el pulido de los bordes del esmalte para eliminar la rugosidad y, si se necesita, restaurar la estructura dental perdida. El pronóstico es bueno, ya que habitualmente no presentan complicaciones.
- Fracturas de la corona sin afectación pulpar. Únicamente afectan al esmalte y a la dentina. No provocan dolor y no requieren tratamiento de urgencia. El tratamiento definitivo será la restauración de la corona fracturada, ya sea con adhesivos y *composites* o mediante la reposición del fragmento fracturado, aunque este tratamiento no se ha de considerar definitivo.
- Fracturas de la corona con afectación pulpar. La lesión pulpar aumenta la importancia y las posibles complicaciones, por lo que ya se consideran fracturas complicadas. El tratamiento pulpar varía según el tamaño de la lesión, la edad del paciente o, más concretamente, el estado de maduración del diente (**Fig. 15-41**).
- Fracturas radiculares. Estas fracturas son siempre complicadas, ya que afectan a la pulpa, la dentina y el cemento; se llaman también **intraalveolares radiculares**, horizontales u oblicuas, aunque, a veces, también pueden ser verticales. Los síntomas son ligeros si no hay mucha movilidad. Esta depende de la zona de la fractura. Cuanto más vertical, habrá más movilidad y molestias por el desplazamiento del segmento coronal. Si se produce lesión pulpar, evolucionará hasta llegar a la necrosis (sobre todo, si es en el tercio coronal). El estado de vitalidad pulpar de los dientes tras los traumatismos puede ser variable y es prudente esperar entre cuatro y seis semanas para evaluarlo.
- Fracturas coronorradiculares. Estas fracturas afectan al esmalte, a la dentina y al cemento radicular, incluyendo o

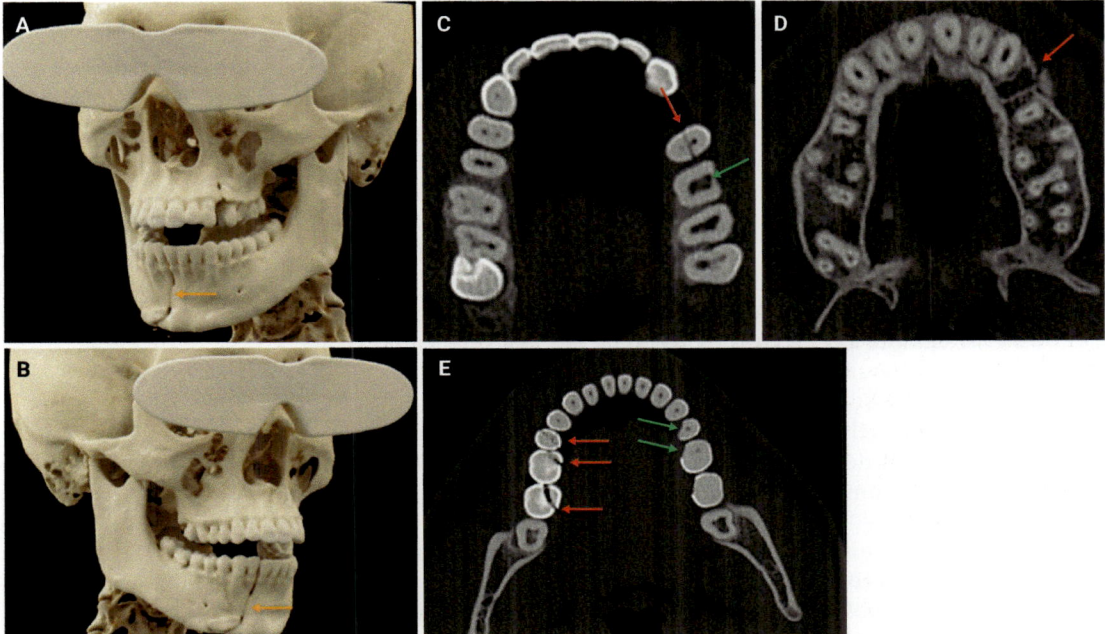

Figura 15-41. Paciente que en una pelea recibe una patada en el mentón. Puede apreciarse fractura de mandíbula en la región parasinfisaria derecha (flecha en **A** y **B**). En el maxilar superior hay fractura de la corona de la pieza 25 (flecha roja en **C**), con avulsión de la 24 que tiene una fractura del reborde alveolar (flecha roja en **D**), fractura de las coronas de las piezas 45, 46 y 47 (flechas rojas) que en la 47 y 47 afectan al canal pulpar. Además hay fractura del esmalte de las piezas 26, 35 y 36 (flechas verdes en **C** y **E**).

no la pulpa. Normalmente son oblicuas y afectan de forma subgingival a la zona radicular. Casi siempre incluyen la pulpa, sobre todo, si se extienden hasta el tercio medio radicular y, por ello, se consideran complicadas. Pueden afectar a dientes posteriores premolares y molares, sobre todo, si están endodonciados.

- Luxación. Bajo este concepto, se engloba un tipo de lesiones en las que el ligamento periodontal está lesionado y puede involucrar también a la pulpa. Existen varios tipos de luxación:
  - Luxación del diente sin desplazamiento:
    - Concusión. Lesión traumática de las estructuras de soporte de los dientes, sin pérdida de sustancia, donde el traumatismo determinante no tuvo la intensidad suficiente como para provocar la rotura del ligamento periodontal. El diente puede presentar una discretísima movilidad horizontal. El síntoma es el dolor al tocar el diente. La percusión es positiva debido al traumatismo, pero sin patología en otros tejidos dentales, ya que no hay desplazamiento del diente.
    - Subluxación. La lesión del ligamento periodontal es mayor que la anterior y desplaza el diente. Aunque no sea suficiente para desplazar el diente, se produce estiramiento y rotura de algunas fibras del ligamento periodontal. Como consecuencia de ello, hay movilidad horizontal moderada y, en virtud de la rotura de vasos del ligamento, se produce una ligera hemorragia en el surco gingival que caracteriza el daño.
  - Luxación del diente con desplazamiento:
    - Luxación extrusiva. La lesión del ligamento periodontal desplaza el diente en sentido axial hacia el exterior del alvéolo, a lo largo del eje longitudinal del diente. Puede haber necrosis pulpar, además de la movilidad y la hemorragia del surco gingival inherente a la luxación.
    - Tratamiento: reposición, irrigar la superficie expuesta con solución salina, recomendar clorhexidina, y fijación.
    - Luxación lateral. El diente se encuentra desplazado en cualquier dirección que no sea su eje longitudinal original, es decir, hay desplazamiento del diente hacia un lado (vestibular, palatino o lingual, mesial o distal). La percusión es positiva y, si el diente entró en el hueso alveolar, puede haber un sonido metálico de anquilosis. Casi siempre hay necrosis pulpar. Clínicamente, se ve el desplazamiento del diente hacia el interior de la cavidad bucal y hacia incisal. En las luxaciones más graves, el ápice puede percibirse mediante presión digital de la mucosa vestibular. Radiográficamente, hay aumento del espacio periodontal.
    - Luxación intrusiva. Está causada por un golpe axial y produce un desplazamiento dental hacia dentro del alvéolo. Clínicamente, se observa una desalineación oclusal, con la corona sumergida en el alvéolo de forma parcial o total. Radiográficamente, se observa la desaparición del espacio periodontal. El diente está situado en el alvéolo en la misma dirección axial, no

penetra a mayor profundidad en el interior del hueso y, a veces, provoca un enclavamiento. En este caso, disminuye la movilidad, y la percusión también es metálica, semejante a una anquilosis. La vitalidad suele ser negativa, ya que casi siempre se produce necrosis pulpar.
    - Avulsión. Expulsión del diente hacia fuera del alvéolo. La intensidad y la forma del impacto, agregados a la estructura débil del ligamento periodontal favorecen el desplazamiento total del diente (v. **Fig. 15-41**). El golpe provoca la extracción del diente, y las repercusiones funcionales y estéticas son inmediatas.
  - Fracturas del proceso alveolar. El alvéolo es el segmento dental de la mandíbula y el maxilar.
    Las fracturas dentoalveolares son lesiones dentales que también implican una fractura del hueso alveolar de soporte. Son las más graves en el espectro de lesiones traumáticas dentales. Estas fracturas óseas suelen presentarse con una combinación de otras lesiones dentales como luxación, avulsión y fracturas de la raíz del diente. A menudo, se complican por lesiones asociadas a los tejidos blandos, que pueden variar desde lesiones en el ligamento periodontal, hasta laceraciones de tejidos gingivales, labios, lengua y suelo de la boca.
    La fractura del proceso alveolar tiende a ocurrir con mayor frecuencia en el maxilar más delgado. Los procesos alveolares anteriores tienen mayor riesgo de fractura debido a una exposición más directa al traumatismo.
    Andreasen ha clasificado las fracturas óseas en los siguientes tipos:
    - Conminución de la cavidad alveolar: aplastamiento del hueso, generalmente, asociado con luxación intrusiva o lateral.
    - Fractura de la pared del alvéolo: una fractura confinada a la pared del alvéolo facial o lingual, a menudo, asociada a lesiones por luxación y avulsión.
    - Fractura del proceso alveolar: fractura del proceso alveolar que puede o no involucrar las cavidades alveolares.
    - Fractura de mandíbula o maxilar: puede o no involucrar las cavidades alveolares.

Fracturas panfaciales

Estas fracturas se definen como fracturas que involucran simultáneamente, al menos, a tres de las cuatro subunidades del esqueleto facial, es decir, el área frontal, el tercio superior, el área mediofacial y el tercio inferior o área mandibular.

Los diversos patrones de fractura dependen del mecanismo y el grado de las fuerzas aplicadas externamente. Generalmente, se producen por traumatismos de alta energía: accidentes de tráfico, agresiones, caídas, lesiones deportivas y por arma de fuego. Este tipo de traumatismo a menudo se asocia a otras emergencias, ya que se suele acompañar de lesiones craneoencefálicas, lesiones torácicas y lesiones de la columna cervical.

La destrucción del marco óseo junto con los daños en los tejidos blandos pueden producir problemas estéticos como alteraciones en la altura facial vertical, proyección transversal o anteroposterior, y alteraciones funcionales como alteración de la oclusión, diplopia o trismo.

La reparación de fracturas panfaciales traumáticas es uno de los procedimientos reconstructivos más complejos y desafiantes de realizar.

Una fractura panfacial debe tener una documentación radiológica especialmente buena y una valoración radiológica posoperatoria que verifique una reducción adecuada.

PUNTOS CLAVE

- Las fracturas faciales son de gran complejidad, pero se han desarrollado clasificaciones que ayudan a simplificar el abordaje de este tipo de lesiones.
- Es frecuente que existan lesiones asociadas cerebrales y en la columna cervical, que pueden comprometer la vida del paciente, por lo que será lo primero que se debe evaluar.

- Una forma sencilla de enfrentarse a este tipo de fracturas es dividir la región facial en los tercios superior, medio e inferior.
- Las fracturas del tercio medio facial son especialmente complicadas por la complejidad de la anatomía de esta región.
- Las fracturas dentoalveolares son muy frecuentes y, en el contexto de un traumatismo facial complejo, pueden pasar desapercibidas.

BIBLIOGRAFÍA

Boscà-Ramon A, Dualde-Beltrán D, Marqués-Mateo M, Nersesyan N. Multidetector computed tomography for facial trauma: structured reports and key observations for a systematic approach. Radiologia (Engl Ed). 2019;61(6):439-52.

Chukwulebe S, Hogrefe C. The diagnosis and management of facial bone fractures. Emerg Med Clin North Am. 2019;37(1):137-51.

García Marín M, Cueto Álvarez L. Traumatismo maxilofacial. En: Martí de Gracia M, Vicente Bártulos A (dirs.); Sociedad Española de Radiología de Urgencias (SERAU). Experto en Radiología de Urgencias. Madrid: Editorial Médica Panamericana; 2023.

Gentile MA, Tellington AJ, Burke WJ, Jaskolka MS. Management of midface maxillofacial trauma. Atlas Oral Maxillofac Surg Clin North Am. 2013;21(1):69-95.

Gómez Roselló E, Quiles Granado AM, Artajona García M, Juanpere Martí S, Laguillo Sala G, Beltrán Mármol B, et al. Facial fractures: classification and highlights for a useful report. Insights Imaging. 2020;11(1):49.

Hendrickson M, Clark N, Manson PN, Yaremchuk M, Robertson B, Slezak S, et al. Palatal fractures: classification, patterns, and treatment with rigid internal fixation. Plast Reconstr Surg. 1998;101(2):319-32.

Jacob OA, Prathap A. Maxillary fractures. En: Bonanthaya K, Panneerselvam E, Manuel S, Kumar VV, Rai A (eds.). Oral and maxillofacial surgery for the clinician. Singapur: Springer; 2021. p. 1125-49. Disponible en: https://link.springer.com/chapter/10.1007/978-981-15-1346-6_55#Tab1

Ludi EK, Rohatgi S, Zygmont ME, Khosa F, Hanna TN. Do radiologists and surgeons speak the same language? A retrospective review of facial trauma. AJR Am J Roentgenol. 2016;207(5):1070-6.

Mittermiller PA, Bidwell SS, Thieringer FM, Cornelius CP, Trickey AW, Kontio R, et al.; and the AO Trauma Classification Study Group. The Comprehensive AO CMF Classification System for Mandibular Fractures: a multicenter validation study. Craniomaxillofac Trauma Reconstr. 2019;12(4):254-65.

Uzelac A, Gean AD. Orbital and facial fractures. Neuroimaging Clin N Am. 2014;24(3):407-24, vii.

Winegar BA, Murillo H, Tantiwongkosi B. Spectrum of critical imaging findings in complex facial skeletal trauma. Radiographics. 2013;33(1):3-19.

Problemas radiológicos en el cuello

16

A. Burguete Moriones

 OBJETIVOS

- Repasar la anatomía radiológica de los espacios cervicales incluyendo su contenido, relaciones anatómicas y diagnóstico diferencial de su patología.
- Describir los mecanismos de extensión y posibles complicaciones de los procesos infecciosos que afectan a la región de cabeza y cuello.
- Identificar la patología tumoral de la región de cabeza y cuello y sus patrones de diseminación.
- Analizar las indicaciones, ventajas e inconvenientes de las diferentes técnicas de imagen para el estudio de la patología de cabeza y cuello.

LESIÓN EN LOS ESPACIOS CERVICALES PROFUNDOS

Ante un paciente que acude por una lesión palpable/masa en la región cervical, se plantea un reto diagnóstico, dada la complejidad anatómica de los espacios cervicales profundos.

Es importante para establecer un adecuado diagnóstico realizar un enfoque sistemático al interpretar las imágenes:

- Identificar adecuadamente el espacio de origen de la lesión: hay que localizar el epicentro de la masa y valorar en qué dirección desplaza las estructuras o espacios adyacentes.
- Conocer las estructuras anatómicas comprendidas en cada espacio.
- Establecer el diagnóstico diferencial para el contenido de ese espacio, relacionarlo con el patrón radiológico específico y correlacionarlo con la clínica.
- Evaluar la relación de las lesiones con las estructuras adyacentes incluyendo la base de cráneo, la cavidad oral y el mediastino.

En este apartado, se utilizará la descripción anatómica basada en espacios siguiendo los planos fasciales y el hueso hioides, separando los espacios del cuello suprahioideo (CSH) de los del infrahioideo (CIH).

Los espacios que forman parte del CSH son el espacio parafaríngeo (EPF), el espacio mucoso faríngeo (EMF), el espacio masticador (EM), el espacio parotídeo (EP), el espacio carotídeo (EC), el espacio retrofaríngeo (ERF) y el espacio perivertebral (EPV).

De los espacios del CIH, que son el espacio visceral (EV), el EC, el espacio cervical posterior (ECP), el ERF y el EPV, únicamente el EV es específico del CIH. El ECP presenta

un pequeño componente en el CSH, pero la mayor parte del volumen de este espacio se localiza en el CIH.

Cabe recordar que algunas lesiones se pueden extender de un espacio a otro por contigüidad (transespaciales) o que pueden afectar a diferentes espacios sin comunicación directa (multiespaciales).

Espacio parafaríngeo (EPF)

Presenta una morfología de pirámide invertida, se encuentra situado lateral a la faringe y se extiende desde la base de cráneo hasta el hioides (**Fig. 16-1**). Se comunica libremente en su margen inferior con el espacio submandibular y tiene una localización crítica, con múltiples relaciones con los espacios adyacentes, que le permiten actuar como vía de propagación

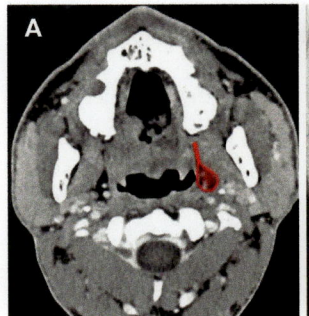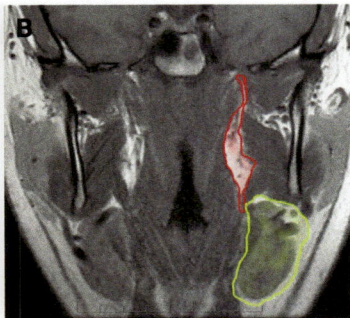

Figura 16-1. A) Imagen de tomografía computarizada con contraste intravenoso en el plano axial del cuello suprahioideo (CSH) que muestra el espacio parafaríngeo (EPF) (delimitado en rojo). **B)** Imagen de resonancia magnética en el plano coronal con secuencia potenciada en T1 del CSH, que muestra el EPF (delimitado en rojo), que se extiende desde la base del cráneo hasta la altura del espacio submandibular (delimitado en verde).

de la patología infecciosa y tumoral. El contenido de este espacio se muestra en la **tabla 16-1**.

El EPF se nombra con diferente terminología según la literatura médica consultada, pudiendo dividirse en función de su relación con la fascia tensor vascular estilohioidea en **EPF preestiloideo** y **EPF posestiloideo**, o designar al primero como *EPF* cómo tal y al segundo como *EC*. Esta última denominación es la que se utilizará a lo largo del texto.

El EPF es fácilmente reconocible en tomografía computarizada (TC) y resonancia magnética (RM) por su componente predominantemente graso. Cuando se estudia una lesión cervical, su localización con respecto al EPF y cómo lo desplaza ayuda a definir el espacio de origen de la lesión.

Pocas lesiones se originan de manera primaria en este espacio; la mayoría se extienden de manera secundaria desde los espacios adyacentes. Una lesión es primaria del EPF si se encuentra totalmente rodeada por la grasa de este espacio sin conexión con las estructuras de los espacios adyacentes.

La mayoría de las lesiones (**Tabla 16-2**) primarias del EPF son tumores de glándulas salivales menores ectópicas (benignos en el 90 % de los casos), siendo el más frecuente el adenoma pleomorfo, aunque es más frecuente que un adenoma pleomorfo originado en el lóbulo profundo parotídeo se extienda al EPF.

Es importante diferenciar una masa originada en el EPF con otra originada en el lóbulo profundo parotídeo con extensión al EPF, ya que el abordaje quirúrgico es diferente. Una lesión del EPF presentará un plano de separación graso con el lóbulo profundo de la parótida. En cambio, una lesión del lóbulo profundo parotídeo que se extiende al EPF presentará una morfología en reloj de arena, conectada con la parótida y con un ensanchamiento del túnel estilomandibular (**Fig. 16-2**).

Menos frecuentes son los lipomas y los quistes de la 2ª hendidura branquial (de localización atípica).

Espacio carotídeo (EC)

El EC (**Tabla 16-3**) se extiende desde la base del cráneo (agujero rasgado posterior-conducto carotídeo) hasta el cayado aórtico y se divide en región suprahioidea e infrahioidea (**Fig. 16-3**).

Una lesión localizada en el EC:

- Desplaza la grasa del EPF en sentido anterior.
- Empuja el vientre posterior del músculo digástrico lateralmente.
- Si se encuentra en el EC nasofaríngeo, desplaza la apófisis estiloides en sentido anterolateral.

Tabla 16-1. Contenido del espacio parafaríngeo

Grasa (componente principal)
Tejido glandular salival ectópico
Ramas del nervio mandibular (V3)
Plexo venoso faríngeo
Arteria faríngea ascendente y maxilar interna

Es un espacio par, delimitado por la vaina carotídea, que está formada por las tres capas de la fascia cervical profunda (FCP). Esta se encuentra bien definida inferiormente a la bifurcación carotídea, pero frecuentemente es incompleta a nivel suprahioideo. Los ganglios linfáticos de la cadena yugular interna se encuentran localizados laterales al EC, pero en estrecho contacto y pueden extenderse a este, ya que la vaina carotídea es incompleta.

Las lesiones (**Tabla 16-4**) más frecuentes de este espacio son los tumores neurogénicos (el 17-25 % del total de tumores del EC) y los paragangliomas (10-15 %).

Mediante las técnicas de imagen, no se puede diferenciar un schwannoma de un neurofibroma. La apariencia típica de los schwannomas es una lesión ovalada hiperintensa en T2, que puede presentar intensidad de señal homogénea o hete-

Tabla 16-2. Diagnóstico diferencial de las lesiones del espacio parafaríngeo

Seudolesión	Asimetría del plexo venoso pterigoideo
Congénito	• Quiste de la 2ª hendidura branquial de localización atípica • Malformación linfática
Inflamación/ infección	Celulitis/abscesos
Neoplasia benigna	• Adenoma pleomorfo • Tumor neurogénico • Lipoma
Neoplasia maligna	• Tumores malignos de glándulas salivales ectópicas (carcinoma adenoide quístico y mucoepidermoide) • Liposarcoma • Extensión directa de tumores malignos de espacios adyacentes

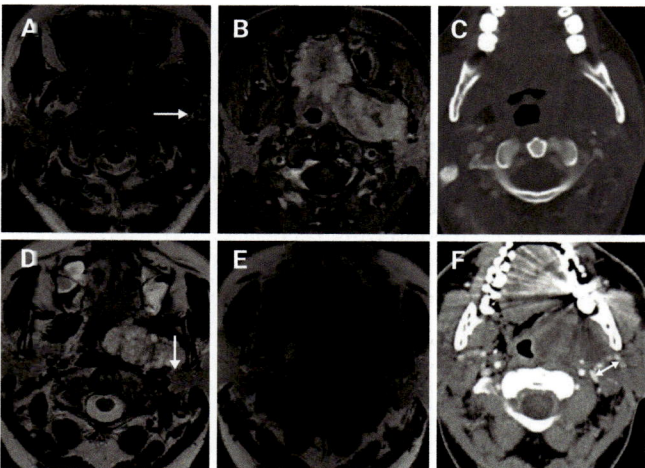

Figura 16-2. A-C) Resonancia magnética (RM) en el plano axial potenciada en T2 **(A)** y T1 con contraste intravenoso (CIV) **(B)** y tomografía computarizada (TC) con ventana de hueso **(C)**, que muestra un adenoma pleomorfo del el espacio parafaríngeo (EPF) izquierdo que presenta un plano de separación graso con el lóbulo profundo de la parótida (cabeza de flecha). **E-F)** RM en el plano axial potenciada en T2 **(D)** y T1 **(E)** y TC axial con CIV **(F)**, que muestra un adenoma pleomorfo del lóbulo profundo parotídeo izquierdo que se extiende al EPF, en contacto con el lóbulo profundo sin plano de separación graso (flecha) y con agrandamiento del túnel estilomandibular (flecha de dos puntas).

rogénea en relación con áreas de hemorragia o degeneración quística, con realce intenso y homogéneo tras la administración de contraste (excepto las áreas de degeneración quística), pero, a diferencia de los paragangliomas, se trata de una lesión hipovascular (sin vacíos de señal).

Los paragangliomas o tumores glómicos se presentan en varias localizaciones típicas:

- Vagal: inferior a la base de cráneo, en el EC nasofaríngeo.

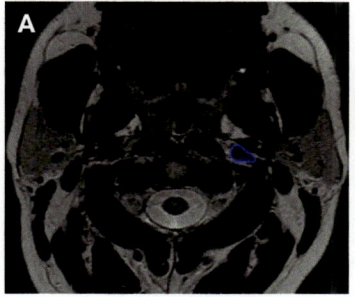 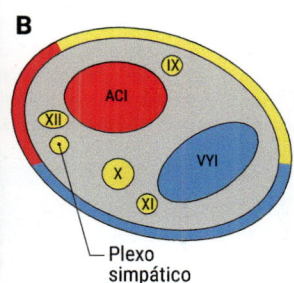

Figura 16-3. A) Resonancia magnética en el plano axial en secuencia potenciada en T2 a nivel del cuello suprahioideo, en la que se muestra el espacio carotídeo (EC) izquierdo (delimitado en color azul). **B)** Esquema del EC izquierdo en el que se muestra su contenido y configuración: en amarillo, la capa superficial; en rojo, la capa medial; y en azul, la capa profunda de la fascia cervical profunda, con su contenido: la arteria carótida interna (ACI), la vena yugular interna (VYI), el plexo simpático y los pares craneales IX, X, XI y XII.

Tabla 16-3. Contenido del espacio carotídeo (EC) suprahioideo e infrahioideo

Contenido del EC suprahioideo	Contenido del EC infrahioideo
Arteria carótida interna (ACI)	Arteria carótida común (ACC)
Vena yugular interna (VYI)	Vena yugular interna (VYI)
Pares craneales IX-XII	Par craneal X (nervio vago)
Plexo simpático	–

Tabla 16-4. Diagnóstico diferencial de las lesiones del espacio carotídeo

Seudotumor	• Asimetría de la vena yugular interna • Ectasia carotídea
Congénito	Quiste de la 2ª hendidura branquial
Vascular	• Trombosis/tromboflebitis de la VYI • Aneurisma/trombosis/disección de la ACI
Inflamación/infección	Celulitis/abscesos
Neoplasia benigna	• Paragangliomas (yugular, vagal o del cuerpo carotídeo) • Tumores neurogénicos (schwannoma y neurofibroma) • Meningioma (del agujero yugular)
Neoplasia maligna	• Adenopatías metastásicas • Linfoma • Extensión directa de tumores malignos de espacios adyacentes

ACI: arteria carótida interna; VYI: vena yugular interna.

- Del cuerpo carotídeo: en la bifurcación carotídea, separando arteria carótida interna (ACI) y externa (ACE).
- Yugular: en el agujero yugular; puede erosionar el hueso adyacente y extenderse al oído medio.
- Timpánico: en el promontorio coclear.

Los paragangliomas son lesiones hipervasculares que presentan un realce intenso tras la administración de contraste en RM y TC (**Fig. 16-4**), con una apariencia en RM en T1 en «sal y pimienta» en relación con focos de alta señal por hemorragia subaguda y vacíos de señal por flujo de alta velocidad.

Espacio masticador (EM)

Es el espacio de mayor tamaño del CSH y su contenido se describe en la **tabla 16-5**. Se extiende desde el calvario parietal hasta el reborde inferior del sector posterior de la mandíbula (**Fig. 16-5**).

Se divide por el arco cigomático en:

- EM supracigomático: desde el arco cigomático hasta el calvario parietal, en contacto con la base de cráneo con el agujero oval (por el que pasa el nervio mandibular [V3]) y el agujero espinoso; contiene únicamente el vientre del músculo temporal.
- EM infracigomático: desde el arco cigomático hasta el borde inferior de la parte posterior del cuerpo mandibular.

En el estudio de las lesiones de este espacio, la TC es de elección para la valoración de patología inflamatoria e infecciosa y superior a la RM para la detección de erosiones sutiles

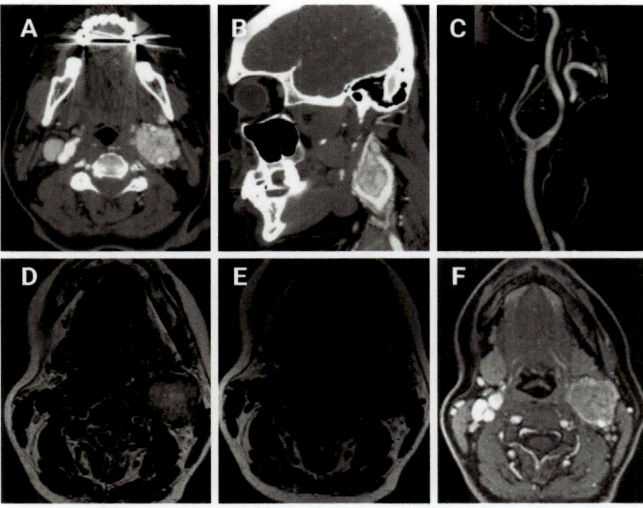

Figura 16-4. Paraganglioma del cuerpo carotídeo. **A-C)** Tomografía computarizada cervical con contraste intravenoso en el plano axial **(A)** y sagital **(B)** y reconstrucción sagital de resonancia magnética (RM) en secuencia TOF (*time of flight*) **(C)**, que muestra una masa con realce homogéneo tras la administración de contraste intravenoso (CIV), que desplaza la arteria carótida interna y la externa en el nivel de la bifurcación carotídea. **D-F)** RM en el plano axial con secuencias potenciadas en T2 **(D)** y T1 sin contraste **(E)** y tras la administración de CIV **(F)**, que muestran una lesión bien definida hiperintensa en T2, heterogénea de predominio, isointensa con el músculo en T1, con realce intenso tras la administración de contraste.

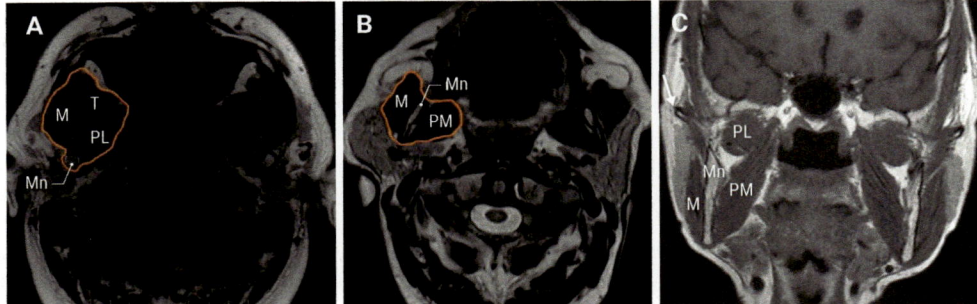

Figura 16-5. Resonancia magnética (RM) en el plano axial en secuencia potenciada en T1 a la altura del seno maxilar **(A)**, RM en el plano axial en secuencia potenciada en T2 a la altura de cavidad oral **(B)** y RM en el plano coronal en secuencia potenciada en T1 **(C)**, que muestran el espacio masticador delimitado en color naranja con sus diferentes componentes (M: músculo masetero, Mn: mandíbula, PL: músculo pterigoideo lateral, PM: músculo pterigoideo medial, T: músculo temporal y flecha: el arco cigomático que lo divide en espacio supracigomático e infracigomático).

Tabla 16-5. Contenido del espacio masticador

Músculos de la masticación:
- Pterigoideo medial (PM)
- Pterigoideo lateral (PL)
- Temporal (T)
- Masetero (M)

División mandibular del nervio trigémino (V3)

Arteria y vena alveolar inferior

Rama y cuerpo posterior de la mandíbula

Tabla 16-6. Diagnóstico diferencial de las lesiones del espacio masticador

Seudotumores	• Patrones de denervación • Hipertrofia masetérica benigna • Tejido parotídeo accesorio
Congénito	• Hemangioma • Malformaciones linfáticas
Vascular	Malformaciones vasculares
Inflamación/infección	Abscesos (patología más frecuente, más frecuente de origen odontógeno)
Neoplasia benigna	• Lesiones óseas mandibulares/odontogénicas • Tumores neurogénicos • Lipomas • Tumores
Neoplasia maligna	• Primaria: osteosarcoma, condrosarcoma, sarcoma de Ewing • Metástasis • Afectación secundaria por carcinoma epidermoide de la cavidad oral

de la cortical mandibular y para la valoración de la mineralización de la matriz tumoral. En cambio, la RM presenta una mayor resolución de contraste de tejidos blandos, por lo que define mejor la invasión de músculos y fascias y también valora mejor la afectación de la medular ósea mandibular.

El trismo es el síntoma principal de la patología tumoral e infecciosa del EM.

En general, los procesos infecciosos son más frecuentes que los tumorales (**Tabla 16-6**), siendo los de origen odontogénico los más comunes.

La afectación tumoral secundaria por extensión directa desde espacios adyacentes (cavidad oral, orofaringe y EP) o indirecta por diseminación perineural a través de V3 es más frecuente que la afectación primaria. Los tumores primarios de este espacio son poco frecuentes y, habitualmente, benignos, de origen vascular o neurogénico. En el caso de los tumores primarios malignos, los más comunes son los de origen mesenquimal, siendo el osteosarcoma el más habitual.

Otra patología frecuente de este espacio es la atrofia de la musculatura de la masticación por la afectación de V3 en relación con traumatismos o cirugías, condicionando una degeneración grasa y pérdida de volumen de la masa muscular.

Cuando se estudia la patología de este espacio (principalmente, la patología neoplásica, existen varias estructuras clave que hay que valorar (**Fig. 16-6**):

- Espacio bucal (EB): se encuentra localizado anterior al EM y en comunicación con este, y está compuesto principalmente por grasa. La patología más frecuente del EB es la extensión de la afectación infecciosa o tumoral de los espa-

cios adyacentes, la patología ganglionar y como tumores primarios (poco frecuentes) los tumores de glándula salival menor, hemangiomas, lipomas y sarcomas.

- Fosa pterigopalatina (FPP): localizada en la región facial profunda medial al EM. Es una estructura pequeña, pero importante, ya que presenta múltiples conexiones (**Tabla 16-7**). Se encuentra delimitada anteriormente por la pared posterior del seno maxilar; posteriormente, por la lámina pterigoidea del esfenoides y, medialmente, por la lámina perpendicular del palatino.

- Contiene al ganglio pterigopalatino, el nervio maxilar (V2) y sus ramas y la arteria maxilar interna. En condiciones normales, dado su componente graso principal, se comporta como hipodensa en TC e hiperintensa en RM en secuencias potenciadas en T1 y T2.

- La afectación tumoral de la FPP se manifiesta como una ocupación/reemplazo del contenido graso, aumento de tamaño de la fosa y erosión ósea.

- Rafe pterigomandibular: es una banda de tejido conectivo subyacente a la mucosa del trígono retromolar, en la que se insertan el músculo buccinador, orbicular oral y constrictor superior. No se identifica en imagen. La importancia de esta estructura es que los tumores malignos del trígono retromolar y gingivales pueden invadir el EM a través del rafe pterigomandibular.

- Foramen oval: las lesiones del EM se pueden extender intracranealmente por este agujero, por diseminación perineural a lo largo de V3.
- Diseminación perineural: es un patrón de diseminación metastásica en la cual los tumores se extienden a lo largo de la vaina nerviosa y no es infrecuente en los tumores de cabeza y cuello. Cuando se identifica un tumor del EM, los estudios de imagen deberán incluir todo el trayecto del nervio V3 para descartar esta afectación. La RM es superior a la TC en su diagnóstico, demostrando un realce y engrosamiento liso del nervio, expansión concéntrica del foramen afectado, pérdida del plano graso perineural y atrofia por denervación de los músculos de la masticación.

Espacio retrofaríngeo (ERF)

Localizado en la línea media, posterior a la faringe y anterior a la musculatura prevertebral, se extiende desde la base del cráneo hasta el mediastino posterior (**Tabla 16-8**).

Se subdivide en dos compartimentos por la fascia alar: el **ERF anterior o verdadero** y el **ERF posterior o de peligro**. Esta división es anatómica; desde el punto de vista de imagen, son indistinguibles. El ERF verdadero se extiende inferiormente hasta al nivel de la cuarta vértebra dorsal (D4), y el de peligro, hasta el diafragma, por lo que constituye una vía directa para la extensión de las infecciones de cabeza y cuello hasta el mediastino.

Las lesiones primarias de este espacio son poco frecuentes; ocasionalmente, se pueden encontrar lipomas.

La patología que más frecuentemente lo afecta (**Tabla 16-9**) es la patología tumoral maligna secundaria y la patología infecciosa en relación con la afectación adenoidea palatina y nasofaríngea. Cuando los microorganismos se extienden a los ganglios retrofaríngeos, condicionan una adenopatía supurativa, que da lugar a celulitis y formación de abscesos. La afectación secundaria por neoplasias de otras localizaciones puede ocurrir por invasión directa por una neoplasia de nasofaringe, orofaringe o un cordoma de clivus, o por la presencia de adenopatías metastásicas asociadas a una neoplasia de nasofaringe, orofaringe o hipofaringe.

Espacio mucoso faríngeo (EMF)

Incluye las estructuras de la superficie mucosa de nasofaringe, orofaringe e hipofaringe (**Fig. 16-7**) en la vertiente de la vía aérea de la capa media de la FCP (**Tabla 16-10**).

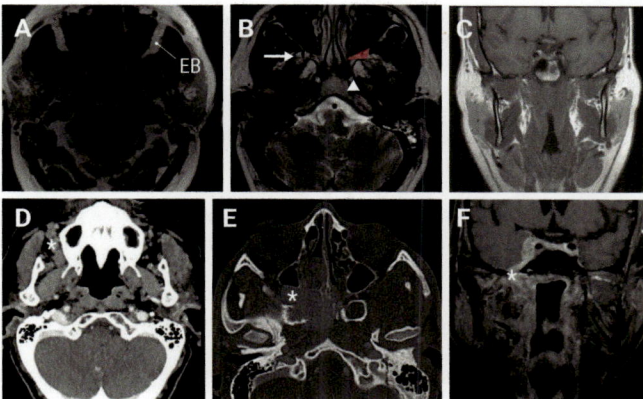

Figura 16-6. A) Resonancia magnética (RM) en el plano axial en secuencia potenciada en T1 a la altura de nasofaringe que muestra el espacio bucal (EB). **B)** RM axial en secuencia potenciada en T2 que muestra la fosa pterigopalatina (rojo), el canal del nervio vidiano (cabeza de flecha) y la fisura pterigomaxilar (flecha). **C)** RM en el plano coronal en secuencia potenciada en T1 que muestra el foramen oval. **D)** Tomografía computarizada (TC) cervical con contraste intravenoso (CIV) que muestra una ocupación bilateral de predominio derecho del EB por adenopatías (asterisco). **E)** TC cervical con ventana de hueso que muestra una expansión y remodelación de la fosa pterigopalatina derecha que se encuentra ocupada por una masa (asterisco). **F)** RM en el plano coronal con secuencia potenciada en T1 con CIV que muestra un engrosamiento y realce a nivel del foramen oval (asterisco) y seno cavernoso derechos en relación con diseminación perineural a lo largo del nervio mandibular (V3).

Tabla 16-7. Comunicaciones de la fosa pterigopalatina

Fisura pterigomaxilar	Apertura lateral hacia el espacio masticador
Agujero esfenopalatino	Apertura medial hacia el meato superior
Agujero redondo mayor	Apertura posterior hacia la fosa craneal medial, atravesado por el nervio maxilar (V2)
Conducto vidiano	Apertura posterior que se extiende hasta el agujero rasgado posterior, atravesado por el nervio vidiano
Hendidura esfenomaxilar	Apertura anterior hacia la órbita, atravesada por el nervio y la arteria infraorbitarios
Conducto pterigopalatino	Conducto inferior atravesado por el nervio y la arteria palatinos descendentes, desde los agujeros palatinos mayor y menor hasta la cavidad oral

Tabla 16-8. Contenido del espacio retrofaríngeo (ERF) suprahioideo e infrahioideo

Contenido del ERF suprahioideo	Contenido del ERF infrahioideo
Ganglios linfáticos mediales y laterales	Grasa
Grasa	–

Tabla 16-9. Diagnóstico diferencial de las lesiones del espacio retrofaríngeo

Seudotumores	Arteria carótida tortuosa
Inflamación/ infección	• Adenopatías reactivas/supurativas • Celulitis/edema • Absceso
Neoplasia benigna	• Lipoma • Hemangioma
Neoplasia maligna	• Extensión directa del carcinoma epidermoide de otras localizaciones • Adenopatías metastásicas • Linfoma

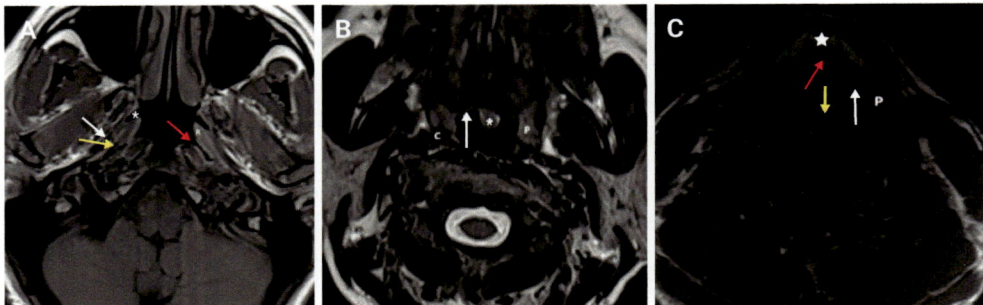

Figura 16-7. A) Resonancia magnética (RM) en el plano axial con secuencia potenciada en T1 que muestra el espacio mucoso faríngeo (EMF) a nivel de la nasofaringe, identificando el rodete tubárico (R), la desembocadura de la trompa de Eustaquio (asterisco), el músculo tensor del velo del paladar (flecha blanca) y el músculo elevador del velo del paladar (flecha amarilla), el receso faríngeo posterolateral o fosita de Rosenmüller (flecha roja). **B)** RM en el plano axial con secuencia potenciada en T2 que muestra el EMF a nivel de la orofaringe, identificándose la úvula (asterisco), la amígdala palatina (P), la amígdala lingual (flecha) y músculo constrictor medio de la faringe **(C)**. **C)** RM en el plano axial con secuencia potenciada en T1 que muestra el EMF a nivel de la hipofaringe, identificándose el espacio preepiglótico (estrella), el pie de la epiglotis (flecha roja), el repliegue aritenoepiglótico (flecha blanca), la pared posterior de la hipofaringe (flecha amarilla) y el seno piriforme (P).

Presenta una amplia inserción en la base de cráneo, incluyendo el agujero rasgado posterior; a través de este, el carcinoma nasofaríngeo puede extenderse intracranealmente.

La lesión más frecuente de este espacio es el carcinoma de células escamosas.

Nasofaringe

La nasofaringe es la porción superior de la faringe que se extiende desde la base de cráneo hasta la altura del paladar blando; se continúa anteriormente con la cavidad nasal a través de las coanas e inferiormente con la orofaringe.

Las estructuras anatómicas superficiales más prominentes que presenta son el rodete tubárico y el receso faríngeo posterolateral o fosita de Rosenmüller, y su contenido incluye la fascia faringobasilar, tejido linfático, mucosa, los músculos constrictor superior, salpingofaríngeo y elevador del velo del paladar, el rodete y la salida de la trompa de Eustaquio (v. **Fig. 16-7 A**).

Hay que recordar que el receso posterolateral es frecuentemente asimétrico y que puede existir una hiperplasia del tejido linfoide normal en la infancia y la juventud; estos hallazgos pueden ser malinterpretados como patología tumoral. El diagnóstico diferencial de las lesiones de nasofaringe se muestra en la **tabla 16-11**.

Orofaringe

Es la porción de la faringe localizada entre la nasofaringe y la hipofaringe, limitada por el paladar blando superiormente y por las valléculas inferiormente. Se encuentra situada posterior a la cavidad oral (la anatomía de la cavidad oral se revisará más adelante).

Está formada por la base de la lengua, las amígdalas palatinas y linguales (v. **Fig. 16-7 B**), los pilares amigdalinos anterior y posterior, las paredes faríngeas lateral y posterior y el paladar blando. El diagnóstico diferencial de las lesiones de la orofaringe se muestra en la **tabla 16-12**.

Hipofaringe

Es la porción inferior de la faringe; se extiende desde la altura del hueso hioides hasta el músculo cricofaríngeo y se divide

Tabla 16-10. Contenido del espacio mucoso faríngeo

Superficie mucosa de la faringe
Anillo linfático/de Waldeyer: adenoides, amígdala palatina y lingual
Glándulas salivales menores
Fascia faringobasilar
Músculos: constrictores superior, medio e inferior, músculo salpingofaríngeo y elevador del paladar
Rodete tubárico

Tabla 16-11. Diagnóstico diferencial de las lesiones del espacio mucoso faríngeo-nasofaringe

Seudotumores	Hiperplasia linfoide
Congénito	Quiste de Tornwaldt
Inflamación/ infección	• Quistes de retención • Celulitis/absceso
Neoplasia benigna	Adenoma pleomorfo
Neoplasia maligna	• Carcinoma • Linfoma • Neoplasia maligna de glándula salival menor

en tres regiones: los senos piriformes, la pared posterior y la región retrocricoidea (**Fig. 16-8**).

Cavidad oral

No forma parte de este espacio, pero, ya que se encuentra en íntima relación con la orofaringe, se estudiará conjuntamente. La cavidad oral es la parte más anterior del aparato aerodigestivo. Incluye la mucosa oral, los dos tercios anteriores de la lengua (lengua oral) y el paladar duro. Se encuentra limitada anteriormente por los labios y posteriormente por la orofaringe, de la que está separada por el velo del paladar, los pilares amigdalinos anteriores y las papilas caliciformes.

Tabla 16-12. Diagnóstico diferencial de las lesiones del espacio mucoso faríngeo-orofaringe

Seudotumores	Hiperplasia linfoide
Congénito	• Quistes de la 2ª hendidura branquial (de localización atípica) • Tiroides lingual
Inflamación/infección	• Quistes de retención • Celulitis/absceso
Neoplasia benigna	Adenoma pleomorfo
Neoplasia maligna	• Carcinoma • Linfoma • Neoplasia maligna de glándula salival menor

El abordaje recomendado para el estudio de la anatomía radiológica de la cavidad oral es considerar cuatro regiones diferentes:

- Espacio/superficie mucosa oral: reviste toda la cavidad oral, incluida la superficie labial, gingival/cresta alveolar superior e inferior, bucal, suelo de boca, palatina, trígono retromolar y los dos tercios anteriores de la lengua. También dentro de la mucosa de la cavidad oral se localizan glándulas salivales menores.
- Espacio sublingual (ESL): es un espacio par de localización superomedial al músculo milohioideo (**Fig. 16-9**). Ambos espacios se comunican entre sí en la línea media anterior, y también se comunican con el espacio submandibular (ESM) y el EPF inferior. Una lesión se define como primaria de este espacio si el centro de la lesión es superomedial al músculo milohioideo y lateral al geniogloso.
- ESM: revestido por fascia, de localización inferolateral al músculo milohioideo, con morfología en herradura vertical (v. **Fig. 16-9 B**). Se comunica en la parte posterior con el EPF inferior y el ESL posterior. La mayoría de las lesiones de este espacio se originan en la glándula o los ganglios submandibulares. El contenido y diagnóstico diferencial de las lesiones de los espacios ESL y ESM se muestran en las **tablas 16-13** y **16-14**.

- Raíz lingual: constituida por el complejo geniogloso-geniohioideo y el tabique lingual.

Dos estructuras importantes a evaluar cuando se valore patología de la cavidad oral son:

- El rafe pterigomandibular (comentado previamente).
- El trígono retromolar: es una región mucosa de morfología triangular, localizada por detrás del último molar en la rama mandibular, que constituye un cruce de caminos entre la cavidad oral, la orofaringe, el EB, el EM y el EPF.

Espacio parotídeo (EP)

Se extiende desde el conducto auditivo externo hasta el ángulo mandibular, siendo el espacio más lateral del CSH. Su contenido y el diagnóstico diferencial de las lesiones se muestra en las **tablas 16-15** y **16-16**, respectivamente.

El nervio facial, que sale de la base del cráneo a través del agujero estilomastoideo y en el interior de la parótida se ramifica y discurre lateral a la vena retromandibular y la ACE (**Fig. 16-10**), divide a la parótida en lóbulo superficial y profundo.

Cuando un paciente se presenta con una masa palpable del EP, se debe valorar lo siguiente:

- Localización de la lesión: si la masa es intraparotídea o extraparotídea, si presenta afectación del lóbulo superficial y/o profundo y relación con el nervio facial.
- Determinar la naturaleza de la lesión: afectación unifocal/multifocal, quística/sólida y la presencia/ausencia de signos sugestivos de malignidad, valorando siempre la posible diseminación perineural a lo largo del trigémino o del nervio facial.
- Estadificación tumoral cuando se confirma malignidad.
- En el estudio de una lesión del EP, la ecografía es la técnica de elección inicial, que, además, sirve como guía para realización de la PAAF (punción aspirativa con aguja fina). La TC es de utilidad para la patología infecciosa-inflamatoria, siendo muy sensible para la detección de litiasis. En el estudio de la patología tumoral, la RM es la técnica de elección.

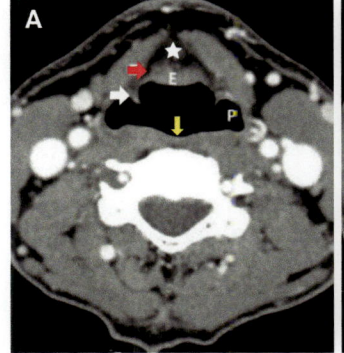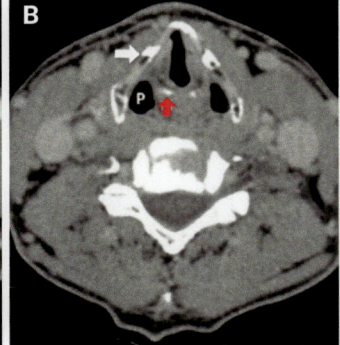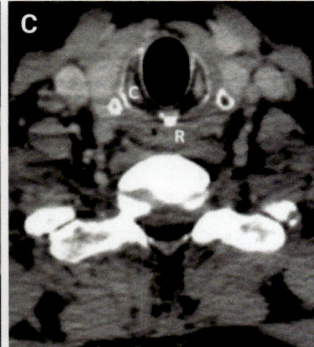

Figura 16-8. A) Tomografía computarizada (TC) en el plano axial a nivel supraglótico, donde se observa el espacio preepiglótico (estrella), el paraglótico (flecha roja), los repliegues aritenoepiglóticos (flecha blanca), el pie de la epiglotis (E), la pared posterior de la hipofaringe (flecha amarilla) y los senos piriformes (P). **B)** TC en el plano axial superior al ventrículo, donde se observa el ápex del seno piriforme (P), y los cartílagos aritenoides (flecha roja) y tiroides (flecha blanca). **C)** TC en el plano axial a nivel cricoideo (C), donde se observa el área retrocricoidea (R).

La patología de las glándulas salivales es muy frecuente y, fundamentalmente, de origen inflamatorio, en la mayoría de los casos, de origen vírico. En ocasiones, son episodios recurrentes en relación con sialolitiasis, más frecuente en la glándula submaxilar, pero siendo la parótida la segunda localización en orden de frecuencia. También es posible encontrar sialoadenitis autoinmunitarias, siendo el ejemplo más típico el síndrome de Sjögren.

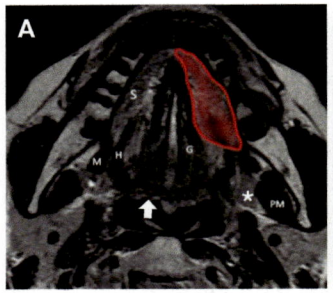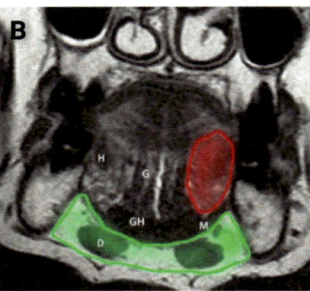

Figura 16-9. A) Resonancia magnética (RM) axial potenciada en T2 a nivel del suelo de la boca que muestra el espacio sublingual del lado izquierdo (rojo), glándula sublingual (S) y submandibular (asterisco), músculo geniogloso (G), hiogloso (H), milohioideo (M), pterigoideo medial (PM) y amígdala lingual (flecha). **B)** RM en el plano coronal potenciada en T1 que muestra el espacio submandibular (verde) y sublingual del lado izquierdo (rojo), músculo geniogloso (G), geniohioideo (GH), hiogloso (H), milohioideo (M) y vientre anterior del digástrico (D).

Tabla 16-13. Contenido de los espacios sublingual (ESL) y submandibular (ESM)

Contenido del ESL	Contenido del ESM
Margen anterior del músculo hiogloso	Vientre anterior de los músculos digástricos
Nervio, arteria y vena lingual	Porción superficial de la glándula submandibular
Nervio glosofaríngeo e hipogloso	Ganglios submentonianos (nivel Ia) y submandibulares (Ib)
Glándulas sublinguales y sus conductos	Vena y arteria facial
Porción profunda de glándula submandibular y su conducto	Nervio hipogloso

Tabla 16-14. Diagnóstico diferencial de las lesiones del espacio submandibular/sublingual

Congénito/ vascular	• Quiste de la 2ª hendidura branquial • Higroma quístico • Tiroides ectópico
Inflamación/ infección	• Sialoadenitis • Ránula profunda • Adenopatía reactiva o supurativa • Angina de Ludwig
Neoplasia benigna	• Adenoma pleomorfo de glándula sublingual/submandibular • Lipoma • Quiste dermoide/epidermoide
Neoplasia maligna	• Carcinoma de glándula salival • Linfoma • Adenopatías metastásicas • Invasión directa de carcinoma escamoso de la cavidad oral

Los tumores son poco habituales y su clasificación histopatológica es compleja, agrupándose como neoplasias de origen epitelial o no epitelial. Los tumores no epiteliales que pueden aparecer en esta localización son el hemangioma, el linfoma, el lipoma, el schwannoma y metástasis.

Los tumores benignos epiteliales más comunes son el adenoma pleomorfo, que es el tumor benigno parotídeo más frecuente (el 80 % del total de lesiones parotídeas), el tumor de Warthin y el oncocitoma.

Los tumores malignos epiteliales más habituales son el carcinoma mucoepidermoide, el carcinoma adenoide quístico y el carcinoma de células escamosas, siendo el carcinoma adenoide quístico el que con mayor frecuencia presenta diseminación perineural dentro de los tumores de cabeza y cuello.

Aunque es difícil la diferenciación entre tumores benignos y malignos basándose únicamente en los hallazgos en imagen, se acepta como regla general que los tumores benignos o las neoplasias malignas de bajo grado presentan unos hallazgos superponibles, con bordes lisos, bien definidos y una intensidad de señal homogénea. No obstante, las lesiones benignas pueden presentar un aspecto más heterogéneo y simular carcinomas.

Los hallazgos radiológicos que sugieren lesiones malignas de alto grado son los bordes mal definidos, con áreas internas quísticas y necróticas, infiltración de tejidos blandos adyacentes y piel y un realce heterogéneo tras la administración de contraste.

Tabla 16-15. Contenido del espacio parotídeo

Glándula parótida (lóbulo superficial y profundo) y conducto parotídeo/de Stenon
Nervio facial-VII par craneal
Vena retromandibular
Arteria carótida externa (ACE)
Ganglios linfáticos intraparotídeos

Tabla 16-16. Diagnóstico diferencial de lesiones del espacio parotídeo

Seudotumores	Glándula parótida accesoria
Congénito	• Quistes de la primera hendidura branquial • Hemangioma • Malformación linfática, arterial y venosa
Inflamación/ infección	• Celulitis/absceso • Lesiones linfoepiteliales • Ganglios reactivos • Sialolitiasis/sialoadenitis
Neoplasia benigna	• Adenoma pleomorfo • Tumor de Warthin • Oncocitoma • Lipoma • Tumor neurogénico del VII par craneal
Neoplasia maligna	• Carcinoma mucoepidermoide, adenoide quístico, etc. • Linfoma • Metástasis (carcinoma epidermoide, melanoma, etc.)

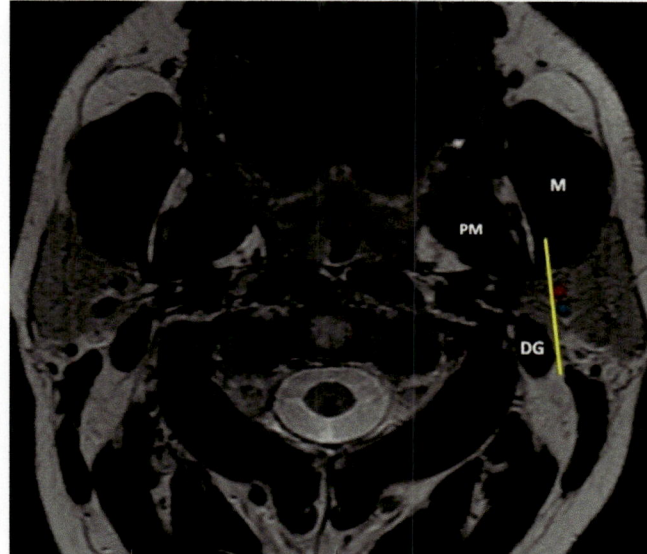

Figura 16-10. Resonancia magnética axial en secuencia potenciada en T2, donde se señala en rojo la arteria carótida externa, en azul, la vena retromandibular y, en amarillo, la línea que sigue el trayecto del nervio facial desde el borde posterior del digástrico hasta el borde lateral de la rama mandibular y la divide en lóbulo superficial y profundo. Se muestran el músculo masetero (M), el pterigoideo medial (PM) y el vientre posterior del digástrico (DG).

Cuando se encuentran múltiples lesiones en una o ambas parótidas, el diagnóstico más frecuente es el tumor de Warthin, pero también se pueden presentar como lesiones multifocales el linfoma, los quistes linfoepiteliales, el adenoma pleomorfo, el síndrome de Sjögren y las adenopatías metastásicas.

Espacio perivertebral (EPV)

Espacio único que rodea a la columna vertebral; se extiende desde la base de cráneo al mediastino hasta la altura de la cuarta vértebra torácica. Su contenido se muestra en la **tabla 16-17**. Rodeado por la capa profunda de la FCP, su inserción en las apófisis transversas de los cuerpos vertebrales divide al EPV en una porción anterior/prevertebral y una porción posterior/paravertebral (**Fig. 16-11**).

La musculatura prevertebral ayuda a determinar si una lesión se origina en el EPV prevertebral o en el ERF. Una lesión se origina en el EPV prevertebral cuando la masa se centra en la musculatura prevertebral o el cuerpo de la vértebra y desplaza la musculatura prevertebral en sentido anterior, a diferencia de las lesiones del ERF, que la empujan en sentido posterior. Una lesión se encuentra localizada en el EPV paravertebral si el centro de la masa está localizado en la musculatura paravertebral y desplaza la grasa del espacio cervical posterior (ECP) alejándola de los elementos posteriores de la columna, mientras que una lesión del ECP empuja la grasa de este espacio hacia las estructuras centrales y causa efecto de masa sobre la musculatura paraespinal.

La mayoría de las lesiones del EPV (**Tabla 16-18**) se originan en el cuerpo vertebral, siendo lo más frecuente la infección o las metástasis. La afectación del EPV prevertebral puede extenderse al espacio epidural, ya que es la vía de menor resistencia para la diseminación, y siempre hay que valorar este hallazgo.

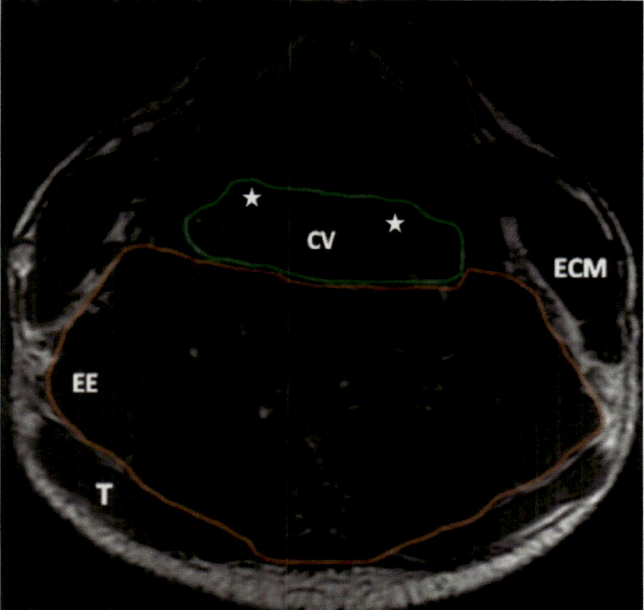

Figura 16-11. Resonancia magnética axial en secuencia potenciada en T1 del cuello infrahioideo que muestra el espacio perivertebral con su componente prevertebral (verde) y paravertebral (naranja), musculatura prevertebral (estrella), arteria vertebral (rojo), músculo esternocleidomastoideo (ECM), elevador de la escápula (EE) y trapecio (T).

Tabla 16-17. Contenido del espacio perivertebral (EPV)	
Contenido del EPV prevertebral	**Contenido del EPV paravertebral**
Musculatura prevertebral (largo del cuello y la cabeza)	Musculatura paravertebral
Músculos escalenos	Elementos posteriores de la columna vertebral
Raíces del plexo braquial	
Nervio frénico (C3-C5)	
Arteria y venas vertebrales	-
Cuerpo vertebral	

Ante múltiples lesiones óseas destructivas del cuerpo vertebral, el diagnóstico diferencial que hay que plantearse son las metástasis, el mieloma múltiple y el linfoma. Ante una lesión única destructiva del cuerpo vertebral, habría que valorar la patología infecciosa o neoplasia primaria ósea. El cordoma presenta una apariencia típica en RM como una lesión de la línea media hiperintensa en T2 con una intensidad de señal similar al líquido.

Espacio cervical posterior (ECP)

Espacio posterolateral que contiene principalmente grasa (**Tabla 16-19**), localizado profundo y posterior al músculo esternocleidomastoideo.

Una lesión se origina en este espacio, si se encuentra centrada en la grasa del ECP, desplaza el EC en sentido ante-

Tabla 16-18. Diagnóstico diferencial de lesiones del espacio perivertebral

Seudotumores	Músculo elevador de la escápula hipertrófico
Congénito/ vascular	Disección, aneurisma o seudoaneurisma de la arteria vertebral
Inflamación/ infección	• Osteomielitis del cuerpo vertebral/ espondilodiscitis • Miositis/abscesos musculares
Neoplasia benigna	• Tumor neurogénico • Tumor óseo primario del cuerpo vertebral
Neoplasia maligna	• Cordoma • Metástasis • Mieloma múltiple • Linfoma • Invasión directa por carcinoma de células escamosas de la nasofaringe • Tumores malignos primarios del cuerpo vertebral • Sarcoma

Tabla 16-19. Contenido del espacio cervical posterior

Grasa (componente principal)
Nervio accesorio (XI par craneal)
Cadena ganglionar accesoria espinal (nivel Va y b)
Plexo braquial preaxilar
Nervio escapular dorsal

Tabla 16-20. Diagnóstico diferencial de las lesiones del espacio cervical posterior

Seudotumores	Costilla cervical
Congénito/ vascular	• Linfangioma • Quiste del tercer arco branquial
Inflamación/ infección	• Adenopatías reactivas/supurativas • Abscesos/celulitis
Neoplasia benigna	• Lipoma • Tumores neurogénicos (schwannoma/ neurofibroma del plexo braquial o XI par craneal)
Neoplasia maligna	• Liposarcoma • Adenopatías metastásicas • Linfoma

romedial, eleva el ECM y/o aplana las estructuras del EPV más profundo.

La mayoría de las lesiones de este espacio (**Tabla 16-20**) se originan en la cadena ganglionar accesoria espinal.

Espacio visceral (EV)

Espacio localizado en la línea media del CIH; se extiende desde el hioides hasta la parte superior del mediastino. Es el espacio de mayor tamaño del CIH y su contenido se muestra en la **tabla 16-21**.

Una lesión del EV puede producir diferente sintomatología en relación con las estructuras afectadas:

- Nervio laríngeo recurrente: ronquera.
- Esófago cervical: disfagia.
- Tráquea cervical: estridor y disnea.

Glándula tiroides

Localizada anterior y lateral a la tráquea, está formada por dos lóbulos laterales, que se dividen en polo superior e inferior, conectados por un istmo en la línea media. En un 40 % de la población, se observa un lóbulo piramidal que asciende desde el istmo hacia el hioides.

Una lesión se origina en la glándula tiroides cuando el centro de la masa se encuentra rodeado por tejido tiroideo, el EC se desplaza lateralmente y la tráquea y el esófago se encuentran desplazados hacia el lado opuesto de la lesión. Ante la sospecha de lesión tiroidea, la ecografía es la primera prueba de imagen que realizar y los hallazgos ecográficos valorados en su conjunto ayudan a identificar los nódulos sospechosos susceptibles de punción. El sistema de clasificación TIRADS (Thyroid Imaging Report and Data System) es un sistema de evaluación de los nódulos tiroideos, pero que, por el momento, no se ha estandarizado, existiendo múltiples propuestas. Uno de los más utilizados es el diseñado por el American College

Tabla 16-21. Contenido del espacio visceral

Glándula tiroides
Glándulas paratiroides
Laringe
Tráquea y esófago cervical
Nervio laríngeo recurrente
Ganglios linfáticos (nivel VI)

of Radiology, que evalúa la composición, la ecogenicidad, la forma, los márgenes y la presencia de focos ecogénicos puntiformes y los clasifica en diferentes niveles con una recomendación de manejo, en un intento por disminuir las punciones de nódulos benignos y mejorar su caracterización.

Dentro de la patología congénita, pueden encontrarse quistes del conducto tirogloso y tejido tiroideo ectópico y patología infecciosa/inflamatoria como la tiroiditis infecciosa, de Hashimoto, de Riedel y granulomatosa.

Entre las lesiones benignas, se encuentran el nódulo hiperplásico o adenoma (que es la lesión tiroidea más frecuente) y quistes y, dentro de las neoplasias malignas, se hallan el carcinoma papilar, folicular, medular o anaplásico y el linfoma.

Glándulas paratiroides

Consisten en glándulas endocrinas que producen la paratohormona (PTH), que controla el metabolismo del calcio. Son normalmente cuatro: dos superiores y dos inferiores. Las glándulas inferiores pueden presentar una localización ectópica, más frecuentemente, por debajo del polo tiroideo inferior, entre la bifurcación carotídea y el mediastino anterior.

Una lesión se origina en las paratiroides cuando está centrada entre el lóbulo tiroideo en la parte anterior y el músculo largo del cuello en la posterior. Ante una lesión de paratiroides de gran tamaño, desplaza anteriormente la glándula tiroides y, lateralmente, el EC.

La excesiva producción de PTH cursa con hipercalcemia, generalmente, en relación con un adenoma único. También se puede asociar a hiperplasia, adenomas múltiples y, más raramente, a carcinoma de paratiroides.

Laringe

La laringe está compuesta por un esqueleto cartilaginoso (epiglotis, tiroides, cricoides y aritenoides) y se divide en tres áreas (**Fig. 16-12**):

- Supraglotis: localizada por encima del plano de los ventrículos laríngeos, formada por la epiglotis, el espacio preepiglótico, los repliegues aritenoepiglóticos y las cuerdas vocales falsas/bandas ventriculares.
- Glotis: por debajo del plano de los ventrículos laríngeos; incluye las cuerdas vocales verdaderas.
- Subglotis: por debajo de la glotis hasta el margen inferior del cartílago cricoides.

El diagnóstico diferencial de las lesiones laríngeas se muestra en la **tabla 16-22**.

PATOLOGÍA INFECCIOSA DE LA REGIÓN CERVICAL

Las infecciones de los espacios cervicales profundos asocian una alta morbimortalidad. Son difíciles de tratar médicamente y tienen el potencial de afectar a las estructuras viscerales adyacentes o extenderse a otros espacios cervicales, la base de cráneo y el mediastino.

Las causas de la infección de los espacios cervicales profundos son muy variadas y permanecen sin identificar en un 17-67 % de los casos. En los pacientes pediátricos, típicamente son producidas por la supuración y perforación de

Tabla 16-22. Diagnóstico diferencial de las lesiones de la laringe

Seudotumores	• Laringomalacia • Quiste del conducto tirogloso
Adquirido	• Laringocele • Quiste de retención
Inflamación/ infección	• Epiglotitis/laringotraqueítis • Artritis reumatoide, granulomatosis de Wegener, tuberculosis, etc.
Neoplasia benigna	• Hemangioma • Condroma • Lipoma • Papiloma escamoso
Neoplasia maligna	• Carcinoma de células escamosas • Condrosarcoma • Tumor de glándula salival menor • Linfoma

ganglios retrofaríngeos y, en los adultos, se ha observado un aumento de las infecciones dentoalveolares y una reducción de las faringitis y amigdalitis en los últimos años.

El diagnóstico precoz con soporte de la vía aérea, tratamiento antibiótico y el drenaje de las colecciones cuando sea necesario minimiza la morbimortalidad.

Las técnicas de imagen desempeñan un papel crucial para:

- Confirmar la sospecha clínica.
- Definir la localización y extensión de la afectación e identificar la causa.
- Diferenciar entre absceso drenable y celulitis/cambios flemonosos.
- Identificar las posibles complicaciones.
- Monitorizar la evolución de la progresión de la infección.

Las infecciones de los espacios cervicales profundos a menudo comienzan como una celulitis/cambios flemonosos adyacente al origen primario de la infección y progresan a la formación de un absceso. El **flemón** consiste en tejido infectado, pero sin necrosis, no es drenable y, en la TC, se aprecia un área de baja densidad sin captación periférica que lo delimite (**Fig. 16-13A**). El **absceso** consiste en una colección infectada, siendo potencialmente drenable. En la TC,

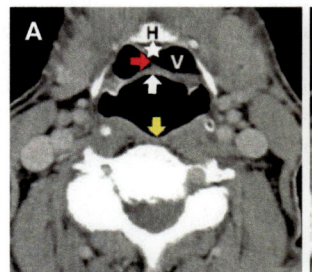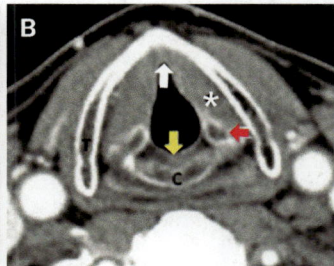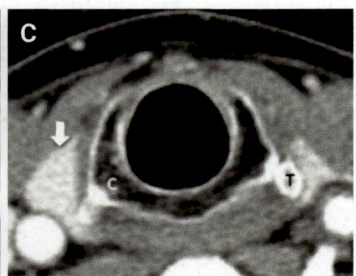

Figura 16-12 A) Tomografía computarizada (TC) axial tras la administración de contraste intravenoso (CIV) a nivel supraglótico que muestra el hueso hioides (H), la vallécula (V), el espacio preepiglótico (estrella), el repliegue glosoepiglótico (flecha roja), la epiglotis (flecha blanca) y la pared posterior de la hipofaringe (flecha amarilla). **B)** TC axial tras la administración de CIV a nivel glótico que muestra el cartílago tiroides (T), el aritenoides (flecha roja), el cricoides (C), las cuerdas vocales verdaderas (asterisco) y las comisuras anterior (flecha blanca) y posterior (flecha amarilla). **C)** TC axial tras la administración de CIV a nivel subglótico que muestra el cuerno inferior del cartílago tiroides (T), el cartílago cricoides (C) y la glándula tiroides (flecha blanca).

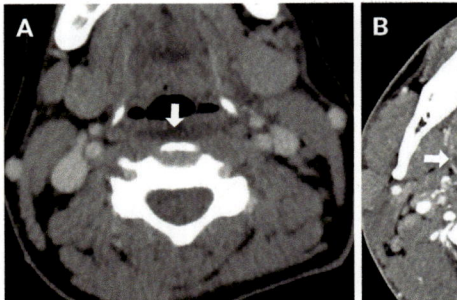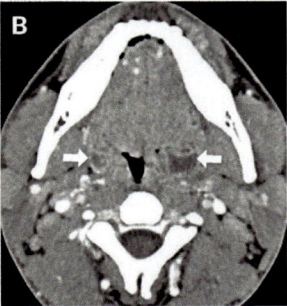

Figura 16-13. A) Tomografía computarizada (TC) cervical con contraste intravenoso (CIV) que muestra una ocupación de características hipodensas (flecha) del espacio retrofaríngeo en relación con celulitis. **B)** TC cervical con CIV que muestra un aumento de tamaño de ambas amígdalas palatinas con imagen hipodensa con realce periférico (flecha) en relación con absceso periamigdalino bilateral.

se observa una colección hipodensa con realce periférico en anillo, que puede asociar gas intralesional (**Fig. 16-13B**).

Las capas de la fascia cervical inicialmente confinan la infección, pero, con el tiempo, puede extenderse a compartimentos adyacentes. La afectación del EPF, el ERF y el EPV posibilitan la extensión de la infección a lo largo de la vía aérea y digestiva y que alcance el mediastino.

La descripción adecuada de los espacios afectados es importante porque contribuye a determinar el tratamiento y a planificar el abordaje quirúrgico en caso necesario. Por esto, es fundamental que el radiólogo se encuentre familiarizado con la anatomía de esta área y con las vías de diseminación de los procesos infecciosos en esta región.

Se realizará un repaso de la patología infecciosa del cuello atendiendo al espacio de origen de la infección, lo que condicionará las posibles complicaciones y extensión a espacios adyacentes:

- Cavidad oral: la mayoría de las infecciones tienen un origen odontogénico y se pueden complicar con una osteomielitis mandibular, compromiso de la vía aérea y extensión a espacios adyacentes (ERF y EC).
  - En el ESM, la causa más frecuente es la infección del segundo y tercer molar y, en el ESL, la estenosis ductal o los cálculos de glándulas salivales o la infección de los caninos, premolares y primer molar.
  - En el caso de la angina de Ludwig, la causa más frecuente es la infección del tercer molar mandibular y se puede complicar con afectación de la vía aérea, fascitis necrosante y mediastinitis descendente.

- Orofaringe: la causa más frecuente es la amigdalitis aguda. Cuando ocurre la formación de un absceso, es generalmente periamigdalino (localizado entre la cápsula amigdalina y el músculo constrictor superior). Como complicación, puede extenderse a los espacios adyacentes: EPF, ERF, EM y ESM.
- EPF: se originan normalmente por extensión a través de la pared faríngea desde la amígdala palatina o desde los espacios adyacentes, especialmente, por infecciones de origen odontogénico.
- EC: la causa más frecuente es la linfadenitis supurativa y se puede complicar con una tromboflebitis de la vena yugular interna, oclusión arterial, pseudoaneurisma y rotura carotídea. El síndrome de Lemierre consiste en una tromboflebitis séptica de la vena yugular interna como complicación de una faringitis o amigdalitis aguda, a menudo, en pacientes jóvenes sanos. Pueden desarrollar abscesos y émbolos sépticos pulmonares, en especial, si se demora el tratamiento, y se asocia a importante mortalidad (**Fig. 16-14**). Cuando en un estudio de TC se identifique un absceso periamigdalino o retrofaríngeo, debe obligar a descartar una trombosis de la vena yugular y émbolos pulmonares sépticos en los ápices pulmonares.
- ERF: su afectación se suele producir por diseminación de procesos de otros espacios, por extensión de la infección de localizaciones que drenan primariamente a ganglios retrofaríngeos (faringitis o infección dental) o por extensión directa de discitis u osteomielitis. La afectación de este espacio puede producir compromiso de la vía aérea y facilitar la extensión a la columna/espacio epidural, al EC o al mediastino (condicionando una mediastinitis descendente).
- Laringe: la epiglotitis aguda consiste en una infección que progresa rápidamente y puede poner en riesgo la vida del paciente si no se asegura la permeabilidad de la vía aérea. En el adulto, es más frecuente la supraglotitis, que afecta a las estructuras supraglóticas. También se puede sobreinfectar un laringocele, dando lugar a un piolaringocele.
- Glándulas salivales: en el caso de las submaxilitis, la mayoría se originan por litiasis ductal o secundarias a la obstrucción ductal por procesos neoplásicos del suelo de la boca. En el caso de la afectación parotídea, la causa puede ser vírica, bacteriana o por litiasis.
- EPV: en relación con procesos infecciosos discales o espinales o por complicación de cirugías. Se pueden complicar con osteomielitis vertebral, inestabilidad de la columna vertebral y abscesos epidurales.

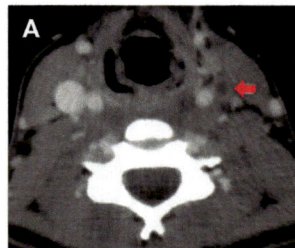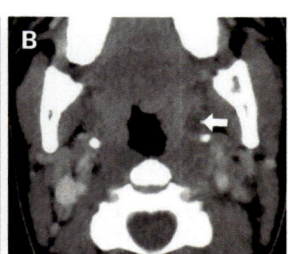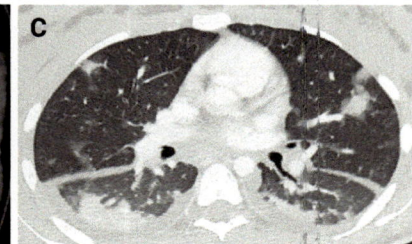

Figura 16-14 A-C) Tomografía computarizada cervical y torácica con contraste intravenoso que muestra trombosis de la vena yugular interna izquierda (flecha roja), absceso periamigdalino izquierdo (flecha blanca) y, en el estudio torácico con ventana de parénquima pulmonar, muestra múltiples nódulos de predominio periférico sugestivos de émbolos sépticos.

- EM: se suele ver afectado por infecciones de origen odontogénico y puede complicarse con osteomielitis mandibular.

En cuanto a las potenciales complicaciones que pueden asociarse a las infecciones cervicales, habría que valorar las siguientes:

- Compromiso de la vía aérea: se puede ver comprometida por el efecto de masa de un absceso o por edema.
- Fascitis necrosante: más frecuente en pacientes con comorbilidad, consiste en una infección polimicrobiana (frecuentemente, de origen odontogénico) que afecta a las estructuras cervicales superficiales y profundas. Se suelen ver afectados varios espacios cervicales de manera simultánea. En la TC, se evidencia celulitis difusa (engrosamiento de la grasa subcutánea) y fascitis (engrosamiento y realce tras la administración de contraste de la fascia cervical superficial y profunda), también múltiples colecciones, que, en la mayoría de los casos, asocian gas (**Fig. 16-15A**). En el caso de asociar miositis, se observa engrosamiento asimétrico y realce muscular.
- Mediastinitis descendente: complicación rara, pero con una alta mortalidad. Las infecciones del ERF se pueden extender al mediastino y también las localizadas en el EC y EPV. En la TC, se observan colecciones líquidas en el mediastino, aumento de la densidad de la grasa, gas y derrame pericárdico y pleural.
- Complicaciones vasculares: se pueden producir trombosis venosas/tromboflebitis, oclusión arterial, formación de seudoaneurismas (**Figs. 16-15B** y **16-15C**) e, incluso, rotura de vasos.
- Embolias sépticas pulmonares: en la TC, se presentan como nódulos subpleurales o densidades con morfología en cuña con/sin necrosis (v. **Fig. 16-14C**); en el 80 % de los casos, de presentación bilateral.

PATOLOGÍA NEOPLÁSICA DEL TRACTO AERODIGESTIVO SUPERIOR

El carcinoma escamoso es la patología maligna más frecuente de cabeza y cuello. Sus principales factores de riesgo son el tabaco y el alcohol, que aumentan el riesgo de tumores de la cavidad oral, la orofaringe, la hipofaringe y la laringe. También son factor de riesgo las infecciones: la del virus de Epstein-Barr (VEB) en relación con el carcinoma de nasofaringe y la del virus del papiloma humano (VPH) en relación con tumores de diferentes localizaciones, principalmente, de orofaringe y cavidad oral.

La mayoría de estos tumores son lesiones mucosas visibles a la exploración clínica, siendo fundamental su estudio mediante fibroscopia, que permite la biopsia de la lesión. El estudio radiológico posibilita una adecuada valoración de la infiltración submucosa, la extensión locorregional, la valoración de metástasis y neoplasias sincrónicas y la realización del seguimiento tras su tratamiento. La combinación de la exploración clínica y radiológica permite una adecuada estadificación, que se realiza conforme a la clasificación TNM del AJCC (American Joint Committee on Cancer), que valora la extensión local del tumor primario (T), la diseminación ganglionar (N) y la afectación metastásica (M), siendo la 8ª edición la más reciente.

Nasofaringe

En la nasofaringe, la neoplasia más frecuente es el carcinoma epidermoide en hasta un 85 % de los casos, seguido por el linfoma no hodgkiniano con un 10 % y siendo el resto otros tipos tumorales como el adenocarcinoma, el rabdomiosarcoma, el carcinoma adenoide quístico, etcétera.

Dentro de los carcinomas, se han descrito varios subtipos:

- Carcinoma de células escamosas queratinizante: más frecuente en áreas no endémicas, similar al carcinoma de células escamosas de orofaringe y cavidad oral, asociado al tabaco y al alcohol y de peor pronóstico.
- Carcinoma de células escamosas no queratinizante pobremente diferenciado y carcinoma indiferenciado: de comportamiento similar, relacionados con factores genéticos, ambientales e infecciosos (VEB) presentan un mejor pronóstico, ya que son radiosensibles.

Tienen un pico de incidencia a los 50-60 años y la presentación clínica puede variar desde asintomática, hasta debut con adenopatías cervicales, que es lo más frecuente, otitis media unilateral por obstrucción de la trompa de Eustaquio, epistaxis o afectación de pares craneales.

En pacientes con sospecha de neoplasia de nasofaringe, la endoscopia con biopsia es la técnica de evaluación inicial.

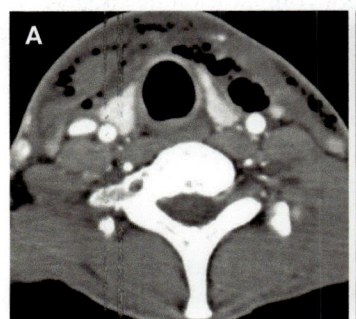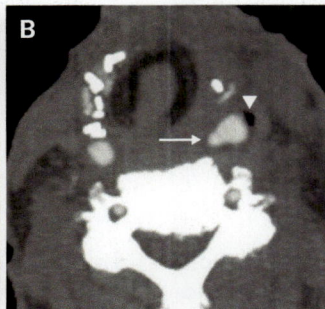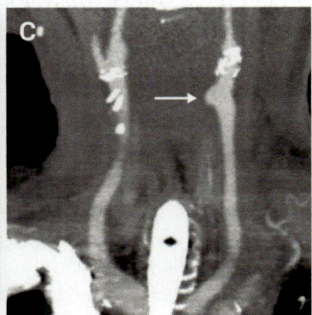

Figura 16-15 A) Tomografía computarizada (TC) cervical con contraste intravenoso (CIV) en el plano axial que muestra un engrosamiento y reticulación del tejido celular subcutáneo, engrosamiento del músculo esternocleidomastoideo derecho y colecciones líquidas y gaseosas bilaterales. **B** y **C)** TC cervical con CIV en el plano axial y coronal en un paciente intervenido de laringectomía total con hematemesis, que muestra una colección con gas rodeando a la arteria carótida común izquierda (cabeza de flecha) con formación de pseudoaneurisma carotídeo (flecha).

En cuanto a las técnicas de imagen, la RM es la técnica de elección para la estadificación de estos tumores (**Fig. 16-16**). La TC como estudio complementario permite la valoración de la infiltración ósea de la base de cráneo, así como su uso para la planificación del tratamiento de radioterapia, y la tomografía por emisión de positrones (PET, *positron emission tomography*) permite valorar las metástasis a distancia.

El carcinoma de nasofaringe se suele originar en la fosita de Rosenmüller (**Fig. 16-16A**), y la fascia faringobasilar actúa como barrera a su extensión inicialmente.

Estos tumores presentan diferentes vías de diseminación bien conocidas (**Tabla 16-23**).

La afectación ganglionar es frecuente. En el momento del diagnóstico, hasta un 85 % presentan adenopatías tumorales regionales, siendo lo más frecuente una afectación bilateral retrofaríngea con progresión en sentido descendente.

Las metástasis suceden en un 5-10 % de los pacientes, siendo más frecuente la afectación ósea, pulmonar y hepática.

Es importante recordar que la osteomielitis de la base de cráneo y la extensión de la infección a partir de una otitis externa necrosante pueden simular una neoplasia de nasofaringe en las técnicas de imagen.

Orofaringe

La neoplasia más frecuente es el carcinoma de células escamosas (90 %), siendo menos comunes el linfoma, el tumor de glándula salival menor y las lesiones mesenquimales.

Tradicionalmente, se asociaba al abuso de tabaco y el alcohol, pero, en las últimas décadas, se ha observado un aumento de estos tumores en relación con la infección por el VPH, siendo subtipos de alto riesgo el VPH 16 y 18. Estos tumores asociados al VPH tienden a ser tumores de menor tamaño, pero con mayor afectación ganglionar, con una mejor respuesta al tratamiento y una menor tasa de recurrencia.

Según el subsitio de origen, presentan diferente pronóstico y extensión. La mayoría de los tumores de orofaringe se originan en el pilar amigdalino anterior, con extensión a la base de la lengua y el paladar blando, incluso hacia el rafe pterigomandibular, trígono retromandibular y espacios cervicales adyacentes. Los tumores de la base de la lengua son clínicamente silentes y, por lo tanto, habitualmente se diagnostican de manera tardía y suelen infiltrar los planos profundos. En cambio, los tumores del paladar blando tienden a ser tumores bien diferenciados con mejor pronóstico.

En cuanto a la afectación ganglionar, suelen verse afectados en primer lugar los ganglios del nivel II, y las adenopatías bilaterales son frecuentes en los tumores de paladar blando y base de lengua.

Cavidad oral

La mayoría de los tumores de esta localización corresponden a carcinomas escamosos, que se encuentran relacionados con la exposición al alcohol y al tabaco y, en menor medida, con la infección por el VPH. La localización más frecuente es el labio inferior, seguido de la lengua oral y el suelo de la boca.

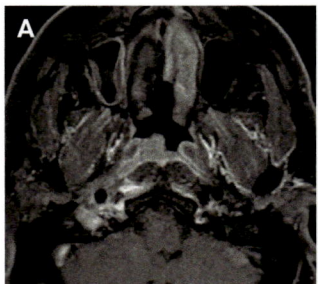
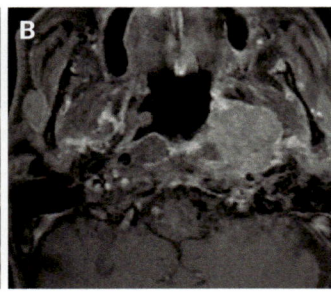

Figura 16-16. A) Resonancia magnética (RM) axial potenciada en T1 con contraste intravenoso (CIV) que muestra una neoplasia de nasofaringe centrada en la fosita de Rosenmüller derecha, con un realce intermedio tras la administración de CIV menor que la mucosa. **B)** RM axial potenciada en T1 con CIV que muestra una neoplasia de nasofaringe izquierda con extensión lateral al espacio parafaríngeo, masticador y carotídeo.

Tabla 16-23. Vías de diseminación del carcinoma de nasofaringe

Anterior	Hacia las fosas nasales, el seno maxilar y la fosa pterigopalatina
Lateral	La vía más frecuente, a través del seno de Morgagni (defecto focal en la fascia faringobasilar) hacia el espacio parafaríngeo, masticador y carotídeo
Posterior	Espacio retrofaríngeo y prevertebral
Superior	Hacia la base de cráneo por extensión directa, a través de los agujeros de la base de cráneo con extensión intracraneal y diseminación perineural (a través de V3)
Inferior	Hacia la orofaringe, menos frecuente

Los tumores de la cavidad oral se pueden extender por vía submucosa, invasión directa de estructuras adyacentes, diseminación perineural o diseminación ganglionar. El espacio mucoso oral asocia un drenaje bilateral a los ganglios submentonianos y submandibulares. Las vías más frecuentes de diseminación se muestran en la **tabla 16-24**.

Es importante recordar que la lesión de pares craneales puede manifestarse como un patrón de denervación aguda o crónica en la cavidad oral, condicionando una asimetría muscular que puede ser diagnosticada erróneamente como una masa.

Una variante anatómica frecuente es la presencia de un defecto/ojal del músculo milohioideo, a través del cual se produce la herniación de la glándula sublingual al ESM adyacente, que se manifiesta como una protrusión palpable y que, en imagen, se puede confundir con una adenopatía submandibular. Para diferenciarlos, es útil la visualización del estudio en el plano coronal.

Laringe

La laringe es la localización más frecuente de las neoplasias de cabeza y cuello. La mayoría son carcinomas escamosos y se encuentran relacionados con el consumo excesivo de alcohol y tabaco. Otros tumores que pueden encontrarse en esta localización son los tumores de glándula salival menor, condrosarcoma, linfoma y metástasis.

Tabla 16-24. Vías de diseminación del carcinoma de la cavidad oral

Localización del tumor	Vías de diseminación del carcinoma de la cavidad oral
Labio	Músculo orbicular de la boca, piel, mucosa bucal, mandíbula/maxilar
Lengua	Musculatura intrínseca y extrínseca lingual, paquete neurovascular (nervio lingual), suelo de la boca, mandíbula
Suelo de la boca	Extensión submucosa, paquete neurovascular (nervio alveolar inferior), músculo milohioideo e hiogloso, mandíbula
Trígono retromolar	Mandíbula, nervio alveolar inferior, rafe pterigomandibular, músculo buccinador y constrictor superior
Paladar duro	Invasión ósea del paladar duro, nervios palatinos mayor y menor, fosa pterigopalatina
Mucosa gingival/bucal	Extensión submucosa, mandíbula/maxilar, trígono retromolar

La disfonía o ronquera es el síntoma más frecuente del cáncer de laringe, pero también puede presentarse como una masa cervical, disfagia, estridor y hemoptisis.

En la región laríngea, la técnica de elección es la TC. Los hallazgos radiológicos visibles en estos tumores son lesiones mamelonadas o engrosamiento de estructuras con realce tras la administración de contraste intravenoso.

Son estructuras cruciales para la estadificación:

- Espacio preepiglótico y paraglótico: son espacios grasos submucosos que se comunican. Su afectación es difícil de evaluar clínica y endoscópicamente, pero implica invasión en profundidad y un cambio en la estadificación.
- Extensión transglótica: condiciona el tipo de cirugía y puede pasar desapercibida a la exploración clínica.
- Invasión cartilaginosa: de difícil valoración mediante pruebas de imagen; en la TC, se puede manifestar como esclerosis, erosión cortical o lisis. La esclerosis asimétrica es un signo sensible, pero inespecífico, que puede estar relacionado con una variante anatómica como en el caso del aritenoides o cambios inflamatorios reactivos secundarios al tumor adyacente, siendo hallazgos específicos la erosión o lisis cartilaginosa. La extensión extralaríngea del tumor

con destrucción del cartílago indica su infiltración, pero se corresponde con un signo tardío. En la RM, los criterios de infiltración son hiposeñal en T1, hiperseñal en T2 y crecimiento tumoral a ambos lados del cartílago.
- Presencia de adenopatías metastásicas: tanto la TC como la RM se encuentran limitadas para la valoración de la afectación ganglionar.

Los tumores laríngeos se dividen según su localización de origen en:

- Tumores supraglóticos (**Fig. 16-17A**): corresponde, aproximadamente, al 30 % de las neoplasias laríngeas. Presentan una sintomatología inespecífica, por lo que se diagnostican de manera tardía y en estadio avanzado. Es frecuente la afectación adenopática al diagnóstico, típicamente, en los niveles II y III. Cuando se originan en la epiglotis, tienden a invadir el espacio preepiglótico, pero, si se originan en el repliegue aritenoepiglótico o la banda, se extienden al espacio paraglótico.
- Tumores glóticos (**Fig. 16-17B**): es la localización más frecuente (el 65 % del total) y suelen diagnosticarse en estadios iniciales, ya que producen disfonía de forma precoz. Tienen menor tendencia a la diseminación ganglionar y suelen originarse en el borde libre del tercio anterior de las cuerdas vocales. Cuando afectan a la comisura anterior, se pueden extender a la cuerda contralateral y también pueden extenderse superiormente al espacio preepiglótico y paraglótico o inferiormente a la subglotis (**Fig. 16-17C**).
- Tumores subglóticos: son muy poco frecuentes de manera aislada (el 5 % del total) y la mayoría representan la extensión inferior de tumores glóticos (v. **Fig. 16-17C**) o supraglóticos. Suelen presentarse con disnea o masa cervical baja y son lesiones circunferenciales que afectan precozmente al cartílago cricoides. Cuando producen diseminación linfática, afectan al nivel IV.

Hipofaringe

La hipofaringe es una región de difícil acceso a la exploración clínica y endoscópica y, al ser un área clínicamente silente, es frecuente el diagnóstico en estadios avanzados. Los tumores en esta localización presentan un comportamiento más agresivo que los tumores laríngeos y tienden a la extensión submucosa.

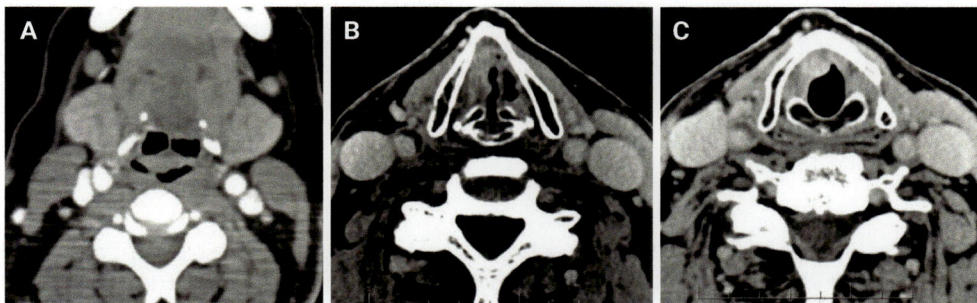

Figura 16-17 A) Tomografía computarizada (TC) cervical con contraste intravenoso (CIV) que muestra una lesión de partes blandas que afecta a la cara laríngea del borde libre de la epiglotis, que corresponde con una neoplasia supraglótica. **B** y **C)** TC cervical con CIV que muestra un engrosamiento con realce que afecta a la cuerda vocal derecha y la comisura anterior con extensión a la subglotis en el margen derecho en relación con neoplasia.

Más del 95 % corresponden a carcinomas escamosos y la mayoría se originan en el seno piriforme y tienden a invadir las estructuras supraglóticas de manera precoz. El origen en la pared faríngea posterior o región poscricoidea es poco frecuente.

Hasta el 75 % de los pacientes con tumores en esta localización presentan metástasis ganglionares cervicales en el momento del diagnóstico inicial y hasta el 15 % de los pacientes tiene un segundo tumor primario sincrónico o metacrónico.

Ganglios cervicales

En las neoplasias de cabeza y cuello, la afectación ganglionar es de gran relevancia, considerándose el principal factor pronóstico. Es fundamental conocer la clasificación de los niveles ganglionares, siendo la más utilizada la del AJCC. La clasificación radiológica utiliza los mismos niveles con referencias anatómicas radiológicas equivalentes a las quirúrgicas (**Tabla 16-25**).

No hay que olvidar revisar los ganglios que no aparecen en estos niveles, que son los ganglios retrofaríngeos, intraparotídeos, supraclaviculares y superficiales.

Se analizan diferentes hallazgos en imagen para valorar la afectación ganglionar, considerándose criterios de malignidad:

- Aumento de tamaño: existe discrepancia en la bibliografía médica sobre el punto de corte, pero se suele considerar patológico un tamaño superior a 1 cm en el eje corto, excepto el ganglio yugulodigástrico, que se considera patológico a partir de 15 mm, y los ganglios retrofaríngeos, que se consideran patológicos a partir de 8 mm.
- Morfología redondeada, con pérdida de la morfología ovoidea normal.
- Contornos irregulares y pérdida de los planos grasos. La afectación extraganglionar se ha incluido en la última clasificación TNM, pero las técnicas de imagen tienen limitada sensibilidad y especificidad para su diagnóstico. El criterio radiológico para valorar la extensión extraganglionar es la infiltración grasa o muscular inequívoca.
- En cuanto al contenido:
  - Pérdida del hilio graso.

Tabla 16-25. Niveles ganglionares cervicales

Nivel I	• **Ia:** submentoniand, entre el borde medial del vientre anterior del músculo digástrico por encima del hioides • **Ib:** submandibular, lateral al vientre anterior del músculo digástrico y anteriores al borde posterior de la glándula submaxilar, por encima del hioides
Nivel II (yugular superior)	• Desde la base del cráneo hasta el nivel inferior del hioides, detrás del margen posterior de la glándula submaxilar y anterior al margen posterior del músculo ECM • **IIa:** anteriores, mediales o laterales a la VYI o posteriores a esta sin plano graso de separación • **IIb:** posteriores a la VYI con un plano graso de separación
Nivel III (yugular medio)	Alrededor de la VYI entre el borde inferior del hioides hasta el borde inferior del cricoides, anterior al margen posterior del ECM
Nivel IV (yugular inferior)	Alrededor de la VYI desde el borde inferior del cricoides hasta el borde superior del manubrio esternal
Nivel V (posterior)	• Posterior al margen posterior del ECM • **Va:** desde la base de cráneo al borde inferior del cricoides • **Vb:** desde el borde inferior del cricoides a la clavícula
Nivel VI (visceral)	Inferior al cuerpo inferior del hioides, encima del manubrio esternal y entre el borde medial de las arterias carótidas
Nivel VII	Mediastino superior, caudal al borde superior del manubrio hasta el nivel de la vena innominada

ECM: esternocleidomastoideo; VYI: vena yugular interna.

- Presencia de necrosis central.
- Contenido quístico; típicamente, en las neoplasias de orofaringe VPH-positivo y el carcinoma papilar de tiroides.
- Calcificaciones intraganglionares, asociadas al carcinoma papilar y medular de tiroides.
- Presencia de ganglios prominentes y asimétricos de, al menos, tres ganglios adyacentes en una misma cadena de drenaje.

PUNTOS CLAVE

- La anatomía de la región cervical es compleja, ya que incluye multitud de estructuras. No obstante, la division en espacios cervicales siguiendo los planos fasciales simplifica la aproximación al diagnóstico por imagen.
- La TC y la RM son técnicas complementarias en el estudio de la patología cervical, siendo necesario conocer sus ventajas, inconvenientes e indicaciones respectivas.

BIBLIOGRAFÍA

Amin MB, Edge SB, Greene FL, Byrd DR, Brookland RK, Washington MK, et al. AJCC Cancer Staging Manual. 8ª ed. Cham: Sringer; 2017.

Chengazi HU, Bhatt AA. Pathology of the carotid space. Insights Imaging. 2019;10(1):21.

Cunqueiro A, Gomes WA, Lee P, Dym RJ, Scheinfeld MH. CT of the neck: image analysis and reporting in the emergency setting. Radiographics. 2019;39(6):1760-81.

Eisenmenger LB, Wiggins RH 3rd. Imaging of head and neck lymph nodes. Radiol Clin North Am. 2015;53(1):115-32.

Gamss C, Gupta A, Chazen JL, Phillips CD. Imaging evaluation of the suprahyoid neck. Radiol Clin North Am. 2015;53(1):133-44.

Hermans R. Head and neck cancer imaging. 3ª ed. Cham: Springer; 2021.

Kamalian S, Avery L, Lev MH, Schaefer PW, Curtin HD, Kamalian S. Non-traumatic head and neck emergencies. Radiographics. 2019;39(6):1808-23.

Landry D, Glastonbury CM. Squamous cell carcinoma of the upper aerodigestive tract: a review. Radiol Clin North Am. 2015;53(1):81-97.

Maroldi R, Farina D, Ravanelli M, Lombardi D, Nicolai P. Emergency imaging assessment of deep neck space infections. Semin Ultrasound CT MR. 2012;33(5):432-42.

Mills MK, Shah LM. Imaging of the perivertebral space. Radiol Clin North Am. 2015;53(1):163-80.

Shin JH, Lee HK, Kim SY, Choi CG, Suh DC. Imaging of parapharyngeal space lesions: focus on the prestyloid compartment. AJR Am J Roentgenol. 2001;177(6):1465-70.

Tashi S, Purohit BS, Becker M, Mundada P. The pterygopalatine fossa: imaging anatomy, communications, and pathology revisited. Insights Imaging. 2016;7(4):589-99.

Radiología musculoesquelética

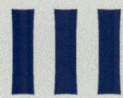

Lesión ósea solitaria

17

P. Nieto Moreno y D. Expósito Jiménez

OBJETIVOS

- Reconocer el aspecto en radiografía simple de las lesiones típicamente benignas, que por sus características radiológicas no necesitan la realización de pruebas complementarias para su caracterización.
- Analizar la distribución por edad y por localización de las lesiones más frecuentes.
- Establecer un esquema de lectura en la radiografía simple que permita valorar las características de las lesiones para realizar un diagnóstico diferencial corto así como valorar su aspecto agresivo/no agresivo.

INTRODUCCIÓN

Existen múltiples tumores y lesiones seudotumorales que afectan al sistema esquelético, siendo la gran mayoría de ellas benignas, de agresividad intermedia o, menos frecuentemente, lesiones malignas.

La radiografía continúa siendo la técnica de imagen para el estudio inicial de las lesiones óseas, siendo una exploración sencilla, con alta disponibilidad y bajo coste. En ocasiones, logra aportar el diagnóstico definitivo (como se verá al hablar de las lesiones de «no tocar»), mientras que, en otras, supone el estudio inicial que permite la detección de la lesión, que posteriormente se caracterizará con pruebas complementarias más complejas, como la tomografía computarizada (TC) o la resonancia magnética (RM).

LESIONES ÓSEAS TÍPICAS EN RADIOGRAFÍA CONVENCIONAL

Las lesiones esqueléticas que se incluyen en el grupo de «no tocar» son aquellas con características radiológicas típicas en las que la realización de biopsia o pruebas radiológicas complementarias son innecesarias.

No es aconsejable la existencia de diagnósticos diferenciales en estos casos, que podrían derivar en la realización de biopsia, por lo que se trata de lesiones en las que el diagnóstico de certeza puede realizarse de acuerdo únicamente con su apariencia radiológica.

Este tipo de lesiones se clasifican en tres categorías: lesiones postraumáticas, variantes anatómicas y lesiones óseas reales claramente benignas. Dentro de las categorías de lesiones traumáticas y variantes anatómicas, las entidades que pueden aparecer como una lesión ósea solitaria son las geodas, el defecto dorsal de la rótula, el seudoquiste humeral y el seudotumor del calcáneo (**Fig. 17-1**).

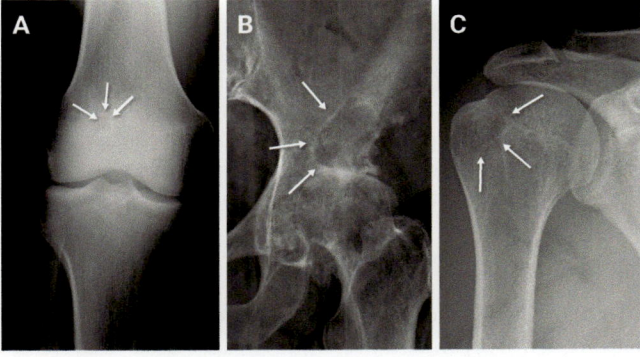

Figura 17-1. Lesiones traumáticas y variantes anatómicas. **A)** Defecto dorsal de la rótula. **B)** Geoda subcondral en el techo acetabular. **C)** Seudotumor de la cabeza humeral.

Dentro de las lesiones óseas reales, pero claramente benignas, se encuentran:

- Defecto fibroso cortical/fibroma no osificante.
- Islote óseo (enostosis).
- Desmoide cortical (*tug lesion*).
- Quiste óseo simple.
- Infarto óseo.
- Herniación sinovial (*pit hole*).
- Seudotumor del calcáneo.

Defecto fibroso cortical/fibroma no osificante

Se trata de un tumor óseo solitario, benigno y autolimitado. Clásicamente, se ha usado esta terminología para referirse a este tipo de lesiones empleando uno u otro nombre dependiendo del tamaño de la lesión. Así, para los tumores menores de 3 cm, se emplea el término **defecto fibroso cortical**, mientras que, para los mayores de ese tamaño, se usa el nombre de **fibroma no osificante**.

Son muy habituales en niños y adolescentes y se considera el tumor óseo benigno más frecuente.

El diagnóstico es radiológico, basado en sus características en la radiografía simple. Se presentan como lesiones típicamente localizadas en la superficie endostal (excéntricas) de las metáfisis de los huesos largos, de aspecto lítico y borde escleroso bien definido, y con ausencia de disrupción cortical y reacción perióstica (**Fig. 17-2**).

Islote óseo

También conocido como enostosis, es una lesión ósea esclerosa benigna, muy común, y que representa un foco de hueso compacto en el interior del hueso trabecular. Puede aparecer en cualquier hueso, aunque tiene cierta predilección por los huesos de la pelvis, la columna vertebral y las costillas.

En las radiografías, aparecen como lesiones pequeñas redondeadas u ovaladas de densidad del hueso, homogéneas, localizadas en el interior del hueso trabecular, sin reacción perióstica ni destrucción cortical. Presentan un aspecto típico de bordes «en cepillo» o «estrellados», que se visualizan más claramente en los estudios de TC, lo que va a permitir en ocasiones diferenciarlos de las metástasis blásticas (**Fig. 17-3**).

Desmoide cortical

Se trata de una lesión cortical por avulsión, localizada típicamente en el margen posteromedial del fémur distal, en relación con la inserción del gastrocnemio medial. Otras localizaciones menos frecuentes están relacionadas con la inserción femoral del gastrocnemio lateral o el aductor mayor (**Fig. 17-4**).

Quiste óseo simple

También conocido como **quiste óseo unicameral**, suele aparecer durante la primera y segunda décadas de la vida, siendo la localización más frecuente el extremo proximal del húmero, seguido por el fémur proximal.

Radiológicamente, se manifiestan como lesiones líticas de bordes geográficos y esclerosos (tipo IA) que afectan al hueso inmaduro, localizadas próximas a la fisis (en fase activa), sin interrupción cortical (en ocasiones, pueden producir cierto adelgazamiento endostal de esta), sin reacción perióstica y sin masa de partes blandas. A medida que el paciente y el hueso crecen, se separan de las fisis, debido a interposición de hueso normal entre la lesión y dicha fisis, observando esclerosis y disminución de tamaño (en fase inactiva).

Son lesiones asintomáticas, y suelen diagnosticarse en el contexto de una fractura patológica ante un traumatismo de baja energía. Cuando se produce una fractura, un fragmento cortical se introduce típicamente dentro del quiste, dando lugar al «signo del fragmento caído». En ocasiones, pueden aparecer como lesiones multiloculadas, generalmente, debido a fracturas previas de repetición (**Fig. 17-5**).

Infarto óseo

Se denomina **infarto óseo** a la necrosis avascular que afecta a la metáfisis o diáfisis ósea. Este tipo de lesiones suele aparecer

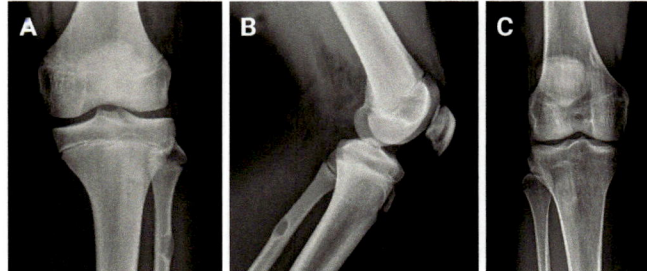

Figura 17-2. Defecto fibroso cortical. **A** y **B)** Lesión lítica cortical en el peroné proximal, sin reacción perióstica. **C)** Lesión lítica cortical en la región metafisodiafisaria del fémur distal, con incipiente esclerosis (curación).

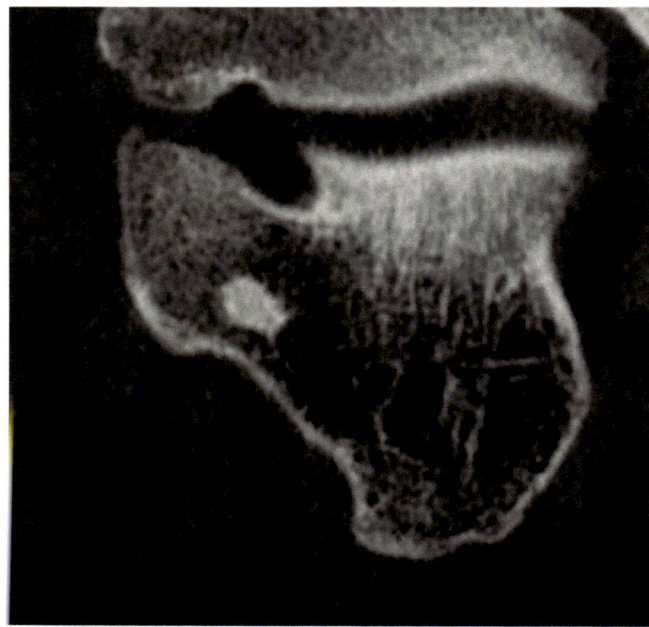

Figura 17-3. Islote óseo en el calcáneo.

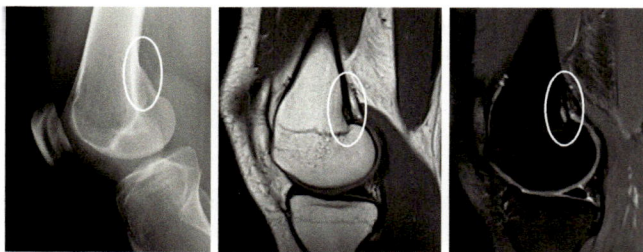

Figura 17-4. Apariencia de desmoide cortical en radiografía y resonancia magnética.

en determinadas situaciones clínicas/patológicas que afectan a la vascularización del hueso trabecular (**Tabla 17-1**).

Radiológicamente, se manifiestan como una lesión intramedular de localización frecuentemente metafisaria, con bordes esclerosos de aspecto serpiginoso. De forma habitual, aparecen como lesiones múltiples, siendo típicamente simétricas (**Fig. 17-6**).

Herniación sinovial

La herniación sinovial (o *pit hole*) es una lesión lítica de pequeño tamaño que se localiza típicamente en el margen

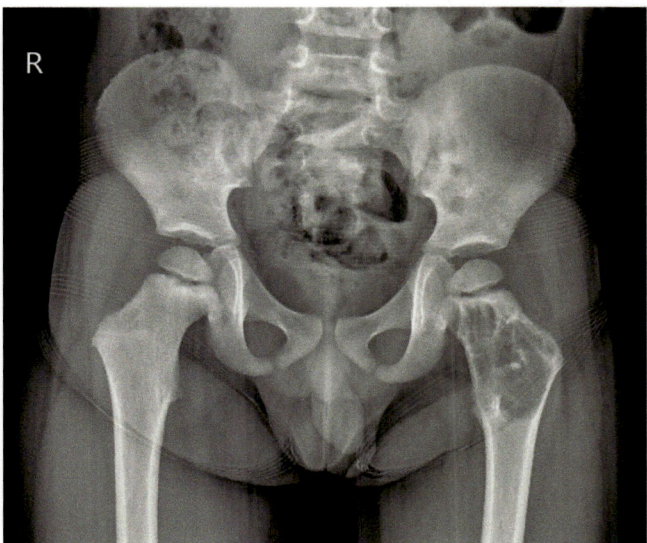

Figura 17-5. Lesión lítica de localización próxima a la fisis del fémur proximal izquierdo.

Tabla 17-1. Situaciones clínicas en las que es frecuente la aparición de infartos óseos
Tratamiento con corticoides
Anemia de células falciformes
Enfermedad de Gaucher
Lupus eritematoso sistémico
Pacientes oncológicos
Trasplante de órganos
Enfermedad tiroidea

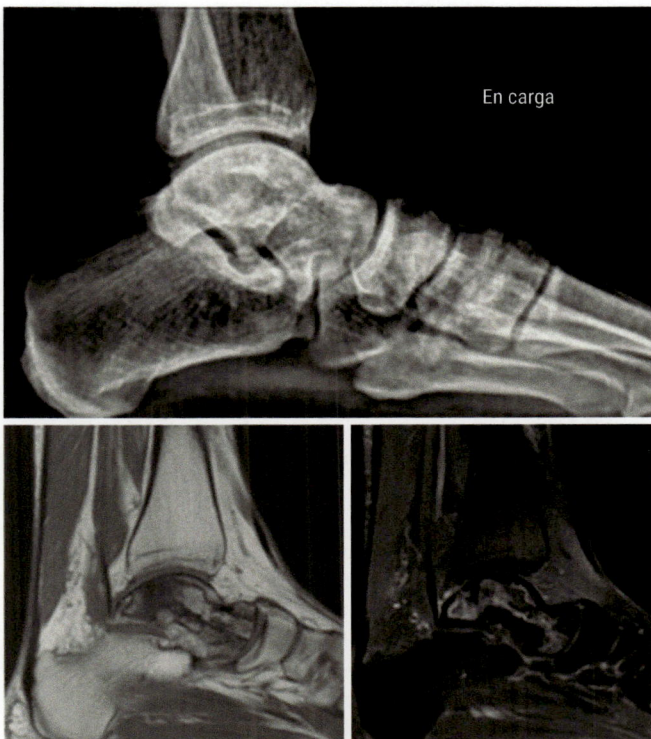

En carga

Figura 17-6. Infarto óseo en el astrágalo. Lesión lítica de borde escleroso, que en imágenes de resonancia magnética muestra doble línea hiperintensa e hipointensa de aspecto serpiginoso.

superolateral del cuello femoral. Aunque la etiología no está clara, la teoría más extendida es que estas lesiones aparecen como resultado de fuerzas mecánicas aplicadas sobre la cápsula articular adyacente a la superficie cortical femoral, que producen una herniación de la sinovial a través de un pequeño defecto óseo. Recientemente, se ha puesto en relación la aparición de estas herniaciones con la existencia de un pinzamiento femoroacetabular (**Fig. 17-7**).

 Las lesiones de «no tocar» son lesiones cuyo diagnóstico puede realizarse exclusivamente por el aspecto característico de estas en los estudios de radiografía simple, y carecen de diagnósticos diferenciales.

ENFOQUE RADIOLÓGICO DE LA LESIÓN ÓSEA SOLITARIA

Antes de caracterizar una lesión ósea, deben tenerse en cuenta varios elementos básicos con el fin de limitar el diagnóstico diferencial de dicha lesión. Por un lado, hay que valorar aspectos epidemiológicos del paciente, siendo el más importante su

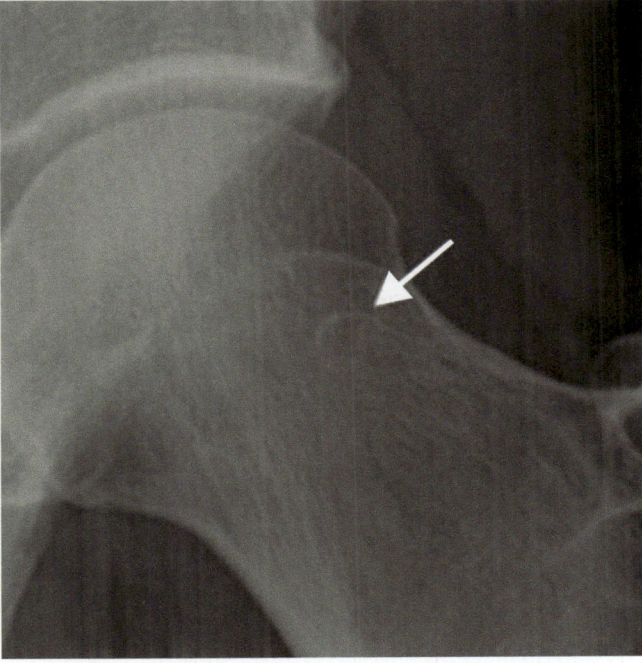

Figura 17-7. Herniación sinovial. Lesión lítica de borde escleroso en la región anterosuperior del cuello femoral.

edad. Posteriormente, se valorarán factores tumorales intrínsecos (tamaño, número, forma, matriz y aspecto). Por último, se valorarán factores tumorales extrínsecos como son los márgenes de la lesión y la zona de transición, la reacción perióstica y la existencia o no de masa de partes blandas. La valoración detallada de todas estas características puede ayudar a diferenciar entre lesiones similares y a reducir el diagnóstico diferencial.

Factores epidemiológicos

Los factores epidemiológicos más importantes son la edad del paciente y la localización del tumor.

Edad

La edad del paciente es extremadamente importante. Con algunas excepciones, la mayoría de los tumores óseos tienen cierta predilección por un grupo de edad en concreto. Por ejemplo, los quistes óseos simples y los condroblastomas ocurren en el esqueleto inmaduro, mientras que el tumor de células gigantes suele afectar a pacientes adultos, con esqueleto maduro. El sarcoma de Ewing es típico en pacientes entre los 10 y los 20 años; en un paciente de más de 40 años con una lesión de similares características radiológicas, hay que pensar en lesión metastásica o en mieloma múltiple. Por otro lado, el osteosarcoma presenta dos picos de incidencia, uno entre los 10 y los 20 años, que se corresponde con lesiones *de novo*, y otro en pacientes mayores de 40 años, siendo generalmente lesiones aparecidas sobre alteraciones previas del hueso, como lesiones de Paget, o bien sobre hueso previamente radiado (**Tabla 17-2**).

Localización

Muchos tumores óseos, independientemente de si son benignos o malignos, suelen aparecer en una localización específica del esqueleto, con predilección por el esqueleto axial o el apendicular, o bien por huesos largos o huesos planos.

Los tumores osteogénicos y condrogénicos son más frecuentes en huesos largos debido a su elevada actividad mitótica durante el crecimiento en longitud. Las metástasis, el sarcoma de Ewing y las neoplasias hematopoyéticas abundan en huesos planos por su alto contenido en médula ósea hematopoyética y rica vascularización.

Por un lado, es necesario determinar el segmento óseo donde se origina la lesión en el plano longitudinal, pudiendo localizarse a nivel epifisario, metafisario o diafisario. Dentro de los tumores epifisarios, destacan el condroblastoma y el condrosarcoma de células claras, mientras que, en una localización epifisometafisaria, se halla el tumor de células gigantes.

Típicamente metafisarios son el osteosarcoma, el quiste óseo aneurismático y el fibroma condromixoide. De localización metafisodiafisaria, son el sarcoma de Ewing, el quiste óseo simple, el defecto fibroso y el fibroma no osificante. A nivel de diáfisis, se encuentra la displasia fibrosa como lesión ósea primaria más frecuente (**Fig. 17-8**).

Asimismo, las lesiones óseas pueden diferenciarse en función de su localización en el plano transversal (cortical, medular o yuxtacortical).

Por ejemplo, tanto el quiste óseo simple como el fibroma no osificante son lesiones de localización metafisaria; sin embargo, el quiste óseo simple tiene una localización endomedular, mientras que el fibroma no osificante es una lesión de localización cortical. Por otro lado, el quiste óseo simple muestra una disposición central dentro de la cavidad medular, a diferencia del quiste óseo aneurismático, que es más periférico dentro de la esta (**Fig. 17-9**).

Por último, es necesario conocer que existen algunas entidades que muestran predilección por determinados huesos como el adamantinoma y la displasia osteofibrosa por la cortical anterior de la tibia, el fibroma lipoesclerosante por la región intertrocantérea del fémur o el hemangioma por los cuerpos vertebrales (**Tabla 17-3**).

Características radiológicas extrínsecas de la lesión

Se deben valorar el tamaño, el número, el aspecto y la matriz tumoral.

Tamaño

Aunque el tamaño de una lesión ósea no puede predecir malignidad, las lesiones óseas mayores de 6 cm son más probablemente malignas. Además, puede ser incluso criterio diagnóstico en algunas de ellas. Por ejemplo, es un criterio en el diagnóstico diferencial entre el encondroma y el condrosarcoma (menor o mayor de 5 cm), o entre el osteoma osteoide y el osteoblastoma (*nidus* menor o mayor de 1,5 cm). En los osteocondromas, el tamaño del capuchón cartilaginoso mayor de 1,5 cm es muy sugestivo de degeneración maligna.

Por otro lado, una lesión bien definida de localización cortical en un hueso largo se denomina **defecto fibroso cortical** si mide menos de 3 cm, mientras que, si mide más, se corresponde con un **fibroma no osificante**.

Tabla 17-2. Distribución por edad de las lesiones óseas más frecuentes

Edad	Lesión agresiva	Lesión no agresiva
0-10 años	Granuloma eosinofílico, sarcoma de Ewing, tumores hematológicos, neuroblastoma	Quiste óseo aneurismático, granuloma eosinófilo, quiste óseo simple
10-20 años	Adamantimoma, sarcoma de Ewing, tumor de células gigantes, osteosarcoma	Adamantimoma, quiste óseo aneurismático condroblastoma, fibroma condromixoide, displasia fibrosa, fibroma no osificante, osteocondroma, quiste óseo simple
20-40 años	Condrosarcoma, osteosarcoma perióstico, sarcoma pleomórfico	Encondroma, tumor de células gigante
> 40 años	Condrosarcoma, sordoma, linfoma, metástasis, mieloma múltiple, osteosarcoma asociado al Paget, plasmacitoma, sarcoma pleomórifco	Geoda o quiste subcondral, ganglión intraóseo

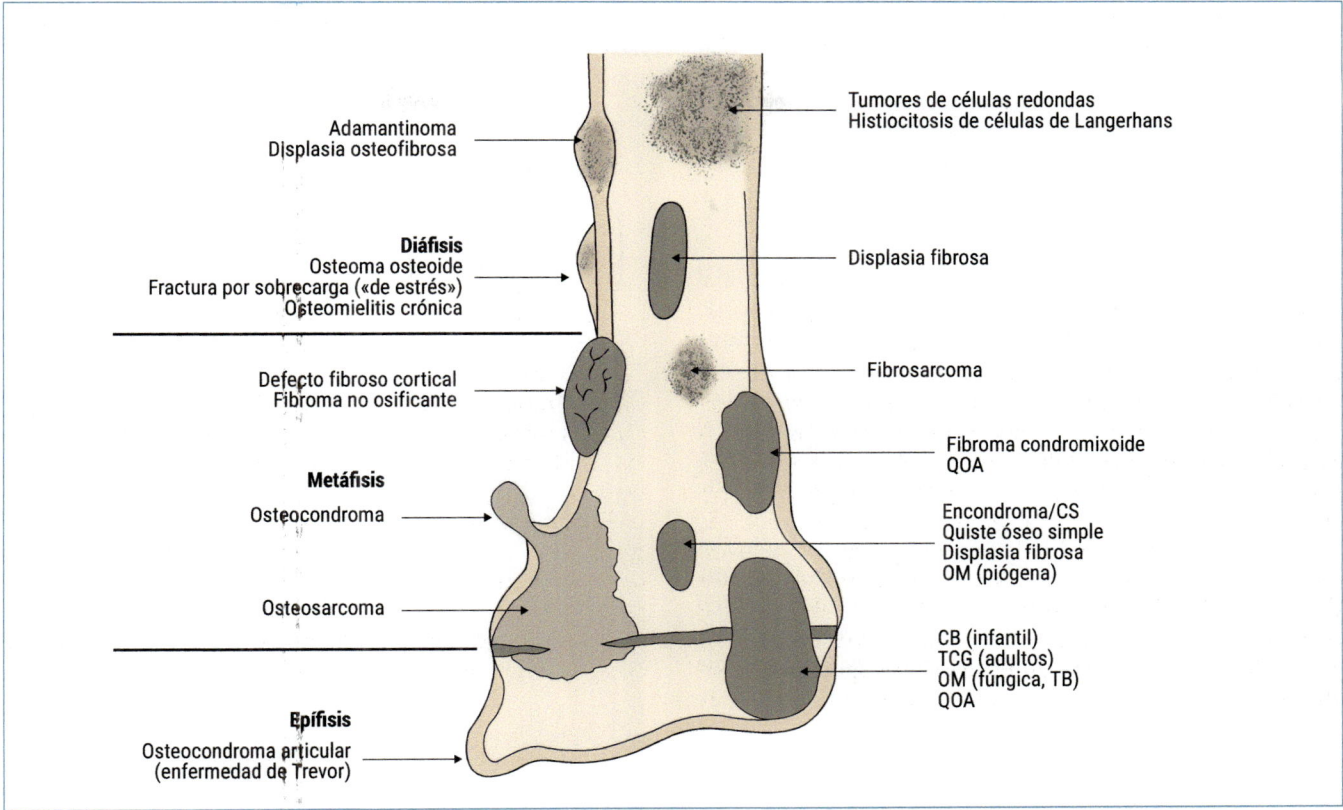

Figura 17-8. Diagrama de las localizaciones más comunes de tumores y lesiones seudotumorales en el eje transversal y longitudinal del hueso. CB: condroblastoma; CS: condrosarcoma; OM: osteomielitis; QOA: quiste óseo aneurismático; TB: tuberculosa; TCG: tumor de células gigantes. Adaptada de: Miller TT. Bone tumors and tumorlike conditions: analysis with conventional radiography. Radiology. 2008;246(3):662-74.

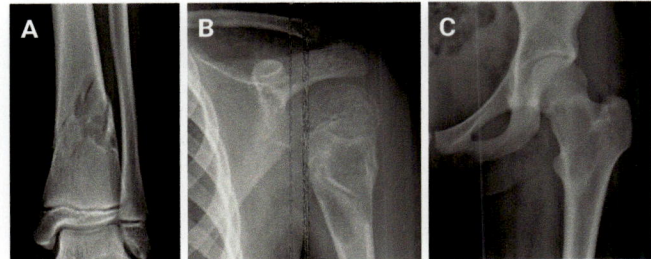

Figura 17-9. A) Defecto fibroso cortical. **B)** Quiste óseo esencial. **C)** Quiste óseo aneurismático.

Número

Por lo general, los tumores óseos suelen presentarse como lesiones solitarias, siendo las causas más frecuentes de lesiones óseas radiotransparentes múltiples la afectación metastásica, el mieloma múltiple y el linfoma no hodgkiniano metastásico. Dentro de las entidades benignas que cursan también con lesiones óseas líticas múltiples, se encuentra los tumores pardos del paratiroidismo.

Aspecto

Es una característica de las lesiones óseas que permite clasificarlos en tres grandes grupos: lesiones líticas, lesiones blásticas y lesiones mixtas. Las lesiones líticas se caracterizan por una pérdida en la mineralización ósea dentro del área del

Tabla 17-3. Lesiones óseas con predilección por una localización concreta	
Tumor	**Localización**
Adamantimoma	Cortical anterior de la tibia
Displasia osteofibrosa	Cortical anterior de la tibia
Quiste de inclusión epidérmica	Penacho de la falange distal
Tumor glómico	Penacho de la falange distal
Desmoide cortical	Cortical posterior del fémur distal
Osteosarcoma paraostal	Cortical posterior del fémur distal
Cordoma	Clivus, cuerpos vertebrales, sacro
Hemangioma	Cuerpos vertebrales
Quiste óseo simple	Calcáneo
Lipoma intraóseo	Calcáneo (a veces con calcificaciones intralesionales)
Osteoblastoma	Elementos posteriores de la columna
Quiste óseo aneurismático	Elementos posteriores de la columna

tumor y se van a manifestar en radiografía y TC como lesiones radiotransparentes que destruyen hueso. Las lesiones blásticas destruyen hueso depositando material cálcico en el estroma tumoral, apareciendo como lesiones densas en las pruebas de imagen. Las lesiones mixtas presentan zonas de ambos tipos de lesión, blástica y lítica.

Matriz tumoral

La matriz de una lesión ósea solitaria se refiere al material acelular producido por las células que componen la lesión.

Hay tres tipos: osteoide, condroide y fibrosa. Aunque muchas lesiones óseas no producen matriz, su presencia puede indicar el tipo celular predominante de la lesión (osteoblastos, condroblastos o fibroblastos, lo que afina aún más el diagnóstico diferencial; sin embargo, es importante tener en cuenta que, en ocasiones, se observa un solapamiento entre estas categorías.

Así pues, el análisis de la matriz de las lesiones solitarias puede servir de guía para establecer un diagnóstico. Hay que tener en cuenta que la matriz de una lesión puede ser difícil de detectar en la radiografía. Si existe la sospecha clínica de una lesión mineralizada, la TC es una modalidad más sensible para la detección de una calcificación sutil:

- **Matriz ósea u osteoide:** es el resultado de la producción anormal de osteoide por parte de las células tumorales. Suele describirse como amorfa, esponjosa, como una nube, sólida. Aparece como un aumento homogéneo de la densidad dentro del hueso y los tejidos blandos adyacentes. El prototipo de lesión con matriz ósea es el osteosarcoma (**Figs. 17-10** y **17-11**).
- **Matriz cartilaginosa o condroide:** resultado de la proliferación de condrocitos. El aspecto radiográfico puede describirse como anillos y arcos, punteados, curvados o focos de calcificación más gruesos. La presencia radiográfica de matriz condroide implica producción de cartílago maduro; sin embargo, esto puede observarse tanto en las lesiones benignas como en las malignas. La localización de la matriz condroide dentro del hueso y la edad del paciente ayudan a acotar el diagnóstico diferencial (**Figs. 17-12** y **17-13**). Ocasionalmente, la matriz condroide puede estar oculta en las radiografías. La TC ofrece una mayor sensibilidad para la detección de calcificaciones intralesionales y puede ser útil si se sospecha una lesión cartilaginosa en las radiografías o en la RM.
- **Matriz fibrosa o fibroósea:** resultado de la conversión de fibroblastos en osteoblastos, lo que da lugar a la mineralización de una lesión fibrosa. El hueso resultante está poco organizado y se intercala con las fibras de colágeno distribuidas al azar que componen la lesión (**Fig. 17-14**). Desde el punto de vista radiográfico, la matriz tiene un aspecto descrito como vidrio deslustrado. Este aspecto es prácticamente patognomónico de la displasia fibrosa, aunque, ocasionalmente, puede verse en el fibroma osificante.

Muchas lesiones no muestran una matriz y son excluidas del diagnóstico diferencial de una lesión que muestra uno de los patrones descritos. Por el contrario, algunas lesiones

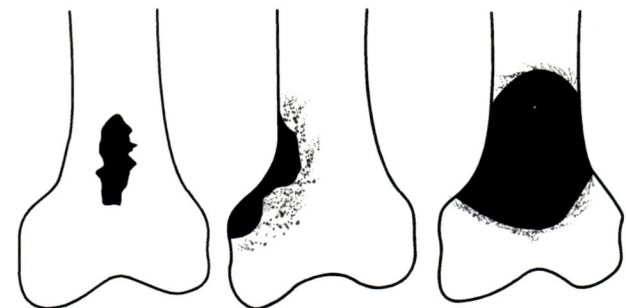

Figura 17-10. Esquema de las distintas apariencias de la matriz ósea tumoral.

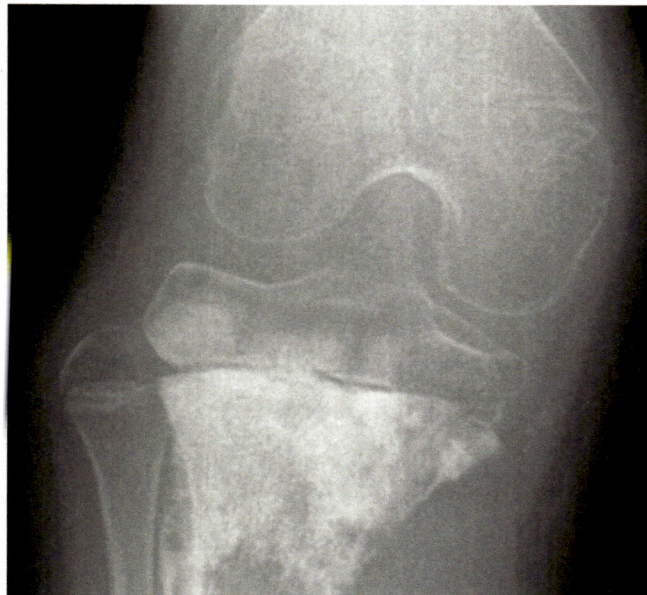

Figura 17-11. Lesión ósea de muy alta densidad en la región metafisodiafisaria de la tibia proximal, compatible con matriz ósea.

que producen una matriz nunca se mineralizan; por tanto, la matriz es indetectable en las radiografías.

Características radiológicas extrínsecas de la lesión

En cuanto a las características radiológicas propias de una lesión ósea y su efecto sobre tejidos contiguos, habrá que valorar:

- Márgenes.
- Zona de transición.
- Reacción perióstica.
- Mineralización.
- Afectación de partes blandas.

Márgenes y zona de transición

La apariencia de las lesiones óseas puede variar desde una alteración leve y bien definida en la trabécula normal del hueso hasta un proceso de aspecto más infiltrativo con márgenes mal definidos.

Las características de imagen que mejor reflejan una naturaleza agresiva o no agresiva de una lesión ósea primaria son

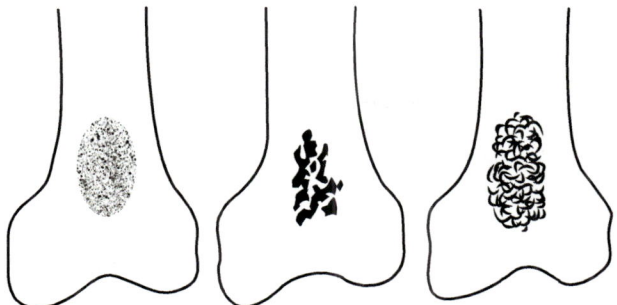

Figura 17-12. Esquema de las distintas apariencias de la matriz cartilaginosa.

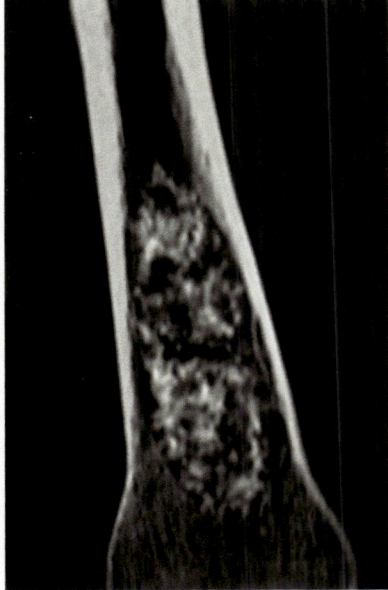

Figura 17-13. Aspecto típico de una lesión de estirpe condral, con focos hiperdensos de morfología irregular en «puntos y comas».

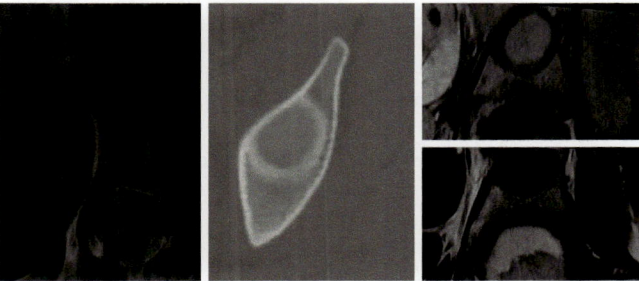

Figura 17-14. Aspecto radiológico en radiografía simple, tomografía computarizada (TC) y resonancia magnética de una lesión de estirpe fibrosa. Apréciese la densidad intermedia intralesional en la imagen de TC, descrita como «vidrio deslustrado».

- Grado IIIA: evidencia de cambios focales en el margen de la lesión, presencia de márgenes irregulares o erosión endostal progresiva en imágenes seriadas. Dichos cambios se consideran como un aumento de la actividad biológica de la lesión.
- Grado IIIB: patrones moteados o permeativos de osteólisis (no geográfico).
- Grado IIIC: lesión radiológicamente oculta.

 La valoración de los márgenes de la lesión ósea en el estudio de radiografía simple refleja el carácter biológico/tasa de crecimiento, y permite determinar un carácter agresivo o no agresivo de dichas lesiones.

Reacción perióstica

La reacción perióstica se observa en una amplia variedad de enfermedades benignas, malignas y sistémicas, y traduce la respuesta del hueso cortical a una lesión subyacente.

Aunque la presencia de reacción perióstica es inespecífica, el espectro de presentaciones se relaciona con el grado de intensidad de la agresión al hueso, así como el tiempo de evolución. No es una característica específica de cada lesión, sino que, al igual que los márgenes, hace referencia a su actividad biológica.

El periostio es una zona dinámica y muy vascularizada, compuesta por dos capas, una externa fibrosa y otra interna celular que tiene potencial para la actividad osteoblástica. El periostio está unido a la corteza ósea a través de fibras de colágeno, que discurren perpendiculares al hueso y que se denominan **fibras de Sharpey**.

Bajo factores mecánicos estimulantes, el periostio puede producir nuevo tejido óseo. La formación de hueso nuevo resulta de la inducción de los fibroblastos en células precursoras osteogénicas localizadas en la capa fibrosa externa.

Las reacciones periósticas deben osificarse para ser detectadas radiográficamente, lo que suele tardar entre 10 días y tres semanas tras la lesión.

Al evaluar la reacción perióstica, el radiólogo debe describirla como agresiva o no agresiva, aunque a veces hay cierto solapamiento entre ambas. Se considera que una reacción agresiva traduce un crecimiento rápido de la lesión, mientras que una reacción no agresiva sugiere crecimiento lento.

Se distinguen los siguientes tipos de reacción perióstica:

el aspecto del margen de esta, y la zona de transición con el hueso sano, ya que ambos son buenos indicadores de la tasa de crecimiento de dicha lesión. El análisis de ambas características se puede realizar en los estudios de radiografía simple, los cuales suponen un bajo coste y son muy accesibles, proporcionando una evaluación concisa del comportamiento de la lesión con un escaso número de imágenes.

En función de dichas características, se desarrolló una clasificación de las lesiones desde el aspecto menos agresivo hasta el más agresivo basada en la radiografía simple. Dicha clasificación se modificó en 2016; en dicha modificación, además de cambiar la gradación de algunas lesiones, se incorporó/adaptó a la valoración de estas mediante imágenes de TC.

La clasificación de Lodwick-Madewell modificada clasifica las lesiones líticas en las siguientes categorías:

- Grado IA: lesión lítica geográfica bien definida con anillo escleroso.
- Grado IB: lesión lítica geográfica, bien definida y con margen claro, sin anillo escleroso asociado.
- Grado II: lesión lítica geográfica con margen mal definido en parte o completamente.

- Continua:
  – Cáscara o caparazón.
  – Sólida.
  – Laminar en una capa.
- Interrumpida:
  – Laminar en múltiples capas (capas de cebolla).
  – Espiculada.
  – Triángulo de Codman.
  – Sol naciente.

Cáscara o caparazón

La reacción perióstica continua de tipo cáscara o caparazón refleja la remodelación ósea en la que la reabsorción endostal supera la tasa de formación de hueso nuevo, dejando solo un delgado anillo de hueso que separa la lesión subyacente de los tejidos blandos adyacentes.

Pueden ser lisas, que se observan con mayor frecuencia en las lesiones benignas como en el tumor de células gigantes y la displasia fibrosa, o lobulada y estriada, que sugieren tasas de crecimiento variable de la lesión subyacente, más frecuente en el fibroma no osificante.

En las radiografías, suelen describirse como adelgazamiento de la cortical adyacente.

Sólida

Refleja la osificación de múltiples capas de hueso perióstico en respuesta a lesiones de crecimiento lento.

Las características principales son la densidad uniforme y la ausencia general de cambios de aspecto con el tiempo. En las radiografías, puede describirse como engrosamiento cortical adyacente o hiperostosis.

La reacción perióstica ondulada es una variante del tipo sólido. Este tipo puede llegar a ser bastante grueso, de más de 1 cm, y suele estar asociada a varices, enfermedad arterial periférica o linfedema crónico. La reacción ondulante delgada (< 1 cm) suele verse en la cara cóncava de los huesos largos y puede observarse en la osteoartropatía hipertrófica o la osteomielitis crónica (**Fig. 17-15**).

Laminar en una capa

Las condiciones que inducen una hiperemia continua pasiva modulan los fibroblastos inactivos de la capa externa en células osteoblásticas, dando lugar a la formación de una fina capa de hueso nuevo adyacente a la corteza. Se observa radiográficamente como una capa delgada, uniformemente densa, a unos 1-2 mm de la superficie cortical.

Este tipo de reacción puede observarse fisiológicamente en prematuros hasta los seis meses de edad; el estadio inicial de una fractura, la osteomielitis y las lesiones benignas como la histiocitosis de células de Langerhans también pueden inducir este tipo de reacción perióstica. Ocasionalmente, puede observarse en lesiones malignas, como el sarcoma de Ewing, el osteosarcoma y, raramente, en las metástasis (**Fig. 17-16**).

Laminar en múltiples capas (capas de cebolla)

Este tipo de reacción implica la formación de múltiples capas de hueso laminar, lo que se denomina «piel de cebolla». Se han propuesto dos teorías para explicar este patrón de reacción perióstica.

La primera sugiere que se producen repetidas agresiones al hueso subyacente, lo que da lugar a una reacción perióstica capa tras capa que refleja cada agresión, por ejemplo, durante las fases repetidas de crecimiento rápido del tumor.

Una segunda teoría afirma que, en una condición patológica persistente, la hiperemia puede extenderse más allá de la primera capa de reacción perióstica, engrosando los planos de tejido adyacentes, lo que da lugar a que los fibroblastos se trasformen en osteoblastos, que forman la siguiente capa.

Se observa en una variedad de procesos benignos y malignos: en lesiones benignas asociadas a una hiperemia prominente, como como la osteomielitis y la histiocitosis de células de Langerhans, así como en tumores celulares agresivos como el sarcoma de Ewing y el osteosarcoma (**Fig. 17-17**).

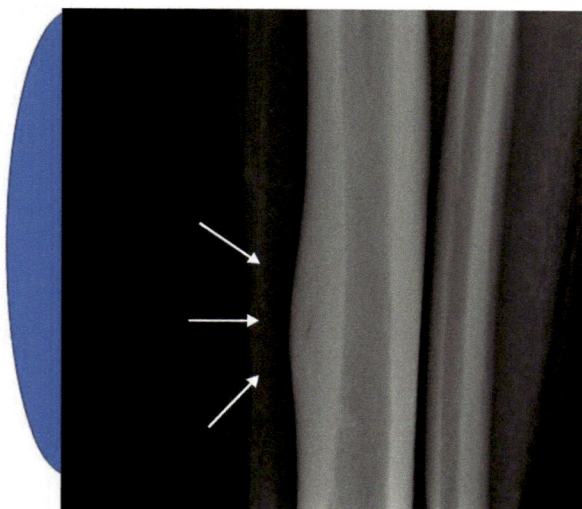

Figura 17-15. Reacción perióstica continua sólida.

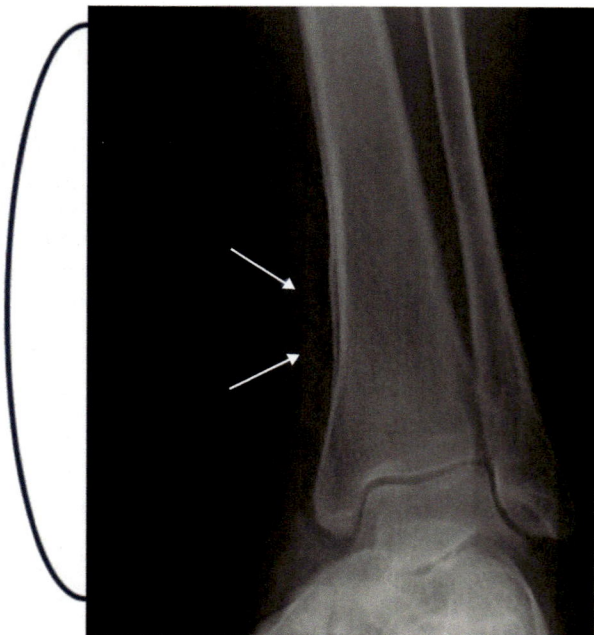

Figura 17-16. Reacción perióstica laminar en una sola capa.

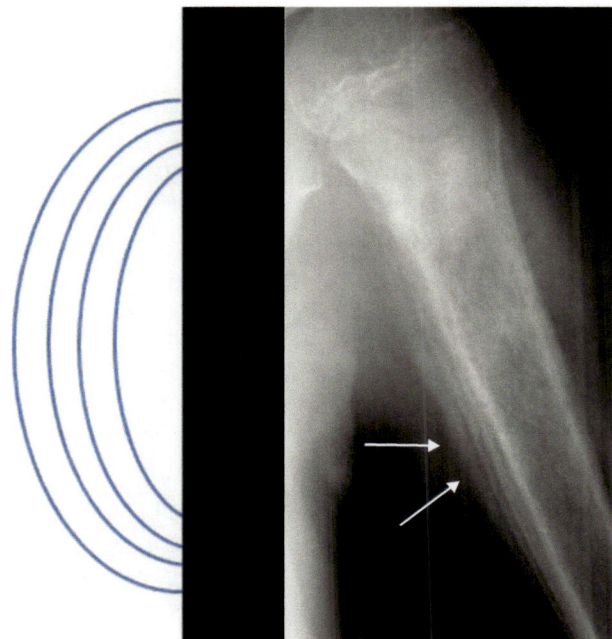

Figura 17-17. Reacción perióstica laminar en múltiples capas («capas de cebolla»).

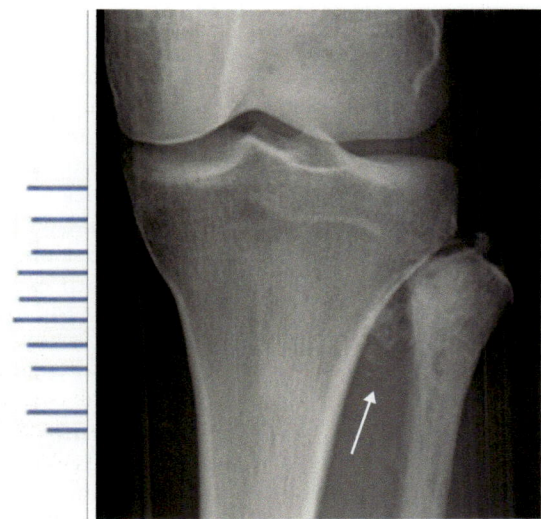

Figura 17-18. Reacción perióstica de aspecto espiculado.

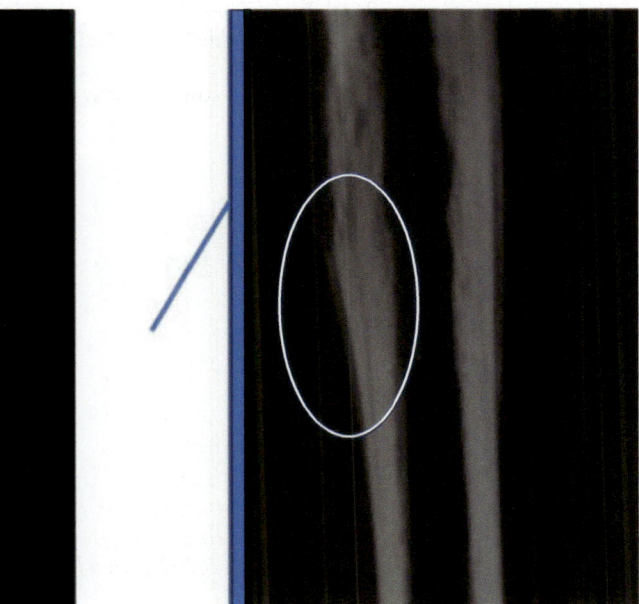

Figura 17-19. Reacción perióstica interrumpida con formación de triángulo de Codman.

Espiculada

Este tipo de reacción suele indicar una lesión más agresiva. Las fibras de Sharpey que conectan el periostio con la corteza subyacente se estiran por la invasión celular, incitando a los osteoblastos a formar hueso a lo largo de sus tractos, lo que da lugar a la llamada apariencia de «pelo en punta» de finas opacidades lineales perpendiculares a la corteza. Las espículas tienden a ser más largas en el epicentro de la lesión, y se acortan progresivamente hacia sus márgenes. El ejemplo clásico de esta reacción es la talasemia y otras anemias crónicas, donde las espículas son uniformes y finas. Sin embargo, se ha descrito más comúnmente en lesiones malignas, como el sarcoma de Ewing, el osteosarcoma y las metástasis, donde las espículas son irregulares y más gruesas (**Fig. 17-18**).

Triángulo de Codman

Es el prototipo de reacción perióstica interrumpida. Su aspecto radiográfico es el resultado de la elevación del periostio por un proceso subyacente que ocupa espacio y forma un ángulo donde se une a la corteza subyacente, con una aparente terminación abrupta del periostio.

Aunque se considera ampliamente un indicador de una lesión maligna subyacente, el triángulo de Codman se ha descrito en varias afecciones benignas, como la osteomielitis y el hematoma subperióstico (**Fig. 17-19**).

Sol naciente

Es la forma más agresiva de reacción perióstica. Equivale a opacidades lineales que se extienden radialmente desde el hueso subyacente y pueden reflejar una combinación de formación ósea reactiva del periostio y matriz osteoide formada por el propio tumor, como en el caso del osteosarcoma. También se ha descrito con metástasis blásticas, como en el carcinoma de próstata y de mama, así como en pacientes pediátricos con retinoblastoma y leucemia (**Figs. 17-20** y **17-21**).

Afectación de partes blandas

La presencia de un componente de masa de partes blandas asociado a lesión ósea lítica suele ser indicativa de malignidad. Un tumor óseo puede atravesar la cortical y condicionar masa de partes blandas bien por una destrucción franca de dicha cortical, bien por un paso a través de los canales de Havers de dicha cortical, que confieren un aspecto infiltrativo. Los tumores primarios que más frecuentemente asocian masa de partes blandas son el sarcoma de Ewing y el osteosarcoma, siendo también muy frecuente la presencia de dicho componente en las lesiones metastásicas.

PRUEBAS COMPLEMENTARIAS

Aunque la valoración inicial de la lesión ósea solitaria debe hacerse mediante estudio de radiografía simple, que aportará información sobre la mayoría de las características descritas, hay que tener en cuenta que, salvo las lesiones de «no tocar» y las de tipo IA de la clasificación de Lodwick modificada, el resto de las lesiones va a necesitar la realización de pruebas complementarias para una mejor caracterización.

La TC va a resultar especialmente útil en la valoración de la matriz de la lesión, permitiendo la detección de matriz ósea o condral cuando esta no es evidente en los estudios de radiografía simple. También resulta útil en la valoración de resorción endostal (y su progresión en estudios seriados) y el patrón de interrupción cortical, permitiendo, además, al valorar estas dos características, determinar el riesgo de aparición de una fractura patológica o bien la presencia de esta.

Por otro lado, la RM tiene un valor fundamental en la caracterización tisular de la lesión, para valorar el grado de celularidad de esta mediante las secuencias específicas de difusión, así como para determinar el patrón de vascularización y la presencia de necrosis intralesional, hallazgos que contribuyen a la caracterización de una lesión ósea como radiológicamente agresiva o no agresiva. Por último, la RM es la técnica con mayor sensibilidad para la caracterización de la afectación de partes blandas asociada a la lesión ósea.

SISTEMA DE CLASIFICACIÓN BONE-RADS® (BONE-REPORTING AND DATA SYSTEM)

Con la finalidad de clasificar las lesiones óseas en cuanto a la probabilidad de benignidad y malignidad y así decidir su correcto manejo, consensuado y universalizado, se desarrolló un sistema de gradación Bone-RADS® (Bone-Reporting and Data System), similar al utilizado de forma clásica en las lesiones de la mama y, más recientemente, en los nódulos tiroideos y las lesiones prostáticas.

Dicho sistema gradúa las lesiones óseas en:

- B-RADS 1, benignas: imagen compatible con lesión de «no tocar». Lesión con dos o más indicadores de benignidad y uno o ningún indicadores menores de malignidad.
- B-RADS 2, probablemente benignas: dos o más criterios benignos y ninguno o un criterio menor de malignidad, sin imagen típica de lesión de «no tocar».
- B-RADS 3, sospechosa de malignidad: ninguno o un indicador de benignidad o tres o menos indicadores menores de malignidad.
- B-RADS 4, probablemente maligna: tres o más indicadores menores de malignidad o cualquier indicador mayor de malignidad.

En la **figura 17-22**, se especifican cuáles son los indicadores de benignidad, así como los indicadores menores y mayores de malignidad.

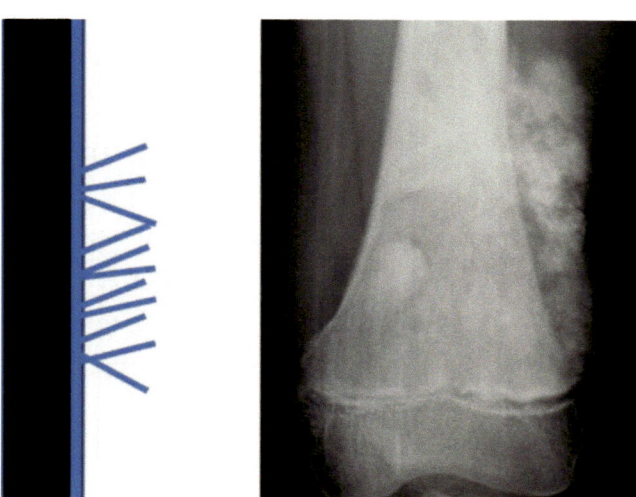

Figura 17-20. Reacción perióstica en «sol naciente».

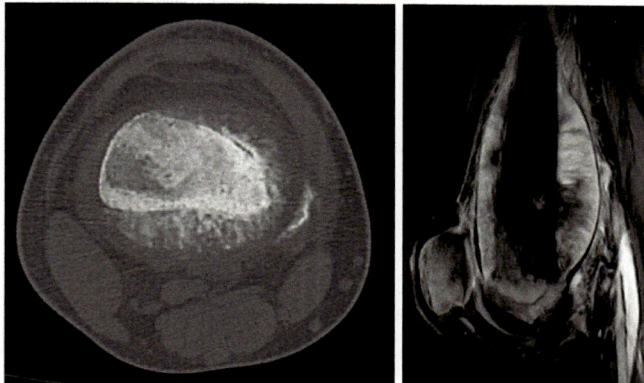

Figura 17-21. Aspecto de reacción perióstica en «sol naciente» en imágenes de tomografía computarizada y resonancia magnética en un caso de osteosarcoma femoral.

Indicador	Benignidad	Malignidad	
Tamaño	< 15 mm	> 60 mm	Menores
Edad del paciente	–	> 50 años	
Forma	Redondeado/oval	Irregular	
Afectación de partes blandas	No	Sí	
Localización axial	Cortical o subperióstica	Centromedular	
Región anatómica	Pie y mano	Pelvis	
Realce tras contraste	No	–	
Clasificación de Lodwick	I	III	Mayores
Reacción perióstica	–	Agresiva	
Enfermedad metastásica	–	Sí	

Clasificación de Lodwick

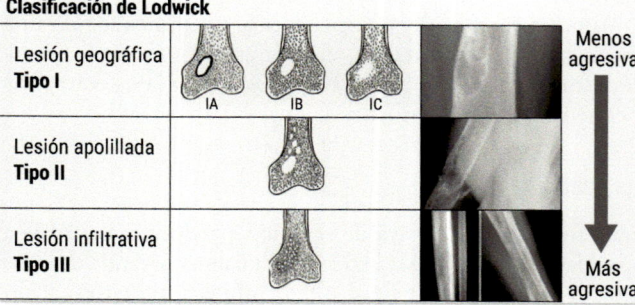

Lesión geográfica Tipo I	IA IB IC	Menos agresiva
Lesión apolillada Tipo II		
Lesión infiltrativa Tipo III		Más agresiva

Figura 17-22. Criterios de benignidad y malignidad de las lesiones óseas

RESUMEN

La radiografía simple sigue siendo una técnica útil en el diagnóstico inicial de las lesiones óseas solitarias. Mediante la valoración de la edad del paciente, la localización de la lesión, así como de las características radiológicas morfológicas intrínsecas y extrínsecas, permite acortar el diagnóstico diferencial de las lesiones óseas solitarias e, incluso, en algunas ocasiones, llegar al diagnóstico definitivo.

La TC y la RM aportan información esencial en las características de las lesiones, como son la integridad cortical, la presencia de componente de partes blandas asociada y el patrón de vascularización de la lesión.

Es necesaria una correcta descripción de las lesiones, así como intentar una clasificación en el sistema Bone-RADS® lo que va a permitir determinar un carácter probablemente benigno o maligno y, por tanto, un adecuado manejo de las lesiones.

 PUNTOS CLAVE

- La prueba diagnóstica de elección para el estudio inicial de la lesión ósea solitaria es la radiografía simple.
- Existe un grupo de lesiones óseas con características radiológicas típicas que no requieren la realización de pruebas complementarias.
- La edad y la localización dentro del hueso son fundamentales para limitar el diagnóstico diferencial de una lesión ósea solitaria.
- Los márgenes y la zona de transición de una lesión ósea son las características que mejor reflejan su naturaleza agresiva o no agresiva.

- La RM es la mejor técnica de imagen para la valoración de la extensión de la lesión ósea y la afectación de partes blandas. Asimismo, aporta información sobre el patrón de vascularización y una mejor caracterización tisular.
- La TC permite una mejor visualización de la matriz ósea y de la integridad cortical.

BIBLIOGRAFÍA

Bernard S, Walker E, Raghavan M. An approach to the evaluation of incidentally identified bone lesions encountered on imaging studies. AJR Am J Roentgenol. 2017;208(5):960-70.

Caracciolo JT, Temple HT, Letson GD, Kransdorf MJ. A modified lodwick-madewell grading system for the evaluation of lytic bone lesions. AJR Am J Roentgenol. 2016;207(1):150-6.

Chang CY, Garner HW, Ahlawat S, Amini B, Bucknor MD, Flug JA, et al. Society of Skeletal Radiology- white paper. Guidelines for the diagnostic management of incidental solitary bone lesions on CT and MRI in adults: bone reporting and data system (Bone-RADS). Skeletal Radiol. 2022;51(9):1743-64.

Costelloe CM, Madewell JE. Radiography in the initial diagnosis of primary bone tumors. AJR Am J Roentgenol. 2013;200(1):3-7.

Miller TT. Bone tumors and tumorlike conditions: analysis with conventional radiography. Radiology. 2008;246(3):662-74.

Naraghi AM, Mohankumar R, Linda D, White LM. Bone tumors: imaging features of common and rare benign entities. Radiol Clin North Am. 2022;60(2):205-19.

Rana RS, Wu JS, Eisenberg RL. Periosteal reaction. AJR Am J Roentgenol. 2009;193(4):W259-72.

Serfaty A, Samim M. Bone tumors: imaging features of the most common primary osseous malignancies. Radiol Clin North Am. 2022;60(2):221-38.

Wenaden AET, Szyszko TA, Saifuddin A. Imaging of periosteal reactions associated with focal lesions of bone. Clin Radiol. 2005;60(4):439-56.

Wiens J. GutartigeKnochentumoren und «tumor-like lesions». Was muss der Klinikerüber die Bildgebungwissen? [Benign bone tumors and tumor-like lesions. What must clinicians know about imaging?]. Unfallchirurg. 2014;117(10):863-72.

Diagnóstico de los bultos y tumores de partes blandas

18

M. R. García-Barredo Pérez y R. Landeras Álvaro

OBJETIVOS

- Abordar el estudio de los bultos de partes blandas, que constituyen uno de los motivos de consulta más frecuentes en el trabajo diario del radiólogo dedicado al estudio de la patología musculoesquelética.
- Describir los elementos de la aproximación clínica para la valoración inicial de estas lesiones y determinar los datos básicos sobre la lesión, como el tiempo de evolución, el tamaño actual, el ritmo de crecimiento y su consistencia.
- Revisar las indicaciones y manejo de las diferentes pruebas de imagen para un empleo óptimo de estas: se abordará el estudio inicial con una ecografía (complementada siempre que se pueda con una radiografía simple) y estudiar las indicaciones del uso sucesivo/alternativo de las diferentes técnicas y el objetivo de cada exploración.
- Analizar un modelo de aproximación diagnóstica sistemática a los tumores de partes blandas con el objetivo final de poder diagnosticar las lesiones benignas e identificar los casos sospechosos de sarcomas (minoritarios) para ofrecer un tratamiento a los pacientes lo antes posible.

INTRODUCCIÓN

Los **tumores de partes blandas** son un grupo heterogéneo y complejo de lesiones y un motivo frecuente de consulta. El 99 % de estas lesiones serán benignas, pero se estima que, de cada 100 tumoraciones de partes blandas, entre uno y tres casos serán sarcomas. Para complicar más la situación, existen más de 80 subtipos histológicos de sarcomas de partes blandas de localización muy variada y con una clínica poco específica.

A través de los siguientes casos, se pretende hacer hincapié en el protocolo diagnóstico y en la importancia del manejo multidisciplinario de los tumores de partes blandas. Este tema se centrará en lesiones que destacan por su frecuencia en la práctica diaria o por características típicas en imagen.

Los objetivos ante cualquier bulto de partes blandas son:
- Identificar las lesiones potencialmente agresivas.
- Limitar los estudios y procedimientos invasivos en las lesiones benignas.
- Estar alerta ante lesiones de consistencia sólida, localización profunda (subfascial), adheridas, diámetro > 5 cm y crecimiento reciente y/o rápido.

En el diagnóstico inicial, es aconsejable realizar una **radiografía (Rx) convencional** para valorar distorsión de planos, áreas radiotransparentes que indiquen componente graso, flebolitos en las malformaciones vasculares, calcificaciones o afectación ósea. La realización de una **ecografía** podría decirse que es obligatoria en la valoración inicial, ya que es una técnica disponible, inocua y que hoy en día ofrece una

alta resolución para detectar lesiones de pequeño tamaño o superficiales y, en muchos casos, permite caracterizar la lesión u orientar el diagnóstico. La **resonancia magnética (RM)** tiene un papel fundamental para el diagnóstico y estadificación local de una masa de partes blandas indeterminada o sospechosa de sarcoma. Se debe indicar la localización, el tamaño y los límites del tumor, su extensión, si hay o no necrosis, si existe afectación de las estructuras neurovasculares o infiltración de tejidos adyacentes (fascias, músculos), la extensión del edema peritumoral, la presencia o no de afectación articular u ósea, el patrón de captación de contraste y el patrón de agresividad, la aproximación diagnóstica a la naturaleza de la lesión y sugerir las áreas que biopsiar. Del análisis de las secuencias funcionales de RM puede obtenerse información más específica del comportamiento, fisiología, metabolismo y biología molecular del tumor. Las imágenes de RM potenciadas en difusión (DWI, *diffusion-weighted imaging*) permiten obtener información sobre la celularidad de una lesión musculoesquelética, sin administración de contraste paramagnético. Se recomienda agregar DWI y mapeo cuantitativo con el coeficiente de difusión aparente (ADC, *apparent diffusion coefficient*) al examen de RM de rutina para la evaluación de tumores de tejidos blandos, especialmente, en los casos no concluyentes. Los estudios dinámicos de captación pueden aportar información de gran interés en el proceso de caracterización de las lesiones neoformativas al evaluar el grado de angiogénesis y vascularización tumoral, ayudando a los restantes datos semiológicos habituales a diferenciar las formas malignas de las benignas. La RM de perfusión (PWI, *perfusion-weighted imaging*) es una imagen fisiológica que monitoriza el realce tumoral en función del tiempo. En general, los tumores malignos tienen mayor realce y rapidez de captación del contraste.

En el caso de que la RM esté contraindicada, debe realizarse **tomografía computarizada (TC)** con contraste intravenoso y reconstrucciones multiplanares.

La **biopsia** debe planificarse en el comité multidisciplinar, de forma que el trayecto y la cicatriz se puedan extirpar de forma completa en la cirugía y no se contaminen compartimentos o estructuras neurovasculares. La ecografía o la TC permiten localizar con exactitud la lesión y dirigir la biopsia con aguja gruesa a las zonas más representativas. Ante la sospecha de sarcoma, se tatúa con tinta china el punto de entrada para que sea resecado en el acto quirúrgico. Se debe reservar la biopsia abierta incisional únicamente para casos seleccionados.

En el diagnóstico inicial de los tumores de partes blandas:
- La ecografía resulta muy útil como técnica de aproximación inicial en el estudio de las tumoraciones de partes blandas.
- Ante una masa de partes blandas, después del estudio ecográfico, se realizará RM si:
  - Existe una probabilidad razonable de ser maligna.
  - Se localiza debajo de la fascia muscular superficial o es superficial, pero en contacto obtuso, o atraviesa la fascia superficial.
  - Es mayor de 5 cm.
  - No puede ser definitivamente diagnosticada como benigna en la exploración ecográfica.
  - Se localiza en el sitio de una escisión anterior, independientemente de la histología previa.
  - No es completamente accesible al estudio ecográfico.

TUMORES ADIPOCÍTICOS

La 5ª edición de la Organización Mundial de la Salud (OMS), *World Health Organization Classification of Tumors*, fue publicada en abril de 2020. En ella, se describen los siguientes grupos de tumores: 1: tumores adipocíticos; 2: tumores fibroblásticos y miofibroblásticos; 3: tumores fibrohistiocíticos; 4: tumores vasculares; 5: tumores perícíticos; 6: tumores de músculo liso; 7: tumores del musculo esquelético; 8: tumores del estroma gastrointestinal (GIST, *gastrointestinal stromal tumors*); 9: tumores osteocondrales; 10: tumores de la vaina del nervio periférico; 11: tumores de diferenciación incierta.

Las lesiones benignas más frecuentes son los lipomas. El liposarcoma, el leiomiosarcoma y el sarcoma pleomórfico indiferenciado son los sarcomas más comunes en adultos, mientras que el rabdomiosarcoma, el sarcoma de Ewing y el sarcoma sinovial son los más frecuentes en la infancia.

Los tumores adipocíticos, el grupo mayor de tumores mesenquimales, se recogen en la clasificación de la OMS agrupados en tres categorías:

- Benignos: lipomas, lipomatosis, lipomatosis del nervio, lipoblastoma, angiolipoma, miolipoma del tejido blando, lipoma condroide, lipoma de células fusiformes/lipoma pleomórfico e hibernoma.

- Intermedios (localmente agresivos): tumor lipomatoso atípico/liposarcoma bien diferenciado.
- Malignos: liposarcoma desdiferenciado, liposarcoma mixoide, liposarcoma pleomórfico, liposarcoma no especificado de otro modo.

Lipoma

Los lipomas simples son masas compuestas por adipocitos maduros que no presentan atipia celular. No se pueden diferenciar histológicamente de la grasa normal, pero se han encontrado diferencias bioquímicas y ultraestructurales. La mayoría de los lipomas simples son lesiones superficiales y son extremadamente comunes. Predominantemente, los lipomas superficiales son pequeños; rara vez superan los 10 cm de tamaño. Los lipomas profundos son menos comunes, a menudo, más grandes y se observan en una población de pacientes relativamente más jóvenes. Los lipomas profundos en el retroperitoneo son extremadamente raros, tanto que algunos autores sugieren que cualquier tumor lipomatoso en el retroperitoneo debe considerarse un liposarcoma bien diferenciado.

Ecografía

En ecografía, los lipomas subcutáneos aparecen como lesiones sólidas, por lo general, de contorno bien delimitado y con ecogenicidad variable, hiperecoicos, isoecoicos o hipoecoicos respecto a la grasa subcutánea adyacente. Suelen ser ovoideos, lobulados, generalmente, más anchos que largos, sobre todo, si son mayores de 2 cm. En su ecoestructura interna, no es raro encontrar líneas ecogénicas. Mediante Doppler, no muestran una vascularización significativa; se puede encontrar algún vaso aislado con una señal mínima. Las características de los lipomas profundos son más variadas que las de los lipomas superficiales. La cápsula fibrosa que a menudo se ve en la ecografía en los lipomas superficiales no se puede apreciar en los lipomas intramusculares. El músculo esquelético también puede interdigitarse en estos lipomas y crear márgenes irregulares y dar una apariencia estriada.

Resonancia magnética

En RM, la mayoría de los lipomas simples tienen una intensidad de señal de grasa homogénea en todas las secuencias de pulso, con pocos tabiques fibrosos delgados, están bien delimitados y suprimen de manera homogénea con técnicas de supresión de grasa. Cuando son intramusculares, las fibras musculares que atraviesan la lesión pueden simular tabiques engrosados, aunque la apariencia estriada típica y la isointensidad con respecto al músculo normal en todas las secuencias de pulso deben evitar que esta apariencia cause confusión diagnóstica (**e-Fig. 18-1**).

Lipoma de células fusiformes

Lesión benigna compuesta de adipocitos maduros con células fusiformes incrustadas dentro de fibras de colágeno, en forma de cuerda y estroma mucoide. La histología puede variar ampliamente, desde algunos lipomas de células fusiformes que no tienen grasa hasta otros que tienen extenso cambio mixoide, y esto explica las variadas características de imagen. Típicamente, se ha descrito como una masa subcutánea, heterogénea, bien definida, circunscrita, pero raramente encapsulada, más frecuente en varones (proporción de hombres:mujeres de 10:1) de mediana edad, con predilección por la «zona del mantón» (hombro, parte posterior del cuello y parte superior de la espalda). El diagnóstico de estos tumores es más difícil si se presentan en una ubicación atípica (profundo en las extremidades) y con características de imagen correspondientes a una histología atípica (ausencia de grasa y/o cambio mixoide extenso). Además, algunos tienen células similares a lipoblastos, que hacen difícil su distinción de los tumores lipomatosos atípicos/liposarcomas bien diferenciados en las biopsias con aguja gruesa (BAG). La inmunotinción y/o los estudios moleculares pueden ayudar a llegar al diagnóstico correcto.

 Un lipoma de células fusiformes con extensos cambios mixoides puede confundirse con un liposarcoma mixoide, como en el caso que se expone. La apariencia más común de un lipoma de células fusiformes es la de un tumor que contiene entre un 50 y un 90 % de grasa y, por tanto, probablemente, se parezca a un liposarcoma bien diferenciado/tumor lipomatoso atípico o a un hibernoma.

Ecografía

En ecografía, se observa como una masa bien delimitada, no vascularizada, con tejido heterogéneo, mostrando parches y rayas, isoecoica en comparación con el tejido graso.

Resonancia magnética

En RM, las imágenes varían desde una apariencia similar a la de un lipoma simple, a lesiones más celulares con hiperintensidad de señal en secuencias ponderadas en T2, hasta lesiones con escaso o nulo contenido graso, sugestivo de sarcoma de tejido blando. En la mayoría de los lipomas de células fusiformes, existe algún grado de realce tras la administración de contraste paramagnético (**e-Fig. 18-2**).

Hibernoma

El hibernoma es un raro tumor benigno de tejido blando que consiste en células grasas inmaduras de grasa parda. Surgen de los vestigios de grasa parda fetal. Según las series publicadas, el muslo es el sitio más comúnmente afectado y rara vez se observan en el retroperitoneo. Son más comunes en la tercera o cuarta décadas de la vida. Generalmente, son asintomáticos, de crecimiento lento y cálidos al tacto debido a su hipervascularización, pero, a veces, pueden estar asociados a dolor y pérdida de peso. Las características de imagen de los hibernomas son en gran medida inespecíficas.

Radiografía simple

En Rx simple, se observan como una masa radiotransparente, sin afectación ósea subyacente ni calcificaciones.

Ecografía

En ecografía, aparece como una lesión hiperecoica, homogénea, bien definida, con aumento del flujo vascular en la imagen de ecografía Doppler.

Resonancia magnética

En RM, en general, son masas bien delimitadas y encapsuladas, en áreas con predominio de grasa parda. En T1, muestran hiperintensidad respecto al músculo, pero hipointensidad en relación con la grasa subcutánea. En secuencias con supresión de grasa, la supresión de la señal puede ser incompleta (según la cantidad de lípidos) y ayuda a excluir el lipoma simple en el diagnóstico diferencial. Tras la administración de gadolinio, el realce es variable, pero, generalmente, presente y heterogéneo. Pueden existir vacíos de flujo y se ha sugerido como característica la presencia de tabiques internos. En imágenes de secuencias potenciadas en T2 con supresión grasa, aparecen relativamente hiperintensos respecto a la grasa subcutánea, con supresión grasa variable (**e-Fig. 18-3**).

! Las características de imagen pueden variar según la variante histológica del hibernoma. Los hibernomas de tipo lipoma (< 70 % de células grasas multivacuoladas) muestran características de señal similares a la grasa subcutánea, mientras que los hibernomas no similares al lipoma (> 70 % de células grasas multivacuoladas) muestran características de señal distintas a las de la grasa subcutánea.

Tumor lipomatoso atípico/liposarcoma bien diferenciado

El tumor lipomatoso atípico/liposarcoma bien diferenciado representa alrededor del 50 % de todos los liposarcomas; es el subtipo más común. Convencionalmente, se utiliza el término de **tumor lipomatoso atípico** cuando se localizan en extremidades y el de **liposarcoma bien diferenciado** cuando se localizan en retroperitoneo, si bien son sinónimos. Las características clínicas son las de una masa de tejido blando indolora (un 10-15 % de los pacientes refieren dolor y sensibilidad) y de crecimiento lento (meses a años). Suelen tener más de 10 cm de tamaño en el momento del diagnóstico y estar compuestos de grasa en más del 75 %. Se caracterizan como tumores intermedios (en cuanto a su malignidad); crecen localmente (destructivos) y típicamente no metastatizan, pero tienen potencial para desdiferenciarse aún más. Afectan con mayor frecuencia a los tejidos blandos profundos de las extremidades, sobre todo, de las extremidades inferiores. La segunda ubicación más común es el retroperitoneo, seguido de la extremidad superior. Son más comúnmente intramusculares, pero también pueden tener una ubicación intermuscular o subcutánea. Al microscopio, muestran lipoblastos, múltiples células adiposas de diferentes tamaños, y estroma fibrótico interpuesto con núcleos agrandados.

Radiografía simple

En las Rx, pueden aparecer como masas de tejido blando o de atenuación grasa. En el 10-30 % de estos tumores, puede verse calcificación u osificación en Rx o en TC.

Ecografía

En ecografía, se muestra como un tumor isoecogénico con numerosas y diminutas líneas transversales hiperecoicas características, similares a las del lipoma, denominado «fenómeno similar al viento y las olas» por algunos investigadores. Las señales hipovasculares podrían estar relacionadas con la presencia de adipocitos (mayoría) entremezclados en el tejido con células intersticiales atípicas y lipoblastos (minoría).

Resonancia magnética

En RM, la intensidad de la señal de grasa en estas lesiones se parece más a la grasa subcutánea, con alta intensidad de señal en imágenes ponderadas en T1 y T2 y pérdida de intensidad de señal en imágenes con supresión grasa. Los componentes no lipomatosos consisten en tabiques engrosados > 2 mm, globulares y/o nodulares, áreas no adiposas < 2 cm con focos de alta señal en T2 y prominente realce (**e-Fig. 18-4**).

Liposarcoma mixoide

Es el segundo tipo más común de liposarcomas, que, macroscópicamente, se visualiza como una masa mal delimitada con gran cantidad de estroma, sin apreciarse consistencia, morfología ni coloración propias de un lipoma normal. Se presentan con mayor frecuencia en adultos, con pico de prevalencia entre los 40 y los 60 años, con igual predominio de género. Más comúnmente ocurren en la extremidad inferior, incluyendo el muslo y las regiones poplíteas.

En el análisis anatomopatológico, hay estroma mixoide prominente, con vasos plexiformes. Aunque en gran medida hay ausencia de tejido adiposo, pueden verse lipoblastos en anillo de sello. Los hallazgos de imagen incluyen masas tabicadas multilobuladas con variable cantidad de tejido adiposo, a veces, escaso, que se ve como tabiques o pequeños nódulos. Contienen una matriz mixoide abundante con un alto contenido de agua.

Ecografía

En ecografía, muestran una textura característicamente heterogénea, poco ecogénica. A diferencia del liposarcoma bien diferenciado, las áreas similares a lipomas no son predominantes o, incluso, están ausentes. Existen áreas anecoicas que reflejan la reserva de mucina del estroma mixoide. En las imágenes de ecografía Doppler, muestran vascularización moderada-hipervascular en relación con el patrón capilar plexiforme del tumor.

Resonancia magnética

En RM, su apariencia puede ser variable y depende del grado de grasa, material mixoide, vascularización y necrosis. Por lo general, los componentes mixoides en estos tumores son hiperintensos en T2 e hipointensos en T1. Hay un realce heterogéneo de la matriz mixoide, que es una característica que ayuda a diferenciarla de una masa quística, y muestra valores de coeficiente de difusión aparente (ADC, *apparent diffusion coefficient*) altos (mediana generalmente alrededor de 2×10^{-3} mm²/s) (**Fig. 18-5**).

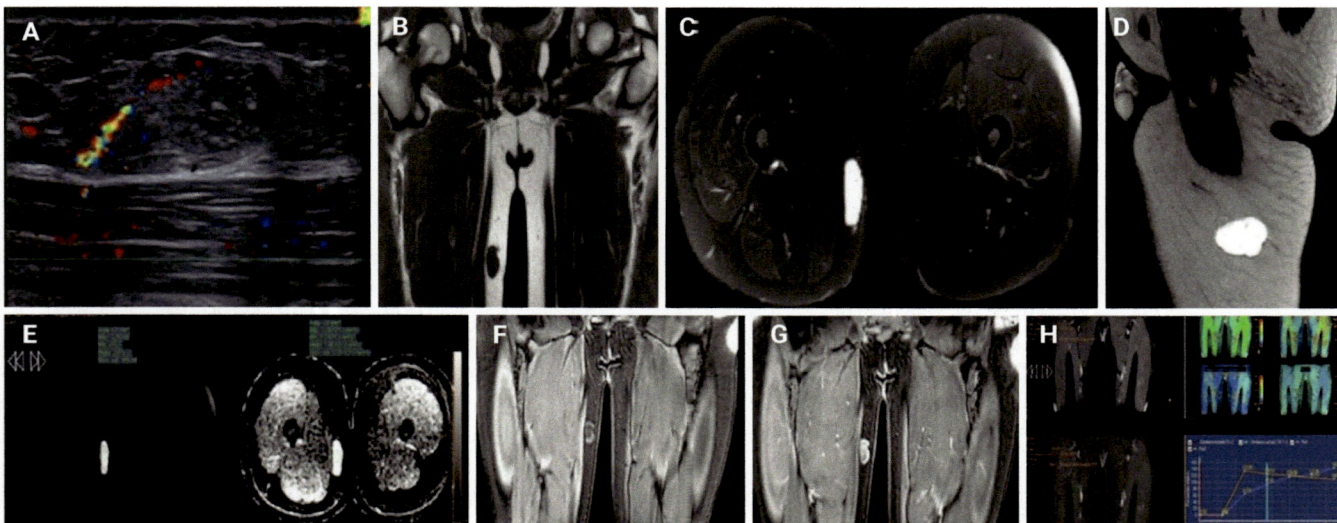

Figura 18-5. Liposarcoma mixoide. Paciente con tumoración en la cara interna del muslo. En la imagen ecográfica en modo Doppler **(A)**, se aprecia una tumoración subcutánea, con zonas de ecogenicidad grasa y vascularización interna. En el estudio de resonancia magnética (B-H), la lesión se comporta como una lesión quística en T1 **(B)**, en T2 STIR (*short time-tau inversion recovery*) **(C)** y en T2 **(D)**. En el estudio de difusión **(E)** el coeficiente de difusión aparente (ADC) medio es de 1,96 × 10–3 mm²/s. Sin embargo, tras la administración de contraste, se aprecia un realce heterogéneo de la matriz mixoide en T1 con supresión grasa sin contraste **(F)** y en T1 con supresión grasa con contraste **(G)** y una curva de realce gradual **(H)**, lo que descarta lesión quística.

Liposarcoma pleomórfico

El liposarcoma pleomórfico, el subtipo menos común, solo representa del 5 al 10 % de los casos de liposarcomas, pero se consideran tumores malignos de alto grado. Aparece principalmente en pacientes de mediana edad y mayores, con distribuciones de sexo semejantes. Sin embargo, se han notificado algunos casos en pacientes más jóvenes. Se caracteriza por el crecimiento progresivo de una masa indolora, que habitualmente se ignora hasta que no es lo suficientemente grande o aparecen manifestaciones compresivas. Puede ocurrir en varios órganos, pero los sitios más comunes son las extremidades proximales, especialmente, en las extremidades inferiores. Los liposarcomas pleomórficos son marcadamente heterogéneos, a menudo, con áreas de necrosis. Aunque cualquier subtipo de liposarcoma puede contener elementos grasos, los tumores de mayor grado (como los liposarcomas pleomórficos) pueden no contener grasa visible y ser indistinguibles de otros sarcomas de tejidos blandos. El aspecto macroscópico es el de una masa grande (> 10 cm), multinodular, de color blanco-amarillo, que contiene áreas mixoides y necróticas. La apariencia radiográfica es típicamente la de una masa de tejido blando inespecífica.

Ecografía

En ecografía, se ven como una masa heterogénea que consta de muchos nódulos hiperecoicos e hipoecoicos. En las imágenes en modo Doppler, se observa vascularización moderada-intensa, muy probablemente, reflejando su alta malignidad.

Resonancia magnética

En RM, aparecen como masas relativamente bien definidas, aunque puede verse infiltración de tejidos adyacentes, marcadamente heterogéneas, a menudo, con áreas de necrosis y/o hemorragia. Contiene tejido adiposo menos frecuentemente que otros tipos de liposarcoma y la intensidad de la señal del componente adiposo, si está presente, puede ser ligeramente inferior a la de la grasa subcutánea. Muestran básicamente un área de hipointensidad de señal igual a la del músculo esquelético en imágenes ponderadas en T1 e hiperintensidad de señal igual a la del tejido adiposo en imágenes ponderadas en T2 (**e-Fig. 18-6**).

 Aunque cualquier subtipo de liposarcoma puede contener elementos grasos, los tumores de mayor grado, como los liposarcomas pleomórficos, pueden no contener grasa visible y ser indistinguibles de otros sarcomas de tejidos blandos.

Liposarcoma desdiferenciado

El liposarcoma desdiferenciado es un subtipo raro de liposarcoma de alto grado de malignidad, que surge en el contexto de un liposarcoma bien diferenciado preexistente. El fenómeno de desdiferenciación es dependiente del tiempo, y los tumores primarios o *de novo* superan a las neoplasias secundarias

en una proporción de 9:1. Ocurre con mayor frecuencia en adultos > 60 años, predomina levemente en hombres y afecta a la cavidad abdominal con mayor frecuencia. Por definición, son bifásicos y contienen componentes de sarcomas bien diferenciados y componentes de sarcomas no adiposos.

Ecografía

En ecografía, muestra un patrón bifásico específico de áreas hiperecoicas y áreas hipoecoicas, que reflejan la combinación de componentes bien diferenciados y componentes desdiferenciados. En las imágenes en modo Doppler, se observa hipervascularización en la zona desdiferenciada. En contraste con esta área, no se detecta vascularización o es muy escasa en el área diferenciada, como en el liposarcoma bien diferenciado.

Resonancia magnética

En RM, comparte características radiológicas con un liposarcoma bien diferenciado asociado o yuxtapuesto a una masa no lipomatosa. Esta última tiene un aspecto típicamente inespecífico, con áreas de hemorragia y necrosis. El componente lipomatoso es pequeño (< 25 % del volumen de masa total). Este patrón bifásico de porciones bien diferenciadas y desdiferenciadas puede manifestarse como áreas de alta y baja intensidad de señal en imágenes potenciadas en T1, y marcadas áreas de intensidad de señal moderadamente alta en imágenes ponderadas en T2 (**e-Fig. 18-7**).

 Características que sugieren malignidad en un tumor graso:
- Edad avanzada.
- Presencia de tabiques gruesos (> 2 mm).
- Tamaño mayor de 10 cm.
- Poca grasa y áreas nodulares/globulares no adiposas dentro de la lesión.
- Supresión grasa incompleta, sobre todo, cuando es nodular o septada.
- Realce de los tabiques tras administración de contraste paramagnético.

PANICULITIS Y TUMORES FIBROBLÁSTICOS Y MIOFIBROBLÁSTICOS

Paniculitis

Las paniculitis y paniculitis-*like* abarcan un amplio espectro de lesiones que afectan a la grasa subcutánea y que constituyen en sí mismas un reto diagnóstico. Son un grupo heterogéneo de enfermedades, en cuanto a etiología e histopatología, que pueden cursar con una morfología similar: nódulos calientes a la palpación, de color rojo vivo al principio y con tono eritematovioláceo a los pocos días, o bien, nódulos palpables, no visibles, que suelen ser dolorosos al tacto y pueden ulcerarse en su evolución. Se localizan habitualmente en los miembros inferiores, aunque hay formas generalizadas que afectan al tronco, las extremidades superiores y la cara. Algunas formas pueden tener una evolución muy agresiva o ser secundarias a infecciones o tumores, por eso, siempre se debe tener en mente realizar biopsia para la filiación. Entre las causas posibles, hay paniculitis inflamatorias, como las secundarias a psoriasis, artritis reumatoide, penfigoide ampolloso, paniculitis secundarias a enfermedades sistémicas y del tejido conectivo (lupus eritematoso sistémico, dermatomiositis, esclerodermia, morfea, sarcoidosis). La ecografía en las fases inflamatorias muestra engrosamiento y disminución de la ecogenicidad de la dermis, generalmente, con aumento de la ecogenicidad del tejido celular subcutáneo y, en las fases atróficas, predomina la disminución del grosor de la dermis y del tejido subcutáneo y ausencia de anomalías mediante modo Doppler (e-Fig. 18-8). Hay paniculitis facticias producidas por el uso de sustancias de relleno con fines estéticos, que pueden desencadenar una respuesta inmunitaria en un período de tiempo variable desde meses a años tras la infiltración o bien, paniculitis traumáticas, infecciosas, por vasculitis, sarcoidosis, necrosis grasa, etc. Otras causas de lesiones de tipo paniculitis son algunos procesos tumorales, generalmente, hematológicos: ciertas formas de leucemia y de linfomas de células B o linfomas T ganglionares o extraganglionares y en linfomas primarios cutáneos de células T o B. Los hallazgos por imagen son inespecíficos e incluyen aumento en el espesor de la grasa, infiltración o masa (e-Fig. 18-9). Además, hay sarcomas con un patrón infiltrativo de la grasa subcutánea que pueden presentar una apariencia similar a la paniculitis, como algunos casos de dermatofibrosarcoma protuberante o el mixofibrosarcoma, que pueden tener un curso indolente con crecimiento lento.

- Las lesiones de tipo paniculitis plantean un diagnóstico diferencial amplio, no siendo descartables algunos procesos tumorales a pesar de un curso clínico de lenta evolución.
- Ante una lesión sospechosa o indeterminada, se completará el estudio con RM y posterior biopsia.
- En el caso de lesiones de tipo paniculitis con una afectación poco extensa y descartada la afectación profunda, sin una sospecha clara de sarcoma, tampoco es descabellado realizar la biopsia en primer lugar.

Tumores fibroblásticos/miofibroblásticos

Los tumores comunes en esta categoría incluyen:

- Entidades benignas como la fascitis nodular, el elastofibroma y el fibroma de la vaina tendinosa.
- Tumores localmente agresivos como la fibromatosis palmar/plantar y la fibromatosis desmoide.
- Lesiones de agresividad intermedia raramente metastatizantes como el dermatofibrosarcoma protuberante.
- Lesiones malignas como el mixofibrosarcoma.

Fascitis nodular

Es una lesión benigna y autolimitada, que se caracteriza por la proliferación de fibroblastos y miofibroblastos, pero se puede confundir con un sarcoma por su rápido crecimiento, alta celularidad, tendencia infiltrativa y actividad mitótica. La patogenia es poco conocida. Es más frecuente en pacientes de entre 20 y 40 años, y es rara en > 70 años y en la infancia. La clínica suele ser de una masa de rápido crecimiento. Se presenta con frecuencia con dolor. En 46 % de los casos, afecta a la extremidad superior, especialmente, el antebrazo, pero también puede aparecer en la extremidad inferior, el tronco, la cabeza y el cuello. En el 71 % de los casos, es menor de 2 cm al diagnóstico y rara vez sobrepasa los 4 cm. En función de la localización, se divide principalmente en subcutánea, fascial e intramuscular. En función del subtipo histológico, se clasifica como mixoide, celular o fibrosa. Las lesiones fasciales muestran amplia base, con «signo de la cola», aunque este signo se ve también en otros tumores como el mixofibrosarcoma y en el sarcoma pleomórfico. El «signo de la nube» (que representa el crecimiento de la lesión a lo largo de la fascia del músculo, asemejándose a una nube que cubre el sol) es más específico. Generalmente, son lesiones superficiales, pequeñas, ovales, bien definidas (aunque también está descrito el contorno irregular) y homogéneas.

Ecografía

En ecografía, la ecogenicidad es variable; pueden ser predominantemente hipoecoicas o con ecogenicidad mixta. Las lesiones más pequeñas pueden presentar refuerzo posterior. La vascularización es variable.

Resonancia magnética

En RM, presentan hallazgos variables. Las lesiones hipercelulares suelen ser isointensas al músculo en T1 e hiperintensas en T2 con intenso realce. Las lesiones mixoides muestran hiperintensidad en T1 y T2; las lesiones fibrosas son hipointensas en T1 y T2.

En algunos casos, se aprecia el «signo de la diana invertida», con hiperintensidad central en T2 que no realza con el contraste, apreciándose realce periférico, probablemente, por cambios quísticos o necrosis por el componente mixoide o la matriz extracelular; en otros, el «signo de la nube», descrito anteriormente. El edema peritumoral es raro (Fig. 18-10).

- El crecimiento rápido puede sugerir sarcoma.
- Hay que pensar en fascitis nodular ante lesiones con «signo de la cola», «signo de la diana invertida» o «signo de la nube», sin edema peritumoral y de pequeño tamaño.

Elastofibroma dorsi

Es un tumor benigno de partes blandas que consiste en un estroma conectivo rudimentario con un componente elástico anormal, que se intercala con áreas de grasa. Es más frecuente en mujeres de mediana edad o mayores. A menudo, es asintomático o el motivo de consulta es la presencia de un «bultoma» palpable, de crecimiento lento, que, en ocasiones, desencadena dolor o una sensación de tensión o un resalte al mover el brazo. La localización y apariencia son típicas por

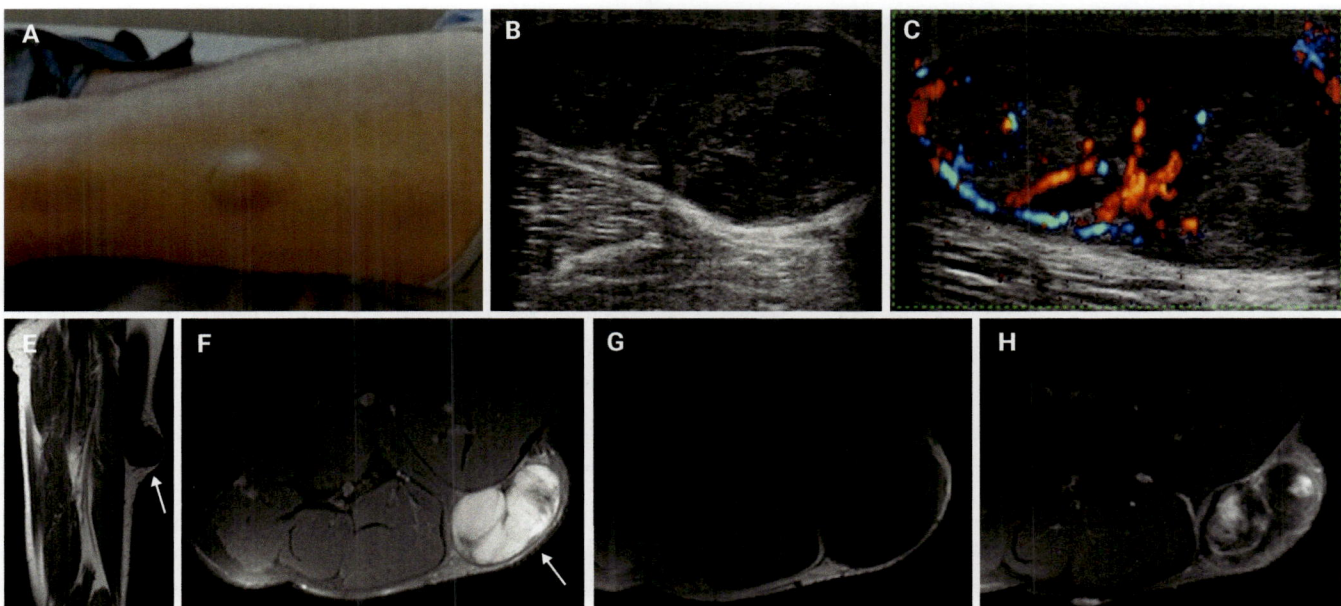

Figura 18-10. Fascitis nodular. Paciente que consulta por tumoración en el muslo **(A)**, de crecimiento rápido y doloroso en nueve meses. El paciente refería disminución de tamaño previo a la cirugía. En el estudio ecográfico **(B)**, se aprecia una lesión sólida, lobulada, con alguna zona más hipoecoica en el interior. En el estudio ecográfico en modo Doppler **(C)**, se aprecia vascularización en el interior de la lesión. En el estudio de resonancia magnética **(D-G)**, la lesión es isointensa al músculo en T1 **(D)**, hiperintensa, lobulada y discretamente heterogénea en densidad protónica (DP) con supresión grasa **(E)** y, tras la administración de contraste paramagnético en T1 con supresión grasa **(F)** y en T1 con supresión grasa y contraste **(G)**, se observa escaso realce interno, en forma de nódulos intratumorales (flechas).

imagen. La localización típica es infraescapular, profunda al serrato anterior y dorsal ancho, entre la escápula y la pared torácica. No es raro que sean bilaterales. Localizaciones más raras son el olécranon o la tuberosidad isquiática.

Ecografía

En ecografía, se caracterizan por un patrón en capas bien definidas de áreas lineales hipoecoicas, que corresponden al tejido graso, y áreas hiperecoicas, que corresponden al tejido fibroelástico.

Tomografía computarizada

En TC, se muestran como una masa infraescapular o subescapular mal definida, con atenuación similar a la del músculo, con estrías internas y áreas de atenuación grasa.

Resonancia magnética

En RM, muestran patrones de alternancia de tejido fibroso (isointenso al músculo en T2 y T1) y graso (hiperintenso en T1) (**e-Fig. 18-11**).

 El elastofibroma *dorsi* tiene una localización y unas características por imagen típicas.

Fibroma de la vaina tendinosa

Es un tumor fibroso, benigno, de crecimiento lento, que deriva de la sinovial de la vaina tendinosa. Predomina entre la tercera y la quinta décadas de la vida y es más frecuente en varones (3:1). Afecta a los tendones de los dedos (49 %), especialmente, al pulgar, seguido por las manos (21 %) y las muñecas (12 %). Los pacientes consultan por una tumoración de crecimiento lento, indolora o, a veces, levemente dolorosa, con un tamaño < 2 cm, en la región volar de la mano. Generalmente, son redondeados u ovales. La localización, el tamaño, la morfología y las características por imagen son similares a los tumores de células gigantes (TCG), perteneciente al grupo de tumores fibrohistiocíticos, aunque son menos frecuentes. Diferenciar una lesión de otra no siempre es posible.

Ecografía

En ecografía, aparecen como tumoraciones hipoecoicas, con vascularización variable, central, periférica o ambas. Se disponen a lo largo de la vaina del tendón, pero, dado que derivan de las células sinoviales y están separadas del tendón, en las maniobras dinámicas de flexoextensión, no se moviliza con el tendón (hallazgos similares en el TCG). En los casos de larga evolución, se puede producir remodelación o excavación ósea, más frecuente en el TCG.

Resonancia magnética

En RM, tienen unas características variadas e inespecíficas. Generalmente, en T1, son isointensas o hipointensas y, en T2, pueden mostrar varios cambios de señal. Las lesiones hipointensas en T2 tienen elementos fibrosos con marcada hipocelularidad. Para Emori *et al.* (2020), un cociente de intensidad de señal en T2 (intensidad del tumor/intensidad del tendón) de 3 serviría de valor de corte para diferenciar el fibroma (< 3) del TCG (> 3). En el TCG, en las imágenes de eco de gradiente, se puede apreciar un efecto *blooming* de baja intensidad de señal, debido al depósito de hemosiderina (no esperable en un fibroma de la vaina tendinosa) (**e-Fig. 18-12**).

- El fibroma de la vaina tendinosa puede ser indistinguible por imagen del TCG.
- El cociente de intensidad de señal en T2 puede ayudar en el diagnóstico diferencial.

Fibromatosis palmar (contractura de Dupuytren)/plantar (enfermedad de Ledderhose)

Se produce una proliferación de tejido fibroso a lo largo de la aponeurosis palmar o de la fascia plantar.

Fibromatosis palmar

La fibromatosis palmar es la más frecuente de las fibromatosis superficiales; afecta a un 1-2 % de la población general. Inicialmente, se muestra como un nódulo y, finalmente, progresa a bandas cordonales entre múltiples nódulos, con expansiones a las vainas tendinosas subyacentes, que llevan a contracturas en flexión. La etiología se cree que es multifactorial y puede coexistir con otros procesos como la fibromatosis plantar, nódulos de Garrod, diabetes *mellitus*, trabajadores manuales expuestos a vibración, etc. Los hombres se ven afectados con más frecuencia y, hasta en el 50 % de los casos, puede ser bilateral. Es más habitual en el cuarto y quinto dedos y en mayores de 60 años. La clínica consiste en nódulos subcutáneos, indoloros, en la cara volar de los dedos. Los nódulos pueden progresar a lo largo de meses o años a cordones fibrosos o auténticas bandas, que pueden causar retracción sobre la dermis y tendones y desembocar en contracturas en flexión de los dedos.

En ecografía, se ven bandas hipoecoicas adheridas a los tendones flexores y la superficie profunda de la dermis. Dependiendo del estadio de la enfermedad, los nódulos pueden ser hipoecoicos con vasos o hiperecoicos avasculares. Se debe valorar la afectación tendinosa de forma dinámica con maniobras de flexoextensión.

En RM, al igual que en otras lesiones fibrosas con colágeno denso, es característica la baja intensidad de señal en T1 y T2, si bien, en las lesiones más celulares, se puede apreciar intensidad de señal intermedia.

Fibromatosis plantar

La fibromatosis plantar es menos frecuente, con una incidencia del 0,23 %. La incidencia aumenta con la edad, los hombres se ven afectados dos veces más que las mujeres y las lesiones son bilaterales en el 20-50 % de los casos. La comorbilidad es similar a la de la fibromatosis palmar. La localización más habitual es la región medial del arco plantar. Los pacientes suelen referir nódulos palpables en la planta del pie, generalmente, indoloros, salvo que se extienda a estructuras adyacentes como músculos o tendones. Ocasionalmente, pueden referir dolor tras caminar o tras pasar largos períodos de pie.

En ecografía, se aprecian nódulos fusiformes dependientes generalmente del cordón medial de la fascia plantar, de contornos bien delimitados, si bien, un 36 % pueden mostrar límites pobremente definidos, de ecogenicidad y vascularización variable, aunque predominan las lesiones hipoecoicas (**e-Fig. 18-13**).

En RM, la localización y morfología son las ya descritas. Suelen mostrar una intensidad de señal isointensa o hipointensa en T1 y T2. En las lesiones de más celularidad y menos colágeno, la intensidad de señal en T2 aumenta. El realce es variable. Tras la administración de contraste, se identifican mejor las colas de extensión a lo largo de la aponeurosis.

Fibromatosis profundas

Se trata de proliferaciones fibroblásticas que derivan de tejidos blandos profundos. Tradicionalmente, se dividen en extraabdominales, de la pared abdominal e intraabdominales. Presentan un patrón de crecimiento infiltrativo y recurrencia local, pero no metastatizan. Las complicaciones derivan de las estructuras vitales adyacentes que puedan resultar afectadas por la extensión de la lesión. La etiología es multifactorial: factores genéticos, endocrinos, físicos, etc. En los niños, la distribución por sexo es igual y la mayoría son extraabdominales. Entre la pubertad y la cuarta década, tiende a afectar a mujeres y a la pared abdominal. A partir de la cuarta década, la afectación hombre/mujer es igual y la afectación de la pared abdominal y extraabdominal es también similar. La fibromatosis extraabdominal puede ocurrir en cualquier parte del cuerpo. Generalmente, se centra en localización intermuscular, aunque con frecuencia invade el músculo. En un 5-15 % de los casos, pueden aparecer lesiones sincrónicas, multicéntricas, que, en el 75-100 % de los casos, se producen en la misma extremidad. Se manifiestan clínicamente como masas de crecimiento lento, indoloras, que pueden limitar la amplitud de movimiento de una articulación cercana e invadir estructuras neurovasculares adyacentes. Tienen tendencia a crecer a lo largo de planos fasciales y extenderse a gran distancia de la masa principal. La recurrencia oscila entre el 19 y el 77 % y es más frecuente dentro de los dos primeros años tras la resección.

Radiografía simple

En Rx, puede verse obliteración de planos grasos y, ocasionalmente, excavación del hueso adyacente. La calcificación es rara.

Ecografía

En ecografía, se observa una lesión hipoecoica que puede estar bien o mal definida, y con vascularización variable. El «signo de la cola» denota extensión fascial. Puede verse sombra posterior.

Resonancia magnética

En RM, generalmente, es isointensa al músculo en T1. Suele presentar un comportamiento heterogéneo debido a la proporción y distribución variable del colágeno, células fusiformes y mucopolisacáridos dentro de la lesión. Al igual que en otras lesiones fibrosas, en función de la mayor o menor celularidad, el comportamiento en T2 es mayor o menor. La presencia de bandas de baja intensidad de señal (el 62-91 % de los casos) debida al componente colagenizado sugiere el diagnóstico. Estas bandas no realzan tras la administración de contraste. La mayor intensidad de señal en T2 se asocia a mayor riesgo de recurrencia (**Fig. 18-14**).

Dermatofibrosarcoma protuberante

Es un sarcoma que típicamente comienza en la dermis, pero con propensión a infiltrar los tejidos subyacentes. Presenta alta tasa de recidiva local y baja tendencia a metastatizar (un 5 % y, sobre todo, a pulmón). Los factores genéticos desempeñan un papel importante en la patogenia: la translocación t(17;22) (q22;q13) está presente en el 90 % de los casos. Aunque puede ocurrir a cualquier edad, es más frecuente entre la segunda y la quinta décadas de la vida. La clínica típica es la de nódulo o placa indurada, cutánea, fija a la piel superficial, pero que se mueve libremente sobre las capas profundas. La piel puede presentar un color que va de rosado-violáceo a rojo-marronáceo. El tamaño suele ser menor de 5 cm. Suele crecer lentamente, aunque puede haber períodos de crecimiento rápido. Es más frecuente en el tronco. Típicamente, aparece como una masa oval, a menudo, multinodular. Se han descrito áreas de hemorragia o quísticas.

Ecografía

En la ecografía, se observa como una lesión bien delimitada, que puede estar levemente lobulada. Generalmente, aparece como una masa hipoecoica o mixta con zonas hipoecoicas e hiperecoicas. Las áreas hipoecoicas se asocian a alta celularidad, y las hiperecoicas, a áreas de tejido fibroso. La vascularización mediante modo Doppler es moderada y más frecuente en la periferia.

Resonancia magnética

En RM, generalmente, aparecen como lesiones homogéneas con intensidad de señal similar al músculo en T1 y menor que la grasa subcutánea, aunque también pueden ser hipointensos o hiperintensos respecto al músculo. En T2, suelen ser hiperintensos, aunque también pueden ser de señal intermedia o baja. El realce tras contraste es variable (**e-Fig. 18-15**).

- El dermatofibrosarcoma protuberante es una lesión de agresividad intermedia por su tendencia a recurrir tras la cirugía y por su posibilidad de metastatizar.
- Puede comportarse como una lesión infiltrante en la grasa subcutánea.

Mixofibrosarcoma

El término **mixofibrosarcoma** describe un grupo de lesiones fibroblásticas con un espectro de celularidad, pleomorfismo nuclear y actividad mitótica que abarca desde lesiones hipocelulares con mínimas atipias citológicas, a lesiones más celulares cercanas al sarcoma pleomórfico. Representa, aproximadamente, un 5 % de todos los diagnósticos de sarcoma de partes blandas y es uno de los tumores que pueden presentar de forma característica un comportamiento local infiltrante. Generalmente, se localiza en las extremidades (85 %) y es menos frecuente en el tronco (12 %) y la cabeza y cuello (3 %). La presentación típica es como una tumoración de partes blandas de crecimiento lento e indolora, más frecuente a partir de los 60 años, pero hay otras formas clínicas como infiltración difusa, múltiples nódulos o pápulas. La localización puede ser superficial en la dermis y el tejido celular subcutáneo o profunda (intramuscular, subfascial). Las lesiones de bajo grado son las más propensas a presentar un patrón de crecimiento infiltrante y extenderse a lo largo de

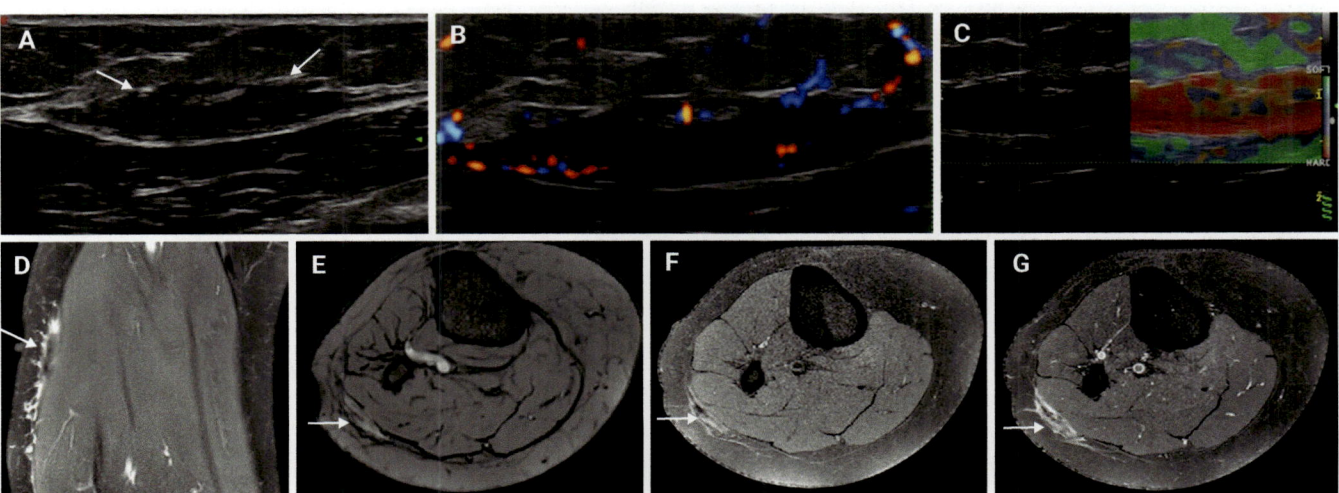

Figura 18-14. Fibromatosis profunda. Paciente que consulta por un «bultoma» de un mes de evolución en la región gemelar, con molestias inespecíficas intermitentes, que han ido aumentando en frecuencia e intensidad. En el estudio ecográfico **(A-C)**, se aprecia una lesión en contacto con la fascia del gemelo externo (flechas), hipoecoica y con vasos **(B)**, de unos 3,5 cm. En la elastografía de compresión **(C)**, se comporta como una lesión rígida. En RM, se observa una lesión (flechas) en contacto con la fascia del gemelo externo de márgenes irregulares con zonas de hiperseñal en T2 **(D)** y en T2* **(E)**, y zonas hipointensas intralesionales; con realce heterogéneo tras la administración de contraste, con áreas centrales de ausencia de captación en T1 con supresión grasa **(F)** y en T1 con supresión grasa y contraste **(G)**.

planos vasculares y fasciales. El patrón infiltrante es similar al que se observa en otros sarcomas de partes blandas como en el sarcoma pleomórfico indiferenciado, el sarcoma epitelioide o el angiosarcoma que presentan un mayor porcentaje de márgenes inadecuados tras la cirugía que otros tipos de sarcomas. La combinación de nódulos y extensión en placa se puede ver también en otros tumores como el sarcoma fibroblástico mixoinflamatorio, el tumor mixoide de bajo grado que puede extenderse a lo largo de la vaina tendinosa, y en liposarcomas mixoides. En la lesión que se origina en el tejido celular subcutáneo, es frecuente la extensión a planos profundos (90 %). Las lesiones profundas suelen ser de mayor tamaño que las superficiales al diagnóstico y asociarse a peor pronóstico (> 10 cm) y mayor riesgo de metástasis a distancia. En las lesiones de alto grado, se encuentra escasa matriz mixoide y mayor celularidad, pleomorfismo y número de mitosis. Los de bajo grado muestran cambios mixoides en más del 75 % del tumor.

Ecografía

Diagnosticar mediante ecografía un mixofibrosarcoma puede ser un reto, especialmente, en lesiones pequeñas y superficiales, hipovasculares y homogéneas que pueden simular lesiones benignas. La apariencia del mixofibrosarcoma puede ser muy variable y presentarse con una morfología en placa o simular a un hematoma y ser difícil de diagnosticar, lo que, en ocasiones, retrasará el diagnóstico. Otras formas de presentación son márgenes infiltrativos, mal definidos o con cambios ecogénicos en la grasa adyacente simulando un proceso inflamatorio crónico.

Resonancia magnética

La RM es la técnica de elección para el diagnóstico y la estadificación local del mixofibrosarcoma. Uno de los principales retos en el diagnóstico de un mixofibrosarcoma, es definir los límites del tumor. En líneas generales, en RM, muestra una señal de baja a intermedia en T1. Debido a su contenido mixoide, puede mostrar señal de intensidad muy alta, similar a la intensidad del líquido, en las secuencias sensibles, a veces, con sutil heterogeneidad interna y, tras la administración de contraste, mostrará captación en el interior (**Fig. 18-16**). Debido a su naturaleza infiltrativa, es proclive a extenderse a lo largo de planos fasciales, dando lugar al «signo de la cola», que, como se ha visto anteriormente, no es exclusivo del mixofibrosarcoma. Este signo se valora en T1 con supresión grasa tras contraste y se define como una extensión curvilínea desde la masa tumoral principal, observándose un realce grueso fascial, más o menos afilado, que se extiende desde el tumor, con más de 2 mm de grosor. Esta cola debe ser resecada en la cirugía. Cabe señalar que este signo está presente también en las recurrencias. Las secuencias de difusión pueden ser útiles para valorar la extensión tumoral. Los mixofibrosarcomas de alto grado tienen potencial metastásico, mientras que las lesiones de bajo grado son localmente agresivas. Las recurrencias pueden ser de mayor grado que el tumor original, por lo que las lesiones de bajo grado deben recibir un tratamiento local agresivo desde el inicio y un seguimiento posquirúrgico reglado y estrecho para minimizar el riesgo de recurrencia. En ocasiones, la hemorragia puede ser el signo predominante y simular un hematoma espontáneo, pero se apreciará nodularidad periférica que realzará con el contraste.

>
> • Signos de RM que se asocian a mayor riesgo de recurrencia local en el mixofibrosarcoma:
>   – Alto contenido mixoide.
>   – Alto grado de realce tras la administración de contraste.
>   – Patrón infiltrativo («signo de la cola»).
> • Signos de RM asociados a mayor riesgo de metástasis a distancia en el mixofibrosarcoma:
>   – Tamaño de la lesión.
>   – Localización profunda.

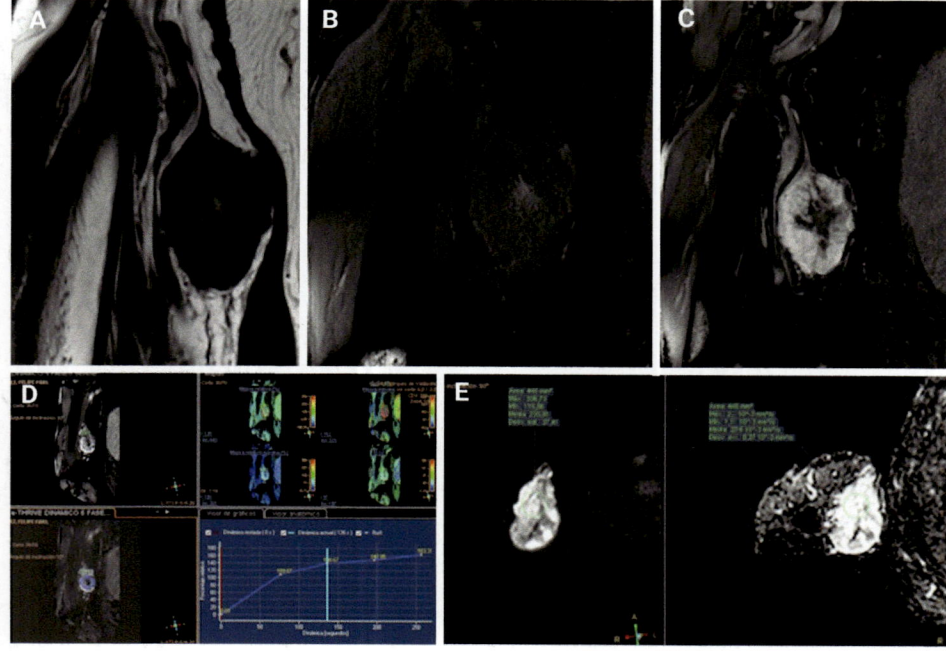

Figura 18-16. Mixofibrosarcoma. En el estudio de resonancia magnética, se visualiza una lesión en el tejido celular subcutáneo profundo, con extensión subfascial. Se muestra mayoritariamente hipointensa en T1 **(A)**, con tenue hiperintensidad de señal de predominio en la zona central del tumor, que se mantiene tras la aplicación de técnicas de supresión grasa **(B)**. Tras la administración de contraste paramagnético **(C)**, se aprecia intenso realce periférico, con ausencia de realce central. Se objetiva, además, realce fascial: «signo de la cola». En el estudio dinámico de captación de contraste, se aprecia una curva de realce gradual. En el estudio de difusión, no se observa caída de señal en el mapa ADC (coeficiente de difusión aparente medio de 2,16 × 10⁻³ mm²/s), como corresponde al componente mixoide descrito en el informe microscópico de la tumorectomía: «neoplasia subcutánea con extensión subfascial, de fondo mixoide predominante [...]».

TUMORES DE LA VAINA DEL NERVIO PERIFÉRICO

Fueron incluidos por primera vez en la clasificación de la Organización Mundial de la Salud en 2013. A diferencia del resto de neoplasias de partes blandas, que derivan del mesodermo, este tipo de tumores derivan del neuroectodermo. Los tumores más comunes en esta categoría incluyen:

- Benignos: schwannoma y neurofibroma. Representan el 10 % de los tumores de partes blandas y más del 90 % de los tumores neurales. El schwannoma es el más frecuente de los dos, con una proporción de 4:1, y ambos derivan de las células de Schwann, productoras de la vaina de mielina, y por imagen no siempre es posible diferenciar un tipo de otro.
- Malignos: tumor maligno de la vaina del nervio periférico.

Schwannoma

El schwannoma se encuentra con más frecuencia en pacientes de 20 a 50 años y demuestra una distribución igual por sexos. Lo más frecuente es que se trate de lesiones únicas, pero, en un 5 % de los casos, puede haber múltiples lesiones y se hablará de **schwannomatosis**. La clínica suele ser la de un «bultoma» palpable. Muchas veces son hallazgos casuales en estudios de imagen por otros motivos. Son de crecimiento lento, encapsulados y no contienen axones en su interior, por lo que se puede extirpar con facilidad sin alteración de los fascículos nerviosos.

Ecografía

En la ecografía, aparecen como tumoraciones (generalmente, excéntricas) a lo largo del recorrido de un nervio, hipoecoicas, con vascularización en el interior y en los de tiempo de evolución no es raro encontrar zonas quísticas y microcalcificaciones. El fascículo del que derivan está engrosado e hipoecoico (**e-Fig. 18-17**).

Resonancia magnética

En RM, son hipointensos respecto al músculo en T1 y ligeramente hiperintensos respecto a la grasa en T2. El realce puede variar, y ser heterogéneo y difuso o periférico. Son signos característicos: el «signo de desplazamiento de grasa»: la lesión está rodeada de un anillo graso debido al desplazamiento de la grasa que rodea normalmente la banda neurovascular; el «signo de la cuerda»: el nervio entra y sale de la lesión; el «signo de la diana»: centro hiperecoico o hipointenso en T2 y periferia hipoecoica e hiperintensa en T2, aunque se describió inicialmente en neurofibromas, también se puede ver en el schwannoma e, incluso, en algún tumor maligno de la vaina del nervio periférico. Con el contraste, realza la zona central y no realza la zona periférica de tejido mixoide, por lo que se invierte el signo de la diana.

Neurofibroma

Es un tumor no encapsulado, inseparable del nervio del que deriva. Clásicamente, se dividen en tres tipos: localizados (los más frecuentes), difusos y plexiformes, que se asocian a la neurofibromatosis de tipo 1 y son los que tienen mayores probabilidades de malignizar (2-5 %).

Neurofibroma localizado

Los localizados representan cerca del 90 % de los casos; son, generalmente, tumoraciones de crecimiento lento, indoloros, que afectan a la piel y al tejido celular subcutáneo y, en imagen, puede resultar difícil diferenciarlos del schwannoma.

Ecografía

En ecografía, aparecen como un nódulo hipoecoico, con entrada y salida del nervio, fusiforme, bien definido y con vascularización moderada. A diferencia del schwannoma, no pueden ser separados del nervio con la extirpación.

Resonancia magnética

En RM, aparecen como lesiones redondeadas o fusiformes con extremos que se afilan por la contigüidad con el nervio del que dependen. Los de mayor tamaño pueden tener una apariencia fascicular. Los intramusculares pueden aparecer rodeados por grasa. Son, generalmente, isointensos al músculo en T1 e hiperintensos en T2, a veces, con el «signo de la diana». Tras la administración de gadolinio, pueden realzar de forma intensa, aunque, en las lesiones de mayor tamaño, el realce puede ser heterogéneo.

Neurofibroma difuso

La forma difusa es poco frecuente y, generalmente, se encuentran en el tejido celular subcutáneo. Estas dos formas no se asocian necesariamente a la neurofibromatosis de tipo 1.

Ecografía

En la ecografía, aparecen como masas hiperecoicas subcutáneas, mal definidas, que contienen estructuras tubulares o nodulares hipoecoicas interconectadas.

Resonancia magnética

En RM, se aprecia una red de neurofibromas subcutáneos mal definidos, hipointensos en T1 e hiperintensos en T2, que realzan tras la administración de contraste.

Neurofibroma plexiforme

Los neurofibromas plexiformes pueden afectar tanto a nervios cutáneos como más profundos, tanto pequeñas ramas terminales como troncos nerviosos principales.

Ecografía

En ecografía, se observa un engrosamiento heterogéneo de los fascículos con un aspecto arrosariado «en saco de gusanos», que se extiende en grandes segmentos de un nervio y de sus ramas.

Resonancia magnética

En RM, la apariencia depende de la localización. Los profundos aparecen como masas lobuladas, que son isointensas al músculo en T1 e hiperintensas en T2, con el aspecto en saco de gusanos y el signo de la diana (**e-Fig. 18-18**).

Tumores malignos de la vaina del nervio periférico

Derivan del nervio periférico o de su vaina, o de un tumor benigno preexistente como puede ocurrir en los neurofibromas plexiformes de la neurofibromatosis de tipo 1. Son más frecuentes en las extremidades inferiores. A menudo, se originan de grandes nervios como el ciático, pero también pueden verse en otras localizaciones, como el plexo braquial. Clínicamente, se presentan como una masa en crecimiento, dura a la palpación, cambio de consistencia en una masa preexistente o con síntomas neurológicos incluidos dolor, déficit sensitivo o debilidad.

Ecografía

En ecografía, aparecen como masas heterogéneas, que pueden contener áreas de necrosis, hemorragia y calcificación, con vascularización moderada o vasos anormales.

Resonancia magnética

En RM, se observan como tumores de más de 5 cm, heterogéneos, con márgenes pobremente definidos, cambios quísticos, infiltración e invasión de planos grasos, ausencia del signo de la diana, edema peritumoral y realce periférico (**e-Fig. 18-19**).

> **!** Signos de sospecha de tumor maligno de la vaina del nervio periférico:
> - Tumoración neural de crecimiento rápido localmente invasiva.
> - Desestructuración de los tejidos adyacentes.
> - Heterogénea.
> - Vascularizada.
> - Zonas de hemorragia y necrosis (central o quística).
> - Calcificaciones.

TUMORES DE DIFERENCIACIÓN INCIERTA

Dentro de este grupo, se encuentran lesiones benignas como el mixoma y malignas como el sarcoma sinovial y el sarcoma pleomórfico.

Mixoma

La localización más frecuente es la intramuscular (hasta el 82 %), aunque pueden presentar localización intermuscular o subfascial. Es más común en pacientes entre 40 y 70 años y tiene una ligera predilección por las mujeres. Generalmente, son lesiones únicas, pero se pueden encontrar múltiples mixomas intramusculares y displasia fibrosa (síndrome de Mazabraud).

Ecografía

En ecografía, por lo general, tienen una apariencia de lesión sólida, hipoecoica, ovoidea, con límite bien definido, con zonas puntiformes o laminares, casi anecoicas, en algunos puntos y sin vascularización llamativa. La tumoración se localiza en el músculo y crece en la dirección de las fibras musculares. A medida que la tumoración crece, el material mixoide aumenta y las cavidades quísticas se hacen más grandes. Se puede apreciar refuerzo posterior y regiones hiperecoicas triangulares en los extremos del eje largo del tumor.

Resonancia magnética

En RM, se encontrará una lesión bien delimitada, ovoidea, con intensidad de señal homogénea, similar al líquido en T2 debido al alto contenido en mucina y bajo en colágeno. Generalmente, es hipocelular, por lo que, tras la administración de contraste, no suele presentar un realce intenso. Los tipos de captación son: periférico por la presencia de una seudocápsula; periférico e interno con hebras lineales dentro del tumor; y periférico con áreas centrales parcheadas de realce heterogéneo. En hasta un 70 % de los casos, se puede ver una corteza fina de grasa perilesional en T1, que se ha relacionado con atrofia muscular grasa. En T2, pueden presentar áreas lineales que representan septos fibrosos dentro del tumor. Puede haber edema perilesional (**Fig. 18-20**).

Sarcoma sinovial

Constituye un 5-10 % de todos los sarcomas de partes blandas. El sarcoma sinovial, a pesar de su nombre, no deriva de la sinovial. La apariencia macroscópica es inespecífica, de coloración gris a amarilla, bien o pobremente definida, frecuentemente multilobulados y con áreas de necrosis, hemorragia y quistes. Hay tres subtipos principales: **monofásico**, que consiste en células fusiformes; **bifásico**, consistente en células fusiformes y glandulares; y **pobremente diferenciado**, que es generalmente de morfología epitelioide y tiene mayor actividad mitótica, con necrosis geográfica.

Predomina en adolescentes y adultos jóvenes (15-40 años), aunque puede verse en pacientes por debajo y por encima de este intervalo de edad, y afecta a ambos sexos por igual. Puede localizarse prácticamente en cualquier tejido de partes blandas. La localización intraarticular es infrecuente. Es más habitual la localización periarticular o próxima a bolsas o vaina tendinosa. Pertenece al grupo de tumores malignos asociados a translocación y se caracteriza por la presencia de t(X;18) en el 95 % de los casos. La presentación clínica más común es una tumoración de crecimiento lento (media de duración de 2-4 años antes de la presentación) en partes blandas de la extremidad inferior (60-71 %), especialmente, alrededor de la rodilla y del tobillo.

> **!**
> - Tumores pequeños, a menudo, sin signos de agresividad pueden conducir a un diagnóstico de presunción erróneo de etiología benigna.
> - Es fundamental reconocer las presentaciones poco usuales para evitar retrasos en el diagnóstico.

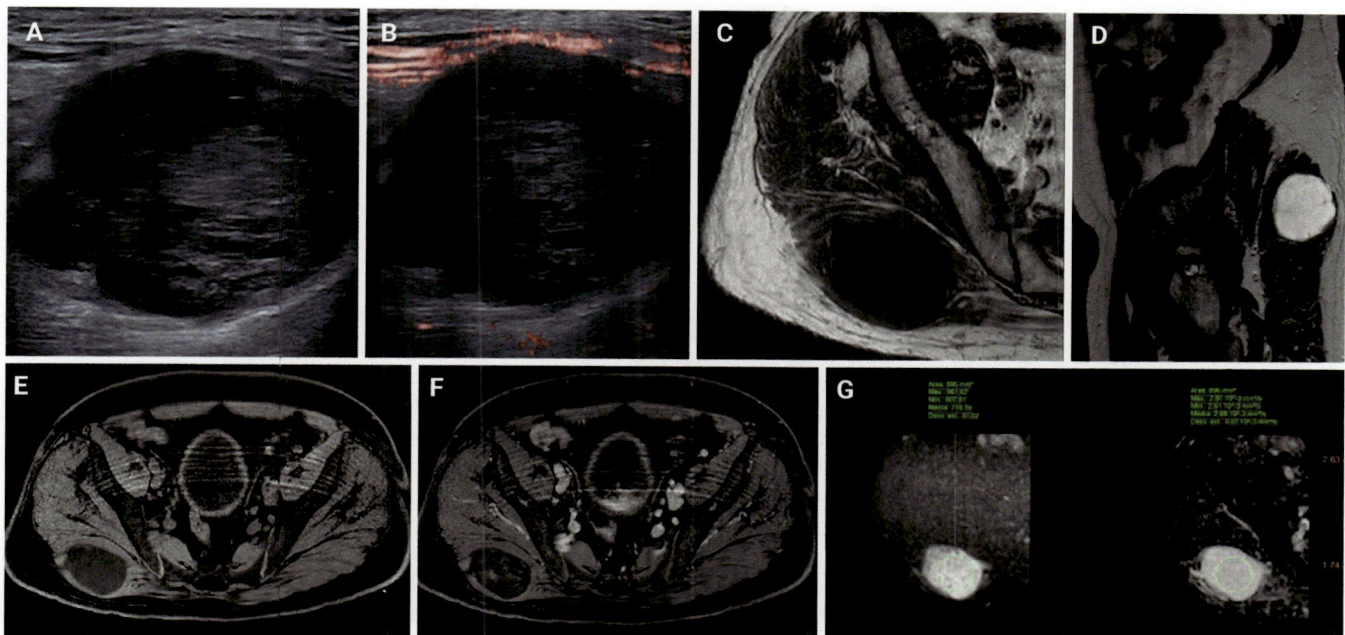

Figura 18-20. Mixoma. Paciente que consulta por tumoración glútea. Imágenes de ecografía en **A** y **B**, con lesión hipoecoica, homogénea, discretamente lobulada, sin vascularización significativa. En las imágenes de resonancia magnética, se aprecia una lesión intramuscular en el músculo glúteo mayor, con señal hipointensa homogénea en T1 **(C)**, marcadamente hiperintensa y discretamente lobulada en T2 **(D)**. Tras la administración de contraste en T1 con supresión grasa **(E)** y en T1 con supresión grasa y contraste **(F)**, muestra un tenue realce. En el estudio de difusión, no se observa caída de señal en el mapa ADC (coeficiente de difusión aparente medio de 2,51 × 10⁻³ mm²/s).

A diferencia de otros sarcomas, no es raro que el paciente presente dolor y sensibilidad en la localización de la masa e, incluso, que haya dolor sin masa palpable. Se caracteriza por invasión local y propensión a metastatizar (48-68 %); si bien en el momento del diagnóstico menos del 10 % de los casos se presentan con metástasis, hay alta incidencia de metástasis tardías (50-70 %). La mayoría de las metástasis son a pulmón y pleura (80 %), hueso (9,9 %) e hígado (4,5 %). También son comunes las metástasis ganglionares (8-27 %), aunque muchas veces son intratorácicas, asociadas a metástasis pleuropulmonares más que en relación con el tumor primario. Otros sarcomas que pueden metastatizar a los ganglios linfáticos son: sarcoma de células claras, angiosarcoma, sarcoma epitelioide, sarcoma alveolar de partes blandas y rabdomiosarcoma. Las metástasis son más frecuentes en pacientes mayores.

La apariencia en imagen puede ser muy variable. Lo más habitual es lo siguiente:

- La Rx no muestra hallazgos en el 50 % de los casos, pero, en hasta un 30 %, puede haber calcificaciones excéntricas o periféricas.
- La ecografía muestra una tumoración focal, nodular, típicamente ovoide o ligeramente lobulada, sólida, hipoecoica, sugestiva de un proceso indolente. La heterogeneidad prominente se ve en menos del 20 % de los casos, con áreas homogéneas, hipoecoicas, bien definidas, que reflejan cambios quísticos o necróticos y áreas hiperecoicas, heterogéneas de márgenes irregulares, que corresponden a zonas de mayor celularidad, hemorragia, calcificación y fibrosis.
- En RM, presenta diversas apariencias, desde nódulos pequeños, homogéneos hasta masas heterogéneas grandes que engloban vasos y nervios. En T1, típicamente,

aparece como una masa heterogénea, multilobulada, con una intensidad de señal similar o ligeramente mayor a la del músculo. La heterogeneidad prominente («triple signo») se ve hasta en un 57 % de los casos: áreas entremezcladas de intensidad de señal baja, intermedia y alta en tiempos de repetición largos, como resultado de zonas de celularidad, hemorragia o necrosis y zonas de calcificación y fibrosis. El triple signo es poco específico y se ve en otros sarcomas. Las áreas de hemorragia se ven como niveles líquido-líquido, o focos con alta intensidad de señal en T1 y T2. Las áreas de calcificación presentan intensidad de señal de baja a intermedia en todas las secuencias RM. Tras la administración de contraste, generalmente, se aprecia un realce heterogéneo con zonas de necrosis, quistes y hemorragia que no realzan y zonas sólidas que captan contraste (**e-Fig. 18-21**).

- En tomografía por emisión de positrones asociada a TC (PET-TC), se observa captación intensa del trazador.

La supervivencia a los cinco años para el sarcoma sinovial es del 66-71 %. Los pacientes con metástasis extrapulmonares o ganglionares tienen menos supervivencia.

Son signos de mal pronóstico:

- Tumores de más de 5 cm.
- Localización proximal (muslo superior, región inguinal, cabeza y cuello y tronco).
- Ausencia de calcificación, hemorragia intratumoral y presencia de triple signo.
- Realce temprano tras la administración de gadolinio, en los primeros 7 segundos de realce arterial.
- Edema peritumoral.

- Extensión intercompartimental.
- Valor de captación estandarizado (SUV, *standardized uptake value*) > 4,4 en la PET-TC pretratamiento.
- Mayor riesgo de recurrencia local y enfermedad metastásica.
- Puntos clave:
- El 33 % de los sarcomas sinoviales son menores de 5 cm y con características sugestivas de benignidad, con apariencia homogénea en RM.
- Se han descrito niveles líquidos en el 10-25 % de los sarcomas sinoviales.
- Aparecen a veces como lesiones quísticas en las imágenes precontraste, y la presencia de realce tras la administración de contraste ayuda a diferenciarlos de otras lesiones quísticas.
- Hasta un 2,9 % de sarcomas de partes blandas se presentan con hematoma intratumoral: los más frecuentes son el sarcoma pleomórfico y el sarcoma sinovial, aunque también se ha descrito en el leiomiosarcoma, el mixofibrosarcoma, el angiosarcoma, el sarcoma epitelioide, el liposarcoma, las metástasis, etcétera.
- El diagnóstico erróneo como hematomas intramusculares profundos retrasa el diagnóstico de sarcoma hasta 6,7 meses de media.
- Los hematomas traumáticos se van reabsorbiendo y disminuyendo de tamaño progresivamente, por lo que el clínico ha de estar alerta cuando esto no ocurre.

Sarcoma pleomórfico indiferenciado

Es un sarcoma de tejido blando agresivo, de alto grado, anteriormente conocido como «histiocitoma fibroso maligno pleomórfico». La clasificación de tumores de partes blandas de la OMS de 2013 (4ª edición) reconoce por primera vez el hecho de que un subconjunto pequeño, pero significativo, de sarcomas no puede clasificarse en ninguna de las categorías definidas y define el grupo de «sarcomas indiferenciados/no clasificados», que incluye estos tumores que se incluían previamente en el grupo fibrohistiocitario. Estos sarcomas indiferenciados pueden tener células fusiformes, pleomórficas, morfología de células redondas o epitelioides, pero, utilizando las tecnologías actualmente disponibles, no muestran una línea definible de diferenciación.

El sarcoma pleomórfico indiferenciado puede aparecer como un nódulo cutáneo o subcutáneo asintomático, anodino, de crecimiento rápido y sin anomalías cutáneas superficiales. Puede presentarse en cualquier localización, pero tiene preferencia por las extremidades y suele mostrar un efecto de masa o síntomas constitucionales. Cuando un sarcoma pleomórfico indiferenciado está confinado a la dermis, rara vez metastatiza. Cuando el sarcoma pleomórfico indiferenciado se origina o se extiende por debajo de la grasa subcutánea, el comportamiento es característicamente más agresivo, con aumento de las tasas de recurrencia local, enfermedad ganglionar y metástasis a distancia. El tamaño de la lesión primaria, la profundidad de la invasión, el grado histológico del tumor y el estado de los márgenes tumorales resecados son algunos de los factores pronósticos que pueden predecir el riesgo de metástasis a distancia y de recurrencia local.

Ecografía

En ecografía, la apariencia es variable, depende del tamaño y de la localización. En líneas generales son lesiones heterogéneas, irregulares, algunos con zonas quísticas por necrosis o hemorragia y vascularización irregular.

Resonancia magnética

Las características de imagen en RM no muestran signos específicos. Habitualmente se describen como masa de márgenes mal definidos, isointensas con el músculo en T1 y muy heterogéneas e hiperintensas en T2, con zonas hipointensas de necrosis central e intenso realce en la periferia en secuencias T1 con contraste, septos internos de baja intensidad de señal en T1 y T2 correspondientes a bandas de colágeno. Pueden existir áreas de matriz mixoide, hipointensas en T1 e hiperintensas en T2, hematoma, con hiperintensidad de señal en T1; niveles de líquido, que muestran una intensidad de señal baja para los depósitos de hemosiderina y alta para el sobrenadante en ambas secuencias, puede estar presente el "signo de la cola", pueden existir calcificaciones (**e-Fig. 18-22**).

MASAS DE APARIENCIA QUÍSTICA

Las lesiones de apariencia quística son comunes en la práctica clínica diaria. Algunas son lesiones realmente quísticas como los gangliones, los quistes sinoviales o las bolsas, pero, como se ha visto a lo largo del tema, hay otras muchas lesiones, algunas de ellas muy agresivas, que se presentan con apariencia de lesiones quísticas y pueden llevar a error; por eso, es importante tenerlas en mente a la hora de enfrentarse a una lesión con componente quístico.

Gangliones, quistes sinoviales

Los quistes sinoviales son resultado de la herniación de la membrana sinovial a través de la cápsula articular, mientras que los gangliones no tienen revestimiento sinovial, contienen líquido o material mucinoso y derivan de la cápsula articular, ligamentos, vainas tendinosas, bolsas y hueso subcondral. El comportamiento por imagen es similar y no siempre resulta posible distinguir unos de otros.

Ecografía

En el estudio ecográfico, se muestran como lesiones anecoicas, con refuerzo posterior y sin vasos. Pueden tener algunos septos internos y restos, sin vascularización en el interior, con una pared generalmente fina, aunque, en los casos crónicos, puede estar discretamente engrosada. A veces, se puede ver un pequeño pedículo hacia la articulación. Generalmente, la ecografía es suficiente para el diagnóstico (**e-Fig. 18-23**).

Resonancia magnética

En RM, muestran una pared fina y pueden tener algún septo fino en el interior que realce con contraste, sin que haya realce central. Se puede ver un trayecto hacia la articulación y mostrar edema periquístico. En T1, pueden ser hiperintensos respecto al músculo, lo que refleja contenido proteináceo o hemorragia y, generalmente, son hiperintensos y homogéneos en T2, aunque también puede apreciarse una apariencia más heterogénea. Los ganglones y quistes sinoviales se pueden complicar con hemorragia o cambios inflamatorios, lo que les confiere una apariencia más heterogénea tanto en ecografía como en RM, con pared o septos más gruesos, pero no muestran vascularización interna.

Bolsas

Son espacios virtuales localizados en lugares de fricción que pueden estar conectados o no a la articulación y se encuentran en localizaciones típicas como la bolsa subacromiosubdeltoidea, la bolsa retroolecraneana, los quistes de Baker, la bolsa anserina, la bolsa prerrotuliana, etc. Las bolsas pueden mostrar apariencia heterogénea tanto en ecografía como en RM si se complican con hemorragia o infección. La ausencia de señal Doppler en el interior o de realce interno tras el contraste descarta componentes sólidos sospechosos en el interior.

Abscesos, seromas, linfoceles y hematomas

Pueden presentar un aspecto quístico o mostrarse como lesiones quísticas complejas. El contexto clínico y la analítica sirven de ayuda y siempre se ha de tener precaución con los hematomas espontáneos sin antecedente traumático, trastorno de la coagulación o tratamiento anticoagulante que lo justifiquen, ya que, como se ha visto, pueden enmascarar un sarcoma.

Quistes de inclusión epidérmica

Son lesiones subcutáneas superficiales que contienen restos de queratina y una pared de epitelio escamoso estratificado. Clínicamente, se muestran como nódulos redondeados u ovalados, bien delimitados, protruyentes, de consistencia elástica, cubiertos de piel normal, con un pequeño orificio central: el *punctum*. Son asintomáticos, salvo episodios de infección, inflamación y rotura.

Generalmente, la ecografía es suficiente para su caracterización.

Ecografía

En ecografía, se muestran como un punteado hiperecoico. Típicamente, se observan como lesiones bien definidas, con refuerzo posterior, anillo hipoecoico, sombras laterales, sin señal Doppler y con un tracto subepidérmico. El interior puede mostrar áreas lineales hipoecoicas, además de los puntos ecogénicos descritos. En los casos que se complican con rotura y/o infección, se verá un contorno irregular y aumento de la vascularización periférica (**e-Fig. 18-24**).

Resonancia magnética

En RM, muestran apariencia quística o pueden ser hiperintensos en T1 por contenido proteináceo e hipointensos en T2. Tras la administración de contraste, se puede apreciar realce periférico, sin realce central.

Quistes triquilemales

Derivan de la vaina externa del folículo piloso y están delimitados por células epidérmicas cuboideas. A diferencia del quiste de inclusión epidérmica, no asocian, por lo general, tracto subepidérmico. Contienen queratina compacta y, a veces, fragmentos de pelo o material oleoso que se puede calcificar. Se localizan, fundamentalmente, en calota craneal. Clínicamente, aparecen como nódulos firmes, eritematosos, frecuentemente, con alopecia focal asociada.

En ecografía, muestran una apariencia redondeada, bien definida, anecoica o hipoecoica, localizadas en la dermis e hipodermis, que pueden mostrar ecos internos, puntos hiperecoicos o depósitos de calcio o líneas hiperecoicas, que corresponden a fragmentos de pelo. Se puede ver refuerzo posterior, especialmente, en los que no están calcificados. Si presentan calcificación, pueden confundirse con los pilomatricomas que derivan de la matriz del pelo, pero, a diferencia de estos últimos, que también pueden presentar zonas quísticas en el interior, la pared es más gruesa y normalmente no tienen vascularización (**e-Fig. 18-25**).

TUMORES ANEXIALES DE DIFERENCIACIÓN GLANDULAR

Son tumores infrecuentes y no hay muchos estudios de imagen. La localización es dérmica o dermohipodérmica y respetan la epidermis. La clínica es variable: nódulos principalmente eritematosos o con áreas hiperpigmentadas o seudonodulares negras dentro de la lesión.

Ecografía

En ecografía, tienden a mostrarse bien definidos, con estructura sólido-quística dérmica e hipodérmica, con bordes lobulados suaves y componente sólido interno, espacios lacunares llenos de líquido, septos, ecos que se mueven con aspecto de nieve cayendo y niveles líquido-líquido.

Pueden verse vasos arteriales o venosos de baja velocidad dentro y/o en la periferia.

Resonancia magnética

En RM, son lesiones quísticas que pueden mostrar polos sólidos, que realzan tras la administración de contraste y que pueden plantear diagnóstico diferencial con tumores más agresivos como el sarcoma sinovial (**Fig. 18-26**).

MALFORMACIONES LINFÁTICAS

Las malformaciones linfáticas son más frecuentes en la población pediátrica. El 75 % de los casos ocurren en la región cervicofacial. Según el tamaño de los componentes quísticos, pueden ser microquísticas o macroquísticas. Estos quistes corresponden a cadenas linfáticas ectásicas.

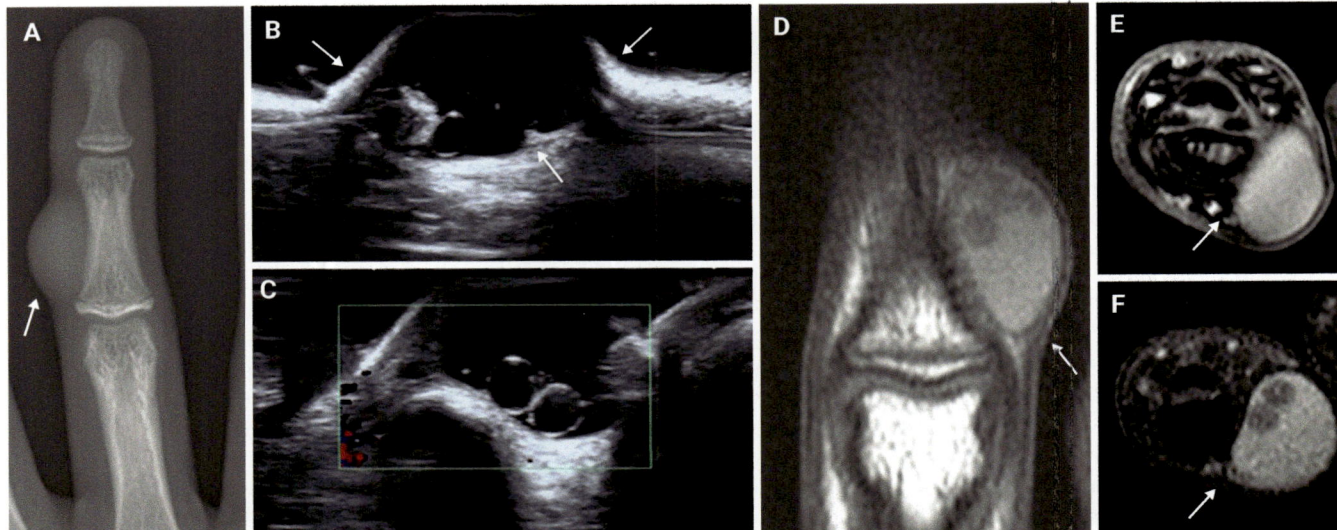

Figura 18-26. Hidrocistoma apocrino. Varón de 14 años con «bultoma» en el dedo, de un año de evolución, que va creciendo. En el estudio radiográfico, se aprecia una tumoración en partes blandas adyacente a la segunda falange (flecha en **A**). En el estudio ecográfico **(B)**, se aprecia una lesión quística con un polo sólido y pequeños quistes en el interior. Mediante modo Doppler **(C)**, no presenta vascularización significativa. En el estudio de resonancia magnética en T1 **(D)**, en T2* **(E)**, y en T1 con supresión grasa **(F)**, se aprecia una lesión hiperintensa en todas las secuencias de pulso. En T1, se distinguen, con menor intensidad de señal, las zonas quísticas internas. El resultado de anatomía patológica fue hidrocistoma apocrino.

Ecografía

En ecografía, son lesiones quísticas, anecoicas, con refuerzo posterior, con algún septo fino y sin vasos.

Resonancia magnética

En RM, aparecen como masas quísticas que pueden infiltrar los tejidos de alrededor y, a veces, causan hipertrofia de la parte del cuerpo afectada. Los quistes son hipointensos en T1 e hiperintensos en T2 o señal más heterogénea si tienen contenido hemorrágico proteináceo. Los septos pueden mostrar captación de contraste.

MALFORMACIONES VASCULARES

Las malformaciones vasculares se pueden dividir en malformaciones de bajo flujo, venosas y de alto flujo. Son más frecuentes en niños y adultos jóvenes. Pueden presentarse como masas de partes blandas superficiales o profundas con apariencia quística.

Radiografía simple

En la Rx, se pueden encontrar flebolitos, que, en ecografía, se muestran como focos hiperecoicos con sombra posterior.

Ecografía

En ecografía, aparecen como lesiones con zonas quísticas vascularizadas o no mediante modo Doppler, con aspecto más o menos serpiginoso. Pueden presentar flebolitos, que aparecen como focos hiperecoicos con sombra posterior, y zonas hiperecoicas correspondientes a grasa.

Resonancia magnética

En RM, se observan masas lobuladas con zonas hipointensas o isointensas en T1 e hiperintensas en T2, generalmente, con vasos prominentes dentro y alrededor de la lesión. Si hay hemorragia o trombosis, se puede ver una intensidad de señal heterogénea en T1. El contenido hemorrágico o altamente proteináceo puede causar niveles líquido-líquido en el interior. Los focos de vacío de señal representan cadenas de alto flujo vascular, flebolitos o trombos y se ven interpuestos con áreas de aumento de intensidad de señal que representan septos adiposos. Tras la administración de contraste, se aprecia intenso realce (e-Fig. 18-27).

TUMORES GLÓMICOS

En la clasificación de la OMS, forman parte del grupo de tumores pericíticos. Aunque raros, hasta el 75 % ocurren en la mano, más a menudo, en el espacio subungueal. Son más frecuentes en adultos jóvenes. Generalmente, son nódulos pequeños, inferiores a 1 cm, rojizos o azulados, dolorosos a la palpación y otros estímulos, especialmente, la exposición al frío. Pueden causar remodelación ósea.

Ecografía

En ecografía, generalmente, son hipoecoicos, con señal Doppler en el interior, aunque también puede ser hiperecoicos y puede verse en ocasiones deformidad/remodelación en la cortical ósea subyacente.

Resonancia magnética

En RM, se aprecia intensidad de señal baja o intermedia en T1 y marcadamente hiperintensa en T2 e intenso realce tras la administración de gadolinio (e-Fig. 18-28).

LEIOMIOSARCOMA

Son tumores agresivos de origen mesenquimal con diferenciación de músculo liso. Son más comunes entre los 50 y los 59 años, y un 23 % afectan a las extremidades. Pueden ser superficiales o profundos. Hay un subtipo vascular que generalmente deriva de grandes venas.

Ecografía

En ecografía, aparecen como masas sólidas que rara vez se calcifican. Sobre todo en los tumores grandes, se puede encontrar una apariencia más heterogénea con zonas de necrosis, hemorragia y cambios quísticos. La vascularización en modo Doppler es variable y se sospechará ante cualquier tumoración en estrecha relación con una estructura venosa.

Resonancia magnética

En RM, son generalmente isointensos al músculo en T1 e hiperintensos en T2, en ocasiones, con algunos focos hipointensos. Los tumores superficiales suelen ser de menor tamaño y pueden realzar homogéneamente. Pueden presentar zonas de necrosis y hemorragia y cambios quísticos con realce difuso o periférico grueso (**Fig. 18-29**).

No hay que olvidar, además, otras lesiones con componente quístico que ya han sido analizadas previamente: mixomas, tumores de la vaina del nervio periférico, liposarcoma mixoide, mixofibrosarcoma, sarcoma sinovial y sarcoma pleomórfico.

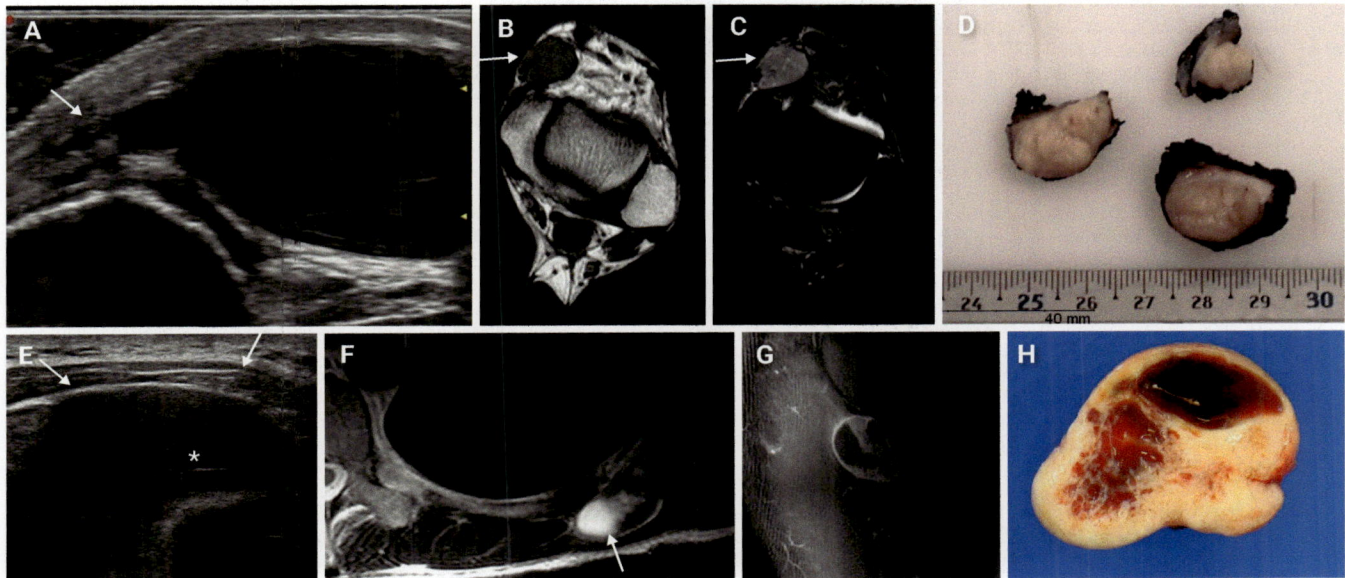

Figura 18-29. Leiomiosarcoma. **A-D)** Paciente con «bultoma» en el tobillo de un año de evolución con crecimiento lento. El estudio ecográfico muestra una lesión sólida en estrecho contacto con la vena safena interna (flecha en **A**). La resonancia magnética (RM) muestra una lesión isointensa al músculo en T1 y muy débilmente hiperintensa en T2, menor que el líquido (flechas). En **D**, se muestra el aspecto macroscópico del tumor. El resultado de anatomía patológica fue de leiomiosarcoma. **E-H)** Paciente de 37 años con tumoración en la pared torácica. El estudio ecográfico muestra una lesión sólida (flechas) con un área quística en el interior (asterisco en **E**), marcadamente hiperintensa en RM en secuencias T2 (flecha en **F**), que no se realza tras la administración de contraste paramagnético en T1 con supresión grasa y contraste (**G**). La imagen **H** muestra el aspecto macroscópico de la tumoración para su correlación con la imagen.

PUNTOS CLAVE

- Diferenciar si una tumoración de partes blandas es benigna o maligna mediante imagen es un reto.
- La edad del paciente, los datos clínicos, la localización, el patrón de crecimiento, junto con las características por imagen pueden ayudar a estrechar el diagnóstico diferencial.
- Ante una lesión quística, no homogénea, hay que valorar si hay señal Doppler en el interior y/o realizar estudio tras la administración de contraste intravenoso en RM.

- Ante cualquier lesión indeterminada o sospechosa, hay que realizar biopsia.
- El trayecto de la biopsia se acuerda previamente con el cirujano en el comité multidisciplinario.
- Se realiza biopsia de las zonas de mayor sospecha, evitando las zonas de necrosis y hemorragia.
- Se tatúa con tinta china el lugar de punción.

BIBLIOGRAFÍA

Aparisi Gómez MP, Errani C, Lalam R, Vasilevska Nikodinovska V, Fanti S, Tagliafico AS, et al. The role of ultrasound in the diagnosis of soft tissue tumors. Semin Musculoskelet Radiol. 2020;24(2):135-55.

Baheti AD, Tirumani SH, Sewatkar R, Shinagare AB, Hornick JL, Ramaiya NH, et al. Imaging features of primary and metastatic extremity synovial sarcoma: a single institute experience of 78 patients. BR J Radiol. 2015;88(1046):20140608.

Bakri A, Shinagare AB, Krajewski KM, Howard SA, Jagannathan JP, Hornick JL, et al. Synovial sarcoma: imaging features of common and uncommon primary sites, metastatic patterns, and treatment response. AJR Am J Roentgenol. 2012;199(2):W208-15.

Bancroft LW, Kransdorf MJ, Peterson JJ, Sundaram M, Murphey MD, O'Connor MI. Imaging characteristics of spindle cell lipoma. AJR Am J Roentgenol. 2003;181(5):1251-4.

Behzad B, Dianat S. Magnetic resonance imaging of nerve tumors. Semin Musculoskelet Radiol. 2022;26(2):172-81.

Belakhoua SM, Rodríguez FJ. Diagnostic pathology of tumors of peripheral nerve. Neurosurgery. 2021;88(3):443-56.

Bermejo A, Díaz de Bustamante T, Martínez A, Carrera R, Zabía E, Manjón P. MR imaging in the evaluation of cystic-appearing soft-tissue masses of the extremities. Radiographics. 2013;33(3):833-55.

Cota C, Solivetti F, Kovacs D, Cristiani R, Amantea A. Elastofibroma dorsi: histologic and echographic considerations. Int J Dermatol. 2006;45(9):1100-3.

Domanski HA, Carlén B, Jonsson K, Mertens F, Akerman M. Distinct cytologic features of spindle cell lipoma. A cytologic-histologic study with clinical, radiologic, electron microscopic, and cytogenetic correlations. Cancer. 2001;93(6):381-9.

El Ouni F, Jemni H, Trabelsi A, Ben Maitig M, Arifa N, Ben Rhouma K, et al. Liposarcoma of the extremities: MR imaging features and their correlation with pathologic data. Orthop Traumatol Surg Res. 2010;96(8):876-83.

Emori M, Takashima H, Iba K, Sonoda T, Oda T, Hasegawa T, et al. Differential diagnosis of fibroma of tendon sheath in the finger using signal intensity on T2 magnetic resonance imaging. Acta Radiol. 2020;62(12):1632-8.

Fiore M, Sambri A, Spinnato P, Zucchini R, Giannini C, Caldari G, et al. The biology of synovial sarcoma: state-of-the-art and future perspectives. Curr Treat Options Oncol. 2021;22(12):109.

Hickson M, McHugh K, McCarville B. Primary synovial sarcomas in the paediatric and young adult population: a pictorial review. Eur J Radiol. 2020;133:109376.

Hoang VT, Trinh CT, Nguyen CH, Chansomphou V, Chansomphou V, Tran TTT. Overview of epidermoid cyst. Eur J Radiol Open. 2019;6:291-301.

Hoshi M, Oebisu N, Ieguchi M, Ban Y, Takami M, Nakamura H. Clinical features of soft tissue sarcoma presenting intra-tumour haematoma: case series and review of the literature. Int Orthop. 2017;41(1):203-9.

Jelinek JS, Wu A, Wallace M, Kumar D, Henshaw RM, Murphey MJ, et al. Imaging of spindle cell lipoma. Clin Radiol. 2020;75(5):396.e15-396.e21.

Kallen ME, Hornick JL. The 2020 WHO classification: what's new in soft tissue tumor pathology? Am J Surg Pathol. 2021;45(1):e1-23.

Khashper A, Zheng J, Nahal A, Discepola F. Imaging characteristics of spindle cell lipoma and its variants. Skeletal Radiol. 2014;43(5):591-7.

Khuu A, Yablon CM, Jacobson JA, Inyang A, Lucas DR, Biermann JS. Nodular fasciitis: characteristic imaging features on sonography and magnetic resonance imaging. J Ultrasound Med. 2014;33(4):565-73.

Kirwadi A, Abdul-Halim R, Fernando M, Highland A, Kotnis N. MR imaging features of spindle cell lipoma. Skeletal Radiol. 2014;43(2):191-6.

Knapp EL, Kransdorf MJ, Letson GD. Diagnostic imaging update: soft tissue sarcomas. Cancer Control. 2005;12(1):22-6.

Kransdorf MJ, Murphey MD, Wessell DE, Cassidy RC, Czuczman GJ, Demertzis JL, et al.; Expert Panel on Musculoskeletal Imaging. ACR Appropriateness Criteria® Soft-Tissue Masses. J Am Coll Radiol. 2018;15(5S):S189-97.

Lefkowitz RA, Landa J, Hwang S, Zabor EC, Moskowitz CS, Agaram NP, et al. Myxofibrosarcoma: prevalence and diagnostic value of the "tail sign" on magnetic resonance imaging. Skeletal Radiol. 2013;42(6):809-18.

Mujtaba B, Nassar SM, Aslam R, Garg N. Hibernoma: imaging review and management. J Clin Exp Radiol. 2018;1(1).

Mujtaba B, Wang F, Taher A, Aslam R, Madewell JE, Spear R, et al. Dermatofibrosarcoma protuberans: pathological and imaging review. Curr Probl Diagn Radiol. 2021;50(2):236-40.

Murphey MD, Gibson MS, Jennings BT, Crespo-Rodríguez AM, Fanburg-Smith J, Gajewski DA. From the archives of the AFIP: imaging of synovial sarcoma with radiologic-pathologic correlation. Radiographics. 2006;26(5):1543-65.

Noebauer-Huhmann IM, Weber MA, Lalam RK, Trattnig S, Bohndorf K, Vanhoenacker F, et al. Soft tissue tumors in adults: ESSR-Approved Guidelines for Diagnostic Imaging. Semin Musculoskelet Radiol. 2015;19(5):475-82.

Patel DB, Matcuk GR Jr. Imaging of soft tissue sarcomas. Chin Clin Oncol. 2018;7(4):35.

Petscavage-Thomas JM, Walker EA, Logie CI, Clarke LE, Duryea DM, Murphey MD. Soft-tissue myxomatous lesions: review of salient imaging features with pathologic comparison. Radiographics. 2014;34(4):964-80.

Ramakrishnan K, Levy N, Goldbach A, Nagarathinam R, Ali S, Ling S, et al. Imaging of soft tissue sarcomas of the extremities with radiologic-pathologic correlation. Curr Probl Diagn Radiol. 2022;51(6):868-77.

Roberts CC, Liu PT, Chew FS. Imaging evaluation of tendon sheath disease: self-assessment module. AJR Am J Roentgenol. 2007;188(3 Suppl):S10-2.

Roland CL, Wang WL, Lazar AJ, Torres KE. Myxofibrosarcoma. Surg Oncol Clin N Am. 2016;25(4):775-88.

Sbaraglia M, Bellan E, Dei Tos AP. The 2020 WHO Classification of Soft Tissue Tumours: news and perspectives. Pathologica. 2021;113(2):70-84.

Segura S, Requena L. Anatomy and histology of normal subcutaneous fat, necrosis of adipocytes, and classification of the panniculitides. Dermatol Clin. 2008;26(4):419-24, v.

Shi J, Dai T, Yang R, Sun Z. Diagnostic value of ultrasonography and other imaging examinations in patients with intramuscular myxoma: a case series and literature review. Clin Imaging. 2020;68:161-5.

Spinnato P, Sambri A, Fujiwara T, Ceccarelli L, Clinca R, Medellin MR, et al. Myxofibrosarcoma: clinical and prognostic value of MRI features. Curr Med Imaging. 2021;17(2):217-24.

Stacy GS, Bonham J, Chang A, Thomas S. Soft-tissue tumors of the hand-imaging features. Can Assoc Radiol J. 2020;71(2):161-73.

Wagner JM, Lamprich BK. Ultrasonography of lumps and bumps. Ultrasound Clin. 2014;9:373-90.

Walker EA, Petscavage JM, Brian PL, Logie CI, Montini KM, Murphey MD. Imaging features of superficial and deep fibromatoses in the adult population. Sarcoma. 2012;2012:215810.

Woertler K. Tumors and tumor-like lesions of peripheral nerves. Semin Musculoskelet Radiol. 2010;14(5):547-58.

Wortsman X. Sonography of cutaneous and ungueal lumps and bumps. Ultrasound Clin. 2012;7:505-23.

Wu JS, Hochman MG. Soft-tissue tumors and tumor like lesions: a systematic imaging approach. Radiology. 2009;253(2):297-316.

Wu SY, Zhao J, Chen HY, Hu MM, Zheng YY, Min JK, et al. MR imaging features and a redefinition of the classification system for nodular fasciitis. Medicine (Baltimore). 2020;99(45):e22906.

Diagnóstico de las artropatías

19

J. A. Narváez García

OBJETIVOS

- Conocer la utilidad e indicaciones de las técnicas de imagen en la detección y caracterización de las artritis.
- Diferenciar las diferentes entidades inflamatorias articulares en función de la presentación radiológica y los datos clínicos.
- Aprender las clasificaciones más empleadas de las espondiloartritis y de la gota, su utilidad clínica, así como la semiología radiológica principal y su diagnóstico diferencial.

ARTRITIS REUMATOIDE

La artritis reumatoide (AR) es una enfermedad inflamatoria sistémica, crónica, de etiología desconocida, que afecta a la membrana sinovial y cursa típicamente en forma de poliartritis. Casi la mitad de los pacientes presentan manifestaciones extraarticulares. Es más frecuente en mujeres, y suele aparecer a los 20-40 años, aunque puede hacerlo a cualquier edad.

Las técnicas de imagen desempeñan un papel creciente en el diagnóstico en la fase inicial de la enfermedad, denominada **AR de inicio** o **de reciente comienzo**, con una duración de los síntomas inferior a 6 o 12 meses, según los distintos autores. El tratamiento precoz de la AR es esencial, debido a que el proceso destructivo articular comienza muy pronto, en las primeras semanas o meses, y la actividad inflamatoria mantenida en el tiempo es responsable de todas las consecuencias de la enfermedad. La introducción de fármacos nuevos con una acción más rápida y eficaz, como los fármacos biológicos inhibidores del factor de necrosis tumoral (anti-TNF, *tumor necrosis factor*), ha supuesto un cambio radical en la estrategia de tratamiento de la AR, permitiendo, incluso, que la inducción de la remisión y la detención del proceso destructivo articular sean unos objetivos posibles.

El patrón de distribución articular es bilateral y simétrico, con afectación predominante de las pequeñas articulaciones de manos y pies, así como de la columna cervical. Rodillas, caderas, columna cervical, hombros y codos se ven afectados en orden de frecuencia decreciente.

El órgano diana de la AR es la membrana sinovial, localizada tanto en las articulaciones como en vainas tendinosas y bolsas.

Manifestaciones radiológicas

En la AR precoz, las radiografías (Rx) suelen ser normales y mostrar cambios relativamente inespecíficos, como son la tumefacción de las partes blandas periarticulares y la osteopenia yuxtaarticular.

Por otra parte, la Rx constituye el método más usado para evaluar el daño estructural, representado fundamentalmente por las erosiones. Estas consisten en una interrupción de la línea cortical, con una localización marginal, en las zonas descubiertas de cartílago, en las que la membrana sinovial entra en contacto directo con el hueso.

Ecografía

La membrana sinovial no puede identificarse con ecografía si no hay un engrosamiento patológico de esta. El aspecto ecográfico de la sinovitis en la AR no difiere del de la sinovitis identificada en otras artropatías y consiste en un tejido intraarticular hipoecogénico, poco compresible. Suele ser fácil diferenciarlo del derrame articular, que se presenta como un área intraarticular anecoica, habitualmente, sin ecos internos en la fase inicial de la enfermedad, que presenta refuerzo acústico posterior y es fácilmente compresible con la presión de la sonda ecográfica. En fases más avanzadas, el derrame articular contiene material proteináceo, exudados fibrinosos o detritos, que provocan ecos internos, siendo su aspecto más heterogéneo y difícil de diferenciar de la sinovitis. El aumento de la vascularización del engrosamiento sinovial detectado mediante modo Doppler color o, especialmente, con modo Doppler energía, que es más sensible a la neovascularización de pequeño tamaño propia de la inflamación articular, confirma el diagnóstico de sinovitis activa y permite su diferenciación del líquido articular heterogéneo (**Fig. 19-1**). En algunas áreas articulares, puede identificarse con facilidad la sinovitis, como son los bordes radial o cubital de las articulaciones metacarpofalángicas, el borde dorsal del carpo o la región suprarrotuliana.

La tenosinovitis se identifica ecográficamente con las mismas características que la sinovitis articular, con engrosamiento sinovial que se puede acompañar de cantidades variables de derrame, anecogénico, rodeando el tendón. El aumento de la vascularización sinovial en el registro Doppler energía es también indicativo de actividad inflamatoria (**Fig. 19-2**). En fases más evolucionadas de la enfermedad, la ecografía puede demostrar fenómenos de tendinopatía secundaria, que incluyen desde cambios del grosor y/o ecoestructura tendinosa hasta roturas tendinosas, parciales o, incluso, completas.

Las erosiones aparecen ecográficamente como discontinuidades focales de la línea hiperecogénica de la cortical articular, ocupadas por sinovitis hipoecogénica, habitualmente, con aumento de su vascularización en el modo Doppler energía. La ecografía ha demostrado ser más sensible que las Rx en la detección de erosiones, especialmente, en las articulaciones de los dedos de la mano y en las metatarsofalángicas.

Las recomendaciones de la Alianza Europea de Asociaciones de Reumatología (EULAR, European Alliance of Associations for Rheumatology) sobre las indicaciones de la ecografía en pacientes con AR están recogidas en la **tabla 19-1**.

Resonancia magnética

En la AR, la resonancia magnética (RM) permite detectar cambios inflamatorios (sinovitis, tenosinovitis y edema óseo subcondral), y erosiones, que, como se ha dicho, representan la principal manifestación de daño articular.

Sinovitis/derrame articular

La sinovitis aguda y el derrame articular son difíciles de diferenciar en RM, ya que ambos procesos presentan señal baja en secuencias potenciadas en T1 y alta en T2. El líquido articular suele mostrar una señal más homogénea, que es más baja en las secuencias potenciadas en T1 y más alta en T2 que la de la sinovitis. La diferenciación precisa entre sinovitis y derrame requiere habitualmente de la administración intravenosa de gadolinio (**Fig. 19-3**).

La sinovial inflamada de la AR presenta un aumento del número de capilares, de la perfusión y de la permeabilidad capilar, por lo que, al inyectar contraste paramagnético por vía intravenosa, este difunde a la sinovial de forma rápida e intensa. Así, la sinovitis aguda muestra un realce intenso, que permite diferenciarla del derrame articular, que no muestra realce significativo durante un período de 5-15 minutos desde su inyección.

Las secuencias de difusión representan una alternativa a las secuencias potenciadas en T1 con contraste intravenoso, ya que la alta celularidad de la sinovial inflamada altera su difusividad, de forma que aparecerá como áreas hiperintensas en las imágenes de difusión con valores b altos (**Fig. 19-4**), siendo sus valores de coeficiente de difusión aparente (ADC, *apparent diffusion coefficient*) más bajos que los propios del derrame articular (**Fig. 19-5**), que no presenta restricción de la difusión.

Qu *et al.* estudiaron los valores de ADC medio en 28 pacientes con AR, encontrando en la sinovitis valores de $1,63 \times 10^{-3}$ mm^2/s y, en el derrame, de $2,60 \times 10^{-3}$ mm^2/s, con una diferencia entre ambos estadísticamente significativa (nivel de significación estadística [p] < 0,001). Estos autores proponen unos valores de ADC medio de $2,1 \times 10^{-3}$ mm^2/s como punto de corte para la diferenciación entre sinovitis y derrame sinovial.

En otro estudio de ocho pacientes con artritis idiopática juvenil (Barendregt *et al.*), los valores de ADC medio de la sinovitis ($1,92 \times 10^{-3}$ mm^2/s) fueron menores que los del derrame ($2,40 \times 10^{-3}$ mm^2/s), consiguiendo significación estadística ($p < 0,006$).

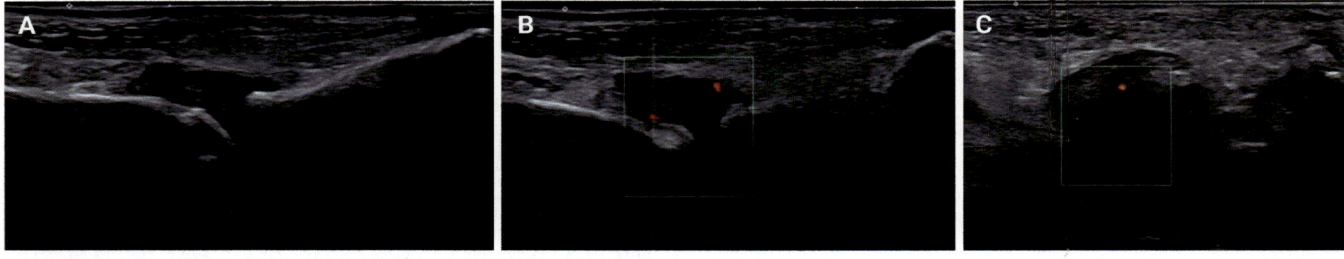

Figura 19-1. Estudio ecográfico en paciente con artritis reumatoide de reciente comienzo. **A)** Corte sagital sobre la segunda articulación metatarsofalángica (MTF): demuestra sinovitis ocupando la cavidad articular. **B)** Corte sagital con registro Doppler potencia sobre la segunda articulación MTF: la sinovitis muestra focos aislados de aumento de la vascularización en la periferia (grado 1). **C)** Corte sagital con registro Doppler potencia sobre el tercer espacio intermetatarsiano: se detecta una imagen ovoidea, hipoecogénica, con un foco aislado de aumento de señal, compatible con bursitis.

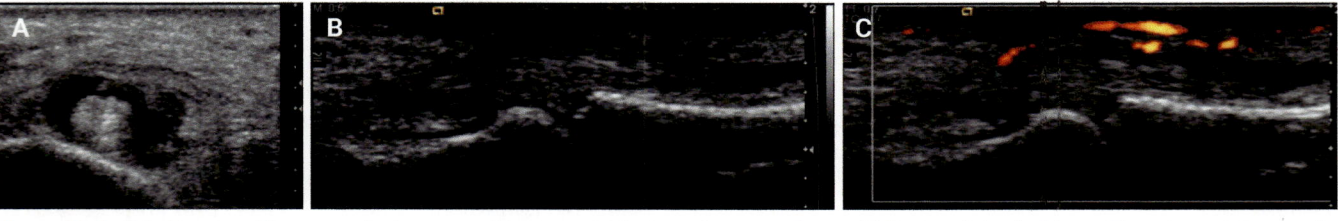

Figura 19-2. Estudio ecográfico en paciente con artritis reumatoide de reciente comienzo. **A)** Corte axial sobre la región palmar del segundo dedo de la mano: la estructura hiperecogénica correspondiente a los tendones flexores aparece rodeada completamente por derrame predominantemente anecoico. **B y C)** Cortes sagitales sobre el segundo dedo en escala de grises (**B**) y registro Doppler potencia (**C**): discreto engrosamiento sinovial en el margen superficial de la vaina de los tendones flexores, con marcado aumento de la señal con el modo Doppler energía, que corresponde a sinovitis activa.

Tabla 19-1. Recomendaciones de la EULAR: uso de técnicas de imagen (ecografía) en la artritis reumatoide

Recomendación 2. La presencia de inflamación detectada con **ecografía** o RM puede usarse para predecir la progresión clínica de la artritis indiferenciada a AR
Nivel de la recomendación: 7,9 (IC del 95 %: 6,7 a 9,0)

Recomendación 3. La **ecografía** y la RM son superiores al examen físico en la detección de inflamación articular; estas técnicas deben considerarse para una valoración más cuidadosa de la inflamación
Nivel de la recomendación: 8,7 (IC del 95 %: 7,8 a 9,7)

Recomendación 4. Las radiografías de las manos y los pies deben usarse como técnica de imagen inicial para detectar el daño articular. Sin embargo, la **ecografía** y/o la RM deben considerarse si las radiografías no demuestran daño articular y pueden usarse para detectarlo en una fase más precoz, especialmente, en AR de inicio
Nivel de la recomendación: 9,0 (IC del 95 %: 8,4 a 9,6)

Recomendación 5. El edema óseo en RM es un potente signo predictivo independiente de la posterior progresión radiográfica en AR precoz y debe considerarse su uso como marcador pronóstico. La inflamación articular (sinovitis) detectada por RM o **ecografía** y la destrucción articular detectada con radiografías, RM o **ecografía** también puede considerarse para predecir la progresión del daño articular
Nivel de recomendación: 8,4 (IC del 95 %: 7,7 a 9,2)

Recomendación 6. La inflamación detectada por técnicas de imagen puede ser más predictiva de una respuesta al tratamiento que las manifestaciones clínicas de actividad de la enfermedad. Las técnicas de imagen pueden ser útiles para predecir la respuesta al tratamiento
Nivel de recomendación: 7,8 (IC del 95 %: 6,7 a 8,8)

Recomendación 7. Dado que la inflamación por **ecografía** o RM se detecta mejor que mediante la exploración física, estas técnicas pueden ser útiles en la monitorización de la actividad de la enfermedad
Nivel de recomendación: 8,3 (IC del 95 %: 7,4 a 9,1)

Recomendación 8. Debe considerarse la evaluación periódica del daño articular, habitualmente, mediante radiografías de las manos y los pies. La RM (y, posiblemente, la **ecografía**) son más sensibles a la progresión del daño articular y pueden usarse en la monitorización de la progresión de la enfermedad
Nivel de recomendación: 7,8 (IC del 95 %: 6,8 a 8,9)

Recomendación 10. La **ecografía** y la RM pueden detectar inflamación que predice posterior daño articular, incluso en pacientes en remisión clínica, por lo que pueden usarse para evaluar la inflamación persistente
Nivel de recomendación: 8,8 (IC del 95 %: 8,0 a 9,6)

AR: artritis reumatoide; EULAR: European Alliance of Associations for Rheumatology; IC: intervalo de confianza; RM: resonancia magnética.
Adaptada de: Colebatch AN, Edwards CJ, Østergaard M, Van der Heijde D, Balint PV, D'Agostino MA, et al. EULAR recommendations for the use of imaging of the joints in the clinical management of rheumatoid arthritis. Ann Rheum Dis. 2013;72(6):804-14.

Los cambios fibróticos propios de la sinovitis crónica provocan una reducción de su señal en T2 y de su captación de contraste intravenoso.

Tenosinovitis

La membrana sinovial de las vainas tendinosas puede inflamarse del mismo modo que la articular, con características idénticas en RM. Así, los signos de tenosinovitis en RM

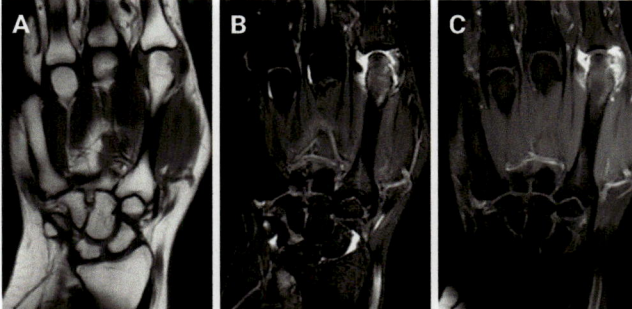

Figura 19-3. Estudio de resonancia magnética de muñeca y mano en paciente con artritis reumatoide precoz. Cortes coronales en secuencias T1 **(A)**, STIR (*short time-tau inversion recovery*) **(B)** y T1 con supresión grasa con contraste intravenoso. **C)** Se detectan cambios de sinovitis hipervascular en la segunda articulación metacarpofalángica (MCF), que se acompaña de cambios de edema óseo subcondral, con señal aumentada en **B** y **C**, así como erosiones óseas, especialmente, en el margen radial de la cabeza del metacarpiano. En la tercera y cuarta articulaciones MCF y en el carpo (especialmente, a nivel periescafoideo, se detecta derrame sinovial, con señal aumentada en STIR y sin captación de contraste.

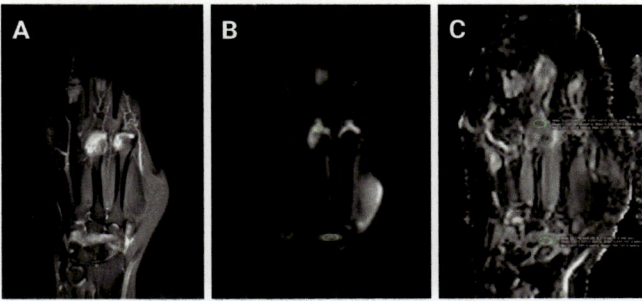

Figura 19-4. Estudio de resonancia magnética de muñeca y mano en paciente con artritis reumatoide. Cortes coronales en secuencias STIR (*short time-tau inversion recovery*) **(A)**, difusión con valor b de 600 mm²/s **(B)** y mapa de coeficiente de difusión aparente (ADC) **(C)**. En las secuencias STIR, se detecta hiperseñal en la segunda y tercera articulaciones metacarpofalángicas y en el dorso del carpo, que muestra restricción en la secuencia de difusión. Los valores en el mapa de ADC corresponden a sinovitis.

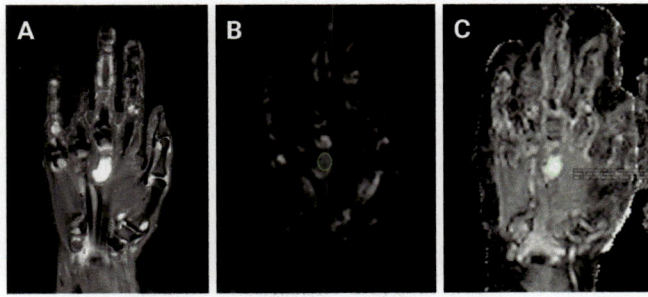

Figura 19-5. Estudio de resonancia magnética de muñeca y mano en paciente con artritis reumatoide. Cortes coronales en secuencias STIR (*short time-tau inversion recovery*) **(A)**, difusión con valor b de 600 mm²/s **(B)** y mapa de coeficiente de difusión aparente (ADC) **(C)** sobre la región palmar. Predominan los cambios de tenosinovitis de los flexores en el tercer dedo con una acumulación de líquido, con hiperseñal en STIR, sin restricción de la difusión y con valores en el mapa de ADC correspondientes a líquido.

incluyen líquido en la vaina del tendón, aumento del grosor o realce de contraste de la membrana sinovial de la vaina tendinosa, o una combinación de estos.

Sin embargo, en sujetos sanos, se observan pequeñas cantidades fisiológicas de líquido en las vainas de los tendones, especialmente, en los compartimentos extensores de la muñeca, en los flexores de la mano, así como en los tendones flexores y extensores del antepié. Cuando el diámetro del líquido en la vaina del tendón es menor que el diámetro del tendón correspondiente, el líquido debe considerarse sin valor patológico. Al igual que con la sinovial articular, el realce de contraste de la sinovial de la vaina del tendón se considera un signo específico de tenosinovitis y, para su detección, se recomienda el uso de secuencias potenciadas en T1 con supresión de grasa para delinear mejor la extensión de la sinovitis. Al igual que con la sinovitis articular, las secuencias de difusión pueden ayudar a diferenciar el derrame de la tenosinovitis.

La importancia de la tenosinovitis se debe, en primer lugar, a que se observa comúnmente en la AR temprana en las muñecas, manos y pies y, en determinadas localizaciones, como en los tendones extensores a la altura de las articulaciones metacarpofalángicas, se considera como un signo específico de AR; y, en segundo lugar, en algunos pacientes con AR temprana, la tenosinovitis predomina sobre la sinovitis articular.

Edema óseo

La RM es también muy sensible en la detección de edema óseo, un hallazgo relativamente inespecífico, que también puede observarse en procesos tumorales, infecciosos, traumáticos e isquémicos.

En la AR, el edema óseo subcondral se considera debido a osteítis, como se ha demostrado en estudios de correlación anatomopatológica, y representa un marcador de inflamación ósea activa. Además, se considera un precursor de la aparición ulterior de erosiones, por lo que puede utilizarse como elemento pronóstico de destrucción articular.

El edema óseo se localizada en el hueso subcondral y se diferencia correctamente de las erosiones, ya que tiene bordes mal delimitados, con disminución difusa de la señal en secuencias potenciadas en T1, que aumenta en las secuencias potenciadas en T2, y realce tras la administración de contraste (v. **Fig. 19-3**).

Erosiones

Las erosiones se definen en RM como defectos óseos de localización yuxtaarticular, que deben visualizarse en dos planos diferentes, con interrupción de la cortical identificada en, al menos, un plano.

Las erosiones muestran la misma señal y captación de contraste que la sinovitis (**Fig. 19-6**). La RM es muy sensible en la identificación de las erosiones en estos pacientes; claramente superior a las radiografías y, en la mayor parte de localizaciones articulares, a la ecografía.

Las recomendaciones de la EULAR sobre las indicaciones de la ecografía en pacientes con AR están recogidas en la **tabla 19-2**.

Signos específicos de artritis reumatoide precoz

Los estudios con RM han demostrado que la tenosinovitis a nivel de las articulaciones metacarpofalángicas y de la muñeca constituye un fenómeno precoz en pacientes que aún

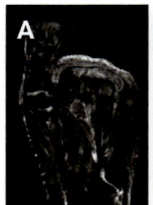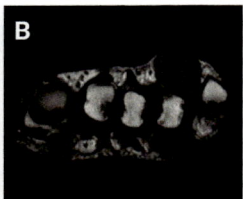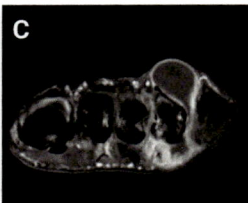

Figura 19-6. Estudio de resonancia magnética del antepié en paciente con artritis reumatoide precoz. Cortes axial en secuencia STIR (*short time-tau inversion recovery*) **(A)**, y coronal en T1 **(B)** y en T1 con supresión grasa con contraste i **(C)**. Se observa una marca bursitis intermetatarsiana en el cuarto espacio intermetatarsiano, con cambios de sinovitis hipercaptante y derrame. En las cabezas del segundo, tercero y cuarto metacarpianos, se identifican pequeñas erosiones marginales, con captación de contraste.

no cumplen criterios diagnósticos de AR (artralgia o artritis indiferenciada), que predice el ulterior desarrollo AR y que, en comparación con los pacientes con otras enfermedades articulares, es muy específica de la AR.

Otro hallazgo descrito en RM en pacientes con AR precoz y también en aquellos que todavía no cumplen criterios diagnósticos, es la inflamación peritendinosa de los interóseos de la mano, identificada tras la administración de contraste. Los músculos interóseos de la mano nacen de la diáfisis metacarpiana y se insertan de forma variable en la falange proximal de cada dedo, el capuchón extensor y la placa volar a través de un tendón corto. Existen cuatro músculos interóseos dorsales y tres palmares que actúan a través de sus respectivos tendones sobre las articulaciones metacarpofalángicas. Cada dedo está provisto de dos músculos interóseos. Estos tendones carecen de vaina sinovial en estudios anatómicos realizados en cadáveres, de forma que los cambios inflamatorios identificados en pacientes con AR se describen como **paratendinitis**, un término utilizado para la inflamación alrededor de los tendones sin vainas tendinosas, como el tendón de Aquiles. En este sentido, la tenosinovitis habitualmente se asocia a la presencia de líquido en la vaina del tendón, característica que no se ha identificado en ninguno de los tendones interóseos inflamados en casos con AR. En la mayoría de los casos con paratendinitis de los interóseos, se observa sinovitis en la articulación metacarpiana vecina y tenosinovitis de los flexores adyacentes.

De manera similar a las vainas de los tendones alrededor de las articulaciones pequeñas de manos y pies, las bolsas situadas entre las cabezas de los metatarsianos también poseen un revestimiento sinovial que puede inflamarse y provocar bursitis intermetatarsiana (v. **Fig. 19-6**). Estas bolsas forman un tejido distinto sin conexión anatómica con las articulaciones MTF y tienen una función fisiológica en la reducción de la tensión mecánica y la fricción. Un reciente estudio de RM mostró que la bursitis intermetatarsiana está presente en dos tercios de los pacientes con AR temprana y es muy específico para la AR en comparación con los controles sanos. Además, la bursitis intermetatarsiana acompaña con frecuencia a otras inflamaciones sinoviales relacionadas con la AR (sinovitis y tenosinovitis).

ESPONDILOARTRITIS

El concepto de espondiloartritis fue introducido inicialmente en la década de 1970 por Moll *et al.*, quienes reconocieron que

Tabla 19-2. Recomendaciones de la EULAR: uso de técnicas de imagen (resonancia magnética) en la artritis reumatoide

Recomendación 2. La presencia de inflamación detectada con ecografía o **RM** puede usarse para predecir la progresión clínica de la artritis indiferenciada a AR
Nivel de la recomendación: 7,9 (IC del 95 %: 6,7 a 9,0)

Recomendación 3. La ecografía y la **RM** son superiores al examen físico en la detección de inflamación articular; estas técnicas deben considerarse para una valoración más cuidadosa de la inflamación
Nivel de la recomendación: 8,7 (IC del 95 %: 7,8 a 9,7)

Recomendación 4. Las radiografías de las manos y los pies deben usarse como técnica de imagen inicial para detectar el daño articular. Sin embargo, la ecografía y/o la **RM** deben considerarse si las radiografías no demuestran daño articular y pueden usarse para detectarlo en una fase más precoz, especialmente, en AR de inicio
Nivel de la recomendación: 9,0 (IC del 95 %: 8,4 a 9,6)

Recomendación 5. El edema óseo en **RM** es un potente signo predictivo independiente de la posterior progresión radiográfica en AR precoz y debe considerarse su uso como marcador pronóstico. La inflamación articular (sinovitis) detectada por **RM** o ecografía y la destrucción articular detectada con radiografías, **RM** o ecografía también puede considerarse para predecir la progresión del daño articular
Nivel de recomendación: 8,4 (IC del 95 %: 7,7 a 9,2)

Recomendación 6. La inflamación detectada por técnicas de imagen puede ser más predictiva de una respuesta al tratamiento que las manifestaciones clínicas de actividad de la enfermedad. Las técnicas de imagen pueden ser útiles para predecir la respuesta al tratamiento
Nivel de recomendación: 7,8 (IC del 95 %: 6,7 a 8,8)

Recomendación 7. Dado que la inflamación por ecografía o **RM** se detecta mejor que mediante la exploración física, estas técnicas pueden ser útiles en la monitorización de la actividad de la enfermedad
Nivel de recomendación: 8,3 (IC del 95 %: 7,4 a 9,1)

Recomendación 8. Debe considerarse la evaluación periódica del daño articular, habitualmente, mediante radiografías de las manos y los pies. La **RM** (y, posiblemente, la ecografía) son más sensibles a la progresión del daño articular y pueden usarse en la monitorización de la progresión de la enfermedad
Nivel de recomendación: 7,8 (IC del 95 %: 6,8 a 8,9)

Recomendación 10. La ecografía y la **RM** pueden detectar inflamación que predice posterior daño articular, incluso en pacientes en remisión clínica, por lo que pueden usarse para evaluar inflamación persistente
Nivel de recomendación: 8,8 (IC del 95 % 8,0 a 9,6)

AR: artritis reumatoide; EULAR: European Alliance of Associations for Rheumatology; IC: intervalo de confianza; RM: resonancia magnética.
Adaptada de: Colebatch AN, Edwards CJ, Østergaard M, Van der Heijde D, Balint PV, D'Agostino MA, et al. EULAR recommendations for the use of imaging of the joints in the clinical management of rheumatoid arthritis. Ann Rheum Dis. 2013;72(6):804-14.

un grupo de enfermedades que antes se consideraban formas atípicas de la AR podrían clasificarse juntas. Este grupo de enfermedades se caracterizaban por la negatividad del factor reumatoideo (FR) y estaban estrechamente relacionadas; el grupo incluía las siguientes entidades: espondilitis anquilosante, artritis psoriásica, artritis reactiva y artritis asociada a colitis ulcerosa o enfermedad de Crohn. También se incluye en este grupo de enfermedades la espondiloartritis indiferen-

ciada, que se considera un diagnóstico provisional para diferenciar a estos pacientes como afectados de espondiloartritis de aquellos con otras enfermedades reumatológicas.

Las prevalencias generales estimadas de espondiloartritis son superiores al 1 %, lo que hace que este grupo de enfermedades sea más frecuente que la AR. La espondilitis anquilosante es la más frecuente, seguida de la artritis psoriásica, mientras que la artritis enteropática y la artritis reactiva son menos comunes.

Las espondiloartritis comparten un sustrato genético común, mediado por la positividad del antígeno del complejo principal de histocompatibilidad HLA-B27. En la espondilitis anquilosante, el HLA-B27 es positivo en más del 90 % de los pacientes, y se ha estimado que la heredabilidad en estudios con gemelos es de, al menos, el 97 %. Por el contrario, en pacientes con artritis psoriásica, la positividad del HLA-B27 se encuentra con mucha menos frecuencia (20-27 % de los pacientes), aunque su presencia puede definir un subgrupo con compromiso espinal más grave en la RM.

En cuanto al patrón de distribución, las articulaciones sacroilíacas se ven afectadas en la gran mayoría de casos de espondiloartritis, y la sacroilitis es a menudo la primera manifestación clínica, por lo que su detección radiológica tiene un papel central en el diagnóstico precoz de las espondiloartritis.

La afectación raquídea es común, pero es infrecuente en ausencia de sacroilitis, por lo que las manifestaciones radiológicas en la columna no se emplean habitualmente para establecer el diagnóstico.

Las articulaciones sacroilíacas constan de dos partes: una parte sinovial, que corresponde a sus dos tercios anteriores e inferiores, y una parte posterior, ligamentosa. El cartílago que recubre la carilla sacra es mucho más grueso que el de la carilla ilíaca, lo que explica que los cambios patológicos se inicien siempre en esta última.

Radiografías

Todas las artropatías inflamatorias afectan radiográficamente a estas articulaciones en una misma secuencia temporal:

- Cambios erosivos en el margen articular ilíaco. El signo radiológico más precoz es la mala definición o la pérdida de la línea blanca cortical de la carilla articular ilíaca. Los cambios iniciales se observan en la mitad inferior de la articulación.
- Cuando las erosiones progresan, la interlínea articular aparece ensanchada.
- En fases más evolucionadas, el proceso reparador articular constituye el rasgo dominante del cuadro radiológico, con predominio de la esclerosis subcondral.
- La última fase del proceso es la anquilosis articular. Cuando se ha producido la fusión articular, el hueso subcondral aparece progresivamente osteopénico, debido a la reducción de la carga biomecánica articular normal.

Resonancia magnética

Aunque la RM de las articulaciones sacroilíacas detecta cambios inflamatorios y cambios estructurales (destructivos o reparativos) (**Tabla 19-3**), el diagnóstico se basa, fundamentalmente, en la detección de cambios de edema óseo subcondral o periarticular, que se consideran indicativos de osteítis, como se verá a continuación.

Los cambios de **edema óseo** son el signo de inflamación activa más importante, debido a que son los más frecuentes. Tienen una localización subcondral característica y frecuentemente se extienden en profundidad para hacerse periarticulares (**Fig. 19-7**).

Las **secuencias de difusión** son útiles como secuencia opcional, ya que no representan un aumento significativo de la duración de la exploración, pero permiten cuantificar los cambios inflamatorios óseos mediante el cálculo del ADC.

Los artículos más recientes indican que:

- Las secuencias de difusión y STIR, *short time-tau inversion recovery)* tienen la misma sensibilidad en el diagnóstico de sacroilitis, con menor fiabilidad de la difusión por su menor resolución espacial y susceptibilidad a los artefactos.
- Añadir una secuencia de difusión a la RM de las articulaciones sacroilíacas no aumenta la precisión, la sensibili-

dad o la confianza en el diagnóstico de espondiloartritis axial, pero incrementa la especificidad y la concordancia interobservador.
- Por último, es muy útil en caso de sospecha de artritis séptica.

La sinovitis y la **capsulitis** son cambios inflamatorios que requieren la administración de contraste para su correcta detección; son relativamente poco frecuentes y suelen asociarse a edema óseo subcondral. No se consideran suficientes para establecer el diagnóstico en los criterios de la Sociedad Internacional de Evaluación de la Espondiloartritis (ASAS, Assessment of Spondyloarthritis International Society), al ser hallazgos poco prevalentes.

La **entesitis ligamentosa** representa la inflamación en las zonas de inserción de los ligamentos y se detecta en RM en forma de edema óseo localizado en la región posterior de los ilíacos, que puede asociarse a esclerosis o erosiones. Ocasionalmente, la entesitis consiste en cambios inflamatorios rodeando los ligamentos, difíciles de delimitar del trayecto de vasos adyacentes.

Los **cambios estructurales**, que en su mayor parte son irreversibles, representan los efectos de la destrucción articular provocada por la inflamación mantenida y los fenómenos reparativos. La identificación de cambios estructurales (fundamentalmente, las erosiones) está ganando importancia en el diagnóstico de sacroilitis, siendo especialmente útil para diferenciar las espondiloartritis de otros trastornos que pueden cursar también con edema óseo en RM de las articulaciones sacroilíacas (v. **Fig. 19-7**).

Las **erosiones**, al igual que en cualquier otra articulación, consisten en áreas focales de discontinuidad del margen cortical hipointenso en RM, que representan la fase inicial de la destrucción articular. Habitualmente, son múltiples y de pequeño tamaño, difíciles de delimitar, siendo más fáciles de identificar en T1. Para su detección, es útil añadir al protocolo de estudio una secuencia gradiente de eco en T2 (particularmente, de tipo THRIVE [*T1-weighted high-resolution isotropic volume examination*], VIBE [*volumetric interpolated breath-hold examination*], etc.) o T1 con supresión grasa (SG) (**Fig. 19-8**).

Si la erosión contiene señal aumentada en secuencias sensibles al edema (T2-SG/STIR) o captación de contraste, se consideran «activas», lo que representaría la combinación de destrucción e inflamación articular.

El **relleno de las erosiones** (*backfill*) se ha descrito como el reemplazo graso del contenido de las erosiones, que se identifica mejor en las secuencias T1 (**Fig. 19-9**). Tiene importancia pronóstica, puesto que se ha descrito que constituye un estadio intermedio en la evolución a la anquilosis articular.

La **metaplasia grasa o depósito de médula ósea grasa**, similar en RM a los cambios de Modic de tipo 2, se produce en zonas previamente inflamadas del hueso, con localización subcondral o periarticular. Tiene bordes bien delimitados y, en estudios de seguimiento, ha demostrado valor pronóstico, indicando una evolución más frecuente a la anquilosis articular.

La **esclerosis subcondral** representa formación reparativa de hueso, y se caracteriza por:

Tabla 19-3. Lesiones de las articulaciones sacroilíacas detectadas por resonancia magnética en pacientes con espondiloartritis

Cambios inflamatorios	Fenómenos destructivos/reparadores
Edema óseo subcondral/yuxtaarticular	Erosiones
Sinovitis	Esclerosis subcondral
Capsulitis (entesitis capsular)	Depósito de médula ósea grasa
Entesitis ligamentosas	Relleno de las erosiones (*backfill*)
-	Anquilosis

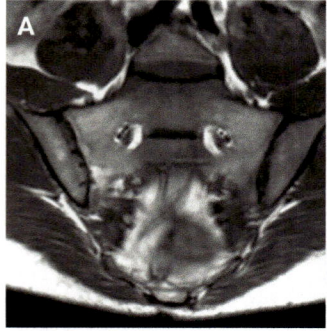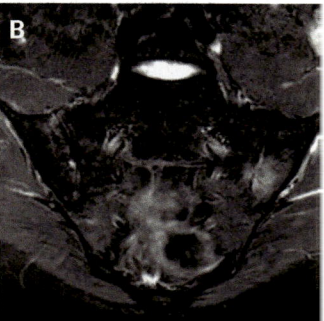

Figura 19-7. Estudio de resonancia magnética de articulaciones sacroilíacas. Cortes coronales oblicuos en secuencias potenciadas en T1 **(A)** y STIR (*short time-tau inversion recovery*) **(B)**: se detectan cambios de edema óseo en las carillas ilíacas de ambos lados, especialmente, en la izquierda, junto con un pequeño foco de edema en la carilla sacra izquierda, identificados en STIR. En la secuencia potenciada en T1, se detectan pequeñas erosiones en la carilla ilíaca derecha. Los hallazgos corresponden a una sacroilitis erosiva, que cumple los criterios de la ASAS (Assessment of Spondyloarthritis International Society).

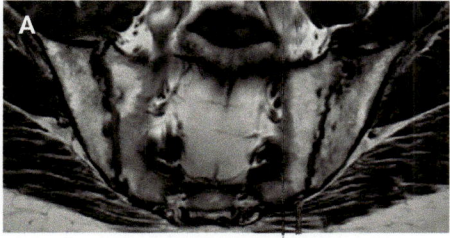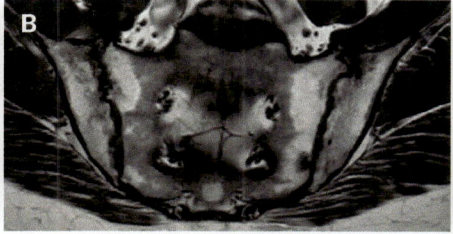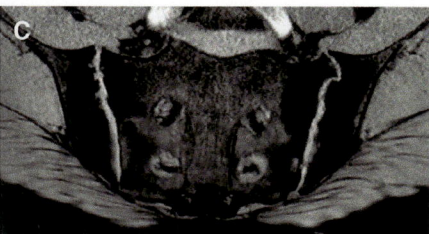

Figura 19-8. Estudio de resonancia magnética de las articulaciones sacroilíacas. Cortes coronales oblicuos en secuencias T1 (**A** y **B**) y THRIVE (*T1-weighted high-resolution isotropic volume examination*) **(C)**: se detectan marcados cambios destructivos/reparativos en ambas articulaciones, con pequeñas erosiones, que se ponen de manifiesto mejor en **C**, cambios de metaplasia grasa, esclerosis subcondral, y pérdida de la interlínea en el cuadrante superior de la articulación sacroilíaca izquierda en **A**.

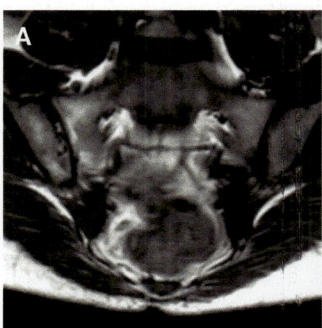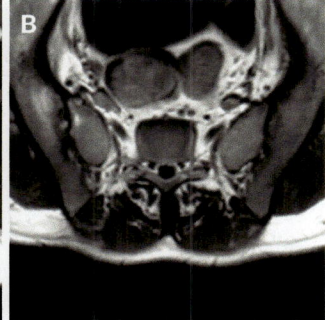

Figura 19-9. Estudio de resonancia magnética de las articulaciones sacroilíacas. Cortes coronal oblicuo **(A)** y axial oblicuo **(B)** en secuencias potenciadas en T1: se detectan cambios de daño estructural que predominan en el lado derecho, con áreas de metaplasia grasa subcondral en ambas carillas y erosiones con relleno (*backfill*) en la carilla ilíaca.

- Predominio en el lado ilíaco de la articulación (por el menor grosor del cartílago en esta carilla).
- Baja señal en todas las secuencias, sin realce tras administrar gadolinio.
- Extensión a > 5 mm de la cavidad articular (en la artropatía degenerativa, el grosor es menor, lo que resulta útil en el diagnóstico diferencial).

La **anquilosis**, estadio final de la enfermedad, en RM, consiste en la desaparición de la interlínea articular, reemplazada por tejido óseo, con alta señal en T1 por el predominio de la médula ósea grasa. Puede ser parcial o completa.

Diagnóstico: criterios de clasificación de espondiloartritis

El diagnóstico se establece mediante varios criterios de clasificación para las espondiloartritis, consideradas como enfermedades individuales, subgrupos o como un complejo completo.

Los criterios de clasificación se emplean para realizar el diagnóstico en muchas enfermedades reumáticas, pero son diferentes de los criterios de diagnóstico con los que están familiarizados los radiólogos, definidos como un conjunto de signos, síntomas y pruebas usadas en la práctica clínica de rutina para guiar el manejo de los pacientes. Los criterios de diagnóstico deben ser amplios, reflejar las diferentes características del proceso de una enfermedad y acercarse al 100 % de sensibilidad y especificidad. Además, deben basarse en las prevalencias locales de una enfermedad en particular

y de las otras enfermedades incluidas en el diagnóstico diferencial.

En comparación, los criterios de clasificación son definiciones estandarizadas destinadas principalmente a permitir la inclusión de pacientes en estudios clínicos. Los criterios de clasificación definen un grupo homogéneo en todas las regiones geográficas y requieren una alta especificidad, incluso con pérdida de sensibilidad; la razón es evitar exponer a los pacientes que pueden no tener la enfermedad a los posibles riesgos asociados a tratamientos experimentales.

A pesar de que los criterios de clasificación fueron desarrollados para la investigación, muchos autores los consideran valiosos en la práctica clínica y han recomendado su uso con fines diagnósticos, como es el caso de las espondiloartritis.

Unos de los criterios de clasificación más utilizados en la práctica clínica son los criterios de Nueva York modificados de 1984 para la espondilitis anquilosante, un conjunto que incluye componentes clínicos y radiológicos (**Tabla 19-4**).

En la artritis psoriásica, se utilizan comúnmente los criterios de clasificación de la artritis psoriásica (CASPAR, Classification Criteria for Psoriatic Arthritis) de 2006 (**Tabla 19-5**), que incluyen componentes clínicos, de laboratorio y radiológicos.

Tanto los criterios modificados de Nueva York como los criterios CASPAR se desarrollaron para su uso en pacientes con enfermedad de larga evolución. Los criterios modificados de Nueva York incluyen un ítem radiográfico obligatorio y, debido a que se requiere una inflamación articular prolon-

Tabla 19-4. Criterios diagnósticos de Nueva York modificados para la espomdiloartropatía (1984)	
Criterios clínicos	
1. Dolor lumbar ≥ 3 meses que mejora con el ejercicio y no cede con el reposo	
2. Limitación de la movilidad de la columna lumbar en los planos frontal y sagital	
3. Reducción de la expansión torácica corregida por edad y sexo	
Criterios radiológicos	
Espondiloartropatía definida	1. Sacroilitis bilateral grado 2-3 o sacroilitis unilateral grado > 3 con al menos un criterio clínico
	2. Al menos 4 criterios clínicos

Tabla 19-5. Criterios CASPAR (ClASiffication criteria for Psoriatic ARthritis): criterios de clasificación para la artritis psoriásica

El paciente debe presentar enfermedad inflamatoria articular (articulación, columna o entesis) y ≥ 3 puntos de los siguientes criterios

Categoría	Descripción	Puntos
Psoriasis actual o antecedentes personales o familiares de psoriasis	• Psoriasis actual: enfermedad de la piel o placa confirmada por dermatólogo o reumatólogo • Antecedentes personales: obtenidos del paciente, médico de familia, dermatólogo, reumatólogo u otro médico cualificado • Antecedentes familiares: presencia de psoriasis en familiar de primero o segundo grado según el informe del paciente	2 (actual) o 1 (antecedentes)
Distrofia ungueal psoriásica en el examen actual	Onicólisis, hiperqueratosis, *pitting*	1
Factor reumatoideo negativo	–	1
Dactilitis	Hinchazón de un dedo entero	1
Neoformación ósea yuxtaarticular en radiografía	Osificación mal definida cerca de los márgenes de las articulaciones (excluyendo la formación de osteofitos) en las radiografías de la mano o el pie	1

Sensibilidad: 91,4 %; especificidad: 98,7 %

Adaptada de: Taylor W, Gladman D, Helliwell P, Marchesoni A, Mease P, Mielants H; CASPAR Study Group. Classification criteria for psoriatic arthritis: development of new criteria from a large international study. Arthr Rheum. 2006;54(8):2665-73.

gada (entre 7 y 10 años desde el inicio de los síntomas) para que aparezcan los cambios radiográficos estructurales, estos criterios funcionan mal para la detección de la espondilitis anquilosante en fases iniciales. Por el contrario, el ítem radiográfico, que también es poco sensible en fases iniciales, no es obligatorio para el diagnóstico de artritis psoriásica con criterios CASPAR y, por tanto, el rendimiento general de estos criterios de clasificación es satisfactorio cuando se aplica a cohortes con artritis psoriásica temprana, con estimaciones de sensibilidad que van del 77 al 89 %, y con una especificidad que va del 96 al 99 %.

Más recientemente, la ASAS desarrolló dos conjuntos de criterios de clasificación para abarcar el espectro de las espondiloartritis, que se dividen según la presentación clínica predominante en espondiloartritis axial y espondiloartritis periférica.

Los criterios de clasificación de espondiloartritis axial de 2009 (**Tabla 19-6**) se pueden aplicar a pacientes que presentan lumbalgia crónica de más de tres meses de duración, que comienza antes de los 45 años de edad. Una vez que se cumplen los criterios de ingreso, se pueden cumplir dos vías: *a)* la de imágenes (sacroilitis con, al menos, una característica clínica de espondiloartritis) o *b)* clínica (positividad para HLA-B27, con, al menos, dos características de espondiloartritis).

La sacroilitis por imagen está estrictamente definida, y es obligatorio el edema subcondral de la médula ósea definido en la RM (**Tabla 19-7**) o el cumplimiento del componente radiográfico de los criterios modificados de Nueva York. Cuando se validaron externamente, los nuevos criterios funcionaron bien (rendimiento general: especificidad del 83 % y sensibilidad

del 84 %), mientras que el grupo de imágenes demostró una especificidad del 97 %, con una sensibilidad menor, del 66 %.

Estos nuevos criterios han permitido identificar a un grupo de pacientes que presenta las mismas características de agregación familiar y asociación al antígeno HLA-B27 e idénticas manifestaciones clínicas que los pacientes con espondilitis anquilosante, y en los que las articulaciones sacroilíacas son normales en las Rx, pero muestran signos de sacroilitis activa en la RM y que se ha denominado **espondilitis axial no radiológica** o **no radiográfica**.

En 2016, se realizó una revisión de los criterios de clasificación de la ASAS para la espondiloartritis axial, que no modificó la definición de la sacroilitis activa en RM, pero estableció: *a)* que los cambios de edema óseo deben estar presentes claramente y ubicados en una localización típica (en el hueso subcondral) y ser muy sugestivos de espondiloartritis, y *b)* que la evaluación del daño estructural (especialmente, de las erosiones) puede aumentar la confianza en el diagnóstico, lo que enfatiza la valoración simultánea de las imágenes en STIR o SG con las de las secuencias potenciadas en T1 y T1 con SG.

El principal problema de estos criterios de clasificación de la ASAS estriba en la definición de «sacroilitis activa en RM», puesto que se ha demostrado que estos cambios de edema óseo subcondral no son específicos y pueden aparecer:

• En individuos asintomáticos jóvenes: en algunas series, se detecta edema óseo sacroilíaco en RM que cumple criterios de la ASAS en entre un 17,2 y un 23,4 % de los casos. Estos cambios de edema no son extensos, es decir, no se

Tabla 19-6. Criterios de la ASAS (Assessment of Spondyloarthritis International Society) de clasificación de la espondiloartritis axial (EspA)

En pacientes con lumbalgia ≥ 3 meses y edad en el debut clínico < 45 años

Sacroilitis en imagen* + ≥ 1 características de EspA**	HLA-B27 + ≥ otras 2 características de EspA
**Características de EspA: • Lumbalgia inflamatoria • Artritis • Entesitis (talón) • Uveítis • Dactilitis • Psoriasis • Enfermedad de Crohn/colitis ulcerosa • Buena respuesta a AINE • Historia familiar de EspA • HLA-B27 • PCR elevada	*Sacroilitis en imagen: • Inflamación activa (aguda) en RM altamente sugestiva de sacroilitis asociada a EspA o • Sacroilitis radiográfica definida según los criterios de Nueva York modificados

AINE: antiinflamatorios no esteroideos; HLA: antígeno leucocitario humano (*human leukocyte antigen*); PCR: proteína C-reactiva; RM: resonancia magnética.

Tabla 19-7. Definición de la ASAS (Assessment of Spondyloarthritis International Society) de sacroilitis (SI) en resonancia magnética (RM)

Definición de la ASAS de RM de SI positiva:
• Es obligatoria la presencia de edema óseo subcondral (osteítis)
• La presencia solo de sinovitis, capsulitis o entesitis, sin edema óseo subcondral es compatible, pero no suficiente para hacer el diagnóstico de sacroilitis activa

Lesiones requeridas:
• Si se detecta solamente «una lesión inflamatoria activa» (foco de edema óseo), esta lesión debe estar presente en, al menos, dos cortes consecutivos
• Se considera diagnóstica la detección de «dos o más lesiones inflamatorias activas», incluso si están presentes solo en un corte

extienden en profundidad al hueso subcondral y se localizan en la región inferior del ilíaco y en la región superior del sacro, tanto anterior como posterior, que probablemente corresponden a zonas de mayor carga mecánica del hueso esponjoso.

• En reclutas militares y en deportistas (corredores aficionados y jugadores profesionales de hockey), la RM demuestra cambios de edema óseo que cumple los criterios de la ASAS en un 23-43 % de los casos; en el caso de los reclutas, el porcentaje aumentó desde un 23 a un 36 % tras seis semanas de instrucción, mientras que, en el grupo de corredores, el porcentaje subió de un 30 a un 35 % tras correr una distancia de 6 km. De nuevo, la localización del edema óseo fue específica: las regiones anterosuperior del sacro y posteroinferior del ilíaco.

• El edema óseo en RM de las articulaciones sacroilíacas relacionado con el embarazo es frecuente, y ocurre en pacientes con dolor, pero también asintomáticas. La aparición del edema óseo parece comenzar ya durante el embarazo. En un estudio longitudinal que incluyó a mujeres embarazadas y en el posparto, se observó edema óseo en la RM de las articulaciones sacroilíacas durante el embarazo, con una prevalencia aumentada tres meses después del parto, seguida de una disminución gradual. A los 12 meses del posparto, el edema óseo subcondral ocurrió en, aproximadamente, el 40 % de las mujeres, a veces, acompañado de imágenes de erosión, esclerosis y depósito de grasa. La extensión de edema óseo subcondral puede ser tan pronunciada como en la espondiloartritis axial, ocasionalmente, con una profundidad > 1 cm. Esto implica el riesgo de establecer un diagnóstico incorrecto de espondiloartritis axial en pacientes con dolor lumbar, al menos, 12 meses después del parto y, por tanto, constituye un diagnóstico diferencial importante. Sin embargo, el edema óseo generalmente se detecta en el área anterior de las carillas, con mayor carga biomecánica, especialmente, en la porción anterior-media de la articulación. Habitualmente, no se identifican erosiones (o, si las hay, son aisladas), ni relleno de las erosiones (*backfill*) o anquilosis. Por el contrario, las áreas con edema óseo pueden evolucionar a metaplasia grasa

Los cambios relacionados con el embarazo pueden evolucionar a osteítis condensante del ilíaco (OCI) posparto con esclerosis y edema de la médula ósea en la región anterior del ilíaco, la ubicación típica de los cambios en la OCI, así como en el sacro.

La importancia clínica del edema óseo en las sacroilíacas posparto en personas sin espondiloartritis no está claramente establecida. En cualquier caso, la alta prevalencia de edema óseo en las sacroilíacas, incluso a los 12 meses del parto, subraya la importancia de recoger en la historia clínica si ha habido embarazos previos al evaluar estos estudios, especialmente, en casos de lumbalgia en mujeres en el puerperio, para evitar un diagnóstico incorrecto de espondiloartritis axial.

Diagnóstico diferencial

El diagnóstico diferencial se establece con la OCI, la artritis séptica, la artrosis y la hiperostosis esquelética idiopática difusa (DISH, *diffuse idiopathic skeletal hyperostosis*).

Osteítis condensante del ilíaco

La OCI es una afección autolimitada caracterizada por esclerosis del hueso ilíaco, que se encuentra incidentalmente en imágenes en pacientes asintomáticos o en aquellos que presentan dolor lumbar. La mayoría de pacientes son mujeres con antecedentes de embarazo, pero también puede observarse, con menor frecuencia, en mujeres sin embarazos previos o en hombres.

Aunque algunas de las características de presentación a veces pueden superponerse con las de la espondiloartritis axial, dado que suele observarse en mujeres fértiles, la ausencia de anomalías en los valores de laboratorio es habitual en la OCI.

En las Rx, se observa una zona esclerosa, de morfología triangular, bien delimitada, localizada en las carillas ilíacas, habitualmente, de carácter bilateral, aunque no siempre es simétrica, con espacio articular respetado. La tomografía computarizada (TC) demuestra la localización subcondral en la región anterior de las carillas ilíacas de los cambios de esclerosis, con ocasionales cambios de esclerosis en las carillas sacras. No se observan erosiones de las carillas articulares en Rx o TC.

La presentación en RM puede ser difícil de diferenciar de la espondiloartritis axial. Los cambios de esclerosis subcondral pueden ser parecidos a los observados en la espondiloartritis axial, y se asocian a edema óseo subcondral en un 48 a un 90 % de los casos. La localización anterior de estas alteraciones y la ausencia, o el número limitado, de erosiones, con conservación del espacio articular apoyan el diagnóstico de OCI. Es importante recordar que los cambios de edema óseo nunca afectan a la región posterior del compartimento sinovial de las articulaciones sacroilíacas en la OCI.

La principal hipótesis postula que esta entidad aparece debido a los cambios biomecánicos secundarios a la gestación, con laxitud de los ligamentos sacroilíacos, de forma que se producen cambios de esclerosis como una adaptación a un estrés anormal, con una localización característica. Parece existir una asociación entre las formas de OCI sintomáticas y la presencia de edema óseo en la RM, por lo que el diagnóstico diferencial basado solo en la RM puede ser muy difícil. En estos casos, es importante cotejar las imágenes de RM con las Rx.

Artritis séptica

La artritis séptica en fase inicial puede plantear el diagnóstico diferencial con la sacroilitis propia de la espondiloartritis axial. Se caracteriza por ser unilateral en la gran mayoría de los casos. Presenta las siguientes manifestaciones clínicas:

- Síntomas de curso insidioso.
- No siempre hay fiebre.
- Aumento de reactantes de fase aguda.
- Las Rx suelen ser normales o anodinas.

En RM, la sacroilitis séptica se caracteriza por lo siguiente:

- Suele ser unilateral (Fig. 19-10).
- Edema óseo subcondral/periarticular extenso (que, de nuevo, representa osteítis).
- Erosiones: seudoensanchamiento del espacio articular.

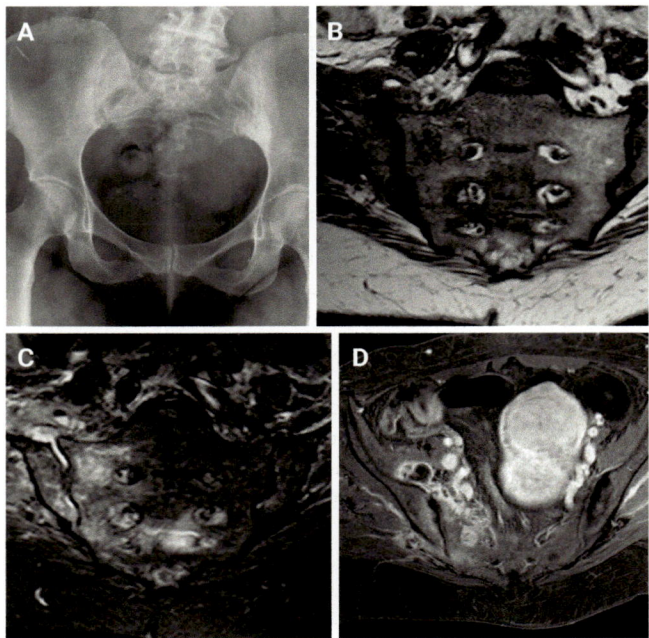

Figura 19-10. Sacroilitis séptica. Radiografía de pelvis **(A)**: en la articulación sacroilíaca derecha, se detectan erosiones, con desdibujamiento de las corticales articulares, mientras que, en el lado izquierdo, se observan cambios de esclerosis subcondral ilíaca, de forma triangular, correspondientes a osteítis condensante del ilíaco izquierdo. Cortes coronales oblicuos de resonancia magnética (RM) en secuencias potenciadas en T1 **(B)** y STIR (*short time-tau inversion recovery*) **(C)**: extensos cambios de edema óseo en ambas carillas de la articulación sacroilíaca derecha, con ensanchamiento del espacio articular y edema y pequeña colección en partes blandas yuxtaarticulares. Corte axial de RM en secuencia potenciada en T1 con supresión grasa con contraste intravenoso **(D)**: la colección líquida de paredes hipercaptantes localizada por delante de la articulación sacroilíaca derecha corresponde a un absceso yuxtaarticular. Los cambios de osteítis condensante ilíaca se reflejan en forma de zona de baja señal en el hueso subcondral del ilíaco.

- Extensión de la inflamación extraarticular desde las fases iniciales del proceso: desde cambios de edema, flemón o absceso; de ahí la necesidad de administrar contraste intravenoso (v. **Fig. 19-10**).
- Rápidamente progresiva (semanas).

Artrosis

La artrosis de las articulaciones sacroilíacas es una entidad clínicamente poco relevante, siendo relativamente frecuentes los cambios radiológicos a partir de los 40 a 50 años en pacientes asintomáticos. La frecuencia de las manifestaciones artrósicas aumenta en pacientes de edad avanzada, obesos y con secuelas de fractura-luxación del anillo pélvico. Algunas variantes anatómicas de la charnela lumbosacra y de las propias articulaciones sacroilíacas son factores predisponentes a la aparición de cambios artrósicos.

Sus manifestaciones radiológicas se parecen en parte a los de la sacroilitis, con reducción del espacio articular y esclerosis subcondral, pero algunos datos, como los osteofitos y el signo del vacío apoyarán el diagnóstico. Los osteofitos predominan en los márgenes anterior y superior.

En RM, se verá señal muy alta en la cavidad articular debida a derrame, osteofitos marginales anteriores, y escaso edema óseo (a los que no debe prestarse demasiada atención, pese a que, ocasionalmente, cumplirían los requisitos de los criterios de la ASAS) (**Fig. 19-11**). Estos cambios de edema no suelen ser profundos, es decir, no llegan lejos de la cortical articular, y no suele haber erosiones o son de número limitado.

Hiperostosis esquelética idiopática difusa

La DISH consiste en un trastorno que se da habitualmente en individuos asintomáticos y se caracteriza por la aparición de focos de osificación en las inserciones óseas de ligamentos y tendones, típicamente, en los cuerpos vertebrales. Las zonas de osificación vertebral aparecen en el margen anterior o anterolateral derecho somático, a cierta distancia del espacio discal, cuya altura típicamente está conservada. Habitualmente, se trata de un hallazgo radiográfico y, en la descripción inicial de la entidad, se consideraba que respetaba las articulaciones sacroilíacas.

Sin embargo, estudios más recientes han demostrado que, en esta entidad, las articulaciones sacroilíacas presentan frecuentemente anquilosis de la parte sinovial, osificación de los ligamentos interóseos de la parte posterior articular, así como aparición de puentes óseos marginales anteriores y posteriores a la cavidad sinovial (**Fig. 19-12**). Estos cambios pueden simular una sacroilitis en las Rx y la TC. En RM, estos cambios se pueden asociar ocasionalmente a edema óseo, pero habitualmente la DISH se da en individuos de edad avanzada y la demostración de los típicos cambios radiográficos en la columna suele ayudar a establecer un correcto diagnóstico diferencial.

ARTRITIS POR MICROCRISTALES: GOTA

La gota es una enfermedad producida por el depósito de cristales microscópicos de ácido úrico en las articulaciones, ocasionando su inflamación dolorosa.

La **fase inicial de la gota** se caracteriza por episodios de monoartritis aguda debidos al depósito de cristales de urato monosódico, sobre todo, en la cavidad articular, pero también en otros tejidos periarticulares. Ello induce la aparición de sinovitis y de cambios inflamatorios periarticulares, que pueden reflejarse en forma de tumefacción yuxtaarticular en las Rx. Sin embargo, la ecografía o la RM permiten detectar y caracterizar mejor estos cambios inflamatorios.

La **gota tofácea crónica** viene definida por la aparición de **tofos**, que son agregados de cristales de urato monosódico rodeados por una reacción granulomatosa. Los tofos son una manifestación tardía de la enfermedad, y su aparición es indicativa de un retraso en el diagnóstico o de un tratamiento incorrecto.

Los tofos son típicamente periarticulares, pero pueden ser intraarticulares, intraóseos y también pueden verse a distancia de la articulación.

Patrón de distribución

La **artritis gotosa aguda** suele ser monoarticular, con especial predilección por la primera articulación metatarsofalángica, que representa hasta la mitad de los casos. El tarso, el tobillo y la rodilla también son localizaciones frecuentes de esta fase de la enfermedad.

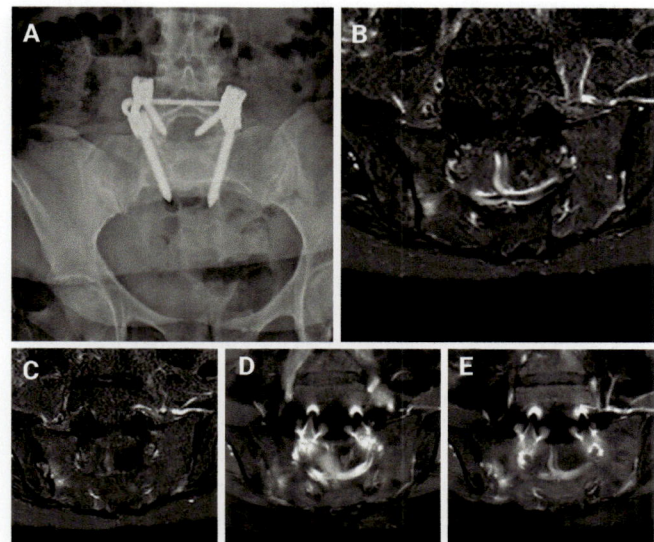

Figura 19-11. A) Radiografía simple de las articulaciones sacroilíacas. El espacio articular está reducido en el lado derecho, con leve esclerosis subcondral, sin evidencia de erosiones. Se observa material de osteosíntesis por artrodesis de la quinta vértebra lumbar y la primera sacra (L5-S1). Cortes coronales oblicuos de resonancia magnética (RM) en secuencias STIR (*short time-tau inversion recovery*) (**B** y **C**) y T1 con supresión grasa con contraste intravenoso (D y E): se detectan cambios de edema óseo subcondral, con hiperseñal en STIR y captación de contraste en ambas carillas de la articulación sacroilíaca derecha, más extensos en el sacro, con geodas subcondrales, y con derrame sinovial en la articulación sacroilíaca izquierda, correspondientes a cambios de artropatía degenerativa. Los tornillos transpediculares de la osteosíntesis provocan artefactos ferromagnéticos en T1 y STIR.

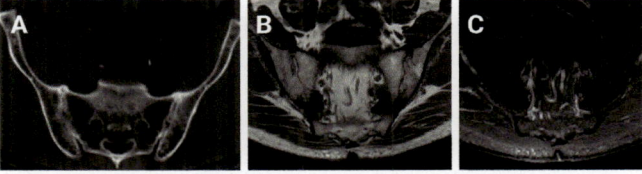

Figura 19-12. Afectación de las articulaciones sacroilíacas en un paciente con hiperostosis esquelética idiopática difusa de 74 años de edad. Corte axial de tomografía computarizada (**A**): se observa osificación capsular en el margen anterior de ambas articulaciones, en el lado derecho, por delante del espacio articular. Se observan también zonas de anquilosis parcial en ambas articulaciones, más extensas en el lado derecho. Cortes coronales oblicuos de resonancia magnética en secuencias potenciadas en T1 (**B**) y STIR (*short time-tau inversion recovery*) (**C**): predominan las zonas de anquilosis en ambos lados, con osificación capsular en el margen articular superior y cambios de transformación grasa del hueso subcondral. No se detectan erosiones, ni fenómenos de edema óseo subcondral/periarticular.

La **gota tofácea crónica** suele ser poliarticular y asimétrica, con predilección por las articulaciones de los dedos de los pies (metatarsofalángicas, interfalángicas, tarsometatarsianas y tarsianas) y de las manos (metacarpofalángicas e interfalángicas).

Otras articulaciones que se ven afectadas con menor frecuencia son las muñecas, los codos y las rodillas. En el codo, la forma de presentación más común es la afectación de la bolsa olecraniana.

Otras localizaciones clásicas, pero menos frecuentes, de los tofos son el hélix del pabellón auricular, la bolsa olecraniana y el tendón de Aquiles. La afectación de hombros, caderas, articulaciones sacroilíacas y de la columna es poco frecuente.

Radiografías

La **artritis gotosa aguda** cursa con escasas o nulas alteraciones en las Rx. Puede identificarse tumefacción de las partes blandas periarticulares, de carácter no específico. En la artritis gotosa aguda, la única utilidad de las Rx es excluir otras patologías como la artritis séptica o la artropatía por depósito de pirofosfato cálcico, que clínicamente pueden presentarse de forma similar.

Las manifestaciones radiológicas de la **gota tofácea crónica** suelen aparecer, aproximadamente, 10-15 años después del primer ataque de artritis, si no se ha instaurado un tratamiento apropiado.

Las principales características radiológicas de la gota tofácea crónica son:

- Tumefacción de las partes blandas periarticulares, asimétrica o excéntrica, como consecuencia del depósito de tofos. Como ya se ha indicado, en ocasiones, se observan a distancia de la articulación, y también pueden ser intraarticulares e intraóseos. Los tofos pueden observarse como imágenes nodulares de aumento de la densidad, localizadas en las partes blandas yuxtaarticulares, que están aumentadas de tamaño (**Fig. 19-13**).
- Conservación del tamaño del espacio articular hasta fases muy avanzadas de la enfermedad.
- Erosiones redondeadas u ovales, delimitadas por bordes esclerosos, con un aspecto «en sacabocados», que pueden ser intraarticulares o periarticulares en función de la localización de los tofos (v. **Fig. 19-13**). Las erosiones intraarticulares se localizan inicialmente en los márgenes de la articulación, para llegar a ser centrales con la progresión de la enfermedad. En la mitad de los casos, las erosiones están parcialmente rodeadas por un borde sobreelevado, un borde óseo en la periferia de la erosión, que se extiende a las partes blandas y recubre parcialmente al tofo en su crecimiento. Este borde sobreelevado no puede considerarse patognomónico, pero sí muy sugestivo de gota tofácea crónica.
- Conservación de la mineralización ósea, excepto si aparece osteopenia por desuso en caso de inmovilización prolongada.

Ocasionalmente, los tofos pueden inducir la aparición de una reacción perióstica del hueso adyacente, especialmente cuando tienen una localización yuxtaarticular o a distancia de la articulación.

Los tofos localizados en los tendones o en proximidad a su inserción pueden asociarse a espículas óseas irregulares en las entesis, como el olécranon, la rótula o el calcáneo. Estas pueden ser difíciles de diferenciar de las observadas en otras entidades como la hiperostosis esquelética idiopática difusa o la artropatía por depósito de pirofosfato cálcico.

La calcificación de los tofos es infrecuente, siendo más común en su periferia, y debe sugerir una alteración concomitante del metabolismo cálcico, a menudo, debida a fallo renal. Excepcionalmente, puede observarse osificación de los tofos.

En, aproximadamente, un 6 % de casos de artritis tofácea gotosa, se observa un aumento de la densidad ósea por calci-

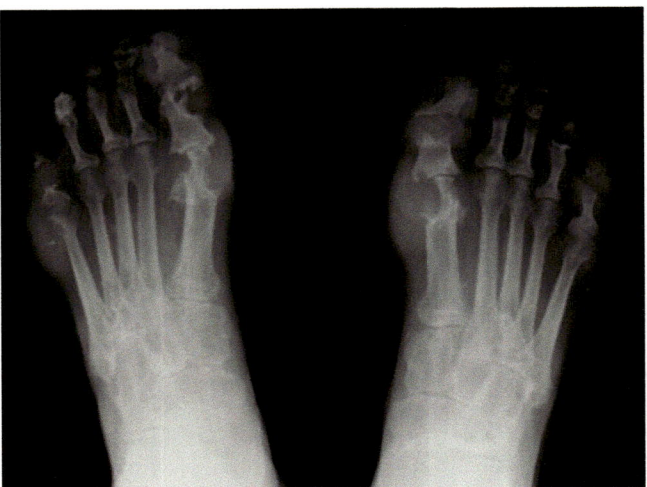

Figura 19-13. Proyección anteroposterior de ambos pies en paciente con artritis gotosa tofácea. La afectación articular predomina en las articulaciones metatarsofalángicas e interfalángicas del primer dedo en ambos lados: se observa tumefacción de partes blandas que corresponde a los tofos, con erosiones de bordes sobreelevados y con espacio articular conservado. Las erosiones provocadas por los tofos condicionan lisis de varias falanges de los dedos, predominantemente, en el quinto dedo del pie derecho.

ficación de tofos intraóseos, fundamentalmente, en regiones yuxtaarticulares; estas calcificaciones intraóseas en las radiografías plantean el diagnóstico diferencial con encondromas y osteonecrosis.

La aparición de fenómenos secundarios de artrosis es frecuente en las fases avanzadas, con formación de osteofitos marginales y esclerosis subcondral.

En fases muy avanzadas de la enfermedad, las erosiones pueden provocar pérdida del espacio articular, que puede ser uniforme, de forma similar a lo observado en la AR. Ocasionalmente, la afectación es tan grave que evoluciona a una artropatía destructiva deformante, que puede remedar una AR o artritis psoriásica, siendo muy rara la anquilosis articular.

El diagnóstico clínico de la gota tofácea crónica suele ser fácil y los tofos fácilmente detectables en la exploración física, por lo que el papel de las Rx es fundamentalmente demostrar el daño estructural articular, siendo un objetivo secundario la identificación de los tofos.

Las características erosiones radiográficas se han incluido en los nuevos criterios de clasificación del la gota del Colegio Estadounidense de Reumatología (ACR, American College of Rheumatology) y de la EULAR.

Ecografía

La ecografía es un procedimiento muy útil para detectar material cristalino en los tejidos blandos, debido a que, por sus propiedades físicas, los cristales de urato monosódico reflejan las ondas de ultrasonido con más intensidad que los tejidos normales en los que se depositan, lo que permite su fácil visualización.

Al igual que en otras enfermedades articulares, se pueden detectar sinovitis, derrame articular y erosiones, inespecíficos.

La detección de punteado hiperecogénico o agregados hiperecogénicos en la cavidad articular (en ambos casos, debidos al depósito de microcristales) se ha denominado el signo de la «tormenta de nieve». Es un hallazgo que se ha señalado como sensible en el diagnóstico de enfermedades microcristalinas, especialmente, condrocalcinosis y gota, pero que puede aparecer también en la artrosis y la AR, entre otros procesos. Es decir, es un signo ecográfico que aumenta la sensibilidad diagnóstica, pero que posee una especificidad baja.

De todos los signos ecográficos de gota, el más reconocido y específico es el «signo del doble contorno». Este signo consiste en el refuerzo hiperecoico de la superficie del cartílago hialino debido a los depósitos condrales de cristales de ácido úrico (**Fig. 19-14**). La reflexión del haz de ultrasonidos sobre la superficie del cartílago recubierta por los cristales de ácido úrico hace que se visualice una imagen hiperecogénica superficial del cartílago, que alcanza un grosor similar al del hueso subcondral.

Diferentes estudios han analizado la validez del signo del doble contorno. Su especificidad es muy alta, siendo las cifras publicadas de entre el 98 y el 100 %, mientras que su frecuencia es de un 45 a un 65 % según los casos, dependiendo de si se exploran articulaciones aisladas o varias de ellas, y también del estadio evolutivo de la enfermedad. Grassi *et al.* examinaron a un grupo de 60 pacientes (34 con enfermedad por cristales de pirofosfato cálcico y 26 con gota) con diagnóstico confirmado por análisis de líquido sinovial. La exploración ecográfica demostró que el signo del doble contorno solo aparecía en los pacientes con gota, mientras que los que tenían enfermedad por depósito de cristales de pirofosfato cálcico presentaban agregados hiperecoicos en la capa media del cartílago, paralelos a la cortical ósea, en forma de línea fina irregular o puntiforme.

Por último, los tofos se identifican ecográficamente como masas hipoecoicas o hiperecoicas heterogéneas, rodeadas por un fino halo hipoecoico, que pueden producir atenuación ecográfica o sombra posterior dependiendo de la densidad del depósito de ácido úrico; esta atenuación también depende de la frecuencia de sonda utilizada y será menor cuanto menor sea la frecuencia utilizada.

Los agregados hiperecoicos y los tofos pueden localizarse en la sinovial articular o en los tendones.

Además de como procedimiento diagnóstico que permite visualizar lesiones de una alta especificidad en el diagnóstico de gota, la ecografía es útil para seleccionar las localizaciones más adecuadas para extraer líquido sinovial o para la aspiración de tofos que permitan la posterior identificación de cristales mediante microscopia.

Tomografía computarizada

La aparición de la tecnología multiforme ha permitido a los equipos de TC realizar estudios con grosor de corte inferior a un milímetro, realizando adquisiciones volumétricas: a partir de los cortes axiales que obtienen estos equipos, se pueden obtener reconstrucciones en cualquier plano, igualando una de las tradicionales ventajas de la RM, así como reconstrucciones tridimensionales.

Una ventaja de la TC es que proporciona una excelente visualización de los tofos, ya que estos presentan una densidad mayor que la de las partes blandas y menor que la del

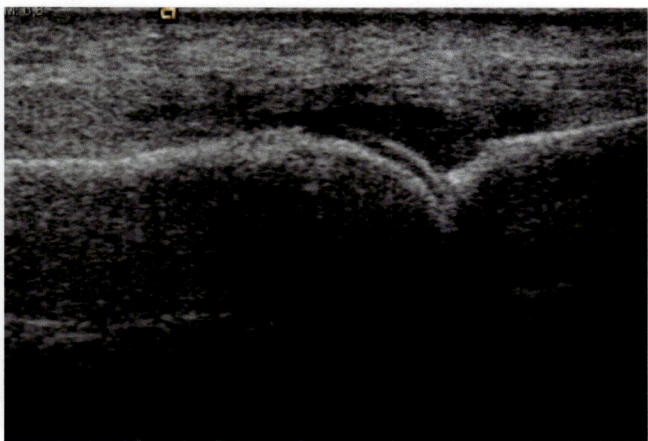

Figura 19-14. Artritis gotosa en la segunda articulación metacarpofalángica. Se observa una línea hiperecogénica en la superficie condral que corresponde al signo del doble contorno, junto con una moderada hipertrofia sinovial.

calcio, con valores de atenuación que oscilan entre 150 y 200 unidades Hounsfield (UH), habitualmente, entre 160 y 170 UH. Como referencia, los depósitos de calcio tienen una densidad de, aproximadamente, 450 UH. Esta densidad es muy característica, por lo que la TC es más específica que la ecografía y la RM en el diagnóstico de los tofos, lo que puede ayudar a establecer el diagnóstico en casos con tofos de localización atípica, como puede ser la columna.

Tomografía computarizada de doble energía

La TC de energía dual o de doble energía (DE) es una nueva tecnología en la que una unidad de TC está equipada con: *a)* dos tubos de rayos X con diferente kilovoltaje, habitualmente, posicionados a 90° uno del otro, *b)* un único tubo de rayos X capaz de emitir haces con diferentes kilovoltajes en intervalos temporales muy cortos, o *c)* doble capa de detectores. En los tres sistemas, se pueden adquirir simultáneamente dos series de cortes de una región anatómica, cada una obtenida por un haz de rayos X diferente: uno con mayor kilovoltaje (135-140 kV) y otro con menor kilovoltaje (80 kV).

Mediante esta técnica, es posible estudiar cómo varía la atenuación de un tejido estudiado en función del kilovoltaje de los dos tubos empleados. De esta forma, mediante programas de análisis de imagen específicos (algoritmo de descomposición de dos materiales), es posible identificar con gran exactitud la localización y extensión de los tofos, y obtener imágenes en tres dimensiones, donde estos aparecen codificados en color (**Fig. 19-15**). Se ha demostrado la alta sensibilidad y especificidad de este método diagnóstico, hasta el punto de ser incluido en los criterios de clasificación de la gota ACR-EULAR.

Las principales indicaciones son la evaluación de casos de artritis aguda en los que el diagnóstico sea no concluyente, y la cuantificación de los tofos, para confirmar el diagnóstico y evaluar la respuesta al tratamiento.

También permite establecer el diagnóstico en articulaciones difíciles de estudiar mediante Rx, como las sacroilíacas y la columna vertebral, aunque estas se ven afectadas en una

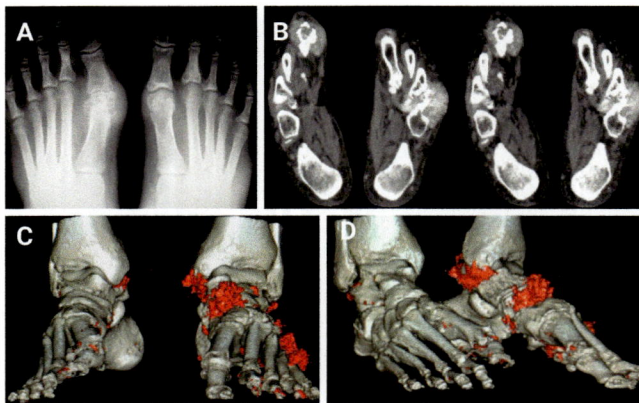

Figura 19-15. Artritis gotosa de ambos pies. Proyección anteroposterior de ambos pies **(A)**: aumento del tamaño de las partes blandas yuxtaarticulares en la articulación metatarsofalángica del primer dedo derecho y en la cara lateral del quinto metatarsiano izquierdo. En el margen medial de la cabeza del primer metatarsiano, se detectan erosiones. Cortes de tomografía computarizada obtenicos con 80 y 140 kV **(B)** y reconstrucciones 3D **(C y D)** con algoritmo de descomposición de materiales para detección de cristales de urato monosódico: los tofos tienen mayor densidad que las partes blandas en **B**, y su extensión se confirma perfectamente en **C y D**.

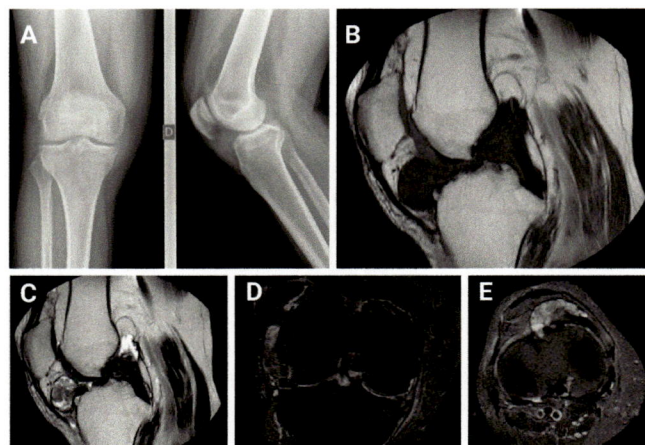

Figura 19-16. Artritis gotosa de la rodilla derecha. Proyecciones anteroposterior y lateral **(A)**: se detecta una erosión en el margen lateral del cóndilo femoral externo y un aumento de la densidad de las partes blandas en la grasa infrarrotuliana. Cortes sagitales en secuencias potenciadas en T1 **(B)** y T2 **(C)**, y coronal en secuencia potenciada en T2 con supresión grada (SG) **(D)** y axial en secuencia de densidad protónica con SG **(E)**: se detectan tofos en la grasa de Hoffa y en la región yuxtacondílea externa, con señal heterogénea en T2. Se acompaña de sinovitis en la escotadura intercondílea, y de erosiones en el cóndilo femoral externo, con leve edema óseo.

minoría de pacientes. La afectación vertebral se considera una gran simuladora, puesto que, en función de la localización de los tofos, puede remedar radiológicamente el aspecto de abscesos epidurales, de tumores epidurales o vertebrales, y de espondilodiscitis. Después de las Rx, la RM suele ser la técnica utilizada en este escenario clínico, pero no caracteriza bien los tofos, a diferencia de la TC-DE.

Las limitaciones de la TC-DE vienen determinadas por los siguientes aspectos: *a)* la utilización de radiación ionizante, aunque los modernos equipos multidetectores, de hasta 320 detectores, permiten obtener imágenes de buena calidad con dosis de irradiación bajas, especialmente, en las extremidades, y *b)* su relativa limitación en la evaluación de la actividad inflamatoria.

Resonancia magnética

Debido a su alta sensibilidad en la valoración de la patología de las partes blandas, la RM permite detectar y localizar los tofos, identificar los cambios inflamatorios en la membrana sinovial articular y en las vainas tendinosas, así como las erosiones y los cambios de edema óseo.

Tofos

La RM es una técnica útil en la evaluación de la localización y extensión de los tofos. Aunque como ya se ha señalado, la TC-DE es superior en la delimitación de sus márgenes, a diferencia de esta técnica, la RM permite valorar la reacción inflamatoria asociada.

La señal del tofo es intermedia, similar a la del músculo, en las secuencias potenciadas en T1. Los tofos presentan una señal variable en las secuencias potenciadas en T2, que son las más sensibles a los cambios de edema (**Fig. 19-16**). El patrón más común es una señal heterogénea, de intermedia a baja. Aunque se ha postulado la calcificación de los tofos

como la causa de esta baja señal, esta es poco frecuente, por lo que la reducción de señal, probablemente, es el resultado de los cristales de urato y de tejido fibroso reactivo. También se ha descrito un patrón de señal aumentada en las secuencias potenciadas en T2.

Los tofos muestran característicamente una intensa captación de contraste que refleja el tejido de granulación y el aumento de la vascularización de la sinovial afectada en el caso de los de localización intraarticular. También puede detectarse un realce heterogéneo en la periferia del tofo.

La RM proporciona igualmente información sobre la morfología de los tofos, que puede variar desde nódulos o masas bien delimitados, a depósitos amorfos mal delimitados que se extienden siguiendo los planos anatómicos o de una forma «permeativa», sin seguir los compartimentos anatómicos. Esta información es crucial en aquellos pacientes en los que se plantee una resección quirúrgica de los tofos, muchos de los cuales no podrán ser resecados.

La RM es una herramienta potencialmente útil en la evaluación del tamaño de los tofos como criterio de valoración en esta enfermedad. Con la información disponible, la administración de gadolinio no sería necesaria en la valoración evolutiva del tamaño de los tofos.

Sinovitis

La sinovitis es un hallazgo muy común en RM en los episodios de artritis aguda.

Cuando se estudian las articulaciones de los pies y las manos en las fases evolucionadas, no complicadas, de la enfermedad, la RM detecta sinovitis en, aproximadamente, un tercio y tenosinovitis en un 16 % de los casos.

Hay que tener en cuenta que el depósito de tofos en la sinovial de las articulaciones o de las bolsas, como en el caso de la bolsa olecraniana, puede presentar una señal de intermedia a baja en T2, similar a la de los tofos extraarticulares.

Erosiones

Las erosiones se identifican en RM como defectos óseos, bien delimitados, con pérdida de la baja señal normal del hueso cortical y pérdida de la señal normal del hueso esponjoso.

La RM demuestra también la estrecha asociación entre tofos y erosiones (v. **Fig. 19-16**). En las series con mayor número de casos, con formas graves de la enfermedad, se observan tofos en un 71 % y erosiones en un 69 % de casos. La señal de los tofos intraóseos causantes de las erosiones suele ser similar o idéntica a la de los tofos extraarticulares. Las erosiones se asocian fuertemente a la presencia de tofos, pero no a la de edema óseo o sinovitis. Estos hallazgos resaltan la naturaleza única de la osteopatología de la gota.

Edema óseo

El edema óseo se define como una alteración de la señal del hueso esponjoso, que tiene característicamente límites mal delimitados, una señal baja en las secuencias potenciadas en T1 y alta en las secuencias en T2 y STIR, y realce tras la administración de material de contraste por vía intravenosa.

El edema óseo parece un hallazgo muy común en RM en los episodios de artritis aguda.

Por el contrario, en las fases evolucionadas de la enfermedad, el edema óseo es menos frecuente, habiéndose descrito en un 36 % de casos con gota tofácea crónica de manos o pies no complicada. Estos cambios de edema suelen ser moderados, y se localizan típicamente en proximidad a las erosiones.

En los casos de artritis gotosa complicados con osteomielitis, la RM detecta, en la gran mayoría de los casos, cambios de edema óseo muy extensos, de carácter más difuso.

La utilidad de la RM en la práctica clínica diaria quedaría limitada a la de una técnica de «segunda línea», útil cuando se sospechen determinadas complicaciones de la enfermedad, como la osteomielitis, la rotura tendinosa secundaria a depósito tofáceo, o las raras complicaciones neurológicas secundarias al depósito raquídeo de tofos; en esta última situación, de forma combinada con la TC-DE, como se indicó anteriormente. En casos de tofos de localización atípica en los que no se sospeche clínicamente artritis gotosa tofácea, la RM puede ayudar a establecer el diagnóstico, especialmente, si los tofos extraarticulares se asocian a las alteraciones articulares ya descritas; en este último escenario clínico, es muy útil interpretar la RM juntamente con Rx de la región anatómica afectada.

Las limitaciones de esta técnica vienen dadas por su alto coste y por su limitada disponibilidad en determinados centros.

Criterios de clasificación de la gota

Los criterios de clasificación de la gota del ACR y de la EULAR de 2015 (**Tabla 19-8**) incluyen tres criterios de imagen: el signo del doble contorno en ecografía, la detección de tofos en las reconstrucciones tridimensionales con algoritmo de descomposición de materiales en la TC-DE, y la identificación de erosiones «en sacabocados» en Rx.

El criterio de entrada para los nuevos criterios de clasificación requiere la aparición de, al menos, un episodio de inflamación, dolor o sensibilidad articular o bursal periférica. La

Tabla 19-8. Criterios de la clasificación ACR/EULAR de 2015 (≥ 8 puntos)		
	Categorías	**Puntuación**
Paso 1. Criterio de entrada (necesario)	Al menos, un episodio de inflamación, dolor o sensibilidad en una articulación o bolsa periférica	–
Paso 2. Criterio suficiente (si se cumple, puede clasificarse como gota, sin aplicar el paso 3)	Presencia de cristales de UMS en una articulación o bolsa sintomática o tofo	–
Paso 3. Criterios (utilizar si no se cumplen los definidos en el paso 2)	–	–
Criterios clínicos		
Patrón de afectación de la articulación/bolsa durante los episodios sintomáticos (al menos, una vez)[a]	Tobillo o tarso (como parte de un episodio monoarticular u oligoarticular sin afectación de la primera articulación metatarsofalángica)	1
	Afectación de la primera articulación metatarsofalángica (como parte de un episodio monoarticular u oligoarticular)	2
Características de los episodios sintomáticos:		
Eritema que recubre la articulación afectada (informado por el paciente u observado por el médico)	Una característica	1
No puede soportar el tacto o la presión en la articulación afectada	Dos características	2
Gran dificultad para caminar o incapacidad para usar la articulación afectada	Tres características	3

(Continúa)

Tabla 19-8. Criterios de la clasificación ACR/EULAR de 2015 (≥ 8 puntos) (*Cont.*)

Curso temporal de episodio(s) (alguna vez):		
Tiempo hasta el dolor máximo < 24 horas	Un episodio típico	1
Resolución de los síntomas en ≤ 14 días	Episodios típicos recurrentes	2
Resolución completa (al nivel inicial) entre episodios sintomáticos	–	–
Evidencia clínica de tofo		
Nódulo subcutáneo drenante o similar a la tiza debajo de la piel transparente, a menudo, con vascularización suprayacente, ubicado en localizaciones típicas: articulaciones, oídos, olécranon bolsa, yemas de los dedos, tendones (p. ej., tendón de Aquiles)	Presente	4
Criterios de laboratorio		
Urato sérico: medido por el método de la uricasa		
Idealmente, debe puntuarse en un momento en que el paciente no esté recibiendo tratamiento para reducir el urato y hayan pasado > 4 semanas desde el comienzo de un episodio (es decir, durante el período intercrítico); si es posible, se debe volver a probar bajo esas condiciones. Se debe puntuar el valor más alto independientemente del tiempo	< 4 mg/dL (< 0,24 mmol/L)[b] 6-< 8 mg/dL (0,36- < 0,48 mmol/L) 8-< 10 mg/dL (0,48-< 0,60 mmol/L) ≥ 10 mg/dL (≥ 0,60 mmol/L)	–4 2 3 4
Análisis del líquido sinovial de una articulación o bolsa sintomática (alguna vez) (debe ser evaluado por un observador capacitado)[c]	UMS negativo	–2
Criterios de imagen		
Evidencia por imágenes de depósito de urato en una articulación o bolsa sintomática: evidencia ecográfica de signo de doble contorno[d] o TC-DE que demuestra depósito de urato[e]	Presente (cualquier modalidad)	4
Evidencia por imágenes de daño articular relacionado con la gota: la radiografía convencional de manos y/o pies demuestra, al menos, una erosión[f]	Presente	4

[a]Los episodios sintomáticos son períodos de síntomas que incluyen hinchazón, dolor y/o sensibilidad en una articulación periférica o bolsa.
[b]Si el nivel de urato sérico es < 4 mg/dL, reste 4 puntos; si el nivel de urato sérico es ≥ 4-< 6 mg/dL, puntúe este ítem como 0.
[c]Si la microscopia polarizada del líquido sinovial de una articulación o bolsa sintomática (alguna vez), realizada por un observador capacitado, no demuestra cristales de UMS, reste 2 puntos. Si no se evaluó el líquido sinovial, califique este ítem como 0. Si no está disponible, califique estos ítems como 0.
[d]Realce irregular hiperecoico sobre la superficie del cartílago hialino, que es independiente del ángulo de insonación del haz de ultrasonidos (nota: el falso positivo del signo del doble contorno debe desaparecer con un cambio en el ángulo de insonación de la sonda).
[e]Identificación de urato codificado por color en localizaciones articulares o periarticulares. Las imágenes deben adquirirse con un equipo de TC de energía dual, con datos adquiridos a 80 y 140 kV, y analizados mediante un software específico para la gota con un algoritmo de descomposición de dos materiales que codifica el urato por colores.
ACR: American College of Rheumatology; EULAR: European League Against Rheumatism; TC: tomografía computarizada; TC-DE: tomografía computarizada de doble energía; UMS: urato monosódico.

presencia de cristales de urato monosódico en una articulación o bolsa sintomática (es decir, líquido sinovial) o en un tofo es criterio suficiente para clasificar al sujeto como enfermo de gota, y no requiere puntuación adicional. Los nuevos criterios de clasificación incluyen criterios clínicos (patrón de afectación de la articulación/bolsa, características y evolución temporal de los episodios sintomáticos), de laboratorio (urato sérico, y aspirado de líquido sinovial con urato monosódico negativo) y de diagnóstico por imagen (los tres criterios previamente descritos). La sensibilidad y especificidad de estos criterios son elevadas: del 92 y el 89 %, respectivamente.

La RM y la TC convencional no cuentan con suficientes datos publicados para respaldar su consideración en estos criterios de clasificación.

Para la ecografía, el hallazgo requerido es el signo del doble contorno, definido como un realce irregular hiperecoico sobre la superficie del cartílago hialino que es independiente del ángulo de incidencia del haz de ultrasonidos (puede aparecer un falso positivo [artefacto] en la superficie del cartílago, pero

debería desaparecer con un cambio en el ángulo de incidencia del haz de ultrasonidos).

Para la TC-DE, la detección de tofos se define como la presencia de urato codificado por colores en zonas articulares o periarticulares. Las imágenes deben adquirirse utilizando un equipo de TC-DE, con datos adquiridos a 80 y 140 kV y analizados utilizando un *software* específico para la gota, con un algoritmo de descomposición de dos materiales que codifica el urato por colores (v. **Fig. 19-15**). Un resultado positivo de la exploración se define como la presencia de urato codificado por colores en las zonas articulares o periarticulares. El lecho ungueal, el tamaño submilimétrico, la piel, el movimiento, el endurecimiento del haz y los artefactos vasculares no deben interpretarse como evidencia de depósito de urato en la TC-DE.

La puntuación de los hallazgos en imagen solo es aplicable a una articulación o bolsa sintomática, es decir, que presente hinchazón, dolor o sensibilidad, y se evalúa de la siguiente forma: presente en cualquiera de las dos modalidades (ecografía o TC-DE) o negativa/no realizada (es decir, no se realizó ninguna de las dos modalidades). Es decir, si cualquiera de las dos modalidades de diagnóstico por imagen muestra el hallazgo requerido, se considera que hay depósito de ácido úrico.

Por último, el tercer ítem de imagen consiste en la detección de lesiones articulares relacionadas con la gota, que deben puntuarse en la Rx convencional de manos y/o pies: se valora la detección de, al menos, una erosión relacionada con la gota, que se define como una rotura cortical con margen esclerótico y borde sobresaliente. La localización de estas erosiones en las articulaciones interfalángicas distales y su aspecto «en ala de gaviota» no deben considerarse como puntuables, ya que pueden aparecer también en la artrosis.

 PUNTOS CLAVE

- Las técnicas de imagen desempeñan un papel creciente en el diagnóstico en la fase inicial de la enfermedad, denominada AR de inicio o de reciente comienzo, con una duración de los síntomas inferior a 6 o 12 meses.
- El aumento de la vascularización del engrosamiento sinovial, detectado mediante ecografía en modo Doppler energía, confirma el diagnóstico ecográfico de sinovitis activa en los pacientes con AR y permite su diferenciación del líquido articular heterogéneo.
- La diferenciación entre derrame articular y sinovitis en pacientes con AR requiere habitualmente de la administración de contraste paramagnético, pero las secuencias de difusión pueden diferenciar entre ambos procesos y evitar su inyección.
- El edema óseo en pacientes con AR es indicativo de osteítis y tiene valor pronóstico, al ser predictivo de la aparición de erosiones, que representan el fenómeno inicial del daño estructural articular.
- El diagnóstico de sacroilitis activa mediante los criterios de clasificación de la ASAS se emplea de forma habitual para el diagnóstico de la espondiloartritis axial. Sin embargo, estos criterios adolecen de falta de especificidad, y se recomienda la búsqueda de datos asociados de daño estructural (erosiones) que aumenten la confianza en el diagnóstico.
- Las secuencias de difusión pueden ayudar en la identificación y cuantificación de los cambios de edema óseo en la sacroilitis en los pacientes con espondiloartritis.
- El diagnóstico diferencial de la sacroilitis por RM incluye un número de entidades, entre las que destacan los fenómenos de edema óseo en el período posembarazo y la osteítis condensante del ilíaco, las cuales pueden ser difíciles de diferenciar de la espondiloartritis.
- El signo del doble contorno es el criterio ecográfico más sensible y específico en el diagnóstico de la gota.
- Los criterios de clasificación ACR-EULAR se emplean en el diagnóstico de la gota, e incluyen tres criterios de imagen: la detección del signo del doble contorno en ecografía, la detección de tofos en las reconstrucciones con algoritmo de descomposición de dos materiales en la TC-DE, y la identificación de erosiones con bordes sobreelevados en la Rx simple de manos y/o pies.

BIBLIOGRAFÍA

Agten CA, Rosskopf AB, Jonczy M, Brunner F, Pfirrmann CWA, Buck FM. Frequency of inflammatory-like MR imaging findings in asymptomatic fingers of healthy volunteers. Skeletal Radiol. 2018;47(2):279-87.

Agten CA, Zubler V, Zanetti M, Binkert CA, Kolokythas O, Prentl E, et al. Postpartum bone marrow edema at the sacroiliac joints mimics sacroiliitis of axial spondyloarthritis on MRI. AJR Am J Roentgenol. 2018;211(6):1306-12.

Barendregt AM, Van Gulik EC, Lavini C, Nusman CM, Van den Berg JM, Schonenberg-Meinema D, et al. Diffusion-weighted imaging for assessment of synovial inflammation in juvenile idiopathic arthritis: a promising imaging biomarkers as an alternative to gadolinium-based contrast agents. Eur Radiol. 2017;27(11):4889-99.

Beltran LS, Samim M, Gyftopoulos S, Bruno MT, Petchprapa CN. Does the addition of DWI to fluid-sensitive conventional MRI of the sacroiliac joints improve the diagnosis of sacroiliitis? AJR Am J Roentgenol. 2018;210(6):1309-16.

Braun J, Baraliakos X, Buehring B, Kiltz U, Fruth M. Imaging of axial spondyloarthritis. New aspects and differential diagnoses. Clin Exp Rheumatol. 2018;36 Suppl 114(5):35-42.

Chan CWS, Tsang HHL, Li PH, Lee KH, Lau CS, Wong PYS, et al. Diffusion-weighted imaging versus short tau inversion recovery sequence: usefulness in detection of active sacroiliitis and early diagnosis of axial spondyloarthritis. PLoS One. 2018;13(8):e0201040.

Dakkak YJ, Jansen FP, DeRuiter MC, Reijnierse M, Van der Helm-Van Mil AHM. Rheumatoid arthritis and tenosynovitis at the metatarsophalangeal joints: an anatomic and MRI study of the forefoot tendon sheaths. Radiology. 2020;295(1):146-54.

Davies J, Riede P, Van Langevelde K, Teh J. Recent developments in advanced imaging in gout. Ther Adv Musculoskel Dis. 2019;11:1759720X19844429.

Dimmick S, Hayter C, Linklater J. Acute calcific periarthritis-a commonly misdiagnosed pathology. Skeletal Radiol. 2022;51(8):1553-61.

El Rafei M, Badr S, Lefebvre G, Machuron F, Capon B, Flipo RM, et al. Sacroiliac joints: anatomical variations on MR images. Eur Radiol. 2018;28(12):5328-37.

Filippucci E, Reginato AM, Thiele RG. Imaging of crystalline arthropathy in 2020. Best Pract Res Clin Rheumatol. 2020;34(6):101595.

Grassi W, Meenagh G, Pascual E, Filippucci E. "Crystal-clear" – sonographic assessment of gout and calcium pyrophosphate deposition disease. Sem Arthritis Rheum. 2006;36(3):197-202.

Kang Y, Hong SH, Kim JY, Yoo HJ, Choi JY, Yi M, et al. Unilateral sacroiliitis: differential diagnosis between infectious sacroiliitis and spondyloarthritis based on MRI findings. AJR Am J Roentgenol. 2015;205(5):1048-55.

Laloo F, Herregods N, Jaremko JL, Verstraete K, Jans L. MRI of the sacroiliac joints in spondyloarthritis: the added value of intra-articular signal changes for a 'positive MRI'. Skeletal Radiol. 2018;47(5):683-93.

Laloo F, Herregods N, Varkas G, Jaremko JL, Baraliakos X, Elewaut D, et al. MR signal in the sacroiliac joint space in spondyloarthritis: a new sign. Eur Radiol. 2017;27(5):2024-30.

Lambert RGW, Bakker PAC, Van der Heijde D, Weber U, Rudwaleit M, Hermann KG, et al. Defining active sacroiliitis on MRI for classification of axial spondyloarthritis: update by the ASAS MRI working group. Ann Rheum Dis. 2016;75(11):1958-63.

Maksymowych WP, Lambert RG, Østergaard M, Pedersen SJ, Machado PM, Weber U, et al. MRI lesions in the sacroiliac joints of patients with spondyloarthritis: an update of definitions and validation by the ASAS MRI working group. Ann Rheum Dis. 2019;78(11):1550-8.

Maksymowych WP, Wichuk S, Chiowchanwisawakit P, Lambert RG, Pedersen SJ. Fat metaplasia and backfill are key intermediaries in the development of sacroiliac joint ankylosis in patients with ankylosing spondylitis. Arthritis Rheumatol. 2014;66(11):2958-67.

Melchior J, Azraq Y, Chary-Valckenaerel, Rat AC, Reignac M, Texeira P, et al. Radiography, abdominal CT and MRI compared with sacroiliac joint CT in diagnosis of structural sacroiliitis. Eur J Radiol. 2017;95:169-76.

Motamendi D, Patel R, Devulapalli KK, Gensler LS, Steinbach L. MR distribution of active inflammatory and chronic structural sacroiliac joint changes in axial spondyloarthropathy: challenging conventional wisdom. Clin Imaging. 2019;58:70-3.

Narváez JA, Narváez J, De Lama E, De Albert M. MR imaging of early rheumatoid arthritis. Radiographics. 2010;30(1):143-63; discussion 163-5.

Navallas M, Ares J, Beltrán B, Lisbona MP, Maymó J, Solano A. Sacroiliitis associated with axial spondyloarthropathy: new concepts and latest trends. Radiographics. 2013;33(4):933-56.

Neogi T, Jansen TLTA, Dalbeth N, Fransen J, Schumacher HR, Berendsen D, et al. 2015 Gout classification criteria: an American College of Rheumatology/European League Against Rheumatism collaborative initiative. Ann Rheum Dis. 2015;74(10):1789-98.

Pialat JB, Di Marco L, Feydy A, Peyron C, Porta B, Himpens PH, et al. Sacroiliac joints imaging in axial spondyloartrhitis. Diagn Interv Imaging. 2016;97(7-8):697-798.

Poddubnyy D, Weineck H, Diekhoff T, Redeker I, Gobejishvili N, Llop M, et al. Clinical and imaging characteristics of osteitis condensans ilii as compared with axial spondyloarthritis. Rheumatology (Oxford). 2020;59(12):3798-806.

Qu J, Lei X, Zhan Y, Li H, Zhang Y. Assessing synovitis and bone erosion with apparent diffusion coefficient in early stage of rheumatoid arthritis. J Comput Assist Tomogr. 2017;41(5):833-8.

Reijnierse M, Eshed I, Van Gaalen F. Top-ten tips for effective imaging of axial spondyloarthritis. Semin Musculoskelet Radiol. 2019;23(4):376-91.

Reijnierse M, Schwabl C, Klauser A. Imaging of crystal disorders: calcium pyrophosphate dihydrate crystal deposition disease, calcium hydroxyapatite crystal deposition disease and gout pathophysiology, imaging, and diagnosis. Radiol Clin North Am. 2022;60(4):641-56.

Rowbotham EL, Freeston JE, Emery P, Grainger AJ. The prevalence of tenosynovitis of the interosseous tendons of the hand in patients with rheumatoid arthritis. Eur Radiol. 2016;26(2):444-50.

Schueller-Weidekamm C, Mascarenhas VV, Sudol-Szopinska I, Boutry N, Plagou A, Klauser A, et al. Imaging and interpretation of axial spondyloarthritis: the radiologist´s perspective--consensus of the Arthritis Subcommitee of the ESSR. Semin Musculoskelet Radiol. 2014;18(3):265-79.

Van Dijk BT, Dakkak YJ, Matthijssen XME, Niemantsverdriet E, Reijnierse M, Van der Helm-Van Mil AHM. Intermetatarsal bursitis, a novel feature of juxtaarticular inflammation in early rheumatoid arthritis related to clinical signs: results of a longitudinal magnetic resonance imaging study. Arthritis Care Res (Hoboken). 2022;74(10):1713-22.

Weber U, Lambert RGW, Pedersen SJ, Hodler J, Østergaard M, Maksymowych WP. Assessment of structural lesions in sacroiliac joints enhances diagnostic utility of magnetic resonance imaging in early spondylarthritis. Arthritis Care Res (Hoboken). 2010;62(12):1763-71.

Zubler V, Agten CA, Pfirrmann CWA, Weiss BG, Dietrich TJ. Frequency of arthritis-like MRI findings in the forefeet of healthy volunteers versus patients with symptomatic rheumatoid arthritis or psoriatic arthritis. AJR Am J Roentgenol. 2017;208(2):W45-53.

Infecciones musculoesqueléticas

20

B. Álvarez de Sierra

OBJETIVOS

- Revisar las infecciones musculoesqueléticas comunes en la práctica clínica.
- Identificar los hallazgos radiológicos más característicos de las distintas infecciones musculoesqueléticas para establecer su diagnóstico, que no siempre es evidente y, a menudo, forma parte de un diagnóstico diferencial junto con otras enfermedades.

INFECCIÓN ARTICULAR: ARTRITIS SÉPTICA

Es la infección de la articulación, y se presenta con derrame articular. La artritis séptica puede conllevar la destrucción articular y, sin tratamiento adecuado, comporta la pérdida irreversible de la función articular en el 25-50 % de los pacientes.

Etiología

La artritis séptica es secundaria a una diseminación hematógena con compromiso de la membrana sinovial y posterior extensión a la articulación.

La diseminación directa desde el hueso infectado (osteomielitis) es mucho menos frecuente.

El diagnóstico se realiza mediante la artrocentesis y posterior estudio del líquido articular obtenido en el servicio de microbiología.

Patogenia

Los principales microorganismos causantes de la artritis séptica son los que se recogen en la **tabla 20-1**.

Hallazgos radiológicos de las artritis

A continuación se describen los hallazgos típicos de la artritis séptica con diferentes técnicas de imagen (**Tabla 20-2**).

Radiografía simple

En la artritis séptica, la radiografía (Rx) simple puede ser normal en la etapa inicial.

Los hallazgos más frecuentes en la Rx simple son derrame articular, osteoporosis yuxtaarticular por hiperemia, y disminución del espacio articular por destrucción condral.

Tabla 20-1. Principales microorganismos causantes de artritis séptica

Staphylococcus aureus	El más frecuente
Gramnegativos	Inmunodeprimidos (diabetes, alcoholismo)
Gonococo (*Neisseria gonorrhoeae*)	Jóvenes activos sexualmente
Estreptococos del grupo B	Niños
Haemophilus	Bebés-primera infancia
Tuberculosis (*Mycobacterium tuberculosis*)	Enfermedad granulomatosa
Borrelia	Enfermedad de Lyme
Virus	Autolimitada

Tabla 20-2. Hallazgos radiológicos de la artritis séptica

Técnica de imagen	Hallazgos radiológicos
Radiografía simple	- Derrame articular - Osteoporosis yuxtaarticular - Destrucción subcondral ósea bilateral
Ecografía	- Derrame articular - Cambios inflamatorios en los tejidos blandos periarticulares - Control de imagen de artrocentesis
Tomografía computarizada	- = Radiografía simple - Nivel líquido graso (sin traumatismo)
Resonancia magnética	- Derrame articular - Realce precoz en estadio inicial - Edema de tejidos blandos periarticulares
Gammagrafía ósea	Si se asocia a osteomielitis previa

En las fases más avanzadas de la artritis séptica, se aprecia destrucción del hueso subcondral con erosiones óseas y anquilosis.

Ecografía

La ecografía permite la detección de derrame articular, que, en ocasiones, presenta formaciones ecogénicas, lo que indica la presencia de afectación articular. Otras ventajas son la identificación de cambios inflamatorios en tejidos blandos periarticulares como lengüetas de líquido o colecciones establecidas. Asimismo, la utilización de la ecografía Doppler permite visualizar un aumento del flujo vascular.

Es esencial en el abordaje de la patología articular infantil y de las pequeñas articulaciones.

Es una técnica adecuada para el control de la realización de la artrocentesis.

Tomografía computarizada

Las características de la tomografía computarizada (TC) de la artritis séptica son similares a las detectadas en las Rx. Sin embargo, un nivel de líquido graso puede ser un signo específico en ausencia de traumatismo.

Resonancia magnética

La artritis séptica visualizada mediante resonancia magnética (RM) se caracteriza por la presencia de derrame articular de carácter inespecífico.

Es crucial destacar los hallazgos radiológicos obtenidos tras la administración de contraste intravenoso, sobre todo, en el inicio de la enfermedad, donde se identifica realce periférico secundario a la inflamación de la cápsula y de la membrana sinovial. Existe también realce pericapsular, que traduce el edema en los cambios inflamatorios de las partes blandas adyacentes a la cápsula y que permite diferenciar la artritis séptica de otras etiologías como son las artropatías inflamatorias.

Si la artritis séptica evoluciona sin tratamiento, podrán observarse erosiones marginales con destrucción de la cortical ósea y osteomielitis (**Tabla 20-3** y **Fig. 20-1**).

Diagnóstico diferencial

La presencia de derrame articular puede hacer difícil diferenciar la artritis séptica de otras artropatías inflamatorias o secundarias a depósito de cristales (gota, condrocalcinosis,

Tabla 20-3. Hallazgos de la artritis séptica en distintas secuencias de resonancia magnética (RM)

Secuencias de RM	Hallazgos radiológicos
T1	Hipointensidad en el hueso subcondral
T2	Fino edema subcondral y edema periarticular
T1 con contraste	Realce sinovial (sinovitis) y edema pericapsular

artritis reumatoide, artritis psoriásica). Es importante la realización de una correlación con la historia clínica y los hallazgos de laboratorio. Una monoartritis rápidamente destructiva con pérdida del espacio articular, derrame articular y erosiones debe ser considerada infecciosa hasta que se demuestre lo contrario.

Artritis séptica tuberculosa

La artropatía tuberculosa es un tipo de manifestación musculoesquelética de la tuberculosis y una causa frecuente de artritis infecciosa en los países en desarrollo.

La localización más frecuente es la columna, seguida de la cadera, la rodilla y el tarso.

Los hallazgos radiológicos son:

- Tríada de Phemister: osteoporosis, destrucción del cartílago y erosiones marginales.
- Secuestros óseos en huesos adyacentes.

Es poco frecuente la anquilosis, a diferencia de lo ocurre en las otras artritis sépticas (**Fig. 20-2**).

INFECCIÓN DEL HUESO

La infección del hueso puede localizarse en la cortical o en la endomedular, diferenciándose las entidades que se muestran en la **tabla 20-4** y que se describen a continuación.

Periostitis: reacción perióstica

La periostitis se define como la reacción del periostio a elementos estimulantes mediante la formación de hueso nuevo con diversos patrones. Puede ser secundaria a un compromiso de una infección de tejido celular subcutáneo, o una diseminación de una osteomielitis, o un tumor.

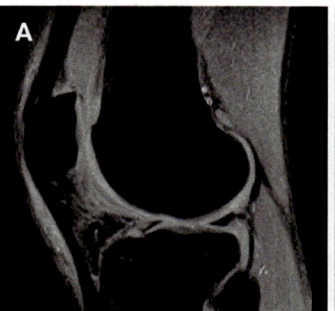 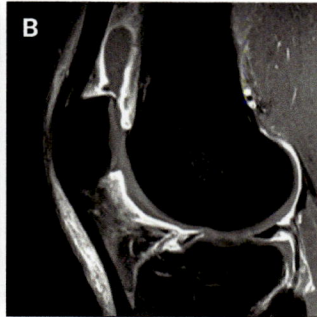 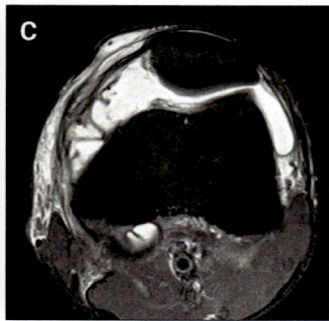

Figura 20-1. Artritis séptica. Hombre de 28 años con cirugía de plica suprarrotuliana. Acude por rubor e inflamación de la rodilla, a los cinco días de la cirugía. En la resonancia magnética de la rodilla, en las secuencias en el plano sagital antes **(A)** y después de la administración de contraste **(B)** y en la secuencia en el plano axial de densidad protónica con saturación grasa **(C)**, se observa realce marcado de la membrana sinovial con derrame articular.

Figura 20-2. Artritis tuberculosa. Mujer de 52 años con gonalgia y febrícula. En la resonancia magnética de la rodilla en el plano sagital **(A)**, coronal **(B)** y axial **(C)**, se observan cambios inflamatorios en la membrana sinovial, con mínima cantidad de derrame articular, destrucción condral y erosiones marginales. Se aprecia adenopatía en la región femoropoplítea.

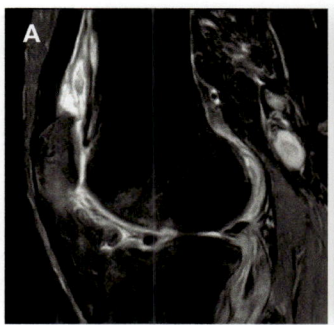 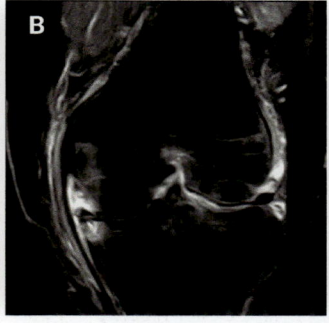 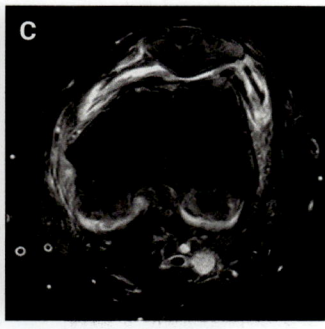

Su presentación es variable: desde no agresiva hasta agresiva (triángulo de Codman). En esta forma de periostitis, el periostio no tiene tiempo de osificarse tras sufrir una alteración en forma de cáscaras de hueso nuevo (p. ej., como se observa en una reacción perióstica monocapa y multicapa), por lo que solo se osificará el borde del periostio elevado, adoptando una morfología de triángulo.

Absceso subperióstico

Es una colección de líquido encapsulado en el espacio subperióstico.

Los abscesos subperiósticos son más frecuentes en la osteomielitis pediátrica, debido a la menor adherencia del periostio a la corteza subyacente.

La ecografía es una buena técnica de imagen para la identificación de la colección en la cortical ósea.

Osteomielitis aguda

Es la infección de la endomedular del hueso. Puede producirse por una diseminación hematógena (niños y ancianos) o por una inoculación directa (adultos jóvenes). Los huesos más frecuentemente implicados son la tibia, la muñeca, el fémur, las costillas, la columna toracolumbar y el pie. La osteomielitis del pie casi siempre se produce por la propagación contigua de una infección de los tejidos blandos, ya sea por una ulceración de la piel (p. ej., en pacientes diabéticos) o por un defecto postoperatorio de los tejidos blandos. La presencia de una úlcera con un área > 2 cm² tiene un valor predictivo positivo para la osteomielitis.

La localización de la osteomielitis dentro de un hueso varía con la edad, debido a los cambios en la vascularización de las diferentes partes del hueso:

- Neonatos: metáfisis y/o epífisis.
- Niños: metáfisis.
- Adultos: epífisis y regiones subcondrales.

El patógeno más cultivado es *Staphylococcus aureus*, aunque, en los pacientes infectados por el virus de la inmunodeficiencia humana (VIH), el 30 % de los casos de osteomielitis se deben a micobacterias atípicas y, en niños, también a *Kingella kingae*, *Streptococcus pyogenes* y *Streptococcus pneumoniae*.

Hallazgos radiológicos

Las imágenes pueden desempeñar un papel fundamental en el diagnóstico de la osteomielitis, ya que el diagnóstico requiere

Tabla 20-4. Tipos de infecciones del hueso según su localización

Cortical	Endomedular
Periostitis/reacción perióstica	Osteomielitis Absceso intraóseo
Absceso subperióstico	Secuestro Involucro

el cumplimiento de dos de los cuatro criterios siguientes, uno de los cuales es el resultado positivo de las imágenes: material purulento que drena del lugar de la osteomielitis aguda; resultados positivos en el tejido óseo o en el hemocultivo; exploración física con área de edema y sensibilidad a la palpación; y hallazgos radiológicos positivos en las técnicas de imagen.

Radiografía simple

Signos positivos tardíos, a partir de los 14-21 días de la infección (**Fig. 20-3**):

- Reacción perióstica (periostitis): variable; puede parecer agresiva con formación de un triángulo de Codman.
- Lisis ósea focal o pérdida cortical.
- Festoneado endóstico.
- Pérdida de la arquitectura ósea trabecular.
- Eventual esclerosis periférica.

Ecografía

Signos positivos relativamente precoces:

- Reacción perióstica (periostitis): hipoecogenicidad del borde óseo con margen ligeramente elevado.
- Irregularidad del borde óseo.
- Hipoecogenicidad de partes blandas por edema en la zona adyacente.

En fases más avanzadas, pueden apreciarse colecciones líquidas paraósticas.

Tomografía computarizada

Se observa:

- Inflamación de los tejidos blandos subyacentes.
- Reacción perióstica.

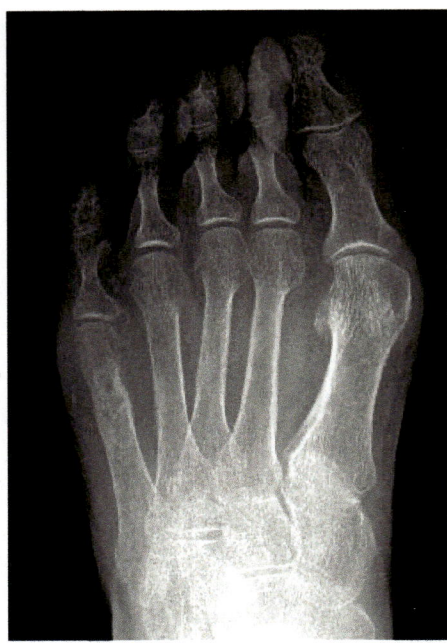

Figura 20-3. Paciente de 55 años con dolor en región lateral del pie. Presencia de área de desmineralización del extremo distal del 5º metatarsiano, con pérdida de definición del contorno cortical y aumento de partes blandas. Asocia alteración de la trabeculación ósea en la diáfisis, de densidad heterogénea. Correspondía a una osteomielitis.

- Áreas de baja atenuación medular o engrosamiento trabecular.
- Erosiones corticales focales.

Resonancia magnética

Es la técnica de imagen con mayor precisión para la detección de la osteomielitis.

El edema de la médula ósea es la característica más temprana de la osteomielitis aguda, que puede visualizarse en RM incluso 24-48 horas tras el inicio. Los hallazgos en las distintas secuencias son:

- T1: baja señal de la endomedular. La aparición de la sustitución de la médula en T1 (baja señal en T1 en relación con la señal del músculo) es crucial para una alta especificidad en el diagnóstico de la osteomielitis. Se aprecia un patrón confluente (sustitución completa de la señal de la médula) y una distribución medular (baja señal que implica una porción geográfica del canal medular).
- T2/STIR (*short time-tau inversion recovery*)/secuencias sensibles al líquido: hiperintensidad de señal del área endomedular comprometida en la secuencia potenciada en T1. Edema óseo.
- T1 con contraste: realce posterior de la médula ósea, el periostio y las colecciones de tejidos blandos adyacentes. Detección de abscesos intraóseos.

Pruebas de medicina nuclear

Se pueden utilizar diversas técnicas para detectar áreas de osteomielitis (**Fig. 20-4**).

Gammagrafía ósea con tecnecio-99 metaestable (^{99m}Tc)

Es muy sensible, pero poco específica. El aumento de la actividad osteoblástica conlleva una elevación de los niveles de captación del radiotrazador en el hueso, normalmente, tanto en las fases de *pool* sanguíneo como en la fase retardada.

Gammagrafía con galio-67

El radiogalio se une a la transferrina, que pasa del torrente sanguíneo a las zonas de inflamación, mostrando una mayor captación del isótopo en infecciones, patología tumoral e inflamatoria.

Tomografía por emisión de positrones asociada a tomografía computarizada (PET-TC)

La tomografía por emisión de positrones (PET, *positron emission tomography*) con fluorodesoxiglucosa (FDG) puede tener la mayor precisión diagnóstica para confirmar o excluir la osteomielitis crónica en comparación con la gammagrafía ósea o la gammagrafía leucocitaria.

Osteomielitis crónica

La osteomielitis se considera aguda cuando los síntomas están presentes durante menos de dos semanas, y crónica cuando los síntomas duran más de cuatro meses, y algunos estudios describen una fase subaguda adicional con 1-3 meses de síntomas.

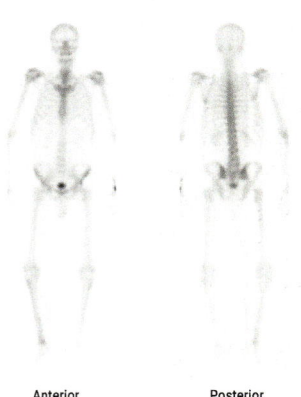

Anterior   Posterior

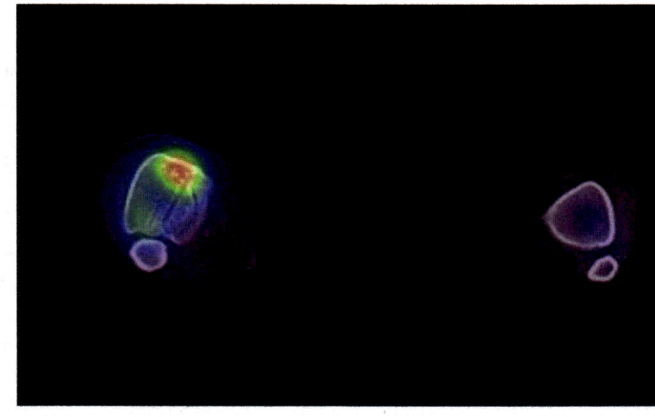

Figura 20-4. Osteomielitis. Varón de 52 años con cirugía previa por fractura de tibia y extracción de material de osteosíntesis. Presenta dolor y rubor del tercio distal de la pierna. La gammagrafía ósea y la tomografía por emisión de fotón único asociada a tomografía computarizada (SPECT-TC) muestran una lesión osteolítica endomedular del tercio distal de la tibia con captación de radiotrazador.

La osteomielitis crónica es la consecuencia de la osteonecrosis causada por la interrupción del suministro de sangre intraósea y perióstica en la osteomielitis aguda. Una porción de hueso desvitalizado e infectado se desprende del hueso viable (conocido como «secuestro»). Los agentes infecciosos dentro del interior del secuestro quedan protegidos de los antibióticos y de la respuesta inmunitaria endógena, conformando un nido para la infección crónica.

Aparte de la historia clínica, las características de la RM son útiles para predecir la duración de la enfermedad.

La RM es la técnica de imagen que más información aporta; en esta, se aprecia:

- T1: endomedular heterogénea con baja señal.
- T2/STIR/secuencias sensibles al líquido: endomedular heterogénea, con zonas de enfermedad activa que muestran una señal alta, intercaladas con áreas de fibrosis que presentan una señal baja.

Las características de la osteomielitis crónica incluyen la remodelación de la cortical, cloaca, tracto sinusal, absceso de Brodie y el involucro (**Tabla 20-5** y **Fig. 20-5**).

Pie diabético

La diabetes *mellitus* puede afectar al pie por tres mecanismos:

- **Osteomielitis:** inflamación supurativa con destrucción ósea que afecta principalmente a los puntos de presión del antepié (cabezas de los metatarsos y las falanges) y del retropié (calcáneo posterior). Afecta por contigüidad desde la piel (úlceras, senos, abscesos subcutáneos), provocando por extensión artritis, periostitis y, finalmente, osteomielitis de la zona adyacente (**Fig. 20-6**).
- **Artropatía neuropática:** que afecta a las articulaciones intertarsales y provoca desorganización, subluxaciones y destrucción articular. Se caracteriza por afectación poliostótica articular e integridad del plano cutáneo.
- **Isquemia periférica:** caracterizada por ateromatosis calcificada en vasos periféricos, que favorece la necrosis de las porciones acras.

INFECCIÓN DE TEJIDOS BLANDOS

Las infecciones del sistema musculoesquelético pueden estar asociadas a una elevada mortalidad y morbilidad si no se

Tabla 20-5. Hallazgos radiológicos en la osteomielitis crónica	
Cloaca	Rotura de la corteza ósea que recubre una zona de osteomielitis, permitiendo la descarga de tejido de granulación, pus intramedular o hueso necrótico
Tracto sinusal	Canal normal que se origina en la piel o en una superficie mucosa hasta un foco de supuración profunda
Absceso de Brodie	Absceso intraóseo con halo escleroso ± reacción perióstica. Frecuente en metáfisis de niños varones
Involucro	Formación de una cápsula de hueso nuevo y viable alrededor de una zona de hueso necrótico secuestrado
Secuestro	Área focal de hueso desvascularizado/necrótico que puede ser el nido para reinfección con tejido de granulación en la periferia. Se identifican tractos fistulosos adyacentes

diagnostican con prontitud y precisión. Estas infecciones suelen diagnosticarse y tratarse clínicamente; sin embargo, los resultados clínicos y de laboratorio a veces carecen de sensibilidad y especificidad, y puede que no sea posible un diagnóstico definitivo. En situaciones inciertas, a menudo se realizan pruebas de imagen para confirmar el diagnóstico, evaluar la extensión de la enfermedad y ayudar a planificar el tratamiento.

Etiología

La vía de infección más común es a través de una solución de continuidad en la piel, como en los traumatismos, la cirugía o la úlcera diabética. La vía hematógena es menos frecuente en contraposición a la osteomielitis.

Patogenia

Las infecciones pueden clasificarse como simples (no complicadas) o complicadas (necrosantes o no necrosantes), o como supurativas o no supurativas. La mayoría de las infecciones adquiridas en la comunidad están causadas por *Staphylococcus aureus* resistente a la meticilina y estreptococos betahemolíticos. Las infecciones simples suelen ser monomicrobianas y se presentan con hallazgos clínicos localizados. En cambio,

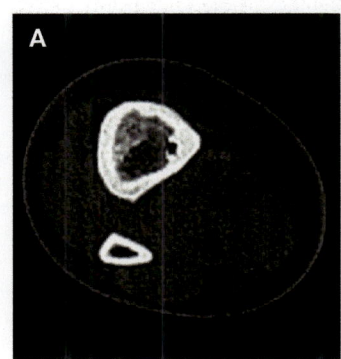 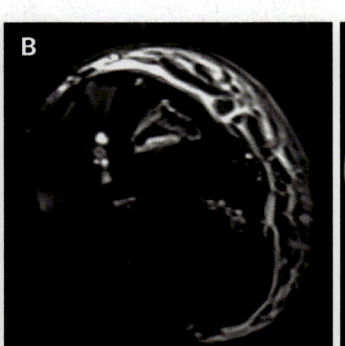 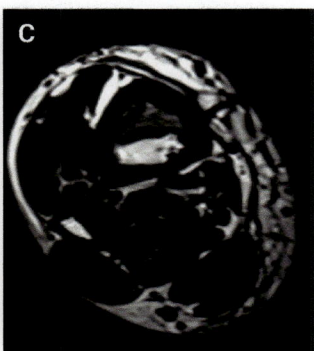

Figura 20-5. Osteomielitis. Hombre de 52 años con cirugía previa por fractura de tibia y extracción de material de osteosíntesis. Dolor y rubor del tercio distal de la pierna. **A)** Tomografía computarizada de la pierna derecha: reacción perióstica continua con la cavidad endomedular. **B** y **C)** Resonancia magnética con secuencia de Dixon en el plano axial: lesión osteolítica endomedular en el tercio distal de la tibia, con borde hiperintenso (involucro) y centro necrótico (secuestro).

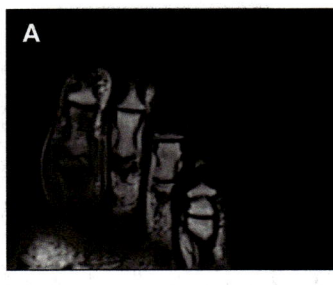
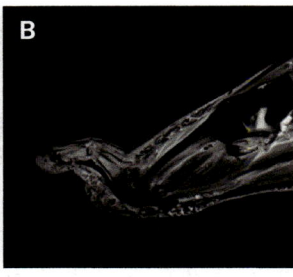
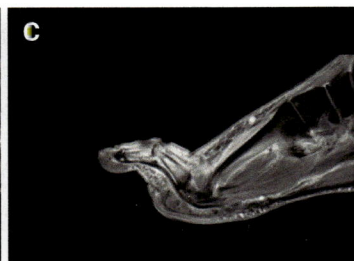

Figura 20-6. Pie diabético. Osteomielitis. Resonancia magnética: en las secuencias potenciadas en T1 en el plano coronal **(A)** y sagital de densidad protónica (DP) con saturación grasa **(B)** y T1 poscontraste **(C)**, se observa inflamación supurativa con edema óseo, que afecta a la falange por contigüidad desde la piel (úlceras).

las infecciones complicadas pueden ser monomicrobianas o polimicrobianas y pueden presentarse con un síndrome de respuesta inflamatoria sistémica (**Tabla 20-6**).

Pruebas de imagen en la infección de tejidos blandos

Ante la sospecha clínica de la presencia de una infección de tejidos blandos, el diagnóstico por imagen confirma la sospecha clínica, define la extensión de la infección y permite detectar las complicaciones asociadas. Los principales hallazgos están resumidos en la **tabla 20-7**.

Clasificación de las infecciones de tejidos blandos

Desde el punto de vista anatómico, las infecciones musculoesqueléticas pueden clasificarse en superficiales y profundas. Se consideran infecciones superficiales las que afectan a la piel y la hipodermis, mientras que las profundas afectan a los tejidos blandos a nivel de la fascia y por debajo de ella (**Tabla 20-8**).

Celulitis

La celulitis es una infección superficial de los tejidos blandos que afecta a la piel y al tejido celular subcutáneo.

Clínicamente, se presenta como un área aumentada de volumen, con calor y rubor de la zona.

Los factores de riesgo más frecuentes son la insuficiencia vascular, la ulceración de los tejidos blandos en el contexto de la diabetes o la inmunodepresión, y la presencia de cuerpos extraños.

Las pruebas de imagen sirven para valorar la extensión (afectación de planos profundos) y detectar potenciales complicaciones. Los principales hallazgos radiológicos son los siguientes:

- Rx simple:
  - Inespecífica.
  - Detección de cuerpos extraños radiopacos.
  - Presencia de gas.
- Ecografía (**Fig. 20-7**):
  – Engrosamiento del plano cutáneo y subcutáneo.
  – Hiperecogenicidad del tejido graso celular subcutáneo.
  – Lengüetas de líquido disecando los lobulillos grasos.
  – Excluye la presencia de trombosis venosa.
  – Detección de cuerpos extraños.
- TC:
  – Engrosamiento de la piel.
  – Tabiques en la grasa subcutánea.

Tabla 20-6. Patógenos causantes de las infecciones de tejidos blandos

Infección	Patógeno
Celulitis	• Estreptococos betahemolíticos • *Haemophilus influenzae* (niños) • *Staphylococcus aureus*
Absceso	• *Staphylococcus aureus* • Polimicrobiana
Foliculitis	• *Candida* • *Pseudodomonas* • *Staphylococcus aureus*
Tenosinovitis	*Staphylococcus aureus*
Fascitis	Polimicrobiana
Gangrena de Fournier	Polimicrobiana
Mionecrosis	*Clostridium*

Tabla 20-7. Hallazgos radiológicos en la infección de tejidos blandos

Prueba de imagen	Hallazgos radiológicos
Radiografía simple	• Detección de gas • Cuerpos extraños
Ecografía	• Técnica de imagen en procedimientos intervencionistas • Exclusión de otras patologías (trombosis venosa profunda o patología tumoral) • Cuerpos extraños • Detección de abscesos y colecciones profundas
Tomografía computarizada	• Técnica de imagen en urgencias • Extensión compartimental de la infección
Resonancia magnética	Extensión y gravedad de la infección

Tabla 20-8. Clasificación de las infecciones de tejidos blandos

Plano	Infección
Superficial	• Celulitis • Tenosinovitis • Abscesos • Fascitis superficial • Bursitis
Profundo	• Fascitis profunda • Miositis infectada • Piomiositis

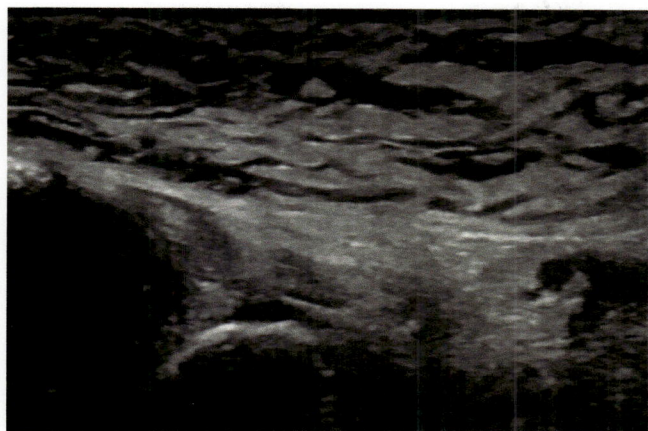

Figura 20-7. Celulitis. Ecografía en modo B: engrosamiento del plano cutáneo y subcutáneo, con hiperecogenicidad de la grasa y lengüetas de líquido que disecan los lobulillos grasos.

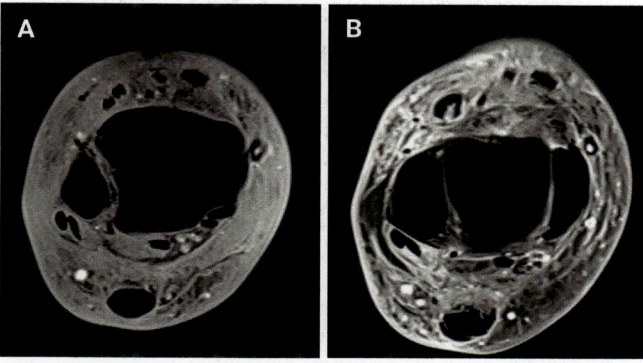

Figura 20-8. Celulitis. Resonancia magnética, secuencias potenciadas en T1 en el plano axial antes **(A)** y después de la administración de contraste **(B)**: realce difuso mal definido, con engrosamiento de la piel y un aumento de los septos en la grasa subcutánea, identificándose complicación con la formación de un absceso subcutáneo en el compartimento lateral del tobillo.

- Engrosamiento de la fascia superficial subyacente.
- Si la infección se extiende a los tejidos más profundos, puede producirse una celulitis profunda, una miositis, una fascitis necrosante o una osteomielitis.
- Detección de absceso de tejidos blandos como complicación de la celulitis.
- Detección de contenidos con gas.
- RM (**Fig. 20-8**): la RM es la modalidad de imagen más precisa y específica para confirmar la presencia y la extensión de la celulitis. Los hallazgos en las distintas secuencias de RM son:
  - T1: señal reticulada en el tejido celular subcutáneo.
  - T2 con supresión grasa, STIR, Dixon: hiperintensidad de señal en la grasa subcutánea y la fascia superficial.
  - T1 con contraste: realce difuso mal definido, junto con un engrosamiento de la piel y un aumento de los septos en la grasa subcutánea. En la celulitis complicada, se pueden detectar colecciones.
  - Difusión: alteración del estudio de difusión con restricción.

Tenosinovitis

La tenosinovitis infecciosa es la inflamación de la sinovial de la vaina de los tendones.

Suele ser secundaria a una diseminación directa como resultado de un traumatismo penetrante o de la extensión de la infección desde los tejidos adyacentes, siendo menos frecuente la diseminación hematógena.

La localización más habitual es la mano y la muñeca.

En inmunodeprimidos, los gérmenes aislados pueden ser *Mycobacterium tuberculosis* y otras micobacterias.

Clínicamente, se aprecia aumento de volumen en el teórico trayecto del tendón, con calor y rubor de la zona comprometida.

Se trata de una entidad que requiere tratamiento quirúrgico urgente.

Los hallazgos radiológicos (**Fig. 20-9**) son los siguientes:

- Rx simple:
  - Inespecífica.

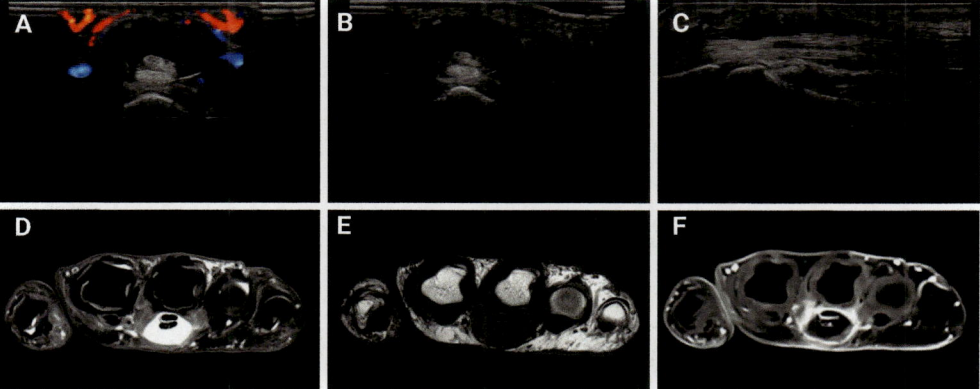

Figura 20-9. Tenosinovitis infecciosa. Ecografía en modo Doppler color **(A)**: hiperemia de la membrana sinovial, con aumento del flujo vascular y septos. Ecografía en modo B transversal **(B)** y longitudinal **(C)**: engrosamiento sinovial con finos septos y alteración de la ecogenicidad habitual de los tendones flexores. Resonancia magnética en el plano axial en densidad protónica (DP) con saturación grasa (FS) **(D)** y en T1 **(E)**: tenosinovitis de la vaina de los tendones flexores del tercer dedo de la mano derecha con moderada cantidad de líquido y alteración de la intensidad de señal del tendón flexor superficial. Secuencia potenciada en T1 tras la administración de contraste intravenoso **(F)**: realce marcado de la vaina con realce de tejidos blandos adyacentes.

- Aumento de volumen y densidad de tejidos blandos.
- Ecografía:
  - Distensión de la vaina sinovial con moderada cantidad de líquido.
  - Adherencias sinoviales.
  - Hiperemia con ecografía Doppler.
- TC:
  - Delinea la extensión del proceso, que se manifiesta como una distensión líquida de la vaina sinovial del tendón con realce variable.
  - El tendón puede estar engrosado, con realce variable.
  - Complicaciones: tenosinovitis estenosante.
- RM: es la técnica de imagen preferida para la realización del abordaje diagnóstico de la tenosinovitis infecciosa. Los hallazgos son:
  - Vaina sinovial con una señal de líquido compleja con septos o sinequias.
  - Las secuencias con contraste: realce sinovial grosero y septos, edema de tejidos blandos mal definido alrededor de la vaina (hiperemia o rotura capsular).
  - Complicaciones: abscesos o tractos sinusales que surgen de la vaina tendinosa.

El diagnóstico diferencial incluye la tenosinovitis, asociada a una artropatía inflamatoria como la artritis reumatoide. Los cuerpos de arroz que pueden observarse en la artritis reumatoide, las artropatías seronegativas o las infecciones tuberculosas y por micobacterias atípicas pueden confundirse con la condromatosis sinovial y confundir el diagnóstico. Los cuerpos de arroz son casi imperceptibles o se perciben débilmente en las imágenes de RM ponderadas en T1, mientras que la señal de la condromatosis sinovial no calcificada puede ser ligeramente hiperintensa.

Absceso

El absceso es una colección purulenta con borde definido, conformada por macrófagos, fibrina y tejido de granulación.

La mayoría de los abscesos se producen cerca de una úlcera cutánea, asociados a osteomielitis, y pueden estar presentes en planos de tejido subcutáneo, fascial o intramuscular.

El diagnóstico de los abscesos se realiza mediante la identificación de la colección con pruebas de imagen con correlación clínica y se confirma mediante aspiración de fluido/muestra de tejido en el caso de abscesos que requieran drenaje.

El tratamiento de un absceso de tejidos blandos consiste en la administración de antibióticos adecuados y el drenaje percutáneo.

Los hallazgos radiológicos son los siguientes:

- TC: es necesaria la realización de una TC con contraste, donde se identifica una colección de líquido, rodeada por una seudocápsula periférica que muestra un realce tras la administración de contraste y ayuda a diferenciar un absceso de una simple celulitis o fascitis.
- Ecografía: se visualiza una colección hipoecogénica, con ecos lineales internos que se movilizan durante la presión, con centro avascular y borde hipervascular. Sirve de guía de imagen para el drenaje si fuese necesario (**Fig. 20-10**).

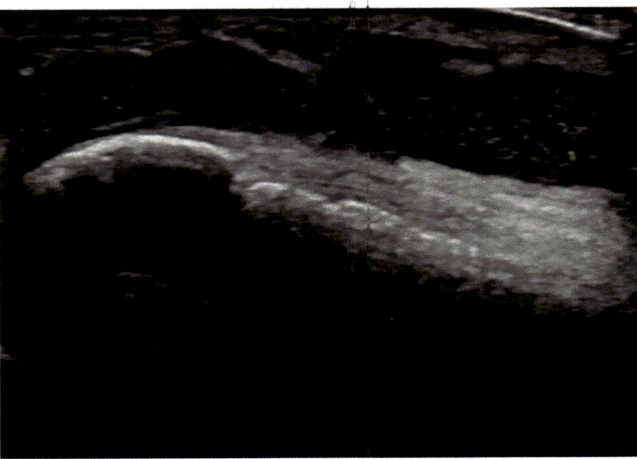

Figura 20-10. Absceso subcutáneo. Ecografía en modo B: colección subcutánea hipoecogénica, polilobulada y con ecos lineales internos.

- RM: es la técnica de imagen preferida para la valoración de los abscesos de tejidos blandos profundos, con una sensibilidad del 97 % y una especificidad del 77 %. En la RM se aprecia:
  - T1: área bien circunscrita isointensa o hipointensa.
  - T2/STIR: área bien circunscrita con señal hiperintensa (similar a la del líquido).
  - Difusión: la cavidad del absceso muestra restricción de la difusión, que es hiperintensa en el valor b alto, y baja señal en el mapa de coeficiente de difusión aparente ADC (*apparent diffusion coefficient*).
  - T1 poscontraste: realce irregular del borde de la colección. La cavidad del absceso está rodeada por un borde capsular fibrótico de baja señal en la RM con precontraste.

Sin embargo, en las imágenes potenciadas en T1 precontraste en el caso de los abscesos subagudos, crónicos o agudos sobre crónicos, se puede apreciar un margen periférico de señal relativamente hiperintenso en relación con la cavidad del absceso, que se conoce como «signo de la penumbra», con una sensibilidad y especificidad del 54 y el 98 %, respectivamente, y es de gran utilidad para distinguir la infección de tejidos blandos de la neoplasia. El tejido que muestra el signo de la penumbra observado en el borde de los abscesos representa un tejido de granulación muy vascularizado y muestra una señal en T1 relativamente alta debido al alto contenido de proteínas, con una membrana compuesta por leucocitos, linfocitos, células plasmáticas, fibroblastos y tejido conectivo fibrilar.

En el informe radiológico de un absceso, es importante definir:

- Localización y tamaño de la colección en el plano del tejido (subcutáneo, fascial, intramuscular).
- Presencia del signo de la penumbra.
- Hallazgos asociados: osteomielitis, úlcera cutánea o tracto sinusal.

Se recomienda evitar el adjetivo de absceso drenable o no drenable. La Sociedad de Radiología Intervencionista recomienda el drenaje o la aspiración percutánea guiada por imagen de los abscesos y las acumulaciones anormales de líquido para las siguientes indicaciones:

- Sospecha de que el líquido está infectado o es el resultado de una comunicación fistulosa anormal.
- Necesidad de caracterización.
- Sospecha de que la acumulación está produciendo síntomas suficientes para justificar el drenaje, o necesidad de un procedimiento complementario para facilitar el mejor resultado de una intervención posterior.

Bursitis

La bursitis séptica le ocurre al mismo tipo de paciente al que compromete la artritis séptica, especialmente, en pacientes inmunodeprimidos. Suele ser el resultado de la extensión de una infección desde el espacio articular a una de las bolsas circundantes o por vecindad de heridas cutáneas.

Fascitis superficial, profunda y necrosante

La fascitis es la inflamación de los planos fasciales superficiales y/o profundos que se caracteriza por la presencia de un engrosamiento de la fascia y detección de líquido asociado.

La fascitis necrosante es una infección progresiva y de rápida propagación de la fascia profunda, con necrosis secundaria del tejido celular subcutáneo. Constituye una emergencia quirúrgica, dada la alta morbimortalidad asociada (70-80 %).

Compromete a pacientes inmunodeprimidos, aunque también puede verse en traumatismos, alrededor de cuerpos extraños en heridas quirúrgicas e, incluso, ser idiopática, como en la fascitis necrosante escrotal o del pene (gangrena de Fournier).

Las infecciones necrosantes de los tejidos blandos suelen ir acompañadas de bacterias anaerobias formadoras de gas, generalmente, en combinación con microorganismos gramnegativos aerobios.

El diagnóstico es clínico y se acompaña de pruebas de imagen dirigidas. Clínicamente, se presenta como induración, dolor e inflamación; en las fases más avanzadas, se observan bullas y crepitación, estando la fiebre presente solo en un 40 % de los casos.

Clínicamente, se utiliza la puntuación LRINEC (indicador de riesgo de laboratorio para la fascitis necrosante, Laboratory Risk Indicator fot Necrotizing Fascitis), que consiste en un sistema de puntuación de 13 puntos basado en los resultados de las pruebas de laboratorio rutinarias (proteína C-reactiva, recuento total de glóbulos blancos, hemoglobina, sodio, creatinina y glucosa). Los pacientes con una puntuación ≥ 6 deben hacer sospechar una fascitis necrosante, mientras que una puntuación ≥ 8 es fuertemente predictiva.

Los hallazgos radiológicos en la fascitis necrosante son parecidos a los de la celulitis, pero son más graves y muestran la afectación de estructuras más profundas. Son los siguientes:

- Rx simple:
  - Inespecífica.
  - En las fases avanzadas puede detectarse la presencia de gas.

- Ecografía: tiene un papel especial en la patología pediátrica, donde se visualiza engrosamiento y mala definición de la fascia muscular con presencia de líquido ecogénico.
- TC: desempeña un papel fundamental a la hora de sugerir el diagnóstico urgente e iniciar un tratamiento rápido y exitoso. Los hallazgos son:
  Engrosamiento y mala definición de las fascias musculares.
  - Presencia de lengüeta de líquido en fascias profundas y extensión del edema a planos profundos (músculos).
  - Fases avanzadas: detección de gas.
  - TC con contraste: ausencia de captación de la fascia muscular, que ayuda a distinguir la fascitis necrosante de la fascitis no necrosante.
- RM: la RM es la técnica de imagen de referencia para el estudio de la fascitis necrosante, con una alta sensibilidad (93 %), pero una baja especificidad. Los hallazgos en las distintas secuencias son:
  - T2 con supresión grasa (FS, *fat-suppressed*) o STIR : engrosamiento de la fascia ≥ 3 mm e hiperintensidad, que comienza en la fascia superficial y, a menudo, implica a la fascia intramuscular profunda en múltiples compartimentos, colecciones de líquido subfascial e interfascial, presencia de gas y edema subcutáneo, aunque también se observa con frecuencia en la celulitis.
  - T1: pérdida del patrón fibrilar muscular habitual y posible intensidad de señal alta compatible con hemorragia intramuscular. A veces, se observa la presencia de burbujas de gas.
  - T1 con contraste: realce variable del contraste de la fascia, aumentado al principio debido a la permeabilidad capilar, pero ausente después debido a la necrosis.

Miositis infectada. Piomiositis

La miositis infecciosa es una infección aguda, subaguda o crónica del músculo que se observa con mayor frecuencia en adultos jóvenes, normalmente, por diseminación hematógena.

La piomiositis o miositis bacteriana se consideraba antes una enfermedad tropical, pero ahora se observa en climas templados, especialmente, con la aparición de la infección por el VIH.

Normalmente, afecta a un músculo, pero no es excepcional la afectación muscular múltiple. En cuanto a la frecuencia, la afectación del cuádriceps es la más común, seguido del psoas ilíaco, en este caso, secundario a infección gastrointestinal o urinaria, o infección tuberculosa de la columna.

Existen tres fases en la miositis infecciosa:

1. Fase invasiva, en la que el edema del músculo afectado provoca dolor.
2. Fase supurativa, en la que el paciente desarrolla fiebre y, si no se trata, desarrolla un absceso.
3. Fase tardía, que es potencialmente mortal y provoca sepsis.

Los hallazgos radiológicos son los siguientes:

- Rx simple: inespecífica.
- Ecografía:
  - Alteración de la ecogenicidad intramuscular.

– Aumento de la vascularización con técnica Doppler.
• TC:
– Músculos engrosados y con una disminución de la atenuación.
– Mala definición de los planos grasos de clivaje entre los músculos afectados y los tejidos blandos circundantes.
– En la evolución de la infección se detecta colección de líquido intramuscular con realce en el borde tras la administración de contraste.
– El contraste intravenoso también puede ser útil para diferenciar la musculatura viable del tejido necrótico, ya que este último muestra una falta de realce.
– Abscesos intramusculares (piomiositis-infección bacteriana): similares características que los abscesos en el plano superficial. Los virus son patógenos que no suelen producir abscesos.
• RM: la RM es la técnica de elección para evaluar de forma precisa el grado de compromiso muscular. Los hallazgos en las distintas secuencias son:
– T2/STIR: edema muscular.
– T1 poscontraste: absceso intramuscular, visualizándose una colección con realce periférico de la cavidad.

El diagnóstico diferencial en la fase avanzada (abscesos) incluye otras lesiones que se presentan con masas de tejidos blandos, como las neoplasias, los hematomas intramusculares, la mionecrosis (**Fig. 20-11**), la miositis osificante, la sarcoidosis y las infecciones parasitarias.

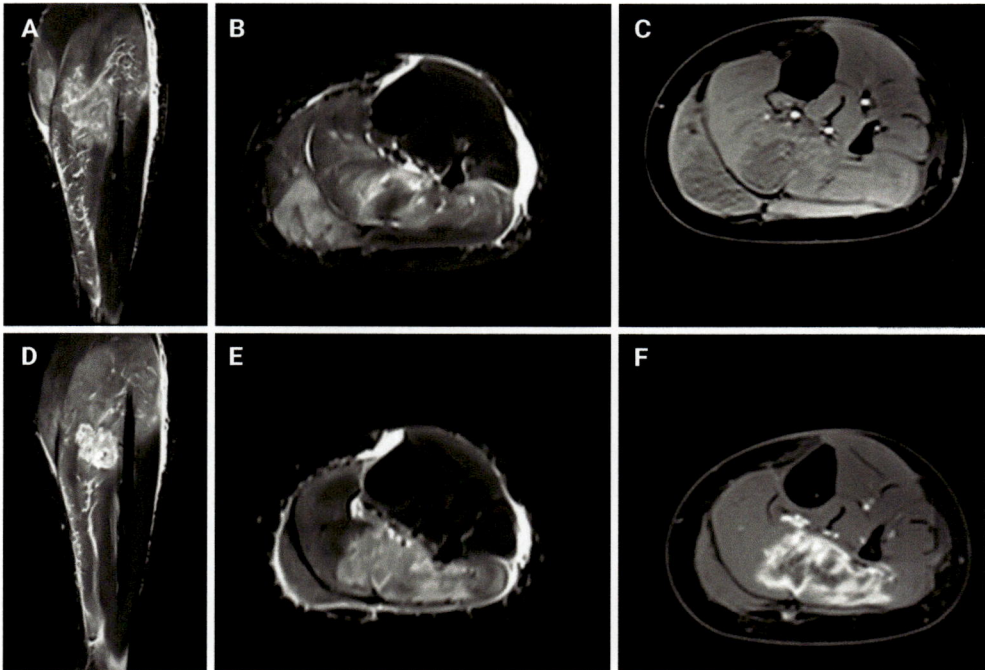

Figura 20-11. Miofascitis con mionecrosis. **A, B** y **C)** Resonancia magnética (RM) en densidad protónica (DP) con saturación grasa en el plano coronal y potenciada en T1 con saturación grasa antes y después de la administración de contraste: edema muscular y líquido interfascial con engrosamiento de las fascias. **D, E** y **F)** Estudio de control a los siete días. RM en DP con saturación grasa en el plano coronal y potenciada en T1 con saturación grasa antes y después de la administración de contraste: absceso intramuscular, en el que se visualiza una colección con realce periférico de la cavidad en el sóleo.

PUNTOS CLAVE

• Artritis séptica:
– La sospecha de artritis séptica debe investigarse con artrocentesis y debe enviarse líquido sinovial para recuento de glóbulos blancos, análisis de cristales, tinción de Gram y cultivo.
– La Rx simple puede detectar fracturas, condrocalcinosis o artritis inflamatoria.
– La ecografía es más sensible para detectar derrame articular y guiar la artrocentesis.
– La RM con contraste en el estadio inicial permite la detección precoz de la afectación articular (realce sinovial).

• Existe alta sospecha de osteomielitis con los siguientes hallazgos: señal de la médula ósea hiperintensa en imágenes sensibles a los líquidos (independientemente de la señal en T1) adyacente a una úlcera, absceso o tracto sinusal (o si hay otras características de los tejidos blandos que sugieran una infección, como la celulitis).
• El término *celulitis* puede utilizarse cuando hay un realce de los tejidos blandos superficiales tras la administración de contraste intravenoso. Sin contraste intravenoso, el edema subcutáneo confluente puede considerarse como una probabilidad alta o baja de celulitis en función de la presencia

(Continúa)

PUNTOS CLAVE *(Cont.)*

o ausencia de hallazgos adicionales y de las características de imagen secundarias de la infección (es decir, úlcera, tracto sinusal, colección de líquido demarcada).

- Fascitis necrosante:
  - La TC es el estudio de imagen inicial debido a la rapidez, la facilidad de uso y la ausencia de necesidad de contraste intravenoso. La presencia de burbujas de gas es diagnóstica, mientras que su ausencia no excluye este diagnóstico.
  - Hallazgos de RM: engrosamiento (≥ 3 mm) de la fascia profunda, baja señal de la fascia profunda en las imágenes sensibles a los líquidos con supresión de grasa, presencia de gas, ausencia de realce difuso de la fascia profunda y afectación de ≥ 3 compartimentos en una extremidad en la fascitis necrosante en comparación con la fascitis no necrosante.
  - La ausencia de afectación de la fascia profunda es útil para excluir la infección necrosante de los tejidos blandos.
  - Dada la baja especificidad de la RM, la correlación con los hallazgos clínicos (es decir, la puntuación LRINEC) es primordial.

BIBLIOGRAFÍA

Alaia EF, Chhabra A, Simpfendorfer CS, Cohen M, Mintz DN, Vossen JA, et al. MRI nomenclature for musculoskeletal infection. Skeletal Radiol. 2021;50(12):2319-47.

Bateman RM, Sharpe MD, Jagger JE, Ellis CG, Solé-Violán J, López-Rodríguez M, et al. 36th International Symposium on Intensive Care and Emergency Medicine : Brussels, Belgium. 15-18 March 2016. Crit Care. 2016;20(Suppl 2):94.

Beltran J, Noto AM, McGhee RB, Freedy RM, McCalla MS. Infections of the musculoskeletal system: high-field-strength MR imaging. Radiology. 1987;164(2):449-54.

Bureau NJ, Chhem RK, Cardinal E. Musculoskeletal infections: US manifestations. Radiographics. 1999;19(6):1585-92.

Chan BY, Crawford AM, Kobes PH, Allen H, Leake RL, Hanrahan CJ, et al. Septic arthritis: an evidence-based review of diagnosis and image-guided aspiration. AJR Am J Roentgenol. 2020;215(3):568-81.

Dariushnia SR, Mitchell JW, Chaudry G, Hogan MJ. Society of interventional radiology quality improvement standards for image-guided percutaneous drainage and aspiration of abscesses and fluid collections. J Vasc Interv Radiol. 2020;31(4):662-6.e4.

Fayad LM, Carrino JA, Fishman EK. Musculoskeletal infection: role of CT in the emergency department. Radiographics. 2007;27(6):1723-36.

Goldenberg DL. Septic arthritis. Lancet 1998;351(9097):197-202.

Hayeri MR, Ziai P, Shehata ML, Teytelboym OM, Huang BK. Soft-tissue infections and their imaging mimics: from cellulitis to necrotizing fasciitis. Radiographics. 2016;36(6):1888-910.

Mulcahy H, Richardson ML. Imaging of necrotizing fasciitis: self-assessment module. AJR Am J Roentgenol. 2010;195(6 Suppl):S66-9.

Ramakrishnan K, Salinas RC, Agudelo Higuita NI. Skin and soft tissue infections. Am Fam Physician. 2015;92(6):474-83.

Turecki MB, Taljanovic MS, Stubbs AY, Graham AR, Holden DA, Hunter TB, et al. Imaging of musculoskeletal soft tissue infections. Skeletal Radiol. 2010;39(10):957-71.

Weissleder R, Wittenberg J, Harisinghani MG. Primer of diagnostic imaging. Filadelfia: Mosby; 2003.

Wong CH, Khin LW, Heng KS, Tan KC, Low CO. The LRINEC (Laboratory Risk Indicator for Necrotizing Fasciitis) score: a tool for distinguishing necrotizing fasciitis from other soft tissue infections. Crit Care Med. 2004;32(7):1535-41.

Enfermedades óseas difusas

21

J. D. Aquerreta Beola

OBJETIVOS

- Identificar los signos radiológicos de la osteoporosis y sus implicaciones.
- Distinguir los signos radiológicos de otras enfermedades del metabolismo del calcio y el fósforo (osteomalacia e hiperparatiroidismo).
- Reconocer la semiología de enfermedades difusas como la sarcoidosis y la enfermedad de Paget.
- Describir enfermedades que cursan con aumento de la densidad de forma multifocal o difusa como la mielofibrosis, el síndrome de sinovitis, acné, pustulosis, hiperostosis y osteomielitis (SAPHO), el síndrome de POEMS (polineuropatía, visceromegalia, endocrinopatía, proteína M y alteraciones cutáneas), etcétera.

INTRODUCCIÓN

El tema referido a las enfermedades difusas es siempre uno de los más complejos de estudio, ya que son muchas y variadas las entidades que generan alteraciones óseas de forma generalizada. Las alteraciones relacionadas con tumores y enfermedades congénitas se tratarán en otros temas, por lo que este se centrará en las enfermedades del metabolismo del calcio y el fósforo y en alguna otra entidad.

Aunque es un inicio repetido y conocido, no por eso debe obviarse. El hueso es un tejido que se encuentra en un continuo proceso de recambio y remodelación, motivado por diferentes estímulos. En este proceso, se dan tanto fenómenos de reabsorción como de producción, debiendo mantenerse en equilibrio para el mantenimiento de la calidad del hueso.

La composición del tejido óseo es relativamente simple. Consta de una **matriz de colágeno y mucopolisacáridos**, asociada a cristales de hidroxiapatita y fosfato cálcico, que le confieren la consistencia o dureza, entre la que anidan los distintos tipos de células. Los **osteoblastos** son las células que sintetizan la matriz ósea, los **osteocitos** son osteoblastos maduros con capacidad de formar y reabsorber matriz ósea y los **osteoclastos** son las células encargadas de destruir matriz ósea. Este conjunto de matriz y células se dispone formando láminas concéntricas, que se estructuran en forma de columnas denominadas **osteonas** o **sistemas de Havers**, consideradas la unidad funcional de hueso. Estas columnas presentan conductos centrales llamados **conductos de Havers**, por los que circulan las estructuras vasculares, linfáticas y nerviosas.

La mayoría de los huesos presentan una zona central menos compacta caracterizada por un hueso más poroso y vascularizado, denominada **hueso trabecular**. La transición entre el hueso denso y el trabeculado se realiza de forma gradual y su separación es difusa. Entre el hueso trabecular aparece otro

tipo de tejido, la **médula ósea**, donde tiene lugar la **hematopoyesis**. A diferencia del tejido óseo denso, que se caracteriza por su rigidez, la médula ósea es un tejido flexible.

TRASTORNOS DEL METABOLISMO ÓSEO

Los trastornos del metabolismo óseo son los derivados de los desequilibrios entre producción, reabsorción y mineralización del hueso.

La aparición de estos desequilibrios puede generar que el hueso sea más o menos denso y se puedan dar alteraciones de la modelación.

El aumento de la densidad puede deberse a: disminución de la reabsorción, aumento de la producción ósea o incremento de la mineralización. Dentro de este grupo, pueden encontrarse las siguientes entidades: hiperparatiroidismo (HPT) secundario, hiperfosfatemia, hipotiroidismo, hipercalcemia idiopática, mastocitosis, mielofibrosis o la enfermedad de Paget.

Por el contrario, la disminución de la densidad se puede originar por: aumento de la reabsorción, disminución en la producción o descenso de la mineralización. Dentro de este grupo, pueden encontrarse las siguientes entidades: osteoporosis, osteomalacia-raquitismo, HPT primario, hipertiroidismo, hipofosfatasia, hipofosfatemia, síndrome de Cushing o la enfermedad de Paget.

Las alteraciones de la modelación pueden estar originadas por la formación anómala del hueso al afectar a su crecimiento, por la reparación de lesiones de forma alterada o por trastornos en la conformación histológica. Los ejemplos más habituales son: el raquitismo, el hipotiroidismo, o la enfermedad de Paget.

Osteoporosis

La osteoporosis es la entidad más común de todo el grupo, ya que, de una u otra manera, la va a padecer la mayor parte de la población. Se calcula que hay 200 millones de personas en el mundo que padecen osteoporosis. Aproximadamente, el 30 % de las mujeres mayores de 50 años y alrededor del 10 % de los varones caucásicos la padecen, y este porcentaje aumenta al 50 % en las mujeres de edad superior a los 75 años. Todas las razas se ven afectadas, aunque las caucásicas y las asiáticas lo están en mayor medida. La consecuencia de esta afectación es la existencia de una mayor fragilidad ósea, que conlleva la aparición de fracturas.

> **!** Al menos, el 40 % de las mujeres y entre un 15 y un 30 % de los hombres desarrollarán una o más fracturas por fragilidad a lo largo de su vida. Tener una fractura incrementa el riesgo de nuevas fracturas.

Esta alta incidencia de fracturas genera una gran repercusión sociosanitaria, dado que requiere su tratamiento, con el coste y cuidados que ello conlleva, provocando una importante disminución de la calidad de vida de las personas afectadas.

Definición

La osteoporosis puede definirse de formas diferentes. Se puede entender como una enfermedad sistémica del esqueleto, caracterizada por baja masa ósea (cantidad) y deterioro de la microarquitectura (calidad), que aumenta el riesgo de fractura.

Otra forma de definirla sería la relacionada con su fisiología y se trataría de la alteración que ocurre cuando la velocidad de formación de hueso nuevo es más lenta que la pérdida o reabsorción del hueso viejo.

También puede definirse en función del contenido mineral óseo valorado mediante absorciometría por fotones de rayos X con energía dual (DXA, *dual-energy X-ray absorptiometry*) o mediante la cuantificación por tomografía computarizada (TCq). En función del dato objetivo obtenido y puesto en relación con el contenido mineral óseo en la población normal joven (el denominado *T-score*), se define la osteoporosis como aquel contenido mineral óseo que se encuentre 2,5 desviaciones estándar (DE) por debajo del de la población normal.

Desde el punto de vista radiológico, la primera definición sería la más interesante, ya que obliga a la búsqueda de las alteraciones arquitecturales y morfológicas que sugieren dicha entidad. Además, se puede calificar como osteoporótico a un paciente que presente osteopenia (disminución de la densidad ósea 2 DE por debajo de la población normal) y fracturas de baja energía en columna, pelvis, húmero o muñeca. También en el caso de las fracturas de cadera de baja energía y en aquellos pacientes con osteopenia, que presenten un riesgo de fractura de cadera superior al 3 % o riesgo de fractura por fragilidad superior al 20 %.

Semiología para la predicción del riesgo de fractura

Se han descrito numerosos signos de desmineralización ósea. Por ejemplo, el **índice corticomedular del segundo metacarpiano**, que se define por el grosor de las corticales del metacarpiano en la mitad de este, respecto al diámetro total del hueso en la misma zona. Así, sería normal que la suma del grosor de las dos corticales sea, al menos, la mitad del diámetro total.

Otro signo que ha sido muy utilizado es el *índice de Singh*. Se basa en la valoración de los grupos de trabéculas óseas en la zona proximal del fémur. En función de la desaparición de las trabéculas, se pueden establecer hasta siete grados de pérdida mineral ósea, con el consiguiente aumento del riesgo de fractura (**Fig. 21-1**).

También se ha valorado el **grosor de la cortical humeral proximal**, hallándose que una cortical de menos de 3 mm de grosor aumenta el riesgo de fractura del húmero.

En la columna, son varios los signos que advierten de la debilidad del hueso, como la presencia de incurvaciones de los platillos vertebrales (arco de Cupido); el predominio de la trabeculación vertical, en general, por disminución de la transversa; la disminución de la densidad trabecular con aparente aumento de la densidad cortical; o las disminuciones de altura del cuerpo vertebral de grado leve, que no llegan a considerarse fracturas.

Por otro lado, también se han utilizado medidas de ángulos, longitudes, grosor de la cortical, etc., en la zona proximal del fémur, en un intento por correlacionar estas medidas con el riesgo de fractura asociado a la osteoporosis.

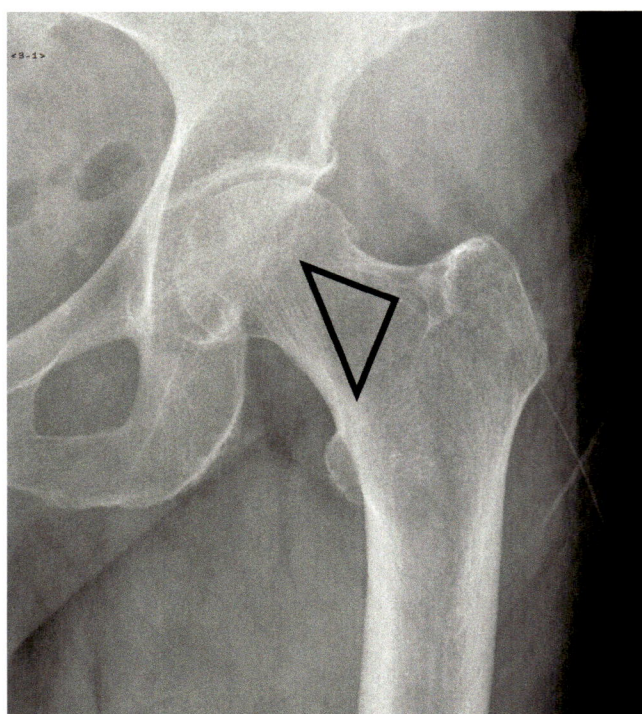

Figura 21-1. Imagen radiográfica de la cadera, en la que se aprecia disminución de la trabeculación del cuello femoral, quedando una zona triangular central sin trabeculación (triángulo de Ward). Correspondería a un grado intermedio de desmineralización, según el índice de Singh.

Todas estas medidas y valores tratan de complementar los datos cuantitativos de la mineralización con los datos arquitecturales. ¿Por qué? Porque se ha comprobado que los valores de contenido mineral óseo no explican por sí solos la frecuencia de fracturas relacionadas con la osteoporosis.

> ! La mitad de las fracturas se dan en pacientes con densidad mineral ósea normal o levemente disminuida.

Los estudios con la técnica DXA son los más extendidos para la cuantificación del contenido mineral óseo, pero no están exentos de errores en el cálculo. Estos son debidos a problemas en la colocación de las regiones de interés (ROI, *region of interest*), a defectos de posicionamiento del paciente o a errores del propio análisis del equipo. Esto se acentúa cuando los pacientes no se realizan los estudios en el mismo centro que la vez anterior, siendo la comparación con estudios previos deficiente, o por la mala aplicación de las pautas recomendadas por la Sociedad Internacional de Densitometría Clínica. Estos errores pueden tener implicaciones en el manejo de los pacientes estudiados.

Recientemente, los equipos de DXA han incorporado un segundo parámetro de valoración que trata de mejorar dicha predicción, y está basado en la cuantificación de la trabeculación ósea (TBS, *trabecular bone score*). Se trata de una aplicación que permite detectar la variación de los niveles de gris de los píxeles trabeculares, relacionándola con las características óseas en 3D, como el número de trabéculas, la separación entre ellas y la densidad de conexiones.

Los datos numéricos obtenidos permiten modular el dato de contenido mineral óseo, mejorando la aproximación al riesgo de fractura. Para ello, se establece un código de colores (del verde al granate), en función del riesgo de fractura por cada 1.000 pacientes/año (**Fig. 21-2**).

> ! El TBS permite junto con la DXA mejorar la predicción del riesgo de fracturas, especialmente, en los pacientes con valores de osteopenia, al permitir valorar la microarquitectura ósea.

Además de la técnica de DXA, se han empleado otras que permiten calcular el contenido mineral óseo, como son la TCq, la ecografía cuantitativa (USq, *quantitative ultrasounds*) e, incluso, la resonancia magnética (RM) con cuantificación de la señal grasa o la espectroscopia.

La TCq se realiza mediante la comparación de la densidad ósea trabecular en el interior de los cuerpos vertebrales lumbares de L1 a L4, con unos módulos en los que se conoce el contenido mineral, colocados en la mesa de estudio. A partir de esa comparación, se puede extrapolar el contenido mineral óseo global. Este método no está tan validado como la DXA, aunque en los estudios de TC para valoración de otras patologías o en las revisiones, es una información añadida de gran interés (**Fig. 21-3**).

La TC es la más empleada para el estudio de la microarquitectura, mediante la obtención de imágenes de alta resolución. En estas, posteriormente, se aplican programas de cuantifi-

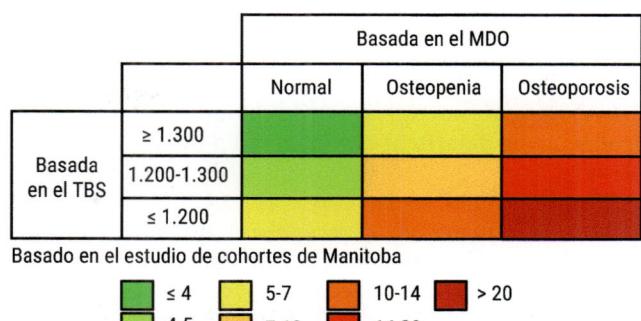

		Basada en el MDO		
		Normal	Osteopenia	Osteoporosis
Basada en el TBS	≥ 1.300			
	1.200-1.300			
	≤ 1.200			

Basado en el estudio de cohortes de Manitoba

≤ 4	5-7	10-14	> 20
4-5	7-10	14-20	

Figura 21-2. Código de colores y su correspondencia en porcentaje, basado en las categorías de riesgo de fractura osteoporótica mayor, en cada 1.000 mujeres/año.

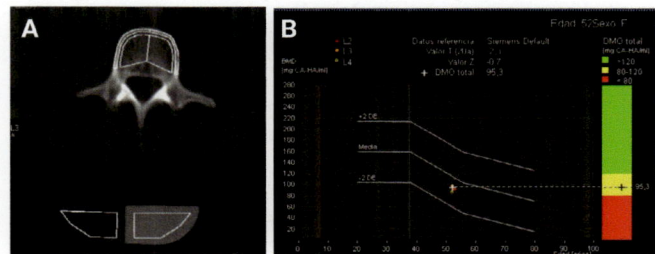

Figura 21-3. A) Imagen de tomografía computarizada centrada en una vértebra lumbar, con campos de medición del hueso trabecular y elementos de referencia del nivel mineral, situados entre el paciente y la mesa de exploración. **B)** Gráfica obtenida del mismo paciente, donde se representan valores dentro del rango de normalidad.

cación trabecular en relación con el valor densitométrico de las unidades Hounsfield o basados en métodos de elementos finitos. El aspecto negativo es que precisan cortes muy finos y requieren de dosis de radiación más altas, por lo que solo se emplean en algunos casos de investigación avanzada.

El empleo de la USq, basado en la atenuación de ultrasonidos de banda ancha, se aplica principalmente en atención primaria como cribado y solo está validado su uso en el talón. Con su empleo, se pueden obtener parámetros derivados de la velocidad de transmisión o en la atenuación de los ultrasonidos de banda ancha. Al no utilizar radiación ionizante, está más indicado en edad pediátrica, pero sigue siendo una técnica poco validada, con gran variabilidad dependiente del equipo empleado, y su correlación con la DXA no está clara.

Semiología para la detección de fracturas

Las fracturas por fragilidad, que son aquellas causadas por un traumatismo que no generaría fractura en un hueso normal, son el rasgo radiológico que mejor define a la osteoporosis. De hecho, la presencia en imágenes radiológicas de fracturas de localización típica es diagnóstica de osteoporosis, aunque la cantidad de mineral óseo no se halle en los niveles de diagnóstico. Pero existe un problema, y es que hasta dos tercios de las fracturas osteoporóticas no son detectadas. Esto se debe a que clínicamente no hay una correlación entre la intensidad del mecanismo traumático y la aparición de fractura. Además, no todas son sintomáticas.

¿Es importante detectar las fracturas? Desde luego que sí, ya que su presencia incrementa el riesgo de mortalidad al doble en las mujeres y al triple en los varones. Por ello, los diferentes métodos de cuantificación van encaminados a predecir el riesgo de su incidencia.

Las localizaciones típicas son: la columna vertebral (principalmente, la dorsal), la cadera, el radio distal y el húmero proximal.

Además de estas, se dan con frecuencia fracturas incompletas o trabeculares en la zona pélvica, que no pueden ser detectadas en radiología simple y en las que, si no se aplican las medidas adecuadas, se pueden dar progresiones a fracturas completas, más difíciles de tratar e invalidantes.

Las fracturas de radio, húmero y fémur, en general, tienen un desencadenante traumático, que, si bien no sería suficiente para generar una fractura en personas sanas, en las osteoporóticas, sí lo consigue. El diagnóstico, generalmente, es fácil y, únicamente en aquellos casos de fractura incompleta, puede pasar desapercibida en un primer momento y apreciarse unos días más tarde (**Fig. 21-4**).

Las fracturas vertebrales son algo más difíciles de detectar. Esto se debe a que, en la columna dorsal, la calidad de los estudios de radiografía simple no siempre es la óptima, la superposición de estructuras dificulta su visión, no todas cursan con deformidad significativa o se presenta disminución de la altura en varios cuerpos vertebrales. Además, con la radiografía simple, no es posible determinar si una fractura vertebral es aguda o crónica. También se considera que existe una escasa sensibilización entre los radiólogos para su detección, lo que explicaría la baja mención en los informes. Por tanto, es importante la concienciación para su diagnóstico, no solo refiriendo aquellas detectadas, sino alertando de las posibles fracturas ocultas o incompletas.

Las fracturas vertebrales se manifiestan por deformidad. Estas, según Genant *et al.*, se pueden clasificar en: **acuñamiento** (cuando es la zona anterior o posterior la que reduce su altura), **biconcavidad** (cuando es la zona central la de menor tamaño) y **aplastamiento** (cuando todo el cuerpo vertebral está disminuido en altura). En cuanto al porcentaje, las que presentan una disminución en altura de entre un 20 y un 25 %, se clasifican como grado I o leve, las situadas entre un 25 y un 40 % de deformidad son de grado II o moderado, y las que superan ese porcentaje serían de grado III o importantes (**Fig. 21-5**).

Clásicamente, para diferenciar las fracturas osteoporóticas o por fragilidad de las traumáticas, se ha descrito que las primeras no generan aumento del diámetro transverso del cuerpo vertebral, a diferencia de las segundas, en las que es típica la aparición de fragmentos desplazados en sentido anterior o posterior.

Se han empleado algunos programas informáticos para mejorar esta detección, basados, principalmente, en la detección automática de los bordes de los cuerpos, mejorando la sensibilidad. Estos se han aplicado tanto en imágenes radiológicas como en las obtenidas por DXA.

El estudio de esta patología mediante otras técnicas (TC con energía dual o RM) puede facilitar la determinación, de forma más fiable, de la estructura interna de los huesos y su relación con las fracturas, además de permitir diferenciar las agudas de las crónicas por la presencia de edema en las primeras.

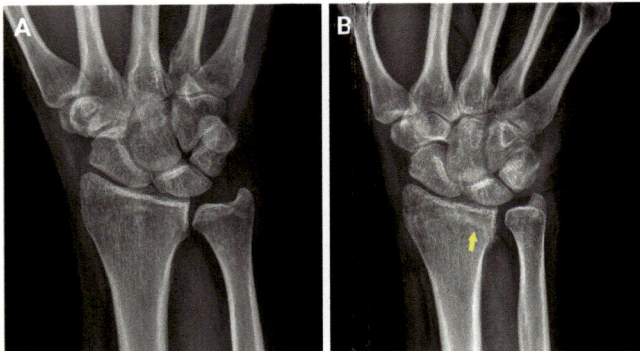

Figura 21-4. Paciente que tras una caída desde su propia altura acude por dolor en la muñeca. La radiografía inicial **(A)** no mostró línea de fractura. En el estudio realizado dos semanas más tarde **(B)**, habían aparecido fenómenos reparativos con banda hiperdensa, que indicaban la existencia de fractura oculta.

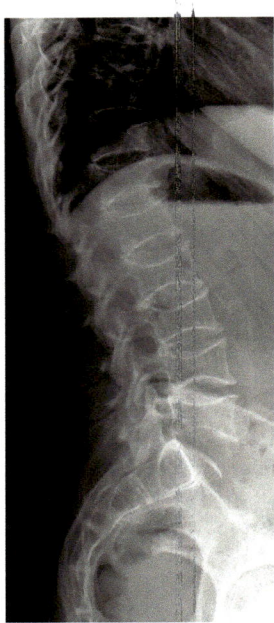

Figura 21-5. Deformidad de múltiples vértebras en el área dorsal y lumbar, con morfología bicóncava, propia de la osteoporosis.

Seguramente, en poco tiempo, aparecerán nuevos programas basados en inteligencia artificial más desarrollados y mejores, que facilitarán el diagnóstico de estas alteraciones.

> **!** Es importante que el radiólogo detecte las deformidades vertebrales para diagnosticar posibles fracturas osteoporóticas.

Osteomalacia

Esta alteración del metabolismo del calcio y el fósforo se define por la disminución de la mineralización del tejido osteoide, siendo el número de trabéculas óseas, en este caso, normal.

La causa principal es el déficit de vitamina D, bien por la ausencia de ingesta, bien por la escasa exposición al sol, malabsorción intestinal o enfermedad renal, entre otras. Clásicamente, se ha diferenciado entre la afectación de esta entidad en el esqueleto inmaduro, con una importante afectación de los cartílagos de crecimiento, o en el del adulto.

La consecuencia más habitual de esta alteración es la disminución de la densidad y el aumento de la fragilidad ósea, que se manifiesta como deformidad de huesos o fracturas de carácter incompleto o trabecular. Las más habituales se localizan en áreas de carga como la concavidad del fémur proximal o la pelvis y muestran fenómenos reparativos con osteoide no mineralizado en su interior (**fracturas de Milkman y Looser**) (**Fig. 21-6**). El aumento progresivo de la profundidad del acetábulo (**protrusión acetabular**) que se da en algunas mujeres de edad avanzada, parece tener relación con esta entidad. Se diagnostica por mostrar un fondo acetabular más profundo, que sobrepasa la línea ilioisquiática en más de 3 mm, con sobrecobertura de la cabeza, es decir, aumento del ángulo de cobertura por encima de los 40° (**Fig. 21-7**).

> ! La osteomalacia genera desmineralización por menos mineralización de las trabéculas, ocasionando fracturas incompletas y deformidades.

Hiperparatiroidismo

Como su nombre indica, es el aumento de la actividad de la hormona paratiroidea (PTH, *parathyroid hormone*). Esta hormona es la responsable de la actividad de los osteoclastos, células dedicadas a la reabsorción del calcio en el hueso, para aumentarlo en el torrente sanguíneo.

Clasificación

Según el origen de su aumento, se clasifica en:

- **HPT primario:** el originado por un adenoma hiperfuncionante, un carcinoma o una hiperplasia paratiroidea. Se caracteriza por provocar hipercalcemia. Se debe diagnosticar por imagen el aumento de tamaño glandular.
- **HPT secundario:** asociado, generalmente, a insuficiencia renal con retención de fosfato y pérdida de calcio. Cursa con calcio en niveles normales e hiperfosfatemia y fosfatasa alcalina elevadas. También puede deberse a déficit de vitamina D (osteomalacia) o al seudohipoparatiroidismo (respuesta deficiente de los receptores de la PTH).
- **HPT terciario:** persistencia de la actividad aumentada de la PTH a pesar de la normalización de los demás factores tras el trasplante renal.

Manifestaciones radiológicas del hiperparatiroidismo

Aunque dependiendo del tipo de HPT pueden variar, existen manifestaciones viscerales y óseas.

Las viscerales, principalmente, se dan en el riñón, con la aparición de litiasis, y en el estómago, con la úlcera.

Las manifestaciones en los elementos óseos actualmente son raras en las secundarias debido al mejor manejo clínico, y pueden apreciarse en las primarias. En general, son alteraciones relacionadas con la reabsorción ósea y el aumento del calcio circulante.

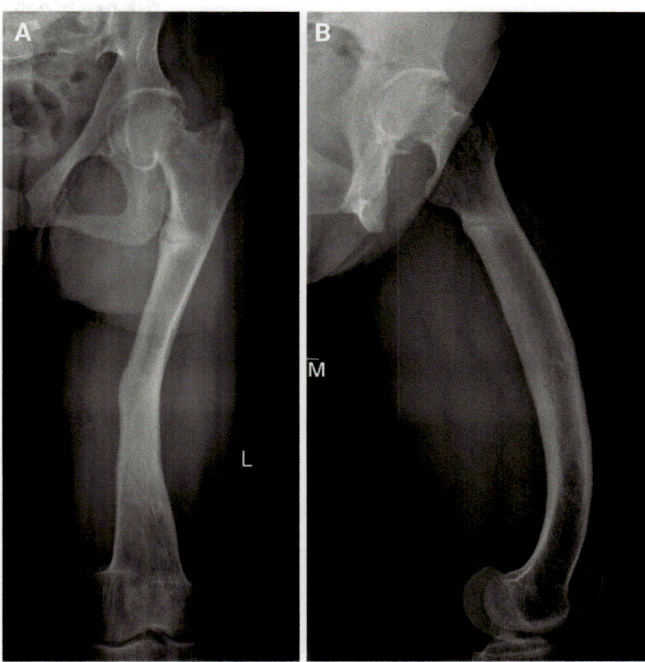

Figura 21-6. Radiografías de fémur anteroposterior **(A)** y lateral **(B)** con línea de fractura transversal rodeada de áreas de aumento de densidad, correspondientes a una fractura de Milkman y Looser.

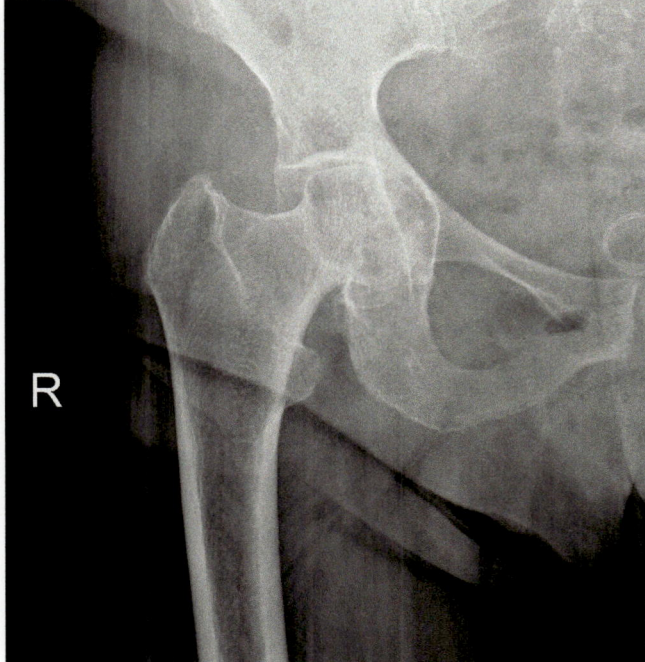

Figura 21-7. Radiografía de cadera que muestra una importante protrusión acetabular, asociada a disminución de la densidad ósea y coxartrosis. Pertenecía a una mujer con déficit crónico de vitamina B, sugestivo de osteomalacia.

Las manifestaciones radiológicas son muy variadas, pudiendo aparecer como:

- Aumento de la densidad (**osteoesclerosis**), aunque el hueso es frágil. La imagen más conocida es la afectación en bandas más densas de los bordes superior e inferior de los cuerpos vertebrales (**Fig. 21-8**).

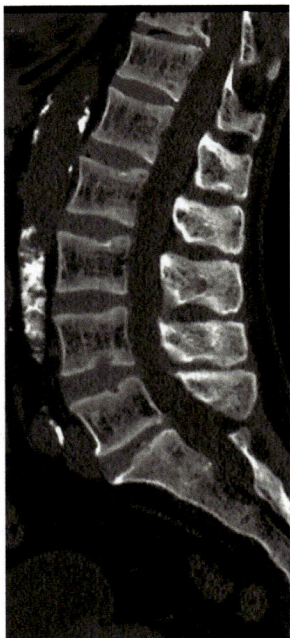

Figura 21-8. Paciente afectado de hiperparatiroidismo. Imagen sagital de tomografía computarizada en la columna lumbar, apreciándose la alteración de la densidad en las vértebras, distribuida en bandas hiperdensas en los bordes, simulando vértebras en «jersey rayado». Importante calcificación de la pared aórtica.

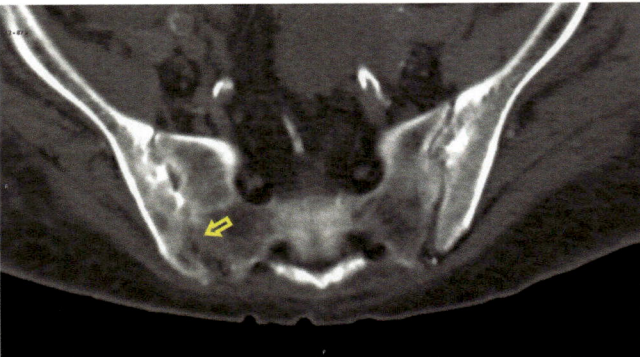

Figura 21-9. Paciente con hiperparatiroidismo que muestra pérdida de definición de los bordes articulares en las articulaciones sacroilíacas por fenómenos de reabsorción subcondral.

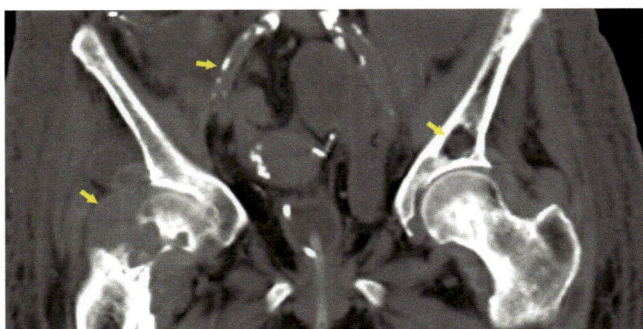

Figura 21-10. Mismo paciente que en la **figura 21-9** afectado de hiperparatiroidismo. Imagen coronal reconstruida de tomografía computarizada, que muestra grandes reabsorciones óseas en la cabeza y el cuello del fémur derecho y en el área supraacetabular izquierda, correspondientes a tumores pardos. Apréciese el aumento de volumen de partes blandas en la articulación coxofemoral derecha y las importantes calcificaciones de la pared vascular de las arterias ilíacas.

- También puede mostrar alteraciones similares a la **osteoporosis**, con deformidad por fracturas vertebrales.
- Pueden darse fenómenos de **osteomalacia**, con fracturas de Milkman y Looser.
- Pero la entidad más característica es la **osteítis fibrosa quística**, que se produce como consecuencia de la alta actividad de los osteoclastos y proliferación de fibroblastos, con destrucción y reabsorción de los huesos. En esta entidad, se pueden incluir cinco manifestaciones radiológicas:
  1. **Reabsorción subperióstica:** se manifiesta por la reabsorción de los bordes corticales diafisarios (subperiósticos), siendo la zona típica de afectación el borde radial de las falanges medias de los dedos de la mano, provocando una disminución asimétrica del diámetro diafisario. También produce la reabsorción de las crestas ungueales.
  2. **Reabsorción subcondral:** se producen reabsorciones en áreas articulares específicas, como las articulaciones sacroilíacas, la sínfisis de pubis o las articulaciones acromioclaviculares. Provoca un aumento del espacio articular, con márgenes irregulares (**Fig. 21-9**).
  3. **Tumores pardos:** corresponden a áreas de reabsorción en la zona medular de los huesos, que llegan a generar cavidades sin calcio, con un contenido principalmente de material hemático, que da nombre a la lesión. Se presentan en etapas avanzadas del HPT secundario y, en la radiología, genera focos de baja densidad, de bordes irregulares, aunque relativamente bien definidos, que pueden simular verdaderos tumores. Estos tumores se ubican más comúnmente en las manos, los pies, los huesos faciales y el cráneo, la pelvis y las costillas (**Fig. 21-10**).
  4. **Reabsorción de la lámina dura dentaria:** se caracteriza por la desaparición de la banda densa que bordea los alvéolos dentarios, originando la imagen de «dientes flotantes».
  5. Alteraciones craneales: **cráneo en «sal y pimienta».** Es una imagen caracterizada por un cráneo con multitud de pequeños focos de baja densidad que corresponden a áreas de reabsorción ósea.
- Por último, la presencia de **calcificaciones en partes blandas** es la otra alteración característica. Estas se pueden presentar afectando a:
  - **Estructuras vasculares,** de forma lineal o, en ocasiones, grumosa, generando una imagen similar a la arterioesclerosis calcificada. La diferencia es la capa arterial afectada, ya que, en la arterioesclerosis, se afecta el endotelio y, en esta, el calcio se deposita en la capa muscular. Suele ser la causa de fallos cardiovasculares y de muerte en muchos casos, por lo que es importante detectarla precozmente, tanto en los grandes vasos (aorta) como en los periféricos (manos).
  - **Áreas periarticulares:** puede apreciarse como una masa o conglomerado cálcico alrededor de articulaciones grandes o pequeñas. Son las denominadas **calcificaciones tumorales.**
  - **Calcificaciones «metastásicas».** Son las depositadas en vísceras, siendo típicas las localizadas en los campos pul-

monares, generalmente, los superiores, además de las renales. Las localizadas en los núcleos de la base cerebral, en las válvulas cardíacas o el peritoneo son poco frecuentes. Radiológicamente, se aprecian como áreas de aumento de densidad mal definidas, compuestas por multitud de puntos cálcicos agrupados en un territorio visceral. El estudio radiológico clásico de los pacientes en diálisis que presentaban estas alteraciones incluía una serie de radiografías o «serie ósea de la insuficiencia renal». La mejora en el control del HPT, que incluye la paratiroidectomía, hizo que su uso decayera.

Todavía puede ser útil el estudio radiológico de las manos, pero, para el resto, la TC de baja dosis resulta mucho más eficaz y permite detectar las alteraciones viscerales y vasculares de forma precoz.

> **!** Las manifestaciones del HPT, básicamente, son la consecuencia de la reabsorción del calcio en el hueso y su depósito en otras estructuras. La osteítis fibrosa quística, con sus diferentes alteraciones, es la más característica.

Otras enfermedades sistémicas con disminución de la densidad

La alteración de la textura ósea puede aparecer en otros trastornos endocrinos y metabólicos, aunque, en general, son poco frecuentes. La mayoría se manifiestan en la infancia, por lo que no se tratarán aquí. Algunas siguen mostrando las alteraciones en la edad adulta.

El hipoparatiroidismo, el seudohipoparatiroidismo y el seudoseudohipoparatiroidismo son entidades poco frecuentes que afectan a la infancia. Las manifestaciones en la edad adulta se correlacionan con las de la infancia. Son pacientes de talla corta, con dedos cortos en manos y pies, y con calcificaciones en partes blandas subcutáneas o cutáneas y en los núcleos de la base cerebrales. Generalmente, ya están diagnosticados y siguen tratamiento con vitamina D y calcio.

Lo mismo ocurre con otras entidades como la **hiperfosfatasia**, denominada el «seudo-Paget juvenil», caracterizada por huesos incurvados, con corticales anchas, que muestran una medular con trabeculación gruesa y desorganizada. Se diferencia de la enfermedad de Paget por la edad de los pacientes.

El **déficit de vitamina C** (escorbuto) puede ser consecuencia de dietas inadecuadas. Conduce a disminución de la densidad ósea, pudiendo encontrar elevaciones periósticas secundarias a hemorragias subperiósticas, ocasionadas por fragilidad capilar.

Las **alteraciones relacionadas con enfermedades tiroideas** pueden asociarse a alteraciones musculoesqueléticas. Se ha descrito que el hipertiroidismo (principalmente, la tirotoxicosis subclínica) parece relacionarse con las capsulitis adhesivas. La contractura de Dupuytren, la movilidad articular limitada y el síndrome del túnel carpiano son más frecuentes en pacientes hipotiroideos. El dedo en gatillo parece tener relación con los pacientes con hipotiroidismo subclínico.

Sarcoidosis

Se trata de un trastorno inflamatorio sistémico de causa desconocida, caracterizado por granulomas no caseificantes en los múltiples órganos a los que afecta, siendo los más comunes los pulmones, los ganglios linfáticos y la piel. La afectación ósea es menos frecuente y se presenta en alrededor del 10 % de los pacientes, siendo la afectación de la médula ósea también rara.

Las zonas más afectadas son los huesos de manos y pies, aunque el empleo de técnicas de imagen de todo el esqueleto sugiere una afectación multifocal que incluye los huesos largos y del tronco.

Las imágenes radiológicas son, principalmente, de tipo osteolítico, con pequeñas erosiones focales y trabeculación gruesa, que da como resultado un patrón de «encaje» (**Fig. 21-11**).

Puede acompañarse de aumento de volumen de partes blandas, planteando el diagnóstico diferencial del «dedo en salchicha». Una revisión de 136 casos de la sarcoidosis ósea reveló cinco tipos diferentes de lesiones óseas: infiltración medular difusa, lesiones en sacabocados, lesiones infiltrativas, lesiones destructivas y lesiones hiperdensas, estas últimas, principalmente, observadas en la última etapa de la enfermedad.

El empleo de la RM permite detectar la presencia de focos de alteración de la señal, localizados en la medula ósea, caracterizados por incremento de la señal en secuencias STIR (*short-tau inversión recovery*). Tras la administración de contraste, puede apreciarse incremento de la señal, por lo que se pueden confundir con metástasis, hemangiomas o mieloma (**Fig. 21-12**).

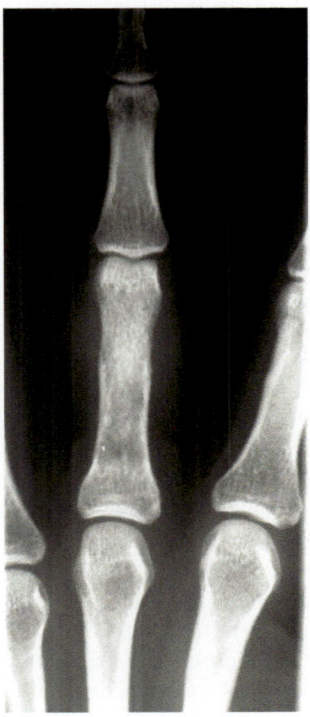

Figura 21-11. Paciente que acude por dedo inflamado, que muestra en la radiografía una alteración del patrón trabecular de la médula en la falange media, denominado «en encaje», que se correspondió con una sarcoidosis.

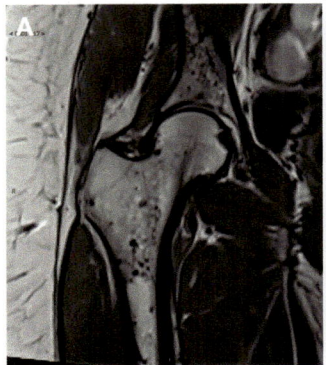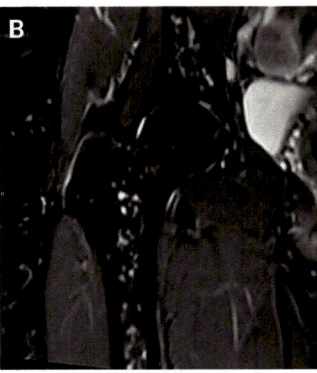

Figura 21-12. Imágenes de resonancia magnética potenciadas en T1 **(A)** y T2 STIR (*short-tau inversion recovery*) **(B)** de la cadera, que muestra múltiples imágenes de aspecto nodular, dispersas por la pelvis y el fémur, hipointensas en T1 e hiperintensas en T2. Corresponden a un paciente con infiltración difusa de sarcoidosis.

> **!** La sarcoidosis ósea se manifiesta por afectación de los huesos de manos y pies, y se caracteriza por disminución de la densidad con trabeculación alterada, y con leve engrosamiento de partes blandas. Pueden detectarse más focos en otras localizaciones mediante el empleo de la RM o la tomografía por emisión de positrones (PET, *positron emission tomography*).

Enfermedad de Paget

La enfermedad de Paget fue descrita en Inglaterra por James Paget en 1877. La describió en un paciente que ejercía de policía (*bobby*) que acudía a su consulta con una progresiva deformidad con incurvación de sus extremidades inferiores, lo que le obligaba a acortar la longitud de sus pantalones, y cada año solicitaba un casco de número mayor, porque la cabeza le crecía. Estas son dos de las características de esta enfermedad, también llamada **osteítis deformante.**

Esta enfermedad se define como osteopatía crónica localizada, caracterizada por un proceso destructivo y deformante, con debilidad estructural y posterior reparación de forma desorganizada, que genera aumento de volumen del hueso afectado.

Su etiología, después de 150 años, todavía no está aclarada. El Dr. Paget aventuró que podía ser una variante de osteomielitis. Hoy se sospecha que la etiología más probable es una infección por paramixovirus de evolución lenta en individuos genéticamente susceptibles; sin embargo, se desconoce la causa exacta y puede deberse a varios factores.

El diagnóstico, habitualmente, es casual, como hallazgo incidental en radiografías óseas, en pacientes que pueden referir síntomas inespecíficos como dolor, deformidad ósea o pérdida de audición. El dato analítico de sospecha es el aumento de la fosfatasa alcalina en sangre.

Las manifestaciones radiológicas varían en función del número de huesos afectados o de la fase en la que se encuentre el proceso, y estos procesos de reabsorción y formación ósea acelerada no se sincronizan como en el hueso normal, por lo que producen un hueso desorganizado.

El trastorno puede ser monostótico o poliostótico y afectar a cualquier hueso del cuerpo, aunque lo más común es que afecte a la columna vertebral, la pelvis, el cráneo y el fémur.

Fase inicial o de predominio de la reabsorción o activa

Aumenta la resorción ósea producida por los osteoclastos, lo que genera una disminución de la densidad de la estructura afectada. Si se trata de un hueso plano, se puede encontrar una zona de baja densidad (osteoporosis circunscrita), de bordes relativamente bien definidos, que crece progresivamente, sin aumento de partes blandas. La afectación en la columna provoca la disminución de la altura de los cuerpos, de forma similar a la osteoporosis. En los huesos de carga, se puede producir una progresiva incurvación, como consecuencia de la disminución de la trabeculación.

Fase intermedia o mixta, de equilibrio entre reabsorción y formación

Esta fase se caracteriza por un aumento de tamaño de los huesos, principalmente, en los diámetros transversos, que presentan corticales irregulares, trabeculadas, con un progresivo aumento de la densidad interna, aunque de forma heterogénea. Las trabéculas internas son habitualmente más gruesas que las normales y con trayectos alterados (**Fig. 21-13**).

Fase final inactiva o de esclerosis

La actividad disminuye, pero se produce la formación de un nuevo hueso, duro, denso y menos vascularizado que el anterior (fase osteoblástica-esclerótica), lo que da pie a un tejido óseo anómalo, muy propenso a la deformidad y las fracturas (**Fig. 21-14**)

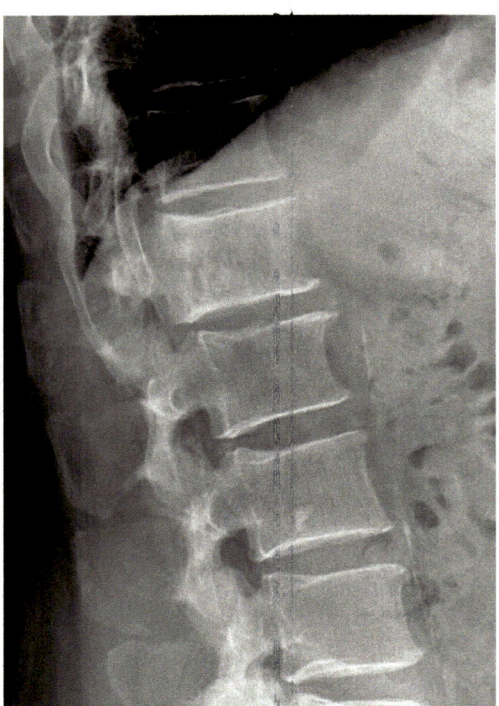

Figura 21-13. Imagen de la columna lumbar lateral, que muestra alteración de la textura del cuerpo vertebral de L1, con aumento de la densidad irregular, con trabéculas algo más gruesas. Corresponde a una afectación por enfermedad de Paget.

> ❗ La manifestación más común de la enfermedad de Paget es la alteración de la textura ósea, con aumento de densidad, trabeculación desorganizada, cortical irregular y aumento de tamaño del hueso afectado, pudiendo asociar deformidades.

Complicaciones

En la fase inicial o lítica, y dependiendo de su localización, las complicaciones más habituales son las fracturas, generalmente, caracterizadas por deformidad y disminución de altura de los cuerpos vertebrales. Las deformidades con incurvación de los huesos largos pueden considerarse una complicación leve, aunque pueden conllevar fracturas. Estas deformidades pueden comportar la aparición de incongruencias articulares y artropatías degenerativas.

En fases más avanzadas, además de las fracturas, los atrapamientos nerviosos y la estenosis de canal medular son las más comunes.

En algún caso (1 %) pueden darse degeneraciones malignas hacia sarcomas osteoblásticos o condroblásticos. En estos casos, la aparición de dolor, el aumento de volumen o la apreciación de cambios radiológicos que sugieran agresividad son los signos más habituales.

En casos de gran afectación de múltiples huesos, y como consecuencia de la creación de fístulas arteriovenosas en el interior de la medular ósea, se puede generar una sobrecarga cardíaca derecha, que podría conducir a hipertensión arterial pulmonar e insuficiencia cardíaca secundaria.

Otras enfermedades con focos de aumento de densidad ósea

Son muchas las enfermedades que pueden generar aumento de la densidad ósea, ya sea de forma generalizada o parcheada.

Entre ellas, destacan varias enfermedades congénitas de la familia de la osteopetrosis o de la displasia osteofibrosa, las enfermedades por depósito como la de Gaucher o la mastocitosis. Estas, habitualmente, se dan en la infancia y serán tratadas en dicha sección. También las generan algunas enfermedades metabólicas y la enfermedad de Paget, que ya se ha mencionado. Por último, están las relacionadas con enfermedades hematológicas o que corresponden a síndromes complejos, que se incluirán en este apartado.

Síndrome de SAPHO

Se trata de un síndrome crónico con mediación inmunitaria, caracterizado por lesiones cutáneas y óseas (sinovitis, acné, pustulosis, hiperostosis y osteítis). Aunque se ha incluido dentro del grupo de las espondiloartropatías, debería considerarse una entidad inflamatoria crónica autoinmunitaria, que agruparía a diversos cuadros clínicos como la osteomielitis multifocal recurrente, la osteomielitis esclerosante de Garré, la hiperostosis esternoclavicular, etcétera.

En la mayoría de los casos en adultos, los pacientes presentan un cuadro clínico que afecta a la pared torácica anterior (esternón, clavículas y articulaciones esternoclaviculares), con dolor e inflamación ósea y de áreas articulares vecinas. También puede mostrar afectación del raquis, con discitis, solitaria o múltiple, formación de entesofitos, sacroilitis, o de otras localizaciones con osteítis y artritis. La afectación cutánea consiste en pustulosis palmoplantar, aunque pude manifestarse como psoriasis, acné grave o hidrosadenitis supurativa.

El diagnóstico radiológico se basa en la detección de focos de aumento de densidad en los huesos afectados, con engrosamiento cortical relativamente homogéneo (hiperostosis), junto con áreas de aumento de densidad endomedular (osteítis) (**Fig. 21-15**). Las zonas articulares vecinas presentan con frecuencia fenómenos inflamatorios caracterizados por estrechamiento del espacio articular, fenómenos reabsortivos del borde y desmineralización. Las articulaciones más afectadas son las esternoclaviculares, las costocondrales, las sacroilíacas o

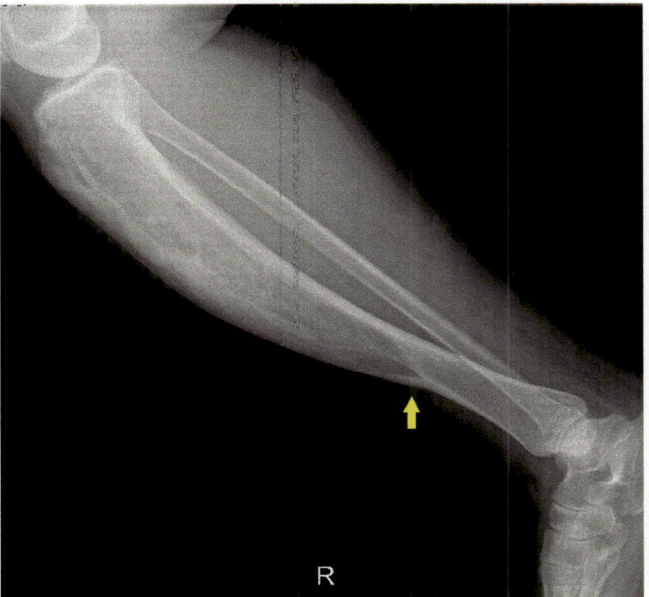

Figura 21-14. Radiografía lateral de la tibia que muestra alteración morfológica con incurvación y de la textura ósea en la mitad proximal, apreciándose un área de menor densidad en la diáfisis distal, terminado en «punta de sable», típica de la enfermedad de Paget.

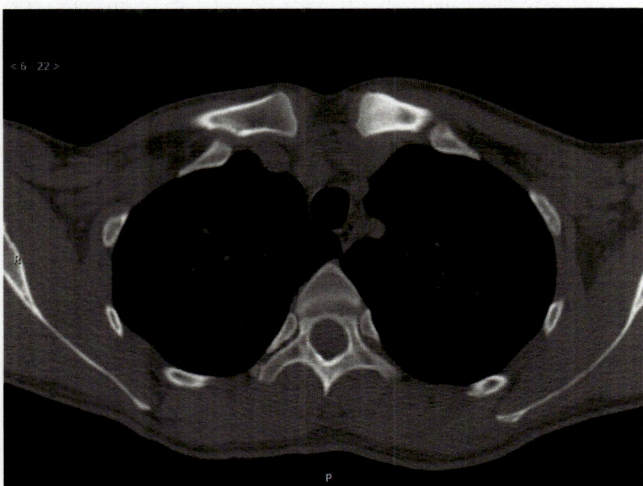

Figura 21-15. Paciente afectado de SAPHO (síndrome de sinovitis, acné, pustulosis, hiperostosis y osteomielitis) con imagen de tomografía computarizada de la clavícula que muestra un foco de aumento de densidad en la clavícula, propio de la osteítis.

la sínfisis púbica. También la columna puede presentar fenómenos similares a la discitis, con reabsorción de los ángulos vertebrales. Los huesos largos pueden estar afectados, aunque esta localización predomina en los jóvenes.

Dada la localización predominante en el tórax, con frecuencia, estas manifestaciones pasan desapercibidas en estudios de radiografía simple en los estadios iniciales, siendo la TC la que detecta mejor estas alteraciones. La RM ayuda a diferenciar las lesiones activas por la presencia de edema endomedular y articular, de las crónicas o inactivas. Con esta técnica, se puede realizar un estudio de todo el esqueleto, permitiendo detectar lesiones que pudieran estar ocultas o ser subclínicas. Los estudios gammagráficos o los realizados con PET-TC permiten, asimismo, diagnosticar los focos con aumento de la actividad metabólica.

El diagnóstico diferencial a menudo se plantea con procesos infecciosos y tumorales, siendo preciso, si el cuadro clínico no lo sugiere, la realización de biopsia ósea.

> ❗ La manifestación radiológica más común en el síndrome de SAPHO es la presencia de aumento de densidad y volumen en la cintura escapular y sus articulaciones.

Síndrome de Erdheim-Chester

Esta enfermedad corresponde a una histiocitosis de células no de Langerhans, basándose el diagnóstico en los hallazgos histopatológicos.

Los hallazgos radiológicos típicos en el esqueleto de esta entidad son la osteoesclerosis cortical bilateral y simétrica de las regiones diafisaria y metafisaria en los huesos largos (**Fig. 21-16**). En la gammagrafía, se aprecia un aumento de la actividad metabólica en los huesos largos, que puede incluir los extremos. A diferencia de la histiocitosis de células de Langerhans, el esqueleto axial y la mandíbula suelen estar conservados. La RM puede ser útil, permitiendo detectar la afectación epifisaria de los huesos largos y la periostitis, que pueden no apreciarse en las radiografías.

En los estudios de TC de abdomen, puede apreciarse infiltración de las fascias y la grasa perirrenal (riñones peludos) y de las estructuras vasculares (infiltración perivascular) (**Fig. 21-17**).

> ❗ Un aumento de la densidad ósea en huesos largos de extremidad, de forma simétrica, obliga a incluir este síndrome en el diagnóstico diferencial.

Síndrome de POEMS

El síndrome de POEMS es un síndrome paraneoplásico raro debido a un trastorno subyacente de células plasmáticas, por lo que también se le ha llamado **mieloma hiperdenso.**

El acrónimo se refiere a varias, pero no a todas, las características del síndrome: polineuropatía, organomegalia, endocrinopatía, enfermedad monoclonal de células plasmáticas y cambios en la piel. En este acrónimo, no está incluida la

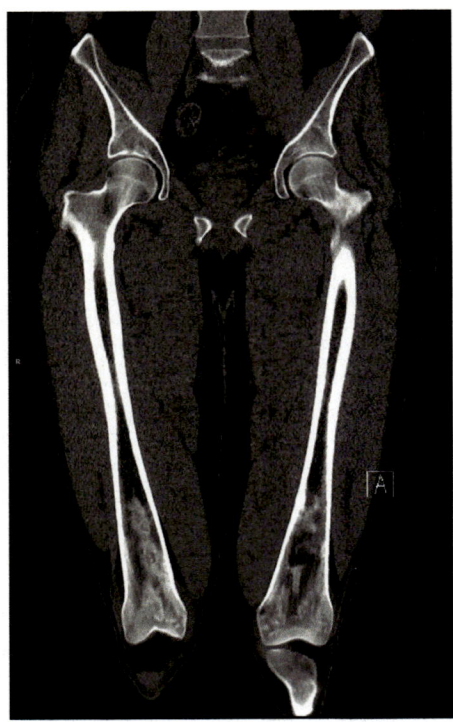

Figura 21-16. Imagen de tomografía computarizada con reconstrucción coronal, apreciándose focos de aumento de densidad endomedular, asociados a discreto engrosamiento cortical en un paciente afectado de síndrome de Erdheim-Chester.

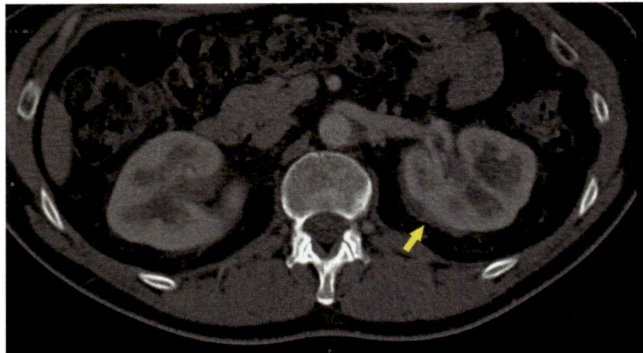

Figura 21-17. Tomografía computarizada abdominal del mismo paciente que en la **figura 21-16**, que muestra engrosamiento de las fascias perirrenales.

presencia de lesiones óseas hiperdensas. De hecho, este es uno de los cinco criterios mayores para su diagnóstico. De los otros cuatro, dos deben estar presentes de forma obligatoria: la polineuropatía y la proliferación de células plasmáticas monoclonales; y los otros que es posible encontrar son la enfermedad de Castleman y la elevación del factor de crecimiento del endotelio vascular.

Radiológicamente, se caracteriza por la presencia de focos de aumento de densidad de forma redondeada o irregular, que pueden confundirse con islotes óseos benignos cuando son pequeños. Los de mayor tamaño tienden a mostrar áreas internas menos densas, similares a los fibromas no osificantes y displasia fibrosa. Algunas lesiones tienen una apariencia mixta de pompa de jabón. Se localizan principalmente en los huesos del tronco y la calota (**Fig. 21-18**).

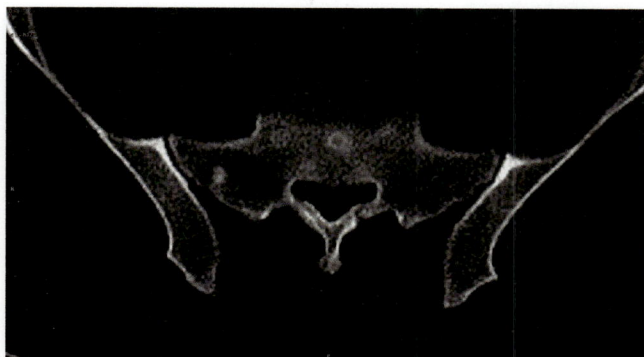

Figura 21-18. Corte axial de tomografía computarizada en el área lumbosacra, donde se aprecian varios focos de aumento de densidad, alguno con foco central menos denso, en un paciente diagnosticado de gammapatía monoclonal de significado incierto y que se etiquetó de síndrome de POEMS (polineuropatía, visceromegalia, endocrinopatía, proteína M y alteraciones cutáneas).

La TC puede caracterizar mejor estas imágenes, permitiendo detectar las visceromegalias, los derrames u otras lesiones asociadas.

> ! La presencia de focos de aumento de densidad ósea, de forma irregular, en el contexto de un paciente con neuropatía y sospecha de gammapatía debe hacer pensar en el síndrome de POEMS.

La RM en esta enfermedad se dirige principalmente al estudio de las estructuras nerviosas, pudiendo apreciarse engrosamientos de las raíces nerviosas en los plexos cervical y lumbar. Las lesiones óseas muestran, en general, baja señal en secuencias potenciadas en T2.

Mielofibrosis

La mielofibrosis es un trastorno mieloproliferativo crónico, caracterizado por fibrosis progresiva de la médula ósea con hematopoyesis ineficaz. Se puede clasificar como primaria (anteriormente denominada «idiopática») o secundaria, que se desarrolla a partir de trombocitemia o policitemia vera.

La osteoesclerosis es la imagen típica de la mielofibrosis. Se ve con más frecuencia en el esqueleto axial y los extremos metafisarios del fémur, el húmero y la tibia, siendo característico el engrosamiento cortical en los huesos largos en las radiografías debido a esclerosis endóstica (**Fig. 21-19**). Las imágenes radiográficas pueden ser similares a las que se observan en la mastocitosis, pero la presencia de eosinofilia en la mastocitosis puede ayudar a diferenciarlas. La característica de las lesiones de la mielofibrosis respecto a otras entidades es la ausencia casi total de afectación del hueso trabecular y la asociación a visceromegalias y adenopatías por hematopoyesis extramedular (**Fig. 21-20**).

En los estudios de RM, y a diferencia de enfermedades infiltrativas o neoplásicas, las imágenes en la mielofibrosis se caracterizan por una disminución de la señal tanto en las secuencias potenciadas en T1 como en las potenciadas en T2, de forma relativamente homogénea (**Fig. 21-21**).

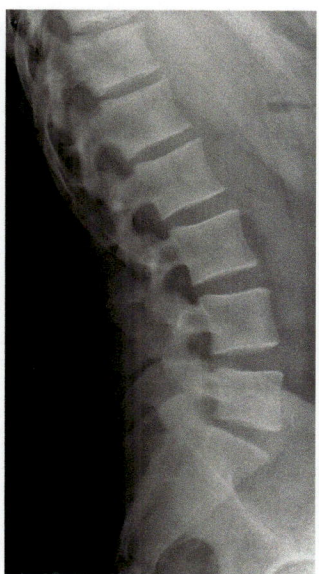

Figura 21-19. Paciente afectado de mielofibrosis, que muestra un aumento difuso de la densidad de las vértebras.

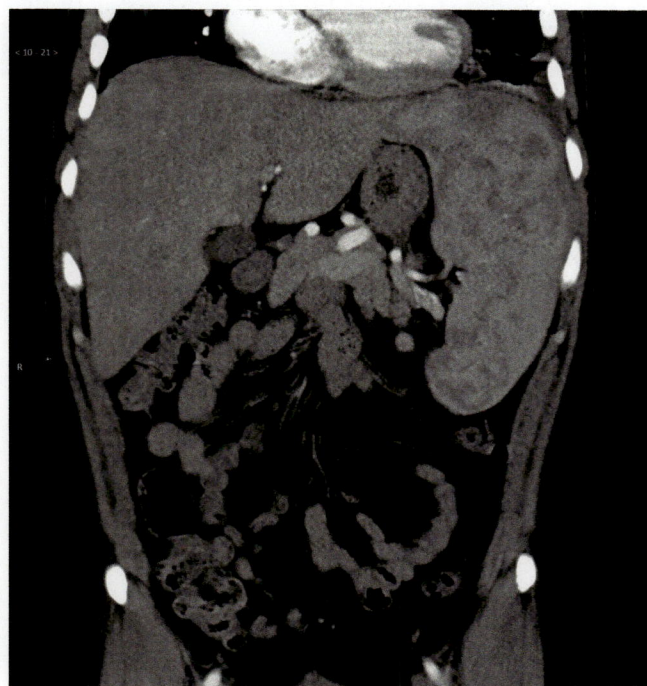

Figura 21-20. Tomografía computarizada de abdomen de un paciente con mielofibrosis, donde se aprecia esplenomegalia relacionada con hematopoyesis extramedular.

> ! El aumento de la densidad de las corticales, de forma generalizada en pacientes con enfermedad hematológica, y signos de hematopoyesis extramedular suelen corresponder a mielofibrosis.

Infartos óseos múltiples

Se corresponde con la necrosis ósea endomedular diafisometafisaria y puede ser múltiple en presencia de determinadas

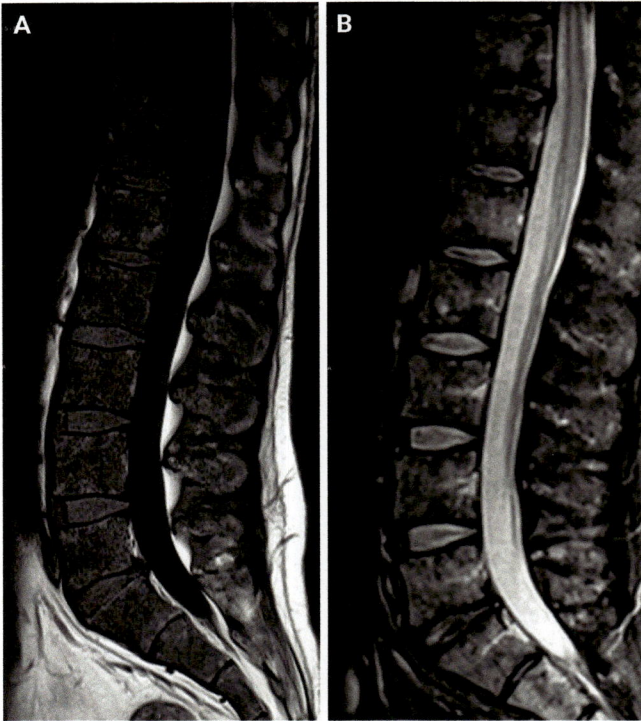

Figura 21-21. Imágenes de resonancia magnética de la columna, potenciadas en T1 **(A)** y T2 STIR (*short-tau inversion recovery*) **(B)**, que muestran el comportamiento típico de la médula ósea con fibrosis, con baja intensidad de señal en ambas secuencias.

enfermedades (enfermedad de Gaucher, anemia de células falciformes, alcoholismo, etc.), aunque pueden ser sintomáticos y, frecuentemente, son hallazgos casuales.

Radiológicamente, se caracterizan por presentar focos de contornos hiperdensos de formas curvas, con focos de aumento de densidad heterogéneos en las áreas necróticas (**Fig. 21-22**).

En RM, los focos pueden mostrar zonas de edema en el interior, con márgenes de baja intensidad de señal en los bordes cuando son agudos, mientras que, en fases crónicas, el interior se torna hipointenso en todas las secuencias debido a la fibrosis y esclerosis (**Fig. 21-23**).

Fluorosis

Se trata de una enfermedad por depósito de flúor en elementos óseos, como consecuencia de la ingesta prolongada, principalmente, de agua fluorada.

Las imágenes radiográficas pueden aparecer años antes de la manifestación de los síntomas y pueden servir de advertencia. Se caracterizan por la presencia de calcificaciones en la membrana interósea y los ligamentos pélvicos y paravertebrales.

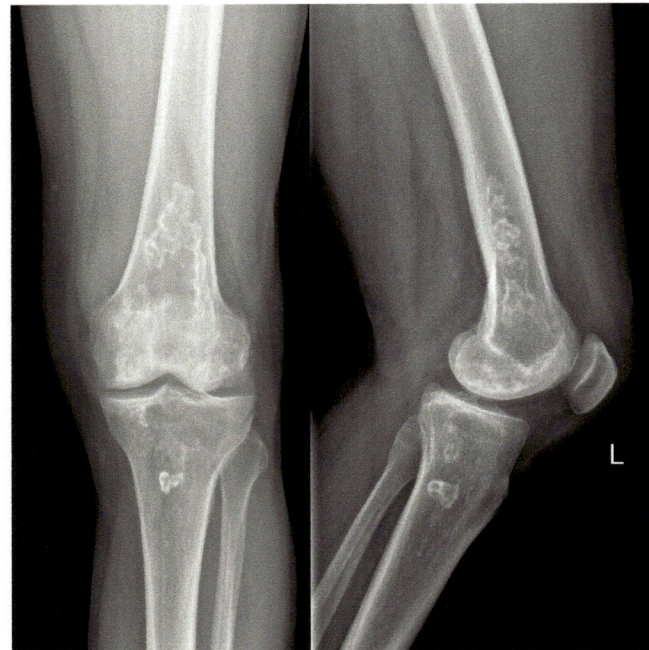

Figura 21-22. Radiografía anteroposterior y lateral de la rodilla que muestra la presencia de varios Infartos óseos endomedulares tanto en el fémur como en la tibia. Presentan contornos hiperdensos irregulares.

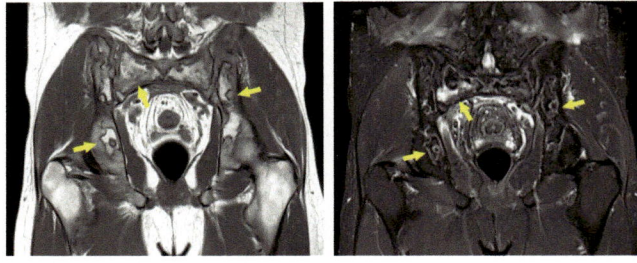

Figura 21-23. Imágenes de resonancia magnética potenciadas en T1 y STIR (*short-tau inversion recovery*), con focos de necrosis dispersos por los huesos pélvicos en un paciente con antecedente de leucemia. Pueden apreciarse los contornos irregulares con presencia de doble línea hipointensa e hiperintensa, y un contenido algo heterogéneo en las lesiones.

Estos últimos (principalmente, el ligamento amarillo) pueden provocar estenosis del canal.

Las alteraciones óseas son más comunes en la columna, la pelvis y la parrilla costal y se manifiesta por aumento parcheado o difuso de la densidad, asociado a rebordes osteofitarios grandes. En RM, se aprecia disminución de la señal en todas las secuencias, además del engrosamiento con baja señal de los ligamentos.

A pesar del aumento de densidad, el hueso es más frágil y pueden aparecer fracturas por fragilidad.

PUNTOS CLAVE

- La osteoporosis es una entidad muy prevalente, que, en ocasiones, muestra signos poco claros, a los que hay que estar atentos, ya que su detección permite iniciar el tratamiento y modificar la evolución. La detección de fracturas vertebrales es una tarea importante en la valoración radiológica.
- La osteomalacia se caracteriza por disminución de la mineralización, asociando deformidades y pequeñas fracturas.
- El HPT provoca fenómenos de reabsorción del calcio, generando diversas alteraciones semiológicas, al depositarse en estructuras viscerales, vasculares y partes blandas.

- La enfermedad de Paget muestra una amplia variación de aspectos en función de la fase evolutiva, mostrando desmineralización en las etapas iniciales e hiperdensidad en las tardías.
- Existen diversas entidades, relativamente raras, que generan focos de aumento de densidad. En función de su distribución y homogeneidad, puede plantearse el diagnóstico diferencial.

BIBLIOGRAFÍA

Binkley N, Morin SN, Martineau P, Lix LM, Hans D, Leslie WD. Frequency of normal bone measurement in postmenopausal women with fracture: a registry-based cohort study. Osteoporos Int. 2020;31(12) 2337-44.

Cakir M, Samanci N, Balci N, Balci MK. Musculoskeletal manifestations in patients with thyroid disease. Clin Endocrinol (Oxf). 2003;59(2):162-7.

Depasquale R, Kumar N, Lalam RK, Tins BJ, Tyrrell PNM, Singh J, et al. SAPHO: what radiologists should know. Clin Radiol.2012;67(3):195-206.

Dispenzieri A. POEMS syndrome: 2019 update on diagnosis, risk-stratification, and management. Am J Hematol. 2019;94(7):812-27.

Firinu D, García-Larsen V, Manconi PE, Del Giacco SR. SAPHO syndrome: current developments and approaches to clinical treatment. Curr Rheumatol Rep. 2016;18(6):35.

Genant HK, Wu CY, Van Kuijk C, Nevitt MC. Vertebral fracture assessment using a semiquantitative technique. J Bone Miner Res. 1993;8(9):1137-48.

Guía de indicaciones para la correcta solicitud de pruebas de diagnóstico por imagen. Protección radiológica 118. Luxemburgo: Oficina de Publicaciones Oficiales de las Comunidades Europeas; 2001.

Hans D, Goertzen AL, Krieg MA, Leslie WD. Bone microarchitecture assessed by TBS predicts osteoporotic fractures independent of bone density: the Manitoba study. J Bone Miner Res. 2011;26(11):2762-9.

Haroche J, Arnaud L, Amoura Z. Erdheim-Chester disease. Curr Opin Rheumatol. 2012;24(1):53-9.

Kravets I. Paget's disease of bone: diagnosis and treatment. Am J Med. 2018;131(11):1298-303.

Messina C, Bandirali M, Scofienza LM, D'Alonzo NK, Di Leo G, Papini GDE, et al. Prevalence and type errors in dual-energy X-ray absorciometry. Eur Radiol. 2015;25(5):1504-11.

Oon SF, Singh D, Tan TH, Lee A, Noe G, Burbury K, et al. Primary myelofibrosis: spectrum of imaging features and disease-related complications. Insights Imaging. 2019;10(1):71.

Paternain Nuin A, Malmierca Ordoqui P, Igual Rouilleault AC, Soriano Aguadero I, Elorz Carlón M, Aquerreta Beola JD. Lesiones óseas hiperdensas múltiples: las claves por imagen para un reto diagnóstico. Seram. 2021;1(1). Disponible en: https://piper.espacio-seram.com/index.php/seram/article/view/4349

Sellami M, Riahi H, Maatallah K, Ferjani H, Bouaziz MC, Ladeb MF. Skeletal fluorosis: don't miss the diagnosis! Skeletal Radiol. 2020;49(3):345-57.

Shi XF, Hu SD, Li JM, Luo XF, Long ZB, Zhu Y, et al. Multimodal imaging and clinical characteristics of bone lesions in POEMS syndrome. Int J Clin Exp Med. 2015;8(5):7467-76.

Silva BC, Leslie WD, Resch H, Lamy O, Lesnyak O, Binkley N, et al. Trabecular bone score: a noninvasive analytical method based upon the DXA image. J Bone Miner Res. 2014;29(3):518-30.

Wilcox A, Bharadwaj P, Sharma OP. Bone sarcoidosis. Curr Opin Rheumatol. 2000;12(4):321-30.

Winn N, Lalam R, Cassar-Pullicino V. Imaging of Paget's disease of bone. Wien Med Wochenschr. 2017;167(1-2):9-17.

Yachoui R, Parker BJ, Nguyen TT. Bone and bone marrow involvement in sarcoidosis. Rheumatol Int. 2015;35(11):1917-24.

Patología de la columna vertebral

22

A. Paternain Nuin

OBJETIVOS

- Describir los tipos de escoliosis, su estudio por radiología simple y las mediciones que se deben realizar.
- Repasar los aspectos más importantes de otros trastornos de la alineación como la enfermedad de Scheuermann y la espondilolistesis.
- Emplear la nomenclatura adecuada a la hora de evaluar la enfermedad degenerativa discal.
- Revisar los hallazgos por imagen de la columna degenerativa, su diagnóstico diferencial y las complicaciones asociadas.
- Identificar los hallazgos típicos por imagen de la espondilodiscitis y su diagnóstico diferencial.

TRASTORNOS DE LA ALINEACIÓN. MEDIDAS DE LA COLUMNA VERTEBRAL

Las curvaturas fisiológicas de la columna vertebral son (**Fig. 22-1**):

- En el plano sagital: lordosis cervical, cifosis torácica y lordosis lumbar. Se desarrollan durante la infancia.
- En el plano coronal: sin curvaturas.

Escoliosis

La escoliosis se define como una incurvación vertebral en el plano coronal de más de 10°. Las incurvaciones asintomáticas menores de 10° se consideran asimetrías y no propiamente escoliosis.

Tiene una prevalencia del 4 %. En la mayoría de los casos, las incurvaciones son menores de 20°.

En las escoliosis de bajo grado, las implicaciones son fundamentalmente estéticas. Sin embargo, en casos más graves, pueden llegar a comprometer la función cardiopulmonar.

Etiología

La causa más frecuente es la idiopática (80-85 %), siendo un diagnóstico de exclusión. Existen tres formas:

- **Infantil:** es la forma más precoz, con inicio antes de los 4 años de edad. Es más frecuente en varones y suele ser torácica y de convexidad izquierda (levoescoliosis). En algunos casos, se asocian a anomalías del sistema nervioso central. Se subdivide, a su vez, en dos formas:
  - **Resolutiva, autolimitada:** de carácter más benigno. No progresa después de los 30 años, con resolución normalmente espontánea sin tratamiento.

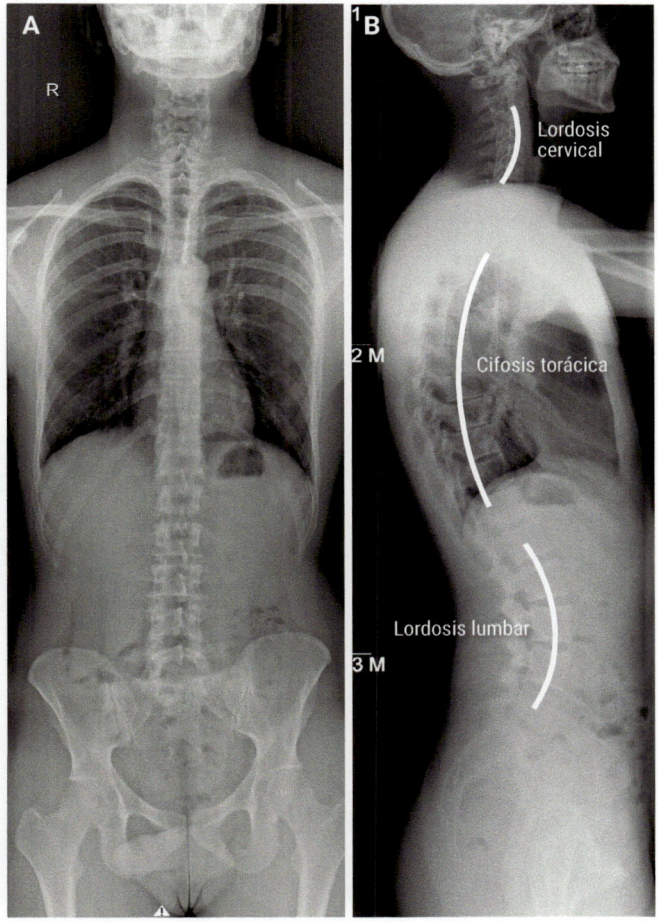

Figura 22-1. Curvaturas fisiológicas de la columna. **A)** Proyección anteroposterior sin incurvaciones. **B)** Proyección lateral con lordosis cervical y lumbar y cifosis torácica fisiológicas.

- **Progresiva:** requiere tratamiento para evitar complicaciones cardiopulmonares por la deformidad.
- **Juvenil:** aparece a los 4-10 años. Es más frecuente en mujeres. Suelen ser de convexidad derecha (dextroescoliosis). Algunas se asocian a anomalías del sistema nervioso central.
- **Adolescente:** forma más frecuente. Aparece a partir de los 11 años. Es más frecuente y acusada en mujeres. Suelen ser de convexidad derecha (dextroescoliosis). En algunos casos, hay asociación familiar.

Otras causas de escoliosis son:

- Neuromusculares (**Fig. 22-2**): no suelen tener curvas compensadoras y se asocian frecuentemente a displasia y luxación de caderas. Se subdividen en:
  - Neuropáticas: parálisis cerebral, siringomielia, defectos del tubo neural, poliomielitis, tumores o traumatismos medulares, etcétera.
  - Miopáticas: distrofia muscular, artrogriposis miopática, hipotonía congénita, etcétera.
- Congénita y del desarrollo (**Figs. 22-3** y **22-4**):
  - Fallo de formación (p. ej., hemivértebra).
  - Fallo de segmentación.
  - Síndromes y displasias óseas: neurofibromatosis de tipo 1, síndrome de Marfan, síndrome de Morquio, acondroplasia, osteogénesis imperfecta, etcétera.
- Miscelánea:
  - Traumatismos.
  - Postratamiento: cirugía, radioterapia.
  - Tumores medulares y/u óseos: osteoma osteoide frecuentemente asociado.
  - Infecciones vertebrales: debido a los cambios óseos que ocasionan.

En el adulto, las escoliosis se pueden clasificar en:

- Tipo 1: degenerativa primaria. Afecta normalmente a la columna lumbar o toracolumbar y a segmentos más cortos que la escoliosis idiopática.

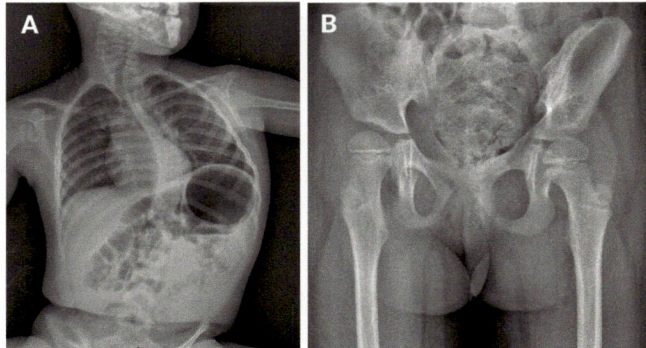

Figura 22-2. Niña de 5 años con parálisis cerebral infantil. **A)** Proyección anteroposterior (AP) de columna completa en ortostatismo que muestra una escoliosis de convexidad izquierda (levoescoliosis) sin curvas compensadoras. **B)** Radiografía AP de pelvis que muestra una coxa valga bilateral.

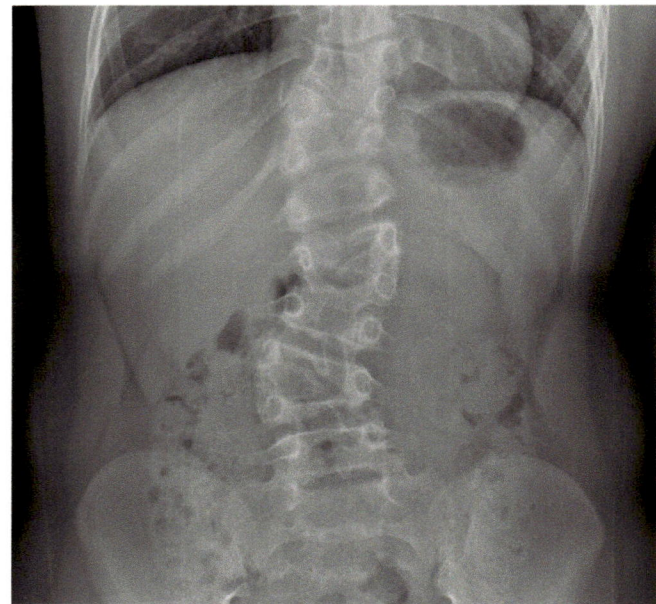

Figura 22-3. Ejemplo de escoliosis congénita secundaria a hemivértebras.

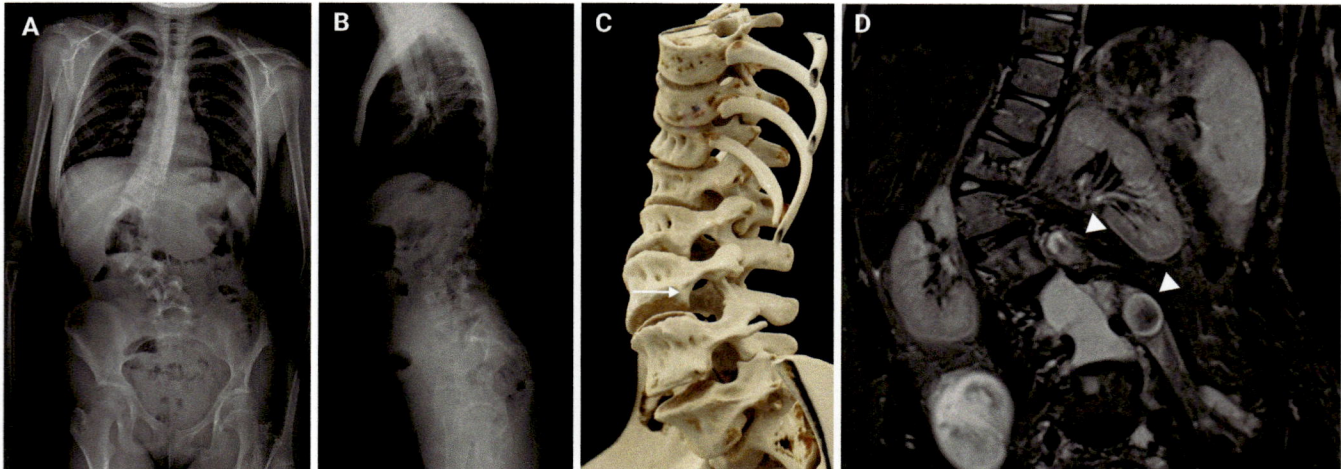

Figura 22-4. Niña de 14 años con neurofibromatosis de tipo 1. En las proyecciones anteroposterior **(A)** y lateral **(B)** de la columna completa, se aprecia una escoliosis lumbar de convexidad derecha. En la proyección lateral y en la reconstrucción 3D **(C)**, se aprecia un aumento de tamaño de los agujeros de conjunción en el lado izquierdo (flecha) secundarios a los neurofibromas visualizados en la secuencia T2-STIR (*short-tau inversion recovery*) coronal (cabezas de flecha) en **D**.

- Tipo 2: progresión de escoliosis idiopática en edades previas de la vida.
- Tipo 3: degenerativa secundaria:
  – Tipo 3a: secundaria a dismetrías entre extremidades, patología de caderas o anomalías de la segmentación vertebral (lumbarización, sacralización, etc.). Se localizan habitualmente en la columna lumbar o toracolumbar.
  – Tipo 3b: secundaria a enfermedades metabólicas (fundamentalmente, osteoporosis) combinadas con artropatía asimétrica y/o fracturas vertebrales.

Estudio mediante radiografía simple y mediciones

La prueba de imagen principal en el estudio de la escoliosis es la radiografía simple de columna vertebral en ortostatismo.

Ante un paciente afectado de escoliosis, se deberá establecer cuál o cuáles son las curvas principales y las curvas menores, así como determinar su grado de inclinación:

- **Curva principal:** es la incurvación de mayor grado. Puede ser única o doble con dos curvas principales. Se deben señalar (**Fig. 22-5**):
  – **Vértebras límite:** son las vértebras que limitan los extremos de la curva y las que muestran una mayor incurvación de los platillos. Son las que indican el grado de incurvación y sobre las que se medirá el ángulo de Cobb en los diferentes controles. Este ángulo es el que forman las líneas paralelas al platillo superior de la vértebra límite superior y al platillo inferior de la vértebra límite inferior. Es aconsejable señalar sobre qué vértebras se realiza la medición con el fin de disminuir en la medida de los posible la alta variabilidad intraobservador e interobservador.
  – **Ápex de la curva:** es la vértebra más desviada a la izquierda o a la derecha. Se localiza en el punto medio entre las vértebras limitantes de la curva y suele ser la de menor inclinación. Además de definir la convexidad de la curva (izquierda o derecha), su localización indica el patrón de la curva: cervical (C2-C6), cervicotorácico (C7-T1), torácico (T2-T11), toracolumbar (T12-L1) o lumbar (L2-L4). Si es de convexidad izquierda y la aorta descendente se encuentra a la izquierda, se aconseja realizar una resonancia magnética (RM) para descartar lesiones en el neuroeje.

> **!** En una escoliosis, la vértebra localizada en el ápex de la curva es la que indica la dirección y patrón. El ángulo de Cobb se mide entre el platillo superior de la vértebra límite superior y el platillo inferior de la vértebra límite inferior, que son las de mayor inclinación.

Es muy habitual que las vértebras de la curva principal tengan un componente rotacional. La rotación de las vértebras se evalúa valorando el desplazamiento de los pedículos en la proyección anteroposterior (AP), existiendo varias clasificaciones y graduaciones (**Fig. 22-6**). Una vértebra neutra es aquella que no muestra rotación; normalmente, está presente en la transición entre curvas y nunca más próxima al ápex que las vértebras limitantes de la curva.

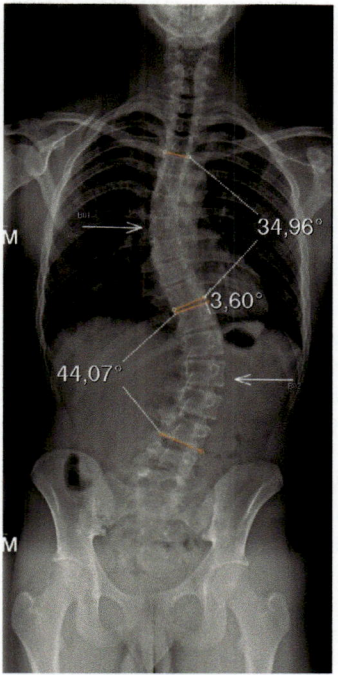

Figura 22-5. Radiografía anteroposterior de columna completa en ortostatismo de un paciente varón de 14 años. Presenta dos curvas principales. La curva torácica es de convexidad derecha, cuya vértebra vértice más desplazada a la derecha es T7. Las vértebras límite y las que indican el ángulo de Cobb (34,96°) son las de mayor inclinación: T4 en el límite superior y T10 en el límite inferior, ambas equidistantes al vértex de la curva. La escoliosis lumbar es de convexidad izquierda, con vértex en L1, ángulo de Cobb de 44,07° medido entre las vértebras límite T10 y L3. Apréciese el componente rotacional de esta incurvación, mayor cuanto más próximo al vértex.

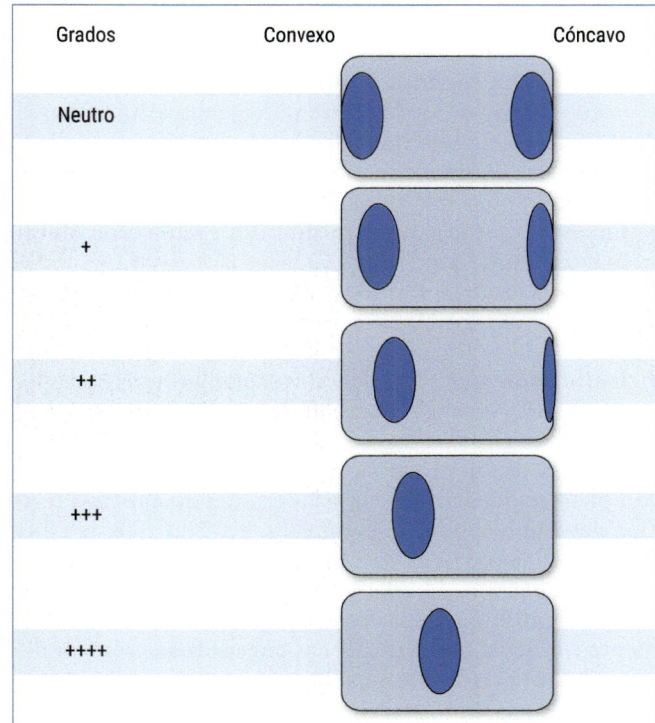

Figura 22-6. Método PUMC (Peking Union Medical College) para la valoración del grado de rotación de las vértebras, basado en la posición de los pedículos en la proyección anteroposterior en los lados convexo y cóncavo.

- **Curvas menores:** incurvaciones de menor grado que la curva principal, compensándola. Pueden ser una, varias o ninguna.

A continuación, se valorará el balance sagital y coronal de la columna vertebral:

- **Balance sagital:** es la relación de la vértebra C7 respecto a la pelvis en el plano sagital. Se mide trazando una línea vertical desde el centro del cuerpo vertebral de C7. Se distinguen tres tipos:
    - **Balance sagital positivo:** la línea pasa más de 2 cm anterior al margen posterosuperior del cuerpo vertebral de S1.
    - **Balance sagital negativo:** la línea pasa más de 2 cm posterior al margen posterosuperior del cuerpo vertebral de S1.
    - **Balance sagital neutro:** la línea se encuentra alineada con el sacro, dentro de los límites mencionados.
- **Balance coronal:** relación de la vértebra C7 respecto a la pelvis en el plano coronal. Se mide trazando una línea vertical desde el centro del cuerpo vertebral de C7:
    - *Balance coronal positivo*: la línea pasa más de 2 cm a la derecha del punto medio del sacro.
    - *Balance sagital negativo*: la línea pasa más de 2 cm a la izquierda del punto medio del sacro.
    - *Balance sagital neutro*: la línea se encuentra alineada con el sacro, dentro de los límites mencionados.

Otras mediciones que se realizarán en la proyección lateral son:

- **Cifosis torácica:** se mide mediante el método de Cobb entre el platillo vertebral de T1 y el platillo vertebral inferior de T12. Alternativamente, se puede emplear como límite superior el platillo superior de T4, dada la superposición de las extremidades superiores con el raquis torácico superior. Tiende a aumentar con la edad. Los valores normales son variables, de un intervalo de 20° a 55°°.
- En caso de que se requiera medir la **transición toracolumbar**, los límites son T10 y L2.
- **Lordosis lumbar:** se mide de la misma manera, tomando como límites los platillos vertebrales superiores de T12 y S1.
- **Inclinación sacra:** ángulo entre el platillo vertebral superior de S1 y la tangente del borde posterior del sacro.

Además de las proyecciones AP y lateral de columna completa, se pueden realizar proyecciones dinámicas o funcionales como el **bending test** (**Fig. 22-7**). Consiste en la realización de proyecciones AP de columna con el paciente inclinado hacia la derecha y a la izquierda. Se consideran **curvas flexibles** aquellas que se corrigen total o parcialmente en inclinación lateral. Las **curvas fijas** no se modifican durante las maniobras. Por otro lado, se consideran **incurvaciones estructurales** aquellas curvas mayores que tienen un componente fijo de 25° o más en las maniobras funcionales. En las curvas menores, el componente fijo debe ser mayor de 10°.

En el *bending test*, una curva estructural es aquella que no se modifica en las maniobras funcionales o aquella con un componente fijo de 25° o más para curvas mayores, o 10° o más para las curvas menores.

Por último, en los pacientes pediátricos, es importante graduar la maduración esquelética, ya que tendrá implicaciones en el tratamiento. El método más usado en la radiografía de columna es la **prueba de Risser**, basada en la osificación de la apófisis de la cresta ilíaca (**Fig. 22-8**):

- Grado 0: ausencia de núcleo de osificación en las apófisis de las crestas ilíacas.
- Grado 1: osificación de las apófisis menor del 25 % de las crestas ilíacas.
- Grado 2: osificación de las apófisis de entre el 25 y el 50 % de las crestas ilíacas.
- Grado 3: osificación de las apófisis de entre el 50 y el 75 % de las crestas ilíacas.
- Grado 4: osificación de las apófisis mayor del 75 % de las crestas ilíacas.
- Grado 5: osificación y fusión completa de las apófisis de las crestas ilíacas.

Esta clasificación corresponde con la prueba de Risser estadounidense. Existe una variación, que es la prueba de Risser

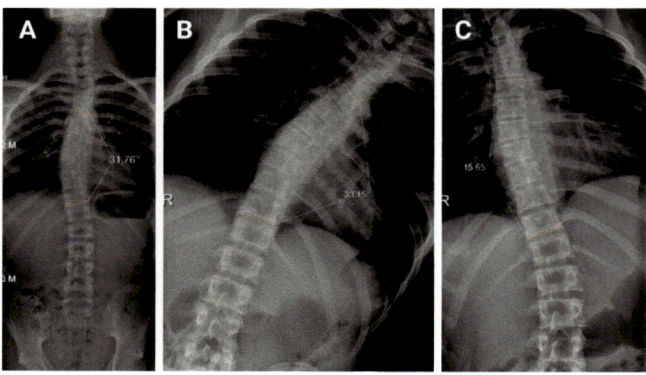

Figura 22-7. Paciente varón de 17 años. **A)** En la proyección anteroposterior ortostática neutra de columna completa, se objetiva una escoliosis torácica de convexidad derecha, con ángulo de Cobb de 31,76° entre T5 y T11. **B)** En la proyección en inclinación izquierda, el ángulo apenas varía (33,15°). **C)** Sin embargo, en la proyección en inclinación derecha, el ángulo se reduce por debajo de los 25° (15,65°), indicando una curva no estructural con flexibilidad parcial.

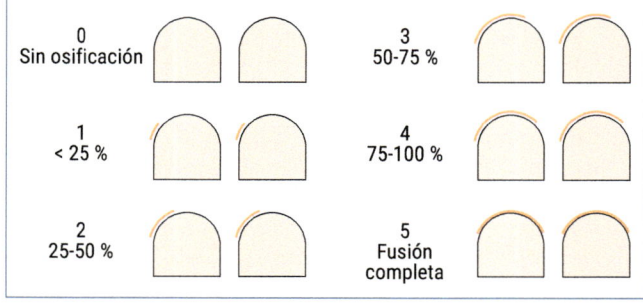

Figura 22-8. Prueba de Risser para la valoración de la madurez esquelética según el grado de osificación de las crestas ilíacas.

francesa. En esta, en lugar de dividir la cresta ilíaca en cuartos, los grados 1 a 3 se dividen en tercios, mientras que el grado 4 es una osificación del 100 % sin fusión. Los grados 0 y 5 son los mismos.

También se pueden utilizar otros métodos para evaluar la maduración esquelética (Greulich y Pyle, Tanner-Whitehouse).

Indicaciones de tomografía computarizada y resonancia magnética

La tomografía computarizada (TC) en el estudio de escoliosis tiene utilidad principalmente en el estudio de escoliosis congénitas debidas a malformaciones óseas, para su mejor caracterización gracias a su gran resolución espacial.

La RM se emplea en el estudio de la escoliosis para descartar lesiones del neuroeje asociadas. Las indicaciones más aceptadas serían:

- Escoliosis por anomalías congénitas.
- Síntomas neurológicos.
- Dolor de espalda o de cabeza no explicados.
- Escoliosis infantiles y juveniles, es decir, de aparición antes de los 10 años.
- Incurvaciones torácicas izquierdas.
- Escoliosis rápidamente progresivas, con incremento de más de 1° por mes.

Tratamiento

El tratamiento dependerá de la causa, del grado de incurvación, de la velocidad de progresión y de la edad y desarrollo del paciente. Se considera progresión de la escoliosis un incremento de más de 5° entre radiografías.

Por lo general, para escoliosis menores de 20°-25°, se recomienda observación. En curvas de 25°-45° (o de menor grado en caso de pacientes jóvenes con progresión rápida), se emplea un corsé para detener la progresión de la escoliosis hasta la madurez esquelética. En pacientes con escoliosis graves (> 45°), está indicada la cirugía una vez finalizada la maduración esquelética para evitar complicaciones cardiopulmonares, ya que estas últimas tienen tendencia a progresar en la edad adulta.

Enfermedad de Scheuermann

La enfermedad de Scheuermann (**Fig. 22-9**) es una forma relativamente frecuente de hipercifosis juvenil, presente en, aproximadamente, un 5 % de la población. Afecta fundamentalmente a la columna torácica y, en ocasiones, a la columna toracolumbar. La afectación cervical o lumbar es rara.

La incidencia es algo mayor en hombres que en mujeres, siendo el pico a los 13-16 años. Se cree que puede ser de origen genético, con un patrón hereditario autosómico dominante. El mecanismo fisiopatológico más aceptado es el de una osteonecrosis de las apófisis vertebrales. La clínica más frecuente es dolor.

No se debe confundir la enfermedad de Scheuermann con la hipercifosis postural, ya que esta última aparece sin otras

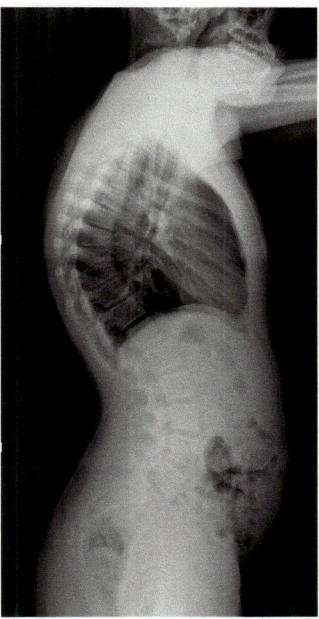

Figura 22-9. Radiografía lateral de columna de un paciente con enfermedad de Scheuermann, que muestra hipercifosis dorsal, acuñamiento de varios cuerpos vertebrales e irregularidad de los platillos.

anormalidades asociadas. En la enfermedad de Scheuermann, se encontrará:

- Hipercifosis dorsal de > 40° o toracolumbar de > 30°.
- Acuñamiento anterior de, al menos, tres vértebras consecutivas > 5°. Esta afectación se suele dar en niveles torácicos bajos.
- Irregularidades de los platillos vertebrales, pudiendo aparecer hernias de Schmörl o vértebras en limbo.
- Otros hallazgos (en ocasiones, pueden asociar escoliosis, hiperlordosis lumbar, espondilolistesis, etc.).

El tratamiento dependerá del grado de incurvación (< 50°: fisioterapia; 50°-75°: corsé; y > 75°: cirugía).

> **!** Para diferenciar una enfermedad de Scheuermann de una hipercifosis dorsal postural, se debe evaluar la presencia de los siguientes hallazgos asociados: acuñamiento anterior de, al menos, tres vértebras consecutivas > 5° e irregularidades de los platillos vertebrales.

Espondilólisis y espondilolistesis

La **espondilólisis e**s una fractura de la *pars interarticularis* de las vértebras, es decir, de la porción del arco posterior de la vértebra que conecta las carillas articulares superior e inferior. En ocasiones, afecta al pedículo. L5 es el nivel más afectado, seguido de L4.

La causa más frecuente es una fractura por sobrecarga (o «fractura de estrés») en adolescentes deportistas que realizan ejercicios que impliquen flexión y extensión de la columna, siendo una importante causa de dolor lumbar en este grupo poblacional. Se cree que puede haber una predisposición genética. Otras causas más infrecuentes incluyen el traumatismo directo, los tumores o las malformaciones congénitas.

Cuando la espondilólisis es bilateral, da lugar a un desplazamiento anterior del cuerpo vertebral afectado respecto al nivel inferior, o **espondilolistesis**. No todas las espondilolistesis son debidas a una espondilólisis, siendo la degeneración de las articulaciones interapofisarias una causa muy frecuente. En la **tabla 22-1,** se encuentra la clasificación etiológica de Wiltse de las espondilolistesis.

La espondilolistesis se gradúa de la siguiente manera:

- Grado 1: desplazamiento de la vértebra superior de hasta un 25 % de la longitud del platillo superior de la vértebra inferior.
- Grado 2: desplazamiento de la vértebra superior de un 25-50 % de la longitud del platillo superior de la vértebra inferior.
- Grado 3: desplazamiento de la vértebra superior de un 50-75 % de la longitud del platillo superior de la vértebra inferior.
- Grado 4: desplazamiento de la vértebra superior de un 75-100 % de la longitud del platillo superior de la vértebra inferior.
- Grado 5: desplazamiento de la vértebra superior de más de un 100 % de la longitud del platillo superior de la vértebra inferior, con pérdida de contacto entre ambos cuerpos vertebrales.

Generalmente, las espondilolistesis degenerativas son de menor grado que las secundarias a una espondilólisis.

Otra diferencia que tener en cuenta es la asociación a estenosis del canal lumbar. Las espondilolistesis secundarias a una espondilólisis no producen una estenosis del canal lumbar, al no desplazarse los elementos vertebrales posteriores junto con el cuerpo.

 La espondilolistesis degenerativas, a diferencia de lo que ocurre en las espondilolistesis con espondilólisis, donde el arco posterior no se desplaza, tienen más riesgo de ocasionar estenosis del canal lumbar.

En cuanto a las pruebas de imagen, la radiografía convencional es la prueba de imagen inicial. En el estudio de la espondilólisis, es muy útil la proyección oblicua, también conocida como «perrito escocés» o «de La Chapelle». Las fracturas de la *pars interarticularis* se verán como una hipodensidad en «el cuello del perrito» (**Fig. 22-10**).

La TC tiene mayor sensibilidad que la radiografía simple en la detección de fracturas, sin incrementar de manera significativa la radiación empleando técnicas de baja dosis.

La RM es una técnica muy sensible, permitiendo realizar un diagnóstico más precoz en fases en las que el edema óseo es el único signo radiológico, así como excluir otras causas.

COLUMNA DEGENERATIVA

La patología degenerativa de la columna vertebral es una entidad muy común y, por tanto, una de las peticiones más habituales para el estudio de la columna mediante pruebas de imagen.

Tabla 22-1. Clasificación de Wiltse de las diferentes etiologías de espondilolistesis

Tipo	Características
I	Displásica o por anomalías congénitas
II	Lesión del istmo o de la *pars interarticularis*
IIa	Fractura por sobrecarga
IIb	Elongación de la *pars interarticularis* por microtraumatismos múltiples
IIc	Fractura aguda por traumatismo único
III	Degenerativa. Degeneración facetaria con inestabilidad secundaria
IV	Postraumática en localización diferente a la *pars interarticularis*
V	Patológica con destrucción del arco posterior
VI	Yatrogénica

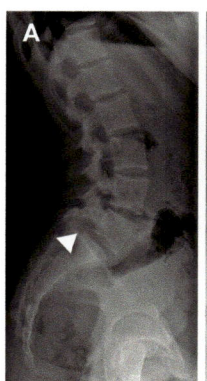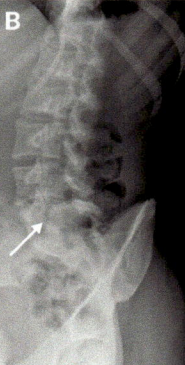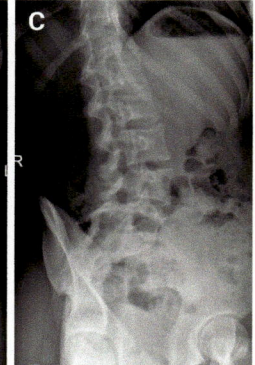

Figura 22-10. Paciente mujer de 15 años con antecedente de traumatismo lumbar. **A)** En la proyección lateral de la columna lumbar, se observa una anterolistesis de grado I de L5 sobre S1, sin claros signos de espondilólisis (cabeza de flecha). Se realizan proyecciones oblicuas posterior izquierda **(B)** y derecha **(C)**. En estas proyecciones, se visualiza la *pars interarticularis* del lado derecho e izquierdo, respectivamente, es decir, del lado que queda más alejado del receptor. En la oblicua posterior izquierda, se observa una hipodensidad en la *pars interarticularis* (flecha) compatible con espondilólisis unilateral.

A pesar de su frecuencia, puede ser un reto diagnóstico debido, por un lado, a las peculiaridades derivadas de su anatomía, que la diferencian de la patología degenerativa de otras articulaciones y, por otro lado, de la a veces complicada correlación de los hallazgos radiológicos con la clínica del paciente.

Para el estudio de la patología degenerativa de la columna, este apartado se centrará en los dos tipos de articulaciones que unen los diferentes segmentos vertebrales: una entre los cuerpos vertebrales (cartilaginosa o discal) y otra entre los pares de apófisis articulares posteriores (sinovial).

Degeneración discal

La enfermedad degenerativa discal afecta más frecuentemente a la columna cervical y lumbar, especialmente, en los niveles

C5-C6, C6-C7, L4-L5 y L5-S1. La columna torácica se ve menos afectada por su menor movilidad, a excepción de los segmentos más móviles: T11-T12 y T12-L1.

Fisiopatología

El disco intervertebral está compuesto por un núcleo pulposo y un anillo fibroso y se encuentra dentro de los límites marcados por los platillos vertebrales adyacentes.

Conforme el disco se degenera, se produce (**Fig. 22-11**):

1. Deshidratación del núcleo pulposo, que se traduce en la imagen como una disminución de la intensidad de señal en RM con progresiva pérdida de altura.
2. Fisurizaciones del anillo fibroso, que pueden evolucionar hacia hernias o abombamientos discales.
3. Fenómenos de vacío por presión negativa, que se manifiestan como gas dentro del disco, hallazgo prácticamente patognomónico de enfermedad degenerativa discal.
4. Osteofitos de los platillos vertebrales: generalmente, anterolaterales (los posteriores son infrecuentes) y de orientación horizontal. En la columna lumbar, suelen ser bilaterales y, en la columna torácica, de predominio derecho, probablemente, por el efecto inhibidor de las pulsaciones aórticas.
5. Cambios degenerativos de los platillos vertebrales adyacentes. Comienza con un proceso inflamatorio activo, que desembocará en una sustitución grasa de la médula ósea y posterior esclerosis.

Nomenclatura

A la hora de describir los cambios degenerativos discales, es importante emplear la misma terminología:

- **Abombamiento discal** (**Fig. 22-12**): extensión difusa del disco vertebral hasta 3 mm más allá de los límites de los platillos vertebrales que afecta a más del 25 % (90°) de la circunferencia. Puede ser difuso o asimétrico. Leves abom-

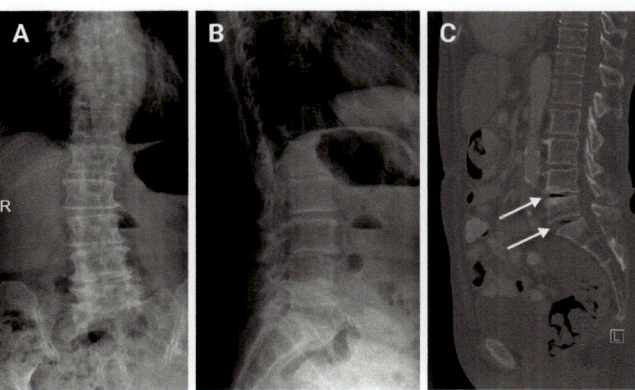

Figura 22-11. Radiografías anteroposterior **(A)** y lateral **(B)** de la columna lumbar de una mujer de 73 años, donde se aprecian signos radiológicos de enfermedad degenerativa, que se manifiestan como disminución del espacio discal, osteofitos marginales, esclerosis de platillos y fenómenos de vacío, mayores en los niveles lumbares más bajos. Apréciese la mayor sensibilidad de la tomografía computarizada **(C)** para la detección de fenómenos de vacío (flechas).

bamientos (especialmente, en L5-S1) pueden ser normales en pacientes ancianos y no producir sintomatología.
- **Fisura anular** (**Fig. 22-13**): el anillo fibroso que rodea al núcleo pulposo es hipointenso en todas las secuencias en

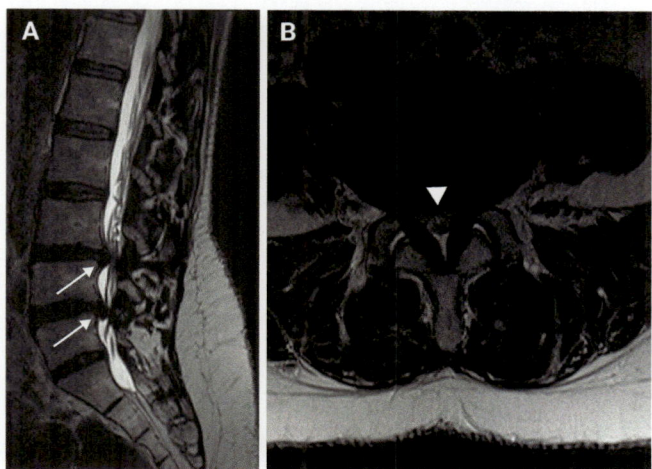

Figura 22-12. Paciente mujer de 52 años con dolor lumbar. **A)** Secuencia potenciada en T2 sagital de la columna lumbar, en la que se observa abombamiento de los discos intervertebrales L3-L4 y L4-L5 (flechas), que protruye más de 3 mm hacia el canal lumbar. **B)** En la proyección axial en T2 del nivel L3-L4, se confirma que este abombamiento es simétrico y afecta a más del 25 % de la circunferencia. Cabe señalar los signos de estenosis de canal lumbar (cabeza de flecha) con agrupamiento de las raíces nerviosas e hipertrofia de los ligamentos amarillos.

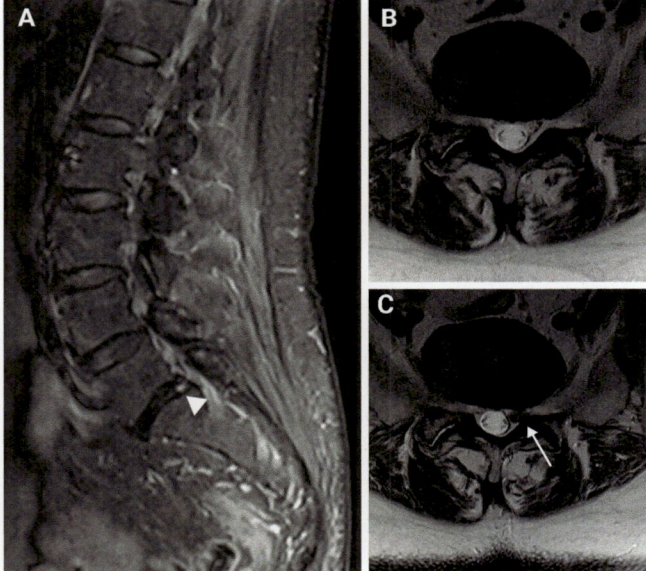

Figura 22-13. A) Resonancia magnética de columna la lumbar de una mujer de 61 años. En la secuencia T2-STIR (*short-tau inversion recovery*), se objetiva una deshidratación del disco L5-S1, manifestada como una caída de su intensidad de señal. Además, se observa un foco hiperintenso (flecha) en el anillo fibroso compatible con un foco de rotura anular, que se localizaría en el lado izquierdo. **B)** En la secuencia T2 axial, no se observan hernias. **C)** Secuencia potenciada en T2 axial del disco intervertebral L5-S1 realizada tres años después, en la que se objetiva una hernia discal de tipo extrusión (la longitud del contenido herniado de la hernia es mayor que diámetro de la base de la hernia) subarticular izquierda (cabeza de flecha) en el sitio de la fisura anular.

condiciones normales. Las roturas focales se manifiestan como una hiperseñal focal lineal en T2 del anillo fibroso (radial, transversal o concéntrica), a través de la cual puede herniarse el núcleo.

- **Hernia discal:** extensión del disco intervertebral más allá de los límites de los platillos y que afecta a menos de 90° de la circunferencia.
  - Tipos:
    - **Contenida/no contenida:** en función de si está limitada o no por el anillo fibroso.
    - **Protrusión:** base ancha (longitud del contenido herniado de la hernia < diámetro de la base de la hernia).
    - **Extrusión:** base estrecha (longitud del contenido herniado de la hernia > diámetro de la base de la hernia).
    - **Migrada (Fig. 22-14):** desplazamiento del segmento herniado lejos de la base de la hernia. En caso de que se pierda la continuidad con el resto del disco, se habla de *secuestro*.
    - **Intravertebral (hernias de Schmörl):** en sentido vertical, con invaginación a través de los platillos vertebrales. Otras etiologías aparte de la degenerativa incluyen: enfermedad de Scheuermann, traumatismos, osteoporosis, osteomalacia, tumor, infección y espondilitis anquilosante. Cuando se dan en la periferia del platillo durante el desarrollo, afectando al cartílago de crecimiento, se produce una osificación que da lugar a la imagen de «vértebra en limbo».
  - Según su localización en el plano axial (**Fig. 22-15**):
    - **Central:** entre los márgenes mediales de las carillas articulares. Suelen ser central-izquierda o central-derecha por la mayor resistencia del ligamento longitudinal posterior.
    - **Subarticular:** a la altura de las articulaciones interapofisarias y pedículos. Son las más frecuentes.
    - **Foraminal:** a la altura del foramen. Representan el 5-10 % de todas las hernias. Son las más sintomáticas.
    - **Extraforaminal:** laterales o anteriores. Son muy raras.
- **Clasificación Modic** de los cambios degenerativos de los platillos vertebrales (**Fig. 22-16**):
  - Modic de tipo 1: edema (hipointenso en T1, hiperintenso en T2). Las más sintomáticas.
  - Modic de tipo 2: grasa (hiperintensa en T1, isointenso/hiperintenso en T2).
  - Modic de tipo 3: esclerosis (hipointenso en T1, hipointenso en T2).

> **!** Para más información sobre la nomenclatura discal, consúltese en lecturas recomendadas la versión 2.0 de las recomendaciones de las sociedades estadounidenses de neurorradiología y columna.

Diagnóstico diferencial

En el diagnóstico diferencial, hay que descartar:

- Hiperostosis esquelética idiopática difusa (DISH, *diffuse idiopathic skeletal hyperostosis*) o enfermedad de Forestier (**Fig. 22-17**): enfermedad consistente en la osificación de

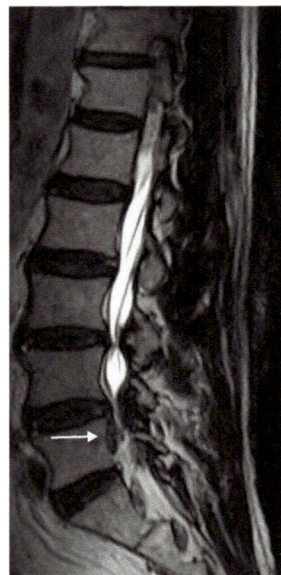

Figura 22-14. Secuencia potenciada en T2 sagital de un paciente varón de 70 años, donde se objetiva una hernia discal de L4-L5 con migración caudal (flecha).

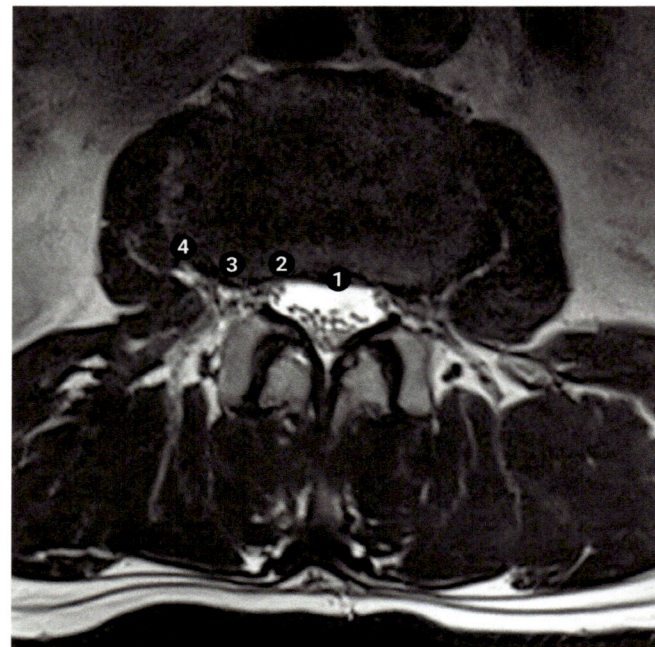

Figura 22-15. Clasificación de los tipos de hernia según su localización en el plano axial. 1: central. 2: subarticular. 3: foraminal. 4: extraarticular.

los puntos de inserción de tendones y ligamentos en la columna vertebral. Es una entidad relativamente frecuente que afecta sobre todo a varones en la 6ª o 7ª décadas de la vida. Los hallazgos radiológicos se caracterizan por osteofitos anterolaterales prominentes, que forman puentes óseos entre los cuerpos vertebrales, con espacios discales preservados o parcialmente preservados. Al menos, cuatro cuerpos vertebrales contiguos tienen que verse afectados. La columna torácica es la más afectada. Se trata con antiinflamatorios no esteroideos cuando ocasiona dolor y/o

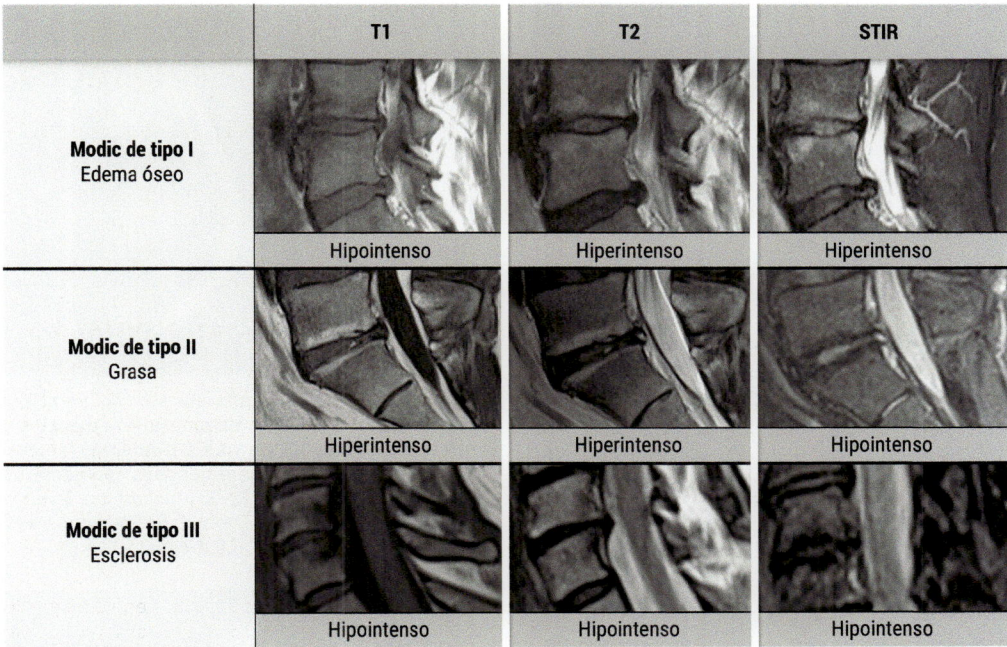

	T1	T2	STIR
Modic de tipo I Edema óseo	Hipointenso	Hiperintenso	Hiperintenso
Modic de tipo II Grasa	Hiperintenso	Hiperintenso	Hipointenso
Modic de tipo III Esclerosis	Hipointenso	Hipointenso	Hipointenso

Figura 22-16. Clasificación de Modic de los cambios degenerativos de los platillos vertebrales en la enfermedad degenerativa discal

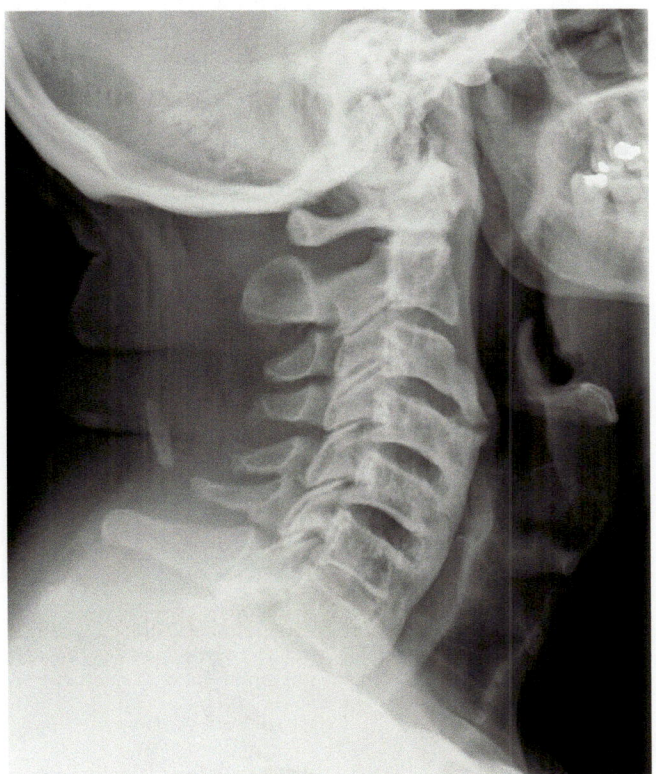

Figura 22-17. Radiografía lateral de columna cervical de un hombre de 69 años, donde se objetivan osteofitos anteriores prominentes con fusión a múltiples niveles y preservación de los espacios discales, compatible con enfermedad de Forestier o hiperostosis idiopática esquelética difusa (DISH).

rigidez. Como complicaciones, está asociado a un mayor riesgo de fracturas y posible disfagia por compresión de los osteofitos.

> Ante un paciente con afectación de, al menos, cuatro cuerpos vertebrales contiguos a modo de osteofitos anterolaterales prominentes con una amplitud discal preservada, se debe plantear una DISH.

• Osificación de los ligamentos espinales posteriores: consiste en una osificación del ligamento vertebral común posterior. Se diferencian de los osteofitos posteriores por la presencia de osificación a la altura de la porción central del cuerpo vertebral. Es más rara que la hiperostosis idiopática y suele afectar predominantemente a la columna cervical.

Enfermedad degenerativa facetaria

Las articulaciones interapofisarias son articulaciones sinoviales, es decir, están compuestas por cápsula, líquido articular y cartílago.

Los hallazgos por imagen del proceso degenerativo de estas articulaciones son similares a los observados en otras articulaciones: disminución de la amplitud del espacio articular, esclerosis ósea y osteofitos marginales (Tabla 22-2). Son prácticamente constantes en pacientes de avanzada edad, especialmente, en niveles inferiores de la columna cervical y lumbar.

La principal complicación de la enfermedad degenerativa facetaria es la estenosis del canal y de recesos laterales, que pueden contribuir a una compresión radicular. Esto se verá favorecido cuando la degeneración interapofisaria se acompañe de engrosamiento del ligamento amarillo y/o la presencia de quistes sinoviales dependientes de la articulación (Fig. 22-18).

Apófisis espinosas

La enfermedad degenerativa discal y facetaria provoca una pérdida de la separación entre apófisis espinosas, ocasionando una

Tabla 22-2. Grados de artrosis en las carillas articulares	
Grado 0	Normal
Grado 1	Disminución de la amplitud o irregularidad articular
Grado 2	Pinzamiento articular, esclerosis subcondral y/o hipertrofia y osteofitos
Grado 3	Pinzamiento articular completo, esclerosis subcondral y/u osteofitos prominentes

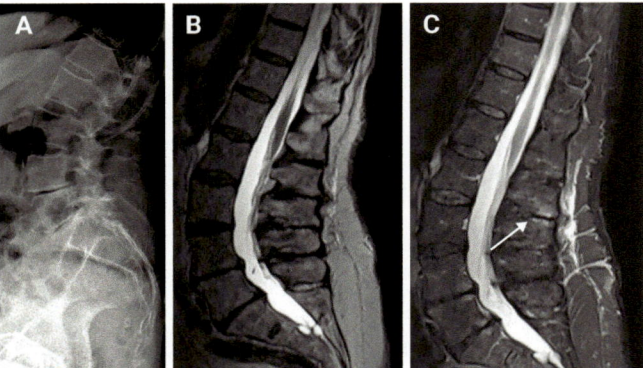

Figura 22-19. A) Radiografía lateral de columna lumbar de un paciente con avanzados cambios degenerativos discales y facetarios en los niveles lumbares L4-L5 y L5-S1. Además, se aprecia una disminución de los espacios interespinosos con esclerosis subcortical. En las secuencias T2 **(B)** y T2-STIR (*short-tau inversion recovery*) **(C)**, se confirman los hallazgos, apreciándose signos de edema óseo en las apófisis espinosas de L2-L3 (flecha).

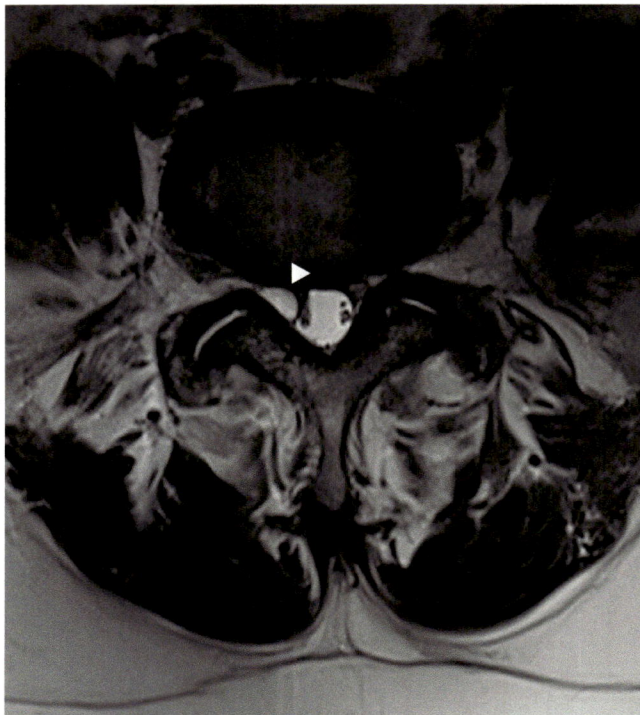

Figura 22-18. Secuencia potenciada en T2 axial de la columna lumbar a la altura del nivel L5-S1 de una paciente afectada de enfermedad degenerativa facetaria, manifestada como hipertrofia y disminución asimétrica de la amplitud articular. Destaca la presencia de un quiste sinovial derecho (cabeza de flecha) hacia el espacio subarticular, que puede comprometer la raíz S1 derecha.

enfermedad degenerativa en estas (enfermedad de Baastrup), que genera dolor, que empeora en extensión (**Fig. 22-19**).

Uncartrosis

Los procesos uncinados (o apófisis unciformes) son apófisis localizadas en la cara superolateral de los cuerpos vertebrales comprendidos entre C3 y C7, articulándose con los cuerpos vertebrales superiores. La pérdida de altura de los espacios discales en la enfermedad degenerativa discal ocasiona una mayor compresión de las articulaciones unciformes, provocando su degeneración.

Se manifiesta en la radiografía AP de la columna cervical como una hipertrofia y aspecto redondeado de las apófisis articulares. Pueden ocasionar osteofitos anteriores y posteriores, que causarían compresión de la arteria vertebral y de las raíces nerviosas, respectivamente (**Fig. 22-20**).

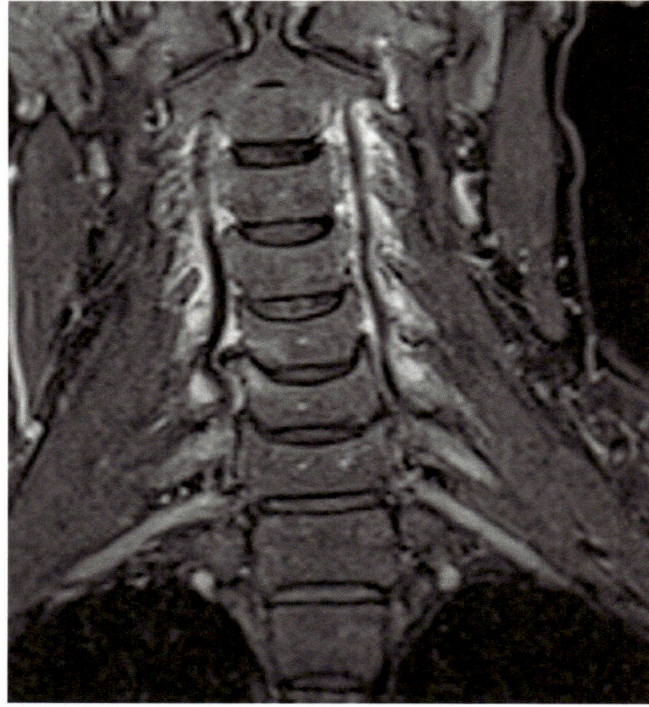

Figura 22-20. Secuencia T2-STIR (*short-tau inversion recovery*) coronal de la columna cervical, que muestra uncartrosis de la apófisis unciforme de C5-C6 derecha, con hipertrofia y edema óseo. Apréciese la presencia de picos osteofíticos que improntan sobre la arteria vertebral ipsilateral.

Complicaciones

Las posibles complicaciones de la degeneración vertebral son:

- Compresiones radiculares: la enfermedad degenerativa tanto discal como facetaria, con o sin osteofitos acompañantes, puede comprimir raíces nerviosas. Para saber el nivel afectado, hay que recordar:
  - En la columna cervical, cada raíz sale por encima de su cuerpo vertebral correspondiente. Por ejemplo, la raíz

C1 sale entre la base del cráneo y el cuerpo vertebral de C1. La raíz C2 sale entre los cuerpos de C1 y C2. Entre los cuerpos de C7 y T1 sale la raíz C8.

– En la columna torácica y lumbar, la raíz sale por debajo del cuerpo vertebral correspondiente (p. ej., la raíz L4 sale en L4-L5). En la columna lumbar, está la cola de caballo, por lo que habrá que tener en cuenta, además, la localización axial de la compresión:

  ▪ A nivel central o subarticular, la raíz afectada será la emergente, que saldrá en el nivel discal inferior.

  ▪ A nivel foraminal, la raíz afectada será la correspondiente al mismo nivel discal.

 En la columna cervical, cada raíz sale por encima de su cuerpo vertebral correspondiente. En la columna torácica y lumbar, por debajo. En la cola de caballo, se afectará la raíz del nivel discal o la emergente del nivel inferior en función de si la compresión es foraminal o central/subarticular, respectivamente.

• Trastornos de la alineación:
  – Hipercifosis: cuando la degeneración es de predominio anterior.
  – Escoliosis: consecuencia de una degeneración discal asimétrica. Afecta a segmentos más cortos que la escoliosis idiopática y es de predominio lumbar.
  – Espondilolistesis: desplazamiento de un cuerpo vertebral respecto al inferior en sentido anterior (anterolistesis) o posterior (retrolistesis). Las espondilolistesis degenerativas sin espondilólisis suelen afectar a la columna lumbar y ser de grado I (desplazamiento menor del 25 %). Puede estar acompañado de una fractura de la *pars interarticularis*. Cuando no se acompaña de espondilólisis, puede ocasionar una estenosis del canal (**Fig. 22-21**).
• Estenosis del canal lumbar: aunque existen varias clasificaciones, no hay criterios claros por imagen para el diagnóstico de la estenosis del canal lumbar, y es fundamental la correlación con la clínica. Para su valoración radioló-gica, se usa una combinación del área del canal (menor de 100 mm²) y la morfología de las raíces (redundantes, agrupadas).

COLUMNA INFECCIOSA. ESPONDILODISCITIS

Se denomina **discitis** a la infección limitada al disco intervertebral.

La **espondilodiscitis** es la infección del disco con osteomielitis en las vértebras; es la forma más frecuente.

La frecuencia de las infecciones de columna vertebral tiene una distribución bimodal, con un pico de incidencia en la edad pediátrica y otro en pacientes de edades avanzadas.

Etiología

Las posibles vías de infección son:

• Diseminación hematógena (arterial o venosa): al ser el disco avascular, el origen de la infección es el platillo vertebral, concretamente, la zona más vascular anterolateral. La extensión al disco se da rápidamente debido al contenido de material mucoproteináceo del disco, que sirve de nutrientes para los microorganismos. Sin embargo, en niños o en adultos jóvenes, puede haber vascularización discal y, por tanto, posibles discitis primarias en estos casos. La diseminación venosa es más infrecuente que la arterial debido a su flujo retrógrado y suele estar relacionada con infecciones abdominales o faríngeas.
• Contigüidad: infrecuente. Infecciones parafaríngeas, pulmonares, sacroilíacas, pélvicas, cutáneas, etcétera.
• Directo: cirugía, procedimientos percutáneos, etcétera.

 La vía de infección más frecuente en la espondilodiscitis es la hematógena arterial. Comienza con una infección de los platillos vertebrales con rápida extensión posterior al disco intervertebral.

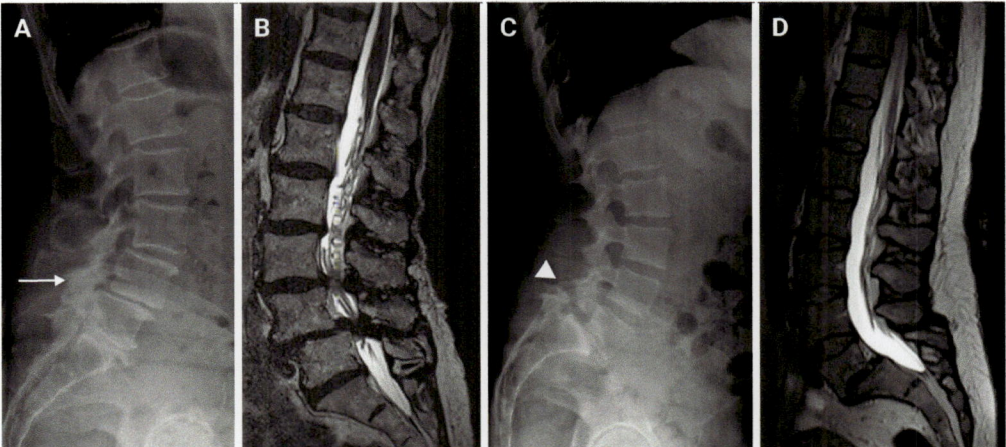

Figura 22-21. A) Radiografía lateral de la columna lumbar en un paciente con signos de enfermedad degenerativa discal y facetaria avanzada en L4-L5 y L5-S1. Se objetiva anterolistesis de L4 sobre L5 (flecha). **B)** En la secuencia potenciada en T2 sagital de la columna, se confirma que dicho hallazgo ocasiona una estenosis de canal importante. Obsérvese el aspecto redundante de las raíces nerviosas. **C)** En este caso en el que la espondilólisis de L5 está causada por una espondilólisis de la *pars interarticularis* (cabeza de flecha), no ocasiona una estenosis del canal en la resonancia magnética **(D)**.

En cuanto a los agentes patógenos, las infecciones bacterianas son las más frecuentes, siendo *Staphylococcus aureus* el patógeno más común. Otras bacterias causantes de espondilodiscitis son las bacterias gramnegativas y *Streptococcus viridans*, más común en inmunodeprimidos.

 El patógeno más frecuente es *Staphylococcus aureus*.

Las diferencias entre las infecciones bacterianas y por tuberculosis (TBC) se encuentran resumidas en la **tabla 22-3**. Las infecciones por hongos, parásitos o *Brucella* son más infrecuentes. La brucelosis, a diferencia de la TBC, produce menos destrucción ósea y los abscesos paraespinales suelen ser de menor tamaño. En las infecciones por hongos, los hallazgos son similares a otras espondilodiscitis, aunque con relativa preservación de la señal del disco intervertebral.

Imagen

Las pruebas de imagen empleadas en el diagnóstico y seguimiento de las espondilodiscitis son la radiografía simple, la TC, la RM y técnicas de medicina nuclear.

Radiografía simple

Suele ser la prueba de estudio inicial, dada la sintomatología inespecífica. Las alteraciones aparecen tras, aproximadamente, cuatro semanas, objetivando pinzamiento del espacio discal, aumento de partes blandas e irregularidad y reabsorciones en los platillos vertebrales. En infecciones por TBC, el disco suele estar más preservado. En casos más evolucionados, puede verse mayor destrucción vertebral, esclerosis y extensión a otros niveles vertebrales (**Fig. 22-22**).

Tomografía computarizada

Los hallazgos por TC son los mismos que en radiografía simple, aunque su mayor resolución espacial permite detectarlos de manera más precoz. Resulta muy útil como guía para la toma de muestras y biopsias percutáneas.

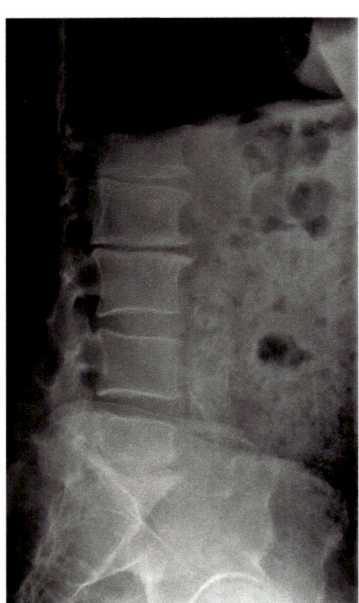

Figura 22-22. Radiografía lateral de la columna lumbar de un paciente con antecedente de espondilodiscitis de L5-S1, donde se aprecia discopatía con destrucción y esclerosis de los platillos vertebrales. Obsérvense las diferencias con las discopatías degenerativas en L1-L2 y L2-L3.

Resonancia magnética

Es la prueba de elección, dada su alta sensibilidad y especificidad.

El disco y los platillos vertebrales afectados aparecen hiperintensos en T2 e hipointensos en T1 (señal líquida). La irregularidad de la cortical de los platillos se verá como una pérdida de la hiposeñal cortical.

Tras la administración de contraste paramagnético, el disco intervertebral realzará de manera variable (homogéneo, parcheado, periférico, etc.) con realce difuso de los platillos vertebrales afectados.

Las partes blandas adyacentes frecuentemente muestran edema, con posible presencia de flemones o abscesos paraespinales. Además, la RM es la prueba más fiable para la valoración de abscesos epidurales (**Fig. 22-23**).

Finalmente, la RM es útil para monitorizar la respuesta al tratamiento. Son signos de respuesta la disminución o reso-

Tabla 22-3. Diagnóstico diferencial de las características por imagen de las espondilodiscitis bacterianas y por *Mycobacterium tuberculosis*

	Espondilodiscitis bacteriana (*Staphylococcus aureus*: 60 %)	Espondilodiscitis por *Mycobacterium tuberculosis*
Cuadro clínico	Agresivo, rápido	Indolente, insidioso
Niveles afectados	Un nivel (disco + dos vértebras adyacentes)	Varios niveles
Calcificaciones	No	Calcificaciones paraespinales
Afectación ósea	Destrucción de platillos vertebrales	Gran destrucción ósea, deformidad
Afectación discal	Destrucción del disco intervertebral	Preservación del disco intervertebral durante más tiempo
Abscesos	Abscesos de paredes gruesas	Abscesos de paredes finas

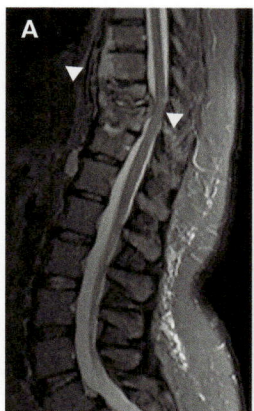
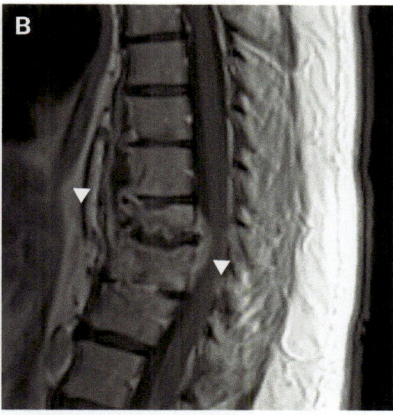

Figura 22-23. Mujer de 47 años. Resonancia magnética de la columna dorsal con secuencias T2-STIR (*short-tau inversion recovery*) **(A)** y T1 con gadolinio **(B)** en el plano sagital. Muestra signos de espondilodiscitis con alteración de la señal de los discos intervertebrales T9-T10 y T10-T11, importante destrucción ósea de los cuerpos vertebrales T9 y T10 y abscesos en los espacios epidural y prevertebral (cabezas de flecha). El resultado del cultivo fue *Mycobacterium bovis*.

lución de la afectación de partes blandas y la normalización de la señal grasa de la médula ósea. Hay que tener en cuenta que los cambios de señal óseos y discales, pueden persistir durante bastante tiempo (**Fig. 22-24**).

> 💡 La prueba de imagen de elección es la RM. Los hallazgos típicos son aumento de la intensidad de señal en T2 y realce tras la administración de contraste tanto del disco como de los platillos vertebrales. Es frecuente la afectación de partes blandas paraespinales.

Medicina nuclear

La tomografía por emisión de positrones (PET, *positron emission tomography*) con fluorodesoxiglucosa marcada con flúor-18 (^{18}F-FDG) es una técnica muy sensible, con múltiples falsos positivos (enfermedad degenerativa, fracturas), siendo su mayor utilidad para excluir espondilodiscitis en

estudios negativos. De manera similar, la gammagrafía o la tomografía por emisión de fotón único (SPECT, *single-photon emission computed tomography*) con tecnecio-99 metaestable (^{99m}Tc) y/o leucocitos marcados son muy sensibles y con especificidad intermedia.

Biopsia/cultivo

El diagnóstico etiológico definitivo de espondilodiscitis se obtiene mediante el análisis microbiológico e histológico del disco y, preferiblemente, del platillo intervertebral, obteniendo mejores resultados cuando se combinan ambos análisis. Puede haber falsos negativos si existe fallo en la obtención de la muestra o si se está tratando con antibiótico.

> 💡 Para el diagnóstico etiológico definitivo, hay que recordar tomar una muestra del disco y del platillo intervertebral y solicitar análisis tanto microbiológico como histológico.

Diagnóstico diferencial

El diagnóstico diferencial se plantea con:

- Enfermedad degenerativa discal:
  - En la enfermedad degenerativa discal, al igual que en la infección, se puede ver pinzamiento discal e irregularidad y esclerosis de los platillos en la radiografía simple.
  - En la RM, los cambios degenerativos de Modic de tipo I (edema) producen una hiperseñal en T2 e hiposeñal en T1 de los platillos vertebrales similar a la objetivada en la infección. También puede realzar tras administrar contraste.
  - La baja señal del disco en todas las secuencias, los fenómenos de vacío y la ausencia de afectación de partes blandas ayuda a diferenciarlo de una infección.
- Enfermedad neuropática/inestabilidad segmentaria:
  - Se manifiesta en la imagen como signos de discopatía degenerativa agresiva, con mayor destrucción ósea, pre-

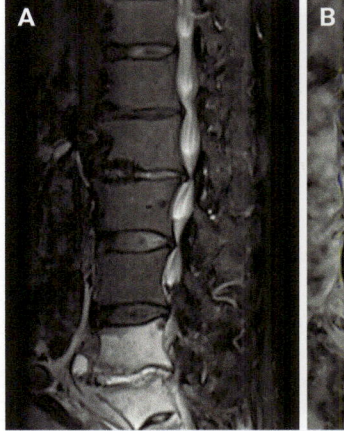
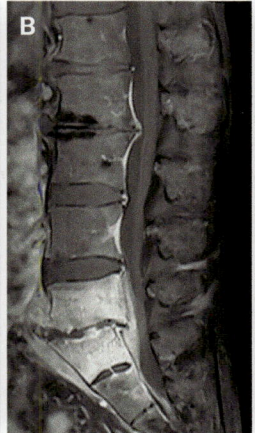
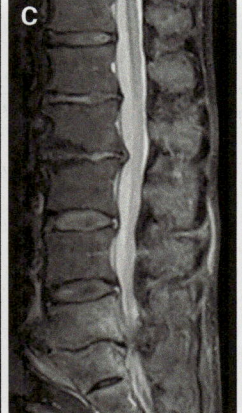
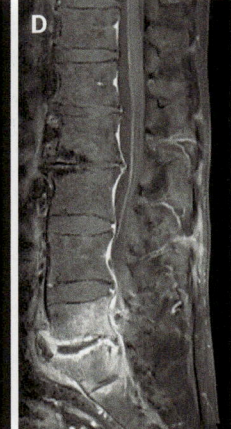

Figura 22-24. Secuencias T2-STIR (*short-tau inversion recovery*) **(A)** y T1 con saturación grasa tras la administración de contraste paramagnético **(B)** antes y después del tratamiento **(C** y **D)** en paciente un paciente de 70 años con espondilodiscitis en L5-S1 por *Pseudomonas aeruginosa*. Obsérvese la disminución del edema óseo y del realce, así como del aumento de partes blandas epidural y prevertebral.

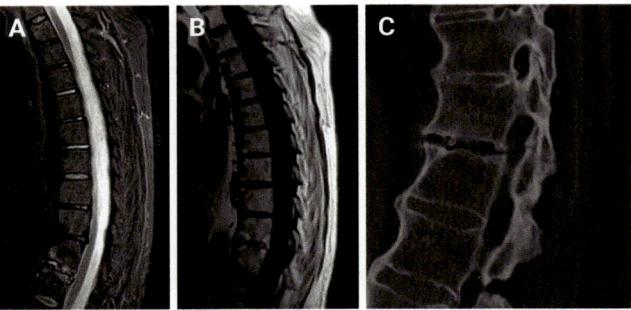

Figura 22-25. Hombre de 54 años con antecedente de espondilitis anquilosante. La resonancia magnética de la columna torácica sagital en las secuencias T2-STIR (*short-tau inversion recovery*) **(A)** y T1 **(B)** muestra discopatía de T11-T12 con edema del disco y platillos vertebrales (flecha), que plantea el diagnóstico diferencial con espondilodiscitis. Se aprecian lesiones de Romanus crónicas (transformación grasa) a varios niveles (cabezas de flecha). En la tomografía computarizada **(C)**, se confirma la presencia de una fractura a través del espacio intervertebral que afectaría a las tres columnas de Dennis, observándose una interrupción de la osificación de los ligamentos comunes anterior y posterior y una línea de fractura no desplazada en los arcos posteriores.

servación de la densidad ósea y posible subluxación y espondilolistesis.
  - La afectación de las articulaciones interapofisarias y la presencia de fenómenos de vacío es común, siendo rara en la infección.
  - El disco intervertebral puede aparecer hiperintenso en T2.
  - En ocasiones, no se puede diferenciar de una infección y habrá que obtener un cultivo/biopsia.
• Espondilitis anquilosante (**Fig. 22-25**):
  - En fases avanzadas de la enfermedad, pueden producirse fracturas vertebrales traumáticas o de estrés que afectan a las tres columnas, normalmente, en la transición cervicotorácica. En casos en los que se desarrolle una seudoartrosis, los hallazgos pueden simular una espondilitis infecciosa.
  - La afectación de elementos posteriores y la presencia de otros hallazgos de espondilitis anquilosante ayudan en el diagnóstico diferencial.
• Espondiloartropatía por diálisis (**Fig. 22-26**):
  - Se produce un depósito de amiloide en las articulaciones, ocasionando artritis inflamatoria.
  - Puede afectar a los discos y simular una espondilodiscitis infecciosa.

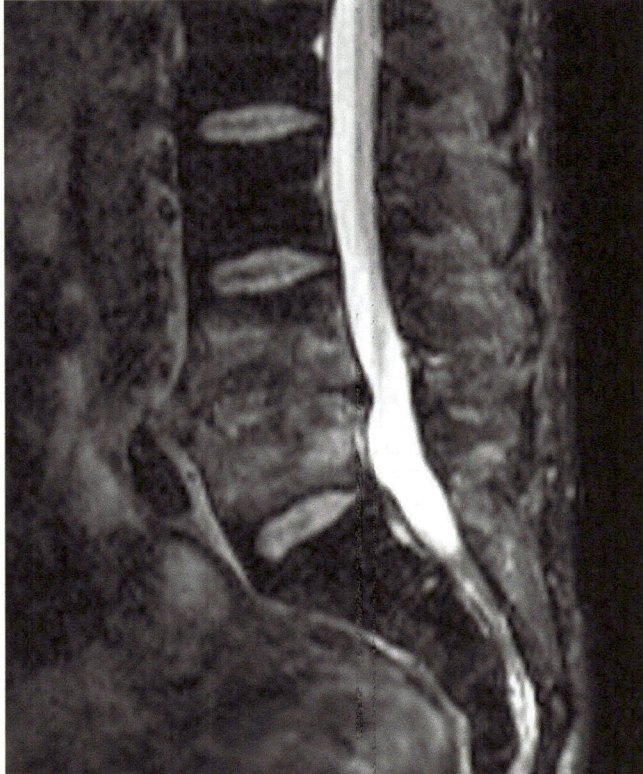

Figura 22-26. Hombre de 48 años con dolor lumbar y en hemodiálisis de larga evolución. En la secuencia T2-STIR (*short-tau inversion recovery*) sagital de la columna lumbar, se observa una marcada afectación del disco intervertebral L4-L5, con disminución del espacio y edema tanto del disco como de los platillos intervertebrales. Planteó el diagnóstico diferencial entre espondilitis infecciosa y espondiloartropatía por diálisis o neuropática. La analítica, el cultivo y la biopsia del disco fueron negativos, por lo que se decidió adoptar una actitud expectante. En el control por imagen posterior, la afectación permaneció estable.

  - Es común la afectación multinivel.
  - En ocasiones, no se puede diferenciar de una infección y habrá que obtener un cultivo/biopsia.
• Cambios posquirúrgicos:
  - Tras una cirugía discal, puede verse hiperseñal en T2 del disco intervertebral y colecciones, dificultando el diagnóstico diferencial.
  - En el seguimiento, los cambios posquirúrgicos deben ir resolviéndose, al contrario de lo que ocurre en una espondilodiscitis.

 PUNTOS CLAVE

• En la evaluación radiológica de una escoliosis idiopática, conviene identificar cuáles son las curvas mayores y cuáles las menores o compensadoras si las hubiese, así como las vértebras ápex y límites de cada curva, que indicarán la orientación y el ángulo, respectivamente. Finalmente, hay que evaluar el componente rotacional y determinar la estructuralidad de las curvas en caso de disponer de proyecciones funcionales.

• Dentro de las causas de la espondilolistesis, las más frecuentes son las secundarias a espondilólisis y las degenerativas, asociándose estas últimas a mayor riesgo de estenosis del canal lumbar, al permanecer unido el cuerpo con los elementos vertebrales posteriores.
• En la descripción de la enfermedad degenerativa discal, se debe emplear la misma nomenclatura, distinguiendo entre abombamiento discal, fisura anular y hernia discal propia-

(Continúa)

PUNTOS CLAVE (*Cont.*)

mente dicha. En estas últimas, se diferenciará entre protrusión y extrusión, la clasificación según su localización en el plano axial (central, subarticular, foraminal y extraforaminal) y reconocer signos de migración con o sin secuestro. Por último, se deben describir los cambios degenerativos de los platillos vertebrales siguiendo la clasificación de Modic.

- La RM es la prueba de imagen de elección para el estudio de la espondilodiscitis. Los hallazgos son típicos son una hiperseñal en T2 del disco intervertebral y de los platillos vertebrales adyacentes, con frecuente afectación de partes blandas paraespinales. En ocasiones (y, sobre todo, cuando los hallazgos son atípicos), puede ser difícil el diagnóstico diferencial con otras etiologías y se deberá realizar punción diagnóstica.

- Para el diagnóstico etiológico definitivo de una espondilodiscitis, los mejores resultados se obtienen combinando cultivo y biopsia del espacio discal afectado, teniendo en cuenta que, si se realiza durante el tratamiento antibiótico, aumentarán los falsos negativos.

BIBLIOGRAFÍA

Aebi M. The adult scoliosis. Eur Spine J. 2005;14(10):925-48.

Crockett MT, Kelly BS, Van Baarsel S, Kavanagh EC. Modic type 1 vertebral endplate changes: injury, inflammation, or infection? AJR Am J Roentgenol. 2017;209(1):167-70.

Fardon DF, Williams AL, Dohring EJ, Murtagh FR, Rothman SLG, Sze GK. Lumbar disc nomenclature: version 2.0: Recommendations of the combined task forces of the North American Spine Society, the American Society of Spine Radiology and the American Society of Neuroradiology. Spine J. 2014;14(11):2525-45.

Farshad-Amacker NA, Farshad M, Winklehner A, Andreisek G. MR imaging of degenerative disc disease. Eur J Radiol. 2015;84(9):1768-76.

Galbusera F, Lovi A, Bassani T, Brayda-Bruno M. MR imaging and radiographic imaging of degenerative spine disorders and spine alignment. Magn Reson Imaging Clin N Am. 2016;24(3):515-22.

Hong SH, Choi JY, Lee JW, Kim NR, Choi JA, Kang HS. MR imaging assessment of the spine: infection or an imitation? Radiographics. 2009;29(2):599-612.

Kim H, Kim HS, Moon ES, Yoon CS, Chung TS, Song HT, et al. Scoliosis imaging: what radiologists should know. Radiographics. 2010;30(7):1823-42.

Ledermann HP, Schweitzer ME, Morrison WB, Carrino JA. MR imaging findings in spinal infections: rules or myths? Radiology. 2003;228(2):506-14.

Leone A, Cianfoni A, Cerase A, Magarelli N, Bonomo L. Lumbar spondylolysis: a review. Skeletal Radiol. 2011;40(6):683-700.

Malfair D, Flemming AK, Dvorak MF, Munk PL, Vertinsky AT, Heran MK, et al. Radiographic evaluation of scoliosis: review. AJR Am J Roentgenol. 2010;194(3 Suppl):S8-22.

Sasiadek MJ, Bladowska J. Imaging of degenerative spine disease--the state of the art. Adv Clin Exp Med. 2012;21(2):133-42.

Tardáguila FM, Del Cura JL. Monografía SERAM Radiología ortopédica y radiología dental: una guía práctica. Madrid: Editorial Médica Panamericana; 2005.

Weishaupt D, Zanetti M, Boos N, Hodler J. MR imaging and CT in osteoarthritis of the lumbar facet joints. Skeletal Radiol. 1999;28(4):215-9.

Lesiones musculares y tendinosas

23

E. Gallardo Agromayor y R. Landeras Álvaro

OBJETIVOS

- Repasar la histología y anatomía básica de músculos y tendones para comprender los hallazgos normales y patológicos en las diferentes técnicas de imagen.
- Identificar las diferentes estructuras que se deben evaluar en los estudios requeridos por pérdida de una función del aparato locomotor y describir cómo hacerlo.
- Revisar la patología fundamental que afecta a músculos y tendones basándose en casos problema de la consulta diaria.
- Reconocer los hallazgos semiológicos básicos de la patología del músculo, así como su solapamiento y proponer un algoritmo diagnóstico que ayude a acotar el diagnóstico diferencial.

INTRODUCCIÓN

Este tema se ocupa de la parte no esquelética del aparato locomotor: los músculos y sus uniones a los huesos a través de los tendones van a ser los responsables del movimiento.

Los huesos se unen mediante articulaciones que multiplican la capacidad de aquellos movimientos inducidos exclusivamente por el acortamiento del músculo sobre un único hueso rígido. Por último, para que exista un movimiento efectivo, los tendones tienen que poder deslizarse en sus trayectos anatómicos libremente.

Por lo tanto, en aquellos estudios de imagen realizados para evaluar el fracaso de una determinada función, se deberán valorar todos estos aspectos: *a)* si existe afectación del control nervioso, *b)* si existe afectación de la contracción del músculo implicado, *c)* si existe integridad de los tendones, *d)* si existe movilidad articular, y *e)* si existe un deslizamiento libre de los tendones, tanto del tendón principal como del tendón antagonista (cuando trabajan por pares).

ALTERACIÓN DEL MOVIMIENTO TENDINOSO

Para valorar la patología tendinosa, se deben conocer unas nociones básicas sobre la histología de estas estructuras, que serán responsables de la imagen que se obtiene, así como la técnica básica de exploración.

Consideraciones generales

Los tendones están compuestos de un tejido conjuntivo denso, formado fundamentalmente por fibras de colágeno de tipo 1, agrupadas y organizadas en haces paralelos, en su mayoría, orientados en el eje mayor del tendón, y escasas fibras elásticas.

El tendón tiene una movilidad en sentido longitudinal facilitada por un sistema o aparato de deslizamiento, según el cual, se distinguen dos tipos de tendones:

- **Tendones extrasinoviales:** recorrido rectilíneo y corto; su sistema de deslizamiento es simple, constituido por un tejido conjuntivo laxo y adiposo: el **paratendón**.
- **Tendones intrasinoviales:** poseen un recorrido largo y con frecuencia cambian de dirección, como los que transcurren por la muñeca o el tobillo. Estos tendones atraviesan túneles osteofibrosos, y necesitan un aparato de deslizamiento complejo, la **vaina sinovial**, formada por una doble hoja sinovial, la visceral y parietal conectadas por el mesotendón, por donde reciben el aporte vascular y entre las que existe una mínima cantidad de líquido sinovial. El **mesotendón** se localiza generalmente en la vertiente ósea de la circunferencia tendinosa; es una estructura interrumpida, formando pedículos denominados *vincula tendinae*.

La vascularización del tendón procede de diferentes puntos: en su extremo óseo, de los vasos periósticos; en su extremo muscular, de los vasos musculares y, en la zona central, de los vasos que aportan el paratendón y las *vincula tendinae*. La zona central del tendón está peor vascularizada en los tendones intrasinoviales, ya que las *vincula* son estructuras muy frágiles, lo que, en caso de lesiones traumáticas, dificulta la cicatrización. En general, el aporte sanguíneo de los tendones es relativamente «pobre»; existen, además, *áreas críticas,* con vascularización especialmente escasa.

En la ecografía, los tendones presentan un patrón ecográfico característico tanto en el estudio longitudinal como axial, el *patrón fibrilar*: en longitudinal, muestran una estructura hiperecogénica formada por finas líneas hiperecoicas e hipoecoicas, cortas, dispuestas paralelas al eje mayor del tendón;

estas líneas se definen con más claridad y son más individualizables cuando se aumenta la frecuencia del ultrasonido. En el corte axial, aparecen como estructuras ovales o circulares, hiperecogénicas, con un fino punteado en el interior (**Fig. 23-1**). Este patrón ecográfico se debe a las múltiples interfases acústicas que se forman entre los haces de colágeno y el endotendón, debido a su diferente composición histológica. El paratendón se visualiza como una pequeña banda hiperecoica rodeando al tendón, y la vaina sinovial, como un anillo estrecho hipoecoico.

Debido a la alta ordenación de la estructura interna de los tendones, estos presentan una elevada anisotropía, responsable del principal artefacto ecográfico: la hipoecogenicidad del tendón cuando el ángulo de insonación no es perpendicular a él. La anisotropía es útil para distinguirlos de estructuras adyacentes, que no cambian de ecogenicidad con la angulación del transductor.

Los tendones son estructuras escasamente vascularizadas, por lo que, en condiciones normales, no se observan vasos en su interior en los estudios en modo Doppler energía (*power Doppler*).

En los estudios de resonancia magnética (RM), los tendones normales son homogéneamente hipointensos en todas las secuencias de pulso. El paratendón en el tendón de Aquiles se aprecia como una fina banda posterolateral de señal intermedia. Debido a la anisotropía propia del tendón, se pueden observar áreas de aumento de intensidad, más marcada en secuencias con tiempo de eco (TE) corto (T1, densidad protónica [DP]), cuando el trayecto tendinoso forma un ángulo de 55° con el campo magnético principal: «fenómeno de ángulo mágico».

> ❗ En la valoración de la patología tendinosa, la técnica de imagen de elección es la ecografía, tanto por su resolución de contraste como por la posibilidad de realizar maniobras dinámicas.

La elección del transductor dependerá de la localización anatómica. En general, con los transductores lineales de 10-15 MHz, se obtienen imágenes de alta calidad; para tendones muy superficiales (especialmente, los tendones extensores de los dedos), se usan transductores de 15-22 MHz.

La exploración se realiza siempre en el plano axial y longitudinal del tendón. El haz de ultrasonido debe ser estrictamente perpendicular al tendón para evitar la anisotropía.

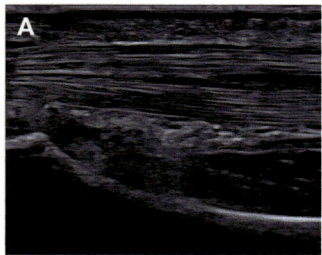
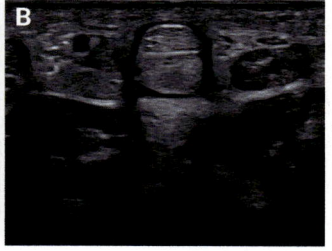

Figura 23-1. Ecografía de tendón normal, patrón fibrilar: **A)** eje largo y **B)** eje corto.

La exploración dinámica es obligatoria; de hecho, es la única técnica concluyente en el caso de luxaciones y subluxaciones tendinosas y en el diagnóstico diferencial entre rotura tendinosa parcial o total mediante maniobras de provocación de separación de los extremos tendinosos.

El modo Doppler energía permite la demostración de vasos milimétricos intratendinosos, como expresión de la hiperplasia fibrovascular, especialmente relevante en las tendinopatías dolorosas.

> ❗ La exploración de la vascularización tendinosa debe ser cuidadosa y considerar tres aspectos: a) realizarse con el músculo relajado, ya que el aporte vascular disminuye significativamente con la contracción; b) disminuir la presión del transductor para evitar el colapso de los vasos, sobre todo, en tendones superficiales; y c) respetar un período de reposo previo a la exploración, ya que existe un aumento fisiológico de la vascularización de tendones después del ejercicio (▶ **Vídeo 23-1**).

Se deben correlacionar los hallazgos con una entrevista breve y una exploración física dirigida y confirmar en tiempo real que la zona dolorosa que refiere el paciente coincide con la lesión tendinosa que se está observando; la ecopalpación es otra estrategia de gran utilidad.

Patologías más frecuentes. Alteración de la movilidad tendinosa

Los tendones, al transmitir la contracción muscular al hueso, deben deslizarse de forma suave; aquellos que, además, cruzan articulaciones y cambian de dirección disponen de canales fibrosos que permiten que este deslizamiento sea también efectivo. Este hecho se hace especialmente evidente en los tendones flexores de las manos, que transcurren por túneles fibrosos que los adhieren a las superficies óseas para evitar la deformidad en cuerda de arco.

En las tenosinovitis crónicas, existe un engrosamiento hipoecoico de la vaina sinovial, frecuentemente, sin contenido líquido. Este engrosamiento puede dificultar el deslizamiento en las zonas estrechas, las denominadas **tenosinovitis estenosantes**, especialmente frecuentes en los flexores de los dedos y que pueden originar fenómenos de resalte.

El «dedo en resorte» o **tenosinovitis estenosante** se caracteriza por la aparición de dolor en la zona distal de la palma junto a sensación de atrapamiento o verdadero chasquido cuando se extiende el dedo. En ocasiones, el dedo queda atrapado en flexión y precisa de manipulación para extenderlo. La etiopatogenia no está clara; para algunos autores, es la propia tenosinovitis la causante, y otros consideran que el engrosamiento primario de la polea A1 origina secundariamente la tenosinovitis. Es más frecuente en el pulgar, seguido del cuarto dedo. Es más frecuente en mujeres y, generalmente, idiopático, pero se relaciona con algunas entidades como artritis reumatoide, diabetes, tenosinovitis de De Quervain, artrosis, síndrome del túnel carpiano e hipotiroidismo.

El hallazgo más característico es el engrosamiento de la polea A1, que puede presentar vascularización en el estudio en modo Doppler energía. Otro hallazgo es la tendinopatía del tendón implicado, como un engrosamiento de aspecto nodular del tendón flexor en las inmediaciones de la polea, generalmente, distal a esta en los dedos trifalángicos y proximal en el primer dedo. Se puede observar líquido y engrosamiento de la vaina sinovial e, incluso, remodelación de la cortical volar de la primera falange en casos crónicos (**Fig. 23-2**). Confirmar el resalte en el estudio dinámico es técnicamente complicado, pero es relativamente sencillo observar la dificultad de paso con el levantamiento de la polea al paso del nódulo tendinoso (▶ **Vídeo 23-2**).

Los tendones que cruzan articulaciones cambiando su dirección, desde la unión miotendinosa hasta la inserción ósea, son susceptibles de desplazarse parcialmente (**subluxación**) o completamente (**luxación**) de su posición anatómica normal. Este desplazamiento puede verse favorecido por causas congénitas: disminución de la profundidad o alteración morfológica de las correderas óseas; ausencia, elongación o laxitud anormal de los retináculos fibrosos. La causa del desplazamiento también puede ser adquirida, generalmente, cuando se produce una interrupción o elongación de los retináculos fibrosos, bien por traumatismos agudos, bien por microtraumatismos repetidos. Estos desplazamientos pueden ser permanentes o producirse exclusivamente en determinados movimientos. Por ello, la ecografía supone una gran ventaja respecto al resto de técnicas de imagen estáticas. En general, la exploración de la movilidad se realiza en el eje corto del tendón, donde es más fácil apreciar la traslación, la corredera ósea y la relación con las estructuras vecinas. Estas luxaciones se producen con más frecuencia en el tendón de la porción larga del bíceps, los peroneos y los extensores de los dedos (**Fig. 23-3**).

En otras ocasiones, lo que se produce es un movimiento saltatorio anómalo del tendón por encima de estructuras óseas que puede ser responsable de un chasquido audible y de sintomatología dolorosa, siendo especialmente frecuente en la cadera («cadera en resorte»).

> ❗ Existen diferentes maniobras dinámicas para la mayoría de las luxaciones tendinosas y resaltes, que es necesario practicar con frecuencia, pero no hay que olvidar que lo más efectivo suele ser escuchar al paciente e intentar reproducir la maniobra que él refiere como provocadora.

DEGENERACIÓN TENDINOSA

Tendinopatía es el término con el que se hace referencia al síndrome clínico que cursa con inflamación y dolor de un tendón, generalmente, exacerbado por la actividad física. En la mayoría de las ocasiones, se produce debido a síndromes de sobreuso y microtraumatismos repetidos, fundamentalmente, relacionados con la actividad laboral o deportiva.

En el examen anatomopatológico, se aprecia desorganización y rotura de las fibras de colágeno, aumento de la matriz extracelular con metaplasia fibrocartilaginosa, acumulación de grasa, proliferación miofibroblástica, áreas microquísticas de degeneración mixoide, depósito de calcio, y aumento de la vascularización intratendinosa sin infiltrado inflamatorio acompañante. Estos cambios degenerativos del tendón visibles en el estudio anatomopatológico o técnicas de imagen se denominan **tendinosis**, siendo inadecuado el término «tendinitis» ante la ausencia de cambios inflamatorios.

La causa de la tendinosis no se conoce con exactitud, interviniendo tanto factores intrínsecos (edad, sexo, alteraciones biomecánicas, aporte vascular, enfermedades sistémicas, fármacos) como extrínsecos (el esfuerzo mecánico al que se somete al tendón, el tipo de actividad laboral y el calzado, entre otros). La causa primaria es el microtraumatismo recurrente por sobreuso.

Las alteraciones anatomopatológicas son las responsables de las características ecográficas básicas de las tendinopatías: *a)* engrosamiento del tendón con especial incremento del

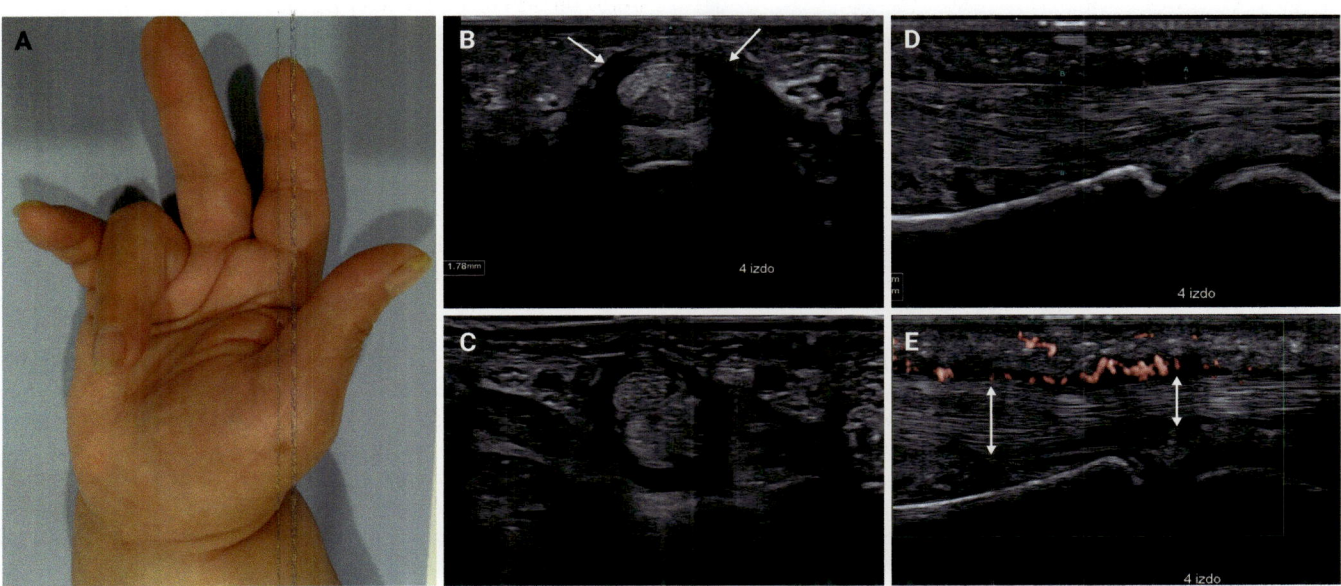

Figura 23-2. Dedo en resorte. **A)** Fotografía clínica. **B)** Importante engrosamiento de polea A1 (flechas) en corte axial. **C)** Líquido en la vaina sinovial digital propia de los flexores, proximal a la polea. **D** y **E)** Corte longitudinal sin y con Doppler, que muestra la hiperemia que afecta a la polea y la vaina y el aumento considerable del diámetro tendinoso distal a la polea (flechas dobles).

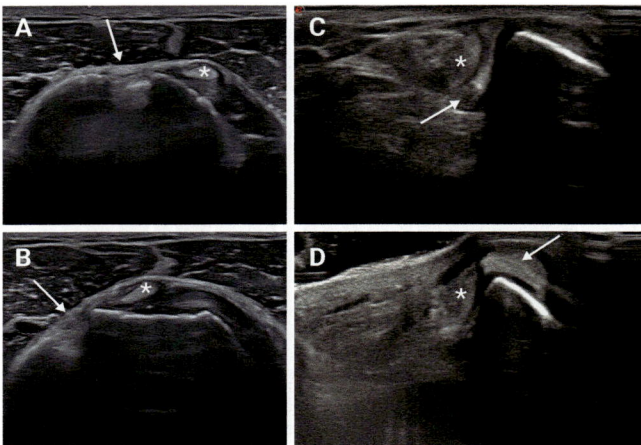

Figura 23-3. Alteraciones de la movilidad. **A** y **B)** Tendón de la porción larga del bíceps (*) luxado medialmente tanto en rotación interna como externa; disminución de la excavación de la corredera bicipital (flecha). **C)** Tendones peroneos a nivel retromaleolar: deformidad del peroneo corto (flecha) y localización normal. **D)** Flexión dorsal con luxación anterior del peroneo corto (flecha) y mantenimiento de la localización retromaleolar del peroneo largo (*).

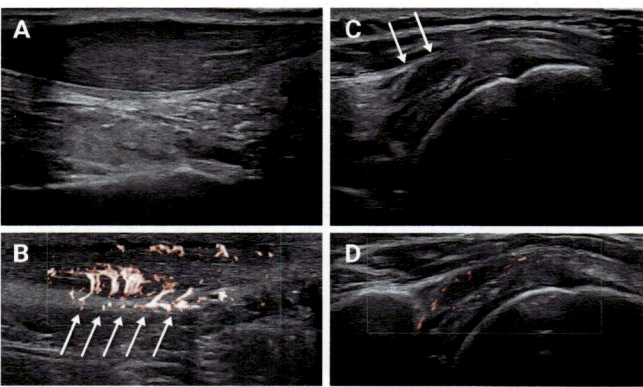

Figura 23-4. Vascularización en tendinosis. **A** y **B)** Tendón de Aquiles con signos de tendinopatía típica del cuerpo; en el estudio en modo Doppler, se aprecian pedículos vasculares anteriores que penetran perpendicularmente, para luego distribuirse en el eje largo del tendón (flechas). **C** y **D)** Tendinopatía del supraespinoso en paciente con síndrome subacromial, con mayor afectación de la región bursal y anterior (flechas), que coincide con el área más vascularizada.

diámetro anteroposterior; *b)* disminución de la ecogenicidad; *c)* pérdida y difuminación del patrón fibrilar característico; *d)* disminución de la anisotropía y *e)* aumento de vascularización (**Fig. 23-4**).

En los cuadros agudos, se suele asociar un borramiento de los bordes y, en los casos crónicos, se pueden ver otros hallazgos como: calcificaciones, imágenes puntiformes hiperecogénicas con sombra acústica posterior o no y, ocasionalmente, con artefacto «en cola de cometa», áreas de aspecto quístico por la degeneración mixoide y roturas intratendinosas (**Fig. 23-5**).

La afectación tendinosa puede ser global (el tendón adquiere una forma de huso, con disminución de la ecogenicidad y pérdida del paralelismo de sus bordes) o focal (áreas hipoecoicas o nódulos generalmente fusiformes en el plano longitudinal, y redondeados en el plano axial, que conllevan aumento del área seccional del tendón) (**Fig. 23-6**).

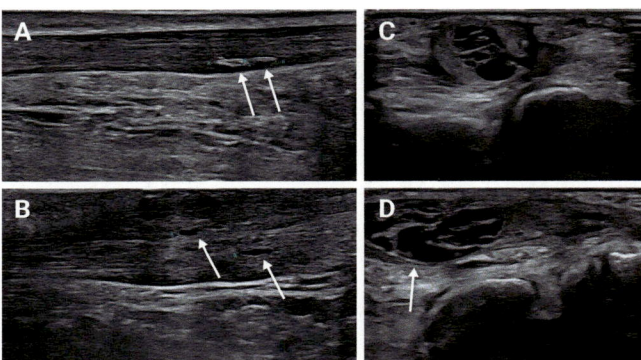

Figura 23-5. Hallazgos en tendinopatías crónicas: **A)** calcificaciones distróficas, **B)** roturas parciales, y **C** y **D)** amplia área de degeneración mixoide intratendinosa en el extensor del tercer dedo de la mano en paciente con tenovaginitis estenosante por afectación del retináculo extensor.

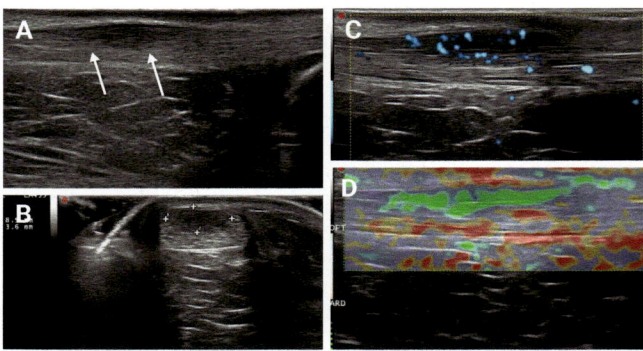

Figura 23-6. Tendinosis focal. **A** y **B)** Área circunscrita de disminución de ecogenicidad y aumento de convexidad del margen posterior del cuerpo de Aquiles. **C** y **D)** Aumento de vascularización y disminución de la firmeza en el estudio elastográfico de la misma zona.

Numerosos estudios han demostrado zonas hipovasculares especialmente proclives a la degeneración tendinosa; áreas críticas: en el supraespinoso, 10-15 mm proximal a su inserción; en el tendón de Aquiles, aproximadamente, a 4-6 cm de su inserción calcánea; o en la inserción proximal y central del tendón rotuliano, entre otras.

También puede existir una afectación selectiva del paratendón (**paratendinitis**), con engrosamiento de este, observándose un halo hipoecoico alrededor del tendón, con señal vascular o no; o como un aumento de líquido y pérdida de definición de los bordes tendinosos y edema de la grasa adyacente (**Fig. 23-7**). La paratendinopatía puede asociarse al resto de cambios estructurales descritos o aparecer como hallazgo preponderante y es especialmente frecuente en el tendón de Aquiles.

En las tendinosis, el modo Doppler energía puede mostrar un aumento significativo de la vascularización con una distribución característica dependiendo del tendón estudiado. El estudio muestra pedículos vasculares, generalmente, distribuidos a intervalos regulares, que penetran perpendiculares al tendón y que posteriormente se ramifican siguiendo su eje longitudinal. Existe una buena correlación entre las áreas hipervasculares y la clínica del paciente, con ecopalpación dolorosa. El modo Doppler energía es, además, una técnica útil en el control evolutivo, ya que la normalización de los cambios morfológicos de los tendones es lenta y, a veces,

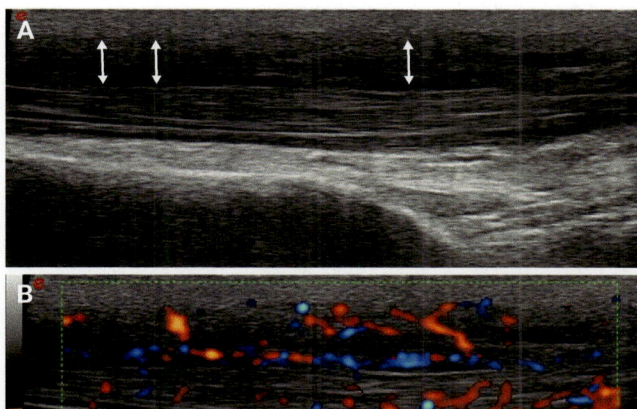

Figura 23-7. Paratendinopatía. **A** y **B)** Tendinopatía crepitante del tibial anterior con importante engrosamiento del aparato deslizante (doble flecha) con pérdida de definición de sus márgenes e intensa hiperemia, y relativa preservación de la estructura tendinosa propiamente dicha.

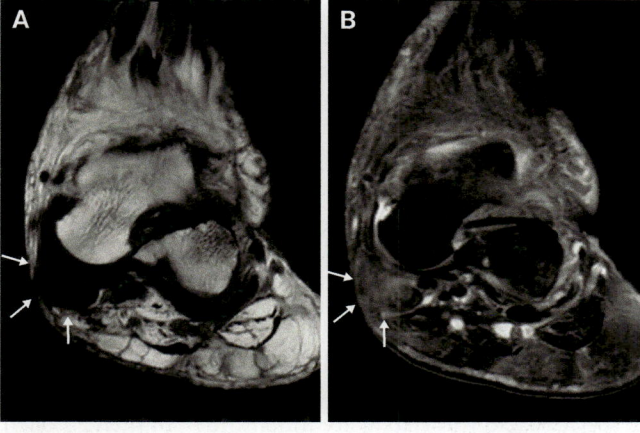

Figura 23-8. Tendinosis en resonancia magnética. **A** y **B)** Cortes coronales en T1 y DP (densidad protónica) con supresión grasa, donde se aprecia un aumento muy importante del volumen del tendón tibial posterior (flechas) junto con un aumento de la intensidad de señal en ambas secuencias.

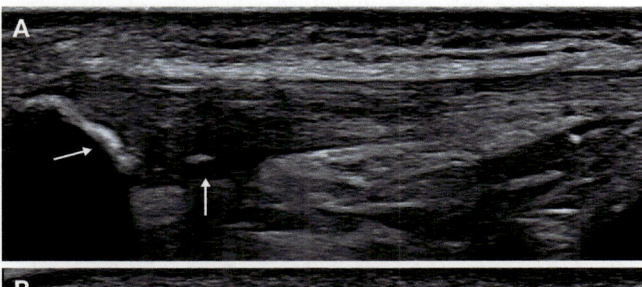
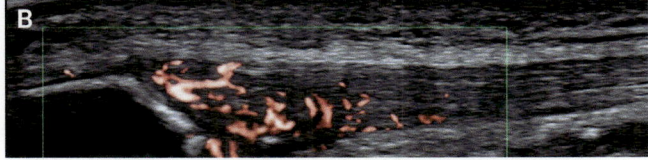

Figura 23-9. Entesopatía rotuliana proximal. **A)** Disminución de ecogenicidad, desaparición del patrón fibrilar en la porción central con calcificaciones distróficas (flecha) e irregularidad de la cortical rotuliana (flecha). **B)** Aumento significativo de la vascularización en la misma zona.

persistente; la mejoría clínica no siempre se asocia a normalización del patrón ecográfico, pero es habitual la disminución de la vascularización.

En la RM, la tendinosis se aprecia con los cambios morfológicos ya descritos y con áreas de aumento de la intensidad de señal, con márgenes más o menos definidos en todas las secuencias, aumento de intensidad de señal en secuencias sensibles al líquido de tejidos circundantes y los cambios morfológicos y de distribución ya descritos en la ecografía (**Fig. 23-8**).

La afectación de la entesis tendinosa ocurre típicamente por sobreuso o microtraumatismo repetido, por estrés mecánico o inestabilidades articulares. Las localizaciones más frecuentes son el codo, el tendón rotuliano proximal y el tendón de Aquiles.

El estudio ecográfico demuestra una disminución de la ecogenicidad del tendón a nivel de su inserción, que se acompaña de una pérdida del patrón fibrilar, aumento de volumen, con márgenes convexos. Es frecuente la existencia de calcificaciones intratendinosas o en la misma inserción, así como irregularidad de la cortical ósea, roturas parciales intratendinosas e inflamación de las bolsas adyacentes. El estudio en modo Doppler muestra aumento de vascularización (**Fig. 23-9**). La entesitis es una de las manifestaciones cardinales de las espondiloartropatías seronegativas, su estudio ecográfico puede ser de gran utilidad en el diagnóstico y control evolutivo de estas entidades. Los hallazgos por imagen son los mismos descritos, pero se suele asociar a mayor inflamación de los tejidos adyacentes, con bursitis y edema de la grasa perientésica. En las espondiloartropatías, la afectación en el esqueleto periférico se produce principalmente en el calcáneo, tanto en la inserción aquílea como en la fascia plantar. La formación de entesofitos es característica de estas entidades y se observan como calcificaciones lineales en la inserción tendinosa. Sin embargo, los entesofitos pueden ser también una respuesta adaptativa al aumento de tracción en determinadas localizaciones o relacionarse con la edad, frecuente en la inserción del tendón de Aquiles.

En la RM, las entesopatías muestran los mismos cambios morfológicos, con aumento de la intensidad de señal del tendón, y puede observarse edema óseo a nivel de la inserción.

Rotura tendinosa

La estructura tendinosa es muy resistente a la tracción, por lo que las roturas se producen en tendones previamente debilitados. Los estudios histológicos de los tendones rotos muestran cambios degenerativos intrínsecos, pudiéndose considerar, por lo tanto, la rotura tendinosa como el estadio final de las tendinopatías crónicas.

Los factores que contribuyen al debilitamiento del tendón son diversos: la edad, la presencia de calcificaciones, la terapia corticoidea local o general y las enfermedades sistémicas como la artritis reumatoide, la diabetes, el lupus eritematoso o la gota.

Las roturas tendinosas pueden producirse también en tendones sanos que sufren traumatismos agudos cerrados de alta energía o en el caso de heridas incisas. Los tendones superficiales de las manos y de los pies son especialmente susceptibles a este último mecanismo traumático.

En la rotura tendinosa completa, la ecografía muestra una discontinuidad de fibras que afecta a toda la sección tendinosa. El espacio entre los cabos tendinosos se ocupa, en primer lugar, por un hematoma, líquido anecoico o heterogéneo; posteriormente, por un tejido de granulación de mayor ecogenicidad, generalmente, vascularizado; y, finalmente, por un tejido fibroso cicatricial (**Fig. 23-10**).

Tras la rotura completa, los cabos tendinosos pueden retraerse, separándose. Los cabos tendinosos, debido a la desorganización fibrilar y al aumento de volumen, suelen presentar una disminución de la ecogenicidad, a veces, con sombra acústica posterior.

> **!** Ante la sospecha de rotura tendinosa, el informe radiológico debe aportar datos fundamentales en la planificación terapéutica: **a)** confirmación de la rotura y el porcentaje respecto al área seccional del tendón; **b)** localización exacta de la propia rotura y de los cabos tendinosos, bien por referencias anatómicas, bien por marcaje externo en la piel; **c)** distancia entre los cabos en posición neutra y tras maniobras de máxima separación y aproximación; **d)** probable causa de rotura y estado de tendón; y **e)** grado de atrofia del vientre muscular correspondiente que indica cronicidad del proceso.

El informe radiológico permite al cirujano restringir la apertura de la piel a la zona de interés, reduciendo la posibilidad de adherencias y conocer el grado de funcionalidad esperable tras la reparación quirúrgica. Si se demuestra importante atrofia del vientre muscular, la sutura terminoterminal del tendón no será funcional, optándose por otra técnica quirúrgica.

En el caso de que la rotura se produzca en la inserción ósea del tendón, se puede producir la avulsión de un fragmento óseo, que se observa como una imagen hiperecogénica con sombra acústica posterior, generalmente, en cáscara, en el extremo del tendón. La avulsión de un fragmento óseo es más frecuente en las roturas alrededor de la rótula y en la inserción de los tendones extensores de los dedos en las falanges distales.

En las roturas tendinosas incompletas, en las roturas crónicas o en caso de rerroturas con tejido de granulación interpuesto, el diagnóstico es más complicado, siendo esencial la exploración dinámica.

Pueden observarse patrones diferentes de discontinuidad fibrilar: desgarro longitudinal con integridad o no de la envoltura; o bien, una fisuración transversal, donde la rotura fibrilar afecta fundamentalmente a la porción periférica, que se observa ecográficamente como una disminución de la sección transversal del tendón (**Fig. 23-11**).

La RM puede tener dificultades para distinguir roturas parciales de áreas de degeneración, pero el aumento de señal en secuencias potenciadas en T2, tan alta como el líquido articular, y el contacto de esta con la superficie tendinosa son

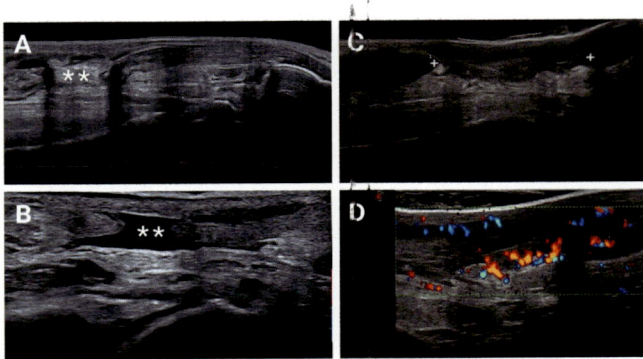

Figura 23-10. Rotura del tendón de Aquiles en la zona crítica en pacientes con tendinosis: **A)** ocupación de espacio por grasa (******) y sombras acústicas en ambos cabos tendinosos; **B)** ocupación por hematoma (******); **C** y **D)** rotura crónica con tejido de granulación entre los cabos (*calipers*) con aumento de vascularización por el proceso reparativo.

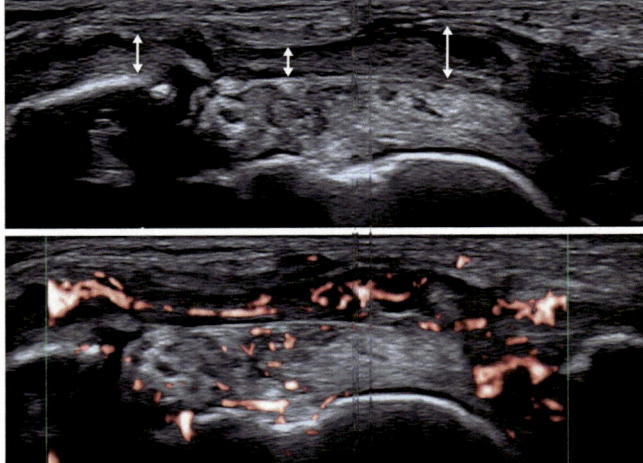

Figura 23-11. Rotura parcial del tendón tibial posterior con adelgazamiento circunferencial en un tendón con marcados signos de tendinopatía.

muy sugestivos de rotura; además, se observa edema de los tejidos adyacentes, así como líquido en la vaina tendinosa. En la rotura completa, se aprecia la retracción y se puede identificar hematoma con diferentes características de señal dependiendo del tiempo de evolución.

Tenosinovitis

Los tendones con vaina sinovial tienen una forma peculiar de responder a las diferentes lesiones. La **tenosinovitis** se define como la inflamación de la vaina sinovial tendinosa; es especialmente frecuente en tendones de muñeca, mano y tobillo. Las causas más habituales son la traumática (especialmente, el microtraumatismo repetido ocupacional), las infecciones piógenas, y las enfermedades reumatológicas sistémicas.

El hallazgo ecográfico fundamental es la presencia de líquido en la vaina sinovial, generalmente > 2 mm, con imagen en diana en el corte axial y en bandas en el longitudinal, y delimitadas por una línea fina hiperecógénica correspondiente a la vaina parietal (Fig. 23-12). Es fundamental una exploración cuidadosa, ya que el aumento de presión con el transductor puede provocar el desplazamiento del líquido fuera del campo de visión. La presencia de líquido en la vaina sinovial no siempre es patológica; determinados tendones pueden presentar una mínima cantidad de líquido en las porciones distales y más declives de su vaina sinovial en condiciones normales, como en el tendón de la porción larga del bíceps, en el tendón tibial posterior o en el tendón flexor del primer dedo del pie.

El líquido sinovial es generalmente anecoico; si es hiperecógénico, se sospecha un cuadro infeccioso o hemorrágico agudo (pus o sangre); la existencia de restos hiperecógénicos es frecuente también en las enfermedades por depósito (Fig. 23-13).

En las tenosinovitis, también se puede observar un engrosamiento de la vaina sinovial, sin embargo, el propio tendón suele tener un aspecto normal en las fases iniciales; posteriormente, se puede observar engrosamiento y áreas hipoecoicas más o menos difusas con pérdida del patrón fibrilar característico.

El estudio en modo Doppler energía puede demostrar un aumento de la vascularización de las vainas sinoviales y, en menor medida, del propio tendón, debido a la arquitectura vascular de estos tendones.

En la RM, el marcador de la enfermedad es también la presencia de líquido rodeando todo el diámetro del tendón, hipointenso en T1 e hiperintenso en secuencias sensibles al agua.

La afectación de los tendones sinoviales por procesos inflamatorios es menos frecuente que la afectación degenerativa, sin embargo, la distinción entre ambos procesos es importante por las implicaciones terapéuticas.

Tenosinovitis inflamatorias

La artritis reumatoide afecta a la membrana sinovial tanto de las articulaciones como de los tendones, con especial predilección por la muñeca y la mano, presente en el 40-80 % de los pacientes. El estudio ecográfico muestra generalmente una afectación simultánea de varios tendones, especialmente, del extensor cubital del carpo y de los tendones flexores y extensores de la mano. Se observa un engrosamiento de la vaina sinovial generalmente irregular, que puede debrse a la hipertrofia sinovial, con formación de vegetaciones sinoviales, presencia de líquido o ambos. La existencia de vascularización en el estudio en modo Doppler energía es indicativa del grado de actividad inflamatoria; es útil tanto en el control evolutivo como terapéutico. El tendón muestra también alteraciones ecoestructurales con engrosamiento, heterogeneidad y áreas focales de disminución de la ecogenicidad. En los procesos crónicos, se produce un adelgazamiento que favorece la rotura en el 1 % de los pacientes.

La artritis psoriásica afecta frecuentemente a la vaina sinovial de los tendones de la mano. El dedo en salchicha puede deberse a una tenosinovitis o a alteraciones del drenaje linfático.

Tenosinovitis infecciosas

La tenosinovitis infecciosa puede deberse a una diseminación hematógena o a un traumatismo penetrante, con o sin

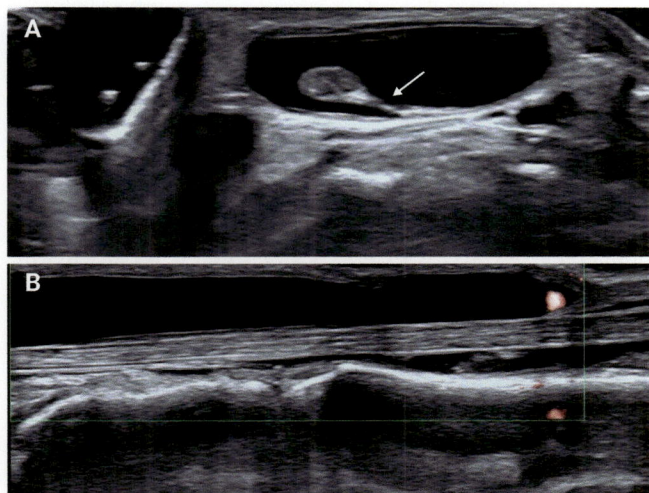

Figura 23-12. Tenosinovitis. Hallazgo fundamental: líquido en la vaina sinovial que dibuja el mesotendón (flecha) y la fina línea hiperecógénica de la hoja parietal de la vaina. El tendón propiamente dicho mantiene sus características normales. **A)** Eje corto y **B)** eje largo.

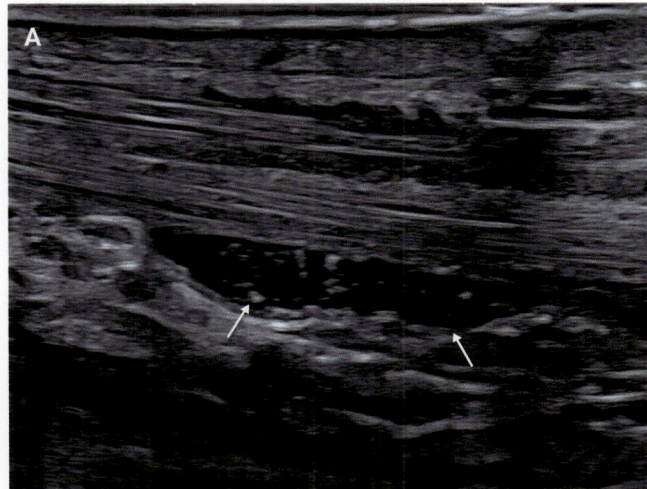

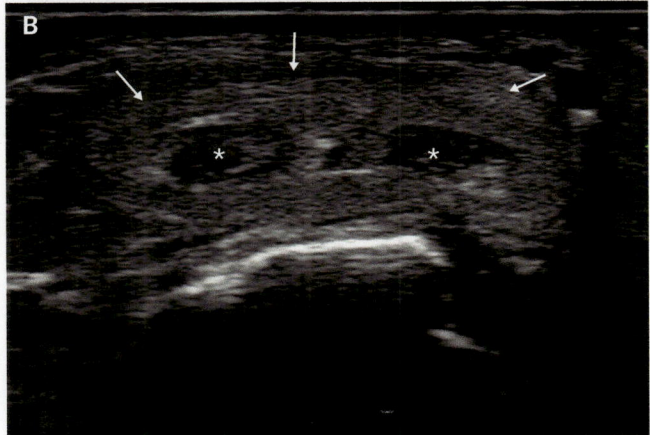

Figura 23-13. Tenosinovitis con líquido no anecoico. **A)** Tendinitis de los flexores de la mano en paciente con enfermedad por depósito de pirofosfato cálcico; imágenes puntiformes hiperecógénicas en el interior (flechas). **B)** Tenosinovitis hemorrágica aguda de la vaina de los extensores radiales del carpo (*) con vaina distendida y ocupada por un material homogéneamente hiperecógénico.

cuerpo extraño, y es especialmente frecuente en los dedos de la mano. También es una complicación habitual en pacientes diabéticos, afectando a los tendones de los pies. El estudio ecográfico demuestra líquido en la vaina sinovial, que puede ser anecoico, aunque con frecuencia muestra restos en el interior. Los tendones pueden estar aumentados de volumen, con alteración de su ecoestructura. Es frecuente observar engrosamiento y aumento de la ecogenicidad del tejido celular subcutáneo adyacente debido a la celulitis acompañante, y el estudio en modo Doppler energía muestra abundante hiperemia. Estos hallazgos ecográficos son inespecíficos y similares a otras tenosinovitis no infecciosas, por lo que, generalmente, se requiere estudio microbiológico del líquido sinovial, mediante punción aspirativa (**Fig. 23-14**).

TENDINOPATÍA CALCIFICANTE

Es una patología de origen desconocido que consiste en el depósito macroscópico de cristales de hidroxiapatita en el espesor del tendón. Afecta a personas de mediana edad, es más prevalente en mujeres y, frecuentemente, bilateral.

Afecta, sobre todo, a los tendones del manguito de los rotadores, especialmente, al supraespinoso, pero puede darse en cualquier otro punto de la anatomía, como los tendones glúteos y en la muñeca, fundamentalmente, en el flexor radial del carpo (**Fig. 23-15**).

La etiopatogenia de esta entidad no está del todo aclarada y posee una evolución natural propia, en diferentes fases: *a)* fase formativa: por causa desconocida, una parte del tendón sufre una transformación fibrocartilaginosa donde se deposita el calcio; *b)* fase de reposo: el depósito se estabiliza (doloroso o no) y puede condicionar un compromiso espacial del tendón si tiene el suficiente tamaño; *c)* fase de reabsorción: se produce una reacción inflamatoria con proliferación vascular en la periferia del depósito y reabsorción del calcio por macrófagos y células gigantes; a veces, esta lechada de cal migra a la bolsa o al hueso; esta fase se acompaña de una crisis de dolor; *d)* fase poscálcica: los fibroblastos reconstruyen el patrón colágeno normal del tendón.

La presentación clínica es variable (un 3-20 % de la población general tiene calcificaciones asintomáticas) y la sintomatología es diferente dependiendo de la fase. Así, un dolor moderado e intermitente similar al síndrome subacromial se atribuye a la fase formativa, o al compromiso mecánico por el tamaño del depósito de calcio. El dolor agudo e intenso se relaciona con la fase de reabsorción cálcica. Este dolor se debe, fundamentalmente, a la presencia de cristales en la bolsa subacromial, que produce una reacción inflamatoria aguda intensa, que se puede confundir clínicamente incluso con una artritis séptica. También es frecuente que los pacientes refieran un antecedente traumático.

La morfología de las calcificaciones varía durante el proceso y, aunque no corresponden con exactitud con las etapas clínicas, radiológicamente, se dividen en: *a)* tipo I: densas y bien definidas; *b)* tipo II: densidad intermedia y contornos suaves; y *c)* tipo III: mal definidas y de baja densidad. Ecográficamente, Sconfienza *et al.* propusieron esta clasificación: *a)* tipo 1: calcificaciones duras, con borde hiperecoico y fuerte sombra acústica posterior; *b)* tipo 2: calcificaciones blandas, cuando aparecen como homogénea-

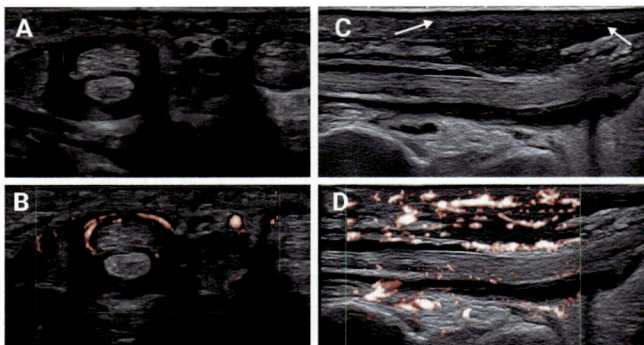

Figura 23-14. Otras tenosinovitis. **A** y **B)** Afectación de tendones flexores en la artritis reumatoide: halo hipoecoico no colapsable por engrosamiento de la vaina sinovial con aumento de la vascularización. **C** y **D)** Tenosinovitis séptica del tendón tibial anterior (*) en un paciente diabético con herida y tejido flemonoso subcutáneo (flechas), que alcanza la vaina sinovial que muestra engrosamiento y aumento de vascularización.

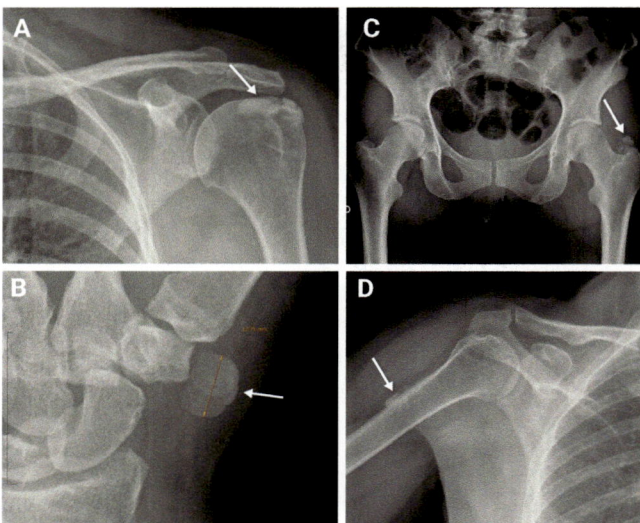

Figura 23-15. Tendinopatía calcificante en diferentes localizaciones: **A)** supraespinoso de tipo 1, **B)** abductor del primer dedo de tipo 2, **C)** glúteo medio de tipo 1 y **D)** pectoral mayor de tipo 1.

mente hiperecoicas, casi isoecoicas al tendón normal, sin sombra acústica posterior.; y *c)* tipo 3: calcificaciones líquidas, cuando se presentan con un delgado borde hiperecoico periférico y un núcleo hipoecoico (**Fig. 23-16**).

Generalmente, la evolución entre los tipos se debe a episodios espontáneos o terapéuticos de reabsorción del calcio. Con la evolución, también se aprecia una tendencia a la localización más periférica, dentro del propio tendón o incluso a la migración de material cálcico a la bolsa, al espacio subbursal, al músculo, al tendón o, incluso, al propio hueso, con erosiones óseas subyacentes y calcio en el interior. También se puede observar en los casos agudos un aumento de la vascularización mediante el modo Doppler en el propio tendón o en la bolsa adyacente.

Cuando el conglomerado cálcico es voluminoso, eleva el techo bursal, produciendo un pinzamiento subacromial, que puede demostrarse en la exploración dinámica y reproducir el dolor, confirmando esta entidad como la causante de la clínica del paciente.

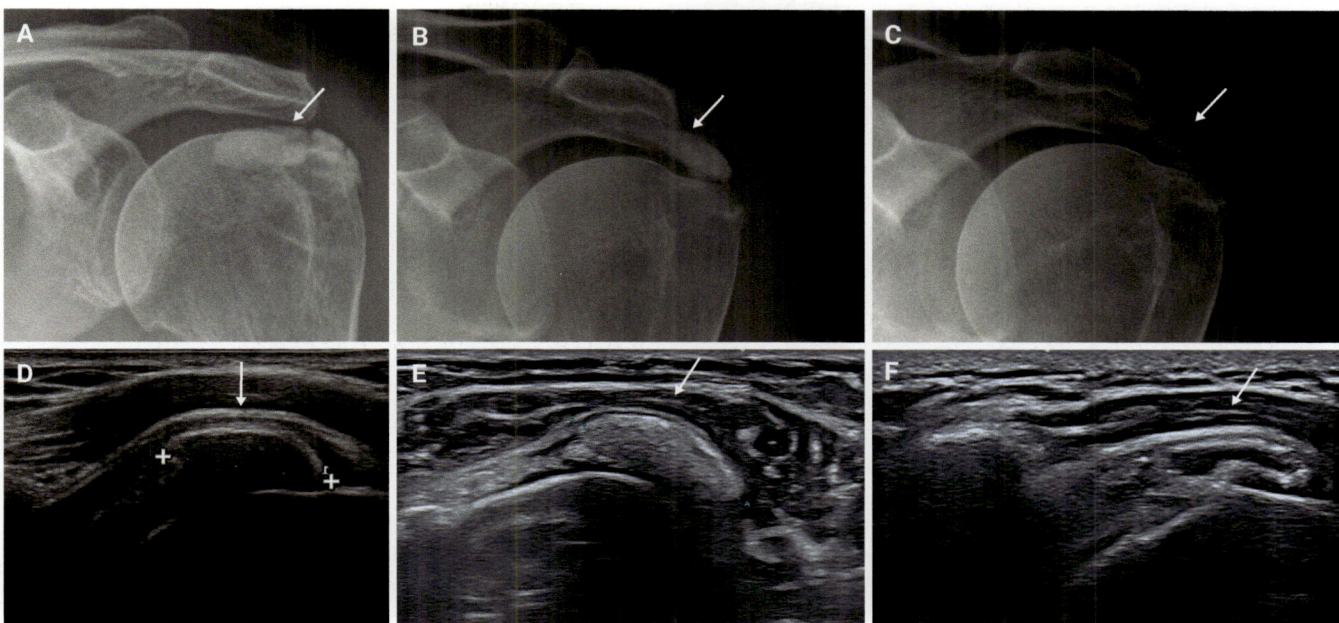

Figura 23-16. Tendinopatía calcificante en el supraespinoso. Radiografía: **A)** tipo 1, **B)** tipo 2 y **C)** tipo 3. Ecografía: **D)** tipo 1, **E)** tipo 2 y **F)** tipo 3.

Además de en el diagnóstico, la ecografía se usa en la guía del lavado percutáneo de las calcificaciones, que se considera la técnica de elección en la actualidad (v. **Capítulo 57** Intervencionismo musculoesquelético).

En la RM, los hallazgos son similares a las calcificaciones de tipo 1, visibles como áreas intratendinosas hipointensas en todas las secuencias de pulso. La RM tiene dos desventajas básicas: no identifica las calcificaciones pequeñas o de poca densidad y, en la fase de reabsorción (sobre todo, si existe migración intraósea) puede asociarse a un importante edema intraóseo y en los tejidos adyacentes, que plantea el diagnóstico diferencial con procesos sépticos y tumorales (**Fig. 23-17**).

 La tendinopatía calcificante es una entidad con una evolución característica y propia; «duele más mientras cura», pudiendo acompañarse de un importante cortejo inflamatorio. Puede simular clínicamente y por imagen procesos sépticos y tumorales. En localizaciones infrecuentes, es fundamental sospecharla y revisar las radiografías, incluso puede ser necesaria una tomografía computarizada para confirmar el diagnóstico y evitar biopsias innecesarias.

PATOLOGÍA MUSCULAR NO TRAUMÁTICA

Para entender la patología muscular, es necesario conocer la imagen normal del músculo y su base histológica.

Consideraciones generales

El músculo está formado por células o fibras musculares rodeadas por tejido conectivo areolar (el **endomisio**); estas se agrupan formando fascículos, que, a su vez, se rodean de tejido conectivo (el **perimisio**) y, finalmente, constituyen el vientre muscular rodeado de un tejido conectivo más denso (el **epimisio**). Estas tres capas o vainas de tejido conectivo

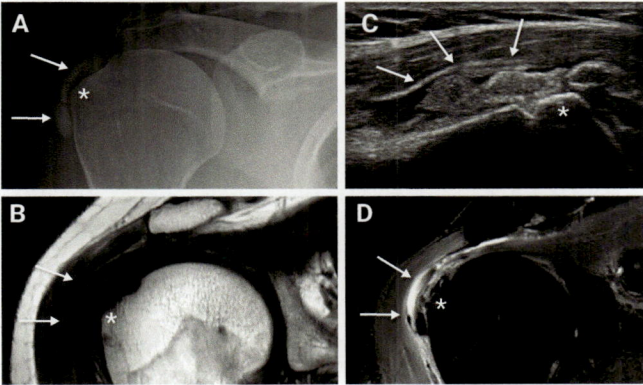

Figura 23-17. Migración de calcio a la bolsa subdeltoidea (flechas) en el mismo paciente: **A)** radiografía, **B)** ecografía, **C)** resonancia magnética (RM) coronal en T1 y **D)** RM coronal en T2. Mismos hallazgos con diferentes escalas de grises.

se continúan con las correspondientes del tendón. El tejido conectivo es fundamental en el mantenimiento de la cohesión, en el comportamiento elástico, como conductor de irrigación e inervación y en el proceso de regeneración muscular.

La inserción del músculo con el hueso puede ser directa, unión osteomuscular, pero es frecuente a través de tendones. En el adulto, es esta unión mioconectiva la más frágil a la tracción y más frecuentemente implicada en las lesiones traumáticas.

El músculo es un órgano de contracción voluntaria y controlado por el sistema nervioso central; la unidad motora la conforman la motoneurona espinal, su axón y las fibras musculares a las que inerva.

En la ecografía, las fibras musculares se observan como estructuras hipoecoicas y el tejido conectivo es hiperecogénico: en el plano longitudinal, el perimisio se ve como líneas hiperecogénicas, que tendrán diferentes oblicuidades dependiendo de la morfología del vientre muscular, y como puntos en el plano transversal, adquiriendo el aspecto característico «en cielo estrellado». Todos los vientres musculares están rodeados por una fascia visualizada como una fina banda hiperecoica que los separa del resto de los vientres musculares. El músculo es un tejido muy organizado y también tiene anisotropía (**Fig. 23-18**).

A diferencia de los tendones, el músculo es un tejido que requiere un abundante aporte vascular durante el ejercicio; posee un importante árbol arterial capaz de incrementar la demanda con facilidad, por ello, en el estudio en modo Doppler, se observarán vasos musculares de mediano tamaño a través de sus septos.

En RM, los músculos son simétricos en tamaño y de señal intermedia en todas las secuencias de pulso. En las secuencias potenciadas en T1, la señal muscular es algo mayor que la del líquido y mucho menor que la de la grasa. En estas secuencias, se delimitan bien las líneas grasas intramusculares normales y son adecuadas para mostrar el patrón de infiltración grasa. En las secuencias potenciadas en T2, la señal muscular es mucho menor que la del líquido y la de la grasa. El edema muscular hiperintenso, aunque contrasta con las fibras musculares, si es sutil, puede ser difícil de diferenciar de la grasa intramuscular también hiperintensa; por lo tanto, las secuencias potenciadas en T2 con supresión grasa e inversión-recuperación son las óptimas para la valoración del edema muscular.

La ecografía se realiza con sondas lineales multifrecuencia de 7-15 MHz, que se adapta al hábito corporal del paciente y la localización del músculo que se va a estudiar; por lo tanto, la capacidad de detectar lesiones pequeñas disminuye con la profundidad. La exploración debe incluir siempre el vientre muscular completo, en los dos planos, longitudinal y transversal. Se prestará atención no solo a la arquitectura fibrilar, sino a las envolturas conectivas, y se tendrán en cuenta los mismos patrones que se van a ver en el estudio con RM. En el estudio ecográfico, la existencia de cambios sutiles es difícil de observar, especialmente, el edema, por lo que es obligatorio comparar con el lado contralateral. El estudio dinámico con contracción y relajación es fundamental: cuando el músculo se contrae, aumenta de grosor, aumenta la inclinación del ángulo de penación y muestra con mayor facilidad las áreas de separación mioconectivas.

En la RM, se utilizan secuencias potenciadas en T1 y sensibles al líquido, potenciadas en T2 con supresión grasa, en al menos dos planos ortogonales, usando campos de visión amplios, que permitan estudiar todo el volumen muscular de interés. Se prestará especial atención a los hallazgos patológicos y su distribución.

> ! En general, la RM es la técnica de elección para la valoración de patología muscular, dada su exquisita resolución de contraste, los amplios campos de visualización y su sensibilidad para la detección de edema muscular, que es uno de los hallazgos patológicos más relevantes.

Patologías más frecuentes

Los músculos pueden verse afectados por multitud de patologías, con diferentes orígenes y, en general, una sintomatología

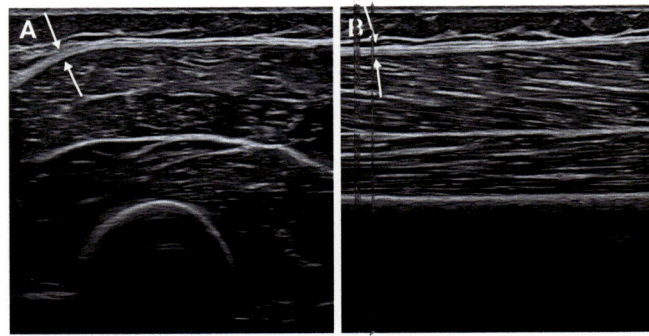

Figura 23-18. Músculo normal en ecografía: **A)** corte transversal, imagen «en cielo estrellado» y **B)** corte longitudinal con tejido conectivo hiperecogénico intramuscular y aponeurosis como estructura laminar hiperecogénica (flechas).

muy inespecífica: dolor, debilidad, calambres. El diagnóstico se ha basado tradicionalmente en la clínica, las pruebas de laboratorio y la anatomía patológica. Las técnicas de imagen actuales aportan una información adicional, que permite estrechar el diagnóstico diferencial y demostrar la localización óptima para la biopsia.

> ! La patología muscular suele dividirse en tres grandes bloques: **a)** origen neurológico, por lesión en cualquier punto del tracto motor; **b)** propiamente musculares, las miopatías, que pueden ser de origen congénito, metabólico, inflamatorio, endocrinológico, tóxicas y **c)** traumáticas; estas últimas con un incremento en la demanda de diagnóstico por la imagen exponencial. La respuesta muscular a las diferentes alteraciones es muy limitada en imagen, lo que conlleva un importante solapamiento, convirtiéndose en un reto diagnóstico para el radiólogo. A pesar de ello, la división en cuatro patrones básicos de respuesta (**a**) alteración anatómica con señal normal, **b)** patrón de edema /inflamación, **c)** patrón de atrofia/infiltración grasa y **d)** patrón de masa muscular), junto a su combinación, distribución y grado permite un diagnóstico de presunción razonablemente estrecho.

Patrón de anatomía anormal con señal normal

Se refiere a la existencia de un tejido muscular de señal conservado en todas las secuencias de pulso, pero con una morfología anómala. Los representantes más habituales de este patrón son los músculos accesorios y las hernias musculares.

Se han descrito múltiples variantes morfológicas en tamaño, inserción y recorrido de diferentes músculos y numerosos músculos accesorios. En su mayoría, son asintomáticos y se descubren como hallazgos incidentales, pero también pueden cursar como masas o provocar cuadros compresivos (**Fig. 23-19**).

Las hernias musculares suponen la protrusión del tejido muscular a través de un defecto fascial congénito o adquirido. Pueden cursar con tumoración asintomática, pero, a veces, producen dolor intenso por la salida y retracción de las fibras musculares a través del defecto. Son frecuentes en el tibial anterior, extensor largo de los dedos, ambos peroneos y gastrocnemio. La RM es diagnóstica cuando se muestra

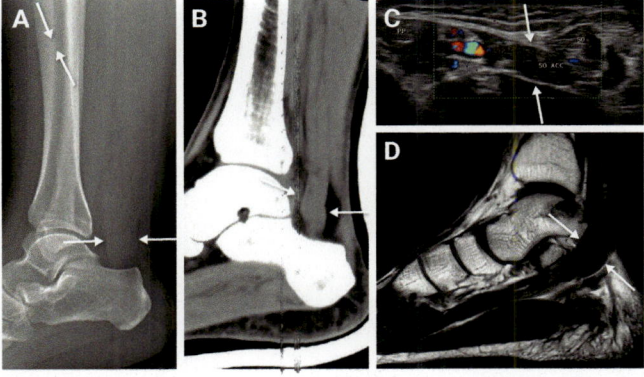

Figura 23-19. Músculo normal con anatomía anormal, sóleo accesorio: **A)** radiografía, **B)** reconstrucción sagital de tomografía computarizada, **C)** corte axial ecográfico, posterior al paquete vasculonervioso tibial y **D)** músculo accesorio del flexor del primer dedo en corte sagital en T1. Estructuras de características musculares normales en localización anormal; solo hay que cambiar la escala de grises.

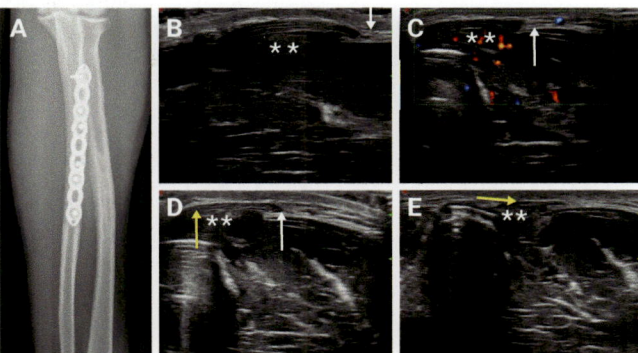

Figura 23-20. Hernia muscular traumática del extensor cubital del carpo en paciente con antecedente de fractura y bulto no doloroso en la región proximal y cubital de antebrazo, que aumenta con extensión de muñeca: **A)** radiografía de antebrazo con placa atornillada cubital, **B y C)** imagen longitudinal y axial con protrusión focal del músculo entre la placa y la aponeurosis interrumpida (flechas), **D)** mínimo aumento de la vascularización con arquitectura conservada y **E)** disminución de la hernia con la compresión del transductor (flecha amarilla).

la salida del tejido muscular de señal normal a través del defecto fascial. En estos casos, la capacidad de un estudio dinámico hace que el diagnóstico ecográfico sea más sencillo y definitivo, ya que confirma no solo que el «bultoma» que presenta el paciente tiene ecoestructura de músculo, sino que es contráctil (**Fig. 23-20**).

Patrón de edema muscular/inflamación

Es el hallazgo patológico más frecuente y está presente en multitud de patologías: enfermedades inflamatorias autoinmunitarias, desgarros musculares, procesos infecciosos, posradioterapia, denervación subaguda, síndrome compartimental, miositis calcificante precoz, rabdomiólisis, crisis drepanocíticas e, incluso, de forma transitoria tras el ejercicio.

Se caracteriza por un aumento de señal del músculo en secuencias potenciadas en T2 con supresión grasa y una apariencia normal en secuencias potenciadas en T1. El edema puede ser focal, parcheado y mal definido o afectar al vientre muscular de forma difusa; puede ser sutil, solo ser visible en secuencias de inversión-recuperación. La distribución, simetría o no de las lesiones y la afectación conjunta de las envolturas conectivas y tejidos circundantes ayuda a acotar el diagnóstico. En la **tabla 23-1**, se resume la distribución habitual de las entidades más frecuentes que cursan con edema muscular.

La ecografía puede ser normal, mostrar un «patrón inverso», con aumento de ecogenicidad de los fascículos, disminución de ecogenicidad de los septos conectivos por aumento de líquido con disminución de ecogenicidad y borramiento de límites, y suele asociarse a un aumento de volumen muscular y vascularización en los cuadros inflamatorios (**Fig. 23-21**). También se puede apreciar un aumento de ecogenicidad y del volumen global con mantenimiento de la arquitectura conectiva.

Miositis inflamatorias

Son un grupo heterogéneo de enfermedades de origen autoinmunitario caracterizadas por la inflamación no supurativa de

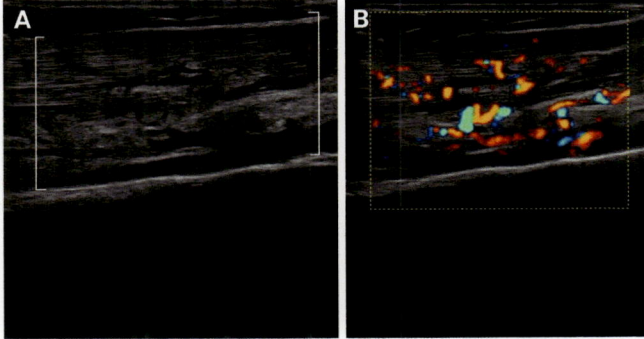

Figura 23-21. Patrón de edema ecográfico en el compartimento anterior del brazo. **A)** Patrón invertido con aumento de ecogenicidad de las fibras y disminución del tejido conectivo, pérdida parcial de arquitectura y aumento de volumen. **B)** Incremento de vascularización muy significativo.

la musculatura esquelética y debilidad progresiva, afectando primariamente a los músculos proximales de las extremidades y acompañándose frecuentemente de manifestaciones sistémicas y expresividad variable en otros órganos. Forman parte de este grupo la polimiositis, la dermatomiositis, la miositis por cuerpos de inclusión y la miopatía necrosante inmunomediada. Estas enfermedades se asocian con frecuencia a enfermedades del colágeno y a procesos neoplásicos, especialmente la dermatomiositis.

La polimiositis y la dermatomiositis son las más conocidas, afectan a adultos que cursan con debilidad progresiva de la musculatura de los muslos (particularmente, los isquiotibiales), y la cintura pélvica, que típicamente progresa para afectar a los miembros superiores, la musculatura flexora del cuello y la faríngea. La dermatomiositis cursa, además, con afectación de la piel y tiene una presentación bimodal: en niños y en la quinta década de la vida; en niños, la afectación puede ser más grave y, en adultos, se asocian a mayor prevalencia de cáncer.

Típicamente, en la RM, se aprecia un patrón de edema bilateral y simétrico, que afecta a la musculatura de la pelvis y los muslos, especialmente, el vasto lateral e intermedio. En

Tabla 23-1. Distribución habitual de las entidades más frecuentes que cursan con edema muscular

Patología muscular	Clínica	Distribución	T1	T2	Arquitectura	Tejidos adyacentes	Contraste
Bilateral simétrico y con múltiples músculos							
Polimiositis	Debilidad proximal	Músculos proximales de las EEII	Normal	Edema	Normal	Edema	Leve
Dermatomiositis	Exantema		Normal	Edema	Normal	Edema y/o Ca	Leve
Miositis de cuerpos de inclusión	Pacientes ancianos	Típicamente cuádriceps y EESS	Normal	Edema leve	Normal	Normal	Variable
Unilateral/focal con arquitectura normal							
Radiación	Historia clínica	Campo de radiación, límites definidos	Normal	Edema, encuadrado en campo	Normal	Edema inicial, cambios posquirúrgicos	Variable
Denervación subaguda	Neuropatía	Distribución neural: médula/ plexo/nervio periférico y ramas	Normal	Edema difuso homogéneo	Normal	Normal	No
Unilateral focal con alteración de la arquitectura							
Piomiositis	A veces, multifocal en inmunodeprimidos	Muslos	Anillo de alta intensidad en abscesos	Edema	Colecciones	Edema extenso	Captación en anillo en abscesos
Síndrome compartimental agudo	Urgencia quirúrgica	Piernas	Hiperintensidad sutil	Edema	Normal	Edema leve	Ausencia de captación de áreas necróticas
Síndrome compartimental crónico	Puede debutar como masa	Piernas	Anillo hipointenso si Ca	Colección central	Masa con calcificación periférica	Variable	Ausencia de captación de áreas necróticas
Mionecrosis	Frecuente en diabetes mal controlada	Muslo anterior, pierna puede ser multifocal	Hiperintensidad en caso de hemorragia	Edema	Colecciones	Edema perifascial	Ausencia de captación de áreas necróticas

Ca: cáncer; EEII: extremidades inferiores; EESS: extremidades superiores.

la dermatomiositis, suele respetarse el bíceps femoral y el recto anterior y, en la polimiositis, típicamente, se afectan también los aductores. Suelen respetar los músculos distales de las extremidades inferiores y la musculatura del tronco. El edema se ha descrito como parcheado en la dermatomiositis y difuso en la polimiositis, y se asocia a aumento de volumen muscular. La magnitud del edema se correlaciona con la gravedad de la clínica.

Esta afectación progresa hacia una infiltración grasa y atrofia muscular parcheada con los meses (**Fig. 23-22**). En la dermatomiositis, en la evolución, se aprecian calcificaciones distróficas en las partes blandas, que son fácilmente visibles en radiografía y especialmente frecuentes en los casos infantiles.

La miositis por cuerpos de inclusión es frecuente en ancianos. Histológicamente, se distingue de las anteriores por la presencia de cuerpos de inclusión en los núcleos y citoplasma de las fibras musculares. La RM muestra generalmente mayor asimetría, afectación de extremidades superiores y músculos más distales en una fase más temprana de la enfermedad. Además, la atrofia muscular e infiltración grasa parcheada son los hallazgos fundamentales, con escaso edema. Esta entidad no se asocia a cáncer.

También se producen miositis inflamatorias asociadas a fármacos (estatinas, antirretrovíricos y corticoides, básicamente), a enfermedades del colágeno o al sida. Los hallazgos son similares y el diagnóstico lo proporciona el contexto clínico del paciente.

Miositis infecciosa

La miositis infecciosa puede ocurrir por diseminación hematógena, por contigüidad o inoculación. El riesgo aumenta en

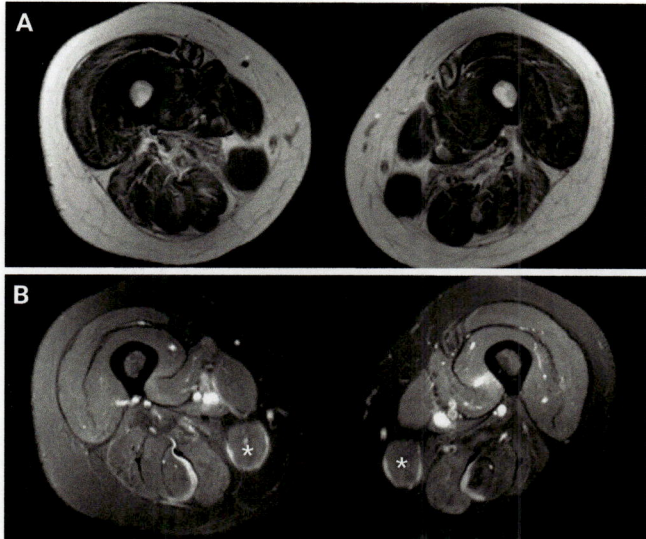

Figura 23-22. Dermatomiositis crónica. **A)** Imagen en T1 axial de los muslos, donde se aprecia atrofia bilateral y simétrica con diferente grado de afectación según los vientres musculares, más intenso en los aductores, el compartimento posterior y el recto anterior. **B)** Imagen en densidad protónica con supresión grasa (DP FS), en la que se observa edema simétrico fundamentalmente periférico en el músculo recto interno (o grácil) (*) y el compartimento posterior.

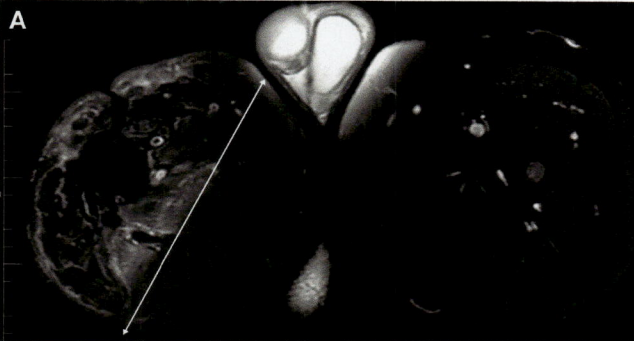

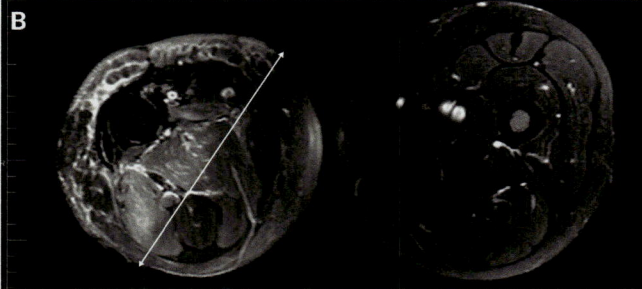

Figura 23-23. Paciente con antecedente de sarcoma en el cuádriceps con cirugía compartimental y radioterapia hace ocho meses. Cortes axiales de los muslos en densidad protónica con supresión grasa (DP FS), donde se delimita claramente el campo de radiación (doble flecha) con edema de todos los tejidos incluidos.

casos de traumatismo, cirugía, malnutrición o isquemia. En las miositis infecciosas que no cursan con necrosis ni abscesificación, el aumento de volumen muscular junto con presencia de extenso edema muscular y del tejido conectivo puede ser el único hallazgo por técnicas de imagen (v. **Capítulo 20**).

Miositis posradioterápica

Es un efecto adverso poco frecuente, relacionado con dosis de radioterapia elevadas.

La RM muestra un patrón de edema difuso y homogéneo que afecta al músculo y al tejido celular subcutáneo incluidos en el campo de radiación, con márgenes rectilíneos y abruptos. Generalmente, la mayor afectación se observa durante los 6-12 meses después del tratamiento, pero puede persistir años (**Fig. 23-23**).

Denervación subaguda

La miopatía por denervación se refiere a los cambios fisiológicos y anatómicos que ocurren cuando un músculo pierde su inervación por alteraciones en cualquier localización del tracto motor. La denervación cursa con hallazgos diferentes dependiendo del tiempo de evolución del proceso: en el momento agudo, no existen alteraciones de señal, apareciendo edema difuso y uniforme a partir de las 2-4 semanas. Las secuencias potenciadas en T1 no muestran alteraciones, no existe afectación de los tejidos adyacentes y no suele cursar con aumento de volumen de los músculos afectados (**Fig. 23-24**).

Si se restablece la inervación, este cuadro es reversible. Sin embargo, si se mantiene, progresa hacia la atrofia e infiltración grasa. Las causas de denervación son múltiples y pueden afectar a cualquier punto de la unidad motora. Los

nervios periféricos pueden verse afectados individualmente por traumatismos, enfermedades inflamatorias, compresión, tumores, etc. o pueden sufrir lesiones difusas, polineuropatías hereditarias o adquiridas, que darán un patrón de afectación muscular dependiente de los nervios afectados y del tiempo de evolución. La afectación muscular será siempre distal al punto de lesión. En el estudio, deberán también buscarse alteraciones de señal, del área seccional o del patrón fascicular de los nervios periféricos y causas quirúrgicamente corregibles de compresión neural.

> 💡 La distribución y topografía del edema muscular en la denervación proporciona datos indirectos fidedignos de la localización de la lesión en el tracto motor, por lo que es importante el conocimiento de la inervación de cada músculo. Además, la ausencia de edema de forma inmediata permite distinguirla de la lesión muscular traumática.

Síndrome compartimental agudo

Se produce por un aumento de presión en un espacio no distensible; su origen es múltiple: traumatismo, quemaduras, ejercicio extremo, hemorragia. Se desencadena un círculo vicioso: el aumento de la permeabilidad capilar genera aumento del edema, con aumento de presión, que conduce a la alteración del retorno venoso, que aumenta la presión hasta que esta exceda la presión de vasos arteriales de pequeño tamaño, con la consiguiente isquemia muscular y, finalmente, necrosis.

Afecta generalmente a los compartimentos de las piernas, pero también a los muslos y las extremidades superio-

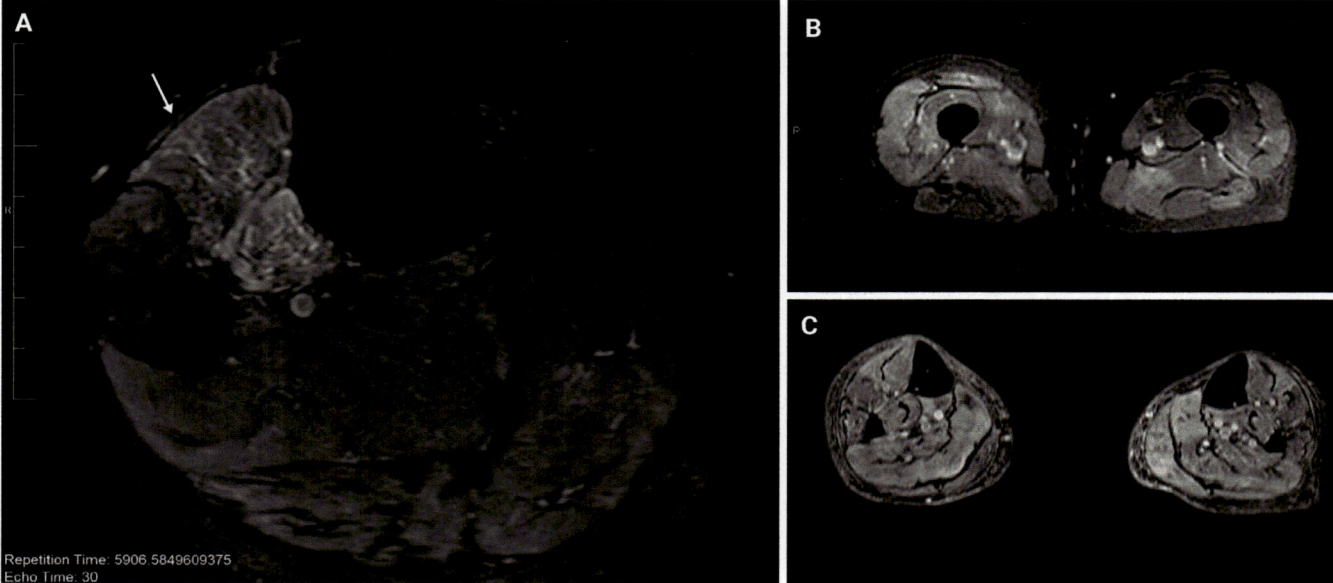

Figura 23-24. Denervación subaguda. **A)** Edema difuso sin afectación fascial significativa ni aumento de volumen en el compartimento anterior de la pierna en paciente con hernia discal ipsilateral L5-S1 (entra la quinta vértebra lumbar y la primera vértebra sacra). **B** y **C)** Edema difuso en muslos y piernas, parcheado y asimétrico sin afectación fascial, ni aumento de volumen en paciente con síndrome de Guillain-Barré de 10 semanas de evolución.

res. Es una urgencia que requiere tratamiento quirúrgico. La medida de la presión intramuscular es la técnica de elección para su diagnóstico. En caso de realizarse estudios de imagen, se aprecia normalidad o discreto aumento de señal por hemorragia en secuencias potenciadas en T1 y edema en secuencias sensibles al agua, todo ello limitado a uno o varios compartimentos con aumento de volumen, que generalmente condicionan un abombamiento de los septos y una falta de perfusión en los estudios con contraste (**Fig. 23-25**).

En la fase crónica, pueden derivar a atrofia y fibrosis y, a veces, a la formación de masas intramusculares con calcificación periférica: la mionecrosis calcificante.

Mionecrosis/rabdomiólisis

La **mionecrosis** se refiere al infarto de fibras musculares, generalmente, seguido de licuefacción, que puede ocurrir en las crisis drepanocíticas, en la diabetes, en el síndrome compartimental, accidentes, quimioterapia intraarterial y rabdomiólisis. La **rabdomiólisis** es la mionecrosis que se complica con mioglobinemia, que puede conllevar una coagulación intravascular diseminada y fallo renal agudo. El origen de la rabdomiólisis puede ser cualquier daño suficientemente grave al músculo estriado.

Se caracteriza por señal normal o levemente aumentada en T1, pérdida de los planos grasos, edema en T2, aumento del volumen muscular, afectación de los tejidos adyacentes y ausencia de captación de contraste del tejido desvitalizado con un patrón geográfico periférico de captación (**Fig. 23-26**). En estos casos, se recomienda la administración de contraste y puede ser necesaria la toma de muestra microbiológica, ya que tanto las imágenes como la clínica del paciente pueden simular una miositis séptica abscesificada.

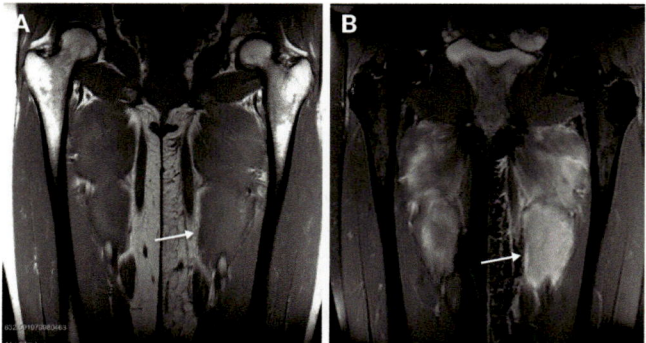

Figura 23-25. Paciente con síndrome compartimental tras realizar ejercicio extremo del compartimento medial de los muslos, que requirió fasciotomía. **A)** Imagen en el plano coronal en T1, donde se aprecia aumento de volumen y de intensidad de señal, especialmente, del aductor mayor (flechas). **B)** Imagen en el plano coronal en densidad protónica con supresión grasa (DP FS), donde se observa edema de los compartimentos internos asimétrico, con mayor afectación izquierda y del aductor mayor, con afectación de fascias y edema del tejido celular subcutáneo. No se observan colecciones.

Patrón de infiltración grasa/atrofia muscular

La atrofia grasa muscular y la infiltración grasa suelen observarse combinadas, pero tienen diferente significado: la atrofia muscular se caracteriza por debilitamiento y disminución del volumen muscular con adelgazamiento de las fibras musculares a nivel histológico; sin embargo, la infiltración grasa se refiere a un depósito anormal de grasa en el vientre muscular.

Ambas suelen observarse como el estadio final e irreversible de numerosas enfermedades musculares, desde lesiones focales por traumatismos (tanto roturas fibrilares como tendinosas) hasta enfermedades generalizadas que cursan con cambios inflamatorios, y en las miopatías hereditarias degenerativas, en las que son la característica básica por técnicas de imagen.

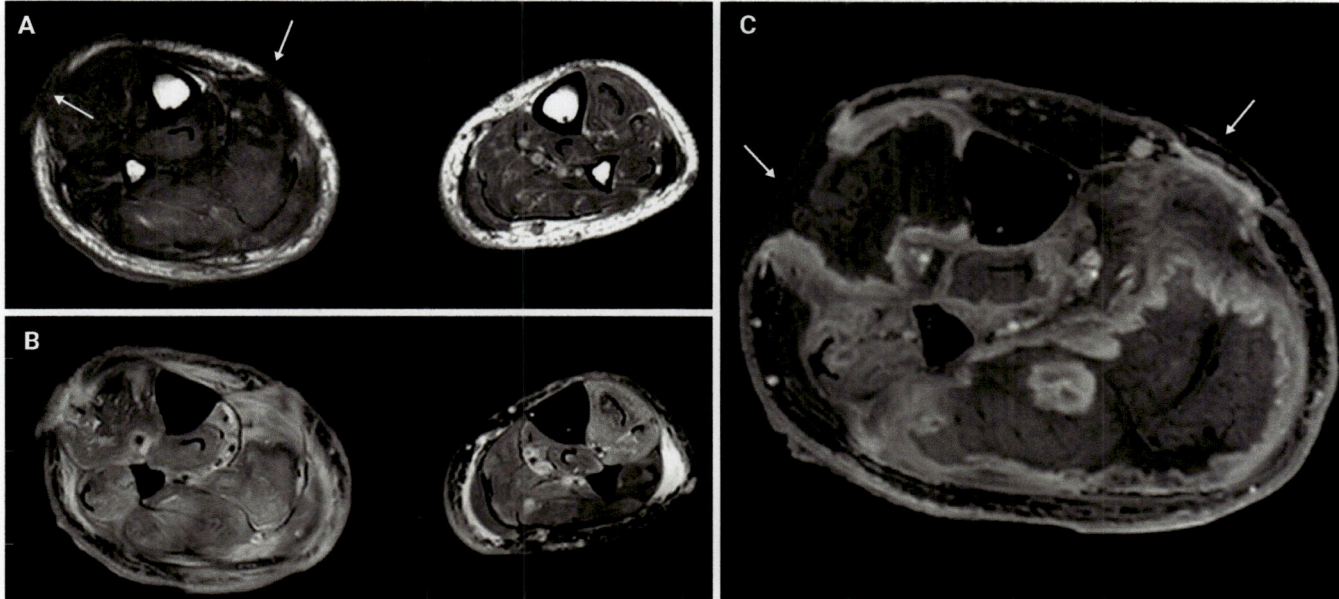

Figura 23-26. Mionecrosis tetracompartimental en la pierna derecha con fasciotomías anterior y medial (flechas). **A)** Imagen en el plano axial en T1, con aumento de volumen e intensidad de señal muscular y borramiento de la arquitectura fascicular. **B)** Imagen en el plano axial en densidad protónica con supresión grasa (DP FS), donde se observa edema con afectación del tejido conectivo; también se aprecia edema del compartimento anterior y posterior de la pierna contralateral, pero sin aumento de volumen. **C)** Imagen en el plano axial en T1 tras la administración de contraste, con captación festoneada periférica y ausencia de perfusión central.

Son también el hallazgo clave en la denervación crónica. En general, la falta de uso, la inmovilización y las enfermedades debilitantes son las causas más frecuentes. La atrofia muscular relacionada con la edad se conoce como **sarcopenia**.

Las secuencias potenciadas en T1 son las más adecuadas para detectar la infiltración grasa, su grado y distribución, debido a la alta intensidad de señal de la grasa en estas secuencias y la diferenciación fácil con el líquido (**Fig. 23-27**).

Ecográficamente, se observa un aumento de ecogenicidad con pérdida de diferenciación de los septos conectivos y, generalmente, una disminución de transmisión del ultrasonido en profundidad. Al igual que en el edema, los grados iniciales son difíciles de detectar.

Atrofia por rotura tendinosa

En el caso de rotura tendinosa, como ya se ha mencionado, la infiltración grasa y su grado es un dato fundamental para pronosticar el éxito del tratamiento quirúrgico y es una característica que se incluirá en los informes radiológicos. Generalmente, se cuantifica en cuatro grados según la escala de Goutallier: *a)* grado 0: normal; *b)* grado 1: algunas estrías grasas; *c)* grado 2: menos del 50 % de infiltración grasa del vientre muscular; *d)* grado 3: un 50 % de infiltración grasa, y *e)* grado 4: > 50 % de infiltración grasa.

Denervación crónica

En la denervación crónica, generalmente, se produce una infiltración grasa del vientre muscular denervado junto con una pérdida de volumen. En raras ocasiones, se produce una seudohipertrofia por aumento de volumen. La infiltración grasa refleja ya un estadio irreversible.

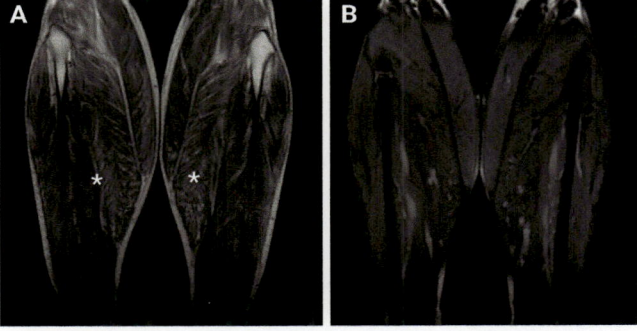

Figura 23-27. Paciente de 30 años con miopatía distal no filiada genéticamente. **A)** Imagen en el plano coronal en T1 de la cara posterior de las piernas, donde se aprecia infiltración grasa de grado 1 del compartimento posterior superficial, especialmente, del sóleo (*). **B)** Ausencia de edema en la secuencia de densidad protónica con supresión grasa (DP FS).

> El síndrome de denervación periférica muchas veces no se sospecha clínicamente. La RM en estos casos tiene un papel fundamental: permite establecer el diagnóstico, orienta hacia el lugar de lesión nerviosa y su etiología y estima el tiempo de evolución, a la vez que descarta otras posibles etiologías. Muchas veces la repercusión sobre los grupos musculares es el único hallazgo. Es imprescindible conocer el trayecto de los troncos nerviosos, sus territorios de inervación y las causas más frecuentes de patología.

Enfermedades neuromusculares hereditarias

Son un grupo heterogéneo de enfermedades tanto en la edad de inicio, como en la clínica, evolución y gravedad, muchas de ellas son discapacitantes y con desfavorable pronóstico vital. El diagnóstico final suele ser genético y por biopsia.

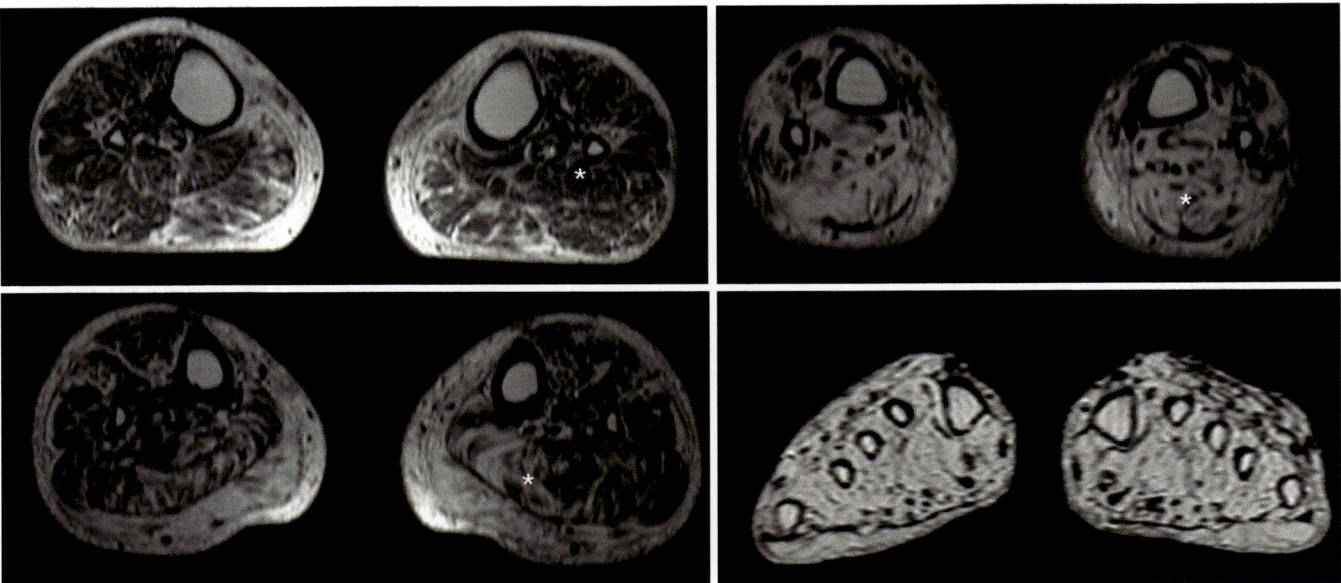

Figura 23-28. Paciente con enfermedad de Charcot-Marie-Tooth 1A y afectación clásica en resonancia magnética: cortes axiales en piernas y pies, que muestran afectación tetracompartimental con aumento del grado de infiltración grasa, dentro de la extremidad de proximal a distal, pero también con ese mismo gradiente dentro del propio vientre muscular (soleo con *) y con infiltración grasa masiva en los pies.

La RM es hoy en día una herramienta fundamental en su diagnóstico y seguimiento; aunque los hallazgos son generalmente inespecíficos, la realización de un mapa muscular observando la topografía de los músculos atróficos e indemnes, así como la asimetría permite una cierta aproximación para acotar el panel genético. Además, es esencial para dirigir la toma de biopsia hacia el músculo teóricamente más rentable.

En el caso de las polineuropatías hereditarias (de las que la enfermedad de Charcot-Marie-Tooth es la más frecuente), presenta en general un patrón de atrofia con gradiente positivo próximo-distal, afectándose en mayor grado la musculatura de los pies, posteriormente, las piernas (con mayor afectación de los compartimentos anteroexternos) y, finalmente, los muslos (**Fig. 23-28**). Esta distribución topográfica es indicativa de su etiopatogenia, por degeneración axonal dependiente de la distancia. Pueden existir casos de edema de aspecto parcheado que parecen indicar episodios de denervación subaguda acompañando al proceso crónico.

Las miopatías congénitas son también un grupo heterogéneo y extenso de enfermedades, que generalmente requieren un diagnóstico genético. La RM también desempeña un papel básico, aunque no existen patrones específicos por enfermedad. Sí presentan determinadas particularidades en su distribución y morfología que permiten reducir las posibilidades diagnósticas. En general, se observa una afectación más proximal en las extremidades, sin gradiente proximodistal y no suele existir edema (**Fig. 23-29**).

> **!** Como resumen de lo descrito en la patología muscular no traumática, se propone un algoritmo diagnóstico que pretende acotar la multitud de diagnósticos posibles teniendo en cuenta como factores discriminatorios los hallazgos semiológicos básicos, el edema muscular y la atrofia/infiltración grasa del músculo, su combinación, características y distribución (**Fig. 23-30**).

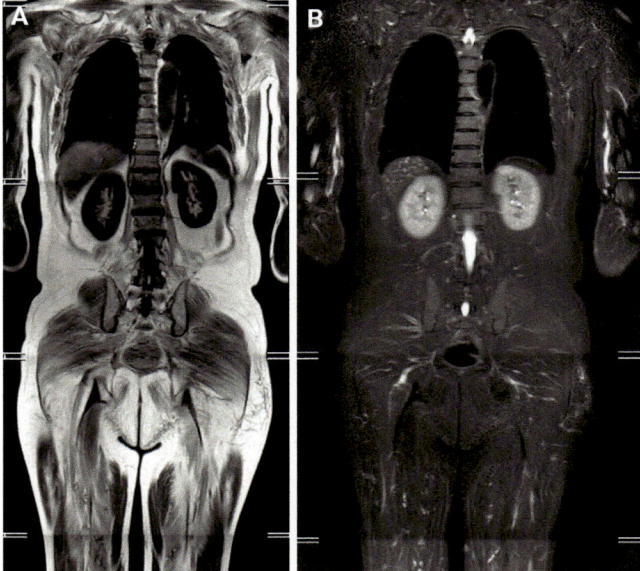

Figura 23-29. Distrofia muscular de cinturas. **A)** Imagen coronal de resonancia magnética de cuerpo entero potenciada en T1, en la que se aprecia la infiltración grasa y la pérdida de volumen de la musculatura de los muslos, la pelvis y la cintura escapular, con normalidad de las extremidades distalmente (no incluido). En la imagen correspondiente en STIR (*short time-tau inversion recovery*), no se aprecia edema.

Patrón de efecto masa

Se produce también en multitud de entidades, tumores, abscesos, mionecrosis, lesiones traumáticas, miositis osificante, sarcoidosis muscular o infección parasitaria, y se explican en otros temas.

PATOLOGÍA MUSCULAR TRAUMÁTICA

Las lesiones musculares traumáticas son extremadamente frecuentes; representan hasta el 30-60 % de las lesiones deportivas.

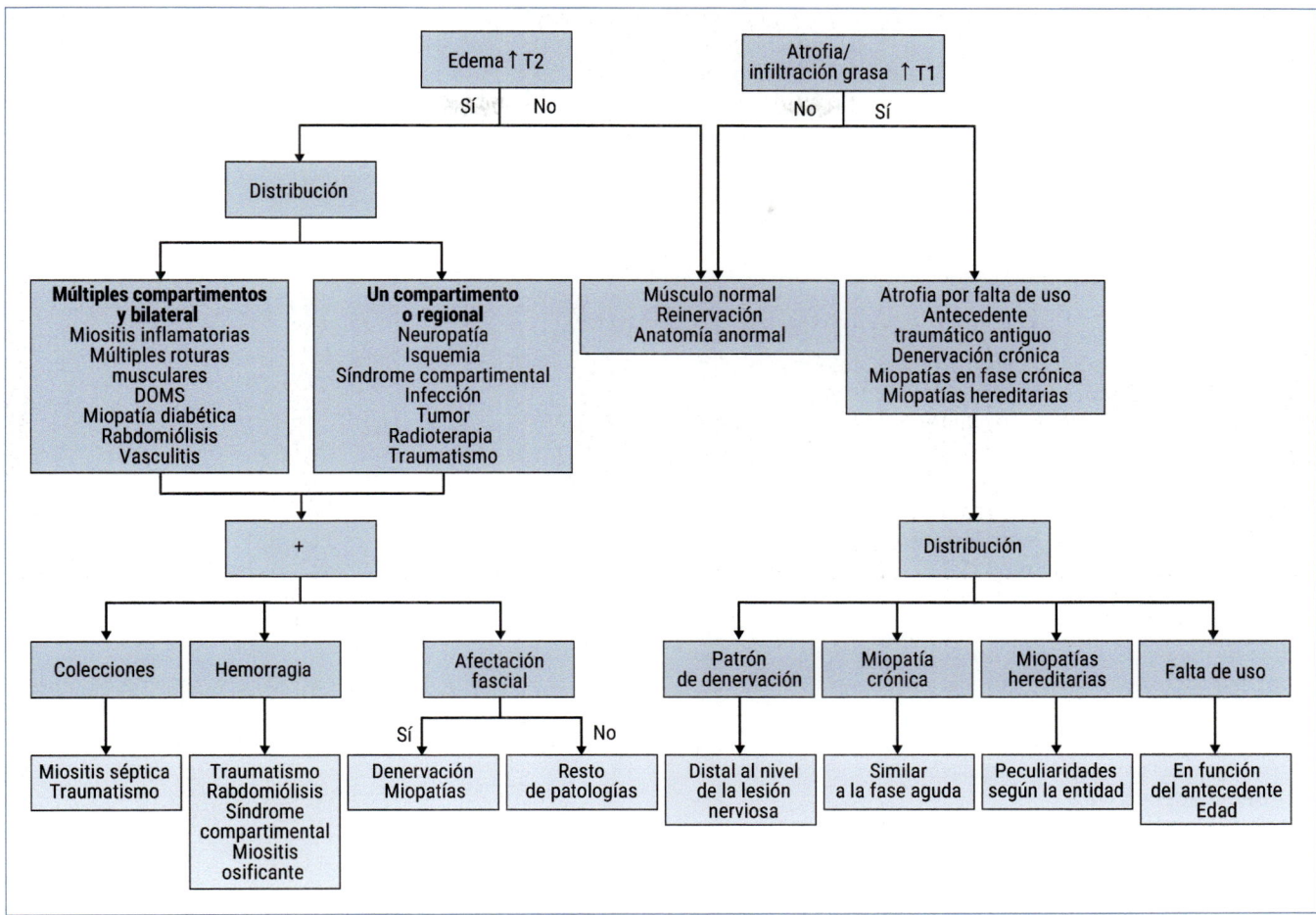

Figura 23-30. Algoritmo diagnóstico de la patología muscular no traumática.
DOMS: dolor muscular de inicio retardado (*delayed onset muscular soreness*).

Tanto la ecografía como la RM son útiles y complementarias en la valoración de las lesiones traumáticas, aunque, en general, dada la disponibilidad y la capacidad de realizar tratamientos guiados, en la mayoría de las ocasiones, se comienza con una valoración ecográfica. En la **tabla 23-2**, se resumen las principales fortalezas de cada una.

Lesiones traumáticas directas

Se producen por un golpe externo (**contusión**) o por un mecanismo penetrante (**laceración**). Son menos frecuentes que las indirectas.

La contusión muscular se debe a la compresión del músculo por un mecanismo directo; resulta del choque del músculo entre una superficie dura y el propio hueso. El mecanismo de esta contusión va a lesionar los tejidos de fuera hacia dentro, ya que afecta primero a los tejidos blandos subcutáneos, lesionando a continuación el tejido muscular comprimido entre el objeto contundente y el relieve óseo subyacente, que puede provocar una laceración del músculo; por lo tanto, afecta con frecuencia a músculos profundos cerca del plano óseo. El muslo es la localización más frecuente de estas lesiones y la contusión suele recuperarse *ad integrum*.

Tabla 23-2. Principales fortalezas de la ecografía y de la resonancia magnética (RM) en la valoración de la patología muscular traumática

	Ecografía	RM
Detección	++	+++
Localización	+++	+++
Músculo frente a tejido conectivo	+++	++
Grado	+++	++
Hematoma	+++ (punción)	++
Seguimiento	+++	± tardío
Realización	Competencia del radiólogo	++

Tanto en RM como en ecografía, se verá edema, hemorragia, solución de continuidad fibrilar, distorsión de la arquitectura y colección líquida en la localización del traumatismo. Se observan hallazgos similares a la rotura fibrilar, pero sin su localización típica mioconectiva y, además, se acompaña de edema en el tejido celular subcutáneo adyacente y, a veces, en el hueso subyacente. La ecografía es especialmente útil en estos casos, porque puede evacuar colecciones en caso de hematomas importantes.

La laceración presenta hallazgos similares en el trayecto del mecanismo penetrante; se acompaña de solución de continuidad de la piel y afecta con más frecuencia a músculos superficiales.

Lesiones traumáticas indirectas

Son las más frecuentes (el 90 %), y engloban un espectro de lesiones que va desde la lesión fibrilar microscópica no detectable por imagen, hasta la rotura completa de un vientre muscular. Se producen por un estiramiento excesivo o simultáneo a una contracción excéntrica brusca. Son más frecuentes en las extremidades inferiores, en aquellos músculos largos que cruzan dos articulaciones y son propensos a la contracción extrínseca. Los músculos más afectados son los isquiotibiales, el recto anterior, los aductores y el gastrocnemio medial. Existen diferentes factores predisponentes tanto intrínsecos, dependientes del individuo, como extrínsecos, relacionados con la forma de desarrollar la actividad deportiva. La mayor parte de estas lesiones ocurren en las uniones miotendinosas, donde las fibras musculares se interdigitan con las fibras de colágeno para transmitir la fuerza de contracción del músculo al tendón; estas zonas especializadas tienen menor capacidad de absorción energética.

> **!** Las lesiones musculares en niños son más infrecuentes y afectan preferentemente a las inserciones, provocando arrancamientos apofisarios, mientras que el deportista veterano suele padecer lesiones propiamente tendinosas.

La gravedad de la lesión va a marcar el pronóstico y el momento de volver a la actividad. El retorno es crucial en la vida del deportista y, por ello, conseguir un pronóstico lo más exacto posible es objetivo fundamental de todos los profesionales implicados. Se han desarrollado múltiples clasificaciones. En un principio, solamente tenían en cuenta la clínica y, posteriormente, han incorporado los hallazgos por imagen: grado 0: ausencia de hallazgos; grado 1: edema; grado 2: lesión estructural; y grado 3: rotura total o subtotal. En los últimos años, estas clasificaciones se han hecho más complejas, añadiendo: datos topográficos y anatómicos de la lesión, medidas y porcentaje del área seccional del vientre afectado y mecanismos de producción de la lesión, que se resumen en la **tabla 23-3**.

Dolor muscular de inicio retardado (DOMS)

El dolor muscular de inicio retardado, más conocido como DOMS (*delayed onset muscular soreness*), consiste en la aparición de dolor en reposo y a la palpación, acompañado por limitación funcional, que ocurre horas después de un ejercicio extenuante (por potencia o duración) a la que el paciente no está acostumbrado, y es más frecuente tras realizar contrac-

Tabla 23-3. Hallazgos en ecografía y resonancia magnética (RM) de las lesiones musculares traumáticas indirectas según el nivel de gravedad		
Grado	**Ecografía**	**RM**
0	Hipertrofia hiperecogénica del musculo rápidamente reversible. Ausencia de hallazgos	Patrón de edema rápidamente reversible. Ausencia de hallazgos
1	Área sutil hiperecoica o hipoecoica sin defecto fibrilar, o lesión aponeurótica. Pérdida de nitidez de las líneas hiperecogénicas. Corresponde a una elongación < 5 % del músculo involucrado, aunque puede ser larga en el eje mayor del músculo	Hiperseñal de aspecto plumoso en secuencias sensibles al agua y arquitectura conservada. Puede existir líquido intermuscular o subcutáneo
2	Discontinuidad parcial de fibras (5-50 %), defecto hipoecoico y formación de hematoma	Edema más marcado con hemorragia y frecuentes colecciones, más pronunciado en las uniones miotendinosas
3	Discontinuidad total o subtotal con retracción de las fibras en el estudio dinámico, pérdida de la continuidad longitudinal del vientre muscular	Edema más significativo y heterogéneo en las diferentes secuencias, retracción del vientre muscular y colección y hemorragia ocupando el defecto

ciones excéntricas. El máximo pico de dolor es a las 24-48 horas y desaparece progresivamente en una o dos semanas.

Es la forma más leve de daño muscular traumático, con patogenia no totalmente aclarada, pero relacionado con el daño estructural de la fibra muscular. Existen diferentes grados, incluso puede aparecer rabdomiólisis tras ejercicio extenuante en determinadas condiciones o con factores predisponentes, como una miopatía no diagnosticada.

En la RM, se aprecia edema difuso (sin la característica afectación miotendinosa de otras lesiones musculares indirectas), aumento del volumen y preservación de la arquitectura. El edema alcanza la intensidad máxima a los 4-5 días, pero pueden persistir hallazgos sutiles hasta 80 días. La alteración se produce en un único músculo o un grupo pequeño con función similar en ambas extremidades.

En la ecografía, los hallazgos son equivalentes; se aprecia un aumento difuso y homogéneo del volumen y de la ecogenicidad del vientre muscular afectado con respeto de su arquitectura y la fascia, y es frecuente el edema del tejido celular subcutáneo. Los hallazgos pueden persistir más de dos semanas (**Fig. 23-31**).

Rotura muscular

La rotura fibrilar, propiamente dicha, al ser una estructura microscópica, no tiene una representación en la ecografía.

En el desgarro fascicular leve (grado 1), la ecografía muestra un aumento o disminución focal de la ecogenicidad asociado

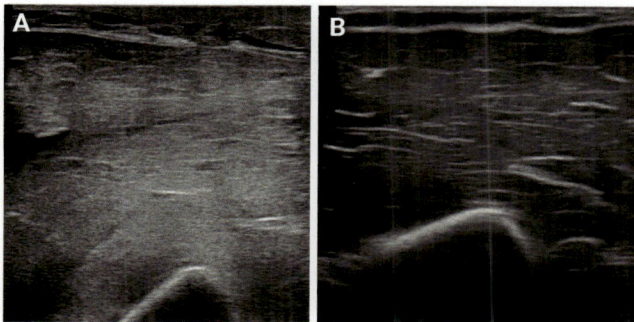

Figura 23-31. Dolor muscular de inicio retardado (DOMS): principiante que ha comenzado a levantar pesas en el gimnasio. **A)** Imagen axial del compartimento anterior del brazo con notable aumento de volumen y ecogenicidad, con conservación de la arquitectura del bíceps y el braquial, muy dolorosos a la presión, y edema del tejido celular subcutáneo adyacente. **B)** Mismo plano a las tres semanas, con completa normalización de la ecoestructura muscular.

a distorsión leve de la arquitectura. La RM muestra un área de edema, y aumento de señal en secuencias sensibles al líquido sin colección líquida ni solución de continuidad macroscópica. La cuantificación de este tipo de lesiones es complicada y se recomienda medir los ejes ortogonales máximos de la lesión; además, tanto la ecografía como la RM pueden sobreestimar el tamaño por el edema circundante (**Fig. 23-32**).

> **!** Las lesiones de grado 1, o las sobrecargas, no son visibles ecográficamente, dada su menor sensibilidad al edema o pueden no detectarse en las primeras horas. En el desgarro fascicular moderado (grado 2), se detecta compromiso fascicular y del tejido conectivo adyacente, siendo característica su localización en la unión miotendinosa. Se observa disrupción de fibras, posible retracción y hematoma. Estas lesiones se acompañan de sangrado rápidamente, que se manifiesta de manera diferente dependiendo de la integridad de la fascia: si está indemne, queda confinado al músculo y, si está rota, pasa al espacio intramuscular o subcutáneo, siendo responsable de las equimosis. El hematoma es el dato fundamental del desgarro fascicular. En ecografía, adquiere diferentes aspectos dependiendo del tiempo transcurrido, siendo ecogénico en los recientes y haciéndose anecoico con el tiempo. En el desgarro total o subtotal (grado 3), ambas técnicas muestran la solución de continuidad y el hematoma presente en el defecto, así como la retracción y la pérdida de tensión tendinosa (**Fig. 23-33**).

Evolución de la lesión muscular traumática

A diferencia de los tendones, el músculo estriado posee una capacidad de regeneración importante, por lo que la mayoría de las lesiones se manejan de forma conservadora con buen resultado funcional. El control evolutivo se realiza generalmente con ecografía.

Sin embargo, a pesar de la capacidad de regeneración, todas curan con fibrosis en mayor o menor grado. La cicatriz muscular se observa como una imagen estrellada retráctil asociada a disminución de volumen y atrofia de las fibras adyacentes, hiperecogénica en ecografía e hipointensa en RM (**Fig. 23-34**).

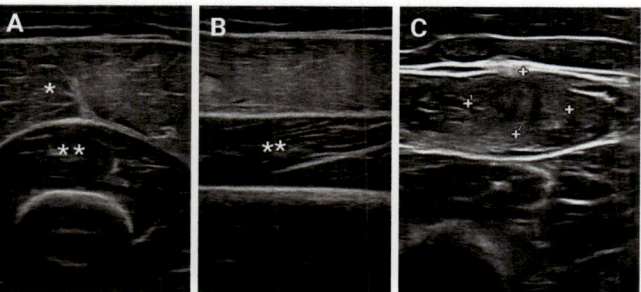

Figura 23-32. Lesión muscular indirecta de grado 1, leve. **A** y **B)** Sutil aumento de ecogenicidad de difícil delimitación sin evidencia de solución de continuidad de las fibras en la región miofascial posteroexterna del recto anterior; apréciese la diferencia entre la ecoestructura del vasto externo lateralmente (*) y crural en profundidad (**). **C)** Corte axial del recto anterior en el tercio distal con pérdida de definición y disminución de la ecogenicidad sin solución de continuidad de las fibras musculares que se insertan en el tendón intramuscular (*calipers*): rotura de grado 1.

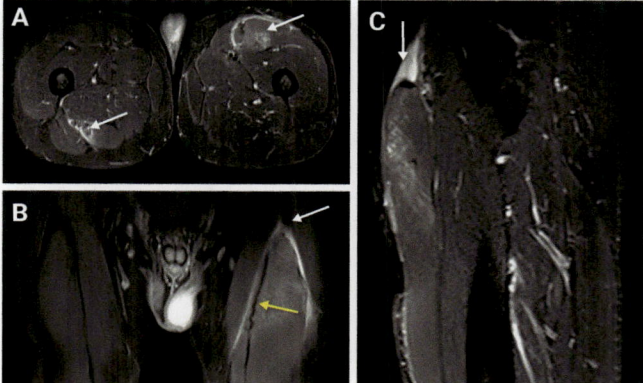

Figura 23-33. Lesión muscular indirecta: **A)** grado 2, moderada: recto anterior izquierdo e isquiotibiales derechos con edema (flechas); **B** y **C)** grado 3, grave: rotura del tendón del recto anterior con retracción del vientre muscular «en badajo de campana», edema, hematoma periférico y aspecto ondulado del tendón intramuscular por falta de tensión (flecha amarilla).

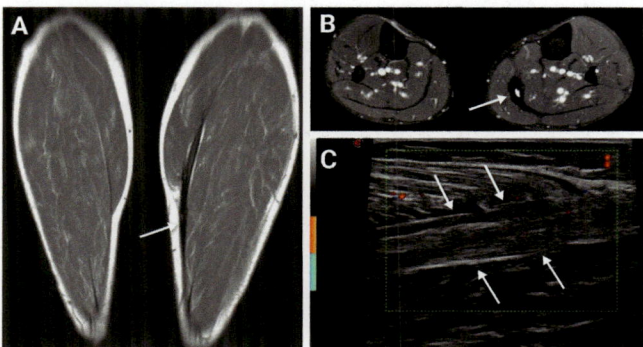

Figura 23-34. Cicatriz laminar fibrosa tras rotura mioaponeurótica distal del gemelo interno. **A** y **B)** Resonancia magnética donde se aprecia la cicatriz madura como un tejido intermuscular laminar homogéneamente hipointenso en todas las secuencias con una pequeña colección interna. **C)** Ecografía de otro paciente con cicatriz gruesa madura sin vascularización.

Además, durante el proceso, se pueden producir diferentes complicaciones: *a)* agudas: trombosis venosa profunda y síndrome compartimental; *b)* subagudas: miositis osificante,

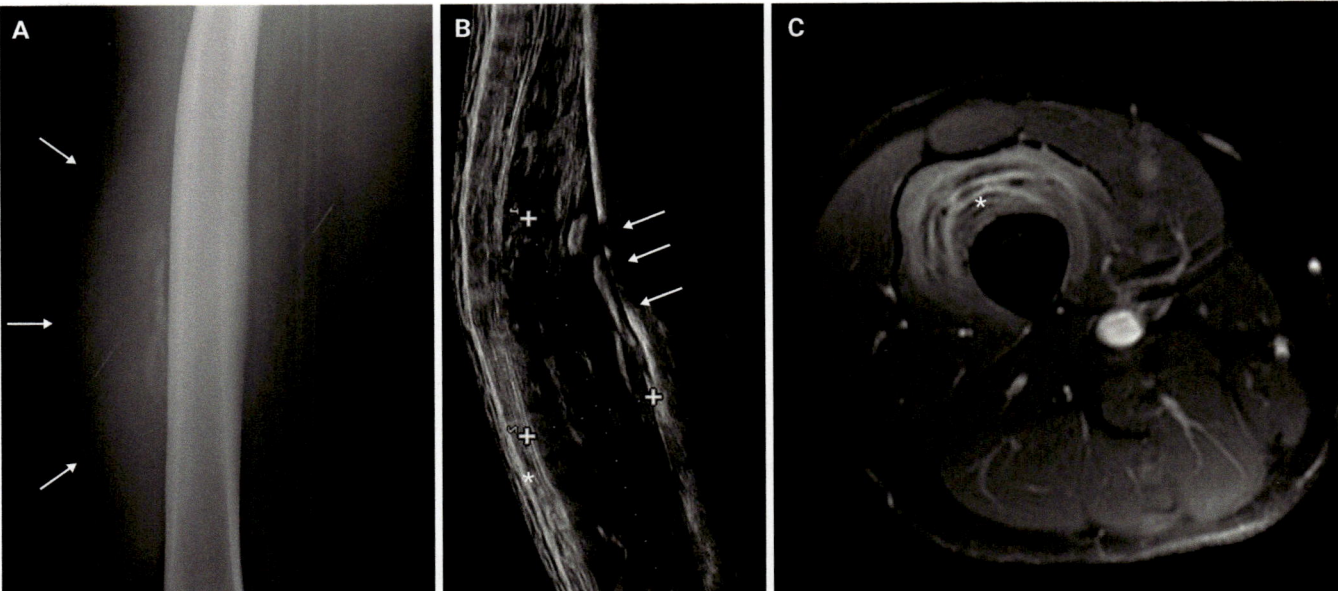

Figura 23-35. Miositis osificante tras contusión directa en la cara anterior del muslo a las cuatro semanas. **A)** Radiografía en la que se muestra una calcificación no madura adyacente a la cortical anterior del fémur con significativo aumento de partes blandas (flechas). **B)** Imagen ecográfica que muestra el aumento de volumen del crural y calcificación lineal prefemoral. **C)** Resonancia magnética a las 15 semanas del traumatismo, con normalización del volumen del músculo crural, persistencia del edema y pobre definición de la calcificación laminar persistente (*).

infecciones, rabdomiólisis y recurrencia tempranas, y *c)* tardías: fibrosis postraumática, hernia muscular, mionecrosis calcificante y recurrencia tardía.

La **miositis calcificante** es la formación heterotópica, no neoplásica, de hueso en el interior del músculo, típicamente, en proximidad al hueso y, generalmente, secundaria a un traumatismo directo cerrado. En las primeras dos semanas, se produce degeneración y necrosis muscular; posteriormente, se produce una proliferación muscular con formación de hueso. El proceso puede dividirse en tres fases: *a)* temprana o inflamatoria: las cuatro primeras semanas después del traumatismo (la ausencia de calcio hace que sea fácilmente confundida con procesos más agresivos); *b)* intermedia: 4-8 semanas (se aprecia la formación de hueso visible con las diferentes técnicas de imagen), y *c)* madura: dura varios meses (formación de hueso maduro).

La ecografía muestra una masa mal definida hipoecoica o heterogénea, que se acompaña de edema y aumento de volumen del vientre muscular y un significativo aumento de la vascularización. Posteriormente, detecta la presencia de calcio, semanas antes que la radiografía, como un halo hiperecogénico de pobre definición al principio, que progresa desde la periferia hacia el interior, a la vez que disminuyen los cambios inflamatorios. La osificación madura, aproximadamente, a los seis meses (**Fig. 23-35**).

La RM presenta un patrón de edema importante con la calcificación difícilmente visible en fases iniciales y puede confundirse con lesiones más agresivas. Se ha descrito que el edema muy extenso, más del doble de la lesión central, es más característico de esta entidad que de lesiones tumorales. Es importante el seguimiento estrecho en estos casos porque, además, la biopsia puede ser fuente de error para el anatomopatólogo.

PUNTOS CLAVE

- Para una correcta interpretación de los hallazgos patológicos, se debe conocer la histología básica y la arquitectura de estos tejidos, responsables de su apariencia normal en las diferentes técnicas de imagen.
- El estudio de los músculos y tendones se realiza, fundamentalmente, mediante ecografía y RM, teniendo, en general, escasa utilidad otras técnicas de imagen. Los hallazgos morfológicos traducen las alteraciones anatomopatológicas; por lo tanto, son equivalentes y únicamente se debe variar la escala de grises con que se valoran.
- La ecografía es la técnica de elección en la valoración de la patología tendinosa: posee una excelente resolución de contraste, permite explorar simultánea y comparativamente el miembro contralateral, es dinámica y posibilita una entrevista breve y exploración física *in situ*.

- La principal patología que sufren los tendones deriva de la sobrecarga mecánica; el microtraumatismo repetido conlleva degeneración, tendinosis y, eventualmente, rotura. La tendinosis, ecográficamente, se observa como una disminución de ecogenicidad, pérdida del patrón fibrilar, aumento de volumen del tendón y aparición de señal vascular. En los tendones sinoviales, el hallazgo fundamental, además, será la presencia de líquido en su vaina.
- El modo Doppler energía es un complemento muy útil: primero, porque existe una correlación entre los puntos de máximo dolor con las áreas más vascularizadas y, segundo, porque, en el control evolutivo, la mejoría de los cambios morfológicos es lenta y, muchas veces, sin resolución completa; sin embargo, la disminución de la señal vascular se correlaciona con una evolución favorable.

(Continúa)

PUNTOS CLAVE (*Cont.*)

- Ante la imposibilidad de realizar un determinado movimiento, la sospecha fundamental es la rotura del tendón responsable de dicho movimiento, que se observa como una solución de continuidad de sus fibras y una pérdida de transmisión del movimiento en el estudio dinámico. Sin embargo, cabe recordar que, para que este movimiento se produzca, es necesario también que funcione el músculo, que se deslicen correctamente el tendón y su antagonista y que la articulación sea móvil; estas estructuras deben ser incluidas en la exploración.

- La tendinopatía calcificante tiene una historia clínica peculiar y típica, con fases que tienen diferentes manifestaciones clínicas y radiológicas. Su localización preferente es el manguito de los rotadores, pero también es frecuente en las manos y los tendones glúteos y se ha descrito en toda la anatomía.

- La fase de reabsorción cálcica se acompaña de cambios inflamatorios agudos. Ecográficamente, cursa con cambios de la ecogenicidad de la calcificación, migración del calcio a estructuras anatómicas adyacentes y aumento de la señal vascular. En RM, los hallazgos pueden simular entidades agresivas.

- El músculo puede verse afectado por multitud de patologías no traumáticas, que, globalmente, y desde el punto de vista de su etiopatogenia, son secundarias a patología nerviosa o primarias, tanto hereditarias como adquiridas. Todas ellas cursan con una clínica muy inespecífica y los hallazgos en imagen son limitados, con un importante solapamiento, constituyendo un reto diagnóstico.

- La RM es la técnica de imagen de elección. En el estudio, se debe incluir, al menos, secuencias potenciadas en T1 y en T2 con supresión de la grasa, que sirven para definir los cuatro patrones patológicos básicos: *a)* señal normal con anomalía morfológica: en músculos accesorios, hernias musculares; *b)* edema muscular: el hallazgo más frecuente y caracterizado por hiperintensidad en secuencias sensibles al líquido con supresión grasa; *c)* atrofia/infiltración grasa: caracterizada por hiperintensidad en secuencias potenciadas en T1 y resultado final de la inmensa mayoría de los procesos crónicos, y *d)* patrón de masa: en tumores y lesiones seudotumorales.

- Para alcanzar un diagnóstico de presunción, además de la detección de edema e infiltración grasa, es necesario conocer su distribución, topográfica y simetría, y valorar otros hallazgos como la presencia de hemorragia o colecciones, y la afectación fascial y subcutánea.

- En el diagnóstico actual de las enfermedades neuromusculares hereditarias, las técnicas de imagen son imprescindibles; permiten reducir el diagnóstico diferencial y definir el punto óptimo de biopsia.

- La patología muscular traumática constituye un porcentaje cada vez más elevado de exploraciones en las consultas radiológicas. Tanto la ecografía como la RM son útiles en el diagnóstico, aunque la ecografía es preponderante en el seguimiento y tratamiento.

- El traumatismo indirecto es el más frecuente y afecta a la unión mioconectiva del músculo, que será la diana de la exploración radiológica. Es necesaria una descripción rigurosa de las estructuras afectadas y consensuar una clasificación con los compañeros clínicos, ya que el grado es un factor pronóstico fundamental de la recuperación de la lesión.

BIBLIOGRAFÍA

Agten CA, Buck FM, Dyer L, Flück M, Pfirrmann CWA, Rosskopf AB. Delayed-onset muscle soreness: temporal assessment with quantitative MRI and shear-wave ultrasound elastography. AJR Am J Roentgenol. 2017;208(2):402-12.

Bianchi S, Gitto S, Draghi F. Ultrasound features of trigger finger: review of the literature. J Ultrasound Med. 2019;38(12):3141-54.

Bianchi S, Martinoli C. Ecografía musculoesquelética. Edición en español. Madrid: Marbán; 2011. p. 330-82.

Bianchi S, Martinoli C, Abdelwahab IF. Ultrasound of tendon tears. Part 1: general considerations and upper extremity. Skeletal Radiol. 2005;34(9):500-12.

Bianchi S, Martinoli C, De Gautard R, Gaignot C. Ultrasound of the digital flexor system: normal and pathological findings(). J Ultrasound. 2007;10(2):85-92.

Bianchi S, Poletti PA, Martinoli C, Abdelwahab IF. Ultrasound appearance of tendon tears. Part 2: lower extremity and myotendinous tears. Skeletal Radiol. 2006;35(2):63-77.

Broski SM, Tiegs Heiden CA, Ringler MD. Muscle: ischemia, infarction, and compartment syndrome. Semin Musculoskelet Radiol. 2017;21(4):443-58.

Chang CY, Kreher J, Torriani M. Dynamic sonography of snapping hip due to gluteus maximus subluxation over greater trochanter. Skeletal Radiol. 2016;45(3):409-12.

Cheung K, Hume P, Maxwell L. Delayed onset muscle soreness: treatment strategies and performance factors. Sports Med. 2003 33(2):145-64.

Chianca V, Albano D, Messina C, Midiri F, Mauri G, Aliprandi A, et al. Rotator cuff calcific tendinopathy: from diagnosis to treatment. Acta Biomed. 2018;89(1-S):186-96.

Chianca V, Zappia M, Oliva F, Luca B, Maffulli N. Post-operative MRI and US appearance of the Achilles tendons. J Ultrasound. 2020;23(3):387-95.

Clavero JA, Alomar X, Monill JM, Esplugas M, Golanó P, Mendoza M, et al. MR imaging of ligament and tendon injuries of the fingers. Radiographics. 2002;22(2):237-56.

Clavero JA, Golanó P, Fariñas O, Alomar X, Monill JM, Esplugas M. Extensor mechanism of the fingers: MR imaging-anatomic correlation. Radiographics. 2003;23(3):593-611.

Corazza A, Orlandi D, Fabbro E, Ferrero G, Messina C, Sartoris R, et al. Dynamic high-resolution ultrasound of the shoulder: how we do it. Eur J Radiol. 2015;84(2):266-77.

Filli L, Winklhofer S, Andreisek G, Del Grande F. Imaging of myopathies. Radiol Clin North Am. 2017;55(5):1055-70.

Fleckenstein JL. MRI of neuromuscular disease: the basics. Semin Musculoskelet Radiol. 2000;4(4):393-419.

Flores DV, Mejía Gómez C, Estrada-Castrillón M, Smitaman E, Pathria MN. MR imaging of muscle trauma: anatomy, biomechanics, pathophysiology, and imaging appearance. Radiographics. 2018;38(1):124-48.

Frey A, Le Garrec S. Patología traumática del músculo estriado esquelético. EMC Aparato Locomotor. 2018;51(2):1-11.

Ghazal L, Nabi M, Little C, Teh J. Ultrasound assessment of extensor pollicis longus tendon rupture following distal radius fracture: a sonographic and surgical correlation. J Ultrason. 2020;20(80):e1-5.

Gil JA, Hresko AM, Weiss APC. Current concepts in the management of trigger finger in adults. J Am Acad Orthop Surg. 2020;28(15):e642-50.

Gitto S, Draghi AG, Bortolotto C, Draghi F. Sonography of the Achilles tendon after complete rupture repair: what the radiologist should know. J Ultrasound Med. 2016;35(12):2529-36.

Haims AH, Schweitzer ME, Patel RS, Hecht P, Wapner KL. MR imaging of the Achilles tendon: overlap of findings in symptomatic and asymptomatic individuals. Skeletal Radiol. 2000;29(11):640-5.

Ivanoski S, Nikodinovska VV. Sonographic assessment of the anatomy and common pathologies of clinically important bursae. J Ultrason. 2019;19(78):212-21.

Kannus P, Józsa L. Histopathological changes preceding spontaneous rupture of a tendon. A controlled study of 891 patients. J Bone Joint Surg Am. 1991;73(10):1507-19.

Kayce J. Gross Anatomy: Achilles tendon. Clin Podiatr Med Surg. 2022;39(3):405-10.

Kim SJ, Hong SH, Jun WS, Choi JY, Myung JS, Jacobson JA, et al. MR imaging mapping of skeletal muscle denervation in entrapment and compressive neuropathies. Radiographics. 2011;31(2):319-32.

Kumar Y, Wadhwa V, Phillips L, Pezeshk P, Chhabra A. MR imaging of skeletal muscle signal alterations: systematic approach to evaluation. Eur J Radiol. 2016;85(5):922-35.

Lohn Nahon R, Santos Silva Lopes J, Monteiro de Magalhães Neto A. Physical therapy interventions for the treatment of delayed onset muscle soreness (DOMS): systematic review and meta-analysis. Phys Ther Sport. 2021;52:1-12.

Longo V, Jacobson JA, Fessell DP, Mautner K. Ultrasound findings of delayed-onset muscle soreness. J Ultrasound Med. 2016;35(11):2517-21.

Martinoli C, Derchi LE, Pastorino C, Bertolotto M, Silvestry E. Analysis of echotexture of tendons with US. Radiology. 1993;186(3):839-43.

May DA, Disler DG, Jones EA, Balkissoon AA, Manaster BJ. Abnormal signal intensity in skeletal muscle at MR imaging: patterns, pearls, and pitfalls. Radiographics. 2000;20 Spec No:S295-315.

Megliola A, Eutropi F, Scorzelli A, Gambacorta D, De Marchi A, De Filippo M, et al. Ultrasound and magnetic resonance imaging in sports-related muscle injuries. Radiol Med. 2006;111(6):836-45.

Oudelaar BW, Schepers-Bok R, Ooms EM, Huis In 't Veld R, Vochteloo AJH. Needle aspiration of calcific deposits (NACD) for calcific tendinitis is safe and effective: six months follow-up of clinical results and complications in a series of 431 patients. Eur J Radiol. 2016;85(4):689-94.

Paoletta M, Moretti A, Liguori S, Snichelotto F, Menditto I, Toro G, et al. Ultrasound imaging in sport-related muscle injuries: pitfalls and opportunities. Medicina (Kaunas). 2021;57(10):1040.

Park SH, Lee HS, Young KW, Seo SG. Treatment of acute Achilles tendon rupture. Clin Orthop Surg. 2020;12(1):1-8.

Pass B, Robinson P, Ha A, Levine B, Yablon CM, Rowbotham E. The Achilles tendon: imaging diagnoses and image-guided interventions- AJR Expert Panel Narrative Review. AJR Am J Roentgenol. 2022;219(3):355-68.

Pilania K, Jankharia B. Role of MRI in idiopathic inflammatory myopathies: a review article. Acta Radiol. 2022;63(2):200-13.

Pitot MA, Powell GM, Holcomb R, Tiegs-Heiden CA, Baffour FI, Collins MS, et al. Multimodality evaluation of transfascial muscle and other soft tissue herniations of the extremities. Skeletal Radiol. 2022;52(1):1-8.

Ponti F, Parmeggiani A, Martella C, Facchini G, Spinnato P. Imaging of calcific tendinopathy in atypical sites by ultrasound and conventional radiography: a pictorial essay. Med Ultrason. 2022;24(2):235-41.

Rosskopf AB, Martinoli C, Sconfienza LM, Gitto S, Taljanovic MS, Picasso R, et al. Sonography of tendon pathology in the hand and wrist. J Ultrason. 2021;21(87):e306-17.

Roth KM, Blazar PE, Earp BE, Han R, Leung A. Incidence of extensor pollicis longus tendon rupture after nondisplaced distal radius fractures. J Hand Surg Am. 2012;37(5):942-7.

Ruangchaijatuporn T, Gaetke-Udager K, Jacobson JA, Yablon CM, Morag Y. Ultrasound evaluation of bursae: anatomy and pathological appearances. Skeletal Radiol. 2017;46(4):445-62.

Sconfienza LM, Albano D, Allen G, Bazzocchi A, Bignotti B, Chianca V, et al. Clinical indications for musculoskeletal ultrasound updated in 2017 by European Society of Musculoskeletal Radiology (ESSR) consensus. Eur Radiol. 2018;28(12):5338-51.

Siegal DS, Wu JS, Newman JS, Del Cura JL, Hochman MG. Calcific tendinitis: a pictorial review. Can Assoc Radiol J. 2009;60(5):263-72.

Smitaman E, Flores DV, Mejía Gómez C, Pathria MN. MR imaging of atraumatic muscle disorders. Radiographics. 2018;38(2):500-22.

Spalkit S, Sinha A, Prakash M, Sandhu MS. Dermatomyositis: patterns of MRI findings in muscles, fascia and skin of pelvis and thigh. Eur J Radiol. 2021;141:109812.

Tomás X, Milisenda JC, García-Díez AI, Prieto-González S, Faruch M, Pomes J, et al. Whole-body MRI and pathological findings in adult patients with myopathies. Skeletal Radiol. 2019;48(5):653-76.

Uyeda Aivazoglou L, Brandão Guimarães J, Link TM, Freitas Costa MA, Nassar Cardoso F, De Mattos Lombardi Badia B, et al. MR imaging of inherited myopathies: a review and proposal of imaging algorithms. Eur Radiol. 2021;31(11):8498-512.

Valeri G, Ferrara C, Ercolani P, De Negris E, Giovagnoni A. Tendon involvement in rheumatoid arthritis of the wrist: MRI findings. Skeletal Radiol. 2001;30(3):138-43.

Wasserman PL, Way A, Baig S, Gopireddy DR. MRI of myositis and other urgent muscle-related disorders. Emerg Radiol. 2021;28(2):409-21.

Wu MJ, Liao WA, Lin PY, Sun YT. Muscle biopsy: a requirement for precision medicine in adult-onset myopathy. J Clin Med. 2022;11(6):1580.

Zanetti M, Metzdorf A, Kundert HP, Zollinger H, Vienne P, Seifert B, et al. Achilles tendons: clinical relevance of neovascularisation diagnosed with power Doppler US. Radiology. 2003;227(2):556-60.

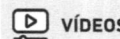

VÍDEOS

Patología articular postraumática y posquirúrgica

24

M. T. Veintemillas Araiz

OBJETIVOS

- Indicar la técnica radiológica adecuada para detectar los diversos tipos de lesiones articulares tras un traumatismo.
- Describir e identificar los hallazgos radiológicos que puede presentar un paciente tras un traumatismo articular.
- Establecer cómo redactar un informe radiológico destacando los signos fundamentales que pueden modificar la actitud terapéutica, el pronóstico y la evolución de un traumatismo articular.
- Reconocer las secuelas y complicaciones de cada tipo de articulación tras un traumatismo.
- Detectar signos precoces de artropatía degenerativa secundaria al traumatismo articular para prevenir o frenar el desarrollo precoz de la artrosis.

INTRODUCCIÓN

La **osteoartrosis** o **artrosis**, también conocida como **enfermedad articular degenerativa**, es el proceso de degeneración de las articulaciones móviles y semimóviles como consecuencia del envejecimiento y desgaste a lo largo del tiempo, especialmente, en las articulaciones de carga. Es la forma más común de patología articular.

Tiene alta prevalencia, aumenta con la edad, y está en progresión con el envejecimiento poblacional general. En pacientes menores de 50 años, es más frecuente en hombres, pero, en la población de mayor edad, es más frecuente en mujeres. Conlleva un alto coste social.

La bibliografía médica anglosajona utiliza el término «osteoartritis» para referirse a «osteoartrosis». Ello puede conducir a confusiones con artropatías de causa inflamatoria. El origen está en 1907, cuando el doctor inglés A. E. Garrod aplicó el término de *osteoarthritis* para referirse a la «osteoartrosis». También se utiliza el término de «osteoartritis no erosiva» o «enfermedad articular degenerativa».

En este tema, se hará referencia a la enfermedad articular degenerativa como **artrosis** u **osteoartrosis**, y se denominará **artritis** al proceso articular agudo.

Clasificación de las artropatías degenerativas

Las artropatías degenerativas se dividen en dos grandes categorías:

- **Primarias o idiopáticas.** Son las más frecuentes y se producen en ausencia de lesión aguda, sin causa definida. Parece existir un fuerte componente genético, predominando en las mujeres en la población global y aumenta con la edad.
- **Secundarias.** Las derivadas de causas conocidas como:

– Alteraciones anatómicas: malformaciones congénitas (p. ej., escoliosis), dismetrías, displasias, hiperlaxitud.
– Alteraciones traumáticas: consecuencia de fracturas o posquirúrgicas. Es la segunda causa más frecuente y representa el 12 % de las artrosis.
– Enfermedades metabólicas: por depósito (amiloide, cristales), hemofilia, enfermedad de Paget, etcétera.
– Enfermedades inflamatorias: seronegativas, seropositivas, infecciosas, etcétera.
– Procesos sinoviales: osteocondromatosis sinovial, sinovitis vellonodular, etcétera.
– Otras: necrosis avascular, artropatía neuropática, etcétera.

Artropatía postraumática

El traumatismo esquelético representa una alta prevalencia en los servicios de urgencias cuando se trata de lesiones óseas o articulares agudas, pero el número de lesiones articulares tras un traumatismo es mucho más alto si se consideran todas aquellas lesiones que, por su intensidad o mecanismo, no son suficientes para acudir a urgencias, pero generan *a posteriori* problemas de inestabilidad, dolor, inflamación, disfunción, etcétera.

Ante la sospecha de lesión osteoarticular, la radiografía (Rx) simple sigue siendo la primera técnica para su estudio, aunque, en muchos casos, es insuficiente, ya que no permite valorar los diversos elementos intraarticulares (cartílago, meniscos, ligamentos, etc.), que pueden estar lesionados y que pueden conducir a un deterioro articular precoz o artrosis secundaria.

Este tipo de artrosis se puede desarrollar tras un único traumatismo agudo, directo sobre la articulación, o tras pequeños traumatismos repetidos en el tiempo, que generan lesión de sus componentes y aumentan el riesgo de deterioro articular.

Pueden sumarse otros factores externos predisponentes de artrosis (p. ej., el sobrepeso), que aceleran el proceso.

Estos daños afectan a la integridad estructural, la biomecánica y la funcionalidad articular, lo cual lleva a cambios degenerativos tempranos. En la mayoría de los casos, la artrosis postraumática se presentará a lo largo de un plazo entre 5 y 15 años.

Puede ocurrir a cualquier edad, aunque esta complicación afecta principalmente a individuos más jóvenes y a cualquier articulación. No obstante, hay algunas articulaciones que son más propensas a desarrollar artrosis, como la rodilla.

El tipo de lesión articular, el grado y las lesiones de partes blandas asociadas también condicionan el desarrollo de artrosis. Parece que el daño del cartílago es el factor más determinante para el desarrollo posterior de la artrosis.

Un traumatismo articular agudo incluye un amplio espectro de lesiones, que oscilan desde la laceración superficial, el edema o la contusión ósea, hasta la fractura osteocondral y roturas de los componentes internos. Todo ello condiciona una inflamación articular postraumática, conocida como **síndrome de artritis postraumática aguda**, que se manifiesta mediante dolor, aumento de volumen por edema de partes blandas o derrame sinovial y/o hemartros, y limitación funcional variable. Por lo general, suele resolverse espontáneamente en 2-3 meses, aunque puede cursar con un período de latencia clínicamente asintomática, para, posteriormente, evolucionar hacia la fase clínica de dolor y disfunción artrósica.

Si los síntomas persisten tras seis meses, se puede considerar como una **artrosis postraumática crónica**. Por lo tanto, la artrosis postraumática crónica se definiría como una condición inflamatoria que persiste en el tiempo después de un traumatismo articular agudo.

La causa de la cronicidad, en la mayoría de los casos, es consecuencia de un proceso de degradación del cartílago y otros tejidos articulares, que finalmente pueden desembocar en una artrosis.

Se ha descrito que un pequeño porcentaje de artritis postraumática aguda puede conducir a una artritis inflamatoria crónica. En estos casos, la patogenia viene condicionada por diversos factores predisponentes, como los genéticos, cambios epigenéticos, biológicos, mecánicos e inflamatorios (**Tabla 24-1**).

Clínicamente, la artritis traumática aguda se manifiesta como dolor, inflamación y limitación funcional (variable en

Tabla 24.1. Cronología de los procesos patogénicos posteriores a una lesión articular	
1. Traumatismo agudo	Se producen cambios mecánicos, moleculares y celulares sobre el cartílago y otras estructuras articulares. Aparición de factores mediadores de la inflamación y de células inflamatorias que pueden dañar el cartílago y disminuir la lubricación
2. Fase postraumática	Desarrollo de cambios inflamatorios. Suelen resolverse en 2-3 meses
3. Período asintomático	Puede evolucionar a la curación o a la cronicidad
4. Fase crónica (> 6 meses)	Puede desarrollar una artrosis crónica postraumática (más frecuente) o una artritis inflamatoria crónica postraumática (poco frecuente y en un contexto predisponente concreto)

función del grado de lesión), que aparece con la carga o con el inicio de la actividad. Disminuye con el reposo.

En fases más avanzadas, la artrosis postraumática produce rigidez con limitación de la amplitud de movimiento, deformidades por alteraciones de la alineación e inestabilidad, chasquidos y crepitación. El dolor puede mantenerse incluso en reposo. La gravedad de la clínica no siempre se correlaciona con las manifestaciones radiológicas.

HALLAZGOS RADIOLÓGICOS DE ARTROSIS

A continuación, se detallan los signos radiológicos característicos de la artrosis primaria y se revisan los hallazgos en la evaluación mediante diversas técnicas de imagen.

Semiología radiológica

Los signos radiológicos de la artrosis primaria son (**Fig. 24-1**):

- **Densidad ósea normal**.
- **Disminución del espacio articular asimétrico**, predominando en las áreas de carga, debido a un adelgazamiento por desgaste del cartílago articular en las zonas donde la carga es mayor.
- **Hiperdensidad del hueso subcondral**: es un proceso reactivo que muestra un engrosamiento de las trabéculas sub-

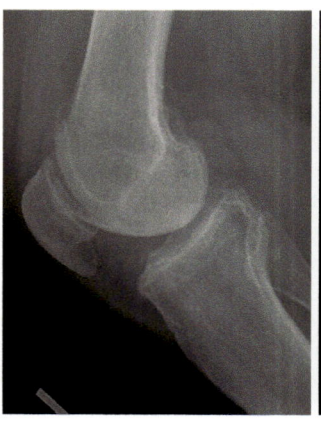
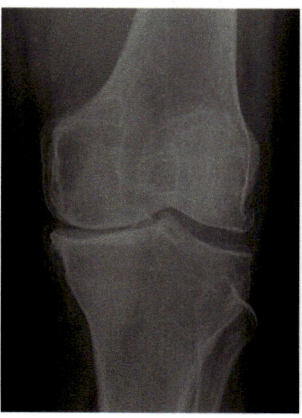
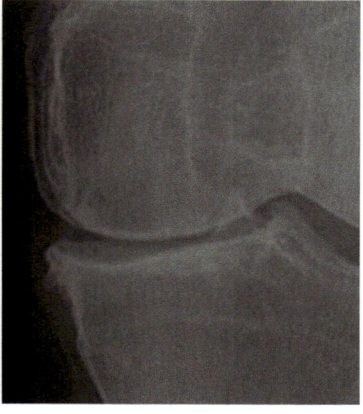

Figura 24-1. Artrosis primaria. Radiografía anteroposterior y lateral de la rodilla izquierda. Signos radiológicos de artrosis idiopática: pinzamiento articular del compartimento femorotibial interno, esclerosis de las superficies, pequeños quistes subcondrales en la meseta tibial interna y picos osteofíticos marginales bilaterales de predominio medial. Pinzamiento articular con osteofitos a nivel femororrotuliano.

condrales, debido al aumento de presión en las zonas de adelgazamiento del cartílago. A nivel marginal, esta esclerosis de las trabéculas se extiende en forma de **proliferaciones osteofíticas**.

- El aumento de presión en las zonas de carga y de menor recubrimiento de cartílago provocan pequeñas fisuras de la cortical y microfracturas trabeculares. Ello favorece la herniación de la sinovial o la entrada de líquido a presión, formando pequeñas cavidades o **geodas quísticas subcondrales** con contornos hiperdensos. No siempre se visualiza la comunicación con la articulación.
- Puede acompañarse de **edema óseo subcondral**.
- La fractura de los osteofitos y pequeñas lesiones osteocondrales se manifiestan con la presencia de **cuerpos libres** calcificados. La metaplasia sinovial de condrocitos también demuestra cuerpos libres articulares calcificados.
- El desgaste asimétrico de la articulación y la alteración en el eje de carga determinan con el tiempo una progresiva **pérdida de alineación** e, incluso, pérdida de la congruencia articular.
- La artrosis evolucionada con destrucción del cartílago y el contacto íntimo de las superficies favorece el paso de trabéculas óseas entre ambas superficies y **anquilosis**.
- La **sinovitis** no es un hallazgo específico. Puede estar presente en esta y en otras patologías articulares.

Los cambios radiográficos que se pueden identificar en la artrosis postraumática que pueden diferenciarla de la idiopática son (**Fig. 24-2**):

- Aparición a edad temprana.
- Afectación de una articulación sin carga.
- Deformaciones óseas, consolidaciones defectuosas, alteraciones de la densidad ósea, defectos óseos.
- Irregularidades de la superficie articular con escalones o hundimientos.
- Incongruencia articular, pinzamientos asimétricos del espacio en zonas no necesariamente de carga.
- Remodelación y ensanchamiento de las superficies.
- Cambios erosivos más llamativos, similares a la artritis inflamatoria, dependiendo del patrón de lesión articular, reabsorción y remodelación ósea postraumática.

No siempre están presentes todos los signos descritos.

Evaluación radiológica de la artrosis

La radiografía (Rx) sigue siendo la primera prueba de imagen para la evaluación inicial de la patología ósea y articular, tanto en el proceso agudo, como para la valoración de su progresión en el tiempo. Es necesario realizar siempre dos proyecciones ortogonales, frente y lateral, centrando el rayo en la articulación estudiada. En las articulaciones de carga, lo ideal es realizar el estudio en carga, pero hay que tener cuenta que se trata de un contexto traumático y muchas veces las condiciones del paciente no lo permiten.

En la artrosis, la Rx simple es poco sensible en estadios tempranos de la enfermedad y es una técnica limitada en la valoración de las partes blandas.

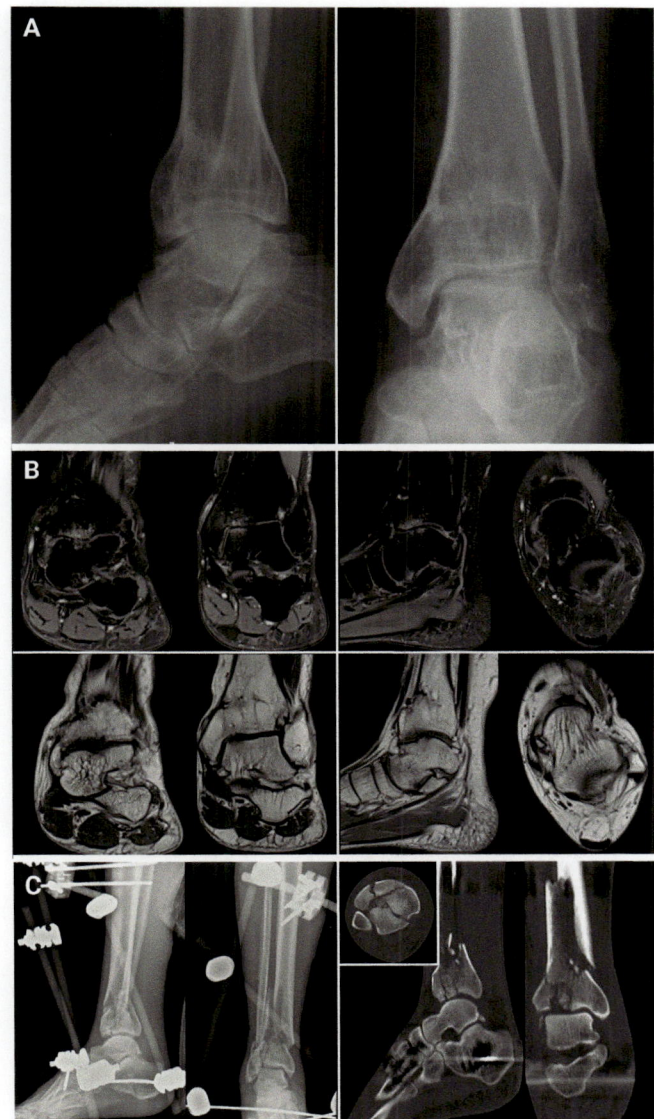

Figura 24-2. Artrosis postraumática en una mujer de 34 años con antecedente traumático a los 20 años. **A)** Radiografía (Rx): secuelas de una fractura de tibia distal con alteración de la densidad ósea y osteopenia, irregularidad de la superficie articular tibial, remodelación, ensanchamiento de las superficies y artrosis tibioastragalina. **B)** Resonancia magnética: secuencias T1 y STIR (*short time-tau inversion recovery*). Cambios postraumáticos y posquirúrgicos residuales en la tibia distal: ensanchamiento y remodelación de las superficies de la articulación tibioastragalina, pinzamiento anterior, adelgazamiento global e irregularidad del cartílago, escalón articular focal anterior de 3 mm, múltiples lesiones quísticas subcondrales y osteocondrales con edema en la superficie tibial y la cúpula astragalina, y picos osteofíticos marginales de predominio anterior, correspondientes a cambios degenerativos secundarios en fase avanzada. Signos de artropatía degenerativa secundaria a nivel subastragalino. Hundimiento del tarso, de disposición plana y retrotarso en valgo. Rotura crónica de los ligamentos tibioperoneo anterior, peroneoastragalino anterior y haces profundos deltoideos donde se asocia pequeña avulsión ósea. **C)** Rx y tomografía computarizada: fractura conminuta y desplazada intraarticular del pilón tibial con trazo metafisario y extensión a la diáfisis distal con cizallamiento de fragmentos principales (tipo III de Ruedi y Algower). Fractura de la diáfisis distal del peroné conminuta con acabalgamiento y afectación de la sindesmosis. No se observan lesiones en el astrágalo.

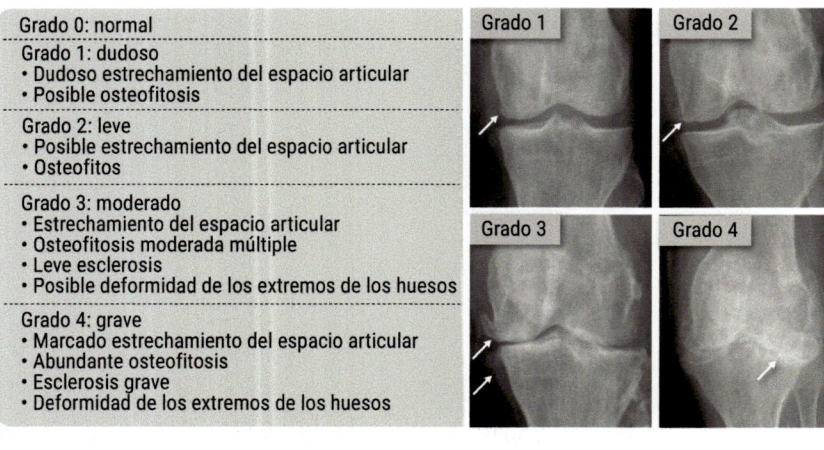

Grado 0: normal

Grado 1: dudoso
• Dudoso estrechamiento del espacio articular
• Posible osteofitosis

Grado 2: leve
• Posible estrechamiento del espacio articular
• Osteofitos

Grado 3: moderado
• Estrechamiento del espacio articular
• Osteofitosis moderada múltiple
• Leve esclerosis
• Posible deformidad de los extremos de los huesos

Grado 4: grave
• Marcado estrechamiento del espacio articular
• Abundante osteofitosis
• Esclerosis grave
• Deformidad de los extremos de los huesos

Figura 24-3. Clasificación radiológica de la artrosis de Kellgren y Lawrence.

Hay múltiples clasificaciones y escalas que gradúan la gravedad de la artrosis.

Comúnmente, se clasifica la artrosis con la escala de Kellgren y Laurence. Fue propuesta en 1957 y, posteriormente, fue aceptada por la Organización Mundial de la Salud (OMS) en 1961 como definición radiológica de osteoartrosis para estudios epidemiológicos. No considera la clínica (**Fig. 24-3**).

Incluye cinco grados:

• Grado 0 (sin cambios): no hay signos de artrosis.
• Grado 1 (dudoso): dudosa disminución de la interlínea articular, con posible osteofito.
• Grado 2 (mínimo): pequeño osteofito, con posible estrechamiento de la interlínea articular.
• Grado 3 (moderado): osteofitos de moderado tamaño, disminución del espacio articular, esclerosis del hueso subcondral, posible deformidad.
• Grado 4 (grave): grandes osteofitos, marcada disminución del espacio articular, grave esclerosis subcondral, deformidad.

La **tomografía computarizada** (TC) tiene una alta sensibilidad y precisión en la evaluación ósea. Es esencial en la evaluación de fracturas complejas, especialmente, en regiones como la pelvis y la columna vertebral, y en fracturas con compromiso articular.

La accesibilidad de la técnica, la rápida adquisición de las imágenes con cortes muy finos de hasta 0,4 mm y la posibilidad de hacer reconstrucciones multiplanares (MPR, *multiplanar reconstruction*) en los diferentes planos del espacio y reconstrucciones 3D hacen que sea la técnica más sensible para evaluar los espacios y los escalones asociados a fracturas intraarticulares. También permite detectar reducciones no anatómicas y cambios de una articulación degenerada (**Fig. 24-4**).

Aunque la TC no es la técnica de elección para la evaluación de las partes blandas, puede demostrar lesiones en ligamentos, tendones, músculos, fascias y tejido subcutáneo. Permite la medición del coeficiente de atenuación de los tejidos blandos y detectar la existencia de colecciones, hematomas y presencia de aire (**Fig. 24-5**). La técnica de adquisición con energía dual permite la detección de edema en el hueso trabecular.

La **artrografía** permite evaluar el cartílago articular. El estudio mediante artro-TC aumenta la sensibilidad en la evaluación del cartílago, aunque es una técnica invasiva y produce radiación sobre el paciente.

La **ecografía** no es la primera técnica para el estudio de un traumatismo articular agudo en el adulto, aunque sí permite identificar algunas fracturas. Es una técnica dinámica que permite el estudio de las partes blandas. Ayuda a detectar colecciones y hematomas especialmente en planos superficiales, y la presencia de derrame en las articulaciones. Ayuda el estudio comparativo con la otra extremidad en caso de duda. Es una herramienta que sirve como guía en procedimientos intervencionistas.

La ecografía no se utiliza de forma rutinaria en el estudio de la artrosis. No obstante, se pueden detectar cambios en el hueso como los osteofitos marginales, los entesofitos, el derrame o la sinovitis, y permite identificar cuerpos libres, bursitis o quistes sinoviales/gangliones, y evaluar las estructuras capsuloligamentarias y resto de partes blandas (**Fig. 24-6**).

La **resonancia magnética (RM)** es una técnica no invasiva. Detecta con mucha precisión los traumatismos en el hueso y las partes blandas, dada su alta capacidad de contraste y resolución del tejido blando.

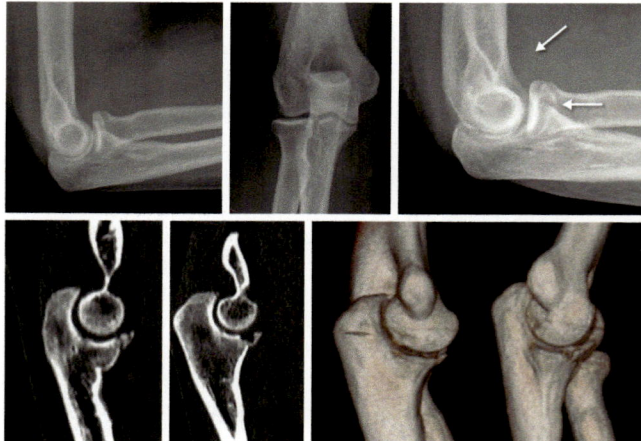

Figura 24-4. Técnicas radiológicas para evaluación articular: radiografía (Rx), tomografía computarizada (TC) con reconstrucción multiplanar (MPR) y 3D. Rx lateral y anteroposterior del codo: signos de derrame articular con ocupación de los recesos articulares anterior y posterior; elevación del plano graso («signo de la vela»); no se identifica clara fractura. TC MPR sagital y 3D: se confirma fractura de la punta de la apófisis coronoides del cúbito.

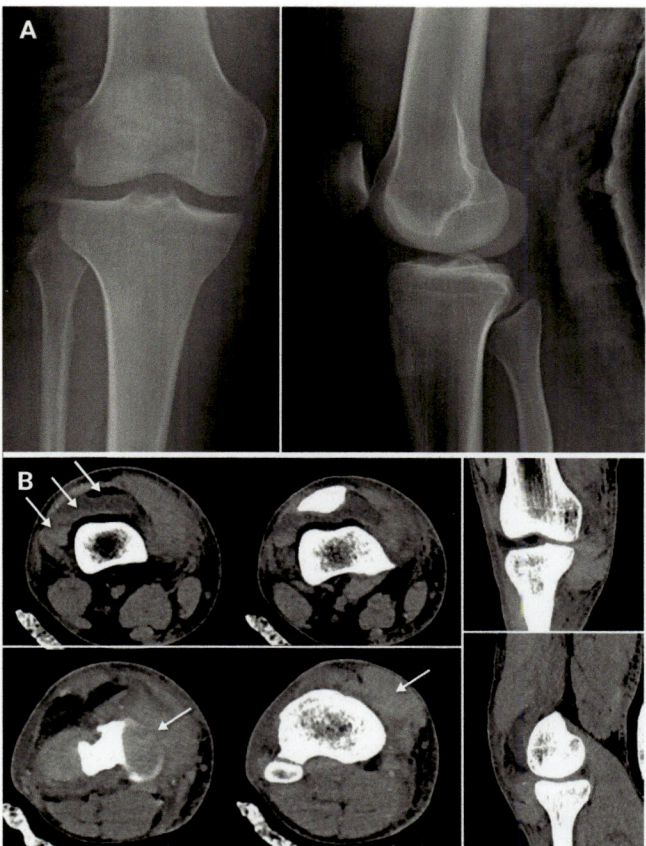

Figura 24-5. Evaluación de partes blandas en tomografía computarizada (TC) En un hombre de 25 años con traumatismo en moto de alta energía. **A)** Radiografía de rodilla: derrame articular y aumento de partes blandas, inespecífico. **B)** TC de rodilla postraumática, que demuestra la presencia de líquido articular con tres niveles: grasa (–90 UH), líquido hipodenso (15/25 UH) y líquido hiperdenso (45/70 UH) por contenido hemorrágico, correspondiente a lipohemartros; aumento de partes blandas y tejido subcutáneo de la cara anteromedial de la rodilla de 70-90 UH, correspondiente a hematoma, con lesión capsular inferomedial; lesión del ligamento colateral medial y del retináculo medial.

Permite evaluar lesiones óseas con cambios de señal medular por la combinación de hemorragia, edema y lesión trabecular, y detectar lesiones condrales, defectos condrales y fracturas osteocondrales. Ayuda a identificar el derrame articular postraumático y lesiones de los ligamentos, estructuras capsulares, tendones, músculos y resto de partes blandas (**Fig. 24-7**).

Hay secuencias específicas funcionales, como el T2-*mapping*, que permite detectar cambios degenerativos precoces, evaluando el colágeno del cartílago articular (**Fig. 24-8**).

En procesos degenerativos más avanzados, la RM identifica claramente el cartílago adelgazado, irregular, y hasta puede mostrar áreas de denudación completa de la superficie, con esclerosis subcondral en fases más avanzadas y lesiones osteocondrales crónicas (**Fig. 24-9**).

La **gammagrafía ósea** con radionúclidos puede detectar fracturas ocultas a la Rx y es de utilidad para detectar fracturas por sobrecarga o infectadas.

Con respecto a la artrosis, esta prueba no se usa de forma rutinaria para su estudio. No obstante, los cambios óseos reactivos aumentan la captación de radiotrazador, lo cual hace

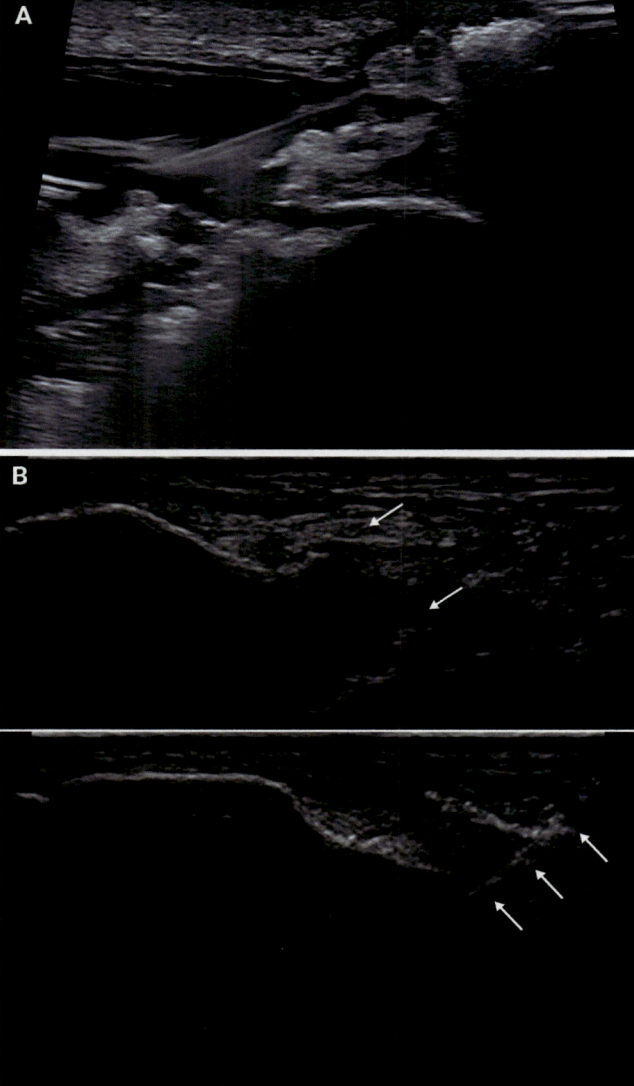

Figura 24-6. Ecografía como guía intervencionista. **A)** Drenaje de hemartros de rodilla; derrame articular con áreas heterogéneas ecogénicas postraumáticas. **B)** Ecografía de tobillo con artrosis: picos osteofíticos tibioastragalinos anteriores. Infiltración articular anterior de ácido hialurónico guiado por ecografía.

que sea una técnica muy sensible, aunque de baja resolución y poca especificidad, pero proporciona mucha información sobre múltiples articulaciones en un solo examen.

PATOLOGÍA ARTICULAR POSTRAUMÁTICA DE ARTICULACIONES PRINCIPALES

A continuación, se enumerarán las lesiones más frecuentes de las articulaciones principales. A través de diversos casos prácticos, se muestran algunas de las lesiones secundarias a traumatismos, estudiadas con las diferentes técnicas radiológicas. Se describirán de modo detallado los hallazgos radiológicos para su correcta clasificación. Se evaluarán los factores que van a condicionar el manejo y la evolución, y se destacarán los factores de riesgo que van a condicionar la complicación más frecuente: la artrosis postraumática.

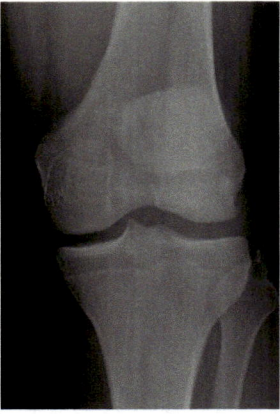
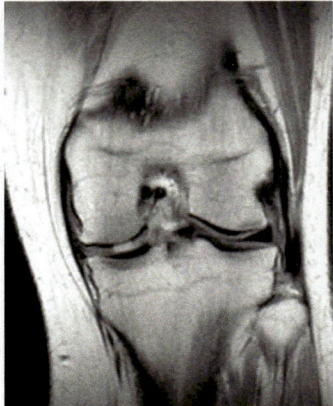
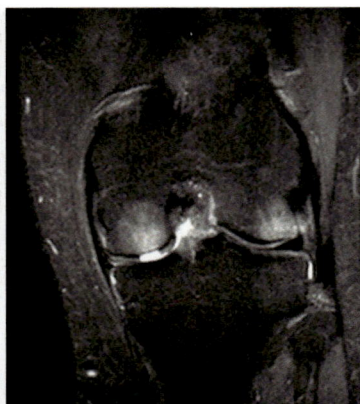

Figura 24-7. Resonancia magnética (RM) en la evaluación de partes blandas. Radiografía sin alteraciones significativas. La RM muestra un defecto condral en el cóndilo femoral interno, con edema óseo subcondral, y una pequeña fractura trabecular con edema subcondral en el cóndilo femoral externo. Rotura del ligamento cruzado anterior.

Patología articular postraumática del tobillo

La lesión de tobillo es el motivo más frecuente de visita en urgencias. La mayoría corresponden a esguinces (85 %) y las fracturas de tobillo son el tipo de lesiones más frecuentemente tratadas por el cirujano ortopédico en general (9-10 %).

Las lesiones del tobillo afectan a todas las edades, concretamente, a hombres a edad más joven y a mujeres a mayor edad. Se presentan durante actividades deportivas, laborales o por una simple caída.

Hay múltiples factores que aumentan la prevalencia; los principales son: inestabilidad crónica por esguinces de repetición (mayor debilidad muscular, laxitud articular y alteración de la biomecánica con alteración de la carga), accidentes de vehículos pequeños (motos, bicicletas, patinetes), mayor actividad deportiva en la población en general y, en personas más añosas, osteoporosis y sobrepeso, entre otros.

Anatomía y biomecánica

El tobillo es una articulación sinovial compleja que funciona como una bisagra; realiza movimientos de deslizamiento en los diferentes ejes y movimientos de rotación en los tres planos ortogonales. Lo componen la tibia distal, el peroné distal y la cúpula astragalina. Sus superficies son muy congruentes, en forma de mortaja, y complementa su estabilidad con el complejo capsuloligamentario. El conjunto de los elementos se considera como una única unidad.

La articulación del tobillo es la que soporta más carga por unidad de superficie de todo el organismo y la que más lesiones sufre. Sin embargo, la artrosis del tobillo es significativamente más baja que en rodillas o caderas. El cartílago articular del tobillo es más delgado, pero más rígido, contiene mayor contenido de glucosaminoglicanos y es metabólicamente más activo, tiene mayor recambio de proteína cartilaginosa.

El 80 % de la carga se transmite por la articulación tibioastragalina, y el 20 % por la peroneoastragalina, con cierta variación en el varo-valgo. El astrágalo distribuye el 60 % de las fuerzas al calcáneo y el 40 % de las fuerzas al antepié.

Las lesiones del tobillo normalmente se producen por una combinación de fuerzas de inversión, eversión, rotación y compresión axial. Así, en las fracturas maleolares, predomina un mecanismo rotacional y, en las del pilón tibial, predomina la compresión axial.

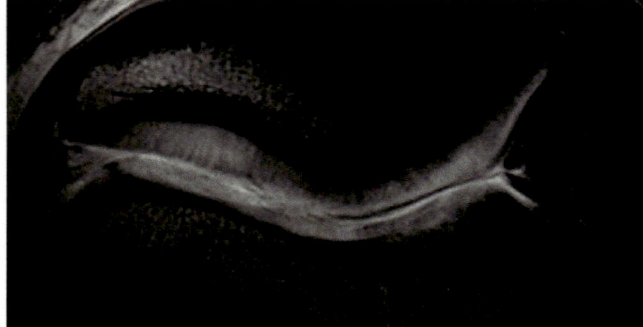
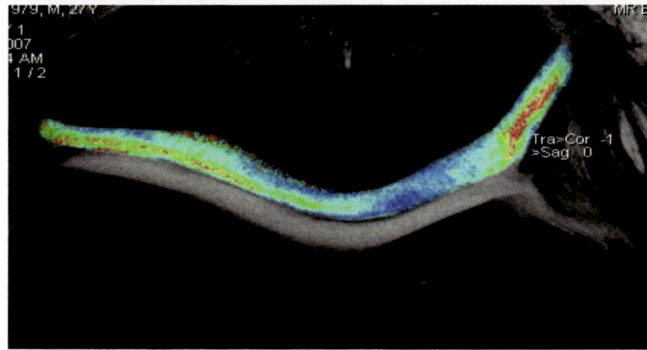

Figura 24-8. Resonancia magnética en la evaluación de partes blandas. Secuencia funcional T2-*mapping* (SE [spin-echo] T2 con múltiples tiempos de eco para cada pixel). Evalúa el colágeno (detección precoz de lesiones de cartílago). La pérdida y desorganización del colágeno hace que aumente la cantidad de agua libre: muestra áreas de aumento de señal en T2. Se representa en escala de colores predefinida.

La gravedad de las lesiones abarca un amplio espectro de patrones, desde lo más simple a lo más complejo: lesiones de ligamentos; fractura unimaleolar, bimaleolar o trimaleolar; fracturas del pilón; fracturas que comprometen la sindesmosis; fracturas asociadas a luxaciones, y hasta fracturas abiertas.

Todos estos factores condicionan una mala congruencia entre los elementos óseos o una inestabilidad crónica, lo cual deriva en una artropatía secundaria en los siguientes años.

Los pacientes con inestabilidad crónica presentan, hasta en el 77 % de los casos, lesión del ligamento peroneocalcáneo y es un indicador de gravedad por lesión condral asociada.

Otros factores que condicionan artrosis en el tobillo son: edad mayor de 30 años, sobrepeso u obesidad en el momento de la lesión, y retraso de la cirugía.

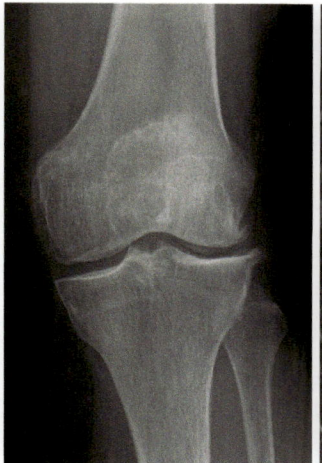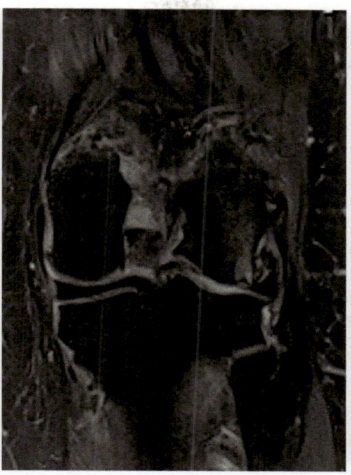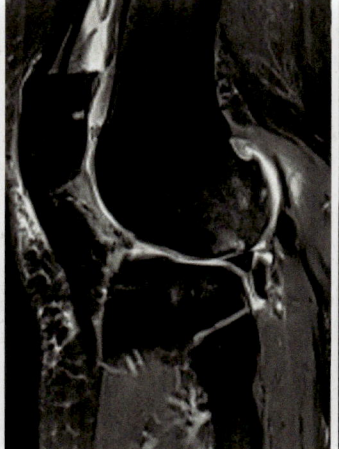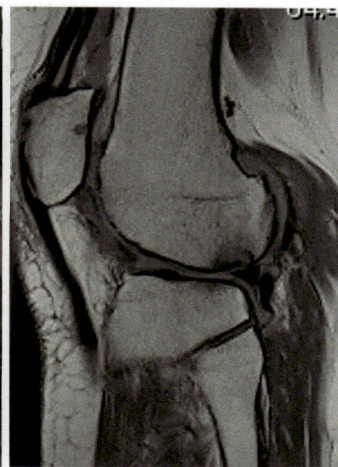

Figura 24-9. Resonancia magnética (RM) en la artrosis rodilla. Radiografía y RM: pinzamiento articular de predominio en el compartimento externo, adelgazamiento del cartílago, lesiones subcondrales con edema en el cóndilo femoral externo, osteofitos marginales, extrusión parcial del menisco externo y derrame articular.

El seguimiento radiológico de los pacientes con fractura de tobillo es relevante para comprender los cambios artrósicos, siendo importante el diagnóstico precoz de la artrosis para frenar y/o evitar el empeoramiento.

Artrosis de tobillo

La artrosis de tobillo se caracteriza por una pérdida progresiva de la estructura y función normal del cartílago articular. El 90 % de la artrosis de tobillo es de causa postraumática. El restante 10 % se distribuye en causas metabólicas (depósito de cristales de urato en la gota), reumáticas (artritis reumatoide), deformidades graves (pie plano o cavo), y genéticas (poco frecuente).

En la clasificación radiológica de la artrosis de tobillo de Van Dijk, se distinguen los siguientes grados:

- Grado 0: ninguna, normal o esclerosis subcondral.
- Grado 1: leve, osteofitosis sin pinzamiento articular.
- Grado 2: moderada, pinzamiento articular con/sin osteofitosis.
- Grado 3: grave, desaparición subtotal, total o deformación de la interlínea.

La Rx ayuda a valorar: el espacio articular, la esclerosis, los osteofitos, las lesiones osteocondrales, deformidades y remodelaciones de las superficies, fragmentos libres, calcificaciones y/o avulsiones. En caso de artrosis avanzada, la Rx será suficiente para evaluar el eje del pie y comprobar si hay deformidad.

La TC ayudará a evaluar mejor la estructura ósea, las superficies articulares, así como otras articulaciones adyacentes.

La RM es muy útil en casos más leves para evaluar el cartílago, ligamentos y resto de partes blandas. El diagnóstico de lesiones sutiles del cartílago en las primeras fases postraumáticas es un desafío.

La ecografía permite valorar líquido articular, el estado de los ligamentos y los tendones. Sirve como guía intervencionista, para infiltraciones de anestésicos, corticoides y ácido hialurónico, entre otros.

No hay terapias efectivas disponibles para prevenir o retrasar la progresión de la artrosis, pero la evidencia sugiere que las artroscopias tempranas pueden modificar el curso de la artrosis. Son fundamentales las medidas educativas: evitar el sobrepeso, modificar o limitar la actividad física de alta intensidad y de impacto, potenciar la musculatura, y llevar calzado adecuado.

En estadios muy avanzados y de dolor, se realizará artrodesis de la articulación tibioastragalina. Las articulaciones adyacentes suplirán su movimiento. Las prótesis de tobillo consiguen mejor movilidad, pero no han demostrado resultados positivos.

Patología articular postraumática de la rodilla

Se presentan diversos escenarios de diferentes lesiones de rodilla más frecuentes.

Lesión meniscal

Los meniscos son dos estructuras de fibrocartílago que actúan como una almohadilla entre los cóndilos femorales y las mesetas tibiales. Son estabilizadores rotatorios y de traslación, gradúan y reparten la transmisión de las cargas aumentado la superficie de contacto y mejorando la congruencia de la articulación, participan en la propiocepción articular, y facilitan la lubricación ayudando a distribuir el líquido sinovial por toda la articulación y a nutrir el cartílago articular.

La lesión meniscal es la más frecuente de la rodilla. Afecta el doble a hombres que a mujeres. Hay dos entornos clínicos diferentes: el deportista joven sano con lesión meniscal traumática, y la lesión meniscal degenerativa en el paciente mayor.

La clínica de rotura aguda consiste en dolor en la interlínea articular que aumenta con las rotaciones, impotencia funcional variable y derrame articular. La técnica diagnóstica más sensible y específica para evaluar los meniscos es la RM.

Las roturas meniscales se clasifican según la dirección de su trazo. Es importante describir el tipo de rotura porque:

- Aporta información para la indicación y el tipo de reparación quirúrgica. La elección del tratamiento depende del tipo de lesión, el tamaño, la localización, el tiempo de evolución y la clínica que genera, así como de las características individuales del paciente. Hay un amplio abanico de posibilidades terapéuticas: en cuanto a la reparación meniscal, se ha comprobado que la meniscectomía total acelera la aparición de artrosis en un porcentaje mucho más alto que si se realiza meniscectomía parcial o sutura meniscal. La literatura médica evidencia mayor riesgo de artrosis cuanto mayor es la resección de menisco.
- Orienta al pronóstico de gravedad: las roturas radiales, complejas y desplazadas tienen pocas posibilidades de ser reparadas; las roturas del área roja tienen mejor pronóstico por mayor vascularización; las roturas separadas > 5 mm de la inserción meniscocapsular contraindican su reparación.
- Aporta información sobre el estado del resto de la articulación: superficies condrales, subcondrales, ligamentos, sinovial.

En general, la lesión meniscal se ha relacionado directamente con el desarrollo de artrosis (**Fig. 24-10**).

Lesión del ligamento cruzado anterior

El ligamento cruzado anterior (LCA) es una estructura fibrilar compuesta por dos fascículos: el fascículo anteroexterno, que presenta tensión máxima con el desplazamiento anterior de la tibia en flexión, y el fascículo posterointerno, con máxima tensión en extensión (0-15°). Su función estabilizante limita el desplazamiento anterior de la tibia e impide su rotación interna excesiva.

La lesión del LCA es muy frecuente en personas que practican deportes que requieren rápidos y frecuentes cambios de dirección, como el fútbol y el baloncesto. Es más frecuente en población joven y deportista. Las mujeres tienen el doble de probabilidad de sufrir rotura del LCA que los hombres, especialmente, en menores de 30 años.

No son lesiones aisladas y con frecuencia se asocian a lesiones meniscales, lesiones del cartílago articular, lesiones trabeculares subcondrales y lesiones de ligamentos colaterales.

La técnica más sensible para su estudio es la RM, aunque la Rx sigue siendo la técnica inicial para descartar fracturas óseas y valorar el estado articular. Si se asocia un componente de luxación femorotibial, hay que descartar lesiones vasculares del espacio poplíteo.

Los signos habituales de la presencia de una rotura del LCA en RM se recogen en la **tabla 24-2**.

Las lesiones del LCA que no son bien tratadas tienen graves consecuencias, y el 50 % de las rodillas lesionadas progresan a artrosis en un plazo de 5 a 15 años.

La reconstrucción del LCA es la mejor opción de tratamiento a corto y medio plazo. A pesar de ello, el 50 % desarrollarán artrosis a los 12-14 años. Hay que añadir el porcentaje de fallos y complicaciones posquirúrgicas relacionadas con la plastia, que requieren nuevas intervenciones quirúrgicas. Todo ello también contribuye al desarrollo de artrosis precoz.

Hay muchos estudios que comparan el desarrollo de artrosis en pacientes con lesión del LCA no tratada y

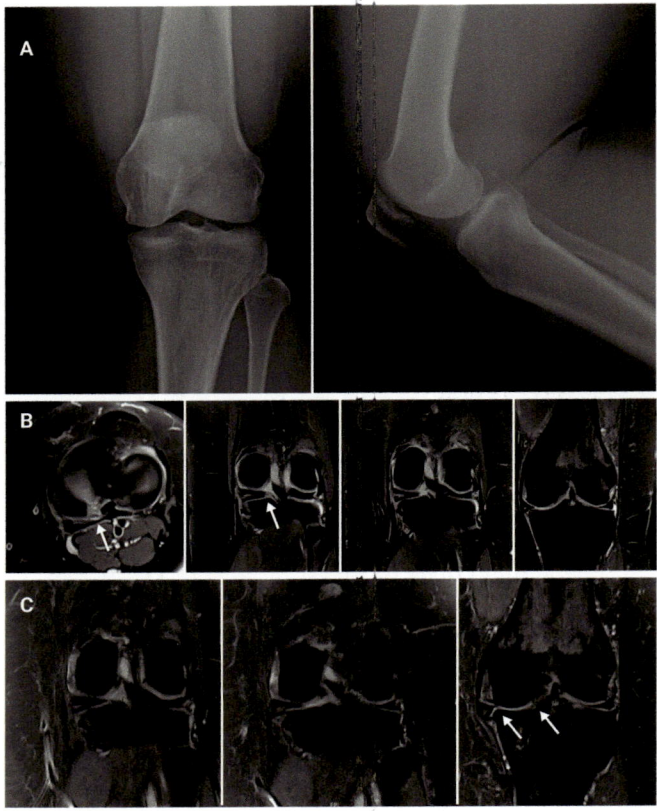

Figura 24-10. Lesión meniscal y artrosis secundaria en una mujer de 38 años, obesa, que acude por dolor persistente en la cara interna de la rodilla izquierda tras un mal gesto hace varios meses. **A)** La radiografía anteroposterior y lateral no evidencia lesiones óseas ni articulares; no se observan signos de derrame. **B** y **C)** Resonancia magnética (RM). **B)** Rotura de la raíz de la inserción medial del asta posterior del menisco interno. **C)** Evolución en dos años: aumento del dolor en el compartimento medial de la rodilla izquierda; RM T2-FS (supresión grasa) coronal: aumento de la extrusión lateral del menisco interno, que condiciona progresión de cambios articulares degenerativos (mayor pinzamiento del espacio femorotibial interno, aumento del adelgazamiento del cartílago y crecimiento de picos osteofíticos marginales).

Tabla 24-2. Signos habituales de la presencia de una rotura del ligamento cruzado anterior en resonancia magnética	
Signos directos	• Alteración de señal y disrupción de las fibras • Pérdida de la tensión con incurvación • Ausencia del ligamento
Signos indirectos	• Contusión ósea en la porción central del cóndilo externo y en la zona posterior de la meseta tibial externa • Rotura del menisco interno • Rotura del ligamento colateral medial • Incurvación del ligamento cruzado posterior (LCP) • Cajón tibial anterior (distancia entre la vertical del borde posterior del cóndilo externo al borde posterior de la meseta tibial superior a 7 mm) • Fractura de Segond: fractura por avulsión del borde lateral de la meseta tibial en relación con la inserción del fascículo ligamentario femorotibial (ligamento lateral anterior) • Lesión del arcuato (rotura del ligamento poplíteoperoneal o fractura por avulsión del vértice de la cabeza del peroné)

tratada quirúrgicamente. No se han visto claras diferencias, ya que el resultado es muy variable en función de otros múltiples factores concomitantes, como: el tipo de reconstrucción de la plastia, la alteración de la carga y la biomecánica tras la reconstrucción de la plastia, la presencia de lesiones del cartílago o de lesiones osteocondrales, el grado de inflamación postraumática aguda, el índice de masa corporal, y la debilidad muscular del cuádriceps, entre otros.

La presencia de fracturas osteocondrales indica que el cartílago ha sobrepasado la energía absorbida durante el traumatismo y ello contribuirá a la distribución anómala biomecánica de la carga intraarticular y, por lo tanto, al desarrollo precoz de la artrosis.

Fracturas de la meseta tibial y artrosis secundaria

Las fracturas de la meseta tibial presentan un amplio espectro de lesiones. Son producidas por mecanismos combinados, con predominio de la compresión axial y valgo o varo. Es más frecuente la afectación de la meseta tibial externa por varias razones: por el valgo fisiológico de la rodilla y por la morfología del cóndilo femoral externo, que golpea sobre la meseta tibial lateral, siendo esta más débil que la meseta tibial interna.

La Rx es la primera prueba que realizar, pero pueden pasar muchas lesiones desapercibidas. Se debe completar estudio con TC para evaluar la extensión de las lesiones: grado de conminución ósea (identificar el número de fragmentos), grado de hundimiento articular (> 2 mm es significativo) y desplazamiento de los fragmentos (> 5 mm condiciona lesión meniscal y de ligamentos). La RM ayuda a evaluar las lesiones de partes blandas (meniscos, ligamentos, etc.) y, con toda la información, se planifica el tratamiento y ayuda a predecir el pronóstico.

Si no se trata, produce incongruencia articular, deformidad en varo/valgo e inestabilidad, lesiones meniscales y ligamentosas y, a largo plazo, artrosis postraumática. Por ello, es importante conseguir la estabilidad articular, reducir los escalones y las irregularidades, eliminar fragmentos libres y reparar las lesiones meniscales y ligamentarias.

Patología articular postraumática de la cadera

Las fracturas de cadera suponen la causa de hospitalización más frecuente de las urgencias de ortopedia. Pueden darse en dos escenarios diferentes: en un contexto traumático grave por un accidente de alta energía o en un contexto traumático de baja energía que afecta, en general, a personas de edad avanzada con osteoporosis.

Se pueden clasificar las diferentes fracturas de cadera según su afectación:

1. Fracturas de acetábulo: pueden ser muy difíciles de valorar en la Rx. El 32 % de las fracturas acetabulares asocian lesión en el cartílago epifisario femoral, hallazgo que no es valorable en el estudio de TC y pasa inadvertido, pero es causa de complicación de tipo degenerativo a medio y largo plazo.

2. Fracturas asociadas a luxación coxofemoral: conllevan la rotura del ligamento redondo y riesgo de necrosis avascular de la cabeza femoral.
3. Fracturas de epífisis femoral: son fracturas intraarticulares con potencial riesgo de isquemia.
4. Fracturas de cuello femoral: pueden ser intracapsulares o extracapsulares (intertrocantéreas y subtrocantéricas). Afectan a personas de mayor edad, en relación con la osteoporosis. El riesgo de necrosis o seudoartrosis es menor, y lo que preocupa es el riesgo de inestabilidad y posible mala unión con deformidad residual, según el grado de desplazamiento y conminución.

Las complicaciones más comunes son: la artrosis secundaria, con los signos radiológicos habituales, generalmente, relacionada con deformidad secundaria de los bordes óseos; y la necrosis avascular, que puede conducir a la artrosis a medio y largo plazo (**Fig. 24-11**).

Patología articular postraumática de la muñeca

Las lesiones traumáticas de la muñeca son frecuentes, pudiendo generar fracturas, luxaciones, roturas ligamentarias o del fibrocartílago triangular (FCT). La mala evolución de estas puede conducir a una inestabilidad crónica y a la artrosis regional avanzada.

Complicaciones de los traumatismos y las fracturas de muñeca

Los traumatismos y las fracturas de muñeca pueden presentar las siguientes complicaciones:

- No unión (sin signos de consolidación a las cuatro semanas), retraso de consolidación (sin consolidación a los cuatro meses) o seudoartrosis (sin consolidación a los seis meses).
- Necrosis avascular del escafoides: predispuesto en fracturas más proximales.
- Mala consolidación (desplazamiento de fragmentos, acortamientos, colapsos, irregularidades articulares).
- Inestabilidad carpiana por lesión ligamentaria o del FCT.
- Síndrome de choque cubitocarpiano (como consecuencia del colapso del radio).
- Síndrome del túnel carpiano (por desplazamiento del semilunar).
- Artrosis.
- Distrofia simpática refleja.

Fractura de escafoides y radio

Las fracturas de escafoides constituyen entre el 70 y el 80 % de las fracturas del carpo. Son más frecuentes en hombres jóvenes que sufren caídas. Aunque la técnica inicial de estudio es la Rx, algunas fracturas pueden pasar desapercibidas y su falta de detección conlleva una mala evolución hacia la seudoartrosis y necrosis. Para la detección de fracturas ocultas, tanto la TC como la RM tienen un papel fundamental, para así evitar dichas complicaciones, así como para valorar elementos de partes blandas, como roturas ligamentarias, que generen un desequilibrio mecánico. La consecuencia de la

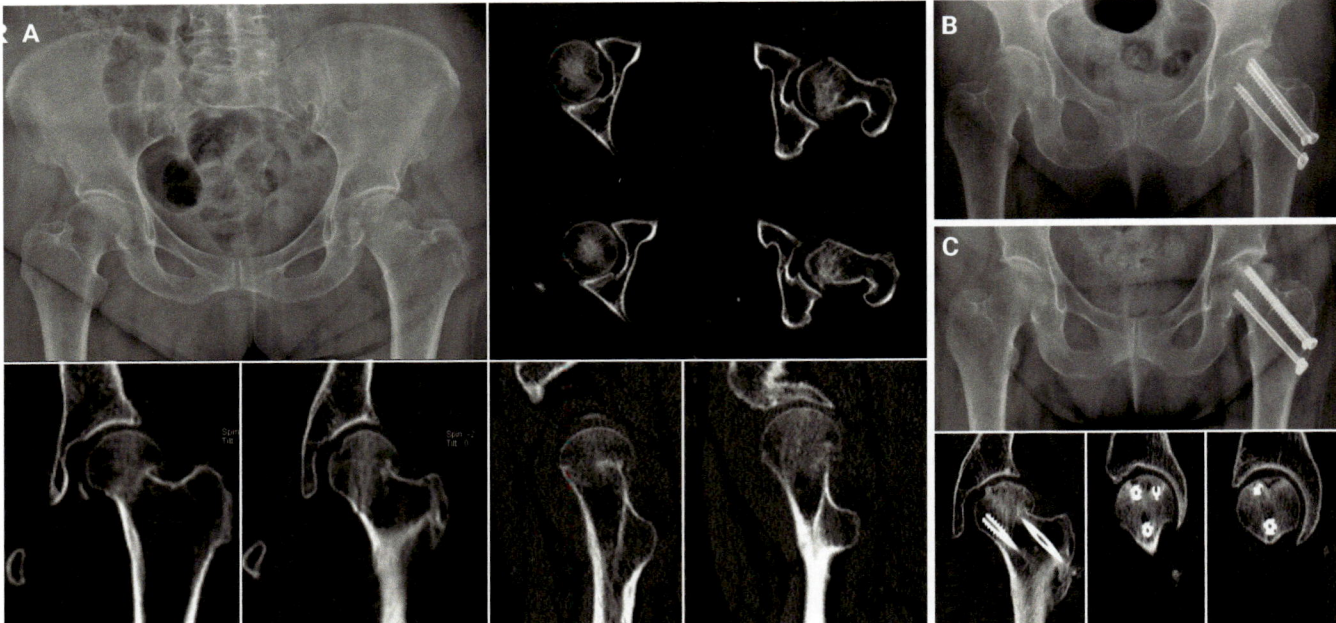

Figura 24-11. Fractura de la epífisis femoral y evolución en una mujer de 76 años, que acude a urgencias porque sufre una caída casual en su domicilio, desde su propia altura, con contusión lateral sobre la cadera izquierda; presenta dolor e incapacidad funcional. **A)** Radiografía (Rx) y tomografía computarizada (TC): fractura subcapital izquierda, casi completa, ligeramente impactada en valgo (Garden I). **B)** Intervención quirúrgica: control mediante Rx posquirúrgica, donde se observa la correcta fijación. **C)** Rx y TC de control a los seis meses: foco de osteonecrosis en el margen superior de la epífisis femoral con esclerosis, fractura de la cortical y leve hundimiento subcortical; no hay protrusión del material de osteosíntesis sobre la superficie articular; el hundimiento de la parte superior de la epífisis indica una insuficiencia epifisaria para soportar la carga, condiciona alteración en la biodinámica y desencadena cambios articulares degenerativos precoces en dicha articulación, de predominio en el margen superolateral.

ausencia de consolidación de una fractura de escafoides o seudoartrosis es la artrosis con colapso, denominada SNAC (*scaphoid nonunion advanced collapse*).

Las fracturas de radio son también muy comunes, pudiendo afectar al espacio articular y generando incongruencias articulares, que pueden generar complicaciones posteriores. Hasta el 50 % asocian otras lesiones como: fracturas de escafoides, otras fracturas carpianas, lesiones condrales, lesión del FCT, lesiones ligamentarias y fracturas-luxaciones. Aunque la Rx puede ser suficiente para el diagnóstico, el estudio con TC precisa mejor la distribución de los fragmentos y la cuantificación de las deformidades de la superficie articular. La RM permitirá la detección de las lesiones de partes blandas.

El colapso y menor longitud del radio respecto al cúbito puede generar el denominado **síndrome de choque cubitocarpiano**. La mayor longitud del cúbito genera mayor presión en el espacio articular, provocando la progresiva lesión del FCT y la aparición de fenómenos reactivos en el semilunar.

El estudio de la rotura de ligamentos requiere una valoración adecuada de la Rx simple, en busca de signos como: el aumento del espacio articular (signo de Terry Thomas entre escafoides y semilunar), los bordes irregulares, el desplazamiento de los huesos (pérdida de alineación con alteración de los ejes interóseos) o tenues cambios de densidad. En estos casos, es el semilunar el hueso que se desplaza con mayor frecuencia, pudiendo hacerlo en sentido palmar o dorsal, en función del ligamento lesionado y generando los llamados **síndromes de inestabilidad dorsal** (DISI, *dorsal intercalated segment instability*) o **palmar** (VISI, *volar intercalated segment instability*) **del carpo**.

La valoración dinámica (contracción forzada de la mano), puede poner de manifiesto estas alteraciones. Pero, en general, es la RM la técnica de elección para apreciar de forma directa la rotura ligamentaria y el resto de los signos asociados.

De entre ellas, se puede destacar la lesión crónica del ligamento escafolunar, que conduce a una degeneración de la articulación radiocarpiana, descrito por Watson y Ballet, como colapso escafolunar avanzado (SLAC, *scapholunate advanced collapse*). En esta entidad, los cambios degenerativos son predecibles, afectándose inicialmente la punta de la estiloides radial, continuando a nivel radioescafoideo, semilunogrande y, finalmente, radiocarpiano y pancarpiano.

Los cambios morfológicos y artrósicos de las muñecas SLAC y SNAC son prácticamente similares (SMAC, *scaphoid malunion advanced collapse*): ambos son secundarios a una pérdida de la estabilización y coordinación del movimiento de las hileras del carpo; la principal diferencia es su etiología.

Las lesiones del FCT también deben ser estudiadas mediante RM. Estas lesiones de origen traumático se clasifican según Palmer, agrupadas en el tipo I, en centrales (A), periféricas del aspecto cubital (B), con lesión de los ligamentos cubitosemilunar y cubitopiramidal (C) o del borde radial (D). Los signos en RM, al igual que en otros meniscos, son los cambios de intensidad de señal y las soluciones de continuidad. Para algunas lesiones, puede ser importante el estudio mediante artro-RM, permitiendo detectar pequeñas lesiones de inserción ligamentaria que de otra manera pasarían desapercibidas.

El objetivo del tratamiento de la muñeca artrósica, limitante y con dolor, es eliminar el dolor y conservar el máximo movimiento y funcionalidad posibles. La mayor parte de las ocasiones pasa por la cirugía, pero manteniendo la congruencia entre las superficies intactas. Cuando en el proceso artrósico están involucradas todas las articulaciones del carpo y el radio distal, se requiere realizar artrodesis.

Patología articular postraumática del codo

Las fracturas del codo son poco frecuentes; constituyen el 15 % de las urgencias, siendo la más frecuente la de la cabeza del radio, seguida de fracturas cubitales y las supraintercondíleas del húmero distal. Los traumatismos del codo tienen alta incidencia en niños, siendo la más frecuente la supracondílea.

Después del hombro, el codo es la articulación que más frecuentemente se luxa y se da en traumatismos de alta energía. Las luxaciones pueden ser simples o complejas. La luxación compleja o «tríada terrible del codo» se produce por luxación completa posterolateral, y fractura de la cabeza del radio y de la apófisis coronoides del cúbito.

Además de las complicaciones habituales de las fracturas, como la seudoartrosis o las incongruencias articulares, son frecuentes la rigidez articular, la limitación funcional, la movilidad dolorosa, la artrosis secundaria, las osificaciones heterotópicas, los cuerpos libres y las lesiones neurológicas y vasculares.

Los hallazgos que condicionan la artrosis son: consolidación defectuosa, incongruencia articular, presencia de fragmentos libres, pérdida ósea y formación de hueso heterotópico.

Algunas de estas alteraciones se pueden detectar con la Rx, aunque es la RM la que permite valorar la mayoría de las alteraciones relacionadas con lesiones de cartílago, ligamentos y atrapamientos neurovasculares (**Fig. 24-12**).

Patología articular postraumática del hombro

La articulación glenohumeral es una diartrosis formada por la cabeza humeral y la cavidad glenoidea de la escápula. La

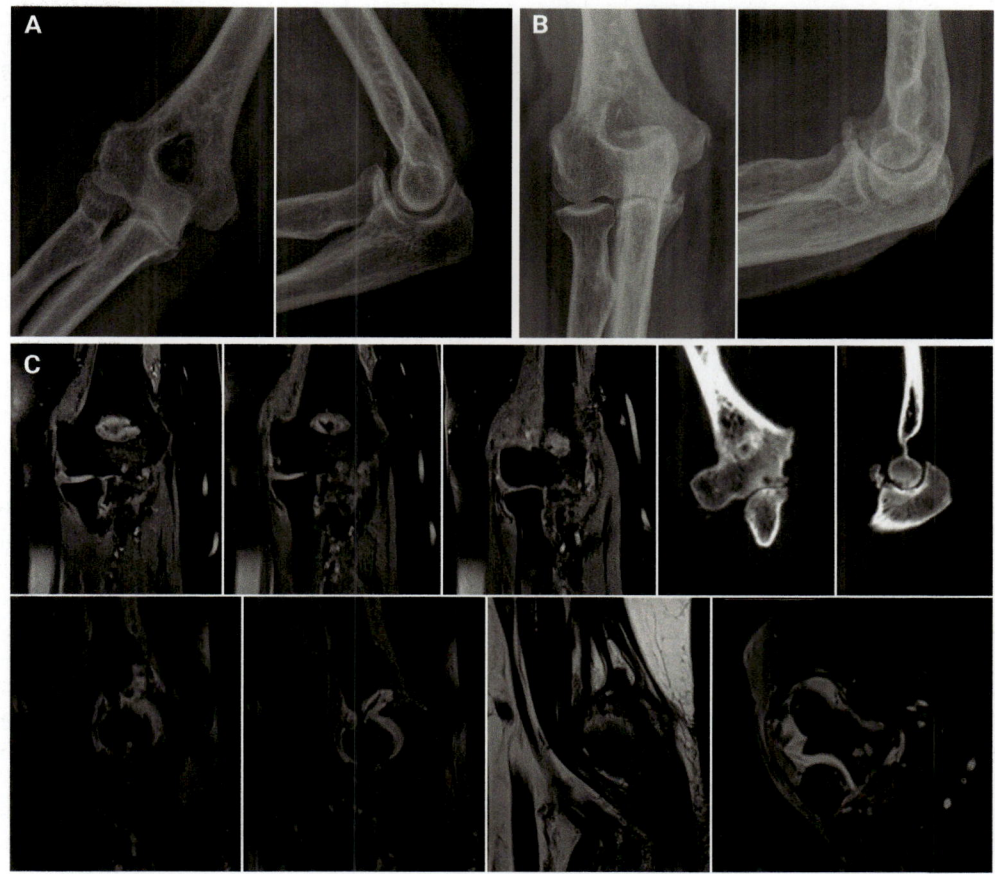

Figura 24-12. Evolución de un traumatismo de codo no tratado en una mujer de 78 años que presenta caída con contusión sobre el codo derecho. Consulta al médico pasadas tres semanas, ya que persiste dolor y limitación de la extensión. **A)** Radiografía (Rx): no se identifican las lesiones. La derivan a rehabilitación. **B)** La paciente abandona el tratamiento por dolor, pero vuelve a consulta a los seis meses por incapacidad funcional. La Rx muestra signos de artrosis avanzada a nivel cubitohumeral. **C)** Resonancia magnética y tomografía computarizada a los seis meses del traumatismo: se observa una fractura de tipo II (Regan/Morrey) de la apófisis coronoides, no consolidada. Cambios de artropatía principalmente en la articulación cubitohumeral, con reducción del espacio articular, esclerosis, quistes óseos subcondrales y edema óseo en ambas superficies. Moderada cantidad de líquido articular y engrosamiento sinovial difuso con posibles depósitos de hemosiderina. Lesión de los ligamentos colateral lateral, colateral medial y cara posteromedial del ligamento anular junto con pequeñas avulsiones óseas insercionales proximales. Signos de discreta neuropatía cubital en el trayecto epitrocleoolecraniano. Las fracturas de codo son poco frecuentes, pero con gran morbilidad sin el tratamiento adecuado. Hay que asegurarse de la integridad de los elementos estabilizadores principales: apófisis coronoides, ligamentos colaterales y cabeza radial. Conlleva al desarrollo de artrosis.

proporción del tamaño de la epífisis es superior respecto a la superficie glenoidea, y ello hace a esta articulación poco estable. La estabilidad está mantenida por un conjunto de elementos como son: el arco osteoligamentario (formado por coracoides, clavícula y acromion), el rodete glenoideo, los ligamentos de refuerzo capsuloligamentarios, las estructuras tendinosas y musculares del manguito de los rotadores y el resto de la cintura escapular.

Las fracturas de húmero proximal son más frecuentes en personas > 65 años, predominantemente, mujeres con osteoporosis, debido a caídas desde su propia altura. En personas más jóvenes, las fracturas se asocian a traumatismos de alta energía o, en un contexto de inestabilidad, asociadas a luxaciones.

Las complicaciones más habituales tras fractura y/o luxación son:

- Deformidad con limitación de la movilidad: la deformidad ósea secundaria a consolidación anómala puede ser valorada en Rx y, en la mayoría de los casos, no requiere un tratamiento específico. Las más comunes son las deformidades por colapso cefálico o las deformidades en varo y rotación, pudiendo generar limitación de la movilidad para la abducción o rotación. Radiológicamente, puede apreciarse irregularidad en superficies articulares, tanto en la epífisis como en la superficie glenoidea, incongruencia articular, pérdida asimétrica del espacio articular, además de los fenómenos degenerativos secundarios como los osteofitos típicos en el margen inferior de la epífisis, geodas quísticas y esclerosis subcondral.
- Rigidez articular: es consecuencia de la creación de adherencias capsulares o retracciones secundarias a la lesión de las estructuras ligamentarias. Se diagnostica clínicamente, aunque el engrosamiento del tejido capsular o la retracción de los recesos articulares pueden ser signos detectados en la RM.
- Inestabilidad glenohumeral: es el problema más común y afecta a pacientes jóvenes activos que practican deportes de lanzamiento o de contacto/colisión, siendo el doble de frecuentes en hombres que en mujeres.
  La causa más común es el antecedente de luxación, siendo las más frecuentes las anteroinferiores (97 %). Como consecuencia, se puede producir lesión por hundimiento e impactación en el margen posterosuperior de la cabeza humeral, denominada **lesión de Hill-Sachs**, y lesiones en el reborde anterior de la glena ósea y/o en el rodete cartilaginoso (lábrum), denominadas **lesiones de Bankart**.
  Para la evaluación de las lesiones óseas, es necesario completar estudio con TC. Frecuentemente, las luxaciones van asociadas a lesiones de las partes blandas: labrales, capsuloligamentarias o tendinosas, y conllevan un aumento de inestabilidad articular. Hay un amplio espectro de lesiones articulares y periarticulares que pueden estudiarse con RM y artro-RM.
  La inestabilidad del hombro es un problema difícil de abordar, porque, si no se trata, la tasa de recurrencia en la

población activa joven es del 50 %. Esta puede deberse a las lesiones óseas antes mencionadas, que, en determinados movimientos, encuentran facilidad para volver a luxarse, aunque también la laxitud de los ligamentos capsulares, con recesos articulares aumentados contribuyen a ella.
La inestabilidad recurrente del hombro se ha relacionado directamente con la artrosis. Diversos estudios demuestran que el 26,3 % de los pacientes sometidos a estabilización quirúrgica por luxaciones recurrentes ya mostraban signos tempranos de artrosis en la TC realizada para la cirugía. Así, la evidencia sugiere que la artrosis comienza mucho antes de lo esperado. Los principales factores de riesgo de desarrollar artrosis son: el número de luxaciones, la edad en el momento de la primera luxación, la edad en el momento de la primera cirugía, el tiempo prolongado hasta la cirugía, la limitación de la rotación externa, la afectación del manguito de los rotadores y las fracturas de la cavidad glenoidea.

- Necrosis avascular: sucede frecuentemente cuando la fractura afecta al cuello humeral y hay un desgarro de la arteria cefálica. La osteonecrosis de la epífisis humeral en fase avanzada provoca un hundimiento con fractura articular, incongruencia articular y desarrollo secundario de artrosis glenohumeral (**Fig. 24-13**).
- Lesiones musculares y tendinosas: pueden producirse lesiones de los tendones del manguito de los rotadores, principalmente, el subescapular y el supraespinoso. Se pueden detectar ecográficamente o por RM y, así, determinar la extensión de la lesión (**Fig. 24-14**).
- Lesiones neurales: son consecuencia de la distensión de partes blandas en la región axilar por donde discurre el plexo braquial. La distensión del plexo puede generar síntomas neurales leves, aunque pueden llegar a producirse roturas tronculares con parálisis de la extremidad.

CONCLUSIÓN

Es importante detectar la existencia de lesiones articulares tras un traumatismo. Los estudios radiológicos deben proporcionar información sobre la extensión articular de una fractura, el grado de conminución, los escalones, la separación de fragmentos, la presencia de cuerpos libres, la existencia de lesiones condrales, meniscales o ligamentarias, el grado de congruencia articular y el estado del resto de partes blandas periarticulares. Todo ello condiciona un manejo y tratamiento diferente, y ayuda a conocer el pronóstico, la evolución y las posibles complicaciones.

La artrosis postraumática es la degeneración articular que aparece de modo precoz, tras un daño articular y es la complicación más frecuente. Hay algunas articulaciones que son más propensas a desarrollar artrosis. Parece que el daño del cartílago es el factor más determinante para el desarrollo posterior de la artrosis. El tipo, el grado de lesión articular y las lesiones de partes blandas asociadas también condicionan el desarrollo de artrosis, además de otros factores externos, que pueden acelerar el proceso.

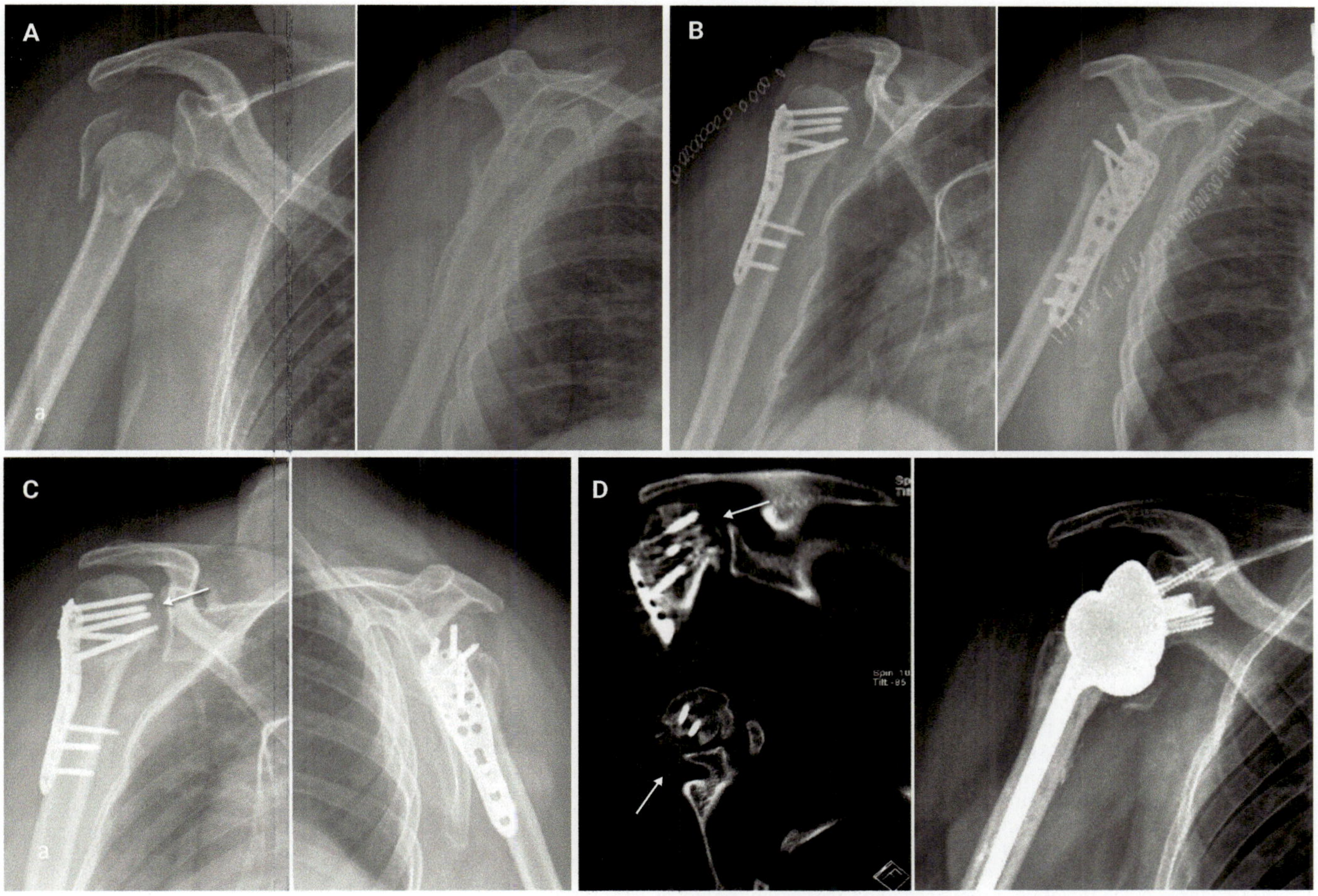

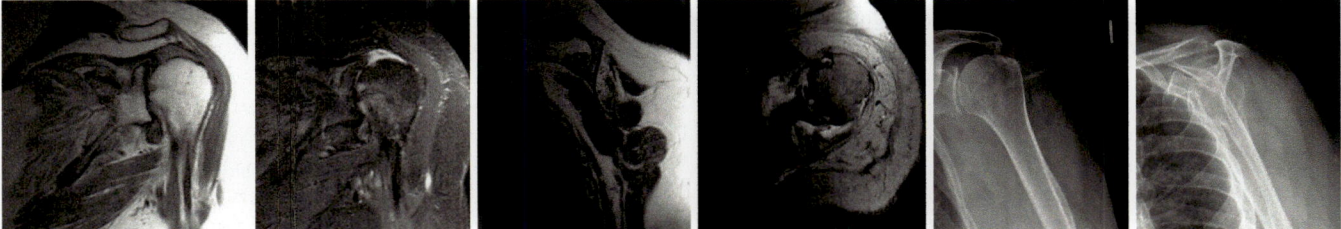

Figura 24-13. Fractura del húmero proximal y evolución posquirúrgica en una mujer de 78 años que sufre una caída con el brazo en extensión. **A)** Radiografía (Rx) posteroanterior (PA) y lateral (L): fractura humeral proximal en tres partes asociada a luxación anteroinferior. **B)** Rx PA y L: reducción quirúrgica con placa lateral y tornillos transcorticales. **C** y **D)** Evolución. **C)** Rx PA y L: control al año, que muestra osteólisis y hundimiento de la epífisis humeral; mediante tomografía computarizada, se confirma un foco de osteonecrosis con fractura y hundimiento en la epífisis humeral. **D)** Rx PA: colocación de prótesis total invertida.

Figura 24-14. Inestabilidad crónica glenohumeral en una mujer de 70 años con inestabilidad multidireccional glenohumeral de años de evolución, no tratada, y dolor crónico. Radiografía posteroanterior y lateral: elevación de la epífisis humeral, irregularidad del troquíter y discretos cambios degenerativos en el margen inferior glenohumeral. Resonancia magnética: signos de rotura crónica de los tendones del supraespinoso e infraespinoso con retracción y atrofia muscular; derrame articular con distensión capsular, que pone de manifiesto una cápsula articular muy amplia con inserciones anterior y posterior distales, y signos de artropatía degenerativa glenohumeral en fase avanzada.

PUNTOS CLAVE

- La Rx es la técnica radiológica de inicio para el estudio de una articulación tras sufrir un traumatismo con sospecha de fractura. Pero la mayoría de las ocasiones es insuficiente y se necesita completar el estudio con TC o RM.
- La TC es la mejor técnica para el estudio del hueso y para definir los trazos de fractura. Las MFR en los diversos planos del espacio y las reconstrucciones 3D ayudan a evaluar con mayor exactitud y precisión las lesiones.
- Dada la alta capacidad de resolución y contraste de los tejidos blandos, la RM es la técnica indicada la para detección de lesiones condrales, osteocondrales, de meniscos, ligamentos y resto de partes blandas.
- Parece que el daño del cartílago es el factor más determinante para el desarrollo posterior de la artrosis de modo precoz, y no debe pasar desapercibido. Las personas jóvenes son las más susceptibles a sufrir traumatismos y, consecuentemente, presentan mayor riesgo de desarrollo de complicaciones a corto plazo.
- Cada articulación es una entidad diferente, con sus peculiaridades y complicaciones particulares. Deben estudiarse y orientar modo específico.
- Las lesiones de tobillo son las más frecuentes. Hay un amplio espectro de lesiones. La inestabilidad crónica por esguinces de repetición con lesión de los ligamentos peroneoastragalino anterior y peroneocalcáneo son indicadores de gravedad por lesión condral asociada, y pueden derivar a una artrosis secundaria en los años posteriores. Pero hay otros muchos factores que condicionan la artrosis de tobillo, como la obesidad.
- La rodilla es una articulación de carga. La lesión de los estabilizadores principales condiciona el desarrollo de artrosis y es raro que se presenten de modo aislado. Es decir, con frecuencia la lesión del LCA, o del ligamento colateral medial o del menisco, etc. se presentan asociadas a otras lesiones. En cuanto a la reparación meniscal, la tendencia es cada vez más conservadora, intentando mínimas meniscectomías o suturas meniscales si se permite para conseguir la estabilidad articular. No obstante, a pesar de las reparaciones quirúrgicas, no se garantiza evitar el desarrollo de artrosis.
- La artrosis postraumática de cadera sucede principalmente en pacientes jóvenes que han sufrido un traumatismo de alta energía y en pacientes de mayor edad tras una caída leve en el contexto de osteoporosis. Las fracturas acetabulares asociadas a luxaciones coxofemorales y las fracturas articulares de epífisis femoral presentan alto riesgo de necrosis.
- En la muñeca, las fracturas de escafoides pueden pasar desapercibidas. Las fracturas del polo proximal también muestran mayor riesgo de necrosis. La falta de consolidación y la lesión de ligamentos carpianos asociados conllevan una inestabilidad y desarrollo de artropatía degenerativa evolutiva. En las fracturas del radio distal, es fundamental recuperar la integridad de la superficie articular, sin escalones, congruente y correctamente alineada para evitar el desarrollo de artrosis, dolor crónico y limitación funcional.
- La articulación del codo se lesiona con poca frecuencia. Después del hombro, el codo es la que más frecuentemente se luxa. La TC es un muy útil para valorar fracturas ocultas, que pueden pasar desapercibidas. La RM detecta lesiones capsuloligamentarias y del resto de las partes blandas. La apófisis coronoides mantiene la estabilidad posterior y en varo; debe haber integridad > 50 % de su superficie para mantener esta estabilidad, ya que en ella se insertan la cápsula articular, el ligamento colateral cubital y el músculo braquial. Las complicaciones habituales son la seudoartrosis, la artrosis secundaria, las osificaciones heterotópicas y las lesiones neurológicas, que generan rigidez articular, limitación funcional y dolor.
- La articulación glenohumeral es la más inestable. Su lesión afecta a jóvenes activos. Si no se trata, la tasa de recurrencia es del 50 % y se ha relacionado directamente con la artrosis. Incluso hay estudios que demuestran que, al menos, un cuarto de los pacientes sometidos a estabilización quirúrgica por luxaciones recurrentes ya mostraban signos tempranos de artrosis en la TC realizada para la cirugía. Las fracturas de húmero proximal suceden a personas de mayor edad en el contexto de osteoporosis. Es fundamental la adecuada consolidación y valorar el estado del resto de estabilizadores como los elementos capsuloligamentarios y los tendones del manguito de los rotadores para garantizar una integridad articular funcional.

BIBLIOGRAFÍA

Bazzocchi A, Aparisi Gómez MP, Bartoloni A, Guglielmi G. Emergency and trauma of the elbow. Semin Musculoskelet Radiol. 2017;21(3):257-81.

Bercik MJ, Kruse K 2nd, Yalizis M, Gauci MO, Chaoui J, Walch G. A modification of the Walch classification of the glenoid in primary glenohumeral osteoarthritis using three-dimensional imaging. J Shoulder Elbow Surg. 2016;25(10):1601-6.

Carbone A, Rodeo S. Review of current understanding of post-traumatic osteoarthritis resulting from sports injuries. J Orthop Res. 2017;35(3):397-405.

Coifman I, Brunner UH, Scheibel M. Dislocation arthropathy of the shoulder. J Clin Med. 2022;11(7):2019.

Crema MD, Zentner J, Guermazi A, Jomaah N, Mara MD, Roemer FW. Scapholunate advanced collapse and scaphoid nonunion advanced collapse: MDCT arthrography features. AJR Am J Roentgenol. 2012;199(2):W202-7.

Delco ML, Kennedy JG, Bonassar LJ, Fortier LA. Post-traumatic ostearthritis of the ankle: a distinct clinical entity requiring new research approaches. J Orthop Res. 2017;35(3):440-53.

Everhart JS, Jones MH, Yalcin S, Reinke EK, Huston LJ, Andrish JT, et al.; MOON Group. The clinical radiographic incidence of posttraumatic osteoarthritis 10 years after anterior cruciate ligament reconstruction: data from the MOON nested cohort. Am J Sports Med. 2021;49(5):1251-61.

Goldfarb CA, Yin Y, Gilula LA, Fisher AJ, Boyer MI. Wrist fractures: what the clinician wants to know. Radiology. 2001;219(1):11-28.

Gupta KB, Duryea J, Weissman BN. Radiographic evaluation of osteoarthritis. Radiol Clin North Am. 2004;42(1):11-41, v.

Herrera-Pérez M, Pais-Brito JL, De Bergua-Domingo J, Aciego de Mendoza M, Guerra-Ferraz A, Cortés-García P, et al. Resultados de la artrodiastasis en la artropatía postraumática de tobillo en población joven: estudio prospectivo comparativo. Rev Esp Cir Ortop Traumatol. 2013;57(6):409-16.

Kompoliti E, Prodromou M, Karantanas AH. SLAC and SNAC wrist: the top five things that general radiologist need to know. Tomography. 2021;7(4):488-503.

Lee S, Nardo L, Kumar D, Wyatt CR, Souza RB, Lynch J, et al. Scoring hip osteoarthrtitis with MRI (SHOMRI): a whole joint osteoarthritis evaluation system. J Magn Reson Imaging. 2015;41(6):1549-57.

Lieberthal J, Sambamurthy N, Scanzello CR. Inflammation in joint injury and post-traumatic osteoarthritis. Osteoarthritis Cartilage. 2015;23(11):1825-34.

Mandell JC, Marschall RA, Weaver MJ, Harris MB, Sodickson AD, Khurana B. Traumatic hip dislocation: what the orthopedic surgeon wants to know. Radiographics. 2017;37(7):2181-201.

Mas Garriga X. Artrosis: definición, etiopatogenia, clasificación y formas de presentación. Aten Primaria 2014;46 Suppl 1(Suppl 1):3-10.

Meinberg EG, Agel J, Roberts CS, Karam MD, Kellam JF. Fracture and dislocation classification compendium-2018. J Orthop Trauma. 2018;32 Suppl 1:S1-170.

Nguyen JC, De Smet AA, Graf BK, Rosas HG. MR imaging-based diagnosis and classification of meniscal tears. Radiographics. 2014;34(4):981-99.

Okanobo H, Khurana B, Sheehan S, Duran-Mendicuti A, Arianjam A, Ledbetter S. Simplified diagnostic algorithm for Lauge-Hansens classification of ankle injuries. Radiographics. 2012;32(2):E71-84.

Punzi L, Galozzi P, Luisetto R, Favero M, Ramonda R, Oliviero F, et al. Post-traumatic arthritis: ovewiew on pathogenic mechanisms of role of inflammation. RMD Open. 2016;2(2):e000279.

Roemer FW, Demehri S, Omoumi P, Link TM, Kijowski R, Saarakkala S, et al. State of the art: imaging of osteoarthritis-revisited 2020. Radiology. 2020;6(1):5-21.

Rupasov A, Cain U, Montoya S, Blickman JG. Imaging of posttraumatic arthritis, avascular necrosis, septic arthritis, complex regional pain syndrome, and cancer mimicking arthritis. Radiol Clin North Am. 2017;55(5):1111-30.

Scheinfeld MH, Dym AA, Spektor M, Avery LL, Dym RJ, Amanatullah DF. Acetabular fractures: what radiologists should know and how 3D CT can aid classification. Radiographics. 2015;35(2):555-77.

Sheehan SE, Dyer GS, Sodickson AD, Patel KI, Khurana B. Traumatic elbow injuries: what the orthopedic surgeon wants to know. Radiographics. 2013;33(3):869-88.

Sheehan SE, Shyu JY, Weaver MJ, Sodickson AD, Khurana B. Proximal femoral fractures: what the orthopedic surgeon wants to know. Radiographics. 2015;35(5):1563-84.

Swärd P, Kostogiannis I, Neuman P, Von Porat A, Boegård T, Roos H. Differences in the radiological characteristics between post-traumatic and non-traumatic knee osteoarthritis. Scand J Med Sci Sports. 2010;20(5):731-9.

Taljanovic MS, Karantanas A, Griffith JF, DeSilva GL, Rieke JD, Sheppard JE. Imaging and treatment of scaphoid fractures and their complications. Semin Musculoskelet Radiol. 2012;16(2):159-73.

Thomas AC, Hubbard-Turner T, Wikstrom EA, Palmieri-Smith RM. Epidemiology of posttraumatic osteoarthritis. J Athl Train. 2017;52(6):491-6.

Thordarson DB, Motamed S, Hedman T, Ebramzadeh E, Bakshian S. The effect of fibular malreduction on contact pressures in an ankle fracture malunion model. J Bone Joint Surg Am. 1997;79(12):1809-15.

Valderrabano V, Horisberger M, Russell I, Dougall H, Hintermann B. Etiology of ankle osterarthritis. Clin Orthop Relat Res. 2009;467(7):1800-6.

Weiss KE, Rodner CM. Osteoarthritis of the wrist. J Hand Surg Am. 2007;32(5):725-46.

Radiología de la mujer

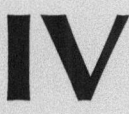

Estudio de la infertilidad femenina

25

A. Alonso Burgos, G. Gallardo Madueño, A. Alcázar Peral, L. Pérez Alonso y L. Chiva de Agustín

OBJETIVOS

- Repasar la anatomía y la fisiología del sistema reproductor femenino, destacando su relevancia en los procesos de concepción y gestación.
- Analizar las técnicas de imagen en el diagnóstico de la infertilidad: revisar las diferentes modalidades de imágenes radiológicas y su aplicación en la evaluación de posibles causas de infertilidad en mujeres, abordando tanto técnicas convencionales como avanzadas.
- Identificar patologías ginecológicas asociadas a la infertilidad, con especial énfasis en la interpretación radiológica de estas afecciones.
- Desarrollar competencias en la aplicación de protocolos específicos de estudio mediante técnicas radiológicas, facilitando la identificación temprana de factores que puedan afectar a la fertilidad femenina.
- Fomentar el abordaje interdisciplinario en la infertilidad de origen femenino, en particular, la colaboración entre radiólogo y ginecólogo, para lograr un enfoque integral en la evaluación, el diagnóstico y los procedimientos.

INTRODUCCIÓN

Se define la infertilidad como la imposibilidad de concepción después de 12 meses o más de relaciones sexuales habituales sin métodos anticonceptivos. En los países desarrollados, entre el 8 y el 20 % de las parejas son infértiles, con una prevalencia del 17 % España. Se deben diferenciar dos tipos de infertilidad: la infertilidad primaria, en la que no ha ocurrido un embarazo previo, y la infertilidad secundaria, en la que se obtuvo un embarazo previo. Siendo la infertilidad una situación extremadamente compleja y, en muchos puntos, aún no conocida en su totalidad, se estima que ⅓ de las causas de infertilidad son de origen idiopático; ⅓, de origen masculino; y ⅓, de origen femenino. La evaluación de la cavidad uterina, así como de la permeabilidad de las trompas de Falopio es una parte indispensable de la evaluación de la infertilidad. Las enfermedades tubáricas y peritoneales son las principales causas de infertilidad y representan el 40 % de todos los problemas de infertilidad de origen femenino. El normal funcionamiento anatómico y fisiológico de las trompas de Falopio es indispensable para el transporte y la capacitación del esperma, la captación y el transporte del óvulo, la fecundación, y la nutrición, el transporte y las primeras etapas del desarrollo embrionario. La anatomía normal del útero así como de las trompas de Falopio se esquematiza en la **figura 25-1**.

El estudio para la infertilidad debe entenderse como un estudio global de la pareja (**Tabla 25-1**) llevado a cabo por una unidad integrada de fertilidad, donde confluyan y trabajen de manera conjunta las distintas especialidades de gineco-

logía, radiología, urología, endocrinología, microbiología y bioquímica, así como una enfermería especializada. Por otra parte, los estudios de imagen constituyen una segunda línea de estudio para la infertilidad, que debe correr en paralelo. Los estudios de imagen desempeñan un papel crucial en la evaluación anatómica, que sustenta el diagnóstico de las causas congénitas de la infertilidad y también muchas de las causas adquiridas. Las principales causas de infertilidad primaria y secundaria se recogen en la **tabla 25-2**. Si bien las opciones terapéuticas basadas en imágenes son limitadas en el entorno congénito, la imagen resulta fundamental para guiar el tratamiento de muchas causas adquiridas.

La imagen desempeña, entonces, un papel significativo en la evaluación diagnóstica de la infertilidad. Los métodos actuales de evaluación de la cavidad uterina y la permeabilidad tubárica incluyen la laparoscopia con cromopertubación, la fluoroscopia, la ecografía de infusión salina (SIS, *saline infusion sonohysterography*) y la histerosalpingografía (HSG) y la resonancia magnética (RM). Sin embargo, la laparoscopia se considera aún el método de referencia para el estudio. Las principales técnicas de imagen en el contexto del estudio de la infertilidad femenina se resumen en la **tabla 25-3**.

ECOGRAFÍA, SONOHISTEROSALPINGOGRAFÍA Y SONOHISTEROSALPINGOGRAFÍA CON CONTRASTE

La ecografía es la **primera línea de investigación** por imagen en **infertilidad**. Es fácilmente accesible, rápida, económica y libre de radiación ionizante, pero depende del operador. La ecografía se puede utilizar para evaluar parámetros básicos

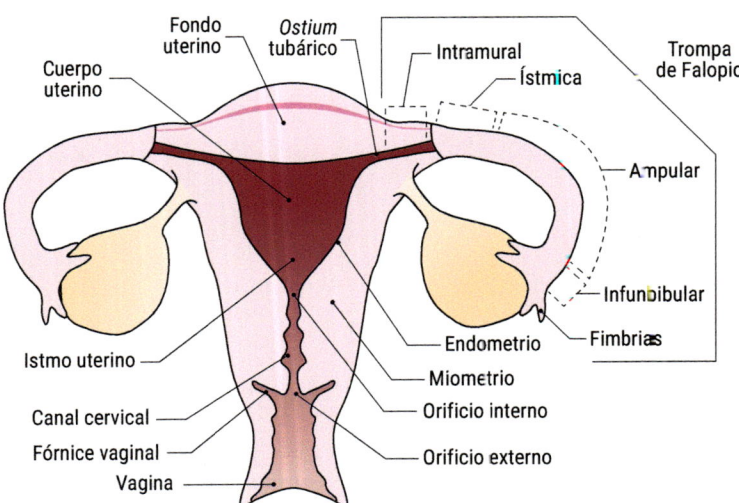

como la morfología ovárica y diagnosticar anomalías estructurales.

La ecografía es excelente para diagnosticar fibromas, pólipos endometriales, o adenomiosis/endometriosis, y para examinar los ovarios y evaluar los ovarios poliquísticos, el desarrollo folicular y contar los folículos antrales. Actualmente, se utiliza cada vez más la ecografía tridimensional (3D) para evaluar el contorno exterior del útero en casos de sospecha de anomalías de conducto de Müller (ACM), con una precisión diagnóstica del 90 al 95 %. También puede evaluar con precisión lesiones intracavitarias, como pólipos, fibromas submucosos, tabiques y sinequias.

Las trompas de Falopio normales no son detectables en la ecografía, salvo que estén dilatadas; sin embargo, su permeabilidad ahora se puede evaluar utilizando un agente de contraste. La SIS se realiza mediante la instilación de solución salina o gel a través del canal endocervical con un catéter y permite la delimitación del endometrio y su superficie. Este procedimiento se puede realizar utilizando ecografía convencional bidimensional (2D) o 3D. Se ha descrito una mayor precisión diagnóstica de la SIS en la detección de anomalías uterinas intracavitarias en comparación con la ecografía transvaginal (ETV), con una sensibilidad y especificidad de la SIS del 100 y el 85 %, respectivamente, y se considera que la SIS es tan buena como la histeroscopia para identificar todos los tipos de anomalías uterinas intracavitarias, con una sensibilidad y especificidad combinadas del 88 y el 94 %, respectivamente. Este método se introdujo por primera vez en 1984, mediante la inyección de líquido en la cavidad uterina bajo la guía ecográfica y la observación del líquido en el fondo de saco como prueba de la permeabilidad de la trompa de Falopio.

La sonohisterosalpingografía (sono-HSG) es un método mínimamente invasivo y libre de radiación ionizante, que se realiza durante la fase proliferativa media (días 6º-10º del ciclo). Esta exploración se lleva a cabo mediante una exploración inicial de ETV, donde se evalúa la posición de los órganos pélvicos, y se descarta cualquier enfermedad que pudiera limitar el procedimiento y la presencia de líquido libre en el fondo de saco de Douglas. Este punto

es relevante, ya que no siempre es posible demostrar la salida de contraste o suero desde las fimbrias. La presencia de líquido libre en la pelvis tras el procedimiento será evidencia de que, al menos, una de las trompas de Falopio está permeable.

Tras la ETV basal, se inserta un espéculo, se limpia el cuello uterino y se pasa un catéter con balón a través del orificio cervical interno. El balón se posiciona justo dentro del orificio y se infla para evitar la fuga del material de contraste hacia la vagina. Posteriormente, se retira el espéculo y se vuelve a ubicar la sonda intravaginal. Se instila entonces suavemente el material de contraste o el suero salino, el cual delinea la cavidad uterina y las trompas de Falopio. En situación normal, el material de contraste termina por difundir alrededor del ovario hacia la cavidad peritoneal y se puede objetivar para mostrar que la trompa está completamente permeable. La sono-HSG es una prueba útil de detección si hay un bajo índice de sospecha de enfermedad tubárica, pero no ofrece una opción terapéutica.

La sono-HSG con contraste (HyCoSy, *hysterosalpingo-contrast sonography*) es una técnica recientemente introducida que utiliza una mezcla de solución salina con aire como medio de contraste y puede realizarse utilizando ecografía 2D o 3D. La inyección de aire aparece como una imagen hiperecoica y puede ser seguida en tiempo real a medida que atraviesa las trompas de Falopio y difunde libre en la cavidad peritoneal, lo que demuestra la permeabilidad tubárica. Se ha observado que la HyCoSy tiene una precisión equivalente a la HSG cuando se compara con el estándar de referencia de la cromopertubación laparoscópica en la determinación de la permeabilidad tubárica, con sensibilidades y especificidades que oscilan entre el 75 y el 96 % y el 67 y el 100 %, respectivamente.

RESONANCIA MAGNÉTICA

La RM es una técnica de imagen de segunda línea o complementaria que permite una evaluación de alta resolución multiplanar. Se considera la **técnica de elección para el diagnóstico de anomalías del desarrollo del tracto genital**

Tabla 35-1. Estudio de la infertilidad femenina y masculina

	Mujer	Hombre	Ambos
Historia clínica			
	Ciclos ovulatorios: longitud media del ciclo menstrual (generalmente, dentro de ± 2 días para la mayoría de las mujeres), número de menstruaciones por año, historial de anticoncepción **Amenorrea hipotalámica:** pérdida de peso, ejercicio excesivo, estrés psicológico, antecedentes familiares **SOP/HSC:** • Hirsutismo, acné, oligomenorrea • Endometriosis: dispareunia, dismenorrea, dolor pélvico cíclico **EIP:** dolor pélvico, secreción, infecciones de transmisión sexual	**Deficiencia de testosterona:** • Libido, disfunción eréctil/potencia • Frecuencia de afeitado, ginecomastia **Factores de riesgo de disfunción testicular:** • Historia de parotiditis/orquitis • Historia de infecciones de transmisión sexual • Traumatismo • Tratamientos oncológicos previos	**Preguntas generales:** • Tiempo de deseo genésico • Fecundidad, frecuencia de relaciones sexuales • Hitos puberales • Antecedentes médicos, medicamentos, alcohol, tabaquismo, tóxicos **Prolactinoma:** dolor de cabeza, galactorrea, alteración del campo visual **Síndrome de Kallmann:** • Anosmia, desarrollo puberal incompleto • Puede estar asociado a otras características dependiendo de la mutación específica, por ejemplo, pérdida auditiva, agenesia renal, sincinesia
Exploración física			
	Signos de hiperandrogenismo: • Puntuación de Ferriman-Gallwey para hirsutismo. Acné • Examen pélvico	• Volumen testicular con orquidómetro de Prader • Dureza/engrosamiento epididimario • Presencia de conducto deferente	• Caracteres sexuales secundarios • IMC
Exploración física			
Factor masculino	–	Seminograma	–
Microbiología	Serología de rubéola	–	*Chlamydia*/análisis de orina
Sanguíneo	• Nivel de progesterona en mitad del ciclo lúteo • Oligomenorrea/anovulatoria: – FSH, LH, estradiol, SHBG, testosterona, prolactina – 17-OHP de fase folicular, AMH sérica	• Testosterona en ayunas • FSH, LH, SHBG, albúmina • Estudios de hierro para hemocromatosis	• VIH, hepatitis B y C • Talasemia
Imagen	ETV, HyCoSy, HSG para evaluar la permeabilidad tubárica y la cavidad uterina	Ecografía Doppler escrotal para varicocele o causas obstructivas	–

17-OHP: 17-hidroxiprogesterona; AMH: hormona antimülleriana (*antimüllerian hormone*); EIP: enfermedad inflamatoria pélvica; ETV: ecografía transvaginal; FSH: hormona foliculoestimulante (*follicle-stimulating hormone*); HSC: hiperplasia suprarrenal congénita; HSG: histerosalpingografía; HyCoSy: histerosonosalpingografía con contraste (*hysterosalpingo-contrast sonography*); IMC: índice de masa corporal; LH: hormona luteinizante (*luteinizing hormone*); SHBG: globulina de fijación a las hormonas sexuales (*sex hormone-binding globulin*); SOP: síndrome del ovario poliquístico; VIH: virus de la inmunodeficiencia humana.

femenino (Tabla 25-4 y Fig. 25-2) y resulta esencial en el diagnóstico y manejo de la adenomiosis, la endometriosis infiltrante profunda y los leiomiomas (Fig. 25-3), así como en la evaluación de la patología tubárica y peritubárica. Asimismo, la RM resulta fundamental en la **planificación prequirúrgica**. A diferencia de la HSG, la RM es no invasiva y evita el uso de radiación ionizante y, al contrario que la ecografía, no depende del operador, pero tiene mayores implicaciones de coste y accesibilidad que la ecografía.

Causas congénitas de infertilidad. Anomalías del conducto de Müller

Las ACM representan un espectro complejo de anomalías congénitas que resultan del desarrollo fallido de los conductos de Müller, que normalmente dan origen al útero, el cuello uterino, las trompas de Falopio y el tercio superior de la vagina. Los distintos tipos y características se resumen en la figura 25-4 y la tabla 25-4. De acuerdo con el

Tabla 25-2. Causas congénitas y adquiridas de infertilidad

Causas congénitas:	• Anomalías del desarrollo uterino, anomalías del conducto de Müller • Aplasia o hipoplasia ovárica • Anormalidades estructurales tubáricas • Genéticas: síndrome de Klinefelter, síndrome de Turner
Causas adquiridas:	• Adherencias intrauterinas (infecciosas o no infecciosas) • Miomas o pólipos • Adenomiosis o endometriosis • Enfermedad tubárica • Radioterapia o quimioterapia (sistémica o endocrina)

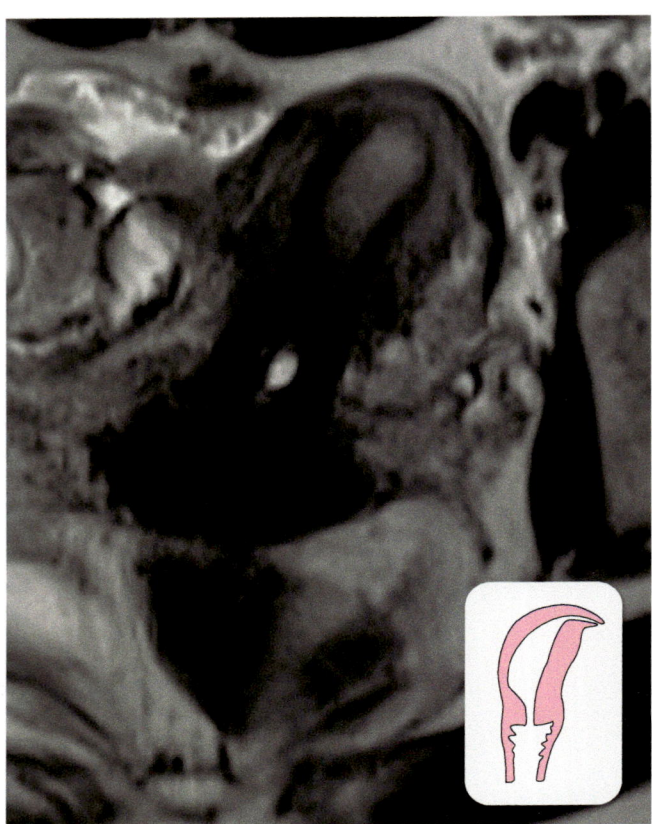

Figura 25-2. Imagen de resonancia magnética (secuencia potenciada en T2 HASTE [*half-Fourier single-shot turbo spin-echo*] en corte transversal) de un útero unicorne sin cavidad en el cuerno derecho.

amplio espectro de apariencias anatómicas de las ACM, sus características clínicas de presentación también son variadas e incluyen amenorrea primaria, endometriosis, aborto espontáneo, restricción del crecimiento intrauterino y parto prematuro. Aunque la mayoría de las mujeres con ACM no tienen problemas para concebir, las ACM están asociadas a tasas más altas de aborto espontáneo, parto prematuro y posición fetal anormal. Además, aunque la prevalencia general de las ACM varía del 1 al 5 % en la población general, estudios retrospectivos han demostrado que, entre las mujeres con pérdida recurrente del embarazo, la prevalencia de ACM es sustancialmente mayor, oscilando entre el 13 y el 25 %.

Tabla 25-3. Técnicas de imagen aplicadas al estudio de infertilidad femenina

Técnica	Ventajas	Desventajas
Ecografía	• Fácilmente disponible, de realización sencilla y económica • No implica radiación ionizante • Excelente para el diagnóstico de fibromas, pólipos endometriales, adenomiosis/endometriosis, SOP • La ecografía 3D puede evaluar las anomalías del desarrollo mülleriano • La SIS puede evaluar la cavidad uterina • La HyCoSy puede evaluar la permeabilidad tubárica	• Dependiente del operador • La ecografía 3D requiere una capacitación adicional y un operador experimentado • Los agentes de contraste para HyCoSy no están aprobados por la FDA en los Estados Unidos
HSG	• Evalúa la permeabilidad tubárica • Evalúa la cavidad uterina	• Utiliza radiación ionizante • Considerada un examen invasivo • Utiliza medios de contraste a base de agua o aceite • No puede evaluar el contorno fuera del fondo uterino; por lo tanto, no es una modalidad adecuada para la evaluación de anomalías extrauterinas
RM	• Excelente modalidad para el diagnóstico de anomalías del conducto de Müller; adenomiosis/endometriosis; leiomiomas; pólipos endometriales • Evaluación de anomalías tubáricas/peritubáricas sospechosas por ecografía o HSG • Rol fundamental en la planificación prequirúrgica • La RM-HSG tiene un papel emergente en la evaluación de la permeabilidad tubárica y la patología intrauterina	• Utiliza medio de contraste • Claustrofobia • La RM-HSG requiere tiempo y experiencia adicionales posterior al procedimiento

FDA: Food and Drug Administration; HSG: histerosalpingografía; HyCoSy: histerosonosalpingografía con contraste (*hysterosalpingo-contrast sonography*); RM: resonancia magnética; RM-HSG: histerosalpingografía por resonancia magnética; SIS: histerosonografía o ecografía de infusión salina (*saline infusion sonohysterography*); SOP: síndrome del ovario poliquístico.

Tabla 25-4. Anomalías del conducto de Müller

Subtipo	Origen embrionario	Características en imagen	Consideraciones relevantes
Aplasia/hipoplasia	Fracaso en la proliferación del conducto de Müller	Amplio espectro de hallazgos, siendo la forma más extrema la ausencia completa de útero, cuello uterino, trompas de Falopio y vagina superior (síndrome de Mayer-Rokitansky-Küster-Hauser, MRKH) (**Fig. 25-5**)	• Por lo general, se presenta en la pubertad con amenorrea primaria • Es importante evaluar la presencia de útero hipoplásico, que puede requerir cirugía en el contexto de hematometra y/o endometriosis asociada • Las pacientes son inevitablemente infértiles
Útero unicorne	Fracaso en la proliferación del conducto de Müller	Cuerno fusiforme con forma de plátano ubicado fuera de la línea media, con o sin un pequeño cuerno rudimentario (v. **Fig. 25-2**)	• Anomalías renales hasta el 40 % de los casos; típicamente, agenesia renal ipsilateral al cuerno rudimentario o ausente • Valorar la presencia de tejido endometrial dentro del cuerno rudimentario, ya que puede requerir cirugía en caso de obstrucción y/o endometriosis
Útero bicorne	Fallo en la fusión del conducto de Müller	• Dos cuernos comunicantes divergentes se fusionan en el segmento uterino inferior (**Fig. 25-6**); ya sea en un cuello uterino (*unicollis*) o dos cuellos (*bicollis*) • Característica hendidura externa profunda en la zona del fondo uterino (> 10 mm)	Valorar la presencia de un tabique vaginal, que puede requerir cirugía en caso de obstrucción (hematocolpos-metrocolpos); sin embargo, esto es raro
Útero didelfo	Fallo en la fusión del conducto de Müller	Dos cuernos divergentes no comunicantes, cada uno con su propio cuello uterino y (usualmente) vagina proximal	• El tabique hemivaginal puede desencadenar síntomas obstructivos que pueden requerir cirugía • La obstrucción de la hemivagina está clásicamente asociada a la agenesia renal ipsilateral (síndrome OHVIRA)
Útero septado	Fallo en la reabsorción septal	• Tabique uterino residual, ya sea parcial (el tabique no se encuentra en contacto con el cuello uterino) o completo (el tabique se encuentra en contacto con el cuello uterino) (**Fig. 25-7**) • Hendidura fúndica externa plana/convexa (< 10 mm) con una profundidad de indentación > 10 mm	• Presenta los peores resultados reproductivos de todos los ACM • Se puede considerar la resección histeroscópica
Útero arcuato	Fallo en la reabsorción septal	• Contorno externo normal del fondo uterino • Prominencia miometrial de base ancha y superficie lisa en el contorno fúndico interno	Generalmente, se considera una variante anatómica normal

ACM: anomalías del conducto de Müller; OHVIRA: hemivagina ciega total o parcial y agenesia renal ipsilateral (*obstructed hemivagina in the setting of ipsilateral renal agenesis*).

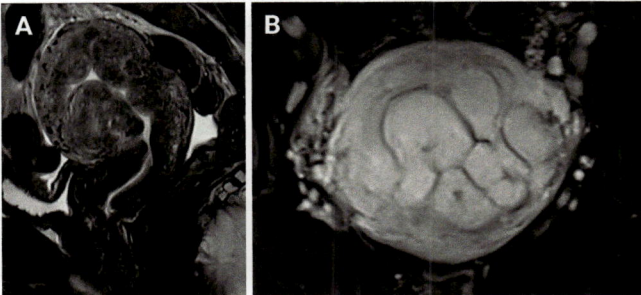

Figura 25-3. Paciente con miometrio prácticamente reemplazado por innumerables nódulos confluentes poco definidos de señal intermedia en T2 **(A)**, sin hiperseñal en T1, realce similar al miometrio adyacente **(B)** y ausencia de restricción significativa en difusión en relación con leiomiomatosis múltiple.

Se han propuesto múltiples sistemas de clasificación para categorizar los subtipos de ACM. Aunque no existe una clasificación de ACM universalmente aceptada, el sistema propuesto por la Sociedad Estadounidense de Medicina Reproductiva (ASRM, American Society for Reproductive Medicine), sigue siendo el enfoque más ampliamente utilizado para la categorización. Este sistema subdivide las ACM en categorías que muestran una apariencia anatómica, manifestaciones clínicas y tratamiento similares. Es importante destacar que algunas ACM complejas no se ajustan fácilmente a un subtipo de la clasificación de la ASRM. En estos escenarios, es importante describir cada anomalía en lugar de intentar categorizar la ACM según la característica anatómica dominante. La RM es la técnica de imagen de elección para

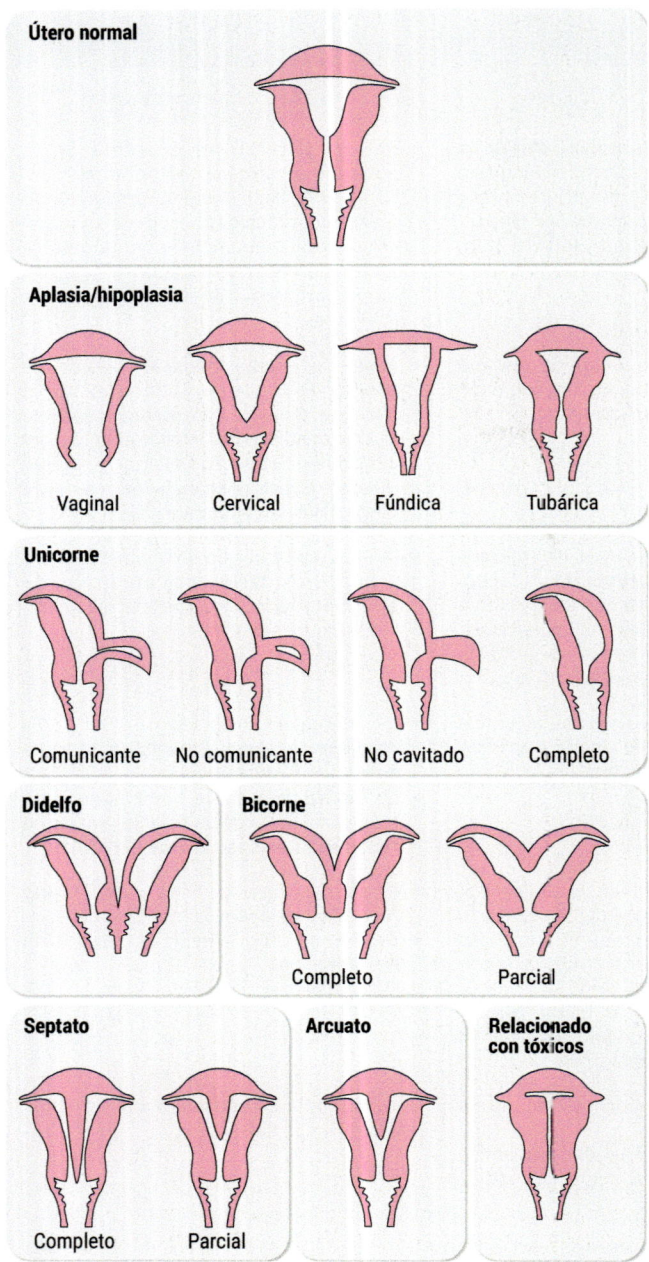

Útero normal

Aplasia/hipoplasia

Vaginal   Cervical   Fúndica   Tubárica

Unicorne

Comunicante   No comunicante   No cavitado   Completo

Didelfo   **Bicorne**

Completo   Parcial

Septato   **Arcuato**   **Relacionado con tóxicos**

Completo   Parcial

Figura 25-4. Esquema general de las anomalías del conducto de Müller.

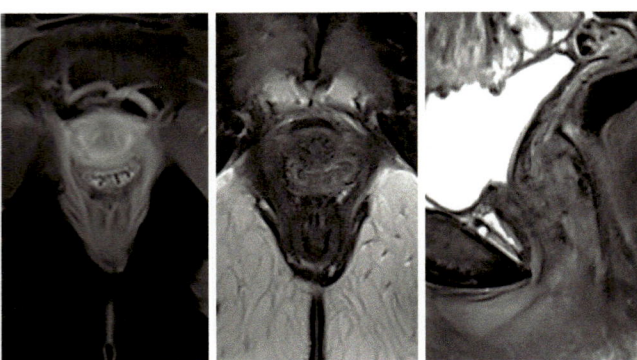

Figura 25-5. Imagen de resonancia magnética de una paciente con diagnóstico de síndrome de Mayer-Rokitansky-Küster-Hauser: ausencia de útero y cérvix visualizables, y ausencia del tercio craneal de la vagina con los dos tercios inferiores de morfología y señal normales. Ovarios de características normales.

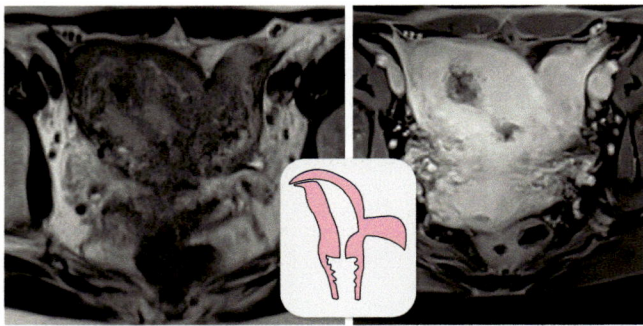

Figura 25-6. Imagen de resonancia magnética de un útero bicorne en situación de puerperio, con cuerno derecho de tamaño y morfología normales y atrofia del cuerno izquierdo, donde no se ha logrado identificar línea endometrial. Se objetiva discreta dilatación de la cavidad endometrial derecha, con contenido heterogéneo que no realza tras la administración de contraste intravenoso, compatible con coágulos.

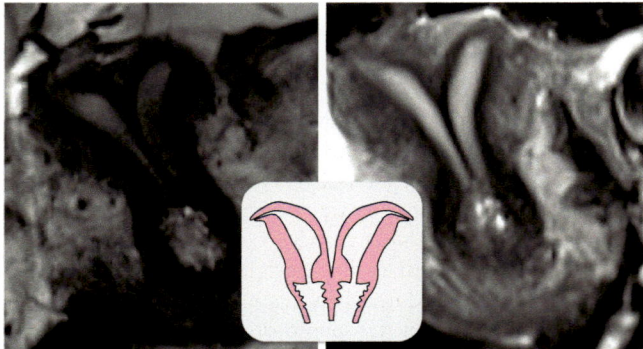

Figura 25-7. Imagen de resonancia magnética de un útero septado completo como variante anatómica.

diagnosticar y clasificar las ACM, con informes de precisión de hasta el 100 %.

Patología uterina benigna

La patología uterina benigna comprende pólipos, leiomiomas, adenomiosis y sinequias. Los pólipos endometriales son las anormalidades estructurales más comunes en la cavidad uterina y representan un crecimiento focal de tejido endometrial. Entre las pacientes con infertilidad, la prevalencia de pólipos endometriales es, aproximadamente, del 32 %. Sin embargo, a pesar de esta asociación, existe evidencia limitada sobre la eficacia de la polipectomía histeroscópica en la mejora de

los resultados reproductivos en mujeres infértiles y el verdadero impacto de los pólipos endometriales en la fertilidad es controvertido. En ecografía 2D y 3D y en la SIS, los pólipos endometriales aparecen como masas ecogénicas bien definidas dentro de la cavidad uterina, y la imagen Doppler puede mostrar un vaso nutricio. En la HSG, los pólipos se ven mejor en la fase de llenado temprano como defectos de repleción bien definidos y pueden ser difíciles de diferenciar de los leiomiomas submucosos en la fase posterior cuando el contraste llena la cavidad uterina. Estos leiomiomas se evidencian mejor en ETV y en imágenes de RM.

La adenomiosis (**Fig. 25-8**) es un proceso benigno en el que las glándulas endometriales ectópicas se extienden en forma difusa o focal hacia el miometrio adyacente. Se cree que la adenomiosis causa infertilidad debido a una disminución o anormalidad en la contractilidad uterina, lo que ralentiza el transporte de espermatozoides a través de la cavidad uterina y disminuye la receptividad endometrial. En las imágenes, la adenomiosis presenta diversas apariencias y se diagnostica con mayor frecuencia mediante ecografía y RM, ya que las pacientes a menudo presentan síntomas de dolor pélvico y/o sangrado. Ambas pruebas de imagen tienen sensibilidades y especificidades variables, superiores siempre para la RM.

Los hallazgos en la HSG pueden ser incidentales, especialmente en mujeres asintomáticas, y consisten en divertículos pequeños llenos de contraste, difusos o agrupados, que se proyectan más allá de la cavidad uterina. En este caso, se debe realizar una RM en estas mujeres para buscar endometriosis profunda infiltrante, dada la alta asociación de la endometriosis a la adenomiosis en hasta el 90 % de las mujeres. Los hallazgos característicos en la RM incluyen un útero de forma globular y agrandado con engrosamiento difuso o focal de la zona de transición (>12 mm) en asociación a baja intensidad de señal en la secuencia ponderada en T2. Además, a menudo se observan pequeñas áreas hiperintensas en T2 dentro del miometrio, correspondientes a sitios de hemorragia puntiforme relacionada con tejido endometrial ectópico (**Fig. 25-9**).

Las sinequias son adherencias o cicatrices permanentes dentro de la cavidad uterina que pueden ser resultado de infecciones previas, curetajes o embarazos anteriores. Cuando están asociadas a infertilidad, se conoce como el síndrome de Asherman. Las sinequias se visualizan mejor en la HSG y aparecen como defectos de repleción fijos, lineales e irregulares dentro de la cavidad uterina.

HISTEROSALPINGOGRAFÍA

La HSG es la evaluación radiográfica de la cavidad uterina y las trompas de Falopio después de la administración de un medio de contraste a través del canal cervical. La primera HSG se realizó solo 15 años después de que Roentgen descubriera los rayos X y se consideró el primer procedimiento radiológico especial. Una HSG realizada correctamente puede detectar el contorno de la cavidad uterina y la anchura del canal cervical. La inyección adicional del medio de contraste delineará las porciones córneas, ístmicas y ampulares de las trompas, y mostrará el grado de derrame. Si una HSG realizada correctamente no muestra anormalidades en la cavidad uterina, es muy poco probable que otras modalidades lo hagan.

La HSG es generalmente el método diagnóstico inicial para la evaluación de mujeres infértiles con sospecha de enfermedad tubárica, debido a su facilidad de realización, precisión y riesgo mínimo de complicaciones. La HSG sigue siendo la técnica de elección para la evaluación de la luz tubárica. Se considera que la HSG tiene una sensibilidad del 72-85 % y una especificidad del 68-89 % en el diagnóstico de la permeabilidad tubárica en comparación con la laparoscopia como técnica de referencia.

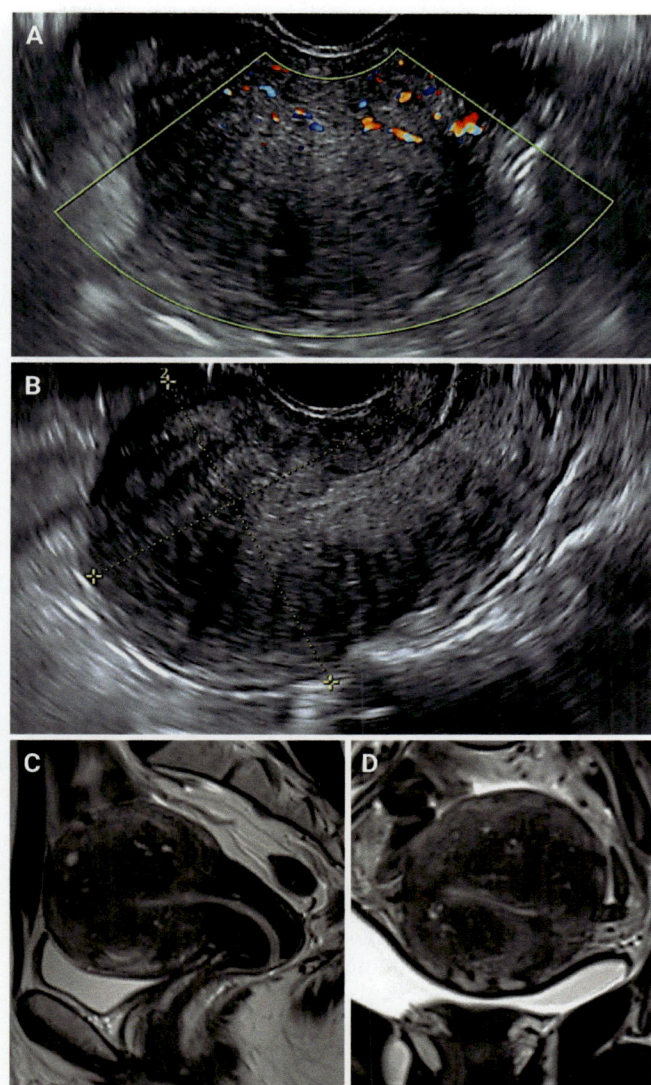

Figura 25-8. Paciente con diagnóstico de adenomiosis difusa en cuya ecografía transvaginal se objetiva un marcado engrosamiento de las paredes uterinas con heterogeneidad del patrón ecográfico **(A y B)**, que se traduce en el estudio de resonancia magnética en un marcado engrosamiento difuso de la zona de unión endometrio-miometrio de hasta 24 mm, con intensidad de señal homogéneamente disminuida en T2, salvo alguna imagen hiperintensa tubular **(C y D)**.

Los diagnósticos falsos negativos son principalmente el resultado de la incapacidad del examen radiográfico para diagnosticar enfermedad peritubárica, especialmente, adherencias. Los diagnósticos falsos positivos resultan en gran medida de la interpretación errónea del calibre y la forma tubáricos como signo de enfermedad anexial y el llenado parcial del tubo como obstrucción.

Técnica

La HSG se debe realizar entre los días 7º y 10º del ciclo menstrual. Después de que la paciente haya vaciado su vejiga urinaria, se realiza una radiografía simple de la pelvis para detectar masas pélvicas o calcificaciones y evaluar el tamaño

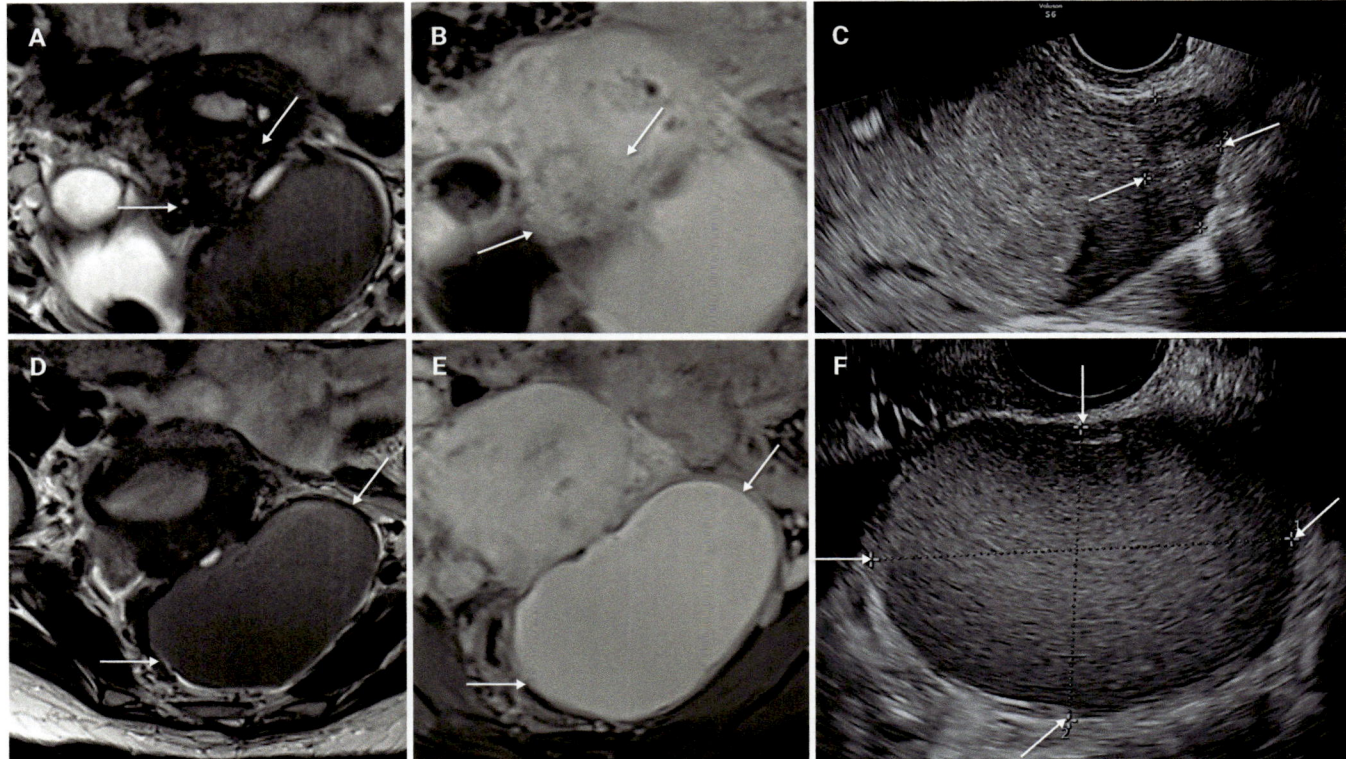

Figura 25-9. Imagen de una mujer con endometriosis profunda. Se observa una lesión heterogénea localizada en el istmo posterior uterino, que muestra señal hipointensa en T2 (flechas en **A**) con punteado hiperintenso en T1 (flechas en **B**), compatible con un foco de endometriosis pélvica profunda, la cual condicionaba retracción de los ovarios hacia la línea media y se extendía posteriormente hacia la grasa mesorrectal. Igualmente, se objetivan imágenes intrauterinas quísticas hipointensas en T2 (flechas en **D**), hiperintensas en T1 (flechas en **E**) e hiperecogénicas en ecografía transvaginal (flechas en **F**), sin tejido sólido, aparente compatibles con endometriomas.

del útero. La paciente se coloca en posición de litotomía y se aseptizan los genitales externos (**Fig. 25-10**). Posteriormente, se localiza el orificio cervical externo con un espéculo vaginal y se canula con un catéter para HSG o sonda de Foley, que se fija inflando un balón de seguridad para evitar el reflujo del material de contraste (**Figs. 25-11** y **25-12**). Es importante confirmar la correcta colocación de la sonda antes de la introducción del medio de contraste.

La inyección del medio de contraste se realiza gradualmente, obteniendo radiografías durante la opacificación inicial para valorar pequeños defectos de repleción que puedan pasar desapercibidos en la fase de llenado total. A medida que la cavidad uterina se distiende, se obtienen radiografías en proyecciones anteroposterior, oblicuas y laterales para determinar su tamaño, morfología, contornos y posición.

Si las trompas de Falopio presentan una anatomía normal, al administrar de manera continua un medio de contraste radiopaco, se logrará la completa opacificación de estas y se podrá visualizar el escape del contraste hacia la cavidad peritoneal (**Fig. 25-13**). Este procedimiento se conoce como la **prueba de Cotté**.

Si no se objetiva una permeabilidad tubárica, la presión de inyección del medio de contraste puede ser aumentada progresivamente. Si las trompas no se opacifican, se debe descartar espasmo tubárico (no opacificación bilateral de las trompas con cuernos redondeados). Esto generalmente se relaja después de unos minutos sin necesidad de medicación. Si las trompas permanecen obstruidas, se confirma la obstrucción tubárica (**Fig. 25-14**).

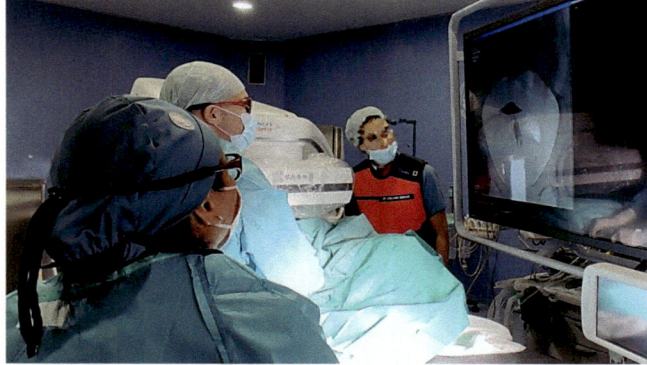

Figura 25-10. Paciente durante procedimiento de histerosalpingografía y recanalización tubárica. El procedimiento, si bien es sencillo y rápido, resulta sumamente molesto y de especial ansiedad para las pacientes, motivo por el que es particularmente conveniente poder realizarlo en un ambiente íntimo y bajo sedación.

En comparación con la técnica clásica y en el contexto clínico actual de la medicina moderna, el dolor es frecuente e intenso durante o después del estudio en más de un 80 % de las pacientes y todas la describen como una exploración poco cómoda. Por este motivo, el grupo de trabajo de los autores realiza esta exploración bajo una sedación ligera y en unas condiciones técnicas y asistenciales similares a otras exploraciones como podrían ser las broncoscopias o las colonoscopias, más confortables, seguras e íntimas para la paciente. Por otra parte, la realización de la HSG

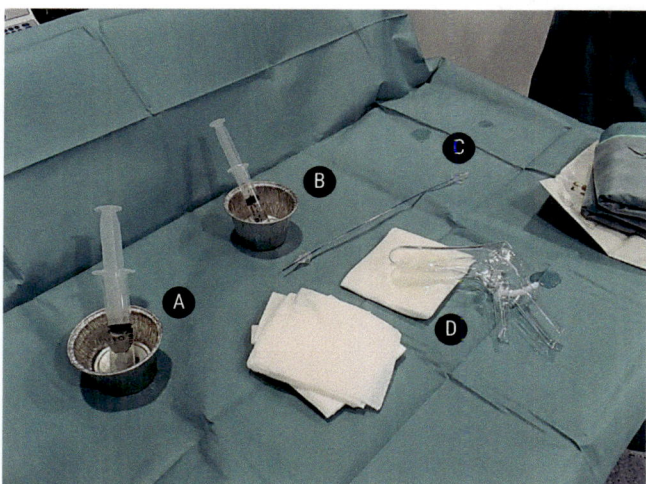

Figura 25-11. Equipo básico de histerosalpingografía (HSG) consistente en un campo estéril, suero fisiológico **(A)**, contraste yodado **(B)**, cánula de HSG **(C)** y espéculo desechable **(D)**.

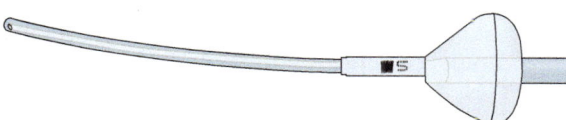

Figura 25-12. Detalle de la punta de la cánula de histerosalpingografía utilizada por el grupo de trabajo de los autores, la cual, además de adaptarse bien al orificio externo del cérvix gracias al cono plástico, es preformable, permite desplazarse coaxialmente sobre la vaina externa, así como introducir por el canal de trabajo una guía de 0,035 pulgadas.

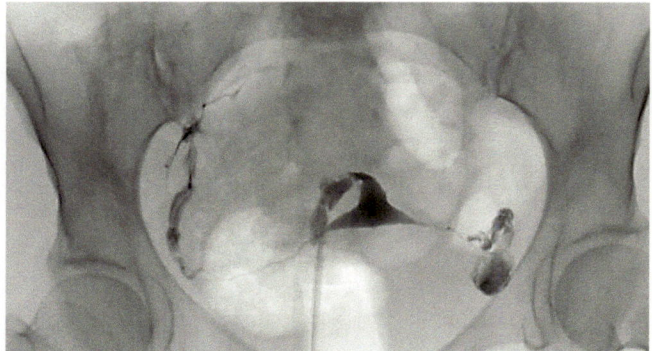

Figura 25-13. Estudio normal de histerosalpingografía con relleno de la cavidad uterina y paso espontáneo de contraste a baja presión a la cavidad peritoneal a través de ambas trompas de Falopio.

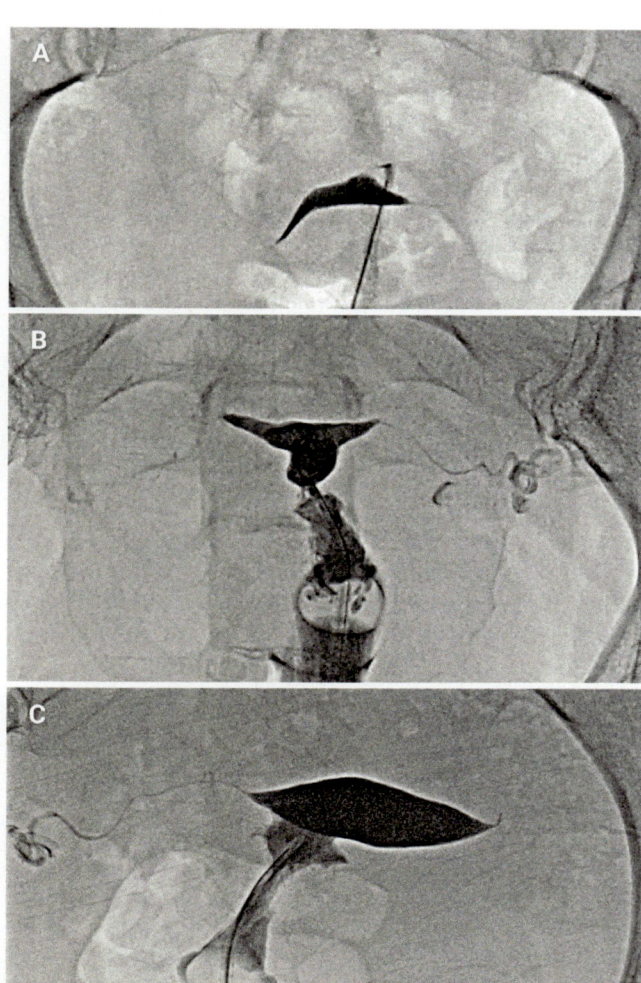

Figura 25-14. Histerosalpingografía que muestra obstrucción tubárica bilateral **(A)**, obstrucción de la trompa derecha **(B)** y obstrucción tubárica izquierda **(C)**.

limitando la dosis tanto para ella como para el operador (v. **Fig. 25-10**).

Después del estudio, es normal presentar un sangrado leve y dolor similar a la menstruación durante las siguientes 24 horas. Las complicaciones como las reacciones alérgicas o la infección son raras. Puede haber intravasación venosa o linfática del medio de contraste, pero actualmente se considera inocua debido al uso de contrastes hidrosolubles.

Indicaciones y contraindicaciones

La HSG se utiliza predominantemente en la evaluación de la infertilidad y sigue siendo el mejor procedimiento para visualizar las trompas de Falopio. Aunque la evaluación de la infertilidad femenina, con o sin la presencia de abortos espontáneos repetidos, es la principal indicación para este método, también puede ser utilizada en otros casos, como dolor en el tracto pélvico, anomalías congénitas o anatómicas, anomalías del ciclo menstrual y menstruaciones anormales. Además, a

de una manera clásica en salas de radiología convencional equivale a aplicar una dosis de radiación que podría reducirse significativamente tanto para la paciente como para el operador mediante el uso de arcos angiográficos, aspecto que valorar sobre todo en el contexto de ser una exploración que se realizará en mujeres en edad fértil e incidencia sobre órganos de especial radiosensibilidad. En este sentido, también el grupo de trabajo de los autores realiza esta exploración con el empleo de arcos angiográficos cuyo tubo de rayos X se encuentra, al contrario que en las salas de exploración convencional, bajo la paciente;

veces, se utiliza como control preoperatorio para mujeres que van a someterse a cirugía uterina o tubárica.

La principal contraindicación del examen es un posible embarazo. Esta contraindicación puede evitarse realizando el examen antes de la fase de ovulación, entre el 7º y 10º día del ciclo menstrual. Debido al riesgo de dispersión, se debe evitar el examen cuando hay inflamación intrapélvica activa. Otra contraindicación es el sangrado vaginal o uterino debido al riesgo de sangrado descontrolado, lo que podría requerir procedimientos de transfusión o recuperación quirúrgica. Finalmente, el examen no debe realizarse en casos de insuficiencia cardíaca o renal grave, o en casos de cirugía uterina o tubárica reciente.

Contraste hidrosoluble frente a contraste liposoluble

Lipiodol® (también conocido como aceite yodado) es un medio de contraste yodado a base de aceite que se utilizó históricamente para mielografía y linfografía. Posteriormente, fue reemplazado por agentes más nuevos y menos peligrosos, y ahora se utiliza principalmente como agente terapéutico. La empresa Guerbet es ahora el único fabricante de este agente.

De acuerdo con la publicación del estudio multicéntrico de 2017 en la revista *New English Journal of Medicine (NEJM)*, se constata como, en este ensayo aleatorizado multicéntrico, la tasa de embarazo en curso dentro de los seis meses posteriores fue significativamente mayor en mujeres infértiles que se sometieron a HSG con contraste liposoluble en comparación con aquellas que se sometieron a este procedimiento con contraste hidrosoluble. La tasa de nacimientos vivos también fue significativamente mayor en mujeres que se sometieron a HSG con contraste liposoluble.

Los mecanismos subyacentes por los cuales el medio de contraste liposoluble podría mejorar la fertilidad no están claros. Algunos estudios sugieren que la prueba de permeabilidad tubárica con un medio oleoso eliminará los desechos y desalojará los tapones mucosos de las trompas no dañadas. Además, el medio de contraste liposoluble podría tener un efecto sobre la actividad de los macrófagos peritoneales y la receptividad endometrial, mejorando así la fertilidad mediante un mecanismo mediado por la implantación.

De acuerdo con estos datos, y siendo un medio de contraste con seguridad validada, el grupo de trabajo de los autores incorporó desde un principio el lavado de ambas trompas, así como la cavidad uterina en cada procedimiento de HSG (**Fig. 25-15**).

CAUSAS ADQUIRIDAS DE INFERTILIDAD

Las causas adquiridas abarcan desde disfunciones ovulatorias hasta factores cervicales y anormalidades uterinas y tubáricas.

Anomalías cervicales

Estas comprenden la infertilidad por factor cervical, responsable de, aproximadamente, el 10 % de los casos de infertilidad femenina e incluyen un volumen o calidad inadecuados del moco cervical, así como la estenosis cervical. Ninguna de estas entidades requiere imágenes para el diagnóstico, aunque esta última puede ser observada incidentalmente en el momento de la HSG cuando no se puede canular el cuello uterino. El estrechamiento o la estenosis del cuello uterino causa diferentes grados de síntomas obstructivos del flujo menstrual, que van desde amenorrea hasta dismenorrea, e impide la entrada de espermatozoides en el útero.

Factor tubárico como causa de infertilidad

Un amplio espectro de trastornos puede interferir en la función adecuada de las trompas. El bloqueo tubárico puede ser tanto una malformación congénita como anomalías adquiridas que incluyen espasmos, pólipos, tapones de moco, infección, cicatrización, endometriosis u otros factores (**Fig. 25-16**). La patología tubárica puede ocurrir en cualquier parte de la trompa, y puede ser transitoria (obstrucción) o permanente (oclusión), unilateral o bilateral, así como constituir un proceso autolimitado (**Fig. 25-17**). Las causas mecánicas de la obstrucción tubárica incluyen el espasmo tubárico o el tapón por material amorfo. La oclusión tubárica es un daño orgánico permanente, como la salpingitis ístmica nodosa (SIN), la tuberculosis y el hidrosálpinx.

Se estima que la incidencia de obstrucción tubárica está en el rango del 10 ± 25 % del número total de mujeres infértiles

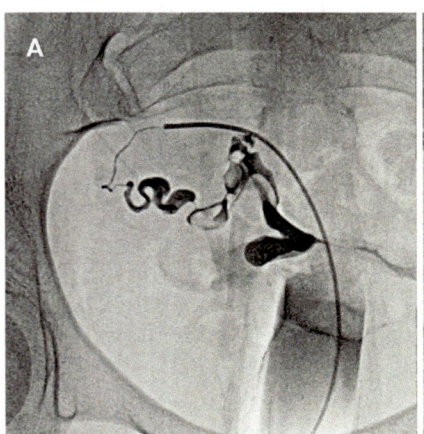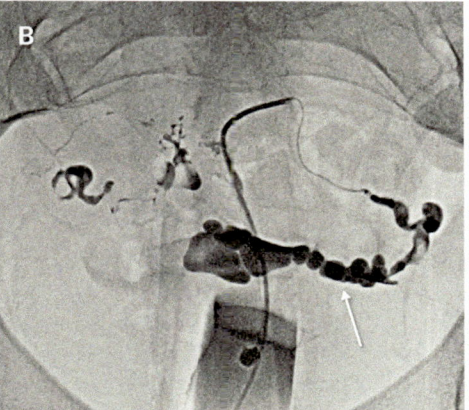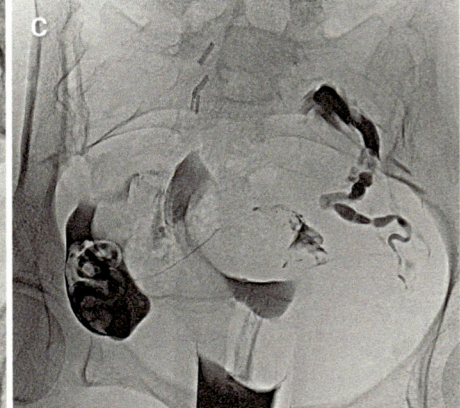

Figura 25-15. Lavado con contraste liposoluble tras histerosalpingografía y recanalización tubárica de la trompa derecha (**A**) e izquierda (**B**), así como aspecto final (**C**). Apréciese el aspecto floculado característico del agente liposoluble (flecha en **B**).

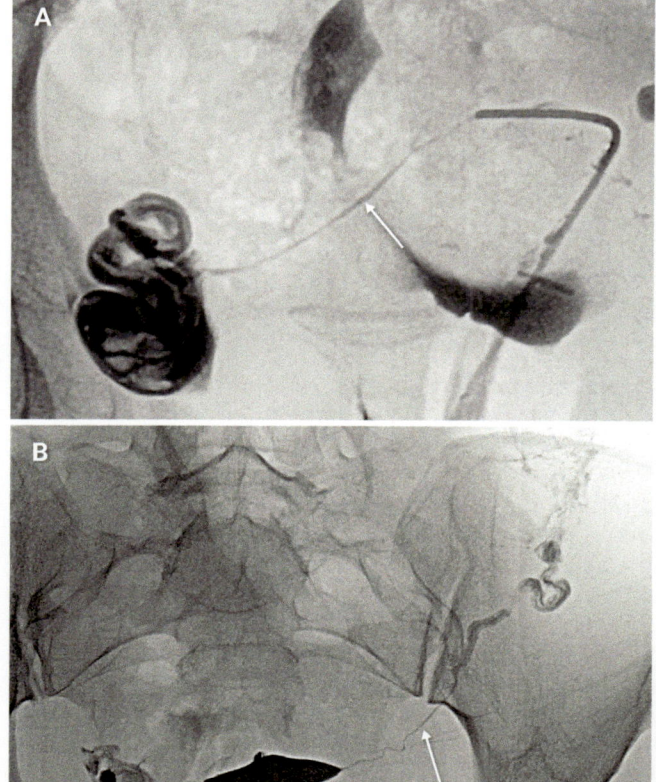

Figura 25-16. Histerosalpingografía que muestra rectificación y falta de peristaltismo de las trompas de Falopio (flechas en **A** y **B**) en dos pacientes con antecedentes quirúrgicos pélvicos que condicionan sinequias y retracción tubárica.

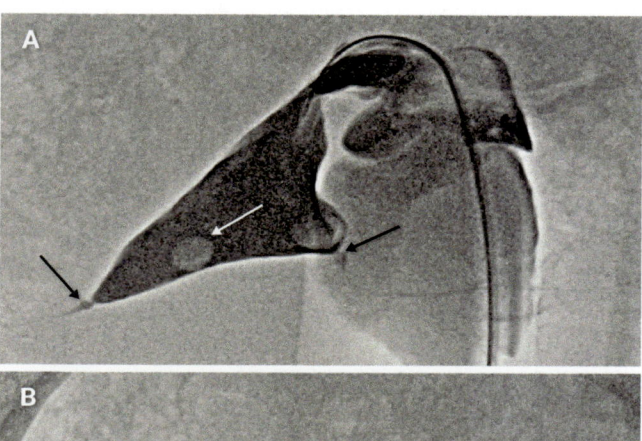

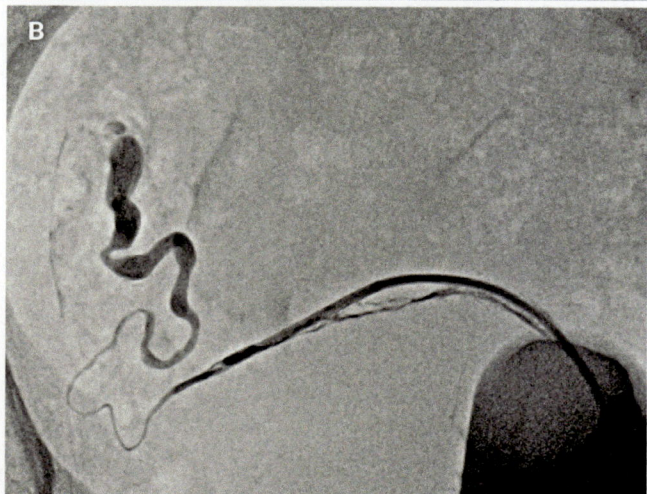

Figura 25-17. Dificultad al paso de contraste en ambas trompas debido a estenosis ostial tubárica bilateral (flechas), hallazgo que se asocia a una disposición anatómica difícil en la trompa izquierda. Se realiza una cateterización y repermeabilización de la trompa derecha **(B)**, con imposibilidad de cateterización de la trompa izquierda. Apréciese la imagen del defecto de repleción móvil adyacente al fondo uterino en relación con la burbuja aérea (flecha blanca en **A**).

con enfermedad tubárica. Se desconoce la causa última de la obstrucción tubárica y se han propuesto varias hipótesis que expliquen esta situación.

La ausencia de un mecanismo esfinteriano en el segmento intramural de la trompa, en combinación con su curso recto, significa que es posible el reflujo retrógrado de material desde el útero hacia la trompa, basado en el hecho de que la menstruación retrógrada ha sido documentada como un evento fisiológico en mujeres menstruantes con trompas permeables y, de hecho, ha sido una de las teorías propuestas para explicar la patogénesis de la endometriosis peritoneal. También es posible que el contenido de la cavidad uterina pueda retroceder hacia las trompas de Falopio durante otras fases del ciclo menstrual.

El aumento del tono muscular, la reducción de la actividad ciliar y el aumento de las secreciones tubáricas en la unión uterotubárica (y, hasta cierto punto, en el istmo) durante la fase de estrogénica del ciclo podría provocar estasis del contenido luminal tubárico y conllevar una obstrucción funcional proximal. Esta obstrucción funcional proximal debería revertirse normalmente durante la fase de dominancia progesterónica del ciclo menstrual, ya que entonces hay relajación de la musculatura, aumento de la actividad ciliar y reducción de las secreciones tubáricas. Una estasis prolongada no revertida del material uterino y las secreciones tubáricas en este sitio podría

provocar la organización de este material y, por lo tanto, la obstrucción anatómica parcial e inicialmente completa de la estrecha luz tubárica intramural.

La obstrucción tubárica verdadera suele ser el resultado de enfermedad inflamatoria pélvica (EIP), endometriosis o traumatismo. En la HSG, la oclusión se caracteriza por una interrupción abrupta del contraste a lo largo del tubo sin derramamiento en la cavidad peritoneal (v. **Fig. 25-14**). El hidrosálpinx se desarrolla cuando la obstrucción ocurre en la porción ampular del tubo. Cuando están presentes las adherencias peritubáricas, la HSG muestra contraste localizado que rodea las caras distales de las trompas. En ecografía y RM, el hidrosálpinx aparece como una estructura tubular convoluta llena de líquido en el anejo, separada del ovario adyacente y que se extiende hasta el fondo uterino. Los pólipos tubáricos, aunque raros, pueden encontrarse en la HSG. Representan tejido endometrial ubicado ectópicamente, por lo general, dentro de la porción intersticial de las trompas de Falopio. Son más frecuentemente un hallazgo incidental en la HSG y aparecen como defectos de llenado bien definidos, ovalados o redondos en los tubos y no provocan obstrucción tubárica. Su presencia fija y constante a lo largo de la HSG permite diferenciarlos de las burbujas de aire introducidas

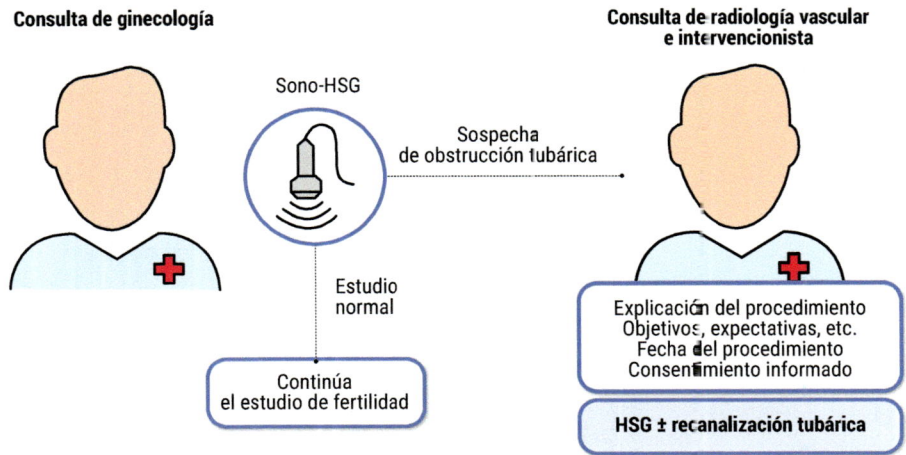

Consulta de ginecología

Sono-HSG

Sospecha de obstrucción tubárica

Consulta de radiología vascular e intervencionista

Estudio normal

Continúa el estudio de fertilidad

Explicación del procedimiento
Objetivos, expectativas, etc.
Fecha del procedimiento
Consentimiento informado

HSG ± recanalización tubárica

Figura 25-18. Diagrama de flujo de trabajo para la recanalización tubárica en el centro de los autores, enmarcado en el modelo de trabajo de la unidad de infertilidad. HSG: histerosalpingografía.

durante el procedimiento. El consenso general es que su papel como factor causante de infertilidad es controvertido y sin clara relación causal de infertilidad.

La SIN resulta de un proceso inflamatorio de etiología desconocida, aunque a menudo se asocia a EIP, embarazos ectópicos e infertilidad. Presenta una apariencia característica en la HSG, consistente en tubos irregulares con múltiples pequeñas protrusiones focales de contraste en la porción ístmica.

Las anormalidades ováricas incluyen anomalías primarias y secundarias. Las anomalías primarias se diagnostican generalmente en función de hallazgos clínicos y bioquímicos, y consisten en insuficiencia ovárica prematura u ovarios no funcionales, así como disgenesia gonadal. La imagen desempeña un papel insignificante en el diagnóstico en esos casos, pero es importante para identificar las causas secundarias de la infertilidad, que son el síndrome de ovario poliquístico (SOP), la endometriosis y el cáncer de ovario. Estas últimas dos entidades se tratan en detalle en temas separados.

RECANALIZACIÓN TUBÁRICA

La aplicación de técnicas de radiología vascular e intervencionista en conjunto y durante la realización de una HSG ha revolucionado el diagnóstico y tratamiento de la obstrucción de la trompa de Falopio. Los resultados de los centros de todo el mundo han demostrado que se puede lograr la recanalización no quirúrgica de las trompas de Falopio proximales obstruidas en más de un 80 % de las mujeres mediante el uso de diversas técnicas de cateterización. La ASRM ha recomendado que las pacientes que tienen obstrucción tubárica proximal se sometan a HSG y recanalización tubárica antes de considerar los tratamientos más invasivos y costosos que se usaban en el pasado.

Se trata de un procedimiento que aúna un diagnóstico eficiente con un acto terapéutico que permite lograr un número elevado de embarazos de una manera natural y restaurativa, con un coste significativamente menor que las técnicas de reproducción asistida y en todos los casos aporta información decisiva en la evaluación de pacientes infértiles.

El cribado de la obstrucción tubárica de realiza en la Unidad de Fertilidad del centro de los autores en la Consulta de Fertilidad del Servicio de Ginecología, puerta de entrada de las pacientes. Una vez confirmada la obstrucción tubárica

en el estudio de HSG y aprovechando el mismo acto y sedación de la paciente, como procedimiento estandarizado en el grupo de trabajo de los autores, se pasa entonces a la recanalización tubárica (v. **Fig. 25-10**). Previamente, a la paciente se le ha evaluado en Consulta de Radiología Vascular e Intervencionista y se le han explicado ambos pasos en el contexto del manejo multidisciplinario de la Unidad de Infertilidad. En esta consulta, se explica el abordaje simultáneo del procedimiento y objetivos, se fija una fecha para su realización y se firma el consentimiento informado (**Fig. 25-18**).

Los sets comerciales preconfigurados disponibles hoy día en el mercado para la recanalización tubárica resultan obsoletos en cuanto a las características técnicas del material (su concepción y desarrollo data de la década de 1980 y no han sido modificados) y, por otro lado, debido a su baja rentabilidad y rotación en el mercado, son de difícil obtención de manera continuada. Para ello, el grupo de trabajo de los autores, basándose en la experiencia del grupo de Radiología Vascular e Intervencionista de la Unidad de Fertilidad, utiliza los materiales habituales (catéteres, microcatéteres, guías y balones de angioplastia) usados para la práctica intervencionista periférica y endovascular habitual disponibles en el mercado (**Fig. 25-19**).

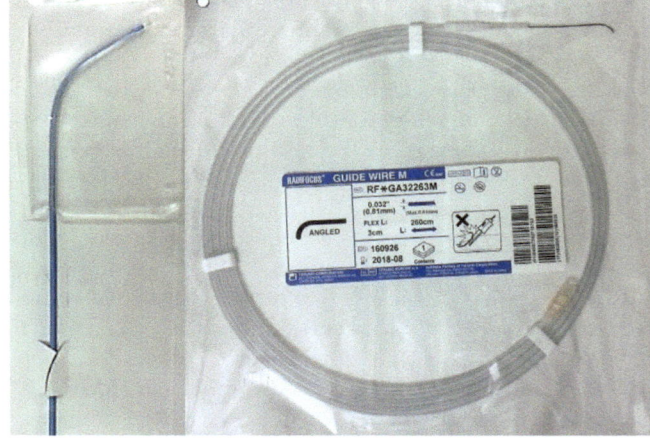

Figura 25-19. Catéter y guía utilizados con más frecuencia para la canulación selectiva y recanalización de trompas de Falopio. Por su angulación, es ideal el catéter multipropósito de 4 F y 65 cm de longitud.

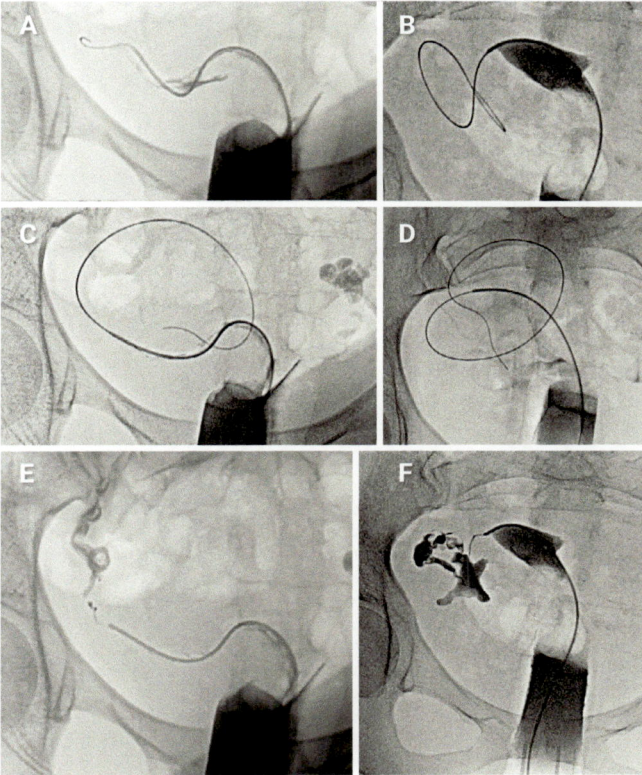

Figura 25-20. Recanalización simple de trompa de Falopio mediante guía hidrofílica y técnica habitual **(A y B)**. Se considera finalizado el procedimiento cuando se observa el paso libre de la guía al peritoneo **(C y D)** y se confirma mediante la inyección de contraste **(E)**. Finalmente, de acuerdo con el protocolo, se realiza lavado con contraste liposoluble **(F)**.

En cuanto a la técnica, secuencialmente, la recanalización tubárica podría esquematizarse en los siguientes pasos (**Fig. 25-20**):

Bajo control fluoroscópico, se intercambia la cánula de HSG por un catéter multipropósito de 4 F y 65 cm (Tempo® Aqua; Cordis, Bridgewater, Nueva Jersey, EE. UU.) y guía hidrofílica estándar de 0,35 pulgadas de 150 cm (Terumo Europe) en la cavidad uterina y se dirige lateralmente hacia el óstium uterino de la trompa afectada (v. **Fig. 25-20**).

Posteriormente, se empuja suavemente el catéter a través del óstium, siempre sobre la guía hidrofílica. El catéter no debe avanzar más de 1 o 2 cm en la porción intersticial de la trompa. Posteriormente, se puede proceder a la inyección manual selectiva de contraste hidrosoluble, donde la simple presión hidrostática de este contraste puede generar la desobstrucción tubárica.

La guía se pasa a través del catéter de 4 F y se avanza suavemente hacia la trompa de Falopio, hasta que se encuentra con el punto de obstrucción con la estenosis. Se ejerce una ligera presión y se suele superar la estenosis. El procedimiento se detiene cuando se ha recanalizado la trompa o se ha visualizado la anatomía tubárica hasta el peritoneo, o cuando se juzga que no es productivo o es arriesgado continuar.

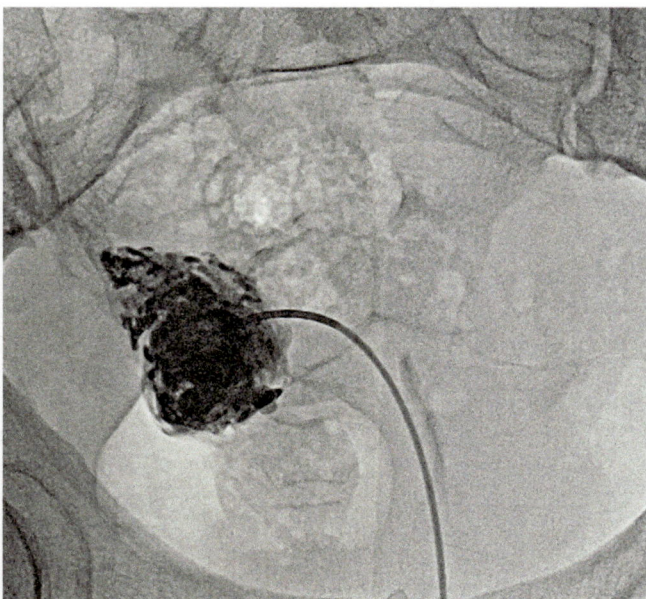

Figura 25-21. Intento infructuoso de recanalización tubárica, con resultado de perforación yatrogénica en una paciente con antecedente de ligadura quirúrgica inicial revertida posteriormente mediante microcirugía.

Por último, se realiza un lavado con contraste liposoluble según el protocolo de la unidad. El tiempo total del procedimiento suele ser de entre 20 y 30 minutos, dependiendo principalmente de la posición del útero y la extensión de las lesiones tubáricas. Si ambas trompas están obstruidas, se debe realizar el mismo procedimiento en el lado contralateral, siguiendo los mismos pasos.

En casos especialmente complejos, puede considerarse la navegación y recanalización tubárica mediante el empleo de microcatéteres, que serán dirigidos con técnica coaxial a través del catéter diagnóstico de 4 F e igualmente con el uso de microguías. En casos con obstrucciones ampulares, puede igualmente considerarse la dilatación/angioplastia mediante el empleo de balones de angioplastia de muy bajo perfil de uso en patología coronaria.

Tras el procedimiento, la paciente es llevada a recuperación de anestesia o área de observación, pudiendo ser dada de alta en el plazo de 1 o 2 horas. Es previsible un ligero sangrado similar al de los últimos días del período menstrual y ligeras molestias abdominales autolimitadas en las horas siguientes.

Como complicación, puede producirse la perforación accidental de la trompa en la manipulación durante las maniobras de intento de recanalización. Esta situación yatrogénica ocurre en tasas inferiores al 5 %, ya que la recanalización es sumamente sencilla debido al mecanismo fisiopatológico subyacente en la mayoría de los casos. Sin embargo, la incidencia es más elevada cuando los mecanismos fisiopatológicos de la obstrucción obedecen a causas inflamatorias (EIP) o cicatriciales (**Fig. 25-21**). La perforación de la trompa se trata de manera conservadora, si bien, resulta recomendable la observación ambulatoria durante unas horas y administrar una pauta de antibioticoterapia de cobertura antes del alta.

PUNTOS CLAVE

- La imagen radiológica desempeña un papel indispensable en la evaluación diagnóstica de la infertilidad femenina.
- La ecografía es la técnica de primera línea en el estudio de la infertilidad femenina para, posteriormente, realizar un estudio de RM.
- La laparoscopia se considera aún el método de referencia para el estudio de la cavidad uterina.
- La HSG es la evaluación radiográfica de la cavidad uterina y las trompas de Falopio después de la administración de un medio de contraste a través del canal cervical.
- La HSG sigue siendo la técnica de elección para la evaluación de la luz tubárica.
- La recanalización no quirúrgica de las trompas de Falopio obstruidas puede lograrse en más del 80 % de las mujeres mediante el uso de técnicas de radiología intervencionista.
- La imagen radiológica es fundamental para guiar el tratamiento de muchas causas adquiridas de infertilidad femenina.

BIBLIOGRAFÍA

Chalazonitis A, Tzovara I, Laspas F, Porfyridis P, Ptohis N, Tsimitselis G. Hysterosalpingography: technique and applications. Curr Probl Diagn Radiol. 2009;38(5):199-205.

De Mattos LA, Sauer LJ, Blasbalg R, Petta CA, Mendes Pereira RM, Pina de Carvalho LF. Hysterosalpingography using magnetic resonance imaging for infertility patients. JBRA Assist Reprod. 2021;25(3):403-11.

Dreyer K, Van Rijswijk J, Mijatovic V, Goddijn M, Verhoeve HR, Van Rooij IA, et al. Oil-based or water-based contrast for hysterosalpingography in infertile women. N Engl J Med. 2017;376(21):2043-52.

Eisenberg RL. Radiology : an illustrated history. St Louis: Mosby-Year Book; 1992.

Halme J, Hammond MG, Hulka JF, Raj SG, Talbert LM. Retrograde menstruation in healthy women and in patients with endometriosis. Obstet Gynecol. 1984;64(2):151-4.

Honoré GM, Holden AE, Schenken RS. Pathophysiology and management of proximal tubal blockage. Fertil Steril. 1999;71(5):785-95.

Maubon AJ, De Graef M, Boncoeur-Martel MP, Rouanet JP. Interventional radiology in female infertility: technique and role. Eur Radiol. 2001;11(5):771-8.

Merritt BA, Behr SC, Khati NJ. Imaging of infertility, part 1: hysterosalpingograms to magnetic resonance imaging. Radiol Clin North Am. 2020;58(2):215-25.

Merritt BA, Behr SC, Khati NJ. Imaging of infertility, part 2: hysterosalpingograms to magnetic resonance imaging. Radiol Clin North Am. 2020;58(2):227-38.

Papaioannou S. A hypothesis for the pathogenesis and natural history of proximal tubal blockage. Hum Reprod. 2004;19(3):481-5.

Sulak PJ, Letterie GS, Coddington CC, Hayslip CC, Woodward JE, Klein TA. Histology of proximal tubal occlusion. Fertil Steril. 1987;48(3):437-40.

Thurmond AS, Machan LS, Maubon AJ, Rouanet JP, Hovsepian DM, Moore A, et al. A review of selective salpingography and Fallopian tube catheterization. Radiographics. 2000;20(6):1759-68.

Thurston L, Abbara A, Dhillo WS. Investigation and management of subfertility. J Clin Pathol. 2019;72(9):579-87.

Vickramarajah S, Stewart V, Van Ree K, Hemingway AP, Crofton ME, Bharwani N. Subfertility: what the radiologist needs to know. Radiographics. 2017;37(5):1587-602.

Zafarani F, Ahmadi F, Shahrzad G. Hysterosalpingography in the assessment of congenital cervical anomalies. Int J Fertil Steril. 2017;11(2):71-8.

Zafarani F, Ghaffari F, Ahmadi F, Mehranjani MS, Shahrzad G. Hysterosalpingography in the assessment of proximal tubal pathology: a review of congenital and acquired abnormalities. Br J Radiol. 2021;94(1122):20201386.

Enfermedad inflamatoria pélvica

26

A. Rivera Domínguez

> **OBJETIVOS**
>
> - Establecer los criterios diagnósticos de la enfermedad inflamatoria pélvica (EIP) basados en datos clínicos, analíticos y exploración física y la actitud a seguir en los distintos escenarios en que puede presentarse.
> - Reconocer los hallazgos en ecografía y tomografía computarizada multidetector en las etapas tempranas, tardías y crónica de la EIP.
> - Revisar sus complicaciones y secuelas.
> - Identificar qué patologías pueden simularlas y cuáles son las principales características que ayudan a su diferenciación.

ETIOPATOGENIA

La enfermedad inflamatoria pélvica (EIP) abarca un amplio espectro de enfermedades inflamatorias del tracto genital superior femenino: endometritis, salpingitis, ooforitis, absceso tuboovárico (ATO) y, en casos graves, peritonitis.

Generalmente, se debe a una infección ascendente del tracto genital y la etiología más frecuente es por microorganismos de transmisión sexual, especialmente *Chlamydia trachomatis*, *Neisseria gonorrhoeae* (gonococo) y *Micoplasma genitalium*. Las infecciones polimicrobianas representan el 30-40 % de los casos.

La diseminación también puede ocurrir a través del sistema linfático (infección por dispositivo intrauterino [DIU]) o por diseminación hematógena (tuberculosis).

Más raramente, la EIP puede ser secundaria a procedimientos quirúrgicos, extensión de procesos inflamatorios de vecindad, como apendicitis y diverticulitis, o por sobreinfección de patología subyacente como un endometrioma.

Existen diversos factores de riesgo para la EIP, como son:

- Las parejas sexuales múltiples.
- La edad: existe mayor riesgo entre los 15 y los 25 años.
- El antecedente de EIP aumenta el riesgo de nuevos episodios.
- Las relaciones sexuales con una pareja que tiene uretritis gonocócica o por *Chlamydia* sintomática aumenta el riesgo de EIP.
- Las relaciones sexuales sin el uso de preservativo aumentan el riesgo de EIP. El preservativo disminuye en un 50 % la infección por *Chlamydia* y gonococo.
- La inserción de un DIU aumenta levemente el riesgo durante las tres primeras semanas después de su inserción, siendo rara pasado ese tiempo.

CLÍNICA

La manifestación clínica más característica de la EIP es el dolor abdominopélvico, en el hipogastrio, que se describe en más del 90 % de los casos confirmados, generalmente, bilateral y de intensidad muy variable. Puede ir acompañado de otros síntomas como: aumento del flujo vaginal o flujo de características anormales, sangrado anormal, fiebre, disuria y dispareunia.

El espectro de la enfermedad varía desde una infección asintomática o un cuadro oligosintomático e inespecífico, dando lugar a la EIP subclínica, hasta una enfermedad grave con compromiso sistémico e irritación peritoneal, que puede llegar a poner en peligro la vida de la paciente. En ambos casos, pueden producirse secuelas a largo plazo como esterilidad, embarazo ectópico y dolor pélvico crónico.

DIAGNÓSTICO

Muchos casos de EIP son infradiagnosticados por tener una sintomatología leve o inespecífica o por un bajo nivel de sospecha clínica. El retraso en el diagnóstico y tratamiento puede dar lugar a secuelas importantes. Para tratar de evitar estas complicaciones, se han elaborado varias guías de actuación con la definición de unos criterios mayores que permitirían iniciar el tratamiento antibiótico y unos criterios adicionales que intentan aumentar la sensibilidad y la especificidad del diagnóstico.

La guía publicada por los CDC (Centers for Disease Control and Prevention) de los Estados Unidos en 2010 considera **criterios mayores**:

- Sensibilidad a la movilización del cuello uterino.
- Sensibilidad a la palpación anexial.
- Sensibilidad a la palpación uterina.

Estos hallazgos exploratorios presentan una alta sensibilidad diagnóstica para la EIP (> 95 %), pero una baja especificidad.

En la práctica habitual, para aumentar la especificidad, se recomienda la presencia de algunos de los siguientes **criterios adicionales**:

- Temperatura bucal > 38,3 °C.
- Exudado cervical o vaginal mucopurulento o anormal.
- Presencia de abundantes leucocitos en el frotis de las secreciones vaginales.
- Aumento de la velocidad de sedimentación globular (VSG) y/o de la proteína C-reactiva (PCR).
- Diagnóstico microbiológico de infección endocervical por gonococo y/o *Chlamydia*. Si el resultado es negativo, no descarta EIP.

Los **criterios específicos** para el diagnóstico de EIP son:

- Pruebas de imagen: ecografía transvaginal, ecografía abdominal, tomografía computarizada (TC) o resonancia magnética (RM), en las que se identifiquen hallazgos consistentes de EIP: salpingitis, piosálpinx, complejo tuboovárico o ATO.
- Anormalidades en el estudio laparoscópico sugestivas de EIP.
- Biopsia endometrial con evidencia histopatológica de endometritis (solo se realiza en casos seleccionados).

 El diagnóstico de EIP, generalmente, está basado en criterios clínicos, analíticos y de exploración física.

ESTADIFICACIÓN CLÍNICA

Se ha clasificado clásicamente en cuatro estadios, que permiten establecer la gravedad y el pronóstico de la infección:

- Estadio I: salpingitis aguda sin pelviperitonitis.
- Estadio II: salpingitis aguda con pelviperitonitis.
- Estadio III: formación de ATO.
- Estadio IV: rotura de ATO. Existe extensión del proceso fuera de la pelvis, dando lugar a una peritonitis generalizada.

TRATAMIENTO

En los casos de EIP leve o moderada, el tratamiento antibiótico es inicialmente oral, ambulatorio, ya que los resultados clínicos de estas pacientes son similares a los de aquellas tratadas con terapia intravenosa. Las pacientes que no respondan a este tratamiento por vía oral en 72 horas deberán ser reevaluadas para confirmar el diagnóstico y se les deberá administrar terapia intravenosa hospitalizada (**Fig. 26-1**).

Los criterios para el tratamiento hospitalario de la EIP son:

- Falta de mejoría después de tres días de terapia.
- Incapacidad para seguir o tolerar la administración oral: náuseas, vómitos o falta de adherencia al tratamiento.

- Enfermedad grave: náuseas, vómitos, fiebre elevada, dolor abdominal intenso.
- No se puede excluir la urgencia quirúrgica por otro diagnóstico alternativo.
- ATO.
- Embarazo.

Históricamente, los ATO se trataron con histerectomía y salpingooforectomía bilateral. El manejo ha cambiado con el desarrollo de antibióticos de amplio espectro, la mejora en las técnicas de diagnóstico por imagen y los drenajes.

El manejo óptimo para el tratamiento de los ATO sigue estando en debate. No existe un consenso que establezca los criterios para realizar un tratamiento antibiótico solo o combinarlo con el drenaje del absceso. Las tasas de respuesta al tratamiento farmacológico son directamente proporcionales al tamaño del ATO. Para los abscesos de más de 10 cm de diámetro, más del 60 % de las mujeres necesitarán drenaje quirúrgico. Si el absceso es menor de 10 cm, puede ensayarse una pauta parenteral, con vigilancia y ecografías periódicas.

Las pacientes con fiebre persistente, aumento del tamaño del absceso o incremento de la leucocitosis después de 72 horas de terapia con antibióticos deben ser consideradas candidatas para la intervención quirúrgica, generalmente, por laparoscopia.

La rotura de un ATO requiere cirugía urgente, ya que suelen presentar síntomas de peritonitis difusa, que puede progresar a sepsis.

! El tratamiento quirúrgico (preferiblemente, por vía laparoscópica) queda reservado para casos graves, pacientes hemodinámicamente inestables, con sospecha de rotura del ATO y para los casos de ausencia de mejoría con el tratamiento establecido.

PRUEBAS DIAGNÓSTICAS

El diagnóstico de EIP se realiza, generalmente, a partir de los datos clínicos y de laboratorio y de la exploración física. Las pruebas de imagen se reservan para pacientes que tienen un diagnóstico incierto, están gravemente enfermas o no responden a la terapia inicial.

No es infrecuente que las pruebas de imagen se soliciten por otras patologías que pueden simular la EIP; entre las más frecuentes: apendicitis y pielonefritis.

Ecografía abdominal

La ecografía es la primera técnica de estudio para la valoración de la EIP. En los estadios iniciales (endometritis y salpingitis), la ecografía puede ser normal o presentar hallazgos ecográficos sutiles y no específicos. Los hallazgos ecográficos en la etapa tardía (piosálpinx y ATO) son muy llamativos y representativos de EIP.

Normalmente, no existe una clara delimitación de los hallazgos por imagen para cada etapa de la infección, sino una progresión gradual de estos (**Fig. 26-2**).

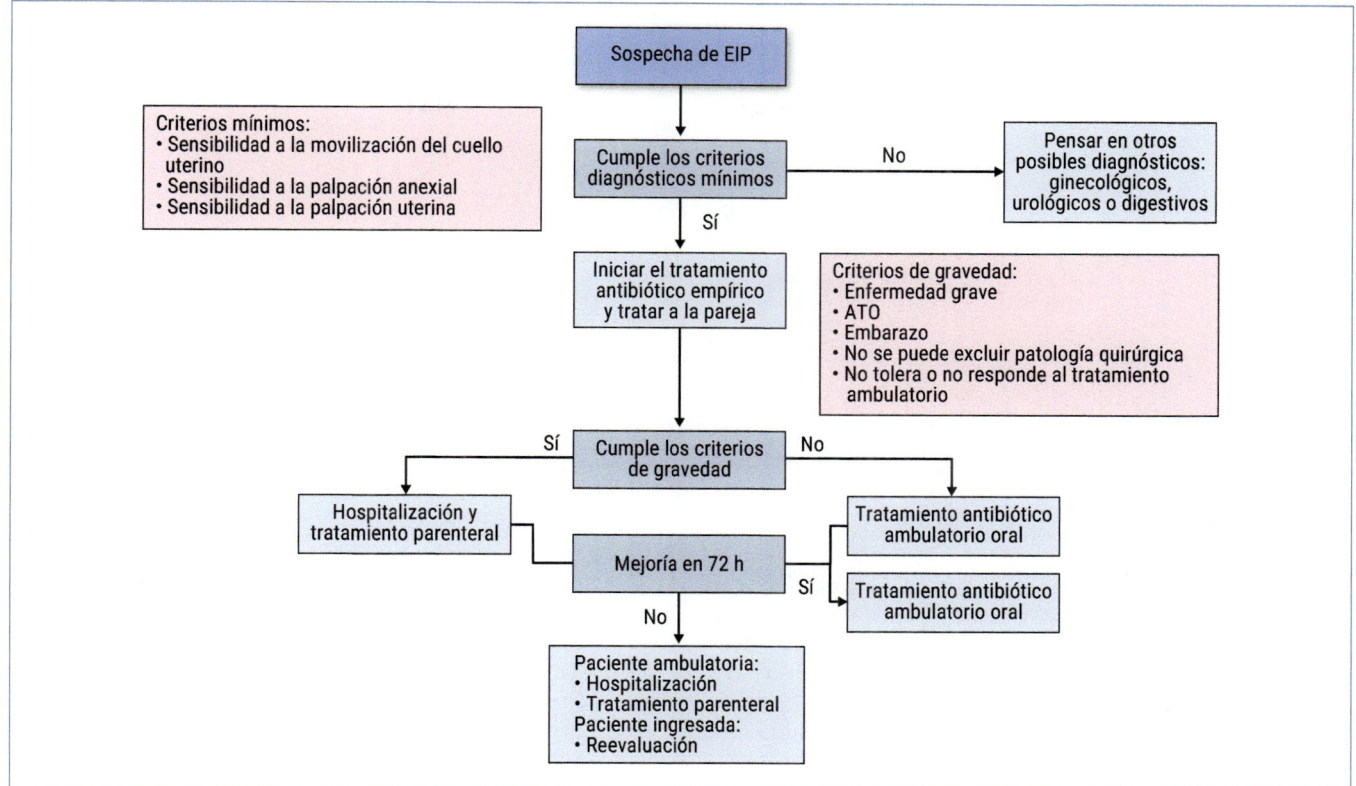

Figura 26-1. Algoritmo de tratamiento de la enfermedad inflamatoria pélvica.
ATO: absceso tuboovárico; EIP: enfermedad inflamatoria pélvica.

En la **endometritis**, puede existir agrandamiento leve o falta de definición de los márgenes del útero y cambios inflamatorios en la grasa pélvica, visible como aumento de grosor y ecogenicidad de esta, pero son hallazgos difíciles de detectar por ecografía.

La endometritis puede manifestarse con engrosamiento endometrial y líquido en la cavidad endometrial, hallazgos que no son específicos (**Fig. 26-3**) y pueden encontrarse en mujeres sin patología inflamatoria. Son hallazgos más característicos de endometritis el engrosamiento heterogéneo del endometrio y la presencia de líquido en la cavidad endometrial con ecos de bajo nivel (pus) o con contenido aéreo.

En algunas ocasiones, solo se detecta líquido libre en fondo de saco de Douglas, hallazgo muy inespecífico, que también puede ser fisiológico. Sin embargo, la identificación de líquido pélvico complejo, con ecos en su interior, incluso en pequeña cuantía, debe hacer pensar que corresponda a pus y sospechar patología inflamatoria (**Fig. 26-4**).

Siempre hay que valorar los hallazgos ecográficos en el contexto clínico en el que aparecen. El líquido complejo puede corresponder también a sangre y ser indicativo de hemoperitoneo por rotura de quiste hemorrágico o rotura de embarazo ectópico.

En toda mujer joven con dolor pélvico o sospecha de patología ginecológica, está indicada la realización de una prueba de embarazo para descartar la posibilidad de embarazo ectópico, dado el riesgo que representa su rotura para la vida de la paciente.

 En las etapas más iniciales de la EIP, la ecografía puede ser normal. La presencia de líquido complejo, con contenido ecogénico en su interior, aunque sea en pequeña cuantía, es patológica. Debe hacer pensar que puede corresponder a pus si se sospecha patología inflamatoria/infecciosa.

Cuando están presentes, los hallazgos ecográficos en las trompas de Falopio (TF) son los más llamativos y representativos de la EIP.

En los estadios iniciales de la **salpingitis**, los cambios inflamatorios son sutiles; se manifiestan por engrosamiento e hiperemia de la pared tubárica. Estos cambios no suelen detectarse por ecográfica, dado que la TF no se encuentra distendida con líquido, no obstante, debe tenerse en cuenta que «una trompa visible es una trompa sospechosa».

A medida que la infección progresa, los cambios inflamatorios, producen una oclusión del extremo distal de la trompa, dando lugar a una acumulación de líquido en su interior. El líquido puede ser anecoico por secreciones y exudados inflamatorios (**Fig. 26-5**) o con contenido ecogénico de bajo nivel, que indica contenido purulento, dando lugar al **piosálpinx** (**Fig. 26-6**). Conforme avanza la infección, la trompa aparece más distendida, con forma ovoidea o de pera (**Fig. 26-7**) y va plegándose sobre sí misma (**Fig. 26-8**). En la trompa dilatada, puede identificarse niveles con detritos y, más raramente, gas o nivel hidroaéreo (v. **Fig. 26-8**).

Al doblarse las trompas, se van produciendo pliegues, que se manifiestan como septos incompletos. Se visualizan como

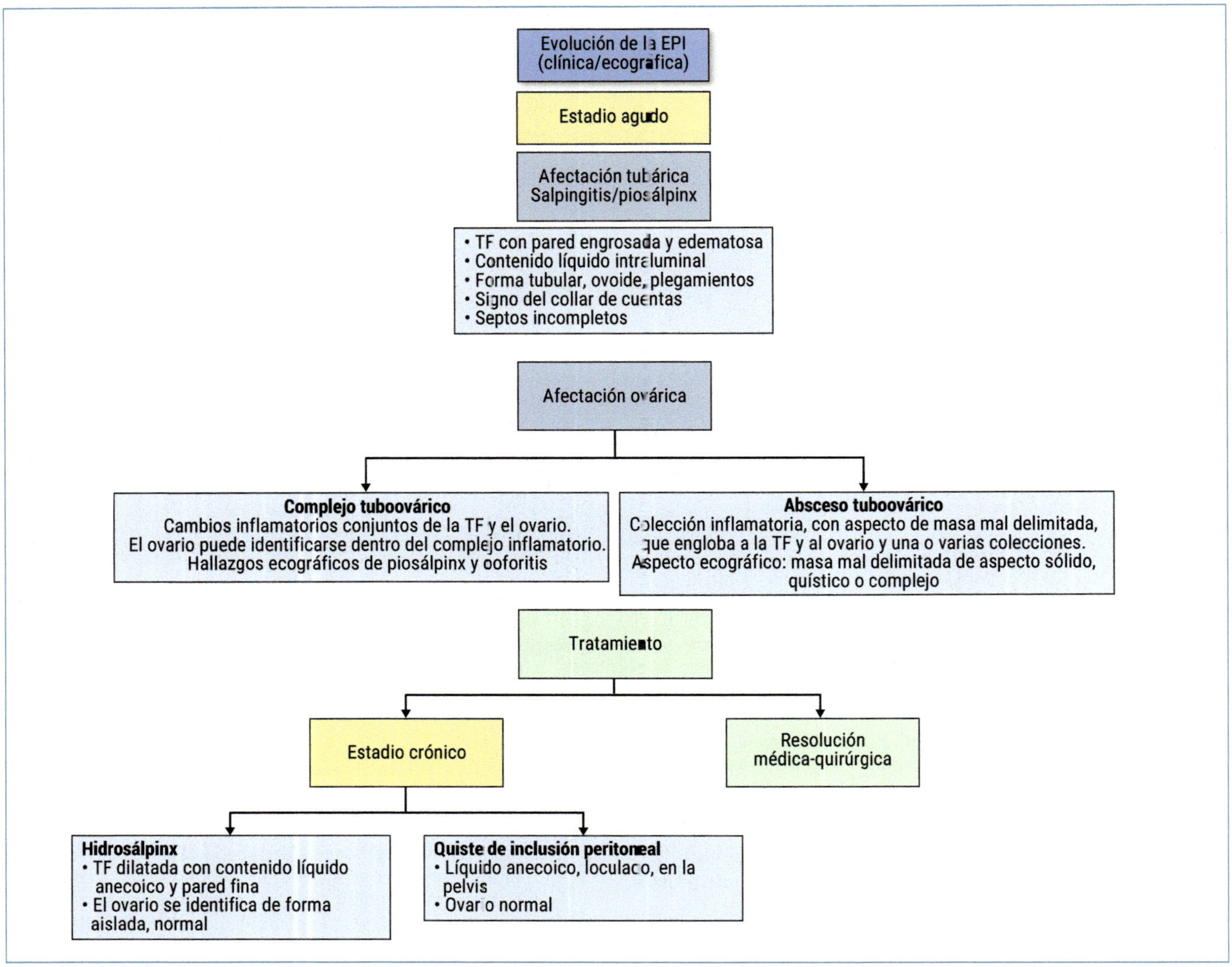

```
                    Evolución de la EPI
                    (clínica/ecográfica)

                      Estadio agudo

                    Afectación tubárica
                    Salpingitis/piosálpinx

              • TF con pared engrosada y edematosa
              • Contenido líquido intraluminal
              • Forma tubular, ovoide, plegamientos
              • Signo del collar de cuentas
              • Septos incompletos

                    Afectación ovárica
```

Complejo tuboovárico	Absceso tuboovárico
Cambios inflamatorios conjuntos de la TF y el ovario. El ovario puede identificarse dentro del complejo inflamatorio. Hallazgos ecográficos de piosálpinx y ooforitis	Colección inflamatoria, con aspecto de masa mal delimitada, que engloba a la TF y al ovario y una o varias colecciones. Aspecto ecográfico: masa mal delimitada de aspecto sólido, quístico o complejo

```
                      Tratamiento
```

	Resolución médica-quirúrgica
Estadio crónico	

Hidrosálpinx	Quiste de inclusión peritoneal
• TF dilatada con contenido líquido anecoico y pared fina • El ovario se identifica de forma aislada, normal	• Líquido anecoico, loculado, en la pelvis • Ovario normal

Figura 26-2. Evolución clínica y ecográfica de la enfermedad inflamatoria pélvica. EIP: enfermedad inflamatoria pélvica; TF: trompa de Falopio.

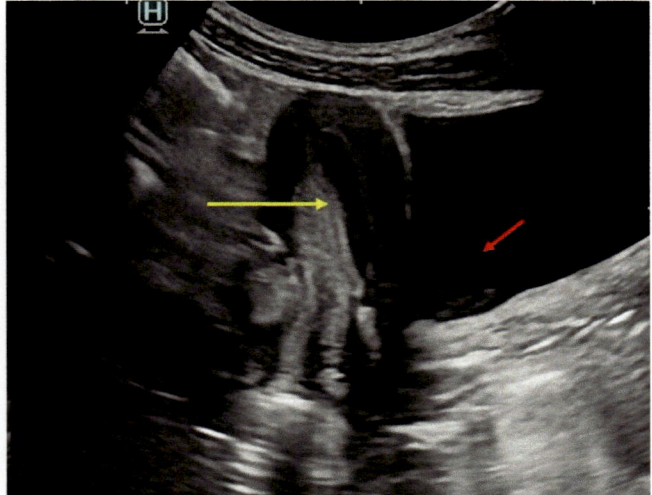

Figura 26-3. Ecografía abdominal; corte longitudinal. Se identifica líquido en el canal endometrial hipoecogénico compatible con endometritis (flecha amarilla) Contenido ecogénico de bajo nivel en la vejiga urinaria debido a sedimento (flecha roja).

imágenes hiperecogénicas, con morfología triangular, que protruyen desde una pared sin alcanzar la opuesta. Pueden ayudar a diferenciar la TF dilatada de otras estructuras quísticas, como las asas intestinales dilatadas o los quistes anexiales (**Figs. 26-7** y **26-8**).

El signo de la rueda dentada se considera de alta especificidad para el diagnóstico de EIP. Se visualiza en la ecografía transvaginal, en cortes transversales, y es la apariencia que muestra la TF dilatada con contenido líquido en su interior, con las paredes engrosadas y los pliegues mucosos engrosados en su periferia.

La infección de la trompa rara vez es aislada; el contenido purulento de la luz tubárica posteriormente se derrama hacia la cavidad peritoneal y recubre la superficie serosa del útero y del ovario. Produce una inflamación del ovario (ooforitis) y, a medida que evolucione, se producirá un complejo tuboovárico o un ATO.

El pus también puede fluir libremente desde el tubo hacia el peritoneo, evitando la distensión y la detección de una pared tubárica engrosada.

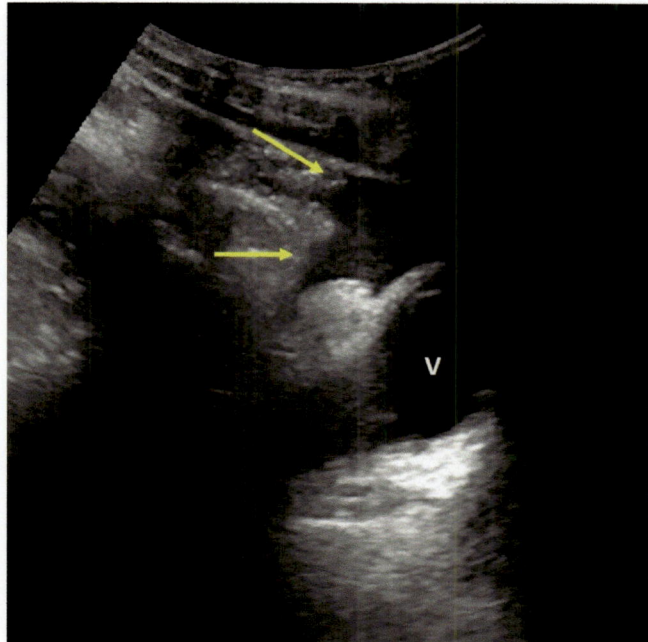

Figura 26-4. Ecografía abdominal; corte transversal. Se observa líquido libre complejo, con ecos de bajo nivel, localizado anterior a la vejiga urinaria (flechas amarillas). V: vejiga.

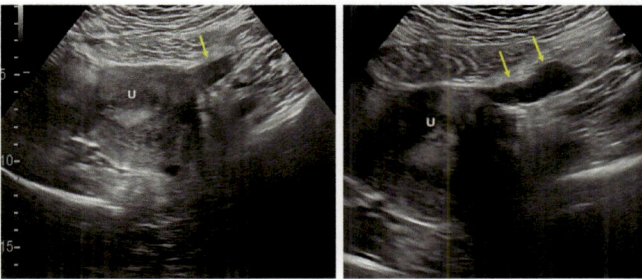

Figura 26-5. Ecografía abdominal; corte transversal. Se identifica la trompa de Falopio, con paredes engrosadas en su origen, dilatada con contenido hipoecoico/anecoico en su interior (flechas amarillas). U: útero.

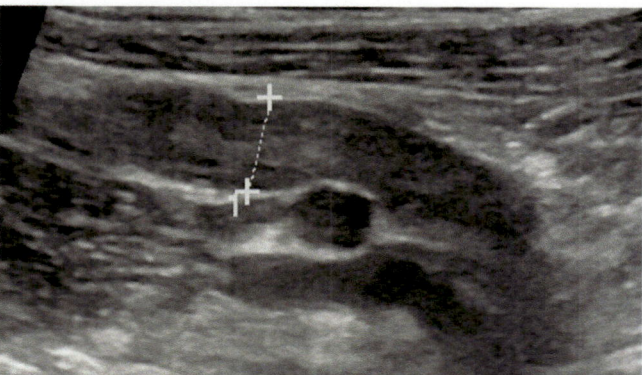

Figura 26-6. Ecografía abdominal. Salpingitis/piosálpinx. Imagen tubular ligeramente dilatada con contenido ecogénico de bajo nivel en su interior.

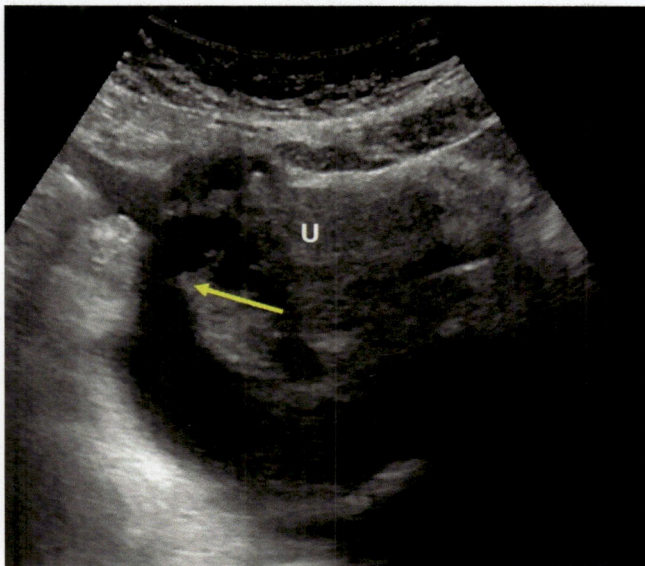

Figura 26-7. Ecografía abdominal. Piosálpinx. Trompa de Falopio dilatada con contenido ecogénico de bajo nivel en su interior y septo incompleto (flecha amarilla). U: útero.

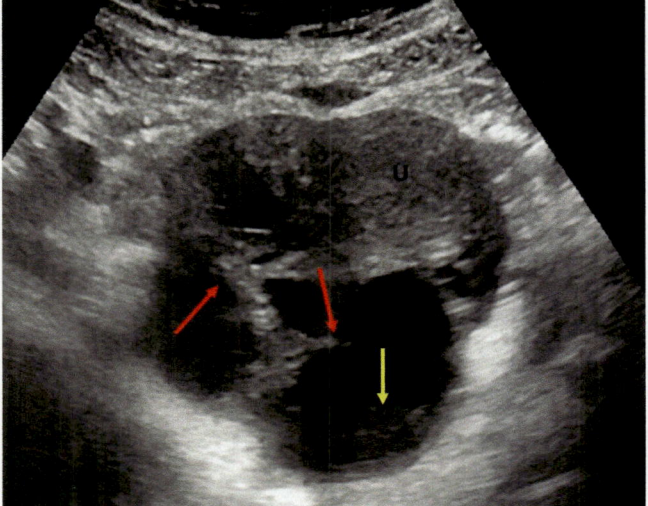

Figura 26-8. Ecografía abdominal. Piosálpinx. Trompa de Falopio dilatada con contenido ecogénico en su interior y nivel líquido-detritos (flecha amarilla). Se identifican varios septos incompletos (flechas rojas).

La **ooforitis** se define como la inflamación del ovario. Generalmente, se encuentra asociada a salpingitis y piosálpinx. Se manifiesta ecográficamente como un ovario aumentado de tamaño (> 3 cm), con hiperemia del estroma y folículos de entre 2 y 15 mm, produciendo una apariencia de ovario poliquístico (**Fig. 26-9**). El diagnóstico diferencial por imagen sería con la torsión de ovario. Los datos clínicos y el resto de hallazgos asociados (se comentarán en el apartado sobre el diagnóstico diferencial de la EIP) permiten habitualmente establecer el diagnóstico.

El **complejo tuboovárico** hace referencia a los cambios inflamatorios que se producen conjuntamente en la TF y el ovario que se encuentran adheridos, aunque el ovario puede ser identificado de forma individualizada (**Fig. 26-10**). Esta alteración puede considerarse precursora del ATO.

El **ATO** corresponde a una lesión inflamatoria anexial, con aspecto de masa, mal delimitada, que incluye al ovario y a la TF, en la que ha desaparecido la ecoestructura ovárica normal, que no puede individualizarse de esta, y que contiene

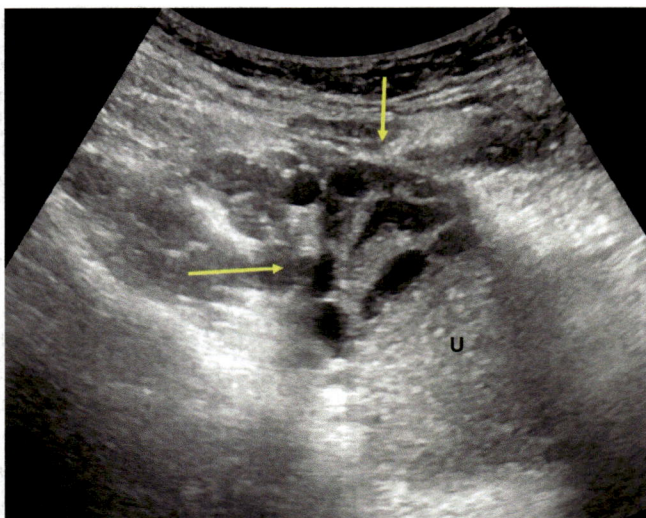

Figura 26-9. Ecografía abdominal; corte longitudinal. Ooforitis: ovario aumentado de tamaño con folículos periféricos (flechas amarillas). Útero (U) con contornos mal definidos.

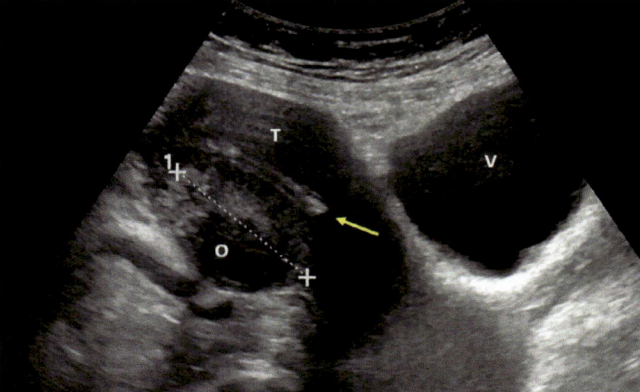

Figura 26-10. Ecografía abdominal; corte longitudinal. Complejo tubo-ovárico: ovario (O) aumentado de tamaño, claramente delimitado y separado de la trompa (T) dilatada, con contenido líquido. Se identifica un septo incompleto en su pared (flecha amarilla). V: vejiga.

una o varias colecciones purulentas. Típicamente, la ecografía mostrará masas anexiales o retrouterinas de aspecto sólido, quístico o complejo (**Fig. 26-11**).

Aunque la apariencia ecográfica de una masa anexial puede ser muy sugestiva de un ATO, a menudo, hay una superposición de apariencias con otras entidades, como endometriomas, quistes hemorrágicos, torsión de ovario y otras masas ováricas quísticas. Los hallazgos clínicos y de laboratorio pueden desempeñar un papel clave en el diagnóstico.

> El hallazgo clave para el diagnóstico de EIP por ecografía es la identificación de la TF dilatada, como una estructura tubular, con contenido líquido, de forma aislada o formando parte de una lesión anexial compleja.

Ecografía transvaginal

La ecografía transvaginal no está siempre disponible en los servicios de radiología de urgencias. Tiene una mayor capa-

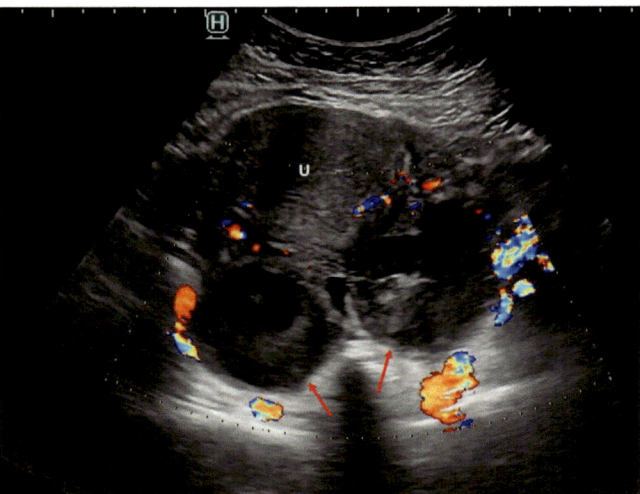

Figura 26-11. Ecografía transversal. Masas anexiales complejas bilaterales, localizadas retrouterinas, con contenido hipoecogénico y septos en su interior (flechas rojas). Hiperemia de los tejidos adyacentes. U: útero.

cidad para detectar anomalías sutiles, como la salpingitis en estadios iniciales, ya que permite identificar las TF inflamadas, no dilatadas. También tiene mayor precisión para definir si el ovario está involucrado o no en una colección inflamatoria anexial (**Fig. 26-12**).

Ecografía Doppler

La ecografía Doppler permite evaluar la vascularización y el índice de pulsatilidad. El modo Doppler color puede mostrar un aumento del flujo (hiperemia) en las paredes y tabiques engrosados de las trompas inflamadas. La disminución del flujo en las imágenes de seguimiento puede ser útil para evaluar la respuesta a la terapia.

Tomografía computarizada de abdomen

La TC no es la técnica inicial de estudio para la EIP. Puede ser útil en pacientes con presentación inespecífica o con ecografía no concluyente. A menudo, se solicita en el servicio de urgencias por sospecha de otras afecciones agudas, como infección urinaria, apendicitis y diverticulitis, por lo que es importante saber reconocer los hallazgos de EIP que permitan hacer un diagnóstico rápido y preciso.

En los casos de EIP ya diagnosticada, está indicada cuando no exista respuesta a la terapia convencional con antibióticos, para valorar la extensión de la EIP o cuando exista sospecha de complicación.

Hallazgos de la tomografía computarizada en la enfermedad inflamatoria pélvica temprana

Los hallazgos de la TC suelen ser sutiles al principio del curso de la EIP. A menudo, el único hallazgo es un edema pélvico leve que produce engrosamiento de los ligamentos uterosacros y opacidad de la grasa pélvica, con oscurecimiento de los planos fasciales pélvicos (**Fig. 26-13**).

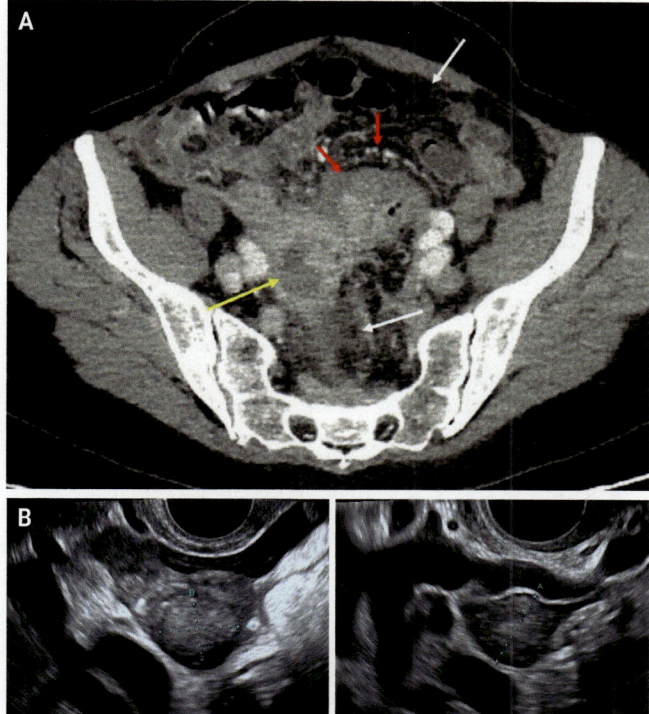

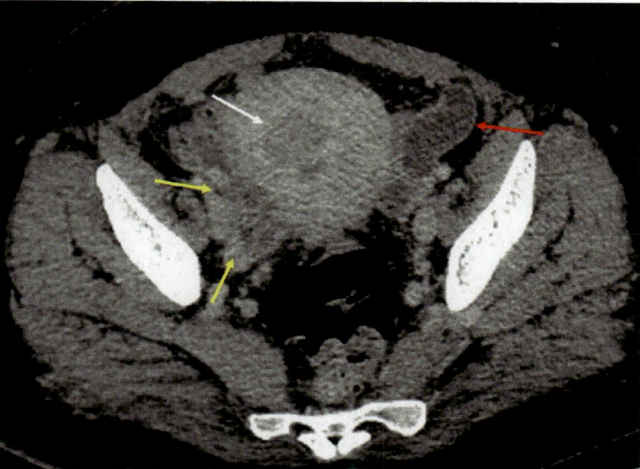

Figura 26-14. Tomografía computarizada de abdomen con contraste intravenoso en el plano axial, donde se observa el útero aumentado de tamaño, con realce de sus paredes ligeramente heterogéneo, con contenido endometrial hipodenso mal definido, hallazgos sugestivos de endometritis (flecha blanca); ovario derecho normal (flecha amarilla) y trompa de Falopio izquierda dilatada con contenido líquido (flecha roja).

procesos invasivos ginecológicos son las causas más frecuentes de endometritis aguda.

En la **salpingitis aguda**, en su fase temprana, en la que las TF no están dilatadas con contenido líquido, la TC puede visualizarlas como estructuras tubulares, con un grosor mayor de 5 mm, localizadas anexiales o adyacentes al ovario. Pueden mostrar un aspecto sólido y, generalmente, son bilaterales (**Fig. 26-15**).

La **ooforitis** se ve comúnmente en combinación con salpingitis y piosálpinx. En la TC, se observa como ovarios agrandados y anormalmente realzados que pueden mostrar una apariencia poliquística (**Fig. 26-16**).

> En las etapas más tempranas de la EIP, la TC permite identificar cambios sutiles como aumento de densidad de la grasa pélvica y borramiento de los planos grasos. Hay que tenerlo en cuenta en pacientes remitidas por patología inflamatoria en las que no se identifiquen otros hallazgos.

Figura 26-12. A) Tomografía computarizada de abdomen con contraste intravenoso, en el plano axial, donde se observa un plastrón inflamatorio pélvico sin poder determinar su origen ginecológico o digestivo. Imagen con aspecto de masa mal delimitada con centro hipodenso (flecha amarilla). Pequeña cantidad de líquido libre (flechas rojas) y aumento de densidad con infiltración líquida en la grasa presacra y pélvica anterior (flechas blancas). **B)** Ecografía transvaginal de la misma paciente, donde se identifican los ovarios de tamaño y ecoestructura normales. Se realiza laparotomía, con hallazgos de plastón inflamatorio secundario a apendicitis perforada.

Hallazgos de la tomografía computarizada en la etapa más avanzada de la enfermedad inflamatoria pélvica

El **piosálpinx** puede identificarse como una estructura tubular, distendida, con contenido de bajo nivel, con pared gruesa e hiperrealzada. Suelen apreciarse cambios inflamatorios en la grasa peritubárica (**Fig. 26-17**). A medida que la infección progresa, se observará una mayor distensión de la trompa con plegamientos y loculaciones. Típicamente, las TF dilatadas se extienden posteriormente hacia el fondo de saco de Douglas (**Fig 26-18**).

Suele estar asociada a líquido libre en el fondo de saco de Douglas. Cuando se trata de ascitis complicada, se aprecia realce del peritoneo.

Cuando están afectadas ambas trompas, adquieren un aspecto de «U» que ocupa el fondo de saco de Douglas y se extiende de una región anexial a la otra.

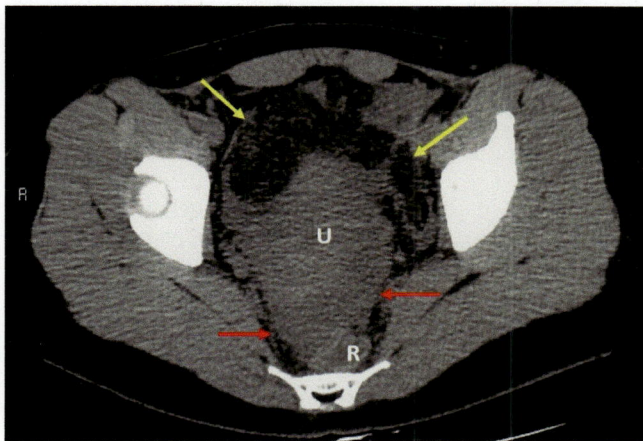

Figura 26-13. Tomografía computarizada de abdomen sin contraste intravenoso en el plano axial, donde se observa marcado aumento de densidad con trabeculación de la grasa pélvica anterior (flechas amarillas) y colección de líquido en el fondo de saco de Douglas (flechas rojas). R: recto; U: útero.

La **endometritis** se manifiesta con un aumento del útero debido a la inflamación, acumulación de líquido en el canal endometrial y realce anormal del endometrio (**Fig. 26-14**).

La endometritis es más frecuente durante el embarazo y en el posparto. En la población no obstétrica, la EIP y los

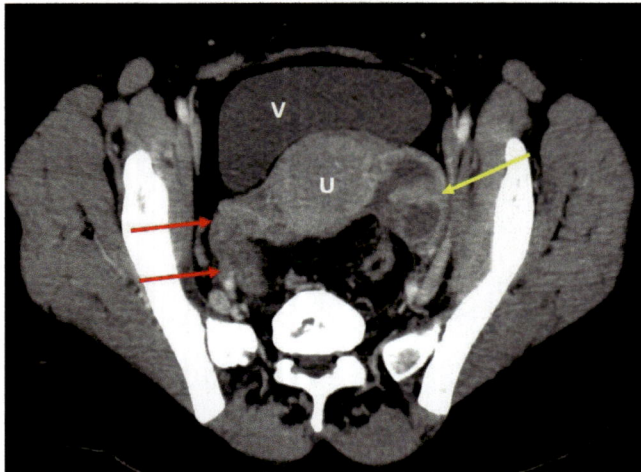

Figura 26-15. Tomografía computarizada de abdomen con contraste intravenoso en el plano axial, donde se observa salpingitis derecha (flechas rojas), con trompa engrosada, edematosa, hipercaptante, no dilatada, con contenido líquido. Absceso tuboovárico izquierdo (flecha amarilla). U: útero; V: vejiga.

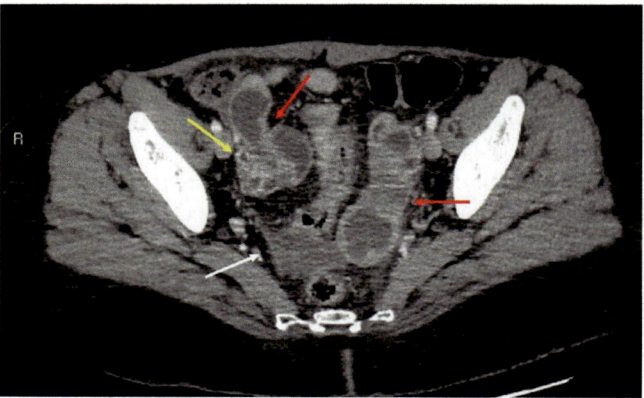

Figura 26-16. Tomografía computarizada de abdomen con contraste intravenoso en el plano axial, donde se observa piosálpinx bilateral (flechas rojas); ovario derecho con hipercaptación del contraste y múltiples pequeños folículos, con apariencia de ovario poliquístico (flecha amarilla); y líquido libre con hipercaptación del peritoneo adyacente (flecha blanca).

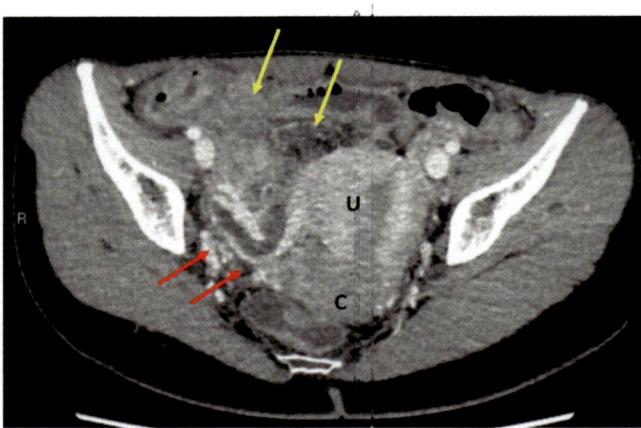

Figura 26-17. Tomografía computarizada de abdomen con contraste intravenoso en el plano axial, donde se observa la trompa de Falopio derecha con pared engrosada, hipercaptante, con contenido líquido hipodenso en su interior (flechas rojas); cambios inflamatorios, con aumento de densidad y trabeculación, de la grasa pélvica anterior. C: cérvix; U: útero.

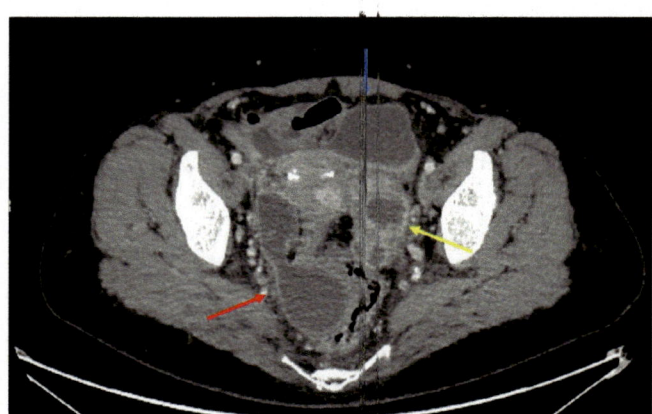

Figura 26-18. Tomografía computarizada de abdomen con contraste intravenoso en el plano axial, donde se observa piosálpinx derecho (flecha roja); trompa de Falopio dilatada con contenido líquido y pared hipercaptante, que se extiende posteriormente hacia el fondo de saco de Douglas; absceso tuboovárico izquierdo (flecha amarilla); y colección inflamatoria anterior al útero y al ovario izquierdo (flecha azul).

En última instancia, se forman los **ATO**, que se presentan generalmente como una masa quística compleja, con septos y loculaciones, que realzan significativamente con el contraste. En raras ocasiones, puede identificarse contenido aéreo en el interior de la masa. Son frecuentes los cambios inflamatorios adyacentes, con pérdida de los planos grasos de separación con los órganos pélvicos adyacentes y el líquido libre en el fondo de saco de Douglas. Pueden asociarse a abscesos pélvicos o peritonitis (**Fig. 26-19**). La inflamación reactiva de las estructuras adyacentes es común y puede manifestarse como íleo intestinal e hidronefrosis (**Fig. 26-20**).

Un ATO también puede surgir de procesos infecciosos o inflamatorios de las estructuras pélvicas adyacentes, como el apéndice, el colon y la vejiga, o en asociación a una patología preexistente como los endometriomas (**Fig. 26-21**).

En estos casos, se utiliza el término de **ATO secundario**. Estos abscesos pueden presentar una pared más gruesa y

generalmente se ubican más lejos de los anexos. Si el origen es intestinal, es más frecuente que muestren contenido aéreo. El manejo de los ATO primarios y secundarios suele ser el mismo, excepto que, en estos últimos, también se debe abordar el proceso patológico que lo origina.

 En la etapa tardía de la EIP, los ATO presentan unos hallazgos muy característicos en TC, que junto con el contexto clínico permiten un diagnóstico certero de EIP avanzada.
Los ATO secundarios pueden mostrar un aspecto radiológico similar y es importante siempre correlacionar los hallazgos con los antecedentes y la historia clínica.

Resonancia magnética

La RM no utiliza radiaciones ionizantes y no es invasiva. Representa el mayor avance en el examen de la pelvis femenina gracias a su excelente caracterización tisular. Proporciona

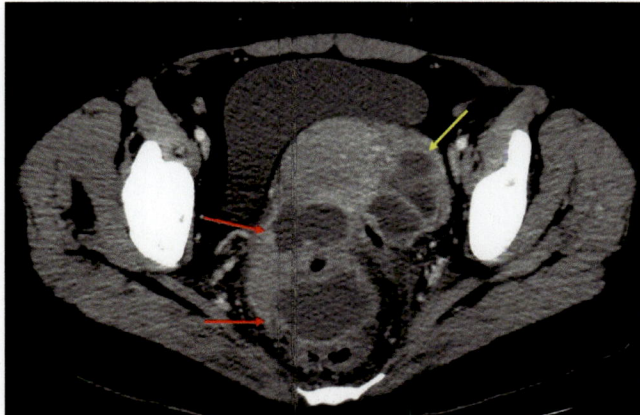

Figura 26-19. Tomografía computarizada de abdomen con contraste intravenoso en el plano axial, donde se observa absceso tuboovárico izquierdo (flecha amarilla) y abscesos en el fondo de saco de Douglas (flechas rojas).

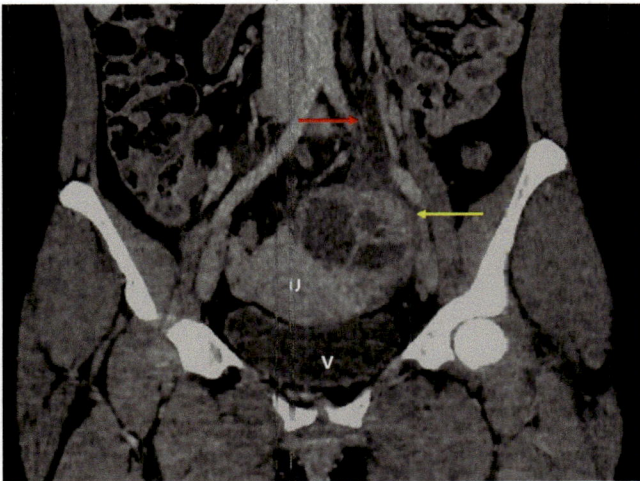

Figura 26-20. Tomografía computarizada de abdomen con contraste intravenoso en el plano coronal, donde se observa absceso tuboovárico izquierdo (flecha amarilla), que produce atrapamiento del uréter izquierdo con ureterohidronefrosis (flecha roja). U: útero; V: vejiga.

un mayor contraste de los tejidos blandos y es muy sensible incluso a una inflamación muy leve de estos.

En los estadios iniciales de la EIP, permitiría detectar con mayor facilidad el realce parametrial por edema pélvico y el engrosamiento de las fascias. Sin embargo, debido a su alto coste y baja disponibilidad, no es el método normalmente utilizado para el diagnóstico de la EIP aguda. Su uso suele estar relegado a los casos complejos y para el diagnóstico diferencial de otras patologías ginecológicas como la endometriosis y las neoplasias.

Laparoscopia

La laparoscopia se considera la técnica de referencia para el diagnóstico de EIP. Permite confirmar el diagnóstico, tomar muestras para identificar los agentes patógenos y establecer la gravedad de la infección. Sin embargo, su uso clínico de rutina no se justifica debido a la morbilidad asociada, el coste y la dificultad para identificar la inflamación intratubárica leve

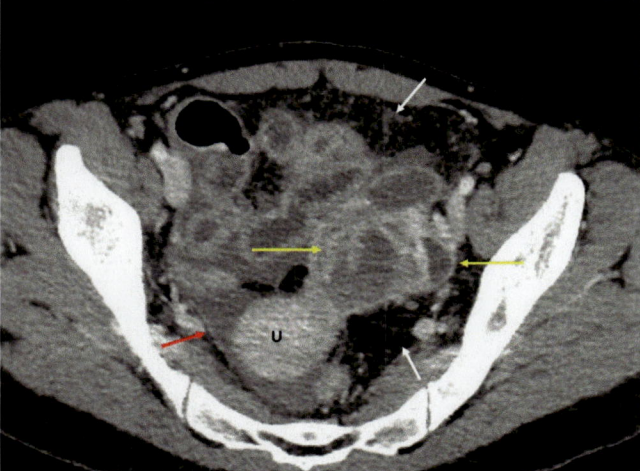

Figura 26-21. Tomografía computarizada de abdomen con contraste intravenoso en el plano axial, donde se observa un absceso tuboovárico izquierdo roto (flechas amarillas) secundario a un endometrioma sobreinfectado: masa quística compleja con pared gruesa e hipercaptante y focos hipodensos en su interior; líquido libre con realce del peritoneo adyacente (flecha roja); y aumento de densidad con trabeculación de la grasa pélvica (flechas blancas). Se aprecia engrosamiento e hipercaptación de la pared de las asas intestinales de aspecto reactivo. U: útero.

o la endometritis, que son los hallazgos más frecuentes de la EIP en sus fases iniciales.

Generalmente, su uso está reservado para los casos complejos y para el tratamiento.

COMPLICACIONES AGUDAS

Las complicaciones agudas más importantes son la rotura del ATO y la perihepatitis o síndrome de Fitz-Hugh-Curtis.

La **rotura del ATO** es una complicación grave de la EIP, que puede comprometer la vida de la paciente, al producir una peritonitis grave, que puede conducir a un *shock* séptico. Se asocia a una mortalidad del 5 al 10 %.

Los hallazgos en TC incluyen: realce de los pliegues peritoneales, así como engrosamiento y realce de los planos fasciales, abscesos en la cavidad peritoneal y/o colección líquida compleja en relación con la peritonitis (**Fig. 26-22**).

El síndrome de Fitz-Hugh-Curtis consiste en la inflamación de la cápsula hepática y el peritoneo abdominal con adherencias entre ellos; las pacientes refieren dolor en el hipocondrio derecho que aumenta con la inspiración, la tos y los movimientos. Tanto las enzimas hepáticas como la amilasa pancreática son normales. El diagnóstico diferencial de esta entidad se plantea, principalmente, con la colecistitis y el derrame pleural derecho.

Los hallazgos en la TC con contraste incluyen realce intenso, engrosamiento de la cápsula hepática anterior y tabiques peritoneales con líquido loculado que se extienden desde la pelvis al cuadrante superior derecho (perihepático) a través del surco paracólico.

En la laparoscopia, se pueden identificar múltiples adherencias entre la cápsula hepática y la pared abdominal anterior descritas como en «cuerdas de violín».

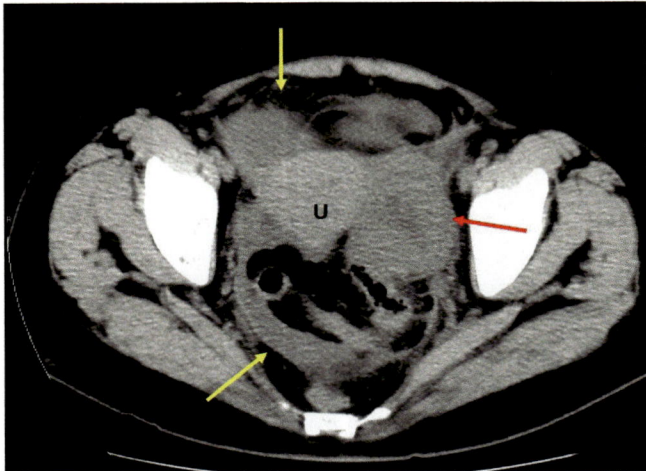

Figura 26-22. Tomografía computarizada de abdomen con contraste intravenoso en el plano axial, que muestra la rotura de un absceso tuboovárico izquierdo, con aspecto de lesión sólida (flecha roja), líquido libre de alta densidad en la pelvis, con infiltración de la grasa pélvica y realce del peritoneo (flechas amarillas). U: útero.

COMPLICACIONES TARDÍAS

Las complicaciones tardías de la EIP son el dolor pélvico crónico, la infertilidad y el embarazo ectópico.

El diagnóstico y tratamiento temprano son fundamentales para reducir el riesgo de complicaciones a corto y largo plazo. Sin embargo, incluso instaurando el tratamiento a tiempo, son frecuentes las secuelas a largo plazo. Esto es secundario al proceso de cicatrización y formación de adherencias que acompaña al proceso infeccioso que sufren los tejidos.

La manifestación radiológica más frecuente es el **hidrosálpinx**, que es la dilatación de la TF, resultado de su obstrucción, con contenido líquido en su interior.

En TC, se muestra como una imagen tubular con contenido de densidad líquido, adyacente al útero y separada del ovario, que no realza con el contraste.

En ecografía, se identifica como una imagen tubular, que corresponde a la TF dilatada, con contenido anecoico, y una pared fina. Las TF dilatadas suelen ser tortuosas y plegarse sobre sí misma, dando lugar a los septos incompletos (**Fig. 26-23**).

En ecografía transvaginal, puede identificarse el signo de las «cuentas en un hilo» producido por los pliegues mucosos fibrosados, tras la fase aguda de la EIP, sobresaliendo en la pared fina de la TF.

Cuando son de gran tamaño, pueden confundirse con quistes y neoplasias ováricas. La identificación del ovario separado del hidrosálpinx permite el diagnóstico diferencial con la masa ovárica.

El **quiste de inclusión peritoneal** puede presentarse en un pequeño porcentaje de pacientes con EIP previa. Se forma cuando el líquido de un quiste ovárico roto se queda atrapado alrededor del ovario por adherencias. Puede ser secuela de inflamación pélvica previa por EIP, aunque también puede tener otro origen como la cirugía y la endometriosis. Generalmente son asintomáticos. En las pruebas de imagen, se observa el ovario rodeado por una acumulación de líquido loculado con septaciones finas (**Fig. 26-24**).

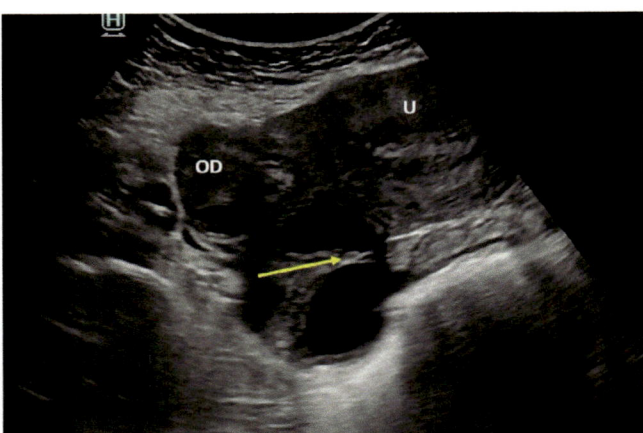

Figura 26-23. Ecografía en corte transversal, donde se observa un hidrosálpinx derecho, como una imagen tubular con pared fina y contenido anecoico, plegada sobre sí misma, dando lugar a un septo incompleto (flecha amarilla). OD: ovario derecho; U: útero.

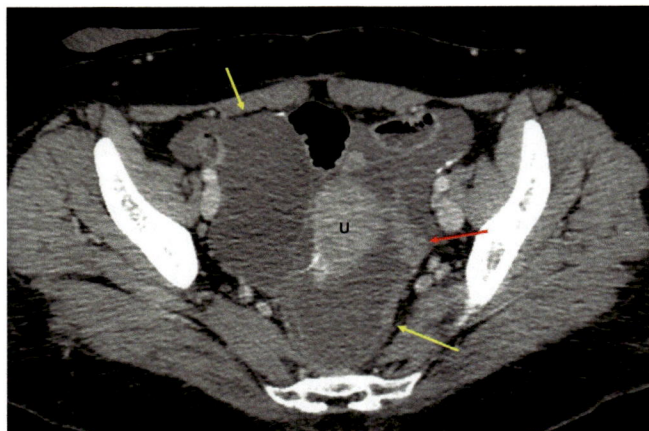

Figura 26-24. Tomografía computariza de abdomen con contraste intravenoso en el plano axial, donde se observa un quiste de inclusión peritoneal como una acumulación de líquido, loculado, con septos finos (flechas amarillas); ovario izquierdo normal (flecha roja). U: útero.

INFECCIONES ATÍPICAS: TUBERCULOSIS Y ACTINOMICOSIS

En raras ocasiones, aunque aumentando en incidencia, se pueden encontrar dos infecciones pélvicas atípicas: tuberculosis y actinomicosis.

Tuberculosis genitourinaria

Generalmente, es secundaria a la diseminación hematógena de una fuente pulmonar; ocurre en el 1,3 % de los casos y con mayor frecuencia afecta a la TF y el endometrio.

Los hallazgos de la salpingitis y el ATO son similares a la infección bacteriana, pudiendo apreciarse una TF serpiginosa de pared engrosada e hipercaptante o una masa anexial inflamatoria quística compleja.

La obstrucción tubárica es menos común que la peritonitis tuberculosa secundaria, que se observa en hasta el 50 % de los casos. La ascitis resultante junto con la nodularidad y el engrosamiento peritoneal puede simular una carcinomatosis (**Fig. 26-25**).

Actinomicosis pélvica

Es una enfermedad infecciosa rara causada por *Actinomyces israeli*, un microorganismo invasivo que conduce a una infección supurativa crónica.

Se asocia casi exclusivamente a mujeres que usan DIU. El uso prolongado del DIU favorece la pérdida de la integridad mucosa y una infección ascendente con formación de abscesos, adherencias, tractos fibróticos y fístulas de drenaje.

Radiológicamente, se manifiestan como masas heterogéneas e hipercaptantes, con abscesos en su interior y marcados cambios inflamatorios. A veces, es difícil de diferenciarlas de neoplasias pélvicas con carcinomatosis.

DIAGNOSTICO DIFERENCIAL

El diagnóstico se plantea con patología ginecológica y no ginecológica (**Tabla 26-1**).

Patología ginecológica

La patología ginecológica con la que se plantea el diagnóstico diferencial de la EIP comprende la endometriosis, el quiste hemorrágico, la torsión de ovario y lesiones neoplásicas.

Endometriosis

La endometriosis se define como la implantación de tejido endometrial fuera de la cavidad uterina y del miometrio. Este tejido endometrial fuera del útero presenta la misma respuesta a los cambios hormonales que el endometrio uterino.

El 50-80 % de los casos son sintomáticos y la tríada clásica incluye dismenorrea, dispareunia e infertilidad.

La localización más frecuente es el ovario, y su manifestación más común, los **endometriomas** o «quistes de chocolate», que son masas quísticas producidas por los sangrados repetidos.

La apariencia más típica de los endometriomas es la de una masa anexial, con frecuencia, bilateral, con ecos de bajo nivel en su interior (**Fig. 26-26**). Esta apariencia se ve en un 95 % de los endometriomas. La presencia de pequeños focos hiperecogénicos en su pared, que representan focos de colesterol, aumenta su valor predictivo.

También pueden mostrar un aspecto ecográfico menos específico y más variable, que puede simular un ATO, presentándose como lesiones quísticas multiloculares, con septos finos o gruesos, con ecos internos formando niveles líquido-líquido o, incluso, con aspecto de seudomasas sólidas hiperecogénicas.

La apariencia en TC de los endometriomas puede ser inespecífica, aunque la presencia de múltiples lesiones de aspecto quístico, con alta atenuación (**Fig. 26-27**) y la presencia de hematosálpinx pueden facilitar el diagnóstico (**Fig. 26-28**).

Es menos frecuente que los endometriomas se presenten como un cuadro agudo por rotura (v. **Fig. 26-21**) o infección (**Fig. 26-29**) y, en estos casos, pueden ser indistinguibles del ATO.

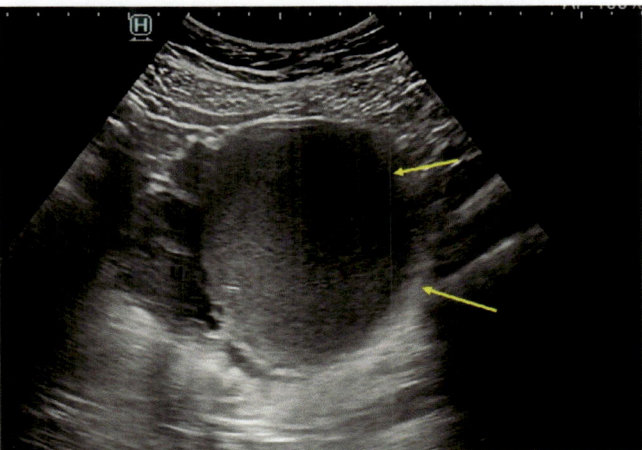

Figura 26-26. Ecografía en corte transversal de un endometrioma. Imagen quística con contenido ecogénico de bajo nivel (flechas amarillas). U: útero.

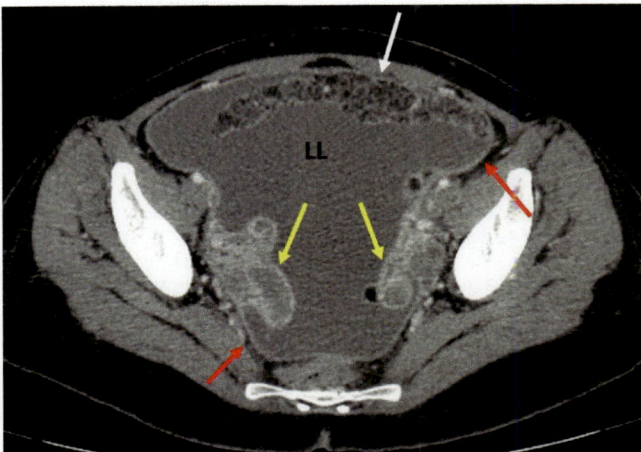

Figura 26-25. Tomografía computarizada de abdomen con contraste intravenoso en el plano axial de tuberculosis genitourinaria. Se identifican ambas trompas de Falopio dilatadas con contenido líquido denso en su interior e hipercaptación de sus paredes (flechas amarillas); abundante líquido libre (LL); engrosamiento e hipercaptación del peritoneo (flechas rojas); y aumento de densidad con trabeculación del epiplón mayor (flecha blanca).

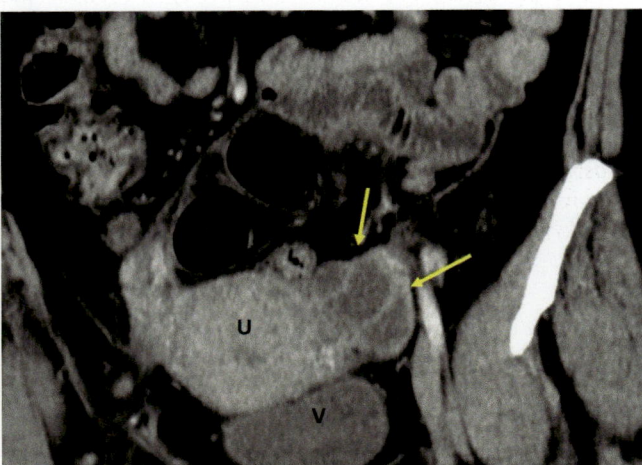

Figura 26-27. Tomografía computarizada de abdomen con contraste intravenoso en el plano coronal De endometriomas. Se observa el ovario izquierdo con varias lesiones nodulares, de aspecto quístico, con pared gruesa y densidad mayor que el líquido simple, que corresponden a endometriomas (flechas amarillas). U: útero; V: vejiga.

Tabla 26-1. Diagnóstico diferencial de la enfermedad inflamatoria pélvica

Diagnóstico diferencial	Patogenia	Clínica	Similitud con la EIP	Diferencia con la EIP
Endometrioma	Sangrado cíclico en tejido endometrial fuera de la cavidad uterina	• Infertilidad • Dolor pélvico • Dispareunia	• Endometrioma infectado: masa compleja • Implantes: líquido libre con colecciones y adherencias en la pelvis	• Quiste anexial con ecos de bajo nivel en su interior • Hiperintensidad en T1 de los endometriomas, en los focos de implantes y en los casos de hematosálpinx
Quiste hemorrágico	Sangrado dentro de un quiste funcional. Más frecuentemente, de un cuerpo lúteo	Dolor pélvico súbito e intenso	Masa quística compleja	• Bandas de fibrina en el interior del quiste; «anillo de fuego» en la pared con ecografía Doppler; coágulo adherido a la pared, sin flujo • Ausencia de la trompa de Falopio distendida
Torsión de ovario	Rotación parcial o completa del pedículo vascular ovárico	Dolor pélvico agudo	• Con la ooforitis en las etapas iniciales • Con el ATO cuando progresa a masa quística compleja por las áreas de necrosis	• Ovario aumentado de tamaño en posición anómala • Útero desplazado hacia el lado de la torsión • Signo del remolino
Neoplasia de ovario	Multifactorial. Los antecedentes familiares y la edad son los principales factores de riesgo	• Masa y/o dolor pélvico • Aumento del perímetro abdominal • Elevación del Ca-125	Masa quística compleja	Masa quística compleja con pared engrosada e irregular, polos sólidos con vascularización/realce en su interior, septos gruesos y proyecciones papilares; ascitis con infiltración omental/peritoneal
Apendicitis	Obstrucción del apéndice con sobreinfección añadida	Dolor en la FID, fiebre y leucocitosis	• La apendicitis no complicada puede simular salpingitis derecha • La apendicitis complicada puede simular ATO	Apéndice inflamado en su origen, con engrosamiento de la pared cecal, cambios inflamatorios en la región ileocecal, apendicolito
Diverticulitis	Obstrucción del cuello de un divertículo, dando lugar a cambios inflamatorios y microperforación de este	Dolor en la FII, fiebre y leucocitosis	• Extensión de los cambios inflamatorios a la región anexial • Absceso anexial en casos de diverticulitis complicada	Engrosamiento de la pared del colon, aumento de densidad con trabeculación de la grasa paracólica y divertículos

ATO: absceso tuboovárico; EIP: enfermedad inflamatoria pélvica; FID: fosa ilíaca derecha; FII: fosa ilíaca izquierda.

La endometriosis también puede dar lugar a **implantes endometriósicos** a lo largo de las superficies peritoneales, que afectan a los ligamentos uterinos, fondo de saco de Douglas, peritoneo pélvico, TF, rectosigmoideas y vejiga. Los focos de endometriosis sufren cambios inflamatorios con sangrado, áreas de fibrosis y adherencias, que radiológicamente pueden simular una EIP (**Fig. 26-30**).

La RM puede ser de utilidad, al mostrar típicamente una alta intensidad de señal en las secuencias potenciadas en T1 y una disminución de la intensidad de señal en las secuencias potenciadas en T2, que se denomina «efecto *shading*» o «sombreado», y se produce por la alta viscosidad de la hemorragia crónica dentro del quiste.

El diagnóstico diferencial de la endometriosis con la EIP se plantea, generalmente, con los casos de sobreinfección,

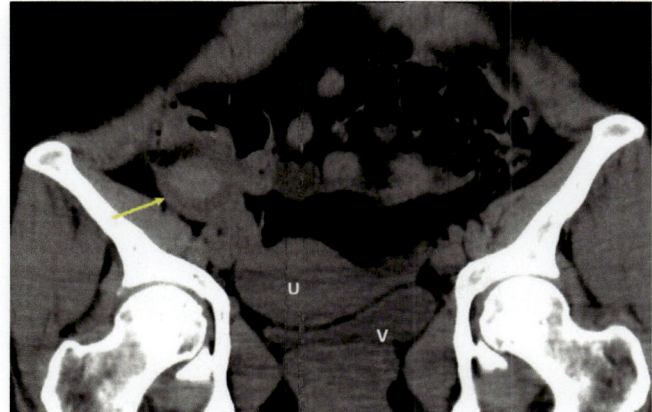

Figura 26-28. Tomografía computarizada de abdomen con contraste intravenoso en el plano coronal de hematosálpinx. Se observa la trompa de Falopio derecha con contenido hiperdenso, hemático (flecha amarilla). U: útero; V: vejiga.

sangrado y/o rotura del endometrioma. La RM puede ser de ayuda diagnóstica, pero el diagnóstico definitivo se realiza mediante laparoscopia, que permite el diagnóstico y el tratamiento.

Quiste hemorrágico

Es la causa más frecuente de dolor pélvico agudo de origen ginecológico en la mujer joven. Se produce por sangrado de un quiste funcional, generalmente, de un cuerpo lúteo.

La presentación clínica habitual es con un dolor súbito e intenso en el hipogastrio.

Su apariencia ecográfica varía según el momento evolutivo en que se encuentre el sangrado. La apariencia más típica es la de una lesión quística con un patrón reticular fino, producido por pequeñas bandas de fibrina, produciendo una apariencia que se describe en «red de pescar» o en «panal de abeja» (**Fig. 26-31**). No muestra flujo en su interior y, en caso de ser secundario a un sangrado del cuerpo lúteo, puede presentar una vascularización periférica que se denomina en «anillo de fuego».

En el caso de la EIP, el diagnóstico diferencial del quiste hemorrágico sería con el ATO. Si se produce rotura del quiste hemorrágico, los hallazgos pueden simular un ATO con peritonitis pélvica (**Fig. 26-32**). La identificación de una estructura tubular o la bilateralidad de las lesiones orientan hacia la EIP. La presentación clínica y la exploración ginecológica son de gran ayuda para su diferenciación.

El líquido libre complejo, con ecos en su interior, puede corresponder a pus o sangre. En TC el hemoperitoneo se manifiesta como líquido libre hiperdenso. En caso de sangrado activo, puede identificarse la extravasación del contraste (**Fig. 26-33**).

La identificación de hemoperitoneo pélvico debe hacer descartar, en primer lugar, la posibilidad de embarazo ectópico y, en segundo lugar, la rotura de un quiste hemorrágico.

El diagnóstico diferencial de un quiste hemorrágico con la EIP se puede hacer de acuerdo con la presentación clínica (dolor súbito e intenso en el quiste hemorrágico) y los hallazgos ecográficos (bandas de fibrina en el interior del quiste y

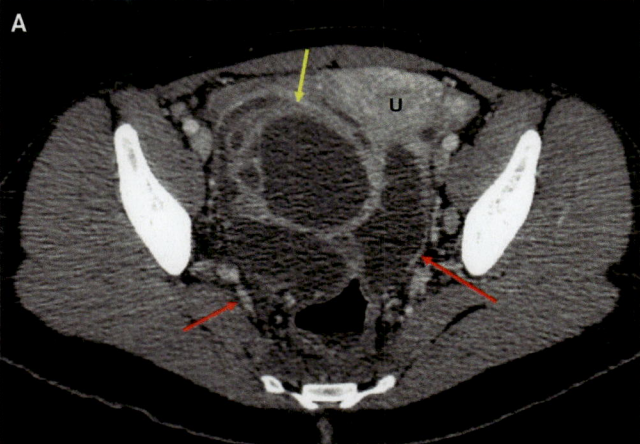

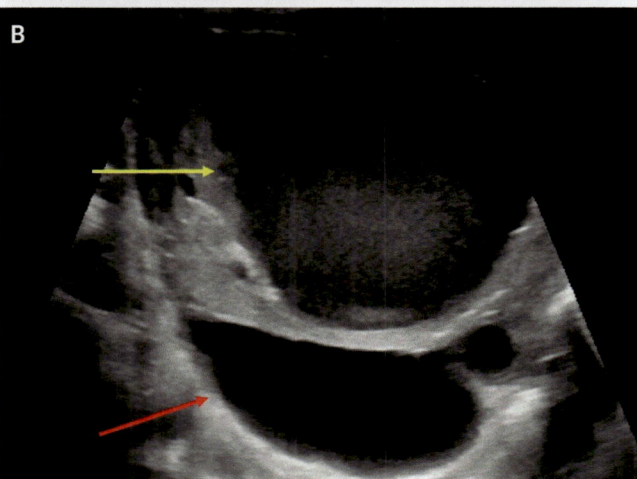

Figura 26-29. A) Tomografía computarizada de abdomen con contraste intravenoso en el plano axial de un absceso tuboovárico secundario a un endometrioma sobreinfectado. Se observa el ovario derecho con lesión quística y pequeños folículos periféricos (flecha amarilla). Adyacente al ovario, se aprecian colecciones líquidas con septos gruesos (flechas rojas). **B)** Ecografía abdominal en corte transversal Del mismo caso. La lesión quística en el ovario muestra contenido ecogénico de bajo nivel, muy sugestivo de endometrioma (flecha amarilla). Colección líquida (flecha roja). U: útero.

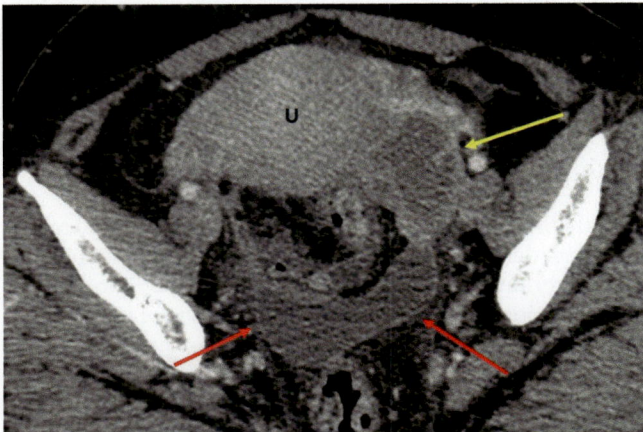

Figura 26-30. Tomografía computarizada de abdomen con contraste intravenoso en el plano axial de endometriosis. Se observa un endometrioma en el ovario izquierdo (flecha amarilla), líquido loculado en la pelvis, con realce peritoneal e infiltración líquida de la grasa pélvica (flechas rojas). U: útero.

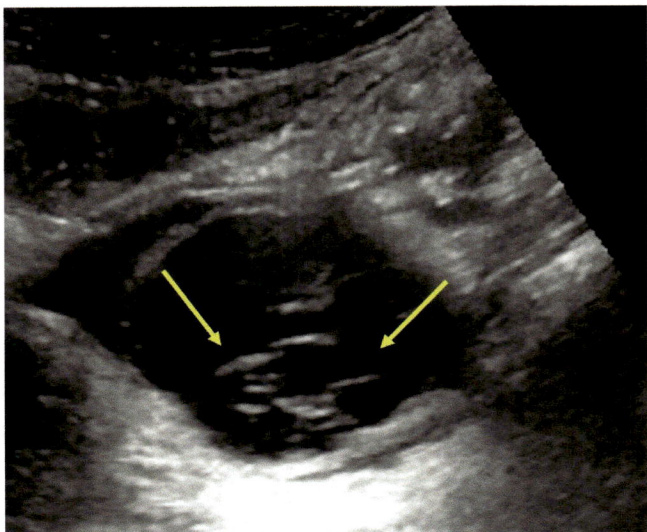

Figura 26-31. Ecografía abdominal de un quiste hemorrágico, que muestra su aspecto más característico, con pequeñas bandas hiperecogénicas de fibrina en su interior (flechas amarillas).

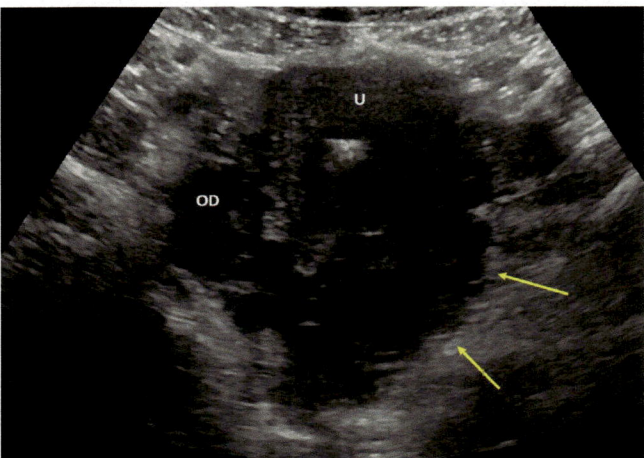

Figura 26-32. Ecografía abdominal en corte transversal, donde se observa líquido complejo en la pelvis (flechas amarillas), que podría corresponder a contenido hemático o purulento. OD: ovario derecho; U: útero.

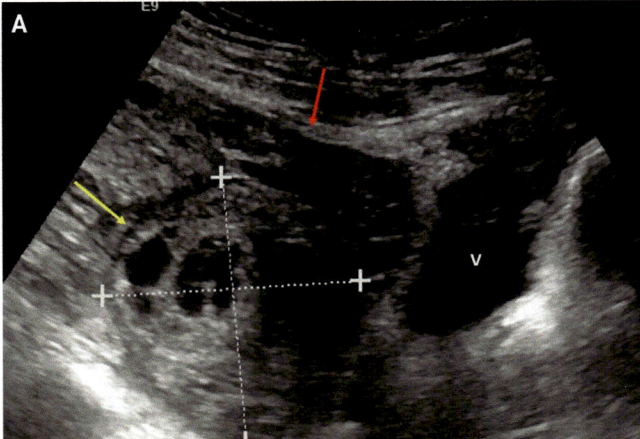

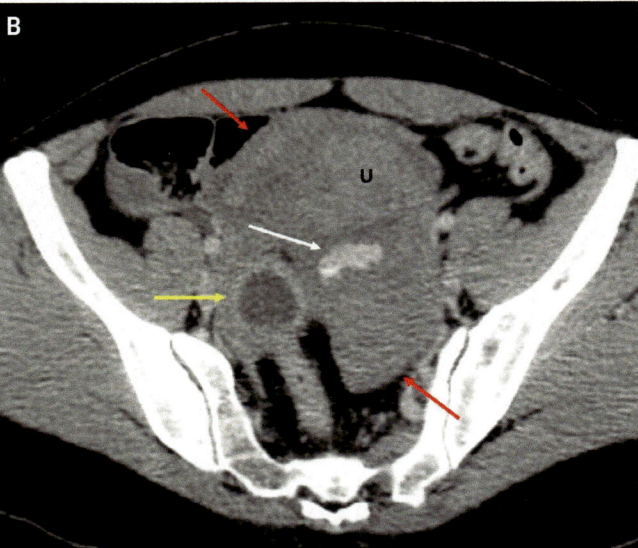

Figura 26-33. A) Ecografía abdominal en corte transversal de la rotura de un quiste hemorrágico. Imagen quística compleja en el ovario derecho (flecha amarilla), que corresponde a un cuerpo lúteo hemorrágico. Se encuentra rodeada por líquido complejo, con pequeñas bandas lineales hiperecogénicas, hemoperitoneo (flechas rojas). **B)** Tomografía computarizada de abdomen con contraste intravenoso en el plano axial, donde se observa sangrado activo del cuerpo lúteo; quiste de cuerpo lúteo, con pared gruesa (flecha amarilla); abundante líquido libre de alta densidad, hemoperitoneo (flechas rojas); y extravasación del contraste, indicando sangrado activo (flecha blanca). U: útero; V: vejiga.

ausencia de engrosamiento o distensión tubular). En el caso de rotura, por identificación de hemoperitoneo pélvico.

Torsión de ovario

La torsión de ovario se define como la rotación parcial o completa del pedículo vascular ovárico causando una afectación progresiva, primero, del flujo linfático, seguido del flujo venoso y, por último, del flujo arterial. Produce inicialmente una congestión del parénquima que, si se mantiene, conduce al infarto y a la necrosis de este.

Los hallazgos en las pruebas de imagen dependen de si existe una lesión previa asociada a la torsión, del grado de afectación vascular y del tiempo de evolución.

En los estadios iniciales, se produce la congestión venosa, que se manifiesta en ecografía con un aumento del tamaño del ovario (> 4 cm), con folículos periféricos (signo del collar

de perlas), que puede simular la ooforitis de la EIP (**Fig. 26-34**). Puede identificarse una masa coexistente con el ovario afectado y líquido libre.

Los hallazgos más característicos en TC incluyen un ovario aumentado de tamaño, con folículos periféricos, situado en posición anómala, en la línea media, tanto por detrás de la vejiga urinaria como por encima del útero; desviación del útero hacia el lado de la torsión; engrosamiento de la TF y ascitis (**Fig. 26-35**).

La presencia de flujo en las imágenes de Doppler color no permite excluir la torsión.

Cuando la torsión avanza, se produce un infarto ovárico, con ausencia de realce del ovario en TC y la presencia de una masa quística anexial debida a necrosis y/o hematoma. En esta fase, puede simular un absceso ovárico.

Respecto a la EIP, la torsión de ovario puede simular ooforitis y/o ATO. La localización anormal del ovario, la identificación de folículos periféricos y el desplazamiento del útero hacia el lado afectado pueden ayudar a establecer el diagnóstico de torsión. La bilateralidad de las lesiones y la identificación de la TF dilatada con contenido líquido en su interior apoyan el diagnóstico de EIP.

Lesiones neoplásicas

Al determinar el riesgo de malignidad de una masa anexial, se deben considerar ciertos factores que pueden orientar al diagnóstico, especialmente, la edad de la paciente y el contexto clínico en que se presenta.

El riesgo de cáncer de ovario aumenta con la edad y el mayor riesgo ocurre después de la menopausia. En mujeres premenopáusicas, los quistes simples se consideran benignos y las masas quísticas complejas corresponden con mayor frecuencia a lesiones benignas: quiste hemorrágico, endometrioma, ATO, embarazo ectópico y torsión de ovario. Es fundamental el conocimiento de los hallazgos típicos de estas lesiones y su correlación con el contexto clínico, que orientarán al diagnóstico correcto.

Los hallazgos por imagen sugestivos de malignidad en una masa quística compleja son: pared engrosada e irregular, polos sólidos con vascularización/realce en su interior, septos gruesos y proyecciones papilares, lesiones de gran tamaño, y ascitis con infiltración omental/peritoneal (**Fig. 26-36**).

Las neoplasias primarias de las TF son extremadamente raras. La mayoría de estas neoplasias son sólidas, pudiendo tener componentes quísticos debidos a necrosis y/o hemorragia. Cuando se asocian a hidrosálpinx, pueden mostrarse como una masa quística compleja con componentes quísticos y sólidos y confundirse con un ATO o una neoplasia ovárica (**Fig. 26-37**).

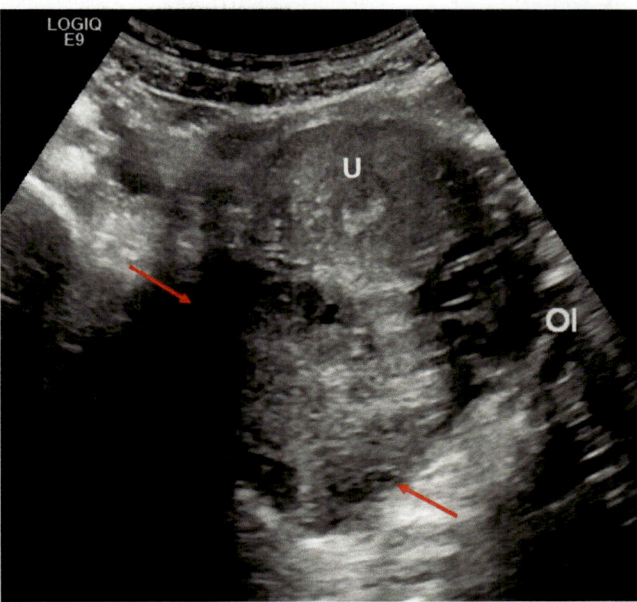

Figura 26-34. Ecografía abdominal en corte transversal de la torsión del ovario derecho. Se identifica el ovario derecho marcadamente aumentado de tamaño, en la línea media retrouterina (flechas rojas). Ovario izquierdo (OI) de aspecto normal en posición correcta. U: útero.

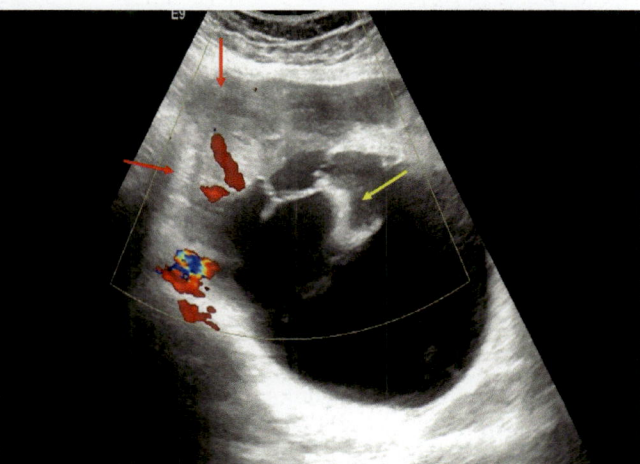

Figura 26-36. Ecografía abdominal de cáncer de ovario. Imagen anexial quística con septo grueso, irregular (flecha amarilla) y polo sólido (flechas rojas) con vascularización en su interior; señal Doppler lineal roja.

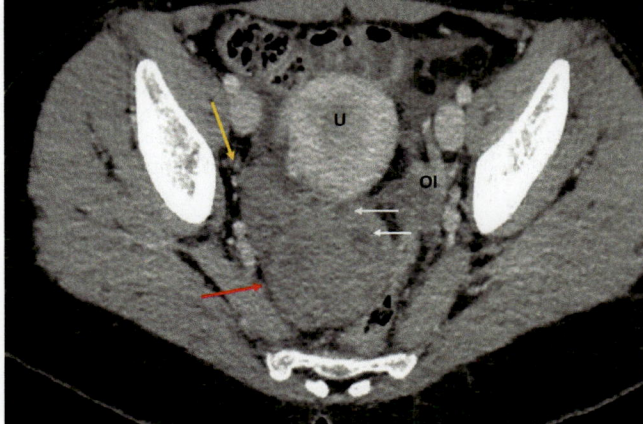

Figura 26-35. Tomografía computarizada de abdomen con contraste intravenoso en el plano axial de la torsión del ovario derecho. Ovario derecho aumentado de tamaño (flecha roja) en la línea media retrouterina, con pequeños folículos periféricos (flechas blancas). Trompa de Falopio engrosada (flecha amarilla). OI: ovario izquierdo; U: útero.

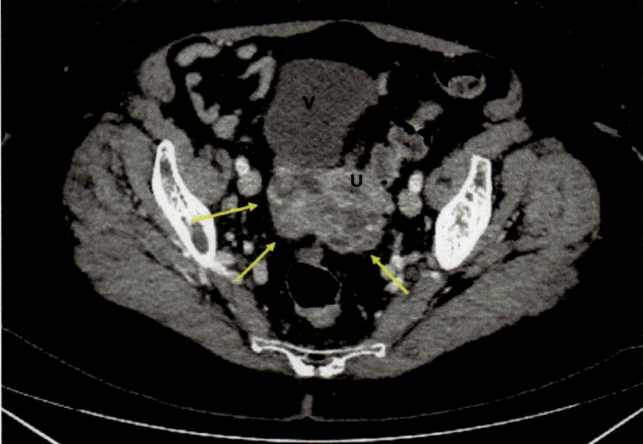

Figura 26-37. Tomografía computarizada de abdomen con contraste intravenoso en el plano axial de cáncer anexial derecho. Imagen de masa retrouterina, de aspecto tubular, sólida, con pequeños componentes quísticos, que engloba la trompa de Falopio y el ovario derechos (flechas amarillas). U: útero; V: vejiga.

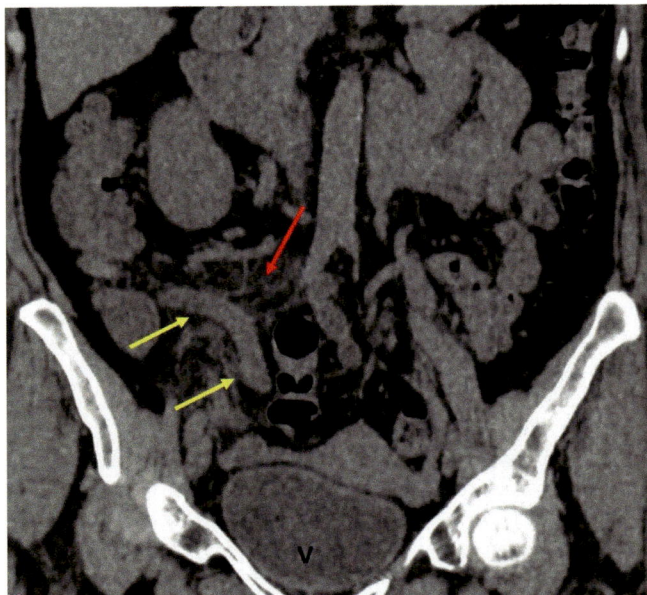

Figura 26-38. Tomografía computarizada de abdomen con contraste intravenoso en el plano coronal de apendicitis. Imagen tubular con contenido líquido que corresponde al apéndice engrosado (flechas amarillas), con trabeculación de la grasa periapendicular (flecha roja). Se aprecia su origen a nivel del ciego. V: vejiga.

Patología no ginecológica

Las entidades no ginecológicas con las que se plantea el diagnóstico diferencial de la EIP es la apendicitis y la diverticulitis.

Apendicitis

Es la causa más frecuente de dolor pélvico agudo entre los trastornos no ginecológicos. Se produce por obstrucción del apéndice con sobreinfección añadida.

La ecografía es normalmente la primera opción para el diagnóstico de apendicitis. Los signos ecográficos de apendicitis aguda son la identificación de una estructura tubular, de fondo ciego, no compresible, mayor de 6 mm. Puede existir aumento de ecogenicidad de la grasa periapendicular en relación con cambios inflamatorios reactivos.

En los casos de apendicitis no complicadas, el diagnóstico diferencial en relación con la EIP sería con la salpingitis y, a veces (especialmente, en los casos de apendicitis pélvica) pueden producirse cambios reactivos de vecindad entre ellos, siendo difícil determinar el origen. La TC puede ser útil en estos casos (**Fig. 26-38**).

En los casos de apendicitis complicada con líquido libre, plastrón inflamatorio y absceso, los hallazgos pueden simular un ATO. El contenido aéreo es más frecuente en los abscesos de origen digestivo y la presencia de apendicolito tiene un alto valor predictivo para el diagnóstico de apendicitis (**Fig. 26-39**).

> **!** La identificación del apéndice inflamado en su origen, el engrosamiento de la pared cecal, los cambios inflamatorios en la región ileocecal y la presencia de apendicolito son características de la apendicitis que permiten su diagnóstico.

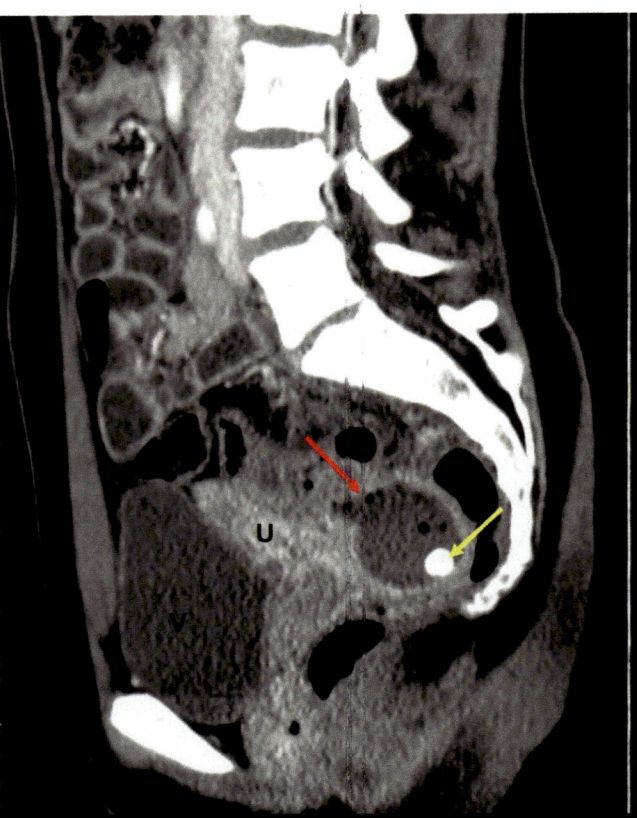

Figura 26-39. Tomografía computarizada de abdomen con contraste intravenoso en el plano sagital de un absceso de origen apendicular. Absceso en el fondo de saco de Douglas (flecha roja) con contenido aéreo y apendicolito en su interior (flecha amarilla). U: útero; V: vejiga.

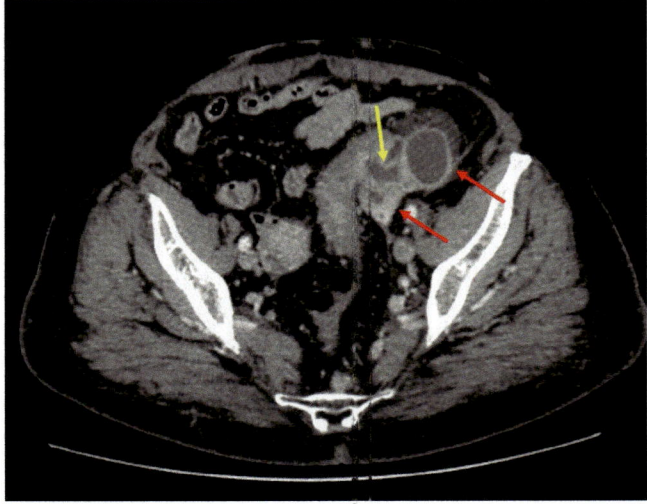

Figura 26-40. Tomografía computarizada de abdomen con contraste intravenoso en el plano axial de un absceso anexial izquierdo secundario a diverticulitis. Imagen de absceso en la región anexial izquierda (flechas rojas). Tracto fistuloso hipodenso de comunicación con el colon sigmoide (flecha amarilla).

Diverticulitis

La diverticulitis se produce por obstrucción del cuello de un divertículo, dando lugar a cambios inflamatorios y microperforación de este, con cambios inflamatorios de los tejidos paracólicos.

La presentación clínica puede ser similar a la EIP, aunque suele presentarse en pacientes mayores.

La diverticulitis no complicada es fácilmente distinguible de la EIP. Se caracteriza por engrosamiento de la pared del colon mayor de 4 mm, aumento de trabeculación de la grasa paracólica y presencia de divertículos.

El diagnóstico diferencial de la diverticulitis aguda con la EIP se plantea cuando los cambios inflamatorios se extienden a la región anexial ipsilateral o si la diverticulitis se complica con la formación de abscesos que comprometan a los anejos (v. **Fig. 26-40**).

> La edad de la paciente y los cambios inflamatorios en la pared del colon y paracólicos favorecen el diagnóstico de diverticulitis. Hallazgos más específicos son la presencia de aire extraluminal y la identificación de un trayecto fistuloso desde el colon a la región anexial.

PUNTOS CLAVE

- El diagnóstico de EIP se basa, generalmente, en criterios clínicos y analíticos y en la exploración física.
- En la EIP, en su etapa temprana, la ecografía suele ser normal.
- El líquido libre de aspecto complejo es patológico; indica contenido hemático o purulento.
- La identificación ecográfica de piosálpinx tiene alta especificidad para el diagnóstico de EIP. La ecografía es más sensible que la TC para su identificación.

- La TC tiene mayor sensibilidad que la ecografía para detectar signos precoces de EIP y valora de forma más precisa la presencia de ATO y las complicaciones. También es de gran utilidad en la identificación de procesos inflamatorios no ginecológicos.
- En el diagnóstico diferencial de la EIP con otros procesos ginecológicos, es necesaria la correlación clínica y analítica y la exploración ginecológica. Conocer los hallazgos más característicos en las pruebas de imagen de estas patologías puede ayudar a establecer un diagnóstico certero.

BIBLIOGRAFÍA

Baquedano Mainar L, Lamarca Ballestero M, Puig Ferrer F, Ruiz Conde MA. Enfermedad inflamatoria pélvica: un reto en el diagnóstico y tratamiento precoz. Rev Chil Obstet Ginecol. 2014;79(2):115-20.

Bennett GL, Slywotzky CM, Giovanniello G. Gynecologic causes of acute pelvic pain: spectrum of CT findings. Radiographics. 2002;22(4):785-801.

Cicchiello LA, Hamper UM, Scoutt LM. Ultrasound evaluation of gynecologic causes of pelvic pain. Obstet Gynecol Clin North Am. 2011;38(1):85-114, viii.

Crossman SH. The challenge of pelvic inflammatory disease. Am Fam Physician. 2006;73(5): 859-64.

Czeyda-Pommersheim F, Kalb B, Costello J, Liau J, Meshksar A, Arif Tiwari H, Martin D. MRI in pelvic inflammatory disease: a pictorial review. Abdom Radiol (NY). 2017;42(3):935-50.

Donaldson CK. Acute gynecologic disorders. Radiol Clin North Am. 2015;53(6):1293-307.

Ghiatas AA. The spectrum of pelvic inflammatory disease. Eur Radiol. 2004;14 Suppl 3:E184-92.

Horrow MM. Ultrasound of pelvic inflammatory disease. Ultrasound Q. 2004;20(4):171-9.

Horrow MM, Rodgers SK, Naqvi S. Ultrasound of pelvic inflammatory disease. Ultrasound Clin. 2007;2:297-309.

Jain KA. Gynecologic causes of acute pelvic pain: ultrasound imaging. Ultrasound Clin. 2008;3(1):1-12.

Joshi M, Ganesan K, Mushi HN, Ganesan S, Lawande A. Sonography of adnexal masses. Ultrasound Clin. 2008;3(3):369-89.

Lee MH, Moon MH, Sung CK, Woo H, Oh S. CT findings of acute pelvic inflammatory disease. Abdom Imaging. 2014;39(6):1350-5.

Revzin MV, Mathur M, Dave HB, Macer ML, Spektor M. Pelvic inflammatory disease: multimodality imaging approach with clinical-pathologic correlation. Radiographics. 2016;36(5):1579-96.

Rivera Domínguez A, Mora Jurado A, García de la Oliva A, De Araujo Martins-Romeo D, Cueto Álvarez L. Dolor pélvico de origen ginecológico como patología urgente. Radiología. 2017;59(2):115-27.

Romosan G. Valentin L. The sensitivity and specificity of transvaginal ultrasound with regard to acute pelvic inflammatory disease: a review of the literature. Arch Gynecol Obstet. 2014;289(4):705-14.

Ross J, Guaschino S, Cusini M, Jensen J. 2017 European guideline for the management of pelvic inflammatory disease. Int J STD AIDS. 2018;29(2):108-14.

Sam JW, Jacobs JE, Birnbaum BA. Spectrum of CT findings in acute pyogenic pelvic inflammatory disease. Radiographics. 2002;22(6):1327-34.

Spain J, Rheinboldt M. MDCT of pelvic inflammatory disease: a review of the pathophysiology, gamut of imaging findings, and treatment. Emerg Radiol. 2017;24(1):87-93.

Thomassin-Naggara I, Darai E, Bazot M. Gynecological pelvic infection: what is the role of imaging? Diagn Interv Imaging. 2012;93(6):491-9.

Timor-Tritsch IE, Lerner JP, Monteagudo A, Murphy KE, Heller DS. Transvaginal sonographic markers of tubal inflammatory disease. Ultrasound Obstet Gynecol. 1998;12(1):56-66.

Wilbur AC, Aizenstein RI, Napp TE. CT findings in tuboovarian abscess. AJR Am J Roentgenol. 1992;158(3):575-9.

Workowski KA, Berman S; Centers for Disease Control and Prevention (CDC). Sexually transmitted diseases treatment guidelines, 2010. MMWR Recomm Rep. 2010;59(RR-12):1-110. Erratum in: MMWR Recomm Rep. 2011;60(1):18. Dosage error in article text.

Manejo radiológico del cáncer ginecológico

27

C. Nicolau Molina, C. Sebastiá Cerqueda, L. Cabedo Esteve

OBJETIVOS

- Establecer las indicaciones de estudios por imagen en el cáncer ginecológico.
- Determinar qué técnica de imagen debe utilizarse en los diferentes cánceres y situaciones (diagnóstico, estadificación y seguimiento).
- Revisar las recomendaciones, guías clínicas y clasificaciones (FIGO [Federación Internacional de Ginecología y Obstetricia], O-RADS [Ovarian-Adnexal Reporting Data System]) necesarias para el manejo del cáncer de cérvix, de cuerpo uterino y de ovario.

INTRODUCCIÓN

El papel del radiólogo en el manejo de pacientes con cáncer ginecológico ha experimentado un gran cambio en los últimos años. Se han incorporado técnicas radiológicas, incluyendo la tomografía computarizada (TC) y la resonancia magnética (RM), así como técnicas híbridas que asocian la tomografía por emisión de protones (PET, *positron emission tomography*) a la TC o la RM (PET-TC y PET-RM, respectivamente) en las guías clínicas de las sociedades oncológicas y ginecológicas. La valoración mediante técnicas de imagen es hoy en día esencial en el diagnóstico, la estadificación y el seguimiento del cáncer ginecológico (**Tabla 27-1**).

En este tema, se han incluido seis situaciones clínicas del cáncer oncológico que requieren el uso de las técnicas de imagen, destacando los puntos que los autores consideran más importantes de cada una de las situaciones clínicas. En general, la RM suele usarse para evaluar la afectación local tumoral, mientras que la TC y la PET (generalmente, con 18F-fluorodesoxiglucosa [FDG]) y la combinación de ambas (PET-TC) se utilizan para evaluar posibles metástasis (afectación a distancia).

El tema está dividido en los siguientes apartados:

- Estadificación local del carcinoma de cérvix.
- Estadificación local del carcinoma de endometrio.
- Caracterización por RM de masas ováricas. O-RADS RM.
- Estadificación del cáncer de ovario. Carcinomatosis peritoneal.
- Evaluación de la afectación ganglionar en el cáncer ginecológico.
- Valoración de la respuesta al tratamiento del cáncer ginecológico.
- Indicaciones de la PET-TC.

ESTADIFICACIÓN LOCAL DEL CÁNCER DE CÉRVIX

El cáncer de cérvix es el tercer cáncer ginecológico más frecuente. El 80 % suele ser del tipo carcinoma escamoso y afecta al ectocérvix y el 20 % corresponde a adenocarcinoma y afecta al endocérvix. El diagnóstico se realiza por inspección y biopsia de la zona sospechosa.

Una vez diagnosticado, el estudio de extensión inicial del cáncer de cérvix se realiza con RM, con el objetivo de valorar la extensión local de la enfermedad y descartar la presencia de adenopatías, aspectos que van a determinar la estrategia terapéutica.

La clasificación de la FIGO (Federación Internacional de Ginecología y Obstetricia) divide la estadificación en cuatro estadios (**Tabla 27-2**). La RM es la técnica de elección para determinar el volumen tumoral y la invasión parametrial, cambiando el estadio de I a II dependiendo de si existe o no afectación vaginal y/o parametrial (**Fig. 27-1**).

¿Qué signos radiológicos hacen sospechar la existencia de invasión parametrial?

La sensibilidad de la RM para la valoración de la infiltración parametrial no supera el 55 % según numerosos autores. Sin embargo, tiene un valor predictivo negativo muy alto, superior al 95 %.

 Si se observa la hiposeñal en T2 del estroma cervical respetada en toda su circunferencia, puede asegurarse que no hay extensión parametrial.

El diagnóstico de sospecha de invasión parametrial se basa en:

- Disrupción del anillo estromal (pérdida de la hiposeñal del estroma en algún punto de su circunferencia).
- Borde espiculado del tumor.
- Atrapamiento de los vasos parauterinos.

Tabla 27-1. Principales indicaciones de las técnicas de imagen en oncología ginecológica

Cáncer	Diagnóstico y estadificación	Seguimiento/evaluación del tratamiento
Endometrio	• RM para determinar invasión miometrial y extensión local prequirúrgica • Valoración de adenopatías • RM para la valoración de invasión miometrial si quiere hacerse preservación de la fertilidad (es útil realizar un estudio dinámico con contraste)	• Control postratamiento local/a distancia (RM/TC) • Sospecha de recidiva ganglionar/a distancia
Cérvix	• Estadificación local (RM), tamaño tumoral, extensión a parametrios, extensión al cuerpo uterino, hidronefrosis. Plantear PET-TC si es localmente avanzado • Valoración de adenopatías y afectación a distancia • RM para valorar traquelectomía/preservación de la fertilidad	• Control postratamiento local/a distancia (RM/PET-TC; en algunos centros, PET-RM) • Sospecha de recidiva ganglionar/a distancia
Ovario	• Diagnóstico de sospecha de malignidad (ecografía/O-RADS RM) • Estadificación prequirúrgica (TC/PET-TC) • Detección de lesiones irresecables • Punción de posibles implantes o adenopatías	• Valoración de la respuesta al tratamiento/sospecha o control de recurrencia (TC/PET-TC) • Valoración de posible toxicidad por fármacos

O-RADS: Ovarian-Adnexal Reporting Data System; PET: tomografía por emisión de positrones (*positron emission tomography*); RM: resonancia magnética; TC: tomografía computarizada.

Tabla 27-2. Estadificación del cáncer de cérvix según la clasificación de la Federación Internacional de Ginecología y Obstetricia (FIGO)

Estadio	Hallazgos
IA	Localizado en el cérvix, no visible por inspección o imagen
IB IB1 IB2 IB3	Localizado en el cérvix (> 5 mm de profundidad, visible por inspección e imagen): ≤ 2 cm > 2-4 cm ≥ 4 cm
II IIA1 IIA2 IIB	Más allá del cérvix Invade hasta los ⅔ superiores de la vagina < 4 cm Invade hasta los ⅔ superiores de la vagina ≥ 4 cm Invade los parametrios sin llegar a la pared pélvica
IIIA IIIB IIIC	Extensión al tercio inferior de la vagina Extensión a la pared pélvica o condiciona hidronefrosis Extensión a los ganglios linfáticos (si > 10 mm por imagen)
IVA IVB	Infiltra a órganos vecinos como la vejiga o el recto Metástasis a distancia

La secuencia potenciada en T2 permite visualizar bien los cambios de señal del estroma cervical, aunque puede sobreestimar el grado de extensión si existen cambios inflamatorios o compresión del estroma por el propio tumor. La secuencia de difusión (DWI, *diffusion-weigthed imaging*) ayuda a delimitar la extensión tumoral, ya que refleja la hipercelularidad tumoral y, además, algunos estudios han correlacionado el valor del coeficiente de difusión aparente (ADC, *apparent diffusion coefficient*) con la extensión al parametrio, existiendo mayor probabilidad de extensión en valores de ADC bajos. La secuencia DWI debe valorarse en conjunto con la secuencia T2 debido a su bajo detalle anatómico y baja resolución espacial.

En la tabla 27-3, se presentan algunas consideraciones sobre la utilización de la RM en la estadificación y en el seguimiento postratamiento del cáncer de cérvix. Deben realizarse cortes ortogonales al cérvix para una mejor evaluación de la infiltración extracervical. La RM suele tener dificultades en la valoración de la estadificación en las siguientes situaciones:

- Cuando existen cambios posbiopsia prominentes o hemorragia.
- En tumores muy voluminosos que infiltran la vagina.
- En pacientes que padecen endometriosis profunda con afectación cervical.

En estas tres situaciones, existe la posibilidad de sobreestimar la extensión al parametrio. En cambio, la RM tiene un rendimiento muy elevado en la valoración del volumen tumoral. La capacidad de la RM para localizar y medir el tumor con fiabilidad la hace también esencial en la selección de pacientes tributarias de cirugía de preservación de la fertilidad como es la traquelectomía, ya que solo se suele hacer tratamiento conservador en tumores de ≤ 2 cm (≤ 4 cm en algunos centros si el tumor es exofítico). En estas pacientes, es necesario también que exista una distancia superior a 1 cm desde el tumor al orificio cervical interno.

En neoplasias localmente avanzadas, la RM permite detectar la invasión de órganos vecinos si existe pérdida de plano graso entre el cérvix y el recto o la vejiga, sumada a pérdida de la hiposeñal de la capa muscular de estos órganos y posible extensión a la mucosa. También puede valorarse bien si existe extensión a la pared pélvica. Dado que la RM tiene un excelente valor predictivo negativo en el diagnóstico de invasión vesical o rectal (del 100 %), hoy en día, no están indicadas la cistoscopia o la endoscopia en la estadificación.

La técnica de DWI permite identificar mejor el tumor y es de utilidad en la detección de tumores de pequeño tamaño y

Figura 27-1. Paciente de 30 años de edad con metrorragia. Se realiza inspección y biopsia de masa cervical, con el resultado de carcinoma escamoso infiltrante asociado al virus del papiloma humano. Se realiza estadificación mediante resonancia magnética en el plano sagital en T2 **(A)** y en el plano axial en T2 **(B)**, que muestra una masa tumoral levemente hiperintensa en T2, de unos 10 mm de diámetro mayor, que se aboma en la vagina, contactando con la pared vaginal (flecha). En **B**, se observa la hiposeñal de la pared vaginal respetada, sin infiltración de esta. Las secuencias potenciadas en difusión (DWI) con valor de b = 1.000 **(C)** y el mapa de ADC (coeficiente de difusión aparente) **(D)** delimitan mejor el tumor (flecha). No se observa infiltración miometrial. El estadio es IB1.

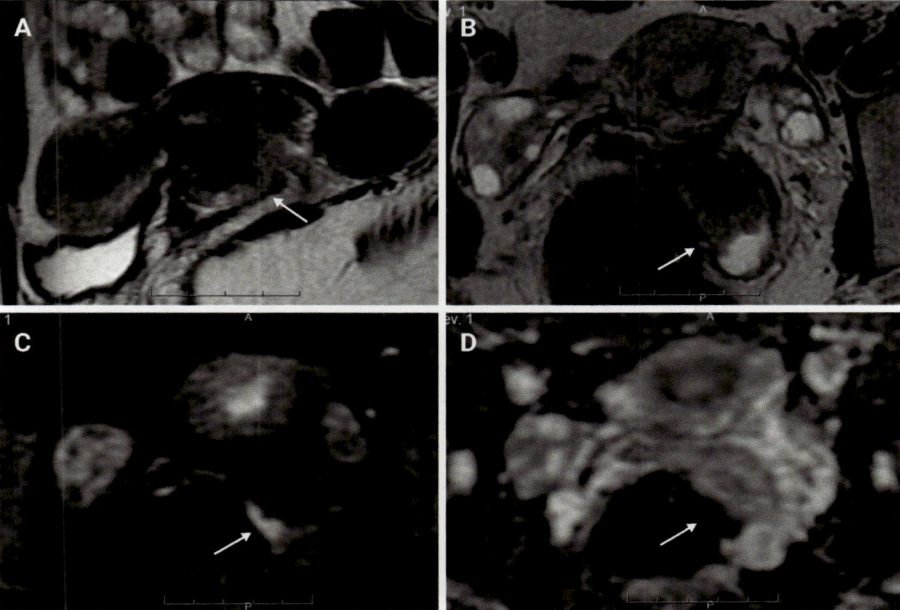

en la diferenciación entre tejido tumoral y tejido no tumoral. El estudio de la captación de contraste en fases precoces aumenta el rendimiento diagnóstico de la RM en la detección/delimitación de tumores de pequeño tamaño. Aun así, algunos tumores (especialmente, después de la conización) no son detectables por RM.

Finalmente, con el continuo avance de la radiología, existen ya estudios sobre la utilidad de la radiómica en la evaluación del cáncer de cérvix con diferentes técnicas de imagen. Así, en el estudio de Esfahani *et al.* de 2021, realizado con PET-TC y PET-RM, se observó que existían hasta ocho parámetros de radiómica, entre los que se encuentran la entropía en T2 y en el mapa de ADC, la glicólisis total de la lesión y el volumen metabólico tumoral total, que permitían diferenciar entre cáncer de cérvix no metastásico y metastásico.

A modo de resumen, en la **tabla 27-4**, se presenta la lista de verificación (*check-list*) para hacer el informe de la estadificación del cáncer de cérvix.

ESTADIFICACIÓN LOCAL DEL CÁNCER DE ENDOMETRIO

El diagnóstico del cáncer de endometrio se obtiene mediante citología o biopsia endometrial. El principal motivo clínico de sospecha es la presencia de sangrado vaginal en pacientes menopáusicas. En ocasiones, la RM puede ayudar a diferenciar el cáncer de endometrio de pólipos endometriales o de la hiperplasia endometrial si la biopsia endometrial ha sido insuficiente o no diagnóstica o en aquellas pacientes con estenosis del canal cervical.

La estadificación se realiza siguiendo la clasificación de la FIGO (**Tabla 27-5**), en la que se consideran básicos el grado histológico, la extensión miometrial y la presencia de adenopatías o extensión a órganos pélvicos o a distancia. Para el grado histológico, se divide el cáncer en cáncer de bajo grado y cáncer de alto grado:

- Tipo histológico no agresivo: carcinoma endometrioide de bajo grado (grados 1 y 2).

Tabla 27-3. Aciertos y errores de la resonancia magnética en la estadificación y el seguimiento del cáncer de cérvix

Puntos fuertes	Errores/dificultades
Precisión en la medición del tamaño del tumor	Los parametrios se localizan lateralmente al cérvix (y solo lateralmente)
La visualización de la hiposeñal del anillo estromal intacta excluye invasión parametrial	La pérdida de la hiposeñal del anillo estromal indica invasión de todo el estroma, pero no necesariamente invasión parametrial
La recidiva muestra la misma señal en resonancia magnética que la que tenía el tumor primario	La valoración de la extensión parametrial en la secuencia potenciada en T2 está dificultada si existe hemorragia posbiopsia o en tumores grandes con edema del estroma
La normalización de la anatomía del cérvix con hiposeñal difusa del estroma indica respuesta completa al tratamiento con radioquimioterapia	En los primeros seis meses posradiación o en presencia de infección, puede observarse hipercaptación en el cérvix
La secuencia con contraste ayuda en la detección de tumores de pequeño tamaño y en la diferenciación entre recidiva tumoral y fibrosis posradioterapia	–

- Tipos histológicos agresivos: carcinoma endometrioide de alto grado (grado 3), seroso, de células claras, indiferenciado, mixto, mesonéfrico-*like*, carcinoma de tipo mucinoso gastrointestinal y carcinosarcoma.

Generalmente, se realiza linfadenectomía (pélvica y retroperitoneal, por debajo de los vasos renales) en aquellos cánce-

Tabla 27-4. Lista de verificación para el informe estructurado de la estadificación del cáncer de cérvix	
Pregunta	**Respuesta**
1. ¿Se visualiza el tumor primario?	No/sí. Medir el tamaño. Definir si es endofítico o exofítico
2. ¿Existe afectación del cuerpo uterino?	No/sí
3. Si existe deseo gestacional...	Medir la distancia al orificio cervical interno
4. ¿Existe invasión vaginal?	No/sí. Definir si afecta los ⅔ superiores o al ⅓ inferior
5. ¿Existe extensión al parametrio?	No/sí. Definir si es derecho, izquierdo o bilateral
6. ¿Existe hidronefrosis?	No/sí. Definir la gravedad y si es derecha, izquierda o bilateral
7. ¿Existe afectación de la pared pélvica?	No/sí. Definir si es derecha, izquierda o bilateral
8. ¿Existe afectación de la mucosa vesical o rectal?	No/sí
9. ¿Existe extensión a ganglios pélvicos?	No/sí. Definir el lado y la localización (obturador, ilíaco externo, ilíaco interno, ilíaco común, presacro)
10. ¿Existe extensión a ganglios retroperitoneales?	No/sí. Definir el lado y la localización

Tabla 27-5. Estadificación del cáncer de endometrio según la clasificación de la Federación Internacional de Ginecología y Obstetricia (FIGO). Actualización de 2023	
Estadio	**Hallazgos**
IA	Tipo histológico no agresivo confinado al cuerpo uterino con infiltración miometrial ausente o superficial (inferior al 50 %)
IB	Tipo histológico no agresivo confinado al cuerpo uterino con infiltración miometrial profunda (≥ 50 %)
IC	Tipos histológicos agresivos confinados al endometrio
II	IIA: tipo histológico no agresivo con invasión del estroma cervical sin extensión extrauterina IIB: tipo histológico no agresivo con invasión del espacio linfovascular significativa IIC: tipos histológicos agresivos con infiltración miometrial
III	Cualquier tipo histológico con extensión extrauterina. IIIA: invasión de la serosa uterina, anejos o ambos IIIB: metástasis o extensión directa a la vagina, el parametrio o el peritoneo pélvico IIIC: metástasis a ganglios pélvicos o paraaórticos Si el tumor se extiende fuera de la serosa, si se extiende a la vagina o hay afectación de ganglios linfáticos en la pelvis (> 10 mm)
IV	IVA: afectación de la mucosa vesical o rectal IVB: metástasis peritoneal más allá de la pelvis IVC: metástasis a distancia (incluye adenopatías por encima de los hilios renales)

res con tipo histológico de alto grado, cuando existe invasión miometrial > 50 % y cuando existen ganglios sospechosos. Es por ello por lo que la RM es útil en la planificación terapéutica, ya que ofrece una primera aproximación pronóstica con la predicción del estadio FIGO (**Fig. 27-2**).

> ! La RM aporta información sobre el grado de infiltración miometrial, de la existencia de invasión del estroma cervical, y también del tamaño de la tumoración y de su relación con el istmo uterino.

No existe consenso sobre la utilidad del contraste intravenoso para determinar el grado de invasión miometrial, si bien, la mayoría de autores prefieren utilizarlo. La secuencia con contraste junto a la secuencia de DWI permite identificar mejor el tumor y aumenta la detección de metástasis cervicales, vaginales, ováricas y peritoneales, así como de adenopatías pélvicas y retroperitoneales sospechosas de malignidad. La European Society of Urogenital Radiology (ESUR) publicó en 2019 una magnífica guía de actualización, que explica cómo realizar, interpretar e informar la RM de la estadificación del cáncer de endometrio.

Los puntos clave de la utilización de la RM en la estadificación del cáncer de endometrio son:

1. En la diferenciación entre el estadio IA y IB, la RM ayuda a identificar si la infiltración del miometrio es superficial (< 50 %) o profunda ≥ 50 %.

• Las limitaciones más importantes de la RM en la valoración de la infiltración miometrial son:
• La existencia de adenomiosis muy prominente, o de miomas uterinos grandes.
• La presencia de miometrios muy adelgazados o comprimidos (en edades avanzadas, el miometrio puede estar muy adelgazado).
• Tumores con poca diferencia de señal de RM entre el tumor y el miometrio.
• Tumores localizados en los cuernos uterinos, ya que los cuernos uterinos muestran en condiciones normales adelgazamiento del miometrio.

2. En el estadio II, la RM permite identificar si existe invasión del estroma cervical basándose en la pérdida de hiposeñal normal del estroma, y si el tumor supera el estroma y existe invasión parametrial (estadio III). Deben realizarse cortes ortogonales al útero tanto en las secuencias potenciadas en T2, como de DWI y con contraste para una mejor evaluación de la infiltración cervical.

3. En el estadio III, detecta si el tumor se extiende más allá de la serosa, si se extiende a los ovarios, la vagina o el parametrio, o, (aunque con menor rendimiento diagnóstico), si hay afectación de ganglios linfáticos. La secuencia de difusión es especialmente útil en la identificación de metástasis en ovarios o vagina.

4. En el estadio IV, permite identificar si existe pérdida del plano graso entre el útero y los órganos vecinos y si existen alteraciones de la señal de RM a nivel de la pared rectal y

Figura 27-2. Paciente de 58 años con diagnóstico de adenocarcinoma endometrioide de endometrio. En la resonancia magnética de estadificación, se observa, en la secuencia potenciada en T2 en el plano sagital, un tumor que ocupa gran parte de la cavidad endometrial **(A)**. En la secuencia potenciada en T2 en el plano axial **(B)**, existen dudas de si existe afectación profunda del miometrio en la pared posterior izquierda (flecha). Las secuencias potenciadas en difusión (DWI) **(C)** y con contraste **(D)** confirman la ausencia de invasión miometrial profunda, siendo compatible con un estadio IA.

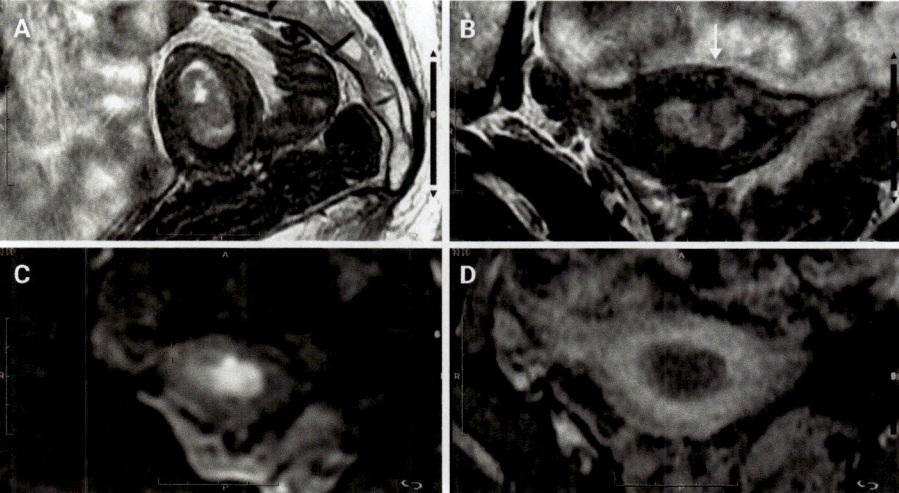

vesical que alcance a la mucosa. La valoración de carcinomatosis peritoneal o diseminación hematógena puede realizarse mediante RM, pero, para ello, deben añadirse secuencias específicas al estudio rutinario de estadificación.

5. En pacientes jóvenes con neoplasias de bajo grado que desean preservar su fertilidad, la RM se utiliza antes del tratamiento con el fin de descartar signos de infiltración miometrial. Se aconseja añadir al protocolo un estudio dinámico con contraste en una fase precoz, entre 30 y 40 s tras la administración de contraste, que permite valorar la ausencia de infiltración subendometrial.

6. Para la diferenciación entre cáncer cervical y cáncer endometrial en algunas neoplasias extensas de diagnóstico clínico/histológico incierto.

A modo de resumen, en la **tabla 27-6**, se presenta la lista de verificación (*check-list*) para hacer el informe de la estadificación del cáncer de endometrio.

CARACTERIZACIÓN POR RESONANCIA MAGNÉTICA DE MASAS OVÁRICAS. ORADS-RM

La detección de masas ováricas es muy frecuente y la gran mayoría de las veces son imágenes quísticas relacionadas con el ciclo menstrual. No obstante, en ocasiones, existen masas mixtas (sólido-quísticas) o sólidas que pueden corresponder a tumores *borderline* o a tumores malignos. El cáncer de ovario es el más agresivo de los cánceres ginecológicos, aunque solo corresponde al 3 % de cánceres en mujeres. Respecto al tipo histológico, el 95 % son tumores epiteliales y el 5 % restante son tumores de células germinales o de células estromales.

No existen programas de cribado para el cáncer de ovario, si bien, es recomendable para el grupo de población de alto riesgo como son las pacientes con BRCA1/2, que tienen un mayor riesgo de desarrollar cáncer de ovario, de trompa de Falopio y carcinoma peritoneal primario.

A diferencia del cáncer de útero, las técnicas de imagen son imprescindibles para el diagnóstico del cáncer de ovario. La ecografía es la técnica de imagen de elección para la evaluación de masas ováricas, pero entre un 20 y un 30 % de las masas

Tabla 27-6. Lista de verificación. Estadificación del cáncer de endometrio

Pregunta	Respuesta
1. Tamaño tumoral	–
2. ¿Es un tumor con tipo histológico no agresivo que infiltra más del 50 % del miometrio?	Sí: estadio IB No: estadio IA
¿Es un tumor con tipo histológico agresivo que infiltra el miometrio?	Sí: estadio IIC No: estadio IC
3. ¿Infiltra el estroma cervical?	Sí: estadio IIA No
4. ¿Existe invasión de la serosa o anejos?	Sí: estadio IIIA No
5. ¿Existe extensión directa a la vagina, el parametrio o el peritoneo pélvico?	Sí: estadio IIIB No
6. ¿Existe extensión a los ganglios pélvicos o paraaórticos (> 10 mm de diámetro menor)	Sí: estadio IIIC No
7. ¿Existe afectación de la mucosa vesical o rectal?	Sí: estadio IVA No
8. ¿Existen metástasis peritoneales más allá de la pelvis?	Sí: estadio IVB No
9. ¿Existen metástasis a distancia (incluye adenopatías por encima de los hilios renales)?	Sí: estadio IVA No

evaluadas por ecografía son indeterminadas y se necesita la realización de otras técnicas para su caracterización.

 La técnica de elección para caracterizar masas ováricas indeterminadas por ecografía es la RM.

También está indicada la RM en masas ováricas sólidas por ecografía consideradas malignas por criterios ecográficos sin signos de carcinomatosis en el estudio ecográfico.

La RM va a permitir:

- Confirmar o descartar el origen ovárico de estas lesiones.
- En caso de demostrar que es una masa ovárica, clasificarla como benigna o maligna.

Para ello, se han descrito varios algoritmos diagnósticos; el más utilizado actualmente es el O-RADS (Ovarian-Adnexal Reporting Data System), que se describe en la **tabla 27-7**.

Para la caracterización por RM de masas anexiales, se utiliza un protocolo que incluye secuencias anatómicas potenciadas en T2 y en T1 sin y con saturación de grasa, secuencia de difusión (que incluya un valor de b = 1.000) y estudio dinámico tras la administración de gadolinio que se realiza utilizando secuencias potenciadas en T1 con saturación grasa y añadiendo imágenes de sustracción, con una resolución temporal de menos de 15 s, iniciando el estudio 30 s antes de la inyección de contraste y hasta 4 min después de la inyección de este. El sistema O-RADS RM utiliza curvas obtenidas a partir del estudio dinámico con contraste que valoran la intensidad de señal con respecto al tiempo. Al realizar las curvas de captación, debe compararse el tipo de captación de contraste del tejido sólido de la masa ovárica con la captación del miometrio. Se pueden diferenciar tres tipos de curvas, que ayudan a estratificar el riesgo de malignidad (**Fig. 27-3**):

a. La curva de bajo riesgo muestra un aumento gradual de la curva sin aceleración inicial (**Fig. 27-4**). También se define como captación menor al miometrio a los 30-40 s. Se asocia a bajo riesgo de malignidad. Estas masas no requieren cirugía oncológica.

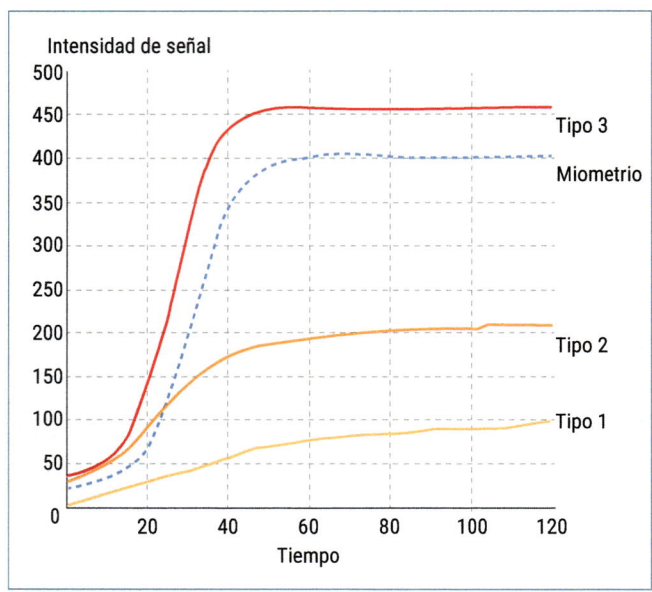

Figura 27-3. Tipos de curvas de captación de las masas ováricas en comparación con la captación del miometrio.

b. La curva de riesgo intermedio muestra una aceleración inicial menor que la del miometrio, con una meseta posterior, y se asocia a un riesgo intermedio de malignidad.

Tabla 27-7. Clasificación O-RADS RM			
Puntuación O-RADS	**Riesgo de malignidad**	**Valor predictivo positivo para malignidad**	**Descripción de las lesiones**
0	Evaluación incompleta	No procede	–
1	Ovario normal	No procede	• No hay masa o es una masa no ovárica • Quistes fisiológicos ováricos
2	Casi seguro benigna	< 0,5 %	• Quiste unilocular simple • Quiste unilocular endometriósico • Lesión con grasa sin tejido sólido, salvo nódulo de Rokitansky • Lesión sólida *dark-dark* (hipointensa en T2 y en DWI con valor b alto) • Hidrosálpinx, quiste paraovárico
3	Bajo riesgo	5 %	• Quiste unilocular complejo (proteináceo, hemorrágico o mucinoso) • Quiste multilocular de cualquier tipo • Lesión con tejido sólido con curva de captación de tipo 1 (de bajo riesgo) • Piosálpinx, hematosálpinx
4	Riesgo intermedio	50 %	• Lesión con tejido sólido con curva de captación de tipo 2 (de riesgo intermedio) • Si no hay estudio dinámico, captación del tejido sólido < al miometrio a los 30-40 s • Lesión con grasa con tejido sólido (que no es un nódulo Rokitansky)
5	Alto riesgo	90 %	• Lesión con tejido sólido con curva de captación de tipo 3 (de alto riesgo) • Si no hay estudio dinámico, captación del tejido sólido > al miometrio a los 30-40 s • Carcinomatosis peritoneal

DWI: secuencia potenciada en difusión (*diffusion-weighted imaging*); O-RADS: Ovarian-Adnexal Reporting Data System; RM: resonancia magnética.

Figura 27-4. Paciente de 34 años con neoformación sólida en el ovario derecho en ecografía. Se solicita resonancia magnética (RM). En la RM, en el ovario derecho se observa en el plano sagital en T2 **(A)** y en el plano axial en T2 **(B)** un nódulo sólido de 3 × 2 cm (flecha), marcadamente hipointenso en T2 y en el plano axial en difusión con valor de b = 1.000 **(C)** sin restricción de la difusión, y muy hipointenso en DWI (flecha) (lesiones *dark-dark*). **D)** Curva de captación: el estudio dinámico con contraste muestra una curva de riesgo intermedio (en azul; la del miometrio en rojo). Al ser una lesión *dark-dark*, no es necesario tener en cuenta la curva de captación tiempo-intensidad y directamente se cataloga como lesión O-RADS (Ovarian-Adnexal Reporting Data System) 2 (casi seguro, benigna) y compatible con fibroma.

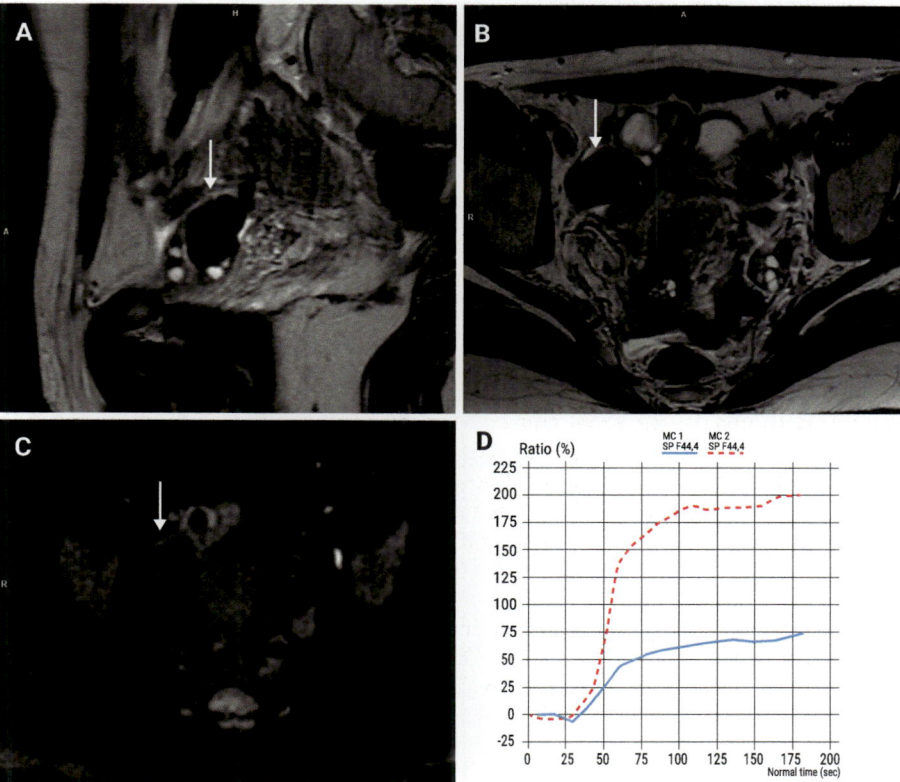

c. La curva de alto riesgo muestra una aceleración inicial igual o mayor que la del miometrio, con meseta posterior. Esta curva es característica de las masas ováricas malignas.

Una forma práctica de caracterizar las masas ováricas es seguir la lista de hasta 14 preguntas propuesta en el artículo de Sebastià *et al.* publicado en la revista *Radiología* recientemente (**Tabla 27-8**). La clasificación O-RADS RM ayuda al manejo clínico/quirúrgico de las pacientes en función de los hallazgos.

ESTADIFICACIÓN DEL CÁNCER DE OVARIO. CARCINOMATOSIS PERITONEAL

Como se ha comentado anteriormente, el cáncer de ovario es el cáncer ginecológico con peor supervivencia. Esto es debido a:

- La clínica es muy inespecífica: dolor, pesadez, presión abdominal, etcétera.
- El diagnóstico suele hacerse ya en estadios avanzados.
- Existe una tasa alta de mala respuesta al tratamiento.

El pronóstico de la enfermedad depende, fundamentalmente, de tres factores:

- Tipo histológico (y si es sensible a la quimioterapia). Los cánceres epiteliales tienen peor pronóstico que los germinales y que los estromales.
- Estadificación.
- Existencia de tumor residual tras la cirugía.

Los mejores resultados de supervivencia se obtienen realizando cirugía citorreductora (*debulking*) en un centro especializado en oncología ginecológica, seguida de quimioterapia basada en platino y un correcto mantenimiento del tratamiento.

Para conseguir que no exista tumor residual tras la cirugía, es básico conocer la extensión de la enfermedad prequirúrgica. La TC es la técnica de imagen más universalmente aceptada en la estadificación prequirúrgica y en la planificación del tratamiento de una lesión ovárica sugestiva de cáncer, debido a su precio, rapidez y disponibilidad en prácticamente todos los hospitales, permitiendo una evaluación preoperatoria completa de toda la cavidad abdominal. Actualmente, en muchos casos, se asociará a la técnica PET.

Para la estadificación del cáncer de ovario, la TC debe incluir la administración de contraste intravenoso y, en muchos centros, se añade contraste oral para replecionar las asas intestinales y, así, identificar los implantes de la serosa intestinal con mayor facilidad. Se recomienda también la obtención de reconstrucciones tanto en el plano coronal como en el sagital, y un grosor de reconstrucción no superior a los 5 mm. En general, los implantes miliares menores de 5 mm no son detectables por TC ni por PET. Además, debe incluirse la valoración de las bases pulmonares para detectar la posibilidad de derrame pleural o adenopatías cardiofrénicas. No obstante, muchos protocolos de estudio (TC, PET-TC, RM de cuerpo entero) incluyen también el estudio torácico completo.

> ! En pacientes con cáncer de ovario en estadios avanzados, es crucial que el informe radiológico incluya todas las localizaciones que puedan afectar al abordaje quirúrgico y a la elección del tratamiento inicial.

Tabla 27-8. Lista de verificación O-RADS RM	
Pregunta	**Respuesta**
1. ¿Se observa alguna masa pélvica por RM?	No: fin Sí: continuar las preguntas
2. ¿La masa es ovárica o extraovárica?	Es extraovárica: corresponde a una lesión O-RADS 1 Es ovárica: continuar
3. ¿La paciente tiene dolor pélvico o fiebre?	Sí: sospechar masa ovárica torsionada o enfermedad inflamatoria pélvica No: continuar
4. ¿La masa ovárica corresponde a una estructura fisiológica?	Sí: corresponde a una lesión O-RADS 1 No: continuar
5. ¿La masa ovárica tiene carcinomatosis peritoneal asociada?	Sí: corresponde a una lesión O-RADS 5 No: continuar
6. ¿La masa ovárica tiene una imagen radiológica que permite un diagnóstico específico?	Sí: no es necesario realizar caracterización O-RADS No: continuar
7. ¿La masa tiene parte sólida?	No: corresponde a una lesión O-RADS 2-3 Sí: continuar
8. ¿Tiene grasa?	Sí: si tiene un nódulo de Rokitansky, corresponde a una lesión O-RADS 2; cualquier otro tipo de tejido sólido asociado a una masa con grasa es O-RADS 4 No: continuar
9. ¿Es hipointensa en T2 e hipointensa en la secuencia de difusión con valor b de 1.000?	Sí: es un fibroma, corresponde a una lesión O-RADS 2 No: continuar
10. ¿Es una lesión con curva de bajo riesgo?	Sí: corresponde a una lesión O-RADS 3 No: continuar
11. ¿La masa ovárica es sospechosa de ser de estirpe mucinosa?	Sí: sospechar metástasis, buscar cáncer primario, operar en hospital de tercer nivel No: continuar
12. ¿La masa ovárica tiene una morfología específica de tumor *borderline*?	Sí: considerar siempre O-RADS 4, aunque la parte sólida tenga una curva de bajo riesgo No: continuar
13. ¿La masa ovárica tiene una curva de captación de riesgo intermedio?	Sí: corresponde a una lesión O-RADS 4 No: continuar
14. ¿La masa ovárica tiene una curva de captación de alto riesgo?	Sí: corresponde a una lesión O-RADS 5 No: si la masa no cumple ninguno de los requisitos anteriores, realizar únicamente una descripción radiológica de la lesión

O-RADS: Ovarian-Adnexal Reporting Data System; RM: resonancia magnética.
Adaptada de: Sebastià C, Cabedo L, Fusté P, Muntmany M, Nicolau C. The O-RADS MRI score for the characterization of indeterminate ovarian masses: from theory to practice. Radiologia (Engl Ed). 2022;64(6):542-51.

En las formas más precoces de carcinomatosis peritoneal, se visualiza ascitis y captación del peritoneo. En formas más avanzadas, la afectación peritoneal puede visualizarse como placas, trabeculación de la grasa, micronodulillos y masas peritoneales. El objetivo básico de la estadificación por imagen es la detección de focos de carcinomatosis localizándolos de forma precisa y, sobre todo, informar de la presencia de focos en localizaciones de difícil exploración durante la laparoscopia, implantes que dificulten o imposibiliten la resección quirúrgica completa o que requieran la presencia de cirujanos de otras especialidades, así como detectar signos de complicación de la carcinomatosis (con una valoración detallada de la posible afectación intestinal y obstrucción intestinal).

Existen diferentes metodologías para poder realizar una lectura minuciosa de la afectación peritoneal como el Peritoneal Cancer Index, y se basan, fundamentalmente, en seguir una sistemática de lectura que permita no olvidarse de informar de localizaciones como los ligamentos gastrohepático y gastroesplénico y la raíz del mesenterio (**Fig. 27-5**).

En la **tabla 27-9**, se citan los criterios mayores que imposibilitan una cirugía completa.

Algunos estudios han sugerido que la RM de cuerpo entero, realizada en condiciones técnicas óptimas puede tener un rendimiento diagnóstico similar o, incluso, superior a la PET-TC en la estadificación del cáncer de ovario. La RM de cuerpo entero permite sustituir a la TC/PET-TC en pacientes con contraindicación a la utilización de contraste yodado o en las que es especialmente poco recomendable la irradiación, como mujeres muy jóvenes o radiosensibles (síndrome de Li-Fraumeni), o en aquellos cánceres no hipermetabólicos en que la PET va a ser negativa, como en la valoración de la extensión de tumores ováricos de células de la granulosa, serosos de bajo grado y mucinosos. Otra ventaja de la RM respecto a la TC es que permite realizar una valoración cuantitativa de las diferentes lesiones mediante el mapa de ADC.

Figura 27-5. Esquema del Peritoneal Cancer Index.

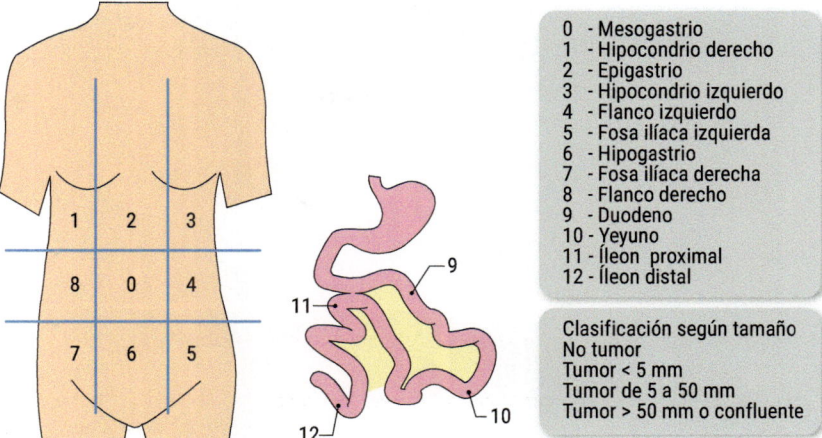

```
0  - Mesogastrio
1  - Hipocondrio derecho
2  - Epigastrio
3  - Hipocondrio izquierdo
4  - Flanco izquierdo
5  - Fosa ilíaca izquierda
6  - Hipogastrio
7  - Fosa ilíaca derecha
8  - Flanco derecho
9  - Duodeno
10 - Yeyuno
11 - Íleon  proximal
12 - Íleon distal
```

```
Clasificación según tamaño
No tumor
Tumor < 5 mm
Tumor de 5 a 50 mm
Tumor > 50 mm o confluente
```

En ocasiones, se utiliza la RM para confirmar la localización o para caracterizar lesiones identificadas en la TC o PET-TC (**Fig 27-6**).

VALORACIÓN DE LA AFECTACIÓN GANGLIONAR EN EL CÁNCER GINECOLÓGICO

La valoración de la diseminación linfática puede realizarse tanto con RM como con TC. Existen algunas características de los ganglios que sugieren malignidad (**Fig. 27-7**):

- Tamaño aumentado. Se ha consensuado que el tamaño límite para considerar un ganglio benigno son 10 mm y debe medirse el diámetro menor en el plano transverso. Sin embargo, se recomienda un límite menor (8 mm) en los ganglios pélvicos o en aquellos que se encuentren localizados en la vía de diseminación linfática del tumor.
- Morfología redondeada.
- Bordes irregulares.
- Heterogeneidad de la densidad (TC) o de la señal (RM), o densidad (TC) o señal (RM) igual a la del cáncer.

No obstante, ambas técnicas presentan rendimiento diagnóstico limitado en la detección de adenopatías metastásicas, ya que los ganglios de tamaño normal pueden presentar M1, y los aumentados de tamaño, ser benignos. Así, para diferentes cánceres ginecológicos, se ha descrito una sensibilidad de la TC de entre un 43 y un 65 % y de la RM de entre un 38 y un 75 %.

La TC permite, además, detectar calcificaciones que pueden visualizarse en adenopatías en pacientes con cistadenocarcinoma seroso papilar de ovario.

La secuencia DWI facilita la valoración de la afectación ganglionar, porque los ganglios son fácilmente detectados (aunque sean de pequeño tamaño). Sin embargo, no permite diferenciar entre ganglios benignos y malignos, ya que los ganglios normales muestran una relativa restricción de la difusión debido a su alta densidad celular.

La PET-TC tiene un rendimiento diagnóstico algo más elevado que la TC y la RM en la detección de ganglios patológicos y se basa en el hipermetabolismo de las adenopatías con M1.

Tabla 27-9. Marcadores de no resecabilidad en el cáncer de ovario avanzado

Carcinomatosis difusa del intestino delgado que afecte a segmentos muy largos y que implique una resección intestinal muy amplia (que comporte un síndrome de intestino corto si se reseca, si queda < 1,5 m de intestino)

Infiltración profunda de la raíz del mesenterio del intestino delgado

Afectación difusa o profunda de:
- Estómago o duodeno
- Cabeza o cuerpo del páncreas
- Ligamento hepatoduodenal

Afectación central o de múltiples segmentos del parénquima hepático

Afectación del tronco celíaco, arterias hepáticas o arteria gástrica izquierda

M1 en adenopatías no resecables

Múltiples M1 pulmonares, derrame pleural tumoral

M1 cerebrales

M1: metástasis.
Adaptada de: Colombo N, Sessa C, Du Bois A, Ledermann J, McCluggage WG, McNeish I, et al.; ESMO-ESGO Ovarian Cancer Consensus Conference Working Group. ESMO-ESGO consensus conference recommendations on ovarian cancer: pathology and molecular biology, early and advanced stages, borderline tumours and recurrent disease. Ann Oncol. 2019;30(5):672-705.

EVALUACIÓN DE LA RESPUESTA AL TRATAMIENTO DEL CÁNCER GINECOLÓGICO

Tanto para el cáncer de endometrio como para el cáncer de cérvix intervenidos, la RM pélvica es la técnica aceptada para la detección de posible recidiva pélvica, ya que permite valorar tanto la afectación vaginal como de la pared pélvica y adenopática. No obstante, no existe consenso acerca de la necesidad o la frecuencia de los controles.

La National Comprehensive Cancer Network (NCCN) recomienda realizar control por RM de las pacientes con neoplasia de cérvix tratadas mediante técnica de preservación de fertilidad a los seis meses del tratamiento y, posteriormente, anual durante 2-3 años. En el cáncer de cérvix tratado con

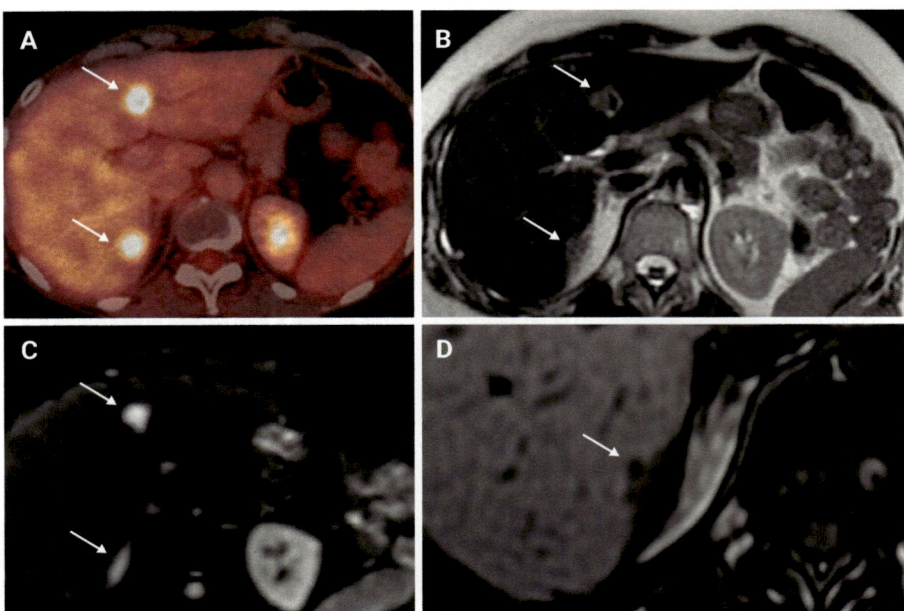

Figura 27-6. Paciente de 55 años con cáncer de ovario con sospecha de carcinomatosis peritoneal. En la tomografía por emisión de positrones asociada a tomografía computarizada (PET-TC) **(A)**, existen dudas de si existen implantes perihepáticos o metàstasis (M1) hepáticas (flechas). Se realizó resonancia magnética (RM) en el plano axial en T2 **(B)** y en el plano axial en difusión (DWI) **(C)**, visualizándose dos implantes peritoneales, uno en el ligamento falciforme y el segundo en contacto con el segmento 6 (flechas), sin llegar a ser infiltrantes. En la imagen ampliada de la secuencia potenciada en T1 en el plano axial **(D)**, se define mejor la lesión del segmento 6 como extrahepática (flecha). Las técnicas de imagen (TC o RM) aportan información anatómica imprescindible para la interpretación de los estudios de PET-TC.

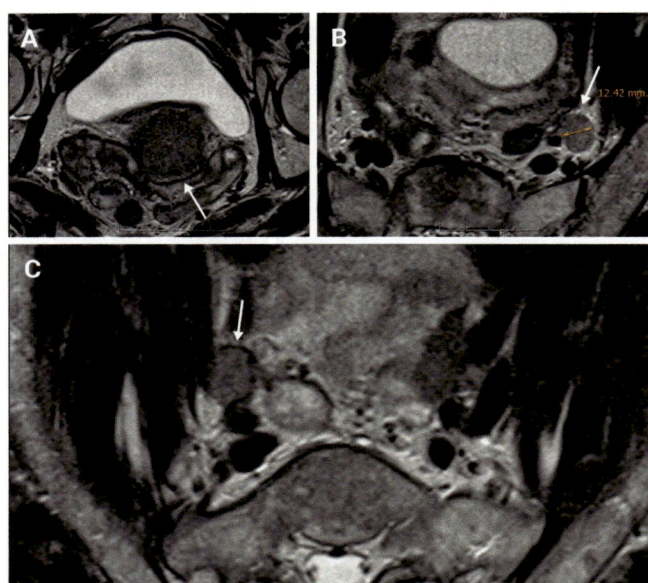

Figura 27-7. Paciente del caso clínico 1, con cáncer de cérvix, que en el plano axial en T2 **(A)** muestra extensión parametrial (flecha). En el plano oblicuo en T2 **(B)**, se visualiza adenopatía patológica ilíaca izquierda de 12 mm de diámetro menor (flecha) y, en un corte axial oblicuo en T2 más craneal **(C)**, otra adenopatía ilíaca derecha (flecha). Ambas adenopatías muestra señal en resonancia magnética (RM) igual a la del tumor cervical visible en A, siendo uno de los signos que aumenta el rendimiento diagnóstico de la RM en la caracterización de ganglios.

radioterapia y quimioterapia, se aconseja la realización de RM de control para la detección de enfermedad persistente tributaria de rescate quirúrgico a los 3-6 meses de la finalización del tratamiento. Sin embargo, el rendimiento diagnóstico de esta RM se ve limitado por los cambios secundarios al tratamiento (edema, necrosis y sangrado, fundamentalmente), sobre todo, en las primeras semanas, por lo que muchos centros prefieren esperar a los seis meses. La utilización de la secuencia de

DWI y el estudio con contraste mejoran el rendimiento de la RM de forma significativa, ya que ayudan a confirmar la presencia de tumor y a diferenciarlo de cambios postratamiento (**Fig. 27-8**).

Tampoco existe consenso en las guías oncológicas acerca de la idoneidad de realizar un seguimiento con pruebas de imagen en pacientes teóricamente curadas para detectar recidiva.

En el cáncer de ovario, la TC sigue siendo la técnica de imagen inicial cuando existe sospecha de recidiva. No obstante, la PET-TC se ha erigido como la técnica con mayor rendimiento diagnóstico (**Fig. 27-9**). La RM está indicada en ocasiones para evaluar la resecabilidad de algunas recidivas, especialmente, en la pelvis.

INDICACIONES DE LA TOMOGRAFÍA POR EMISIÓN DE POSITRONES ASOCIADA A TOMOGRAFÍA COMPUTARIZADA

La PET-TC combina la excelente información anatómica obtenida de la TC con la información funcional de la PET. Esta técnica permite, fundamentalmente, detectar acumulaciones del radiotrazador inyectado por vía intravenosa en células tumorales que captan dicho radiotrazador. En ginecología, el radiotrazador más utilizado es la ^{18}F-FDG, que consiste en un análogo de la glucosa natural marcada con flúor-18.

La gran ventaja de la PET-TC es que la combinación de la información metabólica con la información anatómica obtenida en la TC permite reducir interpretaciones erróneas. Cabe recordar que este radiofármaco no es un marcador de proliferación de células neoplásicas, sino del metabolismo glucídico que estas poseen, por lo que la captación del radiotrazador no implica que el tejido captante sea necesariamente neoplásico y otros tejidos como el intestino presentan captación. También existen falsos positivos en inflamaciones, infecciones y granulomas, por lo que el valor predictivo positivo de la PET es inferior al negativo (**Tabla 27-10**).

Figura 27-8. Paciente de 81 años con biopsia endometrial que muestra adenocarcinoma endometriode de endometrio. La resonancia magnética (RM) de estadificación en el plano sagital en T2 **(A)** mostró una gran tumoración que infiltraba más del 50 % del miometrio, hasta contactar con la serosa, sin invasión estromal. Se realizó histerectomía con histología definitiva de carcinosarcoma endometrial. En la RM a los seis meses en el plano sagital en T2 **(B)** y en el plano axial en T2 **(C)**, se observa una pequeña masa tenuemente hiperintensa en T2 (flecha), y en el plano axial en difusión (DWI) con valor de b = 1.000 **(D)** con restricción de la difusión (flecha) en la cúpula vaginal, compatible con presencia de cáncer.

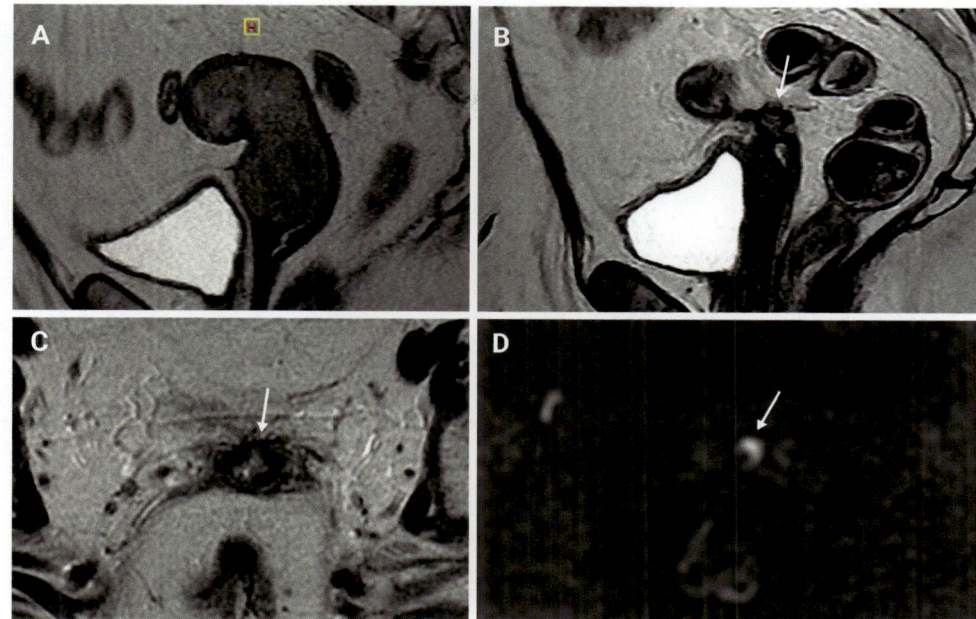

Por ello, la interpretación de la PET-TC debe basarse en el contexto clínico concreto, tener en cuenta los hallazgos específicos de la TC, y correlacionarlo con otras técnicas de imagen si se dispone de ellas.

Las indicaciones principales en oncología ginecológica incluyen la estadificación, la valoración de la respuesta al tratamiento y la reestadificación (**Tabla 27-11**).

En la estadificación del cáncer de ovario, además de la afectación intraabdominal, permite identificar metástasis extraperitoneales, que, como se ha comentado previamente, cambian el manejo terapéutico de la paciente.

Además, en ginecología, es especialmente útil en la respuesta al tratamiento, ya que procesos cicatriciales poscirugía o posradioterapia pueden ser difíciles de diferenciar de la recidiva tanto en la RM como en la TC.

Por último, la PET-TC se considera la técnica de elección para la localización del tumor primario en pacientes con metástasis de origen desconocido. Un ejemplo es la presencia de metástasis en los ovarios, que no son infrecuentes. La PET-TC permite identificar tumores primarios como el cáncer de mama, el gástrico (tumor de Krukenberg), el cáncer pancreático mucinoso, tumores neuroendocrinos y el cáncer de colon mucinoso.

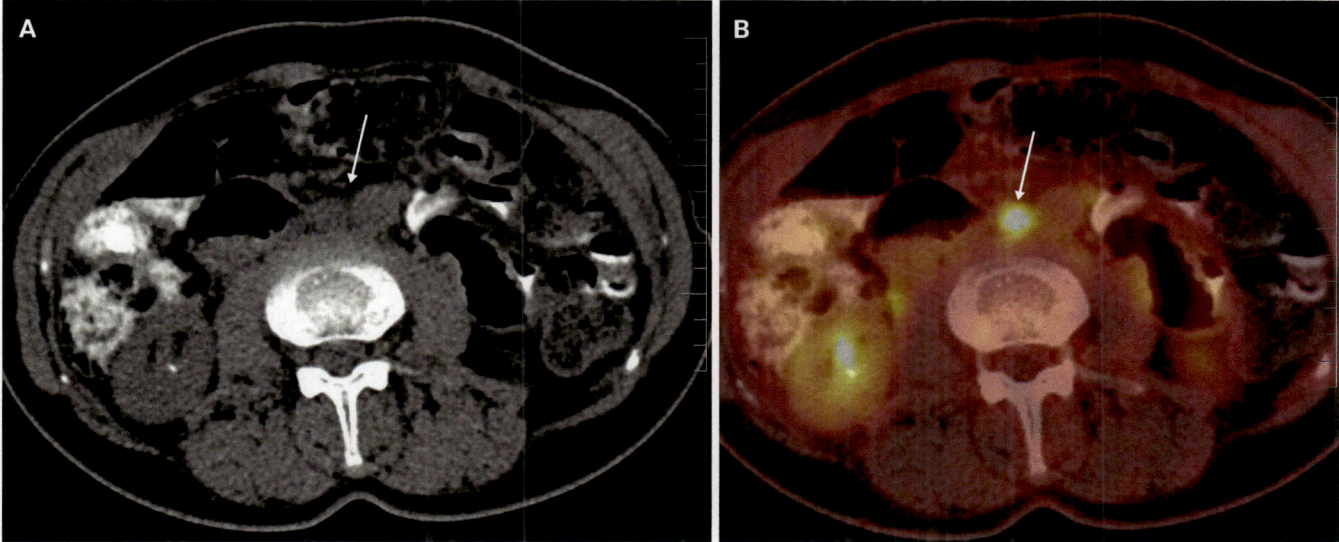

Figura 27-9. Paciente de 58 años con cáncer de ovario tratado con elevación de marcadores sugestiva de recidiva. El estudio de tomografía por emisión de positrones asociada a tomografía computarizada (PET-TC) muestra, en la imagen de TC **(A)**, un ganglio paraaórtico derecho de tamaño no patológico de 9 mm de diámetro menor (flecha), que en la PET-TC **(B)** es hipermetabólico (flecha), por lo que es compatible con metàstasis (M1) ganglionar.

Tabla 27-10. Causas de falsos positivos y negativos en la PET-TC de la pelvis femenina

	Patrón	Causas
Falsos positivos	Fisiológico	• Captación endometrial los primeros días del ciclo menstrual • Focos de endometriosis en los primeros días del ciclo menstrual • Captación endometrial posparto • Algunos miomas uterinos pueden captar • Quistes del cuerpo lúteo o algunos folículos funcionales • Uréteres y vejiga, intestino
	Patológico o no fisiológico	• Enfermedad inflamatoria pélvica • Fístula vesical • Contaminación de orina en la vulva o la vagina • Divertículo vesical • Cambios inflamatorios (generalmente posradiación) • Diverticulitis
Falsos negativos		• Tumor necrótico • Tumor mucinoso • Tumores de bajo grado • Tumores de muy pequeño tamaño • Algunos sarcomas

PET: tomografía por emisión de positrones (*positron emission tomography*); TC: tomografía computarizada.

Tabla 27-11. Principales indicaciones de la PET-TC en oncología ginecológica

Cáncer	Indicaciones
Endometrio	• Estadificación cuando no es posible la estadificación quirúrgica • Sospecha de recidiva
Cérvix	• Estadificación en el cáncer de cérvix localmente avanzado • Valoración de la respuesta tras el tratamiento con quimiorradioterapia (habitualmente, a las 12 semanas) • Sospecha de recidiva
Ovario	• Estadificación si existe sospecha de estadio IIIC-IV (no indicado en las guías, pero recomendado) • Valoración de la respuesta al tratamiento (requiere haber realizado estadificación previa) • Sospecha de recidiva
Cáncer de origen desconocido	Búsqueda de tumor primario en pacientes con metástasis de origen desconocido

PET: tomografía por emisión de positrones (*positron emission tomography*); TC: tomografía computarizada.

 PUNTOS CLAVE

- En el cáncer de cérvix, la RM desempeña un papel importante en el diagnóstico de la infiltración parametrial, siendo uno de los parámetros fundamentales para decidir si el cáncer puede tratarse quirúrgicamente o mediante quimiorradioterapia.
- En el cáncer de endometrio, la RM desempeña un papel importante en el grado de infiltración miometrial. Si la infiltración es superior al 50 %, la probabilidad de diseminación ganglionar aumenta exponencialmente y debe realizarse también linfadenectomía en caso de cirugía.
- En el diagnóstico del cáncer de ovario, la clasificación O-RADS RM permite clasificar masas ováricas en masas de bajo, intermedio o alto riesgo de malignidad. Para ello, debe realizarse estudio dinámico con contraste y curva de captación de contraste de la parte sólida tumoral.
- En la estadificación del cáncer de ovario avanzado, el papel fundamental del radiólogo es describir con precisión las localizaciones de las posibles lesiones intraabdominales y extraabdominales, y debe conocer bien qué localizaciones se consideran como no quirúrgicas para informarlas, ya que afectan al manejo de la paciente.
- El rendimiento de la TC y la RM en el diagnóstico de metástasis ganglionares es bajo, ya que se basa fundamentalmente en el aumento de tamaño ganglionar y no son capaces de detectar infiltración en ganglios pequeños. Existen algunos signos (heterogeneidad, morfología redondeada, bordes irregulares, densidad/señal de RM igual al tumor, mapa de ADC muy bajo) que pueden facilitar el diagnóstico, aunque suelen asociarse al aumento de tamaño ganglionar.
- La PET-TC se ha incorporado en la mayoría de protocolos de estadificación y seguimiento del cáncer ginecológico. El papel del radiólogo también es fundamental, ya que un informe conjunto entre radiólogo y especialista de medicina nuclear mejora el rendimiento de la técnica.

BIBLIOGRAFÍA

Daoud T, Sardana S, Stanietzky N, Klekers AR, Bhosale P, Morani AC. Recent imaging updates and advances in gynecologic malignancies. Cancers (Basel). 2022;14(22):5528.

Esfahani SA, Torrado-Carvajal A, Juárez Amorim B, Groshar D, Domachevsky L, Bernstine H, et al. PET/MRI and PET/CT radiomics in primary cervical cancer: a pilot study on the correlation of pelvic PET, MRI, and CT derived image features. Mol Imaging Biol. 2021;24(1):60-9.

He Y, Wang M, Yi S, Lu Y, Ren J, Zhou P, et al. Diffusion-weighted imaging in the assessment of cervical cancer: comparison of reduced field-of-view diffusion-weighted imaging and conventional techniques. Acta Radiol. 2023;64(8):2485-91.

Hoivik EA. Using an MRI-based radiomics model to predict recurrence of endometrial cancer: a step towards meeting a key clinical need. Eur Radiol. 2023;33(8):5812-3.

Holopainen E, Lahtinen O, Könönen M, Anttila M, Vanninen R, Lindgren A. Greater increases in intratumoral apparent diffusion coefficients after chemoradiotherapy predict better overall survival of patients with cervical cancer. PLoS One. 2023;18(5):e0285786.

Lakhman Y, Aherne EA, Jayaprakasam VS, Nougaret S, Reinhold C. Staging of cervical cancer: a practical approach using MRI and FDG PET. AJR Am J Roentgenol. 2023;221(5):663-48.

López-López, V, Cascales-Campos P, Gil J, Frutos L, Andrade RJ, Fuster-Quiñonero M, et al. Use of (18)F-FDG PET/CT in the preoperative evaluation of patients diagnosed with peritoneal carcinomatosis of ovarian origin, candidates to cytoreduction and hipec. A pending issue. Eur. J. Radiol. 2016;85(10):1824-8.

Manganaro L, Ciulla S, Celli V, Ercolani G, Ninkova R, Miceli V, et al. Impact of DWI and ADC values in Ovarian-Adnexal Reporting and Data System (O-RADS) MRI score. Radiol Med. 2023;128(5):565-77.

Manganaro L, Lakhman Y, Bharwani N, Gui B, Gigli S, Vinci V, et al. Staging, recurrence and follow-up of uterine cervical cancer using MRI: updated guidelines of the European Society of Urogenital Radiology after revised FIGO staging 2018. Eur Radiol. 2021;31(10):7802-16.

Mansoori B, Khatri G, Rivera-Colón G, Albuquerque K, Lea J, Pinho DF. Multimodality imaging of uterine cervical malignancies. AJR Am J Roentgenol. 2020;215(2):292-304.

Mori T, Kato H, Kawaguchi M, Hatano Y, Ishihara T, Noda Y, et al. A comparative analysis of MRI findings in endometrial cancer: differentiation between endometrioid adenocarcinoma, serous carcinoma, and clear cell carcinoma. Eur Radiol. 2022;32(6):4128-36.

Pinto P, Burgetova A, Cibula D, Haldorsen IS, Indrielle-Kelly T, Fischerova D. Prediction of surgical outcome in advanced ovarian cancer by imaging and laparoscopy: a narrative review. Cancers (Basel). 2023;15(6):1904.

Recht HS, Shampain KL, Flory MN, Nougaret S, Barber EL, Jha P, et al. Gynecologic oncology tumor board: the central role of the radiologist. Abdom Radiol (NY). 2023;48(10):3265-79.

Rockall AG, Barwick TD, Wilson W, Singh N, Bharwani N, Sohaib A, et al. Diagnostic accuracy of FEC-PET/CT, FDG-PET/CT, and diffusion-weighted MRI in detection of nodal metastases in surgically treated endometrial and cervical carcinoma. Clin Cancer Res. 2021;27(23):6457-66.

Salem AE, Fine GC, Covington MF, Koppula BR, Wiggins RH, Hoffman JM, et al. PET-CT in clinical adult oncology-IV. Gynecologic and genitourinary malignancies. Cancers (Basel). 2022;14(12):3000.

Sebastià C, Cabedo L, Fusté P, Muntmany M, Nicolau C. The O-RADS MRI score for the characterization of indeterminate ovarian masses: from theory to practice. Radiologia (Engl Ed). 2022;64(6):542-51.

Suarez-Weiss KE, Sadowski EA, Zhang M, Burk KS, Tran VT, Shinagare AB. Practical tips for reporting adnexal lesions using O-RADS MRI. Radiographics. 2023;43(7):e220142.

Takeuchi M, Matsuzaki K, Bando Y, Harada M. Dynamic contrast-enhanced MR imaging of uterine endometrial carcinoma with/without squamous differentiation. Abdom Radiol (NY). 2023;48(8):2494-502.

Tarcha Z, Konstantinoff KS, Ince S, Fraum TJ, Sadowski EA, Bhosale PR, et al. Added value of FDG PET/MRI in gynecologic oncology: a pictorial review. Radiographics. 2023;43(8):e230006.

Thawait SK, Batra K, Johnson SI, Torigian DA, Chhabra A, Zaheer A. Magnetic resonance imaging evaluation of non ovarian adnexal lesions. Clin Imaging. 2016;40(1):33-45.

Thomassin-Naggara I, Dabi Y, Florin M, Saltel-Fulero A, Manganaro L, Bazot M, et al. O-RADS MRI SCORE: an essential first-step tool for the characterization of adnexal masses. J Magn Reson Imaging. 2023. [En prensa].

Thomassin-Naggara I, Razakamanantsoa L, Rockall A. O-RADS MRI: where are we and where we are going? Eur Radiol. 2023;33(11):8155-6.

Woo S, Suh CH, Kim SY, Cho JY, Kim SH. Magnetic resonance imaging for detection of parametrial invasion in cervical cancer: an updated systematic review and meta-analysis of the literature between 2012 and 2016. Eur Radiol. 2018;28(2):530-41.

Xiao ML, Fu L, Wei Y, Liu AE, Cheng JJ, Ma FH, et al. Intratumoral and peritumoral MRI radiomics nomogram for predicting parametrial invasion in patients with early-stage cervical adenocarcinoma and adenosquamous carcinoma. Eur Radiol. 2023. [En prensa].

Patología del suelo pélvico

28

F. Pérez López y J. Etxano Cantera

OBJETIVOS

- Identificar los distintos elementos que forman parte de la anatomía del suelo pélvico en imagen de resonancia magnética (RM) estática y dinámica.
- Comprender su función y relacionar sus alteraciones con la clínica de la paciente.
- Analizar las principales patologías que afectan al suelo pélvico: obstrucción defecatoria, incontinencia defecatoria, prolapso de órganos pélvicos, incontinencia urinaria.
- Describir las últimas recomendaciones de la ESUR/ESGAR (European Society of Urogenital Radiology/European Society of Gastrointestinal and Abdominal Radiology) y la SAR (Society of Abdominal Radiology) sobre las indicaciones de la RM dinámica del suelo de la pelvis, las pautas para una correcta adquisición e interpretación, así como la elaboración de un informe estructurado.

INTRODUCCIÓN

El suelo pélvico es un complejo sistema musculoaponeurótico y ligamentario que cierra la cavidad pélvica y garantiza el equilibrio pelviperineal normal.

Sus funciones son:

- Garantizar la continencia urinaria/anal y permitir la micción/defecación.
- Mantener una sexualidad satisfactoria.
- Conservar las posibilidades de un embarazo y parto normales.

La integridad y equilibrio de este sistema puede verse alterado por la exposición sucesiva a distintos factores. Los más frecuentes son los traumatismos (traumatismo obstétrico, cirugías, patología perianal, etc.), factores relacionados con el modo de vida (obesidad) o con el envejecimiento del organismo (atrofia muscular).

El tratamiento de su patología es complejo y requiere un abordaje multidisciplinario, dado que es frecuente la afectación de más de un compartimento.

La resonancia magnética (RM) del suelo pélvico ha ido evolucionando hasta convertirse en la técnica de imagen de elección, por lo que este tema se centrará en su adquisición e interpretación. Se compone de dos partes diferenciadas: estática (o morfológica) y dinámica (maniobra de Kegel, maniobra de Valsalva y defecografía). Esta técnica permite mediante una única prueba obtener información tanto de la anatomía y posibles defectos estructurales como de la función de los sistemas implicados.

TÉCNICA DE RESONANCIA MAGNÉTICA PARA EL ESTUDIO DEL SUELO PÉLVICO

Existe gran heterogeneidad en cuanto a la técnica e interpretación de esta prueba en la bibliografía médica. Por ello, la Sociedad Europea de Radiología Abdominal y Genitourinaria (ESUR/ESGAR, European Society of Urogenital Radiology/European Society of Gastrointestinal and Abdominal Radiology) y la Sociedad norteamericana de Radiología Abdominal (SAR, Society of Abdominal Radiology) han hecho esfuerzos por unificar criterios, con la creación de grupos de trabajo de suelo pélvico y posterior publicación de recomendaciones de expertos. Las principales indicaciones para realizar un estudio de RM de suelo pélvico se resumen en la **tabla 28-1**.

Más recientemente, se ha publicado un documento de consenso sobre la defecografía por RM, creado por el Consorcio de Patología de Suelo Pélvico (PFDC, Pelvic Floor Disorders Consortium), compuesto por radiólogos y clínicos expertos en la materia, que sigue la línea de los anteriores artículos y pretende establecer un lenguaje común para todos los especialistas implicados en el cuidado y manejo de estas pacientes.

En este tema, se seguirán la guía y las recomendaciones de estas publicaciones.

Protocolo de resonancia magnética de suelo pélvico

Una RM de suelo pélvico debe constar, al menos, de dos partes: secuencias en reposo y estudio dinámico:

- RM en reposo:
  - Secuencias potenciadas en T2 de alta resolución en pelvis en los tres planos.
  - Sirven para el estudio morfológico (anatomía):
    - Valoración de estructuras pasivas de soporte (ligamentos y fascias) de manera indirecta.
    - Valoración morfológica directa del diafragma pélvico y urogenital (músculos).
- RM dinámica:
  - Secuencias cine.

Tabla 28-1. Indicaciones más comunes para la resonancia magnética dinámica de suelo pélvico según el Grupo de trabajo de suelo pélvico de la ESUR (European Society of Urogenital Radiology) y la ESGAR (European Society of Gastrointestinal and Abdominal Radiology)

Indicaciones	Consenso
Compartimento anterior:	
1. Incontinencia urinaria de estrés	54 %
2. Recidiva tras cirugía de prolapso	54 %
Compartimento medio:	
1. Recidiva tras cirugía de prolapso	85 %
2. Enterocele/peritoneocele	85 %
3. Prolapso de órganos pélvicos	54 %
Compartimento posterior:	
1. Obstrucción defecatoria	92 %
2. Rectocele	92 %
3. Anismo	85 %
4. Incontinencia fecal	77 %
5. Recidiva tras cirugía de prolapso	69 %
6. Invaginación rectal	62 %
Otros:	
1. Dolor pélvico/perineal	54 %
2. Síndrome de descenso perineal	54 %

Adaptada de: El Sayed RF, Alt CD, Maccioni F, Meissnitzer M, Masselli G, Manganaro L, et al.; ESUR and ESGAR Pelvic Floor Working Group. Magnetic resonance imaging of pelvic floor dysfunction - joint recommendations of the ESUR and ESGAR Pelvic Floor Working Group. Eur Radiol. 2017;27(5):2067-85.

- Sirven para estudiar la función del diafragma pélvico (músculos) y valorar el mecanismo de la defecación.
- Puede tener varias fases: contracción/hipopresión abdominal (maniobra de Kegel), hiperpresión abdominal (maniobra de Valsalva) y evacuación (defecación).
- De estas, la única imprescindible es la defecación. Debe estar presente siempre, ya que es la única fase que:
  - Asegura la correcta graduación del prolapso de órganos pélvicos (POP) (infraestimado en la maniobra de Valsalva).
  - Permite detectar patología potencialmente oculta (intususcepción, prolapso rectal y hernias del fondo de saco).
  - Evalúa los trastornos de la defecación (obstrucción defecatoria e incontinencia).

A pesar de que la sedestación es más fisiológica que el decúbito supino para la función de la defecación, la bibliografía médica arroja resultados variables y, a veces, discordantes al comparar ambas posiciones, sin encontrar diferencias significativas en los hallazgos para el manejo clínico, por lo que al final se considera aceptable el uso de la posición supina (con un empleo universal mayor y con medidas adaptadas a la posición ampliamente contrastadas).

La calidad de la prueba depende en gran medida de la cooperación y el esfuerzo de la paciente, por lo que la educación previa es esencial:

- Maniobra de Kegel: contraer/apretar al máximo la musculatura pélvica, como si intentara retener heces/orina.
- Maniobra de Valsalva: presionar/hacer fuerza máxima (con el abdomen) como si intentara ir al baño, pero sin dejar salir el gel.
- Defecación: presionar/hacer fuerza máxima (con el abdomen) dejando salir el gel.

En la **tabla 28-2**, se resumen las recomendaciones sobre el protocolo y preparación de la paciente.

Tabla 28-2. Preparación y protocolo de resonancia magnética

	ESUR-ESGAR	SAR
Preparación de la paciente	• Entrenamiento previo sobre las fases (maniobra de Kegel, maniobra de Valsalva, defecación) • Distensión rectal con gel ecográfico (120-250 mL) • No usar contraste intravenoso	
	Gel vaginal opcional (con histerectomía)	No usar gel vaginal de manera rutinaria

Protocolo	• Secuencias morfológicas: T2 (TSE, FSE, RARE) en los tres planos
	• Secuencias dinámicas: SSFP, BSFP en sagital:
	  – Maniobra de Valsalva
	  – Defecación
	  – Maniobra de Kegel
		• Secuencias morfológicas:
		  – T2 en los tres planos
		  – T1 axial de la pelvis
		• Secuencias dinámicas:
		  – T2 sagital cine en defecación
		  – Opcional (no consenso): maniobras de Valsalva y de Kegel

BSFP: *balanced state free precession*; ESGAR: European Society of Gastrointestinal and Abdominal Radiology; ESUR: European Society of Urogenital Radiology; FSE: *fast spin echo*; RARE: *rapid acquisition with relaxation enhancement*; SAR: Society of Abdominal Radiology; SSFP: *steady state free precession*; TSE: *turbo spin echo*.
Adaptada de: El Sayed RF, Alt CD, Maccioni F, Meissnitzer M, Masselli G, Manganaro L, et al.; ESUR and ESGAR Pelvic Floor Working Group. Magnetic resonance imaging of pelvic floor dysfunction - joint recommendations of the ESUR and ESGAR Pelvic Floor Working Group. Eur Radiol. 2017;27(5):2067-85./Lalwani N, Khatri G, El Sayed RF, Ram R, Jambhekar K, Chernyak V, et al. MR defecography technique: recommendations of the society of abdominal radiology's disease-focused panel on pelvic floor imaging. Abdom Radiol (NY). 2019;46(4):1351-61.

Anatomía del suelo pélvico

El suelo pélvico se compone de estructuras *activas*, de sostén (músculos), y *pasivas*, de cohesión y suspensión (fascias y ligamentos), que actúan de manera sinérgica.

De craneal a caudal, se distinguen cuatro capas:

1. Fascia endopélvica: se continúa medialmente con la fascia visceral (**Tabla 28-3** y **Figs. 28-1** y **28-2**). Los trabajos de DeLancey dividen la fascia endopélvica en tres niveles escalonados, en función de su relación con la vagina y sus conexiones (considerada el centro del equilibrio pelviperineal). Su insuficiencia originaría diferentes alteraciones anatómicas (**Tabla 28-4**).
2. Diafragma pélvico (elevador del ano + coccígeo) (**Tabla 28-5** y **Fig. 28-3**).
3. Diafragma urogenital (**Tabla 28-6** y **Figs. 28-4** y **28-5**).
4. Periné (**Tabla 28-7** y **Figs. 28-5**, **28-6** y **28-7**).

Músculos, fascias y ligamentos son complementarios y actúan de manera coordinada:

- Músculos: soporte activo.
- Ligamentos/fascia: soporte pasivo (estabilizan los órganos en su lugar).

La lesión de un sistema produce sobrecarga y adaptación de los otros. Cuando el sistema muscular es deficiente (daño o debilidad), el equilibrio depende exclusivamente de fascias y ligamentos. Cualquier rotura o elongación ligamentaria, o una desinserción fascial provocarán ptosis de las vísceras pélvicas. De igual forma, para una misma lesión ligamentaria, el prolapso visceral será más importante si el sostén muscular está alterado.

Valoración del estudio de resonancia magnética de suelo pélvico

Se realiza a través del análisis de las secuencias en reposo y de las secuencias dinámicas.

Análisis de las secuencias en reposo

El objetivo de esta parte del estudio es analizar la morfología e integridad de las estructuras de soporte:

Tabla 28-3. Fascia endopélvica
Lámina de tejido conectivo que recubre los cuatro músculos de la pared pélvica. Consta de: • Zonas de refuerzo tendinoso (inserción común en la espina ciática):   – Arco tendinoso del elevador del ano (ATLA) (condensación de la fascia del obturador interno)   – Arco tendinoso de la fascia pélvica (ATFP)   • Orificios (zonas de debilidad):   – Conducto obturador (pedículo obturador)   – Agujero suprapiriforme (pedículo glúteo superior)   – Agujero infrapiriforme (pedículo pudendo y glúteo inferior)
Se continúa medialmente con la fascia visceral, que recubre las vísceras pélvicas, dando lugar a: • Parametrio, con sus condensaciones: – Ligamento cardinal   – Ligamento ancho   – Ligamento uterosacro (US)   • Paracolpos: – Anterior: fascia vesicovaginal o pubocervical en la bibliografía anglosajona (de pubis a cérvix, inserción lateral en el ATFP, da soporte al eje vejiga-uretra)   – Posterior → fascia rectovaginal (inserción en el centro tendinoso del periné, el plató del elevador y ligamento US; previene la protrusión de recto en la vagina/rectocele anterior)   – Lateral (inserción en el ATFP)

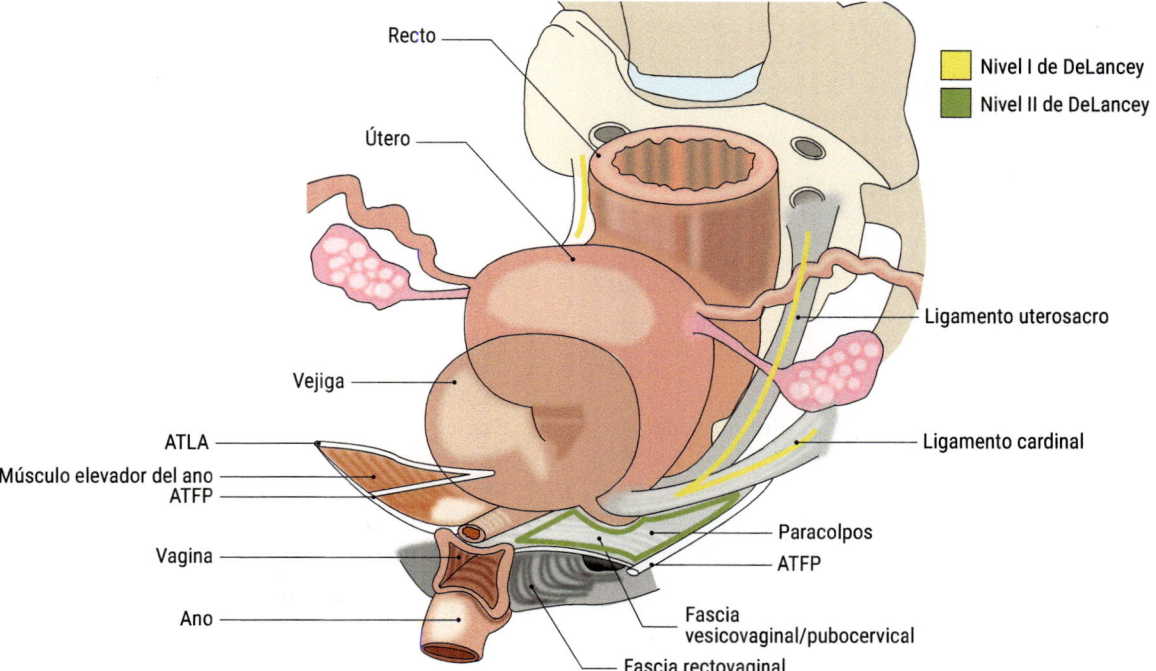

Figura 28-1. Esquema de la fascia endopélvica y sus principales relaciones.
ATFP: arco tendinoso de la fascia pélvica; ATLA: arco tendinoso del elevador del ano.

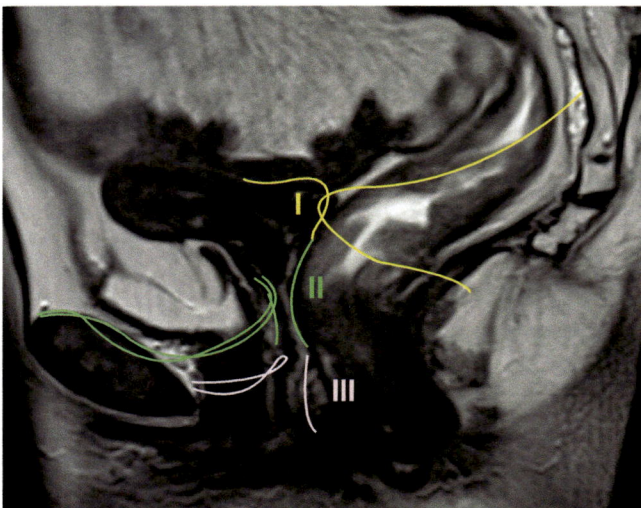

Figura 28-2. Niveles de DeLancey de la fascia endopélvica.

Tabla 28-4. Niveles de DeLancey de la fascia endopélvica

Nivel I:	• Altura: tercio superior de la vagina • Paracérvix y paracolpos • Estabilizada por ligamentos uterosacros y ligamentos cardinales • **Mantiene el cuello y el fondo vaginal por encima del plano elevador**

Nivel II:	• Altura: tercio medio de la vagina
	• **Sostiene la vejiga** (fascia vesicovaginal/pubocervical) **e impide la protrusión rectal anterior** (fascia rectovaginal)
	• Ambas fascias tienen inserción lateral común en el ATFP y la porción superior del ATLA
	• Tipos de defecto:
	  – Central: debilidad del tejido de sostén
	  – Lateral/paravaginal: desinserción del arco tendinoso

Nivel III:	• Altura: tercio inferior de la vagina • Conexión íntima con la uretra y porción paramedial de los músculos elevadores del ano • Anterior: «hamaca suburetral». Conjunto fascial y ligamentario que **mantiene el eje uretral** • Posterior: la vagina se une al centro tendinoso del periné. Su lesión (fundamentalmente, obstétrica) puede ocasionar dilatación vulvar excesiva y rectocele bajo

ATFP: arco tendinoso de la fascia pélvica; ATLA: arco tendinoso del elevador del ano.

1. Soporte activo (músculos del elevador del ano y del aparato esfinteriano) (**Figs. 28-8** y **28-9**): integridad, simetría, grosor, infiltración grasa.
2. Soporte pasivo (fascias y ligamentos): en imagen de RM, no se van a ver las fascias; se verá el impacto de estas sobre las diferentes vísceras:
   - Cuando el nivel II está intacto, la pared posterior vesical es recta, y se encuentra situada anterior a la vagina (**Fig. 28-10**). Cuando se daña, se observará herniación posterolateral (paravaginal) de la pared vesical, por desinserción fascial de su anclaje en el arco tendinoso de la

Tabla 28-5. Musculatura pélvica

| Sistema muscular que «cierra» la pelvis:
1. Músculo piramidal/piriforme
2. Músculo obturador interno

Diafragma pélvico:
3. Elevador del ano:
  a. Puborrectal:
    • O: pubis
    • I: recto
  b. Pubococcígeo
    • O: pubis, ATLA anterior
    • I: cóccix lateral
  c. Iliococcígeo
    • O: ATLA
    • I: cóccix lateral
4. Coccígeo
  a. O: espina isquiática posterior, unido al ligamento sacroespinoso
  b. I: cóccix lateral y sacro inferior (S4, S5) | Correlación funcional del elevador del ano:

Músculo puborrectal:
• Presión uretral
• Soporte (directo del recto e indirecto de vagina, vejiga y uretra)
• Continencia anal (aumenta el ángulo anorrectal)

Músculo iliococcígeo:
• Activo en reposo. Aumenta su contracción si sube la presión abdominal
• Forma una repisa horizontal sobre la que se apoyan los órganos pélvicos («placa elevadora» en imagen sagital)
• Inserción «especial» (no ósea) en la fascia del obturador interno (ATLA) |

ATLA: arco tendinoso del elevador del ano; I: inserción; O: origen; S4: cuarta vértebra sacra; S5: quinta vértebra sacra.

fascia pélvica (ATFP), o abombamiento posterocentral por debilidad del tejido de sostén.
- Cuando el nivel III está intacto, así como el sistema de soporte uretral, la uretra está centrada y se observa integridad de los ligamentos de soporte uretral (**Fig. 28-11**). Cuando se daña, se observa aumento del espacio graso retropúbico y herniación grasa parauretral, hallazgo conocido como «signo del bigote caído».

Análisis de las secuencias dinámicas

El objetivo de esta parte del estudio es evaluar:

1. La función del sistema de soporte activo (músculos del diafragma pélvico).
2. El mecanismo de la continencia y defecación.

En la función del músculo elevador del ano, se evalúa:

1. Fascículo puborrectal:
- Cabestrillo muscular que desde el pubis envuelve uretra, vagina y recto.
- Participa directamente en la continencia rectal (soporte directo del recto y cierre del ángulo anorrectal [AR]) e, indirectamente, en la continencia urinaria (su contracción acerca cuello vesical y vagina al pubis).
- Valorar:
  - Correcta variación del ángulo AR en las diferentes fases. Evaluación en el plano sagital. Existe un amplio rango de normalidad para el valor de este ángulo. Es más importante mencionar su variación con respecto al reposo (normal: disminuye en la maniobra de Kegel y aumenta en la de Valsalva y máxima defecación).

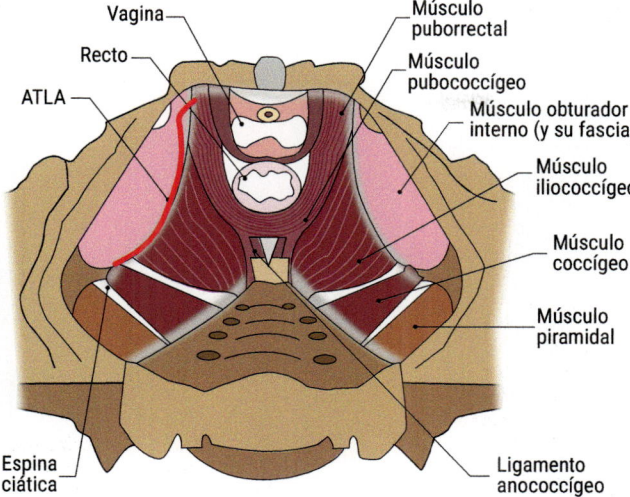

Figura 28-3. Músculos de la pared pélvica y diafragma pélvico. Visión endopélvica.

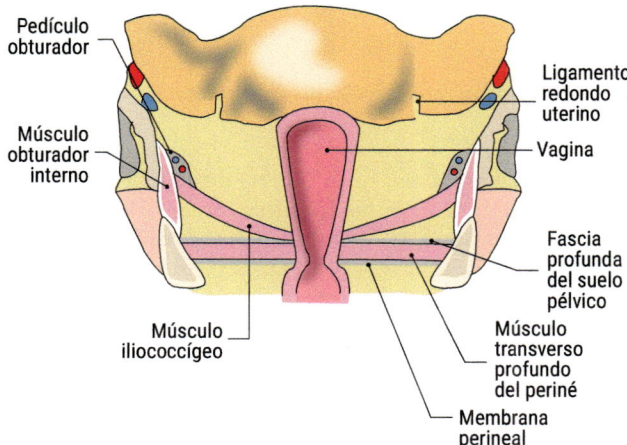

Figura 28-4. Visión esquemática coronal de la pelvis. Corte a la altura del eje uterovaginal, donde se muestran las relaciones entre las distintas capas del suelo pélvico.

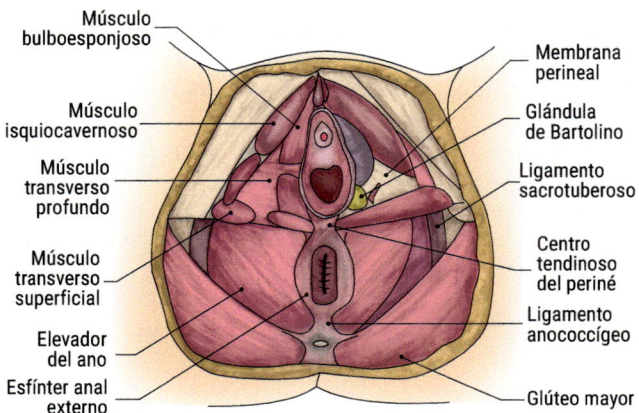

Figura 28-5. Músculos y estructuras del periné. Visión inferior.

– Anchura del hiato elevador: distancia entre ambos músculos puborrectales, a la altura del borde inferior del pubis. Se evalúa en el plano axial. Normalmente, de 4,5 cm ± 0,7 cm (**Fig. 28-12**).

Tabla 28-6. Diafragma urogenital

- La pelvis se divide en dos partes por el diafragma pélvico:
  - Cavidad pélvica principal (superior)
  - Periné (inferior)
- El diafragma urogenital es una capa fibromuscular, trilaminar, inmediatamente inferior al diafragma pélvico. Consta, de profundo a superficial, de:
  1. Capa fascial superior: fascia profunda del suelo pélvico
  2. Músculo transverso profundo del periné
  3. Capa fascial inferior: membrana perineal
- Centro tendinoso del periné (*perineal body*):
  - Condensación fascial posterior a la vagina
  - Lugar de inserción de músculos perineales y el esfínter anal externo

---

Tabla 28-7. Periné

Tejido blando superficial debajo del diafragma pélvico.

Separados por: centro tendinoso del periné	A. Periné urogenital:
	• Músculos superficiales:
	  a) Isquiocavernoso
	  b) Bulboesponjoso
	  c) Transverso superficial
	• Músculos profundos:
	  a) Esfínter de la uretra
	  b) Transverso profundo
	
	B. Periné anal (esfínter anal externo):
	  1. Subcutáneo
	  2. Superficial (inserción: ligamento anococcígeo y centro tendinoso del periné)
	  3. Profundo (sus fibras se entremezclan con el músculo puborrectal)

---

2. Fascículo iliococcígeo:
- Mantiene el eje vaginal y previene el POP.
- Valorar: ángulo Iliococcígeo (ángulo entre el borde convexo superior del músculo iliococcígeo y el plano transverso de la pelvis). Se evalúa en el plano coronal. Normalmente, de 33° ± 8° (**Fig. 28-13**).
3. Placa elevadora:
- Fusión de las fibras del iliococcígeo derecho e izquierdo en la línea media (**Fig. 28-14**).
- Forma una repisa horizontal sobre la que se apoyan los órganos en los esfuerzos de pujo. Ángulo de la placa elevadora: entre la línea pubococcígea y el eje longitudinal de la placa elevadora. Se evalúa en el plano sagital. Normalmente, de 12° ± 5°.

El mecanismo de la continencia y defecación se esquematiza en la **figura 28-15**.

> **!** En la práctica clínica existen varias formas de evaluar la función AR y sus trastornos. Una de ellas es la defeco-RM, pero también se usa la manometría y la prueba de expulsión del balón. La información que aportan estas pruebas puede ayudar a entender los hallazgos del estudio dinámico de la evacuación. En la **tabla 28-8,** se resumen los conceptos básicos de estas y su interpretación clínica.

¿Qué se ve cuando todo es normal?

- RM durante la maniobra de Kegel: contracción y elevación voluntaria de suelo pélvico. El ángulo AR se «cierra» (más agudo) por la contracción del puborrectal y se acerca al pubis. La unión AR se eleva discretamente sobre la línea pubococcígea (LPC). Aumento de la longitud del canal anal.
- RM durante la maniobra de Valsalva: ante un aumento de presión abdominal («esfuerzo») actúa la musculatura para preservar la continencia:
  - Ángulo AR «cerrado» (contracción puborrectal) (hay leve apertura, aumento, respecto al reposo, pero se mantiene la impronta posterior del puborrectal y no hay alineación AR).
  - Leve disminución de la longitud del canal anal.
  - Las estructuras del suelo pélvico descienden por la presión intraabdominal, pero se mantienen por encima de la LPC (función del iliococcígeo).
  - No hay escape de contenido rectal ni vesical (no incontinencia «de esfuerzo») (función del esfínter anal externo [EAE] y puborrectal).
- RM durante la defecación: actuación coordinada de la musculatura abdominal y pélvica para permitir la evacuación:
  - Contracción de la pared abdominal: puede haber leve descenso del suelo pélvico, pero las estructuras de los compartimentos anterior y medio se mantienen por encima de la línea pubococcígea (contracción del fascículo iliococcígeo, papel de la fascia y ligamentos) y la unión AR no desciende más de 3 cm por debajo de la línea pubococcígea.
  - Relajación del puborrectal (apertura del ángulo AR con alineación rectoanal).
  - Acortamiento del canal anal y contracción rectal.
  - Relajación del esfínter anal interno [EAI] con apertura del canal anal y expulsión del contenido endorrectal.

OBSTRUCCIÓN DEFECATORIA

No es lo mismo estreñimiento que obstrucción defecatoria. El estreñimiento es una alteración defecatoria que, según los criterios de Roma IV, incluye dos o más de los siguientes:

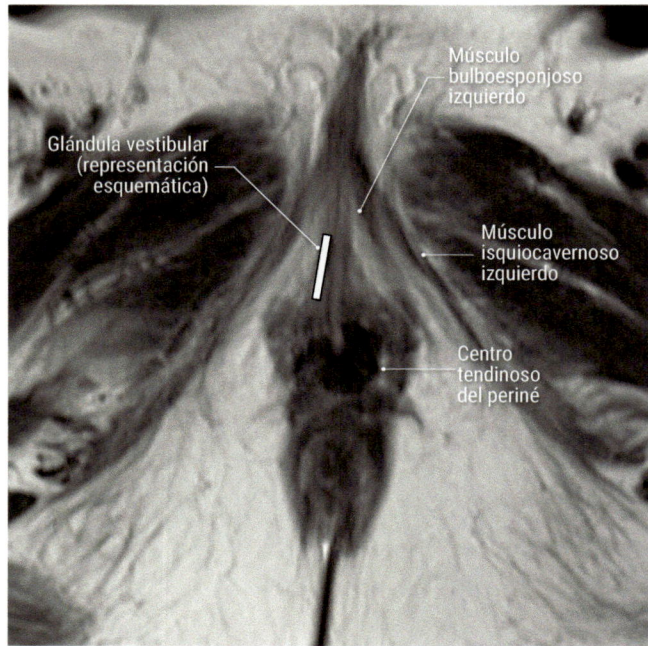

Figura 28-6. Imagen axial en TSE (*turbo spin echo*) T2. Anatomía del periné.

1. Esfuerzo durante más de ¼ (25 %) de las defecaciones.
2. Heces grumosas o duras (puntuación en la escala de la forma de las heces de Bristol de 1-2) más de ¼ (25 %) de las defecaciones.
3. Sensación de evacuación incompleta más de ¼ (25 %) de las defecaciones.
4. Sensación de obstrucción/bloqueo anorrectal más de ¼ (25 %) de las defecaciones.
5. Maniobras manuales para facilitar más de ¼ (25 %) de las defecaciones (p. ej., evacuación digital, apoyo del suelo pélvico).
6. Menos de tres evacuaciones por semana.
7. Las heces sueltas rara vez están presentes sin el uso de laxantes.
8. Criterios insuficientes para el síndrome del intestino irritable.

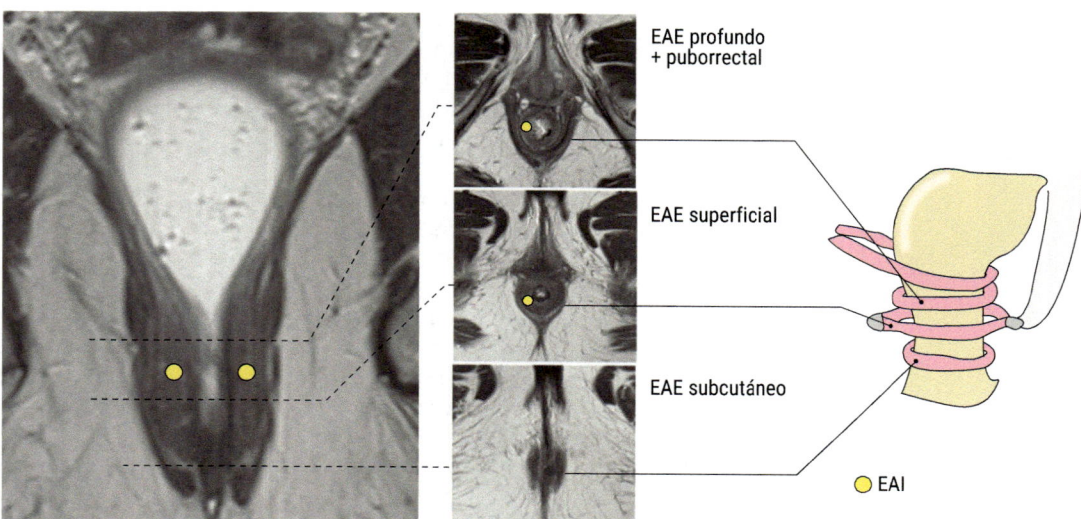

EAE profundo + puborrectal

EAE superficial

EAE subcutáneo

○ EAI

Figura 28-7. Aparato esfinteriano. Imágenes coronal y axiales en TSE (*turbo spin echo*) T2. Esquema en visión sagital. EAE: esfínter anal externo; EAI: esfínter anal interno.

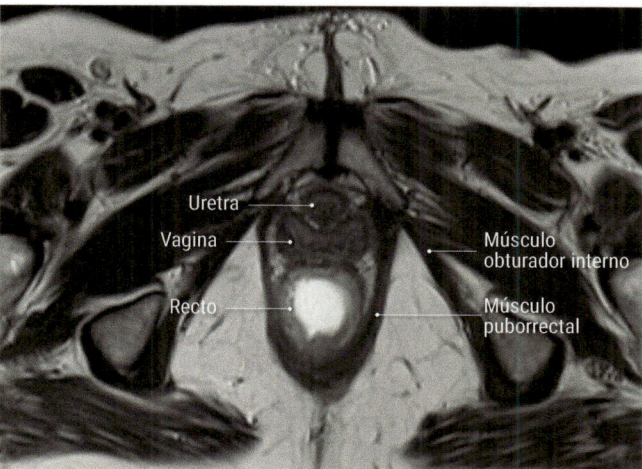

Figura 28-8. Imagen axial en TSE (*turbo spin echo*) T2. Anatomía.

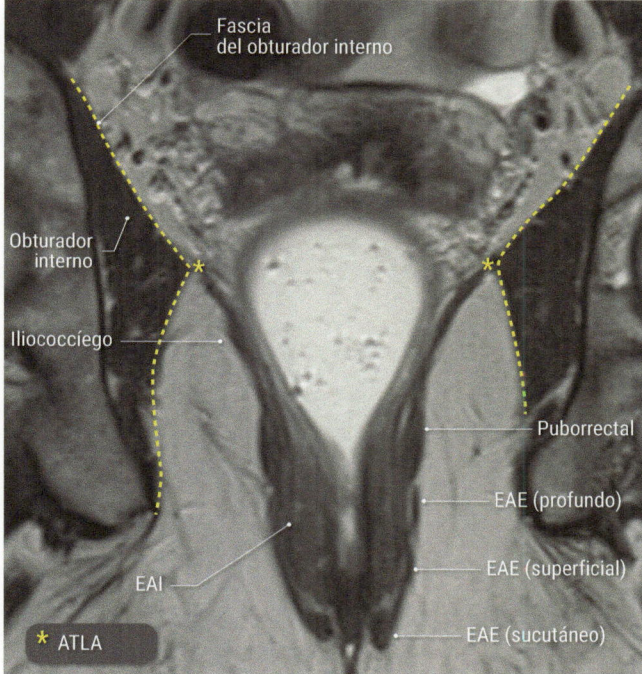

Figura 28-9. Imagen coronal en TSE (*turbo spin echo*) T2. Anatomía. ATLA: arco tendinoso del elevador del ano; EAE: esfínter anal externo; EAI: esfínter anal interno.

Todos estos criterios podrían englobarse en dos, que se asocian a diferente etiología:

1. Defecación infrecuente: sobre todo, asociada a tránsito lento.
2. Evacuación dificultosa: indica obstrucción defecatoria.

La defeco-RM es útil en el caso de hallazgos que sugieren obstrucción defecatoria.

Las causas de obstrucción defecatoria pueden ser:
1. Estructurales:
   a. Rectocele.
   b. Síndrome del periné descendente (descenso del suelo pélvico).
   c. Intususcepción y prolapso rectal.

2. Funcionales:
   a. Discinesia del puborrectal (suelo pélvico espástico/anismo).
   b. Contracción espástica del EAI (acalasia del EAI).
3. Ambas: síndrome de úlcera rectal solitaria.

Rectocele

Abombamiento de la pared rectal con protrusión en la vagina, en la maniobra de Valsalva y en la defecación.

Se produce por debilidad de la fascia rectovaginal.

Cursa con clínica de evacuación incompleta y necesidad de maniobras digitales para lograr el vaciamiento rectal (presión perineal, soporte vaginal, etcétera).

Puede ser primario o secundario:

- Primario:
  – Debilidad/daño fascia rectovaginal: rectocele anterior.
  – Hay adecuada relajación del puborrectal y buena coordinación con musculatura abdominal.
- Secundario: la falta de relajación adecuada del puborrectal + aumento de la presión abdominal produce estrés continuado sobre las estructuras del suelo pélvico, conduciendo a fallo/daño secundario, que afecta a:
  – Fascia rectovaginal, pudiendo originar rectocele anterior.
  – Músculos perineales, debilitándolos, y pudiendo originar síndrome de descenso perineal.

En el informe, se deben cuantificar en centímetros, según el grado de desplazamiento de la pared rectal anterior desde su posición de reposo al máximo grado de defecación.

Es útil añadir información adicional como:

- Efecto sobre la evacuación rectal (obstrucción/retención).
- Si existe o no prolapso de la pared posterior vaginal asociado.
- Si se asocia a contracción paradójica del puborrectal, definir el momento de su aparición con respecto a la contracción paradójica.

Se deben evitar las graduaciones cualitativas (leve/moderado/grave o similar), ya que la imagen no siempre se correlaciona con los síntomas de la paciente (que dependen más del grado de vaciamiento o no del rectocele).

Síndrome de descenso perineal

Abombamiento y descenso excesivo del periné con el aumento de presión intraabdominal (maniobra de Valsalva y defecación), aunque, en la fase final, puede verse también en reposo.

Clínicamente, son pacientes con historia de esfuerzo excesivo y repetido durante la defecación, con síntomas de defecación obstructiva, que puede progresar hacia la incontinencia fecal en un estadio final.

Se trata de un círculo vicioso de esfuerzo excesivo y obstrucción, que conduce a mayor esfuerzo defecatorio con exacerbación de las anomalías anatómicas (adquiridas obstétricas, quirúrgicas, etc.) y del descenso perineal.

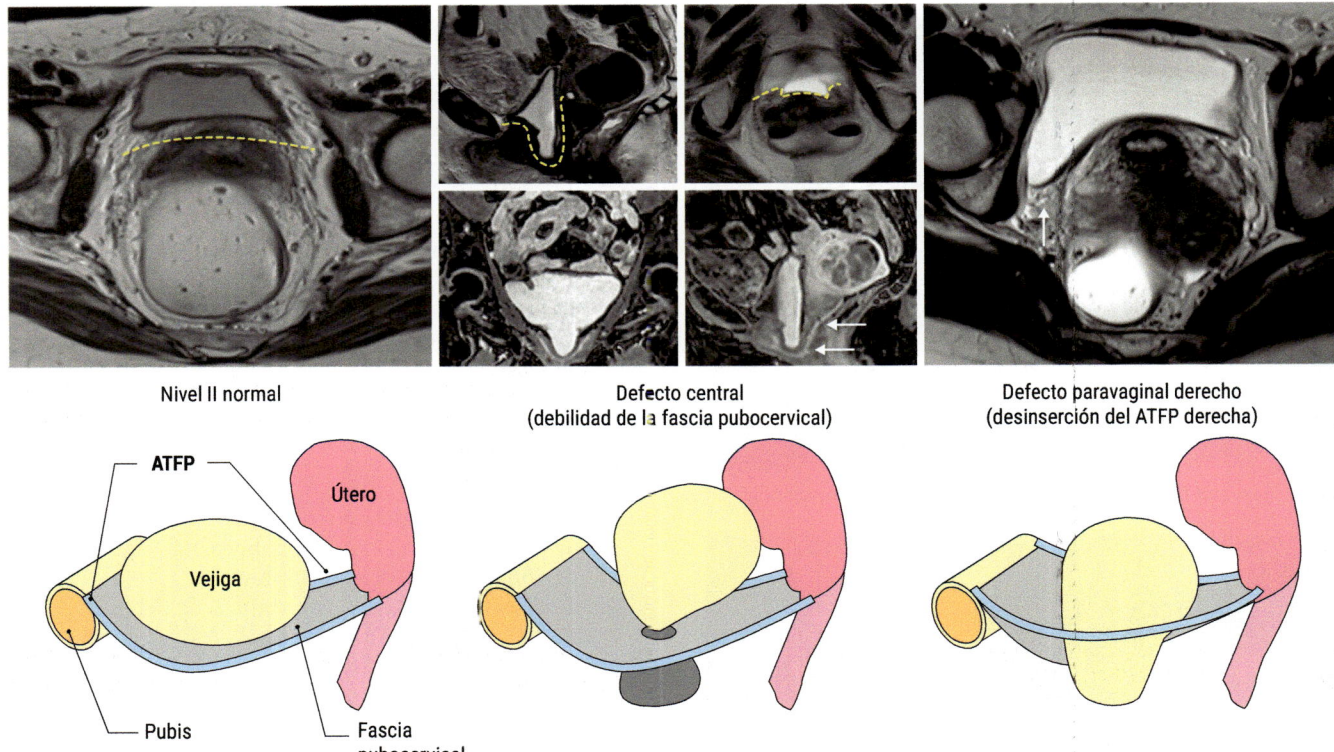

Nivel II normal

Defecto central
(debilidad de la fascia pubocervical)

Defecto paravaginal derecho
(desinserción del ATFP derecha)

Figura 28-10. Nivel II de la fascia endopélvica. Fascia vesicovaginal o pubocervical. Apariencia normal y principales alteraciones. ATFP: arco tendinoso de la fascia pélvica.

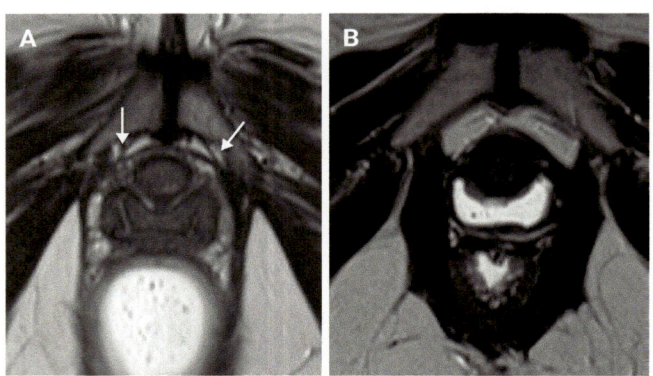

Figura 28-11. Nivel III de la fascia endopélvica. Sostén uretral **A)** Normal e integridad de ligamentos uretrales; **B)** Apariencia anormal. Signo del «bigote caído» por aumento de la grasaretropúbica.

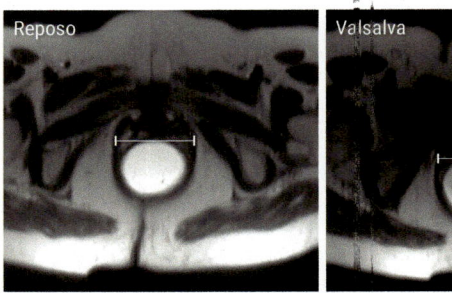

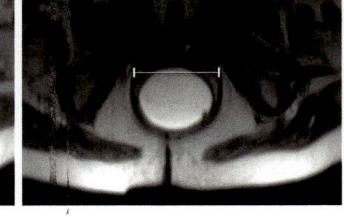

Figura 28-12. Imagen axial en HASTE (*half-Fourier single-shot turbo spin-echo*). Anchura del hiato elevador.

Puede afectar a los tres compartimentos o estar confinado al compartimento posterior y suele asociar otras patologías como rectocele, intususcepción o prolapso.

Su definición precisa varía en la bibliografía médica según se tenga en cuenta la exploración física o los hallazgos radiológicos, y debido a que existe cierto solapamiento en el rango de valores en asintomáticos y sintomáticos.

En general, se toman la unión AR y la LPC como puntos de referencia. Se define como descenso de la unión AR > 3 cm debajo de la LPC. Existe cierta controversia acerca del punto de corte considerado óptimo para medir el grado de descenso del compartimento posterior, ya que se han extrapo-

lado las medidas de la fase de Valsalva con máximo esfuerzo. No obstante, se sabe que la fase final de la defecación es la mejor para la valoración de prolapso y descenso pélvico. Schawkat *et al.* compararon pacientes con obstrucción defecatoria y voluntarias sanas y encontraron que cambiar el punto de corte a 4,5 cm bajo la LPC permitía reducir el número de falsos positivos del 50 al 15 %.

Intususcepción y prolapso rectal

La intususcepción (prolapso rectal interno) consiste en la invaginación o doblez de la pared rectal, generalmente, asociada a rectocele, pudiendo condicionar su obstrucción. Puede afectar a toda la pared o solo a la capa mucosa. Es más frecuente la afectación de la pared anterior. Según el límite inferior que esta alcance, se clasifica en:

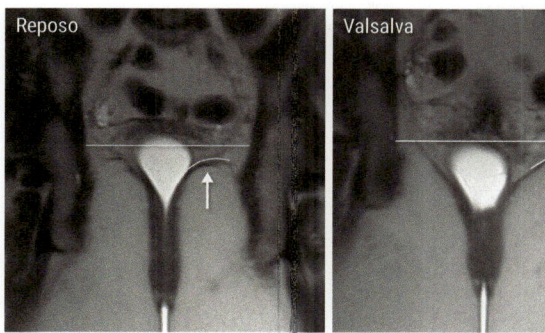

Figura 28-13. Imagen coronal en HASTE (*half-Fourier single-shot turbo spin-echo*). Medición del ángulo iliococcígeo.

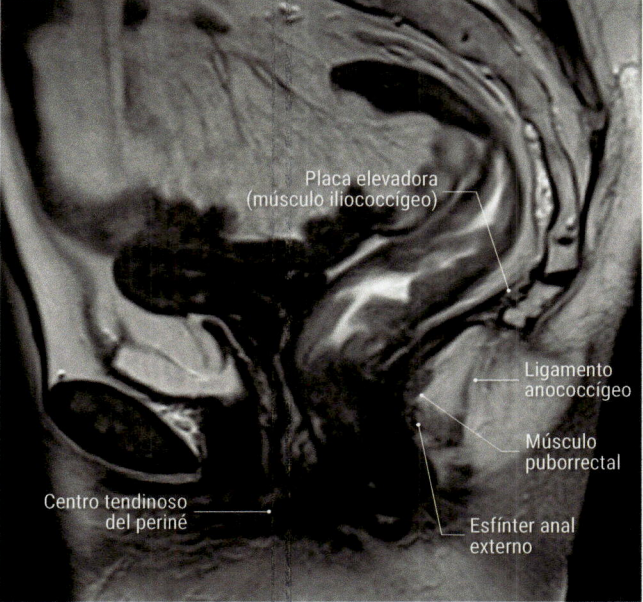

Placa elevadora
(músculo iliococcígeo)

Ligamento anococcígeo

Músculo puborrectal

Centro tendinoso del periné

Esfínter anal externo

Figura 28-14. Imagen sagital en TSE (*turbo spin echo*) T2 en la línea media. Anatomía.

- Intrarrectal: confinada a la ampolla rectal.
- Intraanal: alcanza el canal anal.

El prolapso es la invaginación circunferencial del grosor completo de la pared rectal con protrusión al exterior a través de margen anal.

La clasificación de Oxford (**Tabla 28-9**) es una de las más utilizadas; no obstante, a efectos prácticos, es suficiente con clasificar los hallazgos en «intrarrectal», «intraanal» o «externa».

> ❗ Hay intususcepciones que solo ocurren cuando el recto se vacía y se colapsa durante la evacuación. Es necesario esperar a la evacuación completa. Si no se consigue la expulsión completa del gel, se puede ofrecer a la paciente que evacúe en el baño (en condiciones de intimidad) y probar de nuevo con la maniobra de Valsalva máxima posdefecación.
> Pequeñas intususcepciones rectorrectales se consideran hallazgos normales durante la defecación, vistas en el 80 % de pacientes sanas.

Discinesia del puborrectal/anismo/periné espástico

Consiste en la contracción involuntaria del músculo puborrectal que no permite la evacuación.

Es una causa relativamente frecuente de obstrucción defecatoria, no siempre reconocida.

Las pacientes tratadas de rectocele recidivan por anismo no reconocido previamente.

Los hallazgos diagnósticos son:

- Ausencia de apertura del ángulo AR.
- Impresión posterior del puborrectal persistente o exagerada.
- Falta de descenso del suelo pélvico durante la defecación.
- Intervalo largo entre la apertura del canal anal y el inicio de la defecación.
- Evacuación prolongada e incompleta.

Su tratamiento indicado es la rehabilitación y terapia con *biofeedback* para reeducar el mecanismo de la defecación.

La disinergia defecatoria tiene un espectro más amplio que la discinesia puborrectal. Se subdivide en cuatro tipos según su patrón manométrico. En una persona sana, se verá aumento de la presión rectal y disminución de la presión anal, con un cociente de presiones recto/anal mayor de 1. Las pacientes con disinergia mostrarán presiones rectales y anales patológicas:

- Tipo I: aumento de la presión rectal (normal) + aumento de la presión anal (contracción paradójica).
- Tipo II: escaso aumento de la presión rectal (anormal, indica poca fuerza propulsiva) + aumento de la presión anal (contracción paradójica).
- Tipo III: aumento de la presión rectal (normal) + falta de reducción de la presión anal (falta de relajación).
- Tipo IV: escaso aumento de la presión rectal (anormal, indica poca fuerza propulsiva) + falta de reducción de la presión anal (falta de relajación).

En el aumento de la presión rectal, influyen: el aumento de presión abdominal (voluntario) y las características de la propia ampolla rectal. En la presión anal, influye: la contracción y relajación coordinada del complejo esfinteriano (EAI, EAE, puborrectal).

La discinesia del puborrectal comprendería la disinergia defecatoria de tipo I y de tipo II.

El diagnóstico de disinergia defecatoria, según los criterios de Roma IV, requiere, al menos, dos de las siguientes tres pruebas positivas: prueba de expulsión del balón, manometría anorrectal, defecografía por imagen (RM).

Contracción espástica del esfínter anal interno

Presión anal en reposo elevada en manometría.
Los hallazgos son:

- No se ve apertura del canal anal en defecación.
- Recto dilatado o, incluso, gigante.
- En la RM morfológica, el complejo esfinteriano es normal.

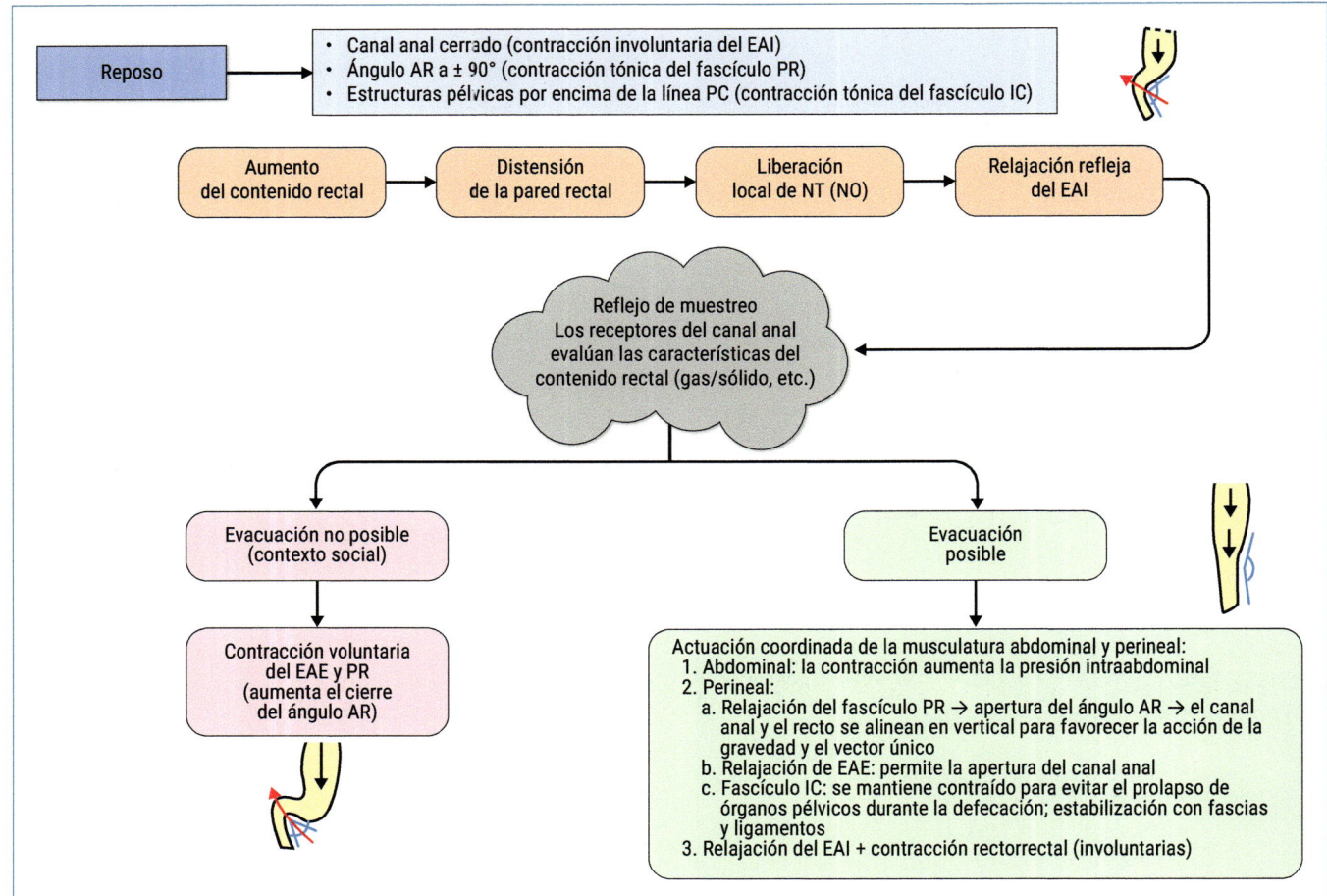

Figura 28-15. Diagrama esquemático de la continencia y la defecación.
AR: anorrectal; EAE: esfínter anal externo; EAI: esfínter anal interno; IC: iliococcígeo; NO: óxido nítrico; NT: neurotransmisores; PC: pubococcígea; PR: puborrectal.

Síndrome de úlcera rectal solitaria

Descrito por primera vez en 1829 como una lesión rectal crónica y benigna. El término es en realidad incorrecto, ya que se presenta como lesión única solo en el 20 % de los casos, pudiendo aparecer también como úlceras múltiples, masas polipoideas o sin úlceras.

La biopsia ayuda a excluir potenciales imitadores en la endoscopia como la enfermedad inflamatoria intestinal, la colitis isquémica y la malignidad.

El término «síndrome» refleja su asociación a patología AR y de suelo pélvico, como el prolapso y la disinergia.

El papel de las pruebas de imagen es el de detectar anomalías asociadas: estructurales como la intususcepción y el prolapso rectal, y funcionales (disinergia defecatoria).

Los pacientes presentan síntomas de obstrucción defecatoria.

INCONTINENCIA FECAL

Pérdida recurrente o involuntaria de material fecal (sólido o líquido) o gas a través del canal anal.

Su prevalencia aumenta con la edad y afecta a ambos sexos, aunque la fisiopatología difiere entre ellos: en las mujeres, la principal causa es la disfunción esfinteriana asociada a traumatismo obstétrico y, en hombres, la alteración de la sensibilidad rectal y los trastornos funcionales.

El control normal de la defecación requiere de la integridad de los múltiples agentes implicados: recto (con su función de reservorio), canal anal (con sus sensaciones intactas), aparato esfinteriano y suelo pélvico (como puerta de control) y la red neural (córtex, simpático/parasimpático y somático con el nervio pudendo) como sistema de comunicación. Es necesario, además, que la motilidad colorrectal, el volumen y la consistencia de las heces sean normales. La alteración de uno o varios de estos factores puede dar lugar a incontinencia (**Fig. 28-16**).

Se distinguen dos tipos:

- Pasiva: involuntaria e inconsciente.
- Urgencia: pérdida a pesar de intentar la retención activa. Consciente.
  En la RM, se valora:

- Anomalías del complejo esfinteriano (asimetría, grosor, defectos/cicatrices, atrofia, etcétera).
- Morfología rectal; canal anal (cerrado en reposo, longitud acortada en la incontinencia).
- Valoración de la existencia o no de POP y su grado.

Tabla 28-8. Otras pruebas usadas para evaluar la función anorrectal	

Manometría	Catéter con balón/agujeros radiales de medición de presión que se introduce en el recto y se va retirando gradualmente. Evalúa:
	1. Función esfinteriana:
	  a) Presión basal del canal anal = tono del EAI
	  b) Longitud del canal anal (segmento con alta presión)
	  c) Presión anal con contracción voluntaria = tono del EAE
	2. Vías nerviosas (reflejo inhibitorio y de la tos):
	  a) Reflejo inhibitorio (relajación refleja del EAI ante la distensión rectal)
	  b) Reflejo de la tos (contracción refleja del EAE ante el aumento súbito de presión intraabdominal)
	3. Mecanismo de defecación: expulsión del balón; debe registrarse el aumento de la presión intrarrectal (contracción abdominal y rectal) con disminución de la presión en el canal anal (relajación de EAI + EAE)
	4. Sensibilidad anorrectal: con qué volumen (balón intrarrectal) aparece: deseo defecatorio inicial (transitorio), deseo persistente, urgencia y dolor. La hipersensibilidad se asocia a incontinencia de urgencia, proctitis, etc. La hiposensibilidad con incontinencia pasiva y estreñimiento crónico
	5. Características elásticas musculares del recto (distensibilidad: relación volumen/presión intrarrectal): capacidad de la ampolla rectal para distenderse sin llegar a aumentar la presión intrarrectal

Prueba de expulsión del balón	Sonda con balón hinchado intrarrectal. Se evalúa la capacidad o incapacidad para expulsar el balón en condiciones de intimidad, dentro de un tiempo estipulado. Alterado (tiempo aumentado o imposibilidad de expulsión sin maniobras manuales) en la disinergia defecatoria
Latencia de pudendos	Evalúa el circuito neuromuscular del nervio pudendo-EAE midiendo el tiempo de conducción entre la estimulación neural y la contracción del EAE. Si se prolonga, sugiere neuropatía pudenda

EAE: esfínter anal externo; EAI: esfínter anal interno.

Tabla 28-9. Clasificación de Oxford del prolapso rectal		
Interno		
Bajo grado intrarrectal	Grado 1	Desciende al límite proximal del rectocele
	Grado 2	Desciende al rectocele, pero no alcanza el canal anal
Alto grado intraanal	Grado 3	Desciende al borde del esfínter anal/canal anal
	Grado 4	Desciende al canal anal
Externo		
Externa	Grado 5	• Desciende a través del canal anal • Protrusión a través del ano

PROLAPSO DE ÓRGANOS PÉLVICOS

Se usa este concepto para referirse al descenso de los órganos pélvicos del compartimento anterior y medio bajo la línea de referencia pubococcígea.

En el compartimento posterior, el término «prolapso» se reserva para la invaginación y eversión del recto a través del margen anal externo, ya mencionado.

Por lo tanto, se distinguirán:

- Prolapso vaginal anterior o cistocele.
- Prolapso vaginal apical o prolapso uterino.
- Prolapso vaginal posterior, que incluye hernias del fondo de saco de Douglas (es decir, enterocele y peritoneocele), rectocele y descenso perineal, pero no incluye el prolapso rectal.

Se debe a la alteración en el músculo elevador del ano y/o en la fascia endopélvica.

Cistocele

Descenso de la base vesical por debajo de la LPC.
  Se gradúan en:

- Grado 0: +1.
- Grado 1: entre +1 y +3.
- Grado 2: entre +3 y +6.
- Grado 3: mayor de +6.

La mayoría de los grados 1 y 2 son asintomáticos, pero pueden asociarse a incontinencia urinaria de estrés (IUE).

Los cistoceles grandes son normalmente sintomáticos y pueden asociarse a dispareunia, bulto vaginal, o alteraciones del vaciado vesical y relacionadas (como infecciones o retención).

También pueden clasificarse según el tipo de defecto encontrado (central, paravaginal/lateral o combinación de ambos).

Prolapso uterino

Descenso del labio anterior cervical por debajo de la LPC. Se gradúan siguiendo la «regla del 3»:

- Grado 0: por encima de la LPC.
- Grado 1: menos de 3 cm por debajo de la LPC.
- Grado 2: entre 3 y 6 cm por debajo de la LPC.
- Grado 3: más de 6 cm por debajo de la LPC.
- Grado 4: prolapso uterino completo.

El prolapso leve normalmente es asintomático, pero grados mayores pueden presentarse con síntomas como dispareunia, sensación de masa vaginal, estiramiento de los ligamentos uterosacros que puede originar dolor de espalda baja, retención urinaria y uropatía obstructiva por obstrucción ureteral, o dificultades para defecar.

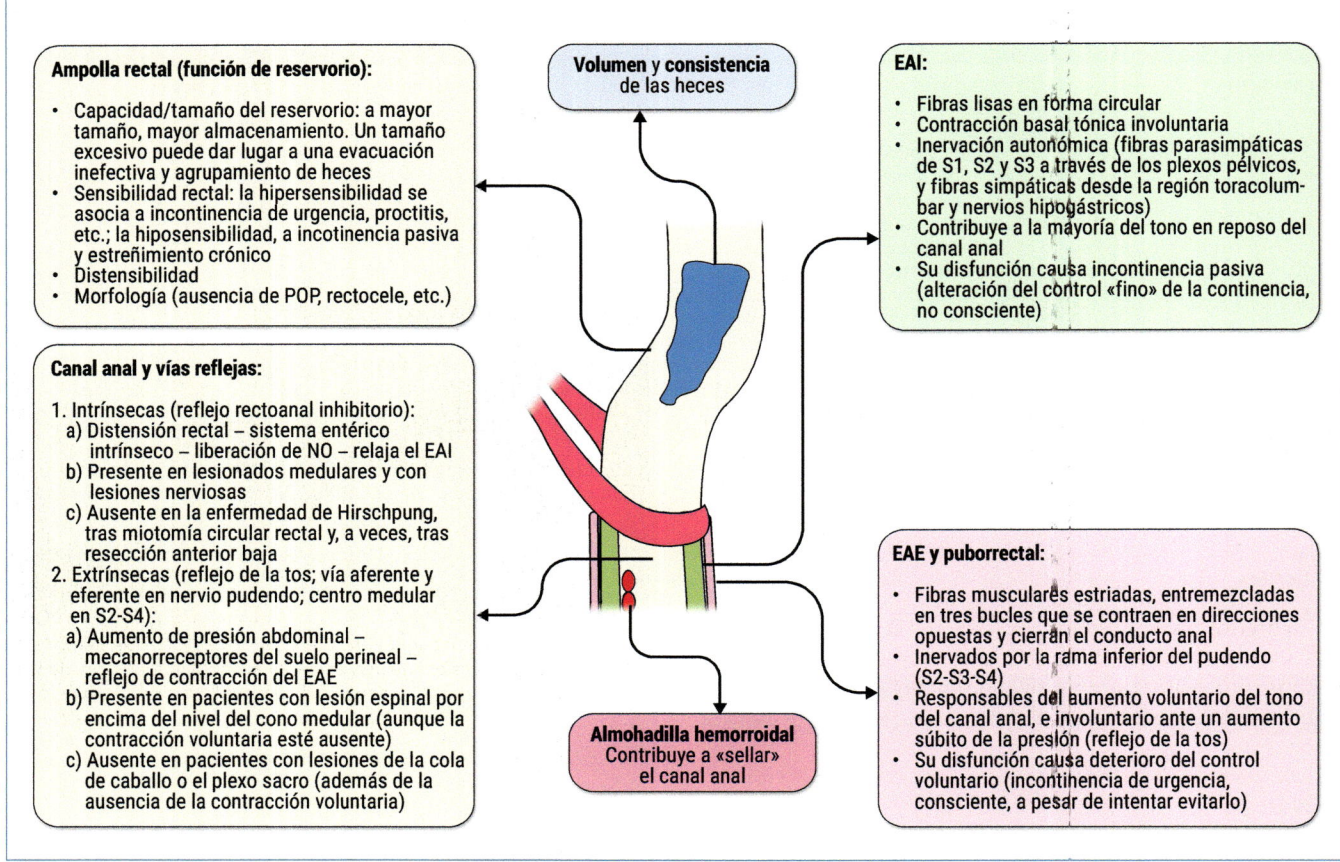

Ampolla rectal (función de reservorio):

- Capacidad/tamaño del reservorio: a mayor tamaño, mayor almacenamiento. Un tamaño excesivo puede dar lugar a una evacuación inefectiva y agrupamiento de heces
- Sensibilidad rectal: la hipersensibilidad se asocia a incontinencia de urgencia, proctitis, etc.; la hiposensibilidad, a incotinencia pasiva y estreñimiento crónico
- Distensibilidad
- Morfología (ausencia de POP, rectocele, etc.)

Canal anal y vías reflejas:

1. Intrínsecas (reflejo rectoanal inhibitorio):
   a) Distensión rectal – sistema entérico intrínseco – liberación de NO – relaja el EAI
   b) Presente en lesionados medulares y con lesiones nerviosas
   c) Ausente en la enfermedad de Hirschpung, tras miotomía circular rectal y, a veces, tras resección anterior baja
2. Extrínsecas (reflejo de la tos; vía aferente y eferente en nervio pudendo; centro medular en S2-S4):
   a) Aumento de presión abdominal – mecanorreceptores del suelo perineal – reflejo de contracción del EAE
   b) Presente en pacientes con lesión espinal por encima del nivel del cono medular (aunque la contracción voluntaria esté ausente)
   c) Ausente en pacientes con lesiones de la cola de caballo o el plexo sacro (además de la ausencia de la contracción voluntaria)

Volumen y consistencia de las heces

EAI:

- Fibras lisas en forma circular
- Contracción basal tónica involuntaria
- Inervación autonómica (fibras parasimpáticas de S1, S2 y S3 a través de los plexos pélvicos, y fibras simpáticas desde la región toracolumbar y nervios hipogástricos)
- Contribuye a la mayoría del tono en reposo del canal anal
- Su disfunción causa incontinencia pasiva (alteración del control «fino» de la continencia, no consciente)

EAE y puborrectal:

- Fibras musculares estriadas, entremezcladas en tres bucles que se contraen en direcciones opuestas y cierran el conducto anal
- Inervados por la rama inferior del pudendo (S2-S3-S4)
- Responsables del aumento voluntario del tono del canal anal, e involuntario ante un aumento súbito de la presión (reflejo de la tos)
- Su disfunción causa deterioro del control voluntario (incontinencia de urgencia, consciente, a pesar de intentar evitarlo)

Almohadilla hemorroidal Contribuye a «sellar» el canal anal

Figura 28-16. Agentes implicados en la continencia anorrectal.
EAE: esfínter anal externo; EAI: esfínter anal interno; NO: óxido nítrico; POP: prolapso de órganos pélvicos; S1: primera vértebra sacra; S2: segunda vértebra sacra; S3: tercera vértebra sacra; S4: cuarta vértebra sacra.

Hernias del fondo de saco de Douglas

Son:

- Enterocele (asas de intestino delgado).
- Sigmoidocele (sigma).
- Peritoneocele (solo grasa).

Se localizan entre el recto y la vagina y pueden confundirse con un rectocele en la exploración.

Pueden causar síntomas por compresión vaginal (dispareunia, presión pélvica), estreñimiento o sensación de evacuación incompleta, síntomas de obstrucción intestinal o estiramiento del mesenterio (el enterocele) con el esfuerzo, pudiendo condicionar dolor abdominal bajo o lumbar.

En el informe, se debe especificar la relación del punto más inferior de la hernia con respecto a la vagina (fondo vaginal/tercio medio/a la altura del suelo pélvico) y deben medirse en centímetros con respecto a la LPC.

No es necesario graduar como leve, moderado, alto grado o similar.

Son clínicamente relevantes cuando causan efecto de masa en el espacio rectovaginal, pudiendo obstruir recto, vagina o ambos, independientemente de su extensión bajo la LPC. En caso de evacuación incompleta, se debe mencionar si la hernia condiciona obstrucción rectal impidiendo su vaciado.

La falta de vaciado rectal o un esfuerzo defecatorio insuficiente puede enmascararlas.

INCONTINENCIA URINARIA

Pérdida involuntaria de orina durante el esfuerzo (IUE), acompañada o precedida de urgencia miccional (incontinencia urinaria de urgencia o IUU) o una combinación de ambas (incontinencia urinaria mixta o IUM).

Los mecanismos que se han atribuido a la IUE femenina son la hipermotilidad del eje cervicouretral, defectos en el sistema de soporte uretral y la insuficiencia esfinteriana.

No suele usarse la RM de suelo pélvico de manera rutinaria para la valoración de la incontinencia urinaria.

Los hallazgos que podrían verse en imagen serían:

- Morfológicos: alteración en el sistema de soporte uretral: nivel III de la fascia endopélvica, ligamentos uretrales, músculo puborrectal.
- Dinámico: horizontalización uretral (refleja hipermotilidad uretral), pérdida de orina, con vaciado vesical y canalización de la uretra (**Fig. 28-17**) en la maniobra de Valsalva y/o la defecación.

El mecanismo de la continencia urinaria / micción se describe en la **figura 28-18**.

RECUERDO DE LA TERMINOLOGÍA USADA

- Ángulo anorrectal: ángulo entre el eje central del canal anal y la pared posterior del recto. En reposo, es de unos 90°. Se evalúa en el plano sagital. Su variación permite evaluar la función del músculo puborrectal.
- Unión anorrectal: parte más superior del canal anal, pared posterior. Coincide con la impresión posterior del fascículo puborrectal y el cambio de angulación entre eje rectal y anal.
- Línea pubococcígea (LPC): línea trazada entre el borde inferior del pubis y la última unión coccígea. Se evalúa en el plano sagital. Referencia usada para evaluar la posición de las vísceras pélvicas (valores por encima: signo –; valores por debajo: signo +).
  - Compartimento anterior: borde inferior de la base vesical.
  - Compartimento medio: borde inferior del labio cervical anterior/ápex vaginal en histerectomía.
  - Compartimento posterior: unión anorrectal.
- Línea H: diámetro anteroposterior del hiato urogenital. Desde el borde inferior del pubis a la unión anorrectal. Se evalúa en el plano sagital.
- Línea M: medida indirecta del descenso perineal vertical. Línea perpendicular desde la parte posterior de la línea H (es decir, la unión anorrectal) a la línea pubococcígea. Se evalúa en el plano sagital.
- Ángulo de la placa elevadora: entre la línea pubococcígea y el eje longitudinal de la placa elevadora. Se evalúa en el plano sagital.
- Ángulo iliococcígeo: ángulo entre el borde convexo superior del músculo iliococcígeo y el plano transverso de la pelvis. Se evalúa en el plano coronal.
- Anchura del hiato elevador: distancia entre ambos músculos puborrectales, a la altura del borde inferior del pubis. Se mide en el plano axial.

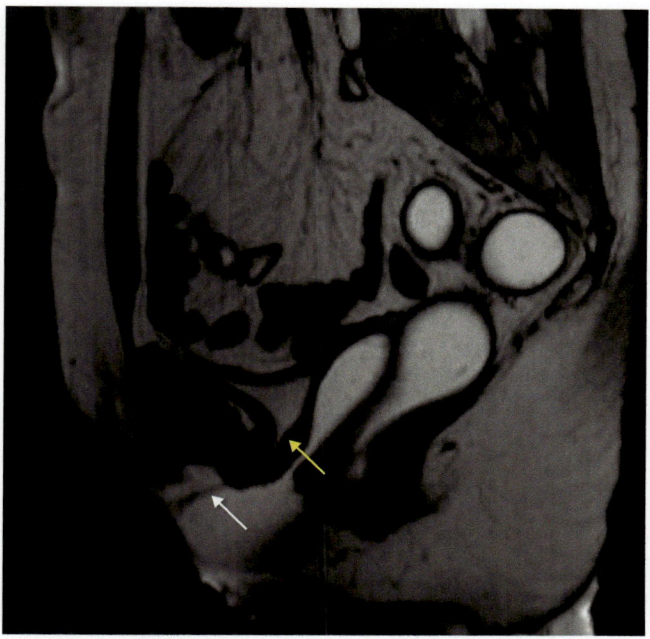

Figura 28-17. Imagen sagital en true-FISP (*true fast imaging with steady-state free precession*) de una paciente durante la maniobra de Valsalva, en la que se aprecia escape del contenido vesical a través de la uretra (flecha amarilla), indicativo de incontinencia de esfuerzo. *Jet* uretral (flecha blanca).

INFORME ESTRUCTURADO

La comunicación de los hallazgos morfológicos y funcionales de la RM de suelo pélvico debería realizarse por medio de un informe estructurado. Tanto el grupo de trabajo de suelo pélvico de la ESUR/ESGAR como el de la SAR proponen ejemplos en sus guías de consenso que pueden ser tomados como referencia.

La Sociedad Española de Diagnóstico por Imagen del Abdomen (SEDIA) también tiene en su página web un informe estructurado, que los autores del capítulo hemos adaptado para nuestra práctica clínica (**Tabla 28-10**).

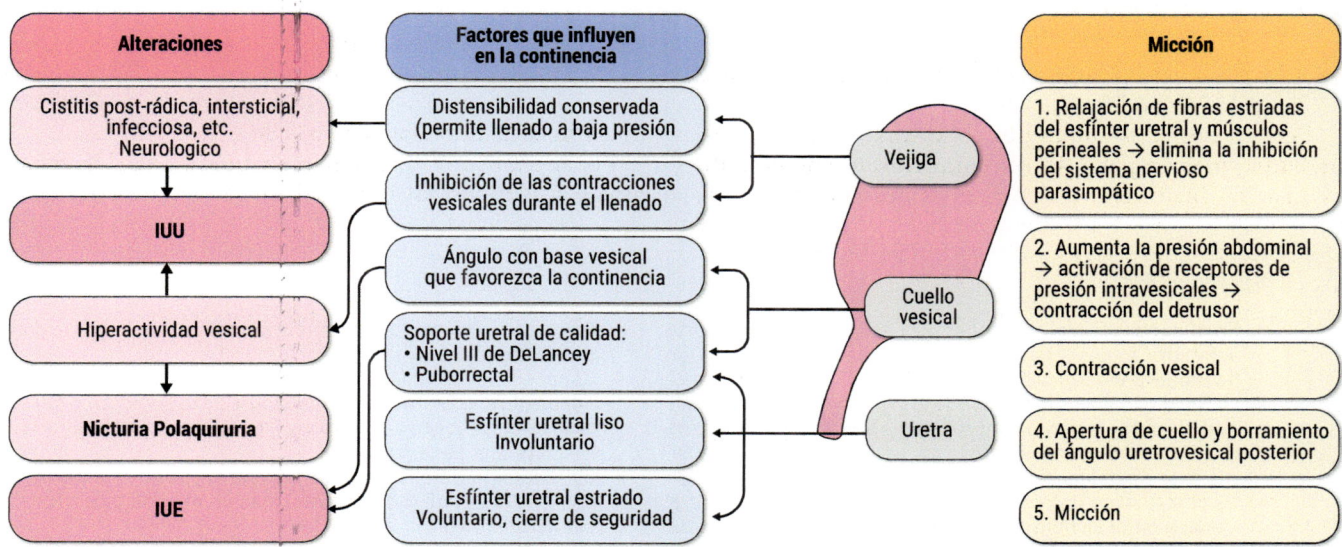

Figura 28-18. Esquema del mecanismo de la continencia urinaria y la micción. IUE: incontinencia urinaria de esfuerzo; IUU: incontinencia urinaria de urgencia.

Tabla 28-10. Informe estructurado de RM del suelo pélvico

Motivo de consulta:

Técnica: estudio realizado tras distensión rectal con gel. HASTE y TRUFISP en los tres planos. TRUFISP sagitales y HASTE en los tres planos dinámicos (Valsalva y defecación). TSE T2 axial y coronal de pelvis

Comentario:

Estudio morfológico en reposo:
1. Cirugía pélvica previa: no / cambios posquirúrgicos
2. Musculatura: íntegra / atrófica / ausente / elongada
   a. Cuál: puborrectal, ileococcígeo, pubococcígeo
3. Fascia endopélvica:
   a. Normal
   b. Signos indirectos de daño:
      i. Nivel II (media) (*saddlebag bladder sign* en vejiga por desinserción lateral del arco tendinoso/ herniación posterocentral vesical por debilidad de la fascia pubocervical)
      ii. Nivel III (inferior) (*drooping moustache sign* o aumento del espacio graso retropúbico, pérdida de la morfología en H/W vaginal)
4. Hiato pélvico: normal / aumentado / descendido
   a. Línea H (diámetro AP del hiato urogenital): (menor que 5 cm, desde borde inferior pubis a unión AR posterior)
   b. Línea M (descenso vertical del hiato elevador): (menor que 2,5 cm, desde unión AR posterior a línea pubococcígea)
      i. (*LPC línea de referencia: desde borde inferior de pubis a última unión coccígea)
5. Descenso significativo de los distintos compartimentos en reposo: sí / no
   a. Cuál: anterior / medio / posterior
6. Aparato esfinteriano:
   a. EAI: normal / atrófico / defecto
   b. EAE: normal / atrófico / defecto
7. Canal anal cerrado en reposo: sí / no

Estudio dinámico en Valsalva:
(Sí / No) se observa incontinencia (urinaria / anal) durante las maniobras de Valsalva

Estudio dinámico de la defecación:
1. Compartimento anterior: no cistocele. No horizontalización uretral que traduzca hipermovilidad
2. Compartimento medio: no colpocele, prolapso uterino / apical (en pacientes histerectomizadas), enterocele ni peritoneocele
3. Compartimento posterior:
   a. Ángulo anorrectal: apertura normal en defecación con respecto al reposo (no se demuestra contracción paradójica del puborrectal)
      • Signos de contracción paradójica del puborrectal: no apertura de ángulo anorrectal, ausencia de descenso de suelo pélvico en defecación, impronta prominente del puborrectal en la pared posterior del recto y evacuación prolongada e incompleta
   b. Evacuación:
      • Completa: en una maniobra / tras varias maniobras
      • Incompleta: persistencia de uno/dos tercios del contenido
      • No consigue evacuar
        – Si no se consigue evacuar, pedir a la paciente que evacúe en el baño (intimidad) y repetir maniobra de Valsalva máximo posdefecación para valorar prolapsos o intususcepción potencialmente ocultos
   c. No se observa rectocele anterior ni lateral
   d. Invaginación rectal: sí / no
      • Tipo: mucosa/ espesor parietal completo
      • Situación: intrarrectal / intraanal / extraanal o externa

Impresión diagnóstica:

PUNTOS CLAVE

- En el suelo pélvico, se encuentran estructuras de soporte activo (músculos) y pasivo (fascias y ligamentos) que actúan de manera sinérgica.
- La RM dinámica es la técnica de imagen más completa para evaluar el suelo pélvico (morfología + función). Es necesaria una buena colaboración de la paciente durante la prueba, y la fase de defecación es imprescindible.
- La obstrucción defecatoria, el POP y la valoración tras el fracaso de la cirugía se encuentran entre sus principales indicaciones.

- Se usa la LPC como referencia para evaluar la posición de los órganos.
- Conocer la anatomía y entender la función de los agentes implicados, así como la fisiopatología de la defecación permite integrar los hallazgos de la RM dinámica y ofrecer una visión global de la paciente.
- Es recomendable comunicar los hallazgos en un informe estructurado que recoja la información morfológica y funcional.

BIBLIOGRAFÍA

Abdelatty MA, Halligan S, El Sayed RF, Plumb AAO. Solitary rectal ulcer syndrome (SRUS): observational case series findings on MR defecography. Eur Radiol. 2021;31(11):8597-605.

Ackerman AL, Lee UJ, Jellison FC, Tan N, Patel M, Raman SS, et al. MRI suggests increased tonicity of the levator ani in women with interstitial cystitis/bladder pain syndrome. Int Urogynecol J. 2016;27(1):77-83.

Bitti GT, Argiolas GM, Ballicu N, Caddeo E, Cecconi M, Demurtas G, et al. Pelvic floor failure: MR imaging evaluation of anatomic and functional abnormalities. Radiographics. 2014;34(2):429-48.

Chaudhry Z, Tarnay C. Descending perineum syndrome: a review of the presentation, diagnosis, and management. Int Urogynecol J. 2016;27(8):1149-56.

DeLancey JOL. Anatomy and biomechanics of genital prolapse. Clin Obstet Gynecol. 1993;36(4):897-909.

DeLancey JOL. Structural support of the urethra as it relates to stress urinary incontinence: the hammock hypothesis. Am J Obstet Gynecol. 1994;170(6):1713-20; discussion 1720-3.

El Sayed RF. How to perform and report magnetic resonance imaging for pelvic floor dysfunction: an interactive case-based approach. Dis Abdom Pelvis. 2014-2017. 2014:59-69.

El Sayed RF. Integrated MR analytical approach and reporting of pelvic floor dysfunction: current implications and new horizons. Radiol Clin North Am. 2020;58(2):305-27.

El Sayed RF. Magnetic resonance imaging of the female pelvic floor. Radiol Clin North Am. 2020;58(2):291-303.

El Sayed RF. The urogynecological side of pelvic floor MRI: the clinician's needs and the radiologist's role. Abdom Imaging. 2013;38(5):912-29.

El Sayed RF, Alt CD, Maccioni F, Meissnitzer M, Masselli G, Manganaro L, et al.; ESUR and ESGAR Pelvic Floor Working Group. Magnetic resonance imaging of pelvic floor dysfunction - joint recommendations of the ESUR and ESGAR Pelvic Floor Working Group. Eur Radiol. 2017;27(5):2067-85.

El Sayed RF, El Mashed S, Farag A, Morsy MM, Abdel Azim MS. Pelvic floor dysfunction: assessment with combined analysis of static and dynamic MR imaging findings. Radiology. 2008;248(2):518-30.

Fatton B, Cayrac M, Letouzey V, Masia F, Mousty E, Marès P, et al. Anatomía funcional del piso pélvico. EMC Ginecol Obstet. 2015;51(1):1-20.

Flusberg M, Xi Y, Jambhekar K, Bahrami S, Chernyak V, Lalwani N, et al. Variability in utilization and techniques of pelvic floor imaging: findings of the SAR pelvic floor dysfunction disease-focused panel. Abdom Radiol (NY). 2021;46(4):1294-301.

Friedman T, Eslick GD, Dietz HP. Risk factors for prolapse recurrence: systematic review and meta-analysis. Int Urogynecol J. 2017;29(1):13-21.

García del Salto L, De Miguel Criado J, Aguilera del Hoyo LF, Gutiérrez Velasco L, Fraga Rivas P, Manzano Paradela M, et al. MR imaging-based assessment of the female pelvic floor. Radiographics. 2014;34(5):1417-39.

Gurland BH, Khatri G, Ram R, Hull TL, Kocjancic E, Quiroz LH, et al.; Members of the Expert Workgroup on Magnetic Resonance Imaging of Pelvic Floor Disorders. Consensus definitions and interpretation templates for magnetic resonance imaging of defecatory pelvic floor disorders: proceedings of the Consensus Meeting of the Pelvic Floor Disorders Consortium of the American Society of Colon and Rectal Surgeons, the Society of Abdominal Radiology, the International Continence Society, the American Urogynecologic Society, the International Urogynecological Association, and the Society of Gynecologic Surgeons. AJR Am J Roentgenol. 2021;217(4):800-12.

Kapurubandara SC, Lowes B, Sansom-Daly UM, Deans R, Abbott JA. A systematic review of diagnostic tests to detect pelvic floor myofascial pain. Int Urogynecol J. 2022;33(9):2379-89.

Khatri G, Díaz de Leon A, Lockhart ME. MR imaging of the pelvic floor. Magn Reson Imaging Clin N Am. 2017;25(3):457-80.

Khatri G, Kumar NM, Xi Y, Smith W, Bacsu C, Bailey AA, et al. Defecation versus pre- and post-defecation Valsalva maneuvers for dynamic MR assessment of pelvic floor dysfunction. Abdom Radiol (NY). 2021;46(4):1362-72.

Lalwani N, El Sayed RF, Kamath A, Lewis S, Arif H, Chernyak V. Imaging and clinical assessment of functional defecatory disorders with emphasis on defecography. Abdom Radiol (NY). 2021;46(4):1323-33.

Lalwani N, Khatri G, El Sayed RF, Ram R, Jambhekar K, Chernyak V, et al. MR defecography technique: recommendations of the society of abdominal radiology's disease-focused panel on pelvic floor imaging. Abdom Radiol (NY). 2019;46(4):1351-61.

Pucciani F. Descending perineum syndrome: new perspectives. Tech Coloproctol. 2015;19(8):443-8.

Quinn M. Injuries to the levator ani in unexplained, chronic pelvic pain. J Obstet Gynaecol. 2007;27(8):828-31.

Ramos-Clemente Romero MT, Calle-Gómez A, Viejo-Almanzor A, Soria-de la Cruz MJ. Disinergia defecatoria. RAPD. 2018;41(2):78-83.

Rome Foundation. Rome IV Criteria. Disponible en: https://theromefoundation.org/rome-iv/rome-iv-criteria/

Saldana Ruiz N, Kaiser AM. Fecal incontinence - Challenges and solutions. World J Gastroenterol. 2017;23(1):11-24.

Schawkat K, Heinrich H, Parker HL, Barth BK, Mathew RP, Weishaupt D, et al. How to define pathologic pelvic floor descent in MR defecography during defecation? Abdom Radiol (NY). 2018;43(12):3233-40.

Soria-de la Cruz MJ, Viejo-Almanzor A, Ramos-Clemente Romero MT. Rehabilitación anorrectal (biofeedback). RAPD. 2018;41(1):38-45.

Spinelli A, Laurenti V, Carrano FM, Gonzalez-Díaz E, Borycka-Kiciak K. Diagnosis and treatment of obstetric anal sphincter injuries: new evidence and perspectives. J Clin Med. 2021;10(15):3261.

Tantiphlachiva K. Comprehensive clinical approach to fecal incontinence. Curr Topics Faecal Incontinence. 2019.

Patología maligna de la mama

29

A. M. Elizalde Pérez

OBJETIVOS

- Reconocer la heterogeneidad del cáncer de mama manifestada en sus diferentes subtipos histológicos y moleculares.
- Describir las diversas presentaciones en las diferentes técnicas diagnósticas del cáncer de mama para cada subtipo de cáncer de mama.
- Repasar aquellos cánceres de mama que, aunque infrecuentes, el radiólogo debe conocer.
- Exponer situaciones especiales en que el cáncer de mama puede aparecer: varones, mujeres jóvenes o embarazo, entre otras.
- Revisar la estadificación ganglionar del cáncer de mama y exponer el manejo axilar actual.

INTRODUCCIÓN

Se estima que una de cada ocho mujeres desarrollará un cáncer de mama a lo largo de su vida. Según los datos de la Sociedad Española de Oncología médica (SEOM), la incidencia del cáncer de mama continúa aumentando año tras año. Dicha incidencia es mayor por encima de los 50 años, aunque cada vez son más las mujeres jóvenes que desarrollan un cáncer de mama.

Entre los **factores de riesgo** se incluyen los antecedentes familiares, algunas mutaciones (*BRCA 1* y *BRCA 2*, *TP53*, *PTEN*, *PALB2*, *ATM*, etc.), la densidad mamaria, la exposición prolongada a estrógenos endógenos (menarquia precoz, menopausia tardía, nuliparidad, primer parto tardío), las hormonas exógenas (anticonceptivos orales y tratamientos de sustitución hormonal) y factores modificables como el tabaco, el alcohol, el sedentarismo, la obesidad, el elevado consumo de grasas, el menor consumo de folatos, la exposición a plaguicidas o a altas dosis de radiaciones ionizantes en etapas tempranas.

La instauración de los programas de cribado poblacionales y la mejora de los tratamientos aplicados han permitido reducir la mortalidad asociada a este tipo de cáncer, aunque continúa siendo la principal causa de muerte por cáncer en las mujeres españolas.

La tasa de supervivencia del cáncer de mama se correlaciona inversamente con el estadio tumoral al diagnóstico, siendo superior al 98 % en estadios I y cayendo hasta el 24 % en los estadios IV. El radiólogo de mama desempeña un papel fundamental tanto en el diagnóstico precoz como en el manejo del cáncer de mama, que deben cimentarse en un sólido conocimiento de sus diferentes manifestaciones en las diferentes técnicas diagnósticas, así como en la integración de la información aportada por todas ellas. El radiólogo dispone en la actualidad de técnicas diagnósticas morfológicas y funcionales que permiten un diagnóstico cada vez más precoz del cáncer de mama.

LAS MIL CARAS DEL CÁNCER DE MAMA

El cáncer de mama no es una enfermedad única. Constituye una enfermedad heterogénea, es decir, incluye múltiples tipos de tumor histológicamente diferentes. Si bien su clasificación histológica se basa fundamentalmente en el estudio microscópico morfológico, el diagnóstico anatomopatológico incluye, además de la morfología, todos los datos inmunohistoquímicos y moleculares con carácter pronóstico y predictivo de respuesta a terapias. Conocer no solo «el nombre» sino también «los apellidos» del cáncer de mama permitirá un abordaje terapéutico dirigido, mejorando el pronóstico de la paciente. Los **factores pronósticos**, que reflejan la agresividad del tumor, incluyen el tipo histológico, el grado de diferenciación (sistema de Bloom y Richardson modificado por Elston y Ellis o criterios de Nottingham), la existencia o no de invasión linfovascular y el estadio (TNM: tumor/ganglios [*nodes*]/metástasis). Los **factores predictivos**, que informan sobre la probabilidad de respuesta o resistencia a un determinado tratamiento, incluyen los receptores de estrógenos (RE), de progesterona (RP), el receptor 2 del factor de crecimiento epidérmico humano (HER2, *human epidermal growth factor receptor 2*) y el índice Ki-67 (que indica la proliferación tumoral).

El análisis de los biomarcadores (RE y RP, HER2 y Ki-67 constituyen los biomarcadores convencionales) ayuda a caracterizar las neoplasias y permite la elección del tratamiento más adecuado. El 70-75 % de los carcinomas infiltrantes de mama expresan RE, y el 60-70 %, RP. Se considera que un carcinoma mamario es positivo para RE o RP cuando existe tinción nuclear en el 1 % o más de las células neoplásicas. En general, suele existir una buena correlación entre la expresión de RE y RP, aunque, en un 10 % de casos, los RE son positivos, y los RP negativos (asocian un mayor riesgo de recaída). Se estima que un 15 % de los carcinomas de mama son HER2 positivos (el HER2 es un receptor localizado en la membrana plasmática). La positividad para HER2 supone una tinción de membrana circunferencial completa o intensa en más del 10 % de las células neoplásicas (HER2 3+). En casos dudosos, se emplean técnicas de hibridación *in situ* para confirmar o no la amplificación del gen *HER2*. Las neoplasias HER2 positivas muestran un comportamiento más agresivo que las hormonodependientes, pero la llegada de terapias dirigidas (trastuzumab, pertuzumab, lapatinib, etc.) ha permitido mejorar el curso clínico de estas pacientes. El Ki-67 es un anticuerpo monoclonal que indica la proliferación celular, por lo que las neoplasias con valores elevados de Ki-67 se asocian a un peor pronóstico.

Pero, comenzando por el principio, cabe recordar que la **unidad ductolobulillar** es la estructura básica de la glándula mamaria. Es en su epitelio donde se originan la mayoría de las neoplasias mamarias: el 85 % con diferenciación ductal y el 15 % restante con diferenciación lobulillar. Cuando el cáncer se encuentra confinado a estas estructuras, se denomina *in situ* o preinvasivo (dependiendo del tipo tumoral, esta fase puede durar años o, por el contrario, semanas o meses). En su progresión, atraviesa la membrana basal e infiltra el estroma (**carcinoma infiltrante**), donde puede invadir los vasos linfáticos y/o sanguíneos, dando lugar a metástasis ganglionares (ganglios axilares y/o de la cadena mamaria interna) o a distancia, siendo los órganos más frecuentemente afectados hueso, pulmón e hígado.

Menos frecuentes son las neoplasias mixtas de tejido conjuntivo y epitelial (como el tumor filoide) o las no epiteliales como los linfomas o los sarcomas. En la mama pueden, además, asentar metástasis con origen en otros órganos como el riñón, el pulmón o la piel (melanoma).

La **clasificación histológica** más extendida es la propuesta por la Organización Mundial de la Salud (OMS), que divide el cáncer de mama en carcinoma *in situ* (ductal y lobulillar) y carcinoma infiltrante. El carcinoma infiltrante se subdivide, a su vez, en «tipo no especial» (70 %) y «tipo especial», que incluye los carcinomas lobulillar, tubular, cribiforme, mucinoso, metaplásico, apocrino, microinvasivo, micropapilar invasivo, etcétera.

En la actualidad, para caracterizar un cáncer de mama, a la clasificación histológica se añade la **clasificación molecular**, basada en los patrones de expresión génica. Existen cinco subtipos intrínsecos o moleculares de cáncer de mama: luminal A, luminal B, basal-*like*, HER2 positivo y normal-*like*. No obstante, dado que el estudio genético es complejo y costoso, en la práctica clínica, los subtipos moleculares suelen estimarse mediante una aproximación inmunohistoquímica y de hibridación *in situ*. Surge, así, una **clasificación subrogada**, que emplea como biomarcadores el índice de proliferación celular Ki-67, los RE y RP y la sobreexpresión del receptor HER2, estableciendo

Luminal A	Luminal B HER2 negativo	HER2 puro	Triple negativo
RE + RP altos HER2 − Ki-67 < 20 %	RE + HER2 − RP bajo o Ki-67 > 20 %	RE − RP − HER2 + Cualquier Ki-67	RE − RP − HER2 − Cualquier Ki-67

Luminal B HER2 positivo
RE + HER2 + Cualquier RP Cualquier Ki-67

Figura 29-1. Clasificación molecular subrogada del cáncer de mama. HER2: receptor 2 del factor de crecimiento epidérmico humano, *human epidermal growth factor receptor 2*); RE: receptores de estrógenos; RP: receptores de progesterona.

las siguientes categorías: luminal A, luminal B, HER2 + y triple negativo (TN) (**Fig. 29-1**).

Los tumores **luminales A**, subtipo más frecuente y de mejor pronóstico, son neoplasias que expresan receptores hormonales, con buena respuesta a la hormonoterapia (tamoxifeno o inhibidores de la aromatasa) y que se benefician poco de la quimioterapia (QT). Los carcinomas **luminales B** tienen peor pronóstico que los A y se benefician tanto de la hormonoterapia como de la QT. Los tumores TN son receptores hormonales y HER2 negativos y la QT es su tratamiento en la actualidad. Los tumores *HER2* + tienen un peor pronóstico que los luminales, pero son subsidiarios de tratamientos diana específicos.

Aunque el radiólogo no puede determinar con certeza absoluta el tipo de cáncer que biopsia, en general, los tumores espiculados son carcinomas de crecimiento relativamente lento, que habitualmente presentan receptores hormonales positivos, mientras que los tumores de crecimiento rápido, de contornos mejor definidos, son carcinomas HER2 + o TN.

La importancia de la clasificación molecular radica en la correlación entre los subtipos intrínsecos y la incidencia, la respuesta al tratamiento y la supervivencia.

Las plataformas genómicas (MammaPrint, Oncotype, Prosigna y EndoPredict) analizan un panel de genes (70, 21, 50 y 12, respectivamente) sobre la muestra tumoral para determinar qué pacientes con tumores hormonodependientes tienen un beneficio adicional al añadir QT al tratamiento hormonal, reduciendo el riesgo de recaída y la mortalidad.

Carcinoma *in situ*

Se define como carcinoma *in situ* aquel que no se extiende más allá de la membrana basal. Se diferencian dos tipos de carcinoma *in situ*:

- El carcinoma lobulillar *in situ* (CLIS).
- El carcinoma ductal *in situ* (CDIS) o carcinoma intraductal.

Carcinoma lobulillar in situ (CLIS)

Es un hallazgo anatomopatológico incidental, por lo que el radiólogo no puede realizar su diagnóstico con ninguno de los métodos de imagen disponibles. Se trata de una lesión multicéntrica. En función del tipo de célula, se considera una lesión de riesgo o un verdadero cáncer.

Cuando las células del lobulillo que proliferan son pequeñas y monótonas, se habla de **neoplasia intralobulillar**, independientemente de su extensión, que incluye los términos de **hiperplasia lobulillar atípica** (distensión de menos de la mitad de los ácinos de una unidad ductolobulillar) y de CLIS, **variante clásica** (distensión de más de la mitad de los ácinos de una unidad ductolobulillar), biológica y genéticamente idénticos. En biopsia, se clasificará esta lesión como de potencial maligno incierto (NHS-BSP: B3). Este hallazgo en pieza quirúrgica no se estadificará como pTis (8ª edición de la Clasificación TNM del American Joint Committee on Cancer [AJCC]).

Cuando las células que proliferan son grandes y variopintas (variante pleomorfa) o la proliferación extensa y de patrón sólido (variante florida), sí se considerará un «verdadero» carcinoma *in situ* (**CLIS pleomórfico** o **CLIS, variante florida,** respectivamente), y así se tendrá en cuenta para el diagnóstico en biopsia (NHS-BSP: B5a) y la estadificación patológica tras la cirugía (pTis, 8ª ed. de la Clasificación TNM del AJCC). En ambos casos, hay riesgo de derivar en un carcinoma lobulillar infiltrante (CLI).

Carcinoma ductal in situ (CDIS)

También denominado **carcinoma intraductal**, se caracteriza por la proliferación de células epiteliales atípicas uniformes que rellenan y distienden los conductos, con o sin necrosis, conservando íntegra la membrana basal.

La llegada de los cribados poblacionales y las mejoras tecnológicas, como la sustitución de los mamógrafos analógicos por digitales directos, ha incrementado en gran medida su diagnóstico, constituyendo en la actualidad entre el 20 y el 25 % de los cánceres detectados.

Aunque los CDIS muestran tendencia a progresar hacia un cáncer invasivo, esto no siempre ocurre. La sombra del sobrediagnóstico y el sobretratamiento planea sobre su detección en los programas de cribado. De hecho, ensayos clínicos como LORIS, LORD o COMET evalúan los riesgos/beneficios de la vigilancia activa del CDIS.

La progresión hacia carcinoma infiltrante se incrementa con el grado citonuclear, siendo superior en los de mayor grado: solo el 35 % de los CDIS de bajo grado progresan a carcinoma infiltrante a lo largo de 50 años, mientras que el 50 % de los CDIS de alto grado progresan a carcinoma ductal infiltrante (CDI) a lo largo de tres años.

El CDIS de bajo grado muestra con mayor frecuencia receptores hormonales positivos y HER2 negativo. El CDIS de alto grado muestra más habitualmente receptores hormonales negativos.

Aunque el 85 % de las pacientes a las que se les diagnostica un CDIS son asintomáticas (detectado habitualmente por la presencia de microcalcificaciones), el carcinoma *in situ* puede también manifestarse como nódulo palpable, enfermedad de Paget, asimetría mamaria o telorrea (**Fig. 29-2**).

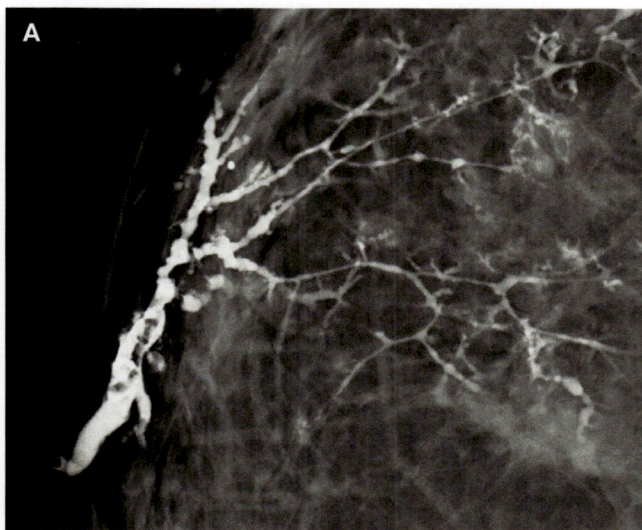

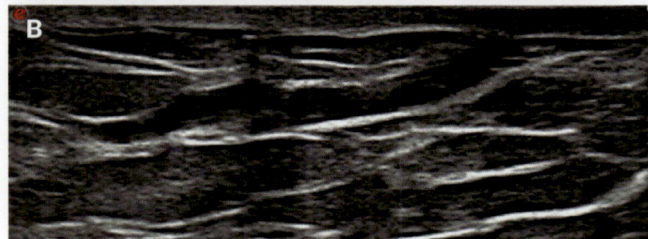

Figura 29-2. Paciente que debuta con telorragia uniorificial derecha. **A)** La galactografía muestra unos conductos arrosariados con defectos de repleción. **B)** Ecografía: ectasia ductal con imagen ocupacional endoluminal. Anatomía patológica: carcinoma ductal *in situ*.

Hallazgos mamográficos

Las microcalcificaciones constituyen el hallazgo mamográfico más habitual del CDIS (presentes en el 90 % de los CDIS), aunque no el único.

También puede presentarse mamográficamente como nódulos, asimetrías, distorsiones o lesiones espiculadas sin microcalcificaciones.

Los CDIS de alto grado asocian más frecuentemente microcalcificaciones en relación con la necrosis asociada.

El radiólogo debe realizar una lectura exhaustiva de las microcalcificaciones descubiertas mamográficamente, valorando su morfología, la forma de la agrupación, su número y su distribución:

- Morfología de las microcalcificaciones: se consideran microcalcificaciones de sospecha (BI-RADS [Breast Imaging-Reporting and Data System], 5ª edición) las:
  – Amorfas (BI-RADS 4b).
  – Groseras heterogéneas (BI-RADS 4b).
  – Finas pleomorfas (BI-RADS 4b).
  – Lineales finas o lineales finas ramificadas (BI-RADS 4c).

  El mayor valor predictivo positivo (VPP) se asocia a las agrupaciones de microcalcificaciones lineales finas o lineales finas ramificadas (VPP del 70 %) (**Fig. 29-3**). Por detrás, le siguen las finas pleomórficas (VPP del 29 %) (**Fig. 29-4**), las groseras heterogéneas (VPP < 15 %) (**Fig.**

29-5) y las amorfas (VPP del 10 %) (**Fig. 29-6**).

- Forma de la agrupación:
  - En más del 80 % de los casos, la agrupación presenta una forma irregular y en un 10 % de ellos muestra forma de «V» por su tendencia a crecer hacia el pezón o en dirección contraria, pero dentro de un segmento de la mama.
  - En alrededor del 15 % de los CDIS, la agrupación adopta una forma redondeada u oval.
- Número de las microcalcificaciones: aunque, en el pasado, el número de las microcalcificaciones (> 5/cm^2) era un factor importante, actualmente, no es una característica especialmente útil. Dos o tres calcificaciones con forma sospechosa deben determinar la realización de una biopsia.
- Distribución de las microcalcificaciones. Puede ser:
  - Difusa.
  - Regional.
  - Agrupada.
  - Lineal.
  - Segmentaria.

La distribución «en línea», moldeando los conductos y sus divisiones en los que asienta, es un hallazgo característico del CDIS. Puede incluso mostrar formas ramificadas.

Aunque infrecuentemente, el CDIS puede afectar a toda la mama.

La distribución bilateral del CDIS es excepcional. La distribución difusa y bilateral de las microcalcificaciones prácticamente siempre es benigna. No obstante, si su morfología en alguna área es de sospecha, está indicada su biopsia.

El mayor riesgo de malignidad se asocia a la distribución lineal o segmentaria. Por detrás, se encuentran las distribuciones agrupada o regional.

No obstante, la caracterización de las microcalcificaciones detectadas tiene un valor limitado, dado el solapamiento entre las características radiológicas de las microcalcificaciones benignas y malignas. El estudio anatomopatológico es el que finalmente determina su carácter benigno o maligno.

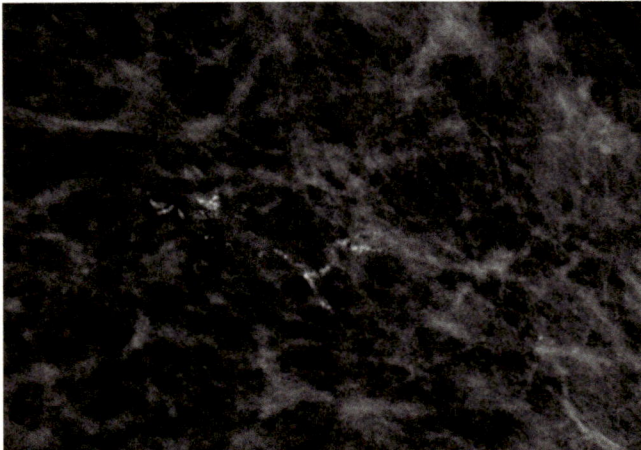

Figura 29-3. Agrupación de microcalcificaciones de sospecha: lineales finas y lineales finas ramificadas. Proyección craneocaudal magnificada. Anatomía patológica: carcinoma ductal *in situ*.

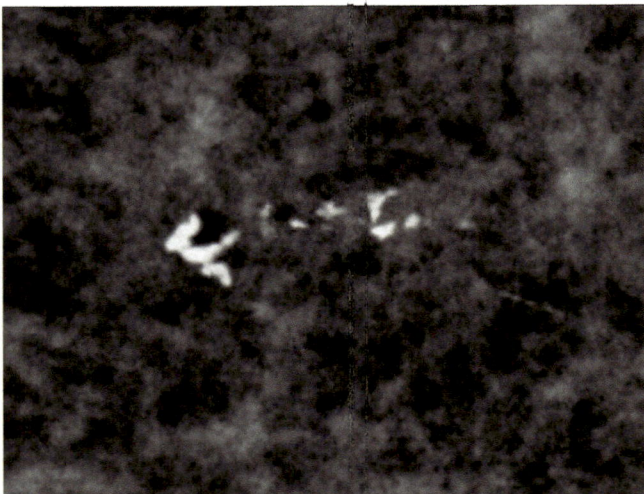

Figura 29-5. Agrupación de microcalcificaciones groseras heterogéneas. Proyección craneocaudal magnificada. Anatomía patológica: carcinoma ductal *in situ*.

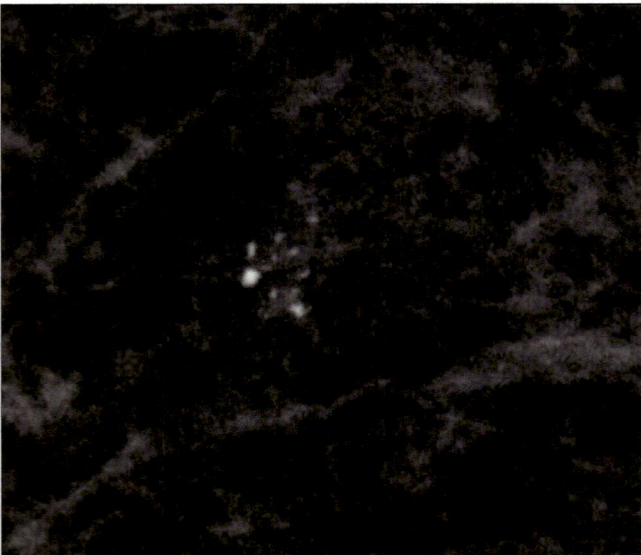

Figura 29-4. Agrupación de microcalcificaciones finas pleomórficas. Mamografía. Proyección craneocaudal magnificada. Biopsia asistida por vacío con resultado histológico de carcinoma ductal *in situ*.

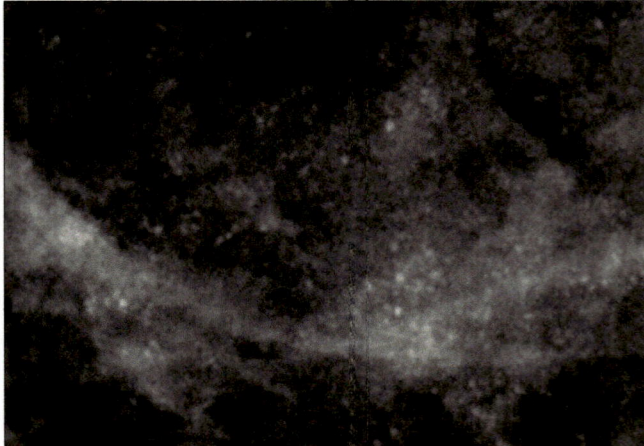

Figura 29-6. Microcalcificaciones amorfas de distribución segmentaria. Proyección magnificada. Anatomía patológica: carcinoma ductal *in situ*.

Tomosíntesis

Si bien no se ha demostrado que la tomosíntesis aporte beneficios para la detección del CDIS, la experiencia de la autora confirma que, en algunos casos, por su carácter tomográfico, puede ser de ayuda: no solo en formas poco habituales de presentación mamográfica del CDIS como distorsiones o lesiones espiculadas (en las que la tomosíntesis es superior a la mamografía), sino en la detección de hallazgos asociados al CDIS.

Ecografía

El papel de la ecografía en el diagnóstico del CDIS es limitado, dado que, en la mayoría de los casos, el CDIS no es visible ecográficamente (la mamografía continúa siendo superior en la detección de microcalcificaciones, su forma de presentación radiológica más frecuente).

Su detección ecográfica cuando se manifiesta como microcalcificaciones viene condicionada por el número de estas, manifestándose como focos ecogénicos (asociados a una masa o en un conducto). Los ecógrafos actuales y los transductores de alta frecuencia favorecen su visualización. Cuando el CDIS es visible ecográficamente, su presentación más frecuente es una masa microlobulada hipoecoica con extensión ductal. Puede también presentarse como un nódulo hipoecoico e irregular, aunque, en ocasiones, puede incluso mostrar aspecto benigno.

Cabe recordar, no obstante, que el papel fundamental de la ecografía en el CDIS es la detección de componente infiltrante asociado, en ocasiones, no visible mamográficamente.

Resonancia magnética

La resonancia magnética (RM) constituye no solo la técnica más sensible en la detección del CDIS (siendo capaz de detectar carcinoma *in situ* no calcificado, no visible mamográficamente), sino que es la que mejor determina su tamaño/extensión. Es sensible en la identificación de los CDIS de medio y alto grado. Los CDIS de bajo grado pueden no ser detectados mediante RM.

No hay que olvidar, no obstante, que la ausencia de realce en RM no excluye la presencia de CDIS y que la RM puede tener dificultades para diferenciar entre CDIS y lesiones de alto riesgo.

La presentación más frecuente del CDIS en RM es el realce no masa (60-81 %). Menos habituales son el realce masa (14-41 %), más comúnmente de borde irregular y realce interno heterogéneo, y el focal (1-12 %). El realce no masa presenta con mayor frecuencia un patrón de realce en «empedrado» y, menos frecuentemente, una captación heterogénea, reticular, puntiforme, en anillos agrupados u homogénea. La distribución segmentaria es la más habitual, seguida por la lineal y la regional asimétrica.

Cinéticamente, el CDIS muestra una captación precoz en la fase inicial. La curva más frecuente en la fase tardía es la tipo 2, seguida por la tipo 3 y la tipo 1.

La técnica de biopsia del CDIS es actualmente la biopsia asistida por vacío (BAV), que permite obtener un mayor volumen de tejido y minimizar la posibilidad de no detectar componente infiltrante asociado al intraductal. Si el CDIS está asociado a tumor infiltrante visible ecográficamente, puede realizarse el diagnóstico mediante biopsia con aguja gruesa (BAG).

Realizar un cuidadoso marcaje preoperatorio del CDIS es fundamental para reducir al mínimo la tasa de reintervenciones por márgenes afectados. En el caso de lesiones extensas, puede realizarse el marcaje múltiple o *bracketing*. De igual modo, es importante efectuar dos proyecciones mamográficas ortogonales de la pieza quirúrgica para confirmar que las microcalcificaciones han quedado incluidas en esta y se encuentran alejadas de los bordes (se aconseja hacer proyecciones magnificadas, dado que facilitan la visualización incluso de las de menor tamaño).

Los factores asociados al riesgo de recidiva de un CDIS incluyen: bordes afectos (se consideran bordes libres en la pieza quirúrgica los ≥ 2 mm), un tamaño > 30 mm, la presencia de comedonecrosis, el alto grado histológico, así como la existencia de antecedentes familiares y una edad > 50 años.

El seguimiento de las pacientes que han padecido un carcinoma intraductal tratado con cirugía conservadora ha de realizarse con mamografía, comenzando a los 12 meses de la mamografía inicial y, al menos, seis meses tras finalizar la radioterapia (RT).

Carcinoma infiltrante

El carcinoma infiltrante (es decir, aquel que muestra invasión estromal) se subdivide en diversos tipos, de los cuales el más común es el CDI como tal, «de ningún tipo específico» (NOS, *not otherwise specified*), que supone, aproximadamente, el 75 % de los cánceres de mama.

Subtipos especiales son el CLI, tubular, mucinoso, metaplásico, etcétera.

Carcinoma infiltrante de tipo no específico

Engloba un grupo heterogéneo de tumores que no reúnen características suficientes para incluirlos en un subtipo especial. Se trata, por lo tanto, de un diagnóstico de exclusión.

Los CDI son tumores que tienen capacidad para infiltrar el estroma mamario y potencial para extenderse a los ganglios linfáticos o a distancia. Pueden acompañarse de CDIS.

Hallazgos mamográficos/de tomosíntesis

El cáncer de mama puede presentarse como:

- Masa.
- Calcificaciones.
- Distorsión de la arquitectura.
- Asimetría focal.
- Densidad de nueva aparición.
- Engrosamiento cutáneo.
- Retracción cutánea.
- Adenopatías axilares.

La manifestación mamográfica más frecuente del cáncer de mama es una **masa** densa, irregular y de margen espiculado.

En ocasiones, el margen lesional puede quedar total o parcialmente oculto por la superposición tisular. La tomosíntesis (o, en su defecto, las proyecciones focalizadas) pueden ser de gran ayuda en su visualización (**Fig. 29-7A**).

Los cánceres agresivos, de rápido crecimiento, pueden mostrar márgenes bien definidos simulando lesiones benignas.

Las **calcificaciones** pueden asociarse a una masa, distorsión o asimetría focal como presentación de un CDI.

Otra forma de presentación del CDI es la **distorsión** (el cáncer va creciendo en el interior del parénquima mamario produciendo su disrupción). Entidades benignas como las cicatrices radiales, cicatrices posquirúrgicas, necrosis grasa, etc. pueden presentarse, asimismo, como distorsiones arquitecturales. La tomosíntesis es la técnica convencional más sensible en la detección de distorsiones arquitecturales.

Una **asimetría focal** de nueva aparición (especialmente, si es palpable o se asocia a microcalcificaciones o distorsión) puede ser la forma de presentación de un carcinoma.

La **retracción focal de la piel** o el **engrosamiento cutáneo focal o difuso** obligan al radiólogo a descartar un carcinoma asociado.

El hallazgo de **adenopatías axilares** puede ser otra de las manifestaciones de un carcinoma infiltrante de mama.

Hallazgos ecográficos

La mayoría de los cánceres de mama que se detectan ecográficamente se muestran como nódulos sólidos. La caracterización de los nódulos para determinar su grado de sospecha debe incluir la valoración de:

- Forma: la morfología redondeada o irregular se asocia a un mayor grado de sospecha. Si el borde anterior del nódulo muestra forma triangular, con mucha probabilidad será maligno.
- Orientación: el crecimiento no paralelo (eje mayor perpendicular al músculo pectoral y a la piel) asocia un valor predictivo positivo del 69 %. Se considera por definición que los nódulos redondeados tienen crecimiento no paralelo.
- Margen: la mayoría de los cánceres muestran contornos no circunscritos: indefinido, angulado, microlobulado (**Fig. 29-7B**) o espiculado. La transición con el tejido adyacente (límite) no suele ser nítida, existiendo, en ocasiones, un halo ecogénico perilesional.

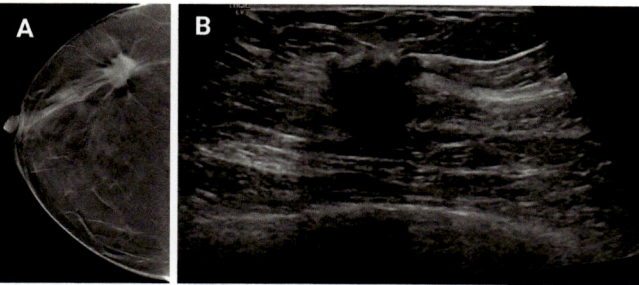

Figura 29-7. Estudio de tomosíntesis en proyección craneocaudal. Se identifica un nódulo irregular de margen espiculado. Biopsia con aguja gruesa, con resultado anatomopatológico de carcinoma infiltrante de tipo no especial **(A)**. El estudio ecográfico muestra un nódulo hipoecoico irregular de orientación no paralela y margen microlobulado **(B)**.

- Ecoestructura y hallazgo acústico posterior: la mayoría de los cánceres son hipoecoicos. Solo el 0,5 % de las lesiones hiperecogénicas en la mama son malignas. La sombra acústica posterior constituye un criterio de sospecha, aunque entidades benignas como las cicatrices posquirúrgicas o las lesiones esclerosantes complejas pueden presentarla.

Hallazgos en resonancia magnética

La RM constituye el método diagnóstico más sensible para la detección del carcinoma infiltrante en relación con la neoangiogénesis tumoral.

Ante una lesión detectada en RM, deben valorarse tanto sus características morfológicas como cinéticas:

- La lesión debe ser morfológicamente categorizada como:
  - Realce masa: descripción de la forma, margen y realce interno (mayor sospecha en realces heterogéneos o en anillo).
  - Realce no masa: de distribución lineal, segmentaria, regional o difusa.
  - Realce focal: inferior a 5 mm. Su valor dependerá de su carácter único o múltiple, así como de su localización (debe asignarse un mayor valor a aquellos que se encuentran cercanos al proceso neoformativo o se localizan en la misma mama).
- Estudio cinético de la lesión:
  - Se emplean curvas tiempo/intensidad (Kuhl, 1999).
  - Se valora en primer término la elevación de la intensidad en los 2-3 minutos iniciales: lenta-intermedia-rápida (la mayoría de los carcinomas presentan un realce rápido).
  - Se valora, a continuación, la captación después del tercer minuto: progresiva (tipo 1), en meseta (tipo 2) o de lavado (tipo 3). El 60 % de los carcinomas muestran curvas de tipo 3; el 30 %, de tipo 2; y alrededor del 12 %, de tipo 1.

Carcinoma infiltrante de tipo no especial con características medulares

Cabe destacar dentro de este grupo tumoral el carcinoma infiltrante de tipo no especial con características medulares. Se trata de una lesión bien delimitada, cuyas células forman sincitios, que muestra un perfil inmunohistoquímico TN y una elevada infiltración por TIL (infiltrado linfocitario intratumoral, *tumor infiltrating lymphocytes*). La presencia de TIL preneoadyuvancia se correlaciona con un aumento de las tasas de respuesta patológica completa (RPC) en tumores con fenotipo TN y, en general, tiene valor pronóstico y predictivo de respuesta al tratamiento en todos los subtipos tumorales de cáncer de mama.

SUBTIPOS ESPECIALES DE CARCINOMA INFILTRANTE

A continuación se diferencia entre: carcinoma lobulillar infiltrante (CLI), tubular, cribiforme, mucinoso, metaplásico, con diferenciación apocrina, microinvasivo y micropapilar invasivo.

Carcinoma lobulillar infiltrante (CLI)

El CLI constituye el 5-15 % de los cánceres de mama.

Se caracteriza por su especial forma de crecimiento: en hileras («en fila india»), imbricándose en el tejido mamario o rodeando a los ductos en la matriz fibrosa («en diana») y por su escasa reacción desmoplásica. Ambos factores (patrón de crecimiento y ausencia de reacción desmoplásica) determinan la dificultad de su detección radiológica.

Otro carácter diferenciador es la pérdida de la E-cadherina, que permite diferenciar los carcinomas lobulillares de los ductales en el estudio inmunohistoquímico (carcinoma ductal: E-cadherina positivo; carcinoma lobulillar: E-cadherina negativo). La E-cadherina determina la cohesividad celular.

La mayoría de los CLI expresan receptores hormonales y son HER2 negativos (puede ser positivo en la variante pleomórfica). El índice de proliferación (Ki-67) es bajo. Por lo tanto, la mayoría de los CLI son tumores luminales A.

Los lugares más frecuentes de diseminación metastásica son útero, ovario, meninges, serosas, tracto gastrointestinal y hueso, a diferencia del CDI, que muestra preferencia por pulmón, hígado y hueso.

Frecuentemente, se trata de lesiones multifocales, multicéntricas (un tercio) o bilaterales (un 10 %), asociando una mayor tasa de reintervenciones por márgenes afectados. Sin embargo, la supervivencia es mayor que en el CDI.

Las características descritas dificultan en gran medida su detección radiológica, presentándose con frecuencia como cánceres de intervalo en los cribados poblacionales.

Mamografía

La presentación mamográfica más frecuente es la de una masa de contornos espiculados, seguida por la distorsión y la asimetría visible en una única proyección. Menos del 10 % se asocian a microcalcificaciones. Con mayor frecuencia que en otros subtipos, el estudio mamográfico es normal o se infraestima la extensión de la enfermedad.

Ecografía

Aunque la tasa de falsos negativos en ecografía es menor que en mamografía, los signos ecográficos en ocasiones son sutiles: distorsiones o áreas de mala transmisión acústica. La forma de presentación más habitual es una masa irregular de bordes angulares con mala transmisión acústica.

Resonancia magnética

El papel de la RM es fundamental en la detección del CLI, siendo superior al resto de técnicas de imagen. Permite, además, determinar con mayor precisión el tamaño tumoral y detectar la presencia de multifocalidad, multicentricidad o bilateralidad. Se presenta como una masa irregular y espiculada y, en ocasiones, como realces no masa. Puede mostrar curvas de captación de contraste de tipo I (benignas).

Carcinoma tubular

Se trata de un tumor de excelente pronóstico y pequeño tamaño, de alrededor de 1 cm. Formado por una proliferación de túbulos constituidos por un único tipo de células epiteliales con escasa atipia. Asocia CDIS de bajo grado, atipia de epitelio plano y neoplasia lobulillar. Su índice de proliferación es muy bajo y suele ser positivo para RE y RP, y negativo para HER2.

Carcinoma cribiforme

Compuesto por células pequeñas o medianas con leve o moderado pleomorfismo que crecen siguiendo un patrón cribiforme sobre un estroma fibroblástico. Su pronóstico es excelente.

Carcinoma mucinoso

El carcinoma mucinoso o coloide está constituido por grupos celulares con escasa atipia flotando en lagos de mucina, separados por finos septos conjuntivos que contienen capilares. Suelen ser tumores luminales A, con pronóstico excelente. Se clasifican en tipo A (con gran cantidad de mucina extracelular) y tipo B (hipercelular).

Al igual que los carcinomas lobulillares pleomórficos, es frecuente que asocie células en anillo de sello: la mucina se acumula en el interior de las células empujando el núcleo hacia un lado. Es positivo para RE, RP y GCDFP-15, *gross cystic disease fluid protein 15*), lo que permite diferenciarlo de las metástasis en la mama de carcinomas con células en anillo de sello con origen en otros órganos como el estómago.

Carcinoma metaplásico

El epitelio neoplásico se diferencia hacia epitelio escamoso y/o elementos mesenquimales (células condroides, óseas, etc.). La mayoría son TN y pueden metastatizar a distancia (pulmón, cerebro). En general, responden mal a la QT (**Fig. 29-8**).

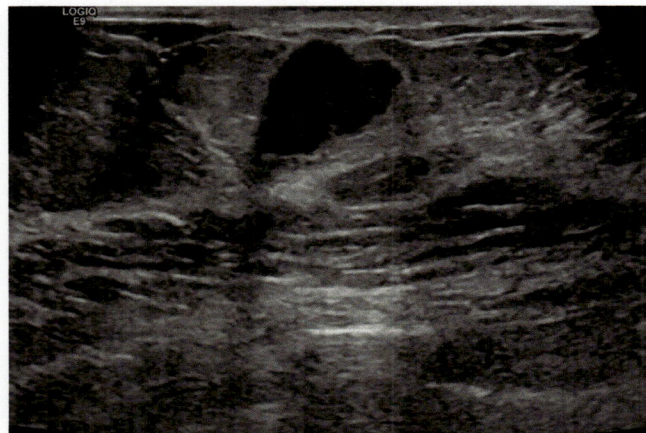

Figura 29-8. Paciente de 81 años con antecedente de carcinoma de ovario y fibroadenomas múltiples. Consulta por un nódulo palpable en la unión de los cuadrantes superiores de la mama derecha de rápido crecimiento. El estudio ecográfico muestra un nódulo circunscrito de orientación no paralela, de sospecha. Biopsia con aguja gruesa y estudio histológico, con resultado de carcinoma metaplásico triple negativo con Ki-67 del 75 %.

Carcinoma con diferenciación apocrina

Las células apocrinas tienen un citoplasma abundante, eosinofílico (tipo A) o claro (tipo B), y un núcleo agrandado con nucléolo prominente. Son positivas para receptores de andrógenos, y son con más frecuencia HER2 positivas y negativas para RE y RP.

Carcinoma microinvasivo

Incluye aquellos carcinomas invasivos de tamaño inferior a 1 mm. Su pronóstico es excelente.

Carcinoma micropapilar invasivo

Asocian una mayor prevalencia de invasión linfovascular y de afectación ganglionar.

LESIONES PAPILARES MALIGNAS

Se incluyen el carcinoma papilar infiltrante, el carcinoma papilar encapsulado, el CDIS papilar y el carcinoma sólido-papilar:

- El **carcinoma papilar infiltrante**: constituido en más del 90 % por papilas (formadas por ejes fibrovasculares finos revestidos por células epiteliales malignas). Es extraordinariamente raro.
- El **carcinoma papilar encapsulado**: rodeado por una cápsula conjuntiva gruesa y constituido por papilas formadas por ejes fibrovasculares revestidos por células epiteliales de grado nuclear bajo o intermedio. Su pronóstico es excelente.
- El **carcinoma sólido-papilar**: formado por nódulos compuestos por ejes fibrovasculares finos y células pequeñas con núcleos hipercromáticos. Puede asociar secreción hemorrágica por el pezón.

Tanto el carcinoma papilar encapsulado como el sólido-papilar suelen ser positivos para RE y RP, y negativos para HER2. Aunque son lesiones no infiltrantes, pueden asociarse a la presencia de carcinoma invasivo.

TUMORES MALIGNOS DE MAMA POCO FRECUENTES

Este grupo de lesiones incluye los tumores epiteliales raros, el carcinoma adenoide quístico (epitelial-mioepitelial), los tumores mesenquimales (sarcomas), los fibroepiteliales (tumor filoides maligno), el linfoma de mama (primario o secundario) y las metástasis intramamarias de carcinomas extramamarios o, incluso, con origen en la propia mama.

Si bien constituyen menos del 5 % de los tumores malignos de la mama, no por poco frecuentes deben ser desconocidos para el radiólogo dedicado a la patología mamaria. Cabe recordar que no se podrá incluir en el diagnóstico diferencial aquellas lesiones que por su menor frecuencia se desconozcan.

Algunos tumores epiteliales muy poco frecuentes

El **carcinoma secretor** tiene una incidencia inferior al 0,15 % de los cánceres de mama y puede afectar incluso a los niños,

por lo que, inicialmente, se le denominó «carcinoma juvenil». Se ha descrito su asociación a ginecomastia y papilomatosis juvenil. Se presenta habitualmente como un nódulo móvil bien circunscrito de lento crecimiento, pudiendo simular por imagen un tumor benigno. Su diagnóstico se realiza mediante BAG. Se trata de un tumor de células eosinófilas con actividad secretora de un material positivo a la reacción del ácido peryódico de Schiff (PAS). Se trata de tumores TN con Ki-67 bajo. Asocian la translocación NTRK.

También el **carcinoma adenoide-quístico** es un tumor infrecuente, dado que constituye menos del 0,1 % de los cánceres de mama. Se trata de un tumor mixto, compuesto por células epiteliales y mioepiteliales. Histológicamente, es similar al de las glándulas salivales, pero, a diferencia de este, en la mama, muestra un pronóstico favorable. Fenotípicamente, son tumores TN, pero de bajo grado, y muestran baja incidencia de metástasis ganglionares (inferior al 5 %).

Tumores mesenquimales malignos. Sarcomas

Son tumores agresivos que se originan en el tejido conectivo de la mama.

Incluyen el angiosarcoma (el más común), el liposarcoma, el rabdomiosarcoma, el osteosarcoma y el leiomiosarcoma. Constituyen en conjunto menos del 1 % de los tumores malignos de la mama.

Clínicamente, se manifiestan como una masa indolora, firme y de rápido crecimiento.

Su presentación mamográfica y ecográfica es inespecífica. Mamográficamente, se presentan más frecuentemente como una masa ovalada de márgenes mal definidos. La espiculación y las calcificaciones no son frecuentes, salvo en el osteosarcoma, que puede mostrar calcificaciones groseras.

El diagnóstico se realiza mediante BAG. El estudio de extensión debe incluir una tomografía computarizada (TC) de tórax, dada su tendencia a metastatizar al pulmón.

El tratamiento incluye cirugía conservadora amplia o mastectomía. No se incluye linfadenectomía, ya que su diseminación es por vía hematógena. La RT y la QT se emplean en tumores de tamaño grande o de alto grado histológico.

El **angiosarcoma** es el sarcoma más frecuente de la mama. La edad y el contexto clínico varían según se trate de un tumor primario o secundario.

El angiosarcoma primario de mama aparece en mujeres jóvenes (3ª-4ª década) como una masa firme y móvil de rápido crecimiento. Se desarrolla en el parénquima glandular y, hasta en una tercera parte de los casos, asocia coloración azulada de la piel, dado que se trata de un tumor vascular.

El angiosarcoma secundario de mama afecta a mujeres de edad más avanzada (alrededor de la 6ª década) con antecedente de cirugía por cáncer de mama. Se presenta como un engrosamiento cutáneo o una coloración violácea de la piel con/sin nódulo palpable. Radiológicamente, se muestra como un engrosamiento cutáneo en progresión o de nueva aparición con/sin lesión parenquimatosa subyacente. Existen dos tipos:

- Angiosarcoma posradiación: asociado a cirugía conservadora + RT de mama o a antecedente de RT por otras neoplasias en las que la mama quedaba incluida (p. ej., linfoma). Afectan a la dermis de la mama que ha quedado incluida en el campo de irradiación.

- Angiosarcoma cutáneo asociado a linfedema: en pacientes con antecedente de mastectomía + linfadenectomía axilar, aparece en el brazo con linfedema o en la pared torácica.

El período medio de latencia es de seis años. En ocasiones, el engrosamiento cutáneo asociado al angiosarcoma se malinterpreta como cambios secundarios a RT, lo que provoca su retraso diagnóstico.

Tumor filoide maligno

Los tumores filoides son lesiones con componente epitelial y conectivo con origen en el estroma periductal. El 15 % son malignos. Muestran atipia celular, necrosis tumoral y bordes infiltrativos. Representan menos del 0,5 % de los carcinomas de mama.

Se presentan clínicamente como masas móviles y de rápido crecimiento. En los estudios mamográficos, se observa una masa grande y densa, redondeada u ovalada y de contornos lisos o lobulados. Los de gran tamaño se muestran heterogéneos en relación con la existencia de áreas quísticas, necrosis o hemorragia (**Fig. 29-9**). Habitualmente, es el estudio de la pieza quirúrgica es el que permite establecer el diagnóstico de tumor filoides maligno, diferenciándolo del filoides benigno, del filoides *borderline* y del fibroadenoma gigante.

El tratamiento incluye la escisión local con bordes amplios e, incluso, la mastectomía en tumores de gran tamaño, dada su elevada tendencia a la recidiva local.

Este tumor tiene tendencia a metastatizar por vía hematógena a pulmón, pleura y hueso en relación con su tamaño, necrosis tumoral y grado de crecimiento estromal.

Linfoma de mama

El linfoma mamario constituye del 0,04 al 0,5 % de los tumores malignos de la mama. Incluye el linfoma primario de mama y el secundario a linfoma sistémico, siendo este último más frecuente. Ante un diagnóstico histológico de linfoma mamario, se clasifica como linfoma primario de mama en ausencia de linfoma extramamario en el momento del diagnóstico.

El no hodgkin difuso de células B grandes constituye el subtipo histológico más común.

En pacientes portadoras de implantes mamarios, se ha descrito el linfoma anaplásico de células T, que cursa clínicamente con seroma periprotésico recidivante.

Aparece habitualmente en mujeres posmenopáusicas, siendo su forma de presentación clínica más habitual una masa indolora. Puede, asimismo, mostrarse como un aumento difuso del tamaño de la mama con engrosamiento cutáneo secundario a bloqueo linfático.

Aquellos linfomas que aparecen en mujeres jóvenes coincidiendo con el embarazo o la lactancia suelen ser bilaterales y simulan un carcinoma inflamatorio, siendo la estirpe responsable el linfoma de Burkitt. Su evolución es muy agresiva.

Mamográficamente, suele presentarse como un nódulo ovoideo homogéneo sin calcificaciones asociadas. En ecografía, se muestra como un nódulo sólido hipoecoico. Menos frecuentemente, se manifiesta como nódulos múltiples o un aumento difuso de la densidad mamaria, con engrosamiento cutáneo asociado, simulando un carcinoma de mama localmente avanzado.

La BAG permite su diagnóstico histológico, siendo su tratamiento el habitual de los linfomas sistémicos determinado por el subtipo histológico y estadio.

Metástasis en la mama

Constituyen del 0,5 al 1,3 % de los tumores malignos de la mama. Los tumores que más frecuentemente metastatizan en la mama son: melanoma, pulmón, ovario, sarcomas, tumores hematológicos, gastrointestinales y genitourinarios, siendo la vía hematógena la forma de diseminación más habitual.

Clínicamente, se muestran como masas indoloras, móviles y bien delimitadas, localizadas más frecuentemente en los cuadrantes superoexternos. Habitualmente, se detectan adenopatías axilares en el momento del diagnóstico.

Radiológicamente, son lesiones de márgenes circunscritos que se localizan en la grasa subcutánea, sin retracción cutánea asociada, a diferencia de los tumores primarios de mama, que asientan en la propia glándula. La espiculación y las calcificaciones son infrecuentes (estas últimas detectadas en algunos cánceres de ovario). Ecográficamente, se muestran como nódulos redondeados u ovalados de localización superficial (**Fig. 29-10**).

El diagnóstico histológico se realiza mediante BAG. El tratamiento es sistémico.

Las metástasis por vía linfática, menos frecuentes, se presentan como edema con engrosamiento cutáneo difuso.

Enfermedad de Paget

La enfermedad de Paget del complejo areola-pezón es infrecuente, constituyendo el 1-3 % de los cánceres de mama.

Suele ser unilateral y cursa con eccema, prurito, eritema o ulceración del pezón. Puede asociar retracción del pezón y telorragia.

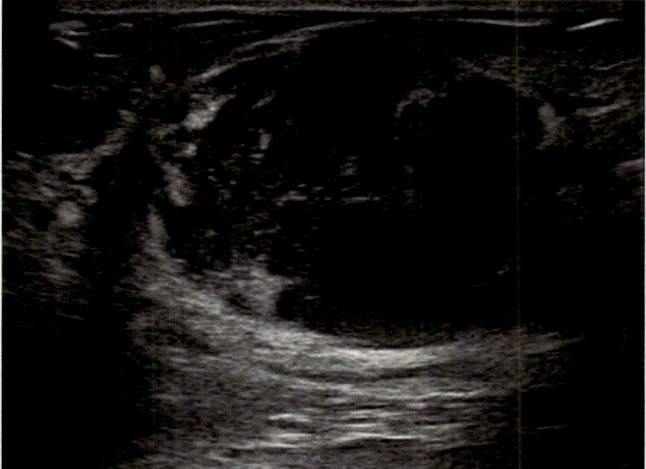

Figura 29-9. Paciente de 49 años que acude por presentar un nódulo palpable de muy rápido crecimiento, móvil y bien delimitado en la mama derecha. El estudio ecográfico muestra un nódulo redondeado, heterogéneo en su ecoestructura y con refuerzo acústico posterior. Biopsia con aguja gruesa con resultado histológico de tumor filoide maligno.

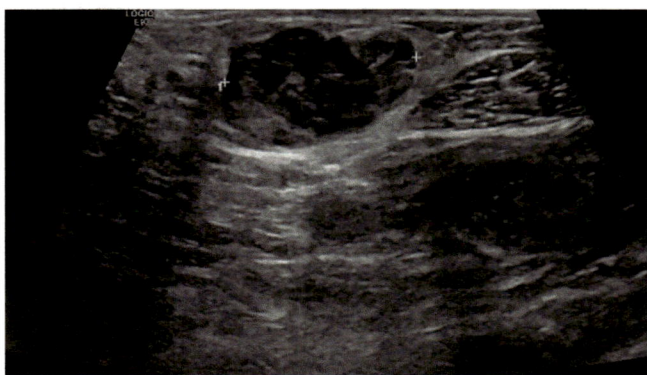

Figura 29-10. Hombre de 73 años con melanoma metastásico, con afectación adenopática mediastínica, abdominal, retroperitoneal e intraperitoneal. Consulta por nódulo palpable en la mama izquierda. El estudio ecográfico muestra un nódulo ovoideo circunscrito de ecoestructura heterogénea, orientación paralela al plano cutáneo y localización superficial. Biopsia con aguja gruesa: compatible con metástasis de melanoma.

Se caracteriza por la presencia de células neoplásicas en la epidermis.

La mamografía puede ser negativa en el 15-50 % de los casos. La RM puede ser de ayuda, dado que puede no solo mostrar captación de contraste del complejo areola-pezón, sino poner de manifiesto carcinoma glandular asociado no visible mediante las técnicas de imagen convencionales (asocia más frecuentemente CDIS).

SITUACIONES ESPECIALES

A continuación se describen las siguientes situaciones: carcinoma de mama oculto, cáncer de mama en el varón, carcinoma de mama inflamatorio, carcinoma en mujeres jóvenes, y carcinoma de mama y embarazo.

Carcinoma de mama oculto

Es por definición un cáncer de mama primario con metástasis en un ganglio axilar palpable, único síntoma, sin lesión mamaria detectable en el examen físico o la mamografía. La biopsia del ganglio axilar metastásico muestra receptores hormonales y/o HER2. La búsqueda del tumor primario debe incluir, por este orden, el resto de técnicas convencionales (ecografía y tomosíntesis) y la RM, siendo esta última la técnica de mayor sensibilidad en la búsqueda del carcinoma de mama oculto (la identificación del tumor primario varía entre el 35 y el 86 %). La mamografía con contraste, técnica emergente, podría, asimismo, tener valor en la búsqueda del carcinoma oculto de mama.

Cáncer de mama en el varón

Si bien el 97 % de la patología mamaria en el varón es benigna (destacando por su frecuencia la ginecomastia, que constituye la principal causa de aumento de volumen mamario y mastodinia en el varón), no hay que olvidar que el cáncer de mama puede afectar asimismo al sexo masculino. El cáncer de mama en el varón es raro por debajo de los 40 años.

Representa, aproximadamente, el 0,6 % de todos los casos de cáncer de mama.

Clínicamente, suele presentarse como un nódulo subareolar indoloro excéntrico, fijo a la piel o a la pared torácica. A diferencia de la ginecomastia, frecuentemente bilateral, raramente afecta a ambas mamas (2 %). Puede asociar retracción del pezón/piel, telorragia o adenopatías axilares, siendo la telorragia el síntoma de mayor sospecha.

La mamografía es la técnica más sensible para la detección del cáncer de mama en el varón, mientras que la ecografía es la más específica. Hasta en un 15 % puede presentarse mamográficamente como una masa bien definida. En el varón, no ha de plantearse el seguimiento de microcalcificaciones ni de nódulos, dado el elevado VPP de las lesiones BI-RADS 3. La técnica de biopsia de elección es la BAG. Debe realizarse seguimiento de la mama contralateral tras la realización de una mastectomía.

Carcinoma de mama inflamatorio

Constituye del 2 al 5 % de los cánceres de mama. Aunque infrecuente, asocia una elevada mortalidad, con una tasa de supervivencia del 25-50 % a los cinco años en relación con su agresividad (estadio T4d en la clasificación TNM).

Se caracteriza clínicamente por presentar eritema y edema cutáneos que afectan a un tercio o más de la mama con/sin masa palpable. La piel de naranja es un hallazgo frecuente, relacionado con la presencia de émbolos tumorales que obstruyen los vasos linfáticos en la dermis cutánea. El principal diagnóstico diferencial debe establecerse con la mastitis: ante una mastitis que no responde al tratamiento o lo hace parcialmente en 1-2 semanas, debe considerarse el diagnóstico de carcinoma inflamatorio. A diferencia de la mastitis, no se acompaña de fiebre ni dolor.

Habitualmente, se trata de subtipos agresivos, HER2 y TN, y el tratamiento incluye la QT neoadyuvante, la mastectomía y la RT.

Mamográficamente, se observa un aumento de volumen y densidad de la mama afectada con engrosamiento cutáneo y trabecular. Puede asociar una o varias masas, distorsión o microcalcificaciones pleomórficas. Ecográficamente, se identifica edema y engrosamiento cutáneo, así como aumento difuso de la refringencia glandular. La RM es la técnica que mejor detecta la lesión primaria de mama en pacientes con carcinoma inflamatorio.

Tanto el diagnóstico histológico de malignidad como los hallazgos clínicos de enfermedad inflamatoria deben estar presentes para confirmar el diagnóstico de cáncer inflamatorio.

Carcinoma en mujeres jóvenes

Se define como cáncer de mama en mujer joven aquel que aparece en pacientes menores de 40 años.

Aunque la mayoría de las mujeres jóvenes que consultan por sintomatología mamaria no presentan cáncer, el 90 % de las jóvenes con cáncer son sintomáticas.

El cáncer de mama en jóvenes se asocia a subtipos histológicos más agresivos en estadios más altos y a un mayor índice de recaída.

La ecografía es la prueba de imagen inicial en pacientes sintomáticas menores de 35 años. La mamografía se realizará ante hallazgos ecográficos de sospecha o tras BAG positiva. Cabe reseñar que los cánceres TN pueden mostrar características superponibles a las de las lesiones benignas, por lo que, en mujeres jóvenes, puede conllevar retrasos diagnósticos.

Las pacientes con elevado riesgo familiar de cáncer de mama no mutadas pueden seguirse con mamografía a partir de los 35 años.

En el caso de las pacientes mutadas BRCA1, que muestran mayor susceptibilidad a la radiación, se recomienda el seguimiento anual con RM desde los 25 años, introduciendo la mamografía a partir de los 40. En las pacientes mutadas BRCA2, el seguimiento con mamografía puede iniciarse antes.

Carcinoma de mama y embarazo

Los cambios fisiológicos en el tejido mamario asociados al embarazo y la lactancia suponen un reto para el radiólogo de mama, dado que pueden enmascarar la detección precoz del cáncer, provocando retrasos diagnósticos. Durante este período, debe sopesarse el empleo de determinadas técnicas de imagen como la mamografía o la RM.

El cáncer de mama constituye la neoplasia maligna más común en las mujeres embarazadas. El motivo de consulta más habitual es un nódulo palpable, siendo la afectación axilar más probable en el momento del diagnóstico. No obstante, el 70-80 % de los nódulos detectados durante el embarazo/lactancia son benignos: fibroadenomas, adenomas de la lactancia, abscesos, galactoceles, etcétera.

La técnica de imagen inicial ante un nódulo palpable en una mujer embarazada/lactante es la ecografía. Si la lesión palpable se corresponde con una lesión sólida, debe biopsiarse mediante BAG (la punción aspirativa con aguja fina [PAAF] puede asociar falsos negativos en este período por el estado celular hiperproliferativo de la mama). La mayor vascularización mamaria y la dilatación ductal incrementan ligeramente el riesgo de sangrado e infección posbiopsia. Hay que tener en cuenta que el cáncer de mama durante el embarazo puede mostrar un aspecto ecográfico benigno.

Ante una lesión de sospecha, la mamografía permite confirmar o descartar la presencia de microcalcificaciones asociadas. Aunque la densidad mamaria no se incrementa significativamente durante el embarazo, sí lo hace durante la lactancia, dando lugar a mamas heterogéneamente densas o muy densas, disminuyendo la sensibilidad mamográfica.

Conviene vaciar la mama antes de realizar los estudios de imagen con el fin de incrementar su sensibilidad.

El carcinoma asociado a este período tiene un perfil inmunohistoquímico agresivo, siendo el tipo histológico más frecuente el CDI de alto grado, RE y RP negativos y elevada frecuencia de invasión linfovascular, por lo que su diagnóstico precoz es crucial.

ESTADIFICACIÓN GANGLIONAR

Los ganglios linfáticos axilares se organizan en tres niveles en relación con su posición respecto al músculo pectoral menor: los llamados **niveles de Berg**. El drenaje linfático se produce escalonadamente desde el nivel I al III, siendo peor el pronóstico cuanto mayor es el nivel alcanzado en la diseminación ganglionar metastásica. Existe, no obstante, un 2-5 % de metástasis ganglionares que «saltan» el nivel I afectando directamente a los niveles II o III, fenómeno denominado *skip metastasis*.

La mayor parte del drenaje linfático de la mama se realiza hacia la axila. Un 25 % se produce, no obstante, hacia la cadena mamaria interna, especialmente, los cuadrantes internos. En los casos de afectación masiva de la axila, se desarrollan vías linfáticas colaterales hacia el mediastino, la axila contralateral, la región subdiafragmática o la pared abdominal anterior.

La estadificación ganglionar prequirúrgica es fundamental en el pronóstico y tratamiento del cáncer de mama. El estado ganglionar es el principal factor pronóstico independiente en el cáncer de mama.

Técnicas de imagen

Dado que la palpación axilar resulta claramente insuficiente (hasta el 45 % de pacientes con exploración axilar negativa tienen metástasis ganglionar), se requiere el empleo de técnicas de imagen que permitan la valoración ganglionar.

Si bien la mamografía no constituye la técnica más adecuada para el estudio ganglionar, puede poner de manifiesto algunos hallazgos inespecíficos que sugieren afectación ganglionar por procesos inflamatorios, infecciosos o neoformativos. Entre estos hallazgos, se encuentran el incremento del tamaño y la densidad de los ganglios axilares o la formación de conglomerados adenopáticos. Esta técnica permite únicamente la visualización de los ganglios axilares de localización más inferior (nivel I de Berg).

La TC, empleada en los estudios de extensión de pacientes con cáncer de mama, permite visualizar todos los niveles axilares, la región supraclavicular y la cadena mamaria interna.

La RM se encuentra limitada en la valoración de los ganglios axilares por el artefacto de pulsatilidad cardíaco. La región supraclavicular no queda incluida en el campo de estudio. No obstante, esta técnica de imagen es de inestimable ayuda en la valoración de los ganglios linfáticos de la cadena mamaria interna. Han de considerarse sospechosos aquellos ganglios aumentados comparativamente de tamaño, con pérdida del hilio graso, de cortical irregular o espiculada o con realce heterogéneo.

La ecografía constituye la técnica de imagen de elección para la detección de metástasis axilares. Permite, además, dirigir la biopsia de los ganglios de sospecha. No obstante, hasta un 25 % de los ganglios centinelas son positivos tras estudios ecográficos axilares negativos. El estudio sistemático ganglionar en una paciente con cáncer de mama debe incluir la región supraclavicular, así como la axila contralateral. Se considera axila clínicamente positiva no solo la objetivada por palpación, sino la identificada tras la PAAF de un ganglio de sospecha.

Con el fin de establecer la probabilidad de afectación metastásica de los ganglios linfáticos axilares identificados ecográficamente, surgieron diversos estudios. En 2008, Bedi estudió los ganglios de las linfadenectomías en pacientes con cáncer de mama, estableciendo una clasificación que incluía seis categorías en función de las características morfológicas de la cortical. La presencia de un engrosamiento cortical hipoecoico asimétrico (tipo 5) o la desaparición del hilio graso ganglionar (tipo 6) se asociaron a valores predictivos positivos de malignidad, por lo que su identificación en el estudio ecográfico debe asociarse a su caracterización citológica/histológica en el contexto de un cáncer de mama.

En 2013, Amonkar estableció cuatro categorías basadas en la cuantificación del engrosamiento cortical y en la morfología ganglionar: UN2, normal (corteza uniforme < 2,3 mm e hilio graso central conservado); UN3, indeterminado (corteza ≥ 2,3 mm con espesor cortical uniforme); UN4, sospechoso (engrosamiento cortical focal de 2,3 mm, desplazamiento excéntrico del hilio graso); y UN5, reemplazado (ganglio aumentado sin hilio graso). Se obtienen, no obstante, niveles más efectivos con un umbral de espesor cortical de 3 mm para biopsia ganglionar.

Los ganglios identificados radiológicamente como sospechosos deben ser estudiados mediante PAAF/BAG para confirmar la presencia de metástasis. La BAG asocia una mayor sensibilidad y menor tasa de falsos negativos que la PAAF. No obstante, la experiencia del radiólogo y del anatomopatólogo y la accesibilidad ganglionar determinarán el empleo de una u otra técnica.

Manejo axilar

Existe actualmente una tendencia a la desescalada en el manejo de la axila en pacientes con cáncer de mama. La linfadenectomía, ampliamente utilizada como estadificación axilar y control locorregional, ha dado paso a la biopsia selectiva de ganglio centinela (BSGC), empleada por primera vez en la mama en 1993. Esta técnica está basada en la teoría de que la diseminación de los tumores sólidos a través del sistema linfático sigue un orden específico. Si se es capaz de detectar cuál es el primer ganglio que recibe drenaje linfático aferente del tumor primario (el llamado **ganglio centinela**, el de mayor probabilidad de albergar la metástasis inicial), puede extraerse intraoperatoriamente, analizarse y, en caso de ser negativo, evitar la linfadenectomía axilar. Esta técnica se realiza tras la inyección de un radiotrazador.

Inicialmente, el estudio anatomopatológico del ganglio centinela se realizaba de forma diferida, por lo que se incrementó el número de reintervenciones para la realización de linfadenectomías por ganglio centinela afectado. Posteriormente, se pasó a realizar el estudio del ganglio centinela de forma intraoperatoria. No obstante, el estudio del ganglio centinela era incompleto y la información seguía siendo provisional (condicionada al estudio en un segundo tiempo del tejido ganglionar restante fijado en formol e incluido en parafina). En 2007, se desarrolló el método OSNA, *one-step nucleic acid amplification*), método objetivo de análisis intraoperatorio del ganglio centinela, que detecta metástasis cuantificando el número de copias de ácido ribonucleico mensajero (ARNm) de la citoqueratina 19. Se trata de una técnica cuantitativa muy específica y reproducible.

Las pacientes con axila clínicamente negativa (ecografía axilar negativa o de sospecha tras PAAF negativa con tumores T1 y T2) son candidatas a la realización de BSGC. Tras un ganglio centinela negativo o positivo para células tumorales aisladas (metástasis menores de 0,2 mm) o micrometástasis (metástasis con diámetro máximo entre 0,2 y 2 mm), puede evitarse la realización de linfadenectomía.

Hasta la llegada del ensayo ACOSOG Z0011, la presencia de axila metastásica tras PAAF positiva o tras BSGC positiva para macrometástasis era indicación de linfadenectomía. Este ensayo, referente para la omisión de la linfadenectomía en casos de BSGC positiva para macrometástasis, demostró la ausencia de diferencias significativas entre los dos grupos aleatorizados a linfadenectomía o su omisión en pacientes con dos o menos ganglios positivos sin invasión de la grasa periganglionar.

A pesar de la repercusión del ensayo ACOSOG Z0011 y dado que la estadificación ganglionar se mantiene (este ensayo no incluye la realización de ecografía en la selección de pacientes), una PAAF ganglionar positiva en pacientes con baja carga metastásica (dos o menos ganglios positivos) puede determinar una linfadenectomía innecesaria en pacientes que cumplen criterios ACOSOG. El papel de la ecografía debe ir más allá y permitir determinar la «carga metastásica», diferenciando «baja carga metastásica» (dos o menos ganglios metastásicos) y «alta carga metastásica». Las pacientes con ganglios UN2 y UN3 incluso con PAAF positiva y UN4 con PAAF negativa y ganglios de sospecha en el nivel I de Berg presentan criterios de baja carga metastásica. Las pacientes con ganglios UN5, UN4 con PAAF positiva, dos ganglios o más (UN4/UN5) y ganglios de sospecha en el nivel II y III de Berg con PAAF positiva asocian alta carga metastásica.

Esta diferenciación ecográfica de la carga metastásica podría evitar linfadenectomías innecesarias.

Las conclusiones del ensayo AMAROS permiten obviar la linfadenectomía en pacientes con cáncer de mama T1-T2 con BSGC positiva, dado que se logra un excelente control axilar con RT, con una significativa menor morbilidad.

Se oferta, asimismo, BSGC a pacientes sometidas a QT neoadyuvante con el fin de evitar linfadenectomías innecesarias en caso de obtener RPC. Se requiere para ello el marcaje con clip de los ganglios metastásicos confirmados mediante PAAF o biopsia y su localización prequirúrgica. Es posible el ahorro de la linfadenectomía si todos los ganglios obtenidos quirúrgicamente son negativos.

VALORACIÓN DE LA RESPUESTA TUMORAL A LA TERAPIA SISTÉMICA PRIMARIA

La terapia sistémica primaria o neoadyuvante, que incluye tanto la quimioterapia como la hormonoterapia prequirúrgicas, ha aportado, entre otros beneficios, la evaluación *in vivo* de la quimiosensibilidad tumoral, el tratamiento precoz de posibles células tumorales circulantes y el aumento de la tasa de cirugías conservadoras.

La evaluación de la respuesta al tratamiento neoadyuvante debe realizarse mediante técnicas de imagen, siendo la RM la técnica más fiable, superior a las técnicas convencionales. La mamografía puede, no obstante, poner de manifiesto componente *in situ* que calcifica postratamiento neoadyuvante y que pudiera pasar desapercibido en la RM si el CDIS es de bajo grado. En general, los tumores con alto grado histológico, receptores hormonales negativos, sobreexpresión de HER2, Ki-67 > 20 % y la presencia de infiltrado inflamatorio linfocitario asocian una buena respuesta al tratamiento quimioterápico.

Se distinguen cuatro tipos de respuesta radiológica según la Unión Internacional de Control del Cáncer (UICC):

- Ausencia de respuesta: sin cambios en el tamaño tumoral.
- Respuesta parcial menor: el tamaño tumoral disminuye menos del 50 % del diámetro mayor.
- Respuesta parcial mayor: el tamaño tumoral disminuye más del 50 % del diámetro mayor.
- Respuesta completa: desaparición de las lesiones y ausencia de áreas de realce patológicas.

La respuesta radiológica puede ser, asimismo, valorada mediante la escala RECIST (*Response Evaluation Criteria in Solid Tumors*).

Morfológicamente, la respuesta puede ser:

- Concéntrica: el tumor disminuye de la periferia al centro, circunferencialmente.
- Fragmentación: el tumor se reduce internamente, pero el tamaño tumoral no varía.
- Mixta: concéntrica y fragmentada.

La respuesta concéntrica se observa más frecuentemente en los tumores de estirpe ductal, mientras que la respuesta por fragmentación es más propia de los de estirpe lobulillar. Dado que la valoración del tumor residual es de gran importancia para realizar la planificación prequirúrgica, es necesario incluir los diámetros tumorales en los tres ejes.

La colocación de marcadores tumorales debe realizarse antes de iniciar el tratamiento neoadyuvante, en previsión de una posible respuesta radiológica completa. Tras la intervención quirúrgica, debe comprobarse la presencia del o los marcadores tumorales en la pieza.

En el estudio de RM posneoadyuvancia, es de especial relevancia la valoración de las secuencias tardías poscontraste, dados los cambios en la angiogénesis y en la celularidad tumoral invasiva, con el fin de detectar tenues realces en las secuencias dinámicas tardías que indiquen persistencia tumoral.

La secuencia de difusión es de gran utilidad para monitorizar la respuesta al tratamiento neoadyuvante. El coeficiente de difusión aparente (ADC, *apparent diffusion coefficient*) permite cuantificar el grado de restricción a la difusión. En los casos de buena respuesta, el ADC se incrementa. La estabilidad del ADC es un parámetro adicional para indicar un cambio en la línea de tratamiento. Diversos estudios demuestran que los cambios funcionales preceden a los morfológicos.

La respuesta completa constituye en sí misma un indicador de supervivencia libre de enfermedad. En el caso de la respuesta patológica, se entiende como completa la ausencia de componente infiltrante, aunque persista componente intraductal residual, dado que este último no afecta a la supervivencia.

PUNTOS CLAVE

- El cáncer de mama no es una enfermedad única. Se trata de una enfermedad heterogénea que incluye múltiples subtipos en relación con las clasificaciones histológica y molecular.
- El papel del radiólogo de mama es fundamental tanto en el diagnóstico precoz como en el manejo del cáncer de mama.
- Dicho papel debe cementarse en un sólido conocimiento de los diferentes tipos de cáncer de mama y sus diversas manifestaciones en las distintas técnicas radiológicas, hallazgos que el radiólogo debe integrar.
- Conocer los tumores malignos de mama poco frecuentes permitirá al radiólogo pensar en ellos cuando se enfrente al cáncer de mama.
- El manejo axilar, al igual que el del propio cáncer de mama, está actualmente sujeto a una desescalada terapéutica y a continuas modificaciones que el radiólogo debe conocer.

BIBLIOGRAFÍA

Lim HS, Jeong SJ, Lee JS, Park MH, Kim JW, Shin SS, et al. Paget disease of the breast: mammographic, US, and MR imaging findings with pathologic correlation. Radiographics. 2011;31(7):1973-87.

Lopez JK, Bassett LW. Invasive lobular carcinoma of the breast: spectrum of mammographic, US, and MR imaging findings. Radiographics. 2009;29(1):165-76.

Majid AS, De Paredes ES, Doherty RD, Sharma NR, Salvador X. Missed breast carcinoma: pitfalls and pearls. Radiographics. 2003;23(4):881-95.

Martínez Gálvez M (dir.); Sociedad Española de Diagnóstico por Imagen de la Mama. Radiología de la mama. Manual práctico de diagnóstico por la imagen. Madrid: Editorial Médica Panamericana; 2022 (caps. 27-39).

Raj SD, Shurafa M, Shah Z, Raj KM, Fishman MDC, Dialani VM. Primary and secondary breast lymphoma: clinical, pathologic, and multimodality imaging review. Radiographics. 2019;39(3):610-25.

Sabaté JM, Clotet M, Torrubia S, Gómez A, Guerrero R, De las Heras P, et al. Radiologic evaluation of breast disorders related to pregnancy and lactation. Radiographics. 2007;27 Suppl 1:S101-24.

WHO Classification of Tumours Editorial Board. Breast tumours. WHO Classification of Tumours series, 5th Edition, Volume 2. Lyon: International Agency for Research on Cancer; 2019.

Patología benigna de la mama

30

L. J. Pina Insausti

OBJETIVOS

- Describir los diferentes tipos de patología benigna de la mama.
- Identificar las distintas manifestaciones en técnicas de imagen (mamografía, ecografía, resonancia magnética) de la patología benigna de la mama.
- Establecer el manejo diagnóstico de cada tipo de patología benigna de la mama.

INTRODUCCIÓN

Aunque la misión principal de la labor de los radiólogos es la detección precoz del cáncer de mama, el diagnóstico de la patología benigna tiene también una gran relevancia. La patología benigna es, afortunadamente, mucho más frecuente que la maligna y puede ocasionar una variedad de síntomas clínicos que preocupan a las pacientes, motivando una gran cantidad de consultas en centros especializados. También hay que destacar que la patología benigna puede manifestarse en las diferentes modalidades de imagen (mamografía, tomosíntesis, mamografía de contraste, resonancia magnética [RM]), ocasionando resultados falsos positivos (imágenes sospechosas de lesiones malignas, que incrementan el número de biopsias), pero también de falsos negativos (ocultando la presencia de algunos cánceres, o haciendo más difícil su detección). Por todo ello, es muy importante conocer los diferentes tipos de patología benigna de la mama y sus manifestaciones radiológicas. A efectos didácticos, se ha dividido la patología benigna en tres grupos: la de alta prevalencia, la de baja prevalencia y la patología benigna de riesgo. Asimismo, se describirá la patología benigna en el varón.

PATOLOGÍA BENIGNA DE ALTA PREVALENCIA

En este apartado, se incluyen los quistes, el fibroadenoma, el lipoma, el ganglio intramamario, la necrosis grasa, la mastitis aguda y la adenosis/cambios fibroquísticos.

Quistes simples

A continuación, se describen las principales características de esta entidad (**Figs. 30-1**, **30-2** y **30-3**).

Definición

Son colecciones líquidas bien delimitadas de **tamaño variable y muy frecuentes**. Pueden encontrarse en la ecografía de **más de la mitad de las mujeres premenopáusicas**, sobre todo, en la **década de los 40 a los 50**.

Tienden a desaparecer tras la menopausia. No incrementan el riesgo de padecer cáncer de mama.

Clínica

La mayoría cursan sin síntomas. Cuando resultan sintomáticos, se manifiestan como un bulto palpable.

Mamografía

Nódulo denso de morfología redondeada u ovalada y bordes bien definidos. A menudo, se trata de lesiones múltiples. En ocasiones, pueden formarse calcificaciones periféricas en «cáscara de huevo», o también calcificaciones intraquísticas, que se denominan en «taza de té» o de «leche cálcica», ya que depositan en las proyecciones laterales de 90°. Se corresponden con cristales de oxalato cálcico.

En mamografía y tomosíntesis, pueden ser indistinguibles de fibroadenomas o de otras patologías, por lo que inicialmente deben ser clasificadas como categoría BI-RADS (*Breast Imaging Reporting and Data System*) 0 hasta completar el estudio con ecografía.

Ecografía

Nódulos anecoicos redondeados u ovalados, bien delimitados, con refuerzo posterior y con una pared fina. En ocasiones, el líquido es más espeso y puede tener la apariencia de quistes con ecos internos móviles (quistes complicados). Más raramente, algunos quistes pueden mostrar septos en su interior, paredes engrosadas e, incluso, masas intraquísticas. Son los llamados **quistes complejos** y pueden corresponderse con tumores papilares y, menos frecuentemente, con carcinomas papilares. Algunos cánceres de crecimiento rápido, como los triples negativos, pueden tener zonas necróticas y adquirir esta apariencia.

Resonancia magnética

Son lesiones hiperintensas en T2 y no suelen mostrar captación de contraste. Puede existir un realce anular fino debido a inflamación periquística o, incluso, captaciones en su interior en el caso de lesiones tumorales (papilomas o carcinomas papilares).

Manejo diagnóstico

La técnica de elección es la **ecografía**.

Si la lesión cumple criterios de quiste simple, no es preciso realizar una punción aspirativa con aguja fina (PAAF),

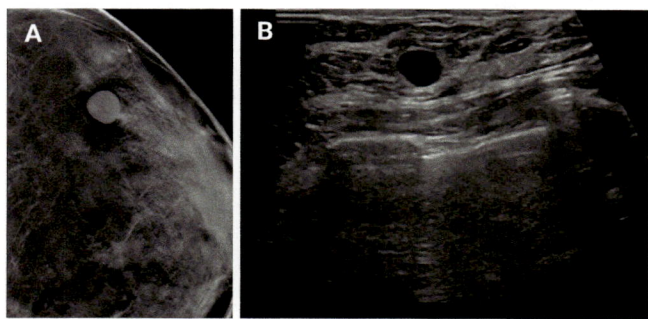

Figura 30-1. Quiste simple visible en mamografía **(A)** como un nódulo denso redondeado y bien delimitado. En la ecografía **(B)**, se muestra anecoico y con refuerzo posterior.

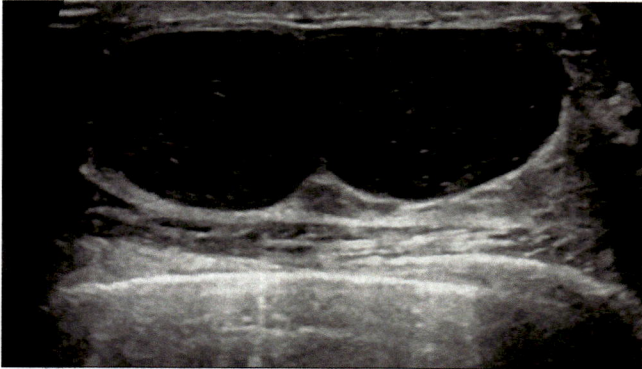

Figura 30-2. Quiste complicado. Muestra ecos internos múltiples. Se evacuó completamente mediante punción aspirativa con aguja fina.

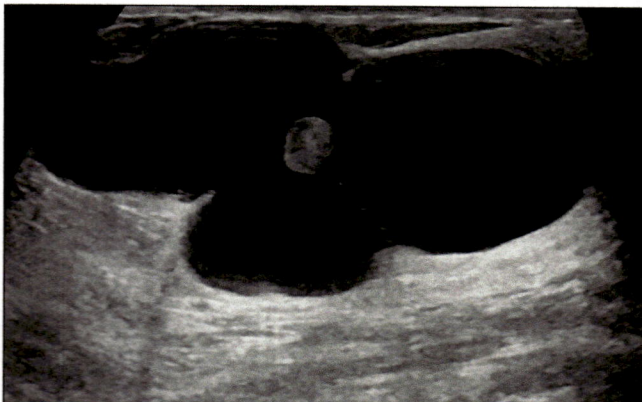

Figura 30-3. Quiste complejo. Este nódulo de predominio quístico presenta un nódulo sólido en su interior. Anatomía patológica: papiloma intraquístico.

salvo que la clínica lo aconseje (bulto palpable). En el caso de quistes con engrosamientos de la pared o masas sólidas en su interior, debe realizarse biopsia percutánea dirigida, bien con aguja gruesa (BAG) de 14 G o, incluso, con biopsia asistida por vacío (BAV). La distinción entre una proliferación papilar benigna y maligna a menudo solo puede realizarse tras extirpar completamente la lesión.

Fibroadenomas

A continuación, se describen las principales características de esta entidad (**Figs. 30-4** y **30-5**).

Definición

Tumor mamario benigno muy frecuente que consta de dos componentes, el epitelial y el estromal, en proporciones variables. Con los años, tienden a formar calcificaciones. No predispone al cáncer de mama, siendo excepcional encontrar una lesión maligna en su interior.

Clínica

Es la **causa más frecuente de nódulo palpable en mujeres jóvenes**, de consistencia elástica y móvil.

Pueden crecer lentamente con los años, aunque los fibroadenomas celulares experimentan crecimientos más rápidos en adolescentes. Pueden ser dolorosos. La mayoría de los fibroadenomas no son clínicamente relevantes y se diagnostican en edades adultas al realizarse técnicas de imagen.

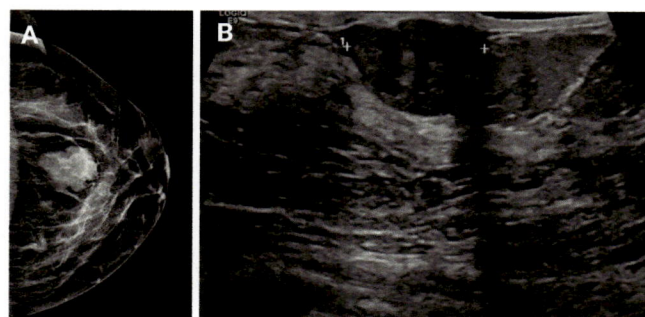

Figura 30-4. Fibroadenoma visible en mamografía **(A)** como un nódulo redondeado y bien delimitado. Ecográficamente **(B)** se confirma como nódulo sólido.

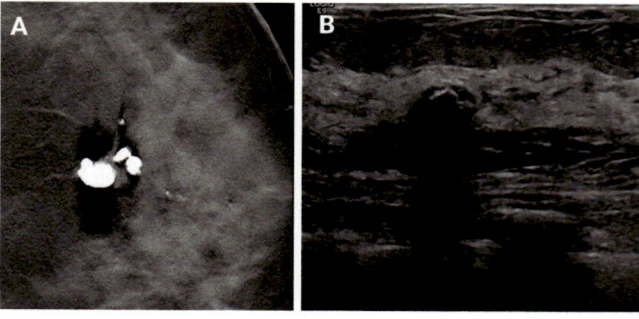

Figura 30-5. Fibroadenoma parcialmente calcificado en mamografía **(A)** y ecografía **(B)**.

Mamografía

Nódulos bien delimitados, ovalados o redondeados indistinguibles de los quistes simples. Pueden aparecer calcificaciones groseras en «palomitas de maíz», formando una imagen patognomónica. En mamas densas, a veces, solo son visibles las calcificaciones, que, cuando son incipientes, pueden llegar a plantear dudas diagnósticas y motivar una biopsia.

Ecografía

Nódulos ovalados o redondeados bien delimitados, paralelos al plano cutáneo, habitualmente homogéneos y con un tenue refuerzo posterior. En otras ocasiones, pueden tener criterios más sospechosos (eje mayor antiparalelo, estructura heterogénea, sombra acústica posterior, etcétera).

Resonancia magnética

Pueden mostrarse como realces nodulares, especialmente en mujeres jóvenes y menos frecuentemente en la menopausia. Lo más típico es la existencia de tabiques en su interior que no capten contraste. La curva de captación habitual es la ascendente continua (tipo I), pero también pueden mostrar curvas en meseta o con lavado posterior (tipos II y III). Aunque a menudo pueden distinguirse de lesiones malignas, algunos fibroadenomas ocasionan resultados falsos positivos en RM o en mamografía con contraste.

Manejo diagnóstico

Puede realizarse de forma fiable mediante mamografía si aparece la imagen patognomónica de fibroadenoma calcificado. Si no, lo habitual es clasificarlos como nódulo BI-RADS 3 y realizar seguimiento semestral.

 La ecografía es una técnica muy sensible para detectar nódulos, sobre todo, en mamas densas, y su utilización aumenta la detección de fibroadenomas.

En caso de dudas diagnósticas, lesión palpable, imposibilidad de seguimiento, antecedentes familiares de cáncer de mama o preferencia de la paciente, puede realizarse una biopsia percutánea. No es preciso realizar su extirpación quirúrgica, salvo que genere una clínica importante que así lo aconseje (bulto palpable, molestia, crecimiento, etc.). También puede extirparse mediante sistemas de BAV en nódulos de hasta 3 cm de diámetro máximo.

Ganglio intramamario

A continuación, se describen las principales características de esta entidad (**Fig. 30-6**).

Definición

Son ganglios similares a los de otras localizaciones, pero en la mama. Habitualmente, se sitúan en el cuadrante superoexterno, pero pueden tener cualquier otra localización dentro de la mama.

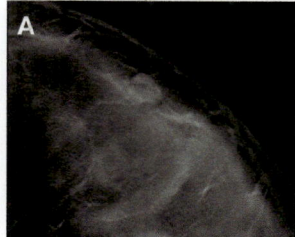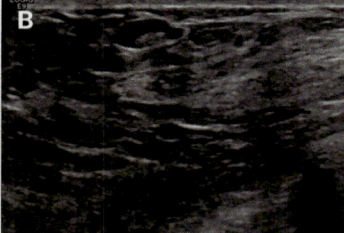

Figura 30-6. Ganglio intramamario. Tanto en mamografía **(A)** como en ecografía **(B)**, se puede observar el característico hilio central.

Clínica

La mayoría son asintomáticos. En el caso de mujeres muy delgadas, pueden palparse como nódulos blandos o elásticos, muy móviles y rodaderos.

Mamografía

Es patognomónica en muchos casos: nódulo bien delimitado con un hilio graso. A menudo, adoptan formas reniformes, en «C» o «D». Si se aprecia una transformación del ganglio al compararlo con estudios previos (crecimiento, pérdida del hilio, aumento de densidad, etc.), debe realizarse biopsia.

Ecografía

También patognomónica: nódulo hipoecoico bien delimitado, de morfología reniforme con un hilio hiperecogénico, mostrando una imagen en diana. En el caso de mamas grasas, puede ser difícil encontrarlo.

Resonancia magnética

Muestran hiperintensidad en secuencias potenciadas en T2 y, característicamente, captan contraste en el estudio dinámico. De hecho, pueden ser malinterpretados como lesiones malignas. Es fundamental evaluar los criterios morfológicos, que muestran la típica estructura reniforme y la hiperintensidad en T2. También es útil correlacionarlos con otras técnicas de imagen (mamografía-ecografía).

Manejo diagnóstico

No requieren manejo específico. Solo si están en la proximidad de un cáncer o si muestran engrosamiento de la corteza, puede valorarse punción diagnóstica.

Lipoma

A continuación, se describen las principales características de esta entidad (**Fig. 30-7**).

Definición

Es una proliferación de adipocitos que se encuentra rodeada por una fina cápsula.

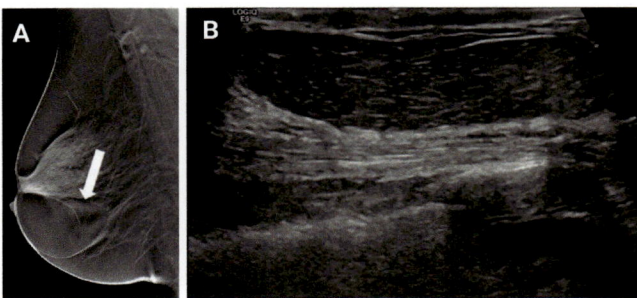

Figura 30-7. Lipoma. Puede verse en la mamografía **(A)** un nódulo bien delimitado de densidad grasa (flecha). En la ecografía **(B)**, el lipoma se comporta como tejido graso.

Clínica

Muchas veces, son asintomáticos, pero pueden manifestarse como un nódulo palpable de consistencia blanda.

Mamografía

Llega a ser patognomónica: nódulo redondeado u ovalado, bien delimitado, de densidad grasa. Puede contener calcificaciones groseras de liponecrosis en su interior.

Ecografía

Nódulo redondeado u ovalado, bien delimitado, de ecogenicidad similar a la de la grasa circundante, aunque, en ocasiones, puede ser hiperecogénico.

Resonancia magnética

Nódulo bien delimitado, con intensidad de señal similar a la grasa circundante, sin captación de contraste.

Manejo diagnóstico

Puede sospecharse por su clínica y se confirma por su apariencia típica en técnicas de imagen. No precisan punción percutánea.

Necrosis grasa

A continuación, se describen las principales características de esta entidad (**Figs. 30-8** y **30-9**).

Definición

Es un fenómeno inflamatorio no infeccioso autolimitado que afecta al tejido graso, producido por un traumatismo, cirugía o anoxia. Los adipocitos se destruyen y se forma un proceso inflamatorio, que evoluciona en el tiempo hacia la formación de quistes oleosos y calcificaciones intersticiales.

Clínica

Muchas necrosis grasas suelen ser asintomáticas por sus pequeñas dimensiones.

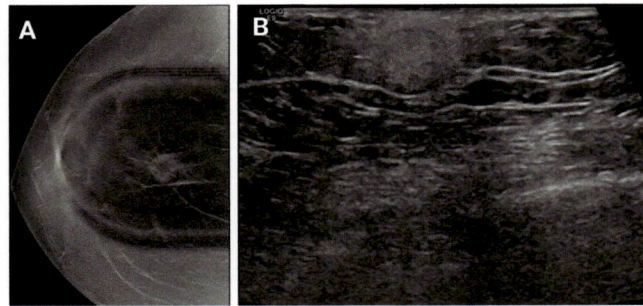

Figura 30-8. Necrosis grasa. Paciente que acude por bulto palpable tras un traumatismo. En la mamografía con tomosíntesis **(A)**, se aprecia un nódulo espiculado, pero con grasa en su interior. En la ecografía **(B)**, es un nódulo hiperecogénico.

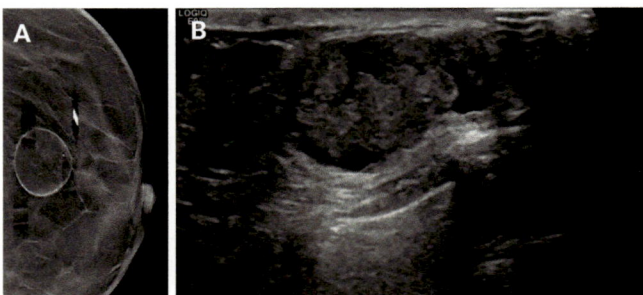

Figura 30-9. Quiste oleoso. Se aprecia el típico nódulo bien delimitado en la mamografía **(A)** de densidad grasa. Ecográficamente **(B)**, se muestra como un quiste complejo.

 Pueden producir masas palpables y ocasionar retracción de piel, simulando una lesión maligna

Mamografía

Puede manifestarse con una variedad de imágenes: distorsiones o, incluso, nódulos espiculados, muy sospechosos de malignidad, quistes oleosos patognomónicos de benignidad (nódulos bien delimitados de densidad grasa) y calcificaciones groseras (aunque, inicialmente, pueden simular malignidad).

Ecografía

Las imágenes pueden ser variadas: nódulos sólidos de sospecha, irregulares o mal delimitados, quistes oleosos de apariencia variable (anecogénicos, isoecogénicos o hiperecogénicos respecto de la grasa), macrocalcificaciones con importante sombra acústica posterior, hiperecogenicidad de los lóbulos grasos circundantes por infiltrado inflamatorio, etcétera.

Resonancia magnética

Puede ser también una lesión simuladora de malignidad, al poder formar nódulos irregulares con captación sospechosa de contraste. Habitualmente, se encuentra intensidad de señal grasa en su interior, que orienta el diagnóstico.

Manejo diagnóstico

Se debe tener en cuenta la historia clínica (traumatismo previo, cirugía, etc.) y los hallazgos en pruebas de imagen. Estos pueden ser patognomónicos de benignidad o mostrar signos de sospecha, en cuyo caso, debe confirmarse mediante biopsia.

Mastitis aguda

A continuación, se describen las principales características de esta entidad (**Fig. 30-10**).

Definición

La mastitis puerperal aguda es un proceso infeccioso causado habitualmente por el patógeno *Staphylococcus aureus*, que penetra a través de los conductos del pezón. Menos probablemente, se pueden producir mastitis por vía hematógena. Puede complicarse con un absceso y, si no cura adecuadamente, puede llegar a evolucionar a formas de mastitis subaguda o crónica.

Clínica

El cuadro clínico es muy característico: comienzo agudo con dolor, enrojecimiento, calor, hinchazón e, incluso, fiebre.

Mamografía

No suele realizarse en fase aguda por el intenso dolor, pero puede mostrar signos de edema mamario intersticial: aumento de la densidad mamaria, engrosamiento cutáneo. También puede verse un nódulo correspondiente a un absceso (de apariencia variable, bien delimitado o mal delimitado, planteando a veces diagnóstico diferencial con una lesión maligna) y adenopatías axilares reactivas.

Ecografía

Es la técnica de elección en fase aguda. Muestra engrosamiento cutáneo, edema y también hiperecogenicidad de la grasa subcutánea. En la glándula mamaria, se puede observar

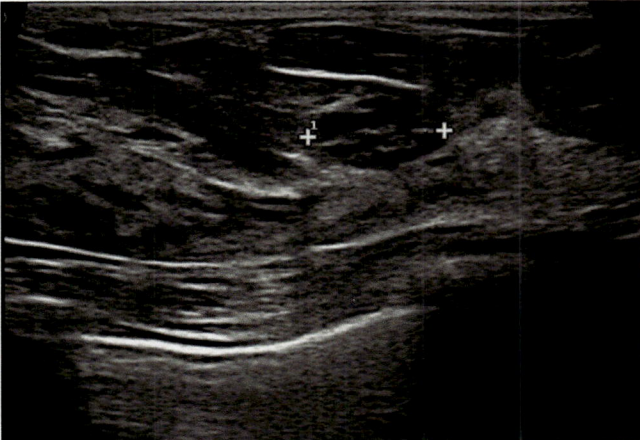

Figura 30-10. Absceso. En la ecografía, se comporta como un quiste con ecos internos.

áreas hipoecogénicas, así como ectasias ductales. Los abscesos se observan como nódulos bien o mal delimitados de contenido variable (anecogénico, isoecogénico o hiperecogénico).

Resonancia magnética

No se emplea para el estudio de una mastitis, salvo que existan implantes mamarios. En la mastitis aguda, se aprecia captación intensa de contraste.

Manejo diagnóstico

La mastitis aguda se sospecha fundamentalmente por la clínica, y el papel de las técnicas de imagen es el de descartar la presencia de un absceso. La ecografía es la técnica de elección, ya que permite no solo detectar un absceso, sino también dirigir su drenaje percutáneo mediante un catéter.

Adenosis/mastopatía fibroquística

A continuación, se describen las principales características de esta entidad.

Definición

La adenosis es un proceso proliferativo benigno de los ácinos mamarios, que a menudo cursa con microcalcificaciones. En la adenosis esclerosante, se asocia fibrosis. La mastopatía fibroquística incluye fibrosis, metaplasia apocrina, adenosis, quistes y otras lesiones benignas.

Clínica

Suele producir dolor mamario relacionado con el ciclo ovárico. También puede ocasionar un área de palpación indurada.

Mamografía

La adenosis puede manifestarse como microcalcificaciones puntiformes, amorfas o pleomórficas. En los casos de adenosis esclerosante, puede formar distorsiones de la arquitectura e, incluso, nódulos mal delimitados o espiculados, mejor visibles en tomosíntesis. Los cambios fibroquísticos se asocian a áreas de densidad aumentada.

Ecografía

Puede ser normal o mostrar distorsiones o, incluso, nódulos de sospecha. En la mastopatía fibroquística, se aprecian múltiples quistes.

Resonancia magnética

Puede manifestarse como realces nodulares o no nodulares, inespecíficos. Se asocian quistes.

Manejo diagnóstico

El diagnóstico es mediante biopsia en los casos que planteen dudas diagnósticas.

PATOLOGÍA BENIGNA DE BAJA PREVALENCIA

Aunque se trate de procesos más infrecuentes, deben conocerse para evitar biopsias innecesarias y ofrecer un manejo diagnóstico adecuado.

Hamartoma

A continuación, se describen las principales características de esta entidad (**Fig. 30-11**).

Definición

También denominado **fibroadenolipoma**. Es un nódulo encapsulado que contiene grasa entremezclada con tejido fibroglandular en diferentes proporciones.

Clínica

Cuando son palpables, son nódulos muy blandos.

Mamografía

La imagen mamográfica es patognomónica. Es una masa bien delimitada con densidades en su interior de tipo graso y de tejido fibroglandular. No siempre es visible la fina cápsula que lo recubre. Puede contener quistes y calcificaciones de liponecrosis.

Ecografía

Nódulo bien delimitado de estructura heterogénea con zonas grasas y de tejido fibroglandular, que recuerda a una rodaja de salchichón.

Resonancia magnética

Muestra los dos componentes graso y de tejido fibroglandular. Este último puede experimentar captación de contraste.

Manejo diagnóstico

Habitualmente, las técnicas de imagen son patognomónicas y no se requiere biopsia o extirpación.

Galactocele

A continuación, se describen las principales características de esta entidad (**Fig. 30-12**).

Definición

Es una cavidad quística que contiene leche.

Clínica

Se diagnostica en la lactancia o tras esta, manifestándose como un nódulo palpable.

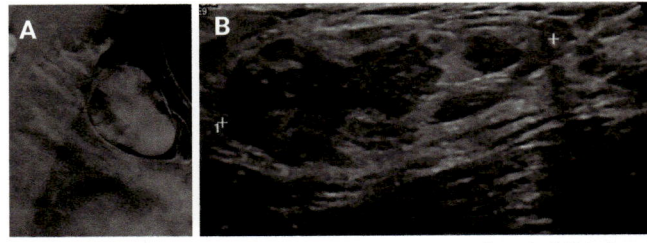

Figura 30-11. Hamartoma. Se aprecia en la tomosíntesis **(A)** la imagen típica de nódulo bien delimitado con zonas de densidad grasa y agua en su interior. La ecografía **(B)** muestra la imagen típica en «rodaja de salchichón».

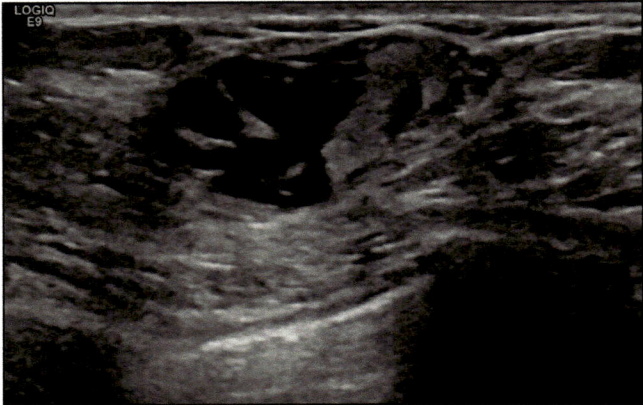

Figura 30-12. Galactocele. En este caso, se aprecia en la ecografía como un quiste complejo.

Mamografía

Nódulo redondeado u ovalado, bien delimitado, de baja densidad. Incluso puede tener un nivel grasa-agua.

Ecografía

Puede comportarse como un quiste simple o como un quiste complicado con ecos internos móviles.

Resonancia magnética

Nódulo bien delimitado con intensidad de señal similar a la grasa, que no experimenta captación de contraste.

Manejo diagnóstico

La técnica de elección para el diagnóstico es la ecografía. Puede evacuarse mediante aguja fina, obteniéndose el típico material láctec.

Adenoma

A continuación, se describen las principales características de esta entidad.

Definición

Tumor benigno con componente epitelial y componente estromal. Se subdividen en varios tipos, siendo los más frecuentes los adenomas tubulares y los de la lactancia, y muy raros otros tipos como los apocrinos, pleomórficos y los adenomas del pezón. Los adenomas tubulares son similares a los fibroadenomas, solo que tienen estructuras tubulares redondeadas. Los adenomas de la lactancia son agregados de lóbulos con hiperplasia secretora.

Clínica

Similar a la de los fibroadenomas. Pueden ser nódulos palpables.

Mamografía

Nódulos bien delimitados similares a los fibroadenomas.

Ecografía

Similares a los fibroadenomas.

Resonancia magnética

Similares a fibroadenomas.

Manejo diagnóstico

Al no existir imágenes patognomónicas, habitualmente, se clasifican inicialmente como lesiones de categoría BI-RADS 3 o 4a, recomendándose bien seguimiento, bien punción percutánea.

Otros procesos benignos no tumorales

Incluyen varios procesos benignos: fibrosis focal, mastopatía diabética, hiperplasia seudoangiomatosa del estroma, enfermedad de Mondor y mastitis granulomatosa (**Figs. 30-13** y **30-14**).

Dada la heterogeneidad de estos procesos, se revisarán muy someramente sus manifestaciones clínicas y radiológicas.

Fibrosis focal

Proliferación de tejido fibroso con atrofia de la glándula adyacente. Puede ser palpable. En mamografía y ecografía, puede llegar a formar nódulos o distorsiones de sospecha. No suele mostrar realce de contraste en RM. Puede precisar biopsia si existe imagen sospechosa.

Mastopatía diabética

Fibrosis asociada a fenómenos inflamatorios vasculares, periductales y lobulillares, en el contexto de diabetes de larga evolución. Pueden ser palpables. Las manifestaciones radiológicas incluyen nódulos o distorsiones de sospecha, que obligan a realizar biopsia.

Hiperplasia seudoangiomatosa del estroma

Consiste en una separación de las fibras de colágeno del estroma, lo que les da un aspecto capilar. Habitualmente, no son palpables y las imágenes radiológicas son inespecíficas,

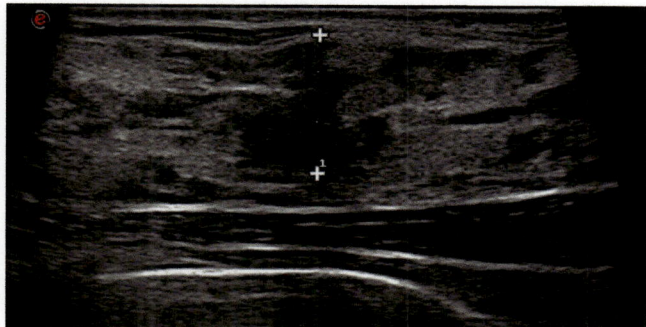

Figura 30-13. Mastopatía diabética. En esta ecografía, se muestra un nódulo mal delimitado.

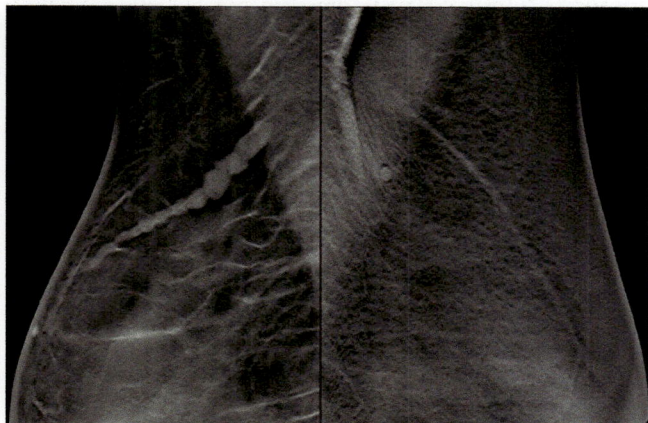

Figura 30-14. Enfermedad de Mondor. Se identifica un vaso arrosariado y dilatado, que se corresponde con la vena trombosada y palpable.

aunque, en ocasiones, se muestra como un nódulo de sospecha. El diagnóstico de esta entidad es mediante biopsia.

Enfermedad de Mondor

Tromboflebitis de una vena superficial de la mama. Se manifiesta como un cordón palpable subcutáneo, que puede ser doloroso. Radiológicamente, puede verse la vena subcutánea trombosada, aunque, debido al pequeño diámetro de esta, a menudo, los estudios de imagen son normales. El diagnóstico de esta entidad es, fundamentalmente, clínico.

Mastitis granulomatosas

Diferentes procesos granulomatosos pueden ser causa de mastitis (mastitis lobular granulomatosa, tuberculosis, micosis, sarcoidosis, enfermedades parasitarias y enfermedades autoinmunitarias). Todos ellos pueden producir lesiones palpables y diferentes imágenes radiológicas, que incluyen nódulos y distorsiones de sospecha. El diagnóstico definitivo se realiza mediante biopsia.

Tumores benignos infrecuentes

Se trata de una serie de tumores benignos muy infrecuentes, cuyo interés es únicamente académico. Se incluyen el adenomioepitelioma, el leiomioma, el miofibroblastoma, el tumor de células granulares, el tumor desmoide, el condrolipoma, el tumor de la vaina nerviosa, el hemangioma y el tumor de tipo mucocele.

La mayoría de ellos puede manifestarse como lesiones palpables similares a fibroadenomas, excepto los tumores desmoides y los de células granulares, que tienen una presentación más agresiva. Igualmente, estos dos últimos se muestran en las técnicas de imagen como distorsiones o, incluso, nódulos espiculados, indistinguibles del cáncer de mama.

El diagnóstico de todos ellos se realiza mediante biopsia. A menudo, es necesaria la extirpación completa de la lesión para tener el diagnóstico final, especialmente, en el caso de los tumores de células granulares y en los tumores desmoides.

PATOLOGÍA BENIGNA DE RIESGO

Se trata de un grupo heterogéneo de lesiones histológicas de alto riesgo, también denominadas **lesiones de potencial maligno incierto**, que son encuadradas como categoría B3 en la clasificación del National Health Service Breast Cancer Screening Program (NHSBPS). A su vez, se subdivide en otras dos categorías: la B3a y la B3b.

En la categoría B3a, se incluyen lesiones de riesgo relativo de cáncer de mama 1,5-3 veces superior a la población general, es decir, lesiones de riesgo intermedio. A este grupo pertenecen las lesiones papilares sin atipia, la cicatriz radial y la lesión esclerosante compleja, las lesiones de tipo mucocele, la hiperplasia de células columnares sin atipia y el tumor filoide.

La categoría B3b supone un riesgo 3-5 veces superior a la población general, por lo que se trata de lesiones de alto riesgo. Aquí se incluyen la atipia de epitelio plano, la hiperplasia ductal con atipia, la hiperplasia de células columnares con atipia, la adenosis esclerosante con atipia y la neoplasia lobulillar, que comprende tanto la hiperplasia lobulillar atípica como el carcinoma lobulillar *in situ*.

En general, en las lesiones con atipia, se recomienda su escisión quirúrgica, mientras que, en las que no tienen atipia, puede recomendarse la opción de BAV extirpando la lesión mamográfica o ecográfica.

Lesiones de riesgo intermedio

Dentro de esta categoría, se encuentran el papiloma, la cicatriz radial y la lesión esclerosante compleja y el tumor filoide.

Papiloma

A continuación, se describen las principales características de esta entidad (**Fig. 30-15**).

Definición

Proliferación epitelial benigna con un eje vascular. Pueden ser únicos o múltiples.

Clínica

Pueden ser asintomáticos, producir secreción uniorificial unilateral serohemática y, menos frecuentemente, detectarse como un bulto palpable.

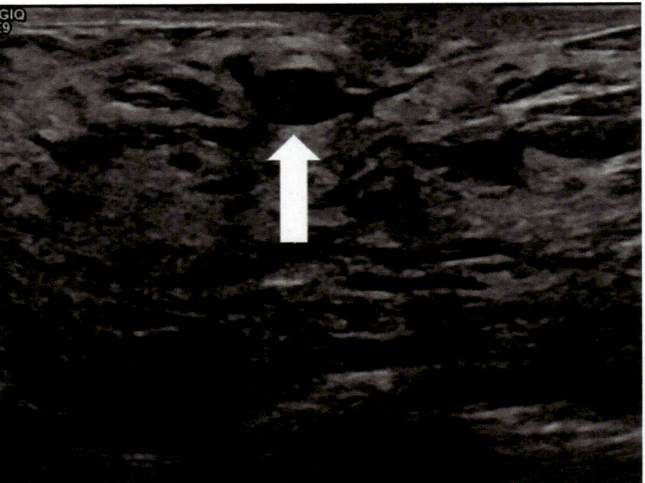

Figura 30-15. Papiloma. Nódulo hipoecoico redondeado y bien delimitado que se continúa con un conducto mamario.

Mamografía

Nódulo bien circunscrito o mal delimitado. Puede cursar con microcalcificaciones. También pueden observarse como un defecto de repleción intraductal en galactografía.

Ecografía

Presentación variable, como nódulo redondeado circunscrito o irregular mal delimitado, a menudo, en la proximidad o, incluso, en el interior de un conducto. También como nódulo sólido intraquístico (quiste complejo).

Resonancia magnética

Realce nodular. Ayuda a valorar si es lesión única o múltiple.

Manejo diagnóstico

Habitualmente, se comienza con BAG y, tras la confirmación, se procede a su exéresis mediante BAV. En el caso de lesiones múltiples y extensas, puede requerirse la cirugía.

Cicatriz radial/lesión esclerosante compleja

A continuación, se describen las principales características de esta entidad (**Fig. 30-16**).

Definición

Lesión proliferativa con una zona central fibroelastótica, que engloba ductos y lobulillos y que adquiere una forma radial. Las cicatrices radiales mayores de 10 mm se denominan **lesiones esclerosantes complejas**. En ocasiones, puede asociarse a atipia o, incluso, a carcinoma.

Clínica

La inmensa mayoría de casos son asintomáticos.

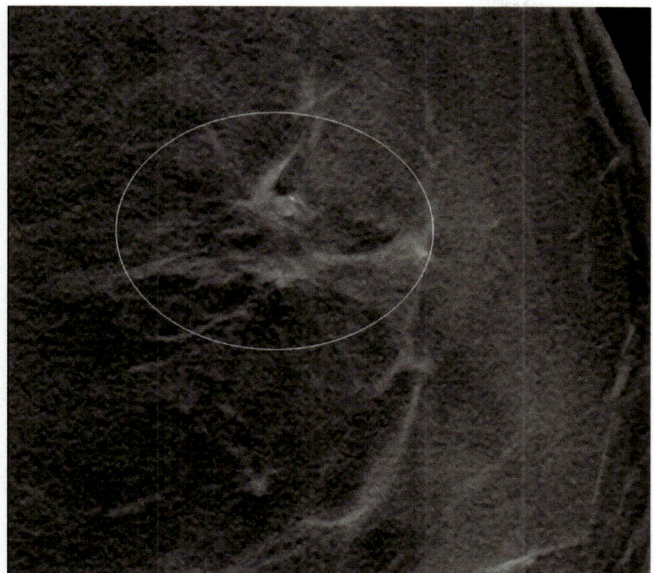

Figura 30-16. Lesión esclerosante compleja. Se manifiesta como una imagen de distorsión de la arquitectura.

Mamografía

Mayoritariamente, se manifiesta como distorsión de la arquitectura. El advenimiento de la tomosíntesis, que es muy sensible para la detección de distorsiones, ha conllevado un aumento de su diagnóstico. También puede detectarse como microcalcificaciones, asociadas o no a distorsión.

Ecografía

Con frecuencia, suele ser negativa, pero también se puede manifestar como una distorsión sutil, así como un nódulo irregular.

Resonancia magnética

Puede no captar contraste o mostrarse como un realce no masa con curva progresiva.

Manejo diagnóstico

El diagnóstico es mediante **biopsia**.

En el caso de estudio citológico o BAG, debe extirparse la lesión mediante BAV o mediante cirugía si no es posible por su tamaño. La RM ayuda a descartar lesiones malignas asociadas.

Tumor filoide

A continuación, se describen las principales características de esta entidad.

Definición

Tumor fibroepitelial con variantes benignas, *borderline* y malignas. El componente estromal es el que determina su comportamiento, existiendo cuatro características histoló-gicas para clasificarlo: la atipia celular estromal, la actividad mitótica por cada campo de 10 aumentos, el sobrecrecimiento estromal y los márgenes del tumor.

Clínica

Se muestra como un nódulo palpable que ha experimentado un crecimiento rápido, habitualmente, en mujeres en la cuarta década de la vida.

Mamografía

Comparten la mayoría de las características de los fibroadenomas.

Ecografía

Similares a fibroadenomas, pueden mostrar pequeños quistes en su interior.

Resonancia magnética

Realces nodulares bien delimitados, hiperintensos en T2.

Manejo diagnóstico

El diagnóstico se confirma mediante biopsia, aunque, en ocasiones, la BAG no puede distinguirlo completamente de un fibroadenoma, por lo que el propio anatomopatólogo indica su extirpación completa. Tiene tendencia a la recidiva. En los casos malignos, no es necesario estadificar la axila, pues las metástasis suelen ser hematógenas, migrando típicamente al pulmón.

Lesiones de alto riesgo

Este grupo comprende la hiperplasia ductal atípica y la neoplasia lobulillar.

Hiperplasia ductal atípica

A continuación, se describen las principales características de esta entidad.

Definición

Proliferación celular que muestra signos de atipia. Si mide más de 2 mm, la lesión se considera carcinoma ductal *in situ*. Es una lesión que incrementa el riesgo de cuatro a cinco veces de padecer cáncer de mama en el futuro.

Clínica

Casi siempre es asintomática.

Mamografía

Habitualmente, se manifiesta como microcalcificaciones, pero puede estar asociada a otras lesiones que se muestran como nódulos, distorsiones o asimetrías.

Ecografía

Casi siempre es negativa.

Resonancia magnética

Puede manifestarse como realce no masa.

Manejo diagnóstico

En el caso de la BAG, existe la posibilidad de infravalorar carcinoma en hasta el 55 % de casos, por lo que se recomienda su extirpación. Si la lesión es menor de 10 mm, puede realizarse mediante BAV.

Neoplasia lobulillar

A continuación, se describen las principales características de esta entidad.

Definición

Comprende tanto la hiperplasia lobulillar atípica como el carcinoma lobulillar *in situ*, variante clásica. Consiste en una proliferación de células pequeñas y poco cohesivas que expanden la unidad ductolobulillar terminal.

 No se considera un verdadero cáncer, sino un marcador de riesgo.

Suele ser un hallazgo incidental en el contexto de una biopsia por otro motivo. Sin embargo, las variantes florida y pleomorfa sí son consideradas verdadero carcinoma *in situ*.

Clínica

Habitualmente, es asintomática.

Mamografía

Puede ser negativa o mostrar microcalcificaciones agrupadas o, menos frecuentemente, asimetría, distorsión o, incluso, masa.

Ecografía

Habitualmente, es negativa. Puede mostrarse como un nódulo o distorsión.

Resonancia magnética

Puede mostrar realces no masa.

Manejo diagnóstico

Si el diagnóstico ha sido mediante BAG, se precisa extirpación, ya que la infravaloración llega al 50 %. Puede hacerse mediante BAV si la lesión inicial es pequeña y, si no, recurrir a la cirugía.

PATOLOGÍA BENIGNA EN EL VARÓN

La mama en el varón está compuesta por tejido graso, con algunos ductos residuales y escaso tejido fibroso retroareolar. Al igual que en la mama de la mujer, la patología benigna en el varón es mucho más frecuente que la maligna y puede causar sensación de bulto o dolor.

Las patologías benignas más habituales son: ginecomastia, seudoginecomastia, lipoma, quiste de inclusión epidérmico, mastitis y absceso y lesiones tumorales infrecuentes.

Ginecomastia

A continuación, se describen las principales características de esta entidad (**Fig. 30-17**).

Definición

Proliferación benigna de los conductos y del estroma que producen desarrollo excesivo de la glándula mamaria.

 Puede afectar hasta al 60 % de la población masculina, siendo más frecuente en la adolescencia y en la senectud.

Clínica

Nódulo palpable retroareolar, de consistencia blanda y, a menudo, doloroso. Puede ser unilateral o bilateral, y suele ser asimétrica.

Mamografía

Se describen tres patrones:

- Ginecomastia nodular: el tejido adopta una morfología nodular.
- Ginecomastia dendrítica: adquiere forma de llamas con prolongaciones hacia la grasa.
- Ginecomastia difusa: simula una mama heterogéneamente densa de la mujer.

Ecografía

Se pueden ver dos patrones, uno focal hipoecogénico y otro más difuso hiperecogénico; este último se relaciona con mayor fibrosis acompañante.

Resonancia magnética

No se emplea para la valoración de la ginecomastia.

Manejo diagnóstico

Dependerá de la causa que la ocasiona. La mayor parte de las veces es de causa desconocida, existiendo la posibilidad de la extirpación quirúrgica como opción. Muchos medicamentos pueden causarla, por lo que deberá investigarse esta posibilidad, así como trastornos hormonales.

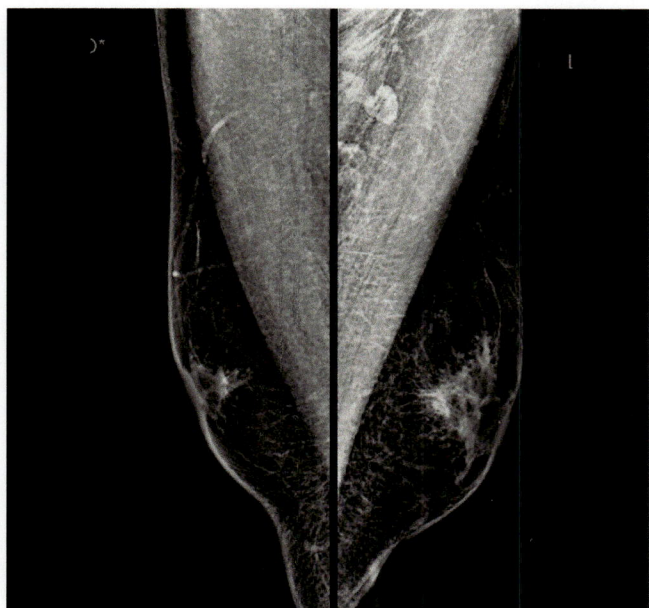

Figura 30-17. Ginecomastia bilateral asimétrica, de predominio izquierdo.

Seudoginecomastia

A continuación, se describen sucintamente las principales características de esta entidad.

Definición

Aumento del tejido graso en ambas mamas. Es muy frecuente y guarda relación con el hábito corporal.

Técnicas de imagen

La mamografía muestra claramente el componente graso.

Lipoma

A continuación, se describen sucintamente las principales características de esta entidad.

Definición

Proliferación de adipocitos rodeados por una fina cápsula.

Clínica

Nódulo de consistencia blanda.

Técnicas de imagen

Hallazgos similares a los lipomas en la mama femenina.

Manejo diagnóstico

Es, fundamentalmente, clínico.

Quiste de inclusión epidérmico

A continuación, se describen sucintamente las principales características de esta entidad.

Definición

Se forman por la inclusión de tejido epidérmico queratinizado en la dermis.

Clínica

Nódulo palpable superficial, dependiente de la piel.

Técnicas de imagen

Nódulo denso bien delimitado en mamografía, salvo si se inflama, en cuyo caso, se hace mal delimitado. En ecografía, presenta una apariencia variable, como nódulo hipoecogénico o heterogéneo.

Mastitis y absceso

Al igual que en la mama femenina, se puede producir una infección, que puede derivar en la formación de un absceso. La ecografía es la técnica de elección para su diagnóstico y drenaje.

Tumores benignos

En general, se trata de tumores muy infrecuentes, que se manifiestan como nódulos sólidos bien delimitados, y que requieren de biopsia para su diagnóstico. Se incluyen, entre otros, el miofibroblastoma, el hemangioma, el adenoma tubular y el hamartoma.

 PUNTOS CLAVE

- La patología benigna es mucho más frecuente que el cáncer.
- A menudo, causa sintomatología (lesión palpable, mastalgia, etc.).
- Las técnicas de imagen pueden identificarla en muchos casos, sin recurrir a la biopsia.
- Algunas patologías benignas pueden ser simuladoras de lesiones malignas, por lo que ocasionan resultados falsos positivos, que obligan a realizar biopsia.

- La presencia de patología benigna puede enmascarar ciertos cánceres, por lo que también puede contribuir a resultados falsos negativos.
- La mayoría de la patología benigna no requiere un tratamiento, sino un buen diagnóstico.

BIBLIOGRAFÍA

Berg WA, Sechtin AG, Marques H, Zhang Z. Cystic breast masses and the ACRIN 6666 experience. Radiol Clin North Am. 2010;48(5):931-87.

Díaz de Tuesta M. Lesiones mamarias de alto riesgo (B3b). En: Martínez M, Alonso P, Díaz G, Pérez S, Sanabria E (eds.). Radiología de la mama. Manual práctico de diagnóstico por la imagen. Madrid: Editorial Médica Panamericana; 2022. p. 243-52.

Ginter PS, Tang X, Shin SJ. A review of mucinous lesions of the breast. Breast J. 2020;26(6):1168-78.

Kestelman FP, Gomes CFA, Fontes FB, Marchiori E. Imaging findings of papillary breast lesions: a pictorial review. Clin Radiol. 2014;69(4):436-41.

Kulka J, Madaras L, Floris G, Lax SF. Papillary lesions of the breast. Virchows Arch. 2022;480(1):65-84.

Neal L, Sandhu NP, Hieken TJ, Glazebrook KN, Mac Bride MB, Dilaveri CA, et al. Diagnosis and management of benign, atypical, and indeterminate breast lesions detected on core needle biopsy. Mayo Clin Proc. 2014;89(4):536-47.

Porter GJR, Evans AJ, Lee AHS, Hamilton LJ, James JJ. Unusual benign breast lesions. Clin Radiol. 2006;61(7):562-9.

Quinn CM, D'Arcy C, Wells C. Apocrine lesions of the breast. Virchows Arch. 2022;480(1):177-89.

Rakha EA, Brogi E, Castellano I, Quinn C. Spindle cell lesions of the breast: a diagnostic approach. Virchows Arch. 2022;480(1):127-45.

Sanabria E. Lesiones mamarias de riesgo intermedio (B3a histológicas). En: Martínez M, Alonso P, Díaz G, Pérez S, Sanabria E (eds.). Radiología de la mama. Manual práctico de diagnóstico por la imagen. Madrid: Editorial Médica Panamericana; 2022. p. 235-42.

Stachs A, Stubert J, Reimer T, Hartmann S. Benign breast disease in women. Dtsch Arztebl Int. 2019;116(33-34):565-74.

Tan BY, Acs G, Apple SK, Badve S, Bleiweiss IJ, Brogi E, et al. Phyllodes tumours of the breast: a consensus review. Histopathology. 2016;68(1):5-21.

Trombadori CML, D'Angelo A, Ferrara F, Santoro A, Belli P, Manfredi R. Radial scar: a management dilemma. Radiol Med. 2021;126(6):774-85.

Yin Y, Liu X, Meng Q, Han X, Zhang H, Lv Y. Idiopathic granulomatous mastitis: etiology, clinical manifestation, diagnosis and treatment. J Invest Surg. 2022;35(3):709-20.

Intervencionismo de la mama

31

C. Sobrido Sampedro y E. Díez Uriel

 OBJETIVOS

- Describir los diferentes procedimientos intervencionistas diagnósticos y terapéuticos empleados en radiología mamaria y las distintas modalidades para guiarlos.
- Identificar las indicaciones y limitaciones, así como el procedimiento técnico y las complicaciones de cada uno de los diferentes procedimientos.
- Repasar las dificultades técnicas de cada procedimiento, así como las estrategias empleadas para solventarlas.

CONSIDERACIONES GENERALES

A continuación, se describen las indicaciones de los procedimientos intervencionistas de mama, así como las pautas de valoración previa y los requisitos de consentimiento informado, las consideraciones generales de asepsia, anestesia, cuidados posoperatorios y resultados obtenidos.

Indicaciones

Los procedimientos intervencionistas de mama están indicados en:

- Aquellas lesiones BI-RADS (Breast Imaging-Reporting and Data System) 3 en la estadificación de cáncer, cuando hay factores de riesgo, es difícil realizar el seguimiento o en caso de embarazo temprano.
- Lesiones BI-RADS 4 y BI-RADS 5.

Valoración previa

Antes de cada procedimiento, el radiólogo debe valorar la indicación de la prueba y la idoneidad de la técnica seleccionada, así como estar al tanto de tratamientos anticoagulantes o alergias que presente el paciente (al anestésico, al látex, a desinfectantes, etc.):

- En el caso de la punción aspirativa con aguja fina (PAAF) o colocación de marcadores, no se necesita interrumpir el tratamiento anticoagulante o antiagregante.
- En el caso de la biopsia con aguja gruesa (BAG), aunque la probabilidad de desarrollar un hematoma no significativo es mayor en pacientes anticoaguladas, la incidencia global es muy baja, por lo que no se considera necesario la suspensión del tratamiento.

- En el caso de la biopsia asistida por vacío (BAV), habría que valorar el riesgo-beneficio, dependiendo del motivo de la anticoagulación, valorando su interrupción (24 horas antes y 24 horas después) si no existe riesgo significativo para la paciente.

Consentimiento informado

El consentimiento informado forma parte de toda actuación asistencial y se halla incluido dentro de la obligación asumida por el médico. Es imprescindible que la paciente tenga toda la información sobre la actuación médica y el consentimiento informado debe estar firmado antes de la realización de la prueba.

En él, debe figurar claramente: descripción del procedimiento, objetivo y beneficios esperables, limitaciones, alternativas al procedimiento, así como sus riesgos.

Asepsia

Siempre es necesaria una rigurosa limpieza del área por donde se van a introducir las agujas. Se utiliza antiséptico líquido, limpiando de forma circular excéntrica al punto de entrada.

Se utilizará un campo estéril durante todo el procedimiento.

Si se va a estar en íntimo contacto con la sonda ecográfica, se le debe poner una funda. Si, por el contrario, la entrada de la aguja va a estar alejada de la sonda, se limpia la sonda (y su cable) con antiséptico líquido.

Anestesia

Se aplica en todos los procedimientos intervencionistas, excepto en las PAAF, dado que, la mayoría de las veces, es prescindible. Concierne, sobre todo, a la piel y al tejido celular subcutáneo.

Se inyectamos lidocaína al 2 % o mepivacaína (9/10) + bicarbonato (1/10), con agujas de calibre 21 G y 5 cm de largo. Es muy importante purgar la aguja, para no tener burbujas de aire que causen artefacto en la imagen del estudio.

Si se necesitamos probar la dirección y angulación adecuada de la aguja para la biopsia posterior, se anestesia primero el trayecto hacia la lesión con mucho cuidado de no enmascarar la lesión. Posteriormente, se realiza un habón subcutáneo (aguja de 25 G) en el punto de punción previo. Se puede invertir el orden indistintamente.

Cuidados posteriores habituales (excepto en procedimientos mínimamente invasivos)

Normalmente, se siguen estas pautas:

- La paciente llevará un vendaje elástico durante 24 horas.
- Deberá tener reposo relativo del brazo durante 48 horas, sin coger peso ni separar mucho tiempo el brazo del cuerpo.
- Si tiene dolor, se le puede recetar paracetamol o metamizol.
- Se le explican a la paciente signos y síntomas de alarma: zona de punción eritematosa, caliente o con importante aumento de volumen.

Resultados

Es imprescindible hacer una correlación clínica-radiopatológica una vez conocido el resultado. Si no es concordante, se debe repetir o ampliar la biopsia.

INTERVENCIONISMO ECOGUIADO DE MAMA

Siempre que sea posible, se utilizará el intervencionismo ecoguiado, porque no emite radiación ionizante y es mucho más accesible, rápido, barato y cómodo para la paciente.

Se utiliza una sonda lineal de alta frecuencia, controlando el procedimiento en tiempo real.

Siempre que se pueda, y en la mama es lo más frecuente, se debe utilizar un abordaje paralelo a la sonda. Para ello, dado que la mama tiene una morfología curva, se introduce la aguja entre 1 y 2 cm alejada de la sonda, y así puede verse en todo su trayecto horizontal bajo la sonda. Si la lesión es muy posterior, el orificio de entrada debe estar más alejado de la sonda para conseguir un abordaje paralelo a la pared torácica (**Fig. 31-1**). Se debe comprobar la correcta posición de la aguja dentro de la lesión en un plano adicional, girando la sonda 90°.

En la medida de lo posible, se debe evitar un acceso perpendicular a la sonda, donde se verá únicamente la punta de la aguja como un foco puntiforme hiperecoico. Este acceso tiene más riesgo de neumotórax.

Punción aspirativa con aguja fina (PAAF)

Es un proceso muy rápido y muy barato; pero requiere de un equipo experimentado (radiólogo, técnico de citología y citopatólogo) para que las muestras sean diagnósticas.

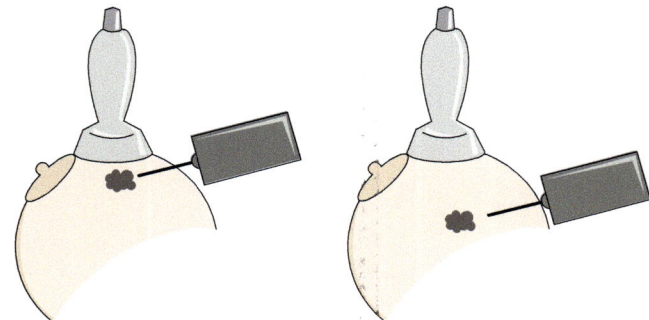

Figura 31-1. Como se puede observar en las imágenes, la aguja se introduce entre 1 y 2 cm alejada de la sonda, y así puede verse en todo su trayecto horizontal bajo la sonda. Si la lesión es muy posterior, el orificio de entrada debe estar más alejado de la sonda para conseguir un abordaje paralelo a la pared torácica.

Indicaciones

Se realiza en lesiones dentro del pezón, para la evacuación de lesiones quísticas que causan dolor o ansiedad a la paciente o cuando se necesita diferenciar lesiones sólidas de quísticas con contenido.

Aunque, si la muestra es suficiente, permite realizar citometría de flujo y valorar los receptores hormonales, no se puede diferenciar entre carcinoma *in situ* e invasivo.

No es una técnica apta para valoración de microcalcificaciones.

Técnica

Previo consentimiento informado firmado y tras limpieza exhaustiva de la sonda y la piel de la paciente, se introduce bajo guía ecográfica una aguja de entre 21 y 25 G aproximadamente (entre 18 y 27 G); una vez introducida, se mueve la aguja en el interior de la lesión de dentro hacia fuera, sin salirse de la lesión, y se gira sobre su eje, obteniendo la muestra por capilaridad.

Se puede realizar el procedimiento sin jeringa, y así las células suben por capilaridad, o conectado a una jeringa (10 mL), mediante aspiración. Por capilaridad, se obtendrán menos células, pero más integras.

Si se pretende vaciar una lesión quística, se utiliza un calibre de 21 G, aproximadamente, en lesiones quísticas simples y, si no es suficiente, se utilizará una aguja de 20 G o mayor calibre para quistes complicados o drenajes de abscesos.

Se utiliza como material conductor el mismo antiséptico líquido no alcohólico e incoloro (para no ensuciar ni estropear los cristales de la sonda). No se debe utilizar gel, a menos que el punto de entrada esté lejos de la sonda, porque, si se introduce en el interior de la aguja, inutilizaría la muestra.

Puede ser doloroso en lesiones intrapezón o retroareolares, así como en el contexto de mastitis. En estos casos, se puede anestesiar la piel y la zona premamaria con mepivacaína o lidocaína al 2 %.

Cuidados posteriores

Se comprime durante 1 minuto y se pone un apósito. No se necesitan cuidados posteriores adicionales.

Complicaciones

Las complicaciones en las PAAF de mama son muy infrecuentes. Puede producirse un pequeño sangrado, que, habitualmente, se detiene con la simple compresión digital.

Biopsia con aguja gruesa (BAG)

Es la técnica más frecuente, rápida y coste-efectiva que se utiliza para la valoración histológica de lesiones mamarias, permitiendo la obtención de marcadores pronósticos.

Técnica

Tras la limpieza exhaustiva de la zona y las medidas pertinentes de asepsia, se introduce bajo guía ecográfica la anestesia local (v. el apartado *Anestesia* en *Consideraciones generales*).

Existen multitud de tipos de agujas; las autoras utilizan las de sistema automático de guillotina, porque tienen más fuerza y son muy útiles en mamas densas. Hay diferentes calibres y longitudes tanto de aguja como de muestra. Las más frecuentemente utilizadas son las de 11, 14 o 16 G con avance de 11, 16 o 22 mm. Si se necesita biopsiar otra lesión, se puede reutilizar la misma aguja previamente limpiada con suero.

Se comprueba ecográficamente que la punta de la aguja está en el margen de la lesión. Se acciona el «disparo» sujetando con firmeza la aguja para que no se mueva. El movimiento de la aguja se realiza en dos pasos: el primer empuje cuando se abre la cámara (espacio donde se recogerá la muestra) y, en el siguiente empuje, se cierra la cámara seccionando el tejido y conservándolo en su interior.

Se retira la aguja, se vacía la muestra en un bote de formol, se limpia la aguja por si ha estado en contacto con el formol (frotándola en unas gasas es suficiente), se carga y se vuelve a repetir el procedimiento.

Se valorará, según la muestra obtenida (cantidad de material que sedimenta en el bote), el número de pases necesarios; habitualmente, con tres cilindros es suficiente.

Hay que tener cuidado con las lesiones próximas a la piel o pezón, porque su daño/rasgado suele ser frecuente. Las autoras inyectan anestésico sobre la lesión, aumentando entonces la distancia entre la piel y la lesión.

Muchas veces, la anestesia difunde tan rápido que apenas deja hacer un pase. Cuando se necesita mantener esa distancia, se introduce ácido hialurónico, obteniendo una imagen seudonodular anecoica que sirve como separador de las estructuras a la lesión.

> ❗ En el caso de lesiones en localizaciones difíciles o con riesgo de complicación, también se puede hacer el procedimiento con la cámara abierta (primer disparo), se penetra por completo la lesión y, una vez dentro, se cierra la cámara (segundo disparo); así se asegura que no haya avance de la aguja.

Ambos métodos se utilizan, asimismo, en las lesiones localizadas posteriormente sobre la musculatura pectoral o la pared torácica.

Cuidados posteriores

Se comprime durante, aproximadamente, 10 minutos, drenando el material hemático hacia el orificio. Se colocan puntos de aproximación adhesivos sobre el punto de incisión y un vendaje elástico (24 horas).

Se recomienda la aplicación de frío local intermitente (48 horas) y reposo relativo del brazo ipsilateral (48 horas).

Complicaciones

Las posibles complicaciones de la BAG son:

- Molestias o dolor en la mama tras el efecto de la anestesia.
- La complicación más frecuente es la hemorragia/hematoma; con compresión digital inmediata durante unos minutos, suele ser suficiente.
- Infección, que es muy improbable si se realiza el procedimiento con rigurosa asepsia.
- Neumotórax, que siempre se debe evitar, realizando el procedimiento de localizaciones posteriores con cuidado, recurriendo a los consejos explicados anteriormente.

Biopsia asistida por vacío (BAV)

En la BAV, se obtiene mucha más muestra que en la BAG, habitualmente, utilizando agujas de mayor calibre y mayor número de cilindros. Es una excelente alternativa a la biopsia quirúrgica y se realiza incluso con fines terapéuticos. Es mucho más cómoda, tiene menos complicaciones, cicatriz mínima o inexistente y muy bajo coste comparada con la biopsia quirúrgica.

Indicaciones

Hoy en día sus indicaciones más frecuentes son: obtener mayor información de las lesiones B3; exéresis de lesiones benignas; obtener mayor información ante disparidad radiopatológica en resultados de BAG previas; agrupaciones de microcalcificaciones, habitualmente, en nódulos, visibles por ecografía; agrupaciones de microcalcificaciones, en las que no es posible obtener la muestra guiada por estereotaxia.

Técnica

Tras la firma del consentimiento informado, la asepsia y la administración de anestesia local, se practica una pequeña incisión con el bisturí y se introduce la aguja de vacío (las autoras utilizan 10 G, pero pueden ser desde 7 hasta 12 G).

Se coloca la aguja inmediatamente por debajo de la lesión diana. Desde ahí, se empieza la obtención de la muestra hacia arriba (botón «sample») mediante aspiración y se va depositando automáticamente en una cesta localizada en el extremo distal de la aguja. Posteriormente, se realiza un barrido hacia el plano interno y hacia el externo, sin olvidarse de lavar la zona (botón «lavado»), para obtener una mayor visibilidad y comprobar si queda lesión residual.

Si no se identifica lesión residual, en el caso de biopsia diagnóstica, se debe dejar un marcador. Si por el motivo que fuere, no se ha hecho, se puede colocar en las dos próximas semanas en la cavidad residual de la biopsia, todavía visible por ecografía.

Cuando la BAV se realiza por microcalcificaciones, hay que confirmar posteriormente la presencia de microcalcificaciones en la muestra mediante estudio mamográfico de la pieza (▶ **Vídeos 31-1** y **31-2**, y **Fig. 31-2**).

Hay que tener cuidado con las lesiones próximas a la piel o el pezón, o muy posteriores; se puede inyectar anestésico o ácido hialurónico (v. apartado *Biopsia con aguja gruesa (BAG)*).

Se ha descrito, aunque las autoras no lo hacen, la colocación de una aguja espinal en la dermis, superior a la aguja de BAV, para fijarla como tope y no rasgar la piel en lesiones superficiales.

Cuidados posteriores

Los cuidados posteriores a la BAV son los mismos que tras la BAG (v. apartado *Biopsia con aguja gruesa (BAG)*), incidiendo en su cumplimiento.

Complicaciones

Las posibles complicaciones de la BAV son:

- Molestias o dolor en la mama tras el efecto de la anestesia.
- La complicación más frecuente es, sin duda, la hemorragia/hematoma, para cuya resolución suele ser suficiente con compresión digital inmediata durante unos minutos (si se necesita, se interrumpe el procedimiento). Se puede introducir posteriormente un hemostático reabsorbible para contener el sangrado. Rara vez se produce un hematoma que requiera drenaje quirúrgico.
- Si la paciente es portadora de prótesis, existe la posibilidad remota de rotura de estas. Complicación que se podría evitar con los consejos descritos anteriormente.
- Hay que tener cuidado con las lesiones próximas a la piel o el pezón, porque su daño/rasgado suele ser frecuente. Tal y como se ha explicado, se debe introducir un agente separador.

Marcadores

Los marcadores son piezas estériles de escasos milímetros (2-3 mm), que pueden ser de distintos materiales (titanio y acero inoxidable son los materiales más empleados) y de distintas formas según el modelo y la casa comercial que los distribuya.

Indicaciones

El empleo de los marcadores tiene diferentes objetivos: facilitar la resección quirúrgica (bien cuando la resección es ecoguiada, bien cuando dirige la colocación de un arpón); permitir una adecuada correlación entre diferentes modalidades de imagen; marcar la extensión de la enfermedad (p. ej., en un carcinoma *in situ* extenso o en una afectación multifocal); permitir un seguimiento de lesiones en tratamiento neoadyuvante; facilitar el seguimiento de lesiones benignas biopsiadas; etcétera.

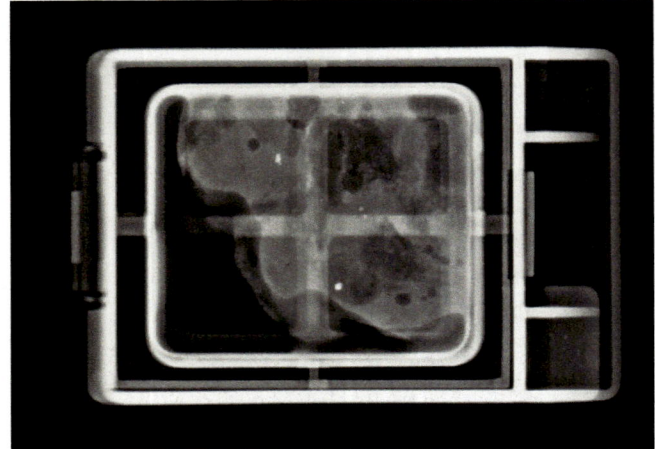

Figura 31-2. Se comprueba presencia de microcalcificaciones en la muestra obtenida.

En el caso de la ecografía, para aumentar su visualización, al material metálico se le puede añadir un material bioabsorbible (colágeno, hidrogel), que, además, mejora la hemostasia y disminuye el riesgo de migración de este.

Técnica

Tras la firma del consentimiento informado y la asepsia exhaustiva de la zona, se administra anestesia local. Se practica una pequeña incisión con el bisturí y se introduce el marcador.

> ❗ Se introduce el marcador traspasando la lesión y posteriormente se retrocede hasta dejar la punta de la aguja donde queremos que se quede el marcador (habitualmente en el centro de la lesión); así conseguimos crear un camino para depositarlo. Si no tunelizamos la lesión es posible que el marcador se desplace por el trayecto de entrada (▶ **Vídeo 31-3** y **Figs. 31-3**, **31-4** y **31-5**).

En el caso del arpón, no es necesaria la tunelización. Se abre y se ancla justo donde se quiere dejar.

Siempre se debe confirmar posteriormente que el marcador está correctamente colocado (revisión ecográfica o mamográfica en el caso de microcalcificaciones).

En el caso del método ROLL para la localización radioguiada de lesiones de mama no palpables (*radioguided occult lesion localization*), se inyecta el radiofármaco dentro de la lesión, realizándose después una gammagrafía y la localización del tumor se hará con una gammacámara durante la cirugía.

En algunos centros, se hace un tatuaje dérmico focal para ayudar a los cirujanos a su localización.

Cuidados posteriores

Se presiona durante unos segundos y se pone un apósito.

Complicaciones

Las posibles complicaciones de la introducción de marcadores son:

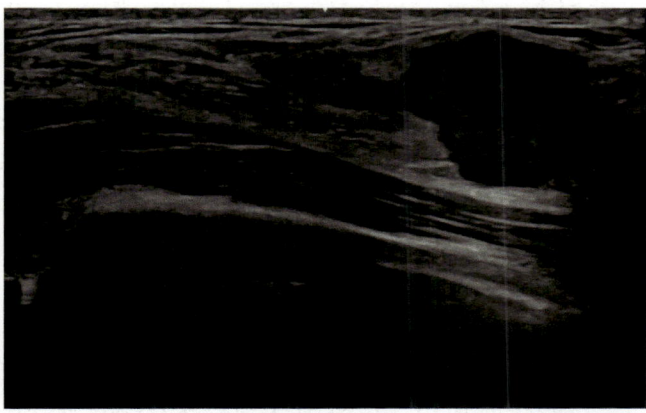

Figura 31-3. Lesión en el cuadrante superoexterno de la mama derecha.

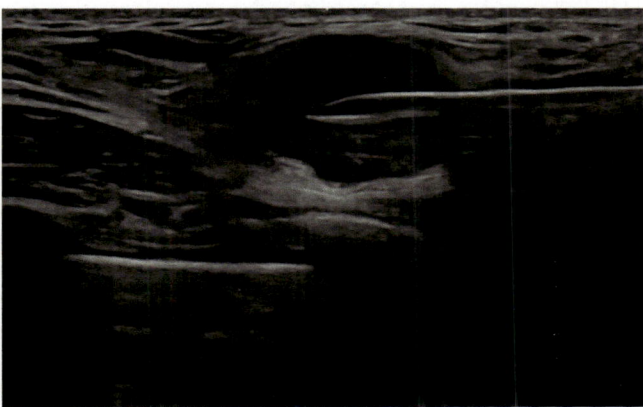

Figura 31-4. Dispositivo para la colocación de marcador, con extremo distal intralesional.

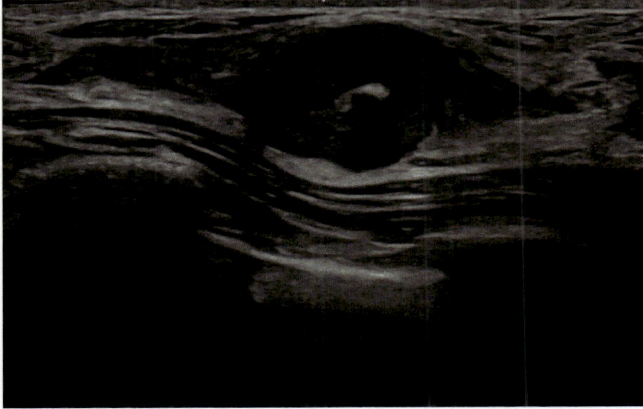

Figura 31-5. Se identifica marcador en el centro de la lesión.

- Localización incorrecta: si esto sucede, debe reflejarse en el informe la localización exacta, indicando la distancia a la localización ideal. Si está a más de 1 cm de la lesión, debe colocarse otro marcador.
- Migración del clip, habitualmente, por el trayecto de entrada; por eso, es importante la tunelización de la lesión.
- Hematoma/hemorragia: muy poco frecuente, a menos que se traspase un vaso durante el trayecto o se rompa alguno con la administración de la anestesia.
- Extremadamente raras son las alergias al níquel o al titanio (material de los marcadores).

Drenaje de abscesos

Los abscesos en la mama son un cuadro clínico muy doloroso, que causa importante morbilidad.

Indicaciones

Siempre que se pueda, se deberían drenar los abscesos mamarios, para la mejoría clínica y acortar el tiempo de recuperación.

Técnica

Se realiza tras la administración de anestesia local (lidocaína/mepivacaína al 2 %), siendo generosos porque suele ser un procedimiento muy doloroso.

Siempre se inserta la aguja en una zona de piel intacta, no inflamada.

Se realiza drenaje de la colección líquida mediante aspiración con aguja (entre 20 y 14 G) o con colocación de catéter en J (*pig-tail*) de 5 a 7 F, que se retirará al finalizar el procedimiento. Si el contenido es muy viscoso y no se drena correctamente, se puede irrigar con una solución salina. Y, si aun así no es posible el drenaje o empeora clínicamente, se puede realizar el drenaje mediante sistema de BAV con una aguja de 10 G.

Cuidados posteriores

Los procedimientos de drenaje se utilizan siempre concomitantes con antibioticoterapia oral.

Ante la buena evolución clínica, se realiza control ecográfico 1-4 semanas después del procedimiento. Se considera resolución del cuadro cuando la paciente no tiene fiebre, tumefacción ni eritema.

Si el cuadro empeora o persiste, se debería realizar un drenaje quirúrgico.

No se debe interrumpir la lactancia.

Hipertermia

Se basa en el principio de que a, aproximadamente, 60 °C las células se mueren. Se establece habitualmente en 90 °C, no alcanzando los 100 °C para evitar la carbonización.

Aunque hay varias técnicas (microondas, láser intersticial, electroporación, etc.), la radiofrecuencia es la más utilizada.

La radiofrecuencia se utiliza principalmente bajo guía ecográfica, utilizando corriente alterna, que crea una agitación y fricción que eleva la temperatura.

El BLESS (*breast lesion excision system*) es la técnica empleada habitualmente para la escisión de lesiones mamarias. Tiene un gran calibre, por lo que se necesita una amplia incisión (aproximadamente, de 10 mm). Se puede tomar una única muestra, de 1,1, 2,1 y 3 gramos según el tamaño seleccionado. Una vez que la cesta se expande, la radiofrecuencia pasa a través de sus filamentos, cortando y coagulando el tejido mamario.

El riesgo de quemadura debido a la radiofrecuencia restringe su uso, ya que, para poder realizarla con seguridad, la mama debe ser lo suficientemente gruesa (al menos, 25 mm comprimida); la distancia entre la piel y el músculo debe ser de, como mínimo, 6 mm.

Se realiza en el área de procedimientos/quirófano con sedación, porque puede llegar a ser muy doloroso.

Crioterapia

La temperatura desciende entre –160 °C y –190 °C, creando como una especie de «cubito de hielo». El frío actúa como anestésico, por lo que suele ser indolora (aun así, se anestesia localmente como siempre el trayecto y la periferia de la lesión).

Uno de los efectos negativos es que se necesita sedación para la realización del procedimiento y la paciente sigue notando el nódulo después de la intervención, lo que le crea ansiedad.

INTERVENCIONISMO ECOGUIADO DE AXILA

El indicador pronóstico más importante en el carcinoma infiltrante de mama es la afectación axilar. La ecografía es la técnica que tiene más precisión y la más rentable. El intervencionismo ecoguiado de axila es similar al de la mama, pero más delicado.

Punción aspirativa con aguja fina frente a biopsia con aguja gruesa

Aunque la realización de la PAAF es rápida, mínimamente invasiva y muy barata, además de su alta especificidad, requiere un equipo de técnicos y citopatólogos expertos, existiendo, asimismo, riesgo de falsos negativos por infraestimación de una muestra no suficientemente representativa, y de la necesidad de repetición del procedimiento por muestra insuficiente.

Indicaciones

Se realizará cuando se necesite caracterizar una adenopatía sospechosa. Por lo que, siempre que sea factible, se realizará una BAG, de la que se obtendrá mucha más información y más sensibilidad, siempre teniendo en cuenta el mayor riesgo de complicaciones de esta técnica respecto a la PAAF.

Técnica

Se debe hacer siempre un estudio Doppler color previo porque hay estructuras vasculares muy importantes, que se deben evitar.

Como siempre, tras la firma del consentimiento informado, la asepsia y la administración de anestesia, en el caso de la BAG, se introduce la aguja ecoguiada, siempre evitando los vasos principales (▶ **Vídeos 31-4** y **31-5**).

La dificultad más habitual en este tipo de procedimiento es la localización de las adenopatías, muchas veces, por profundidad (en contacto con pared torácica) o en íntimo contacto con estructuras vasculares; en estos casos, cuando se introduce la aguja de BAG, se hace con la cámara abierta (primer disparo), se penetra por completo la adenopatía y, una vez dentro, se cierra la cámara (segundo disparo); así se asegura que no haya avance y se evitan complicaciones mayores.

Cuidados posteriores

Véanse los apartados *Punción aspirativa con aguja fina (PAAF)* y *Biopsia con aguja gruesa (BAG)*.

Complicaciones

Véanse los apartados *Punción aspirativa con aguja fina (PAAF)* y *Biopsia con aguja gruesa (BAG)*.

Marcadores

Se marcan las adenopatías positivas habitualmente en pacientes que se van a someter a tratamiento neoadyuvante y en aquellos casos en que se necesite guiar al cirujano.

Técnica

La colocación de marcadores en adenopatías es un procedimiento simple, rápido, preciso, con baja tasa de migraciones, pocas complicaciones y bajo coste, que contribuye a la precisión y disminución del tiempo quirúrgico.

La paciente está en decúbito supino o decúbito lateral con el brazo elevado. Tras la firma del consentimiento informado y la asepsia de la zona, se anestesia la piel, el tejido celular subcutáneo y el trayecto (como se ha visto anteriormente).

Se avanza el marcador, se retrocede y se vuelve a introducir, y se deposita el marcador enclavado en la corteza, que habitualmente estará engrosada.

En el caso de que no presente una cortical lo suficientemente engrosada, el marcador se depositará en el centro de la adenopatía (▶ **Vídeo 31-6** y **Fig. 31-6**).

En algunos centros, se hace un tatuaje dérmico focal para ayudar a los cirujanos a su localización.

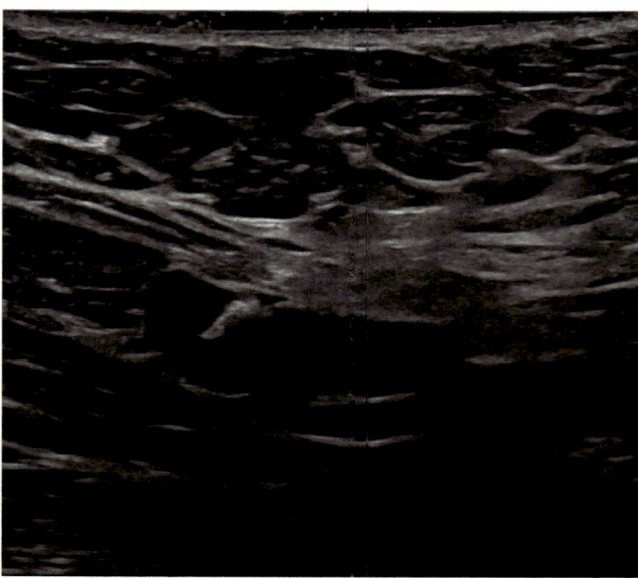

Figura 31-6. Adenopatía con imagen hiperecoica lineal en su interior, correspondiente al marcador.

Cuidados posteriores

Se presiona durante unos segundos y se pone un apósito.

Complicaciones

Véase el apartado *Marcadores* en *Intervencionismo ecoguiado de mama*.

INTERVENCIONISMO GUIADO POR MAMOGRAFÍA

A continuación se describen los procedimientos intervencionistas guiados por mamografía (▶ **Vídeo 31-7**).

Biopsias

De los procedimientos intervencionistas en la mama, el empleado con guía mamográfica es fundamentalmente la BAV (**Tabla 31-1**).

Indicaciones

La guía con estereotaxia se emplea en lesiones que se identifican en dos proyecciones de la mamografía convencional o en la tomosíntesis, pero que no tienen clara correlación en ecografía, como pueden ser, principalmente, los grupos de microcalcificaciones o distorsiones de la arquitectura, o también pequeñas masas o asimetrías mamarias (**Fig. 31-7**), mayormente, en lesiones clasificadas como lesiones de intermedia o alta sospecha (BI-RADS 4 o BI-RADS 5). Las desventajas respecto a biopsia la guiada por ecografía incluyen la exposición a radiación ionizante, el mayor tiempo del procedimiento respecto a la ecografía, una mayor incomodidad para la paciente y un mayor coste.

Técnica

A continuación, se describe con detalle la realización de la técnica.

Preparación

Antes de comenzar, hay que evaluar tanto la lesión que se va a biopsiar en las pruebas de imagen disponibles como a la paciente para determinar que la biopsia estereotáxica es viable y técnicamente posible (puede realizarse en cualquier plano,

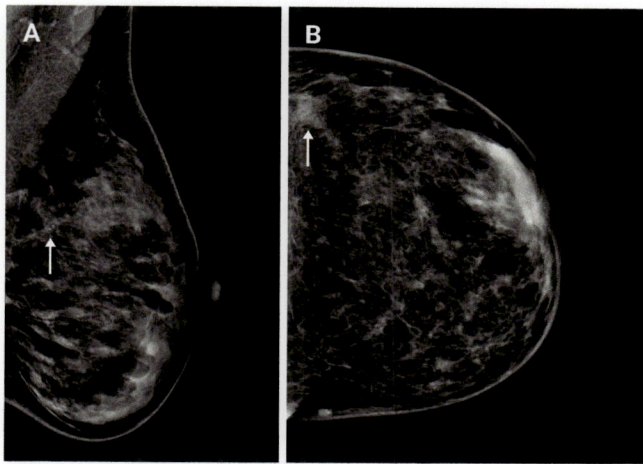

Figura 31-7. Indicaciones habituales de la biopsia asistida por vacío (BAV) guiada por estereotaxia. **A)** Microcalcificaciones agrupadas en los cuadrantes superiores de la mama izquierda. **B)** Asimetría focal en desarrollo en localización profunda en los cuadrantes externos de la mama izquierda.

no solo en los convencionales craneocaudal o mediolateral oblicuo).

Posicionamiento de la paciente

La biopsia estereotáxica puede realizarse con la mesa prona, en la que la paciente se sitúa en decúbito pronto introduciendo la mama por un orificio, situándose el equipamiento para la biopsia debajo de esta, o con la unidad de biopsia acoplada al mamógrafo, en la que la paciente se mantendrá en sedestación.

Con la mesa prona, las pacientes no ven la aguja durante el procedimiento, por lo que es mejor tolerado, con menos crisis vasovagales y, al ser una posición menos forzada, existe menor movimiento de la paciente. Sin embargo, hay pacientes que no toleran el decúbito prono prolongado o que superan el límite de peso de la mesa. Cabe reseñar que, cuando la paciente se encuentra en sedestación, se presta atención a localizar la aguja y otro material punzante en el lado contralateral al lado hacia el que está desplazada la cara de la paciente, para así disminuir la frecuencia de crisis vasovagales por visualización de la aguja y del procedimiento en sí.

Localización de la lesión diana

Para ayudar con la localización inicial de la lesión, se puede marcar en la piel la zona donde se localiza la lesión, tomando como referencia la distancia al pezón en la proyección correspondiente de la mamografía diagnóstica, y centrar en ese punto la apertura de la pala de compresión. Por ejemplo, en la proyección craneocaudal, se medirá la distancia AP (anteroposterior) desde el pezón y la distancia T (transversal) desde la lesión hasta la línea media (**Fig. 31-8**).

- La localización de la lesión puede realizarse guiada por estereotaxia o por tomosíntesis:
- Estereotaxia: se utiliza en lesiones que se identifican en las proyecciones clásicas de la mamografía 2D (craneocaudal y

Tabla 31-1. Frecuencia de procedimientos según la modalidad de imagen			
	PAAF	**BAG**	**BAV**
Ecografía	+	+++	+
Estereotaxia	–	+	+++
RM	–	+	+++

BAG: biopsia con aguja gruesa; BAV: biopsia asistida por vacío; PAAF: punción aspirativa con aguja fina; RM: resonancia magnética.

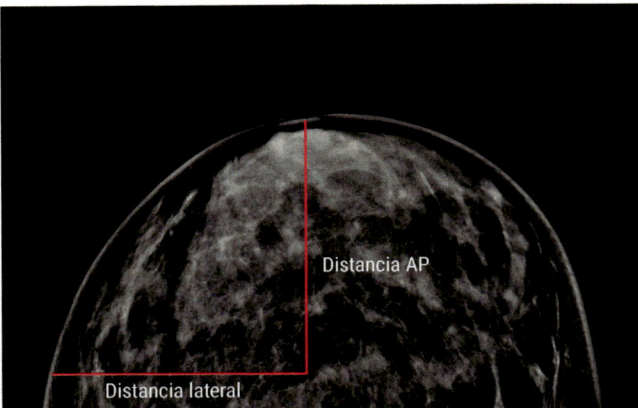

Figura 31-8. Ejemplo de localización de microcalcificaciones agrupadas en la planificación de la biopsia asistida por vacío (BAV) guiada por estereotaxia. Se mide la distancia anteroposterior desde el pezón hasta la altura de la lesión diana y, posteriormente, la distancia lateral desde este punto a la lesión diana.

mediolateral oblicua). Con la mama posicionada y comprimida entre la pala compresora y la placa receptora, se obtiene una proyección a 0°, y la lesión está incluida y centrada en la imagen; se realizan dos proyecciones oblicuas a +15° y a –15° desde la posición inicial, en las que se seleccionará como punto de referencia la lesión que se va a biopsiar. El *software* del mamógrafo proporcionará las coordenadas de la lesión en los tres ejes del espacio (X, Y y Z).

- Tomobiopsia: empleada cuando la lesión se observa únicamente o es mejor visualizada en las imágenes de tomosíntesis (generalmente, distorsiones de la arquitectura); se realiza nueva tomosíntesis y el *software* proporcionará las coordenadas de la lesión a partir de que se haya seleccionado el punto de referencia en el corte que mejor identifique la lesión.

Procedimiento

> ! Tras la **asepsia** de la zona, se anestesia localmente como siempre. Es importante valorar la **profundidad de la lesión** (eje Z). En el caso de las **microcalcificaciones**, es importante la cantidad y dirección de anestesia aplicada, dado puede dispersarlas. Ante la duda de que las microcalcificaciones hayan podido modificar su posición, se puede realizar una nueva proyección tras la aplicación de la anestesia para confirmarlo y ver si hay que localizar un nuevo punto de marcaje.

Posteriormente, se realiza una pequeña incisión en la piel con bisturí, en el punto de entrada de la aguja para facilitar su entrada.

A continuación, se introduce la aguja por el soporte específico hasta el tope marcado por el *software* del mamógrafo; si se necesita, se puede realizar otro par de proyecciones a +15° y –15° para confirmar la correcta localización de la aguja, y proceder a la realización de la BAV.

Se recomienda obtener muestras de tejido que abarque los 360° desde la aguja. Como referencia, se emplean las posiciones horarias, obteniendo, al menos, 12 muestras.

Tras la realización de BAV para estudio de microcalcificaciones, se debe, antes de retirar la aguja de la biopsia, realizar una radiografía sobre las muestras de tejido obtenido para confirmar que las microcalcificaciones están incluidas.

Una vez realizada la biopsia, si no persisten microcalcificaciones residuales, es muy recomendable la colocación de un marcador en la zona biopsiada, que se introduce por la misma aguja de biopsia (v. el apartado *Marcadores» en «Intervencionismo guiado por mamografía*).

Se debe lavar el lecho de la biopsia previamente a la descompresión y colocación del marcador si es el caso, lo que produce colapso de la cavidad y disminuiría el riesgo de migración del marcador.

Al finalizar, se retira la aguja, y se descomprime y retira la mama del equipo mamográfico.

Cuidados posteriores

Véase el apartado *Biopsia con aguja gruesa (BAG)*.

En el centro de las autoras, se realiza una mamografía de control 7-10 días tras la biopsia, cuando la paciente acude a la consulta a recoger los resultados, para comprobar la correcta localización del marcador en el lecho de la biopsia. En el caso de que el marcador haya migrado y esté desplazado respecto a la zona biopsiada, hay que reflejarlo en el informe. Hay centros en los que este control se realiza inmediatamente tras la biopsia; no obstante, si el control se hace en diferido, es más precisa la localización definitiva del marcador, porque ya ha disminuido/desaparecido el hematoma que se forma en el lecho de la biopsia.

Complicaciones

Las posibles complicaciones se subdividen en complicaciones técnicas y complicaciones locales:

- Complicaciones técnicas:
  - Mamas pequeñas: en el caso de mamas pequeñas que no ocupen toda la apertura de la pala de compresión, se puede colocar una almohadilla adyacente a la mama y que rellene la abertura de la pala de compresión.
  - Cuando el grosor de la mama comprimida no es suficiente (se necesita un grosor ≥ 30 mm), se pueden emplear diferentes estrategias: comprimir la mama por ambos lados mientras se comprime lentamente para que mayor cantidad de tejido se sitúe centralmente en la apertura de la pala de compresión sujetándolo con esparadrapo para que se mantenga, emplear la placa distanciadora, o utilizar dos palas de compresión con sendas aperturas por las que protruye la mama tanto anterior como posteriormente al ser comprimida.
  - También se puede añadir el dispositivo brazo lateral al mamógrafo, que permite un acceso con la aguja en el mismo plano de la compresión, no perpendicular al plano de compresión, como se haría normalmente.
  - Lesiones superficiales: en este caso, se emplearán agujas con una apertura menor o se introducirá la aguja con la cámara abierta para tener controlado el avance de la aguja, y así evitar lesionar la piel.
  - Lesiones en localización posterior: las lesiones posteriores muy próximas a la pared torácica pueden ser difíciles de localizar. Al poder emplear otras proyecciones distintas a

las convencionales craneocaudal y mediolateral oblicua, cuando la paciente está incorporada, puede oblicuarse tanto como sea necesario para localizar la lesión.

- Cuando se emplea la mesa prona, se puede introducir no solo la mama, sino también el brazo del mismo lado a la mama que se va a biopsiar por el agujero, para así poder rotar el cuerpo y hacer más accesibles estas lesiones posteriores.
- Limitación técnica del equipo: a veces, a pesar de intentar corregir los factores descritos, persiste la imposibilidad de realizar la biopsia por las limitaciones técnicas del equipo. En este caso, se puede cambiar el abordaje, cambiar aguja o poner marcador y realizar el procedimiento ecoguiado (v. el apartado *Biopsia asistida por vacío (BAV)*).
- Complicaciones locales: son similares a las de las BAV guiadas por ecografía (v. el apartado *Biopsia asistida por vacío (BAV)*).

Marcadores

Véase el apartado *Marcadores* en *Intervencionismo ecoguiado de mama*.

Es importante valorar si se colocaron marcadores con anterioridad para colocar un marcador de forma diferente (y así facilitar la correlación marcador-patología) y también tener en cuenta en qué modalidad de imagen se va a valorar el marcador. Los marcadores se visualizan en mamografía porque son de un material radiopaco.

Indicaciones

Los marcadores se colocan con el mamógrafo, principalmente, en el caso de microcalcificaciones, distorsiones de la arquitectura o en asimetrías focales sin traducción ecográfica.

Técnica

La localización de la zona que se va a marcar se realiza de la misma forma que al efectuar una biopsia por estereotaxia o tomobiopsia (v. el apartado *Localización de la lesión diana* en *Intervencionismo guiado por mamografía, Biopsias*).

Como siempre, tras una limpieza exhaustiva de la zona, se anestesia localmente.

A continuación, se introduce la aguja del marcador por el soporte específico hasta el tope marcado por el dispositivo acoplado al mamógrafo; se suelta el marcador y se realiza una rotación de la aguja de 360° para asegurarse de que el marcador se haya liberado. Posteriormente, se retira la aguja. Se descomprime progresivamente la mama.

Cuidados posteriores

Se presiona durante unos segundos y se pone un apósito.

Complicaciones

Las posibles complicaciones son:

- Migración del marcador respecto a la lesión biopsiada. Esta puede ser inmediata, siguiendo el trayecto de la aguja en el momento de descomprimir la mama, o tardía (semanas o meses tras su colocación), bien siguiendo el trayecto de la aguja, bien por desplazamiento en el tejido graso de la mama. Es posible un seudodesplazamiento del marcador por el hematoma formado en el lecho de la biopsia (**Fig. 31-9**), que puede volver a normoposicionarse tras la reabsorción del hematoma, por lo que se debe lavar el lecho de la biopsia previamente a la localización del marcador.
- Infección. Para evitarla, es importante hacer una rigurosa asepsia durante el procedimiento.
- Otras complicaciones raras relacionadas con el marcador son por reacciones alérgicas al material del que esté hecho. Lo más frecuente es por alergia al níquel y hay que tenerlo en cuenta para colocar marcadores de otro material. El resto de alergias son extremadamente infrecuentes.

Arpones

Los arpones son unos marcadores utilizados para localizar lesiones no palpables, que merecen una mención aparte por sus peculiaridades. Están formados por finos alambres de metal que se introducen de forma percutánea.

Técnica

La colocación del arpón se lleva a cabo en el servicio de radiodiagnóstico idealmente el mismo día de la cirugía y, posteriormente al procedimiento, la paciente queda ingresada.

Para la localización de la lesión, véase el apartado *Localización de la lesión diana* en *Intervencionismo guiado por mamografía, Biopsias*.

Una vez obtenidas las coordenadas de la lesión, es recomendable aumentar en 5 mm la profundidad del eje Z, ya que es preferible que el arpón sobrepase la lesión.

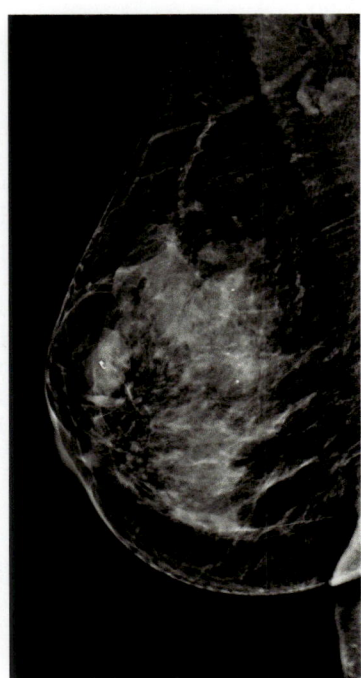

Figura 31-9. Seudodesplazamiento de marcador colocado tras una biopsia asistida por vacío (BAV), por el hematoma formado en el lecho de la biopsia.

Tras asepsia y anestesia local, se introduce la aguja que llevará el arpón en su interior y, una vez alcanzado el punto deseado, se liberará el arpón y se retirará la aguja de soporte. El extremo interno es curvo o con terminación en «V» para facilitar su anclaje, y el extremo externo sale fuera de la mama.

Se recomienda tras la colocación del arpón la realización de mamografía unilateral con dos proyecciones para confirmar su correcta localización.

Cuidados posteriores

Se coloca un apósito sobre el extremo externo del arpón, con cuidado de que el adhesivo no contacte con el alambre, y así evitar que migre cuando se retire el apósito.

Complicaciones

Es un procedimiento seguro, con muy baja tasa de complicaciones.

Galactografía

Es una prueba intervencionista en la que se realiza una inyección de contraste yodado para valorar los conductos galactóforos y detectar lesiones intraductales que sean responsables de secreción por el pezón. El análisis citológico de la secreción, en general, tiene baja sensibilidad.

Indicaciones

Su indicación es la presencia de secreción uniorificial por el pezón de aspecto no fisiológico, incluso cuando la mamografía ha sido normal.

La alergia al contraste yodado es la única contraindicación para su realización.

Técnica

Con la paciente en decúbito supino, tras desinfectar el pezón y localizar el orificio del pezón por el que sale la secreción con ayuda de una lupa con luz, se inserta una pequeña cánula de sialografía de punta roma; a continuación, se insertarán dilatadores progresivamente, hasta introducir la cánula por la que se pasará el contraste yodado muy lentamente, con cuidado de evitar introducir burbujas de aire. Posteriormente, se retira la cánula y se coloca un apósito o pegamento en aerosol para sellar el orificio.

A continuación, se realiza una mamografía con proyecciones craneocaudal y lateral, en las que se valorará la repleción del conducto y la existencia o no de lesiones intraductales (que se verán como defectos de repleción) y su localización.

Cuidados posteriores

No requiere cuidados posprocedimiento específicos.

Complicaciones

La galactografía es una prueba con pocas complicaciones. Entre las posibles dificultades que pueden surgir, se encuentran las siguientes:

- La presencia de un pezón retraído puede dificultar o impedir la canulación del conducto.
- Durante el procedimiento, se puede notar un ligero dolor y escozor al introducir el contraste.
- También puede existir rotura del conducto con extravasación del contraste, que no tiene mayor complicación, pero habitualmente anula la prueba, que se tendrá que repetir pasado un tiempo.

PROCEDIMIENTOS GUIADOS POR RESONANCIA MAGNÉTICA

Por su alta sensibilidad para la detección de cáncer de mama, aunque acompañada de una baja especificidad, muchas veces la resonancia magnética (RM) detecta lesiones indeterminadas o sospechosas que necesitan estudio histológico para un adecuado manejo de la paciente.

Biopsias

El método empleado es la BAV.

Comparada con las anteriores, es una técnica más cara, de mayor duración (necesita la paralización del equipo de RM, aproximadamente, 45-60 minutos y, por lo tanto, requiere más tiempo de radiólogo) y con mayor tasa de complicaciones.

Indicaciones

Hay que considerar la realización de biopsias en lesiones indeterminadas o sospechosas (BI-RADS 4/5) o lesiones probablemente benignas (BI-RADS 3) en pacientes de alto riesgo que se visualizan en RM, pero que no tienen traducción en mamografía y ecografía.

En cuanto a las contraindicaciones, están las propias de la RM (claustrofobia, intolerancia al decúbito prono prolongado, cuerpo extraño metálico intraorbitario, dispositivos no compatibles con RM como neuroestimulador, marcapasos/desfibriladores, implantes cocleares, etc.), alergia a contraste (gadolinio) y las propias de procedimientos intervencionistas.

Técnica

A continuación se detallan los pasos de la técnica de realización de los procesos guiados por RM.

Preparación

Hay que valorar la accesibilidad de la lesión o si la paciente es portadora de implantes mamarios, por si es preciso un posicionamiento especial.

Posicionamiento de la paciente y localización de la lesión

Las biopsias se llevan a cabo en RM de 1,5 o 3 T, con la paciente en decúbito prono en la mesa de RM, con la mama que se va a biopsiar suspendida por el orificio de la antena específica de mama, y los brazos relajados por encima de la cabeza.

Con la paciente ya en decúbito, se comprime la mama de forma moderada (para no comprometer la vascularización) entre una pala y una rejilla. Habitualmente, la mama se comprime en sentido mediolateral y se prefiere un acceso lateral (la rejilla se localizará comprimiendo por la parte externa la mama) por la facilidad que aporta al radiólogo que realiza la biopsia y porque facilita el acceso a lesiones posteriores; si el acceso fuera medial, estaría más dificultado por el esternón (se hace excepcionalmente).

Una vez ubicada la rejilla, se coloca un marcador de referencia en la cuadrícula de la rejilla por donde se podría introducir la aguja (este punto es aproximado; se decide valorando la RM diagnóstica).

Posteriormente, se realiza el estudio de RM, con un protocolo rápido con el objetivo de identificar la lesión o realce que se va a biopsiar, que incluye secuencias potenciadas en T1 con saturación grasa basal y estudio dinámico poscontraste. Una vez obtenidas las secuencias precontraste y valorando las imágenes de forma conjunta con el estudio de RM diagnóstico, se puede estimar la localización aproximada de la lesión.

Si se considera que no está incluida, se reposiciona a la paciente y se repite la secuencia precontraste. Si la lesión está incluida, se procederá a introducir el contraste y completar el estudio dinámico. Una vez valorado todo el estudio y confirmada la persistencia de la lesión y la accesibilidad para la biopsia (si no es accesible, habría que recolocar a la paciente y empezar de nuevo) se recoloca el marcador de referencia en la cuadrícula correspondiente por la que se introducirá la aguja (esta se puede calcular de forma automática o manual valorando las coordenadas de la imagen seleccionada) y se calcula la profundidad de la lesión desde el punto de entrada.

Procedimiento

Tras asepsia y anestesia local, se introduce una vaina de plástico que hará de coaxial junto con un trocar de metal, que, una vez introducido, se retirará para introducir un obturador de plástico que no artefacte la imagen, y se adquieren secuencias para comprobar su correcta localización.

La punta del obturador coincidirá con la hendidura de la aguja para la toma de muestras, por lo que debe situarse en el centro de la lesión.

Cuando esté bien posicionado, se retirará el obturador y se introducirá la aguja de BAV para proceder a la obtención de muestras de tejido que abarque los 360° desde la aguja, obteniendo entre 6 y 12 cilindros.

Posteriormente, la aguja se retira y se coloca siempre un marcador metálico en el lecho de la biopsia.

Cuidados posteriores

Véase el apartado *Biopsia asistida por vacío (BAV)*.

Complicaciones

La complicación más frecuente es cuando no se visualiza la lesión en RM en el momento del procedimiento (ocurre hasta en el 14 % de los pacientes). Esto puede deberse a: excesiva compresión de la mama (puede comprometer la vascularización y limitar, por lo tanto, el realce), marcado realce parenquimatoso de fondo (influenciado por la fase del ciclo menstrual o por terapia hormonal sustitutiva) que oculte la lesión, o fallo en la administración del contraste intravenoso. Si estos posibles factores son corregidos y finalmente no se consigue visualizar la lesión, dado que no se puede realizar la RM, se recomienda un control a corto plazo (generalmente, en seis meses) para confirmar que la lesión ha desaparecido.

Complicaciones técnicas

Las posibles complicaciones técnicas son:

- Dificultad para biopsiar lesiones de localización posterior: se puede traccionar de la mama e incluso quitar la almohadilla de la antena para hacer descender más la mama por el orificio de la antena. También se puede obicuar a la paciente usando almohadillas que eleven, por ejemplo, el hemitórax y el hombro contralateral si la lesión es externa y queremos que esta parte descienda, o elevando el hombro ipsilateral si la lesión es interna para que sea esta la que descienda más, consiguiendo un mejor acceso a estas lesiones.
- En el caso de limitaciones por localización de lesiones superficiales, en las que se necesita un margen se seguridad de 5 mm con la piel, se puede minimizar la compresión, emplear agujas con menor apertura o infiltrar previamente ácido hialurónico superficialmente a la lesión para aumentar la distancia a la piel y aumentar el margen de seguridad.

Complicaciones locales

Véase el apartado *Biopsia asistida por vacío (BAV)*.

Marcadores

Se colocan siempre después de la biopsia guiada por RM; en casos excepcionales como marcaje de márgenes de realces, previos a la cirugía.

En cuanto a la técnica de colocación, véase el *Biopsias* en *Procedimientos guiados por resonancia magnética.*

Lo más reseñable de los marcadores en la mama que tener en consideración para la RM es que se identifican más fácilmente en secuencias potenciadas en T1 por el artefacto de susceptibilidad magnética, por lo que se prefieren de titanio o acero inoxidable.

Galactografía por resonancia magnética

Otra prueba con la que se pueden valorar los conductos galactóforos es la galactografía por RM, que se puede realizar sola o acompañada de RM de mama rutinaria. Tiene la ventaja de que no es invasiva y no emplea radiación. La galactografía se puede realizar de forma indirecta mediante secuencias muy potenciadas en T2, o de forma directa mediante la inyección intraductal de contraste paramagnético (de forma similar a la galactografía convencional).

La galactografía por RM no se emplea de forma rutinaria.

PUNTOS CLAVE

- Las indicaciones para realización de biopsias son lesiones mamarias BI-RADS 3 en la estadificación de cáncer, cuando hay factores de riesgo, si es difícil de realizar el seguimiento o en caso de embarazo temprano, o en lesiones mamarias BI-RADS 4/5, además de adenopatías axilares sospechosas.
- El consentimiento informado forma parte de toda actuación asistencial; debe estar firmado antes de la realización de la prueba.
- En la valoración previa a un procedimiento, conviene estudiar bien los hallazgos en todas las pruebas de imagen

disponibles, así como factores del paciente, para decidir tanto el procedimiento más adecuado como la modalidad de imagen que se va a emplear para guiarlo.
- Es importante conocer las indicaciones, las limitaciones, el procedimiento técnico y las posibles complicaciones de cada uno de los procedimientos intervencionistas, así como las dificultades técnicas que pueden surgir en cada procedimiento y las estrategias empleadas para solventarlas.

BIBLIOGRAFÍA

Balasubramanian I, Fleming CA, Corrigan MA, Redmond HP, Kerin MJ, Lowery AJ. Meta-analysis of the diagnostic accuracy of ultrasound-guided fine-needle aspiration and core needle biopsy in diagnosing axillary lymph node metastasis. Br J Surg. 2018;105(10):1244-53.

Chang JM, Leung JWT, Moy L, Ha SM, Moon WK. Axillary nodal evaluation in breast cancer: state of the art. Radiology. 2020;295(3):500-15.

Chetlen AL, Kasales C, Mack J, Schetter S, Zhu J. Hematoma formation during breast core needle biopsy in women taking antithrombotic therapy. AJR Am J Roentgenol. 2013;201(1):215-22.

Colin C, Delov AG, Peyron-Faure N, Rabilloud M, Charlot M. Breast abscesses in lactating women: evidences for ultrasound-guided percutaneous drainage to avoid surgery. Emerg Radiol. 2019;26(5):507-14.

Delgado Bueno S, Bandrés Moya F, Galán Cortes JC. Medicina legal en radiología de mama. Madrid: Sociedad Española de Diagnóstico por Imagen de la Mama (SEDIM); 2020.

Horvat JV, Keating DM, Rodrigues-Duarte H, Morris EA, Mango VL. Calcifications at digital breast tomosynthesis: imaging features and biopsy techniques. Radiographics. 2019;39(2):307-18.

Huppe AI, Brem RF. Minimally invasive breast procedures: practical tips and tricks. AJR Am J Roentgenol. 2020;214(2):306-15.

Jain A, Khalid M, Qureshi MM, Georgian-Smith D, Kaplan JA, Buch K, et al. Stereotactic core needle breast biopsy marker migration: an analysis of factors contributing to immediate marker migration. Eur Radiol. 2017;27(11):4797-803.

Ji X, Wei M, Wang L, Li J, Gao D, Geng C. Application of ultrasound-guided placement of markers for locating axillary lymph nodes of breast cancer. Gland Surg. 2021;10(11):3067-74.

McGrath AL, Price ER, Eby PR, Rahbar H. MRI-guided breast interventions. J Magn Reson Imaging. 2017;46(3):631-45.

Monib S, Mukerji S, Narula S. Vacuum-assisted breast biopsy system: no innovation without evaluation. Cureus. 2021;13(1):e12649.

Papalouka V, Kilburn-Toppin F, Gaskarth M, Gilbert F. MRI-guided breast biopsy: a review of technique, indications, and radiological-pathological correlations. Clin Radiol. 2018;73(10):908.e17-908.e25.

Thomassin-Naggara I, Lalonde L, David J, Darai E, Uzan S, Trop I. A plea for the biopsy marker: how, why and why not clipping after breast biopsy? Breast Cancer Res Treat. 2012;132(3):881-93.

Vijapura CA, Wahab RA, Thakore AG, Mahoney MC. Upright tomosynthesis-guided breast biopsy: tips, tricks, and troubleshooting. Radiographics. 2021;41(5):1265-82.

Wallis M, Tardivon A, Helbich T, Schreer I; European Society of Breast Imaging. Guidelines from the European Society of Breast Imaging for diagnostic interventional breast procedures. Eur Radiol. 2007;17(2):581-8.

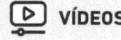

Radiología abdominal

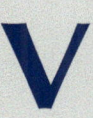

Radiología del tubo digestivo

32

A. Luis Fernández y J. Burgos Ruiz

OBJETIVOS

- Analizar el rol de los radiólogos ante la disfagia y sus principales diagnósticos diferenciales.
- Repasar las principales características de los tumores esofágicos y gástricos.
- Definir el concepto de patología difusa del tracto intestinal de origen no tumoral, recordar las distintas causas etiológicas y exponer brevemente alguna de las entidades con más repercusión en la práctica habitual.
- Reconocer los hallazgos comunes de la patología difusa del tubo digestivo e identificar los signos distintivos de alguna de las entidades más importantes para establecer un diagnóstico diferencial.
- Realizar un breve repaso de las distintas entidades tumorales primarias del intestino delgado que pueden manifestarse con sintomatología abdominal inespecífica.
- Revisar las principales características de la enfermedad inflamatoria intestinal y sus formas de presentación.
- Exponer las principales características del tumor colorrectal y su diagnóstico por imagen.

DISFAGIA

Un motivo frecuente de consulta en la radiología del tubo digestivo es la disfagia, esto es, la dificultad para deglutir alimentos y/o líquidos, debida a la obstrucción mecánica del esófago (disfagia mecánica: tumores, cuerpo extraño, bocio, etc.) o por trastornos motores de la faringe o del esófago (disfagia motora), que impiden propulsar correctamente el bolo alimenticio (**Fig. 32-1**).

De esta forma, la vía de entrada más habitual de los pacientes con disfagia a radiología será mediante la solicitud de un estudio contrastado con bario (esofagografía) como primera prueba.

Sin embargo, en muchas ocasiones, se olvida que la prueba inicial en la valoración de la disfagia debe ser la radiografía simple de tórax (sobre todo, útil en la disfagia mecánica por compresión extrínseca).

En el volante de petición, el médico clínico precisará si se trata de una disfagia para sólidos y/o líquidos, así como otros síntomas acompañantes como tos, odinofagia, pérdida ponderal, reflujo gastroesofágico, etcétera.

En función de los hallazgos de la esofagografía, el estudio continuará con otras pruebas complementarias como la endoscopia digestiva alta, la manometría, la tomografía computarizada (TC), la tomografía por emisión de positrones (PET, *positron emission tomography*) y/o la resonancia magnética (RM).

Disfagia mecánica

La disfagia de origen mecánico puede deberse principalmente a la presencia de tumores, a compresión extrínseca, a causa vascular o a la existencia de un cuerpo extraño.

Tumores

La disfagia mecánica de origen neoplásico puede deberse tanto a la presencia de tumores esofágicos benignos como malignos primarios o metastásicos.

Benignos

Representan el 20 % de los tumores esofágicos. Suelen ser un hallazgo incidental en pacientes asintomáticos. Se distinguen:

- Leiomioma: es, con diferencia, el tumor benigno más frecuente. Es un tumor submucoso que se origina de la capa muscular circular. El 80 % de ellos se localizan en el esófago distal. En el esofagograma, se comporta como una masa submucosa: contorno liso y ángulos obtusos con el resto de la pared (**Figs. 32-2** y **32-3**).
- Papiloma escamoso: es el tumor mucoso benigno más frecuente. En el esofagograma, se ven como pequeños pólipos de contorno liso o lobulado. No es posible diferenciarlo de un cáncer polipoideo sin biopsia endoscópica.
- Pólipo fibrovascular: es un tumor raro compuesto de tejido fibrovascular y adiposo cubierto de epitelio escamoso. Tiene su origen próximo al músculo cricofaríngeo (C6-C7) y puede

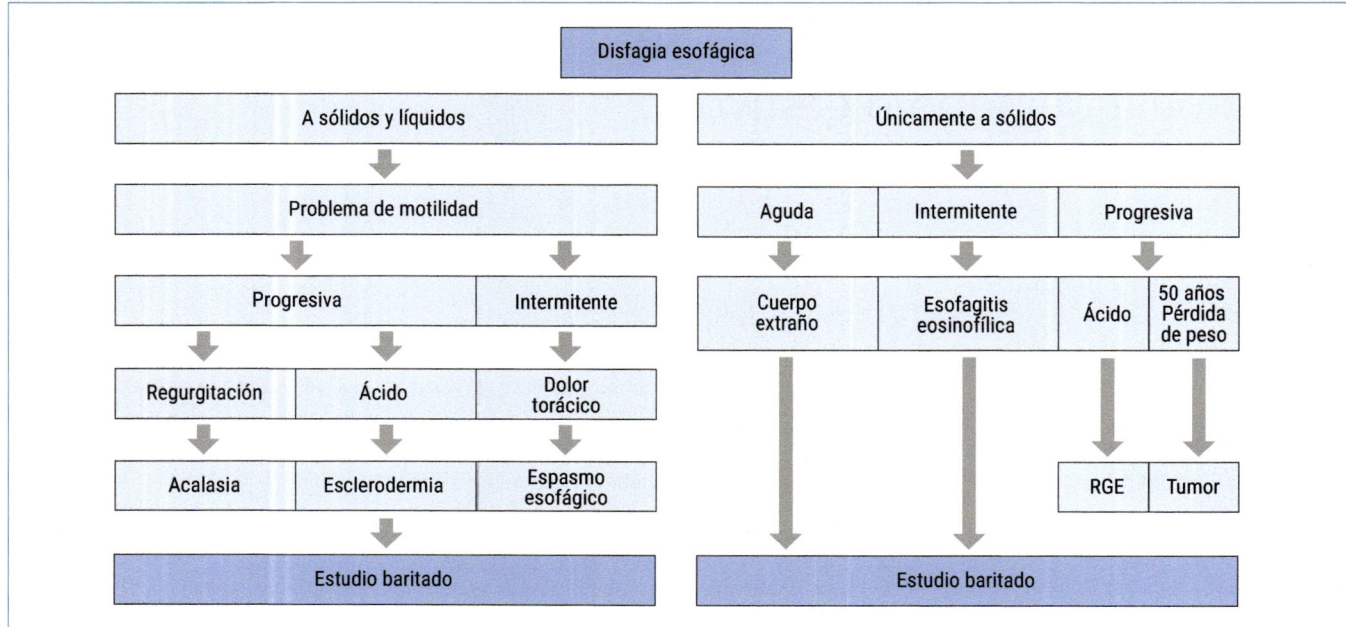

Figura 32-1. Evaluación y manejo de la disfagia esofágica propuesta por la Organización Mundial de Gastroenterología. RGE: reflujo gastroesofágico.

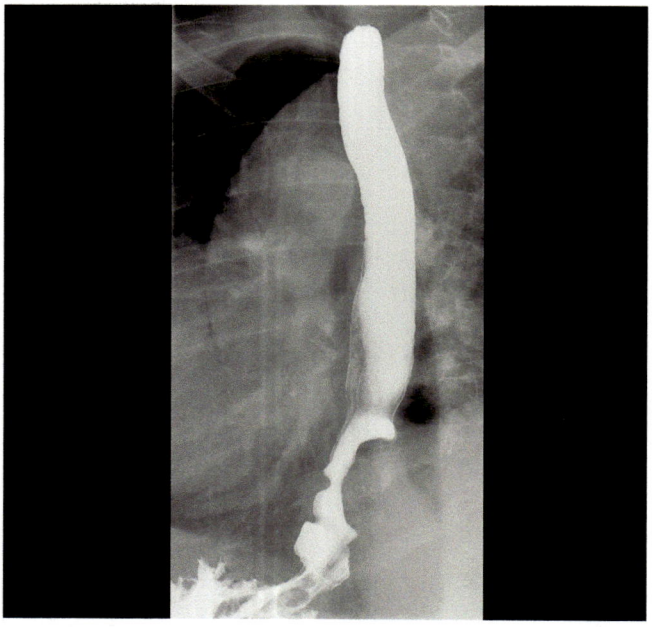

Figura 32-2. Leiomioma. En el esofagograma, se observa un defecto de repleción de bordes lisos en el esófago distal condicionado por un leiomioma.

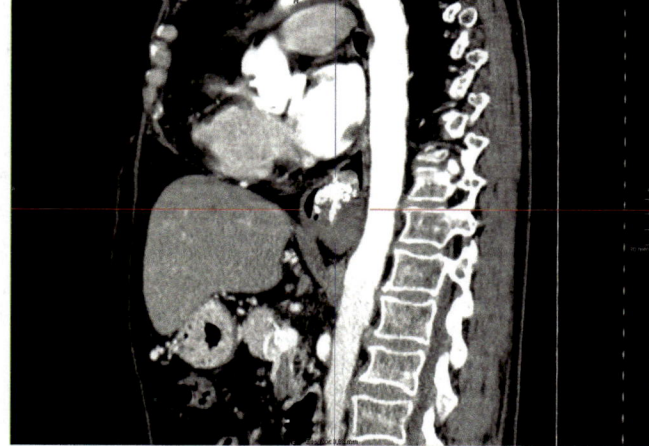

Figura 32-3. Leiomioma. Reconstrucción sagital en tomografía.

crecer durante años hasta alcanzar un tamaño considerable. En el esofagograma, se identifica como una masa lisa endoluminal con forma de salchicha, única, con un pedículo al esófago cervical. En la tomografía, según su composición, se visualizará con densidad grasa, de partes blandas o heterogénea.

Malignos

El cáncer de esófago (**Fig. 32-4**) es el tercer tumor maligno más frecuente del tubo digestivo. Afecta principalmente a hombres de edad avanzada. Tiene un comportamiento agresivo con alta mortalidad. La ausencia de serosa y su particular drenaje linfático llevan a que su diagnóstico se realice en estadios avanzados, sin opción de tratamiento curativo. El cuadro sintomático por el que se caracteriza es disfagia, odinofagia, anorexia y pérdida de peso. La mayoría de los casos sintomáticos son ya avanzados.

Existen dos tipos principales según su histología: el carcinoma escamoso y el adenocarcinoma. Otros tumores primarios menos frecuentes son el linfoma, el melanoma, el tumor de células pequeñas y sarcomas. En el esófago pueden asentar metástasis de tumores de mama, pulmón y melanoma.

El tratamiento principal sigue siendo la esofagectomía, que es la cirugía gastrointestinal electiva con mayor mortalidad y asocia múltiples complicaciones potenciales: fugas anastomóticas, y complicaciones pulmonares, técnicas y funcionales.

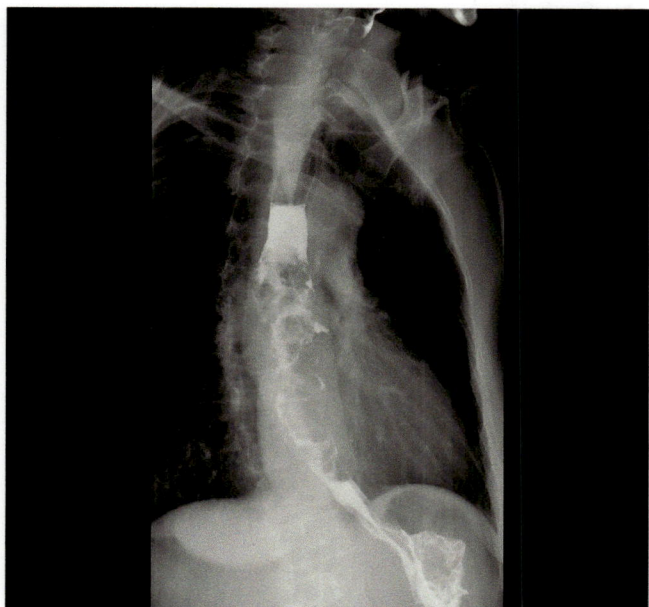

Figura 32-4. Tumor esofágico. En el esofagograma, se observa un defecto de repleción de bordes muy irregulares en el esófago medio y distal.

> ⚠ Cabe recordar que, según la última edición de la clasificación TNM (tumor/ganglios [*nodes*]/metástasis) del American Joint Committee on Cancer (AJCC), los tumores que afectan a la unión esofagogástrica (UEG) cuyo epicentro se localiza a más de 2 cm (antiguo Siewert de tipo III) o, que estando en los 2 primeros centímetros no afectan a la UEG son considerados gástricos.

Por compresión extrínseca

Bocio

No siempre la causa de la disfagia mecánica va a ser tumoral. Pueden encontrarse pacientes, habitualmente mujeres, que acuden por disfagia, típicamente de localización alta, cuya causa subyacente es un bocio simétrico o asimétrico que produce compresión extrínseca esofágica. En estos casos, una radiografía de tórax puede ser suficiente para demostrar la compresión extrínseca. En caso de no demostrarse, requerirán pruebas complementarias como la esofagografía, donde unas secuencias baritadas en proyección anteroposterior centradas a nivel cervical pueden ser suficientes. Otras pruebas que permitirán valorar el bocio son la ecografía tiroidea y la tomografía (**e-Fig. 32-5** y **e-Fig. 32-6**).

Causa vascular

Otra causa que puede originar una compresión extrínseca de la luz esofágica que se manifieste como disfagia es de origen vascular debida a variantes anatómicas. Una de las más frecuentes es la llamada **disfagia lusoria**, en la que una arteria subclavia derecha aberrante comprime el esófago (**e-Fig. 32-7** y **e-Fig. 32-8**).

Otras variantes anatómicas que se pueden ver en el esofagograma son el arco aórtico derecho, el doble arco aórtico y el arco aórtico derecho con arteria subclavia izquierda aberrante. La cardiomegalia con dilatación auricular izquierda también puede comprimir extrínsecamente el esófago.

Cuerpo extraño

En este caso, la disfagia se produce por la impactación en la luz esofágica de un cuerpo extraño, que, en adultos, suelen ser trozos de carne, huesos, espinas de pescado u otros objetos ingeridos de forma accidental o voluntaria en pacientes psiquiátricos. Es importante descartar una causa orgánica subyacente (estenosis, anillo, membrana). Estos cuerpos extraños pueden llegar a producir perforación esofágica, cuyo estudio no es objeto de este tema.

La radiografía simple de tórax o la lateral de cuello permite apreciar el cuerpo extraño si es radiopaco.

El esofagograma permite identificar el cuerpo extraño impactado y valorar si existe alguna alteración anatómica o funcional que haya favorecido la obstrucción. No hay que olvidar que, ante un paciente con sospecha de perforación, se debe realizar el estudio con contraste hidrosoluble (**e-Fig. 32-9** y **e-Fig. 32-10**).

Disfagia motora

Este tipo de disfagia se produce por trastornos de la motilidad esofágica.

Primarios

Es una alteración propia y exclusiva del esófago.

Acalasia cricofaríngea

Debida a una falta de relajación completa del esfínter esofágico superior. En el esofagograma se aprecia una impresión posterior en la columna de bario, a nivel de la unión faringoesofágica (C5-C6). Debe diferenciarse de la indentaciones en la cara posterior originadas por osteofitos cervicales anteriores (**e-Fig. 32-11** y **e-Fig. 32-12**).

Acalasia esofágica primaria

Se caracteriza porque durante la deglución no se relaja el esfínter esofágico inferior y, además, el cuerpo del esófago presenta una actividad peristáltica muy disminuida, por ello, hay una retención del bolo alimenticio con dilatación esofágica proximal (megaesófago). El problema subyacente es la pérdida de neuronas del plexo mientérico de Auerbach, lo que lleva a una pérdida de los neurotransmisores involucrados en la relación del esfínter esofágico inferior y de la acetilcolina que promueve la contracción del cuerpo esofágico. En el esofagograma, se objetiva ausencia de peristaltismo con ondas terciarias en estadios iniciales y falta de apertura del esfínter esofágico, que se visualiza como una estenosis «en pico de pájaro» del esófago distal. Como consecuencia, hay una dilatación uniforme del esófago, que puede ser masiva en casos avanzados (**e-Fig. 32-13**).

Espasmo esofágico difuso

En el espasmo esofágico difuso, aparecen simultáneamente varias contracciones potentes sin efecto propulsor y que estrechan la luz esofágica. Se desconoce su origen, aunque es frecuente su asociación a la acalasia.

En el esofagograma, es característico el «esófago en sacacorchos», por las contracciones terciarias repetidas que obliteran la luz y debilidad o ausencia de ondas primarias. Es más habitual la presencia de múltiples contracciones no peristálticas que el esófago en sacacorchos (**Fig. 32-14**).

Trastornos motores inespecíficos

Se utiliza este término para pacientes con síntomas que sugieren alteración motora, pero que presentan una manometría y un esofagograma sin un patrón específico. El esofagograma puede ser normal o presentar disminución de la peristalsis primaria y contracciones no propulsivas.

> **!** Anteriormente, se conocía con el término de **presbiesófago** cuando se daba en ancianos como una alteración propia del envejecimiento. Actualmente, este término está en desuso, porque la mayoría de pacientes no son ancianos y la mayoría de ancianos no tienen alteraciones motoras.

Secundarios

Por una enfermedad sistémica con afectación esofágica o por interacción con agentes físicos, químicos o patógenos.

Enfermedades colagenovasculares: esclerodermia

En torno al 80 % de los pacientes con esclerodermia tienen afectación esofágica.

En el esofagograma, puede verse peristalsis disminuida o ausente en los dos tercios inferiores, el esófago dilatado y rígido y el esfínter esofágico inferior abierto, que permite el vaciamiento por gravedad y el reflujo gastroesofágico, como se muestra en la **e-Figura 32-15**.

Agentes físicos o químicos

Puede deberse a:

- Esofagitis por reflujo gastroesofágico. Es el tipo de esofagitis más frecuente, secundaria al daño de la mucosa esofágica por las secreciones gastroduodenales. En el esofagograma, se verán alteraciones de la mucosa de forma granular en la esofagitis leve o nodular en la esofagitis moderada, el esófago felino, el engrosamiento de los pliegues longitudinales, el anillo de Schatzki, úlceras, etc., asociadas a reflujo gastroesofágico activo o pasivo.
- Esofagitis por sonda nasogástrica. La intubación nasogástrica es una causa rara de esofagitis y estenosis por el efecto mecánico irritativo de la sonda o por el reflujo alrededor de esta. El esofagograma puede mostrar un segmento largo

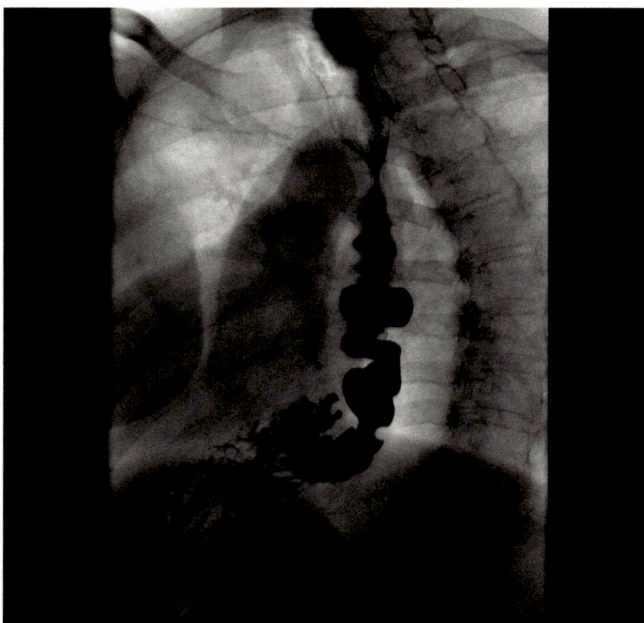

Figura 32-14. Espasmo esofágico difuso. La fluoroscopia muestra el esófago «en sacacorchos» que caracteriza a esta patología.

de ulceración en el tercio medio e inferior. La estenosis aparece entre uno y cuatro meses después de la intubación.

- Esofagitis por medicamentos. Por la ingestión oral de fármacos que inflaman la mucosa en las áreas de contacto. Los principales fármacos que producen esofagitis son las tetraciclinas, la doxiciclina, la quinidina, el ácido acetilsalicílico, los antiinflamatorios no esteroideos (AINE), el cloruro de potasio y el alendronato de sodio. Las tetraciclinas y la doxiciclina producen una afectación muy similar al herpes, con pequeñas úlceras en el esófago proximal o medio, que, si se retira la medicación, se resuelven. Por el contrario, la quinidina, los AINE, el cloruro de potasio y el alendronato de sodio producen úlceras más profundas con posibles estenosis.
- Esofagitis cáustica La ingestión de líquidos corrosivos de forma accidental o intencionada con intención suicida causa lesiones esofágicas graves. Lo más habitual en la práctica diaria es que el esofagograma a estos pacientes se realice en fases tardías para valorar la disfagia residual con la que han quedado, donde se observan áreas de cicatrización, fibrosis y estenosis.
- Esofagitis por radiación. Se produce tras radioterapia en tumores mediastínicos o pulmonares. Durante el período agudo, a las 2-4 semanas de la radiación, la mucosa tiene un aspecto granular y, a veces, úlceras y disminución de la distensibilidad. Algunos pacientes pueden desarrollar estenosis 4-8 meses después de finalizar la radioterapia, que son concéntricas y lisas, situadas en el segmento irradiado.

Infección

Puede ser por las siguientes causas:

- Enfermedad de Chagas. La neurotoxina del protozoo *Trypanosoma cruzi* produce la destrucción de las células ganglionares del esófago. Puede asociarse a megaduodeno, megacolon, megauréter y miocardiopatía. El comportamiento en el esofagograma es similar al de la acalasia primaria.

- Esofagitis infecciosas:
  - *Candida. Candida albicans* es la causa más frecuente de esofagitis infecciosa. Afecta, en especial, a pacientes inmunodeprimidos, sobre todo, por infección por el virus de la inmunodeficiencia humana (VIH). El esofagograma muestra lesiones mucosas en placa (defectos de repleción lineales o irregulares de orientación longitudinal separados por mucosa normal). En los casos más evolucionados, aparece el «esófago peludo o hirsuto», en el que se forman grandes seudomembranas coalescentes que atrapan el bario (**Fig. 32-16**).
  - Herpética. Producida por el virus del herpes simple. Se da también con más frecuencia en pacientes inmunodeprimidos. El esofagograma en las fases iniciales de la enfermedad muestra pequeñas úlceras lineales, puntiformes o anulares, con un característico halo radiolucente por el edema. No suelen verse nódulos ni placas. En fases más avanzadas, puede manifestarse como una combinación de úlceras y placas similares a la esofagitis candidiásica.
  - Citomegalovirus (CMV). Afecta a pacientes con sida. La localización más habitual es el esófago medio o distal. El hallazgo característico en el esofagograma es una úlcera gigante, plana, ovoide y de varios centímetros de longitud. Puede estar acompañada de pequeñas úlceras satélites de menor tamaño. Las úlceras se rodean de un halo radiolucente por el edema mucoso.
  - VIH. El VIH puede producir úlceras gigantes indistinguibles por imagen de las producidas por el CMV.

Otras esofagitis

Son las siguientes:

- Esofagitis eosinofílica. Es una enfermedad inflamatoria crónica poco frecuente que se caracteriza por la infiltración de eosinófilos en la pared del esófago. Puede aparecer aislada o asociada a gastroenteritis eosinofílica y eosinofilia en sangre periférica. En el esofagograma, la alteración más frecuente es la presencia de estenosis en el esófago proximal o medio y la alteración más característica es el «esófago anillado» por múltiples indentaciones anulares, como se muestra en las **e-figuras 32-17** y **32-18**. El diagnóstico definitivo se confirma con la biopsia endoscópica.
- Otras. Las esofagitis secundarias a la diabetes, el alcoholismo y enfermedades neuromusculares (enfermedades cerebrovasculares, desmielinizantes, corea, miastenia, distrofias musculares) pueden presentar trastornos motores inespecíficos secundarios.

PATOLOGÍA DIFUSA DEL TRACTO INTESTINAL

Los trastornos del tracto intestinal comprenden un amplio espectro de entidades de diversa índole que se manifiestan clínicamente de forma similar, siendo el dolor abdominal y la diarrea hallazgos casi constantes.

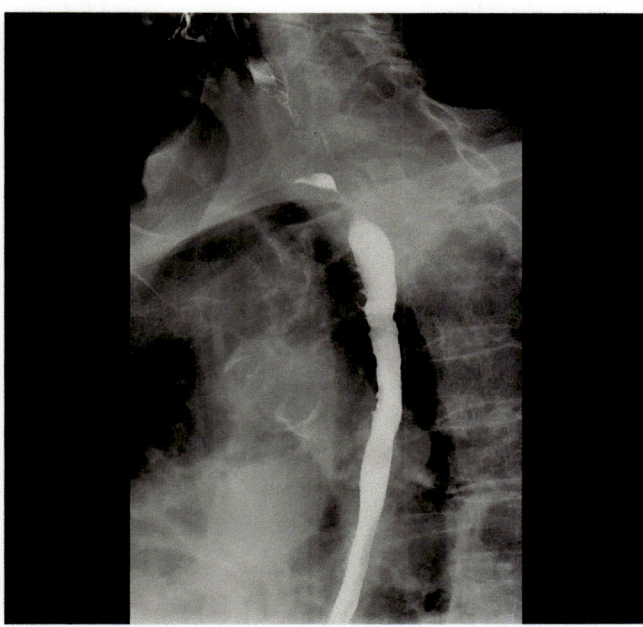

Figura 32-16. Esofagitis candidiásica. En el tercio superior del esófago torácico, se identifican varias imágenes lineales con retención de contraste en su interior, compatibles con pequeñas úlceras esofágicas.

El dolor abdominal es uno de los motivos de consulta más frecuentes en la práctica clínica habitual y representa un porcentaje no despreciable del total de urgencias hospitalarias (en torno al 5-10 % según distintas series).

El manejo clínico supone un reto, dada la variabilidad etiológica y la inespecificidad de los síntomas. Las técnicas de imagen (fluoroscopia y técnicas seccionales) suelen ser de gran utilidad para la orientación diagnóstica y, en ocasiones, establecer el diagnóstico de certeza.

Generalidades de las técnicas de imagen en la afectación intestinal difusa

Los estudios radiológicos con fluoroscopia, aunque cada vez en mayor desuso, siguen presentando ciertas ventajas respecto a otras técnicas de imagen, pues permiten la valoración dinámica del tubo digestivo y una mejor definición de la superficie (siendo de referencia para valoración de la mucosa las técnicas endoscópicas).

La ecografía no suele ser la técnica de elección, pero, por su disponibilidad, suele ser la primera técnica de imagen empleada para la valoración de pacientes con síntomas abdominales inespecíficos. Tiene buena definición de la estructura en capas de la pared intestinal.

La TC y la RM valoran mejor el espesor completo de la pared intestinal, así como las posibles manifestaciones extraintestinales, no siendo tan precisas para la valoración de la capa mucosa.

Clasificación

En este apartado, se tendrán en consideración aquellas entidades no tumorales que afecten a uno o más segmentos del tracto intestinal, haciendo hincapié en las del intestino delgado.

Afectación difusa infecciosa del intestino

En el tubo digestivo, la capacidad de defensa ante agentes patógenos depende de una serie de componentes (ácido gástrico, flora intestinal y motilidad), además de la respuesta humoral mediada por células del sistema inmunitario.

Un fallo de cualquiera de estos sistemas defensivos puede desencadenar un cuadro infeccioso intestinal. En situaciones de inmunodepresión, la morbimortalidad de estos cuadros aumenta significativamente.

> **!** Reconocer los posibles factores de riesgo puede ayudar a establecer un diagnóstico precoz y manejo temprano del cuadro infeccioso.

Las infecciones con foco intestinal se presentan como enterocolitis difusa, aunque, en función del patógeno causante, pueden presentar topología segmentaria. Las manifestaciones clínicas habituales son dolor abdominal, diarrea y fiebre.

El diagnóstico preciso se basa en la combinación de los datos recogidos en la historia clínica, síntomas, pruebas serológicas y bioquímicas, y los hallazgos por imagen.

Las técnicas radiológicas desempeñan un papel secundario en las enterocolitis, teniendo mayor utilidad en casos de presentación atípica, refractariedad al tratamiento o sospecha de complicaciones sobreañadidas:

- Radiografía simple de abdomen. Técnica poco específica. Puede mostrar dilatación de asas y presencia de niveles hidroaéreos.
- Técnicas fluoroscópicas. Signos inespecíficos de inflamación intestinal con engrosamiento de válvulas conniventes (intestino delgado) y/o haustras (colon).
- Ecografía:
  - Engrosamiento mural difuso de asas intestinales con preservación de la estructura en capas. El engrosamiento suele ser a expensas de las capas mucosa o submucosa.
  - Aumento de la vascularización mural en modo Doppler color.
  - Aumento de la motilidad intestinal.
  - Hallazgos extraintestinales: aumento de la ecogenicidad de grasa adyacente, adenopatías, líquido libre.
- TC y RM. Hallazgos similares a los ecográficos. Engrosamiento mural concéntrico con edema de la capa submucosa y, a veces, hiperemia mucosa. Aunque tienen peor resolución para valorar la superficie mucosa, son de elección para valorar la extensión de la afectación y de las manifestaciones extraintestinales.

Colitis seudomembranosa

Enfermedad producida por la toxina del *Clostridioides difficile* (antiguamente denominada *Clostridium difficile*). Aparece en pacientes que han recibido tratamiento antibiótico prolongado o en pacientes sometidos a tratamiento quimioterápico, en los que se altera la flora intestinal y se favorece la proliferación de dicha bacteria.

Los antibióticos de mayor riesgo son las cefalosporinas, las fluoroquinolonas, la ampicilina/amoxicilina y la clindamicina.

> **!** Las técnicas de imagen se reservan para pacientes con presentación atípica, mala respuesta al tratamiento y sospecha de complicaciones, siendo de elección las técnicas seccionales. Los estudios baritados están contraindicados por el riesgo de perforación.

En imagen, se caracteriza por los siguientes hallazgos:

- Ecografía:
  - Marcado engrosamiento de la pared intestinal, usualmente, en el rectosigma con variabilidad en la extensión proximal. Aspecto redundante e irregular de la mucosa, posibles ulceraciones y seudomembranas.
  - Líquido libre perientérico de ecogenicidad heterogénea.
- TC:
  - *Thumb printing*: engrosamiento a intervalos regulares de las haustras (**Fig. 32-19**).
  - «Signo del acordeón»: aspecto que adopta el colon como resultado de la hiperemia mucosa y el marcado engrosamiento de los pliegues submucosos.
  - Afectación inflamatoria extramural menor que otras entidades.
  - Ascitis como signo de gravedad (hasta el 40 % de los casos).

Afecta a prácticamente la totalidad del colon. La afectación focal del colon derecho es menos frecuente. El recto suele estar afectado en la gran mayoría de casos.

Tuberculosis intestinal

La tuberculosis (TBC) es considerada de baja incidencia en nuestro medio, aunque con aumento de la incidencia en los últimos años. La presentación intestinal es una de las locali-

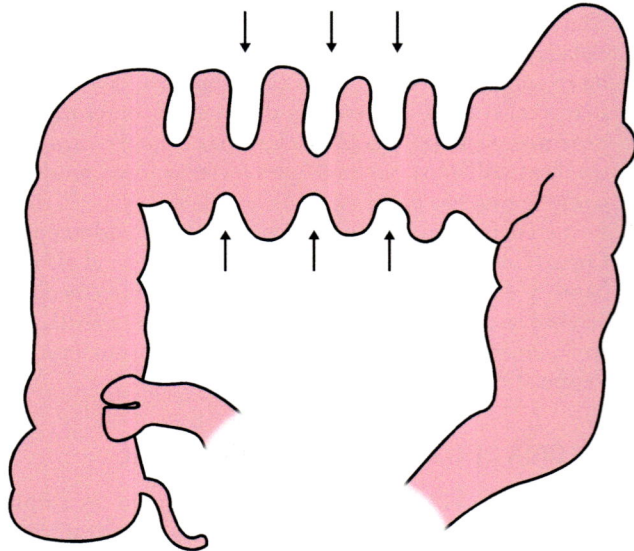

Figura 32-19. *Thumb printing*. Esquema.

zaciones extrapulmonares más frecuentes (hasta la tercera en frecuencia según las series más recientes).

El bacilo se propaga por vía hematógena, linfática o a través de la ingesta de secreciones contaminadas.

Aunque puede afectar a varios segmentos intestinales, la zona más frecuentemente involucrada es la región ileocecal.

El bacilo atraviesa la mucosa intestinal, se asienta en la capa submucosa y provoca reacción inflamatoria granulomatosa con necrosis caseosa, ulceraciones, fibrosis y estenosis.

Clínicamente, cursa con dolor abdominal crónico (en el 90 % de los casos), diarrea, fiebre (en el 40 % de los casos) y pérdida de peso. A la exploración física, los pacientes pueden presentar hasta en ⅔ de las ocasiones una sensación de masa en el cuadrante inferior derecho abdominal.

Existen tres tipos morfológicos de presentación:

a. Tipo ulcerativo (agudo).
b. Tipo hipertrófico (crónico).
c. Combinado ulcerativo-hipertrófico.

Las características en las pruebas de imagen son las siguientes:

- Estudios baritados:
  - Tipo ulcerativo:
    - Signo de Fleischner (estenosis del íleon terminal con apertura e hipertrofia de la válvula ileocecal).
    - Hipermotilidad y engrosamiento de pliegues.
  - Tipo hipertrófico: aparición de úlceras profundas, fístulas y rigidez con segmentos estenóticos.
- Técnicas seccionales. El hallazgo más frecuente es el engrosamiento mural asimétrico, a veces, con proliferación de seudomasas inflamatorias y fibróticas (tuberculomas), que pueden simular tumores. Las adenopatías mesentéricas son un hallazgo común y, en TC, suelen ser de centro hipodenso con cierto realce periférico. Pueden estar calcificadas. Puede asociar esplenomegalia. La TBC abdominal puede simular carcinomatosis peritoneal con engrosamiento de serosas peritoneales, estriación de la grasa epiploica y ascitis.

> ⚠ Uno de los principales diagnósticos diferenciales de la TBC intestinal se debe realizar con la enfermedad de Crohn (EC).

Ambas son enfermedades granulomatosas crónicas que afectan al tracto gastrointestinal. Tanto los hallazgos clínicos, como radiológicos y endoscópicos pueden ser similares.

A pesar de esta similitud, la evolución clínica es distinta y el manejo terapéutico es radicalmente opuesto: mientras que la EC responde al tratamiento corticosteroideo y a inmunosupresores, el mismo tratamiento en la TBC no haría más que agravar el cuadro (cabe recordar el aumento de prevalencia en pacientes inmunodeprimidos).

En la **tabla 32-1**, se recogen algunas de las características diferenciales entre ambas entidades.

Tabla 32-1. Características diferenciales de la enfermedad de Crohn (EC) y la tuberculosis (TBC) intestinal

	TBC intestinal	EC
Engrosamiento mural	Asimétrico	Simétrico
Adenopatías	Centro hipodenso Calcificaciones	Hipercaptante (aguda)
Fistulización y abscesos	Poco frecuente	Muy frecuente
Extensión	Continua	Parcheada
Afectación peritoneal	Puede simular carcinomatosis	Rara
Proliferación grasa	Ausente	Presente (cronicidad)
Hiperemia mesentérica	Débil	Prominente (aguda)
Afectación perianal	Ausente	Presente

Infecciones oportunistas

Los individuos en un estado de inmunosupresión son más propensos a sufrir infecciones por este tipo de microorganismos. Los hallazgos radiológicos son inespecíficos y pueden confundirse con los de otras infecciones intestinales, por lo que el contexto clínico es fundamental para poder establecer la sospecha diagnóstica.

Algunas de las infecciones oportunistas más comunes a nivel intestinal son:

- Infección por CMV. Puede simular una colitis seudomembranosa.
- Infección por el complejo *Mycobacterium avium*. Se debe sospechar en pacientes seropositivos para el VIH. Puede simular la enfermedad de Whipple, ya que también es positiva para la reacción del ácido peryódico de Schiff (PAS).

Parasitosis

Las infecciones intestinales por parásitos son poco frecuentes en nuestro entorno. Se deben sospechar si existen antecedentes de visita a zonas endémicas o consumo de productos de riesgo.

La gran mayoría cursa con un estado de eosinofilia.

Las más relevantes son:

- Amebiasis. El patógeno causante es *Entamoeba histolytica*, que es un protozoo prevalente en zonas tropicales de Asia, África y América del Sur. La transmisión es por vía fecaloral o de forma indirecta tras la ingesta de agua o alimentos contaminados por quistes amebianos. El espectro de presentación varía de infecciones gastrointestinales asintomáticas o paucisintomáticas hasta enterocolitis agresivas, con posibilidad de abscesificación, principalmente, en el hígado. En las técnicas de imagen, se pueden distinguir signos de inflamación intestinal, inespecíficos, con predilección por el colon derecho, el ciego y el recto. Los abscesos hepáticos son indistinguibles de los causados por otras entidades, si bien, las paredes de los quistes hepáticos amebianos pueden ser más gruesas y vascularizadas.

- Anisaquiosis. *Anisakis* es un nematodo que se ingiere vivo con el pescado crudo o poco cocinado. El gusano se adhiere a la pared gástrica o intestinal y provoca inflamación local, pero no llega a invadirla por completo. Los hallazgos radiológicos son inespecíficos, pudiendo observarse edema submucoso con marcada alteración de las válvulas conniventes en las técnicas de imagen seccionales. La ascitis no es un hallazgo constante.
- Ascariasis. *Strongyloides stercoralis* es un helminto que en fase adulta habita en el intestino delgado. Muchas infecciones son asintomáticas, pero pueden cursar como síndrome de malabsorción. En la radiografía simple, puede observarse dilatación generalizada de las asas intestinales. En las técnicas de imagen seccionales, se puede objetivar dilatación de asas, edema mural difuso e hipotonía.
- Enfermedad de Chagas (v. el Apartado *Disfagia*).

Afectación inflamatoria difusa no infecciosa

Al igual que en el anterior apartado, esta clase de patología presenta características comunes, por lo que los hallazgos clínicos, analíticos y de imagen son inespecíficos.

A continuación, se expondrán algunas de las entidades inflamatorias no infecciosas que se manifiestan como afectación difusa del tracto intestinal, haciendo hincapié en las características diferenciales de cada una de ellas.

Enfermedad celíaca

En nuestro medio, es una patología relativamente frecuente (estudios poblacionales la sitúan en torno al 1 % de prevalencia global).

Consiste en la respuesta autoinmunitaria a uno de los componentes del gluten (gliadina) en población genéticamente predispuesta. Se produce una infiltración linfocitaria con destrucción del epitelio del intestino delgado, provocando atrofia de vellosidades intestinales (disminución de la capacidad de absorción) e hipertrofia de criptas (aumento de la producción de líquido).

Si la afectación es extensa, puede condicionar un síndrome de malabsorción intestinal, aunque la mayoría de las ocasiones se limita a síntomas abdominales inespecíficos.

El diagnóstico definitivo es histológico.

En imagen, se caracteriza por los siguientes hallazgos:

- Estudios baritados. La semiología radiológica característica es el «patrón de malabsorción», que deriva de la acumulación anómala de contenido líquido en la luz intestinal y la pérdida del tono muscular:
  - Se aprecia un tránsito enlentecido con dilatación de asas e inversión del patrón de pliegues, reduciéndose el número de pliegues en el yeyuno y aumentando en el íleon (probable respuesta adaptativa).
  - El contraste baritado se muestra diluido, con aspecto floculado y fragmentado.

- Estudios seccionales:
  - Agrupación de asas en la pelvis como consecuencia de la pérdida del tono muscular debida a la dilatación prolongada de las asas.
  - Infiltración grasa de la capa submucosa del intestino delgado proximal como respuesta a las agresiones de los fluidos digestivos tras la pérdida del recubrimiento protector de las vellosidades (**e-Fig. 32-20** y **e-Fig. 32-21**).
  - Telescopaje o propensión a la aparición de invaginaciones transitorias, también derivada de la pérdida del tono muscular.
- Hallazgos extraintestinales:
  - Adenopatías mesentéricas con valores densitométricos bajos y/o cavitación central.
  - Atrofia esplénica.

Enfermedad de Whipple

Es un proceso inflamatorio crónico multisistémico secundario a infección por *Tropheryma whipplei*. Aparte de la afectación intestinal, puede tener manifestaciones en el sistema nervioso central, en las articulaciones y en el sistema cardiovascular.

En el intestino delgado, el mecanismo fisiopatológico es la infiltración macrofágica de la pared intestinal, que conlleva la aparición de un síndrome de malabsorción con diarrea y pérdida de peso.

El diagnóstico definitivo es mediante biopsia endoscópica, demostrando atrofia vellosa y depósito de material PAS (+).

 La infección oportunista por *M. avium* puede simular una enfermedad de Whipple, al ser también PAS (+).

En las técnicas de imagen, es frecuente encontrar una afectación del yeyuno, con engrosamiento de sus pliegues y presencia de micronódulos.

Al igual que en la enfermedad celíaca, se pueden encontrar adenopatías mesentéricas hipodensas (en este caso, por depósito graso). Por el contrario, puede existir hepatoesplenomegalia.

Enteritis eosinofílica

Se trata de una entidad rara caracterizada por la infiltración de eosinófilos en el tubo digestivo. Se relaciona con antecedentes de alergia y eosinofilia.

La clínica es variable: dolor abdominal, diarreas, vómitos y/o malabsorción. Responde a tratamiento con corticoides.

Radiológicamente, es inespecífica, requiriendo biopsia para el diagnóstico. Es característico el patrón «en empedrado» por afectación de la mucosa y submucosa.

Esclerodermia

Trastorno autoinmunitario por depósito de colágeno, que produce fibrosis del tejido afectado.

La forma sistémica afecta al tubo digestivo hasta en el 80 % de los casos.

La fibrosis da lugar a una sustitución del músculo liso, que causa atonía. El orden de frecuencia es: esófago > duodeno> ano> resto del intestino delgado > colon.

Radiológicamente, se puede observar dilatación marcada del segmento afectado, tránsito enlentecido y menor contractilidad.

> ! El «signo del intestino delgado rígido» (*hide-bound*) es patognomónico en estudios baritados. En él, se observa una separación estrecha entre las válvulas conniventes, las cuales presentan un grosor normal.

También se pueden encontrar divertículos verdaderos (saculación de todas las capas) y neumatosis.

Vasculitis

Grupo de enfermedades sistémicas que se caracteriza por la inflamación de los vasos sanguíneos. Se clasifican en función del calibre de los vasos a los que afectan.

Las manifestaciones intestinales de las vasculitis son las derivadas de la isquemia intestinal y/o de la hemorragia.

Afectación yatrogénica del tubo digestivo

En este apartado, se expondrá brevemente alguna de las alteraciones intestinales secundarias a tratamiento.

Quimioterapia convencional

En relación con la administración de agentes quimioterápicos como el 5-fluorouracilo (5-FU) y combinaciones FOLFOX (ácido folínico, 5-FU y oxaliplatino) o FOLFIRI (ácido folínico, 5-FU e irinotecán) comúnmente empleados en el tratamiento del cáncer colorrectal. Las complicaciones más frecuentes son el dolor, la distensión abdominal y la diarrea.

En las técnicas seccionales, se visualizan signos inespecíficos de inflamación intestinal: engrosamiento mural difuso con hiperemia mucosa e hipodensidad de la submucosa («signo de la diana»).

Terapia molecular

Aparte de enteritis, las nuevas terapias moleculares pueden asociar complicaciones como perforación intestinal y neumatosis.

Enteritis secundaria a radioterapia

Es el resultado del daño secundario a dicho tratamiento. Se distinguen dos patrones de daño según la cronicidad.

- Fase aguda. Aparece en la mayoría de los pacientes, secundaria a atrofia mucosa por destrucción celular, inflamación y edema. Hallazgos: enteritis y dilatación de asas.

> ! Hay que recordar que tejidos con alto índice de recambio celular, como la mucosa intestinal, son los más afectados por el tratamiento radioterápico.

- Fase crónica. A los 8-12 meses del tratamiento. Depósito de colágeno en pared intestinal con fibrosis secundaria y cambio isquémicos.

Enfermedad del injerto contra huésped (EICH)

Es una complicación del trasplante alogénico de médula ósea por un rechazo hacia el tejido propio por los linfocitos de la médula del donante.

La forma aguda aparece dentro de los primeros 100 días tras el trasplante y es la que suele afectar al tracto intestinal y sistema hepatobiliar.

Los síntomas son inespecíficos, por lo que el estudio suele comenzar con una técnica de imagen seccional para descartar afectación intestinal.

Los hallazgos intestinales comunes son: engrosamiento mural (continuo o discontinuo), hiperemia («signo de la diana») y dilatación proximal a los segmentos afectados.

Los hallazgos extraintestinales normalmente encontrados son: engrosamiento de la pared de la vesícula biliar, hepatoesplenomegalia y ascitis (distribución perihepática y perivesicular). Son raras las adenopatías.

Trastornos hematológicos

En este apartado, se expondrán algunos de los trastornos hematológicos que con más frecuencia asocian manifestaciones intestinales. El linfoma se tratará en el apartado de tumores intestinales.

Amiloidosis

Hay un depósito extracelular de material amiloide, que puede afectar a cualquier órgano. La afectación del tracto intestinal es muy frecuente.

Existen dos patrones de afectación:

- En la forma primaria o asociada a mieloma, la proteína de cadenas ligeras se deposita en la muscular del intestino delgado, provocando un trastorno motor.
- En la forma secundaria y familiar, el depósito de proteínas se da en la submucosa, con engrosamiento irregular, a veces, de aspecto mamelonado, que afecta principalmente a duodeno y yeyuno, aunque puede extenderse a íleon (**e-Fig. 32-22**, **e-Fig. 32-23** y **e-Fig. 32-24**).

Los hallazgos extraintestinales comprenden hepatoesplenomegalia, cambios densitométricos del tejido graso mesentérico y adenopatías asociadas (paniculitis mesentérica).

Mastocitosis

Hay una proliferación clonal de mastocitos que se incluye dentro de los síndromes mieloproliferativos.

Los hallazgos intestinales son inespecíficos, con engrosamiento y edema de la pared. Los hallazgos extraintestinales son la hepatoesplenomegalia y adenopatías intraabdominales.

> ! En el marco óseo, son frecuentes las lesiones óseas de distintos patrones; menos frecuente la esclerosis difusa.

Miscelánea

En este apartado se recogen otras entidades con afectación entérica difusa.

Neumatosis intestinal

Se caracteriza por la presencia de gas en la pared intestinal. La etiología más grave es la isquemia mesentérica, por lo que se debe excluir en primer lugar.

Hay muchos casos en los que la neumatosis es benigna o asociada a tratamientos médicos, o de causa no establecida. En estos casos, los pacientes pueden ser asintomáticos.

La TC es la prueba de elección, en la que hay que diferenciar el gas intramural del intraluminal. La localización más frecuente es entre la submucosa o la serosa:

- Isquémica: más frecuente en el intestino delgado, de morfología lineal, con gas en las venas mesentericoportales, neumoperitoneo y/o ascitis.
- Benigna: más frecuente en el colon, de morfología quística.

Invaginación intestinal

Se produce cuando un segmento del tubo digestivo se introduce en la porción adyacente. En niños, la ileocólica es causa frecuente de abdomen agudo.

En adultos, es menos frecuente y suele ser secundaria a presencia de lesión orgánica subyacente o a estados de hipotonía de la pared intestinal (**Fig. 32-25**).

Diverticulosis

Los divertículos son protrusiones de la mucosa a través de la capa muscular. La mayoría son adquiridos.

La presencia de divertículos es mucho más frecuente en el colon que en el intestino delgado, siendo los duodenales los más habituales en esta localización.

Existen divertículos congénitos (divertículo de Meckel).

TUMORES DE INTESTINO DELGADO

A continuación, se hablará de forma breve de la patología tumoral propia del intestino delgado.

Los tumores primarios del intestino delgado son entidades infrecuentes, ya que representan menos del 5 % del total de las neoplasias que asientan en el tracto gastrointestinal.

Su diagnóstico supone un reto, pues la clínica de instauración es inespecífica y suelen ser de pequeño tamaño.

Lo habitual es encontrarlos de forma accidental mientras se realizan pruebas de imagen por otro motivo, cuando estos cursan de forma asintomática. Por el contrario, cuando presentan clínica, suele ser en forma de obstrucción, perforación intestinal o sangrado digestivo.

El arsenal diagnóstico comprende técnicas tanto endoscópicas como de imagen radiológica:

- Técnicas endoscópicas:
  - Cápsula endoscópica. Considerada de primera línea, aunque contraindicada en casos de obstrucción; no detecta tumores submucosos y no identifica lesiones de duodeno y yeyuno proximal por tránsito rápido.
  - Enteroscopia. Modalidad por pulsión para lesiones proximales (hasta yeyuno proximal) y modalidad de doble balón para análisis de todo el intestino delgado. Esta última es de larga duración, por lo que no es bien tolerada por el paciente.
- Técnicas radiológicas:
  - Tránsito intestinal con medios baritados. En desuso por su baja sensibilidad.
  - Ecografía. Aunque no es la técnica inicial ante sospecha de neoplasia de intestino delgado, puede detectarlos cuando tienen un tamaño suficiente (dependiente del ecografista).

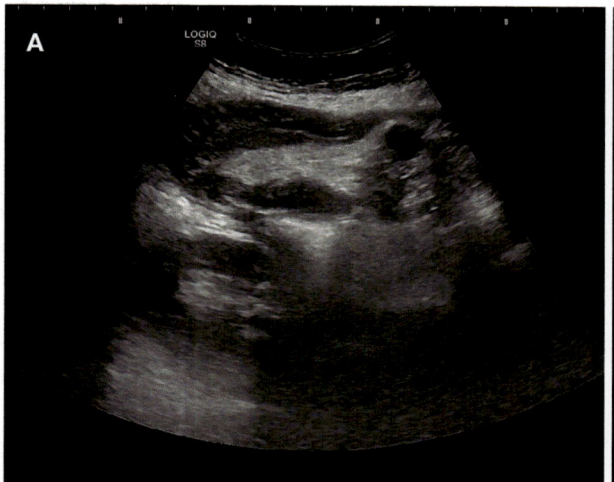
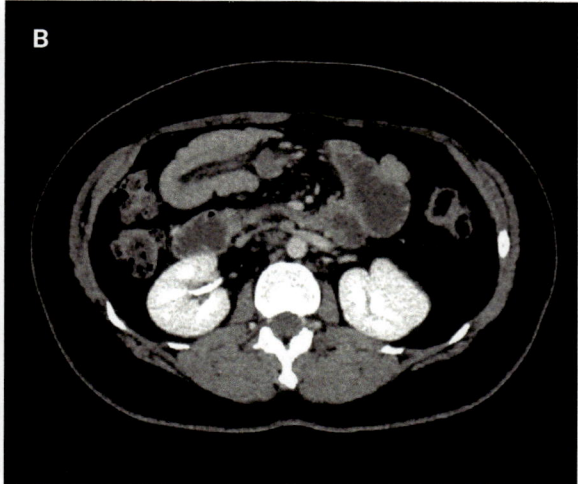

Figura 32-25. Invaginación intestinal. **A)** En ecografía, se intuye la intususcepción de grasa mesentérica. **B)** Traducción de los hallazgos ecográficos en tomografía computarizada (corte axial).

– TC. Técnica de elección cuando se sospecha o se ha detectado con cápsula endoscópica. Puede valorar el componente extraseroso. Es la prueba de elección para el estudio de extensión y seguimiento.
– TC-enteroclisis. Combinación de la enteroclisis (introducción de medio de contraste a través de sonda nasoenteral) y la TC. Permite una mejor valoración de la luz intestinal.
– Entero-RM. Técnica que permite obtener imágenes de alta calidad del intestino, siempre que se consiga buena distensión de la luz. Se suelen usar medios de contraste neutro (agua, polietilenglicol, metilcelulosa). Tiene menor disponibilidad que las anteriores y menor sensibilidad para detectar lesiones de < 10 mm. La principal ventaja respecto a la TC es la ausencia de radiación ionizante.

Tumores benignos del intestino delgado

Los tumores benignos del intestino delgado suponen menos del 2 % de las neoplasias gastrointestinales.

Adenoma

Los adenomas son tumores que se originan en el epitelio glandular. Se localizan principalmente en el duodeno. Son lesiones de aspecto polipoideo (sésiles o pediculadas), de superficie lisa o lobulada.

En TC/RM, presentan realce homogéneo tras la administración de contraste intravenoso.

En las formas esporádicas, suelen ser solitarios y menores de 2 cm. Existen trastornos hereditarios como el síndrome de poliposis adenomatosa familiar o el síndrome de Peutz-Jeghers en los que es habitual encontrar múltiples pólipos.

Son asintomáticos, pero presentan potencial de transformación hacia malignidad. Si son de un tamaño considerable, pueden actuar como cabeza de invaginación y producir obstrucción.

Tumores del estroma gastrointestinal (GIST)

Los tumores del estroma gastrointestinal (GIST, *gastrointestinal stromal tumors*) son tumores mesenquimales que derivan de las células intersticiales de Cajal. Expresan un receptor de membrana codificado por el gen *KIT* (KIT CD-117).

Son la neoplasia mesenquimal más frecuente del tracto gastrointestinal y tienen mayor incidencia a partir de los 50 años.

Aunque por motivos didácticos se expone el GIST en el apartado de tumores benignos, lo cierto es que no puede hablarse de benignidad o malignidad en este caso.

> ❗ Los GIST tienen más o menos potencial maligno en función del tamaño y del índice mitótico.

Por lo general, se considera que los de tamaño inferior a 2 cm, con escaso realce tras la administración de contraste intravenoso tienden a tener un comportamiento biológico menos agresivo. Si presentan un tamaño superior a 5 cm, áreas de necrosis central o invasión de órganos vecinos o a distancia, se consideran biológicamente agresivos.

Se originan en la capa muscular propia, por lo que suelen mostrar morfología exofítica. Tienen apariencia de masa ulcerada en el 50 % de los casos. Las calcificaciones son raras.

Los síntomas frecuentemente asociados son sangrados por ulceración, con hematemesis y/o anemia.

En imagen, se caracterizan por los siguientes hallazgos:

• Estudios baritados. Masa intraluminal o submucosa de márgenes bien definidos. La mucosa puede mostrar ulceración. Efecto de masa sobre el asa afectada o sobre otras adyacentes. Puede presentar cavidades o fístulas.
• Ecografía. Masas extraluminales hipoecoicas bien delimitadas. Cuando son de mayor tamaño, se muestran heterogéneas y con áreas centrales de menor ecogenicidad por fenómenos de necrosis.
• TC. Masas intraluminales con extensión extraserosa. Cuando predomina el componente extraseroso, el origen intestinal puede ser menos evidente. Al diagnóstico, suelen ser masas grandes con captación heterogénea de contraste por necrosis central. Pueden mostrar calcificaciones. En los tumores estromales de comportamiento agresivo, puede existir extensión al mesenterio, infiltración de las asas contiguas y metástasis hepáticas.
• RM. Masa de señal variable en función del componente de hemorragia y/o necrosis. Hipointensas en T1 e hiperintensas en T2. Las áreas con tumor viable muestran captación con contraste intravenoso.

Se tratan con imatinib (inhibidor de receptores KIT). En las TC de seguimiento para la valoración de la respuesta, se puede encontrar:

• Transición de captación heterogénea a homogénea hipodensa.
• Resolución de nódulos hipercaptantes.
• Puede haber un aumento paradójico del tamaño por hemorragia intratumoral o degeneración mixoide.

Leiomioma

Es un tumor de estirpe mesenquimal menos común que el GIST. Se puede originar en cualquier segmento del intestino delgado, aunque es más frecuente en yeyuno.

Puede ser subseroso, intramural o submucoso.

En las técnicas seccionales, es difícil de distinguir del GIST. Suele presentarse como una masa de bordes bien definidos, realce homogéneo con contraste intravenoso, y puede presentar calcificaciones.

Lo habitual es diagnosticarlos como hallazgo incidental, aunque se pueden manifestar como sangrado digestivo u obstrucción o actuar como cabeza de invaginación.

Lipoma

Son lesiones benignas submucosas formadas por adipocitos maduros, sin potencial maligno. Se localizan fundamentalmente en el íleon y el duodeno.

Aunque suelen ser asintomáticos, pueden producir invaginación intestinal y, en raras ocasiones, sangrado.

En el estudio de tránsito intestinal, se ven lesiones submucosas lisas. En TC, son hipodensos, bien delimitados. En RM, son hiperintensos en T1, con caída de señal en las secuencias de saturación grasa.

Tumores malignos de intestino delgado

Los tumores malignos primarios del intestino delgado tienen baja prevalencia en comparación con otros segmentos del tracto gastrointestinal. Aparecen con mayor frecuencia en la sexta década de la vida.

Suelen tener mal pronóstico debido a que, cuando son sintomáticos, suelen estar en una fase avanzada.

La resección quirúrgica es el tratamiento curativo para la mayoría de estos tumores (salvo para el linfoma). Los tumores irresecables o en estadios avanzados se tratan con radioterapia o quimioterapia.

Adenocarcinoma

Como los adenomas, se originan en las células del epitelio glandular. Son neoplasias malignas con comportamiento agresivo y escasa supervivencia a los cinco años.

No hay correlación entre el tamaño y el grado de invasión, por lo que las lesiones pequeñas pueden cursar con metástasis a distancia.

Es el segundo tumor primario más frecuente del intestino delgado, con un máximo de incidencia en la sexta década de la vida.

Los factores de riesgo que favorecen el desarrollo del adenocarcinoma son:

* EC para el tumor de localización ileal.
* Celiaquía para el tumor de localización yeyunal.
* Cáncer colorrectal (CCR) hereditario.
* Duplicidad intestinal.
* Ileostomía-cirugía de derivación duodenal o yeyunal.

La localización más frecuente es el duodeno, seguida del yeyuno. La clínica es inespecífica (obstrucción) y, si se localiza en el duodeno, producirá obstrucción biliar.

En el estudio de tránsito intestinal, pueden localizarse lesiones focales («corazón de manzana» o defectos de repleción si son pólipos).

En las técnicas seccionales, se puede observar una estenosis concéntrica con bordes irregulares o también una masa de partes blandas más o menos ulcerada, segmento afectado corto y captación moderada y heterogénea tras la administración de contraste.

Carcinoide

Se origina a partir de células neuroendocrinas de la submucosa. Tiene un crecimiento lento y bajo porcentaje de malignidad; algunos se presentan de forma agresiva con metástasis a distancia al diagnóstico.

Suponen en torno al 40 % de las neoplasias primarias malignas en el intestino delgado. Supera al adenocarcinoma en incidencia.

La localización más frecuente es el íleon en torno a la válvula ileocecal. Pueden ser multifocales.

Su detección es difícil debido a que se alojan en la capa submucosa y presentan un tamaño normalmente inferior a 2 cm. Lo habitual es encontrar una masa espiculada de partes blandas de localización mesentérica, secundaria a reacción desmoplásica inducida por las aminas liberadas por el tumor.

Se presentan con clínica de sangrado o como cabeza de invaginación. Además, pueden producir el conocido como *síndrome carcinoide*, con inestabilidad vasomotora, diarrea y broncoconstricción.

En el estudio de tránsito intestinal, se pueden ver uno o varios nódulos submucosos y signos indirectos de retracción y angulación de asas. En ecografía, se suelen detectar antes las lesiones secundarias del mesenterio que la lesión primaria.

La TC y la RM son las técnicas de imagen convencional más sensibles:

* TC:
  - Masa intramural hipervascular con hipercaptación de contraste localizada en el íleon.
  - Infiltración del mesenterio en forma de masa de partes blandas espiculada e hipercaptante que puede contener calcificaciones. Puede estar presente extensión mesentérica, pero no la tumoración primaria.
  - El carácter desmoplásico de la infiltración puede favorecer cuadros de oclusión intestinal. Puede haber signos de isquemia.
  - Las metástasis hepáticas son hipervasculares.
* RM:
  - Masa espiculada isointensa en T1 y T2, con realce tras la administración de gadolinio.
  - Desmoplasia; puede ser hipointensa en T1 y T2, sin realce.
  - Las metástasis son hipervasculares, hiperintensas en T2 con realce periférico o nodular en fase arterial.

 La técnica más sensible es la PET-TC con uso de análogos de la somatostatina (^{68}Ga-DOTATATE).

Linfoma intestinal

Es la forma extraganglionar más frecuente del linfoma primario. Afecta predominantemente a adultos en la sexta década de la vida. El linfoma primario de tubo digestivo suele ser de tipo B (linfoma difuso de células B grandes o de tipo MALT [de tejido linfático asociado a mucosas, *mucosa-associated lymphoid tissue*]). La localización principal es el estómago (50 %), y la segunda, el intestino delgado (30 %). En el intestino delgado, es el tercer tumor primario en frecuencia. Aumenta en pacientes inmunodeprimidos y en la enfermedad celíaca. La localización intestinal más frecuente es el íleon.

Su morfología es variada. Son tumores blandos que raramente producen oclusión intestinal. Se caracterizan porque hay una destrucción del plexo nervioso autónomo, lo que genera unas dilataciones aneurismáticas muy típicas.

La clínica es insidiosa, con anorexia, anemia, diarrea y sensación de masa abdominal.

Puede presentarse como perforación o hemorragia.

En los estudios baritados, se pueden ver distritos patrones: nódulos múltiples, forma infiltrante, polipoide, forma excavada o forma invasiva, con traducción en los estudios seccionales (**Fig. 32-26**):

- Nodular: pérdida de pliegues con aspecto nodular y engrosamiento asimétrico. Si afecta a los plexos y a la capa muscular, se puede alterar la motilidad y condicionar una dilatación aneurismática del asa.
- Polipoides: se pueden ver en tomografía con contraste oral. Pueden condicionar una invaginación.
- Exoentérica: masa intestinal grande y cavitada, irregular y, a veces, fistulizada.
- Mesentérica invasiva: asas engrosadas separadas por masas mesentéricas.

Metástasis

Son las lesiones tumorales malignas más frecuentes en el intestino delgado. Varían en función del tumor primario.

Pueden ocurrir por diseminación hematógena, invasión directa, diseminación linfática o diseminación peritoneal:

- Extensión directa de la neoplasia primaria: frecuente en tumores pancreáticos que infiltran el duodeno o en carcinomas de colon extenso.
- Diseminación hematógena: más frecuente de melanoma y cáncer de pulmón.
- Diseminación peritoneal: más frecuente en neoplasias de mama, ovario, estómago y colon.

ENFERMEDAD INFLAMATORIA INTESTINAL

En este apartado, se mencionarán brevemente algunas de las principales características de la enfermedad inflamatoria intestinal (EII).

La EII es un trastorno autoinmunitario de evolución crónica con afectación gastrointestinal y extraintestinal. Es un grupo heterogéneo de trastornos gastrointestinales que se divide principalmente en EC, colitis ulcerosa (CU) y colitis indeterminada. Este último término se reserva para los casos en los que no es posible diferenciar entre la EC y la CU porque comparten características de ambas entidades.

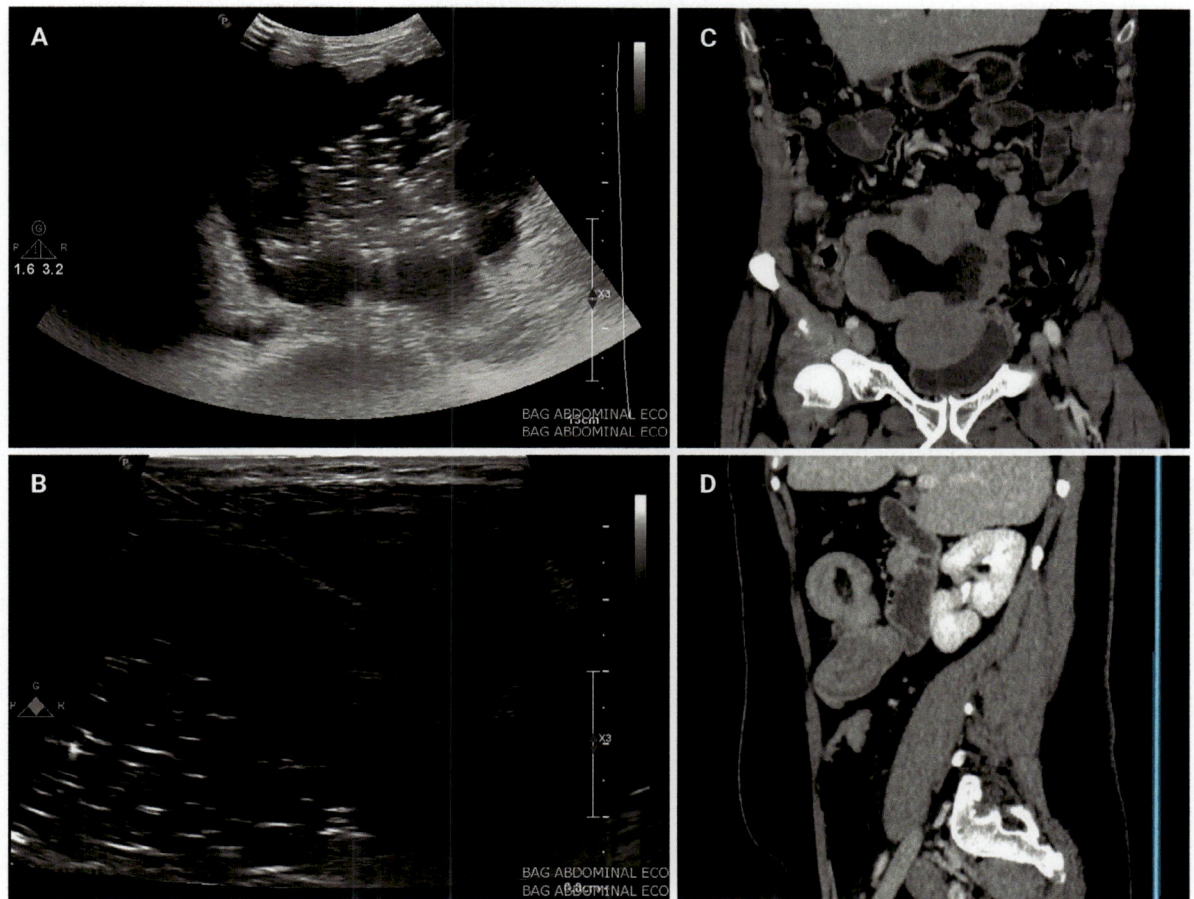

Figura 32-26. Linfoma intestinal. **A** y **B)** Las imágenes ecográficas muestran un engrosamiento irregular de la pared intestinal con dilatación marcada del asa afectada y biopsia dirigida de la pared intestinal. **C)** Traducción en tomografía computarizada. Corte coronal que muestra engrosamiento de la pared intestinal y dilatación aneurismática del segmento afectado. **D)** Corte sagital oblicuo. Engrosamiento de asas intestinales con imagen de asa dentro de asa (diana). De localización craneal, se puede visualizar grasa mesentérica rodeada de asas intestinales, en probable relación con intususcepción.

Etiopatogenia

Se desconoce con exactitud la causa de la enfermedad, aunque la hipótesis más aceptada es que afecta a pacientes genéticamente predispuestos como resultado de una respuesta inmunitaria exagerada a microorganismos presentes en la flora gastrointestinal y/o a otros factores ambientales. Hay un aumento de su incidencia global.

Clínica

Hay dos picos de incidencia: el primero afecta a pacientes de entre 20 y 40 años, y el segundo, entre los 60 y los 70 años. No hay diferencias entre sexos.

Ambas entidades se caracterizan por un curso crónico, en el que se alternan períodos de actividad clínica de distinta intensidad (brote) con períodos asintomáticos (remisión) de duración variable (**Tabla 32-2**).

Diagnóstico

Típicamente, en la CU, la afectación se restringe al colon de forma continua y difusa, a diferencia de la EC, donde puede afectarse todo el tubo digestivo de forma segmentaria y transmural.

Actualmente, no existe un único método considerado de referencia. El diagnóstico se basa en dos pilares: por una parte, la clínica, y por otra, la combinación de hallazgos bioquímicos, endoscópicos, histológicos y radiológicos.

Las técnicas de imagen deben ayudar a establecer el diagnóstico y el subtipo de EII, orientar las decisiones terapéuticas e identificar las complicaciones.

Manejo diagnóstico

Se contemplan dos escenarios clínicos que tener en cuenta:

1. Sospecha de EII: dolor abdominal, fiebre y/o diarrea.
   a. Sospecha de afectación del colon. La colonoileoscopia es la técnica más sensible para valorar la mucosa, permitiendo determinar la extensión y la intensidad de la enfermedad y tomar biopsias para establecer el diagnóstico. Las pruebas de imagen radiológicas (estudio baritado, TC o RM) quedan reservados para casos de colonoscopia incompleta para valorar el colon proximal o en brotes graves en los que la colonoscopia está contraindicada por el riesgo de perforación o hemorragia.

! En casos graves, no se debe poner aire rectal ni en la TC ni en la RM por riesgo de perforación.

   b. Sospecha de afectación del intestino delgado. En estos casos, clásicamente, se utilizaban los estudios baritados, el tránsito intestinal y la enteroclisis. Sin embargo, en la actualidad, la enterografía por TC, la RM y la ecografía han demostrado su utilidad en el diagnóstico y el estudio de extensión de la enfermedad, por lo que pueden utilizarse como prueba diagnóstica inicial en centros con experiencia. Aunque, dada la inespecificidad

Tabla 32-2. Diagnóstico diferencial entre la enfermedad de Crohn y la colitis ulcerosa

	Enfermedad de Crohn	Colitis ulcerosa
Distribución	Discontinua	Continua
Simetría	Excéntrica, seudodivertículos	Concéntrica
Segmentos afectados	Todo el tubo digestivo	Solo el colon, sobre todo, el izquierdo, desde el recto en sentido craneal
Colon derecho aislado	Frecuente	Nunca
Íleon terminal	• Frecuente • Estenosis, úlceras	• Raro, siempre con pancolitis • Sin estenosis ni úlceras
Recto	50 %	95 %
Enfermedad perianal	Fístulas perianales (50 %)	Normal
Pancolitis	Sí	Sí
Engrosamiento parietal	11-13 mm	8 mm
Fístulas o abscesos	Frecuente	Raro
Proliferación grasa mesentérica	Frecuente	Solo perirrectal
Estenosis	Sí	Sí
Megacolon tóxico	Raro	Frecuente
Grasa en submucosa	Raro; en el intestino delgado o el colon derecho	Frecuente; en el colon (sobre todo, en el recto)
Riesgo de tumor	Infrecuente	Alto
Recurrencia posquirúrgica	Frecuente	Nunca después de colectomía

de los hallazgos, un diagnóstico positivo va a necesitar siempre la confirmación endoscópica.
   c. Evaluación inicial del paciente con masa, dolor en la fosa ilíaca derecha o dolor abdominal inespecífico: ecografía o TC abdominal.
2. Sospecha de complicaciones en pacientes con EII conocida:
   a. Obstrucción, megacolon tóxico o perforación: radiografía simple de abdomen en decúbito y bipedestación o TC abdominal.
   b. Complicación séptica: flemón, absceso o fístula (solo en pacientes con EC): ecografía, TC o RM. En la mayoría de centros, la TC es la prueba radiológica empleada cuando se sospechan complicaciones transmurales; sin embargo, no hay que olvidar que muchos pacientes con esta enfermedad son jóvenes, por lo que requerirán múltiples tomografías a lo largo de sus vidas, con el consiguiente riesgo de radiación acumulada.

c. Enfermedad perianal (solo en pacientes con EC): RM pélvica o ecografía endoanal.

Consideraciones técnicas

Deben tenerse en cuenta los siguientes aspectos:

- El tránsito intestinal con fluoroscopia es preferible a la enteroclisis, que debe reservarse para casos problemáticos. La enteroclisis tiene mayor rendimiento diagnóstico, pero es peor tolerada y más prolongada.
- La ecografía es una herramienta accesible y barata que no necesita de una preparación intestinal específica más allá de un ayuno de 4-6 horas. Permite realizar en un mismo momento tanto una ecografía abdominal para la valoración de las manifestaciones extraintestinales (colelitiasis, nefrolitiasis, colangitis esclerosante primaria) como una ecografía intestinal para valorar los diferentes segmentos intestinales. Las sondas de alta frecuencia usadas proporcionan una mayor resolución representando la estructura en capas de la pared intestinal.
  Sus limitaciones son: dependiente del operador, localización de las lesiones (anorrectales, pelvis profunda y yeyuno) y profundidad de las lesiones (úlceras aftosas y erosiones). Permite técnicas complementarias como la ecografía con contraste (CEUS, *contrast-enhanced ultrasound*) para establecer el grado de actividad; con polietilenglicol (250-800 mL de PEG), útil en la detección de estenosis; y la elastografía, útil en la determinación del grado de fibrosis en las estenosis.
- Tanto en la TC como en la RM, se necesita una buena distensión de la luz para una correcta valoración de la pared, por lo que el paciente deberá ingerir grandes cantidades de volumen de contraste oral (1.000-1.500 mL) y/o enema rectal de agua o aire.
- En la enterografía por TC, deben usarse preferentemente contrastes orales neutros como el PEG para diferenciar la pared de la luz. Los contrastes orales positivos con bario diluido o Gastrografin® deben usarse cuando haya sospecha de abscesos. La administración de contraste oral positivo puede ser a través de un catéter nasoyeyunal (TC-enteroclisis). El contraste intravenoso está siempre indicado, siempre que no exista alergia a este, para evaluar el realce parietal. La adquisición de imágenes debe realizarse en fase enteral o portal precoz (50 s). Las reconstrucciones multiplanares aportan información adicional.
- En los estudios de RM, debe realizarse la distensión de las asas con contraste oral, preferentemente, bifásico con baja señal en secuencias potenciadas en T1 y alta señal en secuencias potenciadas en T2. Los más utilizados son la solución de agua con metilcelulosa o el PEG con electrólitos. Deben adquirirse secuencias coronales y axiales; obtenerse imágenes potenciadas en T2 con técnicas de gradientes completamente compensados (*balanced* FFE [*balanced fast field echo*] de Philips, TrueFISP [*true fast imaging with steady state precession*] de Siemens o FIESTA [*fast imaging employing steady-state acquisition*] de GE, dependiendo del equipo) e imágenes potenciadas en T1 con supresión grasa y contraste intravenoso (gadolinio).

TUMORES COLORRECTALES

La mayoría de los tumores colónicos son adenomas y adenocarcinomas. El adenocarcinoma colorrectal es una de las neoplasias más frecuentes en nuestro medio y constituye la segunda causa de muerte por cáncer.

El resto de neoplasias benignas y malignas tienen menor importancia, dada la menor frecuencia y repercusión clínica.

Diagnóstico por imagen

Las técnicas empleadas son:

- Enema opaco: fácil disponibilidad y alta sensibilidad para la detección de tumores estenosantes, pero limitada para los pólipos y para la valoración transmural. El aspecto habitual del tumor es «en corazón de manzana». El pólipo se visualiza como un defecto de repleción de bordes bien definidos. Su utilización ha quedado desplazada por el enema-TC y la colonoscopia virtual.
- Ecografía: si bien no se usa sistemáticamente, puede identificarse su aspecto ecográfico de «seudorriñón» cuando se encuentra de forma incidental.
- Ecografía endorrectal: permite valorar la extensión tumoral del cáncer de recto a través de las capas de su pared.
- TC: permite identificar tumores colónicos cuando tienen cierto tamaño o producen obstrucción, pero no detecta lesiones de pequeño tamaño si el colon está colapsado o hay abundantes restos fecales. El tumor se visualiza como una masa de partes blandas concéntrica estenosante; en otras ocasiones, como un leve engrosamiento mural no concéntrico o una masa polilobulada vegetante (ciego y colon derecho). La administración de un enema de Gastrografin® diluido (enema-TC) puede ayudar en el diagnóstico ante lesiones dudosas. La TC es una técnica muy útil para realizar el estudio de extensión y para su seguimiento.
- Colonoscopia virtual o colonografía por TC: se obtienen imágenes de TC del colon distendido con aire por vía rectal. La adquisición de las imágenes se realiza en decúbito prono y supino y, habitualmente, no se administra contraste intravenoso, excepto que se quiera realizar simultáneamente el estudio de extensión de una neoplasia conocida. Las imágenes se analizan mediante reconstrucciones bidimensionales y tridimensionales. Requiere preparación mediante un agente catártico o con técnicas de marcaje fecal para teñir las heces y poder distinguirlas de lesiones reales. El pólipo se visualiza como una lesión mural de densidad de partes blandas que no se moviliza con los cambios de posición (pediculados, sésiles y planos).
- RM: útil el estudio de extensión local del cáncer de recto, especialmente para determinar el margen de resección circunferencial y la invasión de órganos vecinos. El aspecto habitual del tumor es de una masa colónica de densidad intermedia en las secuencias potenciadas en T2, que capta contraste paramagnético y que se identifica especialmente en las secuencias eco de gradiente tridimensionales (GE3D) con saturación grasa.
- Colonografía por RM: se realizan secuencias del colon tras su distensión con enema de agua y durante la admi-

nistración de contraste intravenoso. Por lo general, se realiza una sola adquisición en decúbito prono mediante una secuencia GE3D durante la administración de contraste paramagnético.

Clasificación de tumores del colon

Se clasifican en:

- Adenoma:
  - Los pólipos adenomatosos se subdividen histológicamente en tubulares (87 %), tubulovellosos (8 %) y vellosos (5 %). Presentan diferentes grados de displasia, en el que el 5 % degeneran en cáncer en 5-10 años, por lo que se consideran lesiones premalignas.
  - Clínica: la mayoría son asintomáticos. Cuando tienen un tamaño importante, pueden causar dolor abdominal o sangrado.
  - Asociaciones:
    - La poliposis adenomatosa familiar es una enfermedad hereditaria caracterizada por múltiples pólipos (> 100) distribuidos por todo el colon de forma difusa.
    - El síndrome de Gardner es una variante de la poliposis adenomatosa familiar que se asocia a poliposis colónica, adenomas y pólipos hiperplásicos gastroduodenales, tumores de partes blandas y osteomas.
  - Diagnóstico diferencial: con otros tipos de pólipos inflamatorios, hiperplásicos o hamartomatosos.
- Carcinoma colorrectal:
  - Localización: recto > sigma > colon ascendente > ciego > colon transverso > ángulo hepático > ángulo esplénico.
  - Clínica: rectorragia, cambio en el ritmo deposicional, masa abdominal, oclusión intestinal, anemia ferropénica, etc. Su comportamiento clínico y su apariencia dependerán del lugar donde se originan:

Tabla 32-3. Diagnóstico diferencial entre la diverticulitis y el carcinoma colorrectal

A favor de diverticulitis	A favor de carcinoma colorrectal
Líquido en el mesenterio	Masa de partes blandas
Ingurgitación vascular	Adenopatías
Segmento afectado > 10 cm	Segmento afectado < 5 cm

- Colon izquierdo: tienden a formar lesiones anulares que debutan antes originando cuadros obstructivos.
- Colon derecho: tienden a formar masas polipoideas de gran tamaño que debutan más tarde por el mayor calibre del colon. Sin embargo, cuando afectan a la válvula ileocecal, debutan más precozmente en forma de oclusión.
- Diagnóstico diferencial (**Tabla 32-3**):
  - Diverticulitis: la más difícil de diferenciar.
  - Otros diagnósticos diferenciales: áreas de isquemias focales (que evolucionan a estenosis), plastrones inflamatorios (sobre todo a nivel pericecal) y otras neoplasias colónicas.

> ! En el 10-15 % de los casos, no es posible realizar una distinción radiológica, requiriendo colonoscopia óptica o seguimiento.

- Complicaciones: oclusión, colitis obstructiva, invaginación, abscesificación, fistulización y perforación.
- Otros tipos histológicos: lipoma, hemangioma, linfoma, GIST, carcinoide y metástasis.

PUNTOS CLAVE

- La disfagia es un motivo frecuente de consulta en el que la radiología desempeña un papel fundamental para identificar la causa, tanto en la disfagia mecánica como en la motora.
- El esofagograma puede aportar información muy valiosa que va más allá del «pico de pájaro» de la acalasia y del esófago «en sacacorchos» del espasmo esofágico difuso.
- La ausencia de serosa del esófago y su particular drenaje linfático provocan que el diagnóstico tumoral sea en estadios avanzados. Los tumores que afectan a la UEG cuyo epicentro se localiza a más de 2 cm (antiguo Siewert de tipo III) o, que estando en los 2 primeros centímetros, no afectan a la UEG son considerados gástricos.
- La afectación difusa intestinal tiene unos hallazgos radiológicos comunes e inespecíficos, por lo que es fundamental conocer el contexto clínico.

- El hallazgo principal es el engrosamiento mural difuso de la pared intestinal, que puede asociar otros signos intestinales o extraintestinales en función de la etiología.
- Algunas entidades pueden tener predilección por segmentos concretos del intestino.
- La utilidad de la ecografía intestinal en la EII está ampliamente reconocida y forma parte de las guías europeas para el manejo de la EC. Ha demostrado su utilidad para la detección de complicaciones.
- Múltiples pruebas de imagen ayudan al diagnóstico inicial del CCR y de sus complicaciones como la invaginación, la oclusión, la colitis obstructiva, la abscesificación, la fistulización y la perforación.
- Su diagnóstico diferencial con la diverticulitis no resulta sencillo, por lo que a veces requiere ver la evolución o colonoscopia.

BIBLIOGRAFÍA

Akhan O, Pringot J. Imaging of abdominal tuberculosis. Eur Radiol. 2002;12(2):312-23.

Aparicio T, Zaanan A, Mary F, Afchain P, Manfredi S, Evans TRJ. Small bowel adenocarcinoma. Gastroenterol Clin North Am. 2016;45(3):447-57.

Darnell A, Dalmau E, Pericay C, Musulén E, Martín J, Puig J, et al. Gastrointestinal stromal tumors. Abdom Imaging. 2006;31(4):387-99.

Ellis L, Shale MJ, Coleman MP. Carcinoid tumors of the gastrointestinal tract: trends in incidence in England since 1971. Am J Gastroenterol. 2010;105(12):2563-9.

Frickenstein AN, Jones MA, Behkam B, McNally LR. Imaging inflammation and infection in the gastrointestinal tract. Int J Mol Sci. 2019;21(1):243.

Girela Baena E, Parlorio de Andrés E. Radiología de las enfermedades del tubo digestivo superior. En: Del Cura Rodríguez JL, Pedraza Gutiérrez S, Gayete Cara A (eds.). Radiología esencial. Madrid: Editorial Médica Panamericana; 2010. p.425-49.

Jasti R, Carucci LR. Small bowel neoplasm: a pictorial review. Radiographics. 2020;40(4):1020-38.

Kumagai K, Sano T. Revised points and disputed matters in the eighth edition of the TNM staging system for gastric cancer. Jpn J ClinOncol. 2021;51(7):1024-7.

Lo Re G, Federica V, Midiri F, Picone D, La Tona G, Galia M, et al. Radiological features of gastrointestinal lymphoma. Gastroenterol Res Pract. 2016;2016:2498143. Errata en: Gastroenterol Res Pract. 2016;2016:9742102.

López P, Alberdi N, Fuertes I, Sáenz J, De Llano L, Laxe T. Cáncer de esófago: revisión actualizada del TNM y complicaciones postratamiento. Seram. 2021;1(1).

López P, Leturia M, Inchausti E, Badiola Molinuevo J, Burgos J, Fernández AL, et al. Actualización del adenocarcinoma gástrico: revisión de las vías de diseminación. Seram. 2022;1(1).

Maccioni F, Rossi P, Gourtsoyiannis N, Bezzi M, Di Nardo R, Broglia L. US and CT findings of small bowel neoplasms. Eur Radiol. 1997;7(9):1398-409.

Muñoz F, Ripollés R, Poza Cordón J, De las Heras Páez de la Cadena B, Martínez-Pérez MJ, De Miguel E, et al. Recomendaciones del Grupo Español de Trabajo en Enfermedad de Crohn y Colitis Ulcerosa (GETECCU) sobre el empleo de la ecografía abdominal en la enfermedad inflamatoria intestinal. Gastroenterol Hepatol. 2021;44(2):158-74.

Neugut AI, Jacobson JS, Suh S, Mukherjee R, Arber N. The epidemiology of cancer of the small bowel. Cancer Epidemiol Biomarkers Prev. 1998;7(3):243-51.

Pagés Llinás M. Tumores del intestino delgado y colon. En: Del Cura Rodríguez JL, Pedraza Gutiérrez S, Gayete Cara A (eds.). Radiología esencial. Madrid: Editorial Médica Panamericana; 2010. p.457-66.

Pan SY, Morrison H. Epidemiology of cancer of the small intestine. World J Gastrointest Oncol. 2011;3(3):33-42.

Pereira Juliá F, Domingo Serrano S, Sánchez Ruiz S. Atención al paciente urgente. Urgencias abdominales. Medicine - Programa de Formación Médica Continuada Acreditada. 2019;12(87):5089-99.

Schiappacasse G, Labra A, Laguna JP, Mercado F, Lara B. Caracterización imagenológica de los tumores de intestino delgado resecados en nuestra institución entre los años 2017 y 2020. Rev Chil Radiol. 2022;28(2):48-56.

Soyer P, Boudiaf M, Fargeaudou Y, Dray X, Hamzi L, Vahedi K, et al. Celiac disease in adults: evaluation with MDCT enteroclysis. AJR Am J Roentgenol. 2008;191(5):1483-92.

Westerland O, Griffin N. Magenetic resonance enterography in Crohn's disease. Semin Ultrasound CT MR. 2016;37(4):282-91.

Lesión focal hepática

33

P. López Sala

OBJETIVOS

- Catalogar las lesiones focales hepáticas (LFH) desde un enfoque práctico dirigido a la práctica clínica diaria.
- Conocer las características típicas de las LFH más frecuentes.

INTRODUCCIÓN

Una lesión focal hepática (LFH) es cualquier lesión focal que altera la estructura hepática normal, con o sin desplazamiento de estructuras vasculares o deformando o no el contorno hepático.

El estudio por imagen de la LFH aporta información sobre diversas características que ayudan a establecer un diagnóstico de certeza. Sea cual sea la modalidad de imagen utilizada, se deben analizar las siguientes características para cada LFH:

- Apariencia de la lesión (sin contraste y tras la administración de contraste intravenoso).
- Arquitectura de la lesión: homogénea o heterogénea (necrosis, hemorragia, septos, grasa, calcio, etc.).
- Tipo de crecimiento: expansivo (con desplazamiento) o infiltrativo (con sustitución).
- Velocidad de crecimiento: diferenciar un lento crecimiento con formación de seudocápsula de un crecimiento rápido con edema periférico.

En la práctica clínica diaria, muchas de las LFH requerirán de estudio histológico para su confirmación, normalmente mediante biopsia con aguja gruesa (BAG) percutánea ecoguiada. La biopsia se considera necesaria cuando el resultado puede modificar la actitud terapéutica.

En cuanto a las técnicas de imagen, aunque la tomografía computarizada (TC) y la resonancia magnética (RM) aportan mayor información que la ecografía, esta última suele ser la primera técnica de imagen en el estudio de la patología hepática. Es habitualmente la puerta de entrada de un paciente con LFH al servicio de radiología y el radiólogo debe ser consciente de su importancia. Es una técnica rápida, accesible, barata y sin radiación ionizante. Es también dependiente del operador y del aparato y, concretamente, en el hígado, es menos sensible para la detección de lesiones de pequeño tamaño. La capacidad de detección y los conocimientos sobre el manejo de las LFH visualizadas en ecografía determinarán el abordaje y pronóstico del paciente.

Existen múltiples clasificaciones para las LFH, si bien un abordaje útil en la práctica clínica diaria es clasificar a los pacientes en escenarios clínicos, por lo que conocer la historia clínica del paciente es importante. Se diferencian dos principales grupos: paciente sano (con un hígado sano o no cirrótico) y paciente hepatópata (con un hígado no sano o cirrótico, a menudo, dentro del contexto del cribado ecográfico de hepatocarcinoma). No obstante, se debe diferenciar otro tercer grupo, el de paciente oncológico (con un tumor primario o antecedente de cáncer conocido), donde el objetivo principal de nuestra exploración será descartar la presencia de metástasis. Por estas razones, cuando se realice una ecografía, se deben tener en cuenta la edad, los antecedentes y los datos clínicos y analíticos del paciente.

Este tema se centrará en el abordaje por escenarios clínicos para desarrollar las características más importantes de cada LFH que el radiólogo debe conocer. Se describirán las peculiaridades de cada LFH con cada técnica de imagen, haciendo hincapié en su valoración ecográfica inicial, que determinará el manejo.

En la **figura 33-1**, se muestra el algoritmo diagnóstico propuesto para una LFH sólida solitaria visualizada en ecografía y, en la **tabla 33-1**, se recoge la semiología básica de las LFH más frecuentes.

LESIONES FOCALES HEPÁTICAS EN HÍGADO SANO/ NO CIRRÓTICO

En este apartado, se abordan tres grupos de lesiones: las lesiones sólidas benignas, las lesiones quísticas y las lesiones sólidas malignas.

Lesiones sólidas benignas

A continuación, se describen los distintos tipos de LFH benignas.

Hemangioma

Es el tumor hepático primario más común y el tumor sólido benigno más frecuente. Está presente hasta en el 20 % de

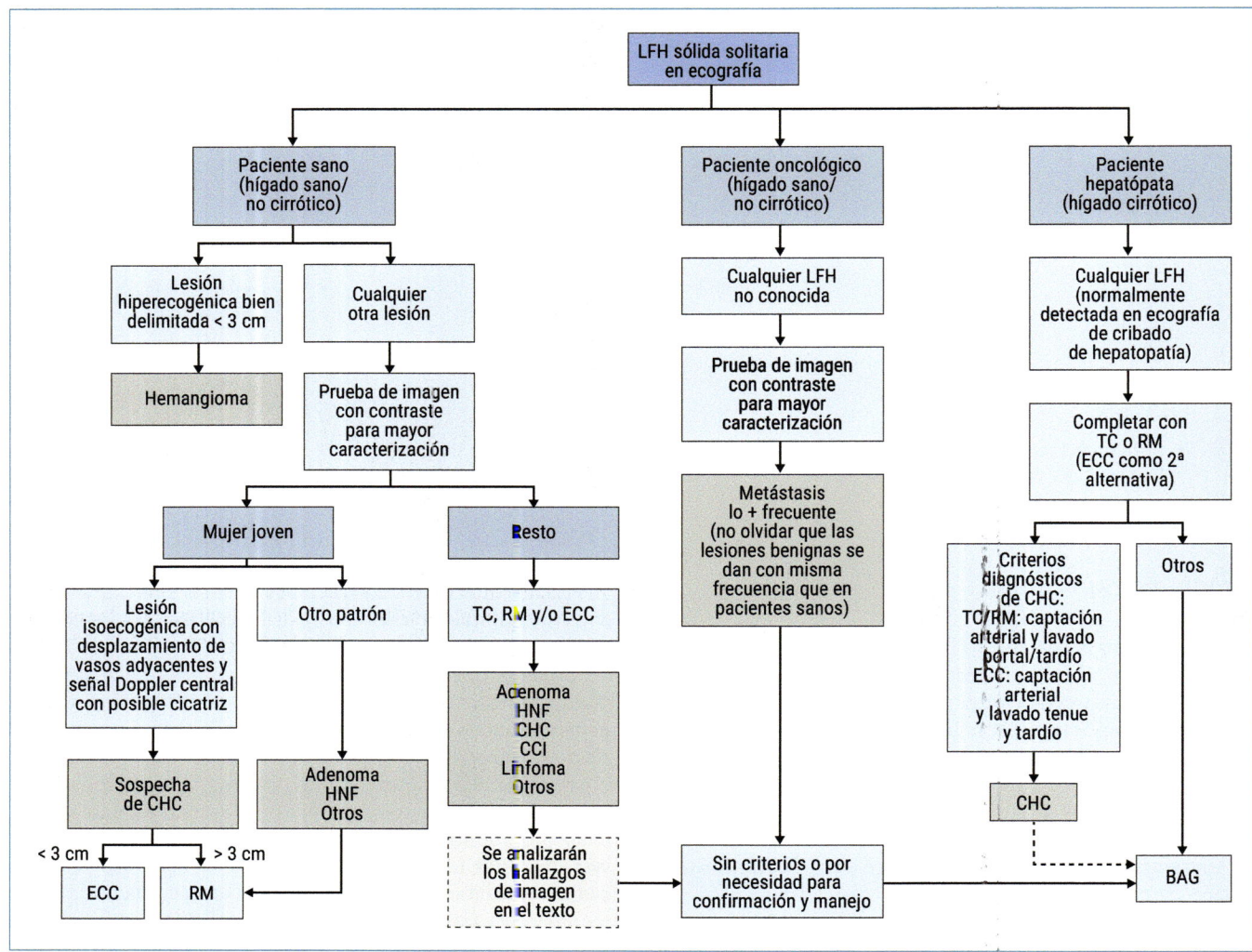

Figura 33-1. Algoritmo diagnóstico propuesto para el abordaje de una lesión focal hepática sólida solitaria visualizada en ecografía.
BAG: biopsia con aguja gruesa; CCI: colangiocarcinoma intrahepático; CHC: carcinoma hepatocelular; ECC: ecografía con contraste; HNF: hiperplasia nodular focal; LFH: lesión focal hepática; RM: resonancia magnética; TC: tomografía computarizada.

la población general. Aunque puede diagnosticarse a cualquier edad, se diagnostica con mayor frecuencia en mujeres entre los 30 y los 50 años. Es más frecuente en mujeres que en hombres. Es frecuentemente menor de 4 cm, solitario y asintomático. Los hemangiomas que alcanzan los 10 cm se denominan **hemangiomas gigantes**. Estos pueden ser sintomáticos, ocasionando dolor e, incluso, un síndrome de reacción inflamatoria y coagulopatía denominada **síndrome de Kasabach-Merritt**. Histológicamente, está formado por múltiples canales vasculares recubiertos de una sola capa de endotelio y separados y apoyados por tabiques fibrosos. El patrón típico de hemangioma en la ecografía en modo B es el de una lesión homogénea hiperecogénica, normalmente menor de 3 cm, bien delimitada, con refuerzo acústico posterior y sin señal Doppler (por flujo lento). Sin embargo, hay que conocer la existencia de patrones atípicos de hemangioma: de mayor tamaño, con área central hipoecogénica, o de apariencia hipoecogénica en un hígado esteatósico. El diagnóstico por imagen con contraste intravenoso, ya sea con ecografía con contraste (ECC), TC o RM, se basa en un patrón de captación arterial globular y periférico con relleno progresivo parcial o total en fase portal y tardía. El llenado total de la lesión únicamente ocurre en el 40-50 % de los casos en la fase tardía. Hay que saber que las regiones hemorrágicas centrales de los hemangiomas permanecen sin realce. La RM, además, muestra otros hallazgos adicionales como son la hipointensidad en T1 o una alta hiperintensidad en T2, así como hiperintensidad en la secuencia de difusión incluso con valores b altos debido al flujo lento, e hiperintensidad o señal mixta en la secuencia ADC (coeficiente de difusión aparente, *apparent diffusion coefficient*) (**Fig. 33-2**).

Los hemangiomas, especialmente aquellos con alto flujo, pueden mostrar una intensidad de señal baja respecto al parénquima en la fase de equilibrio a los 3 minutos tras la inyección de contraste hepatoespecífico, conocido como seudolavado, que puede simular un tumor hipervascular hepático. Las características atípicas más frecuentes en los hemangiomas vienen dadas habitualmente por los hemangiomas de llenado rápido (realce concomitante con el de estructuras arteriales y realce persistente en fase tardía) y los hemangio-

Tabla 33-1. Semiología básica de las lesiones focales hepáticas más frecuentes

	Ecografía	TC sin CIV	RM en T1	RM en T2	TC/RM con CIV			RM en FHB	Ecografía con CIV		
					FA	FP	FT		FA	FP	FT
Hemangioma	Hiperecogénico	Hipodenso/isodenso	Hipointenso	Muy hiperintenso	Captación globular periférica	Progresión central	Progresión central	Hipointenso	Captación globular periférica	Progresión central	Progresión central
Hiperplasia nodular focal	Isoecogénica	Isodensa	Isointensa	Isointensa. Cicatriz: hiperintensa	Hipercaptación homogénea	Isorrealce	Isorrealce	Hiperintensa/isointensa	Hipercaptación centrífuga	Hipercaptación	Isorrealce
Adenoma lv. detalles según los subtipos en la tabla 33-2	Variable	Hipodenso/isodenso	Hipointenso/isointenso	Hiperintenso	Hipercaptación heterogénea	Lavado lento	Lavado lento	Hipointenso/isointenso	Hipercaptación centrípeta	Isorrealce	Isorrealce (atípicos: hiporrealce)
Carcinoma hepatocelular	Variable	Hipodenso/isodenso	Hipointenso	Hiperintenso	Hipercaptación	Lavado	Lavado	Hipointenso/isointenso	Hipercaptación	Isocaptación	Hipocaptación
Colangiocarcinoma intrahepático	Variable	Hipodenso	Hipointenso	Hiperintenso	Hipercaptación periférica o irregular	Relleno central progresivo	Progresión central y lavado periférico	Hipointenso	Realce en anillo, heterogéneo u homogéneo	Hipocaptación	Hipocaptación
Metástasis	Variable	Hipodensa	Hipointensa	Hiperintensa	Realce en anillo	Hiporrealce	Hiporrealce	Hipointensa	Realce en anillo, completo	Hipocaptación	Hipocaptación

CIV: contraste intravenoso; FA: fase arterial; FHB: fase hepatobiliar; FP: fase portal; FT: fase tardía; RM: resonancia magnética; TC: tomografía computarizada.

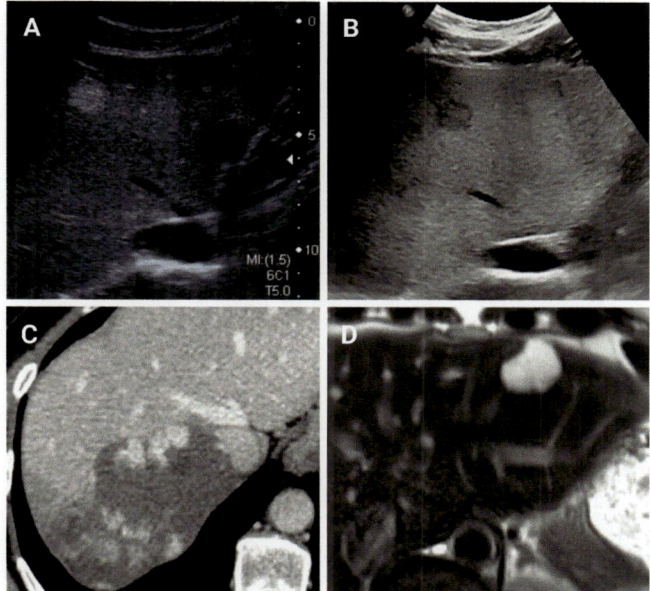

Figura 33-2. Hombre de 45 años. Escenario clínico: hígado sano. **A)** Nódulo hiperecogénico homogéneo y bien delimitado de 1,5 cm compatible con hemangioma. **B)** 10 años después, el mismo paciente muestra un hígado con aumento de la ecogenicidad sugestivo de esteatosis hepática con el mismo nódulo, en este caso, hipoecogénico (hemangioma con patrón ecográfico atípico). La ecoestructura del parénquima hepático es importante a la hora de valorar una lesión focal hepática y puede cambiar la ecogenicidad con la que se ve una lesión. **C)** Imagen de tomografía computarizada en fase portal de hemangioma cavernoso gigante. **D)** Hemangioma en el lóbulo hepático izquierdo con hiperseñal característica en secuencia potenciada en T2 de resonancia magnética.

mas gigantes, que pueden mostrar heterogeneidad central debido a trombosis y fibrosis. Otros hemangiomas atípicos más raros son los hemangiomas de llenado lento, calcificados, quísticos, con nivel líquido-líquido, con retracción capsular y los hialinizados o esclerosantes. Estos últimos contienen abundante tejido fibroso y canales vasculares trombosados, y pueden confundirse con un tumor fibroso maligno, por lo que, en ocasiones, se diagnostican con biopsia.

> **!** Según las guías de la EASL (European Association for the Study of the Liver) para el manejo de las LFH benignas, en un paciente con hígado sano, una lesión hiperecogénica con patrón ecográfico típico, si es menor de 3 cm, es suficiente para el diagnóstico de hemangioma. En el paciente oncológico o hepatópata, se debe completar con estudios con contraste. Dado su carácter benigno, no es necesario el seguimiento de la lesión y su manejo es conservador.

Hiperplasia nodular focal

La hiperplasia nodular focal (HNF) es una lesión hepática causada por una respuesta hiperplásica a una anomalía vascular localizada. Es el segundo tumor hepático benigno más frecuente. La población diana son mujeres (90 %) jóvenes, de entre 35 y 50 años. Es una lesión asintomática. Típicamente, suele ser una lesión bien delimitada, no encapsulada, inferior a 5 cm, con una cicatriz central que contiene vasos arteriales distróficos. También existen formas atípicas. La más frecuente es la HNF sin cicatriz central, habitualmente ausente en lesiones < 3 cm. También destaca la HNF con esteatosis hepática significativa (HNF esteatósica). Son múltiples en el 20-30 % de los casos y se asocian a hemangioma hepático en el 20 % de los casos. También se asocian a otras condiciones caracterizadas por daño arterial como la telangiectasia hemorrágica hereditaria. No se ha demostrado que el embarazo ni los anticonceptivos orales (ACO) se relacionen con su desarrollo ni progresión. Histológicamente, está formada por hepatocitos de apariencia benigna dispuestos en módulos, que suelen estar delimitados parcialmente por tabiques fibrosos que se originan en la cicatriz central.

Ecográficamente, suele ser isoecogénica, aunque, a veces, es posible verla hipoecogénica o hiperecogénica. En ocasiones, solo se delimita por la seudocápsula, que es debida a la compresión del tejido circundante. En la ecografía Doppler color, se pueden visualizar las arterias centrales mostrando un patrón «en rueda de carro» (*spoke-wheel pattern*).

Tras la administración de contraste intravenoso en la ECC, TC y RM, la lesión es homogéneamente hipervascular, con realce intenso y precoz en fase arterial, con posterior isorrealce respecto al parénquima en fase portal y tardía.

> **!** La ECC puede mostrar un patrón de llenado de contraste característico en la fase arterial temprana debido a sus imágenes en tiempo real con alta resolución temporal. El realce arterial suele ser centrífugo, pudiendo demostrar un patrón en rueda de carro, debido a la visualización de una gran arteria central con ramificaciones radiales, que forma una imagen que recuerda a la rueda de carro que precede al realce homogéneo (**Fig. 33-3**). Como hallazgo atípico, está descrito el lavado en algunas HNF, lo que puede indicar una biopsia.
> La cicatriz se valora mejor con la RM. Es hipointensa en T1, hiperintensa en T2 y capta contraste progresivamente, dado su contenido fibroso (su visualización en la fase tardía es un signo diagnóstico característico) (**Fig. 33-4**). Hay que recordar que la cicatriz de la HNF es hiperintensa en T2, frente a la cicatriz del hepatocarcinoma fibrolamelar, que es hipointensa.

Los agentes de contraste hepatobiliar de RM pueden utilizarse para valorar el origen hepatocelular de la lesión. La mayoría de las HNF son isointensas o hiperintensas en la fase hepatobiliar (FHB), y algunas muestran realce periférico.

La ECC, la TC y la RM pueden diagnosticar una HNF con casi el 100 % de especificidad cuando las características de imagen típicas se ven en combinación. Ante la sospecha de una HNF, las guías europeas (EASL) recomiendan una RM con contraste como primera opción, puesto que es la técnica de imagen con mayor rendimiento diagnóstico. Si el diagnóstico de HNF es de certeza, se dará de alta al paciente y no se realizará seguimiento. Si el diagnóstico es dudoso mediante RM y la lesión es inferior a 3 cm, se recomienda realizar ECC, dada su alta precisión diagnóstica en HNF de pequeño tamaño. En los casos dudosos en los que la lesión fuese mayor de 3 cm, se recomienda la biopsia de la lesión para confirmar el diagnóstico.

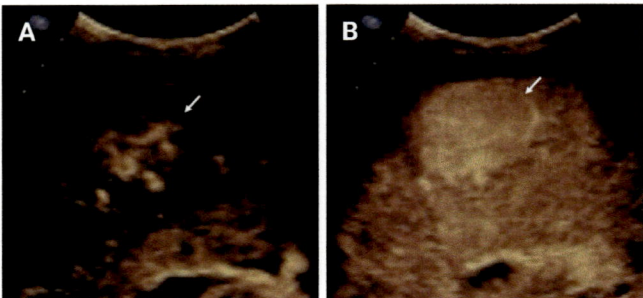

Figura 33-3. Mujer de 31 años. Escenario clínico: hígado sano. Lesión isoecogénica en la ecografía en modo B. En ecografía con contraste (ECC), se observa un hiperrealce arterial centrífugo, con realce central «en rueda de carro» en la fase arterial precoz a los 10 segundos **(A)** y homogéneo en la arterial tardía a los 25 segundos **(B)**. En la fase portal y tardía, muestra isorrealce respecto al parénquima hepático circundante (no mostrado). ECC diagnóstica de hiperplasia nodular focal.

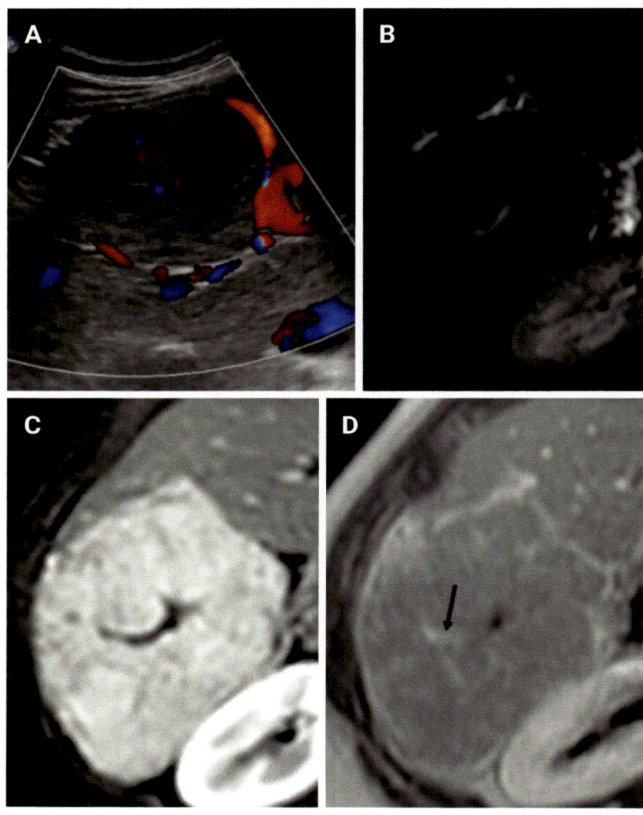

Figura 33-4. Mujer de 32 años. Escenario clínico: hígado sano. **A)** Ecografía con visualización de una lesión focal hepática isoecogénica con señal Doppler color central y desplazamiento de los vasos adyacentes. **B)** Secuencia STIR (*short time-tau inversion recovery*): lesión isointensa/tenuemente hiperintensa, con cicatriz central hiperintensa. **C y D)** Estudio dinámico con contraste extracelular en T1 con saturación grasa (FS). Captación arterial intensa y homogénea a excepción de la cicatriz central **(C)**. Isointensa con el hígado en la fase tardía a los 5 minutos, con captación de contraste de la cicatriz (fecha en **D**). Hallazgos diagnósticos de hiperplasia nodular focal.

Adenoma hepatocelular

El adenoma hepatocelular (AHC) es una neoplasia benigna de origen epitelial. La población diana es la misma que la de la HNF, mujeres jóvenes (35-45 años). La proporción

Tabla 33-2. Subtipos de adenomas hepatocelulares y sus características

Subtipo de AHC	Frecuencia	Mutación	Hallazgos en RM	Asociaciones y otras características
AHC con inactivación del factor nuclear hepatocitario 1α	30-35 %	Inactivación bialélica *HNF1A*	• Disminución de señal difusa en T1 fuera de fase • Hipointensidad en FHB con contraste organoespecífico	Bajo riesgo de complicaciones
AHC inflamatorio	Hasta 40 %	*IL6ST, FRK, STAT3, GNAS, JAK1*	• Signo del atolón: hiperintensidad en anillo en T2 con realce arterial y persistente en fase portal y tardía • Signo de la media luna: hiperintensidad en T2 y realce periférico incompleto • 30 % isointensos/hiperintensos en FHB → mayor riesgo de malignidad	• ACO, obesidad, esteatosis hepática, síndrome metabólico • Riesgo aumentado de rotura espontánea y malignización
AHC β-catenina activado	10 %	Exón 3, exón 7-8 mutación *CTNNB1*	• Sin hallazgos específicos en RM • Heterogéneos por hemorragia/necrosis • 80 % isointensos/hiperintensos en FHB → mayor riesgo de malignidad	• Hombres con consumo de esteroides anabolizantes androgénicos • Grupo con mayor riesgo de malignización (AHC-β exón 3 mutados)
AHC inflamatorio y β-catenina activado	10-15 %	Los de ambos grupos	Hallazgos de ambos grupos	Riesgo aumentado de rotura y malignización
AHC Sonic Hedgehog	4 %	Fusión *INBHE/GLI1*	• Hiperintensidad en T1 precontraste por componente hemorrágico • Hipointensos en FHB	• ACO y obesidad • Grupo con mayor riesgo de rotura espontánea
AHC no clasificado	5-10 %	–	–	–

Aunque requieren mayor estudio, se han descrito recientemente los subtipos moleculares: andrógeno, pigmentado, mixoide y adenomas de la enfermedad de almacenamiento de glucógeno.

ACO: anticonceptivos orales; AHC: adenoma hepatocelular; FHB: fase hepatobiliar; RM: resonancia magnética.

mujer:hombre es de 10:1. El AHC es, aproximadamente, 10 veces menos frecuente que la HNF. Los factores de riesgo para el desarrollo de AHC son el uso de ACO, la exposición excesiva a andrógenos, la esteatohepatitis y los trastornos metabólicos hereditarios (mutaciones germinales del gen *HNF1α*, diabetes MODY 3 [*maturity-onset diabetes of the young type 3*], síndrome McCune-Albright y enfermedades de almacenamiento de glucógeno). Histológicamente, se trata de una proliferación de hepatocitos benignos organizados en un patrón trabecular, con pequeños vasos finos y sin conductos biliares. La presencia de más de 10 AHC se denomina *adenomatosis hepática*.

La prueba recomendada por las guías de la EASL para el diagnóstico de adenoma es la RM, puesto que es superior al resto de las técnicas y es la única que permite subclasificar el adenoma hasta en el 80 % de los casos. No obstante, una vez más, probablemente sea la ecografía la técnica con la que se detecte inicialmente la lesión. En la ecografía, la apariencia del adenoma es inespecífica y depende de sus componentes (grasa, sangre, etc.). Habitualmente, su señal suele ser menor que la del hígado en la ecografía, la TC y secuencias T1 de RM. Con el contraste intravenoso, muestran un realce intenso, a veces, heterogéneo. En la ECC, la fase arterial mostrará un hiperrealce rápido, completo y centrípeto, a diferencia de la

HNF, que muestra realce arterial centrífugo. La fase portal temprana mostrará un isorrealce o un tenue hiperrealce de la lesión y, en la fase tardía, se observará un isorrealce de la lesión respecto al parénquima hepático. No obstante, hay formas atípicas de adenoma que pueden mostrar un tenue hiporrealce o lavado en fase tardía, y estas lesiones suelen requerir biopsia para descartar malignidad. En la TC y la RM, el contraste puede ser transitorio con visualización de lavado lento en fase portal y tardía. Aunque clásicamente se ha descrito la ausencia de captación del AHC en la FHB de RM con contraste organoespecífico, se ha demostrado que existen subtipos de AHC que pueden mostrar isointensidad o hiperintensidad en esta fase, y que, además, se relacionan con mayor riesgo de malignidad. La actual clasificación de la Organización Mundial de la Salud (OMS; 2019, 5ª edición) reconoce los siguientes subtipos (v. **Tabla 33-2**):

1. AHC-H: adenoma con inactivación del factor nuclear hepatocitario 1-alfa (FNH-1α) (30-35 %) (**Fig. 33-5**). Se caracteriza por una apariencia lobulada y esteatosis difusa en el análisis patológico. En la RM, muestra una caída de señal difusa y homogénea en la secuencia potenciada en T1 fuera de fase consistente con grasa intracelular, debido a la lipogénesis promovida por la producción de la proteína

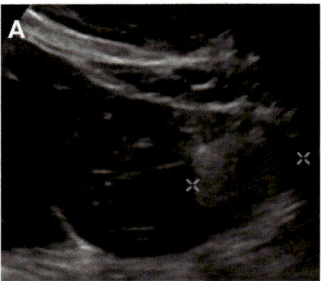 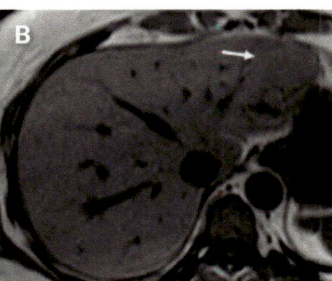 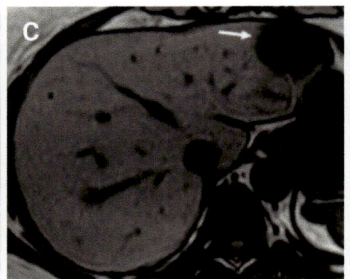 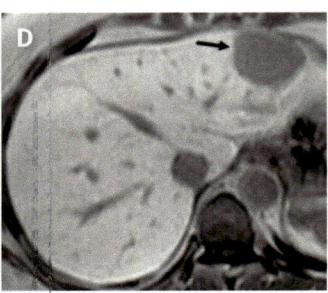

Figura 33-5. Adenoma hepatocelular HNF1*α* inactivado. Mujer de 27 años. Escenario clínico: hígado sano. **A)** Lesiones hiperecogénicas bien delimitadas en ecografía abdominal solicitada por prurito generalizado, la mayor de 4 cm en el segmento II. Se completa el estudio con resonancia magnética con contraste hepatoespecífico. **B)** Secuencia T1 eco de gradiente en fase: lesión isointensa respecto al respecto del parénquima. **C)** Secuencia T1 fuera de fase con caída de la señal intralesional debido a la grasa microscópica. **D)** Fase hepatobiliar adquirida a los 20 minutos tras la inyección de ácido gadoxético con hipointensidad de la lesión.

no funcional HNF1α (*hepatocyte nuclear factor 1α*). Es isointenso/hiperintenso en T2 y muestra moderado hiperrealce, que se mantiene en fase portal y tardía con contraste extracelular. Suelen ser hipointensos en la FHB con contraste hepatoespecífico.

2. AHC-I: adenoma inflamatorio (hasta el 40 %) (**Fig. 33-6**). Antes conocido como «adenoma telangiectásico», está caracterizado por la presencia de conglomerados de pequeñas arterias rodeadas de matriz extracelular e infiltrados inflamatorios asociados a focos de dilatación sinusoidal. Se ha observado una fuerte correlación con el uso de ACO, obesidad e hígado esteatósico, síndrome metabólico, abuso de alcohol, diabetes y enfermedad de almacenamiento de glucógeno. En la RM, suele ser hiperintenso en secuencias ponderadas en T2, y característicamente puede mostrar un borde periférico completo de alta señal, con realce arterial y persistente en fase portal y tardía («signo del atolón»). Cuando la hiperintensidad y el realce en anillo son incompletos, se ha descrito el «signo de la media luna» (*crescent sign*). Estos signos representan la dilatación sinusoidal en la periferia del adenoma. Normalmente, es hipointenso en la FHB. No obstante, el 30 % puede mostrarse isointenso o hiperintenso en la FHB, y suelen mostrar aumento de la activación de β-catenina y mayor riesgo de malignidad.

3. AHC-β: adenoma con activación de β-catenina (10 %) (**Fig. 33-7**). Se caracteriza por la presencia de atipia celular, formaciones seudoglandulares, colestasis, hemorragia y/o necrosis. Se subclasifica en exón 3 AHC-β mutado y exón 7/8 AHC-β mutado. El AHC-β no tiene hallazgos de imagen específicos en RM, aunque suele mostrar hiper-

intensidad variable en T1 y T2 dependiendo del componente hemorrágico y necrótico, y realce arterial heterogéneo. Algunos muestran lavado en fase portal y/o tardía, pudiendo simular un hepatocarcinoma. Es el tipo de AHC con mayor riesgo de malignización, sobre todo, el exón 3 mutado, que es más frecuente en hombres con consumo de anabolizantes. Hasta el 80 % muestra isointensidad o hiperintensidad en la FHB y se asocia a mayor riesgo de malignidad.

4. AHC-I-β (AHC inflamatorio y β-catenina activado) (10-15 %). Muestra rasgos de ambos tipos de adenomas. Tampoco tiene hallazgos de imagen específicos en RM. La hiperintensidad en T2 y el hiperrealce arterial sugieren componente inflamatorio, y la retención de contraste en la FHB sugiere componente de β-catenina activado y mayor riesgo de malignización.

5. AHC Sonic Hedgehog (4 %). Subtipo molecular nuevo caracterizado por la activación de la vía de señalización Hedgehog debido a mutaciones en el gen *INHBE*. Se asocia al uso de ACO y obesidad, y es el tipo de AHC con mayor riesgo de rotura espontánea. Suelen mostrar hiperintensidad de señal en T1 debido al componente hemorrágico e hipointensidad en la FHB.

6. AHC no clasificado (5-10 %), sin características morfológicas ni mutaciones genéticas conocidas de los grupos anteriores. Es un diagnóstico de exclusión. Por otro lado, además de los ya mencionados, recientemente se han descrito nuevos subtipos de AHC basados en la etiología e histopatología: andrógeno, pigmentado, mixoide y adenomas de la enfermedad de almacenamiento de glucógeno. Estos subtipos requieren mayor estudio.

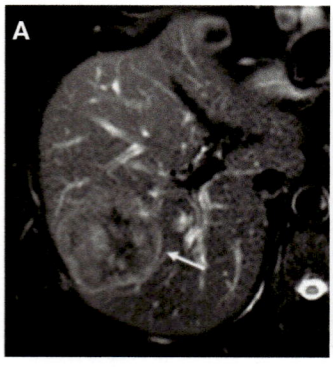 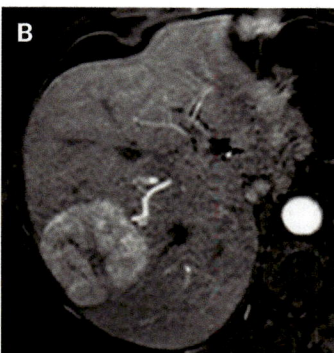 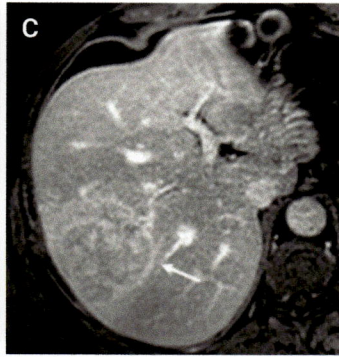

Figura 33-6. Varón de 53 años con adenoma hepatocelular inflamatorio (escenario clínico: hígado sano): hiperintenso en T2-STIR (*short time-tau inversion recovery*) **(A)** con realce arterial **(B)** que se mantiene en fase tardía **(C)**. Se observa también el «signo del atolón»: borde periférico de mayor hiperintensidad en T2-STIR con realce periférico más marcado en fase tardía (flechas).

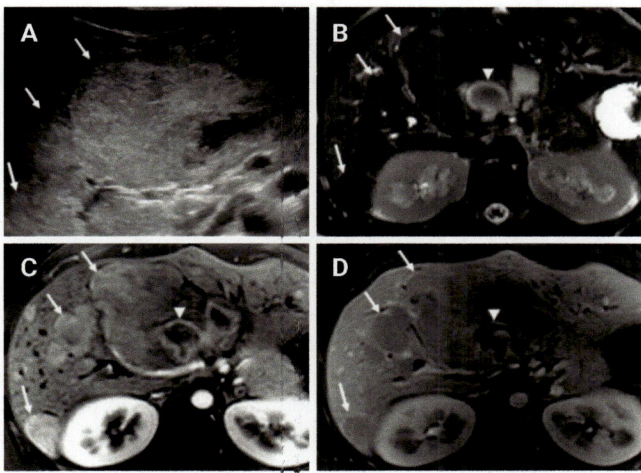

Figura 33-7. Varón de 24 años con adenomatosis hepática. Escenario clínico: hígado sano. Antecedente de consumo de anabolizantes. Se solicita ecografía abdominal por ictericia. Se observan múltiples lesiones focales hepáticas (LFH) heterogéneas **(A)**. Se completa el estudio con resonancia magnética, observándose múltiples LFH hipervasculares (> 20), la de mayor tamaño de 12 cm en el segmento IV. **B)** Secuencia T2: las lesiones son predominantemente sointensas, con área más hipointensa en la lesión del segmento IV, que sugieren la presencia de hemorragia intralesional (cabeza de flecha). **C** y **D)** Secuencia T1 con saturación grasa (T1FS) en fase arterial y portal: las lesiones muestran realce arterial heterogéneo e hiporrealce en fase portal. Se resecaron las dos lesiones de mayor tamaño, confirmándose la presencia de adenomas con activación de β-catenina, con presencia de focos de necrosis y hemorragia.

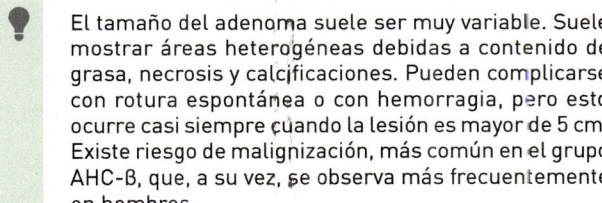

El tamaño del adenoma suele ser muy variable. Suele mostrar áreas heterogéneas debidas a contenido de grasa, necrosis y calcificaciones. Pueden complicarse con rotura espontánea o con hemorragia, pero esto ocurre casi siempre cuando la lesión es mayor de 5 cm. Existe riesgo de malignización, más común en el grupo AHC-β, que, a su vez, se observa más frecuentemente en hombres.

Las guías de la EASL recomiendan la resección del adenoma independientemente del tamaño en hombres o en cualquier caso de mutación β-catenina comprobada. En las mujeres con diagnóstico de AHC, independientemente del tamaño, se recomienda repetir la RM a los seis meses tras un cambio en el estilo de vida (retirada de ACO y pérdida de peso). Los presuntos AHC que persisten > 5 cm o muestran aumento de tamaño ≥ 20 % deben ser considerados para resección por el riesgo de hemorragia, sea cual sea el subtipo. En mujeres con AHC < 5 cm, se recomienda controles anuales. En embarazadas con AHC, se recomienda seguimiento estrecho con ecografías cada 6-12 semanas para monitorizar el tamaño.

Cambios de grasa focal

Los cambios focales de grasa engloban las áreas de infiltración grasa focal y las áreas de preservación focal en un hígado esteatósico, visualizadas como áreas ovaladas o poligonales de bordes imprecisos a lo largo de la bifurcación portal o adyacentes al hilio hepático o a la vesícula biliar. Las áreas de grasa focal representan múltiples ácinos contiguos con esteatosis macro-

vesicular que todavía tienen ramas portales normales y venas centrales. Son áreas sin efecto de masa, pudiendo observarse vasos normales cruzando la lesión. Las áreas de infiltración grasa se verán hiperecogénicas en ecografía, hipodensas en la TC sin contraste, y con caída de señal en secuencia eco de gradiente T1 fuera de fase en RM. Las áreas de parénquima preservado sobre un hígado esteatósico, se verán hipoecogénicas respecto al resto del parénquima difusamente hiperecogénico en ecografía, con mayor densidad en TC sin contraste, y como áreas con ausencia de caída de señal en la secuencia ponderada en T1 fuera de fase en la RM, a diferencia del resto del hígado. Estas seudolesiones pueden simular una LFH.

> Tras la administración de contraste, estas áreas suelen mostrar el mismo realce que el parénquima hepático adyacente en todas las fases. Ante la visualización en ecografía de áreas focales sospechosas de infiltración grasa de localización atípica o en el contexto de antecedente oncológico, se requiere mayor caracterización mediante otras técnicas de imagen para descartar malignidad.

Lesiones de estirpe grasa

Se trata de lesiones mesenquimales compuestas por grasa macroscópica (lipoma), que en ocasiones se asocia a músculo liso y vasos sanguíneos (angiomiolipoma). Estos últimos suelen incluirse dentro del grupo de tumores mesenquimales conocido como «PEComas» (*perivascular epithelioid cell tumors*). El lipoma hepático es una lesión rara hipovascular, con señal igual a la de la grasa subcutánea en todas las técnicas de imagen: hiperecogénica en ecografía, con densidad < –20 unidades Hounsfield (UH) en la TC, con hiperseñal en T1 e hiposeñal en las secuencias con supresión grasa en RM. Al ser lesiones con grasa pura, no pierden señal en las secuencias ponderadas en T1 eco de gradiente fuera de fase (**Fig. 33-8**). Los angiomiolipomas hepáticos son también lesiones raras, normalmente, asintomáticas y con mayor afectación en mujeres. Son lesiones hipervasculares que pueden mostrar más o menos componente graso. Pueden ser lesiones únicas o múltiples. Cuando estas lesiones son múltiples, a menudo, están relacionadas con la esclerosis tuberosa. Normalmente, son hiperecogénicas en ecografía e hipodensas en TC. En la RM, mostrarán hiperseñal en T1 e hiposeñal en secuencias de supresión grasa, además de cancelación de su señal en secuencias ponderadas en T1 eco de gradiente fuera de fase. El estudio con contraste muestra hiperrealce marcado y persistente, por lo que debe entrar en el diagnóstico diferencial de lesiones hipervasculares. La identificación de una vena de drenaje temprano es característica de estas lesiones.

Seudotumor inflamatorio

Lesión hepática rara, con aparición predominante en adultos jóvenes. Más frecuente en varones. La etiopatogenia es desconocida, pero se atribuye a una respuesta inflamatoria xantogranulomatosa después de un traumatismo, infección, vasculitis o trombosis. Son autolimitadas, resolviéndose sin ningún tratamiento específico. Es una lesión de ecogenicidad

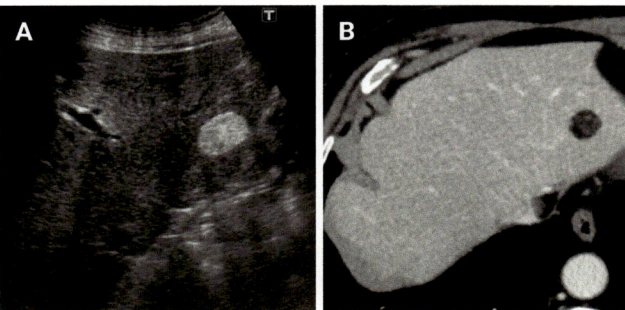

Figura 33-8. Varón de 60 años. Escenario clínico: hígado sano; paciente oncológico por antecedente de neoplasia de recto. No se dispone de estudios previos en el centro. En la ecografía abdominal de control, se observa una lesión nodular hiperecogénica homogénea y bien delimitada. Se completa el estudio con tomografía computarizada multidetector (TCMD), observándose una lesión focal hepática de grasa macroscópica (–60 UH) compatible con lipoma hepático.

variable, hipodensa en TC, hipointensa en secuencias potenciadas en T1 e hiperintensa en T2 en la RM. Presentan un realce variable tras la administración de contraste, a veces, heterogéneo. Suelen ser lesiones inespecíficas y que pueden confundirse con neoplasias malignas. Para su diagnóstico suele requerirse una BAG (**Fig. 33-9**).

Lesiones quísticas

Las lesiones quísticas podrían requerir un tema aparte, por lo que se ha decidido resumirlas en la videoclase de este tema.

Lesiones sólidas malignas

A continuación, se describen las posibles LFH malignas.

Metástasis

Las metástasis son las LFH malignas más frecuentes del hígado y el hígado es la localización más común de diseminación hematógena. Las más habituales son de cáncer

colorrectal, estómago, mama, páncreas y pulmón. Las metástasis se suelen clasificar en hipervasculares o hipovasculares, estás últimas más frecuentes, dependiendo de su neoplasia de origen.

Dado el aumento generalizado del cáncer en los últimos tiempos, muchos de los pacientes a los que se realice una ecografía tendrán un antecedente oncológico o un proceso neoplásico en el momento de la exploración. Por lo tanto, a la hora de abordar una posible LFH, se debe tener en cuenta el contexto clínico de paciente oncológico, donde la exploración irá dirigida a descartar la existencia de metástasis. No obstante, no hay que olvidar que las lesiones benignas (quistes, calcificaciones, hemangiomas, HNF, adenomas) se encuentran con la misma frecuencia (5-20 %) en pacientes oncológicos y en una población sana. No todo lo que se vea en una primera ecografía en un paciente oncológico será metástasis.

La ecogenicidad de las metástasis es muy variable, aunque la mayoría tienden a ser hipoecogénicas. También es frecuente observar un halo hipoecogénico alrededor de lesiones isoecogénicas o hiperecogénicas («lesión en diana» u «ojo de buey») (**Fig. 33-10**). Las metástasis de cáncer de pulmón, mama y páncreas suelen ser hipoecogénicas, mientras que las metástasis del carcinoma colorrectal, carcinoma de células renales y tumores neuroendocrinos suelen ser hiperecogénicas.

> **!** La ECC puede utilizarse para la detección de metástasis hepática como parte de un abordaje multimodal de imagen según las guías de la EASL. El realce en la fase arterial es variable, aunque suele ser homogéneo o en anillo en la mayoría de las ocasiones. La característica más importante de las metástasis en la ECC es el lavado, que suele ser marcado y de rápida instauración, normalmente, antes de los 60 segundos tras la inyección del contraste. Hay lesiones (sobre todo, de pequeño tamaño) en las que el único hallazgo que puede verse es un lavado de la lesión en fase portal/tardía, que orientará hacia malignidad.

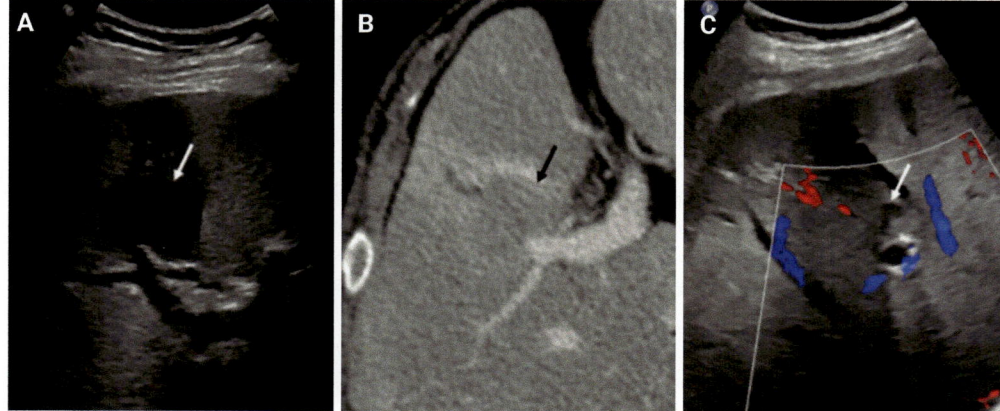

Figura 33-9. Varón de 72 años con antecedente de adenocarcinoma de próstata hace dos años, tratado con braquiterapia y radioterapia externa. Ahora presenta dolor abdominal y elevación de enzimas de colestasis. Solicitan ecografía abdominal para descartar patología biliar. Contexto clínico: paciente oncológico. Se observa una masa hipoecogénica bien delimitada de 3 cm en el segmento V (**A**). Se completa el estudio con tomografía computarizada con contraste intravenoso. La lesión es tenuemente hipocaptante en todas las fases (**B**) con discreto realce periférico que sugiere hiperemia, y produce mínima ectasia de radical biliar distal. La biopsia con aguja gruesa confirma la presencia de un seudotumor inflamatorio. Tras tratamiento corticoideo, la lesión disminuye de tamaño (flecha en **C**), y actualmente la lesión ha desaparecido.

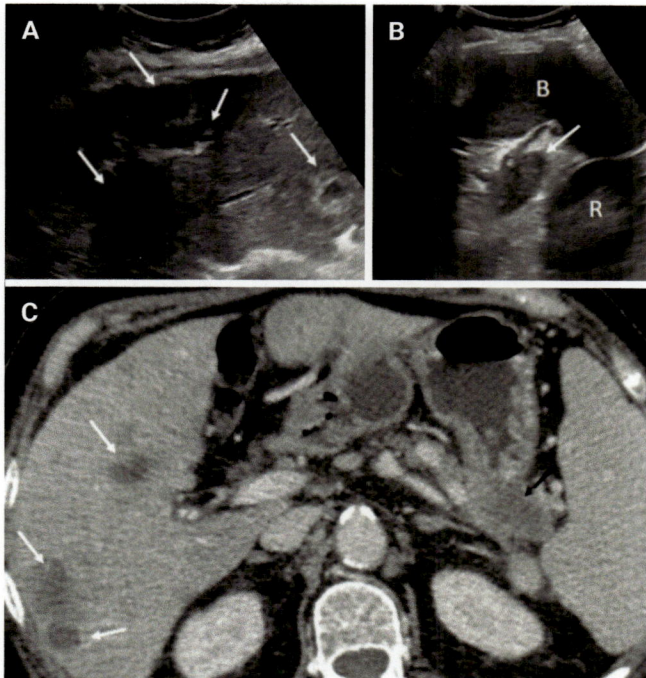

Figura 33-10. Mujer de 68 años. Escenario clínico: hígado sano. Lesiones isoecogénicas/hiperecogénicas con centro más hipoecogénico y halo hipoecogénico (*target sign*) en ecografía abdominal por dispepsia y deterioro general. Aunque *a priori* se trata de una paciente con un hígado sano, al encontrar múltiples lesiones focales hepáticas, hay que sospechar la opción de metástasis de primario desconocido → Escenario clínico: ¿paciente oncológico? En el mismo estudio, se debe intentar localizar la posible neoplasia primaria, que, en este caso, se sugirió que podría estar en la cola pancreática (flecha en **B**). B: bazo; R: riñón. **C)** Fase portal de tomografía computarizada multidetector (TCMD) que confirma los hallazgos (flechas blancas: metástasis hepáticas; flecha negra: masa en la cola pancreática).

Para no confundir una lesión con lavado en fase tardía al realizar un barrido de todo el hígado en esta fase, se debe haber realizado una ecografía reglada en modo B antes de la inyección del contraste, con el fin de identificar otras lesiones como quistes, que no mostrarán captación y se mostrarán hiporrealzadas en todas las fases vasculares.

Las metástasis suelen ser de baja señal en la TC y en las secuencias potenciadas en T1 de la RM, pero de alta señal en las secuencias potenciadas en T2. Pueden mostrar edema, que puede apreciarse como halo periférico de señal diferente, especialmente hiperintenso en T2. La presencia de sangre, necrosis, mucina y calcificación hace que presenten un comportamiento atípico. Es característico que muestren un realce en anillo en la fase arterial con el signo del lavado periférico (anillo periférico de hiposeñal en fase tardía respecto al centro de la lesión). Las metástasis hipervasculares (tumores neuroendocrinos, carcinoma de células renales, melanoma, sarcoma o tiroides) suelen mostrar un realce arterial más marcado. En la RM, se puede utilizar contraste organoespecífico, donde, en la FHB, las metástasis no mostrarán realce debido a que carecen de hepatocitos. No hay que olvidar que otras lesiones como quistes, abscesos o hemangiomas mostrarán el mismo comportamiento en esta fase. La secuencia de difusión es muy útil en la detección de metástasis, especialmente en las

lesiones de muy pequeño tamaño, mostrando hiperintensidad de señal en el mapa b alto de la secuencia de difusión e hipointensidad de señal en el mapa ADC. La combinación de FHB y difusión muestra la mayor sensibilidad para detectar metástasis de pequeño tamaño en la RM.

En estudios de imagen de pacientes oncológicos, la aparición de nuevas lesiones es sospechosa, pudiendo requerir la realización de pruebas de imagen para mayor caracterización e, incluso, de BAG para su confirmación. Además, no hay que olvidar las lesiones inflamatorio-infecciosas como el seudotumor inflamatorio o el absceso y las lesiones debidas al empleo de fármacos quimioterápicos, como pueden ser los nódulos regenerativos, que deberían tenerse en cuenta en el diagnóstico diferencial.

Carcinoma hepatocelular o hepatocarcinoma

El carcinoma hepatocelular (CHC) es el tumor hepático maligno primario más frecuente. En general, los patrones de realce por imagen del CHC en el hígado no cirrótico son similares al CHC en el hígado cirrótico, pero el tamaño en el momento del diagnóstico tiende a ser mayor en pacientes con hígado sano. En estos, el diagnóstico de CHC debe confirmarse mediante anatomía patológica. Se desarrollará dentro del apartado de lesiones en hígado cirrótico, dada su alta prevalencia en este grupo.

Carcinoma hepatocelular fibrolamelar

El carcinoma hepatocelular fibrolamelar (CHCF) es una variante poco frecuente del CHC. Suele presentarse en pacientes no cirróticos, jóvenes, y con niveles de alfafetoproteína normales. Es un tumor normalmente de gran tamaño, bien delimitado, no encapsulado y con crecimiento expansivo, con septos fibrosos que conectan con una cicatriz central fibrosa, que se puede calcificar hasta en el 40 % de los casos.

> **!** La cicatriz central está presente hasta en el 50 % de los casos y suele verse hiperecogénica en la ecografía e hipointensa en secuencias potenciadas en T2 en la RM (diagnóstico diferencial con la HNF, que muestra una cicatriz hiperintensa en T2). Suelen mostrar captación arterial heterogénea, sin realce de la cicatriz central, e isorrealce/hiporrealce en fases venosa y tardía.

Colangiocarcinoma intrahepático

El colangiocarcinoma intrahepático (CCI) es el segundo tumor maligno primario más frecuente del hígado. Es un adenocarcinoma que se origina del epitelio de los conductos biliares intrahepáticos distales a las ramas de segundo orden. Afecta con mayor frecuencia a hombres mayores de 50 años. Los principales factores de riesgo para su desarrollo son la colangitis esclerosante primaria, litiasis intrahepática, infecciones parasitarias, anomalías congénitas de la vía biliar, cirrosis y algunos carcinógenos químicos.

Anatómicamente, el CCI engloba únicamente el 10 % de todos los colangiocarcinomas. Macroscópicamente, el CCI tiene cuatro subtipos: 1) CCI-FM (formador de masa):

masa sólida lobulada grande con fibrosis; es el más frecuente. 2) CCI-PI (periductal infiltrante): se extiende longitudinalmente a lo largo de los conductos biliares, siendo alargada, espiculada o ramificada. 3) CCI-FM + PI: tumor que se infiltra a lo largo del árbol biliar con invasión concurrente del parénquima hepático causando una masa. 4) CCI-I (intraductal): crecimiento polipoide dentro de los conductos biliares. Este subtipo se clasificó como neoplasia papilar intraductal en la 4ª clasificación de la OMS. Histológicamente, se diferencian el CCI de conducto pequeño (con presentación de CCI-FM y de mejor pronóstico) y de conducto grande (con presentación de CCI-PI o CCI FM + PI).

Como ya se ha dicho, la forma de presentación más frecuente es el CCI-FM, habitualmente visualizada primero en un estudio ecográfico por síntomas tardíos inespecíficos como dolor abdominal o pérdida de peso. Suele presentarse como una masa sólida de ecogenicidad variable (hipoecogénica, hiperecogénica o mixta).

En la TC, se presentan como tumores hipodensos, predominantemente homogéneos, y de márgenes lobulados. En RM, son hipointensos en T1 y discretamente hiperintensos en T2. Frecuentemente, la región central del tumor es más hipointensa en T2 por la fibrosis, observándose una hiperintensidad periférica del tumor en T2.

> ❗ Tras la administración de contraste, muestran una captación arterial periférica o irregular y relleno central progresivo. En fases tardías, pueden mostrar lavado periférico del tumor (*peripheral washout sign*) (**Fig. 33-11**).

La secuencia de difusión suele mostrar una apariencia en diana con hiperintensidad periférica por restricción, lo cual orienta hacia el diagnóstico de colangiocarcinoma frente al hepatocarcinoma (**Fig. 33-12**). Otros hallazgos característicos del CCI son la retracción de la cápsula hepática adyacente, así como la dilatación de los radicales biliares proximales a la lesión. También es relativamente frecuente la multicentricidad, especialmente, alrededor del tumor principal (nódulos satélites).

En la ECC, a diferencia del patrón de realce de la TC y la RM, muestra varios patrones de captación en fase arterial (hiperrealce irregular periférico en anillo, hiperrealce heterogéneo, hiperrealce homogéneo e hiporrealce heterogéneo), pero habitualmente muestran lavado precoz (< 60 segundos) e intenso en la fase venosa e hiporrealce en fase tardía.

> ❗ Este comportamiento es muy importante para realizar el diagnóstico diferencial con el hepatocarcinoma, donde el lavado en la ECC es tenue y tardío (> 60 segundos). Este comportamiento dinámico en el estudio con contraste ecográfico se debe a que el tipo de contraste utilizado es completamente intravascular. Es decir, sin paso del contraste al intersticio, como ocurre con el contraste yodado y el gadolinio.

Su principal diagnóstico diferencial en ausencia de antecedente oncológico se realizará con el hepatocarcinoma y con el hepatocolangiocarcinoma (lesión con diferenciación hepatocelular y de epitelio biliar). Se recomienda la realización de biopsia para obtener un diagnóstico definitivo de CCI. Sin embargo, se considera razonable no biopsiar la lesión antes del tratamiento en pacientes con tumores resecables donde se conseguiría la confirmación histológica definitiva de la pieza quirúrgica. Actualmente, el único tratamiento curativo del CCI es la resección con márgenes negativos.

Linfoma

La afectación hepática secundaria en un síndrome linfoproliferativo es relativamente frecuente, mientras que el linfoma primario del hígado es muy raro y suele ser de tipo no hodgkiniano. Este último puede presentarse como lesión única, múltiple o con infiltración difusa. Suelen ser lesiones grandes, heterogéneas en ecografía, hipodensas en TC, hipointensas en T1 e hiperintensas en T2 (**Fig. 33-13**). El realce con el contraste es variable. El diagnóstico se establece mediante la biopsia percutánea. No se suelen resecar, ya que responden bien a la quimioterapia.

Angiosarcoma

Tumor mesenquimal muy infrecuente, aunque es la tercera neoplasia primaria más frecuente del hígado. Más frecuente en varones entre los 50 y los 70 años. Se asocia a hemocromatosis y a exposición de agentes de contraste Thorotrast y al cloruro de polivinilo.

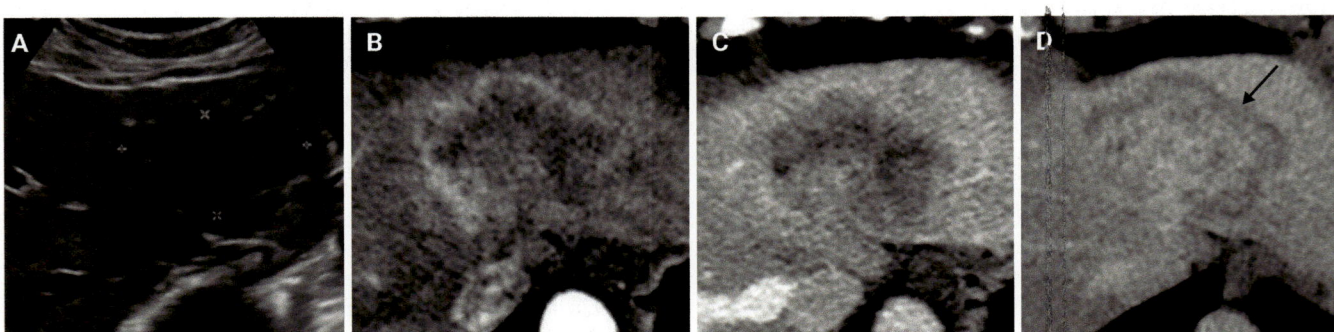

Figura 33-11. Mujer de 67 años con dolor epigástrico y pérdida de peso. Contexto clínico: hígado sano. Solicitan ecografía abdominal, donde se observa una lesión hipoecogénica de 5,5 cm centrada en el segmento IVa **(A)**. Se completa con tomografía computarizada con contraste intravenoso **(B-D)**, observando realce arterial periférico, con relleno central progresivo, y lavado periférico en fase tardía (*peripheral washout sign*) (flecha). Colangiocarcinoma intrahepático confirmado.

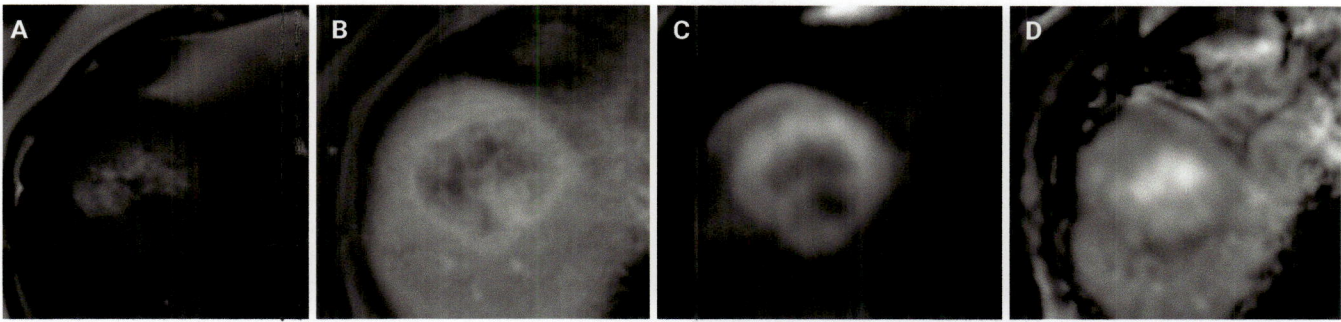

Figura 33-12. Mujer de 74 años con dolor abdominal y anemia ferropénica. Contexto clínico: hígado sano. Se solicita ecografía abdominal, observándose una lesión hipoecogénica de 4,6 cm (no mostrada). Se completa el estudio con resonancia magnética. Lesión hiperintensa en T2 **(A)**, con realce periférico **(B)** y relleno progresivo, y restricción periférica a la difusión **(C**: b = 1000; **D**: coeficiente de difusión aparente [ADC]). Colangiocarcinoma intrahepático confirmado mediante anatomía patológica.

Es una neoplasia muy agresiva, con un mal pronóstico (supervivencia de un año aproximadamente). Se han descrito tres patrones de presentación diferentes: 1) lesiones hipervasculares multifocales en hígado ± bazo u otros órganos; 2) lesión hepática única o múltiples con necrosis variable; 3) infiltración difusa hepática con afectación micronodular (**Fig. 33-14**). Las lesiones hipervasculares suelen mostrar realce heterogéneo y mantenido en fases tardías y, a veces, pueden mostrar realce periférico progresivo que puede simular hemangiomas. Las lesiones son hipointensas en secuencias potenciadas en T1 y muy hiperintensas en T2 (aunque menos que los hemangiomas). Pueden presentar áreas hiperintensas en T1 e hipointensas en T2 debido a focos de hemorragia. Suelen mostrar una diseminación metastásica rápida y precoz.

Hemangioendotelioma epitelioide

Tumor maligno vascular de bajo grado. Además del hígado, puede aparecer en pulmón, partes blandas o huesos. Es más frecuente en mujeres, con una media de edad de presentación a los 36 años.

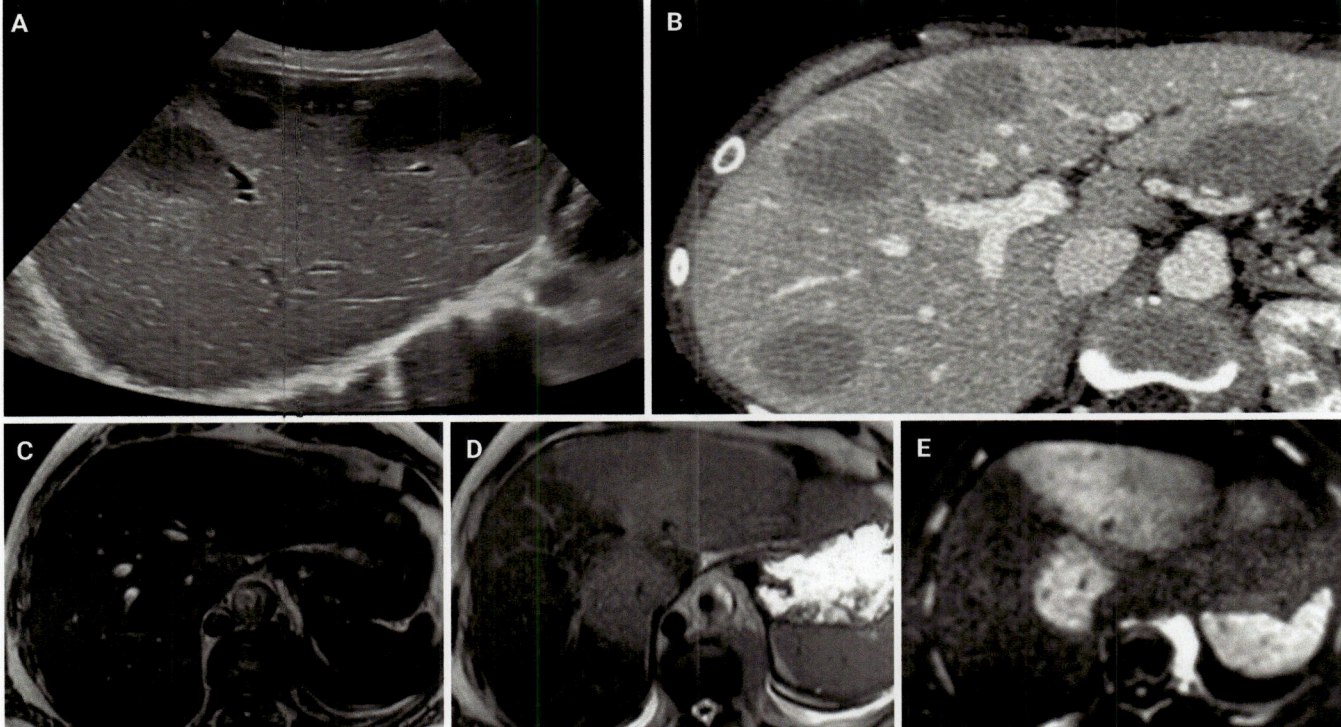

Figura 33-13. Caso 1 **(A** y **B)**: mujer de 57 años con molestias abdominales. Contexto clínico: paciente sana. Ecografía abdominal: múltiples lesiones hipoecogénicas sospechosas de metástasis **(A)**. Se completa con tomografía computarizada con contraste intravenoso: lesiones bien delimitadas, homogéneamente hipodensas respecto al parénquima hepático **(B)**. Se observa también afectación de otros órganos (bazo, riñones, mama, ganglios linfáticos, etc.), por lo que se sospecha linfoma. Se biopsia un nódulo en la mama izquierda, con diagnóstico de linfoma difuso de células B, subtipo de centro germinal. Caso 2 **(C-E)**: varón de 72 años con macroglobulinemia de Waldenström (linfoma linfoplasmocítico, un tipo de linfoma no hodgkiniano de células B). Contexto clínico: paciente oncológico. Se solicita resonancia magnética de cuerpo entero para descartar afectación ósea y ganglionar. Llama la atención la afectación hepática, con lesiones homogéneamente hipointensas en T1 **(C)**, hiperintensas en T2 **(D)** y con restricción a la difusión **(E)**.

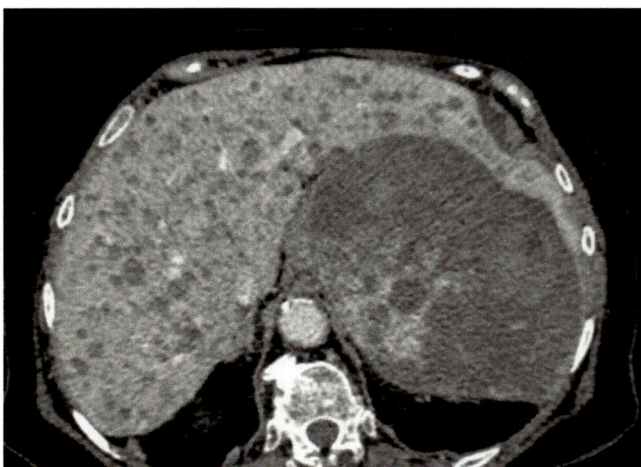

Figura 33-14. Mujer de 76 años con malestar generalizado y anemia. En ecografía abdominal, se observa gran esplenomegalia con múltiples lesiones focales esplénicas y hepáticas. En tomografía computarizada abdominopélvica, se observan múltiples lesiones hipodensas distribuidas de forma difusa por todo el hígado, con esplenomegalia y lesiones esplénicas asociadas. La biopsia con aguja gruesa confirma angiosarcoma, en este caso, presentado con un patrón hepático micronodular y afectación esplénica concomitante.

En el hígado, suele presentarse como lesiones múltiples, característicamente, con un predominio periférico/subcapsular, a veces, confluentes. Pueden presentar retracción capsular y, ocasionalmente, calcificación. Son lesiones de ecogenicidad variable en la ecografía, de predominio hipoecoico, hipodensas en TC, hipointensas en secuencias potenciadas en T1 e hiperintensas en T2 en RM. Tras la administración de contraste, se describen dos patrones característicos de esta enfermedad: 1) patrón de realce en diana (*target-like*): centro hiporrealzado o con realce tardío (estroma mixoide y hialinizado), borde interno periférico realzado (hiperemia), y borde externo periférico no realzado o halo (anillo hipovascular por infiltración del tumor y oclusión de pequeños vasos); 2) «signo del chupachups» (*lollipop sign*): representa la rama de la vena porta o vena hepática que termina en la lesión.

LESIONES FOCALES HEPÁTICAS EN HÍGADO CIRRÓTICO

En pacientes cirróticos, las LFH de nueva aparición sin otros antecedentes conocidos corresponden a CHC en el 95 % de los casos.

La mayoría de ellos serán diagnosticados en el cribado ecográfico del CHC. No obstante, no hay que olvidar que, en un paciente cirrótico al que se le estudia el hígado por primera vez, pueden encontrarse LFH benignas con la misma frecuencia que en pacientes sanos. Por otro lado, los pacientes cirróticos tienen un riesgo aumentado de desarrollar un colangiocarcinoma intrahepático, si bien, solo corresponde al 1-2 % de las LFH de nueva aparición en un hígado cirrótico.

El CHC es la neoplasia hepática primaria maligna más frecuente. Representa el 90 % de los cánceres hepáticos primarios. El 90 % está asociado a hepatitis crónica (virus de hepatitis B y C), alcoholismo y exposición a aflatoxina. La cirrosis es un factor de riesgo, asociado a hepatitis vírica crónica, alcoholismo o enfermedades metabólicas como esteatosis hepática difusa no alcohólica (NAFLD, *non-alcoholic fatty liver disease*), hemocromatosis, déficit de α_1-antitripsina. Un tercio de los pacientes cirróticos desarrollarán CHC, relacionado con el grado de gravedad de la hepatopatía. El CHC se relaciona con niveles séricos de alfafetoproteína elevados (> 150 ng/mL).

El cribado ecográfico con una periodicidad semestral con el fin de conseguir un diagnóstico precoz es el único método eficaz para disminuir la mortalidad asociada al CHC. El objetivo del cribado es identificar el CHC en fase inicial, cuando la lesión es menor de 2 cm, en estadio localizado, sin invasión vascular y potencialmente curable. La población diana son pacientes con riesgo aumentado de desarrollar CHC con posibilidad de someterse a tratamientos efectivos en caso de CHC. Se aplica, por lo tanto, en pacientes cirróticos, pacientes no cirróticos con infección crónica por virus de la hepatitis B con riesgo intermedio o alto de desarrollar CHC, y pacientes no cirróticos con fibrosis hepática F3 de cualquier etiología. Existe controversia en la valoración de la inclusión de pacientes con síndrome metabólico y/o esteatohepatitis no alcohólica (NASH, *non-alcoholic steatohepatitis*) en el cribado. Hasta la fecha, no existe evidencia suficiente que apoye la inclusión de pacientes con NASH sin fibrosis grave en el cribado.

> ❗ Se ha observado que, en pacientes con infección crónica por virus de la hepatitis B y C previamente incluidos en el cribado, a pesar de obtener respuesta vírica persistente tras el tratamiento, el riesgo de CHC disminuye, pero no se elimina, por lo que actualmente se considera que deben mantenerse en el cribado.

La sensibilidad y especificidad de la ecografía para el diagnóstico de CHC con buenos equipos y personal experimentado son del 60-80 y del 73-100 %, respectivamente. El hallazgo típico en la ecografía suele ser una LFH única en fase inicial (el 20 % multinodular). Su presentación ecográfica es variable, como nódulos hipoecoicos, isoecoicos o hiperecoicos (por presencia de grasa y/o sangre). Suelen mostrar bordes mal definidos (más agresivos, infiltrativos) o bien definidos con halo o seudocápsula (mejor pronóstico). Los de gran tamaño suelen ser heterogéneos, con áreas de necrosis/vascularización/fibrosis. Son tumores con tendencia a la invasión vascular (venas hepáticas y/o porta). La ecografía Doppler puede mostrar vascularización con flujo arterial intratumoral.

La mayoría de las lesiones benignas en cirróticos (nódulo regenerativo, displásico de bajo grado) y la mayoría de las seudolesiones vasculares benignas son isoecogénicas o indistinguibles del parénquima adyacente en ecografía.

> ❗ Por lo tanto, la mayoría de las lesiones visualizadas en ecografía tienen poca probabilidad de ser benignas. La visibilidad en ecografía aumenta la probabilidad de CHC. Hay que tener claro que el cribado debe utilizarse para detectar, no para caracterizar.

Habrá que apoyarse en las guías clínicas para realizar un correcto manejo de una lesión focal ecográfica visualizada en un paciente hepatópata. De acuerdo con las guías de práctica clínica de la EASL, el diagnóstico de CHC en pacientes cirróticos debe basarse en criterios no invasivos y/o anatomía patológica. El diagnóstico por imagen del CHC se aceptó en 2001, cuando las exploraciones de imagen dinámicas demostraron el patrón diagnóstico típico. El diagnóstico por imagen del CHC se basa en el peculiar trastorno vascular que ocurre durante la hepatocarcinogénesis (intensa proliferación de neovascularización arterial y disminución progresiva del aporte venoso) y la alta probabilidad pre-test del CHC en el contexto de cirrosis.

> ⚠ Solo se puede aplicar a pacientes cirróticos para nódulo(s) ⩾ 1 cm y se basa en la identificación de un patrón vascular típico que difiere según la técnica de imagen o agentes de contraste utilizados: hiperrealce arterial con lavado en fases venosa o tardía en TC y RM usando agentes de contraste extracelulares o gadobenato de dimeglumina, hiperrealce arterial con lavado en fase venosa portal en RM utilizando ácido gadoxético (no en la fase transicional), e hiperrealce arterial con lavado tardío (> 60 segundos) y de intensidad leve en ECC.

En caso de no obtener el patrón dinámico típico, se recomienda realizar biopsia para llegar al diagnóstico. Si la lesión detectada ecográficamente es < 1 cm, se repetirá la ecografía a los cuatro meses (**Fig. 33-15**).

En este tema, no se va a profundizar en la clasificación LI-RADS (Liver Imaging Reporting and Data System) del ACR (American College of Radiology), que, a diferencia de las guías de la EASL, integra en el diagnóstico por imagen del CHC el uso de otras características de imagen no relacionadas con el realce del tumor (presencia de cápsula o crecimiento tumoral significativo). Por el contrario, el diagnóstico de CHC por ECC es coincidente cuando se utilizan los criterios actuales de la EASL o LI-RADS.

Según la EFSUMB (European Federation for Ultrasound in Medicine and Biology), la ECC está recomendada para caracterizar cualquier lesión detectada en ecografía basal en hígado cirrótico. Sin embargo, no se recomienda de rutina en el cribado. No es la técnica de imagen idónea para la estadificación del CHC por la ausencia de visualización del resto del cuerpo y por la imposibilidad de valorar todo el parénquima hepático en la fase arterial.

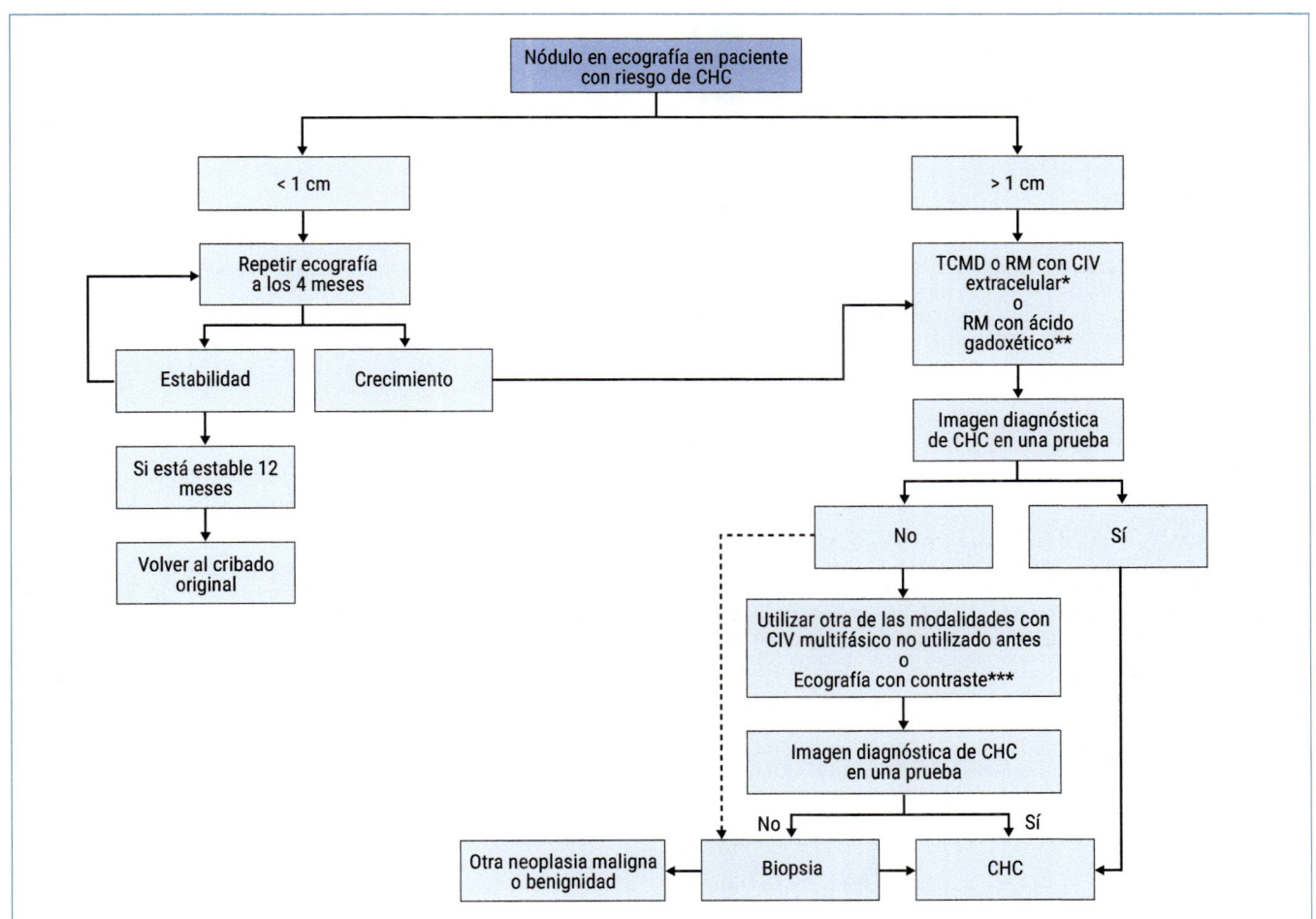

Figura 33-15. Algoritmo de las guías de la EASL (European Association for the Study of the Liver) de manejo de un nódulo detectado en el cribado ecográfico de carcinoma hepatocelular.
*Criterio diagnóstico de CHC: hiperrealce arterial con lavado en fases venosa o tardía. **Criterio diagnóstico: hiperrealce arterial con lavado en fase venosa portal. ***Criterio diagnóstico: hiperrealce arterial con lavado tardío (> 60 segundos) y de intensidad leve.
CHC: carcinoma hepatocelular; CIV: contraste intravenoso; RM: resonancia magnética; TCMD: tomografía computarizada multidetector.

Alrededor de un 15 % de los CHC de entre 1 y 2 cm son hipovasculares y no muestran realce arterial, por lo que la ausencia de realce arterial de una LFH de nueva aparición en un paciente de riesgo no excluye el diagnóstico de CHC. Además de los hallazgos de imagen ya descritos, los CHC hipointensos en T1 e hiperintensos en T2 en la RM pueden presentar restricción a la difusión y muchos presentan una cápsula peritumoral definida como un borde liso y uniforme alrededor del nódulo visible como realce en anillo en fases venosas. También es importante conocer otros patrones de presentación del CHC como el «nódulo dentro de nódulo», cuando un foco de CHC se desarrolla dentro de un nódulo regenerativo, o el patrón «en mosaico», que refleja áreas confluentes de nodularidad tumoral interpuestas con septos fibrosos, necrosis y hemorragia, así como varios grados de diferenciación histológica, que se verán en imagen como un CHC heterogéneo con áreas de intensidad de señal variable en T1, T2 y tras la administración de contraste (**Fig. 33-16**).

Una vez establecido el diagnóstico, es necesario realizar el estudio de extensión de la enfermedad y una valoración pronóstica, para poder elegir el tratamiento más adecuado en un comité multidisciplinario. El sistema de estadificación recomendado por las sociedades científicas más relevantes es el sistema BCLC (Barcelona Liver Clinic Cancer), que incluye variables asociadas al estadio tumoral, la función hepática y

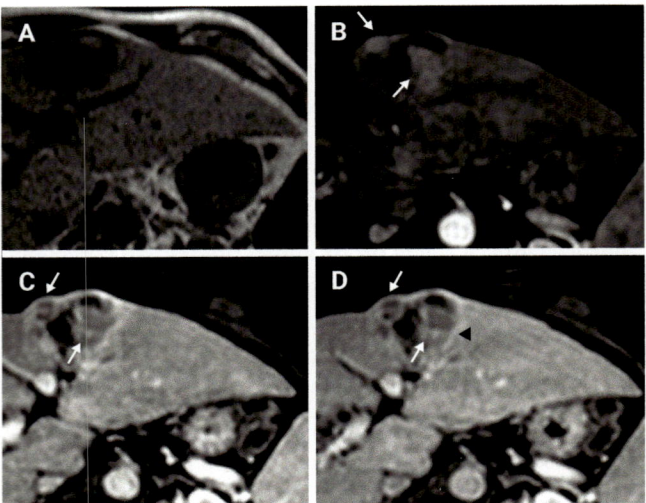

Figura 33-16. Carcinoma hepatocelular con apariencia en mosaico en un varón de 50 años con cirrosis: nódulo heterogéneo con áreas nodulares de hiperrealce en fase arterial, que muestran lavado en fase portal y tardía (flechas) y cápsula realzada en fase tardía (cabeza de flecha). **A)** T1. **B)** Fase arterial. **C)** Fase portal. **D)** Fase tardía.

la presencia de síntomas, y establece el pronóstico de acuerdo con cinco estadios que se vinculan a la posible indicación de tratamiento.

 PUNTOS CLAVE

- Es imprescindible conocer el escenario clínico a la hora de abordar una LFH: paciente con hígado sano, paciente oncológico y paciente con hígado cirrótico.
- Asimismo, es importante conocer las guías clínicas de manejo de las lesiones hepáticas benignas y malignas.

- Las técnicas de imagen actuales permiten caracterizar las LFH en la mayoría de los casos, reservando la biopsia para lesiones atípicas o indeterminadas.
- Por lo tanto, es importante que el radiólogo conozca los hallazgos de imagen típicos de las LFH más frecuentes.

BIBLIOGRAFÍA

Bartolotta TV, Terranova MC, Gagliardo C, Taibbi A. CEUS LI-RADS: a pictorial review. Insights Imaging. 2020;11(1):9.

Cerny M, Chernyak V, Olivié D, Billiard JS, Murphy-Lavallée J, Kielar AZ, et al. LI-RADS Version 2018 Ancillary Features at MRI. Radiographics. 2018;38(7):1973-2001.

Chernyak V, Fowler KJ, Kamaya A, Kielar AZ, Elsayes KM, Bashir MR, et al. Liver Imaging Reporting and Data System (LI-RADS) Version 2018: imaging of hepatocellular carcinoma in at-risk patients. Radiology. 2018;289(3):816-30.

Claudon M, Dietrich CF, Choi BI, Cosgrove DO, Kudo M, Nolsøe CP, et al. Guidelines and good clinical practice recommendations for contrast enhanced ultrasound (CEUS) in the liver -- update 2012: a WFUMB-EFSUMB initiative in cooperation with representatives of AFSUMB, AIUM, ASUM, FLAUS and ICUS. Ultraschall Med. 2013;34(1):11-29.

Del Cura JL, Pedraza S, Gayete A, Rovira A; Sociedad Española de Radiología Médica. Radiología esencial. 2ª ed. Madrid: Editorial Médica Panamericana; 2019. p. 716-24.

Dietrich CF, Pállson Nolsøe C, Barr RG, Berzigotti A, Burns PN, Cantisani V, et al. Guidelines and good clinical practice recommendations for contrast enhanced ultrasound (CEUS) in the liver-update 2020 WFUMB in cooperation with EFSUMB, AFSUMB, AIUM, and FLAUS. Ultrasound Med Biol. 2020;46(10):2579-604.

European Association for the Study of the Liver (EASL). EASL clinical practice guidelines on the management of benign liver tumours. J Hepatol. 2016;65(2):386-98.

European Association for the Study of the Liver. EASL clinical practice guidelines: management of hepatocellular carcinoma. J Hepatol. 2018;69(1):182-236.

European Association for the Study of the Liver. EASL-ILCA Clinical Practice Guidelines on the management of intrahepatic cholangiocarcinoma. J Hepatol. 2023;79(1):181-208.

Hussain SM, Zondervan PE, Ijzermans JNM, Schalm SW, De Man RA, Krestin GP. Benign versus malignant hepatic nodules: MR imaging findings with pathologic correlation. Radiographics. 2002;22(5):1023-36; discussion 1037-9.

Katabathina VS, Khanna L, Surabhi VR, Minervini M, Shanbhogue K, Dasyam AK, et al. Morphomolecular classification update on hepatocellular adenoma, hepatocellular carcinoma, and intrahepatic cholangiocarcinoma. Radiographics. 2022;42(5):1338-57.

Klompenhouwer AJ, De Man RA, Dioguardi Burgio M, Vilgrain V, Zucman-Rossi J, Ijzermans JNM. New insights in the management of hepatocellular adenoma. Liver Int. 2020;40(7):1529-37.

Reig M, Forner A, Ávila MA, Ayuso C, Mínguez B, Varela M, et al. Diagnóstico y tratamiento del carcinoma hepatocelular. Actualización del documento de consenso de la AEEH, AEC, SEOM, SERAM, SERVEI y SETH. Med Clin (Barc). 2021;156(9):463.e1-30.

Toberson M. Hepatic adenomas: classification, controversies and consensus. Surg Pathol Clin. 2018;11(2):351-66.

Manejo de la enfermedad hepática difusa

34

S. Jiménez Serrano, M. J. Moreno Rojas, A. C. Igual Rouilleault, Á. García Criado y J. Rimola Gibert

OBJETIVOS

- Revisar la etiología y fisiopatología básica de las principales enfermedades hepáticas difusas.
- Describir sus hallazgos radiológicos en las pruebas de imagen convencionales (ecografía, tomografía computarizada y resonancia magnética).
- Estudiar la aplicabilidad de los nuevos biomarcadores de imagen en su diagnóstico, estadificación y seguimiento.
- Analizar el papel de cada técnica, incluyendo sus ventajas y sus limitaciones específicas.

MANEJO DE LA ENFERMEDAD HEPÁTICA DIFUSA

Las enfermedades hepáticas difusas son secundarias a un daño sobre las células que componen el parénquima hepático (hepatocitos, células de Kupffer, células estrelladas y células ductales biliares), con la consiguiente alteración del tejido hepático y la disminución progresiva de su función. Este daño puede ser debido a infecciones, procesos autoinmunitarios, enfermedades vasculares o granulomatosas, agentes tóxicos, afecciones hereditarias o a una sobrecarga excesiva de ciertas sustancias debido a un alto consumo exógeno o a enfermedades de depósito (Tabla 34-1). La evolución natural de la mayoría de estas patologías lleva a la cirrosis, que representa la etapa final del daño hepático crónico.

El estándar de referencia para el diagnóstico y la evaluación pronóstica de las enfermedades hepáticas difusas sigue siendo la biopsia percutánea. Sin embargo, esta técnica presenta algunas limitaciones inherentes al procedimiento, como la variabilidad de la muestra, su limitada repetibilidad, los errores de muestreo, así como el riesgo de complicaciones. Por estas razones, se han desarrollado diferentes métodos de imagen no invasivos para su diagnóstico:

- Ecografía hepática: es el método más utilizado para estudiar la esteatosis hepática y la fibrosis. Se trata de una prueba no invasiva, ampliamente disponible y relativamente económica. Sin embargo, su precisión está sujeta a la experiencia del operador, lo que puede comprometer la reproducibilidad de los resultados. Además, ofrece una baja sensibilidad para detectar esteatosis leve y no permite identificar la fibrosis hasta que alcanza un estado avanzado. Por otro lado, es una técnica que no puede establecer el diagnóstico diferencial entre diferentes enfermedades hepáticas difusas.

Tabla 34-1. Entidades que comprometen globalmente el parénquima hepático

Infecciones	Virus (VHC, VHB, VHE, VHD), parásitos (esquistosomiasis)
Autoinmunitarias	Hepatitis autoinmunitaria, colangitis biliar primaria, colangitis esclerosante primaria
Vasculares	Hepatopatía crónica congestiva (hígado de estasis), síndrome de Budd-Chiari, síndrome de obstrucción sinusoidal, cirugía de Fontan
Enfermedad granulomatosa	Sarcoidosis
Agentes tóxicos	Alcohol, drogas y fármacos hepatotóxicos (amiodarona, metotrexato)
Metabólicas/por depósito	Esteatosis, hemocromatosis, enfermedad de Wilson, amiloidosis, glucogenosis, deficiencia de α_1-antitripsina

VHB: virus de la hepatitis B; VHC: virus de la hepatitis C; VHD: virus de la hepatitis D; VHE: virus de la hepatitis E.

- Tomografía computarizada (TC): evalúa las enfermedades hepáticas difusas considerando la atenuación del parénquima hepático, o mediante la evaluación de diferentes alteraciones morfológicas del órgano. Aunque la adquisición de imágenes es relativamente rápida y no depende del operador, las desventajas incluyen la exposición a radiación ionizante, una disminución de la sensibilidad en caso de enfermedad leve y la influencia de diferentes tipos de sustancias en la modificación de la atenuación parenquimatosa.
- La resonancia magnética (RM): se está convirtiendo en el estándar de referencia de la evaluación no invasiva de enfermedades hepáticas difusas, porque es la técnica más precisa para el diagnóstico, la estadificación y el seguimiento de estas patologías, aunque está limitada por su menor disponibilidad.

La alta prevalencia de las enfermedades hepáticas difusas ha contribuido al desarrollo de biomarcadores derivados de la imagen, especialmente, de la ecografía y de la RM, cuyo objetivo es reemplazar a la biopsia hepática para su diagnóstico, estadificación y seguimiento.

ENFERMEDAD DEL HÍGADO GRASO

La enfermedad del hígado graso (SLD, *steatotic liver disease*) es una de las principales causas de enfermedad hepática en adultos y niños de todo el mundo. Su prevalencia, que es creciente, se estima en un 25 % a nivel global, aunque varía significativamente según los países.

La SLD es un término general que incluye varios grados y estadios de la enfermedad por depósito de grasa en el hígado. Este espectro comprende desde la esteatosis simple hasta la presencia de cambios inflamatorios o esteatohepatitis (MASH, *metabolic dysfunction-associated steatohepatitis*), que puede llegar a evolucionar a cirrosis. Aunque la SLD (especialmente, la SLD asociada a disfunción metabólica o MASLD, *metabolic dysfunction-associated steatotic liver disease*) suele tener un curso estable; el 20 % de estos pacientes puede evolucionar a MASH, de los cuales, otro 20 %, aproximadamente, puede evolucionar a enfermedad hepática avanzada con riesgo de progresión a cirrosis (estadios F3 o F4). El riesgo de desarrollo de un hepatocarcinoma o carcinoma hepatocelular (CHC) en esta población no está bien definido.

Recientemente, se ha actualizado la nomenclatura para evitar términos confusos (**Tabla 34-2**), incluyendo el término MASLD, ya que, actualmente es ampliamente conocida la asociación bidireccional que existe entre la SLD y el síndrome metabólico (**Fig. 34-1**).

> **!** Esta relación es importante porque, aunque la cirrosis es el principal factor determinante de una evolución desfavorable de las enfermedades hepáticas difusas, se ha demostrado que, en los pacientes con MASLD, las causas más frecuentes de mortalidad son las enfermedades cardiovasculares y las neoplasias malignas no hepáticas.

Teniendo en cuenta la alta prevalencia de la SLD, el objetivo principal de la atención clínica se dirige más a la detección de los pacientes con riesgo de enfermedad hepática avanzada que al diagnóstico de la enfermedad.

La biopsia hepática es considerada el estándar de referencia para la detección y cuantificación de la grasa hepática. Tiene, además, la ventaja de poder valorar también la presencia de fibrosis asociada. No obstante, como se ha comentado antes, es una técnica que tiene múltiples limitaciones. Por todo ello, ha habido un constante interés e investigación para el desarrollo de métodos no invasivos para detectar y cuantificar la esteatosis hepática, que también permitan monitorizar el curso de la enfermedad y eficacia de los tratamientos tanto en la práctica clínica como en investigación. Los métodos basados en técnicas de imagen han experimentado un progreso importante en las últimas décadas, convirtiéndose en muchas ocasiones en la técnica de elección para la detección y cuantificación de la grasa hepática. En este apartado, se hará una revisión del papel de la ecografía, TC y RM en esta patología.

Ecografía

La ecografía no utiliza radiaciones ionizantes y, a diferencia de la RM, tiene una alta disponibilidad, además de un coste mucho menor. Estas características la convierten en una herramienta muy interesante para establecer campañas de cribado o seguimiento.

> Actualmente, es la prueba de primera línea para valorar el hígado cuando hay alteraciones analíticas o ante la sospecha de esteatosis, permitiendo valorar tanto la presencia de grasa como posibles signos de cirrosis.

Ecografía modo B

Tradicionalmente, se ha realizado una valoración subjetiva de la esteatosis mediante la ecografía convencional, basada en la observación del aumento de la ecogenicidad hepática

Tabla 34-2. Nueva nomenclatura sobre las enfermedades del hígado graso

Nomenclatura antigua	Nomenclatura nueva	Comentarios
	SLD	Se ha elegido el término enfermedad hepática esteatósica (EHE o SLD, *steatotic liver disease*) para englobar a las diversas etiologías y estadios
NAFLD	MASLD	La enfermedad hepática grasa no alcohólica (NAFLD, *nonalcoholic fatty liver disease*) pasará a denominarse enfermedad hepática esteatósica asociada a disfunción metabólica (MASLD, *metabolic dysfunction-associated steatotic liver disease*). Este término engloba a los pacientes con esteatosis hepática que presentan, al menos, uno de los cinco factores de riesgo cardiometabólicos.
	MetALD	Se ha creado una nueva categoría, fuera de la MASLD pura, denominada enfermedad hepática metabólica y relacionada con el alcohol (MetALD, *metabolic and alcohol related/associated liver disease*) para describir a aquellos pacientes con MASLD y que consumen mayores cantidades de alcohol a la semana (140 g/semana en mujeres y 210 g/semana en hombres)
	SLD criptogénica	Engloba a aquellos pacientes sin factores metabólicos asociados y sin causa conocida
NASH	MASH	El término esteatohepatitis se consideró un concepto fisiopatológico importante que debía mantenerse. Por lo tanto, el término esteatohepatitis no alcohólica (EHNA o NASH, *nonalcoholic steatohepatitis*) quedará sustituido por esteatohepatitis asociada a disfunción metabólica (MASH, *metabolic dysfunction-associated steatotic steatohepatitis*)

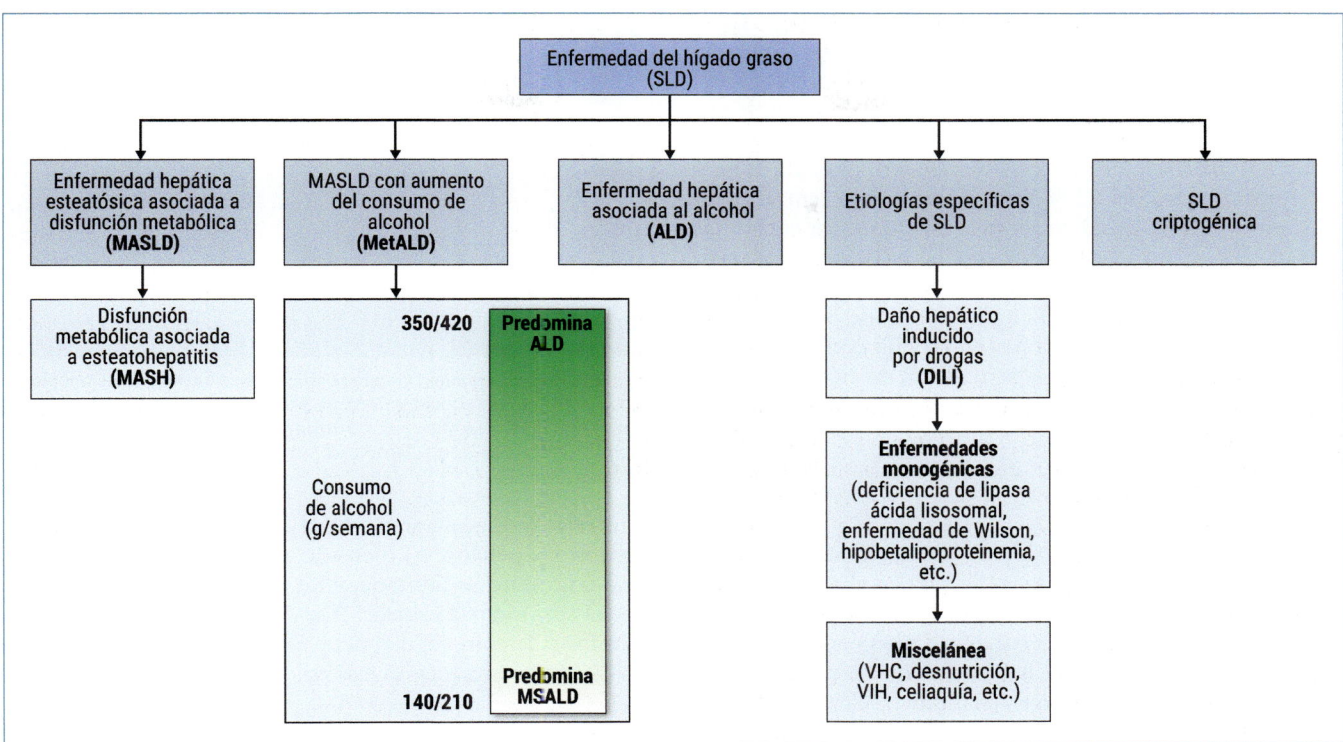

Figura 34-1. Diferentes subtipos de la enfermedad del hígado graso (SLD).
ALD: *alcohol-associated liver disease*; DILI: *drug-induced liver injury*; MASH: *metabolic dysfunction-associated steatotic steatohepatitis*; MASLD: *metabolic dysfunction-associated steatotic liver disease*; MetALD: *metabolic and alcohol related/associated liver disease*; SLD: *steatotic liver disease*; VHC: virus de la hepatitis C; VIH: virus de la inmunodeficiencia humana.

que provoca el depósito de grasa. La ecografía permite establecer una estimación semicuantitativa de la esteatosis (leve, moderada y grave). Generalmente, para valorar este aumento de ecogenicidad, se utilizan como referencia otras estructuras como el riñón o el bazo. Sin embargo, es un método poco preciso que se puede ver afectado por aspectos técnicos, como la ganancia o la frecuencia del transductor, o por limitaciones en la transmisión de los ultrasonidos debido a la obesidad. Además, al tratarse de una valoración subjetiva, no está exenta de variabilidad en la interpretación, en la que influye en gran medida la experiencia del explorador. A pesar de todo ello, la ecografía en modo B ha demostrado una alta sensibilidad y especificidad para detectar la esteatosis moderada o grave (sensibilidad del 85-90 %, especificidad en torno al 90-93 %), pero su rendimiento disminuye en la esteatosis leve, ya que difícilmente detecta esteatosis < 20 %.

Índice hepatorrenal

Con el fin de disminuir la subjetividad, se desarrolló el índice hepatorrenal (IHR). Consiste en calcular el cociente de la intensidad media entre los píxeles dentro de una región de interés (ROI, *region of interest*) en el hígado y una ROI en el riñón. La mayoría de los estudios sitúan entre 1,2 y 2,2 el valor de corte a partir del cual se puede considerar que un hígado es esteatósico. Se debe tener en cuenta que esta medida puede verse afectada por la existencia de una enfermedad renal concomitante. Además, aunque se ha demostrado una buena correlación con la cuantificación por RM mediante la

determinación de la fracción de grasa por densidad protónica (PDFF, *proton density fat fraction*) en pacientes sin fibrosis hepática avanzada, su interpretación puede estar limitada en presencia de fibrosis hepática.

Técnicas basadas en el cálculo del coeficiente de atenuación

Estos métodos se basan en la medición de la atenuación del haz de ultrasonidos a medida que se propaga por un tejido (db/cm) analizando la señal de radiofrecuencia de los ecos que detecta el transductor. A mayor presencia de grasa en el hígado, mayor atenuación, si bien, existen factores que pueden afectar a la precisión de su estimación, como son la profundidad o los artefactos. Estudios recientes han demostrado una buena sensibilidad y especificidad para detectar la esteatosis mediante estos métodos, incluso en la esteatosis leve. Esto, junto a la gran concordancia intraobservador e interobservador, los convierte en una herramienta muy interesante y prometedora.

Controlled attenuation parameter (CAP)

Es la primera técnica basada en el cálculo del coeficiente de atenuación que se desarrolló. CAP (Echosens) es un algoritmo que estima la atenuación del haz de ultrasonidos utilizando el mismo dispositivo y sondas desarrolladas para cuantificar la rigidez del hígado mediante la elastografía de transición, midiéndolo al mismo tiempo y en el mismo volumen. Algunos estudios han demostrado su utilidad para discernir pacientes con esteatosis de los que no la tienen, sin embargo, no se ha determinado un punto de corte óptimo debido a que este difiere considerablemente en función de la enfermedad y del grado de afectación hepática y existe mucho solapamiento. Aunque algunos estudios sitúan el punto de corte en torno a los 250 dB/m, con una sensibilidad próxima al 70 % y una especificidad del 82 %, estudios recientes centrados en pacientes con MASLD proponen un punto de corte más elevado (294 dB/m). Se ha demostrado una buena correlación interobservador, aunque disminuye en pacientes obesos con índice de masa corporal > 30 kg/m² o cuando la distancia al hígado es > 25 mm, situaciones en las que es necesario utilizar el transductor XL. En la actualidad, no está claramente establecido su uso para monitorizar cambios en la esteatosis hepática en el seguimiento.

Attenuation imaging (ATI)

Es un método de cuantificación de la grasa hepática que está asociado a la imagen ecográfica. Se basa en el análisis de los ecos de radiofrecuencia que vuelven al transductor cuando se realiza una ecografía. La señal de radiofrecuencia contiene información y detalles que habitualmente se pierden en el proceso para producir la imagen en modo B. Una gran ventaja es que, al utilizar esta información, las mediciones no se ven afectadas por el posprocesado.

El coeficiente de atenuación se mide en decibelios por centímetro por megahercio (dB/cm/MHz). El grado de atenuación se codifica por colores y se obtiene en una amplia ROI en tiempo real. Tiene la ventaja frente al CAP de permitir controlar dónde se realiza la medida y el propio *software* filtra automáticamente los vasos o los artefactos, de modo que no afectan a la medición final (**Fig. 34-2**). Se han realizado múltiples estudios que demuestran una alta reproducibilidad tanto intraobservador (0,81-0,89) como interobservador (0,79-0,92), así como un alto rendimiento, con áreas bajo la curva de eficacia diagnóstica o ROC (AUROC, *area under the ROC [receiver operating characteristics] curve*) de 0,90 o superiores para los diferentes grados de esteatosis, incluso en los casos leves. En estudios comparativos, la ATI ha demostrado una mayor correlación con la RM-PDFF que el CAP. Aunque algún estudio ha descrito que los valores de 0,70 dB/cm/MHz permiten descartar esteatosis con una especificidad del 97 %, otros lo sitúan por debajo de esta cifra, no estando claramente establecidos los puntos de corte. Hacen falta más estudios para valorar cómo puede afectar a estas medidas la presencia de fibrosis hepática. A pesar de que se requieren más datos para implementar de manera firme su uso en la práctica clínica, es una herramienta muy fiable para la detección y cuantificación de la esteatosis hepática, con un mayor rendimiento que el CAP.

Otros métodos

Muchas casas comerciales han introducido en sus ecógrafos diferentes *softwares* para la cuantificación de la grasa. Además de los descritos previamente basados en la atenuación, destacan aquellos basados en el coeficiente de retrodispersión, que han demostrado un rendimiento similar a la RM. Existe

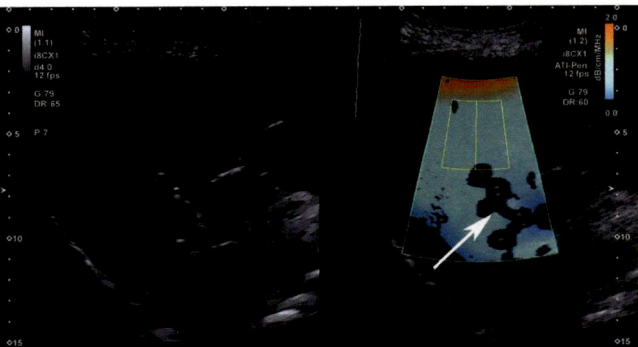

Figura 34-2. *Attenuation imaging* (ATI). Técnica basada en el cálculo del coeficiente de atenuación. Permite seleccionar una amplia región de interés (ROI) en tiempo real, controlando dónde se realiza la medida, con la ventaja de que el propio *software* filtra los vasos y artefactos (flecha blanca).

una relación lineal entre el nivel de esteatosis y el coeficiente de retrodispersión. Si bien son métodos prometedores, su disponibilidad es limitada, y los estudios realizados hasta la fecha son todavía escasos. A todo ello se suma en muchas ocasiones la complejidad del posprocesado de los datos, por lo que no es una técnica extendida en la actualidad.

Tomografía computarizada

Basándose en la menor absorción de los rayos X de la grasa respecto a los hepatocitos normales, se puede realizar una estimación de la cantidad de grasa hepática mediante TC.

El parénquima hepático normal suele tener una atenuación alrededor de las 64 unidades Hounsfield o UH (±3 UH) en la TC basal sin contraste. Según algunos estudios con confirmación histológica, la esteatosis moderada se corresponde con una atenuación aproximada de 42 UH (±7 UH) (**Fig. 34-3**). La administración de contraste intravenoso aumenta la atenuación hepática y dificulta su cuantificación. En esta situación, se pueden utilizar valores de atenuación relativos. Se ha demostrado que una diferencia de –19 UH entre la atenuación del hígado y el bazo es un punto de corte óptimo, ya que se corresponde, al menos, con un 30 % de grasa en el estudio histológico. A pesar de que este es un método comúnmente utilizado y conocido, en algunos estudios, se ha demostrado un mejor rendimiento de los valores absolutos, posiblemente, debido al realce heterogéneo del bazo en fases muy arterializadas. No obstante, cuando sea posible, el método preferible para cuantificar la esteatosis mediante TC es realizando el estudio en condiciones basales.

Es importante tener en cuenta que la atenuación del parénquima hepático se puede ver alterada no solo por la presencia de grasa o contraste, sino que sustancias como el hierro, medicamentos como la amiodarona o algunas enfermedades intercurrentes como la hepatitis pueden simular o atenuar la esteatosis.

Aunque la TC tiene una alta capacidad para detectar la esteatosis moderada o grave, su especificidad y sensibilidad disminuyen de manera considerable para la detección de la esteatosis leve. Recientemente, se ha demostrado que existe una relación lineal entre las UH en la TC sin contraste y la PDFF, lo que permite realizar una conversión de UH a por-

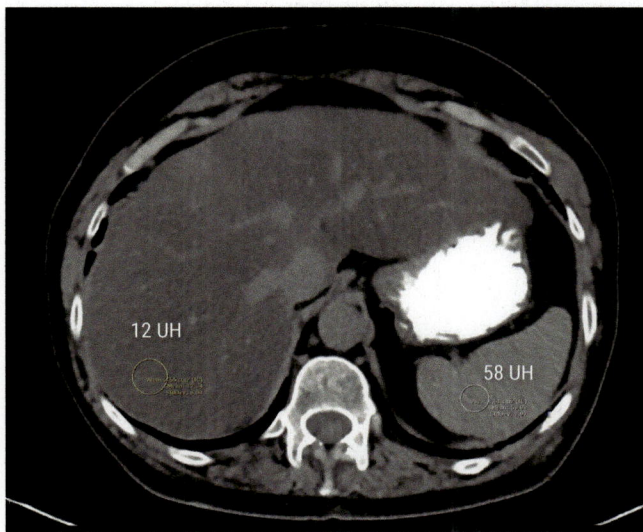

Figura 34-3. Ejemplo de una esteatosis grave visualizada por tomografía computarizada.

centaje PDFF equivalente, con gran potencial en la práctica clínica e investigación.

Actualmente, no está definido el papel que puede desempeñar la TC de doble energía. Aunque es preferible la TC sin contraste, es posible que más estudios puedan permitir estandarizar la correlación entre la TC basal y la TC basal virtual derivada del procesamiento de adquisiciones con contraste y energía dual o, incluso, conseguir separar la sobrecarga superpuesta de otras sustancias como el hierro.

El uso diario de la TC puede ofrecer una oportunidad para detectar la esteatosis de manera incidental, pero el uso de radiaciones ionizantes junto con las limitaciones descritas hace que no sea el método de elección para su diagnóstico.

Resonancia magnética

Hay una gran variedad de métodos que permiten detectar y cuantificar la grasa hepática mediante la detección de señal de los protones de agua y grasa. Actualmente, representa el método más preciso para la cuantificación de la grasa hepática y permite cuantificarla haciendo un muestreo de todo el hígado. Existen métodos de evaluación cualitativos y métodos cuantitativos, que son los que se abordarán en este apartado por la importancia e implicación que pueden tener.

Métodos cualitativos

Se puede detectar la presencia de triglicéridos en un tejido aprovechando la diferencia en las frecuencias de RM, o desplazamiento químico, entre los protones de los triglicéridos y los del agua. Esta es la base de la RM convencional ponderada en T1 de doble eco en fase y en fase opuesta (IOP, *in and out of phase*), en la que los tiempos de eco (TE) se eligen de forma que las contribuciones de señal de los protones del agua y las de los protones de metileno de la grasa estén en fase (es decir, sean aditivas) (TE ~ 2,3 ms a 3 T; 4,6 ms a 1,5 T) o en fase opuesta (es decir, restándose) (TE ~ 1,15 ms a 3 T; 2,3 ms a 1,5 T). Las imágenes IOP permiten la evaluación subjetiva

de la esteatosis hepática mediante la detección de la pérdida de señal relativa en imágenes de fase opuesta.

Métodos cuantitativos

En los últimos años, se han adaptado secuencias para su uso en la práctica clínica o en investigación que permiten utilizar métodos cuantitativos que se correlacionan con la concentración de grasa tisular:

a. Los métodos de separación agua-grasa basados en la codificación del desplazamiento químico, o métodos Dixon, combinan tres ecos adquiridos con diferentes TE, creando imágenes potenciadas solo en agua e imágenes potenciadas solo en grasa. Mediante el método Dixon, se puede calcular un mapa de fracción grasa (FF, *fat fraction*) como FF = Sfat / (Sfat + Swater), donde S es la intensidad de señal observada de las imágenes de solo grasa y solo agua. No obstante, la cuantificación de la grasa mediante este método está sujeta a diferentes factores de confusión, que reducen la precisión de la técnica. Para una óptima cuantificación de la grasa tisular, deben eliminarse estos factores de confusión. La FF corregida por los factores de confusión se denomina PDFF; representa la relación entre los protones de triglicéridos móviles y todos los protones móviles de la ROI y, por lo tanto, constituye una forma indirecta de medir la concentración de triglicéridos en los tejidos.

b. La técnica PDFF se implementa normalmente como una secuencia multieco (seis TE secuenciales) (**Fig. 34-4**). Las secuencias multieco permiten eliminar el efecto del hierro y proporcionan una cuantificación de grasa corregida que es más precisa.

> **!** Mediante estas técnicas, es posible estimar la PDFF, la cual se expresa en porcentaje (0-100 %) (**Tabla 34-3**). Es importante destacar que no debe confundirse con el grado histológico, ya que son métricas totalmente diferentes. Aun así, aunque no son equivalentes, muchos estudios han demostrado que existe una excelente correlación entre la grasa cuantificada mediante RM y el grado de esteatosis evaluado histológicamente.

Por ello, de las modalidades no invasivas de que se dispone hoy en día, la RM es la técnica de imagen que presenta una mayor exactitud, precisión y reproducibilidad. Para que esto sea posible y como se ha ido comentando, se deben tener en cuenta los múltiples factores de confusión que pueden alterar este procedimiento, siendo los más importantes los representados en la **tabla 34-4**.

Existen diferentes *softwares* comerciales que generan mapas de grasa sobre los que se puede calcular la FF, como IDEAL-IQ (GE Healthcare), qDixon (Siemens Healthineers) y mDixon Quant (Philips Healthcare), o algunos *softwares* libres como el generado por la universidad de Rennes (MRQuantif). Principalmente, se dispone de dos sistemas para llevar a cabo el posprocesado de las imágenes, que son las estrategias basadas en la magnitud y las complejas. Las de magnitud se basan en la valoración

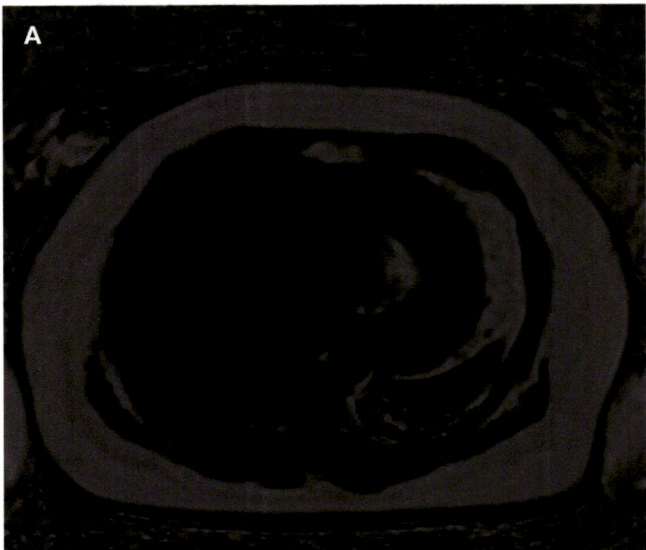

MR - M3D/IDEALIQ: FatFrac: 3D Ax IDEAL IQ BH

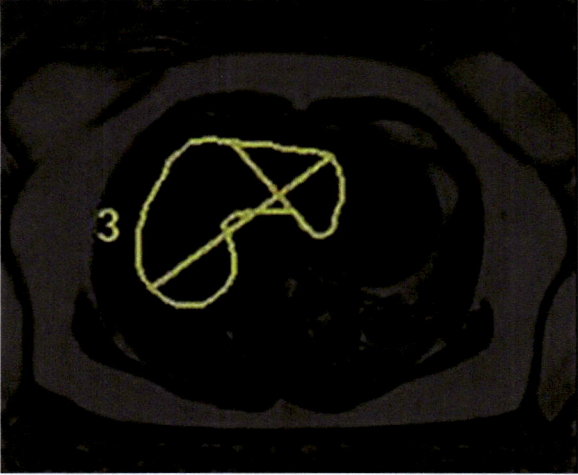

ROI 3
2Dmax: 170 mm
Vol.:   122 cm³
Min: 6
Max: 38
Ave: 29,5 ←
Std: 3,7

Figura 34-4. Cuantificación de la grasa hepática por resonancia magnética (RM) mediante la determinación de la fracción de grasa por densidad protónica (PDFF, *proton density fat fraction*). Ejemplo de un método que utiliza una secuencia multieco **(A)** y que permite calcular la PDFF (flecha roja) con un sencillo posprocesado **(B)**.

Tabla 34-3. Grados de esteatosis cuantificada mediante resonancia magnética con el método de la fracción grasa por densidad protónica (PDFF)

Grados	Esteatosis	PDFF (%)
Grado 0	Normal	0-6,4 %
Grado I	Leve	6,5-17,4 %
Grado II	Moderada	17,5-22,1 %
Grado III	Grave	> 22,1 %

PDFF: fracción grasa por densidad protónica (*proton density fat fraction*).

Tabla 34-4. Principales factores de confusión en los métodos cuantitativos por resonancia magnética (RM)

Sesgo relacionado con el T1	Hay que tener en cuenta cuando se realiza una adquisición con secuencias potenciadas en T1 que la grasa y el agua tienen valores de T1 diferentes
Decaimiento en T2	Se produce especialmente cuando se realiza la adquisición con tiempos de eco diferentes y que puede amplificarse cuando existe una sobrecarga de hierro. Es una situación que se debe tener en cuenta a la hora de cuantificar la grasa, aunque las máquinas más actuales incorporan posprocesados que aprovechan esta situación para permitir una cuantificación de hierro simultánea
Complejidad espectral de la grasa	Para simplificar el proceso, en gran parte de los mecanismos convencionales utilizados para cuantificar la grasa mediante RM, se tiene solo en cuenta un único pico espectral de la grasa. En caso de requerir una cuantificación más precisa, deberían considerarse de forma individual todos los picos espectrales de la grasa, aumentando su complejidad
Ruido	Es el resultado de los diferentes procesos de separación y recombinaciones de las imágenes cuando se utilizan métodos basados en el desplazamiento químico
Corrientes inducidas	Son resultado del rápido cambio de gradientes y pueden provocar cambios de fase en imágenes complejas adquiridas en diferentes tiempos de eco

únicamente de la magnitud de señal gradiente-eco. Al no tener en cuenta la fase de la señal adquirida, son más fáciles de implementar y se ven menos influenciadas por los errores de fase y las inhomogeneidades del campo magnético. Como desventaja, presentarán una menor relación señal/ruido y un rango dinámico de PDFF limitado (0-50 %). Por otro lado, los métodos complejos, al utilizar tanto la magnitud como la fase de la señal adquirida, permitirán estudiar todo el rango dinámico de PDFF (0-100 %). Sin embargo, es un sistema más sensible a los errores de fase e inhomogeneidades del campo magnético. Aunque se están investigando métodos híbridos, en el estudio del hígado graso, es infrecuente que la PDFF supere el 50 %. Por estos motivos, este último sistema suele reservarse para otras aplicaciones y el uso fuera del hígado.

c. Espectroscopia por RM (EspRM): consiste en representar como picos en un espectro de alta resolución las señales obtenidas de los protones de agua y grasa, medidas en un solo vóxel y durante una única respiración (aproximadamente, 15-20 segundos). Esta técnica es teóricamente la más válida para la cuantificación exacta de la esteatosis en el hígado. A pesar de ello, su interés ha disminuido debido a los problemas inherentes a la adquisición de la imagen, como la dificultad para conseguir una buena compensación de la homogeneidad del campo magnético (*shim*) o el hecho de que a menudo carece de robustez, especialmente, en caso de presencia de sobrecarga de hierro hepático, aunque no sea muy marcada. Otro problema es la adquisición en apnea, ya que es actualmente posible, pero a expensas de disminuir la calidad de la información, lo que representa una limitación en comparación con la que puede obtenerse para otros órganos inmóviles. Además, se debe tener en cuenta que son necesarios complejos *softwares* para poder procesar estos datos, los cuales normalmente no son compatibles con la gran mayoría de sistemas utilizados diariamente en la práctica clínica.

> ❗ Independientemente del método cuantitativo utilizado, es importante remarcar que la PDFF obtenida por RM es ampliamente aceptada como el método más óptimo para cuantificar la grasa hepática, incluso por encima de la biopsia hepática, ya que los métodos volumétricos evitan las limitaciones de la biopsia.

FIBROSIS HEPÁTICA

La fibrosis hepática, una consecuencia común de enfermedades hepáticas difusas, se origina por un proceso de lesión y reparación continua en el hígado, que provoca una producción excesiva de colágeno y cambios en la matriz extracelular. La fibrosis hepática avanzada y la cirrosis se asocian a un aumento en la mortalidad de causa hepática, incluyendo insuficiencia hepática y CHC. Evaluar la gravedad de la fibrosis es importante para pronosticar la evolución de la enfermedad y esencial para definir las estrategias de tratamiento. Los pacientes con fibrosis significativa necesitan un tratamiento prioritario para prevenir la progresión a cirrosis. Por otro lado, aquellos con fibrosis avanzada requieren un seguimiento periódico para la detección temprana de varices y CHC.

La biopsia hepática se considera actualmente el estándar de referencia para diagnosticar y determinar el estadio de la fibrosis hepática. Desde el punto de vista histológico, la clasificación del grado de fibrosis más utilizada es el METAVIR (Meta-Analysis of Histological Data in Viral Hepatitis) *scoring system*, que mide la fibrosis en una escala de 0 a 4. En esta escala, F0 corresponde a la ausencia de fibrosis; F1, a fibrosis portal sin septos; F2, a fibrosis portal con algunos septos; F3 se usa cuando hay numerosos septos, pero sin cirrosis; y F4 indica la presencia de cirrosis.

Debido a las limitaciones de la biopsia hepática, se ha impulsado el desarrollo de métodos no invasivos como biomarcadores séricos y técnicas de imagen para la evaluación de la fibrosis hepática. Los biomarcadores por imagen permiten valorar la fibrosis hepática de múltiples áreas del hígado o, incluso, de todo el hígado, ofreciendo una herramienta no invasiva preferida para la comparación directa del estado de la fibrosis a lo largo del tiempo. Sin embargo, aunque estos métodos no son invasivos, su precisión varía según el estadio de la fibrosis, siendo generalmente menos precisos en las etapas intermedias y más precisos en las etapas avanzadas. Los biomarcadores por imagen incluyen la elastografía por ecografía o por RM y la generación de mapas de fibrosis mediante secuencias potenciadas en T1 y en T2.

La elastografía es un conjunto de técnicas usadas para estimar la rigidez de un tejido, basándose en el módulo de Young, una medida que relaciona la tensión aplicada con la deformación del tejido. La rapidez con la que se propagan las ondas acústicas a través del tejido hepático está relacionada con la rigidez de este, lo cual constituye una medida indirecta del grado de fibrosis.

No obstante, ciertas afecciones, además de la fibrosis, también aumentan la rigidez hepática, incluida la hepatitis aguda grave, el aumento de las presiones en las cavidades cardíacas derechas, la obstrucción biliar, enfermedades infiltrativas como la amiloidosis y los linfomas y el estado posprandial. Además, estas técnicas no se han validado de forma apropiada en el embarazo, en la respuesta virológica sostenida después del tratamiento de la infección por el virus de la hepatitis C (VHC) y en los trastornos hepáticos raros. La elastografía puede medirse mediante ecografía o RM.

Elastografía por ecografía

En ultrasonido, existen dos tipos principales: la elastografía de deformación (*strain*), que no ofrece mediciones absolutas de rigidez, tiene uso clínico limitado y no tiene utilidad para estudiar la fibrosis hepática, y la elastografía de onda cortante o cizallamiento (SWE, *shear wave elastography*), que es más precisa. La SWE emplea ondas de cizallamiento mecánico cuya velocidad de transmisión se relaciona directamente con la rigidez del tejido. Es un método cuantitativo que permite estimar el grado de fibrosis. Los resultados se expresan como la velocidad de propagación de las ondas de cizallamiento, en metros por segundo (m/s), o a través del módulo de Young, en kilopascales (kPa).

La SWE incluye técnicas como la elastografía de transición (TE, *transitient elastography*), la elastografía por ondas de corte puntual (pSWE, *point shear wave elastography*) y la elastografía por ondas de corte bidimensional (2D-SWE, *two-dimensional shear wave elastography*).

Elastografía de transición (Fibroscan)

La TE se basa en un impulso mecánico generado en la superficie de exploración, el cual se transmite en profundidad por el hígado. A diferencia de los métodos ecográficos convencionales, que utilizan imágenes anatómicas en modo B, la TE emplea ultrasonido en modo A. Es, sin duda, la técnica más utilizada y mejor conocida, especialmente fiable en la identificación de fibrosis hepática moderada y cirrosis. Esto se refleja en metanálisis que indican valores de AUROC que oscilan entre 0,82 y 0,86 para la detección de fibrosis significativa (F ≥ 2) y entre 0,91 y 0,93 para cirrosis (F4).

Elastografía de onda cortante puntual

La técnica pSWE, conocida como imagen por impulso de fuerza de radiación acústica (ARFI, *acoustic radiation force impulse*), se emplea para medir la rigidez hepática. Utiliza un impulso de mayor energía que la TE, que llega al interior del hígado, donde genera ondas de corte que se extienden lateralmente por el parénquima hepático. A diferencia de la TE, la medición se hace bajo guía ecográfica, seleccionando con una pequeña caja la zona de estudio. Este hecho permite evitar errores en presencia de ascitis o hígados dismórficos. Este método ha demostrado ser fiable para la evaluación de la fibrosis hepática, con valores de AUROC que varían de 0,83 a 0,89 para fibrosis de grado F ≥ 2, y de 0,93 a 0,97 para F4.

Elastografía de onda cortante en dos dimensiones

La técnica 2D-SWE, al igual que pSWE, utiliza ARFI para desplazar tejidos en zonas específicas permitiendo el seguimiento en tiempo real de las ondas de corte. La diferencia entre ambas es que la pSWE suele emitir una única onda de corte a una frecuencia específica por medición, mientras que la 2D-SWE genera múltiples ondas de pulso en un rango más amplio de frecuencias. El proceso se visualiza a través de un elastograma, un mapa colorido que indica la elasticidad del tejido examinado (**Fig. 34-5**). Esta modalidad es eficaz para determinar las distintas fases de fibrosis hepática, con un AUROC entre 0,84 a 0,91 para fibrosis de grado F ≥ 2 y de 0,926 para la detección temprana de cirrosis.

Protocolo de adquisición de la elastografía por ecografía e interpretación

La preparación y técnica de imagen para las mediciones de rigidez hepática usando ARFI SWE, pSWE y 2D-SWE son similares entre sí. Los pacientes deben acudir en ayunas de, al menos, 4 horas antes del procedimiento y colocarse en posición de decúbito supino o en decúbito lateral izquierdo hasta 30°. Las mediciones se realizan en el cuadrante superior derecho del abdomen, entre las costillas, y requieren que el paciente contenga la respiración. El transductor se debe posicionar perpendicularmente a la cápsula hepática y las mediciones se toman a 1,5-2,0 cm de distancia de la cápsula para evitar artefactos. Los criterios de calidad se basan en el número de mediciones y en la proporción del rango intercuartílico respecto a la mediana (IQR/M, *interquartile range/median*) (**Tabla 34-5**).

Valores de corte

Debido a que los valores de rigidez se superponen considerablemente en casos de fibrosis leve o moderada, se recomienda utilizar un valor de corte bajo, por debajo del cual existe una alta probabilidad de ausencia de fibrosis o presencia de fibrosis leve, y un valor de corte alto, por encima del cual hay una alta probabilidad de enfermedad hepática crónica avanzada (HCA). Se ha propuesto en guías de ecografía una «regla de cuatro» (5, 9, 13, 17 kPa) en etiologías víricas y MASLD (**Tabla 34-6**). La mayoría de los estudios que han utilizado ARFI (pSWE y 2D-SWE) sugieren que un valor de rigidez hepática menor de 7 kPa (1,5 m/s) puede ayudar a descartar una fibrosis clínicamente significativa. Para otras causas como la hepatitis alcohólica, cirrosis biliar primaria, enfermedad de Wilson, hepatitis autoinmunitaria, colangitis esclerosante y la enfermedad hepática inducida

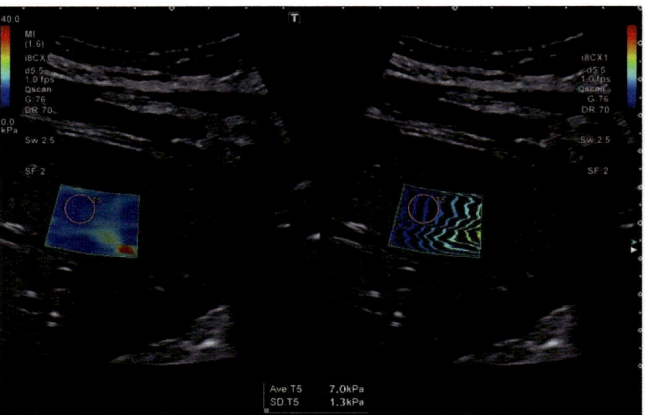

Figura 34-5. Elastografía por ondas de corte bidimensional (2D-SWE, *two-dimensional shear wave elastography*). Mapa de propagación en la derecha de la pantalla. Las mediciones (regiones de interés o ROI, *regions of interest*) se han de realizar sobre las líneas más paralelas. Las líneas no paralelas no son válidas; podrían ser secundarias a proximidad de vasos o cápsula hepática.

Tabla 34-5. Recomendaciones sobre el número de mediciones y los valores ideales de IQR/M

Tipo de elastografía	Número de mediciones recomendadas	Valores de IQR/M
pSWE y 2D-SWE	10 si no cumple con el IQR/M 5 si cumple con el IQR/M	≤ 30 % en kPa, ≤ 15 % en m/s
TE (Fibroscan)	10	≤ 30 % en kPa, ≤ 15 % en m/s

2D-SWE: elastografía por ondas de corte bidimensional (*two-dimensional shear wave elastography*); I-QR/M: rango intercuartílico respecto a la mediana (*interquartile range/median*); psWE: elastografía por ondas de corte puntual (*point shear wave elastography*); TE: ecografía de transición (*ransitient elastography*).

por fármacos, hay datos insuficientes para establecer una recomendación.

Evaluación de la rigidez hepática postratamiento antiviral en la hepatitis B y C crónica

En pacientes con hepatitis B o C crónica tratados exitosamente con antivirales, no se deben aplicar los umbrales convencionales de rigidez hepática, ya que estos valores pueden disminuir debido a la reducción de la inflamación hepática. Cuando la cirrosis hepática es claramente visible en modo B, la elastografía por ultrasonido no debería utilizarse, pues una baja rigidez hepática puede reflejar una respuesta positiva al tratamiento antiviral. Varios estudios con más de 1.000 pacientes sugieren usar el cambio relativo (delta) en la rigidez hepática a lo largo del tiempo en vez de valores absolutos, permitiendo que cada paciente sea su propio control. Un cambio delta superior al 10 % se considera clínicamente significativo. Para el seguimiento, se recomienda usar el mismo equipo de medición y realizar la medición basal de rigidez hepática después de la erradicación o supresión del virus. Esta metodología se considera adecuada para evaluar

Tabla 34-6. Recomendación para la interpretación de los valores de rigidez hepática obtenidos con técnicas ARFI en pacientes con hepatitis vírica y MASLD

Valor de la rigidez (kPa [m/s])	Recomendación
≤ 5 kPa (1,3 m/s)	Alta probabilidad de ser normal
< 9 kPa (1,7 m/s)	Descarta HCA en ausencia de otros signos clínicos. Requiere pruebas adicionales si hay signos clínicos conocidos
9-13 kPa (1,7-2,1 m/s) y algunos pacientes con MASLD entre 7 y 9 kPa	Sugiere HCA; necesita pruebas adicionales para confirmación
> 13 kPa (2,1 m/s)	Confirma HCA
> 17 kPa (2,4 m/s)	Sugiere hipertensión portal clínicamente significativa. Pueden ser necesarias pruebas adicionales

ARFI: impulso de fuerza de radiación acústica (*acoustic radiation force impulse*); HCA: hepatopatía crónica avanzada; MASLD: enfermedad hepática esteatósica asociada a disfunción metabólica (*metabolic dysfunction-associated steatotic liver disease*).
Adaptada de: Barr RG, Wilson SR, Rubens D, Garcia-Tsao G, Ferraioli G. Update to the Society of Radiologists in Ultrasound Liver Elastography Consensus Statement. Radiology. 2020;296(2):263-74.

afecciones que aumentan la rigidez hepática, incluyendo causas no relacionadas con la fibrosis, como la insuficiencia cardíaca congestiva.

 En la elastografía por ecografía, hay una superposición en los valores de rigidez hepática entre etapas tempranas de fibrosis y pueden existir falsos positivos de fibrosis como en la hepatitis.

Elastografía por resonancia magnética

La elastografía por RM (ERM) se considera el método de imagen más preciso para identificar y medir la fibrosis hepática. Ha demostrado ser efectiva en una amplia gama de pacientes, incluyendo aquellos con afecciones hepáticas poco comunes, obesidad, ascitis y también es adecuada para niños. Según algunos estudios, la ERM puede detectar fibrosis significativa con una sensibilidad del 98 % y una especificidad del 99 %.

La ERM hepática se puede implementar en los equipos de RM clínicos existentes y se integra fácilmente en los protocolos habituales de la RM abdominal tanto en equipos de 1,5 T como de 3 T. La ERM genera mapas de rigidez hepática mediante la introducción de ondas de cizallamiento mecánicas en los tejidos, utilizando un dispositivo neumático pasivo situado sobre el área hepática del paciente. Este dispositivo está vinculado a un activador externo que produce ondas de baja frecuencia (60 Hz). Las ondas resultantes, que provocan desplazamientos tisulares microscópicos, se registran utilizando secuencias de pulso de RM sensibles al movimiento. La secuencia utilizada generalmente es una secuencia eco de gradiente en dos dimensiones (2D-GRE, *two-dimensional gradient echo*). Se realiza al final de la espiración y se completa en, aproximadamente, un minuto, incluyendo cuatro pausas respiratorias de entre 10 y 15 segundos de duración cada una.

Un algoritmo transforma los datos en mapas de rigidez hepática, o elastogramas, en escala de grises y color, y un mapa de confianza, facilitando la identificación de zonas de interferencia de ondas que podrían alterar las mediciones de rigidez (**Fig. 34-6**). Para medir la rigidez hepática, se seleccionan ROI en el hígado, evitando grandes vasos sanguíneos, bordes hepáticos, cúpula y tejidos extrahepáticos. Esto permite obtener un promedio de rigidez en kPa incluyendo amplias zonas de hígado y múltiples secciones, lo que permite un muestreo adecuado. Generalmente, se eligen áreas del lóbulo hepático derecho para minimizar errores por el movimiento cardíaco en el izquierdo.

Utilidades de la elastografía por resonancia magnética hepática

La ERM es eficaz para identificar fibrosis hepática significativa antes de que se presenten cambios morfológicos típicos en el hígado, por lo que resulta útil tanto para la detección temprana como para la evaluación cuantitativa de la fibrosis. En términos de rigidez hepática, el límite superior de lo normal se sitúa entre 2,5 y 3,0 kPa, mientras que una rigidez que indique fibrosis en etapa 4 corresponde a mediciones de 5,0 kPa o superiores (**Tabla 34-7**).

Varios estudios han vinculado la fibrosis hepática, medida por ERM, con factores de riesgo hepáticos específicos. Por ejemplo, los pacientes con enfermedad hepática grasa no alcohólica se enfrentan a un riesgo hasta tres veces mayor

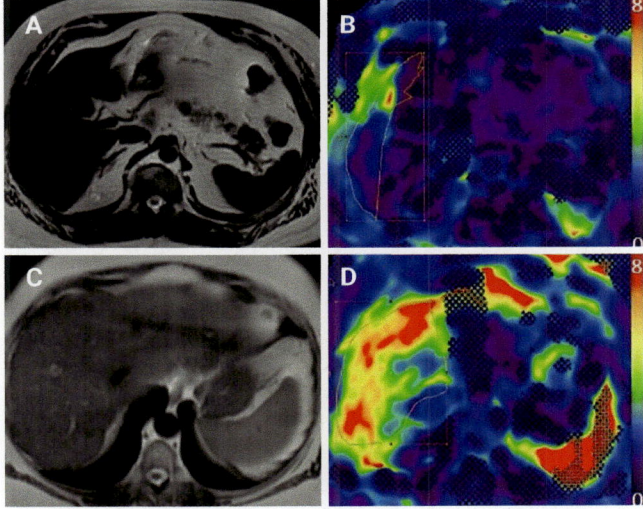

Figura 34-6. Ejemplos de elastografía por resonancia magnética (ERM). Imágenes potenciadas en T2 axial a la izquierda **(A y C)** y, a la derecha al mismo nivel, mapas de rigidez de color con superposición de mapa de confianza **(B y D)**. Las regiones de interés o ROI (línea amarilla) dentro del mapa de confianza proporcionan la rigidez media del parénquima hepático. En la fila superior **(A y B)**: hombre de 54 años con esteatosis hepática y ERM con una rigidez media de 1,9 kPa, que excluye fibrosis. En la fila inferior **(C y D)**: mujer de 59 años con esteatosis hepática y ERM con una rigidez media de 5,03 kPa, en relación con fibrosis F4 o cirrosis.

Tabla 34-7. Valores e interpretación de la elastografía por resonancia magnética (ERM)

Medida de la rigidez hepática	Interpretación
< 2,5 kPa	Normal
2,5-3,0 kPa	Normal o inflamación
3,0-3,5 kPa	Fibrosis en etapa 1-2
3;5-4,0 kPa	Fibrosis en etapa 2-3
4-5,0 kPa	Fibrosis en etapa 3-4
> 5 kPa	Fibrosis en etapa 4 o cirrosis

de desarrollar cirrosis por cada incremento de 1 kPa en la rigidez hepática. Aquellos con enfermedad hepática crónica compensada y una rigidez inicial ≥ 5,8 kPa tienen un riesgo cinco veces mayor de descompensación en comparación con pacientes con menores niveles de rigidez. En pacientes con hepatitis C crónica, un incremento en la rigidez hepática está relacionado con un avance en la cirrosis de clase Child-Pugh A a B y también se vincula con ascitis, encefalopatía hepática, sangrado de varices, cirrosis avanzada y mayor mortalidad.

En casos de esteatosis hepática, la ERM puede detectar pequeños aumentos en la rigidez hepática asociados a la esteatohepatitis, incluso antes del desarrollo de fibrosis franca. Recientemente, la ERM ha cobrado importancia en la selección de donantes para trasplantes de hígado y en el seguimiento de pacientes trasplantados, demostrando alta eficacia para identificar hígados anormales y detectar fibrosis en el injerto.

Limitaciones de los resultados de la elastografía por resonancia magnética hepática

La ERM presenta una tasa baja de errores técnicos, inferior al 5 % de los casos; sin embargo, esta tasa puede aumentar ligeramente con equipos de 3 T. Los fallos más comunes están relacionados con una transmisión deficiente de las ondas de cizallamiento en el hígado, debido a factores como movimientos respiratorios irregulares del paciente, obesidad mórbida, ascitis de gran volumen, o contacto inadecuado del dispositivo con la pared abdominal. Además, podría presentarse una señal débil por parte del tejido hepático, causada por un exceso de hierro. La ERM tampoco distingue entre el aumento de la rigidez hepática por fibrosis y otras alteraciones del tejido, como la amiloidosis o la congestión venosa. En estos casos, se recomienda utilizar la ERM con cautela o evitarla, complementándola con análisis clínicos y los antecedentes del paciente.

 Aunque la ERM tiene una baja tasa de errores técnicos, hay situaciones específicas (como exceso de hierro, la obesidad mórbida o la ascitis voluminosa) donde su eficacia puede verse comprometida.

Imagen multiparamétrica

La cuantificación de los valores de T1 y T2 a través de mapas cuantitativos por píxel ofrece una alternativa a los elastogramas cuando no se dispone de equipamiento específico para generar ondas de vibración. Los tiempos T1, T2 y el T2* son tiempos característicos de cada tejido (para una intensidad de campo determinada) que miden la velocidad con que sus protones se recuperan después de ser excitados por un pulso de radiofrecuencia. Un mapa paramétrico es una técnica cuantitativa, que traslada a una imagen los tiempos de relajación de un tejido, contribuyendo así a la caracterización tisular. Los estudios de obtención de imágenes multiparamétricas con mapas T1 y T1 y T2(*) se centran en la imagen cardíaca (**Tabla 34-8**). Sin embargo, estas técnicas también pueden aplicarse a otros órganos como el hígado, aunque su uso es menos extenso.

El tiempo de relajación T1 se alarga significativamente en hígados enfermos y cirróticos en comparación con controles sanos. Además, el mapeo T1 ha sido útil para diferenciar entre hígados normales y cirróticos tras la administración de agentes de contraste extracelular y hepatobiliar basados en gadolinio. De manera similar, el mapeo T2 se ha informado como útil en la medición de la fibrosis hepática. El tiempo prolongado de relajación T2 en regiones de fibrosis se atribuye potencialmente a la inflamación coexistente y al alto contenido de agua de la fibrosis avanzada. La presencia de hierro en el hígado puede alterar estas mediciones, reduciendo el tiempo de relajación T1. Para ajustar esto, se mide también el hierro usando la técnica T2* en la misma área y un *software* combina ambos datos (T1 y T2*) para crear un mapa de T1 corregido por hierro (cT1).

La adquisición de estas imágenes se realiza en un único corte durante la apnea, con el equipo procesando automáticamente los datos para ofrecer el mapa paramétrico. Este mapa se analiza posteriormente en la consola del equipo, empleando ROI para una evaluación cualitativa o cuantitativa, optimizando así la interpretación clínica y el diagnóstico.

ENFERMEDAD POR DEPÓSITO DE HIERRO

En condiciones normales, la concentración de hierro se mantiene en torno a 40-50 mg/kg, en su mayor parte, integrado en el grupo hemo de la hemoglobina y la mioglobina (80 %), o como grupo prostético de diversas enzimas. El 20 % restante se almacena en forma de depósito (ferritina y hemosiderina). La principal vía para la regulación del hierro se lleva a cabo mediante la modulación de su absorción en el tracto gastrointestinal, ya que el ser humano carece de mecanismos eficaces para su eliminación. Habitualmente, solo el 10 % del hierro ingerido es absorbido por los enterocitos y, una vez pasa al plasma, se une a la transferrina, que actúa como la principal proteína transportadora de hierro.

Un elemento clave en esta homeostasis es la hormona hepcidina, que ejerce su acción sobre la ferroportina, un transportador presente en la membrana basolateral del enterocito. La hepcidina induce la degradación de dicho transportador, impidiendo el paso del hierro de los alimentos desde el enterocito duodenal a la sangre y, en último término, reduciendo la sideremia y la disponibilidad de hierro libre (**Tabla 34-9**).

Tabla 34-8. Secuencias utlizadas en mapas de fibrosis

Mapa	Base física	Secuencias específicas
T1	Mide el tiempo que un tejido tarda en recuperar su magnetización longitudinal (concretamente, el 63 %) volviendo al plano de equilibrio: los protones devuelven al entorno la energía absorbida	MOLLI, ShMOLLI, IR-SR mixta
T2	Mide el tiempo que tarda un tejido en perder el 63 % de la magnetización transversal adquirida tras el pulso de radiofrecuencia: los protones recuperan la coherencia de fase	bSSFP, GRE
T2*	Mide la relajación transversal causada por las inhomogeneidades del campo magnético estático, que provoca una caída de señal más rápida que en la curva T2	Multieco GRE

bSSFP: *balanced steady-state free precession*; GRE: *gradient echo*; IR-SR: *inversion recovery-saturation recovery*; MOLLI: *modified look-locker imaging*; shMOLLI: short MOLLI; T2*: T2 estrella.

Tabla 34-9. Papel de la ferroportina y de la hepcidina en la regulación de la homeostasis del hierro

Molécula	Función	Consecuencias en caso de déficit
Ferroportina Proteína exportadora de hierro, situada en la membrana basolateral del enterocito	Permite la salida del hierro de los enterocitos y de los macrófagos, posibilitando que se una a la transferrina y, de este modo, sea transportado a los tejidos que lo requieran	El hierro se almacena en los enterocitos y en los macrófagos del sistema reticuloendotelial lo que conlleva a una sobrecarga de hierro en las células de Kupffer del hígado y en el bazo
Hepcidina Insulina del hierro	Bloquea la ferroportina para impedir la absorción del hierro y mantener la ferritina en cantidades normales	El hierro sale sin regulación de los enterocitos y de los macrófagos conduciendo a una sobrecarga hepatocitaria y acumulación de hierro en órganos con receptores de transferrina

Etiología

La sobrecarga férrica puede tener diferentes causas (**Tabla 34-10**):

- Primarias o genéticas: hoy en día, el término de **hemocromatosis** se considera sinónimo de **hemocromatosis hereditaria** (HH) y se define como la sobrecarga férrica de origen primario por una predisposición genética a la absorción excesiva de hierro en el intestino. Esto desencadena un aumento del hierro libre, sobrepasando la capacidad fisiológica del organismo para su almacenamiento, lo que conduce a su depósito en aquellos órganos que cuentan con numerosos receptores de transferrina (hígado, pán-

creas, miocardio, glándulas suprarrenales o tiroides, entre otros). Hay cuatro tipos de HH, del 1 al 4, según el gen que esté mutado. La HH de tipo 1, ligada al gen *HFE*, es la más prevalente entre las enfermedades genéticas que cursan con aumento de la absorción intestinal de hierro.

- Secundarias o adquiridas: se conocen con el término **hemosiderosis** y son producidas por diversas causas, como transfusiones repetidas, hepatopatías crónicas o debido a un síndrome dismetabólico.

> Sobrecarga férrica primaria o de origen genético = hemocromatosis.
> Sobrecarga férrica secundaria o adquirida = hemosiderosis.

Tabla 34-10. Entidades que cursan con sobrecarga de hierro

Genéticas = hemocromatosis hereditaria (HH)	• Tipo 1 (HH clásica): mutaciones del gen *HFE* (C28Y/C28Y, C282Y/H63D, H63D/H63D) • Tipo 2 (hemocromatosis juvenil): mutaciones de los genes *HJV* y *HAMP* • Tipo 3: mutaciones del gen que codifica el receptor de transferrina 2 (*TFR2*) • Tipo 4 (enfermedad de la ferroportina): mutaciones del gen *SLC40A1*
Adquiridas o secundarias = hemosiderosis	• Transfusiones repetidas • Hepatopatía alcohólica o vírica (déficit de hepcidina) • Síndrome de sobrecarga dismetabólica de hierro o hepatosiderosis dismetabólica (exceso de hepcidina)

Orientación clínica

El primer paso diagnóstico de sobrecarga férrica es la medición en sangre del índice de saturación de la transferrina (IST) y de la ferritina. En caso de sospecha de HH, una vez confirmada la elevación de ambos parámetros, se realiza un estudio genético de las mutaciones del gen *HFE*.

Hay que tener en cuenta que, debido al proceso de homeostasis descrito previamente, existe una estrecha relación entre el contenido de hierro en el hígado y el hierro total en el organismo. Por esta razón, el método de referencia para la evaluación directa del depósito de hierro en el organismo es la medición de la concentración de hierro en el hígado (CHH). Histológicamente, su valor normal es inferior a 36 μmol de Fe/g. Aunque no existe una terminología estandarizada para la CHH, se puede hablar de leve sobrecarga férrica hasta 80 μmol de Fe/g, moderada hasta 150 μmol de Fe/g, importante hasta 300 μmol de Fe/g y grave por encima de esta cifra. No obstante, dados los inconvenientes asociados a la biopsia hepática, existe un interés creciente en el uso de técnicas no invasivas que permitan calcular la CHH.

Hallazgos radiológicos

La enfermedad por depósito de hierro puede valorarse en imagen mediante ecografía, TC o RM.

Ecografía

Puede objetivarse una hiperecogenicidad hepática difusa cuando existe un depósito considerable de hierro en el hígado. Sin embargo, este hallazgo también puede apreciarse en el contexto de una esteatosis o de una glucogenosis, por lo que se trata de un hallazgo radiológico inespecífico y poco sensible.

Tomografía computarizada

Previamente a la inyección de contraste intravenoso, puede observarse un aumento espontáneo de la densidad del parénquima hepático. Este hallazgo también es inespecífico, ya que puede aparecer en el contexto de sobrecarga hepática por otros metales (especialmente, de cobre en la enfermedad de Wilson), en la glucogenosis de tipo IV y, sobre todo, durante el tratamiento con amiodarona (fármaco con alto contenido en yodo). Además, su sensibilidad es baja debido a la variación natural de la densidad hepática entre sujetos, considerándose un valor entre 75 y 130 UH para determinar que existe una hiperdensidad hepática anormal. Aparte de estas dos limitaciones, la presencia de esteatosis, incluso leve, puede contra-rrestar este aumento espontáneo de densidad y ocultar por completo una hepatosiderosis dismetabólica. Por lo tanto, la TC tiene un uso limitado en este tipo de patologías. La doble energía se está estudiando como una herramienta de interés en este contexto, pero, por el momento, la sensibilidad de la RM sigue siendo superior.

Resonancia magnética

Permite detectar el depósito de hierro en los diferentes tejidos debido a su efecto paramagnético, que se traduce en un acortamiento del tiempo de relajación T2 y en una disminución de la señal en esta secuencia. La magnitud de la sobrecarga de hierro, tanto en el hígado como en otros órganos, es proporcional a la hipointensidad de señal en T2 y, según dónde se objetive dicho depósito férrico, se podrán plantear diferentes tipos de etiologías (**Tabla 34-11**). Actualmente, la RM está considerada como la técnica no invasiva más interesante para la cuantificación de la CHH, tanto por su disponibilidad como por la precisión de sus resultados. Existen dos métodos diferentes: el cálculo de los tiempos de relajación o relaxometría, y la medida de ratios de intensidad de señal (RIS).

Cálculo de los tiempos de relajación o relaxometría

El valor T2 o R2 (= 1/T2) en secuencias *spin-echo* y T2* o R2* (= 1/T2*) en eco de gradiente se define como el tiempo requerido para que la magnetización transversal alcance el 37 % de su magnitud original. Su medición requiere múltiples ecos que permitan trazar la curva del decaimiento exponencial de la señal de la forma más precisa posible (**Fig. 34-7**). Este cálculo absoluto requiere una calibración de las secuencias a partir de objetos de prueba cuyo T2 o T2* sea conocido para asegurar que el valor obtenido sea fiable.

Tabla 34-11. Manifestaciones radiológicas diferenciales entre la sobrecarga férrica con afectación hepatocitaria y del sistema reticuloendotelial

Señal del bazo conservada = sobrecarga hepatocitaria	Señal del bazo disminuida = sobrecarga del SRE
Manifestaciones extrahepáticas por acumulación de hierro en órganos con receptores de transferrina: páncreas, miocardio, glándulas suprarrenales y otras glándulas endocrinas	Sobrecarga endógena/exógena con acumulación de hierro en: bazo, células de Kupffer, MO, ganglios y, posteriormente, páncreas y corazón
Etiología: hemocromatosis hereditaria (excepto la de tipo 4)	Etiología: hemosiderosis, hemocromatosis con déficit en ferroportina (tipo 4)

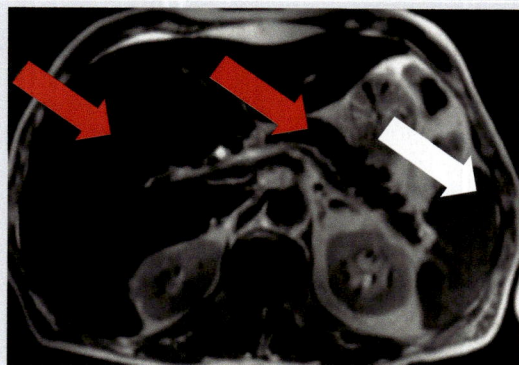 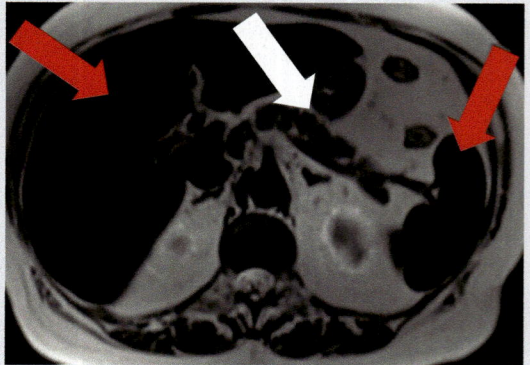

Flecha roja: sobrecarga férrica; flecha blanca: no sobrecarga férrica; MO: médula ósea; SRE: sistema reticuloendotelial.

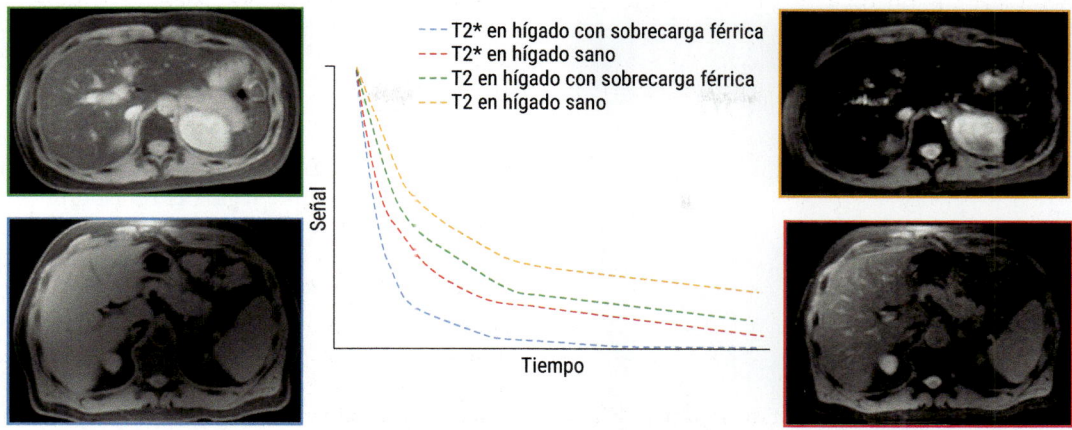

Figura 34-7. Curva del decaimiento exponencial de la señal en T2 y T2* en un hígado con sobrecarga férrica y en un hígado sano.

Los métodos de relaxometría disponen de fórmulas matemáticas fiables para transformar los valores T2 o T2* en la CHH (medida en unidades estándar de μmol de Fe/g) y, actualmente, cuentan con la aprobación de la Food and Drug Administration (FDA) de los Estados Unidos, siendo considerados los mejores métodos por RM para la medición de la CHH.

Medida de ratios de intensidad de señal (RIS)

Se basa en la relación entre la intensidad de señal del hígado y la de la musculatura paravertebral, que se utiliza como referencia, dado que no se ve afectada por la sobrecarga férrica. Se utilizan varias secuencias en eco de gradiente adquiridas en apnea (**Tabla 34-12**) y se realizan múltiples mediciones eligiendo una ROI en las áreas más homogéneas del hígado y de los músculos paravertebrales (**Fig. 34-8**). Debe emplearse una antena integrada en el *gantry* (túnel) para que el resultado no se vea influenciado por la localización de la ROI en la que se mide la señal. La diferencia entre la intensidad de señal del hígado y la del músculo dependerá fundamentalmente de la CHH, de forma que la sobrecarga férrica se traducirá en una reducción de la proporción hígado/músculo.

El método RIS más reconocido en todo el mundo es el desarrollado por Gandon *et al.* en la Universidad de Rennes (https://imagemed.univ-rennes1.fr/en/mrquantif/about.php). En España, también es muy conocido el modelo denominado Osatek-SEDIA (https://www.sedia.

es/calculador-de-hierro-hepatico-en-rm/), que utiliza dos de las secuencias del método de Rennes, pero calcula la CHH mediante otro modelo matemático. Ambos métodos disponen de páginas web de acceso libre y gratuito para el cálculo de la CHH.

Las ventajas más importantes de los métodos RIS son su sencillez de ejecución, su accesibilidad y su fácil reproducibilidad en las máquinas de 1,5 T. Sin embargo, este método es menos preciso que la relaxometría para la detección de sobrecargas férricas de grado leve o moderado.

 Cuantificación de CHH por RM:
- Cálculo de los tiempos de relajación o relaxometría (aprobado por la FDA).
- Método RIS.

MISCELÁNEA

Existen otras enfermedades genéticas y metabólicas que también conducen a una enfermedad hepática difusa. Entre ellas, cabe destacar:

- La enfermedad de Wilson, caracterizada por la acumulación excesiva de cobre en el hígado, el sistema nervioso central y otros órganos. Se trata de una enfermedad autosómica recesiva secundaria a la ausencia o disfunción de una

Tabla 34-12. Parámetros de resonancia magnética de las secuencias en eco de gradiente para la cuantificación del hierro hepático

Secuencia	Tiempo de relajación, TR (ms)	Ángulo de inclinación (°)	Tiempo de eco, TE (ms)
T1 *in/out*	120	90	2,3 y 4,6
Densidad protónica	120	20	4
T2	120	20	9
T2+	120	20	14
T2++	120	20	19

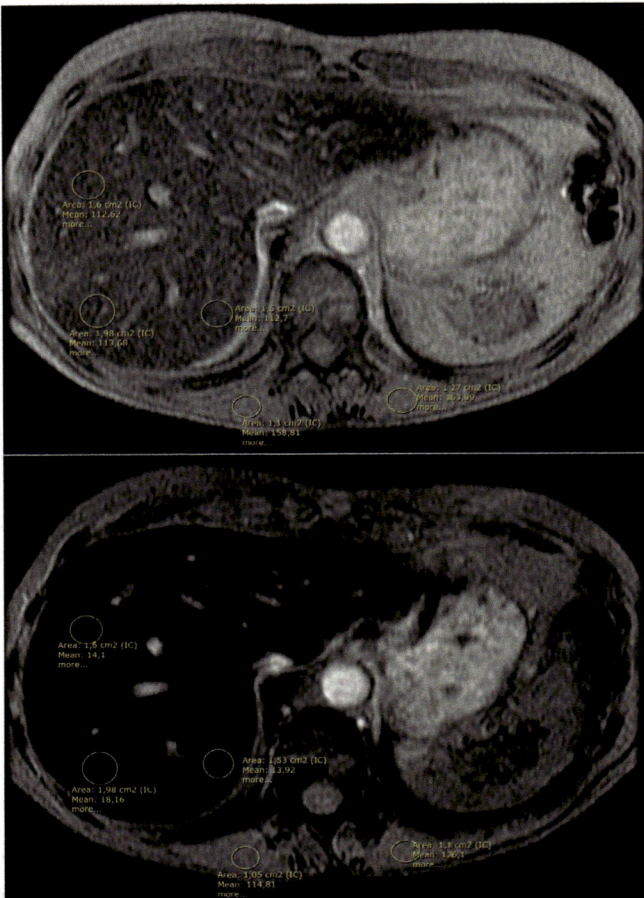

Figura 34-8. Método RIS (medida de ratios de intensidad de señal).

proteína de transporte del cobre en el hepatocito. Durante la fase inicial, que abarca aproximadamente los primeros 10 a 20 años de vida, el hígado se mantiene normal, excepto por una moderada esteatosis. Con la progresión de

la enfermedad, se observan cambios tisulares compatibles con una hepatitis crónica grave y, en una fase tardía, puede desarrollarse una cirrosis macronodular.

- La fibrosis quística o mucoviscidosis: representa la enfermedad genética autosómica recesiva más frecuente en la raza caucásica. El gen involucrado codifica una proteína transmembrana que regula el transporte del ion cloruro en la membrana apical de las células epiteliales (proteína CFTR). Es una enfermedad compleja caracterizada, por un lado, por secreciones serosas (sudor) ricas en cloruro de sodio y, por otro lado, por secreciones mucosas (intestinales y bronquiales) muy espesas y viscosas, con tendencia a obstruir los conductos y cavidades. Aproximadamente, el 40 % de los pacientes con mucoviscidosis desarrollarán afectación hepatobiliar, pero solo el 1-5 % de estos pacientes progresarán a una cirrosis grave con hipertensión portal.

- Las enfermedades de almacenamiento de glucógeno o lípidos y mucopolisacaridosis: todas las variantes conocidas de las enfermedades de almacenamiento de glucógeno son trastornos autosómicos recesivos y se caracterizan por la ausencia o deficiencia de una de las enzimas responsables de producir o metabolizar el glucógeno. El resultado final común es la presencia de concentraciones anormales de glucógeno o glucógeno anormalmente formado. Diferentes subtipos de enfermedades de almacenamiento de glucógeno afectan al hígado, la musculatura, el sistema hematopoyético, el miocardio y los riñones. Los tipos Ia (Von Gierke), Ib, II (Pompe), III (Forbes), IV (Anderson), VI y IX tienen como signo principal la hepatomegalia. Los tipos Ia y Ib presentan un riesgo asociado de malignización con desarrollo de carcinoma hepatocelular, mientras que los tipos III y IV progresan hacia la cirrosis. En todos los niños en los que se detecta hepatomegalia en combinación con hipoglucemia, retraso en el crecimiento y distribución desproporcionada de la grasa corporal, se debe considerar el diagnóstico de enfermedad de almacenamiento de glucógeno.

PUNTOS CLAVE

- Las enfermedades hepáticas difusas son secundarias a un daño sobre las células que componen el parénquima hepático y su evolución natural puede llevar a la cirrosis, que representa la etapa final del daño hepático crónico.
- La evolución de las pruebas de imagen (ecografía, TC y RM) ha permitido que sean el método no invasivo más preciso para diagnosticar, cuantificar y monitorizar gran parte de las enfermedades hepáticas difusas, evitando en muchas ocasiones las limitaciones que presenta la biopsia hepática.
- En la enfermedad por depósito de grasa, si bien la RM es la prueba de imagen más precisa, la accesibilidad de la ecografía ha hecho que sea la prueba de primera línea para valorar el hígado ante alteraciones analíticas o sospecha de esteatosis. Además, las nuevas técnicas ecográficas de cuantificación han demostrado ser métodos fiables y muy prometedores.
- Un diagnóstico temprano y preciso de la fibrosis es crucial para prevenir la progresión a cirrosis y para el manejo adecuado de pacientes con fibrosis hepática avanzada, incluyendo el seguimiento para la detección de carcinoma hepatocelular y varices.
- La elastografía por ecografía y la ERM se han convertido en herramientas clínicas valiosas para el seguimiento de la enfermedad hepática, permitiendo la evaluación repetida de la fibrosis hepática para monitorizar la progresión de la enfermedad o la respuesta al tratamiento.
- La mejor técnica de imagen para la detección de sobrecarga férrica en el organismo es la RM. El efecto paramagnético del hierro acorta el tiempo de relajación T2 y disminuye la señal de los tejidos. La magnitud de la sobrecarga de hierro es proporcional a la hipointensidad de señal en T2 y, actualmente, se dispone de dos métodos diferentes para la medición de la CHH: el cálculo de los tiempos de relajación o relaxometría y el método RIS.

BIBLIOGRAFÍA

Abe H, Midorikawa Y, Matsumoto N, Moriyama M, Shibutani K, Okada M, et al. Prediction of esophageal varices by liver and spleen MR elastography. Eur Radiol. 2019;29(12):6611-9.

Aller R, Fernández-Rodríguez C, Lo Iacono O, Bañares R, Abad J, Carrión JA, et al. Documento de consenso. Manejo de la enfermedad hepática grasa no alcohólica (EHGNA). Guía de práctica clínica. Gastroenterol Hepatol. 2018;41(5):328-49.

Alústiza Echeverría JM, Barrera Portillo MC, Guisasola Iñiguiz A, Ugarte Muño A. Diagnóstico y cuantificación de la sobrecarga férrica mediante resonancia magnética. Radiologia. 2017;59(6):487-95.

Amin K, Mileto A, Kolokythas O. MRI for liver iron quantification: concepts and current methods. Semin Ultrasound CT MR. 2022;43(4):364-70.

Asrani SK, Talwalkar JA, Kamath PS, Shah VH, Saracino G, Jennings L, et al. Role of magnetic resonance elastography in compensated and decompensated liver disease. J Hepatol. 2014;60(5):934-9.

Barr RG, Wilson SR, Rubens D, Garcia-Tsao G, Ferraioli G. Update to the Society of Radiologists in Ultrasound liver elastography consensus statement. Radiology. 2020;296(2):263-74.

Barton JC, Edwards CQ. HFE hemochromatosis. Seattle: University of Washington; Seattle.

Bohte AE, Van Werven JR, Bipat S, Stoker J. The diagnostic accuracy of US, CT, MRI and 1H-MRS for the evaluation of hepatic steatosis compared with liver biopsy: a meta-analysis. Eur Radiol. 2011;21(1):87-97.

Boll DT, Merkle EM. Diffuse liver disease: strategies for hepatic CT and MR imaging. Radiographics. 2009;29(6):1591-614.

Bravo AA, Sheth SG, Chopra S. Liver biopsy. N Engl J Med. 2001;344(7):495-500.

Cassidy FH, Yokoo T, Aganovic L, Hanna RF, Bydder M, Middleton MS, et al. Fatty liver disease: MR imaging techniques for the detection and quantification of liver steatosis. Radiographics. 2009;29(1):231-60.

Chauhan A, Sultan LR, Furth EE, Jones LP, Khungar V, Sehgal CM. Diagnostic accuracy of hepatorenal index in the detection and grading of hepatic steatosis: factors Affecting the accuracy of HRI. J Clin Ultrasound. 2016;44(9):580-6.

Crownover BK, Covey CJ. Hereditary hemochromatosis. Am Fam Physician. 2013;87(3):183-90.

Eggers H, Börnert P. Chemical shift encoding-based water-fat separation methods: Dixon methods. J Magn Reson Imaging. 2014;40(2):251-68.

European Association for the Study of the Liver. EASL clinical practice guidelines on non-invasive tests for evaluation of liver disease severity and prognosis - 2021 update. J Hepatol. 2021;75(3):659-89.

Fang C, Lim A, Sidhu PS. Ultrasound-based liver elastography in the assessment of fibrosis. Clin Radiol. 2020;75(11):822-31.

Fang C, Sidhu PS. Ultrasound-based liver elastography: current results and future perspectives. Abdom Radiol (NY). 2020;45(11):3463-72.

Ferraioli G. Diffuse liver disease: the new horizon of multiparametric ultrasound. Eur Radiol. 2023;33(11):7629-30.

Ferraioli G, Berzigotti A, Barr RG, Choi BI, Cui XW, Dong Y, et al. Quantification of liver fat content with ultrasound: a WFUMB position paper. Ultrasound Med Biol. 2021;47(10):2803-20.

Ferraioli G, Kumar V, Ozturk A, Nam K, De Korte CL, Barr RG. US attenuation for liver fat quantification: an AIUM-RSNA QIBA pulse-echo quantitative ultrasound initiative. Radiology. 2022;302(3):495-506.

Ferraioli G, Maiocchi L, Raciti MV, Tinelli C, De Silvestri A, Nichetti M, et al. Detection of liver steatosis with a novel ultrasound-based technique: a pilot study using MRI-derived proton density fat fraction as the gold standard. Clin Transl Gastroenterol. 2019;10(10):e00081.

Ferraioli G, Maiocchi L, Savietto G, Tinelli C, Nichetti M, Rondanelli M, et al. Performance of the attenuation imaging technology in the detection of liver steatosis. J Ultrasound Med. 2021;40(7):1325-32.

Ferraioli G, Soares Monteiro LB. Ultrasound-based techniques for the diagnosis of liver steatosis. World J Gastroenterol. 2019;25(40):6053-62.

Gandon Y, Olivié D, Guyader D, Aubé C, Oberti F, Sebille V, et al. Non-invasive assessment of hepatic iron stores by MRI. Lancet. 2004;363(9406):357-62.

Gidener T, Ahmed OT, Larson JJ, Mara KC, Therneau TM, Venkatesh SK, et al. Liver stiffness by magnetic resonance elastography predicts future cirrhosis, decompensation, and death in NAFLD. Clin Gastroenterol Hepatol. 2021;19(9):1915-24.e6.

Gu J, Liu S, Du S, Zhang Q, Xiao J, Dong Q, et al. Diagnostic value of MRI-PDFF for hepatic steatosis in patients with non-alcoholic fatty liver disease: a meta-analysis. Eur Radiol. 2019;29(7):3564-73.

Guglielmo FF, Barr RG, Yokoo T, Ferraioli G, Lee JT, Dillman JR, et al. Liver fibrosis, fat, and iron evaluation with MRI and fibrosis and fat evaluation with US: a practical guide for radiologists. Radiographics. 2023;43(6):e220181.

Hoffman DH, Ayoola A, Nickel D, Han F, Chandarana H, Shanbhogue KP. T1 mapping, T2 mapping and MR elastography of the liver for detection and staging of liver fibrosis. Abdom Radiol (NY). 2020;45(3):692-700.

Ichikawa S, Motosugi U, Enomoto N, Onishi H. Magnetic resonance elastography can predict development of hepatocellular carcinoma with longitudinally acquired two-point data. Eur Radiol. 2019;29(2):1013-21.

Jang W, Song JS. Non-invasive imaging methods to evaluate non-alcoholic fatty liver disease with fat quantification: a review. Diagnostics (Basel). 2023;13(11):1852.

Jin M, Jiang Y, Zhao Q, Pan Z, Xiao F. Diagnostic value of T2 relaxation time for hepatic iron grading in rat model of fatty and fibrotic liver. PLoS One. 2022;17(12):e0278574.

Karlas T, Petroff D, Sasso M, Fan JG, Mi YQ, De Lédinghen V, et al. Individual patient data meta-analysis of controlled attenuation parameter (CAP) technology for assessing steatosis. J Hepatol. 2017;66(5):1022-30.

Kodama Y, Ng CS, Wu TT, Ayers GD, Curley SA, Abdalla EK, et al. Comparison of CT methods for determining the fat content of the liver. AJR Am J Roentgenol. 2007;188(5):1307-12.

Labranche R, Gilbert G, Cerny M, Vu KN, Soulières D, Olivié D, et al. Liver iron quantification with MR imaging: a primer for radiologists. Radiographics. 2018;38(2):392-412.

Lee YS, Yoo YJ, Jung YK, Kim JH, Seo YS, Yim HJ, et al. Multiparametric MR is a valuable modality for evaluating disease severity of nonalcoholic fatty liver disease. Clin Transl Gastroenterol. 2020;11(4):e00157.

Ozturk A, Grajo JR, Dhyani M, Anthony BW, Samir AE. Principles of ultrasound elastography. Abdom Radiol (NY). 2018;43(4):773-85.

Ozturk A, Kumar V, Pierce TT, Li Q, Baikpour M, Rosado-Méndez I, et al. The future is beyond bright: the evolving role of quantitative US for fatty liver disease. Radiology. 2023;309(2):e223146.

Ozturk A, Olson MC, Samir AE, Venkatesh SK. Liver fibrosis assessment: MR and US elastography. Abdom Radiol (NY). 2022;47(9):3037-50.

Ratziu V, Charlotte F, Heurtier A, Gombert S, Giral P, Bruckert E, et al.; LIDO Study Group. Sampling variability of liver biopsy in nonalcoholic fatty liver disease. Gastroenterology. 2005;128(7):1898-906.

Rinella ME, Lazarus JV, Ratziu V, Francque SM, Sanyal AJ, Kanwal F, et al.; NAFLD Nomenclature consensus group. A multisociety Delphi consensus statement on new fatty liver disease nomenclature. J Hepatol. 2023;79(6):1542-56.

Rinella ME, Neuschwander-Tetri BA, Siddiqui MS, Abdelmalek MF, Caldwell S, Barb D, et al. AASLD Practice Guidance on the clinical assessment and management of nonalcoholic fatty liver disease. Hepatology. 2023;77(5):1797-835.

Rodge GA, Goenka MK, Goenka U, Afzalpurkar S, Shah BB. Quantification of liver fat by MRI-PDFF imaging in patients with suspected non-alcoholic fatty liver disease and its correlation with metabolic syndrome, liver function test and ultrasonography. J Clin Exp Hepatol. 2021;11(5):586-91.

Ros PR, Mortele KJ. Diffuse liver disease. Clin Liver Dis. 2002;6(1):181-201.

Rosenberg WMC. Rating fibrosis progression in chronic liver diseases. J Hepatol. 2003;38(3):357-60.

Starekova J, Hernando D, Pickhardt PJ, Reeder SB. Quantification of liver fat content with CT and MRI: state of the art. Radiology. 2021;301(2):250-62.

Takamura T, Motosugi U, Ichikawa S, Sano K, Morisaka H, Ichikawa T, et al. Usefulness of MR elastography for detecting clinical progression of cirrhosis from Child-Pugh class A to B in patients with type C viral hepatitis. J Magn Reson Imaging. 2016;44(3):715-22.

Teng ML, Ng CH, Huang DQ, Chan KE, Tan DJ, Lim WH, et al. Global incidence and prevalence of nonalcoholic fatty liver disease. Clin Mol Hepatol. 2023;29(Suppl):S32-42.

VanWagner LB, Armstrong MJ. Lean NAFLD: a not so benign condition? Hepatol Commun. 2018;2(1):5-8.

Venkatesh SK, Torbenson MS. Liver fibrosis quantification. Abdom Radiol (NY). 2022;47(3):1032-52.

Venkatesh SK, Yin M, Glockner JF, Takahashi N, Araoz PA, Talwalkar JA, et al. MR elastography of liver tumors: preliminary results. AJR Am J Roentgenol. 2008;190(6):1534-40.

Wynn TA. Cellular and molecular mechanisms of fibrosis. J Pathol. 2008;214(2):199-210.

Zheng S, He K, Zhang L, Li M, Zhang H, Gao P. Conventional and artificial intelligence-based computed tomography and magnetic resonance imaging quantitative techniques for non-invasive liver fibrosis staging. Eur J Radiol. 2023;165:110912.

El páncreas: esa fuente de problemas radiológicos   35

R. García Figueiras y S. Baleato González

OBJETIVOS

- Analizar las ventajas e inconvenientes de cada técnica de imagen, incluyendo las nuevas técnicas de imagen avanzada, en el estudio de la patología pancreática.
- Describir las características en imagen de las principales entidades patológicas del páncreas.
- Reconocer presentaciones de imagen atípicas e imitadores de lesiones pancreáticas habituales.
- Identificar los datos clínicos y los hallazgos de imagen que pueden ayudar a distinguir el adenocarcinoma pancreático de otras lesiones pancreáticas.

INTRODUCCIÓN

Las lesiones pancreáticas representan un grupo heterogéneo de entidades cuyo correcto diagnóstico va a definir un manejo diferenciado de los pacientes y que, además, se asocian a un pronóstico marcadamente diferente para estos. Desde un punto de vista práctico, se pueden clasificar las lesiones pancreáticas en términos generales como neoplásicas o no neoplásicas. Sin embargo, el principal reto diagnóstico es que existe una amplia superposición entre los hallazgos de imagen de múltiples patologías pancreáticas y peripancreáticas. Las técnicas de imagen son una herramienta esencial en el diagnóstico temprano de la patología pancreática, presentando todas ellas ventajas o inconvenientes en función de la patología que se vaya a estudiar. El diagnóstico de enfermedades pancreáticas generalmente requiere el uso combinado de diferentes modalidades de imagen, que permita una adecuada valoración del parénquima pancreático, de los conductos biliopancreáticos y de las estructuras y órganos adyacentes.

En la práctica clínica diaria, hay que ser capaces de valorar el posible algoritmo diagnóstico mediante las técnicas de imagen de pacientes en distintos escenarios clínicos. Sin duda, en lo relativo a la patología pancreática, los principales retos y escenarios clínicos serían:

- Manejo del paciente con baja sospecha de patología pancreática.
- Paciente con sospecha de una masa pancreática.
- Paciente con una lesión quística del páncreas.
- ¿Cuándo hacer pruebas de imagen en la pancreatitis aguda (PA)?

¿Cuál sería la técnica de imagen inicial de elección para valorar la posible presencia de patología pancreática en un paciente? La elección de la técnica de imagen para valorar la posible presencia de patología pancreática y la secuencia y el valor clínico de las diferentes técnicas deben ser valorados en función del contexto clínico (**Tabla 35-1**). Así, cuando la sospecha clínica de enfermedad pancreática es baja, suele ser suficiente con un estudio ecográfico transabdominal (**Fig. 35-1**).

Ecografía transabdominal

La ecografía se utiliza habitualmente para la evaluación inicial por imágenes en pacientes asintomáticos o sintomáticos. Entre las ventajas de la ecografía, estarían ser una técnica no invasiva, relativamente económica y de fácil acceso. Sin embargo, la capacidad diagnóstica de la ecografía depende en gran medida de la habilidad del operador, del hábito corporal del paciente, así como del tipo y características de la patología que se desea descartar (p. ej., ubicación y tamaño de un tumor). Por ello, la sensibilidad y especificidad de la ecografía transabdominal para el diagnóstico de cáncer de páncreas son considerablemente variables, oscilando entre el 68 y el 95 % y el 50 y el 100 %, respectivamente, en las series publicadas.

Técnicas más complejas, costosas o invasivas como la tomografía computarizada (TC), la resonancia magnética (RM) y, especialmente, la ecografía endoscópica (EUS, *endoscopic ultrasound*), la colangiopancreatografía retrógrada endoscópica (CPRE) o la tomografía por emisión de positrones (PET, *positron emission tomography*) se reservarían para los pacientes en los que la ecografía no proporciona datos precisos o cuyo resultado es negativo, pero la clínica es muy sugestiva de enfermedad pancreática.

Tabla 35-1. Técnicas de imagen en el estudio de la patología pancreática

Técnica de imagen	Ventajas	Inconvenientes	Papel	Rendimiento (detección de CaP como referencia)
Ecografía	• Accesibilidad • Posibilidad de otras técnicas asociadas (elastografía, ecografía con contraste) • Ausencia de radiación	• Necesidad de una ventana ecográfica adecuada (gas, hábito corporal del paciente) • Dependiente del operador	Primera técnica de estudio en pacientes con baja sospecha de patología	• Sensibilidad: 68-95 % • Especificidad: 50-100 %
TC	• Alta resolución temporal y espacial • Amplia cobertura anatómica • Disponibilidad • Posibilidad de estudios dinámicos con contraste • Posibilidad de técnicas avanzadas como la perfusión o la TC espectral (mapas de yodo, imagen monocromática)	• Radiación • Resolución limitada en pequeñas lesiones	• Modalidad de imagen de elección para la valoración de pancreatitis aguda • De elección en sospecha de diagnóstico de cáncer de páncreas: diagnóstico, estadificación, evaluación de la resecabilidad, evaluación de la respuesta tras neoadyuvancia	• Sensibilidad: 89-91 % • Especificidad: 85-90 %
RM	• Resolución de contraste • Capacidad de usar múltiples secuencias incluyendo estudios con contraste • Técnicas avanzadas como la difusión • Valoración de los conductos biliopancreáticos	• Coste • Menor resolución espacial que la TC • Artefactos de movimiento, gas, etc. • Escasa disponibilidad	–	• Sensibilidad: 84-93 % • Especificidad: 82-89 %

PET	• Imagen molecular de vías metabólicas tumorales y expresión de receptores
	• Múltiples radiotrazadores:
	  – FDG (glicólisis) para CaP
	  – Análogos de la somatostatina (receptores de somatostatina) para TNEP
		• Escasa resolución espacial
		• Coste
		• Disponibilidad
			• Detección de lesiones
			• Evaluación afectación de ganglios linfáticos y presencia de enfermedad metastásica a distancia
				• En CaP:
				  – Sensibilidad: 89-91 %
				  – Especificidad: 70–72%.
				• En TNEP:
				  – Sensibilidad: 86-100 %
				  – Especificidad: 79-100 % (excepto para el insulinoma)

EUS	• Alta resolución espacial • Posibilidad de • biopsia para diagnóstico • Posibilidad de aspiración de contenido • Técnicas avanzadas: elastografía y contraste	• Invasiva • Dependiente del operador dependiente	• Diagnóstico de una lesión pancreática equívoca • Diagnóstico histológico	• Sensibilidad: 89-91 % • Especificidad: 81-86 %

CaP: adenocarcinoma ductal pancreático; EUS: ecoendoscopia o ecografía endoscópica (*endoscopic ultrasound*); FDG: fluorodesoxiglucosa; PET: tomografía por emisión de positrones (*positron emission tomography*); RM: resonancia magnética; TC: tomografía computarizada; TNEP: tumor neuroendocrino del páncreas.

Tomografía computarizada

La TC multidetector (TCMD) se ha convertido en una técnica fundamental de imagen pancreática. Muestra una excelente resolución temporal y espacial, así como una amplia cobertura anatómica, permitiendo el reformateo tridimensional debido a vóxeles isotrópicos y una exquisita reconstrucción multiplanar (MPR, *multiplanar reconstruction*) de la anatomía pancreática. La alta velocidad de la TCMD también permite obtener imágenes del páncreas en múltiples fases tras la admi-

nistración de contraste, lo que permite un mejor estudio del patrón de realce de las lesiones. Finalmente, la posibilidad de excelentes reconstrucciones de imágenes multiplanares permite que la TCMD proporcione excelentes imágenes anatómicas del páncreas, de la vasculatura peripancreática y de los órganos y estructuras adyacentes.

Se han utilizado distintos protocolos (**Tabla 35-2**) para la valoración pancreática mediante TCMD, pero, en general, se usa la técnica bifásica, que incluye la adquisición de imágenes en distintas fases tras la administración de contraste

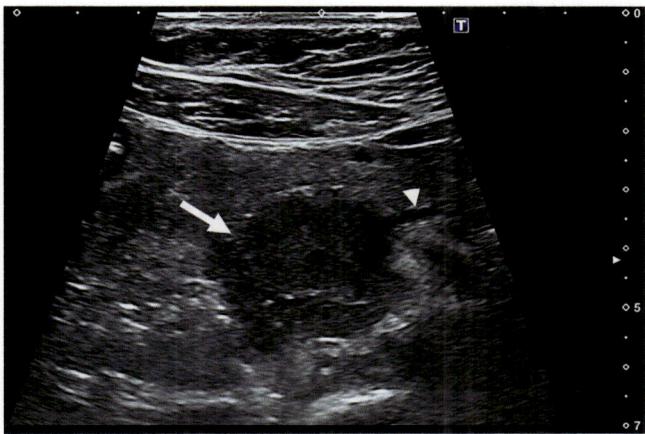

Figura 35-1. Mujer de 55 años con molestias epigástricas inespecíficas. El estudio de ecografía abdominal mostraba una lesión hipoecoica pancreática (flecha blanca) que causaba dilatación del conducto principal pancreático (cabeza de flecha).

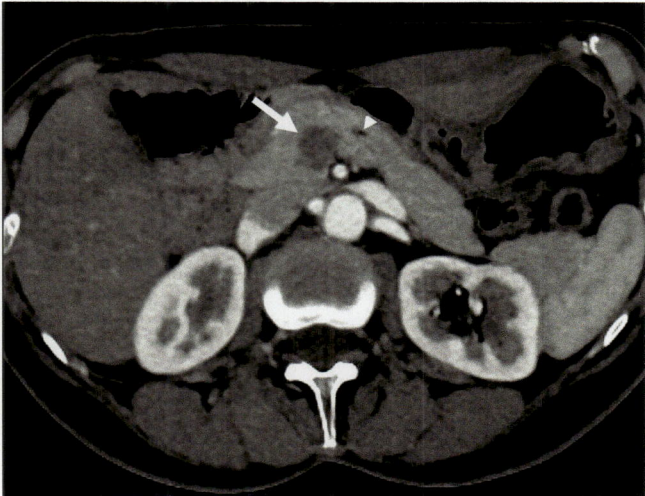

Figura 35-2. Mujer de 55 años con molestias epigástricas inespecíficas. El estudio de ecografía abdominal mostraba una lesión hipoecoica pancreática que causaba dilatación del conducto principal pancreático. Se realizó tomografía computarizada pancreática. La imagen axial en fase parenquimatosa pancreática tras la administración de contraste evidenciaba una lesión sólida (72 UH) hipodensa respecto al parénquima pancreático (flecha blanca), que causaba discreta dilatación del conducto pancreático (cabeza de flecha). La lesión presentaba signos de resecabilidad y fue operada. La anatomía patológica estableció el diagnóstico de tumor sólido seudopapilar.

Tabla 35-2. Protocolo de tomografía computarizada en el páncreas

Parámetros	Recomendación
Espesor	Submilimétrica (0,5-1 mm)
Adquisición dinámica	• En fase de parénquima pancreático: 35-40 s tras el comienzo de la inyección • En fase portal: 70-80 s tras el comienzo de la inyección

Contraste	• Oral neutro (agua)
	• Intravenoso
	• Alta concentración de yodo (> 300 mg de I/mL):
	  – 1,5 mL/kg
	  – 4-5 mL/s

Tipos de reconstrucciones	• Axial de 2-5 mm • Multiplanar (coronal, sagital, oblicuo) • Proyección de máxima intensidad (MIP) (anatomía vascular) • 3D-volumen (relaciones anatómicas complejas)

yodado. Es importante como primer paso de un estudio de TCMD del páncreas la administración de un medio de contraste oral negativo al paciente para distender el estómago y el duodeno. Resulta preferible el medio de contraste oral negativo porque permite una evaluación más fácil de las lesiones de la pared gástrica y duodenal y no enmascara los cálculos radiopacos en el colédoco distal ni las calcificaciones pancreáticas. Además, el uso de contraste negativo minimiza los artefactos de MDCT durante el posprocesado volumétrico multiplanar de las imágenes o la creación de proyecciones de máxima intensidad (MIP, *maximum intensity projection*).

La adquisición de imágenes se debe realizar después de una inyección rápida decontraste intravenoso de alta concentración de yodo (> 300 mg/mL) a través de un catéter de calibre de 18-20 G con una velocidad de inyección de 4-5 mL/s. Resulta fundamental considerar que el grado de realce paren-

quimatoso en la técnica bifásica puede verse afectado por varios errores técnicos como un tiempo de adquisición o un volumen, concentración o velocidad de inyección de contraste inadecuados:

> ! • Fase parenquimatosa pancreática o arterial tardía (35-40 s): se emplea para una visualización óptima del parénquima pancreático y de la anatomía arterial y resulta fundamental a la hora de detectar tumores sólidos, tanto el clásico adenocarcinoma ductal pancreático (CaP) (típicamente, hipovascular en la fase arterial respecto al parénquima pancreático normal) (**Fig. 35-2**) como los tumores neuroendocrinos pancreáticos (TNEP) (en general, hipervasculares en fase arterial).
> • Fase venosa portal (70-80 s): permite evaluar estructuras venosas (lo que podría ser fundamental para la planificación quirúrgica) y detectar metástasis hepáticas en el caso de tumores malignos.

La adquisición de imágenes debe realizarse con un grosor de corte submilimétrico (0,5-0,75 mm) y las imágenes se reconstruyen en cortes axiales de 2 a 5 mm para la interpretación estándar. Se realizará también de forma rutinaria una MPR e imágenes en 3D, incluidas las MIP y de creación de volumen (VR, *volume-rendered*), que son especialmente útiles para la detección de hallazgos sutiles que permiten el diagnóstico y para la planificación operatoria. Así, por ejemplo, las imágenes en el plano coronal y sagital pueden proporcionar una mayor precisión a la hora de establecer la resecabilidad en el caso de pacientes con CaP (**Fig. 35-3**). Por otro lado, las imágenes MIP permitirían optimizar la

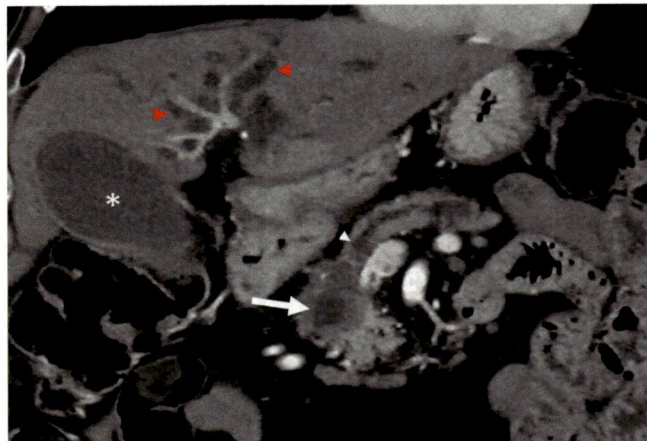

Figura 35-3. Varón de 79 años con ictericia y prurito de tres semanas de evolución. Se le realizó tomografía computarizada, que evidenció una masa hipodensa en fase parenquimatosa pancreática en la cabeza glandular (flecha blanca), con signo del doble conducto (cabezas de flecha blancas y rojas) y dilatación de la vesícula biliar (asterisco). El diagnóstico histológico mostró un adenocarcinoma ductal pancreático.

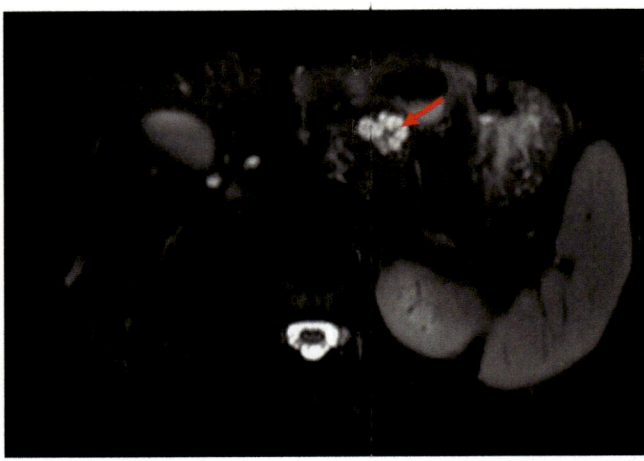

Figura 35-4. Paciente con lesión quística pancreática. Se realizó estudio de resonancia magnética. La imagen axial potenciada en T2 con saturación grasa evidenciaba una masa compuesta por múltiples quistes de pequeño tamaño con un contorno lobulado y que presentaba una porción central fibrosa (flecha roja) correspondiente a un cistoadenoma seroso.

valoración de la anatomía vascular y las imágenes VR resultarían óptimas para la evaluación de los tejidos blandos y de la anatomía vascular, así como la valoración de relaciones anatómicas complejas. Sin embargo, pese a estos avances, hay que considerar que la precisión de la TCMD en la evaluación de invasión vascular en pacientes con CaP es limitada.

Los métodos de VR hiperreala (p. ej., *cinematic rendering*) se pueden utilizar para generar imágenes con mayor precisión de los detalles anatómicos, lo que podría ser muy útil para mejorar la planificación quirúrgica.

Finalmente, los avances en la tecnología de TC, como la TC de energía dual (TCED), han permitido mejorar la valoración pancreática. La TCED permite la formación de imágenes tanto en según su nivel de energía (monocromáticas) como imágenes específicas de material. Las imágenes monocromáticas son una de las principales aplicaciones de la TCED en el páncreas. En la TC pancreática, las imágenes monocromáticas con keV bajo (< 65 keV, un nivel energético cercano al borde de absorción k del yodo) permiten mejorar la detección de lesiones y la visualización del conducto pancreático en comparación con las imágenes estándar de 120 kVp y posibilitan la obtención de imágenes diagnósticas en estudios con una inyección de bolo de contraste inadecuada y la reducción de la dosis de contraste en pacientes con insuficiencia renal. Por el contrario, las imágenes monocromáticas con keV alto pueden ser útiles para evitar artefactos en pacientes con prótesis biliares. En la TCED pancreática, los mapas de yodo y las reconstrucciones virtuales sin contraste (VSC) son las imágenes selectivas de material más utilizadas. La evaluación cualitativa y cuantitativa de los mapas de yodo han mostrado resultados prometedores en la evaluación del parénquima pancreático (en la valoración de la presencia de necrosis en la PA) y la detección y caracterización de lesiones pancreáticas (sólidas o quísticas). Por su parte, las imágenes VSC permiten la sustracción selectiva del yodo de las imágenes con contraste, lo que puede reducir la dosis de radiación al evitar la necesi-

dad de una adquisición basal, aunque debe de considerarse que las imágenes VSC parecen reducir la visualización de calcificaciones pancreáticas.

Resonancia magnética y colangiopancreatografía por resonancia magnética

En general, la RM se utiliza como una herramienta de resolución de problemas para lesiones pancreáticas indeterminadas (especialmente, tumores pequeños o isoatenuantes).

La posibilidad de la imagen de RM de combinar distintas secuencias, tanto anatómicas con distintos tipos de potenciación y contraste (T1, T2, saturación grasa) como funcionales (difusión, perfusión), permite una resolución de contraste superior entre tejidos blandos, lo que podría ayudar en la detección de lesiones de pequeño tamaño o de lesiones sólidas isodensas con el parénquima en la TC y, sobre todo, resulta muy útil en la caracterización de lesiones quísticas (**Fig. 35-4**).

En distintos metanálisis, la RM ha mostrado una sensibilidad y una especificidad similares a las de la TC para el diagnóstico de CaP. Sin embargo, en pacientes con CaP candidatos a cirugía inicial, la RM con difusión puede detectar metástasis hepáticas en un porcentaje significativo de pacientes sin lesiones hepáticas evidentes o con lesiones hepáticas indeterminadas en la TC.

Por su parte, la colangiopancreatografía por RM (CPRM) permite una valoración no invasiva global de los conductos pancreáticos y del árbol biliar, así como una valoración funcional pancreática con el uso de la secretina.

> ! La CPRM permite valorar de modo no invasivo la morfología ductal pancreática y biliar gracias al uso de secuencias muy potenciadas en T2 que hacen posible la visualización del contenido líquido de los conductos biliopancreáticos.

El uso de secretina estimula temporalmente la secreción exocrina pancreática y el tono del esfínter de Oddi, por lo que aumenta el contenido de líquido de los conductos pancreáticos y su calibre. La CPRM con secretina mejora el diagnóstico de variantes anatómicas y de patología de los conductos pancreáticos. Además, permite un diagnóstico precoz no invasivo de la pancreatitis crónica (PC), dado que logra mejorar la visualización del conducto pancreático principal y de sus ramas secundarias y estima de forma indirecta la función pancreática exocrina.

La RM potenciada en difusión es el uso de secuencias de RM específicas que utilizan la difusión de moléculas de agua para generar contraste en las imágenes de RM. Una de las aplicaciones fundamentales de la difusión en la imagen pancreática es la valoración de los tumores. La difusión ha mostrado una alta sensibilidad y especificidad para el diagnóstico del CaP y de los TNEP. En general, las lesiones malignas del páncreas presentaban valores muy inferiores del coeficiente de difusión aparente (ADC, *apparent diffusion coefficient*) en comparación con las benignas.

La RM, sin embargo, también muestra algunas desventajas, como una menor resolución espacial y una capacidad limitada de reforma multiplanar en comparación con la TC, así como una sensibilidad mayor a artefactos de movimiento y de susceptibilidad y una posibilidad limitada para su uso en ciertos tipos de pacientes (marcapasos, claustrofobia).

Ecografía endoscópica

Gracias a su alta resolución espacial, la EUS se puede utilizar para obtener información adicional sobre las lesiones pancreáticas cuando no se evidencia claramente una lesión pancreática en la TC o cuando hay afectación dudosa vascular o ganglionar en pacientes con tumores.

> ! Además, la EUS permite realizar un diagnóstico anatomopatológico de las lesiones pancreáticas mediante biopsia directa de estas y la toma de muestras del contenido del quiste.

Por otra parte, la introducción de nuevas técnicas ecográficas como la ecografía con contraste o la elastografía han mejorado la capacidad diagnóstica de la EUS. Pese a sus claras ventajas, debe también considerarse que la EUS es una técnica invasiva y dependiente del operador, que presenta una cobertura anatómica limitada.

Tomografía de emisión de positrones

Hay diferentes radiotrazadores disponibles para una valoración molecular de la patología pancreática. Sin embargo, su utilidad clínica depende de factores como el tipo o el grado tumoral, variando desde una alta sensibilidad y especificidad en el caso de los TNEP hasta un uso indicado selectivamente, pero cada vez mayor, en el caso del CaP.

Así, la PET-TC con 2-(^{18}F)-fluoro-2-deoxi-D-glucosa (FDG) podría tener un impacto significativo en la estadificación M (metástasis) del CaP, en la respuesta a la terapia adyuvante y en el seguimiento posterapéutico de la recurrencia. Sin embargo, deben considerarse las limitaciones de la PET-TC con FDG, que incluyen:

- Falsos positivos: la inflamación, como cualquier tipo de pancreatitis (especialmente, la pancreatitis focal), muestra un aumento del metabolismo de la glucosa.
- Falsos negativos: tumores de pequeño tamaño o la presencia de hiperglucemia (que disminuye la captación de FDG) pueden dar lugar a resultados falsos negativos.

En el caso de los TNEP, los tumores bien diferenciados muestran sobreexpresión de receptores de somatostatina, circunstancia que puede ser detectada con radiotrazadores específicos basados en análogos de la somatostatina conjugados con DOTA y marcados con galio 68, que muestran alta sensibilidad y especificidad y tienen un fuerte impacto en el manejo clínico, provocando un cambio de tratamiento en, aproximadamente, un tercio de los casos (**Fig. 35-5**). Por ello, se recomiendan para la estadificación y reestadificación de cualquier caso TNEP bien diferenciado (a excepción de los insulinomas), para la detección de recaídas tempranas y para seleccionar a los pacientes candidatos para el tratamiento radiometabólico con receptores peptídicos (PRRT, *peptide receptor radiometabolic treatment*) con ^{90}Y o ^{177}Lu. Su papel en la evaluación de la respuesta al tratamiento aún está en debate debido a la falta de criterios estandarizados.

Tal y como se indicaba previamente, el manejo diagnóstico de la patología pancreática con la imagen es diferente en función del escenario clínico. Así, el diagnóstico correcto de un paciente que presenta una masa pancreática sólida requiere un estudio diagnóstico basado fundamentalmente en la TC con el fin de intentar la caracterización de la lesión y la valoración y planificación del posible abordaje terapéutico y que incluiría la estadificación del paciente ante la posibilidad de que se tratase de una neoplasia maligna. Por su parte, en el caso de las lesiones quísticas de páncreas, su diagnóstico diferencial es también muy amplio y, por ello, es imperativo un diagnóstico preciso, pues el manejo del paciente está determinado por el grado de sospecha de que se trate de una lesión maligna o con potencial maligno. En la caracterización de las lesiones quísticas, tanto la RM como la EUS tienen un papel muy importante.

LESIONES SÓLIDAS PANCREÁTICAS

Uno de los principales retos diagnósticos para la imagen en el páncreas es la valoración de una masa sólida pancreática. De entre ellas, el CaP es el principal diagnóstico que considerar, al ser la que presenta un pronóstico más desfavorable, con una tasa de supervivencia inferior al 10 % a los cinco años, por lo que uno de los principales objetivos ante una masa sólida pancreática será descartar la presencia de un CaP.

Desde un punto de vista práctico, el patrón de realce de las lesiones tras la administración de medio de contraste intravenoso resulta fundamental a la hora de establecer el diagnóstico diferencial de los hallazgos encontrados. Así, el diagnóstico de CaP se sospecha de forma rutinaria de acuerdo

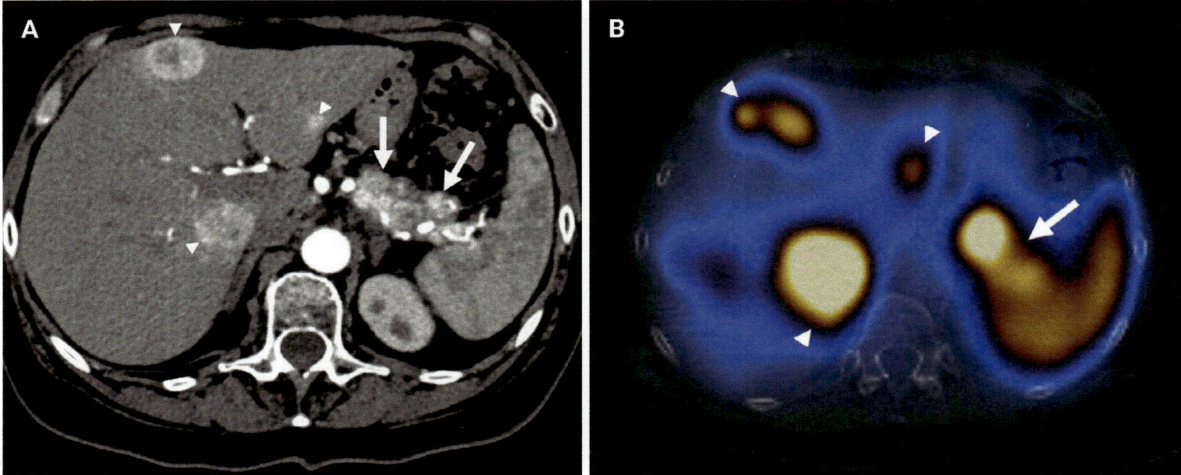

Figura 35-5. Mujer de 55 años con molestias digestivas epigástricas y pérdida de peso. **A)** Un estudio de tomografía computarizada en fase arterial evidencia una extensa lesión hipervascular en la cola pancreática con metástasis hepáticas hipervasculares (cabezas de flecha). El diagnóstico fue de tumor neuroendocrino de grado 3 no funcionante. Se trató a la paciente con ^{177}Lu-edotreotida. La imagen de tomografía por emisión de positrones de control **(B)** demostró múltiples focos de captación de radiotrazador (traduciendo la presencia de receptores de somatostatina) tanto en el tumor primario (flecha) como en las metástasis (cabezas de flecha).

con la presencia como hallazgo principal clásico de una masa pancreática con menor grado de realce en fase arterial que el parénquima pancreático normal tras la administración de medio de contraste (**Fig. 35-6**). Por el contrario, ante una lesión hipervascular en fase arterial, la principal sospecha diagnóstica sería, en general, la de un TNEP (v. **Fig. 35-5**). En definitiva, el comportamiento dinámico de las lesiones orienta el diagnóstico diferencial.

Lesiones sólidas pancreáticas con menor realce que el parénquima

El CaP es una de las patologías pancreáticas en que las técnicas de imagen pueden ser más importantes. Es fundamental la detección precoz a la hora de poder mejorar el pronóstico del paciente. Sin embargo, existe una la limitada tasa de detección del CaP en fases precoces que permitan una intervención quirúrgica con intención curativa. Además, la selección de pacientes para cirugía se va a fundamentar en estrictos criterios, que dependen en gran medida de los hallazgos de imagen. Por ello, para mejorar su pronóstico, es esencial un diagnóstico temprano del CaP. Por lo tanto, es fundamental la selección de un método de diagnóstico eficaz. El diagnóstico temprano seguido de resección quirúrgica/quimioterapia mejora significativamente la tasa de supervivencia a los cinco años del CaP hasta un 30 %. La sensibilidad de la TCMD y de la RM para la detección de CaP oscila entre el 76 y el 96 %. Sin embargo, la precisión de las técnicas de imagen en el diagnóstico y estadificación del CaP depende del protocolo/técnica de adquisición y de la experiencia del radiólogo.

La TCMD es la técnica de elección para el diagnóstico y la estadificación del CaP. En general, la mayoría de los estudios han encontrado que la TCMD es más precisa para determinar la resecabilidad del tumor que la RM. Sin embargo, la RM podría ser más sensible para la detección de pequeños tumores y metástasis hepáticas.

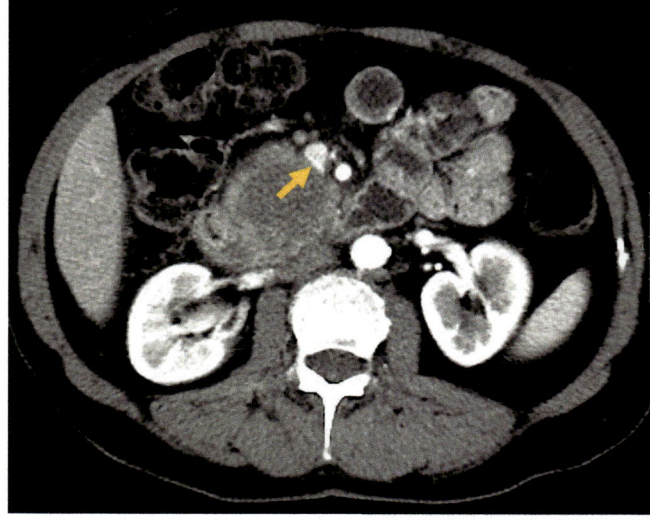

Figura 35-6. Varón de 62 años con síndrome general (astenia, anorexia y pérdida de peso). Una tomografía computarizada de abdomen en fase arterial tardía evidencia una masa hipodensa en la cabeza del páncreas, con signos de afectación de la vena mesentérica superior con deformidad de su contorno: «signo de la lágrima» (flecha naranja).

> **!** El diagnóstico de CaP se realiza de forma rutinaria de acuerdo con la presencia como hallazgo principal clásico de una masa pancreática con menor grado de realce en fase arterial que el parénquima pancreático normal tras la administración de medio de contraste, así como varias características de imagen secundarias que aumentan la certeza diagnóstica, incluyendo la dilatación del conducto pancreático, un cambio abrupto del calibre de este, la atrofia del parénquima pancreático proximal a la lesión, el clásico signo del «doble conducto» (con dilatación tanto del conducto pancreático como de las vías biliares) (v. **Fig. 35-3**) y la presencia de signos de infiltración y estenosis vascular (v. **Fig. 35-6** y **Fig. 35-7**) o de extensión tumoral (adenopatías o metástasis hepáticas).

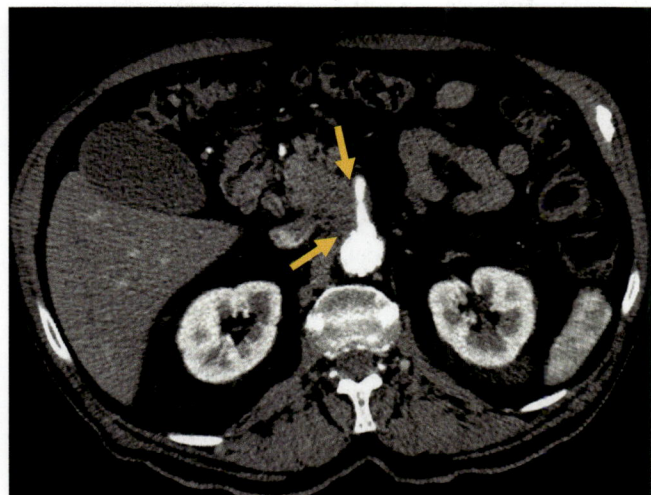

Figura 35-7. Varón de 59 años con dolor epigástrico con signos de alarma. Una tomografía computarizada de abdomen en fase arterial tardía evidencia una masa hipodensa que infiltra la arteria mesentérica superior y contacta con la cara anterior de la aorta (flechas naranjas).

Sin embargo, hay que considerar que las características de imagen sugestivas de adenocarcinoma (como la presencia de una masa en la imagen, el conducto pancreático y la dilatación del colédoco, signo del doble conducto) no son específicas al 100 %. Hasta el 7 % de los pacientes con estos signos no tenían evidencia de malignidad en el momento de detección de la patología. Por otra parte, un porcentaje significativo de pacientes con CaP pueden no presentar signos secundarios.

También cabe recordar que la presencia de un cambio brusco de calibre del conducto pancreático con atrofia proximal debe considerarse equivalente a la presencia de masa pancreática hasta que se demuestre lo contrario y que debe valorarse con técnicas complementarias que permitan confirmar o descartar tal diagnóstico (**Fig. 35-8**).

La amputación completa y brusca del conducto pancreático o la estenosis de la porción del conducto pancreático

principal que atraviesa la «masa» tiene una alta sensibilidad para diferenciar el CaP de la PC, aunque la especificidad varía entre los estudios publicados. Por el contrario, la visualización de un calibre normal o un conducto levemente estrechado dentro de la masa («signo del conducto penetrante») es más común en pacientes con PC.

La localización tumoral también influye en los hallazgos de imagen asociados al CaP. Los pequeños tumores situados en el proceso uncinado y los tumores originados en la cola del páncreas tienen menos probabilidades de mostrar signos secundarios de obstrucción del conducto pancreático principal. En estos casos, deben buscarse signos sutiles de la presencia de una masa subyacente como cambios sutiles en la densidad y textura del páncreas o la pérdida de lobulaciones normales del contorno pancreático. También resulta en ocasiones difícil el diagnóstico diferencial entre la afectación paraduodenal en la PC del surco (*groove pancreatitis*) y el CaP que se origina a nivel paraduodenal, dado que el patrón de realce puede ser similar debido al importante componente fibroso de ambas lesiones. Hay ciertas características de imagen que pueden ayudar a diferenciarlas: el engrosamiento focal mural de la segunda porción del duodeno, los cambios quísticos en la pared duodenal o en el surco pancreatoduodenal y el realce anormal de la segunda porción duodenal son hallazgos que sugieren el diagnóstico de *groove pancreatitis* sobre el de CaP (**Fig. 35-9**).

Los hallazgos en imagen de las principales entidades patológicas pancreáticas son, en general, bien conocidos y se utilizan de forma rutinaria para el diagnóstico en la práctica clínica diaria, pero se deben tener en cuenta las posibles presentaciones poco comunes. Las presentaciones poco comunes de los tumores pancreáticos habituales (como el CaP) son más frecuentes y clínicamente relevantes que los tumores pancreáticos raros. Existen diferentes hallazgos de imagen y características que pueden presentar los CaP que representan un reto diagnóstico:

- **Tamaño.** Hasta el 30 % de los cánceres de páncreas miden menos de 2 cm en el momento de la presentación. Los

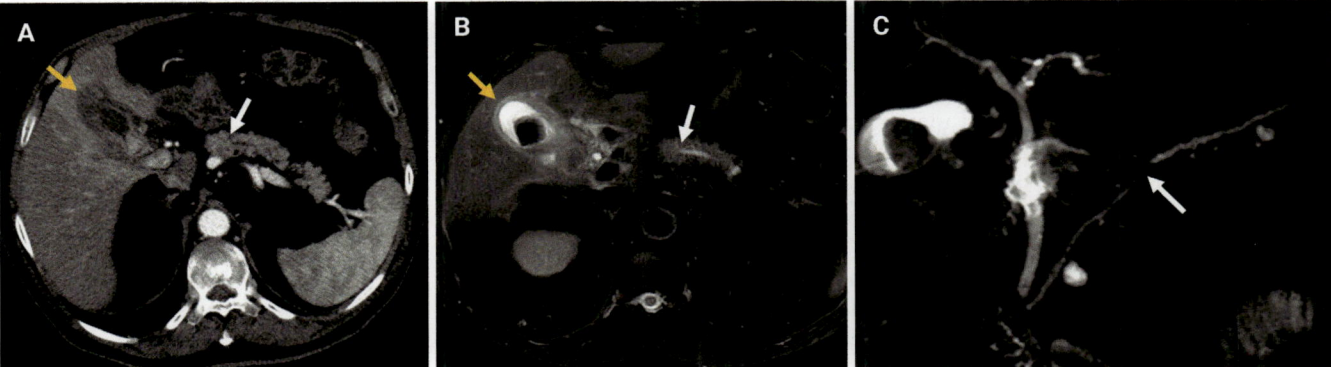

Figura 35-8. A) Varón de 68 años con intenso dolor en el hipocondrio derecho y epigástrico al que se le detectó en un estudio de ecografía endoscópica una posible masa vesicular. El estudio de tomografía computarizada **(A)** detectó signos sugestivos de colecistitis complicada evolucionada (flecha naranja). Además, se evidenció una dudosa lesión isodensa con el parénquima pancreático en cuerpo/cola del páncreas, con leve dilatación secundaria del conducto pancreático. Se realizó estudio de resonancia magnética RM. La imagen axial potenciada en T2 con saturación grasa **(B)** confirmó los hallazgos vesiculares (flecha naranja) y la presencia de una dudosa lesión pancreática (flecha blanca). El estudio colangiográfico con RM **(C)** confirmó la presencia de una estenosis ductal focal (flecha blanca). La biopsia confirmó la presencia de un pequeño adenocarcinoma pancreático. La cirugía confirmó el diagnóstico de colecistitis perforada.

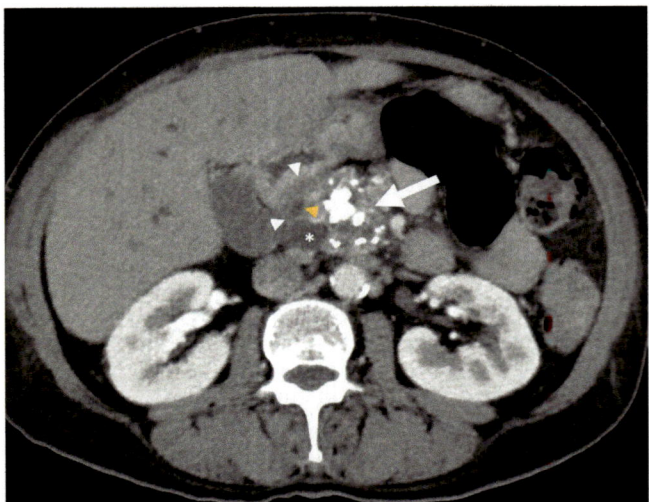

Figura 35-9. Mujer de 49 años con consumo excesivo de alcohol y tabaco. La imagen de tomografía computarizada en fase parenquimatosa pancreática demostraba claros signos de pancreatitis crónica calcificante en la cabeza glandular, con innumerables focos de calcificación (flecha blanca) y dilatación del colédoco (asterisco). Además, se evidenciaba una masa hipodensa de densidad partes blandas en forma de media luna (cabezas de flecha blancas) entre el páncreas y el duodeno, con algún área quística (flecha naranja) correspondiente a una pancreatitis del surco (*groove pancreatitis*).

tumores de páncreas de este tamaño pueden aumentar las posibilidades de resecabilidad y supervivencia después de la cirugía. Sin embargo, la sensibilidad para la detección de CaP de tumores menores de 2 cm es de, aproximadamente, el 50-78 %, claramente inferior a la publicada en el caso de los tumores de más de 2 cm, del 67-100 %.

- **Masas exofíticas** que pueden simular lesiones extrapancreáticas.
- **Lesiones con un realce similar al del parénquima normal pancreático.** Los tumores isodensos en TC se definen como lesiones con una diferencia de atenuación < 15 UH en comparación con el parénquima en todas las fases. El realce similar al del parénquima se observa con mayor frecuencia en tumores pequeños, lo que hace su diagnóstico aún más difícil y su detección se basa en la presencia de los signos secundarios ya citados (v. **Fig. 35-8**). También los adenocarcinomas de páncreas bien diferenciados, que tienen una mejor tasa de supervivencia después de la resección, y los insulinomas son muy frecuentemente isodensos en el estudio de TC con contraste. La RM, con su mayor resolución de contraste, podría ser una herramienta útil a la hora de diagnosticar estos tumores con realce similar al del parénquima.
- **Discreta irregularidad del conducto pancreático.** Para cuyo diagnóstico debe valorarse la morfología del conducto principal en reconstrucciones multiplanares.
- **Infiltración tumoral difusa.** El 5 % de los CaP se presentan con un patrón de infiltración glandular difusa que pueden simular un proceso inflamatorio como pancreatitis autoinmunitaria (PAI) u otros tipos de tumor como el linfoma pancreático, el pancreatoblastoma o la afectación metastásica. La PAI difusa se manifiesta en imagen como un agrandamiento difuso del páncreas, de contornos lisos,

lo que se conoce como glándula «en forma de salchicha», con realce retrasado, la presencia de un «halo» hipodenso que rodea al páncreas y la pérdida de la morfología lobulillar y de la visualización del conducto pancreático principal. Cabe, además, recordar que la presencia de niveles séricos normales de inmunoglobulina G4 (IgG4) no excluye el diagnóstico de PAI.

Es menos probable que el linfoma pancreático cause una dilatación significativa del conducto pancreático principal y del colédoco en comparación con el CaP. En el linfoma, también se observan con mayor frecuencia ganglios linfáticos agrandados, infiltración de órganos retroperitoneales o abdominales y crecimiento tumoral invasivo con pérdida de los límites anatómicos. Además, la invasión vascular, la calcificación tumoral y la necrosis son menos comunes en el linfoma pancreático que en el CaP.

Las metástasis al páncreas se deben con mayor frecuencia a cánceres de riñón, pulmón, mama y colorrectal, y a melanoma. Entre el 15 y el 44 % de las metástasis pancreáticas tienen un patrón morfológico difuso y la mayoría son hipervasculares. El 20 % son hipovasculares y pueden imitar CaP.

- **Aspecto quístico.** Aunque no sea un hallazgo frecuente, los CaP pueden presentar cambios quísticos secundarios a necrosis y/o hemorragia.
- **Calcificación.** Los CaP no suelen mostrar calcificaciones. La presencia de calcificaciones asociadas a CaP puede explicarse por PC calcificante preexistente o secundaria a la obstrucción del ducto pancreático.
- **Patologías coexistentes o subyacentes.** Los pacientes con diagnóstico de PC tienen un mayor riesgo de CaP, pudiéndose encontrar signos radiológicos de PC y de CaP de modo simultáneo. Además, el CaP puede provocar PC obstructiva proximal, lo que podría dificultar su diagnóstico. Por su parte, la dilatación del conducto pancreático y la heterogeneidad parenquimatosa en la PC pueden dificultar la detección de un CaP asociado.

Una amputación brusca del conducto pancreático o del colédoco y la dilatación de contorno liso del conducto liso son más sugestivas de CaP; mientras que una dilatación irregular de los conductos, la presencia de calcificaciones parenquimatosas difusas y la atrofia parenquimatosa sugerirían el diagnóstico de PC. Aunque la sensibilidad y especificidad de la biopsia guiada por EUS disminuyen al 75 % en el contexto de PC, realizar más de siete biopsias con una aguja más grande aumenta la sensibilidad y especificidad a > 90 %. Por lo tanto, cualquier cambio morfológico en exámenes seriados de sujetos con PC puede provocar una evaluación adicional con biopsia guiada por EUS.

Menos conocido tal vez sea el hecho de que, aproximadamente, un 10 % de los pacientes con PA tienen un CaP coexistente.

- **Imitadores del CaP** (pancreatitis, infiltración grasa focal, bazo accesorio intrapancreático). Todos los tipos de pancreatitis, incluidas la PA y la PC y la PAI, pueden imitar la CaP.

La atrofia parenquimatosa difusa y las calcificaciones asociadas a dilatación irregular del conducto pancreático principal se consideran muy específicas de PC. La PC también puede asociarse a signos que podrían sugerir malignidad, como la presencia de adenopatías y de infiltración vascular. Una edad avanzada, la ictericia crónica, el empeoramiento del dolor abdominal, la obstrucción de la salida gástrica, la pérdida significativa de peso y un nivel de CA 19-9 superior a 300 UI/mL son características clínicas y marcadores bioquímicos que sugieren una masa maligna en la cabeza del páncreas.

Tanto el CaP como las masas inflamatorias asociadas a la PC generalmente son hipodensas y muestran menor realce que el parénquima normal. Sin embargo, el diagnóstico de masa inflamatoria sería más probable si hay calcificaciones parenquimatosas o seudoquistes. En lesiones masivas en presencia de PC, la sensibilidad de la biopsia con aguja fina guiada por EUS disminuyó al 73,9 % en pacientes con PC, en comparación con el 91,3 % en aquellos con un páncreas normal.

Los signos de imagen claves en la diferenciación entre la PC y el CaP son (Tabla 35-3):

a. Signos que sugerirían PC:
- Signo del conducto penetrante. Una estenosis suave del conducto pancreático a medida que atraviesa la masa sin ningún punto de *stop* abrupto es una señal muy sugestiva de patología inflamatoria. La precisión diagnóstica de este signo es del 94 %.
- Dilatación de ramas laterales. Se supone que este fenómeno ocurre debido al efecto de tracción causado por la fibrosis intersticial en la PC.
- Morfología del conducto pancreático y ramas laterales. En la PC, se suelen visualizar ramas laterales dilatadas y deformadas, lo que en la CPRM se denominan «cadena de lagos». La dilatación del conducto pancreático proximal a la estenosis suele ser de mayor grado y lisa en el CaP y suele asociarse a atrofia parenquimatosa marcada.
- Engrosamiento de la pared duodenal medial o el ensanchamiento del espacio entre la ampolla y la luz duodenal: es más probable que indique PC del surco que CaP. En la pancreatitis del surco, son más probables el desplazamiento del colédoco y/o la afectación alrededor de la arteria gastroduodenal.

b. Signos que sugerirían CaP:
- Relación entre el calibre del conducto y el grosor del parénquima: > 0,34 sugiere malignidad.
- Calcificaciones desplazadas. Se observa en tumores ampulares y en el 77 % de los casos de malignidad de la cabeza pancreática; sin embargo, no es exclusivo de esto. Los pacientes con PC formadora de masa, probablemente, muestren calcificaciones parenquimatosas difusas y/o calcificaciones ductales con signo de penetración del conducto.
- Signo del doble conducto dilatado.
- Estenosis y deformidad vascular e infiltración perivascular son signos característicos de diseminación extraglandular del CaP. El «signo de la lágrima» de la vena mesentérica superior con una deformidad de su contorno que se asemeja a una lágrima es un signo que sugiere infiltración vascular tumoral.
- Relación entre el calibre de la arteria y la vena mesentéricas superiores. Una relación arteria/vena superior a 1 es un signo sugestivo de malignidad. En el CaP, la hipótesis propuesta para la dilatación de la arteria mesentérica superior se debe al aumento de la resistencia al flujo sanguíneo o a la infiltración de la pared del vaso. Por su parte, en la pancreatitis, la liberación de sustancias vasoactivas provoca un aumento del diámetro de la vena, que es mucho más distensible que la arteria.

Tabla 35-3. Signos radiológicos para el diagnóstico diferencial entre pancreatitis crónica formadora de masa y cáncer de páncreas

Hallazgo radiológico	Pancreatitis crónica	Carcinoma pancreático
Signo del conducto penetrante	Presente	Ausente
Signo del doble conducto	En general, ausente	Presente
Estenosis brusca ductal	Ausente	Presente
Grado de dilatación ductal	++	++++
Ramas secundarias ductales	Dilatadas	No dilatadas
Proporción calibre del conducto/grosor del parénquima	< 0,34	> 0,34
Atrofia parenquimatosa	Moderada	Marcada
Calcificaciones	Presentes	• Ausentes en la lesión • Desplazadas en pacientes con pancreatitis crónica calcificante
Atrapamiento vascular	Ausente	Presente
Proporción arteria/vena mesentéricas superiores	< 1	> 1

En el caso una forma especial de PC, la pancreatitis del surco o *groove pancreatitis*, se han definido tres subgrupos. De entre ellos, el de tipo 1, que se presenta como una masa sólida expansiva con escasos cambios quísticos que afecta la cabeza pancreática o como una masa laminar en el surco pancreatoduodenal, podría ser difícil de diferenciar del CaP.

Por su parte, la PAI puede presentarse como una afectación focal, multifocal o difusa de la glándula. La presencia de estenosis múltiples de los conductos biliares y del conducto pancreático sin dilataciones de las ramas laterales puede sugerir un diagnóstico de PAI en ausencia del borde patognomónico en forma de cápsula (**Fig. 35-10**).

La PAI focal suele mostrar un realce homogéneo en la TC en fase portal, un estrechamiento suave del conducto pancreático en el sitio de la masa (sin un *stop* abrupto) con solo una leve dilatación del conducto pancreático principal (≤ 5 mm) proximal y ausencia de atrofia pancreática proximal. En la fase portal, la PAI focal puede parecer hiperdensa, mientras que el adenocarcinoma de páncreas suele ser hipodenso. Además, un realce periférico similar a una cápsula es muy sugestivo de PAI. La multiplicidad, el realce del borde en forma de cápsula y las estenosis multifocales del conducto biliar o pancreático tienen baja sensibilidad, pero alta especificidad para el diagnóstico de PAI. Otras características de imagen adicionales como la forma irregular o geográfica, el realce retardado y un valor de ADC < $1,26 \pm 10^{-3}$ mm²/s mostraron una sensibilidad y especificidad relativamente altas. Finalmente, la presencia de manifestaciones típicas de PAI extrapancreáticas (en la enfermedad por IgG4), como características de colangitis con engrosamiento de los conductos, afectación renal con lesiones parcheadas bilaterales, afectación de los ganglios linfáticos o las glándulas parótidas, puede ayudar a realizar un diagnóstico correcto.

> ! Si coexisten, al menos, cuatro de los siguientes siete criterios, se podría realizar el diagnóstico de PAI formadora de masa, con una sensibilidad del 100 % y una especificidad del 98 %:
>
> - Realce temprano homogéneo.
> - Realce homogéneo tardío.
> - Reborde hipodenso en forma de cápsula.
> - Ausencia de atrofia pancreática proximal a la lesión.
> - Presencia del signo de conducto penetrante.
> - Discreta dilatación del conducto pancreático proximal: ≤ 4 mm.
> - Valores bajos de ADC en la RM (suelen ser menores que los del CaP).

Lesiones sólidas pancreáticas hipervasculares respecto al parénquima

Las neoplasias neuroendocrinas pancreáticas representan un tipo específico de neoplasia que se diferencia del adenocarcinoma de páncreas más común en histología, tratamiento y pronóstico. Los TNEP surgen de células neuroendocrinas pancreáticas y abarcan diferentes grados de malignidad, desde lesiones bien diferenciadas (TNEP de grados 1 y 2) hasta lesiones poco diferenciadas (TNEP de grado 3 o carcinomas endocrinos). Los TNEP también se clasifican clíni-

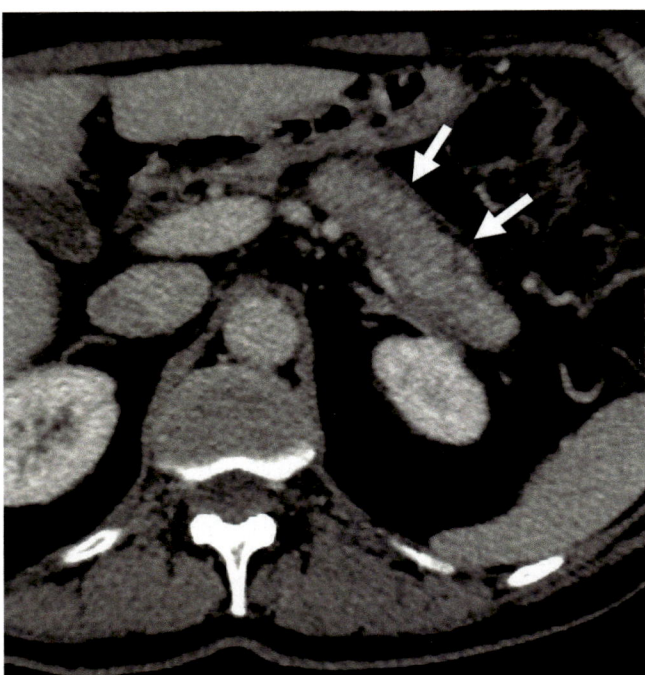

Figura 35-10. Varón de 68 años en estudio por diarrea. La imagen de tomografía computarizada abdominal a nivel del páncreas en fase portal mostraba un halo fino hipodenso periférico (flechas blancas) sin infiltración de los planos grasos peripancreáticos que pudiera sugerir el diagnóstico de pancreatitis aguda. Los hallazgos corresponden al signo del halo y se cree que es debido a la presencia de tejido inflamatorio y fibroso. El signo del halo es muy específico de la pancreatitis autoinmunitaria.

camente en funcionantes y no funcionantes dependiendo de la presencia o ausencia de síntomas asociados a la secreción excesiva de hormonas (p. ej., insulina, glucagón, gastrina, péptido intestinal vasoactivo y somatostatina). La mayoría de los TNEP detectados hoy en día son no funcionantes, los cuales, en general, se presentan con un mayor tamaño al diagnóstico, al no asociarse a signos/síntomas que alerten precozmente, como suele ocurrir en el caso de los síntomas causados por la hipersecreción hormonal en los tumores funcionantes.

El comportamiento biológico y, en cierta medida, los hallazgos de imagen de los TNEP dependen del grado de diferenciación, del índice de proliferación (Ki-67) y de la heterogeneidad del tumor (diferentes porciones de la misma masa tumoral demuestran diferentes densidades de positividad para Ki-67). Los tumores de grado bajo a intermedio tienden a presentar márgenes bien definidos en comparación con los TNEP de grado 3 o los carcinomas neuroendocrinos. Los tumores de bajo grado también suelen tener una señal hiperintensa en secuencias de RM potenciadas en T2 y muestran típicamente un realce moderado o intenso en fase arterial debido a la alta microvascularización (v. **Fig. 35-5**), mientras que los TNEP de alto grado presentan un patrón de realce muy variado de hiporrealce, isorrealce o hiperrealce leve.

Además, otras características de imagen se asocian a comportamientos biológicos diferentes. Los TNEP que presentan dilatación del conducto pancreático son más agresivos. Además, el tamaño ≥ 3 cm, la presencia de contornos irregulares o lobulados, áreas de necrosis y/o invasión vascular tiende a asociarse significativamente a tumores agresivos y de alto grado, con supervivencia reducida. También el Ki-67 y el grado tumoral tienden a tener una relación inversa con la avidez por el DOTATATE en la PET. Las neoplasias ávidas de DOTATATE tienden a ser tumores bien diferenciados de bajo grado que expresan receptores de somatostatina, mientras que los tumores de alto grado y poco diferenciados tienden a ser más ávidos de FDG.

En el caso de los TNEP, es especialmente importante el definir los escenarios clínicamente más comunes y las modalidades de imagen/protocolos más apropiados en cada situación. En ese sentido, cabe recordar que, aproximadamente, el 10 % de los TNEP se asocian a síndromes familiares o hereditarios, como neoplasia endocrina múltiple (MEN, *multiple endocrine neoplasia*) de tipo 1, la enfermedad de Von Hippel-Lindau, la neurofibromatosis de tipo 1 y la esclerosis tuberosa.

La mayoría de los TNEP no presentan una producción hormonal clínicamente significativa, por lo que se definen como TNEP no funcionantes. Los TNEP no funcionantes menores de 2 cm probablemente sean benignos, con un riesgo bajo de potencial metastásico y pueden observarse con seguridad. Para los mayores de 2 cm, se suele recomendar la resección quirúrgica si es técnicamente posible. En el caso de los TNEP funcionantes, la resección puede estar indicada al margen de su tamaño para proporcionar alivio sintomático.

La TCMD multifásica con contraste intravenoso es la técnica de imagen inicial más común en pacientes con TNEP. La sensibilidad de la TC para la detección de los TNEP depende en gran medida del tamaño del tumor. En cuanto a sus hallazgos de imagen, se ha descrito el patrón de realce hipervascular en fase arterial como el hallazgo más característico, pero los TNEP pueden presentar hallazgos en imagen muy variados en función de su histología y tamaño. Así, pueden ser tumores sólidos o totalmente quísticos, de márgenes bien definidos o infiltrativos, y el patrón de realce puede ser el típico hipervascular o, por el contrario, hipovascular. Por ello, las presentaciones «atípicas» de los TNEP no son infrecuentes y deben conocerse. Entre ellas, se podrían reseñar:

- **Patrón de hiporrealce.** Los tumores neuroendocrinos no funcionantes pueden ser hipovasculares respecto a la cantidad de estroma, que es denso y hialinizado, y al pequeño tamaño de la lesión o de su red vascular.
- **Dilatación del conducto pancreático.** Los TNEP productores de serotonina (carcinoides) pueden causar fibrosis prominente, lo que podría causar una estenosis del conducto pancreático y dilatación marcada proximal de este.
- **Patrón de extensión intravascular.** Los TNEP pueden presentar un crecimiento intravascular, afectando a vasos peripancreáticos, como las venas esplénica y porta, y produciendo un trombo tumoral.
- **Variante quística.** Las neoplasias neuroendocrinas, especialmente si son pequeñas, pueden ser exclusivamente quísticas. Los tumores endocrinos no funcionantes grandes pueden también mostrar áreas de degeneración quística, generalmente, unilocular y ubicadas en la porción central del tumor. Una pared periférica hipervascular se considera la característica radiológica más sugestiva de TNEP quístico.

- **Calcificaciones.** Los TNEP no funcionantes de mayor tamaño pueden presentar focos de calcificación distrófica. En el caso de los tumores funcionantes, el más común, el insulinoma, muestra con frecuencia focos de calcificación (el 20 % de los casos), pese a su pequeño tamaño.

En el caso de una lesión pancreática hipervascular, el patrón clásicamente definido en los TNEP, el diagnóstico diferencial de dichas lesiones debería hacerse con:

- Metástasis hipervasculares. Característicamente, en imagen, las metástasis pancreáticas hipervasculares puede imitar estrechamente a los TNEP primarios, presentándose como una lesión hipervascular definida sin dilatación del conducto pancreático principal. Sin embargo, las metástasis al páncreas a menudo son múltiples y afectan a distintos órganos y los pacientes tienen antecedentes de neoplasias malignas. El tumor primario que más comúnmente presenta metástasis hipervasculares es el carcinoma renal (**Fig. 35-11**) y las metástasis pueden aparecer muy tardíamente durante el curso de la enfermedad.
- Otros tumores pancreáticos primarios pueden presentar un patrón de hiperrealce en fase arterial, como la neoplasia sólida seudopapilar o el carcinoma de células acinares. Además, lesiones quísticas como los cistoadenomas serosos pueden presentarse como lesiones de aspecto sólido con hiperrealce debido al realce de múltiples tabiques y paredes de los pequeños quistes que se superponen. En estos casos, las imágenes de RM potenciadas en T2 son extremadamente útiles para establecer la naturaleza microquística de la lesión de apariencia sólida.

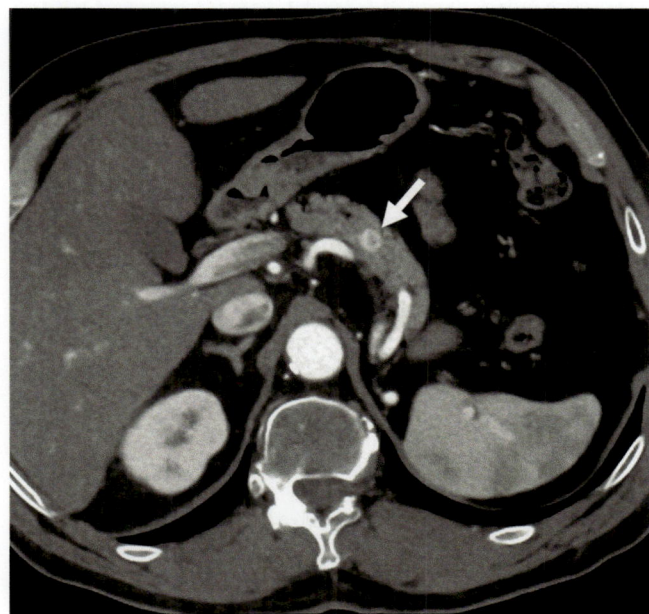

Figura 35-11. Varón de 63 años con antecedente clínico de una nefrectomía izquierda por carcinoma de células claras cinco años antes. Se le realizó tomografía computarizada de control oncológico. La imagen axial en fase arterial evidenciaba una lesión hipervascular en la unión cuerpo-cola pancreáticos correspondiente a una metástasis pancreática de carcinoma de células claras.

- **Imitadores de lesiones pancreáticas.** Deben considerarse dos posibles diagnósticos para prevenir cirugías innecesarias o procedimientos invasivos potencialmente peligrosos para el paciente si no se realiza el diagnóstico correcto: el bazo accesorio intrapancreático y las lesiones vasculares. El primer diagnóstico es una lesión benigna que «no se debe tocar». En el caso de las lesiones vasculares, su diagnóstico es crucial para evitar su punción, que podría causar un sangrado devastador. Los aneurismas o seudoaneurismas muestran comunicación con una arteria (generalmente, la esplénica) y tienen un realce similar al de la aorta. Las imágenes multifásicas y la reconstrucción multiplanar son útiles para confirmar la naturaleza vascular de la lesión (con demostración de comunicación directa con el vaso). En el caso de la patología venosa, los aneurismas de la porta se observan con mayor frecuencia en el contexto de cirrosis e hipertensión portal y los de la vena esplénica (que son extremadamente raros) pueden ser congénitos o ser secundarios a traumatismo o infección.

LESIONES QUÍSTICAS PANCREÁTICAS

La mayoría de las lesiones quísticas del páncreas son benignas y se detectan incidentalmente mediante técnicas de imagen en, aproximadamente, el 10 % de la población y con mayor frecuencia en pacientes mayores de 70 años. El espectro de las masas quísticas pancreáticas (MQP) abarca entidades benignas (como el seudoquiste), neoplasias potencialmente malignas (tumores mucinosos) y tumores francamente malignos. El diagnóstico de muchas de estas lesiones se puede sugerir de acuerdo con los hallazgos de imagen, aunque, en otros casos, las lesiones requieren seguimiento de imagen y/o aspiración del contenido del quiste para caracterizarlas.

La evaluación de las MQP debe incluir una valoración previa cuidadosa de la historia clínica del paciente, incluyendo las patologías previas del paciente (como episodios de PA o síndromes con componente genético), y datos demográficos como la edad y el sexo del paciente para mejorar la precisión del diagnóstico. Por otra parte, las características de imagen de la lesión quística son fundamentales e incluirían: tamaño, contorno, número de quistes, presencia o ausencia de septos, realce de las paredes o de nódulos murales y relación con el conducto pancreático principal, y la valoración de signos claros de malignidad (metástasis). Un componente sólido que realza internamente aumenta la sospecha de malignidad. Una pared gruesa del quiste que realza es otra característica que puede sugerir una enfermedad maligna o potencialmente lesión maligna como TNEP o adenocarcinoma (que rara vez puede aparecer quístico) o neoplasia quística mucinosa (NQM).

La RM suele ser más útil para evaluar la complejidad interna, ya que permite una mejor caracterización del contenido del quiste, incluida la presencia de hemorragia, nódulos realzados y tabiques (v. **Fig. 35-4** y **Fig. 35-12**).

Las principales cuestiones para clarificar a la hora de valorar mediante imagen una MQP son:

1. Establecer si la masa quística es verdaderamente de origen pancreático.

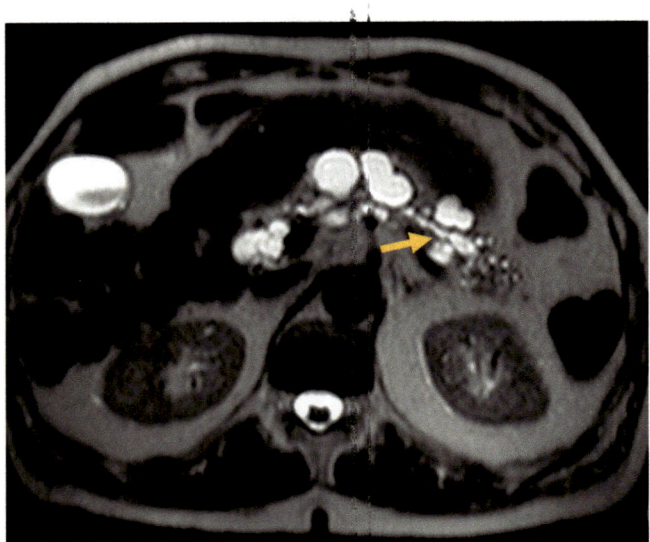

Figura 35-12. Mujer de 78 años en seguimiento mediante resonancia magnética (se muestra una imagen axial potenciada en T2) por múltiples lesiones quísticas pancreáticas correspondientes a tumores papilares mucinosos intraductales con afectación difusa del páncreas, tanto de ramas laterales como del conducto principal (a nivel de la cola). En algunas de las lesiones, se evidencia su comunicación con el conducto principal (flecha amarilla).

2. Diferenciar entre un seudoquiste y una neoplasia quística pancreática.
3. En el caso de neoplasia, intentar identificar el tipo específico de tumor.
4. Definir hallazgos que pueden orientar su manejo (p. ej., hallazgos preocupantes en un TPMI).

Aunque casi cualquier tumor pancreático puede presentarse como una masa quística, la gran mayoría de estas pertenecen a uno de los siguientes tres tipos: cistoadenomas serosos, NQM y TPMI.

Las claves diagnósticas de las MQP son (**Tabla 35-4**):

- **Edad.** La edad del paciente ayuda a establecer un diagnóstico diferencial. Por ejemplo, el pancreatoblastoma es la forma más común de neoplasia pancreática en niños, mientras que cistoadenoma seroso normalmente se encuentra en mujeres mayores de 60 años.
- **Sexo.** Así, por ejemplo, las NQM son raras en hombres.
- **Enfermedades asociadas.** Una serie de patologías de causa genética se asocian a la presencia de quistes pancreáticos como la enfermedad de Von Hippel-Lindau, la fibrosis quística o la enfermedad renal poliquística del adulto. Por otra parte, en el caso de pacientes con una historia previa de pancreatitis, lo más probable es que una MQP corresponda a un seudoquiste. Sin embargo, tampoco hay que olvidar que los tumores pancreáticos pueden presentarse con un cuadro clínico de PA y que la imagen radiológica, por sí sola, es en ocasiones limitada cuando se trata de distinguir entre un seudoquiste y una neoplasia quística.
- **Ubicación.** Aunque algunas lesiones muestran una mayor tendencia a localizarse en una parte del páncreas, la localización de la lesión es más importante a la hora de valorar la posibilidad de dar síntomas (p. ej., obstrucción biliar

en el caso de lesiones situadas en la cabeza pancreática) o de planificar su terapia.

- **Tamaño.** Las lesiones quísticas uniloculares de menos de 2-3 cm presentan un riesgo de malignidad menor.
- **Patrón radiológico:**
  - **Número y tamaño de lóculos/quistes.** Se han considerado dos factores importantes a la hora de definir una serie de patrones radiológicos: (1) el número de quistes o lóculos que contienen y (2) el tamaño de estos. Así, por ejemplo, una MQP con más de seis quistes de menos de 2 cm se corresponden con el clásico patrón de los cistoadenomas serosos (v. **Fig. 35-4**).
  - **Grosor de la pared y tabiques y presencia de nódulos murales sólidos con realce.** Las MQP con características complejas como paredes gruesas (> 2 mm), tabiques internos, y nódulos murales sólidos con realce, pared gruesa (> 2 mm) son más probablemente malignas. Además, aquellas lesiones pancreáticas que muestran una composición predominantemente sólida con áreas quísticas (que podrían simular una lesión quística de pared gruesa) son muy probablemente malignas.
- **Contenido del quiste.** El contenido de mucina (tumores mucinosos) o hemorrágico (más frecuente en seudoquistes y tumores sólidos seudopapilares) puede evaluarse mejor con RM de acuerdo con sus características de señal y ayudar a sugerir un diagnóstico específico de una MQP. La EUS permitiría, además, la obtención de muestra para el análisis de los valores de su contenido de amilasa (que puede ser útil para diferenciar un seudoquiste de otros tipos de MQP) y de antígeno carcinoembrionario (CEA, *carcinoembryonic antigen*) o CA 19-9 y la biopsia del tejido del interior o de la pared del quiste mediante punción aspirativa con aguja fina (PAAF).

- **Comunicación con el conducto principal.** Los TPMI presentan comunicación con el conducto principal o surgen en él (v. **Fig. 20-12**). También, el 50 % de los seudoquistes presentan comunicación con el conducto principal. Por el contrario, no hay comunicación con él en el caso de los tumores serosos, las NQM y los tumores sólidos seudopapilares. Sin embargo, debe considerarse que, en ocasiones, resulta muy difícil demostrar la comunicación con el conducto en imagen, aunque esta exista. De entre los TPMI que afectan al propio conducto principal, el grado de dilatación secundaria de este es un dato importante que considerar.
- **Calcificación.** Las MQP presentan frecuentemente calcificaciones. Sin embargo, la localización de las calcificaciones es el punto clave a la hora de un diagnóstico diferencial.

Tabla 35-4. Características más destacadas de los principales tumores quísticos pancreáticos

Característica	TPMI	Cistoadenoma seroso	Tumor mucinoso	Tumor sólido seudopapilar	TNEP quístico	Seudoquiste
Sexo/edad	–	Más frecuente en mujeres /5ª-7ª década	Casi solo en mujeres/ pacientes de mediana edad	Pacientes jóvenes	–	Más frecuente en varones Antecdente de pancreatitis
Localización	En cualquier porción del páncreas	Más frecuentes en la cabeza glandular	–	–	–	–
Morfología típica	Variable según tipo de afectación: • Dilatación de ramas laterales • Dilatación del conducto principal	Apariencia de «panal» Contorno lobulado	Unilocular o escaso número de quistes/ lóculos Pared gruesa ± Calcificación mural ± Septos	Lesión sólida con áreas quísticas y hemorrágicas (señal de hemorragia en RM)	Porción periférica hipervascular	Unilocular El contenido puede ser heterogéneo (detritos, hemorragia)
Tamaño de quistes/lóculos		< 2 cm	> 2 cm	–	–	–
Número de quistes/lóculos	Frecuente afectación múltiple	> 6	Unilocular o < 6	Generalmente unilocular, paredes irregulares/ gruesas	Unilocular pared gruesa	Unilocular
Comunicación con el conducto principal	Sí	No	No	No	No	Frecuente (50 %)
Calcificación		Central (cicatriz)	Mural periférica	30 %	Ocasional	–

RM: resonancia magnética; TNEP: tumor neuroendocrino del páncreas; TPMI: tumor papilar mucinoso intraductal.

Tabla 35-5. Características de imagen de sospecha de malignidad en lesiones quísticas pancreáticas

Características preocupantes	• Quiste > 3 cm • Episodios de pancreatitis previa • Paredes engrosadas y con realce • Conducto pancreático principal de 5-9 mm • Nódulo o componente sólido dentro del quiste < 5 mm • Cambio repentino en el calibre del conducto pancreático principal con atrofia distal • Adenopatía • CA 19-9 en suero > 37 U/mL • Tasa de crecimiento del quiste > 5 mm en los últimos dos años
Características de alto riesgo	• Ictericia obstructiva • Componente sólido con realce > 5 mm dentro del quiste • Dilatación del conducto pancreático > 10 mm

Así, los tumores serosos presentan generalmente calcificaciones centrales y las NQM suelen mostrar calcificaciones periféricas. En el caso de estas últimas, además, la presencia de calcificaciones es más frecuente en las lesiones malignas.

• **Signos claros de malignidad.** Las MQP pueden presentarse con signos claros de malignidad como la presencia de metástasis o la invasión de otros órganos y estructuras.

Existen una serie de características morfológicas, de imagen, citológicas y bioquímicas específicas que modifican la estrategia de tratamiento; su presencia ayuda a evaluar el riesgo de transformación maligna (características preocupantes) o de la presencia de malignidad (características de alto riesgo). Estas características se describieron inicialmente para los TPMI, pero se han ampliado y aplicado al tratamiento y diagnóstico de otras MQP (**Tabla 35-5**).

Los TPMI son las neoplasias pancreáticas quísticas resecadas con mayor frecuencia y se caracterizan por segmentos dilatados del conducto pancreático principal y/o ramas laterales, cuya pared está cubierta por células secretoras de moco. Muchos casos de TPMI se detectan incidentalmente y son asintomáticos, mostrando una progresión lenta y un comportamiento no invasivo. Según el tipo de afectación ductal, los TPMI se pueden clasificar como TPMI de rama lateral, de conducto principal o de tipo mixto. Los TPMI de ramas laterales son el tipo más frecuente y se presentan en imagen como un grupo de pequeños quistes con márgenes lobulados y septos o como lesiones quísticas uniloculares. Por su parte, los TPMI del conducto principal presentan un mayor riesgo de malignidad. Estos tumores se caracterizan por una dilatación segmentaria o difusa del conducto principal causada por la producción de mucina por el tumor. Difieren en cuanto al tamaño del conducto pancreático principal, que sugiere TPMI del conducto principal cuando no se ven otras causas de dilatación. La guía de consenso internacional de Fukuoka utiliza un límite inferior de 5 mm para aumentar la sensibilidad en el diagnóstico de TPMI del conducto principal, mientras que el Colegio Estadounidense de Radiología sugiere 7 mm como límite.

La morfología típica de los cistoadenomas serosos es la de una lesión quística multilocular con un patrón «en panal» debido a la presencia de múltiples microquistes (< 20 mm), paredes delgadas y múltiples tabiques orientados hacia una cicatriz central.

Por su parte, las NQM suelen presentar patrones de imagen inespecíficos como el de una lesión quística unilocular, en el que el diagnóstico diferencial debería hacerse con un seudoquiste. Estos tumores no presentan comunicación con el conducto.

Otras lesiones como el tumor sólido seudopapilar, que afecta predominantemente a mujeres jóvenes, pueden presentar amplias áreas de degeneración hemorrágica/necrótica masiva, dando lugar a una gran masa con apariencia quística. Este componente hemorrágico junto con el perfil de paciente al que suele afectar podría permitir una adecuada caracterización de este tipo tumoral.

La imagen permite caracterizar de modo fiable muchas de las lesiones quísticas pancreáticas, lo que posibilita la toma de decisiones.

VALORACIÓN DE IMAGEN DE LA PANCREATITIS AGUDA

Un escenario clínico diferente es en el caso de la PA, una de las patologías pancreáticas más frecuentes y potencialmente graves. Su diagnóstico continúa siendo fundamentalmente clínico y el papel de la imagen diferente del que tenía en los escenarios antes señalados. Sin embargo, las técnicas de imagen desempeñan también un papel fundamental en la evaluación de los pacientes con PA y deben considerarse aquellas situaciones en las que estaría indicado el realizar técnicas de imagen.

Entre las principales entidades patológicas del páncreas, se encuentra la PA, una patología inflamatoria pancreática en la que las enzimas pancreáticas dañan el tejido pancreático. Esta entidad tiene una amplia gama de presentaciones en las distintas técnicas de imagen, pero la TC es la técnica de valoración fundamental de la PA (**Tablas 35-6** y **35-7**). En el pasado, se han utilizado varias clasificaciones que incluyen hallazgos de imagen, para estandarizar la terminología y definir adecuadamente el manejo del paciente. La PA se puede subdividir en dos tipos según los cambios patológicos: **pancreatitis edematosa intersticial** y **pancreatitis necrosante.** La clasificación revisada de Atlanta distingue diferentes tipos de colecciones según sean colecciones puramente líquidas o que contengan restos necróticos además de líquido y considerando la evolución temporal (≤ 4 semanas o > 4 semanas desde el inicio de la clínica). Por lo general, el uso de la imagen no está indicado en el curso temprano de la PA porque el diagnóstico se puede hacer de acuerdo con datos clínicos y bioquímicos, y las imágenes de TC adquiridas precozmente (< 72 horas) pueden infravalorar el verdadero grado de afectación parenquimatosa y no se ha demostrado que mejoren los resultados clínicos.

> ❗ El uso temprano de la TC sí que podría considerarse indicado en algunas circunstancias:
>
> 1. El diagnóstico no está claro.
> 2. Confirmar la predicción clínica de pancreatitis grave.
> 3. Deterioro clínico o falta de respuesta a las medidas conservadoras.

Tabla 35-6. Uso de las principales técnicas de imagen en la pancreatitis aguda

	Ecografía abdominal	TC	RM
Ventajas de la técnica	• Disponibilidad • Facilidad uso (a pie de cama) • Ausencia de radiación ionizante • Barata • Repetible • Nuevas técnicas (contraste, elastografía)	• Disponibilidad • Rapidez • Amplia cobertura anatómica	• Combina múltiples secuencias y parámetros • Contraste tisular • No usa radiación ni medio de contraste yodado
Inconvenientes de la técnica	• Dependiente del operador • Depende del hábito corporal del paciente, con una valoración limitada del retroperitoneo (páncreas) en muchos de ellos • Interposición de gas	• Radiación ionizante • Uso de medio de contraste yodado	• Escasa disponibilidad • Exploración prolongada • Coste elevado • Artefactos y contraindicaciones (claustrofobia)
Diagnóstico de PA	Valor limitado para confirmar el diagnóstico de pancreatitis	Indicada de inicio la realización de TC con contraste intravenoso solo en pacientes con un diagnóstico poco claro o que no mejoran dentro de las 48-72 h del comienzo de los síntomas	• Pacientes con contraindicación para el uso de contraste yodado • Detección precoz de PA edematosa-intersticial • Evitar uso de radiaciones ionizantes (embarazadas, pacientes jóvenes)
Etiología de la PA	Diagnóstico de posible etiología litiásica	–	• Mejor que la ecografía en el diagnóstico de coledocolitiasis • De elección para evaluar anomalías morfológicas ductales y funcionales pancreáticas (CPRM con secretina)
Clasificación de la gravedad	Ecografía con contraste como alternativa en casos de imposibilidad de uso de otros medios de contraste	• La TC con contraste intravenoso es la técnica de elección • La TC de energía dual o la perfusión por TC permiten diagnosticar mejor la necrosis glandular	Pacientes con contraindicación para el uso de contraste yodado o de radiaciones ionizantes (embarazadas)
Evaluación de complicaciones	Valoración del contenido de las colecciones	Evaluación de colecciones y hemorragia y otras complicaciones (infecciosas, vasculares, fístulas, etc.)	• Mejor valoración del contenido (detritos, hemorragia) de las colecciones que la TC • Diagnóstico de lesión (rotura) del conducto pancreático
Guía/decisión terapéutica	Valoración del contenido de las colecciones	• Guía para el drenaje de colecciones (definir localización y extensión de las colecciones) • Valoración de las complicaciones vasculares para planificar el abordaje terapéutico endovascular	Mejor definición del contenido/ naturaleza de las colecciones para valorar opciones/técnica de drenaje
Seguimiento	–	Valoración de la evolución de las colecciones y complicaciones	Valoración de la posible existencia de causas tratables de PA recurrente

CPRM: colangiopancreatografía por resonancia magnética; PA: pancreatitis aguda; RM: resonancia magnética; TC: tomografía computarizada.

La evaluación por imágenes sigue siendo esencial para validar el diagnóstico clínico en casos de duda o para excluir otras causas de dolor relacionadas con niveles elevados de amilasa y/o lipasa, determinar la etiología, la identificación de casos graves y de sus complicaciones, la predicción del pronóstico y la toma de decisiones para el tratamiento y manejo de los pacientes con PA (**Fig. 35-13**).

Tabla 35-7. Papel de las técnicas de imagen en la clasificación y valoración de la pancreatitis aguda

Término	Definición	Valoración por imagen
Grado de gravedad de la PA	**PA leve** • Generalmente de curso corto autolimitado • Resolución total	Imagen para el diagnóstico (casos dudosos) y determinar etiología: ecografía y, ocasionalmente, CPRM
	PA moderada • Fallo orgánico transitoria (< 48 h) • Complicaciones locales sin fallo orgánico mantenido	Imagen para la valoración del grado de gravedad y las complicaciones asociadas: TC con contraste intravenoso de elección o RM como alternativa
	PA grave • Fallo orgánico mantenido (> 48 h)	Imagen para la valoración del grado de gravedad, complicaciones asociadas y dirigir el tratamiento: TC con contraste intravenoso de elección o RM como alternativa
Tipos de PA	**PA intersticial-edematosa** • Inflamación difusa con agrandamiento del páncreas • Generalmente, de curso leve y autolimitado • Menor morbimortalidad	Realce homogéneo del parénquima Discreta infiltración grasa peripancreática
	PA necrosante • Necrosis del parénquima pancreático y/o tejidos peripancreáticos • Mayor morbilidad, mortalidad y gravedad	Parénquima con áreas de necrosis (que no realzan) y/o colecciones con detritos/elementos sólidos en tejidos peripancreáticos Los pacientes con necrosis solo extrapancreática tienen mejor pronóstico que los pacientes con necrosis del parénquima pancreático
Fases de la PA	• **Precoz** (< 1 semana del comienzo de la clínica)	Etiología: ecografía y, ocasionalmente, CPRM Indicada la realización de TC con contraste intravenoso (o RM) solo en pacientes con un diagnóstico poco claro o que no mejoran dentro de las 48-72 h del ingreso
	• **Tardía** (> 1 semana del comienzo de la clínica)	Valoración de la gravedad y de las complicaciones y dirigir el tratamiento: TC con contraste intravenoso de elección o RM como alternativa

Colecciones	**Agudas**
	Ocurren < 4 semanas después del inicio del cuadro, incluyendo:
	• Colección líquida peripancreática aguda:
	  – En la PA intersticial
	  – Exudado
		Densidad homogénea líquida
		No contenido sólido

	• Colección aguda necrótica
	  – En la PA necrosante
	  – Necrosis en la grasa pancreática/peripancreática
		Densidad heterogénea
		Puede aparecer parcialmente encapsulada

	Tardías Ocurren > 4 semanas después del inicio del cuadro, incluyendo: • Seudoquiste pancreático: en la PA intersticial	Densidad fluida homogénea y encapsulada (bien definida)
	• Necrosis encapsulada: en la PA necrosante	Contenido heterogéneo con detritos (necrosis del parénquima y/o de la grasa peripancreática) encapsulado

CPRM: colangiopancreatografía por resonancia magnética; PA: pancreatitis aguda; RM: resonancia magnética; TC: tomografía computarizada.

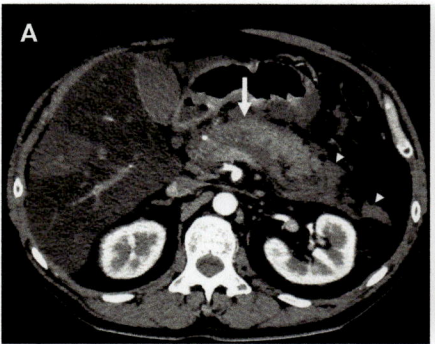
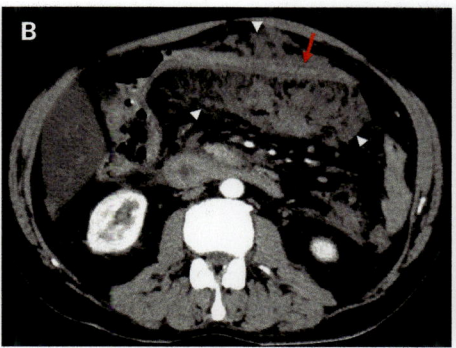
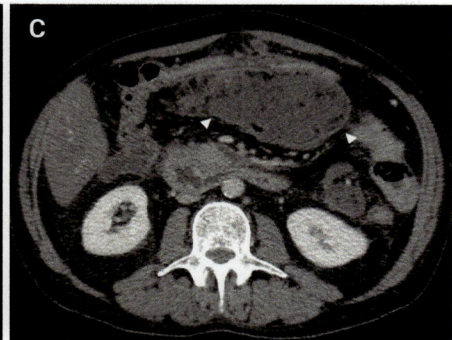

Figura 35-13. Mujer de 51 años con antecedentes de consumo de alcohol que acude al servicio de urgencias por dolor epigástrico intenso. Los niveles séricos de lipasa y amilasa eran normales. Se realizó una tomografía computarizada (TC) abdominal en fase arterial tardía **(A)** que mostró realce mantenido, pero disminuido, del parénquima pancreático (flecha blanca) y presencia de colecciones agudas (cabezas de flecha) peripancreáticas y **(B)** en el mesocolon transverso y el epiplón que comprimen el colon transverso (flecha roja). El control de TC tras un mes **(C)** mostraba necrosis encapsulada en el mesocolon transverso (cabezas de flecha).

! Por su parte, la PC es un proceso que puede desarrollarse por múltiples causas (obstructivas, tóxicas, metabólicas, genéticas, autoinmunitarias) y puede mostrar hallazgos muy diferentes en imagen, pero distinguiéndose varios tipos morfológicos diferenciados de PC (**Tabla 35-8**) (v. **Fig. 35-9**):

- Calcificante.
- Obstructiva.
- Pancreatitis del surco (*groove pancreatitis*).
- Pancreatitis autoinmunitaria.

En sus fases iniciales, resulta difícil el diagnóstico de PC. En ese escenario, la EUS y la CPRM con secretina son las pruebas de imagen con mayor rendimiento diagnóstico. Una vez establecida la patología, los hallazgos de imagen pueden ayudar a clasificar la PC según los patrones antes mencionados. También hay que considerar que, en ocasiones, pueden superponerse simultáneamente dos patrones de afectación. Así, una pancreatitis calcificante

podría provocar una lesión u obstrucción distal, dando lugar a un patrón de pancreatitis obstructiva proximal al área de afectación ductal.

CONCLUSIÓN

En resumen, las técnicas de imagen desempeñan un papel fundamental en la detección, caracterización, posible estadificación y decisiones de manejo de la patología pancreática. La indicación de uso de una técnica específica u otra o el algoritmo de la secuencia de técnicas que usar vienen definidos por el escenario clínico concreto planteado y deben adaptarse a él. Aunque existe un amplio solapamiento entre los hallazgos de imagen de muchas de estas entidades, los radiólogos deben ser capaces de reconocer los hallazgos de imagen típicos y atípicos de las principales patologías pancreáticas y sus potenciales imitadores para poder realizar su diagnóstico. Además, resulta especialmente importante la identificación de características de imagen asociadas a un mayor riesgo de malignidad para un manejo y tratamiento adecuados.

Tabla 35-8. Hallazgos en imagen de diferentes tipos de pancreatitis crónica

Tipo de pancreatitis crónica	Parénquima pancreático	Conductos pancreáticos	Calcificaciones
Pancreatitis calcificante	• Pérdida de volumen (atrofia) • Realce disminuido y retardado (fundamentalmente, por fibrosis) • Cálculos intraductales pueden obstruir el conducto, dando lugar a atrofia	Dilatación del conducto principal y de ramas laterales	Parenquimatosas y ductales (fundamentalmente, en la cabeza glandular)
Pancreatitis crónica obstructiva	• Atrofia parenquimatosa proximal a la obstrucción • Realce disminuido y retardado (fundamentalmente, por fibrosis)	• Lesión ductal primaria que comporta obstrucción parcial o completa del conducto pancreático • Dilatación ductal lisa proximal a la obstrucción	No

(Continúa)

Tabla 35-8. Hallazgos en imagen de diferentes tipos de pancreatitis crónica (*Cont.*)

Tipo de pancreatitis crónica	Parénquima pancreático	Conductos pancreáticos	Calcificaciones
Pancreatitis del surco (*groove pancreatitis*)	• Masa curvilínea en el surco pancreatoduodenal • Realce disminuido y retardado (fundamentalmente, por fibrosis) • Cambios quísticos en la pared duodenal	Estenosis ductal leve	Raras
Pancreatitis autoinmunitaria	• Pérdida de las lobulaciones normales glandulares • Morfología de «salchicha» • Halo hipodenso alrededor de la glándula	Estenosis leve difusa o segmentaria	No

PUNTOS CLAVE

- La evaluación pancreática mediante técnicas de imagen debe adaptarse necesariamente al problema clínico que se desea resolver.
- Ante una masa sólida pancreática, el patrón de realce tras la administración de contraste intravenoso es uno de los elementos clave que considerar para establecer el diagnóstico diferencial.
- En la valoración de las lesiones quísticas pancreáticas, es importante conocer los hallazgos sospechosos de corresponder a un tumor maligno o potencialmente maligno.

- Aunque el diagnóstico de la PA es fundamentalmente clínico, se deben conocer las indicaciones de realizar pruebas de imagen en el curso de esta.
- Los hallazgos de imagen permiten en muchos casos la clasificación del tipo de PC, lo que puede cambiar significativamente el manejo del paciente.

BIBLIOGRAFÍA

Baleato-González S, García-Figueiras R, Junquera-Olay S, Canedo-Antelo M, Casas-Martínez J. Imaging acute pancreatitis. Radiologia (Engl Ed). 2021;63(2):145-58.

Baleato-González S, García-Figueiras R, Luna A, Domínguez-Robla M, Vilanova JC. Functional imaging in pancreatic disease. Radiologia (Engl Ed). 2018;60(6):451-64.

Brizi MG, Perillo F, Cannone F, Tuzza L, Manfredi R. The role of imaging in acute pancreatitis. Radiol Med. 2021;126(8):1017-29.

Calabrò D, Argalia G, Ambrosini V. Role of PET/CT and therapy management of pancreatic neuroendocrine tumors. Diagnostics (Basel). 2020;10(12):1059.

D'Onofrio M, De Robertis R, Capelli P, Tinazzi Martini P, Crosara S, Gobbo S, et al. Uncommon presentations of common pancreatic neoplasms: a pictorial essay. Abdom Imaging. 2015;40(6):1629-44.

Elbanna KY, Jang HJ, Kim TK. Imaging diagnosis and staging of pancreatic ductal adenocarcinoma: a comprehensive review. Insights Imaging. 2020;11(1):58.

Galgano SJ, Morani AC, Gopireddy DR, Sharbidre K, Bates DDB, Goenka AH, et al. Pancreatic neuroendocrine neoplasms: a 2022 update for radiologists. Abdom Radiol (NY). 2022;47(12):3962-70.

García Figueiras R, Villalba Martín C, García Figueiras A, Otero Echart M, Requejo Isidro I, Pazos González G, et al. The spectrum of cystic masses of the pancreas: imaging features and diagnostic difficulties. Curr Probl Diagn Radiol. 2007;36(5):199-212.

Gong XH, Xu JR, Qian LJ. Atypical and uncommon CT and MR imaging presentations of pancreatic ductal adenocarcinoma. Abdom Radiol (NY). 2021;46(9):4226-37.

Haj-Mirzaian A, Kawamoto S, Zaheer A, Hruban RH, Fishman EK, Chu LC. Pitfalls in the MDCT of pancreatic cancer: strategies for minimizing errors. Abdom Radiol (NY). 2020;45(2):457-78.

Harindranath S, Sundaram S. Approach to pancreatic head mass in the background of chronic pancreatitis. Diagnostics (Basel). 2023;13(10):1797.

Konstantinoff KS, Morani AC, Hope TA, Bhosale PR, Francis IR, Yano M, et al. Pancreatic neuroendocrine tumors: tailoring imaging to specific clinical scenarios. Abdom Radiol (NY). 2023;48(5):1843-53.

Low G, Panu A, Millo N, Leen E. Multimodality imaging of neoplastic and non-neoplastic solid lesions of the pancreas. Radiographics. 2011;31(4):993-1015.

Miller FH, Lopes Vendrami C, Hammond NA, Mittal PK, Nikolaidis P, Jawahar A. Pancreatic cancer and its mimics. Radiographics. 2023;43(11):e230054.

Miller FH, Lopes Vendrami C, Recht HS, Wood CG, Mittal P, Keswani RN, et al. Pancreatic cystic lesions and malignancy: assessment, guidelines, and the field defect. Radiographics. 2022;42(1):87-105.

Ortiz Morales CM, Girela Baena EL, Olalla Muñoz JR, Parlorio de Andrés E, López Corbalán JA. Radiology of acute pancreatitis today: the Atlanta classification and the current role of imaging in its diagnosis and treatment. Radiologia (Engl Ed). 2019;61(6):453-66.

Rhee H, Park MS. The role of imaging in current treatment strategies for pancreatic adenocarcinoma. Korean J Radiol. 2021;22(1):23-40.

Schima W, Böhm G, Rösch CS, Klaus A, Függer R, Kopf H. Mass-forming pancreatitis versus pancreatic ductal adenocarcinoma: CT and MR imaging for differentiation. Cancer Imaging. 2020;20(1):52.

Shankar PR, Wasnik AP, Al-Hawary MM, Francis IR, Kaza RK. Hypervascular pancreatic "lesions": a pattern-based approach to differentiation. Abdom Radiol (NY). 2018;43(4):1013-28.

Vernuccio F, Borhani AA, Dioguardi Burgio M, Midiri M, Furlan A, Brancatelli G. Common and uncommon pitfalls in pancreatic imaging: it is not always cancer. Abdom Radiol (NY). 2016;41(2):283-94.

Wolske KM, Ponnatapura J, Kolokythas O, Burke LMB, Tappouni R, Lalwani N. Chronic pancreatitis or pancreatic tumor? A problem-solving approach. Radiographics. 2019;39(7):1965-82.

Mesenterio, peritoneo y retroperitoneo: los grandes olvidados

36

M. Á. Corral de la Calle

OBJETIVOS

- Dominar la anatomía de la cavidad peritoneal y del retroperitoneo abdominal y pélvico.
- Conocer la semiología general de las manifestaciones patológicas del peritoneo, el espacio subperitoneal y las primarias del retroperitoneo.
- Realizar un diagnóstico diferencial adecuado de las enfermedades más relevantes con afectación de peritoneo, espacio subperitoneal y las primarias del retroperitoneo.

PERITONEO. SEMIOLOGÍA GENERAL. NEUMOPERITONEO, ASCITIS Y COLECCIONES

A continuación se describen las principales características clínicas y las claves diagnósticas por imagen de la acumulación anormal de líquido (ascitis) y la presencia de gas en la cavidad peritoneal (neumoperitoneo).

Ascitis

Se produce por aumento de la permeabilidad del peritoneo, aumento de la presión hidrostática, reducción de la presión osmótica, disminución de la capacidad de absorción del peritoneo, acceso de líquidos por transgresión anatómica y obstrucción linfática. La cirrosis, la insuficiencia cardíaca y las neoplasias causan el 90 %. Son raras la ascitis urinaria, biliar, pancreática, hemática (traumática o espontánea) o quilosa. El líquido peritoneal se mueve libremente por los espacios peritoneales derechos, mientras que su circulación es más limitada entre el espacio supramesocólico e inframesocólico izquierdos (por la presencia del ligamento frenicocólico), así como entre los sacos menor y mayor (por la estrechez del hiato de Winslow).

> ! El líquido peritoneal tiende a depositarse, facilitando la formación de colecciones (incluidos abscesos) y el implante neoplásico, en los recesos pélvicos, el espacio subhepático derecho anterior (de Morison), las reflexiones mesentéricas en la fosa ilíaca derecha, las del mesosigma en la izquierda, los espacios subfrénicos y, en menor medida, el espacio parietocólico (o «gotiera» paracólica) derecho

La ecografía es la técnica más sensible para detectar líquido peritoneal, como colecciones con ángulos agudos entre asas intestinales o mesenterios, o en los recesos peritoneales. Los signos de exudado son: líquido no anecogénico (el 25 % de ascitis exudativas o hemorrágicas son anecoicas), loculación, tabiques y agrupamiento intestinal. La ecografía es inmejorable para guiar la paracentesis.

La tomografía computarizada (TC) es menos sensible en la detección y en la caracterización de la ascitis, aunque permite detectar colecciones profundas con mayor facilidad y aporta hallazgos asociados. El hemoperitoneo muestra atenuación alta (30-45 unidades Hounsfield [UH] si no hay coágulo y 45-70 UH si lo hay). El coágulo centinela es el más denso y, a veces, indica el foco de sangrado. Pero la antigüedad de la hemorragia, su dilución o un bajo hematócrito pueden reducir la densidad hasta solaparse con la de otros líquidos. La extravasación de contraste intravenoso indica sangrado activo. Se requieren más de 500 mL de líquido para que se detecte con fiabilidad en una radiografía (Rx) de abdomen.

Neumoperitoneo

Generalmente, indica perforación gastrointestinal (la más frecuente, la de una **úlcera** péptica) en ausencia de cirugía reciente. La perforación del colon suele producir un neumoperitoneo mayor que la de estómago, duodeno o intestino delgado. Si se perfora el duodeno o uno de los tramos retroperitoneales del colon, o si la perforación se produce hacia un mesenterio, puede haber neumorretroperitoneo, acompañante o exclusivo.

> ! Puede haber neumoperitoneo sin perforación de víscera hueca por disección desde neumomediastino, rotura de quistes de neumatosis intestinal, permeabilización de un intestino distendido o procedente del aparato genital femenino.

La presencia de gas en una colección intraperitoneal, con o sin nivel, es virtualmente diagnóstica de absceso.

La TC permite detectar cantidades mínimas de aire extraluminal (si se busca con ventanas amplias) y es la técnica con más capacidad para determinar la causa e identificar lesiones asociadas. La técnica óptima (permite detectar hasta 1 mL de aire) de Rx convencional es la Rx de tórax en bipedestación. La Rx de abdomen en decúbito supino tiene menor sensibilidad (59 %). Los signos más sutiles aparecen en el cuadrante superior derecho (**Tabla 36-1**).

> ! La ecografía permite detectar neumoperitoneo en manos expertas, buscando realce de la línea peritoneal anterior, con o sin sombra sucia o artefacto de reverberación, gas entre la pared abdominal y el hígado, estático con la respiración o burbujas de gas en el líquido peritoneal.

PERITONEO. AFECTACIÓN TUMORAL Y SEUDOTUMORAL

El peritoneo puede verse afectado por carcinomatosis peritoneal, por la extensión de otros tipos de tumores o por tumores primarios peritoneales de estirpe epitelial.

Carcinomatosis peritoneal

Puede originarse en neoplasias de cualquier órgano abdominal intraperitoneal o extraperitoneal e, incluso, extraabdominal (pulmón, lobulillar de mama, melanoma). El ovario es el origen más frecuente (un 70 % con carcinomatosis peritoneal al diagnóstico), seguido del cáncer de colon y el gástrico.

La implantación se ve favorecida en los lugares de estasis del líquido peritoneal y en el epiplón mayor. Los depósitos pélvicos pueden originar masas ováricas (tumor de Krukenberg, típico del carcinoma gástrico) de difícil diferenciación de un carcinoma ovárico.

Se considera enfermedad metastásica (estadio IV), excepto en el carcinoma de ovario, trompas y seroso peritoneal primario (estadio IIb si solo hay afectación pélvica; y III si es extrapélvica: IIIa: microscópica, IIIb: < 2 cm, IIIc: > 2 cm).

En cuanto a la semiología radiológica (**Fig. 36-1**), se caracteriza por: ascitis, que tiende a coleccionarse, centralizar asas y mesenterio, mostrar ecos y tiene hasta 30 UH en TC; engrosamiento de cualquier área de peritoneo; implantes nodulares en el peritoneo, que pueden invadir vísceras subyacentes o la pared; infiltración del epiplón mayor en forma de pequeños nódulos (a partir de los puntos lácteos), engrosamiento de la superficie peritoneal, infiltración estriada o masiva, o como una o varias masas focales; infiltración del mesenterio (aspecto estrellado); pueden verse calcificaciones (a veces, sutiles) en implantes de carcinoma seroso papilar de ovario o primario peritoneal y, con menos frecuencia, en carcinomas mucinosos, sus implantes y adenopatías. La afectación es hipoecogénica, con atenuación de partes blandas con realce moderado en TC, y con marcada restricción de la difusión del agua y realce (mejor demostrado en secuencias tardías) en resonancia

Tabla 36-1. Signos de neumoperitoneo en la radiografía de abdomen en decúbito supino	
Burbujas de gas sobre el hígado	Probablemente, es el signo más sutil. Puede ser simulado por gas en el duodeno, en el colon alto, aerobilia, gas portal, etc.
Fisuras de ligamentos teres (redondo) o venoso	Imagen lineal. Difícil diagnóstico diferencial con aerobilia. Habitualmente, por perforación de úlcera péptica
Ligamento falciforme	Imagen lineal vertical paravertebral derecha
Ligamento teres (redondo) extrahepático	Desde el borde inferior de la línea anterior a la inserción hepática
Inserciones diafragmáticas	De dos a cuatro líneas curvas paralelas sobre el hígado, que simulan delfines en una zambullida conjunta
Espacio de Morison	Imagen triangular que dibuja el borde hepático inferior
Hiperlucencia hepática	Normalmente con un borde lateral recto casi vertical. Neumoperitoneo abundante
Triángulos de gas	Gas entre dos tramos intestinales y la pared
Pliegue del uraco	Línea vertical desde el ombligo hacia la cúpula vesical
Pliegues umbilicales	«V» invertida, con el vértice superior hacia el ombligo, por los pliegues umbilicales medios o laterales.
Signo de la cúpula	Continuidad de ambos hemidiafragmas, delineados inferiormente por el gas extraluminal, creando una imagen de cúpula en el abdomen superior
Signo del balón del fútbol	Expansión generalizada de la cavidad peritoneal por un gran neumoperitoneo
Signo de Rigler	Visualización del lado externo de la pared intestinal, delineada por gas extraluminal. Falsos positivos: tramos intestinales superpuestos y grasa

magnética (RM) (**Fig. 36-2**) La tomografía por emisión de positrones (PET, *positron emission tomography*) asociada a TC (PET-TC) tiene limitaciones para detectar implantes pequeños, por su baja resolución espacial, y tiende a infraestimar, por el solapamiento de la captación patológica con la del intestino normal.

Estos hallazgos también pueden darse, por conexiones con el peritoneo, en el ombligo (nódulo de la Hermana María José, por el receso onfalomesentérico), en la ingle por un conducto peritoneovaginal persistente, en hernias o en incisiones.

El seudomixoma peritoneal es la acumulación de material mucoide (**Fig. 36-3**), que produce un característico festoneado en la superficie de las vísceras con las que contacta (sobre todo, el hígado). La variante maligna es secundaria a adenocarcinoma mucinoso de apéndice, colon, ovario, estómago o páncreas. La forma benigna es casi siempre secundaria a un adenoma mucinoso apendicular.

La biopsia percutánea consigue el diagnóstico en más del 90 % de los casos, con buena tolerancia y baja tasa de complicaciones. El control ecográfico es excelente para lesiones epiploicas e implantes grandes o superficiales.

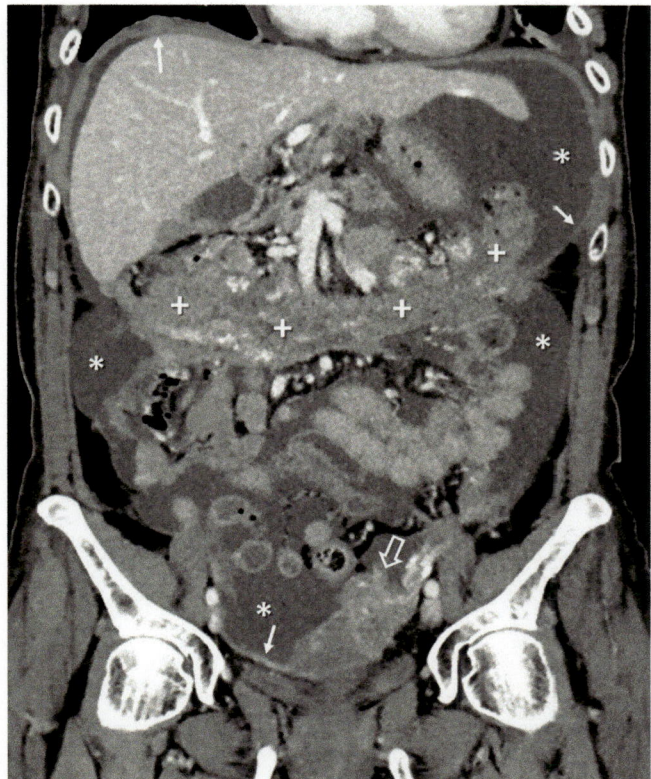

Figura 36-1. Carcinomatosis peritoneal secundaria a carcinoma de ovario. Mujer de 69 años. Tomografía Computarizada coronal con contraste intravenoso en fase portal. Masa parauterina izquierda (flecha hueca) con atenuación de partes blandas, que corresponde a la neoplasia primaria, con ascitis tendente a la loculación (*), numerosas áreas de engrosamiento, ocasionalmente, nodular del peritoneo visceral y parietal (flechas), e infiltración masiva del epiplón mayor (+).

Existen varios índices que permiten cuantificar la extensión de la enfermedad peritoneal mediante pruebas de imagen, siendo el más empleado el índice de carcinomatosis peritoneal (PCI, *peritoneal cáncer index*). Divide el abdomen y la pelvis en nueve regiones (0-8), y el intestino delgado, en otras cuatro (9-12), y considera, además, el tamaño de la mayor de las lesiones en cada una de ellas (0-3). De esta forma, se puede alcanzar un valor máximo de 39 puntos, y se establece en 20 el valor a partir del cual se considera contraindicado el procedimiento por la baja probabilidad de conseguir una adecuada resección quirúrgica, aunque debe tenerse en cuenta la agresividad del tumor. Ha demostrado una buena correlación con los resultados de la cirugía, permitiendo una adecuada selección de los pacientes, aunque, en muchos casos, no se puede prescindir de la exploración quirúrgica. La herramienta *online* (PROMISE [consulta el 25 de junio de 2024]. Disponible en: https://www.e-promise.org/) permite un cálculo relativamente ágil, también para TC, añadiendo el número, tamaño y otras características (confluencia, adherencia, festoneado visceral) de los implantes en cada región, además de información sobre engrosamiento peritoneal, estructuras invadidas por cuadrantes, razones de irresecabilidad, y enfermedad adenopática y metastásica extraperitoneal.

El tratamiento consiste en la cirugía citorreductora con quimioterapia hipertérmica en centros con experiencia, con resultados óptimos en el 30-85 %. Son factores predictivos de resección subóptima (más de 25 mm de tumor residual) un índice de carcinomatosis peritoneal mayor de 20, afectación de fisuras e hilio hepáticos, fosa vesicular, ligamentos gastrohepático o gastroesplénico, o saco menor, invasión de vísceras sólidas o huecas, diafragmática o de grandes vasos o afectación infiltrante de la raíz mesentérica. También contraindican las adenopatías retroperitoneales y metástasis extraperitoneales (salvo las hepáticas en el carcinoma colorrectal en casos seleccionados).

Otras estirpes tumorales con extensión peritoneal

Puede encontrarse extensión al peritoneo de linfomas o de tumores del estroma gastrointestinal (GIST, *gastrointestinal stromal tumors*).

Linfomatosis peritoneal

Por lo general, es indistinguible de la carcinomatosis, salvo si se asocian adenopatías características o afectación intesti-

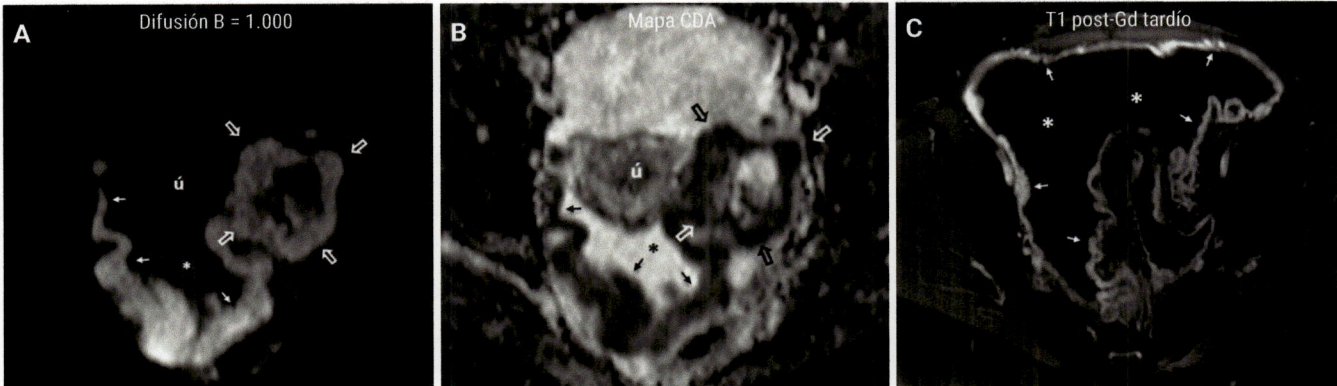

Figura 36-2. Carcinomatosis peritoneal en resonancia magnética. **A y B)** Restricción de la difusión del agua tanto en el carcinoma seroso ovárico primario (flechas huecas) a la izquierda del útero (ú) como en la afectación peritoneal pélvica (flechas). Se manifiesta con hiperintensidad de señal con valor alto de b y baja señal en el mapa del coeficiente de difusión aparente (CDA). Hay ascitis (*). **C)** En otra paciente, realce liso y nodular en secuencia tardía tras administrar contraste paramagnético (Gd) en el peritoneo visceral y parietal pélvico (flechas). También hay ascitis (*).

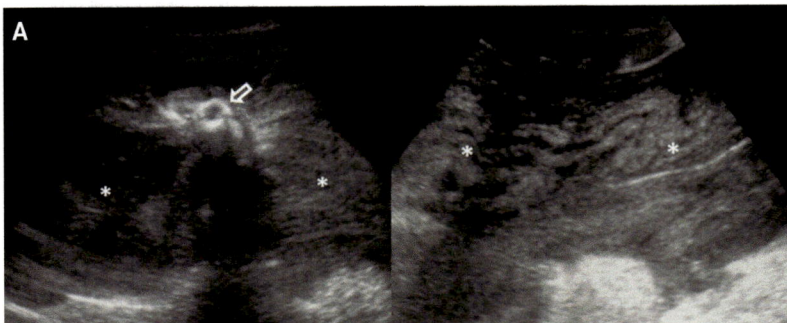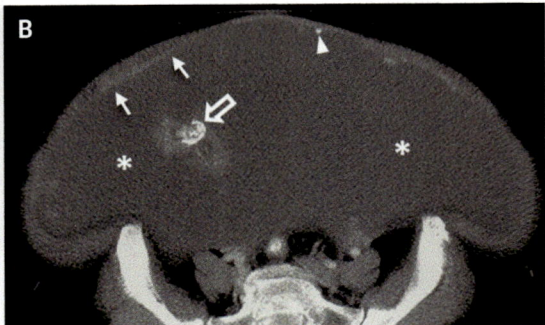

Figura 36-3. Adenomucinosis peritoneal. Mujer de 78 años. **A)** Imágenes axiales de ecografía. **B)** Imagen axial de tomografía computarizada (TC) con contraste en fase portal. Ocupación inframesocolónica masiva por material mucinoso complejo (*), de ecogenicidades alternantes y confluyendo a una calcificación central (flechas huecas). La complejidad del material mucinoso queda reflejada mucho mejor en la ecografía que en la TC. Implantes con finas calcificaciones (puntas de flecha) en un peritoneo parietal engrosado (flechas).

nal típica de íleon terminal, estómago o colon, a veces, con infiltración «estrellada» del mesenterio (**Fig. 36-4**). Es más frecuente en el sida. Es rara la afectación peritoneal en casos de leucemia linfoblástica.

Tumor del estroma gastrointestinal

La diseminación peritoneal es la segunda en frecuencia, tras la hepática. Aparecen nódulos sólidos en el mesenterio o el epiplón; si son grandes, con centro necrótico y con escasas ascitis y adenopatías (**Fig. 36-5**). Responden al mesilato de imatinib como el resto de afectación.

Tumores primarios peritoneales de estirpe epitelial

Comprenden el mesotelioma peritoneal y el carcinoma seroso peritoneal primario.

Mesotelioma peritoneal

Más infrecuente que el pleural (del 12 al 33 % de los mesoteliomas). Solo hay exposición previa al amianto en el 50 % de los casos. Se reconocen una variante sarcomatoide, como masas peritoneales sólidas, una epitelioide, más frecuente, indistinguible de la carcinomatosis peritoneal, salvo cuando hay afectación pleural por exposición al amianto,, y una forma mixta con hallazgos radiológicos intermedios.

Carcinoma seroso peritoneal primario

Su histología, comportamiento biológico (incluyendo la frecuente elevación del CA-125), apariencia radiológica (salvo porque, en vez de masa/s ovárica/s, aparece un engrosamiento discreto por infiltración serosa de los ovarios) y tratamiento son iguales que los de su homónimo ovárico o tubárico. Algunos autores sugieren que el origen sería siempre tubárico. Son frecuentes las calcificaciones en los implantes peritoneales.

Tumores peritoneales y subperitoneales de estirpe mesenquimal

Son menos frecuentes que los retroperitoneales. Los primeros retos son situar anatómicamente el tumor (lo menos

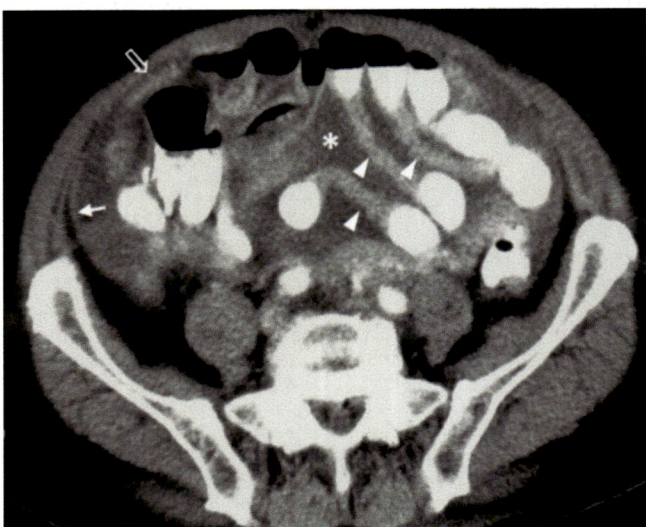

Figura 36-4. Linfoma no hodgkiniano con afectación abdominal masiva, de predominio peritoneal. Tomografía computarizada con contraste en fase portal. Ascitis (*), engrosamiento lineal del peritoneo (flecha), infiltración epiploica (flecha hueca) e infiltración «estrellada» masiva de la grasa mesentérica (cabezas de flecha).

raro es que esté en el epiplón mayor o el mesenterio) y descartar que sea metastásico (vía linfática, hematógena o peritoneal). Algunos datos pueden orientar el diagnóstico (**Tabla 36-2**).

 La probabilidad de que la lesión sea maligna aumenta cuanto más grande, más lobulada, peor definida y más heterogénea sea, y cuantos más signos haya de invasión visceral o vascular (**Figs. 36-6** y **36- 7**).

La biopsia percutánea es segura y eficaz para un diagnóstico definitivo. Un caso especial es el infrecuente **tumor desmoplásico de células redondas pequeñas**, de la familia de los neuroectodérmicos primitivos, que afecta casi exclusivamente a varones adolescentes y jóvenes (**Fig. 36-8**) como masas peritoneales, en la pelvis o el epiplón mayor, que pueden calcificar, con o sin ascitis (50 %).

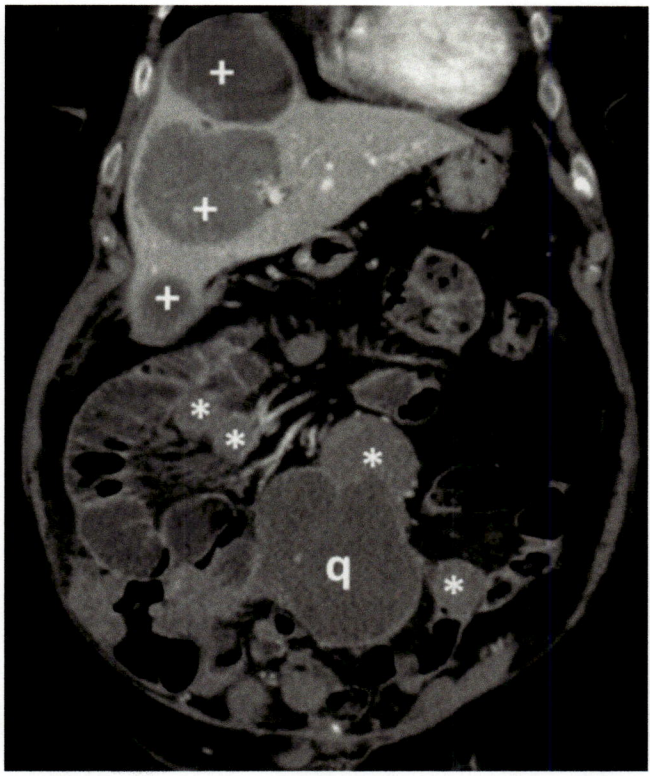

Figura 36-5. Tomografía computarizada coronal en fase portal. Tumor del estroma gastrointestinal (GIST) con diseminación peritoneal y hepática. Hay numerosas lesiones nodulares redondeadas sólidas (*) y una quística o necrótico-hemorrágica (q), que corresponden a implantes peritoneales, junto a múltiples metástasis hepáticas (+), algunas también con fenómenos necrótico-hemorrágicos. Son los dos órganos de diseminación más frecuente del GIST.

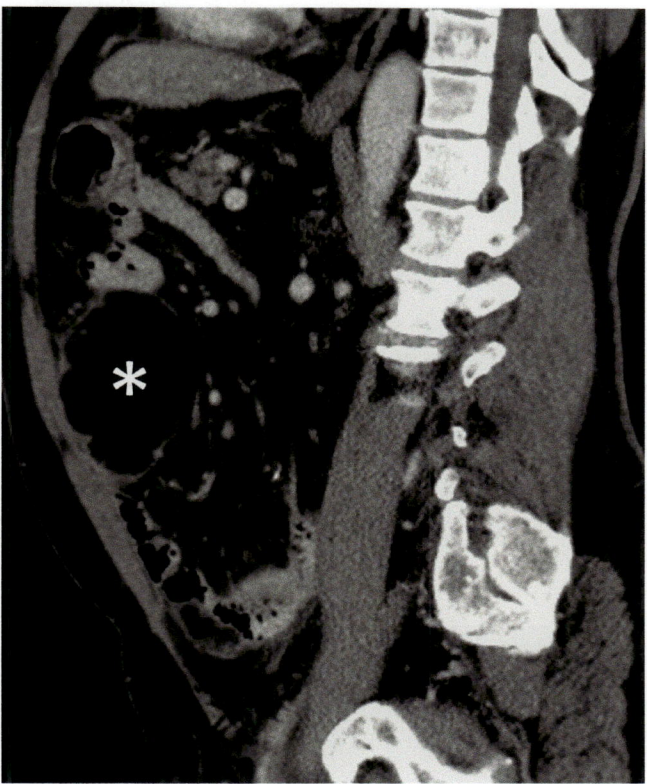

Figura 36-6. Lipoma epiploico incidental. Tomografía computarizada sagital con contraste en fase portal. Hallazgo casual en el estudio de estadificación de un carcinoma de colon. Masa bien delimitada, con valores de atenuación inferiores a los de la grasa normal (*), con un filo halo hiperatenuante, situada por detrás de la pared abdominal anterior y por debajo del colon transverso, en el epiplón mayor. Asociaba lipomas en otras localizaciones (no mostrados).

Tabla 36-2. Tumores mesenquimales subperitoneales

Benignos	Hemangioma	Cavernoso el más frecuente. Flebolitos a veces. Masa captante bien o mal definida
	Lipoma	Densidad grasa. Hallazgo casual o dolor si hay torsión
	Tumor benigno de la vaina nerviosa	Neurofibroma plexiforme en la NF-1: lesiones hipodensas arrosariadas que conectan con el retroperitoneo
	GIST benigno	Más frecuente el maligno y con dependencia intestinal
	Tumor fibroso solitario	Mucho más raro que en la pleura. Varones de 54 años de media. Radiológicamente inespecífico
Malignos	Sarcoma pleomórfico indiferenciado (antes HFM)	• En general, indistinguibles • Grandes, heterogéneos, mal delimitados, invasivos • Diagnóstico diferencial: lesiones fibrosas benignas del mesenterio, tumores benignos, carcinoide, linfoma • Más frecuente: sarcoma pleomórfico indiferenciado • NF-1: GIST o tumor maligno de la vaina nerviosa • GIST: más frecuentemente intestinal con invasión secundaria. El 10 % mesentéricos o epiploicos
	GIST maligno	
	Fibrosarcoma	
	Angiosarcoma	
	Tumor maligno de la vaina nerviosa	
	Sarcoma sinovial	
	Liposarcoma	Diagnóstico posible si contiene áreas de grasa (menos frecuente cuanto más alto grado).

GIST: tumor del estroma gastrointestinal (*gastrointestinal stromal tumor*). HFM: histiocitoma fibroso maligno; NF-1: neurofibromatosis de tipo 1.

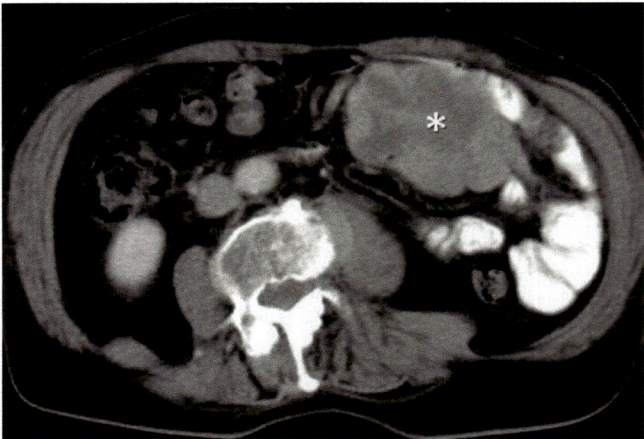

Figura 36-7. Sarcoma pleomórfico indiferenciaco mesentérico. Tomografía computarizada en fase portal. Varón de 78 años. Masa mesentérica lobulada y heterogénea (*), con áreas necróticas. Asociaba trombosis de una vena tributaria de la vena mesentérica superior (no mostrado).

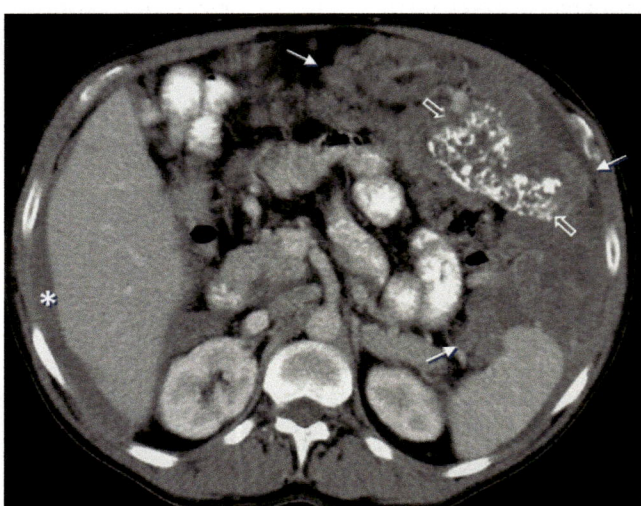

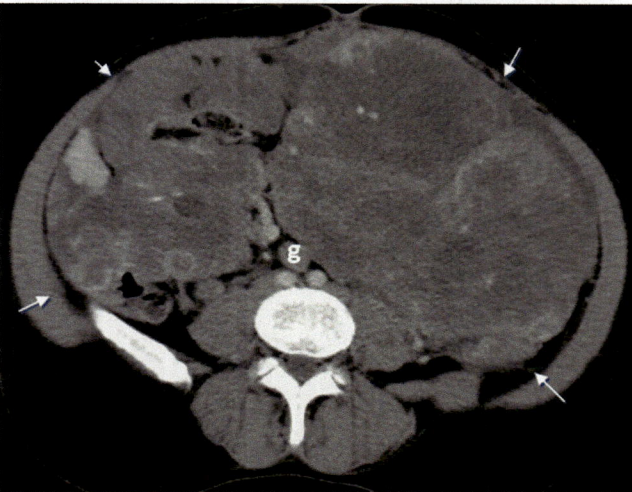

Figura 36-8. Tumor desmoplásico de células recondas pequeñas peritoneal. Varón de 31 años. Grandes masas epiploicas, mesentéricas y peritoneales (flechas), con calcificación en el hipocondrio izquierdo (infrecuente en el mesotelioma) (flechas huecas), discreta ascitis (*) y adenopatías retroperitoneales (g).

PERITONITIS

A continuación, se describen las principales manifestaciones **clínicas** y los hallazgos radiológicos generales de la peritonitis, así como su clasificación en primaria, secundaria y terciaria.

Clínica

Inicialmente, se manifiesta como dolor «visceral» (vago, centroabdominal, con náuseas y/o vómitos), seguido de dolor «parietal» (agudo, lacerante, centrado en el punto patológico). Puede ser más o menos amplio (de uno a cuatro cuadrantes). Cursa con fiebre o febrícula y marcadores inespecíficos de inflamación sistémica. La valoración es más difícil en niños pequeños, ancianos, obesos y diabéticos.

Semiología radiológica general

Se puede observar ascitis exudativa (loculada, septada, aunque puede ser libre, con ecos, de atenuación media entre trasudado y hemorrágica, más abundante si la causa está en el tubo digestivo proximal, estómago e intestino delgado), neumoperitoneo (más abundante si hay transgresión parietal de los extremos del tubo digestivo abdominal, estómago o colon izquierdo), engrosamiento lineal del peritoneo visceral y/o parietal, inflamación de la grasa subperitoneal (sobre todo, epiploica y/o mesentérica) en el foco patológico (tumefacción, hiperemia, hiperecogenicidad, hiperatenuación y tractos lineales), afectación de órganos vecinos, íleo adinámico (dilatación discreta del intestino delgado con hipomotilidad) y hallazgos específicos de la causa. Hay que tener presente el habitual rol terapéutico radiológico, con drenajes percutáneos de las colecciones suficientemente grandes y accesibles.

Peritonitis primarias

Se distinguen las siguientes causas de peritonitis primaria:

- **Cirrosis bacteriana espontánea.** En cirróticos conocidos con ascitis. Monobacteriana (*Escherichia coli*, *Klebsiella pneumoniae*, *Streptococcus* spp.). Clínica larvada. Obliga a paracentesis rápida, enviando muestras para estudio microbiológico (cultivo y tinción de Gram en envase adecuado), recuento celular (envase con EDTA [ácido etilendiaminotetracético]; sugestiva si > 250 leucocitos/μL) y parámetros de laboratorio (en contenedor rojo: albúmina, proteínas totales, glucosa, lactato-deshidrogenasa [LDH], amilasa y bilirrubina si el líquido es oscuro). Tratamiento antibiótico empírico inmediato. Requieren estudios de imagen un 5 %. Diagnóstico diferencial: peritonitis secundaria en cirrótico, con mal pronóstico.
- **Peritonitis relacionada con diálisis peritoneal.** Por contaminación cutánea, en general, por *Staphylococcus aureus*. Presenta altas morbilidad y mortalidad, obliga a recambio del catéter y puede suponer pérdida temporal o permanente de capacidad de filtrado peritoneal. Presentación clínica larvada. Debe sospecharse si se observa efluente turbio (desapercibido en casos de diálisis automática nocturna), sin requerir paracentesis. Hay peritonitis secundaria en el 6 %

de los casos (sospecha si la amilasa es alta en el efluente), con mal pronóstico. Hay indicación de estudios de imagen.

- **Peritonitis relacionada con derivación ventriculoperitoneal.** Es la complicación abdominal más frecuente (20 %), por encima del seudoquiste de líquido cefalorraquídeo (LCR), ascitis intratable, perforación intestinal, obstrucción, fístula, extrusión, migración y hernia, aunque suele pasarse por alto por escasez de literatura médica reciente. Cursa con síntomas abdominales larvados, en general, sin síntomas neurológicos. Es de utilidad el estudio del LCR y obliga a la retirada transitoria del catéter y antibióticos. Si se trata de peritonitis secundaria (35 %), la situación es más grave y requiere cirugía.

- **Peritonitis «primaria» por *Streptococcus pyogenes*.** Del grupo A, causante de infecciones graves como fascitis necrosantes, síndrome tóxico séptico estreptocócico, endocarditis, empiema, osteomielitis, endometritis y otras. Se han descrito casos aislados, el 80 % en mujeres jóvenes, por diseminación directa desde un origen ginecológico (por eso las comillas en «primaria») o hematógena desde reservorio faríngeo. Tiene mal pronóstico, con septicemia rápida y alta mortalidad. Presenta hallazgos radiológicos inespecíficos, con íleo adinámico y signos de peritonitis con rápida evolución.

- **Peritonitis tuberculosa.** Es infrecuente en personas inmunocompetentes en países desarrollados, pero endémica en el norte de África. Puede aparecer como reactivación desde un foco intestinal, ganglionar o ginecológico o en el contexto de una diseminación hematógena (por lo general, desde un foco pulmonar). Simula carcinomatosis peritoneal tanto por su presentación clínica, con molestias abdominales crónicas y, a veces, febrícula (aunque, en general, en pacientes más jóvenes), como por la radiológica. Si hay afectación ganglionar, intestinal o torácica (solo en el 15 % de los casos), el diagnóstico es más sencillo.

Se distinguen una forma «húmeda», con ascitis con atenuación en torno a 30 UH, libre o loculada, con o sin ecos y membranas, en general, con realce lineal de las superficies peritoneales; una «seca» o fija-fibrótica, en la que predomina la infiltración, por lo general, estriada del epiplón mayor; y una mixta entre ambas (**Fig. 36-9**).

Un exudado peritoneal con linfocitosis e hiperproteico, positivo en adenosina-desaminasa (aunque con falsos positivos en neoplasias y peritonitis bacteriana espontánea), y un gradiente de albúmina entre suero y ascitis < 1,1 g/L son muy sugestivos. La confirmación microbiológica se puede obtener con tinción (3 %), cultivo (20 %) o ampliación de **ácido** desoxirribonucleico (ADN) por reacción en cadena de la polimerasa (PCR, *polymerase chain reaction*) (72-90 %).

Peritonitis secundarias

Mucho más frecuentes. Más del 95 % con origen en el aparato digestivo. Las apendiculares son las más comunes, en pacientes más jóvenes y con mejor pronóstico, seguidas de las colónicas (por orden de frecuencia: diverticulitis, neoplasia, otras) (**Fig. 36-10**), gastroduodenales (úlcera perforada, neoplasia, otras) (**Fig. 36-11**) y de intestino delgado (obstrucción, isquemia, enfermedad inflamatoria intestinal, otras) (**Fig. 36-12**). La mortalidad es mayor en las colónicas y de intestino delgado. Existe neoplasia subyacente con más frecuencia en causas hepatobiliopancreáticas (colecistitis aguda, absceso hepático, hidatidosis hepática, pancreatitis, otras). Son formas especiales la hidatidosis peritoneal aguda (por rotura peritoneal de un quiste hidatídico) y subaguda o crónica (por siembra parasitaria al peritoneo) (**Fig. 36-13**). Otros parásitos pueden atravesar la pared intestinal y migrar por la cavidad peritoneal, produciendo abscesos estériles y/o granulomas, con manifestaciones inespecíficas (colecciones, estriación de la grasa,

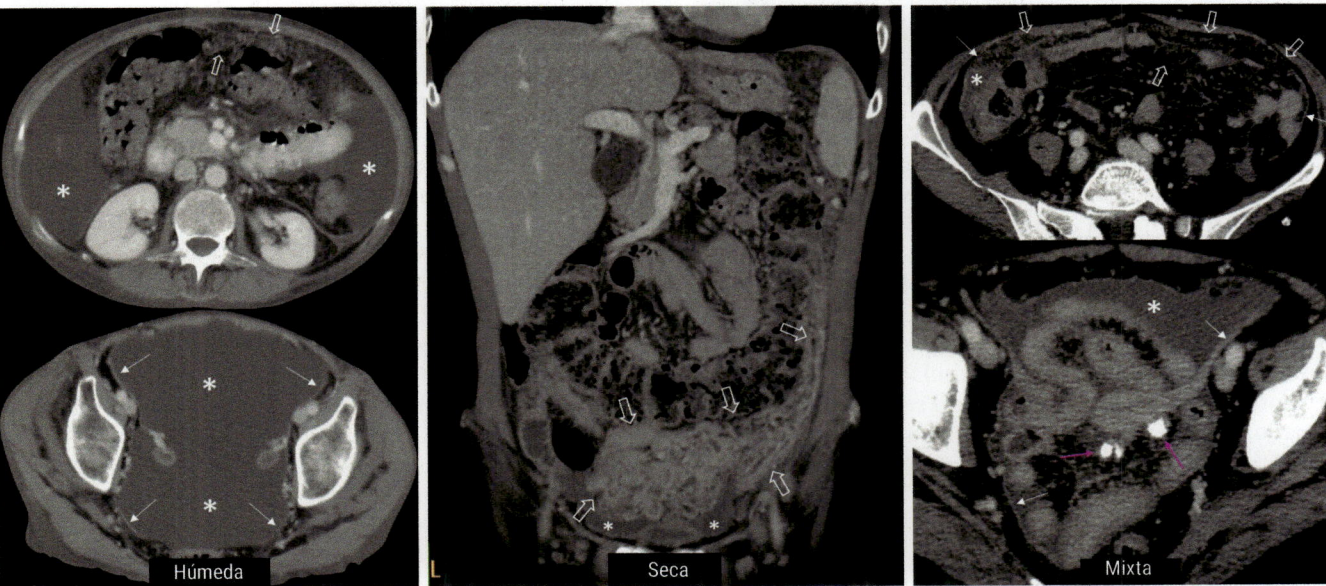

Figura 36-9. Tuberculosis peritoneal. Presentaciones radiológicas «húmeda», «seca» o fija-fibrótica y mixta en tomografía computarizada con contraste en fase portal. En los tres casos hay ascitis (*), más abundante en la forma «húmeda», con tabiques y punteado en ecografía (no mostrada), engrosamiento liso y captante de las superficies peritoneales (flechas blancas) e infiltración estriada del epiplón mayor (flechas huecas), más marcada en la forma «seca». En el caso con presentación mixta, hay también adenopatías mesentéricas calcificadas (flechas rosas). En este caso y en el de presentación «seca», había también signos de afectación torácica (no mostrado).

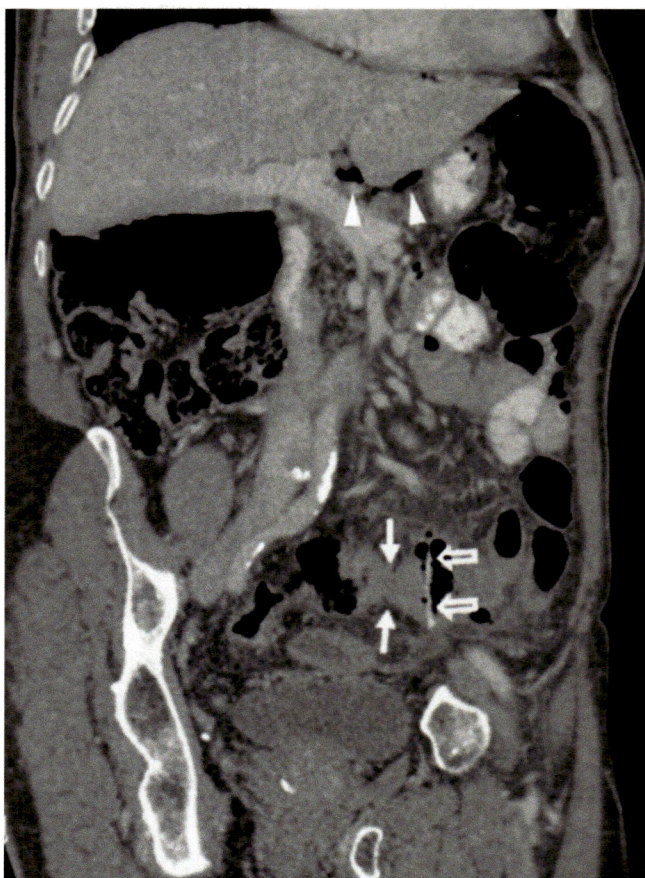

Figura 36-10. Peritonitis de origen colónico, secundaria a perforación por cuerpo extraño (espina de pescado, flechas huecas), inmediatamente proximal a un engrosamiento estenosante del colon sigmoide por un adenocarcinoma (flechas). Entre otros datos de peritonitis, se ven pequeñas burbujas de neumoperitoneo supramesocólico (cabezas de flecha). Tomografía computarizada coronal oblicua en fase portal.

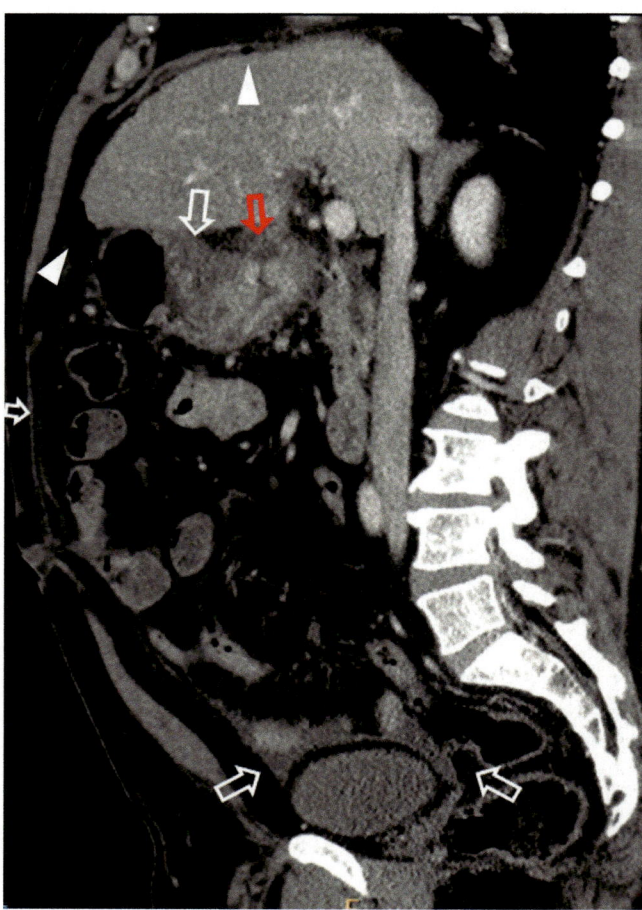

Figura 36-11. Peritonitis generalizada secundaria a perforación de úlcera péptica. Imagen parasagital de tomografía computarizada en fase portal. Hiperrealce y disrupción de la pared superior del primer tramo duodenal (flecha hueca roja) por úlcera perforada, con signos generalizados de peritonitis (flechas huecas blancas), incluyendo discreto neumoperitoneo (cabezas de flecha).

nódulos, masas, engrosamiento peritoneal) y ocasionalmente ascitis, muy frecuente en la anisaquiosis. El endemismo, la eosinofilia y las pruebas serológicas pueden ayudar a realizar el diagnóstico. Las peritonitis secundarias también pueden ser de origen ginecológico, en un contexto de enfermedad pélvica inflamatoria con infección ascendente, por lo general, hipogástrica (**Fig. 36-14**), aunque, a veces, es supramesocólica y con afectación capsular hepática (síndrome de Fitz-Hugh-Curtis). Un caso particular es la infección por *Actinomyces israelii*, con frecuencia asociada a dispositivo intrauterino, clínicamente silente, con depósito tisular que puede simular neoplasia. Son más raras las peritonitis secundarias de origen urinario, por pionefrosis o pielonefritis xantogranulomatosa (**Fig. 36-15**). Es más frecuente una extensión retroperitoneal del proceso infeccioso.

Peritonitis terciarias

En realidad, son peritonitis secundarias posquirúrgicas de larga duración (> 48 h) polimicrobianas, con implicación de gérmenes multirresistentes. Plantean abordajes diagnóstico-terapéuticos complejos, con estrategias *ad hoc* muy exigentes.

OTRAS FORMAS DE AFECTACIÓN PATOLÓGICA DEL MESENTERIO Y EL ESPACIO SUBPERITONEAL

Se describen distintas entidades que pueden afectar al mesenterio y el espacio subperitoneal.

Paniculitis-lipodistrofia mesentérica y mesenteritis retráctil

Se consideran tres estadios evolutivos de un mismo proceso patológico, con distintos elementos histológicos dominantes: infiltrado inflamatorio crónico, necrosis grasa y fibrosis, respectivamente. La **paniculitis mesentérica** se ve en un 0,6 % de los estudios de TC, con más frecuencia en la raíz del mesenterio yeyunal, como un aumento de la atenuación circunscrito por una seudocápsula lineal periférica, que característicamente respeta la grasa que rodea los vasos mesentéricos y se acompaña de ganglios prominentes. También puede reconocerse en ecografía y RM. En algunas series, se describe asociado a tumor (destacan neoplasias ginecológicas, digestivas y linfoma), antecedente quirúrgico, fibrosis retroperitoneal y aneurisma aórtico ateromatoso. El diagnóstico definitivo

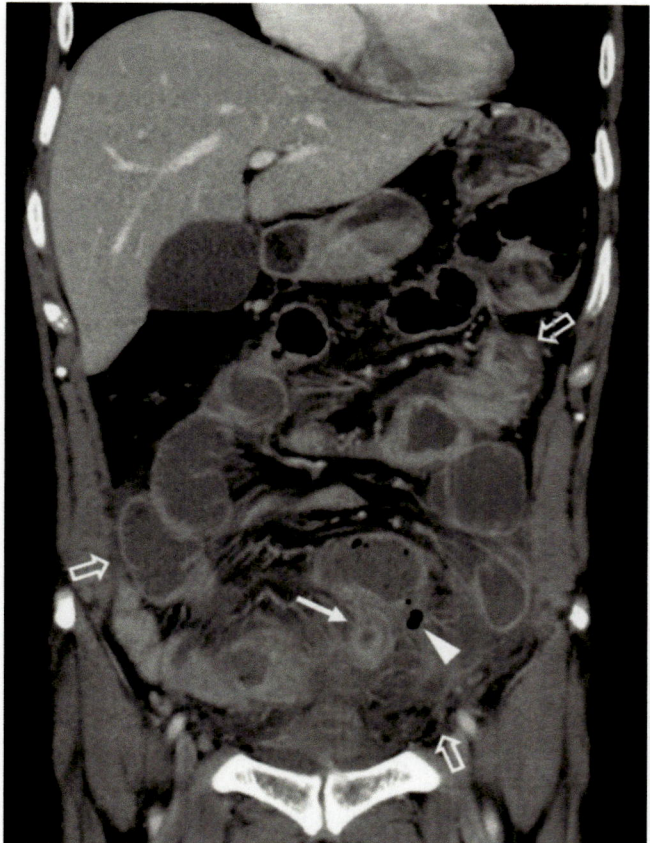

Figura 36-12. Peritonitis secundaria a perforación del intestino delgado por enfermedad de Crohn. Marcados fenómenos peritoníticos difusos, sobre todo, en los cuadrantes inferiores (flechas huecas), con gas extraluminal (cabeza de flecha). La flecha señala un segmento de intestino delgado con engrosamiento circunferencial estratificado en el contexto de afectación por enfermedad de Crohn.

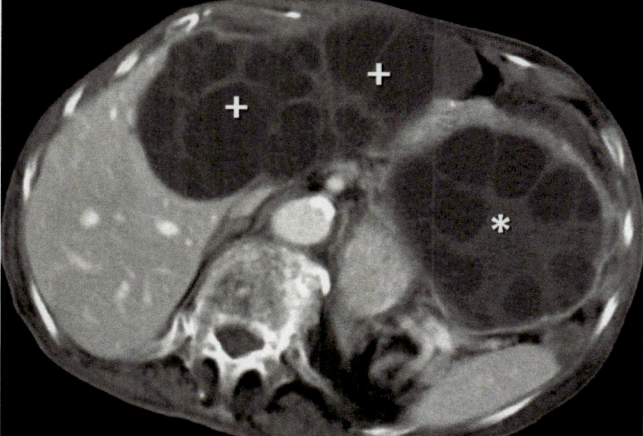

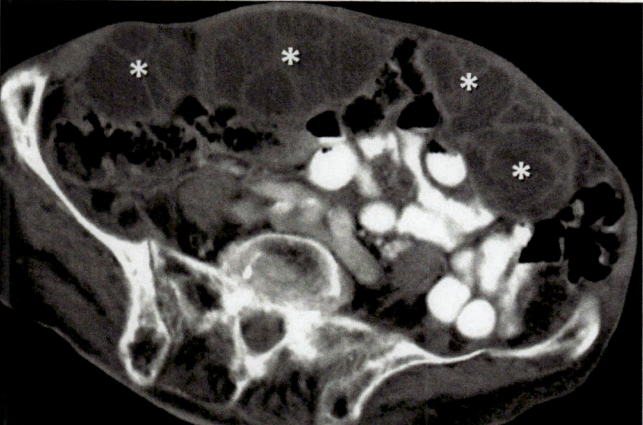

Figura 36-13. Hidatidosis peritoneal. Tomografía computarizada axial en fase portal. Quistes hidatídicos hepáticos (+) con siembra peritoneal subaguda o crónica, en forma de numerosos quistes hidatídicos en la cavidad peritoneal (*), en mujer anciana.

es mediante biopsia, por otro lado, solo recomendable en los raros casos sintomáticos (masa palpable y/o dolor, habiéndose documentado respuesta clínica y radiológica al tratamiento corticoideo), o si hay sospecha de afectación tumoral (proximidad del primario, vasos afectados, cambios en el tiempo, nodularidad llamativa o adenopatías claras). En estos casos, puede ser útil la tomografía por emisión de positrones (PET, *positron emission tomography*) asociada a TC (PET-TC), si bien, se han descrito falsos positivos y falsos negativos. La **lipodistrofia mesentérica** es una entidad excepcional, en la que predomina la necrosis grasa en forma nodular encapsulada, generalmente, con focos de grasa reconocibles en TC, con una apariencia radiológica inespecífica. La **mesenteritis retráctil** suele presentarse como una masa sólida con tractos densos periféricos, a menudo, con calcificación y tendencia a retraer estructuras intestinales y vasculares, provocando obstrucción o isquemia. El diagnóstico diferencial más difícil es con el tumor carcinoide.

Otras causas de aumento de atenuación del mesenterio

Al margen de por procesos inflamatorios de vecindad, otras causas de aumento de atenuación del mesenterio son:

- Edema. Aumento de la densidad, con la distribución de la paniculitis mesentérica cuando la causa es local (trombosis mesentérica venosa o arterial, isquemia intestinal no oclusiva, obstrucción en asa cerrada (**Fig. 36-16**), linfedema por obstrucción linfática), o bien generalizada (cardiopatía, nefropatía, hepatopatía o hipoalbuminemia)
- Hemorragia. En traumatismos cerrados, abiertos, isquemia intestinal y sangrados de cualquier otro origen. Provoca una infiltración más densa que el edema. Si el sangrado es abundante, puede demostrarse extravasación del contraste intravenoso.
- Procesos infiltrativos del mesenterio:
  - Amiloidosis. Es excepcional la acumulación de amiloide (proteína fibrilar amorfa que se tiñe con rojo Congo), sobre todo, AL (**Fig. 36-17**), en la grasa subperitoneal, en general, secundaria (en enfermedades crónicas inflamatorias o neoplásicas, especialmente, hematológicas) y simulando infiltración neoplásica como masa difusa o, más raramente, focal (amiloidoma), a veces, con calcificaciones (sobre todo, en crónicas) o adenopatías, con caída de señal en fase opuesta.
  - Hematopoyesis extramedular. También muy rara en el espacio subperitoneal, más frecuentemente en forma infiltrativa que formadora de masa. Los antecedentes

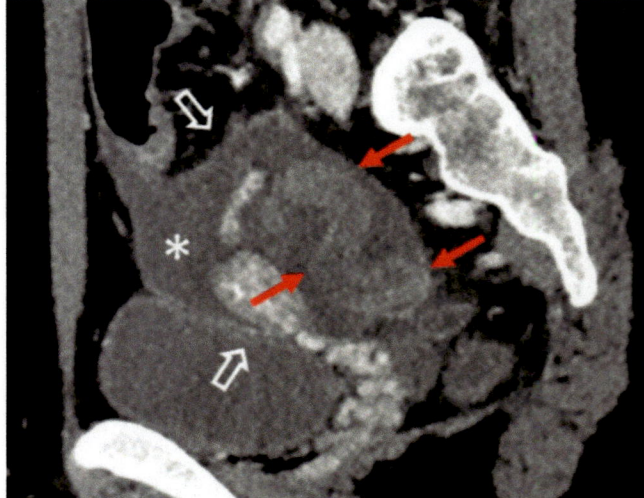

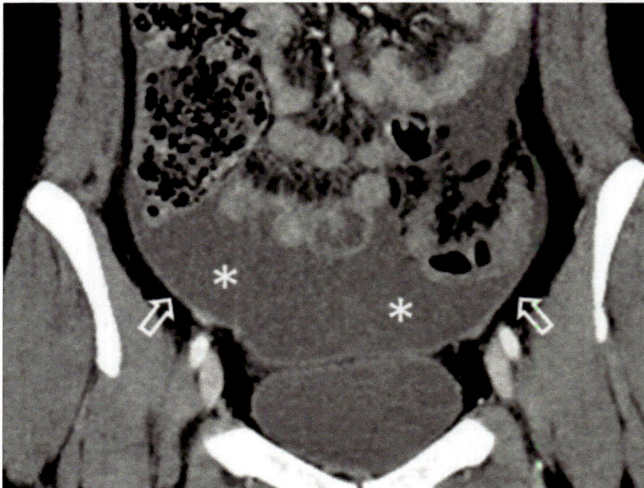

Figura 36-14. Peritonitis de cuadrantes inferiores por enfermedad inflamatoria pélvica. Tomografía computarizada sagital y coronal en fase portal. Mujer de 29 años. Piosálpinx (flechas rojas) junto con ascitis (*) y signos de peritonitis en cuadrantes inferiores (flechas huecas), incluyendo realce lineal de las superficies peritoneales.

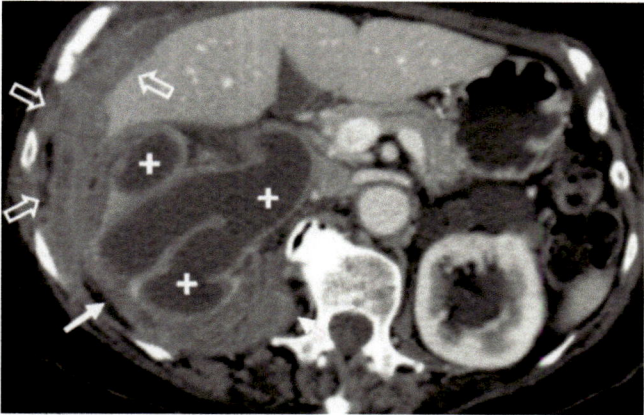

Figura 36-15. Peritonitis del cuadrante superior derecho secundaria a pielonefritis xantogranulomatosa. Tomografía computarizada axial en fase portal. Dilatación masiva del sistema excretor renal (+) con marcada reducción de espesor parenquimatoso, en este caso, peculiar sin coexistencia de litiasis coraliforme. Los fenómenos xantogranulomatosos son también evidentes en el espacio perirrenal del retroperitoneo (flechas) y en los espacios perihepático y subhepático peritoneales (flechas huecas).

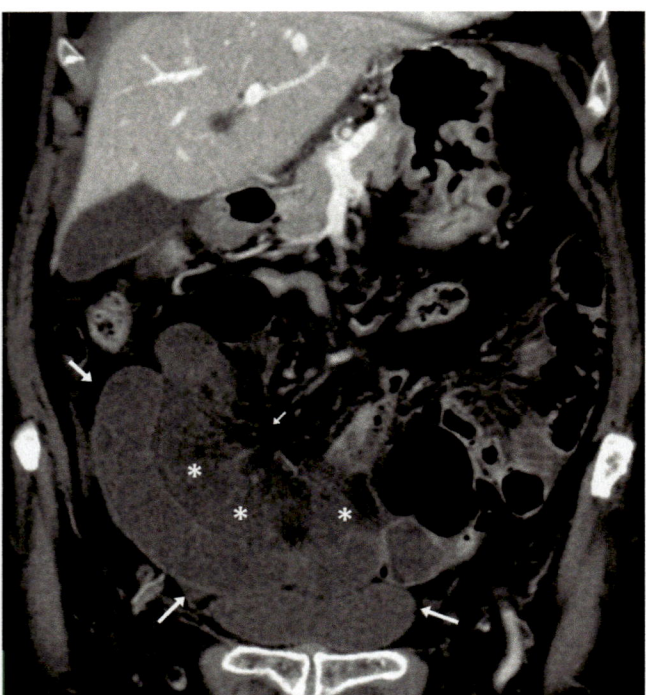

Figura 36-16. Obstrucción en asa cerrada. Tomografía computarizada coronal en fase portal. Asa cerrada congestiva e hipoperfundida (flechas), con aumento de atenuación del meso tributario por edema (*).

(mielofibrosis y hemoglobinopatías los más frecuentes) y la existencia de restos grasos pueden dar la clave diagnóstica.

– Enfermedad de Erdheim-Chester. Es una xantogranulomatosis con acumulación formadora de masa de histiocitos no de Langerhans cargados de grasa, con afectación perirrenal (el 67 %, «riñones peludos»), periaórtica (el 40 %, pudiendo simular fibrosis retroperitoneal primaria, respetando, en general, la vena cava inferior y los uréteres), o de raíz mesentérica (15 %). Es característica una afectación ósea con osteoesclerosis, periostitis, afectación epifisaria e infartos en huesos largos. Puede involucrar a otros órganos..

Necrosis focal de la grasa abdominal (Fig. 36-18)

La **apendicitis epiploica** es la forma más frecuente de necrosis focal de la grasa abdominal. La causa suele ser la trombosis de la vena central, concurriendo fenómenos inflamatorios crónicos, sobre todo, en la periferia de la lesión. Se presenta con dolor «a punta de dedo», más frecuentemente, en el cuadrante inferior izquierdo, sin y con mínima respuesta inflamatoria sistémica. Es discutida la existencia de factores predisponentes como obesidad, traumatismo o variantes anatómicas. Radiológicamente, se presenta como una imagen focal ovoidea de 2-3 cm, ecogénica y con atenuación grasa, con halo atenuante y, a veces, discreto engrosamiento peritoneal cercano, sin o con mínimos cambios en el colon cercano. Puede haber punto central por trombosis venosa. Progresivamente, se circunscribe mejor, se reduce de tamaño y puede calcificar (periférica o globalmente), desprenderse o formar un pequeño nódulo graso.

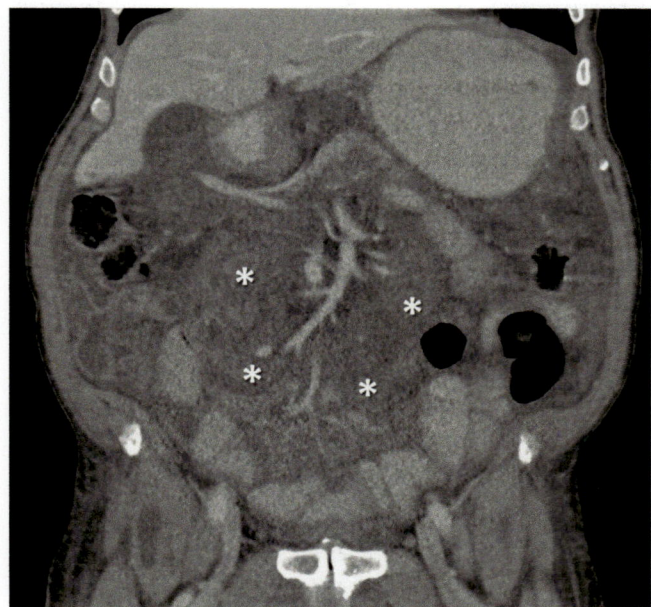

Figura 36-17. Amiloidosis. Varón de 68 años con anorexia, melenas, malestar general, sensación de plenitud y discreta insuficiencia renal. Tomografía computarizada coronal en fase portal. Tumefacción generalizada y marcada, con alta ecogenicidad (no mostrado) e hiperatenuación, de toda la grasa abdominal, especialmente evidente en la mesentérica (*), junto con ascitis y adenopatías (no mostrado). Se sospechó amiloidosis y, mediante biopsia de la grasa subcutánea abdominal, se confirmó un intenso depósito fibrilar de tipo AL. Más tarde, se alcanzó el diagnóstico de mieloma múltiple.

El **infarto segmentario del epiplón mayor** suele darse en el cuadrante superior derecho y ser más grande. La presentación clínica, radiológica y el pronóstico son, por lo demás, similares.

Son entidades autolimitadas. En algunos casos de **necrosis grasa posquirúrgica** y/o **posherniaria**, pueden formarse adherencias, que, finalmente, pueden derivar en obstrucción intestinal. Por último, en ciertos casos graves de **pancreatitis aguda**, pueden aparecer pequeños focos nodulares de necrosis de grasa extrapancreática con atenuación de partes blandas, en general, con disposición retroperitoneal (frecuentemente, interfascial) y, a veces, a distancia.

Adenopatías mesentéricas y subperitoneales en general

La afectación de los ganglios linfáticos puede ser de origen tumoral o no tumoral.

Adenopatías tumorales

Las posibles causas de adenopatía tumoral son:

- Carcinoma. El tamaño es el criterio de malignidad más empleado en un ganglio (en el abdomen superior el rango de normalidad abarca de 6 a 11 mm en el diámetro transverso). Está limitado por la posibilidad de micrometástasis o de hiperplasia reactiva no tumoral. La captación

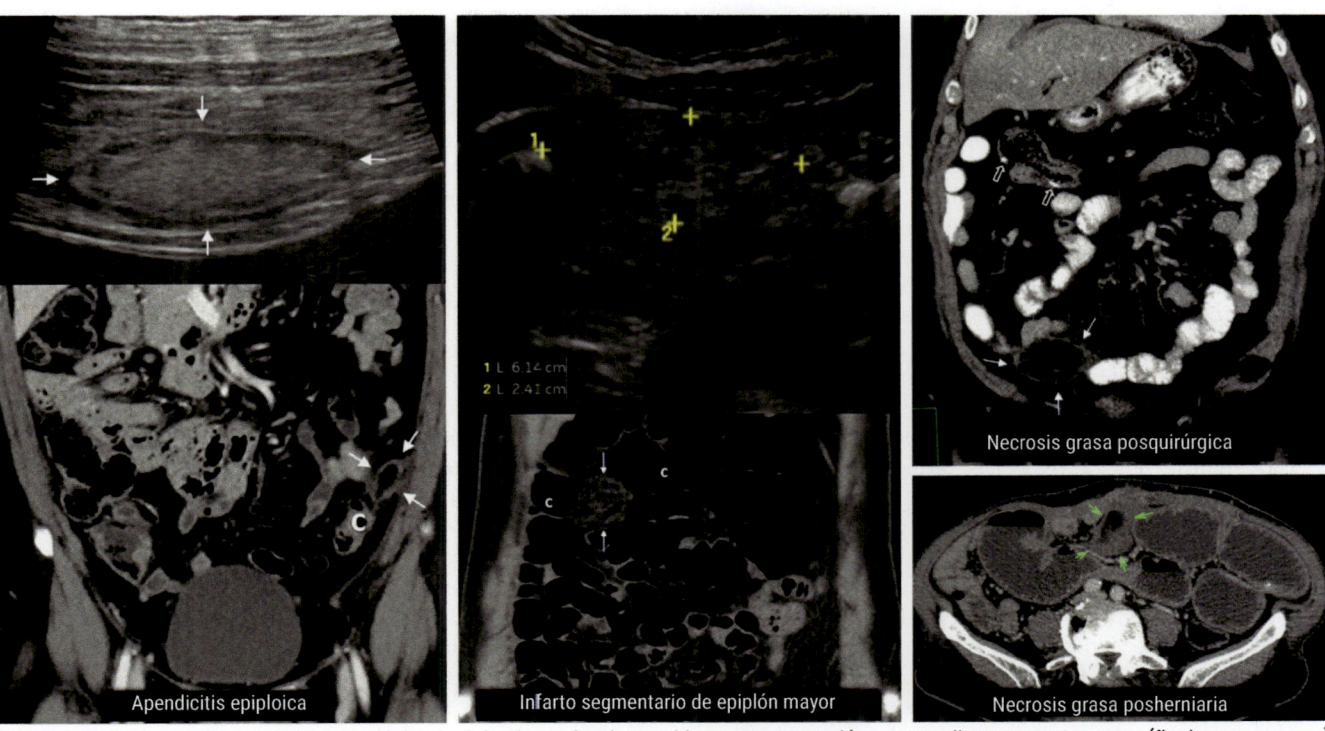

Apendicitis epiploica

Infarto segmentario de epiplón mayor

Necrosis grasa posquirúrgica

Necrosis grasa posherniaria

Figura 36-18. Necrosis focal de la grasa abdominal. Lesiones focales ovoideas con atenuación grasa o discretamente mayor (flechas y cursores), delimitadas por halo de atenuación de partes blandas, ocasionalmente, con fenómenos inflamatorios en el peritoneo y las estructuras subperitoneales cercanas. El colon cercano (c) presenta aspecto normal. La apendicitis epiploica asienta, como es típico, en el cuadrante inferior izquierdo y es de menor tamaño. El infarto segmentario del epiplón mayor asienta, como es también habitual, en cuadrante superior derecho y está algo peor delimitado. La necrosis grasa posquirúrgica se ve en el cuadrante inferior derecho de un paciente sometido recientemente a hemicolectomía derecha (las flechas huecas señalan la anastomosis ileocólica). La necrosis grasa postherniaria aparece en situación centroabdominal, en este caso, tras reducción del saco herniario con incarceración previa del contenido epiploico, asociándose a obstrucción intestinal adherencial.

heterogénea de contraste y la ausencia o el desplazamiento del centro graso son hallazgos con mayor valor predictivo positivo.

- Linfoma. Es típica la afectación «en sándwich» del mesenterio, con masas conglomeradas que rodean los vasos, normalmente, sin comprometerlos. En general, son ganglios hipoecogénicos. La heterogeneidad o calcificación sin tratamiento indican alto grado histológico. Suelen coexistir adenopatías retroperitoneales y periféricas. Es difícil precisar si los pequeños ganglios o el aumento de la densidad de la grasa que suelen verse tras la quimioterapia son o no tumorales.

- Tumor carcinoide. Esta neoplasia enterocromafín casi siempre tiene un origen intestinal (íleon distal o apéndice), pero la manifestación más evidente suele ser una masa mesentérica, por lo general, adenopática, frecuentemente con calcificaciones y estriaciones densas radiales por la reacción desmoplásica que inducen la serotonina o sus precursores (**Fig. 36-19**).

Adenopatías no tumorales

Las posibles causas no tumorales de adenopatías son:

- Adenopatías mesentéricas por inflamación regional. Cualquier causa de inflamación mesentérica (apendicitis, diverticulitis, etc.) puede acompañarse de adenopatías.
- Adenopatías con otras causas inflamatorias o infiltrativas:
  - Enfermedad celíaca. Es frecuente que haya pequeñas y abundantes adenopatías mesentéricas. Si son grandes, hay que descartar complicaciones como el linfoma o el síndrome de las adenopatías cavitadas (con centro hipodenso e hipoecogénico).
  - Enfermedad de Castleman (hiperplasia angiofolicular linfoide). Proliferación de linfocitos B y células plasmáticas por respuesta inmunitaria anómala. Tipos (por orden): hialino-vascular, de células plasmáticas, mixta. Excepcionalmente afecta al mesenterio (en el subtipo de células plasmáticas), como masa ganglionar bien delimitada e hipervascularizada o, más raramente, multicéntrica.
- Adenopatías infecciosas:
  - Adenitis mesentérica. Es la respuesta ganglionar a una infección, normalmente vírica, con dolor abdominal en el mesogastrio y la fosa ilíaca derecha. Puede simular apendicitis en niños o jóvenes, por lo que es importante reconocer el apéndice normal.
  - Gastroenteritis. Pueden cursar con adenopatías mesentéricas (sobre todo, las enteroinvasivas). Son típicas la ileítis y/o colitis por *Yersinia* o *Salmonella*, con engrosamiento intestinal, en ocasiones, indistinguible de la enfermedad de Crohn.
  - Mononucleosis infecciosa. Suele haber adenopatías mesentéricas junto a hepatomegalia y esplenomegalia.
  - Infección por el virus de la inmunodeficiencia humana (VIH). Las adenopatías mesentéricas pueden ser secundarias al propio virus o a infección oportunista, la más típica por el complejo *Mycobacterium avium-intracellulare* (el 20 % hipodensas). El diagnóstico diferencial es con adenopatías tumorales.

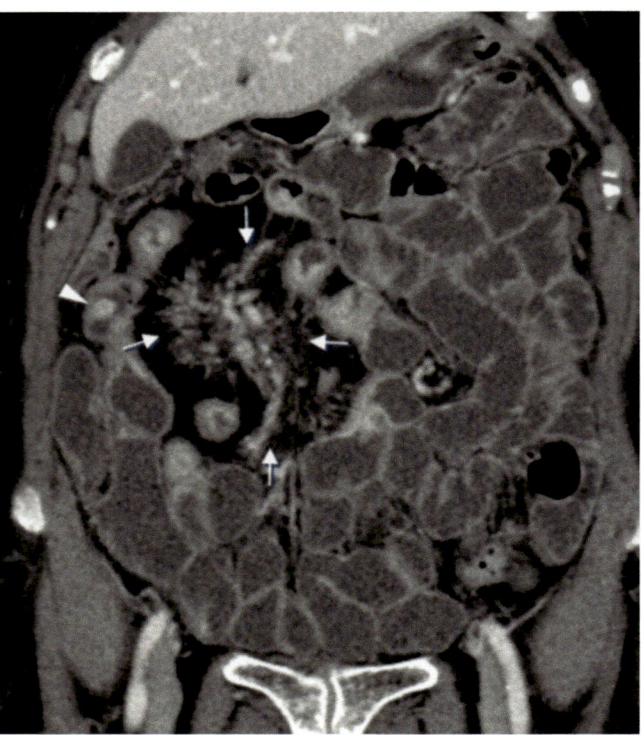

Figura 36-19. Tumor carcinoide ileal con metástasis mesentéricas y hepáticas (no mostradas). Varón de 71 años. Enterotomografía computarizada coronal en fase portal. Pequeña lesión nodular ileal (cabeza de flecha) hipercaptante, con extensión ganglionar en el mesenterio tributario, con tractos atenuantes periféricos por reacción desmoplásica, incluyendo una pequeña calcificación no mostrada. Cambios congestivos en el íleon cercano.

  - Tuberculosis. Las adenopatías presentan con más frecuencia centro necrótico, hipodenso e hipoecoico.
  - Enfermedad de Whipple. La grasa en los macrófagos produce adenopatías hipodensas en la TC y muy hiperecogénicas.

Quistes peritoneales, mesentéricos y subperitoneales en general

Son infrecuentes y, a veces, difícilmente discernibles de ascitis loculadas u otras lesiones quísticas (tumores ováricos, masas quísticas retroperitoneales, GIST con degeneración quística, seudomixoma, peritonitis encapsulante esclerosante, etc.). Su aspecto depende de las características de su pared, la existencia o no de loculaciones y su contenido (seroso, hemorrágico, purulento, quiloso o complejo). Se clasifican por su origen, definido por su endotelio (**Tabla 36-3** y **Fig. 36-20**). La presentación clínica depende de su naturaleza, localización y tamaño. Los linfangiomas (**Fig. 36-21**), más frecuentes, tienden a la invasión y recurrencia.

Otras entidades que pueden simular enfermedad neoplásica

Comprenden las lesiones fibrosas benignas del mesenterio, la endometriosis peritoneal, la esplenosis peritoneal y la leiomiomatosis peritoneal.

Tabla 36-3. Lesiones quísticas benignas peritoneales, mesentéricas y epiploicas

Origen linfático Endotelio linfático	Quiste linfático simple	Redondeado, pared fina, contenido anecogénico
	Linfangioma	Niños varones. Multiseptado. Invasivo y recurrente. Posible grasa
Origen mesotelial Endotelio mesotelial	Quiste mesotelial simple	Redondeado, pared fina, contenido anecogénico
	Mesotelioma quístico benigno	Mujer de mediana edad. Multilocular. Pelvis. No calcificación
	Quiste de inclusión peritoneal	Proliferación reactiva. Mujer fértil. Pelvis
Origen entérico Endotelio entérico	Quiste entérico	Redondeado, pared fina, contenido anecogénico
	Quiste de duplicación intestinal	Pared gruesa, con capa muscular (hipoecogénica)
Origen urogenital Origen mülleriano	–	Infrecuente. Pocas descripciones
Teratoma quístico maduro Tres hojas embrionarias	Quiste dermoide	Niños. Bien delimitado. Diversos elementos sólido-quísticos, grasa, calcio
Seudoquiste No epitelio. Pared fibrosa	Infeccioso	• Pared gruesa fibrosa • Unilocular o multilocular • Sangre o infección
	Traumático	
	Pancreatitis	

Lesiones fibrosas benignas del mesenterio

Se caracterizan por un estroma fibroso y celularidad fibroblástica o similar. Incluyen la mesenteritis retráctil, entidad ya descrita.

Fibromatosis agresiva mesentérica (tumor desmoide mesentérico)

Es una proliferación benigna de fibroblastos en estroma colágeno, con un comportamiento localmente agresivo y tendencia a la recidiva tras la cirugía. Es característica la infiltración en la *muscularis mucosae* intestinal, produciendo a veces obstrucción, sangrado o perforación (**Fig. 36-22**). Afecta habitualmente a mujeres jóvenes, en un 13 % de los casos, con poliposis adenomatosa familiar, aumentando el riesgo un antecedente quirúrgico, sobre todo, de colectomía. Son masas sólidas, a veces con áreas quísticas, únicas o múltiples, de límites bien o mal definidos, ocasionalmente con apariencia arremolinada.

Tumor miofibroblástico inflamatorio (seudotumor inflamatorio)

Son masas debidas a proliferación miofibroblástica (a menudo, con mucha actividad mitótica), sobre un componente inflamatorio variable. Los pacientes suelen ser niños o jóvenes, similar a cuando se afectan otros órganos (pulmón y órbita). Su presentación es inespecífica, como masa única, sólida o mixta, por lo general, bien definida, sin o con captación (homogénea o heterogénea) de contraste.

Endometriosis peritoneal

En mujeres en edad fértil, un mecanismo de «menstruación retrógrada» puede inducir la implantación de tejido endome-

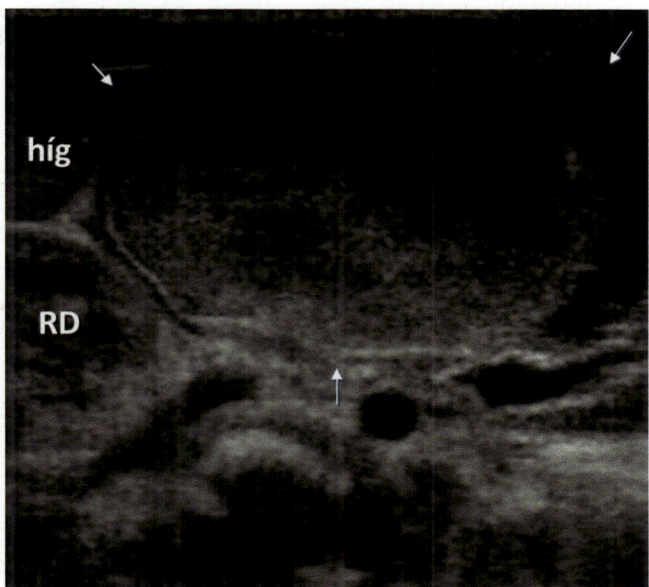

Figura 36-20. Teratoma quístico mesentérico. Niña recién nacida. Hallazgo en ecografía obstétrica de una masa quística compleja abdominal. Ecografía transversal. Gran masa quística con contenido complejo en el hipocondrio derecho y el epigastrio (flechas), adyacente al hígado (híg) y el riñón derecho (RD) y delante de los grandes vasos retroperitoneales (comprobado por anatomía patológica).

trial en los ovarios, recesos peritoneales o la serosa del íleon distal o el rectosigma, llegando a infiltrar hasta la muscular propia y pudiendo producir obstrucción (**Fig. 36-23**). La laparoscopia es aún la técnica de referencia, pues los implantes pequeños y las adherencias son difícilmente detectables. La ecografía es muy útil en la detección de implantes intestinales superficiales. La RM es más precisa en la caracterización y la valoración de la extensión. Los implantes profundos pueden mostrar focos milimétricos de hiperintensidad en T1

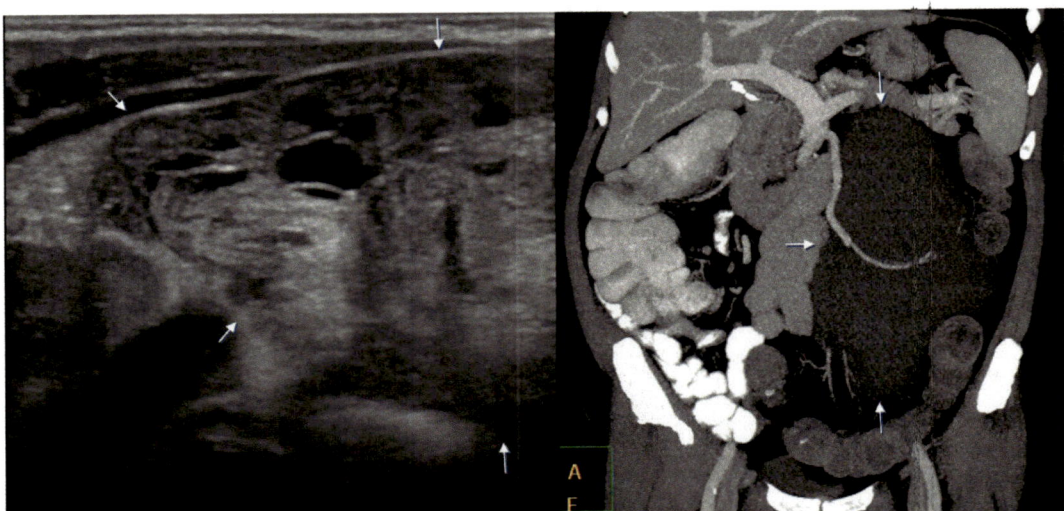

Figura 36-21. Linfangiomas quísticos del mesenterio (dos pacientes distintos). Ecografía: masa quística mesentérica compleja (flechas), con innumerables tabiques, que, en ocasiones, le confieren un aspecto «sólido». La lesión se adapta a las estructuras adyacentes. Tomografía computarizada (TC) coronal en proyección de máxima intensidad de contraste (MIP) en fase portal. Masa quística mesentérica en el hemiabdomen izquierdo (flechas), que respeta los trayectos vasculares y también se adapta relativamente a las estructuras adyacentes. En TC, los tabiques pasan desapercibidos.

con supresión grasa. Se ha demostrado paralelismo en las curvas de captación de contraste de los implantes nodulares y el endometrio.

Esplenosis peritoneal

Un antecedente, a veces remoto, de laceración esplénica, puede provocar el depósito de fragmentos de tejido esplénico, que se desarrollan como pequeños bazos en la cavidad peritoneal o en otras regiones (espacios intercostales, hígado, tórax, etc.). Pueden simular implantes peritoneales, pero el antecedente, la ausencia de un bazo normal, su patrón de captación y el predominio de nódulos cerca del lecho de esplenectomía suelen bastar para realizar el diagnóstico sin recurrir a pruebas funcionales de RM o medicina nuclear.

Leiomiomatosis peritoneal

Es la rara aparición de múltiples leiomiomas en la cavidad peritoneal, normalmente en mujeres en edad fértil con miomas uterinos.

RETROPERITONEO. AFECTACIÓN TUMORAL Y SEUDOTUMORAL

Se abordarán solo las entidades con asiento retroperitoneal primario, excluyendo las que se originan en órganos retroperitoneales, cuya afectación patológica se trata en otros temas.

Semiología general

> ❗ Puede afirmarse que una lesión es retroperitoneal si asienta enteramente en los límites anatómicos del retroperitoneo, y sospecharse cuando su epicentro es retroperitoneal, desplaza hacia delante órganos retroperitoneales o está vascularizada por vasos retroperitoneales.

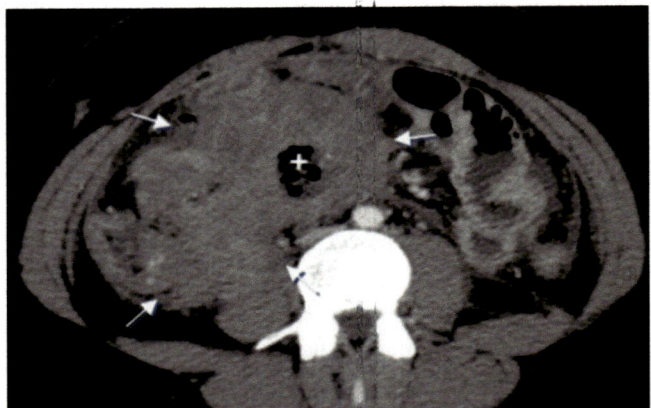

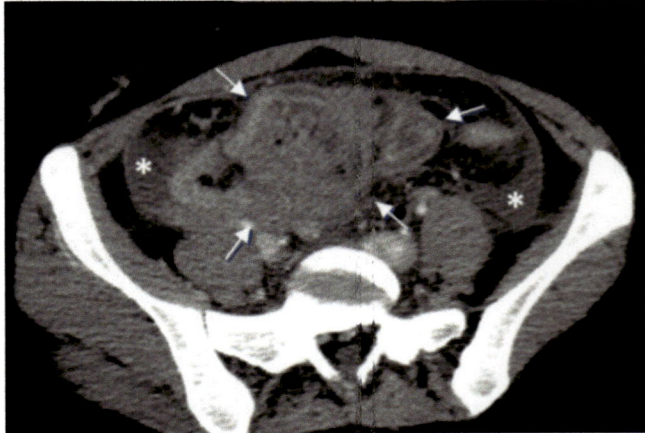

Figura 36-22. Fibromatosis mesentérica y retroperitoneal agresiva. Mujer de 23 años sin antecedentes de interés. Masa mesentérica (flechas) que infiltra también el retroperitoneo, mal delimitada, con áreas de gas en su interior (+). Hay datos de perforación intestinal con peritonitis, con líquido peritoneal coleccionado (*) y engrosamiento fino del peritoneo. En la intervención, se encontró una gran masa mesentérica y retroperitoneal, muy adherida a diversos tramos de intestino delgado, con perforación en uno de ellos, que requirió resección.

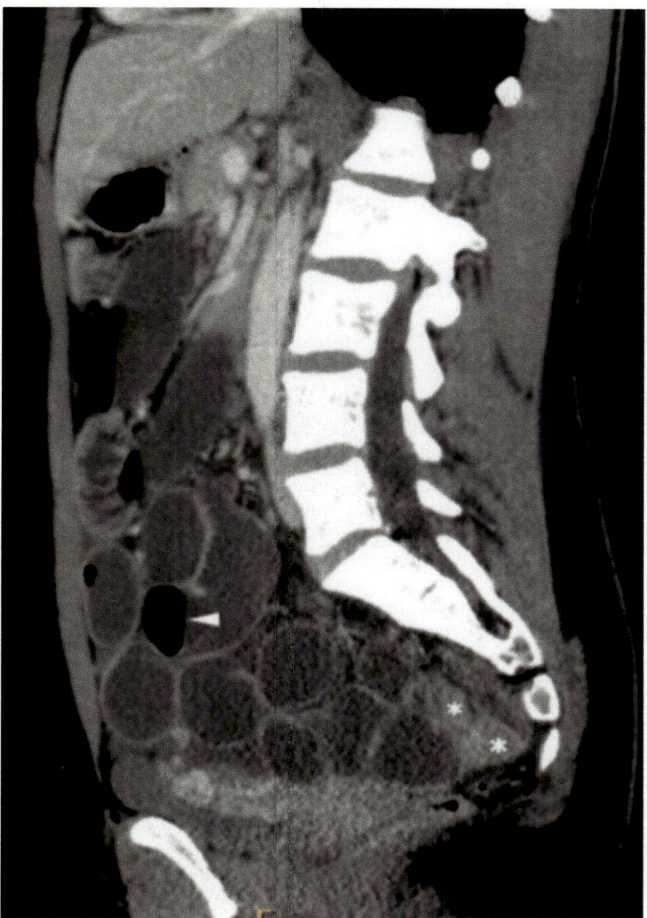

Figura 36-23. Endometriosis peritoneal que se presenta como obstrucción ileal de alto grado en mujer joven con episodios oclusivos previos de bajo grado. Tomografía computarizada sagital en fase portal. Lesión con atenuación de partes blandas de pequeño tamaño en el receso de Douglas (*), que provoca dilatación importante y casi generalizada del intestino delgado con niveles hidroaéreos (cabeza de flecha). En la cirugía se vio un implante endometriósico infiltrante que requirió incluso la resección de un corto segmento ileal.

Indican dependencia de un órgano el «signo del órgano fantasma» (la masa lo sustituye, lo que es más habitual en órganos pequeños como las glándulas suprarrenales), el órgano «incorporado» a la lesión, la relación «en pico o garra» (con ángulo agudo y contacto neto, sin grasa interpuesta) entre el órgano y la lesión o la existencia de una brecha o hendidura en el órgano en la zona de contacto con la lesión (típicamente en riñones en relación con quistes o angiomiolipomas [AML]).

En general, es más difícil establecer la localización extraperitoneal de una lesión pélvica.

En la aproximación diagnóstica, hay que considerar factores como la presencia de áreas de grasa, estroma mixoide (matriz mucoide con baja señal en T1, alta en T2 y realce tardío), necrosis, quistes, calcificaciones, así como su ubicación (algunas son muy típicas de ciertas entidades) y morfología, los límites, el efecto de masa en relación con el tamaño, el grado de infiltración de órganos cercanos, el grado y patrón de realce, y los signos de diseminación tumoral.

Tumores mesenquimales

Los sarcomas retroperitoneales son menos del 1 % de los tumores malignos en adultos, apareciendo generalmente en la 6ª-7ª décadas de la vida. Un 15 % de sarcomas son primarios retroperitoneales.

Liposarcomas, leiomiosarcomas y sarcomas pleomórficos indiferenciados abarcan más del 80 %. Tardan en dar síntomas y, por lo tanto, suelen ser grandes al debut, aunque menos del 4 % con adenopatías y solo ⅓ con metástasis. El único tratamiento potencialmente curativo y factor pronóstico más importante es la exéresis completa (también de las recidivas). Además, son relevantes la histología y el grado tumoral, hasta el extremo de que se estadifican con sistema GTNM (grado, extensión local, linfática regional y a distancia). Son factores de mal pronóstico los factores predictivos de irresecabilidad (afectación vascular extensa o crítica, implantes peritoneales o metástasis a distancia) y la presencia de necrosis, que suele traducir alto grado.

> ! Existen también numerosos tumores mesenquimales benignos que pueden asentar en el retroperitoneo, en general, más pequeños, bien delimitados y homogéneos.

Ya hay modelos basados en radiómica y aprendizaje profundo que mejoran el discernimiento entre benignidad y malignidad respecto al enfoque clínico-radiológico. El diagnóstico definitivo es histológico. Se expondrán solo los rasgos más característicos de las lesiones más relevantes.

Liposarcoma

Representan el 40 % del total de los tumores mesenquimales. Es más frecuente el de localización perirrenal, que requiere el diagnóstico diferencial con el AML, del que se distingue por desplazamiento renal anterior, ausencia de brecha parenquimatosa y ausencia de vasos grandes característicos del AML. Los subtipos (por orden) son: bien diferenciado, mixoide, desdiferenciado, pleomórfico, NOS (no especificado, *not otherwise specified*). Se sospecha si coexiste grasa (a veces solo presente en el borde, ausente en un porcentaje diferente de los tipos distintos al bien diferenciado) con atenuación de partes blandas o matriz mixoide. Una masa retroperitoneal con grasa debe hacer sospechar liposarcoma hasta que se demuestre lo contrario (**Fig. 36-24**).

Leiomiosarcoma

Representan el 30 %. Afecta a mujeres en la 5ª-6ª décadas. Es el tumor más frecuente de vena cava inferior, a su vez, su localización más habitual (⅔ extraluminales, el 5 % endoluminales, y el resto mixtos). La clínica y la resecabilidad dependen del segmento afectado. La segunda localización en frecuencia es la perirrenal (**Fig. 36-25**). Pueden presentar matriz mixoide.

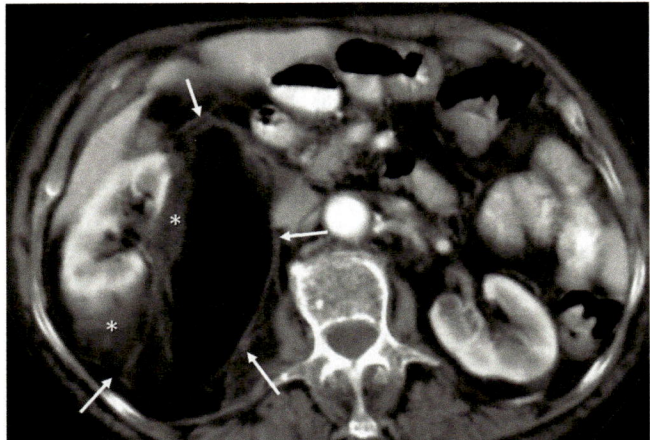

Figura 36-24. Liposarcoma retroperitoneal. Mujer de 68 años con masa palpable. Gran masa perirrenal con predominio de atenuación grasa (flechas), que no presenta signos de depender del riñón derecho, desplazado lateral y anteriormente. Dentro de la masa, hay áreas de mayor atenuación (*). En la anatomía patológica, se encontró un gran liposarcoma bien diferenciado, aunque con áreas mixoides.

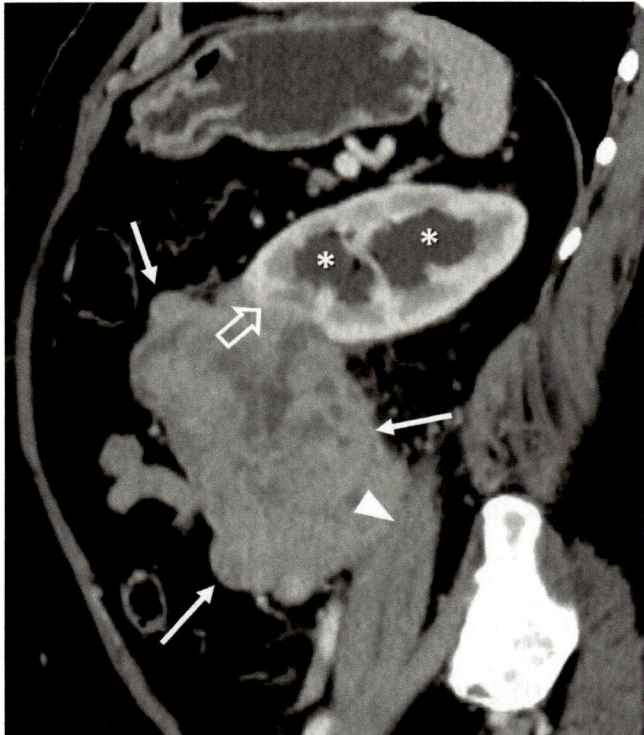

Figura 36-25. Leiomiosarcoma perirrenal. Mujer de 49 años. Gran masa sólida heterogénea perirrenal izquierda (flechas), que desplaza cranealmente y, probablemente, infiltra el polo inferior del riñón izquierdo (flecha hueca), además del uréter proximal, con hidronefrosis (*). Además, se sospechó infiltración del psoas (cabeza de flecha), que se confirmó en la cirugía.

Sarcoma pleomórfico indiferenciado (antiguo fibrohistiocitoma maligno)

Constituye el 6-15 % del total. Afecta a varones en la 6ª-7ª décadas. Los subtipos son: estoriforme-pleomórfico, mixoide, de células gigantes, inflamatorio, angiomatoide. Se presentan

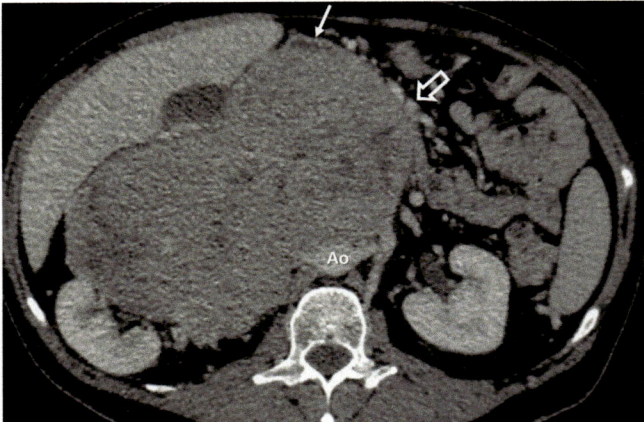

Figura 36-26. Sarcoma pleomórfico indiferenciado retroperitoneal. Varón de 53 años. Tomografía computarizada axial en fase portal. Gran masa sólida heterogénea lobulada en el retroperitoneo derecho. Rechaza dorsalmente el riñón derecho y anteriormente el duodeno (flecha) y la raíz del mesenterio yeyunal (flecha hueca). Rodea parcialmente la aorta (Ao), sin que sea reconocible la vena cava inferior, al menos, en este plano. En la cirugía, solo se pudo resecar parcialmente la lesión, que, por imagen, es indistinguible de un leiomiosarcoma. El resultado histológico fue de sarcoma pleomórfico indiferenciado, variante estoriforme-pleomórfico.

como una masa grande, bien delimitada, aunque infiltrante, heterogénea (el 20 % con calcificaciones, hemorragia, necrosis, estroma mixoide, etc.) (**Fig. 36-26**).

Otros tumores mesenquimales malignos.

En conjunto, suponen menos de un 20 %. Son:

- Rabdomiosarcoma: masa grande con necrosis en niños
- Angiosarcoma: lesión de endotelio vascular en ancianos, indistinguible de otras, con adenopatías más frecuentes.
- Condrosarcoma: indistinguible, salvo que tengan matriz condroide con patrones característicos de calcificación en anillo o vírgula.
- Sarcoma sinovial: masa heterogénea, frecuentemente, con calcificaciones.
- Mixofibrosarcoma: tumor fibrohistiocítico mucho menos frecuente que el sarcoma pleomórfico indiferenciado, indistinguible en general de otros.
- GIST: raro como tumor retroperitoneal primario, indistinguible de otros.

Lesiones benignas de estirpe grasa

Siempre debe descartarse liposarcoma de bajo grado. Comprenden:

- Lipoma. Por adipocitos maduros, en períodos de aumento de peso. Hasta un 30 % pueden tener componente de partes blandas por necrosis grasa, fenómenos inflamatorios o distróficos.
- Lipomatosis. Afectación difusa o multifocal menos frecuente que la peritoneal, en hombres de mediana edad, con desplazamiento de órganos sin invasión.

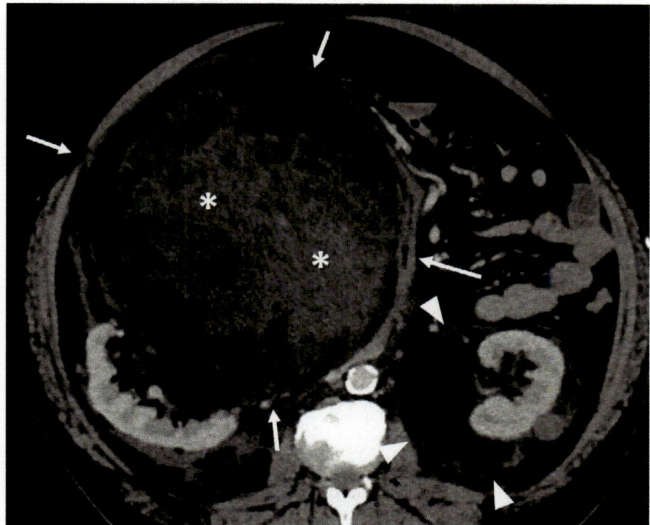

Figura 36-27. Mielolipoma retroperitoneal extraadrenal bilateral. Tomografía computarizada axial en fase portal. Varón de 58 años. Gran masa perirrenal derecha bien delimitada (flechas), sin signos de depender del riñón ni de la glándula suprarrenal (no mostrado). Presenta predominantemente atenuación grasa, con áreas centrales donde es mayor (*). Masa perirrenal izquierda más pequeña (cabezas de flecha), de características similares, aunque con atenuación casi exclusivamente grasa. A pesar de que se sugirió después de la resonancia magnética (no mostrada) un mielolipoma extraadrenal como primera opción, se realizó exéresis quirúrgica de la masa derecha, confirmándose este diagnóstico. El paciente decidió no someterse a resección de la lesión contralateral, que sigue estable un año después.

- Hibernoma. Proliferación de grasa parda, sin «grasa macroscópica» en RM, aunque con caída de señal en fase opuesta. El 10 % en se localizan en el retroperitoneo. Contienen vasos grandes.
- Estimulación de grasa parda. Por catecolaminas en pacientes con feocromocitoma o paraganglioma paraadrenal. Masa perirrenal con las características expuestas, metabólicamente activa en PET-TC.
- Mielolipoma extraadrenal. En ancianas. Masa con grasa y tejido hematopoyético, circunscrita. A veces, múltiples. Más frecuente en espacios presacro y perirrenal (**Fig. 36-27**).

Lesiones benignas de estirpe fibrosa

Son:

- Fibroma. Homogéneo, realce progresivo.
- Tumor fibroso solitario. Masa grande lobulada bien delimitada, a veces, heterogénea, con realce periférico intenso y serpiginoso, en adolescentes o jóvenes. Más frecuentes en la pelvis (**Fig. 36-28**). Hipoglucemia como manifestación paraneoplásica infrecuente (< 5 %).
- Tumor miofibroblástico inflamatorio (antiguo seudotumor inflamatorio). Infrecuentísimo en el retroperitoneo. Afecta a niños y jóvenes. Radiológicamente inespecífico. Potencial maligno.
- Fibromatosis agresiva (tumor desmoide). Menos frecuente que en el mesenterio (v. **Fig. 36-12**).

Otros tumores mesenquimales benignos

Comprenden los siguientes:

- Pecoma. De células epitelioides perivasculares, con potencial maligno variable. Incluye varias entidades, también AML y linfangioleiomiomatosis, siendo más frecuente en el complejo esclerosis tuberosa. Descrito como tumores perirrenales o pélvicos, en general grandes y heterogéneos (necrosis, hemorragia, calcificaciones punteadas e, incluso, grasa) (**Fig. 36-29**), o como pequeñas lesiones homogéneas.
- Leiomioma. Raros; más frecuentes los pélvicos del ligamento redondo, radiológicamente similares a los uterinos, con difícil precisión de la ubicación exacta. Se ha descrito leiomiomatosis intravascular extraperitoneal asociada a útero miomatoso.
- Hemangioma. Muy raros, abdominales o pélvicos. Pueden presentarse como masas con realce globular periférico con progresión centrípeta o lesiones peor delimitadas, a veces, con flebolitos y en el contexto del síndrome de Klippel-Trénaunay-Weber (**Fig. 36-30**).

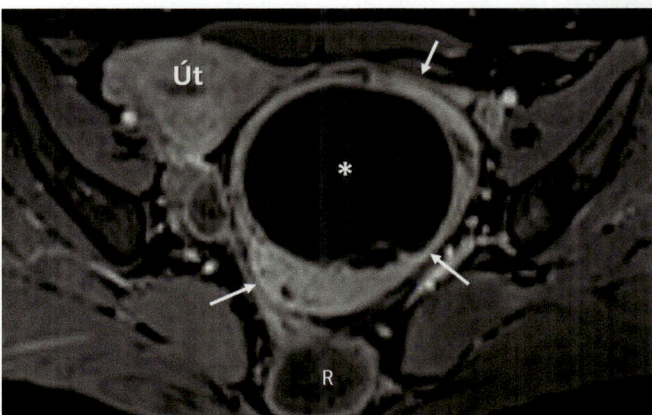
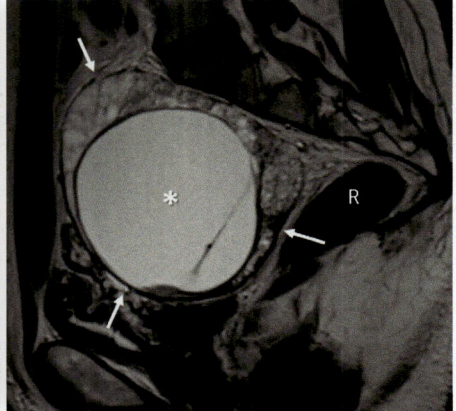

Figura 36-28. Tumor fibroso solitario pélvico. Mujer de 38 años. Resonancia magnética. Masa pélvica que desplaza el útero (Út) hacia delante y hacia la derecha, y el ovario izquierdo, del que es independiente, hacia delante (no mostrado). Se sitúa por delante y a la izquierda del recto (R). Presenta un área quística central (*) y una periferia con alta señal en T2, donde impresiona de la existencia de múltiples espacios microquísticos, aunque en el estudio con contraste muestra realce serpiginoso e intenso. El comportamiento es típico de esta entidad, propia de mujeres jóvenes. En la cirugía, se comprobó que se trataba de una lesión extraperitoneal.

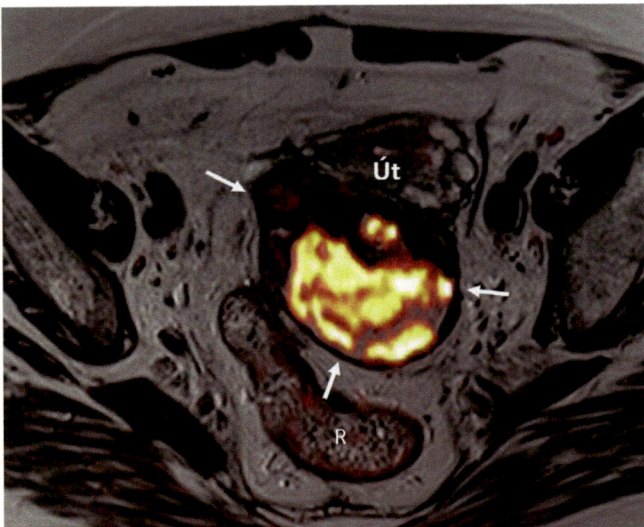

Figura 36-29. Pecoma. Mujer de 70 años. Resonancia magnética axial en T2 fusionada con imagen potenciada en difusión del agua. Masa situada entre el recto (R) y el útero (Út), ajena a ambos ovarios (no mostrado), que presenta una región periférica con baja señal en T2 y otra más central con señal más alta y restricción de la difusión del agua. El aspecto de la lesión es inespecífico y se pensó que podría corresponder a un mioma uterino exofítico con área de degeneración central, sometiéndose a cirugía, en la que se comprobó que, en realidad, era una lesión extraperitoneal. Los anatomopatólogos encontraron una neoplasia mesenquimal con expresión de marcadores de músculo liso (actina de musculo liso, caldesmona) y melanocíticos (melan-a y HMB-45).

- Mixoma. Infrecuente. Se presenta en mujeres de mediana edad. Se observa como una masa bien delimitada de aspecto quístico con matriz mixoide. Son múltiples en el síndrome de Albright.

Tumores neurogénicos

Son el 10-20 % de los tumores retroperitoneales primarios. En general, aparecen como masas fusiformes perivertebrales, presacras o en cadenas simpáticas, con intenso realce con contraste y alta señal en T2, en ambos casos, con posibilidad de alternancia concéntrica (imagen «en diana»). En varios subtipos, puede verse matriz mixoide.

Tumores de la vaina nerviosa

Comprenden los siguientes:

- Schwannoma. Representan el 4 % de los tumores primarios retroperitoneales. Sin potencial maligno. Afectan a mujeres de 20-50 años. Excéntrico al nervio: posible enucleación. Nódulo paravertebral o presacro bien delimitado y pequeño. *Ancient schwannoma* (antiguo): más grande y heterogéneo, a menudo, con áreas quísticas.
- Neurofibroma. Sospechar neurofibromatosis de tipo 1 (NF1) incluso aunque sea solitario (⅓). Posible matriz mixoide. No encapsulado. Obliga a la resección del nervio. Plexiforme: bilateral, simétrico, grande, confluente, hipoatenuante, presacro con frecuencia. Implica NF1. Riesgo de malignización (**Fig. 36-31**).
- Tumores malignos de vaina nerviosa (schwannoma maligno, sarcoma neurogénico, neurofibrosarcoma). El 50 % en NF1. Hay que sospechar si el crecimiento es rápido o es un tumor grande, heterogéneo por necrosis, mal delimitado.

Tumores de células gangliónicas

Pueden ser:

- Ganglioneuroma. Benigno. Suponen el 0,7-1,6 % de los primarios retroperitoneales. Se presenta a los 20-40 años. El 57 % son funcionantes (catecolaminas u hormonas androgénicas). Es el neurogénico con calcificaciones (punteadas) más frecuentes.
- Ganglioneuroblastoma y neuroblastoma. Malignos. Afectan a niños y adolescentes. Grandes y heterogéneos. Frecuentes metástasis. Neuroblastoma: ⅔ suprarrenales; ⅓ paravertebrales.

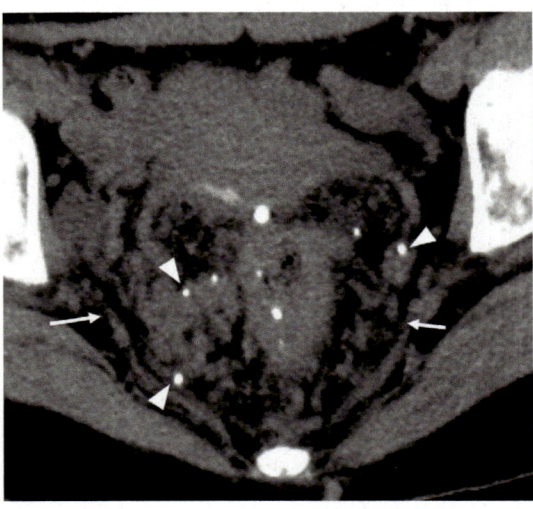
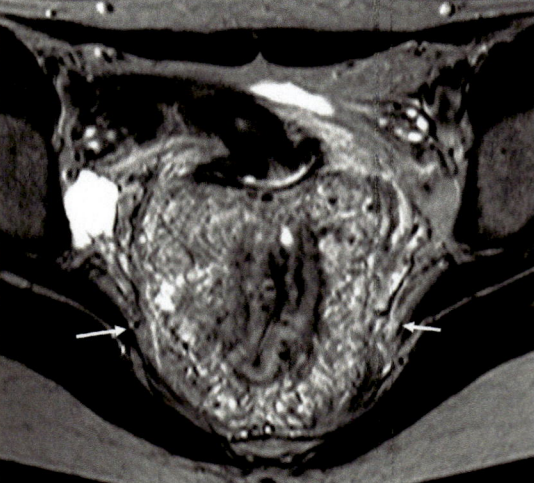

Figura 36-30. Hemangiomatosis de la fosa mesorrectal en el contexto de un síndrome de Klippel-Trénaunay-Weber. Tomografía computarizada axial sin contraste y resonancia magnética axial potenciada en T2. Ocupación expansiva de la celda perirrectal (flechas) por innumerables imágenes serpiginosas con alta señal en T2 y ocasionales flebolitos (cabezas de flecha).

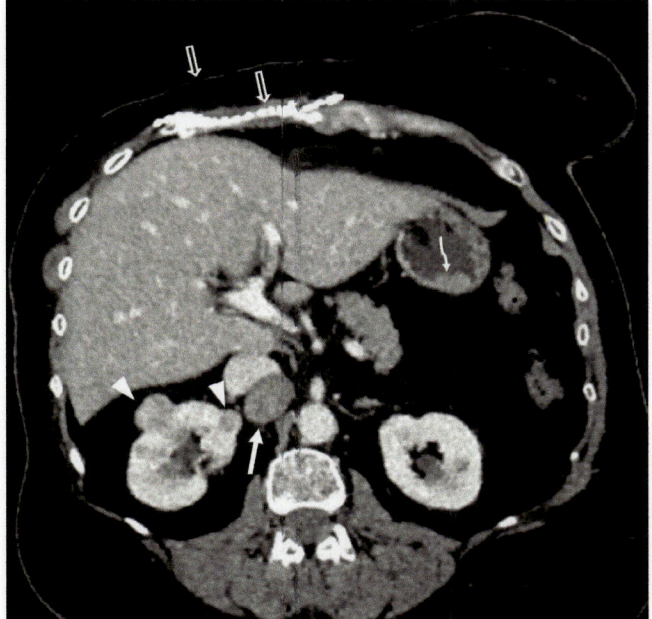

Figura 36-31. Neurofibroma retroperitoneal. Tomografía computarizada (TC) en fase portal. Imagen axial oblicua. Mujer de 43 años sometida previamente a mastectomía y reconstrucción de la pared torácica (flechas huecas) por carcinoma infiltrante de mama. Lesión nodular sólida retroperitoneal relativamente homogénea en situación retrocava. Se realizó biopsia con aguja gruesa percutánea guiada por TC, con diagnóstico de neurofibroma. Además, tenía pólipos hiperplásicos gástricos (flecha curva) y lesiones renales, que, en dos biopsias, resultaron neoplasias oncocíticas de bajo grado. Parte del espectro de estos hallazgos no está descrito en la neurofibromatosis de tipo 1.

Tumores de células paraganglónicas. Paraganglioma

El paraganglioma es más agresivo que el feocromocitoma. Se localiza en el órgano de Zuckerkandl (cerca de la arteria mesentérica inferior) (**Fig. 36-32**) o el hilio renal. El 60 % son funcionantes (catecolaminas). Asociación a síndromes hereditarios: enfermedad de Von-Hippel-Lindau, neoplasia endocrina múltiple de tipo 2 (MEN2, *multiple endocrine neoplasia type 2*), NF1, síndrome de paraganglioma hereditario. Alta señal en T2 e intenso realce, con fenómenos quísticos y hemorrágicos frecuentes.

Tumores de células germinales y de los cordones sexuales

Son:

- Teratoma. Representan el 6-11 % de los tumores retroperitoneales primarios. Afecta a mujeres jóvenes. Lesión más sólida, aumento de alfafetoproteína y adultos: más riesgo de malignidad. Imagen similar a teratoma ovárico, en situación perirrenal (más izquierda) (**Fig. 36-33**) o presacra. Síndrome del «teratoma creciente»: lesión metastásica que crece, con histología de teratoma maduro, mientras responde por lo demás un primario testicular no seminomatoso y caen los marcadores.
- Otros tumores de células germinales extragonadales. Muchísimo menos frecuentes que las metástasis linfáticas

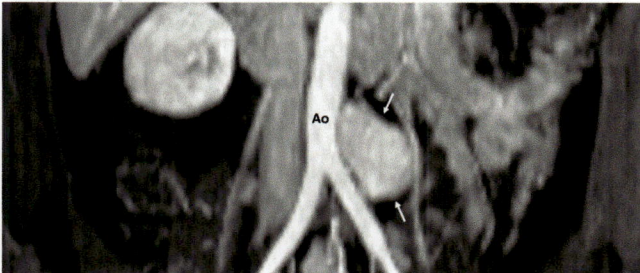

Figura 36-32. Varón de 31 años en estudio por hipertensión arterial. Resonancia magnética en T1 con gadolinio en fase arterial, coronal. Lesión nodular lobulada (flechas) intensamente realzante a la izquierda de la aorta abdominal distal (Ao), a la altura del órgano de Zuckerkandl.

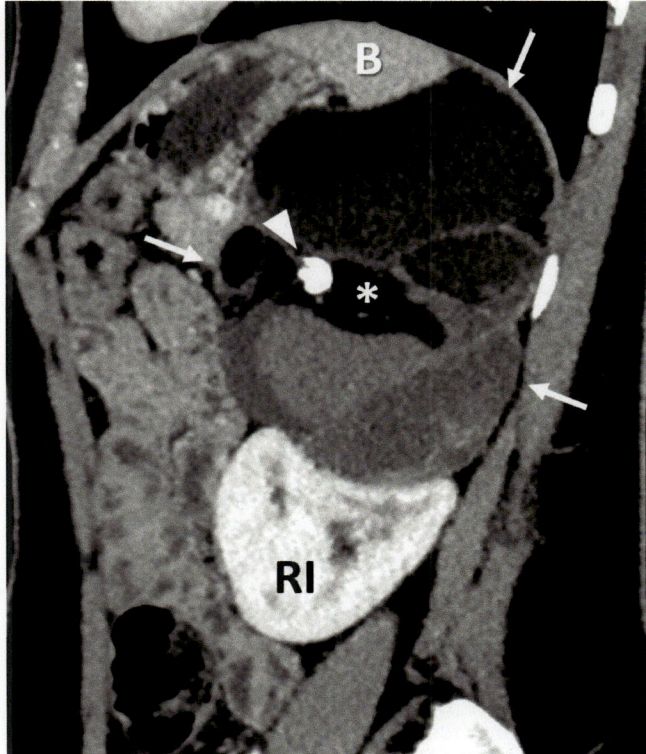

Figura 36-33. Teratoma maduro perirrenal izquierdo (localización extrapélvica característica). Mujer de 20 años. Hallazgo ecográfico incidental. Masa quística retroperitoneal compleja bien delimitada (flechas), que desplaza caudalmente el riñón izquierdo (RI), con áreas de grasa macroscópica (*) y calcificaciones (cabeza de flecha). B: bazo.

de primario testicular. En el espacio interaortocavo es más probable que sea primario. Pueden ser:

- Seminomatosos: mejor pronóstico, más homogéneos, sin aumento de marcadores.
- No seminomatosos (carcinoma embrionario, tumor de saco vitelino, coriocarcinoma, tumores mixtos): peor pronóstico (según el subtipo), heterogéneos (hemorragia, quistes, necrosis, calcificaciones), aumento de marcadores (según el subtipo).
- Tumores de los cordones sexuales. Comprenden el tecoma, el tumor de Sertoli-Leydig, el tumor de las células de la granulosa, y el subtipo inclasificado. Se presentan como masas sólidas heterogéneas, en general, pélvicas. Se observa

aumento de estrógenos en el tecoma y los tumores de las células de la granulosa.

Neoplasias hematológicas

Incluyen:

- Linfoma no hodgkiniano de células B más frecuentemente. Masa retroperitoneal en torno a grandes vasos, en situación atípica para fibrosis retroperitoneal. Característica afectación perirrenal y/o sinusal y peripiélica, a veces, aislada. Conglomerados adenopáticos, con ganglios individualizables casi siempre en el retroperitoneo y otros territorios. Afectación frecuente de otros órganos y territorios. Efecto de masa moderado. Menos hidronefrosis que fibrosis retroperitoneal respecto al volumen de la afectación.

> ❗ Afectación homogénea y bien definida con atenuación de partes blandas, generalmente, sin necrosis ni calcificaciones si no media tratamiento. Baja ecogenicidad. Realce discreto o moderado. Marcada restricción de la difusión del agua en RM (**Fig. 36-34**).

- Patrón más frecuente: adenopatías en el espacio vascular, redondeadas, conglomeradas («signo del sándwich»), homogéneas (salvo tratadas y, a veces, de alto grado). Segundo en frecuencia: afectación perirrenal. Suelen coexistir adenopatías en otros territorios y afectación de otros órganos (v. **Fig. 36-34**).
- Leucemia linfática crónica. Paucisintomática o incidental con frecuencia. Adenopatías pequeñas y homogéneas.
- Plasmocitoma extramedular. Masa circunscrita o infiltrante, con realce discreto y homogéneo, infrecuente, en el espacio perirrenal.

Otros

Comprenden:

- Tumor neuroectodérmico primitivo (PNET, *primitive neuroectodermal tumor*). Tumor de células redondas pequeñas indiferenciadas primitivas de neuroectodermo (origen citogenético común con sarcoma de Ewing). Masa solitaria de tamaño variable, heterogénea por necrosis y/o calcificaciones, pero de márgenes bien definidos, en pacientes jóvenes.
- Metástasis:
  - Linfáticas: de tumores de ovario, testículo (estación predecible a la altura de hilios renales, según la lateralidad), tubo digestivo, próstata, cérvix, endometrio, riñones, etcétera.
  - Hematógenas: más raras, como nódulos aislados en el contexto de enfermedad diseminada. De melanoma (si es melanocítico: aumento de señal en T1), pulmón, mama, riñón, etcétera.

RETROPERITONEO. OTRAS FORMAS DE AFECTACIÓN PATOLÓGICA

A continuación, se describen otras entidades que pueden afectar al retroperitoneo.

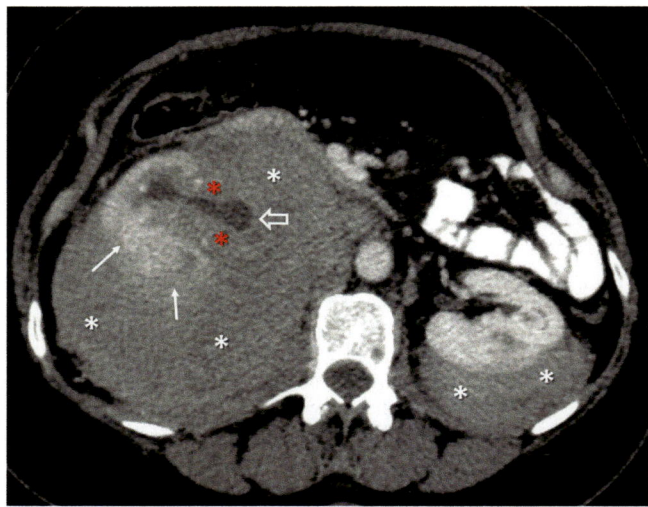
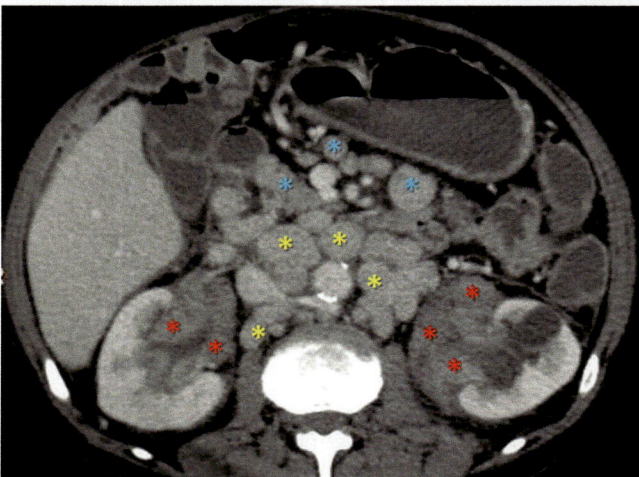

Figura 36-34. Linfoma retroperitoneal en dos pacientes diferentes, como masa perirrenal bilateral (asteriscos blancos) con infiltración renal (flechas) y leve hidronefrosis derecha (flecha hueca), masa peripiélica (asteriscos rojos), adenopatías retroperitoneales (asteriscos amarillos) y mesentéricas conglomeradas (asteriscos azules). La afectación es homogénea y con realce moderado. En resonancia magnética, presentaba marcada restricción de la difusión del agua (no mostrado).

Colecciones líquidas

Contenidas por los planos fasciales o con diseminación interfascial. Orígenes posibles según la localización. Psoas: renoureteral, aórtico, raquídeo, gastrointestinal, hematógeno. Incluyen:

- Hematoma. Agudo. Coágulo centinela: 45-80 UH. Resto: 25-45 UH. Extravasación de contraste intravenoso si existe alta tasa de sangrado, más en fase tardía. Efecto hematócrito en caso de anticoagulación o coagulopatía. En RM, como en otras localizaciones. Traumático o espontáneo. Aorta: perivascular y psoas. Vena cava inferior: perivascular e interfascialretrorrenal. Angiomiolipoma renal (síndrome de Wunderlich): perirrenal. Hematoma infraumbilical de recto anterior del abdomen: prevesical y perivesical.

- Linfocele. Se puede presentar 3-4 semanas tras linfadenectomía (30 %) o trasplante renal (18 %). Sin cubierta epitelial, pero pared gruesa bien definida, a veces, calcificada. Contenido similar a agua o grasa. Drenaje ± escleroterapia en grandes sintomáticos.
- Urinoma. Obstrucción o traumatismo de tracto urotelial. Perirrenal, prevesical, perivesical, interfascial. Similar al agua. Extravasación de contraste excretado y/o por sonda vesical.
- Colecciones líquidas peripancreáticas:
  - Aguda. En pancreatitis aguda. Con o sin necrosis de grasa extrapancreática. Sin pared definida. Pararrenal anterior, interfascial, subperitoneal (raíz de meso yeyunal y mesocolon transverso).
  - Necrosis encapsulada y seudoquiste. Después de semanas. Pared gruesa no epitelial, a veces, con calcificaciones, con o sin necrosis. Posibles hemorragia e infección. Puede haber seudoquistes de origen no pancreático (hematomas o abscesos sin reabsorción completa).
- Absceso. Localizaciones diversas en función del origen. Pared captante. Restricción de la difusión del agua y, a veces, gas en el contenido.

Neumorretroperitoneo

Disposición lineal entre grasa, vasos y planos interfasciales. Más abundante en torno al foco etiológico. Puede extenderse a o desde el mediastino o el espacio subperitoneal, y acompañarse de neumoperitoneo. A veces, de difícil diferenciación. Puede deberse a:

- Perforación intestinal retroperitoneal espontánea. Duodeno, colon derecho, colon izquierdo y recto.
- Pielonefritis enfisematosa. Perirrenal, junto a gas en el parénquima renal y/o el sistema excretor.
- Pancreatitis formadora de gas. De inicio o por sobreinfección posterior por anaerobios. Grave.
- Fascitis necrosante. Infección primaria o secundaria muy grave, con sepsis y gran dolor, que exige abordaje antibiótico y quirúrgico agresivo. Engrosamiento y edema fascial y muscular con abscesos y a veces gas, con transgresión de planos fasciales (**Fig. 36-35**).
- Yatrogénica. Perforación endoscópica del tubo digestivo, biopsia percutánea, litotricia extracorpórea con ondas de choque, irrigación con agua oxigenada.

Fibrosis retroperitoneal e imitadores

A continuación, se describen las particularidades que permiten diferenciar la fibrosis retroperitoneal primaria de otras entidades que la pueden imitar.

Fibrosis retroperitoneal primaria

Es infrecuente (1/200.000). Aparece generalmente en la 5ª-6ª décadas; en ⅔ de los casos, de forma idiopática (enfermedad de Ormond), que se ha asociado a ateromatosis aórtica, amianto, tabaco y fármacos (metisergida, bromocriptina, metildopa, etc.) y, en un porcentaje incierto, asociada a

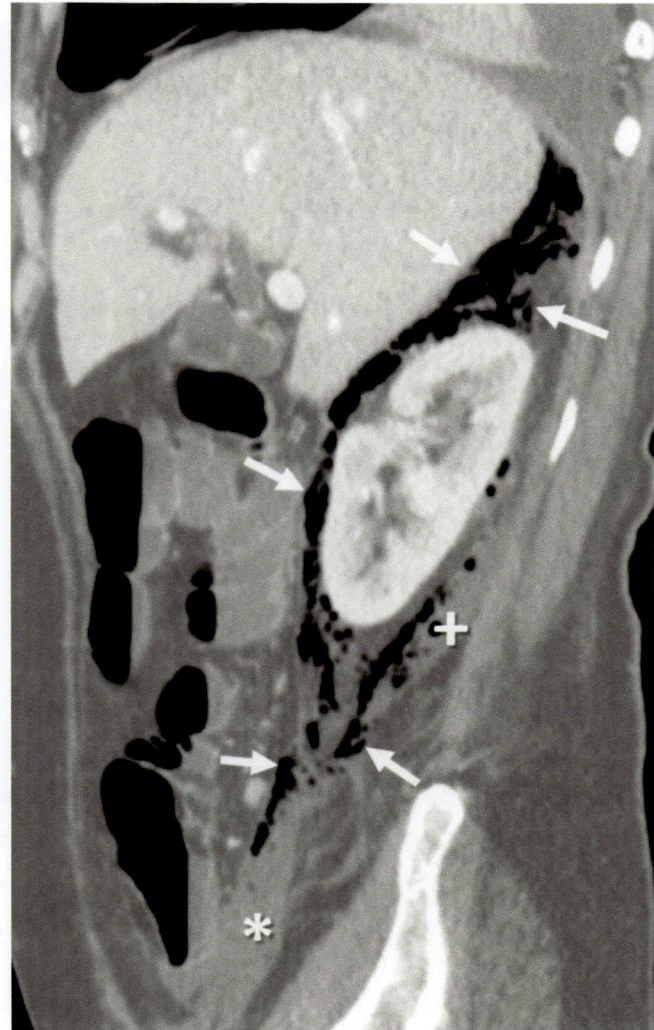

Figura 36-35. Fascitis necrosante primaria. Tomografía computarizada parasagital en fase portal. Mujer de 70 años, séptica. Importante neumorretroperitoneo distribuido por el espacio perirrenal derecho (flechas) y por planos interfasciales, sobre todo, pararrenal posterior (+) e interfascial combinado (*), donde también se aprecian colecciones líquidas mal definidas. Se intervino, encontrando importante necrosis tisular con esfacelos que transgredían los planos fasciales, sin identificar perforaciones de tracto gastrointestinal. A pesar de la limpieza quirúrgica intensiva y antibioticoterapia de amplio espectro, la paciente falleció.

enfermedad por inmunoglobulina G4 (IgG4). Hay una fase aguda con marcadores de inflamación sistémica, seguida de una crónica fibrosante.

La forma típica se manifiesta como una ocupación periaórtica relativamente simétrica en torno a la bifurcación, centrada a nivel de la cuarta vértebra lumbar (L4) (**Fig. 36-36**). En fase aguda, puede ser más hiperintensa en T2, más realzante y con pequeñas adenopatías. En fase crónica, muestra realce tardío por fibrosis e hipointensidad en T1. Es muy frecuente que haya atrapamiento ureteral unilateral o bilateral.

Son aspectos atípicos (**Fig. 36-37**): engrosamiento asimétrico, separación de la aorta > 10 mm del cuerpo vertebral,

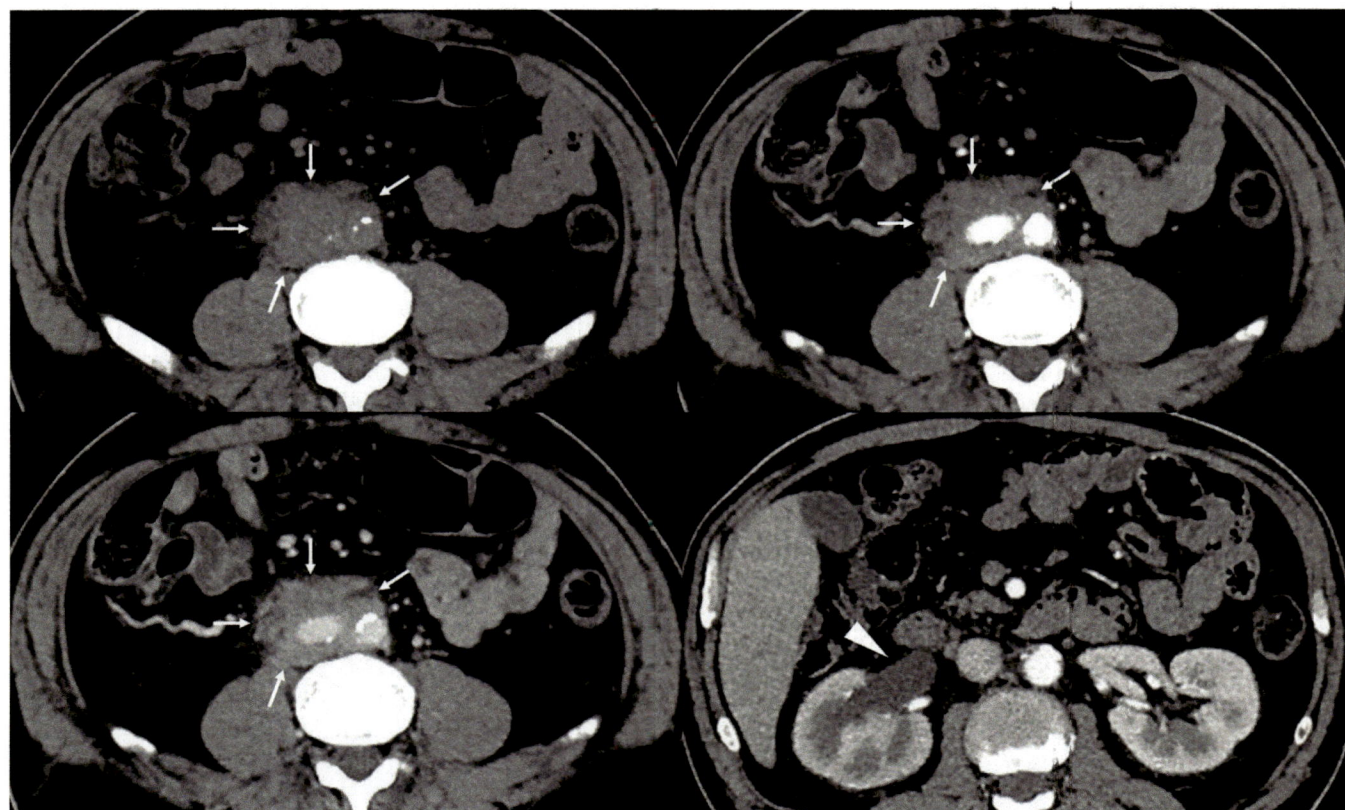

Figura 36-36. Fibrosis retroperitoneal típica en tomografía computarizada. Varón de 55 años. Imágenes sin contraste, en fase arterial y portal centradas en el nivel de la cuarta vértebra lumbar (L4). Ocupación retroperitoneal en torno a los grandes vasos con realce progresivo y escaso componente retroaórtico (flechas). En la última imagen, se aprecia hidronefrosis derecha (cabeza de flecha), con retardo en el nefrograma, por atrapamiento ureteral.

extensión más craneal, afectación solo pélvica y afectación perirrenal.

Imitadores de fibrosis retroperitoneal (Fig. 36-38)

Las entidades que pueden imitar una fibrosis retroperitoneal primaria son:
- Enfermedad relacionada con IgG4. La fibrosis retroperitoneal primaria forma parte de su espectro patológico, aunque se observa elevación sérica o tisular significativa de IgG4 en un porcentaje menor del esperado. Puede manifestarse como afectación en el espacio perivascular o en el perirrenal/peripiélico. El tratamiento no difiere en términos generales, por lo que establecer el diagnóstico exacto es de relevancia menor. Hay que prestar atención a otras posibles manifestaciones de la enfermedad, siendo la más frecuente la pancreática, pero abarcando muy numerosos órganos y sistemas.
- Enfermedad de Erdheim-Chester (v. el Apartado *Otras causas de aumento de atenuación del mesenterio*).
- Enfermedad de Rosai-Dorfman. Histiocitosis de células no de Langerhans sinusal asociada a linfadenopatía. Más frecuente en la región cervical (adenopatía masiva en niños y adolescentes), ligeramente más en varones. Cursa con fiebre, leucocitosis, aumento de la velocidad de sedimentación globular (VSG) e hipergammaglobulinemia. En el 40 % de los casos, hay afectación extragan-

glionar (especialmente, en piel y huesos) y, en el 4 %, afectación abdominal, en general, tarde en el curso de la enfermedad. La afectación abdominal más frecuente es perirrenal, subcapsular y en el seno renal, simulando linfoma en su presentación radiológica. A veces, quedan áreas de grasa respetada entre la afectación. La clave histológica (frente a la enfermedad de Erdheim-Chester) es el perfil inmunohistoquímico y el fenómeno de emperipolesis (presencia de una o varias células intactas en el citoplasma de otra). El tratamiento consiste en prednisona, metotrexato, clofarabina, u otros en función del perfil genético.
- Neoplasias hematológicas (v. Apartado *Neoplasias hematológicas* y **Fig. 36-34**).
- Neoplasias no hematológicas: carcinoma de mama, pulmón, próstata, urotelial, colorrectal, endometrio, testículo, etc. Es infrecuente la presentación en forma de infiltración retroperitoneal difusa (no adenopática) en torno a los grandes vasos o en el espacio perirrenal. En general, son masas más grandes, en localizaciones atípicas, con más separación de la aorta respecto del cuerpo vertebral (no corroborado en algún estudio), con más realce y restricción de la difusión del agua. Las claves para el diagnóstico diferencial son los antecedentes clínicos y la enfermedad diseminada en otras localizaciones. Ocasionalmente, el diagnóstico diferencial es muy difícil, exigiendo confirmación histológica.

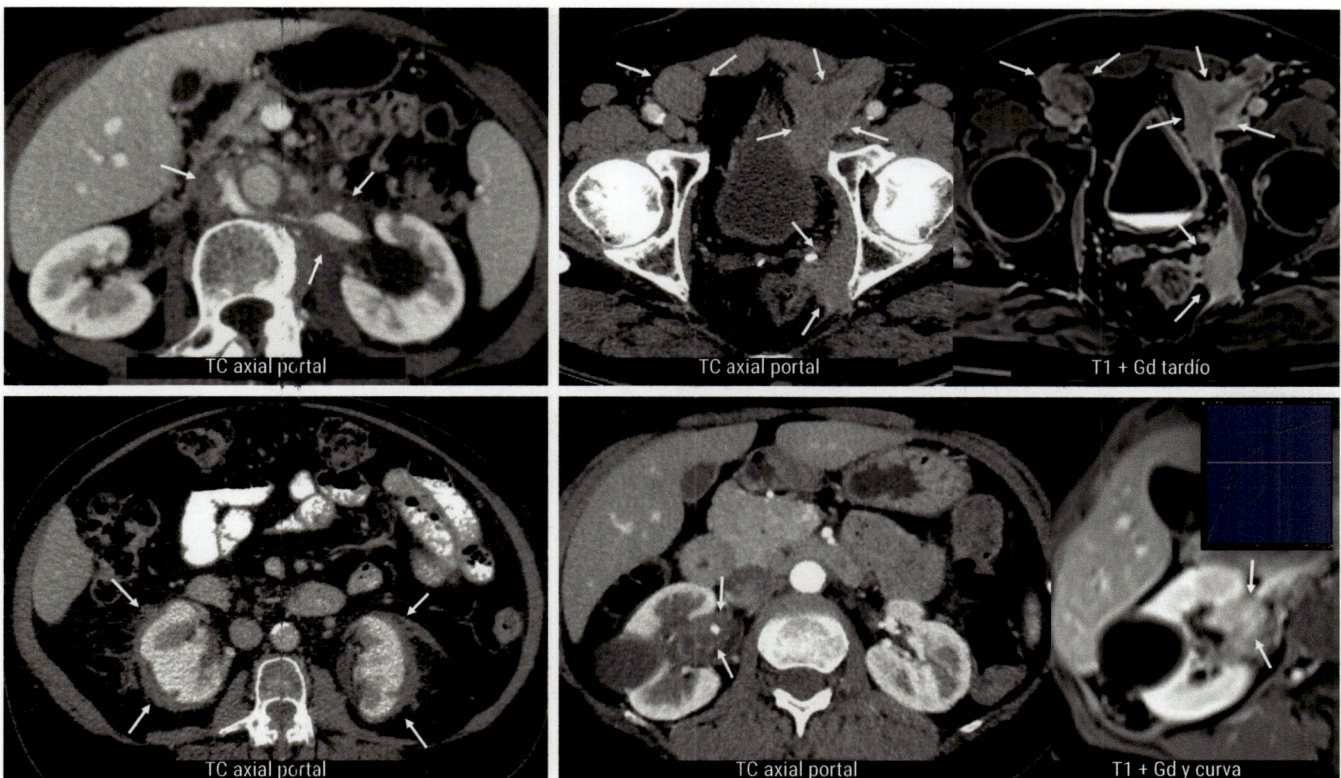

Figura 36-37. Fibrosis retroperitoneal con presentación atípica en distintos casos (flechas). En situación alta (a la altura del hilio renal, con leve hidronefrosis), en situación baja (en ambas regiones inguinales y región isquiática y obturadora izquierda), perirrenal bilateral (simulando la enfermedad de Erdheim-Chester) y peripiélica derecha (con leve retardo en el nefrograma). En el segundo y el último caso, se realizó resonancia magnética, que evidenciaba hipointensidad en T2, ausencia de restricción de la difusión del agua (no mostrado) y realce progresivo con el contraste paramagnético. TC: tomografía computarizada.

Lesiones quísticas

Varios tumores ya descritos pueden presentarse con áreas o como masas quísticas. En ocasiones, es difícil discernir entre quistes de órganos retroperitoneales y primarios:

- Linfangioma. Fallo de comunicación con vasos linfáticos. Quístico o cavernoso (no capilar). Colecciones líquidas (en raras ocasiones se reconoce grasa en su interior), multiloculadas, con septos finos, extendiéndose entre estructuras anatómicas con escaso efecto de masa. Aparecen con más frecuencia en el espacio perirrenal, a cualquier edad (**Fig. 36-39**).
- Quiste epidermoide. Congénito, de origen ectodérmico. Unilocular con pared fina. Característico en el espacio presacro.
- Quiste mülleriano. De vestigios urogenitales, infrecuente, por estímulo hormonal en mujeres en edad reproductiva con aporte exógeno. Quiste de pared fina, a veces, con septos también finos, más frecuente en el espacio perirrenal.
- Mesotelioma quístico. Origen en la serosa peritoneal. En mujeres. Dudosa relación con asbesto. Benigno, aunque recidivante. Quiste multilocular de pared fina en el retroperitoneo pélvico.
- Seudomixoma. Rarísimo en el retroperitoneo, en general, a partir de mucocele o neoplasia mucinosa apendicular o colónica. Comparte presentación de imagen con el peritoneal.
- Cistoadenoma/cistoadenocarcinoma. Quizá por metaplasia celómica. Serosos o mucinosos. Masa quística bien

definida, uniloculada o multiloculada, en mujeres de mediana edad, con ovarios normales. Sugieren malignidad: áreas sólidas, proyecciones papilares y septos gruesos (**Fig. 36-40**).
- Hamartoma retrorrectal (*tailgut cyst*). Por regresión incompleta del intestino distal. Masa quística retrorrectal unilocular o multilocular, en mujer de mediana edad. Posibilidad de sobreinfección y malignización (debe sospecharse en caso de pared gruesa o nódulos sólidos).
- Quiste hidatídico. Infrecuente. En general, con hidatidosis en otras áreas (**Fig. 36-41**).
- Quiste broncogénico. Quiste bien delimitado junto a los pilares diafragmáticos.
- Secuestro pulmonar extralobar. El 15 % son retroperitoneales. En el retroperitoneo superior, es inespecífico, salvo demostración de arteria nutricia sistémica (difícil).

Miscelánea

En este apartado, se incluyen las siguientes entidades:

- Edema. Aumento de atenuación de la grasa por acumulación de fluidos en el tercer espacio.
- Hematopoyesis extramedular. Situaciones de anemia con deficiencia de hematopoyesis intramedular (talasemia, mielofibrosis, leucemia, etc.). Masas homogéneas frecuentemente simétricas en los espacios paravertebra-

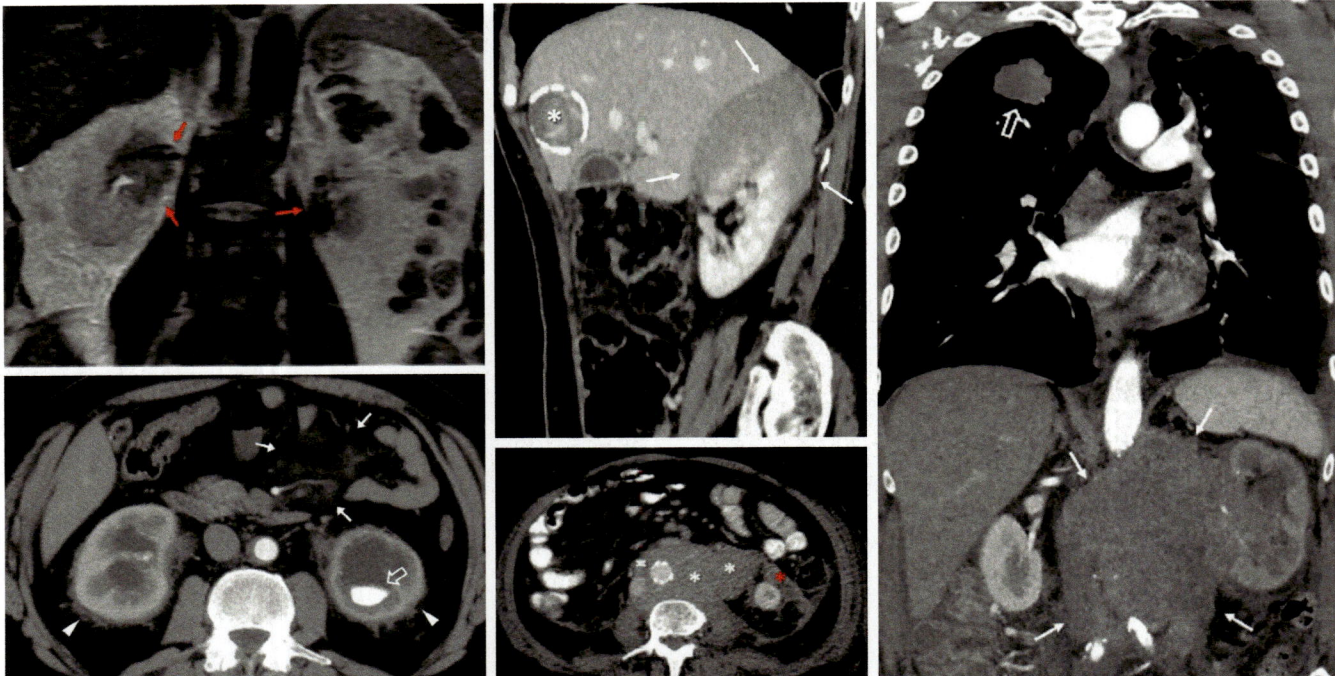

Figura 36-38. Imitadores de la fibrosis retroperitoneal. Superior izquierda: enfermedad relacionada con inmunoglobulina G4 (IgG4) con afectación peripiélica renal bilateral. Resonancia magnética en T2 coronal. Ocupación hipointensa (flechas rojas) sin restricción de la difusión (no mostrado), con hipotrofia renal izquierda. Inferior izquierda: enfermedad de Erdheim-Chester. Tomografía computarizada (TC) axial con contraste en fase corticomedular. Infiltración perirrenal bilateral (cabezas de flecha) con aspecto de «riñones peludos». Asocia hidronefrosis bilateral, con depósito cálcico en el cáliz inferior izquierdo (flecha hueca), así como infiltración simuladora de paniculitis mesentérica en la raíz yeyunal. Había también afectación esclerosa metafisodiafisaria en el fémur distal y la tibia proximal, con engrosamiento cortical (no mostrado). Superior central: enfermedad de Rosai-Dorfman. TC con contraste en fase portal, parasagital derecha. Masa perirrenal derecha superior infiltrante con atenuación de partes blandas (flechas), simuladora de linfoma. También se ve un quiste hidatídico hepático (*). Inferior central: linfoma no hodgkiniano de células B. TC con contraste en fase portal, imagen axial. Masa retroperitoneal con atenuación de partes blandas y restricción de la difusión (no mostrado) en el espacio vascular y perirrenal (asteriscos blancos), con masa retroaórtica > 1 cm. La lesión se extiende por el plano interfascial retromesentérico (asterisco rojo) y, en planos más inferiores, por el combinado izquierdo hasta la ingle (no mostrado). Derecha: metástasis retroperitoneal de carcinoma microcítico pulmonar (flecha hueca) como masa con atenuación de partes blandas en el espacio perivascular (flechas), con masa retroaórtica > 1 cm en el plano axial (no mostrado) y extendiéndose también al espacio perirrenal izquierdo.

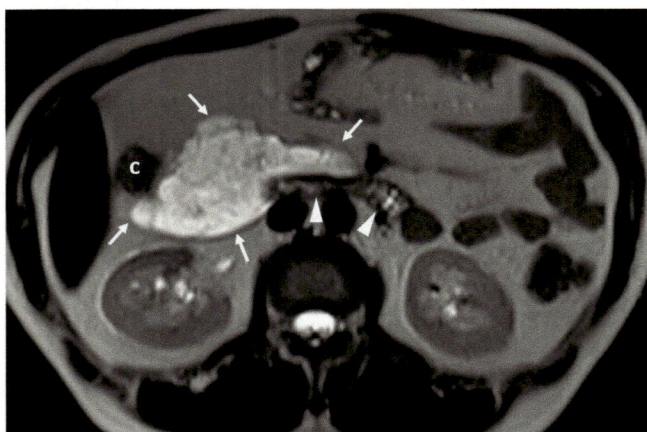

Figura 36-39. Linfangioma quístico retroperitoneal. Resonancia magnética axial potenciada en T2. Masa quística con múltiples tabiques finos y contornos externos netos, con sensación de que se adapta a las estructuras anatómicas circundantes. Se encuentra en el espacio pararrenal anterior derecho, en contacto con el colon derecho (c), el tercer tramo duodenal (cabezas de flecha) y la fascia perirrenal anterior derecha.

les, perirrenales o presacro (**Fig. 36-42**), a menudo, con grasa macroscópica o microscópica (caída de señal en fase

opuesta), sin calcificación ni destrucción ósea. Coexisten frecuentemente esplenomegalia, focos viscerales (hepáticos y esplénicos) y ganglionares, junto con cambios esqueléticos por anemia y mielofibrosis (ensanchamiento de espacios diploicos). Con transfusión, se reducen y se deposita hierro. La gammagrafía con ^{99m}Tc-sulfuro de coloide puede confirmar el diagnóstico.

- Amiloidosis. Véase el apartado *Amiloidosis peritoneal*. Excepcionalmente como entidad retroperitoneal aislada, más frecuentemente difusa (v. **Fig. 36-18**), a veces con hidronefrosis. Diagnóstico diferencial con enfermedad hematológica y fibrosis retroperitoneal.
- Enfermedad de Castleman. Véase el apartado *Peritoneo*. Afectación de retroperitoneo algo más frecuente (10 %), menos que mediastínica (70 %) y cervical (**Fig. 36-43**).
- Adenopatías tuberculosas. Generalmente, con afectación pulmonar, intestinal, peritoneal, hepatoesplénica o genitourinaria. Suelen tener centro necrótico o calcificar (v. **Fig. 36-9**).
- Necrosis grasa. Nódulos captantes con o sin focos grasos, ocasionalmente calcificados, a menudo múltiples y peripancreáticos, a veces a distancia, en el contexto de pancreatitis aguda con otros datos de necrosis. Persisten o se resuelven lentamente con el tiempo.

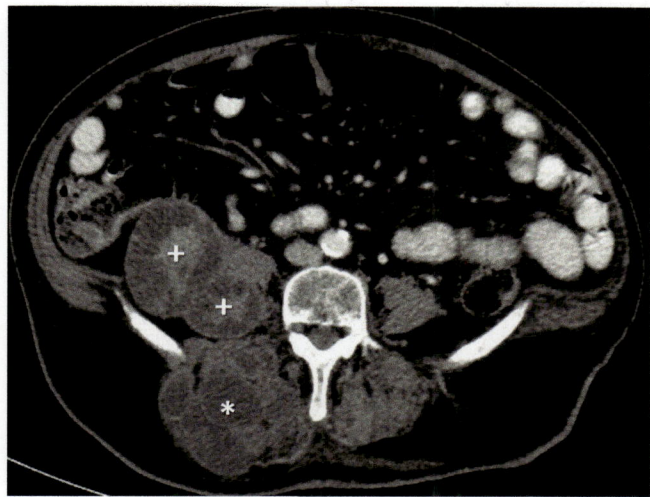

Figura 36-40. Hidatidosis paravertebral y retroperitoneal. Tomografía computarizada axial en fase portal. Grandes quistes hidatídicos extendiéndose desde la musculatura paravertebral (*), donde estaban presentes solo previamente, al retroperitoneo, en concreto, al espacio del psoas derecho (*).

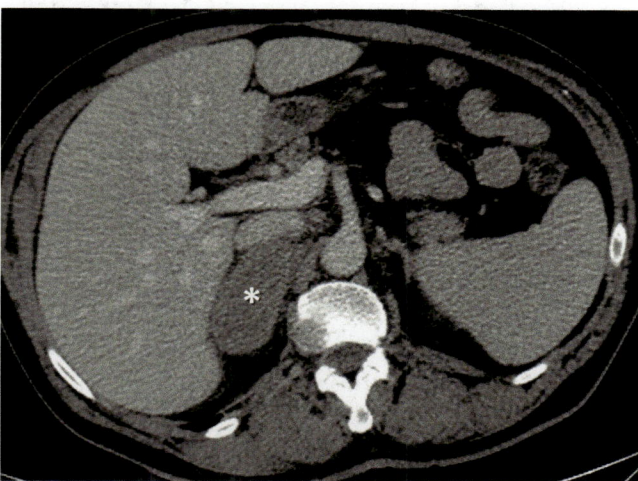

Figura 36-42. Enfermedad de Castleman. Tomografía computarizada axial en fase portal. Lesión nodular relativamente homogénea retrocava, independiente de la glándula suprarrenal derecha (no mostrado). La biopsia percutánea demostró enfermedad de Castleman plasmocelular.

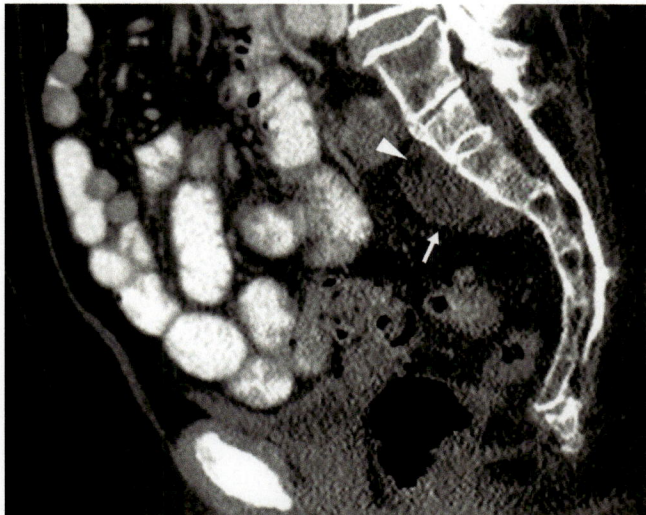

Figura 36-41. Hematopoyesis extramedular presacra. Tomografía computarizada sagital en fase portal. Varón de 73 años con anemia crónica en estudio de gran carcinoma renal de células claras. Hallazgo de masa presacra bien delimitada (flecha), con áreas de grasa macroscópica (cabeza de flecha). En resonancia magnética (no mostrada), presentaba caída casi generalizada de señal en fase opuesta. El diagnóstico diferencial se establece entre mielolipoma extraadrenal y hematopoyesis extramedular, más probable en el contexto clínico, que se confirmó finalmente.

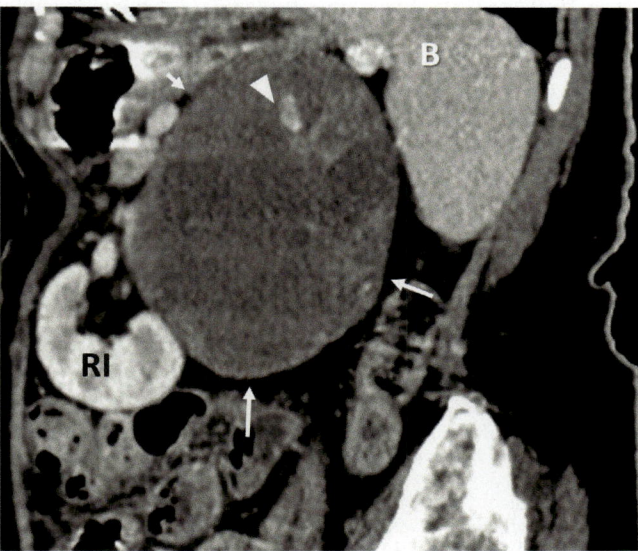

Figura 36-43. Cistoadenocarcinoma retroperitoneal. Tomografía computarizada parasagital izquierda en fase portal. Mujer de 62 años. Masa quística retroperitoneal compleja (flechas), con septos y áreas nodulares captantes (cabeza de flecha), que desplaza el riñón izquierdo anteriormente (RI).

PUNTOS CLAVE

- Es importante conocer la embriología y la anatomía de la cavidad peritoneal para comprender las distintas formas de afectación patológica y extensión de la enfermedad.
- En la cavidad peritoneal, muchas enfermedades pueden manifestarse en forma de acumulación patológica de líquido (ascitis más o menos libre y colecciones), gas extraluminal (neumoperitoneo) y depósito neoplásico (carcinomatosis peritoneal, afectación secundaria por otras estirpes tumorales o afectación primaria por diversas entidades). El radiólogo debe dominar la detección e interpretación correcta de las distintas manifestaciones patológicas a través del diverso arsenal diagnóstico a su disposición.
- De las distintas formas de afectación neoplásica de la cavidad peritoneal, la más frecuente es la carcinomatosis, secundaria más comúnmente a carcinoma de ovario, que se presenta, en general, con ascitis tendente a la loculación, engrosamiento de las superficies peritoneales, implantes nodulares sólidos e infiltración epiploica o mesentérica. El radiólogo es clave en el reconocimiento de los hallazgos (a veces, sutiles) y en la predicción del éxito quirúrgico.
- La peritonitis puede ser primaria (cirrosis bacteriana espontánea o tuberculosa, entre otras causas posibles), secundaria (la más frecuente, de origen apendicular, colónico, gastroduodenal, de intestino delgado, hepatobiliopancreático, ginecológico o urinario, por orden) o terciaria (posoperatoria prolongada, polimicrobiana). El contexto clínico (habitualmente, con evolución de un dolor «visceral» sordo centroabdominal a un dolor «parietal» localizado, agudo y con defensa muscular, y diversos datos semiológicos generales y específicos de la causa) deben permitir al radiólogo establecer el diagnóstico.

- Hay otras numerosas formas de afectación del peritoneo, el mesenterio y el resto del espacio subperitoneal, con rasgos clínicos y radiológicos característicos: paniculitis, lipodistrofia mesentérica y mesenteritis retráctil, edema, hemorragia, procesos infiltrativos, necrosis focal de la grasa abdominal, adenopatías tumorales o no tumorales, quistes, fibromatosis agresiva, tumor miofibroblástico inflamatorio, endometriosis o esplenosis peritoneal.
- El radiólogo debe reconocer los datos semiológicos que permiten establecer la localización retroperitoneal de un hallazgo patológico, lo cual suele ser más difícil en la pelvis.
- Los tumores retroperitoneales primarios malignos más frecuentes son los mesenquimales y, entre ellos, liposarcoma, leiomiosarcoma y sarcoma pleomórfico indiferenciado abarcan más del 80 %. Les siguen en frecuencia los tumores neurogénicos, los de células germinales y cordones sexuales y las neoplasias hematológicas. El tamaño, la forma, la localización, el comportamiento vascular, en difusión en RM, el grado de infiltración de estructuras cercanas, la presencia de grasa, matriz mixoide, necrosis, cambios quísticos, hemorragia, calcificaciones, la presencia de adenopatías y metástasis a distancia y rasgos demográficos son claves diagnósticas, aunque a menudo se requiere confirmación histológica.
- El radiólogo debe reconocer otras formas de afectación patológica retroperitoneal primaria: colecciones líquidas, neumorretroperitoneo, fibrosis retroperitoneal primaria y sus imitadores, lesiones quísticas u otras.

BIBLIOGRAFÍA

Alexander HR Jr, Burke AP. Diagnosis and management of patients with malignant peritoneal mesothelioma. J Gastrointest Oncol. 2016;7(1):79-86.

Bashir U, Moskovic E, Strauss D, Hayes A, Thway K, Pope R, et al. Soft-tissue masses in the abdominal wall. Clin Radiol. 2014;69(10):e422-31.

Carlson B, Harmath C, Turaga K, Kindler HL, Armato SG 3rd, Straus C. The role of imaging in diagnosis and management of malignant peritoneal mesothelioma: a systematic review. Abdom Radiol (NY). 2022;47(5):1725-40.

Chingkoe CM, Jahed A, Loreto MP, Sarrazin J, McGregor CT, Blaichman JI, et al. Retroperitoneal fasciitis: spectrum of CT findings in the abdomen and pelvis. Radiographics. 2015;35(4):1095-107.

Chung AD, Krishna S, Schieda N. Primary and secondary diseases of the perinephric space: an approach to imaging diagnosis with emphasis on MRI. Clin Radiol. 2021;76(1):75.e13-26.

Coffin A, Boulay-Coletta I, Sebbag-Sfez D, Zins M. Radioanatomy of the retroperitoneal space. Diagn Interv Imaging. 2015;96(2):171-86.

Cohan RH, Shampain KL, Francis IR, Davenport MS, Wolf JS, Marder W, et al. Imaging appearance of fibrosing diseases of the retroperitoneum: can a definitive diagnosis be made? Abdom Radiol (NY). 2018;43(5):1204-14.

Cronin CG, Lohan DG, Blake MA, Roche C, McCarthy P, Murphy JM. Retroperitoneal fibrosis: a review of clinical features and imaging findings. AJR Am J Roentgenol. 2008;191(2):423-31.

Czeyda-Pommersheim F, Menias C, Boustani A, Revzin M. Diagnostic approach to primary retroperitoneal pathologies: what the radiologist needs to know. Abdom Radiol (NY). 2021;46(3):1062-81.

Díaz-Gil D, Fintelmann FJ, Molaei S, Elmi A, Hedgire SS, Harisinghani MG. Prediction of 5-year survival in advanced-stage ovarian cancer patients based on computed tomography peritoneal carcinomatosis index. Abdom Radiol (NY). 2016;41(11):2196-202.

Eberhardt SC, Strickland CD, Epstein KN. Radiology of epiploic appendages: acute appendagitis, post-infarcted appendages, and imaging natural history. Abdom Radiol (NY). 2016;41(8):1653-65.

Elias J Jr, Muglia VF. Magnetic resonance imaging of the perirenal space and retroperitoneum. Magn Reson Imaging Clin N Am. 2019;27(1):77-103.

Gege Z, Xueju W, Bin J. Head-to-head comparison of 68Ga-FAPI PET/CT and FDG PET/CT for the detection of peritoneal metastases: systematic review and meta-analysis. AJR Am J Roentgenol. 2023;220(4):490-8.

Ghahremani GG. CT and MR imaging of the greater omentum: pictorial essay. Clin Imaging. 2023;101:22-31.

Ghahremani GG. CT and MR imaging of the properitoneal fat pad: a pictorial essay. Abdom Radiol (NY). 2023;48(11):3512-9.

Giambelluca D, Cannella R, Caruana G, Salvaggio L, Grassedonio E, Galia M, et al. CT imaging findings of epiploic appendagitis: an unusual cause of abdominal pain. Insights Imaging. 2019;10(1):26.

Giannis D, Matenoglou E, Sidiropoulou MS, Papalampros A, Schmitz R, Felekouras E, et al. Epiploic appendagitis: pathogenesis, clinical findings and imaging clues of a misdiagnosed mimicker. Ann Transl Med. 2019;7(24):814.

Goenka AH, Shah SN, Remer EM. Imaging of the retroperitoneum. Radiol Clin North Am. 2012;50(2):333-55, vii.

Gómez Rivas J, Quintana LM, Álvarez-Maestro M, Aguilera A, Martínez Piñeiro L, Sarikaya S. Retroperitoneal fibrosis: a literature review. Arch Esp Urol. 2020;73(1):60-7.

Gore RM, Levine MS, Laufer I (eds.). Textbook of gastrointestinal radiology. 4ª ed. Filadelfia: Saunders; 2015.

Gulati V, Swarup MS, Kumar J. Solid primary retroperitoneal masses in adults: an imaging approach. Indian J Radiol Imaging. 2022;32(2):235-52.

Hanbidge AE, Lynch D, Wilson SR. US of the peritoneum. Radiographics. 2003;23(3):663-84; discussion 684-5.

Hoang VT, Nguyen MD, Van HAT, Hoang DT. Review of diagnosis, differential diagnosis, and management of retroperitoneal lymphangioma. Jpn J Radiol. 2023;41(3):283-301.

Ishikawa K, Nakao S, Nakamuro M, Huang TP, Nakano H. The retroperitoneal interfascial planes: current overview and future perspectives. Acute Med Surg. 2016;3(3):219-29.

Kastelein AW, Vos LMC, De Jong KH, Van Baal JOAM, Nieuwland R, Van Noorden CJF, et al. Embryology, anatomy, physiology and pathophysiology of the peritoneum and the peritoneal vasculature. Semin Cell Dev Biol. 2019;92:27-36.

Kim SW, Kim HC, Yang DM, Min GE. The prevesical space: anatomical review and pathological conditions. Clin Radiol. 2013;68(7):733-40.

Kose SI, Singh S, Garg A, Manchanda A, Singh R. Ultrasound and computed tomography in the evaluation of mesenteric lesions: a pictorial review. SA J Radiol. 2023;27(1):2595.

Laghi A, Bellini D, Rengo M, Accarpio F, Caruso D, Biacchi D, et al. Diagnostic performance of computed tomography and magnetic resonance imaging for detecting peritoneal metastases: systematic review and meta-analysis. Radiol Med. 2017;122(1):1-15.

Lazaridou E, Aslanidi C, Mellou V, Athanasiou S, Exarhos D. Intraperitoneal focal fat infarction: the great mimicker in the acute setting. Emerg Radiol. 2021;28(1):201-7.

Luk L, Taffel MT. Cross-sectional anatomy of the male pelvis. Abdom Radiol (NY). 2020;45(7):1951-60.

Martí-Bonmatí L, Ramírez-Fuentes C, Cervera-Deval J. Lesiones ocupantes de espacio en pared abdominal (no herniarias): la visión del radiólogo. Rev Hispanoam Hernia. 2015;3(3):95-105.

McLaughlin PD, Filippone A, Maher MM. Neoplastic diseases of the peritoneum and mesentery. AJR Am J Roentgenol. 2013;200(5):W420-30.

Nougaret S, Nikolovski I, Paroder V, Vargas HA, Sala E, Carrere S, et al. MRI of tumors and tumor mimics in the female pelvis: anatomic pelvic space-based approach. Radiographics. 2019;39(4):1205-29.

O'Connell AM, Duddy L, Lee C, Lee MJ. CT of pelvic extraperitoneal spaces: an anatomical study in cadavers. Clin Radiol. 2007;62(5):432-8.

O'Regan PW, Mhuircheartaigh JMN, Scanlon TG, Shelly MJ. Radiology of the mesentery. Clin Colon Rectal Surg. 2022;35(4):328-37.

Patel RK, Mittal S, Singh S. Imaging of mischievous intra-abdominal fat presenting with abdominal pain: a pictorial review. Euroasian J Hepatogastroenterol. 2022;12(1):45-9.Patel RR, Planche K. Applied peritoneal anatomy. Clin Radiol. 2013;68(5):509-20.

Peisen F, Thaiss WM, Ekert K, Horger M, Amend B, Bedke J, et al. Retroperitoneal fibrosis and its differential diagnoses: the role of radiological imaging. Rofo. 2020;192(10):929-36.

Power JW, Dempsey PJ, Yates A, Fenlon H, Mulsow J, Shields C, et al. Peritoneal malignancy: anatomy, pathophysiology and an update on modern day imaging. Br J Radiol. 2022;95(1132):20210217.

Reginelli A, Giacobbe G, Del Canto MT, Alessandrella M, Balestrucci G, Urraro F, et al. Peritoneal carcinosis: what the radiologist needs to know. Diagnostics (Basel). 2023;13(11):1974.

Rossi GM, Rocco R, Accorsi Buttini E, Marvisi C, Vaglio A. Idiopathic retroperitoneal fibrosis and its overlap with IgG4-related disease. Intern Emerg Med. 2017;12(3):287-99.

Scali EP, Chandler TM, Heffernan EJ, Coyle J, Harris AC, Chang SD. Primary retroperitoneal masses: what is the differential diagnosis? Abdom Imaging. 2015;40(6):1887-903.

Shanbhogue AK, Fasih N, Macdonald DB, Sheikh AM, Menias CO, Prasad SR. Uncommon primary pelvic retroperitoneal masses in adults: a pattern-based imaging approach. Radiographics. 2012;32(3):795-817.

Singh AK, Gervais DA, Hahn PF, Sagar P, Mueller PR, Novelline RA. Acute epiploic appendagitis and its mimics. Radiographics. 2005;25(6):1521-34.

Stavros AT, Rapp C. Dynamic ultrasound of hernias of the groin and anterior abdominal wall. Ultrasound Q. 2010;26(3):135-69.

Tan CH, Vikram R, Boonsirikamchai P, Faria SC, Charnsangavej C, Bhosale PR. Pathways of extrapelvic spread of pelvic disease: imaging findings. Radiographics. 2011;31(1):117-33.

Tian TT, Wu JT, Hu XH, Yang GM, Sun J, Chen WX, et al. Imaging findings of solitary fibrous tumor in the abdomen and pelvis. Abdom Imaging. 2014;39(6):1323-9.

Tirkes T, Sandrasegaran K, Patel AA, Hollar MA, Tejada JG, Tann M, et al. Peritoneal and retroperitoneal anatomy and its relevance for cross-sectional imaging-erratum. Radiographics. 2019;39(3):912.

Trainer V, Leung C, Owen RE, Venkatanarasimha N. External anterior abdominal wall and pelvic hernias with emphasis on the key diagnostic features on MDCT. Clin Radiol. 2013;68(4):388-96.

Tsili AC, Naka C, Argyropoulou MI. Multidetector computed tomography in diagnosing peritoneal metastases in ovarian carcinoma. Acta Radiol. 2021;62(12):1696-706.

Van Baal JOAM, Van de Vijver KK, Nieuwland R, Van Noorden CJF, Van Driel WJ, Sturk A, et al. The histophysiology and pathophysiology of the peritoneum. Tissue Cell. 2017;49(1):95-105.

Van 't Sant I, Engbersen MP, Bhairosing PA, Lambregts DMJ, Beets-Tan RGH, Van Driel WJ, et al. Diagnostic performance of imaging for the detection of peritoneal metastases: a meta-analysis. Eur Radiol. 2020;30(6):3101-12

Vaxman I, Visram A, Pasvolsky O, Kumar S, Dispenzieri A, Buadi F, et al. Retroperitoneal involvement with light chain amyloidosis- case series and literature review. Leuk Lymphoma. 2021;62(2):316-22.

Vicens RA, Patnana M, Le O, Bhosale PR, Sagebiel TL, Menias CO, et al. Multimodality imaging of common and uncommon peritoneal diseases: a review for radiologists. Abdom Imaging. 2015;40(2):436-56.

Wasnik AP, Maturen KE, Kaza RK, Al-Hawary MM, Francis IR. Primary and secondary disease of the peritoneum and mesentery: review of anatomy and imaging features. Abdom Imaging. 2015;40(3):626-42.

Xu J, Guo J, Yang HQ, Ji QL, Song RJ, Hou F, et al. Preoperative contrast-enhanced CT-based radiomics nomogram for differentiating benign and malignant primary retroperitoneal tumors. Eur Radiol. 2023;33(10):6781-93.

Complicaciones de la cirugía abdominal

37

P. Estelles Lerga, M. Ballesta Moratalla, R. M. Piqueras Olmeda y S. Brugger Frigols

OBJETIVOS

- Identificar a pacientes con riesgo de sufrir complicaciones posquirúrgicas.
- Conocer la situación clínica del paciente, el tipo de cirugía practicada, la sospecha concreta y el tiempo transcurrido desde la cirugía.
- Escoger la técnica y el protocolo adecuado para resolver el problema.
- Reconocer los hallazgos normales después de la cirugía y detectar las principales complicaciones.

INTRODUCCIÓN

Condición secundaria que se desarrolla en el transcurso de la evolución de una intervención quirúrgica. Es difícil conocer la frecuencia real de las complicaciones, su aparición no es una situación infrecuente ni carente de morbilidad.

La cirugía siempre lleva asociado un potencial de complicaciones. El aumento en la esperanza de vida en la población general, así como el progreso de las técnicas quirúrgicas han permitido que causas no resecables y pacientes pluripatológicos (diabéticos, cardiópatas, nefrópatas, etc.) pasen a tener posibilidades quirúrgicas, aumentando el espectro y número de complicaciones.

A pesar de que existen múltiples procedimientos quirúrgicos, muchos comparten complicaciones similares, la mayoría aparecen tras intervenciones complejas y largas que conllevan las resecciones, anastomosis intestinales y vasculares.

Todo ello ha motivado un aumento en la demanda de pruebas de imagen cuando no hay una buena evolución clínica, a menudo, con carácter urgente y, a veces, de difícil interpretación, suponiendo un reto para el radiólogo.

Para solucionar el problema, es importante que el radiólogo esté familiarizado con las principales técnicas quirúrgicas, la anatomía posquirúrgica y las potenciales complicaciones, y que, asimismo, diferencie y conozca los hallazgos esperables que no suponen ningún problema ni alteran el manejo del paciente. Además, es conveniente tener conocimientos clínicos, pues las primeras manifestaciones de algunas complicaciones graves pueden ser muy sutiles, por lo que, para su diagnóstico, es necesario mantener un alto índice de sospecha.

Es importante mantener comunicación con el médico peticionario, que aportará la sospecha clínica y así el radiólogo podrá elegir la técnica más adecuada.

El tratamiento es variable dependiendo del tipo de complicación. Las opciones terapéuticas incluyen desde el trata-miento sintomático y farmacológico a procedimientos invasivos no quirúrgicos o laparotomías urgentes.

Es importante tener conocimiento del procedimiento quirúrgico, pues da información sobre suturas anastomosis, etc., y reconocer el número de drenajes y su correcto posicionamiento. Si hay exploraciones previas, habrá que realizar un estudio comparativo.

CONSIDERACIONES GENERALES DEL PACIENTE POSOPERADO

A continuación, se detallan los factores que se deben tener en cuenta en el paciente posquirúrgico.

Tiempo transcurrido desde la cirugía

La mayor incidencia de complicaciones, se encuentra entre el 3º-4º día y el 7º día después de la intervención.

Clínica del paciente

Las constantes vitales anormales son extremadamente comunes después de una resección con anastomosis y no son necesariamente indicativas de fuga u otra complicación.

Los síntomas de sospecha suelen ser vagos y sutiles y pueden quedar enmascarados por los síntomas que normalmente se atribuyen a un posoperatorio normal como dolor abdominal, fiebre o el paciente «que no acaba de ir bien».

Dolor

Inespecífico y difícil de valorar, sobre todo, si el paciente está intubado o sedado; salvo que sea muy persistente, no genera pruebas.

Fiebre

En el paciente posoperado, se define como una temperatura de 38 °C durante días consecutivos o mayor de 39 °C cualquier día. Resulta poco específico por las numerosas causas.

Durante las primeras 24-48 horas, es frecuente y no se considera grave.

A partir de las 48 horas, se puede sospechar, aunque lo más frecuente es que sea debido a procesos no quirúrgicos como atelectasias, flebitis, infección del aparato urinario, infección de catéteres y, si la fiebre en este período no es controlable con antibióticos, requiere descartar foco abdominal.

A partir del 7º día, es cuando ocurren la mayoría de las infecciones abdominales, siendo la fiebre frecuentemente el único síntoma que presenta el paciente.

Parámetros analíticos

Son especialmente relevantes la leucocitosis y elevación de los reactantes de fase aguda (proteína C-reactiva y la procalcitonina). La disminución del hematócrito sugiere hemorragia

Alteraciones hemodinámicas

Las alteraciones hemodinámicas como la taquicardia, la taquipnea y la hipotensión son signos de alarma.

TÉCNICAS DE IMAGEN

Se describe la utilidad de las principales técnicas de imagen empleadas en la valoración de complicaciones posoperatorias de la cirugía abdominal.

Ecografía

La ventaja principal es que no utiliza radiación ionizante, de especial importancia en embarazadas y niños. Es fácilmente transportable, por lo que, en pacientes críticos que no pueden ser trasladados a la sala de exploraciones, puede tener su indicación, aunque la información puede ser limitada. Es útil en la detección del flujo vascular en el trasplante hepático renal o como guía de procedimientos intervencionistas.

Resonancia magnética

La resonancia magnética (RM) no suele tener indicación en este tipo de pacientes. Se puede plantear en embarazadas y niños. Tiene un papel central en el estudio de complicaciones tardías, en casos de sospecha de recidiva tumoral o de enfermedades inflamatorias.

Tomografía computarizada

La tomografía computarizada (TC) es la técnica de elección en el abdomen posquirúrgico con toda su variabilidad de protocolos, rapidez en la adquisición de la imagen y posibilidad de reconstrucciones multiplanares.

Los factores que se deben considerar son (Tabla 37-1):

- Contraste intravenoso: salvo que esté contraindicado por alergia o insuficiencia renal grave no recuperable, pero, en estos casos, hay que discutir el problema con el nefrólogo. Si el filtrado está en el límite de 35 mL/min, con un protocolo de hidratación es suficiente. No hay problema si el paciente está en diálisis. Se emplea la técnica de *bolus tracking*: generalmente, se introducen 100-120 mL de contraste a un flujo de 3-4 mL/s, seguidos de 30 mL de suero fisiológico, con cobertura anatómica desde las cúpulas del diafragma hasta la sínfisis del pubis incluida. En fase venosa, se adquiere a los 60-70 segundos de la inyección. Si la sospecha es sangrado, se realizará estudio angiográfico, que consiste en una fase sin contraste (suele ser opcional), fase arterial y venosa.
- Contraste intraluminal oral o rectal: ¿cuándo? Gastrografin (contraste hidrosoluble) oral puede dar diarreas, lo que supone una complicación añadida. Se recomienda el contraste hidrosoluble por su rápida absorción, disminuyendo el riesgo de peritonitis química en caso de que hubiera fuga en la cavidad abdominal. El contraste hidrosoluble al ser hiperosmolar por vía oral puede dar lugar a diarrea acuosa lo que supone una complicación

Tabla 37-1. Técnica y protocolos de tomografía computarizada (TC) en la valoración de las complicaciones posquirúrgicas de la cirugía abdominal

Contraste intraluminal	Elección de fase: simple/multifase

- Oral o rectal:
  – Sospecha de dehiscencia-fuga
  – Cuando exista dificultad para identificar si una colección es intraluminal o extraluminal.
- Opcional: para identificar el sitio de la perforación
- Innecesario: en casos de obstrucción intestinal
- Contraindicado: sospecha de isquemia o de hemorragia; las paredes se ven mejor sin contraste intraluminal
- Preparación del contraste hidrosoluble: se diluyen 10 mL de Gastrografin por cada 500 mL de agua. Hidrosoluble para evitar la peritonitis química
	Sospecha de colecciones-absceso, perforación, dehiscencia-fuga, complicación infecciosa y obstrucción:
	- Fase venosa; 70 segundos de retraso a un flujo de 3 mL/s
	- Contraste oral o rectal si hay sospecha de fuga
	- Fase tardía en caso de sospecha de patología de vía excretora
	
	Sospecha de sangrado u otra complicación vascular:
	Angio-TC multifase:
	- Vacío
	- Arterial precoz: bolo automático; umbral de 150 UH
	- Venosa portal los 60-70 s

*Reconstrucciones: entre 2-3 mm, ofreciendo un equilibrio entre el número de imágenes adquiridas y las imágenes diagnósticas. El ruido es más notable con grosores de corte inferiores a 2,5 mm. El grosor de corte para vascular es de 1 mm y de 3 mm para abdomen.
Angio-TC: angiografía por tomografía computarizada; MPR: reconstrucción multiplanar (del inglés, *multiplanar reconstruction*); UH: unidades Hounsfield.

añadida y acelera el tránsito intestinal, de ahí que algunos cirujanos lo administran para controlar el íleo paralítico. Por eso para evitar cuadro diarreico se prefiere diluir con suero fisiológico o agua (ejemplo de hidrosoluble es el Gastrografin). El contraste oral y rectal será aconsejable cuando se plantea la duda de si hay una colección o no se puede distinguir bien lo que permanece dentro o fuera de la luz intestinal, pero, sobre todo, para demostrar la existencia de fugas o fístulas. El contraste utilizado suele ser Gastrografin diluido con la proporción de 10 mL de Gastrografin en 500 mL. de agua.

- En caso de sospecha de daño de la vía excretora urinaria, está indicada una fase de eliminación a los 10 minutos.
- Contraste vesical: cuando se sospeche rotura de vejiga, se realizará cisto-TC a través de la sonda vesical, se introduce contraste diluido según la proporción ya descrita (lo que el paciente tolere; por norma general, casi nunca más de 300 mL).

 El contraste intravenoso es importante ante la sospecha de colecciones, abscesos, fugas, obstrucción intestinal. En caso de sospecha de sangrado se realizará estudio angio-TC.. El contraste oral o rectal se utiliza ante la sospecha de fugas por dehiscencia de sutura anastomótica y ante la sospecha de fístulas.

HALLAZGOS NORMALES POSQUIRÚRGICOS

Es muy importante conocer la técnica quirúrgica realizada, no es raro encontrar alteraciones quirúrgicas en los pacientes operados. Estas alteraciones se consideran normales y no deben hacer sospechar complicaciones posquirúrgicas.

Neumoperitoneo

La existencia de aire libre intraperitoneal puede ser un problema para el radiólogo, pues, a veces, resulta difícil decidir si es normal por la retención de gas que queda después de un acto quirúrgico o secundario a fuga, infección o perforación (**Fig. 37-1A**).

La TC es la técnica más sensible para demostrar la existencia de gas, con una frecuencia del 87 % en los primeros tres días y del 50 % hasta el 6º día posquirúrgico. En las cirugías laparoscópicas, se introduce dióxido de carbono y se reabsorbe con mayor rapidez que con la cirugía abierta. Hay variabilidad en cuanto a la duración del neumoperitoneo posquirúrgico. Como norma general, se admite que, tras una cirugía abierta, debe reabsorberse en los 7-10 primeros días y, con la cirugía laparoscópica, debe reabsorberse en los primeros tres días.

Si hay dudas, se someterá al paciente a control evolutivo y, si aumenta, se debe considerar signo de complicación posquirúrgica.

Cambios inflamatorios

Es frecuente encontrar aumento de densidad de la grasa tanto intraperitoneal como retroperitoneal y en el sitio de la incisión. Es un hallazgo sin consecuencias; se describe como cambios inflamatorios o edema de la grasa (**Fig. 37-1B**).

Líquido libre/pequeñas colecciones

En cirugías complejas, es frecuente ver pequeñas cantidades de líquido o colecciones hemáticas en el lecho quirúrgico; no hay que confundirlas con pancreatitis. En la cirugía del colon, es habitual encontrar colecciones pequeñas más o menos definidas y de alta densidad, y si en controles sucesivos son estables y van disminuyendo, se considerarán como cambios posquirúrgicos. Si aumentan o hay pérdida de la definición de los planos grasos de separación, habrá que sospechar la presencia de una complicación, como una fuga.

Atelectasias pulmonares

Cierto grado de atelectasias basales suele ser la norma; no se pueden describir como consolidación, ya que son atelectasias pasivas que pueden ir asociadas o no a derrame pleural y no tienen importancia clínica (**Fig. 37-1C**).

Retención de líquidos («paciente húmedo»)

Es frecuente que estos pacientes presenten retención de líquidos por múltiples causas como sobrecarga hídrica, hiponatremias, afectaciones cardíacas o renales. Todo esto puede llevar a pequeñas cantidades de ascitis, derrame pleural, pequeña cantidad de líquido pericárdico y edema del tejido celular subcutáneo.

Íleo paralítico

Es un fenómeno normal y autolimitado de la cirugía intraperitoneal o extraperitoneal, debido a manipulación quirúrgica, casi siempre se ha considerado secundario a cirugía gastrointestinal como resultado de manipulación quirúrgica, alteraciones electrolíticas(hiponatremias) y a fármacos mórficos. Consiste en la disminución o ausencia del peristaltismo. Clínicamente,

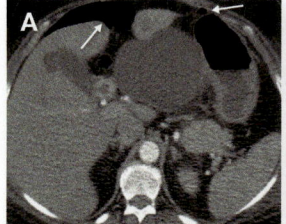 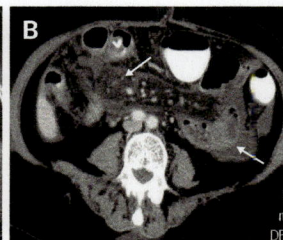 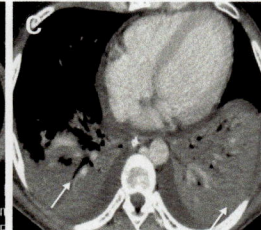 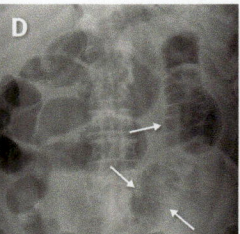 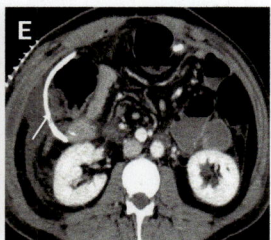

Figura 37-1. Representación de los cambios esperables tras cirugía. **A)** Neumoperitoneo. **B)** Edema y flemonización de la grasa. **C)** Atelectasias basales. **D)** Íleo paralítico. **E)** Catéteres que hay que identificar.

cursa como un cuadro oclusivo sin obstrucción. Suele resolverse en un tiempo limitado entre el 3º y el 5º día posquirúrgico; es raro que perdure más allá. En este período de tiempo, no son necesarias las pruebas de imagen. En el estudio de TC, se observan asas de intestino delgado dilatadas sin ver cambios de calibre, pero, pasado este periodo de cinco días, si persiste el cuadro, hay que sospechar que sea debido a patología subyacente (absceso, peritonitis, etcétera).

El íleo paralítico se suele controlar con radiografía simple de abdomen, observándose distensión generalizada de las asas intestinales. Si es mantenido, hay que hacer el diagnóstico diferencial con obstrucción (**Fig. 37-1D**). En términos generales el íleo paralítico secundario a cirugía gástrica suele durar 24-48 h. El íleo secundario a cirugía del intestino delgado 24 h y el secundario a cirugía de colon de 3 a 5 días.

Material quirúrgico

Es normal encontrar material quirúrgico y hay que saberlo identificar. Puede tratarse de suturas, clips, catéteres de drenaje, etc., y no hay que confundirlos con material retenido o cuerpos extraños. Es importante identificar el material retenido por sus complicaciones asépticas (adherencias y fibrosis) y sépticas como fístulas e infecciones; además, la no identificación puede acarrear problemas médico-legales (**Fig. 37-1E**).

Agentes hemostáticos

El más utilizado es Surgicel. Es un agente reabsorbible que contiene fibrinógeno y trombina humana, se activa en contacto con los fluidos fisiológicos y produce efecto sellante hemostático. La superficie rugosa tiende a atrapar burbujas aéreas, por eso, en la TC, se identifica como una colección de pequeñas burbujas distribuidas de forma geométrica y ordenada, normalmente se localizan en la periferia, no existe burbuja aérea dominante y no suele captar contraste. Puede llegar a ser difícil diferenciarlo de un absceso; es importante la correlación clínica. Si hay mala evolución clínica, estaría indicada una punción para su diagnóstico.

> **!** Las pequeñas colecciones posquirúrgicas son frecuentes y se consideran cambios posquirúrgicos pero hay que seguirlas en el tiempo y ver su estabilidad.
> El íleo paralítico produce distensión generalizada de las asas sin punto de transición

COMPLICACIONES POSQUIRÚRGICAS COMUNES EN LA CIRUGÍA ABDOMINAL

Se suelen dividir en precoces (durante la primera semana) y tardías (a partir de la segunda semana) (**Tabla 37-2**). Hay que tener en cuenta que la imagen puede ser difícil de interpretar debido a la importante alteración de la anatomía. Es muy relevante la gravedad clínica del paciente, que incluso en ausencia de anomalías en la exploración radiológica es suficiente para realizar una exploración quirúrgica.

Fuga o dehiscencia anastomótica

Se define como la pérdida de la aposición de los bordes quirúrgicos, con apertura parcial que conduce a la salida del contenido intraluminal al compartimiento extraluminal.

La incidencia es muy variada (10-40 %); depende del tipo de cirugía, la técnica quirúrgica y la localización de la anastomosis de cirugía. Es una de las principales causas de demanda de imagen en aquellos paciente que no evolucionan bien clínicamente. Conlleva una elevada morbimortalidad (hasta el 50 %) por riesgo de absceso, peritonitis y fístulas.

Su aparición es típica entre el 5º y el 7º día, al iniciar la tolerancia oral. Los signos más frecuentes son fiebre, taquicardia, elevación de los reactantes de fase aguda y dolor abdominal.

Los factores de riesgo son varios:

- Los propios del paciente como el estado nutricional e inmunitario del paciente, hábitos tóxicos, sepsis o sangrado intraoperatorio, o el uso de corticoides.
- Factores de tiempo y técnicos: está descrito que los tiempos quirúrgicos largos pueden influir en la dehiscencia y excesiva tensión de la anastomosis, cierre incompleto o infección de la zona. Las anastomosis situadas por debajo de la reflexión peritoneal con tiempos quirúrgicos largos comportan un riesgo de fuga superior (4-20 %) a las de localización intraperitoneal (2-5 %), de ahí que la cirugía rectal sea la que mayor riesgo de fuga comporta (entre 0-5 cm del margen anal), el sigma es el que menos riesgo presenta, las anastomosis gastroyeyunales tienen poco riesgo (0,5 %) y la bilio entéricas (4%) como hepatoyeyunostomia y coledocoyeyunostomia.
- La identificación de la fuga no siempre va a significar cambio en el tratamiento, dependerá de la clínica; de hecho, algunas se autolimitan y se tratan de manera conservadora con antibiótico y drenaje percutáneo de las colecciones. Las fugas grandes que se acompañen de inestabilidad hemodinámica requieren tratamiento quirúrgico.

Tabla 37-2. Principales complicaciones posquirúrgicas de la cirugía abdominal

Complicaciones precoces (< 2 semanas)	Complicaciones tardías (> 2 semanas)
• Fuga anastomótica	• Estenosis de la anastomosis
• Abscesos	• SBO: adherencias, hernia interna, hernia incisional
• Estenosis de la anastomosis	e invaginación como causas de obstrucción intestinal
• Hemorragia intramural, intraluminal, mesentérica	• Úlceras y fístulas anastomóticas
• Infección de la herida	• Dehiscencia de suturas, fístulas y abscesos
	• Recurrencia tumoral

SBO: oclusión del intestino delgado (del inglés, *small bowel obstruction*).

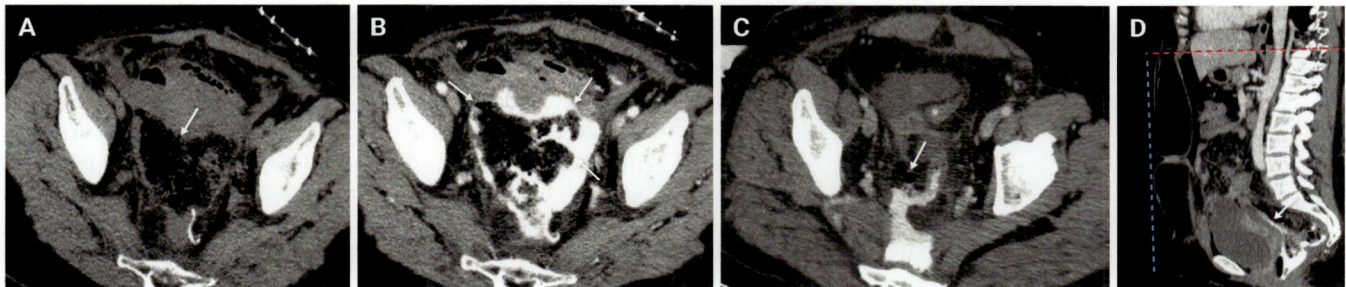

Figura 37-2. A y **B)** Paciente intervenido de neoplasia de sigma con sigmoidectomía laparoscópica. En el posoperatorio, el paciente presenta fiebre y peritonismo. Tras la realización de un estudio de tomografía computarizada con contraste intravenoso y enema de Gastrografin, en fase sin contraste se evidencia material fecaloideo perianastomotico, imagen en miga de pan **(A)** y fuga de material de contraste por la anastomosis **(B)**. **C** y **D)** Paciente intervenido de neoplasia de recto con resección baja y sospecha de dehiscencia de sutura. Se observan pequeñas burbujas de aire extraluminal perianastóticas **(C)**; en proyección sagital **(D)**, se evidencia fuga de material de contraste por la anastomosis.

Hallazgos de imagen

La técnica de elección es la TC en fase venosa. El uso de contraste positivo es opcional; ya sea por vía oral o rectal, ayuda a diferenciar las asas de abscesos o colecciones y a confirmar su existencia. En caso de que el paciente no tolere la ingesta oral, se puede introducir por la sonda nasogástrica o de gastrostomía. Una solución es utilizar una dilución al 10 % de contraste yodado isoosmolar en cantidades que el paciente tolere (normalmente, entre 100 y 150 mL; en caso de via rectal, de 100-200 mL, o mas según la tolerancia (**Fig. 37-2A** y **B**).

> **!** El diagnóstico es difícil, pues es normal encontrar pequeñas cantidades de líquido en el lecho quirúrgico por cambios inflamatorios. La fístula se puede presentar como una pequeña colección o sangrado en el lecho quirúrgico adyacente a la anastomosis. Por ello, es importante comparar con exploraciones previas y, ante cualquier cambio, sospechar fuga.

Cirugía gástrica

Se considera fuga la presencia de extravasación de contraste adyacente a la anastomosis. En caso de cirugía compleja como la bariátrica, es más frecuente en la anastomosis gastroyeyunal. El signo indirecto es la presencia de burbujas de gas y líquido adyacente a la anastomosis o la presencia de neumoperitoneo o burbujas de gas a distancia de la anastomosis.

Cirugía intestinal

La fuga debe sospecharse con la existencia de líquido si se sospecha fuga de intestino delgado o gas en caso de cirugía del colon desproporcionado para el día posquirúrgico. Es posible que la administración de contraste por vía oral no llegue a alcanzar la zona de la fuga en las asas de intestino delgado, por ello, la presencia de líquido, rarefacción de la grasa y contexto clínico adecuado debe sugerirlo. Es indicado administrar contraste intrarrectal en caso de cirugía del colon;

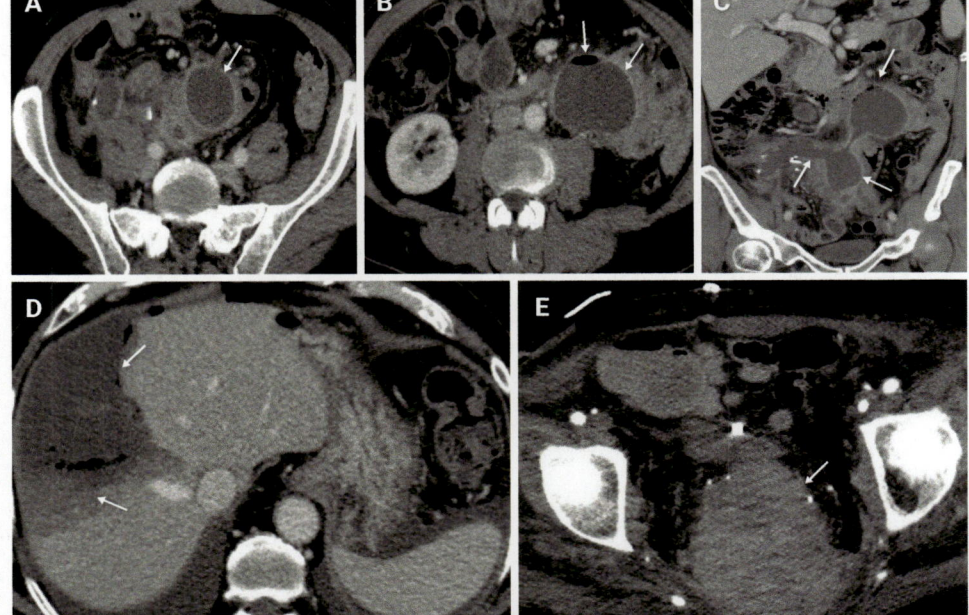

Figura 37-3. A) Paciente intervenido de apendicetomía complicada con peritonitis, que en el posoperatorio inmediato presenta absceso. Se observa colección líquida extensa con pared y burbujas de aire en su interior, que se extiende desde la fosa ilíaca derecha hasta el hemiabdomen izquierdo. **B)** Absceso tras una mesohepatectomía. **C)** Colección densa que corresponde a hematoma pélvico. **D)** Corresponde a absceso hepático, se describe como colección líquida con burbujas de gas en su interior. **E)** Colección situada en cavidad pélvica de 40 a 60 UH compatible con hematoma posquirúrgico.

si hay extravasación, se considera diagnóstico de fuga. En caso de resección anterior de recto, la fuga puede simular un recto verdadero; se ha descrito como «signo del doble recto». El signo directo es identificar fuga de material endoluminal (**Fig. 37-2C** y **D**).

Abscesos

Pueden ser secundarios a contaminación de la cirugía, a dehiscencia de sutura o a sobreinfección de colecciones previas posquirúrgicas. Se pueden localizar en el lecho quirúrgico o a distancia por diseminación del material séptico (**Fig. 37-3A**, **B**, **C** y **D**).

Hallazgos de imagen

La TC es la técnica de elección y se observan colecciones de baja densidad (20-30 unidades Hounsfield [UH]), generalmente, bien definidas; pueden tener burbujas de gas en su interior y nivel hidroaéreo, presentan pared más o menos gruesa en función de la madurez y tiempo transcurrido, con realce en anillo tras la administración de contraste intravenoso. Cuando el absceso tiene nivel hidroaéreo y está adyacente a la anastomosis hay que pensar que es secundario a dehiscencia o fistula.

La presencia de gas en el interior de una colección la diferencia de otro tipo de colecciones como hematomas estériles, colecciones estériles y seudoquistes pancreáticos.

Su tratamiento suele ser antibioticoterapia o drenaje percutáneo en los mayores a 3 cm; es raro el drenaje quirúrgico.

Diagnóstico diferencial

Debe realizarse con:

- Linfocele: son colecciones bien definidas de baja atenuación (0-25 UH) y de pared fina; son frecuentes en la pelvis, los ejes ilíacos y el retroperitoneo en cirugías ginecológicas y en linfadenectomías.
- Biloma: colección de bilis tras cirugía hepática o biliar. Casi siempre se infectan y muestran apariencia similar a los abscesos. La comunicación de la colección con la vía biliar se demuestra mediante colangio-RM o mediante colangiografía a través del drenaje biliar (visualizado mediante fluoroscopio o TC).
- Urinoma: colección de orina secundaria a rotura de vía urinaria, sobre todo, del uréter. Son de pared fina. Ante la sospecha de rotura de vía urinaria, es recomendable realizar una fase de eliminación a los 3-4 minutos en el estudio de TC.
- Hematoma: colecciones heterogéneas de 30-40 UH en fase aguda; se pueden sobreinfectar (**Fig. 37-3E**).

Fístula

Son una grave complicación que pone en peligro la vida del paciente. Se forman en caso de lesión o isquemia en la pared de la estructura originaria causando solución de continuidad en esta. Están relacionadas con las fugas anastomóticas en el posoperatorio inmediato.

Las más frecuentes son las fístulas entéricas que involucran a un asa intestinal y otra estructura (piel, enteroentérica, enterovesical, enterovaginal, etc.) o las anales, entre otras.

La TC es la técnica de elección en la mayoría de los casos. La RM puede ser útil en la evaluación de fístulas perianales. El protocolo de TC se adecua al tipo que se sospecha; por regla general, hay una primera fase venosa y una segunda serie con contraste oral o rectal. El paso de contraste de una estructura a otra es signo directo de fístula.

Peritonitis

Consiste en la inflamación de una parte o de toda la cavidad peritoneal. Se sospecha por la presencia de bilis (peritonitis química), heces o material purulento (peritonitis séptica) los tubos de drenaje. El cuadro clínico es de abdomen agudo y requiere cirugía urgente. La imagen diagnóstica por TC con contraste intravenoso es el realce difuso del peritoneo y colecciones de alta densidad

Hemorragia posquirúrgica

Las hemorragias ocurren dentro de las primeras 24 horas como resultado de un fallo en la ligadura de un vaso o por traumatismo sobre una estructura vascular, lesión esplénica durante el acto quirúrgico, coagulopatias, infecciones y ulceras de estrés.

La hemorragia posquirúrgica puede ser intraluminal (hematemesis y melenas) o extraluminal (débito hemático por los drenajes). Ambas pueden ser agudas y cursar con anemia descenso de la hemoglobina, taquicardia, hipotensión y *shock* hipovolémico.

Es importante identificar el vaso sangrante para ayudar a determinar la estrategia de seguimiento y tratamiento. La arteriografía se utiliza con fines terapéuticos. Si la gravedad de la hemorragia es importante puede requerir tratamiento quirúrgico.

La TC es la técnica de elección mediante un estudio angiográfico en tres fases: sin contraste, en fase arterial y en fase venosa. No se usa contraste positivo intraluminal pues puede ocultar restos hemáticos y extravasaciones intraluminales (**Fig. 37-4**).

 Se pueden encontrar hallazgos de imagen como el **hemoperitoneo**, el **hematoma**, y la **extravasación de contraste**.

Hemoperitoneo

Líquido de alta densidad (40-60 UH) intraperitoneal o retroperitoneal. Es fácilmente detectable en estudios sin contraste.

El signo del «coágulo centinela» se refiere a un coágulo más denso dentro del hemoperitoneo, próximo a la zona del sangrado.

Hematoma

Lesión ovalada o esférica de alta densidad (40-60 UH); se detecta muy bien en fase sin contraste.

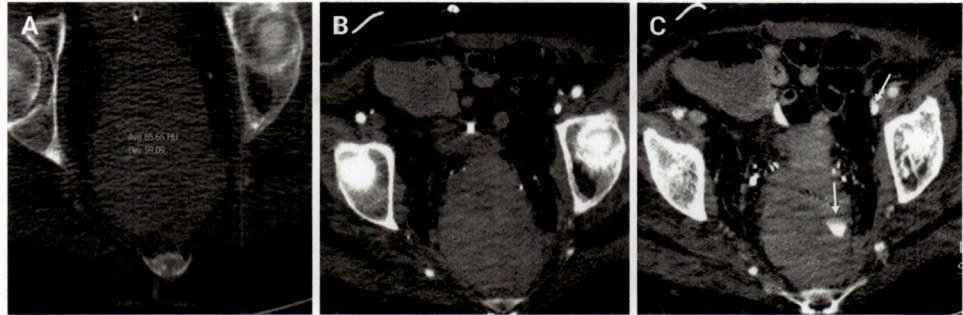

Figura 37-4. Paciente con resección anterior baja por neoplasia de recto y colostomía terminal. En las primeras 12 horas, el paciente refiere dolor abdominal; presenta hipotensión y descenso del hematócrito. Se observa extenso hematoma, hiperdenso, que no realza con el contraste intravenoso **(A)**. **B)** En fase arterial, no hay fuga de contraste. **C)** En fase venosa, se observa una pequeña colección de contraste. Se confirmó hemorragia y se realizó la embolización de los vasos arteriales de la pelvis.

Extravasación de contraste

Es un signo directo de sangrado activo. Se identifica en fase arterial, que aumenta en fase venosa (signo de sangrado activo). Si se detecta en fase venosa, es sugestivo de sangrado venoso. Conviene saber que los sangrados intraparenquimatosos o intramusculares pueden resolverse de manera espontánea, mientras que los intraluminales o intraperitoneales no suelen cesar espontáneamente.

Es importante identificar el vaso sangrante para ayudar a determinar la estrategia diagnóstica.

Seudoaneurisma

Seudoaneurisma o falso aneurisma: formación sacular secundaria a rotura de una de las capas de la arteria, dando lugar a un acúmulo de sangre que es contenido por las capas más externas, o por los tejidos circundantes. Esto lo diferencia del verdadero aneurisma que afecta a todas las capas de la arteria. La TC suele ser la primera técnica de elección realizando estudio en tres fases: sin contraste intravenoso, fase arterial y fase venosa. Se presenta como una lesión ovalada de bordes bien delimitados, hiperdensa en fase arterial, con disminución de densidad en fase venosa, sin cambio de morfología en las diferentes fases, lo que lo diferencia del sangrado. El diagnóstico debe ser precoz,

puesto que su rotura supone una urgencia quirúrgica al ponerse en riesgo la vida del paciente.

> 💡 La TC es la técnica de elección para el diagnóstico del sangrado activo. Es importante identificar el vaso sangrante para guiar la estrategia de manejo del paciente revisión quirúrgica, embolización. La arteriografía queda relegada con fines terapéuticos. Importante realizar reconstrucciones MPR.

Herida quirúrgica

La herida quirúrgica puede presentar las siguientes complicaciones:

- Infección de la herida: es frecuente (en el 60-70 % de los casos) a pesar del tratamiento antibiótico y las medidas estériles. Se puede manifestar en forma de engrosamiento de la grasa y líquido alrededor de la herida, abscesos que no hay que confundir con seromas, que son colecciones con suero o linfa, son estériles, pero se pueden infectar. El tratamiento general es drenaje estéril percutáneo. La imagen muestra colección de atenuación mayor que el agua en caso de absceso y, si es un seroma, la atenuación puede ir desde menos de -10 a 20 UH dependiendo de que sea linfa o líquido (**Fig. 37-5A** y **B**).

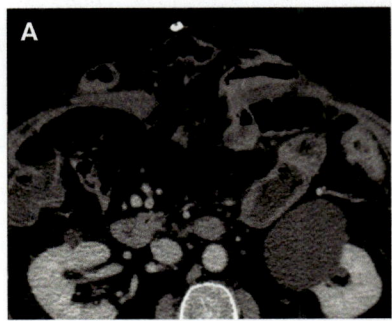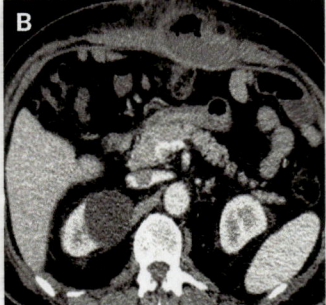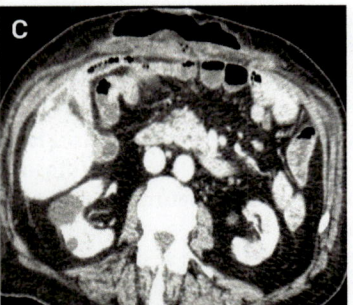

Figura 37-5. Aunque no se ha mencionado anteriormente porque normalmente se diagnostican en la exploración física, siempre se deben considerar las complicaciones de la herida quirúrgica. **A)** La evisceración es una dehiscencia de todas las capas de la pared abdominal después de la laparotomía. En esta imagen, se pueden ver las asas intestinales adyacentes a las grapas de piel, sin capas musculares ni peritoneales entre ellas y el entorno. **B** y **C)** La infección clínicamente causa fiebre, dolor y alteraciones de la piel. En la tomografía computarizada, la infección se puede observar como colecciones en la pared abdominal, como en estos casos, con realce de la pared.

- Dehiscencia de la herida: separación de los bordes del plano fascial subyacente a la incisión cutánea. Generalmente, ocurre en el posoperatorio inmediato. Si afecta a todos los planos de la pared incluida la piel, se producirá exposición de las vísceras (evisceración) y se asocia a un porcentaje elevado de mortalidad (20%). Si la piel está íntegra de forma que el asa o la víscera están cubiertas, suele ocurrir un poco más tardía (hernias incisionales o eventración). El tratamiento es quirúrgico con correcta sutura y antibioticoterapia. La imagen mostrará separación de los bordes del plano fascial con o sin salida de estructuras abdominales (**Fig. 37-5C**).
- Hematoma de la herida: suele presentar edema y dolor en la zona de la incisión y salida de material hemático por la herida. Se infectan con más frecuencia que los seromas. El tratamiento suele ser evacuación del hematoma. La imagen muestra una colección con una atenuación mayor que el agua (30 UH).

Estenosis de anastomosis

La incidencia de estenosis anastomótica depende del tipo de cirugía y las causas no están claras. De forma inmediata, pueden deberse a edema o un hematoma en la cicatriz y engrosamiento de la pared del asa en la anastomosis; las más tardías en las anastomosis expuestas a inflamación continua pueden producir ulceración y formación de estenosis.

Los síntomas resultantes reflejan el grado de estenosis intraluminal e incluyen dolor abdominal, distensión, náuseas y vómitos. En caso de estenosis biliar, el cuadro cursa con colangitis e ictericia y, en caso de estenosis de la anastomosis pancreatoyeyunal, con esteatosis e insuficiencia pancreática.

Los estudios de TC con contraste intravenoso y opcional con contraste oral son la técnica de elección. Los hallazgos incluyen engrosamiento focal de la pared del asa en la anastomosis, asas intestinales proximales dilatadas llenas de líquido y calibre normal o disminuido del intestino distal a la anastomosis. Los bordes de la estenosis suelen ser lisos en caso de causas benignas como edema, e irregulares en caso de recidiva tumoral. En caso de estenosis biliares, en los controles sucesivos, cualquier cambio de calibre en los conductos biliares intrahepáticos o intrapancreáticos debe hacer sospechar estenosis.

OBSTRUCCIÓN INTESTINAL

Consiste en la interrupción del transito intestinal con retención completa y persistente del contenido intestinal en algún punto. Se puede dar en el postoperatorio inmediato y las causas son múltiples, coágulos en el interior del asa que obstruyan la luz, estenosis de la anastomosis, las hernias internas o externas y la estenosis de la anastomosis quirúrgica. Las adherencias o bridas suelen ocurrir en el postoperatorio tardío.

Puede dar lugar una grave complicación que es el síndrome compartimental; este se define como un conjunto de signos y síntomas que reflejan la disfunción progresiva de los distintos órganos y sistemas debido a un aumento agudo, progresivo y mantenido de la presión intraabdominal, produciéndose vasoconstricción y compresión directa sobre los vasos (hipertensión abdominal mayor de 20 mmHg o de 27 cm de H_2O).

Las adherencias son estructuras funiculares que se forman entre el peritoneo y los órganos; están compuestas por tejido fibroso y grasa. Son consecuencia de las agresiones quirúrgicas y aparecen en todos los pacientes después de la cirugía porque forman parte del proceso de reparación. En sí mismas, no son complicaciones, pero constituyen la principal causa de obstrucción después de una cirugía y la principal causa de reintervención. Deben ser consideradas ante un cuadro obstructivo no explicado por otras causas en pacientes con antecedentes quirúrgicos.

Con el uso de la cirugía laparoscópica, las hernias internas se han equiparado en frecuencia a las bridas como causa de obstrucción y se definen como protrusiones de las vísceras a través de una apertura peritoneal o mesentérica, traumática, dando lugar aun saco herniario. Si el orificio es congénito ya existente, no da lugar a saco herniario. Una parte del asa entra en el orificio herniario estimulando un peristaltismo anormal que dará lugar a una distensión del asa herniaria Si la distensión continúa, las consecuencias pueden ser fatales produciéndose volvulación e isquemia del asa.

Las hernias externas, hernia incisional (**Fig. 37-6A** y **B**) están causadas por una herida quirúrgica que no cicatrizó por completo; el contenido que sobresale por el defecto herniario suele ser grasa y/o asa intestinal.

La hernia periestomal (**Fig. 37-6C** y **D**) es un subtipo de hernia incisional que implica herniación del intestino o mesenterio en el sitio del estoma. Se clasifican en:

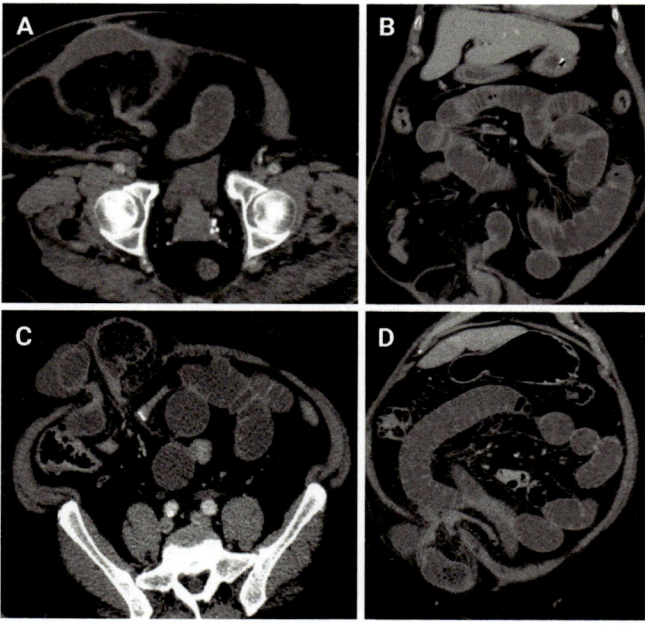

Figura 37-6. A y **B)** Las hernias incisionales también pueden complicarse y causar obstrucción. Se puede ver un ejemplo de hernia incisional complicada con un asa intestinal engrosada dentro del saco, sin líquido y con «signo del pico» en la imagen axial inferior. En la reconstrucción coronal, también se pueden observar asas intestinales distendidas y llenas de líquido y hernias libres de líquido con pared intestinal engrosada. **C** y **D)** El mismo mecanismo que en una hernia incisional ocurre en una hernia periestomal, como en este caso. Existe una obstrucción secundaria a una hernia periestomal en el flanco derecho. El «signo del pico», el líquido libre y las asas intestinales distendidas se pueden apreciar del mismo modo que en otras hernias externas complicadas.

- Tipo 0: el peritoneo sigue la pared del intestino sin formar saco.
- Tipo 1: el saco herniario contiene el asa del estoma.
- Tipo 2: el saco contiene epiplón.
- Tipo 3: el saco herniario contiene asa intestinal que no sea el estoma.
- Tipos 0 y 1: se consideran hallazgos normales y no hernias.

Hallazgos de imagen

La radiografía de abdomen suele ser la primera prueba en pacientes posoperados con síntomas de obstrucción intestinal:

- Asas de intestino dilatadas con gas o llenas de líquido.
- Ausencia de gas en la ampolla rectal.
- Abdomen escasamente aireado.
- Niveles hidroaéreos a diferente altura en la misma asa.

En algunos centros, se administra contraste oral hiperosmolar (Gastrografin) y se hacen radiografías seriadas cada 4-5 horas; si no hay paso de contraste al intestino delgado, se considera obstrucción. Por otro lado, se le atribuye efecto terapéutico sobre obstrucciones de bajo grado por sus características procinéticas y puede resolver el cuadro obstructivo sin necesidad de cirugía.

La TC tiene alta sensibilidad y especificidad del 95 %; proporciona información sobre la causa de la obstrucción y posibles complicaciones. No está indicado el contraste oral, pues las asas dilatadas proporcionan contraste neutro. Se observa:

- Asas de intestino delgado dilatadas más de 3 cm.
- Cambio de calibre entre el asa dilatada y el asa colapsada.
- Colapso distal.
- Patrón «en miga de pan» en el interior de las asas de intestino delgado: «signo de las heces».
- Engrosamiento de la pared del asa.

En la ecografía, los hallazgos son superponibles a otras técnicas: dilatación de asas de intestino delgado con disminución del peristaltismo. El punto de transición puede ser difícil de identificar. Pueden identificarse signos de sufrimiento del asa como líquido libre, ingurgitación del meso y engrosamiento de la pared.

Complicaciones de la obstrucción intestinal

Se distinguen la obstrucción en asa cerrada, la obstrucción estrangulada o isquemia intestinal, y la estenosis.

Obstrucción en asa cerrada

Ocurre cuando un segmento del intestino se ocluye en dos puntos separados a lo largo de su eje longitudinal y adyacentes entre sí. La causa suele ser por bandas adhesivas y, menos frecuentemente, por hernias internas. Debido a que las asas proximales y distales continúan con peristaltismo alrededor del punto de obstrucción, puede tensionarse sobre el eje de la propia asa, dando lugar a un vólvulo, con el riesgo de isquemia.

Los hallazgos en TC incluyen los clásicos de la obstrucción, y los siguientes signos adicionales:

- «Signo del pico», que consiste en dos cambios de calibre de asas próximas entre sí.
- Dilatación de asa en forma de «U» o «C».
- Dilatación retrógrada del asa de intestino proximal a la obstrucción y colapso distal.
- «Signo del remolino», que consiste en vasos mesentéricos en forma de remolino en medio del punto de la obstrucción. Tiene baja sensibilidad (60 %), pero, si está presente, aumenta la posibilidad de cirugía y suele indicar que hay un vólvulo.

Obstrucción estrangulada o isquemia intestinal

Es la complicación más grave y objeto de diagnóstico precoz para evitar isquemias. Los hallazgos radiológicos de estrangulación conllevan cirugía urgente.

Los hallazgos en TC son:

- Engrosamiento de la pared del asa mayor de 3 mm. Causado por el edema de la pared, que es de baja atenuación tras el contraste intravenoso y por la hemorragia de la pared (alta atenuación en el estudio sin contraste intravenoso).
- Patrón alterado de realce de la pared, hipercaptación de la mucosa en diana y, si el asa está isquémica, puede haber ausencia o hipocaptación de contraste con respecto a las asas normales. A veces, se puede ver un realce prolongado de la pared debido al retorno retardado de la sangre venosa.
- Edema mesentérico.
- Vasos mesentéricos ingurgitados.
- En estadios avanzados, neumatosis intestinal, portal y neumoperitoneo. Si la isquemia avanza, la pared se adelgaza, desarrollando neumatosis de la pared, disección del gas luminal a la pared intestinal a través de una mucosa lesionada, neumatosis portosistémica por prolongación del gas al sistema portomesentérico y neumoperitoneo por perforación.

Estenosis

Las causas no se comprenden con claridad, pero podrían explicarse en pacientes con *bypass* gástrico; se cree que el período de tiempo durante el cual la anastomosis está en contacto con el ácido gástrico da como resultado inflamación, ulceración, fibrosis y estenosis. Según la ubicación de la estenosis, requiere cirugía o dilatación endoscópica. La clínica depende del grado de estenosis: dolor, distensión, náuseas.

COMPLICACIONES DE LA DUODENOPANCREATECTOMÍA CEFÁLICA

Son la fístula pancreática y la fuga biliar.

Fístula pancreática

Se define como la fuga de secreciones pancreáticas con un nivel de amilasa en el líquido del drenaje tres veces mayor que la amilasa sérica. Los hallazgos en el estudio de TC son colecciones de líquido alrededor de la zona quirúrgica y burbujas de aire en una colección peripancreática.

Fuga biliar

Se define como una concentración de bilirrubina en el líquido de drenaje tres veces superior al nivel de bilirrubina sérica. Los hallazgos en la TC son colección líquida en el lecho quirúrgico, pero, dada la proximidad con la anastomosis pancreática, el diagnóstico basado en los hallazgos por TC es difícil.

La gammagrafía hepatobiliar y la RM con contraste hepatoespecífico pueden confirmar las fugas biliares.

COMPLICACIONES DE LA COLECISTECTOMÍA

Son la fístula pancreática y la fuga biliar.

Se define como paso anormal de contenido líquido hacia un órgano, cavidad o drenaje espontáneo hacia la superficie externa de la cavidad abdominal. Son complicaciones graves por el riesgo de seudoaneurismas, sangrado, pancreatitis, absceso o erosión de vasos adyacentes.

Las complicaciones biliares suelen estar relacionadas con una lesión inadvertida del árbol biliar, dando lugar a fugas biliares en el período temprano y estenosis por fibrosis en el período tardío.

Fugas biliares

Se produce extravasación de bilis, generalmente, en el lecho quirúrgico y en la región subhepática. Se presentan con dolor abdominal, sepsis e ictericia. El diagnóstico se sospecha cuando existe un alto débito por el drenaje biliar y líquido libre en el lecho de colecistectomía. Cuando esta colección de bilis se encapsula, recibe el nombre de **biloma** y aparece como una colección líquida bien definida. Puede ser loculada o multiloculada.

Peritonitis biliar

Es una complicación grave, con alta tasa de mortalidad, de alrededor del 50 %. Ocurre cuando la fuga de bilis es demasiado rápida y no está contenida en el espacio subhepático por adherencias peritoneales. Los hallazgos de TC suelen mostrar ascitis de atenuación relativamente baja. En algunos casos, existe gran tolerancia de la cavidad abdominal para la bilis, pudiendo existir durante días o semanas cantidades importantes de bilis con síntomas mínimos y discretas alteraciones analíticas. Esta situación clínica correspondería al término de **ascitis biliar**, mientras que la **peritonitis biliar** presenta un curso agudo con sintomatología abdominal importante. La confirmación radiológica de la fuga de bilis, en caso de ser necesaria, puede establecerse mediante gammagrafía hepatobiliar o RM con contraste hepatoespecífico.

PUNTOS CLAVE

- La evaluación de imágenes abdominales posoperatorias es una tarea especializada, que requiere experiencia y conocimiento del procedimiento, la anatomía y la sintomatología.
- Hay que conocer los hallazgos radiológicos esperables después de la cirugía y no confundirlos con verdaderas complicaciones.
- El uso de la TC desempeña un papel muy importante en la detección de las complicaciones posquirúrgicas. Importante realizar reconstrucciones MPR.

- Es importante conocer protocolos técnicos y saber aplicarlos en función de la complicación que se sospeche, cuando hay que introducir contraste intra venoso, cuando utilizar contraste oral, rectal o vesical.

BIBLIOGRAFÍA

Casanova Rituerto D. Complicaciones de la cirugía biliar. Cir Esp. 2001;69(3):261-8.

De Araujo Martins-Romero D, Rivera Domínguez A. Complicaciones abdominales posquirúrgicas. Radiologia. 2023;65(S1):s99-108.

Erb L, Hyman NH, Osler T. Abdominal vital sings are common after bowel resection and do not predict anastomotic leak. J Am Coll Surg. 2014;218(6):1195-9.

Gervais DA, Fernández-del Castillo C, O'Neil MJ, Hahn PF, Mueller PR. Complications after pancreatoduodenectomy: imaging and imaging-guided interventional procedures. Radiographics. 2001;21(3):673-90.

Hindman NM, Kang S, Parikh MS. Common postoperative findings unique to laparoscopic surgery. Radiographics. 2014;34(1):119-38.

Kapoor V, Baron RL, Peterson MS. Bile leaks after surgery. AJR Am J Roentgenol. 2004;182(2):451-8.

Low G, Crockett AM, Leung K, Walji AH, Patel VH, Shapiro AMJ, et al. Imaging of vascular complications and their consequences following transplantation in the abdomen. Radiographics 2013;33(3):633-52.

Martí M, Artigas JM, Garzón G, Álvarez-Sala R, Soto JA. Acute lower intestinal bleeding: feasibility and diagnostic performance of CT angiography. Radiology.2012;262(1):109-16.

Paspulati RM, Dalal TA. Imaging of complications following gynecologic surgery. Radiographics. 2010;30(3):625-42.

Pickleman J, Lee RM. The management of patients with suspected early postperative small bowel obstruction. Ann Surg. 1989;210(2):216-9.

Raman SP, Horton KM, Cameron JL, Fishman EK. CT after pancreaticoduodenectomy: spectrum of normal findings and complications. AJR Am J Roentgenol. 2013;201(1):2-13.

Rodríguez González R, Vaño E. Complicaciones de la cirugía abdominal. En: Del Cura Rodríguez JL, Gayete Cara A, Rovira Cañellas A, Pedraza Gutiérrez S (eds.). Radiología Esencial (SERAM). Madrid: Editorial Médica Panamericana; 2009.

Sandrasegaran K, Maglinte DD, Lappas JC, Howard TJ. Small-bowell complications of major gastrointestinal tract surgery. AJR Am J Roentgenol. 2005;185(3):671-81.

Sandrasegaran K, Magkinte DD, Lappas JC, Howard TJ. Small-bowell complications of major gastrointestinal tract surgery. AJR Am J Roentgenol. 2005;185(3):671-81.

Taourel PG, Fabre JM, Pradel JA, Seneterre EJ, Megibow AJ, Bruel JM. Values of CT in the diagnosis and management of patients with suspected acute small-bowel obstruction. AJR Am J Roentgenol. 1995;165(5):1187-92.

Weinstein S, Osei-Bonsu S, Aslam R, Yee J. Multidetector CT of the postoperative colon: review of normal appearances and common complications. Radiographics. 2013;33(2):515-32.

Vesícula y vía biliar

38

M. Leturia Etxeberria

 OBJETIVOS

- Describir la patología más frecuente de la vesícula y vía biliar desde un enfoque práctico y haciendo hincapié en las características radiológicas clave de cada entidad.
- Plantear diagnósticos diferenciales en escenarios clínicos de la práctica diaria, para comprender así la utilidad de cada técnica de imagen en distintos contextos.

INTRODUCCIÓN

Las patologías de la vesícula y la vía biliar son muy frecuentes en la práctica radiológica diaria, por lo que es esencial estar familiarizado con ellas. Para brindarle un enfoque práctico, el tema se estructura en tres principales escenarios clínicos: dolor en el hipocondrio derecho de origen biliar, ictericia y hallazgos incidentales. Por su menor frecuencia, en este tema no se incluye la patología congénita. La anatomía radiológica y el papel que desempeñan las distintas técnicas de imagen se tratarán en la videoclase.

DOLOR EN EL HIPOCONDRIO DERECHO DE ORIGEN BILIAR

El dolor en el hipocondrio derecho de origen biliar puede ser secundario al cólico biliar, la colecistitis y sus variantes y la neoplasia vesicular.

Cólico biliar

El cólico biliar es un dolor abdominal agudo, intenso y punzante secundario a la obstrucción del conducto cístico por un cálculo enclavado. El dolor típicamente se localiza en el hipocondrio derecho y el epigastrio. Se da en ⅓ de los pacientes con colelitiasis. La radiología es inespecífica, mostrando distensión vesicular con presencia de colelitiasis en la región infundibular o en el conducto cístico, por lo que el diagnóstico es clínico y las pruebas de imagen no están indicadas de forma rutinaria. Únicamente se deben practicar si existe sospecha de complicación como la colecistitis (si el dolor dura > 6 horas, o se asocia a fiebre, leucocitosis y palpación dolorosa en el hipocondrio derecho, conocido como «signo de Murphy») o la coledocolitiasis (si se presenta hiperbilirrubinemia o ictericia), siendo la ecografía la técnica inicial de elección.

En la mayoría de los casos las colelitiasis son fácilmente identificables en ecografía, si bien pueden mostrar una apariencia variable en función de su composición más o menos cálcica. El aspecto clásico de las colelitiasis es el de una imagen hiperecogénica con sombra acústica posterior y situada, por efecto gravitacional, en la cara posterior de la luz vesicular. Las claves para su diagnóstico, independientemente de su composición, son: la movilización con los cambios posicionales (fácilmente reconocible en la exploración ecográfica) y la ausencia de captación de contraste en estudios dinámicos.

Existen casos de colelitiasis múltiple que ocupan prácticamente la totalidad de la luz, dificultando en ocasiones la identificación de la pared vesicular. El signo del «complejo pared-eco-sombra» puede ser de ayuda en estos casos, en los que la presencia de una fina lengüeta de bilis en forma de banda hipoecoica entre la pared y las colelitiasis permite su identificación y distinción de una vesícula en porcelana, en la que la calcificación mural no permite la valoración de la pared ni la del contenido de la luz. Esta distinción es importante porque la vesícula en porcelana, dado su potencial maligno, se considera indicación de colecistectomía preventiva.

El barro biliar, en cambio, puede presentarse en forma de masa fija ecogénica, sin sombra acústica, pudiendo simular una masa tumoral (**Fig. 38-1**). Además, si ocupa completamente la luz, puede condicionar el fenómeno de «hepatización», igualando su ecogenicidad a la del parénquima hepático, lo que puede dificultar la identificación de la vesícula. La ecografía con contraste desempeña un papel particularmente importante en la distinción entre barro biliar y masa tumoral. La valoración en tiempo real de la ausencia de captación de contraste permite una confirmación fiable de que se está ante barro biliar, debido a la naturaleza avascular del mismo.

La tomografía computarizada (TC) no se considera una técnica válida para el diagnóstico de las colelitiasis, ya que muchas son isodensas respecto a la bilis. En caso de ser visibles, pueden ser hiperdensas (habitualmente) o hipodensas

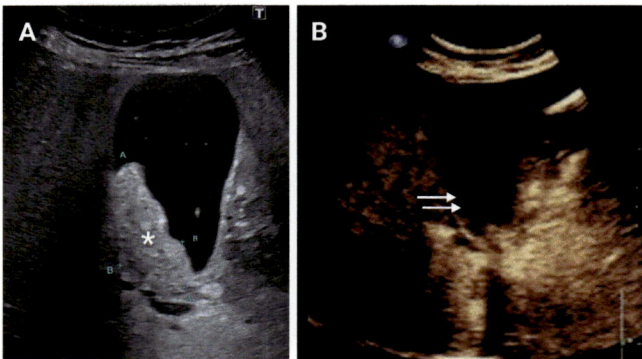

Figura 38-1. Ecografía en modo B **(A)** y con contraste **(B)** de barro biliar en la vesícula biliar que simula una masa neoplásica. Se observa ocupación parcial de la luz vesicular por material hiperecogénico fijo. En la ecografía con contraste, se aprecia una ausencia de captación en todas las fases del estudio dinámico (la imagen pertenece a la fase portal), lo que confirma su naturaleza avascular y, por lo tanto, que se trata de barro biliar. En los pólipos tumorales o neoplasias, las lesiones muestran captación.

(si son de colesterol). En la resonancia magnética (RM), se aprecian como focos de vacío de señal en el interior de la luz vesicular. Hay que recordar que, en ocasiones, durante el proceso de cristalización, se desarrollan pequeñas fisuras centrales en las litiasis, sobre todo, en las de colesterol. Estas fisuras pueden contener líquido o gas, lo que se traduce en una imagen central en forma de estrella, conocida como «signo del Mercedes-Benz» y visible en estudios de TC y RM **(Fig. 38-2)**.

Colecistitis

La colecistitis aguda es la patología más frecuente de la vesícula biliar, caracterizada por un cuadro inflamatorio agudo secundario en el 90 % de los casos a la impactación de una colelitiasis en el cuello vesicular, provocando su obstrucción e irritación, lo que conlleva una progresiva cascada inflamatoria. Los hallazgos en imagen son: presencia de colelitiasis asociada a distensión vesicular (eje menor > 4-5 cm y mayor > 8-10 cm), engrosamiento mural (> 3 mm) de

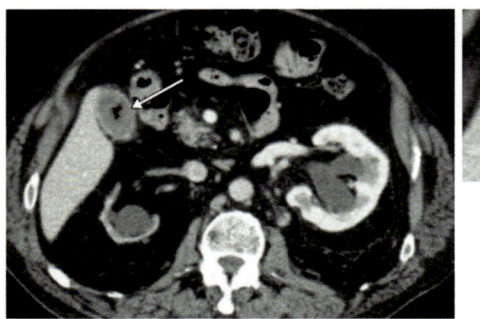
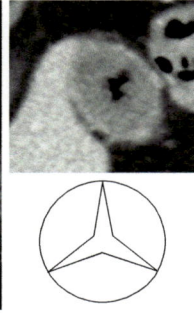

Figura 38-2. Colelitiasis con el «signo del Mercedes-Benz». Colelitiasis de contenido central parcialmente aéreo que adopta una morfología estrellada, secundaria a la acumulación de líquido y/o gas dentro de las fisuras que se forman durante el proceso de cristalización, sobre todo, en las litiasis de colesterol. Es importante no confundirlo con una colecistitis enfisematosa.

aspecto edematoso y cambios inflamatorios de la grasa perivesicular **(Fig. 38-3)**. La ecografía es la técnica de imagen de elección, reservándose la TC para el diagnóstico de las complicaciones.

Complicaciones

Durante la fase aguda-subaguda, pueden aparecer las siguientes complicaciones (v. **Fig. 38-3**), definiéndose tres principales subtipos:

- Colecistitis gangrenosa: complicación relativamente frecuente (hasta el 25 %) y grave, que se asocia a alta morbimortalidad. La clave para su diagnóstico es la identificación de áreas de ausencia de captación mural, que, eventualmente, se pueden convertir en soluciones de continuidad en la pared, membranas o gas intraluminal, en ocasiones dando lugar a la formación de abscesos perivesiculares. Dado que la ecografía con contraste muestra de manera clara los defectos de captación mural, al igual que la TC, podría ser de ayuda en aquellos casos en los que se sospeche esta complicación.

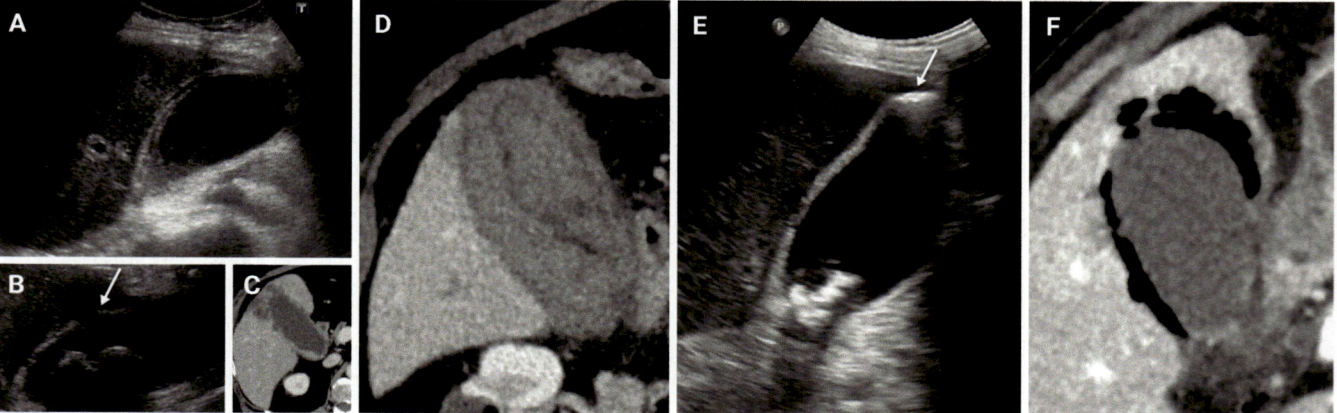

Figura 38-3. Colecistitis y posibles complicaciones. Colecistitis aguda simple **(A)**. Edema vesicular con barro biliar espeso y engrosamiento mural edematoso. Colecistitis gangrenosa en ecografía **(B)**, que muestra un defecto mural, y en tomografía computarizada (TC) con contraste yodado intravenoso en fase portal **(C)**, donde se observan múltiples focos de ausencia de captación mural en la vesícula biliar con formación de pequeños abscesos perivesiculares. Colecistitis hemorrágica **(D)** con focos de hemorragia intraluminal e intramural en una vesícula no captante. Colecistitis enfisematosa en ecografía **(E)**, que muestra un área hiperecoica lineal con sombra sucia posterior a nivel mural del fondo, y en TC **(F)** que confirma los hallazgos, demostrando un extenso enfisema difuso en la pared de la vesícula biliar.

- Colecistitis enfisematosa: ocurre cuando el contenido biliar retenido se infecta por microorganismos formadores de gas. Como todas las complicaciones enfisematosas, afecta con mayor frecuencia a pacientes diabéticos, inmunodeprimidos y a aquellos bajo tratamiento con inhibidores de la tirosina-cinasa. La sospecha diagnóstica se basa en la presencia de gas intramural o intraluminal en un contexto de colecistitis aguda.
- Colecistitis hemorrágica: es una complicación rara (< 5 %) caracterizada por la presencia de sangre en la pared o luz vesicular, lo que provoca hemobilia, pudiendo manifestarse también en forma de hematemesis o melenas.

Todas estas complicaciones pueden tener un desenlace común: la perforación vesicular. Si esta tiene lugar en el momento agudo del proceso inflamatorio, se produce un coleperitoneo con signos de peritonitis generalizada. La forma subaguda se caracteriza por el desarrollo insidioso de un plastrón o absceso perivesicular, lo que, en ocasiones, es muy difícil de distinguir de una masa neoplásica. Asimismo, si el proceso de perforación se cronifica, se pueden llegar a producir trayectos fistulosos hacia el tracto digestivo, dando lugar a fístulas colecistoentéricas. En ocasiones, existe paso de litiasis desde la luz vesicular hacia el tracto digestivo, pudiendo provocar, por un lado, el síndrome de Bouveret (obstrucción gástrica secundaria a colelitiasis impactada en la región pilórica o duodenal) (**Fig. 38-4**) y, por otra, el íleo biliar, caracterizado por una obstrucción intestinal causada por una colelitiasis migrada e impactada habitualmente en el íleon terminal, segmento más estrecho del intestino (**Fig. 38-5**). El íleo biliar clínicamente se reconoce con la clásica tríada de Rigler, consistente en la presencia de neumobilia, obstrucción intestinal y colelitiasis en el abdomen inferior.

Variantes de la colecistitis

La colecistitis presenta las siguientes variantes:

- Colecistitis crónica: casi siempre asociada a presencia de colelitiasis, es una de las causas más frecuentes de sintomatología de origen biliar. En imagen, se suele presentar en forma de vesícula contraída, de pequeño tamaño y con colelitiasis, a menudo, múltiples, mostrando un engrosamiento mural irregular debido a los cambios fibróticos de la pared. Esto da lugar a una pared vesicular bicapa que no siempre es fácil de reconocer: una capa interna, hipercaptante y de márgenes mal delimitados, y otra fina capa externa de menor captación. Es importante realizar el diagnóstico diferencial con el carcinoma vesicular, el cual se basa en el patrón de captación: en la colecistitis crónica existe una leve, progresiva y prolongada captación mural; a diferencia de la neoplasia, donde existe una intensa captación heterogénea y precoz asociada, además, a una pérdida de la estructura en capas de la pared.
- Colecistitis xantogranulomatosa: se trata de una variante infrecuente de la colecistitis crónica, caracterizada por un proceso inflamatorio destructivo con frecuente infiltración de tejidos adyacentes, por lo que es especialmente difícil distinguirlo del cáncer vesicular. La presencia de nódulos intramurales de contenido graso (xantogranulomas) y la captación mucosa prolongada favorece el diagnóstico. En estos casos, las secuencias potenciadas en T1 en fase y fuera de fase pueden ser de gran utilidad, ya que permiten demostrar la presencia de xantogranulomas.
- Colecistitis por inmunoglobulina G4 (IgG4): constituye una variante cada vez más conocida de la enfermedad por

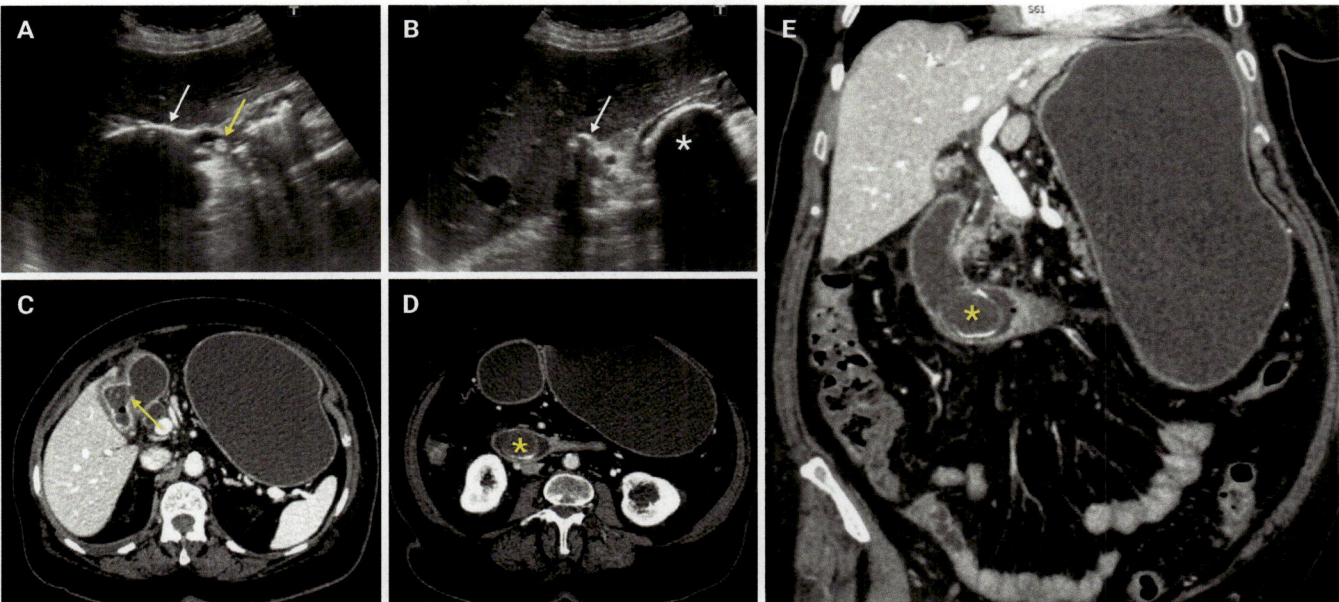

Figura 38-4. Síndrome de Bouveret. Imágenes ecográficas (**A** y **B**) que muestran aerobilia en la teórica luz vesicular y en el hilio hepático (flechas blancas), con imagen compatible con colelitiasis en el antro gástrico (asterisco blanco). La flecha amarilla indica el trayecto fistuloso entre la vesícula biliar y la región del bulbo duodenal compatible con una fístula bilioentérica. Imágenes de tomografía computarizada con contraste intravenoso en fase portal en planos axiales (**C** y **D**) y coronal (**E**), que muestran una obstrucción duodenal con gran distensión gástrica secundaria a la impactación de una colelitiasis en la rodilla duodenal (asterisco amarillo en **D** y **E**) migrada a través de una fístula colecistoentérica (flecha amarilla en **C**).

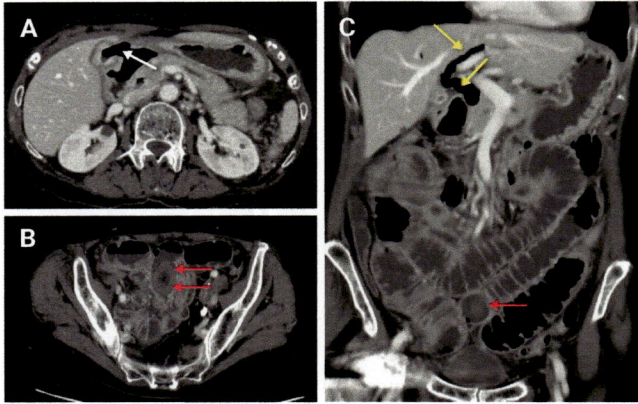

Figura 38-5. Íleo biliar. Imágenes de tomografía computarizada con contraste intravenoso en fase portal en planos axiales (A y B) y coronal (C) que muestra la clásica tríada de Rigler: obstrucción de intestino delgado secundaria a una colelitiasis impactada en el íleon pélvico (flechas rojas en B y C). Obsérvese la fístula colecistoduodenal (flecha blanca en A), así como la aerobilia secundaria (flechas amarillas en C).

IgG4, enfermedad autoinmunitaria y multisistémica caracterizada por una densa infiltración linfoplasmocitaria de los tejidos, que muchas veces simula malignidad. La afectación pancreática es el hallazgo clásico de la enfermedad, siendo la afectación vesicular muy infrecuente de forma aislada. La infiltración por IgG4 de la vesícula biliar se presenta en forma de engrosamiento mural irregular y difuso de la pared, con hipercaptación mucosa (**Fig. 38-6**). Debido a que actualmente no existen características radiológicas que permitan excluir malignidad en estos casos, el diagnóstico es habitualmente histológico, frecuentemente tras colecistectomía.

Neoplasia de vesícula biliar

El cáncer vesicular es infrecuente, de alta mortalidad, y se define como el proceso neoplásico con origen vesicular o en el conducto cístico. Se asocia hasta en un 90 % de los casos a la presencia de colelitiasis (en concreto, las colelitiasis > 3 cm), debido a su asociación a la colecistitis crónica. Otros factores de riesgo para su desarrollo son la vesícula en porcelana, ser portador crónico de *Salmonella typhi*, antecedente de colangitis esclerosante primaria y anomalías congénitas de la unión de los conductos pancreático-biliares (en particular, el canal común pancreático-biliar largo).

La presentación clínica es inespecífica y tardía. Lo más frecuente es que produzca dolor abdominal subagudo-crónico en el hipocondrio derecho, asociado a pérdida de peso y, en ocasiones, ictericia y masa palpable. No obstante, también puede ser un diagnóstico incidental en piezas de colecistectomía.

Histológicamente, la gran mayoría (90 %) son adenocarcinomas, existiendo subtipos más infrecuentes como el carcinoma adenoescamoso, escamoso, neuroendocrino, sarcoma y linfoma, y también el cáncer vesicular de origen metastásico (sobre todo, de melanoma).

Aunque es frecuente que se detecte por ecografía, la TC es la técnica de imagen de elección para su diagnóstico, estadificación y valoración de resecabilidad (**Tabla 38-1**). Habitualmente se presenta en un estadio avanzado, habiendo invadido

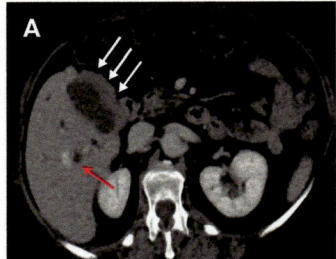
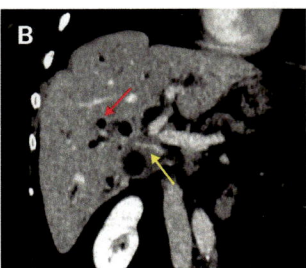

Figura 38-6. Colecistopatía por enfermedad por inmunoglobulina G4 (IgG4). Imágenes de tomografía computarizada con contraste intravenoso en fase portal en plano axial (A) y coronal (B). Se observa un engrosamiento mural asimétrico de la vesícula biliar (flechas blancas en A) con extensión del tejido de partes blandas al hilio hepático, provocando una obstrucción de la vía biliar intrahepática (flechas rojas) y englobando la arteria hepática sin ocluirla.

el parénquima hepático adyacente y con diseminación ganglionar locorregional.

 La forma de presentación más frecuente es en forma de masa difusa, heterogénea e infiltrativa que reemplaza la vesícula (70 %).
La no visualización de la vesícula, junto con la presencia de colelitiasis englobadas en la masa pueden orientar a un origen vesicular cuando exista una masa infiltrativa hepática que ocupe la fosa vesicular (**Fig. 38-7**).

El diagnóstico diferencial en esta forma de presentación del cáncer vesicular incluye procesos benignos como un absceso o plastrón perivesicular en el contexto de una colecistitis complicada, variantes de la colecistitis como la colecistitis por IgG4 o xantogranulomatosa, así como otros procesos tumorales con invasión vesicular por extensión por contigüidad.

El cáncer vesicular también se puede presentar hasta en el 25 % de los casos en forma de masas polipoideas intraluminales (es importante recordar que los pólipos > 1 cm [especialmente, si asocian engrosamiento mural asimétrico] deben hacer sospechar la posibilidad de patología tumoral). En estos, el pronóstico es mejor, dado que, habitualmente, el tumor tiende a estar confinado a la pared. Habría que incluir en el diagnóstico diferencial los pólipos benignos, el barro biliar y las metástasis, que, en su origen, se presentan como implantes serosos y crecen convirtiéndose habitualmente en lesiones polipoideas.

La tercera forma de presentación, la más rara y difícil de diagnosticar, es el engrosamiento mural de la vesícula, que puede ser focal o difuso (**Fig. 38-8**). El engrosamiento mural (> 12 mm) irregular (en particular, si se observa una mala definición de la interfase con el parénquima hepático adyacente) es un hallazgo sospechoso de malignidad. El diagnóstico diferencial incluye, entre otros, la colecistitis crónica. El patrón de captación puede ayudar en la distinción de ambas: un realce intenso, precoz e irregular con pérdida de la estructura parietal en capas orienta a patología tumoral, tal y como ya se ha mencionado anteriormente.

Por último, hay que recordar que en el diagnóstico diferencial del engrosamiento mural de la vesícula biliar, deben incluirse las causas secundarias de edema vesicular, entre las que se encuentran las enfermedades hepáticas y/o

Tabla 38-1. Criterios de irresecabilidad de las neoplasias biliares

Carcinoma vesicular	Colangiocarcinoma perihiliar	Colangiocarcinoma distal
El tratamiento habitual estándar incluye la colecistectomía ampliada con segmentectomía hepática del segmento IVb y V, además de la linfadenectomía regional. Se consideran criterios de irresecabilidad: • Afectación locorregional: extensa afectación locorregional (estómago, duodeno, colon, páncreas, etc.); puede variar según el centro hospitalario • Afectación vascular: infiltración de la VPP o la AH común • Ganglios extralocorregionales: periaórticos, pericavos y los situados en el eje de la AMS y el TC • Metástasis a distancia (incluye metástasis hepáticas, excluye la afectación por contigüidad de los segmentos IVb y V hepáticos	El tratamiento habitual estándar incluye la resección de la vía biliar extrahepática (incluyendo la vesícula biliar) con reconstrucción bilioentérica y linfadenectomía regional. En casos de Bismuth III, se realizará, además, hemihepatectomía del lado afectado. Se consideran criterios de irresecabilidad: • Afectación locorregional: extensión a conductos secundarios de forma bilateral (Bismuth IV) • Afectación vascular: infiltración (> 50 %) u oclusión de la VPP previa a su bifurcación, infiltración de ambas AH • Otros: atrofia de un lóbulo hepático bien con infiltración > 50 % de la VP o la AH contralateral, bien con infiltración de conductos secundarios contralaterales • Ganglios extralocorregionales: periaórticos, pericavos y los situados en el eje de la AMS y el TC • Metástasis a distancia	El tratamiento habitual estándar incluye la DPC y linfadenectomía regional. Se consideran criterios de irresecabilidad: • Afectación locorregional: invasión de la vesícula biliar, páncreas, duodeno y otros órganos adyacentes • Afectación vascular: invasión del TC o la AMS, infiltración (> 50 %) u oclusión de la VPP • Ganglios extralocorregionales: periaórticos, pericavos, eje de la AMS y el TC. A diferencia del colangiocarcinoma perihiliar, los localizados en el hilio hepático y en el espacio portocavo y los adyacentes al conducto cístico también se consideran extralocorregionales • Metástasis a distancia

Además, hay que considerar que, en el caso de las neoplasias biliares, la cirrosis hepática se considera un criterio de inoperabilidad.
AH: arteria hepática; AMS: arteria mesentérica superior; DPC: duodenopancreatectomía cefálica; TC: tronco celíaco; VP: vena porta; VPP: vena porta principal.

sistémicas como la hepatitis aguda, la cirrosis, la hipertensión portal, la insuficiencia cardíaca congestiva, el fracaso renal, la hipoproteinemia, la sepsis, etc. A diferencia de la patología intrínseca de la vesícula biliar, en casos de origen secundario, el engrosamiento mural afecta sobre todo a las capas más externas de la pared, estando la mucosa intacta, por lo que no existe hiperemia mucosa, ni tampoco otros signos como distensión vesicular o cambios inflamatorios de la grasa perivesicular. Asimismo, siempre hay que considerar la posibilidad de que el engrosamiento no sea real y corresponda a una distensión subóptima (habitualmente, por falta de ayuno).

ICTERICIA

La ictericia se define como la coloración amarillenta de la piel y/o mucosas secundaria a la acumulación de bilirrubina (BR) en la sangre y los tejidos (hiperbilirrubinemia > 2 mg/dL). Existen múltiples causas que la provocan, aunque, en términos generales, la ictericia se puede clasificar en función de su origen como: 1) metabólica o no colestásica (por hiperproducción o alteración en la conjugación de la BR), 2) colestásica no obstructiva o intrahepática (por daño hepatocelular y de las pequeñas vías biliares que alteran la excreción biliar parenquimatosa) y 3) colestásica obstructiva o extrahepática (por

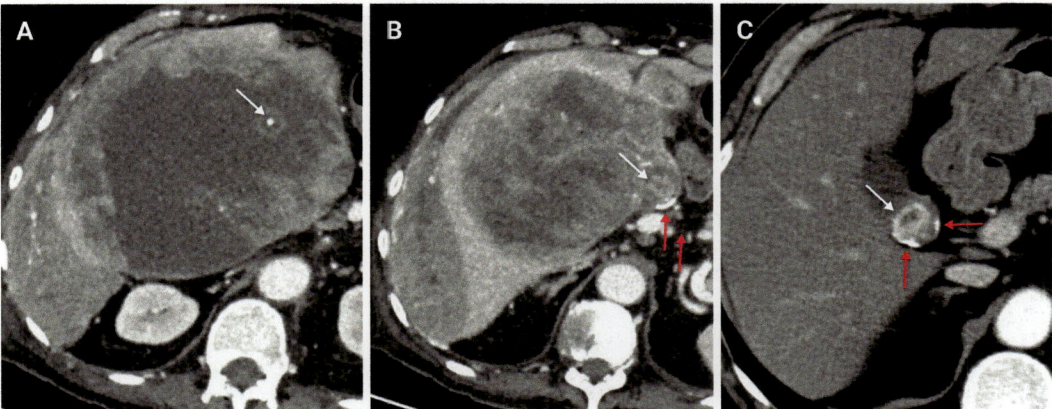

Figura 38-7. Cáncer vesicular sobre vesícula en porcelana. Imágenes de tomografía computarizada (TC) con contraste intravenoso en fase arterial tardía **(A** y **B)**, que muestran una gran masa heterogénea con invasión de gran parte del parénquima hepático. En la imagen **B**, se logra identificar la pared medial de la vesícula, de paredes parcialmente calcificadas (flechas rojas), con colelitiasis (flecha blanca), sugestivo de vesícula en porcelana. En la imagen **A**, se observa una imagen de colelitiasis englobada en la masa (flecha blanca), lo que orienta a su origen vesicular. La imagen **C** muestra la vesícula biliar del paciente en una TC realizada siete años antes, donde ya se identificaba la calcificación mural de la vesícula compatible con vesícula en porcelana.

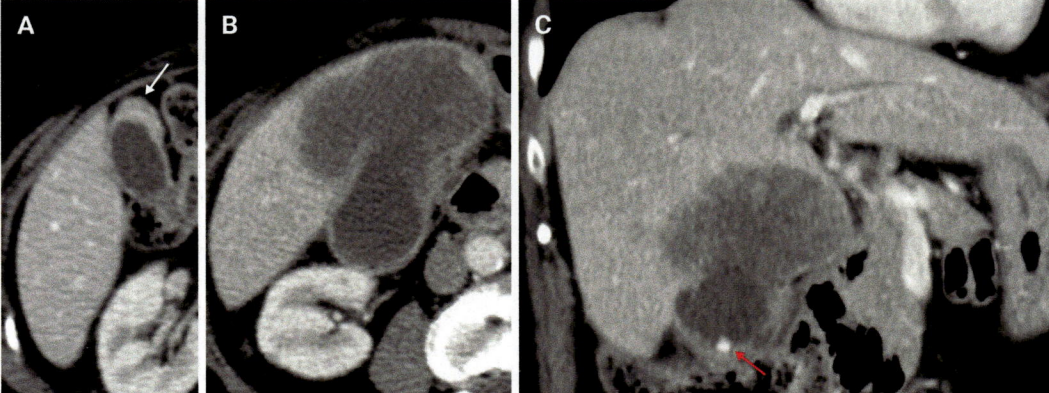

Figura 38-8. Evolución natural del cáncer vesicular. Imágenes de tomografía computarizada con contraste intravenoso en fase portal. La imagen **A** muestra un engrosamiento mural irregular del fondo vesicular (flecha blanca), compatible con neoplasia vesicular, que pasó desapercibida. Las imágenes del estudio realizado cuatro años más tarde, en plano axial **(B)** y coronal **(C)**, muestran la evolución natural del proceso neoplásico, con la presencia de una masa infiltrativa dependiente del fondo vesicular que invade los segmentos hepáticos IVb y V. Apréciese la presencia de la colelitiasis milimétrica (flecha roja en **C**), hallazgo casi constante en los casos de cáncer vesicular.

obstrucción mecánica parcial o total de las grandes vías biliares, impidiendo el paso de la bilis desde el hígado hasta el duodeno. En la **tabla 38-2**, se recoge la clasificación de la ictericia.

Es importante recordar que la colestasis y la ictericia no son sinónimos; la colestasis se define como el síndrome clínico y analítico secundario a un trastorno de la excreción de la bilis con acumulación secundaria de esta, caracterizado por ictericia (con posible prurito secundario), coluria, acolia y esteatorrea. Sin embargo, puede haber colestasis sin ictericia (es decir, sin coloración amarillenta, en caso de no superarse los 2 mg/dL de BR), y, tal y como se ha mencionado anteriormente, ictericia sin colestasis (p. ej., en el caso de la ictericia de origen metabólico).

La frecuencia de la causa de la ictericia varía en función de las características geográficas y demográficas de la población; en nuestro medio, la causa más frecuente de ictericia es la

Tabla 38-2. Clasificación de la ictericia

Metabólica (no colestásica)	Colestásica intrahepática	Colestásica extrahepática
No obstructiva	**No obstructiva**	**Obstructiva**
1) Hiperbilirrubinemia indirecta o no conjugada: • Hiperproducción de BR: – Hemólisis – Extravasación de sangre a tejidos – Eritropoyesis ineficaz – Enfermedad de Wilson • Alteración de la captación hepática de BR: – Insuficiencia cardíaca – *Shunts* portosistémicos – Fármacos: rifampicina, probenecid, ácido flavaspádico, bunamiodilo, etc. • Alteración de la conjugación de BR: – Síndrome de Crigler-Najjar de tipos I y II – Síndrome de Gilbert – Neonatos – Hipertiroidismo – Fármacos: etinilestradiol – Enfermedades hepáticas: cirrosis avanzada, hepatitis crónica 2) Hiperbilirrubinemia directa o conjugada: • Alteración en el transporte canalicular de la BR: síndrome de Dubin-Johnson • Defecto en la captación sinusoidal de la BR conjugada: síndrome de Rotor	Daño hepatocelular y de las pequeñas vías biliares que altera la excreción biliar parenquimatosa 1) Agudas: • Hepatitis aguda: de origen vírico, alcohólica, tóxico-medicamentosa (corticoides alcalinizantes, clorpromazina, algunos productos de herboristería, arsénico,), etc. • Sepsis/*shock* y otros estados de hipoperfusión • Crisis hepática en anemia de células falciformes 2) Subagudas-crónicas: • Cirrosis biliar primaria • Cirrosis de otras etiologías • Hepatitis crónicas • Embarazo • Nutrición parenteral total • Enfermedades infiltrativas hepáticas: amiloidosis, linfoma, sarcoidosis, tuberculosis, etc. • Enfermedad de injerto contra huésped	Obstrucción mecánica parcial o total de las grandes vías biliares, impidiendo el paso de la bilis desde el hígado hasta el duodeno 1) Obstrucción de la vía biliar intrahepática: • CEP • Neoplasias hepáticas primarias (colangiocarcinoma) o secundarias, con infiltración o compresión extrínseca de la VB • Hepatolitiasis • Síndrome de Mirizzi 2) Obstrucción de la vía biliar extrahepática: • Neoplasias: primarias (colangiocarcinoma) y secundarias (por infiltración o compresión extrínseca de la vía biliar, especialmente el adenocarcinoma pancreático • Coledocolitiasis • Colangitis ascendente • Colangitis esclerosante asociada a IgG4 • Otras estenosis benignas: posquirúrgicas, postinflamatorias, colangiopatía por sida • Obstrucción por infección parasitaria: *Ascaris lumbricoides, Fasciola hepatica, Clonorchis sinensis* y *Opisthorchis viverrini* • Obstrucción por pancreatitis aguda y/o crónica

BR: bilirrubina; CEP: colangitis esclerosante primaria; IgG4: inmunoglobulina G4.

obstrucción maligna de la vía biliar, seguida de la sepsis/*shock*, la cirrosis y las coledocolitiasis.

Siguiendo los criterios de idoneidad del Colegio Estadounidense de Radiología (ACR, *American College of Radiology*), el manejo inicial de la ictericia debería basarse en la combinación de los hallazgos clínicos y analíticos, que determinarán en cada caso la técnica inicial que emplear, tal y como se recoge en el algoritmo de la **figura 38-9**.

Detección de obstrucción y *pitfalls*

La obstrucción de la vía biliar se traduce en imagen como dilatación de la misma, con distinta apariencia radiológica del punto obstructivo según la causa subyacente. Como medida estándar habitual, se considera que el diámetro de la vía biliar es normal si la luz del conducto hepático común a nivel hiliar mide menos de 6-7 mm. Se considera patológico a partir de 10 mm o si existe dilatación de la vía biliar intrahepática (en condiciones normales, es prácticamente imperceptible; se considera dilatada si los radicales biliares superan los 2 mm de diámetro o si superan el 40 % del calibre del radical porta acompañante, signo conocido como «de la escopeta» o «doble cañón»). En casos intermedios (6-10 mm), la decisión sobre ampliar el estudio más allá de la ecografía se debe valorar de forma individualizada; debería hacerse únicamente si coexisten signos clínicos (ictericia) y

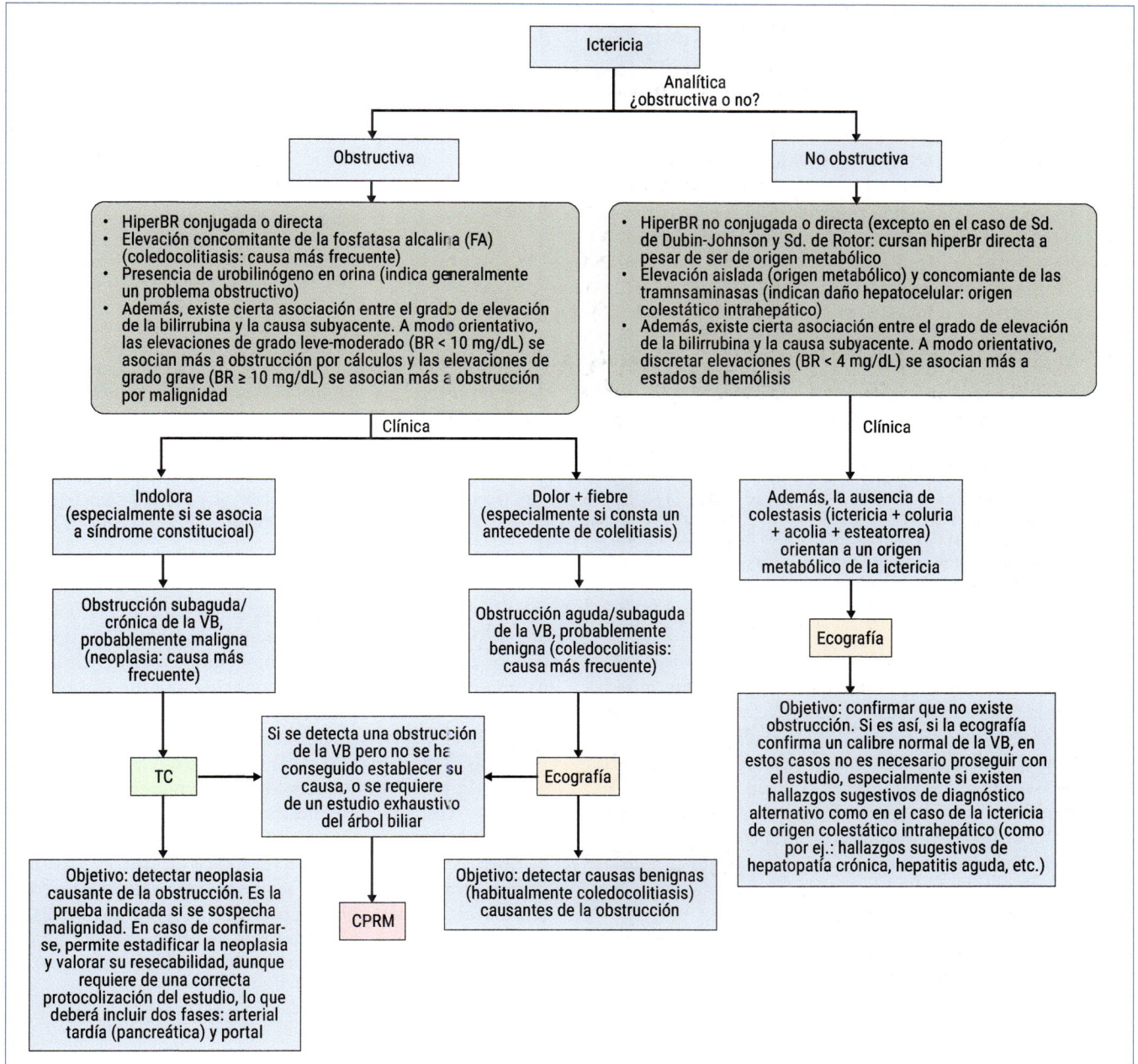

Figura 38-9. Manejo inicial de pacientes con ictericia: algoritmo de actuación.
BR: bilirrubina; CPRM: colangiopancreatografía por resonancia magnética; Sd.: síndrome; TC: tomografía computarizada; VB: vía biliar.

bioquímicos de obstrucción biliar (elevación de BR, fosfatasa alcalina y/o transaminasas).

No obstante, hay que recordar que:

- Puede haber obstrucción sin dilatación, si la causa obstructiva es de reciente instauración o es intermitente. Además, dado que la dilatación de la vía biliar extrahepática precede a la de la intrahepática, en casos incipientes puede encontrarse afectación selectiva del segmento extrahepático. Asimismo, en pacientes cirróticos, puede haber obstrucción sin dilatación, dado que la fibrosis periportal impide que la vía biliar se dilate de forma significativa.
- Puede haber dilatación sin obstrucción, por ejemplo:
  - Quistes de colédoco (tipo I de Todani).
  - Cólico biliar reciente con paso espontáneo de la litiasis al tubo digestivo previo a la exploración radiológica.
  - Obstrucciones de repetición: una vía biliar dilatada de forma reiterada, aun con resolución de la causa obstructiva, puede no volver a tener un calibre normal.
  - Enfermedad de Caroli: rara enfermedad congénita secundaria a malformación de la placa ductal. Se caracteriza por una dilatación multifocal y no obstructiva de la vía biliar intrahepática, sin afectación extrahepática.
  - Alteraciones de la motilidad de la vía biliar, incluyendo la incompetencia del esfínter de Oddi con reflujo secundario. Se dan con más frecuencia en pacientes colecistectomizados y de edad avanzada. Por ello, es importante recordar que el diámetro de la vía biliar extrahepática aumenta tras la colecistectomía (normal hasta 10 mm) y con la edad (1 mm por década a partir de los 60 años).
  - Isquemia biliar, frecuente tras tratamientos locorregionales para tumores hepáticos y también tras el trasplante hepático.
- No se debe confundir la dilatación biliar intrahepática con trombosis portal periférica, edema periportal, quistes peribiliares y aumento del calibre de arterias hepáticas debido a hipertensión portal, importantes *pitfalls* a tener en cuenta.

Ictericia obstructiva

Una vez detectada la obstrucción, para el correcto manejo de los pacientes, es vital responder a las siguientes preguntas: ¿dónde se localiza la obstrucción? ¿cuál es su causa? y, en caso de neoplasia, ¿cuál es la extensión de la enfermedad? A continuación se desarrollan las distintas entidades que pueden causar ictericia obstructiva según su localización (v. **Tabla 38-2**). Aunque las causas pancreáticas (en concreto, el adenocarcinoma pancreático) sean el origen más frecuente de ictericia indolora, no se tratarán en este tema, sino que se abordarán junto al resto de tumores periampulares en el **capítulo 35**.

> **!** Por regla general, para la diferenciación entre causas benignas y malignas de la obstrucción, hay que valorar los márgenes de la obstrucción (regulares y bien definidos en las benignas; irregulares, asimétricos y mal delimitados en las malignas), y si se trata de una obstrucción abrupta o no, lo que orientaría a neoplasia, especialmente, si el cambio brusco de calibre se asocia a una masa de partes blandas.

Obstrucción de la vía biliar intrahepática

La obstrucción de la vía biliar intrahepática puede deberse a colangitis esclerosante primaria (CEP), a enfermedades neoplásicas, a hepatolitiasis o al síndrome de Mirizzi.

Colangitis esclerosante primaria

Es una enfermedad inflamatoria crónica, autoinmunitaria, más prevalente en varones jóvenes de entre 30 y 40 años y asociada hasta en un 80 % a la enfermedad inflamatoria intestinal (EII), sobre todo, a la colitis ulcerosa. También se relaciona con otros procesos autoinmunitarios como la fibrosis retroperitoneal y mediastínica, enfermedad de Sjögren y tiroiditis de Riedel. Se caracteriza por inflamación y fibrosis de la vía biliar intrahepática y extrahepática, siendo su diagnóstico de exclusión tras descartar otras causas secundarias de colangitis. La colangiopancreatografía por RM (CPRM) es la técnica de elección para el diagnóstico y seguimiento de pacientes con CEP.

> **!** En las fases iniciales de la enfermedad, las estenosis son cortas, múltiples y asientan a nivel periférico de la vía biliar intrahepática, preferentemente, situadas en las bifurcaciones. Como consecuencia de ello, la vía biliar adquiere una apariencia irregular, «en cuentas de rosario» o «collar de perlas»: se observan múltiples estenosis cortas intercaladas con segmentos normales o mínimamente dilatados (**Fig. 38-10**); es característico de la enfermedad que no exista una gran dilatación entre los segmentos afectados. Por lo tanto, ante una dilatación marcada de la vía biliar, sobre todo, si es de nueva aparición y por un segmento estenótico dominante y/o en asociación a lesiones intraductales, deberían descartarse otros procesos como el colangiocarcinoma o CC (complicación que se desarrolla hasta en el 10-15 % de los pacientes).

Otras entidades a considerar en el diagnóstico diferencial son la colangitis ascendente, la colangiopatía asociada al síndrome de inmunodeficiencia adquirida (sida), las estenosis posisquémicas y la colangitis piógena recurrente, típica de países orientales, de causa desconocida, aunque, en ocasiones, relacionada con parasitosis biliar y caracterizada por la presencia de hepatolitiasis y colangitis de repetición.

En las fases avanzadas de la CEP, las estenosis tienden a ser más largas y confluentes, con una apariencia «en árbol podado», dado que los conductos más periféricos se ocluyen debido a las estenosis.

Además, es frecuente observar signos de cirrosis hepática, típicamente con atrofia de segmentos laterales y posteriores, marcada hipertrofia del caudado y segmentos mediales izquierdos y con grandes nódulos de regeneración (adquiriendo una morfología conocida como «hígado esférico»).

Enfermedades neoplásicas

Existen múltiples neoplasias hepáticas que pueden condicionar dilatación de la vía biliar, bien por compresión extrínseca, bien por invasión directa. Entre ellas, se encuentran el hepa-

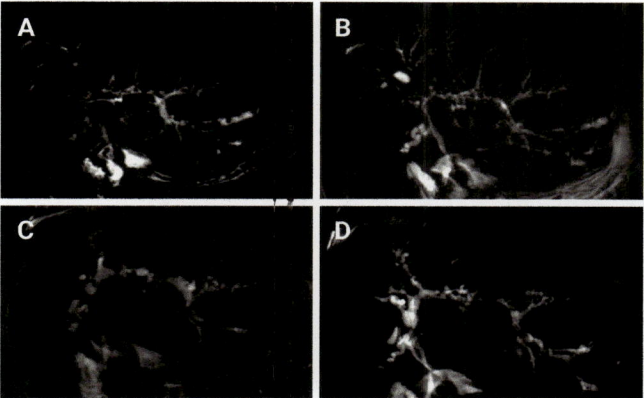

Figura 38-10. Colangiografía por resonancia magnética en paciente afectado de colangitis esclerosante primaria, con afectación de la vía biliar intrahepática; estudios ordenados cronológicamente que muestran el desarrollo progresivo de la enfermedad. **A** y **B)** Estenosis cortas y múltiples en forma de banda, localizadas fundamentalmente en la periferia de la vía biliar izquierda, adquiriendo esta la clásica apariencia «en collar de perlas» o «en cuentas de rosario». Apréciese el calibre normal de los segmentos sanos. **C** y **D)** Afectación más tardía de la enfermedad, con estenosis más largas y confluentes, localizadas preferentemente en las bifurcaciones, simulando evaginaciones similares a divertículos. La vía biliar adquiere una morfología «en árbol podado» por la oclusión de los conductos más periféricos.

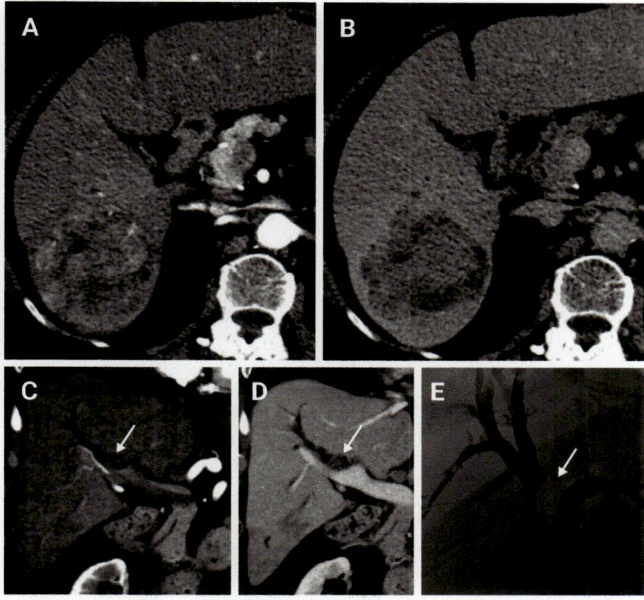

Figura 38-11. Invasión de la vía biliar por hepatocarcinoma (HCC). Las imágenes **A** y **B** muestran una masa hipervascular **(A)** con lavado **(B)** en el segmento VI de un hígado dismórfico, compatible con HCC. Las imágenes coronales de una tomografía computarizada realizada tras varios tratamientos muestran una dilatación de la vía biliar intrahepática de nueva aparición, identificándose en la luz del conducto hepático común un nódulo sólido (flecha) hipervascular en fase arterial **(C)** y con lavado en fase portal **(D)** compatible con diseminación biliar del HCC. La colangiografía transparietohepática **(E)** confirmó la afectación de la vía biliar (flecha) y, durante esta, se tomaron muestras que confirmaron el diagnóstico.

tocarcinoma (HCC), el CC intrahepático (iCC, *intrahepatic cholangiocarcinoma*), las metástasis y las neoplasias intraductales papilares de la vía biliar (NIPB). Aunque estas entidades también pueden provocar afectación de la vía biliar extrahepática, se incluyen en este apartado porque suelen presentar afectación intrahepática preferentemente.

La invasión directa de la vía biliar en el HCC es un hallazgo relativamente infrecuente (0,5-13 %) que suele asociarse a lesiones grandes infiltrativas y, generalmente, asociadas a trombosis portal tumoral y a otros hallazgos relacionados con un alto grado histológico, por lo que la invasión de la vía biliar se ha relacionado con un peor pronóstico de la enfermedad. Su diagnóstico se basa en el hallazgo de un componente de partes blandas intraductal con realce arterial y lavado en fases portal y tardía, con dilatación secundaria de la vía biliar proximal (**Fig. 38-11**). Es excepcional que no asocie HCC parenquimatoso.

En cuanto al iCC, la presentación radiológica es diferente: suele tratarse de un engrosamiento mural irregular de la vía biliar, con estenosis de la luz, en vez de un componente predominantemente intraductal. Además, al tratarse histológicamente de un adenocarcinoma, la captación es totalmente diferente, con realce progresivo y, por lo tanto, más evidente en fases tardías. El resto de características del iCC se tratan con más detalle en el **capítulo 33**.

> ⚠️ La diseminación metastásica intrabiliar es una vía de diseminación tumoral infrecuente, pero posible, siendo la gran mayoría de las veces (90 %) secundaria al carcinoma colorrectal (CCR), aunque también se ha descrito en otros tipos de tumores (p. ej., de pulmón, mama, próstata, páncreas, melanoma, linfoma, etc.).

La presentación radiológica de las metástasis intraductales es similar a la del CC: lesión intraductal expansiva, habitualmente,

en contigüidad con una lesión parenquimatosa mal delimitada y con dilatación secundaria de la vía biliar proximal. En ocasiones, si el CCR primario es de subtipo mucinoso, se pueden visualizar calcificaciones en el tejido tumoral (a diferencia del CC, que no suele calcificar). No existen criterios radiológicos ni analíticos patognomónicos, por lo que es necesaria la biopsia para establecer el diagnóstico. Por lo tanto, en un paciente oncológico (en especial, si el tumor primario es un CCR), ante una dilatación segmentaria de la vía biliar de nueva aparición, se debe considerar la posibilidad de metástasis intrabiliar en el diagnóstico diferencial (**Fig. 38-12**).

La NIPB es el término empleado por la Organización Mundial de la Salud (OMS) desde el 2010 para referirse a un raro tumor biliar caracterizado por el crecimiento neoplásico de tipo papilar o velloso dentro de la luz de la vía biliar, previamente denominado de varias formas: «papilomatosis biliar», «colangiocarcinoma productor de moco» y «neoplasia biliar intraductal mucinosa». Es especialmente importante diferenciarlo del CC, dado que se trata de entidades clínicas y patológicas distintas, con un pronóstico totalmente diferente. Esta rara entidad es más habitual en países asiáticos y afecta con mayor frecuencia a pacientes varones y de entre 50 y 70 años. La presentación clínica habitual es en forma de ictericia y dolor en el hipocondrio derecho. La obstrucción de la vía biliar no se debe exclusivamente al crecimiento tumoral, sino que puede ser también secundaria a la acumulación de mucina o litiasis.

La NIPB tiene muchas similitudes con la neoplasia intraductal papilar mucinosa del páncreas, por lo que se consideran

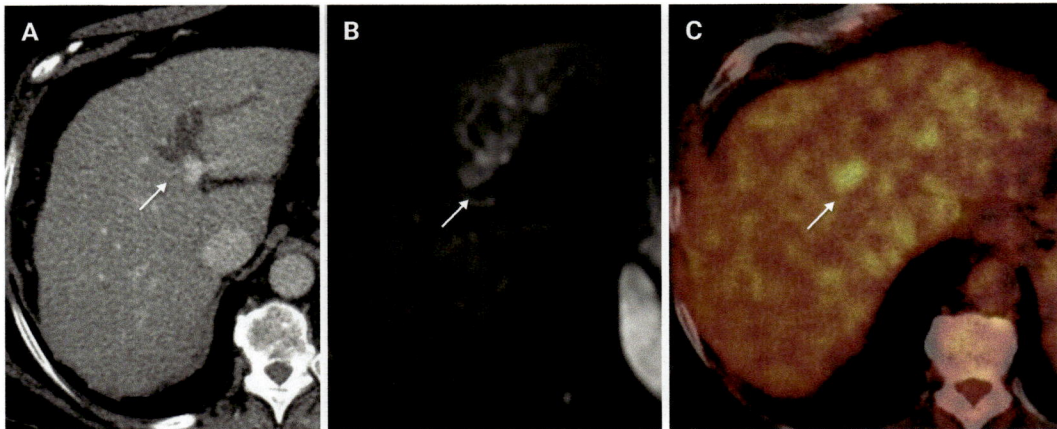

Figura 38-12. Diseminación metastásica biliar en un paciente intervenido de un adenocarcinoma de colon derecho. Imágenes axiales de tomografía computarizada (TC) con contraste intravenoso en fase portal **(A)** realizada por aumento del marcador tumoral antígeno carcinoembrionario (CEA). Se observa una dilatación de la vía biliar izquierda con amputación brusca, sin identificarse clara causa obstructiva. La secuencia de difusión con factor b alto **(B)** y la tomografía por emisión de positrones asociada a TC (PET-TC) muestran un nódulo con restricción de la difusión e hipermetabólico, sugestivo de metástasis, como causa de la obstrucción de la vía biliar.

homólogos: ambas se originan en el sistema ductal, presentan un crecimiento predominantemente intraductal de tipo papilar y tienen potencial maligno (en caso de la NIPB, de hasta el 40-80 %), con similar comportamiento clínico y biológico. No obstante, la producción de mucina es prácticamente constante en el caso del pancreático, mientras que solo se da en un tercio de los casos de NIPB.

La presentación radiológica de la NIPB es variada: en forma de masa intraductal (única o múltiple, mejor valorada en secuencias potenciadas en T2 de CPRM) con dilatación proximal de la vía biliar, con dilatación difusa de esta (proximal y distal) y en forma de una desproporcionada dilatación de la vía biliar sin clara masa (**Fig. 38-13**), entre otras. La captación de la NIPB es similar a la del parénquima hepático en fase arterial. En estudios dinámicos con contrastes extracelulares suele mostrar lavado en fases tardías, lo que ayuda a diferenciarla del CC distal, que tiende a realzar de forma progresiva.

Aunque difícil por su baja frecuencia y por sus múltiples presentaciones radiológicas, el diagnóstico de la NIPB es importante porque, debido a su potencial premaligno, tiene indicación quirúrgica.

> **!** Cabe recordar que, ante una dilatación difusa (tanto proximal como distal) de la vía biliar, especialmente, si se observa la presencia de múltiples lesiones intraductales con lavado en fases tardías, ha de sospecharse esta entidad como primera posibilidad.

Hepatolitiasis

Es la presencia de litiasis biliar en la vía biliar intrahepática, habitualmente proximal a la confluencia de los conductos hepáticos derecho e izquierdo, y que ocurre con mayor frecuencia en asociación a colelitiasis y coledocolitiasis. Se asocia de forma característica a la colangitis piógena recurrente. También se pueden observar en la CEP, la enfermedad de Caroli y en estenosis posquirúrgicas o posinflamatorias. Radiológicamente, tiene una presentación parecida a las litiasis biliares en otras localizaciones.

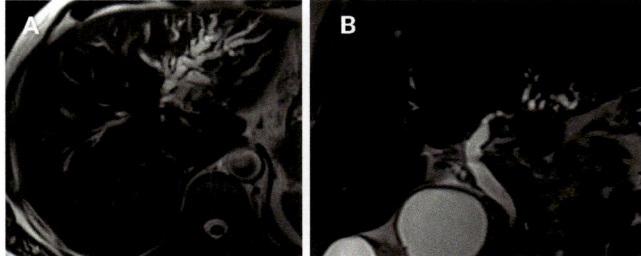

Figura 38-13. Neoplasia intraductal papilar de la vía biliar (NIPB). Imágenes axial **(A)** y coronal **(B)** de colangiografía por resonancia magnética, que muestran una dilatación significativa de la vía biliar intrahepática del lóbulo hepático izquierdo y, en menor grado, del colédoco, sin identificarse defectos de repleción ni captaciones sospechosas de malignidad. No obstante, dada la desproporcionada dilatación de la vía biliar en ausencia de una causa obstructiva clara, se sospechó de una NIPB. El estudio histológico de la pieza quirúrgica confirmó la sospecha diagnóstica, señalando la presencia de una displasia de bajo grado.

Síndrome de Mirizzi

Es una complicación infrecuente de las colelitiasis, consistente en la dilatación de la vía biliar intrahepática producida por la impactación de un cálculo en el conducto cístico, que, a su vez, comprime el conducto hepático común, provocando obstrucción e ictericia obstructiva de causa extrínseca. Se puede complicar con la formación de una fístula colecistocoledociana (**Fig. 38-14**), lo cual es importante reconocer de forma prequirúrgica para evitar que el colédoco sea seccionado erróneamente pensando que se trata del conducto cístico. Otra de las complicaciones posibles es la formación de una fístula colecistoentérica.

Obstrucción de la vía biliar extrahepática: nivel hiliar y distalsuprapancreático

La obstrucción de la vía biliar extrahepática puede deberse a enfermedades neoplásicas, a coledocolitiasis, a colangitis o a otras estenosis benignas.

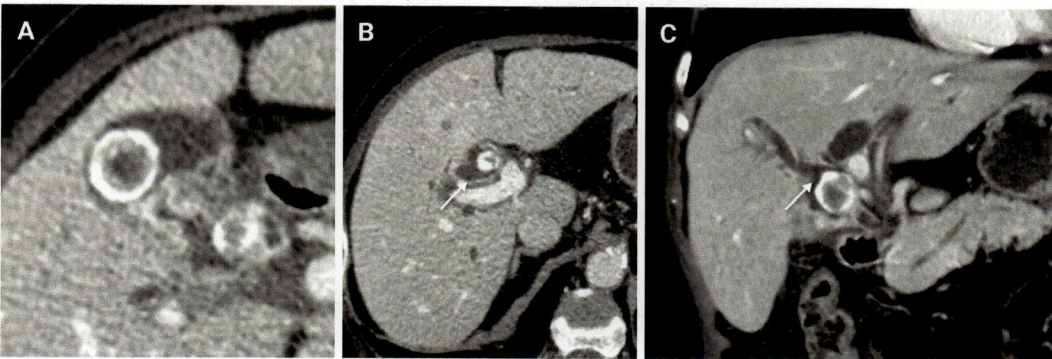

Figura 38-14. Síndrome de Mirizzi. Paciente con ictericia al que se le realiza estudio por tomografía computarizada. Las imágenes muestran la presencia de varias colelitiasis **(A)**, una de ellas localizada en el conducto cístico (flecha en **B** y **C**), condicionando una compresión extrínseca sobre el conducto hepático común con dilatación secundaria del árbol biliar intrahepático.

Enfermedades neoplásicas

El CC es la neoplasia maligna más frecuente de la vía biliar y afecta con mayor frecuencia a hombres y a pacientes mayores de 50 años. Los principales factores de riesgo para su desarrollo son la CEP, la litiasis intrahepática, infecciones parasitarias, anomalías congénitas de la vía biliar, cirrosis y algunos carcinógenos químicos. Se clasifica en función de su localización como: intrahepático (responsable del 10 % de los casos; v. **capítulo 33**) y extrahepático (eCC [*extrahepatic cholangiocarcinoma*], 90 %), que incluye las localizaciones perihiliar (70 %) o distal (20 %). Histológicamente, se trata en un 95 % de casos de un adenocarcinoma con un estroma característicamente fibroso. Se han descrito varios subtipos en función del patrón morfológico y tipo de crecimiento: 1) formador de masa, 2) periductal infiltrante, 3) intraductal, pudiendo existir formas mixtas (**Fig. 38-15**).

En el caso del eCC, el patrón de crecimiento más frecuente es el periductal infiltrante (70 %), donde existe una infiltración tumoral longitudinal a lo largo de la vía biliar, condicionando estenosis y dilatación secundaria de esta.

El CC perihiliar o tumor de Klatskin se define como aquel que se origina en el segmento de la vía biliar que abarca desde los conductos secundarios y hasta el origen del conducto cístico.

Se presenta como un engrosamiento mural irregular y mal delimitado, con un realce de contraste variable (aunque, con frecuencia hipervascular, con una captación progresiva y persistente), y con estenosis irregular u oclusión de la luz, lo que se traduce en una dilatación de la vía biliar con un cambio abrupto de calibre. Es frecuente que exista atrofia lobular.

> **!** La presentación radiológica más frecuente es la dilatación biliar intrahepática con ausencia de unión de los conductos hepáticos en el hilio, frecuentemente asociada a tejido infiltrativo de aspecto tumoral, y con un colédoco distal de calibre normal.

El sistema de clasificación más comúnmente utilizado es el de Bismuth-Corlette, que se basa en la extensión longitudinal del tumor en la vía biliar (**Fig. 38-16**), lo cual es vital, pero no

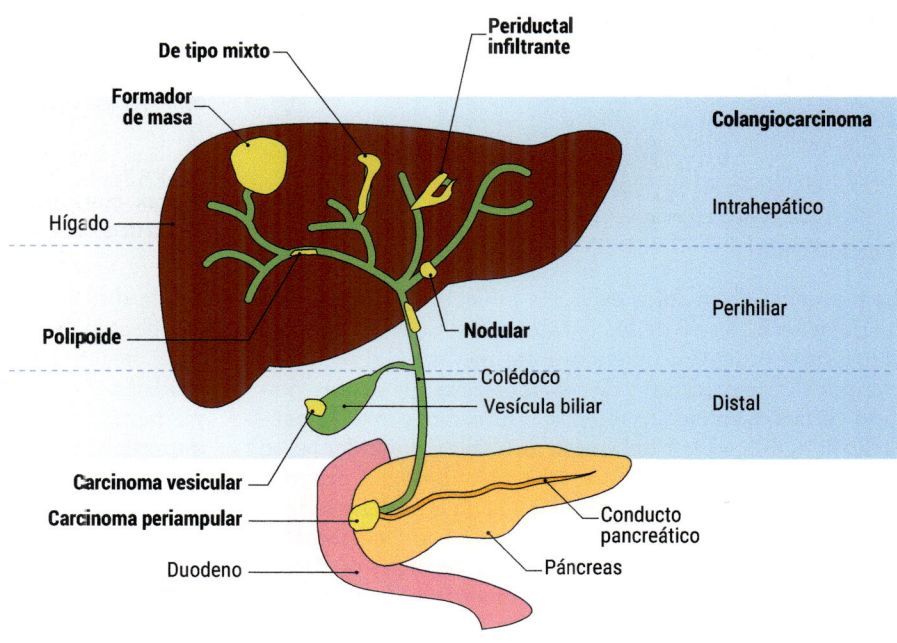

Figura 38-15. Clasificación de las neoplasias biliares por localización y tipo de crecimiento.

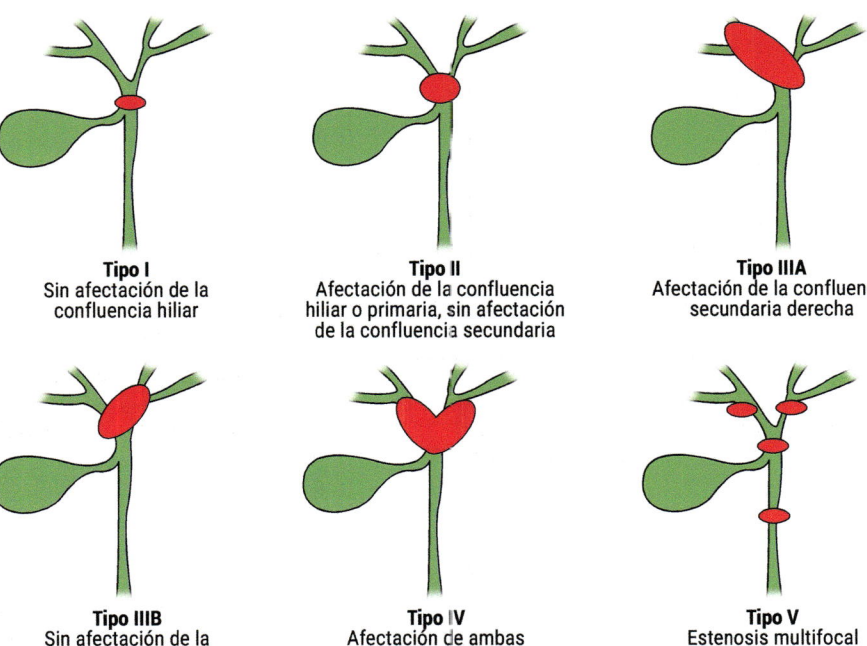

Tipo I
Sin afectación de la
confluencia hiliar

Tipo II
Afectación de la confluencia
hiliar o primaria, sin afectación
de la confluencia secundaria

Tipo IIIA
Afectación de la confluencia
secundaria derecha

Tipo IIIB
Sin afectación de la
confluencia secundaria
izquierda

Tipo IV
Afectación de ambas
confluencias secundarias

Tipo V
Estenosis multifocal

Figura 38-16. Clasificación de Bismuth-Corlette para el colangiocarcinoma perihiliar.

suficiente, para el correcto manejo de los pacientes: también se debe valorar la afectación vascular, ganglionar y metastásica para una estadificación óptima (v. **Tabla 38-1**). La TC y la CPRM son las dos técnicas más utilizadas para el diagnóstico, estadificación y valoración de la resecabilidad del eCC.

El CC distal, definido como aquel que se origina en el colédoco (distal al origen del conducto cístico), puede tener diversos patrones radiológicos, que incluyen: irregularidad mural con estenosis parcial o total de la luz (**Fig. 38-17**), masa focal intraductal, estenosis abrupta de la vía biliar o, con menor frecuencia, un crecimiento papilar intraductal. Debido a que condiciona una estenosis precoz, tiende a ser diagnosticado en etapas más tempranas de la enfermedad, con un mejor pronóstico en comparación con el tumor de Klatskin.

Además del CC, existen otras neoplasias que pueden provocar una obstrucción de la vía biliar extrahepática bien por extensión local por contigüidad (p. ej., carcinoma vesicular, CCR, tumores gastroduodenales y pancreáticos), bien por diseminación ganglionar al hilio hepático.

Coledocolitiasis

La presencia de cálculos en la vía biliar ocurre en aproximadamente el 15 % de los pacientes con colelitiasis. Es la causa más frecuente de ictericia dolorosa (habitualmente, en el hipocondrio derecho) y de colangitis, aunque su presentación clínica es variada, pudiendo, asimismo, provocar pancreatitis aguda o bien tratarse de un hallazgo incidental en pacientes asintomáticos. Su apariencia radiológica depende de su composición, siendo similar a la de las colelitiasis. La ecografía es la técnica inicial en pacientes con sospecha de coledocolitiasis, aunque es importante recordar que tiene una sensibilidad considerablemente menor para su detección en comparación con las litiasis vesiculares, probablemente,

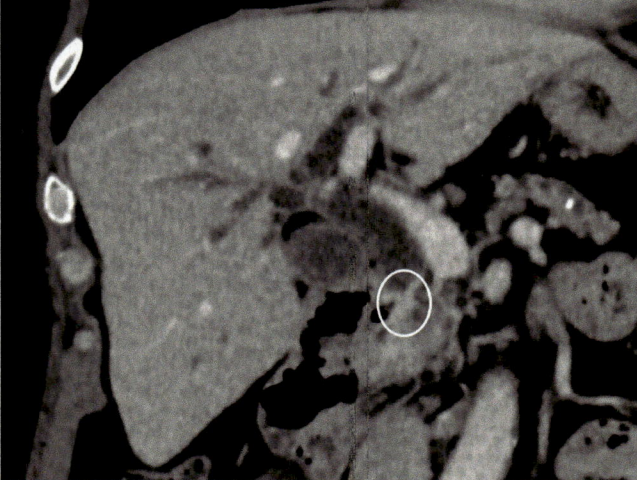

Figura 38-17. Colangiocarcinoma distal. Imagen coronal de tomografía computarizada con contraste intravenoso en fase portal, que muestra un engrosamiento mural hipercaptante del colédoco intrapancreático (círculo azul) con una moderada dilatación secundaria de la vía biliar, compatible con colangiocarcinoma distal.

por la dificultad ocasional de visualizar correctamente el colédoco debido a la interposición del gas intestinal. En casos negativos con alta sospecha clínica, la CPRM es la modalidad de imagen de elección por su alta sensibilidad y especificidad, teniendo en cuenta que la aerobilia es un importante factor que puede artefactar de forma significativa el estudio, hecho a tener en cuenta especialmente en pacientes posoperados recientes o con anastomosis bilioentéricas. En la RM, se observan como imágenes de vacío de señal, redondeadas y rodeadas de bilis; hay que diferenciarlos de los artefactos de flujo, para lo que hay que fijarse en la posición del vacío de señal dentro de la luz: las litiasis se posicionan en la parte posterior de la vía, apoyándose en ella por efecto gravitacional, mientras que los vacíos de señal de origen artefactual se localizan en el centro de la vía, como si estuvieran «flotando» y sin contacto alguno con las paredes de la vía biliar . La TC se puede emplear, aunque con una sensibilidad menor (del 75 frente al 95 %), en casos urgentes o de ausencia de disponibilidad de RM.

Un hallazgo que permite diferenciar la presencia de cole-docolitiasis de estenosis de la vía biliar es la morfología que adopta la vía en el punto de la obstrucción: en caso de litiasis, se observa una imagen «en pata de cangrejo», secundaria a la impactación de la litiasis en la vía biliar. En caso de estenosis por engrosamiento mural, tanto benigna como maligna, la obstrucción adquiere una morfología «de pico de pájaro», secundaria al engrosamiento de la pared, que protruye hacia la luz obstruyéndola (**Fig. 38-18**).

Colangitis

La colangitis aguda se produce por estasis e infección de la bilis por vía ascendente debido a la obstrucción de la vía biliar (habitualmente, por coledocolitiasis). Su diag-nóstico es clínico, siendo característica la tríada de Char-cot (fiebre, dolor en el hipocondrio derecho e ictericia). Por lo tanto, la radiología tiene la función de valorar el grado de dilatación, diagnosticar la causa de la obstrucción y descartar complicaciones como la trombosis portal o el desarrollo de abscesos hepáticos, especialmente, si la ana-lítica muestra una importante hipertransaminasemia. En un contexto compatible, la dilatación de la vía biliar con contenido espeso y paredes hipercaptantes es el hallazgo más característico.

En el diagnóstico diferencial de las colangitis subagu-das-crónicas con afectación extrahepática, también se inclu-yen la CEP, la colangitis piógena recurrente y la colangitis esclerosante relacionada con IgG4 (CE-IGg4).

La CE-IgG4 es la manifestación biliar de la enfermedad sistémica por IgG4. Aunque en el 90 % de los casos se pre-senta en asociación con pancreatitis autoinmunitaria, existen también formas aisladas, lo que supone todo un reto para su diagnóstico. Existen distintos patrones radiológicos en función de la multifocalidad y localización de las estenosis, siendo la localización extrahepática a nivel del colédoco la más frecuente. De forma característica, la TC y la RM muestran un grueso tejido captante de márgenes lisos rodeando la vía biliar de forma circunferencial y simétrica, representando la infiltración linfoplasmocitaria de la vía biliar.

> **!** Como consecuencia de ello, se produce una estenosis de la vía biliar, pero, a diferencia del CC, típicamente, la luz del segmento afectado sigue siendo visible (hallazgo homólogo del «signo del conducto penetrante» de la pancreatitis autoinmunitaria).

Los principales diagnósticos diferenciales son el CC y la CEP (**Tabla 38-3**). La elevación de IgG4 en plasma y la afec-tación simultánea de otros órganos (en especial, del páncreas) son de gran ayuda para orientar el diagnóstico.

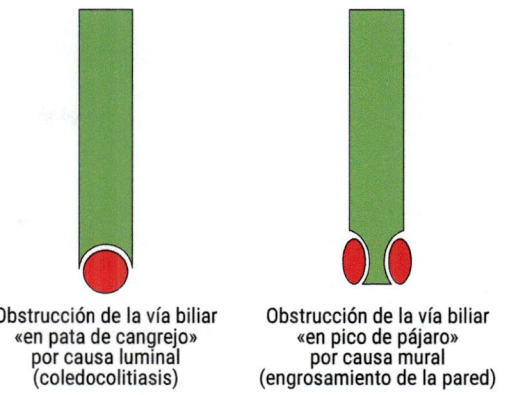

Obstrucción de la vía biliar «en pata de cangrejo» por causa luminal (coledocolitiasis)

Obstrucción de la vía biliar «en pico de pájaro» por causa mural (engrosamiento de la pared)

Figura 38-18. Diferencias en la morfología de la vía biliar estenosada según la causa sea luminal o mural.

Otras estenosis benignas

Existen muchas otras condiciones que también pueden provocar estenosis benignas de la vía biliar, siendo las más frecuentes las posquirúrgicas tras colecistectomías y tras-plante hepático. Las estenosis biliares se producen hasta en el 5-15 % de los pacientes trasplantados hepáticos, y se deben a diversas causas (técnica quirúrgica, isquemia local, fuga biliar, etc.) que provocan fibrosis y cicatrización de la vía biliar, dando lugar a estenosis, habitualmente, localizadas a nivel de la anastomosis. Las fugas biliares posquirúrgicas o postraumáticas también pueden dar lugar a colestasis.

> **!** Para la detección del punto exacto de la lesión de la vía biliar, la RM con contraste hepatoespecífico es de gran ayuda, ya que la fase hepatobiliar tardía (habitual-mente, más tardía de lo habitual, a los 30 minutos) es capaz de demostrar el punto concreto de fuga con gran precisión en la mayoría de los casos.

Aunque rara en la actualidad, tanto la colangiopatía rela-cionada con el SIDA (debido a colangitis crónica por gér-menes oportunistas), como las infecciones parasitarias por *Ascaris lumbricoides*, *Fasciola hepatica*, *Clonorchis sinensis* y *Opisthorchis viverrini*, entre otras, también pueden ser causa de estenosis biliar.

HALLAZGOS INCIDENTALES

El tercer escenario clínico en el que se puede encontrar pato-logía de la vesícula y la vía biliar es aquel del hallazgo inci-dental en pacientes asintomáticos, tratándose habitualmente de entidades benignas, cuya relevancia clínica radica en no ser confundidas con patología maligna.

Colecistosis hiperplásicas: poliposis y adenomiomatosis

Engloba distintas entidades benignas proliferativas no infla-matorias.

Tabla 38-3. Diagnóstico diferencial de la colangitis esclerosante

Característica	CE-IgG4	CEP	CC
Localización	Extrahepática >> intrahepática	Intrahepática >> extrahepática	Hilar >> extrahepática >> intrahepática
Longitud y patrón de afectación	Habitualmente larga, única y continua (puede ser multifocal)	Múltiples cortas estenosis	Longitud corta y única
Engrosamiento mural y márgenes	Circunferencial y simétrico, > 3 mm, márgenes lisos y regulares	Simétrico, < 3 mm, márgenes borrosos pero suaves	Asimétrico, excéntrico, > 5 mm, márgenes irregulares y mal delimitados
Luz del segmento afectado	Habitualmente visible («signo del conducto penetrante»)	Habitualmente ocluida	Casi siempre ocluida
Dilatación proximal	Leve-moderada	Mínima	Importante
Hallazgos en el parénquima hepático	Solo en fases tardías	Cambios morfológicos de cirrosis («hígado esférico»)	Infiltración tumoral por contigüidad o metástasis
Otros	Habitualmente asocia otras manifestaciones sistémicas de la enfermedad por IgG4 (++pancreatitis autoinmunitaria)	Asociación a otras enfermedades autoinmunitarias (el 80 % EII, sobre todo, CU)	Mayor riesgo si CEP, litiasis intrahepática, infecciones parasitarias, anomalías congénitas de la vía biliar, cirrosis y algunos carcinógenos químicos
Elevación de IgG4	Sí, en la mayoría de los pacientes	No	No
Respuesta a corticoides	Buena respuesta	Mala respuesta	Ausencia de respuesta
Sexo y edad	Varones, de entre 70 y 90 años	Varones, de entre 30 y 40 años	Varones, > 50 años

CC: colangiocarcinoma; CE-IgG4: colangitis esclerosante relacionada con la inmunoglobulina G4; CEP: colangitis esclerosante primaria; CU: colitis ulcerosa; EII: enfermedad inflamatoria intestinal; IgG4: inmunoglobulina G4.

Pólipos

Los pólipos vesiculares se definen como proyecciones o elevaciones de la pared vesicular que protruyen hacia la luz. Constituyen un hallazgo frecuente en la ecografía abdominal (prevalencia de, aproximadamente, el 3-7 % en estudios ecográficos). Basándose en características histológicas, se dividen en tumorales y no tumorales (o seudopólipos).

La mayoría de los pólipos son no tumorales (aproximadamente, el 85-90 %), correspondientes a pólipos de colesterol (60-70 %), adenomiomas (25 %) y pólipos inflamatorios (10 %). Son lesiones habitualmente subcentrimétricas de dependencia mural, por lo que no se movilizan con los cambios posicionales a diferencia de las litiasis. No presentan tallo, vascularización interna ni potencial maligno y, por lo tanto, no precisan seguimiento. Los pólipos de colesterol, los más frecuentes, son discretamente ecogénicos y no producen artefactos en cola de cometa, a diferencia de los adenomiomas. Existen pocos datos publicados sobre la apariencia radiológica de los pólipos inflamatorios.

Los pólipos tumorales o adenomatosos representan el 5-10 % de los pólipos. Son habitualmente hallazgos incidentales, con una prevalencia mayor en pacientes con CEP y síndromes de poliposis gastrointestinal, como el síndrome de Peutz-Jeghers y de Gardner, en los cuales el 60 % de los pólipos son malignos. Suelen ser pólipos únicos, de morfología pediculada o sésil, y habitualmente de mayor tamaño que los no tumorales (de hasta 2 cm). A diferencia de los seudopólipos, presentan un tallo, no siempre fácil de ver, con vascularización interna en el estudio Doppler. En la ecografía con contraste suelen mostrar una hipercaptación arterial con respecto a la pared, a diferencia de los seudopólipos, que tienden a ser isocaptantes.

 Los pólipos mayores de 10 mm se consideran lesiones premalignas por su potencial riesgo de transformación a adenocarcinoma.

En el algoritmo de la **figura 38-19**, se recogen las recomendaciones actualizadas de la Sociedad Europea de Radiología Abdominal y Gastrointestinal para el manejo y seguimiento de los pólipos.

Es importante recalcar que los pólipos no tumorales no precisan seguimiento. El estudio Doppler color y la ecografía con contraste desempeñan un papel importante en la distinción entre seudopólipos y pólipos verdaderos, fundamentalmente, basándose en la visualización del tallo y de la vascularización interna, lo que puede ayudar a evitar controles ecográficos innecesarios.

Adenomiomatosis

Esta entidad benigna de origen desconocido se caracteriza por un engrosamiento mural de la vía biliar producido por una

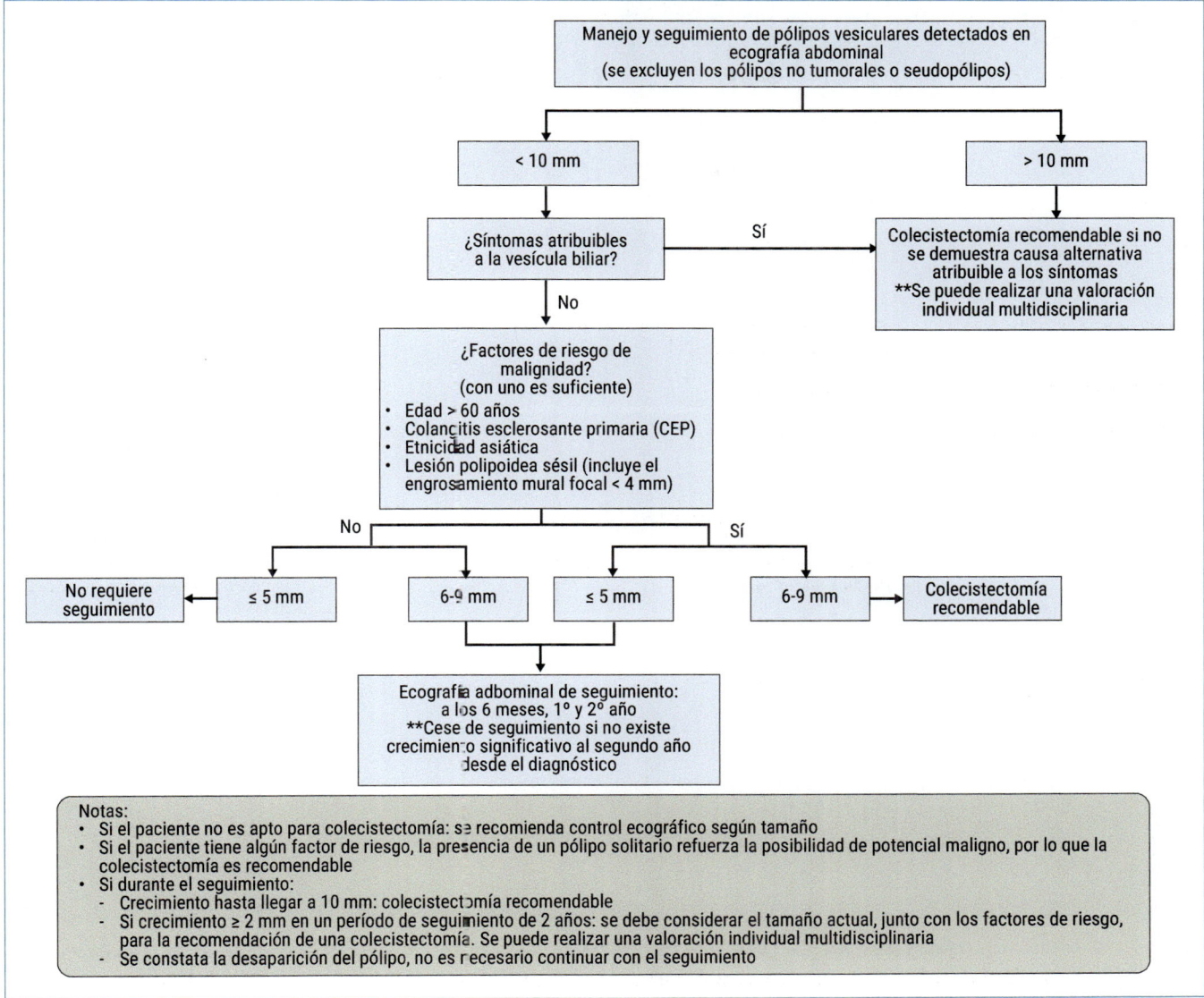

Figura 38-19. Manejo y seguimiento de los pólipos vesiculares: guías actualizadas de la ESGAR (Sociedad Europea de Radiología Abdominal y Gastrointestinal), EAES (Asociación Europea de Cirugía Endoscópica y otras técnicas intervencionistas), EFISDS (Federación Europea de la Sociedad Internacional de Cirugía Digestiva) y ESGE (Sociedad Europea de Endoscopia Gastrointestinal), 2022.

proliferación benigna del epitelio, que, unido a la hipertrofia de la capa muscular, produce múltiples invaginaciones de la mucosa que se conocen como **senos de Rokitansky-Aschoff**. Estos pueden adoptar una apariencia microquística y pueden contener depósitos de bilis espesa o cristales de colesterol, dando lugar a focos hiperecogénicos puntiformes, que, por birrefringencia, producen un artefacto «en cola de cometa» en el modo B ecográfico y un artefacto de centelleo en el estudio Doppler color.

Asimismo, su apariencia microquística produce una morfología «en collar de perlas» en secuencias potenciadas T2 de RM, hallazgo patognomónico de la entidad.

En función de la forma de afectación, la adenomiomatosis puede ser focal (conocida como **adenomioma**, habitualmente, localizada en el fondo vesicular), difusa, segmentaria o anular, adquiriendo una morfología «en reloj de arena» en este último caso (**Fig. 38-20**). En ocasiones, el engro-samiento mural focal o difuso puede plantear dudas de un origen maligno. En estos casos, es vital la visualización de los senos de Rokitansky-Aschoff, para lo que la CPRM se considera de elección. En caso de no apreciarlos, es fundamental analizar el comportamiento dinámico: la hipercaptación de la mucosa (sobre todo, si es transmural e irregular) debe hacer sospechar la posibilidad de cáncer vesicular.

Vesícula en porcelana

La vesícula en porcelana se caracteriza por la calcificación mural debido a una inflamación crónica. Es importante su identificación al asociarse a riesgo aumentado de malignidad (de hasta el 20 % según series, aunque estudios recientes han demostrado que el riesgo es significativamente menor, de aproximadamente el 6 %) (v. **Fig. 38-7**). Por lo tanto, es indicación de colecistectomía preventiva.

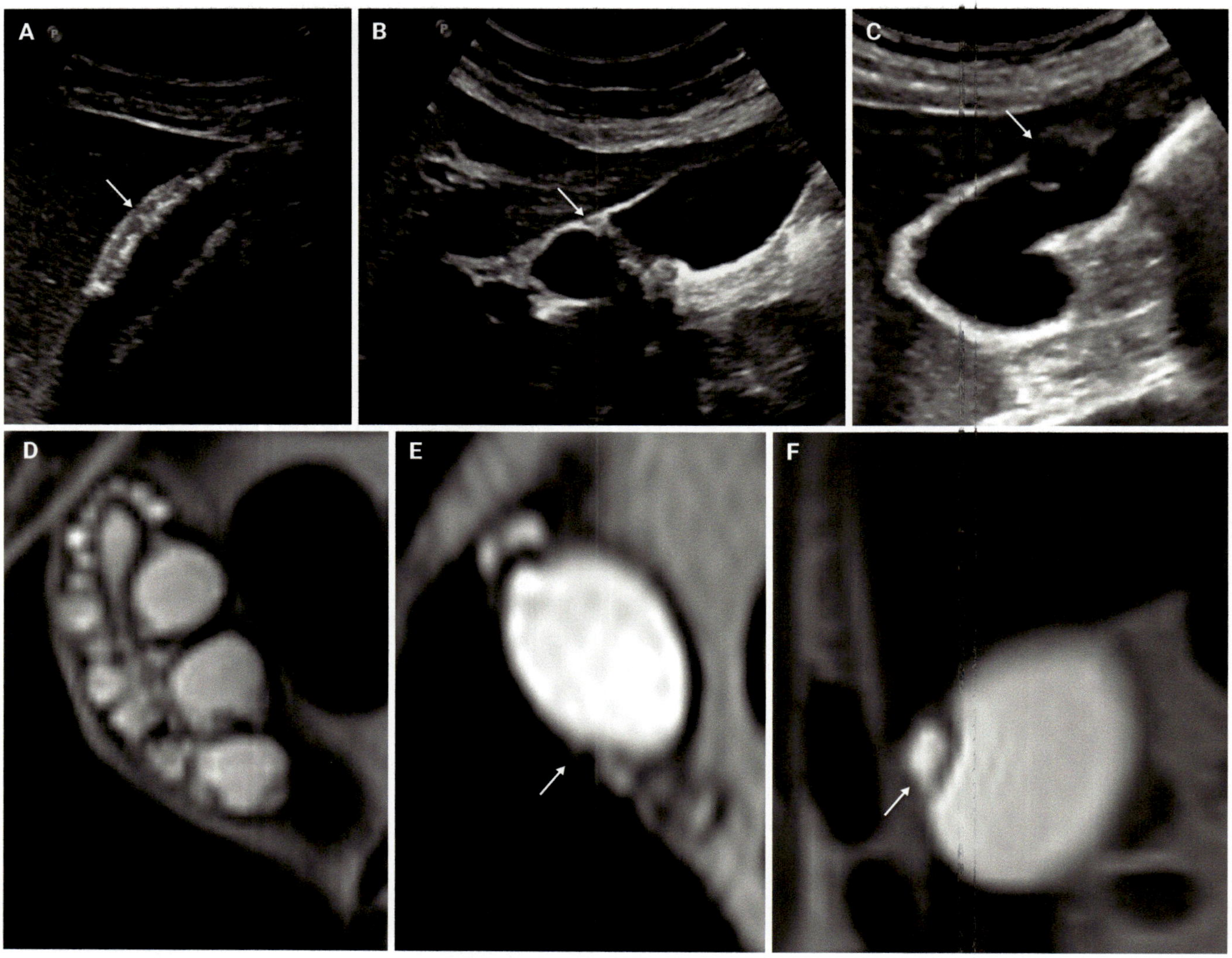

Figura 38-20. Adenomiomatosis de vesícula biliar. Imágenes ecográficas de varias formas de adenomiomatosis **(A-C)**. **A)** Afectación difusa, con múltiples focos hiperecogénicos birrefringentes en el espesor de la pared vesicular con artefacto «en cola de cometa». **B)** Afectación «en reloj de arena» con engrosamiento mural microquístico de la pared del cuerpo vesicular en forma circunferencial. **C)** Afectación focal en cuerpo-fondo en forma de una formación quística mural aislada. Imágenes en secuencias potenciadas en T2 de resonancia magnética **(D-F)**. **D** y **E)** Afectación difusa de adenomiomatosis, adquiriendo la clásica imagen «en collar de perlas» en la imagen **D**. **F)** Afectación focal, correspondiente al mismo paciente que en la imagen **C**.

PUNTOS CLAVE

- La patología de la vesícula y vía biliar se presenta habitualmente en tres escenarios clínicos distintos: cólico biliar (con sus posibles complicaciones: colecistitis y colangitis), ictericia y hallazgos incidentales.
- La ecografía es la técnica de elección inicial para el estudio de la patología de la vesícula y vía biliar. Ante el hallazgo ecográfico de un proceso neoplásico, la TC se considera de elección para la estadificación. La CPRM permite realizar una representación anatómica muy precisa de la vía biliar, y se considera de elección para la valoración de la afectación biliar del CC hiliar, para la detección de coledocolitiasis y para el estudio de colangitis crónicas (en especial, de la CEP).
- Las causas más frecuentes de ictericia obstructiva son las neoplasias (siendo la causa más habitual el adenocarcinoma pancreático, seguido del CC) y las coledocolitiasis. La ictericia indolora (sobre todo, si está asociada a síndrome constitucional) orienta a malignidad.

- La CE-IgG4 es una de las posibles causas de estenosis inflamatorias de la vía biliar extrahepática, y su principal diagnóstico diferencial es el CC. Un engrosamiento mural concéntrico y simétrico con luz estenosada, pero visible, son las claves para su diagnóstico, siendo de especial ayuda la elevación de la IgG4 en plasma y la afectación simultánea de otros órganos, en especial, del páncreas.
- Los pólipos vesiculares son hallazgos frecuentes en estudios ecográficos. La gran mayoría son de origen no neoplásico, y no requieren seguimiento, en comparación con los tumorales o adenomatosos (que, en función de su tamaño, sí lo requieren por su potencial maligno). La ecografía con contraste desempeña un importante papel en la detección de estos últimos, basándose en la detección de la vascularización, únicamente presente en los pólipos adenomatosos.

BIBLIOGRAFÍA

Bonatti M, Vezzali N, Lombardo F, Ferro F, Zamboni G, Tauber M, et al. Gallbladder adenomyomatosis: imaging findings, tricks and pitfalls. Insights Imaging. 2017;8(2):243-53.

Foley KG, Lahaye MJ, Thoeni RF, Soltes M, Dewhurst C, Barbu ST, et al. Management and follow-up of gallbladder polyps: updated joint guidelines between the ESGAR, EAES, EFISDS and ESGE. Eur Radiol. 2022;32(5):3358-68.

Gupta P, Gupta J, Kumar-M P. Imaging in obstructive jaundice: what a radiologist needs to know before doing a percutaneous transhepatic biliary drainage. J Clin Interv Radiol ISVIR. 2020;4:31-7.

Hennedige TP, Neo WT, Venkatesh SK. Imaging of malignancies of the biliary tract - an update. Cancer Imaging. 2014;14(1):14.

Hindman NM, Arif-Tiwari H, Kamel IR, Al-Refaie WB, Bartel TB, Cash BD, et al.; Expert Panel on Gastrointestinal Imaging. ACR Appropriateness Criteria®: jaundice. J Am Coll Radiol. 2019;16(5S):S126-40.

Itri JN, De Lange EE. Extrahepatic cholangiocarcinoma: what the surgeon needs to know. Radiographics. 2018;38(7):2019-20.

Joo I, Lee JM, Yoon JH. Imaging diagnosis of intrahepatic and perihiliar cholangiocarcinoma: recent advances and challenges. Radiology. 2018;288(1):7-13.

Katabathina VS, Dasyam AK, Dasyam N, Hosseinzadeh K. Adult bile duct strictures: role of MR imaging and MR cholangiopancreatography in characterization. Radiographics. 2014;34(3):565-86.

Khospouri P, Habibabadi RR, Hazhirkarzar B, Ameli S, Ghadimi M, Ghasabeh MA, et al. Imaging features of primary sclerosing cholangitis: from diagnosis to liver transplant follow-up. Radiographics. 2019;39(7):1938-64.

Lee MH, Katabathina VS, Lubner MG, Shah HU, Prasad SR, Matkowskyj KA, et al. Mucin-producing cystic hepatobiliary neoplasms: updated nomenclature and clinical, pathologic, and imaging features. Radiographics. 2021;41(6):1592-610.

Liao X, Zhang D. The 8th edition American Joint Committee on Cancer Staging for hepato-pancreato-biliary cancer: a review and update. Arch Pathol Lab Med. 2021;145(5):543-53.

Lopes Vendrami C, Magnetta MJ, Mittal PK, Moreno CC, Miller FH. Gallbladder carcinoma and its differential diagnosis at MRI: what radiologists should know. Radiographics. 2021;41(1):78-95.

Madhusudhan KS, Das P, Gunjan D, Srivastava DN, Garg PK. IgG4-related sclerosing cholangitis: a clinical and imaging review. AJR Am J Roentgenol. 2019;213(6):1221-31.

Murphy MC, Gibney B, Gillespie C, Hynes J, Bolster F. Gallstones top to toe: what the radiologist needs to know. Insights Imaging. 2020;11(1):13.

Park HJ, Kim SY, Kim HJ, Lee SS, Hong GS, Byun JH, et al. Intraductal papillary neoplasm of the bile duct: clinical, imaging, and pathologic features. AJR Am J Roentgenol. 2018;211(1):67-75.

Patel NB, Oto A, Thomas S. Multidetector CT of emergent biliary pathologic conditions. Radiographics. 2013;33(7):1867-88.

Ramachandran A, Srivastava DN, Madhusudhan KS. Gallbladder cancer revisited: the the evolving role of a radiologist. Br J Radiol. 2020;94(1117):20200726.

Rudralingam V, Sukumar SA. Imaging of the jaundiced adult. Imaging. 2013;22:51415473.

Sidhu PS, Cantisani V, Dietrich CF, Gilja OH, Saftoiu A, Bartels E, et al. The EFSUMB guidelines and recommendations for the clinical practice of contrast-enhanced ultrasound (CEUS) in non-hepatic applications: update 2017 (short version). Ultraschall Med. 2018;39(2):154-80.

Tabata T, Kamisawa T, Hara S, Kuruma S, Chiba K, Kuwata G, et al. Differentiation immunoglobulin G4-related sclerosing cholangitis from hilar cholangiocarcinoma. Gut Liver. 2013;7(2):234-8.

Valle JM, Borbath I, Khan SA, Huguet F, Gruenberger T, Arnold D; ESMO Guidelines Committee. Biliary cancer: ESMO Clinical Practice Guidelines for diagnosis, treatment and follow-up. Ann Oncol. 2016;27(suppl 5):v28-37.

Vidal BPC, Lahan-Martins D, Penachim TJ, Rodstein MAM, Cardia PP, Prando A. MR cholangiopancreatography: what every radiology resident must know. Radiographics. 2020;40(5):1263-4.

Wan XS, Xu YY, Qian JY, Yang XB, Wang AQ, He L, et al. Intraductal papillary neoplasm of the bile duct. World J Gastroenterol. 2013;19(46):8595-604.

Wu JY, Huang LM, Bai YN, Wu JY, Wei YG, Zhang ZB, et al. Imaging features of hepatocellular carcinoma with bile duct tumor thrombus: a multicenter study. Front Oncol. 2021;11:723455.

Yeh BM, Liu PS, Soto JA, Corvera CA, Hussain HK. MR imaging and CT of the biliary tract. Radiographics. 2009;29(6):1669-88.

Yu MH, Kim YJ, Park HS, Jung SI. Benign gallbladder diseases: imaging techniques and tips for differentiating with malignant gallbladder diseases. World J Gastroenterol. 2020;26(22):2967-86.

Patología de los riñones y la vía urinaria

39

C. Nicolau Molina, B. Paño Brufau y C. Sebastià Cerqueda

OBJETIVOS

- Identificar las indicaciones de los estudios por imagen en patología renal y de la vía excretora.
- Determinar qué técnica de imagen debe utilizarse en cada situación clínica.
- Reconocer los hallazgos radiológicos y el diagnóstico diferencial de la patología más frecuente.

INTRODUCCIÓN

Las técnicas de imagen desempeñan un papel básico en el manejo de pacientes con patología renal y de la vía excretora. La mejoría tecnológica tanto en la ecografía, con la incorporación del contraste ecográfico, como en la tomografía computarizada (TC), con herramientas como la reducción de dosis y la técnica espectral, y en la resonancia magnética (RM), con su capacidad multiparamétrica, ha hecho que dichas técnicas sean muy útiles para la mayoría de pacientes con patologías renales y de la vía excretora. Así, hoy en día, es impensable un comité (tanto oncológico como no oncológico) de un servicio de urología sin la presencia del radiólogo, ya que, en la mayoría de pacientes, la imagen va a aportar información necesaria para el diagnóstico, para decidir el tipo de tratamiento, para la estadificación y el seguimiento. Además, el radiólogo va a participar activamente en el diagnóstico o tratamiento con técnicas intervencionistas (incluyendo biopsias, nefrostomías, drenajes y tratamiento ablativo de tumores).

En este tema, se presentan diferentes situaciones clínicas de patología renal y de la vía excretora que requieren el uso de las técnicas de imagen, destacando los puntos considerados más importantes de cada una de las situaciones clínicas.

Las técnicas más utilizadas en el manejo de patología renal son la ecografía, la TC y la RM, y se empleará una u otra en función de la indicación clínica.

> **!** Para un gran número de indicaciones (caracterización de lesiones renales, traumatismos, patología infecciosa, patología de la vía excretora), se requiere la administración de contraste intravenoso.

Una de las diferencias entre el estudio con contraste por ecografía y por TC o RM es que el estudio ecográfico es en tiempo real y, en la TC y RM, se han de programar diferentes fases en función de la orientación diagnóstica. Las cuatro fases más utilizadas son:

1. Fase basal, sin contraste. Sirve para la identificación de grasa macroscópica, la detección de calcificaciones (litiasis, para TC) y para valorar si una lesión es captante (cuando se compara con una fase con contraste).
2. Fase arterial (a los 20-40 s; también llamada **corticomedular**). Imprescindible para estudios vasculares (sospecha de estenosis de arteria renal, traumatismo, planificación quirúrgica, estudios pretrasplante renal, etc.). En esta fase, es muy útil la realización de reconstrucciones de las estructuras vasculares.
3. Fase venosa o nefrográfica (entre los 60 y los 100 s). La más utilizada para la valoración del parénquima renal (permite detectar y caracterizar lesiones renales).
4. Fase excretora (a partir de los 3 min). Da información de la vía excretora. A los estudios dedicados de la vía excretora se les llama **TC-urografía y RM-urografía**.

La TC y la RM tienen un rendimiento similar en el diagnóstico de patología renal y de la vía excretora, si bien la RM permite obtener mayor información mediante la secuencia de difusión que puede ayudar a diferenciar lesiones benignas de malignas y a detectar abscesos en pacientes con patología infecciosa. La utilización de la TC o RM dependerá, generalmente, de la indicación (la valoración de litiasis se hace mediante TC), disponibilidad de la técnica y experiencia de los técnicos de RM y de los radiólogos para la realización e informe de estudios, que, en ocasiones, son complejos.

Respecto a la ecografía con contraste, puede ser muy útil en determinadas indicaciones (**Tabla 39-1**), ya que el contraste ecográfico no es nefrotóxico, por lo que puede usarse sin problemas en pacientes con insuficiencia renal. Al no excretarse por la vía urinaria, no suele ser útil para el estudio de dicha vía (excepto en indicaciones muy determinadas como la diferenciación de un tumor vesical o de vía excretora de un coágulo).

Respecto a la caracterización de lesiones renales, una buena manera de enfocarla es diferenciarlas en tres tipos (**Fig. 39-1**):

Tabla 39-1. Indicaciones de la ecografía con contraste en patología renovesical y de la vía excretora

Descartar patología isquémica como infartos (muy útil en trasplante renal)

Diferenciar entre tumores renales y variantes de la normalidad

Caracterización y seguimiento de quistes renales siguiendo la clasificación de Bosniak

Caracterización de lesiones indeterminadas detectadas por ecografía, TC o RM

Identificación de áreas de nefritis y de abscesos en pielonefritis

Seguimiento de tumores no intervenidos (control postablación, vigilancia activa)

Diagnóstico diferencial entre cáncer de vejiga o de la vía excretora y coágulo en pacientes con hematuria

Basado en las guías clínicas: Sidhu PS, Cantisani V, Dietrich CF, Gilja OH, Saftoiu A, Bartels E, et al. The EFSUMB guidelines and recommendations for the clinical practice of contrast-enhanced ultrasound (CEUS) in non-hepatic applications: update 2017. Ultraschall Med. 2018;39(2):e2-44. RM: resonancia magnética; TC: tomografía computarizada.

- Lesiones quísticas.
- Lesiones sólidas de márgenes bien definidos.
- Lesiones sólidas infiltrativas.

CLASIFICACIÓN DE BOSNIAK DE LOS QUISTES RENALES

Los quistes renales son muy frecuentes; la gran mayoría son benignos y los radiólogos deben conocer los hallazgos por imagen que sugieran malignidad, ya que hasta un 10 % de cánceres de riñón pueden presentarse como una masa quística compleja.

El manejo de dichas lesiones dependerá de la técnica con la que se ha detectado y de los hallazgos por imagen

(**Fig. 39-2**). La clasificación de Bosniak, desarrollada por el radiólogo Morton Bosniak en 1986, permite clasificar las lesiones quísticas renales en diferentes categorías, en función de los hallazgos mediante técnicas de imagen (inicialmente basada en los hallazgos en TC con contraste yodado y excluyendo quistes que puedan justificarse por causa vascular, inflamatoria o infecciosa).

La clasificación se basa en la valoración de varios parámetros por imagen, fundamentalmente, la presencia y el número de tabiques (también llamados **septos**), el grosor de la pared y de los tabiques, la detección de áreas nodulares de aspecto sólido y la captación de la pared, los tabiques y las áreas sólidas tras la administración de contraste intravenoso.

Uno de los aciertos de esta clasificación es que establece la probabilidad de malignidad de una lesión quística renal, lo que va a ayudar a decidir el manejo clínico de dicha lesión. La clasificación divide las lesiones quísticas renales en cinco categorías, desde quistes Bosniak I (quistes simples que no requieren control evolutivo, dado que no tienen riesgo de malignidad) hasta quistes Bosniak IV (lesiones con alto potencial maligno, de hasta el 90 %, que requieren un tratamiento activo).

En el año 2019, se publicó la última actualización de dicha clasificación, de la que hay que destacar que:

- Incluye definiciones específicas de las características por imagen de cada categoría.
- Amplía el número de lesiones que pueden clasificarse en cada categoría.
- Incorpora la RM como una de las técnicas de imagen que puede utilizarse para caracterizar los quistes renales.

La inclusión de definiciones específicas ayuda a la estandarización de los informes radiológicos (**Fig. 39-3**). Así, destacan los siguientes aspectos:

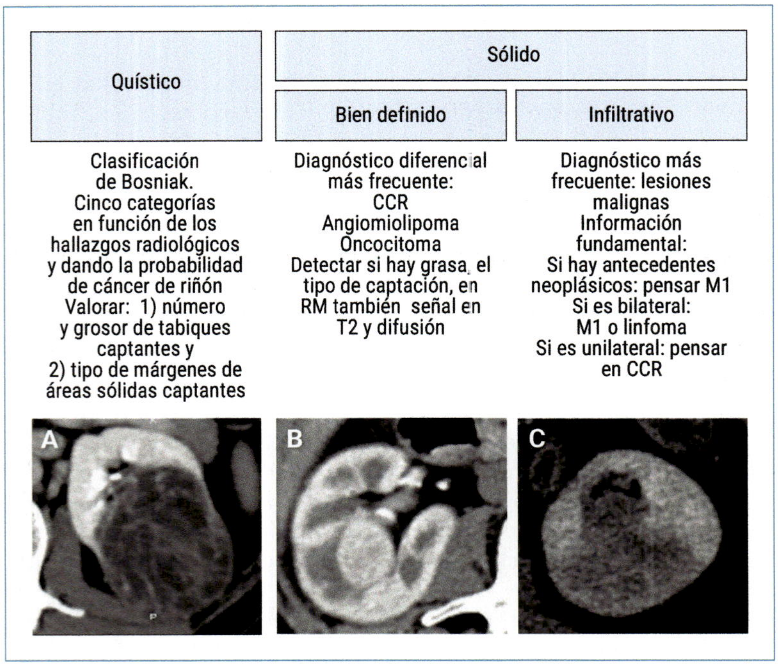

Figura 39-1. Método de clasificación de los tumores renales. Ante un posible tumor renal, suele ser útil definir inicialmente si corresponde a una lesión quística, sólida de bordes bien definidos o sólida infiltrante y, posteriormente, utilizar el algoritmo diagnóstico correspondiente. **A)** La lesión quística corresponde a un quiste Bosniak III por tomografía computarizada por múltiples tabiques, algunos engrosados, y pequeña área nodular de margen obtuso de < 4 mm. **B)** La lesión sólida de bordes bien definidos corresponde a un cáncer de riñón (CCR) con hipercaptación homogénea en fase arterial. **C)** La lesión sólida infiltrativa muestra afectación del parénquima renal y de la vía excretora. Se realizó una biopsia, que confirmó la sospecha de cáncer de células transicionales (CCT).

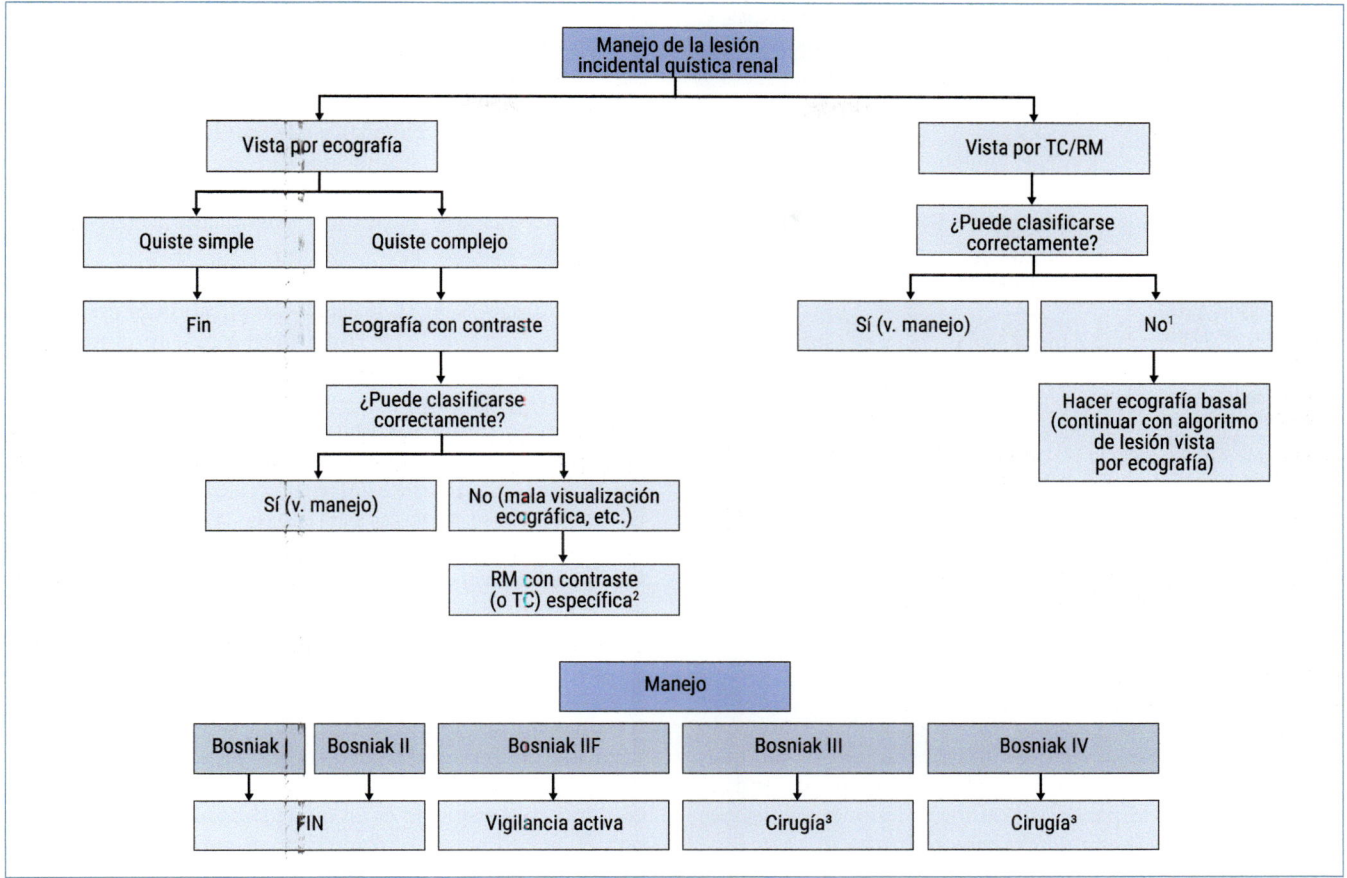

Figura 39-2. Manejo por imagen de la lesión incidental quística renal. RM: resonancia magnética; TC: tomografía computarizada.
[1]El estudio puede ser no concluyente por incompleto (falta de fases con contraste, etc.) o por dificultad para clasificar la lesión (fundamentalmente, en los Bosniak IIF y III).
[2]RM o TC en función de la experiencia del centro y características del paciente (función renal, etc.; preferible RM porque no irradia y tiene mayor sensibilidad en la detección de las microburbujas).
[3]Algunos autores aconsejan la realización de biopsia/vigilancia activa en lugar de cirugía según el tamaño tumoral y condiciones del paciente.

- Se define como **lesión quística compleja** aquella que como mucho tiene un 25 % de tejido captante. Si la lesión muestra más del 25 %, debe considerarse como una lesión sólida y no incluirla en la clasificación de Bosniak.
- Se define el concepto de **pocos tabiques** o **muchos tabiques** en función de su número, y se consideran pocos tabiques hasta tres, y muchos tabiques si hay más de tres tabiques.
- Se define el concepto de **grosor de los tabiques**, y se considera **tabique fino** aquel que mide hasta 2 mm, **tabique mínimamente engrosado** si mide 3 mm y **tabique engrosado** si mide más de 3 mm (**Fig. 39-4**).
- Se incorpora la definición de **protrusión de margen agudo** (equivalente al típico nódulo de aspecto sólido de márgenes agudos con respecto a la pared o a un tabique), en la que no importará su tamaño para su clasificación, ya que siempre corresponderá a un quiste Bosniak IV.
- Se define el concepto de **protrusión convexa de margen obtuso**, que puede depender tanto de la pared como de un tabique y que, en función de si mide hasta 3 mm o más de 3 mm, se clasifica como quiste Bosniak III o Bosniak IV, respectivamente.

En la actualización de 2019, se han incorporado también algunas lesiones quísticas tanto por TC como por RM que no

requieren la administración de contraste endovenoso para ser clasificadas como lesiones Bosniak II. Estas son:

- Por TC:
  - Lesiones homogéneas e hiperdensas (> 70 unidades Hounsfield [UH]) en fase sin contraste.
  - Lesiones homogéneas de entre –9 y 20 UH en fase sin contraste.
- Por RM:
  - Lesiones marcadamente hiperintensas y homogéneas en T2.
  - Lesiones marcadamente hiperintensas y homogéneas en T1 que no muestran pérdida de la señal de RM en la secuencia con saturación de grasa.

Respecto a la inclusión de la RM como técnica que utilizar en la clasificación de Bosniak, también requiere la administración de contraste intravenoso (salvo las dos excepciones descritas previamente) y se valora igual que la TC en función del número y grosor de tabiques, y de la presencia de áreas sólidas captantes. La ventaja de la RM es que es más sensible para detectar la microvascularización tumoral, aunque técnicamente es más difícil obtener un estudio de buena calidad si se

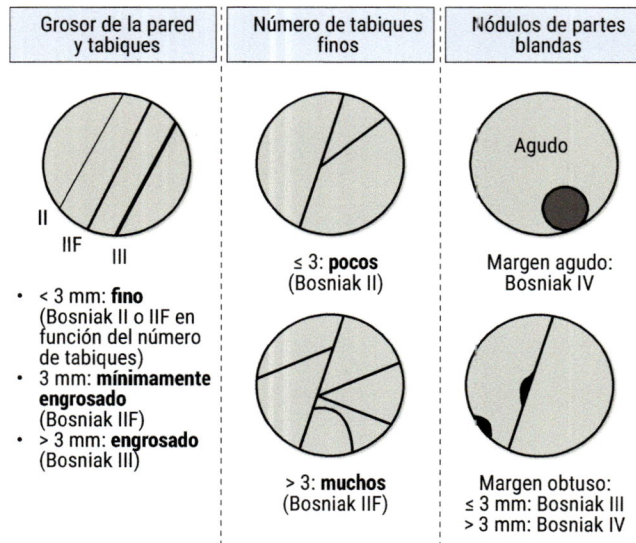

Grosor de la pared y tabiques	Número de tabiques finos	Nódulos de partes blandas

II
IIF
III

≤ 3: **pocos** (Bosniak II)

Agudo

Margen agudo: Bosniak IV

> 3: **muchos** (Bosniak IIF)

Margen obtuso: ≤ 3 mm: Bosniak III > 3 mm: Bosniak IV

- < 3 mm: **fino** (Bosniak II o IIF en función del número de tabiques)
- 3 mm: **mínimamente engrosado** (Bosniak IIF)
- > 3 mm: **engrosado** (Bosniak III)

Figura 39-3. Definiciones específicas de la actualización de la clasificación de Bosniak, útiles para una correcta estandarización de las lesiones quísticas.

compara con la TC, debido a posibles artefactos respiratorios y de movimiento. En estudios realizados, se ha demostrado que la RM es capaz de detectar mayor número de tabiques y mayor número de áreas sólidas. Además, se recomienda la utilización de la RM para clasificar mejor lesiones renales que presenten por TC las siguientes características:

- Calcificaciones gruesas o nodulares.
- Lesiones homogéneas hiperdensas no captantes que midan más de 3 cm.
- Lesiones heterogéneas no captantes independientemente de su tamaño.

La nueva clasificación de Bosniak ofrece una mayor precisión en la caracterización de lesiones quísticas (**Tabla 39-2**), pero

tiene algunos inconvenientes, ya que ha añadido complejidad y es casi imposible conocerla de memoria, sin que de momento se haya demostrado que aumente significativamente la especificidad. No obstante, para evitar su complejidad, puede utilizarse alguna de las guías que ayudan a clasificar los quistes en función de los hallazgos. Destacamos dos de ellas:

- Lunt C, Elsinger F. Bosniak classification 2019. Radiology Assistant. 2019.
- Schieda N, Davenport MS, Krishna S, Edney EA, Pedrosa I, Hindman N, et al. Bosniak classification of cystic renal masses, version 2019: a pictorial guide to clinical use. Radiographics. 2021;41(3).

Por último, otra de sus limitaciones es que no ha incorporado la ecografía con contraste como una de las técnicas que pueda utilizarse para clasificar los quistes renales. La ecografía con contraste ha demostrado su capacidad para detectar la microvascularización tumoral incluso en tabiques finos. No obstante, tiene tendencia a la sobreestimación en la clasificación de Bosniak, incrementando el número de lesiones Bosniak III y IV, ya que detecta mayor número de tabiques y áreas nodulares que la TC. Este hecho podría llevar a operar un mayor número de lesiones benignas si se decide el manejo del paciente basándose solo en la ecografía con contraste. Debido a esta posible sobreestimación parece razonable que, en aquellos casos en los que se ha descubierto un quiste complejo mediante ecografía y se estudia con ecografía con contraste, si el resultado es un quiste Bosniak III o IV, se realice una TC o RM para confirmar dicho diagnóstico. En el caso de que la TC o la RM muestren un grado inferior (Bosniak IIF), podría plantearse vigilancia activa en lugar de cirugía.

ALGORITMO DIAGNÓSTICO DE LAS MASAS SÓLIDAS RENALES

En el manejo diagnóstico de las masas sólidas renales, se distingue entre masas sólidas bien definidas y masas sólidas infiltrativas.

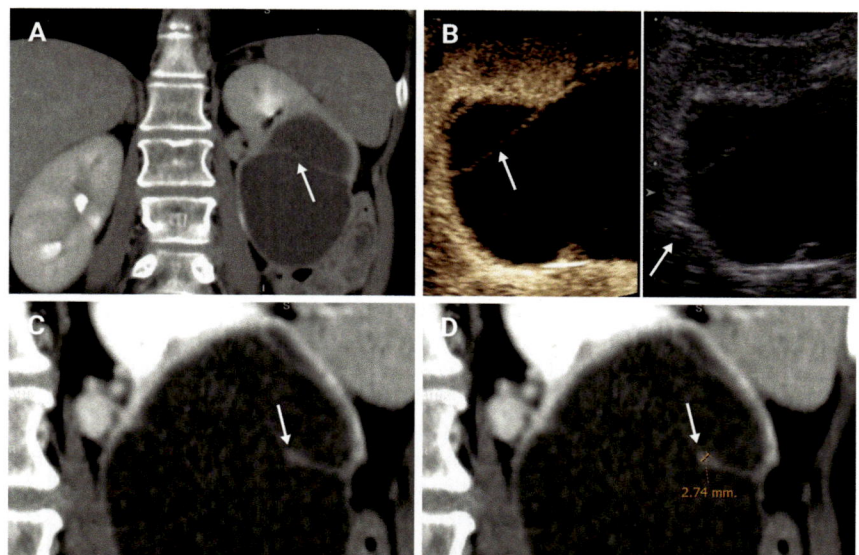

Figura 39-4. A) Tomografía computarizada (TC) en fase venosa de una lesión quística con tabique fino, Bosniak II. **B)** Ecografía con contraste de la misma lesión, que muestra el mismo tabique fino captante, Bosniak II. **C** y **D)** TC en fase venosa de un quiste con tabique mínimamente engrosado (corresponde a un nódulo de margen obtuso a nivel de un tabique que mide < 4 mm, Bosniak III). Dado el pequeño tamaño de la imagen, se decidió vigilancia activa, sin que haya habido cambios en dos años.

Tabla 39-2. 2 Clasificación de Bosniak, actualización de 2019

Clase	Riesgo de malignidad (%)	Hallazgos
I	0	Pared fina (hasta 2 mm), contenido líquido homogéneo, sin tabiques ni componentes sólidos ni calcificaciones

II	0	• Pocos tabiques (hasta tres) y finos (hasta 2 mm). Los tabiques y la pared pueden captar y pueden tener calcificaciones
		• Otros siete tipos de quistes:
		  – Lesiones homogéneas e hiperdensas en TC (> 70 UH) en fase sin contraste
		  – Lesiones homogéneas en TC de entre –9 y 20 UH en fase sin contraste
		  – Lesiones homogéneas por TC de > 20 UH no captantes
		  – Lesiones homogéneas por TC de entre 21 y 30 UH en fase portal
		  – Lesiones muy pequeñas y homogéneas por TC de baja densidad no caracterizables dado su pequeño tamaño
		  – Lesiones marcadamente hiperintensas y homogéneas por RM, en T2
		  – Lesiones marcadamente hiperintensas y homogéneas por RM, en T1 que no muestran pérdida de la señal de RM en la secuencia con saturación de grasa (corresponden a quistes hemorrágicos)

IIF	< 10	• Muchos tabiques (al menos, cuatro) finos (hasta 2 mm de grosor) captantes • Mínimo engrosamiento (3 mm) de tabiques o de la pared captantes
III	50	• Uno o más tabiques o pared gruesos (al menos, 4 mm de grosor) captantes • Protrusión captante convexa de margen obtuso de como mucho 3 mm
IV	90	• Protrusión captante convexa de margen obtuso de, al menos, 4 mm • Protrusión captante convexa de margen agudo (cualquier tamaño)

RM: resonancia magnética; TC: tomografía computarizada; UH: unidades Hounsfield.

Masas sólidas bien definidas

Se definen como masas sólidas que muestran márgenes bien definidos con respecto al parénquima renal adyacente.

> El diagnóstico diferencial más frecuente de masas sólidas bien definidas incluye el cáncer de riñón, el oncocitoma y el angiomiolipoma.

El diagnóstico por imagen de las masas sólidas renales sigue siendo un desafío a pesar de los avances técnicos. La ecografía no permite caracterizar lesiones sólidas, ya que existe superposición en los hallazgos ecográficos de lesiones tanto benignas como malignas. Para caracterizar lesiones renales sólidas, se utiliza la TC o la RM (**Tabla 39-3**) y, en el centro de los autores, se utiliza un algoritmo diagnóstico que intenta diferenciar entre lesiones benignas y malignas (**Fig. 39-5**). Cuando se caracteriza un tumor sólido por TC o RM, la detección de grasa macroscópica permite el diagnóstico concluyente de angiomiolipoma, ya que la presencia de grasa macroscópica en otros tumores como en el cáncer de riñón es excepcional. Si no se identifica grasa macroscópica, deben valorarse otros parámetros, entre los que se encuentran el tamaño tumoral, el tipo de captación de contraste, la presencia de áreas quísticas o necróticas, y la presencia de calcificaciones y/o de cicatriz central (**Fig. 39-6**). La RM tiene mayor rendimiento diagnóstico, porque el comportamiento en la secuencias T2 y en la secuencia de difusión pueden ayudar al diagnóstico (**Tabla 39-4**). Uno de los algoritmos diagnósticos más utilizados por RM es el descrito por Pedrosa *et al.*, en el que pueden incluirse lesiones sólidas y sin contenido graso macroscópico. En dichas lesiones, se valora la intensidad de señal en la secuencia potenciada en T2, el tipo de captación en fase corticomedular, la presencia de grasa microscópica, la presencia de restricción de la difusión, la existencia de inversión segmentaria de captación y la proporción entre la captación arterial respecto a la tardía. La valoración de estos parámetros, da una probabilidad de que la lesión en estudio corresponda a un carcinoma de células renales de células claras, que es con diferencia la lesión sólida más frecuente.

Respecto a la caracterización, cabe destacar los siguientes aspectos:

- Los angiomiolipomas pobres en grasa suelen ser homogéneos e hipocaptantes y son difíciles de diferenciar del cáncer de riñón papilar que muestra características similares. Por TC, puede ayudar la presencia de hiperdensidad en la fase sin contraste, frecuente en los angiomiolipomas y, por RM, ayuda la presencia de restricción de la difusión, que caracteriza al cáncer de riñón papilar.
- En la diferenciación entre oncocitoma y cáncer de riñón, se han descrito dos signos característicos de los oncocitomas, la presencia de una cicatriz central, que puede visualizarse hasta en un 40 % de oncocitomas, y la inversión segmentaria de captación, que consiste en que parte del tumor muestra hipocaptación y parte hipercaptación en fase corticomedular y este patrón se invierte en la fase nefrográfica. No obstante, en la experiencia de los autores y en varias series publicadas, no se ha detectado este patrón de captación en oncocitomas. La secuencia de difusión por RM puede ayudar a diferenciar estos dos tumores, ya que el cáncer de riñón suele mostrar restricción de la difusión y el oncocitoma no, aunque con frecuencia los cánceres de riñón de pequeño tamaño no muestran restricción.

Tabla 39-3. Parámetros más utilizados para la caracterización de lesiones renales en tomografía computarizada y resonancia magnética

Parámetro	Significado
Grasa macroscópica	• TC: < –20 UH. Densidad grasa • RM: pérdida de la señal en la secuencia con saturación de grasa • Si es en un tumor, indica angiomiolipoma
0-20 UH en TC basal (sin contraste)	Densidad de líquido
> 70 UH en fase basal en TC (sin contraste)	• Densidad de sangre • Si no hay otras densidades, corresponde a un quiste hemorrágico
Captación de contraste	• Se evalúa entre la fase basal y con contraste o entre dos fases con contraste • TC: incremento de, al menos, 20 UH (algunos autores consideran > 15 UH el valor óptimo para hablar de captación de contraste) • RM: incremento de, al menos, el 15 % del valor de la señal de RM
Grasa microscópica en RM	RM: pérdida de la señal en la secuencia fuera de fase
Restricción de la difusión en RM	Hiperseñal en difusión con valor b alto (al menos, 800) e hiposeñal en el mapa de ADC. Indica sospecha de malignidad. Falsos positivos: lesiones granulomatosas o inflamatorias crónicas, abscesos
Técnica de sustracción por RM	Herramienta de posprocesado que suprime digitalmente la señal en T1 precontraste. Permite valorar la captación en lesiones hiperintensas en T1 como en quistes o masas con contenido hemorrágico

ADC: coeficiente de difusión aparente (*apparent diffusion coefficient*); RM: resonancia magnética; TC: tomografía computarizada; UH: unidades Hounsfield.

A pesar de los avances tecnológicos, el diagnóstico definitivo debe realizarse mediante histología (por cirugía o por vía percutánea).

Masas sólidas infiltrativas

Son lesiones que se caracterizan por:

- Márgenes mal definidos sin cambios en la forma del riñón.
- Pueden asociarse a nefromegalia.

Ante este tipo de lesiones, el diagnóstico debe incluir, fundamentalmente, lesiones malignas o, menos frecuentemente, patología inflamatoria:

- Cáncer de riñón invasivo.
- Cáncer de células transicionales (cáncer de vía excretora, de urotelio).
- Sarcomas.
- Linfomas/metástasis.
- Patología inflamatoria.

La diferenciación requiere la combinación de los hallazgos radiológicos (existe afectación unilateral o bilateral, perirrenal, de la vía excretora, invasión de la vena renal, etc.) con datos clínicos (existe enfermedad neoplásica conocida, sospecha de infección, etc.) (**Fig. 39-7**). Como ocurre con las masas sólidas bien definidas, con frecuencia, se requiere el diagnóstico histológico para dar el tratamiento.

MANEJO POR IMAGEN DE LA INFECCIÓN RENAL Y DE LA VÍA EXCRETORA

El diagnóstico de pielonefritis es clínico y solo debe realizarse estudio radiológico en pacientes con factores de riesgo, sospecha de infección complicada o sin respuesta al tratamiento antibiótico.

Los objetivos de las técnicas de imagen son:

- Confirmar el diagnóstico clínico.
- Evaluar la gravedad.
- Descartar complicaciones.

> **!** ¿Qué técnica de imagen se empleará ante la sospecha de una pielonefritis complicada?
> La TC con contraste es la técnica más utilizada en la pielonefritis aguda por su alta resolución, dando información sobre la extensión y gravedad de la afectación y permitiendo la detección de diagnósticos alternativos (**Fig. 39-8**).

Los signos radiológicos de pielonefritis aguda son:

- Áreas de hipocaptación estriadas y de morfología triangular que se extienden desde la papila a la superficie de la cortical renal, correspondientes a áreas de nefritis.
- Abscesos (colecciones con pared gruesa captante), colecciones perirrenales, hidronefrosis/pionefrosis, engrosamiento de la pared de la vía excretora y otros signos de complicación, como la formación de gas.

Aunque la TC es la prueba con mayor rendimiento diagnóstico, la ecografía puede ayudar a identificar signos de inflamación, como dilatación del sistema colector, engrosamiento de la pared de la vía (si está dilatada), presencia de abscesos, y colecciones perirrenales, aunque, en la mayoría de pielonefritis agudas, el estudio ecográfico es negativo. La ecografía con contraste aporta una visión mucho más completa, ya que permite la detección

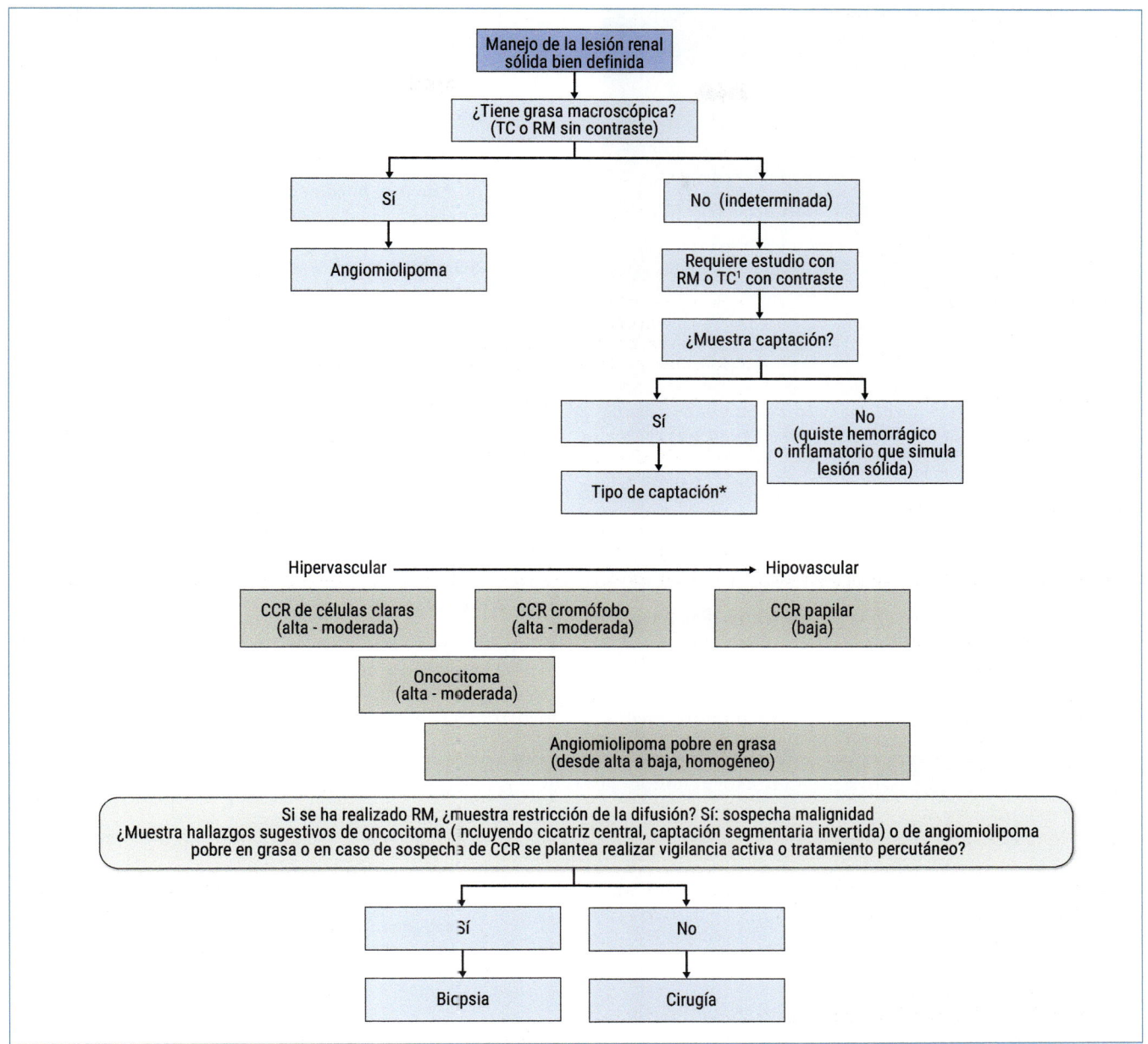

Figura 39-5. Manejo por imagen de las lesiones renales sólidas bien definidas. CCR: carcinoma de células renales; RM: resonancia magnética; TC: tomografía computarizada.
[1]RM o TC en función de la disponibilidad, experiencia del centro y función renal. La RM es preferible por su ausencia de radiación y valor añadido de la secuencia de difusión.
[2]Biopsia recomendada por alta probabilidad de benignidad o para decidir el tratamiento.

de áreas de nefritis y diferenciarlas de abscesos sin necesidad de irradiar.

La RM abdominal muestra información muy similar a la TC. Tiene la ventaja de que la técnica de difusión permite la detección de abscesos sin necesidad de administrar contraste intravenoso, por lo que es una alternativa a tener en cuenta en pacientes jóvenes (para evitar la radiación), en pacientes a los que no puede administrarse contraste yodado o para control tras el tratamiento.

La elección de la modalidad de imagen depende de la presentación clínica del paciente, la disponibilidad de recursos y la experiencia del radiólogo, pero, en general, suele utilizarse como primera elección la TC (o la ecografía con contraste

en centros con experiencia) por la escasa disponibilidad de la RM para realizar estudios urgentes.

Si la infección se cronifica, se detectará cicatrices corticales, distorsión y dilatación de cálices y tendencia a la atrofia renal.

Existe un grupo de infecciones renales poco frecuentes, pero en las que las pruebas de imagen suelen ser imprescindibles para valorar el grado de extensión y la gravedad para el manejo del paciente:

• La **pielonefritis enfisematosa** es una enfermedad potencialmente mortal que requiere un diagnóstico y tratamiento urgentes. Se caracteriza por la presencia de gas en

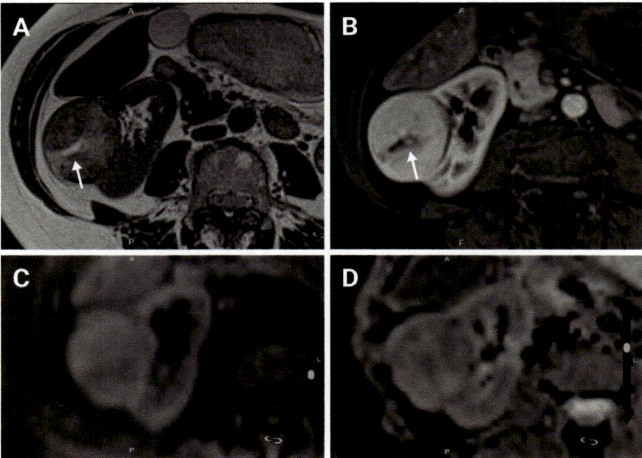

Figura 39-6. A y **B)** La presencia de una cicatriz central es un hallazgo característico de los oncocitomas, como puede verse en esta secuencia potenciada en T2, y en la secuencia con contraste. Sin embargo, no es muy frecuente (descrita hasta en el 45 % de los casos en algunas publicaciones), y algunos cánceres renales pueden mostrar también cicatriz central. **C** y **D)** Secuencia de difusión con valor b alto (b = 800) y mapa de coeficiente de difusión aparente **(ADC)**, sin que la lesión muestre restricción. La secuencia de difusión ayuda a caracterizar la lesión, ya que los oncocitomas no muestran restricción de la difusión.

el parénquima renal y/o en la vía excretora. Por imagen, se observa la presencia de gas en el parénquima renal o en la vía, así como áreas de necrosis y abscesos. Además, puede acompañarse de hidronefrosis/pionefrosis, colecciones perirrenales y destrucción del parénquima renal.

- La **pielonefritis xantogranulomatosa** es una enfermedad crónica destructiva del parénquima renal que se asocia a la presencia de obstrucción crónica de la vía urinaria y a litiasis coraliformes. Radiológicamente, se caracteriza por la presencia de litiasis coraliformes, dilatación de la vía excretora y sustitución del parénquima renal por cálices dilatados y abscesos renales, que muestran captación de contraste de sus paredes. Además, pueden observarse con frecuencia colecciones perirrenales y a distancia (en el músculo psoas, en la pared del intestino delgado, en el diafragma, etcétera).
- La **tuberculosis renal** es una forma de tuberculosis extrapulmonar que suele afectar al parénquima renal y a la vía excretora. Por imagen, pueden observarse cambios inflamatorios con abscesos, calcificaciones parenquimatosas, dilatación de la vía excretora y, en ocasiones, estenosis ureterales.

MANEJO POR IMAGEN DEL TRAUMATISMO RENAL Y DE LA PATOLOGÍA VASCULAR

A continuación, se detallan las indicaciones y técnicas de imagen empleadas en el estudio del traumatismo renal y de la patología vascular.

Traumatismo renal

El estudio por radiología de un traumatismo renal suele realizarse mediante ecografía (en traumatismos leves y en el seguimiento de algunos traumatismos) y, fundamentalmente, mediante TC, que permite una evaluación detallada de la

Tabla 39-4. Características por resonancia magnética de los tumores renales más frecuentes

Lesión renal	Señal en RM	Otros signos morfológicos	Captación	Difusión
AML típico	Pérdida de la señal en la secuencia con saturación de grasa (demostrando grasa macroscópica). Puede mostrar también pérdida de la señal en fuera de fase	---	Variable, dependiendo de la cantidad de componente graso, tejido muscular y vascular	Variable, dependiendo del componente graso. Marcada hiposeñal en el mapa de ADC
AML pobre en grasa	Hiposeñal en T2	Homogéneo	Homogénea y prolongada	Menor restricción que el CCR
Oncocitoma	Variable, no específico	Cicatriz central (< 50 % casos)	Más evidente en fase corticomedular	Menor restricción que el CCR
CCR de células claras	Variable, generalmente, hiperseñal en T2. Puede mostrar pérdida de señal en fuera de fase (presencia de grasa microscópica)	A veces, calcificaciones (difícil de detectar con RM). Muy infrecuentemente, cicatriz central	Captación más evidente en fase corticomedular. Heterogénea si hay áreas quísticas, hemorrágicas o necróticas	Restricción (excepto en algunos tumores pequeños)
CCR de bajo grado (cromófobo, papilar)	Variable. Puede mostrar hiposeñal en T2 (CCR papilar)	A veces, calcificaciones (difícil de detectar con RM)	Más evidente en fase nefrográfica o tardía. Algunos CCR papilares muestran una mínima captación casi inapreciable	Restricción de la difusión (en CCR papilar, suele ser más evidente que en el CCR de células claras)

ADC: coeficiente de difusión aparente (del inglés, *apparent diffusion coefficient*); AML: angiomiolipoma; CCR: carcinoma de células renales.

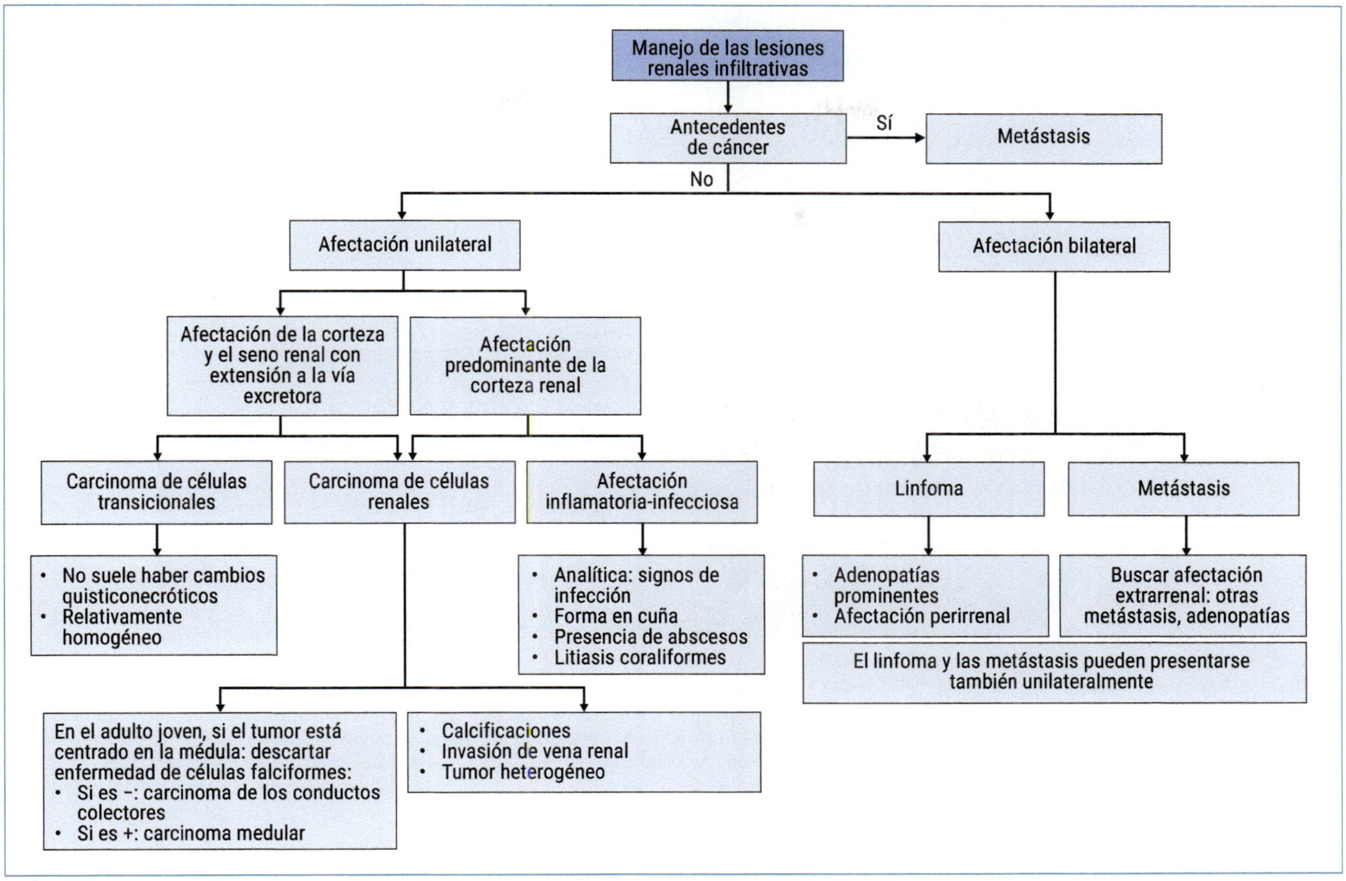

```
┌─────────────────────────────┐
│   Manejo de las lesiones     │
│   renales infiltrativas      │
└─────────────────────────────┘
              │
┌──────────────────────┐      Sí      ┌──────────────┐
│   Antecedentes        │─────────────▶│  Metástasis  │
│   de cáncer           │              └──────────────┘
└──────────────────────┘
         │ No
```

Afectación unilateral			Afectación bilateral	

Afectación de la corteza y el seno renal con extensión a la vía excretora — **Afectación predominante de la corteza renal**

Afectación bilateral → **Linfoma** / **Metástasis**

Carcinoma de células transicionales
- No suele haber cambios quisticonecróticos
- Relativamente homogéneo

Carcinoma de células renales
- En el adulto joven, si el tumor está centrado en la médula: descartar enfermedad de células falciformes:
  - Si es –: carcinoma de los conductos colectores
  - Si es +: carcinoma medular
- Calcificaciones
- Invasión de vena renal
- Tumor heterogéneo

Afectación inflamatoria-infecciosa
- Analítica: signos de infección
- Forma en cuña
- Presencia de abscesos
- Litiasis coraliforme

Linfoma
- Adenopatías prominentes
- Afectación perirrenal

Metástasis
- Buscar afectación extrarrenal: otras metástasis, adenopatías

El linfoma y las metástasis pueden presentarse también unilateralmente

Figura 39-7. Manejo por imagen de las lesiones renales sólidas mal definidas.

extensión de la lesión. En este contexto, es necesaria la realización de TC en cuatro fases (sin contraste, arterial, venosa y excretora) debido a las múltiples complicaciones posibles.

Existen varias clasificaciones del traumatismo renal; una de las más utilizadas es la de la American Association of Surgical Trauma (AAST), que incluye cinco grados, desde el menos grave (1), que comprende hematomas o contusiones renales, hasta el más grave (5), que engloba estallidos renales o avulsión del hilio renal.

En un traumatismo renal, el papel fundamental de la radiología es la detección de sangrado activo que requiera un inter-

vencionismo urgente para solucionarlo (**Fig. 39-9**). El sangrado activo se debe diferenciar de seudoaneurismas o fístulas arteriovenosas, de hematomas y, más raramente, de urinomas:

- **Hematomas:** colecciones intrarrenales o perirrenales, generalmente, de alta densidad en fase basal y que no muestran captación de contraste en las diferentes fases con contraste.
- **Seudoaneurisma:** foco de captación de contraste redondeado u ovalado en fase arterial (isocaptante con respecto a estructuras vasculares adyacentes) y que no aumenta de tamaño ni se extiende a tejido adyacente en fases más tardías.

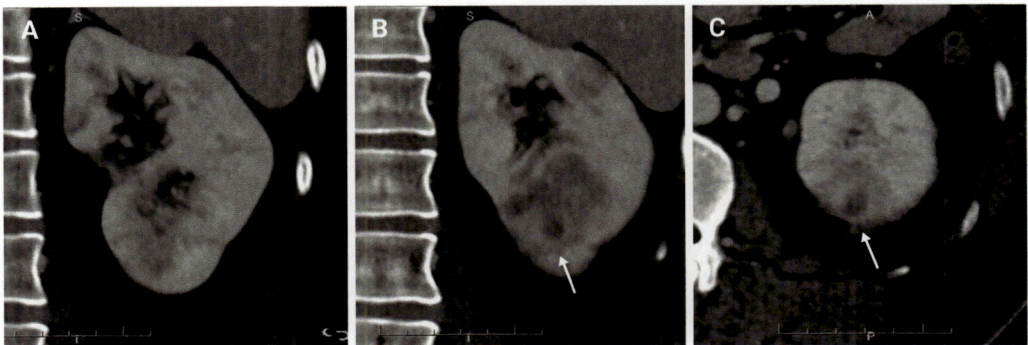

Figura 39-8. Cambios por pielonefritis en el riñón izquierdo mediante tomografía computarizada. **A** y **B)** Fase venosa en el plano coronal. **C)** Fase venosa en el plano axial. Se observan áreas de hipocaptación de morfología triangular/lineal que se extienden desde la médula hasta la cortical compatibles con nefritis, llegando hasta la cápsula renal. En el interior de una de las áreas de nefritis, se observan áreas bien definidas no captantes compatibles con áreas de abscesificación (flecha en **B** y **C**).

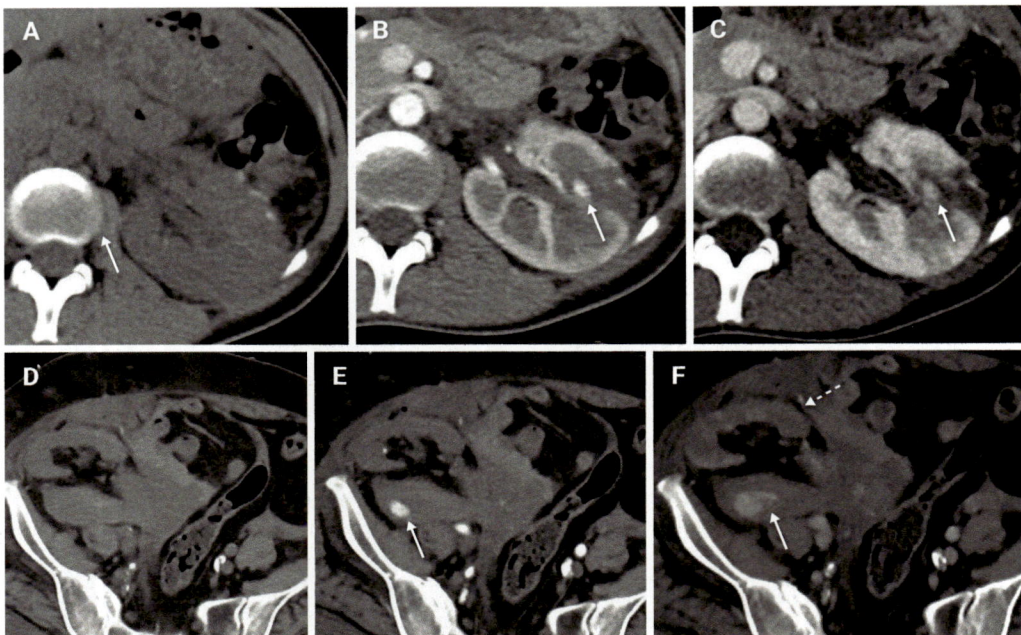

Figura 39-9. Cómo diferenciar un seudoaneurisma de sangrado activo. **A-C)** Fase basal, arterial y venosa de un paciente con nefrectomía parcial con descenso del hematocrito. Se observa foco de captación de contraste redondeado intrarrenal en fase arterial (flecha en **B**), que no progresa en fases más tardías (flecha en **C**; sigue isodenso con respecto a estructuras vasculares adyacentes), compatible con seudoaneurisma. **D-F)** Fase basal, arterial y venosa de un paciente trasplantado de riñón que a las 24 horas muestra caída del hematócrito. Se observa líquido perirrenal que presenta un foco de captación de contraste en fase arterial (flecha en **D**), que aumenta de tamaño en fases más tardías (flecha en **F**), originado en la arteria renal, compatible con sangrado activo. Se observa también importante disminución de la perfusión del riñón trasplantado (flecha discontinua en **F**).

- Sangrado activo: foco de captación de contraste en fase arterial (sangrado arterial) o venosa (sangrado venoso), que aumenta de tamaño en fases más tardías (el foco de captación se hace más extenso).
- Urinoma: colección perirrenal que muestra extravasación de contraste desde la vía excretora en fase tardía (isodensa con respecto a la vía excretora en dicha fase).

Patología vascular

La indicación más utilizada es el diagnóstico de estenosis de arterias renales en pacientes con hipertensión arterial. La técnica de cribado es la ecografía Doppler, que permite detectar velocidades aumentadas en los segmentos arteriales estenóticos (cuando la estenosis supera el 50 % del calibre del vaso) e identificar alteraciones en la onda Doppler de las arterias intrarrenales que presentan una morfología *parvus tardus* cuando la estenosis supera el 75 % del calibre del vaso. Si el estudio no es concluyente o existe sospecha ecográfica de estenosis, debe confirmarse mediante angio-TC o angio-RM. Las ventajas de la TC son su mayor resolución espacial, menos artefactos y la rapidez en realizar el estudio. Además, permite la identificación de calcificaciones vasculares, que suelen pasar inadvertidas mediante RM. La ventaja de la RM es la ausencia de radiación ionizante y de nefropatía inducida por contraste utilizando las dosis recomendadas de gadolinio. Otra ventaja de la RM es que puede utilizarse una secuencia sin necesidad de la administración de contraste intravenoso, como la secuencia SSFP (*steady-state free precession*), también llamada «técnica de sangre blanca», que resalta el flujo arterial con

respecto al flujo venoso lento y al tejido sin movimiento. Con esta técnica, se obtienen estudios vasculares muy similares a los de la RM con contraste, con un rendimiento diagnóstico muy alto, fundamentalmente, en aquellas estenosis por arterioesclerosis (que afectan al tercio proximal de las arterias renales) y menor en aquellas estenosis de ramas más distales como en la displasia fibromuscular.

La TC y la ecografía con contraste van a ser también muy útiles para el diagnóstico de patología vascular isquémica que puede suceder tras cirugía o, fundamentalmente, en riñones trasplantados, como son las trombosis venosas y arteriales y la necrosis cortical.

MANEJO DEL PACIENTE CON HEMATURIA

Uno de los motivos frecuentes de peticiones radiológicas es la presencia de hematuria. Dependiendo del tipo de hematuria y el escenario clínico, suele realizarse una prueba u otra (como en el resto de patología renal, entre TC, RM y ecografía). El estudio de la vía excretora mediante TC (TC-urografía) requiere la administración de contraste intravenoso y que la vía excretora esté bien opacificada con el contraste, por lo que la mayoría de autores realizan dicha fase, al menos, a los 9 min (entre 9 y 15 min) tras la administración del contraste. Existen algunas herramientas como la administración de diuréticos, la colocación de una faja abdominal, o movilizar al paciente y colocarlo en decúbito prono que pueden ayudar a conseguir una buena repleción de la vía, aunque no existe consenso sobre dichas herramientas. El protocolo de estudio de los autores incluye una fase excretora a los 9 min y, en el caso de no existir una correcta repleción de la vía, se realiza una nueva fase al cabo de unos minutos. La RM-urografía también requiere la administración de contraste intravenoso y estudio en fase excretora, si bien, en algunos casos en los que la vía excretora está distendida, puede valorarse sin la administración de contraste utilizando secuencias muy potenciadas en T2, similares a la técnica colangiográfica.

Ante un paciente con hematuria, se contemplan cuatro posibles escenarios (siguiendo el algoritmo diagnóstico del American College of Radiology (ACR):

1. Microhematuria en pacientes sin factores de riesgo, o historia de ejercicio intenso o presencia de infección o enfermedad vírica o menstruación reciente. Imagen inicial: se sugiere TC abdominal basal. En muchos centros, se realiza ecografía renovesical en lugar de TC.
2. Microhematuria en pacientes con factores de riesgo, sin historia de ejercicio intenso o sin presencia de infección o enfermedad vírica o menstruación reciente o enfermedad renal parenquimatosa. Imagen inicial: TC-urografía sin y con contraste intravenoso. En ocasiones, se realiza RM-urografía sin y con contraste intravenoso, TC abdominal sin contraste o ecografía renovesical.
3. Microhematuria en paciente embarazada. Imagen inicial: ecografía renovesical. En ocasiones, si es necesario y no puede esperarse hasta después del parto, RM-urografía sin contraste intravenoso.
4. Macrohematuria. Imagen inicial: TC-urografía sin y con contraste intravenoso. En ocasiones, se realiza RM-urografía sin y con contraste intravenoso.

Las causas más frecuentes de hematuria son:

- Enfermedad parenquimatosa renal.
- Enfermedad no parenquimatosa: litiasis, patología infecciosa, hipertrofia benigna de próstata, tumor de vías (tumor de células transicionales).

Como en cualquier tipo de patología, será fundamental conocer la historia clínica del paciente y los resultados de laboratorio para interpretar correctamente los estudios radiológicos.

Patología litiásica

Con respecto a las litiasis renales y ureterales, pueden causar hematuria debido a la irritación de la vía excretora durante su paso por esta.

La TC sin contraste intravenoso y con reducción de dosis es la técnica recomendada en varias guías clínicas para el estudio de litiasis renales y ureterales como la del ACR, ya que presenta una sensibilidad y especificidad superiores al 95 %. El diagnóstico por TC se basa en la detección de la litiasis, si bien, existen signos indirectos que pueden ayudar al diagnóstico, como la trabeculación de la grasa periureteral en litiasis ureterales y la dilatación retrógrada de la vía excretora. Sin embargo, muchos autores (entre los que se encuentran los autores de este tema) prefieren realizar una ecografía de entrada, ya que muchas veces va a permitir un diagnóstico correcto sobre la existencia de litiasis y dilatación de la vía excretora u otra posible causa del cólico, y reservar la TC para aquellos casos no concluyentes.

> ! La utilización de la ecografía como primera técnica de imagen en el cólico renal debería realizarse siempre en niños, adultos jóvenes y en pacientes embarazadas para evitar la radiación.

Cuando el estudio se realiza mediante TC, en ocasiones, será necesario administrar contraste yodado por vía intravenosa; será en aquellos casos en los que sea necesario confirmar que una posible litiasis se localice dentro de la vía excretora y, a veces, para ayudar en el diagnóstico diferencial con otras patologías como diverticulitis o enfermedad inflamatoria pélvica.

Una de las herramientas más útiles cuando se realiza una TC para la valoración de litiasis es la TC espectral o también llamada **de energía dual,** aunque solo puede hacerse en equipos que disponen de esa tecnología. Esta técnica permite trabajar con dos espectros diferentes de energía, generalmente, 80-100 kV y 140 kV, con el objetivo de diferenciar materiales o tejidos que muestran una mayor atenuación a los 80 kV como son el yodo, el hueso y el metal de aquellos que muestran una mayor atenuación a los 140 kV como son la grasa y el ácido úrico. La identificación de litiasis de ácido úrico permite realizar el tratamiento mediante alcalinización de la orina sin necesidad de procedimientos invasivos (**Fig. 39-10**).

La técnica de doble energía no solo permite obtener información sobre cómo se comportan diferentes tejidos a diferente energía; además, tiene la capacidad de generar una fase virtual sin contraste a partir de una fase con contraste (reduciendo la radiación) y permite mejorar la detección de captación de contraste en las imágenes de baja energía.

La RM también puede utilizarse para la detección de litiasis en la vía excretora utilizando, fundamentalmente, secuencias muy potenciadas en T2, donde la orina se visualiza marcadamente hiperintensa, identificándose las litiasis como defectos de repleción con vacío de señal (muy hipointensos). No obstante, debido a que es una exploración larga y los posibles falsos positivos como son la presencia de coágulos o más raramente tumores, hace que se reserve para aquellas pacientes embarazadas con una ecografía no concluyente.

Tumor de vías (cáncer urotelial, cáncer de células transicionales)

El cáncer de urotelio es una de las causas más frecuentes de hematuria. Ante cualquier masa o engrosamiento de la vía excretora, hay que pensar en el cáncer de urotelio (**Fig 39-11**), pero debe diferenciarse de patología benigna, siendo la más frecuente la inflamatoria. Estas son sus características por imagen:

- Puede mostrarse como masa o como engrosamiento parietal.
- Muestra captación de contraste.
- Puede mostrar márgenes irregulares más frecuentemente (en el 83 % de los casos), aunque, en ocasiones, son regulares (17 %).

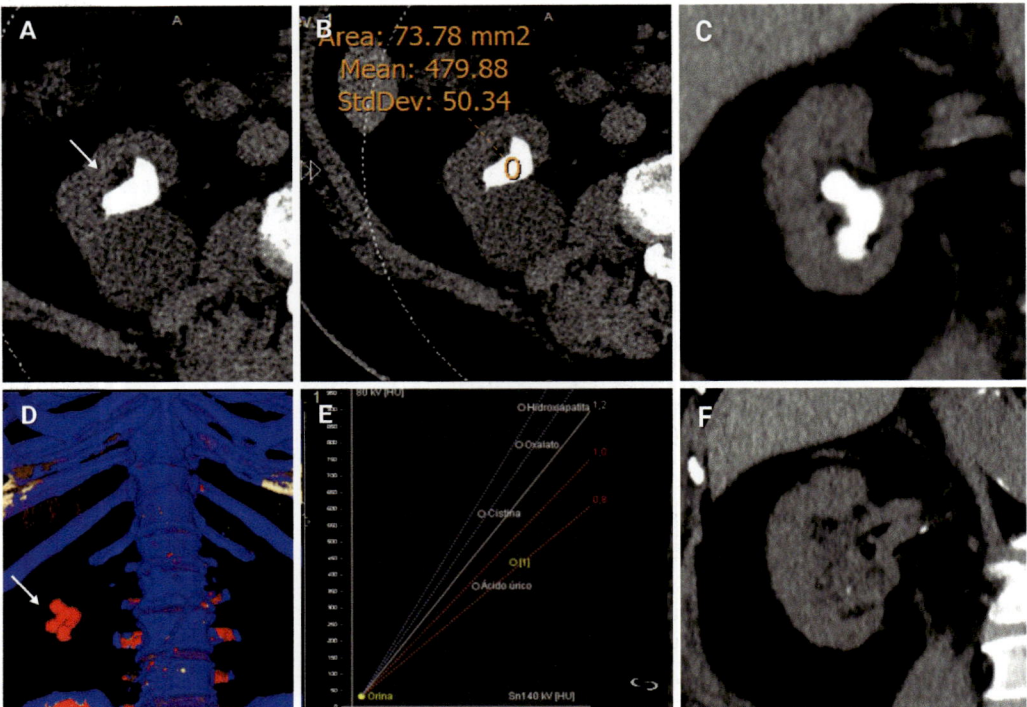

Figura 39-10. Valoración de litiasis renal mediante tomografía computarizada (TC). **A)** Fase basal con grosor de corte de 2 mm y con técnica de reducción de dosis; se visualiza litiasis coraliforme de unos 3,5 cm (flecha). **B)** La densidad de la litiasis es algo inferior a 500 UH. **C)** Reconstrucción coronal de 5 mm de la litiasis. **D)** Utilizando la técnica de energía dual, se comprueba que la litiasis (flecha) es de ácido úrico (el *software* marca las litiasis de ácido úrico en rojo y las de no ácido úrico en azul). **E)** La litiasis queda marcada (número 1) en la gráfica en el apartado de componente de ácido úrico. Dados los hallazgos, se realiza tratamiento médico con alcalinizantes. **F)** El control por TC a los cuatro meses muestra casi desaparición de la litiasis, quedando solo algún resto litiásico milimétrico apenas visible.

- Puede presentarse tanto en el uréter como en la pelvis renal, los infundíbulos o los cálices.
- En un 15 % de los casos, es multicéntrico y, con frecuencia, se asocia al cáncer de urotelio vesical.
- En engrosamientos parietales de la vía excretora, los márgenes irregulares, así como la captación focal orientarán a malignidad, mientras que una captación intensa y difusa de márgenes regulares orienta a patología inflamatoria (**Fig. 39-12**).

MANEJO DEL PACIENTE CON HIDRONEFROSIS

La presencia de dilatación de la vía excretora es también una de las situaciones clínicas frecuentes en nuestro medio. El diagnóstico suele realizarse mediante ecografía o con TC o RM sin la necesidad de administrar contraste, aunque, en muchas ocasiones, se requerirá un estudio selectivo con contrate en fase excretora (mediante TC-urografía o RM-urografía).

El diagnóstico diferencial de la obstrucción de la vía excretora por imagen incluye múltiples causas, algunas de ellas ya comentadas:

- Litiasis renales o ureterales.
- Tumores uroteliales. Tanto las litiasis como los tumores pueden producir una obstrucción parcial o completa de la vía excretora.
- Estenosis de la vía excretora por otras causas (inflamatorias, posquirúrgicas).

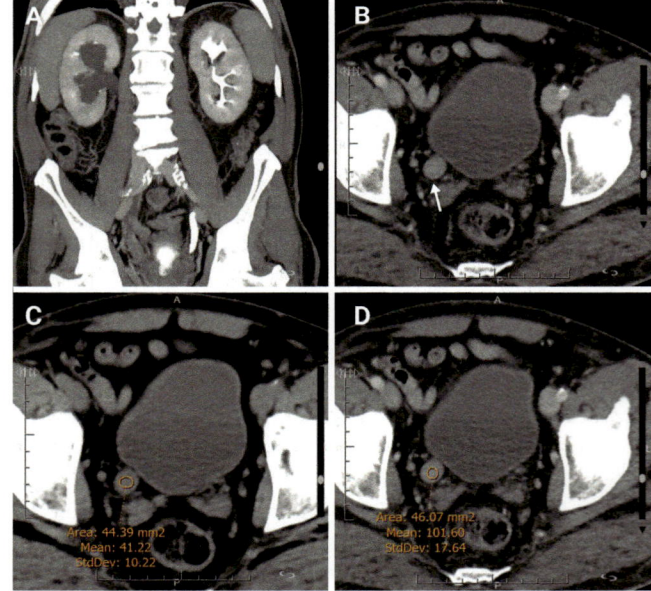

Figura 39-11. Paciente de 78 años de edad, fumador y que presenta hematuria macroscópica. Se solicita urografía por tomografía computarizada (TC-urografía). La TC muestra hidronefrosis renal derecha **(A)** con dilatación del uréter hasta su segmento distal, donde se identifica **(B)** una masa ureteral que ocupa prácticamente la luz ureteral. **C)** Dicha lesión muestra densidad de partes blandas en el estudio basal (región de interés [ROI] = 41 UH), y en fase nefrográfica **(D)** muestra captación de contraste (ROI = 101 UH), siendo compatible con tumor de vías urinarias (cáncer de urotelio).

Figura 39-12. Cómo diferenciar el cáncer de células transicionales de patología inflamatoria mediante urografía por tomografía computarizada (TC-urografía).

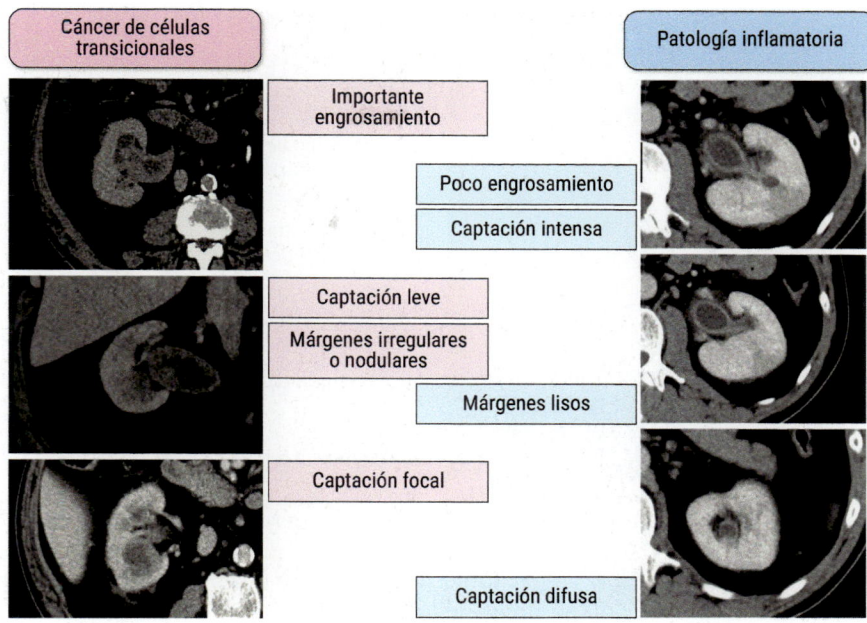

• Compresión o infiltración extrínseca. Incluye patología que puede comprimir o infiltrar el uréter. Puede ser tanto benigna (grandes miomas, endometriosis, etc.) como maligna (tumores retroperitoneales, pélvicos, mazacotes adenopáticos, etc.).

Aunque la técnica inicial de estudio pueda ser la ecografía, con mucha frecuencia, se requerirá una TC-urografía (o una RM-urografía) para llegar a un diagnóstico definitivo.

MANEJO DE LA DERIVACIÓN DE LA VÍA EXCRETORA POSCISTECTOMÍA

El diagnóstico definitivo del cáncer de vejiga se realiza mediante cistoscopia e histología, si bien, puede detectarse mediante ecografía, TC o RM como una masa parietal. Las técnicas de imagen tienen dificultad para detectar lesiones de pequeño tamaño (sobre todo, inferiores a 5 mm) o aquellas localizadas en vejigas poco distendidas o con engrosamiento difuso como sucede en las vejigas de lucha en pacientes con hipertrofia prostática. La estadificación se basa en la histología de la biopsia (o ya en el de la cirugía), pero, en los últimos años, se está potenciando la RM para definir si un tumor vesical es invasivo o no, basándose en los hallazgos en la secuencia potenciada en T2, la secuencia de difusión y tras la administración de contraste. Dependiendo del grado de sospecha de invasividad, los tumores se clasifican en cinco grupos de acuerdo con el Vesical Imaging-Reporting and Data System (VI-RADS), desde VI-RADS 1, con muy baja sospecha, a VIRADS 5, con muy alta sospecha. Sin embargo, hasta el momento, no existe consenso sobre su utilidad y la mayoría de guías urológicas no incluyen la RM como herramienta necesaria para la estadificación.

Las técnicas de imagen sí tienen un valor fundamental en el seguimiento del cáncer de vejiga invasivo operado, ya que permiten el diagnóstico de complicaciones tanto precoces como tardías, que se describen en la **tabla 39-5**.

Existen diferentes técnicas quirúrgicas, dependiendo de si la derivación realizada es continente o incontinente. Las dos derivaciones más utilizadas en nuestro medio son la cistectomía con neovejiga ortotópica, generalmente, con un segmento ileal (de tipo Studer: solo puede hacerse si la uretra es funcional con márgenes tumorales negativos; tiene la ventaja de preservar la micción por la uretra y el inconveniente de que con mucha frecuencia el paciente va a tener que autosondarse) y la cistectomía con neovejiga ileal de tipo Bricker (con micción incontinente por el asa de Bricker a través de un estoma).

La técnica de imagen más utilizada para el seguimiento de estos pacientes es la TC-urografía. Aunque puede utilizarse la RM-urografía, suele reservarse para pacientes con nefropatía o alergia al contraste yodado. Ambas son útiles para detectar posibles complicaciones o progresión de su proceso de base. El seguimiento suele realizarse cada seis meses durante dos años y, posteriormente, anual.

Para la evaluación por imagen de las posibles complicaciones, es importante recordar las siguientes consideraciones:

• La anastomosis ureteroileal (de ambos uréteres con el asa ileal) puede realizarse por separado (Bricker) o de forma conjunta (Wallace).
• En pacientes con derivación urinaria, la presencia de cierta dilatación de la vía excretora es frecuente, ya que no existe mecanismo antirreflujo a nivel de la anastomosis ureteroileal.

Otras causas de dilatación de la vía son: obstrucción del conducto ileal en la pared abdominal, estenosis de la anastomosis ureteroileal y estenosis ureterales.

Las posibles complicaciones son las siguientes (**Fig. 39-13**):

• El íleo paralítico es relativamente frecuente en el primer mes y es importante diferenciarlo de una obstrucción mecánica o de una isquemia intestinal. Para ello, suele ser necesario administrar contraste oral e intravenoso.
• El estudio de las posibles colecciones (hematoma, abscesos, linfoceles y urinomas) requiere realizar la TC en

Tabla 39-5. Complicaciones de las derivaciones urinarias

	Precoces (< 30 días)	Tardías (> 30 días)
Vía excretora	• Dilatación de la vía excretora • Fuga urinaria • Complicaciones del catéter doble J	• Urolitiasis • Estenosis de la vía excretora
Asas intestinales	• Fuga intestinal • Íleo paralítico	• Estenosis estomal • Fístulas enterourinarias y enterocutáneas • Herniación paraestomal
Colecciones/infecciones	• Infección (pielonefritis, pielitis) • Colecciones: hematomas, abscesos, urinomas, linfoceles (generalmente, tardía)	Linfocele
Tumorales	Persistencia tumoral	Recidiva local o progresión a distancia

Adaptada de: Salgado-Parente A, Antolinos-Macho E, González-Huete A, García-Latorre R, Canales-Lachén E, González-Gordaliza MC. ¿Qué veo cuando no veo la vejiga? Revisión de las principales cirugías derivativas urinarias y sus complicaciones. Radiología. 2023;65(6):554-67.

diferentes fases; si hay sospecha de sangrado, hay que realizar fase arterial, y la sospecha de urinoma debe valorarse en fase excretora. Los linfoceles suelen aparecer más tardíamente y se localizan en la vecindad de estructuras vasculares. Se sospechará absceso en aquellas colecciones con paredes engrosadas, con gas, con trabeculación de la grasa adyacente, aunque la presencia de burbujas puede observarse en los primeros días poscirugía sin indicar patología.

• Las estenosis ureterales son más frecuentes en la anastomosis ureteroileal, pero pueden ocurrir en cualquier segmento del uréter debido a acodamientos o isquemia y pueden aparecer muy tardíamente (más allá de un año de la cirugía), condicionando dilatación de la vía excretora. Pueden ser benignas por fibrosis o malignas por recidiva tumoral, siendo útil la detección de masa de partes blandas si existe en los casos de recidiva. Como cualquier cáncer de vía excretora, la recidiva tumoral puede aparecer como estenosis o como masa de partes blandas.

• La presencia de engrosamientos de la vía excretora es frecuente debido a la ausencia del mecanismo antirreflujo, que condiciona con frecuencia infección/inflamación de la vía. Suelen ser engrosamientos bastante difusos, de segmentos largos y, en estos casos y según el grado de sospecha, un seguimiento precoz (a los 3-4 meses en lugar de a los seis meses) puede ayudar a confirmar la ausencia de progresión de dicho hallazgo, que podría sugerir proceso neoformativo.

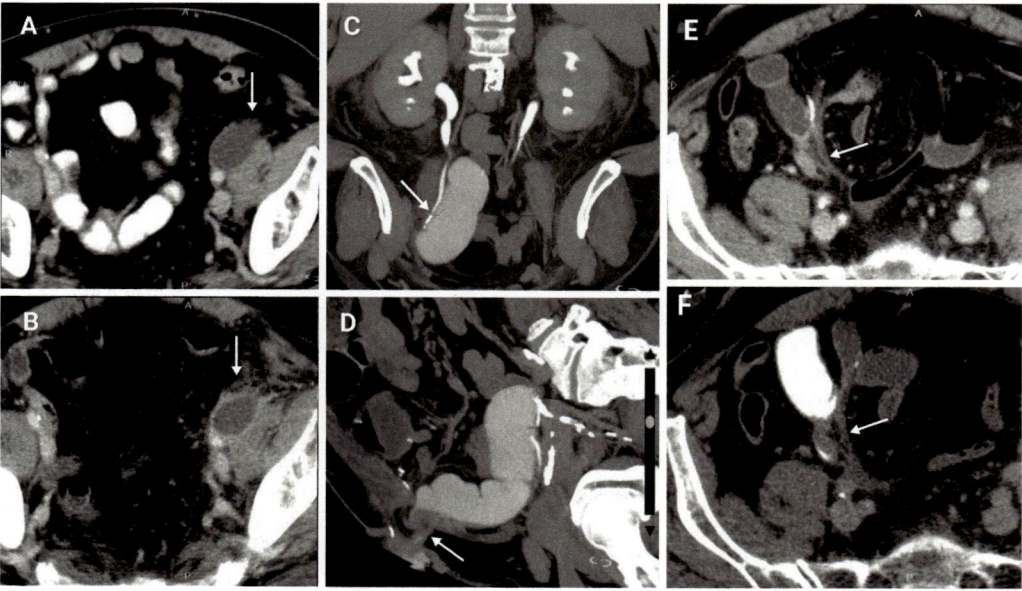

Figura 39-13. Complicaciones poscistectomía con derivación urinaria **A** y **B)** Colecciones. **A)** Colección de pared fina sin gas ni engrosamiento parietal (flecha), adyacente a vasos ilíacos externos izquierdos compatible con linfocele. **B)** A las dos semanas, aparición de fiebre. La colección muestra pared engrosada y trabeculación de la grasa compatible con absceso (flecha), que se drenó. **C** y **D)** En otro paciente, estenosis y dilatación del asa de Bricker. **C)** En una reconstrucción, se observa dilatación del asa de Bricker sin dilatación de los uréteres (flecha en uréter distal derecho; el izquierdo solo se visualiza parcialmente). **D)** Presencia de estenosis del asa de Bricker en la pared abdominal (flecha). **E** y **F)** Recidiva de cáncer urotelial en otro paciente. **E)** En fase nefrográfica, se observa masa de partes blandas a nivel del uréter distal (flecha) adyacente a la anastomosis ureteroileal. **F)** En fase excretora, se presenta como defecto de repleción (flecha).

PUNTOS CLAVE

- La clasificación de Bosniak es muy útil para categorizar los quistes renales en función de varios parámetros de imagen y permite establecer una posibilidad de malignidad que ayudará a decidir el manejo de dicho quiste.
- Los tumores sólidos más frecuentes son el cáncer renal, el angiomiolipoma y el oncocitoma. Excepto los angiomiolipomas típicos, que pueden diagnosticarse por la detección de grasa macroscópica, no se dispone de herramientas que permitan un diagnóstico definitivo por imagen, aunque sí es posible sugerir el tipo de tumor. Es por ello por lo que el diagnóstico definitivo debe hacerse mediante histología.
- La mayoría de lesiones renales infiltrativas son malignas. En este tipo de patología, la clínica y los antecedentes son fundamentales para orientar el diagnóstico, que, con frecuencia, deberá hacerse por biopsia percutánea.

- La TC es la técnica más utilizada en el manejo de pacientes con pielonefritis, ya que permite definir la extensión, y detectar complicaciones que pueden hacer cambiar el manejo del paciente: abscesos intrarrenales, colecciones perirrenales e hidronefrosis.
- Los tumores de la vía excretora (cáncer urotelial) pueden manifestarse por imagen como engrosamiento parietal o masa de partes blandas y suelen presentarse con hematuria o dilatación de la vía excretora. La TC-urografía es la técnica de elección para su diagnóstico y para el seguimiento de pacientes con derivación urinaria poscistectomía.

BIBLIOGRAFÍA

Alabousi A, Patlas MN, Menias CO, Dreizin D, Bhalla S, Hon M, et al. Multi-modality imaging of the leaking ureter: why does detection of traumatic and iatrogenic ureteral injuries remain a challenge? Emerg Radiol. 2017;24(4):417-22.

Ali O, Fishman EK, Sheth S. Upper urinary tract urothelial carcinoma on multidetector CT: spectrum of disease. Abdom Radiol (NY). 2019;44(12):3874-85.

Chakravarti S, Uyeda JW. Expanding role of dual-energy CT for genitourinary tract assessment in the emergency department, from the AJR special series on emergency radiology. AJR Am J Roentgenol. 2023;221(6):720-30.

Cigarrán Sexto H, Calvo Blanco J, Fernández Suárez G. Spectral CT in emergency. Radiologia (Engl Ed). 2023;65 Suppl 1:S109-19.

Dane B, Baxter AB, Bernstein MP. Imaging genitourinary trauma. Radiol Clin North Am. 2017;55(2):321-35.

Edney E, Davenport MS, Curci N, Schieda N, Krishna S, Hindman N, et al. Bosniak classification of cystic renal masses, version 2019: interpretation pitfalls and recommendations to avoid misclassification. Abdom Radiol (NY). 2021;46(6):2699-711.

El-Ghar MA, Farg H, Sharaf DE, El-Diasty T. CT and MRI in urinary tract infections: a spectrum of different imaging findings. Medicina (Kaunas). 2021;57(1):32.

Fried JG, Morgan MA. Renal imaging: core curriculum 2019. Am J Kidney Dis. 2019;73(4):552-65.

Galluzzo A, Danti G, Bicci E, Mastrorosato M, Bertelli E, Miele V. The role of dual-energy CT in the study of urinary tract tumors: review of recent literature. Semin Ultrasound CT MR. 2023;44(3):136-44.

Hedgire SS, Tabatabaei S, McDermott S, Feldman A, Dahl DM, Harisinghani MG. Diversion ahead: imaging appearance of urinary diversions and reservoirs. Clin Imaging. 2014;38(4):418-27.

Keměšienė J, Sebastià C, Paño B, Ribal MJ, Rodríguez-Carunchio L, Nicolau C. Differentiation of upper urinary tract lesions using MDCT: benign vs malignant. Acad Radiol. 2020;27(11):1564-71.

Kubota H, Takahashi S, Monzawa S, Yuasa N, Endo T, Miura T, et al. Pictorial review of orthotopic neobladder reconstruction: indication, normal postsurgical anatomy, and complications. Abdom Radiol (NY). 2016;41(2):356-67.

Lunt C, Elsinger F. Bosniak classification 2019. Radiology Assistant. 2019.

Möller K, Jenssen C, Correas JM, Zadeh ES, Bertolotto M, Ignee A, et al. CEUS Bosniak classification-time for differentiation and change in renal cyst surveillance. Cancers (Basel). 2023;15(19):4709.

Nicolau C, Antunes N, Paño B, Sebastià C. Imaging characterization of renal masses. Medicina (Kaunas). 2021;57(1):51.

Park BK. Gray-Scale, color Doppler, spectral Doppler, and contrast-enhanced renal artery ultrasound: imaging techniques and features. J Clin Med. 2022;11(14):3961.

Pedrosa I, Cadeddu JA. How we do it: managing the indeterminate renal mass with the MRI Clear Cell Likelihood Score. Radiology. 2022;302(2):256-69.

Pickhardt PJ, Lonergan GJ, Davis CJ Jr, Kashitani N, Wagner BJ. From the archives of the AFIP. Infiltrative renal lesions: radiologic-pathologic correlation. Armed Forces Institute of Pathology. Radiographics. 2000;20(1):215-43.

Salgado-Parente A, Antolinos-Macho E, González-Huete A, García-Latorre R, Canales-Lachén E, González-Gordaliza MC. ¿Qué veo cuando no veo la vejiga? Revisión de las principales cirugías derivativas urinarias y sus complicaciones. Radiología. 2023;65(6):554-67.

Schieda N, Davenport MS, Krishna S, Edney EA, Pedrosa I, Hindman N, et al. Bosniak classification of cystic renal masses, version 2019: a pictorial guide to clinical use. Radiographics. 2021;41(3).

Schieda N, Davenport MS, Krishna S, Edney EA, Pedrosa I, Hindman N, et al. Bosniak classification of cystic renal masses, version 2019: a pictorial guide to clinical use. Radiographics. 2022;42(1):E33.

Schieda N, Lim RS, McInnes MDF, Thomassin I, Renard-Penna R, Tavolaro S, et al. Characterization of small (< 4 cm) solid renal masses by computed tomography and magnetic resonance imaging: current evidence and further development. Diagn Interv Imaging. 2018;99(7-8):443-55.

Serhal M, Rangwani S, Seedial SM, Thornburg B, Riaz A, Nemcek AA Jr, et al. Safety and diagnostic efficacy of image-guided biopsy of small renal masses. Cancers (Basel). 2024;16(4):835.

Silverman SG, Pedrosa I, Ellis JH, Hindman NM, Schieda N, Smith AD, et al. Bosniak classification of cystic renal masses, version 2019: an update proposal and needs assessment. Radiology. 2019;292(2):475-88.

Tsikitas LA, Hopstone MD, Raman A, Duddalwar V. Imaging in upper tract urothelial carcinoma: a review. Cancers (Basel). 2023;15(20):5040.

Tsili AC, Varkarakis I, Pasoglou V, Anagnostou N, Argyropoulou MI. CT of the urinary tract revisited. Eur J Radiol. 2023;160:110717.

Urban BA, Fishman EK. Renal lymphoma: CT patterns with emphasis on helical CT. Radiographics. 2000;20(1):197-212.

Vernuccio F, Patti D, Cannella R, Salvaggio G, Midiri M. CT imaging of acute and chronic pyelonephritis: a practical guide for emergency radiologists. Emerg Radiol. 2020;27(5):561-7.

Wang ZJ, Westphalen AC, Zagoria RJ. CT and MRI of small renal masses. Br J Radiol. 2018;91(1087):20180131.

Radiología del varón: próstata y escroto

40

D. Vas y R. Salvador Izquierdo

OBJETIVOS

- Analizar la utilidad de la resonancia magnética (RM) en el diagnóstico del cáncer de próstata.
- Aplicar correctamente las recomendaciones y la valoración PI-RADS (Prostate Imaging Reporting and Data System) en la RM prostática, y conocer y dominar la valoración de la secuencia dominante según la localización de la lesión.
- Valorar la utilidad y la complementariedad de las diferentes secuencias en la valoración PI-RADS de lesiones prostáticas.
- Identificar los principales errores y lesiones simuladoras de cáncer de próstata que pueden aparecer en una RM de próstata para poder reconocerlas y evitarlas en la medida de lo posible.
- Conocer los diagnósticos más frecuentes en la valoración escrotal en un paciente con escroto agudo y las principales lesiones tumorales escrotales.

CÁNCER DE PRÓSTATA

El cáncer de próstata (CaP) es el cáncer con mayor incidencia (el 27 % de los nuevos casos de cáncer) y la segunda causa de muerte por cáncer (el 11 % de muertes por cáncer) en los hombres en los Estados Unidos de América. Se trata, de hecho, de una enfermedad muy prevalente, ya que, en una revisión sistemática de estudios realizados en autopsias, la incidencia del CaP incidental aumenta cada década de vida una razón de posibilidades u *odds ratio* (OR) de 1,7, de manera no lineal, y pasa del 5 % en menores de 30 años hasta el 59 % en mayores de 79 años. No acostumbra a dar síntomas y, cuando lo hace, son síntomas urinarios. El adenocarcinoma es el tipo histológico más frecuente.

El diagnóstico histológico se obtiene por biopsias transrectales o, últimamente, transperineales, que pueden obtenerse o bien de manera sistemática realizando múltiples biopsias en los dos lóbulos, o bien dirigiendo las biopsias a lesiones visualizadas previamente por resonancia magnética (RM) en lo que se denomina *biopsias dirigidas por RM*, o bien obteniéndolas directamente en la RM dirigiendo la aguja de biopsia a lesiones sospechosas.

El CaP presenta una gran variabilidad pronóstica, que depende fundamentalmente del grado histológico. Este grado viene definido por el patrón celular en la escala de Gleason, que clasifica de 1 a 5 el grado de desdiferenciación, siendo 5 el de peor pronóstico. La puntuación de Gleason de un CaP se define por la suma de los dos grupos celulares predominantes y va, por lo tanto, de 2 a 10. Con el fin de simplificar, la Sociedad Internacional de Patología Urológica (ISUP, International Society of Urological Pathology) agrupó el CaP en cinco grados según la puntuación de Gleason (**Tabla 40-1**). Generalmente, se considera un CaP

Tabla 40-1. Grupos de grado según la ISUP (International Society of Urological Pathology)

Grupo de grado ISUP	Gleason	Patrones de Gleason
1	⩽ 6	⩽ 3+3
2	7	3+4
3	7	4+3
4	8	4+4, 3+5 o 5+3
5	9 o 10	4+5, 5+4 o 5+5

Se recogen en cinco grupos de grado los diferentes niveles de Gleason según los patrones histológicos predominantes. A mayor grupo de grado, mayor desdiferenciación histológica y peor pronóstico.

clínicamente significativo (CaPcs) aquel que es del grupo de grado (GG) igual o superior a 2; ahora bien, en vista de los resultados obtenidos en el seguimiento a largo plazo de enfermos con GG2 que fueron tratados con vigilancia activa (VA), ya hay autores que querrían definir otra categoría de CaP de peor pronóstico que no se pueden dejar de identificar y tratar, que serían los de GG3 (Gleason 4+3) o superiores o de volumen superior a 0,5 mL.

El cribado del CaP se basa en la determinación del antígeno prostático específico (PSA, *prostate-specific antigen*) y el tacto rectal. Haciendo el cribado de manera sistemática, se consigue reducir un 20 % la mortalidad asociada al CaP, de manera que, detectando 18 enfermos, se puede evitar una muerte. Puede ser de utilidad el uso de la densidad de PSA para clasificar a los pacientes a los que hacer el cribado, que tiene en cuenta el volumen prostático.

La RM de próstata es una herramienta de uso relativamente reciente utilizada para el diagnóstico, la estadificación, el seguimiento y el control de pacientes con CaP en VA. Ha sido a raíz de dos publicaciones de gran evidencia científica cuando su uso ha pasado a formar parte del manejo diagnóstico y también terapéutico del CaP. En la actualidad, las guías clínicas de la Sociedad Europea de Urología recomiendan la realización de RM antes de la biopsia prostática en personas que presentan elevación del PSA. También ha sido incluida en la recomendación que hace la Comisión Europea a sus Estados miembros para el cribado de CaP.

La RM de próstata, también conocida como **RM multiparamétrica** (RMmp), se fundamenta en tres tipos de secuencias: las potenciadas en T2, que ofrecen una información morfológica; las de difusión, que permiten detectar áreas de mayor densidad celular como los tumores; y el estudio dinámico después de administrar contraste intravenoso y que da información sobre la vascularización.

En las imágenes en T2, se definen mejor las zonas prostáticas propuestas por Mc Neal. La zona transicional, que aumenta con la edad, se localiza rodeando la uretra y presenta una intensidad de señal heterogénea debido a la composición glandular variada. Las zonas periféricas sanas se presentan homogéneamente hiperintensas. Las lesiones por CaP se localizan mayoritariamente en zonas periféricas y presentan característicamente hipointensidad en secuencias potenciadas en T2, restricción de la difusión y captación del contraste focal y precoz o contemporáneo en el estudio dinámico respecto al resto del parénquima.

La identificación de lesiones en una RM previa a la realización de la biopsia diagnóstica, aumenta el rendimiento diagnóstico de la biopsia prostática, ya que se puede dirigir la biopsia a la lesión. Para ello, también es necesario realizar una localización precisa de las lesiones y se utiliza el esquema de segmentos prostáticos propuestos en la evaluación PI-RADS (Prostate Imaging Reporting and Data System).

PI-RADS (Prostate Imaging Reporting and Data System)

PI-RADS es el sistema consensuado para informar las imágenes de las resonancias de próstata. Su nombre es el acrónimo de Prostate Imaging Reporting and Data System y, tomando el ejemplo de lo que en su día fue el BI-RADS a la mama (*Breast*) y como muchos otros que han venido posteriormente como el VI-RADS por la vejiga urinaria, el LI-RADS por el hígado (*Liver*), TI-RADS por tiroides, etc., se creó para acabar con la gran variabilidad que había, hasta su introducción, en cómo se informaba en toda la RM prostática. Su primera versión, realizada a partir del grupo de trabajo de la ESUR (European Society of Urogenital Radiology), pretendía, además, homogeneizar la adquisición de imágenes y establecer unos requisitos técnicos mínimos que pudieran garantizar la obtención de imágenes con calidad mínima para hacer el diagnóstico. En un primer momento, también incluía la secuencia de espectroscopia, pero su inconsistencia diagnóstica ha hecho que, si bien estaba incluida en la valoración del sistema PI-RADS inicial, en la segunda versión apenas apareciera mencionada. Con el fin de universalizar la lectura con este sistema, las sociedades europea y estadounidense consensuaron en un grupo de trabajo las siguientes versiones en el sistema de informe y nomenclatura estandarizado que recibe el nombre de PI-RADS y que en la actualidad está en su versión 2.1. Se puede decir que sus objetivos iniciales de homogeneizar y universalizar los protocolos de adquisición de imágenes y los informes de los estudios se han cumplido.

En su última actualización, el sistema PI-RADS contempla y valora la posibilidad de prescindir del uso del estudio dinámico con contraste (EDC) en ciertas situaciones en lo que es conocido como **RM biparamétrica** (RMbp), ya que se basa únicamente en los hallazgos de las secuencias morfológicas en T2 y funcionales en difusión (DWI, *diffusion-weighted imaging*).

A pesar del papel limitado del EDC en la determinación de la categoría general de PI-RADS, en algunos casos, el EDC puede ayudar en la detección de cáncer de próstata tanto en la zona periférica como en la transicional y, en la práctica clínica, para algunos el EDC, sirve como una secuencia de seguridad o de refuerzo, especialmente, cuando la difusión se degrada por artefactos o una relación señal/ruido inadecuada.

No existen recomendaciones específicas para el uso de RMbp, pero la RMmp estaría especialmente recomendada sobre la RMbp cuando:

- Clínicamente los factores de riesgo indican probable enfermedad significativa que se debería detectar (p. ej., antecedentes familiares, biopsia previa negativa con PSA elevado, VA, puntuación elevada en calculadoras de riesgo).
- El paciente dispone de RMbp previa negativa con sospecha persistente.
- Los factores técnicos pueden condicionar una calidad subóptima de DWI (p. ej., prótesis de cadera).

De manera genérica, el sistema PI-RADS clasifica las lesiones en una escala de 1 a 5 según el grado de sospecha de malignidad de una lesión. De esta, las lesiones PI-RADS 1 y 2 son consideradas de muy baja y baja sospecha, respectivamente, y no necesitan ser biopsiadas. Las lesiones PI-RADS 4 y 5 son consideradas de alta sospecha y muy alta sospecha para CaP, respectivamente, y deben ser biopsiadas. Las lesiones PI-RADS 3 son consideradas de sospecha intermedia, requerirán biopsia según otros datos clínicos y analíticos.

Aunque el PI-RADS busca una homogeneización en el informe de la RM, todavía hay gran variabilidad en los resultados cuando se comparan centros. Así, los valores predictivos positivos (VPP) oscilan entre el 22 y el 77 % por un PI-RADS 3, pero con unos valores globales de VPP del 35 %. Con la nueva iteración del PI-RADS, la versión 2.1, los valores diagnósticos, como era de esperar, han mejorado.

Cuando se comparan diferentes centros, se observa mucha variabilidad entre la tasa de falsos positivos entre centros y, en cambio, la de falsos negativos (y, por lo tanto, el valor predictivo negativo) es más homogéneo y alto.

El resultado final del informe (el PI-RADS que aparecerá) dependerá de la lesión de mayor sospecha, es decir, la que tenga un mayor PI-RADS. La evaluación de cada lesión es diferente según si la localización de esta está en la zona periférica o en la zona transicional.

En la zona periférica, se localizan el 85 % de las lesiones tumorales prostáticas. Característicamente, se presentan como lesiones nodulares de tamaño variable hipointensas en T2, con restricción de la difusión, que es mayor a mayor grado ISUP, y con captación focal y precoz de contraste (**Fig. 40-1**).

En la zona periférica, la secuencia dominante, la que define el PI-RADS, es la DWI. Según la restricción de las lesiones, se define el PI-RADS y, en casos en que el PI-RADS sea de 3, estas pueden ser reclasificadas en 4 si hay una captación focal y precoz y contemporánea del contraste de la lesión (**Tabla 40-2**). Las secuencias potenciadas en T2, que aportan más información anatómica y poseen mayor resolución espacial, no son valoradas para adjudicar el PI-RADS de las lesiones periféricas, a menos que la secuencia DWI no pueda valorarse por artefactos o problemas técnicos. Las lesiones periféricas se deben medir en los mapas de coeficiente de difusión aparente (ADC, *apparent diffusion coefficient*).

La secuencia DWI es la más propensa a presentar artefactos, ya sea por artefactos metálicos, protésicos o por gas. Las prótesis de cadera, más habituales a mayor edad para tratar la coxartrosis, generan artefactos, especialmente en secuencias DWI, que pueden limitar su valoración hasta llegar a hacerla no valorable (**Fig. 40-2**). Se puede atenuar el artefacto de la prótesis variando la dirección de la fase de la secuencia para que sea anteroposterior y no laterolateral, aunque, en ocasiones, dependiendo del material, no es suficiente.

Otro artefacto frecuente es el gas en el recto. El recto se sitúa muy próximo a la zona periférica prostática, ya que esta conforma la superficie posterior de prácticamente toda la glándula. De esta manera, los segmentos posteriores, especialmente los posteromediales, se ven con frecuencia artefactados por gas. Hay que evitar el gas en el recto, ya sea sugiriendo que el enfermo evacue antes del estudio, con el uso de enemas, o bien insertando una sonda en el recto para vaciar el gas, pero

la eficacia y viabilidad de estas técnicas es variable. El uso de agente espasmolítico sí que está indicado para disminuir los artefactos por movimiento.

En el caso de que los artefactos no permitan una correcta valoración de la secuencia DWI de la zona periférica, hay que recurrir a la valoración de las imágenes en T2, que sustituye a la DWI para asignar el PI-RADS (**Tabla 40-3**).

En ambos casos, con la DWI como secuencia dominante como con el T2 como dominante cuando la difusión no es valorable, el EDC permite reclasificar lesiones 3 en un grado superior de sospecha, el 4, cuando la captación es positiva (**Fig. 40-3**).

Esta posibilidad desaparece, sin embargo, cuando se está valorando una RMbp, que no tiene estudio con contraste (**Tabla 40-4**).

Tabla 40-2. Clasificación PI-RADS (Prostate Imaging Reporting and Data System) para lesiones periféricas según los hallazgos en la secuencia de difusión (dominante) y posible modificación por la secuencia dinámica de contraste

Difusión	Contraste	PI-RADS
1		1
2		2
3	–	3
	+	4
4		
5		5

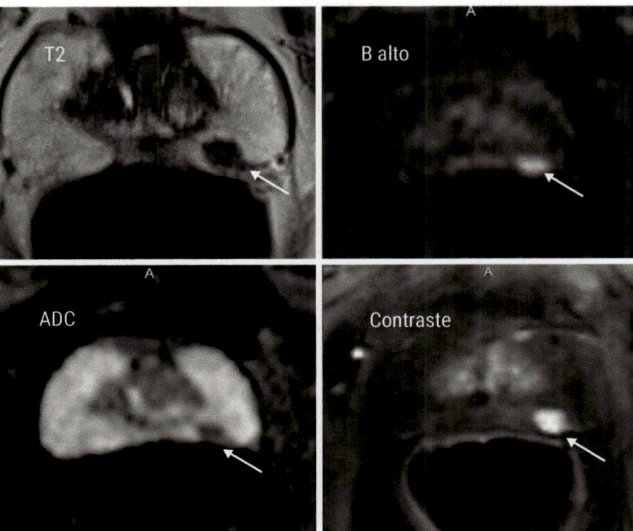

Figura 40-1. Resonancia magnética multiparamétrica (RMmp) de una lesión PI-RADS (Prostate Imaging Reporting and Data System) 4 (flechas) situada en el segmento posterolateral de la zona periférica del lóbulo izquierdo y que presenta hipointensidad en secuencia anatómica T2, hiperintensidad en b alta e hipointensidad en el mapa de ADC (coeficiente de difusión aparente) y también presenta captación focal y precoz de contraste.

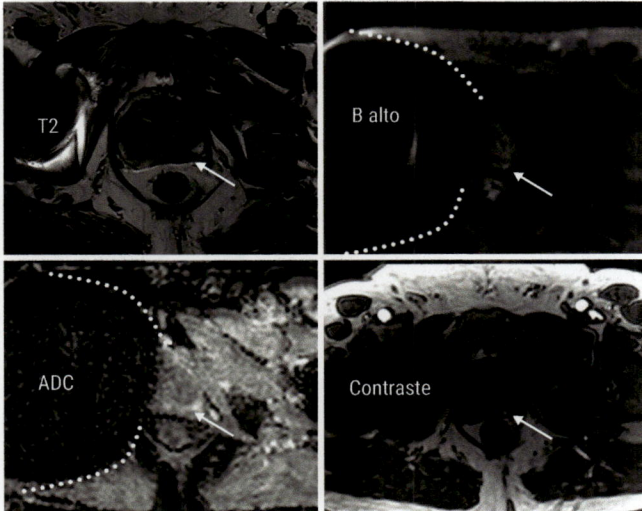

Figura 40-2. Artefacto por prótesis de cadera. La prótesis de cadera derecha condiciona artefacto en las imágenes (texto sobre el artefacto) que es mayor en la secuencia de difusión, imposibilitando la valoración del lóbulo derecho en imagen de b alto y mapa de ADC (coeficiente de difusión aparente). El artefacto no impide ver la pequeña lesión PI-RADS (Prostate Imaging Reporting and Data System) 4 (flechas) en el segmento posterolateral de zona periférica izquierda que es hipointenso en T2, intenso a b alto, hipointenso en mapa de ADC y presenta captación focal y precoz nodular en el estudio dinámico con contraste.

Tabla 40-3. Valoración PI-RADS (Prostate Imaging Reporting and Data System) de lesiones periféricas en ausencia de secuencia de difusión valorable

T2	Contraste	PI-RADS
1		1
2		2
3	−	3
	+	4
4		4
5		5

Tabla 40-4. Valoración de lesiones periféricas en ausencia de secuencia de contraste (resonancia magnética biparamétrica [RMbp])

Difusión	PI-RADS
1	1
2	2
3	3
4	4
5	5

PI-RADS: Prostate Imaging Reporting and Data System.

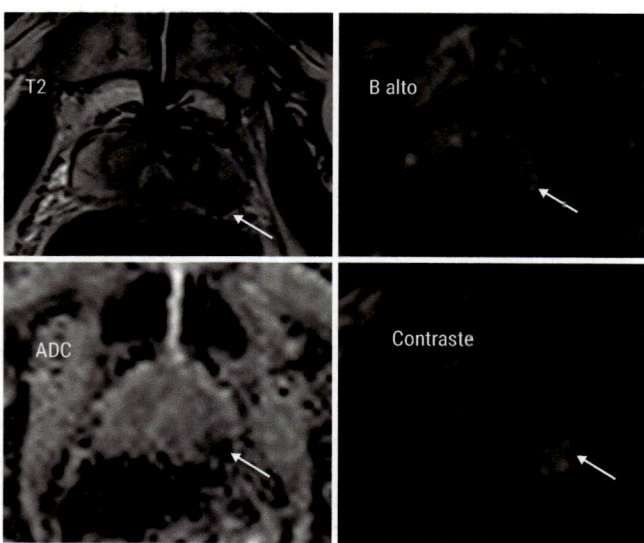

Figura 40-3. Resonancia magnética multiparamétrica (RMmp) de una lesión PI-RADS (Prostate Imaging Reporting and Data System) 4 (flechas) situada en el segmento posterolateral de la zona periférica del lóbulo izquierdo y que presenta hipointensidad en secuencia anatómica T2, dudosa hiperintensidad en b alta e hipointensidad en el mapa de ADC (coeficiente difusión aparente), que indicaría PI-RADS 3 en la secuencia de difusión. Presenta captación focal y precoz en el estudio dinámico con contraste, que permite subir el PI-RADS final de la lesión a 4.

Tabla 40-5. Valoración de lesiones transicionales.

T2	Difusión	PI-RADS
1	−	1
2	< 4	2
	≥ 4	3
3	< 5	3
	5	4
4	−	4
5	−	5

PI-RADS: Prostate Imaging Reporting and Data System.

Tabla 40-6. Valoración de lesiones transicionales en ausencia de secuencia de difusión

T2	Contraste	PI-RADS
1		1
2		2
3	−	3
	+	4
4		4
5		5

PI-RADS: Prostate Imaging Reporting and Data System.

En las lesiones transicionales, de por sí menos frecuentes que las periféricas, el contraste tiene un papel menor, ya que la evaluación de las lesiones se hace con la secuencia potenciada en T2 como secuencia dominante y es la secuencia DWI la que permite reclasificar lesiones. Las lesiones transicionales se miden en las secuencias axiales en T2.

Ante lesiones transicionales con sospecha 3 por T2, pueden pasar a sospecha PI-RADS 4 final si estas son de sospecha 5 por DWI. Con la última versión del PI-RADS, las lesiones transicionales de sospecha 2 en T2 pueden pasar a PI-RADS final 3 si la difusión es de sospecha igual o superior a 4 (**Tabla 40-5**).

Solo en el caso de que la difusión no pudiera ser valorable, el contraste podría ejercer el efecto modificador para las lesiones inicialmente 3 en T2 sustituyendo a la secuencia de DWI (**Tabla 40-6**).

Como se puede deducir, el contraste tiene un papel secundario en la valoración de lesiones prostáticas con PI-RADS, y este papel es especialmente menor en las lesiones transicionales. Ahora bien, aunque no es la secuencia dominante en ninguna lesión, siempre puede modificar el resultado final del PI-RADS en las lesiones que son más equivocas y se convierte en un elemento que refuerza el diagnóstico de PI-RADS 3 en lesiones periféricas cuando estas no presentan captación focal.

Seguimiento del cáncer de próstata tratado y vigilancia activa

Una vez se ha diagnosticado el CaP, según la estadificación de la lesión y la esperanza de vida del enfermo, se pueden plantear diferentes opciones terapéuticas, que pueden ir desde no hacer nada, hasta hacer un seguimiento con intención curativa en forma de VA, tratamiento focal o bien tratamiento quirúrgico o con radioterapia. La supervivencia específica por cáncer por CaP a los 15 años es igual para VA, prostatectomía y radioterapia, con menor recidiva clínica y metástasis en los grupos de tratamiento quirúrgico y por radioterapia. Con el fin de evitar el sobretratamiento asociado a la mayor incidencia que existe cada año en CaP, hay una tendencia a aumentar casos tratados con estrategias de VA y terapias focales. En los estadios más avanzados, se pueden plantear tratamientos paliativos.

Dentro del seguimiento de un CaP tratado con cirugía con prostatectomía o con radioterapia, cuando hay una recurrencia bioquímica, hay que valorar la posibilidad de recidiva local.

En el seguimiento del CaP tratado con prostatectomía o con radioterapia, se valora el PSA para detectar una posible recidiva bioquímica que precede a la recidiva clínica. La recidiva bioquímica se define cuando el valor de PSA llega a 0,2 ng/mL después de una prostatectomía o bien si llega a 2 ng/mL por encima del PSA nadir al que se llegó después de la radioterapia. Esta recidiva bien puede ser una recidiva local, bien a distancia o bien ambas.

La recidiva local se puede valorar de manera efectiva por RM, si bien, se puede valorar también con técnicas de medicina nuclear como la tomografía por emisión de positrones (PET, *positron emission tomography*). Recientemente, se ha propuesto el PIRR (Prostate Imaging Recurrence Reporting) para informar el riesgo por imagen de recidiva por RM. En este sistema de informe estructurado, la secuencia de menor valor es la T2 y las secuencias dominantes son la DWI y el EDC, especialmente este último, ya que difusión y contraste comparten dominancia después de tratamiento con radioterapia. Sin embargo, en el caso de próstatas tratadas quirúrgicamente, domina la secuencia con contraste por encima del resto, con posible modificación de la categoría 2 y 3 en función de la categoría obtenida con la difusión (**Tablas 40-7 y 40-8**). Así pues, en la valoración de posible recurrencia de un CaP tratado, el contraste se convierte en imprescindible en la RMmp.

En CaP de enfermos seleccionados de bajo riesgo, se puede plantear como tratamiento la VA que persigue evitar el sobretratamiento. En la VA, el enfermo es controlado de manera reglada y sistemática con marcadores bioquímicos (PSA), exploración física (tacto rectal), pruebas de imagen (RMmp prostática) y biopsias con el fin de indicar un tratamiento activo si la enfermedad progresa a nivel local con mayor grado histológico o volumen tumoral. Cuando un enfermo entra en VA, se estudia inicialmente por RM y, en el seguimiento, se hace una valoración por imagen con RM que compara los hallazgos respecto a las exploraciones previas de manera secuencial, estableciendo un riesgo de progresión definido por el PRECISE (Prostate Cancer Radiological Estimation of Change in Sequential Evaluation), que equivaldría a esti-

mación radiológica de cambios en la valoración secuencial del CaP (**Tabla 40-9**). Una vez identificada la lesión que controlar, o en ausencia de lesión visible por RM en una RMmp inicial, no está claramente definida la necesidad de realizar los controles posteriores con contraste o simplemente con RMbp.

Pitfalls

Este apartado tiene como objetivo presentar ejemplos representativos de errores comunes al informar la RM de próstata. Se proporcionan recomendaciones para evitar estos errores y mejorar la calidad de los informes radiológicos. Existen imitadores anatómicos e histológicos del cáncer de próstata en la RMmp. Las características anatómicas que imitan al cáncer de próstata en RMmp incluyen el estroma fibromuscular anterior, la zona central normal, el plexo venoso periprostático y la cápsula quirúrgica engrosada (seudocápsula de la zona de transición). Entidades benignas como hemorragias posbiopsia, prostatitis, atrofia prostática focal, nódulos de hiperplasia prostática benigna y calcificaciones prostáticas también pueden imitar el CaP en una RMmp. Los desafíos técnicos y otros obstáculos como la distorsión de la imagen, artefactos de movimiento

Tabla 40-7. PIRR (Prostate Imaging Recurrence Reporting) para la recurrencia posradioterapia

Difusión	Contraste	PIRR	Contraste	Difusión	PIRR
1	–	1	1	–	1
2	–	2	2	–	2
3	–	3	3	–	3
4	–	4	4	–	4
4	4	5	4	4	5
5	–	5	5	–	5

Se selecciona la mayor sospecha a difusión o contraste y, por igual sospecha de 4 en ambas, se asigna PIRR 5.

Tabla 40-8. PIRR (Prostate Imaging Recurrence Reporting) para la recurrencia posprostatectomía

Contrast	Difusión	PIRR
1	–	1
2	–	2
	≥ 4	3
3		
	≥ 4	4
4	–	
5	–	5

Tabla 40-9. Sospecha de progresión PRECISE (Prostate Cancer Radiological Estimation of Change in Sequential Evaluation) por resonancia magnética (RM) en la vigilancia activa

PRECISE	Sospecha de progresión radiológica
1	Resolución de hallazgos sospechosos de la RM previa
2	Disminución del volumen o de la definición de hallazgos sospechosos en RM previa
3	RM estable: sin nuevas lesiones focales o difusas
4	Aumento significativo del volumen o definición de hallazgos sospechosos en RM previa
5	Progresión clara de estadio radiológico

o de aire rectal también pueden limitar la eficacia de la RMmp. El conocimiento de la anatomía de la próstata, la ubicación de la lesión y sus características de imagen en diferentes secuencias y la familiaridad con las lesiones imitadoras comunes son fundamentales para los radiólogos. Por lo tanto, este apartado revisa las lesiones benignas o anormalidades más frecuentes que pueden imitar al CaP en RMmp, así como trucos para detectarlas.

Prostatitis

La prostatitis aguda y crónica pueden causar cambios en la señal tanto en la zona periférica como en la transicional que resultan indistinguibles del CaP y deben ser evaluados según el sistema PI-RADS versión 2.1 asignando la categoría correspondiente.

Se debe pensar en la posibilidad de prostatitis ante (**Figs. 40-4** y **40-5**):

- Morfología lineal o cuneiforme.
- Afectación difusa bilateral y simétrica.
- Solo leve/moderada alteración en DWI/mapa de ADC.
- Factor predisponente (sondaje crónico/intermitente, procedimientos previos).
- Antecedentes conocidos de prostatitis.

Prostatitis granulomatosa

Se trata de una inflamación crónica muy infrecuente y detectada generalmente en el estudio histopatológico de una biopsia, dado que la apariencia por RM es idéntica a una lesión PI-RADS 4 o 5. La prostatitis granulomatosa es una afección inflamatoria rara caracterizada por la presencia de granulomas epitelioides en el estudio histológico con o sin otras células inflamatorias. Es idiopática en la mayoría de los casos, pero puede estar asociada a la instilación intravesical de bacilo de Calmette y Guérin (BCG) para el tratamiento del cáncer de vejiga no músculo-invasivo.

Clínicamente, la prostatitis granulomatosa puede presentarse como una zona focal o difusa de induración, a menudo, con una sensación dura al tacto rectal y niveles normales o elevados de PSA sérico y/o hematuria. Puede coexistir con áreas de CaP y el diagnóstico se basa en la biopsia con aguja gruesa y el análisis anatomopatológico. La inflamación granulomatosa sin un agente causal, denominada **prostatitis granulomatosa idiopática**, representa el 60-75 % de los casos. En la RM, la prostatitis granulomatosa focal muestra una señal baja en T2, hipercaptación de contraste y un bajo ADC, lo que dificulta o, en ocasiones, hace imposible discriminarla del CaP.

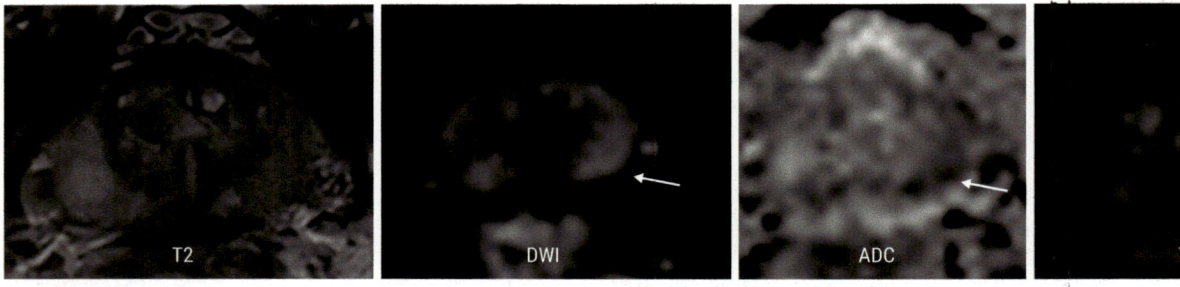

Figura 40-4. Ejemplo de cambios por prostatitis: alteración bilateral difusa de la señal en secuencias T2, discreta restricción a la difusión de predominio en la zona periférica izquierda (flechas) con realce precoz de contraste. Lesión PI-RADS (Prostate Imaging Reporting and Data System) 5. La biopsia realizada 1,5 meses después no detecta signos de malignidad. ADC: coeficiente de difusión aparente; C: contraste; DWI: secuencia de difusión.

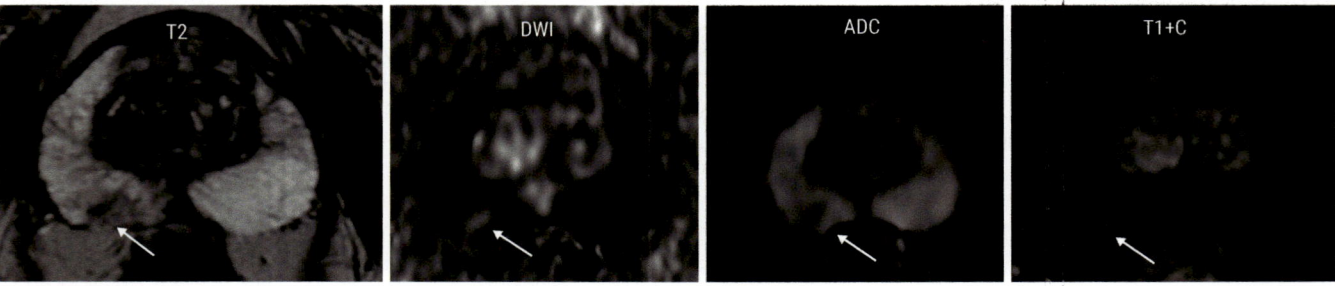

Figura 40-5. Alteración de señal de morfología lineal en secuencias potenciadas en T2 y de difusión (DWI) con captación de contraste en la zona periférica posteromedial derecha. Biopsia sistemática y dirigida sin signos de malignidad. ADC: coeficiente de difusión aparente; C: contraste.

Absceso prostático

Una prostatitis aguda evolucionada puede estar asociada a formación de abscesos intraglandulares. Las características de señal en RM son:

- Hiperintensidad en secuencias potenciadas en T2.
- Realce en anillo.
- Importante restricción a la difusión debido a contenido purulento.
- En casos de colecciones de mayor tamaño, el drenaje transrectal puede ser de utilidad para facilitar la resolución del cuadro.

Las áreas flemonosas no abscesificadas muestran señal en T2 similar a lesiones de alta sospecha de malignidad, por lo que se puede plantear control por RM tras la resolución del cuadro inflamatorio agudo para valorar evolución de los hallazgos (**Fig. 40-6**).

Hiperplasia estromal en la zona transicional

La hiperplasia prostática de tipo estromal es una alteración frecuentemente encontrada en la zona transicional. Presentan hiposeñal en secuencias potenciadas en T2, captación de contraste precoz y, en ocasiones, restricción a la difusión. La clave es analizar la morfología de la lesión en varios planos en secuencias potenciadas en T2. Son hallazgos propios de un nódulo de hiperplasia prostática benigna (HPB):

- Bien delimitado.
- Redondeado.
- Cápsula hipointensa bien definida.

Nódulo hiperplásico ectópico o extruido

Los nódulos prostáticos benignos pueden encontrarse en la zona periférica de la próstata y tienden a tener una etiología glandular. El análisis histológico sugiere que algunos de estos nódulos se originan en la zona periférica y no son una extensión o herniación de nódulos de la zona de transición. Los nódulos de HPB ubicados en la zona periférica presentan características propias de un nódulo de HPB, generalmente, de tipo glandular, pero con localización en la zona periférica, suelen ser bien delimitados, ovoides o redondos, y no se extienden hasta la cápsula. Tienen una señal baja en T2 y mapa de ADC con realce temprano muy similar a los cánceres de la zona periférica. Sus bordes bien definidos, ubicación (adyacente a la zona de transición) y forma redonda son hallazgos importantes en la imagen para diferenciarlos del CaP en la zona periférica. En algunos casos, pueden presentar componente hiperintenso en T2, que corresponde a glándulas hiperplásicas con ectasia quística (**Fig. 40-7**).

Hemorragia posbiopsia

Las áreas de hemorragia posbiopsia generalmente no corresponden a zonas de afectación tumoral (signo de exclusión hemorrágica); por lo tanto, parece no afectar significativamente la interpretación de la RM. Aun así, si es posible, se recomienda un período mínimo de 4-6 semanas entre la biopsia y el estudio de RM para la resolución de los cambios secundarios a una posible prostatitis y hemorragia. La hemorragia tiene la siguiente apariencia en RM (**Fig. 40-8**):

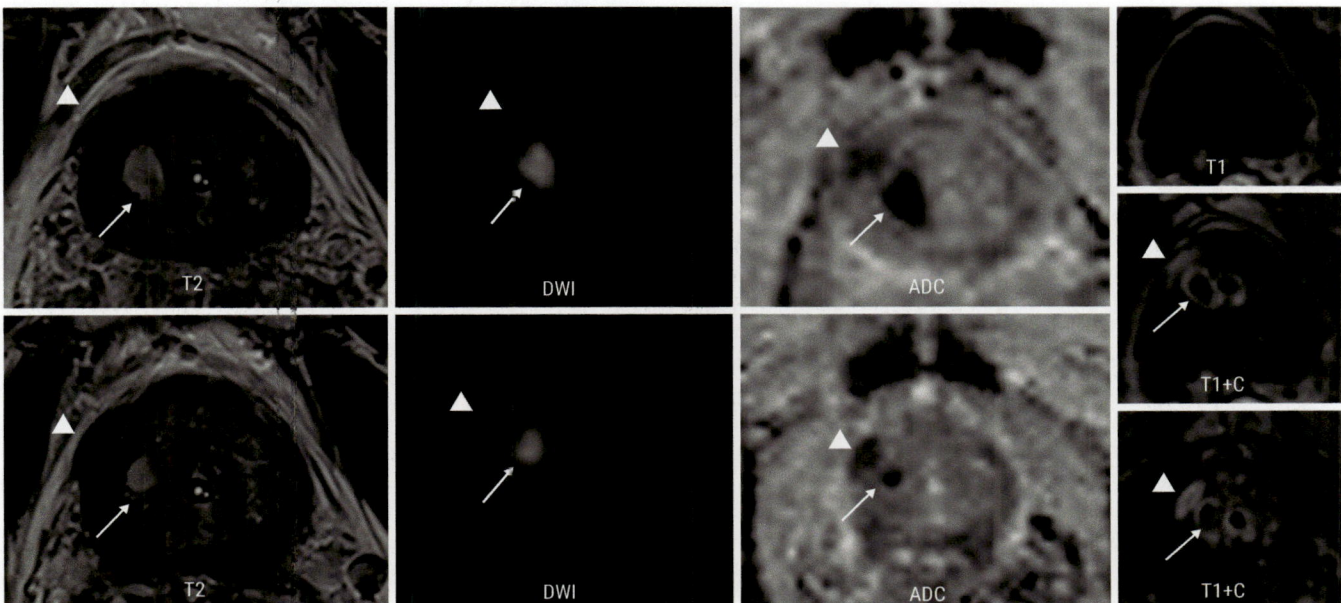

Figura 40-6. Paciente de 69 años con retención de orina y cuadros de prostatitis de repetición. Antígeno prostático específico (PSA) de 3,79 ng/mL. Portador de sonda vesical. Resonancia magnética multiparamétrica (RMmp): imagen ovalada en la zona transicional derecha (flechas), que muestra señal T2 elevada, marcada restricción de la difusión y captación de contraste periférica «en anillo», compatible con pequeño absceso. Asimismo, se visualiza un área lenticular en la zona periférica anterior derecha (puntas de flecha) con características de PI-RADS (Prostate Imaging Reporting and Data System) 4 (restricción de la difusión y señal T2 hipointensa, captación de contraste), que, aunque por imagen es sospechosa de malignidad, teniendo en cuenta los otros hallazgos, podría corresponder a zona flemonosa (prostatitis). ADC: coeficiente de difusión aparente; C: contraste; DWI: secuencia de difusión.

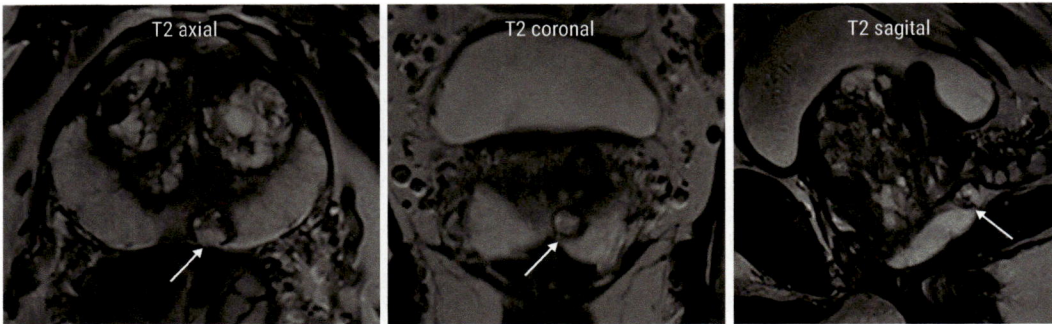

Figura 40-7. Nódulo adenomatoso extruido localizado en la zona periférica posteromedial izquierda.

- Hiperseñal en T1.
- Hiposeñal en secuencias potenciadas en T2.
- En ocasiones, restricción a la difusión.

Plexo venoso periprostático

Las venas periprostáticas muestran una gran variabilidad entre pacientes. En algunos, son prácticamente invisibles, mientras que, en otros, muestran calibre prominente, rodeando sobre todo la cara lateral y anterior glandular. Muestran una intensidad de señal en secuencias potenciadas en T2 variable según la velocidad del flujo, aunque generalmente son hiperintensas. En ocasiones, en la secuencia DWI, presentan restricción a la difusión. En estos casos, es fundamental correlacionar con las secuencias anatómicas en T2 en todos los planos disponibles para detectar la localización extraglandular de la estructura correspondiente (**Fig. 40-9**).

ESCROTO

La ecografía es la modalidad de imagen no invasiva ideal para la evaluación de anomalías escrotales. Es capaz de diferenciar las etiologías más importantes de tumefacción y dolor escrotal agudo, incluyendo la epididimitis y la torsión testicular, y es la modalidad preferida en el traumatismo escrotal agudo. En pacientes que presentan una anormalidad palpable o hinchazón escrotal, la ecografía puede detectar, localizar y caracterizar masas y otras anomalías tanto intratesticulares como extratesticulares. Requiere un transductor lineal de alta frecuencia de 12-17 MHz, que proporciona un excelente detalle anatómico del parénquima testicular y las estructuras circundantes. Además, se puede evaluar fácilmente la vascularización intratesticular mediante análisis con modo Doppler color. En la mayoría de los casos de patología escrotal, la combinación de la historia clínica, el examen físico y la información obtenida con la ecografía es suficiente para la toma de decisiones diagnósticas y terapéuticas y tan solo en ocasiones es necesario realizar RM escrotal adicional.

Dolor escrotal agudo

El cuadro del síndrome escrotal agudo constituye una emergencia urológica, destacándose principalmente por la aparición súbita de dolor intenso en el contenido escrotal. La relevancia de este síndrome reside en la pronta identificación de la torsión testicular, ya que es una condición que demanda inter-

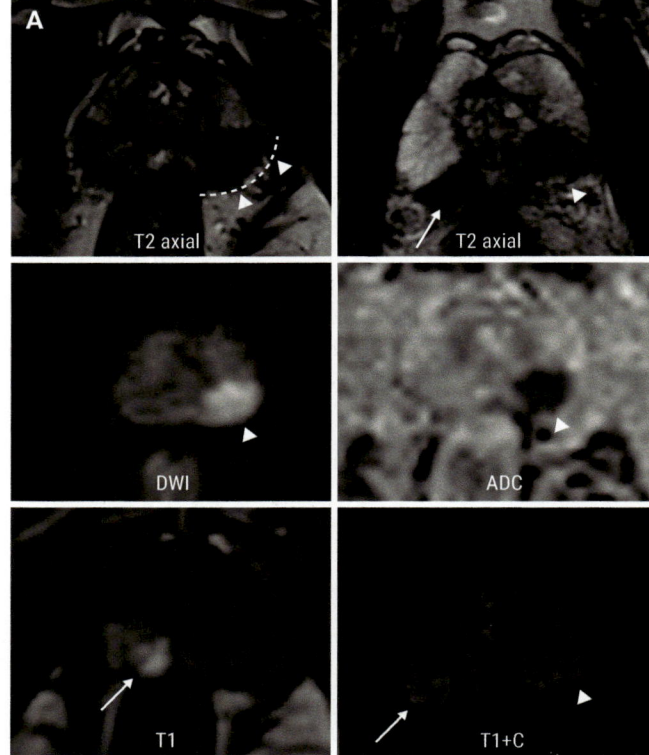

Figura 40-8. Lesión PI-RADS (Prostate Imaging Reporting and Data System) 5 en la zona periférica posteromedial y posterolateral con signos de extensión extracapsular (puntas de flecha y línea discontinua en **A**). Hiperintensidad en secuencias potenciadas en T1, correspondiente a hemorragia en la zona periférica derecha (flechas) sin alteración en la secuencia de la difusión (DWI) en gran parte del área hemorrágica **(A)**. ADC: coeficiente de difusión aparente; C: contraste.

vención quirúrgica de emergencia para prevenir la pérdida del testículo afectado. Es crucial, por lo tanto, llevar a cabo un diagnóstico diferencial con otras causas de dolor escrotal agudo que no requieran tratamiento quirúrgico urgente.

Orquiepididimitis

Una causa común de dolor escrotal agudo en adolescentes y adultos es la epididimitis, que suele ser el resultado de una infección bacteriana aguda. La extensión de la infección al testículo, denominada **orquiepididimitis**, ocurre en, aproximadamente, el 20-40 % de los casos debido a la propagación directa de la infección. Los hallazgos ecográficos de la infección aguda del

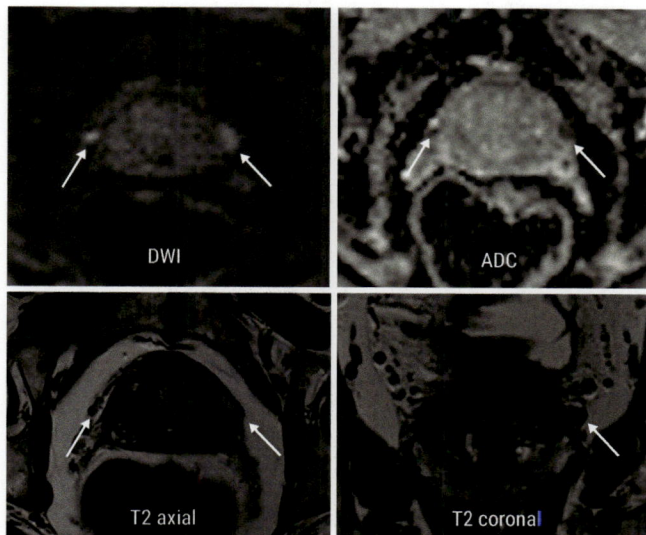

Figura 40-9. Venas periprostáticas claramente visibles en diferentes planos en las secuencias potenciadas en T2 que muestran restricción de la difusión (flechas).

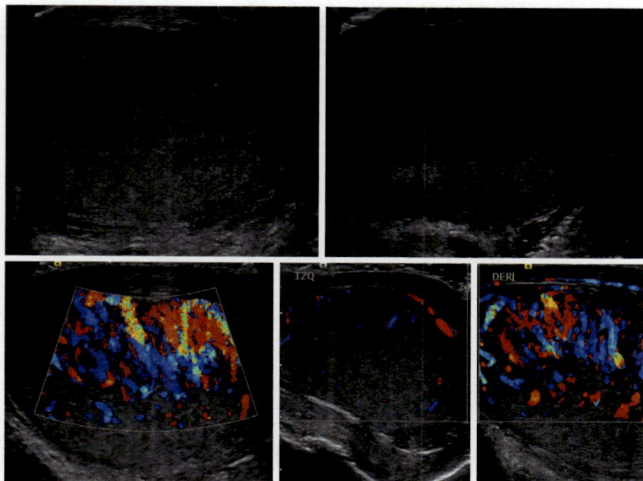

Figura 40-10. Orquitis. Se aprecia un aumento del tamaño testicular con alteración de la ecoestructura normal de aspecto edematoso. También puede observarse aumento del flujo sanguíneo en el estudio Doppler color debido a la inflamación, especialmente llamativo si se compara con el otro testículo sano.

epidídimo incluyen un epidídimo engrosado e hipervascular con una ecoestructura heterogénea, generalmente, de apariencia hipoecoica. La evaluación ecográfica con Doppler color tiene una sensibilidad de casi el 100 % en la detección de la inflamación aguda y, por lo tanto, es una técnica de imagen de elección para el diagnóstico de la epididimitis. Los hallazgos asociados incluyen hidrocele o piocele y engrosamiento de la pared escrotal. Ocasionalmente en casos evolucionados/crónicos es posible observar formación de fístulas y aparición de calcificaciones. La formación de abscesos como complicación de la epididimitis aguda se presenta como un área avascular hipoecoica.

Orquitis

La orquitis aislada sin afectación del epidídimo es rara y suele ir acompañada de epididimitis. La orquitis generalmente se presenta como una afectación testicular difusa, aunque también puede afectar solo una zona focal. Clínicamente, la orquitis puede manifestarse con una leve sensibilidad o evolucionar hacia una afección grave y febril. Un hallazgo patognomónico en la ecografía es el marcado aumento de la vascularización en el modo Doppler color, con un aspecto engrosado y heterogéneo del testículo debido a cambios edematosos difusos. En casos de afectación focal, es necesario considerar otras entidades y se debe realizar una ecografía de seguimiento para confirmar la resolución y descartar de manera segura un infarto, tumor o enfermedad metastásica (**Fig. 40-10**).

Torsión

La torsión testicular es más común en adolescentes, pero posible a cualquier edad. Implica la rotación del testículo debido a una deformidad llamada «badajo de campana» (*bell clapper*). La túnica vaginal, que normalmente fija el testículo, al unirse alta en el cordón espermático, permite su rotación, siendo esta deformidad frecuentemente bilate-

ral, por lo que la orquidopexia se realiza generalmente en ambos testículos, incluso si solo uno está torsionado. Un signo clave es el «signo del remolino», que evidencia en la ecografía en tiempo real la rotación del cordón espermático que compromete el flujo venoso inicialmente, causando isquemia y dolor agudo. En fases posteriores, se observa un agrandamiento progresivo y heterogeneidad del testículo debido a cambios edematosos y obstrucción arterial. La torsión testicular es una urgencia quirúrgica con éxito cercano al 100 % si se aborda en las primeras 6 horas, disminuyendo al 0-20 % después de 12-24 horas. La apariencia ecográfica varía según el tiempo de evolución y, durante la fase precoz, con solo compromiso venoso inicial, la ecogenicidad testicular puede ser normal. El diagnóstico definitivo de torsión testicular completa se realiza cuando el modo Doppler color no detecta flujo sanguíneo en el testículo torsionado y el flujo sanguíneo es normal en el testículo no afectado. Es recomendable empezar el estudio con el testículo normal, para optimizar la calidad de imagen y ajustar las características del modo Doppler color en el testículo sano y así evitar un resultado falso positivo (**Fig. 40-11**).

Bultos y lesiones palpables

El papel principal de un examen ecográfico del escroto es distinguir entre lesiones intratesticulares y extratesticulares (**Tabla 40-10**). La mayoría de las masas extratesticulares son benignas, mientras que las masas intratesticulares tienen una mayor probabilidad de ser malignas.

La ecografía Doppler es una técnica crucial para la evaluación de lesiones testiculares focales de naturaleza indeterminada. Salvo en casos excepcionales, cualquier lesión sólida intratesticular que presente un aumento del flujo sanguíneo detectado con Doppler color debe considerarse sospechosa de malignidad. No obstante, esto tiene sus limitaciones, ya que tumores testiculares pequeños pueden mostrar aparentemente ausencia de vascularización en el estudio de ecografía Doppler.

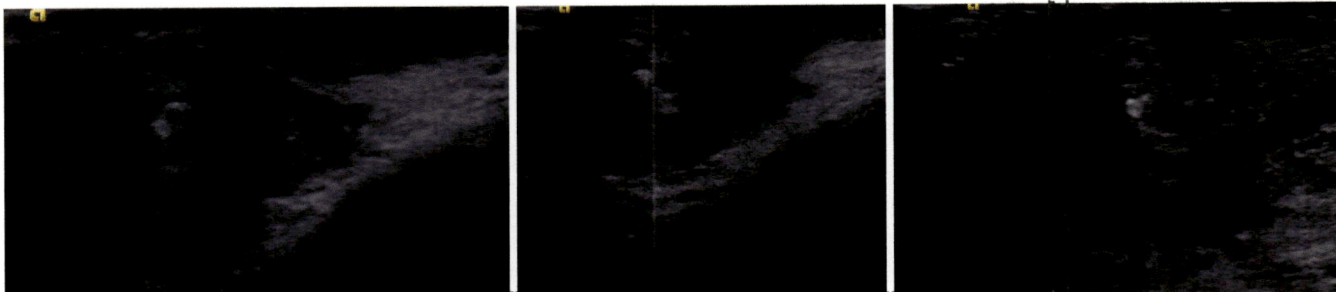

Figura 40-11. Torsión testicular. Imágenes del signo de remolino a nivel del cordón espermático en un paciente con torsión testicular.

Tabla 40-10. Lesiones escrotales

Lesiones extratesticulares más frecuentes	Lesiones intratesticulares
Quiste epididimario	Quiste epidermoide
Espermatocele	Quiste testicular
Varicocele	Tumores germinales
Hidrocele	Tumores no geminales (de estroma de cordón sexual, metástasis, linfoma, etc.)
Escrotolito	Infarto segmentario
Tumor adenomatoide	Dilatación quística de la red testicular

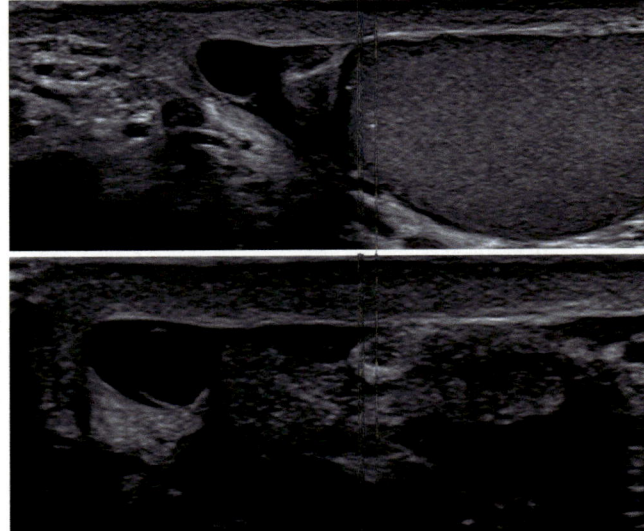

Figura 40-12. Quiste epididimario. Hallazgos típicos de un pequeño quiste epididimario: una lesión anecoica con refuerzo posterior, de forma redondeada u ovalada, con bordes bien definidos y paredes finas.

Quiste epididimario

Los quistes epididimarios pueden desarrollarse en cualquier lugar dentro del epidídimo, presentándose como lesiones anecoicas bien definidas. Como todos los quistes simples, muestran un aumento acústico posterior debido a su contenido claro de líquido seroso. Salvo que provoquen síntomas, estos quistes carecen de relevancia clínica y no requieren tratamiento. Los espermatoceles son indistinguibles de los quistes epididimarios, sin embargo, tienden a ser de mayor tamaño y pueden manifestarse como lesiones quísticas multiloculares con ecos internos, que representan líquido proteináceo y espermatozoides. Suelen ser resultado de una dilatación quística de los conductos eferentes, formando las lesiones quísticas casi exclusivamente en la cabeza epididimaria (**Fig. 40-12**).

Tumor adenomatoide

El tumor adenomatoide es una neoplasia benigna que se desarrolla con mayor frecuencia en la cola del epidídimo. Representando, aproximadamente, el 30 % de los tumores extratesticulares, es la neoplasia sólida más común del epidídimo. La evaluación ecográfica revela una masa redonda bien definida, hiperecoica, con una textura ecogénica generalmente homogénea. Dado que la apariencia ecográfica puede variar, se suele optar por la extirpación quirúrgica.

Tumores testiculares

Los tumores testiculares representan en torno al 1 % de todas las neoplasias malignas en hombres. Entre el 90 y el 95 % de los tumores malignos intratesticulares son tumores primarios de células germinales. Estos tumores de células germinales se dividen en seminomas y no seminomas. Los tumores no germinales representan el resto de los tumores testiculares primarios y secundarios, y están compuestos por tumores del estroma del cordón sexual (tumores de células de Leydig o de Sertoli), linfoma y metástasis.

Los seminomas son los tumores testiculares más comunes. La mayoría de los seminomas son masas hipoecoicas con ecoestructura homogénea de tamaño variable, desde pequeños nódulos incidentales hasta grandes masas infiltrativas que reemplazan todo el parénquima testicular. La mayoría presenta un margen bien definido y, ocasionalmente, se observan elementos quísticos. Las lesiones grandes presentan un aumento de la vascularización fácilmente detectable con Doppler color.

Los tumores de células germinales no seminomatosos generalmente presentan márgenes irregulares o mal definidos y una ecoestructura heterogénea debido a la presencia de hemorragia y necrosis. Los teratomas comúnmente tienen componentes quísticos y focos de calcificación, cartílago, hueso inmaduro y fibrosis.

Los tumores del estroma del cordón sexual suelen mostrarse como una masa bien delimitada, homogénea e hiperecoica en la ecografía, con un aumento en la vascularización periférica en el modo Doppler color (**Fig. 40-13**).

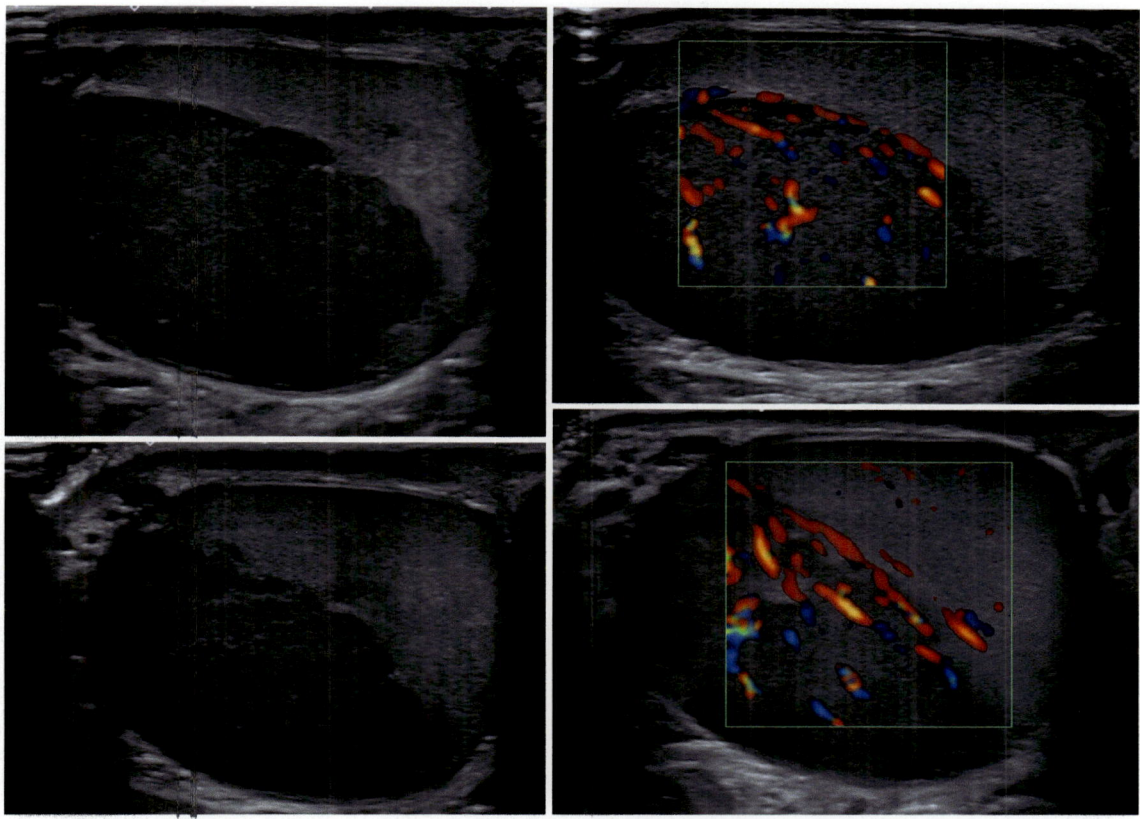

Figura 40-13. Seminoma. Masa hipoecoica respecto al parénquima testicular normal, de márgenes bien definidos sin áreas quísticas ni necróticas. El estudio Doppler muestra aumento de la vascularización, lo que indica tumor testicular sólido.

 PUNTOS CLAVE

- El CaP es el cáncer con mayor incidencia en hombres y, generalmente, no presenta síntomas hasta etapas avanzadas, destacando la importancia del cribado.
- El diagnóstico histológico del CaP se realiza mediante biopsias transrectales o transperineales, evaluando el grado de desdiferenciación según la escala de Gleason.
- La RMmp de próstata se ha convertido en una herramienta esencial para la detección y estadificación local del CaP.
- La RMmp se fundamenta en tres tipos de secuencias: las potenciadas en T2, que ofrecen una información morfológica; las DWI, que permiten detectar áreas de mayor densidad celular; y el EDC.
- El sistema PI-RADS clasifica las lesiones prostáticas en una escala de 1 a 5 según su sospecha de malignidad, lo que guía la necesidad de realizar biopsias.
- Las lesiones PI-RADS 1 y 2 son consideradas de muy baja y baja sospecha, respectivamente, y no necesitan ser biopsiadas. Las lesiones PI-RADS 4 y 5 son consideradas de alta sospecha y muy alta sospecha para CaP, respectivamente, y deben ser biopsiadas. Las lesiones PI-RADS 3 son consideradas de sospecha intermedia, y requerirán biopsia según otros datos clínicos y analíticos.
- El seguimiento del CaP tratado incluye la evaluación regular del PSA para detectar recurrencia bioquímica y la RM para identificar recurrencia local.
- El sistema PIRR informa del riesgo por imagen de recidiva por RM. En este sistema de informe estructurado, la secuencia de menor valor es la T2 y las secuencias dominantes son la DWI y la poscontraste.

- En enfermos seleccionados con CaP de bajo riesgo, se puede plantear como tratamiento la VA, que persigue evitar el sobretratamiento.
- En el seguimiento, se hace una valoración por imagen con RM que compara los hallazgos respecto a las exploraciones previas de manera secuencial, estableciendo un riesgo de progresión definido por el PRECISE.
- En la interpretación de la RM de próstata, es crucial tener en cuenta los posibles imitadores benignos del cáncer.
- La prostatitis aguda y crónica granulomatosa pueden causar cambios en la señal en la RM que pueden ser indistinguibles del CaP, lo que subraya la necesidad de una evaluación cuidadosa.
- Otros imitadores benignos incluyen nódulos hiperplásicos, hemorragias posbiopsia y la presencia del plexo venoso periprostático, que pueden dificultar la interpretación de la RM.
- En resumen, la RM de próstata es una herramienta valiosa en la detección y seguimiento del CaP, pero es crucial considerar y diferenciar los imitadores benignos para una interpretación precisa.
- La ecografía es esencial para evaluar anomalías escrotales, permitiendo distinguir entre causas como orquiepididimitis y torsión testicular, siendo la modalidad preferida en casos agudos y de traumatismo escrotal.
- La orquiepididimitis es una patología frecuente en adolescentes y se caracteriza por un epidídimo inflamado e hipervascular en la ecografía con Doppler color, que es muy sensible para detectar cambios inflamatorios.

(Continúa)

PUNTOS CLAVE (*Cont.*)

- La torsión testicular, una urgencia quirúrgica, se evidencia en la ecografía por el «signo del remolino» y ausencia de señal Doppler testicular con éxito quirúrgico cercano al 100 % si se aborda en las primeras 6 horas.
- La ecografía escrotal es crucial para distinguir entre masas intratesticulares y extratesticulares, siendo la mayoría de las masas intratesticulares malignas.

- Los tumores testiculares, que suponen el 1 % de todas las neoplasias malignas masculinas, se presentan con características distintivas en la ecografía, como márgenes definidos en los seminomas y ecoestructura heterogénea en los no seminomatosos.

BIBLIOGRAFÍA

Ahmed HU, El-Shater Bosaily A, Brown LC, Gabe R, Kaplan R, Parmar MK, et al.; PROMIS study group. Diagnostic accuracy of multi-parametric MRI and TRUS biopsy in prostate cancer (PROMIS): a paired validating confirmatory study. Lancet. 2017;389(10071):815-22.

Arnoldner MA, Polanec SH, Lazar M, Noori Khadjavi S, Clauser P, Pötsch N, et al. Rectal preparation significantly improves prostate imaging quality: assessment of the PI-QUAL score with visual grading characteristics. Eur J Radiol. 2022;147:110145.

Barkovich EJ, Shankar PR, Westphalen AC. A systematic review of the existing Prostate Imaging Reporting and Data System Version 2 (PI-RADSv2) literature and subset meta-analysis of PI-RADSv2 categories stratified by Gleason scores. AJR Am J Roentgenol. 2019;212(4):847-54.

Bell KJL, Del Mar C, Wright G, Dickinson J, Glasziou P. Prevalence of incidental prostate cancer: a systematic review of autopsy studies. Int J Cancer. 2015;137(7):1749-57.

Caglic I, Hansen NL, Slough RA, Patterson AJ, Barrett T. Evaluating the effect of rectal distension on prostate multiparametric MRI image quality. Eur J Radiol. 2017;90:174-80.

Coskun M, Mehralivand S, Shih JH, Merino MJ, Wood BJ, Pinto PA, et al. Impact of bowel preparation with Fleet'sTM enema on prostate MRI quality. Abdom Radiol (NY). 2020;45(12):4252-9.

Egevad L, Delahunt B, Srigley JR, Samaratunga H. International Society of Urological Pathology (ISUP) grading of prostate cancer - an ISUP consensus on contemporary grading. APMIS. 2016;124(6):433-5.

European Health Union: new approach on cancer screening [consultado el 30 de marzo de 2024]. Disponible en: https://ec.europa.eu/commission/press-corner/detail/en/ip_22_7548.

Freeman S, Bertolotto M, Richenberg J, Belfield J, Droga V, Huang DY, et al.; members of the ESUR-SPIWG WG. Ultrasound evaluation of varicoceles: guidelines and recommendations of the European Society of Urogenital Radiology Scrotal and Penile Imaging Working Group (ESUR-SPIWG) for detection, classification, and grading. Eur Radiol. 2020;30(1):11-25.

Gaur S, Turkbey B. Prostate MR imaging for posttreatment evaluation and recurrence. Radiol Clin North Am. 2018;56(2):263-75.

Hamdy FC, Donovan JL, Lane JA, Metcalfe C, Davis M, Turner EL, et al.; ProtecT Study Group. Fifteen-year outcomes after monitoring, surgery, or radiotherapy for prostate cancer. N Engl J Med. 2023;388(17):1547-58.

Hugosson J, Roobol MJ, Månsson M, Tammela TLJ, Zappa M, Nelen V, et al.; ERSPC investigators. A 16-yr follow-up of the European randomized study of screening for prostate cancer. Eur Urol. 2019;76(1):43-51.

Jo JI, Yang DM, Kim HC, Kim SW. Various intratesticular hypoechoic lesions on scrotal sonography. J Korean Soc Radiol. 2022;83(4):861-75.

Kasivisvanathan V, Rannikko AS, Borghi M, Panebianco V, Mynderse LA, Vaarala MH, et al.; PRECISION Study Group Collaborators. MRI-targeted or standard biopsy for prostate-cancer diagnosis. N Engl J Med. 2018;378(19):1767-77.

Lim C, Quon J, McInnes M, Shabana WM, El-Khodary M, Schieda N. Does a cleansing enema improve image quality of 3T surface coil multiparametric prostate MRI? J Magn Reson Imaging. 2015;42(3):689-97.

Mittal PK, Abdalla AS, Chatterjee A, Baumgarten DA, Harri PA, Patel J, et al. Spectrum of extratesticular and testicular pathologic conditions at scrotal MR imaging. Radiographics. 2018;38(3):806-30.

Moore CM, Giganti F, Albertsen P, Allen C, Bangma C, Briganti A, et al. Reporting magnetic resonance imaging in men on active surveillance for prostate cancer: the PRECISE recommendations - a report of a European School of Oncology Task Force. Eur Urol. 2017;71(4):648-55.

Mottet N, Cornford P, Van den Bergh RCN, Briers E, De Santis M, Gillessen S, et al. EAU EANM ESTRO ESUR ISUP SIOG Guidelines on Prostate Cancer. EAU Guidelines Office; 2022 [consulta el 03 de abril de 2024]. Disponible en: http://uroweb.org/guidelines/compilations-of-all-guidelines/

Oerther B, Engel H, Bamberg F, Sigle A, Gratzke C, Benndorf M. Cancer detection rates of the PI-RADSv2.1 assessment categories: systematic review and meta-analysis on lesion level and patient level. Prostate Cancer Prostatic Dis. 2022;25(2):256-63.

Panebianco V, Villeirs G, Weinreb JC, Turkbey BI, Margolis DJ, Richenberg J, et al. Prostate magnetic resonance imaging for local recurrence reporting (PI-RR): international consensus -based guidelines on multiparametric magnetic resonance imaging for prostate cancer recurrence after radiation therapy and radical prostatectomy. Eur Urol Oncol. 2021;4(6):868-76.

Park KJ, Choi SH, Kim MH, Kim JK, Jeong IG. Performance of prostate imaging reporting and data system version 2.1 for diagnosis of prostate cancer: a systematic review and meta-analysis. J Magn Reson Imaging. 2021;54(1):103-12.

Parenti GC, Feletti F, Carnevale A, Uccelli L, Giganti M. Imaging of the scrotum: beyond sonography. Insights Imaging. 2018;9(2):137-48.

Siegel RL, Miller KD, Fuchs HE, Jemal A. Cancer statistics, 2022. CA Cancer J Clin. 2022;72(1):7-33.

Vilanova JC, Catalá-Sventzetzky V, Hernández-Mancera J. Resonancia magnética en la detección, estadificación y seguimiento del cáncer de próstata: síntesis de las guías PI-RADS v2.1, MET-RADS, PRECISE y PI-RR. Radiologia. 2023;65(5):431-46.

Weinreb JC, Barentsz JO, Choyke PL, Cornud F, Haider MA, Macura KJ, et al. PI-RADS Prostate Imaging - Reporting and Data System: 2015, Version 2. Eur Urol. 2016;69(1):16-40.

Westphalen AC, McCulloch CE, Anaokar JM, Arora S, Barashi NS, Barentsz JO, et al. Variability of the positive predictive value of PI-RADS for prostate MRI across 26 centers: experience of the Society of Abdominal Radiology Prostate Cancer Disease-focused Panel. Radiology. 2020;296(1):76-84.

Radiología pediátrica

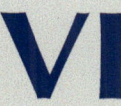

Patología del feto y el recién nacido

41

J. É. Vázquez Méndez

OBJETIVOS

- Analizar el uso de la ecografía transfontanelar en el recién nacido prematuro, cómo y con qué frecuencia se debe realizar esta técnica de neuroimagen y la información que puede proporcionar.
- Identificar los patrones de lesión cerebral en recién nacidos a término con encefalopatía hipóxico-isquémica en los principales métodos de neuroimagen utilizados, ecografía y resonancia magnética (RM).
- Reconocer las lesiones adquiridas más comunes que afectan al cerebro fetal, principalmente, las lesiones de hipoxia-isquemia y las hemorragias, identificando los hallazgos clave en la ecografía y la RM prenatal.
- Proporcionar una visión general sobre los patógenos que pueden transmitirse de la madre al feto durante el embarazo (infecciones prenatales) o el parto (infecciones perinatales), destacando los hallazgos más comunes en las infecciones más prevalentes, útiles para su diagnóstico diferencial.

HIPOXIA-ISQUEMIA CEREBRAL PERINATAL

La encefalopatía hipóxico-isquémica es una causa importante de morbilidad y mortalidad perinatal, con posibles secuelas neurológicas a largo plazo, como la parálisis cerebral, el retraso mental y la epilepsia. Con las mejoras en la atención de los recién nacidos en riesgo, sobreviven más niños. Esto hace que sea cada vez más importante la evaluación cerebral por imagen en el período neonatal.

Las mejoras técnicas en la ecografía acaecidas durante las últimas tres décadas y una mayor experiencia en el análisis del cerebro prenatal y posnatal han aumentado la capacidad para diagnosticar anomalías cerebrales. Se ha de recordar aquí que siempre se intentará manejar la patología cerebral neonatal con ecografía y resonancia magnética (RM), evitando en lo posible la tomografía computarizada (TC) craneal, solo permitida en caso de traumatismo agudo, principalmente, en el traumatismo obstétrico, debido a la radiación inherente a la técnica de la TC.

La lesión hipóxico-isquémica cerebral puede ocurrir tanto en prematuros como en recién nacidos a término y los hallazgos de las imágenes varían en ambos casos.

En los neonatos pretérmino, la técnica inicial es la ecografía transfontanelar, con los beneficios de una fácil portabilidad, que se puede realizar junto a la incubadora, que no precisa sedación, se puede repetir tantas veces como sea necesario, pues no tiene efectos secundarios y, cuando la realiza un ecografista experimentado utilizando equipos de alta gama, proporciona una gran cantidad de información a un coste relativamente bajo en comparación con otras modalidades. Se puede realizar incluso con el bebé en brazos de su progenitor/a (**Fig. 41-1**).

Como ventana acústica, se utiliza normalmente la fontanela anterior, aunque hay otras fontanelas accesorias, como la mastoidea o la posterior (**Fig. 41-2**), que dan una visión más adecuada de estructuras de la fosa posterior. Hoy día, los aparatos son de pequeño tamaño y permiten ser trasladados fácilmente entre las cunas o las incubadoras de la unidad neonatal (**Fig.**

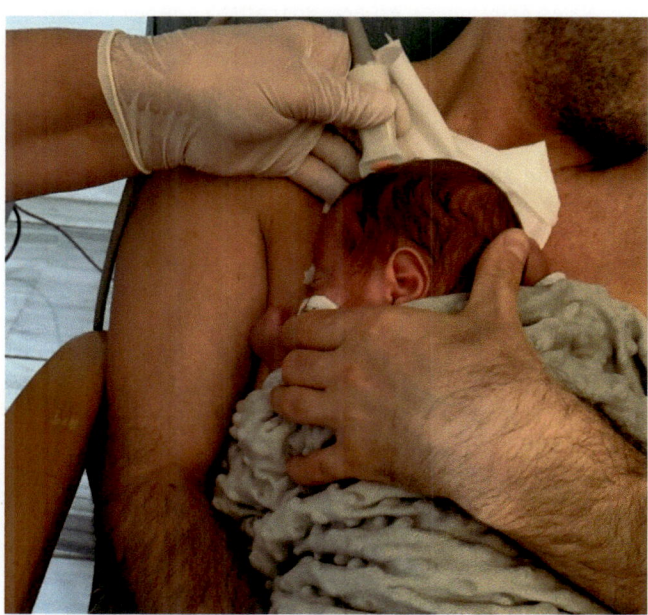

Figura 41-1. Ecografía transfontanelar con el bebé en brazos de su padre. El procedimiento es tan sencillo y poco invasivo que se puede realizar con el recién nacido en brazos de su progenitor. En este caso, se utiliza como ventana acústica la fontanela anterior.

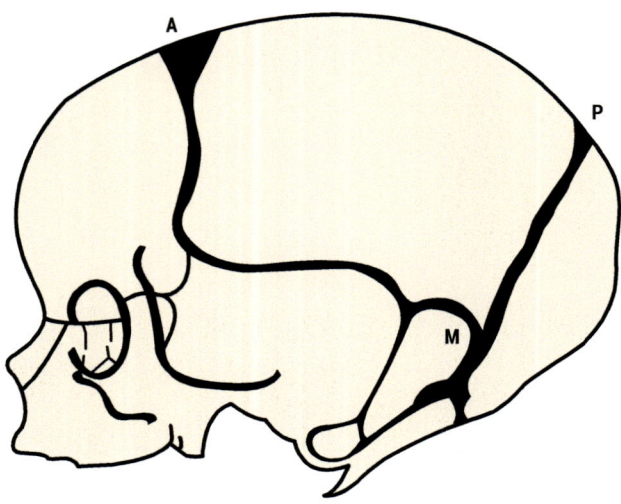

Figura 41-2. Esquema de las principales fontanelas usadas en la ecografía cerebral. Como ventana acústica, se utiliza principalmente la fontanela anterior (A), aunque hay fontanelas accesorias, como la mastoidea (M) o la posterior (P), que proporcionan una visión más adecuada de las estructuras de fosa posterior.

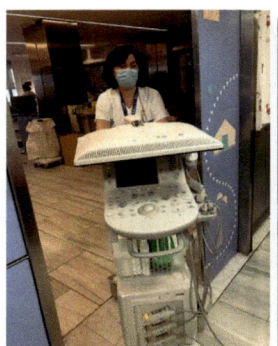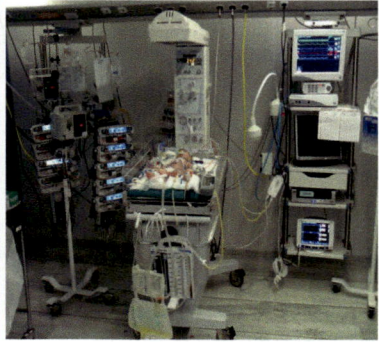

Figura 41-3. Ecografía portátil en la unidad de cuidados intensivos neonatales. Actualmente, hay aparatos portátiles de pequeño tamaño que permiten ser trasladados fácilmente y ser colocados entre las cunas o las incubadoras dentro de la unidad de cuidados intensivos neonatales.

41-3). Siempre se deben utilizar transductores apropiados, tanto sectoriales como lineales, con frecuencia variable, incluyendo los de alta frecuencia (8-17 MHz).

En primer lugar, se debe estar familiarizado con la anatomía ecográfica normal. Usualmente, se obtienen imágenes a través de la fontanela anterior en el plano coronal (**Fig. 41-4**) y en el plano sagital (**Fig. 41-5**).

El patrón de lesión cerebral depende de la gravedad y duración de la hipoxia y del grado de maduración cerebral. La lesión leve a moderada produce leucomalacia periventricular y hemorragia de la matriz germinal en recién nacidos prematuros. La enfermedad de la sustancia blanca del prematuro o leucomalacia («encefalopatía del prematuro») se origina debido a una hipoperfusión que daña a los precursores de oligodendrocitos u oligodendrocitos premielinizantes, en la sustancia blanca periventricular, aunque también hay daños asociados que involucran al tálamo, los ganglios basales, la corteza cerebral, el tronco encefálico y el cerebelo (**Fig. 41-6**). La matriz germinal es el lugar de nacimiento de las neuronas corticales antes de que migren a lo largo

de la glía radial hacia la corteza cerebral. Se extiende a lo largo de todo el ventrículo en la vida embrionaria antes de involucionar progresivamente con el avance de la edad gestacional, siendo la última área en involucionar la región del surco caudotalámico. Debido a que es una estructura muy vascularizada con lecho capilar inmaduro, la hemorragia de la matriz germinal ocurre principalmente (si bien, no exclusivamente) en prematuros, especialmente aquellos de muy bajo peso al nacer, con una incidencia cercana al 45 % en este grupo. Se localiza en el surco caudotalámico, donde aún persisten remanentes de matriz germinal tras las 32 semanas de edad gestacional. La clasificación de Papile es como un continuo, donde el grado 1 es la hemorragia confinada a la matriz germinal; el grado 2, la extensión de la hemorragia a un sistema ventricular de tamaño normal; el grado 3, la hemorragia intraventricular con dilatación ventricular; y el grado 4, cuando se añade a la hemorragia intraventricular una hemorragia parenquimatosa. Estudios más recientes han demostrado que la hemorragia de grado 4 es en realidad un infarto venoso de la sustancia blanca periventricular por compresión secundaria a la hemorragia intraventricular de las venas de drenaje subependimarias (**Fig. 41-7**). Si bien no hay un absoluto consenso, se debe realizar, al menos, una ecografía de detección a los 4 días de edad para excluir una hemorragia en prematuros, con controles semanales o más frecuentes para monitorizar la aparición de ventriculomegalia poshemorrágica (**Tabla 41-1**).

En el neonato a término, la encefalopatía hipóxico-isquémica es la causa principal de discapacidad y muerte, a pesar de las opciones de tratamiento neuroprotector como la hipotermia. Se produce una compleja cascada de eventos resultante de múltiples etiologías diferentes. Aunque el diagnóstico es clínico, las técnicas de neuroimagen ayudan a reducir el diagnóstico diferencial, si bien es aconsejable un enfoque multidisciplinario con estrecha comunicación con los pediatras.

Los hallazgos ecográficos que sugieren encefalopatía hipóxico-isquémica incluyen la hiperecogenicidad difusa de la sustancia blanca cerebral, aumento de la diferenciación corticosubcortical y colapso ventricular. Estas anomalías pueden afectar el parénquima de forma difusa o focal. Las lesiones difusas pueden afectar al parénquima de manera homogénea o más heterogénea, o en una distribución irregular. De hecho, pueden ocurrir lesiones focales en cualquier parte del parénquima cerebral, que son invariablemente hiperecogénicas en relación con el parénquima cerebral adyacente y pueden representar hemorragias focales o infartos no hemorrágicos. Además, la adquisición Doppler en una rama importante del círculo de Willis (p. ej., arteria cerebral anterior [ACA]) puede mostrar valores de índice de resistencia (IR) disminuidos, como resultado de una pérdida de la autorregulación cerebral. Un IR muy bajo (< 0,5) en las primeras 48 horas de vida se ha asociado fuertemente a un mal resultado neurológico. Después de 48 horas, el IR generalmente se normaliza, lo que indica la recuperación de la perfusión cerebral normal. Sin embargo, si el cerebro desarrolla edema, el IR puede aumentar. Una variabilidad significativa en los valores de IR medidos con y sin compresión también indica una autorregulación cerebral inadecuada (**Fig. 41-8**).

Figura 41-4. Anatomía ecográfica normal. Planos coronales. Imágenes obtenidas a través de la fontanela anterior en el plano coronal de delante atrás en cerebro normal.

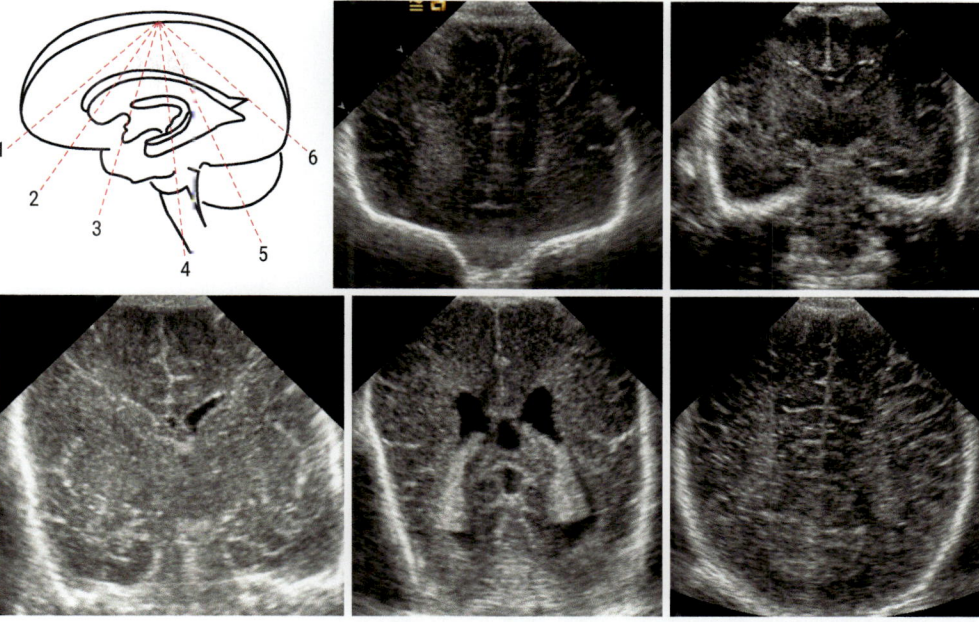

Se han descrito diferentes patrones de lesiones según la madurez del cerebro y el grado de hipoperfusión, preferiblemente, aplicados a la RM craneal. Así, Volpe identifica cuatro patrones de lesión, que están relacionados con la edad gestacional y la duración y gravedad de la hipoxia/isquemia. En opinión de la autora, es recomendable emplear la clasificación de De Vries y Groenendaal, en dos principales patrones: 1) patrón de ganglios basales-tálamo (GBT), resultante de un evento agudo, «asfixia aguda casi total» (rotura del útero, desprendimiento de la placenta o prolapso del cordón), con afectación de los tálamos ventrolaterales, los putámenes posteriores, la corteza perirrolándica ± el hipocampo y el tronco del encéfalo, que conduce a discapacidad grave con parálisis cerebral discinética (**Figs. 41-9** y **41-10**); 2) patrón de lesión *watershed* predominante, con afectación de la sustancia blanca y la corteza en las zonas limítrofes o frontera de las principales arterias cerebrales (ACA-arteria cerebral media [ACM] y ACM-arteria cerebral posterior [ACP]), resultante de hipotensión, hipoglucemia, infección, en asfixia parcial prolongada, que conducirá a déficits cognitivos tardíos y epilepsia.

En conclusión, la ecografía cerebral aún debe usarse con fines de detección durante los primeros 5 días después de la lesión hipóxico-isquémica, incluso en recién nacidos a término. La combinación de ecografía realizada al ingreso y RM durante la primera semana permite distinguir la lesión perinatal de la lesión prenatal. La RM permite usar técnicas como la difusión y la espectroscopia, lo que la ha convertido en la técnica más específica y sensible para identificar lesiones y predecir el pronóstico. De hecho, la RM se considera un biomarcador de lesión cerebral en el recién nacido, con sensibilidad y especificidad fidedignas (**Tabla 41-2**).

La terapia con hipotermia o *cooling* (33,5 °C durante 72 horas iniciada dentro de las 6 horas posteriores al nacimiento) entre recién nacidos a término con evidencia de encefalopatía hipóxico-isquémica moderada o grave ha reducido en los últimos años las tasas de muerte o supervivencia con discapacidad en la infancia. La falta de oxígeno antes y durante el

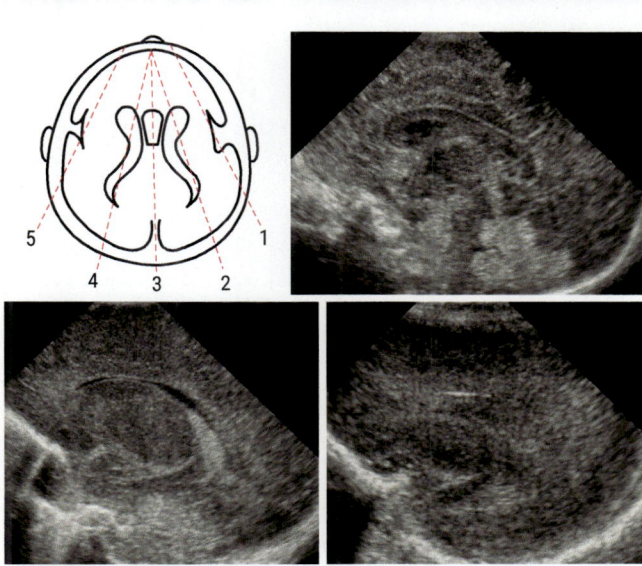

Figura 41-5. Anatomía ecográfica normal. Planos sagitales. Imágenes obtenidas a través de la fontanela anterior en el plano sagital desde la línea media hacia el lateral derecho e izquierdo en el cerebro normal.

nacimiento puede destruir las células del cerebro, pero estos daños causados por la falta de oxígeno continúan durante algún tiempo. Una forma de intentar detener este daño es inducir hipotermia, esto es, enfriar al bebé (*whole body cooling*) o simplemente la cabeza del bebé (*selective head cooling*) durante horas o días. Este tratamiento puede ser neuroprotector y reducir la cantidad de daño a las células cerebrales. Varias revisiones han demostrado que la hipotermia inducida ayuda a mejorar la supervivencia y el desarrollo entre los 18 y 24 meses de los recién nacidos a término e, incluso, de prematuros tardíos con riesgo de daño cerebral. Los criterios de selección de neonatos candidatos a esta terapia incluyen:

- Recién nacidos de 35 semanas de gestación o más.
- Evidencia de asfixia periparto.

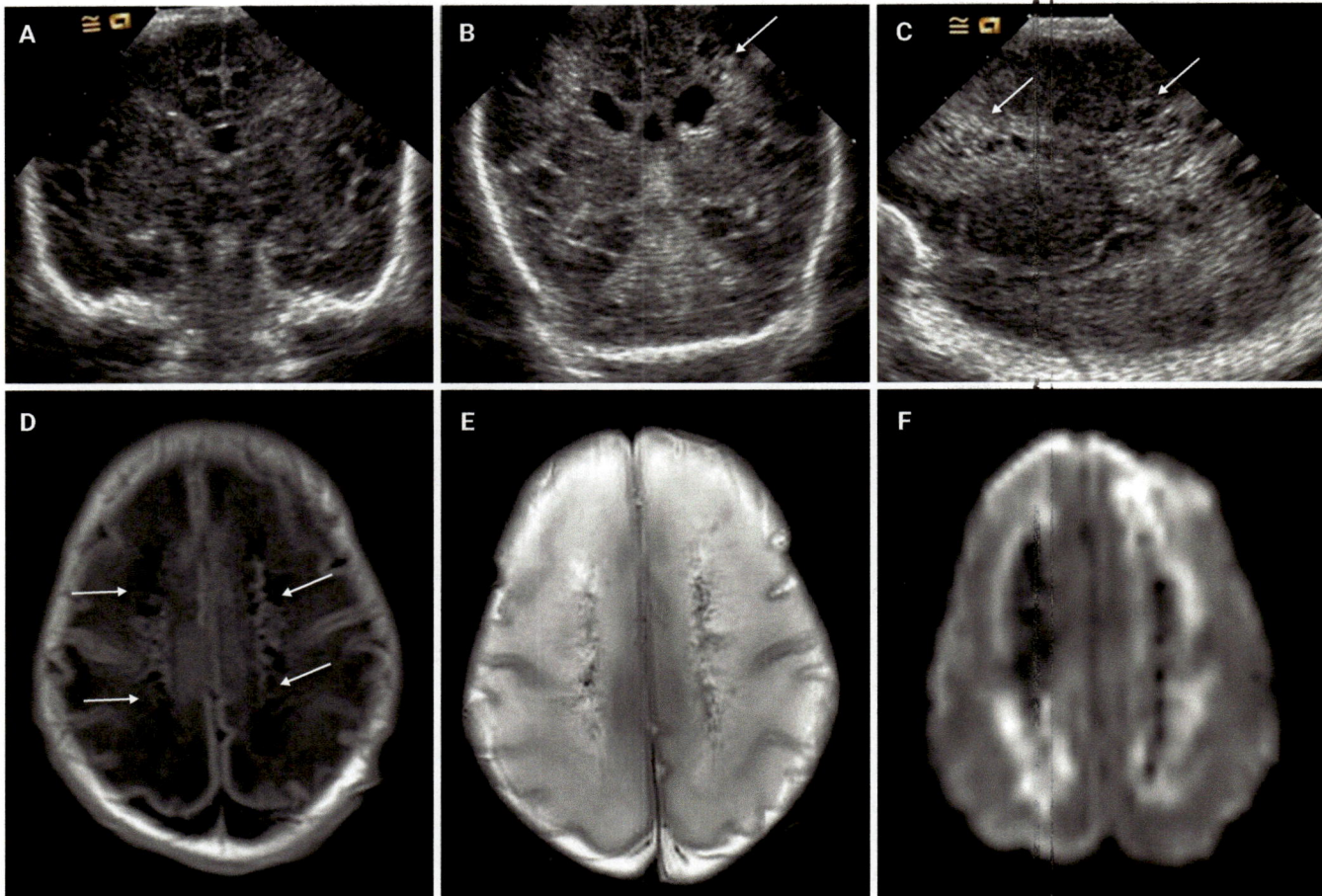

Figura 41-6. Encefalopatía de la prematuridad: leucomalacia periventricular. **A)** Pretérmino varón de 30 semanas. Ecografía en el plano coronal a través de la fontanela anterior en el primer día de vida, con tenue hiperecogenicidad en la sustancia blanca periventricular frontal izquierda. **B)** Imagen ecográfica coronal a los 16 días de vida, en donde aparecen lesiones cavitadas rodeadas de hiperecogenicidad de predominio en el hemisferio izquierdo (flecha). **C)** Imagen ecográfica sagital, donde se muestra la extensión de la lesión (flechas). **D)** Resonancia magnética (RM) craneal realizada en este paciente a los 8 días de edad, con imagen de RM en T1 en el plano axial, donde se demuestra la leucomalacia cavitada o quística bilateral (flechas). **E)** Imagen de RM en T2 en el plano axial, donde se observan señales hipointensas atribuibles a hemorragia petequial. **F)** La secuencia de difusión evidencia restricción periférica en la lesión de leucomalacia aguda bilateral.

- Evidencia de encefalopatía según la estadificación de Sarnat (Sarnat, 1976; Finer, 1981).
- Sin anomalías congénitas importantes reconocibles al nacimiento.

HIPOXIA-ISQUEMIA CEREBRAL FETAL

Las lesiones hemorrágicas e isquémicas encefálicas fetales forman parte de la patología del sistema nervioso central (SNC) fetal adquirida intraútero, esto es, son lesiones clásticas (no genéticas) o lesiones originadas de un proceso disruptivo, no resultantes de una embriogénesis anómala. Representan la tercera indicación de RM cerebral fetal tras la ventriculomegalia y las malformaciones del SNC. Su diagnóstico es difícil, requiere experiencia, el uso combinado de ecografía y RM, necesitando con frecuencia controles seriados (Tabla 41-3).

Se observan diferentes tipos de lesiones dependiendo de la causa, gravedad de la lesión y tiempo de detección por imagen. Los signos sospechosos de lesión clástica cerebral fetal incluyen lesiones agudas, como hemorragia, anomalías de la sustancia blanca, infartos o necrosis y trombosis venosa.

Tabla 41-1. Neuroimagen en el prematuro

Modalidad	Procedimiento	Cronología
Ecografía craneal	Fontanela anterior y mastoidea de rutina. Opcional: fontanela posterior, vascular	1. Inicial dentro de los 7 primeros días de vida
		2. Repetir ecografía en 4-6 semanas de edad
		3. Repetir cerca de la edad a término o alta
RM	Sin sedación, sueño natural	Opcional, basada en la discusión médico-familia. Generalmente, edad equivalente a término
TC	Debe evitarse en todas las circunstancias	–

Adaptada de: Hand IL, Shellhaas RA, Milla SS; Committee on Fetus and Newborn, Section on Neurology, Section on Radiology. Routine neuroimaging of the preterm brain. Pediatrics. 2020;146(5):e2020029082.
RM: resonancia magnética; TC: tomografía computarizada.

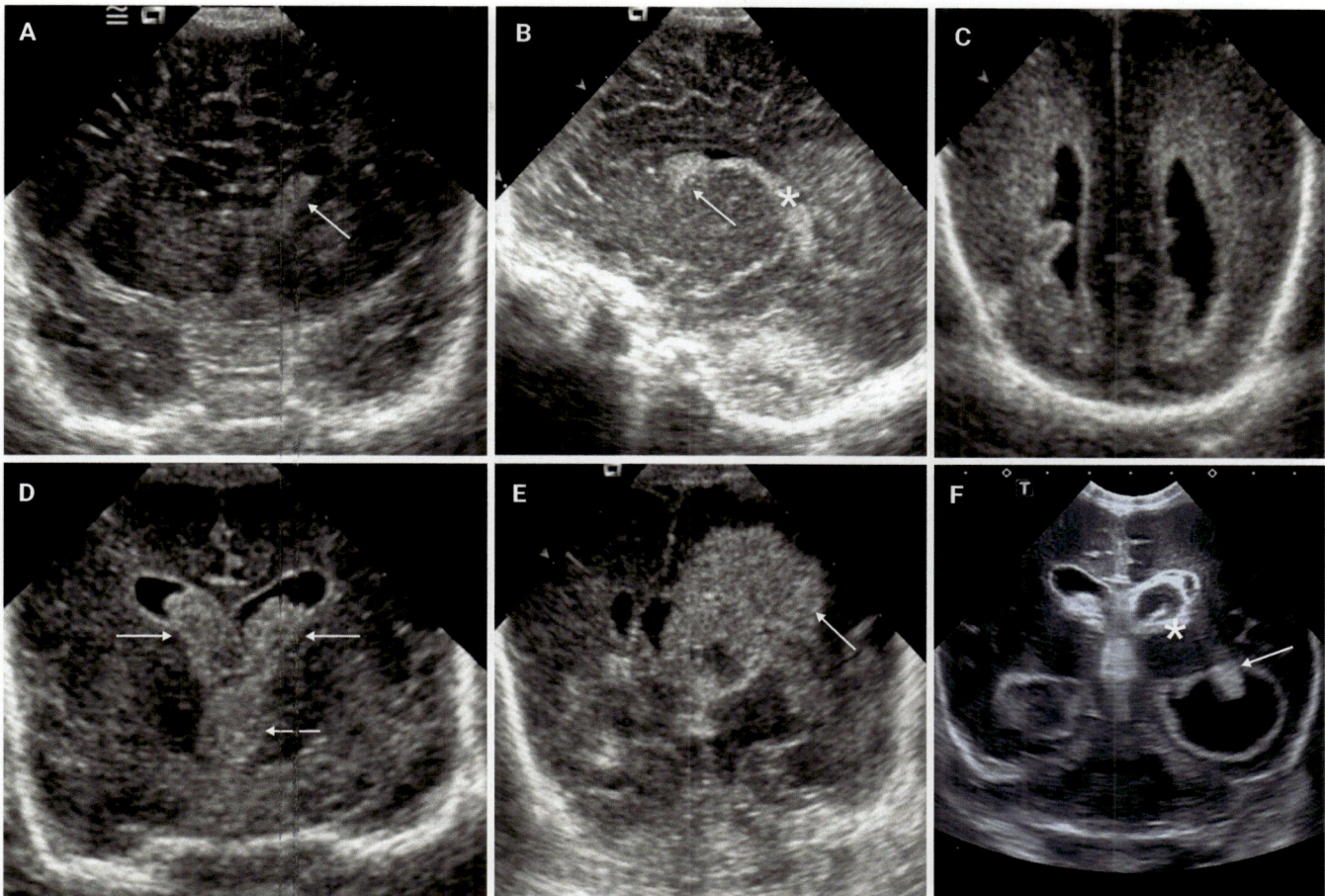

Figura 41-7. Hemorragia de la matriz germinal. Grados de Papile. **A)** Ecografía transfontanelar en el plano coronal, en la que se observa una hemorragia de la matriz germinal de grado 1 izquierda (flecha). **B)** Imagen sagital que muestra la hemorragia como una imagen ecogénica localizada en el surco caudotalámico izquierdo (flecha), anterior al plexo coroideo (asterisco). **C)** Hemorragia de grado 2 en otro prematuro con presencia de sangrado intraventricular asociado. **D)** Hemorragia de grado 3 en otro paciente con muy abundante sangrado intraventricular tanto en las astas frontales como en el tercer ventrículo (flechas). **E)** Hemorragia de grado 4 con infarto parenquimatoso izquierdo (flecha) en el hemisferio cerebral izquierdo con marcado efecto de masa. **F)** Evolución en otro paciente a hidrocefalia poshemorrágica, con epéndimo ecogénico, imagen quística de hemorragia evolucionada en la matriz germinal izquierda (asterisco) y artefacto de drenaje ventricular (punta de flecha).

No obstante, predominan los signos típicos de fase crónica, como ventriculomegalia, matriz germinal irregular o engrosada, gliosis de la sustancia blanca, atrofia, quistes parenquimatosos, sinequias, quistes ependimarios, calcificaciones, o malformaciones como esquisencefalia o polimicrogiria.

La hemorragia suele verse inicialmente en ecografía como una masa ecogénica. La extensión hemorrágica intraventricular puede conducir a hidrocefalia, a veces, unilateral, por obstrucción del agujero de Monro (**Fig. 41-11**) o, más frecuentemente, bilateral por obstrucción secundaria del acueducto de Silvio (**Fig. 41-12**). La RM fetal muestra mejor, con las secuencias de alta susceptibilidad magnética, las pequeñas áreas hemorrágicas, y caracteriza el estadio de estas por la presencia de la hiperseñal en T1 característica de la metahemoglobina (**Fig. 41-13**). La RM también es útil para visualizar lesiones destructivas parenquimatosas asociadas como quistes porencefálicos o zonas de encefalomalacia. El quiste porencefálico se define como un área que, por lo general, se comunica con los ventrículos, resultante de destrucción del parénquima y que muestra señal similar al líquido cefalorraquídeo en todas las secuencias (**Fig. 41-14**).

Las hemorragias se clasifican según su localización en intraventricular, periventricular, subependimaria, parenquimatosa cerebral, subdural y cerebelosa, con mayor incidencia de la intraventricular y la periventricular. Mientras que la hemorragia intracraneal es común en recién nacidos prematuros, la fetal se considera un hallazgo raro, con una incidencia estimada de 0,5-0,9/1.000 embarazos. Según la topografía, se puede clasificar de una forma más simple como asociada a la matriz germinal periventricular (HMG) o no asociada a la matriz germinal (no HMG), siendo la forma más común la primera. Sanapo *et al.* descubrieron en su serie que la hemorragia estaba confinada a la MG en el 67 % de los fetos frente a una ubicación diferente en un 33 %. Aquellas hemorragias que ocurrieron en el cerebelo se clasificaron en el grupo no HMG, si bien algunos autores creen que las hemorragias cerebelosas ocurren dentro de la matriz germinal ubicada en la capa subependimaria del techo del cuarto ventrículo y en la capa subpial granular externa. Yan Ying-luo clasificó las hemorragias fetales de la matriz germinal en: grado I: hemorragia confinada a la capa germinal del núcleo caudado subependimario; grado II: sería la hemorragia en los ventrícu-

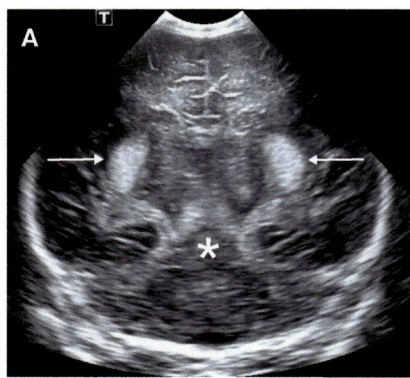

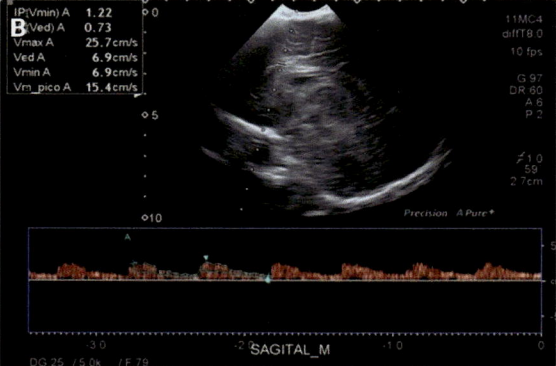

Figura 41-8. Hipoxia-isquemia grave en un recién nacido a término. **A)** Lesiones ecogénicas que afectan de forma bilateral a los ganglios basales (flechas) con imagen sugestiva de afectación del tronco del encéfalo (asterisco). **B)** Modo Doppler también patológico, con valores de índice de resistencia (IR) disminuidos, por pérdida de la autorregulación cerebral.

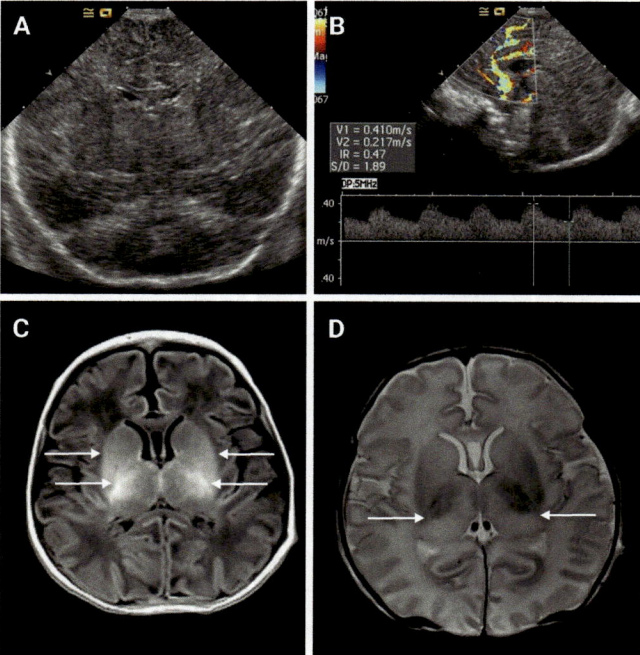

Figura 41-9. Hipoxia-isquemia grave. Correlación entre ecografía y resonancia magnética (RM). **A)** Neonato a término de 3 días en el que la ecografía en el plano coronal muestra una alteración difusa de la ecogenicidad cerebral. **B)** Modo Doppler patológico con elevación de la diástole e índice de resistencia (IR) menor de 0,50. **C)** RM realizada a los 6 días de vida, que muestra en la secuencia potenciada en T1 una hiperseñal patológica bilateral (flechas) en la sustancia gris central (tálamos y lenticulares). **D)** Imagen correspondiente ponderada en T2 con hiperseñal que afecta predominantemente a ambos tálamos (flechas).

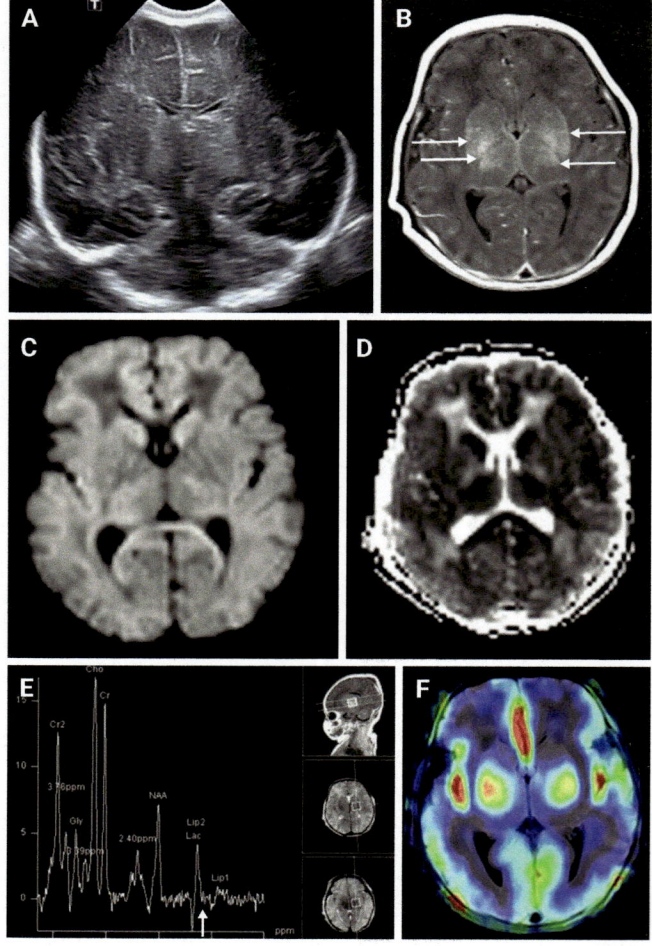

Figura 41-10. Hipoxia-isquemia grave. Patrón de ganglios basales-tálamos. **A)** Ecografía realizada en el primer día de vida, con alteración de la ecogenicidad en la sustancia gris central. **B)** Resonancia magnética cerebral realizada al 4.º día de vida, con imagen axial en T1, que muestra una lesión con patrón de ganglios basales-tálamo, con hiperseñal bilateral en los tálamos ventrolaterales y los putámenes posteriores (flechas). **C)** Imagen de difusión con afectación que parece más extensa, con mapa ADC (coeficiente de difusión aparente) **(D)** que muestra bajo valor en la porción ventral de los tálamos, los núcleos caudados y la sustancia blanca subcortical. **E)** Presencia de lactato (flecha) en espectroscopia. **F)** Aumento de perfusión en la sustancia gris central bilateral en el mapa de perfusión ASL (*arterial spin labelling*), considerado como signo de mal pronóstico.

los cerebrales; grado III: con dilatación ventricular secundaria; y grado IV: indica sangrado que involucra al parénquima cerebral (infarto hemorrágico).

Se ha publicado —y coincide con la experiencia de la autora— que la hemorragia precoz en la matriz germinal (antes de las 25 semanas de gestación) puede provocar una anomalía migratoria que puede conducir a polimicrogiria o esquisencefalia (**Fig. 41-15**).

El pronóstico está estrechamente relacionado con el grado de hemorragia intracraneal fetal, por lo que el diagnóstico precoz es muy importante. El diagnóstico se realiza primero por la ecografía prenatal, siendo posteriormente la RM una herramienta clave en el diagnóstico certero y caracterización

Tabla 41-2. Principales secuencias en resonancia magnética neonatal de 1,5 T

Secuencia	TE (ms)	TR (ms)	TI (ms)	Grosor (mm)	Matriz	FOV (mm)	Otros
T1-conventional spin-echo	15	500	–	4	192 × 256	220-240	–
T2-weighted fast spin-echo	90-160	4.000-8.000	–	4	192 ×256	220-240	–
T1-weighted 3D volume	4,5-25	20-120	–	1	192 × 256	220-240	–
Inversion recovery	30	500	1.000	4-5	192 × 256	220-240	–
Diffusion-weighted echo planar imaging	6.000	–	90	4	112 × 112	240	Valor b 750-1.000

FOV: campo de visión (*field of view*); TE: tiempo de eco; TI: tiempo de recuperación de la inversión; TR: tiempo de repetición.
Adaptada de: Arthurs OJ, Edwards A, Austin T, Graves MJ, Lomas DJ. The challenges of neonatal magnetic resonance imaging. Pediatr Radiol. 2012;42(10):1183-94.

Tabla 41-3. Principales secuencias y parámetros en resonancia magnética neurofetal de 1,5 T

Single-shot T2WI	GRE-T1WI	EPI-GRE T2*	DWI-EPI	Opcionales
Tres planos	Tres planos	Tres planos	Plano axial	Single-shot FLAIR EPI-FLAIR
TR: 1.000 ms TE: 100 ms	TR: 100 ms TE: 5 ms	TR: 7 ms TE: 3 ms	b = 0,700	Cine
Matriz: 512 × 512	Matriz: 512 × 512	Matriz: 200 × 256	Matriz: 108 × 256	Espectroscopia
3-4 mm, no espacio	4-5 mm, 1 mm espacio	5 mm, 0,5 mm	5 mm, 1 mm	DTI-tractografía
HASTE (Siemens) SSFSE (GE) SSHTSE (Philips)	FLASH (Siemens) SPGR (GE) T1FFE (Philips)	–	–	–

DTI: *diffusion tensor imaging*; DWI: *diffusion-weighted imaging*; EPI: *echo planar imaging*; FLASH: *fast low angle shot*; GE: General Electric; HASTE: *half Fourier single-shot turbo spin-echo*; GRE: *gradient echo*; SPGR: *spoiled gradient recalled acquisition*; SSFSE: *single-shot fast spin echo*; SSHTSE: *single-shot turbo spin echo*; T1FFE: *T1 fast field echo*; T1WI: *T1-weighted image*; T2WI: *T2-weighted image*; TE: tiempo de eco; TR: tiempo de repetición.
Adaptada de: Moltoni G, Talenti G, Righini A. Brain fetal neuroradiology: a beginner's guide. Transl Pediatr. 2021;10(4):1065-77; Putbrese B, Kennedy A. Findings and differential diagnosis of fetal intracranial haemorrhage and fetal ischaemic brain injury: what is the role of fetal MRI? Br J Radiol. 2017;90(1070):20160253; y Saleem SN. Fetal MRI: an approach to practice: a review. J Adv Res. 2014;5(5):507-23.

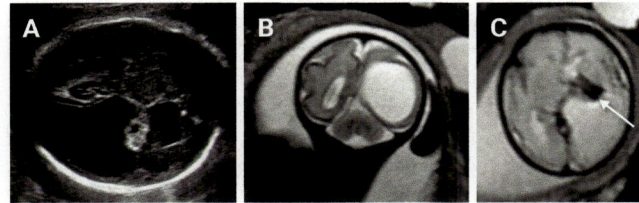

Figura 41-11. Ventriculomegalia unilateral poshemorrágica. Gestación de 29 semanas. **A)** Imagen ecográfica que muestra ventriculomegalia unilateral con restos hemorrágicos ecogénicos adyacentes al plexo coroideo ipsilateral. **B)** Imagen de resonancia magnética (RM) HASTE (*half Fourier single-shot turbo spin-echo*) en el plano coronal con ventriculomegalia unilateral. **C)** Imagen de RM EPI (*echo planar imaging*) en el plano axial con restos de hemosiderina en la región gangliobasal izquierda (flecha).

de la hemorragia, importante para optimizar el enfoque terapéutico y el asesoramiento prenatal. Muchas condiciones patológicas a lo largo de la gestación pueden comprometer la circulación maternofetal y provocar lesiones isquémicas o hemorrágicas en el cerebro fetal, incluyendo causas maternas (hemorragia materna, anemia grave, preeclampsia-eclampsia, *shock*, sepsis, hipoxia/intoxicación por monóxido de carbono, o tóxicos como la cocaína, o el alcohol), causas placentarias (desprendimiento de placenta, infarto placentario, placenta previa), causas fetales (malformaciones vasculares como la de Galeno, transfusión fetofetal, complicaciones de la terapia con láser o isquemia relativa a infecciones) y trastornos de la coagulación (plaquetopenia, isoinmunización). La identificación de la etiología específica es importante, ya que puede cambiar el curso del embarazo actual o tener un impacto en futuros embarazos. Este es especialmente el caso de la trombocitopenia aloinmunitaria, en la que el tratamiento con transfusiones intrauterinas o la administración materna de inmunoglobulina pueden mejorar los resultados. También se recomienda estudio genético, pues se han descrito recientemente mutaciones genéticas que pueden predisponer a hemorragia intracraneal y porencefalia posterior, como la de *COL4A1*, asociado a hemorragia cerebral parenquimatosa hereditaria. De hecho, el gen *COL4A1* codifica la cadena α-1 de la molécula de colágeno de tipo IV, componente primario de la membrana basal vascular, por lo que los cambios en las paredes vasculares debidos a esta mutación genética

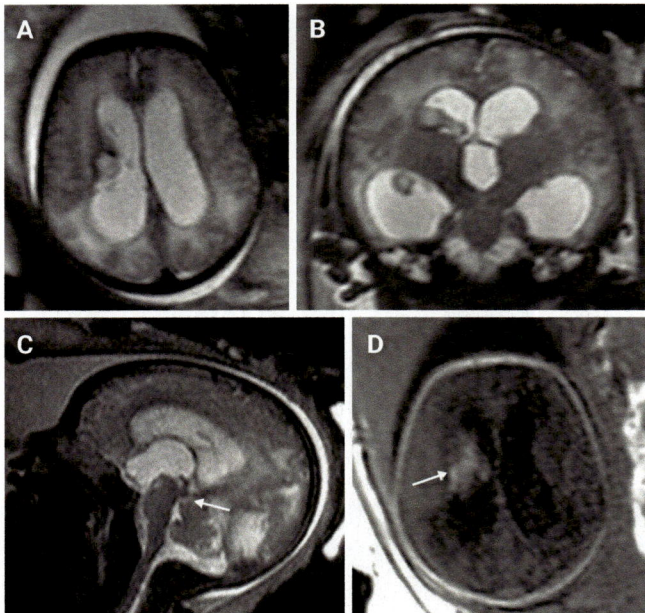

Figura 41-12. Hidrocefalia poshemorrágica. Gestación de 35 semanas. **A)** Imagen HASTE (*half Fourier single-shot turbo spin-echo*) en el plano axial, que muestra ventriculomegalia fetal con posibles restos hemorrágicos en la matriz germinal (MG) derecha. **B)** Imagen HASTE en el plano coronal, que muestra hidrocefalia fetal con restos de hemorragia en la MG derecha y la región periventricular adyacente. **C)** Imagen HASTE en el plano sagital, que muestra obstrucción secundaria del acueducto de Silvio (flecha). **D)** Imagen axial GRE (*gradient echo*) T1, que muestra la zona de origen de la hemorragia hiperintensa (flecha).

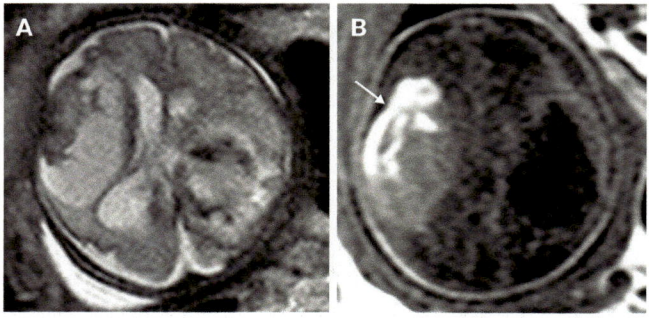

Figura 41-13. Hemorragia masiva cerebral bilateral. Gestación de 31 semanas. **A)** Imagen HASTE (*half Fourier single-shot turbo spin-echo*) en el plano axial, que muestra extensa hemorragia bilateral, afectando a ambos hemisferios cerebrales. **B)** Imagen GRE (*gradient echo*) T1 en el plano axial, que muestra presuntamente diferente cronología de las hemorragias con zonas hiperintensas de hemorragia subaguda (flecha). Diagnóstico final de aloinmunización anti-E, con previa infección por parvovirus B19.

originan anomalías en cerebro, ojos, músculos, riñones y otros órganos, como disgenesia ocular, displasia cortical, particularmente, esquisencefalia (**Fig. 41-16**), así como porencefalia; aproximadamente, el 20 % de pacientes con esquisencefalia o porencefalia tienen una mutación en *COL4A1*.

Aun así, en más del 50 % de los casos, no se encuentran factores de riesgo, y el manejo y asesoramiento siguen siendo un desafío. En general, los fetos con hemorragia de grados III o IV tienen un pronóstico neurológico a largo plazo significativamente peor en comparación con los grados I o II, similar

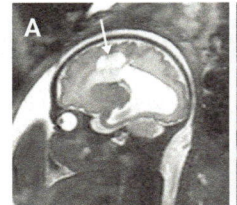 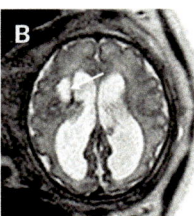 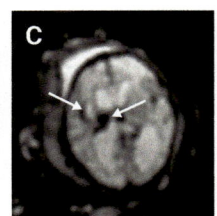

Figura 41-14. Porencefalia poshemorrágica periventricular. Gestación de 33 semanas referida por hallazgo de ventriculomegalia en ecografía **A)** Imagen HASTE (*half Fourier single-shot turbo spin-echo*) en el plano sagital, que muestra la imagen de porencefalia (flecha) con algún septo en la sustancia blanca periventricular. **B)** Imagen HASTE en el plano axial, que muestra la presencia de la porencefalia con un teñido hipointenso en su porción medial (flecha). **C)** Imagen EPI (*echo planar imaging*) en el plano axial, que confirma la presencia del teñido hipointenso de previa hemorragia en la matriz germinal ipsilateral (flecha), así como restos hemorrágicos en borde externo de la porencefalia (asterisco).

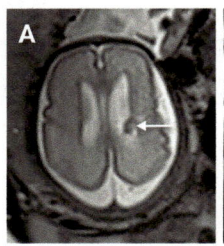 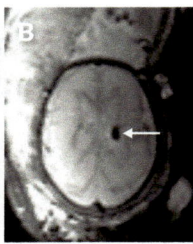 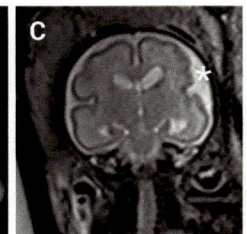

Figura 41-15. Hemorragia de la matriz germinal (MG) con polimicrogiria precoz. Gestación de 29 semanas referida por hallazgo de ventriculomegalia leve en ecografía **A)** Imagen HASTE (*half Fourier single-shot turbo spin-echo*) en el plano axial, que muestra posible hemorragia en la MG izquierda (flecha), con asimetría del patrón giral. **B)** Imagen EPI (*echo planar imaging*) en el plano axial, que confirma que se trata de hemorragia en la MG derecha (flecha). **C)** Imagen HASTE en el plano coronal, que muestra mejor la presencia de morfología anómala de las circunvoluciones en el hemisferio izquierdo, siendo compatibles con polimicrogiria precoz (asterisco).

a los recién nacidos prematuros. Estos fetos con hemorragia intracraneal suelen nacer por cesárea para evitar cualquier sangrado adicional como resultado de la compresión de la cabeza durante el parto vaginal.

El cerebelo fetal también puede ser objeto de hemorragia debido a su vulnerabilidad selectiva. Algunos autores creen que las hemorragias cerebelosas ocurren dentro de la matriz germinal ubicada en la capa subependimaria del techo del cuarto ventrículo y en la capa de células granulares externas subpiales (**Figs. 41-17, 41-18 y 41-19**).

Otras lesiones isquémicas localizadas componen la llamada leucomalacia periventricular, la cual se caracteriza por necrosis focal de fibras de la sustancia blanca adyacentes a los ventrículos laterales. Es un trastorno frecuente en prematuros nacidos antes de las 32 semanas de gestación y la causa más frecuente de parálisis cerebral en estos, como ya se ha comentado en el apartado anterior. También se puede detectar en el período prenatal, siendo más útil la RM en fetos de alto riesgo, que muestra anomalía de señal y/o quistes en la sustancia blanca periventricular (**Fig. 41-20**). Las lesiones isquémicas también pueden conducir a atrofia, con microcefalia y ventriculomegalia, con contorno irregular de los ventrículos laterales, cantidad reducida de sustancia blanca, aumento de espacios

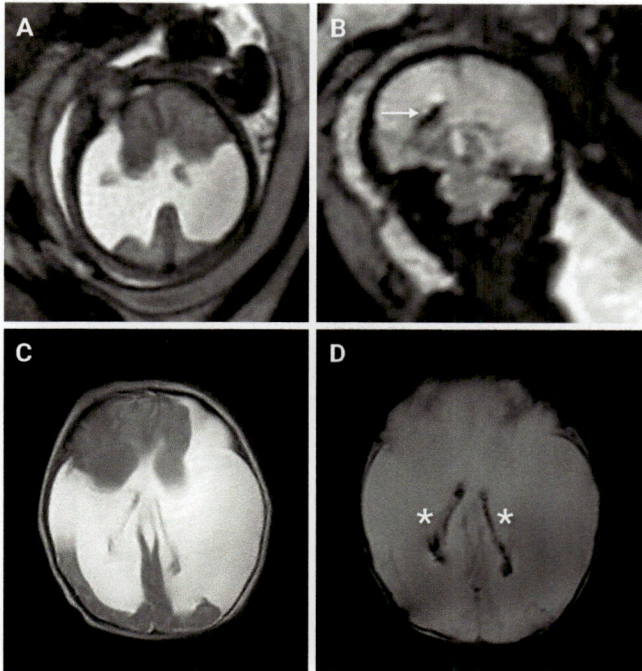

Figura 41-16. Esquisencefalia prenatal y posnatal. Gestación de 31 semanas. **A)** Imagen HASTE (*half Fourier single-shot turbo spin-echo*) en el plano axial, que muestra esquisencefalia bilateral de labios abiertos. **B)** Imagen EPI (*echo planar imaging*) en el plano coronal, que muestra restos de hemorragia (flecha). **C)** Imagen neonatal en T2 en el plano axial. **D)** Imagen EPI neonatal en el plano axial, que muestra el teñido hemorrágico crónico de los plexos coroideos (asteriscos). La investigación genética probó la presencia de mutación COL4A1.

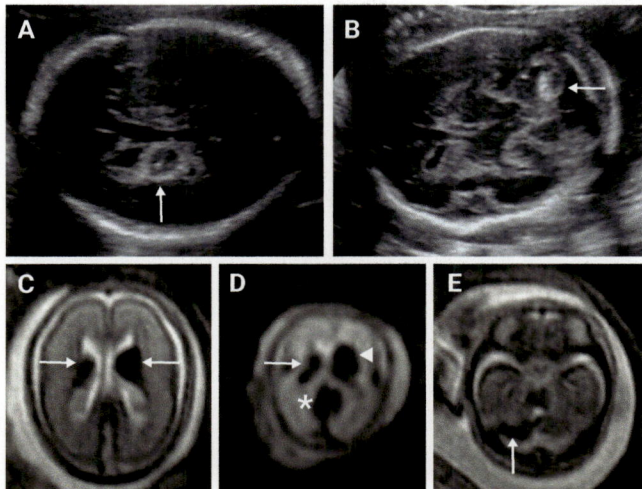

Figura 41-17. Hemorragia de la matriz germinal (MG) bilateral y del cerebelo. Gestación de 20 semanas. A) Imagen ecográfica, que muestra hemorragia de la MG (flecha). B) Imagen ecográfica con hemorragia cerebelosa asociada (flecha). C) Imagen HASTE (half Fourier single-shot turbo spin-echo) en el plano axial, que muestra la hemorragia bilateral de la MG, más extensa en el hemisferio izquierdo (flechas). D) Imagen EPI (echo planar imaging) en el plano axial, que muestra la hemorragia derecha (flecha), infarto hemorrágico izquierdo (punta de flecha) y hemorragia subdural posterior (asterisco). E) Imagen neonatal en T2 en el plano axial. D) Imagen HASTE en el plano axial, que muestra también el teñido hemorrágico cerebeloso (asterisco).

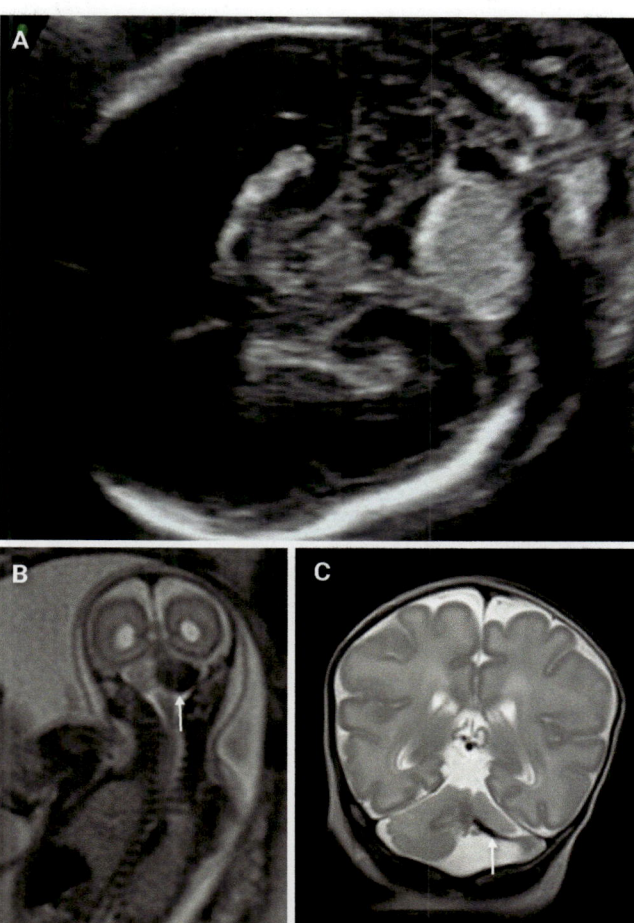

Figura 41-18. Hemorragia cerebelosa con correlación posnatal. Gestación de 24 semanas. Feto con isoinmunización Rh. **A)** Imagen ecográfica, que muestra la hemorragia ecogénica en el cerebelo (flecha). **B)** Imagen HASTE (*half Fourier single-shot turbo spin-echo*) en el plano coronal, que muestra la hemorragia cerebelosa izquierda (flecha). **C)** Imagen posnatal ponderada en T2 en el plano axial realizada a los 21 días, que muestra la evolución hacia atrofia del hemisferio cerebeloso izquierdo con sutil teñido hemorrágico.

subaracnoideos y adelgazamiento del cuerpo calloso por degeneración de las fibras transcallosas.

Una situación de alto riesgo es la transfusión fetofetal en embarazo gemelar monocoriónico, sobre todo, tras el óbito o muerte intrauterina de un gemelo. El compromiso cardiovascular y diseminación intravascular con trombosis asociada puede dar lugar a múltiples lesiones isquémicas en el cerebro y otros órganos (**Fig. 41-21**). También se pueden encontrar malformaciones corticales en embarazos gemelares cuando la lesión ocurre antes de las 20 semanas de gestación, ya que la hipoxia-isquemia interfiere, como ya se ha comentado, con la organización cortical cerebral (**Fig. 41-22**).

INFECCIÓN CONGÉNITA Y PERINATAL

El cerebro en desarrollo es muy sensible a los organismos neurotrópicos. Las infecciones congénitas se incluyen en el acrónimo TORCH (*Toxoplasma gondii*, otras [sífilis], rubéola, citomegalovirus [CMV] y herpesvirus), a los que se añaden en

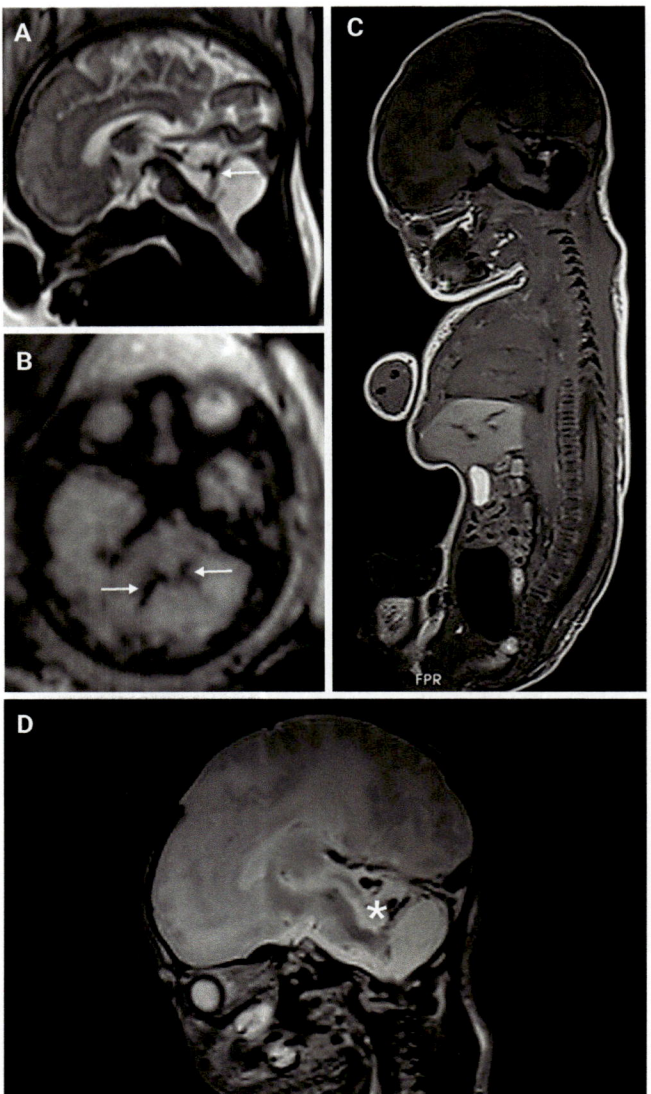

Figura 41-19. Hemorragia cerebelosa con fetopsia virtual. Gestación de 33 semanas. Hallazgo ecográfico de hipoplasia cerebelosa. **A)** Imagen HASTE (*half Fourier single-shot turbo spin-echo*) en el plano sagital, que muestra atrofia cerebelosa (flecha). **B)** Imagen axial EPI (*echo planar imaging*) con restos hemorrágicos en el cerebelo (flechas). **C)** Imagen de fetopsia virtual en el plano sagital ponderada en T1 con atrofia de cerebelo y restos hemorrágicos. **D)** Imagen de fetopsia virtual en el plano sagital ponderada en T2, que muestra, además, lesión focal tegmental de la protuberancia (asterisco).

la actualidad otros agentes infecciosos como la coriomeningitis linfocítica, el parechovirus, el virus de la varicela-zóster, el virus Zika, el virus de la inmunodeficiencia humana, o el parvovirus B19. El microorganismo alcanza el cerebro fetal por transmisión transplacentaria o bien ascendente desde el cuello uterino hasta alcanzar el líquido amniótico. Tanto las manifestaciones clínicas, como los hallazgos de neuroimagen y el pronóstico dependen más de la edad del feto en el momento de la infección que de la propia virulencia del agente infeccioso. Así, las infecciones que ocurren durante los dos primeros trimestres de la gestación provocan efectos teratogénicos que conducen a malformaciones, mientras que aquellas que ocurren durante el tercer trimestre se caracteri-

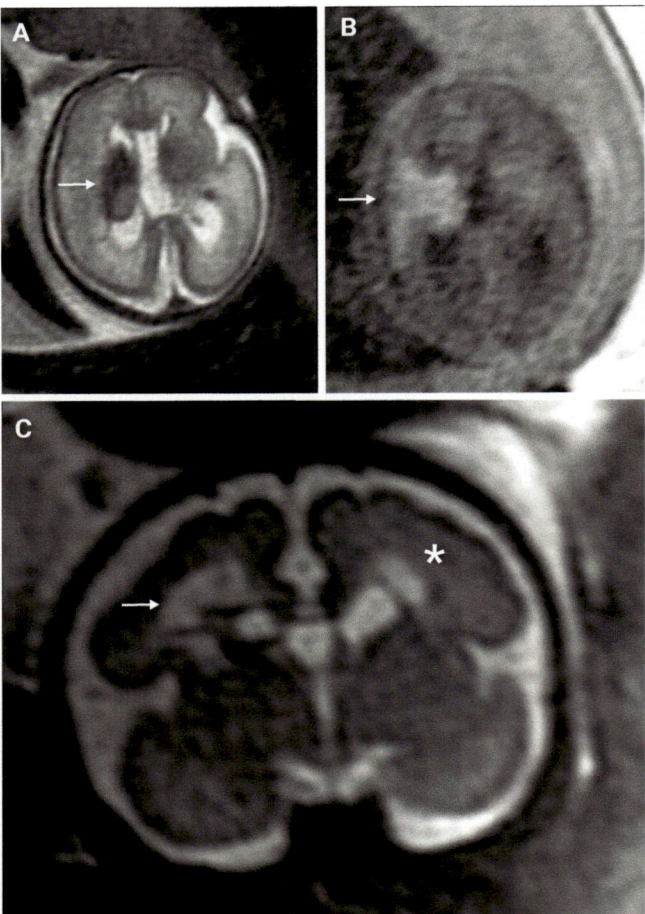

Figura 41-20. Hipoxia-isquemia con hemorragia y leucomalacia. Gestación de 26 semanas. **A)** Imagen HASTE (*half Fourier single-shot turbo spin-echo*) en el plano axial, que muestra una imagen de hemorragia parenquimatosa periventricular derecha con hipointensidad de señal (flecha). **B)** Imagen axial en T1 con extensa lesión hiperintensa derecha (flecha). **C)** Resonancia magnética de seguimiento realizada a las 30 semanas, que muestra evolución de lesión hemorrágica derecha, con aparición de lesión de leucomalacia periventricular izquierda (flecha).

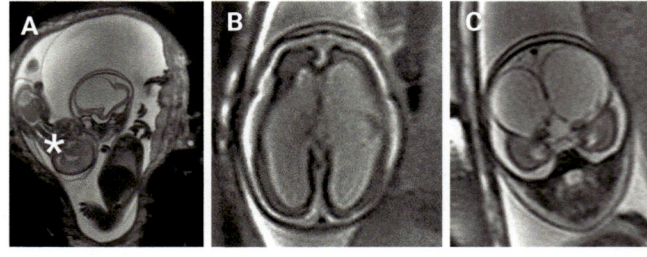

Figura 41-21. Transfusión fetofetal con óbito fetal. **A)** Imagen HASTE (*half Fourier single-shot turbo spin-echo*) en el plano coronal con amplio campo de visión (FOV), que muestra el óbito fetal (asterisco) con el gemelo superviviente patológico. **B)** Imagen HASTE en el plano axial, que muestra la grave atrofia parenquimatosa con ventriculomegalia secundaria. **C)** Imagen HASTE en el plano coronal.

zan por tener efectos encefaloclásticos, con las consiguientes lesiones destructivas.

En nuestro medio, la infección congénita más frecuente es por CMV. Los pacientes pueden ser asintomáticos al nacimiento en un 90 % de casos (aun así, pueden tener un 10 %

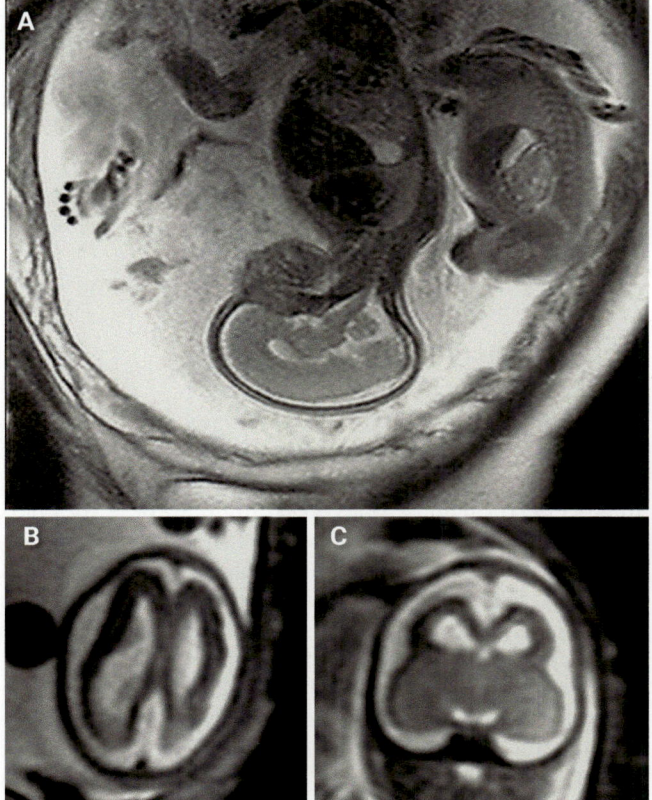

Figura 41-22. Transfusión fetofetal con microcefalia y atrofia en un gemelo. **A)** Imagen HASTE (*half Fourier single-shot turbo spin-echo*) en el plano coronal con amplio campo de visión (FOV), que muestra embarazo gemelar con uno de los gemelos que presenta encéfalo normal. **B)** Imagen HASTE en el plano axial, que muestra atrofia parenquimatosa con patrón giral anómalo en el otro gemelo. **C)** Imagen HASTE en el plano coronal, que muestra ventriculomegalia con adelgazamiento del parénquima, patrón giral anómalo y microcefalia.

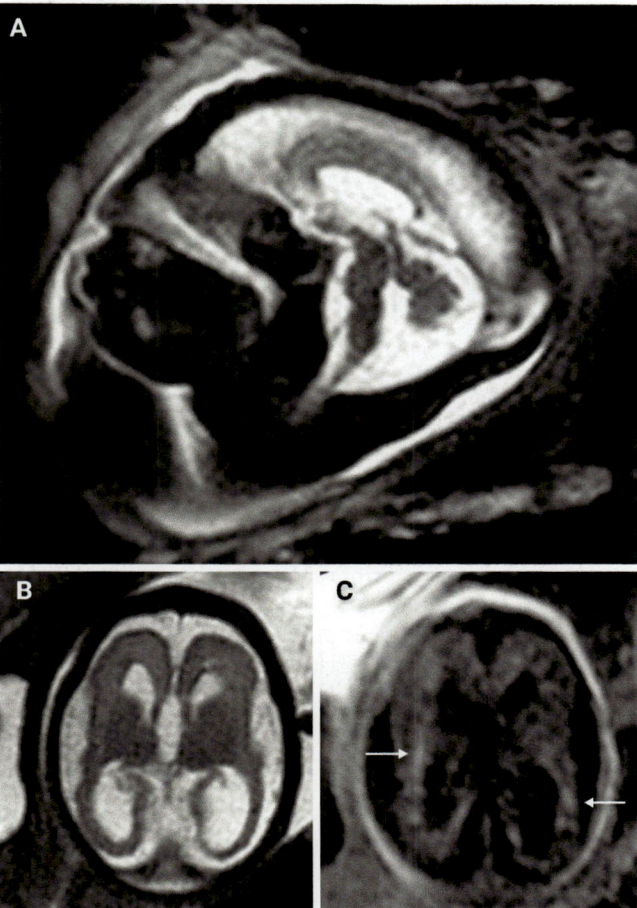

Figura 41-23. Infección precoz por citomegalovirus en una gestación de 33 semanas. **A)** Imagen HASTE (*half Fourier single-shot turbo spin-echo*) en el plano sagital, que muestra grave microcefalia, cuerpo calloso adelgazado e hipoplasia de vermis cerebeloso. **B)** Imagen HASTE en el plano axial, que muestra la atrofia parenquimatosa con patrón giral anómalo para 33 semanas. **C)** Imagen GRE (*gradient echo*) T1 en el plano axial del mismo feto con ventriculomegalia, patrón giral anómalo y mineralización hiperintensa periventricular (flechas).

de secuelas), o bien pueden tener síntomas, siendo los síntomas y signos más habituales microcefalia, hepatoesplenomegalia, coriorretinitis, ictericia, trombocitopenia y petequias (en este caso, el porcentaje de secuelas será del 80-90 %). Las secuelas más importantes son parálisis cerebral, retraso motor, epilepsia y sordera. Por imagen, es posible diferenciar entre la infección precoz (durante el primer trimestre y principios del segundo), caracterizada por microcefalia grave, trastornos girales, dilatación ventricular, hipoplasia cerebelosa y calcificaciones (**Figs. 41-23** y **41-24**), y la infección tardía (después de las 26-28 semanas de gestación), en la que las lesiones predominantemente afectan a la sustancia blanca cerebral. Otras manifestaciones son los seudoquistes periventriculares, que afectan, sobre todo, a la sustancia blanca adyacente a las astas temporales, las sinequias intraventriculares (relativas a la ventriculitis) y los seudoquistes germinolíticos (**Fig. 41-25**). Las calcificaciones cerebrales pueden ser puntiformes (en cualquier localización) o lineales «en placa» (periventriculares), más fácilmente detectables en secuencias GRE (*gradient echo*) o SWI (*susceptibility-weighted imaging*) (**Fig. 41-26**). De hecho, la localización de las calcificaciones cerebrales puede ayudar al diagnóstico diferencial (**Tabla 41-4**). La RM fetal

tiene una mayor sensibilidad para mostrar las lesiones cerebrales tras la infección por CMV, incluso con ecografía normal previa, particularmente, en las lesiones de la sustancia blanca y los seudoquistes polares temporales. El diagnóstico se realiza mediante pruebas serológicas, midiendo las inmunoglobulinas IgG e IgM. La infección intrauterina puede confirmarse mediante la detección por reacción en cadena de la polimerasa (PCR; *polymerase chain reaction*) del ácido desoxirribonucleico (ADN) del CMV en el líquido amniótico después de las 21 semanas de gestación y, al menos, tras seis semanas de la infección. Al nacer, la infección puede confirmarse mediante el análisis de PCR en sangre, orina y saliva. La terapia durante el embarazo consiste en medicamentos antivirales (valaciclovir) para reducir la probabilidad de transmisión fetal o mejorar las secuelas fetales. En los recién nacidos, el tratamiento consiste en fármacos antivirales (ganciclovir o valganciclovir). El diagnóstico diferencial incluye entidades genéticas como leucodistrofias de inicio precoz, como la leucoencefalopatía con quistes temporales subcorticales o enfermedad de la sus-

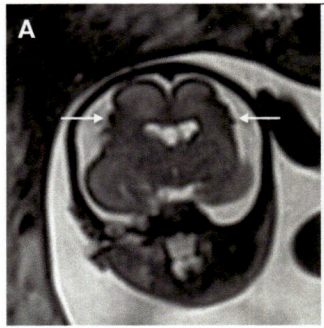
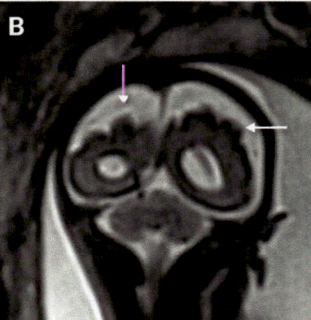

Figura 41-24. Infección precoz por citomegalovirus en una gestación de 26 semanas, feto con malposición podálica en ecografía. **A)** Imagen HASTE (*half Fourier single-shot turbo spin-echo*) en el plano coronal, que muestra grave microcefalia, con polimicrogiria precoz bilateral (flechas). **B)** Imagen HASTE en el plano coronal a nivel occipital, que muestra el aspecto aserrado de la polimicrogiria bilateral (flechas).

tancia blanca evanescente, o el síndrome de Adams-Oliver.

La toxoplasmosis es la infección congénita más común después del CMV (aunque rara hoy día). La infección se adquiere por la ingestión de carnes poco cocidas o curadas, o bien directamente de los gatos. El agente causal es el parásito protozoario *Toxoplasma gondii*, el cual infecta a animales (gatos) y humanos. Se considera característica la tríada de coriorretinitis, hidrocefalia y calcificaciones intracraneales, pero solo está presente en un 10 % de los casos. La hidrocefalia suele ser por estenosis del acueducto de Silvio (**Fig. 41-27**). Hasta un 80-90 % son asintomáticos al nacer, y los signos y síntomas aparecen varios días o semanas después, siendo los más frecuentes hidrocefalia, convulsiones o meningoencefalitis coexistente con coriorretinitis. En la toxoplasmosis congénita, son más frecuentes la macrocefalia y la coriorretinitis, con calcificaciones intracraneales de distribución más periférica que en la infección por CMV. Los diagnósticos diferenciales incluyen el resto de patologías TORCH y seudo-TORCH, y el síndrome de Aicardi-Goutières.

La infección por el virus Zika está causada por un flavivirus transmitido por la picadura del mosquito *Stegomyia aegypti* (anteriormente denominado *Aedes aegypti*). El primer caso fue identificado en 1952; posteriormente, se sucedieron brotes en África, el sudeste de Asia y el Pacífico, convirtiéndose en una emergencia sanitaria mundial en 2016. Actualmente la Organización Mundial de la Salud (OMS) ya no la considera una emergencia sanitaria mundial, aunque sigue

Tabla 41-4. Calcificaciones cerebrales

La localización puede ayudar a diferenciar las distintas infecciones
CMV: periventriculares o corticales
Virus Zika: unión entre la sustancia gris y la sustancia blanca
Toxoplasmosis: nódulos ecogénicos en ecografía
CMV, rubéola, virus Zika: vasculopatía lenticuloestriada en ganglios basales

CMV: citomegalovirus.

siendo un patógeno importante con graves complicaciones. La transmisión sexual entre humanos es también posible. Las manifestaciones más frecuentes son ventriculomegalia, microcefalia, calcificaciones en la unión entre la sustancia gris y la sustancia blanca, atrofia, polimicrogiria, disgenesia de cuerpo calloso, hipoplasia cerebelosa y mielinización retardada. Cabe destacar que la presencia de calcificaciones en la unión entre la sustancia gris y la sustancia blanca se considera patognomónica y no está descrita en otras infecciones (**Fig. 41-28**). La infección por el virus Zika durante el embarazo parece ser la causa de un patrón reconocible de anomalías congénitas que es constante y único. Aunque muchos de los componentes de este síndrome, como las discapacidades cognitivas, sensoriales y motoras, son compartidos por otras infecciones congénitas, cinco características la diferencian de otras infecciones congénitas: grave microcefalia con cráneo parcialmente colapsado, corteza cerebral adelgazada con calcificaciones subcorticales, cicatrización macular y manchas retinianas pigmentarias focales, contracturas congénitas, y marcada hipertonía precoz con síntomas de afectación extrapiramidal. La identificación de este fenotipo por los pediatras es muy importante para garantizar una evaluación y seguimiento adecuados de los bebés afectados (**Fig. 41-29**).

Aunque la transmisión vertical de la madre al feto en la infección por el coronavirus de tipo 2 del síndrome respiratorio agudo grave (SARS-CoV-2; *severe acute respiratory syndrome coronavirus 2*) sigue siendo controvertida, el virus sí que puede afectar a la placenta y causar complicaciones en el embarazo, como aborto espontáneo, restricción del crecimiento intrauterino o parto prematuro. La tormenta

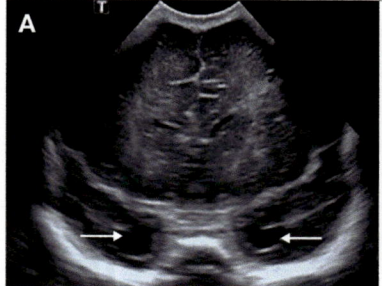
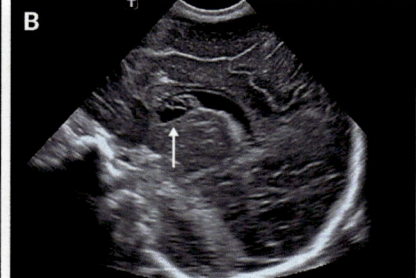
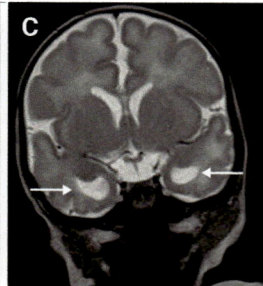

Figura 41-25. Infección tardía por citomegalovirus. **A)** Imagen de ecografía neonatal transfontanelar en el plano coronal, que muestra imágenes anecoicas sugestivas de seudoquistes polares temporales (flechas). **B)** Imagen de ecografía en el plano sagital con presencia de seudoquiste germinolítico (flecha). **C)** Imagen de resonancia magnética neonatal HASTE (*half Fourier single-shot turbo spin-echo*) en el plano coronal, que muestra mejor los seudoquistes polares temporales (flechas).

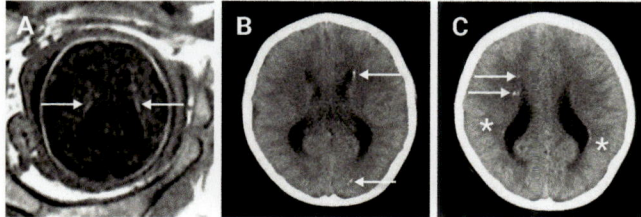

Figura 41-26. Calcificaciones en infección por citomegalovirus. **A)** Imagen GRE (*gradient echo*) T1 en el plano axial de un feto de 33 semanas con calcificaciones lineales periventriculares (flechas). **B)** Imagen de tomografía computarizada (TC) en el plano axial en un niño de 9 años con retraso global del desarrollo con leve ventriculomegalia y calcificaciones puntiformes periventriculares y subcorticales (flechas). **C)** Imagen de TC más craneal del mismo paciente, que muestra calcificaciones puntiformes periventriculares derechas (flecha) y lineales periventriculares izquierdas (asterisco).

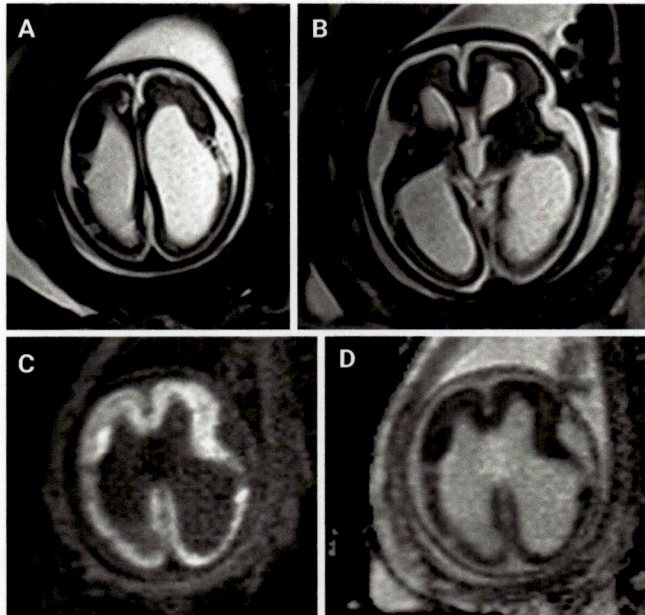

Figura 41-27. Toxoplasmosis congénita en una gestación de 27 semanas. **A)** Imagen HASTE (*half Fourier single-shot turbo spin-echo*) en el plano axial, que muestra ventriculomegalia con atrofia parenquimatosa y áreas de necrosis con sospecha de calcificaciones. **B)** Imagen axial HASTE con hidrocefalia, calcificaciones en ganglios basales y zonas de necrosis parenquimatosa. **C)** Imagen de difusión en el plano axial con restricción atribuible a necrosis del parénquima. **D)** Imagen correspondiente de mapa ADC (coeficiente de difusión aparente).

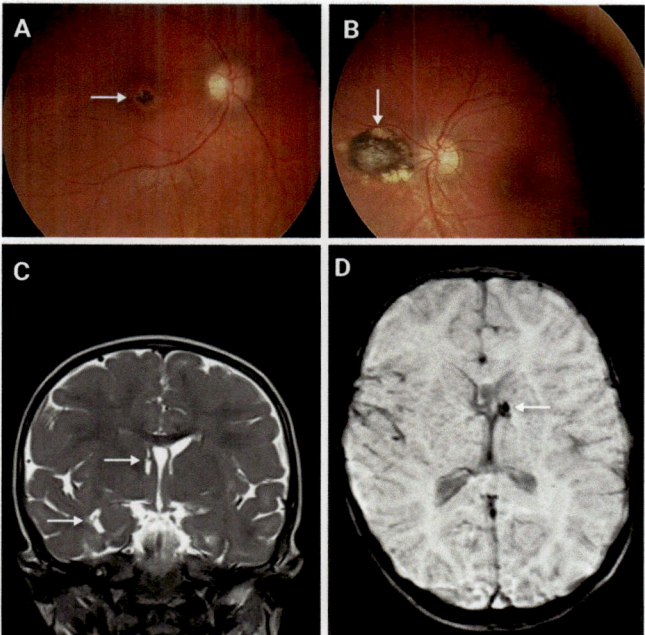

Figura 41-28. Toxoplasmosis congénita diagnosticada en el período posnatal. Varón de 15 meses, cuya madre viajó a México durante la gestación. Diagnosticado por cicatrices coriorretinianas descubiertas en oftalmoscopia a raíz de estrabismo. **A** y **B)** Imágenes oftalmoscópicas del ojo derecho **(A)** e izquierdo **(B)**, que muestran las imágenes cicatriciales (flechas) por previa coriorretinitis. **C)** Imagen en T2 en el plano coronal con sutiles signos de atrofia cortical, dismorfia ventricular y septos intraventriculares (flechas). **D)** Imagen axial SWI (*susceptibility-weighted imaging*) con sutiles calcificaciones, una de ellas en la proximidad del agujero de Monro izquierdo (flecha).

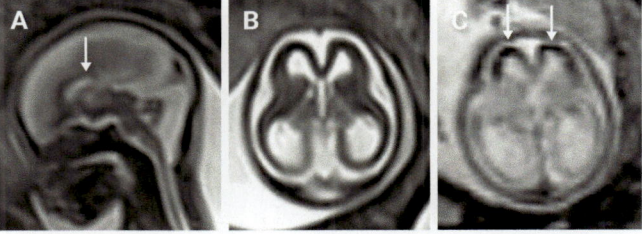

Figura 41-29. Infección por el virus Zika en una gestación de 19 semanas. **A)** Imagen HASTE (*half Fourier single-shot turbo spin-echo*) en el plano sagital, que muestra un cuerpo calloso corto (flecha). **B)** Imagen HASTE en el plano axial con ventriculomegalia y atrofia parenquimatosa. **C)** Imagen GRE (*gradient echo*) T2* en el plano axial con presencia de calcificaciones hipointensas en la unión entre la sustancia gris y la sustancia blanca frontales bilaterales (flechas).

de citocinas inducida en el embarazo durante la infección materna por SARS-CoV-2 puede causar daño inflamatorio al feto. El conocido estado protrombótico inducido por la infección puede desempeñar un papel crucial en el desarrollo de complicaciones neonatales graves, como la trombosis venosa cerebral, incluso sin transmisión transplacentaria. Por ello, la OMS recomendó la vacuna contra la enfermedad por coronavirus de 2019 (COVID-19; *coronavirus disease 2019*) para las embarazadas, incluso durante la lactancia (**Tabla 41-5**).

Las infecciones bacterianas del SNC en el recién nacido ocurren dentro de las primeras 24 horas de vida con hallazgos de meningitis. Casi dos tercios de los casos están causados por *Streptococcus* del grupo B o *Escherichia coli*. Una vez que la infección alcanza las meninges del cerebro neonatal, hay posterior diseminación a los espacios subaracnoideos y ventrículos. La propagación al parénquima puede causar cerebritis y abscesos, ventriculitis, hidrocefalia obstructiva, trombosis venosa e isquemia o hemorragia (**Figs. 41-30**, **41-31** y **41-32**). En las últimas décadas, hay una disminución significativa de la sepsis temprana por estreptococos del grupo B debido a la terapia antibiótica intraparto, mientras que la incidencia de meningitis por gramnegativos de inicio precoz se ha mantenido estable.

Tabla 41-5. Principales hallazgos de neuroimagen en infecciones congénitas del sistema nervioso central

	Calcificaciones	Ventrículos	Corteza	Sustancia blanca	Otros
CMV	Periventriculares Puntiformes	Ventriculomegalia	Polimicrogiria Lisencefalia Esquisencefalia	Periventricular Quistes germinolíticos Quistes temporales	Hipoplasia cerebelosa
Toxoplasmosis	Ganglios basales Tálamos Corticales Periventriculares	Hidrocefalia	Microcefalia Macrocefalia Porencefalia	Microcefalia Macrocefalia Porencefalia	Estenosis del acueducto de Silvio
VHS	Menos comunes	Ventriculomegalia	Microcefalia Porencefalia	Microcefalia Porencefalia	Agenesia del cuerpo calloso Microftalmia
Rubéola	Ganglios basales Periventriculares	Ventriculomegalia	Polimicrogiria	Multifocal en la sustancia blanca Lóbulos frontales	Quistes subependimarios Vasculopatía lenticuloestriada
Parvovirus	Menos común	Dilatados	Isquemia Hemorragia	Isquemia Hemorragia	Vasculopatía Hidropesía
SARS-CoV-2	–	Hemorragia intraventricular	Hemorragia Isquemia	Leucomalacia Hemorragia Isquemia	Trombosis venosa cerebral
Virus Zika	Unión entre sustancia gris y sustancia blanca Lóbulos frontales Lóbulos parietales	Ventriculomegalia	Microcefalia Polimicrogiria Simplificado Paquigiria Lisencefalia Displasia opercular Heterotopia	Mielinización retrasada Desmielinización Hipoplasia de tronco	Seudoquistes occipitales Microftalmia Cataratas Coloboma Atrofia de médula espinal

CMV: citomegalovirus; SARS-CoV-2: coronavirus de tipo 2 del síndrome respiratorio agudo grave (*severe acute respiratory syndrome coronavirus 2*); VHS: virus del herpes simple.
Adaptada de: Lucignani G, Guarnera A, Rossi-Espagnet MC, Moltoni G, Antonelli A, Figà Talamanca L, et al. From fetal to neonatal neuroimaging in TORCH infections: a pictorial review. Children (Basel). 2022;9(8):1210.

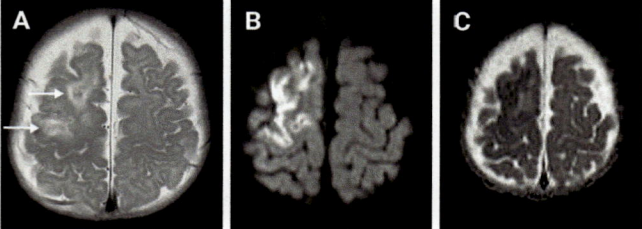

Figura 41-30. Infección por *Streptococcus agalactiae* con isquemia neonatal. **A)** Imagen en T2 en el plano axial, que muestra lesión hiperintensa heterogénea corticosubcortical frontal derecha (flecha). **B)** Restricción con hiperseñal en la imagen de difusión en el plano axial. **C)** Imagen correspondiente en el mapa ADC (coeficiente de difusión aparente).

Los factores de riesgo más importantes para la sepsis son la prematuridad, la falta de protección IgG de la madre, las infecciones de la placenta y la rotura prolongada de membranas. La RM con difusión y contraste es el estudio de imagen de elección en recién nacidos con sospecha de meningitis bacteriana y sus posibles complicaciones. *Listeria monocytogenes* es un bacilo grampositivo; la infección en humanos se produce por ingesta de frutas y vegetales crudos contaminados o productos extraídos de animales afectados, como leche sin pasteurizar, quesos frescos y

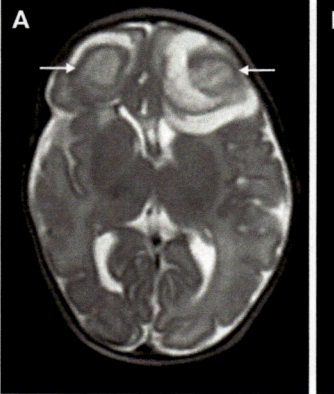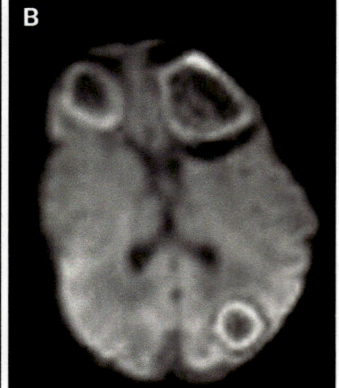

Figura 41-31. Abscesos neonatales cerebrales por *Serratia marcescens*. **A)** Imagen en T2 el en plano axial, que muestra lesiones frontales bilaterales con componente quístico-necrótico, de mayor tamaño en el hemisferio izquierdo, donde existe efecto de masa sobre el ventrículo adyacente (flechas). **B)** Restricción periférica con hiperseñal en la imagen de difusión en el plano axial, con otra lesión similar de menor tamaño en la región occipital izquierda.

carne poco cocinada, o comida precocinada. El contagio del recién nacido sucede por paso transplacentario de bacterias, por vía ascendente o por contacto en el parto. La listeriosis perinatal (sepsis, meningitis) se considera una infección emergente que puede tener serias consecuencias para la madre y el recién nacido (**Fig. 41-33**).

El creciente uso de terapias agresivas ha aumentado el número de niños inmunodeprimidos, y la supervivencia más larga de estos pacientes se ha asociado a un aumento de la frecuencia de infecciones fúngicas del SNC. Algunos de los hongos más comunes incluyen *Candida albicans*, *Aspergillus fumigatus*, *Cryptococcus neoformans* y *Coccidioides immitis*. *Candida* (varias especies) es un patógeno emergente que surgió en las últimas décadas como resultado de los avances en la medicina y la terapia modernas. Las infecciones fúngicas neonatales están causadas, generalmente, por *Candida albicans*, afectan predominantemente a neonatos prematuros con sistemas inmunitarios inmaduros; el 30 % muestran signos de afectación del SNC, incluyendo meningitis, ependimitis, y microabscesos cerebrales y cerebelosos. La ecografía y la RM muestran lesiones en anillo o puntiformes, y microabscesos, con típica difusión restringida (**Fig. 41-34**).

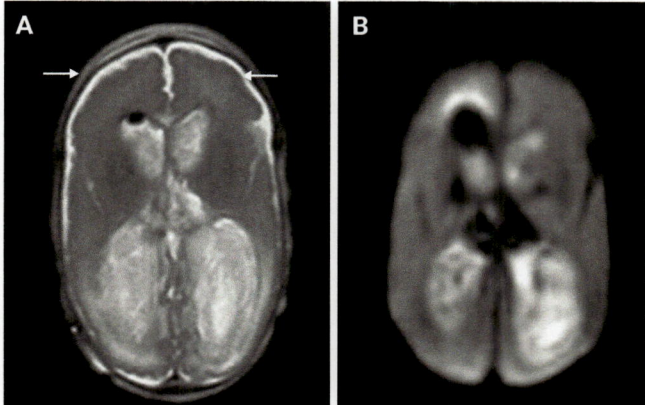

Figura 41-32. Ventriculitis piógena en prematuro. **A)** Imagen HASTE (*half Fourier single-shot turbo spin-echo*) en el plano axial, que muestra ventriculomegalia con contenido intraventricular heterogéneo en un prematuro con escaso desarrollo giral cortical. Burbuja aérea intraventricular frontal derecha posiblemente relacionada con el drenaje. **B)** Restricción del contenido ventricular con hiperseñal en la imagen de difusión en el plano axial, sugestiva de contenido purulento.

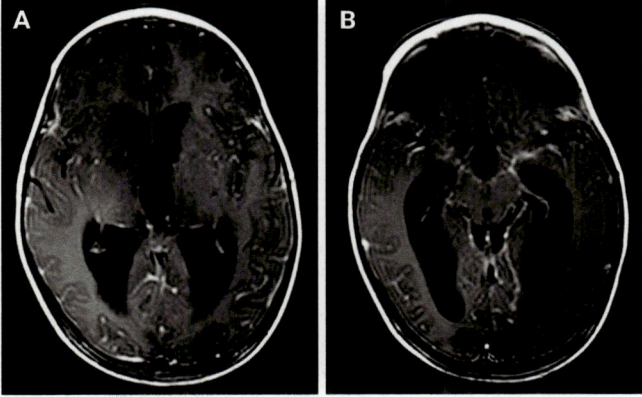

Figura 41-33. Meningitis por *Listeria monocytogenes*. **A)** Imagen en T1 poscontraste en el plano axial, que muestra ventriculomegalia con realce leptomeníngeo en las convexidades cerebrales. **B)** Imagen en T1 poscontraste en el plano axial más caudal, con realce leptomeníngeo patológico en las cisternas basales.

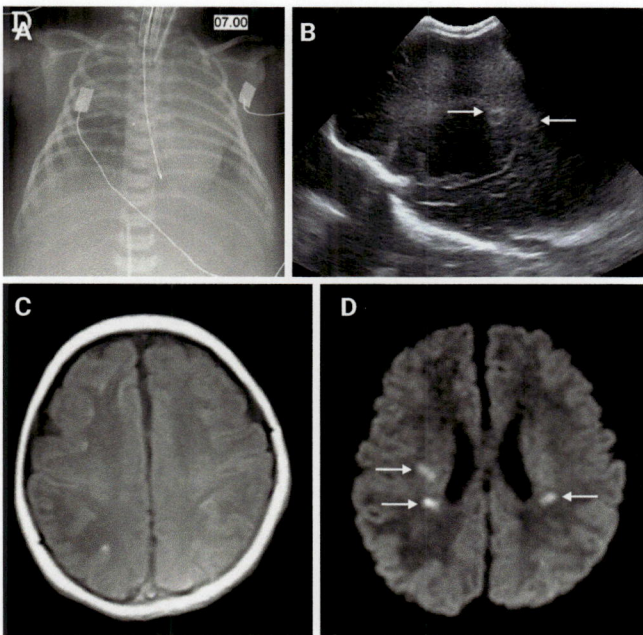

Figura 41-34. Meningitis fúngica por *Candida albicans*. **A)** Radiografía de tórax en un recién nacido en la unidad de cuidados intensivos neonatales, con opacidades pulmonares, intubación endotraqueal, edema de tejidos blandos, hallazgos sugestivos de gravedad. **B)** Ecografía en el plano sagital realizada a los 11 días de vida, que muestra lesiones parenquimatosas cerebrales «en anillo» sugestivas de microabscesos (flechas). **C)** Imagen en T1 en el plano axial, que muestra lesiones subcorticales hiperintensas. **D)** Los microabscesos son más conspicuos debidos a la restricción con hiperseñal en la imagen de difusión en el plano axial (flechas).

PUNTOS CLAVE

- La técnica de neuroimagen de elección en recién nacidos prematuros para el diagnóstico inicial de la hemorragia de la matriz germinal-intraventricular y para la identificación precoz de la leucoencefalopatía de la prematuridad (leucomalacia) es la ecografía transfontanelar.
- Respecto al neonato a término, la combinación de ecografía realizada al ingreso y la RM durante la primera semana permite distinguir la lesión perinatal de la lesión prenatal. Sin embargo, técnicas como la difusión y la espectroscopia han convertido a la RM en la modalidad más específica y sensible para identificar las lesiones y predecir el pronóstico neurológico.
- La RM fetal muestra mejor que la ecografía, con el uso de las secuencias de alta susceptibilidad magnética como GRE T2* EPI, las pequeñas áreas hemorrágicas, y caracteriza mejor el estadio de dichas lesiones.
- En las infecciones congénitas, los hallazgos de neuroimagen y el pronóstico dependen más de la edad del feto en el momento de la infección que de la propia virulencia del agente infeccioso. Así, las infecciones que ocurren durante los dos primeros trimestres de la gestación provocan efectos teratogénicos que conducen a malformaciones, mientras que aquellas que ocurren durante el tercer trimestre se caracterizan por tener efectos encefaloclásticos, con las consiguientes lesiones destructivas.
- La RM con difusión es el estudio de imagen de elección en recién nacidos con sospecha de meningitis bacteriana, así como en la valoración de sus posibles complicaciones.
- La orientación óptima de las principales lesiones neurológicas fetales y neonatales permite facilitar una correcta comunicación por parte del radiólogo dentro de un entorno multidisciplinario, influyendo en un correcto asesoramiento prenatal/perinatal, en la elección terapéutica más adecuada y en el pronóstico neurológico.

BIBLIOGRAFÍA

Adiego B, Martínez-Ten P, Bermejo C, Estévez M, Recio Rodríguez M, Illescas T. Fetal intracranial hemorrhage. Prenatal diagnosis and postnatal outcomes. J Matern Fetal Neonatal Med. 2019;32(1):21-30.

Correa F, Enríquez G, Rosselló J, Lucaya J, Piqueras J, Aso C, et al. Posterior fontanelle sonography: an acoustic window into the neonatal brain. AJNR Am J Neuroradiol. 2004;25(7):1274-82.

Daneman A, Epelman M, Blaser S, Jarrin JR. Imaging of the brain in full-term neonates: does sonography still play a role? Pediatr Radiol. 2006;36(7):636-46.

De Laveaucoupet J, Audibert F, Guis F, Rambaud C, Suárez B, Boithias-Guérot C, et al. Fetal magnetic resonance imaging (MRI) of ischemic brain injury. Prenat Diagn. 2001;21(9):729-36.

De Vries LS, Groenendaal F. Patterns of neonatal hypoxic-ischaemic brain injury. Neuroradiology. 2010;52(6):555-66.

Enríquez G, Correa F, Aso C, Carreño JC, González R, Padilla NF, et al. Mastoid fontanelle approach for sonographic imaging of the neonatal brain. Pediatr Radiol. 2006;36(6):532-40.

Epstein KN, Kline-Fath BM, Zhang B, Venkatesan C, Habli M, Dowd D, et al. Prenatal evaluation of intracranial hemorrhage on fetal MRI: a retrospective review. AJNR Am J Neuroradiol. 2021;42(12):2222-8.

Harada T, Uegaki T, Arata K, Tsunetou T, Taniguchi F, Harada T. Schizencephaly and porencephaly due to fetal intracranial hemorrhage: a report of two cases. Yonago Acta Med. 2018;60(4):241-5.

Jamieson DJ, Rasmussen SA. An update on COVID-19 and pregnancy. Am J Obstet Gynecol. 2022;226(2):177-86.

Lucignani G, Guarnera A, Rossi-Espagnet MC, Moltoni G, Antonelli A, Figà Talamanca L, et al. From fetal to neonatal neuroimaging in TORCH infections: a pictorial review. Children (Basel). 2022;9(8):1210.

Miller JH, Bardo DME, Cornejo P. Neonatal neuroimaging. Semin Pediatr Neurol. 2020;33:100796.

Orman G, Benson JE, Kweldam CF, Bosemani T, Tekes A, De Jong MR, et al. Neonatal head ultrasonography today: a powerful imaging tool! J Neuroimaging. 2015;25(1):31-55.

Papile LA, Burstein J, Burstein R, Koffler H. Incidence and evolution of subependymal and intraventricular hemorrhage: a study of infants with birth weights less than 1,500 gm. J Pediatr. 1978;92(4):529-34.

Putbrese B, Kennedy A. Findings and differential diagnosis of fetal intracranial haemorrhage and fetal ischaemic brain injury: what is the role of fetal MRI? Br J Radiol. 2017;90(1070):20160253.

Qi W, Luo JY, Li ZL, Zhang QJ, Liu ZD, Liao QP, et al. Clinical analysis of eight cases of fetal intracranial hemorrhage in pregnancy. J Matern Fetal Neonatal Med. 2021;34(16):2609-15.

Rutherford M, Martínez Biarge M, Allsop J, Counsell S, Cowan F. MRI of perinatal brain injury. Pediatr Radiol. 2010;40(6):819-33.

Volpe JJ. Neonatal encephalopathy: an inadequate term for hypoxic-ischemic encephalopathy. Ann Neurol. 2012;72(2):156-66.

Woodward LJ, Anderson PJ, Austin NC, Howard K, Inder TE. Neonatal MRI to predict neurodevelopmental outcomes in preterm infants. N Engl J Med. 2006;355(7):685-94.

Yan LY, Yang XX. Prenatal ultrasound diagnostics. Pekín: People's Medical Publishing House; 2012. p. 217-8.

Patología de cabeza y cuello del niño

42

J. M. Escudero Fernández

OBJETIVOS

- Valorar las características de la patología inflamatoria de cabeza y cuello más frecuente en pediatría y sus posibles complicaciones.
- Diferenciar las principales lesiones quísticas de cabeza y cuello en pediatría en función de su localización y características de imagen.
- Determinar la etiología de las adenopatías en función de sus características de imagen.
- Identificar y categorizar los nódulos tiroideos en pediatría.
- Reconocer los principales hallazgos de malformaciones en las regiones maxilofacial y temporal, y contextualizarlos en su posible origen sindrómico.

INTRODUCCIÓN

La prueba de elección para valorar la patología de cabeza y cuello en pediatría, de forma similar al adulto, es la ecografía con sonda lineal de alta frecuencia, que ofrece mayor resolución espacial y mejor caracterización de las lesiones, ya que al modo M se le puede añadir el Doppler color, el Doppler espectral, la imagen microvascular (SMI; *superb microvascular imaging*), la elastografía y el contraste ecográfico. Además, tiene una mayor disponibilidad, ausencia de radiación y capacidad diagnóstico-terapéutica.

La patología faringolaríngea (en la mayoría de los casos, de tipo inflamatorio) se valora mediante tomografía computarizada (TC), seguida por la resonancia magnética (RM), aunque cada vez existen más artículos que valoran la utilidad de la ecografía.

La patología mandibular, maxilofacial o temporal, tanto inflamatoria como malformativa, se puede valorar tanto por TC como RM.

PATOLOGÍA URGENTE DE CABEZA Y CUELLO EN PEDIATRÍA

Los objetivos de las pruebas de imagen en la patología urgente de cabeza y cuello en pediatría son dos: confirmar el diagnóstico en pacientes pediátricos difíciles de explorar y con síntomas que se solapan entre patologías, y descartar la presencia de complicaciones que son diferentes y más frecuentes que en la población adulta.

Por otro lado, la ocupación por secreciones mucosas de las celdillas mastoideas o de los senos paranasales es muy frecuente en pediatría, por lo que su presencia no es criterio de patología, a no ser que vaya acompañada de la sintomatología correspondiente.

Celulitis preseptal y postseptal

El septo orbitario es una banda de tejido fibrótico fijado al periostio orbitario que actúa de barrera a la diseminación de la infección.

La celulitis preseptal se asocia a traumatismos, picaduras de insecto o patología inflamatoria: dacrioadenitis, dacriocistitis (**Fig. 42-1**) o conjuntivitis (**Fig. 42-2**). Por imagen, se observa infiltración de la grasa periorbitaria y edema palpebral. Se suele solucionar favorablemente con tratamiento antibiótico.

La celulitis orbitaria o postseptal es un cuadro más agresivo, con más dolor, asociado a proptosis, limitación de la motilidad ocular e, incluso, disminución de la agudeza visual.

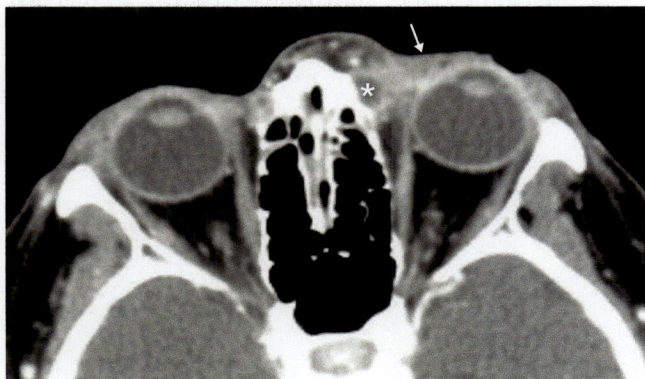

Figura 42-1. Dacriocistitis y celulitis preseptal. Dacriocistitis del ojo izquierdo en forma de inflamación y sobreinfección del saco nasolagrimal por obstrucción del drenaje hacia el meato inferior (asterisco), acompañado de celulitis preseptal en forma de aumento de densidad de la grasa periorbitaria (flecha).

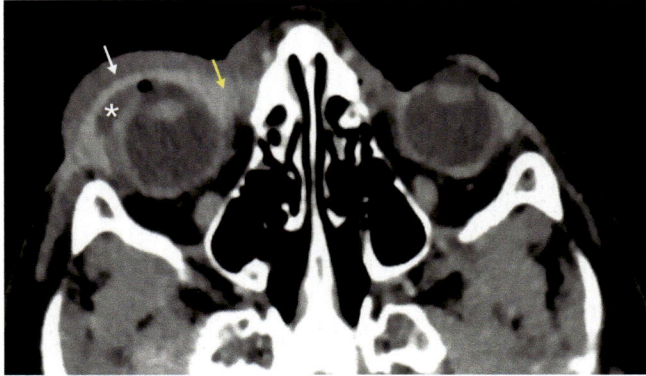

Figura 42-2. Conjuntivitis con absceso subconjuntival y celulitis preseptal. Conjuntivitis en forma de engrosamiento y realce de la conjuntiva tarsal con la presencia de absceso subconjuntival (asterisco) acompañado de edema palpebral (flecha blanca) y celulitis preseptal (flecha amarilla).

> **!** A diferencia de la celulitis preseptal, se debe a una diseminación de una sinusitis adyacente, secundaria a osteólisis o tromboflebitis.

Por imagen, se observa una infiltración de la grasa extraconal (e, incluso, intraconal), que representa los cambios inflamatorios y flemonosos, que se asocia a inflamación de las estructuras intraorbitarias (miositis, neuritis, escleritis posterior), abscesos (mayormente subperiósticos, aunque pueden llegar a ser propiamente intraorbitarios), tromboflebitis de la vena oftálmica que puede extenderse en forma de trombosis de los senos cavernosos y complicaciones intracraneales (absceso epidural, empiema subdural, meningitis, cerebritis y absceso cerebral, etc.) (**Fig. 42-3**). Entre las patologías incluidas en el diagnóstico diferencial, se encuentran la escleritis posterior, el seudotumor inflamatorio o el linfoma orbitario (**Fig. 42-4**).

Sinusitis

En pediatría, la sinusitis suele ir precedida de una infección de vías respiratorias altas, que condiciona edema de mucosa, obstrucción del flujo de salida del seno paranasal y retenciones

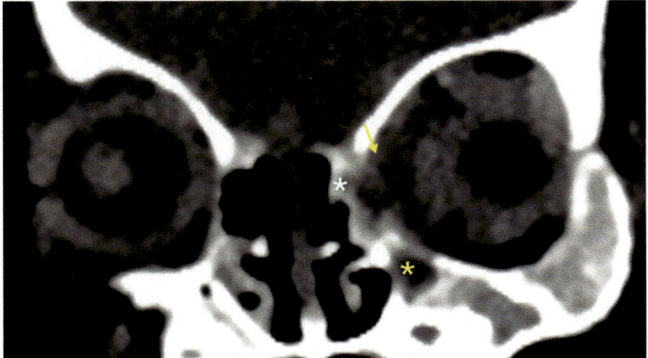

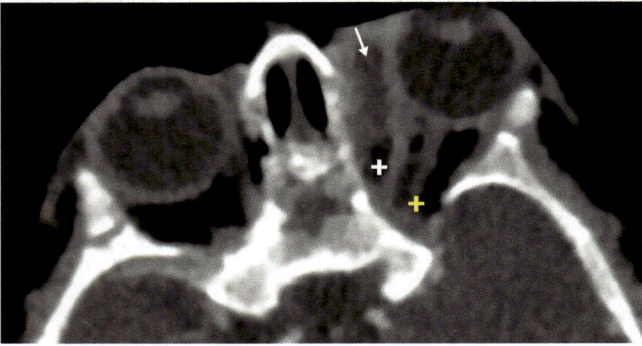

Figura 42-3. Sinusitis etmoidomaxilar con absceso subperióstico y celulitis postseptal. Sinusitis maxilar (asterisco amarillo) y etmoidal (asterisco blanco), con dehiscencia de la lámina papirácea (flecha amarilla) y extensión del absceso subperióstico al espacio extraconal (flecha blanca), con miositis, inflamación de la grasa extraconal (cruz blanca) e intraconal (cruz amarilla) y proptosis.

mucosas, que se acaban infectando. No obstante, también se pueden dar casos de origen odontógeno u obstructivo por pólipo nasosinusal.

> **!** El diagnóstico de la sinusitis es clínico (tos, rinorrea purulenta y fiebre), por lo que las pruebas de imagen se realizan para identificar posibles causas de la sinusitis como las descritas previamente o para valorar la presencia de complicaciones.

Las complicaciones intraorbitarias son más frecuentes en la

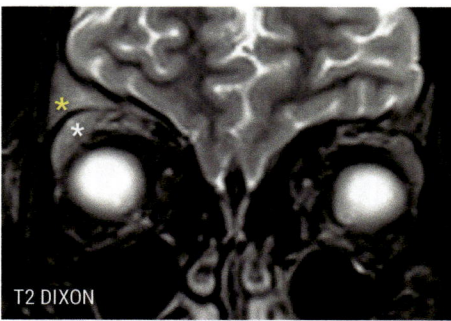
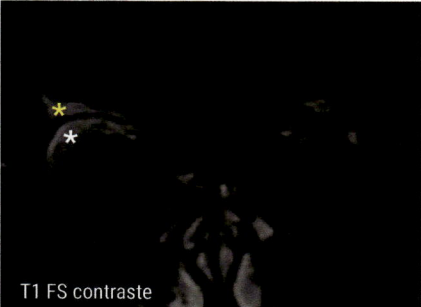
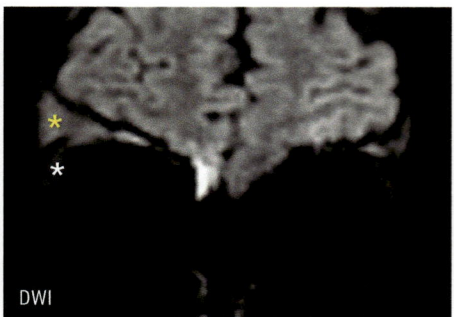

T2 DIXON

T1 FS contraste

DWI

Figura 42-4. Infiltración por leucemia aguda linfoblástica de la glándula lagrimal y la grasa extraconal. Se observa infiltración de la glándula lagrimal derecha y de la grasa extraconal en el margen superolateral de la órbita (asterisco blanco) por leucemia linfoblástica aguda, en forma de aumento de señal en la secuencia potenciada en T2 con realce tras la administración de contraste, y restricción en las secuencias de difusión, que también se observa en el hueso adyacente (asterisco amarillo).
DWI: secuencia de difusión (*diffusion-weighted imaging*); FS: saturación grasa (*fat-saturated*).

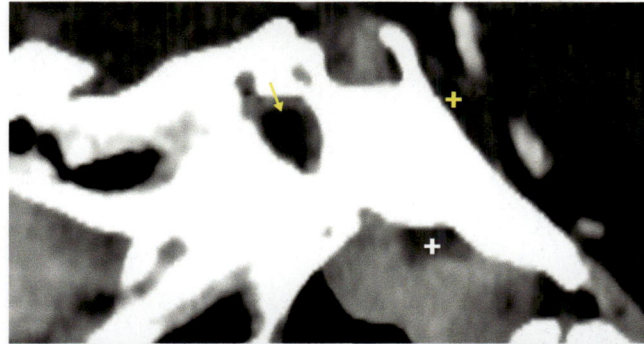

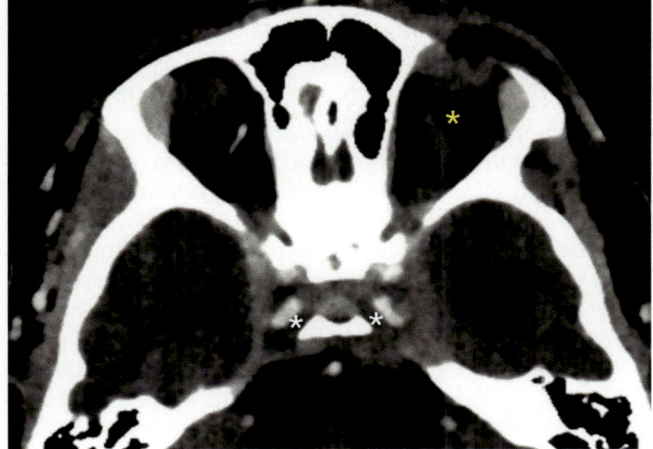

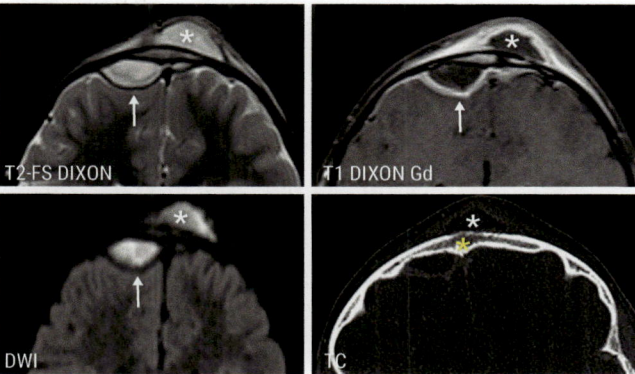

Figura 42-6. *Pott's puffy tumor*. Absceso subperióstico-subgaleal frontal (asterisco) con contenido hiperintenso en la secuencia potenciada en T2, con restricción en las secuencias de difusión y realce periférico en relación con cambios inflamatorios. Se observa también alteración de la trabeculación del hueso frontal (asterisco amarillo) y absceso epidural frontal derecho (flecha).
DWI: secuencia de difusión (*diffusion-weighted imaging*); FS: saturación grasa (*fat-saturated*); Gd: gadolinio; TC: tomografía computarizada.

Figura 42-5. Sinusitis esfenoidal (flecha) complicada con trombosis de los senos cavernosos (asterisco blanco) y de la vena oftálmica izquierda (asterisco amarillo), así como osteomielitis del clivus (no se muestra), que da lugar a abscesos subperiósticos adyacentes a las corticales anterior (cruz blanca) y posterior (cruz amarilla) del clivus.

infancia, mientras que las intracraneales son más frecuentes en la adolescencia y en adultos jóvenes (**Fig. 42-5**). Una complicación característica de la sinusitis frontal en la adolescencia es la llamada *Pott's puffy tumor* (**Fig. 42-6**), en la que por osteítis y osteomielitis del hueso trabecular adyacente se produce un absceso subperióstico-subgaleal en la línea media frontal.

Los hallazgos principales de la sinusitis son el engrosamiento de la mucosa (> 1 cm), con realce tras la administración de contraste y ocupación mucosa con nivel hidroaéreo y burbujas aéreas. Dicha inflamación se puede extender a las partes blandas adyacentes (celulitis en la región de la mejilla, supraorbitaria o pterigopalatina, miositis, etc.). En RM, la restricción en secuencias de difusión del contenido mucoso aumenta la especificidad en el diagnóstico, aunque no es suficiente si se carece del contexto clínico adecuado.

La sinusitis suele acompañarse de rinitis, en la que se observa engrosamiento del revestimiento mucoperióstico de la cavidad nasal y de la mucosa que recubre los cornetes. El engrosamiento de la mucosa de los cornetes es un hallazgo inespecífico, y su asimetría en la mayoría de los casos se debe al ciclo nasal fisiológico alternante.

En las formas crónicas de sinusitis, igualmente, se observa engrosamiento de la mucosa, sin un realce tan intenso tras la administración de contraste, a lo que se añaden calcificaciones, pólipos que remodelan las paredes óseas y quistes de retención mucosos. Además, se observa reducción del volumen del seno y engrosamiento de la pared ósea sinusal por esclerosis y osteoneogénesis (osteítis crónica). El contenido mucoso puede ser hiperdenso debido a la deshidratación de las secreciones mucosas o a la colonización fúngica.

Absceso retrofaríngeo

En la región faríngea, los pacientes pediátricos suelen presentarse con faringitis o amigdalitis de forma similar a los adultos, con engrosamiento y realce de la mucosa faríngea, aumento de la densidad de los planos grasos parafaríngeos en relación con cambios inflamatorios y flemonosos, y complicaciones en forma de abscesos y trombosis o tromboflebitis.

La mayoría de casos de adenitis retrofaríngea (**Fig. 42-7**) se producen en menores de 6 años y se combina con la existencia de ganglios linfáticos retrofaríngeos laterales y mediales (atrofiados a partir de los 6 años) y una mayor incidencia de infecciones auditivas y faríngeas en la edad pediátrica. La adenitis retrofaríngea puede complicarse con la formación de abscesos y dar lugar a mediastinitis, síndrome de Grisel, tromboflebitis de la vena yugular interna o síndrome de Lemierre, broncoaspiración purulenta si fistulizan a la mucosa faríngea, osteomielitis y discitis.

Mastoiditis

Se debe a la ocupación de las celdillas mastoideas por secreciones mucosas debido a la obstrucción del *aditus ad antrum* por inflamación de la mucosa, tejido de granulación o colesteatomatoso y la consiguiente sobreinfección de dichas secreciones mucosas. Se acaba produciendo la coalescencia de dichas celdillas por pérdida de las trabéculas y dehiscencia de la cortical ósea, con la resultante extensión de la infección.

Es importante diferenciar el edema posauricular en una mastoiditis no complicada (signo de Griesinger) debido a la trombosis de la vena emisaria mastoidea de la mastoiditis complicada con abscesos epicraneales. El absceso epicraneal más frecuente es el retroauricular, ya que es el punto donde

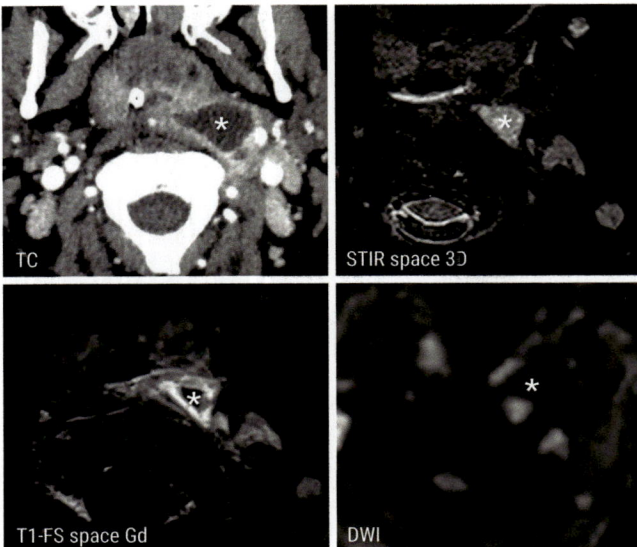

Figura 42-7. Adenitis retrofaríngea abscesificada (asterisco) con contenido hipodenso en la tomografía computarizada (TC), que muestra señal heterogénea hiperintensa en STIR (*short time/tau inversion recovery*) y aumento de señal en la secuencia de difusión, así como un realce de la cortical del ganglio linfático y de las partes blandas adyacentes.
DWI: secuencia de difusión (*diffusion-weighted imaging*); FS: saturación grasa (*fat-saturated*); Gd: gadolinio.

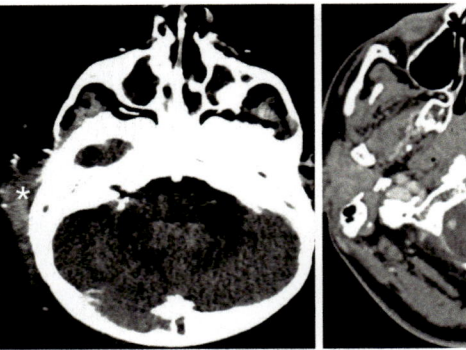

Figura 42-8. Abscesos retroauricular (asterisco blanco) y de Bezold en el margen medial de la inserción del músculo esternocleidomastoideo (asterisco amarillo).

la cortical es más fina (punto de McEwen) (**Fig. 42-8**), mientras que el resto de localizaciones son menos habituales en pediatría, puesto que dependen de que la neumatización de la mastoides inferior, que no se produce hasta la época adolescente-joven: los abscesos de Bezold cuando se localizan mediales al músculo esternocleidomastoideo (v. **Fig. 42-8**) o los de Citelli cuando se localizan en relación con el vientre posterior del digástrico o los músculos occipitales. Mucho menos frecuentes son los abscesos de Luc en la profundidad del músculo temporal cuando las celdillas ocupadas son las anteriores al conducto auditivo externo (CAE).

También se puede extender la infección al ápex petroso en el caso de que esté neumatizado (petrositis) con osteomielitis de dicho ápex, afectación del canal carotídeo (arteritis) (**Fig. 42-9**), neuritis del nervio facial, laberintitis por dehiscencia del vestíbulo y canales semicirculares (superior), el síndrome de Gradenigo por afectación del canal de Dorello (VI par craneal) y el *cavum* de Meckel (Va y Vb par craneal) (v. **Fig. 42-9**) y, más raramente, el síndrome de Vernet por afectación del foramen yugular y los pares craneales IX, X y XI. Puede alcanzar el plexo venoso basilar y el seno cavernoso, causando trombosis.

LESIONES QUÍSTICAS DE CABEZA Y CUELLO

A continuación, se describen las lesiones quísticas de la línea media cervical anterior, los quistes branquiales y el quiste tímico.

Quiste del conducto tirogloso

Lesión quística de **línea media cervical anterior** que representa el **90 % de las lesiones quísticas no odontogénicas de cabeza y cuello en pediatría**.

La mayoría se diagnostican antes de los 10 años de edad. Característicamente, se mueven al tragar saliva o sacar la lengua y tienen mayor riesgo de sobreinfección que el resto de lesiones quísticas cervicales.

Se debe a una involución incorrecta del conducto tirogloso en su trayecto desde la base de la lengua (agujero ciego) hasta el lecho tiroideo a las 5-6 semanas de gestación. El lóbulo piramidal del tiroides es una variante de la normalidad en dicha involución.

Se localiza en la línea media cervical o paramedial izquierda a la altura del hueso hioides en el 50 % de los casos, mientras que el resto son suprahioideos o infrahioideos. Suelen profundizar entre los músculos del suelo de la boca (*claw sign*). Las características que permiten diagnosticarlos con mayor eficacia son la presencia de contenido ecogénico intralesional, septos internos y paredes engrosadas e irregulares independientemente de que estén sobreinfectados (**Fig. 42-10**) o hayan sufrido una sobreinfección en el pasado, mientras que el resto de características son más específicas, pero poco sensibles (presencia de vascularización intralesional, refuerzo acústico posterior, presencia de tracto sinusal y menor distancia a la base de la lengua).

Los quistes del conducto tirogloso pueden tener tejido tiroideo ectópico, por lo que se tienen que tener en cuenta dos posibilidades: la posibilidad de que muestre signos de tiroiditis o evolucione a carcinoma tiroideo y, por otro lado, se debe hacer una correcta valoración de la glándula tiroides en la celdilla tiroidea normal, ya que existe la posibilidad de que el único tejido tiroideo funcionante sea el del propio quiste.

El procedimiento quirúrgico de Sistrunk consiste en la resección del quiste incluyendo la porción central del hueso hioides y el conducto tirogloso hasta alcanzar el agujero ciego para reducir el riesgo de recidiva.

Quiste dermoide/epidermoide

Se componen de restos de tejido epitelial, con contenido líquido recubierto por una seudocápsula fibrosa en los epidermoides y contenido mixto (líquido, grasa, calcio y restos de folículos pilosos y glándulas sudoríparas y sebáceas) recubierto por epitelio escamoso queratinizado en los dermoides.

Hasta un 23 % se localizan en la línea media del cuello igual que el quiste del conducto tirogloso, y el resto se localizan en la región laterocervical, los espacios submandibular/sublingual y la región maxilofacial y orbitaria.

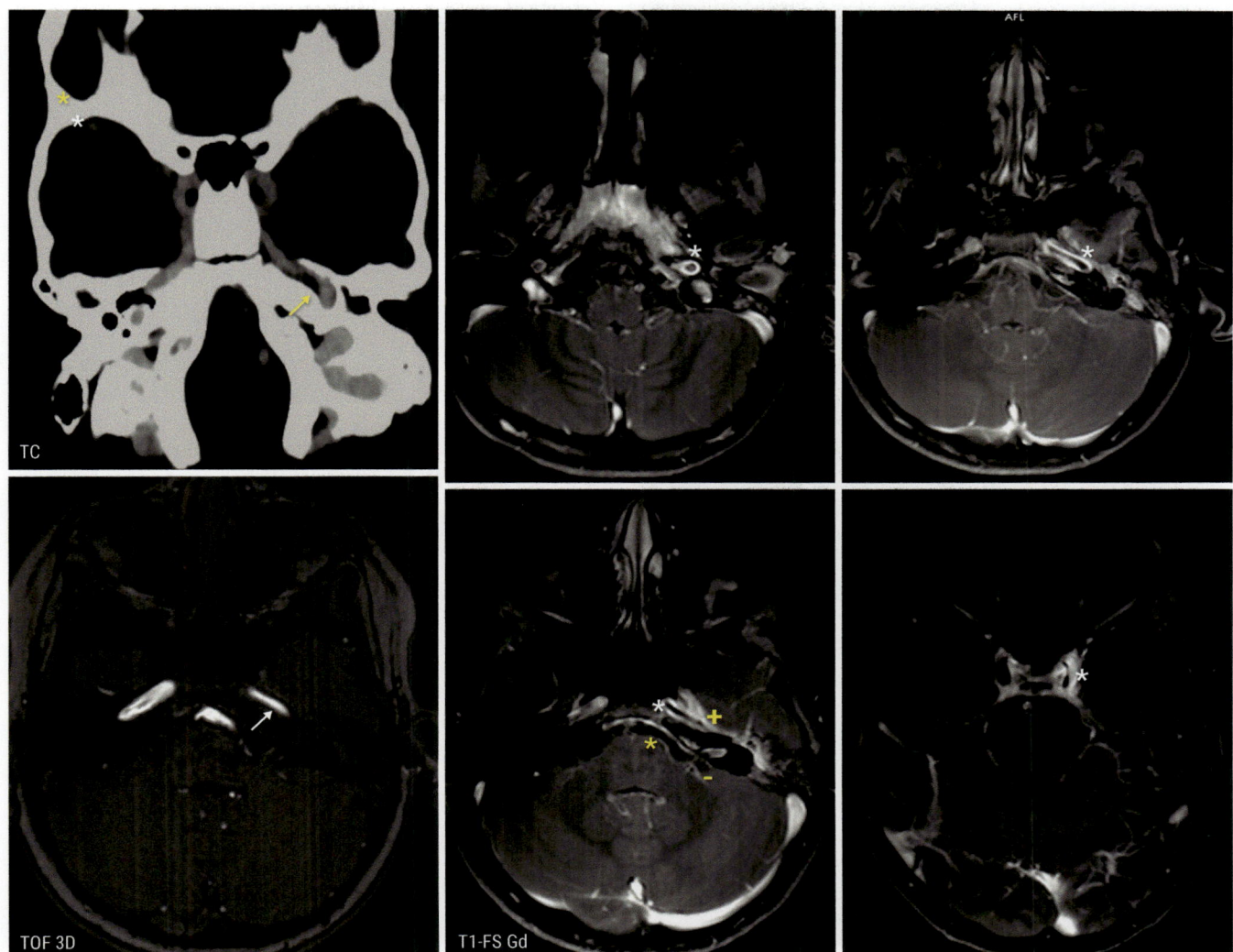

Figura 42-9. Mastoiditis con extensión en forma de petrositis complicada con carotiditis en el canal petroso y síndrome de Gradenigo por afectación del canal de Dorello y del *cavum* de Meckel. En la tomografía computarizada (TC), se observa un absceso subperióstico (flecha amarilla) en el margen medial del canal petroso izquierdo, que condiciona carotiditis, que se pone de manifiesto en forma de realce de la pared vascular en el estudio de resonancia magnética poscontraste (asterisco blanco) y reducción de su calibre, que se evidencia en el estudio TOF3D (flecha blanca). El síndrome de Gradenigo se observa en forma de realce paquimeníngeo en el canal de Dorello, por donde discurre el VI par craneal (asterisco amarillo) y en el cavum de Meckel (cruz), así como con realce en el interior del conducto auditivo interno izquierdo (guion). FS: saturación grasa (*fat-saturated*); Gd: gadolinio; TOF: *time of flight*.

Otros quistes en línea media anterior

- Ránula (**Fig. 42-11**). Quiste de retención derivado de la inflamación o traumatismo de la glándula sublingual o de glándulas menores en el espacio sublingual, aunque hay formas congénitas por imperforación del ostium de los conductos de drenaje. Existen dos tipos de ránula: la simple, más frecuente en pediatría, la cual es un quiste verdadero recubierto por epitelio y se localiza en el espacio sublingual entre los músculos milohioideo y los propios de la lengua; y la ránula de tipo *diving*, más frecuente en adultos, que es una ránula simple que protruye a través de un defecto en el músculo milohioideo (*boutonnière*) o del margen posterior de este hacia el espacio submandibular, donde está recubierto por una seudocápsula de fibrosis y tejido de granulación. Existen casos en que el componente sublingual de la ránula de tipo *diving* está colapsado y solo se identifica el submandibular (*tail sign*). También puede extenderse al espacio sublingual contralateral en herradura.
- Quiste valecular congénito. Se produce por obstrucción de glándulas submucosas o distensión quística congénita de sáculos laríngeos.
- Quistes de retención en el espacio de la mucosa faríngea.
- Quiste broncogénico. Desarrollo anormal del árbol traqueobronquial, la mayoría en el tórax, pero también en la región cervical y, sobre todo, en la línea media supraesternal (**Fig. 42-12**).
- Ganglio linfático délfico necrótico.
- Laringocele con contenido líquido o hidroaéreo.

Quistes branquiales

Las alteraciones de los arcos branquiales pueden presentarse en forma de quistes, tractos sinusales o fístulas.

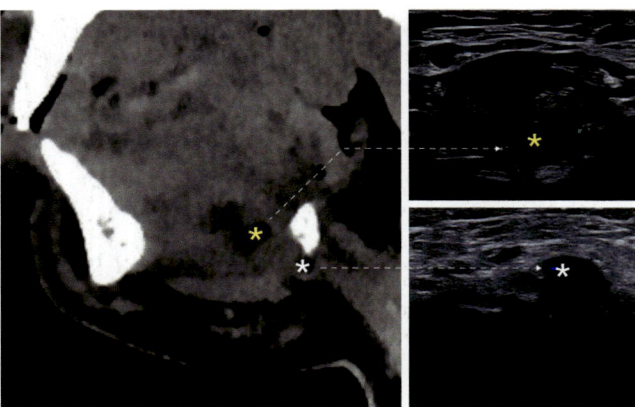

Figura 42-10. Quiste del conducto tirogloso. Quiste del conducto tirogloso a nivel hioideo paramedial izquierdo (asterisco blanco) complicado con un absceso en el suelo de la lengua (asterisco amarillo).

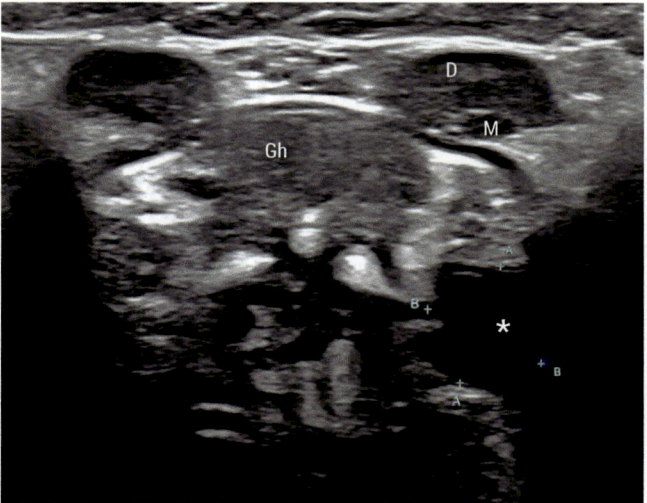

Figura 42-11. Ránula en vientre anterior del músculo digástrico (D) Lesión quística en el espacio sublingual (asterisco) entre los músculos milohioideo (M) y geniogloso (Gh) sugestivo de ránula.

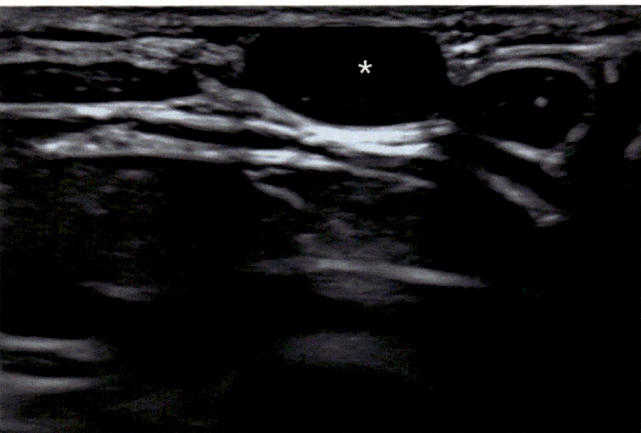

Figura 42-12. Quiste broncogénico supraesternal. Lesión quística en forma de reloj de arena localizada en la línea media supraesternal, sugestivo de quiste broncogénico (asterisco).

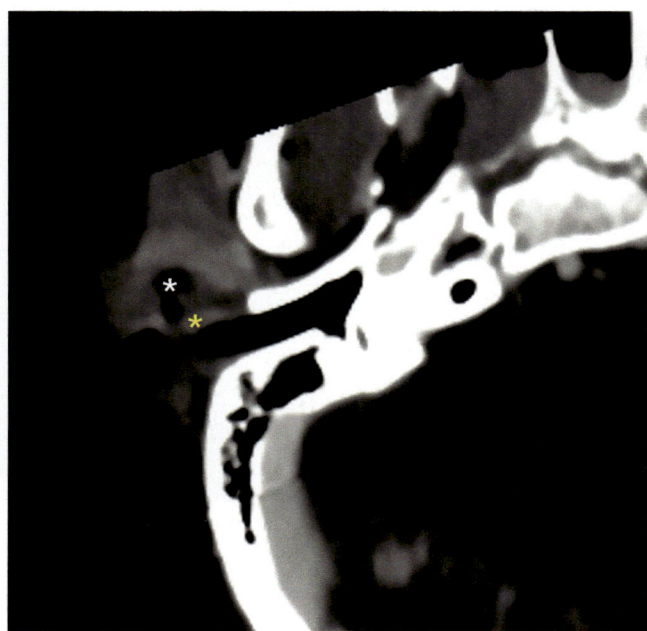

Figura 42-13. Quiste del primer arco branquial. Lesión quística preauricular (asterisco blanco) comunicada a través de un trayecto fistuloso con la pared anterior cartilaginosa del conducto auditivo externo (asterisco amarillo).

Las lesiones del **primer arco branquial** representan un 8 % del total y la mayoría son quistes (66 %). Según la clasificación de Work, se diferencia el tipo 1, en el que el quiste se localiza posteroinferior al pabellón auricular, y el tipo 2, más frecuente, en el que el quiste se localiza en el trayecto entre el margen anterior de la unión osteocondral del CAE hacia el ángulo de la mandíbula (**Fig. 42-13**), tanto superficial (subcutáneo), en el espacio parotídeo con posible afectación de las ramas intraparotídeas del nervio facial, como profundo, en el espacio parafaríngeo.

El diagnóstico diferencial de los quistes del primer arco branquial se tiene que hacer con:

- El colesteatoma congénito del CAE: masa submucosa con erosión ósea y calcificaciones intralesionales.
- Foramen timpánico o de Huschke: dehiscencia o adelgazamiento del hueso timpánico que puede ser una variante de la normalidad, pero también puede asociar protrusión de la cápsula de la articulación temporomandibular o tejido parotídeo con o sin fístulas, dando lugar a otorrea gustativa.

Las lesiones del **segundo arco branquial** (**Fig. 42-14**) representan el 95 % del total de lesiones branquiales diagnosticadas en niños menores de 5 años (segundo pico entre los 20 y los 30 años). Derivan de los remanentes del seno cervical de His (2.ª + 3.ª + 4.ª hendiduras branquiales) y su pared está formada por epitelio secretor y por folículos linfoides, los cuales pueden aumentar de tamaño tanto en caso de sobreinfección del quiste como de forma reactiva a infección de vías respiratorias altas. Pueden aparecer de forma esporádica o sindrómica.

Según la clasificación de Bailey, se diferencian los quistes de tipo 1 (entre el platisma y el músculo esternocleidomastoideo), los de tipo 2 (más frecuente; entre la glándula submandibular anteriormente, el músculo esternocleidomastoideo posteriormente y la carótida internamente), los de tipo 3 (entre las arterias carótidas interna y externa con extensión a la

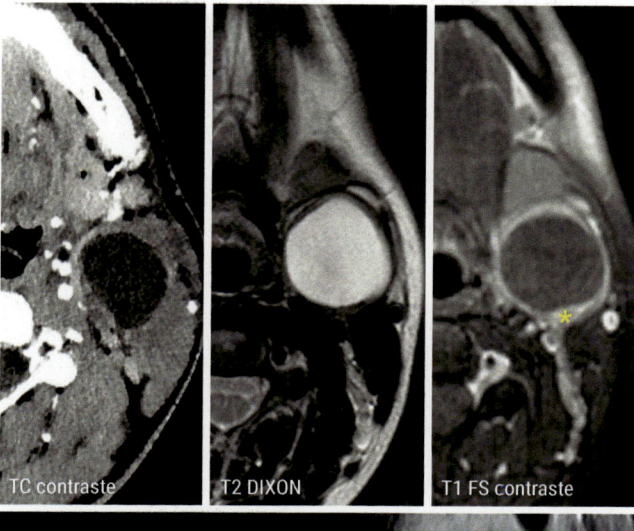

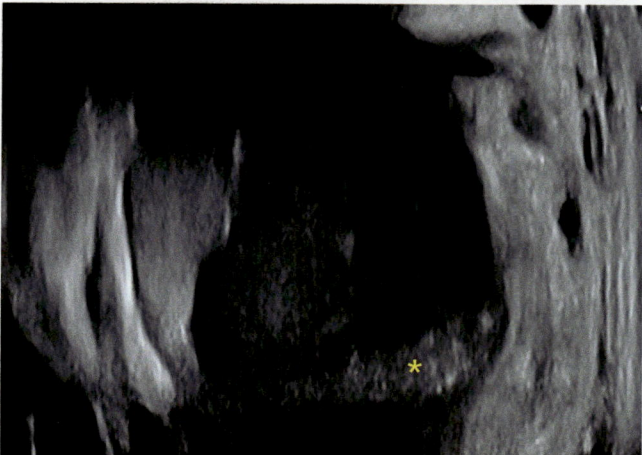

Figura 42-14. Quiste del segundo arco branquial. Lesión quística situada entre la glándula submandibular, el músculo esternocleido-mastoideo y el paquete vascular laterocervical, con contenido hipodenso en la tomografía computarizada (TC) e hiperintenso en las secuencias potenciadas en T2, con realce de su cápsula periférica, incluyendo un realce más grueso en su margen posterior, que representa los folículos linfoides (asterisco) y que también se puede observar en la periferia de la ecografía.
FS: saturación grasa (*fat-saturated*).

pared faríngea y la base de cráneo) y los de tipo 4 (adyacentes a la pared faríngea).

El diagnóstico diferencial se tiene que hacer con el resto de lesiones laterocervicales quísticas o sólidas:

- Adenitis quísticas, necróticas o con contenido caseificante (igual que el resto de lesiones quísticas laterocervicales descritas).
- Paragangliomas.
- Schwannomas (**Fig. 42-15**).
- Neurofibromas (**Fig. 42-16**).

Las lesiones del **tercer arco branquial** son menos frecuentes y la mayoría se diagnostican en la edad adulta. Se ha de diferenciar el quiste del tercer arco branquial propiamente dicho, que deriva de la hendidura del arco branquial, del quiste tímico, que es un remanente de la bolsa branquial.

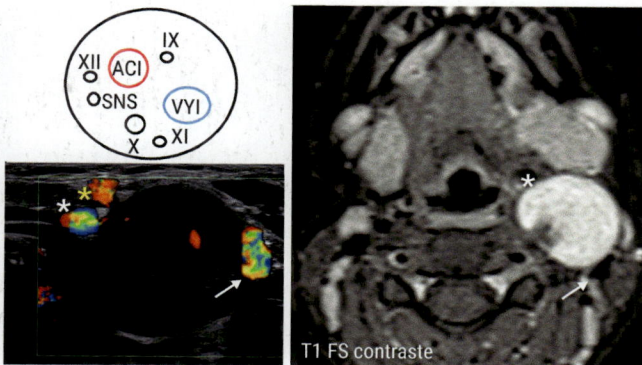

Figura 42-15. Schwannoma del vago. Esquema con la disposición de los pares craneales en el espacio carotídeo y su relación con la arteria carótida interna (ACI) y la vena yugular interna (VYI). Ecografía y secuencia T1 DIXON poscontraste, en la que se identifica una lesión laterocervical izquierda situada entre las arterias carótida interna (asterisco blanco) y externa (asterisco amarillo) anteriormente y la VYI posteriormente (flecha).
FS: saturación grasa (*fat-saturated*).

El quiste del tercer arco branquial se localiza en el espacio cervical posterior en la profundidad respecto al músculo esternocleidomastoideo si se identifica en la parte superior del cuello, o adyacente al borde anterior del esternocleidomastoideo si se identifica en la parte inferior del cuello, lateral a la arteria carótida.

La fístula del tercer arco branquial se origina en el seno piriforme y cursa por el margen superior de los nervios laríngeo e hipogloso e inferior del nervio glosofaríngeo hasta alcanzar la piel en el área supraclavicular.

Las lesiones del **cuarto arco branquial** son un remanente de la bolsa branquial, que se presenta en forma de tracto sinusal desde el seno piriforme hasta el margen superior de la glándula tiroidea, mayormente izquierda, donde da lugar a una absceso tiroideo/peritiroideo y tiroiditis de repetición (**Fig. 42-17**), siendo menos frecuente que alcance la piel en forma de fístula.

Quiste tímico

Quiste congénito localizado en cualquier punto del trayecto del conducto timofaríngeo, remanente de la bolsa del tercer arco branquial, mayormente izquierdo.

En el margen superior del cuello, se localiza en el espacio carotídeo, llegando a separar la arteria carótida de la vena yugular interna. En el margen inferior del cuello, se localiza en la región anterior con extensión hacia el mediastino superior en su característica forma de pesa o mancuerna (*dumbell*). Aparte del contenido quístico, puede tener componente sólido, que corresponde a tejido tímico remanente, folículos linfoides o tejido paratiroideo.

LESIONES VASCULARES DEL CUELLO

A continuación, se describen las malformaciones venolinfáticas y el hemangioma infantil.

Malformaciones venolinfáticas o de bajo flujo

La mayoría de malformaciones de bajo flujo se diagnostican antes de los 2 años de vida, en forma de masa compresible

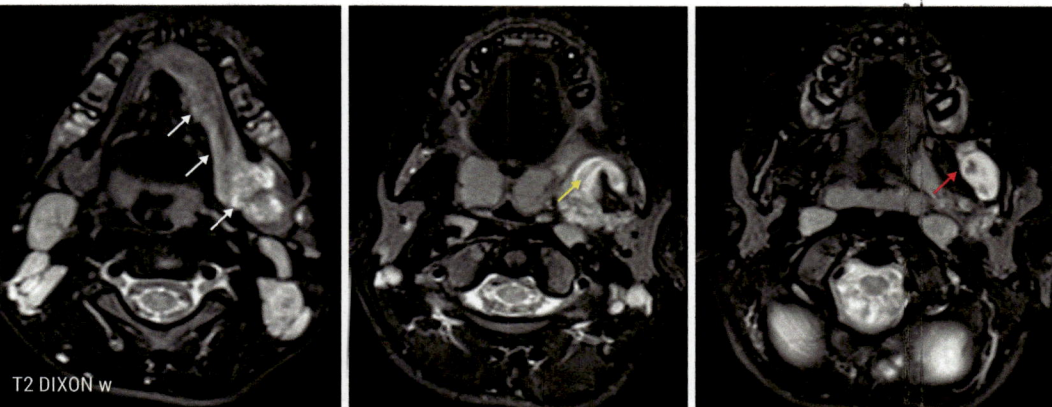

Figura 42-16. Neurofibroma plexiforme submandibular. Secuencias T2 DIXON w axiales en que se identifica una lesión submandibular (flechas blancas), que, a través del espacio retromilohioideo (flecha amarilla), alcanza el espacio masticador entre los músculos pterigoideo medial y lateral (flecha roja). Muestra la imagen característica en diana, con un centro hipointenso y un halo hiperintenso.

presente desde el nacimiento que crece al mismo ritmo que el paciente y de forma súbita en caso de hemorragia, sobreinfección o estímulo hormonal.

La **malformación linfática** es una malformación vascular congénita de bajo flujo debida al fallo de fusión entre el saco linfático primordial y el sistema venoso o al secuestro de sacos linfáticos embrionarios.

Se trata de una lesión transespacial con componentes macroquísticos y microquísticos en función de si miden más

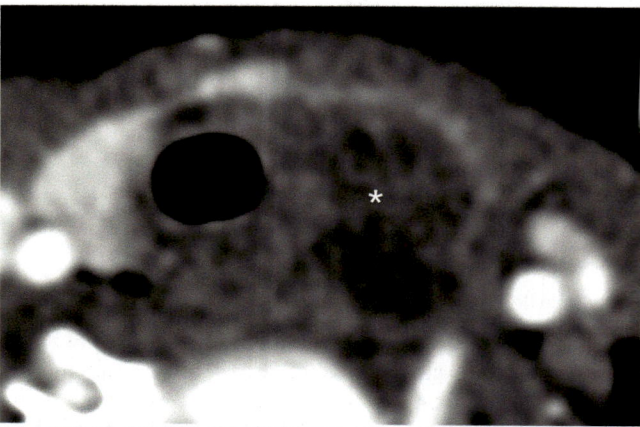

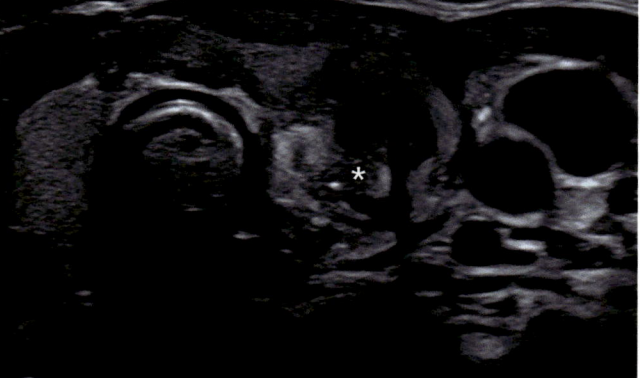

Figura 42-17. Quiste del cuarto arco branquial. Se identifica en la tomografía computarizada con contraste y en la ecografía un área hipodensa/hipoecogénica heterogénea que afecta al lóbulo tiroideo izquierdo y al margen posterosuperior de este, que representa marcados cambios inflamatorios y flemonosos con áreas de microabscesos.

o menos de 1 cm de diámetro. Las formas macroquísticas muestran unas paredes y septos finos con tenue realce tras la administración de contraste y un contenido variable en función de su composición proteica y hemática y con niveles líquido-líquido. En las formas microquísticas, muestran un aspecto infiltrativo mal definido que representa la confluencia de las paredes de los microquistes (**Fig. 42-18**).

La **malformación venosa** es una malformación venosa congénita de bajo flujo debida a un error en la formación de las paredes de las venas.

Se trata de una lesión transespacial multilobulada y mal definida que muestra unos niveles líquido-líquido similares a la linfática con contenido de señal variable, pero con un realce parcheado u homogéneo en función del grado de compactación de la lesión. También se pueden identificar canales venosos serpiginosos (flebectasias) y flebolitos que representan trombos intraluminales calcificados e, incluso, la vena de drenaje principal.

El crecimiento lento de estas malformaciones hace que se pueda asociar a remodelación del hueso e hipertrofia de la grasa adyacentes.

Las localizadas en la región periorbitaria se asocian en un 70 % de los casos a malformaciones intracraneales (malformaciones arteriovenosas, *sinus pericranii*, cavernomas y anomalías venosas del desarrollo).

El tratamiento depende de la extensión y localización, pero se basa en resección, escleroterapia, sirólimus o una combinación de ambos. En el caso de las malformaciones venosas, también se incluyen antiinflamatorios y heparina de bajo peso molecular.

Hemangioma infantil

Lesión tumoral vascular benigna por proliferación de células endoteliales.

Clínicamente, aparece en las primeras semanas de vida como lesión de color aframbuesado si es superficial o azul oscuro si es más profunda, que crece rápidamente en los primeros meses de vida e involuciona a lo largo de años, por lo que no necesita tratamiento, a no ser que implique a estructuras vitales o ulceración (propanolol).

Se trata de una lesión con abundantes vasos intralesionales prominentes de bajo flujo durante la fase proliferativa,

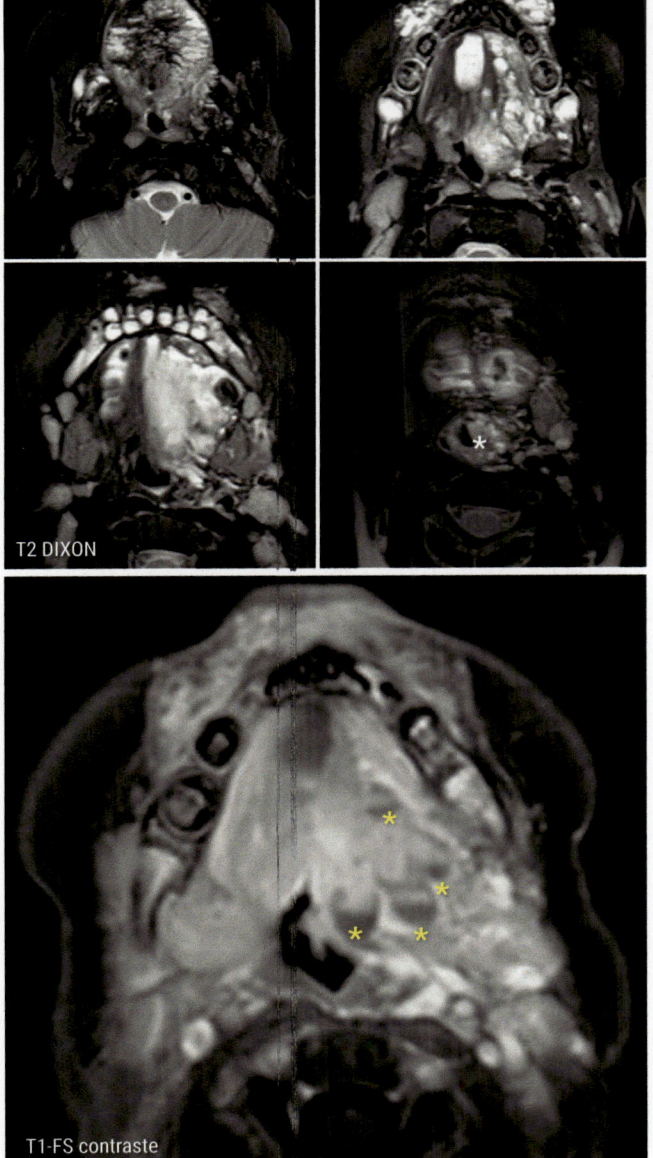

Figura 42-18. Malformación venolinfática transespacial. Afectación de la base de la lengua, espacios sublingual, submandibular, submentoniano y espacio de la mucosa faríngea y afectación glótica (asterisco blanco), con niveles líquido-líquido que se muestran en el estudio poscontraste (asteriscos amarillos). FS: saturación grasa (*fat-saturated*).

mientras que, en la fase involutiva, el número de vasos se reduce y muestran un patrón de alta resistencia en el estudio Doppler espectral y aumenta la sustitución grasa. Muy raramente, muestran flebolitos (hemangiomas de células alargadas). Por TC o RM, se trata de una lesión bien definida, con un realce parcheado y heterogéneo en fases arteriales e intenso y homogéneo en fases más tardías. En secuencias potenciadas en T2, se pueden identificar las imágenes de vacío de señal serpiginosas.

Se ha de hacer el diagnóstico diferencial con el **hemangioma congénito**, que se origina antes del nacimiento sin fase proliferativa y con una fase involutiva variable (estabilidad o reducción rápida o lenta). Es una lesión más heterogénea que el hemangioma infantil, con calcio, necrosis y hemorragia.

Un tipo característico de hemangioma infantil es el **hemangioma capilar de la órbita**, ya que se trata del tumor más frecuente de la órbita en la población pediátrica (no se debe confundir con la malformación venosa cavernosa o **hemangioma cavernoso** orbitario). Se suelen localizar a nivel periorbitario o palpebral, pero pueden extenderse hacia la órbita, afectando a la glándula lagrimal, la musculatura ocular (dando lugar a diplopia y proptosis) y, en algunos casos, intracranealmente a través del canal óptico o la fisura orbitaria superior.

El hemangioma capilar congénito se ha de diferenciar de las **varices orbitarias congénitas**, asintomáticas hasta la pubertad/adolescencia, cuando aparece proptosis con los cambios de posición y las maniobras de Valsalva, y enoftalmos a largo plazo por ensanchamiento de la cavidad orbitaria. Son la principal causa de hemorragia intraorbitaria, aunque también pueden dar trombosis. Por imagen, se suelen localizar en el ápex orbitario y muestran un realce similar al hemangioma, pero son hipointensos en secuencias potenciadas en T2 (en ausencia de trombosis, que da una señal heterogénea).

PATOLOGÍA GANGLIONAR

Los ganglios linfáticos normales tienen una morfología ovalada o reniforme con un diámetro máximo de hasta 10 mm, excepto los submandibulares (nivel Ib) y yugulares anterosuperiores (IIa), que pueden alcanzar los 15 mm, y los retrofaríngeos, que son algo más pequeños (8 mm) y muestran una estructura bien definida, en la que se diferencian una cápsula lisa, una cortical homogénea y un hilio graso presente. La ecografía es la prueba principal para su caracterización. El tamaño de las adenopatías no es suficiente a la hora de diferenciar las diferentes patologías.

Adenopatías reactivas

Se trata de una hiperplasia linfoide reactiva a procesos infecciosos o inflamatorios locorregionales, aunque también pueden aparecer de forma idiopática, en el contexto de la infección por el virus de la inmunodeficiencia humana (VIH) o, más recientemente, en el contexto de la vacunación contra la enfermedad por coronavirus de 2019 (COVID-19).

En la ecografía, se identifican adenopatías de morfología ovalada o reniforme, con hilio graso conservado, dentro del cual se observa mayor ingurgitación de los vasos hiliares, rodeado de una médula con una ecogenicidad más acentuada, con folículos corticales hipertróficos y un mínimo edema periganglionar. No se observan focos de necrosis, abscesificación ni rotura de la cápsula ganglionar.

La hiperplasia linfoide reactiva crónica puede desencadenar metaplasia grasa, con un hilio graso de mayor tamaño.

Linfadenitis supurativa

Infección bacteriana de las adenopatías de etiología diferente en función de la edad (*Staphylococcus aureus* o *Streptococcus* del grupo B en menores de 1 año, *S. aureus* o *Streptococcus* betahemolíticos entre 1 y 4 años, y anaerobias de origen odontógeno, toxoplasma o *Bartonella henselae* entre los 5 y los 15 años).

Las adenopatías muestran una morfología más irregular que las reactivas, con una cortical heterogénea e hipoecogénica por la presencia de contenido inflamatorio/flemonoso, con el consiguiente aumento del refuerzo acústico posterior e, incluso, microabscesos intraganglionares, así como pérdida de la definición del hilio graso. Asocia marcados cambios inflamatorios en las partes blandas adyacentes en forma de hiperecogenicidad de la grasa y aumento de la señal Doppler incluso con formación de abscesos periganglionares por rotura de la cápsula y formación de conglomerados adenopáticos. Pueden acompañarse de adenopatías reactivas. Es importante valorar las estructuras vasculares por riesgo de tromboflebitis de la vena yugular interna, vasoespasmo o formación de seudoaneurismas arteriales, así como valorar la patencia de la vía aérea.

Linfadenitis por micobacterias

Se trata de la afectación extrapulmonar más frecuente de la tuberculosis, con la que frecuentemente coexiste.

Se observan adenopatías con centro hipoecogénico por presencia de necrosis caseificante con restos y septos, con rotura de la cápsula y posible fistulización hacia la piel (escrofulodermia), con unos cambios inflamatorios en las partes blandas adyacentes menos marcados que en la linfadenitis supurativa debido a su evolución subaguda-crónica. Se pueden calcificar en estadios crónicos (**Fig. 42-19**).

La linfadenitis por micobacterias no tuberculosas tiene unas características por imagen similares, pero se suele observar en niños menores de 5 años sin inmunodepresión en forma de adenopatías persistentes en la región submandibular y preauricular, con mínimos cambios inflamatorios adyacentes.

Adenopatías en el linfoma

El linfoma de tipo Hodgkin clásico tiene un pico alrededor de los 20-24 años, pero la variante nodular predominantemente linfocítica tiene su pico en la infancia. Las adenopatías tienen un tamaño variable y pueden formar conglomerados,

normalmente afectando a niveles contiguos. Muestran un aspecto heterogéneo sólido o reticular y pérdida del hilio graso, y vascularización mixta de predominio periférico, con índices de resistencia variables. La captación de contraste es homogénea, siendo rara la presencia de necrosis o afectación extracapsular.

En los linfomas no hodgkinianos, la afectación es similar, aunque en niveles no necesariamente contiguos y con mayor grado de necrosis que en los del linfoma de Hodgkin.

Las calcificaciones en ambos tipos de linfoma son raras, a no ser que haya antecedente de tratamiento quimioterápico o radioterápico.

Adenopatías metastásicas

En el carcinoma diferenciado de tiroides, las adenopatías son redondeadas y heterogéneas, con cambios de degeneración quística, con una vascularización de predominio periférico, con índices de resistencia alta, excepto en el carcinoma papilar de tiroides, en el que los índices de resistencia son más variables.

Las adenopatías aparecen primero en la cadena cervical central (nivel VI) y, posteriormente, a nivel laterocervical o retrofaríngeo, aunque hay casos que pueden saltarse el primer nivel (el 7 % en los carcinomas papilares de tiroides).

PATOLOGÍA TIROIDEA

Comprende los nódulos tiroideos, la tiroiditis de Hashimoto y la tiroides poliquística pediátrica.

Nódulo tiroideo

Los nódulos tiroideos son menos frecuentes en pediatría (0,05-5,1 %), pero tienen mayor riesgo de malignidad (22-26 %), se suelen diagnosticar en estadios más avanzados (el 78 % con metástasis ganglionares y el 30 % pulmonares) y tienen mayor riesgo de recurrencia (32 %). Suelen estar asociados a antecedente de radioterapia, tiroiditis de Hashimoto y varios síndromes (síndrome de Cowden, síndrome de Gardner, síndrome de DICER1, o neoplasia endocrina

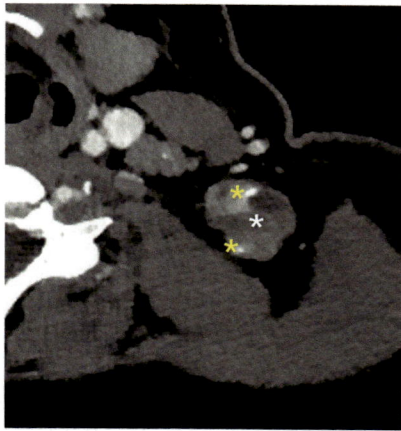
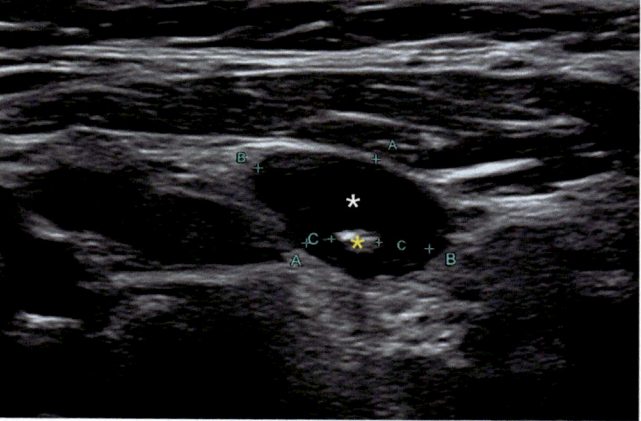

Figura 42-19. Linfadenitis tuberculosa. Se observan ganglios ovalados con centro hipoecogénico por necrosis caseificante (asteriscos blancos) y con calcificaciones (asteriscos amarillos), sin cambios inflamatorios significativos en las partes blandas adyacentes.

múltiple de tipo 2 A [MEN2A] y B [MEN2B]). La mayoría de carcinomas tiroideos en pediatría son papilares (92 %), excepto en pacientes menores de 4 años, donde aumenta relativamente la prevalencia del carcinoma medular de tiroides.

Entre las características ecográficas incluidas dentro de los criterios del ACR (American College of Radiology) y del TI-RADS (Thyroid Imaging Reporting & Data System) que se usan para valorar un nódulo tiroideo, destaca la marcada hipoecogenicidad comparada con la observada en la musculatura estriada adyacente. Las microcalcificaciones son un factor de riesgo independiente de malignidad y se detectan en el carcinoma papilar de tiroides (cuerpos de psamoma) o su variante papilar esclerótica difusa, pero también se han descrito en el carcinoma anaplásico de tiroides o en la tiroiditis de Hashimoto. El papel de las macrocalcificaciones como factor de riesgo es más dudoso, aunque se ha asociado a carcinoma papilar y medular de tiroides.

La vascularización no se incluye entre los criterios ACR-TI-RADS, pero es útil para la limitación de nódulos mal definidos o distinguir nódulos quísticos de aquellos marcadamente hipoecogénicos.

> **!** Los criterios ACR-TIRADS son inadecuados para la valoración de nódulos tiroideos en pediatría por el alto porcentaje de falsos negativos (22,1 %).

Una forma de reducir dichos falsos negativos consistiría en analizar mediante punción aspirativa con aguja fina (PAAF) aquellos TR1 y TR2 mayores de 4 cm y seguir en control evolutivo aquellos TR1 y TR2 mayores de 1 cm. También se reducirían los falsos negativos reduciendo 0,5 cm el punto de corte para PAAF y seguimiento en control evolutivo en las categorías TR3 y TR4, respectivamente.

> **!** La variante papilar esclerosante difusa es mucho más frecuente en pediatría que en la población adulta y hay que tener cuidado en considerar sus márgenes como mal definidos, ya que se le asigna una puntación en la clasificación ACR-TI-RADS que no se ajusta a su grado de malignidad (0 puntos), aunque el resto de características le otorgan una categoría ACR-TI-RADS que es suficiente para ameritar su estudio citológico mediante PAAF.

En el bocio multinodular o tiroiditis crónica en pediatría, se valoran mediante estudio citológico los nódulos mayores de 1 cm o aquellos menores que muestren alguna característica patológica según la clasificación ACR-TI-RADS.

Algunas imágenes que pueden simular nódulos tiroideos son el timo ectópico, que suele presentar focos puntiformes brillantes hiperecogénicos difusos («signo en cielo estrellado») y muestran una morfología alargada y bien definida. También puede llevar a confusión el ganglio linfático délfico anterior al istmo, el lóbulo piramidal de la glándula tiroides o la vena tiroidea anterior, así como el seudonódulo inflamatorio en la tiroiditis de Hashimoto y la enfermedad de Graves.

Tiroiditis de Hashimoto

Tiroiditis linfocítica crónica, que en su forma juvenil es la causa más prevalente de hipotiroidismo en pediatría, aunque la mayoría de casos se presentan como tiroiditis subclínica (el 20 % con hipotiroidismo) y puede tener mayor riesgo de linfoma no hodgkiniano.

Por ecografía, en estadios iniciales, aparece como una glándula aumentada de tamaño y multilobulada con seudonódulos hipoecogénicos y vascularización aumentada (**Fig. 42-20**), mientras que, en estadios finales, predomina el componente fibroso (hiperecogénico) en una glándula de pequeño tamaño.

En esta tiroiditis, se pueden identificar nódulos benignos formados por células foliculares, células de Hürthle, linfocitos y coloide, que muestran un aspecto hiperecogénico bien delimitados por un halo hipoecogénico, y que no se incluye dentro del ACR-TI-RADS, ya que no se observa buena correlación con el riesgo de malignidad.

Tiroides poliquística pediátrica

Presencia de múltiples quistes pequeños (menos de 6 mm) de distribución difusa, aunque predominantemente periférica y posterior, sin aumento de la vascularización, y algunos de ellos con contenido coloide. En pacientes pediátricos, se ha llegado a observar hasta en un 8,7 % de pacientes, aunque no se ha correlacionado con ninguna alteración hormonal, mientras que, en adultos, se ha asociado a hipotiroidismo subclínico. No obstante, la mayoría de estudios no han realizado un seguimiento suficiente como para valorar la aparición de dichas alteraciones a más largo plazo.

PATOLOGÍA EN LA REGIÓN MANDIBULAR Y MAXILOFACIAL

En este apartado, se describen la atresia de coanas, la estenosis congénita de la apertura piriforme y la fisura labial y palatina.

Atresia de coanas

Anomalía congénita más frecuente de la cavidad nasal por imperforación de las coanas en la 7.ª semana de gestación, observando un abombamiento medial de la pared del maxilar y platillo pterigoideo y ensanchamiento del vómer. La coana normal en el recién nacido mide más de 3,4 mm y el grosor del vómer es menor de 2,3 mm.

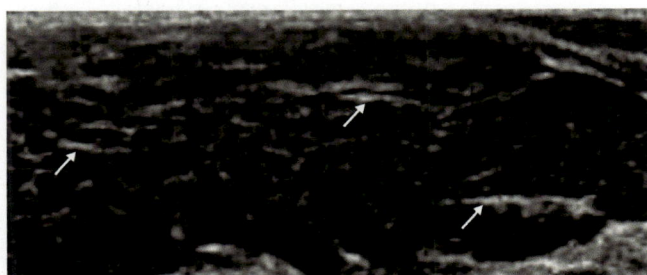

Figura 42-20. Tiroiditis de Hashimoto. Glándula tiroidea aumentada de tamaño, márgenes seudonodulares y ecoestructura heterogénea con tractos lineales hiperecogénicos fibrosos (flechas).

Se pueden diferenciar la atresia de coana ósea (30 %), en la que los extremos óseos están fusionados, y la atresia de coana mixta ósea y membranosa (70 %), en la que el calibre de la coana es reducido y está recubierta por una fina lámina ósea y membranosa. La atresia de coanas suele ser unilateral en el 75 % de los casos (derecho > izquierdo). Las formas bilaterales puede observarse en pacientes con síndrome de CHARGE (coloboma, cardiopatía congénita, atresia de las coanas, retraso del crecimiento y desarrollo posnatales, anomalías genitourinarias y anomalías de la oreja y el oído).

Se asocia a retención de secreciones líquidas en la cavidad nasal ensanchada. Es importante succionar las secreciones antes de hacer la prueba de imagen para que no dé una falsa imagen de atresia mixta, igual que si el eje de la TC está demasiado angulado.

Estenosis congénita de la apertura piriforme

Se debe a un engrosamiento del proceso nasal del maxilar y se suele asociar a un incisivo central único en la línea media maxilar (75 %) y adelgazamiento del tabique, ensanchamiento de la cavidad nasal, paladar ojival y, en algunos casos, hasta holoprosencefalia. La apertura piriforme normal oscila entre 13,5 y 15,5 mm (**Fig. 42-21**).

Fisura labial y palatina

La fisura labial y palatina se asocian en el 80 % de los casos y es una de las malformaciones maxilofaciales más frecuentes en neonatos (1/700-1.000 neonatos) con asociación sindrómica en el 30-50 % de los casos. Se debe a un defecto de fusión de las prominencias nasales mediales entre las 4 y las 6 semanas de gestación.

Se observa un defecto de la cresta alveolar entre el incisivo lateral y el canino hasta el foramen incisivo. La fisura es bilateral en el 30 % de los casos, en los que se puede asociar a crecimiento excesivo del vómer y los huesos premaxilares.

OTROS

Se recogen en este apartado dos entidades que también pueden observarse en la edad pediátrica en la región de la cabeza y cuello: la fibromatosis *colli* y la parotiditis crónica juvenil.

Fibromatosis *colli*

Seudotumor del músculo esternocleidomastoideo por infiltración fibrocolagenosa en niños de 2-4 semanas de vida, a menudo, asociado a parto instrumentado, con clínica de tortícolis (30 %) asociada a disminución de la amplitud de movimiento, asimetría facial y plagiocefalia. Se resuelve de forma espontánea a los 8-12 meses de vida.

En ecografía, aparece como engrosamiento focal fusiforme levemente hiperecogénico respecto al resto del músculo y, en RM, aparece levemente hipointenso en secuencias potenciadas en T1, con una señal levemente hiperintensa en secuencias potenciadas en T2, pero algo heterogénea por componente fibroso hipointenso, sobre todo, en las zonas de máximo estiramiento en su periferia.

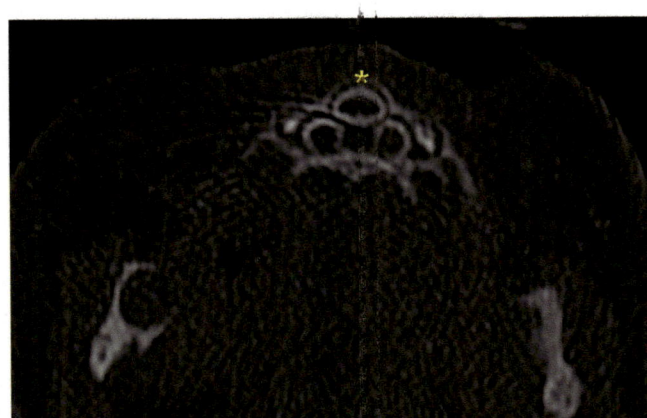
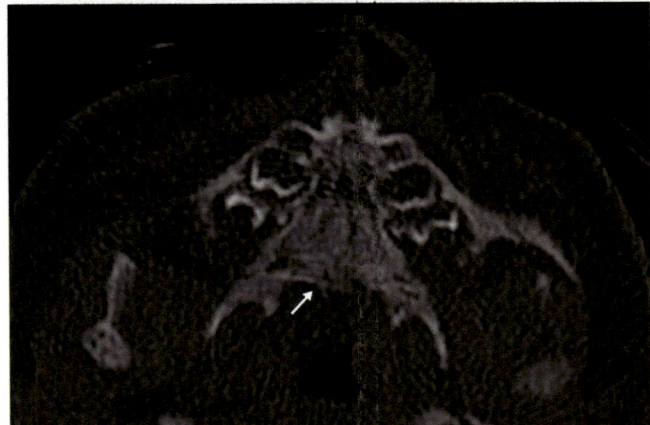
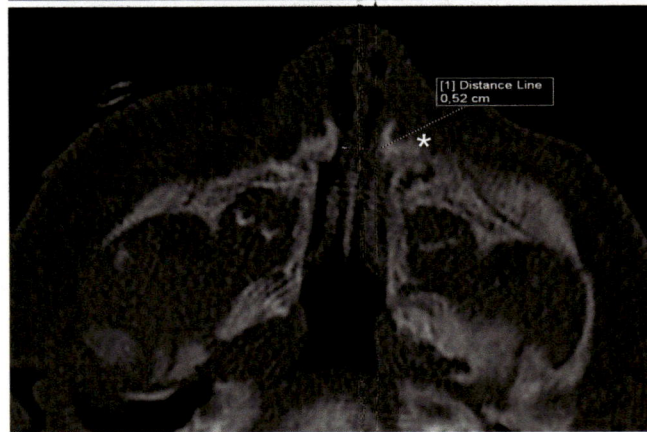

Figura 42-21. Estenosis congénita de la apertura piriforme (asterisco blanco), incisivo central maxilar único (asterisco amarillo) y paladar en forma de V (flecha).

El diagnóstico diferencial se establece con la seudomasa debida a la atrofia muscular por denervación (XI par craneal), que, en este caso, incluiría también denervación del trapecio.

Parotiditis crónica juvenil

Es la segunda causa más frecuente de parotiditis en la infancia, que se suele iniciar entre los 3 y los 6 años de edad y cursa con episodios recurrentes de parotiditis en forma de dolor e hinchazón unilateral o bilateral y fiebre. No se conoce la etiología y, en la mayoría de casos, se resuelve tras la pubertad.

En ecografía, se observa una glándula aumentada de tamaño, con aspecto heterogéneo por la presencia de múltiples imágenes ovaladas y tubulares, que representan degeneración quística y ectasia ductal intraglandular (algunas de ellas con sialolitiasis no obstructivas), así como adenopatías intraparotídeas. Puede asociarse a aumento de la vascularización intraglandular, especialmente, en las fases de reagudización.

PUNTOS CLAVE

- La prueba de elección para el diagnóstico de las lesiones del cuello es la ecografía, incluyendo las herramientas que proporciona (Doppler, microvascularización, elastografía) y una buena aproximación es según su localización.
- El diagnóstico de la patología urgente de cabeza en pediatría (mastoiditis, sinusitis o celulitis orbitaria) es clínico, de manera que la principal utilidad de las pruebas de imagen es para detectar posibles complicaciones.
- La presencia de nódulos tiroideos en pediatría es menos frecuente que en adultos, pero el porcentaje de malignidad es mayor, por lo que hay que adaptar la clasificación ACR-TI-RADS para su correcto manejo diagnóstico.

BIBLIOGRAFÍA

Báez EA, Haymon ML, Chalew SA. Pediatric polycystic thyroid: rare innocent finding or harbinger of disease? Chicago: Endocrine Society 96th Annual Meeting and Expo; 21-24 de junio de 2014.

Bajaj Y, Ifeacho S, Tweedie D, Jephson CG, Albert DM, Cochrane LA, et al. Branchial anomalies in children. Int J Pediatr Otorhinolaryngol. 2011;75(8):1020-3.

Buch K, Reinshagen KL, Juliano AF. MR imaging evaluation of pediatric neck masses: review and update. Magn Reson Imaging Clin N Am. 2019;27(2):173-99.

Essenmacher AC, Joyce PH Jr, Kao SC, Epelman M, Pesce LM, D'Alessandro MP, et al. Sonographic evaluation of pediatric thyroid nodules. Radiographics. 2017;37(6):1731-52.

Frerichs N, Brateanu A. Rhinosinusitis and the role of imaging. Cleve Clin J Med. 2020;87(8):485-92.

Gong X, Hua C, Xiong P, Li J, Ding A, Lin X, et al. Conventional ultrasonography and elastography for the diagnosis of congenital and infantile hemangiomas. J Dermatol. 2020;47(5):527-33.

Han Z, Tai J, Gao J, Wang S, Yu T, Peng Y, et al. MRI in children with pyriform sinus fistula. J Magn Reson Imaging. 2021;53(1):85-95.

Ibrahim M, Hammoud K, Maheshwari M, Pandya A. Congenital cystic lesions of the head and neck. Neuroimaging Clin N Am. 2011;21(3):621-39, viii.

International Society for the Study of Vascular Anomalies: 2018 Classification of Vascular Anomalies. ISSVA; 2018 [consulta el 12 de abril de 2024]. Disponible en: https://www.issva.org/classification

Jyani R, Ranade D, Joshi P. Spectrum of orbital cellulitis on magnetic resonance imaging. Cureus. 2020;12(8):e9663.

Kirsch CFE, Bykowski J, Aulino JM, Berger KL, Choudhri AF, Conley DB, et al.; Expert Panel on Neurologic Imaging. ACR Appropriateness Criteria® sinonasal disease. J Am Coll Radiol. 2017;14(11S):S550-9.

Koch BL. Cystic malformations of the neck in children. Pediatr Radiol. 2005;35(5):463-77.

Ludwig BJ, Foster BR, Saito N, Nadgir RN, Castro-Aragon I, Sakai O. Diagnostic imaging in nontraumatic pediatric head and neck emergencies. Radiographics. 2010;30(3):781-99.

Mazón M, Pont E, Montoya-Filardi A, Carreres-Polo J, Mas-Estellés F. Inner ear malformations: a practical diagnostic approach. Radiología. 2017;59(4):297-305.

Mittal MK, Malik A, Sureka B, Thukral BB. Cystic masses of neck: a pictorial review. Indian J Radiol Imaging. 2012; 22(4): 334-43.

Oyewumi M, Inarejos E, Greer ML, Hassouneh B, Campisi P, Forte V, et al. Ultrasound to differentiate thyroglossal duct cysts and dermoid cysts in children. Laryngoscope. 2015;125(4):998-1003.

Reis J 3rd, Koo KSH, Monroe EJ, Shivaranm GM, Otjen JP, Tang ER, et al. Ultrasound evaluation of pediatric slow-flow vascular malformations: practical diagnostic reporting to guide interventional management. AJR Am J Roentgenol. 2021;216(2):494-506.

Richman DM, Benson CB, Doubilet PM, Wassner AJ, Asch E, Cherella CE, et al. Assessment of American College of Radiology Thyroid Imaging Reporting and Data System (TI-RADS) for pediatric thyroid nodules. Radiology. 2020;294(2):415-20.

Rodríguez DP, Orscheln ES, Koch BL. Masses of the nose, nasal cavity, and nasopharynx in children. Radiographics. 2017;37(6):1704-30.

Sitheeque M, Sivachandran Y, Varathan V, Ariyawardana A, Ranasinghe A. Juvenile recurrent parotitis: clinical, sialographic and ultrasonographic features. Int J Paediatr Dent. 2007;17(2):98-104.

Tritou I, Vakaki M, Sfakiotaki R, Kalaitzaki K, Raissaki M. Pediatric thyroid ultrasound: a radiologist's checklist. Pediatr Radiol. 2020;50(4):563-74.

Vázquez E, Castellote A, Piqueras J, Mauleon S, Creixell S, Pumarola F, et al. Imaging of complications of acute mastoiditis in children. Radiographics. 2003;23(2):359-72.

Vázquez E, Creixell S, Carreño JC, Castellote A, Figueras C, Pumarola F, et al. Complicated acute pediatric bacterial sinusitis: imaging updated approach. Curr Probl Diagn Radiol. 2004;33(3):127-45.

Wassef M, Blei F, Adams D, Alomari A, Baselga E, Berenstein A, et al.; ISSVA Board and Scientific Committee. Vascular anomalies classification: recommendations from the International Society for the Study of Vascular Anomalies. Pediatrics. 2015;136(1):e203-14.

Zander DA, Smoker WRK. Imaging of ectopic thyroid tissue and thyroglossal duct cysts. Radiographics. 2014;34(1):37-50.

Neurorradiología pediátrica: patología craneal y raquimedular

43

Á. Sánchez-Montañez García-Carpintero

 OBJETIVOS

- Identificar los factores de riesgo y etiologías de la patología vascular en la población pediátrica que la diferencian de la población adulta.
- Revisar las técnicas de neuroimagen disponibles y describir los hallazgos neurorradiológicos de las diferentes patologías.
- Conocer las opciones terapéuticas disponibles.
- Considerar dentro del diagnóstico diferencial cuándo se afronta un caso complicado los tóxicos como causantes.
- Reconocer los hallazgos neurorradiológicos de los tóxicos más comunes.
- Repasar las principales infecciones raquídeas en la población pediátrica.
- Describir las vías de diseminación y patógenos comunes.
- Analizar los hallazgos neurorradiológicos característicos y su diagnóstico diferencial.

PATOLOGÍA VASCULAR CEREBRAL PEDIÁTRICA

Los parámetros fisiopatológicos son similares, pero no idénticos, a los de los adultos. Hay diferencias en etiología y edad. Por ejemplo, el porcentaje de eventos hemorrágicos es mayor en la población pediátrica, mientras que es una obviedad decir que el porcentaje de lesiones isquémicas de origen aterotrombótico y embólico es mucho menor que en los adultos.

Los niños tienen múltiples factores de riesgo, como se irá viendo a lo largo del tema. Existe una falsa creencia de que estos eventos vasculares en niños no suelen ser tan graves, y esto no es del todo correcto. Se ha de tener en cuenta que el evento vascular sucede durante el desarrollo cerebral, con lo que, puede tener un gran impacto en el niño, si bien, esto también posibilita una destacada adaptación neurológica, también conocida como **plasticidad neuronal**, que desempeña un papel decisivo en la reducción de las secuelas y consecuencias del evento vascular. El hecho de que no se tenga en cuenta o se considere este tipo de patología en la población pediátrica hace que el diagnóstico en muchas ocasiones sea tardío o, incluso, que no sea reconocido. La clínica es inespecífica, cosa que desempeña el mismo papel y puede retrasar su sospecha diagnóstica.

Otro hecho que dificulta el manejo de este grupo de patología se deriva del hecho de que las primeras guías de práctica clínica del accidente vascular cerebral pediátrico datan de 2004, y se centraban en evitar su aparición (lo que se conoce como **profilaxis**) prevenir la recidiva y minimizar las secuelas. Es decir, se lleva menos de 20 años estudiando la patología vascular en el paciente pediátrico, lo que supone un gran retraso si se compara con los adultos. Es más, hay una ausencia

de ensayos clínicos aleatorizados en niños, principalmente, por la dificultad en aunar los casos, ya que sigue siendo, por suerte, una patología no tan frecuente como en la población adulta, pero no por ello debe ser ignorada o minusvalorada.

Clasificación

El accidente cerebrovascular en niños se clasifica en las siguientes entidades:

- Infarto isquémico arterial (IIA) (75 %): infarto cerebral por oclusión del flujo sanguíneo en una arteria cerebral.
- Infarto hemorrágico o hemorragia intracraneal: sangrado intraaxial o extraaxial cerebral.
- Trombosis senovenosa cerebral (TSVC): oclusión trombótica del sistema venoso cerebral con riesgo de isquemia.

Infarto isquémico arterial

El IIA se divide entre el que ocurre en la época neonatal, que se da en 1/1.600-4.000 nacimientos, que representa un 6-8 %, porcentaje similar en recién nacidos a término y pretérmino, y el que tiene lugar en niños mayores de 28 días, que sucede en 13/100.000 niños/año, con un 54-59 % en varones.

La recurrencia del IIA sucede en un 6-15 % de los pacientes, sobre todo, en los tres primeros meses. Dicho porcentaje es del 1,2 % en el período perinatal, aumentando hasta el 19 % en el posnatal. Cuando existe arteriopatía/vasculopatía, el riesgo de recurrencia aumenta hasta el 66 % en los siguientes cinco años tras el evento inicial. Otro factor que aumenta la posibilidad de recidiva es la cardiopatía congénita (hasta un 27 %) y, sobre todo, precoz y temprana. También se han de considerar como factores de riesgo de recurrencia del IIA la lipoproteína A elevada, el déficit de proteína C, la heterocigosidad G20210A del gen de la protrombina, el bajo peso al nacimiento, el IIA bilateral inicial, haber sufrido accidentes isquémicos transitorios previos y el hecho de que el niño tenga más de 2 años cuando padece el primer IIA.

Hasta el 50-80 % de los niños presentarán secuelas neurológicas tras el IIA, siendo la hemiparesia la más frecuente; otras son la distonía, la ataxia, la parálisis cerebral, o trastornos oromotores, entre otros. La mortalidad no es nada despreciable, ya que sube hasta el 20-40 % dependiendo de la localización y la causa, siendo mayor en los eventos que añaden un componente hemorrágico.

Clínica

El síntoma más común en la presentación de un IIA es la cefalea. Entre un 30 % y un 45 % de los niños que padecen un IIA tendrán dolor de cabeza durante el episodio. La cefalea es uno de los síntomas menos específicos que existen y, en los niños, además, no siempre refieren que esa molestia que están sintiendo es en la cabeza; es más, puede que incluso la manifiesten como irritabilidad.

Hasta en un tercio de los pacientes los IIA debutan con crisis comiciales, sobre todo, en las primeras horas tras el evento isquémico, ya sea como crisis focal o generalizada.

El déficit más habitual es la hemiparesia, hasta en el 80 % de los casos, pudiendo asociar parálisis facial o disfasia, no limitada al lado dominante. Cuando el infarto afecta al territorio de la arteria cerebral media, que es el más frecuentemente afectado, la paresia es faciobraquial; si el territorio afectado es el de la arteria cerebral anterior, el déficit suele ser crural; y si, por ejemplo, la lesión isquémica se focaliza en la cápsula interna, pues será completo faciobraquiocrural.

Otras manifestaciones inespecíficas son la alteración del nivel de consciencia, afasia, alteraciones visuales, ataxia, vértigo, vómitos, etcétera.

La clínica puede evolucionar según se desarrolla y establece el infarto, sobre todo, si se añade transformación hemorrágica, que sucede hasta en el 30 % de las ocasiones, porcentaje mayor que el que se observa en adultos, si bien suele ser petequial, poco cuantioso, más habitualmente, en los IIA extensos.

La escala clásica para la evaluación clínica de los pacientes que sufren un IIA es la *National institute of Health Stroke Scale* (NIHSS), pero, como se mencionó antes, esta escala se diseñó para adultos, y no tiene en cuenta las particularidades de los niños. Así, se desarrolló la PedNIHSS, que sí se hace entendible para el niño, y se puede aplicar a pacientes entre los 2 y los 17 años.

El hecho de que la presentación clínica sea tan diversa y poco concreta da lugar a lo que se conoce como las «entidades simuladoras de infarto» (*stroke mimics* en la bibliografía médica inglesa). En el paciente pediátrico, hasta en un 50 % de las ocasiones en las que se afrontan un posible IIA, en realidad, no lo será. Es decir, una de cada dos llamadas con una sospecha de IIA será otra patología. El principal diagnóstico diferencial es con la migraña hemipléjica, entidad típica pediátrica y que se solapa, como se ha comentado en su presentación clínica con el IIA. Será la historia y, sobre todo, su progresión jacksoniana (que es el hecho de que el déficit sea cada vez más extenso, empezando por el hombro, brazo, antebrazo, manos y dedos) lo que hará considerar esta entidad y no un infarto isquémico como tal. Otros diagnósticos que también se pueden considerar simuladores de IIA son las infecciones, los debuts tumorales, las hemorragias, las enfermedades desmielinizantes, la hipoglucemia, el trastorno conversivo o, incluso, el síndrome de encefalopatía hipertensiva (PRES; *posterior reversible encephalopathy syndrome*), entre otros muchos.

Técnicas de imagen

La ecografía tiene su principal utilidad durante el período neonatal e infancia, ya que precisa de ventana acústica (principalmente, a través de la fontanela anterior) para su realización. Sus principales ventajas son la portabilidad, que no requiere sedación, y el tiempo escaso para su adquisición e interpretación. Las limitaciones son que no ofrece una valoración completa cerebral (especialmente, a nivel de la fosa posterior, donde se planteará el uso de otras fontanelas), la dificultad en diferenciar hemorragia de isquemia y, por supuesto, que es dependiente del operador.

El uso del Doppler color y pulsado permite la valoración de variaciones de las velocidades del flujo sanguíneo.

La tomografía computarizada (TC) tiene su principal uso en la fase aguda, por su disponibilidad e inmediatez y porque no requiere sedación. Permite la rápida diferenciación entre infarto y hemorragia, y el cribado de lesiones expansivas neoformativas. Su principal inconveniente es el uso de radiación, especialmente, sensible trabajando con población pediátrica. Se añadirá angiografía por TC (angio-TC) ante la sospecha de trombosis aguda (hiperdensidad), o también ante sospechas de malformación arteriovenosa (MAV), fístulas arteriovenosas (FAV) o aneurismas.

Se ha de tener en cuenta e ir con especial precaución cuando el proceso de mielinización no se haya completado (concluye alrededor de los 2 años), ya que el cerebro suele ser todo bastante isodenso, con una diferenciación corticosubcortical menor, y la hipodensidad del IIA se ve a partir de las 6 horas del infarto. El signo de la arteria cerebral media hiperdensa en el estudio basal es infrecuente.

La arteriografía de sustracción digital (DSA; *digital subtraction angiography*) es la técnica de referencia ante la sospecha de vasculitis, con una mayor sensibilidad para las vasculopatías de pequeño y medio vaso, MAV, FAV y aneurismas; también cuando se confirma trombosis parareabrir el vaso ocluido.

La resonancia magnética (RM) es la técnica de elección. El equipo del autor, en su práctica clínica, ante la sospecha de IIA, realiza una RM todos los días del año, a cualquier hora y, a poder ser, en la máquina 3 T. En caso de contraindicación para la realización de la RM, si el paciente no tiene fontanela craneal abierta, serán la TC y la angio-TC la modalidad de estudio. Posee una alta sensibilidad y especificidad; además, cada vez hay una mayor disponibilidad. Se excluirán sangrado y otros simuladores, se confirmará el IIA y la posible oclusión arterial, y se obtendrá información de la cronología lesional.

El protocolo de estudio tiene que ser ajustado a responder con celeridad las preguntas básicas que se presentan ante la sospecha de un IIA. Se realiza una técnica de difusión (DWI; *diffusion-weighted imaging*) para confirmar infarto y evaluar edema citotóxico, de susceptibilidad magnética (SWI; *susceptibility-weighted imaging*) para valorar la presencia de sangre, examen angiográfico arterial (TOF-3D; *time of flight-three dimensional angiography*) para evaluar la permeabilidad de los vasos, secuencia potenciada en T2 con anulación de la señal del fluido (FLAIR; *fluid attenuated inversion recovery*) para ver lesión establecida y edema vasogénico, y estudio de perfusión, habitualmente sin contraste, con técnica de *arterial spin labeling* (ASL), que refleja el flujo sanguíneo cerebral, o cuando no se está en entorno de 3 Ta, secuencia de perfusión con contraste basada en gradiente de eco (DSC; *dynamic susceptibility contrast*), que ofrece, además del flujo sanguíneo cerebral, el volumen sanguíneo cerebral, el tiempo de tránsito medio y el tiempo al pico.

Se ha de tener en consideración que, en menores de 3 años, suele ser necesaria la sedación para obtener imágenes óptimas no artefactadas por los movimientos involuntarios de los pacientes.

Etiología

En la **tabla 43-1**, se reflejan las causas más comunes y, a continuación, se analizan las más características de la población pediátrica y las más relevantes.

Infarto isquémico arterial perinatal

El IIA perinatal se define como aquel que tiene lugar desde las 28 semanas de gestación hasta los 28 días de vida, sin incluir hipoxia-isquemia ni edema. Es 17 veces más frecuente que el IIA en > 28 días, aunque su recurrencia es mucho menor.

Hasta el 50 % son idiopáticos. Se considera que existen factores predisponentes maternoplacentarios y/o fetoneonatales, que en muchas ocasiones no se consiguen detectar.

Suelen presentarse con crisis en las primeras 12 horas de vida, asimetría en el uso de las manos, apnea, irritabilidad e hipotonía. Tiene una alta incidencia de distonía persistente, sobre todo, porque suelen afectar a los ganglios de la base, epilepsia, hemiplejia, y alteraciones del desarrollo psicomotor.

Su pronóstico es mejor que en adultos o niños mayores, por la mayor plasticidad cerebral, sobre todo, en las niñas.

Más del 50 % se localizan en el territorio de la arteria cerebral media (ACM) izquierda, como el caso de la **figura 43-1**. Hasta el 25 % afecta a ambas ACM.

Debido a la dificultad clínica para su sospecha, el diagnóstico suele ser radiológico, habitualmente, con la ecografía, como el caso de la **figura 43-2**. El diagnóstico genético fue de mutación en el brazo largo del cromosoma 13, que altera el colágeno IV A1/A2, presente en la membrana basal de los vasos sanguíneos del cerebro, el músculo, el riñón y los ojos.

Tabla 43-1. Causas más comunes del infarto isquémico arterial

Idiopático (~25 %)	
Cardiopatía (31 %)	• Congénita • Valvulopatía • Miocardiopatía • Arritmia
Enfermedades hematológicas (13 %)	• **Enfermedad de células falciformes** • Anticuerpo antifosfolipídico • Anemia ferropénica • Estados protrombóticos • Alteraciones de los lípidos • Enfermedades linfoproliferativas: leucemia/linfoma
Arteriopatía/ vasculopatía (20-64 %)	• **Posvaricela** • Moyamoya • PHACES • Arteriopatía focal cerebral transitoria • Displasia fibromuscular • Arteritis de Takayasu • Vasculitis sistémicas y PACNS
Traumático (23 %)	• Traumatismo cerrado en la faringe posterior • Dislocación-rotación de la columna cervical • **Disección arterial cervicocefálica**
Infeccioso (24 %)	• Meningitis • Vírico (**VVZ**), bacteriano (*Borrelia*), fúngico
Tóxico	• Cocaína, simpaticomiméticos • ACO
Procedimientos intervencionistas	• Cateterismo cardíaco • Angiografía cerebral • ECMO
Enfermedades metabólicas	• Hiperhomocisteinemia • Enfermedad de Fabry • Mitocondriopatías • Alteraciones congénitas de la glicosilación • Elevación de la lipoproteína (a)

ACO: anticonceptivos orales; ECMO: circulación por membrana extracorpórea (*extracorporeal membrane oxygenation*); PACNS: vasculitis primarias del sistema nervioso central (*primary angiitis of the central nervous system*); PHACES: anomalías en la fosa posterior, hemangiomas, anomalías arteriales, defectos cardíacos y anomalías oculares y esternales; VVZ: virus de la varicela-zóster.

Infarto isquémico arterial en relación con cardiopatía congénita

Es la causa más frecuente de IIA en niños, representando hasta el 33 % de los casos. Es más común el origen malformativo cardíaco que la valvulopatía, a diferencia de los infartos en la población adulta.

Los *shunts* derecha-izquierda, que son los cianosantes, dan lugar a policitemia, que, a su vez, es un factor de riesgo conocido de trombosis. El flujo turbulento que se genera en las cavidades cardíacas, las prótesis valvulares que se puedan colocar u otros materiales sintéticos también favorecen el desarrollo de trombosis y fenómenos embolígenos.

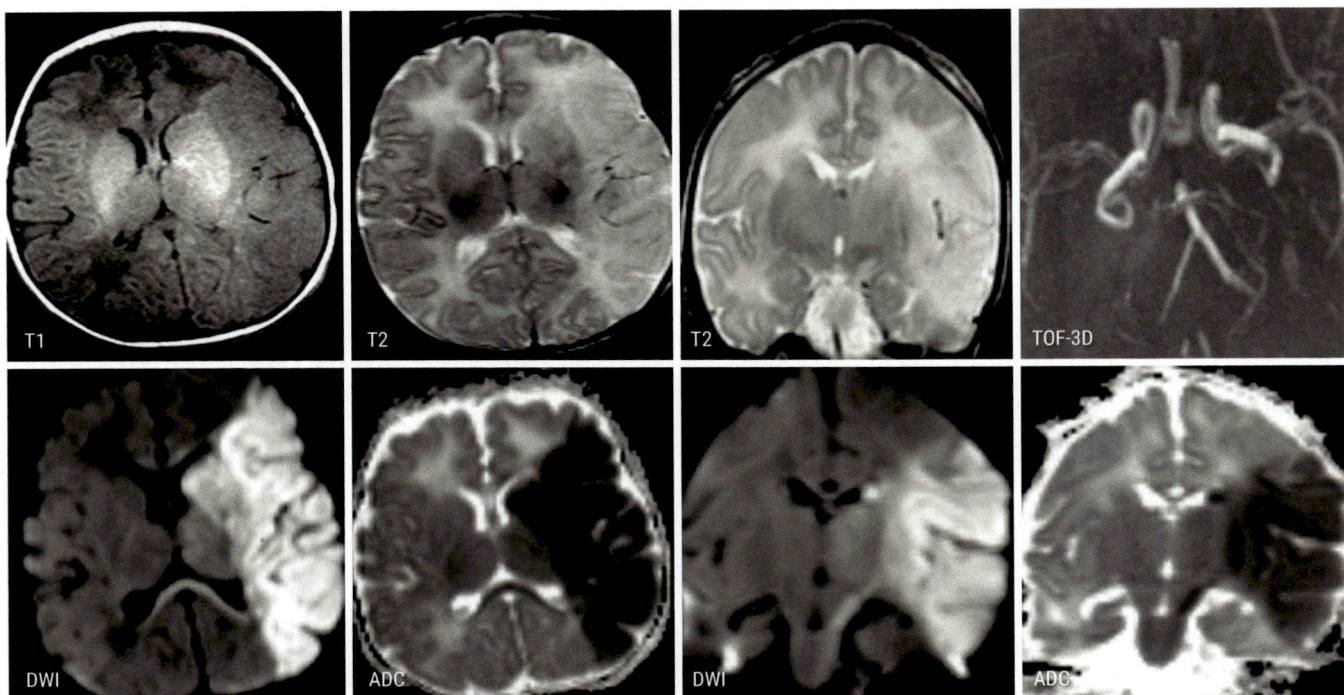

Figura 43-1. Ejemplo de infarto isquémico arterial agudo pediátrico de topografía en la arteria cerebral media izquierda, con afectación tanto de su territorio superficial como profundo, con pérdida del ribete cortical en secuencias potenciadas en T2 y de la diferenciación corticosubcortical, con franca restricción en estudios de difusión, sin clara alteración en el examen angiográfico arterial TOF-3D. Además, añade probable edema excitotóxico en el esplenio del cuerpo calloso, probablemente, por crisis secundarias a la lesión vascular.
ACD: coeficiente de difusión aparente (*apparent diffusion coefficient*); DWI: secuencia de difusión (*diffusion-weighted imaging*); TOF-3D: *three dimensional-time of flight*.

Este tipo de IIA se suelen ver en pacientes, en la mayor parte de los casos, ingresados, hospitalizados, graves, a veces, en la unidad de cuidados intensivos, con cierto grado de inmovilidad. Hay que tener en cuenta que los pacientes cardiópatas que se someten a circulación extracorpórea presentarán microhemorragias en forma de hipointensidades puntiformes en SWI de distribución aleatoria, supratentoriales e infratentoriales, de forma bilateral.

Infarto isquémico arterial por vasculitis del sistema nervioso central

Hay diferentes clasificaciones publicadas de las vasculitis del sistema nervioso central (SNC). La que utiliza el grupo del autor las divide en angitis primarias y secundarias. Las primarias fueron descritas en 1959 en población adulta, y se consideran un diagnóstico de exclusión, al haber descartado que el paciente presente una causa por sí misma, lo que la colocaría en el grupo de las secundarias. Ante la sospecha clínica y/o radiológica, la técnica de elección es la DSA. Según su resultado, subdivide las primarias en:

- DSA positiva: déficit neurológico focal. Puede ser progresiva o no progresiva.
- DSA negativa: déficits neurológicos difusos, cefalea, fiebre, fatiga, crisis.

En este último grupo, cuando existe una sospecha clínica de vasculitis, pero la DSA no la confirma, se planteará la realización de la una biopsia cerebral, que deberá incluir meninge, corteza cerebral y sustancia blanca y, entonces, será el anatomopatólogo quien confirmará la sospecha o la descartará. En la población pediátrica, se es muy prudente en su indicación, al tratarse de un procedimiento invasivo y no exento de riesgos. Sin embargo, si la sospecha es alta, no hay alternativa diagnóstica y se han agotado los métodos diagnósticos no invasivos, será el momento de poner sobre la mesa esta posibilidad, ya que el tratamiento médico es agresivo y se debe tener la certeza de lo que se está tratando.

Las angitis secundarias del SNC pueden categorizarse en:

- Inflamatoria/autoinmunitaria:
  - Púrpura de Schoenlein-Henoch.
  - Enfermedad de Kawasaki, lupus eritematoso sistémico.
  - Granulomatosis de Wegener, poliarteritis nudosa.
  - Enfermedad de Behçet, síndrome de Sjögren.
  - Dermatomiositis juvenil.
- Infecciosa/parainfecciosa:
  - Bacteriana (tuberculosis, *Mycoplasma*, neumococo).
  - Vírica (enterovirus, virus de la hepatitis C, virus de la inmunodeficiencia humana, virus JC, virus de la varicela-zóster [VVZ], parvovirus B19).
  - Espiroquetas: *Borrelia burgdorferi*.
  - Fúngica (*Actinomyces*, aspergilosis, *Candida*).
- Otras:
  - Enfermedad inflamatoria intestinal.
  - Tóxicos.
  - Hemoglobinopatías.

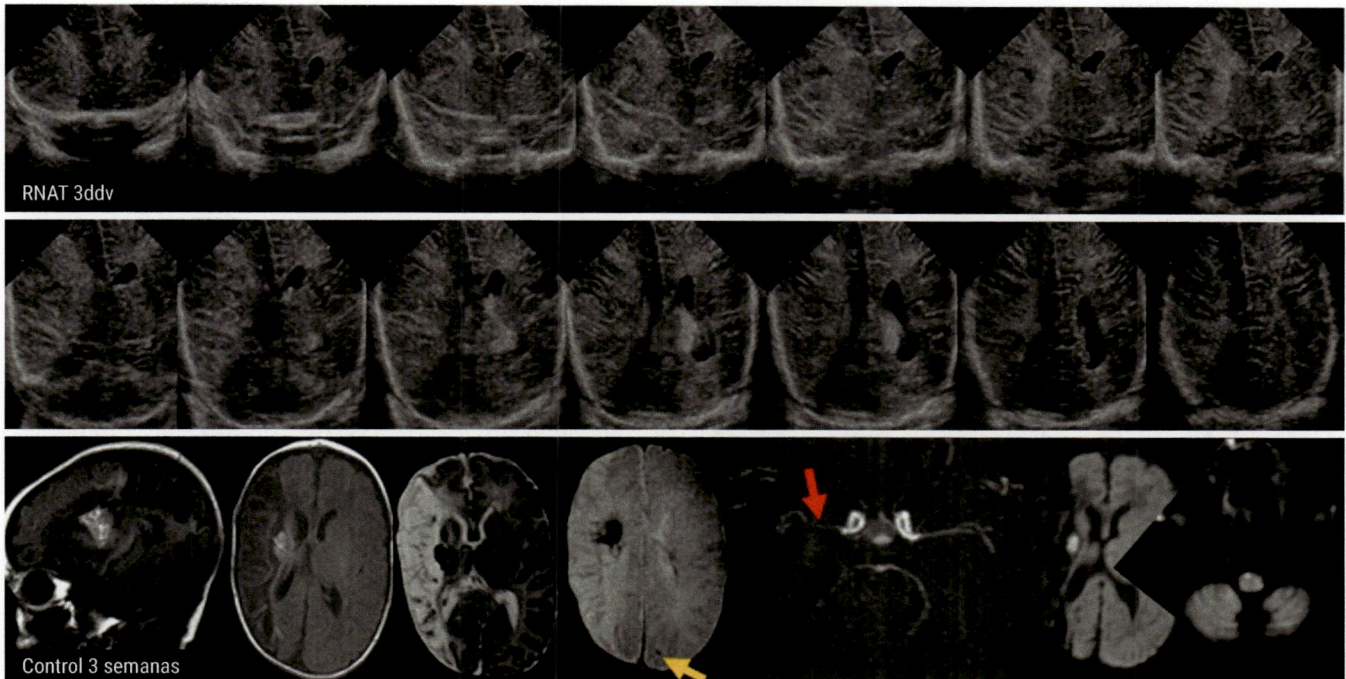

Figura 43-2. Las dos filas superiores están compuestas por una serie de imágenes ecográficas en el plano coronal a través de la fontanela anterior, donde se evidencia una extensa área triangular ecogénica hemisférica cerebral derecha, con efecto de masa, distorsionando el ventrículo lateral derecho. A las tres semanas, se hizo un control por resonancia magnética, donde se confirmaba el infarto isquémico arterial (IIA) en el territorio de la arteria cerebral media (ACM) derecha a nivel superficial y profundo, con un componente hemático en forma de hiperseñal en secuencias potenciadas en T1 e hiposeñal en secuencias potenciadas en T2, más evidente en la secuencia de susceptibilidad magnética (SWI; *susceptibility-weighted imaging*), a nivel de la corona radiante derecha. El efecto de masa ya no estaba presente, por la propia evolución del accidente isquémico, ahora ya en fase subaguda-crónica. El examen angiográfico arterial TOF-3D (*three dimensional-time of flight*) muestra la irregularidad de la ACM derecha, coherente con el IIA descrito. El examen de difusión (DWI; *diffusion-weighted imaging*) refleja los signos incipientes de degeneración walleriana de la vía corticoespinal derecha.

– Enfermedad de injerto contra huésped.
– Neoplásica.

Los hallazgos en la DSA son irregularidades con estenosis y zonas de dilatación fusiforme, estrecheces y ectasias arteriales e, incluso, a veces, puede verse cierta extravasación del medio de contraste. Respecto a la RM, se representan como lesiones focales de la sustancia blanca, de distribución y cronología variables, la mayoría crónicas, como focos de gliosis, a veces, con microhemorragias asociadas; en el examen de angio-RM, se pueden detectar los hallazgos que en radiología vascular intervencionista confirman posteriormente, y los estudios poscontraste (sobre todo, aquellos con técnica de sangre negra) pueden demostrar el realce de la pared de las arterias afectadas, que refleja el componente inflamatorio que condiciona la irregularidad descrita (**Fig. 43-3**).

Estas angitis que tienen representación en las técnicas de imagen, primarias y secundarias, son indistinguibles, los hallazgos son los descritos, y serán la historia clínica, la exploración física y el resto de las pruebas complementarias los que pondrán nombre y apellidos a cada caso de vasculitis.

Arteriopatía focal cerebral

La arteriopatía focal cerebral o transitoria cerebral, también descrita en la bibliografía médica como angitis primaria cerebral no progresiva, es una entidad que tener muy en cuenta y que conocer dentro del contexto pediátrico.

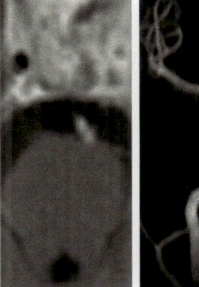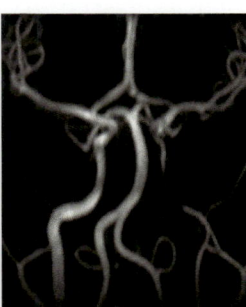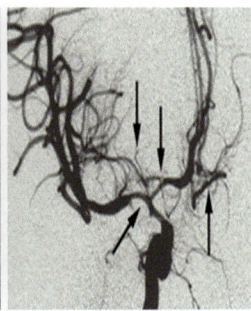

Figura 43-3. En este ejemplo, se ve la estrechez de la arteria carótida interna izquierda cavernosa y su realce mural, hallazgo corroborado en la reconstrucción con proyección de máxima intensidad de contraste (MIP; *maximum intensity projection*) en el plano coronal del TOF-3D (*three dimensional-time of flight*). En la última imagen de arteriografía de sustracción digital (DSA; *digital subtraction angiography*), se evidencian múltiples zonas de irregularidad y estenosis a nivel de ramas de las arterias cerebrales anterior y media.

Sus causas son diversas, siendo la infección por el VVZ la más frecuente, si bien, también se ha descrito en el contexto de infección de la vía respiratoria alta, por enterovirus, *Borrelia* y otros patógenos. En el caso del VVZ, que es sobre el que hay más publicaciones, se afirma que el debut suele ser en los 12 meses posteriores a la infección por varicela, pero que incluso hasta cuatro años después puede presentarse dicha alteración vascular. El curso habitualmente es monofásico en más del 66 % de los pacientes, sin progresión tras los primeros seis meses, y suele resolver espontáneamente en la mayoría de los casos, pudiendo tardar hasta cuatro años, sin reestenosis. La estenosis suele ser focal y unilateral, pudiendo afectar a ambos lados, principalmente, a nivel de ACM proximal o arteria carótida interna (ACI) distal (**Fig. 43-4**).

El diagnóstico se basa en la detección en líquido cefalorraquídeo de anticuerpos IgG (inmunoglobulina G) anti-VVZ (se detectan en el 93 % de los casos) o reacción en cadena de la polimerasa (PCR; *polymerase chain reaction*) positiva a VVZ (es positiva en el 30 % de los casos). El tratamiento consiste en ácido acetilsalicílico (AAS), corticosteroides y aciclovir intravenoso, además de seguimiento estrecho clínico y por imagen.

Angiopatía moyamoya

Esta entidad se subclasifica en la enfermedad de moyamoya, que es el trastorno cerebrovascular primario de curso crónico caracterizado por estenosis progresiva de, habitualmente, ambas ACI supraclinoideas, A1 y M1 con desarrollo secundario de vasos colaterales basales dilatados (**Fig. 43-5**), y el síndrome de moyamoya, que suele ser unilateral y secundario a otra patología como la neurofibromatosis 1, el síndrome de PHACES (anomalías en la fosa posterior, hemangiomas, anomalías arteriales, defectos cardíacos y anomalías oculares y esternales), la drepanocitosis, la infección tuberculosa o, incluso, la radioterapia.

Suele haber una base genética, con elevación del factor de crecimiento de los fibroblastos, más frecuente en Asia, con distribución bimodal (1ª y 3ª-4ª décadas) y clínica inespecífica, consistente en cefalea, crisis o déficits neurológicos transitorios.

Existe la clasificación de Suzuki para graduar la angiopatía moyamoya según la presencia o ausencia de circulación colateral, entre otros parámetros, rasgo sumamente importante, porque, cuando se detectan esos vasos colaterales, representan una fase avanzada de la patología; cuando esos mismos vasos que estaban supliendo la falta de flujo y volumen sanguíneo cerebrales fracasan y desaparecen, se trata de una fase terminal.

El tratamiento se basa en técnicas de revascularización quirúrgicas directas, como el *bypass* entre la arteria temporal superficial, rama de la arteria carótida externa, y el segmento M4 de la ACM, e indirectas como la encefaloduroarteriosinangiosis, la encefalomioarteriosinangiosis y la sinangiosis pial. Lo que consiguen estas técnicas es un aumento de colaterales desde las arterias temporal superficial o meníngea media hacia el cerebro isquémico. La aparición de estas colaterales en el examen de angio-RM en el seguimiento se asocia a un pronóstico favorable. Dicha sinangiosis estabiliza o mejora los síntomas neurológicos, pero no evita la progresión angiográfica de la enfermedad. La angioplastia y los *stents* no tienen papel alguno. Las técnicas de angio-RM y de perfusión monitorizan la evolución de la patología y de las técnicas quirúrgicas de revascularización. Se ha publicado que hasta el 87 % presentan mejoría sintomática tras la revascularización.

Disección arterial

La disección es la separación de las capas de la pared de una arteria, observando lo que se conoce como un colgajo de la íntima o *intimal flap* en la luz del vaso en cuestión, dando lugar a una luz falsa, habitualmente, de mayor calibre que la luz verdadera. Las disecciones que se tratarán a continuación son aquellas que dan lugar a un IIA. La mayoría afectan a la ACI extracraneal, típicamente, en su porción faríngea (**Fig. 43-6**).

Dentro de las causas, la más descrita es la traumática, que conlleva el 50 % de los casos con esta presentación; a continuación, se encontraría la causa espontánea sin un claro mecanismo, por ejemplo, en pacientes con conectivopatías o tóxicos y, por último, pero no por ello menos importante, el traumatismo no accidental, entidad en la que se debe pensar siempre que algo no cuadre, parezca extraño o incongruente por su presentación, extensión o historia.

Dentro de las causas que se citaban de IIA, la disección es infrecuente, suele darse alrededor de los 10 años y es más común en varones. Los mecanismos de infarto son tres: embólico, oclusivo y hemodinámico, pudiéndose presentar varios de ellos a la vez. La clínica aparece entre

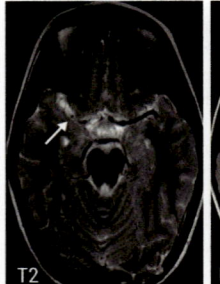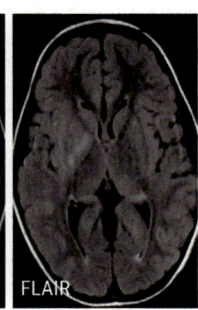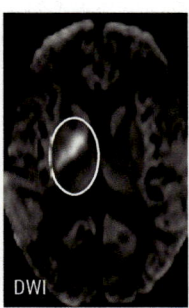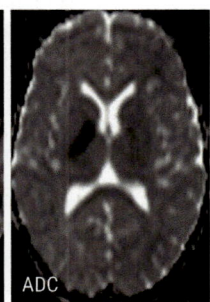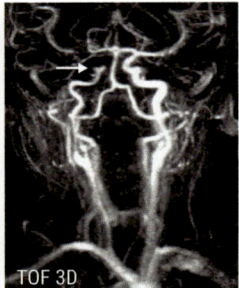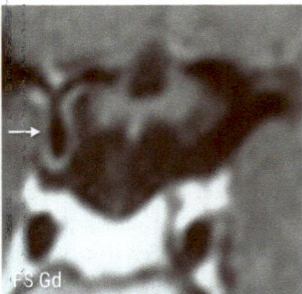

Figura 43-4. En este ejemplo, se ve la topografía clásica del infarto isquémico arterial de la arteriopatía focal varicelosa, en la región ganglio-basal-capsular (círculo), hecho que conllevará una hemiparesia contralateral. Se observa en la secuencia potenciada en T2 la ausencia del normal vacío de señal de la arteria cerebral media derecha (flecha), que se confirma en el mapa vascular en el plano coronal con reconstrucción en proyección de máxima intensidad de contraste (MIP, *maximum intensity projection*), y que, tras la administración del medio de contraste, muestra un realce mural intenso ya desde la arteria carótida interna supraclinoidea (flechas). En FLAIR (*fluid attenuated inversion recovery*), ya hay lesión establecida, que aún muestra edema citotóxico y restricción en el mapa de difusión con valor reducido del coeficiente de difusión aparente (ADC, *apparent diffusion coefficient*).

DWI: secuencia de difusión (*diffusion-weighted imaging*); FS: fat-suppressed; Gd: gadolinio; TOF-3D: *three dimensional-time of flight*.

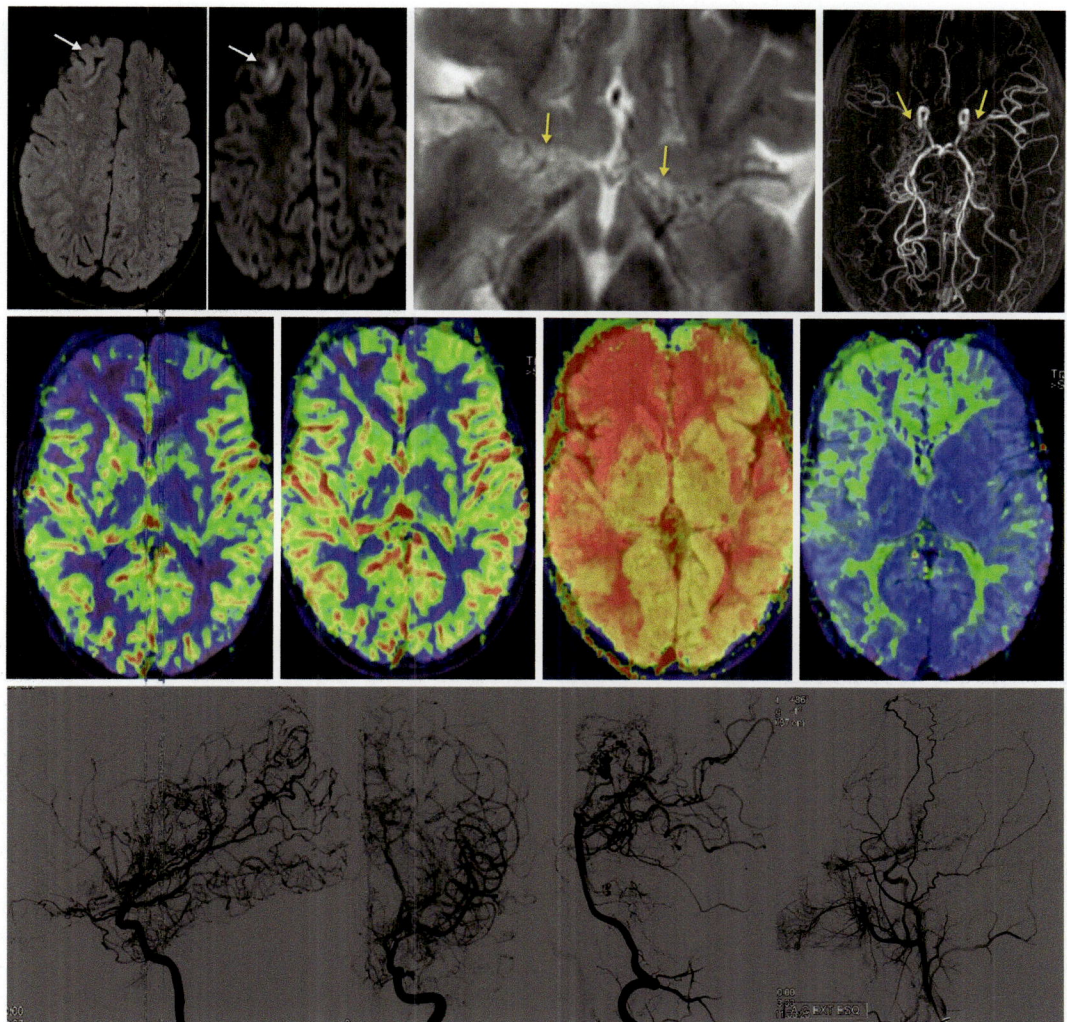

Figura 43-5. En este ejemplo de un niño de 12 años con enfermedad de moyamoya que debutó como cefalea, a la que se le añadió un episodio de crisis focal a las 48 horas del inicio de la cefalea, se evidencia una lesión ya establecida frontal anterior derecha (flechas blancas), que aún muestra hiperseñal en difusión (coeficiente de difusión aparente [ADC, *apparent diffusion coefficient*] bajo no mostrado) en relación con edema citotóxico, que, en secuencias potenciadas en T2, muestra alteración bilateral de segmentos M1 de sendas arterias cerebrales medias, más evidente en reconstrucción con proyección de máxima intensidad de contraste (MIP, *maximum intensity projection*) en el plano axial del examen angiográfico TOF-3D (*three dimensional-time of flight*) (flechas amarillas). En la segunda fila, se observan los mapas del estudio de perfusión con contraste (DSC, *dynamic susceptibility contrast*), donde se aprecia que la alteración no se limita a la zona afectada en FLAIR (*fluid attenuated inversion recovery*) o DWI (*diffusion-weighted imaging*), sino que también están los tiempos al tránsito medio y al pico retrasados en la región frontal izquierda, hallazgos coherentes con los reflejados en T2 y TOF-3D. El examen de arteriografía de sustracción digital (DSA, *digital subtraction angiography*) confirmó los hallazgos y detectó cierta extravasación, conocida como «humo de volcán», debido al daño vascular, signo muy específico de la angiopatía moyamoya. Cuando se sospecha vasculitis, los especialistas de angioneurorradiología hacen el estudio de los seis vasos: ambas arterias carótidas internas, externas y vertebrales.

horas y años tras el traumatismo, de ahí la importancia de la historia clínica interrogando por los antecedentes de los pacientes. Los factores predisponentes incluyen la displasia fibromuscular, el síndrome de Ehlers-Danlos de tipo IV, el síndrome de Marfan, la coartación de aorta, el moyamoya, la poliquistosis renal, la osteogénesis imperfecta e, incluso, las infecciones faríngeas.

Es de vital importancia en el diagnóstico un seguimiento estrecho por si progresa la disección y se extiende distalmente; sin embargo, se ha descrito la recanalización hasta en el 60 % de casos. El tratamiento se basa en AAS o heparina de bajo peso molecular (HBPM) 3-6 meses y AAS mantenido.

NEUROTÓXICOS EN PEDIATRÍA

Los neurotóxicos forman un grupo amplio y heterogéneo con múltiples clasificaciones, con una distinción poco clara entre enfermedad metabólica y tóxica. Su diagnóstico precoz es fundamental para minimizar la toxicidad, en la mayoría de los casos, corrigiendo los niveles del tóxico o retirándolo.

Existe una vulnerabilidad selectiva, donde influyen varios parámetros como el flujo sanguíneo cerebral y la demanda de oxígeno, la distribución de neurotransmisores, las afinidades químicas específicas y la maduración del desarrollo cerebral.

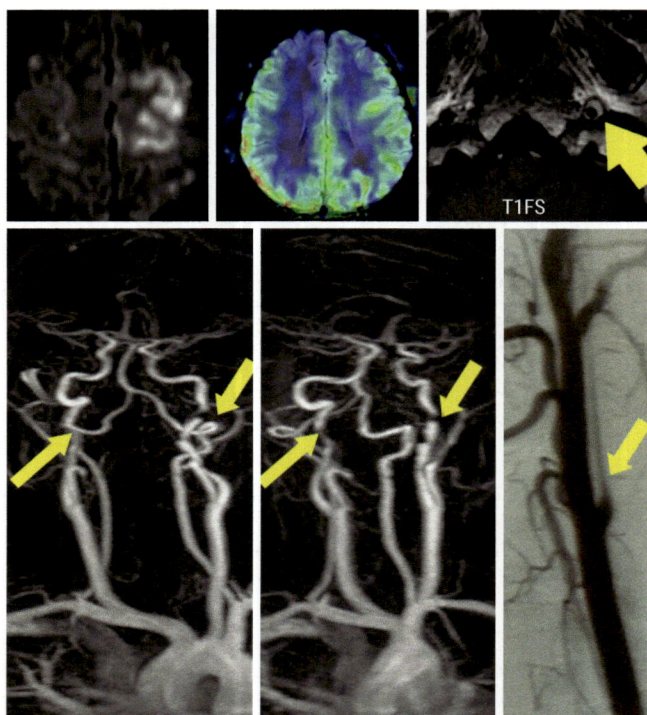

Figura 43-6. En este ejemplo de una adolescente que sufrió un accidente de motocicleta, portadora de casco, se ven lesiones en el territorio frontera de ambos hemisferios cerebrales, más extensas en el lado izquierdo, con restricción en difusión (coeficiente de difusión aparente [ADC, *apparent diffusion coefficient*] bajo, no mostrado), disminución de los valores del flujo sanguíneo cerebral en el mapa de perfusión sin contraste ASL (*arterial spin labeling*), y hematoma mural de la arteria carótida interna (ACI) cervical distal izquierda en forma de hiperseñal en la secuencia potenciada en T1 con pulso de saturación grasa (FS, *fat-saturated*) (flecha amarilla gruesa), que es la técnica de elección ante la sospecha de disección arterial. En la fila inferior, se observan en reconstrucciones con proyección de máxima intensidad de contraste (MIP, *maximum intensity projection*) en el plano coronal del examen angiográfico poscontraste las estenosis focales de ambas ACI (flechas). La típica imagen de la disección carotídea en la arteriografía de sustracción digital (DSA, *digital subtraction angiography*) es la de la estenosis suboclusiva con paso filiforme de contraste (flecha) pocos milímetros tras la bifurcación carotídea.

Clasificación

Con fines didácticos y por no dispersar demasiado el foco, este apartado se centrará en 10 tóxicos, clasificándolos y dividiéndolos en dos grupos: exógenos y endógenos (**Tabla 43-2**).

Tóxicos exógenos

La neurotoxicidad de los tóxicos exógenos suele estar relacionada con su administración, ya sea en dosis habituales o superiores.

Radioterapia

La radioterapia puede causar radionecrosis, segundas neoplasias, vasculopatías o ataques de migraña de tipo isquémico después de la radioterapia (SMART; *stroke-like migraine attacks after radiation therapy*), entre otras alteraciones.

Tabla 43-2. Clasificación de los neurotóxicos

Tóxicos exógenos	Tóxicos endógenos
Radioterapia	Glucosa
Inmunosupresores	Amonio
Citostáticos	Manganeso
Antiepilépticos	Cobre
Drogas de abuso	Lactato

Radionecrosis

Es un proceso inflamatorio-necrótico de inicio tardío, al cabo de meses o, incluso, años, tras el tratamiento con radioterapia. La lesión causada es proporcional a la dosis. Los oncólogos radioterápicos ayudarán a conocer mejor las zonas de mayor y menor irradiación.

La mayoría de los casos en que se plantea la posibilidad de que exista radionecrosis suele ser en pacientes oncológicos. De ahí que todo nuevo relace en el lecho quirúrgico o próximo a él sea un reto diagnóstico. El diagnóstico diferencial entre recurrencia tumoral y toxicidad radioinducida no es nada fácil. Los hallazgos neurorradiológicos son inespecíficos y cuesta tener la certeza de si se trata de un escenario u otro. Se han publicado signos radiológicos del patrón de realce en la radionecrosis como el de «queso suizo», «pimiento verde cortado» y «pompa de jabón» (**Fig. 43-7**). La distinción suele ser según la evolución clínica, seguimiento con técnicas avanzadas de RM (**Fig. 43-8**) e, incluso, se puede llegar a considerar la biopsia cerebral.

Dentro de las herramientas de RM avanzada destacan:

- Las técnicas de perfusión (PWI; *perfusión-weighted imaging*), disponiendo de varias, sin y con contraste. En cuanto a las técnicas sin contraste destaca el *arterial spin labeling* (ASL), que proporciona información del flujo sanguíneo cerebral. Respecto a las técnicas que sí precisan de contraste paramagnético de gadolinio, la más importante es la *dynamic susceptibility contrast-enhancement* (DSC), que se basa en secuencias gradiente de eco en T2 y que obtiene mapas del volumen y flujo sanguíneo cerebral, del tiempo de tránsito medio y tiempo al pico. Habitualmente, la radionecrosis suele corresponderse con parámetros de perfusión bajos, mientras que, en la recurrencia o recidiva tumoral, pueden estar aumentados. Siempre se ha de comparar con los parámetros de perfusión del tumor en el estudio inicial, antes de cualquier tratamiento.

- La espectroscopia (MRS; *magnetic resonance spectroscopy*) también tiene su relevancia y puede ser de ayuda, aunque en un segundo plano. La radionecrosis puede mostrar dos patrones, uno sin presencia de metabolito, u otro con una leve elevación de la colina, discreta reducción del *N*-acetilaspartato (NAA) y presencia de lactato en 1,3 partes por millón. En la recurrencia o recidiva tumoral, el pico de colina suele ser mayor en relación con el mayor número de

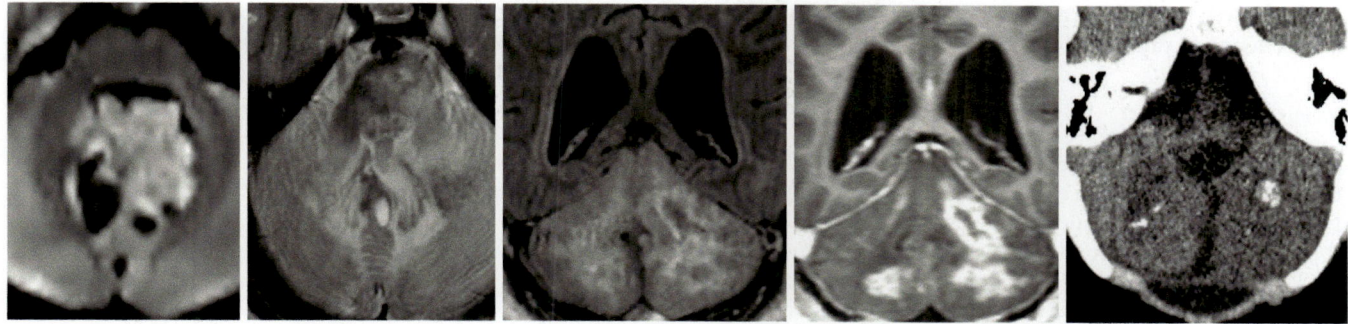

Figura 43-7. Este ejemplo es el de un niño de 10 años que debutó con un meduloblastoma y que recibe tratamiento con cirugía, quimioterapia y radioterapia holocraneal. Nueve meses después presenta empeoramiento clínico y la resonancia magnética muestra un acusado edema troncoencefálico y cerebelar en la secuencia potenciada en T2 y FLAIR (*fluid attenuated inversion recovery*), con realce heterogéneo y calcificaciones en la tomografía computarizada. Por el patrón y localización del realce, lo más probable es que se tratara de cambios secundarios al tratamiento, y no de recurrencia tumoral.

células, el descenso del NAA es pronunciado por la destrucción neuronal, y la presencia de lactato es menos común. De nuevo, es clave la comparativa con el examen basal.

Segundas neoplasias

El riesgo de segundas neoplasias es acumulativo, especialmente, en los cánceres hereditarios que se irradian antes de los 5 años.

El meduloblastoma es el tumor más frecuentemente asociado a segundas neoplasias, sobre todo, a tumores gliales y carcinomas de partes blandas. Otro ejemplo muy pediátrico

es el retinoblastoma con mutación Rb1, que tiene un riesgo alto de osteosarcoma en los huesos faciales.

En la nueva clasificación de la Organización Mundial de la Salud (OMS) de los tumores cerebrales de 2021, se incluye una nueva entidad conocida como «tumor difuso glial de alto grado tipo pediátrico, histona 3 (H3)-no mutado e isocitrato-deshidrogenasa (IDH)-no mutado», que se corresponde con un tumor de grado 4. Es un tumor agresivo pediátrico sin mutaciones en H3 ni IDH, que se parece al glioblastoma en los adultos, y que se refleja en este apartado porque está muy relacionado con pacientes con síndromes de cáncer hereditario como el síndrome de

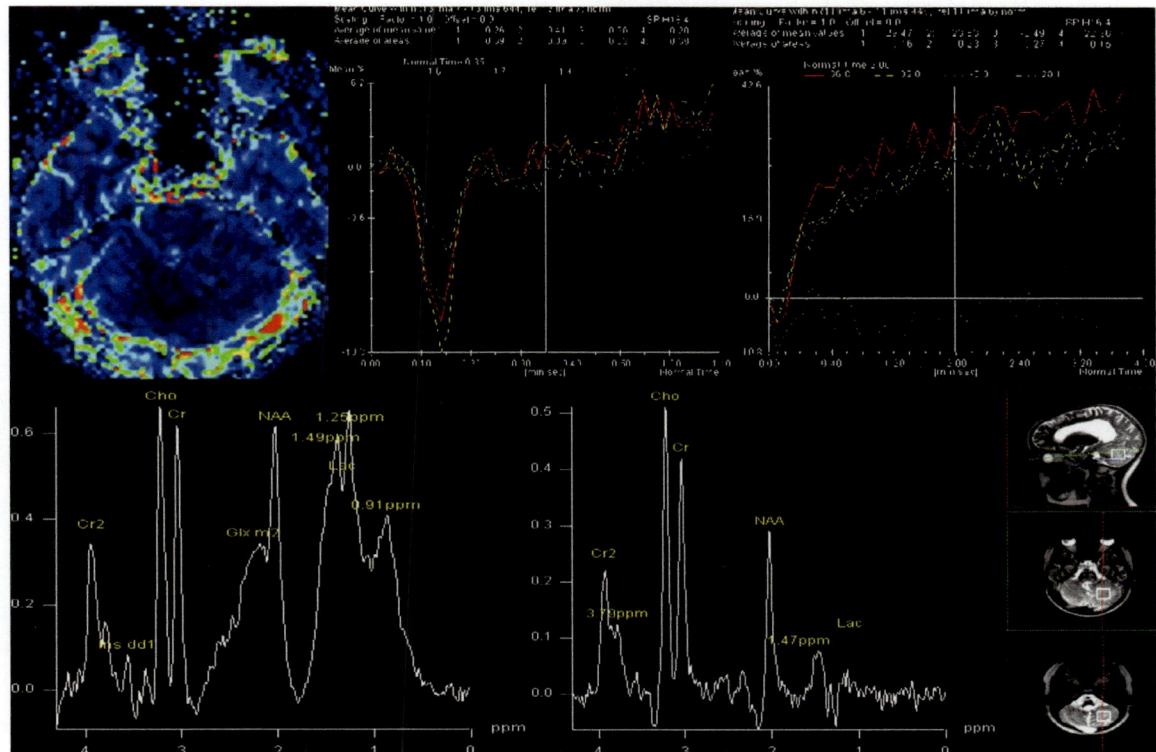

Figura 43-8. Mismo caso que en la **figura 34-7**. Se añadieron estudios de perfusión que apoyaban la sospecha inicial, al objetivar un volumen sanguíneo cerebral bajo, caída en la señal y porcentaje de recuperación de la señal idéntico al del parénquima normal (línea roja) en el examen de perfusión con contraste (DSC; *dynamic susceptibility contrast*), con pendiente suave en la curva de permeabilidad en el examen de DCE (*dynamic contrast enhanced*). La espectroscopia también era consistente con radionecrosis, al objetivar en tiempo de eco (TE) de 30 ms y 135 ms lo descrito anteriormente.

Li-Fraumeni o el síndrome de Lynch, y también con el antecedente de radioterapia previa (**Fig. 43-9**).

Vasculopatía

El hallazgo vascular más común en pacientes que han sido tratados con radioterapia es la presencia de varias hipointensidades de distribución aleatoria supratentoriales e infratentoriales, de forma bilateral, en secuencias gradiente de eco en T2, sobre todo, en la secuencia SWI. Estas lesiones se consideran malformaciones vasculares radioinducidas de tipo cavernoma. Aparecen al cabo de varios años y la mayoría son asintomáticas. Si condicionan clínica, se puede plantear su resección. El riesgo de sangrado es mucho menor que el de las malformaciones primarias no relacionadas con la radioterapia.

Dentro de las lesiones vasculares, también se ha relacionado la radioterapia con el síndrome de moyamoya, causando una estenosis progresiva arterial, que puede ser oclusiva, asociando vasos colaterales («signo de la hiedra» o *ivy* en FLAIR).

Otras alteraciones vasculares son el desarrollo de aneurismas y la microangiopatía mineralizante.

Ataques de migraña de tipo isquémico después de la radioterapia (SMART)

Se trata de una complicación tras el tratamiento con radioterapia infrecuente, de presentación tardía, al cabo de 2-30 años, reversible en días o semanas, si bien, pueden quedar secuelas en hasta el 50 % de los casos, y recurrente. Sobre todo, se ha descrito en tumores de la fosa posterior, principalmente, en meduloblastomas y pineales.

Su fisiopatología no está del todo clara, pero tiene similitudes con el síndrome de encefalopatía posterior reversible (PRES; *posterior reversible encephalopathy syndrome*). Tiene una mayor

prevalencia en varones y, sobre todo, en pacientes que se irradiaron a edades tempranas. Se presenta como episodios agudos y recurrentes de cefalea precedida de aura, crisis y déficits neurológicos (hemiplejia, afasia, hemianopsia).

Antes de diagnosticar a un paciente de SMART (**Fig. 43-10**), se han de excluir la recidiva tumoral, enfermedad leptomeníngea, IIA, encefalitis y PRES, entre otros.

Otras

Otras alteraciones causadas por la radioterapia son: atrofia hipofisaria, cataratas, pérdida de volumen y lesiones de la sustancia blanca, fibrosis, xerostomía, degeneración grasa de la médula ósea, y lipomatosis epidural, entre otras.

Inmunosupresores

Los inmunosupresores pueden provocar PRES, una entidad clínico-radiológica común que se presenta con cefalea, crisis, y alteraciones visuales y del nivel de consciencia. Se ha descrito inicialmente en el contexto hipertensivo, pero se ha visto que también puede aparecer en normotensión e, incluso, hipotensión. Entre los fármacos más relacionados, están las ciclosporinas, el tacrólimus, los corticosteroides o la vincristina, y también el trasplante de órganos sólidos e, incluso, el embarazo.

Típicamente, afecta de forma bilateral y asimétrica a los territorios vasculares posteriores por una peor osmorregulación del sistema vertebrobasilar respecto al sistema vascular anterior carotídeo. Habitualmente, es reversible y no recurrente, en forma de edema vasogénico, sin restricción en difusión, sin presencia de restos hemáticos ni realces poscontraste. Si asocia como hallazgos atípicos edema citotóxico con valores reducidos en el mapa de coeficiente de difusión

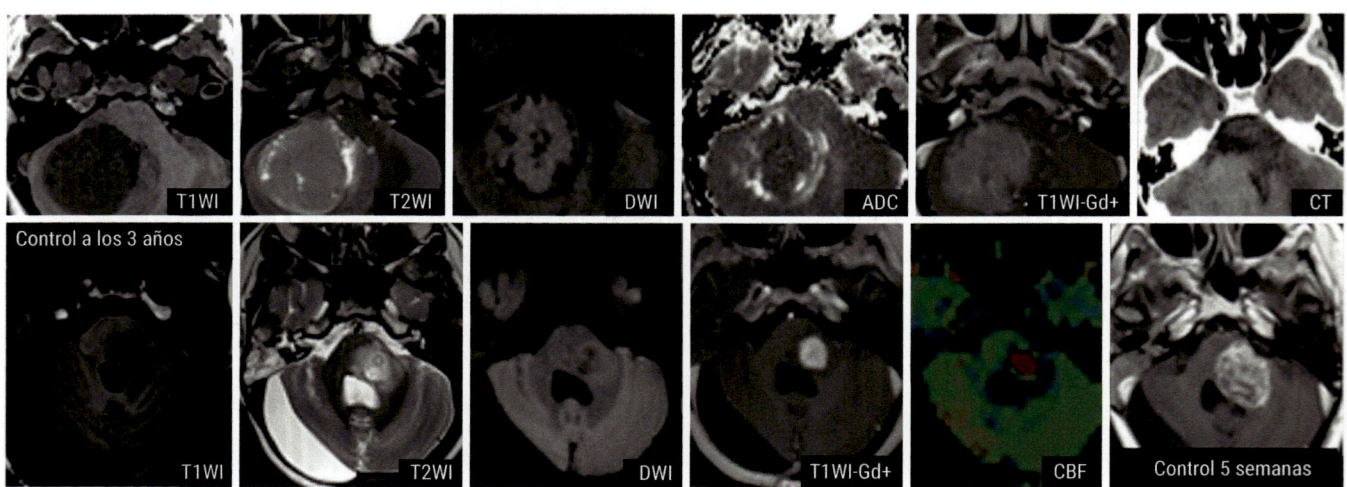

Figura 43-9. Este ejemplo corresponde a una niña de 13 años con síndrome de Li-Fraumeni que debutó con una masa cerebelosa lateral derecha, que se correspondía con un meduloblastoma anaplásico SHH (grado 4 de la clasificación de la Organización Mundial de la Salud), con mutación p53 y N-MYC amplificado. Se hizo el tratamiento habitual de cirugía, quimioterapia y radioterapia y, a los tres años, presenta focalidad neurológica y una nueva lesión hemipontina izquierda que captaba contraste. El diagnóstico diferencial incluía, por supuesto, la posibilidad de recidiva tumoral; sin embargo, no restringía como sí hace el meduloblastoma, y era una lesión intraaxial, mientras que las recidivas del meduloblastoma suelen ser meníngeas. Como se ha reflejado al hablar de la radionecrosis, era otra posibilidad, pero el patrón de realce no es el típico y, además, en el estudio de perfusión ASL (*arterial spin labeling*), se veía una franca elevación del flujo sanguíneo cerebral. La tercera posibilidad, la más probable, siendo la menos común, es que se tratara de otro tumor, como finalmente fue, confirmando con biopsia cerebral la nueva entidad a la que se hacía referencia, sospechada por el tratamiento radioterápico y la mutación p53 basal de la paciente.

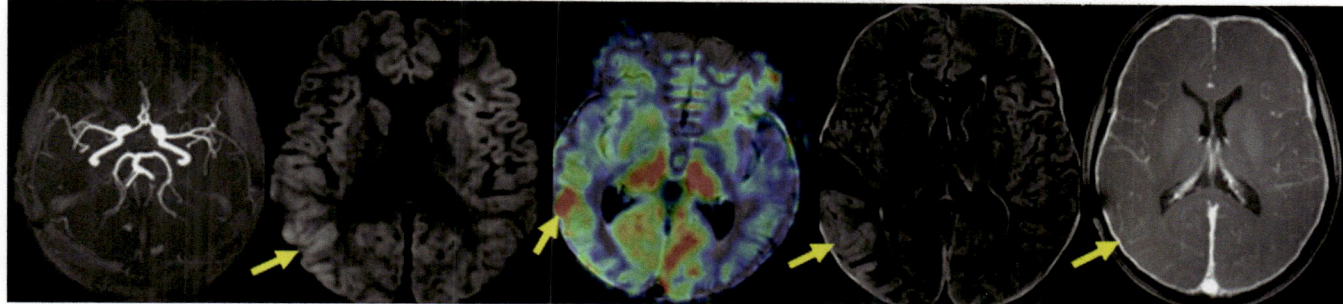

Figura 43-10. Este ejemplo corresponde a un niño de 14 años intervenido de meduloblastoma anaplásico cinco años antes, por el que recibió quimioterapia y radioterapia (7.000 cGy). Ingresa por somnolencia, cefalea, disartria, síndrome sensitivomotor izquierdo y fiebre, siguiendo a una crisis epiléptica breve autolimitada. La resonancia magnética (RM) cerebral a las 12 horas de iniciada la clínica es normal, incluido el estudio angiográfico para cribado de accidente cerebrovascular agudo. La RM craneal a las 72 horas muestra edema (*swelling*) hemisférico cerebral cortical parietooccipital derecho en forma de sutil hiperseñal en FLAIR (*fluid attenuated inversion recovery*) y en difusión, con el típico patrón unilateral y posterior, asociando elevación del flujo sanguíneo cerebral en el mapa de perfusión ASL (*arterial spin labeling*), con tenue realce poscontraste, además de realce paquimeníngeo difuso reactivo incidental. El electroencefalograma muestra correlación con enlentecimiento hemisférico cerebral posterior derecho. El líquido cefalorraquídeo solo muestra hiperproteinorraquia. A los cinco meses, el paciente se mantiene asintomático, sin tratamiento antiepiléptico, y la RM cerebral demostraba la resolución del edema cerebral, siendo categorizado de ataques de migraña de tipo isquémico después de la radioterapia (SMART, *stroke-like migraine attacks after radiation therapy*).

aparente (ADC, *apparent diffusion coefficient*) o componente hemorrágico, conlleva un peor pronóstico, con riesgo de secuela en forma de epilepsia.

Citostáticos

Se recogen los efectos neurotóxicos del metotrexato y de la L-asparaginasa.

Metotrexato

Su uso principal es en leucemias y linfomas. El metotrexato es un antimetabolito, análogo antifólico del ciclo celular, dificultando su replicación. Se ha descrito su neurotoxicidad aguda en forma de crisis, accidentes isquémicos transitorios, encefalopatía, ataxia y mielopatía. También su leucoencefalopatía tóxica con edema vasogénico/citotóxico, desmielinización y gliosis (**Fig. 43-11**).

Los factores de riesgo asociados a su toxicidad son: dosis elevadas, su administración intratecal, edad pediátrica y el uso de radioterapia de forma co/adyuvante.

L-Asparaginasa

La L-asparaginasa es una enzima usada como quimioterapia, ya que las células tumorales no tienen asparagina-sintetasa, requiriendo fuentes exógenas de L-asparagina, específicamente involucrada en procesos metabólicos del SNC. La L-asparaginasa hidroliza la L-asparagina circulante; su depleción condiciona una inhibición rápida de la síntesis proteica.

Su principal toxicidad está relacionada con su alto riesgo de trombosis venosa (**Fig. 43-12**). Dicho efecto adverso suele implicar la retirada del fármaco, hecho que desfavorece el pronóstico oncohematológico, y administrar heparina de alto peso molecular.

Antiepilépticos

Se describen los efectos neurotóxicos de la vigabatrina y la fenitoína.

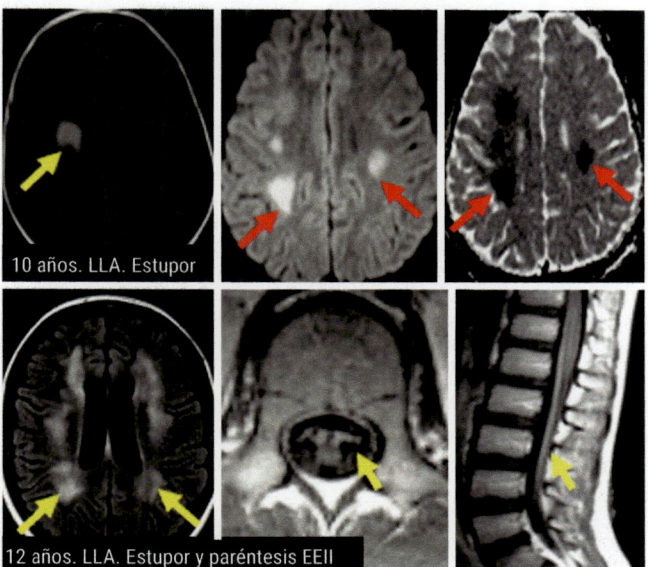

10 años. LLA. Estupor

12 años. LLA. Estupor y paréntesis EEII

Figura 43-11. En este ejemplo se observa en la fila superior el caso de un niño de 10 años con leucemia linfoblástica aguda tratado con metotrexato, que presenta estupor y que, en la resonancia magnética (RM), muestra lesiones parcheadas en ambos centros semiovales (flechas) con restricción franca a la difusión. En la fila inferior, otro paciente con un contexto clínico muy similar, que, además, presentaba parestesias de las extremidades inferiores, que, en la RM, presenta focos confluyentes de edema vasogénico en ambas coronas radiantes y en la sustancia blanca periventricular hemisférica cerebral bilateral, sin componente de edema citotóxico (flechas), además de realce de las raíces de la cola de caballo anteriores en relación con radiculitis (flechas).

Vigabatrina

La vigabatrina es un antiepiléptico que tiene su principal indicación en el tratamiento de los espasmos infantiles y crisis complejas parciales refractarias. Es un fármaco con una muy buena tolerancia, que, sin embargo, puede presentarse de forma casual en los estudios de RM como restricción en difusión bilateral y simétrica a nivel palidal, talámico, troncoencefálico y núcleos dentados (**Fig. 43-13**). Estos pacientes

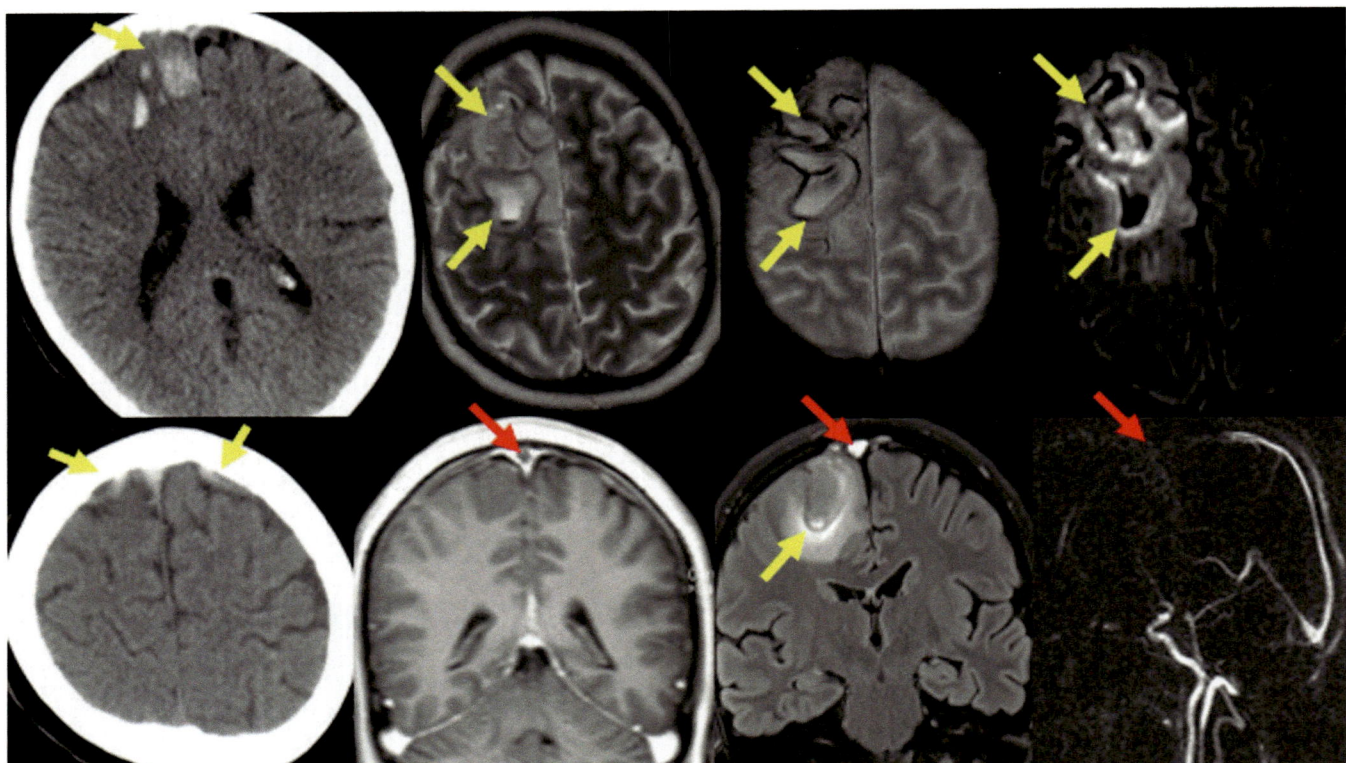

Figura 43-12. El siguiente ejemplo es el de un paciente que debutó con un gran linfoma mediastínico. Tras la segunda administración de la L-asparaginasa, muestra una cefalea intensa y crisis. En la tomografía computarizada (TC) en urgencias, se descubre la lesión hemática aguda frontal paramedial derecha, con hiperdensidad del tercio anterior del seno longitudinal superior (SLS) y de venas corticales adyacentes de forma bilateral. No se realiza TC con contraste por no reirradiar. Se confirma la sospecha de trombosis venosa con la pérdida del normal vacío de señal del tercio anterior del SLS en secuencias potenciadas en T2, además del signo del delta vacío en el estudio posgadolinio y la ausencia de señal en la reconstrucción con proyección de máxima intensidad de contraste (MIP, *maximum intensity projection*) sagital del examen angiográfico venoso. Además, se observa progresión del infarto isquémico venoso frontal paramedial derecho con componente hemorrágico y niveles hemáticos.

no manifiestan síntomas por la alteración radiológica descrita, por lo que no queda del todo claro su significado y su manejo. La resolución suele ser espontánea o tras la retirada de la vigabatrina.

Fenitoína

Es uno de los antiepilépticos más usados, con gran eficacia y bajo coste. Entre sus efectos secundarios, destacan la atrofia cerebelosa que condiciona ataxia, temblor, nistagmo y diplopia, el engrosamiento de la calota y lesiones citotóxicas del esplenio del cuerpo calloso.

Drogas de abuso

El consumo de sustancias ilícitas es cada vez mayor, también en los adolescentes. Sin embargo, este apartado se centrará en el consumo de alcohol de la madre gestante y sus consecuencias·(síndrome alcohólico fetal [SAF]):

- Rasgos fenotípicos: microcefalia, bajo peso y baja talla, *filtrum* liso, labio superior fino, fisuras palpebrales cortas, ojos separados, micrognatia, puente nasal bajo, pliegues epicánticos y desproporción craneofacial.
- Alteraciones clínicas: déficits neurocognitivos, de atención y conductuales, y retraso global del desarrollo.

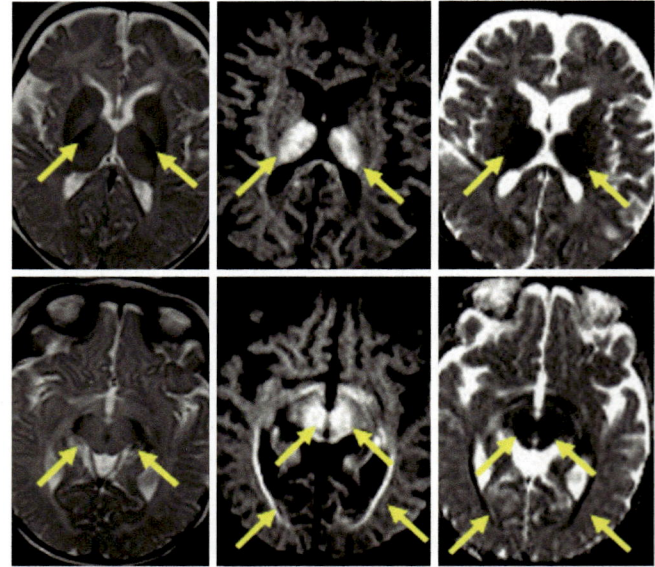

Figura 43-13. Este es un ejemplo de un lactante de 5 meses con retraso global del desarrollo y crisis, que inicia tratamiento con piridoxina y vigabatrina. Al cabo de unos días, muestra hipoactividad e hipotonía axial, con persistencia de las crisis. Se realiza resonancia magnética (RM), que muestra restricción en difusión bilateral y simétrica palidal, talámica y mesencefálica, así como en las radiaciones ópticas (flechas). La RM de control (no mostrada) tras la retirada de la vigabatrina resultó ser normal, excepto por la evidencia de pérdida de volumen encefálico. Los espasmos infantiles persistieron.

- Hallazgos neurorradiológicos: disgenesia del cuerpo calloso (el más común), hipoplasia vermianocerebelosa, hipoplasia de la comisura blanca anterior e hipocampal, giro frontal simplificado, lesiones glióticas, dismorfia ventricular, tortuosidad vascular y alteraciones vertebrales.

Sin embargo, la RM es normal en un alto porcentaje de pacientes con SAF.

Tóxicos endógenos

Los tóxicos endógenos son aquellos que producen un cuadro clínico y sintomatología por desregulación en su entrada, eliminación o metabolismo, ya sea por exceso o déficit.

Glucemia

Tanto los niveles altos (hiperglucemia) como los bajos (hipoglucemia) pueden dar lugar a neurotoxicidad. En este apartado se va a tratar la encefalopatía hipoglucémica. Cuanto más bajos sean los niveles de glucosa, mayor es el riesgo de sintomatología clínica y de alteraciones en las técnicas de imagen.

En la edad pediátrica, tiene una predilección por los territorios posteriores, siendo menos común la afectación gangliobasal e hipocampal, hecho diferenciador con respecto a la presentación en la edad adulta.

La secuencia de difusión es la más sensible en la detección de las lesiones de la encefalopatía hipoglucémica y, a su vez, tiene un valor pronóstico, ya que las lesiones que restrinjan en difusión suelen ser irreversibles y dejarán secuelas. Aquellas lesiones que se correspondan con edema vasogénico, por otra parte, se resolverán con la corrección de los niveles de glucosa.

Las técnicas de perfusión se han descrito como útiles como predictivas de la evolución, de una forma similar a la difusión. Suele haber correlación entre el edema citotóxico en fases iniciales y valores elevados del flujo sanguíneo cerebral, que, en fases tardías, pasan a mostrar valores reducidos del flujo sanguíneo cerebral (**Fig. 43-14**).

Encefalopatía hepática

Es un síndrome disfuncional cerebral potencialmente reversible cuando hay fallo hepático. Es un diagnóstico clínico y de exclusión. Puede ser aguda en relación con fallo hepático fulminante, o crónica. Otros son la atresia biliar, el kernícterus, el síndrome de Alagille, el síndrome de Crigler-Najjar, el ciclo de la urea, la deshidratación, el alcohol, las benzodiacepinas o el valproato, entre otros.

En el fallo hepático agudo, el factor precipitante más común es la hiperamoniemia y el protagonista es el edema cerebral, principalmente, citotóxico en la sustancia gris y blanca, causando hipertensión intracraneal, que es la principal causa de muerte (**Fig. 43-15**). En la forma crónica, destaca la hipermagnesemia, que se manifiesta en RM como hiperseñal en secuencias potenciadas en T1 a nivel palidal bilateral y simétrica, así como edema vasogénico en forma de hiperseñal en secuencias potenciadas en T2 a nivel del haz corticoespinal de forma bilateral y simétrica. Cabe añadir que, en la hepatopatía crónica, existe un riesgo añadido de hemorragias por coagulopatía.

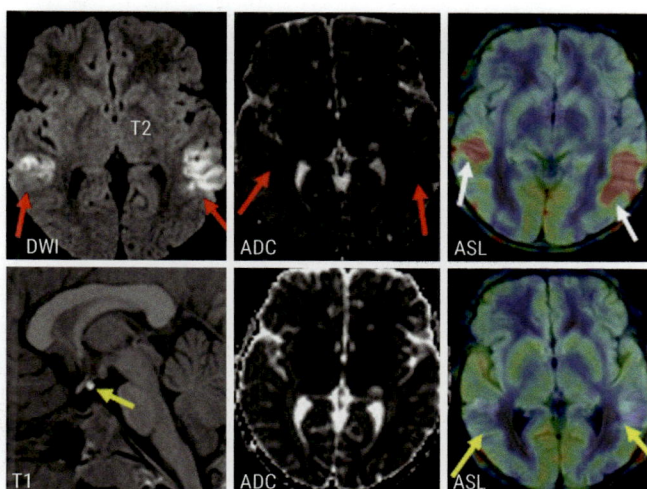

Figura 43-14. En este ejemplo se muestra el caso de una niña de 9 años con antecedente de panhipopituitarismo, que se presenta en urgencias con una puntuación en la escala de coma de Glasgow de 9, fiebre, rigidez nucal, obnubilación y crisis tonicoclónicas. Los niveles de glucosa eran sumamente bajos, de 17 mg/dL. El electroencefalograma evidenciaba una alteración hemisférica bilateral sin crisis. Se practica resonancia magnética (RM) cerebral, donde, en la fila superior, se observa edema citotóxico (hiperseñal en b = 1.000 e hiposeñal en el mapa del coeficiente de difusión aparente [ADC, *apparent diffusion coefficient*]) en regiones temporales posteriores bilaterales con elevación del flujo sanguíneo cerebral (CBF, *cerebral blood flow*) en el estudio ASL (*arterial spin labeling*) (flechas). La fila inferior se corresponde con la RM de control al mes, observándose la causa de la hipoglucemia y panhipopituitarismo, la neurohipófisis ectópica (flecha amarilla) con atrofia hipofisaria, así como la resolución del edema citotóxico en el mapa ADC y reducción del CBF en el estudio ASL, asociando hiperseñal en FLAIR (*fluid attenuated inversion recovery*) en relación con gliosis secuelar residual secundaria (no mostrada).

El estudio de espectroscopia es de ayuda en el diagnóstico y monitorización terapéutica. Los hallazgos descritos son la elevación de la glutamina/glutamato, el descenso de colina y del mioinositol, y la presencia de lactato (**Fig. 43-16**), hallazgos potencialmente reversibles si se corrige la causa de la insuficiencia hepática.

Enfermedad de Wilson

La enfermedad de Wilson se caracteriza por niveles altos de cobre. Suele presentarse como debut de hepatopatía a los 8-16 años. Además, asocia clínica neurológica en el 35-50 % de los casos, en forma de temblor, ataxia, discinesia, disartria, distonía (principalmente, facial), descoordinación, rigidez y bradicinesia, y síntomas psiquiátricos como irritabilidad, labilidad emocional, dificultad de concentración, depresión, psicosis, manía y cambios de personalidad. Un hallazgo muy específico es la detección ocular del anillo de Kayser-Fleischer.

Los hallazgos neurorradiológicos clásicos son la hiperseñal en secuencias potenciadas en T1 de topografía palidal bilateral y simétrica por el depósito de cobre, e hiperseñal en secuencias potenciadas en T2 y moderada restricción en difusión de topografía estriatal bilateral y simétrica (**Fig. 43-17**). Dichos hallazgos son potencialmente reversibles.

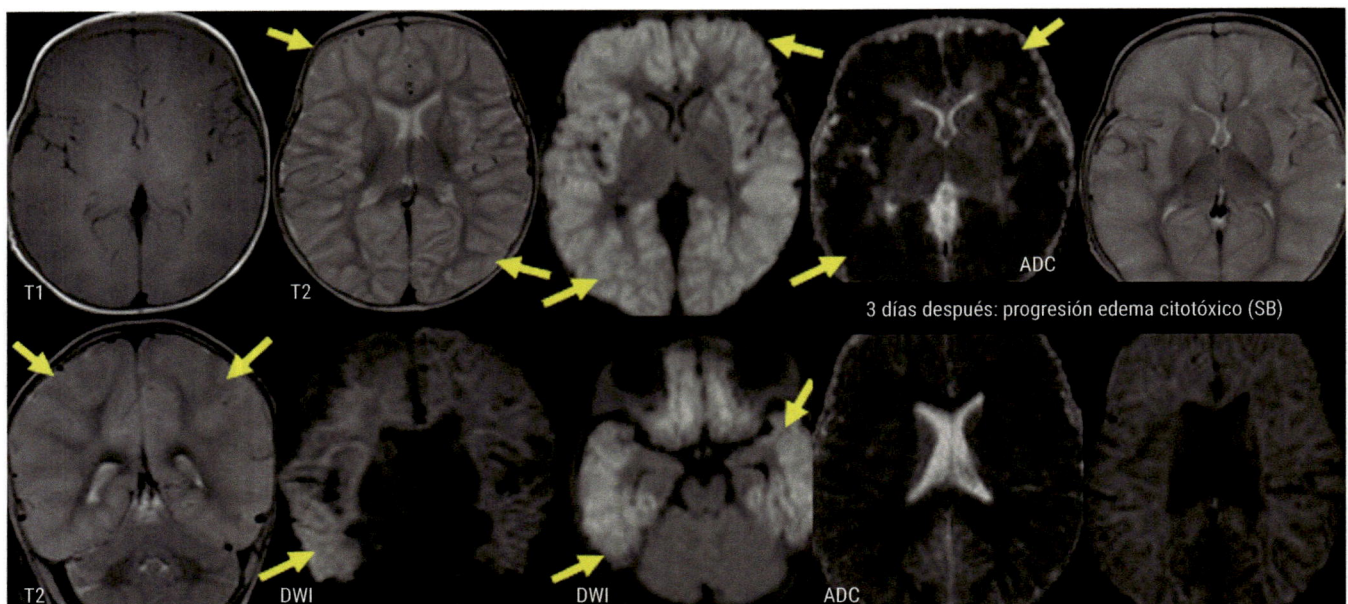

Figura 43-15. Este ejemplo corresponde a un lactante de 9 meses con neumonía, descompensación ascítica e ictericia. Tenía como antecedente relevante una atresia biliar tratada con cirugía de Kasai a los 2 meses, pendiente de trasplante hepático. Empieza con crisis y encefalopatía hepática y se hace la primera resonancia magnética (RM) que muestra extenso edema citotóxico hemisférico cerebral bilateral y simétrico, con preservación de las regiones centrales y de las estructuras infratentoriales. Tres días después por empeoramiento clínico, se repite la RM y se visualiza progresión de la restricción en difusión, falleciendo horas más tarde.
ADC: coeficiente de difusión aparente (*apparent diffusion coefficient*); DWI: secuencia de difusión (*diffusion-weighted imaging*).

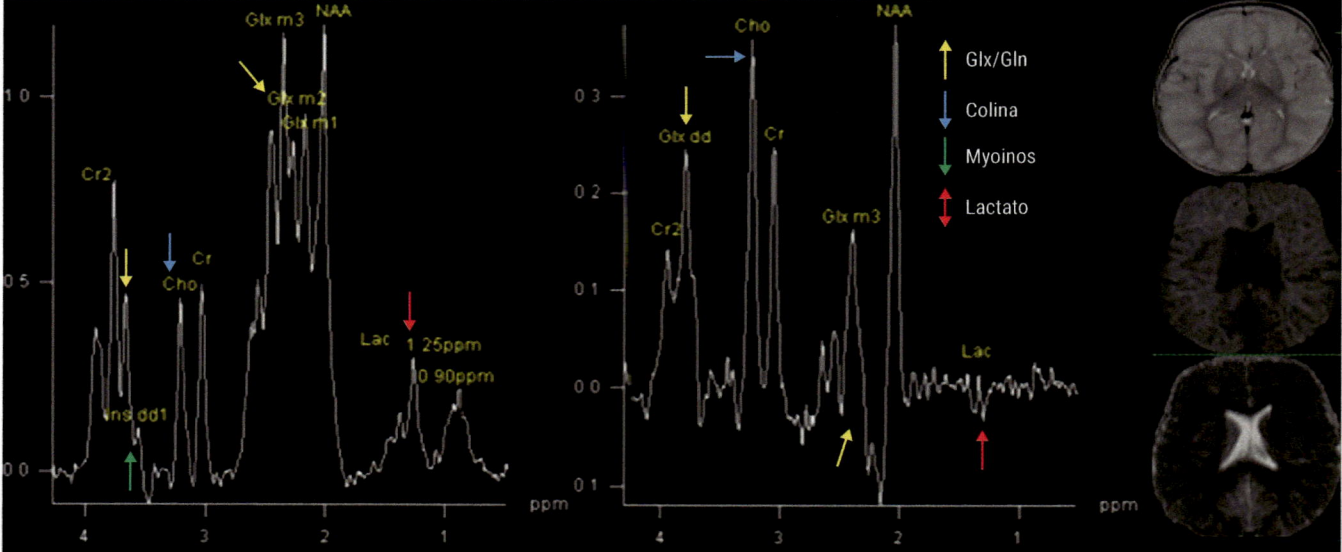

Figura 43-16. El examen de espectroscopia del paciente con encefalopatía hepática de la **figura 43-15** muestra elevación de la glutamina/glutamato, descenso de colina y mioinositol, y presencia de lactato. Estos hallazgos son potencialmente reversibles.

Síndrome de encefalomiopatía mitocondrial con acidosis láctica y accidentes cerebrovasculares (MELAS)

El síndrome MELAS (encefalomiopatía mitocondrial con acidosis láctica y accidentes cerebrovasculares; *mitochondrial myopathy, encephalopathy, lactic acidosis, and stroke-like episodes*) es una enfermedad mitocondrial donde el factor neurotóxico es el exceso de lactato y la acidosis láctica. Cursa con clínica neurológica aguda recurrente y polifásica, que puede presentarse como simulador de ictus, además de crisis epilépticas, ataxia, dismetría, inestabilidad de la marcha y

temblor. También está descrita como causa de sordera y diabetes.

En cuanto a los hallazgos neurorradiológicos, destaca un patrón de propagación alternante (o *shifting spread* en la bibliografía inglesa), donde las anomalías en forma de restricción en difusión que dejan mínimas secuelas glióticas residuales afectan a unas topografías, y evolucionan afectando a otras, cruzando varios territorios vasculares, con un predominio a nivel parietooccipital. Dichas zonas de afectación aguda pueden presentar elevación de los parámetros de perfusión, mientras que, en fases crónicas, pueden estar reducidos

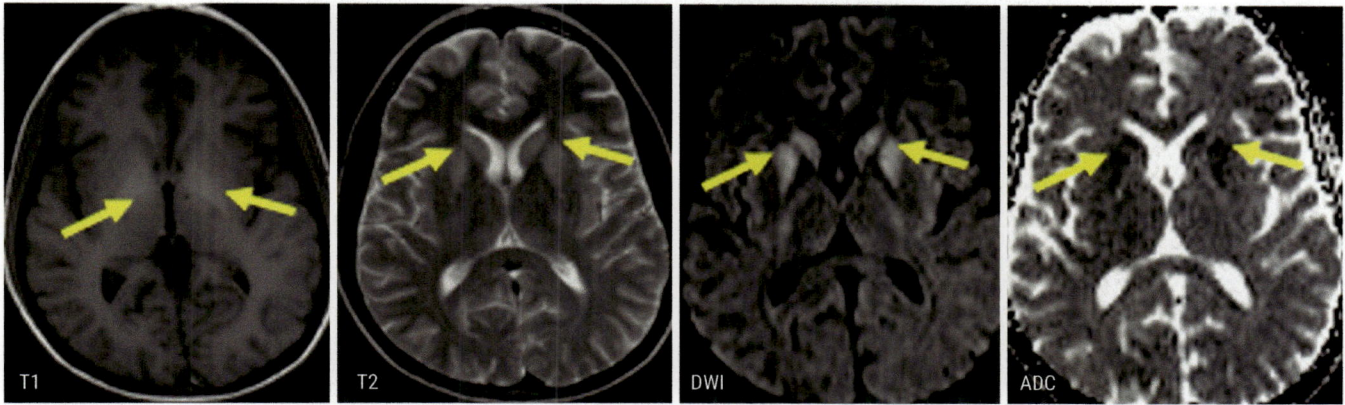

Figura 43-17. Este ejemplo de enfermedad de Wilson muestra la hiperseñal en secuencias potenciadas en T1 de localización palidal bilateral y simétrica, característica del depósito de cobre. Además, destaca la hiperseñal en secuencias potenciadas en T2 y moderada restricción en difusión de topografía estriatal bilateral y simétrica.
ADC: coeficiente de difusión aparente (*apparent diffusion coefficient*); DWI: secuencia de difusión (*diffusion-weighted imaging*).

si ha quedado lesión encefalomalácica establecida. Ante la sospecha de MELAS, o de cualquier otra mitocondriopatía, es fundamental añadir en el protocolo de RM el examen de espectroscopia, buscando la presencia de lactato en 1,3 partes por millón (**Fig. 43-18**).

PATOLOGÍA INFECCIOSA RAQUÍDEA EN PEDIATRÍA

Las infecciones raquídeas, aunque raras en pediatría, pueden tener efectos devastadores si no se reconocen de forma precoz,

sobre todo, en pacientes inmunodeprimidos, o con patologías crónicas basales.

La presentación clínica es como dolor de espalda, irritabilidad, debilidad, escoliosis, rechazo a caminar o sentarse y, en formas avanzadas, alteración de los reflejos, incontinencia, neuropatías e, incluso, parálisis. En algunos pacientes, se añade fiebre, aunque es inconsistente. A nivel analítico, es habitual la presencia de leucocitosis periférica con desviación a la izquierda, y elevación de la velocidad de sedimentación globular y de la proteína C-reactiva.

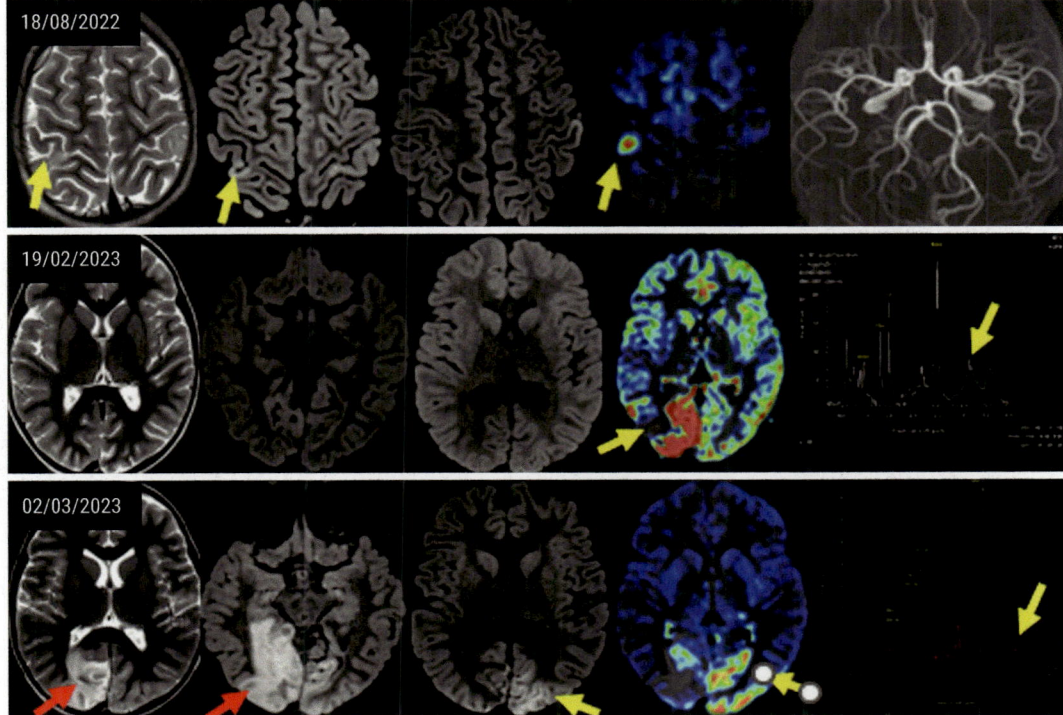

Figura 43-18. Este es un ejemplo de síndrome MELAS (encefalomiopatía mitocondrial con acidosis láctica y accidentes cerebrovasculares; *mitochondrial myopathy, encephalopathy, lactic acidosis, and stroke-like episodes*) en un niño de 5 años, con varios episodios agudos de crisis, ataxia, dismetría y diplopia binocular, que muestra en tres estudios consecutivos el patrón típico de *shifting spread*, con áreas de restricción en difusión que afectan a diferentes topografías, y evolucionan afectando a otras, cruzando varios territorios vasculares, con un predominio a nivel parietooccipital, y dejan mínimas secuelas glióticas residuales en forma de hiperseñal en FLAIR (*fluid attenuated inversion recovery*). Dichas zonas de afectación aguda presentan elevación del flujo sanguíneo cerebral en el estudio de ASL (*arterial spin labeling*). El examen de espectroscopia confirma la presencia de lactato en 1,3 ppm.

Staphylococcus aureus es el patógeno más común. Otros gérmenes son *Kingella kingae*, *Mycobacterium tuberculosis*, *Brucella*, *Nocardia*, *Candida*, etc. El curso de la infección espinal depende de la virulencia del microorganismo, del número de microorganismos inoculantes y del estado inmunitario del paciente. Los hemocultivos y biopsias suelen ser negativos, dificultando conocer el germen responsable.

Es difícil diferenciarlas de las enfermedades inflamatorias no infecciosas, de los trastornos degenerativos y de algunos procesos neoformativos.

Técnicas de imagen

La modalidad de elección es la RM por su sensibilidad y especificidad. El protocolo habitual incluye secuencias potenciadas en T1 y T2, y técnica de difusión, además de secuencias poscontraste, siendo las mejores STIR (*short time/tau inversion recovery*) y las potenciadas en T1 poscontraste con supresión grasa, en el plano sagital.

La TC es muy útil para detectar destrucción ósea en fases iniciales, que puede evolucionar a cambios escleróticos. La ecografía tiene su papel en los primeros meses de vida en caso de sospecha inicial de disrafia que pueda estar asociada. La radiografía simple tiene baja sensibilidad, sobre todo, en fases tempranas en las primeras 8 semanas, y no es hasta etapas avanzadas cuando muestra esclerosis de los platillos vertebrales y pinzamiento del espacio discovertebral. Las técnicas de medicina nuclear pueden mostrar anomalías en fases precoces, sobre todo la tomografía por emisión de fotón único (SPECT, *single photon emission computed tomography*) con galio 67, que puede considerarse una alternativa a la RM.

Vías de entrada

Las posibles vías de entrada de las infecciones raquídeas son:

- Hematógena: es la más importante. Más habitual la vía arterial que la venosa (plexos de Batson).
- Extensión directa: hay que tenerla en consideración en pacientes con disrafia congénita o seno dérmico, portadores de catéteres espinales o con antecedentes de cirugía espinal. Es la principal vía para el desarrollo de abscesos.
- Líquido cefalorraquídeo: menos habitual, se presenta por contigüidad y comunicación directa intradural/extradural.
- Linfática: rara; puede verse en casos de patología ganglionar mediastínica o retroperitoneal.

Clasificación

La clasificación más común suele ser según los tres compartimentos anatómicos clásicos espinales: extradural, intradural extramedular, e intramedular. Este apartado se centrará en las infecciones que afectan al compartimento extradural, es decir, a las vértebras, los discos intersomáticos, el espacio epidural y las articulaciones interapofisarias.

Infecciones espinales extradurales

Se describen la espondilodiscitis, el absceso o empiema epidural y la artritis facetaria.

Espondilodiscitis

La espondilodiscitis, también conocida como **osteomielitis espinal**, es la infección supurativa típicamente de dos vértebras contiguas y del disco intervertebral. La localización más común es la lumbar, seguida de la torácica, y luego de la columna cervical.

La fisiopatología más habitual suele ser la diseminación hematógena arterial a través de vasos capilares en los platillos vertebrales cartilaginosos y en los canales vasculares del disco intervertebral inmaduro, sobre todo, en su mitad más ventral, desde donde el germen penetra a los cuerpos vertebrales adyacentes. Los niños pequeños son más susceptibles, porque los vasos se encuentran en el anillo del disco hasta los 20 años, y en el platillo cartilaginoso hasta los 7 años. Este hecho no sucede en la población adulta, porque el disco intervertebral es avascular, excepto en casos de enfermedad degenerativa avanzada, donde reaparece por vascularización secundaria.

Staphylococcus aureus es el microorganismo más común, causando la destrucción discal y lisis vertebral gracias a sus enzimas proteolíticas, entre las que destaca la hialuronidasa. *Salmonella* es el patógeno clásico en pacientes con enfermedad de células falciformes. Hasta en un 70 % de los casos, no se logra identificar el germen responsable.

Si el diagnóstico no es temprano en el curso de la enfermedad, la espondilodiscitis puede provocar colapso vertebral y deformidad espinal. Además, puede extenderse y causar absceso retrofaríngeo, mediastinitis, empiema, pericarditis o peritonitis, según la localización del proceso primario.

Los hallazgos neurorradiológicos clásicos son los siguientes (**Fig. 43-19** y **Tabla 43-3**):

- Irregularidad de los platillos vertebrales con reducción y pérdida de altura del espacio discal intervertebral, que asocia baja intensidad en secuencias potenciadas en T1 y T2. Si el disco o el cuerpo vertebral adyacente es hiperintenso en secuencias potenciadas en T2 en un patrón no anatómico, se ha de considerar la posibilidad de absceso en el espacio discal y osteomielitis vertebral adyacente.
- Realce difuso e irregular de gadolinio en el cuerpo vertebral adyacente, signo que representa una fuerte evidencia de espondilodiscitis.
- Presencia de áreas flemonosas asociadas que se extienden hacia el espacio epidural, a las regiones paravertebrales y a los músculos psoas.

Cuando la evolución no es satisfactoria con el tratamiento médico estándar, y no se conoce el patógeno, además de replantear el diagnóstico de presunción, se debe considerar la necesidad de biopsiar de forma percutánea, guiándose con la TC, el espacio discal afectado, con el fin de obtener material

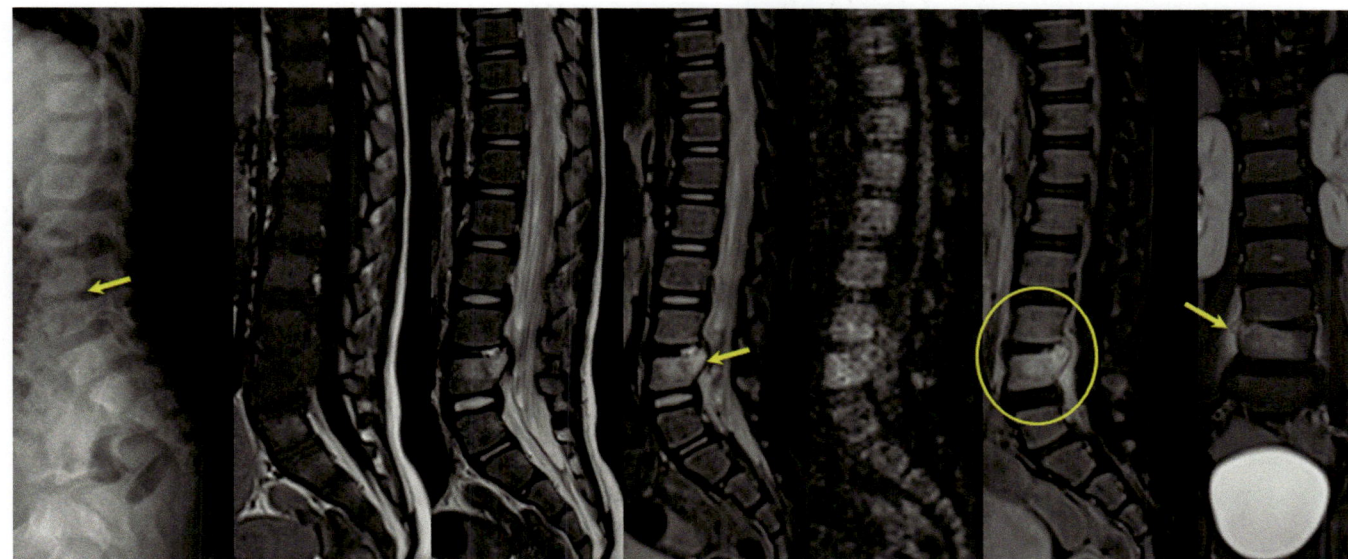

Figura 43-19. En este ejemplo se ve en la radiografía en plano sagital una irregularidad de los platillos intersomáticos de la tercera y cuarta vértebras lumbares (L3-L4), con pinzamiento del espacio discovertebral (flecha), hallazgos mejor visualizados en la resonancia magnética. En secuencias potenciadas en T1, destaca hiposeñal vertebral e hiperseñal en secuencias potenciadas en T2, mejor visualizado en STIR (*short time/ tau inversion recovery*), sobre todo, a nivel de L4 (flecha). En la secuencia de difusión, hay cierta hiperseñal sin clara restricción que sugiera absceso, hallazgo coherente con el patrón de realce poscontraste en planos sagital (círculo) y coronal (flecha), destacando la afectación flemonosa en el espacio epidural anterior y a nivel paravertebral, más acusado en el lado derecho. En este caso, no se detectó ningún germen en el hemocultivo, pero la evolución fue buena con tratamiento antibiótico empírico.

Tabla 43-3. Hallazgos neurorradiológicos clásicos de espondilodiscitis

RM	Disco	Vértebra	Flemón/absceso
T1WI	Hipointenso	Hipointensa	Isointenso
T2WI-FS/STIR	Hipointenso/hiperintenso	Hiperintensa	Hiperintenso
T1WI-FS + Gd	+/–	+++	++ (difuso/anillo)
DWI	+	+	+++ (absceso)
Otros	Pérdida de altura	Irregularidad, deformidad	Efecto de masa/extensión

DWI: secuencia de difusión (*diffusion-weighted imaging*); FS: saturación grasa (*fat-saturated*); Gd: gadolinio; RM: resonancia magnética; STIR: *short time/tau inversion recovery*; T1WI: secuencia potenciada en T1 (*T1-weighted imaging*); T2W2: secuencia potenciada en T2 (*T2-weighted imaging*).

para su estudio, detección del germen causante de la espondilodiscitis, y posterior antibiograma y tratamiento dirigido (**Fig. 43-20**).

El tratamiento estándar en el manejo de las espondilodiscitis es con antibióticos empíricos de forma precoz durante ocho semanas, con cobertura de amplio espectro hasta que se aísle el patógeno causante. En caso de presencia de abscesos, pueden necesitar cirugía.

Tras el tratamiento, los cambios en el cuerpo vertebral perduran hasta 24 meses y persisten hasta 34 meses en el disco. El mejor factor predictivo de una respuesta favorable al tratamiento es la desaparición del flemón asociado. Sin embargo, se ha de tener en cuenta que la mejora de los hallazgos radiológicos puede ir por detrás de la clínica: es posible observar un aumento de la hiperseñal en secuencias potenciadas en T2 de los cuerpos vertebrales frente a la mejora de los síntomas y de las pruebas de laboratorio,

por lo que no siempre es un signo fiable de respuesta al tratamiento.

Espondilodiscitis tuberculosa

La osteomielitis espinal causada por *Mycobacterium tuberculosis* es común en los niños. Su propagación suele ser por vía hematógena desde una infección torácica y/o del tracto genitourinario. La espondilodiscitis tuberculosa en el paciente pediátrico es más extensa y agresiva que en los adultos, con abscesos voluminosos. Sin embargo, los niños rara vez desarrollan paraplejia.

La forma más común es la conocida enfermedad de Pott (**Fig. 43-21**):

- Infección de la región torácica media o charnela toracolumbar en niños de 2 a 5 años con dolor crónico, y déficits neurológicos hasta en la mitad de los pacientes.

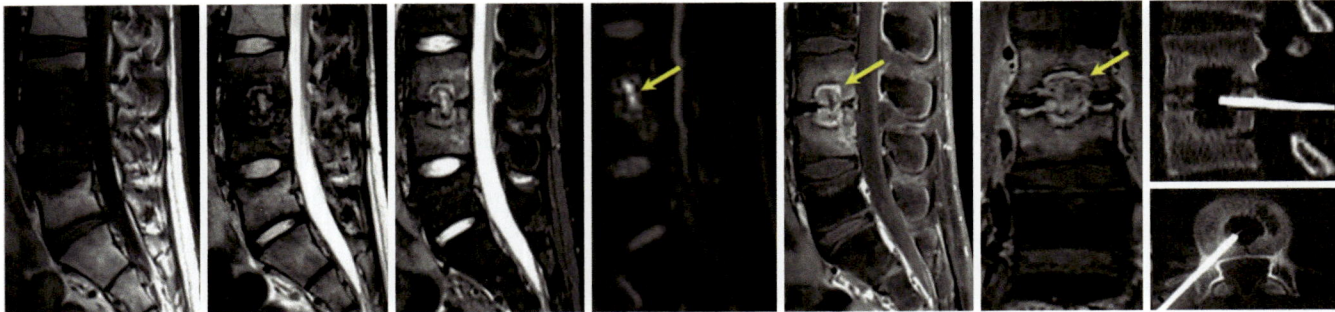

Figura 43-20. Este ejemplo es el de un paciente inmunodeprimido con leucemia linfoblástica aguda de tipo T, que, al mes y medio del tratamiento quimioterápico, comienza con lumbalgia y fiebre. Los hallazgos eran muy sugestivos de espondilodiscitis, y se inició tratamiento antibiótico empírico. No hubo mejoría y se repitió la resonancia magnética, que es la que se muestra. Destacan los hallazgos típicos de la espondilodiscitis a nivel de la tercera y cuarta vértebras lumbares (L3-L4), con un foco de restricción central, que representa contenido purulento abscesificado (flecha). Por este hecho, y por la falta de respuesta al antibiótico, se realizó la biopsia percutánea, creciendo días después *Candida*. La evolución posterior con el tratamiento antifúngico oportuno fue muy buena.

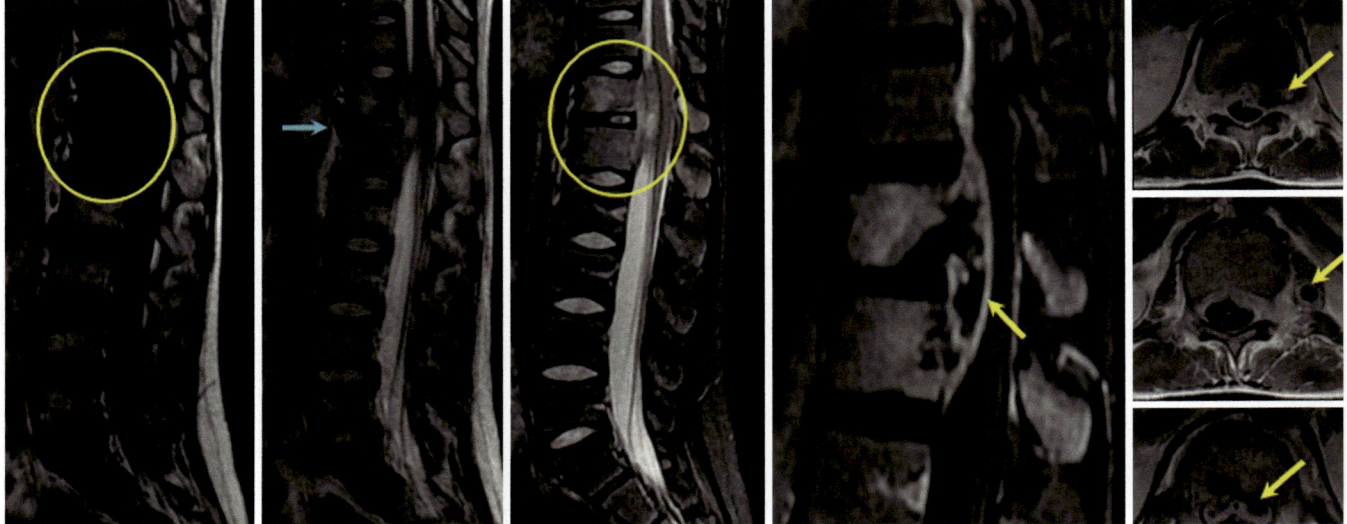

Figura 43-21. Este es un ejemplo de espondilodiscitis tuberculosa a nivel de la duodécima vértebra torácica y la primera lumbar (T12-L1) (círculo), con respeto del disco intervertebral (flecha azul), donde destaca el absceso en el espacio epidural anterior (flechas amarillas), que realza periféricamente con efecto de masa y distorsión del cono medular, que muestra también extensión al músculo psoas izquierdo.

- Osteólisis extensa del margen anterior del cuerpo vertebral (diagnóstico diferencial con hongos y *Coccidioides*, entre otros gérmenes), ± colapso y giba.
- Discos relativamente intactos, con grandes abscesos paravertebrales en más del 60 % de los casos.

La afectación tuberculosa lumbosacra con absceso paravertebral calcificado, que plantearía diagnóstico diferencial con la brucelosis, y la forma craneocervical, con abscesos grandes y enfermedad ganglionar, son raras.

El diagnóstico es difícil y solo se confirma mediante histología y/o cultivo. A menudo, se basa en datos clínicos, de imagen y de falta de respuesta a antibióticos.

La **tabla 43-4** ayuda a diferenciar las espondilodiscitis más habituales piogénicas, de las no tan infrecuentes formas (al menos, en nuestro medio) tuberculosas.

Diagnóstico diferencial

El principal diagnóstico diferencial que puede tener una presentación similar, y que es una entidad típica en la edad pediátrica, es la histiocitosis de células de Langerhans. Una de sus presentaciones es como lesión lítica vertebral, con acusada destrucción ósea, pudiendo llegar hasta el extremo de la vértebra plana (**Fig. 43-22**). La afectación suele ser monostótica, pero, cuando es poliostótica, no suele ser de vértebras contiguas, hecho que ayuda en su diagnóstico, así como el hecho de que los discos intervertebrales no suelan verse afectados. De ahí que se recomiende incluir la columna completa ante la sospecha de espondilodiscitis. Pueden asociar componente inflamatorio flemonoso, y alteraciones analíticas que dificultan su interpretación.

Otras entidades que pueden tener presentaciones similares son:

- Infarto óseo vertebral: patrón más irregular, heterogéneo y habitualmente poliostótico.
- Fractura aguda vertebral: puede haber pérdida de altura vertebral, edema y el hematoma puede semejar el componente flemonoso; la clave será el antecedente clínico.
- Enfermedad de Scheuermann: entidad de adolescentes donde destaca en la región dorsal como irregularidades

Tabla 43-4. Diferencias entre la espondilodiscitis piogénica y la tuberculosa

Diferencial	Espondilodiscitis piogénica	Espondilodiscitis tuberculosa
Patógeno	*Staphylococcus aureus*	*Mycobacterium tuberculosis*
Laboratorio	Muy elevado	Bajo/moderado
Localización	Lumbar	Mediotorácica/charnela toracolumbar
Segmentos	Monosegmentaria	Polisegmentaria (no) contigua
Vértebra	Cuerpo (parte ventral)	Cuerpo o elementos posteriores aislados
Osteólisis	+	+++
Discos	Reducido (enzimas proteolíticas)	Relativamente preservado (> 70 %)
Abscesos	±	Grandes y extensos (± calcificados)
Curso	Agudo	Insidioso/crónico
Tratamiento	Antibióticos ocho semanas ± cirugía	Tuberculostáticos un año ± cirugía

de varias plataformas intersomáticas vertebrales, con cierto acuñamiento anterior de cuerpos vertebrales, pinzamiento discal difuso, y giba secundaria. No suele haber edema óseo ni componente flemonoso, ni alteración de los parámetros analíticos.

- Procesos neoformativos agresivos que asocien lisis y destrucción ósea con realce.

Absceso/empiema epidural

La afectación purulenta del espacio epidural espinal es una complicación muy rara en la infancia, aunque es importante reconocerla, porque puede provocar una lesión neurológica permanente. Suele afectar a la región torácica y lumbar inferior, a nivel posterior cuando es a través de propagación hematógena, y a nivel del espacio anterior cuando es por extensión directa desde una espondilodiscitis espinal activa.

Los factores predisponentes en niños para su desarrollo son: sepsis, catéteres vasculares permanentes e instrumentación espinal (fetal, escoliosis, etc.). Los gérmenes implicados son: *Staphylococcus aureus* en más de la mitad de los pacientes, *Mycobacterium tuberculosis* en el 25 %, y otros patógenos son los estreptococos y *Brucella*.

Su presentación puede ser de forma focal o difusa, extendiéndose a muchos segmentos de forma no contigua. Puede invadir y comprimir el saco tecal, la médula espinal y las raíces nerviosas espinales, dando lugar a edema, isquemia e infección de la médula.

La técnica de elección para su diagnóstico es la RM por su alta sensibilidad, de, aproximadamente, el 95 %. Además, es muy útil y precisa para determinar la localización y extensión del empiema, ayudando a la planificación y seguimiento del tratamiento. Se visualiza como isoseñal/hiposeñal en secuencias potenciadas en T1, e hiperseñal en secuencias potenciadas en T2 y STIR; tras la inyección del medio de contraste, el absceso muestra realce en anillo periférico, mientras que, si se detecta en una fase más precoz,

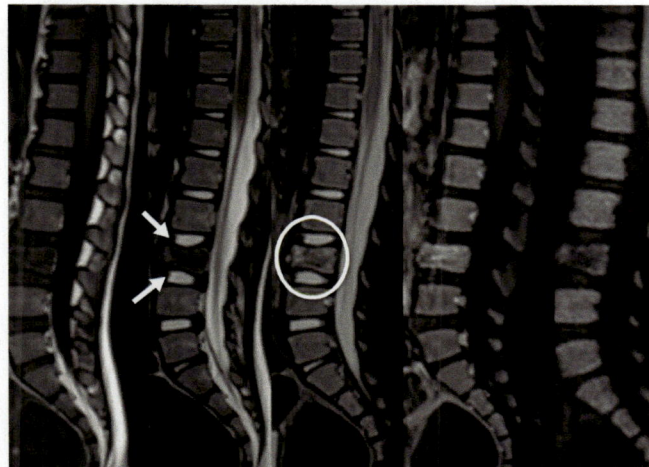
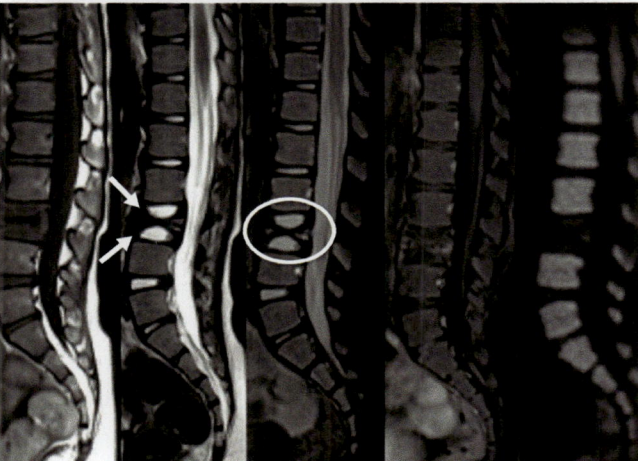

Figura 43-22. Este ejemplo muestra en la fila superior la afectación aislada del cuerpo vertebral de la cuarta vértebra lumbar (L4) (flechas y círculo), y su evolución en la fila inferior a la vértebra plana característica de la histiocitosis de células de Langerhans.

flemonosa, el realce será más difuso. La técnica de difusión también diferencia el estado de la infección, mostrando una franca restricción en caso de que se trata de un absceso epidural, que, habitualmente, requerirá cirugía descompresiva, o una cierta hiperseñal sin clara reducción del mapa del ADC en el componente flemonoso, que se manejará de forma conservadora según el patógeno.

El diagnóstico diferencial incluye los hematomas epidurales, ya sean espontáneos primarios, o secundarios, que pueden llegar a restringir en difusión según la evolución cronológica del componente hemático y causar efecto de masa, con el potencial riesgo de lesión medular, y lesiones expansivas extrarraquídeas que invaden el espacio epidural, por ejemplo, el neuroblastoma, entidad muy común en pediatría, que puede presentarse de esa manera, incluso con focalidad neurológica.

El pronóstico es mejor en niños respecto a la población adulta, y cuando la afectación es en niveles espinales bajos, sobre todo, a nivel lumbar por debajo de donde finaliza el cono medular, habitualmente, en L1-L2. Sin embargo, el pronóstico empeora cuando condiciona estenosis raquídea superior al 50 % de su calibre en el plano axial, o cuando tiene una longitud craneocaudal superior a los 3 cm.

Artritis facetaria

Se define como la infección supurativa de la articulación facetaria. Es muy rara en niños. La vía más común es la hematógena, siendo *Staphylococcus aureus* de nuevo el principal germen detectado.

Típicamente, en más del 90 % de los casos, se detecta en la columna lumbar, como afectación unilateral, y de un solo nivel. La técnica de imagen de elección es la RM, y los hallazgos neurorradiológicos son el ensanchamiento de la articulación facetaria con realce anormal, alteración de la intensidad de señal de la médula facetaria, cortical ósea facetaria erosionada y edema de tejidos blandos, en forma de hiposeñal en secuencias potenciadas en T1 e hiperseñal en las potenciadas en T2 y STIR. Cuando se inyecta el contraste de gadolinio, se detecta realce en la articulación, en la médula ósea facetaria y en las partes blandas, pudiendo añadir una colección líquida (contigua/epidural/paraespinal), que puede llegar a restringir si su contenido es purulento.

La evolución habitualmente es favorable con antibióticos, requiriendo, cuando pueda complicarse y asociar abscesos, drenaje percutáneo y/o cirugía. La mejoría clínica se presenta con anterioridad respecto a los hallazgos de la RM.

PUNTOS CLAVE

- El IIA pediátrico no es infrecuente, suele infradiagnosticarse y tiene una alta morbimortalidad, por lo que hay que estar atentos ante su posible presentación en el servicio de urgencias para sospecharlo precozmente y plantear las diferentes opciones terapéuticas oportunas de forma individualizada.
- El IIA tiene una etiología y presentación muy diversas, diferentes al adulto, especialmente, en la época neonatal. La neuroimagen (sobre todo, basada en la RM) tiene un gran peso en el diagnóstico, donde no solo da información sobre el tiempo de evolución, cronología y posibilidad terapéutica según si hay mismatch o no, sino que, además, tiene un alto valor predictivo negativo para la recurrencia del IIA si descarta la presencia de angiopatía asociada al evento vascular arterial.
- Además, la RM es fundamental en el diagnóstico diferencial del episodio agudo, ya que hay varias entidades que pueden presentarse de forma parecida, simulando un IIA, especialmente, en la población pediátrica.
- Los neurotóxicos son un grupo amplio y heterogéneo. Siempre hay que tener en cuenta que hay una vulnerabilidad selectiva, por lo cual se ha de individualizar a cada paciente. La fisiopatología es compleja, si bien, comparten vías metabólicas comunes.
- La clínica de la neurotoxicidad es inespecífica, siendo fundamental el trabajo en equipo con los médicos peticionarios. No hay que olvidarse de incluir la toxicidad dentro del diagnóstico diferencial, siendo conscientes de que la mejor técnica para su caracterización y cribado es la RM, sobre todo, cuando se incluyen secuencias avanzadas como la difusión, la perfusión y la espectroscopia, tanto para el diagnóstico como para el seguimiento.
- A pesar de que las infecciones de la columna siguen siendo poco comunes en la práctica clínica pediátrica y, en la mayoría de los casos, las enfermedades son leves o se resuelven espontáneamente, es necesario considerarlas debido a su evolución potencialmente mortal.
- Las presentaciones clínicas no específicas de las infecciones raquídeas pueden provocar diagnósticos omitidos o retrasados. Se deben considerar las disrafias espinales y los antecedentes quirúrgicos.
- La técnica de imagen de elección para el diagnóstico y el seguimiento de las infecciones raquídeas es la RM. Es crucial identificar el origen de la infección y establecer un diagnóstico microbiológico y, para ello, se puede recurrir al cultivo y examen histológico de las muestras obtenidas a través de punción percutánea guiada por TC.
- La mayoría de los pacientes diagnosticados de infecciones raquídeas en etapas tempranas tienen mejores resultados y pueden ser tratados exitosamente de manera conservadora con antibióticos. Si hay inestabilidad, déficits neurológicos progresivos, fracaso del tratamiento conservador, absceso espinal o sepsis, puede ser necesaria la cirugía.

BIBLIOGRAFÍA

Afshari FT, Rodrigues D, Bhat M, Solanki GA, Walsh AR, Lo WB. Paediatric spondylodiscitis: a 10-year single institution experience in management and clinical outcomes. Childs Nerv Syst. 2020;36(5):1049-54.

Al Yazidi LS, Hameed H, Kesson A, Isaacs D. Spondylodiscitis in children. J Paediatr Child Health. 2022;58(10):1731-5.

Amlie-Lefond C. Evaluation and acute management of ischemic stroke in infants and children. Continuum (Minneap Minn). 2018;24(1, Child Neurology):150-70.

Amlie-Lefond C, Gill JC. Approach to acute ischemic stroke in childhood. Curr Treat Options Cardiovasc Med. 2014;16(1):276.

Appireddy R, Ranjan M, Durafourt BA, Riva-Cambrin J, Hader WJ, Adelson PD. Surgery for moyamoya disease in children. J Child Neurol. 2019;34(9):517-29.

Ardicli D, Gocmen R, Oguz KK, Varan A, Yalnizoglu D. Cerebral hyperperfusion in a child with stroke-like migraine attacks after radiation therapy syndrome. Neuropediatrics. 2016;47(4):259-62.

Armstrong AE, Gillan E, DiMario FJ Jr. SMART syndrome (stroke-like migraine attacks after radiation therapy) in adult and pediatric patients. J Child Neurol. 2014;29(3):336-41.

Boronat S, Sánchez-Montañez A, Gómez-Barros N, Jacas C, Martínez-Ribot L, Vázquez E, et al. Correlation between morphological MRI findings and specific diagnostic categories in fetal alcohol spectrum disorders. Eur J Med Genet. 2017;60(1):65-71.

Boronat S, Vicente M, Lainez E, Sánchez-Montañez A, Vázquez E, Mangado L, et al. Seizures and electroencephalography findings in 61 patients with fetal alcohol spectrum disorders. Eur J Med Genet. 2017;60(1):72-8.

Caracseghi F, Izquierdo-Blasco J, Sánchez-Montañez A, Melendo-Pérez S, Roig-Quilis M, Modesto C. Etanercept-induced myelopathy in a pediatric case of Blau syndrome. Case Rep Rheumatol. 2011;2011:134106.

Carvalho KS, Garg BP. Arterial strokes in children. Neurol Clin. 2002;20(4):1079-100, vii.

Cavalieri S, Pessina B, Indolfi G, Galli L, Trapani S. Spondylodiscitis in pediatric age: a retrospective cohort study. Pediatr Infect Dis J. 2022;41(7):530-6.

De Grazia J, Delgado I, Sánchez-Montañez A, Boronat S, Del Campo M, Vázquez E. Cerebral arteriopathy associated with heterozygous Arg179Cys mutation in the ACTA2 gene: report in 2 newborn siblings. Brain Dev. 2017;39(1):62-6.

Dlamini N, Muthusami P, Amlie-Lefond C. Childhood moyamoya: looking back to the future. Pediatr Neurol. 2019;91:11-9.

Ferriero DM, Fullerton HJ, Bernard TJ, Billinghurst L, Daniels SR, DeBaun MR, et al.; American Heart Association Stroke Council and Council on Cardiovascular and Stroke Nursing. Management of stroke in neonates and children: a scientific statement from the American Heart Association/American Stroke Association. Stroke. 2019;50(3):e51-96.

Fullerton HJ, Wintermark M, Hills NK, Dowling MM, Tan M, Rafay MF, et al.; VIPS Investigators. Risk of recurrent arterial ischemic stroke in childhood: a prospective international study. Stroke. 2016;47(1):53-9.

Ghali MGZ, Davanzo J, Leo M, Rizk E. Posterior reversible encephalopathy syndrome in pediatric patients: pathophysiology, diagnosis, and management. Leuk Lymphoma. 2019;60(10):2365-72.

Glazer PA, Hu SS. Pediatric spinal infections. Orthop Clin North Am. 1996;27(1):111-23.

Hijiya N, Van der Sluis IM. Asparaginase-associated toxicity in children with acute lymphoblastic leukemia. Leuk Lymphoma. 2016;57(4):748-57.

Ito H, Mori K, Kagami S. Neuroimaging of stroke-like episodes in MELAS. Brain Dev. 2011;33(4):283-8.

Kim TJ, Kim IO, Kim WS, Cheon JE, Moon SG, Kwon JW, et al. MR imaging of the brain in Wilson disease of childhood: findings before and after treatment with clinical correlation. AJNR Am J Neuroradiol. 2006;27(6):1373-8.

Kontzialis M, Huisman TAGM. Toxic-metabolic neurologic disorders in children: a neuroimaging review. J Neuroimaging. 2018;28(6):587-95.

Lee S, Mirsky DM, Beslow LA, Amlie-Lefond C, Danehy AR, Lehman L, et al.; International Paediatric Stroke Study Neuroimaging Consortium and the Paediatric Stroke Neuroimaging Consortium. Pathways for neuroimaging of neonatal stroke. Pediatr Neurol. 2017;69:37-48.

Margariti P, Sánchez-Montañez A, Delgado I, Elorza Álvarez I, Vázquez E. At-risk brain tissue identified with arterial spin labeling in neurotuberculosis. Pediatr Radiol. 2013;43(8):1049-52.

Mastrangelo M, Giordo L, Ricciardi G, De Michele M, Toni D, Leuzzi V. (2022) Acute ischemic stroke in childhood: a comprehensive review. Eur J Pediatr. Jan;181(1):45-58. doi: 10.1007/s00431-021-04212-x. Epub 2021 Jul 29. PMID: 34327611

Mirsky DM, Beslow LA, Amlie-Lefond C, Krishnan P, Laughlin S, Lee S, et al.; International Paediatric Stroke Study Neuroimaging Consortium and the Paediatric Stroke Neuroimaging Consortium. Pathways for neuroimaging of childhood stroke. Pediatr Neurol. 2017;69:11-23.

Mohanty CB, Fieggen G, Deopujari CE. Pediatric spinal infections-a review of non-tuberculous infections. Childs Nerv Syst. 2018;34(10):1947-56.

Murakami Y, Yamashita Y, Matsuishi T, Utsunomiya H, Okudera T, Hashimoto T. Cranial MRI of neurologically impaired children suffering from neonatal hypoglycaemia. Pediatr Radiol. 1999;29(1):23-7.

Murphy KP, Sanders C, Rabatin AE. Evaluation and treatment of the child with acute back pain. Pediatr Clin North Am. 2013;70(3):545-74.

Nash M, Rafay MF. Craniocervical arterial dissection in children: pathophysiology and management. Pediatr Neurol. 2019;95:9-18.

Nichelli L, Casagranda S. Current emerging MRI tools for radionecrosis and seudoprogression diagnosis. Curr Opin Oncol. 2021;33(6):597-607.

Oesch G, Pérez FA, Wainwright MS, Shaw DWW, Amlie-Lefond C. Focal cerebral arteriopathy of childhood: clinical and imaging correlates. Stroke. 2021;52(7):2258-65.

Olchowy C, Maciag EJ, Sánchez-Montañez A, Olchowy A, Delgado I, Vázquez E. Measurements of signal intensity of globus pallidus and dentate nucleus suggest different deposition characteristics of macrocyclic GBCAs in children. PLoS One. 2018;13(12):e0208589.

Parra-Fariñas C, Dmytriw AA, Delgado-Álvarez I, Sánchez-Montañez A, De Miquel MA, Sola T, et al. Primary endovascular treatment for acute ischemic stroke in teenage patients: a short case series. Neuroradiology. 2020;62(7):851-60.

Persa L, Shaw DW, Amlie-Lefond C. Why would a child have a stroke? J Child Neurol. 2022;37(12-14):907-15.

Principi N, Esposito S. Infectious discitis and spondylodiscitis in children. Int J Mol Sci. 20216;17(4):539.

Rafay MF, Shapiro KA, Surmava AM, DeVeber GA, Kirton A, Fullerton HJ, et al.; International Pediatric Stroke Study (IPSS) Group. Spectrum of cerebral arteriopathies in children with arterial ischemic stroke. Neurology. 2020;94(23):e2479-90.

Rovira A, Alonso J, Córdoba J. MR imaging findings in hepatic encephalopathy. AJNR Am J Neuroradiol. 2008;29(9):1612-21.

Saleh ES, Vasileff CC, Omari AM, Khalil JG. The diagnosis and management of pediatric spine infections. Cureus. 2021;13(7):e16748.

Sánchez-Montañez A, Morana G, Mancardi MM, Janis S, Severino M, Verrina E, et al. Reversible cerebral vasoconstriction mimicking posterior reversible encephalopathy syndrome in an infant with end-stage renal disease. Cephalalgia. 2015;35(11):1031-3.

Sofou K, Steneryd K, Wiklund LM, Tulinius M, Darin N. MRI of the brain in childhood-onset mitochondrial disorders with central nervous system involvement. Mitochondrion. 2013;13(4):364-71.

Sporns PB, Fullerton HJ, Lee S, Kim H, Lo WD, Mackay MT, et al. Childhood stroke. Nat Rev Dis Primers. 2022;8(1):12.

Srivastava R, Kirton A. Perinatal stroke: a practical approach to diagnosis and management. Neoreviews. Mar;22(3):e163-76.

Vázquez E, Castellote A, Piqueras J, Ortuno P, Sánchez-Toledo J, Nogués P, et al. Second malignancies in pediatric patients: imaging findings and differential diagnosis. Radiographics. 2003;23(5):1155-72.

Vázquez E, Delgado I, Sánchez-Montañez A, Barber I, Sánchez-Toledo J, Enríquez G. Side effects of oncologic therapies in the pediatric central nervous system: update on neuroimaging findings. Radiographics. 2011;31(4):1123-39.

Vázquez E, Lucaya J, Castellote A, Piqueras J, Sainz P, Olivé T, et al. Neuroimaging in pediatric leukemia and lymphoma: differential diagnosis. Radiographics. 2002;22(6):1411-28.

Xu Y, Wan L, He W, Wang YY, Wang QH, Luo XM, et al. Risk of vigabatrin-associated brain abnormalities on MRI: a retrospective and controlled study. Epilepsia. 2022;63(1):120-9.

Patología abdominal del niño y del adolescente

44

J. Arenós Abril

 OBJETIVOS

- Reconocer las principales causas de obstrucción intestinal (alta o baja) en neonatos y niños mayores en función de la edad y la presentación clínica.
- Determinar qué técnica de imagen es la más apropiada en cada situación.
- Diferenciar los distintos patrones de obstrucción intestinal por radiología convencional.
- Identificar los hallazgos típicos por imagen de las principales causas de obstrucción intestinal en cada grupo de edad.
- Revisar las principales causas de hepatopatía en el niño y el adolescente.
- Familiarizarse con los hallazgos típicos de cada patología con especial hincapié en la ecografía y la resonancia magnética.
- Saber diagnosticar a un niño con atresia de vías biliares por ecografía.

OBSTRUCCIÓN INTESTINAL

La oclusión intestinal es una de las emergencias quirúrgicas más frecuentes en niños y la primera técnica de imagen que se debe utilizar es la radiografía convencional, que ayudará a responder a las siguientes preguntas:

- ¿Hay oclusión intestinal?
- ¿La oclusión es alta o baja?
- ¿Se puede identificar la causa?
- ¿Hay signos de perforación intestinal?

En caso de sospecha de perforación, la radiografía de abdomen en decúbito supino y rayo horizontal puede ser de ayuda, ya que detecta con mayor sensibilidad pequeñas burbujas aéreas extraluminales localizadas entre la pared abdominal y el margen hepático.

Las técnicas fluoroscópicas contrastadas se utilizan en un segundo tiempo con el objetivo de identificar la causa obstructiva si no se ha diagnosticado por radiología convencional, siendo el tránsito esofagogástrico el indicado en oclusiones altas y el enema opaco en oclusiones bajas.

La ecografía es cada vez una técnica más utilizada en niños con sospecha de oclusión, ya que es accesible, inocua y se puede hacer a pie de cama.

Obstrucción intestinal neonatal

Se subdivide en obstrucción intestinal alta o baja.

Obstrucción intestinal alta

Afecta al tubo digestivo hasta el íleon proximal (< 3 asas dilatadas en radiografía simple).

Atresia esofágica

Se sospecha ante un neonato con síntomas de asfixia, sialorrea o dificultad (distrés) respiratoria, y se detecta clínicamente ante imposibilidad de prosperar la sonda nasogástrica (SNG).

En la radiografía de tórax, se verá la SNG con el extremo interno en el esófago con o sin bucle asociado (**Fig. 44-1**).

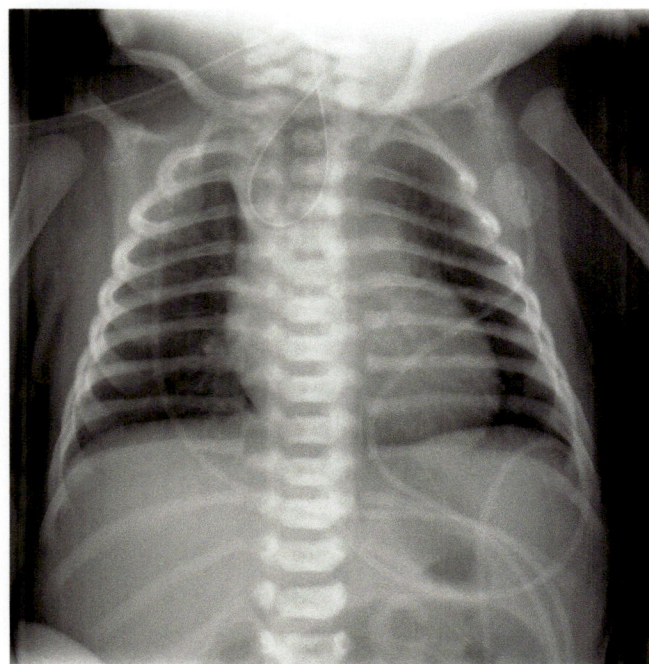

Figura 44-1. La radiografía de tórax muestra el trayecto de la sonda nasogástrica en bucle a nivel del esófago proximal con imposibilidad de prosperar hacia la cámara gástrica.

Hasta en un 85 % de los casos la atresia esofágica se asocia a fistulización traqueoesofágica, que se puede sospechar por presencia de gas en la cámara gástrica y confirmar mediante fluoroscopia, evidenciando paso de contraste oral al árbol bronquial.

Existen diversos tipos, siendo el más frecuente (85 %) el de tipo III con fístula en el esófago distal.

Es de vital importancia que, ante un niño con atresia esofágica, se busquen otras anomalías asociadas como en el caso de la asociación VACTERL (anomalías vertebrales, anomalías cardiovasculares, atresia anal, fístula traqueoesofágica, atresia esofágica, anomalías renales o radiales y anomalías de las extremidades [*limb*]).

Hipertrofia de píloro

Clásicamente, se presenta con vómitos no biliares en proyectil y dificultad para ganar peso en niños de entre 2 y 8 semanas de vida, afectando más frecuentemente al sexo masculino. El diagnóstico es ecográfico, siendo los signos típicos: 1) engrosamiento de la capa muscular (> 3 mm), aumento del diámetro total (> 14 mm) y elongación pilórica (> 16 mm), siendo el más importante y requisito fundamental el engrosamiento de la capa muscular (**Fig. 44-2**).

Atresia duodenal

Frecuentemente asociada a trisomía 21, se presenta en forma de vómitos incoercibles durante las primeras horas de vida.

Se diagnostica antenatalmente en el 50 % de los casos, en los que se observa polihidramnios y dilatación de estómago y duodeno proximal en el tercer trimestre de gestación.

La forma más frecuente es la posampular (80 %).

El signo clásico es la presencia de doble burbuja aérea en radiografía abdominal (burbuja gástrica y de la primera porción duodenal), sin identificar aire distal en caso de atresias completas (**Fig. 44-3**).

Estenosis duodenal

Hallazgos clínicos y radiológicos similares a la atresia duodenal, pero observando oclusión intestinal intermitente y aire distal debido a presencia de luz filiforme permeable, lo que hace que el diagnóstico sea más tardío (**Fig. 44-4**).

> **!** En el diagnóstico diferencial de la estenosis duodenal, se debe incluir: membrana duodenal, atresia incompleta, vólvulo de intestino medio o causas compresivas extrínsecas como el páncreas anular o quistes de duplicación.

Malrotación con vólvulo de intestino medio

Durante el desarrollo embrionario, el intestino rota en dirección antihoraria para formar un amplio anclaje mesentérico (duodeno-yeyuno en posición superior izquierda y segmento ileocecal en posición inferior derecha). En los casos de ausencia de rotación o malrotación, ese anclaje es mucho más estrecho y conlleva un mayor riesgo de volvulación.

La malrotación suele ser paucisintomática y se puede diagnosticar mediante fluoroscopia, en la que se objetiva una tercera porción duodenal que no cruza a nivel paravertebral

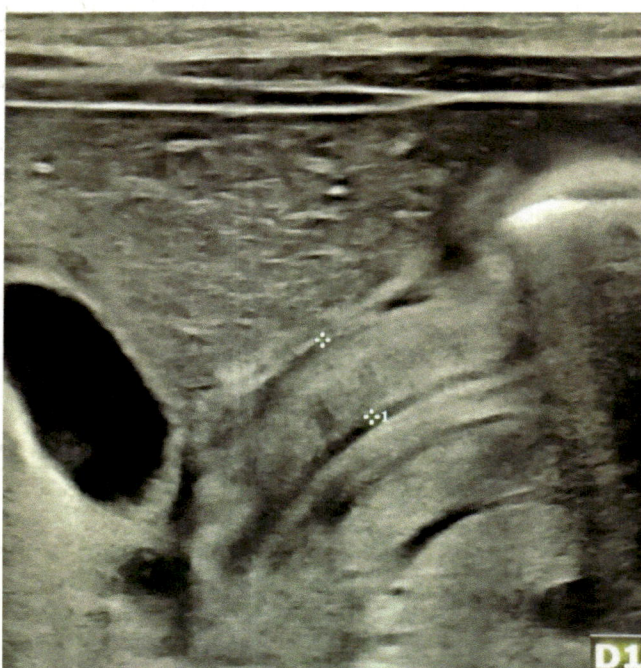

Figura 44-2. Neonato de 4 semanas de vida con clínica de vómitos en proyectil y estenosis hipertrófica de píloro. La ecografía muestra un píloro de paredes engrosadas (0,5 cm), de apariencia estriada, con presencia de acumulación de gas en la porción antral del estómago y ausencia de contenido en la luz pilórica.

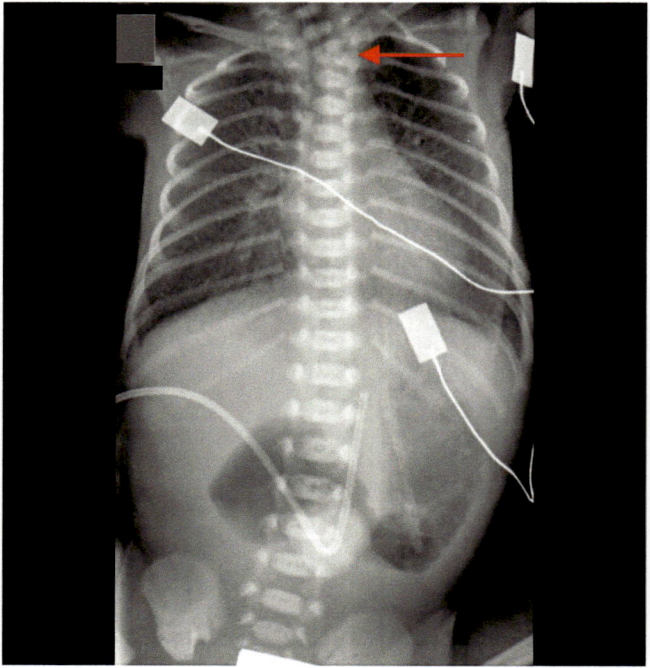

Figura 44-3. Radiografía anteroposterior de abdomen con imagen típica de doble burbuja, sugestiva de atresia duodenal. Catéter venoso umbilical en posición baja (debería estar a nivel de vena cava inferior-aurícula derecha). Hemivértebra dorsal asociada (flecha roja).

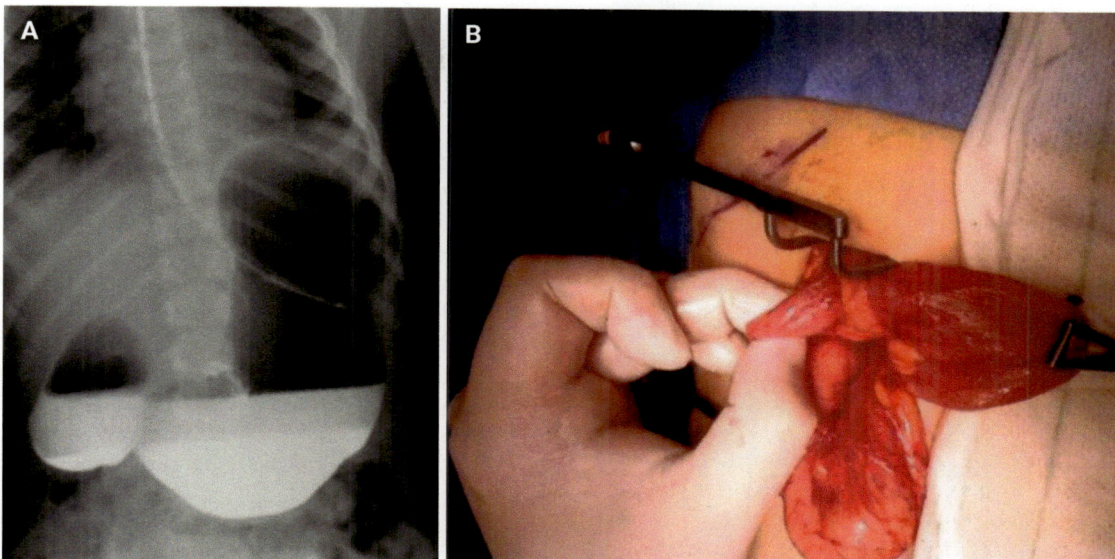

Figura 44-4. Estudio fluoroscópico con signo de la doble burbuja **(A)**. Los hallazgos quirúrgicos evidencian un páncreas anular como causante de la estenosis **(B)**.

izquierdo, observando asas de intestino delgado agrupadas en el hemiabdomen derecho.

La volvulación intestinal es una emergencia quirúrgica, ya que produce obstrucción del tracto alimentario y de la propia irrigación de las asas volvuladas, desencadenando una isquemia intestinal aguda.

Las pruebas indicadas en su diagnóstico son el tránsito intestinal alto, en el que se observa malrotación asociada a configuración duodenal «en sacacorchos» (**Fig. 44-5**), o la cada vez más utilizada ecografía, en la que se puede observar la típica imagen de tirabuzón de los vasos mesentéricos volvulados, así como signos de isquemia intestinal (**Fig. 44-6**).

Obstrucción intestinal baja

Afecta al tubo digestivo desde el íleon distal (> 3 asas dilatadas en radiografía simple).

Atresia ileal

Debida a una lesión isquémica intrauterina y menos asociada a otras anomalías congénitas que la atresia duodenal o yeyunal.

Afecta de forma más frecuente al segmento de íleon distal.

Los pacientes se presentan con clínica de vómitos, distensión abdominal e imposibilidad de progresión meconial.

La radiografía simple muestra dilatación de asas del intestino delgado (> 3) sin dilatación del marco cólico.

Íleo meconial

Causa de un 20 % de las oclusiones intestinales neonatales y una de las primeras manifestaciones de la fibrosis quística.

Producido por la impactación de tapones meconiales en el intestino, de forma más frecuente a nivel del íleon distal.

Se puede complicar en forma de perforación y peritonitis secundaria, que, en el período intrauterino, conlleva perito-

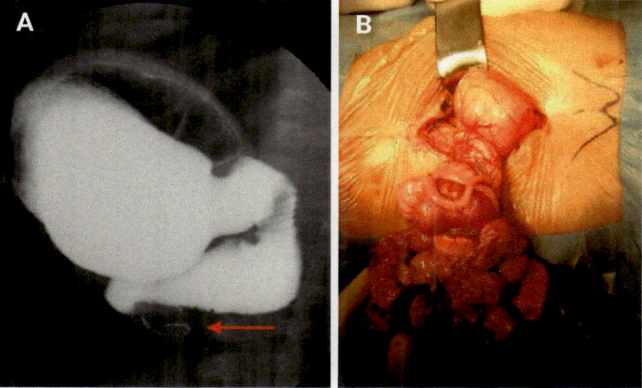

Figura 44-5. Niño de 3 meses con historia de vómitos desde el nacimiento, que muestra clínica de oclusión intestinal alta. El tránsito digestivo **(A)** muestra una gran distensión de la cámara gástrica y duodenal, observando distalmente un trayecto filiforme de contraste y la típica imagen de «sacacorchos» (flecha roja) compatible con un vólvulo del intestino medio. La imagen quirúrgica **(B)** confirma el vólvulo de yeyuno.

nitis meconial y formación de calcificaciones peritoneales, que se pueden ver en el período posnatal.

El enema baritado muestra un microcolon por falta de uso y presencia de múltiples pequeños defectos de repleción en el colon y el íleon distal, que representan los tapones meconiales (**Fig. 44-7**).

Inmadurez funcional del colon o síndrome del colon izquierdo hipoplásico

Estado transitorio benigno de oclusión intestinal en neonatos debido a inmadurez de las células ganglionares del plexo mientérico.

Se da en niños que no expulsan el tapón de meconio antes de las 48 horas de vida.

Aumenta el riesgo en niños de madres con diabetes o que han recibido sulfato de magnesio como tratamiento de la preeclampsia.

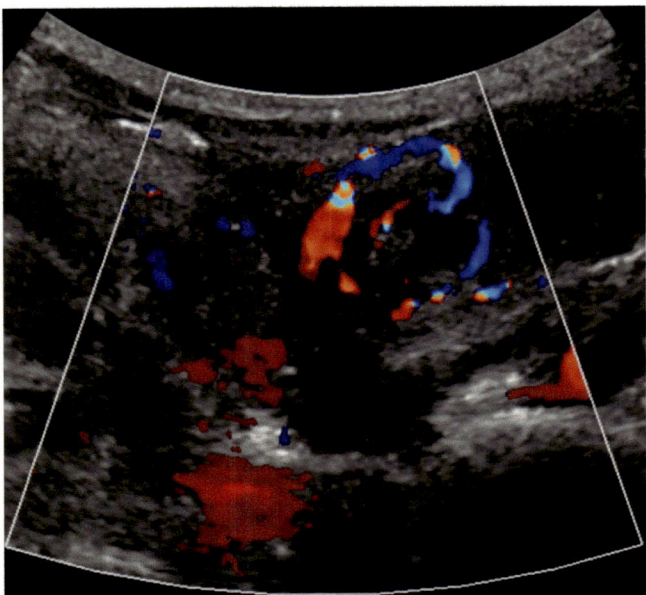

Figura 44-6. Imagen ecográfica en modo Doppler color, donde se observa la imagen de «tirabuzón» de los vasos mesentéricos.

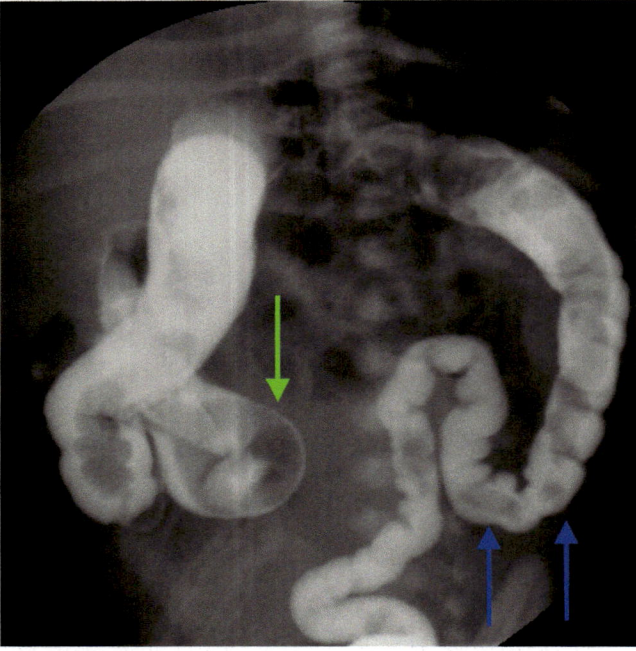

Figura 44-7. Neonato que presenta vómitos/regurgitaciones en cada toma. El estudio baritado confirma la presencia de múltiples defectos de repleción en el colon (flechas azules) y el íleon distal (flecha verde), compatibles con tapones meconiales. No se identifica microcolon.

El enema opaco muestra recto de calibre normal, colon descendente/sigmoide de calibre reducido y transverso/ascendente dilatados, con presencia de tapones meconiales en su interior.

En la mayoría de los casos, el mismo enema posibilita el paso de meconio a nivel distal, resolviendo la obstrucción y, en aquellos casos que persisten con sintomatología pese al enema terapéutico, se debe sospechar enfermedad de Hirschsprung (EH) y realizar biopsia intestinal.

Enfermedad de Hirschsprung

Durante el período embrionario, las células ganglionares migran desde los plexos mientéricos intestinales proximales hacia el plano distal; cuando hay una interrupción de esa migración y faltan células ganglionares en segmentos del colon, se habla de EH.

Debido a esa migración craneocaudal, el segmento afectado normalmente es contiguo, extendiéndose hacia el ano, y puede ser:

- Afectación de segmento corto (75 %): distal a la transición rectosigmoidea, aunque se describen casos de afectación ultracorta a nivel del esfínter anal.
- Afectación de segmento largo (25 %): proximal a la transición rectosigmoidea, pudiendo afectar la totalidad del marco cólico.

El segmento afectado es disfuncional y no se puede distender, con lo que existe una interrupción al paso alimentario y distensión proximal de asas.

El diagnóstico definitivo se realiza mediante biopsia intestinal, si bien, el enema opaco es de gran utilidad para detectar la presencia del segmento estenótico, su longitud y su extensión (**Figs. 44-8** y **44-9**).

Los hallazgos que apoyan el diagnóstico son una desproporción entre el calibre de sigma y recto con una proporción > 1, y la presencia de contracciones con morfología «en diente de sierra».

Atresia anal/malformación anorrectal

Espectro de enfermedades que incluyen el ano imperforado, la estenosis anal, la atresia anal y la atresia rectal y que se dan en síndromes como el de VACTERL o el de Currarino.

Dependiendo de la posición del fondo de saco rectal, se pueden clasificar como:

- Obstrucciones intermedias/altas (> 15 mm de periné): tratamiento con colostomía derivativa y posterior reconstrucción.
- Obstrucciones bajas (< 15 mm): tratamiento mediante anoplastia o dilatación.

En las obstrucciones altas, se pueden identificar trayectos fistulosos hacia la vagina, la vejiga o la uretra.

Obstrucción intestinal en niños y adolescentes

A continuación se describen las posibles causas de obstrucción intestinal en esta franja etaria.

Divertículo de Meckel

Remanente del conducto onfalomesentérico localizado en el margen antimesentérico del íleon distal.

Normalmente asintomático, pero puede causar síntomas clínicos en forma de:

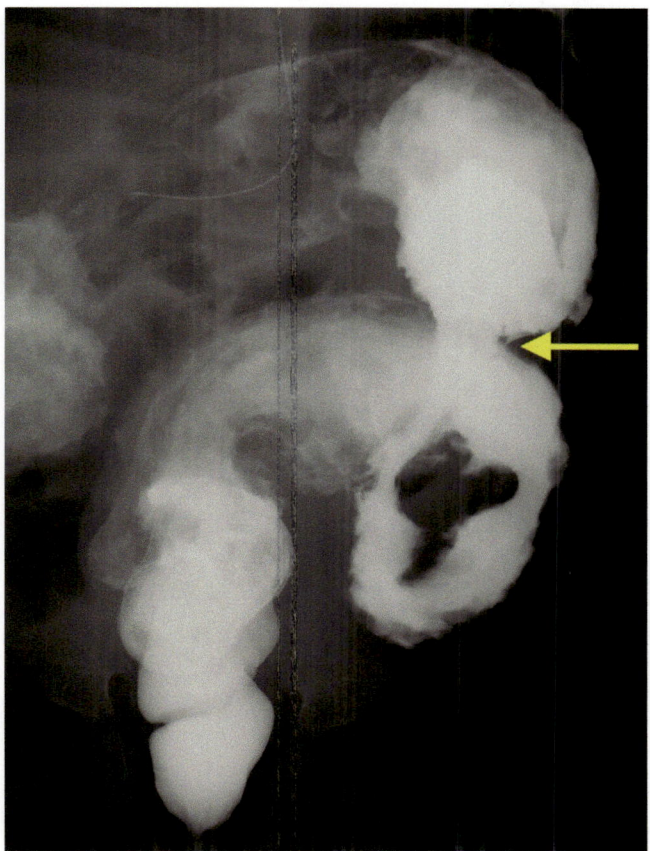

Figura 44-8. Enema opaco en el plano anteroposterior en un niño con enfermedad de Hirschsprung que presenta un segmento de transición a nivel del colon descendente (flecha amarilla).

- Sangrado digestivo debido a la presencia de tejido gástrico o pancreático ectópico,
- Diverticulitis de Meckel.
- Oclusión intestinal debida a torsión del íleon distal alrededor de la banda onfalomesentérica (**Fig. 44-10**), o debida al propio divertículo que actúa como factor de riesgo de invaginación ileocólica.

Invaginación intestinal

Causa más frecuente de oclusión del intestino delgado en niños con un pico de afectación entre los 3 y los 36 meses, afectando de forma más frecuente al segmento ileocólico.

Suele tener origen idiopático debido a una hipertrofia de las placas de Peyer ileales por un proceso infeccioso concomitante (más probable en niños pequeños), pero puede ser secundario a invaginación de divertículo de Meckel, pólipo o quiste de duplicación entérico o a afectación intestinal por linfoma, aumentado su incidencia con la edad.

La clínica típica es la tríada de dolor abdominal cólico, heces sanguinolentas y masa palpable.

La técnica diagnóstica de elección es la ecografía, con una sensibilidad y especificidad del 100 %, con la característica imagen «en dónut» en cortes transversos y «en seudorriñón» en cortes longitudinales (**Fig. 44-11**).

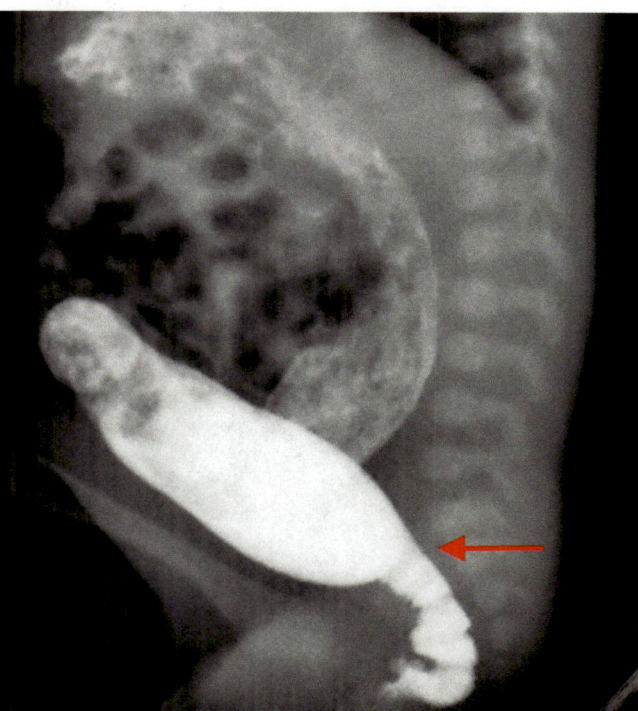

Figura 44-9. Enema opaco en el plano sagital en un niño con enfermedad de Hirschsprung que presenta una zona de transición a nivel rectosigmoideo (flecha roja), con ampolla rectal no distendida de pequeño calibre y colon sigmoide dilatado. Ratio colon sigmoide/recto >1.

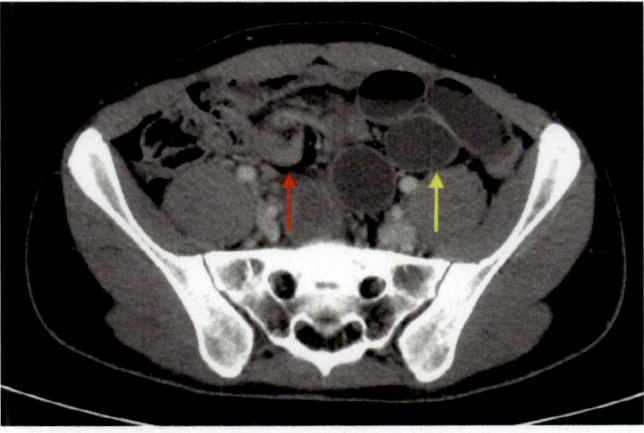

Figura 44-10. Tomografía computarizada de abdomen en un paciente de 18 años con clínica de oclusión intestinal, que muestra una torsión mesentérica a nivel del íleon distal (flecha roja), con presencia de asas proximales dilatadas (flecha amarilla). La laparotomía evidenció un divertículo de Meckel como causante de la torsión.

El tratamiento se realiza mediante desinvaginación guiada por ecografía o fluoroscopia, ya sea con suero templado o aire.

En caso de reducción incompleta, se requiere cirugía de desinvaginación.

> ❗ No se debe confundir una invaginación ileocólica con una invaginación yeyunoyeyunal o yeyunoileal, siendo estas últimas transitorias, de carácter indolente y detectadas normalmente de forma incidental, sin requerir tratamiento.

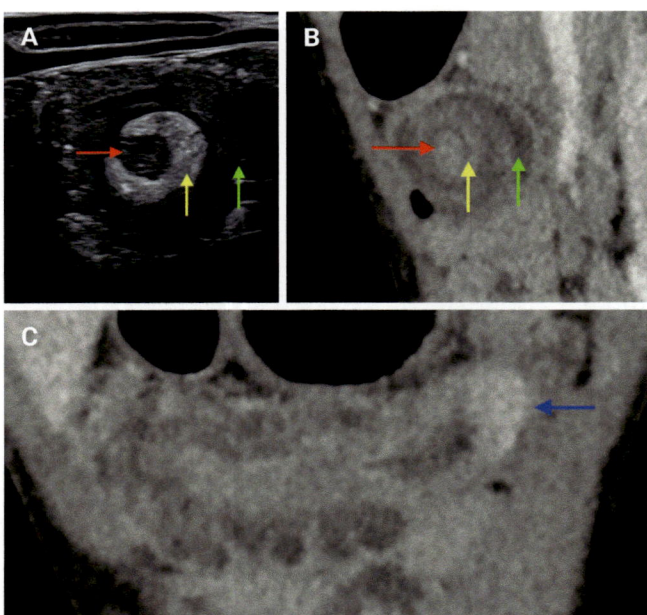

Figura 44-11. Niño de 4 años con clínica de oclusión intestinal y deposiciones sanguinolentas en el que se identifica por ecografía una invaginación ileocólica con cabeza invaginante a nivel del ángulo esplénico. Se puede apreciar en la imagen ecográfica **(A)** correlacionado con imagen de tomografía computarizada (TC) **(B)** el asa ileal invaginante (flechas rojas), la grasa mesentérica acompañante hiperecogénica por ecografía e hipodensa en TC (flechas amarillas) y las paredes del colon engrosadas (flechas verdes). En TC en el plano coronal **(C)**, se observa una imagen nodular hipercaptante en la cabeza invaginante (flecha azul), que se confirmó quirúrgicamente como divertículo de Meckel invaginado.

Hernia inguinal congénita

Paso de asas intestinales (normalmente, intestino delgado) al canal inguinal, pudiendo condicionar una oclusión del tubo digestivo.

Normalmente, pueden ser diagnosticadas mediante exploración física, si bien, el diagnóstico por la imagen puede ser de utilidad en aquellos casos dudosos o en niños con oclusión intestinal de causa no filiada.

La radiografía simple es útil para la visualización de asas intestinales dilatadas y diagnóstico de hernia inguinal en caso de presencia de gas en el canal inguinal (**Fig. 44-12**). Con ecografía, se pueden visualizar asas intestinales en el canal inguinal, muchas veces, con peristaltismo conservado, y se podrán valorar signos de sufrimiento intestinal asociado.

Enfermedad inflamatoria intestinal

Causa de oclusión intestinal en el período agudo debido al engrosamiento e inflamación de la pared intestinal, o en el período crónico por las estenosis residuales (más frecuentes en la enfermedad de Crohn [EC]) (**Fig. 44-13**).

En el contexto agudo, la clínica se solapa con la de cualquier otro proceso inflamatorio intestinal, con lo que se debe prestar atención a las asas intestinales en caso de clínica inflamatoria acompañada de signos de oclusión intestinal.

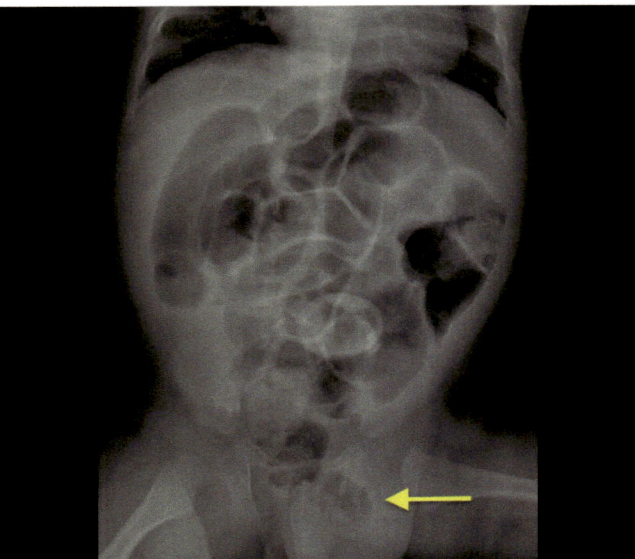

Figura 44-12. Niño que se muestra irritable, con vómitos biliares recurrentes. La radiografía de abdomen muestra dilatación de asas del intestino delgado con presencia de gas en la región inguinal izquierda (flecha amarilla), sugiriendo la presencia de una hernia inguinal.

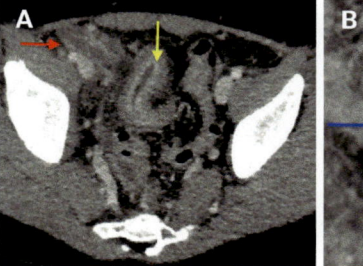
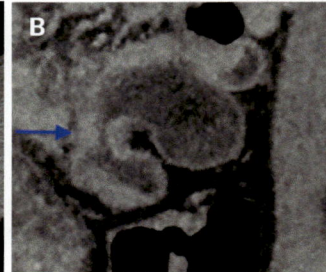

Figura 44-13. Niño de 12 años con enfermedad de Crohn que en tomografía computarizada de abdomen con contraste **(A)** presenta engrosamiento concéntrico de asas del íleon distal con hipercaptación de su mucosa (flecha amarilla), compatible con un cuadro de ileítis, así como engrosamiento hipodenso mural a nivel del ciego (flecha roja). El detalle en la imagen **B** muestra una estenosis luminal secundaria a la ileítis (flecha azul), que condiciona una dilatación retrógrada de asas.

Las mejores técnicas para la visualización de las asas intestinales son la ecografía como técnica de cribado y la resonancia magnética (RM) para la valoración de la extensión y las complicaciones (**Fig. 44-14**). La tomografía computarizada (TC) se reserva para niños con cuadro agudo de gravedad en el que se requiera valorar complicación intraabdominal quirúrgica (perforación, formación de abscesos drenables, etc.) o para descartar otros procesos intestinales.

Ingesta de cuerpo extraño

Cuadro muy frecuente que raramente condiciona una oclusión intestinal. Cabe destacar los bezoares, que son conglomerados de cuerpos extraños ingeridos e indigeribles que se acumulan en el tubo digestivo, condicionando muchas veces su oclusión (**Fig. 44-15**). Existen diferentes tipos, siendo los más frecuentes el tricobezoar (pelos), el fitobezoar (vegetales), el lactobezoar (productos lácteos) y el farmacobezoar (fármacos).

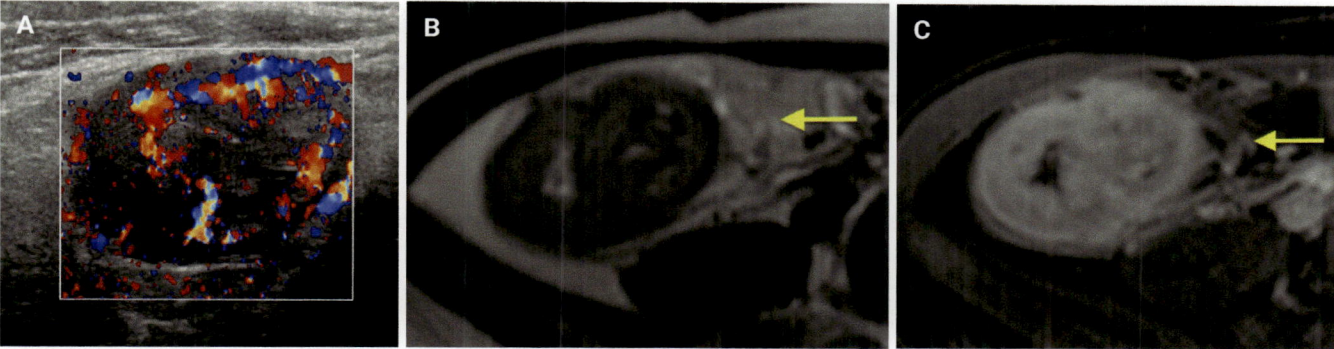

Figura 44-14. Correlación ecografía-resonancia magnética en un niño de 13 años con enfermedad de Crohn a nivel ileocólico. Engrosamiento mural concéntrico del ciego-íleon terminal, que se muestra hiperecogénico en ecografía, con marcado aumento de su señal Doppler color **(A)**, hiperintenso en secuencias T2 HASTE (*half Fourier single-shot turbo spin-echo*), sugiriendo edema mural **(B)**, y realce incrementado tras la administración de contraste **(C)**. Apréciense los cambios inflamatorios en la grasa pericólica mejor visualizados en secuencias T2 HASTE y T1-FS (*fat-saturated*) poscontraste (flechas amarillas).

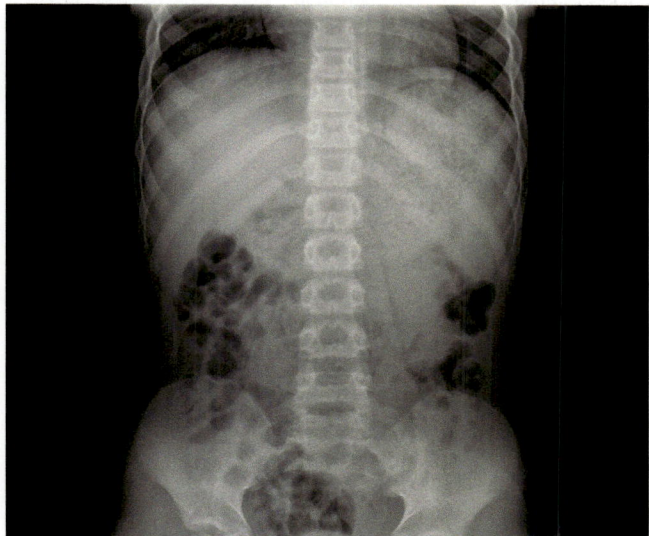

Figura 44-15. Niño que acude por sospecha de ingesta de cuerpo extraño. En la radiografía de abdomen en bipedestación, se identifican múltiples imágenes endoluminales de aspecto atigrado que ocupan toda la cámara gástrica, sugiriendo bezoar. En la cirugía, se confirmó la presencia de un bezoar formado por un conglomerado de fideos chinos ingeridos.

PATOLOGÍA HEPATOBILIAR EN EL NIÑO

A continuación se describen las diferentes enfermedades hepáticas difusas que pueden darse en la edad pediátrica y las anomalías de la vía biliar.

Enfermedades hepáticas difusas en el niño

Grupo heterogéneo de patologías que afecta al hígado desencadenando a largo plazo fibrosis hepática e hipertensión portal. Se pueden manifestar de manera insidiosa en forma de hepatoesplenomegalia, alteraciones de la coagulación o elevación de las enzimas hepáticas, o de manera abrupta en forma de hepatitis fulminante, ictericia o sangrado gastrointestinal. La imagen desempeña un rol esencial en la detección de la enfermedad y sus posibles causas, así como en la detección precoz de signos de hipertensión portal. En este apartado,

se tratarán las causas más frecuentes y específicas de afectación hepática en el niño, así como los hallazgos típicos de la cirrosis hepática infantil.

Hepatitis aguda/crónica

El diagnóstico se realiza mediante parámetros clínicos y analíticos. No obstante, mediante imagen se pueden detectar algunos hallazgos que, aunque en inespecíficos, pueden orientar hacia ese diagnóstico, como serían la hepatomegalia, la hiperecogenicidad periportal, el edema de pared vesicular o una pequeña cantidad de líquido perihepático.

Esteatosis hepática no alcohólica

Causa más frecuente de enfermedad hepática crónica en niños y adolescentes, con una prevalencia estimada de entre el 8 y el 9,6 %. Las principales causas en la edad pediátrica serían la obesidad, los trastornos metabólicos congénitos, el tratamiento con corticoides, la fibrosis quística, la enfermedad celíaca, la diabetes *mellitus* descompensada, la nutrición parenteral o la anorexia nerviosa. Al igual que en pacientes adultos, por ecografía se puede determinar la presencia de infiltración grasa hepática, observándose un hígado globalmente hiperecogénico si se compara con la corteza renal adyacente. Existen casos donde la infiltración grasa no es homogénea y se pueden observar áreas de preservación grasa (áreas hipoecogénicas geométricas), sobre todo, a nivel perivesicular, subcapsular o alrededor del ligamento falciforme. La RM puede ser útil para la valoración de aquellos casos dudosos por ecografía, en los que se verá una caída de señal en secuencias ponderadas en T1 fuera de fase en aquellas regiones donde haya infiltración grasa hepática.

Sobrecarga férrica hepática

Caracterizada por una acumulación excesiva de hierro a nivel intracelular que afecta predominante al hígado, el páncreas, el bazo, los riñones, el miocardio y la médula ósea. El hierro acumulado tiene tendencia a reaccionar con el hidrógeno y formar radicales libres que generan daño celular y fibrosis hepática a largo plazo.

La hemocromatosis primaria se caracteriza por un exceso de absorción intestinal del hierro, que afecta predominantemente a la población caucásica y suele ser asintomática. La hemocromatosis secundaria se debe a transfusiones sanguíneas repetidas en pacientes que sufren de patologías hematológicas como la talasemia.

Aunque la biopsia hepática sigue siendo la técnica diagnóstica de elección, la RM tiene un papel fundamental en el diagnóstico y seguimiento de pacientes con sobrecarga férrica, al ser una técnica no invasiva y que permite evaluar la totalidad del parénquima hepático de forma cualitativa y cuantitativa. Las secuencias más utilizadas son las de eco de gradiente, en las que se observa una pérdida de señal de los tejidos con sobrecarga de hierro con el incremento gradual de los tiempos de eco (**Fig. 44-16**).

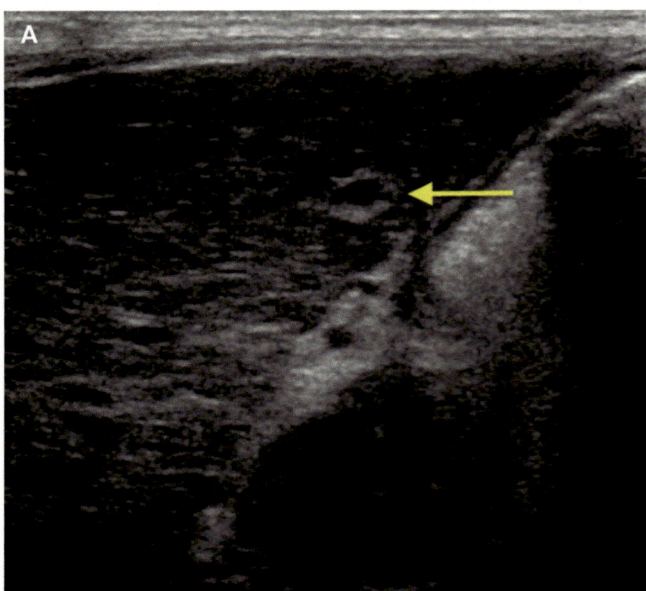

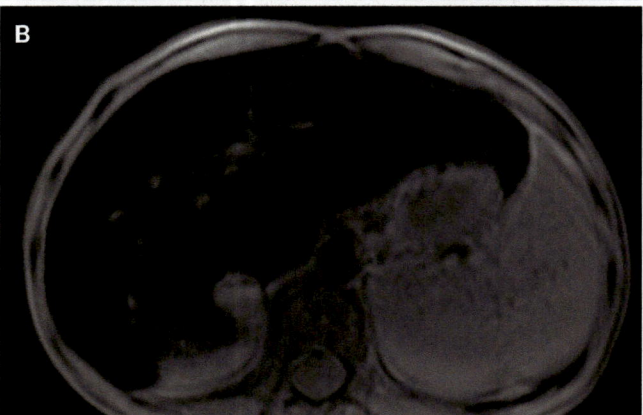

Figura 44-16. Ecografía de abdomen con sonda lineal de alta frecuencia **(A)** que muestra el lóbulo hepático izquierdo con un contorno irregular, parénquima de aspecto heterogéneo, así como hiperecogenicidad periportal (flecha amarilla). Estos hallazgos sugieren fibrosis hepática. En la RM hepática con secuencias de eco gradiente en el mismo paciente **(B)**, en la que se identifica una pérdida de señal difusa del parénquima hepático sugiriendo sobrecarga férrica como causa subyacente de la fibrosis detectada por ecografía.

Cavernomatosis portal

Es una de las causas más frecuentes de cirrosis hepática e hipertensión portal en niños, debida a la interrupción del flujo portal y el desarrollo de vascularización colateral compensatoria. Existen múltiples posibles causas, aunque la mayoría de las veces nunca se puede vislumbrar la causa subyacente. Normalmente, es una entidad de diagnóstico tardío, en la que los hallazgos radiológicos revelan cirrosis hepática y múltiples estructuras vasculares tortuosas en el hilio hepático con flujo hepatopetal (**Fig. 44-17**).

> ! Puede haber una vena colateral prominente que haga dudar si realmente puede ser la vena porta; en estos casos, si se observa que esta vena está rodeada de pequeñas venas colaterales, hay que pensar igualmente en una transformación cavernomatosa.

La principal causa de mortalidad es el sangrado por varices, y el tratamiento principal es la confección de un *shunt* mesentérico-portal (*shunt* de Rex), en el que se conecta una vena del sisteme mesentérico con la vena porta izquierda para restaurar el flujo portal y disminuir la hipertensión portal.

Esclerosis hepatoportal o hipertensión portal idiopática

Caracterizada por la fibrosis periportal y la consiguiente obliteración de las ramas portales de pequeño y mediano calibre. Se puede asociar a síndromes como el de Turner y el de Noonan o de forma secundaria a tratamientos quimioterapéuticos. Por ecografía, se pueden observar tractos hiperecogénicos

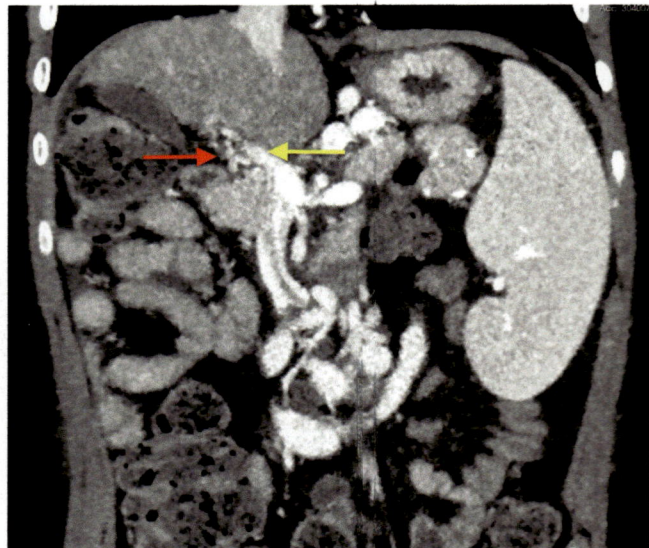

Figura 44-17. Paciente de 11 años con hallazgos típicos de cavernomatosis portal. Tomografía computarizada de abdomen con contraste, que evidencia colateralidad vascular en el hilio hepático (flecha roja), con presencia de un vaso prominente (flecha amarilla). Como hallazgos sugestivos de hipertensión portal sobreañadida, se puede identificar colateralidad en el sistema ácigos-hemiácigos como vía para sortear el flujo hepático y esplenomegalia.

periportales, pero no es un hallazgo constante ni específico. El diagnóstico definitivo se establece por biopsia y el tratamiento estándar es el trasplante hepático.

Síndrome de Budd-Chiari

Obstrucción del flujo venoso de drenaje hepático debido normalmente a una trombosis a nivel de las venas suprahepáticas o la vena cava inferior, normalmente en pacientes con estados procoagulantes. Es la principal causa de hipertensión portal suprahepática junto con la insuficiencia cardíaca y el síndrome de obstrucción sinusoidal.

Síndrome de obstrucción sinusoidal

Anteriormente denominado «enfermedad venooclusiva hepática» y frecuentemente asociado a tratamientos quimioterapéuticos o a pacientes que han recibido un trasplante de células hematopoyéticas. En su patogenia, se dan tres elementos importantes: oclusión no trombótica de las venas hepáticas centrales, congestión sinusoidal y necrosis hemorrágica centrolobular. Clínicamente, se manifiesta como hepatomegalia dolorosa, ictericia y ascitis, con una mortalidad de hasta el 20 %. El diagnóstico es eminentemente ecográfico y los hallazgos típicos son hepatomegalia, edema de la pared vesicular, ascitis, disminución del calibre de las venas suprahepáticas, flujo portal hepatófugo y aumento del índice de resistencia arterial (**Fig. 44-18**).

Cirrosis hepática

Estadio final de las entidades mencionadas anteriormente, en la que se encuentra un hígado alterado morfológicamente, con parénquima heterogéneo y márgenes lobulados (v. **Fig. 44-16**). A nivel vascular, se observa una progresiva disminución del flujo portal con predominancia de la vascularización arterial e incremento de los índices de resistencia a nivel intrahepático (> 0,8).

Recientes estudios indican un aumento gradual de la incidencia de la cirrosis en niños durante las dos pasadas décadas, siendo aún una enfermedad rara y que se suele diagnosticar tardíamente debido a su curso silente y a la baja sospecha clínica. No obstante, actualmente se considera un proceso dinámico que puede tener cierto grado de reversibilidad si se trata la patología causante.

Técnicas de imagen por elastografía

La biopsia hepática se considera actualmente la técnica de referencia para la evaluación de la fibrosis hepática. Sin embargo, es un procedimiento invasivo, realizado bajo anestesia general en niños y con complicaciones raras, pero potencialmente mortales. Además, la precisión de la biopsia hepática puede ser cuestionada, ya que la muestra de la biopsia representa solo una parte muy limitada de todo el hígado y la fibrosis se distribuye heterogéneamente.

Las nuevas técnicas elastográficas (ya sea mediante ecografía o RM) permiten hacer una evaluación de las propiedades mecánicas del tejido hepático y establecer un valor aproximado del grado de fibrosis en relación con el grado de elasticidad hepática de forma no invasiva.

Anomalías de la vía biliar

A continuación, se describen las posibles malformaciones congénitas de la vía biliar.

Atresia de vías biliares

Trastorno congénito que se caracteriza por la ausencia de vía biliar extrahepática. Es una de las causas más frecuentes de colestasis neonatal y cirrosis en los primeros años de vida, representando más de la mitad de los trasplantes hepáticos en niños. La mayoría de veces se presenta de forma aislada, pero puede estar asociada a otras anomalías congénitas como la asplenia/poliesplenia o heterotaxias.

Ante la sospecha clínica, se debe realizar una ecografía, siendo los hallazgos típicos las alteraciones morfológicas de la vesícula biliar (**Fig. 44-19**), hiperecogenicidad periportal o signo de la cuerda triangular (hallazgo más específico) (**Fig. 44-20**), y aumento de calibre de la arteria hepática con incremento del flujo arterial subcapsular (**Fig. 44-21**).

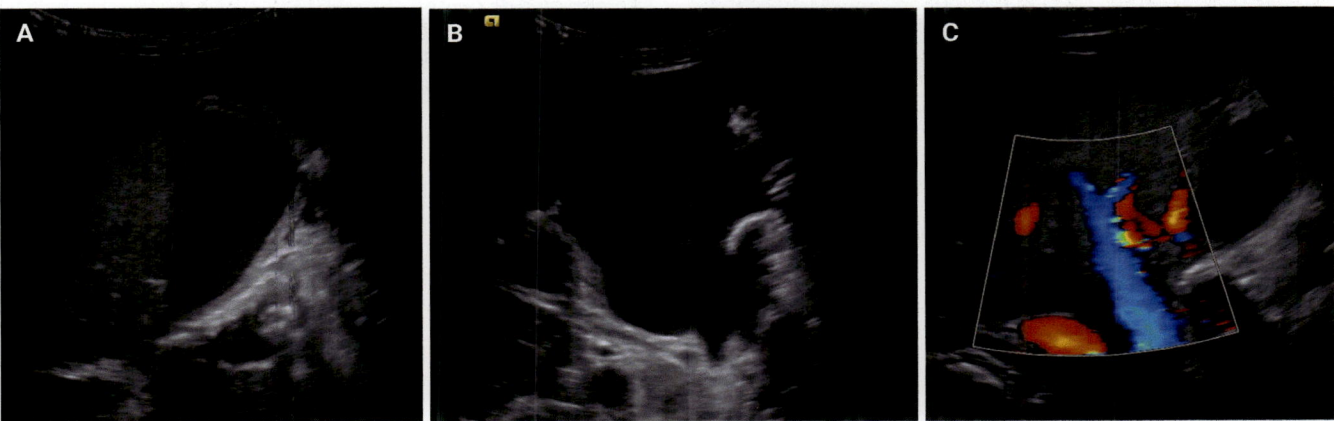

Figura 44-18. Ecografía de abdomen en un paciente con síndrome de obstrucción sinusoidal, en la que se observa edema difuso de la pared vesicular **(A)**, moderada cantidad de líquido libre intraabdominal **(B)**, y flujo portal hepatófugo **(C)**.

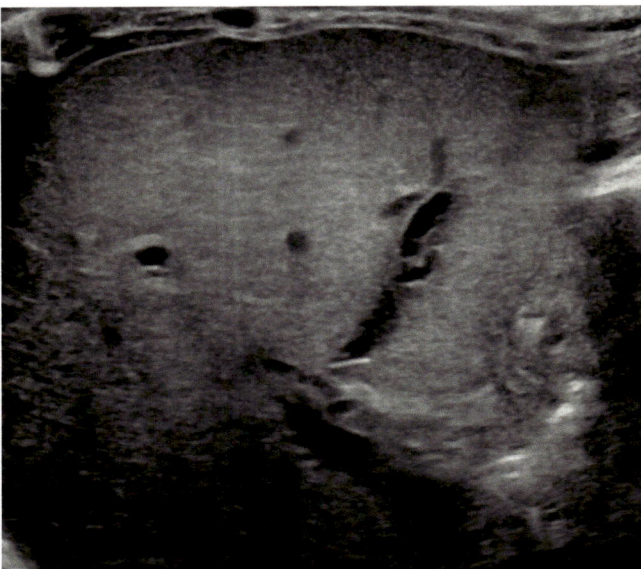

Figura 44-19. Ecografía que muestra una vesícula biliar de tamaño reducido, paredes irregulares y contenido ecogénico intraluminal en un paciente con atresia de vías biliares.

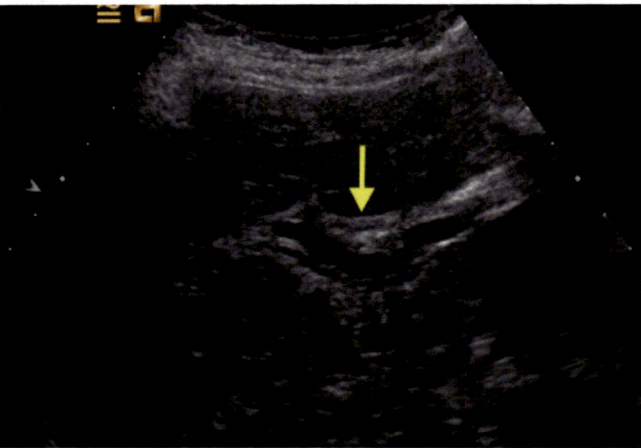

Figura 44-20. En este corte ecográfico, se puede identificar la hiperecogenicidad periportal característica de la atresia de vías biliares o «signo de la cuerda» (flecha amarilla). La mejor localización para identificar este signo característico es la bifurcación portal.

> ! Aunque la ausencia del colédoco es un hallazgo común en la atresia de vías biliares, la dificultad para visualizar el colédoco en niños muy pequeños hace que este signo no sea de utilidad.

Ante sospecha clínica y hallazgos ecográficos no congruentes, se debe realizar una biopsia hepática para descartar la enfermedad, ya que es esencial un tratamiento precoz (generalmente, la derivación bilioentérica o procedimiento de Kasai) para prevenir la cirrosis biliar secundaria.

Quistes coledocales

Anomalía congénita que implica una dilatación difusa o focal de la vía biliar extrahepática con mayor o menor

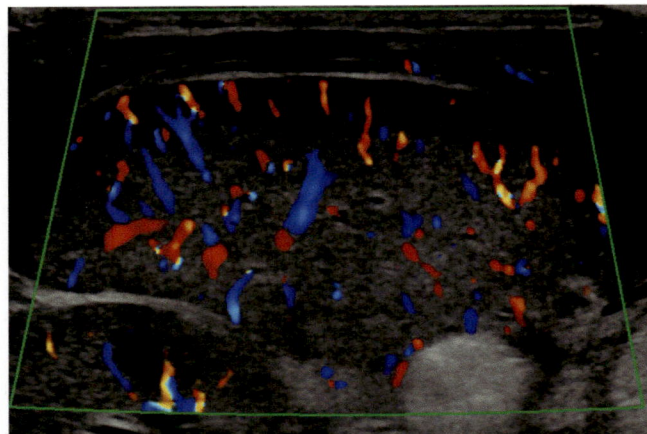

Figura 44-21. Otro de los hallazgos característicos, pero poco frecuentes, de la atresia de vías biliares es el incremento de la vascularización arterial subcapsular.

grado de afectación de la vía biliar intrahepática, afectando mayormente a mujeres con una proporción de hombres:mujeres de 1:4. En la mayoría de las ocasiones, es secundaria a una anomalía de la unión biliopancreática (conducto común), que provoca un reflujo de enzimas pancreáticas hacia la vía biliar, conllevando una erosión de sus paredes y la consiguiente dilatación. Es importante su detección y tratamiento precoz, ya que se asocian a colestasis, colangitis, pancreatitis y colelitiasis y tienen un riesgo de malignización del 50 % aproximadamente. Existen diferentes clasificaciones, pero la más utilizada es la de Todani:

- Tipo I: dilatación focal o difusa de la vía biliar extrahepática (el 80-90 % de los casos) (**Fig. 44-22**).
- Tipo II: divertículo a nivel de la vía biliar extrahepática.
- Tipo III: dilatación focal del colédoco en su segmento duodenal intramural (coledococele).
- Tipo IV: múltiples dilataciones quísticas de la vía biliar extrahepática o extrahepática e intrahepática.
- Tipo V: múltiples dilataciones quísticas de la vía biliar intrahepática (enfermedad de Caroli).

Enfermedad de Caroli

Dilatación quística multifocal de la vía biliar intrahepática como consecuencia de una malformación de la placa ductal.

> ! Un hallazgo ecográfico típico de la enfermedad de Caroli es una la dilatación quística de la vía biliar con presencia de un tracto hiperecogénico central (*central dot sign*), que corresponde a la rama portal rodeada de vía biliar dilatada (**Fig. 44-23**).

Se puede asociar a fibrosis hepática (síndrome de Caroli), a enfermedad quística renal (mutación común del gen *PKHD1*) y a colangiocarcinoma (un 7-10 % de incidencia).

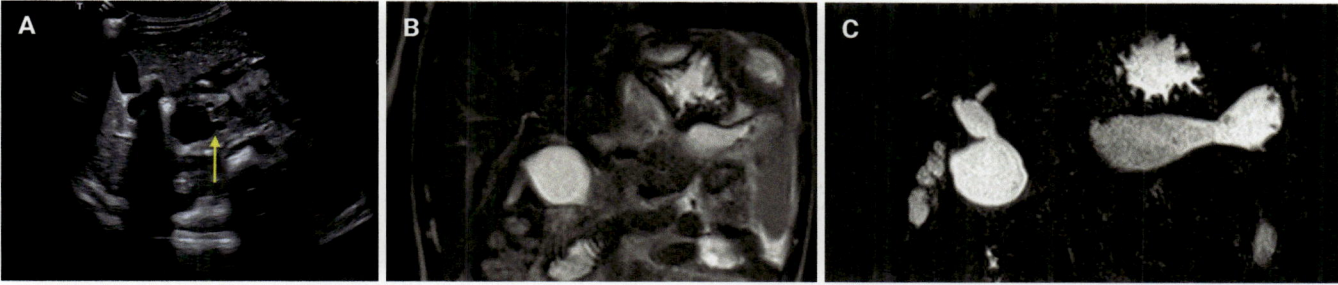

Figura 44-22. A y **B)** Ecografía abdominal que muestra una dilatación fusiforme de la vía biliar extrahepática, observándose un punto de transición a nivel de la porción pancreática del colédoco (flecha amarilla). Colangiorresonancia magnética potenciada en T2 HASTE (*half Fourier single-shot turbo spin-echo*) **(C)** y T2 3D **(D)** que confirma la misma dilatación fusiforme tanto del colédoco como del conducto hepático común, sin dilatación significativa de la vía biliar intrahepática, compatible con un quiste de colédoco de tipo 1.

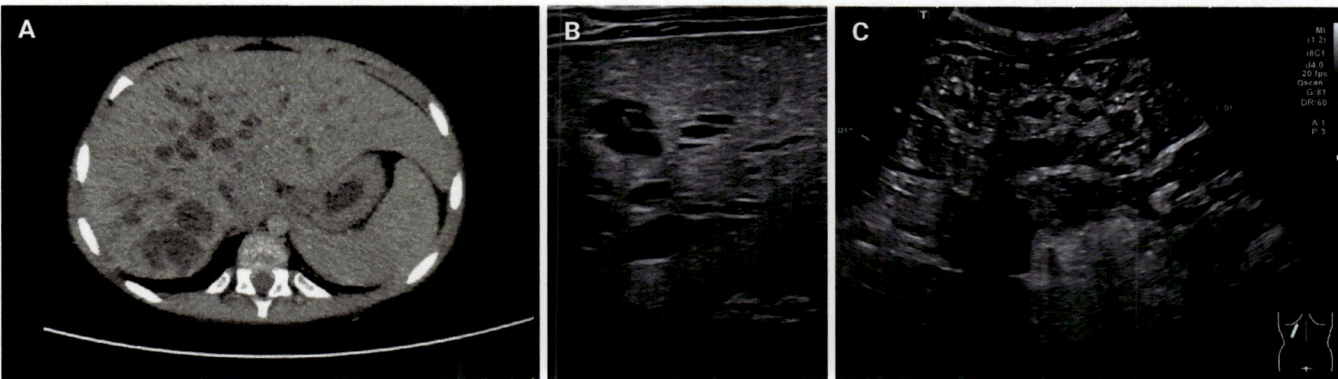

Figura 44-23. A) Tomografía computarizada abdominal sin contraste en un paciente con enfermedad de Caroli. Se identifican múltiples dilataciones focales de la vía biliar intrahepática de distribución difusa. **B)** En la ecografía de abdomen, se pueden identificar con mayor detalle los canalículos biliares, con presencia de una fina banda hiperecogénica interna, que representa el tracto portal fibrosado. **C)** El mismo paciente presenta enfermedad renal poliquística de herencia autosómica recesiva, en el que se identifican unos riñones de tamaño aumentado, de ecoestructura heterogénea, y con múltiples lesiones focales hipoecogénicas e hiperecogénicas que representan los pequeños quistes.

 PUNTOS CLAVE

- La radiografía convencional es la técnica de primera línea ante la sospecha clínica de una obstrucción intestinal, utilizándose la ecografía y la fluoroscopia en segundo término, y siendo la TC la técnica de última elección (a diferencia del adulto).
- A diferencia de las atresias esofágicas, duodenales o yeyunales (frecuentemente asociadas a síndromes), la atresia ileal suele ser secundaria a una lesión isquémica en el período intrauterino.
- Es fundamental conocer los hallazgos ecográficos típicos en la hipertrofia de píloro, la invaginación intestinal y el vólvulo de intestino medio, ya que son consultas frecuentes en urgencias y con pronóstico grave si no se tratan precozmente.
- Cabe recordar la asociación entre íleo meconial y fibrosis quística, así como entre calcificaciones peritoneales y peritonitis meconial.
- Ante un microcolon, hay que pensar primero en una interrupción proximal (atresias de intestino delgado o íleo meconial), pero también en la posibilidad de EH de segmento largo, que puede afectar a la totalidad del colon. Si la afectación se reduce al colon izquierdo, la inmadurez funcional del colon es el diagnóstico más probable.

- La causa más frecuente de enfermedad hepática crónica en niños y adolescentes es la esteatosis hepática no alcohólica.
- Las secuencias de desplazamiento químico por RM (T1 dentro y fuera de fase) son útiles para el diagnóstico de la esteatosis hepática y la sobrecarga férrica. Si se quiere cuantificar el porcentaje de sobrecarga férrica en niños, las secuencias más útiles son las de eco de gradiente o T2.
- En un niño con signos de hepatopatía crónica, hipertensión portal y presencia de colateralidad vascular en el hilio hepático, hay que pensar en la cavernomatosis portal como posible causa.
- Ante la sospecha clínica de síndrome de obstrucción sinusoidal, la prueba de imagen que realizar es la ecografía Doppler, siendo los hallazgos típicos la hepatomegalia, el edema de la pared vesicular, la ascitis, la disminución del calibre de las venas suprahepáticas, el flujo portal hepatófugo y el aumento del índice de resistencia arterial.
- La elastografía es útil en la cuantificación de la elasticidad hepática en el seguimiento de la enfermedad hepática crónica.
- Tanto la atresia de vías biliares como la enfermedad de Caroli tienen hallazgos ecográficos característicos que sirven para su diagnóstico.

BIBLIOGRAFÍA

Banks JS, Saigal G, D'Alonzo JM, D'Almeida Bastos M, Nguyen NV. Choledochal malformations: surgical implications of radiologic findings. AJR Am J Roentgenol. 2018;210(4):748-60.

Choi G, Je BK, Kim YJ. Gastrointestinal emergency in neonates and infants: a pictorial essay. Korean J Radiol. 2022;23(1):124-38.

Di Serafino M, Severino R, Gioioso M, Rossi E, Vezzali N, Pelliccia P, et al. Paediatric liver ultrasound: a pictorial essay. J Ultrasound. 2020;23(1):87-103.

Dunn EA, Olsen ØE, Huisman TAGM. The pediatric gastrointestinal tract: what every radiologist needs to know. IDKD Springer Series. Cham: Springer; 2018.

Herrmann J, Petit P, Grabhorn E, Lenz A, Jürgens J, Franchi-Albella S. Liver cirrhosis in children - the role of imaging in the diagnostic pathway. Pediatr Radiol. 2023;53(4):714-26.

Hull NC, Kim HHR, Phillips GS, Lee EY. Neonatal and pediatric bowel obstruction: imaging guidelines and recommendations. Radiol Clin North Am. 2022;60(1):131-48.

Kshirsagar AY, Sulhyan SR, Vasisth G, Nikam YP. Duodenal stenosis in a child. Afr J Paediatr Surg. 2011;8(1):92-4.

Lee HJ. Plain abdominal radiography in infants and children. Korean J Pediatr Gastroenterol Nutr. 2011;14(2):130-6.

Levine DS, Navarro OM, Chaudry G, Doyle JJ, Blaser SI. Imaging the complications of bone marrow transplantation in children. Radiographics. 2007;27(2):307-24.

Pariente D, Franchi-Abella S. Paediatric chronic liver diseases: how to investigate and follow up? Role of imaging in the diagnosis of fibrosis. Pediatr Radiol. 2010;40(6):906-19.

Towbin AJ, Serai SD, Podberesky DJ. Magnetic resonance imaging of the pediatric liver: imaging of steatosis, iron deposition, and fibrosis. Magn Reson Imaging Clin N Am. 2013;21(4):669-80.

Vinocur DN, Lee EY, Eisenberg RL. Neonatal intestinal obstruction. AJR Am J Roentgenol. 2012;198(1):W1-10.

Zhou L, Shan Q, Tian W, Wang Z, Liang J, Xie X. Ultrasound for the diagnosis of biliary atresia: a meta-analysis. Am J Roentgenol. 2016;206(5):W73-82.

Malformaciones y alteraciones del desarrollo óseo

45

J. Piqueras Pardellans

OBJETIVOS

- Reconocer las principales formas de displasia esquelética y enanismo en neonatos en función del patrón de hallazgos radiológicos y presentación clínica.
- Indentificar las principales formas de displasia esquelética y enanismo que aparecen a lo largo de la primera y segunda infancia en función del patrón de hallazgos radiológicos y presentación clínica.
- Describir la rutina de lectura sistemática de la radiología convencional que permite orientar hacia un diagnóstico.
- Detectar los hallazgos típicos de las entidades con las que cabe realizar el diagnóstico diferencial.

DISPLASIA ESQUELÉTICA; DIAGNÓSTICO EN EL NEONATO (O PRENATAL)

Las displasias esqueléticas son la causa más frecuente de talla baja grave (enanismo y cambios fenotípicos) en neonatos y la primera técnica de imagen a utilizar es la radiografía convencional. Hay cinco preguntas que orientan hacia los distintos diagnósticos:

- ¿Está vivo o está amenazada su supervivencia?
- ¿Presenta afectación en las extremidades y/o en el esqueleto axial?
- ¿Predomina en la porción proximal o distal de las extremidades?
- ¿Presenta afectación de la pelvis, o del cráneo, o en las clavículas o las escápulas?
- ¿Presenta cambios en las manos o los pies?

Bases para el diagnóstico: la lectura sistemática

Las enfermedades que afectan al desarrollo y crecimiento del hueso pueden deberse a anomalías genéticas (osteocondrodisplasias y disostosis), factores intrauterinos, factores nutricionales y factores hormonales, que condicionan el crecimiento y la maduración ósea normales. Algunas de las entidades de causa genética son identificables al nacimiento, incluso el diagnóstico prenatal, pero las que afectan al curso del desarrollo y la maduración esquelética aparecen y se manifiestan progresivamente a lo largo de toda la infancia y adolescencia.

La orientación diagnóstica del radiólogo, dentro de un grupo amplio y heterogéneo de entidades como las displasias esqueléticas, se basa en su capacidad de identificar a qué familia corresponde su patrón de afectación. Estos patrones se identifican tras una lectura sistemática de qué segmentos

del esqueleto axial o de las extremidades y qué partes de los huesos están afectados, y si es posible identificar alguna alteración ósea característica, sin olvidar el soporte de la información clínica. Este es el método sistemático clásico, descrito por Spranger, que sigue vigente, ya que permite reducir el diagnóstico diferencial a unas pocas entidades, análogo al método por familias moleculares de Handa, pues ambos permiten agrupar entidades por su aspecto radiográfico. El valor de la radiología está en que permite un diagnóstico de aproximación aún más rápido y disponible que los estudios genéticos actuales.

Una primera aproximación diagnóstica a las alteraciones del desarrollo del esqueleto sigue los cuatro segmentos constitutivos de un miembro: una raíz o zonoesqueleto; un segmento proximal o estilopodio (húmero/fémur); un segmento medial o zeugopodio (radio/cúbito, tibia/peroné); y una parte distal o autopodio (mano y pie). En la formación de estos segmentos, intervienen procesos complejos, coordinados, pero hasta ahora se sabe poco al respecto.

Las displasias óseas difieren ampliamente en sus complicaciones y pronóstico, pero son afecciones hereditarias con un riesgo de recurrencia específico. Por estas razones, la precisión diagnóstica es crucial y la radiología contribuye a lograrla. El diagnóstico suele depender del reconocimiento radiológico de un patrón de cambio esquelético. Un estudio seriado óseo debe abarcar la mayoría de las características diagnósticas e incluir: 1) las extremidades completas (anteroposterior [AP] y lateral [L]); 2) el tórax (AP) y la pelvis (AP); 3) la columna (AP y L), y 4) el cráneo (AP y L). Para reconocer esos patrones, se debe seguir una lectura sistematizada de las radiografías del lactante. En los niños mayores, se requerirán perfiles dirigidos de las articulaciones para su valoración ortopédica.

En las **tablas 45-1**, **45-2** y **45-3**, se presentan las entidades más frecuentes para cada localización.

Tabla 45-1. Radiografías en serie esquelética de malformación congénita

Cráneo (AP y L)

Columna toracolumbar (AP y L)

Tórax (AP)

Un miembro superior (AP); si hay asimetría, realizar de ambos miembros

Extremidades inferiores y pelvis (AP). Aconsejable incluir pies

Manos (AP). Para la edad ósea, puede limitarse a la mano izquierda). En los neonatos, la

AP: anteroposterior; L: lateral.

Tabla 45-2. Segmentos y localización de la afectación

Segmento de acortamiento en las extremidades	
Rizomélico	• Acondroplasia • Displasia espondiloepifisaria congénita
Mesomélico	Displasia mesomélica
Acromélico	Acrodisostosis
Micromélico	Acondrogénesis
Localización en los huesos afectados	
Epifisaria	• Condrodisplasia *punctata* • Displasia espondiloepifisaria
Metafisaria	• Acondroplasia • Displasia condroectodérmica
Diafisaria	Displasia diafisaria progresiva
Múltiples zonas	• Displasia espondiloepimetafisaria • Displasia metatrópica • Mucopolisacaridosis

Acondroplasia

La acondroplasia (OMIM* 100800) es, con diferencia, la forma más común de enanismo disarmónico (1 de 10.000 a 40.000 nacimientos), y con presentación congénita y base genética. Alrededor del 80 % de acondroplasias provienen de nuevas mutaciones genéticas y los pacientes tienen progenitores sanos. Los hallazgos morfológicos permiten orientar el diagnóstico prenatal, ya en las ecografías obstétricas desde el 2º trimestre, o tardíamente como neonato. Presenta rizomelia (extremidades cortas de predominio proximal, en fémur/húmero) generalizada y simétrica, con extremidades arqueadas, megacefalia y puente nasal deprimido, discreto prognatismo, y abdomen prominente. Las nalgas son promi-

---

*__OMIM__ (Online Mendelian Inheritance in Man) es un catálogo completo y actualizado de todos los genes y fenotipos genéticos humanos. Los códigos OMIM se asignan al fenotipo genético, al igual que para estas displasias como referencia. Este recurso está disponible en internet en la página web OMIM®. An Online Catalog of Human Genes and Genetic Disorders.

Tabla 45-3. Displasias con afectación del esqueleto axial

Localización	Entidades
Cráneo	• Acondroplasia • Displasia cleidocraneal
Mandíbula	Picnodisostosis
Clavícula	Displasia cleidocraneal
Costillas	Displasia torácica asfixiante, displasia tanatofórica
Columna	Displasia espondiloepifisaria, mucopolisacaridosis
Pelvis	Acondroplasia

nentes debido a la lordosis lumbar, con angulación posterior del sacro. Las manos son cortas, rechonchas, y con falta de aproximación entre los dedos, lo que les da una cierta apariencia «en tridente».

Características radiográficas

La acondroplastia se caracterizada en radiografía por los siguientes hallazgos (**Figs. 45-1** y **45-2**):

- Extremidades. Los huesos tubulares son cortos, gruesos y, a menudo, ligeramente curvados. Sus extremos metafisarios carecen de márgenes definidos de calcificación provisional. Los extremos proximales de los fémures están mal definidos y redondeados, con una apariencia ovalada y brillante debido al estrechamiento del diámetro AP; esto se muestra como un estante en la proyección lateral. En las piernas, las tibias muestran cierta recesión en la vista lateral en el sitio del tubérculo anterior, mientras que los peronés tienden a alargarse proximalmente. Los centros epifisarios de la rodilla están ausentes en el recién nacido, a diferencia de lo que ocurre en los recién nacidos sanos, en los que están presentes; sin considerar el resto de la morfología, se puede plantear el diagnóstico diferencial con retrasos de la maduración, como sucede en el hipotiroidismo, que cursan con núcleos ausentes. Las extremidades superiores son rizomélicas (acortamiento de predominio proximal) y los húmeros proximales muestran un área transparente similar a la que se observa en los fémures. En las manos, las falanges media y proximal son relativamente cortas y anchas.
- Tórax y pelvis. Las características del tórax no son notables, aunque puede haber una leve constricción de la caja torácica. La pelvis muestra cambios marcados, con alas ilíacas poco desarrolladas, más cuadradas, con la escotadura sacroilíaca más estrecha, formando un espolón prominente dirigido medialmente. El techo acetabular es plano, con un contorno ligeramente irregular, tomando los ilíacos un aspecto de «lápida» o «copa de champán (clásica/francesa)».
- Columna vertebral. El estrechamiento progresivo de la distancia interpedicular en la radiografía AP es un

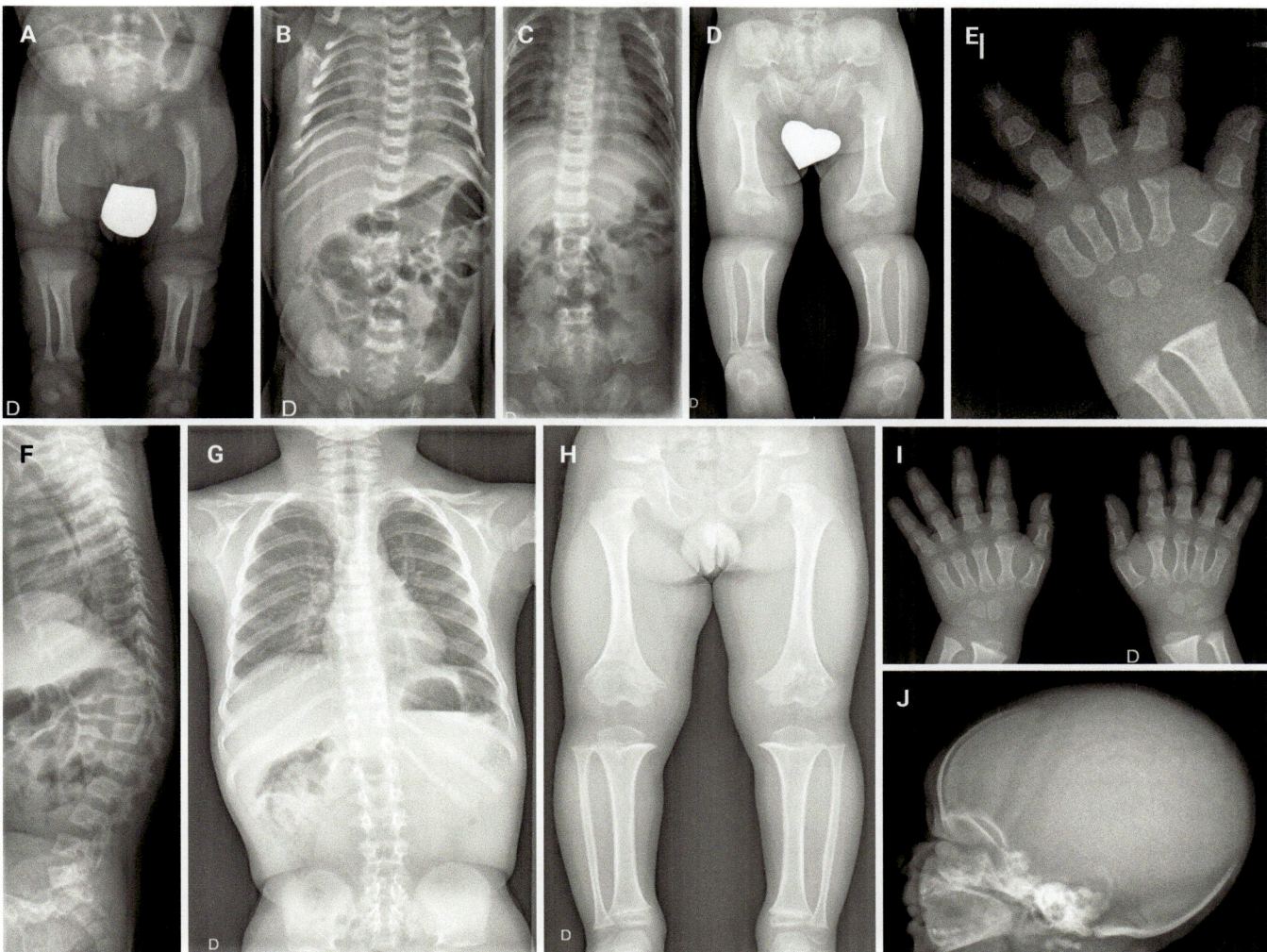

Figura 45-1. Acondroplasia. Neonato, varón, de 12 días de edad **(A** y **B)**, y sus controles evolutivos a los 7 meses **(C)**, 18 meses **(D-F)**, y 5 años **(G-I)**. Inicialmente, el diagnóstico se puede orientar por el acortamiento rizomélico, con fémures típicos en «auricular de teléfono», cortos, curvos en valgo y con hipertransparencia proximal **(A)**, con techos acetabulares horizontalizados y escotaduras isquiáticas estrechas, conformando una morfología «en tridente» (o «en copa de champán»). Las alas ilíacas son cortas y redondeadas («en lápida» o «en orejas de ratón Mickey») **(A-C)**, más evidente con la evolución **(G)**. En la columna, destaca la reducción de la distancia interpeduncular **(B, C** y **G)**, que es un hallazgo frecuente, característico e identificable precozmente. Las metáfisis están ensanchadas y hay un retraso en la maduración **(D** y **H)**. Con el desarrollo, se agravan los cambios en epífisis (irregulares) y metáfisis, con la morfología de «bola en copa» en los huesos largos por depresión central de las fisis. También se observarán mejor la moderada pérdida de altura de los cuerpos vertebrales, la escoliosis y la frecuente cifosis dorso-lumbar **(F)**. Las manos son cortas, con apertura de los ejes entre los dedos, con un aspecto «en tridente» **(E)**, que se atenúa con la evolución **(I)**, con metacarpianos cortos y metáfisis ensanchadas. El cráneo muestra retraso en la osificación membranosa de la calota **(J)**.

signo muy distintivo de la acondroplasia, en ocasiones, difícil de valorar en recién nacidos; su ausencia no impediría este diagnóstico. La altura vertebral disminuye ligeramente y los espacios intervertebrales están ensanchados. En la proyección lateral, se observan un margen anterior en forma de pico o «punta de bala» central. La cifoescoliosis puede ser inicialmente leve en la región lumbar y aumenta a lo largo de las etapas de la infancia.

- Cráneo. Se produce un crecimiento anómalo en todos los huesos que están preformados en cartílago. Esto da como resultado un acortamiento de la base del cráneo, con estrechamiento del agujero magno (que puede causar hidrocefalia comunicante), aplanamiento del puente nasal y prominencia del frontal.

Como ocurre con muchas displasias esqueléticas congénitas, es posible que solo se obtenga una mejor evaluación radiológica después de que se haya producido cierta maduración esquelética, posterior al período neonatal. El seguimiento del crecimiento en estos pacientes debe realizarse con las tablas de crecimiento en acondroplasia. En el feto del segundo trimestre, es posible orientar el diagnóstico, pues se puede reconocer buena parte de la semiología característica **(Fig. 45-3)**.

Diagnóstico diferencial

Puede ser frecuente con dos entidades, pero ambas son de aparición tardía con el desarrollo, y se presentarán más adelante en este tema:

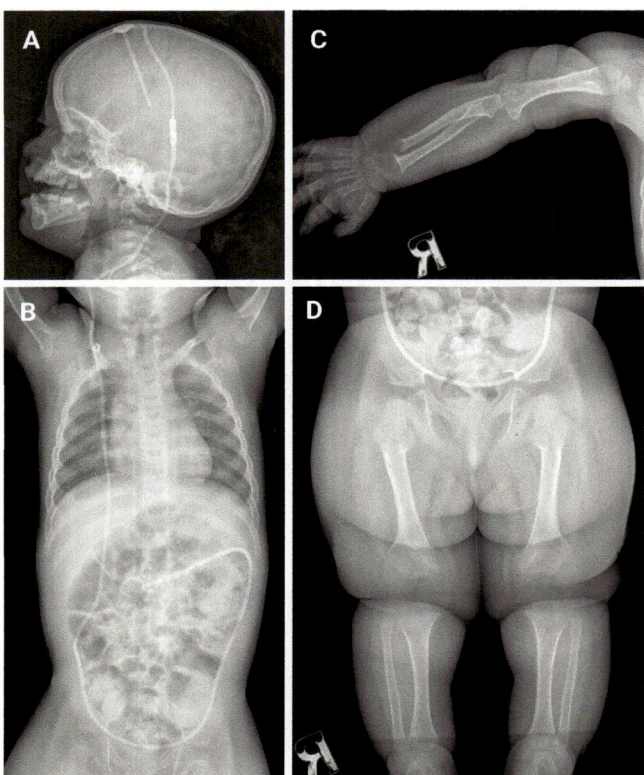

Figura 45-2. Acondroplasia en una niña de 2 años. Imágenes de la serie radiográfica. En esta paciente, se puede observar la megacrania **(A)**, la característica reducción de la distancia interpeduncular en la columna **(B)**, la rizomelia en las extremidades **(C** y **D)**, y la pelvis «en tridente» inferior y con perfil «en lápida». La paciente ha desarrollado hidrocefalia obstructiva, secundaria a los cambios esqueléticos en cráneo y raquis, requiriendo un catéter de derivación ventriculoperitoneal.

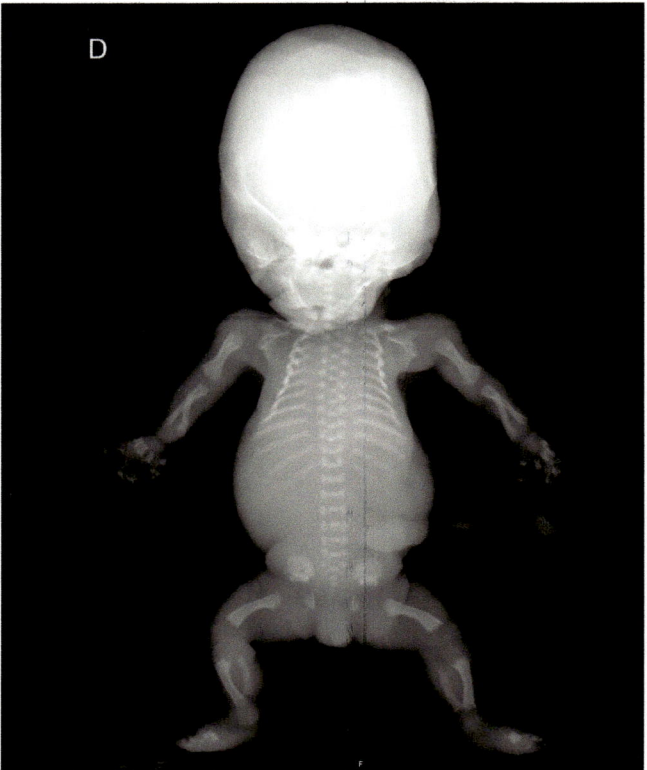

Figura 45-3. Acondroplasia. Feto de 19 semanas (interrupción legal del embarazo). Se pueden observan la rizomelia, la escotadura ilíaca estrecha y profunda, conformado en tridente, y los ilíacos hipoplásicos «en orejas de ratón Mickey». La reducción de la distancia interpeduncular lumbar es característica, hallazgo que comparte con la hipocondroplasia.

- La **seudoacondroplasia** (OMIM 177170) (**Fig. 45-4A-C**): con fenotipo de aparición posnatal, es autosómica dominante, pero, en el 70 % de los casos, aparecen como una mutación *de novo*. Se presenta con cráneo y facies normal, y pelvis con ilíacos conservados y manos sin tridente, más platispondilia, y distancia interpeduncular normal. En algunos pacientes, puede causar gran compromiso en el canal medular (**Fig. 45-4C** y **D**).
- La **hipocondroplasia** (OMIM 146000) (**Fig. 45-5**): es una entidad relativamente frecuente, de mucha menor gravedad en la primera infancia, con talla menos afectada, por lo que se considerará en los diagnósticos diferenciales durante la evaluación de pacientes con talla baja moderada.

Enanismo tanatofórico

La mayoría de los recién nacidos afectados por enanismo tanatofórico (OMIM 187600) nacen muertos o mueren en cuestión de horas o pocos días por insuficiencia respiratoria. Presentan marcado acortamiento de las extremidades, con un tronco de tamaño normal, con abdomen abultado, que contrasta con el tórax estrecho. La cabeza es comparativamente grande, con una frente prominente y un puente nasal deprimido. La distancia interpeduncular lumbar está conservada, a diferencia de lo que ocurre en la acondroplasia. Los hallazgos permiten un diagnóstico prenatal de sospecha.

Es una entidad que afecta a los fibroblastos, con herencia autosómica dominante, del gen del receptor 3 del factor de crecimiento (FGFR3), 4p16.3.

Hay una variante (tipo 2) sin deformidad en los fémures, pero con más afectación craneal más acusada (OMIM 187601). Es alélico con la acondroplasia, hipocondroplasia, síndrome de Crouzon con acantosis *nigricans* y síndrome de Muenke, con los que se debe realizar el diagnóstico diferencial.

La semejanza clínica de la displasia tanatofórica con la acondroplasia es una fuente de diagnósticos erróneos, particularmente, en los homocigotos (recién nacidos afectados por doble gen), pero el antecedente de ambos padres afectados facilita el diagnóstico de acondroplasia.

Afectación radiológica

El enanismo tanatofórico presenta las siguientes características en imagen (**Fig. 45-6**):

- Extremidades. En las extremidades, se observan cambios muy marcados en los huesos tubulares largos, cortos y ligeramente arqueados. El acortamiento es predominantemente rizomélico (proximal) y la curvatura es más marcada en los fémures, que frecuentemente adoptan una

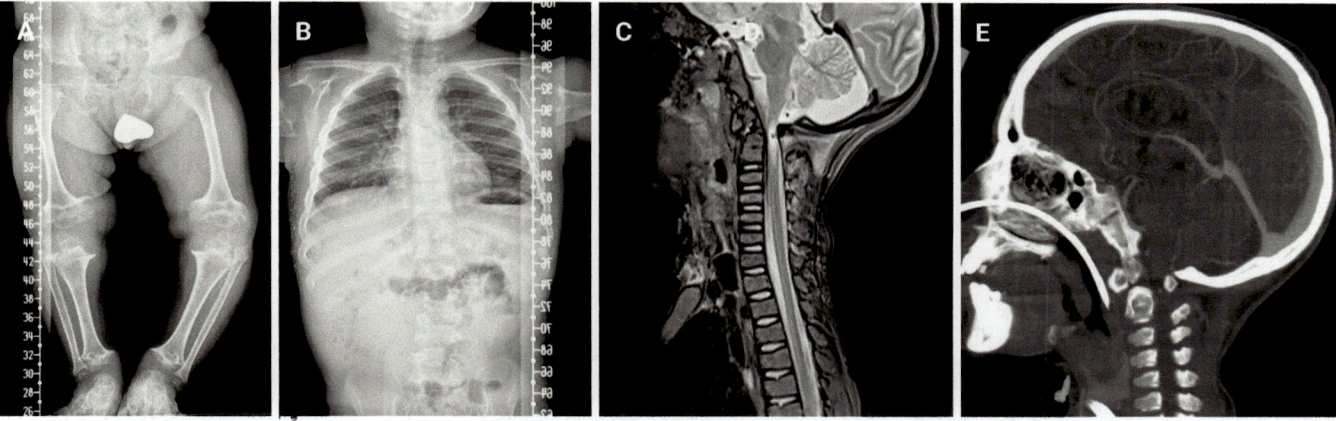

Figura 45-4. Seudoacondroplasia. Niña de 7 años con hallazgos metafisarios muy graves en las extremidades inferiores y dismorfia y pérdida de altura de los cuerpos vertebrales **(A** y **B)**. A los 11 años, tras un cuadro respiratorio de vías altas, inicia sintomatología medular. Por resonancia magnética **(C)** en secuencia STIR (*short time/tau inversion recovery*), se observa compresión medular en el canal, alteración de señal, edema vasogénico y un pequeño foco hemorrágico. La odontoides es dismórfica, y el foramen occipital, estenótico y asociado a desalineación occipitoatloaxoidea, más evidente en la angiografía por tomografía computarizada prequirúrgica **(D)**.

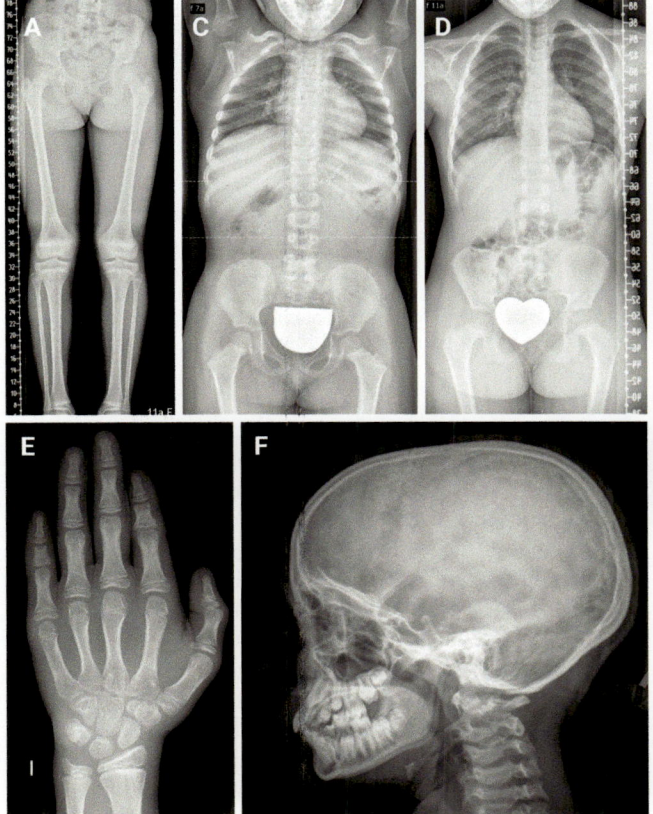

Figura 45-5. Hipocondroplasia. Niña con talla baja. Imágenes de estudios a los 7 años **(B)**, y a los 11 años **(A-E)**. Hay leve mesomelia en el primer estudio **(A)**, y el característico estrechamiento de la distancia interpeduncular en el segmento lumbar bajo **(B** y **C)**. El tronco es relativamente corto. Las manos **(D)** presentan braquidactilia, con todos los metacarpianos levemente cortos, acortamiento de la falange F2 de los dedos 2º y 5º. Presenta también una leve megacefalia **(E)**.

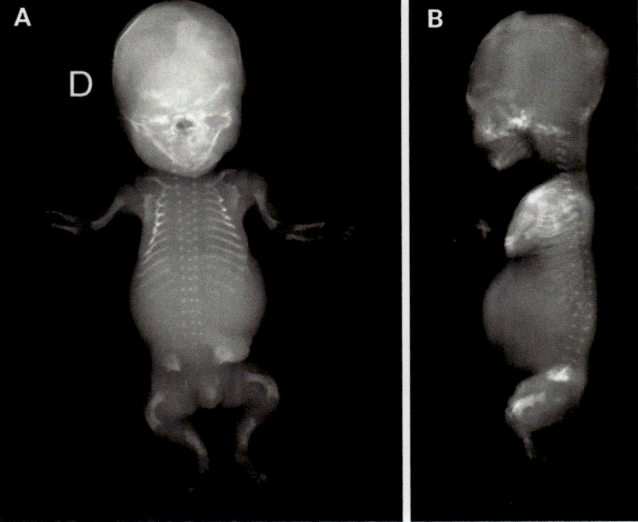

Figura 45-6. Enanismo tanatofórico de tipo 1 (feto de 19 semanas, *post mortem*, interrupción legal del embarazo). Se observan huesos largos con morfología curvada y con extremos engrosados (aspecto «en auricular telefónico»), tórax relativamente estrecho, escápulas e ilíacos hipoplásicos, platispondilia y poca osificación vertebral. El patrón es próximo al de la acondroplasia, con la que comparte genética, pero con mayor gravedad. La hipoplasia torácica y pulmonar se va haciendo más grave a lo largo del crecimiento intrauterino en esta displasia, que es letal. Su diagnóstico diferencial con la acondroplasia queda facilitado por huesos más cortos y curvados, menor osificación vertebral, más platispondilia, y el canal lumbar de anchura poco afectada. En la displasia tanatofórica de tipo 2, se presenta un cráneo con temporales prominentes, «en trébol», muy característico.

apariencia curva de «auricular de teléfono». Las metáfisis muestran ensanchamiento, ahuecamiento e irregularidad; no se ven centros de osificación en las regiones epifisarias femorales distales o tibiales proximales. Los únicos centros de osificación que se ven consistentemente son los del calcáneo y el astrágalo. Los huesos tubulares cortos de las manos y los pies están mal desarrollados y los primeros metacarpianos y metatarsianos son más cortos y anchos que los demás. Las falanges proximales muestran un pico central distal y las falanges media y distal están marcadamente acortadas.

• Tórax y pelvis. El diámetro anteroposterior del tórax se estrecha y las costillas son cortas, con ahuecamientos y ensanchamientos en sus extremos anteriores. Las clavículas son normales, pero las escápulas están acortadas en sus diámetros vertical y horizontal, con cuadratura de sus bordes inferiores. La pelvis también se acorta, con cuadratura de las alas ilíacas, que tienen márgenes inferiores horizontales y ligeramente espiculados.

- Columna vertebral. La característica notable es la falta de osificación de los cuerpos vertebrales, que aumenta craneocaudalmente, de modo que los cuerpos quedan aplanados o en forma de disco. Las caras posteriores de las vértebras, incluidos los pedículos, no se ven relativamente afectadas. Puede producirse un ligero estrechamiento caudal progresivo de los espacios interpediculares lumbares inferiores. En la proyección lateral, destaca la forma discoide de los cuerpos vertebrales. La altura reducida del cuerpo vertebral junto con los componentes vertebrales posteriores menos afectados produce una apariencia característica de «H» o «U» invertida en la proyección AP, que se ve predominantemente en la región lumbar.
- Cráneo. El cráneo muestra un agrandamiento variable de la calota, con acortamiento de la base y afectación del agujero magno.

Diagnóstico diferencial

Se puede plantear el diagnóstico diferencial con los síndromes con tórax estrecho que causan dificultad respiratoria grave en recién nacidos, y pueden ser causa de mortalidad perinatal, como son las del grupo de las ciliopatías y displasias mesomélicas.

Displasias mesomélicas

El término **mesomélico** implica un acortamiento predominante de las extremidades en los segmentos medios, los antebrazos y la parte inferior de las piernas, y esta característica predomina en una serie de trastornos raros que son reconocibles en el recién nacido. Los más conocidos llevan los epónimos Nievergelt (con deformidades en flexión y tibia romboidal), Langer (con hipoplasia mandibular y deformidad de Madelung, y considerada como una forma grave de la discondrosteosis de Léri-Weill), Robinow (con facies y genitales anormales, hemivértebras y fusiones costales), Rheinardt (con arqueamiento de las extremidades y sinostosis carpiana/tarsiana) y Werner (ausencia de polidactilia y pulgares), pero existen otras entidades menos claramente definidas. Todas estas afecciones son compatibles con la supervivencia y la buena salud general. Con excepción de la forma de Langer, que probablemente representa el estado homocigótico de la discondrosteosis, todas se heredan como autosómicas dominantes.

Entre ellos, compartiendo patrones de herencia autosómica recesiva, se encuentra la displasia torácica asfixiante (síndrome de Jeune, que asocia enfermedad renal) (**Fig. 45-7**), diversos síndromes de costillas cortas con polidactilia, y la displasia condroectodérmica (síndrome de Ellis-Van Creveld), que asocia cardiopatía, polidactilia, labio leporino, paladar hendido y anomalías ungueales y dentales (**Fig. 45-8**).

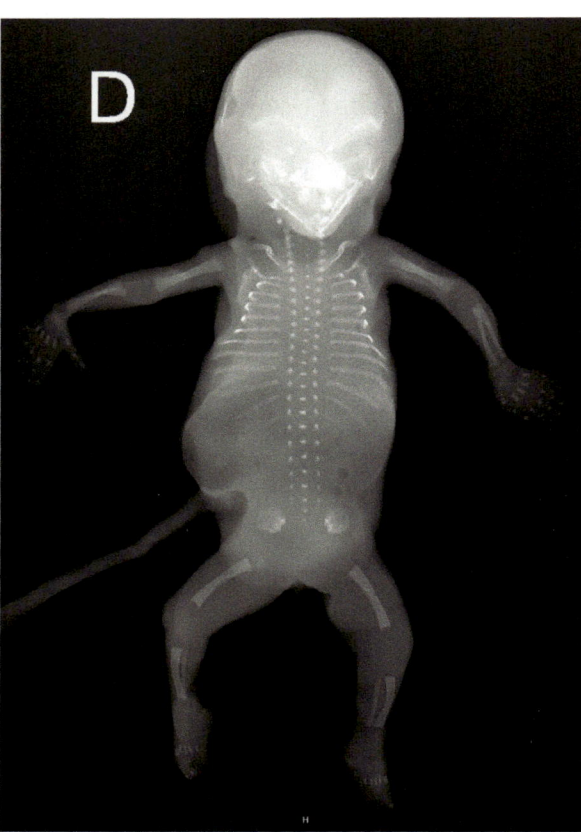

Figura 45-7. Síndrome de Jeune. Feto de 16 semanas, óbito por interrupción legal del embarazo. Hay tórax «en campana» (leve), acortamiento mesomélico de las extremidades, con incurvación leve, polidactilia, ilíacos «en tridente» hipoplásicos «en lápida», y retraso de la osificación de los cuerpos vertebrales.

Acondrogénesis

Las acondrogénesis (ACG) son un grupo displasias caracterizadas por enanismo micromélico, tórax de pequeño volumen, deficiente osificación de la columna y alteración del desarrollo condral, con herencia autosómica recesiva, y se distinguen tres formas distintas. La más grave es la forma 1A (ACG1A; OMIM 200600), con un patrón muy característico. Es una displasia esquelética muy grave, letal perinatal, que causa retraso del crecimiento intrauterino, micromelia, anomalías faciales, osificación deficiente del cráneo, importante alteración de la osificación espinal y de las diáfisis, que son extremadamente cortas, deformadas, y así presentan una apariencia de diáfisis «en estrella» muy característica (**Fig. 45-9**). La ACG1A está causada por una mutación en el gen *TRIP11*, que codifica la proteína GMAP210, asociada al tránsito de proteínas por el aparato de Golgi.

Displasia metatrópica

La displasia metatrópica (OMIM 156539) es un trastorno poco frecuente, que se define como «metatrópico» por los cambios en las proporciones corporales, que son el resultado de una mala alineación progresiva de la columna y un acortamiento del tronco respecto a las extremidades. Inicialmente, se describió como «acondroplasia hiperplásica». Esta afección

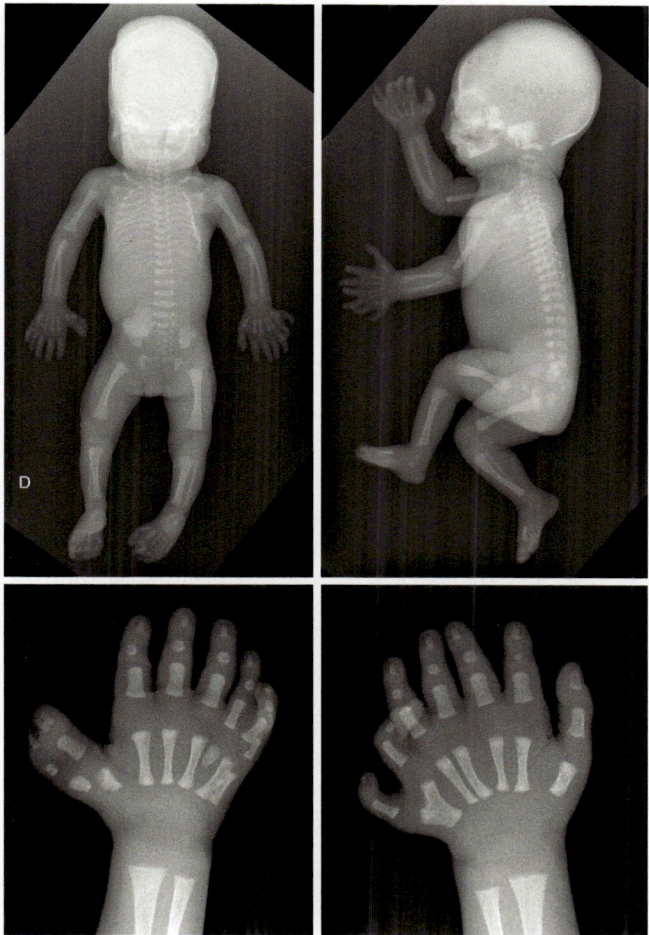

Figura 45-8. Síndrome de Ellis-Van Creveld. Feto de 30 semanas, óbito. Hay acortamiento de las extremidades, con más predominio rizomélico en las extremidades superiores, polidactilia (preaxial y posaxial) en manos y pies, y costillas irregulares y levemente cortas, y diversas hemivértebras. Los ilíacos presentan más escotadura, que les da imagen de tridente. Clínicamente, presentaba cardiopatía congénita, labio leporino y paladar hendido, que forman parte del síndrome.

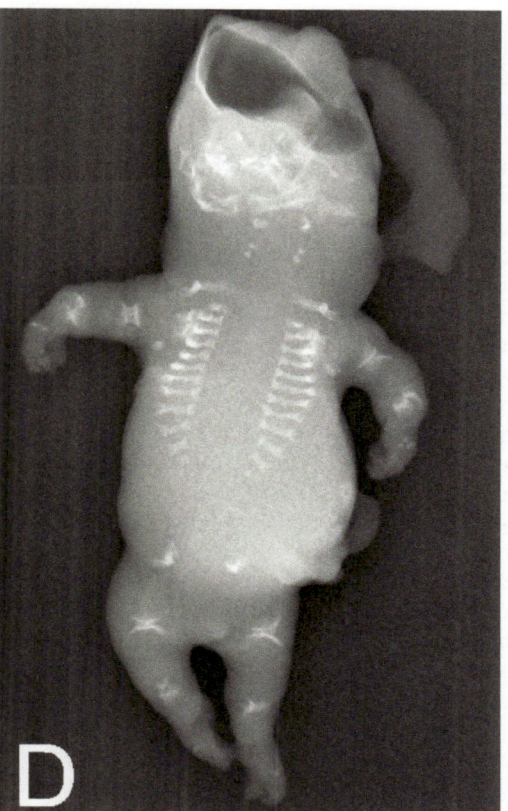

Figura 45-9. Acondrogénesis de tipo 1A. Feto de 13 semanas de gestación, radiografía anteroposterior (óbito por interrupción legal del embarazo). Presenta una ausencia de osificación en toda la columna dorsal y lumbar (solo están las láminas cervicales osificadas), costillas cortas e irregulares, escápulas y pelvis hipoplásicas y de morfología tosca e irregular. Es la forma más grave de las acondrogénesis y destaca el marcado acortamiento de las extremidades, con diáfisis muy cortas, hasta el punto de que sus extremos fisarios llegan a contactar tomando un aspecto «en estrella» muy característico. Entre las diáfisis «en estrella», se mantienen las epífisis aún no osificadas.

tiene diferentes variedades, incluida una forma rara y grave que es letal en el recién nacido. El enanismo metatrópico forma parte de un espectro de displasias causadas por grados de hiperfunción del receptor de potencial transitorio vanilloide 4 (TRPV4, *transient receptor potential vanilloid 4*) que regula los canales del calcio, que incluye la displasia espondilometafisaria, de tipo Kozlowski y la braquiolmia autosómica dominante.

Manifestaciones clínicas

En el recién nacido (**Fig. 45-10A y B**), el tórax es estrecho, el tronco es de longitud normal y las extremidades son cortas. Puede haber paladar hendido y las articulaciones grandes son prominentes y rígidas, aunque las articulaciones de los dedos pueden ser hiperextensibles. Un apéndice del cóccix en forma de cola es un hallazgo ocasional que puede ayudar al diagnóstico. La cifoescoliosis progresiva se desarrolla desde la primera infancia, evoluciona a más gravedad en la edad adulta.

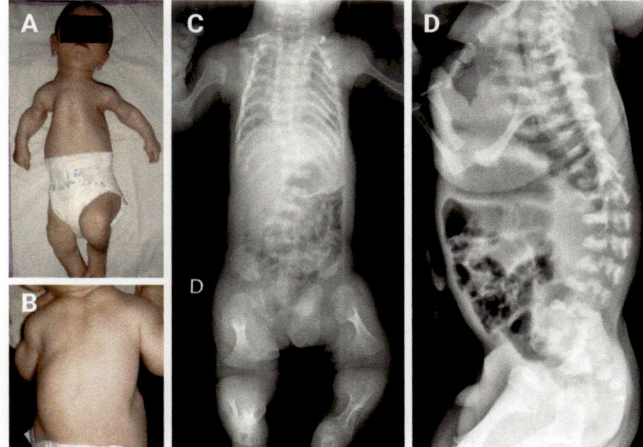

Figura 45-10. Displasia metatrópica. Lactante de 2 años. En la imagen clínica anteroposterior y posteroanterior **(A y B)**, se observan extremidades cortas, tórax en quilla (*pectus carinatum*) y tórax estrecho, y cifoescoliosis en la columna. En la serie esquelética **(C y D)**, los hallazgos son muy característicos, con las metáfisis ensanchadas

Características radiográficas

La displasia metatrópica presenta las siguientes características en imagen (v. **Fig. 45-10C-E**):

- Extremidades. Los huesos de las extremidades son cortos, con un característico ensanchamiento de sus metáfisis en forma de trompeta. La aparición de los centros de osificación puede retrasarse. Con el crecimiento, los extremos proximales de los fémures desarrollan una configuración de alabarda (hacha de batalla).
- Tórax y pelvis. La caja torácica es estrecha, con costillas cortas y un esternón prominente. En la pelvis, las alas ilíacas son más pequeñas y acampanadas, los techos acetabulares son horizontales e irregulares y los huesos púbicos están poco desarrollados.
- Columna vertebral. En la columna, hay platispondilia generalizada grave, con ensanchamiento importante de los espacios discales y mineralización defectuosa de las vértebras lumbares inferiores. En la niñez avanzada, las vértebras adquieren forma de cuña con las porciones central y dorsal encorvadas, y los espacios intervertebrales aumentados. Se produce una mala alineación progresiva de la columna y una distorsión secundaria del tórax.

Displasia campomélica

La displasia campomélica (OMIM 114290) es el grupo de displasias con extremidades curvadas (campomelia o camptomelia), caracterizada por huesos largos arqueados y cortos, estatura baja, hoyuelos en la piel pretibial, pie zambo, luxación de cadera, constricción torácica, paladar hendido, asociada a alteraciones faciales como hipoplasia de la parte media de la cara y/o micrognatio/retrognatia. Tiene herencia autosómica dominante, pero con fenotipo heterogéneo. Están causadas por mutaciones del factor de transcripción *SOX9* del cromosoma 17. Este gen condiciona el desarrollo de los condrocitos, pero también regula la hormona antimülleriana, causando, por ello, síndromes de reversión a sexo femenino 46,XY en el 75 % de los pacientes afectados de displasia campomélica. Una entidad con campomelia que requiere diagnóstico diferencial es el **síndrome de Stüve-Wiedemann** (SSW) (OMIM 601559) (**Fig. 45-11**), pero no se acompaña de las alteraciones sexuales por el *SOX9*. El SSW tiene herencia autosómica recesiva, en su mayoría por mutación del gen *LIFR* (gen del receptor del factor inhibidor de la leucemia), cuya ruta interactúa también con la vía del receptor del factor neurotrófico ciliar (CNTF), fundamental en el crecimiento celular, y lo relaciona en su el grupo con el síndrome de Crisponi y el síndrome de sudoración inducida por el frío. La campomelia tiende a empeorar con el desarrollo, y requiere sucesivas cirugías para recuperar la capacidad funcional.

En las **displasias acromélicas**, el acortamiento distal en los huesos tubulares de las manos y los pies constituye una característica adicional, y se asocian alteraciones faciales y viscerales. Las principales características radiológicas son una deformidad de Madelung en los

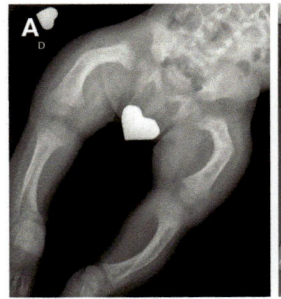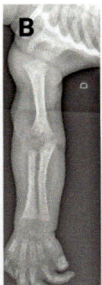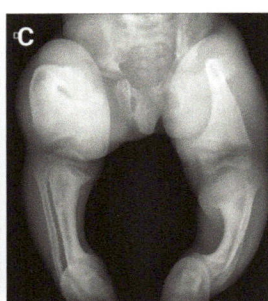

Figura 45-11. Síndrome de Stüve-Wiedemann. Estudios radiográficos a los 18 meses (**A** y **B**) y a los 4 años (**C**). Acortamiento de las extremidades, predominio rizomélico, con incurvación grave (campomelia), ensanchamientos metafisarios, trabeculación anómala, y un empeoramiento progresivo de la campomelia con el desarrollo (**C**).

antebrazos, hipoplasia de la tibia y disostosis periférica. Estos trastornos se heredan de forma autosómica recesiva. Las **disostosis periféricas** son un grupo de alteraciones heterogéneas que comparten epífisis en forma de cono y el cierre prematuro de la placa de crecimiento, dando como resultado un acortamiento digital en manos y pies; puede ocurrir de forma aislada o como componente de una serie de síndromes (**Fig. 45-12**). El término **acrodisostosis** se aplica a la disostosis periférica asociada a hipoplasia nasal y retraso mental.

Braquidactilias, polidactilias, sindactilias

Constituyen un grupo muy heterogéneo de entidades, síndromes y manifestaciones de síndromes que se expresan como hallazgos en el fenotipo de las manos. En muchos casos, la valoración de la morfología y osificación de carpos, metacarpianos y falanges aporta semiología que ayuda a confirmar el diagnóstico de presunción o redirigir el diagnóstico hacia otras entidades. Algunos cambios en falanges son relativamente inespecíficos, pero son una alarma de alteración genética que requiere evaluación adicional (**Fig. 45-13**).

La figura **45-14** presenta un algoritmo reducido que permite orientar los principales grupos de displasias.

DISPLASIAS ESQUELÉTICAS DE DIAGNÓSTICO TARDÍO

Las displasias esqueléticas de aparición tardía pueden ser una causa de estudio por talla baja, y presentan menores cambios fenotípicos que las congénitas. La primera técnica de imagen que utilizar es la radiografía convencional, en ocasiones, como un primer estudio de edad esquelética. La valoración de los signos y el diagnóstico es más fácil antes del cierre de las epífisis. De nuevo, hay cuatro preguntas que orientan hacia los distintos diagnósticos:

- ¿Está presente en las extremidades y/o en el esqueleto axial?
- ¿Predomina en la porción proximal o distal de las extremidades?
- ¿Presenta afectación de la pelvis, o del cráneo, o en las clavículas o las escápulas?
- ¿Presenta hallazgos en las manos o los pies?

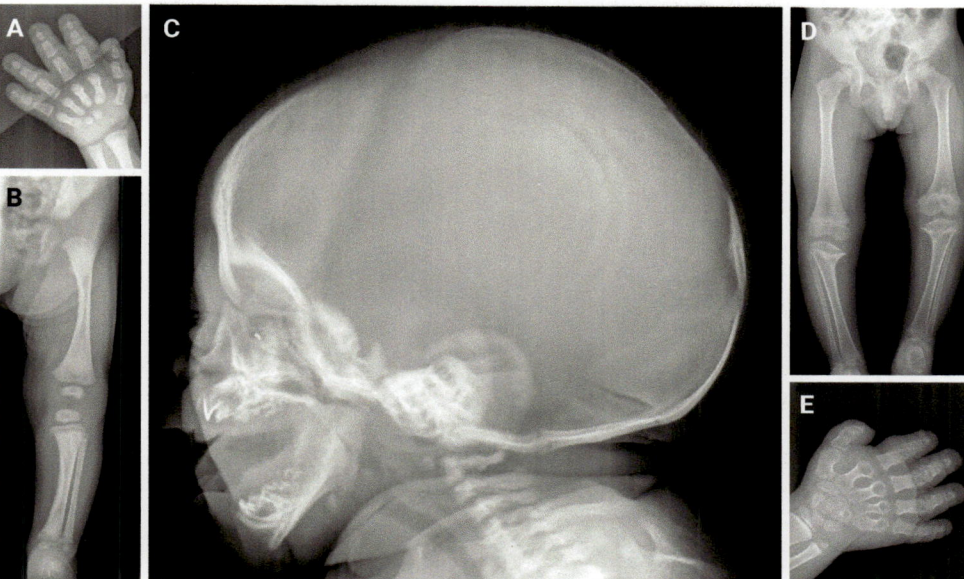

Figura 45-12. Acrodisostosis. Niño afectado de acrocifodisplasia metafisaria (OMIM 250215), estudio a las 3 semanas **(A-C)** y control evolutivo a los 3 años **(D** y **E)**. Presenta braquidactilia (que afecta a las falanges distales y los extremos proximales de los metacarpianos), mesomelia, retraso de la osificación en la calota, y sin retraso de la maduración en los carpos o las rodillas, y progresivas lesiones metafisarias con el crecimiento.

Hipocondroplasia

La hipocondroplasia (OMIM 146000) (v. **Fig. 45-5**) a menudo no puede diagnosticarse de manera fiable mediante exámenes clínicos y radiológicos en sus formas más leves. Sus presentaciones más graves se parecen a la acondroplasia en algunos aspectos, especialmente, en la apariencia del canal espinal, con estrechamiento de la distancia interpedicular lumbar y acortamiento anteroposterior de los pedículos. Este es un hallazgo radiológico casi constante en la hipocondroplasia y que permite diferenciarla de tallas bajas idiopáticas. El resto de los hallazgos están presentes con expresión variable: estatura pequeña con tronco relativamente largo y extremidades cortas; el cráneo es ligeramente macrocefálico, pero puede ser normal; hay discreta hiperlordosis lumbar y abdomen protuberante; presenta limitación de la extensión del codo y de la supinación del antebrazo; piernas arqueadas en la infancia, pero que mejoran usualmente con el crecimiento. Las anomalías esqueléticas en estos dos trastornos alélicos son cualitativamente similares, pero cuantitativamente diferentes, con características sorprendentemente más leves en la pelvis y el cráneo en la hipocondroplasia. Además, en la hipocondroplasia, no se encuentra curvatura tibial y también falta la apariencia de tridente de las manos. Tanto es así que, en la práctica clínica, durante el estudio de tallas bajas moderadas a lo largo de la infancia, es frecuente precisar resolver el diagnóstico diferencial entre la hipocondroplasia, la talla baja «constitucional» («idiopática» o «variante normal familiar»), y las alteraciones del gen *SHOX*. Pacientes con talla baja por supuesta variante normal pueden ser casos de hipocondroplasia, o de alteraciones del gen *SHOX*, o por el contrario, niños normales con talla baja pueden ser orientados como hipocondroplasia o alteraciones del gen *SHOX*. La macrocefalia y la distancia interpeduncular reducidas contribuyen a la discriminación, pues favorecen la hipocondroplasia, y las alteraciones por braquidactilia favorecen las alteraciones del gen *SHOX*, pero el estudio genético permite la confirmación.

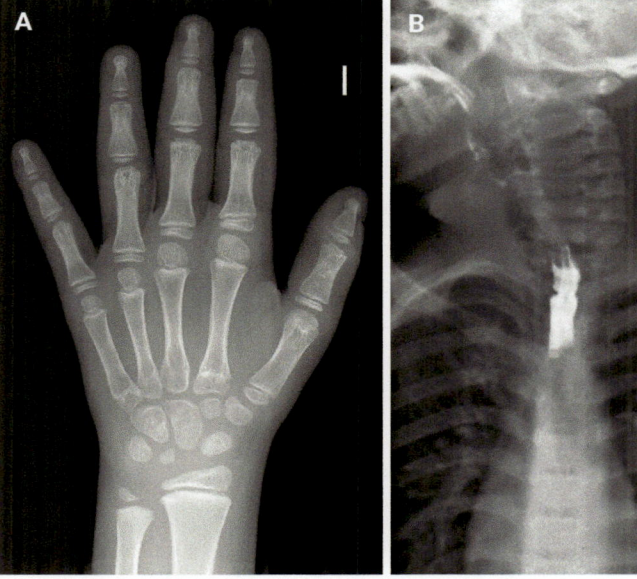

Figura 45-13. Braquidactilias. Niño de 10 años con braquidactilia **(A)** en las falanges distales (1-5) y leve en los metacarpianos, acrocefalia, escoliosis y retraso psicomotor progresivos, al que por disfagia se diagnosticó en un estudio digestivo baritado de anillo esofágico cricofaríngeo **(B)**. El estudio genético lo confirmó como un síndrome de Coffin-Lowry, por una mutación RSK2 *de novo*, ligada al cromosoma X.

Seudoacondroplasia

La seudoacondroplasia (OMIM 177170) (v. **Fig. 45-4**) es una forma de enanismo de diagnóstico tardío, diagnosticado entre el año y los 2 años de edad, con extremidades cortas, con proporciones corporales que se asemejan a las de la acondroplasia; sin embargo, el tamaño de la cabeza y los rasgos faciales son normales. La herencia es dominante, pero hay mosaicismo, lo que explica la heterogenicidad de manifestaciones incluso en una misma familia. El tronco es desproporcionadamente largo, con lordosis lumbar acentuada

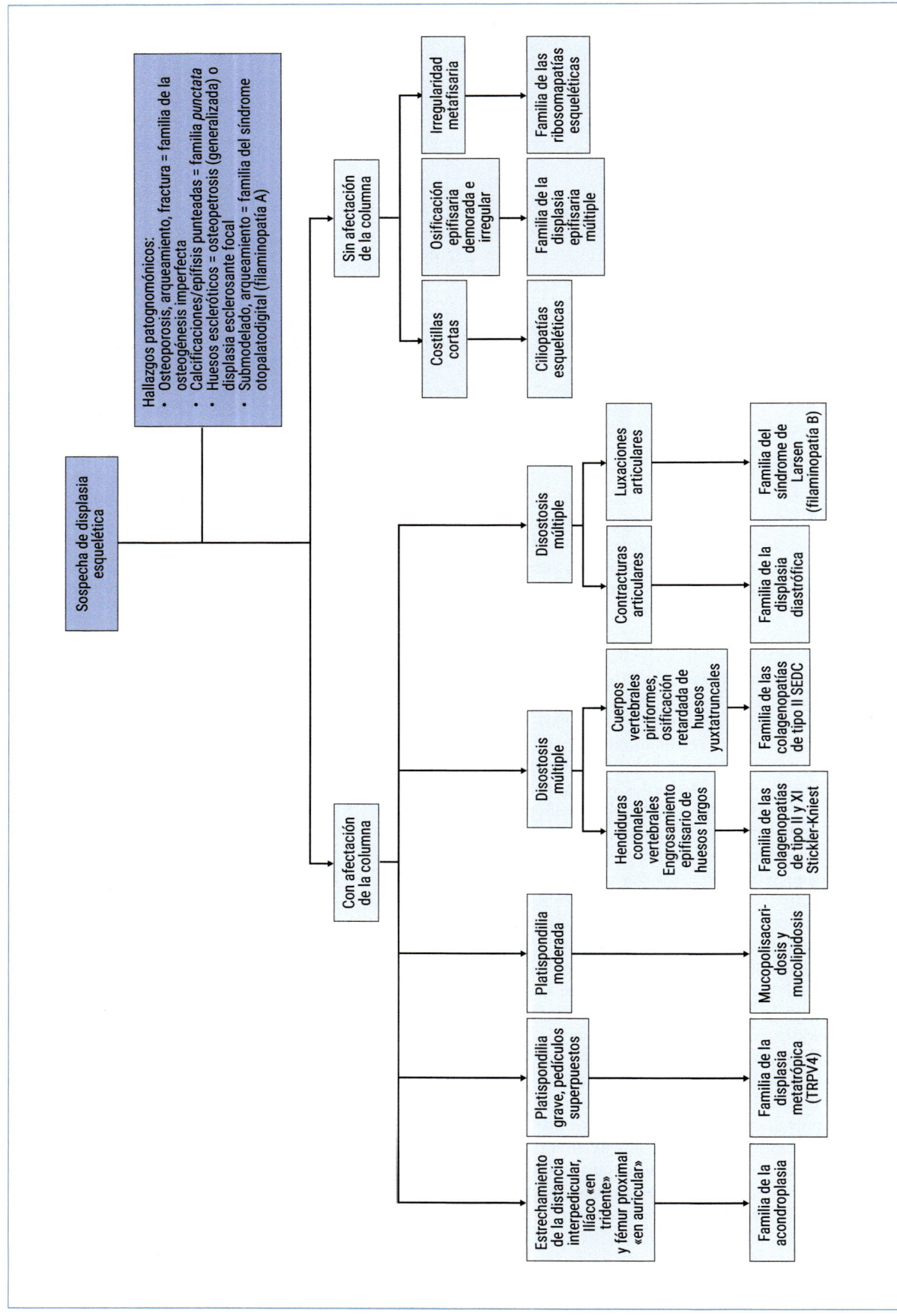

Figura 45-14. Algoritmo de aproximación diagnóstica a las familias de displasias esqueléticas principales. Las distintas familias de displasias esqueléticas se pueden sistematizar en función de las regiones corporales, las porciones afectadas de los huesos largos y planos, y las asociaciones a afectación focal o visceral. SEDC: displasia espondiloepifisaria congénita (*spondylo epiphiseal dysplasia congenital*); TRPV4: receptor de potencial transitorio vanilloide 4 (*transient receptor potential vanilloid 4*). Adaptada de: Handa A, Grigelioniene G, Nishimura G. Skeletal dysplasia families: a stepwise approach to diagnosis. Radiographics. 2023;43(5):e220067.

y, en algunos casos, escoliosis leve a moderada. Presentan piernas arqueadas; con menos frecuencia, rodillas valgas o varo + valgo (con angulación paralela o como de «marcha contra el viento» (*windswept*), e hipermovilidad de todas las articulaciones, excepto los codos.

En la infancia, radiológicamente, destacan cuerpos vertebrales con deformidad biconvexa, platispondilia con forma de diamante, con una protrusión anterior digitiforme de la porción central de los cuerpos vertebrales, pero, en la adolescencia, se restaura generalmente la forma vertebral normal y la platispondilia. Las epífisis femorales proximales son pequeñas, redondas e irregulares en niños; evolucionando a displasia franca de la cabeza femoral en adultos, con irregularidad variable de los márgenes subcondrales del acetábulo, isquion y pubis. Hay acortamiento de los huesos tubulares, con metáfisis ensanchadas e irregulares, y epífisis pequeñas y dismórficas. Los metacarpianos y falanges son cortos, con apariencia de «bola en copa» en sus epífisis; y los carpos muestran contornos irregulares.

Discondrosteosis (síndrome de Léri-Weill)

La discondrosteosis (síndrome de Léri-Weill, OMIM 127300) es la forma más frecuente de enanismo mesomélico, con una prevalencia estimada entre 1/1.000 y 1/2.000 de la población general, con un predominio femenino de 4:1 en los casos descritos. Tienen talla moderadamente baja, con una talla adulta de 155 cm en varones y 145 cm en mujeres. Hay mesomelia, con antebrazos cortos, deformidad de Madelung (presente en el 74 % de los pacientes, a menudo, asimétrica), movimiento limitado del codo y la muñeca, manos y pies cortos, cuarto metacarpiano corto, *coxa valga*, tibia corta, pero la facies es normal (**Fig. 45-15**).

Se conocen dos etiologías distintas, unos ⅔ por la forma seudoautosómica con una mutación en la región seudoautosómica de los cromosomas sexuales (Xp22.33/Yp11.2), con patrón de herencia autosómico dominante (OMIM 127300); y otra relacionada con las mutaciones del gen *SHOX* (OMIM

312865), por haploinsuficiencia debido a deleciones heterocigotas de *SHOX* y sus regiones potenciadoras o mutaciones puntuales intragénicas. Al ser relativamente frecuente, se descubre como un hallazgo en una evaluación radiológica de talla baja idiopática (OMIM 300582), y se caracteriza por agrupar talla baja desproporcionada y una típica deformidad de Madelung de la muñeca. La talla baja parece depender del grado de afectación del sistema *SHOX*; se observa con más gravedad en mujeres, pero el grado de expresión fenotípica puede ser muy variable. La displasia mesomélica de Langer es considerada actualmente como una forma grave dentro del espectro de la discondrosteosis de Léri-Weill, que incluye la deformidad de Madelung aislada y la talla baja idiopática por anomalías en *SHOX/PAR1*. La prevalencia de las mutaciones en *SHOX/PAR1* se calcula en 1/1.000 de la población.

Radiológicamente, se observa un radio corto y curvado (respecto al cúbito), aumento de la distancia entre diáfisis de radio y cúbito, epífisis radial distal triangular con inclinación cubital de la superficie articular radial distal, subluxación dorsal del cúbito distal, morfología triangular del conjunto de huesos del carpo, con el semilunar en el vértice del triángulo, y luxación del codo. En las extremidades inferiores, puede haber acortamiento y arqueamiento moderado de la tibia, *genu* valgo y *coxa valga*. Y en la columna, estenosis del canal en la columna lumbar.

El diagnóstico diferencial incluye la deformidad de Madelung postraumática/posinfecciosa, o por exostosis en la región. También el síndrome de Turner, la displasia mesomélica de tipo Langer (mutación homocigótica) y, más frecuentemente, las alteraciones del gen *SHOX*, pues todas ellas comparten locus cercano con la acrodisostosis en el cromosoma 23 (Xpter-p22.32) y, por ello, comparten aspectos fenotípicos. Los pacientes con talla baja «idiopática» (OMIM 300582), también vinculada a deficiencias del gen *SHOX*, pueden presentar formas leves de braquidactilia, con acortamiento leve del 4º metacarpiano (leve respecto al síndrome de Turner) y/o braquidactilia de tipo BDA3, pero no presentan el resto del espectro de la discondrosteosis.

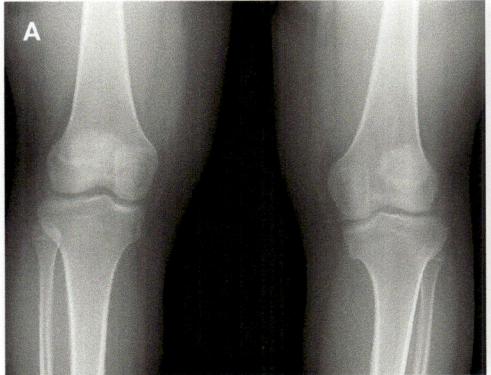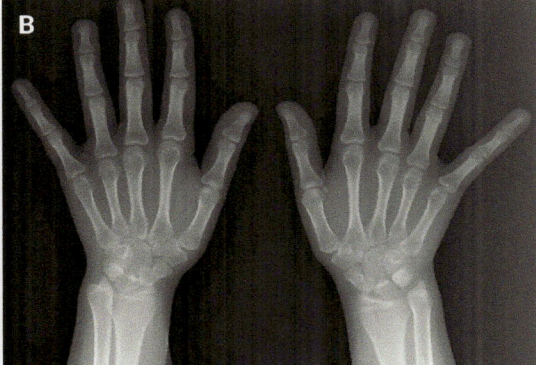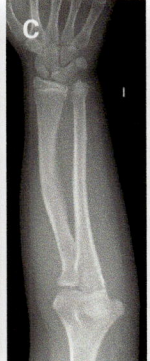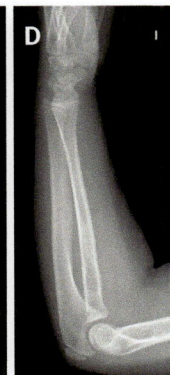

Figura 45-15. Discondrosteosis (síndrome de Léri-Weill). Niña de 14 años en estudio por talla baja y dolor en las rodillas, orientada como hipocondroplasia «en estudio», pero con dos estudios genéticos negativos. Le solicitan radiografía de rodillas (**A**), y estudio de edad ósea (**B**), que es normal. En las rodillas, destaca el desarrollo hipertrófico de los cóndilos internos, con hipoplasia del platillo tibial interno, que es hallazgo típico y muy común en las alteraciones de gen *SHOX* (incluyendo al síndrome de Turner). Ante este hallazgo, se revisa un estudio radiológico urgente del antebrazo por un traumatismo, de cuatro años antes (a los 10 años), que no alarmó al traumatólogo. En la radiografía de antebrazo-muñeca (**C** y **D**), ya se observaba la leve deformidad de Madelung, un franco acortamiento del antebrazo, incurvación medial del radio, pero con ángulo carpiano normal, y leve acortamiento de los metacarpianos 3 a 5, muy sugestivos de alteración del gen *SHOX*. Hay presentaciones mucho más graves de este síndrome, relativamente frecuente, pero su expresividad es muy variable.

Displasia epifisaria múltiple

La displasia epifisaria múltiple (DEM) es un conjunto de síndromes de displasia esquelética relativamente leves, caracterizados por estatura baja leve, dolor en las articulaciones y cambios de tipo osteoartropatía de aparición temprana. Dentro del grupo, la relativamente más frecuente es la DEM de tipo 1 (**Fig. 45-16**), con estatura moderadamente baja, braquidactilia, marcha como pato, y articulaciones prominentes con movilidad restringida. Se presenta con una proporción varón-mujer de 3:1. Su herencia es autosómica dominante (OMIM 132400); genéticamente, es heterogénea; la DEM 1 resulta de la mutación del gen que codifica la proteína de la matriz oligomérica del cartílago (COMP, *cartilage oligomeric matrix protein*) asignada a 19p13.1, alélica de la mutación que causa la seudoacondroplasia, descrita previamente.

En el resto del grupo, con hasta siete entidades conocidas, la base molecular es heterogénea, y depende (en un 80 % de los casos descritos), en las formas de herencia dominante, de los genes *COMP, MATN3, COL9A1, COL9A2* y *COL9A3* y, en las heredadas recesivamente, de los genes *SL26A2* y *CANT1*.

El signo guía para el diagnóstico radiológico es la displasia epifisaria (irregularidad, fragmentación, aplanamiento, pequeñez), más prominente en caderas, rodillas, tobillos, muñecas y manos, con cambios de osteoartritis temprana, espacios articulares reducidos, asociada a cuello femoral corto, deformidad en varo/valgo de la rodilla, y la interlínea inclinada entre tibia distal y astrágalo. En las manos, se observa retraso de maduración en el carpo, con huesos irregulares, huesos tubulares cortos y anchos, con ensanchamiento metafisario, seudoepífisis proximales, epífisis-metáfisis en cono-copa, y falanges media y distal cortas. La edad ósea puede estar acelerada en las epífisis preservadas. En la columna vertebral, pueden observarse cuerpos vertebrales ovoides en la primera infancia, platispondília leve, e irregularidades de la placa terminal (columna torácica), pero que se resuelven espontáneamente.

Osteogénesis imperfecta

La **osteogénesis imperfecta (OI) de tipo I**, **osteogénesis imperfecta tardía** o **síndrome de Van der Hoeve,** es una enfermedad autosómica dominante (OMIM 166200) con penetrancia variable (hijos afectados de padres no afectados). En su fenotipo clásico, presenta escleróticas azules y fragilidad ósea. En conjunto, la incidencia de todos los tipos de OI es de 1 caso por 15.000 nacimientos. Está causada por mutaciones del gen *COL1A1* en 17q21.31-q22 o del gen *COL1A2* en 7q22.1, falta de expresión de uno de los alelos del gen (alelos «nulos funcionales»), que causan una reducción en la síntesis de procolágeno I normal al 50 %, pero la secreción, la modificación postraduccional y el ensamblaje molecular del procolágeno son normales.

Hay una marcada variabilidad de su expresión clínica, que puede dificultar el diagnóstico. La más leve y frecuente es la de tipo 1 (OI1). Presenta estatura baja leve o estatura normal, escleróticas azules, arco corneal en la tercera década, dentinogénesis imperfecta (60 %), opalescente, con mayor susceptibilidad a la caries, maloclusión, pérdida de audición (50 %), que inicialmente aparece como un déficit conductivo (en la segunda/tercera década de vida) y progresivamente más neurosensorial. La piel es delgada, con fácil aparición de hematomas y mayor tendencia a sangrar, y curan con cicatrices anchas. Presentan con mayor frecuencia hernias, hiperhidrosis, dilatación de la raíz aórtica (10-25 %), y prolapso de la válvula mitral (10 %). Sufren fracturas esqueléticas múltiples ante traumatismos mínimos (la frecuencia es mayor en la infancia y la niñez, estando presentes en el 10 % al nacer), pero con curación ósea normal. Se observa hiperextensión articular (particularmente, en las articulaciones interfalángicas distales de manos y pies) y, en casos ocasionales, luxación articular (cabeza radial). Tanto la OI de tipo 2 (OI2) como la de tipo 3 (OI3) son las más graves en el feto y el neonato (las de tipo OI7 y OI8 son graves, pero menos frecuentes). La de tipo OI2 suele ser letal. Entre leves y moderadas, se encuentran las de tipo OI4, la OI5 y la muy rara OI6. La de tipo OI4 no presenta las escleras azules que orientan al diagnóstico clínico.

En cuanto a los hallazgos radiográficos, se presenta con gravedad variable, con alteraciones óseas generalizadas, con osteoporosis, cortezas y diáfisis delgadas de huesos largos, hueso esponjoso poco trabeculado, fracturas múltiples, pero con curación normal, deformidades por arqueamiento de huesos largos (no es constante y usualmente mejoran con la edad). En el cráneo existe retraso en la mineralización

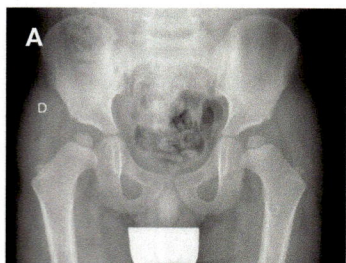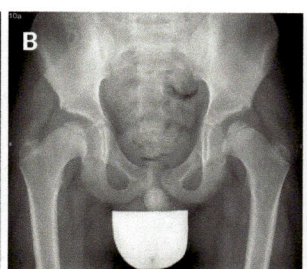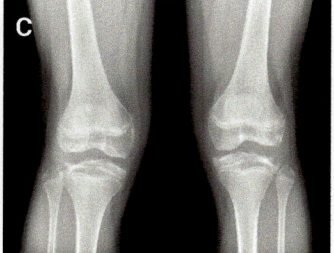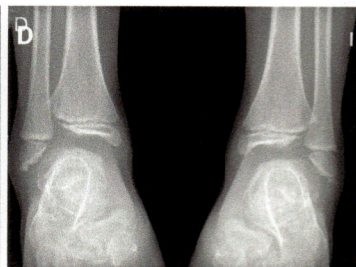

Figura 45-16. Displasia epifisaria múltiple de tipo 1. Niño de 6 años **(A)**, que consulta por cojera leve y talla baja, y sus controles a los 10 años **(B-D)**. Portador de alteración en el gen *COMP*, clásicamente denominada **de tipo Fairbank**. Las epífisis son pequeñas y dismórficas, y condicionan las relaciones articulares, que son inestables, con laxitud ligamentosa asociada. Están afectadas todas las articulaciones de forma simétrica. Inicialmente, por la clínica e imagen en las caderas, se consideró erróneamente como una displasia de Meyer. Con edad esquelética normal, a los 16 años, mantiene una talla baja (1,36 m). En estos pacientes, aparecen precozmente cambios degenerativos, ya presentes en la abuela y la madre del paciente, en esta entidad de herencia autosómica dominante.

de la calota (evolucionando a diversos grados de engrosamiento en la edad adulta), huesos «wormianos» (70 %), platibasia, dentina hipoplásica, raíces dentales cortas y delgadas, erupción tardía de los dientes y caries múltiples (grupo B). En la columna vertebral, se observa: occipitalización del atlas, impresión basilar, cifoescoliosis y cuerpos vertebrales aplanados bicóncavos. El tórax se presenta con costillas finas y con poca mineralización, y tórax en embudo (*pectus excavatum*)/en quilla (*carinatum*).

El diagnóstico diferencial incluye los otros tipos de OI, especialmente, los tipos 4 (OI4) y 5 (OI5), que presentan escleróticas normales, baja estatura, arqueamiento de huesos largos, y fracturas menos frecuentes (**Figs. 45-17**, **45-18** y **45-19**). La OI4 está causada por mutaciones en los genes *COL1A1* o *COL1A2*, lo que la relaciona con la enfermedad de Ehlers-Danlos y con la displasia espondiloepifisaria. La OI5, con formación de callos hiperplásicos y calcificación de la membrana interósea entre radio y cúbito, plantea el diagnóstico diferencial con el síndrome de Bruck (osteopenia + fracturas múltiples + huesos «wormianos» + contracturas articulares progresivas). Como norma, hay que realizar diagnóstico diferencial con trastornos osteoporóticos generalizados: osteoporosis idiopática, gerodermia osteodisplásica, síndrome de osteoporosis-seudoglioma, síndrome de Hajdu-Cheney, y osteoporosis secundaria.

En la práctica clínica, se plantea el problema forense de su diagnóstico diferencial con el **síndrome de maltrato infantil** (traumatismo no accidental, traumatismo X), pues la OI (OI1 o OI4) es un diagnóstico invocado por las defensas de los presuntos maltratadores como la causa de las fracturas infligidas no por maltrato, sino por «fragilidad ósea». Aunque

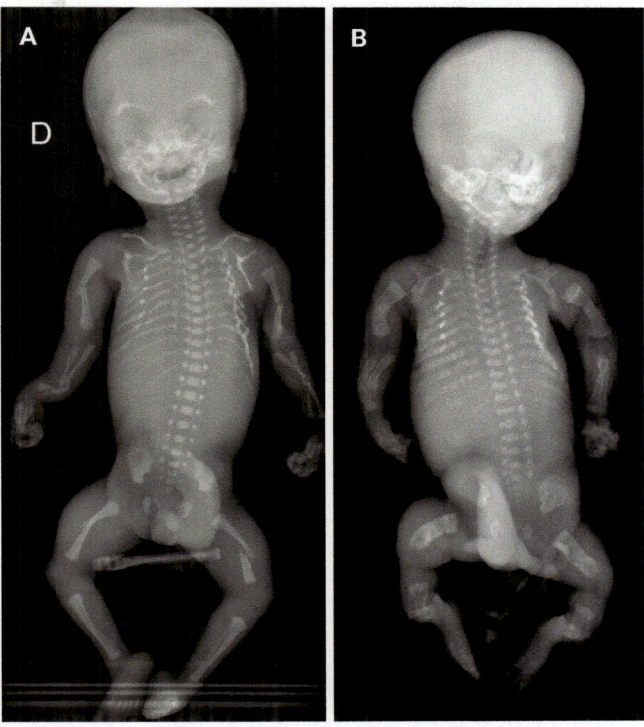

Figura 45-19. Osteogénesis imperfecta (OI) en dos fetos de 19 semanas (óbito fetal por interrupción legal del embarazo), en los que solicita evaluación radiológica. Hay variada expresividad de la OI, dependiendo del tipo. **A)** En el tipo OI3, pueden presentarse múltiples fracturas en los huesos largos y ligero acortamiento; fracturas costales. **B)** En el tipo OI2, hay marcado acortamiento grave de las extremidades y múltiples fracturas. Estas dos presentaciones, a diferencia de la acondroplasia, no tienen hallazgos en la pelvis ni la distancia interpeduncular reducida.

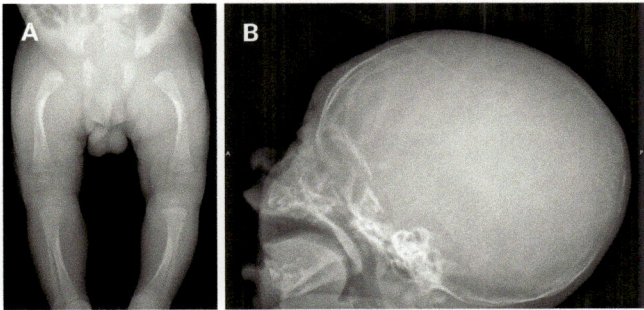

Figura 45-17. Osteogénesis imperfecta (OI4). Niño de 6 días de vida. **A)** Incurvación sin fracturas, por remodelación ósea, que afecta a huesos largos, detectada *in utero*. **B)** Retraso de la osificación de la calota.

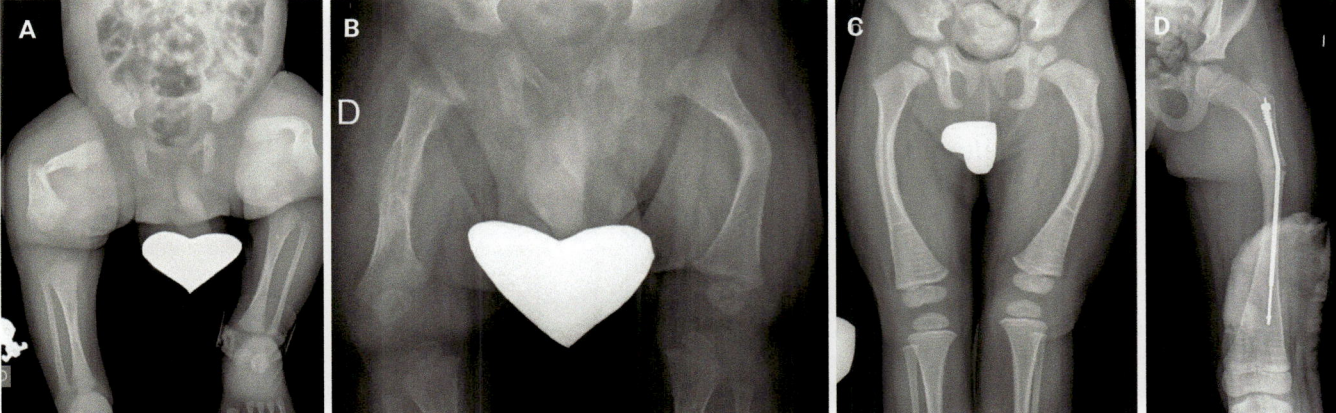

Figura 45-18. Osteogénesis imperfecta (OI4). Niño de 1 día de vida, con evolución hasta los 6 años. Al día de vida **(A)**, se observa acortamiento e incurvación en los fémures, con fractura femoral derecha. **B)** Control a los 2 meses, con excelente evolución de la fractura, consolidada y en remodelación, tras tratamiento ortopédico. A los 4 años **(C)**, ha empeorado la incurvación femoral bilateral y se observan múltiples líneas de detención de crecimiento. Con la evolución, a los 6 años **(D)**, presenta una fractura femoral izquierda, a pesar de su tratamiento previo por osteotomía con enclavado endomedular. El paciente requerirá repetidas correcciones ortopédicas bilaterales.

la osteopenia puede estar presente en niños maltratados, por negligencia en cuidados y alimentación, el resto del patrón del niño maltratado es distinto, presentando fracturas metafisarias, costales posteriores, y/o múltiples fracturas, múltiples/ metacrónicas, con hemorragia retiniana, hematoma subdural/ subaracnoideo, o lesiones viscerales postraumáticas, que no presentan los niños con OI. Por contra, las escleróticas azules orientan hacia OI1.

Hipofosfatasia

La hipofosfatasia son un conjunto de síndromes causados por una baja actividad de la fosfatasa alcalina no específica de tejido (TNS-ALP, *tissue-nonspecific alkaline phosphatase*) con una incidencia muy baja (1:100.000-500.000 nacimientos). Se puede presentar durante la infancia como dos entidades distintas. En su forma neonatal (OMIM 241500), es una afección de herencia autosómica recesiva (genes *ALPI*, *ALP* y *ALPPL2*), frecuentemente letal por dificultad respiratoria o hemorragia intracraneal. Las manifestaciones radiológicas están dominadas por la grave ausencia de osificación ósea. El cráneo está poco mineralizado o totalmente desosificado. Los huesos largos son muy cortos, frágiles y con defectos irregulares de la osificación metafisaria, pero que se extienden hasta la diáfisis. Así, los cúbitos y el peroné pueden estar solo osificados en sus porciones proximales y terminan en una característica forma de «espolón». Es posible que falten huesos por completo, especialmente, los huesos tubulares cortos. La caja torácica es pequeña, con costillas cortas, delgadas, y con extremos no osificados.

La hipofosfatasia *tarda* (de la infancia, OMIM 241510) (**Fig. 45-20**), o del adulto (OMIM 146300) son formas mucho más benignas, con gravedad y edad de presentación muy variable según sea la mutación homocigótica, heterocigótica compuesta o heterocigótica en el gen *ALPL* en el cromosoma 1p36. Se caracterizan por deficiencia de crecimiento, vómitos episódicos, rosario raquítico, aumento de la presión intracraneal y suturas craneales anchas, infecciones respiratorias recurrentes y muerte prematura en, aproximadamente, el 50 % de los casos. Las manifestaciones radiológicas incluyen retraso en la osificación de la calota y la base del cráneo, grandes defectos de osificación metafisaria en los huesos largos y las costillas y angulación de los huesos largos. La forma infantil de la hipofosfatasia *tarda* se manifiesta en los primeros meses de vida, con síntomas que incluyen retraso en el crecimiento, caída prematura de los dientes deciduos, cambios en el esqueleto similares al raquitismo (rosario costal, arqueamiento de huesos largos, alteraciones de la marcha), y fracturas recurrentes (**Fig. 45-21**). Por el cierre cierre prematuro de las suturas craneales, se produce craneostenosis, y aumento de la presión intracraneal, con vómitos. En su evolución, se presentan infecciones respiratorias recurrentes y muerte prematura en, aproximadamente, el 50 % de los casos. La forma adulta se caracteriza por pérdida prematura de los dientes permanentes, osteoporosis, seudofracturas, arqueamiento de los huesos largos, craneostenosis (inconstante, como en la infancia), calcificaciones ectópicas de los ligamentos y discos vertebrales, condrocalcinosis articular y nefrocalci-

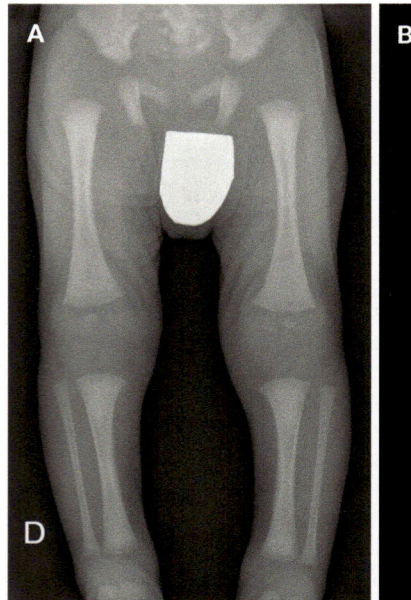
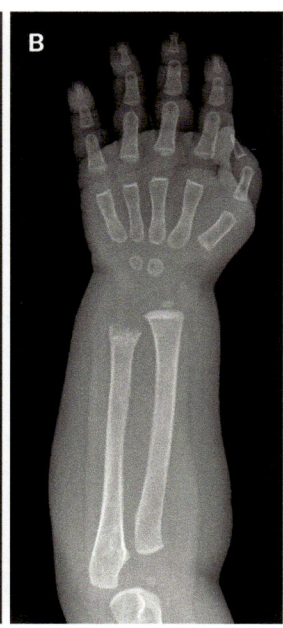

Figura 45-20. Hipofosfatasia *tarda* (forma leve, por mutación heterocigota del gen *ALPL*). Hallazgo casual, en niño nacido pretérmino a las 34 semanas de gestación (SG), con labio leporino, por hallazgo de fosfatasa alcalina baja e hiperfosfatemia. **A)** La radiografía de las extremidades inferiores a los 7 días de vida es normal (35 SG corregida). Queda dentro de los límites de la normalidad; no hay retraso en la maduración esquelética (están presentes los cuatro núcleos en las rodillas de los nacidos a término), las metáfisis muy ligeramente ensanchadas, y densidad ósea normal. **B)** Estudio evolutivo del antebrazo a los 13 meses de edad. Todo el esqueleto muestra osteopenia grave difusa, fontanela anterior persistente, y esclerosis de las líneas de las fisis. Destaca la falta de osificación y desflecamiento importante del extremo distal del cúbito, sin el ensanchamiento observable en el raquitismo.

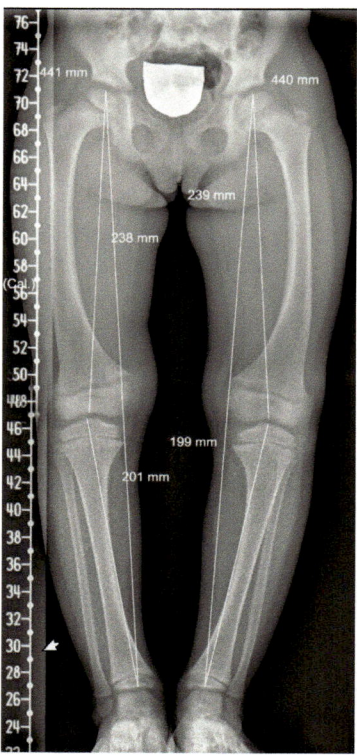

Figura 45-21. Raquitismo. Hipofosfatemia en una niña de 5 años afectada de la forma familiar ligada al cromosoma X. Esta es una alteración del desarrollo ósea de base metabólica, pero que se comporta análoga a algunas displasias esqueléticas. Hasta los 5 años, ha aparecido progresivamente arqueamiento de los huesos largos de las extremidades inferiores, y *genu* varo. Hay cambios por moldeamiento de las epífisis de la rodilla y de los tobillos, y leve osteopenia difusa. Estos hallazgos obligan al diagnóstico diferencial con formas leves de la osteogénesis imperfecta (OI3) o la hipofosfatasia *tarda*.

nosis. Las formas leves de la enfermedad pueden ser difíciles de reconocer en la edad adulta, ya que se manifiestan solo con una mayor fragilidad ósea, pérdida prematura de dientes, rigidez y dolor en las articulaciones y dificultades mínimas para caminar.

Los casos graves con hipofosfatasia tardía infantil pueden ser inicialmente indistinguibles de los casos leves de la forma letal congénita; solo la evolución y el estudio genético lo podrán resolver. Otra entidad con diagnóstico diferencial de la hipofosfatasia *tarda* de tipo adulto durante la infancia es el raquitismo hipofosfatémico (un conjunto de entidades distinto, genéticamente heterogéneo, que se originan en alteraciones del metabolismo de la vitamina D), que se basa en la presencia de hipofosfatasia, alteraciones de la osificación esquelética, así como en los hallazgos de laboratorio (pérdida de fosfatos en orina, aumento de la alcalinidad sérica).

Enfermedades por depósito (mucopolisacaridosis, esfingolipidosis y otras). Disostosis múltiple

Son enfermedades por depósito que, por defectos genéticos con disfunción de enzimas específicas, conducen a depósitos lisosomales de diversos substratos celulares. Es un grupo heterogéneo en el que algunas familias causan un patrón de displasia esquelética, al que se le denomina **disostosis múltiple**. Según el tipo de sustrato lisosomal acumulado, se pueden clasificar como mucopolisacaridosis (MPS), esfingolipidosis, glucogenosis, oligosacaridosis y glucoproteinosis.

Mucopolisacaridosis

Las MPS son un grupo heterogéneo de enfermedades de base genética, autosómica recesiva, causadas por disfunción de enzimas lisosomales que degradan las uniones de glucosaminoglicanos (antes denominados «mucopolisacáridos») con una proteína de enlace con un núcleo de ácido hialurónico en componentes más pequeños. El proceso de degradación incompleta causa una acumulación anormal de metabolitos (heparán-sulfato, dermatán-sulfato y queratán-sulfato), que finalmente interfieren en la función celular. Se han descrito las diferentes formas de MPS por su presentación clínica, tipo de defecto enzimático y de la glicoproteína acumulada y parcialmente excretada en orina.

Todas estas entidades se manifiestan en la infancia y asocian afectación espinal, del desarrollo epifisario y alteraciones viscerales. Su diagnóstico se basa en el patrón de presentación, con dismorfia facial con facies tosca, hepatoesplenomegalia, alteraciones neurológicas y presencia de mucopolisacáridos en orina y estudio genético:

- Síndrome de Hurler (MPS IH), forma grave de la MPS I.
- Síndrome de Hurler-Scheie (MPS I-H/S), forma intermedia de la MPS I.
- Síndrome de Scheie (MPS IS), forma leve de la MPS I.
- Síndrome de Hunter (MPS II), autosómica recesiva ligada a X.
- Síndrome de Sanfilippo (MPS III).

- Síndrome de Morquio (MPS IV).
- Síndrome de Maroteaux-Lamy (MPS VI).
- Síndrome de Sly (MPS VII).

Adicionalmente, se han descrito otras dos formas muy raras de MPS: la MPS IX, una forma relacionada con la deficiencia de hialuronidasa, y la MPS X, causada por la deficiencia de arilsulfatasa K (ARSK). Sin embargo, no existe la MPS VIII.

Los hallazgos radiológicos típicos de la MPS más característicos se manifiestan como textura trabecular grosera, y cambios esqueléticos múltiples, generalizados. También destacan los metacarpianos, que son cortos y ensanchados, con corticales adelgazadas, con un afilamiento cónico (en «V») de sus porciones proximales (**Fig. 45-22**). Los huesos del carpo y del tarso son irregulares e hipoplásicos. En la columna, los cuerpos vertebrales son anómalos, de menor altura y contorno oval, y con una excrecencia en forma de «pico» anteroinferior (visible «en proyección» de perfil). Las costillas y las clavículas están ensanchadas, más cortas y con contorno irregular. Las cabezas femorales son displásicas, asociándose a cadera displásica, y pueden presentar leve hipoplasia de huesos ilíacos. El cúbito y radio distales son hipoplásicos. En el cráneo, destacan macrocefalia, espacio diploico engrosado, y silla turca anormal en «J». Toda esta semiología se expresa de forma variable en las distintas MPS, y puede estar prácticamente ausente en la MPS de tipo VI (**Fig. 45-23**).

La afectación en el sistema nervioso central, evaluada por resonancia magnética, muestra alteraciones de la sustancia blanca, atrofia cerebral con agrandamiento de los espacios perivascular, subaracnoideo y ventricular y anomalías de los ganglios basales, el cuerpo calloso y la articulación atlantoaxial. La atrofia cerebral suele hacerse visible durante los primeros años de vida en las MPS de tipos I, II, III y VII. En las MPS de tipos IV y VI, suelen tener una inteligencia normal y muestran signos de atrofia hacia la segunda década de la vida. Pueden mejorar su sintomatología con

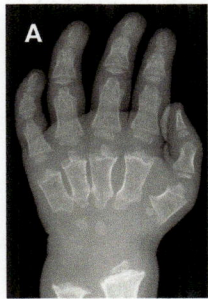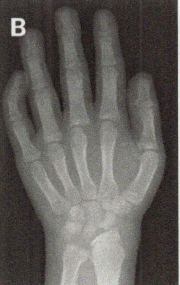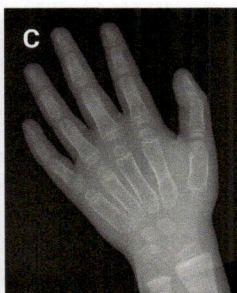

Figura 45-22. Mucopolisacaridosis (MPS). Hallazgos en las manos de los tipos IV, II y IS, con gravedad decreciente. Las radiografías de las manos son de gran ayuda para orientar hacia las distintas enfermedades lisosomales: **A)** MPS IV (enfermedad de Morquio) en una niña de 3,5 años, variante homocigota en el gen GALNS; **B)** MPS I-S (enfermedad de Scheie); **C)** MPS II (enfermedad de Hunter). Todas estas entidades muestran, en grado variable en función de cada tipo y de su expresión genética, el característico adelgazamiento cónico de la base de los metacarpianos. Las radiografías de manos y muñecas, pero también los pies, forman parte esencial de la serie esquelética, pues proporcionan signos guía en muchas alteraciones esqueléticas.

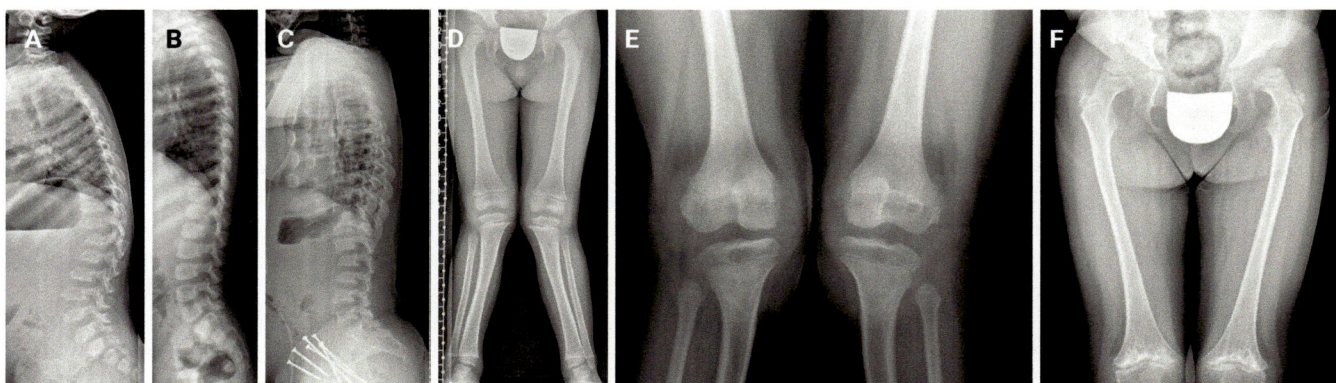

Figura 45-23. Mucopolisacaridosis (MPS). Hallazgos en la columna y las extremidades en MPS. Presentación grave en la columna en la MPS IV (enfermedad de Morquio) **(A)**, con la formación de un pico vertebral anteroinferior característico, y mucho más leve en la MPS SI (enfermedad de Hurler-Scheie) **(B)**, con osteopenia, escoliosis y pico vertebral mínimo, y en la MPS VI (enfermedad de Maroteaux-Lamy) **(C y D)** con su afectación moderada en columna, engrosamientos costales, osteopenia difusa, extensos cambios óseos tanto epifisarios como en las metáfisis, que afectan a las relaciones y los ejes articulares. Tanto en la columna como en las extremidades, las MPS más graves son la MPS I (Hurler) y la MPS IV **(E y F)**.

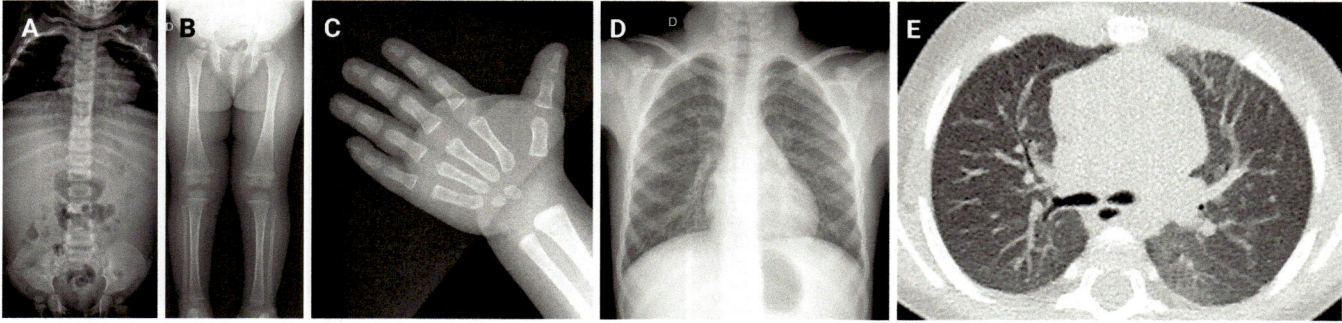

Figura 45-24. Enfermedad de Niemann-Pick (ENP) en dos pacientes. **A-C)** Niño de 19 meses, afectado de ENP de tipo A/B (variante del gen *SMPD1*), con hepatoesplenomegalia, osteopenia difusa en todo el esqueleto, leve ensanchamiento costal, ensanchamiento moderado de la zona diafisometafisaria en los fémures, e hipoplasia de las falanges distales leve (braquidactilia). **D y E)** Niña de 10 años, afectada de ENP de tipo B. Se observa patrón intersticial septal, que progresa en años sucesivos, y que fue un hallazgo incidental durante un estudio en el debut de linfoma linfoblástico. No hay asociación entre estas entidades.

el trasplante de progenitores hematopoyéticos, en especial en la MPS 1 de Hurler.

Síndrome de Hunter (MPS II)

En la MPS de tipo II, se observan alteraciones en todas las epífisis, aplanadas y ensanchadas. Las porciones metafisodiafisarias de los huesos largos y tubulares son cortas y ensanchadas. Hay deformidad en valgo del fémur proximal y deformación de los huesos planos, las costillas están ensanchadas y con reducción de la distancia intercostal. En la columna, se observa platispondilia, con espacios intervertebrales conservados, y cifosis angular dorsolumbar. La base del cráneo es corta, con una silla turca aplanada. Pero hay variabilidad en la expresión del fenotipo, con formas leves (v. **Figs. 45-22** y **45-23**).

Síndrome de Morquio (MPS IV)

Está más alterado el crecimiento epifisario y la columna presenta cambios graves, con platibraquiespondilia. No hay alteraciones en los discos intervertebrales. En el tórax, la distancia anteroposterior aumenta, mientras que la distancia intercostal disminuye (v. **Figs. 45-22** y **45-23**).

Otras enfermedades por depósito

A diferencia de las MPS, estas otras enfermedades por depósito lisosomal comportan una mayor afectación visceral y moderados cambios esqueléticos, como son talla baja moderada, osteopenia y fragilidad ósea, cambios en la tubulación o infartos óseos. El mecanismo patológico común es la acumulación de subproductos metabólicos en los tejidos hasta causar progresiva disfunción o muerte celular. Los distingos grupos son: las esfingolipidosis (enfermedades de Gaucher, o de Niemann-Pick), las mucolipidosis, las gangliosidosis, las fucosidosis, las manosidosis o las sialidosis.

Son esfingolipidosis las enfermedades de Gaucher y de Niemann-Pick, en las que se acumulan esfingomielina y los lípidos, en las células reticuloendoteliales y de otros tipos en todo el cuerpo. En la enfermedad de Gaucher (OMIM 230800), predomina la afectación hepática y reticuloendotelial y presentan cambios esqueléticos progresivos. Tiene tres formas de base distinta (infantil, juvenil y adulta/crónica), con supervivencia progresiva cuanto más tardía. Es la afectación visceral la que condiciona la supervivencia, pero los cambios esqueléticos son progresivos, causando un

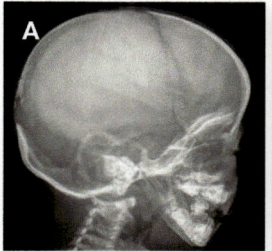
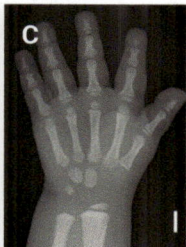
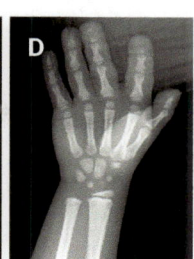
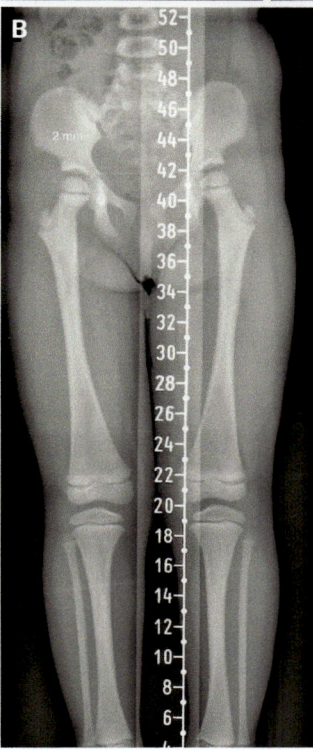

Figura 45-25. Picnodisostosis en una niña de 5 años. Se observa leve aumento de la densidad ósea difusa **(A** y **B)**. **A)** Cráneo con presencia de huesos wormianos y persistencia de la fontanela anterior. **B)** Acortamiento meso-mélico (tibias y peronés cortos) en las extremidades inferiores. En las manos, a los 13 meses de edad, ya se observaba la osteólisis de las falanges distales **(C)**, que ha progresado a los 5 años **(D)**.

característico ensanchamiento de toda la zona de la diáfisis distal y metáfisis «en matraz de Erlenmeyer» en los huesos largos. En la enfermedad de Niemann-Pick, predomina el depósito en las células ganglionares del sistema nervioso central y pulmón, y los cambios esqueléticos son discretos. Tiene hasta cuatro tipos. En su tipo A (OMIM 257200), que debuta precozmente, progresa y conduce a la muerte en pocos años si no se realiza trasplante de médula ósea (v. **Figs. 45-24A**, **45-24B** y **45-24C**). La enfermedad de Niemann-Pick de tipo B (OMIM 607616) presenta mucha menor afectación visceral y su supervivencia se prolonga hasta la edad adulta. Predomina la afectación neurológica, y su afectación pulmonar o esquelética puede ser de diagnóstico tardío (v. **Figs. 45-24D** y **45-24E**).

Picnodisostosis

La picnodisostosis (OMIM 265800) (**Fig. 45-25**) es una enfermedad lisosomal (sin acumulación), causada por defectos del gen *CTSK* y de la proteína catepsina K, requerida por los fibroblastos para degradar la matriz orgánica durante la formación de la matriz ósea normal. Clínicamente, se caracteriza por talla baja, huesos densos, fragilidad ósea y mayor predisposición a las fracturas (un 70 % de los pacientes refieren múltiples fracturas en su vida), retraso o anomalías de la dentición y uñas irregulares y quebradizas. Menos a menudo, se puede observar osteoesclerosis, que puede causar anemia, hepatoespleno-megalia y dificultad respiratoria y apnea del sueño. Las anomalías craneales son frecuentes y características, con huesos wormianos y fontanela anterior persistente hasta la edad adulta. Radiológicamente, se observa osteoesclerosis con acrosteólisis de las falanges distales, más frecuente y más grave con el desarrollo.

PUNTOS CLAVE

- Hay displasias esqueléticas que debutan precozmente, con expresión morfológica en el período prenatal y/o neonatal, y otras que presentan semiología reducida en el nacimiento y afectación progresiva con el desarrollo.
- Algunas displasias graves comprometen la viabilidad y supervivencia en el período neonatal, o causan grave discapacidad. Estas, si son detectadas durante la gestación, son actualmente propuestas para interrupción legal del embarazo, y un estudio subsiguiente del feto requerido para la confirmación del diagnóstico.
- La observación de los segmentos esqueléticos afectados, su patrón morfológico y su gravedad permiten orientar los principales diagnósticos (v. Fig. 45-14).
- El fenotipo, el aspecto clínico y los antecedentes familiares contribuyen en grado variable al diagnóstico de los hallazgos observados en la radiografía convencional. En estudios fetales o muy precoces, con pocos núcleos epifisarios osificados, el diagnóstico es más difícil que tras unas pocas semanas de desarrollo posnatal. Siendo así, una demora de unas semanas en la realización de la serie esquelética puede facilitar observar mayor semiología diagnóstica.
- La lectura sistemática de la serie esquelética ordinaria permite clasificar las alteraciones esqueléticas de un paciente en una de las familias principales de las displasias.
- Algunos de los hallazgos radiográficos son tan característicos que permiten reducir el diagnóstico diferencial a unas pocas entidades.
- La identificación de las formas leves de estas entidades puede suceder durante los estudios por imagen por talla baja «idiopática», o en un estudio tras un traumatismo casual. El radiólogo debe conocer estas entidades para poder reorientar a estos pacientes.
- Las formas más graves conllevan progresiva deformidad y discapacidad, con afectación neurológica por compresión medular, por craneoestenosis, o por depósitos viscerales de metabolitos. Estos pacientes requerirán múltiples estudios por imagen con todas las modalidades durante toda su vida.

BIBLIOGRAFÍA

Alanay Y, Lachman RS. A Review of the principles of radiological assessment of skeletal dysplasias. J Clin Res Pediatr Endocrinol. 2011;3(4):163-78.

Andrade AC, Jee YH, Nilsson O. New genetic diagnoses of short stature provide insights into local regulation of childhood growth. Horm Res Paediatr. 2017;88(1):22-37.

Aparisi Gómez MP, Trisolino G, Sangiorgi L, Guglielmi G, Bazzocchi A. Imaging of congenital skeletal disorders. Semin Musculoskelet Radiol. 2021;25(1):22-38.

Arseni L, Lombardi A, Orioli D. From structure to phenotype: impact of collagen alterations on human health. Int J Mol Sci. 2018;19(5):1407.

Binder G. Short stature due to SHOX deficiency: genotype, phenotype, and therapy. Horm Res Paediatr. 2011;75(2):81-9.

Bober MB, Bellus GA, Nikkel SM, Tiller GE. Hypochondroplasia. En: Adam MP, Feldman J, Mirzaa GM, Pagon RA, Wallace SE, Bean LJ, et al. (eds.). GeneReviews® [Internet]. Seattle (WA): University of Washington, Seattle; 1993.

Bueno Sánchez M, Ramos Fuentes FJ. Patología molecular de las osteocondrodisplasias. An Esp Pediatr. 1998;48(4):343-7.

Castriota-Scanderberg A, Dallapiccola B, Castriota-Scanderberg A. Abnormal skeletal phenotypes: from simple signs to complex diagnoses. Berlín: Springer; 2005.

Cortina Orts H. La radiología en las tallas bajas disarmónicas: displasias óseas. Rev Esp Endocrinol Pediatr. 2015;6 Suppl 1:13-20.

Cremin BJ, Beighton P. Bone dysplasias of infancy. Berlín, Heidelberg: Springer Berlin Heidelberg; 1978.

D'Souza A, Ryan E, Sidransky E. Facial features of lysosomal storage disorders. Expert Rev Endocrinol Metab. 2022;17(6):467-74.

Dighe M, Fligner C, Cheng E, Warren B, Dubinsky T. Fetal skeletal dysplasia: an approach to diagnosis with illustrative cases. Radiographics. 2008;28(4):1061-77.

Elli FM, Mantovani G. Seudohipoparatiroidismo, acrodisostosis, progressive osseous heteroplasia: different names for the same spectrum of diseases? Endocrine. 2021;72(3):611-8.

Forlino A, Marini JC. Osteogenesis imperfecta. Lancet. 2016;387(10028):1657-71.

Fukami M, Seki A, Ogata T. SHOX haploinsufficiency as a cause of syndromic and nonsyndromic short stature. Mol Syndromol. 2016;7(1):3-11.

Handa A, Grigelioniene G, Nishimura G. Skeletal dysplasia families: a stepwise approach to diagnosis. Radiographics. 2023;43(5):e220067.

Kornak U, Mundlos S. Genetic disorders of the skeleton: a developmental approach. Am J Hum Genet. 2003;73(3):447-74.

Lachman RS, Taybi H. Taybi and Lachman's radiology of syndromes, metabolic disorders, and skeletal dysplasias. 5ª ed. Filadelfia: Mosby Elsevier; 2007.

Lai LM, Lachman RS. Early characteristic radiographic changes in mucolipidosis II. Pediatr Radiol. 2016;46(12):1713-20.

Leiva-Gea A, Martos Lirio MF, Barreda Bonis AC, Marín del Barrio S, Heath KE, Marín Reina P, et al. Acondroplasia: actualización en diagnóstico, seguimiento y tratamiento. An Pediatr. 2022;97(6):423-423.e10.

McKusick-Nathans Institute of Genetic Medicine, Johns Hopkins University (Baltimore, MD). Online Mendelian Inheritance in Man, OMIM [consulta el 23 de abril de 2024]. Disponible en: https://omim.org/search/advanced/entry?index=entry

Mundlos S. The brachydactylies: a molecular disease family. Clin Genet. 2009;76(2):123-36.

Oestreich AE. Systematic evaluation of bone dysplasias by the paediatric radiologist. Pediatr Radiol. 2010;40(6):975-7.

Offiah AC, Hall CM. Radiological diagnosis of the constitutional disorders of bone. As easy as A, B, C? Ped Radiol. 2003;33(3):153-61.

Palmucci S, Attinà G, Lanza ML, Belfiore G, Cappello G, Foti PV, et al. Imaging findings of mucopolysaccharidoses: a pictorial review. Insights Imaging. 2013;4(4):443-59.

Panda A, Gamanagatti S, Jana M, Gupta AK. Skeletal dysplasias: a radiographic approach and review of common non-lethal skeletal dysplasias. World J Radiol. 2014;6(10):808-25.

Parker EI, Xing M, Moreno-De-Luca A, Harmouche E, Terk MR. Radiological and clinical characterization of the lysosomal storage disorders: non-lipid disorders. Br J Radiol. 2014;87(1033):20130467.

Pastor I. Radiología de las displasias óseas. An Pediatr (Barc). 2007;66(Supl 1):1-6.

Schauwe GC, Mundlos S. Genetics of congenital hand anomalies. Handchir Mikrochirplast Chir. 2004;36(2-3):85-97.

Simpson WL Jr, Mendelson D, Wasserstein MP, McGovern MM. Imaging manifestations of Niemann-Pick disease type B. AJR Am J Roentgenol. 2010;194(1):W12-9.

Spranger JW. Bone dysplasias: an atlas of genetic disorders of skeletal development. 4ª ed. Oxford: Oxford UniversityPress; 2018.

Superti-Furga A, Bonafé L, Rimoin DL. Molecular-pathogenetic classification of genetic disorders of the skeleton. Am J Med Genet. 2001;106(4):282-93.

Superti-Furga A, Unger S. Nosology and classification of genetic skeletal disorders: 2006 revision. Am J Med Genet A. 2007;143A(1):1-18.

Swarr DT, Sutton VR. Skeletal dysplasias in the newborn: diagnostic evaluation and developmental genetics. NeoReviews. 2010;11(6):e290-305.

Tonni G, Palmisano M, Lituania M, Grisolia G, Baffico AM, Bonasoni MP, et al. Skeletal dysplasia with bowing long bones: proposed flowchart for prenatal diagnosis with case demonstration. Taiwan J Obstet Gynecol. 2016;55(6):771-6.

Warman ML, Cormier-Daire V, Hall C, Krakow D, Lachman R, LeMerrer M, et al. Nosology and classification of genetic skeletal disorders: 2010 revision. Am J Med Genet A. 2011;155A(5):943-68.

Atención inicial al paciente politraumatizado pediátrico: el papel del diagnóstico por la imagen

46

I. Delgado Álvarez

OBJETIVOS

- Describir el protocolo de imagen en el paciente pediátrico politraumatizado agudo.
- Establecer los criterios de utilización de la tomografía computarizada (TC) con contraste.
- Familiarizarse con las lesiones viscerales, vasculares y osteomusculares traumáticas más frecuentes en pediatría.
- Conocer la valoración por riesgo en el traumatismo craneoencefálico (TCE) pediátrico y las indicaciones de TC.
- Diferenciar entre lesiones primarias y secundarias, su frecuencia en la población pediátrica y su gradación.
- Valorar el papel de la resonancia magnética en el TCE.
- Entender la importancia de la radiología en la detección del traumatismo no accidental.
- Exponer el protocolo de estudio y las lesiones altamente sugestivas de maltrato.

INTRODUCCIÓN

Los traumatismos son la principal causa de mortalidad y discapacidad en personas entre 1 y 44 años. Las muertes derivadas de accidentes de tráfico afectan especialmente a los grupos de población más joven, representando cerca de un tercio de las defunciones entre la población de 1 a 34 años.

Las principales causas de traumatismo accidental pediátrico son:

- Pacientes precipitados > 2 metros (o equivalente × 2 o × 3 veces la altura del niño).
- Atropello.
- Accidentes en vehículo de motor.
- Accidentes en vehículos no a motor (p. ej., bicicleta).

Epidemiológicamente, el paciente politraumatizado pediátrico presenta lesiones por traumatismo con mayor frecuencia a nivel craneal. En segundo lugar, el sitio de mayor afectación es el abdomen, con la posibilidad más frecuente de lesión visceral (bazo, hígado, riñones, etc.). Las lesiones torácicas son infrecuentes de forma aislada, aunque, si se dan, suelen ser de alta gravedad, dado que son un indicador de mecanismo de alta energía y se suele asociar a lesiones craneales, abdominales o de extremidades.

Dar una correcta atención a pacientes politraumatizados pediátricos requiere diagnósticos rápidos y precisos, una necesidad que debe ser cubierta en gran medida por los estudios radiológicos. La población pediátrica presenta respecto al adulto desafíos adicionales, como las posibles consecuencias a largo plazo de la exposición a la radiación o los desafíos logísticos como el tamaño y la cooperación del paciente.

Es por ello por lo que disponer de un protocolo de atención específico para dichos pacientes es muy relevante para su manejo agudo y para evitar complicaciones que pueden tener repercusiones a largo plazo.

PROTOCOLO DE IMAGEN EN EL PACIENTE PEDIÁTRICO POLITRAUMATIZADO AGUDO

Para una correcta selección de las técnicas de imagen que realizar, se debe categorizar de forma adecuada la gravedad del paciente y actuar en consecuencia. En general, antes de la realización de las pruebas de imagen, la valoración clínica-analítica inicial debe dar una categorización global de la gravedad y topografía de las lesiones. Es muy relevante también conocer el mecanismo del traumatismo para categorizar en traumatismos de baja y alta energía que por mecanismo lesional condicionen las pruebas de imagen.

En general, hay que asumir que, si la categorización de la gravedad del paciente es correcta, la máxima en el paciente politraumatizado pediátrico debería ser: «estudia por imagen de forma agresiva, trata de forma conservadora».

Habitualmente, los pacientes politraumatizados serán estudiados inicialmente por imagen por radiografía (Rx) simple (tórax, columna cervical y pelvis). Una vez valorados dichos estudios, se deberá decidir si, en conjunto con la exploración física, el paciente merece otras pruebas de imagen.

Se consideran traumatismos de alto riesgo y que, por lo tanto, requieren un estudio más preciso (tomografía computarizada [TC] con contraste) los contextos que se exponen en la **tabla 46-1**.

En general, si no hay afectación torácica y solo hay traumatismo abdominal de bajo riesgo, se puede optar por ecogra-

Tabla 45-3. Displasias con afectación del esqueleto axial

Tórax	Abdomen
Lesión grave que requiere ventilación mecánica	Compromiso circulatorio de causa desconocida
Politraumatizado en estado crítico	Imposibilidad de realizar examen físico correcto (<2-3 años y alteración del estado de consciencia: GCS<13)
Sospecha de lesión mediastínica en la Rx simple de tórax	Dolor abdominal o exploración abdominal anormal en mecanismos de alta energía
Fracturas vertebrales, esternal, de las costillas superiores o del hombro	Lesiones cutáneas por cinturón de seguridad
Sangrado persistente o fuga aérea en drenajes pleurales	Macrohematuria
Traumatismo penetrante	Estudio ecográfico positivo (líquido libre significativo o sospecha de lesión traumática visceral)
Mecanismo de aceleración/desaceleración franco	Determinadas alteraciones analíticas: ALT > 125 U/L; AST > 200 U/L; o amilasa > 100 U/L

ALT: alanina-transaminasa; AST: aspartato-transaminasa; GCS: escala de coma de Glasgow (*Glasgow coma scale*); Rx: radiografía.

fía/ecografía Doppler y control evolutivo. En este contexto, puede ser de interés la ecografía con contraste para la valoración visceral en caso de duda.

En el caso que el paciente presente signos de gravedad/indicación para TC (v. **Tabla 46-1**), se debe realizar la TC con protocolos adaptados al paciente pediátrico. Generalmente, en pediatría, se evita el estudio de TC simple al diagnóstico y se realizará estudio arterial y portal (sospecha de sangrado activo) o portal (paciente estable sin sospecha de sangrado activo). En el caso de pacientes con traumatismo torácico (pacientes graves habitualmente), se estudiará el tórax y el hemiabdomen superior en fase arterial y se realizará el estudio portal-venoso abdominopélvico. En el caso de traumatismo abdominal de menor gravedad, generalmente, es suficiente con el uso de una fase venosa abdominopélvica. En caso de hallazgos en estudios en fase portal única, se puede

optar por el estudio retardado 2-3 min para valorar el sangrado activo progresivo. Si se sospecha lesión de la vía urinaria, se debe considerar un estudio retardado (8-15 min) para la valoración de la extravasación de orina (**Fig. 46-1**).

Finalmente, no se puede menospreciar la presencia de lesiones del sistema osteomuscular, en particular, de las fracturas, que habitualmente se manejarán por imagen con Rx simple. En el caso de fracturas complejas/articulares (p. ej., algunas fracturas de tobillo, codo o rodilla), puede requerirse TC con reconstrucciones multiplanar (MPR, *multiplanar reconstruction*) y tridimensional (3D). Si bien estas no suelen suponer un riesgo vital, pueden comportar morbilidad en forma de secuelas a largo plazo.

Lesiones torácicas

Al igual que en los adultos, la Rx de tórax sigue siendo la base para la evaluación inicial de las lesiones torácicas en niños.

Las lesiones más clínicamente relevantes en el tórax son la contusión/laceración pulmonar, la rotura de la vía aérea, el neumotórax, el hemotórax y las fracturas de costillas (comúnmente, ubicadas en la parte posterior). Cabe recordar que las cajas torácicas más blandas y menos osificadas en los niños pueden dar como resultado la transmisión de energía a las estructuras subyacentes sin fractura de las costillas.

En general, dichas lesiones torácicas suelen ser detectables con Rx simples. A pesar de lo obvio de la mayor sensibilidad de las TC para su detección, el uso de la TC de entrada en el paciente politraumatizado pediátrico, no es aceptable en términos de costes y exposición a la radiación. Si bien la detección de pequeños hemotórax/neumotórax es mayor en TC que en Rx simple, raramente una TC torácica cambiará el manejo respecto a cómo se haría orientado únicamente por los hallazgos de la Rx simple (**Fig. 46-2**).

La Rx simple es especialmente útil para la detección de lesiones masivas que pueden comprometer de forma aguda la vida del paciente. Dada la falta de fijación de las estructuras mediastínicas centrales, los niños son particularmente susceptibles a las consecuencias del neumotórax a tensión y, por lo tanto, dichas lesiones deben ser tratadas rápidamente (**Fig. 46-3**). Asimismo, puede realizarse una ecografía torácica de forma rápida y portátil como técnica complementaria para detectar y cuantificar hemotórax y neumotórax, además de realizar una rápida evaluación cardíaca para la valoración del líquido pericárdico e, incluso, la contractilidad miocárdica.

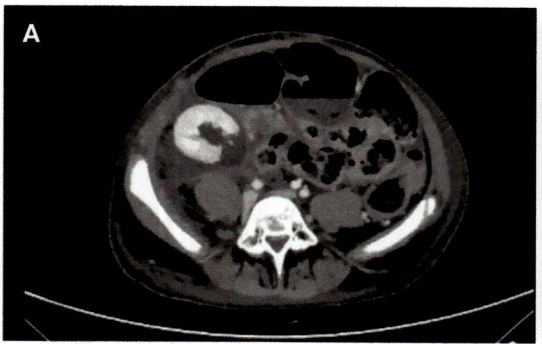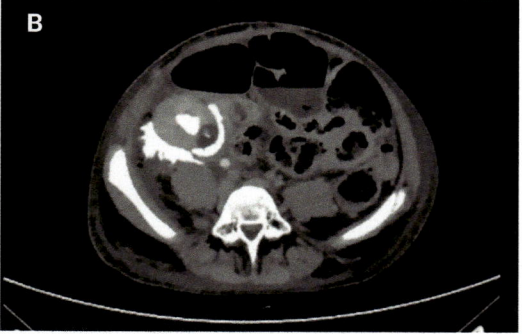

Figura 46-1. Paciente trasplantado renal con traumatismo abdominal. **A)** Fase portal, que no demuestra sangrado. **B)** Fase retardada a 8 minutos, que demuestra contraste periinjerto renal, así como en la vía urinaria, compatible con rotura de la vía urinaria.

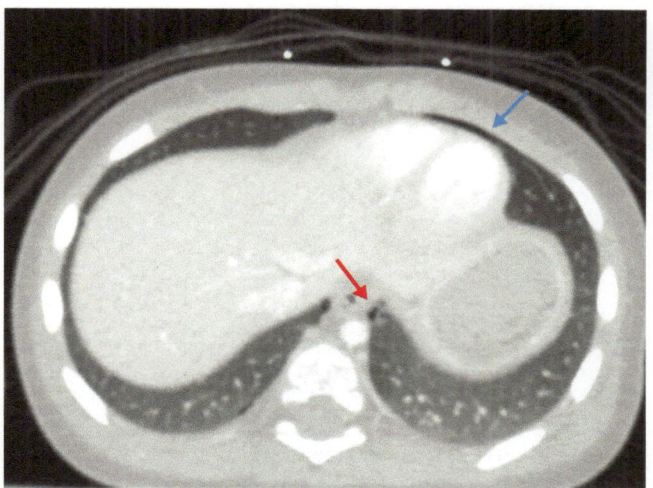

Figura 46-2. Tomografía computarizada de tórax, donde se muestran mínimos neumotórax (flecha azul) y neumomediastino (flecha roja), que no implican cambio en el manejo.

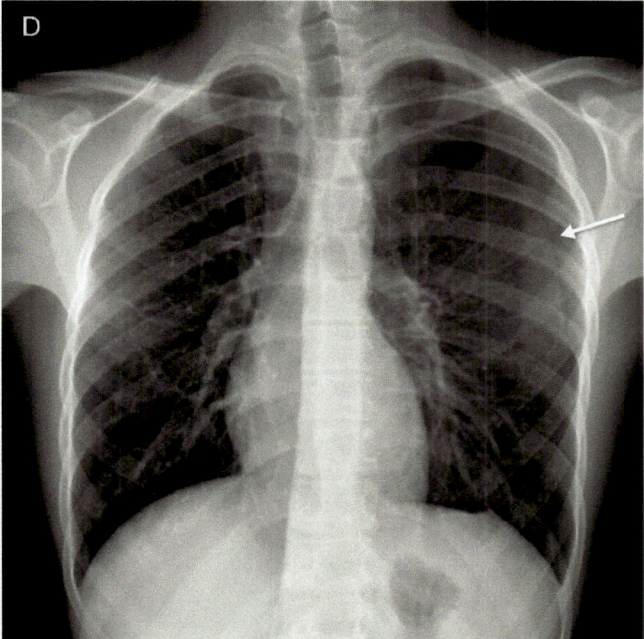

Figura 46-3. Neumotórax postraumático izquierdo (flecha), susceptible de drenaje por su tamaño y repercusión clínica.

Cabe recordar que las Rx de tórax pueden tener sus limitaciones, ya que lesiones graves como la rotura diafragmática pueden oscurecerse por lesiones parenquimatosas concurrentes dentro del tórax (atelectasias, contusión, hemotórax, etc.). Es por eso por lo que, en determinados contextos clínicos, se debe utilizar la TC y por lo que existen indicaciones (v. **Tabla 46-1**) tanto por clínica como por hallazgos en Rx simple para realizar la TC con contraste torácica.

Se ha recomendado también que la TC se reserve para aquellos casos con alta probabilidad de lesión en el tórax que puede requerir intervención, como pacientes que precisan ventilación con presión positiva, con compromiso traqueobronquial o con sospecha de enfermedad vascular o aórtica. Se han identificado factores que predisponen a los pacientes a

sufrir lesiones torácicas importantes, e incluyen hipotensión, frecuencia respiratoria elevada, resultados anormales en el examen de tórax, auscultación anormal, fractura de fémur, y una puntuación en la escala de coma de Glasgow (GCS, *Glasgow coma scale*) inferior a 15.

Se debe utilizar la angiografía por TC (angio-TC) si hay evidencia de patología del tórax central (p. ej., ensanchamiento mediastínico en la Rx simple). En casos de sospecha de lesión aórtica, la angio-TC es el estudio de elección, dada la rapidez del estudio y su mayor precisión. La lesión de grandes vasos en el tórax plantea una importante amenaza para la vida, y los riesgos de la exposición a la radiación y el uso de contraste se ven superados con creces por la necesidad de definir y diagnosticar estas lesiones en el entorno clínico adecuado.

Lesiones abdominales

Cuando acude un paciente politraumatizado con traumatismo abdominal, se debe tener en mente que, en general y respecto al adulto, el menor tamaño de los vasos y su mayor capacidad de vasoconstricción condicionan un menor riesgo de sangrado y una mayor probabilidad de cese espontáneo del sangrado. Dados estos hechos, la estabilidad hemodinámica en un niño no descarta sangrado activo, dado que estos mecanismos de compensación hacen que no disminuya la presión arterial hasta que existe un 30 % de pérdida de sangre. Es por este motivo por el que la imagen es relevante en este contexto (**Fig. 46-4**).

Si bien la Rx simple de tórax que se hace inicialmente puede ser útil para el abdomen (con la que se aprecia el gas dibujando los diafragmas en casos de rotura franca de víscera hueca), la Rx simple del hemiabdomen superior carece de sensibilidad. No es así para la pelvis, donde la presencia de fractura pélvica debe alertar, dado el riesgo de sangrado e inestabilidad hemodinámica potencial.

Una vez valorado el paciente clínica y analíticamente y en conjunto con la Rx simple, se debe valorar qué imagen complementaria realizar. En general, en el caso de traumatismos de baja intensidad/baja sospecha de lesión, es una correcta estrategia optar por la ecografía. La estrategia de ecografía seriada y control clínico-analítico es una alternativa en casos dudosos. También se puede complementar la ecografía con contraste intravenoso en casos concretos para descartar complicaciones en vísceras sólidas. El llamado protocolo ecográfico FAST (*Focused Assessment with Sonography in Trauma*) todavía está en debate en el paciente pediátrico, y no ha llegado a generalizarse su uso como en el paciente adulto.

En el caso de fractura pélvica, ecografía positiva o en otras circunstancias de riesgo (v. **Tabla 46-1**), se debe complementar el estudio con TC abdominal con contraste. La TC con contraste es el estándar principal en el paciente hemodinámicamente estable con sospecha de lesión relevante, por su rápida adquisición y por su precisión en la caracterización del sangrado activo y de las lesiones viscerales sólidas.

Las lesiones más habituales a nivel abdominal incluirán las lesiones de vísceras sólidas (por orden de frecuencia: hígado, bazo, riñones, páncreas), así como el traumatismo mesentérico e intestinal. En caso de lesión visceral/intestinal se debe informar del grado de afectación según la *Injury Scoring Scale*

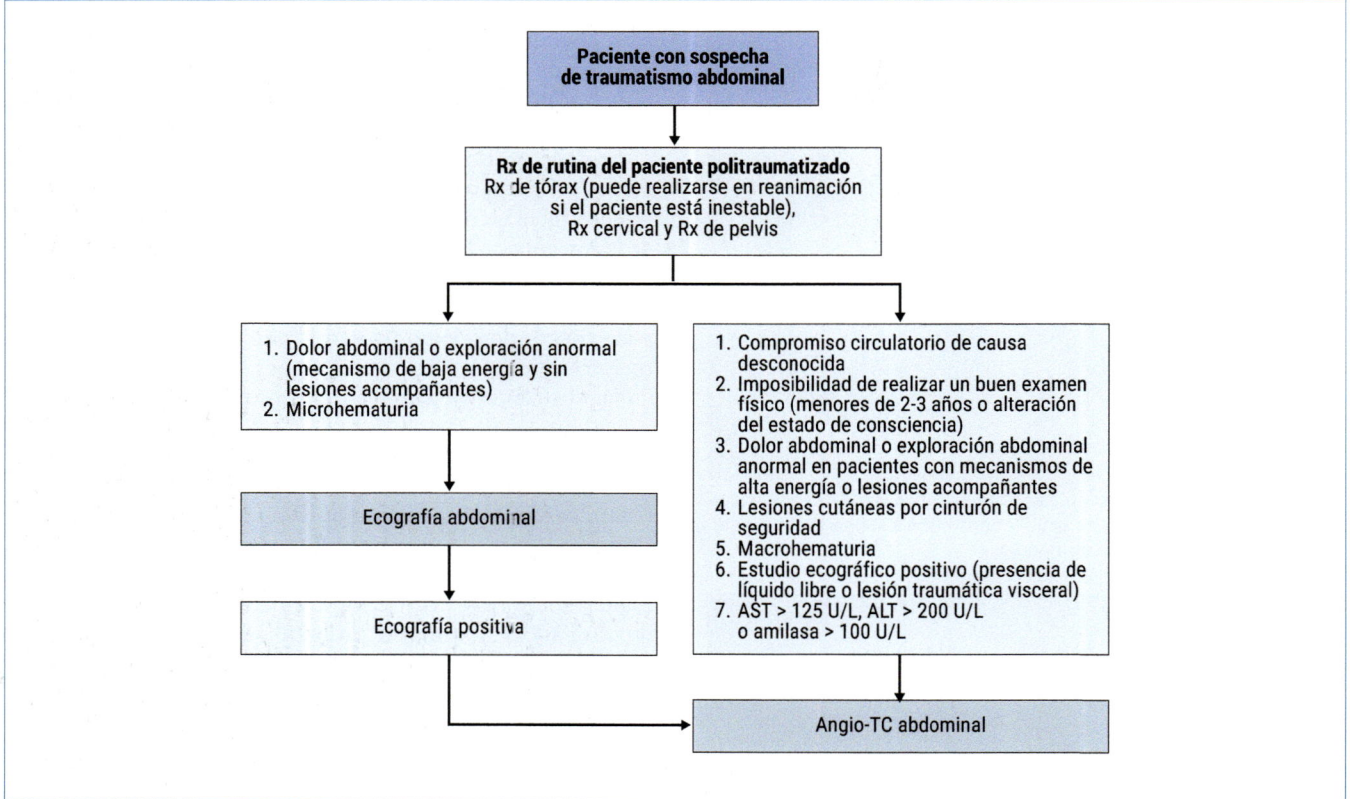

Figura 46-4. Diagrama de actuación ante el traumatismo más habitual: el abdominal.
ALT: alanina-transaminasa; angio-TC: angiografía por tomografía computarizada; AST: aspartato-transaminasa; Rx: radiografía; TC: tomografía computarizada.

de la AAST (American Association for the Surgery of Trauma) como estándar internacional (**Fig. 46-5**).

Aparte de la lesión vascular con extravasación de contraste, otra lesión que no se puede obviar es el seudoaneurisma, que puede sangrar de forma demorada y que, por lo tanto, debe ser detectado. Para confirmar un seudoaneurisma, debe obtenerse un estudio multifásico sea por TC o por ecografía con contraste (realce mantenido sin extravasación).

En las vísceras sólidas, también conviene recordar que, en el caso del traumatismo renal o de vía urinaria, parte del líquido presente en la imagen puede corresponder a extravasación de orina. En este contexto, la realización de una fase retardada a los 8-15 minutos de la inyección de contraste permite una correcta valoración.

La lesión de víscera hueca puede ser difícil de detectar en el estudio inicial y frecuentemente requiere control evolutivo y, en última instancia, intervención quirúrgica. La lesión que se puede apreciar en el traumatismo intestinal-mesentérico se presenta con gas libre peritoneal, líquido libre, engrosamiento de pared intestinal, estriación mesentérica y/o hematoma mesentérico, con o sin sangrado activo/seudoaneurisma.

Para lesiones penetrantes (donde se supone que se ha producido una violación del peritoneo), la TC es útil para determinar la trayectoria e identificar los órganos lesionados (**Fig. 46-6**).

El complejo de hipoperfusión-*shock* intestinal se puede apreciar por TC a nivel abdominal en forma de dilatación intestinal con engrosamiento e hiperemia de la mucosa, líquido libre y vena cava inferior y aorta de calibres dismi-

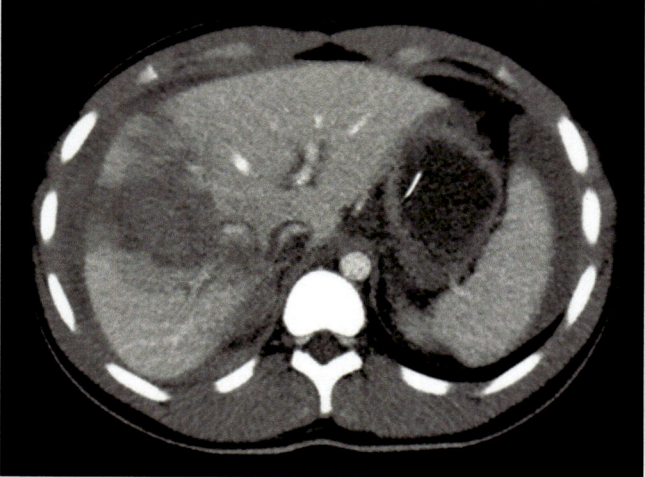

Figura 46-5. Traumatismo hepático de grado V de la clasificación de la AAST (American Association for the Surgery of Trauma) por afectación de la vena cava inferior.

nuidos (**Fig. 46-7**). Puede venir dada por *shock* hipovolémico (p. ej., lesión sangrante), *shock* neurogénico por lesiones de cabeza/columna, sepsis o parada cardíaca.

Las lesiones en la pelvis son especialmente preocupantes y la apreciación de fractura pélvica debe incitar a realizar una TC para valorar sangrado que pudiera requerir embolización, y tener un mapa prequirúrgico para la fijación pélvica por parte de los traumatólogos.

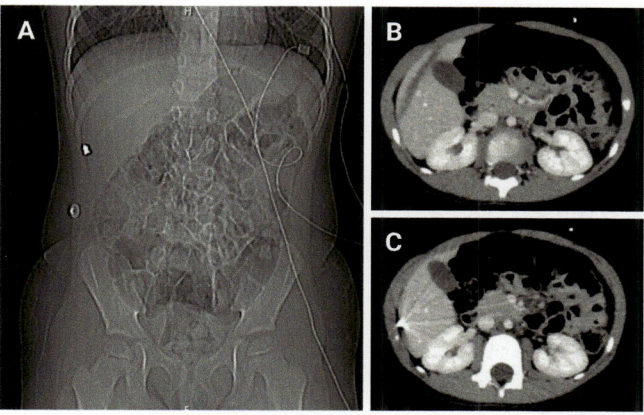

Figura 46-6. A) Paciente con herida por balín en el hipocondrio derecho. En el topograma, se aprecia cuerpo extraño en el hipocondrio derecho. **B)** Trayecto anteroposterior y medial-lateral del trayecto de entrada en los segmentos V-VI. **C)** Cuerpo extraño metálico correspondiente a balín en la cápsula hepática del segmento VI.

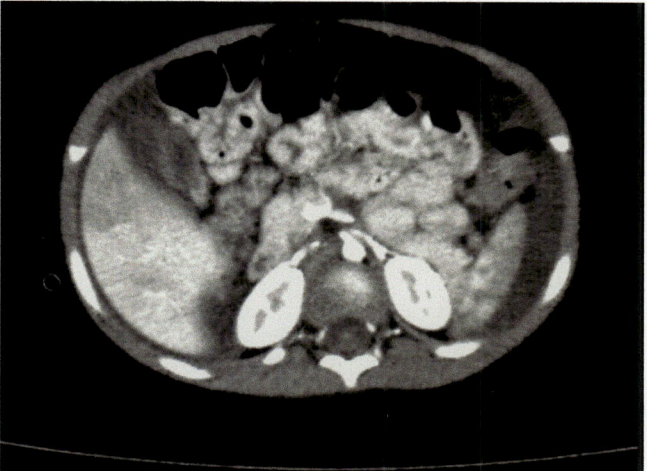

Figura 46-7. Engrosamiento de las asas intestinales con hiperemia, líquido libre, y vena cava inferior y aorta de calibre disminuido, así como zonas hipoperfundidas en el hígado y el bazo, compatibles con complejo hipoperfusión-*shock* intestinal.

Los estudios angiográficos o intervencionistas desempeñan un papel fundamental en las lesiones abdominales y pélvicas; permiten una localización precisa de la lesión y pueden obviar la necesidad de intervenciones quirúrgicas. Aunque se debe tener presente que no todos los sangrados activos requieren embolización, esta medidas deben reservarse para pacientes inestables o aquellos en los que fracasa el tratamiento conservador (**Fig. 46-8**).

Lesiones osteomusculares

Las lesiones osteomusculares en el paciente politraumatizado pediátrico generalmente no requieren una atención inmediata en las pruebas de imagen, siendo prioritarias las lesiones que comprometen la supervivencia. Cualquier fractura asociada a signos preocupantes (falta de pulso distal a la fractura, compromiso neurológico, moteado o decoloración grave de la piel, lesiones por proyectil o aplastamiento, etc.) requerirán imágenes más complejas

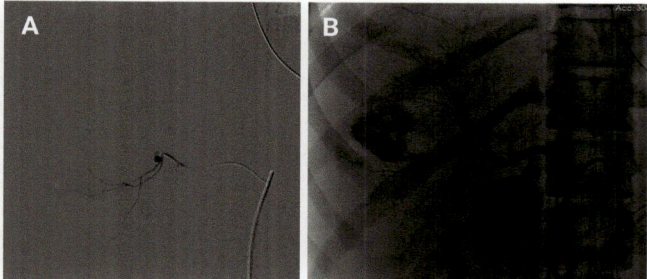

Figura 46-8. A) Seudoaneurisma de la arteria hepática derecha. **B)** Embolización del seudoaneurisma con Onyx.

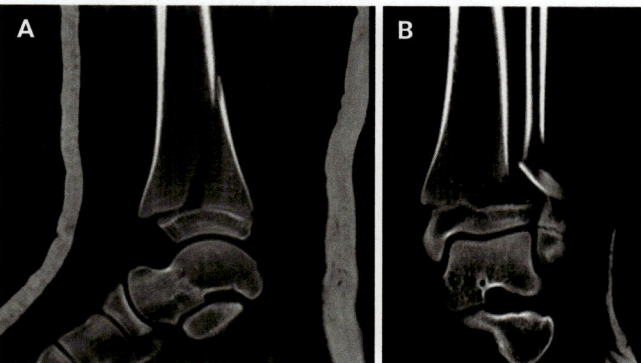

Figura 46-9. A) Reconstrucción sagital de una fractura de Salter-Harris de tipo 2 del tobillo. **B)** Reconstrucción coronal de una fractura de Salter-Harris de tipo 2 del tobillo.

(incluidas TC con contraste o angiografía) una vez excluido el riesgo inmediato.

Las lesiones esqueléticas no complicadas normalmente pueden ser manejadas con Rx simple, que debe realizarse cuando existe evidencia de una fractura o luxación. Hay que recordar que se deben incluir las articulaciones adyacentes al foco fracturario para descartar luxación asociada. Serían indicación de imagen por TC las fracturas complejas articulares (tobillo-rodilla-codo) que potencialmente requieran de intervención quirúrgica para planificación (**Fig. 46-9**).

Las fracturas en las placas de crecimiento y otras áreas pueden tener consecuencias a largo plazo que afectan el crecimiento y la maduración, por lo que es importante definir adecuadamente dichas lesiones. La resonancia magnética (RM) ha mejorado la resolución sobre otras modalidadesy debe utilizarse para tales fines.

Traumatismo craneoencefálico en pediatría

La incidencia del traumatismo craneoencefálico (TCE) en la población pediátrica es muy alta, de unos 3 casos/1.000. El mayor riesgo de sufrir un TCE se produce tanto en los primeros años de la vida (0-4 años) como en la época adolescente de los 15 a los 19 años.

Los menores de 1 año presentan el doble de morbimortalidad que los niños de entre 1 y 6 años y el triple que los de 6 a 12 años. En cuanto a la causa del TCE, las precipitaciones suponen hasta un 40 % de los TCE accidentales. Entre los 5 y los 14 años, van a ser los atropellos, y la causa principal a partir de los 10 años, los accidentes deportivos. En todas las franjas de la vida pediátrica, la incidencia de TCE es 2-3 veces superior en varones.

El niño presenta una serie de particularidades fisiológicas que le hacen más sensible al TCE. Por un lado, los niños pequeños y lactantes tienen una cabeza más grande y pesada respecto al tronco y esa desproporción condiciona mayor riesgo de TCE. La unión craneocervical también es más débil y el hecho de que el cráneo sea más fino con ausencia del díploe por debajo de los 4 años hace más fácil que se produzcan fracturas. La ausencia de sinostosis y menor adherencia de la duramadre al periostio favorece la aparición de hematomas epidurales ante un traumatismo. Por otro lado, la vasorregulación deficitaria en las primeras etapas de la vida hacen más fácil la aparición de *swelling* cerebral.

Técnicas de imagen

La Rx simple de cráneo, aunque muy usada en el pasado, presenta una escasa sensibilidad y especificidad. Del mismo modo, la utilización de la ecografía transfontanelar en lactantes traumatizados, pese a tener la ventaja de no suponer irradiación, también presenta una muy baja sensibilidad y especificidad y, a menudo, se ve muy limitada por ausencia de ventana.

Será, por lo tanto, la TC la técnica de imagen de elección en el TCE, dada su alta disponibilidad y sus excelentes cifras de sensibilidad y especificidad.

La RM, de disponibilidad más limitada, quedará reservada en un segundo término para la valoración pronóstica de determinadas lesiones.

Para la indicación de a qué pacientes realizar una TC, es importante estadificar por riesgo a los niños que han sufrido un TCE, teniendo en cuenta las diferencias fisiológicas entre menores y mayores de 2 años (**Tabla 46-2**). Se deberá contar con un protocolo escrito en cada centro que permita una valoración rápida y sencilla del paciente mediante una lista de verificación. Es obligatorio informar a los padres sobre la detección de signos de alarma y las normas de reconsulta.

A aquellos pacientes clasificados como de riesgo alto, se les realizará una TC de manera inmediata, los de riesgo intermedio quedarán en observación para la valoración de la persistencia o el empeoramiento de los síntomas y los de bajo riesgo recibirán el alta médica con instrucciones a los padres.

Lesiones primarias y diferidas

Se dividirán las lesiones del TCE en primarias (que se producen en el momento del evento por un daño directo) y secundarias (que se producen de forma diferida en 48-72 h). Es importante reseñar que las lesiones secundarias son evitables y, por lo tanto, el radiólogo tiene un papel en su diagnóstico precoz y prevención.

Lesiones primarias

Dentro de los hematomas extracraneales, conviene realizar el diagnóstico diferencial entre el hematoma subgaleal,

Tabla 46-2. Estadificación por riesgo de los niños que han sufrido un traumatismo craneoencefálico

Menores de 2 años	Mayores de 2 años
Riesgo alto	**Riesgo alto**
• Focalidad neurológica • Fractura de cráneo (sospecha por exploración o por Rx previa) • Convulsión • GCS < 15 • Abombamiento de la fontanela • Pérdida de consciencia de > 1 min • Vómitos persistentes (> 3) • Traumatismo penetrante • Historia de maltrato • Mecanismo de alto riesgo1	• Focalidad neurológica • Fractura de cráneo (sospecha por exploración o por Rx previa) • Convulsión • GCS < 15 • Pérdida de consciencia de > 1 min • Vómitos persistentes (> 3) • Traumatismo penetrante
Riesgo intermedio	**Riesgo intermedio**
• Vómitos (≤ 3) • Pérdida de consciencia < 1 min • Irritabilidad • Cambio de comportamiento • Cefalohematoma	• Vómitos (≤ 3) • Pérdida de consciencia < 1 min • Cefalea • Mecanismo de alto riesgo
Riesgo bajo	**Riesgo bajo**
• GCS de 15 • Exploración neurológica normal • Sin signos de fractura • Sin síntomas asociados (pérdida de consciencia, vómitos, cefalea, alteración del comportamiento) • Mecanismo traumático banal	• GCS de 15 • Exploración neurológica normal • Sin signos de fractura • Sin síntomas asociados (pérdida de consciencia, vómitos, cefalea, alteración del comportamiento) • Mecanismo traumático banal

ALT: alanina-transaminasa; AST: aspartato-transaminasa; GCS: escala de coma de Glasgow (*Glasgow coma scale*); Rx: radiografía.

muy frecuente en niños, y el cefalohematoma. En el caso del cefalohematoma, la lesión no atraviesa suturas y se va a relacionar con gran frecuencia con fractura. Por otro lado, el hematoma subgaleal («chichón») va asociarse mucho menos a fractura, atraviesa suturas y presenta un carácter fluctuante.

En relación con las fracturas, serán quirúrgicas las que presenten un desplazamiento o hundimiento mayor de 1 cm. Se debe prestar especial atención a las que afectan a la base del cráneo, se encuentran diastasadas o asocian neumocéfalo ante el riesgo de infección. En los lactantes, existe riesgo de fractura evolutiva, ya que las fuerzas centrífugas de un encéfalo en crecimiento se oponen al cierre de la propia fractura; es por ello por lo que las fracturas en menores de 1 año han de controlarse (**Fig. 46-10**).

El hematoma epidural es la lesión hemorrágica postraumática más frecuente en pediatría. El sangrado se produce entre el cráneo y la duramadre, no cruza suturas, presenta una morfología biconvexa y, en un 90 % de los casos, está asociado a fractura.

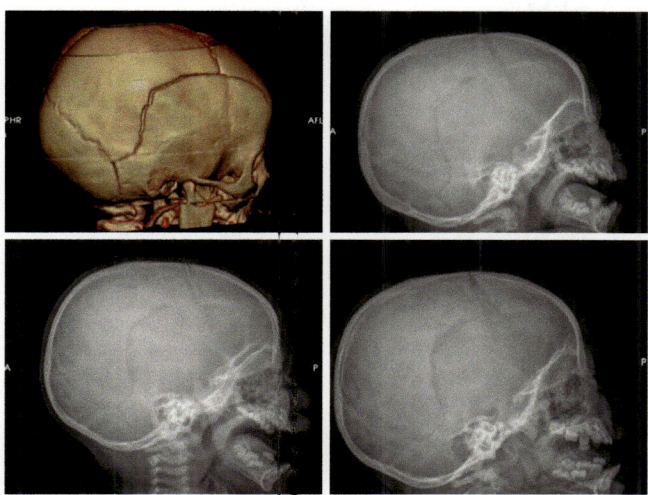

Figura 46-10. Fractura evolutiva en un niño de 11 meses que no consolida en los controles.

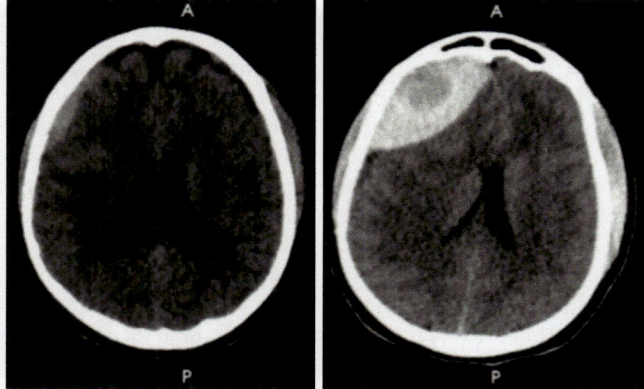

Figura 46-11. Paciente de 15 años con traumatismo craneoencefálico. Crecimiento de hematoma epidural en 2 horas.

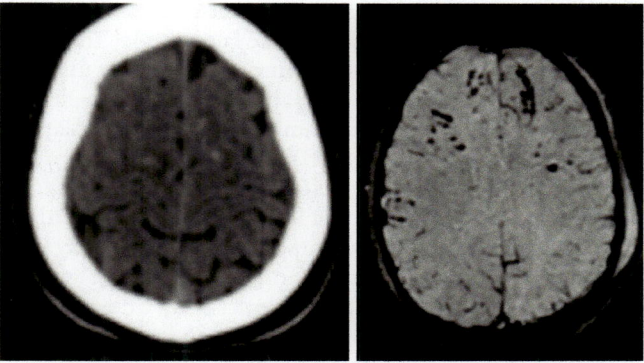

Figura 46-12. Lesiones axonales difusas apenas perceptibles en tomografía computarizada, puestas de manifiesto en la secuencia de susceptibilidad magnética (SWI) de resonancia magnética.

Suele existir un intervalo lúcido entre el traumatismo y la clínica y tiene un potencial de crecimiento muy rápido, por lo que, si el estudio de TC es muy precoz, se recomienda realizar un control en 6 horas para valorar el crecimiento (**Fig. 46-11**). La presencia de áreas hipodensas (< 40 unidades Hounsfield [UH]) en el seno del hematoma sugieren sangrado activo y, por lo tanto, un enorme potencial de crecimiento rápido.

En el hematoma subdural, el sangrado se produce entre la duramadre y la aracnoides por rotura de venas puentes. Cruza suturas y presenta morfología de media luna. Puede condicionar efecto de masa y desplazamiento de estructuras de la línea media con edema unilateral. Es mucho menos frecuente en pediatría y requiere mecanismos de alta energía para producirse, con fuerzas de cizallamiento implicadas, por lo que, ante el diagnóstico de hematomas subdurales (sobre todo, si se encuentran en diferentes estadios evolutivos), ha de sospecharse traumatismo no accidental (TNA).

La hemorragia subaracnoidea tampoco es frecuente en la población pediátrica; requiere un traumatismo de alta energía con lesión de vasos superficiales.

En las contusiones hemorrágicas, el parénquima se contunde contra superficies óseas. Se producen lesiones por golpe y contragolpe, especialmente, en regiones frontobasales y temporobasales. Pueden ser escasamente visibles en las primeras horas y progresar.

Las lesiones axonales difusas (LAD) son lesiones por cizallamiento entre estructuras de distintas densidades. Se producen ante traumatismos de muy alta energía y mecanismos de aceleración-desaceleración. Las lesiones se localizan en zonas de confluencia de sustancia blanca y sustancia gris, ganglios basales, esplenio del cuerpo calloso y, típicamente, mesencéfalo dorsal. Con frecuencia, las LAD no son visibles en el estudio de TC, por lo que existe una llamativa disociación clínico-radiológica. Será la RM (especialmente, las secuencias de susceptibilidad magnética [SWI, *susceptibility-weighted imaging*] y de difusión) la que detecte las LAD (**Fig. 46-12**).

Lesiones secundarias

Serán lesiones secundarias las que se producen de forma diferida una vez pasadas las primeras 48-72 h. Son las causantes de gran parte de la morbimortalidad del paciente traumático.

Se hablará de *swelling* ante el aumento de volumen cerebral con una densidad normal del parénquima. Se observará colapso de los espacios subaracnoideos corticales, cisternales o del sistema ventricular. Por otro lado, se pasará a denominar **edema cerebral** con los mismos hallazgos que el *swelling*, pero con hipodensidad difusa del parénquima y pérdida de la diferenciación de sustancia gris/blanca.

En las herniaciones cerebrales, alguna parte del cerebro protuye a través de alguna de las estructuras que ayudan en su fijación. En función de la zona anatómica a través de la cual se produce la herniación, se distingue **herniación subfalcial** (herniación de la circunvolución del cíngulo por debajo de la hoz cerebral de un hemisferio a otro), *transtentorial* (herniación a través del tentorio; puede ocurrir en sentido ascendente o descendente dependiendo de si el aumento de presión intracraneal proviene del compartimento supratentorial o infratentorial) o del **agujero magno** (herniación de las amígdalas del cerebelo a través del foramen magno).

Muchos de los síntomas de los pacientes con herniación cerebral son producidos por la lesión de las estructuras comprimidas (arterias cerebrales, tronco del encéfalo, pares craneales, etc.). Las herniaciones informan de manera indirecta de un aumento de la presión intracraneal.

Diversos estudios clínicos y experimentales han demostrado una elevada incidencia de fenómenos isquémicos instaurados ya en las primeras horas del traumatismo y una clara relación pronóstica de estos. Las zonas de infarto aparecen con mayor frecuencia en aquellos pacientes que han presentado episodios conocidos de hipotensión arterial, hipoxia o hipertensión intracraneal. También son frecuentes infartos focales secundarios a herniación subfalcial (por pinzamiento de la arteria cerebral anterior) y transtentorial (pinzamiento de la arteria cerebral posterior) (**Fig. 46-13**).

Traumatic Coma Data Bank

Para la toma de decisiones neuroquirúrgicas, está ampliamente consensuada la utilización de la escala del Traumatic Coma Data Bank, que se ha demostrado que es útil para la identificación precoz de los pacientes con riesgo elevado de hipertensión intracraneal también en la edad pediátrica. Esta clasificación (**Tabla 46-3**) valora el riesgo y pronóstico en función de la desviación de estructuras de la línea media (> 5 mm), el estado de las cisternas peritronculares (colapsadas) y la presencia o no de una lesión hemorrágica de volumen crítico (25 mL). Todo paciente que cumpla alguno de estos tres criterios ha de ser sometido a cirugía. Algunos autores reducen el volumen de la lesión hemorrágica a 15 mL.

Papel de la resonancia magnética en el traumatismo craneoencefálico

Aunque se ha analizado el papel central de la TC en el estudio del TCE, la RM puede ayudar a evaluar la extensión de las lesiones cerebrales con una alta sensibilidad y especificidad.

Será especialmente útil en pacientes con disociación clínico-radiológica que presentan una TC normal o con alteraciones mínimas, pero persistan con un estado neurológico alterado. Así, la RM será la técnica de elección en el estudio de las LAD (**Fig. 46-14**).

La RM también será de utilidad para la valoración de complicaciones y lesiones secundarias, especialmente, isquémicas. Las secuencias de difusión y tensor de difusión aportarán información pronóstica a la lesiones detectadas en TC (**Fig. 46-15**).

La RM permite, además, la datación cronológica de las lesiones, lo cual es especialmente útil si se sospechan traumatismos de repetición como en el TNA.

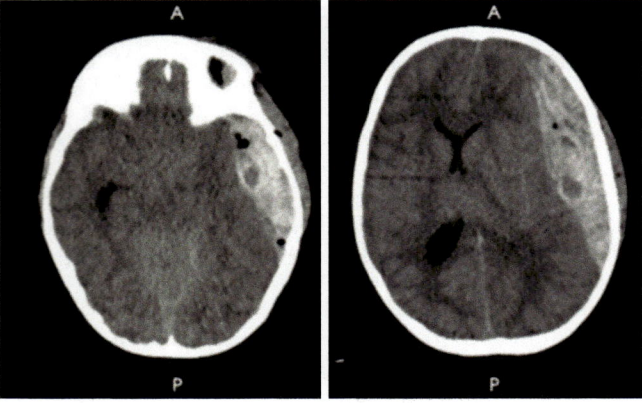

Figura 46-13. Signos de herniación transtentorial descendente con colapso cisternal. Signos de herniación subfalcial.

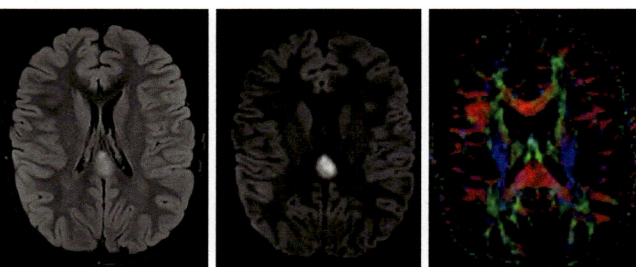

Figura 46-14. Lesión axonal difusa a nivel del esplenio del cuerpo calloso. De izquierda a derecha: hiperseñal en FLAIR (*fluid attenuated inversion recovery*), foco de restricción en difusión y alteración de las fibras en el tensor.

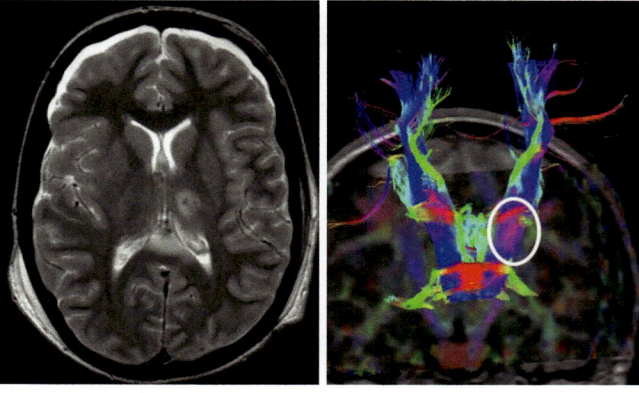

Figura 46-15. Lesión traumática capsulotalámica izquierda, con su traducción sobre la vía corticoespinal en tractografía, que explica la hemiparesia de la paciente.

Tabla 46-3. Traumatic Coma Data Bank	
Categoría	Definición
Lesión difusa I	TC normal
Lesión difusa II	• Cisternas presentes • Desviación de la línea media de 0-5 mm • Sin lesión hemorrágica > 25 mL
Lesión difusa III (*swelling*)	• Cisternas comprimidas o ausentes • Desviación de la línea media de 0-5 mm • Sin lesión hemorrágica > 25 mL
Lesión difusa IV	• Desviación de la línea media > 5 mm • Sin lesión hemorrágica > 25 mL
Lesión focal evacuada	Cualquier lesión evacuada quirúrgicamente
Lesión focal no evacuada	Lesión > 25 mL no evacuada

TC: tomografía computarizada.

TRAUMATISMO NO ACCIDENTAL. MALTRATO INFANTIL

El maltrato infantil se define como los abusos y la desatención de que son objeto los menores de 18 años. Incluye desde el maltrato físico o psicológico a la negligencia. Los niños menores de 1 año son quienes presentan un mayor riesgo de sufrir maltrato. John Caffey en 1946 y más adelante Kempe y Silverman describieron las manifestaciones radiológicas observadas en los niños maltratados físicamente.

Las lesiones cutáneas pueden ser el primer signo de alerta de abuso, sin embargo, con frecuencia, el paciente acude con una clínica enmascarada, por lo que los estudios radiológicos son fundamentales.

Desde el punto de vista radiológico, las fracturas aportarán evidencia de que el maltrato físico ha sido grave, por lo que habrán de ser específicamente investigadas. Por otro lado, el abuso ha de ser sospechado ante lesiones no explicables por la historia referida por los acompañantes del niño. Los mecanismos de abuso físico (en ocasiones, repetidos) provocan todo un espectro de lesiones que el radiólogo debe conocer. La combinación de hematomas subdurales, lesión parenquimatosa cerebral y hemorragias retinianas conforman la tríada del *shacking baby syndrome* o síndrome del niño zarandeado.

Traumatismo esquelético

Las fracturas son las lesiones más prevalentes en el paciente que ha sufrido abuso físico. El estudio radiográfico del esqueleto (Rx seriada esquelética) es la modalidad de imagen recomendada en todos los niños menores de 2 años con sospecha de maltrato. Entre los 2 y los 5 años de vida, las fracturas clínicamente ocultas son poco frecuentes y, por lo tanto, la Rx seriada esquelética deberá realizarse únicamente cuando haya una sospecha clínica alta de maltrato físico. En niños mayores de 5 años, la Rx seriada esquelética no estará indicada y se recomienda obtener imágenes únicamente de las áreas de interés clínico. Se recomienda el ingreso del niño en el hospital hasta que se realicen todos los estudios.

Cuando el resultado de la Rx seriada esquelética sea positivo (o en los casos en que sea negativa, pero exista una alta sospecha de maltrato), será necesaria la realización de un estudio de seguimiento a las dos semanas del estudio inicial. Este control será útil para poder datar las fracturas de forma correcta, detectar nuevas fracturas y confirmar lesiones dudosas (**Fig. 46-16**).

Las Rx deberán realizarse con técnica de alta resolución, con las proyecciones correctas, y ser supervisadas por un radiólogo. Las lesiones sospechosas han de ser visualizadas en, al menos, dos planos. El estudio incluye un total de 21 radiografías (**Tabla 46-4**).

Se considerarán como altamente sugestivas de abuso las fracturas costales posteriores y la lesión metafisaria clásica (fractura «en esquina» o «en asa de cubo»). Estas lesiones difícilmente pueden ser causadas por caídas accidentales o maniobras de reanimación cardiopulmonar.

Las fracturas de costillas son un fuerte indicador de maltrato en lactantes y niños pequeños, relacionándose con abuso hasta en el 82 % de los casos. Las fracturas costales próximas a las articulaciones costovertebrales se producen por fuerzas de compresión anteroposterior del tórax, como ocurre en las sacudidas violentas propias del síndrome del niño zarandeado. Las fracturas costales agudas pueden resultar difíciles de identificar cuando no hay desplazamiento de fragmentos.

Tabla 46-4. Estudio radiográfico del esqueleto

AP de cráneo	AP de húmeros
Lateral de cráneo*	AP de antebrazos
Lateral de columna cervical	Oblicuas de manos
AP de tórax	AP de fémures
Lateral de tórax	AP de tibias
Oblicuas de costillas	AP de pies
AP de pelvis	–
Lateral de columna lumbar	

*La proyección de Towne y ambas vistas laterales del cráneo se deben obtener si se sospecha traumatismo craneoencefálico.
AP: anteroposterior.

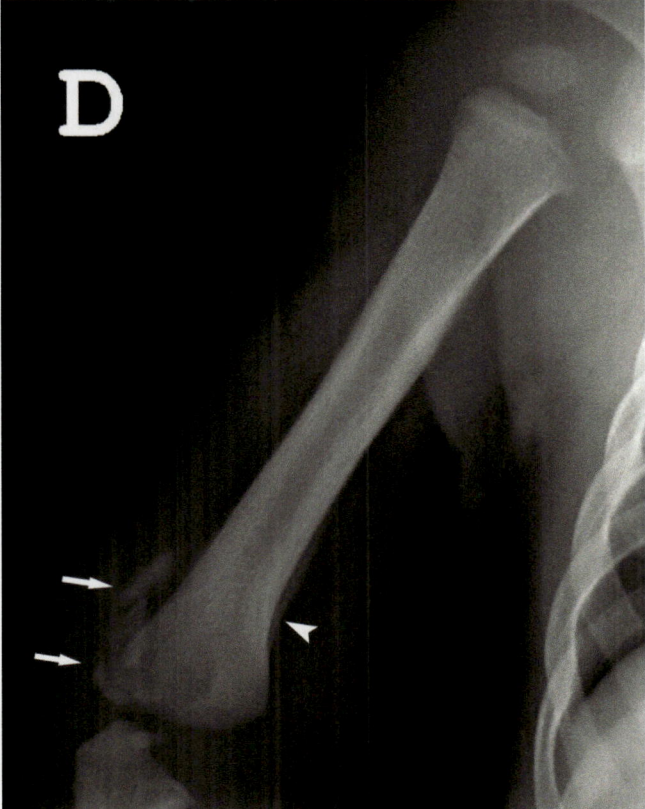

Figura 46-16. Radiografía anteroposterior del húmero derecho, que evidencia una fractura metafisaria humeral distal (flechas) asociada a reacción perióstica establecida (cabeza de flecha). Se consideró que se trataba de una fractura de entre 7 y 15 días de evolución. Las fracturas de huesos largos en niños menores de 2-3 años, especialmente, cuando no se explican por un mecanismo accidental claro o existe un retraso en la asistencia a urgencias deben ser consideradas sospechosas de maltrato físico, por lo que se realizó una serie esquelética radiográfica.

Las proyecciones oblicuas del tórax ayudan en la detección de fracturas costales (**Fig. 46-17**). En ocasiones, no será hasta que las fracturas costales desarrollen reacción perióstica y callo óseo cuando se vuelvan evidentes en la Rx.

La lesión metafisaria clásica (LMC) incluye las denominadas fractura «en esquina» (*corner*) o fractura «en asa de cubo» en función de su extensión en la zona de osificación transitoria de la metáfisis. La relación entre estas lesiones y el maltrato físico ha sido ampliamente demostrada. Estas lesiones son de alta especificidad para maltrato en lactantes y niños menores de un año. La LMC ocurre cuando la extremidad es sometida a fuerzas de torsión y tracción o a fuerzas de aceleración asociadas a sacudidas. Son más comunes en el fémur distal, la tibia proximal y distal, así como en el húmero proximal. Es importante diferenciar la LMC de una variante de la normalidad en la osificación metafisaria y, para hacerlo, es necesario conocer las variantes anatómicas y valorar la evolución de las posibles lesiones en las Rx de control a las dos semanas. Así, se observará la estabilidad de la imagen en los casos de variantes anatómicas o la tendencia a la curación y reacción perióstica en las verdaderas fracturas.

Las fracturas de la diáfisis de huesos largos tienen una fuerte asociación a maltrato en lactantes que no han iniciado la deambulación. En lactantes o menores de 2 años con fracturas, la Rx seriada esquelética identifica fracturas adicionales hasta en un 10 % de los casos.

Precisar el tiempo de evolución de las fracturas es crucial en la evaluación radiológica del maltrato. La formación de hueso subperióstico ocurre generalmente entre los 7 y los 10 días; el callo blando se ve entre los 10 y los 14 días, y la formación de callo duro, entre los 14 y los 21 días. Las Rx de seguimiento son útiles para la datación una fractura. Cuando el patrón de curación no es consistente con la historia aportada, se debería considerar la posibilidad de maltrato.

Traumatismo visceral

El traumatismo abdominal y torácico en el contexto de maltrato físico es infrecuente, pero tiene una alta morbilidad y mortalidad y la sintomatología suele ser inespecífica. Los mecanismos lesionales generalmente son bien golpes directos, bien fuerzas de desaceleración brusca. Las lesiones abdominales incluyen perforaciones intestinales, hematomas murales duodenal o yeyunal, hemorragias suprarrenales, y laceraciones pancreáticas, esplénicas y hepáticas. Las contusiones pulmonares, el neumotórax y el hemotórax pueden también presentarse en el contexto de maltrato (**Fig. 46-18**).

El manejo de una lesión toracoabdominal aguda es similar al de una lesión traumática de otro origen, siendo la TC multidetector (TCMD) con contraste intravenoso la técnica de imagen de elección. Se sospechará maltrato cuando no existen antecedentes traumáticos claros o el mecanismo lesional explicado no es proporcional al daño visceral. Por otro lado, en el contexto del niño con sospecha de maltrato, los principales indicadores clínicos de lesión visceral abdominal serán la presencia de equimosis en pared abdominal, el dolor difuso o la distensión abdominal. En ausencia de estos signos, una elevación de enzimas hepáticas en sangre (aspartato-transaminasa [AST] o alanina-transaminasa [ALT] > 80 U/L) es también

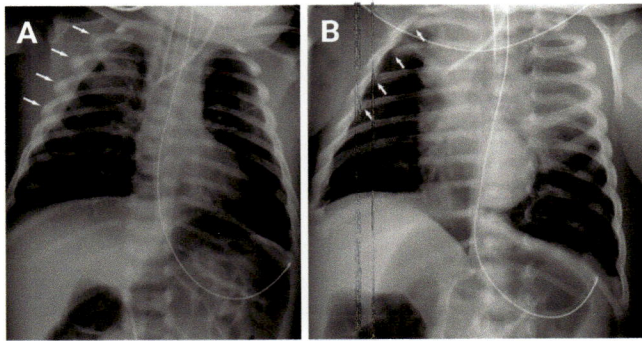

Figura 46-17. A) Radiografía (Rx) de tórax anteroposterior portátil en la unidad de cuidados intensivos pediátricos (UCIP), en la que se observan fracturas costales derechas altas (flechas). Se realizó un estudio mediante Rx seriada esquelética portátil en la UCIP. Las Rx confirmaron las fracturas costales laterales en el 2º, 3º, 4º y 5º arcos derechos, mejor visualizadas en la proyección oblicua derecha, con ligero desplazamiento de los fragmentos **(B)**.

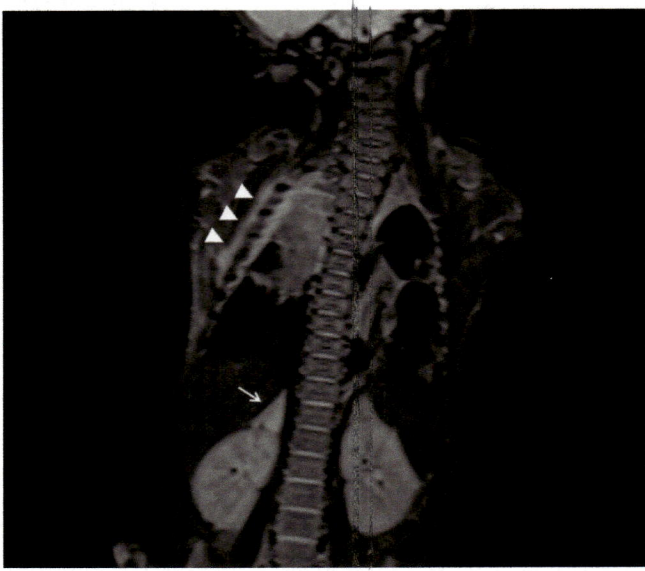

Figura 46-18. Secuencia T2 STIR (*short time/tau inversion recovery*) coronal, que confirma lesión de tejidos blandos en relación con fracturas costales derechas (triángulos), así como la presencia de un hematoma suprarrenal derecho (flecha).

un buen marcador clínico de lesión visceral e indicación de estudio complementario dirigido mediante TC abdominal.

Traumatismo craneoencefálico

El TCE es la principal causa de morbilidad y mortalidad en lactantes víctimas de maltrato. Frecuentemente, los pacientes maltratados con TCE se presentan en los servicios de urgencias con clínicas no específicas y pueden no referir una historia de traumatismo. La clínica inicial es variable e inespecífica, incluyendo irritabilidad, vómitos, apnea y crisis. La historia explicada por los padres o cuidadores es con frecuencia vaga y, a menudo, cambia con el tiempo. Todo ello condiciona que, en más del 30 % de los niños maltratados, el abuso pase desapercibido en la exploración inicial.

Las fracturas lineales simples de cráneo en lactantes y niños pequeños son frecuentes por caídas accidentales, incluso desde escasa altura, por lo que no se considerarán sugestivas de maltrato. Las fracturas craneales complejas (múltiples, diastásicas, deprimidas o estrelladas) implican un mecanismo de más alta energía, por lo que, en caso de que el traumatismo referido no sea coherente con el hallazgo, sí que deben alertar hacia un posible maltrato.

En pacientes que presenten síntomas neurológicos susceptibles de requerir una intervención quirúrgica urgente, la TC de cráneo será el estudio de neuroimagen de elección inicial (**Fig. 46-19**). La TC presenta gran sensibilidad en la detección de la hemorragia aguda y el desplazamiento de estructuras de la línea media, sin embargo, las lesiones secundarias a cizallamiento o áreas de edema cerebral incipiente pueden ser minusvalorados. Muchos de los hallazgos por TC, además, son inespecíficos, por lo que requerirán de un diagnóstico diferencial.

Mientras que el hematoma epidural es una lesión frecuente en los traumatismos accidentales infantiles, el hematoma subdural se encuentra asociado de manera significativa al maltrato. Los hematomas subdurales pueden aparecer en áreas de contragolpe. Los pacientes maltratados a menudo se presentan con colecciones subdurales crónicas asociadas a lesiones más recientes o agudas, traduciendo la existencia de un episodio previo. La presencia de hematomas subdurales en diferentes estadios de evolución ha de ser interpretada como existencia de un traumatismo craneal repetido y, por lo tanto, como altamente sugestivo de maltrato. La combinación de TC y RM es útil para datar las hemorragias y caracterizar las lesiones.

La RM permite una mejor caracterización de las lesiones objetivadas por TC (**Fig. 46-20**). Permite una evaluación más exhaustiva de los niños clínicamente estables con lesiones agudas y una mejor valoración de las lesiones crónicas. La RM se prefiere sobre la TC, dada su mayor sensibilidad para la detección de afectación parenquimatosa y de lesiones en diferentes estadios evolutivos o de diferente cronología.

El protocolo de RM utilizado incluirá secuencias *spin echo* potenciadas en T1 y T2 en diferentes planos, imágenes FLAIR (*fluid attenuated inversion recovery*), eco de gradiente y secuencias potenciadas en difusión. La secuencias de eco de gradiente así como las SWI serán muy sensibles en la detección de productos de oxidación de la hemoglobina, por lo que resultarán de gran utilidad en el cribado de lesiones antiguas o pequeñas hemorragias petequiales (**Fig. 46-21**).

A menudo, el mecanismo del TNA es complejo e incluye contusiones directas, fenómenos de cizallamiento, así como de hipoxia/isquemia. Estos distintos mecanismos se van a ver reflejados en las diferentes lesiones parenquimatosas cerebrales que estos niños presentarán. Así, las fuerzas de contacto directo serán las responsables de los focos de contusión y laceración. Los fenómenos de aceleración-desaceleración condicionarán LAD, especialmente, a nivel de la unión entre sustancia blanca y gris, cuerpo calloso y tronco encefálico. Los fenómenos de hipoxia/isquemia secundarios a la apnea, distrés respiratorio, hipotensión y actividad comicial prolongada serán los responsables de las lesiones isquémicas cerebrales, que contribuirán a empeorar el pronóstico de estos niños. Las lesiones de hiperflexión/hiperextensión pueden causar daño en los centros respiratorios del tronco del encéfalo y acabar condicionando una anoxia global, con edema cerebral difuso.

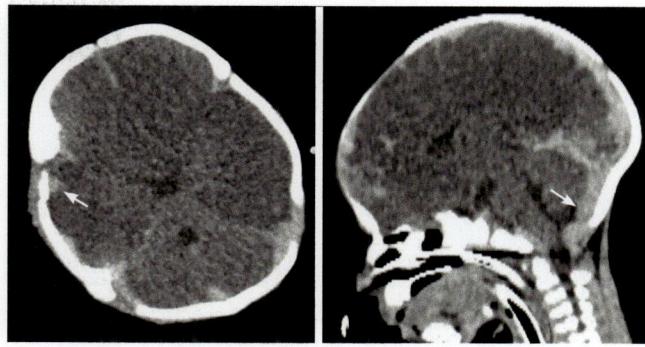

Figura 46-19. Lactante de 28 días de vida traído a urgencias tras parada cardiorrespiratoria en el domicilio. Tomografía computarizada inicial, que muestra sendas láminas hemáticas subdurales a nivel temporal y hemisférico derecho, así como en la fosa posterior (flechas).

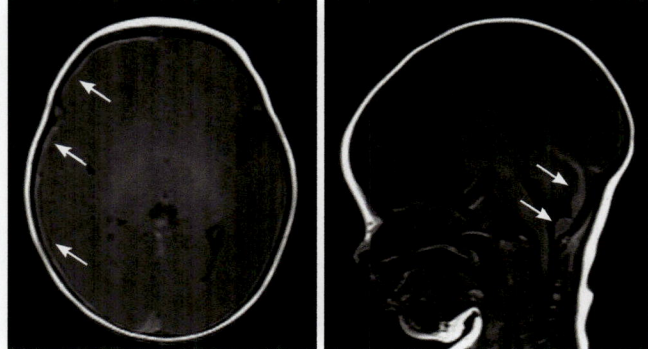

Figura 46-20. Correlación del estudio de tomografía computarizada con el de resonancia magnética en secuencias potenciadas en T1 en planos axial y sagital, donde se confirman los hematomas subdurales (flechas).

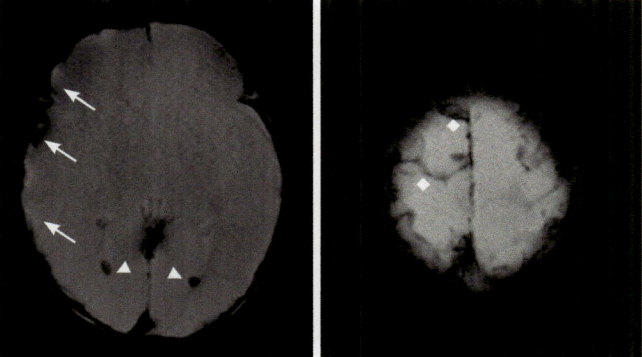

Figura 46-21 Secuencia potenciada en T2 GE (gradiente de eco) del mismo paciente de 28 días, que muestra la presencia de artefacto ferromagnético secundario a material hemático en las colecciones subdurales (flechas) e intraventricular (triángulos), así como la rotura de las venas puentes (rombos).

Las imágenes de FLAIR serán de utilidad en la detección de hemorragia subaracnoidea, edema, contusiones y áreas de LAD. La secuencia de difusión determinará la presencia y extensión de la lesión isquémica precoz y ayudará en la valoración de la LAD, al mismo tiempo que contribuirá a la datación cronológica de las lesiones (**Fig. 46-22**).

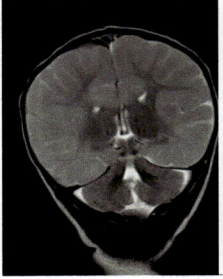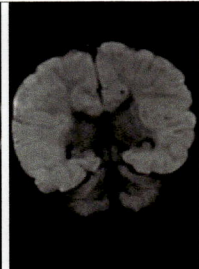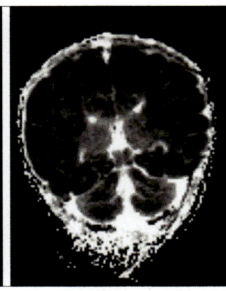

Figura 46-22 Secuencia potenciada en T2 en el plano coronal y resonancia magnética de difusión del mismo paciente, que muestra el marcado edema citotóxico generalizado a nivel supratentorial, adquiriendo la característica imagen de *reversal sign*, con preservación únicamente de las estructuras centrales y de fosa posterior.

Es muy recomendable la evaluación de la charnela craneovertebral y la columna para descartar lesión ligamentosa e inestabilidad atlantoaxial y valorar la extensión de los hematomas subdurales (**Fig. 46-23**).

Diagnóstico diferencial en el maltrato físico infantil

La seriada esquelética radiográfica permite identificar una gran variedad de alteraciones que deben diferenciarse de las lesiones por maltrato. Las fracturas múltiples o irregularidades metafisarias que simulen LMC pueden darse en casos de osteogénesis imperfecta, raquitismo, sífilis o displasias óseas. Estas mismas lesiones, así como pequeños hematomas subdurales intracraneales pueden observarse como resultado de partos distócicos. En la enfermedad de Caffey, en la anemia de células falciformes, en la leucemia y en la osteomielitis, se puede objetivar formación de hueso nuevo subperióstico. La gran mayoría de estas entidades pueden descartarse mediante una correcta anamnesis, simples pruebas de laboratorio o estudios genéticos. Los estudios de neuroimagen son también un importante elemento en el diagnóstico diferencial con otras

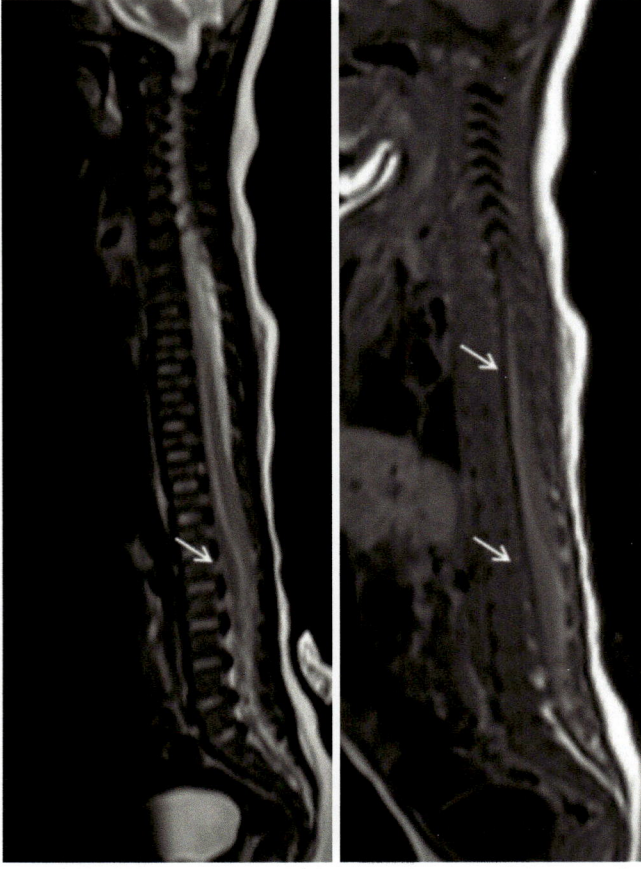

Figura 46-23 Resonancia magnética espinal en secuencias potenciadas en T2 y T1 del mismo lactante, con demostración de hematoma subdural espinal anterior con desplazamiento posterior del cordón medular (flechas).

entidades que puedan simular lesión craneal por abuso como la aciduria glutárica de tipo I, la galactosemia, la homocistinuria, el síndrome de Menkes o el síndrome de Alagille.

 PUNTOS CLAVE

- En la atención al paciente politraumatizado pediátrico, la valoración inicial debe hacerse con una Rx simple básica, reservándose la ecografía para el traumatismo abdominal leve y la TC con contraste para la valoración del tórax y el abdomen en el traumatismo grave.
- Se tiende a un manejo conservador de las lesiones abdominales en pediatría, siguiendo la máxima de «estudia por imagen de forma agresiva, trata de forma conservadora». En este contexto, las técnicas de radiología intervencionista pueden evitar cirugías que tienen un mayor coste en forma de complicaciones/comorbilidad.
- El niño presenta una serie de particularidades fisiológicas que le hacen más sensible al TCE. Para la selección de a qué pacientes realizar una TC, es importante estadificar por riesgo a los niños que han sufrido un TCE, teniendo en cuenta las diferencias fisiológicas entre menores y mayores de 2 años.

- En un TCE, las lesiones primarias son las que se producen en el momento del evento por un daño directo, mientras que las secundarias pueden hacerlo de forma diferida en 48-72 h y, por lo tanto, son evitables.
- Aunque en el TCE la TC es la prueba de elección, la RM puede ayudar a evaluar la extensión de las lesiones cerebrales y la temporalidad y aportar información pronóstica.
- El radiólogo tiene un papel central en el diagnóstico del TNA.
- La Rx seriada esquelética es la modalidad de imagen recomendada en todos los niños menores de 2 años con sospecha de maltrato.
- La LMC, fractura «en esquina» o «en asa de cubo» es la fractura de mayor especificidad de maltrato en lactantes y niños menores de 1 año.
- Los hematomas subdurales, la lesión parenquimatosa cerebral y las hemorragias retinianas conforman la tríada del síndrome del niño zarandeado.

BIBLIOGRAFÍA

American Association for the Surgery of Trauma. Injury Scoring Scale [consulta el 24 de abril de 2024]. Disponible en: https://www.aast.org/resources-detail/injury-scoring-scale

Daviesa DA, Sigmund HE, Pearld R, Langer JC, Traubicib J, Mikrogianakisc A, et al. What is the significance of contrast "blush" in pediatric blunt splenic trauma? J Pediatr Surg. 2010;45(5):916-20.

Gonzalez Balenciaga M. Traumatismo craneal. En: Protocolos diagnósticos y terapéuticos en urgencias de pediatría. 3ª ed. Madrid: Asociación Española de Pediatría y Sociedad Española de Urgencias de Pediatría; 2020. p. 233-45.

Goubran D, Batoo D, Linton J, Shankar J. Initial CT imaging predicts mortality in severe traumatic brain injuries in pediatric population-a systematic review and meta-analysis. Tomography. 2023;9(2):541-51.

Holmes JF, Lillis K, Monroe D, Borgialli D, Kerrey BT, Mahajan P, et al.; Pediatric Emergency Care Applied Research Network (PECARN). Identifying children at very low risk of clinically important blunt abdominal injuries. Ann Emerg Med. 2013;62(2):107-16.e2.

Karmazyn B, Marine MB, Wanner MR, Sağlam D, Jennings SG, Hibbard RA. Establishing signs for acute and healing phases of distal tibial classic metaphyseal lesions. Pediatr Radiol. 2020;50(5):715-25.

Lacerda-Gallardo AJ, Abreu-Pérez D. Traumatismo craneoencefálico en pediatría. Nuestros resultados. Rev Neurol. 2003;36(2):108-12.

Martin A, Paddock M, Johns CS, Smith J, Raghavan A, Connolly DJA, et al. Avoiding skull radiographs in infants with suspected inflicted injury who also undergo head CT: "a no-brainer?" Eur Radiol. 2020;30(3):1480-7.

Miele V, Di Giampietro I, Ianniello S, Pinto F, Trinci M. Diagnostic imaging in pediatric polytrauma management. Radiol Med. 2015;120(1):33-49.

Moore MA, Wallace EC, Westra SJ. The imaging of paediatric thoracic trauma. Pediatr Radiol. 2009;39(5):485-96.

Offiah AC, Adamsbaum C, Van Rijn RR. ESPR adopts British guidelines for imaging in suspected non-accidental injury as the European standard. Pediatr Radiol. 2014;44(11):1338.

Royal College of Radiologists. The radiological investigation of suspected physical abuse in children. Londres: Royal College of Radiologists; 2017.

Silen M, Bliss M. Pediatric thoracic trauma. Portland: Medscape; 2013.

Sivit CJ. Pediatric abdominal trauma imaging: imaging choices and appropriateness. Appl Radiol. 2013;42(5):8-13.

Smith LGF, Milliron E, Ho ML, Hu HH, Rusin J, Leonard J, et al. Advanced neuroimaging in traumatic brain injury: an overview. Neurosurg Focus. 2019;47(6):E17.

Wesson DE, Naik-Mathuria B. Pediatric trauma: pathophysiology, diagnosis, and treatment. 2ª ed. Boca Raton: CRC Press; 2016.

El tórax del niño

47

L. Riaza Martín

 OBJETIVOS

- Revisar las principales patologías torácicas pediátricas en las que el diagnóstico por la imagen desempeña un papel importante, ya sea en el diagnóstico, en la estadificación o en el seguimiento.
- Analizar cómo dicha patología difiere sustancialmente de la del adulto, con una mayor expresividad de la patología congénita/malformativa/genética, una patología típicamente asociada al paciente pediátrico (p. ej., aspiración de cuerpo extraño) y con tumores muy distintos en sus características a los del adulto.
- Determinar cómo adaptar las técnicas de imagen en pediatría a estos pacientes, que pueden ser poco colaboradores, y a los que se quiere evitar una dosis acumulada de irradiación por sus posibles implicaciones futuras.

TUMORES TORÁCICOS

Los tumores torácicos en pediatría se pueden clasificar, según su origen, en pulmonares, mediastínicos y de la caja torácica; y, según su comportamiento, en benignos o malignos.

La clínica de presentación más frecuente en las tumoraciones benignas o malignas pulmonares son la fiebre y la tos en términos globales. La hemoptisis o el distrés (dificultad) respiratorio son más frecuentes en las tumoraciones malignas. Un tumor mediastínico puede debutar con distrés respiratorio o un síndrome de la vena cava superior, por la compresión sobre las estructuras respiratorias o vasculares. Un derrame pleural persistente con fiebre escasa y sin tendencia a la resolución puede sugerir un tumor de la pared costal y la necesidad de completar el estudio.

En general, el abordaje radiológico de estas lesiones suele realizarse mediante radiografía (Rx) simple como técnica inicial, dada la aparición de una clínica inespecífica (tos, fiebre, palpación de masa, etc.). En la Rx simple será importante detectar, además de consolidación/masa de partes blandas, la presencia de afectación ósea. La ecografía es de utilidad en el caso de tumores de la pared torácica para su caracterización o para guiar una biopsia. La tomografía computarizada (TC) se considera la técnica de elección inicial, sobre todo, para la valoración de tumores pulmonares. Los tumores mediastínicos y de la caja torácica actualmente son más susceptibles de ser valorados mediante resonancia magnética (RM). Estas técnicas permitirán hacer un diagnóstico diferencial, valorar los trayectos seguros para la biopsia o el tratamiento quirúrgico y realizar el seguimiento oncológico.

Tumores pulmonares

Los tumores malignos torácicos pulmonares pediátricos más frecuentes son las metástasis de tumores sólidos extracraneales.

La TC es la técnica de elección para la detección de metástasis pulmonares. Es muy sensible para la detección de pequeños nódulos, aunque poco específica. El aspecto más frecuente de las metástasis es el de nódulos sólidos de márgenes bien definidos, periféricos, de entre 5 y 10 mm, sobre todo, en el contexto de tumores extrapulmonares con tendencia a la metástasis.

Los tumores formadores de matriz osteoide (osteosarcoma) pueden mostrar focos de calcificación de los nódulos pulmonares. Aun así, en los nódulos pulmonares no infrecuentes, existen multitud de causas de nódulos de naturaleza benigna, como los granulomas calcificados o los ganglios intrapulmonares de morfología poligonal, y pueden generar confusión. Se debe individualizar cada caso teniendo en cuenta los protocolos oncológicos que correspondan, según la naturaleza de la tumoración primaria.

En algunos contextos, se puede decidir realizar un análisis histológico de los nódulos pulmonares.

La afectación pulmonar, en el caso de linfomas (en el linfoma de Hodgkin o en el linfoma anaplásico de células grandes no hodgkiniano), suelen presentarse como nódulos difusos o masas consolidativas. Generalmente, se asociará a adenopatías hiliares o mediastínicas.

El trastorno linfoproliferativo postrasplante (TLPT) se encuentra asociado a la infección por el virus de Epstein-Barr, que induce proliferación de linfocitos B en los pacientes inmunodeprimidos en el contexto del trasplante de un órgano sólido (especialmente, en el trasplante pulmonar). Su presentación en imagen habitual es en forma de nódulos difusos sólidos bien definidos de 1-4 cm, que pueden asociar adenopatías mediastínicas. El tratamiento principal es el cese de la inmunosupresión.

Tumores pulmonares primarios

Los **tumores primarios pulmonares** pediátricos son raros, aunque muy agresivos y de origen mesenquimal más que epitelial (en contraposición a la edad adulta) y pueden asociarse a síndromes genéticos predisponentes y algunas infecciones. Los más característicos son el tumor inflamatorio miofibroblástico, el blastoma y el tumor carcinoide.

El **tumor inflamatorio miofibroblástico** es una tumoración de bajo grado que puede desarrollarse en múltiples ubicaciones, siendo los pulmones la segunda topografía más frecuente, por detrás del abdomen. Se ha atribuido con frecuencia su origen a una respuesta anómala reparativa de los miofibroblastomos a una agresión condicionada por gérmenes (*Mycobacterium avium intracellulare, Coxiella burnetii*, virus de Epstein-Barr, etc.). Suele debutar en el adolescente como una gran masa sólida solitaria de márgenes bien definidos. Muestran poca captación de contraste, heterogénea en fase retrasada. No suelen calcificar ni cavitarse. Pueden ser agresivos localmente e invadir la pared torácica.

El **blastoma pleuropulmonar** es un tumor raro que se da en menores de 5 años. Por lo general, debuta en forma de masa pleural, con o sin derrame, y no suele invadir la pared torácica. Puede ser quístico (tipo I, con grandes cavidades quísticas, con septos finos y grandes quistes), mixto (tipo II) o sólido (tipo III). Aproximadamente, el 70-75 % de los pacientes con blastoma pleuropulmonar tienen mutaciones en el gen *DICER1* (dicer 1, ribonucleasa de tipo 3), que codifica una proteína involucrada en el procesado del micro-ARN (ácido ribonucleico monocatenario pequeño). Se asocia a múltiples tipos de tumoraciones, de las que destacan los nefromas quísticos y el tumor ovárico de células de Sertoli-Leydig.

El diagnóstico inicial suele ser complejo; radiológicamente, el tipo I imita a la malformación pulmonar congénita quística, y el tipo II-III puede simular una neumonía o, incluso, un empiema. En videotoracoscopia o cirugía, dada su friabilidad, también genera dificultades, siendo el diagnóstico definitivo, fundamentalmente, histológico. El tipo I tiene mejor pronóstico (un 90 % de supervivencia; mientras que, en los tipo II-III, es del 40-60 %), con menor tasa de recurrencia y de metástasis (**Fig. 47-1**).

Los **tumores pulmonares neuroendocrinos**, con su subtipo más frecuente, el **tumor carcinoide**, se originan de las células neuroendocrinas de Kulchitsky y es el tumor pediátrico endobronquial maligno por excelencia. Típicamente, se presentan en adolescentes, en forma de nódulo endobronquial, que condiciona extensas atelectasias, y muestran una hipercaptación tras la administración de contraste.

La gammagrafía con somatostatina o la tomografía por emisión de positrones (PET, *positron emission tomography*) con edotreotida marcada con galio 68 (^{68}Ga-DOTATOC) y fluorodopa marcada con flúor 18 (^{18}F-DOPA) sumados a la TC son de gran utilidad en su estadificación y seguimiento. Tienen un 10-15 % de metástasis al diagnóstico, generalmente, en el hígado, en las glándulas suprarrenales, en el cerebro y en el hueso. El pronóstico es bueno si se consigue una resección completa.

La gran mayoría de tumores pulmonares benignos corresponden a **hamartomas pulmonares**. Se trata de un tejido mesenquimal con una configuración anómala. Por lo general, se descubren en la edad adulta y crecen muy lentamente. Suelen presentarse como lesiones nodulares en la periferia pulmonar. Un 10 % presentan calcificación, con un patrón «en palomitas de maíz». Puede presentar densidad grasa hasta en un 30 % de los casos.

La **papilomatosis respiratoria recurrente** es la aparición de múltiples papilomas en el epitelio respiratorio, frecuentemente, de asiento en la zona laríngea, pero también en la tráquea y en el árbol bronquial distal. Esta entidad tiene una distribución bimodal, estando la forma juvenil relacionada con la infección por el virus del papiloma humano por vía vertical (transplacentario o en el canal del parto). Su aspecto radiológico muestra nódulos endotraqueales o endobronquiales. En la afectación pulmonar, en la Rx y la TC, se aprecian nódulos sólidos o cavitados. También pueden desarrollarse atelectasias por componente obstructivo endobronquial asociado (**Fig. 47-2**).

Tumores mediastínicos

El linfoma y la leucemia son los tumores mediastínicos más habituales y los tumores de células germinales son los segundos en frecuencia. Los tumores neurogénicos deben tenerse en cuenta en las lesiones del mediastino posterior.

El linfoma y la leucemia son dos de los tres tipos de tumores más comunes en pediatría. El tipo de **leucemia** más frecuente es la leucemia linfoblástica aguda, siendo la linfoblástica T la que más se presenta como una masa mediastínica, superponiéndose en presentación e histopatología al linfoma linfoblástico T. El porcentaje de infiltración de la médula ósea es el que determina si se trata de una leucemia o un linfoma.

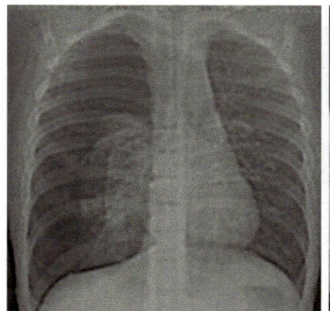
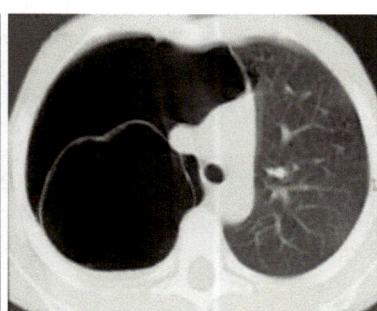
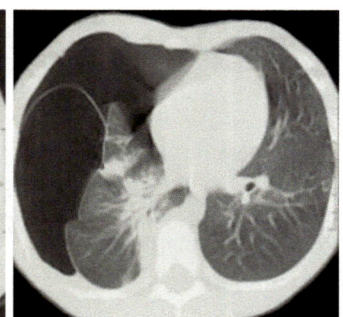

Figura 47-1. Paciente afectado de blastoma pleuropulmonar, que debutó con neumotórax derecho, visualizado en la primera imagen de radiografía simple. En las dos siguientes imágenes de tomografía computarizada en el plano axial, se identifican las lesiones quísticas no diferenciables de la malformación pulmonar quística y el neumotórax asociado.

Su aspecto radiológico es variable dependiendo de la composición sólida o quística y si existe sobreinfección de esta.

Algunos artículos han referido una asociación entre las CPAM y el blastoma pleuropulmonar, uno de los principales tumores pulmonares de la edad pediátrica. Esta relación no está clara y, actualmente, se piensa que existe una cierta superposición histológica entre ambas entidades.

Su manejo actualmente es la tendencia a la resección quirúrgica por el riesgo de infección y de posible degeneración tumoral.

Secuestro pulmonar

Esta lesión consiste en una porción de tejido pulmonar desconectada del árbol bronquial y con una vascularización sistémica (dependiente de la aorta). Existen dos subtipos: el **secuestro pulmonar intralobular**, que se ubica en el interior del resto del tejido pulmonar, con el que comparte pleura visceral; y el **extralobular**, que se encuentra desconectado del resto del parénquima, con su propia pleura visceral.

El secuestro intralobular supone el 75 % de todos los secuestros y se suele ubicar en el lóbulo inferior izquierdo. Su drenaje depende de las venas pulmonares. Puede ser bilateral. Suele presentarse clínicamente en forma de infección, aunque también puede manifestarse en forma de sangrado.

El secuestro extralobular se suele ubicar entre el lóbulo inferior izquierdo y el diafragma. Tiene un drenaje venoso sistémico mediante el sistema ácigos-hemiácigos, aunque también puede drenar por venas pulmonares. Tiene la particularidad de que se asocia hasta en un 65 % de los casos a otras malformaciones congénitas (hernia diafragmática, malformaciones cardíacas, atresia bronquial, CPAM, etc.). Generalmente, es asintomático, aunque se puede asociar a derrame pleural.

Ambas formas pueden conectar con el tracto digestivo, siendo la presencia de broncograma aéreo en estas lesiones sugestiva de dicha conexión, dando lugar a una malformación broncopulmonar/del tracto digestivo.

En lo referente a su aspecto radiológico, la Rx simple mostrará la presencia de una opacidad, generalmente, en la base pulmonar izquierda. La ecografía evidenciará la presencia de una masa sólida con o sin quistes (según si se asocia a CPAM), que mostrará estructuras vasculares en su interior con registro arterial sistémico (bifásico). Si bien puede ser estudiado mediante RM, aún actualmente el estudio por angiografía por TC (angio-TC) arterial (preoperatoria) se considera de elección, dado que demuestra con gran exactitud la vascularización sistémica del secuestro (**Fig. 47-10**).

Al igual que con la CPAM, el tratamiento quirúrgico frente a la conducta expectante es controvertido.

Vascularización sistémica aislada al pulmón normal

Como indica su nombre, consiste en la presencia de arterias sistémicas anómalas que vascularizan el tejido pulmonar sin asociarse a otras alteraciones estructurales. Suele ubicarse en

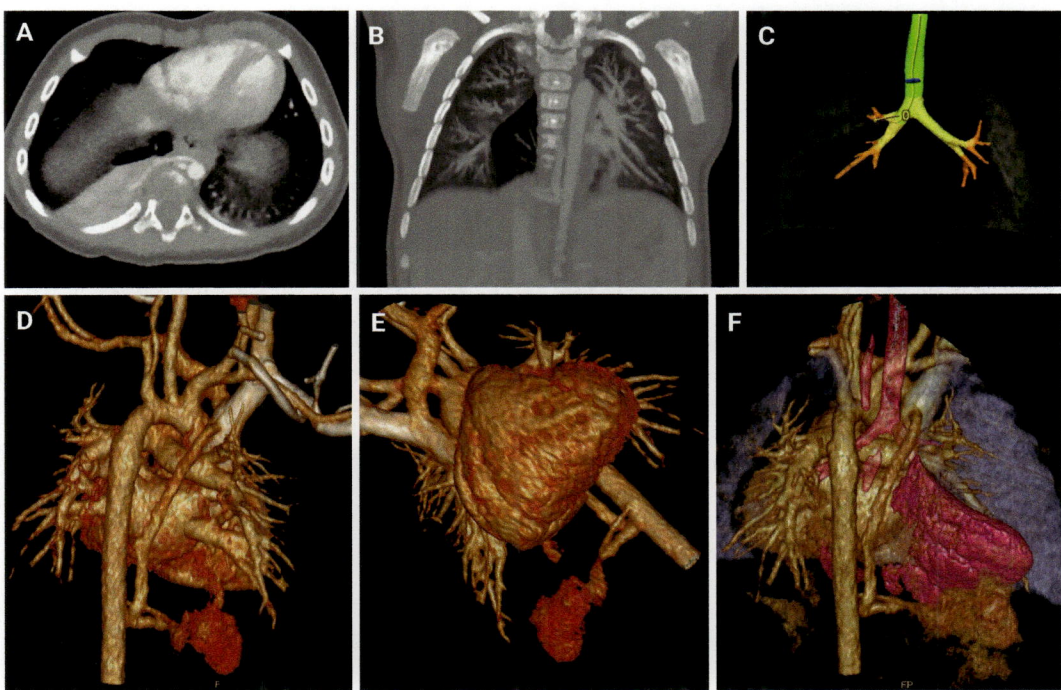

Figura 47-10. Paciente con secuestro pulmonar. **A)** Plano axial en angiografía por tomografía computarizada (angio-TC) con, en la que se observa el componente sólido triangular parenquimatoso y el aporte vascular sistémico desde la aorta descendente. **B)** Plano coronal en el que se muestra el aporte venoso y vascular, así como atrapamiento aéreo y porción sólida. **C)** Imagen del estudio tridimensional del pulmón y la vía aérea. **D)** Reconstrucción volumétrica de angio-TC en vista posterior, en la que se observa el aporte vascular venoso y arterial, así como el componente sólido del secuestro pulmonar. **E)** Reconstrucción volumétrica de angio-TC en vista anteroinferior, en la que se muestra el aporte vascular venoso y arterial, así como el componente sólido del secuestro pulmonar. **F)** Reconstrucción volumétrica de angio-TC en visión posterior, en la que se observa el aporte vascular venoso y arterial, así como el componente sólido del secuestro pulmonar; en esta imagen, se asocia la reconstrucción de la vía aérea para valorar su relación.

las bases pulmonares y puede ser bilateral. Los pacientes no suelen presentar clínica, aunque puede aparecer clínica de *shunt* izquierdo-izquierdo o hemoptisis.

Pulmón dismórfico

Esta entidad se caracteriza por ausencia de desarrollo del pulmón entero (complejo agenesia-hipoplasia pulmonar) o de un lóbulo (complejo agenesia-hipoplasia lobular). Ambos se asocian a malformaciones extrapulmonares.

Complejo agenesia-hipoplasia pulmonar

Tiene un aspecto radiológico característico en la Rx simple: opacidad de un hemitórax pequeño con desplazamiento mediastínico en el estudio posteroanterior. El que se aprecie en algún caso parénquima pulmonar viene dado por la herniación del pulmón contralateral, que se visualiza muy bien como una hipertransparencia franca retroesternal en el estudio de perfil. La TC o la RM pueden ayudar a caracterizar la malformación (diferenciar agenesia o hipoplasia, existencia de arteria pulmonar).

Complejo agenesia-hipoplasia lobular

Afecta a un lóbulo del hemitórax derecho y se clasifican los subtipos según el drenaje venoso pulmonar. Estas malformaciones se pueden asociar a un diafragma accesorio o a un pulmón en herradura. Casi siempre se aprecia un aporte vascular arterial sistémico.

La gran mayoría de estas alteraciones son asintomáticas. Hasta en un 25 % de los casos, el síndrome venolobular congénito se puede asociar a cardiopatía congénita.

El aspecto radiológico muestra un hemitórax derecho pequeño, con desplazamiento mediastínico ipsilateral y borramiento del del borde cardíaco derecho. En algunos casos, se puede apreciar una estructura tubular (la vena pulmonar colectora) en la base pulmonar derecha. Para caracterizar estas entidades, resulta de mucha utilidad la realización de angio-TC o RM.

Síndrome de la cimitarra

Asociado al pulmón dismórfico, se encuentra el **síndrome venolobular congénito**, también conocido como **síndrome de la cimitarra**, que se refiere a un grupo de anomalías congénitas del tórax que se encuentran en combinación. Se ve casi exclusivamente en el hemitórax derecho. Las dos anomalías constantes son el pulmón hipogenético y el retorno venoso pulmonar anómalo. Otros componentes del síndrome son: arteria pulmonar derecha pequeña o ausente, circulación sistémica al pulmón derecho desde la aorta abdominal o torácica, secuestro pulmonar, ausencia de la vena cava inferior, y anomalías bronquiales y del hemidiafragma. Con menos frecuencia, se puede ver: pulmón en herradura, comunicación entre el esófago o el estómago y el pulmón secuestrado, anomalías de la vena cava superior y ausencia de pericardio. Se puede asociar a cardiopatías congénitas en el 25 % de los casos.

El drenaje venoso pulmonar anómalo puede ser parcial o completo. Lo más usual es que la vena anómala drene en la vena cava inferior, aunque también lo puede hacer en venas portales o hepáticas, sistema ácigos, seno coronario o aurícula derecha (**Fig. 47-11**).

Hernia diafragmática congénita

Esta entidad se ve en 1 de cada 2.000-4.000 recién nacidos, siendo en el 84 % de los casos izquierda. Pueden contener el estómago, el intestino, el hígado o el bazo. Se dividen en dos tipos:

- Hernia de Bochdalek: la más frecuente, de ubicación posterolateral, generalmente, en el lado izquierdo. Se presenta antes y tiene peor pronóstico.
- Hernia de Morgagni: ubicación anterior. Se presenta tardíamente y tiene mejor pronóstico.

Se asocian a múltiples malformaciones.

Su diagnóstico suele ser prenatal mediante ecografía. La RM fetal se utiliza en el contexto de grandes hernias para determinar el volumen fetal pulmonar para prever el grado de hipoplasia pulmonar asociado, ya que esto condicionará un pronóstico al nacimiento, así como la necesidad de oxigenación por membrana extracorpórea (ECMO, *extracorporeal membrane oxygenation*) neonatal. En algunos centros, se utiliza cirugía intrauterina o la colocación de balón intratraqueal para permitir una expansión de los pulmones fetales.

La Rx simple suele ser suficiente para el diagnóstico posnatal, apreciándose el contenido de asas intestinales o estómago en el tórax.

INFECCIONES PULMONARES

La infección de las vías respiratorias tiene características propias en los niños, diferentes según la edad de los pacientes.

Bronquiolitis

En los lactantes (hasta 2 años de vida), es frecuente la infección por el virus respiratorio sincitial y otros adenovirus que producen esta entidad. Se caracteriza por inflamación de la

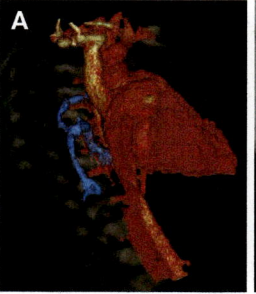
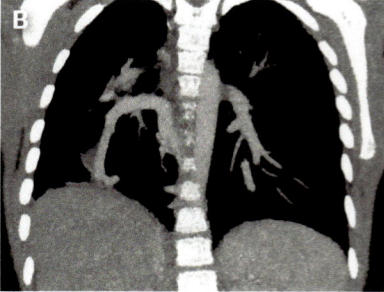

Figura 47-11. Paciente con síndrome de la cimitarra. **A)** Reconstrucción volumétrica de estudio angiografía por tomografía computarizada (angio-TC), en la que se identifica el retorno venoso pulmonar anómalo parcial supradiafragmático. **B)** Plano coronal de angio-TC, en el que se identifica el retorno venoso pulmonar anómalo parcial supradiafragmático.

vía aérea distal, que condiciona colapso bronquiolar durante la espiración, con un mecanismo valvular, que conlleva atrapamiento aéreo. Los hallazgos radiológicos típicos son la hipertransparencia de ambos hemitórax y el descenso y aplanamiento de ambos hemidiafragmas, asociados a infiltrados parcheados perihiliares. Ocasionalmente, puede condicionar rotura de la vía aérea en forma de neumomediastino y enfisema subcutáneo.

Bronquitis

Es la entidad más frecuente en niños mayores de 2 años y la causa es vírica. En la Rx simple, se caracteriza por opacidades parahiliares, con engrosamiento peribronquial y líneas radiales desde los hilios, con o sin adenopatías. Pueden aparecer pequeñas opacidades periféricas, que corresponden a atelectasias por tapones de moco. La causa suele ser vírica, aunque se pueden sobreinfectar, llevando a la aparición de condensaciones alveolares, compatibles con neumonías. Las infecciones por adenovirus pueden ser muy graves si producen una afectación alveolar extensa y, como consecuencia, una bronquiolitis constrictiva.

Neumonía

En los niños mayores, se presenta con más frecuencia la neumonía por *Streptococcus pneumoniae*, con el típico patrón de condensación alveolar. Una consideración que se debe hacer en pediatría consiste en la mayor prevalencia de neumonías redondas respecto a los adultos, debido a una inmadurez del tejido conectivo con menor densidad de poros de Kohn y canales de Lambert, que permitan la comunicación entre espacios alveolares por los que difunda el proceso alveolar infeccioso.

El proceso neumónico puede complicarse con un derrame pleural, siendo en este contexto la ecografía de utilidad para la valoración de la cantidad y características del derrame pleural.

Un líquido anecoico puede corresponder a un trasudado o a un exudado, mientras que un líquido pleural con imágenes sólidas móviles (detritos), septos o un patrón «en panal de abeja» sugieren un exudado. Caracterizar el líquido pleural hará que se pueda elegir la estrategia más adecuada; cuanto más complejo sea el patrón ecográfico, más agresivo será el tratamiento: un trasudado podrá tratarse con antibioticoterapia sola o combinada con drenaje pleural y fibrinolíticos; un exudado complejo puede requerir un tratamiento quirúrgico pleural (mediante videotoracoscopia).

Otras complicaciones que pueden suceder serían la neumonía necrosante (típicamente causada por *Staphylococcus aureus*) con focos de necrosis pulmonar (son de mejor pronóstico en la edad pediátrica que en la vida adulta) y la formación de abscesos pulmonares. En dichos casos, la realización de la TC torácico con contraste puede ayudar en su caracterización y manejo.

Tuberculosis

La población pediátrica es especialmente sensible a la infección por *Mycobacterium tuberculosis*. Aunque en la mayoría de los casos después de la primoinfección la enfermedad permanece en estado latente siendo controlada por el sistema inmunitario, en menores de 3 años, existe una mayor prevalencia de enfermedad primariamente progresiva, siendo más frecuente la enfermedad primaria progresiva ganglionar. Estas adenopatías pueden ser paratraqueales, hiliares o subcarinales y pueden acompañarse de lesión parenquimatosa periférica (el llamado **complejo primario**).

En lo referente a su valoración radiológica (después de una sospecha basada en la clínica, historia de contactos, prueba cutánea de la tuberculina y parámetros analíticos), la prueba inicial es la Rx simple. En la Rx anteroposterior, pueden observarse imágenes densas de contorno polilobulado en la región parahiliar, que corresponden a adenopatías. En la proyección lateral, puede apreciarse un hilio engrosado con imágenes densas a su alrededor. Se ha definido dicha imagen como el «signo del dónut», correspondiendo a las adenopatías rodeando los hilios pulmonares.

En niños menores de 5 años con sospecha de tuberculosis, se debe practicar una TC con contraste para descartar o confirmar las adenopatías, que pueden no verse en la Rx. El aspecto típico de dichas adenopatías es de centro hipodenso con hipercaptación periférica, correspondiente a su necrosis caseosa.

La diseminación hematógena de la infección tuberculosa (**tuberculosis miliar**) puede provocar una siembra masiva de focos de infección (a nivel visceral, los más afectados son el pulmón, el hígado, el bazo, las meninges, el peritoneo, la pleura y los huesos), lo que produce una imagen radiológica de múltiples nódulos que afectan a ambos pulmones de manera más o menos uniforme y que posteriormente confluyen y dan lugar al patrón miliar de grano grueso.

En los niños, el derrame pleural es menos frecuente que en los adultos.

La clásica forma adulta de tuberculosis (las típicas cavernas apicales con cambios fibróticos; enfermedad apical proliferativa y ulcerada) puede observarse en pacientes mayores de 10 años, aunque es infrecuente (**Fig. 47-12**).

ASPIRACIÓN DE CUERPO EXTRAÑO

La aspiración de cuerpos extraños es un evento común y potencialmente grave, que se da en pacientes entre 6 meses y 3 años.

El cuerpo extraño puede ser de múltiples tipos, aunque lo habitual es que sean de naturaleza alimentaria (p. ej, frutos secos) o cuerpos inertes como pequeñas piezas de plástico o monedas. A nivel de la vía respiratoria, y aunque se pueden impactar a nivel traqueal según su tamaño o morfología, el lugar típico es el bronquio principal derecho, dado que tiene un trayecto alineado con el trayecto vertical traqueal.

Clínicamente, hay que sospechar la aspiración de cuerpo extraño en pacientes con episodio agudo de asfixia, tos o estridor, aunque a veces la aspiración puede pasar inadvertida y el cuerpo extraño impactarse en la vía aérea distal, manifestándose a largo plazo en forma de neumonía, atelectasia u otras complicaciones (neumotórax, derrame pleural, etc.).

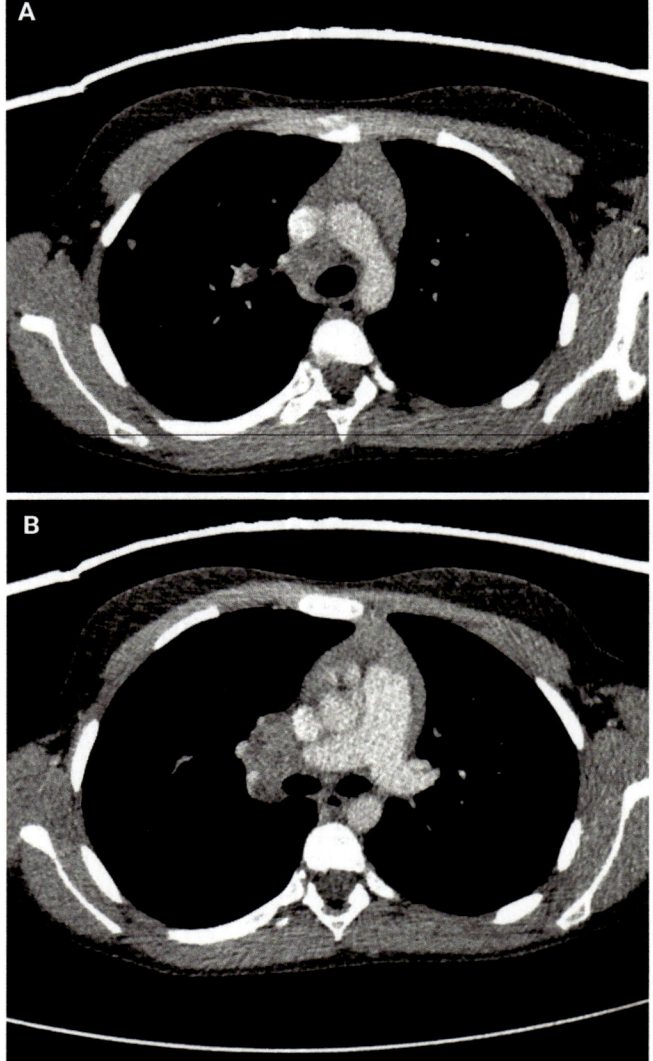

Figura 47-12. Estudio de tomografía computarizada torácica pos-contraste, en el que se identifica un nódulo pulmonar en el primer corte **(A)** y adenopatías hiliares en el segundo **(B)**, que corresponden a afectación primaria de tuberculosis, la forma más frecuente en la edad pediátrica.

Cuando el episodio de aspiración es franco y congruente con la historia (visualización de la aspiración del cuerpo extraño), la broncoscopia es el método de elección para el diagnóstico y tratamiento. La técnica inicial si existen dudas es la Rx simple torácica. Solo un 10 % de cuerpos extraños son radiopacos y susceptibles de ser visualizados en la Rx simple, aunque se pueden apreciar signos secundarios como interrupción de un bronquio, atrapamiento aéreo/enfisema lobular (mecanismo valvular) o en forma de atelectasia (mecanismo obstructivo). Se debe tener presente que la Rx en inspiración puede ser normal, por lo que se debe realizar siempre estudio inspiratorio y espiratorio, pudiendo demostrar este último atrapamiento aéreo. En niños no colaboradores, se pueden realizar decúbitos laterales para forzar el estudio espiratorio de cada hemitórax.

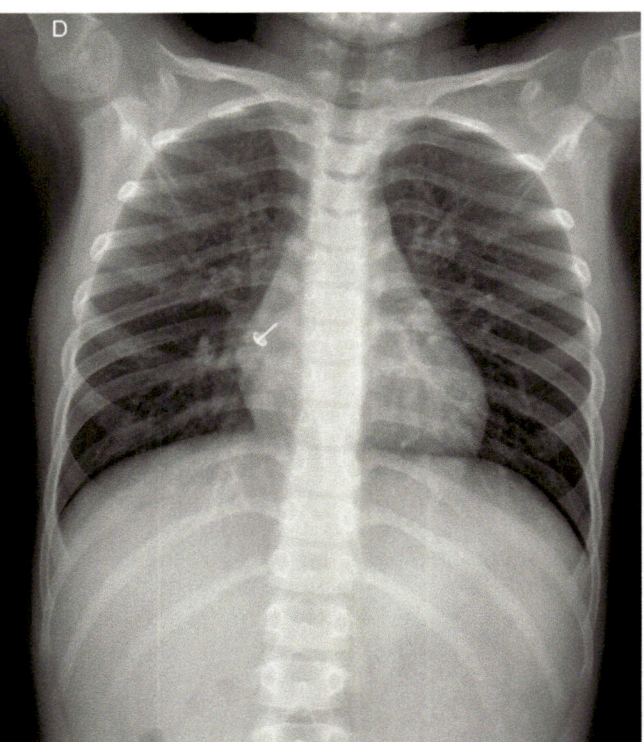

Figura 47-13. Radiografía de tórax de frente con evidencia de cuerpo extraño metálico en el bronquio principal derecho.

Si la Rx simple es negativa, se puede realizar una TC torácica antes de realizar una broncoscopia. La TC mostrará una lesión endoluminal asociada a atrapamiento aéreo o atelectasia distal a esta. Las reconstrucciones multiplanares y la posibilidad de endoscopia virtual facilitarán la planificación de la broncoscopia terapéutica (**Fig. 47-13**).

CARDIOPATÍAS CONGÉNITAS

Las malformaciones del aparato cardiovascular son frecuentes, y se detectan en el 1 % de los recién nacidos. En su mayoría, ya se ha sospechado o han sido diagnosticadas por ecografía prenatal. Se estima que más del 80 % sobrevivirán hasta la edad adulta.

Transposición de los grandes vasos

Es la cardiopatía congénita cianótica más frecuente en el primer día de vida. Supone el 8 % de las cardiopatías congénitas. Consiste en una discordancia ventriculoarterial, en la que la aorta se origina del ventrículo derecho, y la pulmonar, del izquierdo. Sería incompatible con la vida de no existir comunicación interauricular, comunicación interventricular, conducto arterioso o agujero oval persistente, que comunican las circulaciones sistémica y pulmonar, además de arterias colaterales sistémicas. Durante los primeros días de vida, el flujo pulmonar suele ser normal, pero, más adelante, acostumbra a aumentar, y dependerá del tamaño de la comunicación entre la circulación sistémica y la pulmonar (**Fig. 47-14**).

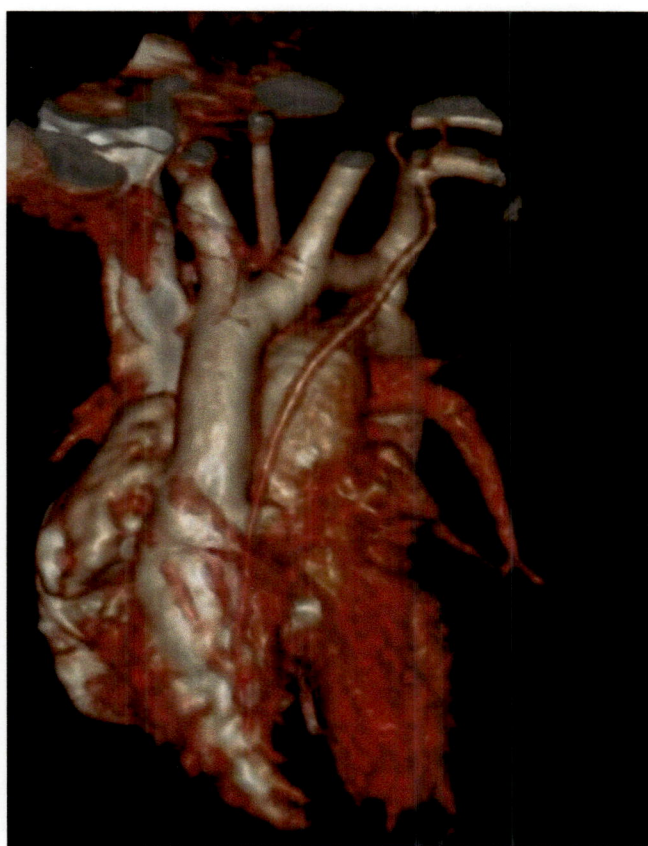

Figura 47-14. Reconstrucción volumétrica en el plano coronal en vista anterior en un paciente afectado de transposición de grandes vasos, en la que se asocia cayado aórtico hipoplásico, coartación de aorta y conducto arterioso persistente al tratarse de un neonato.

Tetralogía de Fallot

Supone el 10 % de las cardiopatías congénitas, y es la que más frecuentemente causa cianosis. Consiste en: estenosis pulmonar infundibular, comunicación interventricular subaórtica, acabalgamiento de la aorta e hipertrofia ventricular derecha, que se desarrolla en los pacientes no tratados. Otras anomalías asociadas son la estenosis de las arterias pulmonares y el origen anómalo de la rama descendente anterior de la arteria coronaria derecha. El cayado aórtico derecho se da en el 25 % de estos pacientes (**Fig. 47-15**).

Retorno venoso pulmonar anómalo

En el retorno venoso pulmonar anómalo (RVPA), las venas pulmonares no desembocan en la aurícula izquierda, y drenan a través de alguna estructura vascular a la circulación venosa sistémica y a la aurícula derecha.

Se clasifica en cuatro tipos: supracardíaco (tipo I), cardíaco (tipo II), infracardíaco (tipo III) y mixto (tipo IV):

- Supracardíaco: es el más frecuente (55 %). Las venas pulmonares drenan en la vena vertical izquierda, que va hacia la innominada y a la vena cava superior.
- Cardíaco: las venas drenan al seno coronario o a la aurícula derecha.
- Infracardíaco: las venas drenan a través de un colector hacia la vena porta, venas hepáticas o cava inferior. En la mayoría de los casos, es obstructivo, y la Rx de tórax realizada al nacer muestra un edema pulmonar con corazón de tamaño normal.

En los retornos cardíacos y supracardíacos, la sangre venosa pulmonar entra a las cavidades derechas, y debe pasar a las izquierdas a través de una comunicación interauricular o un agujero oval. Este cortocircuito izquierda-derecha es imprescindible para que la cardiopatía sea compatible con la vida (**Fig. 47-16**).

Síndrome de la cimitarra

Véase el apartado correspondiente en el epígrafe *Pulmón dismórfico*.

Anomalía de Ebstein

Consiste en el desplazamiento de la valva posterior y septal de la válvula tricúspide hacia el ápex, con adherencia de la valva anterior al anillo tricúspideo, lo que da lugar a que una porción del ventrículo derecho se incorpore funcional y anatómicamente a la aurícula (auriculización del ventrículo derecho). La porción auriculizada del ventrículo tiene una pared fina y contribuye poco al vaciado ventricular. Dado que existe una obstrucción funcional al vaciado de la aurícula derecha, en ella, aumenta la presión y se produce un cortocircuito derecha-izquierda, a

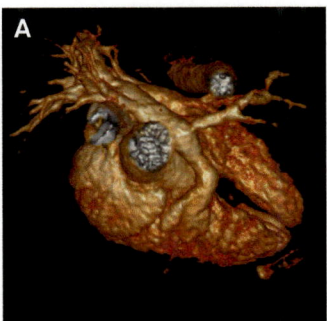
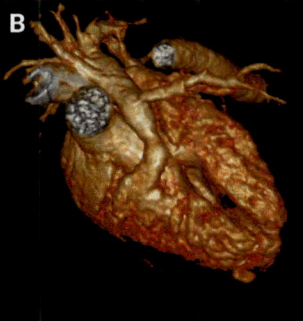
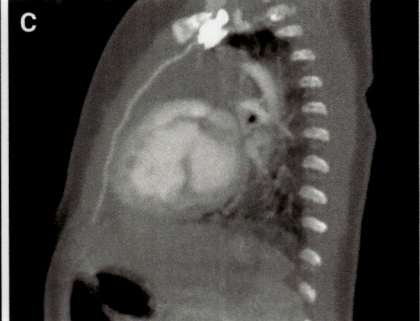

Figura 47-15. A y **B)** Estudio prequirúrgico de un paciente con tetralogía de Fallot con reconstrucción volumétrica, en la que se aprecia estenosis pulmonar de tronco y de rama izquierda. **C)** Estudio de tomografía computarizada en el plano sagital, en el que se aprecia la comunicación interventricular, el acabalgamiento aórtico y la estenosis pulmonar.

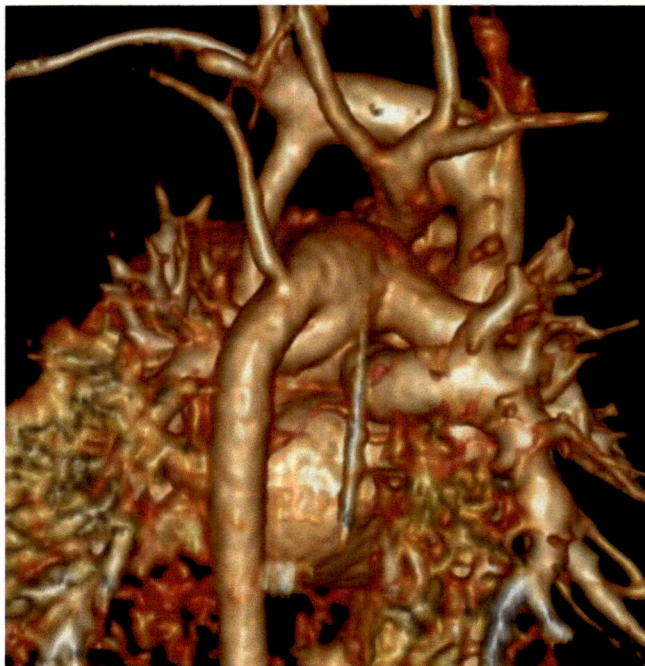

Figura 47-16. Reconstrucción volumétrica tridimensional en el plano coronal en vista posterior en un paciente con drenaje venoso pulmonar anómalo total supradiafragmático drenando a través de tubo colector y vena vertical hasta la vena innominada izquierda. Se identifica asociada la interrupción del cayado aórtico, con conducto arterioso persistente, al tratarse de un paciente neonato.

a través de un agujero oval persistente o una comunicación interauricular, motivo por el cual dichos pacientes suelen estar cianóticos.

ANOMALÍAS DE LOS GRANDES VASOS

A continuación, se describen la coartación de aorta, la interrupción del cayado o arco aórtico (IAA), los anillos vasculares y el lazo o *sling* de la arteria pulmonar.

Coartación de aorta

Es una anomalía congénita caracterizada por un estrechamiento más o menos grave del istmo aórtico. Corresponde a un 5-8 % de las cardiopatías congénitas.

Existen dos formas: preductal y posductal. La primera es la forma infantil, y la segunda, la del adulto:

- Forma preductal: la estenosis es larga y previa al origen de la arteria subclavia izquierda, y se acompaña de hipoplasia del cayado. Se suele asociar a comunicación interventricular, conducto arterioso persistente, a lesiones obstructivas múltiples en el corazón izquierdo (síndrome de Shone) y a otras cardiopatías congénitas complejas.
- Forma posductal: el área de estenosis es focal y se localiza distal a la salida de la arteria subclavia izquierda, en la zona de unión del conducto arterioso a la aorta. Se puede asociar a válvula aortica bicuspídea, dilatación de la aorta ascendente y dilatación posestenotica. Las arterias toráci-

cas e intercostales se hipertrofian para aumentar el flujo en la aorta descendente.

En el recién nacido y el lactante, se estudia con ecografía y, en general, no se precisan más pruebas diagnósticas. En el caso de que exista mala ventana acústica o bien en coartaciones atípicas o asociadas a hipoplasia del cayado aórtico, la angio-TC o la angio-RM permiten valorar la anatomía.

La RM aportará, además, información sobre el gradiente de presión en la zona coartada y el grado de circulación colateral, y permitirá valorar la presencia de estenosis de la válvula aórtica, cuantificarla y estudiar otras estenosis asociadas de corazón izquierdo.

Interrupción del cayado aórtico

La IAA representa menos del 1,5 % de las anomalías cardíacas congénitas. La IAA consiste en una falta de continuidad entre la aorta ascendente y descendente. Se clasifica en tres tipos según la localización de la discontinuidad de la luz del cayado aórtico. En el tipo A, la interrupción es distal a la arteria subclavia izquierda; en el tipo B, ocurre entre la carótida izquierda y la subclavia izquierda; y, en el tipo C, es distal al tronco braquiocefálico (Dillan).

Como anomalía aislada, la IAA es incompatible con la vida. En el tipo clásico, se asocia a persistencia del conducto arterioso, que aporta flujo a la aorta descendente, aunque pueden estar presentes otras anomalías cardíacas, siendo las más frecuentes la comunicación interventricular y la válvula aórtica bicuspídea y formar parte del complejo de Shone.

Anillos vasculares

Entre las causas de compresión extrínseca de la vía aérea, se encuentran las anomalías vasculares. Las más frecuentes son los anillos vasculares, como el doble cayado aórtico, el cayado aórtico derecho con subclavia izquierda aberrante, y más raramente, el lazo *(sling)* de la arteria pulmonar, la arteria innominada anómala, la aorta circunfleja y el cayado aórtico cervical. Otras causas vasculares de compromiso de la vía aérea son los aneurismas del conducto arterioso y las dilataciones importantes de las arterias pulmonares, por ejemplo, en pacientes con tetralogía de Fallot con agenesia de valvas pulmonares.

Los anillos vasculares más frecuentes son el doble cayado aórtico y el cayado aórtico derecho con subclavia izquierda aberrante y conducto arterioso persistente.

Aunque el cayado aórtico derecho con subclavia izquierda aberrante es más frecuente que el doble cayado aórtico, este último forma un anillo más cerrado, que rodea la tráquea y el esófago y, por lo tanto, provoca síntomas de obstrucción de la vía aérea.

En el doble cayado aórtico, el cayado derecho suele ser el dominante y está situado en una posición algo más alta.

Es importante delimitar la anatomía correcta de los cayados, ya que normalmente la vía de acceso quirúrgico es la contralateral al cayado dominante.

En el caso del anillo causado por el cayado aórtico derecho con subclavia izquierda aberrante y conducto arterioso persistente, la arteria subclavia izquierda aberrante puede estar asociada a un divertículo en su origen, llamado **divertículo de Kommerell**.

Tanto la angio-TC como la RM pueden delimitar correctamente el anillo, aunque, si el paciente presenta síntomas respiratorios importantes, es preferible realizar una TC.

Arteria pulmonar: lazo *(sling)* de la arteria pulmonar

La arteria pulmonar izquierda nace de la derecha y, para llegar al pulmón izquierdo, atraviesa el mediastino entre la tráquea y el esófago. Esto provoca estenosis traqueal, traqueobroncomalacia y malformaciones traqueales intrínsecas (anillos cartilaginosos completos y bronquio traqueal lobular superior derecho).

También se asocia a una tráquea en forma de «T», con la salida de los bronquios más baja y casi en ángulo recto. Con frecuencia, la arteria pulmonar izquierda es hipoplásica o presenta estenosis.

Se puede estudiar mediante angio-TC o RM, aunque esta última puede aportar información adicional en cuanto a la cuantificación de flujos entre ambas arterias pulmonares (**Fig. 47-17**).

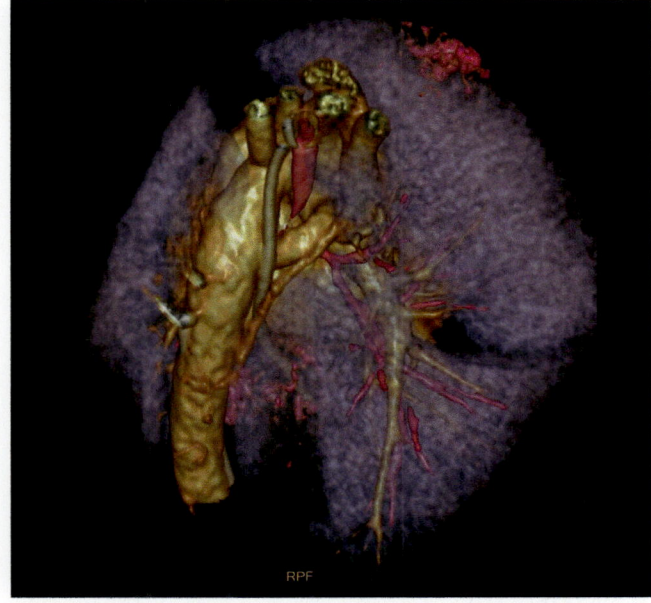

Figura 47-17. Estudio de angiografía por tomografía computarizada con reconstrucción volumétrica tridimensional en un paciente neonato con *sling* (lazo) de la arteria pulmonar, emergiendo la arteria pulmonar izquierda en la derecha y generando compresión en la tráquea distal/origen del bronquio izquierdo, así como mecanismo valvular en el pulmón izquierdo.

 PUNTOS CLAVE

- Se han revisado las principales entidades infecciosas y tumorales en las que el diagnóstico por la imagen desempeña un papel importante. Dicha patología difiere sustancialmente de la del adulto, con unos patrones fisiopatológicos distintos y con una expresividad radiológica diferente.
- En los procesos infecciosos, aunque las técnicas de imagen no son específicas para el diagnóstico etiológico, sí que son esenciales para su manejo, dada su capacidad para estudiar la extensión del proceso, así como para valorar su evolución y sus complicaciones.
- En el contexto oncológico, las pruebas de imagen permiten orientar el diagnóstico, y evaluar la extensión locorregional y a distancia. Además, son relevantes en el seguimiento y en la evaluación de la respuesta al tratamiento. Es reco-

mendable seguir las guías de consenso internacional para la estadificación y la identificación de factores de riesgo en imagen de los tipos tumorales más frecuentes en pediatría a la hora de elaborar un informe radiológico útil.

- Las técnicas radiológicas deben adaptarse a los pacientes pediátricos, que pueden ser poco colaboradores, y a los que se les quiere evitar una dosis acumulada de radiación por sus implicaciones futuras. La Rx simple sigue siendo la herramienta de diagnóstico inicial por su alta rentabilidad, complementada con la ecografía en determinados contextos y reservando la TC y la RM para casos de diagnóstico dudoso, una evolución clínica no esperada o para procesos oncológicos.

BIBLIOGRAFÍA

Banka P, Robinson JD, Uppu SC, Harris MA, Hasbani K, Lai WW, et al. Cardiovascular magnetic resonance techniques and findings in children with myocarditis: a multicenter retrospective study. J Cardiovasc Magn Reson. 2015;17:96.

Brisse HJ, McCarville MB, Granata C, Krug KB, Wootton-Gorges SL, Kanegawa K, et al.; International Neuroblastoma Risk Group Project. Guidelines for imaging and staging of neuroblastic tumors: consensus report from the International Neuroblastoma Risk Group Project. Radiology. 2011;261(1):243-57.

Castellote A, Enríquez G, Lucaya J. Congenital malformations of the heart beyond the neonatal period. En: Carty H, Brunelle F, Stringer DA, Ching-Shung Kao S (eds.). Imaging children. Nueva York: Elsevier; 2005. p. 1069-73.

Chung T. Assessment of cardiovascular anatomy in patients with congenital heart disease by magnetic resonance imaging. Pediatr Cardiol. 2000;21(1):18-26.

Dacher JN, Barre E, Durand I, Hazelzet T, Brasseur-Daudruy M, Blondiaux É, et al. CT and MR imaging in congenital cardiac malformations: where do we come from and where are we going? Diagn Interv Imaging. 2016;97(5):505-12.

Dalrymple NC, Prasad SR, Freckleton MW, Chintapalli KN. Informatics in radiology (infoRAD): introduction to the language of three-dimensional imaging with multidetector CT. Radiographics. 2005;25(5):1409-28.

De Roos A, Roest AA. Evaluation of congenital heart disease by magnetic resonance imaging. Eur Radiol. 2000;10(1):2-6.

Ferguson EC, Krishnamurthy R, Oldham SAA. Classic imaging signs of congenital cardiovascular abnormalities. Radiographics. 2007;27(5):1323-34.

Fogel MA, Weinberg PM, Harris M, Rhodes L. Usefulness of magnetic resonance imaging for the diagnosis of right ventricular dysplasia in children. Am J Cardiol. 2006;97(8):1232-7.

García-Peña P, Barber I. Pathology of the thoracic wall: congenital and acquired. Pediatr Radiol. 2010;40(6):859-68.

García-Peña P, Guillerman RP. Pediatric chest imaging. 3ª ed. Berlín- Heidelberg: Springer-Verlag; 2014.

García-Peña P, Watson TA, Owens CH. Helical chest CT. En: :García-Peña, P, Guillerman RP (eds). Pediatric chest imaging. Berlín-Heidelberg: Springer-Verlag; 2014. p. 75-110.

Ghoshhajra BB, Lee AM, Engel LC, Celeng C, Kalra MK, Brady TJ, et al. Radiation dose reduction in pediatric cardiac computed tomography: experience from a tertiary medical center. Pediatr Cardiol. 2014;35(1):171-9.

Godwin JD, Tarver RD. Scimitar syndrome: four new cases examined with CT. Radiology. 1986;159(1):15-20.

Han BK, Rigsby CK, Hlavacek A, Leipsic J, Nicol ED, Siegel MJ, et al.; Society of Cardiovascular Computed Tomography; Society of Pediatric Radiology; North American Society of Cardiac Imaging. Computed tomography imaging in patients with congenital heart disease, Part I: Rationale and utility. An expert consensus document of the Society of Cardiovascular Computed Tomography (SCCT): endorsed by the Society of Pediatric Radiology (SPR) and the North American Society of Cardiac Imaging (NASCI). J Cardiovasc Comput Tomogr. 2015;9(6):475-92.

Helbing WA, De Roos A. Clinical applications of cardiac magnetic resonance imaging after repair of tetralogy of Fallot. Pediatr Cardiol. 2000;21(1):70-9.

Heran MKS, Sangha BS, Mayo JR, Blair G, Skarsgard ED. Lung nodules in children: video-assisted thoracoscopic surgical resection after computed tomography-guided localization using a microcoil. J Pediatr Surg. 2011;46(6):1292-7.

Hernanz-Shulman M. Vascular rings: a practical approach to imaging diagnosis. Pediatr Radiol. 2005;35(10):961-79.

Higgins CB, Roos A. MRI and CT of the cardiovascular system. Filadelfia: Lippincott Williams & Wilkins; 2006.

Kitchiner D, Crawley C, Geva T. The heart. En: Carty H, Brunelle F, Stringer DA, Kao SCS (eds.). Imaging children. Filadelfia: Elsevier; 2005. p. 1213-88.

Krishnamurthy R, Chung T. Pediatric cardiac MRI. En: García-Peña, P, Guillerman RP (eds.). Pediatric chest imaging. Berlín-Heidelberg: Springer-Verlag; 2014. p. 483-504.

Kulkarni A, Hsu HH, Ou P, Kutty S. Computed tomography in congenital heart disease: clinical applications and technical considerations. Echocardiography. 2016;33(4):629-40.

Laya BF, Goske MJ, Morrison S, Reid JR, Swischuck L, Ey EH, et al. The accuracy of chest radiographs in the detection of congenital heart disease and in the diagnosis of specific congenital cardiac lesions. Pediatr Radiol. 2006;36(7):677-81.

Lee YW, Yang CC, Mok GSP, Wu TH. Infant cardiac CT angiography with 64-slice and 256-slice CT: comparison of radiation dose and image quality using a pediatric phantom. PLoS One. 2012;7(11):e49609.

Lorenz CH. The range of normal values of cardiovascular structures in infants, children, and adolescents measured by magnetic resonance imaging. Pediatr Cardiol. 2000;21(1):37-46.

Prakash A, Garg R, Marcus EN, Reynolds G, Geva T, Powell AJ. Faster flow quantification using sensitivity encoding for velocity-encoded cine magnetic resonance imaging: in vitro and in vivo validation. J Magn Reson Imaging. 2006;24(3):676-82.

Rodríguez E, Soler R, Fernández R, Raposo I. Postoperative imaging in cyanotic congenital heart diseases: part 1, normal findings. AJR Am J Roentgenol. 2007;189(6):1353-60.

Rutlelge JM, Hiatt PW, Wesley Bick G 3rd, Grifka RG. A sword for the left hand: an unusual case of left-sided scimitar syndrome. Pediatr Cardiol. 2001;22(4):350-2.

Samim A, Littooij AS, Van den Heuvel-Eibrink MM, Wessels FJ, Nievelstein RAJ, De Jong PA. Frequency and characteristics of pulmonary nodules in children at computed tomography. Pediatr Radiol. 2017;47(13):1751-8.

Semple TR, Ashworth MT, Owens CM. Interstitial lung disease in children made easier… Well, almost. Radiographics. 2017;37(6):1679-703.

Sena L, Goo HW. Pediatric cardiac CT. En: García-Peña P, Guillerman RP (eds.). Pediatric chest imaging. Berlín-Heidelberg: Springer-Verlag; 2014. p. 459-81.

Siegel MJ, Coley BD. Heart. En: Pediatric imaging. Filadelfia: Lippincott Williams & Wilkins; 2006. p. 112-42.

Soler R, Rodríguez E, Álvarez M, Raposo I. Postoperative imaging in cyanotic congenital heart diseases: part 2, complications. AJR Am J Roentgenol. 2007;189(6):1361-9.

Sorensen C, Gach P, Pico H, Hugues N, Dabadie A, Desvignes C, et al. Cardiac CT or MRI in pediatric practice: which one to choose? Diagn Interv Imaging. 2016;97(5):513-7.

Sparrow PJ, Kurian JB, Jones TR, Sivananthan MU. MR imaging of cardiac tumors. Radiographics. 2005;25(5):1255-76.

Strife JL. Pediatric cardiac imaging: the beat goes on! Pediatr Radiol. 2006;36(7):578-80.

Te Riele ASJM, Tandri H, Bluemke DA. Arrhythmogenic right ventricular cardiomyopathy (ARVC): cardiovascular magnetic resonance update. J Cardiovasc Magn Reson. 2014;16(1):50.

Walsh MA, Noga M, Rutledge J. Cumulative radiation exposure in pediatric patients with congenital heart disease. Pediatr Cardiol. 2015;36(2):289-94.

Westra SJ, Brody AS, Mahani MG, Guillerman RP, Hegde SV, Iyer RS, et al. The incidental pulmonary nodule in a child. Part 1: recommendations from the SPR Thoracic Imaging Committee regarding characterization, significance and follow-up. Pediatr Radiol. 2015;45(5):628-33.

Westra SJ, Thacker PG, Podberesky DJ, Lee EY, Iyer RS, Hegde SV, et al. The incidental pulmonary nodule in a child. Part 2: commentary and suggestions for clinical management, risk communication and prevention. Pediatr Radiol. 2015;45(5):634-9.

Oncología infantil

48

M. Gonzalo Carballés

OBJETIVOS

- Analizar la importancia de la radiología en el diagnóstico y seguimiento de tumores pediátricos.
- Identificar los tipos más comunes de tumores pediátricos torácicos, abdominales y óseos, así como sus características radiológicas distintivas.
- Describir las técnicas de imagen más utilizadas en la evaluación de tumores pediátricos, como la radiografía, la ecografía, la tomografía computarizada y la resonancia magnética.
- Reconocer la importancia de una evaluación integral de la extensión del tumor, incluyendo su localización, tamaño, invasión de estructuras adyacentes y presencia de metástasis.
- Establecer los principios básicos de la clasificación y estadificación de los tumores pediátricos según los sistemas de clasificación internacionalmente aceptados.
- Determinar las características clínicas asociadas a diferentes tipos de tumores pediátricos y cómo estas se correlacionan con los hallazgos radiológicos.
- Valorar la importancia del enfoque multidisciplinario en el manejo de tumores pediátricos y el papel de la radiología dentro de este equipo.

INTRODUCCIÓN

La oncología infantil es un campo crucial en el ámbito de la radiología pediátrica, ya que se centra en el diagnóstico y tratamiento de tumores en niños. En este tema, se explorarán los tumores más prevalentes y típicos en la infancia, proporcionando una visión general de cómo la radiología desempeña un papel esencial en la detección, la estadificación, el seguimiento y la evaluación de esta patología.

El cáncer infantil es raro, pero es la principal causa de muerte por enfermedad. Los tipos de cáncer más comunes en la edad pediátrica son diferentes de los que se acostumbra a ver en la edad adulta, e incluyen la leucemia (28 %), el cáncer del sistema nervioso central (SNC) (26 %), el neuroblastoma (8 %), el nefroblastoma (5 %) y el linfoma (linfoma de Hodgkin y no hodgkiniano) (8 %). Otros tumores también típicos de la infancia son el rabdomiosarcoma, el retinoblastoma o el cáncer óseo (osteosarcoma y sarcoma de Ewing).

En este tema, se explorarán los tumores más significativos que afectan al área torácica, abdominal y osteoarticular en niños.

TUMORES TORÁCICOS

Se pueden categorizar los tumores torácicos según su origen en pulmonares, mediastínicos y de la caja torácica. En cuanto a su comportamiento, se clasifican como benignos o malignos. En este apartado, se abordarán los tumores malignos más característicos en detalle.

Masas mediastínicas

Las masas mediastínicas son las tumoraciones torácicas más frecuentes en niños. Aproximadamente, el 30 % aparecen antes de los 12 años, sobre un 30 % se localizan en el compartimento anterior, el 30 %, en el medio, y el 40 %, en el posterior.

Mediastino anterior

En el compartimento anterior del mediastino, se pueden presentar neoplasias malignas del timo, linfomas y tumores germinales.

Alteraciones tímicas malignas

Comprenden las siguientes entidades:

- **Timoma:** es el tumor maligno primario más frecuente del timo. Se origina del epitelio medular tímico. Se diagnostica más frecuentemente en niños por la aparición de un síndrome paraneoplásico como una miastenia grave, aplasia de eritrocitos o hipogammaglobulinemia. Normalmente su crecimiento es lento y presenta una clínica inespecífica como tos y dolor torácico. Puede ser invasivo o no invasivo. En las pruebas de imagen, se observa lo siguiente:
  – Radiografía (Rx) de tórax: masa mediastínica anterior inespecífica.

– Tomografía computarizada (TC) y resonancia magnética (RM): presentan una densidad heterogénea, con compresión y/o desplazamiento de las estructuras mediastínicas adyacentes. Las formas más agresivas pueden presentar calcificación, necrosis o degeneración quística (**Fig. 48-1**).

- **Carcinoma tímico:** es raro en la edad pediátrica (< 1 % de todos los tumores tímicos) y tiene un peor pronóstico. Suele ser más heterogéneo y asociar adenopatías locorregionales y metástasis a distancia.
- **Timolipoma:** es un tumor tímico infrecuente que contiene grasa. En la TC, aparece como una masa heterogénea que contiene grasa y elementos de tejido blando. No hay calcificaciones. El timolipoma no tiene cápsula ni ejerce efecto de masa.

Linfoma

En la edad pediátrica, el linfoma es la tercera neoplasia más común después de la leucemia y los tumores del SNC. Es la masa más frecuente en el mediastino anterior en niños, siendo el linfoma de Hodgkin de tres a cuatro veces más frecuente que el linfoma no hodgkiniano. Aproximadamente, el 30 % de los pacientes con linfoma presentan adenopatías mediastínicas bilaterales. Se manifiestan como grandes masas mediastínicas adenopáticas, que, si son muy extensas, pueden llegar a condicionar un efecto de masa significativo sobre las estructuras vasculares (síndrome de la vena cava superior) o sobre la vía aérea.

La tomografía por emisión de positrones (PET, *positron emission tomography*) asociada a TC (PET-TC) o la RM de cuerpo entero son muy útiles en la estadificación, así como en el seguimiento y la evaluación de la respuesta al tratamiento. La ausencia de compromiso de la médula ósea se considera un factor de buen pronóstico.

Tumores germinales

Derivan de las células germinales primordiales e incluyen el teratoma, el seminoma y los tumores germinales no seminomatosos. Estos tumores ocurren con mayor frecuencia en las gónadas, pero, cuando aparecen fuera de ellas, la localización más común es el mediastino anterior.

Aproximadamente, el 90 % de estos tumores son benignos. Son la causa más frecuente de lesiones que contienen grasa en el mediastino anterior y la segunda causa más frecuente de masas mediastínicas anteriores en edad pediátrica, la mayoría de las cuales se originan en el timo:

- **Teratoma maduro (benigno):** es el tipo más común. Normalmente son asintomáticos y su diagnóstico es incidental. Se presenta como una masa quística compleja bien definida, de paredes gruesas, que contiene una mezcla variable de tejidos de partes blandas, agua, calcio y grasa. El tamaño no se relaciona con la malignidad (**Fig. 48-2**).
- **Teratomas malignos:** representan el 10 % de todos los teratomas, siendo más comunes en adolescentes varones, presentándose como lesiones de gran tamaño y sintomáticas. Estos tumores a menudo tienen paredes irregulares o nodulares y destacan por presentar un predominio de componentes de partes blandas. También pueden metastatizar a nivel pulmonar, hepático o invadir la pared torácica.
- Los **tumores germinales no teratomatosos** más frecuentes en la población pediátrica son el coriocarcinoma, el carcinoma de células embrionarias y el carcinoma del saco vitelino.

Mediastino medio

En el mediastino medio, puede presentarse **linfadenopatías mediastínicas**. Suelen estar relacionadas con un linfoma o

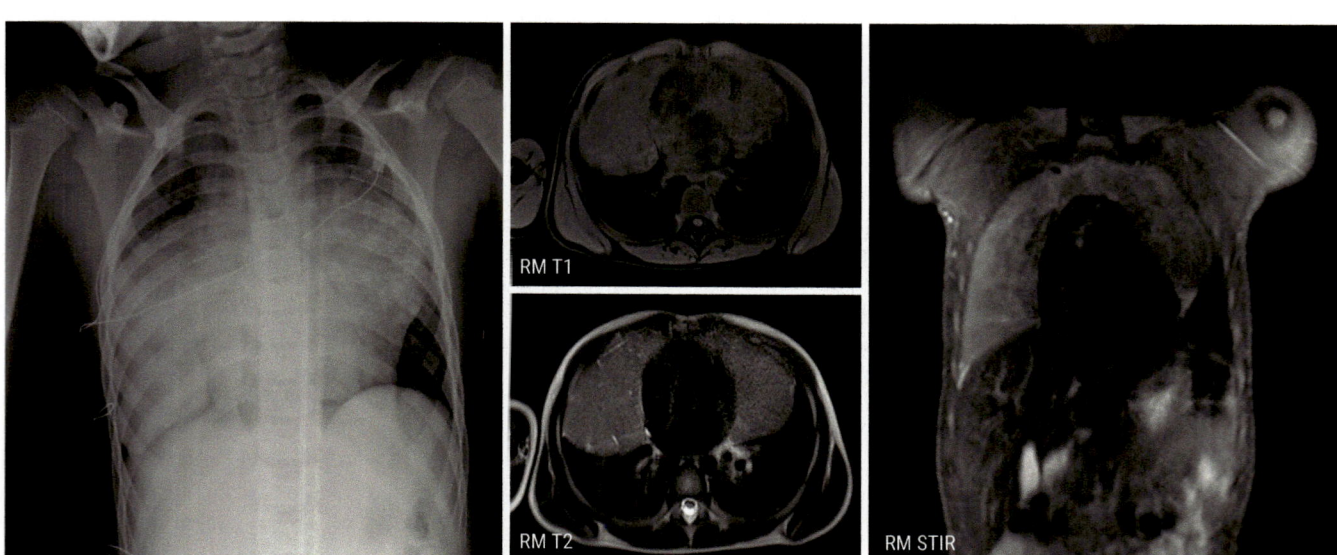

Figura 48-1. Paciente de 7 años, en cuya radiografía de tórax se identifica de manera incidental una masa mediastínica anterior con alguna microcalcificación. Se realiza estudio dirigido mediante resonancia magnética (RM), que objetiva la presencia de una gran masa sólida en el mediastino anterior, con poco efecto de masa sobre estructuras adyacentes. Lesión bastante homogénea, discretamente hiperintensa en T2 e isointensa en T1, con restricción a la difusión y captación de contraste en fase tardía. Presenta algún foco de calcificación, sin aparente componente graso ni hemorrágico macroscópico. Los hallazgos por imagen compatibles con timoma. La biopsia confirmó el resultado de timoma con focos de metaplasia ósea.
STIR: *short time/tau inversion recovery*.

una enfermedad granulomatosa. También pueden ser resultado de la propagación metastásica de tumores como el rabdomiosarcoma, el osteosarcoma (cuyas adenopatías pueden presentar calcificaciones internas) o el tumor de Wilms.

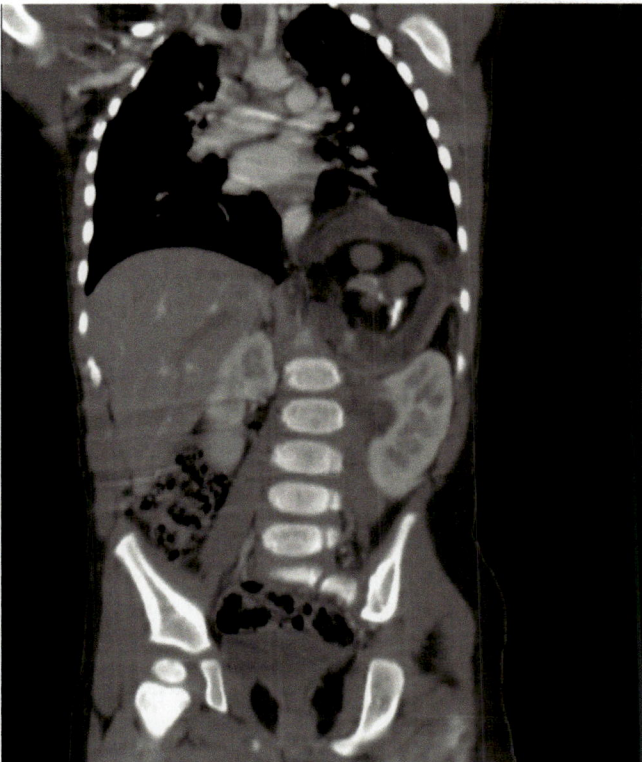

Figura 48-2. Tomografía computarizada toracoabdominal con contraste de paciente de 3 años que presenta una voluminosa masa toracoabdominal posterior izquierda, de probable origen torácico y extensión hacia el retroperitoneo, heterogénea, con componentes sólidos, grasos, cálcicos y quísticos, compatible con un teratoma maduro.

Mediastino posterior

La mayoría de masas mediastínicas posteriores tienen un origen neural en, aproximadamente, el 95 % de los casos. Estas masas pueden surgir de **células ganglionares simpáticas** como el neuroblastoma, el ganglioneuroblastoma o el ganglioneuroma, o de las **vainas nerviosas** como el neurofibroma o el schwannoma.

En la **primera década de la vida**, estas masas suelen ser malignas, siendo el **neuroblastoma** el más frecuente, que, a la vez, también es el más agresivo y de pronóstico más desfavorable. El **ganglioneuroblastoma** es el segundo más frecuente en esta etapa, y tiende a ser un tumor más diferenciado, lo que se traduce en un mejor pronóstico. El **neuroblastoma** a menudo tienen una forma fusiforme y densidad de partes blandas en la TC, alrededor del 50 % de los tumores torácicos presenta calcificaciones y pueden extenderse a través de varios espacios intervertebrales e invadir el canal vertebral (**Fig. 48-3**).

En la **segunda década de la vida**, se observan otro tipo de tumores neurogénicos, que, generalmente, presentan un comportamiento menos agresivo por la mayor madurez del tejido que los compone. Estos incluyen el **ganglioneuroma**, el **neurofibroma** y, más raramente, el **schwannoma**. Tienden a presentar una morfología más redondeada u ovalada, son de menor tamaño y acostumbran a extenderse solo por una o dos vértebras.

Ambos tipos de tumores pueden erosionar costillas y vertebras por presión, así como invadir el canal medular y comprimir la médula espinal. Si una masa mediastínica posterior presenta una extensión anterior, puede ejercer presión sobre estructuras adyacentes, pudiendo causar síntomas respiratorios.

Tumores pulmonares

Los tumores pulmonares pueden dividirse en primarios o secundarios, siendo las metástasis pulmonares los tumores sólidos pulmonares más frecuentes.

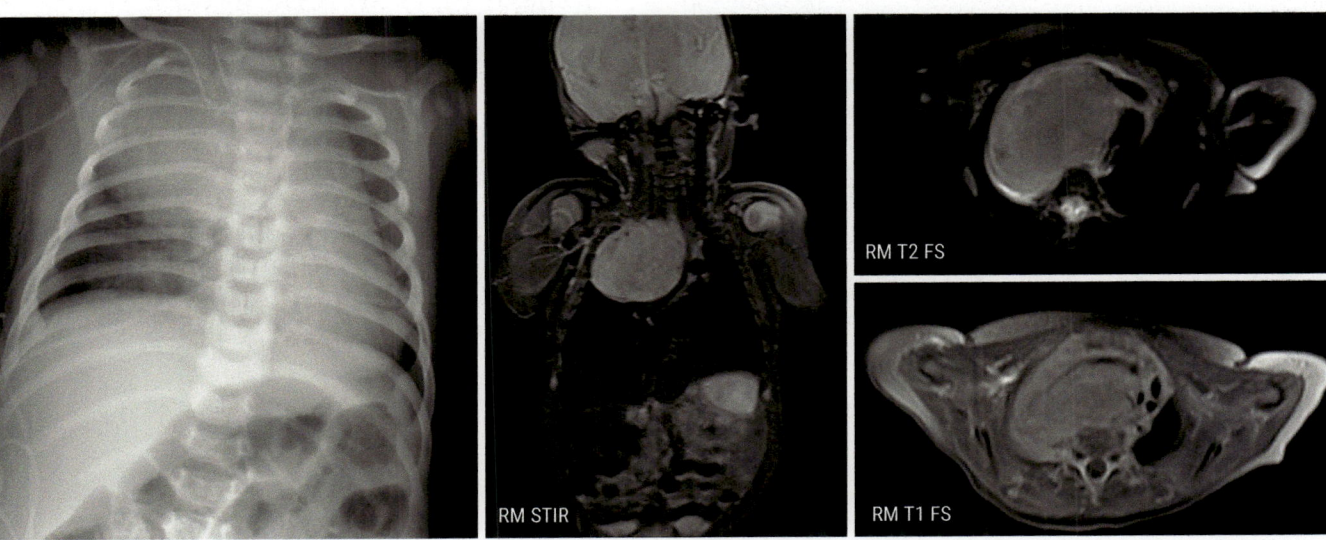

Figura 48-3. Paciente de 10 meses con una masa mediastínica en la radiografía de tórax. Se realiza una resonancia magnética, en la que se objetiva una masa mediastínica superior y posterior, paravertebral derecha, con extensión cervical derecha, que condiciona un gran desplazamiento del mediastino contralateralmente, con importante compresión de la vía aérea. Las estructuras vasculares están desplazadas y permeables, englobando y elongando la vena innominada derecha. La lesión es homogénea, bien definida. Dudosa insinuación por agujeros de conjunción. Los hallazgos son sugestivos como primera opción con neuroblastoma.
FS: *fat-saturated;* STIR: *short time/tau inversion recovery.*

Tumores pulmonares primarios

Los tumores pulmonares primarios en edad pediátrica son raros. La mayoría de lesiones sólidas parenquimatosas pulmonares corresponden a procesos inflamatorios, infecciosos o reactivos.

Tumores benignos

Los tumores pulmonares primarios benignos más frecuentes son el tumor inflamatorio miofibroblástico y el hamartoma:

- **Tumor inflamatorio miofibroblástico:** también conocido como **granuloma de células plasmáticas**, **seudotumor inflamatorio** o **histiocitoma**. Es un tumor de bajo grado, que ocurre con mayor frecuencia en los pulmones después de la región abdominal. Suele debutar en el adolescente como una gran masa sólida solitaria. Histológicamente, está compuesto por histiocitos, linfocitos, células plasmáticas y células fusiformes. Radiológicamente, puede presentarse como nódulos pulmonares solitarios o como múltiples nódulos periféricos, con alrededor del 25 % de las lesiones que contienen calcificaciones. A veces, si la lesión afecta al mediastino y contiene calcificaciones, puede ser confundida con un neuroblastoma, un tumor de células germinales o un osteosarcoma metastásico. Sin embargo, el pronóstico suele ser excelente después de la cirugía.
- **Hamartoma mesenquimal:** es el tumor benigno pulmonar más frecuente en niños, que contiene componentes pulmonares normales dispuestos de manera anormal y desorganizada, incluyendo tejido epitelial, tejido fibroso y cartílago. Presentan un crecimiento lento y tamaño variable, siendo en la mayoría de los casos un hallazgo incidental, dada la ausencia de clínica de los pacientes. Radiológicamente, la mayoría de las lesiones se ubican en la periferia pulmonar, siendo una minoría (< 10 %) endobronquiales. En las Rx de tórax, se observa un nódulo o masa solitaria, que, a veces, contiene calcificaciones. En la TC, los hamartomas pulmonares presentan contornos lobulares y pueden contener grasa y calcio en su interior. La transformación maligna de estas lesiones es poco común, por lo que, en la mayoría de los casos, especialmente, cuando son pequeñas y periféricas, se opta por un seguimiento estrecho. Sin embargo, en situaciones atípicas donde los hamartomas son sintomáticos o crecen rápidamente, la opción terapéutica recomendada es la resección quirúrgica.

Tumores malignos

Las lesiones malignas más frecuentes son el tumor carcinoide y el blastoma pleuropulmonar:

- **Tumor carcinoide:** es el tumor pulmonar maligno primario endobronquial más frecuente en la edad pediátrica, presentándose en adolescentes como un nódulo endobronquial que condiciona extensas atelectasias. Se trata de una neoplasia neuroendocrina rara, que se origina en las células neuroendocrinas de Kulchitsky del epitelio bronquial o bronquiolar. La mayoría de tumores tiene

un origen central en los bronquios principales, lobulares o segmentarios. La clínica varía según la ubicación: los tumores con un origen en el árbol bronquial central cursan con sintomatología de obstrucción y hasta el 50 % de los pacientes pueden presentar hemoptisis, debido a la alta vascularización de las lesiones, mientras que las lesiones más periféricas suelen ser asintomáticas. Desde el punto de vista radiológico, estos tumores se presentan como lesiones endobronquiales de morfología nodular u ovoidea y muestran un realce significativo después de la administración de contraste intravenoso, presentando a menudo calcificaciones excéntricas (**Fig. 48-4**). Para la estadificación y el seguimiento, se utilizan la gammagrafía con somatostatina o la PET con ^{68}Ga-DOTA-Tyr3-octreotida (^{68}Ga-DOTATOC) y ^{18}F-fluoro-L-dihidroxifenilalanina (18F-DOPA), además de la TC. El pronóstico depende de las características histológicas, siendo los tumores carcinoides típicos los que tienen un pronóstico más favorable, al contrario que los atípicos. El tratamiento principal es la resección completa.
- **Blastoma pleuropulmonar:** es un tumor embrionario mesenquimal maligno raro que afecta al pulmón y a la pleura, y es más frecuente en niños pequeños menores de 6 años. Los síntomas suelen ser inespecíficos, incluyendo la dificultad respiratoria, infecciones o neumotórax espontáneos. Radiológicamente, estos tumores típicamente se localizan a nivel periférico adyacentes o con afectación de la pleura visceral, pudiendo asociar derrame pleural o neumotórax (**Fig. 48-5**). No suele invadir la pared torácica. Se clasifican en tres subtipos:
  - Tipo 1: con predominio macroquístico, con grandes cavidades quísticas que puede confundir con una malformación congénita de la vía aérea pulmonar (CPAM,
  - *congenital pulmonary airway malformation*).
  - Tipo 2: presenta una mezcla de componente sólido y quístico.
  - Tipo 3: principalmente sólido.

La afectación metastásica suele ocurrir en el sistema nervioso central (SNC) y a nivel óseo, siendo más común en los subtipos 2 y 3, que tienen un peor pronóstico.
El tratamiento principal implica la resección quirúrgica del tumor seguida de quimioterapia.

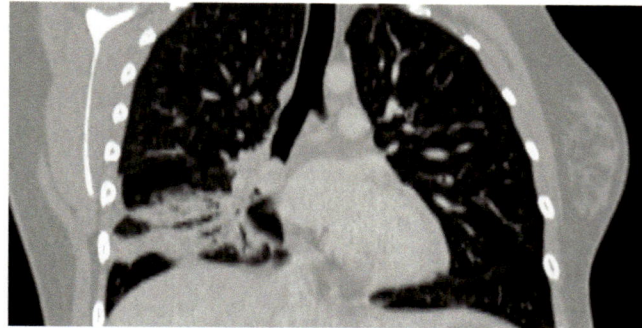

Figura 48-4. Tomografía computarizada de tórax con contraste (reconstrucción multiplanar coronal) de paciente de 13 años, que evidencia la presencia de una lesión endobronquial en el bronquio inferior derecho, que provoca colapso con bronquiectasias en el lóbulo inferior izquierdo, compatible con tumoración de tipo carcinoide.

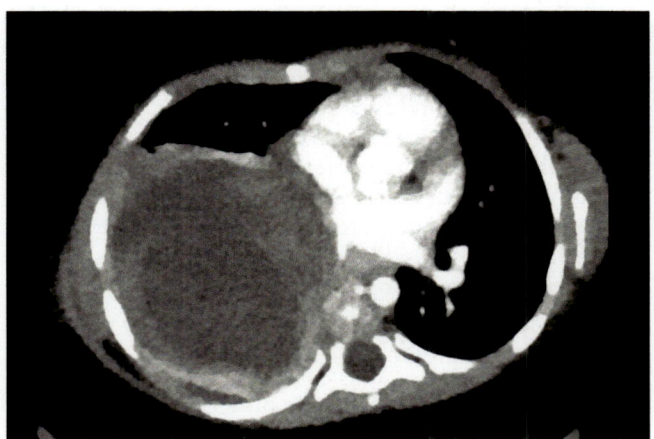

Figura 48-5. Paciente de 18 meses derivado por malestar general, fiebre, síntomas respiratorios con sospecha de neumonía. Se realiza tomografía computarizada de tórax con contraste, que objetiva una voluminosa masa pulmonar en el lóbulo inferior derecho, hipodensa, preferentemente quística, con contenido hemorrágico, con aparente infiltración pleural, que desplaza las estructuras mediastínicas hacia la izquierda y la cúpula diafragmática hacia abajo. Presencia de adenopatías hiliares concomitantes (no mostradas en la imagen). Se considera el blastoma pleuropulmonar como primera posibilidad diagnóstica.

Tumores pulmonares secundarios

La afectación metastásica pulmonar en la edad pediátrica es mucho más común que las lesiones pulmonares malignas primarias. Normalmente ocurren por vía hematógena a través del sistema pulmonar arterial, pero también pueden extenderse por vía linfática, por la vía aérea o por invasión directa.

Los principales tumores sólidos extracraneales pediátricos que metastatizan a pulmón son el osteosarcoma (con una incidencia de metástasis pulmonares al diagnóstico de entre el 15 y el 20 % y que pueden calcificar), el sarcoma de Ewing (15-20 %), el rabdomiosarcoma (15 %), el hepatoblastoma (10 %), el tumor de Wilms (10 %) y el neuroblastoma (3-4 %).

TUMORES ABDOMINALES

Los tumores abdominales malignos en niños son raros y, generalmente, se presentan como masas sólidas. Los tumores intraabdominales más frecuentes son el neuroblastoma (el 30 % de los casos), el nefroblastoma o tumor de Wilms (25 %), los linfomas (15 %), los tumores de células germinales (9 %), el hepatoblastoma (9 %), el rabdomiosarcoma (4 %) y el carcinoma hepatocelular (1,5 %).

En este apartado, se proporcionarán herramientas y se describirán las principales características radiológicas para el diagnóstico de los tumores abdominales malignos más comunes. También se incluirán en la descripción algunos tumores benignos, ya que estos pueden confundirse fácilmente con las lesiones malignas.

Tumores renales

Los tumores renales representan, aproximadamente, un 7 % de todas las neoplasias en niños y adolescentes. El tumor de Wilms o nefroblastoma es la neoplasia renal más frecuente en pediatría, constituyendo el 75 % de los tumores renales.

El objetivo del estudio radiológico en pacientes pediátricos con una posible masa renal es:

- En primer lugar, confirmar que el origen de la masa es en el riñón; un signo clave para confirmar que el tumor es de origen renal, es el «signo de la pinza» o «signo del libro abierto», que consiste en la visualización de tejido renal normal abrazando la lesión tumoral.
- A continuación, se deben buscar características que puedan sugerir un diagnóstico alternativo al tumor de Wilms.
- Por último se procede a la estadificación de la enfermedad.

En este apartado, se presentarán los tumores renales comunes, algunos de los menos comunes, y también se hablará de lesiones que pueden confundirse con un tumor renal primario, como el neuroblastoma, el linfoma y la leucemia.

Tumor de Wilms o nefroblastoma

Es el tumor renal más frecuente en la edad pediátrica (87 %). Suele aparecer en niños de entre 1-5 años, con un pico de edad entre los 3 y los 4 años. Rara vez se presenta en neonatos y en adolescentes mayores de 15 años.

Es un tumor maligno que se origina de un blastema metanéfrico primitivo. Alrededor del 10 % de los casos pueden mostrar elementos anaplásicos, asociados a una menor respuesta a la quimioterapia y un pronóstico más desfavorable. La persistencia del blastema (nefroblastomatosis) aumenta el riesgo de desarrollar un tumor de Wilms (30-44 %). La mayoría de los tumores de Wilms son únicos, pero, aproximadamente, el 5-10 % son bilaterales, y pueden estar vinculados a la nefroblastomatosis, con un inicio temprano y posible predisposición genética.

Hay un elevado número de casos asociado a alteraciones genéticas, como el síndrome de WAGR (tumor de Wilms, aniridia, anomalías genitourinarias y retraso mental), el síndrome de Denys-Drash (nefropatía congénita, tumor de Wilms y trastornos de la diferenciación sexual), o el síndrome de Beckwith-Wiedemann.

Clínicamente, el tumor de Wilms se manifiesta como una masa en el flanco, generalmente, asintomática; los pacientes no suelen tener un aspecto enfermo, pero, en el 20-30 % de los casos, puede asociarse a hematuria, vómitos, retraso en el crecimiento y, en algunos casos, hipertensión arterial debido a la sobreproducción de renina.

Técnicas de imagen

Se trata, generalmente, de un tumor de gran tamaño al diagnóstico, heterogéneo, que presenta una seudocápsula, y que comprime el tejido renal circundante. Puede contener áreas de hemorragia, necrosis, quistes y grasa en su interior. Por lo general, se localiza en la periferia del riñón, respetando el sistema colector al desplazarlo o comprimirlo, lo que puede provocar su dilatación parcial o total. Tiende a desplazar a las estructuras adyacentes, en lugar de englobarlas. Puede presentar extensión a la vena renal y a la vena cava inferior (VCI).

Las metástasis ocurren en, aproximadamente, el 11 % de los casos y pueden afectar al pulmón (localización más frecuente, el 85 %), al hígado, a los ganglios linfáticos locales y, menos frecuentemente, al cerebro o hueso.

En imagen, presenta las siguientes características:

- Rx: puede mostrar una masa en la fosa renal. Las calcificaciones son menos frecuentes que en el neuroblastoma, son visibles hasta un 9 % en Rx y un 15 % en TC.
- Ecografía: suele ser la primera prueba de cribado y muestra una gran masa intrarrenal heterogénea con áreas hipoecogénicas y anecogénicas correspondientes a quistes, necrosis y focos hemorrágicos. Puede mostrar invasión local y adenopatías. El estudio Doppler puede ser de utilidad para detectar trombosis venosa debido a su extensión o compresión venosa.
- TC: revela una gran masa centrada en el riñón («signo de la pinza» o «signo del libro abierto»), generalmente, heterogénea que puede presentar nódulos satélite, con márgenes bien definidos o una seudocápsula (es importante valorar su integridad/rotura). Pueden mostrar áreas de hemorragia, necrosis y grasa, y hasta un 15 % presentan calcificaciones. La captación de contraste es menor que la del resto de parénquima renal. Este tumor desplaza órganos adyacentes en lugar de invadirlos, aunque puede invadir la vena renal y la VCI. También puede afectar a la grasa perirrenal y los ganglios linfáticos locales. Las metástasis pulmonares se observan en el 10-20 % de los casos al diagnóstico.
- RM: muestra una masa lobulada y heterogénea con baja señal en T1 e hiperintensidad en T2. Frecuentemente, presenta áreas de señal aumentada en T1 debido a hemorragia. La captación de contraste es menor que la del resto de parénquima renal circundante. Las áreas sólidas del tumor presentarán restricción a la difusión. La RM puede mostrar de manera efectiva el trombo tumoral en la vena renal y/o en la VCI, así como las adenopatías locales aumentadas de tamaño.

La TC y la RM se realizan para completar el estudio hecho por ecografía; servirán para estadificar el tumor y poder planificar el abordaje quirúrgico.

Las opciones de tratamiento se realizarán en función de los protocolos y consisten en quimioterapia, resección quirúrgica y radiación.

Existen dos grupos cooperativos importantes en relación con el tumor de Wilms, el National Wilms Tumor Study Group (NWTSG) en Estados Unidos y la Sociedad Internacional de Oncología Pediátrica (SIOP) en Europa, que han adoptado enfoques terapéuticos diferentes en lo que respecta al momento de la cirugía, y que han demostrado tasas de supervivencia similares. El NWTSG aboga por la nefrectomía inmediata para confirmar el diagnóstico y llevar a cabo una estadificación precisa. Por lo contrario, el Grupo de Estudio de Tumores Renales de la SIOP prefiere utilizar quimioterapia antes de la cirugía para reducir el tamaño del tumor y facilitar la intervención, minimizando el riesgo de rotura de la cápsula tumoral, disminuir el estadio del tumor y, de este modo, reducir la necesidad de radioterapia. En el caso de la SIOP, la biopsia de confirmación antes de la quimioterapia no es una práctica común, ya que estudios previos han revelado una alta concordancia entre las biopsias prequimioterapia y las muestras obtenidas en nefrectomías posteriores en pacientes con características típicas de tumor de Wilms.

Los factores que modificarán la estrategia quirúrgica incluyen la bilateralidad, la invasión de la vena renal o la VCI, y la sospecha de rotura de la lesión, que se caracteriza por márgenes mal definidos, afectación de la grasa perirrenal y la presencia de líquido libre en el retroperitoneo o derrame pleural en el mismo lado del tumor.

Diagnóstico diferencial

A continuación, se expondrán las principales lesiones intrarrenales con las que se debe hacer un diagnóstico diferencial con el tumor de Wilms.

Nefroblastomatosis

Es la persistencia de restos fetales nefrogénicos o blastema metanéfrico más allá de la 36ª semana de gestación, que aumenta el riesgo de desarrollar un tumor de Wilms: un 30-40 % de focos unilaterales de nefroblastomatosis progresan a tumor de Wilms y prácticamente el 100 % de los bilaterales. Pueden presentarse de forma focal como nódulos periféricos, o de forma difusa como un riñón aumentado de tamaño con una corteza periférica que comprime el resto de parénquima renal normal (**Fig. 48-6**).

Se pueden clasificar en perilobulares si son periféricos, que son los más frecuentes, o intralobulares si son centrales, siendo estos más propensos a la malignidad.

En imagen, presenta las siguientes características:

- Ecografía: es la técnica menos sensible para detectarlos. Los nódulos pueden variar en ecogenicidad. En ocasiones, solo se identifica un riñón aumentado de tamaño con pérdida de la diferenciación corteza-médula renal.
- En la TC, los nódulos presentan una baja atenuación y muestran un menor realce que el parénquima renal adyacente.
- En la RM, aparecen como nódulos hipointensos en T1, isointensos o hiperintensos en T2, con bajo realce poscontraste y restricción a la difusión. Se debe sospechar la transformación a un tumor de Wilms cuando aumente el tamaño o la heterogeneidad de la lesión.

El principal diagnóstico diferencial a tener en cuenta es el linfoma. Las opciones de tratamiento son controvertidas, con algunas opiniones a favor de la quimioterapia y otras que sugieren el seguimiento ecográfico hasta los 8 años.

Tumores renales quísticos multiloculares

Incluyen el nefroma quístico multiloculado y el nefroblastoma quístico parcialmente diferenciado, los cuales son indiferenciables radiológicamente, siendo únicamente distinguibles anatomopatológicamente. Presentan una máxima incidencia entre los 3 meses y los 4 años. Radiológicamente, se visualizan como lesiones quísticas de tamaño variable, sin componentes

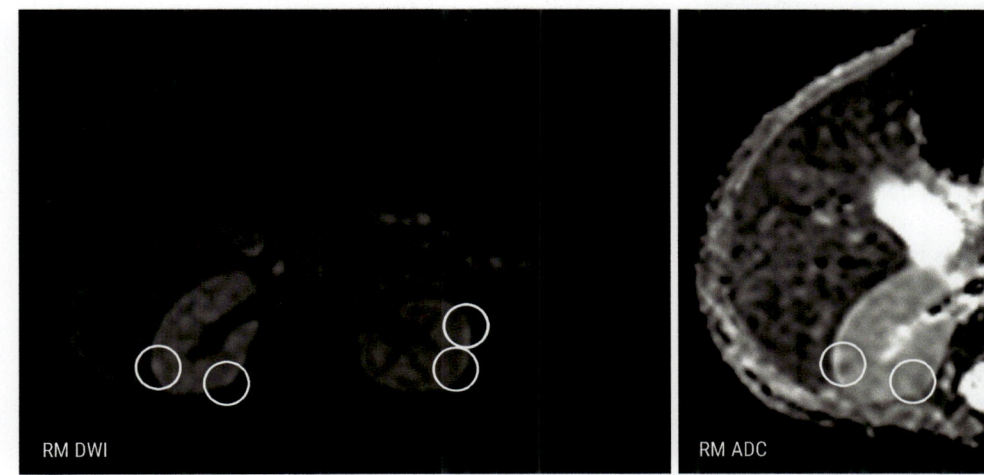
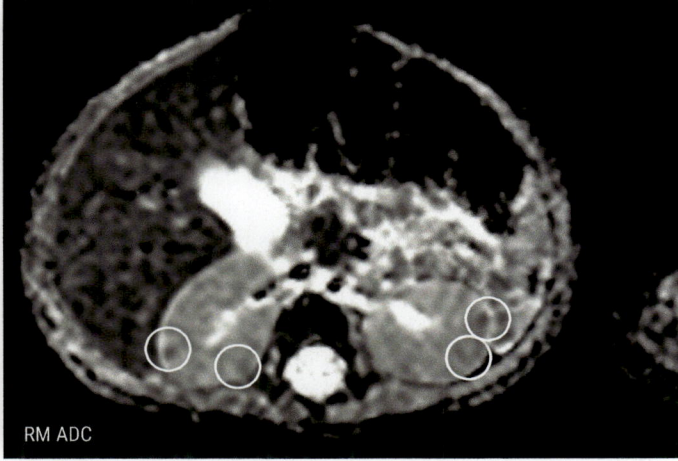

Figura 48-6. Paciente de 18 meses, con diagnóstico de blastoma pleuropulmonar, que presenta múltiples focos subcentimétricos renales bilaterales de restricción a la difusión correspondientes a nefroblastomatosis multifocal bilateral.

sólidos nodulares, únicamente con septos finos fibrosos, que realzan tras la administración de contraste, como su única parte sólida. Deberían diferenciarse de tumores de Wilms con un alto componente quístico.

Nefroma mesoblástico congénito

Principal diagnóstico ante la presencia de un tumor renal sólido en un neonato, ya que, aunque se trate de un tumor raro, es el más común en esta franja de edad. Es el tumor benigno renal más frecuente en la edad pediátrica. Por imagen, no hay claras características que ayuden a diferenciarlo del tumor de Wilms.

Sarcoma de células renales

Es una neoplasia rara en la edad pediátrica, representado alrededor del 4-5 % de los tumores renales en niños. Los hallazgos por imagen no son específicos. Algunas características de estos tumores son que generalmente son homogéneos, con una restricción a la difusión limitada. El sarcoma de células claras acostumbra a dar metástasis óseas, que son infrecuentes en el nefroblastoma. Por este motivo, la combinación de tumor renal y metástasis óseas debe sugerir como primera opción el diagnóstico de un sarcoma de células claras (**Fig 48-7**).

Tumor rabdoide del riñón

Tumor renal raro, que representa menos del 2 % de los tumores renales en la edad pediátrica. Su pico de incidencia se encuentra entre los 9 y los 12 meses. Se trata de un tumor renal agresivo con muy mal pronóstico, ya que el 80 % metastatiza y provoca invasión vascular. Frecuentemente, se asocia a la aparición simultánea de tumores intracraneales. Se originan en la médula renal, generalmente, en una ubicación central, pudiendo invadir el sistema colector. Radiológicamente, no

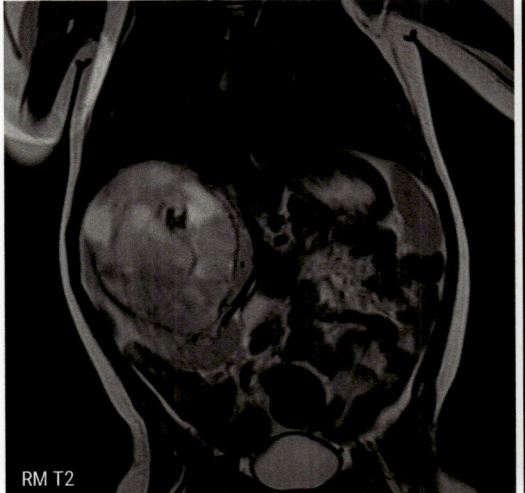
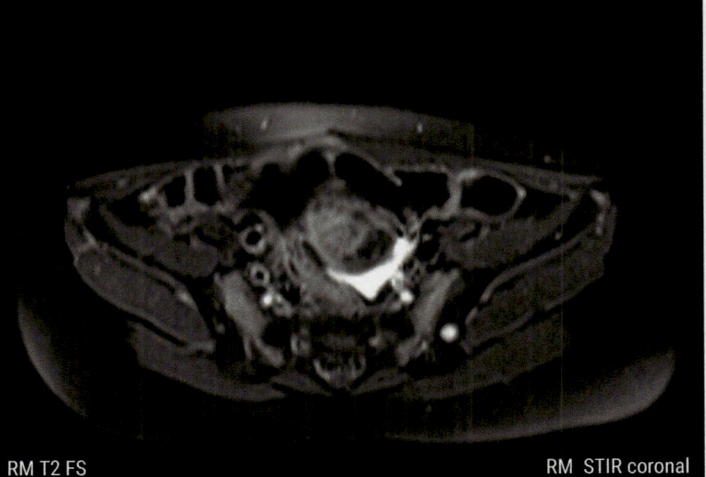
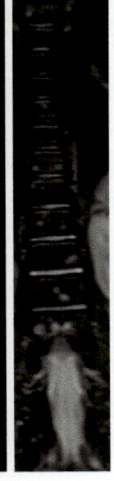

Figura 48-7. Paciente de 2 años que se presenta a urgencias con clínica de macrohematuria tras un traumatismo y presencia de masa palpable en el hemiabdomen derecho. Se realiza una resonancia magnética (RM) abdominal, que evidencia una voluminosa masa heterogénea de origen renal, en el tercio renal superior, con signo del «libro abierto», así como la presencia de múltiples metástasis óseas milimétricas difusas. El diagnóstico fue de sarcoma renal de células claras.
FS: *fat-saturated*; STIR: *short time/tau inversion recovery*.

existen claras características distintivas en comparación con un tumor de Wilms, pero se debe considerar un tumor rabdoide si el tumor es relativamente pequeño, muestra un patrón de crecimiento infiltrativo y presenta una señal baja en T2 y restricción a la difusión en la RM.

Carcinoma renal (células claras > papilar)

Es el segundo tumor renal maligno más frecuente en pediatría después del tumor de Wilms, siendo una tumoración rara en menores de 6 años, pero la más común entre los 10 y los 20 años. Presenta similitudes con el tumor de Wilms; por lo general, se muestran como masas heterogéneas, sólido-quísticas, que pueden presentar hemorragia, necrosis y calcificaciones, pero se caracteriza por un tamaño menor que el tumor de Wilms. Además, existe una asociación notable al síndrome de Von Hippel-Lindau.

Carcinoma renal medular

Tumor agresivo que presenta una incidencia aumentada en pacientes que padecen anemia de células falciformes o presentan hemoglobina SC. Se manifiestan como una masa infiltrativa, que presenta extensión hacia el sistema colector, respetando la morfología renal normal. Las metástasis son habituales al diagnóstico.

Angiomiolipoma

Son tumores benignos, pero raros en niños. Es importante tener en cuenta su asociación (40-80 %) a algunas enfermedades como la esclerosis tuberosa, el síndrome de Von Hippel-Lindau o la neurofibromatosis. Presentan contenido graso, músculo y estructuras vasculares en su interior. Ante una tumoración con contenido graso y captación de contraste debido a un prominente componente vascular, se debe pensar en un angiomiolipoma, aunque no es específico, ya que algunos tumores de Wilms presentan grasa en su interior, pero no tienen tanta vascularización (**Fig. 48-8**).

Tumor renal osificante de la infancia

Tumor extremadamente raro, de curso benigno, con mayor incidencia en menores de 1 año. Se distingue fácilmente de un nefroma mesoblástico, ya que este tipo de tumor osifica. Presenta un origen en la papila y se extiende hacia los cálices y la pelvis renal, como una tumoración calcificada, que se puede confundir con un cálculo renal espiculado.

Adenoma metanéfrico

Neoplasia renal benigna, que no presenta una clara predilección por un grupo de edad específico. Se trata de una masa renal bien definida.

Linfoma/leucemia

Véase más adelante.

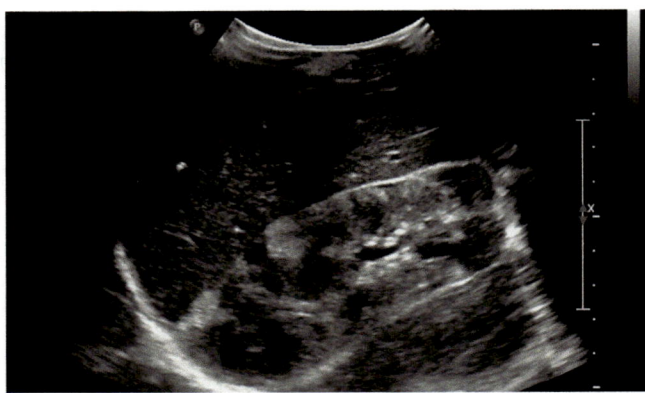

Figura 48-8. Paciente de 15 años afectado de una esclerosis tuberosa, que presenta múltiples lesiones renales hiperecogénicas corticales bilaterales correspondientes a angiomiolipomas, así como alguna lesión quística cortical asociada, hallazgos típicos de la esclerosis tuberosa.

Neuroblastoma

El principal diagnóstico diferencial del tumor de Wilms debe realizarse con el neuroblastoma (**Tabla 48-1**).

Es el tumor sólido extracraneal más común en la edad pediátrica. La media de edad de presentación son los 22 meses, menor que en el tumor de Wilms. Se trata de un tumor maligno que proviene de células primitivas de la cresta neural, que puede surgir en varias ubicaciones de la cadena simpática, siendo la más común en la médula de la glándula suprarrenal (35 %), el retroperitoneo extraadrenal (30-35 %), el mediastino posterior (20 %), la pelvis (2-3 %) el y cuello (1-5 %).

Se trata de tumores agresivos, que invaden tejidos adyacentes, que característicamente engloban y elongan las estructuras vasculares (tronco celíaco, arteria mesentérica superior y la aorta), tienden a cruzar la línea media y puede presentar invasión del canal espinal a través de los forámenes de conjunción. Metastatizan a nivel hepático y óseo.

En términos clínicos, se presenta como una masa abdominal palpable, dolorosa en pacientes con mal estado general y, en ocasiones, puede causar el síndrome paraneoplásico «opso-clono-mioclono», que se manifiesta con ataxia y nistagmo. Si el tumor presenta extensión metastásica a la región orbitaria, los pacientes pueden mostrar los típicos «ojos de mapache» por equimosis periorbitaria. El 95 % de los pacientes presentan niveles elevados de catecolaminas en orina en el momento del diagnóstico.

El pronóstico del neuroblastoma está relacionado con el estadio de la enfermedad en el momento del diagnóstico. En 2009, el Grupo Internacional de Riesgo del Neuroblastoma (INRG, International Neuroblastoma Risk Group) introdujo un sistema de estadificación basado en las imágenes preoperatorias, que consta de 20 factores de riesgo en las imágenes (IDRF, *image-defined risk factor*), que abarcan varios sistemas de órganos. Estos factores ayudan a prever los resultados quirúrgicos y la idoneidad de la resección y se combinan con datos clínicos para ofrecer una estratificación inicial del riesgo. El tratamiento principal del neuroblastoma incluye quimioterapia y cirugía.

Tabla 48-1. Principales diferencias entre el tumor de Wilms y el neuroblastoma

	Tumor de Wilms	Neuroblastoma
Origen	Intrarrenal	Extrarrenal
Edad	Pico de incidencia a los 3-4 años	< 2 años
Presentación	Masa abdominal no dolorosa	Masa abdominal dolorosa
Calcificaciones	Poco frecuentes (< 10 %)	Frecuentes: 80-90 %
Características	Áreas quísticas frecuentes	Masa sólida. Áreas quísticas poco frecuentes
Márgenes tumorales	• Bien definidos (seudocápsula). • Signo de la garra	Márgenes irregulares. Suele presentar afectación extrarrenal
Línea media	No cruza la línea media	Tendencia a cruzar la línea media
Invasión vascular	• Desplaza vasos, no los engloba. • Puede invadir la vena renal o la vena cava inferior	Envuelve los vasos, pero no los infiltra
Estructuras vecinas	Las desplaza	Las engloba
Invasión del conducto raquídeo	No presenta invasión del conducto raquídeo	Puede invadir el conducto raquídeo
Metástasis	Pulmón (común), hígado, ganglios linfáticos locales	Hueso (común), hígado, pulmón

Las características por imagen son las siguientes (**Fig. 48-9**):

- Rx: masa de partes blandas que desplaza las estructuras adyacentes, como son las asas intestinales y colónicas, y desdibuja los contornos viscerales. El 30 % presentan calcificaciones. Se pueden visualizar metástasis óseas.
- Ecografía: masa localizada a nivel suprarrenal que desplaza el riñón inferiormente o, incluso, lo invade, a veces, dificultando la distinción entre el origen suprarrenal o renal de la masa, y dificultando su diagnóstico diferencial con el tumor de Wilms. Presenta una ecogenicidad aumentada heterogénea, debido a la necrosis y hemorragia, así como de calcificaciones, que son más frecuentes que en tumor de Wilms. En el estudio Doppler, se aprecia un aumento de la vascularización, y puede ser de ayuda para diferenciarlo de un tumor de Wilms, ya que los neuroblastomas tienden a englobar los vasos, pero no a invadirlos.
- TC: masa heterogénea que presenta necrosis y áreas de hemorragia intralesionales. Presenta calcificaciones en el 85 % de los casos. Muestra un patrón de crecimiento invasivo, englobando y elongando los vasos.
- RM: masa de señal heterogénea, que presenta hiperintensidad en T2 e hipointensidad en T1, con un realce heterogéneo. Esta técnica es útil para valorar el grado de efecto de masa y de desplazamiento sobre los órganos adyacentes, así como si engloba las estructuras vasculares. La RM es muy útil para la detección de extensión hacia el canal espinal.

Tumores hepáticos

Los tumores hepáticos son poco frecuentes en niños, ya que representan solo el 2 % de estos tumores. En neonatos y

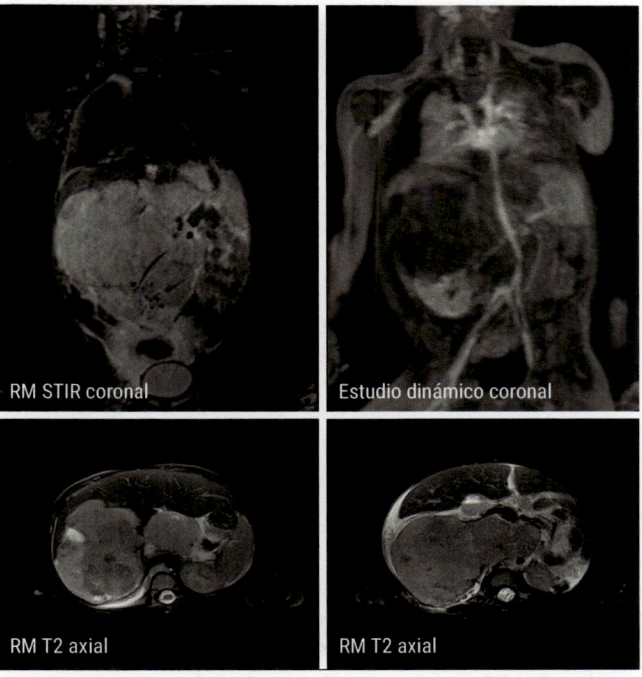

RM STIR coronal

Estudio dinámico coronal

RM T2 axial

RM T2 axial

Figura 48-9. Paciente de 2 años, que presentaba dolor abdominal, astenia y masa palpable en el hemiabdomen derecho. Se realiza resonancia magnética (RM) abdominal, que muestra una gran masa sólida centrada en el hemiabdomen superior derecho, indicativa de neuroblastoma con origen suprarrenal derecho, con imagen sugestiva de invasión hepática, renal derecha y diafragmática. La lesión cruza la línea media y envuelve y elonga las estructuras vasculares adyacentes. STIR: *short time/tau inversion recovery*.

lactantes jóvenes, son más comunes los tumores hepáticos benignos. Los tumores hepáticos malignos son más prevalentes en lactantes mayores y niños. Entre los tumores benignos,

Tabla 48-2. Esquema de los tumores hepáticos benignos y malignos más frecuentes en la edad pediátrica

Tumores benignos	Tumores malignos
Hemangioma/hemangioendotelioma	Hepatoblastoma
Hiperplasia nodular focal	Hepatocarcinoma celular
Hamartoma mesenquimal	Hepatocarcinoma fibrolamelar
Adenoma hepatocelular	Sarcoma (indeferenciado, rabdosarcoma, angiosarcoma)

el más frecuente es el hemangioma o hemangioendotelioma, seguido en segundo lugar por el hamartoma mesenquimal. En cuanto a las lesiones malignas en lactantes jóvenes, el tumor más común es el hepatoblastoma, mientras que, en lactantes mayores y niños, se debe considerar el carcinoma hepatocelular (aunque es raro) (Tabla 48-2).

Por lo general, los niños suelen estar asintomáticos, y las masas suelen detectarse mediante palpación. Los niveles de alfafetoproteína (AFP) y la edad del niño en el momento del diagnóstico son indicadores fiables de la malignidad de la lesión.

Tumores hepáticos benignos

Las neoplasias hepáticas benignas en la edad pediátrica comprenden el hemangioma o hemangioendotelioma, la hiperplasia nodular focal, el hamartoma mesenquimal y el adenoma.

Hemangioma o hemangioendotelioma

Se trata de la lesión benigna hepática más frecuente, que se diagnóstica casi siempre en pacientes < 1 año; el 85 % tiene 6 meses de edad al diagnóstico. Son lesiones de origen vascular y endotelial muy vascularizadas. Existen dos subtipos: el congénito y el infantil. Se pueden presentar de tres formas: como lesiones solitarias, múltiples o difusas.

En neonatos, pueden presentarse como tumores voluminosos palpables, y predisponer a la formación de extensas fístulas arteriovenosas, que pueden condicionar una insuficiencia cardíaco congestiva o hasta una coagulopatía por consumo. Algunos de estos pacientes pueden presentar otros hemangiomas en otras localizaciones extrahepáticas.

Los niveles de AFP son negativos. Sin embargo, el factor de crecimiento del endotelio vascular (VEGF, *vascular endothelial growth factor*) es positivo.

Las características en imagen son las siguientes (Fig. 48-10):

- Rx: finas calcificaciones en el cuadrante superior derecho. Cardiomegalia si asocia repercusión hemodinámica.
- Ecografía: al contrario que en los adultos, no son hiperecogénicas; son masas sólidas heterogéneas de ecogenicidad mixta, predominantemente, hipoecogénicas, con algunas áreas anecoicas por la presencia de espacios vasculares. El modo Doppler muestra un tumor bien perfundido, pudiendo identificar arterias y venas aumentadas de tamaño que la perfunden.
- TC: en el estudio sin contraste, entre el 15 y el 40 % son heterogéneas, debido a hemorragia o a la presencia de cal-

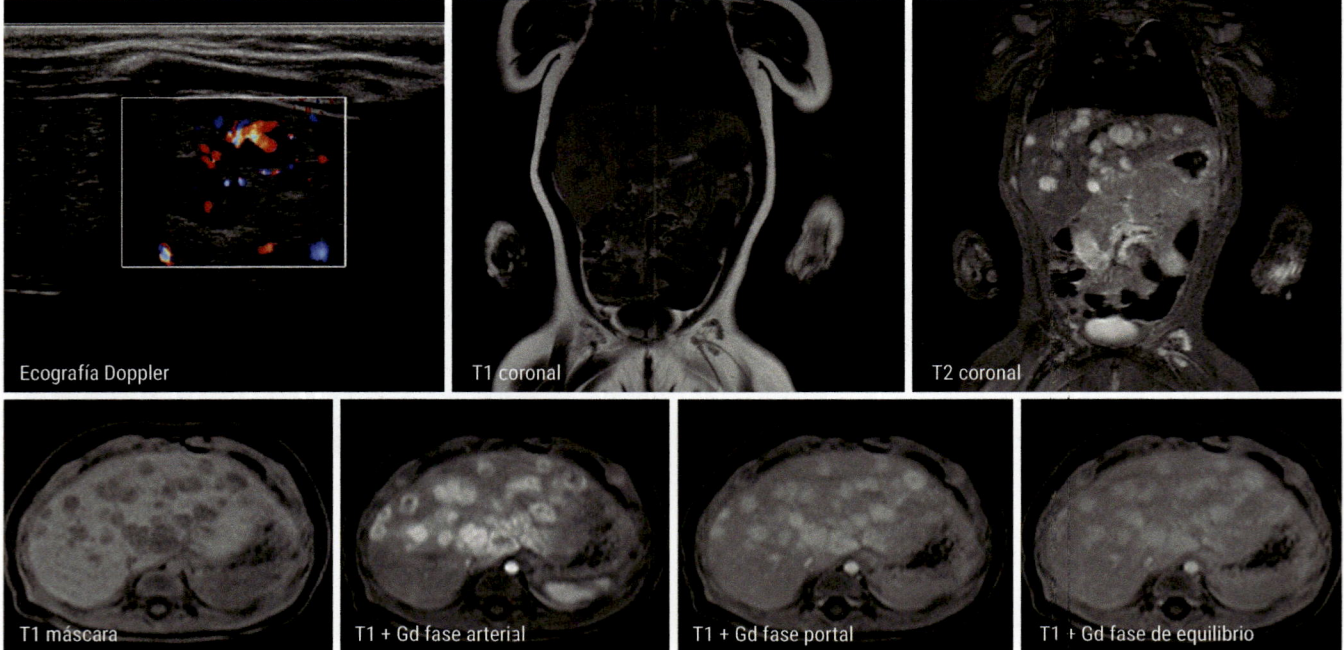

Figura 48-10. Paciente de 5 meses, con visualización incidental de múltiples lesiones nodulares hepáticas hipoecogénicas heterogéneas, con aumento de la vascularización en el estudio Doppler. Se realiza resonancia magnética hepática, que evidencia las múltiples lesiones hepáticas nodulares bilobulares, hipointensas en T1, hiperintensas en T2, que, tras la administración de contraste, presentan un realce de tipo centrípeto, con realce periférico en fase arterial, que se homogeniza en fase parenquimatosa, y muestran un discreto lavado tardío. Los hallazgos son compatibles con hemangiomas hepáticos multifocales.

cificaciones, que son frecuentes. Tras la administración de contraste, se presentan como lesiones bien definidas, con una captación periférica temprana y captación central tardía. Si son muy voluminosas, a veces, el centro no realza en ningún momento.

- RM: en T1, presentan baja señal respecto al hígado y el bazo, y pueden mostrar zonas de hiperintensidad por hemorragia. En T2, son hiperintensas, presentando una señal heterogénea si hay hemorragia. Muestran la misma captación centrípeta que en la TC.

La evolución natural de los hemangiomas hepáticos congénitos e infantiles es su involución espontánea. Su tratamiento dependerá de la clínica.

Hiperplasia nodular focal

Tumor benigno epitelial de hepatocitos, células de Kupffer, estructuras vasculares y conductos biliares. Es muy poco frecuente en la edad pediátrica (el 2-7 % de los tumores hepáticos). Su pico de incidencia es entre los 2 y los 5 años.

Los factores predisponente para este tipo de tumor son:

- Haber recibido tratamiento quimioterápico y/o radioterápico por una neoplasia (más frecuente en varones, con aparición de las lesiones a los 4-12 años después del tratamiento).
- Presencia de una privación del flujo portal: ya sea congénita o quirúrgica (*shunt* portosistémico).

Radiológicamente, se trata de una lesión homogénea, con captación de contraste precoz y homogénea en fase arterial, e isointensa en fases tardías. Presenta una cicatriz central, que normalmente es hiperintensa en T2, siendo rara la calcificación de la lesión.

Hamartoma mesenquimal

Proliferación de mesénquima primitivo en los tractos portales. Es un tumor benigno poco frecuente, cuyo pico de edad es a los 5 años.

Radiológicamente, se trata de una masa bien delimitada sólido-quística o quística con múltiples septos. El 75 % se presentan en el lóbulo hepático derecho. Muestran poca captación, únicamente a nivel estromal (tractos, mesénquima).

No presentan hemorragia ni calcificaciones y los niveles de AFP sanguíneos son normales.

Adenoma

Tumor muy poco frecuente en la infancia. Asociado a anemia de Fanconi. Son tumores hormonoinducidos y suelen sangrar.

Clínicamente, el paciente puede estar asintomático, presentar hepatomegalia y/o dolor abdominal.

Las características en imagen son las siguientes:

- Ecografía: lesión solitaria, bien delimitada, heterogénea, de ecogenicidad variable.

- TC: en el estudio simple, son lesiones de densidad variable, normalmente hipodensas; si presentan sangrado reciente, se verán más hiperdensas. Pueden mostrar contenido graso y pueden calcificar en áreas de antigua hemorragia. En el estudio poscontraste, presentan realce en fase arterial, con lavado en fase portal y fase tardía, volviéndose isodensas con el resto de parénquima.
- RM: igual que en la TC.

Tumores hepáticos malignos

Los tumores malignos que afectan al hígado pueden ser primarios (hepatoblastoma, hepatocarcinoma celular, hepatocarcinoma fibrolamelar y sarcoma embrionario indiferenciado) o secundarios por metástasis desde otras localizaciones.

Hepatoblastoma

Es un tumor maligno embrionario que proviene de células epiteliales. Es el tumor hepático más frecuente en la infancia, generalmente, en menores de 4 años, con un pico de edad a los 1-2 años.

Típicamente, no hay historia de enfermedad hepática subyacente. La AFP está elevada en el 90 % de los casos y es útil para monitorizar el tratamiento y detectar su recurrencia (es importante corregir los niveles de AFP en función de la edad). Clínicamente, se manifiesta como una masa abdominal y hepatomegalia.

Radiológicamente, se trata de una masa hepática grande (10-12 cm), bien definida (seudocápsula), y heterogénea debido a la presencia de hemorragia o necrosis. En > 50 % de los casos, presenta calcificaciones. El lóbulo hepático derecho es el más afectado (60 %):

- Rx: masa de partes blandas en el cuadrante superior derecho. Calcificaciones.
- Ecografía: masa sólida, bien delimitada. Heterogénea (hemorragia y necrosis). Calcificaciones. Hipervascular.
- TC: masa sólida hipodensa, bien definida, heterogénea de 10-12 cm. Presenta una captación heterogénea y menor que el parénquima hepático normal, en anillo, periférica. Presentan calcificaciones el 50 % de los casos. Raramente muestra componente quístico (suelen presentar áreas de necrosis, que, a veces, pueden confundirse con quistes). Enfermedad metastásica frecuente: pulmón (20 %), ganglios linfáticos, periaórticos o cerebro (raro).
- RM: las características por RM no son específicas. Baja intensidad en T1, que puede ser alta si existe hemorragia. Alta intensidad en T2, pero variable (depende de si presenta necrosis y hemorragia). Realce heterogéneo. Es útil sobre todo para poder determinar las características geográficas del tumor (**Fig. 48-11**).

El tratamiento consiste en quimioterapia y cirugía.

Hepatocarcinoma celular

Es raro en niños pequeños; se presenta en pacientes de mayor edad que el hepatoblastoma, con un pico de edad entre los 10 y los 14 años.

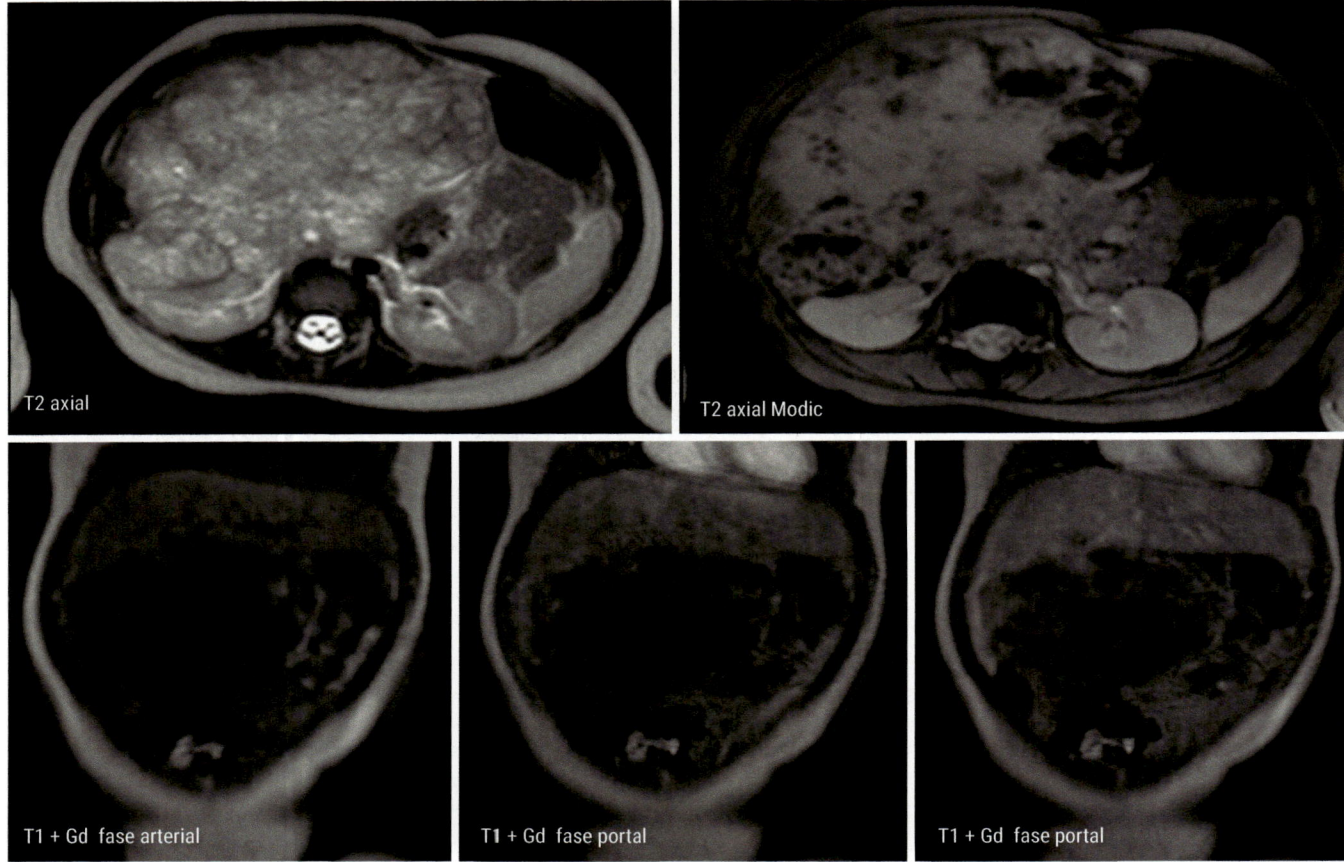

Figura 48-11. Paciente de 14 meses con masa palpable abdominal. Se realiza resonancia magnética abdominal, que evidencia una masa hepática en el lóbulo derecho, polilobulada y heterogénea, con presencia de áreas sugestivas de calcificaciones, que afecta a los segmentos V y VI, y la región más caudal de los segmentos IVA y VIII, con imagen que sugiere afectación vascular de la vena suprahepática media (imagen no incluida), que presenta un leve realce progresivo en el estudio dinámico. Hallazgos compatibles como primera opción diagnóstica con un hepatoblastoma.

En la mayoría de los casos, los pacientes presentan una enfermedad hepática subyacente (hepatitis víricas, enfermedades metabólicas como la tirosinemia, cirrosis biliar, etc.). Por eso, es importante buscar signos de hepatopatía crónica.

El tumor se presenta como una masa abdominal, dolor abdominal, pérdida de peso e ictericia. Los niveles de AFP están elevados en el 70 % de los pacientes, aunque en menor proporción que en el hepatoblastoma.

Las características por RM son las de una lesión típicamente hipointensa en T1, hiperintensa en T2, con captación ávida en fase arterial y lavado rápido en fase portal (**Fig. 48-12**).

Hepatocarcinoma fibrolamelar

Es raro en niños pequeños; presenta mayor incidencia en adolescentes y adultos jóvenes. Las diferencias principales con el hepatocarcinoma celular es que, en el fibrolamelar, el hígado es normal, no existe enfermedad hepática subyacente, y los niveles de AFP también son normales. El pronóstico también es mejor que el del hepatocarcinoma celular, aunque presentan recurrencias frecuentes locales y adenopáticas.

Radiológicamente, se trata de lesiones grandes, heterogéneas con calcificaciones hasta en un 50 % de los casos. Presentan una cicatriz central, que es hipointensa en T2. Muestran

un realce heterogéneo en fase arterial. Es frecuente la presencia de metástasis adenopáticas.

Sarcoma embrionario indiferenciado

Tumor de origen mesenquimal agresivo, con un pico de incidencia entre los 6 y los 10 años.

Los niveles de AFP son normales.

Las características en imagen son:

- Ecografía: patrón mixto, con tejido sólido y áreas de necrosis.
- RM: patrón heterogéneo, con hipointensidad en T1 e hiperintensidad en T2. Presencia de una seudocápsula fibrosa. Presenta focos de hemorragia. Patrón quístico con niveles líquido-líquido, detritos y tabiques en su interior. Realce heterogéneo periférico y porciones sólidas. No muestra calcificaciones.

El sistema PRETEXT (PRE-Treatment EXTent of tumor) es una herramienta esencial en la estadificación de los tumores hepáticos en edad pediátrica; permite clasificar y evaluar la extensión del tumor, lo que es crucial para la planificación del tratamiento y la determinación del pronóstico. El sistema PRETEXT incluye los grupos PRETEXT, que describen la extensión del tumor en el hígado, dividiendo el hígado en cuatro secciones principales

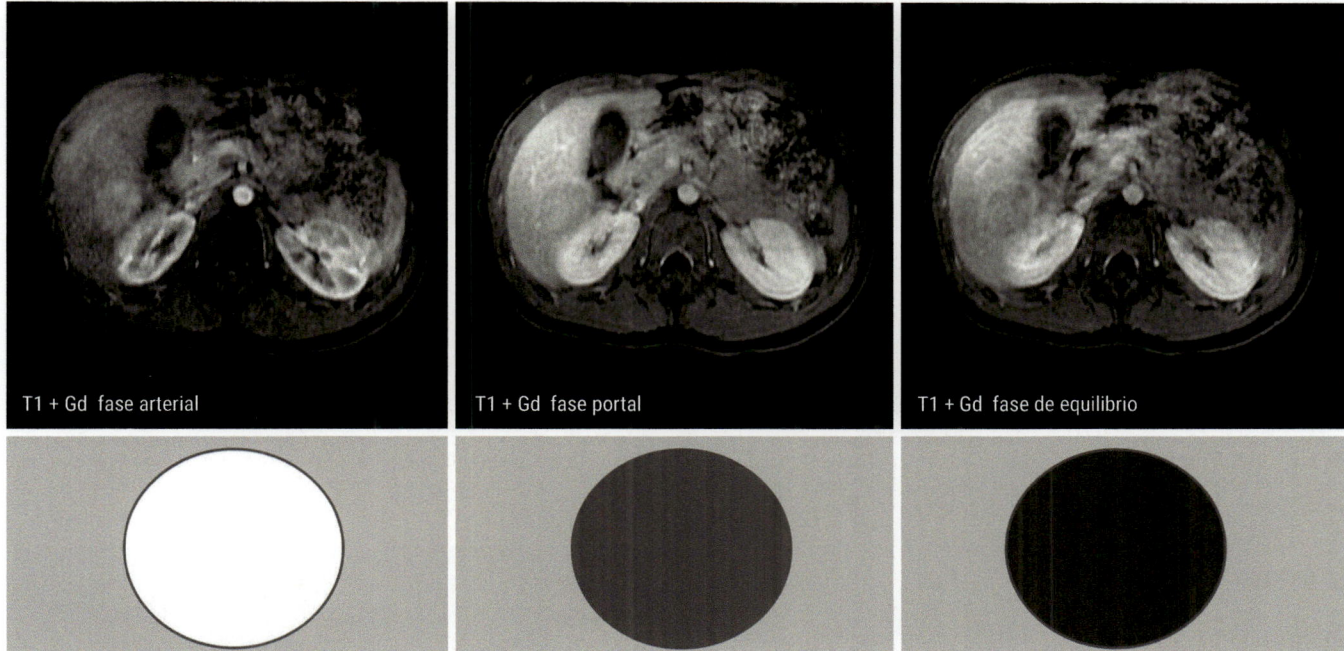

Figura 48-12. Paciente de 13 años que padece una hepatopatía crónica secundaria a infección por hepatitis. Se realiza resonancia magnética abdominal, objetivándose en el estudio dinámico la presencia de una lesión en el segmento VI hepático, que presenta una marcada captación de contraste en fase arterial, con lavado progresivo en fase portal y fase de equilibrio tardía. Hallazgos que, en el contexto clínico de enfermedad hepática subyacente, son compatibles con hepatocarcinoma celular.

y una sección adicional para el lóbulo caudado (basándose en la segmentación de Couinaud); se evalúa la extensión del tumor en cada una de estas secciones y se asigna un código numérico a cada sección según su afectación. Además, se consideran los factores de anotación, que ayudan a describir características asociadas, como la afectación vascular (vena porta o de la vena hepática/VCI), enfermedad extrahepática (invasión de estructuras adyacentes), multifocalidad, rotura tumoral y enfermedad metastásica (pulmonar y ganglios linfáticos).

Afectación hepática maligna secundaria

Los principales tumores que metastatizan al hígado en la edad pediátrica son el nefroblastoma, el neuroblastoma, el rabdomiosarcoma, los tumores de células germinales, la leucemia y el linfoma.

Tumores pancreáticos

Los tumores primarios son raros en la población pediátrica. Estos tumores se pueden dividir en tres grupos principales: tumores exocrinos, endocrinos o quísticos.

Al igual que los tumores primarios, la enfermedad metastásica en el páncreas es poco común, pero, ocasionalmente, se puede observar en el neuroblastoma, el linfoma (especialmente el de Burkitt), algunos sarcomas y otros tumores primarios agresivos.

Tumores exocrinos

Comprenden el pancreatoblastoma, el tumor papilar sólido-quístico y el adenocarcinoma.

Pancreatoblastoma

Tumor muy raro, representa menos del 1 % de todos los tumores epiteliales del páncreas. La edad promedio de presentación son los 4 años y tiene una predilección masculina.

La presentación típica es como una masa abdominal grande y palpable. Los niveles de AFP están elevados en más del 55% de los pacientes, y el tumor también puede segregar corticotropina.

Está asociado al síndrome de Beckwith-Wiedemann.

A pesar de poder ser un tumor localmente invasivo, la enfermedad metastásica es rara.

Los hallazgos de imagen son de una masa solitaria, grande, bien definida y multilobulada en el páncreas:

- Ecografía: lesión heterogénea con áreas hiperecoicas focales.
- TC: masa heterogénea con áreas parcheadas de hipoatenuación, realce leve con contraste y calcificaciones.
- RM: alta intensidad en secuencias ponderadas en T2, y baja a intermedia en secuencias ponderadas en T1.

Tumor papilar sólido-quístico

Representa menos del 3 % de todos los tumores no endocrinos del páncreas. Tiene una predilección por las mujeres durante la adolescencia (13-15 años). El 50 % ocurre en la cabeza glandular.

Lesión grande y bien definida con componentes sólidos, quísticos y necróticos variables. Presencia de cápsula. Puede presentar focos hemorrágicos (**Fig. 48-13**).

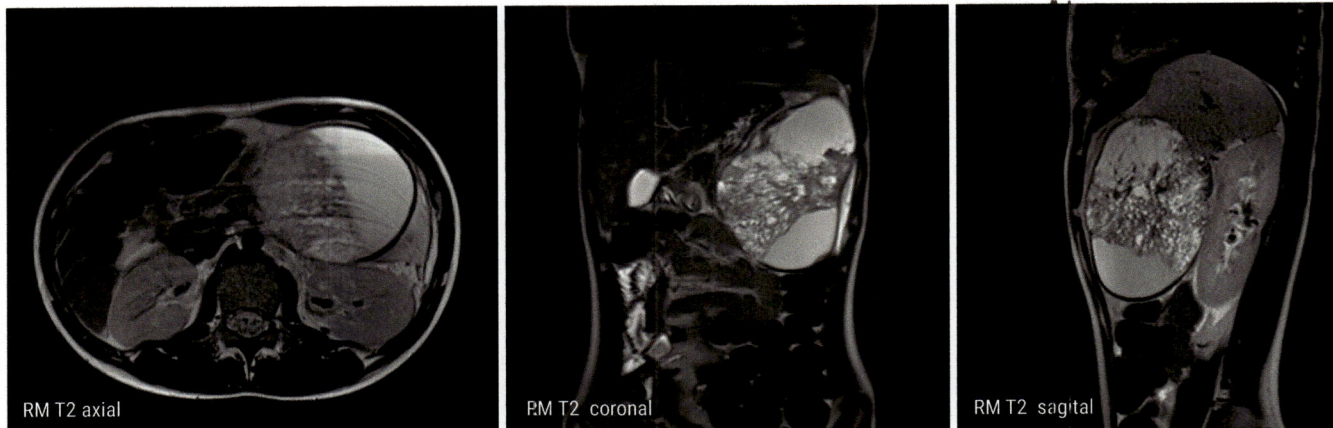

RM T2 axial

RM T2 coronal

RM T2 sagital

Figura 48-13. Tumor papilar sólido-quístico pancreático en una niña de 12 años que presentó malestar epigástrico. La resonancia magnética (RM) muestra una masa compleja sólido-quística bien definida, que se origina en el cuerpo del páncreas, que ejerce efecto de masa sobre estructuras circundantes.

Adenocarcinoma

Es muy raro en la edad pediátrica. Puede originarse en los conductos (más común en los adultos) o a nivel acinar (puede presentarse durante la infancia o la edad adulta). Puede ocurrir en cualquier parte del páncreas. Los estudios de imagen muestran una masa nodular bien circunscrita con áreas de baja atenuación, consistentes con necrosis.

Tumores endocrinos

Los adenomas o tumores de células de los islotes se clasifican como:

- No funcionantes.
- Funcionantes: representan el 20 % de los tumores pancreáticos malignos en niños. Pueden estar asociados a síndromes específicos como la neoplasia endocrina múltiple de tipo 1 y también pueden observarse en la enfermedad de Von Hippel-Lindau.
  - Insulinoma: síntomas secundarios debido a la hiperinsulinemia. En > 90 % de los casos, es benigno.
  - Gastrinoma: solo es benigno en un 50 % de los casos.
  - Los insulinomas y los gastrinomas suelen ser pequeños y muy difíciles de detectar. Son hipervascularizados, hipoecoicos en la ecografía, e hipointensos en T1 e hiperintensos en T2 en la RM.
  - Tumor productor de péptido intestinal vasoactivo.
  - Glucagonoma.

Otros tumores abdominales/difusos

Se recogen en este apartado el linfoma, la leucemia, el rabdomiosarcoma y los tumores de células germinales.

Linfoma

Se subdividen en linfomas de Hodgkin y linfomas no hodgkinianos (**Tabla 48-3**):

Tabla 48-3. Diferencias de afectación entre el linfoma no hodgkiniano y el linfoma de Hodgkin

	Linfoma no hodgkiniano	Linfoma de Hodgkin
Adenopatías cervicales	< 50 %	80 %
Adenopatías paraaórticas	50 %	35 %
Adenopatías mesentéricas	50 %	5 %
Mediastino	25 %	75 %
Parénquima pulmonar	5 %	12 %
Hígado	15 %	3 %
Bazo	> 40 %	15 %
Tracto gastrointestinal	+	–
Riñón	+	–

- **Linfoma no hodgkiniano:** representa un 80 % de los linfomas en la edad pediátrica (más del 70 % presentan enfermedad diseminada al diagnóstico), con un pico de incidencia en la primera y la segunda década de la vida. Suele manifestarse inicialmente con afectación extraganglionar, a diferencia de los adultos. La localización más frecuente de enfermedad primaria es el intestino ileocecal, seguido por la afectación mediastínica. El linfoma no hodgkiniano a menudo afecta al timo y también suele afectar a los ganglios linfáticos torácicos. Puede localizarse únicamente en el abdomen, generalmente, con origen en un asa intestinal. Presenta más frecuentemente una afectación de adenopatías paraaórticas y mesentéricas y el bazo. Además, presenta más frecuentemente afectación extraganglionar que el linfoma de Hodgkin (gastrointestinal, hepática, renal, esplénica, etc.). El subtipo más frecuente de linfoma no hodgkiniano en la edad pediátrica es el **linfoma de Burkitt** (**Fig. 48-14**), siendo un tumor de crecimiento rápido

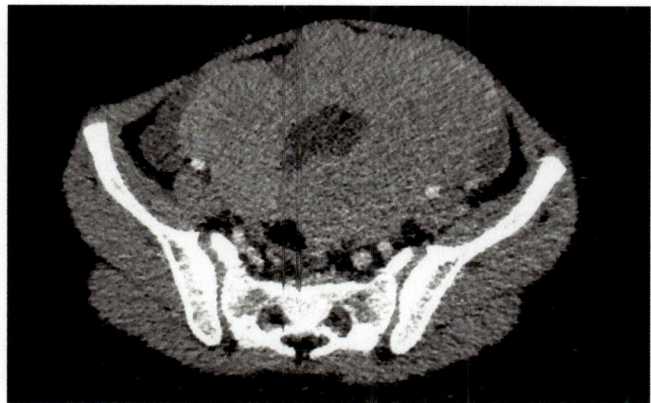

Figura 48-14. Paciente de 11 años que es derivado por astenia de tres meses de evolución, asociada a dolor abdominal y a masa palpable en la fosa ilíaca derecha. Se realiza tomografía computarizada de abdomen con contraste, objetivándose una gran masa de partes blandas hipogástrica con origen en la pared de asa ileal, la cual se encuentra englobada en su porción central, sin claros signos de obstrucción intestinal. Ganglios mesentéricos asociados. Los hallazgos sugieren en primer lugar la posibilidad de linfoma de Burkitt.

en niños, que normalmente se presenta como una masa abdominal palpable y clínica abdominal secundaria a esta, como dolor, náuseas, vómitos, obstrucción abdominal por compresión abdominal o intuspección. Puede clasificarse de tres formas: **a)** el linfoma de Burkitt endémico, que se asocia a infección por el virus de Epstein-Barr; **b)** el esporádico, sin causa conocida, y **c)** el asociado a inmunodeficiencias, que acontece en pacientes con inmunodepresión congénita, postrasplante o con infección por el virus de la inmunodeficiencia humana.

- **Linfoma de Hodgkin:** un 10 % de los casos de linfoma de Hodgkin ocurren durante la edad pediátrica, mostrando mayor incidencia en la segunda década de la vida, con una presentación clínica insidiosa, que incluye fatiga, malestar, sudoración nocturna y adenopatías. En la mayoría de los pacientes, la enfermedad se manifiesta como una masa mediastínica (en algunos casos, con adenopatías hiliares), junto con adenopatías cervicales, siendo la afectación abdominal única rara. A nivel abdominal, la afectación de los ganglios linfáticos paraaórticos y celíacos es mucho más frecuente que la afectación de los ganglios mesentéricos. A nivel tímico y adenopático, pueden observarse calcificaciones o áreas quísticas intralesionales, debidas a necrosis isquémica como consecuencia del rápido crecimiento tumoral, que presentan un realce mínimo o nulo tras la administración de contraste intravenoso.

La clínica se relaciona con la compresión, obstrucción o infiltración de órganos afectados, incluyendo el dolor abdominal, una masa palpable, náuseas y vómitos, así como obstrucción intestinal o invaginación.

La afectación abdominal es más común en varones de alrededor de 8 años, afecta a ganglios linfáticos, tracto gastrointestinal (íleon distal y válvula ileocecal), genitourinario, gónadas (ovario), mesenterio, peritoneo y retroperitoneo. Dependiendo de la afectación, se pueden objetivar los siguientes hallazgos por imagen:

- Renal: los linfomas renales primarios son muy raros, ya que no existe tejido linfoide en el riñón. La afectación linfomatosa suele ser secundaria, por extensión retroperitoneal directa o por diseminación hematógena. El más común es el linfoma de Burkitt.
- La afectación renal puede ser difusa en forma de nefromegalia (90 %), con alteración de la ecoestructura y de la captación de contraste, o puede presentarse como una masa renal focal (30 %), o multifocal, con nódulos de menor captación de contraste que el resto de parénquima renal. En la ecografía, pueden mostrarse tanto hipoecogénicas como hiperecogénicas; en TC, suelen ser lesiones hipodensas y, en la RM, característicamente presentan un marcada restricción a la difusión, por la elevada celularidad. Presentan hidronefrosis hasta el 50 % y asocian adenopatías.
- Intestinal: afectación del íleon distal y la válvula ileocecal.
- Hígado: áreas de baja atenuación solitarias o multicéntricas. Infiltración hipodensa periportal.
- Masa abdominal: muestra un centro necrótico y engloba los vasos mesentéricos principales. Se observan calcificaciones en los subtipos agresivos.

Leucemia

La leucemia es la neoplasia maligna más frecuente en la edad pediátrica. Puede presentarse con afectación abdominal, afectando a órganos sólidos, pudiendo objetivarse una afectación difusa del órgano o una afectación con un patrón más nodular.

Rabdomiosarcoma

Son los sarcomas de partes blandas más comunes en niños (generalmente, menores de 15 años), que presentan un alto potencial de malignidad. Se originan de las células mesenquimales, que posteriormente se diferencian a células de músculo estriado, pudiendo desarrollarse en casi cualquier parte del cuerpo, pero suelen manifestarse, principalmente, en la región de la cabeza y el cuello, incluyendo la órbita, y en el tracto genitourinario.

Aproximadamente, el 25 % de todos los rabdomiosarcomas se originan en la parte inferior del abdomen, generalmente, en la vejiga, la próstata o la vagina, pero pueden surgir prácticamente en cualquier lugar, como a lo largo del tracto biliar (donde no se encuentra músculo estriado).

El subtipo patológico más común es el **rabdomiosarcoma embrionario** (70 %), que suele localizarse más frecuentemente en cabeza y cuello, retroperitoneo y tracto genitourinario; seguido por el **rabdomiosarcoma alveolar** (15 %), que tiene un pronóstico menos favorable y suele presentarse en el tronco y las extremidades.

Las características por imagen no son específicas (**Fig. 48-15**).

Tumores de células germinales

La mayoría de los tumores de células germinales en la edad pediátrica se originan en el testículo y el ovario, pero pueden surgir en cualquier parte del cuerpo, incluyendo el abdomen. Estos tumores se desarrollan a partir de células madre plu-

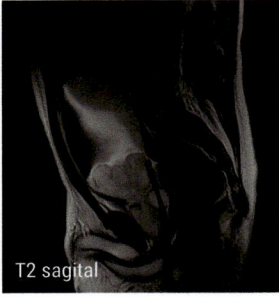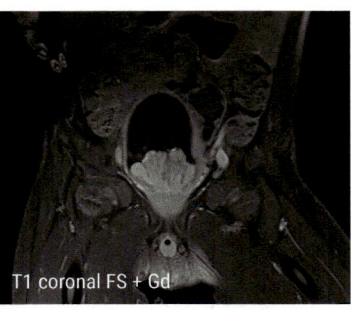

T2 sagital   T1 coronal FS + Gd

Figura 48-15. Paciente de 3 años con macrohematuria, en el que, en resonancia magnética, se objetiva una tumoración sólida con origen aparentemente en el suelo de la vejiga, que presenta morfología en racimos y muestra una marcada captación de contraste. Se extiende por la uretra prostática y membranosa. Vejiga replecionada con sonda en su interior. Los hallazgos son sugestivos de rabdomiosarcoma prostático/vesical como primera opción diagnóstica.
FS: *fat-saturated.*

ripotentes y, por lo tanto, pueden presentar diversas líneas celulares. En muchas ocasiones, se encuentran mezclas de líneas celulares benignas y malignas. El componente más maligno en el examen patológico determina la elección de la terapia.

Estos tumores pueden segregar AFP y/o la subunidad beta de la gonadotropina coriónica humana. Los tumores de células germinales abdominales se diagnostican debido a los efectos de masa que provocan. El teratoma sacrococcígeo es el tumor de células germinales abdominales no gonadales más frecuente.

Suelen tener una composición tanto quística como sólida y, cuanto más sólida es la parte, mayor es su malignidad:

- En la ecografía, los tumores sólidos suelen presentar una gran heterogeneidad, con áreas quísticas y sólidas, y las calcificaciones son comunes. La combinación de partes quísticas y sólidas sugiere la presencia de un tumor de células germinales.
- En la RM, las calcificaciones suelen ser difíciles de observar, ya que tienen una señal variable en diferentes secuencias de RM. En su mayoría, presentan una baja intensidad de señal y, por lo tanto, son difíciles de detectar, pero, en ocasiones, pueden mostrar una señal alta en secuencias potenciadas en T1 y T2. La RM puede mostrar componentes grasos en el tumor, lo que sugiere con mucha probabilidad el diagnóstico de un tumor de células germinales.

TUMORES ÓSEOS

La denominación **tumor óseo** abarca una amplia categoría que comprende neoplasias, entidades tumor-like, anomalías focales reactivas y enfermedades metabólicas.

Los procesos neoplásicos se pueden categorizar como benignos y malignos, y estos últimos pueden subdividirse en primarios y secundarios. Se estima que los tumores benignos primarios son 10 veces más comunes que los tumores malignos primarios.

Las dos principales neoplasias óseas malignas primarias en la edad pediátrica son el osteosarcoma y las lesiones de la familia del sarcoma de Ewing.

Osteosarcoma

Es el sarcoma óseo primario más común en niños; típicamente, ocurre en pacientes jóvenes de entre 10 y 20 años (75 %), con una ligera predominancia en varones, siendo poco común en niños menores de 5 años; cuando ocurre, a menudo, está asociado a síndromes de riesgo como el síndrome de Li-Fraumeni, el retinoblastoma 1, o el síndrome de Rothmund-Thomson.

Clínicamente, se manifiesta con dolor óseo, ocasionalmente, acompañado de una masa de partes blandas palpable. En algunas ocasiones, el primer síntoma que aparece es secundario a la aparición de una fractura patológica.

Suelen originarse a nivel de la cavidad medular, generalmente, en regiones metafisodiafisarias de los huesos largos del esqueleto apendicular. Afectan más comúnmente a la región de la rodilla: el fémur en, aproximadamente, el 40 % de los casos (especialmente, el fémur distal); en un 16 % de los casos, se afecta la tibia (especialmente, la región proximal) y, en un 15 % de los casos, el húmero. Raramente afecta a las vértebras y a los huesos planos.

En el momento del diagnóstico, en gran parte de los casos, el tumor suele haber atravesado la cortical ósea, elevado el periostio e, incluso, invadido el tejido muscular circundante.

Tiende a metastatizar a nivel pulmonar, a nivel óseo y a nivel linfático. Alrededor del 10-20 % de los pacientes ya presentan metástasis pulmonares en el momento del diagnóstico, las cuales pueden calcificar igual que puede suceder con los ganglios linfáticos. Los osteosarcomas de alto grado pueden presentar *skip lesions*, que son pequeñas metástasis óseas que se pueden localizar bien en el mismo hueso que el tumor primario, pero no contiguas a este, bien en huesos adyacentes.

El diagnóstico se apoya en la RM, la cual es muy útil para la estadificación local, al evaluar la extensión intraósea del tumor (extensión a nivel transfisario, afectación epifisaria, afectación articular, *skip lesions*) y la afectación de tejidos blandos adyacentes (relación con los compartimentos anatómicos y con las estructuras vasculonerviosas). La TC de tórax, la gammagrafía ósea y la PET desempeñan un papel fundamental en la estadificación a distancia. La confirmación diagnóstica requiere una biopsia percutánea, cuyo trayecto debe ser coordinado previamente con el cirujano para su inclusión en la cirugía posquimioterapia.

La supervivencia a largo plazo, con el uso de quimioterapia multimodal y resección amplia, oscila entre el 60 y el 70 %.

El diagnóstico diferencial se establece con otras afecciones agresivas como el sarcoma de Ewing, la leucemia, las metástasis de neuroblastoma, el granuloma eosinofílico y la osteomielitis.

Sarcoma de Ewing

La familia de tumores del sarcoma de Ewing incluye un grupo de tumores que están estrechamente relacionados histológica y genéticamente (tumores de células redondas pequeñas y azules), que presentan una reordenación cromosómica no aleatoria t(11;22)(q24;q12), que desencadena la formación del gen de fusión *EWS-ETS*. Dentro de esta familia de tumores, se pueden encontrar:

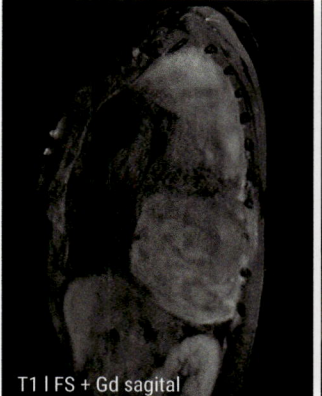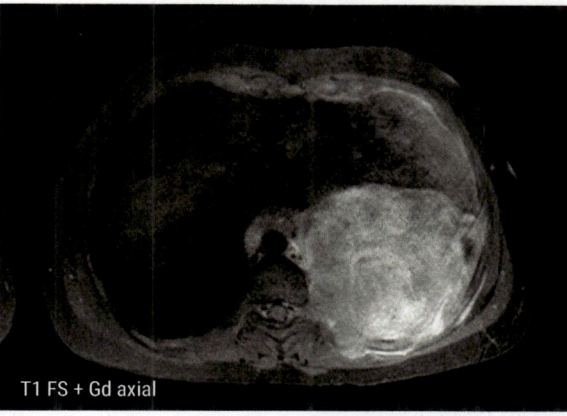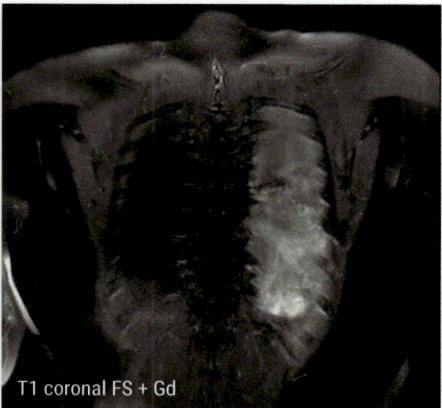

T1 l FS + Gd sagital

T1 FS + Gd axial

T1 coronal FS + Gd

Figura 48-16. Tumoración de partes blandas, de origen costal, probablemente, tumor de Ewing/Askin. Ocupa la mitad posterior del hemitórax izquierdo, con líquido pleural y desplazamiento de las estructuras mediastínicas hacia la derecha. Hallazgos compatibles con sarcoma de Ewing de la pared torácica (Askin).
FS: *fat-saturated*.

- El sarcoma de Ewing del hueso.
- El sarcoma de Ewing extraesquelético.
- El sarcoma de Ewing de la pared torácica (**Fig. 48-16**).
- Los tumores neuroectodérmicos primitivos periféricos (PNET, *peripheral primitive neuroectodermal tumors*).

El sarcoma de Ewing es el segundo tumor primario óseo más común en la edad pediátrica. Se presenta entre los 10 y los 15 años, siendo más común en niños. Clínicamente, se manifiesta con dolor local y síndrome constitucional con fiebre y leucocitosis.

Suele afectar a regiones metafisodiafisarias o diáfisis de huesos largos (50-60 %), especialmente, el fémur, la tibia y el húmero; pero también a huesos planos (40 %), sobre todo, a la pelvis, la escápula y las costillas (sarcoma de Ewing de la pared torácica). El tejido neoplásico destruye y reemplaza el hueso afectado, elevando y atravesando el periostio, con extensión a partes blandas.

Radiológicamente, se muestra típicamente como lesiones líticas diafisarias que infiltran la cortical, con formación de reacción perióstica laminar en capas de cebolla o interrumpida, y con un hallazgo muy característico que es el gran componente de partes blandas asociado, en el 80 % de los casos.

El tratamiento incluye quimioterapia, radioterapia y resección quirúrgica amplia. La supervivencia global a los cinco años es de, aproximadamente, el 85 % para pacientes con sarcoma de Ewing localizado y del 27 % para pacientes con enfermedad metastásica (el tumor puede metastatizar a pulmón, ganglios linfáticos locorregionales y hueso).

Leucemia

La leucemia es el cáncer más frecuente en la infancia y la leucemia linfoblástica aguda (LLA) constituye el 80 % de los casos. El pico de incidencia de la LLA es de los 2 a los 5 años.

Clínicamente, los pacientes se presentan con dolor óseo y articular, secundarios a la distensión de la cavidad medular por la proliferación de tejido hematopoyético e infiltración sinovial, que clínicamente puede confundirse con una osteomielitis o una artritis séptica.

Las Rx son patológicas en > 50 % de los pacientes, siendo el hallazgo más común la osteopenia difusa. En pacientes pediátricos, un hallazgo típico en la Rx simple son las bandas radiolucentes metafisarias paralelas a las fisis, que reflejan una osificación endocondral restringida en un contexto de estrés. Se podría también encontrar la presencia de reacción perióstica, lesiones líticas o blásticas y fracturas de estrés (por sobrecarga). En la RM, se objetiva una infiltración difusa de la médula ósea, con una disminución difusa de la señal en secuencias potenciadas en T1 debido a la sustitución de la médula ósea grasa, y una señal aumentada en secuencias susceptibles al agua.

 PUNTOS CLAVE

- La oncología pediátrica presenta un enfoque multidisciplinario en el manejo integral del paciente, en el cual la radiología pediátrica desempeña un rol crucial en el diagnóstico, la estadificación y el seguimiento de los tumores en la edad pediátrica.
- El cáncer infantil, aunque poco frecuente, es la principal causa de mortalidad en la edad pediátrica. Los tipos de cáncer más comunes en esta población incluyen la leucemia, el cáncer del SNC, el neuroblastoma, el nefroblastoma y el linfoma.
- Los tumores pediátricos difieren de los presentes en la edad adulta; por eso, es crucial conocer los tipos más frecuentes en cada franja de edad y en cada localización.
- Los tumores torácicos, tanto pulmonares como mediastínicos, pueden ser benignos o malignos, siendo las masas mediastínicas las más comunes en niños y los tumores pul-

(Continúa)

PUNTOS CLAVE (*Cont.*)

monares primarios malignos son raros en la edad pediátrica. Las lesiones metastásicas pulmonares son más
comunes en niños que los tumores pulmonares malignos
primarios, y pueden provenir de tumores sólidos extracraneales como el osteosarcoma, el sarcoma de Ewing, el
rabdomiosarcoma, el hepatoblastoma, el tumor de Wilms
y el neuroblastoma.
- El tumor de Wilms destaca como el tumor renal más común
en niños, requiriendo una estadificación adecuada, y siendo
de vital importancia la realización de un correcto diagnóstico diferencial con el neuroblastoma, así como con otros
tumores de origen renal.

- Los tumores hepáticos son raros en la edad pediátrica,
siendo los benignos más frecuentes en neonatos y lactantes, mientras que los malignos predominan en niños
más mayores. El sistema PRETEXT es clave para su estadificación.
- En los tumores óseos, el osteosarcoma y el sarcoma de
Ewing son los tumores óseos más comunes.
- El diagnóstico precoz, la estadificación precisa y el tratamiento multidisciplinario son cruciales para mejorar el
pronóstico y la calidad de vida de los niños con tumores
pediátricos.

BIBLIOGRAFÍA

Barksdale EM Jr, Obakhare I. Teratomas in infants and children. Curr Opin Pediatr. 2009;21(3):344-9.

Biko DM, Lichtenberger JP 3rd, Rapp JB, Khwaja A, Huppmann AR, Chung EM. Mediastinal masses in children: radiologic-pathologic correlation. Radiographics. 2021;41(4):1186-207.

Brillantino C, Rossi E, Tambaro FP, Minelli R, Bignardi E, Cremone G, et al. Clinical and imaging findings useful in the differential diagnosis of most common childhood mediastinal tumors. Transl Med (Sunnyvale). 2019;9(2):1-10.

Chen AM, Trout AT, Towbin AJ. A review of neuroblastoma image-defined risk factors on magnetic resonance imaging. Pediatr Radiol. 2018;48(9):1337-47.

Cheson BD, Fisher RI, Barrington SF, Cavalli F, Schwartz LH, Zucca E, et al.; Alliance, Australasian Leukaemia and Lymphoma Group; Eastern Coope-rative Oncology Group; European Mantle Cell Lymphoma Consortium; Italian Lymphoma Foundation; European Organisation for Research; Treatment of Cancer/Dutch Hemato-Oncology Group; Grupo Español de Médula Ósea; German High-Grade Lymphoma Study Group; German Hodgkin's Study Group; Japanese Lymphoma Study Group; Lymphoma Study Association; NCIC Clinical Trials Group; Nordic Lymphoma Study Group; Southwest Oncology Group; United Kingdom National Cancer Research Institute. Recommendations for initial evaluation, staging and response assessment of Hodgkin and non-Hodgkin lymphoma: the Lugano classification. J Clin Oncol. 2014;32(27):3059-68.

Chung EM, Cube R, Lewis RB, Conran RM. Pediatric liver masses: radio-logic-pathologic correlation. Part 1: benign tumors. Radiographics. 2010;30(3):801-26.

Chung EM, Graeber AR, Conran RM. Renal tumors of childhood: radio-logic-pathologic correlation. Part 1. The 1st decade: from the radiologic pathology archives. Radiographics. 2016;36(2):499-522.

Chung EM, Lattin GE, Cube R, Lewis RB, Marichal-Hernández C, Shawhan R, et al. Pediatric liver masses: radiologic-pathologic correlation. Part 2: malignant tumors. Radiographics. 2011;31(2):483-507.

Chung EM, Lattin GE Jr, Fagen KE, Kim AM, Pavio MA, Fehringer AJ, et al. Renal tumors of childhood: radiologic-pathologic correlation Part 2. The 2nd decade. Radiographics. 2017;37(5):1538-58.

Duarte Silva F, Pinheiro L, Cristofano C, De Oliveira Schiavon JL, Lederman HM. Magnetic resonance imaging in pediatric bone tumors. Curr Radiol Rep. 2014;2(77).

Lowe LH, Isuani BH, Heller RM, Stein SM, Johnson JE, Navarro OM, et al. Pediatric renal masses: Wilms tumor and beyond. Radiographics. 2000;20(6):1585-603.

McCarten KM, Nadel HR, Shulkin BL, Cho SY. Imaging for diagnosis, staging and response assessment of Hodgkin lymphoma and non-Hodgkin lymphoma. Pediatr Radiol. 2019;49(11):1545-64.

Monclair T, Brodeur GM, Ambros PF, Brisse HJ, Cecchetto G, Holmes K, et al.; INRG Task Force. The International Neuroblastoma Risk Group (INRG) staging system: an INRG Task Force report. J Clin Oncol. 2009;27(2):298-303.

Ooms AHAG, Vujanić GM, D'Hooghe E, Collini P, L'Herminé-Coulomb A, Vokuhl C, et al. Renal tumors of childhood-a histopathologic pattern-based diagnostic approach. Cancers (Basel). 2020;12(3):729.

Orman G, Masand P, Hicks J, Huisman TAGM, Guillerman RP. Pediatric thora-cic mass lesions: beyond the common. Eur J Radiol Open. 2020;7:100240.

Ranganath SH, Lee EY, Restrepo R, Eisenberg RL. Mediastinal masses in chil-dren. AJR Am J Roentgenol. 2012;198(3):W197-216.

Rosolen A, Perkins SL, Pinkerton CR, Guillerman RP, Sandlund JT, Patte C, et al.Revised International Pediatric Non-Hodgkin Lymphoma Staging System. Clin Oncol. 2015;33(18):2112-8.

Schooler GR, Squires JH, Alazraki A, Chavhan GB, Chernyak V, Davis JT, et al. Pediatric hepatoblastoma, hepatocellular carcinoma, and other hepatic neoplasms: consensus imaging recommendations from American College of Radiology Pediatric Liver Reporting and Data System (LI-RADS) Working Group. Radiology. 2020;296(3):493-7.

Shah JN, Cohen HL, Choudhri AF, Gupta S, Miller SF. Pediatric benign bone tumors: what does the radiologist need to know?: pediatric imaging. Radio-graphics. 2017;37(3):1001-2.

Spijkers S, Littooij AS, Humphries PD, Lam MGEH, Nievelstein RAJ. Ima-ging features of extranodal involvement in paediatric Hodgkin lymphoma. Pediatr Radiol. 2019;49(2):266-76.

Swift CC, Eklund MJ, Kraveka JM, Alazraki AL. Updates in diagnosis, manage-ment, and treatment of neuroblastoma. Radiographics. 2018;38(2):566-80.

Taran SJ, Taran R, Malipatil NB. Pediatric osteosarcoma: an updated review. Indian J Med Paediatr Oncol. 2017;38(1):33-43.

Towbin AJ, Meyers RL, Woodley H, Miyazaki O, Weldon CB, Morland B, et al. 2017 PRETEXT: radiologic staging system for primary hepatic malignan-cies of childhood revised for the Paediatric Hepatic International Tumour Trial (PHITT). Pediatr Radiol. 2018;48(4):536-54.

Walters MM, Robertson RL. Pediatric radiology: the requisites. 4ª ed. Filadelfia: Elsevier; 2016.

Radiología vascular e intervencionista

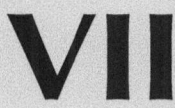

Intervencionismo en patología arterial central

49

J. M. Cabrera González, E. Castañé Isern y M. Arroyo López

OBJETIVOS

- Repasar la patología arterial central susceptible de tratamiento endovascular.
- Describir las técnicas de embolización y recanalización vascular, sus indicaciones, posibles complicaciones y resultados.
- Revisar los materiales más frecuentemente utilizados en embolización y recanalización vascular.
- Reconocer el papel de la radiología vascular intervencionista en el manejo de las hemorragias digestivas, en las puerperales, en el paciente politraumatizado y en el paciente con hemoptisis.
- Analizar los síndromes isquémicos de la patología arterial abdominal y el tratamiento endovascular de los aneurismas viscerales.
- Identificar las indicaciones y técnicas de la quimioembolización y radioembolización hepáticas.
- Aplicar los conocimientos teóricos a la resolución de casos clínicos relacionados con patología arterial central

INTRODUCCIÓN

En este capítulo, se aborda la patología arterial central (sector toracoabdominopélvico) susceptible de tratamiento mediante técnicas endovasculares.

PATOLOGÍA ARTERIAL HEMORRÁGICA

En este apartado, se describen las técnicas y los agentes de embolización empleados en el tratamiento endovascular de la patología hemorrágica abdominopélvica en general, así como las particularidades en distintas entidades concretas.

Generalidades del tratamiento endovascular de la patología hemorrágica abdominopélvica

La radiología vascular e intervencionista desempeña un papel terapéutico fundamental en la patología hemorrágica.

En el manejo del paciente con hemorragia, el primer escalón es conservador y, en la mayoría de los casos, se resuelve con corrección de la hipovolemia, de la coagulopatía (plasma congelado, concentrados de plaquetas y hematíes, factores de coagulación) y con el tratamiento de la patología subyacente (p. ej., oxitocina y prostaglandinas en la atonía uterina de la hemorragia puerperal).

En los sangrados masivos, con riesgo vital o con repercusión hemodinámica y fracaso de las medidas conservadoras (o de otras medidas terapéuticas, como la endoscopia en los sangrados digestivos), la embolización transarterial supone una opción terapéutica, con tasas de éxito elevadas y poca comorbilidad y complicaciones asociadas.

> **!** La embolización transarterial consiste en la oclusión vascular mediante diferentes agentes que buscan reducir el flujo sanguíneo en un punto de sangrado.
> El objetivo es controlar el sangrado intentando mantener la colateralidad suficiente para evitar el riesgo de isquemia. Técnicamente, esto se consigue realizando embolizaciones lo más selectivas posibles respecto al origen del sangrado.

Históricamente, se han empleado otras técnicas, como la inyección intraarterial de vasopresina, una hormona que induce la vasoconstricción arterial. Su uso quedó relegado debido a sus altas tasas de resangrado, siendo sustituida por la embolización transarterial.

El vasoespasmo es una complicación yatrogénica de la manipulación del catéter y/o guía en las arterias proximales durante la cateterización selectiva e imposibilita el avance a través del árbol arterial. Aunque se ha descrito el uso de fármacos vasodilatadores, la mejor opción para su resolución es la espera y el lavado del catéter. Algunos autores describieron el uso del vasoespasmo provocado para el control de sangrados digestivos, pero, como con la inyección de vasopresina, el efecto suele ser temporal.

Particularidades técnicas

La embolización transcatéter se lleva a cabo bajo control fluoroscópico. La angiografía con sustracción digital (DIVAS, *digital intravenous angiography subtraction*), generalmente, mediante un acceso femoral, se utiliza para detectar el punto de sangrado, antes de la embolización transcatéter.

> ❗ El único signo angiográfico directo de sangrado es la extravasación de contraste (intraluminal en los sangrados digestivos, a la cavidad endometrial, libre a la cavidad peritoneal o pélvica, etc.). Para su cetección, se necesita un débito como mínimo de 0,5-1 mL/min para los sangrados digestivos y entre 0,3 y 1 mL/min en los sangrados puerperales.

En los casos en que no se detecta el sangrado activo, se puede optar por una embolización empírica (p. ej., a partir de los hallazgos endoscópicos en la hemorragia digestiva alta) o por una angiografía de provocación (por estímulo mecánico o por la inyección intraarterial de fármacos como la uroquinasa, entre otros).

Las complicaciones más frecuentes suelen ser hematomas inguinales o las derivadas del uso de contrastes yodados.

Agentes de embolización

Los agentes de embolización pueden clasificarse en temporales (se reabsorben con el tiempo) o permanentes (oclusión vascular irreversible).

En la **tabla 49-1**, se muestran los tipos de materiales de embolización más utilizados:

- Temporales. El más comúnmente utilizado es la esponja de gelatina. Produce obstrucción mecánica al expandirse y posterior reacción a cuerpo extraño. El tiempo de reabsorción es variable, de 3-6 semanas. Muy útil cuando interesa preservar la viabilidad del órgano (p. ej., hemorragia posparto, priapismo, etc.) en sangrados difusos o en el traumatismo pélvico.
- Permanentes:
  - *Coils* y tapones vasculares. Son agentes sólidos que inducen trombosis por oclusión mecánica. Su efecto no es inmediato y dependen del estado de coagulación del paciente. Requieren sobredimensión respecto al calibre del vaso, un 20-30 % los *coils* y un 30-50 % los tapones vasculares para evitar su migración. Son útiles para ocluir vasos de mediano y gran calibre. Los *coils* son el agente más utilizado en la embolización de los aneurismas viscerales.
  - Agentes sólidos de tipo partículas: micropartículas de alcohol polivinílico (PVA, *polyvinyl alcohol*) y microes-

feras. Su efecto es por obstrucción mecánica y reacción a cuerpo extraño. Dependen de la hemodinámica del flujo por el que son arrastradas y requieren suspensión en contraste para ser visibles. Se diferencian en que las micropartículas de PVA presentan mayor irregularidad, con riesgo de aglutinación y obstrucción del catéter, y las microesferas presentan un calibrado más preciso, con menor riesgo de aglutinación, pero mayor riesgo de isquemia. Son útiles en sangrados difusos, tratamiento de miomas uterinos, como vehiculizantes del agente quimioterápico en la quimioembolización transarterial (QETA) o en el caso de las microesferas como vehiculizantes del radioisótopo en la radioembolización.

- Agentes líquidos: cianoacrilatos (el más usado es el N-butilcianoacrilato [NBCA]) y el copolímero de etilenvinilalcohol (EVOH). No dependen del estado de coagulación, lo que los hace útiles en situaciones de coagulopatía. Los cianoacrilatos son embolizantes adhesivos que polimerizan en contacto con la sangre, son menos controlables, requieren mayor curva de aprendizaje y provocan reacción inflamatoria. El copolímero de EVOH es un embolizante no adhesivo, que precipita en contacto con la sangre, permitiendo una infusión lenta y controlada y, por lo tanto, una embolización más precisa. Ambos agentes son útiles tanto en embolizaciones proximales como distales por su capacidad de progresión distal a la punta del catéter. Muy utilizados en las malformaciones arteriovenosas (MAV).

> ❗ La elección del agente, en muchas ocasiones, viene determinada por la preferencia o experiencia del operador y no es infrecuente la combinación de diferentes agentes embolizantes.

Hemorragia digestiva no varicosa

La hemorragia digestiva se puede dividir en alta (HDA) o baja (HDB), en función de si se origina proximal o distal al ángulo de Treitz, respectivamente.

Clínicamente, la HDA se manifiesta en forma de hematemesis, asociada o no a melenas (la sangre intraluminal es un factor peristáltico, motivo por el cual en un 10-15 % de los casos la HDA se presenta con hematoquecia). La HDB cursa con melenas y enterorragia o rectorragia.

> ❗ Se define como hemorragia masiva aquella que cursa con inestabilidad hemodinámica (presión arterial sistólica < 90 mmHg o frecuencia cardíaca > 120 lpm) o alto requerimiento transfusional (> 5 concentrados de hematíes en 24 h).

Las causas varían en función de la localización, siendo la úlcera péptica la causa más frecuente en la HDA (un 50 %) y la enfermedad diverticular la más frecuente en casos de HDB. En raras ocasiones, el origen de la hemorragia digestiva puede ser hepático o pancreático. La hemobilia suele ser secundaria a seudoaneurismas tras intervenciones hepáticas. El *hemosuccus* pancreático puede verse tras la rotura de un

---

Tabla 49-1. Agentes de embolización

Temporales: esponja de gelatina, coágulo autólogo, colágeno microfibrilar

Permanentes:
- Sólidos:
  - *Coils* o espirales metálicas
  - Tapones vasculares
  - Partículas: micropartículas de PVA (alcohol polivinílico), microesferas de trisacrilo
- Líquidos:
  - Cianoacrilatos (Histoacryl®, Glubran-2®, MagicGlue®)
  - Copolímero de etilenvinilalcohol (Onyx®, Squid®)

Otros agentes: esclerosantes (etanol, polidocanol, doxiciclina, etc.), trombina, endoprótesis recubiertas, *stents* derivadores de flujo, balones largables, etcétera

seudoaneurisma pancreático en el contexto de una pancreatitis crónica.

Manejo de la hemorragia digestiva alta

El manejo de la hemorragia digestiva es inicialmente endoscópico y la angiografía está indicada en casos de hemorragia masiva tras el fracaso endoscópico. En algunos casos, se ofrece cirugía (pacientes de bajo riesgo quirúrgico), pero, en casos de resangrado, la embolización puede ser el siguiente escalón terapéutico. Algunos autores discuten la utilidad de las pruebas de imagen previas a la embolización para detectar el punto de sangrado (angiografía por tomografía computarizada [angio-TC]), si bien, su uso es generalizado en pacientes estables, pudiendo aportar información adicional de gran ayuda, como son la causa del sangrado y un mapa vascular previo a la embolización.

La **tabla 49-2** resume las indicaciones del tratamiento endovascular para la HDA.

Tratamiento endovascular de la hemorragia digestiva alta

Se repasará en primer lugar la anatomía vascular, cuyo conocimiento es fundamental para acceder al punto de sangrado, y, a continuación, se describirán los aspectos técnicos del tratamiento endovascular.

Anatomía vascular

La amplia red de colaterales del estómago y duodeno produce un doble efecto sobre la embolización en la HDA: por un lado, dificulta la técnica de embolización, obligando a la oclusión tanto del flujo anterógrado como del retrógrado (embolización «en sándwich»: embolizar distal y proximalmente a la lesión) (**Fig. 49-1**), pero, por otro, reduce el riesgo de complicaciones isquémicas.

Es fundamental conocer la anatomía vascular para acceder al punto de sangrado (**Fig. 49-2**).

La arteria gástrica izquierda (AGI) es una rama del tronco celíaco (90 %) o puede originarse como tronco hepatogástrico directamente desde la aorta. Se anastomosa con la arteria gás-

Tabla 49-2. Indicaciones de tratamiento endovascular en la hemorragia digestiva alta
Ausencia de respuesta al tratamiento conservador, con persistencia de la inestabilidad hemodinámica, a pesar de las medidas de reanimación
Sangrado masivo (necesidad de transfusión de, al menos, 5 concentrados de hematíes en menos de 24 horas)
Fracaso terapéutico endoscópico o imposibilidad técnica para realizarlo
Paciente con alto riesgo quirúrgico
Resangrado tras cirugía

trica derecha, formando una arcada para la curvatura menor gástrica. La arteria gástrica derecha se puede originar desde la arteria hepática propia, arteria gastroduodenal o arteria hepática derecha.

La curvatura mayor está irrigada por la arcada gastroepiploica, formada por la arteria gastroepiploica derecha (continuación de la arteria gastroduodenal) y la homónima izquierda (rama de la arteria esplénica).

La región pancreaticoduodenal está irrigada por la arcada pancreaticoduodenal, formada por ramas de la arteria gastroduodenal (arterias pancreaticoduodenales superiores) y de la arteria mesentérica superior (AMS) (arterias pancreaticoduodenales inferiores).

Aspectos técnicos

Los hallazgos angiográficos positivos, además de la extravasación de contraste, incluyen otros signos indirectos: seudoaneurismas, hiperemia mucosa, amputación vascular *cut-off*, ectasia vascular o neovascularización (sangrados tumorales).

Para la cateterización selectiva del tronco celíaco o de la AMS se suelen usar catéteres cobra, en forma de gancho o con curva de unos 4-5 F. Para acceder a las arterias de menor calibre (arcadas pancreaticoduodenales) y reducir el riesgo de vasoespasmo, se recurre al uso de microcatéteres de 2-3 F (**Fig. 49-3**).

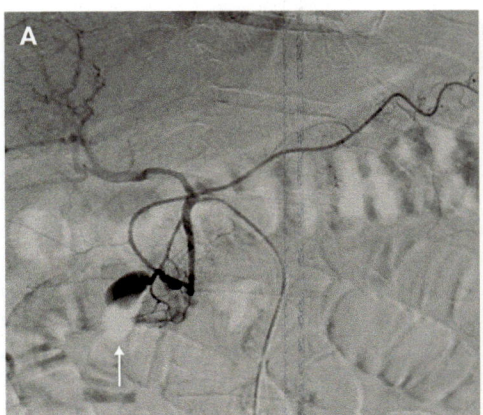 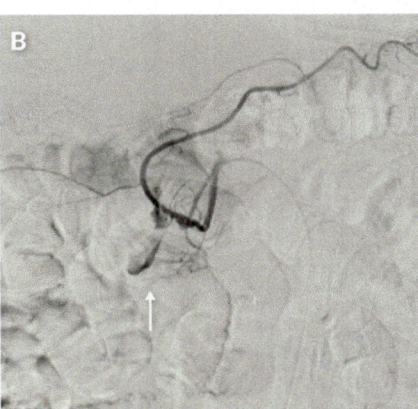 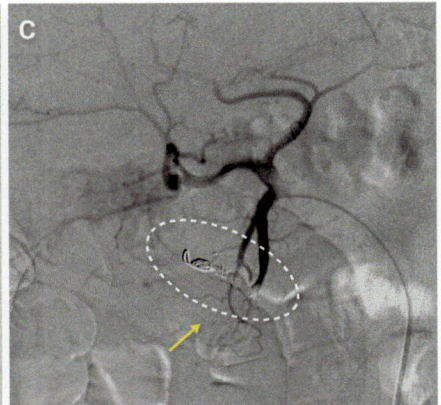

Figura 49-1. Embolización «en sándwich». Angiografía selectiva hepática (**A**) y cateterización supraselectiva de la arteria gástrica derecha (AGD) (**B**) que muestran un foco de sangrado activo (flecha). Se realizó embolización con EVOH (etilenvinilalcohol) y *coils* de la AGD (círculo en **C**) proximal y distal a la lesión (la flecha amarilla indica el sitio inicial de la lesión).

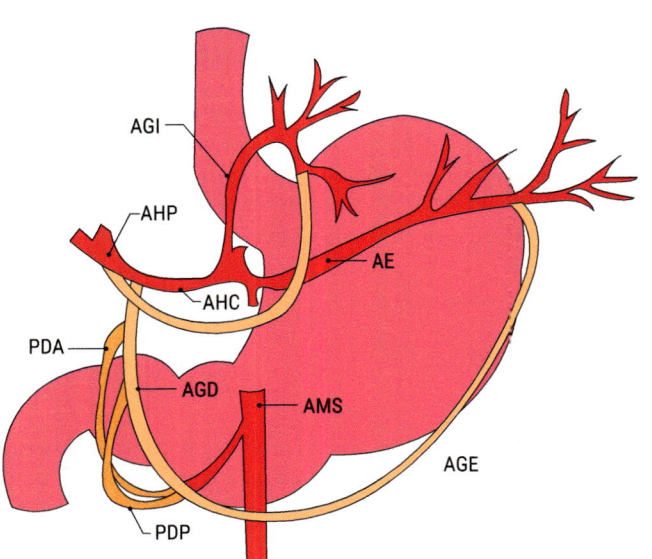

Figura 49-2. Esquema de la anatomía vascular del territorio gastroduodenal: ramas del tronco celíaco y de la arteria mesentérica superior.
AE: arteria esplénica; AGD: arteria gastroduodenal; AGE: arteria gastroepiploica; AGI: arteria gástrica izquierda; AHC: arteria hepática común; AHP: arteria hepática propia; AMS: arteria mesentérica superior; PDA: arcada pancreaticoduodenal anterior; PDP: arcada pancreaticoduodenal posterior.

> **!** Si no se demuestra foco de sangrado activo, se puede realizar una embolización arterial selectiva en función de los hallazgos endoscópicos y/o de las pruebas de imagen previas (embolización ciega o empírica), generalmente, por frecuencia del origen del sangrado, se realiza embolización empírica de la arteria gastroduodenal.

A veces, es necesaria la angiografía desde la AMS para descartar flujo retrógrado hacia el punto de sangrado (motivo de fallo técnico o resangrado).

Aunque infrecuente, se ha descrito la estenosis duodenal crónica como complicación de la isquemia posembolización en las hemorragias duodenales. Otra posible complicación es la embolización inadvertida de otros territorios, por ejemplo, a la arteria hepática principal.

La embolización de la HDA presenta unas tasas de éxito técnico en torno al 93 % y el resangrado (primeros 30 días posembolización), se describe hasta en un 30 % de los casos, siendo más frecuente en los pacientes con cirugías previas.

Manejo de la hemorragia digestiva baja

La mayoría de los casos de HDB se resuelven con tratamiento conservador (75-80 %). En los casos crónicos y sin riesgo vital, el primer escalón intervencionista se limita a la endoscopia. El papel de la radiología intervencionista se reserva para casos de hemorragia masiva aguda, en los cuales, no existe adecuada preparación colónica. La cirugía presenta un papel secundario debido a sus altas tasas de morbimortali-

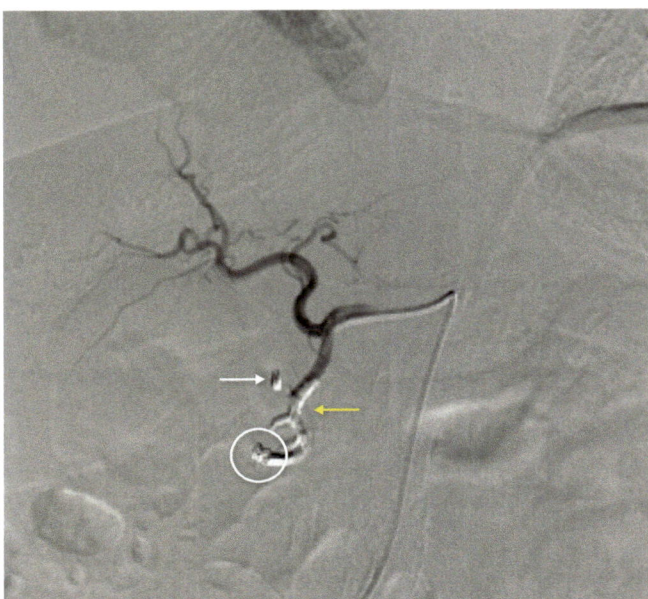

Figura 49-3. Embolización empírica. Se muestra el resultado posembolización de un sangrado gastroduodenal no visible angiográficamente. La flecha blanca muestra los clips colocados en una endoscopia previa. Se realizó embolización de la arteria gastroduodenal con EVOH (etilenvinilalcohol) (flecha amarilla) y coils (círculo).

dad; esto, junto con el desarrollo de nuevos materiales como los microcatéteres que han permitido embolizaciones más selectivas, hace que la embolización transcatéter sea la opción terapéutica de elección en la HDB masiva cuando se realiza con la técnica adecuada.

En los casos con estabilidad hemodinámica, es recomendable una angio-TC previa a la angiografía, ya que aporta información sobre el mapa vascular y presenta una alta sensibilidad (detecta sangrados con flujos de 0,3 mL/min, frente a los 0,5-1 mL/min de la angiografía).

Tratamiento endovascular de la hemorragia digestiva baja

Se describe la anatomía vascular del territorio de origen de la HDB, así como las particularidades técnicas de su tratamiento endovascular.

Anatomía vascular

La AMS irriga todo el intestino delgado, el ciego y el colon ascendente y transverso, a través de las ramas yeyunoileales, arteria ileocólica, cólica derecha y cólica media. Esta última se comunica con la arteria mesentérica inferior (AMI) a través de la arteria cólica izquierda, permitiendo, en ocasiones más, de un camino para cateterizar el punto de sangrado (**Fig. 49-4**).

En el yeyuno, existen múltiples comunicaciones entre las ramas mesentéricas, con mayor colateralidad y mayor tasa de resangrados tras la embolización. En cambio, en el colon, la vascularización es principalmente terminal, con escasa red colateral submucosa, aumentando el riesgo de isquemia, especialmente, en el ciego.

En algunas variantes, el colon transverso puede recibir irrigación del tronco celíaco mediante ramas de la arteria

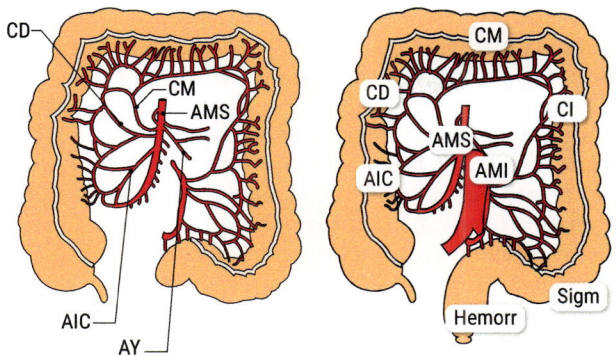

Figura 49-4. Esquema de la anatomía vascular del territorio de la arteria mesentérica superior (izquierda) y arteria mesentérica inferior (derecha), con sus respectivas anastomosis.
AIC: arteria ileocólica; AMI: arteria mesentérica inferior; AMS: arteria mesentérica superior; AY: arterias yeyunales; CD: arteria cólica derecha; CI: arteria cólica izquierda; CM: arteria cólica media; Hemorr: arterias hemorroidales; Sigm: arteria sigmoidea.

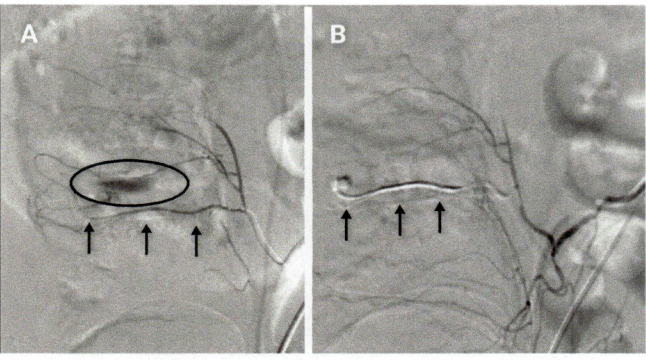

Figura 49-5. Embolización del territorio de la arteria ileocólica. La angiografía **(A)** muestra un foco de sangrado activo dependiente de uno de los vasos rectos de la arteria ileocólica (círculo: sangrado; flechas: arteria lesionada). Se realizó embolización **(B)** con EVOH (etilen-vinilalcohol) del vaso recto lesionado (flechas), sin nuevos sangrados tras el procedimiento.

esplénica o de las arterias pancreáticas. Esto se debe sospechar cuanto existe una hipoperfusión relativa del colon transverso durante la angiografía selectiva de la AMS.

La AMI irriga el colon distal al ángulo esplénico y el recto superior. La colateralidad entre los distintos territorios del recto reduce el riesgo de isquemia en casos de embolización, pero dificulta el éxito técnico y aumenta el riesgo de resangrado.

Aspectos técnicos

El hallazgo angiográfico de «extravasación de contraste» permite detectar el punto de sangrado para su embolización. Otros hallazgos angiográficos son la visualización de un ovillo vascular con vena de drenaje precoz (angiodisplasia), seudoaneurismas, fístulas arteriovenosas, hipertrofia vascular, neovascularización (tumoral) o amputación vascular.

> **!** En los casos de HDB, la embolización debe llevarse a cabo a nivel de los vasos rectos (ramas terminales originadas de las arterias marginales), a ser posible, no más de tres, ya que una embolización más proximal conlleva un alto riesgo de isquemia intestinal (**Fig. 49-5**).

No existen estudios suficientes que apoyen el uso de un agente embolizante frente a otro en el tratamiento de la HDB y, como en otras hemorragias, se suelen combinar diferentes agentes. En algunas ocasiones el diámetro de los *coils* no permite una embolización segura de los vasos rectos y los agentes que dependen de factores hemodinámicos como las partículas presentan mayor riesgo de isquemia al poder migrar retrógradamente en caso de vasoespasmo. Los nuevos agentes embolizantes líquidos como el copolímero de EVOH permiten embolizaciones supraselectivas más precisas y seguras.

Las tasas de éxito técnico rondan el 81-93 %, con tasas de resangrado de un 10-20 % dentro de los primeros 30 días.

La **tabla 49-3** resume las principales diferencias técnicas entre la embolización transarterial de la HDA y la HDB.

Tabla 49-3. Diferencias entre la hemorragia digestiva alta (HDA) y la hemorragia digestiva baja (HDB)

	HDA	HDB
Tratamiento de elección	Endoscópico	Embolización
Tratamiento de 2ª línea	Embolización	Cirugía/endoscopia
Embolización supraselectiva	No necesaria	Sí: vasos rectos
Embolización «en sándwich»	Usada	No usada
Riesgo de isquemia	Bajo	Alto
Angio-TC previa	Frecuentemente realizada	Casi siempre realizada
Embolización empírica	Usada	No usada

Angio-TC: angiografía por tomografía computarizada.

Hemorragias pélvicas: hemorragia posparto

La hemorragia posparto (HPP) se define como la pérdida de sangre tras un parto vaginal de 500 mL o bien de 1.000 mL tras una cesárea o si hay una caída de 4 g/dL de hemoglobina durante el periparto. A efectos prácticos, cualquier hemorragia en el posparto que produzca inestabilidad hemodinámica se considera HPP.

La HPP representa un 25 % de las muertes relacionadas con el parto en el mundo y es la principal causa de histerectomía urgente en el periparto.

Se puede clasificar en dos: HPP primaria (primeras 24 horas tras el parto) y HPP secundaria (> 24 horas a 12 semanas), siendo la primera la más frecuente. Las causas de la HPP se conocen como las «4 T»: a**t**onía (causa más frecuente de HPP primaria), **t**rauma (lesión del canal del parto), **t**ejido (restos retenidos [causa más frecuente de HPP secundaria], alteraciones en la implantación placentaria), **t**rombosis (coagulopatías).

Manejo de la HPP

La HPP se considera una emergencia obstétrica. El manejo inicial es médico, con corrección de la hipovolemia y de las alteraciones de la coagulación, masaje fúndico bimanual y el uso de fármacos uterotónicos. El siguiente escalón terapéutico incluye el *packing* vaginal y la ligadura arterial.

La embolización transarterial se ha ido consolidando como alternativa a la ligadura arterial quirúrgica, ya que ofrece tasas de éxito elevadas (éxito clínico del 80-90 %), pocas complicaciones (0-6 %) y permite mantener la fertilidad. La embolización se suele ofrecer en pacientes estables y, en los casos de pacientes inestables, la decisión puede depender de la experiencia del centro.

Tratamiento endovascular de la hemorragia posparto

A continuación, se describe la anatomía vascular implicada en la HPP y los aspectos técnicos de su tratamiento endovascular.

Anatomía vascular

La arteria uterina es la arteria principal en la HPP. Se origina desde la cara medial de la división anterior de la arteria ilíaca interna. Las variantes incluyen el origen directamente ilíaco o aórtico y se han descrito casos de un tronco común con la arteria vesical (la embolización no selectiva de las ramas uterinas en este caso produciría isquemia vesical). Existe una rica colateralidad entre las ramas de ambas arterias uterinas, así como comunicaciones con ramas de la arteria ilíaca externa.

Existen otras arterias que pueden dar origen a la HPP, como la arteria ovárica (segunda en frecuencia), o bien arterias extrauterinas (p. ej., en anastomosis con arterias vesicales, hemorroidales).

Aspectos técnicos

El objetivo de la embolización transarterial en la HPP es **detener el sangrado agudo** y **reducir el flujo sanguíneo uterino manteniendo su viabilidad** (fertilidad).

Dada la extensa red de colaterales en la irrigación uterina, las complicaciones isquémicas son raras.

Para el acceso vascular, se describen tanto el acceso femoral como el acceso radial, este último preferido por algunos autores por su mayor facilidad técnica para acceder a través de las angulaciones de las arterias ilíacas y uterinas.

Se suelen utilizar catéteres curvos de 4-5 F para la cateterización de las arterias ilíacas. Para visualizar angiográficamente el origen de la rama anterior de la arteria ilíaca interna, puede ser necesaria una proyección oblicua anterior contralateral.

Si se demuestra extravasación de contraste de origen uterino, se accede a las arterias uterinas mediante microcatéteres (ya que los catéteres de un calibre mayor tienen mayor riesgo de vasoespasmo) y se procede a su embolización selectiva.

> ! En el caso de tratarse de una atonía uterina, se deben embolizar ambas arterias.

Cuando urge el control de la hemorragia por inestabilidad hemodinámica de la paciente, se pueden requerir embolizaciones más proximales, en la arteria ilíaca interna.

Una reducción de flujo sanguíneo en la arteria uterina principal durante la angiografía de control se puede considerar ya éxito técnico de la embolización (**Fig. 49-6**).

El agente más utilizado es la esponja de gelatina. La esponja de gelatina tiene un efecto temporal (de tres a seis semanas) y permite tanto el control de la hemorragia como el mantenimiento de la viabilidad del útero.

Se pueden usar otros agentes como los *coils/microcoils* (p. ej., en microsangrados o en lesiones vasculares focales) o las partículas. Existen mayores complicaciones isquémicas con el uso de partículas < 500 μm, por su mayor progresión distal (isquemia uterina) o posible migración extrauterina por factores hemodinámicos (isquemia vesical).

Los casos de resangrado o de fracaso de la embolización pueden deberse a orígenes extrauterinos de la hemorragia, por ejemplo, desde arterias ováricas hipertróficas. En los casos con coagulación intravascular diseminada, se prefiere el uso de agentes embolizantes líquidos por su efecto independiente del estado de coagulación de la paciente.

> 💡 Los órganos que poseen una escasa red de colaterales y con pocas anastomosis con otros territorios arteriales presentan mayor riesgo de isquemia tras la embolización arterial (p. ej., el ciego en las HDB). En cambio, la embolización en otros órganos con una amplia red de colaterales como el útero o el estómago presentan mayor tasa de fracaso del control de la hemorragia y resangrados.
>
> Las embolizaciones proximales buscan reducir el flujo para el control de la hemorragia de forma inmediata. La viabilidad tisular dependerá de la colateralidad del territorio. Las embolizaciones distales o supraselectivas buscan el control focal de la hemorragia.

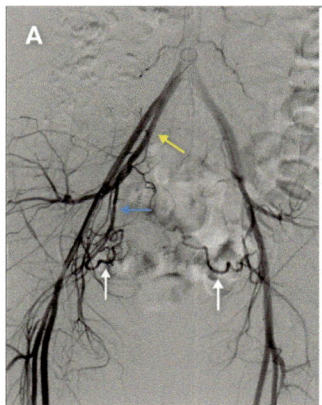
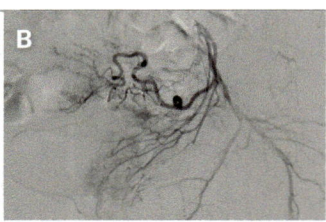
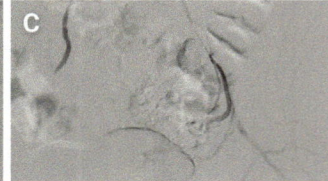

Figura 49-6. Angiografía y embolización de arterias uterinas en un caso de hemorragia posparto primaria. La angiografía inicial **(A)** muestra hipertrofia bilateral de las arterias uterinas (flechas blancas); la flecha azul marca la división anterior de la arteria ilíaca interna, y la flecha amarilla señala la arteria ilíaca interna. Se decidió embolización de ambas arterias uterinas (derecha no mostrada). Tras la cateterización selectiva de la rama anterior de la arteria ilíaca interna izquierda **(B)**, se realizó embolización mediante esponja de gelatina. **C)** Resultado posembolización, donde se observa una reducción de flujo del territorio vascular.

Patología traumática

El traumatismo es la segunda causa de muerte por debajo de los 45 años a nivel nacional. Según la Organización Mundial de la Salud, se dan unas 300.000 muertes al año por traumatismo.

Las lesiones traumáticas se pueden clasificar según su causa en traumatismo cerrado, traumatismo penetrante o yatrogenia.

Desde el punto de vista fisiopatológico, las lesiones son de tipo laceración vascular (sangrado activo, lesiones vasculares contenidas) u oclusión vascular (disección, embolia o trombosis). La principal consecuencia de la lesión vascular es la hemorragia, seguida de la isquemia.

Manejo radiológico del paciente politraumatizado

Actualmente, se tiende a realizar menos intervenciones y menos invasivas. La **figura 49-7** muestra un diagrama de actuación en caso de pacientes politraumatizados.

Aunque no existe un protocolo estandarizado, la Sociedad Europea de Radiología de Emergencias propone protocolos en función de la necesidad del tiempo de actuación; así, en pacientes inestables, se requiere actuación en el menor tiempo posible. En paciente estables, se pueden llevar a cabo protocolos de actuación más dirigidos, siendo esto especialmente aplicable en la protocolización de los estudios de TC.

El desarrollo de los nuevos equipos de emergencias ha reducido el tiempo entre la admisión del paciente traumatizado y la realización de pruebas diagnósticas. La TC multidetector (TCMD) es la prueba diagnóstica de elección en el paciente politraumatizado, al margen de la radiografía convencional y la ecografía FAST (*Focused Assessment with Sonography in Trauma*). Desarrollar el marco terapéutico alrededor de los hallazgos de la TC ofrece un balance positivo entre el tiempo invertido y el control exitoso de la hemorragia.

Las dos actuaciones terapéuticas posibles son la cirugía de control de daños y el tratamiento percutáneo. La embolización percutánea es la primera opción terapéutica en el traumatismo vascular, reservándose la cirugía para pacientes muy inestables o con múltiples focos hemorrágicos no abordables percutáneamente. Igualmente, la TCMD sería el siguiente paso a la cirugía de control de daños, con posterior valoración de la necesidad de un tratamiento intervencionista en función de los hallazgos.

> **!** Los principios de la embolización en esta patología se amoldan de acuerdo con el factor tiempo.

Así, se requieren oclusiones más proximales, que buscan rápidamente el control de la hemorragia en lugar de embolizaciones más selectivas. Cobra mayor protagonismo la colocación de *stents* recubiertos en casos en los que se busque mantener el flujo sanguíneo y evitar complicaciones isquémicas.

Intervencionismo por topografía

Los principales órganos sólidos afectados en el traumatismo abdominal son el bazo (el 25 % de todas las lesiones de órgano sólido), el hígado (el 15 % de traumatismos cerrados) y el riñón (el 5-10 % de los traumatismos abdominales).

Traumatismo esplénico

Actualmente, en el paciente **hemodinámicamente estable**, se prefiere el manejo **no quirúrgico**.

Como en el resto de los traumatismos, el manejo endovascular cobra protagonismo gracias a permitir el control del sangrado con el mantenimiento de la viabilidad del órgano (los pacientes esplenectomizados presentan inmunodepresión a microorganismos encapsulados).

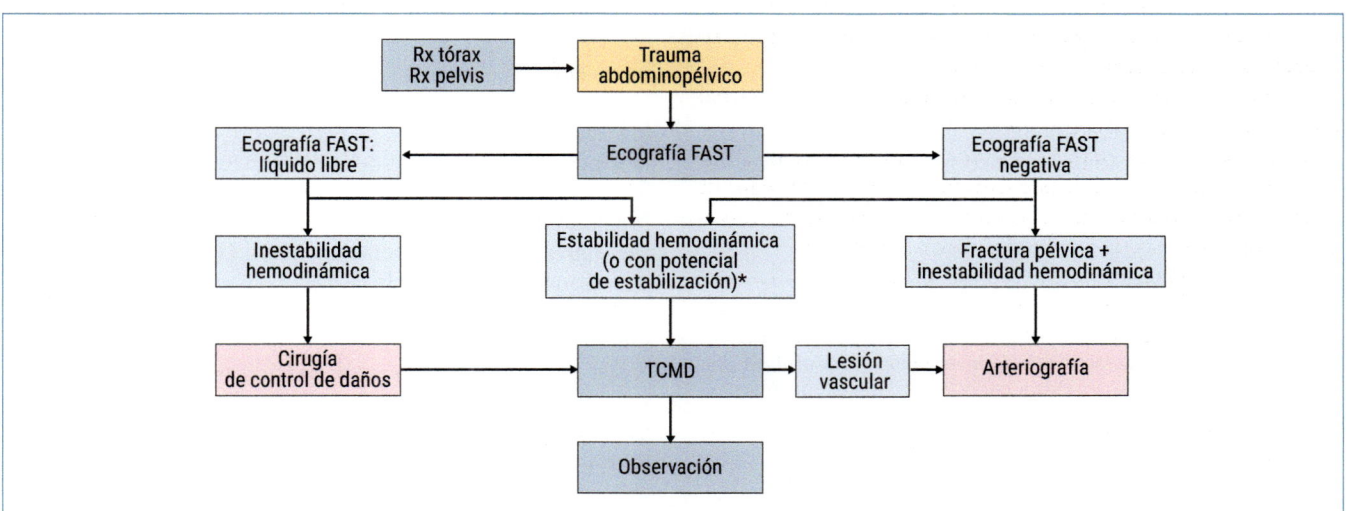

Figura 49-7. Diagrama de actuación en el manejo del paciente politraumatizado.
*Cada vez más, se intenta, en pacientes inestables, pero con potencial de estabilización, un manejo no quirúrgico. El algoritmo de decisiones en estos casos gira en torno a los hallazgos de la TCMD, permitiendo una actuación más dirigida, tanto si se requiere de manejo quirúrgico como si se opta por medidas menos agresivas.
FAST: *Focused Assessment with Sonography in Trauma*; Rx: radiografía; TCMD: tomografía computarizada multidetector.

La **tabla 49-4** resume las indicaciones del tratamiento endovascular en el traumatismo esplénico.

El bazo presenta una vascularización terminal; por eso, su embolización conlleva mayor riesgo de complicaciones isquémicas (infarto, sobreinfección), siendo estas menores en las embolizaciones supraselectivas distales.

Las embolizaciones proximales se usan en el estallido esplénico y en las lesiones difusas. Se realiza en el tercio medio de la arteria esplénica, distal al origen de la arteria pancreática dorsal y proximal a la pancreática magna o al hilio. Su objetivo es disminuir la presión arterial en el territorio afectado, preservando el flujo a través de la circulación colateral (gástricas cortas). El traumatismo esplénico presenta la particularidad de la rotura esplénica diferida, motivo por el cual los agentes embolizantes temporales presentan mayor tasa de fracaso.

Las embolizaciones distales se usan para sangrados focales accesibles en pacientes hemodinámicamente estables.

Otras complicaciones descritas en la embolización esplénica son el derrame pleural o la pancreatitis.

Traumatismo hepático

Como en el traumatismo esplénico, se prefiere el manejo no quirúrgico en pacientes hemodinámicamente estables. No obstante, el traumatismo hepático con manejo exclusivamente conservador (sin necesidad de embolización) presenta mejores resultados que el esplénico. Las indicaciones generales para el tratamiento endovascular son las mismas que para el traumatismo esplénico.

La vascularización intrahepática presenta múltiples colaterales, por lo cual, para las embolizaciones en lesiones focales proximales (p. ej., seudoaneurismas), se debe utilizar la embolización «en sándwich», siendo especialmente útiles el uso de *coils*.

Cuando existen múltiples focos hemorrágicos, se prefieren embolizaciones distales, siendo de especial utilidad la esponja de gelatina o las micropartículas por su capacidad de progresión hasta alcanzar dichos focos (**Fig. 49-8**).

El aporte venoso portal a la circulación hepática permite la embolización de la arteria hepática segura, sin lesión isquémica significativa, siempre que el paciente no presente hipertensión portal grave o *shock* hemodinámico con hepatitis isquémica.

Entre las complicaciones, se describen la isquemia biliar, los biliomas, la colecistitis isquémica (embolización de la arteria cística) o los abscesos hepáticos.

La embolización «en sándwich» se usa en órganos con una rica colateralidad arterial, ocluyendo el vaso tanto distal como proximalmente a la lesión. Una embolización proximal en estos casos no actuaría sobre un segundo aporte sanguíneo retrógrado a la lesión.

Traumatismo renal

La mayor parte de embolizaciones renales se llevan a cabo sobre lesiones de origen yatrogénico (tras biopsia percutánea) e incluyen el sangrado activo y las lesiones vasculares contenidas. Los seudoaneurismas son las lesiones más frecuentes.

Tabla 49-4. Indicaciones de angioembolización en el traumatismo esplénico

Paciente estable o potencialmente estable
Lesión vascular (sangrado activo, lesiones contenidas, oclusión traumática)
Ausencia de lesiones asociadas que requieran intervención quirúrgica

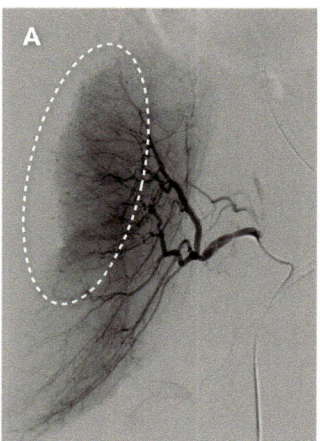
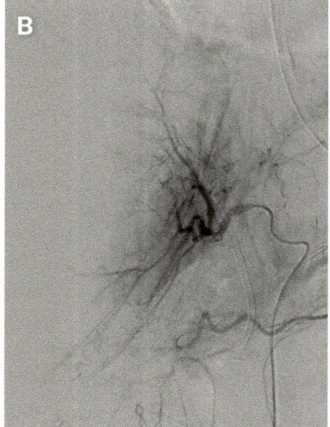

Figura 49-8. Embolización hepática en un paciente con traumatismo abdominal, en el cual la tomografía computarizada demostró sangrado activo en un territorio de laceración hepática. La angiografía **(A)** muestra múltiples focos de sangrado dependientes de la arteria hepática derecha (círculo). Se realizó embolización hepática derecha con partículas de 800 µm. **B)** Resultado posembolización, que muestra reducción del flujo al territorio afectado con resolución de los focos de sangrado.

El abordaje del traumatismo renal es escalonado, inicialmente con tratamiento conservador y vigilancia activa. El hallazgo de lesión vascular por TC no indica por sí mismo su embolización: los sangrados activos confinados a la fascia de Gerota se pueden manejar con terapia conservadora. La **tabla 49-5** resume los factores de riesgo que indican necesidad de intervención sobre una lesión vascular renal.

Tradicionalmente, se reservaba la terapia endovascular para los traumatismos renales de bajo grado, y la cirugía, para las lesiones de grado IV y V de la AAST (American Association for the Surgery of Trauma). Actualmente, se acepta la embolización percutánea como tratamiento de elección en lesiones vasculares que requieran intervención (**Fig. 49-9**). En casos de lesiones de grado V de la AAST, las tasas de fracaso de la embolización son mayores y suelen terminar en intervención quirúrgica.

En el riñón, por su vascularización terminal, la oclusión vascular asociará el desarrollo de un infarto renal. La embolización debe ser lo más selectiva posible, reservándose la embolización proximal o no selectiva para casos prenefrectomía, estallido renal o pacientes muy graves.

Traumatismo pélvico

Las fracturas pélvicas representan el 3 % de todas las fracturas, pero su presencia aumenta la mortalidad hasta en un 40 %

Tabla 49-5. Indicadores de manejo intervencionista (incluida la cirugía)

Hematoma > 12 cm

Traumatismo penetrante

Extensión pararrenal del hematoma

Presencia de lesiones concomitantes

Shock, inestabilidad hemodinámica

Estallido renal o sangrado difuso en función de la preferencia de centro

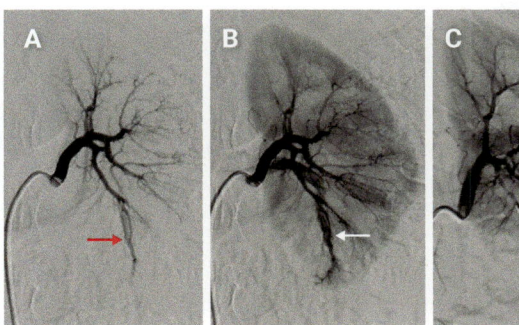
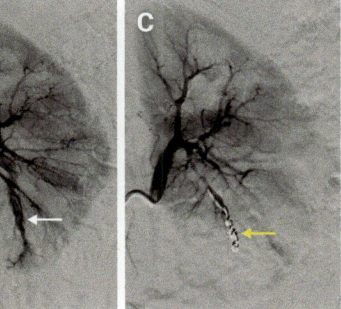

Figura 49-9. Embolización de una fístula arteriovenosa (FAV) renal tras biopsia percutánea. La angiografía selectiva renal **(A** y **B)** muestra una lesión vascular (flecha roja) con drenaje venoso precoz (flecha blanca). Se realizó embolización **(C)** de la arteria lesionada con *coils* (flecha amarilla) con resolución de la FAV.

en caso de fracturas inestables y complejas, debido al *shock* hemorrágico.

> **!** En el caso de pacientes con fractura pélvica hemodinámicamente inestables y que no responden a las medidas de reanimación, la angioembolización es el tratamiento de elección.

En pacientes estables, la presencia de sangrado activo en la TC es, asimismo, indicación de embolización. En pacientes muy hipotensos, se puede producir el vasoespasmo de la arteria lesionada, por lo que el hematoma no mostrará signos de sangrado activo. La presencia de un hematoma progresivo también es indicación para la embolización.

En líneas generales, la embolización será lo más selectiva que permita el tiempo. La mortalidad aumenta a partir de las 2 horas entre el ingreso del paciente y la realización de la embolización. Así, si el paciente está estable y los vasos afectados son de pequeño calibre, se puede intentar una embolización selectiva. En los sangrados difusos está indicada la embolización no selectiva.

Los pacientes inestables con múltiples focos hemorrágicos bilaterales pueden necesitar una embolización proximal de ambas arterias ilíacas (**Fig. 49-10**).

La mayoría de las complicaciones son menores y autolimitadas. La embolización inadvertida de las distintas ramas de la arteria ilíaca interna puede producir necrosis glútea, isquemia vesical o colorrectal. Como complicaciones tardías, se describen la claudicación glútea y la disfunción eréctil.

Patología torácica: embolización de arterias bronquiales

La embolización de las arterias bronquiales es el tratamiento de elección en la hemoptisis masiva. La hemoptisis masiva se define como expectoración de 300-600 mL de sangre en 24 horas. Menos de 200 mL/24 horas se define como hemoptisis moderada. Sin embargo, desde un punto de vista funcional, se debe considerar hemoptisis masiva a cualquier cantidad suficiente para causar una amenaza vital. La hemoptisis masiva presenta una alta mortalidad (35-85 %), en la mayoría de los casos, por ahogamiento.

La causa principal de la hemoptisis son las enfermedades pulmonares crónicas, especialmente, las que cursan con bronquiectasias. En estas situaciones (sobre todo, cuando existe un episodio agudo sobre una patología crónica), la circulación pulmonar se encuentra reducida u ocluida por vasoconstricción hipóxica, trombosis intravascular y vasculitis. Como resultado, se produce una proliferación e hipertrofia de las arterias bronquiales, intentando compensar la reducción del flujo pulmonar. Estos vasos aberrantes en áreas de parénquima inflamado (mayor fragilidad vascular) pueden romperse por erosión por un agente bacteriano o por aumento local de la presión sanguínea.

Diagnóstico de la hemoptisis

Las pruebas de imagen previas a la embolización percutánea buscan establecer la causa de la hemoptisis y localizar el punto de sangrado. La radiografía de tórax es la técnica inicial por su disponibilidad en los servicios de urgencias, pero presenta una sensibilidad baja para detectar patología subyacente.

En casos de hemoptisis más leve, la broncoscopia es una herramienta diagnóstica y terapéutica. No obstante, en la hemoptisis masiva, no resulta tan eficaz debido a la cantidad de sangre endobronquial.

La TC es la técnica que presenta una mayor sensibilidad para detectar el origen del sangrado y especificidad para establecer la etiología. Algunos autores consideran la broncoscopia y la TC pruebas complementarias entre sí para evaluar a los pacientes con hemoptisis. La TC puede demostrar las arterias bronquiales hipertróficas en algunos casos (> 2 mm, alrededor de la vía aérea central).

Tratamiento endovascular

A continuación, se describe la anatomía vascular del territorio que puede dar origen a hemoptisis y los aspectos técnicos de su tratamiento endovascular.

Anatomía vascular

En la mayoría de los casos, el origen del sangrado es de la circulación bronquial (90 %). También se puede originar de la circulación pulmonar (5 %) y aórtica (5 %), como en las fístulas aortobronquiales o la rotura de aneurismas aórticos.

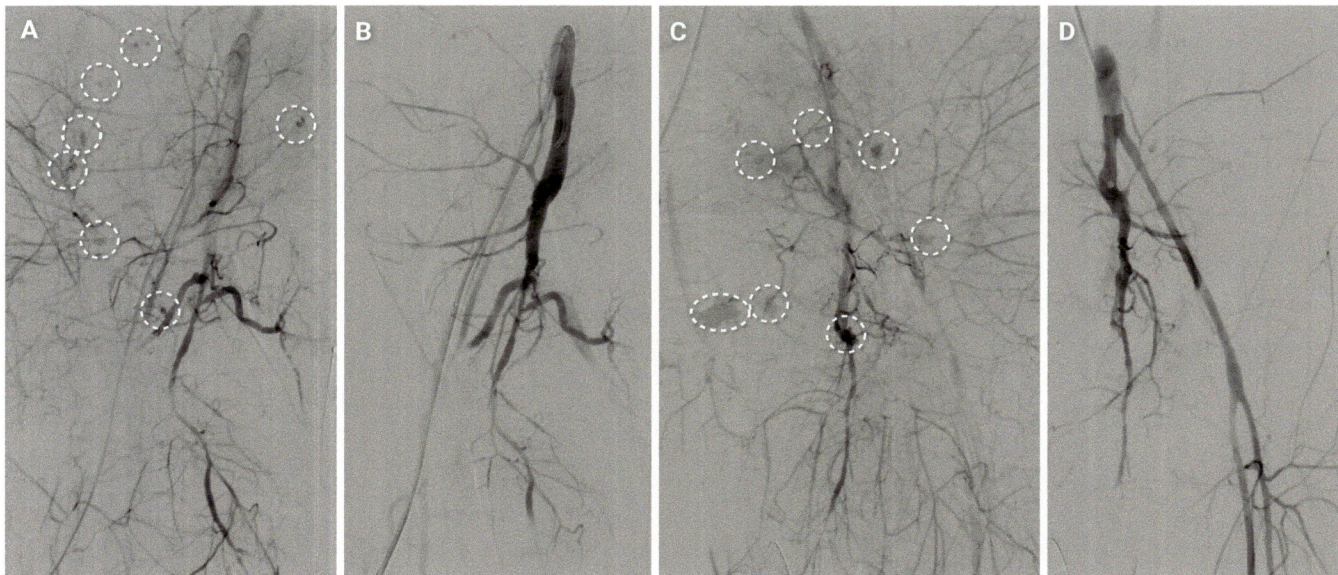

Figura 49-10. Embolización no selectiva de ambas arterias ilíacas internas en un paciente con traumatismo pélvico. La angiografía inicial **(A** y **C)** demuestra múltiples focos de sangrado en el territorio de ambas arterias hipogástricas. Se realizó embolización no selectiva con partículas de alcohol polivinílico (PVA). **B** y **D)** Resultado posembolización, donde se observa reducción del flujo en el territorio de ambas arterias hipogástricas con resolución de los focos de sangrado.

Las arterias bronquiales se originan en la aorta descendente, más comúnmente entre los niveles T4-T7 (entre la cuarta y la séptima vértebras torácicas). El patrón más frecuente (40 %) es un tronco común intercostobronquial derecho y dos arterias bronquiales izquierdas. El tronco intercostobronquial derecho es el vaso más constante, descrito hasta en un 97,5 % de casos en un estudio con autopsias.

Las arterias bronquiales pueden comunicarse con las arterias espinales, o bien dar origen a ellas. Visualizar arterias radiculares dorsal y ventral en una angiografía de arterias bronquiales no contraindica la embolización.

> **!** No obstante, la presencia de una arteria espinal anterior (generalmente, con origen desde el tronco intercostobronquial derecho) y su embolización no deseada se asocia a isquemia medular, y contraindica la embolización si no puede cateterizarse distalmente al origen de dicha arteria (**Fig. 49-11**).

Pueden existir arterias bronquiales aberrantes (origen distinto al habitual). En la angiografía siguen el curso de los bronquios principales y se deben sospechar en pacientes con hemoptisis recurrente tras embolización o en los que no se detecta punto de sangrado.

Aspectos técnicos

Los hallazgos de la angiografía que se describen son la hipertrofia y tortuosidad de arterias bronquiales, neovascularización, *shunt* con vasos pulmonares, extravasación de contraste (< 10 %) o aneurismas bronquiales. La decisión de qué vaso embolizar en ausencia de extravasación de contraste se debe basar en la combinación de los hallazgos de la broncoscopia, la TC y la angiografía (**Fig. 49-12**).

La embolización debe ser lo más selectiva posible. La cateterización supraselectiva con microcatéter permite estabilizar el catéter en la arteria bronquial y posicionarlo distalmente a las ramas espinales. La embolización se puede realizar con partículas de PVA, de 350-500 μm. Se deben evitar partículas más pequeñas, por su capacidad para atravesar las anastomosis broncopulmonares, con riesgo de producir infartos pulmonares o embolización sistémica.

Los agentes embolizantes líquidos (cianoacrilatos, EVOH) tienen mayor riesgo embolización distal y necrosis tisular, pero menores tasas de recanalización y mejores tasas de supervivencia que con las partículas de PVA.

La esponja de gelatina se ha usado ampliamente, pero tiene una alta tasa de recanalización (embolización temporal). Los *coils* sirven para embolizaciones más proximales, pero pueden impedir una segunda embolización si la hemoptisis recurre y tienen mayores tasas de recanalización y resangrado por el desarrollo de colaterales.

Entre las posibles complicaciones, además de la ya comentada e infrecuente isquemia medular por embolización inadvertida de la arteria espinal anterior, se encuentran el dolor torácico transitorio, el más común, y la disfagia (generalmente, menor y transitoria) por la embolización de ramas esofágicas.

Las tasas de éxito clínico inicial oscilan entre el 73 y el 98 %, con tasas de recurrencia a largo plazo de entre el 10 y el 52 %. La recurrencia de la hemoptisis a pesar de una embolización exitosa puede deberse a la falta de control del proceso subyacente. En casos crónicos sin tratamiento para la enfermedad de base, la embolización repetida constituye una opción terapéutica paliativa que prepara al paciente para la cirugía electiva. Otras causas de recurrencia son la embolización incompleta, el desarrollo de colaterales y el aporte extrabronquial.

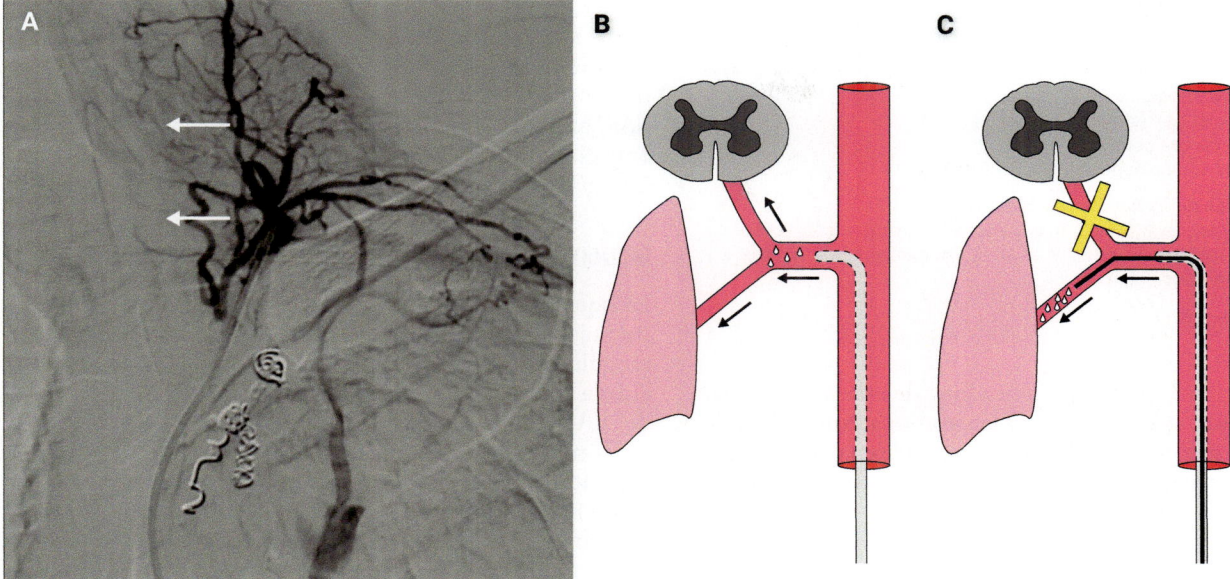

Figura 49-11. Arteria espinal anterior. **A)** Angiografía selectiva del tronco tirocervical izquierdo en un paciente con hemoptisis de repetición y embolizaciones previas con *coils* de la arteria bronquial y la arteria mamaria interna izquierdas. La angiografía muestra vascularización patológica en el ápex pulmonar, con presencia de *shunt* con la arteria pulmonar, visualizándose la arteria espinal anterior (flecha) con origen proximal en dicho tronco: imagen característica «en horquilla». Están contraindicadas las embolizaciones proximales al origen de una arteria espinal anterior por riesgo de isquemia medular **(B)**. Para poder realizar una embolización segura, el microcatéter debe avanzarse distal a su origen **(C)**.

SÍNDROMES ISQUÉMICOS Y ANEURISMAS VISCERALES

En este apartado, se describen la isquemia intestinal aguda, la isquemia intestinal crónica, la estenosis de arteria renal (EAR) y los aneurismas viscerales (AV).

Isquemia intestinal aguda

La isquemia intestinal aguda supone < 1 % de las urgencias por abdomen agudo, pero asocia una alta mortalidad (en algunas series, alcanza el 90 %).

Las principales causas de isquemia son la oclusión arterial embólica (el 40-50 % de los casos), la trombótica (25 %), la trombosis venosa (< 5 %) y la isquemia intestinal no oclusiva (bajo gasto, en un 20-30 %). Otras causas son las vasculitis (se debe sospechar en pacientes jóvenes), los traumatismos, la disección aórtica o la obstrucción intestinal.

Clínicamente, cursa con dolor abdominal, diarrea y/o hematoquecia. En los casos de isquemia crónica, existe desarrollo de colaterales, cursando con síntomas más larvados.

Diagnóstico y manejo

La prueba de elección inicial es la TC, que aporta información etiológica, sobre el estado de las asas intestinales y sobre el mapa vascular. La **tabla 49-6** resume los hallazgos en TC de la isquemia intestinal.

El tratamiento de la isquemia mesentérica se basa en: 1) restablecer el flujo arterial y 2) resecar los segmentos infartados. Históricamente, el tratamiento ha sido quirúrgico, estando el tratamiento endovascular reservado solo si existe viabilidad intestinal.

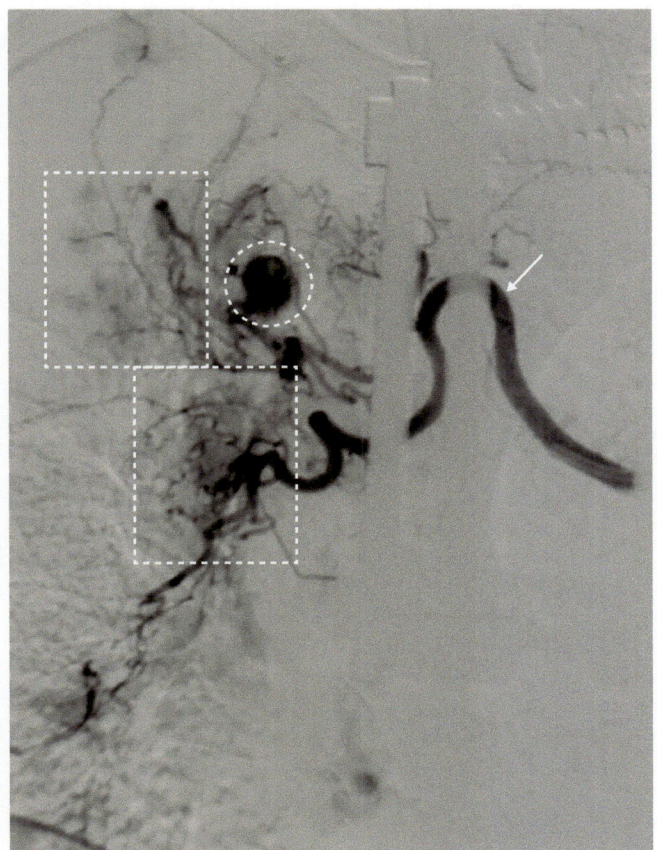

Figura 49-12. Embolización bronquial en un paciente con bronquiectasias y tuberculosis. La angiografía selectiva bronquial derecha muestra una arteria hipertrófica y tortuosa, neovascularización patológica con presencia de un aneurisma dependiente de una rama superior (círculo) y fístulas arteriopulmonares (cuadros).

Tabla 49-6. Hallazgos que indican infarto intestinal en la isquemia mesentérica aguda

Hallazgos de imagen:
- Neumatosis, gas portomesentérico
- Ausencia de realce mural
- Perforación (neumoperitoneo, ascitis)

***Shock*, signos de irritación peritoneal:**
En pacientes con alteración del estado mental o con terapia analgésica (exploración física a veces no valorable), la **acidosis láctica** es un mejor indicador

Lactato > 400 UI/L

La **tabla 49-6** resume los indicadores de infarto intestinal. En estos casos, se recomienda la laparotomía exploradora de entrada. En algunos casos, se puede intentar un manejo combinado, con terapia endovascular de revascularización seguida de cirugía de resección.

Tratamiento endovascular

El tratamiento endovascular busca restablecer el flujo de los segmentos arteriales proximales.

> ! La revascularización se debe llevar a cabo idealmente antes de las 8-12 horas, rango en el cual la mortalidad es inferior al 30 %.

A continuación, se resumen algunas particularidades técnicas del tratamiento:

- La angiografía se lleva a cabo, generalmente, mediante acceso femoral. En casos de enfermedad oclusiva iliofemoral o angulaciones arteriales que impiden el acceso retrógrado, se usa el acceso braquial.
- La aortografía inicial se debe obtener con proyección anteroposterior, para una valoración global de la perfusión mesentérica, y con proyecciones laterales que detallan la localización y extensión de la oclusión.
- Como se explicaba en la hemorragia digestiva, para acceder al tronco celíaco o la AMS, se usan catéteres de tipo cobra o curvos.
- La revascularización se consigue con embolectomía por aspiración o bien con trombólisis local farmacológica. Distinguir entre una causa puramente embólica y una trombótica no es posible en muchos casos de la práctica diaria por la coexistencia de comorbilidad en estos pacientes. Por ello, se suelen combinar las técnicas de succión con una trombólisis local.
- La estenosis subyacente se trata mediante angioplastia transluminal percutánea con balón o mediante *stent* expandible con balón.
- Tras restablecer el flujo arterial, se lleva a cabo una angiografía mesentérica para valorar la circulación distal. Los casos en los que no se restablezca la perfusión o que no cumplan criterios de éxito clínico (mejoría de síntomas, descenso de lactato), requieren laparotomía exploradora.

Las complicaciones suelen ser locales (menores: hematoma, seudoaneurisma). Las complicaciones asociadas a las trombólisis incluyen la hemorragia y la embolización de material lisado. También se describe el daño por reperfusión, que cursa con mayor muerte celular por la interacción entre la sangre oxigenada y los radicales liberados por la inflamación.

Isquemia intestinal crónica

La isquemia intestinal crónica se produce por una reducción del flujo arterial intestinal con respecto a la demanda de aporte sanguíneo posprandial. Rara vez se produce por afectación aislada de la AMS y suele asociar afectación del tronco celíaco, de la AMI o ambas.

Es más frecuente en mujeres (por los ángulos arteriales mesentéricos más agudos, que promueven mayor turbulencia de flujo y el desarrollo de placas ateromatosas) y se asocia a factores de riesgo cardiovasculares, siendo la aterosclerosis la causa más frecuente (95 %). En la estenosis ateromatosa, la oclusión se suele encontrar en los 2-3 cm proximales al origen de la arteria. Otras causas descritas son la displasia fibromuscular (DFM) (estenosis más distales), la compresión arterial por un ligamento arcuato (tronco celíaco) o las vasculitis.

Clínicamente, se manifiesta con dolor abdominal posprandial recurrente, que mejora a las 2-3 horas de la ingesta, pérdida de peso y anorexia (anticipatoria, por el dolor recurrente). En un 50 % de pacientes, se demuestra un soplo abdominal.

La estenosis puede progresar y presentar episodios de isquemia mesentérica aguda, condición que asocia una mortalidad superior al 50 %.

Diagnóstico y manejo

El diagnóstico es de exclusión, requiriendo la presencia de un síndrome clínico compatible y la demostración de obstrucción de vasos esplácnicos (TC, resonancia magnética [RM], ecografía Doppler, angiografía).

La TC permite valorar con detalle el árbol arterial, cuantificar el grado de estenosis, valorar el estado de las vísceras, así como otras posibles entidades. La RM presenta mayor sensibilidad en las lesiones proximales.

La ecografía Doppler como método de cribado está indicada en pacientes con sospecha de isquemia intestinal crónica. Como en todas la estenosis, el parámetro más útil es el incremento de la velocidad pico sistólica (VPS); también incrementa la velocidad pico diastólica (VPD). No existen criterios estandarizados para el diagnóstico de la isquemia mesentérica crónica. Los valores más ampliamente aceptados se resumen en la **tabla 49-7**. Cabe recordar que el tronco celíaco presenta una onda espectral monofásica, con mayores velocidades diastólicas, mientras que la AMS presenta un flujo de alta resistencia (**Fig. 49-13**).

Una estenosis se considera significativa cuando se reduce > 50 % el diámetro del vaso (con su correspondencia con las VPS o por imágenes seccionales) o, en angiografía, cuando se demuestra un gradiente de presiones translesión > 20 mmHg.

Tabla 49-7. Hallazgos en el estudio Doppler de la estenosis de arterias intestinales

Incremento de velocidades:
- Tronco celíaco:
  - **VPS: > 200-240 cm/s** (estenosis > 50 %); **> 320 cm/s** (estenosis > 70 %)
  - VPD > 55 cm/s
- Arteria mesentérica superior:
  - **VPS: > 280 cm/s** (estenosis > 50 %); **> 350 cm/s** (estenosis > 70 %)
  - VPD > 45 cm/s

En **estenosis significativa del tronco celíaco: flujo *parvus-tardus* en la arteria hepática común** o en la **arteria esplénica**

VPD: velocidad pico diastólica; VPS: velocidad pico sistólica.

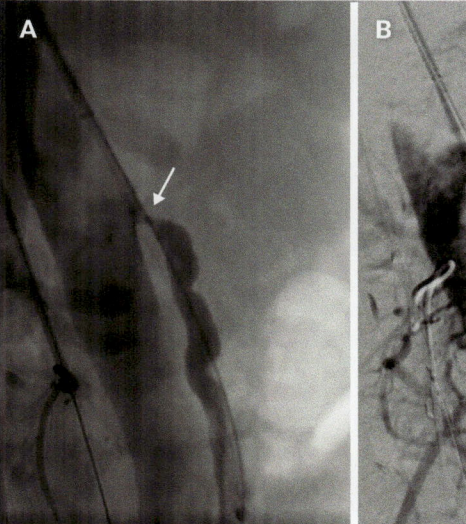
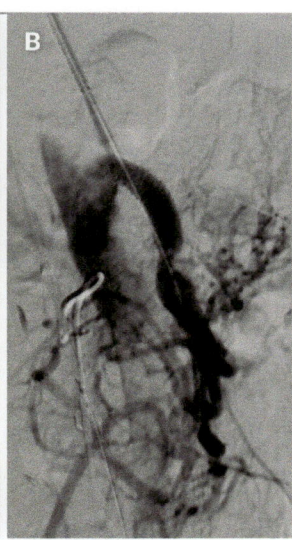

Figura 49-14. Estenosis ateromatosa de la arteria mesentérica superior tratada con *stent*. La imagen **A** muestra la angiografía previa a la implantación del *stent*. La imagen postratamiento **(B)** demuestra un adecuado resultado morfológico.

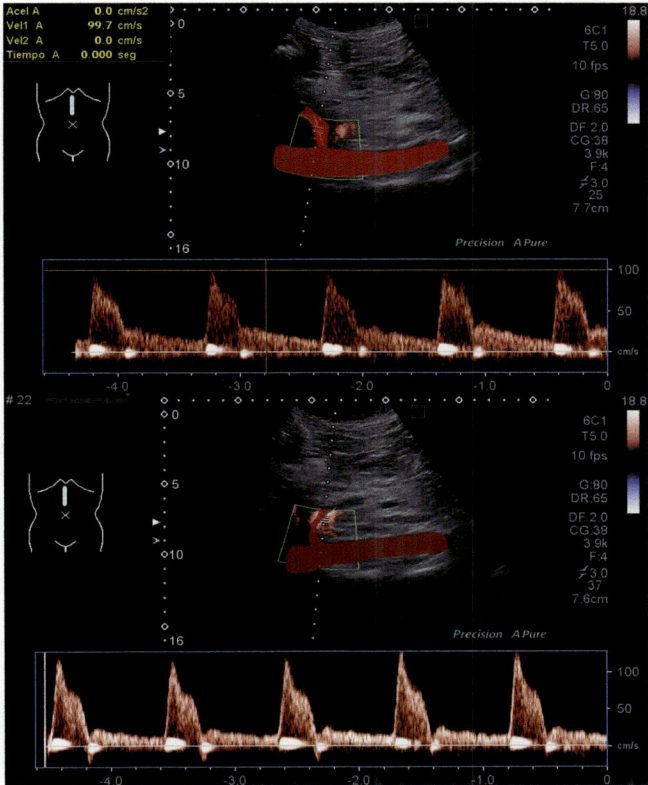

Figura 49-13. Ecografía Doppler normal del tronco celíaco (superior) y de la arteria mesentérica superior (AMS) (inferior). El análisis espectral del tronco celíaco mostrará una onda monofásica de baja resistencia con mayores velocidades diastólicas que la AMS, que mostrará en ayunas un flujo de alta resistencia.

Tratamiento endovascular

La revascularización percutánea está indicada en pacientes sintomáticos, siendo opciones la angioplastia transluminal con balón o la implantación de un *stent*. A continuación, se resumen algunas particularidades técnicas:

- Los principios para el acceso vascular y la cateterización de troncos esplácnicos son los mismos que los comentados en apartados anteriores. Como en la isquemia mesentérica aguda, la lesión se debe atravesar con una guía hidrófila y,

una vez atravesada la lesión, se intercambia por una guía rígida, que permite el uso del material de angioplastia con seguridad. Se puede requerir predilatación con balones de reducido calibre antes del uso de balones de calibre mayor o de la implantación de un *stent*.

- En líneas generales, para las lesiones ostiales calcificadas, se prefiere la colocación de un *stent*. El resto de las lesiones pueden tratarse con angioplastia con balón, aunque, si se trata de estenosis elásticas que no responden a la angioplastia (*recoil*) o existen estenosis residuales o complicaciones, el tratamiento debería incluir la colocación de un *stent* (**Fig. 49-14**).

Los tipos de *stent* y sus características se resumen en la **tabla 49-8**:

- Para lesiones ostiales, se prefieren los *stents* expandibles con balón. Las lesiones más distales pueden tratarse tanto con los *stents* expandibles con balón como autoexpandibles. Los *stents* cubiertos se suelen usar en las placas blandas, arterias < 6 mm (menor riesgo de reestenosis intra-*stent*) o para el tratamiento de la reestenosis intra-*stent* secundaria a hiperplasia intimal.
- Antes de la colocación del *stent*, se suele predilatar la lesión con un balón de bajo perfil. Tras la colocación del *stent*, la dilatación puede ser necesaria para remodelar y asegurar la estabilidad del dispositivo.
- Se prioriza la angioplastia de la AMS sobre la del tronco celíaco cuando se afectan dos o más vasos, aunque, en líneas generales, se deberían tratar los dos troncos en la medida de lo posible.
- Las complicaciones asociadas a la colocación de un *stent* incluyen la disección, la trombosis, la perforación, la embolización y la migración del *stent*.

Las tasas de recurrencia giran en torno al 10 % en los primeros tres años y se describen como factores de riesgo

Tabla 49-8. Tipos de endoprótesis vasculares (*stent*)

Stent **autoexpandible:** presentan mayor flexibilidad, pero sufren mayor retroceso elástico en placas calcificadas

Stent **expandible con balón:** son más rígidos (pueden rectificar una arteria). Se amoldan con balones de angioplastia para incrementar su diámetro

Stent **liberador de fármacos:** se han desarrollado para reducir la hiperplasia intimal, aunque el efecto farmacológico es limitado

Stent **cubierto:** pueden ser autoexpandibles o expandibles con balón. Pueden bloquear vasos colaterales. La hiperplasia intimal es menor y se produce en los extremos del *stent*

las lesiones > 3 cm o *stents* < 5 mm de diámetro. Para las recurrencias, se prefiere la reintervención endovascular a la reparación quirúrgica.

En el seguimiento tras la colocación de un *stent*, la ecografía es una herramienta eficaz. El *stent* reduce la elasticidad de la pared y la luz arterial, dando un flujo más pulsátil y con velocidades pico más elevadas. Como en la estenosis no tratada, no existen unos criterios estandarizados, pero los valores más utilizados para la reestenosis significativa serían > 365 cm/s para el tronco celíaco y > 415 cm/s para la AMS.

Estenosis de arteria renal

La EAR es una afección que se puede detectar como hallazgo incidental o bien presentar repercusiones clínicas en forma de nefropatía isquémica, eventos cardiovasculares y/o, la más importante clínicamente, hipertensión arterial (HTA).

La HTA afecta a un 22 % de la población europea. Entre el 90 y el 95 % de los casos, se trata de hipertensión primaria; en el 5-10 %, se trata de HTA secundaria, siendo la hipertensión renovascular la causa más frecuente.

La causa principal de EAR es la aterosclerosis (90 %). Afecta al *ostium*, los primeros 2 cm de la arteria renal y las bifurcaciones. La DFM representa casi el 10 % de casos y suelen verse afectados los tercios distales. Clásicamente, el aspecto de las arterias en la DFM se describe como «en collar de perlas» (**Fig. 49-15**).

Otras causas menos frecuentes de EAR son las vasculitis, la radioterapia o la compresión extrínseca. Las lesiones vasculares (seudoaneurisma, MAV) también pueden cursar con hipertensión renovascular.

Diagnóstico y manejo

> **!** La ecografía Doppler es la **herramienta de cribado de elección en Europa** y se usa también para el **seguimiento de arterias tratadas.**

La angio-TC y la angio-RM se suelen reservar como estudio preprocedimiento en los casos necesarios. La angiografía convencional se considera la técnica de elección, pero se suele reservar para los casos en los que se presume una terapia endovascular.

La American Heart Association (AHA) recomienda el cribado para EAR en la población hipertensa que presente características clínicas de sospecha y en quien se considere candidato a tratamiento endovascular.

En la valoración ecográfica, el diagnóstico se puede establecer a partir de criterios mayores (determinación de las velocidades de flujo en la arteria renal) y de criterios menores (cambios en la morfología de la onda Doppler de los vasos intrarrenales, idealmente, las arterias lobulares o arcuatas). La **tabla 49-9** muestra los criterios diagnósticos más utilizados para la EAR. Los criterios mayores se consideran más sensibles que los criterios menores, ya que estos no aparecen hasta que la estenosis alcanza el 75 %.

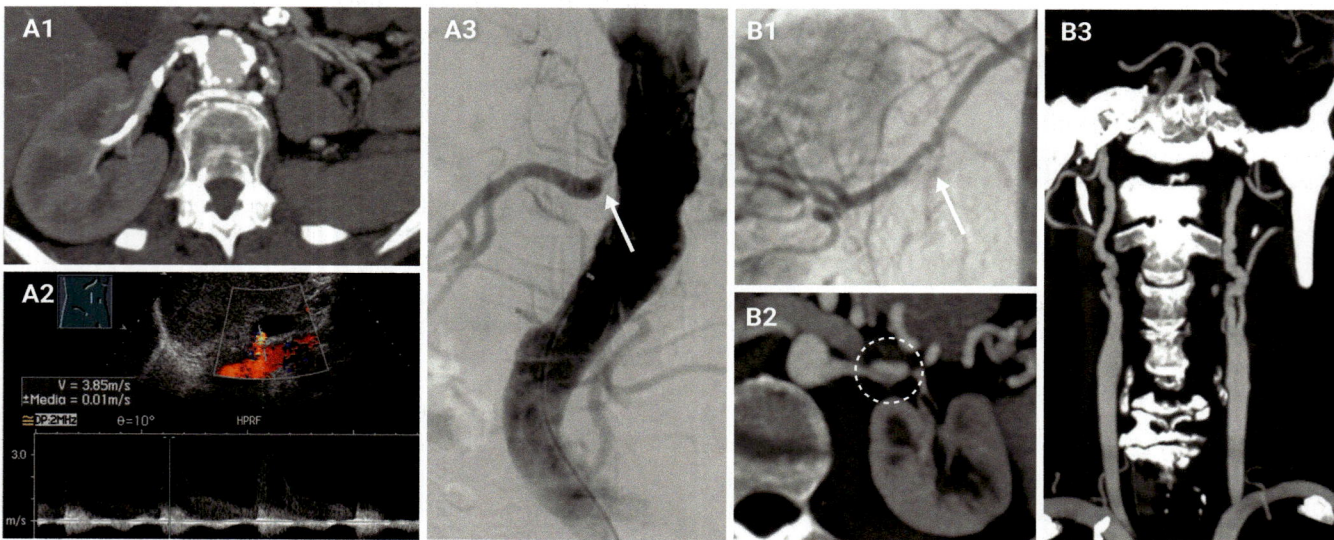

Figura 49-15. Características de la estenosis de arteria renal de causa ateromatosa **(A)** y secundaria a displasia fibromuscular (DFM) **(B)**. **A1)** Extensa ateromatosis calcificada aórtica que afecta especialmente al *ostium* de la arteria renal derecha. **A2)** Exploración Doppler: velocidad pico sistólica (VPS) elevada (3,8 m/s) en el origen de la arteria renal derecha. **A3)** Angiografía que confirma una estenosis suboclusiva; apréciese la dilatación posestenótica y el desarrollo de vasos colaterales. **B1)** Angiografía de una DFM que muestra el característico aspecto «en collar de perlas» a nivel del tercio medio de la arteria renal. **B2)** Seudoaneurisma en el tercio medio de la arteria renal de otra paciente con DFM. **B3)** Aspecto «en sacacorchos» de ambas arterias carótidas internas debido a afectación por DFM.

Tabla 49-9. Criterios diagnósticos en ecografía Doppler de la estenosis de arteria renal

Criterios mayores:
- VPS > 200-220 cm/s; VPS *stent* > 280 cm/s
- Relación VPS AR/Ao > 3; VPS AR *stent*/VPS Ao > 4

Criterios menores:
- Morfológicos: onda *parvus-tardus*
- Cuantitativos:
  – Índice de aceleración sistólica < 3 m/s^2
  – Tiempo de aceleración > 0,07 s
- IR: diferencias de un 5 % en los IR de ambos riñones, en ausencia de uropatía obstructiva

Ao: aorta; AR: arteria renal; IR: índice de resistencia; VPS: velocidad pico sistólica.

Cabe destacar que, en el estudio Doppler, se deberían explorar las arterias intrarrenales en los tres tercios del riñón, proporcionando, así, unas medidas más fiables de la perfusión renal y permitiendo detectar casos de estenosis de una arteria accesoria o polar (**Fig. 49-16**).

Aspectos técnicos del tratamiento endovascular

En la valoración angiográfica del *ostium* de las arterias renales, se necesitan las proyecciones laterales oblicuas. Los signos directos de la estenosis son la reducción del 60 % del diámetro de la luz vascular y un gradiente transestenótico > 15 mmHg. Otros signos indirectos son la presencia de una dilatación posestenótica, circulación colateral, nefrograma asimétrico y mala perfusión distal.

El tratamiento recomendado en casos de EAR ateromatosa es la colocación de un *stent*, pudiendo utilizar complementariamente angioplastia con balón (como predilatación o para remodelación posimplantación del *stent*). En la DFM, el tratamiento únicamente con balón de angioplastia muestra buenos resultados.

Las arterias tratadas con *stent* presentarán mayores velocidades basales en la exploración con ecografía Doppler.

La mayoría de las complicaciones suelen ser menores, en relación con el acceso vascular. Otras complicaciones descritas son la perforación renal, el fallo renal por microembolización o, la más grave, la rotura de la arteria renal.

Estenosis de la arteria renal postrasplante

La estenosis de la arteria renal trasplantada es la complicación vascular postrasplante **más frecuente (10 %)** y se considera una **complicación tardía (> 1 mes)**.

La herramienta más importante para el seguimiento de estos pacientes es la ecografía Doppler.

Es importante conocer la técnica quirúrgica para su correcta valoración ecográfica. La arteria renal del donante se suele anastomosar con la arteria ilíaca externa del receptor. El sitio de estenosis postrasplante suele ser la anastomosis arterial. También puede localizarse en la aorta o en la bifurcación ilíaca (relacionadas con la aterosclerosis del receptor), arteria renal distal (relacionada con bucles [*kinking*], yatrogenia o aterosclerosis) o a nivel intrarrenal (relacionada con el rechazo) (**Fig. 49-17**).

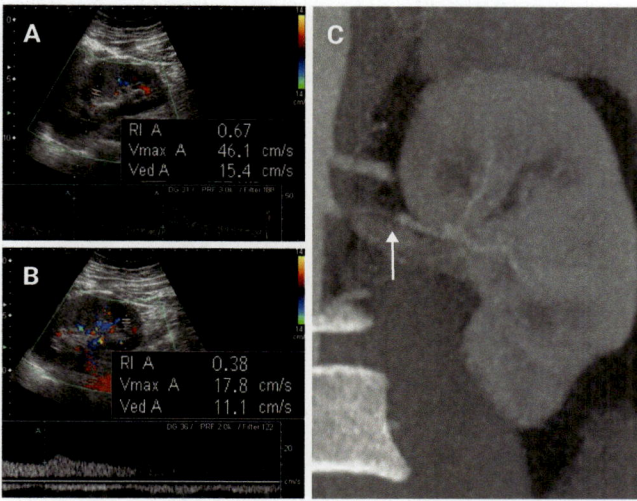

Figura 49-16. Estenosis de una arteria polar del tercio inferior del riñón izquierdo. La exploración Doppler muestra un flujo intrarrenal normal en el polo superior (**A**) y un flujo tipo *parvus-tardus* en el tercio inferior (**B**). **C** Reconstrucción en proyección de máxima intensidad de contraste (MIP) de una tomografía computarizada con contraste en fase arterial, que muestra una estenosis de una arteria polar inferior izquierda.

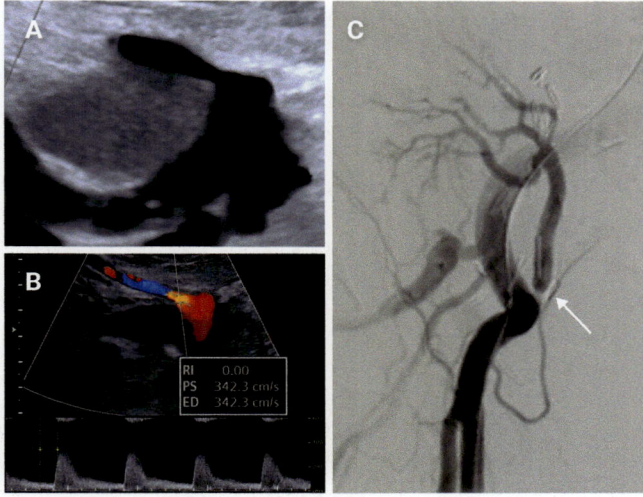

Figura 49-17. Estenosis de una arteria renal postrasplante. **A)** Imagen en modo Doppler avanzado (*clarify*), que muestra una estenosis morfológica a nivel de la anastomosis de la arteria renal con la arteria ilíaca externa. El análisis espectral (**B**) muestra unas velocidades pico sistólicas (VPS) elevadas (3,4 m/s). La angiografía (**C**) confirma una estenosis significativa a nivel de la anastomosis de la arteria renal (flecha).

El lugar de la estenosis se localiza mediante ecografía Doppler utilizando parámetros velocimétricos y Doppler color (estenosis morfológica, *aliasing*).

Aneurismas viscerales

Los AV (territorio esplácnico y renal) son menos frecuentes que los periféricos. Se distinguen dos tipos: aneurismas verdaderos (raros, 0,01-2 %) y los seudoaneurismas (más frecuentemente descritos por el número creciente de procedimientos intervencionistas). Estos últimos se asocian a yatrogenia, traumatismo, infección o inflamación.

De forma global, la causa más frecuente es la aterosclerosis (32 %), seguida por la degeneración o displasia (24 %; p. ej., la DFM en los aneurismas renales), el traumatismo abdominal (22 %) y la infección o inflamación. Otras causas menos frecuentes son las conectivopatías (especialmente, en los aneurismas renales), condiciones de hiperaflujo o las vasculitis.

El sitio de afectación de los aneurismas verdaderos, por orden de frecuencia, serían la arteria esplénica (48-60 %), la arteria renal (30 %) y la arteria hepática (20 %); no obstante, cualquier arteria visceral puede verse afectada.

Diagnóstico y manejo

Algunos autores recomiendan la ecografía Doppler para el seguimiento de aneurismas no complicados (aunque la localización profunda de la mayoría de los AV dificulta la exploración), reservando la angio-TC para situaciones de urgencia, seguimiento de aneurismas con mala visualización ecográfica o para su planificación terapéutica. La angio-RM es una alternativa útil.

Las indicaciones de tratamiento se basan en el tamaño del aneurisma, la presencia de síntomas, el riesgo de rotura y las particularidades anatómicas por topografía. La **tabla 49-10** resume las indicaciones de tratamiento para los AV. Los síntomas suelen deberse a complicaciones (compresión de estructuras vecinas, trombosis, embolización distal, rotura o sobreinfección).

Frente a la cirugía, la terapia endovascular presenta buenas tasas de éxito (89-98 %), poca comorbilidad y menor tiempo de hospitalización.

Tratamiento endovascular

El tratamiento endovascular busca **excluir el aneurisma del flujo arterial**, favoreciendo su involución mediante la **reducción de presiones** en este, pero **manteniendo la circulación distal**.

Para el tratamiento de los AV, se accede generalmente desde la arteria femoral, si bien, el acceso braquial puede ser útil para acceder a la AMS o al tronco celíaco en casos con ángulos de salida desfavorables.

La cateterización de las arterias viscerales se suele realizar con catéteres de 4-5 F, pero el acceso más distal puede requerir el uso de microcatéteres.

La técnica elegida para tratar el aneurisma dependerá de arteria afectada, su tortuosidad y la morfología del aneurisma. A continuación, se resumen las opciones de tratamiento:

- Embolización completa (aneurisma y arteria afectada): con la técnica de embolización «en sándwich» (embolización distal y proximal a la lesión). Se usan diferentes agentes embolizantes:
  – *Coils/microcoils*: de un tamaño un 20-30 % superior al diámetro de la arteria para evitar su migración. Los *microcoils* permiten la embolización de territorios más distales y navegan más fácilmente en arterias tortuosas que los *coils*.
  – Tapones vasculares: requieren de materiales de mayor diámetro para ser transportados y liberados (5-7 F). Se

Tabla 49-10. Indicaciones de tratamiento para los aneurismas viscerales

Aneurismas verdaderos:
- Sintomáticos
- > 20 mm (esplénicos, hepáticos, renales)
- Crecimiento > 5 mm/año
- Gestación o deseo genésico
- Hipertensión portal
- Candidatos a trasplante

Todos: seudoaneurismas, DFM o poliarteritis nudosa, aneurismas de la AMS (excepto degeneración ateromatosa), tronco celíaco (discrepancia según publicaciones), arteria gastroduodenal o pancreaticoduodenal

AMS: arteria mesentérica superior; DFM: displasia fibromuscular.

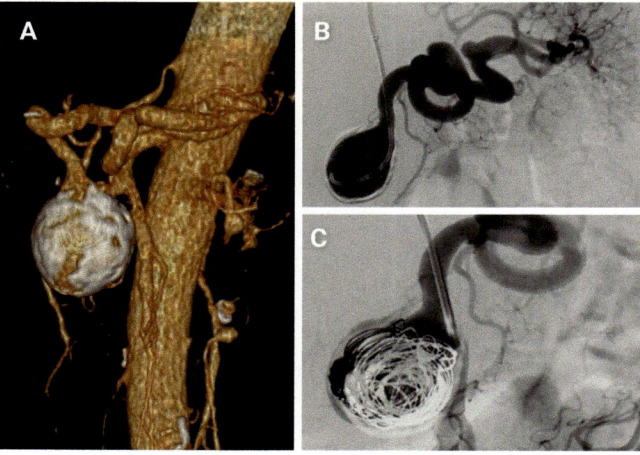

Figura 49-18. Aneurisma de la arteria esplénica. **A)** Reconstrucción volumétrica de tomografía computarizada, que muestra un aneurisma de gran tamaño de pared calcificada localizado en el tercio proximal de la arteria esplénica con origen anómalo en la arteria mesentérica superior. **B)** Angiografía selectiva de la arteria esplénica, que muestra opacificación del saco aneurismático. **C)** Embolización del saco aneurismático con *coils packing*.

recomiendan de un tamaño un 30-50 % superior al diámetro arterial.
  – Agentes embolizantes líquidos: cianocrilato, copolímero de EVOH.
  – Combinación de materiales.
- Exclusión aislada del aneurisma:
  – *Stent* cubierto: se recomienda extender el *stent*, al menos, 10 mm proximal y distal al cuello del aneurisma.
  – *Coils*: *packing* en los aneurismas saculares de cuello estrecho, accediendo al saco aneurismático con un microcatéter. En aneurismas de cuello ancho, se puede combinar con un *stent* metálico (accediendo al saco a través de los agujeros del *stent*) o con un balón de angioplastia, técnicas ambas de «*coiling* asistido» (**Fig. 49-18**).
  – Embolizantes líquidos: permiten embolizaciones distales, especialmente, en las arterias más tortuosas y de menor calibre. Una posible complicación sería la embolización no deseada de la arteria afectada por reflujo proximal o migración distal del agente.

– Inyección de trombina: a través de un acceso transarterial o directo percutáneo (asistido por ecografía, TC o fluoroscopia).

Las complicaciones del tratamiento incluyen la rotura intraprocedimiento del aneurisma (mayor riesgo en AV grandes, de cuello ancho) o la recanalización.

Las tasas de recanalización se estiman de un 10 % en los primeros tres meses. Se recomienda seguimiento con TC, ecografía Doppler o RM.

PATOLOGÍA TUMORAL: TRATAMIENTO DE LAS NEOPLASIAS HEPÁTICAS

La radiología intervencionista ofrece opciones terapéuticas endovasculares en la patología tumoral con finalidades curativa, adyuvante o paliativa. Por su valor representativo, se hablará de las técnicas percutáneas de quimioembolización y radioembolización en el tratamiento de los tumores hepáticos.

Quimioembolización

La QETA se ha convertido en la técnica locorregional más popular en el tratamiento del carcinoma hepatocelular (CHC) irresecable o no susceptible de ablación (estadio intermedio de la clasificación BCLC [Barcelona Clínic Liver Cancer]), demostrando una mejora en la supervivencia de estos pacientes. Además de mejorar la supervivencia, puede constituir una terapia puente a la cirugía de resección o al trasplante hepático y brindar una posibilidad de curación. A pesar de estos beneficios, la QETA se considera una opción de tratamiento paliativo.

Los tumores hepáticos primarios o metastásicos, a diferencia del parénquima sano, presentan un aporte sanguíneo casi exclusivamente arterial, permitiendo la embolización tumoral selectiva preservar en su mayor parte el parénquima sano. Puede ser utilizada, por lo tanto, en cualquier tumor hepático sólido primario o metastásico, solitario o multifocal independientemente de su tamaño.

El agente quimioterápico utilizado (doxorubicina [adriamicina], cisplatino) puede ser vehiculizado hasta la lesión que se va a tratar mediante agentes oleosos o mediante partículas precargadas y liberadoras del fármaco. La QETA se realiza mediante inyección manual lenta, bajo control fluoroscópico en tiempo real para evitar reflujo del agente quimioterápico que provoque una embolización no deseada.

> **!** El objetivo final es el depósito locorregional del fármaco o lo más selectivo posible en la lesión, preservando el parénquima sano, lo que, desde el punto de vista angiográfico, suele traducirse en desaceleración del flujo/estasis sanguínea en la arteria tratada y desvascularización tumoral (**Fig. 49-19**).

Las complicaciones incluyen el síndrome posembolización, el más frecuente (fiebre, dolor abdominal, náuseas y/o vómitos), insuficiencia hepática, formación de abscesos o colecistitis isquémica. La QETA provoca isquemia en el árbol biliar que, a diferencia del parénquima hepático, está

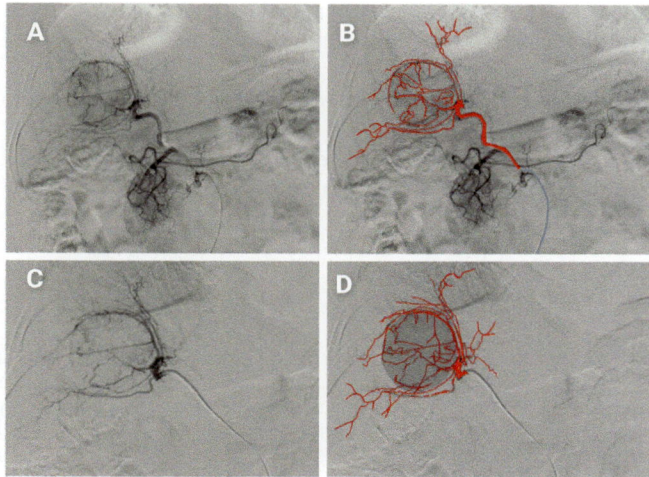

Figura 49-19. Quimioembolización transarterial de un carcinoma hepatocelular no resecable. La angiografía diagnóstica **(A)** y su representación esquemática **(B)** muestran una masa hipervascular con vascularización dependiente de una rama de la arteria hepática derecha. Se cateteriza supraselectivamente dicha rama **(C)** y se procede a su embolización con micropartículas precargadas de agente quimioterápico que se distribuyen por el lecho tumoral **(D)**.

irrigado exclusivamente por el plexo peribiliar a través de la arteria hepática.

Radioembolización

La radioembolización consiste en la administración intraarterial de microesferas portadoras de material radiactivo (itrio-90 [^{90}Y]/holmio-166 [^{166}Ho]). Está indicada, al igual que la QETA, en el tratamiento de los tumores hepáticos sólidos, primarios o secundarios, irresecables (estadio intermedio del BCLC).

Como en el caso de la QETA, la radioembolización aprovecha el aporte sanguíneo preferentemente arterial del CHC para administrar una terapia dirigida al tumor, preservando relativamente el parénquima hepático sano soportado por el sistema venoso portal, pero, a diferencia de esta, la radioembolización genera un efecto isquémico mínimo en el lecho tumoral.

Otra diferencia crucial que tener en cuenta es el grado de derivación entre la arteria hepática y la vena hepática.

> **!** En el caso de la radioembolización, la presencia de *shunts* puede provocar complicaciones potencialmente mortales y debe cuantificarse con precisión.

La neumonitis por radiación puede deberse al paso de microesferas a los pulmones, con una morbilidad significativa y posible mortalidad, especialmente, si la dosis pulmonar total se acerca a 30-50 Gy.

Es importante delimitar claramente la anatomía vascular durante la arteriografía inicial, limitando la administración del radiofármaco al territorio hepático para minimizar la morbilidad. En ocasiones, es necesaria la embolización profiláctica de ramas arteriales susceptibles de causar fugas extrahepáticas (p. ej., tracto gastrointestinal). Se realiza una simulación previa al tratamiento con macroagregados de albúmina marcados con tecnecio-99 (^{99}TC) para constatar la adecuada distribución intrahepática de las microesferas y calcular la actividad que se debe administrar.

El tratamiento puede ser selectivo, lobular o de hígado completo.

El objetivo del tratamiento es obtener una distribución intratumoral homogénea del radiofármaco.

Como complicaciones, además de la ya mencionada y grave neumonitis, se han descrito gastritis, pancreatitis o duodenitis autolimitadas, dado el origen común de la arteria hepática y gástrica izquierda o de la arteria hepática y gástrica derecha, que aumentan el riesgo de embolización no deseada en estómago, duodeno proximal y páncreas.

PUNTOS CLAVE

- No existe un único agente de embolización ideal para cada situación. Su elección, en muchas ocasiones, viene determinada por la preferencia o experiencia cel operador y no es infrecuente la combinación de diferentes agentes.
- El manejo de la HDA es inicialmente endoscópico, reservándose el tratamiento endovascular para los casos de hemorragia masiva tras el fracaso endoscópico.
- En los casos de HDA masiva en los que no se demuestra extravasación de contraste en la angiografía inicial, se puede optar por una embolización empírica, realizada a partir de los hallazgos endoscópicos y/o de las pruebas de imagen previas.
- Debido a la amplia red de colaterales del tracto gastrointestinal superior, en caso de HDA masiva, se debe realizar una técnica de embolización «en sándwich» (oclusión proximal y distal a la lesión vascular) para evitar el resangrado.
- En el territorio ileocólico con escasa red de colaterales, existe mayor riesgo de complicaciones isquémicas en las embolizaciones menos selectivas. En caso de HDB masiva, la embolización se debe llevar a cabo a nivel de los vasos rectos.
- El objetivo de la embolización transarterial en la HPP es detener el sangrado agudo y reducir el flujo sanguíneo uterino manteniendo su viabilidad (fertilidad). En el caso de tratarse de una atonía uterina, se deben embolizar ambas arterias.
- En los traumatismos de víscera sólida abdominal con estabilidad hemodinámica o potencialmente estabilizables, se prefiere el manejo no quirúrgico, cobrando mayor protagonismo las técnicas intervencionistas.
- El tratamiento de elección de la hemorragia de origen arterial en el traumatismo pélvico es la embolización.
- En la embolización de arterias bronquiales, la presencia de una arteria espinal anterior en la angiografía contraindica su embolización si esta no puede realizarse distalmente al origen de dicha arteria, por riesgo de isquemia medular.
- La revascularización percutánea está indicada en pacientes sintomáticos con isquemia mesentérica crónica. Se prefiere la implantación de *stent* para las lesiones ostiales calcificadas y en las estenosis residuales tras angioplastia.

- La ecografía Doppler es la prueba de cribado de elección en los pacientes con sospecha clínica de hipertensión renovascular y para el seguimiento de arterias tratadas.
- Los signos directos de EAR (arteria renal) son más sensibles que los indirectos (flujo intrarrenal), elevándose la VPS > 200-220 cm/s en la arteria renal cuando la estenosis alcanza el 60 %.
- El tratamiento recomendado en la EAR ateromatosa es la colocación de un *stent*. En la DFM, el tratamiento únicamente con balón de angioplastia muestra buenos resultados.
- Las indicaciones para el tratamiento de los aneurismas viscerales varían en función de la localización, aunque, en líneas generales, se tratarán los aneurismas sintomáticos, los de gran tamaño (> 2 cm para el territorio esplénico, hepático y renal) y aquellos con crecimiento > 5 mm/año.
- El tratamiento endovascular de los AV busca excluir el aneurisma del flujo arterial, favoreciendo su involución mediante la reducción de presiones en este, pero manteniendo la circulación distal.
- La QETA y la radioembolización hepática son opciones de tratamiento paliativas en el CHC irresecable.
- La QETA consiste en la administración transarterial de un agente quimioterápico, siendo el objetivo final el depósito locorregional del fármaco o lo más selectivo posible en la lesión, preservando el parénquima sano.
- La complicación más frecuente de la QETA es el síndrome posembolización (fiebre, dolor abdominal y náuseas y/o vómitos).
- La radioembolización consiste en la administración intraarterial de microesferas portadoras de material radioactivo. El objetivo del tratamiento es obtener una distribución intratumoral homogénea del radiofármaco.
- En la radioembolización, es importante delimitar la anatomía vascular, limitando la administración del radiofármaco al territorio hepático para minimizar la morbilidad. En ocasiones, es necesaria la embolización profiláctica de ramas arteriales susceptibles de causar fugas extrahepáticas.

BIBLIOGRAFÍA

Alonso Burgos A, Cabrera González M, Urbano García J. Diagnóstico y tratamiento de la patología vascular visceral y renal. En: Del Cura JL, Pedraza S, Gayete À, Rovira À (eds.). Radiología esencial. Madrid: Editorial Médica Panamericana; 2021. p. 556-64.

Alonso Burgos A, Martínez de la Cuesta A, Cabrera González M. Manejo percutáneo de la hemorragia y la isquemia intestinales. En: Del Cura JL, Pedraza S, Gayete À, Rovira À (eds.). Radiología esencial. Madrid: Editorial Médica Panamericana; 2021. p. 559-555.

Arrayeh E, Fidelman N, Gordon RL, LaBerge JM, Kerlan RK Jr, Klimov A, et al. Transcatheter arterial embolization for upper gastrointestinal nonvariceal hemorrhage: is empiric embolization warranted? Cardiovasc Intervent Radiol. 2012;35(6):1346-54.

Baert AL, Sartor KS. Vascular embolotherapy. A comprehensive approach. Berlín: Springer; 2006.

Barrufet Solé M, Bermúdez Bencerrey P, Gregorio Ariza MA. Radiología intervencionista en el tórax. En: Del Cura JL, Pedraza S, Gayete À, Rovira À (eds.). Radiología esencial. Madrid: Editorial Médica Panamericana; 2021. p. 1785-97.

Bhalla V, Textor SC, Beckman JA, Casanegra AI, Cooper CJ, Kim ESH, et al.; American Heart Association Council on the Kidney in Cardiovascular Disease; Council on Hypertension; Council on Peripheral Vascular Disease; and Council on Cardiovascular Radiology and Intervention. Revascularization for renovascular disease: a scientific statement from the American Heart Association. Hypertension. 2022;79(8):e128-43.

Bilbao Jaureguizar JI, Burrel Samaranch M, Urbano García J. Tratamiento de las neoplasias hepáticas. En: Del Cura JL, Pedraza S, Gayete À, Rovira À (eds.). Radiología esencial. Madrid: Editorial Médica Panamericana; 2021. p. 1821-31.

Brown M, Hong M Jr, Lindquist J. Uterine artery embolization for primary postpartum hemorrhage. Tech Vasc Interv Radiol. 2021;24(1):100727.

Hemp JH, Sabri SS. Endovascular management of visceral arterial aneurysms. Tech Vasc Interv Radiol. 2015;18(1):14-23.

Herrmann SM, Textor SC. Current concepts in the treatment of renovascular hypertension. Am J Hypertens. 2018;31(2):139-49.

Hur S, Jae HJ, Lee M, Kim HC, Chung JW. Safety and efficacy of transcatheter arterial embolization for lower gastrointestinal bleeding: a single-center experience with 112 patients. J Vasc Interv Radiol. 2014;25(1):10-9.

Kirby JM, Kachura JR, Rajan DK, Sniderman KW, Simons ME, Windrim RC, et al. Arterial embolization for primary postpartum hemorrhage. J Vasc Interv Radiol. 2009;20(8):1036-45.

Martin JG, Shah J, Robinson C, Dariushnia S. Evaluation and management of blunt solid organ trauma. Tech Vasc Interv Radiol. 2017;20(4);230-6.

Martínez Rodrigo JJ. Díaz Dorronoso L. Radiología intervencionista en la lesión vascular traumática. En: Del Cura JL, Pedraza S, Gayete À, Rovira À (eds.). Radiología esencial. Madrid: Editorial Médica Panamericana; 2021. p. 2114-22.

Loffroy R, Favelier S, Pottecher P, Estivalet L, Genson PY, Gehin S, et al. Transcatheter arterial embolization for acute nonvariceal upper gastrointestinal bleeding: indications, techniques and outcomes. Diagn Interv Imaging. 2015;96(7-8):731-44.

Loya MF, García-Reyes K, Gichoya J, Newsome J. Uterine artery embolization for secondary postpartum hemorrhage. Tech Vasc Interv Radiol. 2021;24(1):100728.

Nicolau MC, Antunes N, Paño BB. Doppler de la hipertensión renovascular. En: Sánchez A, Del Cura JL (eds.). Ecografía Doppler esencial. 1ª ed. Madrid: Editorial Médica Panamericana; 2022. p. 141- 47.

Salem R, Lewandowski RJ. Chemoembolization and radioembolization for hepatocellular carcinoma. Clin Gastroenterol Hepatol. 2013;11(6):604-11; quiz e43-4.

Sánchez A, Arroyo M, Pla A. Ecografía Doppler en la valoración del trasplante renal. En: Sánchez A, Del Cura JL. Ecografía Doppler esencial. 1ª ed. Madrid: Editorial Médica Panamericana; 2022. p. 149-64

Senkichi J. Agentes de embolización. Rev Interv. 2016;16(1):16-26.

Siddiqui MA, Mittal PK, Little BP, Miller FH, Akduman EI, Ali K, et al. Secondary hypertension and complications: diagnosis and role of imaging. Radiographics. 2019;39(4):1036-55.

Smith A, Gaba RC, Bui JT, Minocha J. Management of renovascular hypertension. Tech Vasc Interv Radiol. 2016;19(3):211-7.

Sopko DR, Smith TP. Bronchial artery embolization for hemoptysis. Semin Intervent Radiol. 2011;28(1):48-62.

Stone JR, Wilkins LR. Acute mesenteric ischemia. Tech Vasc Interv Radiol. 2015;18(1):24-30.

Urbano J. Embolización en el traumatismo pélvico. En: Vaquero C, Ros E (eds.). Procedimientos terapéuticos oclusivos endovasculares. Valladolid: Carlos Vaquero y Eduardo Ros; 2010. p. 161-70.

Urbano J, Cabrera JM, Franco A, Alonso-Burgos A. Selective arterial embolization with ethylene-vinyl alcohol copolymer for control of massive lower gastrointestinal bleeding : feasibility and initial experience. J Vasc Interv Radiol. 2014;25(6):839-46.

Wilkins LR, Stone JR. Chronic mesenteric ischemia. Tech Vasc Interv Radiol. 2015;18(1):31-7.

Yoon W, Kim JK, Kim YH, Chung TW, Kang HK. Bronchial and nonbronchial systemic artery embolization for life-threatening hemoptysis: a comprehensive review. 2002;22(6):1395-409.

Intervencionismo en patología venosa central

50

M. Arroyo López, Á. Sánchez Guerrero y J. M. Cabrera González

OBJETIVOS

- Repasar la anatomía y fisiología del sistema venoso de los territorios de la vena cava superior, arterias pulmonares, cavoilíaco, portal y gonadal.
- Describir la etiología, el cuadro clínico y el diagnóstico por imagen de la patología de las venas centrales de tórax, abdomen y pelvis.
- Identificar las diferentes opciones de tratamiento (manejo médico y endovascular) para la patología de las venas centrales de tórax, abdomen y pelvis.
- Reconocer las indicaciones, contraindicaciones y complicaciones asociadas a las técnicas de trombectomía, recanalización, angioplastia, *stenting* y embolización.
- Analizar los resultados de estas técnicas en territorio venoso central.
- Aplicar los conocimientos teóricos a la resolución de casos clínicos relacionados con patología venosa central.
- Adquirir habilidades para la interpretación de estudios de diagnóstico por imagen en patología venosa central.

INTRODUCCIÓN

Este tema presenta la patología de las venas principales del tórax, el abdomen y la pelvis, y su manejo mediante técnicas de intervencionismo endovascular. Se analizarán tres casos clínicos que muestran patologías venosas frecuentemente manejadas en las unidades de radiología vascular intervencionista, incluyendo el diagnóstico y su abordaje terapéutico.

GENERALIDADES DE LA PATOLOGÍA VENOSA CENTRAL ESTENÓTICA

En este apartado, se revisan la definición y la etiopatogenia de la patología venosa central estenótica, así como la descripción, indicaciones y complicaciones de las técnicas de recanalización, angioplastia y *stent* venoso.

Definición y etiopatogenia

La patología venosa central estenótica se define como aquella situación en la que existe reducción del calibre en vena cava superior (VCS), del tronco venoso innominado, de las confluencias yugulosubclavias o del sector cavoilíaco y que se acompaña de flujo derivativo a través de un grado variable de colaterales (**Fig. 50-1**). La principal manifestación clínica de esta patología es el edema y existe un riesgo aumentado de fenómenos trombóticos secundarios.

Estas estenosis venosas se relacionan fundamentalmente con dos escenarios: trombosis venosa profunda (TVP) previa o compresión vascular extrínseca.

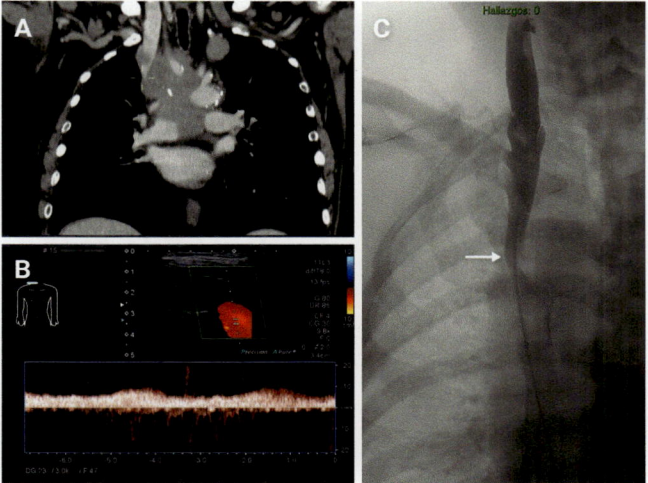

Figura 50-1. Compresión venosa de la vena cava superior (VCS) de causa maligna. Varón de 60 años con carcinoma microcítico de pulmón. Presenta clínica de edema progresivo facial y de miembros superiores. En la tomografía computarizada de tórax, se observa compresión significativa de la VCS, con posible invasión tumoral **(A)**. En la ecografía Doppler, se visualiza enlentecimiento del flujo en la confluencia yugulosubclavia derecha, con pérdida de la pulsatilidad cardíaca en relación con lo previo **(B)**. En la flebografía realizada a través de acceso femoral derecho, se confirman los hallazgos, existiendo una marcada reducción de calibre de la VCS **(C**; flecha**)**.

En el caso de las estenosis que surgen como parte de la evolución de una TVP previa, se debe a una recanalización incompleta del trombo. La luz permeable del vaso está disminuida por la presencia de restos trombóticos, membranas o septos intraluminales, retracción y calcificaciones murales.

Las estenosis secundarias a compresiones extrínsecas pueden ser de etiología maligna (p. ej., neoplasia pulmonar en el síndrome de la VCS [SVCS] o afectación ganglionar pélvica en pacientes con neoplasias ginecológicas o de próstata) o de etiología benigna (como en la compresión vascular pélvica de tipo May-Thurner).

A pesar de ser etiologías distintas, el manejo endovascular es parecido, estableciendo como objetivo la recuperación del calibre venoso para disminuir o eliminar los síntomas derivados de la dificultad al retorno venoso.

Técnica de recanalización, angioplastia y *stent* venoso

A continuación, se describen las técnicas de recanalización, angioplastia y *stent* venoso, así como sus indicaciones y complicaciones.

Recanalización

Las técnicas endovasculares para el tratamiento de las estenosis venosas son la angioplastia (dilatación con balón) y la colocación de *stent* (también conocido como *stenting*) (**Fig. 50-2**). Para ello, hay que conseguir en un primer momento atravesar el segmento de vaso con calibre disminuido. Este primer paso se conoce como recanalización del segmento estenótico y requiere el uso de introductor, catéter y guías. Sobre estas guías, se posiciona el balón de angioplastia o el *stent*, que debe quedar centrado en el área de máxima reducción de calibre.

Angioplastia y stent venoso

La angioplastia funciona mediante el aumento de calibre que se produce cuando se hincha el balón, empleando para ello una jeringa de inflado. La medida del balón se decide en función del calibre del vaso que se va a tratar. El beneficio de la angioplastia puede ser temporal y/o parcial, por lo que el tratamiento puede completarse con la colocación de *stent* o endoprótesis.

Los *stents* se clasifican, entre otros criterios, según el material de fabricación (nitinol, acero inoxidable, cromo-cobalto, etc.), el tipo de malla (celda abierta o cerrada) o si son autoexpandibles o expandibles con balón.

Indicaciones

Las indicaciones de angioplastia y/o *stent* venoso son:

- SVCS de causa maligna o benigna.
- Estenosis de confluencia yugulosubclavia por catéter venoso central (CVC) previo.
- Estenosis de vena cava inferior (VCI) o iliofemoral. Síndrome de May-Thurner (v. más adelante).

Complicaciones

Las complicaciones de estas técnicas son la trombosis aguda (valorar trombectomía según se describe en el **capítulo 52**) y la lesión vascular con rotura (infrecuente; suele ser poco

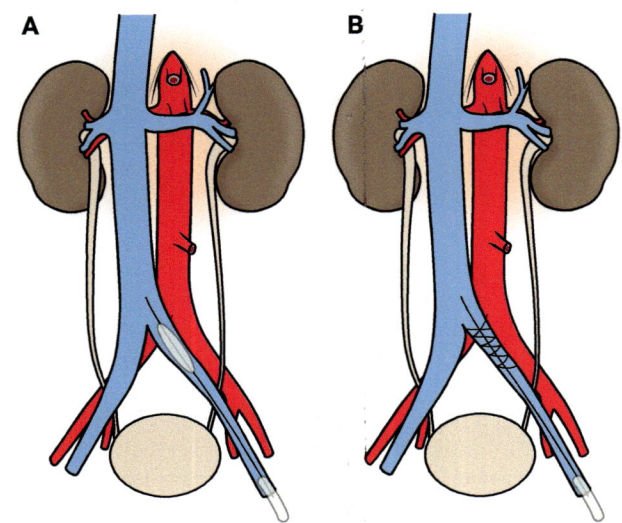

Figura 50-2. Esquema de la técnica de recanalización, angioplastia y *stent* venoso. El esquema muestra el tratamiento de una estenosis en la vena ilíaca común izquierda. Obsérvese el introductor en la vena femoral izquierda, el avance de la guía a la vena cava inferior y el uso del balón de angioplastia **(A)** y la colocación de un *stent* **(B)**.

relevante desde el punto de vista clínico, salvo potencialmente en el caso de la VCS; v. más adelante).

PATOLOGÍA DE LAS VENAS CAVA SUPERIOR, CAVA INFERIOR E ILÍACAS

A continuación, se describen el SVCS, la patología venosa estenótica en el sector cavoilíaco y los filtros de VCI.

Síndrome de la vena cava superior

El SVCS aparece cuando concurren una obstrucción parcial o completa del flujo venoso en la VCS y una compensación parcial o ausente.

La compensación se define como la derivación del flujo a través de colaterales venosas (p. ej., venas superficiales de la región torácica anterior) a otros territorios permeables (sistema ácigos o VCI).

El cuadro típico aparece cuando la obstrucción es aguda y significativa desde el punto de vista hemodinámico y no se han establecido los circuitos de derivación de flujo. La manifestación más relevante es el edema en miembros superiores o en cabeza y cuello (edema en esclavina) y puede coexistir disnea, tos, disfonía o cefalea. En casos graves, puede producirse edema glótico, edema cerebral y muerte.

Etiología

La etiología del SVCS en más del 90 % de los casos es maligna, debido a compresión venosa por un tumor primario (el carcinoma broncogénico explica, al menos, el 50 % de estos casos) o secundario por conglomerados adenopáticos mediastínicos. Otras causas menos frecuentes de compresión neoplásica son tumores de células germinales, timoma o mesotelioma.

Las estenosis de causa no maligna que condicionan el SVCS se deben a dispositivos intravasculares (CVC, DAI o marcapasos) (**Fig. 50-3**) y, de forma menos frecuente, son de causa posrádica o posquirúrgica (p. ej., en neumonectomía). Debido al uso creciente de los CVC, cada vez son más frecuentes los SVCS de causa benigna.

Diagnóstico

Las pruebas de imagen empleadas son la angiografía por tomografía computarizada (angio-TC), que permite visualizar la estenosis u oclusión de la VCS (extensión del segmento afectado y calibre venoso preestenótico y posestenótico), así como la causa y la colateralidad establecida. Una de las principales limitaciones de la técnica es que la disminución de calibre vascular condiciona un enlentecimiento del flujo. Esto, a su vez, da lugar a reducción o, incluso, ausencia de la opacificación venosa, que puede ser confundida con fenómenos trombóticos.

La ecografía Doppler es una herramienta fundamental en esos casos para la identificación de trombosis agudas en los ejes venosos yugulosubclavios y para determinar la repercusión hemodinámica de la reducción de calibre de la VCS a través del análisis del modo Doppler espectral en las confluencias. Permite, además, planificar el tratamiento valorando el mejor acceso vascular.

Tratamiento

El manejo inicial incluye la elevación del cabecero y otras medidas enfocadas a disminuir la presión hidrostática de

cabeza y cuello. En los casos de causa maligna, se debe realizar tratamiento específico de la neoplasia. Los glucocorticoides por vía intravenosa y los diuréticos del asa son frecuentemente empleados en el SVCS, pero falta evidencia sobre su eficacia.

Indicaciones

Las indicaciones de tratamiento endovascular son la presencia de síntomas a pesar de manejo conservador. En las situaciones amenazantes para la vida, hay que estabilizar según ABC (*airway, breathing, circulation*), seguido de recanalización precoz con/sin *stenting*. No hay evidencia que apoye el *stenting* en casos asintomáticos.

En casos de SVCS con trombosis asociada, se recomienda realizar trombectomía/tromboaspiración antes de la revascularización, con el fin de prevenir la embolia pulmonar y reducir la longitud de la lesión que se va a tratar. La trombectomía debe realizarse dentro de los 2-5 días posteriores a la aparición de los síntomas para que el tratamiento sea eficaz. Después de varios días, el trombo se organiza y la eficacia de la trombectomía disminuye.

Técnica

El *stenting* en la VCS se realiza bajo sedoanalgesia consciente. Los accesos más frecuentes son yugular interno, femoral o una combinación de ambos en casos difíciles que requieran técnica de cazar la guía con lazo tipo *through-and-through*.

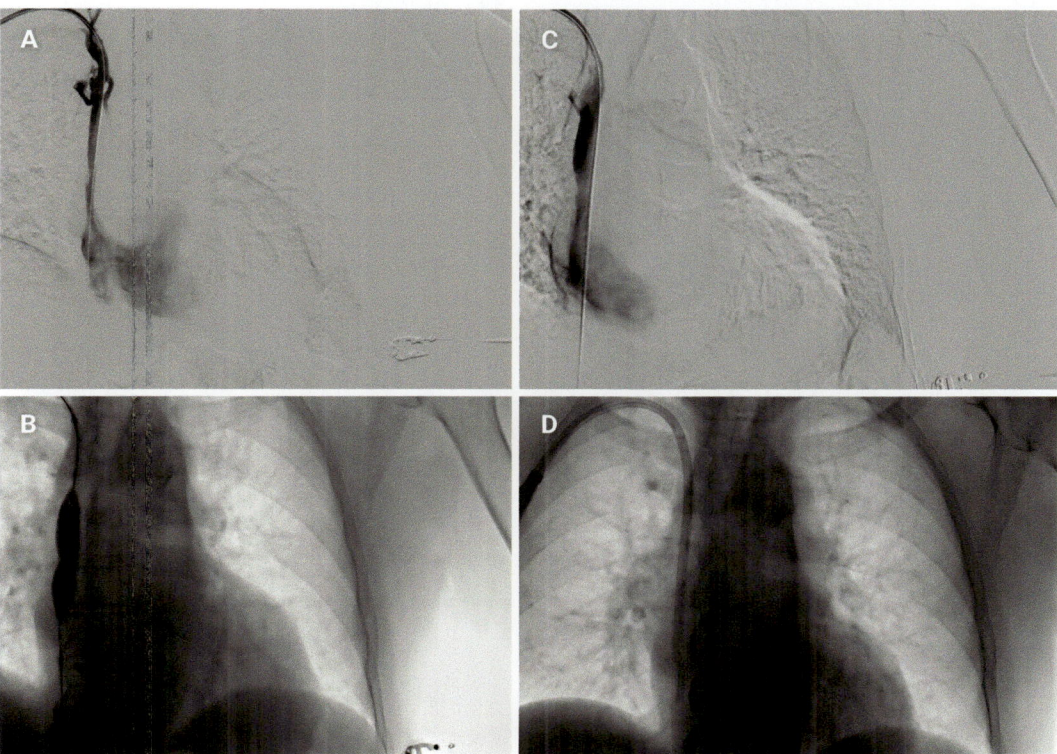

Figura 50-3. Estenosis de la vena cava superior (VCS) por catéter venoso central tratada mediante angioplastia. Varón de 68 años en hemodiálisis por enfermedad renal crónica a través de catéter venoso yugular derecho. El paciente consulta por edema en el miembro superior derecho. Se realiza flebografía, tras la retirada del catéter, a través de introductor **(A)**, que confirma estenosis de la VCS. Esta estenosis se trata mediante angioplastia con balones de 10 y 14 mm de calibre **(B)**. En la cavografía de control, se observa aumento del calibre **(C)**. Se coloca de nuevo el catéter para hemodiálisis **(D)**.

La cavografía inicial permite delimitar el segmento estenótico/ocluido. Es habitual realizar heparinización sistémica en bolo antes de la recanalización. Posteriormente, se realiza angioplastia con eventual colocación de *stent*. Si la estenosis presenta extensión proximal a la confluencia, se solapan *stents* hasta el segmento sano de las venas yugular interna o subclavia (**Fig. 50-4**).

Complicaciones

Como complicación rara, pero grave, cabe destacar la rotura de la VCS con colapso cardiovascular, por lo que se debe disponer de *stents* recubiertos para el manejo de estas situaciones o contar con los recursos necesarios para realizar una pericardiocentesis o cirugía cardiotorácica emergente. La migración del *stent* es una complicación descrita que puede disminuir si en su colocación el 60 % de este queda proximal a la estenosis. Otras complicaciones son sangrado, infección, trombosis o sobrecarga cardíaca derecha.

Resultados

El éxito técnico esta descrito en un 95-100 %, con una tasa de reobstrucción del 0-40 %, aunque esto puede manejarse repitiendo la técnica endovascular.

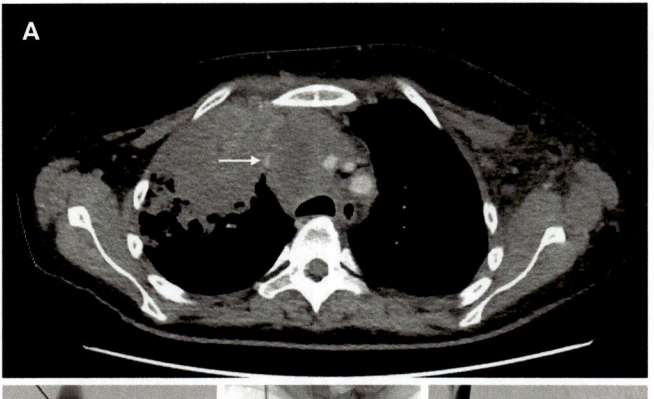

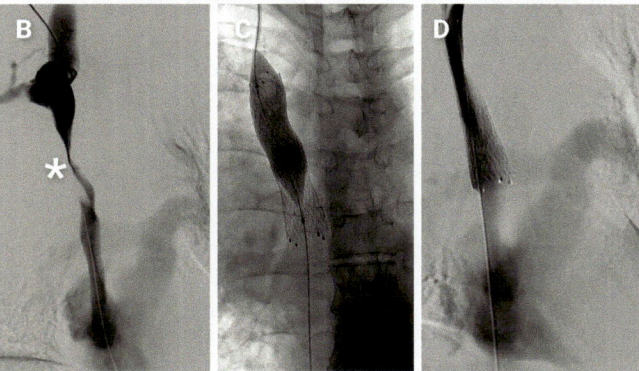

Figura 50-4. *Stenting* de la vena cava superior (VCS) por compresión neoplásica. Mujer de 48 años con adenocarcinoma de pulmón. Consulta por cefalea y edema en esclavina. En la tomografía computarizada de tórax, se observa la masa pulmonar, que condiciona estenosis en la VCS. También se visualiza edema en el tejido celular subcutáneo de la pared torácica anterior (**A**; flecha). En la cavografía, se confirma la estenosis (**B**; asterisco), que se trata mediante colocación de *stent*, que se posdilata con balón (**C**), obteniéndose un adecuado resultado (**D**).

Patología venosa estenótica en el sector cavoilíaco

Las estenosis venosas en sector cavoilíaco pueden ser de causa postrombótica (estenosis secundaria) o no trombótica (estenosis primaria). Dentro de las estenosis no trombóticas, destacan la afectación compresiva ilíaca de tipo síndrome de May-Thurner, aquellas que se producen por patología maligna (tumor primario pélvico o afectación ganglionar) (**Figs. 50-5** y **50-6**) y la fibrosis retroperitoneal. Tanto las estenosis primarias como las secundarias pueden cursar con reflujo, obstrucción al flujo o una combinación de las dos.

La TVP en fase crónica en el sector cavoilíaco se caracteriza, como se mencionaba previamente, por reducción del calibre venoso (estenosis u oclusión), engrosamiento mural, disfunción valvular y presencia de colaterales. El síndrome postrombótico es un cuadro clínico que se produce cuando

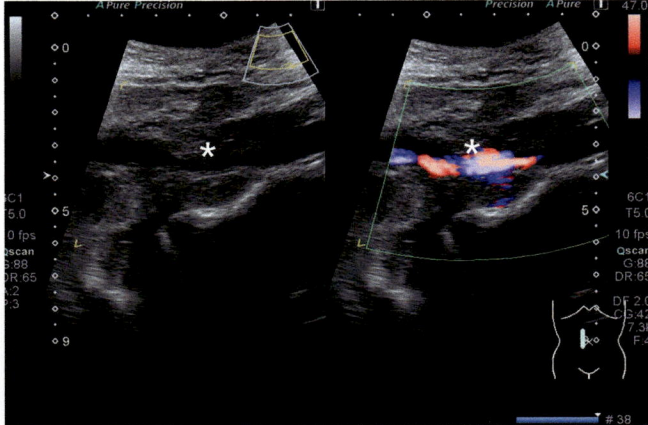

Figura 50-5. Estenosis de la vena cava inferior (VCI) por compresión neoplásica. Varón de 72 años con tumor de origen desconocido con metástasis retroperitoneales, que consulta por edema de miembros inferiores que le dificulta la deambulación. La imagen muestra un corte longitudinal de la VCI, que se encuentra rodeada por conglomerado adenopático (asterisco), que reduce su calibre y que asocia fenómeno de *aliasing* en Doppler color.

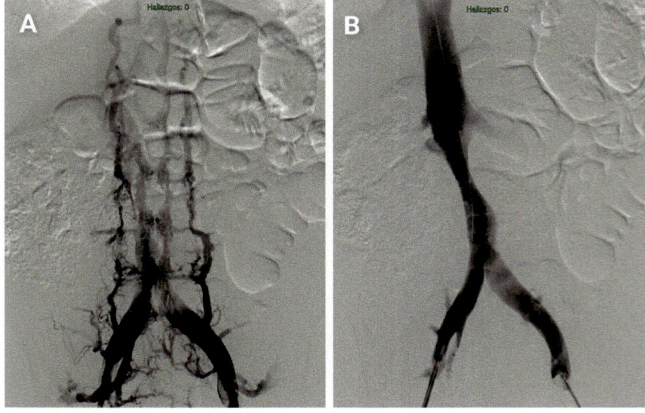

Figura 50-6. *Stenting* de vena cava inferior (VCI) por compresión neoplásica. Paciente de la **figura 50-5**. En la flebografía inicial a través de las venas femorales, se observa ausencia de opacificación de la VCI, con importante circulación colateral paravertebral (**A**). Tras la colocación de *stent* en la VCI, se aprecia opacificación de los segmentos suprarrenal e infrarrenal, con desaparición de la circulación colateral (**B**).

concurren trombosis crónica y sistema valvular incompetente. Se manifiesta en los miembros inferiores como insuficiencia venosa crónica (IVC), con varices o úlceras venosas.

El síndrome de May-Thurner se produce típicamente cuando existe una compresión de la vena ilíaca común izquierda por la arteria ilíaca común derecha y las estructuras óseas adyacentes (**Fig. 50-7** y ▶ **Vídeo 50-1**). Existen, no obstante, otros tipos de compresiones vasculares en la pelvis que afectan a otras venas.

El edema y la insuficiencia venosa crónica en miembros inferiores derivada de estas estenosis se manejan habitualmente con terapia de compresión, pero, en muchos casos, es necesario realizar técnicas de recanalización de los segmentos estenóticos para que se produzca una resolución de los síntomas.

Diagnóstico

El estudio se realiza mediante ecografía Doppler abdominal como prueba inicial para determinar la extensión de la afectación venosa y la causa. Aporta información relevante como la estimación del significado hemodinámico de la estenosis y la presencia y gravedad del reflujo. La mayoría de los pacientes se benefician de completar el estudio con angiografía por tomografía computarizada/resonancia magnética (angio-TC/RM.) Estas técnicas confirman los hallazgos ecográficos y permiten el cribado de patologías asociadas (particularmente importante en las causas compresivas malignas).

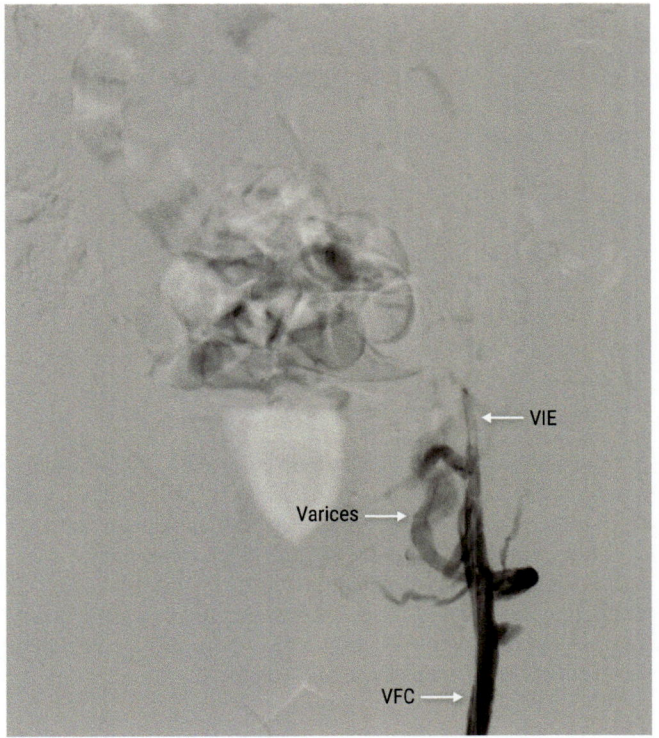

Figura 50-7. Oclusión postrombótica ilíaca izquierda en el contexto de síndrome de May-Thurner. La iliocavografía por vía femoral izquierda (VFC) muestra secuela oclusiva de la vena ilíaca externa (VIE) izquierda secundaria a síndrome de May-Thurner. Asocia circulación colateral por varices prepúbicas (de izquierda a derecha) y por vena circunfleja femoral profunda hacia vena obturatriz e ilíaca interna izquierda.

Tratamiento

Las indicaciones de tratamiento de las estenosis venosas ilíacas o cavoilíaca son:

- Insuficiencia venosa crónica en el miembro inferior con grado 3 en la clasificación CEAP (*clinical, etiological, anatomical, pathophysiological*), en la que han fallado las medidas de compresión, y en CEAP 4 a 6.
- Estenosis significativas que cursen con importante colateralidad (varices prepúbicas de gran calibre, etc.).

La técnica de recanalización comienza seleccionando el acceso. Se opta habitualmente por el femoral ipsilateral, pero, en los casos de postrombóticos, la afectación puede tener extensión a venas femorales, por lo que, a veces, se requiere punción distal (incluso hasta poplítea). Durante el paso a través de la estenosis, hay que ir realizando pequeñas series angiográficas para asegurar una posición intraluminal. La estenosis se trata una vez atravesada, mediante predilatación y posteriormente se cubre por *stent(s)*. El *stent* debe quedar posicionado de tal forma que sus extremos queden situados en segmentos sanos de la vena. En este sentido, la técnica de ultrasonidos intravascular (IVUS, *intravascular ultrasound*) es de gran utilidad, puesto que aporta valoración cuantitativa del área permeable y cualitativa de la afectación de la luz vascular intraprocedimiento.

Cuando existe trombosis aguda añadida, se realiza técnica de trombectomía previa a la angioplastia/*stenting*.

Complicaciones

Las complicaciones relevantes de este procedimiento son la retrombosis, la oclusión ilíaca contralateral por mal posicionamiento o migración del *stent*, y la fractura de este.

Resultados

El éxito técnico es alto, siendo del 84-93 % en estenosis ilíacas postrombóticas. Este porcentaje es menor cuando la patología es oclusiva, pero, dado que se trata de una técnica segura, los pacientes se pueden beneficiar de intentar la recanalización.

Filtro de vena cava inferior

Los filtros de VCI son dispositivos intravasculares que previenen la embolia pulmonar por atrapamiento de trombos que han embolizado desde territorios iliofemoropoplíteos o infrapoplíteos. No actúan sobre la formación de trombos ni inducen lisis de los que ya se han producido.

Tipos de filtros

Existen tres tipos de filtros:

- Filtros permanentes: no permiten su recolocación o retirada. Se emplean en pacientes que van a perder seguimiento o que se encuentran en la etapa final de su vida.

- Filtros temporales: pueden ser retirados cuando cesa su indicación, ya que presentan un gancho. La retirada del filtro deberá efectuarse durante el período más corto posible para evitar complicaciones (preferiblemente, 6 a 12 semanas).
- Filtro bioconvertible: de uso marginal, presenta una configuración inicial de filtro que se convierte a *stent* no retirable de manera espontánea.

Indicaciones y contraindicaciones

Las indicaciones para la colocación de filtro de VCI en pacientes con TVP son:

- Contraindicación para la anticoagulación (fenómenos hemorrágicos intercurrentes).
- Complicación hemorrágica de la anticoagulación (p. ej., sangrado retroperitoneal o en la pared abdominal).
- Progresión o recurrencia de TVP a pesar de una adecuada anticoagulación (en general, se acepta como correcta anticoagulación que el paciente esté anticoagulado en rango terapéutico durante siete días consecutivos).
- Tromboembolia pulmonar (TEP) masiva amenazante con necesidad de trombólisis o trombectomía quirúrgica.

Las contraindicaciones son escasas y estarían relacionadas con imposibilidad técnica (p. ej., VCI de calibre demasiado pequeño o grande, segmento permeable de VCI de longitud inferior al tamaño del dispositivo o imposibilidad para navegar hasta la VCI).

Técnica

La técnica de colocación comienza con la realización de un acceso femoral o yugular. Posteriormente, con la cavografía inferior, se delimita el plano de las venas renales por efecto de lavado y se despliega el filtro, situándolo en posición infrarrenal (**Fig. 50-8** y ▶ **Vídeo 50-2**).

Existen distintas circunstancias especiales que tener en cuenta:

- En TVP con afectación proximal a la VCI infrarrenal y de la desembocadura de una vena renal, se puede colocar el filtro en posición suprarrenal.
- En VCI doble, se puede colocar un filtro en cada lado o uno en posición suprarrenal.
- La VCI es izquierda en < 1 % casos y es una variante anatómica que no contraindica la colocación del filtro.
- Si se trata de una megacava (> 28 mm de calibre), se pueden colocar filtros en las venas ilíacas comunes.
- Durante la gestación, la colocación en posición suprarrenal permite una menor radiación del feto.

Resultados

La tasa de éxito en la colocación del dispositivo es > 99 %. Las complicaciones posibles son migración, fractura, infección o mala posición del dispositivo. El riesgo de recurrencia de TEP a pesar del filtro de VCI es del 5 %, y de trombosis de VCI sintomática, del 1-5 %.

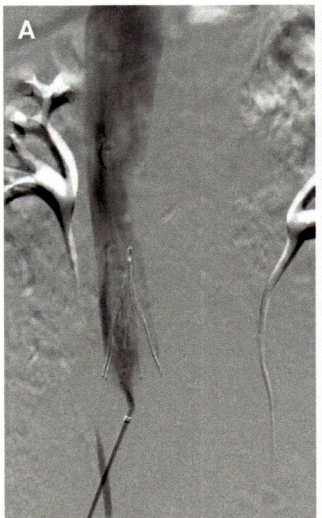
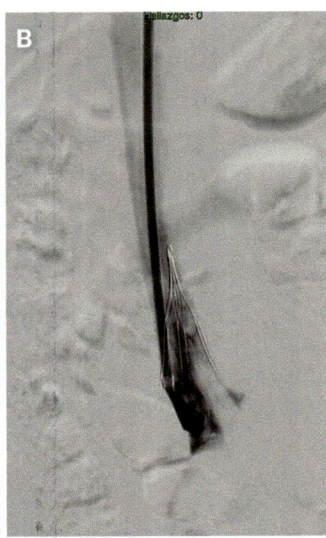

Figura 50-8. Filtro temporal de vena cava inferior (VCI). Mujer de 67 años ingresada en neurocirugía por resección de metástasis cerebral con herida quirúrgica infectada que requiere reintervención. Presenta, además, trombosis de la vena ilíaca interna derecha identificada en tomografía computarizada de revaluación oncológica. Se coloca filtro de VCI temporal por vía femoral derecha **(A)**. Este filtro se retira una vez reiniciada la anticoagulación tras la segunda intervención quirúrgica. En este procedimiento, se realiza inicialmente cavografía inferior, que muestra ausencia de trombos en el dispositivo **(B)** y, posteriormente, tras el uso de lazo, se recupera en el introductor yugular y se saca (v. ▶ **Vídeo 50-2**).

TROMBOEMBOLIA PULMONAR

El TEP se define como la presencia de carga trombótica en el árbol arterial pulmonar. Su origen, en la mayoría de los casos, se encuentra en la migración intravascular del trombo desde venas de los miembros inferiores o del territorio cavoilíaco.

Clínica

La expresión clínica del TEP es variable, pudiendo carecer de repercusión hemodinámica o considerarse submasiva, si existe sobrecarga cardíaca o, masiva, si condiciona *shock* hemodinámico (presión arterial sistólica < 90 mmHg).

Tratamiento

El tratamiento debe iniciarse desde la sospecha clínica y consiste en la anticoagulación. En casos de TEP masivo, está aceptado realizar fibrinólisis sistémica (infusión intravenosa de factor activador del plasminógeno). Este tratamiento asocia una tasa de complicación hemorrágica no despreciable (en torno a un 20 % de los casos). Cuando existe contraindicación o no sea efectiva la fibrinólisis, las técnicas endovasculares son una alternativa al tratamiento sistémico.

Técnicas endovasculares

Las técnicas endovasculares consisten en recanalizar las arterias pulmonares ocluidas. El acceso suele ser femoral, pero puede emplearse el yugular si existe trombosis cavoilíaca o filtro de VCI. Posteriormente, se trata la TEP con:

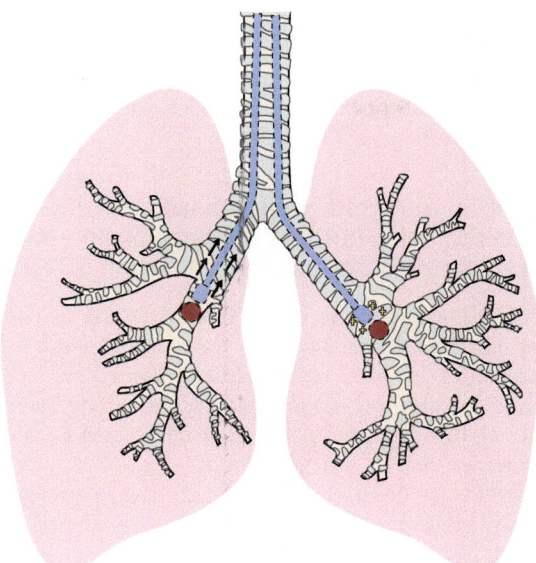

Figura 50-9. Esquema de técnicas de tratamiento de la tromboembolia pulmonar aguda. En el margen izquierdo del esquema, se ve la técnica de tromboaspiración, mediante la cual se elimina el trombo ejerciendo presión negativa sobre él cuando el catéter está adyacente a este. En el margen derecho del esquema, se ve la técnica de trombólisis farmacológica mediante la administración de fibrinolítico a través del catéter que se encuentra en la proximidad del trombo.

- Trombólisis local: existen distintos protocolos, pero habitualmente se emplean combinaciones de urocinasa o activador tisular del plasminógeno, y anticoagulación con heparina; la administración debe realizarse intratrombo para aumentar la eficacia. A diferencia de la trombólisis sistémica, se asocia a una menor tasa de complicación hemorrágica grave y de hemorragia intracraneal.
- Trombectomía mecánica: que puede lograrse mediante el uso de guía o rotación de catéter. Al disminuir el tamaño del trombo, se produce una mejor respuesta a la fibrinólisis; en este sentido, se ha observado que el uso de ultrasonidos de alta frecuencia podría ser de utilidad.
- Tromboaspiración: generando presión negativa, a través del catéter, cuando se encuentra en aposición al trombo; hay que vigilar la pérdida de sangre, que podría resultar mortal en situación de *shock*.
- Una combinación de trombólisis y trombectomía mecánica/tromboaspiración (**Fig. 50-9**).

Las complicaciones incluyen arritmias, producidas por estímulo excesivo con la guía en la pared de las cavidades derechas, hemorragia o muerte (p. ej., al realizar series angiográficas con alto flujo y presión arterial pulmonar muy elevada).

INTERVENCIONES EN TERRITORIO PORTAL Y SUPRAHEPÁTICO

Se describen a continuación la derivación portosistémica intrahepática transyugular (TIPS, *transjugular intrahepatic portosystemic shunt*), la obliteración retrógrada transvenosa mediante oclusión con balón (BRTO, *balloon-occluded retrograde transvenous obliteration*) y la obliteración anterógrada transvenosa mediante oclusión con balón (BATO, *balloon-occluded antegrade transvenous obliteration*), la embolización portal y el síndrome de Budd-Chiari (SBC).

Derivación portosistémica intrahepática transyugular (TIPS)

La TIPS es un procedimiento que consiste en disminuir la presión portal, a través de la colocación de un *stent* entre una vena suprahepática y la porta principal.

El gradiente portocava determina el grado de hipertensión portal. Es la diferencia entre la presión venosa hepática libre (medida en vena hepática cuando no existe oclusión al flujo) y la presión venosa hepática enclavada (medida en el segmento más distal de la vena con flujo ocluido y asimilable a la presión en los sinusoides hepáticos). El estudio hemodinámico permite establecer la gravedad de la hipertensión y la probabilidad de complicaciones. Se considera normal cuando es de 1-5 mmHg. El gradiente es clínicamente significativo cuando es > 10 mmHg (mortalidad aumentada cuando es > 17 mmHg). El objetivo del tratamiento es que el gradiente se sitúe entre 8 y 12 mmHg, o que se reduzca un 50 % en casos de gradientes preprocedimiento muy elevados (> 30 mmHg).

Técnica

El procedimiento se realiza a través de acceso yugular derecho, con posterior cateterización de la vena suprahepática. Posteriormente, se comunica con la porta mediante punción intrahepática, que puede ser guiada mediante ecografía. La comunicación más frecuente es entre la vena hepática derecha y la rama portal derecha, para que sea más favorable desde el punto de vista anatómico. Esta comunicación se cubre mediante *stent*, que queda colocado en este trayecto intrahepático. Presenta un segmento principal recubierto, para el nuevo túnel intraparenquimatoso, y un área no recubierta en la porción intravascular en porta (**Fig. 50-10**).

Existen limitaciones técnicas en casos de cavernomatosis portal, lesiones parenquimatosas en el trayecto de la TIPS y dilatación grave de vía biliar. Por este motivo, es importante realizar pruebas de imagen previas al procedimiento (ecografía Doppler y TC/RM abdominal con contraste).

Indicaciones y contraindicaciones

La principal indicación es la hemorragia digestiva por varices gastroesofágicas. La ascitis refractaria o el síndrome hepatorrenal son otras indicaciones frecuentes.

Las contraindicaciones son: insuficiencia cardíaca derecha, encefalopatía hepática, sepsis o tumores hepáticos diseminados.

Complicaciones

Las complicaciones de la TIPS se clasifican en complicaciones técnicas y en las derivadas de la creación del *shunt*. Las complicaciones técnicas principales están relacionadas con la punción intrahepática e incluyen: hemoperitoneo, hemobilia, fuga biliar o colangitis, lesión yatrogénica de arteria hepática o punción incidental de otros órganos (riñón o vesícula).

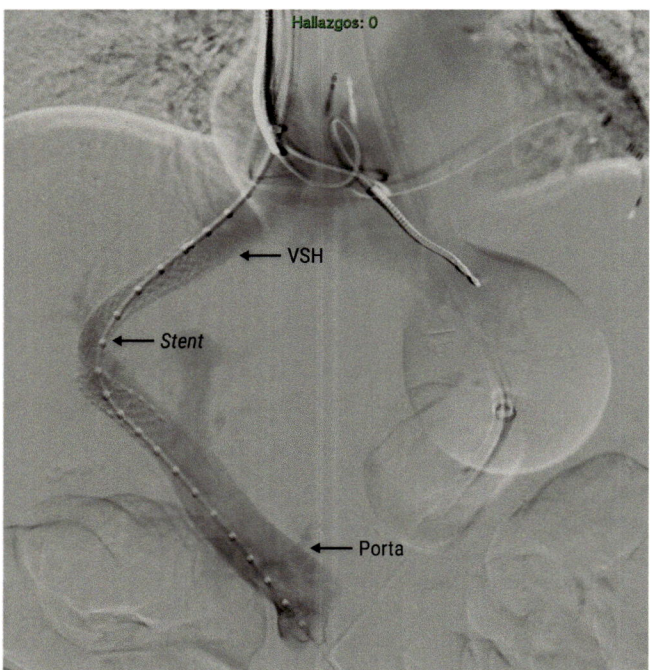

Figura 50-10. Derivación portosistémica intrahepática transyugular (TIPS). Paciente de 62 años con hemorragia digestiva alta causada por varices en el contexto de hipertensión portal y cirrosis hepática. Se muestra imagen de portografía de control tras la colocación de TIPS. Obsérvese el *stent* colocado entre la porta principal y la vena suprahepática (VSH), con ausencia de varices gastroesofágicas en la proximidad del balón de Sengstaken-Blakemore.

En relación con la prótesis, puede existir migración, calibre reducido (trombosis o estenosis intra-*stent* tratables mediante angioplastia o nueva colocación de *stent*) o exceso de calibre (encefalopatía hepática, insuficiencia cardíaca o hepática, que podrían mejorar si se disminuye el calibre; p. ej., mediante colocación en paralelo de *stent* bicónico).

Embolización de varices

La embolización de varices gastroesofágicas en pacientes con hemorragia varicosa puede complementar la TIPS para conseguir hemostasia en el mismo procedimiento. Una vez colocado el *stent*, se pueden cateterizar las colaterales varicosas y embolizarlas mediante *coils* o agentes líquidos, cuyo mecanismo de acción no depende de la formación de trombo en caso de coagulopatía no corregida. La embolización de estas varices y de *shunts* portosistémicos hace que exista más flujo derivado a través de la TIPS.

Obliteración retrógrada transvenosa mediante oclusión con balón (BRTO) y obliteración anterógrada transvenosa mediante oclusión con balón (BATO)

La BRTO es una técnica endovascular para la oclusión de varices gástricas. El acceso es de forma retrógrada, a través de circulación sistémica (renal o cava inferior), para alcanzar las varices. Se cierra el *shunt* mediante inflado de balón, que bloquea el flujo y, posteriormente, se embolizan estas varices con esclerosante.

La BATO se distingue del procedimiento previamente descrito porque se accede a la variz gástrica a través de acceso por el árbol venoso portal.

Embolización portal

La embolización portal se realiza a pacientes que van a ser sometidos a hepatectomía parcial para fomentar el crecimiento del futuro remanente hepático (RH) y, de esta forma, evitar que se produzca insuficiencia hepática aguda en el posoperatorio inmediato. La hipertrofia del lóbulo remanente se consigue mediante la oclusión vascular de ramas portales de los segmentos que van a ser resecados, ya que induce una atrofia de los segmentos afectados por el tumor y una estimulación de la regeneración hepática (**Figs. 50-11** y **50-12**).

Técnica

Se pueden emplear oclusores mecánicos u otros agentes embólicos (p. ej., partículas o líquido adhesivo). El acceso puede ser transparietohepático ipsilateral (punción de los segmentos que van a ser embolizados; opción preferible si es técnicamente posible), transparietohepático contralateral (a través del parénquima del futuro RH) o transesplénico.

Los resultados se obtienen a partir de la 2ª a la 4ª semanas, y son variables en función de si existe o no hepatopatía previa y su gravedad.

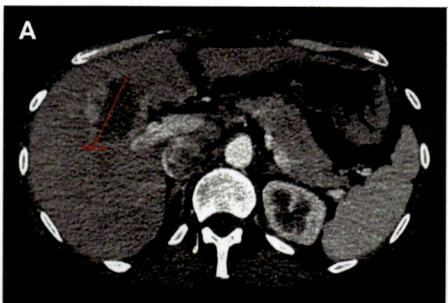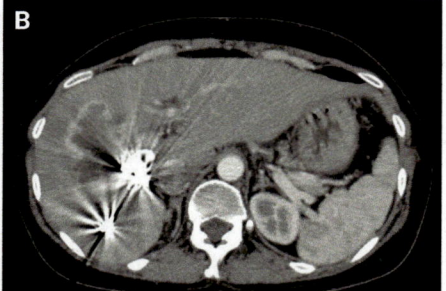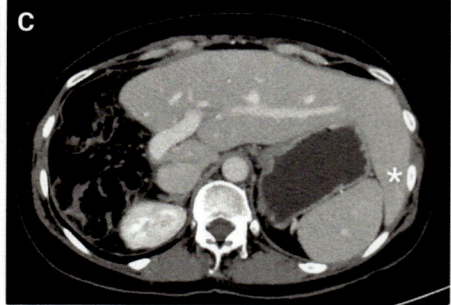

Figura 50-11. Embolización portal derecha. Paciente de 37 años con hepatopatía crónica en el contexto de infección por el virus de la hepatitis C. Presenta tumoración en el lóbulo hepático derecho compatible con un colangiocarcinoma, pendiente de resección quirúrgica (**A;** medida en línea roja). Se realiza embolización de ramas portales (**B;** v. material de alta densidad que condiciona artefacto) previo a la cirugía. Se observa hipertrofia del lóbulo hepático izquierdo en tomografía computarizada de control tras resección hepática derecha (**C;** asterisco); obsérvese cómo el lóbulo alcanza el hipocondrio izquierdo y el aumento relativo de tamaño respecto a imagen **A**.

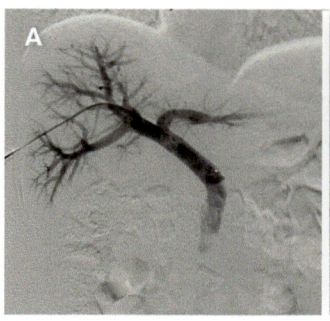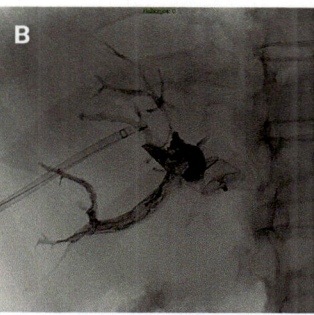

Figura 50-12. Embolización portal derecha. Para la técnica de embolización portal, se realiza inicialmente portografía tras acceso transparietohepático ipsilateral a la lesión **(A;** técnica de sustracción digital) y se embolizan las ramas portales derechas, en este caso, (con agente líquido y oclusor mecánico) proximal **(B;** imagen nativa**)**.

Indicaciones y contraindicaciones

Las indicaciones de la técnica son:

- RH de tamaño estimado previo a la cirugía < 20 % del tamaño del hígado en ausencia de hepatopatía.
- RH de tamaño estimado previo a la cirugía < 30 % del tamaño del hígado con antecedente de esteatosis hepática o exposición previa a quimioterapia hepatotóxica (evidencia limitada).
- RH de tamaño estimado previo a la cirugía < 40 % del tamaño del hígado si existe dilatación biliar prolongada (se requiere primero drenaje biliar para asegurar un adecuado crecimiento).
- RH de tamaño estimado previo a la cirugía < 40 % del tamaño del hígado en pacientes con cirrosis Child A y función hepática preservada.
- Las contraindicaciones absolutas de la técnica son la hipertensión portal clínicamente evidente y la trombosis tumoral extensa ipsilateral. La insuficiencia renal, la coagulopatía no corregible o el riesgo elevado de hemorragia varicosa esofágica constituyen causas de contraindicación relativa.

Complicaciones

Las complicaciones que pueden aparecer son: trombosis portal completa, hemoperitoneo, lesiones de vía biliar (hemobilia, fuga biliar y colangitis), lesión vascular yatrogénica y neumotórax.

Síndrome de Budd-Chiari

El SBC es una entidad poco frecuente, que aparece en pacientes con obstrucción del drenaje venoso hepático. El origen de esta dificultad al drenaje hepático puede originarse en las venas hepáticas o en su desembocadura en la VCI. Las causas de la obstrucción del drenaje incluyen patología maligna, estados de hipercoagulabilidad, toma de anticonceptivos orales, membranas intraluminales y compresión extrínseca.

Clínica

El cuadro clínico es variable, con pacientes que pueden estar asintomáticos, o manifestarse con dolor, insuficiencia hepática e hipertensión portal. En casos graves, puede condicionar cuadros de hepatitis fulminante.

Tratamiento

El manejo endovascular incluye la recanalización/angioplastia de las venas hepáticas o de la VCS o colocación de una TIPS. En estos pacientes, existe habitualmente, hepatomegalia, lo que aumenta la dificultad técnica por incremento de la distancia entre las estructuras vasculares.

INTERVENCIONES VENOSAS GONADALES

En este apartado, se describen el varicocele y las enfermedades venosas pélvicas.

Varicocele

El varicocele es un aumento de calibre de las venas testiculares del plexo pampiniforme con reflujo. La prevalencia aumenta con el desarrollo, siendo del 15 % en varones en la pubertad y durante la edad adulta.

Aparece con mayor frecuencia en el lado izquierdo debido a factores anatómicos, puesto que el drenaje de este territorio a la VCI es más largo y presenta un ángulo de 90° con la vena renal izquierda.

Clínica

La mayoría de los pacientes son asintomáticos, aunque puede manifestarse clínicamente con molestias, dolor o alteración en la fertilidad. En este sentido, se asocia hasta en un 35-50 % de los casos de infertilidad primaria masculina y en un 69-81 % de los casos de infertilidad secundaria masculina. La etiopatogenia parece multifactorial, pero se señala a la hipertensión venosa como causa de aumento de la temperatura intratesticular, lo que condicionaría disfunción testicular junto con otros factores, como el aumento de metabolitos suprarrenales.

Diagnóstico

El diagnóstico se realiza mediante la historia clínica, exploración física y el estudio ecográfico. La ecografía Doppler color permite descartar causas alternativas en casos de «bultoma» o molestias e identificar la dilatación venosa con reflujo (mayor tras la maniobra de Valsalva o en exploraciones realizadas en bipedestación). Aunque no se dispone de criterios basados en la evidencia, existe consenso respecto a la correlación entre varicocele clínicamente significativo y la presencia de numerosas venas de calibre > 2,5-3 mm. Además, existen otros hallazgos relevantes, como la reducción del volumen del parénquima testicular ipsilateral (se considera hipotrofia cuando existe una diferencia de volumen de, al menos, el 20 %).

Indicaciones y contraindicaciones

Las indicaciones de tratamiento del varicocele son:

- Varicocele palpable.
- Dolor testicular asociado al varicocele.

- Prevención de hipotrofia en pacientes adolescentes.
- Problemas de fertilidad o alteración de uno o más parámetros del semen.
- Aumento de la fragmentación del ácido desoxirribonucleico (ADN) en esperma.
- Mejorar la función testicular en varones con hipogonadismo.

Tratamiento

Las opciones de tratamiento son las técnicas quirúrgicas (abordaje subinguinal microscópico o laparoscópico y abierto inguinal u suprainguinal) o las técnicas no quirúrgicas de embolización o esclerosis.

Técnica endovascular

La embolización se realiza por vía femoral o yugular con cateterización de la vena gonadal izquierda. La flebografía de la vena espermática confirma el reflujo y aumento de calibre de la vena. Se demuestra, además, la tortuosidad y aumento de calibre de las venas del plexo pampiniforme. Respecto a la elección del agente embolizante, se pueden emplear distintas soluciones, como esclerosantes (espuma de polidocanol-etoxisclerol al 2-3 %) y agentes líquidos (cianocrilato) o agentes mecánicos como *coils* o tapones vasculares. Es frecuente la combinación de distintos materiales de embolización (**Figs. 50-13** y **50-14** y ▶ **Vídeos 50-3** y **50-4**).

Hasta la fecha, no existen ensayos clínicos aleatorizados que comparen los distintos agentes embolizantes, por lo que la elección es dependiente del operador en función de su experiencia. Una técnica habitual es ocluir con *coils* la vena gonadal en su porción distal en la pelvis (a la altura del margen superior de la articulación sacroilíaca) y proximalmente realizar esclerosis del segmento más largo posible de la vena, para evitar recidivas por recanalización a través de colaterales. Durante la embolización, es importante la colaboración de paciente, con maniobra de Valsalva, para que la vena espermática presente el máximo calibre.

Respecto a los cuidados posprocedimiento, se recomienda limitar la actividad física vigorosa durante unas tres semanas. En caso de dolor, se administran analgésicos habituales como el paracetamol o los antiinflamatorios no esteroideos.

Complicaciones

Las complicaciones descritas de la técnica son: reacciones alérgicas al contraste, rotura de la vena, cuadro vagal, hematoma en la ingle, síndrome posembolización, epididimitis y tromboflebitis en el plexo pampiniforme.

Resultados

La tasa de éxito de la técnica > 90 %, aunque puede existir recidiva hasta en el 5-8 % de los casos, dependiendo del agente embolizante empleado. Estas recidivas podrían manejarse repitiendo la técnica endovascular o mediante cirugía.

Enfermedades venosas pélvicas

Se describen el síndrome de congestión pélvica (SCP) y el concepto de enfermedades venosas pélvicas (PeVD, *pelvic venous disorders*), así como el manejo del SCP primario y secundario.

Síndrome de congestión pélvica (SCP)

El SCP se define como los síntomas crónicos de más de seis meses de duración, que incluyen dolor pélvico, pesadez perineal, urgencia miccional y dolor poscoital debidos a obstrucción y/o reflujo venoso pélvico u ovárico. Es una causa de dolor pélvico crónico y puede coexistir con otras patologías ginecológicas como la endometriosis.

El SCP primario se produce habitualmente en mujeres multíparas, y se debe a insuficiencia valvular en las venas ováricas con reflujo a las venas uteroováricas. El SCP secundario es una manifestación de síndromes compresivos, como el de vena renal izquierda en pinza aortomesentérica (síndrome de *nutcracker* o «cascanueces») o el previamente descrito síndrome de May-Thurner.

Enfermedades venosas pélvicas (PeVD)

Las PeVD incluyen numerosas presentaciones clínicas que se producen cuando existe reflujo u obstrucción en las venas interconectadas del abdomen, la pelvis y los miembros inferiores. Como consecuencia de estas interconexiones complejas, existen pacientes con similares alteraciones anatómicas, que,

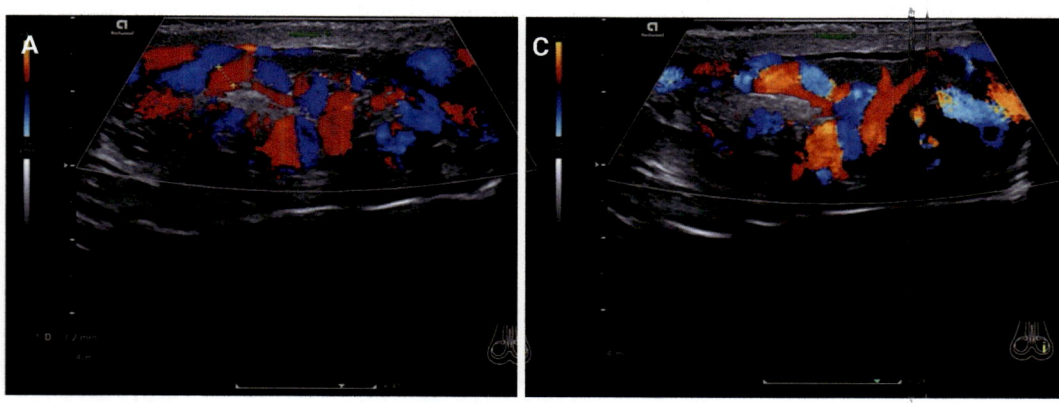

Figura 50-13. Varicocele. Paciente de 32 años con dolor testicular izquierdo. Se explora mediante ecografía Doppler, que muestra aumento del calibre del plexo venoso pampiniforme izquierdo **(A)** con reflujo espontáneo, que aumenta tras la maniobra de Valsalva **(B)**.

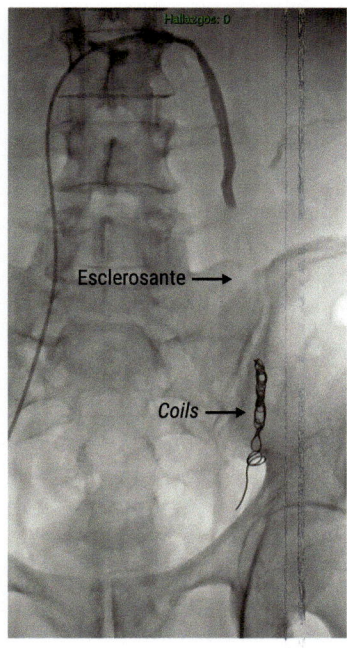

Figura 50-14. Varicocele. Paciente de la **figura 50-13**. Se solicita embolización de varicocele debido a la sintomatología de dolor y deseo genésico. En la flebografía de la vena gonadal izquierda, se confirma reflujo (v. ▶ **Vídeo 50-3**) y se trata el varicocele con embolización con *coils* y espuma de etoxisclerol proximal (v. ▶ **Vídeo 50-4**).

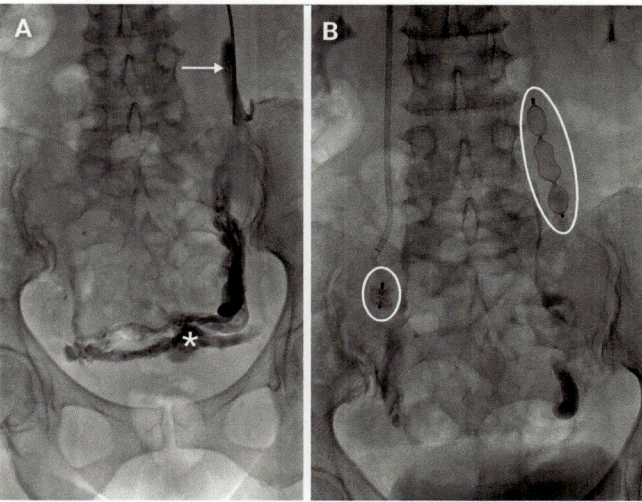

Figura 50-15. Insuficiencia gonadal primaria. Paciente de 56 años con varices no safénicas en los miembros inferiores y antecedentes de multiparidad. En las pruebas de imagen, presenta insuficiencia de venas ováricas (la flecha señala la vena ovárica izquierda) con varices del plexo uteroovárico (asterisco). Estos hallazgos se confirmaron en la flebografía a través de la vena yugular **(A)**. Se trataron las varices mediante embolización con espuma de etoxisclerol, y el reflujo de las venas ováricas mediante oclusores mecánicos **(B;** óvalos).

sin embargo, tienen síntomas diferentes y, simultáneamente, hay pacientes con síntomas similares de distinta causa fisiopatológica.

Debido a esta variedad de situaciones, se ha recomendado en los últimos años abandonar la terminología de SCP por PeVD.

Las PeVD se clasifican mediante un instrumento publicado en 2021, conocido como SVP (*symptoms, varices, pathophisiology*).

El diagnóstico se basa en la sospecha clínica y se confirma con ecografía Doppler transvaginal y abdominal, que identifique las varices pélvicas y su causa. El estudio se complementa con ecografía Doppler de los miembros inferiores y angio-TC/RM, para la planificación terapéutica (identifica variantes anatómicas y el calibre de los vasos que se van a embolizar). Se considera que el calibre de las venas está aumentado a partir de los 5-7 mm (dependiendo de si la mujer es nulípara o multípara).

Manejo del síndrome de congestión pélvica primario

El tratamiento endovascular se basa en la escleroterapia de las varices (espuma de etoxisclerol u otros embolizantes líquidos) y la embolización de las venas ováricas insuficientes, con dispositivos mecánicos (*coils* o tapones *amplatzer*). Habitualmente, se opta por un acceso yugular o braquial.

Los resultados publicados para los tratamientos endovasculares son satisfactorios, con tasas de éxito técnico para embolización del 89-100 %, y tasas de éxito clínico del 58-100 % con períodos de seguimiento de hasta cinco años.

Las complicaciones incluyen recurrencia de las varices o la migración del material esclerosante o embolizante (**Fig. 50-15**).

Manejo del síndrome de congestión pélvica secundario

El síndrome de cascanueces se maneja habitualmente de forma secuencial, con embolización gonadal y de varices pélvicas y, si los síntomas persisten a los seis meses, hay recidiva clínica o signos de hipertensión de la vena renal (microhematuria o dolor lumbar), se trata la estenosis de vena renal con *stent* o cirugía

En el síndrome de May-Thurner, podría corregirse la compresión de la vena ilíaca común izquierda igualmente mediante colocación de *stent* (v. anteriormente).

PUNTOS CLAVE

- El intervencionismo en patología venosa central incluye técnicas de recanalización, angioplastia, *stenting*, trombectomía y embolización.
- En la VCS, el tratamiento endovascular de estenosis se realiza en pacientes sintomáticos y las causas más frecuentes son las neoplasias y las estenosis relacionadas con el uso de CVC.
- En el sector cavoilíaco, es importante recordar el síndrome de May-Thurner. Se trata de la compresión venosa ilíaca izquierda, que puede expresarse clínicamente con edema de miembro inferior y asociar un cuadro trombótico agudo o crónico.

- En la enfermedad tromboembólica venosa, las técnicas de intervencionismo incluyen el filtro de VCI (para evitar la embolia pulmonar) y la trombectomía en arterias pulmonares (en casos seleccionados de TEP aguda).
- La TIPS es la técnica más relevante en intervencionismo portal y puede mejorar el pronóstico de pacientes con cuadros graves de hemorragia varicosa aguda.
- Las intervenciones en territorio venoso gonadal permiten solucionar las manifestaciones clínicas derivadas del varicocele o la insuficiencia venosa ovárica.

BIBLIOGRAFÍA

Alshaqaq HM, Al-Sharydah AM, Alshahrani MS, Alqahtani SM, Amer M. Prophylactic Inferior vena cava filters for venous thromboembolism in adults with trauma: an updated systematic review and meta-analysis. J Intensive Care Med. 2023;38(6):491-510.

Bilbao JI, Cosín O, Bastarrika G, Vivas I, Martínez de la Cuesta A, Rotellar F, et al. Embolización portal prequirúrgica. Radiología. 2005;47(3):119-28.

Ierardi AM, Biondetti P, Tsetis D, Del Giudice C, Uberoi R. CIRSE standards of practice on varicocele embolisation. Cardiovasc Intervent Radiol. 2023;46(1):19-34.

Kashef E, Evans E, Patel N, Agrawal D, Hemingway AP. Pelvic venous congestion syndrome: female venous congestive syndromes and endovascular treatment options. CVIR Endovasc. 2023;6(1):25.

Krajina A, Hulek P, Fejfar T, Valek V. Quality improvement guidelines for transjugular intrahepatic portosystemic shunt (TIPS). Cardiovasc Intervent Radiol. 2012;35(6):1295-300.

Knuttinen MG, Machan L, Khilnani NM, Louie M, Caridi TM, Gupta R, et al. Diagnosis and management of pelvic venous disorders: AJR expert panel narrative review. AJR Am J Roentgenol. 2023;221(5):565-74.

Mahnken AH, Thomson K, De Haan M, O'Sullivan GJ. CIRSE standards of practice guidelines on iliocaval *stenting*. Cardiovasc Intervent Radiol. 2014;37(4):889-97.

May BJ, Madoff DC. Portal vein embolization: rationale, technique, and current application. Semin Intervent Radiol. 2012;29(2):81-9.

Miao HT, Li XY, Zhou C, Liang Y, Nie SP. Efficacy and safety of vena cava filters in preventing pulmonary embolism: a systematic review and meta-analysis. Phlebology. 2023;38(7):474-83.

Patel RK, Chandel K, Tripathy T, Panigrahi MK, Behera S, Nayak HK, et al. Role of interventional radiology (IR) in vascular emergencies among cirrhotic patients. Emerg Radiol. 2024;31(1):83-96.

Sánchez Guerrero A, Del Cura Rodríguez JL; SEUS Sociedad Española de Ultrasonidos. Ecografía Doppler esencial. Madrid: Editorial Médica Panamericana; 2021.

Taylor AG, Kolli KP, Kerlan RK Jr. Techniques for transjugular intrahepatic portosystemic shunt reduction and occlusion. Tech Vasc Interv Radiol. 2016;19(1):74-81.

Uberoi R. Quality assurance guidelines for superior vena cava *stenting* in malignant disease. Cardiovasc Intervent Radiol. 2006;29(3):319-22.

Vedantham S. Knowns and unknowns in managing postthrombotic syndrome. Semin Intervent Radiol. 2017;34(1):68-72.

Williams ZF, Dillavou ED. A systematic review of venous *stents* for iliac and venacaval occlusive disease. J Vasc Surg Venous Lymphat Disord. 2020;8(1):145-53.

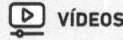
VÍDEOS

Diagnóstico e intervencionismo arterial periférico

51

C. D. Córdoba Muñoz, R. San Román Manso y Á. Sánchez Guerrero

 OBJETIVOS

- Conocer las indicaciones y diferentes accesos para la realización de una arteriografía convencional.
- Exponer brevemente la fisiopatología, clínica y diagnóstico de la enfermedad arterial de los miembros superiores e inferiores.
- Reconocer la utilidad de las distintas pruebas clínicas y de imagen (ecografía Doppler, angiografía por tomografía computarizada, angiografía por resonancia magnética y angiografía convencional) en el diagnóstico y manejo de la enfermedad arterial de los miembros superiores e inferiores.
- Explorar las diferentes opciones de tratamiento (endovascular y quirúrgico).
- Describir la técnica e indicaciones del intervencionismo en la enfermedad arterial tanto de los miembros superiores como inferiores.
- Identificar las posibles complicaciones asociadas a los procedimientos y cómo prevenirlas.
- Conocer el manejo de las complicaciones relacionadas con los procedimientos intervencionistas.

ARTERIOGRAFÍA CONVENCIONAL: ARTERIOGRAFÍA POR SUSTRACCIÓN DIGITAL

La arteriografía convencional o angiografía por sustracción digital (ASD) es una prueba de imagen diagnóstica segura y precisa para la valoración vascular. Permite detectar precozmente la enfermedad, corroborar la sospecha clínica, evaluar la localización, extensión y gravedad de las lesiones, y facilitar la planificación terapéutica. Aunque técnicas no invasivas como la angiografía por tomografía computarizada (angio-TC) y la angiografía por resonancia magnética (angio-RM) la han reemplazado en muchas indicaciones, sigue siendo la técnica de referencia en ciertos casos.

Indicaciones de la arteriografía convencional

La arteriografía convencional está indicada en las siguientes situaciones:

- Evaluación de la anatomía o patología vasculares no caracterizable con otra técnica.
- Enfermedad arterial periférica por ateroesclerosis, especialmente, infrapoplítea.
- Aneurismas, émbolos, enfermedad oclusiva y trombosis.
- Planificación preoperatoria y evaluación posoperatoria de cirugía reconstructiva.
- Evaluación de injertos vasculares quirúrgicos de derivación y fístulas de diálisis.

- Anomalías vasculares primarias, incluyendo malformaciones vasculares, vasculitis, síndrome de atrapamiento, síndrome del estrecho torácico y síndrome del robo subclavio.
- Tumores vasculares.

Contraindicaciones de la arteriografía convencional

Presenta las siguientes contraindicaciones:

- Absolutas: probablemente, no existan contraindicaciones absolutas.
- Relativas: coagulopatía no corregible, alergia a los medios de contraste yodados, crisis hipertensiva, hipotensión, insuficiencia renal o cardíaca y trastornos del tejido conectivo.

Técnica para la arteriografía convencional

Preparación preprocedimiento con anamnesis, pruebas sanguíneas (plaquetas > 50.000/µL), cociente internacional normalizado (INR, *international normalized ratio*) < 1,5, función renal y consentimiento informado.

Acceso vascular retrógrado por la arteria femoral común

En el acceso vascular retrógrado a través de la arteria femoral común, se deben tener en cuenta los siguientes aspectos:

- Localización de la arteria femoral común. Se deben evitar punciones altas o bajas, que se asocian a complicaciones del sitio de punción por existir dificultad para comprimir.
  Mediante técnica de palpación, la arteria femoral común se localiza 1 a 2 cm por debajo del tercio medio del ligamento inguinal. Mediante técnica fluoroscópica, la arteria femoral común cruza por el tercio medial de la cabeza femoral. La más recomendada es la técnica ecográfica por las menores complicaciones asociadas.
- Anestesia local con lidocaína al 1 % o al 2 %, más bicarbonato (1 mL por cada 10 mL de lidocaína).
- Habitualmente, se utiliza un Abbocath intravenoso sin sistema de seguridad de 16 G o 18 G y/o sistemas de micropunción de 21 G.
- La punción de la arteria femoral común se debe realizar con técnica de doble pared cuando se utilice un Abbocath. Se debe evitar la técnica de doble pared cuando se empleen agujas metálicas, durante la punción de injertos vasculares, en pacientes con alteración de la coagulación o cuando se prevea la utilización de cierres arteriales percutáneos.
- Una vez puncionada la arteria femoral común y que exista un buen retorno de sangre pulsátil a través de la aguja, se retira el fiador metálico y bajo control fluoroscópico, se avanza suavemente una guía hidrofílica de 0,035 pulgadas por la arteria femoral sin que deba existir resistencia a través de las arterias ilíacas y la aorta.
- Una vez la guía ha pasado a la aorta, se retira la parte blanda del Abbocath y se implanta con control fluoroscópico un introductor-dilatador, usualmente, de 4 F o 5 F.
- Se recomienda el lavado frecuente del introductor para evitar trombos en la luz o conectarlo a una bolsa con solución salina heparinizada a presión.
- Se debe confirmar de forma manual la existencia de flujo a través del introductor antes de la utilización de inyectores de contraste eléctricos.
- Se utilizará un catéter arteriográfico de 4 F o 5 F de tipo *pig-tail* o de otras configuraciones según la necesidad de la arteria que se vaya a explorar (*headhunter*, multipropósito, JB1, cobra o Simmons).
- Cuando se finalice el procedimiento, se retira el material, pudiendo realizar hemostasia con compresión manual (aproximadamente, 10 min) o con cierres vasculares.

Acceso vascular anterógrado por la arteria femoral común

En el acceso vascular anterógrado, hay que considerar lo siguiente:

- Mediante la técnica de palpación, el sitio de punción en la piel se localiza por encima del ligamento inguinal en su tercio medio; en la fluoroscopia, la cabeza del acetábulo sirve como referencia; también se recomienda el acceso vascular guiado por ecografía.
- El resto de los pasos son similares a los de la técnica retrógrada.

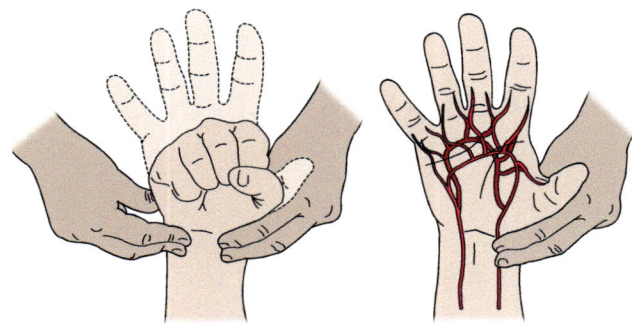

Figura 51-1. Prueba de Allen. Tiene la finalidad de confirmar la presencia de un arco palmar intacto. Se realiza mediante la compresión manual de las arterias radial y cubital mientras el paciente cierra y aprieta el puño hasta que la mano se pone pálida. Se abre la mano y se libera la compresión de la arteria cubital, observándose la presencia de relleno capilar en la mano. La prueba de Barbeau, por su parte, consiste en realizar la misma maniobra, asociándola al uso de un pulsioxímetro en el dedo pulgar.

Acceso vascular retrógrado por la arteria radial

Se selecciona a los pacientes por la confirmación de un **arco palmar intacto**, con la prueba de Allen o la de Barbeau (**Fig. 51-1**).
Consta de los siguientes pasos:

- La mano se pone en decúbito supino, en dorsiflexión.
- El sitio de punción se localiza a 1-2 cm de la estiloides radial.
- Utilización de sets de micropunción. Abbocath de 22 G, microguías de 0,014-0,018 pulgadas, introductor hidrofílico de 4 F o 5 F.
- El acceso vascular se logra mediante palpación de la arteria radial o con control ecográfico.
- Una vez logrado el acceso radial y comprobada su correcta posición y funcionalidad, se recomienda administrar un cóctel espasmolítico de medicamentos, en los que se incluye un bloqueador de los canales de calcio (verapamilo: 2,5 mg), un vasodilatador (nitroglicerina: 100-200 µg) y heparina (5.000 U), disuelto en solución salina en una jeringa de 20 mL.
- La hemostasia del sitio de punción se realiza con dispositivos inflables de compresión, durante, aproximadamente, 1 a 4 horas.

Acceso vascular retrógrado humeral o axilar

Consta de los siguientes pasos:

- Preparación de la fosa antecubital o región axilar a la altura del surco deltopectoral.
- Se recomienda el acceso vascular guiado con ecografía para evitar una lesión nerviosa.
- Cuanto más alto sea el acceso vascular en la arteria humeral o la arteria axilar, mayor será el riesgo de complicaciones relacionadas con el sitio de punción.
- En algunas ocasiones, es necesaria la utilización del cóctel de medicamentos espasmolíticos.
- El resto de los pasos son similares a los diferentes accesos vasculares.

- Se recomienda compresión manual del sitio de punción durante, aproximadamente, 20 minutos para evitar complicaciones del sitio de punción.

Acceso vascular por injertos vasculares o arterias tratadas con angioplastia

Hay que tener en cuenta las siguientes consideraciones:

- Es posible el acceso vascular tanto por injertos vasculares como por arterias tratadas con angioplastia tanto para arteriografía diagnóstica como procedimientos endovasculares.
- La técnica es similar a los anteriores accesos vasculares, pero se recomienda punción única bajo control ecográfico y técnica de pared única.

Complicaciones

Son poco comunes y pueden clasificarse en las relacionadas con el sitio de punción, con el uso del material y sistémicas:

- Sitio de punción: hematoma (hasta el 10 %), disección o trombosis (< 1 %), y seudoaneurisma o fístula arteriovenosa (0,1 %); las infecciones son muy raras.
- Manipulación del material: paso subintimal de la guía o el catéter, disección o embolia.
- Sistémicas (< 1 %): síncope vasovagal (el más frecuente; caracterizado por náuseas, mareo, bradicardia e hipotensión), reacciones alérgicas (< 4 %) y nefropatía por contraste (0,3-2,3 %), con mayor incidencia en pacientes con insuficiencia renal preexistente, diabetes o deshidratación.
- Las complicaciones mayores condicionan un ingreso prolongado, secuelas permanentes o muerte.

En conclusión, la arteriografía convencional sigue siendo una prueba valiosa en la valoración vascular, con indicaciones específicas a pesar del auge de técnicas no invasivas. Su realización requiere una adecuada preparación y técnica, con varios accesos vasculares posibles. Aunque las complicaciones son poco frecuentes, es importante conocerlas y tomar medidas para minimizarlas.

DIAGNÓSTICO Y TRATAMIENTO DE LA ISQUEMIA CRÓNICA DE LOS MIEMBROS INFERIORES

La enfermedad arterial periférica (EAP) tiene una prevalencia mundial que afecta al 12 % de la población adulta y hasta al 20 % de las personas mayores de 70 años.

Está asociada a factores de riesgo cardiovascular como el tabaquismo, la diabetes *mellitus* (DM), la dislipidemia y la hipertensión arterial. En particular, la asociación a DM empeora el pronóstico, aumentando significativamente el riesgo de amputación mayor.

> **!** La EAP se caracteriza por presentarse con diferentes grados de gravedad: desde casos asintomáticos hasta manifestaciones clínicas debilitantes, que van desde la claudicación intermitente hasta la isquemia crítica.

Puede afectar a diferentes niveles, como la enfermedad oclusiva aortoilíaca infrarrenal (síndrome de Leriche), enfermedad oclusiva ilíaca distal o enfermedad multisegmentaria.

La mayoría de los pacientes son asintomáticos y se detectan por la ausencia de pulsos o un índice tobillo-brazo (ITB) bajo. En pacientes sintomáticos, la presentación clínica típica es la claudicación intermitente. La presentación clínica varía según la zona de la lesión arterial (**Tabla 51-1**). En estadios avanzados, se presenta sintomatología incluso en reposo, predominando el dolor isquémico, que puede asociarse a pérdida tisular o infección, principalmente, afectando a los dedos, los maléolos o el talón, que suelen ser muy dolorosas, excepto en presencia de neuropatía diabética. También es frecuente la presencia de eritrosis, parestesias, hipoestesia, palidez y frialdad distal del miembro afectado.

Existen diferentes escalas para la estadificación clínica, siendo las más utilizadas la clasificación de Fontaine y la escala de Rutherford (añade parámetros hemodinámicos y de afectación tisular) (**Tabla 51-2**). La clasificación WIfI (W: heridas [*wounds*], I: isquemia, fI: infección del pie [*foot infection*]) permite estratificar mejor el riesgo de amputación, al añadir los componentes de gravedad de la isquemia, extensión de las lesiones y presencia de infección.

Diagnóstico

El examen físico de la enfermedad arterial periférica debe ser completo e incluir: palpación de pulsos periféricos (femoral, poplíteo, pedio y tibial posterior) en ambas extremidades. Inspección de la piel en busca de palidez, cianosis, frialdad, alteraciones tróficas o úlceras. Examen neurológico de las extremidades para descartar neuropatía asociada.

En pacientes con sospecha de enfermedad arterial periférica, es necesario confirmar el diagnóstico mediante pruebas complementarias específicas como la determinación del ITB o pruebas de imagen (ecografía Doppler, angio-TC, angio-RM o arteriografía).

Índice tobillo-brazo (ITB)

El ITB es el mejor factor predictivo de progresión y gravedad de la EAP. Es una medida no invasiva, sencilla, rentable y muy útil tanto para el diagnóstico como para el seguimiento de pacientes con enfermedad arterial de las extremidades inferiores (**Fig. 51-2** y **Tabla 51-3**).

Tabla 51-1. Clínica relacionada con la zona de lesión arterial	
Zona de la lesión	**Cuadro clínico**
Aortoilíaca	Claudicación glútea-muslo-gemelar Disfunción eréctil en el varón (síndrome de Leriche, afectación bilateral)
Femoropoplítea	Claudicación gemelar con o sin claudicación plantar
Infrapoplítea	Claudicación plantar

Tabla 51-2. Comparación de las escalas de Fontaine y Rutherford de la enfermedad arterial periférica

Clasificación de Fontaine				Clasificación de Rutherford		
Estadio		**Definición**	**Grado**	**Categoría**		**Definición**
I		Asintomático	0	0		Asintomático
II	IIa	Claudicación intermitente > 200 m	I	1		Claudicación ligera
				2		Claudicación moderada
	IIb	Claudicación intermitente < 200 m		3		Claudicación grave
III		Dolor en reposo	II	4		Dolor en reposo
IV		Gangrena o necrosis	III	5		Pérdida tisular menor
				6		Pérdida tisular mayor

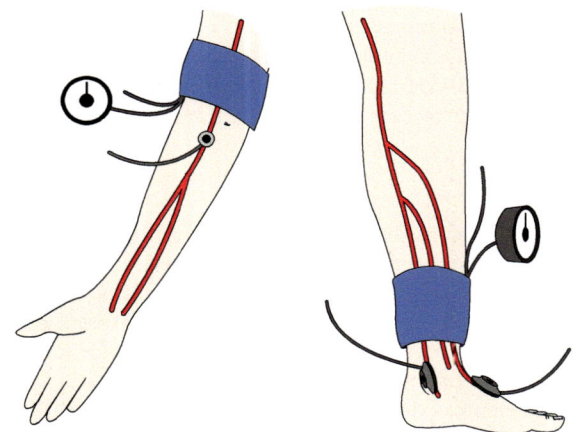

Figura 51-2. Índice tobillo-brazo (ITB). El ITB se calcula mediante el cociente entre la presión arterial sistólica en el tobillo y la presión braquial obtenida en la arteria humeral. Generalmente, se mide en ambas extremidades y se escoge el valor más alto.

Ecografía Doppler

La ecografía Doppler proporciona información sobre la anatomía y el estado hemodinámico de las arterias, siendo útil para el diagnóstico y el seguimiento. Esta técnica tiene una sensibilidad del 88 % (intervalo de confianza [IC] del 95 %: 80-98 %) y una especificidad alta del 96 % (IC del 95 %: 89-99 %) para detectar lesiones arteriales en las extremidades inferiores. Los criterios de estenosis se detallan en la **tabla 51-4**.

Angiografía por tomografía computarizada

La sensibilidad y especificidad generales para la detección de lesiones arteriales significativas (> 50 %) superan el 90 %, en comparación con la ASD.

La angio-TC es útil para la valoración de la anatomía arterial, detectado estenosis por placas de ateroma calcificadas, oclusiones, aneurismas asociados y *bypass* previos. Además, posibilita la valoración de clips quirúrgicos y *stents* implantados (**Fig. 51-3**).

Tabla 51-3. Índice tobillo-brazo (ITB)

Interpretación del ITB	
De 0,9 a 1,4	Normal
De 0,7 a 0,9	Enfermedad arterial obstructiva periférica leve
De 0,5 a 0,7	Enfermedad arterial obstructiva periférica moderada

Algunas consideraciones importantes:
- Los valores de ITB ≤ 0,90 se consideran anormales y sugieren enfermedad arterial obstructiva
- Los valores de ITB > 1,40 pueden indicar calcificación arterial (arterias no compresibles), común en pacientes diabéticos o con insuficiencia renal crónica

El ITB es una herramienta útil para la detección temprana, la estratificación del riesgo y el seguimiento de la enfermedad arterial periférica. Sin embargo, no debe ser la única prueba diagnóstica utilizada, especialmente, en casos de sospecha clínica alta o cuando se requiera una evaluación más detallada de la anatomía vascular

Entre sus limitaciones, destacan la exposición a radiación ionizante, el riesgo de nefrotoxicidad por el contraste yodado y las posibles reacciones alérgicas. Una de las principales desventajas es la presencia de calcificaciones graves a nivel de los vasos distales infrapoplíteos, que generan artefactos que dificultan la valoración de estenosis en este territorio.

Angiografía por resonancia magnética

La angio-RM, aunque sensible y específica (aproximadamente, el 95 %) para el diagnóstico de estenosis y oclusión, tiende a sobreestimar el grado de estenosis en lesiones marcadamente calcificadas en comparación con la ASD y presenta limitaciones para la planificación quirúrgica, especialmente, en *bypass* vasculares, al no poder identificar con precisión el punto óptimo de anastomosis distal.

Las desventajas incluyen la falta de información sobre la carga de calcio, la dificultad para evaluar la luz dentro de los *stents* metálicos, costes más altos en comparación con la

Tabla 51-4. Criterios de estenosis arterial

Ecografía Doppler	Criterios de estenosis
Modo B	• Visualización de placas ateromatosas/trombo • Reducción morfológica de la luz arterial
Modo color	• *Aliasing* en la zona de estenosis no corregible aumentado la PRF • Turbulencia en la zona inmediata distal a la estenosis • Visualización de colaterales de salida en la zona previa a la estenosis y colaterales de entrada en la zona distal a la estenosis
Doppler espectral	Zona previa a la estenosis: • Disminución de la velocidad Zona de estenosis: • Ocupación de la ventana espectral • Aumento de la VPS • Cociente VPS > 2 Zona distal a la estenosis: • Disminución de la VPS • Flujo monofásico con IR disminuido • Aumento del tiempo de la aceleración • Flujo turbulento

IR: índice de resistencia; PFR: frecuencia de repetición de pulsos (*pulse-repetition frequency*); VPS: velocidad pico sistólica.

TC y contraindicaciones para la RM, que incluyen implantes ferromagnéticos y claustrofobia. Una complicación rara, pero importante para tener en cuenta es la fibrosis sistémica nefrogénica inducida por gadolinio.

Angiografía por sustracción digital

La angiografía convencional o ASD solía ser la técnica de referencia, pero ha sido reemplazada por métodos de imagen no invasivos como la TC y la RM.

Tiene gran utilidad para la realización de procedimientos de repermeabilización endovascular. Permite identificar con precisión las arterias permeables para la realización de *bypass* distales. Es especialmente útil en el estudio del sector de arterias infrapoplíteas, sobre todo, en pacientes con isquemia crítica, permitiendo visualizar vasos de pequeño calibre no accesibles por otras técnicas (**Fig. 51-4**).

Tratamiento

El objetivo del tratamiento de la EAP va dirigido a la mejora de los síntomas, a la prevención de su empeoramiento o al rescate de las arterias, así como a un adecuado control de los factores de riesgo cardiovascular.

> **!** En pacientes asintomáticos y sintomáticos con claudicación intermitente, el tratamiento inicial se enfoca a la realización de cambios en el estilo de vida, la mejoría de la actividad física diaria y el tratamiento farmacológico (estatinas, antiagregantes plaquetarios, etcétera).

En pacientes con claudicación intermitente invalidante y pobre respuesta a las medidas médicas o en pacientes con isquemia crítica de las extremidades inferiores, se plantea el tratamiento de revascularización endovascular o quirúrgico.

Existen diferentes sistemas de clasificación para determinar la gravedad y la extensión de la enfermedad arterial periférica para intentar determinar un tratamiento específico. Una de las clasificaciones más conocidas que se basa en hallazgos de imagen (angio-TC) es la clasificación TASC II, que, aunque se continúa usado pese a sus limitaciones y complejidad (en especial, por la dificultad de clasificar algunos casos e incluirlos en una u otra categoría (sobre todo, en el sector infrapoplíteo), progresivamente, va cayendo en desuso, gracias al desarrollo del tratamiento endovascular.

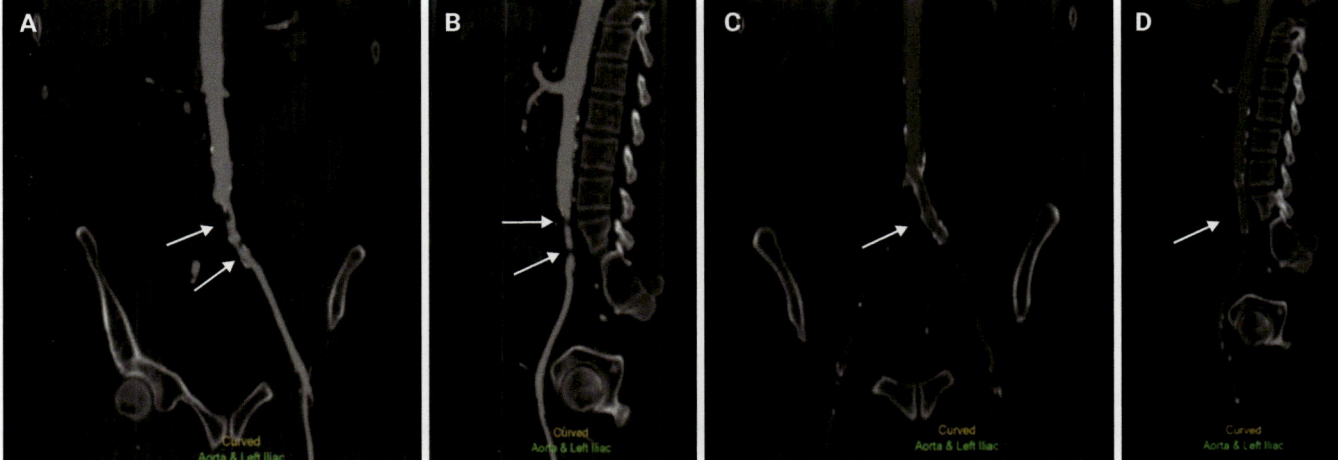

Figura 51-3. Angiografía por tomografía computarizada (angio-TC) aortoilíaca y tratamiento endovascular con implantación de *stent*. Varón de 59 años con insuficiencia renal crónica terminal con signos de isquemia crónica en el miembro inferior izquierdo. **A** y **B)** Reconstrucciones coronales y sagitales con proyección multiplanar (MPR) curva de angio-TC de abdomen. Ateromatosis calcificada del eje vascular aortoilíaco con estenosis segmentaria significativa en la arteria ilíaca común izquierda (flechas). **C** y **D)** Reconstrucciones coronales y sagitales con MPR curva de angio-TC de abdomen: control a los tres meses. Se implantó un *stent* autoexpandible de 10 mm de diámetro por 6 cm de largo en la arteria ilíaca común izquierda, objetivándose permeabilidad del *stent* (flechas).

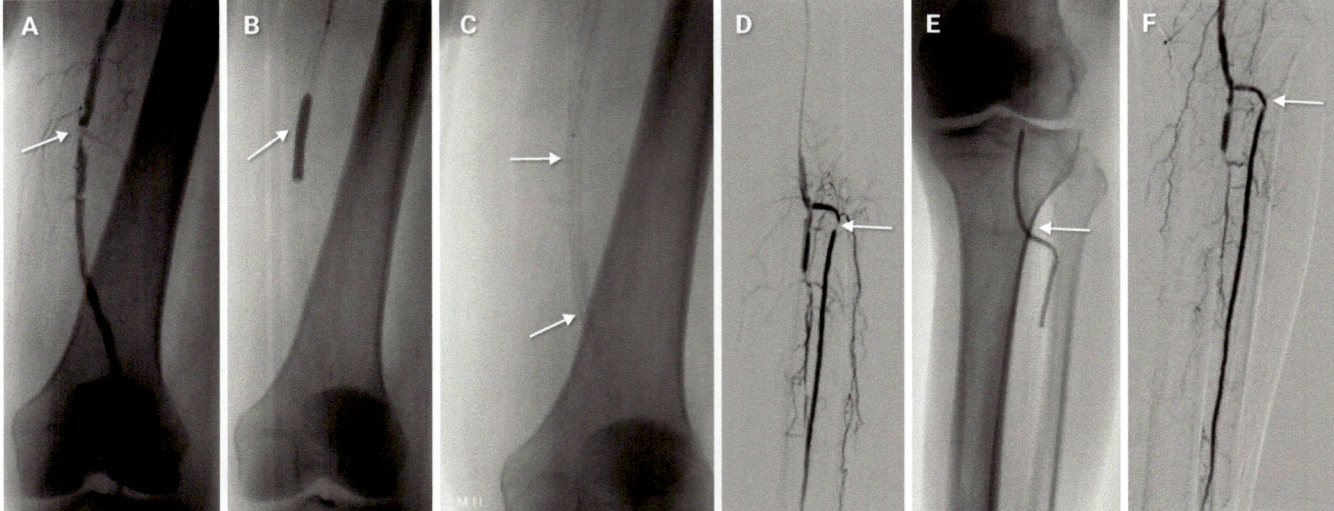

Figura 51-4. Arteriografía de miembros inferiores y tratamiento endovascular percutáneo con angioplastia e implantación de *stent*. Varón de 62 años con insuficiencia renal crónica con signos de isquemia crónica de grado IV de Fontaine. **A)** Arteriografía del miembro inferior derecho. Estenosis corta en la arteria femoral superficial derecha (flecha). **B)** Angioplastia con balón (flecha) de 6 mm de calibre. **C)** Posteriormente, se implanta un *stent* autoexpandible de 6 mm de diámetro y 10 cm de longitud (flechas). **D)** Arteriografía infrapoplítea. Tronco tibioperoneo permeable con oclusión de la arteria peronea y tibial posterior y estenosis corta del cayado de la arteria tibial anterior (flecha), con permeabilidad distal. **E)** Angioplastia con balón estándar de 3 mm y, posteriormente, angioplastia con balón recubierto de paclitaxel de 3 mm de diámetro y 4 cm de longitud (flecha). **F)** Arteriografía postratamiento con aceptable resultado morfológico (flecha).

El tratamiento de revascularización idealmente debería ser individualizado y decidido en un comité multidisciplinario. Muchas veces, la toma de decisiones es difícil por la complejidad de las escalas de clasificación, la gran cantidad de material de revascularización, las diferentes técnicas quirúrgicas disponibles y los escasos estudios clínicos aleatorizados controlados con seguimiento a largo plazo.

Indicaciones de tratamiento

El tratamiento de la EAP está indicado en los siguientes casos:

- Claudicación moderada a grave limitante del estilo de vida (categoría IIb de Fontaine, 2 y 3 de Rutherford) y en pacientes que no han respondido al tratamiento médico.
- Isquemia crítica de miembros caracterizada por dolor en reposo, úlceras o gangrena.
- Precirugía o poscirugía de *bypass* para aumentar el flujo de entrada o salida.
- Salvamento de un injerto de *bypass* con estenosis significativa de la anastomosis proximal o distal.

Contraindicaciones de tratamiento

Las contraindicaciones del tratamiento de la EAP son:

- Absolutas: inestabilidad hemodinámica.
- Relativas: coagulopatía no corregible, insuficiencia renal grave (tasa de filtración glomerular < 30 mL/min·1,73m²) en ausencia de hemodiálisis, fase activa de vasculitis, pacientes críticamente enfermos con expectativa de vida limitada y/o demencia, pacientes con síntomas leves de claudicación y, por último, pacientes con anatomía desfavorable.

Materiales estándar

Se utiliza el material estándar para la realización de una arteriografía convencional y, adicionalmente, se requiere:

- Catéteres con balón de presión normal y alta, liberadores de medicamento, etcétera.
- Dispositivos de reentrada y cruce de oclusiones crónicas (Viance®, TruePath®, Crosser®, Frontrunner® XP, etcétera).
- *Stents* convencionales de diferentes tamaños y longitudes y *stents* farmacoactivos.
- Disponibilidad de *stents* cubiertos y catéteres con balón, para el manejo de complicaciones yatrogénicas (hemorrágicas/perforación).

Estrategias de revascularización endovascular

La mayoría de los procedimientos de revascularización endovascular en la EAP se han realizado con un acceso retrógrado desde la arteria femoral común contralateral en el caso de un ángulo favorable en la bifurcación aortoilíaca.

En el caso de restricciones anatómicas, el acceso anterógrado por la arteria femoral común ipsilateral es una buena elección; presenta mejor control de la guía, una distancia más corta a las lesiones y mayor empuje para atravesar las estenosis/oclusiones arteriales, no obstante, comporta también desafíos técnicos para el acceso vascular en casos de enfermedad ateroesclerótica grave o cuando existe una oclusión y ausencia de flujo.

El acceso transradial es otro sitio de gran utilidad para la revascularización arterial de los miembros inferiores (MMII). Sin embargo, tiene limitaciones técnicas relacionadas con mayores longitudes del material y la imposibilidad de utilizar introductores y material de gran calibre.

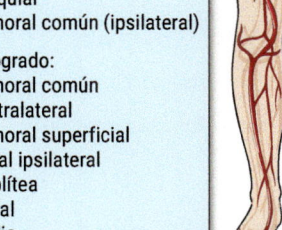

Acceso vascular	**Tratamientos**

Anterógrado:
• Radial
• Braquial
• Femoral común (ipsilateral)
 	
Retrógrado:
• Femoral común contralateral
• Femoral superficial distal ipsilateral
• Poplítea
• Tibial
• Pedia
	• Endarterectomía
	• Litotricia intravascular
	• Angioplastia:
	  – Balón de presión normal o alta
	  – Balón recubierto de medicamentos
	• *Stent* metálico balón expandible o autoexpandible
	• *Stents* liberadores de fármacos
	• *Stent* cubierto

Figura 51-5. Estrategias de accesos vasculares y revascularización de los miembros inferiores.

Ha existido un crecimiento significativo en la utilización del acceso retrógrado por la arteria pedia o arterias infrapoplíteas, principalmente, en combinación con acceso anterógrado para ayudar al cruce de oclusiones crónicas (**Fig. 51-5**).

Como se ha mencionado previamente, la elección del tipo de tratamiento endovascular y la estrategia de revascularización deben individualizarse, pero existen algunas recomendaciones generales.

Lesiones aortoilíacas/iliofemorales

Las lesiones aortoilíacas aisladas y focales son una causa frecuente de claudicación.

En caso de estenosis/oclusión corta (3-10 cm) de las arterias ilíacas, el tratamiento endovascular (implantación de *stent* autoexpandible convencional o cubierto) proporciona buena permeabilidad a largo plazo, con bajo riesgo de complicaciones.

En el territorio iliofemoral, podría estar indicado un procedimiento híbrido. Endarterectomía o *bypass* a nivel femoral, combinado con tratamiento endovascular en el territorio de las arterias ilíacas, incluso si la oclusión es extensa.

Si la afectación es a la altura de la bifurcación de la arteria femoral común, sin extensión a la arteria femoral profunda, se prefieren técnicas de revascularización endovasculares. Si existe extensión a la arteria femoral profunda, en pacientes con bajo riesgo quirúrgico, se prefieren técnicas de revascularización como la endarterectomía.

En pacientes con bajo riesgo quirúrgico y afectación extensa desde la aorta infrarrenal hasta las ilíacas, la mejor opción es el *bypass* aortobifemoral, y la otra alternativa que considerar sería la implantación de una prótesis endovascular aortoilíaca.

En pacientes frágiles y no candidatos a tratamiento endovascular, se puede contemplar un *bypass* extraanatómico.

Lesiones femoropoplíteas

En los casos de estenosis u oclusiones cortas menores de 25 cm, el tratamiento endovascular (angioplastia con balón, *stents*, dispositivos de aterectomía, litotricia intravascular y dispositivos liberadores de medicamentos) podría considerarse la primera opción.

Cuando la lesión es extensa, superando los 25 cm, se plantea la posibilidad de recanalización endovascular, aunque se logra una mayor permeabilidad a largo plazo con enfoques quirúrgicos, especialmente, mediante el uso de la vena safena mayor como injerto en un procedimiento de *bypass*.

Lesiones infrapoplíteas

En los casos de las estenosis u oclusiones cortas y de varios vasos, el tratamiento debe estar dirigido a tratar los territorios vasculares o angiosomas afectados, planteándose como la primera opción la angioplastia transluminal percutánea o la implantación de *stents* liberadores de fármacos.

En oclusiones largas y únicamente en casos seleccionados que cumplen una serie de requisitos, se podría considerar como opción la cirugía abierta y, en especial, el *bypass* con vena autóloga.

Los pacientes con lesiones necróticas extensas, infección grave, fallo en la revascularización, incapacidad para la deambulación o con comorbilidad grave pueden llegar a requerir amputación.

DIAGNÓSTICO Y TRATAMIENTO DE LA ENFERMEDAD ARTERIAL OCLUSIVA CRÓNICA DE LOS MIEMBROS SUPERIORES (ARTERIAS SUBCLAVIAS Y TRONCO BRAQUIOCEFÁLICO)

La enfermedad arterial oclusiva de los miembros superiores (MMSS) se puede presentar como una enfermedad local o como parte de una enfermedad arterial sistémica.

> ❗ El gran número de entidades patológicas que afectan a los vasos de los MMSS hace que la evaluación clínica sea algo más compleja en comparación con la isquemia que afecta a los MMII (**Tabla 51-5**).

Además, la enfermedad oclusiva arterial sintomática de los MMSS es poco común debido a la abundante red de colaterales.

La ateroesclerosis es una de las causas más frecuentes de enfermedad arterial oclusiva crónica de los MMSS, seguido por la arteritis de Takayasu.

Este apartado se centrará en la enfermedad arterial oclusiva secundaria a ateroesclerosis, enfermedad de Takayasu, arteritis de células gigantes y síndrome del estrecho torácico (SET), con énfasis en el tratamiento endovascular de la enfermedad arterial oclusiva por ateroesclerosis, ya que las otras patologías con mayor frecuencia tienen una excelente respuesta al tratamiento médico o quirúrgico.

Enfermedad arterial oclusiva crónica de los miembros superiores secundaria a ateroesclerosis

Es la principal causa de patología arterial en los MMSS, con igual asociación a factores de riesgo cardiovascular como en la enfermedad ateroesclerótica en los MMII.

Afecta en menor grado a los MMSS en comparación con los MMII; sin embargo, el compromiso proximal de las arterias de los MMSS no es infrecuente, afectando al tronco bra-

Tabla 51-5. Enfermedad arterial oclusiva de los miembros superiores

Ateroesclerosis	–
Arteritis	Arteritis de Takayasu o arteritis de células gigantes
Traumatismo	Síndrome del estrecho torácico, traumatismo penetrante, contuso o yatrogénico
Embolia	Cardíaco: endocarditis bacteriana y microémbolos del cayado aórtico. Embolia paradójica. Embolia del estrecho torácico
Displasia fibromuscular	–
Radiación	–
Enfermedad del tejido conectivo	Esclerosis sistémica, síndrome de CREST y enfermedad mixta del tejido conectivo
Tromboangitis obliterante	–
Angitis por hipersensibilidad	–
Hematológica	Estados de hipercoagulabilidad, hiperviscosidad o malignidad
Ocupacional	Síndrome del martillo hipotenar por traumatismo repetitivo o por herramientas vibratorias. Yatrogénica. Recreativas: lesiones de la arteria palmar en el béisbol
Infección	Inyección de drogas o procedimientos arteriales
Fenómeno de flujo	Robo vascular relacionado con injertos de diálisis o la colocación de fístulas

CREST: calcinosis, fenómeno de Raynaud, disfunción esofágica, esclerodactilia (*sclerodactyly*) y telangiectasias.

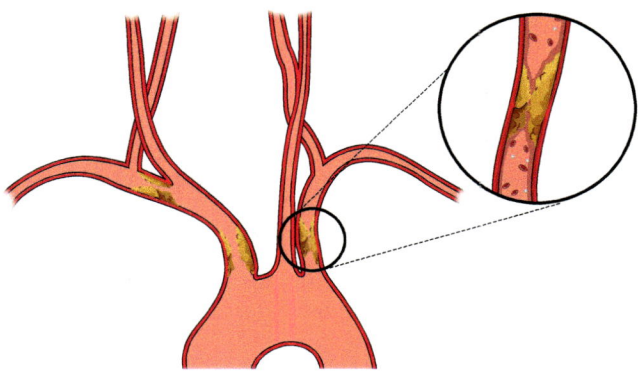

Figura 51-6. Ateroesclerosis de miembros superiores (MMSS). Afectación proximal de arterias de los MMSS, especialmente, del tronco braquiocefálico y el segmento proximal de las arterias subclavias, existiendo más prevalencia del segmento proximal de arteria subclavia del lado izquierdo (círculo).

quiocefálico y, fundamentalmente, al segmento proximal de las arterias subclavias, pudiendo asociarse al síndrome de robo vertebral de la arteria subclavia o al síndrome de robo de la arteria mamaria interna de la arteria subclavia (importante en pacientes con revascularización cardíaca) (**Fig. 51-6**).

Aunque la mayoría de los pacientes son asintomáticos debido a la formación de colaterales, la claudicación es el síntoma de presentación más común.

A diferencia de la isquemia de las extremidades inferiores, que se debe principalmente a una afectación ateroesclerótica de vasos de mayor calibre, la isquemia en las extremidades superiores se debe con mayor frecuencia a la afectación de arterias de pequeño tamaño, principalmente, a las arterias de la mano por embolia aguda de cualquier causa.

Diagnóstico

Clínicamente, la mayoría de los pacientes son asintomáticos gracias a la formación de colaterales. La sintomatología, cuando está presente, está relacionada con el estrechamiento progresivo de la luz arterial, condicionando una lesión hemodinámicamente significativa.

En los pacientes sintomáticos, la claudicación de la mano es un síntoma muy común (en el 67 % de los afectados). Otro signo asociado es la diferencia en la presión arterial entre las extremidades superiores (> 15 mmHg).

Cuando existe una estenosis significativa del tronco braquiocefálico, los pacientes pueden presentar sintomatología neurológica secundaria a insuficiencia vascular extracraneal (del 5 al 90 %). Los síntomas de la circulación cerebral anterior (amaurosis fugaz derecha, ataques isquémicos transitorios hemisféricos derechos, accidente cerebrovascular) son los más frecuentes (hasta en un 50 % de los casos), seguidos por los síntomas vertebrobasilares (40 %) y, en menor frecuencia, la sintomatología bilateral. Los síntomas combinados de las extremidades superiores y neurológicos (predominio de síntomas de circulación cerebral posterior) ocurren hasta en un 38,5 % de los pacientes. En pacientes con una oclusión arterial aguda de las arterias subclavias, los vasos sanguíneos colaterales aún no se han formado, lo que provoca dolor persistente y necrosis tisular.

El diagnóstico se establece clínicamente y se confirmar por una prueba de imagen, que, además de su objetivo diagnóstico, también es de utilidad para el seguimiento, para evaluar su extensión y el compromiso del flujo extracraneal e intracraneal y para la planificación terapéutica (**Fig. 51-7**).

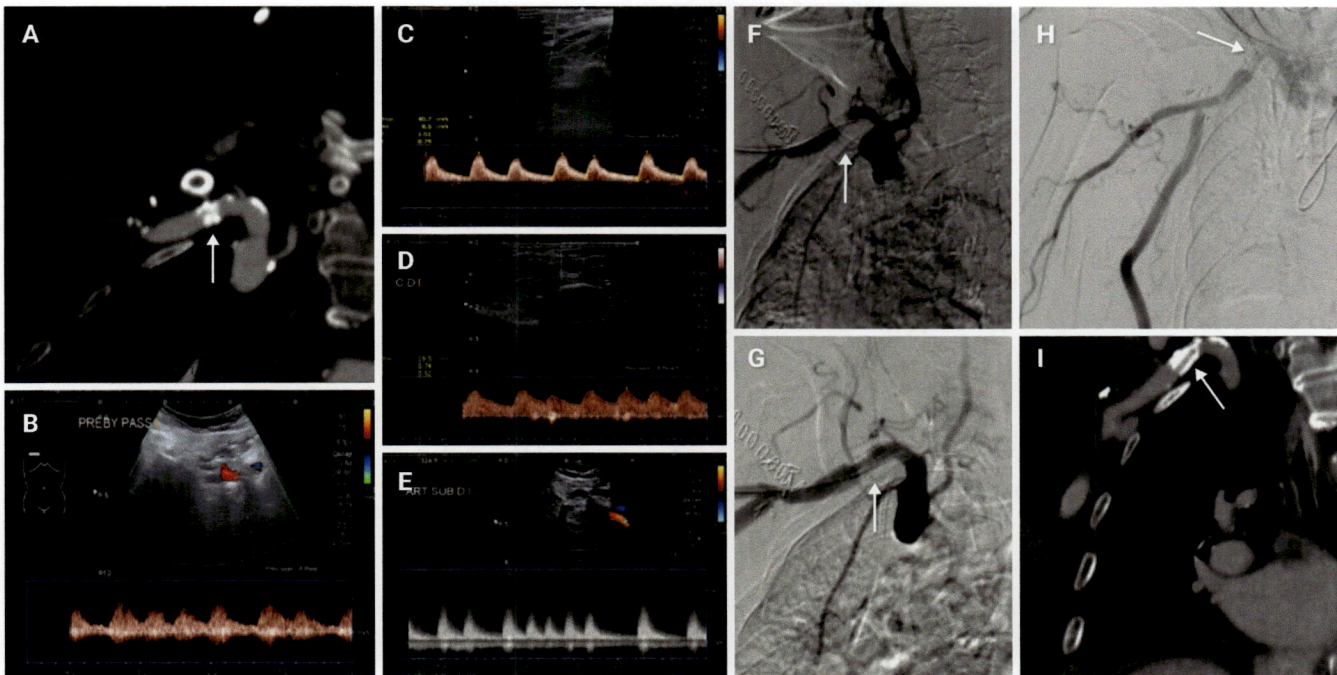

Figura 51-7. Estenosis de la arteria subclavia derecha. Paciente de 81 años con *bypass* axilofemoral derecho, con signos de isquemia del miembro superior derecho (MSD). **A)** Angiografía por tomografía computarizada (angio-TC) del MSD; reconstrucción coronal con proyección multiplanar (MPR). Placa cálcica (flecha) que condiciona una estenosis corta significativa en el tercio proximal de la arteria subclavia derecha. **B-D)** Ecografía Doppler del MSD. Ondas monofásicas de baja resistencia y aumento del tiempo de aceleración (*parvus tardus*) en la arteria subclavia previa al *bypass*, en la arteria humeral y en el *bypass* axilofemoral. **E)** Ecografía Doppler de la arteria subclavia derecha en el tercio proximal. Aumento de la velocidad pico sistólica cercano a 4 m/s, que confirma la existencia de la estenosis visualizada en la angio-TC. **F-H)** Arteriografía retrógrada por la arteria humeral derecha, con el catéter angiográfico a la altura del tronco braquiocefálico, con estenosis por placa de ateromatosis cálcica (flecha). Implantación de *stent* expandible con balón de 10 mm de diámetro × 2 cm de longitud (flecha). Arteriografía de control al año. Permeabilidad del *stent* (flecha) y de la anastomosis proximal del *bypass*. **I)** Angio-TC del MSD; control con reconstrucción coronal con MPR. Permeabilidad del *stent* (flecha) implantado en la arteria subclavia derecha.

La ecografía Doppler es la técnica de elección inicial como cribado; proporciona información de la anatomía y el estado hemodinámico en el momento del diagnóstico como en el seguimiento. La excelente resolución espacial permite la valoración de las placas de ateroma calcificadas y la existencia asociada de alteraciones hemodinámicas (estenosis no significativas, significativas u oclusión). Es, además, la técnica de elección para el estudio del síndrome de robo vertebral de la arteria subclavia. Los criterios diagnósticos de estenosis arterial son, en general, los mismos que se emplean en los MMII.

La angio-TC es la técnica de elección en el escenario de traumatismo arterial o isquemia aguda de los MMSS. Similar a la angio-TC en las extremidades inferiores, es de gran utilidad para valorar estenosis, oclusiones, aneurismas o eventos embólicos, especialmente, cuando afectan a los vasos proximales a la muñeca. La sensibilidad para detectar oclusiones es mayor que para la evaluación de estenosis, especialmente, en vasos de pequeño calibre. Es la técnica de elección para el estudio de planificación pretratamiento endovascular o quirúrgico abierto.

La angio-RM es de gran utilidad debido a la ausencia de radiación ionizante y a la posibilidad de no utilizar medios de contraste. Resulta muy útil en patologías que requieren múltiples evaluaciones de seguimiento con pruebas de imagen y para la evaluación funcional de ciertos trastornos como el síndrome de Raynaud o el SET. Las desventajas de la angio-RM son prácticamente las mismas que para la valoración arterial de los MMII.

La ASD fue considerada la técnica de referencia para la evaluación vascular de las extremidades superiores, gracias a su alta resolución, así como a sus ventajas para el tratamiento al mismo tiempo, aunque actualmente existe suficiente evidencia a favor de la angio-TC como la técnica diagnóstica inicial de elección para la evaluación arterial de los MMSS.

Tratamiento

En pacientes asintomáticos el control de factores de riesgo cardiovascular, los cambios en hábitos de vida y el tratamiento farmacológico médico son de elección. Los tratamientos percutáneos endovasculares han cobrado protagonismo en comparación con la cirugía abierta, gracias a las altas tasas de éxito, la permeabilidad a largo plazo y las bajas tasas de complicaciones, así como a una estancia hospitalaria más corta y costes acumulativos significativamente menores.

Indicaciones

De acuerdo con las guías de la Sociedad de Radiología Intervencionista (SIR, Society of Interventional Radiology), las indicaciones de tratamiento de la enfermedad oclusiva de las arterias subclavias, así como del tronco braquiocefálico son controvertidas. En algunos casos, la complejidad de las arterias extracraneales y la presencia de una abundante circulación colateral dificultan predecir la importancia clínica de una lesión particular.

Como regla general, se debería centrar el tratamiento en aquellos pacientes sintomáticos con antecedente de accidente isquémico transitorio o accidente isquémico establecido, antecedente de revascularización cardíaca y síndrome de robo subclavio-coronario y acceso vascular de hemodiálisis, y en pacientes asintomáticos que vayan a ser llevados a una revascularización cardíaca o *bypass* axilofemoral.

En la **tabla 51-6**, se enumeran las indicaciones de tratamiento.

Contraindicaciones de tratamiento

Son contraindicaciones del tratamiento de la enfermedad arterial oclusiva crónica de los MMSS secundaria a ateroesclerosis las siguientes:

- Absolutas: paciente clínicamente inestable, trombo adyacente a la lesión (paciente asintomático).
- Relativas: trombo adyacente a la lesión (pacientes sintomáticos), coagulopatía no corregible, insuficiencia renal, embarazo, alergia a medios de contraste yodados, hipersensibilidad a antiagregantes plaquetarios (ácido acetilsalicílico y/o clopidogrel) y pacientes ancianos críticamente enfermos con movilidad limitada y demencia.

Materiales estándar

El material utilizado es el estándar para la realización de una arteriografía convencional y, adicionalmente, se requiere:

- Catéter con balón (diámetro: 6-12 mm; longitud: 20-40 mm) ya sea sistema coaxial sobre guía o sistema monorraíl.
- *Stents* de 8-12 mm con longitudes variables (12-40 mm). Para tratar lesiones ostiales, deberían estar disponibles *stents* expandibles con balón, ya que se pueden colocar de manera más precisa y tienen una mayor resistencia.
- *Stents* cubiertos y catéteres con balón para el manejo de complicaciones hemorrágicas.
- Catéter guía de diámetro mayor de 6 F (catéteres de trombectomía) y agentes trombolíticos para el manejo de complicaciones embólicas intraprocedimiento.
- Microcatéteres y recuperadores de *stent* para tratar émbolos intracraneales.

Estrategias de revascularización

En la planificación del tratamiento endovascular, la angio-TC es relevante para determinar el grado de afectación, la extensión y la relación de la afectación vascular con la arteria vertebral y la arteria mamaria interna, para determinar la técnica y el material que debe utilizarse.

Dependiendo de la ubicación y la gravedad de la lesión, se pueden preferir un acceso anterógrado (femorales), retrógrado (humeral/radial) o métodos combinados en el tratamiento endovascular.

No hay evidencia definitiva en cuanto a cuál es el mejor acceso vascular de abordaje para el tratamiento:

- Arteria subclavia: el acceso vascular femoral anterógrado es el habitualmente utilizado para el tratamiento de las lesiones estenóticas de la arteria subclavia, aunque algunos operadores prefieren utilizar el acceso por la arteria humeral o axilar, porque ofrecen una mejor oportunidad de cruzar lesiones complejas, aunque puede estar asociado a más complicaciones (hematomas, seudoaneurismas, trombosis, etc.). El uso de un doble acceso vascular (*through-and-through*) radial o humeral y femoral también puede ser utilizado en casos particularmente difíciles. Se recomienda evitar el acceso a través de la arteria axilar debido al número relevante de complicaciones relacionadas con el sitio de punción.
  - Se realiza angioplastia transluminal percutánea (ATP) con catéter con balón de 4 a 8 mm previa a la implantación de un *stent* o para su remodelación.
  - Los *stents* expandibles con balón son de elección en lesiones cortas, pero los *stents* autoexpandibles se utilizan especialmente en lesiones largas (> 40 mm).
  Se recomienda evitar la ATP o el implante de *stents* cuando haya afectación del origen de la arteria vertebral, por el riesgo de oclusión de esta y/o embolización cerebral.
- Tronco braquiocefálico: para el abordaje de las lesiones del tronco braquiocefálico, se pueden utilizar los mismos abordajes y material que para la arteria subclavia, salvo que se requiere material de mayor tamaño:
  - *Stents* o catéteres para angioplastia con diámetros entre 6 y 12 mm. De elección, se prefieren *stents* expandibles con balón para lesiones cortas y/u ostiales, teniendo cuidado de que el *stent* implantado no sobresalga más de 2 mm en la aorta o en el origen de la arteria carótida común derecha.
  - Se recomienda ocluir la parte cefálica de la arteria carótida común para proteger y evitar posible embolización ateromatosa.

Complicaciones

Las tasas de complicaciones que se han descrito con el tratamiento endovascular se sitúan en torno al 3-11 %, e incluyen complicaciones como hematoma, seudoaneurisma, trombosis de la arteria subclavia o del eje arterial del miembro superior, migración del *stent*, fractura del *stent*, disección arterial, embolización distal, rotura arterial y complicaciones neurológicas (accidente isquémico transitorio, accidente cerebrovascular, hemiplejia, diplopia, etc.).

Vasculitis

Las vasculitis son entidades patológicas menos frecuentes que la ateromatosis y forman parte del diagnóstico diferencial de la enfermedad oclusiva arterial de los MMSS.

Las vasculitis que más frecuentemente afectan a las arterias de los MMSS son la arteritis de Takayasu y la arteritis de células gigantes (arteritis de Horton), que se caracterizan por una inflamación granulomatosa transmural, aunque con diferencias en su presentación clínica y distribución de la afectación vascular.

Arteritis de Takayasu

La arteritis de Takayasu es una vasculitis caracterizada por inflamación granulomatosa y es la más común de las vasculitis de grandes vasos. Afecta comúnmente a la aorta toracoabdominal y sus principales ramas. Se caracteriza por inflamación de la pared arterial, seguida de fibrosis y estenosis progresiva. La estenosis arterial se desarrolla en más de la mitad de los pacientes con arteritis de Takayasu, mientras que la formación de aneurismas ocurre solo en un 10 %.

Afecta más a mujeres jóvenes en la tercera y cuarta década de la vida y es más prevalente en Asia. La enfermedad clínicamente se caracteriza por tener una fase aguda temprana con presencia de síntomas constitucionales inespecíficos, hipertensión, fiebre y artralgia, y una fase crónica oclusiva, que puede estar asociada a angina, claudicación, disnea (insuficiencia valvular aórtica e hipertensión pulmonar), alteraciones visuales y síncope según el órgano afectado (**Fig. 51-8**).

Para el diagnóstico de la enfermedad, existen unos criterios clínicos, que incluyen:

- Edad de presentación menor de 40 años.
- Claudicación de las extremidades, especialmente de las superiores.

- Disminución de pulso de la arteria braquial (uni o bilateral).
- Diferencia de presión arterial mayor a 10 mmHg entre miembros superiores.
- Soplo en la arteria subclavia o aorta.
- Anomalías en la arteriografía (estrechamiento u oclusión angiográfica de toda la aorta, sus ramas principales o las arterias de mayor tamaño en su porción más proximal de las extremidades inferiores, no debido a arterioeclerosis, displasia fibromuscular o causas similares, con cambios generalmente focales o segmentarios).

Es necesario presentar al menos tres o más de los seis criterios.

Ante la sospecha clínica, es importante realizar una exploración de ambos MMSS (valoración clínica y por imagen), porque se ha demostrado que puede existir una afectación bilateral hasta en el 79 % de los casos.

En las técnicas de imagen, el hallazgo característico es la presencia de un engrosamiento mural de la pared arterial (> 1,5 mm). En la ecografía Doppler, es muy frecuente la presencia de un «halo hipoecoico», que rodea la luz vascular, secundario a edema de la pared. Se han descrito también la ausencia de la compresión de las arterias y el «signo del macarrón», que hace referencia al engrosamiento parietal circunferencial visualizado principalmente en las arterias carótidas. Pueden observarse también signos de estenosis de segmentos

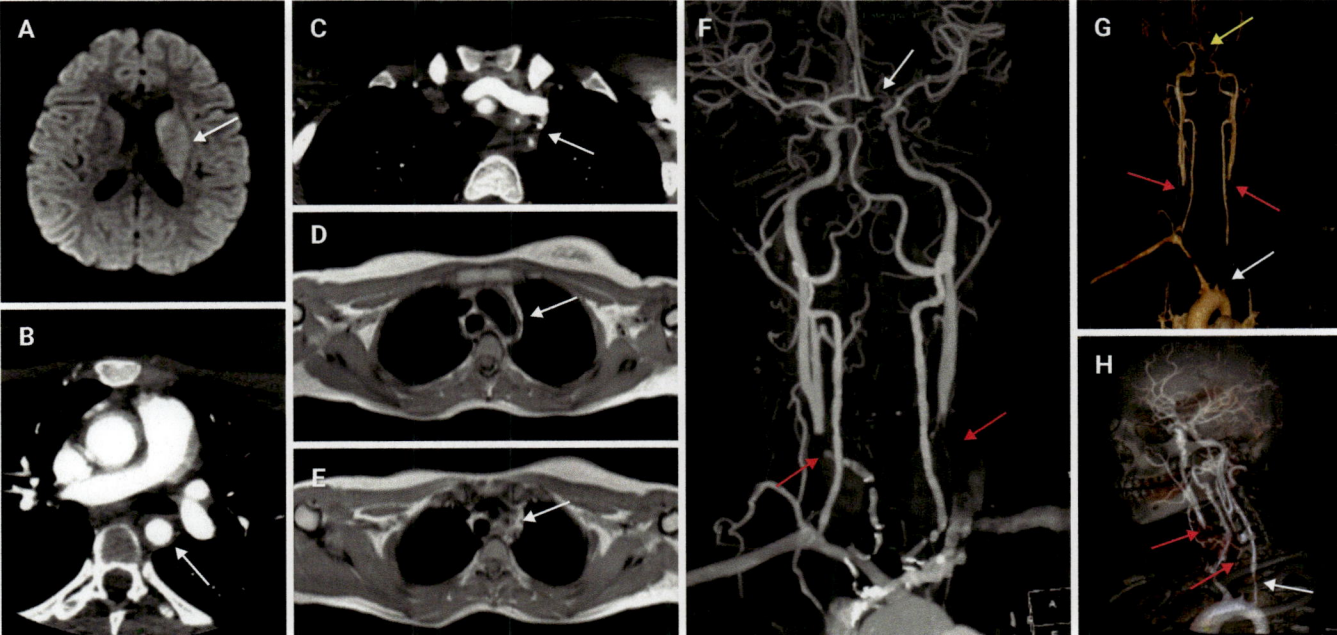

Figura 51-8. Arteritis de Takayasu. Paciente de 15 años que debuta con código ictus. **A)** Corte axial de resonancia magnética (RM) craneal de secuencia en difusión. Se objetiva una restricción de la difusión en los núcleos lenticular y caudados izquierdos (flecha). **B y C)** Cortes axiales de angiografía por tomografía computarizada (angio-TC) a la altura de la arteria pulmonar y los troncos supraaórticos (TSA). Engrosamiento parietal circunferencial de la aorta torácica descendente (flecha) y del origen de la arteria carótida común izquierda con estenosis asociada (flecha), sin afectación ateromatosa cálcica. **D y E)** Cortes axiales de cardio-RM, en una secuencia de sangre negra a la altura del cayado aórtico y origen de los TSA. Engrosamiento parietal de la pared del cayado aórtico y del origen del tronco braquiocefálico y la arteria carótida izquierda (flechas). **F)** Reconstrucción coronal con proyección de máxima intensidad (MIP) de angio-TC de los TSA. Oclusión de ambas carótidas comunes (flechas rojas) y defecto de repleción en el segmento M1 de la arteria cerebral media izquierda (flecha blanca). **G y H)** Control a los seis meses. Reconstrucción volumétrica de angio-TC de los TSA y de cabeza y cuello. Persistencia de la oclusión del segmento M1 de la arteria cerebral media izquierda y la oclusión de ambas carótidas comunes (flechas amarilla y rojas). En el control, se aprecia progresión de la enfermedad, con estenosis del origen de la arteria vertebral izquierda (flecha blanca).

largos o, incluso, oclusión, con los mismos hallazgos hemodinámicos descritos en ecografía Doppler para la enfermedad ateroesclerótica.

Con respecto a la angio-TC y la angio-RM, se aprecia igualmente un engrosamiento concéntrico de la pared arterial con realce mural (fase aguda) y un anillo de baja atenuación o hipo o hiperintenso (T1 o T2 respectivamente) correspondiente al edema perivascular, que puede afectar a la aorta, troncos arteriales principales, arterias pulmonares y, ocasionalmente, arterias coronarias. El espectro de hallazgos incluye estenosis, oclusiones y aneurismas y, en estadios muy avanzados de la enfermedad, se puede identificar una marcada calcificación vascular. Las limitaciones de la angio-TC están relacionadas principalmente con la radiación, y las de la angio-RM incluyen una visualización deficiente de calcificaciones, mala visualización de pequeños vasos y sobreestimación de las estenosis, no obstante, la angio-RM es la prueba de imagen de elección para el seguimiento.

> ❗ El tratamiento en la fase aguda está relacionado con altas dosis principalmente de corticoides e inmunosupresores. Aquellos pacientes no respondedores al tratamiento inmunomodulador y con persistencia de síntomas isquémicos pueden requerir tratamientos de revascularización endovascular o quirúrgica.

Arteritis de células gigantes

Es una de las vasculitis sistémicas que más comúnmente afecta a las arterias de mediano y gran calibre y se asocia a polimialgia reumática.

Afecta habitualmente a mujeres a partir de la quinta década, y clínicamente se caracteriza por la aparición de dolor de cabeza y la sensibilidad de la arteria temporal al tacto. Pueden asociar diplopia, amaurosis fugaz o ceguera súbita.

La enfermedad se caracteriza por la afectación de la arteria temporal superficial y sus ramas. El compromiso de las arterias de los MMSS es menos común, aunque la arteria más frecuentemente afectada a este nivel es la arteria axilar, seguida por la arteria subclavia y la humeral.

Los criterios del Colegio Estadounidense de Reumatología para el diagnóstico de arteritis de células gigantes incluyen:

- Edad de comienzo de la enfermedad ≥ 50 años.
- Cefalea localizada en la región temporal de nuevo comienzo.
- Sensibilidad a la palpación de la arteria temporal o disminución del pulso no relacionada con arteriosclerosis de las arterias cervicales.
- Velocidad de sedimentación globular elevada.
- Biopsia de arteria temporal con arteritis necrosante caracterizada por infiltración mononuclear y/o granulomas.

Es preciso que se cumplan al menos tres de estos cinco criterios para el diagnóstico.

La arteritis de células gigantes comparte hallazgos parecidos en las pruebas de imagen a los descritos en las arteritis de Takayasu, como lo son el engrosamiento de la pared vascular,

el halo hipoecogénico en la ecografía Doppler e hipodenso/hipointenso en la angio-TC y la angio-RM y el realce parietal en los estudios con contraste.

El tratamiento, al igual que en la arteritis de Takayasu, consiste en corticoides e inmunosupresores.

Síndrome compresivo del estrecho torácico

El SET se caracteriza por un conjunto de signos y síntomas secundarios a la compresión extrínseca de las estructuras neurovasculares (plexo braquial, vena y arteria subclavias) en los compartimentos de la salida superior torácica.

Anatómicamente, el opérculo torácico superior puede ser dividido en tres compartimentos: espacio interescalénico, costoclavicular y pectoral menor (**Fig. 51-9**).

La presentación clínica es variable, existiendo tres formas: SET neurogénico (en un 90 % de los casos), arterial y venoso. La compresión se produce como resultado de cambios congénitos o adquiridos en estructuras óseas (costilla cervical, costilla accesoria en la séptima vértebra cervical [C7], alteraciones de la primera costilla, apófisis transversa de C7 larga, anomalías/fractura previa claviculares), musculares (hipertrofia escalénica o de pectoral menor) y posquirúrgicas o por traumatismos previos (bandas fibrosas).

Diagnostico

La presentación clásica del SET neurogénico es la presencia de dolor o parestesias en cuello, cabeza, hombro o brazo, especialmente, con la elevación del brazo.

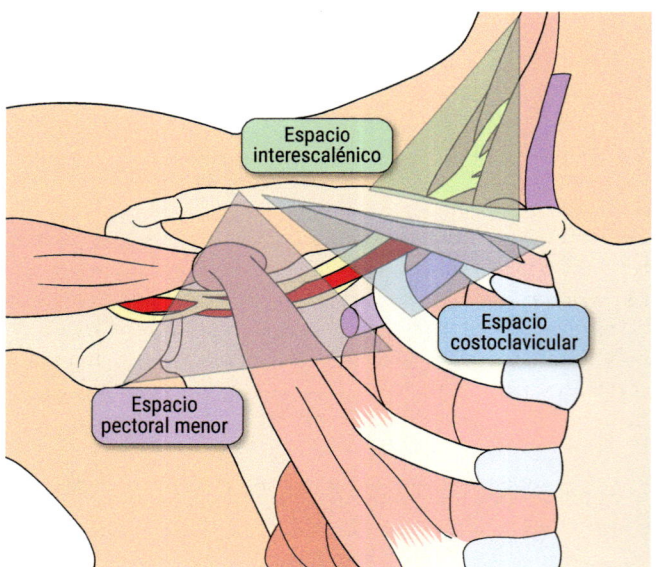

Figura 51-9. Compartimentos del opérculo torácico. Espacio interescalénico: formado medialmente por los músculos escalenos anterior y medial, e inferiormente por la cara superior de la primera costilla. Contiene la arteria subclavia y el plexo braquial. La vena subclavia está por fuera del trígono. Espacio costoclavicular: formado anteriormente por el musculo subclavio, superiormente por la clavícula, y posterior e inferiormente por el músculo escaleno anterior y la primera costilla. Contiene el paquete neurovascular. Espacio pectoral menor: formado anteriormente por el tendón del músculo pectoral menor, posteriormente por las costillas y los músculos intercostales, y superiormente por la clavícula. Contiene el paquete neurovascular.

Tabla 51-6. Indicaciones de tratamiento

Estenosis-oclusión del tronco braquiocefálico	Estenosis-oclusión de la arteria subclavia
Síntomas neurológicos	Isquemia vertebrobasilar
Isquemia vertebrobasilar	Isquemia de miembros superiores
Isquemia de miembros superiores o embolización digital	Angina en pacientes con injerto con LIMA
Antes de procedimientos de *bypass* para la circulación cerebral, de miembros superiores y de miembros inferiores	Isquemia crítica de miembros en pacientes con injertos axilofemorales
Antes de endarterectomía carotídea ipsilateral o la colocación de *stent*	Para mejorar el flujo arterial antes de un procedimiento quirúrgico programado
Angina en pacientes con injerto con RIMA	–
Claudicación en la pierna en pacientes con injertos axilofemorales	–

LIMA: arteria mamaria interna izquierda (*left internal mammary artery*); RIMA: arteria mamaria interna derecha (*right internal mammary artery*).

La presentación del SET venoso, usualmente por compresión en el espacio costoclavicular, asocia compresión intermitente en ausencia de trombosis (síndrome de McCleery) o trombosis del eje axilosubclavio (síndrome de Paget-Schroetter).

Las manifestaciones en el SET arterial son debilidad motora y pérdida de pulso secundario a trombosis, embolia y úlceras (**Tabla 51-7**).

Los pilares principales para el diagnóstico de SET son la historia clínica y el examen físico; las pruebas de imagen son útiles para confirmar el diagnostico o diagnósticos diferenciales, para evaluar la anatomía y para clasificar adecuadamente el SET.

La radiografía simple de tórax se realiza en todos los pacientes con sospecha de SET y puede ayudar a confirmar la presencia de anomalías óseas (costilla cervical, costilla accesoria en C7, alteraciones de la primera costilla, apófisis transversa de C7 larga, y anomalías o fracturas previas claviculares).

La ecografía Doppler presenta una utilidad importante por la posibilidad de valoración dinámica en tiempo real. Se realizan las maniobras en posición de sedestación, intentando provocar la compresión neurovascular o intentado reproducir los síntomas (maniobra de los escalenos o prueba de Adson, maniobra costoclavicular, maniobra de hiperabducción y posición en la que el paciente describa que le desencadena la clínica).

En el SET venoso, los hallazgos habituales son la presencia de un estrechamiento de la vena con las maniobras dinámicas, que se asocia a ausencia de flujo o estenosis. Otro hallazgo habitual es la presencia de trombosis. En casos de SET venoso crónico, es posible identificar cambios postrombóticos crónicos o no identificar la vena subclavia normal, observando únicamente múltiples vasos colaterales.

Los hallazgos ecográficos habituales en el SET arterial son estenosis de la arteria subclavia o aneurismas/seudoaneurismas (causa frecuente de aneurismas fusiformes después de la aterosclerosis y los traumatismos) (**Fig. 51-10**). Los aneurismas parcialmente trombosados pueden dar lugar a embolias agudas o crónicas al antebrazo o a las arterias palmares o digitales.

La angio-RM es la técnica de elección para el estudio de pacientes con sospecha de SET, por la ausencia de exposición a radiación ionizante, posibilidad de realizar múltiples estudios tanto para el diagnóstico como para el seguimiento y la posibilidad de realizar estudios con o sin uso de contraste intravenoso. Habitualmente, se realizan múltiples series dinámicas (brazos en aducción y abducción), permitiendo valorar el estrechamiento posicional de los vasos del eje axilosubclavio. Los hallazgos que se pueden encontrar en el SET venoso y arterial son básicamente los mismos que se describen en la ecografía Doppler.

Tabla 51-7. Manifestaciones clínicas del síndrome del estrecho torácico

Síntomas neurológicos (90 %)		Síntomas vasculares (10 %)	
Periféricos	**Simpático**	**Arteriales**	**Venosos**
• Dolor • Parestesia • Debilidad motora • Atrofia (rara)	Síndrome de Raynaud	• Pérdida de pulso • Debilidad motora • Claudicación • Trombosis • Embolia • Úlcera	• Dolor • Edema • Dilatación venosa • Cianosis • Circulación colateral • Trombosis (síndrome de Paget-Schroetter)

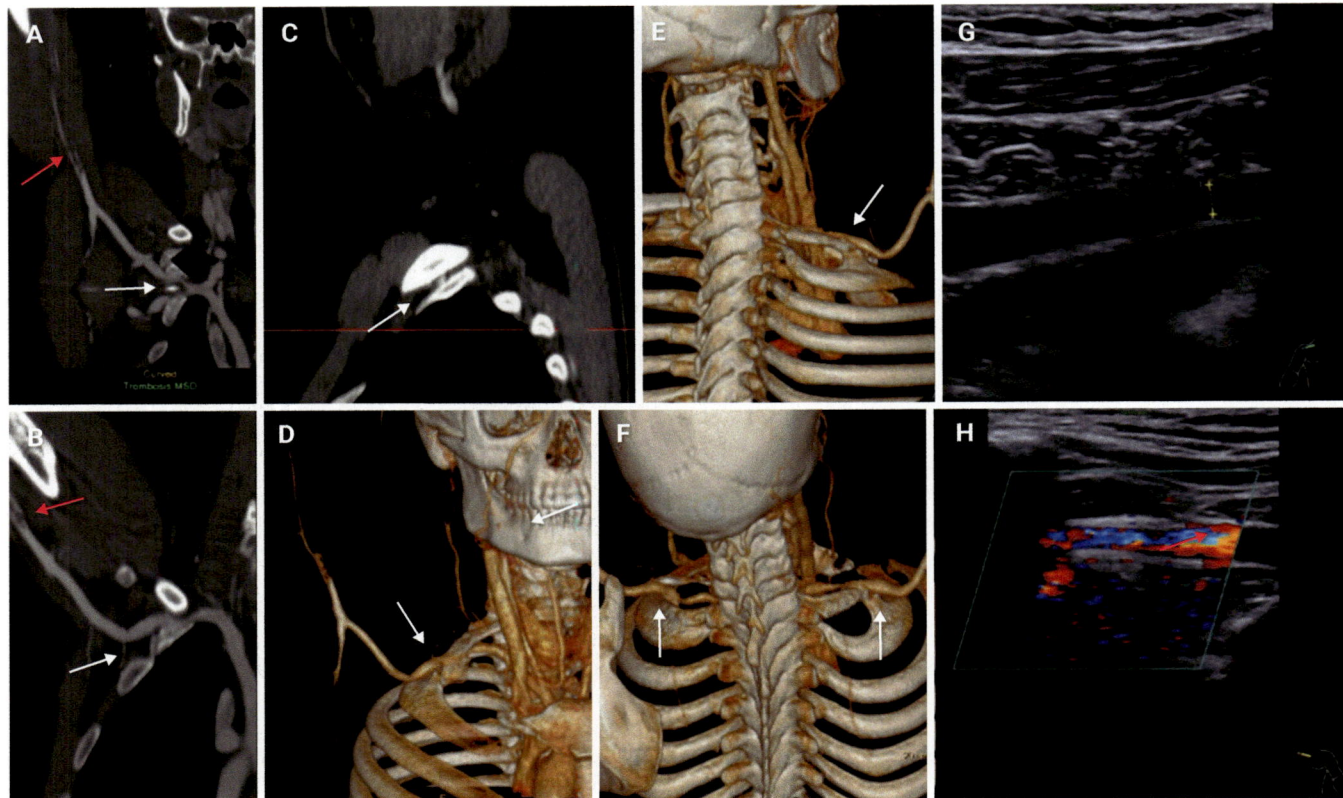

Figura 51-10. Síndrome del estrecho torácico (SET) con trombosis aguda de la arteria braquial. Varón de 32 años, que acude a urgencias por frialdad y claudicación del miembro superior derecho (MSD). **A** y **B)** Reconstrucción en proyección multiplanar (MPR) curva de angiografía por tomografía computarizada (angio-TC) del MSD con el brazo en hiperabducción. Defecto de repleción central en la arteria humeral (flecha roja) y un afilamiento de la arteria subclavia a la altura del espacio costoclavicular (flecha blanca). **C)** Angio-TC del MSD; reconstrucción sagital. Espacio costoclavicular marcadamente disminuido, que condiciona un afilamiento de la arteria subclavia. **D-F)** Reconstrucciones volumétricas de angio-TC del MSD con el brazo en hiperabducción. Las flechas muestran alteraciones de la primera costilla bilateral: en lado derecho, una seudoarticulación de la primera costilla con el tercio medio de la segunda costilla y, en el lado izquierdo, una fusión de la primera y segunda costillas. **G y H)** Ecografía Doppler de la arteria subclavia en el segmento medial bilateral. Maniobra de hiperabducción a 90 grados y costoclavicular, que origina estenosis bilateral de las arterias subclavias en la salida torácica, compatibles con SET arterial bilateral.

En el SET arterial, está indicada la evaluación del árbol arterial del antebrazo y la mano por el riesgo de émbolos distales, incluso en el caso de que no se observen signos de trombosis.

La angio-TC es una técnica alternativa cuando no es posible realizar la angio-RM por la existencia de alguna contraindicación o claustrofobia.

La angio-TC se realiza con contraste intravenoso con maniobras de aducción y abducción de los brazos, con hallazgos superponibles a las técnicas previamente descritas.

La TC es la técnica de imagen de elección para el estudio de anomalías óseas.

Actualmente, la ASD es de utilidad en el manejo del SET venoso que asocia trombosis aguda, para la realización de trombólisis mecánica y/o farmacológica y para el seguimiento posquirúrgico del SET arterial para la valoración de estenosis residuales que puedan ser manejadas con angioplastia/*stent*.

Tratamiento

El tratamiento de elección habitualmente es quirúrgico ante la existencia de manifestaciones clínicas, o signos de compresión vascular o nerviosa, objetivada en una prueba de imagen o por la demostración de una causa evidente, como una anomalía ósea.

Las técnicas endovasculares como la implantación de *stents* en el espacio costoclavicular están contraindicadas sin previa descompresión quirúrgica.

TRATAMIENTO DE LAS COMPLICACIONES RELACIONADAS CON EL TRATAMIENTO PERCUTÁNEO ENDOVASCULAR

Las complicaciones relacionadas con los accesos vasculares y el tratamiento pueden clasificarse en aquellas relacionadas con el sitio de punción, con el uso del material y las sistémicas.

Las más frecuentes son las relacionadas con el sitio de punción y el material utilizado y que eventualmente pueden requerir tratamiento endovascular. Estas incluyen: seudoaneurismas, disección, fístulas arteriovenosas, perforación vascular yatrogénica y trombosis.

Seudoaneurismas

Los seudoaneurismas son una de las complicaciones más frecuentes del sitio de punción, probablemente, después de los

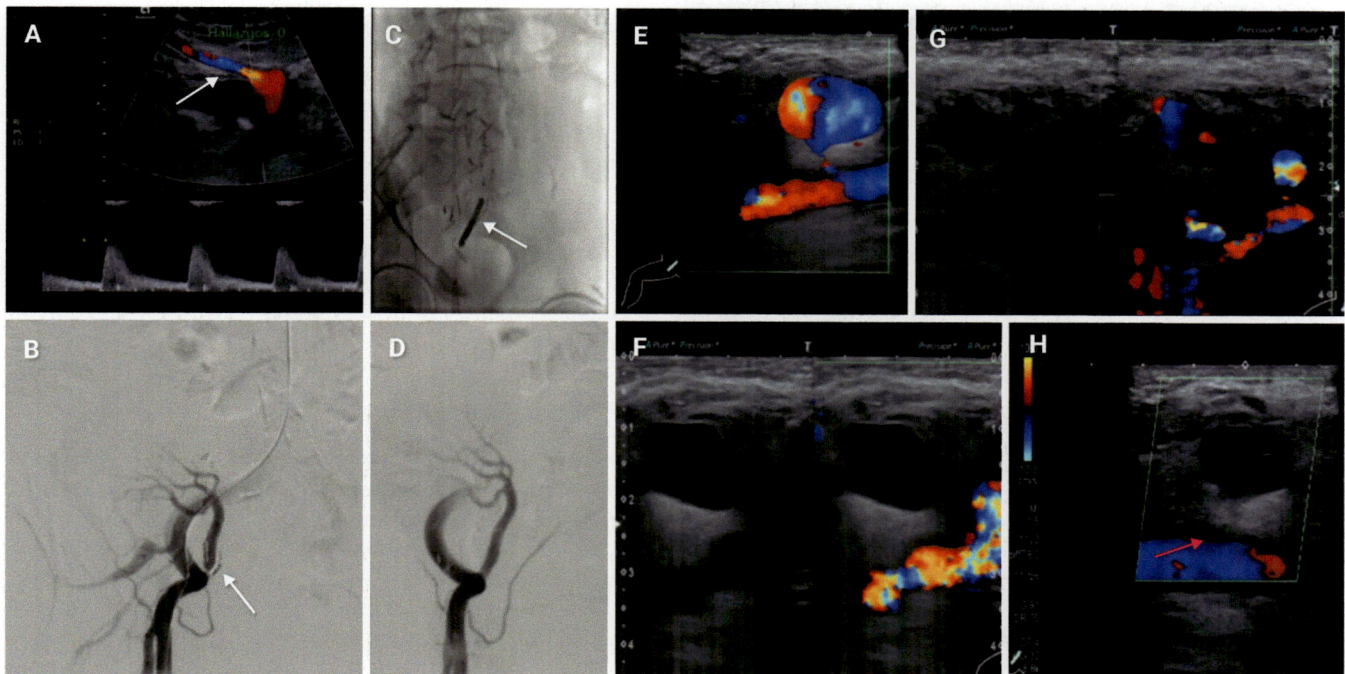

Figura 51-11. Tratamiento percutáneo de un seudoaneurisma con inyección de trombina. Paciente de 78 años con trasplante renal en la fosa ilíaca derecha con sospecha de estenosis de la arteria renal. **A)** Ecografía Doppler de la arteria renal principal del injerto. En el estudio Doppler color y espectral, se objetiva en la arteria renal principal del injerto una zona de *aliasing* no corregible aumentando la escala de velocidad, con una velocidad pico sistólica de 342 cm/s, compatible con estenosis significativa. **B)** Arteriografía retrógrada del miembro inferior derecho por acceso femoral común ipsilateral. Confirmación de la estenosis significativa anastomótica en la arteria renal del injerto (flecha). **C y D)** Angioplastia con balón de 5 mm en la zona de interés, con resolución en el estudio de control. Al tercer día del procedimiento, presenta dolor en la zona de punción. **E)** Ecografía Doppler de la arteria femoral común derecha. Presencia de un falso aneurisma de 18 mm con flujo turbulento en su interior («signo del yin-yang») y fino cuello, que se comunica con la cara anterior de la arteria valorada. **F-H)** Embolización ecoguiada del seudoaneurisma con trombina. Exclusión progresiva del saco aneurismático, que se confirma por ausencia de flujo al interior del saco aneurismático **(H)**.

hematomas. El tamaño del seudoaneurisma sirve como indicación para el tratamiento. En aquellos de pequeño tamaño (< 1 cm), el tratamiento recomendado es la compresión manual guiada por ecografía hasta su trombosis.

En los seudoaneurismas de mayor tamaño, la indicación puede ser el tratamiento quirúrgico. En aquellos casos sin indicación de cirugía, se recomienda el tratamiento percutáneo con inyección de trombina. En resumen, todos los pacientes que no tienen una indicación quirúrgica pueden ser candidatos para el tratamiento percutáneo.

Las indicaciones quirúrgicas (contraindicaciones absolutas de tratamiento percutáneo con trombina) son:

- Paciente hemodinámicamente inestable.
- Hemorragia activa (retroperitoneal o peritoneal) con hematoma en expansión.
- Necrosis cutánea secundaria al tamaño del hematoma/seudoaneurisma.
- Isquemia aguda del miembro por compresión del hematoma o complicaciones del seudoaneurisma.
- Infección activa en el sitio de acceso percutáneo.

Las contraindicaciones relativas del tratamiento percutáneo con trombina son:

- Ancho del cuello del seudoaneurisma > 8 mm.
- Ausencia de cuello de seudoaneurisma.

- Diámetro del saco del seudoaneurisma < 1 cm (alto riesgo de trombosis arterial).

La técnica del tratamiento percutáneo con inyección de trombina guiado por ecografía tiene las siguientes características:

- Es un método hemostático seguro que se realiza en la mayoría de los centros donde se dispone de trombina.
- Existen múltiples formulaciones de trombina. En algunos casos, la trombina solo está disponible como parte de un kit (Tisseel®, Baxter) que contiene una solución de cloruro de calcio dihidrato y un vial de trombina.
- Se punciona el seudoaneurisma con control ecográfico, utilizando una aguja de 21 G o 22 G, preferiblemente, en la región más proximal al cuello.
- La solución de trombina se inyecta lentamente bajo control ecográfico, principalmente, en modo B. El uso del Doppler color es útil para comprobar la ausencia de flujo en el interior del saco aneurismático.
- Se debe comprobar en un corto período de tiempo (aproximadamente, 10 min) la persistencia de trombosis del seudoaneurisma; en el caso de existir flujo, se repite el procedimiento hasta conseguir la trombosis completa **(Fig. 51-11)**.

En cuanto a las complicaciones y su manejo, cabe tener en cuenta los siguientes aspectos:

- Dolor en el sitio de punción: la analgesia suele ser suficiente.
- Reperfusión del seudoaneurisma: repetir el tratamiento con inyección percutánea de trombina guiada por ecografía hasta confirmar la trombosis.
- Tromboembolia (inyección yatrogénica en vena): dependiendo de la gravedad, en los casos leves, se indica anticoagulación y, en los casos graves, trombólisis o trombectomía.
- Reacción alérgica con el uso de trombina bovina: manejo estándar de alergias o anafilaxia.
- Infecciones por transmisión con el uso de trombina humana.
- Isquemia aguda por paso de trombina a la arteria: manejo quirúrgico.
- Expansión o rotura del seudoaneurisma: manejo quirúrgico.

Disección arterial

El tratamiento depende de la gravedad:

- En disecciones focales sin afectación del flujo, se puede considerar el manejo conservador con control evolutivo mediante imágenes de ecografía Doppler o angio-TC.
- En disecciones focales con alteración del flujo, está indicado el manejo endovascular con catéter con balón. Se insufla en el área de interés con el propósito de aproximar la íntima disecada con la media vascular.
- En disecciones extensas con afectación de las arterias ilíacas, puede ser necesario implantar *stents* autoexpandibles para mantener la permeabilidad.

Fístula arteriovenosa

Por lo general, requieren reparación quirúrgica abierta.

Si el paciente está asintomático, se podría intentar el manejo conservador (hasta un tercio de los casos se resuelve espontáneamente).

Si la fístula presenta un tracto fistuloso de longitud significativa, se podría embolizar el tracto con *coils* de liberación controlada o mediante la implantación de un *stent* cubierto (no indicado en la región inguinal por ser una zona con amplio rango de movimiento, con alto riesgo de fractura del *stent*).

Perforación vascular yatrogénica

La perforación o rotura arterial durante la realización de un procedimiento percutáneo endovascular es una complicación rara, pero bastante temida.

La perforación de una arteria de gran calibre es especialmente peligrosa debido a la incapacidad para proporcionar hemostasia mediante presión, conduciendo a una hemorragia incontrolable y colapso hemodinámico. Otras complicaciones asociadas son el espasmo arterial con isquemia distal, hematomas e, incluso, la muerte.

El rápido reconocimiento de esta complicación y su manejo endovascular reducen la necesidad de reparación quirúrgica y la morbimortalidad.

Factores de riesgo de perforación

Dentro de los factores de riesgo de perforación se incluyen: edad avanzada, factores de riesgo cardiovascular que condicionan un aumento en la rigidez arterial (ateroesclerosis, hipertensión, diabetes, insuficiencia renal crónica, tabaquismo, etc.), variantes anatómicas y tortuosidad vascular, estenosis arteriales significativas/críticas, avanzar un catéter sin guía (disección o perforación), uso de introductores de gran calibre, angioplastia con balones de alta presión, anticoagulación o tratamiento trombolítico y tratamiento prolongado con corticoides.

Perforación de la arteria femoral

A pesar de que el acceso vascular por arteria radial ha ganado terreno especialmente en el campo de la cardiología, no ha logrado desplazar por completo a la utilización del acceso vascular por la arteria femoral común, gracias a la posibilidad de utilizar material de mayor tamaño, aunque esto también conlleva un riesgo inherente aumentado de lesión arterial.

La lesión yatrogénica inadvertida de la arteria femoral común o la arteria ilíaca externa se consideran lesiones potencialmente graves, que pueden presentarse como sangrado retroperitoneal, pudiendo provocar *shock* hemorrágico o muerte si no se identifican y tratan rápidamente.

Ante la identificación de perforación y sangrado en la angiografía, las primeras medidas recomendadas son:

- Taponamiento con catéter con balón, inflándolo a baja presión para evitar la extravasación temporal del sangrado. Sin embargo, muy rara vez sirve como tratamiento definitivo debido al gran tamaño del vaso y al riesgo de resangrado.
- Existe una tendencia general a la utilización de *stents* cubiertos.

También pueden presentarse perforaciones de la arteria femoral superficial en caso de punciones bajas o cuando es una alternativa de acceso vascular, especialmente, en pacientes con obesidad mórbida, donde el acceso a través de la arteria femoral común es difícil.

La perforación arterial de la arteria femoral superficial puede ser pequeña y provocar un escaso sangrado con formación de hematoma. En el caso de perforación con sangrado activo, una de las complicaciones importantes es el síndrome compartimental.

Ante la identificación de sangrado activo en la arteriografía, los primeros pasos incluyen:

- Taponamiento con catéter con balón, inflándolo a baja presión durante 2-4 min. El taponamiento bloquea físicamente el sangrado y permite que comience la coagulación inicial.
- Si el taponamiento con catéter con balón es insuficiente, se puede considerar un *stent* cubierto autoexpandible debido al estrés mecánico al que se somete la arteria femoral superficial.
- Finalmente, si se perfora una rama lateral del vaso y no se puede manejar con las técnicas mencionadas anterior-

mente, se puede realizar una embolización con *coils* para controlar el sangrado.

Perforación de la arteria subclavia

La arteria subclavia es uno de los sitios de perforación yatrogénica más frecuentes, habitualmente, debido a la utilización de un acceso transradial.

Los sitios mayormente afectados son el cayado aórtico, el segmento proximal al origen de la arteria vertebral y el segmento medial de la arteria subclavia, que se asocia a hematomas mediastínicos y en la región cervical. Estas complicaciones son extremadamente raras (0,008 %) y letales.

El manejo endovascular de la perforación ha demostrado una alta tasa de éxito (96,9 %), debido a la actuación rápida y mínimamente invasiva, siendo las primeras medidas recomendadas:

- Taponamiento con catéter con balón, inflándolo a baja presión en el área de la perforación.

- Posteriormente, implantar un *stent* cubierto, expandible con balón, que permite la colocación precisa y la oclusión de la perforación con el restablecimiento rápido del flujo.
- Los hematomas cervicales o mediastínicos pueden ser evacuados utilizando drenajes guiados por técnicas de imagen (TC o ecografía).

El manejo endovascular exitoso evita la necesidad de esternotomía mediana.

Trombosis arterial

El tratamiento depende de la extensión del trombo:

- En trombosis parciales no complicadas, el tratamiento indicado es la anticoagulación sistémica.
- En trombosis con signos de isquemia distal, la indicación es la trombectomía quirúrgica.
- En los casos de trombosis secundaria a la utilización de un dispositivo de cierre vascular, la indicación es la cirugía abierta.

PUNTOS CLAVE

- El diagnóstico de la isquemia crónica de los MMII incluye un examen físico y pruebas específicas clínicas (ITB) y pruebas de imagen (ecografía Doppler, angio-TC, angio-RM, arteriografía).
- El tratamiento de la isquemia crónica de los MMII busca mejorar los síntomas, prevenir el empeoramiento y controlar los factores de riesgo. Incluye cambios de estilo de vida, fármacos y revascularización.
- Las indicaciones de revascularización en el tratamiento de la isquemia crónica de los MMII son la claudicación grave limitante sin respuesta al tratamiento médico y la isquemia crítica.
- La elección del tipo de tratamiento y la estrategia de revascularización en el tratamiento de la isquemia crónica de los MMII debe individualizarse y decidirse en lo posible en un comité multidisciplinario.
- En casos avanzados de isquemia crónica de los MMII con necrosis extensa, infección grave o comorbilidad importante, puede ser necesaria la amputación.
- La ateroesclerosis es la causa más frecuente de enfermedad arterial oclusiva crónica de los MMSS, seguida de la arteritis de Takayasu.
- En pacientes sintomáticos con enfermedad arterial oclusiva por ateroesclerosis de los MMSS, el tratamiento endovascular tiene altas tasas de éxito y menos complicaciones que la cirugía.
- La arteritis de Takayasu afecta principalmente a mujeres jóvenes y se caracteriza por una fase aguda con síntomas constitucionales y una fase crónica oclusiva. La angio-RM es ideal para el seguimiento.

- La arteritis de células gigantes afecta a mujeres > 50 años y se caracteriza por cefalea localizada en la región temporal y sensibilidad a la palpación de la arteria temporal.
- El tratamiento de elección para las vasculitis se basa principalmente en el uso de corticoides e inmunosupresores.
- Existen tres formas de SET. El SET neurogénico es el más frecuente (90 %).
- El tratamiento del SET suele ser quirúrgico. La implantación de *stents* vasculares está contraindicada sin descompresión quirúrgica previa.
- Los seudoaneurismas de pequeño tamaño (< 1 cm) se manejan con compresión manual guiada por ecografía. Los de mayor tamaño sin indicación quirúrgica se pueden tratar con inyección percutánea de trombina guiada por ecografía.
- La disección arterial focal sin afectación del flujo se puede manejar de forma conservadora. Aquellas con alteración del flujo requieren manejo endovascular. Las disecciones extensas pueden necesitar tratamiento endovascular.
- Las fístulas arteriovenosas generalmente requieren reparación quirúrgica abierta, aunque un tercio se resuelve espontáneamente.
- En perforaciones arteriales, el rápido reconocimiento y manejo endovascular reduce la necesidad de cirugía y la morbimortalidad.
- La trombosis parcial no complicada se trata con anticoagulación. La trombosis con isquemia distal requiere trombectomía quirúrgica. En trombosis por dispositivo de cierre vascular, se indica cirugía abierta.

BIBLIOGRAFÍA

Arroyo López M. Arterias de los miembros superiores. En: Del Cura Rodríguez JL, Sánchez Guerrero Á (eds.). Ecografía Doppler esencial. Madrid: Editorial Médica Panamericana; 2022. p. 53-65.

Brountzos EN, Malagari K, Kelekis DA. CIRSE quality assurance guidelines for the endovascular treatment of occlusive lesions of the subclavian and innominate arteries. Viena: Cardiovascular and Intervetional Radiological Society of Europe (CIRSE); 2013.

Del Cura Rodríguez JL. Doppler en intervencionismo. Del Cura Rodríguez JL, Sánchez Guerrero Á (eds.). Ecografía Doppler esencial. Madrid: Editorial Médica Panamericana; 2022. p. 295-301.

Gotway MB, Araoz PA, Macedo TA, Stanson AW, Higgins CB, Ring EJ, et al. Imaging findings in Takayasu's arteritis. AJR Am J Roentgenol. 2005;184(6):1945-50.

Maz M, Chung SA, Abril A, Langford CA, Gorelik M, Guyatt G, et al. 2021 American College of Rheumatology/Vasculitis Foundation guideline for the management of giant cell arteritis and Takayasu arteritis. Arthritis Rheumatol. 2021;73(8):1349-65.

Morgan R, Belli AM. Current treatment methods for postcatheterization seudoaneurysms. J Vasc Interv Radiol. 2003;14(6):697-710.

Nordanstig J, Behrendt CA, Baumgartner I, Belch J, Bäck M, Fitridge R, et al. European Society for Vascular Surgery (ESVS) 2024 clinical practice guidelines on the management of asymptomatic lower limb peripheral arterial disease and intermittent claudication. Eur J Vasc Endovasc Surg. 2024;67(1):9-96.

Palena LM, Manzi M. Techniques for successful BTK revascularization. Advancing the critical limb ischemia treatment algorithm: tools and techniques for below the knee success. Endovasc Today. 2019;supplement.

Raptis CA, Sridhar S, Thompson RW, Fowler KJ, Bhalla S. Imaging of the patient with thoracic outlet syndrome. Radiographics. 2016;36(4):984-1000.

Rizk T, Patel D, Dimitri NG, Mansour K, Ramakrishnan V. Iatrogenic arterial perforation during endovascular interventions. Cureus. 2020;12(8):e10018.

Siliopoulous S, Del Giudice C, Manzi M, Reppas L, Rodt T, Uberoi R. CIRSE standards of practice on below the knee revascularization. Cardiovasc Intervent Radiol. 2021;44(9):1309-22.

Woo EY, Fairman RM, Velázquez OC, Golden MA, Karmacharya J, Carpenter JP. Endovascular therapy of symptomatic innominate-subclavian arterial occlusive lesions. Vasc Endovascular Surg. 2006;40(1):27-33.

Diagnóstico e intervencionismo venoso periférico

52

Á. Sánchez Guerrero, M. Arroyo López, A. Pla Romero y P. Heredia Cacha

OBJETIVOS

- Repasar la anatomía y fisiología básica del sistema venoso de las extremidades inferiores y superiores.
- Revisar la clasificación, la etiología, el cuadro clínico y el diagnóstico por imagen de la insuficiencia venosa crónica.
- Identificar las diferentes opciones de tratamiento para la insuficiencia venosa crónica, incluidos el tratamiento médico, el quirúrgico y el endovascular.
- Reconocer el papel de la ecografía Doppler en el diagnóstico y tratamiento de la insuficiencia venosa crónica.
- Distinguir las características clínicas y de diagnóstico por imagen de la trombosis venosa profunda.
- Describir el manejo médico y endovascular de la trombosis venosa profunda.
- Determinar las complicaciones asociadas al uso de catéteres venosos centrales.
- Establecer las indicaciones para la colocación de accesos venosos centrales y sus diferentes tipos.
- Aplicar los conocimientos teóricos a la resolución de casos clínicos relacionados con patología venosa periférica.
- Adquirir habilidades para la interpretación de estudios de diagnóstico por imagen en patología venosa.

INSUFICIENCIA VENOSA CRÓNICA DE MIEMBROS INFERIORES: VARICES

La insuficiencia venosa crónica (IVC) es la enfermedad vascular más común y afecta con mayor frecuencia al sistema safeno, especialmente, a la vena safena mayor. Sin embargo, también pueden presentarse en forma de varices atípicas, que están relacionadas con ejes venosos distintos a las venas safenas, causadas por la incompetencia de venas perforantes o fugas pélvicas.

Introducción

La IVC se define como la hipertensión en el sistema venoso resultante de la incompetencia de las válvulas venosas o, a veces, de la obstrucción al flujo. Es el proceso patológico más frecuente del sistema venoso.

> **!** Lograr resultados adecuados y duraderos en el tiempo con las nuevas técnicas de tratamiento mínimamente invasivas dependen de la obtención de estudios ecográficos precisos que permitan una planificación, su guiado durante el procedimiento y la evaluación posoperatoria.

Es muy importante, por tanto, el conocimiento de la anatomía y patología venosa. Debido a la variabilidad innata de la anatomía venosa y los patrones de enfermedad entre los individuos, los errores de diagnóstico o manejo generalmente surgen cuando no se evalúa al paciente correctamente, se usa una técnica deficiente o no se tiene en cuenta la participación de venas más distantes al punto explorado o tratado.

Anatomía

El sistema venoso de los miembros inferiores está dividido en profundo y superficial. El sistema venoso profundo consta de un conjunto de venas de gran capacitancia, como son: las venas peroneas, tibiales anteriores y tibiales posteriores de la pantorrilla; las venas musculares (gemelares mediales, laterales y soleas); las venas poplítea, femoral común y femoral profunda, y las venas femoral e ilíaca. El sistema venoso superficial es una red dérmica y subcutánea que incluye la vena safena mayor, la vena safena menor, las venas safenas accesorias anterior y posterior y la extensión craneal de la safena menor. La vena epigástrica inferior y la venas pudenda externa son los componentes más craneales del sistema superficial de la extremidad. Las venas profundas y superficiales de la extremidad inferior se comunican por las venas perforantes valvuladas, que normalmente conducen la sangre venosa en una sola dirección anterógrada del sistema superficial al profundo.

> **!** Históricamente, la nomenclatura venosa de las extremidades inferiores era notablemente inconsistente y confusa. Por lo tanto, en 2001, en la reunión de la UIP (Union Internationale de Phlébologie) en Roma, se formó un comité de consenso interdisciplinario internacional, cuyo resultado fue la publicación de un documento, que se revisó en años posteriores y que definió la nomenclatura aceptada para describir las venas de las extremidades inferiores y que es la que debe utilizarse en la redacción de los informes.

Clasificación

La insuficiencia venosa puede clasificarse según su ubicación en profunda, superficial o perforante. El término **reflujo axial** se refiere a una columna de reflujo continuo desde el nivel de la vena femoral común hasta el pie, en oposición al **reflujo segmentario**, que se limita a una sección corta de la vena.

La insuficiencia venosa también puede clasificarse en términos generales por su presunto origen como **primaria** (que se desarrolla *de novo* sin un evento desencadenante externo) o **secundaria** (por daño postrombótico de la válvula u obstrucción venosa).

Debido a que las estructuras venosas profundas y superficiales funcionan de manera coordinada y compensatoria, el reflujo prolongado en una parte del sistema puede, con el tiempo, sobrecargar e incitar el reflujo en otras estructuras venosas. La clasificación CEAP estratifica los trastornos venosos sobre la base de cuatro parámetros: clínico, etiología, anatomía y fisiopatología (*pathophysiology*). La clasificación clínica comprende desde la ausencia de enfermedad (C 0) hasta el espectro de signos físicos de insuficiencia venosa: telangiectasia o venas reticulares (C 1), venas varicosas (C 2), edema (C 3), cambios en la piel como lipodermatoesclerosis (C 4), úlcera curada (C 5) y úlcera activa (C 6). La etiología se clasifica en primaria (E p), congénita (E c) o secundaria (E s). Anatómicamente, la enfermedad venosa se divide en superficial (A s), profunda (A d, *deep*) y perforantes (A p). Fisiopatológicamente, la enfermedad venosa se describe como resultado de reflujo (P r), obstrucción (P o) o ambos.

Flujo venoso normal

Las venas presentan flujo espontáneo y sus velocidades de flujo son también más bajas que en las arterias; por ello, el ecógrafo se debe ajustar utilizando una escala de velocidad menor. Algunos territorios más próximos al corazón (vena cava inferior, venas suprahepáticas y venas de la unión cervicotorácica [UCT]), presentan un flujo en Doppler espectral de tipo pulsátil en condiciones normales, producido por los cambios de presión de la aurícula derecha, además de modulación respiratoria por los cambios en la presión intratorácica causados por la inspiración y la espiración.

En venas más distantes del corazón, como las ilíacas, predomina la modulación respiratoria sobre la pulsatilidad cardíaca y, en las venas más distales de las extremidades, existe escasa modulación respiratoria o pulsatilidad cardíaca, existiendo poca variación en la velocidad. El flujo puede modificarse con ciertas maniobras; así, aumenta con la compresión distal, que indica una permeabilidad caudal al punto explorado. En las extremidades inferiores, el flujo disminuye con la inspiración o la maniobra de Valsalva y aumenta en la inspiración. En las venas del cuello y los miembros superiores, el flujo aumenta con la inspiración y disminuye con la espiración.

Métodos diagnósticos

A continuación, se analizan ecografía Doppler y otros métodos diagnósticos complementarios utilizados en la evaluación de la IVC, como son la flebografía o la pletismografía venosa.

Ecografía Doppler

> **!** La ecografía Doppler se ha convertido en la modalidad de imagen inicial preferida para la evaluación de la insuficiencia venosa y proporciona un excelente detalle anatómico, permitiendo la localización y la cuantificación del reflujo.

El estudio se realiza mejor con un transductor lineal de 7,5 a 13 MHz. Los objetivos específicos del examen son: **a)** evaluar la anatomía, posición y competencia de los cayados safenos; **b)** evaluar el diámetro y la competencia de las venas superficiales; **c)** valorar los puntos de fuga que originan el reflujo venoso; y **d)** confirmación del estado del sistema venoso profundo, incluida la evaluación de la presencia de reflujo y la exclusión de ausencia congénita, hipoplasia u oclusión trombótica de las venas profundas.

El examen de reflujo venoso por ecografía Doppler se realiza con el paciente en posición de bipedestación sobre una banqueta flebológica. Para el estudio del reflujo, el paciente está de pie con la pierna de interés en abducción leve de la cadera y con el peso desplazado a la pierna contralateral. El examen de reflujo por ecografía Doppler incluye mediciones de diámetro de la vena safena mayor, menor y de las principales ramas safenas accesorias, incluyendo, además, evaluación Doppler espectral y color para reflujo en cada punto de medición.

> **!** El reflujo puede ser provocado por la maniobra de Valsalva o por las maniobras de aumento (compresión distal de la pantorrilla).

La duración del flujo retrógrado es un parámetro cuantitativo. El reflujo anormal se define de la siguiente manera: más de 1 segundo en las venas del sistema profundo; más de 0,5 segundos para las superficiales (**Fig. 52-1**); y superior a 0,35 segundos (**Fig. 52-2**) para las venas perforantes.

Sin embargo, la duración del reflujo por sí sola **no se correlaciona necesariamente con la gravedad** del reflujo.

Un paciente con reflujo venoso leve puede tener un tiempo de cierre valvular prolongado con trazado espectral de baja amplitud, mientras que un paciente con válvulas gravemente incompetentes puede tener una duración relativamente corta de reflujo de gran amplitud. Para determinar si existe obstrucción venosa, se valora la presencia de trombos, estenosis o compresión extrínseca que puedan dificultar el flujo venoso normal. Se utilizan diferentes criterios, como la falta de compresibilidad de la vena, la visualización directa de trombos o la presencia de signos indirectos de obstrucción en el flujo venoso como disminución de la velocidad de flujo, pérdida de la fasicidad o pulsatilidad cardíaca, asimetría entre una extremidad y la contralateral, así como la visualización de venas colaterales.

La vena safena mayor y menor discurren dentro del compartimento safeno, que está delimitado por capas fasciales, que son fácilmente visibles ecográficamente.

En el corte transversal, las venas safenas en el espacio safeno tienen la apariencia de un «**ojo egipcio**».

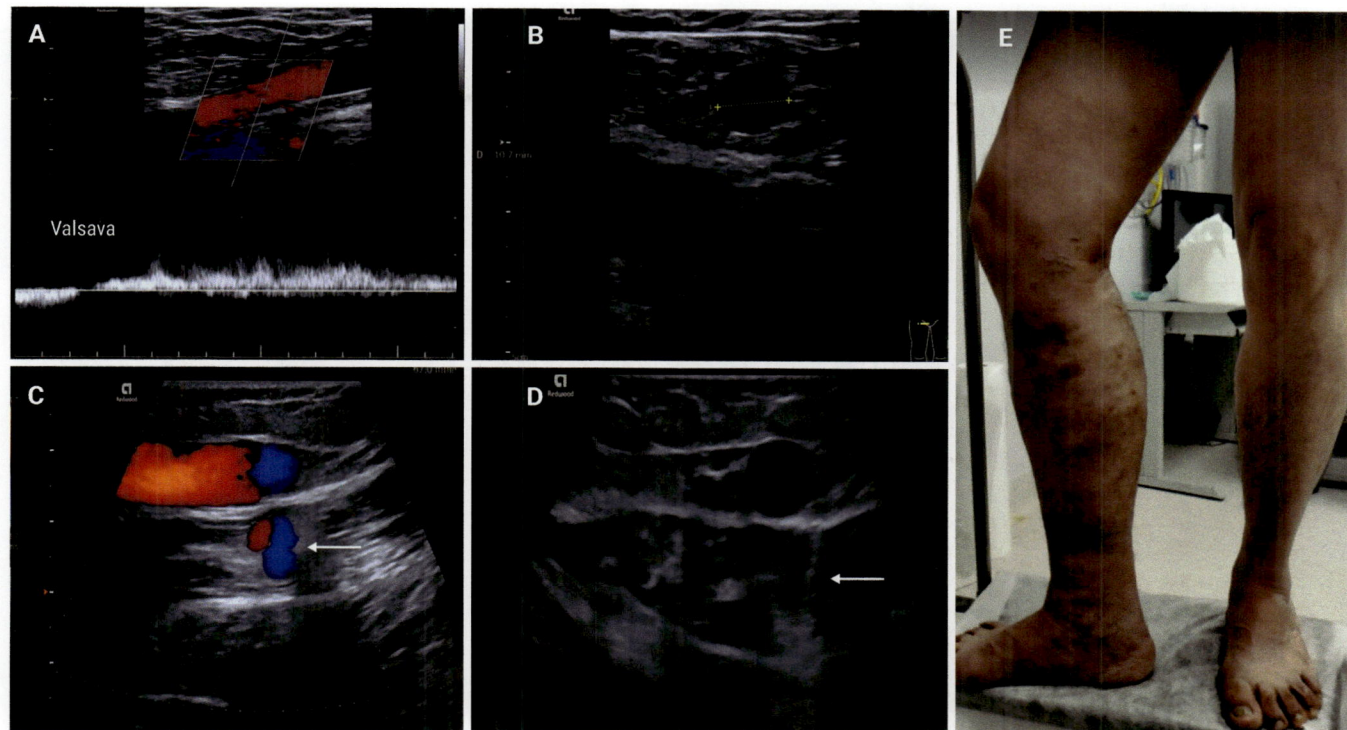

Figura 52-1. Insuficiencia venosa crónica. Varices de vena safena mayor. La ecografía Doppler color y pulsado muestra reflujo del cayado safe-nofemoral **(A)** con la maniobra de Valsalva, dilatación de la vena safena mayor intrafascial en el muslo y la pierna en escala de grises **(B)** con reflujo en Doppler color **(C)**. Las imágenes **C** y **D** muestran vena perforante en el muslo distal (flecha blanca) de reentrada, es decir, con flujo desde el sistema superficial al profundo codificado en azul (efecto Doppler negativo) en la imagen **C**. Varices de distribución en la cara interna y posterior del muslo y la pantorrilla de grado CEAP C2-C3-C4 en la exploración clínica **(E)**.

Cuando una vena safena o una rama atraviesan la fascia superficial, se convierten en una vena tributaria o colateral conocida en la terminología CHIVA (cirugía hemodinámica de la insuficiencia venosa ambulatoria) como R3.

> **!** Como se ha comentado, es fundamental valorar el reflujo en bipedestación para maximizar el efecto gravitacional sobre la columna sanguínea y el gradiente de presión a través de las válvulas venosas y también minimizar la probabilidad de un resultado falso negativo.

Las varices también se dilatan en posición dependiente, lo que facilita la evaluación visual de la distribución de la enfermedad. Además, el patrón clínico de distribución de las venas varicosas a menudo predice la fuente del reflujo, pero no puede evaluarse de manera fiable cuando el paciente está en decúbito supino y las venas están aplanadas. A medida que el examinador explora en busca de reflujo a lo largo del trayecto de una vena, es técnicamente importante ajustar el ángulo de insonación de la sonda ecográfica constantemente a 60 grados o menos para evitar la pérdida de detección de desplazamiento Doppler y ajustar la escala de velocidad para la valoración de flujos bajos. Si no se hace, se producirán falsos negativos y una detección insuficiente del reflujo.

Por otro lado, la anatomía venosa es muy variable, por lo que, para una planificación precisa del tratamiento, es inade-

cuado documentar simplemente el reflujo en las venas safenas. Todas las varices importantes deben ser examinadas ecográficamente hasta que se identifique el origen exacto del reflujo. El examen Doppler minucioso es especialmente necesario en pacientes con recurrencia de las venas varicosas después de tratamientos anteriores.

Métodos diagnósticos complementarios

Además de la ecografía Doppler, existen otros métodos diagnósticos complementarios utilizados en la evaluación de la IVC. Algunos de ellos son la flebografía o la pletismografía venosa.

Flebografía

La flebografía consiste en la inyección de contraste en las venas para evaluar su permeabilidad y detectar obstrucciones o anomalías. Aunque es más invasiva que la ecografía Doppler, puede proporcionar información detallada en casos complejos.

Pletismografía venosa

Esta técnica mide los cambios volumétricos en las extremidades y ayuda a evaluar la capacidad de drenaje venoso. Se utiliza para cuantificar la insuficiencia valvular y evaluar la eficacia del tratamiento.

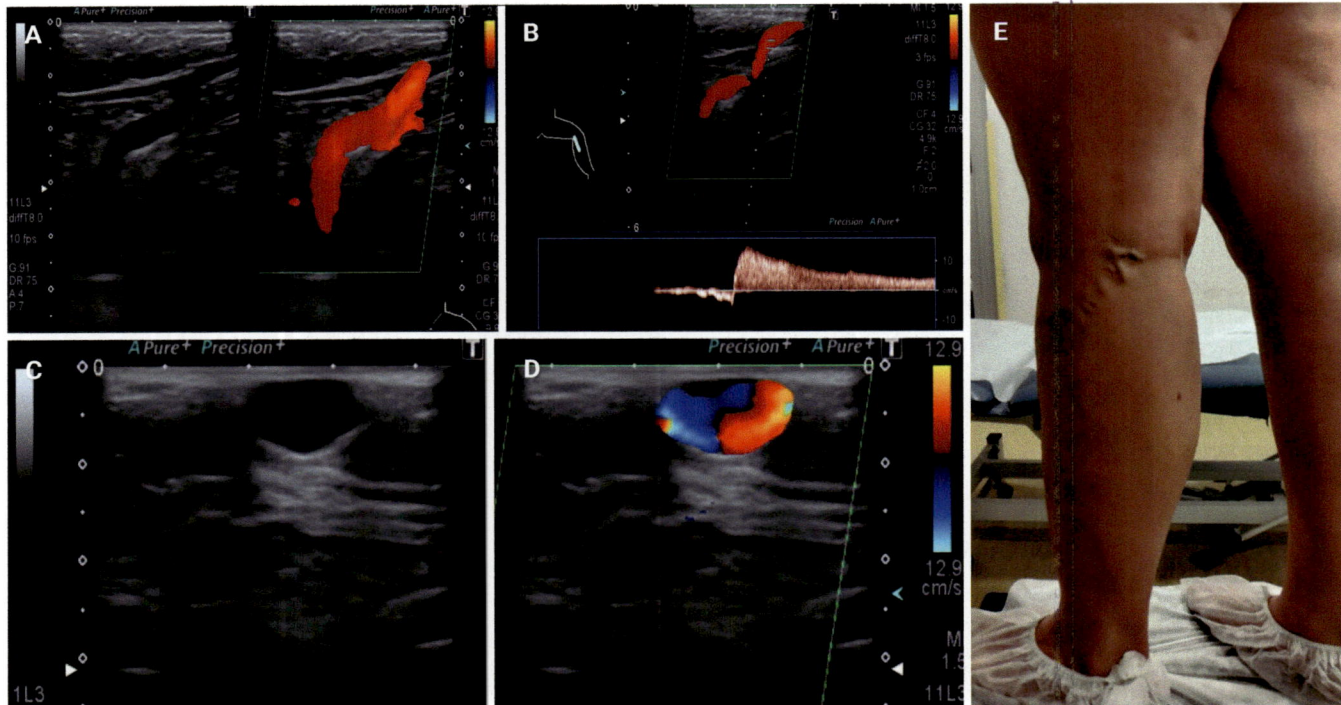

Figura 52-2. Insuficiencia venosa crónica. Varices no safénicas por incompetencia de vena perforante poplítea. La ecografía Doppler color y pulsado muestra reflujo en diástole muscular en vena perforante poplítea localizada 3 cm craneal y lateral al pliegue poplíteo **(A y B)**, con formación de varices visibles subcutáneas en la cara posterolateral de la pierna, con dilatación y reflujo **(C y D)**. Mujer con variz en la cara posterior y lateral del hueco poplíteo izquierdo de grado CEAP C2 **(E)**.

Tratamiento

En este apartado, se recogen las indicaciones y contraindicaciones para el tratamiento de la IVC, así como los distintos tipos de tratamientos, las posibles complicaciones y los resultados de la técnica.

Indicaciones y contraindicaciones para el tratamiento de las venas safenas

Las indicaciones para el tratamiento incluyen síntomas clínicamente significativos de insuficiencia venosa, así como úlceras venosas actuales o previas. Es necesario también realizar un estudio ecográfico con Doppler que demuestre reflujo superficial de duración mayor de 0,5 segundos y un sistema venoso profundo permeable.

Las contraindicaciones absolutas incluyen movilidad restringida y obstrucción venosa profunda con el sistema superficial dilatado por derivación o suplencia, vital para permitir el retorno venoso. Las contraindicaciones relativas incluyen alergia y coagulopatía grave o trombofilia. Los pacientes con antecedentes de tromboflebitis, trombosis venosa profunda (TVP), trombofilia conocida u obesidad son candidatos para el tratamiento con profilaxis de TVP. La profilaxis se realiza comúnmente con heparina de bajo peso molecular antes o al comienzo del procedimiento, aunque no hay evidencia disponible para respaldar esta práctica. Una escala de evaluación de riesgos como la herramienta de evaluación Caprini puede hacer que esta evaluación sea más objetiva. Se ha sugerido una puntuación mayor de 8 como una indicación válida para la profilaxis.

Tratamiento médico

Consiste en el uso de medias de compresión, evitar estar de pie durante largos períodos de tiempo y mantener la piel hidratada, entre otras medidas.

Tratamiento quirúrgico

Puede implicar técnicas como la ligadura del cayado y la safenectomía (**Fig. 52-3**), o el método CHIVA (cirugía hemodinámica de la insuficiencia venosa ambulatoria-cierre de los puntos de fuga).

Tratamiento endovenoso

Se ha demostrado que es al menos tan efectivo como la cirugía y menos invasivo para el paciente. Las técnicas de tratamiento endovenoso para la IVC de miembros inferiores incluyen el tratamiento químico, el tratamiento mecánico-químico y el tratamiento térmico.

Tratamiento químico

Abarca la escleroterapia con espuma y el uso de cianocrilato adhesivo:

- La escleroterapia con espuma se realiza en pacientes con safenas mayores < 8 mm y safenas menores < 6 mm (**Fig. 52-4**). Es importante evitar la migración del esclerosante al sistema venoso profundo, por lo que se

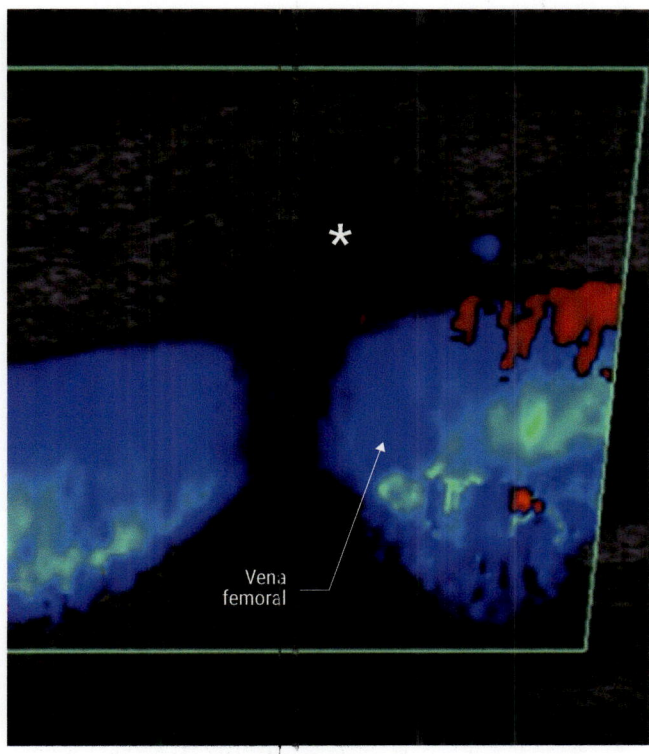

Figura 52-3. Ecografía Doppler de control normal de un paciente intervenido de safenectomía mayor con ligadura de la unión safenofemoral (crosectomía) (asterisco). La ligadura se ha realizado a ras de la vena femoral que esta permeable (codificada en color azul), sin existir neocayado ni neogénesis residual.

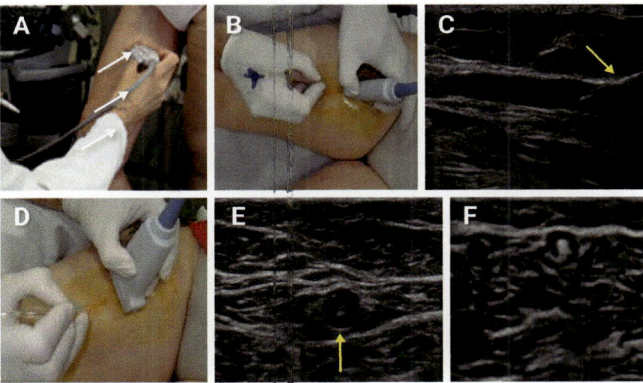

Figura 52-4. Escleroterapia con espuma. Técnica de inyección. Marcaje de zonas de inyección de proximal a distal **(A)**. Durante la inyección, existen dos posibilidades de control de esta: el corte en el eje largo de la sonda o eje longitudinal **(B y C)** y el corte en el eje corto de la sonda o eje transverso **(D y E)**. Espasmo venoso, relleno completo de la luz y edema parietal en la vena safena menor tratada con espuma **(F)**. Flecha amarilla; aguja de inyección. Imágenes cedidas por cortesía del Dr. Javier Pérez Monreal (Hospital Quirón, Zaragoza).

debe tener cuidado al tratar los primeros centímetros desde el cayado. En general, se recomienda realizar múltiples punciones en diferentes sesiones para lograr una oclusión completa de la luz de la vena, comenzando de forma habitual desde la parte craneal hacia la caudal.

• El cianocrilato es una técnica relativamente nueva que se aplica a través de un catéter. Sus principales ventajas son que no requiere el uso posterior de medias de compresión y permite

una recuperación rápida del paciente. Sin embargo, algunas desventajas incluyen la necesidad de un operador con experiencia y la posibilidad de reacción inflamatoria local temporal debido a la respuesta del cuerpo al material extraño.

Tratamiento mecánico-químico

Incluye técnicas como ClariVein® y Flebogrif®.

Los tratamientos con **cianocrilato**, de **espuma** y **mecánico químicos** tienen la ventaja de que generalmente **no requieren anestesia tumescente**.

Tratamiento térmico

Implica el uso de láser o radiofrecuencia para aplicar energía y generar calor en la vena afectada.

También se incluye el uso de vapor de agua, aunque hay menos evidencia sobre su efectividad.

> **!** La elección del tratamiento depende, principalmente, de factores anatómicos y hemodinámicos, y puede variar según la presencia de varices en las venas safenas o en las venas tributarias y de la experiencia del operador.
> En algunas ocasiones, es necesario combinar las técnicas mencionadas anteriormente.
> Durante el procedimiento, se requiere el uso de control ecográfico y la técnica de Seldinger en caso de utilizar láser, radiofrecuencia o cianocrilato.

Los tratamientos térmicos y mecánico-químicos se utilizan para tratar las varices tronculares. Se debe respetar la distancia entre el cayado y el segmento que se va a tratar, según el dispositivo seleccionado (entre 1,5 y 5 cm). Los tratamientos térmicos se realizan después de una anestesia tumescente guiada por ecografía para evitar dañar las estructuras nerviosas y aumentar la superficie de contacto con el dispositivo al ejercer un efecto compresivo sobre las paredes venosas.

Complicaciones

Las complicaciones más relevantes pueden incluir hematoma (por punción o rotura de la pared vascular), trombosis venosa profunda (especialmente, en tratamientos térmicos cercanos a la vena femoral común o poplítea) (**Fig. 52-5**) o embolia pulmonar, y la aparición de fístulas arteriovenosas o necrosis debido a lesiones de arterias en diferentes ubicaciones, como la arteria pudenda externa o la arteria sural. También se deben tener en cuenta las lesiones de nervios como el ciático, el peroneo, el tibial o el sural en el tratamiento de la vena safena menor. Es fundamental reconocer las variantes anatómicas en la planificación terapéutica mediante el uso de ecografía Doppler.

Resultados de la técnica

La ablación térmica por láser o radiofrecuencia presenta altas tasas de éxito a largo plazo de obliteración de la vena safena, del 93 y el 87,5 %, respectivamente (**Fig. 52-6**). Las tasas de éxito de la safena mayor van del 88 al 100 %, y las tasas de éxito de

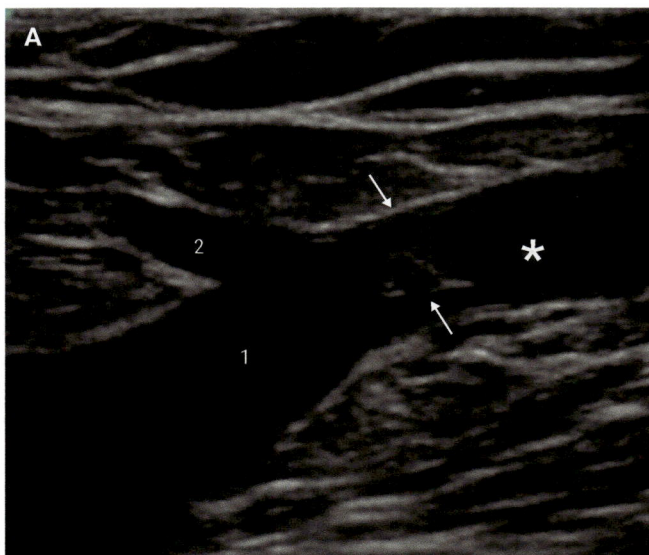

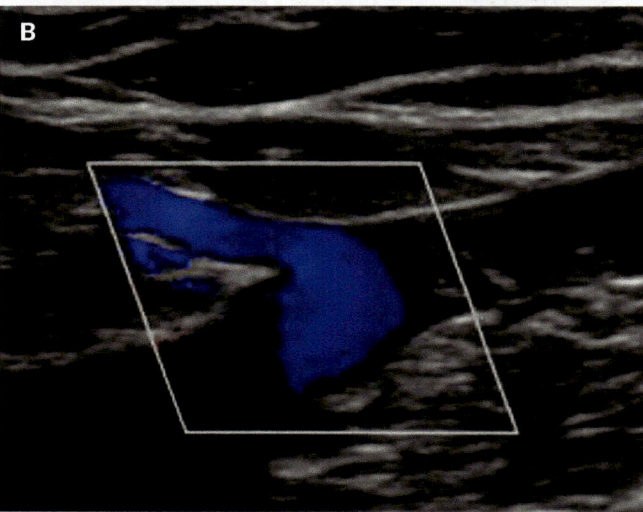

Figura 52-5. Control a las 72 horas tras aplicar láser endovenoso con ecografía. Modo B **(A)** y Doppler color **(B)**. Ocupación por material hipoecogénico (asterisco) en escala de grises con oclusión de la vena safena (flechas) en el cayado safenofemoral, confirmada por Doppler color, con muñón residual permeable (1), donde drena de forma fisiológica la vena epigástrica (2). Imágenes cedidas por cortesía del Dr. Javier Pérez Monreal (Hospital Quirón, Zaragoza).

la safena menor van del 88 al 96 %. La ligadura quirúrgica y el *stripping* y la escleroterapia ecoguiada con espuma logran un éxito anatómico más pobre (desaparición de la vena), siendo en la técnica quirúrgica la recidiva más frecuente por neogénesis en la región de la crosectomía (▶ **Vídeo 52-1**), muñón residual o reflujo desde las venas tributarias del cayado (p. ej., pudendas o epigástricas) a las que se les cierra la reentrada, complicaciones que no suceden con las técnicas térmicas.

EDEMA Y DOLOR DEL MIEMBRO SUPERIOR O INFERIOR

Diagnostico diferencial de la trombosis venosa profunda

El diagnóstico diferencial va a ser distinto dependiendo de que el edema sea unilateral (**Tabla 52-1**) o bilateral (**Tabla 52-2**).

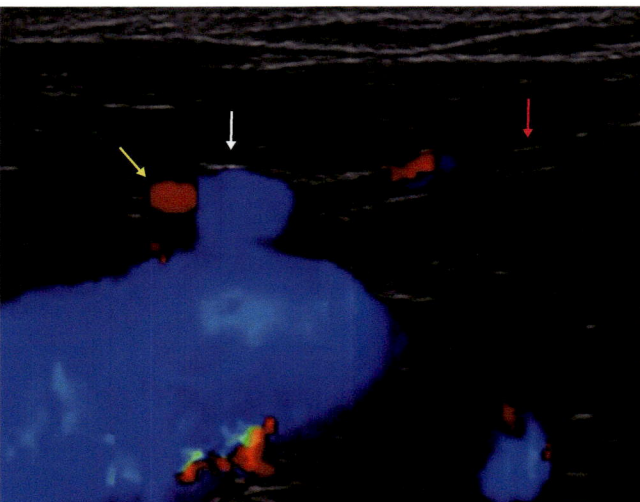

Figura 52-6. Control de vena safena mayor tratada con radiofrecuencia a los dos meses, con retracción de su calibre hasta la fibrosis final, con difícil identificación del cordón fibroso a nivel del espacio safeno (flecha roja). El cayado safenofemoral (flecha blanca) se mantiene permeable, permitiendo el drenaje de las venas tributarias del cayado (flecha amarilla).

Celulitis/linfangitis

Inflamación del tejido celular subcutáneo con eritema, calor local y fiebre. La ecografía Doppler muestra permeabilidad venosa y edema en empedrado del tejido celular subcutáneo. Puede existir aumento de flujo diastólico arterial en arterias perforantes por el proceso inflamatorio local.

Linfedema

Por obstrucción linfática tras cirugía, radioterapia o filariosis. La ecografía Doppler venosa es normal y muestra permeabilidad venosa.

Rotura de quiste de Baker

Clínica similar a la TVP. Imagen quística en el fondo de saco poplíteo, de contornos mal definidos y contenido ecogénico heterogéneo. Plano de clivaje entre gemelo interno y semimembranoso no visible por infiltración de contenido heterogéneo. Colección anecoica o compleja que diseca los planos fasciales de la pantorrilla. Puede asociar TVP.

Insuficiencia cardíaca derecha

Edema bilateral con ingurgitación yugular y hepatomegalia. Ecografía Doppler con patrón de «diente de sierra» en el modo Doppler espectral en las venas periféricas.

Trombosis venosa superficial

Cordón palpable subcutáneo, eritematoso y doloroso. La ecografía Doppler muestra trombosis limitada a las venas superficiales.

Tabla 52-1. Diagnóstico diferencial de la trombosis venosa profunda en caso de edema unilateral

Diagnóstico	Detalles	Pruebas diagnósticas
Trombosis venosa	TVP de venas de la extremidad	Eco-Doppler venosa
Linfedema	Bloqueo del drenaje linfático, a menudo, idiopático o debido a cirugía/radiación	Linfogammagrafía
Celulitis	Infección bacteriana de piel y tejidos blandos	Examen físico, cultivo
Traumatismo	Edema debido a fractura, aplastamiento, quemaduras	Rx, TC

Eco-Doppler: ecografía Doppler; Rx: radiografía; TC: tomografía computarizada; TVP: trombosis venosa profunda.

Tabla 52-2. Diagnóstico diferencial de la trombosis venosa profunda en caso de edema bilateral

Diagnóstico	Detalles	Pruebas diagnósticas
Insuficiencia cardíaca	Edema periférico bilateral debido a insuficiencia cardíaca derecha y/o izquierda	Ecocardiograma, Rx de tórax
Cirrosis	Ascitis y edema periférico debido a hipertensión portal o hipoalbuminemia	Pruebas de función hepática, niveles de albúmina
Síndrome nefrótico	Edema bilateral debido a proteinuria masiva	Análisis de orina, proteínas en orina, pruebas de función renal
Medicamentos	Edema como efecto secundario de fármacos como bloqueadores de los canales de calcio, insulina, corticoides, antineoplásicos	Historia clínica
Estenosis venosa central	Compresión de la VCS, la VCI o las venas ilíacas por causas anatómicas como en el síndrome de May-Thurner, tumor, linfadenopatía, trombosis	TC de tórax, venografía, eco-Doppler

Eco-Doppler: ecografía Doppler; Rx: radiografía; TC: tomografía computarizada; VCI: vena cava inferior; VCS: vena cava superior.

Hematoma

Por traumatismo o anticoagulación. Masa dolorosa, fluctuante. En la **figura 52-7**, se muestra un hematoma.

Desgarro muscular

Dolor intenso tras esfuerzo, e impotencia funcional. En ecografía Doppler, se observa permeabilidad venosa y hematoma intramuscular.

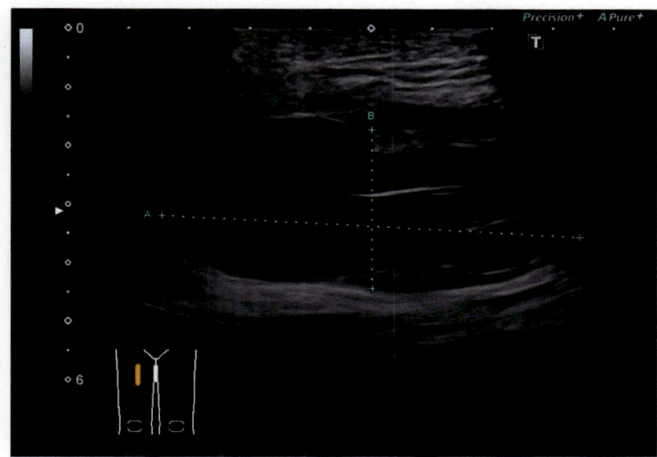

Figura 52-7. Hematoma. Paciente anticoagulado con clínica de edema y dolor de instauración brusca en el muslo derecho. La ecografía muestra una masa hipoecogénica de localización profunda, intramuscular, de 7 × 3 cm, sugestiva de hematoma por anticoagulación.

Isquemia arterial

Claudicación, frialdad y ausencia de pulsos. En ecografía Doppler, se observa oclusión arterial.

Otras

Otras entidades con las que se plantea el diagnóstico diferencial son las hernias incarceradas o los tumores.

Trombosis venosa profunda de miembros inferiores

La TVP aguda se caracteriza por la formación de un coágulo agudo en las venas profundas de los miembros superiores o inferiores, la UCT o el sector cavoilíaco.

La tromboembolia venosa es un espectro de enfermedad que **abarca tanto la TVP como la embolia pulmonar (EP)**. Es una afección grave y, a menudo, poco reconocida en pacientes críticamente enfermos, que puede conducir a una morbilidad y mortalidad significativas.

La EP sigue siendo una de las principales causas de muerte inesperada en pacientes hospitalizados. La trombosis venosa infrapoplítea puede ser asintomática o producir dolor local, a veces, a punta de dedo. Cuando la trombosis es más extensa o afecta al sector poplíteo o femoral, es más frecuente que aparezca edema unilateral de la extremidad, que sería el síntoma más específico. Típicamente los síntomas aumentan con la deambulación y disminuyen con el reposo y la elevación de la extremidad afectada. El signo de Homans es el dolor de la pantorrilla originado con la dorsiflexión del pie y es poco fiable. La trombosis venosa superficial puede debutar clínicamente con la palpación de un cordón indurado y doloroso con enrojecimiento cutáneo.

> **!** Se han desarrollado diferentes escalas para estratificar a los pacientes con sospecha de TVP en probabilidad alta, moderada y baja en función de los datos clínicos, siendo la clasificación de Wells la más utilizada (**Tabla 52-3**)

Tabla 52-3. Escala de Wells

Parámetro clínico	Puntos
Cáncer activo	1
Parálisis, paresia o inmovilización reciente de la extremidad inferior	1
Reposo reciente en cama > 3 días , cirugía mayor/traumatismo en el último mes	1
Dolor en el trayecto del SVP	1
Edema de toda la extremidad inferior	1
Hinchazón de la pantorrilla > 3 cm en comparación con la pierna asintomática	1
Edema con fóvea de la pierna sintomática	1
Venas colaterales superficiales de la pierna sintomática	1
Diagnóstico alternativo al menos tan probable como la TVP	–2
Sumando los puntos para dar una probabilidad de TVP: alta ≥ 3 puntos; intermedia: 1-2 puntos; baja: 0 puntos	

SVP: sistema venoso profundo; TVP: trombosis venosa profunda.

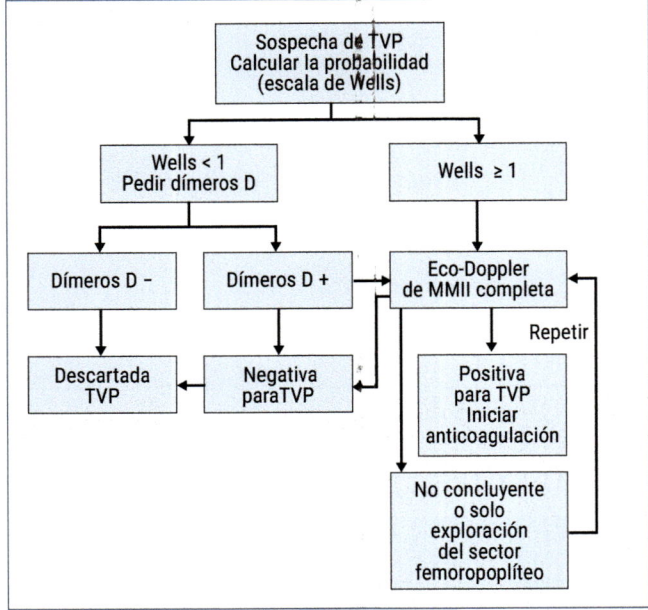

Figura 52-8. Clasificación de Wells. Eco-Doppler: ecografía Doppler; MMII: miembros inferiores; TVP: trombosis venosa profunda.

La indicación de realizar una ecografía Doppler para descartar una TVP se fundamenta en la valoración clínica y una puntuación de riesgo basada, por ejemplo, en la clasificación de Wells y/o los niveles de dímero-D (**Fig. 52-8**).

Métodos diagnósticos

Los métodos empleados en el diagnóstico de la TVP son la ecografía Doppler, la flebografía de contraste, la angiografía por tomografía computarizada (angio-TC) y la resonancia magnética (RM).

Ecografía Doppler

El diagnóstico de la TVP debe realizarse mediante ecografía con compresión, preferiblemente, con Doppler color.

El criterio de diagnóstico principal es la **falta de colapso de los vasos** y no la visualización de un coágulo, dado que inicialmente el trombo puede ser muy **hipoecogénico** y de **difícil visualización** (**Fig. 52-9**).

Se aplica compresión a la vena mientras se observa la aposición completa de las paredes venosas anterior y posterior (▶ **Vídeo 52-2**). Si no se logra la compresión venosa completa con una presión suficiente para deformar la arteria, es probable que exista un trombo venoso. La compresión debe limitarse en fuerza debido a la posibilidad de que se desprenda el coágulo y origine una EP. La TVP aguda suele ser hipoecogénica, en contraposición con los coágulos crónicos, que suelen ser hiperecogénicos. Las paredes de los vasos que rodean un coágulo crónico pueden aparecer engrosadas y con septos o membranas en su interior y existir reflujo venoso (▶ **Vídeo 52-3** y Fig. **52-10**). La presencia de colaterales venosas indica obstrucción venosa crónica subyacente.

Con Doppler color y espectral, existe ausencia de flujo. Se debe prestar atención a la escala de velocidad del color utilizada, ya que una escala demasiado alta puede mostrar ausencia de señal cuando, en realidad, no hay trombos presentes, sino simplemente flujo lento. Otro de los signos de TVP es la ausencia de aumento de flujo con la maniobra de compresión distal, que, en pacientes normales, debería resultar en un «pico» de aumento de flujo concordante con la maniobra en la forma de onda espectral.

> **!** Las venas ilíacas normalmente muestran una onda fásica. La falta de esta fasicidad puede indicar un trombo o estenosis más central (sector cavoilíaco). Por otro lado, el aumento de la pulsatilidad de la forma de onda espectral sugiere aumento de presión en las cavidades cardíacas derechas, como puede suceder en la hipertensión pulmonar o en la insuficiencia cardíaca derecha.

La valoración sistemática de las venas de la pantorrilla durante un examen de TVP de las extremidades inferiores ha sido objeto de debate y algunas guías como la del American College of Radiology no requerían su valoración rutinaria, aunque, en su última revisión de 2019, se ha cambiado de criterio, aconsejándose ya el estudio desde la ingle hasta el tobillo. Su detección va a permitir un diagnóstico definitivo del paciente (**Fig. 52-11** y ▶ **Vídeo 52-4**), evitando la realización de nuevas ecografías seriadas y el diagnóstico diferencial de otras entidades simuladoras que pueden afectar a este sector como los quistes poplíteos rotos o los hematomas.

En cualquier caso, la sensibilidad de la ecografía para la detección de la TVP infrapoplítea es menor que en el sector femoropoplíteo y va a depender más de la experiencia del examinador y de la calidad técnica del equipo que se esté utilizando.

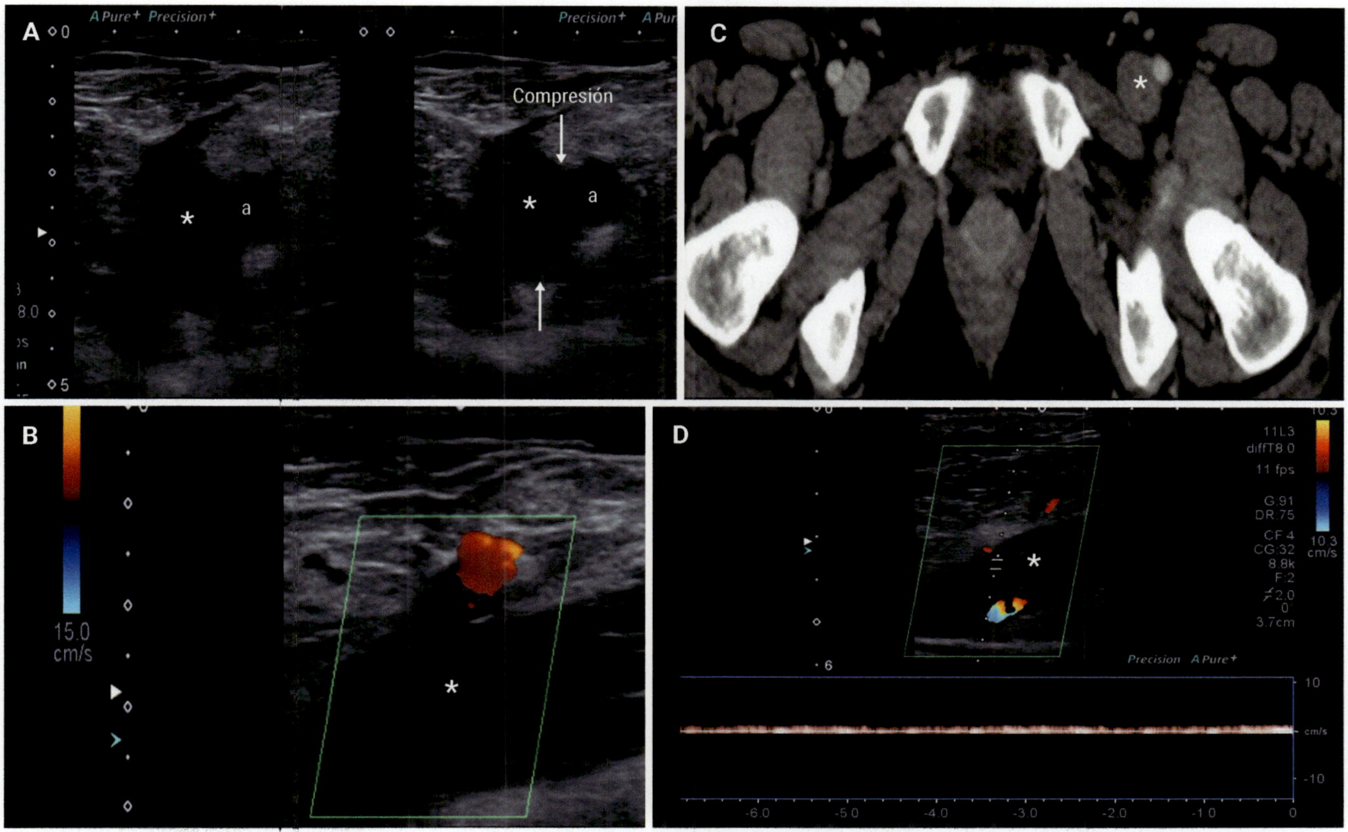

Figura 52-9. Trombosis aguda femoral izquierda. Paciente con edema de la extremidad inferior izquierda. La ecografía en escala de grises **(A)** muestra ausencia de colapso de la vena femoral común (*), que se localiza medial a la arteria femoral (a). La ecografía Doppler color sagital de la vena femoral común **(B)** confirma la ausencia de flujo, así como el modo Doppler espectral **(C)**. La angiografía por tomografía computarizada (angio-TC) con contraste intravenoso **(D)** muestra un aumento de calibre de la vena femoral común izquierda, con ausencia de realce vascular por la presencia de trombo en su interior.

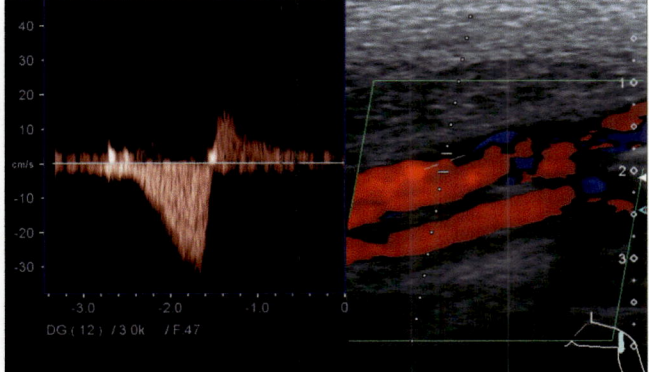

Figura 52-10. Paciente con antecedente de trombosis venosa hace un año. Actualmente, refiere edema de la extremidad y cambios de coloración en la zona distal de la extremidad. Ante la sospecha clínica de síndrome postrombótico, se realiza ecografía Doppler color en corte longitudinal de vena femoropoplítea izquierda, que muestra una vena de calibre disminuido, de paredes irregulares con membranas en su interior y reflujo venoso profundo en modo espectral de más de 1 s de duración con las maniobras de compresión distales, todo ello compatible con cambios postrombóticos crónicos.

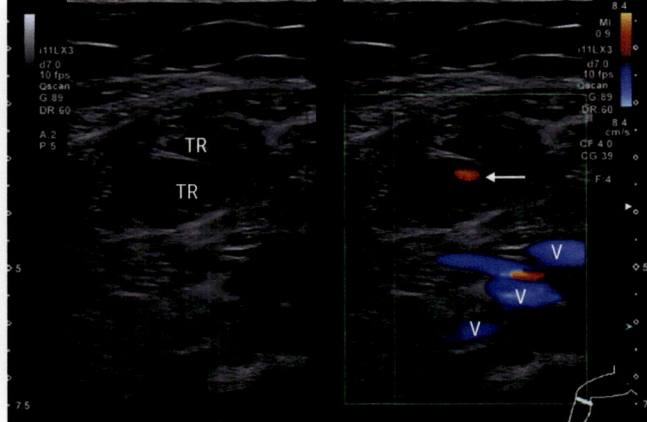

Figura 52-11. Paciente de 35 años con un cuadro de dolor agudo en la zona muscular de la pantorrilla derecha, con leve edema. La ecografía Doppler muestra unas venas del músculo sóleo dilatadas, no compresibles con la sonda ecográfica y ausencia de relleno con Doppler color en relación con trombosis venosa profunda aguda infrapoplítea, adyacentes a la arteria muscular acompañante (flecha blanca). En profundidad, se visualizan las venas tibiales posteriores y peroneas permeables, codificadas en color azul.

En caso de existir dudas sobre la presencia o no de trombosis infrapoplítea, se aconseja el estudio de seguimiento a la semana para confirmar o descartar la TVP.

En el estudio ecográfico de TVP, además de la exploración del sistema profundo, es necesario valorar el sistema superfi-

cial, al menos, los cayados y los ejes más craneales de las venas safenas mayor y menor. Es importante estudiar estas regiones por el riesgo potencial de propagación al sistema profundo y, en última instancia, de tromboembolia pulmonar (TEP).

La retrombosis aguda sobre áreas de trombo crónico se fundamenta en la aparición de síntomas clínicos y en la demostración de nuevas áreas de trombo en comparación con exámenes previos. Como los pacientes con antecedentes de TVP previa tienen un riesgo significativo de retrombosis, se recomienda obtener un examen basal de referencia postratamiento, con un mapeo cuidadoso de la TVP crónica residual y sus secuelas.

El seguimiento después de un estudio inicialmente negativo puede estar justificado si los síntomas persisten o empeoran, especialmente, en los grupos de alto riesgo y aquellos con sospecha de TVP del sector ilíaco o de la vena cava inferior (anomalía en el Doppler espectral femoral) (**Fig. 52-12**). En esta última situación, puede estar justificado realizar una flebografía, TC o RM si la ecografía Doppler del sector iliocavo no es concluyente para confirmar o excluir trombosis o estenosis. Del mismo modo, el seguimiento después de un estudio positivo puede estar justificado, por ejemplo, si la TVP de la vena de la pantorrilla no se trata, realizándose una ecografía generalmente a la semana durante dos semanas, para excluir extensión hacia venas proximales.

> **!** La TVP aguda en tratamiento anticoagulante no necesita un seguimiento a corto plazo, a menos que existan cambios que afecten a su manejo, como la aparición de un sangrado que impida continuar con la anticoagulación o si existe empeoramiento clínico a pesar de un tratamiento correcto.

Flebografía de contraste

Es un procedimiento invasivo que requiere administración intravenosa de medio de contraste y uso de radiación ionizante. El edema de la extremidad puede impedir la canalización de la vena y es una técnica que puede presentar falsos negativos de trombosis venosa por llenado inadecuado. Hoy en día, ha sido sustituida ampliamente por la ecografía Doppler.

La **cavografía superior o inferior** sigue siendo importante para **demostrar la oclusión o estenosis de las venas centrales**, en la planificación de procedimientos endovasculares, así como en el estudio de las anomalías congénitas.

Angiografía por tomografía computarizada

Aplicando los protocolos adecuados de contraste y gracias a su alta resolución espacial y capacidad multiplanar, la angio-TC es eficaz en la detección de compresión o trombosis de las venas principales, incluidas las venas cavas superior e inferior, ilíacas y renales.

Permite en casos seleccionados realizar venografía por TC directa de miembros inferiores o superiores después de la infusión de contraste yodado diluido a través de una vena del pie o de la mano, respectivamente (**Fig. 52-13**).

En pacientes seleccionados con sospecha de EP, el estudio de las extremidades inferiores hasta la fosa poplítea (venografía por TC indirecta), 2 min después de completar la TC de las arterias pulmonares, puede usarse como una alternativa a la ecografía para la detección de TVP de miembros inferiores, sin embargo, existe una dosis de radiación asociada significativa y no hay una clara ventaja diagnóstica sobre la ecografía Doppler.

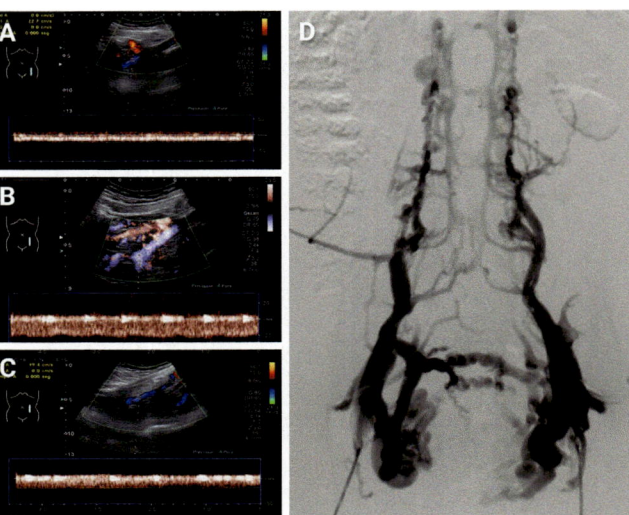

Figura 52-12. Síndrome postrombótico con afectación del sector ilíaco y la cava inferior. Mujer joven con edema y cambios tróficos en los miembros inferiores. Las ecografías Doppler color de las venas ilíacas externas de ambos miembros inferiores **(A)** muestran permeabilidad con flujo con abolición de la modulación respiratoria normal como signo indirecto de obstrucción craneal, derivándose el flujo por circulación colateral a través de la vena ilíaca interna, que presenta un flujo invertido en la ecografía Doppler de la bifurcación ilíaca **(B)** y por la vena gonadal izquierda, que esta dilatada, aunque con flujo de sentido normal, es decir, craneal, demostrable en ecografía Doppler color transabdominal sagital paraaórtica izquierda **(C)**. Los hallazgos mostrados en la ecografía Doppler se confirman en la flebografía iliocava con acceso femoral bilateral, constatándose oclusión de las venas ilíacas comunes y la cava inferior y circulación colateral por las venas ilíacas internas y pélvicas, así como por las venas lumbares ascendentes **(D)**. Se realizó angioplastia con implantación de *stents* en las venas ilíacas y la cava inferior, restaurándose el flujo normal, con desaparición de la circulación colateral.

Resonancia magnética

Es una técnica excelente en el estudio del sistema venoso, aunque su coste y disponibilidad limitada hacen que se use con una frecuencia menor a la deseable.

> **!** La venografía por RM se utiliza actualmente en casos seleccionados de trombosis venosa en mujeres embarazadas. Es también útil en la valoración de la anatomía venosa en las anomalías congénitas y en el estudio de las malformaciones vasculares para demostrar su extensión.

La capacidad multiplanar permite demostrar anatomía venosa compleja, y las secuencias de cine, incluido el mapeo de fase codificado por velocidad pueden proporcionar información funcional con respecto a la dirección y velocidad del flujo sanguíneo venoso. La RM se puede utilizar también para diferenciar un coágulo agudo de otro crónico. Su gran ventaja, sin duda, es la ausencia de radiación ionizante. La obtención de imágenes se puede realizar mediante adquisición bidimensional o de volumen (3D). Se utilizan técnicas de posprocesamiento, incluidas las imágenes de proyección de máxima intensidad (MIP, *maximum intensity projection*).

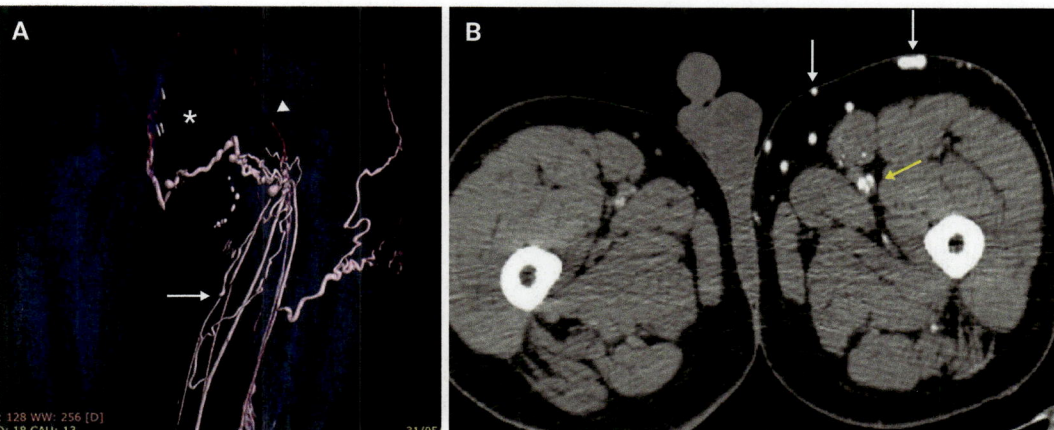

Figura 52-13. Venografía directa por tomografía computarizada del miembro inferior izquierdo en reconstrucción de volumen con segmentación ósea **(A)** y en corte axial **(B)**. Síndrome postrombótico iliofemoropoplíteo. Circulación colateral superficial en el muslo izquierdo (flechas). Varices prepúbicas con derivación del flujo de izquierda a derecha (asterisco). Estenosis de la vena ilíaca izquierda (cabeza de flecha). Vena femoral de calibre reducido con membrana intravascular (flecha amarilla). Imágenes cedidas por cortesía del Dr. Luis Fernando Albéniz Aguiriano (Hospital Central de la Cruz Roja, Madrid).

Las secuencias de RM se pueden realizar sin contraste, como las secuencias *time of flight* o imágenes de contraste de fase. Sin embargo, estas técnicas son susceptibles a la pérdida de señal por flujo lento o turbulencia, y han sido reemplazadas en gran medida por estudios con gadolinio. La venografía por RM es útil en el estudio de las grandes venas abdominales, pélvicas y torácicas.

Tratamiento

El objetivo del tratamiento de la TVP es prevenir la TEP, restaurar el flujo sanguíneo en las venas y preservar la función de las válvulas para evitar la recurrencia de la trombosis y el síndrome postrombótico.

Tratamiento médico

El tratamiento estándar consiste en la administración de anticoagulantes (heparina de bajo peso molecular y anticoagulantes orales) durante 3-6 meses, junto con el uso de medias de compresión.

Tratamiento endovascular

> ! Se reserva para casos de TVP anatómicamente extensa (afectación iliofemoral o de vena cava inferior y con manifestaciones clínicamente graves, como la flegmasia cerúlea dolorosa).

Esta es una entidad poco común, en la que la TVP aguda afecta a los capilares y compromete el flujo arterial debido a la obstrucción trombótica o la compresión externa por edema. El objetivo en esta población es aliviar los síntomas y prevenir la gangrena. Esta afección presenta un alto riesgo de morbilidad y mortalidad, así como el riesgo de amputación, a pesar de un diagnóstico y tratamiento tempranos y agresivos.

Un número significativo de pacientes (particularmente, aquellos con TVP iliofemoral) desarrollarán el síndrome postrombótico a pesar de recibir terapia anticoagulante. El síndrome postrombótico se manifiesta clínicamente por dolor en las piernas, inflamación, decoloración de la piel, claudicación venosa y úlcera venosa en su manifestación más grave. El curso natural de la TVP es la recanalización del segmento trombosado, lo que finalmente puede conducir a insuficiencia venosa y/o reflujo debido al daño de las válvulas venosas. La aparición de nuevos dispositivos de trombectomía mecánica o farmacomecánica que minimizan el riesgo de sangrado respecto a las técnicas de trombólisis sistémica o dirigida por catéter han llevado a un uso cada vez mayor de estos procedimientos, en un intento de reducir la aparición de síndrome postrombótico y disminuir su gravedad.

Sin embargo, la elección de estas técnicas depende de la disponibilidad de recursos y de factores individuales, como la gravedad y la duración de los síntomas, la localización anatómica y la extensión de la TVP, la edad, el nivel de actividad y la comorbilidad que aumente el riesgo de complicaciones hemorrágicas asociadas a la anticoagulación sistémica.

Las técnicas endovasculares utilizadas en el tratamiento de la TVP aguda son:

- Trombectomía mecánica: se utiliza un catéter para fragmentar y/o aspirar el coágulo, contribuyendo a su eliminación. Un ejemplo de esta técnica es la trombectomía reolítica, que utiliza *jets* de suero salino a alta presión para crear zonas de baja presión y efecto de vacío, que lisian y fragmentan el trombo, que posteriormente se aspira. Más recientemente, el dispositivo ClotTriever, aprobado por la Food and Drug Administration (FDA) de los Estados Unidos en mayo de 2020, utiliza un catéter de aspiración con extremo en forma de bobina para eliminar de forma mecánica grandes coágulos de sangre de las venas profundas y arterias pulmonares sin necesidad de trombolíticos, disminuyendo, por lo tanto, el riesgo de sangrado.
- Trombólisis asistida por catéter: implica la administración de un agente trombolítico a través de un catéter de infu-

sión, cuya punta se coloca en el espesor del coágulo. Algunos de los agentes trombolíticos utilizados son:

- Estreptocinasa: fue el primero en ser aprobado por la FDA, pero actualmente se encuentra en desuso debido a las reacciones alérgicas frecuentes.
- Urocinasa: es el agente trombolítico con mayor experiencia de uso.
- Otros agentes trombolíticos utilizados son el factor activador tisular del plasminógeno (tPA, *tissue plasminogen activator*), la reteplasa, la tenecteplasa y la alteplasa (rtPA, *recombinant tissue plasminogen activator*). Sin embargo, estos medicamentos están contraindicados en circunstancias con alta probabilidad de complicaciones hemorrágicas.

- Trombólisis farmacomecánica: combina las técnicas previamente descritas, lo que permite reducir la dosis del agente trombolítico y disminuir el tiempo del procedimiento. Esta técnica incluye la trombólisis con ultrasonido de alta frecuencia y baja potencia, que no fragmenta el trombo, pero lo permeabiliza, lo cual favorece la penetración del agente trombolítico.

Es importante que los pacientes reciban anticoagulación sistémica antes y después de la realización de estas técnicas, con dosis, monitorización y duración similares a los pacientes con TVP no intervenidos. Existe un riesgo de retrombosis durante las primeras semanas después del procedimiento, por lo que cualquier empeoramiento clínico debe ser seguido mediante una ecografía Doppler.

Las complicaciones asociadas a estas técnicas incluyen hemorragia (que es la más frecuente), embolia pulmonar (por migración de fragmentos de trombo) o insuficiencia renal aguda, entre otras.

Trombosis venosa del miembro superior

El sistema venoso superficial de la extremidad superior consta de las venas cefálica y basílica. La vena cefálica comienza en la cara radial de la muñeca y recorre la superficie lateral del antebrazo y brazo hasta el hombro. Luego perfora la fascia profunda y entra en la vena axilar por el cayado cefálico subclavio. Presenta también una comunicación bastante constante en la región de la flexura del codo con el sistema profundo por la vena perforante antecubital. La vena basílica comienza en la cara cubital de la muñeca y corre a lo largo de la superficie medial del brazo. Una vez que atraviesa el redondo mayor, se une a las venas braquiales para formar la vena axilar. La vena axilar es una vena profunda del brazo que se ramifica distalmente en las venas braquiales emparejadas. Atraviesa la axila hasta el borde exterior de la primera costilla y confluye con la vena cefálica cerca de su terminación. La confluencia de la vena axilar y la vena cefálica forma la vena subclavia. La vena subclavia se extiende desde el borde exterior de la primera costilla hasta la cabeza esternal de la clavícula, donde se une a la vena yugular interna, y juntos forman la vena braquiocefálica o innominada. La vena braquiocefálica desemboca en la vena cava superior (VCS). La vena yugular interna se extiende desde el agujero yugular en la base del cráneo hasta su confluencia con la vena subclavia.

Trombosis venosa

La trombosis venosa sintomática es **menos frecuente en los miembros superiores que en las extremidades inferiores**, siendo los catéteres o vías venosas su etiología más frecuente.

Los catéteres de la vena subclavia son mucho más propensos a la estenosis u oclusión que los de la vena yugular interna. La mayoría de los pacientes sintomáticos tienen obstrucción de las venas axilares o subclavias, a veces, con extensión a la vena innominada y la VCS.

La evolución natural de la trombosis venosa aguda de las extremidades superiores es diferente de la enfermedad de las piernas. En el registro venoso europeo (RIETE, Registro Informatizado de Pacientes con Enfermedad Tromboembólica), la EP sintomática coincidente en la trombosis venosa fue mucho menos común en las extremidades superiores (9 %) que en la TVP de las extremidades inferiores (29 %).

La ecografía Doppler color es útil en la detección de estenosis y trombosis axilosubclavia y venosa central.

> **!** La clavícula y el esternón dificultan la insonación ecográfica de las venas braquiocefálicas centrales y la VCS de la visualización directa, por lo que solo pueden valorarse por signos indirectos. Cuando la ecografía es negativa o dudosa y la sospecha clínica sigue siendo alta, se debe realizar, por lo tanto, una flebografía radiográfica o por RM/TC.

Un examen ecográfico completo incluye el estudio de las porciones accesibles de las venas axilar, subclavia, braquiocefálica y yugular interna y de las venas periféricas de la parte superior del brazo. Las imágenes de Doppler color detectan estenosis, oclusiones y venas colaterales. El análisis de la forma de onda Doppler es útil para identificar signos de obstrucción más central. Normalmente, el flujo en las venas centrales es típicamente pulsátil, con variación respiratoria superpuesta. Las venas subclavia y yugular deben de aumentar su calibre con una maniobra de Valsalva y colapsar con la inspiración rápida; la ausencia de colapso con la inspiración o con la sedestación se asocian a aumento de presiones venosas u obstrucción venosa central.

Debido a que la ecografía dúplex es fácil de realizar, precisa y accesible, **las técnicas más complejas** (venografía por RM o TC), generalmente, **se reservan para casos dudosos**, para el mapeo global del estado de las venas de las extremidades superiores, por ejemplo, previo a realización de una fístula de hemodiálisis, o por alta sospecha clínica de obstrucción venosa central con estudio Doppler no concluyente o negativo.

Los signos de trombosis venosa aguda en ecografía son similares a los descritas en los miembros inferiores, con ocupación de la luz vascular, aumento de tamaño venoso, y ausencia de colapso que se confirma en Doppler color con defecto de llenado intraluminal, existiendo en Doppler pulsado ausencia de flujo (**Fig. 52-14**) o un trazado anómalo con abolición de la modulación cardíaca o respiratoria. Este último hallazgo sugiere estenosis venosa central y, en estos casos, puede confirmarse con una venografía de contraste

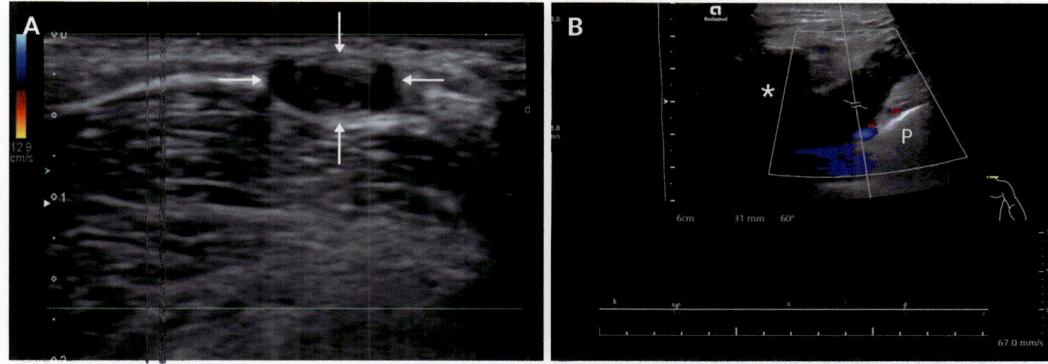

Figura 52-14. Trombosis venosa en los miembros superiores. **A)** Ecografía Doppler color de trombosis venosa periférica aguda de la vena basílica en un paciente portador de un catéter de tipo PICC (catéter central de inserción periférica), que muestra ocupación de la luz vascular por material hipoecogénico no compresible con ausencia de flujo en color. **B)** Ecografía Doppler color y espectral de un paciente con trombosis aguda de la vena subclavia izquierda en la entrada torácica, con ausencia de flujo en Doppler color y espectral. Sombra clavicular (asterisco). Pulmón (P).

o una angio-TC. Son causas de falsos negativos del estudio ecográfico el trombo no oclusivo, la oclusión de segmento venoso corto, las oclusiones centrales y las venas colaterales confundidas con vasos normales.

> ! La trombosis venosa superficial aguda localizada en tejido celular subcutáneo de la axila, pared de la torácica anterior o de la mama se conoce como **enfermedad de Mondor** y es característico en la exploración física identificar el «signo de la cuerda» por el aspecto tubular de la vena trombosada.

El síndrome de Lemierre es una enfermedad poco frecuente secundaria a infecciones de cabeza y cuello, que característicamente causa tromboflebitis de la vena yugular interna y metástasis sépticas a distancia.

La venografía se utiliza para confirmar el diagnóstico o planificar el tratamiento endovascular o quirúrgico de la trombosis venosa de la extremidad superior. En la etapa aguda, pueden observarse defectos de llenado intraluminales. En las etapas subaguda o crónica, pueden existir estenosis de segmentos largos u oclusión con aparición de venas de circulación colateral.

Estenosis venosa

Además de los cambios postrombóticos crónicos descritos en el apartado anterior, otras causas de estenosis venosa son los catéteres venosos centrales o cables de marcapasos previos o existentes, la hiperplasia de la íntima relacionada con el acceso para hemodiálisis ipsilateral y la compresión extrínseca por estructuras musculoesqueléticas como sucede en el síndrome del estrecho torácico. Debido a que las estenosis se desarrollan lentamente y la circulación colateral a menudo es adecuada, muchos pacientes toleran estas lesiones siempre que el vaso no se ocluya por completo. Un pequeño porcentaje de personas se vuelve sintomático por la estenosis existente o la trombosis subsiguiente. Por otro lado, los grados leves de compresión extrínseca de las venas axilosubclavias se pueden identificar hasta en el 10-50 % de la población normal cuando se realizan maniobras de provocación.

> ! La estenosis más problemática de las venas de las extremidades superiores ocurre en pacientes con injertos o fístulas de hemodiálisis del brazo. Aproximadamente, el 50 % de los pacientes en diálisis que han sido portadores previos de catéteres venosos centrales (sobre todo, en la vena subclavia) desarrollan obstrucciones significativas; el aumento del flujo del injerto de brazo o de la fístula exagera el gradiente de presión (y, por lo tanto, la importancia) de las estenosis.

Muchos pacientes presentan hinchazón del brazo, dolor y varices superficiales. La disfunción del injerto de hemodiálisis es común, lo que incluye presiones venosas elevadas durante la diálisis, con flujo deficiente que puede desembocar en la trombosis del injerto.

Las estenosis de las venas centrales de las extremidades superiores se detectan mediante ecografía Doppler color o venografía por RM o TC. Sin embargo, algunos pacientes requieren una venografía radiológica antes del tratamiento endovascular o quirúrgico. En ocasiones, se necesitan maniobras de provocación para descubrir la obstrucción.

El síndrome de la VCS produce edema facial y de los miembros superiores, generalmente, secundario estenosis de la VCS por una tumoración mediastínica, debutando a veces con clínica de instauración brusca, que requiere tratamiento urgente médico y, en ocasiones, endovascular, con implantación de *stent* venoso (**Fig. 52-15**).

Síndrome del estrecho torácico

El síndrome de la salida torácica se puede definir como un conjunto de síntomas provocados por la compresión de las estructuras nerviosas del plexo braquial o de las estructuras vasculares (arteria y vena subclavias) en su discurrir desde la región cervical hacia la axila. Es más común en mujeres que en hombres y ocurre con mayor frecuencia en el rango de edad de 20 a 50 años. Clínicamente, los síntomas del síndrome de salida torácica pueden ser neurológicos o vasculares. Los síntomas neurológicos incluyen dolor, parestesia, entumecimiento, pérdida de destreza, debilidad, cefalea occipital y fenómeno de Raynaud. Los síntomas venosos incluyen hinchazón de las extremidades superiores y cianosis o aquellos secundarios a

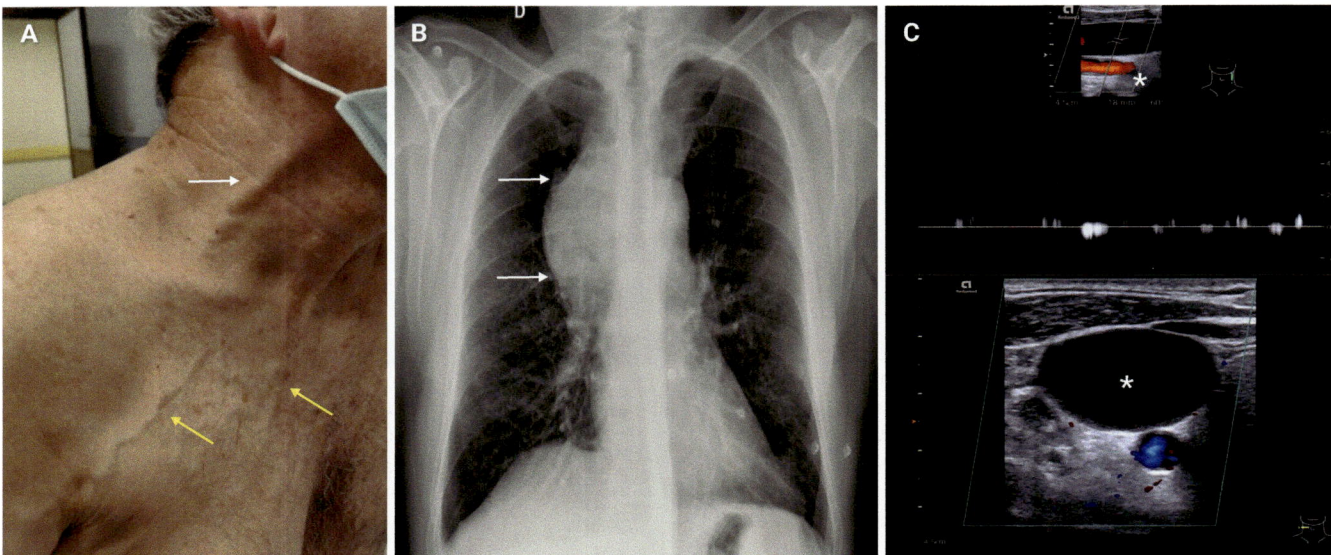

Figura 52-15. Síndrome de la vena cava superior. Paciente con clínica de edema facial y de los miembro superiores. En la exploración física **(A)**, existe ingurgitación de la vena yugular (flecha blanca) y circulación colateral en la pared torácica (flechas amarillas). En la radiografía de tórax **(B)**, se visualiza tumoración mediastínica (flechas b.ancas). Ecografía Doppler color **(C)** y espectral **(D)** de la vena yugular interna, que muestra una vena distendida en posición de sedestación (asterisco), difícilmente colapsable, con flujo muy enlentecido, con abolición, asimismo, de la pulsatilidad cardíaca normal.

trombosis venosa. La claudicación, palidez y frialdad pueden resultar del compromiso arterial. El conocimiento anatómico de esta región es útil para comprender la fisiopatología de este síndrome. La anatomía de la salida torácica presenta tres regiones de posible estenosis: 1) el triángulo interescalénico; 2) el espacio costoclavicular; y 3) el espacio subcoracoideo o retropectoral menor. A diferencia de la arteria subclavia, la vena pasa por delante del músculo escaleno anterior y no se atrapa en el triángulo interescalénico.

> ! En la variante venosa del síndrome del estrecho torácico, la vena está comprimida por una estructura musculoesquelética, con mayor frecuencia, en el espacio costoclavicular. La lesión crónica de la íntima (a menudo, agravada por la actividad física intensa) combinada con un flujo lento o una condición de hipercoagulabilidad puede conducir a la trombosis. La trombosis de «esfuerzo», también conocida como **enfermedad de Paget-Schroetter**, representa, aproximadamente, el 20 % de los casos de trombosis central de la extremidad superior.

La ecografía Doppler color es una ayuda útil para el diagnóstico porque permite la visualización directa de los vasos junto con formas de onda Doppler espectrales durante maniobras de provocación específica como son la maniobra de hiperabducción o costoclavicular.

Los estudios mediante angio-TC o por RM deben realizarse con los brazos del paciente a lo largo del cuerpo y luego elevados por encima de la cabeza. Son útiles para demostrar la compresión ósea o de los tejidos blandos en el plexo braquial. El ultrasonido ofrece la ventaja de permitir la visualización de los vasos en tiempo real durante los síntomas inducidos dinámicamente. La ecografía también permite obtener imá-

genes del paciente en posición erguida o sentada, similar a un examen clínico, a diferencia de la TC o la RM, que deben realizarse con el paciente en decúbito supino. Las desventajas de la ecografía incluyen una evaluación limitada de los tejidos blandos circundantes y las estructuras óseas, siendo mejor en este aspecto la RM y la angio-TC, respectivamente.

El tratamiento de la trombosis asociada a síndrome del estrecho torácico incluye la anticoagulación y/o la trombólisis dirigida por catéter o trombectomía, con tasas de éxito que oscilan entre el 62 y el 84 %, llegando casi al 100 % si el trombo es reciente.

Si se identifica una estenosis subyacente o residual en la venografía de seguimiento después de lograr la repermeabilización, se puede realizar una cirugía de descompresión mediante la resección de la primera costilla o la clavícula proximal.

No se recomienda la colocación de un *stent* venoso debido a las diversas complicaciones asociadas, como la reestenosis, la fractura del *stent* y la retrombosis, que pueden ocurrir en hasta el 40 % de los casos.

En resumen, el síndrome del estrecho torácico venoso requiere un enfoque terapéutico que incluye anticoagulación, trombólisis y cirugía de descompresión en casos específicos, mientras que la colocación de *stents* venosos no se recomienda debido a las complicaciones asociadas.

ACCESO VENOSO CENTRAL

A continuación, se describen las indicaciones de la colocación de catéteres venosos centrales (CVC), los tipos de catéteres, el acceso vascular y la técnica, y las posibles complicaciones.

Indicaciones

Los CVC) se utilizan para diversas finalidades:

- Prevenir reacciones locales después de la administración de fármacos u otras sustancias.
- Proporcionar un acceso que permita un alto flujo, como en el caso de la hemodiálisis.
- Monitorizar las presiones, ya sea la presión venosa central o la presión arterial pulmonar.
- No existen contraindicaciones absolutas para la colocación de los CVC.

Tipos de catéteres

La elección del tipo de catéter depende de diversos factores, siendo los más importantes la duración estimada de uso y la indicación del acceso.

Existen varias clasificaciones de los CVC, pero, en resumen, se dispone de:

- Catéteres no tunelizados: como el Swan-Ganz (arteria pulmonar), el de Shaldon (hemodiálisis) y los catéteres centrales de inserción periférica (PICC, *peripherally inserted central catheter*).
- Catéteres tunelizados: presentan un trayecto en el tejido celular subcutáneo y se fijan a través de una reacción fibró-

tica a un manguito antimicrobiano que tiene el catéter. Ejemplos de estos catéteres son el de Hickman y el catéter definitivo de hemodiálisis.
- Reservorios subcutáneos: se sitúan en una posición más profunda debajo de la piel y se utilizan para quimioterapia. Un ejemplo es el *port-a-cath* (**Fig. 52-16**).

En la **tabla 52-4**, se presentan los CVC más frecuentes utilizados en radiología vascular intervencionista, junto con sus características principales.

Acceso vascular y técnica

Los accesos vasculares más comunes, en orden de frecuencia, son el yugular (preferiblemente, por vía derecha debido a su recorrido más corto y recto hacia la VCS), el subclavio y el femoral (este último con una mayor tasa de complicaciones infecciosas).

> **!** En las personas con trombocitopenia y/o tiempos prolongados de coagulación, se debe realizar una cuidadosa selección del sitio de acceso, evitando la vena subclavia.

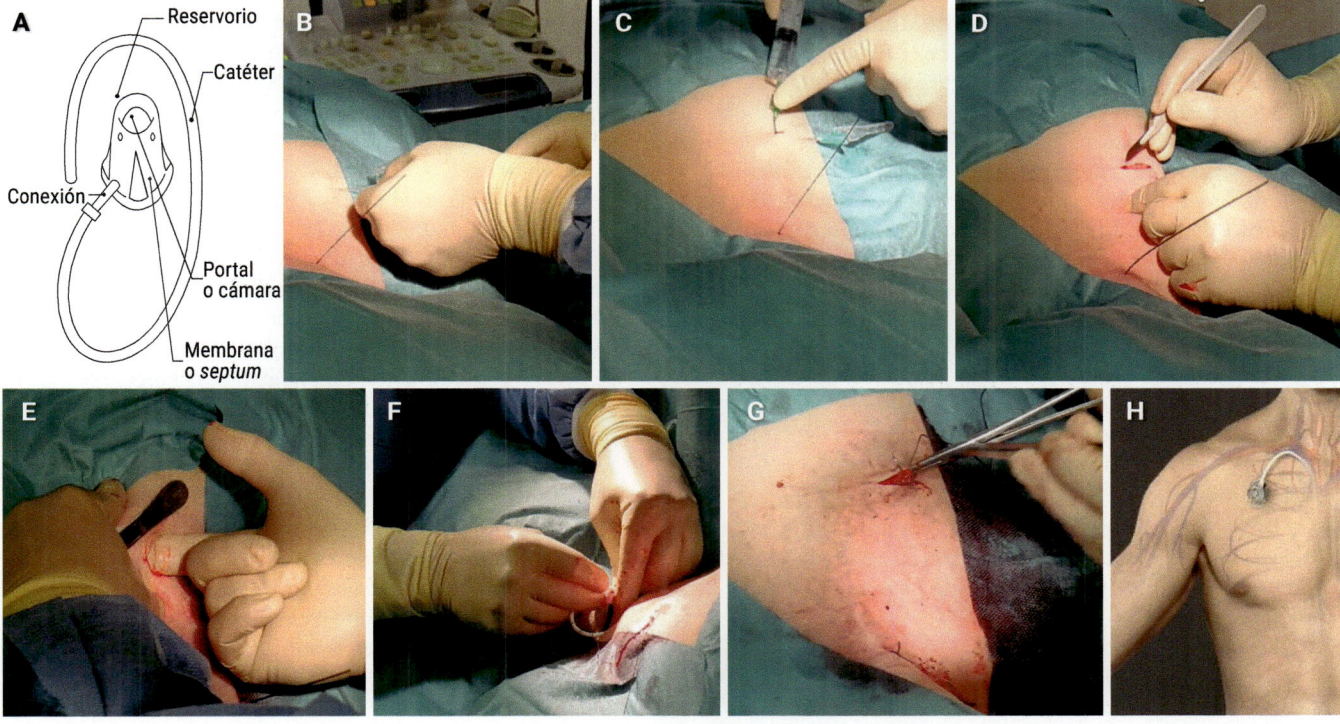

Figura 52-16. Implantación de reservorio subcutáneo. **A)** Esquema del dispositivo. **B)** Se realiza acceso venoso yugular interno ecoguiado y se inserta guía. Se elige un sitio en la pared torácica para la implantación. **C)** Se administra anestesia local. **D)** Se realiza dermatotomía superficial. **E)** Se puede utilizar disección roma y afilada para crear un bolsillo para acomodar el reservorio y se administra anestesia local a lo largo de un camino desde el sitio de la dermatotomía hasta el sitio de acceso a la vena yugular interna, manteniéndose en el plano subcutáneo. **F)** Utilizando el dispositivo de tunelizador insertado en la punta del catéter del reservorio se tuneliza el catéter desde el sitio de la dermatotomía a través del tejido subcutáneo hasta la incisión en el sitio de acceso a la vena yugular interna. Se corta el catéter a la longitud calculada y se inserta el extremo distal del catéter a través de la vaina pelable hasta la unión cavoauricular. Se confirma con fluoroscopia la posición y la ausencia de bucles en el catéter. Utilizando la aguja Gripper angulada proporcionada (que no perforará el puerto), se aspira sangre y luego se enjuaga con solución salina. El puerto puede sellarse con una solución de heparina para prevenir la trombosis. **G)** El sitio de la dermatotomía puede cerrarse utilizando suturas absorbibles para las capas fasciales profundas. Se puede usar una sutura continua absorbible subcutánea para el cierre superficial. Deben aplicarse suturas cutáneas adhesivas Steri-Strip® y apósitos estériles en los sitios de la dermatotomía y el acceso venoso. **H)** Localización del reservorio en la pared torácica.

Tabla 52-4. Catéteres venosos centrales más frecuentes utilizados en radiología vascular intervencionista

Dispositivo	Duración	Indicaciones	Parámetros de coagulación sugeridos
Catéter central no tunelizado	7-14 días	Reanimación aguda, diálisis, transfusión de sangre, antibióticos de corta duración, vasopresores e inotrópicos	INR < 2, TTP < 50, plaquetas ≥ 2.000/μL
PICC no tunelizado	1-12 semanas	Antibióticos a largo plazo (vale línea media), NPT (necesaria la colocación en VCS)	INR < 2, TTP< 50, plaquetas ≥ 2.000/μL
Catéter tunelizado	> 1 mes (años)	Quimioterapia, diálisis, NPT, plasmaféresis	INR < 1,5, TTP < 50, plaquetas ≥ 30.000/μL
Reservorio/*port-a-cath*	> 3 meses (años)	Quimioterapia, transfusiones crónicas de sangre, muestreo repetitivo de sangre	INR normal, TTP normal, plaquetas ≥ 30.000/μL

INR: cociente internacional normalizado (*international normalized ratio*); NPT: nutrición parenteral total; PICC: catéter central de inserción periférica (*peripherally inserted central catheter*); TTP: tiempo de tromboplastina parcial; VCS: vena cava superior.

Los accesos en el brazo se realizan, generalmente, en el brazo no dominante y pueden ser a través de la vía basílica (la más común), la humeral (que pertenece al sistema venoso profundo) o la cefálica.

En casos de estenosis que no se pueden tratar en las ubicaciones habituales, se pueden considerar alternativas como la vía translumbar o transhepática.

La **punta** de los catéteres centrales debe estar **ubicada en la unión cavoauricular** o en el **margen superior de la aurícula derecha**.

La referencia en la fluoroscopia es el nivel de la carina traqueal. Se debe evitar cualquier angulación del catéter en su recorrido por la VCS, ya que aumenta el riesgo de trombosis, disfunción y perforación.

La colocación del catéter se realiza bajo estrictas medidas de esterilidad y, generalmente, no se requiere una profilaxis antibiótica general. En algunos casos, puede ser necesario administrar sedación y analgesia durante el procedimiento.

> **!** Se utiliza la ecografía para elegir el sitio de punción y guiarla y se emplean kits de micropunción para reducir las complicaciones. La guía por ultrasonico es particularmente útil en pacientes de alto riesgo, como aquellos con trombocitopenia o coagulopatía.

Es importante tener en cuenta dos variantes importantes para evitar un diagnóstico erróneo de una mala posición del catéter: la VCS doble y VCS izquierda persistente.

Complicaciones

Las complicaciones relacionadas con la colocación de los CVC incluyen:

- Disfunción del catéter (10-20 %): debido a un sellado con heparina insuficiente del catéter o a la aparición de una vaina de fibrina en la punta del catéter o alrededor de ella.
- Infección. una de las complicaciones más frecuentes asociadas a un CVC es la infección (5-10 %). Los CVC son dispositivos médicos que se insertan en una vena principal, generalmente, en el cuello, el pecho o la ingle, y se utilizan para administrar medicamentos, líquidos o nutrientes directamente en el sistema circulatorio. Debido a su inserción a través de la piel y la vena, existe un riesgo de que las bacterias ingresen y causen una infección en el sitio de inserción o en la sangre (septicemia).

- Hematoma (1-3 %): es importante asegurarse de una adecuada coagulación antes del procedimiento. Los pacientes con trombocitopenia deben recibir una transfusión antes del procedimiento. Las alteraciones de la coagulación deben tratarse según la causa subyacente (p. ej., un agente específico de reversión para los anticoagulantes o esperar hasta que se resuelva el efecto anticoagulante); se debe evitar la transfusión rutinaria de plasma.
- Punción arterial accidental y neumotórax (1-3 %): estos riesgos son poco probables cuando se realiza una punción guiada por ecografía. Ocurre cuando se pierde la visualización de la punta de la aguja de punción. Los neumotórax pequeños pueden vigilarse con radiografías seriadas y control clínico. Los neumotórax moderados o grandes pueden requerir la colocación de un tubo de tórax.
- Arritmia: generalmente, está relacionada con el paso de la guía al ventrículo derecho, por lo que se recomienda colocarla en la vena cava inferior para evitar esta complicación.
- Embolia aérea (1 %): ocurre debido a la presión venosa negativa al insertar el catéter yugular en el introductor pelable. Este riesgo se puede evitar si el paciente realiza una apnea durante la maniobra o si se utilizan introductores valvulados. Si el paciente está inestable, será necesario colocarlo en posición decúbito lateral izquierdo para atrapar el aire en la aurícula derecha y aspirarlo con un catéter colocado en la aurícula derecha.
- Perforación (0,5-1 %).
- Trombosis venosa asociada a CVC: la trombosis aguda asociada al catéter (1-5 %) se produce debido a microtraumatismos repetidos en la pared venosa, lo que activa la cascada de coagulación de forma secundaria. Existen numerosos factores que influyen en el desarrollo de la trombosis, como el material del catéter, su posición, el calibre, el tiempo desde su colocación o la inserción traumática, entre otros. En caso de confirmarse trombosis asociada a catéter, se recomienda iniciar anticoagulación y es controvertido si hay que retirar el catéter en todos los casos (en general, se mantiene si es funcional y necesario y si los síntomas derivados de la trombosis no son limitantes).

PUNTOS CLAVE

- Se debe valorar el sistema venoso superficial y profundo en su conjunto en el estudio de ecografía Doppler guiado por la exploración clínica.
- La evaluación por ecografía de la insuficiencia venosa es diferente del estudio de trombosis venosa y se realiza con el paciente en bipedestación, con la pierna explorada en descarga de peso y con maniobras de Valsalva y compresión distal.
- La vena safena mayor se encuentra dentro de su propio compartimento fascial, cuyos límites se ven como un «ojo».
- Se deben valorar el diámetro y la competencia de las venas safenas, las tributarias y las colaterales.
- La vena safena menor también tiene su propio compartimento fascial y puede terminar en la vena poplítea, pero, a menudo, continúa como extensión posterior hacia el muslo o vena de Giacomini, que recorre el muslo posterior.
- Se deben incluir también en el estudio las venas perforantes y conocer los posibles puntos de fuga pélvicos.
- Los métodos de tratamiento endovasculares (sobre todo, la ablación por láser o radiofrecuencia) han ido ganando protagonismo a los métodos quirúrgicos, debido a su alta tasa de éxito y bajo riesgo.
- La trombosis venosa aguda causa edema y dolor unilateral de la extremidad.
- La ecografía Doppler es la técnica de elección para el diagnóstico de TVP, mediante la falta de colapso venoso.

- El tratamiento estándar de la TVP es la anticoagulación. La trombólisis y trombectomía se reservan para casos graves.
- El síndrome de Paget-Schroetter es la trombosis de «esfuerzo» de la vena subclavia.
- Su tratamiento incluye anticoagulación, trombólisis, trombectomía mecánica y cirugía descompresiva en casos seleccionados.
- La flebografía y la RM venosa se reservan para casos de alta sospecha con ecografía Doppler no concluyente.
- Existen diferentes opciones para el acceso venoso central dependiendo de la historia clínica del paciente y la duración del tratamiento esperado. Las vías centrales pueden ser tunelizadas o no tunelizadas, o pueden ser implantadas debajo de la piel en forma de reservorio subcutáneo.
- Las alternativas a las vías centrales incluyen los catéteres intravenosos periféricos, los catéteres de línea media y los PICC (que es una vía central colocada en el brazo y con punta en la unión cavoauricular).
- Con el uso de guiado ecográfico y de escopia, la colocación del catéter es un procedimiento seguro, con una baja tasa de complicaciones tempranas y tardías. Estas posibles complicaciones incluyen neumotórax, arritmia cardíaca, mal funcionamiento del catéter, trombosis venosa e infección.

BIBLIOGRAFÍA

Bream PR Jr. Update on insertion and complications of central venous catheters for hemodialysis. Semin Intervent Radiol. 2016;33(1):31-8.

Broderick C, Watson L, Armon MP. Thrombolytic strategies versus standard anticoagulation for acute deep vein thrombosis of the lower limb. Cochrane Database Syst Rev. 2021;1(1):CD002783.

Carlon TA, Sudheendra D. Interventional therapy for upper extremity deep vein thrombosis. Semin Intervent Radiol. 2017;34(1):54-60.

Hamper UM, DeJong MR, Scoutt LM. Ultrasound evaluation of the lower extremity veins. Radiol Clin North Am. 2007;45(3):525-47, ix.

Heffner, Androes MP. Central venous access in adults: general principles. UpToDate. 2023. Disponible en: https://www.uptodate.com/contents/central-venous-access-in-adults-general-principles

Hunsaker AR, Zou KH, Poh AC, Trotman-Dickenson B, Jacobson FL, Gill RR, et al. Routine pelvic and lower extremity CT venography in patients undergoing pulmonary CT angiography. AJR Am J Roentgenol. 2008;190(2):322-6.

Pérez Monreal J, Pastor Mena G, Sánchez Guerrero A, Milleret R. Atlas. El eco-Doppler en el tratamiento endovenoso de las varices. Encuentros Profesionales; 2011.

Rahman S, Kuban JD. Dialysis catheter placement in patients with exhausted access. Tech Vasc Interv Radiol. 2017;20(1):65-74.

Ramaswamy RS, Akinwande O, Giardina JD, Kavali PK, Marks CG. Acute lower extremity deep venous thrombosis: the data, where we are, and how it is done. Tech Vasc Interv Radiol. 2018;21(2):105-12.

Sánchez Guerrero A, Del Cura Rodríguez JL; SEUS Sociedad Española de Ultrasonidos. Ecografía Doppler esencial. Madrid: Editorial Médica Panamericana; 2021.

Sequeira A, Naljayan M, Vachharajani TJ. Vascular access guidelines: summary, rationale, and controversies. Tech Vasc Interv Radiol. 2017;20(1):2-8.

Shiono M, Takahashi S, Kakudo Y, Takahashi M, Shimodaira H, Kato S, et al. Upper arm central venous port implantation: a 6-year single institutional retrospective analysis and pictorial essay of procedures for insertion. PLoS One. 2014;9(3):e91335.

Vedantham S. Knowns and unknowns in managing postthrombotic syndrome. Semin Intervent Radiol. 2017;34(1):68-72.

Weber TM, Lockhart ME, Robbin ML. Upper extremity venous Doppler ultrasound. Radiol Clin North Am. 2007;45(3):513-24, viii-ix.

Weinberg AS, Rivera-Lebron B. Catheter-directed thrombolytic therapy in deep venous thrombosis of the lower extremity: patient selection and administration. UpToDate. 2022. Disponible en: https://www.uptodate.com/contents/catheter-directed-thrombolytic-therapy-in-deep-venous-thrombosis-of-the-lower-extremity-patient-selection-and-administration

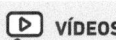

Intervencionismo abdominopélvico no vascular

53

P. A. Barón Ródiz

OBJETIVOS

- Describir la técnica e indicaciones de las biopsias percutáneas guiadas por imagen.
- Exponer la técnica e indicaciones de los drenajes de colecciones abdominopélvicas.
- Revisar las técnicas e indicaciones en el intervencionismo urológico.
- Analizar la técnica e indicaciones de la gastrostomía y gastroyeyunostomía.
- Examinar las técnicas ablativas de tumores y sus principales indicaciones.

BIOPSIAS PERCUTÁNEAS GUIADAS POR IMAGEN

Existen dos grandes tipos de biopsia según el tamaño y cantidad de muestra que el dispositivo puede conseguir: los que extraen material celular y los que consiguen pedacitos más o menos grandes de tejido. Los primeros proporcionan diagnósticos citológicos, y los segundos, histológicos. La biopsia percutánea ha desplazado a una segunda línea a la biopsia quirúrgica, dada su excelente eficacia y seguridad, con menor invasión y coste. La biopsia guiada por imagen permite máxima precisión y el paso seguro por estructuras no diana. Las agujas se miden en *gauges* (G), que hacen referencia a su diámetro interno.

La punción aspirativa con aguja fina (PAAF) se realiza con agujas de 20 a 23 G. Clásicamente, las agujas de biopsia gruesas (de 14 a 19 G) eran las que permitían la obtención de muestras válidas para realizar un diagnóstico histológico específico. No obstante, la aparición en los últimos años de agujas de biopsia (de tipo Tru-cut®) de pequeño calibre (18-20 G), automáticas o semiautomáticas, que obtienen muestras de muy buena calidad histopatológica, ha hecho que la utilización de agujas gruesas de biopsia quede relegada principalmente al sistema musculoesquelético y a los tumores de partes blandas (**Fig. 53-1**).

Tipo de biopsia

Se han descrito varias formas de tomar la muestra para aumentar el rendimiento y evitar complicaciones:

- Punción guiada simple: sus inconvenientes son que requiere nueva imagen y paso por tejidos sanos con cada punción, lo que aumenta el riesgo de complicación y el tiempo de realización.
- Punción en tándem: después de posicionar una aguja fina de guía en la lesión, se punciona con otra aguja de forma paralela a la primera aguja.
- Punción coaxial: se ubica una aguja guía con su extremo adyacente a la lesión y por la luz de esa aguja se introduce la aguja de biopsia. Permite realizar múltiples pases sin aumentar el malestar del paciente ni el riesgo de complicación.

Indicaciones

Cualquiera de los tipos de biopsia tiene múltiples indicaciones con muy pocas complicaciones. Es importante, antes de la biopsia, conocer cuál es el objetivo y qué sospecha diagnóstica hay. Las principales indicaciones son:

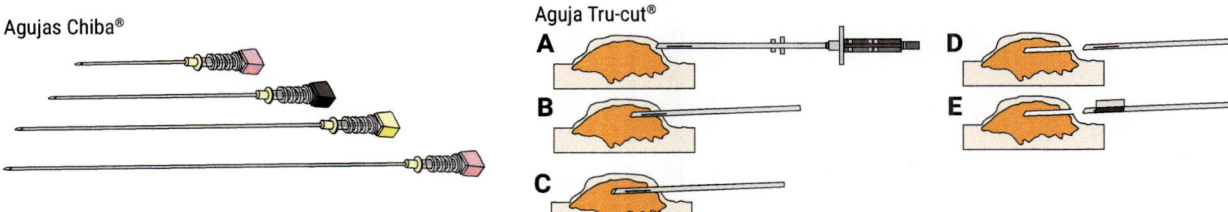

Figura 53-1. Diversos tipos de aguja de biopsia.

- Diagnóstico de neoplasia primaria.
- Diagnóstico de enfermedad metastásica/estadificación.
- Valoración de recurrencia tumoral postratamiento.
- Estudio de procesos inflamatorios o infecciosos.
- Estudio de colecciones líquidas.
- Diagnóstico de enfermedad parenquimatosa difusa.

Contraindicaciones

Entre las principales contraindicaciones, se encuentran los trastornos de la hemostasia no corregidos, la ausencia de un acceso seguro, paciente no cooperador y paciente que será operado independientemente del resultado.

Preparación del paciente

Se inicia con la valoración clínica y de los estudios de imagen para determinar la necesidad del procedimiento y su planificación. Incluye la consulta informativa sobre los beneficios y riesgos, y la firma del consentimiento informado. En la consulta médica, se instruye al paciente acerca de su preparación previa, su colaboración durante el procedimiento (en especial, mantenimiento de la respiración) y cuidados posteriores si se requieren.

La mayoría de las biopsias percutáneas pueden realizarse de manera ambulatoria. No obstante, antes de cualquier biopsia de lesiones profundas, deberá obtenerse el tiempo de tromboplastina parcial (TTP < 1,5 del control), el tiempo de protrombina (TP > 60 %) y el recuento plaquetario (> 50.000/µL). Si se estima alto riesgo de hemorragia, se debe evaluar la hematología (hematócrito > 30 %; hemoglobina > 10 g/dL) a fin de asegurar la disponibilidad de sangre. Si el paciente estuviera tomando ácido acetilsalicílico u otro antiinflamatorio no esteroideo (AINE), deberían suspenderse siete días antes del procedimiento. Si la lesión que se va a biopsiar es superficial, los estudios de coagulación no son indispensables, puesto que, en caso de sangrado, se podría realizar hemostasia mediante compresión local.

La mayoría de las biopsias se pueden realizar con anestesia local, sin necesidad de sedoanalgesia. Algunas excepciones son las biopsias en pacientes pediátricos y las biopsias de lesiones profundas como masas pancreáticas o retroperitoneales. El paciente permanecerá monitorizado, con control constante de la presión arterial, pulsioximetría y registro electrocardiográfico.

Técnicas de imagen

La ecografía resulta la modalidad de imagen apropiada para la biopsia de lesiones localizadas en hígado, riñón, páncreas o bazo; lesiones de la pared intestinal; adenopatías mesentéricas y retroperitoneales de gran tamaño. Siempre que sea posible, se utilizará la ecografía como guía de imagen. La ecografía permite controlar el movimiento de la aguja en todo momento, visualiza las estructuras vasculares y tiene, además, tiempos de procedimiento cortos y bajo coste.

La tomografía computarizada (TC) será usada para lesiones pequeñas y profundas abdominopélvicas no biopsiables con ecografía.

Procedimiento

Al paciente en ayunas se le coloca en una posición cómoda y segura que permita un abordaje seguro y sencillo. Se monitoriza, se aseptiza la piel y se cubre el campo operatorio.

Se selecciona el medio de imagen, así como el tipo de aguja que se va a utilizar en función de la sospecha diagnóstica. La punción y biopsia se realizan por el trayecto de menor longitud desde la piel a la lesión que esté libre de estructuras vasculares o vitales que aumenten el riesgo de complicación.

Tras seleccionar el punto de entrada, se infiltra anestesia local, se realiza una pequeña incisión con bisturí y se procede a insertar la aguja hacia la lesión que se va a biopsiar. Después se realizan los pases necesarios a fin de obtener muestra suficiente para enviar a estudio anatomopatológico o microbiológico según el caso.

Se prescribe reposo desde unas pocas horas hasta 12 horas (dependiendo de la zona biopsiada) con valoración de los signos vitales cada hora. Tras este tiempo y si no hay complicaciones, el paciente puede darse de alta (**Fig. 53-2**).

Técnicas de muestreo

Tanto la PAAF como la biopsia con aguja gruesa (BAG) o de corte automático (en inglés, *core biopsy*) son métodos aceptados para la toma de muestra, con sus ventajas y limitaciones.

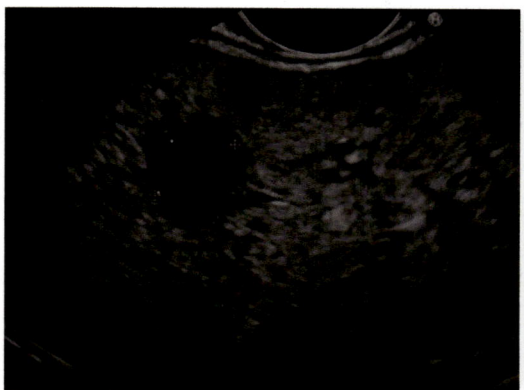
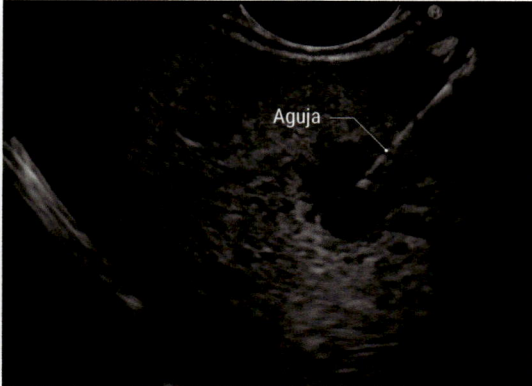

Figura 53-2. Biopsia con aguja gruesa de una lesión hepática. Se aprecia la lesión y la dirección de la aguja Tru-cut®.

Punción aspirativa con aguja fina

Se realiza con aguja fina (22-25 G) conectada a una jeringa de 10 mL en aspiración y, una vez alcanzada la lesión, se «cepilla» movilizándola hacia adelante y atrás y, al mismo tiempo, rotando la muñeca, hasta ver aparecer material por el extremo de la aguja. La otra forma descrita es hacerlo sin aspiración, esperando que la luz de la aguja se rellene de muestra por capilaridad. Con esta técnica, se obtiene una muestra de pequeño tamaño que es apta para citología. Es imprescindible identificar las muestras con nombre y apellidos, número de historia y fecha de la toma. Es especialmente útil cuando el uso de agujas de grueso calibre conlleva mayor riesgo de complicación (lesión profunda, adyacente a una estructura vital o que requiere transgresión del intestino).

Biopsia con aguja gruesa

Se realiza con aguja gruesa (14-20 G). Generalmente, se utilizan agujas automáticas o semiautomáticas. Es necesario colocar la punta de la aguja un poco por encima de la lesión para recoger material marginal sano. Obtiene especímenes de muestra familiares para la mayoría de los anatomopatólogos y, por su mayor tamaño, permite estudios histoquímicos e inmunohistoquímicos complementarios.

Complicaciones

Son escasas las complicaciones graves o mayores. No obstante, hay que proceder con cautela en la valoración de riesgos y estar preparados para afrontar las complicaciones (**Tabla 53-1**).

DRENAJE DE COLECCIONES

Junto con la antibioticoterapia, el drenaje percutáneo es aceptado como el tratamiento de elección en las colecciones abdominales. El tratamiento de los abscesos ha cambiado mucho en las dos últimas décadas por la mejora en los medios de imagen, el refinamiento de los materiales intervencionistas y la mejora técnica. Por todas estas razones y por su alta tasa de éxito (74-91 %), su demanda ha aumentado de manera exponencial en nuestros hospitales, llegando a constituirse casi como una técnica de rutina.

El drenaje puede realizarse con dos propósitos: diagnóstico, para obtener muestras para cultivo y análisis, o terapéutico, como medio para conseguir su curación evitando la cirugía, o para mejorar los síntomas del paciente y su estado con vistas a realizar una intervención quirúrgica programada.

Indicaciones

En líneas generales, estaría indicado drenar todas las colecciones abdominopélvicas infectadas o que puedan llegar a infectarse con el tiempo; asimismo, también estaría indicado drenar las colecciones que en su evolución o por su situación estén produciendo daño de compresión o de disfunción de órgano o estructuras adyacentes. Las indicaciones de drenaje de una colección se pueden resumir en las siguientes:

- Sospecha de que el líquido esté infectado o sea el resultado de una fistulización patológica.
- Necesidad de conocer la naturaleza de la colección.
- Sospecha de que la colección esté produciendo síntomas de suficiente entidad para drenarlo.
- Como adyuvante para mejorar otra intervención (antes de una cirugía).

Métodos de drenaje

Los métodos que se emplean para el drenaje de colecciones son la aspiración con aguja o mediante la colocación de catéteres de drenaje.

Aspiración con aguja

Se aspiran las colecciones mediante una punción directa con una aguja de calibre grueso (14-18 G). Este método puede ser suficiente en colecciones de pequeño tamaño (asociado a tratamiento antibiótico si se trata de abscesos).

Colocación de catéteres de drenaje

Son tubos de plástico con varios agujeros en su porción distal que permiten la salida de líquido a través de ellos. El catéter se introduce en la colección y su extremo opuesto se fija a piel y se conecta a una bolsa o colector para recoger el líquido drenado. La forma más habitual de los catéteres es con su extremo distal en *pig-tail* («cola de cerdo»), con los agujeros en su borde interno, lo que permite evitar su colapso por las paredes de la colección al vaciarse.

Existen diversos tipos de catéteres según su composición, diámetro y morfología. Los calibres más útiles son de 6-10 F.

Tabla 53-1. Principales complicaciones en la realización de biopsias percutáneas

Complicaciones	PAAF (%)	BAG (%)	Observación
Hemorragia	6-10	6-12	• No suelen requerir tratamiento. • Tan solo el 0,5-3 % precisan transfusión
Siembra tumoral	-	-	No demostrada (0,01 %)
Muerte	0,01	0,10	Influye el tipo de aguja y el órgano biopsiado

BAG: biopsia con aguja gruesa; PAAF: punción aspirativa con aguja fina.

Algunas colecciones más densas pueden requerir la colocación de catéteres de mayor calibre. El calibre del catéter depende del contenido que se vaya a drenar y varía desde pocos milímetros (5-6 F) a muchos milímetros (20-30 F). Muchos catéteres tienen dispositivos de retención que los fijan a la colección y evitan que se salgan de ella (**Fig. 53-3**).

Técnicas de colocación de catéteres de drenaje

Para la colocación de catéteres de drenaje, se emplean la técnica de Seldinger o la técnica con trocar.

Técnica de Seldinger

Consiste en la punción de la colección con una aguja gruesa (14-18 G), a través de la cual se pasa una guía metálica de calibre 0,035-0,038 pulgadas y, sobre ella, se introduce el catéter en la cavidad, a veces, con el uso previo de dilatadores para facilitar su introducción (**Fig. 53-4**).

Técnica con trocar

El catéter viene montado sobre una guía rígida metálica hueca, por cuyo interior se introduce un estilete metálico. El trocar, cuando está montado, aparece como un catéter puntiagudo, rígido. Se introduce en la colección por punción directa desde la piel y, al llegar a la colección, se retira el estilete y se desliza el catéter sobre la guía metálica hasta colocar su parte distal en el interior de la colección. Es una técnica más rápida, que permite realizar el drenaje en un solo acto (**Fig. 53-5**).

Mantenimiento del catéter de drenaje

Hay que asegurarse de que los agujeros del catéter están dentro de la colección. Si existen varias colecciones independientes, debe colocarse un catéter en cada una de ellas. Deben enviarse muestras del líquido obtenido al laboratorio para su análisis o cultivo.

El catéter debe revisarse periódicamente (al menos, una vez por semana) para comprobar su correcta colocación, que no esté obstruido, detectar posibles complicaciones, y realizar una aspiración de la colección y lavado de esta. Los volúmenes drenados deben ser registrados diariamente. Pueden pautarse lavados periódicos con suero fisiológico. En colecciones densas o hemáticas, pueden usarse fibrinolíticos intracavitarios para facilitar el drenaje. Como norma general, el catéter debe mantenerse hasta que el paciente permanezca sin fiebre, sin parámetros analíticos de infección y con menos de 10-15 mL de drenaje durante tres días consecutivos.

Si el volumen de líquido drenado permanece constante durante largo tiempo, es probable que exista una fístula asociada. En estos casos, está indicado realizar una fistulografía a través del catéter para confirmar su existencia e identificar su trayecto. Si hay una fístula, se espera que el drenaje se mantenga largo tiempo, hasta que se cierre. Este tiempo puede ser hasta de meses en las fístulas pancreáticas, por lo que deben extremarse el cuidado y la asepsia en el control del catéter (**Fig. 53-6**).

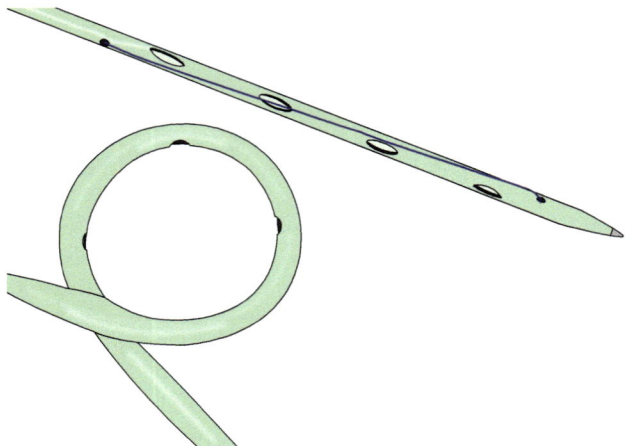

Figura 53-3. Catéter con sistema de sujeción con hilo que configura un *pig-tail*.

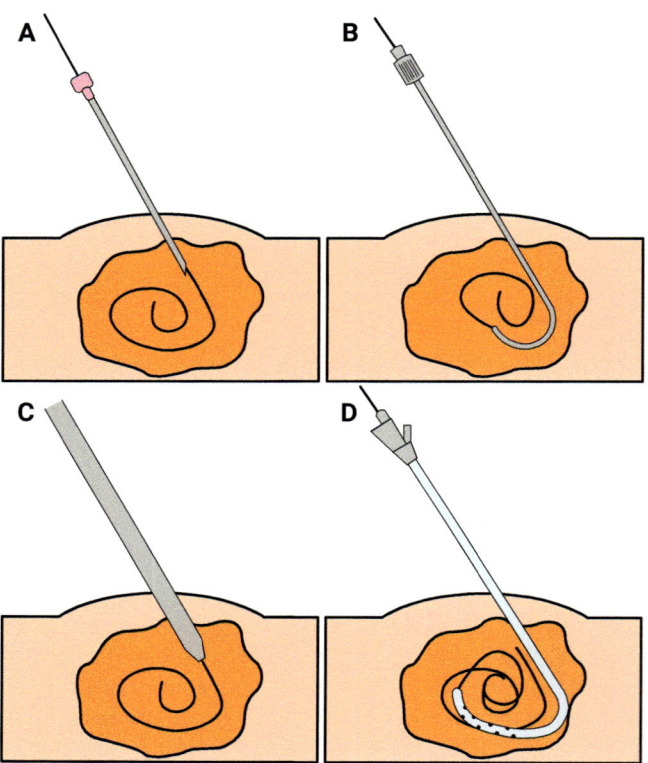

Figura 53-4. Técnica de Seldinger. **A)** Paso de la guía a través de la aguja. **B)** Recuperación de la aguja sobre la guía y colocación del set de acceso percutáneo. **C)** Dilatación del tracto. **D)** Implantación del catéter de drenaje.

Complicaciones

Se ha publicado que ocurren complicaciones en el 10 % de los pacientes a los que se realiza un drenaje abdominopélvico. Estas complicaciones pueden ser:

• Infección: la punción de tejido infectado puede provocar el paso de agentes patógenos a la sangre, produciéndose una bacteriemia y, en última instancia, una sepsis. Por ello, es imprescindible que el drenaje se haga con el paciente sometido a un tratamiento antibiótico específico o de amplio

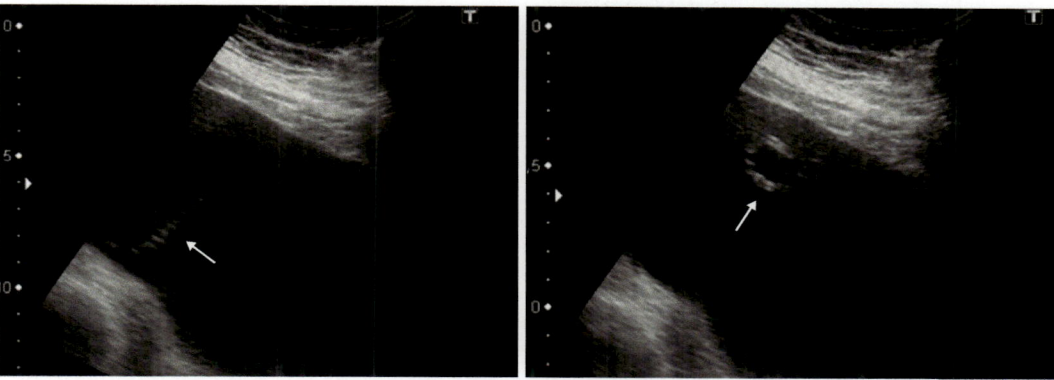

Figura 53-5. Paracentesis con guía ecográfica mediante técnica con trocar. Se coloca un drenaje de tipo *pig-tail* de 8 F (flechas).

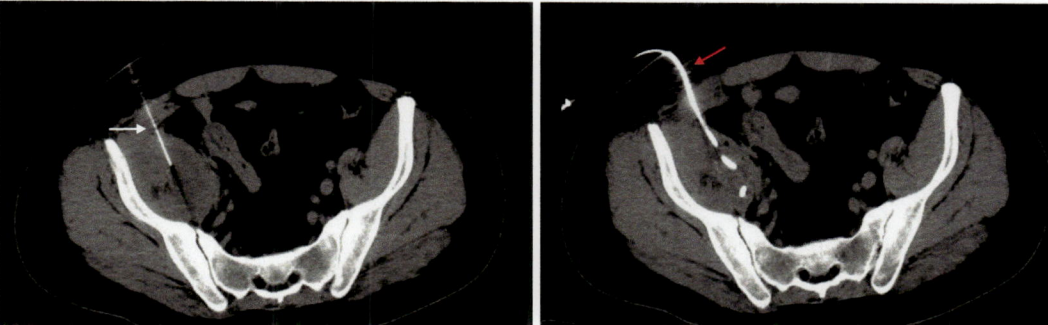

Figura 53-6. Drenaje de un absceso en el músculo psoas derecho guiado por tomografía computarizada. Se realiza el drenaje mediante la técnica Seldinger, puncionando primero con aguja (flecha blanca) y, posteriormente, pasando el drenaje de tipo *pig-tail* de 8 F (flecha roja).

espectro (si se desconoce el agente patógeno) y que ese tratamiento se mantenga después.

- Sangrado: es importante planificar el procedimiento cuidadosamente, evitando atravesar vasos importantes y controlar la hemostasia en el paciente.
- Lesión de víscera hueca: al atravesar inadvertidamente un asa intestinal. Debe sospecharse si existe drenaje estercoráceo en ausencia de fístula intestinal. Si se produce, se debe dejar el catéter en posición durante unas dos semanas para que madure el tracto antes de retirarlo.
- Neumotórax o derrame pleural: determinados drenajes (especialmente, los de abscesos subfrénicos) se realizan atravesando los surcos inferiores del espacio pleural, lo cual puede causar neumotórax o derrame.
- Fracaso del drenaje: se produce en el 10-15 % de los casos. En la mitad de estos, el drenaje permite controlar la infección convirtiendo la cirugía en electiva. El fracaso se produce más frecuentemente en abscesos micóticos o asociados a fístulas.

INTERVENCIONISMO UROLÓGICO

Dentro del intervencionismo urológico no vascular, existen numerosas técnicas: nefrostomía percutánea, catéteres doble J, esclerosis de quistes renales, drenaje de colecciones, tratamiento de fístulas ureterales y urinomas, tratamiento de estenosis ureterales, cistostomía percutánea y recuperación de cuerpos extraños en la vía urinaria. Como la mayoría son técnicas más avanzadas, solo se describirán las más utilizadas y que son precisas de realizar en el contexto de una uropatía obstructiva.

La uropatía obstructiva está presente en un 10 % de los casos de fracaso renal. La presentación clínica de la obstrucción del tracto urinario es muy variable, dependiendo de su localización, grado y cronicidad de la obstrucción.

El síntoma más frecuente es el dolor cólico secundario a la distensión de las cavidades renales en pacientes con obstrucción aguda.

Es fundamental la derivación precoz del riñón obstruido para tratar el dolor y prevenir el fallo renal. Las técnicas intervencionistas permiten un drenaje temporal de la orina hasta realizar el tratamiento de la patología de base que ha originado la obstrucción y, en algunas circunstancias, pueden constituir una opción de tratamiento definitivo.

La nefrostomía percutánea y el cateterismo ureteral han demostrado ser igual de efectivos tanto para controlar el dolor como para desobstruir el tracto urinario superior, con similares tasas de complicaciones.

Nefrostomía percutánea

Se trata de una técnica descompresiva en casos de uropatía obstructiva aguda o crónica, de etiología supravesical, que permite asegurar la función renal y/o posteriores manipulaciones de la vía urinaria como la colocación de catéteres doble J y dilatación de estenosis ureterales.

La nefrostomía percutánea es una técnica segura y eficaz, con escasas complicaciones, con un 100 % de éxito técnico, que baja al 90 % si el sistema pielocalicial no está dilatado.

Indicaciones

La nefrostomía percutánea está indicada en los siguientes casos:

- Pionefrosis: en este caso, la nefrostomía debe realizarse de urgencia.
- Hidronefrosis de etiología benigna: litiasis, siempre que se requiera la descompresión renal y los intentos endoscópicos no tengan éxito, estenosis posquirúrgica o inflamatoria (tuberculosis), fibrosis retroperitoneal y etiología neurógena.
- Hidronefrosis de etiología maligna: neoplasia vesical, neoplasia de próstata, neoplasia ginecológica, tumor retroperitoneal y carcinomatosis.
- Como primer paso a otras técnicas endourológicas: colocación de catéter doble J, extracción de litiasis, dilatación de estenosis ureterales y técnicas quirúrgicas endocavitarias.

Técnica de realización

Los pasos para realizar una nefrostomía percutánea son los siguientes:

- Monitorización del paciente. Se administra analgesia y, si es preciso, sedación.
- Paciente en decúbito prono.
- Con control ecográfico o fluoroscópico, se marca en la piel el punto de entrada, dirigido a puncionar el polo inferior del riñón.
- Se administra anestesia local en ese punto.
- Con una aguja Chiba de 21 G, se punciona buscando el polo inferior del riñón, tratando de entrar por el cáliz posteroinferior, ya que es la zona menos vascularizada.
- Una vez se punciona, se aspira con la aguja para comprobar la salida de orina, de la cual se tomará una muestra para el laboratorio de microbiología.
- Comprobada la salida de orina, se pasa una guía por la aguja que permita asegurar la localización en la pelvis renal; se puede confirmar dicha localización introduciendo contraste y confirmándolo con fluoroscopia.

- Tras asegurar la correcta localización de la guía en la pelvis, se realiza una mínima incisión en piel para permitir el paso del catéter de nefrostomía a través de la guía hasta colocarlo en la pelvis renal (**Fig. 53-7**).

Se debe evitar la hiperpresión al teñir la vía por riesgo de bacteriemia; se aconseja vaciar un poco, administrando como máximo tanto contraste como cantidad de orina se haya retirado.

El manejo posterior debe incluir reposo absoluto durante 24 horas, control de constantes al menos las 6 horas siguientes y, si aparece hipotensión, solicitar angiografía por TC (angio-TC) renal y hemograma urgentes. Se debe iniciar la alimentación a las 4 horas, mantener el tratamiento antibiótico y cuantificar los débitos. El cambio del catéter se debe realizar cada tres meses.

Las complicaciones de este procedimiento son poco frecuentes, siendo las más habituales la hematuria (2-3 %), infección (1-2 %), extravasación y formación de urinoma, punción accidental de otro órgano (0,1 %) y reacción vagal (3 %). Si bien la hemorragia masiva que requiere embolización urgente es poco frecuente, debe tenerse siempre en mente para detectarla de manera precoz en caso de que el paciente presente hipotensión una vez realizada la nefrostomía.

Colocación de catéteres doble J

Se trata de un catéter colocado entre la pelvis renal y la vejiga para restablecer el tránsito normal de orina hacia la vejiga, salvando en algunos casos el obstáculo que produce la obstrucción.

Indicaciones

La colocación de catéter doble J está indicada en los siguientes casos:

- Estenosis tumorales intrínsecas y/o extrínsecas al uréter.
- Afectación del meato ureteral por tumoración vesical.
- Estenosis ureterales quirúrgicas o inflamatorias.

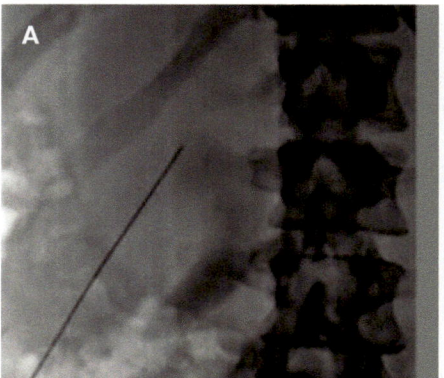
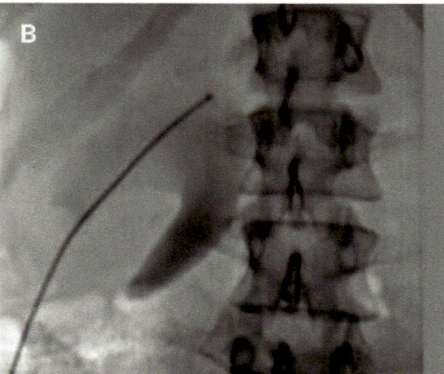
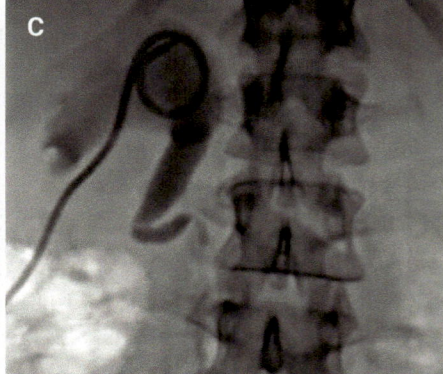

Figura 53-7. Nefrostomía percutánea. Se puncionan con aguja de tipo Chiba® los cálices del polo inferior renal bajo guía ecográfica **(A)**. Posteriormente, se realiza intercambio mediante guía por un set de acceso percutáneo y se opacifica el sistema colector con contraste **(B)**. Finalmente, se realiza intercambio por catéter de nefrostomía **(C)**.

- En litiasis previa a la litotricia, si no se puede hacer cateterismo retrógrado endoscópico.
- Fibrosis retroperitoneal.
- Tratamiento de fístulas ureterales y urinomas.

Técnica de realización

Los pasos para la colocación de un catéter doble J son los siguientes:

- Administrar anestesia local en el punto de entrada de la nefrostomía.
- Se pasa una guía a través del catéter de nefrostomía, y se retira dicho catéter.
- Se pasa un catéter recto o angulado de 5 F, como un multipropósito o de Berenstein, sobre la guía hasta pasar la estenosis y llegar a la vejiga, donde se deja el extremo de la guía enrollada.
- Se retira el catéter y se pasa sobre la guía el catéter doble J, asegurándose de dejar el extremo distal del catéter en la vejiga y el extremo proximal en la pelvis renal.
- Finalmente, se coloca un nuevo catéter de nefrostomía como catéter de seguridad durante 24 horas, y para poder realizar una pielografía retrógrada de control que confirme la permeabilidad del catéter doble J.

Esta técnica presenta una alta tasa de éxito, con escasas complicaciones.

Dentro de los cuidados posprocedimiento, además de los habituales, se debe realizar una pielografía retrógrada a las 24 horas para comprobar la permeabilidad del catéter doble J y, si es así, se retirará el catéter de nefrostomía (**Fig. 53-8**).

GASTROSTOMÍA Y GASTROYEYUNOSTOMÍA

A continuación, se describen las indicaciones y contraindicaciones, la técnica de realización, y las complicaciones de la gastrostomía y la gastroyeyunostomía.

Gastrostomía

La gastrostomía percutánea consiste en la inserción de un catéter grueso o botón de larga duración en la cavidad gástrica a través de la pared abdominal anterior guiado por fluoroscopia. El propósito de la inserción de estas sondas es permitir una nutrición enteral en pacientes con trastornos que imposibilitan la alimentación por vía oral.

Con el desarrollo de las técnicas endoscópicas en la mayoría de los hospitales, cada vez son más los pacientes portadores de una gastrostomía endoscópica y menos los subsidiarios de gastrostomía radiológica, siendo la mayoría de los pacientes derivados a la sección de endoscopias para la colocación de una sonda de gastrostomía.

En líneas generales, los pacientes referidos a radiología intervencionista para la realización de una gastrostomía son los pacientes más complicados, aquellos en los que el endoscopio no puede o no ha podido pasar, como sucede, por ejemplo, en tumores de cabeza y cuello.

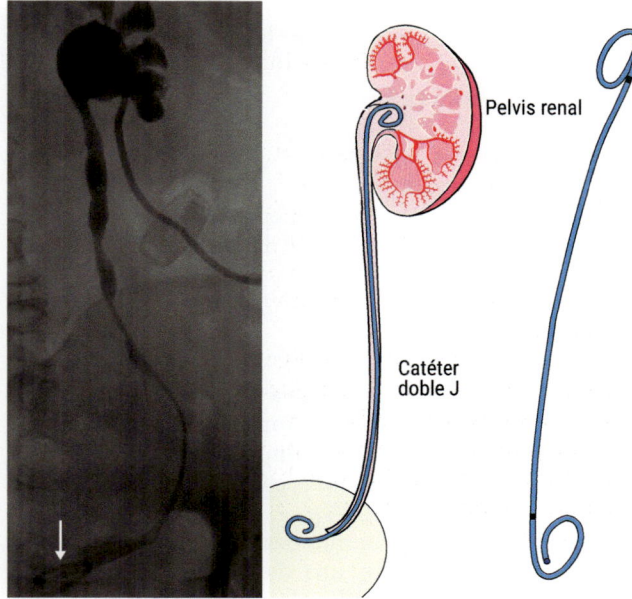

Figura 53-8. Catéter doble J.

Indicaciones

La gastrostomía está indicada en los siguientes casos:

- Pacientes con imposibilidad de comer:
  - Disfagia o afagia de diversas etiologías: indicación principal.
  - Trastornos neurológicos.
  - Demencias.
  - Enfermedades psiquiátricas con trastornos de la alimentación.
  - Neoplasias de cabeza y cuello.
  - Neoplasia esofágica o en cardias.
- Método de apoyo nutricional en pacientes en quienes la nutrición oral no es suficiente.
- Vaciamiento gástrico: en pacientes con obstrucción gástrica o del intestino proximal con escasa respuesta al tratamiento médico (octreotida). En estos casos, se puede convertir la gastrostomía en una gastroyeyunostomía con una sonda de doble luz que permita el vaciamiento gástrico y la nutrición enteral al yeyuno.
- Implantación de prótesis duodenal: se realizará una gastrostomía temporal que permitirá la implantación de la prótesis por una vía más manejable que la oral y se podrá dejar una sonda de gastroyeyunostomía hasta que se confirme la correcta expansión y funcionamiento de la prótesis duodenal.

Contraindicaciones

Las contraindicaciones se dividen en absolutas y relativas:

- Absolutas: cualquier trastorno de la coagulación no corregido, dado el riesgo de hemorragia incontrolable por vía percutánea.
- Relativas:

– Varices esofágicas o hipertensión portal.
– Interposición de colon entre la pared abdominal y la cámara gástrica.
– Cirugía gástrica previa.
– Ascitis.
– Carcinomatosis peritoneal.
– Diálisis peritoneal.
– Infección cutánea grave en el epigastrio.
– Evitar si la esperanza de vida del paciente es inferior a dos semanas.

Técnica de realización

El procedimiento requiere una sala quirofanizada con arco digital de suelo o techo, acceso a tomas de oxígeno, sistema de monitorización de frecuencia cardíaca, saturación de oxígeno y presión arterial, y fármacos para el manejo de posibles complicaciones.

El paciente debe estar monitorizado a lo largo de todo el procedimiento y contar con una vía periférica por si se precisara administración de medicación intravenosa.

Además, se debe contar dentro de la sala con un equipo ecográfico para valorar la situación del lóbulo hepático izquierdo y evitar atravesarlo. El procedimiento puede realizarse en pacientes adultos y colaboradores sin sedación, pero se deberá contar con la presencia de un médico especialista en anestesia en pacientes que precisen sedación (p. ej., niños y pacientes agitados) o en casos de pacientes de difícil manejo médico para un correcto control de la situación basal.

El primer paso es la insuflación de la cámara gástrica, que se puede hacer a través de una sonda nasogástrica si el paciente fuera portador de ella. En los casos de neoplasia orofaríngea y esofágica, el problema es que no se ha podido colocar una sonda nasogástrica en planta de hospitalización. Por ello, se debe avanzar un catéter multipropósito de 4 o 5 F por la nariz hacia la cavidad gástrica guiados por fluoroscopia.

¿Cómo se realiza? Primero se anestesia el orificio nasal por el que peor respire el paciente con espray anestésico. Se coloca el arco en posición lateral (siempre el *flat panel* al lado del operador para disminuir la dosis de radiación) y se avanza el catéter con una guía hidrofílica de 0,035 pulgadas por detrás. Cuando el paciente note la guía en la garganta, se le indica que trague para evitar en lo posible el paso de la guía a la vía respiratoria, que puede producir tos y desaturación. Además, se facilita la maniobra rotando el arco, desdoblando la vía aérea del esófago. Una vez que el catéter está en el esófago, se vuelve a situar el arco en posición posteroanterior y se acompaña la imagen al avance de la guía. En lesiones obstructivas de esófago, puede que sea necesaria la administración de contraste radiológico a través del catéter para facilitar encontrar el camino.

Lo ideal es conectar la sonda o el catéter a una toma de oxígeno, dióxido de carbono o aire ambiente e insuflarlo hasta que la pared gástrica anterior se sitúe lo más próxima posible a la pared abdominal. Hay que tener cuidado de no producir sobredistensión gástrica, ya que es una situación muy incómoda para el paciente que podría provocar reacciones vasovagales y eructos no controlados, que harían perder la tensión intragástrica necesaria para realizar el procedimiento.

Tras marcar con el ecógrafo el borde inferior del lóbulo hepático izquierdo, guiados con fluoroscopia, se selecciona el abordaje. El punto óptimo de punción es subcostal, dirigida al área entre el cuerpo y el antro gástricos equidistante a las curvaturas mayor y menor y evitando los músculos rectos del abdomen.

Con una aguja intramuscular conectada con cierre roscado de Luer a una jeringa de 10 mL cargada con anestésico local, se realiza la anestesia local en el punto de punción y en planos profundos de la pared abdominal.

Se conecta una jeringa de 5 mL con 2 mL de suero fisiológico a una aguja metálica de 18 G. Ejerciendo presión negativa (aspirando), se realiza una punción lo más vertical posible hasta atravesar la pared anterior gástrica. Se percibe que se ha atravesado la pared gástrica porque se aspira aire a través de la aguja y el suero en la jeringa burbujeará. Se pasa una guía teflonada de cuerpo de 0,035 pulgadas con punta angulada en «J» y se introduce bajo control fluoroscópico hasta que se enrolle en el interior de la cavidad gástrica.

Se practica una pequeña incisión para ampliar el orificio de entrada en la piel y se desbridan con un mosquito los planos subcutáneos y musculares alrededor de la guía. Se procede a dilatar el trayecto con dilatadores progresivos o con sistema de dilatador telescópico. Tras conseguir el diámetro elegido del catéter, se introduce coaxialmente a través de la guía. Se comprueba su correcto alojamiento en el interior de la cavidad gástrica inyectando un poco de contraste y se fija el catéter a la piel.

La técnica es sencilla si se realiza de forma rápida y con decisión y eso, como todo, tiene su curva de aprendizaje. Uno de los problemas que se puede tener es que se empuje la pared anterior del estómago en vez de atravesarla (invaginación). En ese supuesto, aunque parte de la guía siga en el interior del estómago, el catéter puede acabar en la cavidad peritoneal. Es más fácil que esto ocurra en trayectos largos y no perpendiculares.

Para evitar esta posibilidad, se han desarrollado sistemas de gastropexia que fijan el estómago a la pared abdominal. Se trata de unas agujas en las que va montada un ancla unida a un hilo. Una vez que se ha atravesado con dicha aguja la pared gástrica anterior, se introduce el ancla con un empujador y se procede a tirar de la sutura unida al ancla y a fijarla a la piel. Esto se repite de dos a cuatro veces antes de introducir definitivamente el catéter.

Existen sistemas de gastrostomía específicos que precisan de gastropexia y de un introductor pelable. En caso de usar uno de estos sets, se requerirán dilatadores de 2 F por encima del catéter que se vaya a usar.

Las teóricas ventajas de usar gastropexia es que se pueden insertar catéteres de mayor diámetro *de novo*, que las guías y los catéteres no se doblan hacia la cavidad peritoneal, que es menos probable que se produzcan fugas gástricas y que se podría intentar realizar otra gastrostomía inmediatamente en caso de que el catéter se deslizara fuera de la cámara gástrica durante el procedimiento.

Se pueden usar catéteres no específicos (de tipo *pig-tail*), catéteres específicos que generalmente se fijan con un balón distal o los llamados **botones de gastrostomía**. La ventaja de estos últimos es que no sobresalen apenas en la piel, resultando más cómodos para el paciente. Los botones de gastrostomía son sistemas más gruesos (de más French) y su inserción *de novo* puede ser difícil; por ello, en la unidad de la autora, cuando se realiza una gastrostomía, se usa un catéter de tipo *pig-tail* de, al menos, 12 F y se programa al paciente para cambio a botón en 3-6 meses. El paso a botón es especialmente deseable en niños y en pacientes demenciados o con alteraciones psiquiátricas para evitar arrancamientos de la sonda (**Fig. 53-9**).

Complicaciones

Se dividen en complicaciones mayores y menores según la bibliografía quirúrgica. La tasa de complicaciones mayores se encuentra en la mayoría de las series por debajo de un 2-5 % y la de complicaciones menores es inferior al 13 %:

- Menores:
  - Oclusión de la gastrostomía: probablemente, se trate de la complicación más leve, pero más frecuente y molesta tanto para el paciente como para el personal de enfermería. Generalmente, se produce por introducir preparados alimenticios no compatibles con la sonda (pastillas enteras, carne poco triturada). Si tras la realización de lavados con suero fisiológico, agua caliente o bebidas gaseosas no se consigue repermeabilizar la sonda, se puede pasar una guía a su través y realizar un cambio coaxial a una nueva sonda. Si no se consigue pasar una guía, se retirará la gastrostomía e inmediatamente se intentará recuperar el trayecto con guía y catéter para alojar otra por el mismo estoma.
  - Salida o pérdida de la sonda de gastrostomía o del botón: por arrancamientos del propio paciente o degradación de los materiales que impiden la salida de la sonda o el botón por los jugos gástricos o el uso. En este supuesto, se debe recanalizar la ostomía en un plazo inferior a 24-48 horas (dependiendo de la madurez del tracto), ya que tanto el trayecto subcutáneo como el estoma cicatrizan con rapidez. En caso de no ser posible, se deberá realizar una nueva gastrostomía cambiando el orificio de entrada. Si no se dispone de los medios para recolocar la sonda en menos de 48 horas, se puede recomendar al médico de referencia del paciente que aloje otro catéter por la ostomía para evitar su cierre. El paciente no debe ser alimentado por este tubo hasta que no se compruebe o recambie.
  - Fuga de contenido gástrico alrededor de la ostomía: es un fenómeno raro, pero, cuando se produce, irrita, ulcera e infecta la piel del estoma. Se puede tratar con curas y cambios frecuentes de apósitos, aplicación de soluciones antiácidas alrededor del estoma y cambiando el catéter por otro de mayor calibre. Ocasionalmente, ninguna de estas medidas es suficiente y es necesario retirar la gastrostomía y realizar una nueva.
- Mayores:
  - Peritonitis: su principal causa es el extravasado de contenido alimenticio y jugo gástrico a la cavidad peritoneal. Puede requerir laparotomía de limpieza y antibióticos

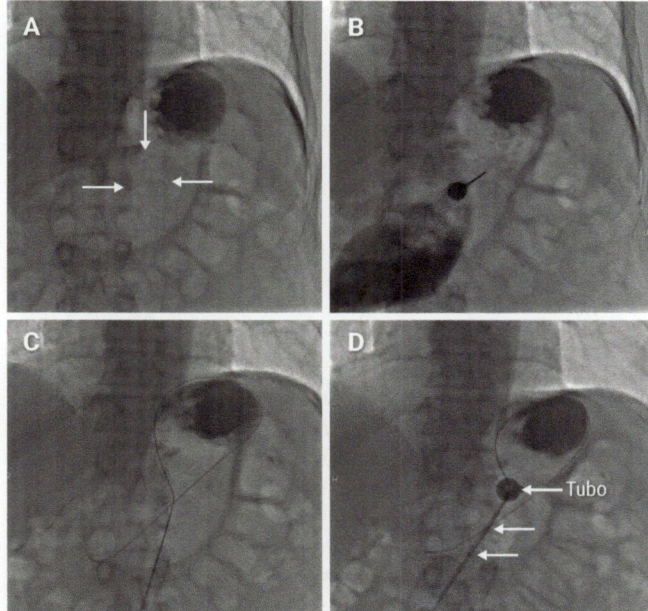

Figura 53-9. Gastrostomía percutánea. Pexias que fijan la pared gástrica a la pared abdominal anterior (flechas) **(A)**. Punción en el medio de las pexias **(B)**. Paso de una guía rígida en el interior del estómago **(C)**. Implantación del catéter de gastrostomía con sujeción con balón **(D)**.

sistémicos. Se produce por el desplazamiento inadvertido de la sonda o de alguno de sus orificios a la cavidad peritoneal y cursa con dolor y neumoperitoneo. Su incidencia es inferior al 3 %.
  - Infección profunda del estoma o del tracto: se acompaña de enrojecimiento e induración cutánea, dolor y celulitis en los planos subcutáneos. Se trata con antibióticos sistémicos y, si se observa salida de material purulento, se puede valorar el drenaje y las curas locales. Puede ser necesaria la explantación de la gastrostomía. Si la infección es superficial, pueden ser suficientes las curas locales frecuentes y el cambio de apósitos.
  - Complicaciones hemorrágicas: situación poco frecuente que se produce por punción de vasos gástricos. Puede verse agravada en situaciones de varices gástricas con hipertensión portal. También puede producirse por punción inadvertida de la arteria epigástrica o del lóbulo hepático izquierdo (ambas situaciones evitables con la planificación ecográfica del procedimiento).
  - Neumonía por aspiración: aunque la gastrostomía en sí misma no es causa de reflujo gastroesofágico, hasta en un 1 % de los pacientes, se produce neumonía por aspiración relativa al momento de implantación de la sonda o derivada de reflujo gastroesofágico posteriormente. En este tipo de pacientes, está indicada la conversión de la gastrostomía en una gastroyeyunostomía.

Gastroyeyunostomía

Se trata de una variante de la gastrostomía en la que el catéter de alimentación entra en el estómago y pasa a través del duodeno hasta quedar alojado su extremo distal en el yeyuno.

Indicaciones

La gastroyeyunostomía está indicada en los siguientes casos:

- Historia previa de reflujo gastroesofágico o aspiración.
- Grandes hernias de hiato.
- Mala función respiratoria (paciente en el que un solo episodio de broncoaspiración sea amenazante para su vida).

Contraindicaciones

Son similares a las de la gastrostomía. La forma de administrar la alimentación en la gastrostomía y en la gastroyeyunostomía es diferente. En la gastrostomía, el paciente puede ser alimentado mediante bolos alimenticios de una forma rápida y alimentos naturales triturados; en cambio, en la gastroyeyunostomía, la introducción del alimento se debe realizar de una forma lenta y continua para evitar episodios diarreicos, lo que resulta más incómodo tanto para los pacientes activos como para el personal de enfermería y los cuidadores.

Técnica de realización

El inicio es similar al de la gastrostomía, con una única variante, que es el trayecto: en vez de realizarlo lo más vertical posible, se angula la aguja hacia el píloro para que ayude a dirigir el catéter hacia el duodeno.

Tras atravesar con la aguja de 18 G la pared anterior gástrica y notar el burbujeo en la jeringa, solicitándole al paciente no eructar, se pasa una guía teflonada de cuerpo con punta en «J» y se introduce bajo control fluoroscópico hasta que se enrolle en el interior de la cavidad gástrica. Se practica una pequeña incisión para ampliar el orificio de entrada en la piel y se desbridan con un mosquito los planos subcutáneos y musculares alrededor de la guía. Se procede a dilatar el trayecto con dilatadores progresivos o con sistema de dilatador telescópico de 2 F por encima del introductor pelable.

Una vez conseguido el diámetro elegido, se introduce el introductor pelable de forma coaxial con la guía, intentando dirigirlo hacia el píloro. Se comprueba su correcto alojamiento en el interior de la cavidad gástrica inyectando un poco de contraste y se pasa un catéter de unos 40-50 cm de longitud con punta angulada (generalmente, viene en el set de gastroyeyunostomía, pero se puede utilizar cualquiera de los disponibles en cada centro de trabajo) y, con una guía hidrófila, se dirige hacia el duodeno y el yeyuno. Una vez que se pase el ángulo de Treitz con el catéter, se intercambia la guía hidrófila por una guía teflonada rígida (Super Stiff™), se retira el catéter y se pasa el tubo de gastroyeyunostomía de manera coaxial. Se comprueba con contraste que la punta del catéter está alojada en el yeyuno, se configura para evitar migraciones y se finaliza la intervención retirando el introductor pelable y fijando el catéter (**Fig. 53-10**).

Complicaciones

Se derivan del orificio de gastrostomía y son similares a ellas (v. el apartado anterior).

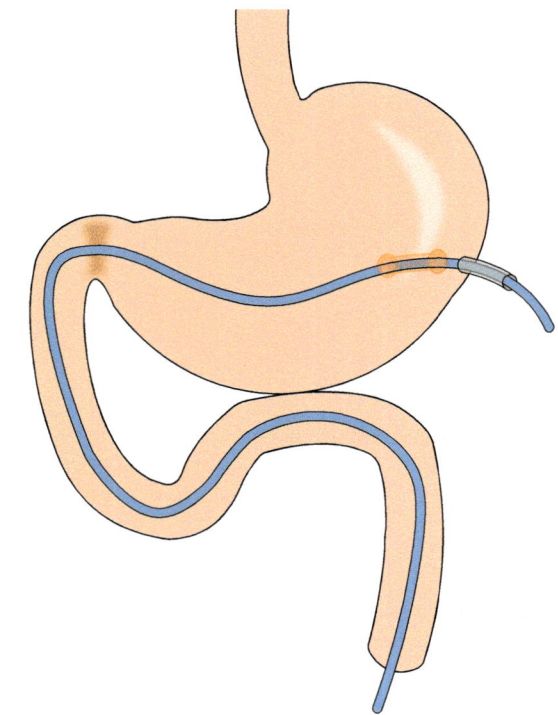

Figura 53-10. Esquema de la gastroyeyunostomía.

La colocación de una gastroyeyunostomía puede resultar complicada debido a que se debe navegar dentro de una cavidad grande como es el estómago y el material puede doblarse hacia la cavidad mayor en vez de avanzar hacia el píloro; por esa razón, la tasa de fracaso técnico se fija en hasta un 2,5 %.

ABLACIONES TUMORALES

A continuación, se describen las distintas técnicas ablativas empleadas, así como las indicaciones, el procedimiento y las complicaciones de la ablación hepática y la ablación renal.

Ablación hepática

El carcinoma hepatocelular (CHC) y las metástasis hepáticas de cáncer colorrectal (MHCCR) son dos de los tumores hepáticos malignos más frecuentes. La resección hepática es una opción curativa, aunque solo son candidatos el 15-20 % de los pacientes con MHCCR y el 30 % con CHC. La incidencia de lesiones múltiples, enfermedad hepática crónica, alteración de la función hepática y otra comorbilidad son las principales limitaciones para la técnica quirúrgica.

Por ello, se han desarrollado múltiples técnicas con intención curativa o paliativa denominadas **técnicas de ablación tumoral**. Se definen por la aplicación directa de terapias químicas o térmicas sobre las lesiones focales desde un acceso percutáneo y guiadas por alguna técnica de imagen; ya sean ultrasonidos (US), TC o resonancia magnética (RM).

Técnicas ablativas

Se pueden distinguir dos grandes grupos de técnicas:

- Técnicas que aplican tratamiento químico: inyección percutánea de etanol (PEI, *percutaneous ethanol injection*).
- Técnicas que aplican tratamiento térmico:
  - Tratamiento directo mediante agujas de acceso percutáneo: ablación por radiofrecuencia (RFA, *radiofrequency ablation*), ablación por microondas (MWA, *microwave ablation*), crioablación y electroporación irreversible (IRE, *irreversible electroporation*).
  - Tratamiento directo de forma extracorpórea: ablación por US de alta intensidad (HIFU, *high-intensity focused ultrasound*).

Inyección percutánea de etanol (PEI)

Consiste en la inyección de etanol puro en el interior de la lesión que se va a tratar, produciendo una deshidratación celular, la desnaturalización de las proteínas y, finalmente, la apoptosis celular. Se ha descrito que esta técnica no es útil para metástasis, aunque se considera igual de efectiva que el resto de técnicas para el tratamiento del hepatocarcinoma menor de 2 cm.

Ablación por radiofrecuencia (RFA)

Se trata de inducir una necrosis coagulativa mediante corriente alterna electromagnética en un rango de frecuencias aproximado de 375-500 kHz para conseguir una temperatura de 90-120 °C. La mayoría de dispositivos son monopolares con un solo electrodo-aguja activa. Existen otros dispositivos como los bipolares, que requieren dos electrodos-agujas activas colocados en proximidad, así como otros electrodos expansibles, internamente enfriados o perfundidos con una solución salina que favorece la transmisión de calor.

Ablación por microondas (MWA)

Se trata también de inducir una necrosis coagulativa a través de un emisor de microondas, que genera energía electromagnética con frecuencias ≥ 900 kHz. Los dispositivos tienen una antena activa en la punta de la aguja. Esta técnica es más rápida que la RFA y abarca un área de tratamiento mayor.

Crioablación

Consiste en la formación de cristales de hielo intracelular que induce la necrosis tisular. Se utilizan agujas que, mediante sistemas de expansión del gas circulante, consiguen alcanzar temperaturas de hasta −40 °C y, con ello, la destrucción irreversible del tejido. La destrucción tisular es directamente proporcional a la rapidez y duración de la congelación y la velocidad de la descongelación.

Electroporación irreversible (IRE)

Es una técnica que se basa en el uso de pulsos eléctricos que causan unos defectos en la membrana celular a nivel nanométrico, llamados **nanoporos** o **poros conductivos**, generando

una permeación de la membrana de las células diana. Esta permeación puede ser temporal (electroporación reversible), aunque también puede ser permanente a partir de un cierto nivel eléctrico, causando una muerte celular por alteración de la homeostasis celular (electroporación irreversible). Esta técnica, al no utilizar la temperatura para la ablación, no está condicionada ni por el *heat sink effect* ni por el enfriamiento por perfusión. También provoca menor daño sobre la vía biliar y los vasos, por lo que puede ser una técnica muy útil en la cercanía de los vasos de gran calibre y del hilio hepático.

Indicaciones

En general, la ablación se va a emplear para el control local de los tumores hepáticos primarios y metastásicos en pacientes con enfermedad limitada y no candidatos a cirugía por tamaño, localización y número de lesiones, enfermedad extrahepática, comorbilidad asociada o reserva funcional hepática limitada.

En el caso del CHC, estas indicaciones están bien establecidas:

- CHC en estadios muy inicial (0) e inicial (A) según el sistema de estadificación BCLC (Barcelona Clínic Liver Cancer) cuando los pacientes no son candidatos a cirugía o trasplante. Los requisitos necesarios son:
  - Lesión única o máximo de tres lesiones menores de 3 cm cada una.
  - Sin evidencia de invasión vascular o diseminación extrahepática.
  - Paciente asintomático.
  - Cirrosis hepática en estadios de Child-Pugh A o B.
- Pacientes con CHC en lista de espera de trasplante para prevenir el crecimiento y la progresión del tumor cuando el tiempo de espera va a superar los seis meses.

Procedimiento

El procedimiento se hará en un quirófano o en una sala de radiología intervencionista equipada. Deben tomarse todas las medidas habituales de asepsia, al igual que en cualquier otra intervención. El ecógrafo y las sondas deben ser recubiertas con fundas transparentes especiales estériles.

En cuanto al grado de anestesia necesario, la anestesia local no suele ser suficiente para un control adecuado del dolor. Generalmente, se realiza bajo una sedación consciente asociada a anestesia local en los casos por vía percutánea o anestesia general en casos más complejos; siendo siempre indispensable la presencia de un anestesista.

Inicialmente, para la planificación del procedimiento, se van a emplear la TC y la RM. Con ello, se van a determinar, con la mayor exactitud posible el número, el tamaño y la localización de las lesiones que se van a tratar, así como las relaciones de las lesiones con estructuras anatómicas claves: sistema portal, vía biliar y tubo digestivo.

El sistema de guía empleado para la ablación tumoral puede ser la ecografía, la TC o la RM.

La ecografía es la técnica más utilizada, debido a su bajo coste, amplia disponibilidad y capacidad de visualización en tiempo real.

Se punciona la lesión que se va a tratar con la aguja de ablación y se activa la aguja una vez que esté en la localización deseada. Se activa la aguja y se realiza la ablación durante el tiempo establecido en la planificación del procedimiento. Una vez transcurrido el tiempo de ablación, se coagula la trayectoria de la aguja para evitar la diseminación tumoral.

Para la valoración de la eficacia del tratamiento, las técnicas más empleadas son la TC y la RM.

El primer control posablación suele realizarse a las cuatro semanas del procedimiento. No se recomienda realizar estudios de forma precoz, ya que es muy frecuente la aparición de una captación perilesional debido a fenómenos hiperémicos y a la presencia de tejido de granulación.

Mediante TC, se considera buena respuesta la existencia de una lesión con ausencia de captación de contraste en todas las fases, que puede ser de mayor tamaño que la lesión inicial (**Fig. 53-11**).

Complicaciones

Las complicaciones pueden clasificarse en mayores y menores:

- Mayores:
  - Hemorragia.
  - Absceso hepático.
  - Complicaciones biliares.
  - Fallo hepático.
  - Trombosis vascular e infarto hepático.
- Menores:
  - Dolor.
  - Fiebre.
  - Derrame pleural asintomático.

El dolor y la fiebre constituyen el denominado **síndrome posablación**, y es la complicación más frecuente de la ablación (ocurre entre un 20 y un 30 % de los casos).

La hemorragia es una de las complicaciones mayores más frecuentes en relación con la ablación hepática. Globalmente, el riesgo de sangrado es bajo (< 2 %), aunque puede variar dependiendo del grado de cirrosis del parénquima hepático y la localización del tumor (p. ej., si el tumor está cerca de un vaso de gran tamaño).

El absceso hepático es una de las principales complicaciones mayores tras la ablación tumoral (0,2-2 %). Las principales causas son la colonización del tracto biliar (anastomosis bilioentérica, esfinterectomía endoscópica, *stent* biliar o neumobilia).

Ablación renal

El cáncer renal representa, aproximadamente, el 4 % de todos los tumores malignos y, de ellos, la mayor parte (85-90 %) son carcinomas de células renales o CCR (adenocarcinomas).

El tratamiento quirúrgico (nefrectomía radical y nefrectomía parcial) es el tratamiento clásico, referente y vigente para esta enfermedad. Sin embargo, las técnicas percutáneas mínimamente invasivas (RFA, crioablación y MWA) se han posicionado como una buena alternativa para el manejo del cáncer renal en pacientes seleccionados, con resultados clínicos (tasas de supervivencia) similares a la cirugía, pero con menor tasa de complicaciones.

Indicaciones

Con un mayor uso de las técnicas de imagen avanzadas, a menudo, se diagnostican los CCR en una etapa temprana. Las técnicas de ablación han ampliado la gama de opciones de tratamiento disponibles para estos pacientes. Aunque la nefrectomía parcial sigue siendo el estándar de referencia para el tratamiento de pequeñas masas renales, las guías actuales apoyan el uso de técnicas de ablación térmica para el tratamiento de pacientes con enfermedad T1a (< 4 cm).

Existe actualmente consenso internacional para las siguientes indicaciones de terapia ablativa para tumores renales:

- Tumores renales pequeños (< 4 cm).
- El aumento de riesgo de múltiples tumores de CCR (como en el síndrome de Von Hippel-Lindau).
- El estado del paciente no es adecuado para la cirugía.
- Pacientes monorrenos.

Procedimiento

La ablación se realiza habitualmente en decúbito prono o lateral. Existen varios sistemas de radiofrecuencia, microondas

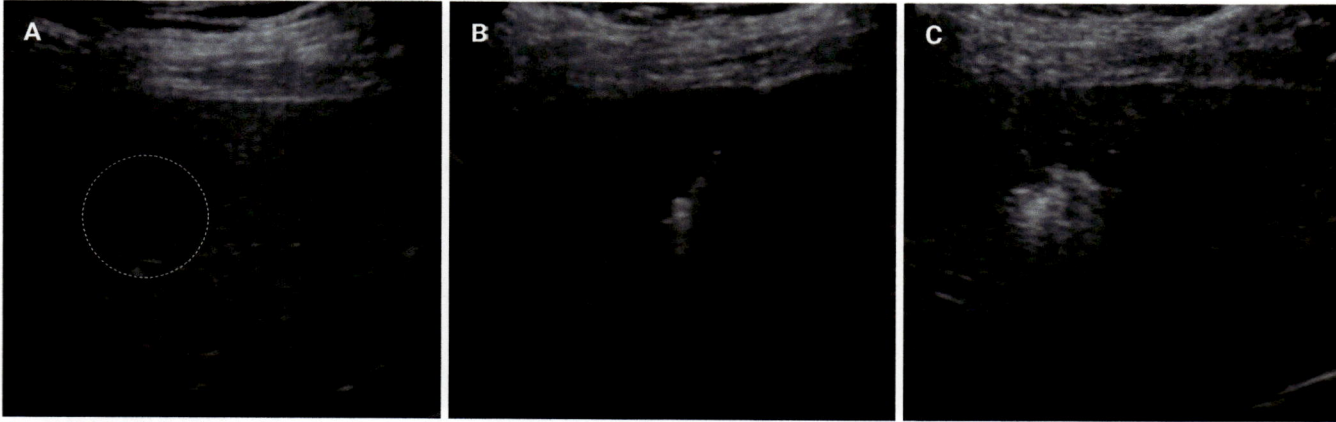

Figura 53-11. Ablación hepática. Lesión hepática a tratar (círculo) **(A)**. Aguja de ablación en el interior de la lesión **(B)**. Resultado de la ablación (nube ablativa) **(C)**.

o crioablación. El tiempo de ablación puede variar según el sistema elegido y según el número de aplicaciones realizadas. Se requiere que la zona de necrosis sobrepase los márgenes tumorales.

En todos los casos, la colocación de las agujas de ablación se realiza guiada por imagen (ecografía o TC); algunos llevan a cabo todo el procedimiento guiado por ecografía, otros por TC, y otros insertan las agujas de ablación guiada por ecografía, pero la comprobación y control lo realizan mediante TC.

Una vez colocada la aguja de ablación en la localización deseada, se procede a la ablación. Transcurrido el tiempo de ablación, se retira la aguja y se realiza control con imagen para valorar la presencia de complicaciones (**Fig. 53-12**).

Complicaciones

Se considera que el número total de complicaciones oscila entre el 10 y el 15 %; de ellas, solo un 6 % corresponden a complicaciones mayores.

Aunque las tasas de complicaciones de las RFA y la crioablación son probablemente parecidas, en la literatura médica consta una ligeramente mayor frecuencia para las crioablaciones, probablemente, relacionada con el mayor tamaño de los tumores tratados y con su más frecuente situación central en caso de crioablación:

- El sangrado es algo más frecuente con crioablación que con radiofrecuencias y microondas como consecuencia del potencial coagulativo de estas últimas.
- Las lesiones uroteliales son algo más frecuentes en caso de radiofrecuencia y microondas que con la crioablación. Pueden llevar tanto a estenosis como a fístulas urinarias.
- La infección de la zona ablacionada ocurre en alrededor del 1 %. El origen puede ser hematógeno, procedente de infección urinaria previa o estar relacionado con la lesión intestinal asociada.

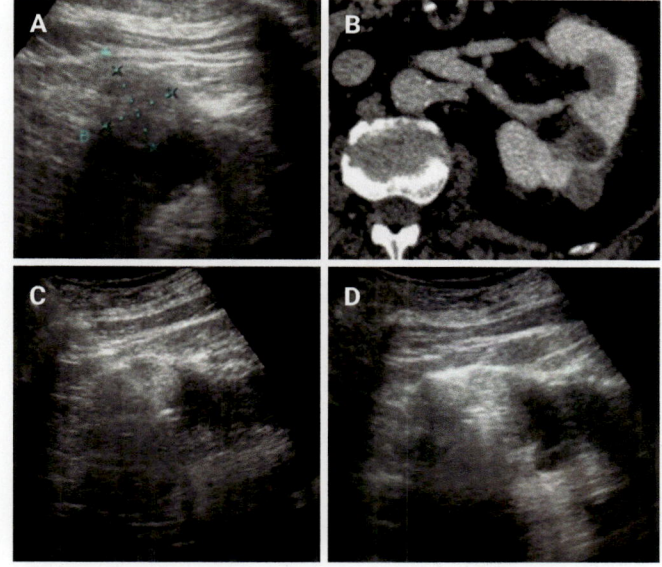

Figura 53-12. Ablación renal. Lesión renal en ecografía **(A)** y en tomografía computarizada **(B)**. Aguja de ablación en el interior de la lesión **(C)**. Resultado de la ablación (nube ablativa) **(D)**.

- La lesión de los plexos nerviosos ocurre en, aproximadamente, el 1-6 % de los procedimientos, más frecuente en caso de ablaciones térmicas que de crioablación. Varias técnicas de desplazamiento de tumor de la pared abdominal (hidrodisección, instilación de gas, maniobra de palanca) pueden reducir el riesgo.
- Las lesiones de estructuras intestinales no son tan frecuentes, ya que se pueden prevenir con varias técnicas de desplazamiento.

Las complicaciones menos frecuentes son: diseminación tumoral a lo largo de trayecto, neumotórax, infarto renal, infarto miocárdico, hipertensión, neumonía y embolia pulmonar.

 PUNTOS CLAVE

- Las técnicas de biopsia guiadas por imagen son de gran utilidad para el diagnóstico de múltiples patologías y resultan de gran ayuda para el abordaje diagnóstico de los pacientes.
- El drenaje percutáneo es aceptado como el tratamiento de elección en las colecciones abdominales; es importante conocer la técnica de realización y sus posibles complicaciones.
- La nefrostomía percutánea es una técnica descompresiva en casos de uropatía obstructiva aguda o crónica. Es una técnica segura y eficaz, con escasas complicaciones.

- Las técnicas de ablación tumoral se definen por la aplicación directa de terapias químicas o térmicas sobre las lesiones focales desde un acceso percutáneo y guiadas por alguna técnica de imagen. El uso de estas técnicas ha ido creciendo exponencialmente a lo largo de los años, por lo que deben conocerse y saber sus indicaciones.

BIBLIOGRAFÍA

Ahmed M, Solbiati L, Brace CL, Breen DJ, Callstrom MR, Charboneau JW, et al.; International Working Group on Image-guided Tumor Ablation; Interventional Oncology Sans Frontières Expert Panel; Technology Assessment Committee of the Society of Interventional Radiology; Standard of Practice Committee of the Cardiovascular and Interventional Radiological Society of Europe. Image-guided tumor ablation: standardization of terminology and reporting criteria--a 10-year update. Radiology. 2014;273(1):241-60.

Goldberg SN, Grassi CJ, Cardella JF, Charboneau JW, Dodd GD 3rd, Dupuy DE, et al.; Society of Interventional Radiology Technology Assessment Committee; International Working Group on Image-Guided Tumor Ablation. Image-guided tumor ablation: standardization of terminology and reporting criteria. Radiology. 2005;235(3):728-39.

Gupta S, Madoff DC. Image-guided percutaneous needle biopsy in cancer diagnosis and staging. Tech Vasc Interv Radiol. 2007;10(2):88-101.

Haaga JR, Weinstein AJ. CT-guided percutaneous aspiration and drainage of abscesses. AJR Am J Roentgenol. 1980;135(6):1187-94.

Kandarpa K, Durham J, Machan L. Manual de procedimientos en radiología intervencionista. 5ª ed. Waltham: Wolters Kluwer Health; 2017.

Men S, Akha O, Koroglu M. Percutaneous drainage of abdominal abscess. Eur J Radiol. 2002;43:204–218.

Meldrum KK. Pathophysiology of urinary tract obstruction En: McDougal WS, Wein AJ, Kavoussi LR, Partin AW, Peters CA (eds.). Campbell-Walsh urology. 11ª ed. Filadelfia: Elsevier; 2016. p. 1089-103.

Nakada SY, Best SL. Management of upper urinary tract obstruction. En: McDougal WS, Wein AJ, Kavoussi LR, Partin AW, Peters CA (eds.). Campbell-Walsh urology. 11ª ed. Filadelfia: Elsevier; 2016. p. 1104-47.

Valls C, Ruiz S, Barrau V, Burdío F, Lladó L, Figueras J, et al. Ablación por radiofrecuencia de tumores hepáticos. Radiología. 2006;48(2):53-69.

Wollman B, D'Agostino HB. Percutaneous radiologic and endoscopic gastrostomy: a 3-year institutional analysis of procedure performance. AJR Am J Roentgenol. 1997;169(6):1551-3.

Yuan Y, Zhao Y, Xie T, Hu Y. Percutaneous endoscopic gastrostomy versus percutaneous radiological gastrostomy for swallowing disturbances. Cochrane Database Syst Rev. 2016;2(2):CD009198.

Intervencionismo biliar y pancreático

54

J. F. Antezana Tapia y B. V. Arrázola Cabrera

OBJETIVOS

- Describir la técnica e indicaciones del intervencionismo en la vía biliar y pancreática.
- Revisar el material empleado y cómo utilizarlo.
- Identificar las posibles complicaciones asociadas a los procedimientos y cómo prevenirlas.
- Establecer el manejo de las complicaciones relacionadas con los procedimientos intervencionistas biliopancreáticos.

PROCEDIMIENTOS BÁSICOS EN INTERVENCIONISMO BILIAR

El acceso percutáneo a la vía biliar desempeña un papel importante como punto de partida para otros procedimientos, no siendo una indicación meramente diagnóstica, ya que se dispone de otras alternativas no invasivas para este fin.

El desarrollo de las técnicas endoscópicas ha permitido que actualmente sean de primera elección en el manejo de la patología biliar, no obstante, la intervención biliar percutánea sigue siendo útil cuando la endoscópica fracasa o es poco probable que tenga éxito, y ha demostrado que tienen una mayor eficacia terapéutica que la colangiopancreatografía retrógrada endoscópica (CPRE) en los casos de oclusiones malignas. Como consecuencia del nuevo proceso de «selección», la mayoría de los casos percutáneos son técnica y médicamente difíciles. Requieren buena planificación, seguimiento clínico prolongado y manejo multidisciplinario.

Anatomía de la vía biliar intrahepática

Al igual que la división segmentaria de Couinaud (**Fig. 54-1**), cada uno de los segmentos origina un conducto biliar, correspondiente a un conducto biliar de primer orden.

En el lóbulo hepático derecho, los segmentos posteriores (VI y VII) drenan en el conducto segmentario lateral o posterior, y los segmentos anteriores (V y VIII), en el segmentario anterior o medial; estos son los conductos biliares de segundo orden. Estos dos forman un conducto biliar principal derecho. Como es de suponer, en una proyección anteroposterior en decúbito supino, los conductos segmentarios anteriores y posteriores se superponen unos con otros, siendo necesarias proyecciones oblicuas y laterales para individualizarlos.

En el lóbulo hepático izquierdo, los segmentos anteriores (III y IV) y el posterior (II) forman el conducto biliar

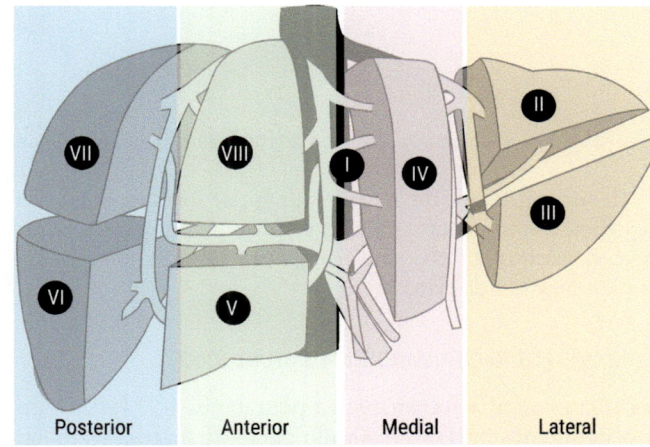

Figura 54-1. Vista quirúrgica anteroposterior del hígado: dibujo esquemático, que muestra la división segmentaria propuesta por Couinaud.

principal izquierdo, ambos perfectamente diferenciables en proyección anteroposterior.

El drenaje del segmento I es muy variable, y puede ser al conducto principal derecho o izquierdo o, incluso, en su confluencia.

La típica disposición de la bifurcación hepática con un conducto derecho corto y vertical e izquierdo largo y horizontal solo se observa en el 60-70 % de los casos (**Fig. 54-2**). En el resto de los casos (30-40 %), existe variabilidad, pudiendo cualquiera de los dos conductos segmentarios derechos cruzar al lóbulo contralateral y drenar en el conducto biliar principal izquierdo, o ambos por separado formando una trifurcación hepática e, incluso, drenar en el conducto cístico, conducto hepatocístico (**Fig. 54-3**).

La división subsegmentaria propuesta por Nimura, que se basa en la anatomía portal, tiene mayor importancia en la planificación prequirúrgica y no tanto así para un manejo percutáneo intervencionista.

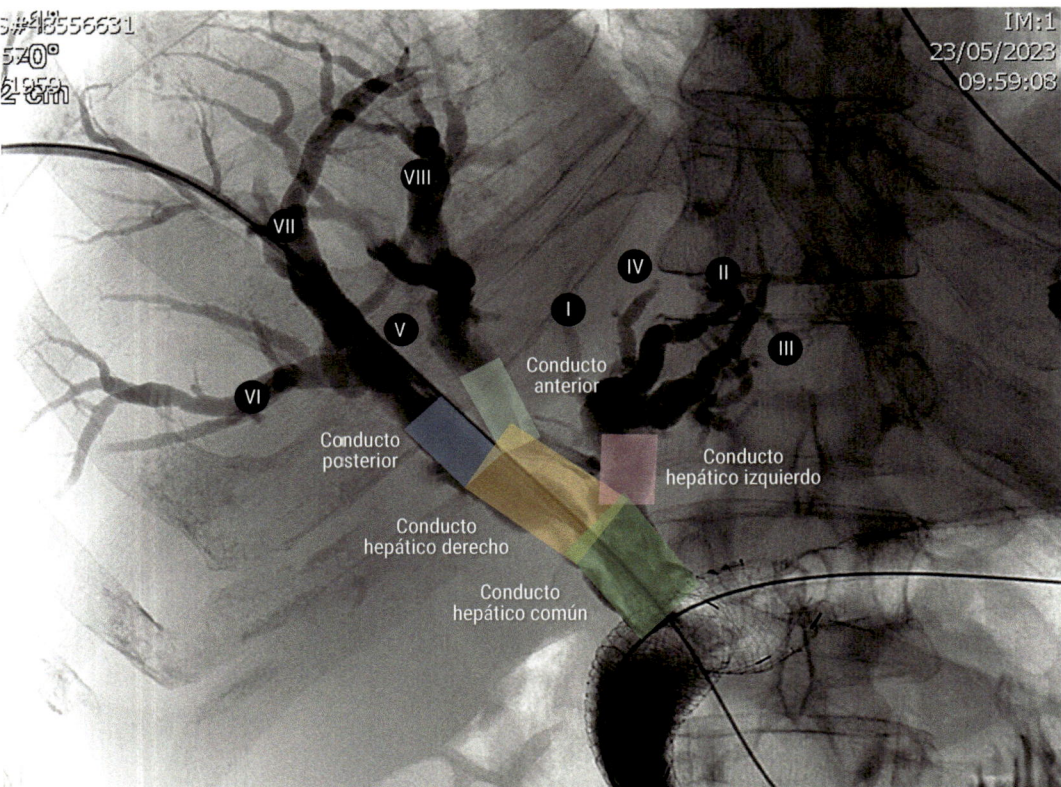

Figura 54-2. Colangiografía que muestra la anatomía biliar intrahepática. Disposición típica (60-70 %).

El conocimiento de la anatomía biliar intrahepática con sus correspondientes variantes es importante para realizar procedimientos intervencionistas, fundamentalmente, para la planificación de estos.

Colangiografía transhepática percutánea

La colangiografía transhepática percutánea (CTHP) es un procedimiento invasivo realizado para visualizar la vía biliar intrahepática y extrahepática, que consiste en la introducción de medio de contraste a través de una aguja fina por punción directa bajo control fluoroscópico. Tiene una sensibilidad cercana al 100 % en caso de dilatación de la vía biliar y del 75-80 % cuando no se produce dilatación.

El desarrollo de los medios de imagen, la tomografía computarizada (TC) multicorte y, sobre todo, la colangiografía por resonancia magnética (colangio-RM) han hecho que esta técnica sea obsoleta en el diagnóstico de patología biliar obstructiva, y se emplea hoy en día como punto de partida para el drenaje biliar y otros procedimientos intervencionistas, permitiendo una correcta visualización del árbol biliar para posteriormente seleccionar el acceso más adecuado.

Indicaciones

La CTHP está indicada en los siguientes casos:

- Previa a la intervención biliar percutánea.
- En pacientes pediátricos, que no cooperan o que están muy enfermos, en quienes una nueva prueba diagnóstica (especialmente, la RM) requeriría otra sedación, o podría provocar un retraso en el tratamiento necesario.
- Cuando hay signos de obstrucción clínicos y de laboratorio en pacientes con una coledocoyeyunostomía (anastomosis) que no parece obstruida en las imágenes no invasivas, como resultado de una menor distensibilidad ductal y con conductos mínimamente dilatados o no dilatados (p. ej., un trasplante hepático o pacientes quirúrgicos después de una pancreatectomía o una duodenectomía).

Contraindicaciones

La CTHP presenta contraindicaciones absolutas y relativas:

- Absolutas:
  - Coagulopatía no corregible.
  - Uso obligatorio de clopidogrel.
- Relativas:
  - Coagulopatía moderada no corregible o empleo de ácido acetilsalicílico: valorar la infusión de plasma fresco congelado, crioprecipitados o plaquetas durante el procedimiento.
  - Ascitis de gran volumen: realizar paracentesis antes del procedimiento y durante este. Valorar el abordaje izquierdo; es menos frecuente que haya ascitis anterior.
  - Inestabilidad hemodinámica.
  - Alergia grave a contrastes yodados.
  - Agitación psicomotriz.

Figura 54-3. Principales variantes anatómicas de la vía biliar. **A)** Distribución típica. **B)** Trifurcación. **C)** Conducto hepático derecho corto. **D)** Conducto derecho anterior que desemboca en el conducto común. **E)** Drenaje del conducto posterior en el hepático izquierdo. **F)** Drenaje del conducto anterior en el conducto izquierdo.
CA: conducto hepático derecho anterior; CP: conducto hepático derecho posterior; CPI: conducto hepático izquierdo.

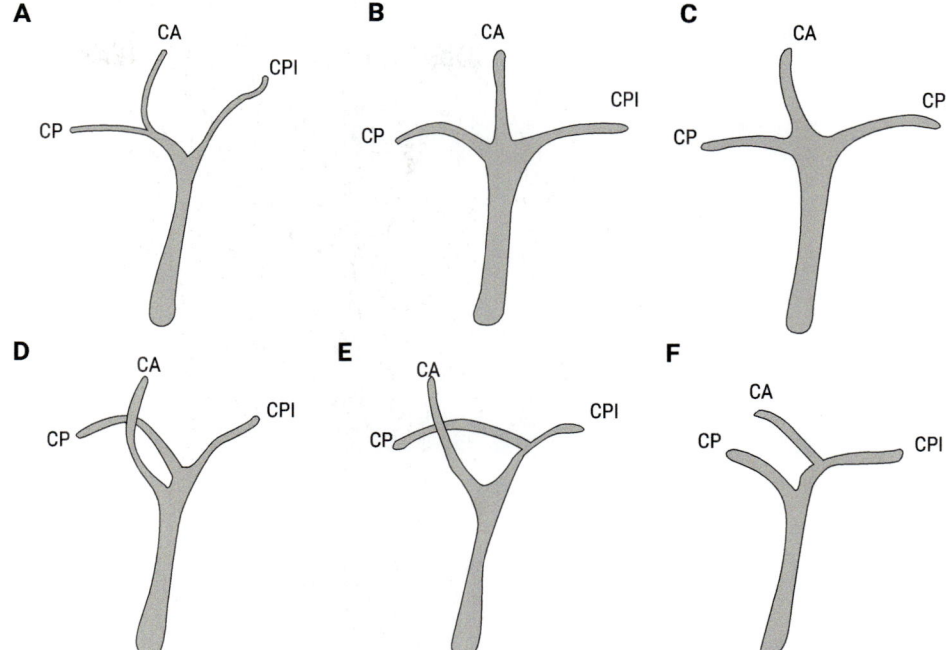

Técnica de la colangiografía transhepática percutánea

Antes de explicar la técnica de acceso, se exponen las pautas que se deben tener en cuenta en la preparación del paciente.

Preparación preprocedimiento

La realización de la CTHP requiere los siguientes pasos previos:

- Anamnesis y exploración física dirigidas. Revisar los estudios por imagen para aclarar las indicaciones y establecer un plan en caso de ser necesario el drenaje biliar.
- Pruebas sanguíneas: hemograma completo y recuento de plaquetas (mayor de 50.000/μL); cociente internacional normalizado (INR [*international normalized ratio*] < 1,6); pruebas de la función hepática y función renal.
- Obtener el consentimiento informado.
- Se establece un acceso intravenoso (i.v.) para los medicamentos y la hidratación.
- Antibióticos preprocedimiento 1 hora antes de comenzar. Las recomendaciones de cobertura antibiótica incluyen: carbapenémicos (p. ej., ertapenem: 1 g i.v.); fluoroquinolonas: ciprofloxacino (500 mg i.v.), levofloxacino (1 g i.v.) o moxifloxacino (400 mg i.v.); ampicilina más sulbactam (3 g i.v.).
- Si bien el procedimiento se puede realizar con analgesia, sedación y anestesia local (lidocaína al 2 %), es recomendable la anestesia general en caso de proceder con el drenaje biliar, en especial, cuando el caso se prolonga o se complica.
- Las recomendaciones más frecuentes son suspender alimentos o líquidos durante 6 horas, excepto el agua, que se suspende hasta 2 horas antes del procedimiento.

Acceso a la vía biliar

Con el paciente en decúbito supino, el acceso puede ser a un radical derecho, izquierdo o bilateral. Clásicamente, el procedimiento se ha realizado mediante control fluoroscópico. Actualmente, la ecografía se ha impuesto como método de guía para el acceso en el árbol biliar; permite seleccionar el radical, su tamaño y el nivel de abordaje, y es más segura y rápida.

El método clásico bajo control fluoroscópico requiere de guías anatómicas en la pared toracoabdominal. El acceso derecho se lleva a cabo por la línea medioaxilar a nivel del 10º-11º espacio intercostal; la punción se realiza con una aguja Chiba de 21 G, con una trayectoria de derecha a izquierda paralela a la mesa de trabajo y perpendicular a la columna vertebral, discretamente de abajo hacia arriba, como se muestra en la **figura 54-4**. El acceso izquierdo se realiza por vía subxifoidea dirigiendo la aguja de izquierda a derecha, de adelante hacia atrás y discretamente de arriba hacia abajo. Con la aguja introducida en el parénquima hepático, se va retirando muy lentamente, realizando aspiración continua con una jeringa de 10 mL hasta conseguir débito biliar o introduciendo lentamente contraste yodado hasta conseguir contrastar la vía biliar. Una vez alojada la aguja en el radical biliar, se va introduciendo muy lentamente contraste yodado hasta conseguir un correcto marcado del árbol biliar en su mayor extensión posible.

La guía ecográfica es más sencilla y segura. Bajo control ecográfico, se localiza el radical más adecuado y se punciona en visión transversa o longitudinal; conseguido el acceso al radical biliar, se procede a introducir lentamente el contraste bajo control fluoroscópico (**Fig. 54-5**).

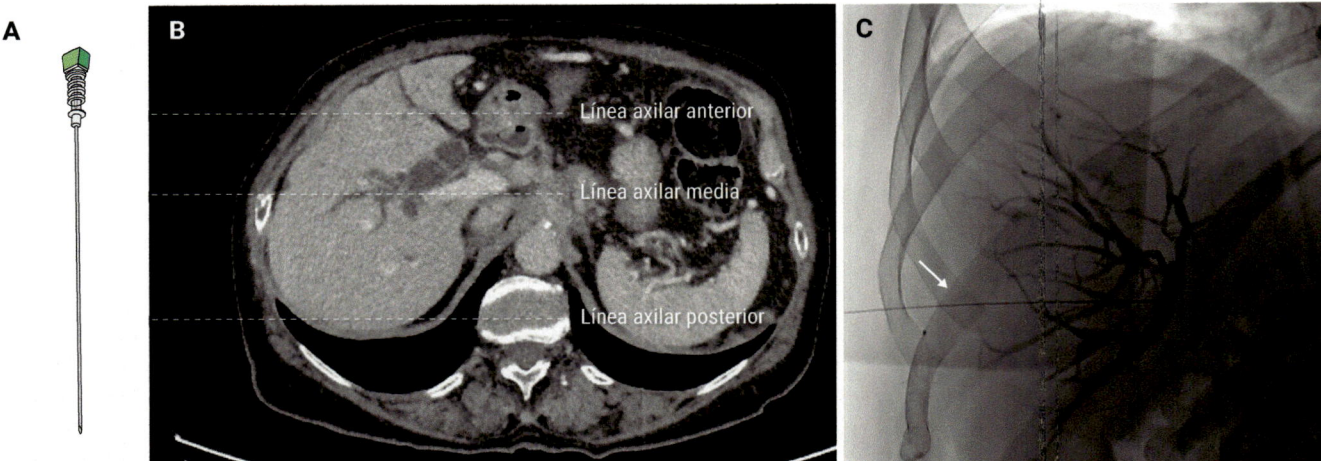

Figura 54-4. Colangiografía transhepática percutánea. **A)** Aguja Chiba de 22 G de 15 cm de longitud usada en la punción percutánea. **B)** Tomografía computarizada que ilustra los diferentes niveles de acceso bajo guía fluoroscópica; se prefiere la línea axilar media. **C)** Punción transhepática de la vía biliar con aguja de 22 G (flecha); vía biliar contrastada.

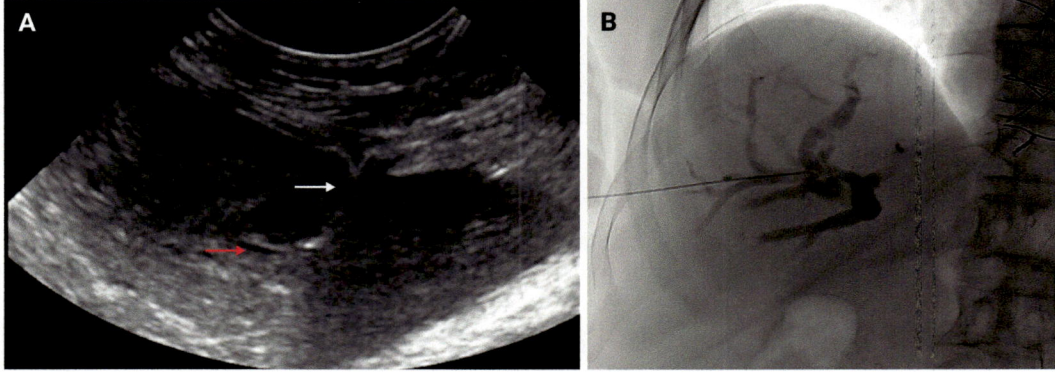

Figura 54-5. Colangiografía transhepática percutánea con guía ecográfica. **A)** Imagen ecográfica que muestra el acceso de la aguja (flecha blanca) a la vía biliar (flecha roja). **B)** Aguja de 22 G en la vía biliar contrastada.

Complicaciones

La posibilidad de una complicación potencialmente grave es muy rara, ya que se realizan punciones con agujas finas (21-23 G); si bien, frecuentemente, se hacen punciones centrales, estas nunca se usarán para colocar un catéter de drenaje, solo se emplearán para obtener un mapa biliar y seleccionar un radical más adecuado. No obstante, al ser una técnica invasiva, no está exenta de probables complicaciones, que se detallarán posteriormente junto con las propias del drenaje biliar percutáneo.

Drenaje biliar percutáneo

Procedimiento realizado para descomprimir la vía biliar obstruida, que puede ser un drenaje externo, alojando el catéter de drenaje por encima de la obstrucción intrahepática o extrahepática, o interno-externo, dejando el extremo distal del catéter alojado en el asa intestinal tras pasar la zona estenótica. Puede ser con finalidad terapéutica, como en las colangitis agudas que no evolucionan de manera favorable con medidas conservadoras o, por el contrario, ser la primera intervención para posteriormente realizar procedimientos específicos por este acceso, considerándose una vía de trabajo. Con este pro-

pósito, se debe seleccionar el radical biliar más adecuado y se tienen que cumplir ciertas condiciones técnicas:

- Entrar en un conducto lo más periférico posible.
- Con la mínima distancia desde el lugar de entrada en el hígado.
- Con un ángulo favorable, siempre mayor de 90°. Este punto es muy importante para el adecuado desplazamiento de todo el material empleado en los procedimientos.

Indicaciones

El drenaje biliar percutáneo está indicado en los siguientes casos:

- Paliación o tratamiento de una obstrucción biliar por una estenosis benigna (p. ej., posoperatoria o postrasplante) o una estenosis maligna después de un drenaje fallido mediante CPRE no candidata a cirugía.
- Ya no se considera que la descompresión preoperatoria esté sistemáticamente indicada; se asocia a una mayor morbilidad y debe evitarse a menos que haya otro motivo de fuerza mayor, como una colangitis, que debe corregirse antes de la cirugía.

- Colangitis o bilis infectada.
- Lesión de las vías biliares con fuga de bilis por causas traumáticas o yatrogénicas.
- Estenosis compleja que afecta a las vías izquierdas y derechas (p. ej., colangiocarcinoma con Billroth IV, colangitis esclerosante y colangitis isquémica) no accesibles o complejas mediante CPRE.
- Facilitar los procedimientos intraductales.

Contraindicaciones y preparación del paciente

Son idénticas a las ya descritas en la CTHP. Son especialmente importantes los parámetros de coagulación y el tratamiento antibiótico profiláctico, dado el riesgo de complicaciones hemorrágicas y la probable sobreinfección por manipulación dentro de la vía biliar.

Técnica

Una vez conseguido el acceso a la vía biliar tal y como se ha descrito en el apartado de la CTHP, se introduce contraste y se evalúa la idoneidad del radical para realizar el drenaje biliar; si no fuera adecuado (p. ej., por su calibre, dirección, posición central, etc.), se deja esta aguja y, tras seleccionar el radical más adecuado, se realiza una nueva punción (**Fig. 54-6**).

Tras puncionar el radical seleccionado, se pasa a través de la aguja Chiba de 22 G una guía de 0,018 pulgadas. Se retira la aguja dejando la guía alojada dentro de la vía biliar

lo más distal posible para dar mayor soporte y se pasa sobre la guía el sistema coaxial de acceso percutáneo. Se trata de un sistema de acceso percutáneo de punción única para facilitar la colocación de una guía de trabajo de hasta 0,038 pulgadas de diámetro; consiste en una vaina externa de 5 F con un cuerpo interior de un trocar metálico con su vaina blanda de 2 F (**Figs. 54-7** y **54-8**).

Una vez asegurada la vía de acceso, se retira el trocar metálico con su vaina y, a través de la vaina de 5 F, se introduce una guía teflonada o hidrófilica de 0,035 pulgadas.

Si la vía biliar está libre hasta el duodeno, sobre la guía de soporte de 0,035 pulgadas, tras retirar la vaina de 5 F, se introduce un catéter multiperforado de drenaje de 6-8 F cuyo extremo distal queda en el intestino y puede funcionar como drenaje interno o externo (**Figs. 54-9** y **54-10**). Si, por el contrario, está obstruida en sus segmentos hepáticos o colédoco, por la vaina se pasa un catéter de 4 F (p. ej., Berenstein, multipropósito corto, vertebral corto, etc.) y, con la ayuda de una guía hidrófila, se intenta pasar la estenosis hasta alcanzar el intestino; si se consigue, se intercambia por la guía rígida teflonada y, sobre esta, se pasa un catéter multiperforado.

En ocasiones, no es posible pasar la estenosis en la vía biliar, por lo que es necesario dejar un catéter externo en la parte dilatada previa a la estenosis, que funcionará exclusivamente como externo (catéter *pig-tail* externo) (**Fig. 54-11**).

Cuidados de los catéteres de drenaje biliar

Garantizar la permeabilidad de los catéteres es el objetivo principal.

Los catéteres externos deben permanecer permanentemente abiertos y conectados a la bolsa colectora con presión

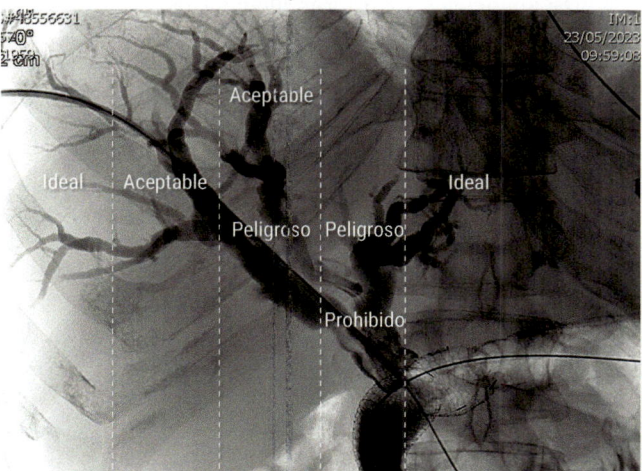

Figura 54-6. Representación gráfica de las diferentes zonas de riesgo en la vía biliar intrahepática para el drenaje percutáneo.

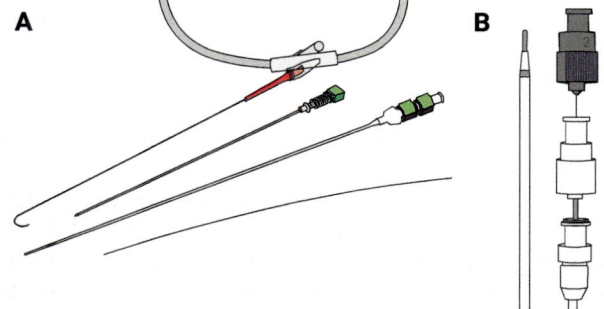

Figura 54-7. A) Set de acceso percutáneo con sus diferentes componentes. **B)** Imagen que muestra en detalle la composición del sistema triaxial.

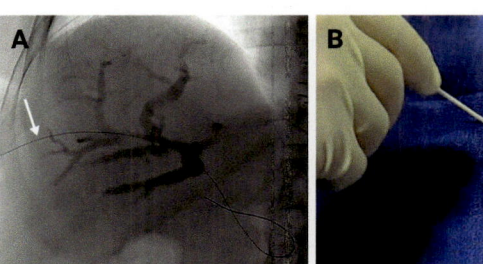
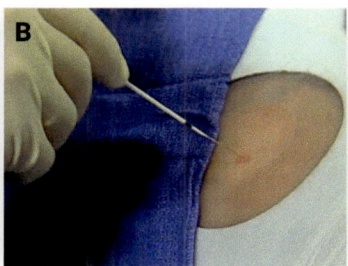
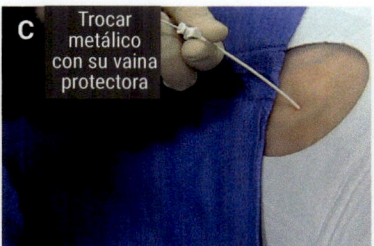
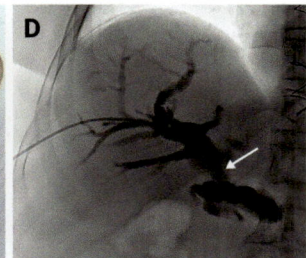

Figura 54-8. Secuencia gráfica que ilustra el intercambio del sistema triaxial para conseguir un acceso de mayor calibre. **A)** Paso de una guía de 0,018 pulgadas por una aguja de 22 G. **B)** Tras retirar la aguja, se introduce el sistema triaxial por la guía. **C)** Se retira el trocar metálico con su vaina blanda, dejando la vaina externa de 5 F. **D)** Colangiografía por la vaina externa posicionada en el colédoco.

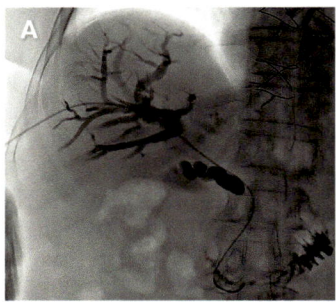
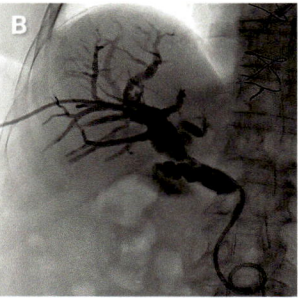

Figura 54-9. Secuencia gráfica que ilustra el paso al duodeno y el implante de drenaje interno-externo. **A)** Catéter diagnóstico de 4 F con el extremo distal en el duodeno. **B)** Drenaje biliar multiperforado con el extremo distal en el duodeno (interno-externo).

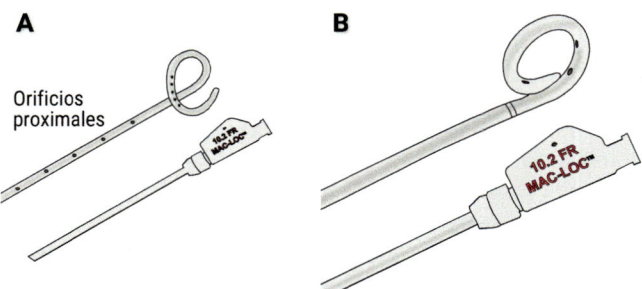

Figura 54-10. Catéteres *pig-tail* de drenaje biliar. **A)** Multiperforado interno-externo. **B)** Externo con orificios distales.

atmosférica. Al no estar estos comunicados con el intestino, drenan el contenido biliar siempre al exterior. Una pauta de tres lavados diarios suele ser suficiente para mantener la permeabilidad e impedir que se obstruyan por «residuos» o bilis precipitados. Se introducen lentamente 10 mL de solución salina para posteriormente aspirar con la misma jeringa.

En el caso de los catéteres internos-externos multiperforados, el extremo distal se aloja en el asa intestinal, manteniendo un contacto continuo con la flora intestinal, por lo que se debe procurar siempre el flujo hacia el intestino y los lavados se harán en este sentido. Se introducen lentamente 10 mL de solución salina sin aspiración posterior. Por lo general, este tipo de catéteres se mantienen abiertos al exterior durante pocas horas para posteriormente cerrarlos, ya que los orificios proximales del catéter drenan la bilis hacia el intestino.

El catéter de drenaje se debe retirar cuando exista mejoría clínica, una vez confirmado que se ha resuelto el problema inicial que motivó su colocación (obstrucción, estenosis). Se debe cerrar el catéter durante 24 horas y, si no existen signos de alarma en este tiempo (fiebre, dolor, salida de contenido biliar pericatéter), se retira.

Si el catéter de drenaje es permanente, se deben realizar cambios del catéter, al menos, cada tres meses.

Complicaciones

Las posibles complicaciones del drenaje biliar percutáneo son:

- Hemorrágicas: subcapsulares o peritoneales, pleurales (solo con punciones del lado derecho) y biliares (la hemobilia después del procedimiento es relativamente frecuente y autolimitada; aproximadamente, del 16 %). La hemorragia tardía suele presentarse debido al crecimiento de un seudoaneurisma, que puede sangrar en un conducto adyacente y manifestarse como una hemorragia digestiva o como sangrado por el catéter de drenaje. Las hemorragias graves que requieren transfusión se observan en, aproximadamente, el 3 % de los pacientes.
- Infecciosas: colangitis, sepsis. Infección tardía como colangitis recurrente tardía.
- Filtración de bilis: peritoneal, pleural (solo con punciones del lado derecho).
- Complicaciones relacionadas con el catéter: obstrucción por residuos de sangre o moco, acodamiento, desplazamiento.

Manejo de las complicaciones

A continuación se describe cómo proceder en el caso de que se presenten complicaciones hemorrágicas o de otra naturaleza.

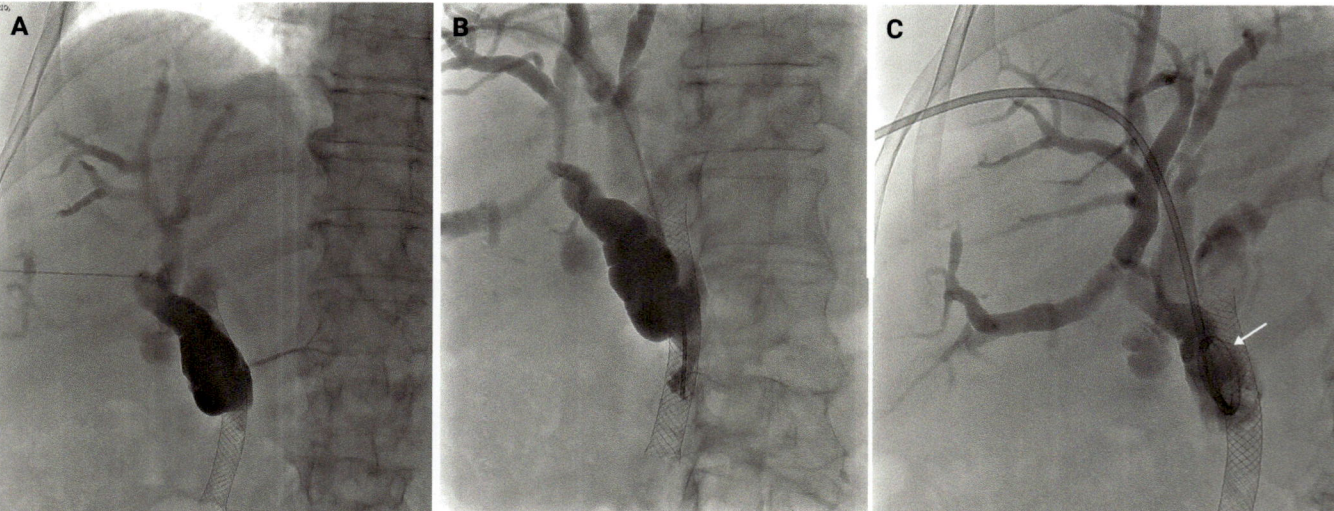

Figura 54-11. Secuencia de imágenes que muestra un caso con oclusión proximal de la prótesis biliar infranqueable. Finalmente, se deja un catéter de drenaje externo *pig-tail* formado inmediatamente superior a la obstrucción (flecha).

Manejo de las complicaciones hemorrágicas

Si la sospecha es de hemobilia de origen arterial, habitualmente, se manifiesta con dolor intenso y brusco durante el procedimiento, y puede acompañarse de inestabilidad hemodinámica. En la imagen fluoroscópica, se puede observar lavado inmediato del contraste introducido en la vía biliar, además de salida de sangre pulsátil por el acceso en la piel. El diagnóstico angiográfico debe realizarse lo antes posible y se procederá a su embolización selectiva si se confirma.

En caso de hemorragias tardías, es conveniente realizar un estudio de TC trifásica con el fin de identificar lesiones vasculares relacionadas con el procedimiento (sangrado activo, secciones vasculares, seudoaneurismas, etc.) que puedan guiar una posterior angiografía y embolización (**Fig. 54-12**).

Si la hemobilia es de origen venoso, pero persi*stente*, se puede cambiar el catéter de drenaje por uno de mayor calibre (generalmente, 2-4 F mayor que el previo) con la intención de taponar el trayecto. En caso de identificarse el sangrado venoso en el momento de retirar el catéter, sobre una guía, se intercambia este por un introductor generalmente de 8 F; a través de este, se introduce un catéter diagnóstico (Berenstein de 4 F) y se procede a contrastar en retirada. Una vez identificado el vaso venoso, se emboliza; generalmente, con *coils* o embolización del tracto hepático completo con Espongostan®.

Manejo de otras complicaciones

El tratamiento adecuado de la colangitis consiste en el uso de antibióticos durante un período de 7-10 días. En caso de sepsis, es necesario valorar ingreso en la unidad de cuidados intensivos (UCI). En general, dado que el catéter se comunica con el intestino y la piel a lo largo del trayecto, los «cultivos positivos» de la bilis no se tratan, salvo que sea un crecimiento «grande» o que el paciente tenga síntomas.

En caso de celulitis o infección en el sitio del catéter, los problemas cutáneos se tratan con antibióticos o antisépticos y cambios de curación dos veces al día.

La obstrucción del catéter o, incluso, un drenaje poco eficaz requieren una colangiografía y el recambio. El desplazamiento del catéter exige una evaluación rápida. Si el catéter se sale totalmente del hígado, el trayecto se cerrará en un par de horas, salvo que sea crónico.

Colecistostomía percutánea

En cierta medida, se puede considerar una variante del drenaje biliar percutáneo. Cuando es necesaria, casi siempre es urgente y compleja por la situación de los pacientes. Los beneficios son inmediatos y notorios.

Indicaciones

La colecistostomía percutánea está indicada en los siguientes casos:

- Colecistitis no susceptibles de cirugía de forma temporal o permanente.
- Sepsis idiopática en un paciente ingresado en la UCI una vez descartados otros orígenes.
- Acceso a las vías biliares para la intervención cuando no es posible por otros métodos.

Contraindicaciones

No existen contraindicaciones absolutas, dado que los pacientes que necesitan una colecistostomía percutánea están muy enfermos.

Las contraindicaciones relativas son: coagulopatía o tratamiento antiplaquetario o anticoagulante, y ascitis.

Técnica

Para realizar la colecistostomía percutánea, se deben tener en cuenta las siguientes consideraciones técnicas:

- La preparación del paciente se realiza igual que para una CTHP.
- El procedimiento puede llevarse a cabo totalmente con guía ecográfica, incluso portátil; si bien, en ocasiones, también se puede hacer mediante TC.
- Antisepsia, colocación de campos quirúrgicos y uso de un transductor ecográfico.
- Anestesia local en la piel y a lo largo de todo el trayecto hasta el hígado o la vesícula biliar, siempre bajo control ecográfico.
- Se elige el acceso más fácil de acuerdo con la anatomía del paciente y la vesícula biliar.

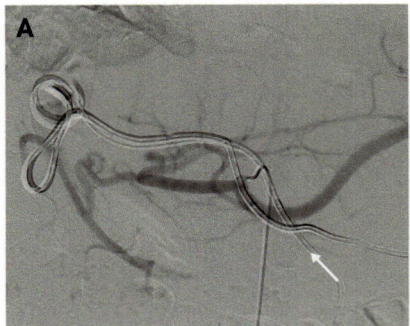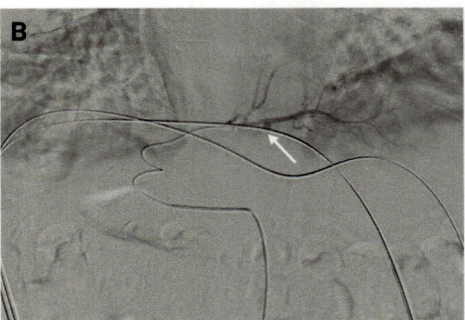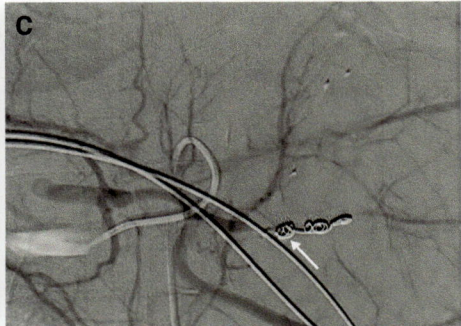

Figura 54-12. Complicación hemorrágica tardía secundaria a doble drenaje en remanente hepático izquierdo. El paciente presentó sangrado intermitente por uno de los catéteres, con anemización secundaria. **A)** Arteriografía desde el tronco celíaco con los catéteres puestos (flecha), que no identifica ninguna alteración. **B)** Arteriografía selectiva de la arteria en contacto con el catéter; problema tras la retirada de este: milimétrico seudoaneurisma como causa del sangrado intermitente (flecha). **C)** Embolización supraselectiva del seudoaneurisma mediante *coils*.

- No existe consenso en cuanto a si la vía de acceso más segura o estable es la transhepática o la transperitoneal subhepática. Se dispone de pocos datos que indiquen que una vía de acceso es mejor que la otra, ya que ambas tienen ventajas y desventajas (mayor riesgo de hemorragia en el acceso transhepático y mayor riesgo de fuga biliar en el transperitoneal, entre otras).
- La punción de la vesícula biliar se puede hacer de dos maneras: a través de la técnica con trocar por punción única o mediante la técnica Seldinger. En la primera, se utilizan catéteres con trocar (**Fig. 54-13**) de 6-8 F, con los que se realiza la punción directa de la vesícula biliar y se desplaza el catéter al interior de esta soportado por la vaina metálica del catéter. En la técnica de Seldinger, se punciona la vesícula con una aguja fina (que soporte una guía de 0,035 pulgadas), se introduce una guía rígida a su través, se retira la aguja y se deja el catéter en la vesícula soportado por la guía.
- El catéter se deja en drenaje por gravedad; se recomienda no aspirar.

Cuidados posprocedimiento

Los cuidados necesarios tras la realización de una colecistostomía percutánea son los siguientes:

- Igual que para los catéteres de drenaje biliar externos, se deben dejar abiertos permanentemente y conectados a una bolsa colectora con presión atmosférica. Se lava el catéter lentamente con 10 mL de solución salina normal cada 6-8 horas.
- Una vez estabilizado el paciente, se realiza una colecistografía con contraste diluido al 50 %. Se evalúa la vesícula biliar, la posición del catéter y la permeabilidad del conducto cístico y el colédoco, con especial atención a la presencia o no de cálculos y residuos.
- En cuanto sea posible, se debe de plantear un tratamiento o plan definitivo: cirugía, tratamiento conservador con posterior retirada del catéter o drenaje crónico de la vesícula biliar con cambios del catéter cada tres meses.
- Si la vía biliar está permeable, el paciente mejora y se toma la decisión de retirar el catéter; se considera primero tapar el tubo durante 72 horas para garantizar que el paciente se mantenga asintomático. El trayecto debe estar maduro antes de retirar el catéter. En general, esto tarda tres semanas, aunque puede ser necesario un período de 4-6 semanas para los trayectos puramente transperitoneales.

Complicaciones

Las tasas de complicaciones mayores varían del 0 al 10 %.

Las posibles complicaciones de una colecistostomía percutánea son:

- Filtración de bilis con peritonitis química secundaria.
- Hemorragia de la vesícula biliar o en el trayecto transhepático.
- Reacciones vasovagales durante el procedimiento debido a la manipulación de la vesícula biliar.
- Desplazamiento del catéter. Es un problema muy importante y una complicación de gran frecuencia y morbilidad.
- Sepsis.

Manejo de las complicaciones

El manejo de las complicaciones se realiza de la misma manera que para un drenaje biliar, ya descrito.

En cuanto a la filtración de bilis, si ocurre durante el procedimiento de inserción, se debe establecer el drenaje por catéter lo más pronto posible y se administran más medicamentos para el control del dolor. Si se debe a desplazamiento u oclusión del catéter, es necesario un tratamiento urgente. Se deben drenar todas las colecciones de líquidos fuera de la vesícula. Si se ha perdido el acceso a la vesícula biliar, debe volver a establecerse.

PROCEDIMIENTOS EN SITUACIONES ESPECÍFICAS EN INTERVENCIONISMO BILIAR

Manejo de la patología benigna en la vía biliar

En su mayoría, las lesiones de la vía biliar son yatrogénicas: fugas, laceraciones o estenosis. Se pueden manifestar como desde colecciones fuera de la vía biliar hasta obstrucciones completas secundarias a estenosis. Su manejo dependerá de la gravedad del cuadro, siendo en ocasiones conservador, pasando por drenajes, dilataciones e implante de prótesis, y llegando a intervenciones quirúrgicas en caso de mala evolución.

Tratamiento de fugas y laceraciones de la vía biliar

A continuación, se describe el manejo de las fugas biliares y las laceraciones de la vía biliar.

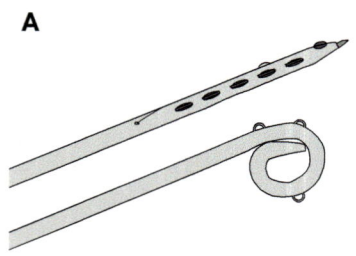
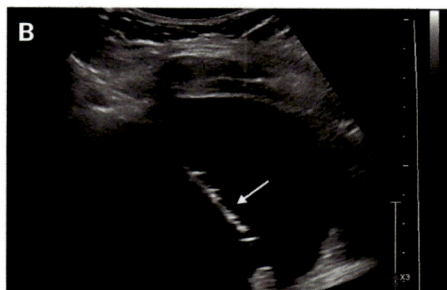
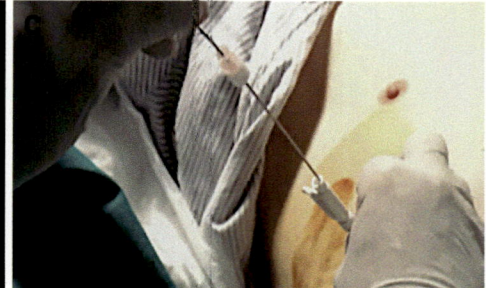

Figura 54-13. Colecistostomía percutánea. **A)** Catéter con trocar para punción directa de tipo *pig-tail*. **B)** Imagen ecográfica que muestra el catéter en la vesícula (flecha). **C)** Retirada del trocar interno dejando el catéter *pig-tail*.

Fugas biliares

Las fugas biliares, en su mayoría, tienen poca importancia clínica, siendo su manejo conservador; no obstante, en ocasiones, pueden dar lugar a biliomas y/o abscesos secundarios, que se tratan con drenaje biliar percutáneo, que soluciona el problema en escasos días. Puede ser necesario también el drenaje de las colecciones asociadas a la fuga.

Laceraciones de la vía biliar

La gravedad de la lesión no solo depende del tamaño de la agresión, sino también de la localización y el tiempo transcurrido hasta el diagnóstico. Cuanta más demora exista en el diagnóstico, más difícil o, incluso, imposible será la reparación del daño.

Si existe sospecha de lesión yatrogénica de la vía biliar en el acto quirúrgico, la colangiografía intraoperatoria es de gran ayuda en su diagnóstico (no siempre se realiza), permitiendo la reparación inmediata del daño. Desafortunadamente, el diagnóstico la mayoría de las veces suele ser tardío, por salida de contenido biliar por los drenajes quirúrgicos o formación de biliomas, siendo necesaria la confirmación del daño y la evaluación de la vía biliar mediante estudios complementarios (ecografía, TC, RM, etc.). Pueden asociar fiebre y/o ictericia por obstrucción debida al bilioma; además, si el débito fistuloso es importante, pueden existir alteraciones hidroelectrolíticas.

Como se acaba de comentar, si el diagnóstico es precoz, el tratamiento quirúrgico será el indicado; si el diagnóstico es tardío, el drenaje biliar percutáneo es la mejor opción: siempre se tiene que intentar pasar la zona lesionada y llegar hasta el asa intestinal para posteriormente implantar un drenaje interno-externo, que se dejará hasta la resolución del cuadro. Pasados unos días, es conveniente efectuar una colangiografía de control para valorar la respuesta; si persiste, se puede plantear aumentar el calibre del catéter de drenaje (desde 10 F

hasta 14 F). En caso de no conseguir pasar la zona lesionada, se dejará un catéter externo, siendo probablemente necesario también el drenaje del bilioma asociado; en un segundo tiempo, se realizará una nueva colangiografía y un nuevo intento de paso al intestino.

Puede ser necesario asociar al tratamiento una esfinteroplastia con el fin de disminuir la presión intracanalicular que favorezca el cierre del defecto fistuloso. Este procedimiento se realiza mediante dilatación neumática a nivel del esfínter de Oddi con balones de 8 a 12 mm de diámetro (**Fig. 54-14**).

En ocasiones, si persiste la fuga biliar, se puede plantear (si la situación anatómica de la lesión lo permite) el implante de prótesis biliares recubiertas que ocluyan el defecto, para posteriormente ser retiradas por vía endoscópica una vez resuelto el cuadro, generalmente, en 4-6 semanas.

Tratamiento de las estenosis benignas

En su mayoría, la causa de estenosis benignas en la vía biliar suele ser yatrogénica, por ejemplo, por laceraciones parciales inadvertidas en el acto quirúrgico. Con menor frecuencia, pueden también ser secundarias a procesos inflamatorios, por ejemplo, pancreatitis (aguda o crónica).

Su localización puede ser anastomótica, en pacientes con y sin trasplante, con una coledocoenterostomía (anastomosis entre el árbol biliar y el intestino) o una coledococoledocostomía (anastomosis de un sector y otro del colédoco) o intraductal (p. ej., posoperatoria, inflamatoria, isquémica [especialmente, después de un trasplante], o inducida por fármacos). Se manifiestan con cuadros de colangitis agudas, de repetición, frecuentemente asocian litiasis y un diagnóstico tardío puede terminar en cirrosis y fallo hepático.

El procedimiento inicial para el manejo de una estenosis benigna es instaurar un drenaje biliar percutáneo, ya sea externo en una primera intención o interno-externo si es posible (es recomendable no insistir en pasar la estenosis en el

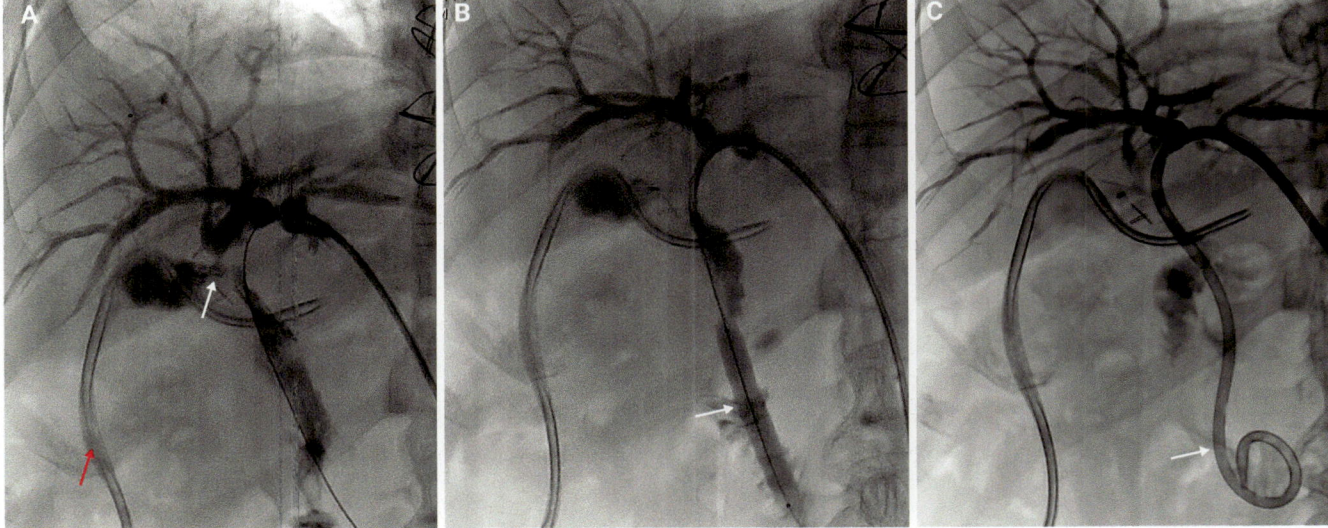

Figura 54-14. Manejo de una laceración secundaria a cirugía por colecistitis en el tercio proximal del conducto hepático común con fístula de alto débito. **A)** Fuga de contraste por defecto en el conducto hepático común (flecha blanca); drenaje quirúrgico en el lecho (flecha roja). **B)** Esfinteroplastia con balón de 10 mm (flecha blanca). **C)** Catéter de drenaje interno-externo de 12 F (flecha blanca).

momento agudo), una vez resuelto el cuadro agudo (generalmente, colangitis); en aproximadamente siete días, se plantea el tratamiento de la estenosis/oclusión biliar.

Se intercambia el catéter de drenaje por un introductor (generalmente, de 7 F por 25 cm de longitud), se introduce a través de este un catéter de soporte de 4 F (Berenstein, multipropósito, vertebral, etc.) y, con la ayuda de una guía hidrofílica, se atraviesa la zona estenótica hasta alcanzar el intestino (suele ser lo más dificultoso del procedimiento), se deja una guía de seguridad y se procede a realizar dilataciones progresivas con catéteres con balón: generalmente, de 5-6 mm en una primera intención hasta llegar a 9-10 mm en estenosis anastomóticas y hasta 7-8 mm en estenosis de vía biliar principal (**Fig. 54-15**). Finalmente, se deja un catéter de drenaje interno-externo y se revalora en 3-4 semanas para plantear una segunda dilatación si fuera necesaria. Si en el control existe una buena respuesta, se deja un catéter externo cerrado, inmediatamente superior a la estenosis tratada para valorar la tolerancia; si no existe sintomatología asociada, se realiza un nuevo control en tres semanas y, si se ve buena respuesta, se retira el catéter y se da por concluido el tratamiento.

Frecuentemente, es necesaria más de una dilatación, con un intervalo de aproximadamente 3-4 semanas. Si existe una mala respuesta al tratamiento con catéter con balón, se pueden plantear otras alternativas terapéuticas como el implante de prótesis metálicas autoexpandibles recuperables mediante endoscopia (no indicadas en reconstrucciones biliodigestivas por imposibilidad de acceso para su recuperación) y, más recientemente, prótesis biodegradables (polímeros que desaparecen en aproximadamente seis semanas: polidioxanona), que, en los últimos años, han demostrado ser una alternativa válida sin las limitaciones de las prótesis metálicas, pudiendo implantarse estas incluso en reconstrucciones biliodigestivas (**Fig. 54-16**).

Tratamiento percutáneo de la litiasis biliar

Actualmente, el tratamiento de la litiasis en la vía biliar (coledocolitiasis) se realiza casi exclusivamente por técnicas endoscópicas y procedimientos intervencionistas percutáneos cuando no son posibles las primeras; han desplazado casi completamente al método quirúrgico tradicional. El tratamiento percutáneo se aplica tanto a la litiasis residual (remanente tras una intervención, habitualmente quirúrgica, pero también endoscópica) como a la nativa. El diagnóstico se establece por métodos no invasivos (ecografía, TC, RM) o por CTHP

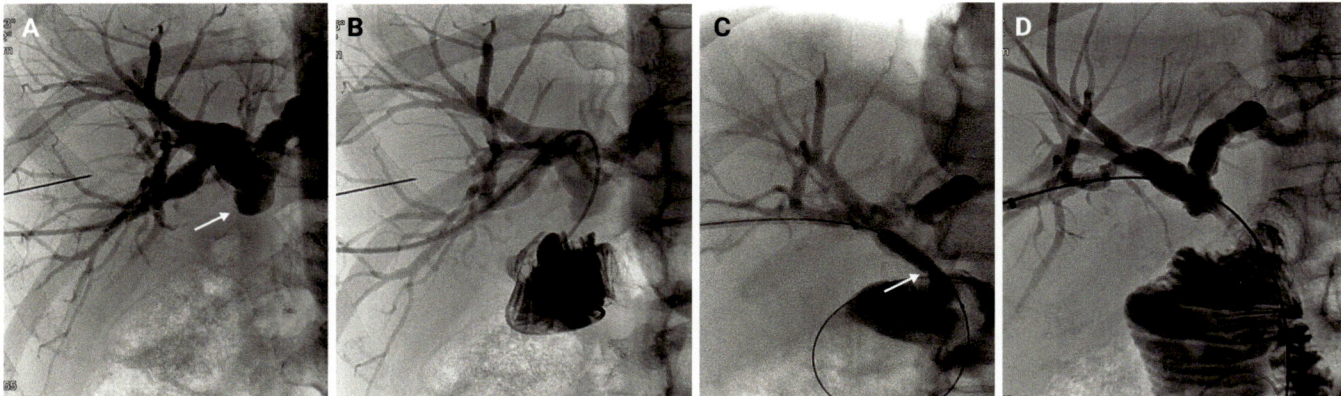

Figura 54-15. Secuencia de imágenes que muestra el tratamiento de una estenosis benigna en una anastomosis hepatoyeyunal posquirúrgica. **A)** Colangiografía transhepática percutánea que muestra oclusión completa en la anastomosis hepatoyeyunal (flecha). **B)** Repermeabilización de la anastomosis y paso al yeyuno. **C)** Dilatación de la anastomosis con catéter con balón de hasta 10 mm de diámetro; apréciese la muesca de la estenosis en el balón (flecha). **D)** Control colangiográfico con aceptable paso de contraste al yeyuno tras la dilatación.

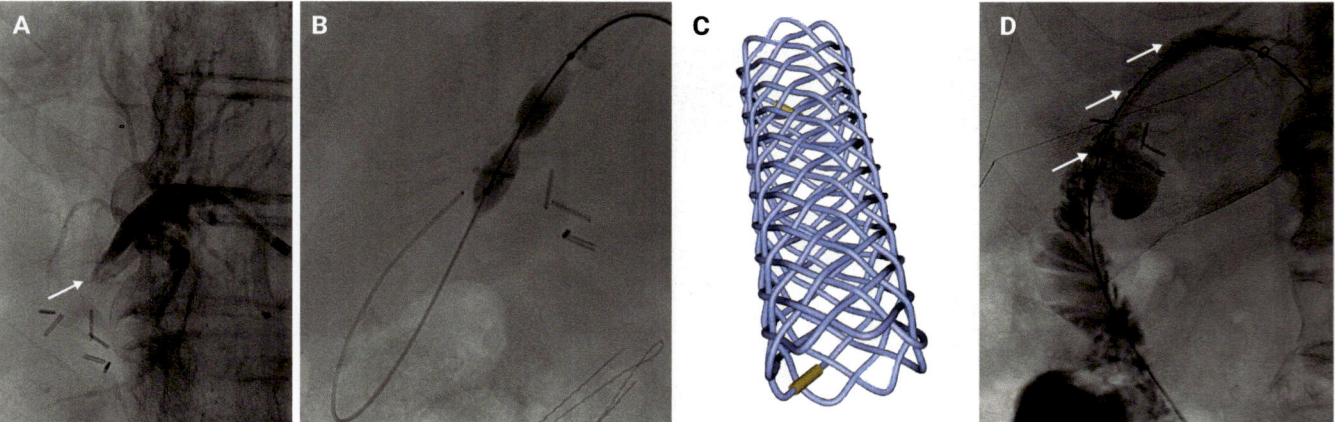

Figura 54-16. Estenosis benigna en una anastomosis hepatoyeyunal posquirúrgica con mala respuesta a las dilataciones. Tratamiento con prótesis biodegradable. **A)** Colangiografía transhepática percutánea que muestra oclusión completa en la anastomosis hepatoyeyunal (flecha). **B)** Dilataciones con balón de alta presión. **C)** Prótesis biliar biodegradable. **D)** Prótesis implantada; solo se ven las marcas de referencia (flechas).

en el momento del drenaje biliar percutáneo (generalmente, hallazgo secundario en este método invasivo).

Entre las alternativas terapéuticas en el tratamiento percutáneo de las litiasis, se encuentran:

- Disolución de los cálculos con diferentes sustancias; actualmente, poco empleada por sus efectos secundarios y dificultad del proceso.
- Extracción con material específico, como las cestas Dormia®.
- Expulsión de los cálculos al duodeno mediante catéteres con balón previa papiloplastia. Este tema se centrará más en este método, dado que es el preferentemente utilizado en el grupo de trabajo de los autores.
- Colangioscopia percutánea con fragmentación dirigida de la litiasis (litotricia percutánea) (**Fig. 54-17**) previa a su expulsión cuando son de gran tamaño. La evolución de los dispositivos de endoscopia con significativa disminución de su calibre ha permitido que se puedan utilizar por vía percutánea, siendo útiles no solo en el diagnóstico, sino también en el tratamiento de algunas patologías como en este caso.

La indicación más frecuente del manejo percutáneo de litiasis biliar suele ser en pacientes en los que no es posible realizar el tratamiento por vía endoscópica (por derivaciones biliodigestivas, papilas intradiverticulares, etc.) o en los que haya fallado dicho tratamiento o se haya resuelto parcialmente el cuadro existiendo litiasis residuales. No son limitaciones de esta técnica ni el número de cálculos ni su localización. El tamaño de la litiasis puede ser una contraindicación, no siendo recomendable su expulsión inicial en litiasis de 1,5 cm o superiores, no obstante, se puede realizar fragmentación de la litiasis antes de su expulsión, ya sea por métodos endoscópicos digestivos (CPRE) si son posibles o de manera percutánea como se ha comentado previamente (v. **Fig. 54-17**). En cuanto a su morfología, son idóneos los redondeados, y está contraindicada la expulsión primaria de cálculos rectangulares, excepto en el caso de que su tamaño sea inferior a 10 mm.

Para la realización de la técnica, se necesita disponer de un acceso a la vía biliar, generalmente, un drenaje biliar percutáneo previamente realizado o, en ocasiones, un drenaje

quirúrgico en «T» en la vía biliar extrahepática en el caso de litiasis residuales posquirúrgicas. Cabe destacar que en el momento de realizar el drenaje biliar se bebe seleccionar el radical más idóneo para el procedimiento de expulsión; este hecho es más relevante en el caso de litiasis intrahepáticas.

Se intercambia el catéter de drenaje por un introductor como canal de trabajo (generalmente, de 7-8 F y de 25 cm de longitud), habiendo dejado previamente una guía rígida de seguridad alojada en el intestino.

El procedimiento consta de dos fases:

- La papiloplastia, procedimiento por el cual se dilata la papila utilizando un catéter con balón de alta presión (de angioplastia), hasta un diámetro similar al de la litiasis. El diámetro máximo de dilatación no debe superar los 15 mm.
- Empujar los cálculos al duodeno a través de la papila. Habitualmente, se utiliza un catéter con balón de tipo Fogarty (**Fig. 54-18**) con un diámetro de 2 cm; se recomienda su inflado con un diámetro aproximado al del cálculo que se desea empujar.

Finalmente, se deja de nuevo un catéter de drenaje biliar percutáneo externo, por el que se realiza una colangiografía de control en 48-72 horas para valorar la respuesta al tratamiento y ver si son necesarias nuevas intervenciones o, por el contrario, dar por finalizado el procedimiento y pasar a retirar el catéter de drenaje.

En cuanto a las complicaciones relacionadas con el procedimiento, además de las ya descritas en relación con el drenaje biliar, se suman algunas potencialmente graves como la pancreatitis aguda por la manipulación, poco frecuente (en torno al 1 %).

Tratamiento paliativo en patología neoplásica obstructiva

Si bien el tratamiento ideal de la patología tumoral en la vía biliar es el quirúrgico, no siempre es posible por no cumplir criterios de resecabilidad. En estos casos, se debe pensar en un tratamiento paliativo que alivie la sintomatología secundaria a la estenosis maligna y garantice la permeabilidad de la vía

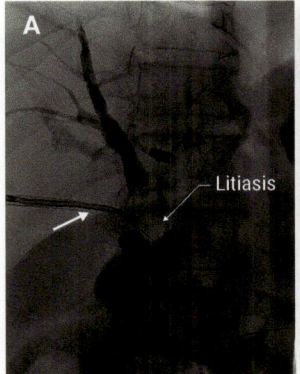
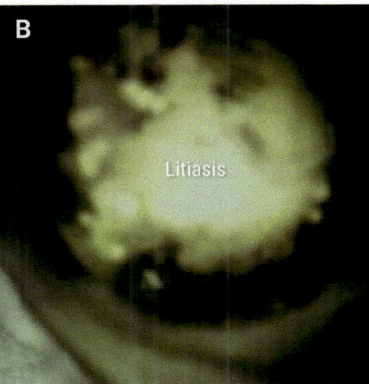
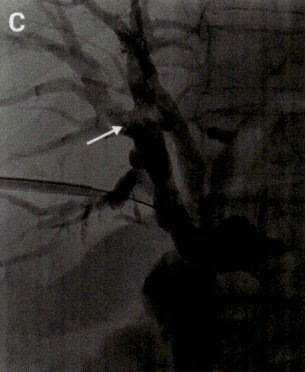
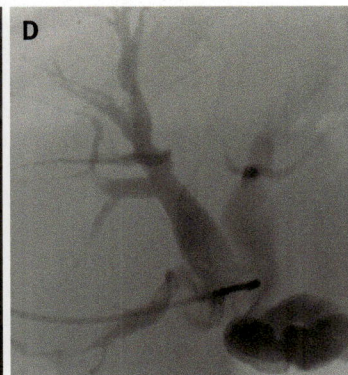

Figura 54-17. Litotricia percutánea de litiasis intrahepática enclavada en el conducto segmentario posterior derecho. **A)** Videocolangioscopio percutáneo con sistema de litotricia abocado a litiasis. **B)** Visión directa de la litiasis intrahepática. **C)** Fragmentación completa de la litiasis. **D)** Control colangiográfico una semana después, sin evidencia de litiasis residual.

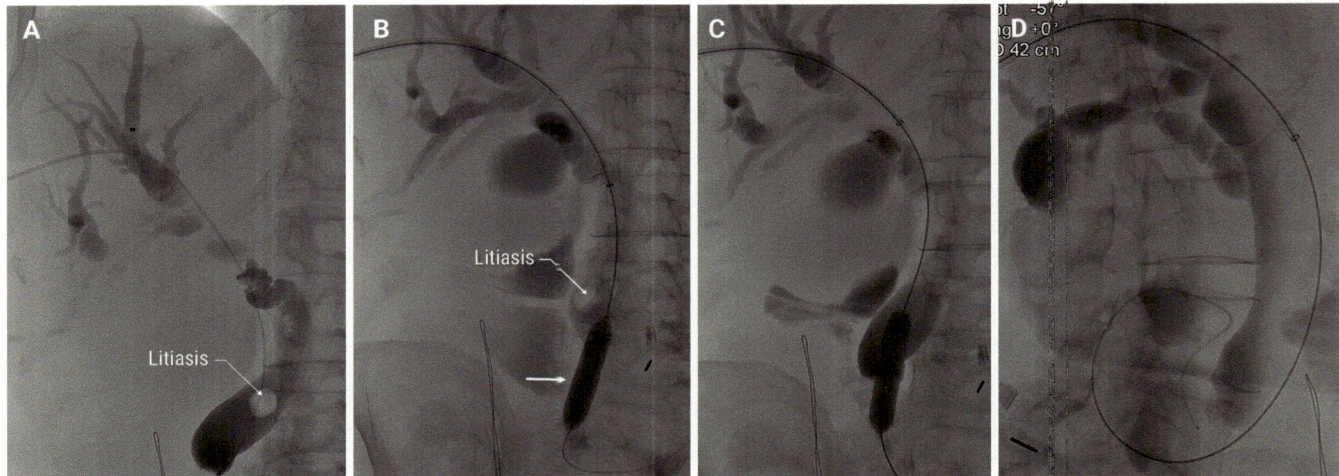

Figura 54-18. Tratamiento percutáneo de coledocolitiasis. **A)** Colangiografía transhepática percutánea que muestra litiasis en el colédoco. **B)** Esfinteroplastia con balón de 10 mm (flecha). **C)** Expulsión de la litiasis al duodeno. **D)** Control final con vía biliar libre de litiasis.

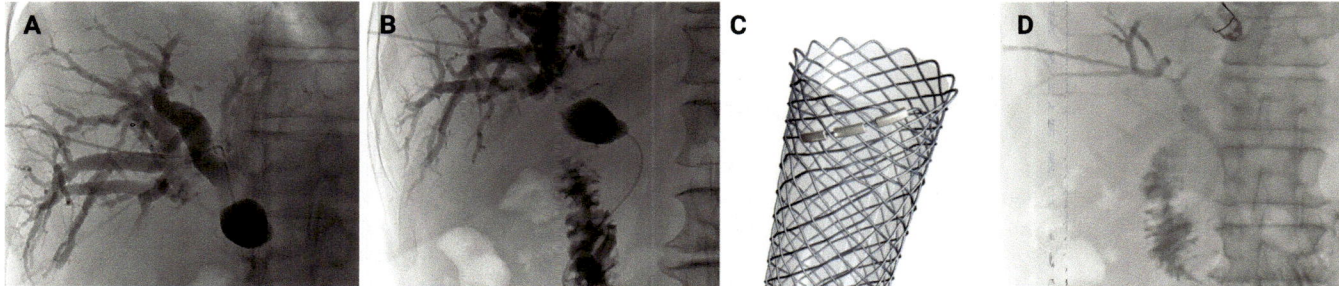

Figura 54-19. Manejo de una estenosis biliar maligna con prótesis paliativa. **A)** Colangiografía transhepática percutánea que muestra la oclusión completa en el colédoco medio. **B)** Paso al duodeno a través de la estenosis tumoral. **C)** Prótesis metálica autoexpandible. **D)** Prótesis implantada con aceptable paso de contraste al intestino.

biliar; se consigue, fundamentalmente, con el implante de prótesis metálicas autoexpandibles. Se pueden clasificar las estenosis malignas de acuerdo con su localización en proximales (colangiocarcinoma hiliar o tumor de Klatskin, carcinoma de vesícula biliar y metástasis) y distales (carcinoma de páncreas, ampulomas y colangiocarcinomas).

Inicialmente, las estenosis tumorales irresecables son tratadas mediante drenaje endoscópico, fundamentalmente, en las que son distales, siendo controvertido el manejo de las lesiones proximales, donde, en opinión de los autores, el tratamiento percutáneo sería el indicado, ya que la vía endoscópica en estos casos presenta una importante tasa de recidivas y complicaciones.

Para el manejo inicial de una obstrucción neoplásica, como es de suponer, se requiere de un drenaje biliar percutáneo, en muchos casos, dependiendo de la distribución de la afectación tumoral, puede ser bilateral, al haber afectación aislada de ambos radicales biliares principales, derecho e izquierdo.

Es importante la planificación previa al procedimiento, siendo fundamental la realización de una colangio-RM para valorar las obstrucciones segmentarias intrahepáticas (en el caso de las metástasis) o filiar el tumor de Klatskin, con cuatro tipos según la clasificación de Bismuth:

- Tipo I: tumor ubicado bajo la confluencia.
- Tipo II: tumor ubicado en la confluencia.
- Tipo IIIa: tumor con extensión al conducto hepático derecho.
- Tipo IIIb: tumor con extensión al conducto hepático izquierdo.
- Tipo IV: tumor con extensión hacia ambos conductos hepáticos.

Es muy importante la tipificación del tipo de tumor, dado que los tipos I y II pueden tratarse, el tipo III dependerá del territorio segmentario afectado, y el tipo IV la mayoría de las veces no se beneficia del tratamiento.

Se ha demostrado que drenar un 25-30 % del parénquima hepático consigue una significativa mejoría clínica, con disminución de los niveles de bilirrubina, siendo necesario solamente el drenaje de un lóbulo, generalmente, el derecho; no obstante, se pueden drenar ambos lóbulos si no existe una buena evolución (descenso de la bilirrubina a razón de 2 mg/dL en 24 horas).

Técnica del implante de prótesis biliar

A las contraindicaciones inherentes al drenaje biliar, ya descritas, se añaden dos contraindicaciones absolutas específicas para el implante de endoprótesis metálicas autoexpandibles: hemobilia activa y bilis infectada.

El procedimiento consta de dos fases (**Fig. 54-19**):

- Atravesar la obstrucción: tras el intercambio del catéter de drenaje por un introductor (7-8 F de 25 cm de longi-

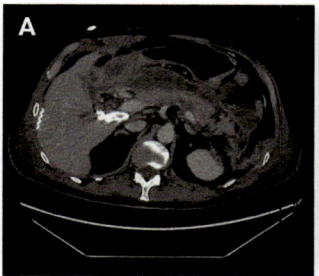
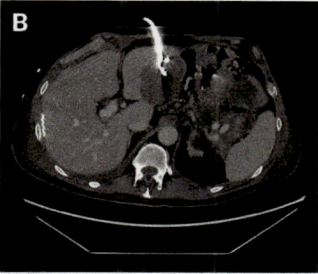

Figura 54-20. Estudio de tomografía computarizada que muestra cambios inflamatorios y colecciones peripancreáticas en el contexto de una pancreatitis aguda con catéter de drenaje *pig-tail* en la colección de mayor tamaño.

tud), se inserta un catéter diagnóstico de 4 F (Berenstein, multipropósito, vertebral etc.) y, con la ayuda de guías hidrofílicas, se pasa la zona estenótica hasta alcanzar el intestino. En ocasiones, no es posible el paso de la lesión; es recomendable no forzar la maniobra: se deja un catéter de drenaje externo inmediatamente superior a la oclusión y se vuelve a intentar en, aproximadamente, 48-72 horas, una vez haya drenado suficiente cantidad de bilis y desaparecido el componente de edema, que permitirá pasar la obstrucción sin problemas.

- Implante de la prótesis metálica autoexpandible: una vez atravesada la obstrucción, se cambia la guía por otra de alto soporte y se desplaza la prótesis por esta, dejándola centrada en la lesión. Las endoprótesis de 7-10 mm de diámetro suelen ser adecuadas para los conductos intrahepáticos, y las de 10-12 mm, para el colédoco; la longitud dependerá de la extensión de la lesión. En algunas ocasiones, puede ser necesaria una pequeña dilatación de la prótesis con balón. En el grupo de los autores, se prefiere que se expanda por sí sola, por lo que se suele dejar un catéter de drenaje de control hasta confirmar que la endoprótesis se ha expandido completamente en los siguientes días, momento en el que se retira el catéter y, generalmente, se emboliza el tracto hepático con Espongostan®.

A través de un acceso unilateral, las endoprótesis pueden colocarse de tal modo que drenen un solo lado o ambos lados con una configuración en «T». Con un abordaje bilateral, las endoprótesis pueden colocarse de ambos lados en una configuración en «Y» colocadas de manera simultánea.

Complicaciones

Las complicaciones tempranas (< 30 días) varían del 7 al 35 % y consisten en: rotura o hemorragia en el conducto, desplazamiento de la endoprótesis, pancreatitis, colecistitis o colangitis.

Las tasas de complicaciones tardías (> 30 días) varían del 18 al 60 % y son: oclusión de la endoprótesis por proliferación de tejido tumoral a través de la endoprótesis o en los bordes, por residuos como sangre o cálculos, migración de la endoprótesis e infección o colangitis.

Manejo de la oclusión de la endoprótesis

Se debe acceder nuevamente a la vía biliar realizando un nuevo drenaje percutáneo. Se intenta recanalizar la endoprótesis alcanzando el asa intestinal; se puede implantar una nueva prótesis de manera coaxial, no obstante, dado el estado terminal de muchos de estos pacientes, en ocasiones, se deja un catéter interno-externo.

INTERVENCIONISMO EN PATOLOGÍA PANCREÁTICA

El intervencionismo en el páncreas incluye una gama de procedimientos, relacionados, sobre todo, con complicaciones derivadas de diversos procesos neoplásicos o inflamatorios del páncreas, ya sea de manera primaria o posquirúrgicas.

Se incluyen técnicas como el drenaje de colecciones inflamatorias derivadas de la pancreatitis (**Fig. 54-20**), intervenciones del conducto pancreático, como su repermeabilización realizada conjuntamente con el endoscopista por vía percutánea y endoscópica (**Fig. 54-21**) y otras que permiten definir el diagnóstico o el manejo de tumores pancreáticos: drenaje biliar y prótesis biliares paliativas en caso de obstrucción secundaria, o biopsias dirigidas ya sea por punción directa o intracanaliculares por acceso biliar percutáneo.

Como consecuencia de los procesos inflamatorios pancreáticos, o posquirúrgicos, en ocasiones, también se producen alteraciones vasculares como son las hemorragias, formación de seudoaneurismas o estenosis/oclusiones vasculares, estas últimas más frecuentemente venosas, que también son subsidiarias de tratamientos intervencionistas mediante embolización o revascularización según el caso; ambos procedimientos se explican en los temas correspondientes al manejo endovascular tanto arterial como venoso.

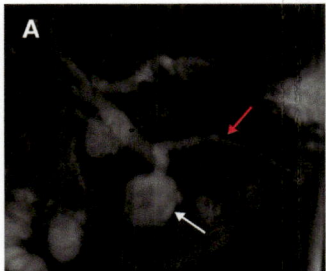
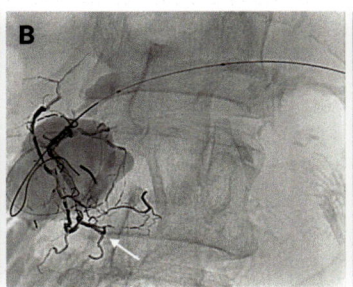
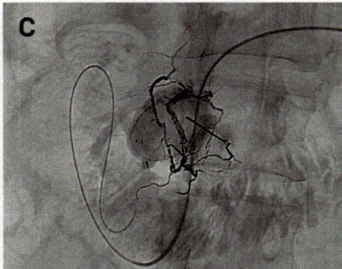
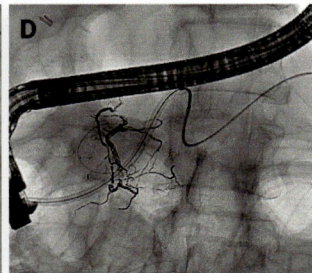

Figura 54-21. Manejo combinado de una estenosis del conducto pancreático probablemente secundaria a embolización gastroduodenal. **A)** Colangiografía por resonancia magnética (colangio-RM) que muestra dilatación del conducto pancreático principal (flecha roja) y dilatación sacular preestenótica (flecha blanca). **B y C)** Punción percutánea del conducto pancreático y paso al duodeno de la guía de soporte; material de embolización en las arterias pancreatoduodenales (flecha). **D)** Implante de una prótesis plástica por vía endoscópica digestiva soportada por la guía percutánea (maniobra de *rendez-vous*).

PUNTOS CLAVE

- El rol de la radiología intervencionista es fundamental en el manejo de la patología biliar, tanto en procesos benignos como neoplásicos malignos, no obstante, debe considerarse un apoyo para otras técnicas, que muchas veces son las más indicadas, como la endoscópica.
- El acceso a la vía biliar y el consiguiente drenaje biliar percutáneo son los procedimientos más importantes y fundamentales como punto de partida para el manejo secundario de la patología biliar.
- La colecistostomía percutánea se puede considerar una variante del drenaje biliar percutáneo y es ampliamente realizada de manera urgente para la descompresión de la vía biliar en caso de obstrucción con inflamación/infección secundaria.

- El tratamiento percutáneo de la coledocolitiasis es un procedimiento aceptado en caso de no existir otra alternativa. La existencia de nuevos dispositivos de endoscopia de menor calibre permite un acceso percutáneo con visión directa de la litiasis para poder fragmentarla en caso de tener un tamaño que impida su expulsión al duodeno.
- Las estenosis benignas de la vía biliar se tratan mediante dilataciones con balón de angioplastia; también son alternativas válidas las endoprótesis recuperables por vía endoscópica, así como las endoprótesis biodegradables.
- El intervencionismo biliar percutáneo es fundamental en el manejo de patología neoplásica maligna cuando no es posible un manejo endoscópico, mediante la colocación de drenajes biliares o la implantación de endoprótesis paliativas.

BIBLIOGRAFÍA

Adam A, Bezzi, M, Hatzidakis A, Burke DR. Quality improvement guidelines for percutaneous transhepatic cholangiography and biliary drainage. CIRSE guidelines, CV1R. Viena: Cardiovascular and Interventional Radiological Society of Europe (CIRSE); 2003.

Brountzos EN, Ptochis N, Panagiotou I, Malagari K, Tzavara C, Kelekis D. A survival analysis of patients with malignant biliary strictures treated by percutaneous metallic *stenting*. Cardiovasc Intervent Radiol. 2007;30(1):66-73.

García García L. Radiología intervencionista en patología biliar: ¿qué hacer, cómo hacerlo y cuándo hacerlo? Barcelona: Elsevier-Doyma; 2007.

Kandarpa K, Durham J, Machan L. Manual de procedimientos en radiología intervencionista. 5ª ed. Waltham: Wolters Kluwer Health; 2017.

Kim JH, Gwon DI, Ko GY, Sung KB, Lee SK, Yoon HK, et al. Temporary placement of retrievable fully covered metallic *stents* versus percutaneous balloon dilation in the treatment of benign biliarystrictures. J Vasc Intervent Radiol. 2011;22(6):893-9.

Krokidis M, Fanelli F, Orgera G, Tsetis D, Mouzas I, Bezzi M, et al. Percutaneous palliation of pancreatic head cancer: randomized comparison of ePTFE/FEP-covered versus uncovered nitinol biliary*stents*. Cardiovasc Intervent Radiol. 2011;34(2):352-61.

Mauri G, Mattiuz C, Sconfienza LM, Pedicini V, Poretti D, Melchiorre F, et al. Role of interventional radiology in the management of complications after pancreatic surgery: a pictorial review. Insights Imaging. 2015;6(2):231-9.

Mauri G, Michelozzi C, Melchiorre F, Poretti D, Pedicini V, Salvetti M, et al. Benign biliary strictures refractory to standard bilioplasty treated using polydoxane biodegradable biliary *stents*; retrospective multicentric data analysis on 107 patients. Eur Radiol. 2016;26(11):4057-63.

Mauro M, Murphy KP, Thomson KR, Venbrux AC, Zollikofer C. The biliary tract. En: Image-guided interventions. Filadelfia: Saunders-Elsevier; 2008. p. 1425-90.

Uberoi R, Das N, Moss J, Robertson I. British Society of Interventional Radiology: Biliary Drainage and *Stenting* Registry (BDSR). Cardiovasc Intervent Radiol. 2012;35(1):127-38.

Intervencionismo vascular en el sistema nervioso central

55

J. Á. Larrea Peña

OBJETIVOS

- Reconocer las principales patologías vasculares del sistema nervioso central, determinar la gravedad y los riesgos de cada caso y conocer las distintas opciones terapéuticas endovasculares para su resolución.
- Valorar cuál es la técnica más adecuada teniendo en cuenta las circunstancias específicas de cada caso, conociendo las limitaciones y posibles complicaciones de su aplicación.
- Orientar el correcto diagnóstico, establecer el grado de urgencia y proponer la acción terapéutica más indicada en el ámbito de la patología vascular del sistema nervioso central.

TRATAMIENTO ENDOVASCULAR DE LOS ANEURISMAS CEREBRALES

En este tema, se hará referencia a los aneurismas de las arterias cerebrales, donde una debilidad de la pared de dicha arteria cerebral provoca una dilatación localizada o un abombamiento del vaso sanguíneo. Por su morfología, pueden ser dilataciones saculares (80-90 %), fusiformes (10-15 %), disecantes o de tipo *blister* (2 %) (**e-Fig. 55-1**). Los aneurismas micóticos son dilataciones arteriales relacionadas con embolias sépticas.

La prevalencia general descrita de los aneurismas arteriales intracraneales varía según el tipo de estudio entre un 1 y un 5 %, con una incidencia anual aproximada de 1 por cada 10.000 personas por año. La edad más frecuente de diagnóstico se sitúa entre los 30 y los 60 años. Existe una cierta mayor incidencia en mujeres, en una proporción de 3:2, y rara vez se observan en la población pediátrica. Entre un 20 y un 30 % de los pacientes tienen aneurismas múltiples.

El 85 % de los aneurismas cerebrales surgen en la circulación anterior, siendo sus localizaciones más frecuentes (**e-Fig. 55-2**):

- Unión entre la arteria cerebral anterior y la arteria comunicante anterior.
- División de la arteria cerebral media.
- Origen de la arteria comunicante posterior.
- Origen de la arteria oftálmica.
- División de la arteria carótida interna.

Las localizaciones más frecuentes de aneurismas en la circulación posterior son (v. **e-Fig. 55-2**):

- Techo de la arteria basilar.
- Origen de la arteria cerebelosa posteroinferior.
- Origen de la arteria cerebelosa anterosuperior.

No se conoce una causa clara de los aneurismas cerebrales, aunque parece que pueden existir factores genéticos y ambientales (consumo de tabaco, hipertensión arterial crónica, etc.) que contribuyan a su desarrollo.

Existen enfermedades hereditarias asociadas al desarrollo de aneurismas cerebrales como la poliquistosis renal autosómica dominante, la neurofibromatosis de tipo 1, el síndrome de Marfan, la neoplasia endocrina múltiple de tipo 1, el seudoxantoma elástico, la telangiectasia hemorrágica hereditaria o el síndrome de Ehlers-Danlos de tipo II y IV.

El principal riesgo de un aneurisma cerebral es su rotura, provocando una hemorragia subaracnoidea (menos frecuentemente, intraparenquimatosa o subdural), cuyas consecuencias clínicas son variables, desde la cefalea explosiva sin más consecuencias hasta diversos grados de déficit neurológico transitorio o permanente o la muerte.

El riesgo de rotura global es de un 1-2 % anual, siendo mayor el de los aneurismas de mayor tamaño, los de contorno irregular, los situados en la circulación posterior, y si existen antecedentes familiares de hemorragia subaracnoidea (HSA).

Los aneurismas de gran tamaño, aun no habiéndose roto, pueden producir síntomas neurológicos por compresión de pares craneales (nervio óptico, nervios oculomotores) o parénquima cerebral.

No es infrecuente el hallazgo fortuito de un aneurisma cerebral durante una exploración radiológica por otros motivos.

Clasificación de los aneurismas cerebrales

El tamaño del aneurisma es uno de los criterios de clasificación, ya que tiene implicaciones en su pronóstico y tipo de tratamiento. La clasificación del ISUIA II (International Study of Unruptured Intracranial Aneurysms) clasifica los aneurismas en:

- Pequeño: < 7 mm.
- Mediano: 7-12 mm.
- Grande: 13-24 mm.
- Gigante: > 25 mm.

Un factor importante a la hora de determinar el mejor tratamiento es el tamaño del cuello y la relación de este respecto al diámetro del saco aneurismático, considerándose «cuello ancho» aquel mayor de 4 mm o con un cociente saco/cuello menor de 2 (e-Fig. 55-3).

Técnicas de radiología intervencionista en el tratamiento de los aneurismas cerebrales

La causa más frecuente de HSA es la rotura de un aneurisma cerebral, con una mortalidad asociada de, aproximadamente, un 30 % y un porcentaje similar de secuelas neurológicas graves y permanentes. El riesgo de recurrencia de HSA por rotura de aneurisma tras un primer episodio es alto (del 30 % durante el primer mes) y conlleva, lógicamente, un empeoramiento del pronóstico del paciente, al sumar más contenido hemático al ya existente. Por ello, los objetivos del manejo clínico son, en primer lugar, aislar lo antes posible el aneurisma de la circulación arterial y, por otro, prevenir y tratar las consecuencias del vertido hemorrágico en el espacio subaracnoideo (hidrocefalia y vasoespasmo fundamentalmente). La radiología intervencionista es actualmente la técnica de primera elección en la gran mayoría de los casos para lograr el primer objetivo de oclusión y aislamiento de la dilatación aneurismática, siendo el abordaje quirúrgico transcraneal la alternativa que valorar si la opción endovascular se estima menos eficaz, menos segura o no es factible.

Técnicas reconstructivas en el tratamiento endovascular de los aneurismas cerebrales

Las técnicas reconstructivas comprenden el *coiling* simple, las técnicas de embolización asistida por balón o *remodeling*, las técnicas de embolización asistida por *stent*, las técnicas de inplante de *stent* derivador de flujo y las técnicas de embolización con dispositivos intrasaculares.

Coiling *simple*

Como principio general el tratamiento endovascular de los aneurismas cerebrales, tiene como objetivo su exclusión de la circulación arterial, preservando el flujo de la arteria donde se origina dicho aneurisma. La técnica básica y original de tratamiento endovascular de los aneurismas cerebrales consiste en la oclusión del saco aneurismático mediante el largado controlado y progresivo en su interior de unos elementos a modo de filamentos de platino preformados en forma helicoidal o más compleja, de diámetro y longitud variables denominados *coils*.

La tecnología de *coils* GDC (*Guglielmi detachable coil*) permitió por primera vez la liberación controlada de *coils* soldados al extremo distal de una guía portadora de acero, que se introducen a través de un microcatéter, cuya punta distal ha sido dirigida al interior del aneurisma por control radioscópico. La liberación del *coil* de platino se produce mediante la aplicación de una corriente eléctrica continua que provoca un fenómeno de electrólisis del punto de soldadura (e-Fig. 55-4), lo que permite decidir la liberación o retirada del *coil* introducido en el interior del aneurisma según se estime su posición eficaz y segura o no. Además, permite la liberación controlada secuencial del número de *coils* que se consideren necesarios hasta lograr el cierre completo del aneurisma.

Posteriormente, se han desarrollado *coils* cuya liberación controlada se produce por acción mecánica o térmica. Hoy en día, existen *coils* con distintas configuraciones espaciales y propiedades mecánicas (helicoidales, 3D, *soft*, *ultrasoft*, etc.) para conseguir un mayor grado de oclusión y *coils* portadores de diversos agentes bioactivos que promueven la oclusión del aneurisma (Tabla 55-1).

Como estrategia habitual, en la primera fase de la embolización (fase de *framing*) (Fig. 55-5), se procura la creación de un entramado periférico de *coils*, de diámetro próximo al del saco aneurismático, que idealmente cruce a nivel del cuello aneurismático para favorecer la estabilidad y contención de los siguientes *coils*, que serán de diámetro progresivamente menor, rellenando a modo de capas de forma centrípeta el volumen del saco aneurismático (fase de *filling*). En la última fase, se compacta la zona del cuello aneurismático con *coils* suaves de pequeño tamaño (fase de *finishing*).

Esta liberación secuencial y controlada de *coils* en el interior del saco aneurismático permite un relleno denso y compacto de su interior que previene su rotura. La protección se produce, en primer lugar, por el efecto mecánico de los *coils* en el interior del aneurisma, que dificulta sensiblemente la entrada del flujo sanguíneo en su interior y rompe completamente los vectores de fuerzas de cizallamiento que inciden con cada pulso en la frágil pared aneurismática. En segundo lugar, y de forma más progresiva, el estancamiento del flujo sanguíneo en el entramado de *coils* activa la agregación plaquetaria y la formación de un trombo intraaneurismático, que completa su oclusión. Este trombo será progresivamente sustituido por un tejido cicatricial que contiene fibroblastos y colágeno, haciendo la oclusión estable y segura. Esta oclusión, cuando se produce en el límite mismo del cuello aneurismático, servirá de sustrato para la reendotelización del defecto de la pared arterial y el aislamiento definitivo del aneurisma (Fig. 55-6).

Técnicas de embolización asistida por balón. Remodeling

La relación anatómica entre el diámetro del cuello de entrada y la máxima anchura del saco de un aneurisma es el principal factor condicionante para lograr un buen grado de oclusión, de forma que, si esta relación es mayor de 1/2 y/o el cuello mide más de 4 mm, se hará más difícil y aumentarán las posibilidades de un cierre incompleto y/o de recanalización (v. e-Fig. 55-3).

Para tratar de solventar esta dificultad, se desarrollaron técnicas de «embolización asistida», siendo la primera y una de las principales la denominada de *remodeling* o embolización asistida por balón de oclusión, en la que un balón de baja presión dispuesto en el extremo distal de un microca-

Tabla 55-1. Tipos de *coils* de embolización de aneurismas cerebrales según distintas características

Morfología	Consistencia	Liberación	Composición
Helicoidales	*Standard*	Electrolargables	Solo platino
Helicoidales 2D	*Soft*	Termolargables	Bioactivos (cobertura de PGLA)
Esféricos/3D	*Ultrasoft*	Liberación mecánica	Cobertura de hidrogel
–	–	Liberación por presión	–

PGLA: (del inglés *polyglycolic-láctic acid*). Ácido poliglicólico-láctico.

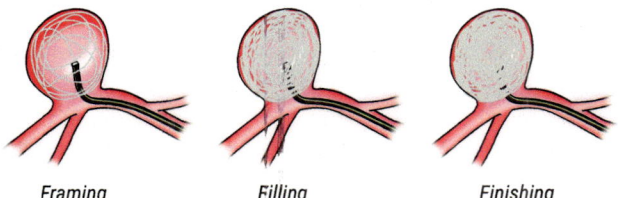

Framing   *Filling*   *Finishing*

Figura 55-5. Fases del *coiling* simple de un aneurisma cerebral.

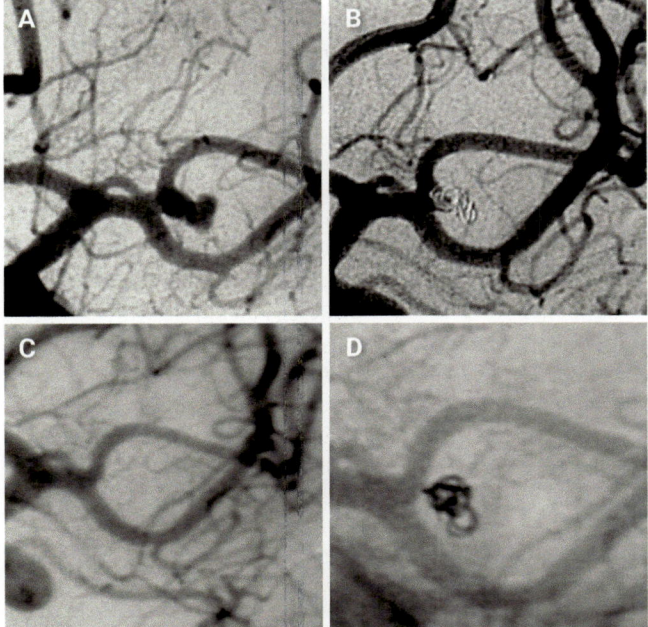

Figura 55-6. Paciente de 53 años edad. Hemorragia subaracnoidea. **A)** Estudio angiográfico que demuestra un aneurisma sacular en la división de la arteria cerebral media izquierda. **B)** Control angiográfico inmediato tras la embolización del aneurisma con oclusión del saco. **C y D)** Estudio angiográfico a los tres meses. Imágenes con (**C**) y sin (**D**) sustracción que demuestran la oclusión completa del aneurisma y la endotelización del cuello aneurismático con reconstrucción de la pared arterial.

téter es dilatado con una solución de suero y contraste en la luz arterial frente al cuello ancho del aneurisma, de forma que ejerce una acción de contención de los *coils* liberados en el interior del saco, evitando su salida a la luz arterial y aumentando su grado de compactación y densidad (**Figs. 55-7 y 55-8**).

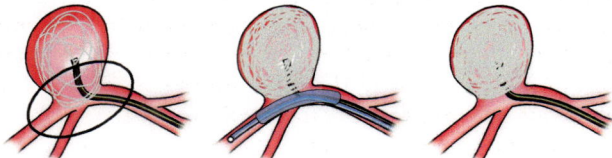

Figura 55-7. Esquema de la técnica de *remodeling*. Protrusión de los *coils* de embolización hacia la luz arterial por una relación cuello/saco desfavorable. Embolización asistida por el efecto de contención de *coils* por un microcatéter-balón dilatado frente al cuello aneurismático. Resultado final con contención y alta densidad de oclusión preservando la luz arterial.

Al realizar la técnica de *remodeling*, hay que considerar el tiempo de isquemia producido en el territorio de la arteria ocluida, ajustando los tiempos e intervalos de inflado a sus características hemodinámicas y posibilidad de aporte sanguíneo compensador colateral desde otros territorios.

La cobertura del cuello aneurismático con un microcatéter-balón de *remodeling* es eficaz en aquellos aneurismas cuyo cuello ancho depende de una única arteria (aneurismas saculares de pared lateral). Sin embargo, la cobertura del cuello puede no ser suficiente en aneurismas originados en bifurcaciones arteriales, pudiendo ser necesario el uso de dos microcatéter-balón de *remodeling* que protejan cada una de las arterias que configuran la bifurcación (**e-Fig. 55-9**).

Técnicas de embolización asistida por stent

Otra alternativa para la embolización completa y segura de aneurismas de cuello ancho es liberar previamente un *stent* en la arteria afectada por el aneurisma, que cubra su cuello, bloqueando de forma permanente la salida de los *coils* a la luz arterial sin necesidad de interrumpir el flujo arterial durante el procedimiento de largado de dichos *coils* (**e-Fig. 55-10**).

El microcatéter para la liberación de *coils* se puede alojar en el aneurisma antes de la colocación del *stent*, quedando «atrapado» entre la pared de la arteria y el *stent* tras la liberación de este (técnica *jailed*), o bien puede introducirse a través de una de las celdas del *stent* que cubre el cuello del aneurisma una vez liberado este (técnica *trans-cell*) (**Fig. 55-11**).

En la técnica *jailed*, es más sencillo acceder al saco aneurismático con el microcatéter de embolización, pues no hay que atravesar la celda del *stent*. Sin embargo, la posición de

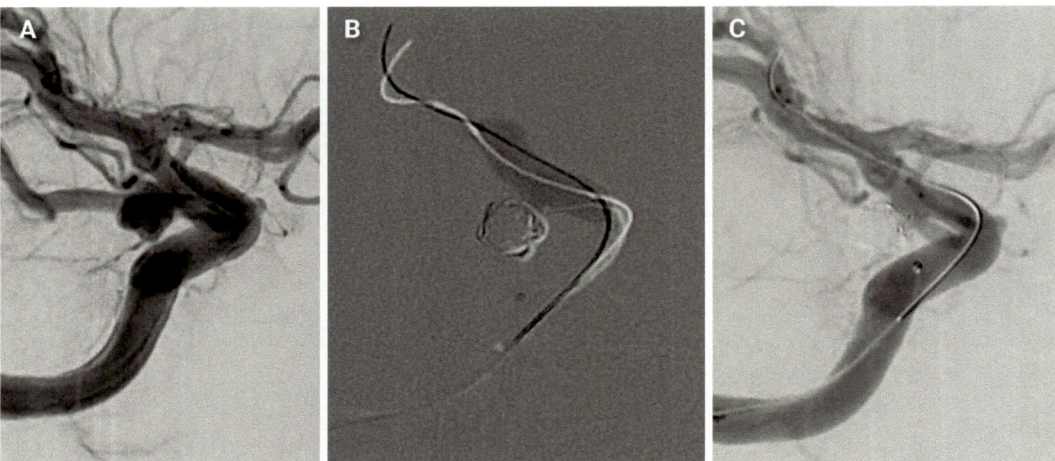

Figura 55-8. Mujer de 45 años con hemorragia subaracnoidea. **A)** Aneurisma sacular de cuello ancho en el origen de la arteria comunicante posterior derecha. **B)** Embolización con técnica de *remodeling*. **C)** Control angiográfico que demuestra la oclusión completa del aneurisma.

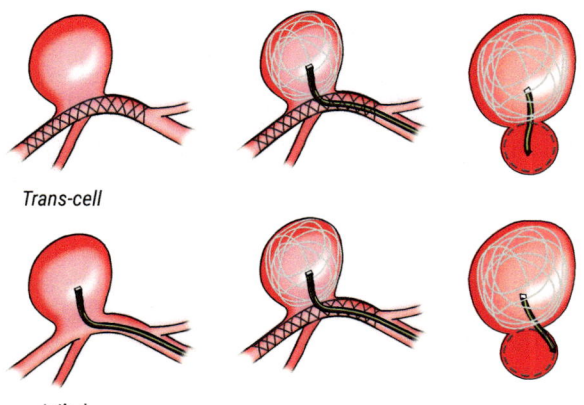

Figura 55-11. Técnica *jailed*. 1º: posicionamiento del microcatéter de embolización en el interior del aneurisma. 2º: liberación del *stent*. 3º: embolización del aneurisma con *coils*. Técnica *trans-cell*. 1º: liberación del *stent*. 2º: posicionamiento del microcatéter de embolización en el interior del aneurisma a través de una celda del *stent*. 3º: embolización del aneurisma con *coils*.

la punta del microcatéter en el aneurisma queda más fija, pudiendo limitar la distribución homogénea de los *coils*. La retirada del microcatéter al final del procedimiento no ofrece problemas.

En la técnica *trans-cell*, el acceso al saco aneurismático a través de la celda del *stent* puede requerir más maniobras, pero el microcatéter no está atrapado y se puede modificar su posición de entrada con más facilidad para lograr una oclusión completa.

En algunos casos de aneurismas de cuello especialmente ancho a nivel de una división arterial cuyas ramas se relacionan estrechamente con el aneurisma, la técnica de doble *remodeling* expuesta anteriormente puede ser insuficiente para evitar la protrusión de los *coils* hacia la luz arterial. En estos casos, se puede optar por la implantación de dos *stents*, uno a cada rama de la división, que asegure de forma permanente y definitiva la permeabilidad de dichas ramas y evite la protrusión de los *coils*.

Dependiendo de las relaciones anatómicas de la división arterial, la posición de los *stents* implantados podrá adoptar diversas configuraciones (en «Y», en «T», en «H», en «X», etc.) (**Figs. 55-12** y **55-13**).

Técnicas de embolización asistida por stent *derivador de flujo*

La implantación de un *stent* a lo largo del cuello de un aneurisma induce cambios en el flujo intrasacular, provocando su enlentecimiento. Este fenómeno, que es menor en los primeros *stents* utilizados para mejorar la embolización con *coils*, puede potenciarse de forma muy significativa si se reduce el tamaño de la celda del *stent*, aumentando la densidad del tejido metálico en su construcción (**e-Fig. 55-14** y **Fig. 55-15**). De esta forma, se obtienen los denominados *stents* derivadores de flujo (*flow-diverter stent*), cuyo efecto puede provocar un enlentecimiento de flujo suficiente para promover la trombosis del aneurisma. El *stent* sufrirá un proceso de reendotelización progresiva, que cubrirá su superficie interna, cubriendo el cuello aneurismático en un fenómeno denominado **remodelación arterial**.

El implante de un *stent* derivador de flujo, sin relleno del saco aneurismático con *coils*, puede ser suficiente para conseguir su oclusión completa. No obstante, en algunos casos (sobre todo, en aneurismas de gran tamaño), los *coils* pueden favorecer y promover un fenómeno de trombosis del saco aneurismático de forma más rápida y completa.

Los cambios de cicatrización progresiva del aneurisma a lo largo del tiempo pueden provocar una reducción muy significativa, incluso completa, de su tamaño (**Fig. 55-16**). Estudios experimentales y la experiencia acumulada han demostrado que es excepcional la oclusión con consecuencias clínicas de las ramas arteriales adyacentes al aneurisma que quedan cubiertas por un *stent* derivador de flujo.

Implante de stents y doble antiagregación

El implante intraarterial de cualquier *stent* produce una activación plaquetaria, lo que supone un riesgo de trombosis e ictus isquémico, especialmente, en los primeros meses postimplante y que obliga a someter al paciente a una pauta de doble antiagregación desde varios días previos y durante

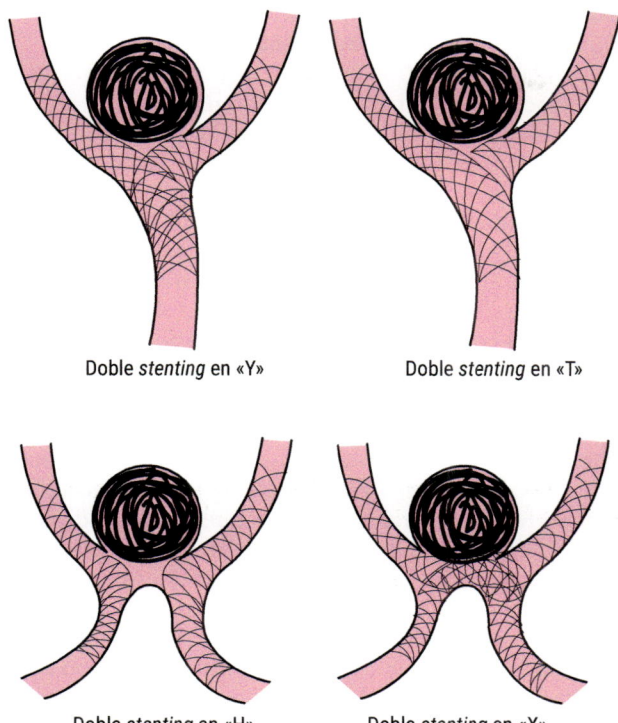

Doble *stenting* en «Y»

Doble *stenting* en «T»

Doble *stenting* en «H»

Doble *stenting* en «X»

Figura 55-12. Variantes en la técnica de embolización de aneurismas de bifurcación arterial asistidas por la liberación de dos *stents* (doble *stenting*).

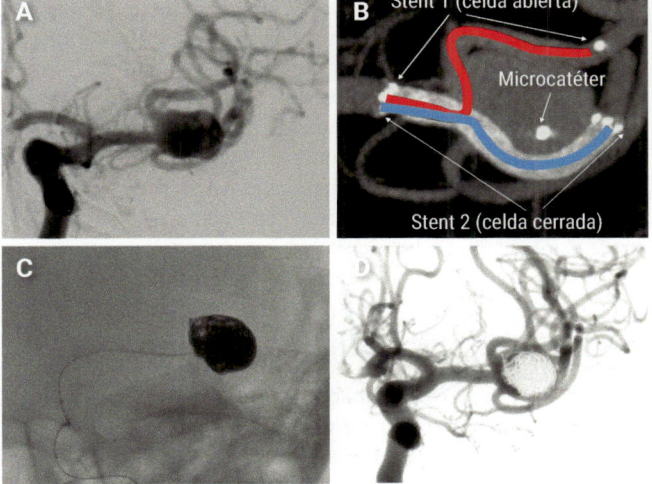

Figura 55-13. A) Aneurisma grande no roto de cuello ancho en la bifurcación de la arteria cerebral media izquierda. **B)** Tomografía computarizada de haz cónico (CBCT) que muestra dos *stents* liberados secuencialmente (primero, uno de celda abierta, de menor radiopacidad y, después, otro de celda cerrada), conformando una «Y». Se aprecia la punta del microcatéter de embolización alojado inicialmente en el saco aneurismático en modo *jailing*. **C)** Liberación controlada de *coils* en el saco aneurismático. **D)** Oclusión completa del saco aneurismático manteniendo la permeabilidad de la bifurcación arterial gracias a la cobertura del ancho cuello por parte de los *stents*.

ese período. La pauta más empleada es la combinación de ácido acetilsalicílico y un inhibidor del receptor plaquetario P2Y12 (habitualmente, clopidogrel). Esta es una circunstancia a tener en cuenta en el contexto clínico y según los anteceden-

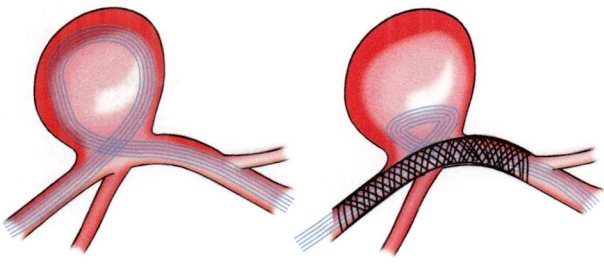

Figura 55-15. Reducción del flujo intraaneurismático con la implantación de un *stent* derivador de flujo.

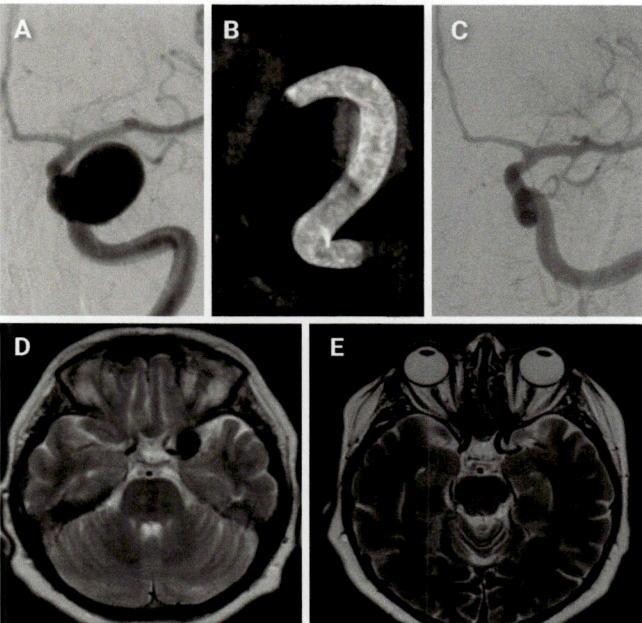

Figura 55-16. Mujer de 58 años con clínica de parálisis del VI par craneal izquierdo. **A)** Arteriografía cerebral que demuestra un aneurisma sacular de cuello ancho en el segmento supraclinoideo de la arteria carótida interna izquierda. **B)** Control de angiografía por tomografía computarizada de haz cónico (angio-CBCT) durante el tratamiento endovascular, que demuestra la correcta apertura y posición del *stent* derivador de flujo recién liberado. **C)** Arteriografía cerebral de control cuatro meses después del tratamiento, que demuestra la oclusión completa del aneurisma y el calibre conservado de la arteria carótida interna izquierda. **D** y **E)** Imágenes comparativas pretratamiento (**D**) y dos años después del tratamiento (**E**) de resonancia magnética axial en T2, que muestran la regresión completa de la imagen de vacío de señal correspondiente al aneurisma sacular.

tes personales del paciente, ya que puede aumentar el riesgo hemorrágico general. Por otro lado, la existencia de intolerancias y resistencias en la acción de estos fármacos puede limitar su eficacia y aumentar el riesgo de trombosis, por lo que es aconsejable valorar previamente la correcta actividad antiagregante mediante pruebas de laboratorio específicas.

Técnicas de embolización con dispositivos intrasaculares

Siguiendo el principio de derivación del flujo, hoy en día, se dispone de dispositivos de liberación intrasacular que cubren el cuello aneurismático con una estructura de trenzado metálico con porosidad equivalente a un *stent* derivador de flujo, que ofrecen la ventaja de no extender ningún dispositivo fuera del saco aneurismático, hacia las arterias adyacentes (**e-Fig. 55-17**), limitando el riesgo de trombosis de estas y, por lo tanto, la necesidad de mantener una pauta de doble antiagregación. Esta ventaja es de especial valor en pacientes con alto riesgo hemorrágico o en aquellos tratamientos que se deben realizar en la fase aguda de la rotura de un aneurisma de cuello ancho. Asimismo, ofrecen la ventaja de una liberación rápida y controlada (**e-Fig. 55-18**). Algunos de estos dispositivos se pueden utilizar de forma combinada con la liberación de *coils* de platino en el saco aneurismático.

La posibilidad de usar estos dispositivos está supeditada a las características morfológicas del aneurisma y su relación con las arterias adyacentes y requiere el cálculo preciso del tamaño del dispositivo de acuerdo con las medidas realizadas en los estudios radiológicos previos al tratamiento.

Valoración radiológica de los aneurismas tratados

En muchos casos, la oclusión completa del aneurisma no se produce de forma inmediata durante el tratamiento. Por ejemplo, tras el implante de un *stent* derivador de flujo en condiciones de doble antiagregación y sin relleno del saco aneurismático con *coils*, es normal apreciar la persistencia de un relleno del saco aneurismático, habitualmente, de forma enlentecida. Será en controles posteriores, incluso meses después, cuando se certifique su cierre completo.

Existe la posibilidad de que un aneurisma aparentemente tratado de forma adecuada experimente una evolución desfavorable, con falta de oclusión e, incluso, recrecimiento que suponga un riesgo para el paciente y obligue a plantear una acción terapéutica.

Por todo ello, tras el tratamiento de un aneurisma cerebral con cualquiera de las técnicas anteriormente descritas, el paciente debe seguir un control periódico durante un tiempo razonable mediante la modalidad de imagen radiológica adecuada en cada momento para confirmar el cierre del saco aneurismático de forma estable y duradera.

Los protocolos de seguimiento pueden variar según las características del paciente y/o del centro que los realiza. Una práctica habitual consiste en un primer control angiográfico por cateterismo al cabo de 3-6 meses del tratamiento inicial, ya que, en este período, se van producir los principales cambios, bien de cierre o recanalización. Si dicho control es favorable, lo habitual es continuar con controles mediante resonancia magnética (RM) progresivamente más espaciados en el tiempo (1-2 años) hasta completar 3-5 años de seguimiento y siempre valorando cada caso de forma individualizada.

Cualquier circunstancia que haga sospechar una evolución desfavorable debe ser valorada de forma preferente con la técnica radiológica que se estime más adecuada.

La escala de Raymond Roy (**e-Fig. 55-19**) es la más utilizada en la valoración del grado de oclusión del aneurisma tratado con *coiling* del saco. Un mayor grado se correlaciona con mayor riesgo de recurrencia.

Técnicas deconstructivas en el tratamiento endovascular de los aneurismas cerebrales

Las técnicas deconstructivas para el tratamiento de aneurismas cerebrales se fundamentan en la drástica reducción y modificación del flujo intraaneurismático cuando se ocluye el principal aporte arterial a dicho aneurisma y que puede incluso conducir al cierre completo y resolución de este. Si bien su indicación se ha reducido de forma muy notable (fundamentalmente, por la actual disponibilidad de *stents* derivadores de flujo), existen aneurismas de morfología o localización compleja o cuyas arterias adyacentes presentan condiciones desfavorables para el implante de un *stent* que se pueden beneficiar de este tipo de técnica para su tratamiento. La oclusión de una arteria que proporciona el aporte principal a un aneurisma cerebral solo se podrá realizar si previamente se confirma de forma adecuada la suficiencia de un aporte arterial colateral al territorio cerebral dependiente de dicha arteria, bien de forma natural, bien tras la práctica de un *bypass* quirúrgico previo. La valoración de este aporte arterial colateral se realiza mediante el llamado **test de oclusión**, con la que se reproduce de forma reversible la condición de oclusión arterial que se pretende hacer definitiva con el tratamiento. Una vez establecida la oclusión arterial temporal (habitualmente, con un catéter con balón), se realizan series angiográficas que demuestren un aporte colateral desde otros territorios, midiendo parámetros de flujo, fundamentalmente, el posible tiempo de retraso en la aparición de la fase venosa del territorio en riesgo y, si es posible, se realiza una valoración neurológica clínica especialmente dirigida a detectar posibles déficits relacionados con la hipoperfusión del territorio cerebral dependiente de la arteria ocluida.

Si la prueba de oclusión se supera de forma satisfactoria, se procederá a la oclusión definitiva de la arteria portadora, incluyendo o no el saco aneurismático (según las relaciones anatómicas del aneurisma), habitualmente, mediante el largado de *coils* u otros dispositivos específicos para la oclusión arterial de forma endovascular (**e-Fig. 55-20**).

TRATAMIENTO ENDOVASCULAR DE LAS MALFORMACIONES ARTERIOVENOSAS CEREBRALES

Las malformaciones arteriovenosas (MAV) cerebrales son un tipo de anomalía vascular intracraneal de alto flujo compuesta por arterias nutricias piales, ramas de las principales arterias cerebrales y un nido reticular de vasos estrechamente asociado al parénquima cerebral, a través del cual se produce la derivación arteriovenosa de alto flujo hacia las venas de drenaje piales, que, en último término, desembocan en los senos venosos durales (**Fig. 55-21**).

El nido es alimentado por una o más arterias y drenado por una o más venas. Las arterias aferentes, habitualmente, se encuentran dilatadas debido al alto flujo y la baja resistencia, pudiendo incluso desarrollarse los denominados **aneurismas de flujo**. También se pueden observar aneurismas venosos e intranidales.

Dado el carácter asintomático en muchos de los pacientes, es difícil calcular la prevalencia en la población general, que se estima en 18 por cada 100.000 habitantes aproximadamente,

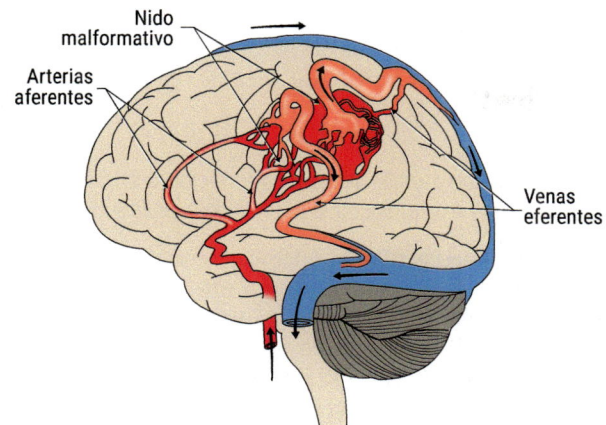

Figura 55-21. Esquema de la angioarquitectura de una malformación arteriovenosa cerebral.

con una incidencia anual de 1-2 casos por cada 100.000 habitantes por año.

Existen patologías asociadas a mayor riesgo de padecer una MAV, como son el síndrome de Rendu-Osler-Weber, el síndrome de Wyburn-Mason o el síndrome de Sturge-Weber.

El principal riesgo de las MAV cerebrales es la posibilidad de sufrir una hemorragia intraparenquimatosa por rotura de su nido malformativo, con consecuencias graves o mortales. La rotura de alguno de los aneurismas de flujo de sus arterias aferentes puede ocasionar una HSA. Las crisis comiciales son otra de las presentaciones clínicas posibles, así como la clínica de déficit neurológico por un fenómeno de robo de flujo al tejido cerebral normal adyacente.

La incidencia de sangrado intraparenquimatoso por rotura de una MAV es de, aproximadamente, 0,5/100.000 habitantes por año.

Un 0,4 % aproximado de las hemorragias cerebrales diagnosticadas corresponden a la rotura de una MAV.

Son discretamente más frecuentes en hombres (55 %) y la media de edad de presentación es alrededor de los 35 años.

El riesgo de sufrir una hemorragia en un paciente con una MAV es de en torno a un 2-4 % anual si nunca ha presentado un cuadro hemorrágico. Este riesgo se eleva a un 7 % en el año siguiente a una hemorragia, y va descendiendo progresivamente en los 3-5 años siguientes hasta equipararse al riesgo de una MAV sin antecedente de hemorragia.

Además de la historia de un sangrado previo, se han estudiado múltiples factores que puedan estar relacionados con un mayor riesgo de hemorragia por rotura de MAV:

- Es dudoso un mayor riesgo de sangrado en malformaciones de menor tamaño.
- Una localización profunda y/o la presencia de una única vena de drenaje favorece la hemorragia.
- Las malformaciones de localización profunda, periventricular o en la fosa posterior tienen mayor riesgo de sangrado.
- La presencia de aneurismas intranidales o el aporte arterial desde arterias perforantes se relacionan con mayor riesgo de hemorragia.
- Un drenaje venoso de la malformación dificultado por una estenosis o reflujo en la vena colectora aumenta la presión del nido y favorece su rotura.

- Es más frecuente la incidencia de hemorragia en mujeres en edad fértil.
- La hipertensión arterial parece estar relacionada con un mayor riesgo de sangrado.

La mortalidad de un episodio hemorrágico oscila entre un 10 y un 20 %, y la morbilidad, entre un 20 y un 30 %.

La hemorragia es la forma de presentación más frecuente de la MAV (del 50 %, aproximadamente). No obstante, el aumento en la realización de exploraciones radiológicas ha supuesto un crecimiento en el diagnóstico de MAV silentes o con síntomas no hemorrágicos.

La crisis epiléptica es la forma de presentación en el 20-25 % de los casos. El riesgo anual de sufrir una crisis epiléptica en un paciente con MAV es de un 1-4 %.

La cefalea, el deterioro cognitivo o las dificultades de aprendizaje son otros síntomas que pueden asociarse a la presencia de una MAV cerebral.

Aspectos anatómicos de las malformaciones arteriovenosas cerebrales

Las malformaciones arteriovenosas engloban un variado conjunto de anomalías vasculares de alto flujo que pueden clasificarse según distintos criterios anatómicos:

- El tamaño del nido malformativo es un importante factor pronóstico y un criterio que tener en cuenta en la valoración de una aproximación terapéutica. Se consideran MAV pequeñas las menores de 3 cm, medianas entre 3 y 6 cm y grandes las mayores de 6 cm.
- En función de su localización: aproximadamente, el 65 % se encuentran en los hemisferios cerebrales; el 20 %, en la fosa posterior; y el 15 %, en estructuras profundas de la línea media.
- En relación con la funcionalidad del parénquima cerebral afectado, se pueden distinguir las localizadas en áreas elocuentes (áreas de lenguaje, sensitivomotoras, visuales, etc.) y las localizadas en áreas no elocuentes.
- Las arterias aferentes pueden ser terminales si su segmento más distal nutre únicamente al nido malformativo, seudoterminales si existen ramas de aporte a tejido normal distales a una rama de aporte al nido, y *en passage* cuando son pequeñas arterias cortas que se originan en una arteria normal las que nutren el nido.
- Según el patrón de drenaje venoso, hay malformaciones con drenaje venoso superficial hacia senos periféricos, otras con drenaje venoso profundo hacia la vena cerebral interna, la vena de Galeno y/o el seno recto, y otras con ambos patrones de drenaje.
- Por su grado de compactación, se distinguen aquellas MAV bien delimitadas y compactas de las más dispersas y peor delimitadas.

Aproximación terapéutica de las malformaciones arteriovenosas cerebrales

La complejidad y heterogeneidad de las MAV, así como su evolución natural variable hacen que existan diversas aproximaciones terapéuticas que deben ser valoradas de forma individualizada en cada paciente, haciendo una estimación de los objetivos que razonablemente se pueden alcanzar y de los riesgos asumibles para conseguir dichos objetivos.

En principio, el objetivo que se pretende alcanzar es el de un cierre completo del nido malformativo, ya que un tratamiento parcial que deje permeable una parte del nido no disminuye el riesgo de hemorragia e, incluso, puede aumentarlo. En este sentido, cuando una MAV se estima de difícil oclusión completa por su tamaño, localización o dificultad de acceso, la abstención terapéutica puede ser la mejor opción, sobre todo, si dicha malformación no ha presentado una clínica hemorrágica. Se puede plantear un tratamiento parcial cuando se pretende eliminar algún factor de especial riesgo que se identifique en la angioarquitectura de la lesión, como un aneurisma de flujo o intranidal, un compartimento del nido que presente una restricción en su drenaje venoso o una fístula arteriovenosa (FAV) directa de alto flujo.

La cirugía, la radiocirugía y la embolización son las tres modalidades que, de forma única o combinada, se deben valorar en el tratamiento de una MAV.

La cirugía fue la primera y durante años única opción terapéutica. Clásicamente, se ha utilizado la escala de Spetzler-Martin (**Tabla 55-2**) para estimar el riesgo quirúrgico de una MAV concreta, de forma que aquellas lesiones que sumen mayor puntuación teniendo en cuenta los tres aspectos valorados presentan menor tasa de curación y mayor incidencia de morbimortalidad quirúrgica.

La radiocirugía estereotáctica es la opción terapéutica menos agresiva, ya que no implica una incisión quirúrgica con craniectomía ni un abordaje endovascular cerebral. Se basa en la aplicación de una radiación de fotones de alta energía conformada a los contornos del nido malformativo mediante haces colimados proyectados sobre el nido desde distintos ángulos, de forma que se alcanza una dosis máxima en este, limitando significativamente las dosis de radiación en el tejido neural adyacente.

El tiempo de latencia necesario para conseguir el efecto de cierre completo de una MAV tratada mediante radiocirugía oscila entre los dos y cuatro años y su efectividad se reduce en las MAV de mayor tamaño, donde, además, aumenta el riesgo de radionecrosis del tejido neural sano adyacente, por lo que está especialmente indicada en aquellas MAV no accesibles a otras técnicas, preferiblemente, menores de 3 cm y sin historia previa de hemorragia.

Tratamiento endovascular de las malformaciones arteriovenosas cerebrales

El tratamiento endovascular de las MAV cerebrales puede llevarse a cabo por vía arterial o por vía venosa.

Tratamiento endovascular de las malformaciones arteriovenosas cerebrales por vía arterial

La técnica básica y original en el tratamiento endovascular de las MAV cerebrales consiste en la oclusión completa del nido malformativo mediante la inyección de un agente embolizante líquido a través de uno o varios microcatéteres alojados en uno o varios de los aferentes arteriales en la proximidad del nido. La oclusión completa del nido, en una o varias sesiones, lo aislará del aporte arterial y del drenaje venoso, eliminando el riesgo de rotura (**Fig. 55-22**).

Tratamiento endovascular de las malformaciones arteriovenosas cerebrales por vía arterial con la técnica de la «olla a presión»

La disponibilidad actual de microcatéteres de embolización con gran capacidad de navegación intraarterial y extremo distal desprendible permiten posicionar este en la proximidad del nido y ocluir un segmento de la arteria que contiene su extremo desprendible con la ayuda de un segundo microcatéter, a través del que se liberan una serie de *coils* de platino ± líquido embolizante acrílico (*glue*). Así, se establece un tapón intraarterial, que favorece el avance hacia el nido del líquido embolizante (habitualmente, etilenvinilalcohol [EVOH]) y evita su reflujo hacia segmentos proximales sanos de la arteria

Tabla 55-2. Escala de Spetzler-Martin para la estimación del riesgo quirúrgico de una malformación arteriovenosa cerebral

Se suman las puntuaciones obtenidas en cada uno de los tres aspectos valorados. Mayor puntuación implica mayor riesgo.

		Puntuación
Tamaño	Pequeño (3 cm)	1
	Mediano (3-6 cm)	2
	Grande (> 6 cm)	3
Localización	Área no elocuente	0
	Área elocuente	1
Drenaje venoso	Solo superficial	0
	Profundo	1

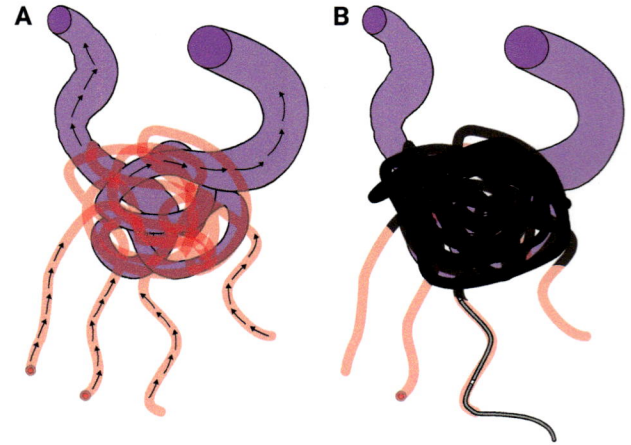

Figura 55-22. A) Angioarquitectura y dinámica de flujo de una malformación arteriovenosa (MAV) cerebral. **B)** Curación de la MAV mediante embolización completa del nido desde una o varias de sus aferencias arteriales. El resto de aportes arteriales y las venas de drenaje se ocluyen por difusión del agente embolizante desde el nido.

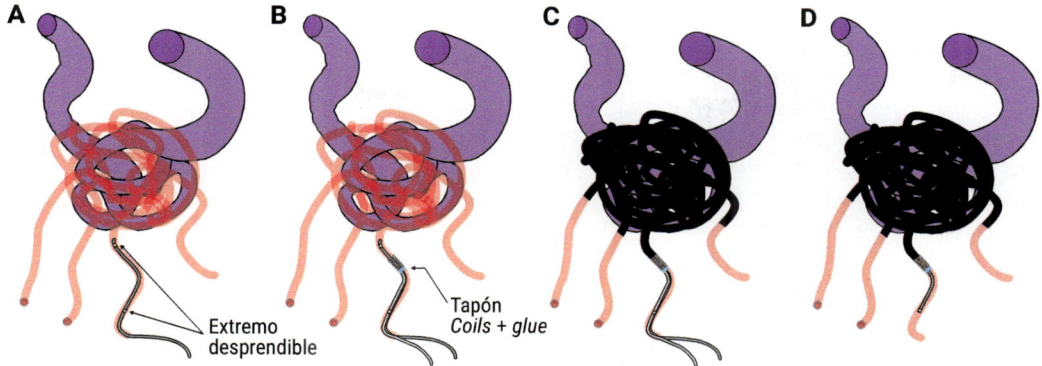

Figura 55-23. Técnica de la «olla a presión» arterial. **A)** Acceso al pedículo arterial elegido para la embolización con microcatéter de punta desprendible. **B)** Acceso con un segundo microcatéter y construcción del tapón antirreflujo, que atrapa el extremo desprendible del anterior. **C)** Inyección del líquido de embolización hasta completar el cierre del nido. **D)** Retirada de los microcatéteres, quedando el tapón y la punta desprendida del microcatéter inicial.

de acceso. De esta forma, aumenta la probabilidad de conseguir una oclusión nidal completa y se limita el riesgo de isquemia por oclusión de ramas arteriales sanas. Finalizado el procedimiento, el microcatéter de embolización podrá ser separado de la punta atrapada por el tapón y retirado mediante una pequeña tracción, que lo desconecta en un punto predeterminado de su estructura (**Fig. 55-23**).

Tratamiento endovascular de las malformaciones arteriovenosas cerebrales por vía venosa

Existen MAV que no son susceptibles de embolización transarterial, debido a la ubicación distal del nido, el pequeño tamaño de los pedículos arteriales o la proximidad de ramas arteriales que irrigan al cerebro normal adyacente. En estos casos, se puede recurrir a la embolización retrógrada transvenosa del nido de la MAV, procurando reducir el flujo arterial al nido mediante hipotensión arterial sistémica farmacológica, embolización pedicular arterial y/o la ayuda de una oclusión temporal con balón del tronco arterial relacionado con la MAV y conseguir así una significativa caída de la presión intranidal que favorezca la difusión retrógrada del líquido embolizante. Al igual que en la vía arterial, la realización de una técnica de «olla a presión» en la vía venosa favorecerá la penetración retrógrada y evitará la oclusión de venas de drenaje de tejido normal (**e-Fig. 55-24**). Es recomendable mantener una hipotensión sistémica en las horas siguientes al procedimiento.

El tratamiento curativo de una MAV con técnica endovascular tiene como objetivo el cierre completo y definitivo del nido malformativo aislándolo de todos sus aportes arteriales, preservando el flujo arterial y el drenaje venoso de los tejidos sanos circundantes (**Fig. 55-25**).

Un cierre parcial del nido malformativo manteniendo el aporte arterial a una porción no ocluida de este puede suponer un aumento del riesgo hemorrágico, sobre todo, si dicha porción aún permeable presenta una restricción de drenaje venoso por obstrucción parcial o completa del paso hacia la vena colectora. Esta situación supone un aumento de la presión intranidal, con mayor riesgo de rotura y hemorragia (**Fig. 55-26** y **e-Figs. 55-27** y **55-28**).

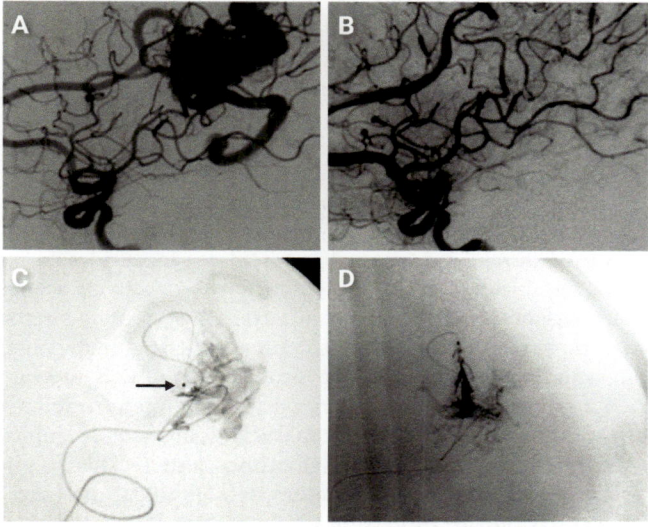

Figura 55-25. Mujer de 57 sin sangrado. **A)** Malformación arteriovenosa (MAV) frontoparietal izquierda de grado III de Spetzler-Martin, con aferencias arteriales de ramas de las arterias cerebral anterior y cerebral media izquierdas. Venas de drenaje al sistema superficial (mayor) y profundo. **B)** Arteriografía cerebral de control tras tres sesiones de embolización desde varias de sus aferencias arteriales. Oclusión de la MAV, sin evidencia de resto de nido. **C)** Arteriografía selectiva durante una de las embolizaciones desde una de las aferencias dependiente de la arteria cerebral media izquierda. La punta del catéter se encuentra en la proximidad del nido (flecha). **D)** Imagen radioscópica durante la inyección del agente de embolización que penetra en el nido malformativo.

A lo largo de los últimos años, se han producido avances en los agentes de embolización que permiten conseguir oclusiones más controladas, seguras y definitivas. También se han conseguido importantes progresos en los sistemas de imagen radiológica, que ofrecen un conocimiento más minucioso de la angioarquitectura de una determinada MAV y un control más preciso de su tratamiento.

Actualmente, se dispone de avanzados sistemas de acceso vascular, con nuevos microcatéteres que permiten alcanzar segmentos vasculares más complejos y realizar nuevas estrategias de embolización con mayor capacidad de oclusión nidal y de control de las estructuras vasculares normales que preservar.

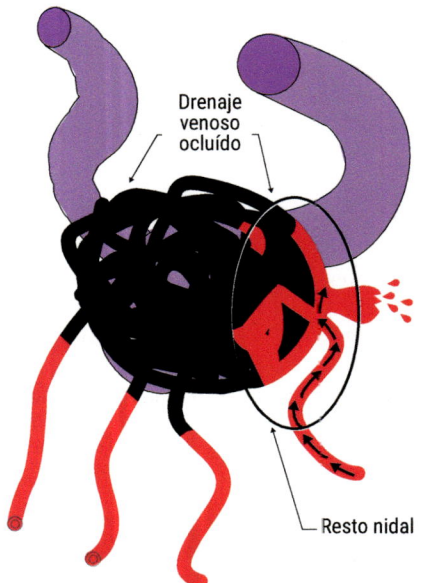

Figura 55-26. Embolización parcial del nido con oclusión del drenaje venoso, que favorece la rotura del resto nidal.

TRATAMIENTO ENDOVASCULAR DE FÍSTULAS ARTERIOVENOSAS DURALES CRANEALES

Las FAV durales son anomalías vasculares adquiridas en las que se establece una comunicación anormal de alto flujo entre arterias dependientes de la carótida externa, la carótida interna y/o la arteria vertebral y una estructura venosa, habitualmente, un seno dural y/o una vena cortical.

La hipótesis más aceptada respecto a su origen contempla un episodio de trombosis venosa inicial sobre la que cambios de presión y mecanismos inflamatorios y de recanalización inducen el desarrollo y progresión de comunicaciones arteriovenosas de alto flujo, que aumentan la presión del seno venoso (**Fig. 55-29**).

Si la recanalización del seno venoso es parcial o sufre alguna anomalía que restringe su drenaje, dicha presión

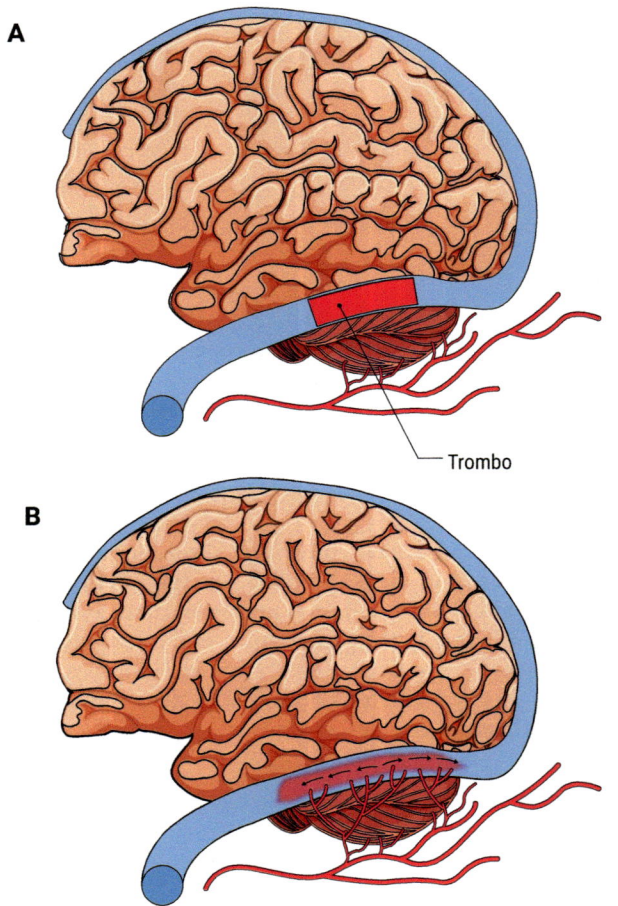

Figura 55-29. A) Trombosis de un segmento de seno venoso. **B)** Recanalización con desarrollo de comunicaciones arteriovenosas directas fistulosas, que aumentan la presión del seno venoso.

elevada puede transmitirse retrógradamente a otros senos venosos de su vecindad o a sus venas corticales tributarias, dando lugar a diversos síntomas según el grado de hipertensión y reflujo, así como la localización anatómica (**Tabla 55-3**).

Tabla 55-3. Principales síntomas según la localización de la fístula arteriovenosa					
	Seno cavernoso	**Seno transverso**	**Tentorial**	**Seno sagital**	**Fosa anterior**
Síntomas oculares	++++	–	–	–	–
Déficit de par craneal	+++	+	++	–	–
Acúfenos	++	++	++++	–	–
Cefalea	–	+++	+	++	+
Síntomas visuales	++	+	–	–	–
Hemorragia cerebral	–/+	+/++	+++	+	+++
Demencia	–	–/+	–	+	–

Pueden presentar hipertensión intraocular, quemosis, hiperemia conjuntival, exoftalmos, diplopia y/o pérdida de agudeza visual si se relacionan con el seno cavernoso o estructuras vecinas (**e-Fig 55-30**). El acúfeno pulsátil es otro síntoma habitual, debido a la transmisión auditiva del flujo turbulento en la FAV. El aumento de presión en los senos venosos puede provocar hidrocefalia y afectación de la vía óptica por dificultad de reabsorción de líquido cefalorraquídeo y la dificultad de drenaje del parénquima cerebral mantenida puede derivar en alteraciones cognitivas y demencia. La transmisión de la hipertensión hasta el lecho capilar a través de venas corticales puede provocar hemorragias parenquimatosas graves.

Clasificación de las fístulas arteriovenosas durales

Las FAV durales son lesiones heterogéneas que pueden clasificarse según su localización anatómica o tipo de aporte arterial.

La clasificación de Cognard es la más utilizada en la práctica clínica, al establecer niveles de riesgo de afectación neurológica y hemorragia según el grado de congestión venosa observada en un estudio angiográfico dinámico (**Fig. 55-31** y **Tabla 55-4**).

Según el balance del riesgo hemorrágico estimado por la clasificación y/o los síntomas (acúfenos, problemas visuales, cefalea, deterioro funcional) por un lado y el riesgo del tratamiento por otro, se establecerá la indicación terapéutica, que cuenta con opciones quirúrgicas, endovasculares y radiocirugía, únicas o combinadas.

Tratamiento endovascular de las fístulas arteriovenosas durales cerebrales

Al igual que en las MAV cerebrales, el objetivo del tratamiento endovascular es el cierre completo y definitivo de la comunicación arteriovenosa, pero, a diferencia de aquellas, no existe un nido malformativo interpuesto que suponga un riesgo de hemorragia por oclusión incompleta de este. En general, cuando el acceso a la vertiente venosa del punto de la FAV es factible y no existen drenajes venosos de riesgo en su vecindad, la oclusión a dicho nivel permite con frecuencia la curación de forma segura y rápida (**Fig. 55-32**).

Cuando el acceso venoso no es posible o seguro, se puede valorar la posibilidad de una ruta arterial por alguno de los aferentes a la FAV que ofrezca bajo riesgo. Desde el acceso arterial, se inyecta el material de embolización, habitualmente líquido (EVOH o *glue*), con el objetivo de cruzar el punto de fístula y ocluir la primera porción o «pie» de la vena (**e-Fig. 55-33**).

Los principales riesgos del tratamiento endovascular de las FAV son:

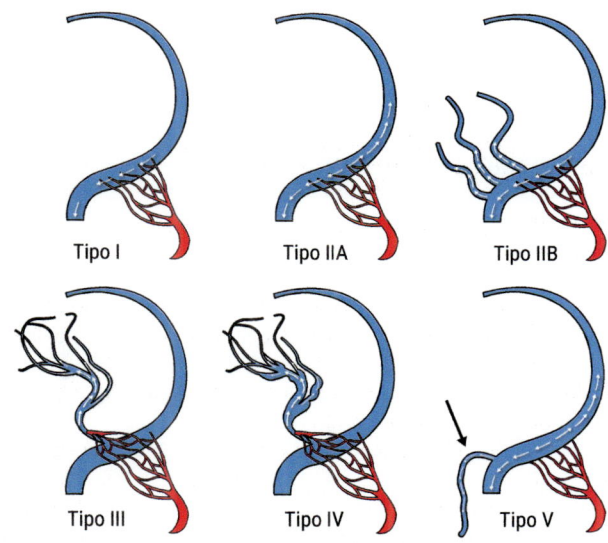

Figura 55-31. Clasificación de Cognard de las fístulas arteriovenosas durales craneales (v. la descripción en la **Tabla 55-4**).

Tabla 55-4. Clasificación de Cognard de las fístulas arteriovenosas durales craneales			
Tipo	**Drenaje venoso**	**Dirección flujo**	**Drenaje cortical**
Benigno			
I	Seno dural	Anterógrado	No
IIa	Seno dural	Retrógrado	No
Agresivo			
IIb	Seno dural	Anterógrado	Sí
IIa + IIb	Seno dural	Retrógrado	Sí
III	Vena cortical	–	Sí
IV	Vena cortical	–	Sí + ectasia
V	Perimedular	–	Sí

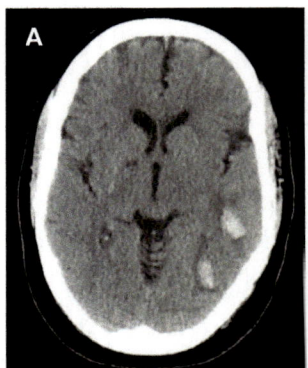
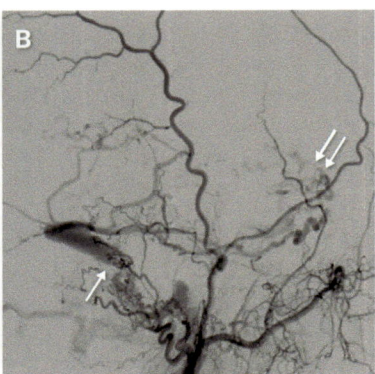
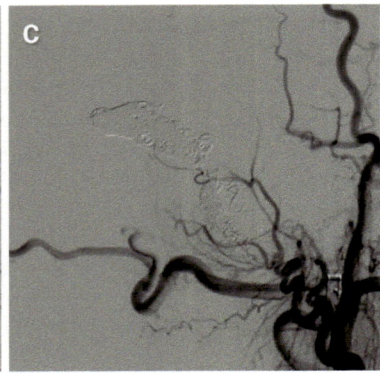

Figura 55-32. Mujer de 71 años con bradipsiquia y alteraciones del lenguaje de 10 días de evolución. **A)** Tomografía computarizada craneal que muestra focos hemorrágicos subagudos en el lóbulo temporal izquierdo. **B)** Arteriografía cerebral que confirma una fístula arteriovenosa (FAV) dural en el seno transverso izquierdo (flecha) ce tipo IIb de Cognard, con reflujo venoso cortical en el lóbulo temporal izquierdo (doble flecha). **C)** Cierre completo de la FAV tras la embolización con *coils* y etilenvinilalcohol (EVOH) a través de un acceso venoso.

- Isquemia arterial de un par craneal por oclusión de *vasa nervorum*.
- Isquemia cerebral por fuga de líquido embolizante a la circulación carotídea interna o vertebral a través de alguna de las múltiples anastomosis arteriales con las ramas de la carótida externa a nivel de la base de cráneo.
- Isquemia y/o hemorragia cerebral venosa por oclusión de alguna vena funcional.

Además de *coils* y embolizantes líquidos, se pueden usar partículas de tamaño predeterminado cuando no es posible o seguro emplear otros materiales, habitualmente, de forma paliativa y temporal, dado el alto porcentaje de recanalización que presentan.

Tratamiento endovascular de las fístulas arteriovenosas durales espinales

La FAV dural constituye el 70 % de las lesiones arteriovenosas de alto flujo a nivel espinal. La comunicación se establece típicamente en el manguito dural que acompaña a una raíz nerviosa a la altura del pedículo vertebral, más frecuentemente, a nivel dorsal o lumbar. Las aferencias son pequeñas ramas durales de una arteria radiculoespinal que establecen una conexión fistulosa con una vena radiculomedular arterializada con flujo invertido, que conecta y congestiona el plexo venoso perimedular (**e-Fig. 55-34**). Esta congestión afecta típicamente al tejido neural del cono medular, dada su situación más declive, en un segmento variable según el grado de congestión. Es habitual que el cuadro clínico comience con una paraparesia de los miembros inferiores de predominio proximal y progrese lentamente sumándose otros síntomas, como el trastorno de esfínteres, lo que marca un peor pronóstico en las posibilidades de recuperación tras el tratamiento.

El tratamiento quirúrgico es la primera opción terapéutica, con un alto índice de efectividad y escasa morbilidad, aunque, a veces, la resolución de la FAV no se traduce en una curación completa de los síntomas, dado el diagnóstico tardío de esta patología.

La RM y angiografía por RM (angio-RM) muestran habitualmente la congestión venosa y la afectación medu-

lar, pero no es frecuente que detecten la FAV, por lo que el estudio mediante arteriografía espinal es fundamental para determinar el nivel exacto de la fístula e identificar el origen de la arteria radiculomedular anterior de Adamkiewicz o de arterias radiculomedulares posteriores, que se deben preservar en el tratamiento. Además, permite marcar fácilmente el nivel de afectación mediante la liberación de un *coil* metálico radiopaco en la arteria intercostal o lumbar correspondiente y facilitar el abordaje quirúrgico.

Si la vena radiculomedular tiene un recorrido suficientemente largo hasta su llegada al plexo venoso perimedular y no existen arterias radiculomedulares de riesgo próximas a la FAV, se puede intentar un tratamiento endovascular mediante inyección de líquido embolizante que cierre la FAV, penetrando un pequeño segmento de la vena colectora que garantice el cierre (**Figs. 55-35**).

TRATAMIENTO ENDOVASCULAR DEL ICTUS ISQUÉMICO AGUDO

El ictus cerebral es la segunda causa de muerte (la primera en mujeres) y la primera causa de discapacidad en nuestro medio. El 85 % corresponde a ictus isquémicos. De ellos, la mayoría están relacionados con un origen cardioembólico o una embolia arterioarterial por ateroesclerosis de un gran vaso (**e-Fig. 55-36**).

Desde la publicación en 2015 de cinco grandes estudios aleatorizados con resultados favorables para la terapia endovascular, el tratamiento del ictus isquémico agudo entró en una nueva era, en la que los pacientes se benefician de un mejor pronóstico gracias a la aplicación de técnicas de radiología intervencionista en pacientes correctamente seleccionados en una ventana de tiempo adecuada.

Metanálisis y estudios posteriores han ampliado la ventana terapéutica y los criterios de inclusión, alcanzando a mayor número de pacientes (**Tabla 55-5**).

Aproximadamente, 20/100.000 habitantes por año, que representan un 10 % del global de pacientes con ictus, son susceptibles de tratamiento endovascular. Es un dato importante, teniendo en cuenta que representan a pacientes con oclusión de gran arteria, con deterioro neurológico más grave, donde la fibrinólisis intravenosa no consigue recanalizar la

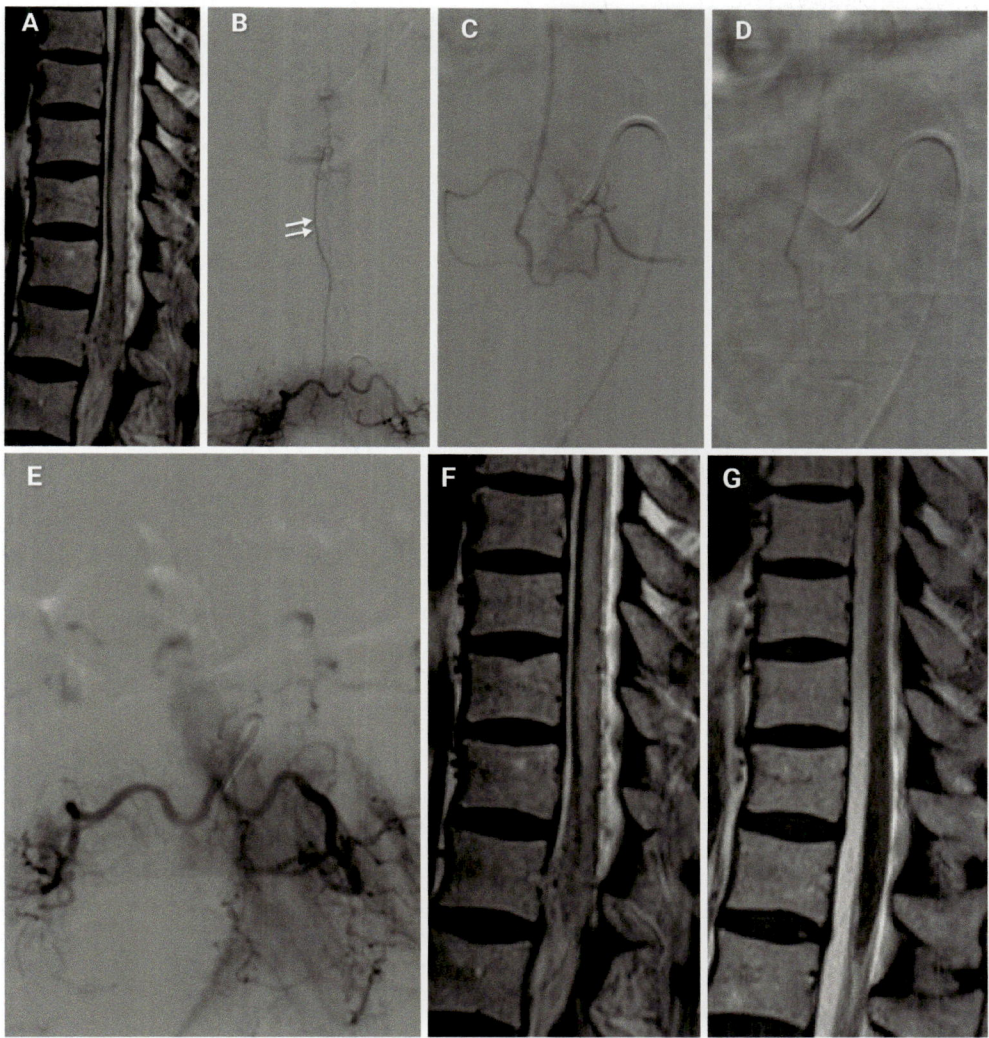

Figura 55-35. A) Resonancia magnética en T2, en la que se observa edema medular y vasos dilatados perimedulares. **B)** Arteriografía, que muestra una fístula arteriovenosa espinal a nivel de L4 derecha (flecha). Flujo invertido en la vena colectora radiculomedular larga (doble flecha), condicionando una congestión venosa perimedular. **C)** Microcateterismo selectivo de arteria aferente. **D)** Material de embolización ocluyendo la fístula arteriovenosa (FAV) y la parte proximal de la vena. **E)** Cierre completo de la FAV dural espinal. **F y G)** Resonancia magnética (RM) en T2. Valoración comparativa entre RM previa **(A)** y ocho meses después del tratamiento **(B)**, que demuestra la desaparición de la congestión venosa perimedular y del edema medular.

obstrucción y que, tras un tratamiento endovascular, logran una recuperación funcional independiente en un 50-65 % de los casos.

Técnicas básicas de trombectomía mecánica (e-Fig. 55-37)

La técnica de extracción de trombo con *stent* fue la primera que se utilizó en las guías de manejo del ictus isquémico agudo de gran vaso. Consiste en el despliegue de un *stent* no largable (*stentriever*), a través de un microcatéter, en el segmento de la arteria ocupado por el trombo para atraparlo entre sus celdas y extraerlo por tracción de dicho *stent* al interior de un catéter guía de gran luz interna (**Fig. 55-38**). Otra técnica utilizada en la actualidad es la aspiración directa y continua del trombo a través de un catéter de gran luz, cuyo extremo distal se posiciona en el extremo proximal del

trombo (**Fig. 55-39**). Se pueden combinar ambas técnicas mediante el despliegue de un *stentriever* sobre el trombo y su tracción asistida por un catéter de gran luz con aspiración continua que asegure el atrapamiento y retirada completa del trombo. Se aconseja, si es factible, detener el flujo de la arteria carótida interna durante las maniobras de trombectomía mediante el uso de catéter guía con balón que condicione una inversión de flujo intracraneal favoreciendo la aspiración de fragmentos del trombo y evitando su migración a territorios distales.

Se denomina **ictus en tándem** a aquel que asocia en su presentación una oclusión o estenosis grave de la arteria carótida interna en su trayecto cervical (habitualmente, en su origen) por una placa ateromatosa importante, y una oclusión de alguna de sus ramas intracraneales (sobre todo, la porción terminal de la carótida o la arteria cerebral media) (**Fig. 55-40**).

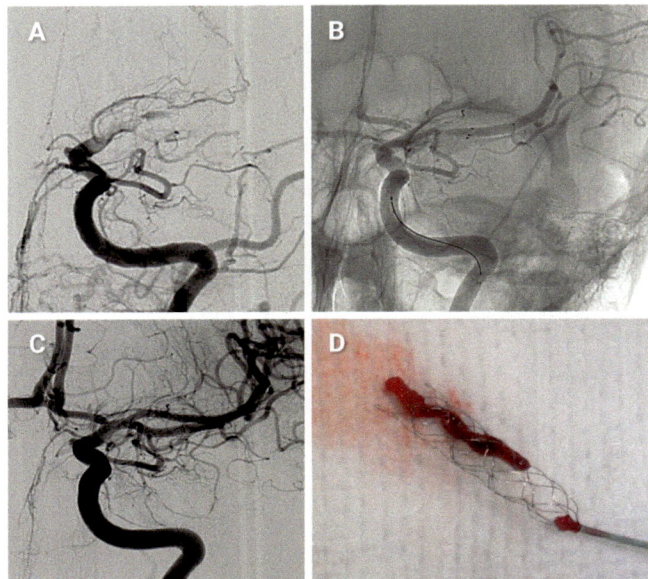

Figura 55-38. Mujer de 68 años de edad con ictus isquémico agudo hemisférico izquierdo de 1 hora de evolución. Procedimiento de trombectomía mecánica con *stentriever*. **A)** Serie angiográfica inicial que confirma el trombo oclusivo en la arteria cerebral media izquierda **B)** *Stent* de trombectomía (*stentriever*) desplegado en el segmento arterial ocluido. **C)** Control angiográfico tras la retirada del *stentriever*. **D)** Fotografía del *stentriever* que contiene entre sus celdas el trombo extraído.

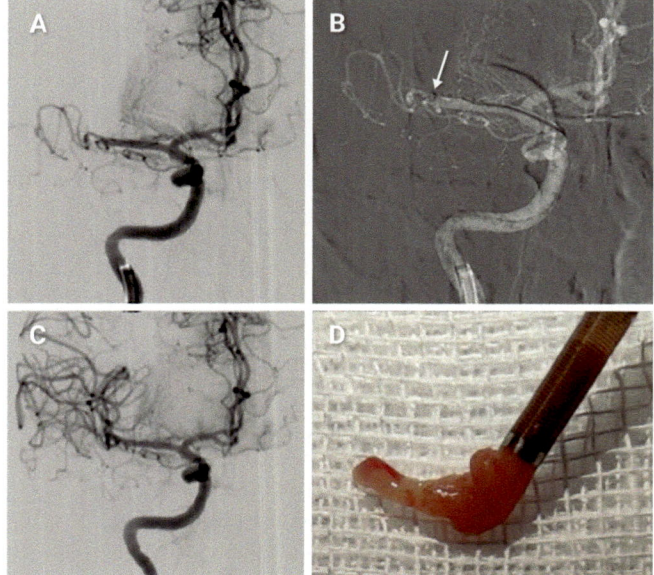

Figura 55-39. Varón de 78 años con fibrilación auricular e ictus hemisférico derecho de 3 horas de evolución. Procedimiento de trombectomía mecánica por aspiración. **A)** Trombo oclusivo en la arteria cerebral media derecha. **B)** Catéter de aspiración (flecha) junto al trombo. **C)** Control angiográfico tras la aspiración y retirada. **D)** Trombo atrapado en la luz del catéter.

El tratamiento endovascular de estos pacientes suma la dificultad técnica y el riesgo por la necesidad de atravesar la lesión oclusiva extracraneal para extraer el trombo intracraneal y plantea el dilema de cómo y en qué momento se debe tratar, si es posible, dicha oclusión o estenosis grave. La valoración debe ser individualizada, teniendo en cuenta diversos factores

Tabla 55-5. Indicaciones y contraindicaciones del tratamiento endovascular del ictus isquémico agudo

Indicaciones	Contraindicaciones
Ictus isquémico agudo por oclusión de gran vaso	Hemorragia o infarto extenso en la TC basal
Evolución < 24 horas	HTA no controlada
Entre 6 y 24 horas: área de penumbra en la TC de perfusión	Ictus grave reciente
NIHSS ⩾ 6	Alteración grave de la coagulación

NIHSS: *National Institute of Health Stroke Scale.*

Tabla 55-6. Indicaciones de angioplastia carotídea

Riesgo quirúrgico	
Insuficiencia cardíaca de grado III o IV	Dificultad de acceso (estenosis alta)
Fracción de eyección < 30 %	Estenosis posendarterectomía
Angina inestable	Cirugía cervical previa
Infarto de miocardio reciente	Radioterapia cervical previa
Oclusión de la carótida contralateral	Parálisis de la cuerda vocal contralateral

como el resultado de la trombectomía, la existencia de compensación vascular suficiente al territorio afectado o el grado de seguridad de un tratamiento antiagregante tras el eventual implante de un *stent*, entre otros.

ANGIOPLASTIA DE LA CARÓTIDA EXTRACRANEAL

Aproximadamente, un 30 % de los ictus isquémicos cerebrales están relacionados con un mecanismo de embolia arterioarterial procedente de una placa de ateroma de la pared de un tronco supraaórtico extracraneal, habitualmente, el origen de la arteria carótida interna. Se calcula que la prevalencia de estenosis mayor del 40 % en la población general oscila entre un 2 y un 11 %, siendo más probable y grave en aquellos pacientes que sumen varios factores de riesgo vascular como son la edad, el consumo de tabaco, la hipertensión arterial, la hiperlipidemia, la diabetes, la enfermedad renal o valores elevados de proteína C-reactiva o homocisteína, entre otros.

Diversos ensayos han establecido el beneficio del tratamiento quirúrgico de la placa de ateroma carotídea mediante endarterectomía en aquellos pacientes con estenosis sintomáticas superiores al 50 % o asintomáticas superiores al 70 %. Posteriormente, se desarrolló la técnica endovascular de angioplastia con *stent*, que actualmente ha demostrado no inferioridad respecto a la técnica quirúrgica y se indica en aquellos pacientes no candidatos a cirugía (**Tabla 55-6**).

La técnica estándar de angioplastia con *stent* de carótida se incia con el acceso a la arteria carótida común (bien desde

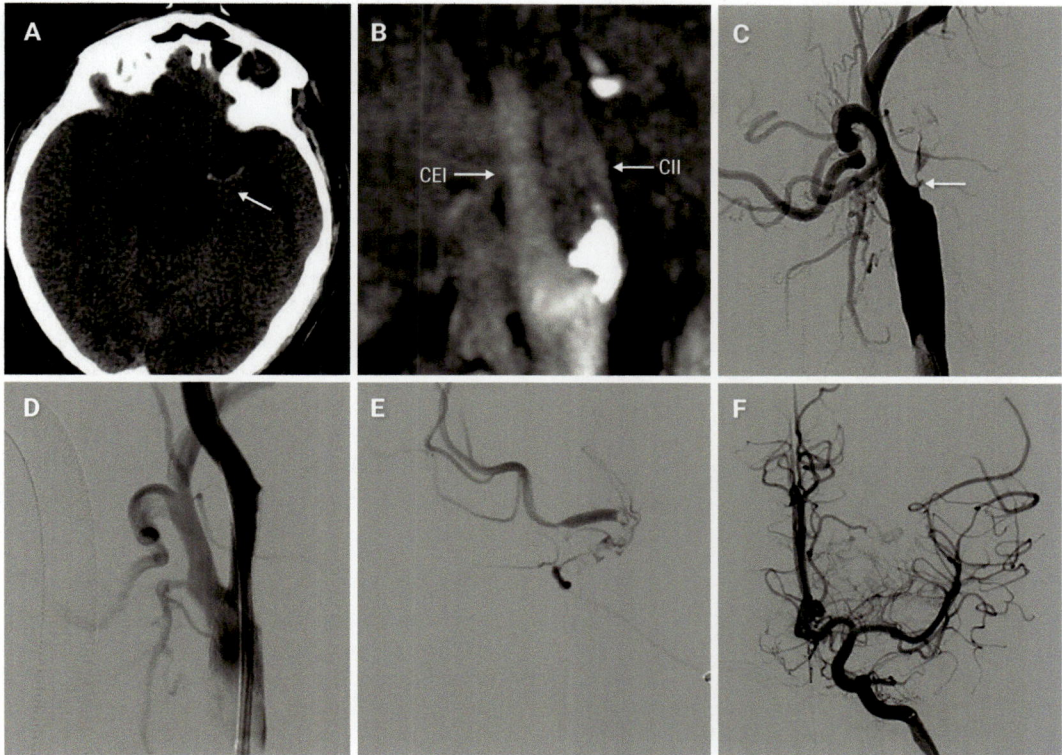

Figura 55-40. Varón de 61 años con hemiplejia derecha, afasia, hemianopsia y estupor de 1 hora de evolución. **A)** Tomografía computarizada (TC) basal que muestra el signo de la arteria hiperdensa, sugestiva de trombo a nivel de la arteria cerebral media izquierda (flecha). **B)** Angiografía por TC (angio-TC) con falta de realce vascular desde el origen de la arteria carótida interna izquierda (CII). **C)** Angiografía que confirma una estenosis preoclusiva en el origen de la arteria CII (flecha). **D)** Control angiográfico tras angioplastia con *stent*. **E)** Serie angiográfica intracraneal que muestra un trombo oclusivo en la porción terminal de la arteria CII. **F)** Control angiográfico tras una maniobra de trombectomía mecánica con *stentriever*.

la arteria femoral, bien radial/humeral) de un introductor/catéter guía cuya luz admita elementos de calibre de 5-6 F. Si se estima adecuado, se despliega un filtro de protección distal a la estenosis, que recogerá los eventuales fragmentos de placa desprendidos durante el procedimiento.

Si la estenosis es grave, es recomendable realizar una predilatación de la placa con un balón de bajo perfil para facilitar el despliegue del *stent*. Para finalizar, es habitual realizar una angioplastia sobre el *stent* con un balón de diámetro similar al de la arteria para completar su aposición a la pared y procurar una recuperación del calibre con una estenosis residual entre el 0 y el 30 % como objetivo (**Fig. 55-41**).

Como en todo implante de *stent* intraarterial, el paciente debe someterse a una pauta de doble antiagregación desde días previos y durante los 3-6 meses posteriores al tratamiento.

El estímulo del seno carotídeo durante la angioplastia puede generar un intenso reflejo vagal con bradicardia e, incluso, asistolia, por lo que debe haber un equipo de anestesia preparado para revertir una parada y/o utilizar un marcapasos externo si fuera necesario.

TRATAMIENTO ENDOVASCULAR DE LA ISQUEMIA CEREBRAL DIFERIDA POR VASOESPASMO TRAS HEMORRAGIA SUBARACNOIDEA

Tras una HSA, aproximadamente, el 70 % de los pacientes sufre un fenómeno de vasoespasmo en mayor o menor grado. Se produce entre el quinto y sexto día hasta la tercera o cuarta semana posteriores al episodio hemorrágico. Se debe a una contracción prolongada del músculo liso inducida por oxihemoglobina y mediada por óxido nítrico, endotelina o citocinas.

El vasoespasmo llega a ser sintomático en un 30 % de los pacientes, con una morbimortalidad del 17 %. Es más frecuente en mujeres, pacientes jóvenes y fumadores.

Lógicamente, su incidencia se correlaciona directamente con la cantidad de sangre acumulada en el espacio subaracnoideo. La escala modificada de Fisher (**Tabla 55-7**) establece cuatro grados de extensión de la HSA a partir de la tomografía computarizada inicial, de forma que un mayor grado en la escala se correlaciona con un mayor riesgo de sufrir un vasoespasmo en los días posteriores.

El tratamiento inicial del vasoespasmo consiste en la aplicación de la tríada: hipervolemia, hipertensión y hemodilución (terapia triple «H») y antagonistas del calcio (nimodipino) por vía oral.

Si la terapia médica no consigue revertir los síntomas isquémicos, no existe evidencia por imagen de infarto establecido y el déficit se corresponde con el territorio vascular afectado por el vasoespasmo, se plantea la indicación de terapia endovascular. Esta se puede realizar mediante la infusión intraarterial de vasodilatadores (nimodipino, verapamilo o papaverina, entre otros) y/o la dilatación mecánica con microcatéter con balón o cesta expandible (**Fig. 55-42**).

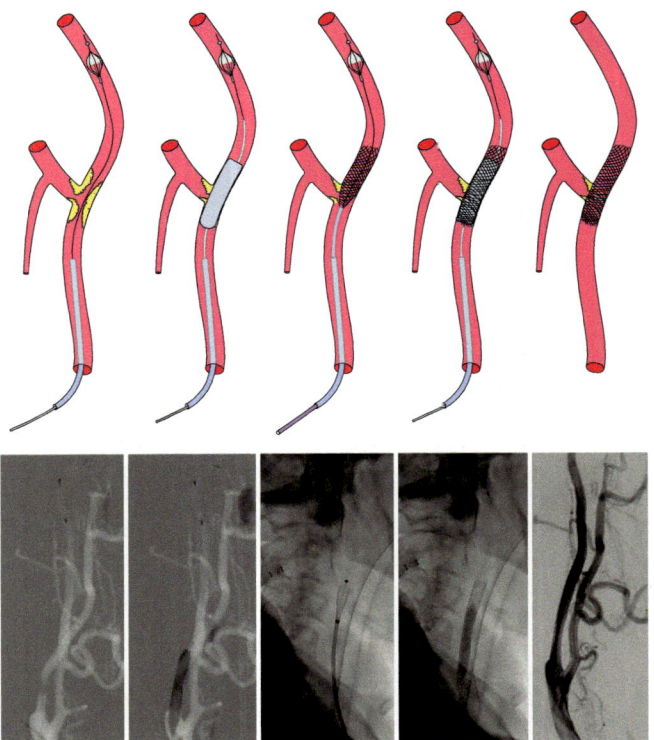

Figura 55-41. Fases del tratamiento de angioplastia de carótida con *stent* usando filtro de protección y realizando predilatación y posdilatación con balón.

Tabla 55-7. Escala modificada de Fisher basada en la distribución y cantidad de sangre en la tomografía computarizada basal después de una hemorragia subaracnoidea

Grado de Fisher	Descripción
0	Sin evidencia de sangrado en cisternas y ventrículos
1	Sangrado mínimo/capa fina < 1 mm en cisternas basales **sin** hemorragia ventricular bilateral
2	Sangrado mínimo/capa fina < 1 mm en cisternas basales **con** hemorragia ventricular bilateral
3	Sangrado de capa gruesa > 1 mm en cisternas basales **sin** hemorragia ventricular bilateral
4	Sangrado de capa gruesa > 1 mm en cisternas basales **con** hemorragia ventricular bilateral

TRATAMIENTO ENDOVASCULAR DEL HEMATOMA SUBDURAL CRÓNICO

El hematoma subdural crónico se produce por una acumulación de sangre en diversas fases de degradación y líquido entre la duramadre y la aracnoides, que puede tener consecuencias neurológicas graves si su crecimiento y expansión ocupa un espacio significativo. Su incidencia es de, aproximadamente, 10/100.000 habitantes por año, siendo mucho más frecuente en personas mayores de 70 años.

El tratamiento clásico es el quirúrgico, si bien, no está exento de riesgos y complicaciones, no siendo, además, infrecuente la recidiva (del 12 %, aproximadamente).

Recientemente, se postula un mecanismo inflamatorio dependiente de un tejido a modo de membrana alimentado por ramas de la arteria meníngea media en la superficie interna de la duramadre como responsable de mantener un proceso exudativo, que perpetua la colección subdural.

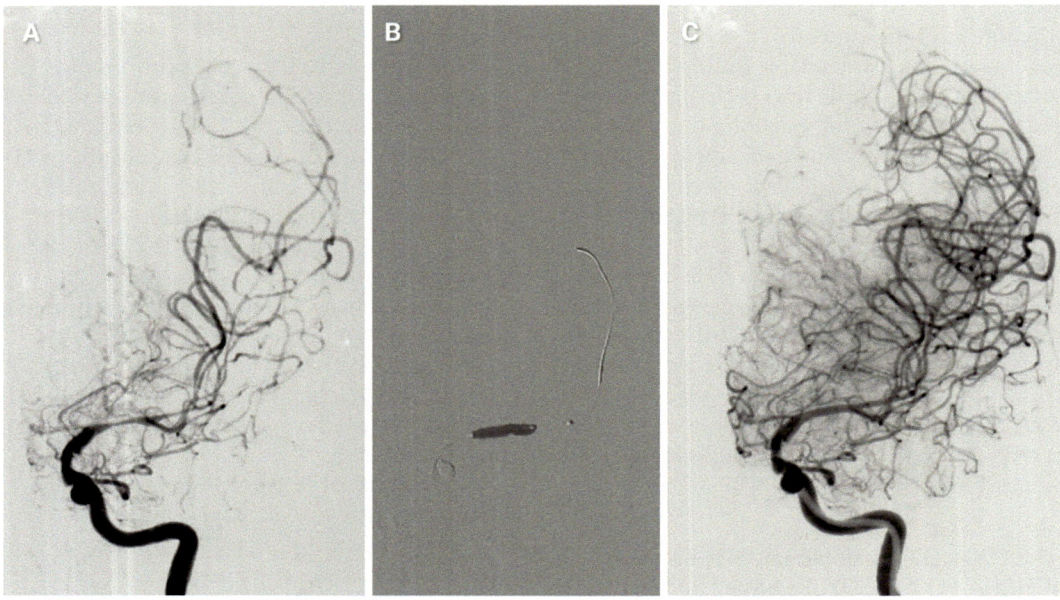

Figura 55-42. Mujer de 56 años en el décimo día tras sufrir una hemorragia subaracnoidea de grado 3 de Fisher. Inicia un cuadro de obnubilación y hemiparesia derecha. **A)** Grave vasoespasmo, que afecta a segmentos de las arterias cerebral anterior y media izquierdas. **B)** Dilatación con microcatéter con balón de baja presión del segmento M1 izquierdo e infusión de 5 mg de nimodipino intraarterial. **C)** Significativa mejoría del calibre arterial y de flujo.

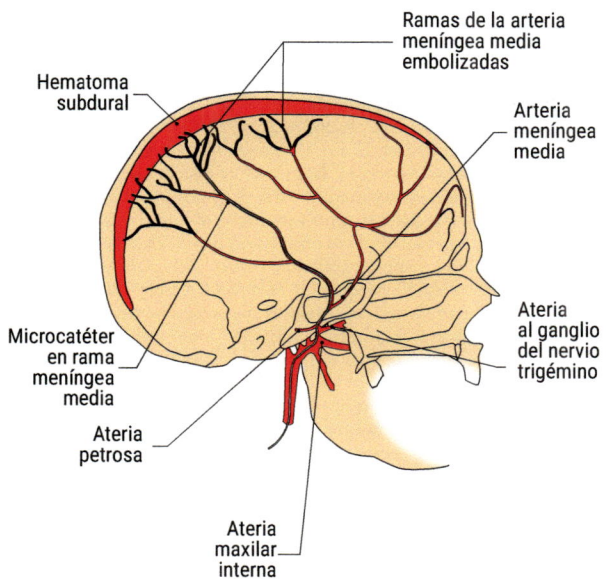

Figura 55-43. Ramas de la arteria meníngea media embolizadas

Hematoma subdural

Arteria meníngea media

Microcatéter en rama meníngea media

Ateria al ganglio del nervio trigémino

Ateria petrosa

Ateria maxilar interna

Figura 55-43. Embolización de las ramas de la arteria meníngea media relacionadas con el hematoma subdural crónico.

En los últimos años, se ha propuesto la embolización de la arteria meníngea media bien como procedimiento de rescate en casos de recidiva posquirúrgica, bien como adyuvante, con unos resultados prometedores. La interrupción del aporte sanguíneo a las ramas arteriales que nutren la membrana subdural rompería la cascada inflamatoria, promoviendo la resolución del hematoma (**Fig. 55-43**).

El procedimiento de embolización debe tener en cuenta las peligrosas anastomosis de ramas de la arteria meníngea media con ramas de la arteria carótida interna y de la arteria oftálmica, así como el aporte a estructuras importantes, como algunos pares craneales. Por ello, debe asegurarse una posición suficientemente distal del microcatéter respecto a estas estructuras.

Se han utilizado diversos materiales como partículas, líquidos embolizantes o *coils*, según las circunstancias anatómicas y preferencias del operador, sin clara ventaja de ninguno de ellos. No obstante, el líquido embolizante (EVOH) es el más habitualmente descrito en las distintas series, dada su capacidad de penetración en pequeñas ramas y la posibilidad de controlar inyecciones prolongadas (**Fig. 55-44**).

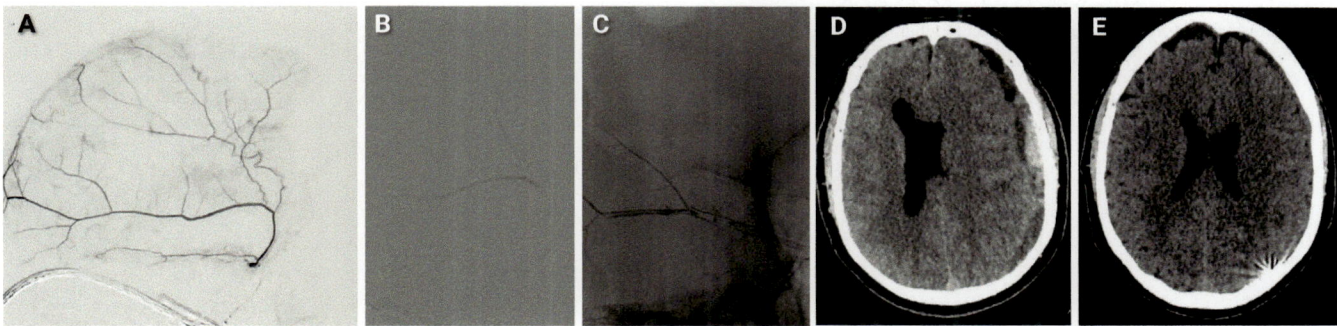

Figura 55-44. A) Cateterismo selectivo de la arteria meníngea media izquierda en un paciente con hematoma subdural crónico hemisférico izquierdo recidivante a cirugías previas. **B)** Inyección de líquido embolizante (etilenvinilalcohol [EVOH]). **C)** Radiografía que muestra el material de embolización ocluyendo las ramas de la arteria meníngea media; **D** y **E)** Imágenes de tomografía computarizada comparativas antes **(D)** y tres meses después de la embolización **(E)**, que demuestran la resolución prácticamente completa de la colección subdural hemisférica izquierda y del efecto de masa con desplazamiento de la línea media.

 PUNTOS CLAVE

- La técnica endovascular es actualmente la primera opción terapéutica en el tratamiento de la mayoría de aneurismas cerebrales, con variedad de dispositivos y técnicas disponibles.
- El tratamiento de la MAV del sistema nervioso central depende de la valoración conjunta de las opciones quirúrgica, endovascular y radiocirugía, orientadas a la erradicación completa y definitiva del nido malformativo. Hay que considerar la abstención terapéutica en casos especialmente complejos de curso no agresivo.
- El tratamiento de las FAV durales craneales se basa actualmente en técnicas endovasculares, por vía venosa y/o arterial para eliminar el riesgo hemorrágico por congestión venosa y otros síntomas asociados.
- Las técnicas de tromboaspiración, de *stentriever* o su combinación han supuesto un hito en el tratamiento del ictus por oclusión de gran vaso y se pueden aplicar hasta en las primeras 24 horas de evolución en pacientes que cumplan los criterios.

- El tratamiento con angioplastia y *stent* de la enfermedad ateromatosa de la arteria carótida es una alternativa a la endarterectomía quirúrgica, con una seguridad perioperatoria y eficacia a largo plazo no inferior y que actualmente se indica en aquellos pacientes no candidatos a cirugía.
- La isquemia cerebral diferida por vasoespasmo es una complicación no infrecuente de la HSA, que requiere en ocasiones un abordaje endovascular mediante administración intraarterial de fármaco y/o angioplastia mecánica de forma repetida hasta superar el proceso y evitar un infarto establecido.
- El reciente desarrollo de la técnica de embolización de la arteria meníngea media ofrece una alternativa de rescate en pacientes con hematoma subdural crónico, especialmente, en aquellos recidivantes tras cirugía.

BIBLIOGRAFÍA

Ahn SH, Prince EA, Dubel GJ. Carotid artery *stenting*: review of technique and update of recent literature. Semin Intervent Radiol. 2013;30(3):288-96.

Baharvahdat H, Ooi YC, Kim WJ, Mowla A, Coon AL, Colby GP. Updates in the management of cranial dural arteriovenous fistula. Stroke Vasc Neurol. 2019;5(1):50-8.

Balança B, Bouchier B, Ritzenthaler T. The management of delayed cerebral ischemia after aneurysmal subarachnoid hemorrhage. Rev Neurol (Paris). 2022;178(1-2):64-73.

Bejjani GK, Bank WO, Olan WJ, Sekhar LN. The efficacy and safety of angioplasty for cerebral vasospasm after subarachnoid hemorrhage. Neurosurgery. 1998;42(5):979-86; discussion 986-7.

Berkhemer OA, Fransen PSS, Beumer D, Van den Berg LA, Lingsma HF, Yoo AJ, et al.; MR CLEAN Investigators. A randomized trial of intraarterial treatment for acute ischemic stroke N Engl J Med. 2015;372(1):11-20. [Corrección en: N Engl J Med. 2015;372(4):394].

Briganti F, Leone G, Marseglia M, Mariniello G, Caranci F, Brunetti A, et al. Endovascular treatment of cerebral aneurysms using flow-diverter devices: a systematic review. Neuroradiol J. 2015;28(4):365-75.

Campbell BCV, Mitchell PJ, Kleinig TJ, Dewey HM, Churilov L, Yassi N, et al.; EXTEND-IA Investigators. Endovascular therapy for ischemic stroke with perfusion-imaging selection. N Engl J Med. 2015;372(11):1009-18.

Catapano JS, Nguyen CL, Wakim AA, Albuquerque FC, Ducruet AF. Middle meningeal artery embolization for chronic subdural hematoma. Front Neurol. 2020;11:557233. [Corrección en: Front Neurol. 2021;12:666701].

Chapot R, Stracke P, Velasco A, Nordmeyer H, Heddier M, Stauder M, et al. The pressure cooker technique for the treatment of brain AVMs. J Neuroradiol. 2014;41(1):87-91.

Fiorella D, Arthur AS. Middle meningeal artery embolization for the management of chronic subdural hematoma. J Neurointerv Surg. 2019;11(9):912-5.

Frontera JA, Claassen J, Schmidt JM, Wartenberg KE, Temes R, Connolly ES Jr, et al. Prediction of symptomatic vasospasm after subarachnoid hemorrhage: the modified Fisher scale. Neurosurgery. 2006;59(1): 21-7; discussion 21-7.

Hoh BL, Ogilvy CS. Endovascular treatment of cerebral vasospasm: transluminal balloon angioplasty, intra-arterial papaverine, and intra-arterial nicardipine. Neurosurg Clin N Am. 2005;16(3):501-16, vi.

Lindgren E, Rentzos A, Hiltunen S, Serrano F, Heldner MR, Zuurbier SM, et al.; International CVT Consortium. Dural arteriovenous fistulas in cerebral venous thrombosis: data from the International Cerebral Venous Thrombosis Consortium. Eur J Neurol. 2022;29(3):761-70.

Molyneux AJ, Kerr RSC, Yu LM, Clarke M, Sneade M, Yarnold JA, et al.; International Subarachnoid Aneurysm Trial (ISAT) Collaborative Group. International subarachnoid aneurysm trial (ISAT) of neurosurgical clipping versus endovascular coiling in 2143 patients with ruptured intracranial aneurysms: a randomised comparison of effects on survival, dependency, seizures, rebleeding, subgroups, and aneurysm occlusion. Lancet. 2005;366(9488):809-17.

Mohr JP, Parides MK, Stapf C, Moquete E, Moy CS, Overbey JR, et al.; international ARUBA investigators. Medical management with or without interventional therapy for unruptured brain arteriovenous malformations (ARUBA): a multicentre, non-blinded, randomised trial. Lancet. 2014;383(9917):614-21.

Moret J, Cognard C, Weill A, Castaings L, Rey A. The "remodelling technique" in the treatment of wide neck intracranial aneurysms. Angiographic results and clinical follow-up in 56 cases. Interv Neuroradiol. 1997;3(1):21-35.

Reiff T, Eckstein HH, Mansmann U, Jansen O, Fraedrich G, Mudra H, et al.; SPACE-2 Investigators. Carotid endarterectomy or *stenting* or best medical treatment alone for moderate-to-severe asymptomatic carotid artery stenosis: 5-year results of a multicentre, randomised controlled trial. Lancet Neurol. 2022;21(10):877-88.

Saver JL, Goyal M, Bonafe A, Diener HC, Levy EI, Pereira VM, et al.; SWIFT PRIME Investigators. *Stent*-retriever thrombectomy after intravenous t-PA vs. t-PA alone in stroke. N Engl J Med. 2015;372(24):2285-95.

Turk AS, Frei D, Fiorella D, Mocco J, Baxter B, Siddiqui A, et al. ADAPT FAST study: a direct aspiration first pass technique for acute stroke thrombectomy. J Neurointerv Surg. 2014;6(4):260-4.

Van Beijnum J, Van der Worp HB, Buis DR, Salman RAS, Kappelle LJ, Rinkel GJE et al. Treatment of brain arteriovenous malformations: a systematic review and meta-analysis. JAMA. 2011;306(18):2011-9.

Zhang G, Zhu S, Wu P, Xu S, Shi H. The transvenous pressure cooker technique: a treatment for brain arteriovenous malformations. Interv Neuroradiol. 2017;23(2):194-9.

Intervencionismo en la patología de la columna vertebral

56

C. Rodríguez Fernández, M. J. García Sánchez, C. Toledano Illán, M. M. Manrique Zegarra,
M. Á. Vences Mijahuanca, J. R. Brin Reyes y Á. Lüttich Uroz

OBJETIVOS

- Dominar los fundamentos de las técnicas de neurointervencionismo en procedimientos percutáneos mínimamente invasivos para abordar la patología espinal.
- Familiarizarse con las indicaciones de cada procedimiento, así como con el equipo y material requerido, aprendiendo cómo utilizarlos de manera efectiva.
- Reconocer y prevenir posibles complicaciones asociadas a los procedimientos percutáneos, implementando estrategias de prevención adecuadas.
- Comprender los resultados de cada procedimiento y evaluar su efectividad en el tratamiento de la patología espinal.

CÓMO Y CUÁNDO SE DEBE REALIZAR UNA BIOPSIA ESPINAL

La columna vertebral puede verse afectada por un gran número de procesos neoplásicos e infecciosos.

Entre los procesos neoplásicos, las metástasis son la patología más frecuente y solo un 5 % se corresponden con lesiones primarias. La biopsia espinal percutánea está indicada cuando la etiología de una lesión plantea una duda diagnóstica. Permite un diagnóstico histopatológico y planificar tratamientos dirigidos, así como extraer material para cultivos o análisis biológicos en casos donde se sospecha un cuadro infeccioso.

Previamente, el paciente debe someterse a un estudio sistémico que incluya pruebas de imagen, marcadores serológicos y estudios de medicina nuclear, según las características propias de cada caso.

Comparada con la biopsia excisional, la biopsia percutánea es un procedimiento accesible y bien tolerado por los pacientes, ya que la duración del procedimiento, el dolor posoperatorio y el riesgo de diseminación a través de la trayectoria del abordaje son menores.

Técnica

Se precisa tomografía computarizada (TC) o fluoroscopio para guiar el procedimiento.

Existen agujas de biopsia de distintos diámetros (gauges [G]) y longitudes disponibles. A mayor G, mayor sensibilidad diagnóstica, si bien, aumenta la probabilidad de potenciales complicaciones. El operador decidirá cuál es el mejor instrumento en función de las características de cada lesión (firmeza, friabilidad, potencial hemorrágico).

La mayoría de los pacientes pueden someterse a una biopsia bajo anestesia local y sedación consciente. El paciente no debe presentar coagulopatía o trombocitopenia incorregibles y se suspenderá la medicación anticoagulante o antiagregante según cada caso particular. En los casos de infección, la suspensión de antibióticos 48 horas antes aumenta el rendimiento diagnóstico.

En la medida de lo posible, la trayectoria de la aguja debe evitar atravesar zonas infectadas, así como estructuras viscerales, vasculares o nerviosas. Para ello, se debe realizar una cuidadosa planificación de la trayectoria estudiando las pruebas de imagen disponibles.

El paso inicial es obtener imágenes con la finalidad de localizar el nivel de interés y planificar la trayectoria. A continuación, se infiltra anestésico local en la piel con una aguja fina (25 G) y, posteriormente, hacia planos profundos utilizando una aguja más gruesa (21 G) hasta infiltrar el periostio. Con un bisturí, se realiza un pequeño corte en la superficie de la piel y se introduce el trocar (cánula hueca a través de la cual se introduce la aguja de biopsia y se toman las muestras necesarias). Habitualmente, el paciente se coloca en decúbito prono y existen distintos abordajes en función de la localización de la lesión:

- Abordaje transpedicular: el trocar se inserta en la cara superolateral del pedículo y se dirige hasta el cuerpo vertebral sin sobrepasar la vertiente medial del pedículo.
- Abordaje posterolateral: la incisión se realiza unos 7-10 cm lateral a la línea media. El trocar se avanza hacia el cuerpo vertebral, respetando una angulación de 40-60°, alcanzándose así la porción posterolateral de este y evitándose los grandes vasos sanguíneos o el tórax.
- Abordaje intercostotransverso: este abordaje es preferible en la región torácica. Con el paciente en decúbito prono,

el trocar se ancla entre la cabeza de la costilla y la articulación facetaria y se dirige a través de la articulación costotransversa hasta llegar al cuerpo vertebral sin romper la cara interna de la costilla.

- Abordaje cervical: la técnica de biopsia de elementos posteriores de las vértebras cervicales es similar a las ya descritas, con la consideración que la arteria vertebral atraviesa los forámenes transversos cervicales. La peculiaridad de la biopsia cervical respecto a la dorsal o lumbar radica en la toma de muestras de elementos anteriores. Cuando la lesión se halla en el cuerpo vertebral, el paciente se coloca el decúbito supino, el operador localiza por palpación la arteria carótida y desplaza hacia lateral el paquete vasculonervioso profundo del cuello. El trocar se introduce medial al paquete vascular y en dirección posteromedial para improntar sobre la cara anterolateral del cuerpo vertebral. Este abordaje lleva consigo un riesgo de lesión yugular o carotídea y de perforación esofágica o traqueal (**Fig. 56-1**).

Resultados

El 90-95 % de las muestras obtenidas mediante biopsia percutánea son diagnósticas. Las lesiones líticas, con márgenes mal definidos o que asocian masa de partes blandas o colapso vertebral suelen tener mayor rendimiento diagnóstico que las lesiones escleróticas. Del mismo modo, la especificidad en el diagnóstico de las metástasis espinales es mayor que la de las lesiones primarias.

Complicaciones y efectos secundarios

Las complicaciones graves son infrecuentes (0,2 %). Son más frecuentes en la columna torácica por la proximidad de estructuras neurovasculares y viscerales (neumotórax, lesión de grandes vasos prevertebrales).

Puede producirse un pequeño sangrado y, habitualmente, se resuelve mediante compresión manual en la zona de punción o aplicando una pequeña cantidad de material hemostático reabsorbible a través del trocar. En los casos de lesiones hipervasculares, el hematoma posoperatorio puede ocasionar la compresión de estructuras nerviosas vecinas y provocar déficit neurológico posoperatorio. Igualmente, las estructuras nerviosas pueden lesionarse si hay desviaciones de la trayectoria planificada, rotura del margen medial del pedículo vertebral o si se atraviesa la raíz nerviosa en el agujero de conjunción. El riesgo de infección yatrogénica suele ser bajo.

TRATAMIENTO INTERVENCIONISTA SOBRE LAS FACETAS LUMBARES

El síndrome facetario es una de las principales causas de lumbalgia y cervicalgia, siendo en la mayor parte de casos la osteoartritis de dichas articulaciones el motivo principal del dolor.

Existen varias técnicas mínimamente invasivas que se pueden realizar guiadas por distintas técnicas de imagen (principalmente, por escopia o TC) para diagnosticar y tratar el síndrome facetario. La mayor parte buscan esencialmente

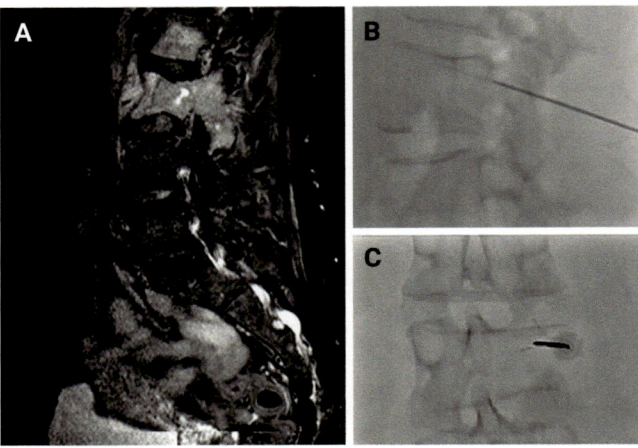

Figura 56-1. Lesión metastásica en la cara inferior del cuerpo vertebral de la segunda vértebra lumbar (L2) y casi la totalidad del cuerpo vertebral de la tercera lumbar (L3), con extensión hacia el pedículo derecho, lámina y apófisis espinosa **(A)**. Al tratarse de una lesión sumamente blanda, se optó por realizar la biopsia en L3 con un sistema automático de aguja gruesa de 18 G × 19 mm a través del pedículo derecho **(B** y **C)**. El resultado histopatológico fue un carcinoma invasivo de mama de tipo no específico.

interrumpir la transmisión nerviosa del dolor desde la faceta articular, ya sea mediante el uso de medicación local (bloqueos anestésicos o combinados con corticosteroides) o mediante la lesión del nervio con medios físicos (ablación por radiofrecuencia) o químicos (rizólisis química con alcohol). Se pueden dirigir los tratamientos hacia los ramos mediales, las raíces dorsales o la cápsula interarticular. La mayor parte comparten indicaciones y requieren una técnica similar a la hora de ser ejecutadas, y la elección de una u otra depende de diversos factores como el nivel que se va a tratar, la disponibilidad, las características individuales del paciente o la experiencia del médico.

Técnica general

A continuación, se describen las particularidades técnicas del tratamiento intervencionista del síndrome facetario.

Indicación

El paciente, generalmente, es remitido desde los servicios implicados en el manejo de la patología de columna ante la sospecha clínica de síndrome facetario, tanto para confirmar el diagnóstico como para realizar el tratamiento.

Equipo

Equipo de rayos con arco «en C», sistema de fluoroscopia monoplanar o biplanar y TC.

Preparación

Suspensión de la antiagregación o anticoagulación en casos necesarios, siendo segura la realización de estas técnicas con antiagregación de baja potencia como la conseguida con ácido acetilsalicílico (AAS) en dosis bajas.

Material

Agujas espinales con punta de tipo Quincke de longitud mínima de 88 mm, agujas subcutáneas de 25 G, jeringa de 10 mL, paño estéril, gasas estériles y guantes estériles.

Medicación

Bupivacaína, mepivacaína, triamcinolona, betametasona y alcohol absoluto.

Procedimiento

El objetivo es realizar un bloqueo de la rama medial en la confluencia de la apófisis articular superior con la apófisis transversa. En el caso de realizar un bloqueo articular, la situación de la aguja puede ser periarticular o intraarticular.

Cuando el procedimiento se realiza guiado con TC, se adquieren cortes axiales y se marcan sobre la piel los puntos de entrada. En condiciones de asepsia, se inyecta anestésico local y se insertan las agujas con la angulación prevista según las imágenes de TC hasta alcanzar el periostio.

Se realizan nuevas imágenes de TC para comprobar el posicionamiento adecuado de las agujas, y, en caso necesario, se recolocan. Para que la recolocación de la aguja sea lo menos traumática posible, se recomienda retirarla hasta la dermis, cambiar la angulación deseada y volver a avanzar hasta el periostio.

Cuando el procedimiento se realiza guiado con escopia, se identifican los niveles diana en proyección posteroanterior y se obtiene una proyección oblicua para marcar con la aguja el punto diana, que se sitúa en la unión de la apófisis transversa y la apófisis articular superior del nivel que se va a tratar. En caso necesario, se puede verificar el avance en proyección lateral.

Tras aspirar con una jeringa de 10 mL y comprobar que las agujas no se encuentran en el interior de un vaso sanguíneo, se procede a la administración de la medicación. En caso de notar resistencia a la inyección (algo frecuente en casos de fibrosis de tejidos blandos), se retira levemente la aguja mientras se inyecta la medicación hasta notar la ausencia de resistencia.

Tras finalizar el procedimiento, el paciente pasa a una sala de observación, donde debe ser vigilado neurológica y hemodinámicamente durante el tiempo necesario según su situación, recomendándose un mínimo de 10 minutos.

Resultados

La mejoría del dolor comienza habitualmente al cabo de una semana y su duración se extiende hasta los tres o seis meses. Por la naturaleza degenerativa del dolor, su reaparición es previsible y la mayor parte de pacientes suelen requerir varias intervenciones a lo largo del tiempo.

Complicaciones y efectos secundarios

Los efectos locales son frecuentes y no revisten gravedad (alteraciones neurológicas transitorias por la aplicación inadvertida de anestésico local en raíces nerviosas). Cabe tener en consideración las reacciones adversas sistémicas a los medicamentos utilizados a nivel local, destacando en el caso del uso de corticoesteroides una posible descompensación de la hipertensión o la diabetes, así como la aparición o empeoramiento del glaucoma.

BLOQUEOS DIAGNÓSTICO-TERAPÉUTICOS: BLOQUEOS EPIDURALES Y PERIRRADICULARES

Los bloqueos epidurales y perirradiculares son útiles para el diagnóstico y tratamiento de una variedad de patologías que ocasionan dolor lumbar y radicular.

Técnica

A continuación, se describen las particularidades técnicas de los bloqueos epidurales y perirradiculares.

Indicación

El paciente, generalmente, es remitido desde los servicios implicados en el manejo de la patología de columna por dolor lumbar o radicular crónico que no responde adecuadamente al tratamiento conservador, tanto para confirmar el diagnóstico como para realizar el tratamiento.

Equipo

Equipo de rayos con arco en C, sistema de fluoroscopia monoplanar o biplanar, y TC.

Preparación

Suspensión de antiagregación o anticoagulación en casos necesarios, siendo segura la realización de estas técnicas con antiagregación de baja potencia como la conseguida con AAS en dosis bajas.

Material

Agujas espinales con punta de tipo Quincke de longitud mínima de 88 mm, agujas subcutáneas de 25 G, jeringa de 10 mL, paño estéril, gasas estériles y guantes estériles.

Medicación

Bupivacaína, mepivacaína, triamcinolona y betametasona.

Procedimiento:

Consta de los siguientes pasos:

- En TC: con el paciente en decúbito prono y medidas de asepsia, se avanzan las agujas hasta alcanzar el punto deseado:
  - En bloqueos epidurales, se debe avanzar la aguja atravesando los distintos tejidos hasta notar la pérdida de resistencia correspondiente al espacio epidural, para lo cual existen diversas técnicas (aire, suero fisiológico, gota

colgante). Esencialmente, consisten en avanzar la aguja de manera lenta, dejando conectada una jeringa de 1 mL, sobre la cual se ejerce presión de manera simultánea a su avance. Al atravesar los distintos ligamentos, se notará una resistencia a dicha presión, que desaparecerá una vez la aguja entre en el espacio epidural. La utilización de aire en cantidades < 1 mL permite comprobar en la TC la correcta posición de la aguja.

– En bloqueos perirradiculares, se debe avanzar la aguja en la dirección y distancia adecuadas para alcanzar el espacio perirradicular sin necesidad de llegar a él en un momento inicial, contando con controles de imágenes de TC para terminar de posicionar la aguja.

• Tras comprobar una correcta colocación de las agujas, se procede a la administración de la medicación. En bloqueos perirradiculares, es conveniente cerciorarse de que no se encuentra en un espacio vascular aspirando con una jeringa de 10 mL. En bloqueos epidurales, no es necesario.

• Cuando el procedimiento se realiza guiado con escopia, se identifican los niveles diana en proyección posteroanterior y se obtiene una proyección oblicua para marcar con la aguja el punto diana, que se sitúa en la unión de la apófisis transversa y la apófisis articular superior del nivel que se va a tratar. En caso necesario, se puede verificar el avance en proyección lateral.

– En bloqueos epidurales, se seleccionará el punto deseado en función de la clínica del paciente y la accesibilidad, pudiendo optar por abordajes caudales, interlaminares o transforaminales en función de cuál permita depositar la medicación más próxima al origen del dolor de manera segura. Se pueden usar las mismas técnicas para evidenciar la pérdida de resistencia que se produce cuando la aguja llega al espacio epidural, si bien, se recomienda confirmar la localización correcta mediante la inyección de una pequeña cantidad de contraste yodado, que, en proyección lateral, debe repartirse formando una «media luna» vertical en el espacio epidural posterior.

– En bloqueos perirradiculares, se utilizará la proyección oblicua y se dirigirá la aguja hacia el área inmediatamente inferior al pedículo que forma el borde superior del foramen, controlando en proyecciones anteroposterior y lateral el avance de la aguja. Una vez en el punto diana, se comprobará la correcta posición mediante 1-2 mL de contraste, que debe repartirse siguiendo el trayecto de la raíz nerviosa. En niveles cervicales, se recomienda, sin embargo, realizar esta técnica con el paciente en decúbito supino y rotando el cuello hacia el hombro contralateral, dirigiendo la aguja hacia la base de la faceta articular superior de la articulación, evitando la cara anterior del foramen y permaneciendo lateral a este para evitar la arteria vertebral. También se debe intentar permanecer más lateral en niveles dorsales, donde es necesario evitar la pleura. Finalmente, en niveles sacros, una angulación craneocaudal permite visualizar mejor el foramen y dirigir la aguja hacia su margen superior.

• Tras administrar contraste y comprobar que las agujas están posicionadas en el lugar deseado, se procede a la administración de la medicación.

• Una vez finalizado el procedimiento, el paciente pasa a una sala de observación, donde debe ser vigilado neurológica y hemodinámicamente durante el tiempo necesario según su situación, recomendándose un mínimo de 10 minutos.

Resultados

La mejoría del dolor habitualmente se inicia en la primera semana posterior al procedimiento y puede prolongarse entre tres y seis meses. Por la naturaleza degenerativa del dolor, su reaparición es previsible y la mayor parte de pacientes pueden requerir repetir el procedimiento una o varias veces por año.

Complicaciones y efectos secundarios

Pueden aparecer los siguientes:

• Los efectos locales son frecuentes y no revisten gravedad (dolor transitorio, inflamación, sangrado en el punto de punción, aparición de hematomas superficiales, empeoramiento autolimitado del dolor).
• Alteraciones neurológicas transitorias por la aplicación inadvertida de anestésico local en raíces nerviosas.
• Síncope vasovagal.
• Infección.
• Reacción alérgica.
• Reacciones adversas a los medicamentos utilizados a nivel local, destacando en el caso del uso de corticosteroides una posible descompensación de hipertensión o diabetes, así como la aparición o empeoramiento de glaucoma.
• Disección vertebral.
• Neumotórax.
• Neumoencéfalo.

TRATAMIENTO PERCUTÁNEO DE LAS HERNIAS DISCALES

El disco intervertebral es una estructura avascular compleja, compuesta por un anillo fibroso externo (principalmente, conformado de fibras de colágeno de tipo I orientadas en varias láminas ortogonales), un núcleo pulposo interno compuesto de proteoglicanos hidratados y colágeno de tipo II, y placas terminales osteocartilaginosas que lo delimitan y separan de los cuerpos vertebrales adyacentes. Habitualmente, debe resistir cargas axiales y rotacionales producto de la bipedestación y los movimientos del cuerpo.

Es común encontrar datos de degeneración de los discos intervertebrales en estudios de imagen, observándose hasta en el 35 % de la población asintomática, con una mayor incidencia en edades avanzadas. Sin embargo, en algunos casos, estos cambios degenerativos se acompañan de desplazamiento parcial del núcleo pulposo hacia la periferia del disco, comprimiendo o inflamando las estructuras neurales vecinas. Los pacientes con clínica de dolor radicular y pequeñas hernias discales contenidas son candidatos ideales para procedimientos percutáneos que busquen disminuir la presión intradiscal del núcleo pulposo y reducir su desplazamiento, liberando así las raíces circundantes.

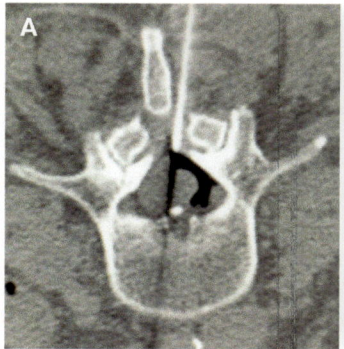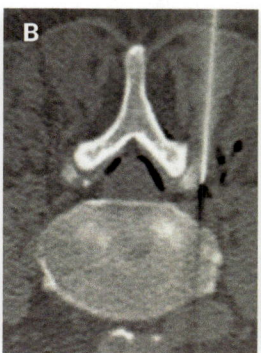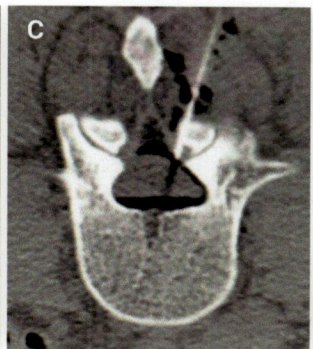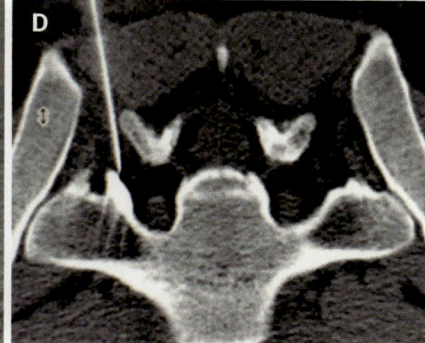

Figura 56-2. Bloqueo epidural lumbar con acceso interlaminar **(A** y **C)**; véase la distribución del aire en ambos accesos. Bloqueo epidural con acceso transforaminal derecho; obsérvese el paso de aire al espacio epidural desde el foramen izquierdo. **B)** Bloqueo perirradicular de la raíz de S1 (primera sacra) izquierda, obsérvese el extremo de la aguja en el agujero de S1 y la distribución del aire dentro del manguito dural, rodeando la raíz **(D)**.

Técnica

Son candidatos a este procedimiento pacientes con un síndrome de dolor radicular o dolor axial con perfil discogénico que no haya mejorado después del tratamiento conservador adecuado y un estudio de imagen que demuestra una hernia discal contenida (tanto lumbar como cervical).

Las contraindicaciones son hernias extruidas con ocupación de más de un 50 % del conducto espinal, déficit neurológico progresivo, deshidratación y pérdida de altura significativa del disco, coagulopatías, infección sistémica o local.

Los pasos para realizar el abordaje al disco intervertebral son los siguientes:

1. Considerar el uso de profilaxis antibiótica para disminuir el riesgo de discitis.
2. Alinear el fluoroscopio en sentido craneocaudal de forma que el nivel que se va a tratar se encuentre en el centro del campo y el platillo vertebral inferior de la vértebra craneal esté recto.
3. Oblicuar el fluoroscopio ipsilateralmente hacia el lado de la entrada de la aguja, hasta que se observe que la apófisis articular superior está en la mitad del platillo superior.
4. Introducir la aguja lateral a la apófisis articular superior y paralela al eje del fluoroscopio (vista de trayectoria). La aguja debe mantenerse cerca de la cara inferior del platillo, para evitar lesionar la raíz nerviosa emergente en el foramen de conjunción (que habitualmente se encuentra en la cara superior del foramen) (**Fig. 56-2**).
5. Una vez avanzada la aguja, se debe cambiar a las vistas anteroposterior y lateral para finalizar el abordaje. En vista la lateral, la aguja debe alcanzar el centro geométrico del disco. Bajo ninguna circunstancia la aguja sobrepasará el límite anterior del disco. En su posición final, al confirmar en vista anteroposterior, la aguja debe encontrarse alineada con la apófisis espinosa de la vértebra (**Fig. 56-3**).

Existen varias alternativas terapéuticas, con mayor o menor grado de evidencia en cuanto a su efectividad y seguridad. Estas opciones incluyen:

a. Tratamiento con ozono intradiscal (grado de recomendación B).
b. Quimionucleólisis con etanol o derivados gelificados (en el caso del Discogel®, la dosis es de 0,2-0,3 mL en el nivel cervical y de 0,7-0,8 mL a nivel lumbar).
c. Descompresión percutánea con láser (PLDD, *percutaneous laser disc decompression*) asociada o no a la aplicación de plasma rico en plaquetas.
d. Nucleotomía percutánea automatizada.
e. Nucleoplastia con electrocoagulación.

Resultados

La mayoría de los estudios disponibles son series de casos, que describen alivio del dolor radicular en el 70-85 % de los pacientes. La elección apropiada de los pacientes es fundamental para alcanzar el éxito terapéutico.

Complicaciones y efectos secundarios

La mayoría de las complicaciones descritas se relacionan con el uso de quimopapaína, lo cual ha conducido a su abandono.

El resto de técnicas tienen riesgos relativamente infrecuentes: la aparición de discitis, tanto infecciosa como aséptica, es una posibilidad común a todos los procedimientos, y un abordaje subóptimo puede llevar a lesionar inadvertidamente las estructuras que rodean al disco. Debe tenerse particular cuidado con la raíz nerviosa emergente, que suele estar en la cara superior del foramen. También pueden dañarse los platillos vertebrales, sobre todo, cuando se utilizan métodos físicos. La inyección de etanol en posición subóptima puede ocasionar fuga, con la consiguiente esclerosis y cicatrización de los tejidos blandos peridiscales.

TÉCNICAS DE AUMENTO VERTEBRAL EN EL TRATAMIENTO DE FRACTURAS VERTEBRALES

Las fracturas por compresión vertebral son un problema mundial importante, tanto por su repercusión económica, como a nivel personal por las consecuencias físicas y mentales condicionadas por un dolor invalidante. Entre las diferentes etiologías,

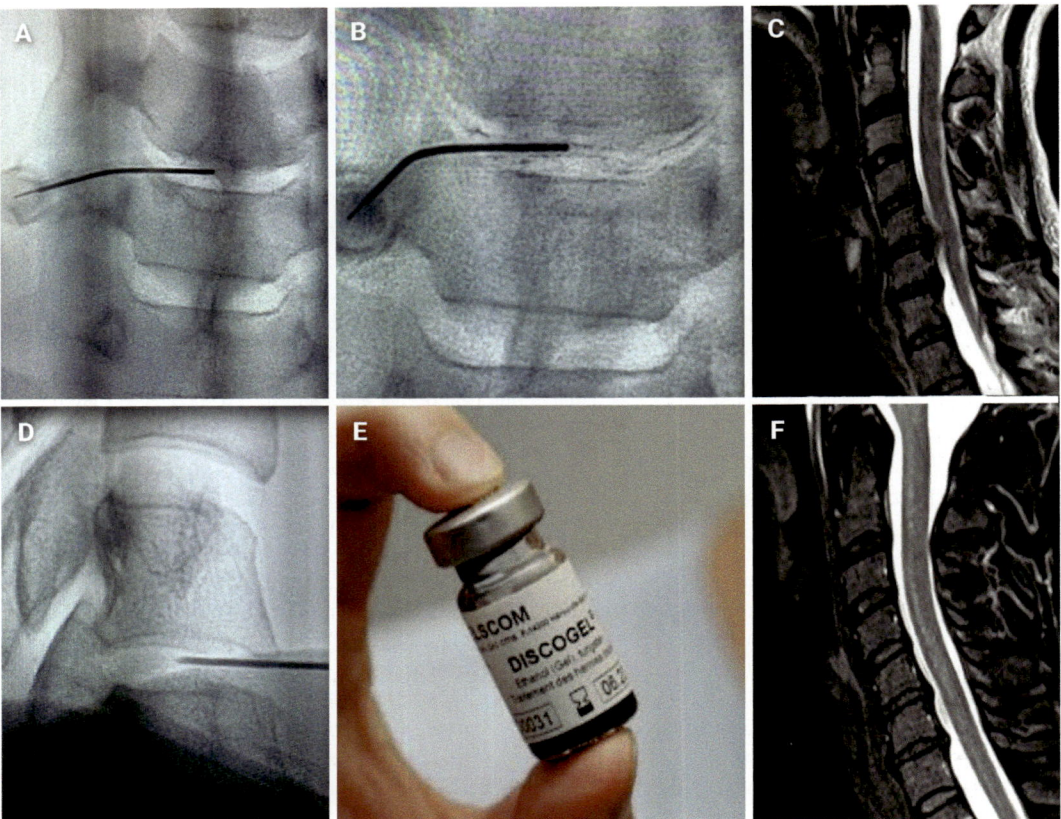

Figura 56-3. Imágenes del tratamiento percutáneo de una hernia discal entre la quinta y la sexta vértebras cervicales (C5-C6) con alcohol gelificado **(E)**, en un paciente con cervicobraquialgia refractaria al tratamiento médico exhaustivo durante ocho semanas. En las imágenes de la izquierda, se puede observar la posición de la aguja intradiscal en las proyecciones anteroposterior **(A)** y lateral **(D)**. En la imagen **B**, se puede objetivar la apariencia habitual del Discogel® **(E)** distribuido homogéneamente a nivel de núcleo pulposo. Resonancia magnética (RM) preprocedimiento **(C)**, y RM de control a los seis meses **(F)**, donde se visualiza la resolución de la hernia discal tratada.

la osteoporosis es la causa más frecuente. Según la SCOPE (Scorecard for Osteoporosis in Europe) de 2021, se estima que el 22,6 % de las mujeres y el 6,8 % de los hombres mayores de 50 años tienen osteoporosis en España, y el coste de las fracturas por fragilidad supone, aproximadamente, el 3,8 % del presupuesto de sanidad. Otras causas posibles son aquellas atribuibles a patología neoplásica (mieloma múltiple, metástasis, linfoma, hemangioma), osteonecrosis y traumatismos.

Vertebroplastia percutánea

El objetivo es el alivio del dolor y recuperar estabilidad. Diferentes teorías intentan explicar cuál es el mecanismo para el alivio del dolor, entre las cuales se encuentran la mejora de la biomecánica, la toxicidad química y el efecto exotérmico sobre las fibras nerviosas.

Según las guías de la CIRSE (Cardiovascular and Interventional Radiological Society of Europe), la indicación más frecuente es una fractura por aplastamiento vertebral de nueva aparición (definida como reducción de la altura vertebral del 20 % o de, aproximadamente, 4 mm), con persistencia del dolor, refractario a tratamiento médico (definido como ausencia o mínima mejoría con analgesia durante tres semanas; o alivio solo conseguido con dosis de narcóticos que producen efectos secundarios indeseables como sedación, confusión o estreñimiento). Otras indicaciones son dolor invalidante

condicionado por tumores benignos (hemangioma agresivo, tumor de células gigantes, quiste óseo aneurismático); tumores malignos (generalmente, en conjunto con otras técnicas); osteonecrosis (enfermedad de Kummel); vértebra plana sintomática; fracturas traumáticas agudas estables (tipos A1 y A3 de la clasificación de Magerl); fracturas traumáticas crónicas con cambios quísticos; necesidad de refuerzo del cuerpo vertebral o pedículo previo a tratamiento quirúrgico.

Por otro lado, las contraindicaciones absolutas incluyen fracturas por compresión asintomáticas o mejoría del dolor con tratamiento médico sin empeoramiento del colapso; fracturas vertebrales inestables; osteomielitis, discitis o sepsis; coagulopatía grave incorregible; y alergia a materiales de cementación vertebral.

Técnica

Las particularidades técnicas de la vertebroplastia percutánea son las siguientes:

- Indicación: paciente con fractura vertebral reciente refractaria a manejo conservador (al menos, tres semanas).
- Equipo: equipo de rayos con arco en C, sistema de fluoroscopia monoplanar o biplanar.
- Preparación: valoración preoperatoria. Suspensión de antiagregación o anticoagulación en casos necesarios.

- Material: material de vertebroplastia. Agujas de acceso rectas huecas de entre 10 y 14 G, con estilete con punta de diamante o biselada; martillo estéril; broca; tamizador o aguja para toma de biopsia; cánulas de llenado; cemento óseo (polimetilmetacrilato).
- Procedimiento: generalmente, bajo sedación y anestesia local; administración de antibiótico profiláctico y monitorización hemodinámica.
  - A continuación, se describe el abordaje de una fractura lumbar y, más adelante, se describirán algunas consideraciones para el resto de los niveles:
  - Se posiciona al paciente en decúbito prono.
  - Se confirma el nivel de la fractura, se alinean los platillos vertebrales y se moviliza el arco a una posición oblicua entre 20 y 30° para localizar el o los puntos de entrada a nivel del pedículo en la posición horaria de las 10:00 h o las 2:00 h.
  - Se coloca anestesia local en piel, tejidos profundos y a nivel del periostio, y se realiza un pequeño corte en los planos superficiales con el bisturí.
  - Acceso unipedicular o bipedicular en proyección oblicua con ayuda del martillo. Una vez clavada la aguja, se pasa a proyección anteroposterior y se avanza lentamente con cuidado de no sobrepasar el borde medial del pedículo (que representa el muro posterior del cuerpo vertebral). Se puede verificar el avance y la posición de la aguja en la proyección lateral.
  - Se retira el estilete y se puede obtener una muestra con la aguja de biopsia en caso necesario.
  - Se realiza inyección del cemento. El tiempo para iniciar la inyección depende del material y del tamaño de las agujas utilizadas. Se controla el llenado con escopia, evitando fugas hacia el muro posterior, el disco o las

venas. Si se observa una fuga, hay que esperar entre 30 y 60 segundos y volver a empezar. Si la fuga continúa, se puede recolocar la aguja y, si aun así persiste, se debe detener la inyección.
  - El cemento debe distribuirse de preferencia de forma homogénea en ambos lados del cuerpo vertebral.
  - Tras finalizar el procedimiento, el paciente debe permanecer en decúbito supino unas 4 horas con monitorización neurológica y hemodinámica.
- Consideraciones especiales:
  - Nivel cervical: utilizar fluoroscopia y TC (*cone beam*), y cánulas de acceso más pequeñas (13-15 G). Para la primera (C1) y segunda vértebras cervicales (C2), se puede usar un abordaje transoral. Por debajo de C2, se puede usar un abordaje anterolateral derecho (en este caso, el paciente se coloca en decúbito supino y la aguja se coloca entre la carótida, la tiroides y el esófago) y transpedicular posterior (vigilando la posición de la arteria vertebral).
  - Nivel torácico: para niveles superiores, se recomienda utilizar fluoroscopia y TC (*cone beam*) colocando la aguja a través de la apófisis transversa con un abordaje transpedicular unilateral, utilizando agujas de 13-15 G. Para niveles inferiores, utilizar un abordaje intercostovertebral unilateral, con agujas 10-11 G.
  - Nivel lumbar: el abordaje más utilizado es el transpedicular.
  - Nivel sacro: se recomienda utilizar fluoroscopia y TC (*cone beam*) con guía para la introducción de la aguja. En fracturas no desplazadas de las alas sacras, se utiliza un abordaje posterior. Si la fractura afecta al cuerpo del sacro a nivel de S1 y S2, se utiliza un abordaje oblicuo.

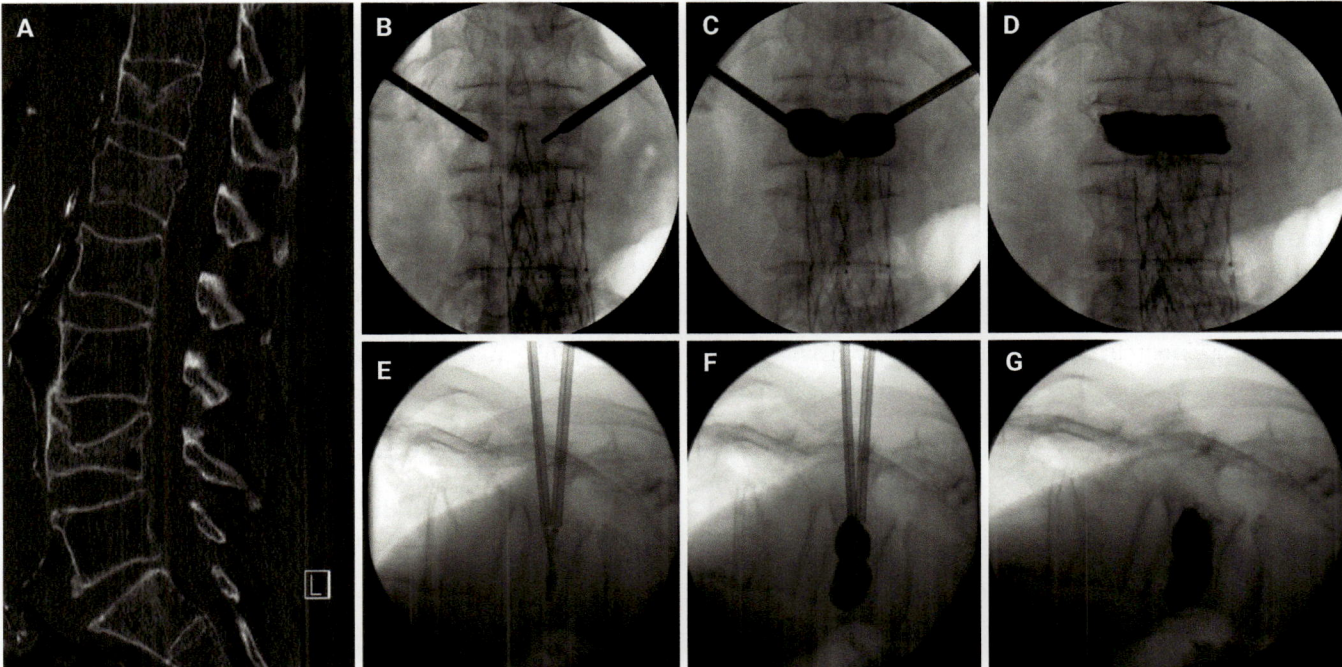

Figura 56-4. Fractura por compresión de la cuarta vértebra lumbar (L4) de tipo A1 de nueva aparición, sin respuesta al tratamiento médico **(A)**. Acceso bipedicular al cuerpo vertebral en visión anteroposterior y lateral **(B** y **E)**. Hinchado del balón con control fluoroscopio en dos proyecciones **(C** y **F)**. Imágenes finales de control tras la inyección de cemento **(D** y **G)**.

Resultados

El objetivo es obtener una reducción del dolor, que suele ser evidente en las primeras horas tras el procedimiento. Del mismo modo, el paciente suele requerir menos analgesia y mejorar el estado funcional en los primeros días tras el procedimiento.

No existe diferencia en cuanto a reducción del dolor respecto a la cifoplastia.

Complicaciones y efectos secundarios

Entre las complicaciones, se encuentran:

- Fuga del cemento: generalmente, asintomática. Puede fugarse hacia el espacio epidural o foramen, espacio discal, plexo venoso perivertebral y embolia pulmonar.
- Infección (complicación rara).
- Fracturas costales, elementos posteriores o pedículo.
- Riesgo de colapso del cuerpo vertebral adyacente.
- Reacción alérgica.
- Sangrado en el punto de punción.
- Desaturación en tratamiento de múltiples niveles. Se ha demostrado descenso de la saturación durante el procedimiento, que aumenta de forma directamente proporcional al número de vértebras tratadas.
- Otros: embolia grasa (más frecuente cuando se tratan múltiples niveles en el mismo acto), hematoma epidural, muerte.

Cifoplastia percutánea

El objetivo de la cifoplastia es restaurar la altura del cuerpo vertebral y corregir la deformidad con la intención de mejorar la dinámica de la columna. Según las guías de la CIRSE, la indicación principal es en fracturas traumáticas agudas, de menos de 7-10 días con un ángulo cifótico > 15°. Además, comparte el resto de indicaciones de la vertebroplastia (fracturas osteoporóticas, patológicas, mieloma múltiple, etc.). Está contraindicada en fracturas de tipo estallido y comparte el resto de contraindicaciones absolutas y relativas con la vertebroplastia.

Técnica

Se utiliza un abordaje transpedicular bilateral con agujas 10-11 G (la colocación de anestesia local y la inserción de la aguja son similares a las de la vertebroplastia). Una vez que las dos cánulas de acceso están en posición (tras haber atravesado el muro posterior), se procede a la creación del canal de trabajo con una broca. Posteriormente, se colocan ambos balones utilizando contraste al 100 % para mejor visualización y se procede a su inflado simultáneo, generalmente, hasta 300 psi, procurando no fracturar los platillos o paredes laterales de la vértebra. Una vez que se ha corregido la cifosis y se ha alcanzado la altura deseada en proyección anteroposterior y lateral, se procede a desinflar completamente los balones y retirarlos. Finalmente, se realiza inyección del cemento a través de las cánulas de llenado (**Fig. 56-4**).

Resultados

La cifoplastia es un procedimiento que asocia menor riesgo de fuga de cemento (probablemente, debido a la disminución de la presión de inyección por la creación de la cavidad con el balón), restaura la altura del cuerpo vertebral y corrige el ángulo cifótico. Sin embargo, no existe diferencia en cuanto a reducción del dolor y es un procedimiento más costoso.

Complicaciones y efectos secundarios

Similares a los de la vertebroplastia.

Otras técnicas

Otras de las técnicas empleadas para el aumento de vertebral en el tratamiento de las fracturas son:

- Implantes percutáneos: consiste en la colocación de diferentes tipos de implantes y la posterior inyección de cemento óseo con el objetivo de no perder altura vertebral.
- Utilización de sistema de agujas curvas, articuladas, que se angulan 90° y permiten el acceso a lesiones de difícil acceso.
- Utilización de balón curvo a través de un acceso unipedicular.

ABORDAJE INTERVENCIONISTA DE LOS TUMORES ESPINALES

La columna vertebral puede verse afectada por varios tipos de tumores primarios o secundarios, los cuales suelen producir osteólisis progresiva de los distintos elementos vertebrales, causando dolor local de difícil control, deterioro motor secundario al colapso vertebral y compromiso neural.

Las lesiones metastásicas secundarias suelen ser 40 veces más frecuentes que los tumores óseos primarios del esqueleto y, de estas, hasta un 70 % se localizan en la columna vertebral; de un 10 a un 20 % de estos pacientes presentará algún grado de compresión medular y, a su vez, cerca de un 10 % requerirá un tratamiento quirúrgico.

En ≤ 30 % de los casos, la afectación es multisegmentaria, pero normalmente solo un segmento es sintomático, con afectación localizada, no radicular. La región toracolumbar concentra el 70 % de ellas.

En general, el tratamiento conservador basado en fármacos o en las distintas modalidades de radioterapia permite prolongar la esperanza de vida con efectos positivos en la calidad de vida. Sin embargo, en muchos casos, los tumores espinales manifiestan problemas mecánicos que no pueden resolverse de forma conservadora, lo que conduce a un tratamiento quirúrgico o, por parte de los radiólogos, intervencionista.

El objetivo del tratamiento es aliviar el dolor y preservar o restablecer (aunque sea parcialmente) la función neurológica.

La radioterapia está indicada como tratamiento de primera línea en los casos de lesiones radiosensibles sintomáticas sin compromiso neurológico ni signos de inestabilidad.

El tratamiento quirúrgico se plantea en metástasis de tumores radiorresistentes, en casos de fracturas patológicas inestables o compresión de estructuras neurales.

El avance en las técnicas quirúrgicas ha propiciado la adopción de procedimientos mínimamente invasivos que se han revelado como seguros y eficaces para el control del dolor, la estabilización del cuerpo vertebral y el control local del tumor. La utilización de instrumentación percutánea, técnicas ablativas y de aumento vertebral ha permitido el acceso a estructuras anatómicas profundas con menor riesgo, lo que conlleva una reducción en la morbilidad de los procedimientos y una aceleración en la recuperación posoperatoria.

Con respecto a las técnicas ablativas, las más estudiadas son la radiofrecuencia (RF), las microondas y la crioablación.

La ablación por RF, consiste en la aplicación de una corriente electromagnética a través de un electrodo que se coloca dentro de la lesión. Se provoca un aumento de temperatura causada por la fricción molecular y agitación iónica. La muerte celular se produce por necrosis térmica.

La ablación producida por microondas produce una coagulación debido al calor producido por la agitación de las moléculas de agua. La ventaja sobre la RF es que las microondas se propagan por todos los tejidos, incluso los tejidos deshidratados.

Otro método menos utilizado es la ablación por láser, que tiene el inconveniente de que la necrosis provocada es un área muy pequeña. La crioablación provoca necrosis por frío y sus ventajas son el control del área de lesión por TC, resonancia magnética (RM) y ultrasonido (US), al aparecer como hipodensa la zona tratada. Además, provoca menor dolor que otras técnicas. La ablación por US enfocados de alta intensidad (HIFU, *high-intensity focused ultrasound*) provoca una necrosis sin pasar por la piel, puesto que los haces de US se focalizan en la lesión. El inconveniente es que componentes como el aire, la cortical ósea y el metal, entre otros, impiden la correcta ubicación de los haces.

Estas técnicas pueden ser utilizadas aisladamente o, con mayor frecuencia, en combinación con técnicas de refuerzo con cemento, el cual suele depositarse en el cuerpo vertebral después de realizar el procedimiento de ablación tumoral (**Figs. 56-5** y **56-6**).

Técnica

La intervención se realiza mediante acceso percutáneo guiado por imágenes. El abordaje al cuerpo vertebral en vértebras dorsolumbares suele ser transpedicular (unipedicular o bipedicular) dependiendo de la extensión tumoral. La técnica de acceso es similar a la utilizada en la vertebroplastia mencionada en apartados anteriores. Cuando es necesario por las características, localización o el tamaño de la lesión, se asiste el proceso con adquisiciones de TC y reconstrucciones multiplanares.

Una vez introducida y confirmada la posición de la cánula, se suele realizar una toma de muestra de biopsia. Posteriormente, se inserta coaxialmente la antena de ablación en la lesión.

Basándose en los criterios de ablación específicos de la modalidad seleccionada, los protocolos proporcionados por el fabricante y la localización precisa de la lesión, se lleva a cabo la terapia ablativa para tratar el tumor. En caso de localización cercana a estructuras neurovasculares, se realiza hidrodisección o neumodisección del espacio epidural mediante acceso transforaminal o interlaminar según el nivel para proteger dichas estructuras.

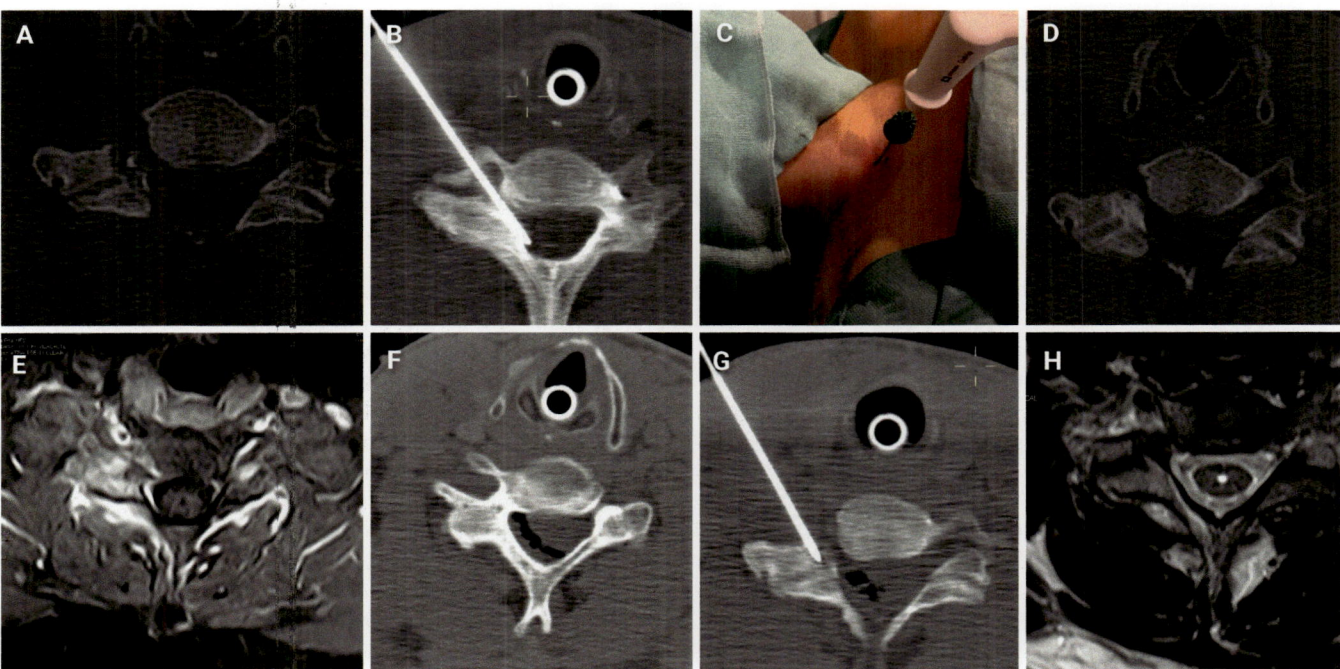

Figura 56-5. Lesión lítica, ovalada con foco (*nidus*) central, esclerosis reactiva y edema adyacente, localizada en la apófisis articular derecha de la sexta vértebra cervical (C6), compatible con osteoma osteoide **(A y E)**. Neumodisección de espacio epidural posterolateral derecho antes de la ablación **(B y F)**. Acceso anterolateral con cánula de trabajo y antena de radiofrecuencia **(C)**. Extremo distal con punta activa de antena de radiofrecuencia a nivel intralesional **(G)**, Control mediante tomografía computarizada y resonancia magnética a los 12 meses, donde se objetiva esclerosis completa de la lesión tratada y resolución del edema **(D y H)**.

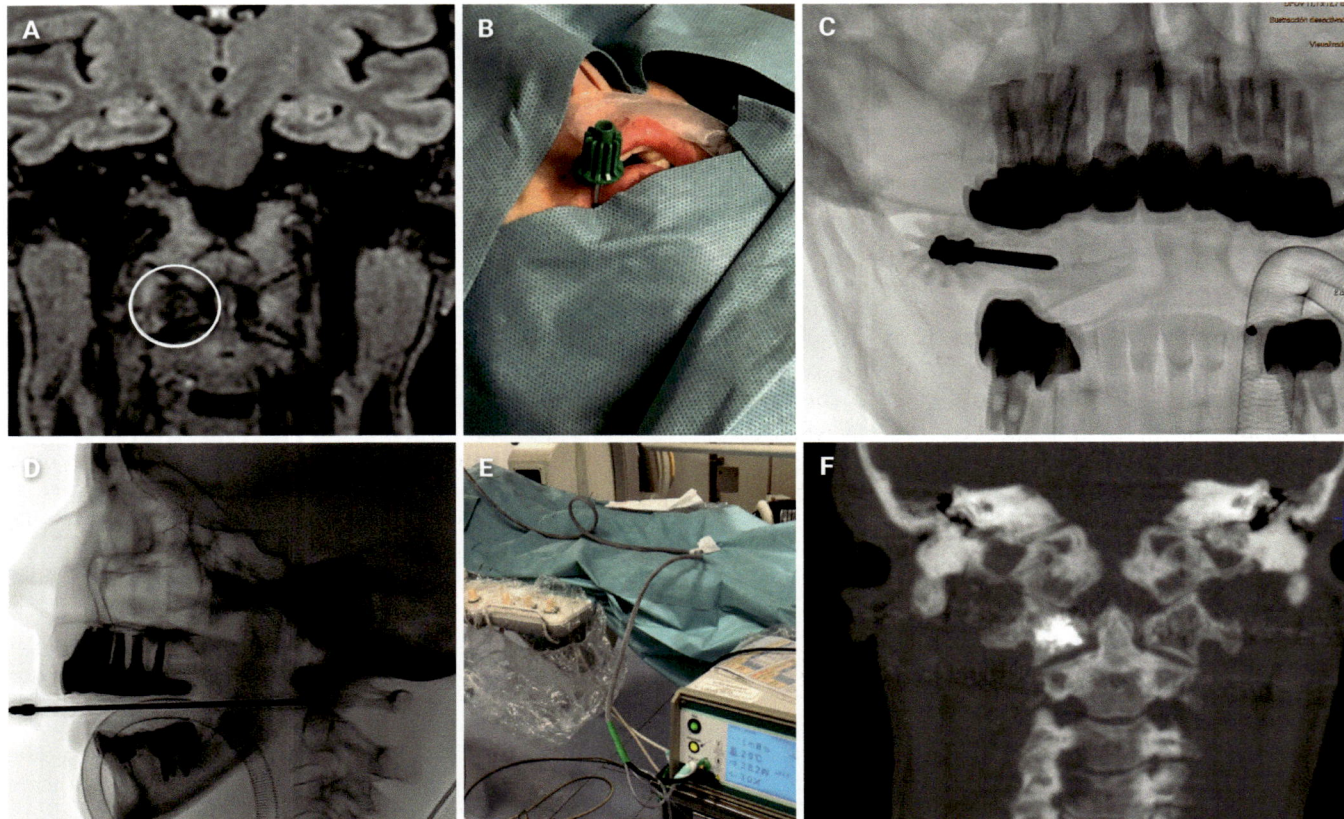

Figura 56-6. Ablación y osteoplastia de una lesión focal metastásica en la masa lateral de atlas **(A)**. Abordaje transoral y acceso guiado por escopia y tomografía computarizada de la masa lateral derecha **(B-D)**. Ablación con microondas y osteoplastia **(E)**. Reconstrucción coronal en proyección de máxima intensidad (MIP), donde se objetiva el cemento ocupando la lesión previamente ablacionada **(F)**.

Una vez finalizada la primera fase del tratamiento, se procede a la cementación, mediante la técnica de vertebroplastia habitual, descrita en otro apartado de este capítulo.

Resultados

La ablación tumoral con o sin cementación aparece en la mayoría de los escenarios propuestos por el Metastatic Spine Disease Multidisciplinary Working Group para el tratamiento de las metástasis vertebrales como una opción terapéutica, lo que muestra la importancia de incorporar estas técnicas al arsenal terapéutico de los radiólogos.

La ablación seguida de cementación parece obtener mejores resultados que la ablación sola.

Los resultados esperados son una mejoría del dolor y disminución de la discapacidad a corto y medio plazo. Se puede aspirar a controlar la enfermedad localmente en lesiones pequeñas y delimitadas en las que se pueda asegurar un buen acceso con las cánulas de ablación a toda la lesión. En lesiones que afectan a todo el cuerpo vertebral, el control local de la enfermedad es más difícil.

Complicaciones

Las técnicas de ablación ± cementación suelen ser seguras y, generalmente, exentas de complicaciones graves si se realizan por personal entrenado y bajo control radiológico estricto.

La lesión medular o radicular suele ser anecdótica con la ablación y la osteoplastia, siempre que se tengan los cuidados necesarios en las zonas de mayor dificultad técnica por proximidad de estructuras vecinas.

Como efectos secundarios, se pueden observar molestias en los puntos de accesos, hematomas locales o infección.

PARCHE HEMÁTICO EPIDURAL

El parche hemático epidural autólogo, introducido por Gormley en la década de 1960, es un procedimiento seguro y eficaz, utilizado en pacientes con cefalea pospunción dural y por hipotensión intracraneal espontánea secundaria a fugas de líquido cefalorraquídeo (LCR) a nivel espinal. Existen dos modalidades, dirigida o no dirigida, dependiendo de si se conoce o no el nivel de la fuga de LCR, y puede ofrecerse a todos los pacientes diagnosticados de hipotensión intracraneal, idealmente, dentro de las primeras dos semanas tras el inicio del manejo médico conservador. En caso de una respuesta insuficiente o transitoria, se puede considerar repetir con un intervalo recomendado entre dos y cuatro semanas.

Técnica

Se realiza en posición de decúbito prono con medidas de asepsia, bajo anestesia local y con la posibilidad de utilizar sedación consciente.

Inicialmente, se colocan dos vías de acceso intravenoso para administrar medicación en caso de ser necesario y para extraer la sangre del paciente. Posteriormente, se accederá al espacio epidural guiados por TC o fluoroscopia.

Respecto a la cantidad de sangre autóloga que se debe introducir, se recomienda que sea tanta como sea posible, con un volumen total aproximado de hasta 40 mL y con un volumen mínimo de 20 mL. El volumen de sangre administrado se puede extender hasta alrededor de 10 segmentos desde el sitio de punción (tanto en dirección cefálica como caudal), con un promedio de 1,6 mL de sangre por cada segmento espinal. Las cantidades mayores podrían estar asociadas a una mayor incidencia de complicaciones, y los volúmenes menores de 10 mL, a una mayor tasa de fracaso o recurrencia de la cefalea por hipotensión intracraneal.

El procedimiento culmina cuando el paciente refiere dolor a nivel lumbar, cefalea o síntomas de cortejo radicular intolerables. Para el tratamiento de fugas rápidas o refractarias, se asocian distintos pegamentos a la sangre autóloga, aumentando la efectividad del procedimiento.

Resultados

El efecto terapéutico del parche hemático epidural suele ser inmediato y se propone que es debido al aumento de manera transitoria de la presión intracraneal. Su eficacia podría estar asociada al sellado del defecto dural por la sangre autóloga administrada; el sellado se debería a la actividad fibroblástica que sucede en el período de 48 horas, seguido por el depósito de colágeno a las –2-4 semanas, período en el cual se podría evaluar clínicamente al paciente y valorar la posibilidad de una segunda sesión de parche hemático epidural (**Fig. 56-7**).

La tasa de éxito es superior al 78 % y, en raras ocasiones, es necesario un segundo parche.

Complicaciones

Se distinguen dos tipos de complicaciones:

- Asociadas a la técnica (parestesias, punción dural, hematoma epidural, compresión medular).
- Asociadas al material inyectado (lumbalgia, parestesias, elevación transitoria de la temperatura, aracnoiditis o abscesos).

Las complicaciones más frecuentemente descritas son la lumbalgia (2-35 %) y la radiculalgia transitorias. Las complicaciones tardías asociadas a la sangre inyectada son infre-

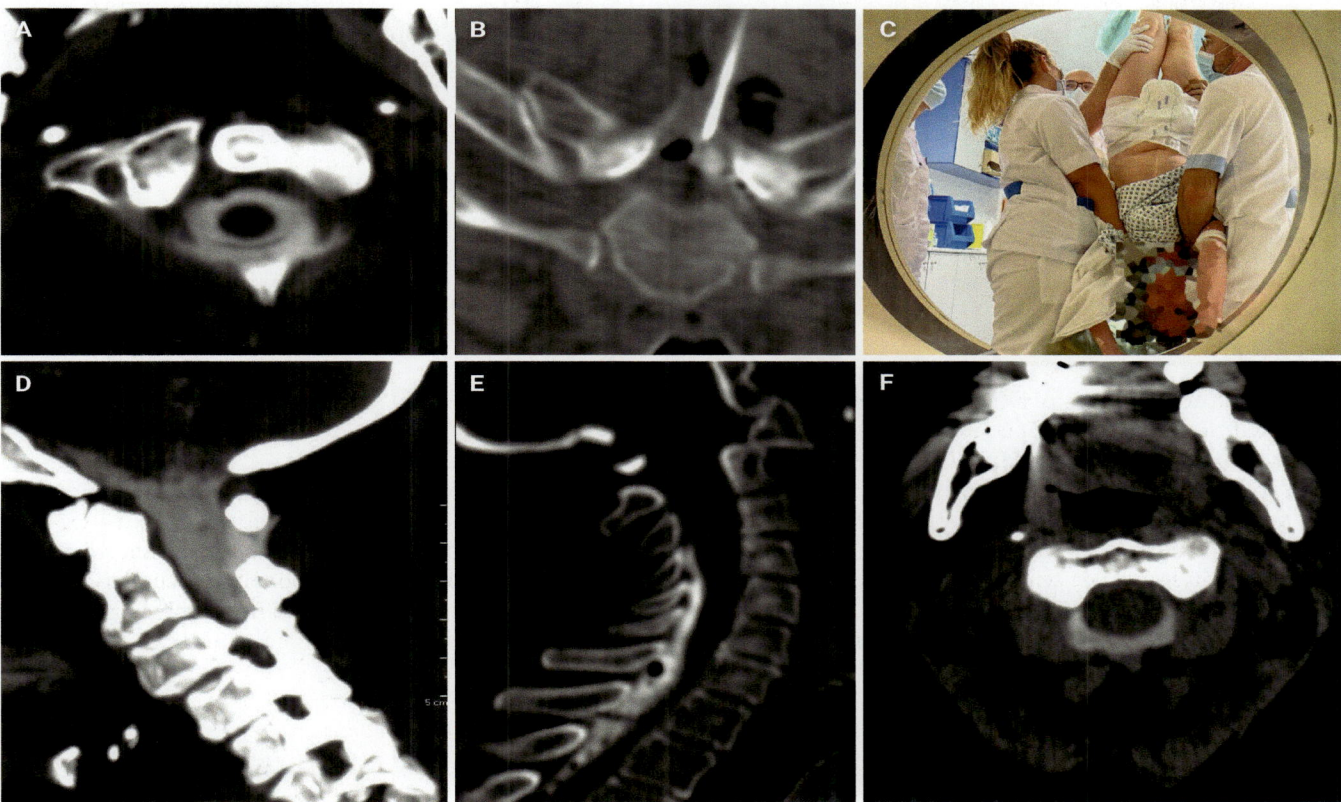

Figura 56-7. Parche hemático cervical. Mielografía por tomografía computarizada (mielo-TC) en corte axial y reconstrucción en proyección de máxima intensidad (MIP) sagital **(A** y **D)**, donde se objetiva extravasación de contraste intratecal al espacio epidural posterior y las partes blandas adyacentes a nivel del espacio entre la primera y segunda vértebras cervicales (C1-C2). Para evitar los riesgos de una punción tan alta, y ante la falta de grasa epidural que permita entrar con seguridad en el nivel de la fuga, en esta paciente, se decidió realizar un abordaje epidural interlaminar a nivel de la primera y segunda vértebras dorsales (D1-D2) e inyección de sangre autóloga mezclada con contraste iodado **(B)**. Apréciese en E que la columna de sangre mezclada con contraste no alcanza el nivel de interés (C1-C2). Maniobra para permitir la distribución del parche hemático autólogo en niveles altos **(C)**. Adquisición de TC tardía tras la maniobra **(F)**, donde se visualiza la mezcla de contraste con sangre en la localización deseada.

cuentes, siendo el dolor crónico secundario a calcificaciones del parche la más representativa.

QUISTES SINOVIALES

Los quistes sinoviales facetarios son hallazgos poco frecuentes, secundarios a cambios degenerativos de las uniones facetarias. Clínicamente, pueden presentarse como dolor lumbar axial crónico o dolor radicular. La prevalencia estimada en estudios de series pequeñas es del 0,7 al 2,5 %, siendo la edad y el sexo femenino factores asociados a su presentación.

Son muy pocos los casos documentados de resolución espontánea y la mayoría necesita tratamiento, ya sea conservador con reposo y medicación analgésica, fisioterapia, estimulación nerviosa eléctrica transcutánea o manejos percutáneos con inyección intraarticular o epidural de corticoides con o sin rotura del quiste y aspiración guiada por TC o fluoroscopia. Aunque la cirugía es el tratamiento más eficaz documentado hasta el momento, el tratamiento percutáneo de este tipo de lesiones supone una alternativa en pacientes mayores y de alto riesgo quirúrgico.

En la experiencia de los autores, una alternativa terapéutica para evitar la recidiva y perseguir resultados a largo plazo es la ablación de la cápsula articular mediante fotocoagulación con láser. Habitualmente, requiere la realización de una neumodisección del espacio epidural para evitar el daño del saco tecal, el plexo venoso epidural o las raíces nerviosas adyacentes durante la ablación térmica.

Técnica

El procedimiento se realiza con el paciente en decúbito prono y bajo condiciones antisépticas. En el abordaje habitual, se utiliza una aguja espinal de 22 G, que es guiada mediante TC o fluoroscopia hasta alcanzar el quiste; el abordaje puede ser transarticular, paratecal ipsilateral o contralateral o, más raramente, transforaminal.

A continuación, se comprueba la localización intraquística mediante la inyección de 1 mL de un medio de contraste y, posteriormente, se intentará romper el quiste ejerciendo presión con una mezcla de una solución consistente en un corticoide de acción prolongada (betametasona o triamcinolona) y un anestésico local (clorhidrato de bupivacaína al 0,25 %).

Tras el procedimiento, se confirma la desaparición del quiste mediante adquisición de imágenes (**Fig. 56-8**).

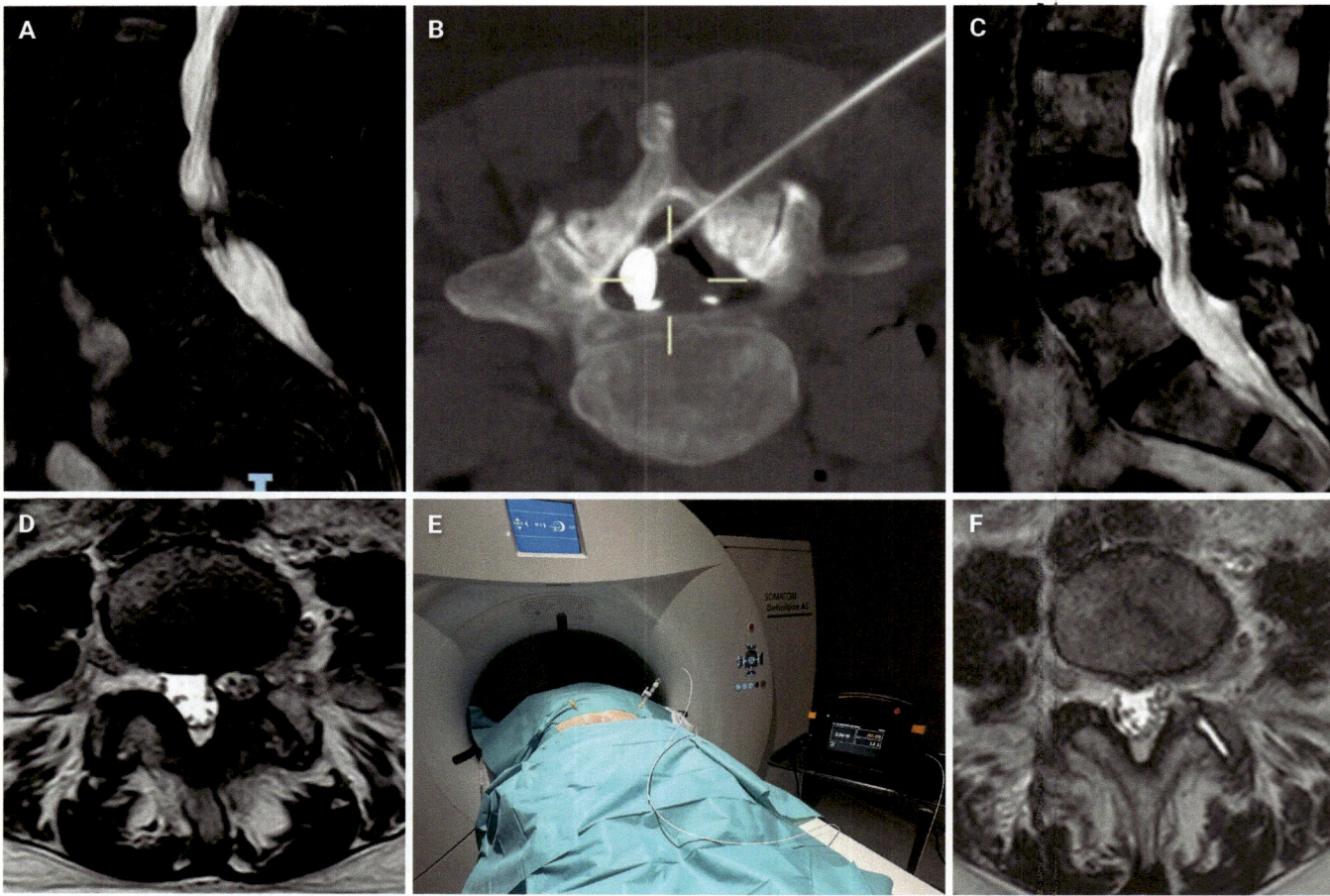

Figura 56-8. Imagen sagital (**A**) y axial en T2 (**D**), que muestra una gran lesión quística dependiente de la articulación interapofisaria izquierda entre la cuarta y la quinta vértebras lumbares (L4-L5) con compromiso neuroforaminal. Acceso interlaminar contralateral previo a la disección con aire del espacio epidural e inyección intraquística de contraste (**B**); antes del drenaje, ablación de la pared con láser (**E**). Imágenes de resonancia magnética posprocedimiento inmediato, sagital (**C**) y axial (**F**) en T2, donde se objetiva la resolución del quiste, con presencia de líquido intraarticular y rotura de la cápsula sinovial.

Resultados

Los resultados esperables son la reducción significativa del dolor radicular y el dolor axial.

Un porcentaje no despreciable de pacientes puede requerir un segundo procedimiento por recidiva; dentro del grupo de pacientes con recidiva precoz o no respondedores, algunos precisarán laminectomías, asociadas o no a artrodesis en caso de inestabilidad.

Complicaciones

Entre las posibles complicaciones, se encuentran:

- Hematoma en el sitio de punción.
- Infección.
- Lesión de la raíz nerviosa.
- Hipertensión arterial o hiperglucemia derivada del uso de corticoides.
- Meningitis química.
- Alteración neurológica transitoria derivada del uso de anestésicos locales.

DRENAJE PERCUTÁNEO DE COLECCIONES ESPINALES

La técnica de drenaje de las colecciones epidurales o paraespinales no difiere de la realizada en otras localizaciones y depende, sobre todo, del volumen y la naturaleza de la colección que se vaya a vaciar. Se pueden encontrar colecciones similares a las de otras localizaciones, como abscesos, hematomas o seromas, o colecciones de características específicas como los gangliones. Cada una de ellas tiene requerimientos específicos para su vaciado.

El drenaje de las colecciones puede realizarse con dos propósitos: para obtener muestras para cultivo y como medio para conseguir su curación evitando la cirugía (o para mejorar los síntomas del paciente y su estado con vistas a realizar una intervención quirúrgica programada).

Técnica

Las colecciones similares a otras localizaciones como los abscesos y seromas pueden drenarse guiados mediante TC, mediante punción con aguja si son pequeños, o colocando un catéter de drenaje si su volumen es mayor.

Los catéteres presentan varios agujeros laterales en su porción distal que permiten la salida del pus. Se pueden colocar mediante la técnica de Seldinger o por el sistema con trocar.

El catéter está indicado siempre en colecciones abscesificadas de tamaño considerable.

Los abscesos suelen ser viscosos y contienen a veces esfacelos o coágulos hemáticos que obstruyen los catéteres. Por ello, es necesario usar catéteres de mayor diámetro y lavarlos mediante la inyección de suero salino estéril.

El drenaje de colecciones epidurales mediante técnicas no invasivas es una técnica novedosa, indicada en pacientes con falta de respuesta al tratamiento antibiótico en los que el drenaje mediante laminectomías multinivel no es posible por diversas razones: estado grave o crítico del paciente, riesgo de inestabilidad mecánica de la columna, tiempos quirúrgicos prolongados o pérdida de sangre considerable, entre otras (**Fig. 56-9**).

Resultados

El drenaje debe mantenerse en los abscesos grandes hasta que pasen 48-72 horas sin fiebre y sin débito a través del catéter. En la gran mayoría de casos, el drenaje percutáneo combinado con el tratamiento sistémico consigue la curación del absceso. En el resto, el drenaje permite controlar la infección y disminuye su tamaño, facilitando la cirugía electiva.

Hay factores asociados a una posibilidad más alta de fracaso del drenaje percutáneo: la asociación a osteomielitis, o la presencia de cuerpos extraños, focos de miositis osificante o fragmentos óseos, en los cuales pueden acantonarse los gérmenes.

El manejo de los seromas es más complicado, dado que, en general, la producción de líquido es continuada y se prolonga en el tiempo y mantener el drenaje aumenta el riesgo de infección. En estos casos, está indicado el vaciado frecuente con aguja hasta que las paredes de la cavidad vayan pegándose y el volumen producido disminuya, lo que puede llevar semanas o meses.

Complicaciones

Entre las posibles complicaciones, se encuentran:

- Hemorragia local.
- Punción inadvertida del saco tecal o el cordón medular.
- Lesión radicular o medular.
- Diseminación del proceso infeccioso.

TRATAMIENTO PERCUTÁNEO DE LOS QUISTES PERIRRADICULARES O PERINEURALES

Los quistes perineurales o de Tarlov son cavidades llenas de LCR situadas alrededor de las raíces nerviosas espinales. Están compuestos por tejido conectivo vascularizado revestido de tejido aracnoideo y suelen contener fibras nerviosas y células ganglionares. Por lo general, se localizan en el área sacra y presentan una conexión con el espacio subaracnoideo, lo que causa un llenado retardado en la mielografía espinal. Inicialmente considerados como variantes anatómicas sin relevancia clínica, se ha demostrado que algunos causan síntomas neurológicos. Los síntomas pueden incluir dolor sacrococcígeo, hipotensión intratecal, dolor perineal, pérdida sensorial y disfunción vesical, intestinal y sexual.

El diagnóstico, generalmente, se realiza mediante estudios de RM. En ocasiones, se requiere mielografía para evaluar la conexión subaracnoidea y distinguir los quistes de Tarlov de otras anomalías como las ectasias intradurales, los quistes subaracnoideos y los divertículos meníngeos.

Los tratamientos propuestos para las lesiones sintomáticas que no responden al manejo conservador incluyen drenaje lumboperitoneal y cistosubaracnoideo, cauterización bipolar para reducir el tamaño, laminectomía descompresiva y

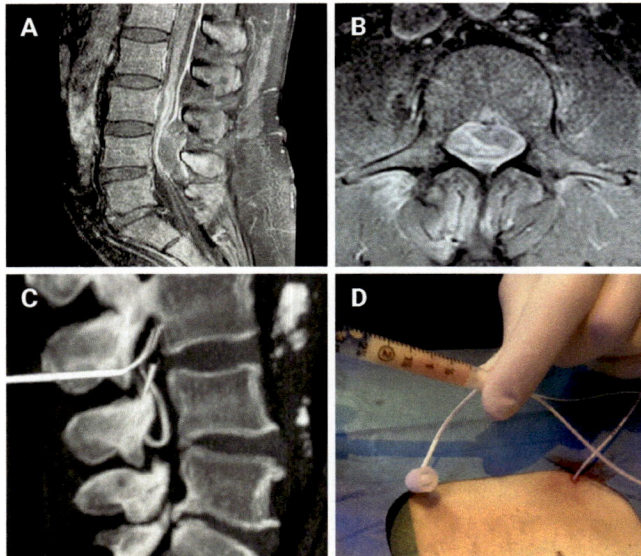

Figura 56-9. Resonancia magnética que muestra la presencia de empiema epidural con colección posterior a nivel de las vértebras lumbares tercera a quinta (L3-L5) **(A y B)**. Imagen donde se muestra la disposición del catéter de drenaje en .reconstrucción con proyección de máxima intensidad (MIP) sagital de tomografía computarizada **(C)**, Aspiración de material purulento a través del catéter de drenaje epidural **(D)**.

resección total o parcial de los quistes. Además, se han utilizado técnicas microquirúrgicas y procedimientos percutáneos mínimamente invasivos, como la aspiración con aguja única y la inyección de pegamento de fibrina intraquística, con resultados prometedores en el alivio de síntomas.

Técnica

Se realiza una TC de programación para localizar el quiste que se va a tratar y determinar el punto de acceso, donde el hueso suprayacente sea más delgado.

Se anestesian los planos superficiales y el periostio de los puntos de entrada. A continuación, se introducen dos agujas de calibre de 18 G en el quiste bajo la guía de TC. Una aguja se coloca profundamente en el quiste para la aspiración, mientras que la otra, de localización superficial, sirve como tubo de ventilación durante el proceso de aspiración, permitiendo la entrada de aire en el quiste. Se continúa la aspiración hasta formar un nivel de aire-líquido, que se controla intermitentemente con adquisiciones de TC para detectar indicios de llenado rápido del quiste, lo que indicaría una conexión con el saco tecal. A continuación, se inyecta un sellador de fibrina a través de la aguja profunda. No se requiere el llenado completo del quiste, lo cual puede producir dolor radicular; con un relleno de, aproximadamente, ⅔ del quiste, los resultados son satisfactorios.

Tras el procedimiento, se controla a los pacientes durante un par de horas antes del alta y se les recomienda un reposo

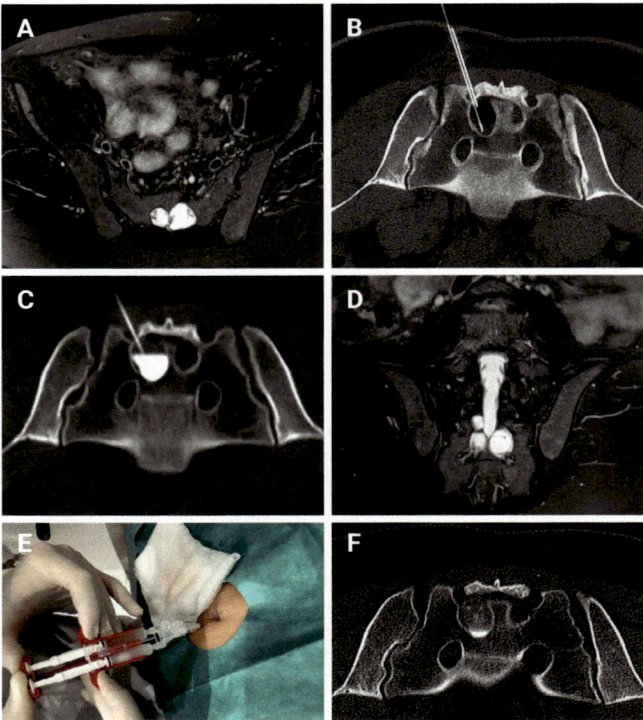

Figura 56-10. Quistes perineurales sacros sintomáticos **(A y D)**. Tratamiento del quiste localizado a nivel de la segunda vértebra sacra (S2) de mayor tamaño y sospechoso de ser causante de la sintomatología. Punción y vaciado con técnica de doble aguja **(B y E)** e inyección de sellante intraquístico **(C)**. Imagen de tomografía computarizada de control posprocedimiento, donde se visualiza el relleno del quiste con el adhesivo de fibrina (Tissucol®) **(F)**.

relativo durante una semana. No se suelen tratar más de dos quistes por sesión (**Fig. 56-10**).

Resultados

Los resultados esperados son una mejoría significativa de la sintomatología por la que ha sido indicado el procedimiento. Globalmente, debería ocurrir en, aproximadamente, un 80 % de los pacientes tratados.

Complicaciones

Entre las posibles complicaciones, se encuentran:

- Empeoramiento transitorio del dolor radicular o síntomas previos, que suelen ceder en forma espontánea tras las primeras semanas.
- Inflamación local, que se suele controlar con antiinflamatorios no esteroideos y analgésicos.
- Ciatalgia transitoria.
- Fuga local de LCR, que puede requerir en casos aislados la realización de un parche hemático autólogo.
- Infección o meningitis química (son complicaciones raras).

PUNTOS CLAVE

- Se debe indicar una biopsia vertebral en situaciones donde no se cuente con diagnóstico histopatológico, o el diagnóstico sea incierto.
- Es recomendable planificar la biopsia de forma que se aborde la lesión más accesible o segura. Usualmente, esto se logra a través de un abordaje posterior o posterolateral.
- Varios factores inciden en el rendimiento diagnóstico de una biopsia vertebral, como el grosor de la aguja de biopsia o el tipo de tumor, entre otros.
- El bloqueo facetario es un procedimiento diagnóstico y terapéutico utilizado en aquellos pacientes con dolor axial, en el contexto de artrosis facetaria, en los cuales ha fallado el tratamiento médico o en los que se desconoce el origen del dolor.
- La denervación percutánea lumbar es una herramienta segura y eficaz para el tratamiento del dolor lumbar de origen facetario, siempre que se lleve a cabo una buena selección de pacientes.
- Los bloqueos perirradiculares y epidurales son procedimientos seguros que constituyen una herramienta importante en el diagnóstico, manejo y tratamiento del dolor en diferentes enfermedades discales y radiculares.
- El empleo de la TC aumenta la seguridad y eficacia del procedimiento, al brindar una mejor visualización del trayecto de la aguja, evitando de esta forma la punción inadvertida de estructuras nobles y confirmando la posición final deseada con mayor exactitud.
- El tratamiento percutáneo de las hernias discales es un procedimiento seguro y de bajo riesgo, que se puede utilizar en pacientes seleccionados como alternativa al tratamiento quirúrgico.
- Alcanza su mayor efectividad en pacientes con hernias foraminales contenidas o de pequeño tamaño que improntan sobre las raíces nerviosas.
- El tratamiento busca actuar sobre el núcleo pulposo, que se encuentra normalmente en el centro geométrico del disco intervertebral.
- Las técnicas de aumento vertebral son procedimientos seguros, mínimamente invasivos y relativamente sencillos de realizar en manos de personal experto.
- La vertebroplastia y la cifoplastia han demostrado ser un tratamiento efectivo del dolor en pacientes con fracturas vertebrales osteoporóticas sintomáticas refractarias a tratamiento médico.
- Las técnicas de aumento vertebral pueden utilizarse en el tratamiento de lesiones óseas malignas o tumores benignos de comportamiento agresivo.

- La vertebroplastia y la cifoplastia requieren una adecuada selección del paciente.
- La asociación de técnicas de ablación y cementación vertebral en pacientes con fracturas vertebrales metastásicas se ha revelado segura y eficaz para el control del dolor, la estabilización y el control local de tumor.
- Los candidatos idóneos son pacientes con buen estado funcional, con más de 3-6 meses de esperanza de vida y pocas metástasis viscerales, en algunos de estos contextos: metástasis vertebral asintomática, metástasis vertebral dolorosa sin complicaciones o fracturas patológicas sin datos de inestabilidad.
- La terapia ablativa percutánea es el tratamiento de elección en algunos tipos de tumores vertebrales benignos como el osteoma osteoide.
- La efectividad del parche hemático autólogo aumenta significativamente cuando se realiza guiado por TC en el nivel donde previamente se ha identificado la fuga.
- Los volúmenes mayores de sangre administrada, así como la asociación de productos sellantes como Tissucol® o DuraSeal® se correlacionan en la experiencia de los autores con mejores resultados clínicos.
- La descompresión percutánea guiada por TC de los quistes sinoviales facetarios sintomáticos es un tratamiento seguro y efectivo.
- En los casos refractarios a la inyección de corticoides y descompresión percutánea, la ablación con láser de la pared del quiste es, en la experiencia de los autores, una alternativa con una tasa de éxito superior al 90 % y baja probabilidad de recidiva que puede evitar el tratamiento quirúrgico.
- El empiema epidural continúa siendo una patología de difícil manejo, con una elevada morbilidad.
- En pacientes seleccionados con colecciones de gran tamaño, el drenaje percutáneo guiado por TC es una alternativa segura y eficaz, que puede mejorar el pronóstico del paciente.
- El vaciado del quiste perirradicular puede utilizarse como prueba diagnóstica cuando la sintomatología no está claramente justificada por la lesión o antes de un tratamiento definitivo, aunque últimamente el bloqueo selectivo de la raíz ha suplantado a esta técnica.
- Los resultados obtenidos con el drenaje e inyección de fibrina intraquística con el fin de sellar el defecto, y colapsar las paredes del quiste perirradicular, son similares según las series a los resultados obtenidos con la cirugía.

BIBLIOGRAFÍA

Alfonso M, Llombart R, Gil L, Martínez I, Rodríguez C, Álvarez L, et al. Tumor ablation and vertebral augmentation in the treatment of vertebral metastases: a multicenter study. Rev Esp Cir Ortop Traumatol. 2023;67(6):S480-6.

Arko L 4th, Quach E, Nguyen V, Chang D, Sukul V, Kim BS. Medical and surgical management of spinal epidural abscess: a systematic review. Neurosurg Focus. 2014;37(2):E4.

Brihaye J, Hectors G, Lemort M, Van Houtte P. The management of spinal epidural metastases. Adv Tech Stand Neurosurg. 1988;16:121-9.

Buenaventura RM, Datta S, Abdi S, Smith HS. Systematic review of therapeutic lumbar transforaminal epidural steroid injections. Pain Physician. 2009;12(1):233-51.

Bydon M, Papadimitriou K, Witham T, Wolinsky JP, Sciubba D, Gokaslan Z, et al. Treatment of spinal synovial cysts. World Neurosurg. 2013;79(2):375-80.

Chávez Ruiz CN, Pascual García LF, Gonzabay Jiménez XM, Cruz Yoza DL. Parche hemático epidural en el tratamiento de la cefalea postpunción dural. RECIMUNDO. 2019;3(3):31-46.

Cheema S, Anderson J, Angus-Leppan H, Armstrong P, Butteriss D, Jones LC, et al. Multidisciplinary consensus guideline for the diagnosis and management of spontaneous intracranial hypotension. J Neurol Neurosurg Psychiatry. 2023;94(10):835-43.

Cohen SP, Bicket MC, Jamison D, Wilkinson I, Rathmell JP. Epidural steroids: a comprehensive, evidence-based review. Reg Anesth Pain Med. 2013;38(3):175-200.

Cohen SP, Huang JHY, Brummett C. Facet joint pain -- advances in patient selection and treatment. Nat Rev Rheumatol. 2013;9(2):101-16.

Dobtsis J, Hanono J, Shankman S. Percutaneous biopsy of the spine. En: Pope TL, Bloem HL, Beltran J, Morrison WB, Wilson D (eds.). Musculoskeletal imaging. 2ª ed. Filadelfia: Elsevier Saunders; 2015. p. 1222-1222.e6.

Epstein NE. Review/perspective on the diagnosis and surgical management of spinal arachnoid cysts. Surg Neurol Int. 2022;13:98.

Eroshkin A, Romanukha D, Voitsekhovskyi S. Surgical management of an extensive spinal epidural abscess: illustrative cases. J Neurosurg Case Lessons. 2021;1(2):1-5.

Falco FJE, Manchikanti L, Datta S, Sehgal N, Geffert S, Onyewu O, et al. An update of the systematic assessment of the diagnostic accuracy of lumbar facet joint nerve blocks. Pain Physician. 2012;15(6):E869-907.

Gormley JB. Treatment of postspinal headache. Anesthesiology.1960;21:565-6.

Jacobs WB, Perrin RG. Evaluation and treatment of spinal metastases: an overview. Neurosurg Focus. 2001;11(6):e10.

Khan M, Kushchayev SV. Percutaneous vertebral body augmentations: the state of art. Neuroimaging Clin N Am. 2019;29(4):495-513.

Furman MB (ed.). Lumbar provocation discography/disc access: standard fluoroscopic techniques. En: Atlas of image-guided spinal procedures. 2ª ed. Filadelfia: Elsevier; 2018. p. 297-310.

Lee JH, Lee SH. Clinical effectiveness of periradicular injection of steroid for lumbar radiculopathy: a meta-analysis. Spine (Phila Pa 1976). 2013;38(1):121-30.

Manchikanti L, Singh V, Falco FJE, Cash KA, Pampati V. Evaluation of the effectiveness of lumbar facet joint nerve blocks in managing chronic low back pain: a randomized, double-blind, controlled trial with a 2-year follow-up. Int J Med Sci. 2010;7(3):124-35.

Marcia S, Zini C, Bellini M, Clerk-Lamalice, O. Minimally invasive percutaneous treatment of lumbar disk degeneration and stenosis. En: Khan M, Kushchayev SV, Faro SH (eds). Image guided interventions of the spine. Cham: Springer; 2011.

Martha JF, Swaim B, Wang DA, Kim DH, Hill J, Bode R, et al. Outcome of percutaneous rupture of lumbar synovial cysts: a case series of 101 patients. Spine J. 2009;9(11):899-904.

Melo MC, Revuelta ME, Santeularia T, Genové M, Català E. Radiculalgia transitoria tras administración de parche hemático epidural en la cefalea por hipotensión intracraneal espontánea, conducta a seguir. Rev Esp Anestesiol Reanim. 2015;62(9):533-5.

Nourbakhsh A, Hanson ZC. Percutaneous spine biopsy: a review of the current literature. J Am Acad Orthop Surg. 2021;29(14):e681-92.

Ong D, Chua NHL, Vissers K. Percutaneous disc decompression for lumbar radicular pain: a review article. Pain Pract. 2016;16(1):111-26.

Pflugmacher R, Taylor R, Agarwal A, Melcher I, Disch A, Haas NP, et al. Balloon kyphoplasty in the treatment of metastatic disease of the spine: a 2-year prospective evaluation. Eur Spine J. 2008;17(8):1042-8.

Reeves R, Ante WA, Frey ME, Furman MB. Vertebral augmentation (vertebroplasty/kyphoplasty): transpedicular approach. En: Furman MB (ed.). Atlas of image-guided spinal procedures. 2ª ed. Filadelfia: Elsevier; 2018. p. 337-48.

Rimondi E, Staals EL, Errani C, Bianchi G, Casadei R, Alberghini M, et al. Percutaneous CT-guided biopsy of the spine: results of 430 biopsies. Eur Spine J. 2008;17(7):975-81.

Shuang F, Hou SX, Zhu JL, Ren DF, Cao Z, Tang JG. Percutaneous resolution of lumbar facet joint cysts as an alternative treatment to surgery: a meta-analysis. PLoS One. 2014;9(11):e111695.

Singh DK, Kumar N, Nayak BK, Jaiswal B, Tomar S, Mittal MK, et al. Approach-based techniques of CT-guided percutaneous vertebral biopsy. Diagn Interv Radiol. 2020;26(2):143-6.

Smith GA, Kochar AS, Manjila S, Onwuzulike K, Geertman RT, Anderson JS, et al. Holospinal epidural abscess of the spinal axis: two illustrative cases with review of treatment strategies and surgical techniques. Neurosurg Focus. 2014;37(2):E11.

Tsoumakidou G, Too CW, Koch G, Caudrelier J, Cazzato RL, Garnon J, et al. CIRSE guidelines on percutaneous vertebral augmentation. Cardiovasc Intervent Radiol. 2017;40(3):331-42.

Wallace AN, Robinson CG, Meyer J, Tran ND, Gangi A, Callstrom MR, et al. The metastatic spine disease multidisciplinary working group algorithms. Oncologist. 2015;20(10):1205-15.

Willers C, Norton N, Harvey NC, Jacobson T, Johansson H, Lorentzon M, et al.; SCOPE review panel of IOF. Osteoporosis in Europe: a compendium of country-specific reports. Arch Osteoporos. 2022;17(1):23.

J. L. del Cura Rodríguez

OBJETIVOS

- Describir la técnica del uso de la ecografía para el guiado de procedimientos intervencionistas percutáneos en el sistema musculoesquelético.
- Revisar el material y los fármacos empleados y cómo utilizarlos.
- Identificar las posibles complicaciones de los procedimientos y cómo prevenirlas.
- Analizar los resultados esperados en cada procedimiento.

OMALGIA

Debido a que el hombro es la articulación del cuerpo con mayor movilidad, la omalgia es uno de los problemas musculoesqueléticos más frecuentes en el adulto. Las causas son varias e incluyen patologías articulares y tendinosas, fundamentalmente. Aunque los aspectos diagnósticos de la omalgia se abordan en otra parte de este curso, las funciones del radiólogo en esta patología incluyen también el tratamiento, ya que la mayor parte de los procesos que producen dolor de hombro pueden tratarse con procedimientos mínimamente invasivos guiados por ecografía.

Tratamiento de la tendinitis calcificante del hombro

La tendinitis calcificante es el depósito de calcio en los tendones del manguito de los rotadores y, especialmente, en el del supraespinoso. Su etiopatogenia es desconocida. En el 50 % de los pacientes que las presentan, estas calcificaciones provocan dolor e impotencia funcional del hombro, molestias que pueden llegar a ser muy importantes e incapacitantes y prolongarse durante meses o años. El dolor y la limitación funcional suelen ser continuos, con episodios de exacerbación de las molestias. Puede ser bilateral. Se da en adultos, entre los 30 y los 60 años de edad.

El tratamiento conservador (antiinflamatorios no esteroideos [AINE], infiltración de corticoides, rehabilitación) suele ser poco eficaz. El tratamiento definitivo más eficaz actualmente es la extracción de las calcificaciones mediante su aspiración percutánea.

El uso de esta técnica debe reservarse a las tendinitis calcificantes del hombro sintomáticas. Las que no han dado síntomas ni limitación funcional no requieren tratamiento. Tampoco es necesario tratar aquellas en que se ha producido la perforación de la superficie del tendón con salida del calcio hacia la bolsa subacromial-subdeltoidea, ya que en ellas el proceso de resolución espontáneo está en curso y la punción no va a afectar a su evolución natural.

Técnica

La técnica consiste en un «lavado» de las calcificaciones utilizando lidocaína al 1 %. Antes de comenzar, debe realizarse una radiografía y una exploración ecográfica del hombro para identificar las calcificaciones y planificar la mejor vía de acceso. La técnica se realiza con el paciente sentado, porque la jeringa debe permanecer siempre por debajo de la calcificación para permitir que el calcio se deposite, por gravedad, en su fondo. El paciente debe colocarse sentado y con el brazo detrás de la espalda para tensar el tendón, facilitando la evacuación del calcio. En los raros casos en que el tendón afectado sea el subescapular, el brazo debe colocarse en rotación externa.

Para el procedimiento, se utiliza una aguja intramuscular de 20 G, de 4 cm de longitud. Tras anestesiar la piel, se introduce la aguja, con control ecográfico continuo, en dirección a la calcificación hasta alcanzar con la punta la bolsa subacromial-subdeltoidea, que se anestesia con una pequeña cantidad de lidocaína. A continuación, se avanza la aguja en el interior del tendón hasta alcanzar la calcificación. En ese momento, el paciente suele experimentar un moderado dolor (**Fig. 57-1**).

Una vez la aguja en el interior, debe presionarse el émbolo con fuerza, realizando impulsos cortos y repetidos, para los cuales será necesario, a veces, realizar una fuerza bastante importante. Al aflojar la presión después de cada impulso, el líquido tiende a refluir a la jeringa, arrastrando parte del calcio, que se ve aparecer en la jeringa en forma de nubes. Poco a poco, empezará a verse aparecer una cavidad líquida en el interior de la calcificación, que aumenta con cada impulso y disminuye al cesar la presión. El procedimiento debe repetirse hasta que la lidocaína refluya sin arrastrar calcio. Entonces,

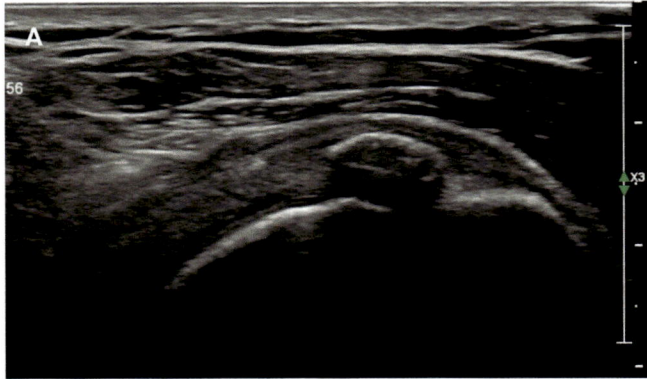

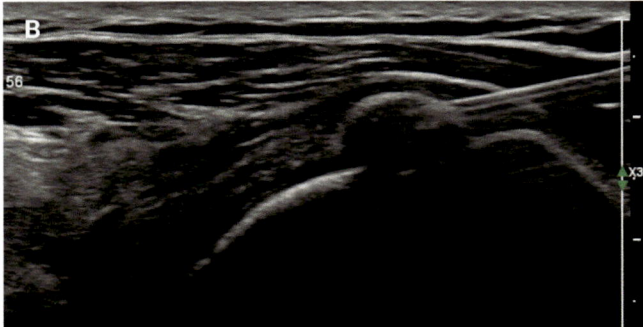

Figura 57-1. Técnica de punción de una tendinitis calcificante. **A)** Imagen de ecografía de una tendinitis calcificante en el tendón del supraespinoso. **B)** Se ha colocado una aguja en el interior de la calcificación para iniciar su tratamiento.

pueden realizarse aspiraciones para arrastrar el calcio residual. En calcificaciones de gran tamaño, puede ser necesario cambiar varias veces la jeringa con lidocaína por estar esta totalmente enturbiada.

Antes de sacar la aguja, se inyecta corticoide en la bolsa subacromial-subdeltoidea para evitar la capsulitis adhesiva. El grupo del autor utiliza 40 mg de acetato de triamcinolona. Tras el procedimiento, al paciente se le permite mover la extremidad.

Resultados

Las calcificaciones disminuyen en densidad y tamaño en la radiografía a lo largo del mes siguiente al procedimiento, en ocasiones, hasta desaparecer. La mejoría clínica también suele ser importante durante las primeras semanas.

Posteriormente, la desaparición de las calcificaciones es más lenta. Al año, la calcificación ha desaparecido o es mínima en casi la totalidad de los casos. Un año después del tratamiento, alrededor del 90 % de los pacientes refieren estar sin síntomas o haber experimentado una mejoría muy importante (**Fig. 57-2**).

Complicaciones y efectos secundarios

El paciente puede experimentar dolor al penetrar la aguja en el interior del tendón y en los primeros momentos del proceso de lavado.

Pueden producirse mareos e, incluso, cuadros convulsivos de corta duración en un pequeño número de pacientes.

Los primeros días tras la punción, el paciente suele experimentar molestias moderadas en el hombro.

Un número significativo de pacientes experimenta una recaída temporal en sus síntomas alrededor de los dos meses después de la punción. Dicha reagudización puede prolongarse incluso varias semanas, para después desaparecer completamente el dolor.

Infiltración de la bolsa subacromial

Uno de los cuadros dolorosos más frecuentes en el hombro está causado por la inflamación de la bolsa subacromial, a veces, causada por los pinzamientos subacromiales. La bolsa subacromial-subdeltoidea es una gran bolsa sinovial que recubre todo el manguito de los rotadores, en profundidad al acromion, el deltoides y el ligamento coracoacromial. Su función es facilitar el movimiento del hombro reduciendo la fricción. Menos frecuente es la afectación de la bolsa subcoracoidea, situada entre la apófisis coracoides y la superficie anterior del subescapular.

La inflamación de la bolsa genera un dolor de hombro típico, especialmente marcado por la noche, despertando al paciente cuando se apoya en el hombro afectado. También duele con los movimientos, sobre todo, en la rotación en abducción.

Técnica

La bolsa aparece en la ecografía como una fina línea hipoecoica recubriendo los tendones del manguito, que, en los

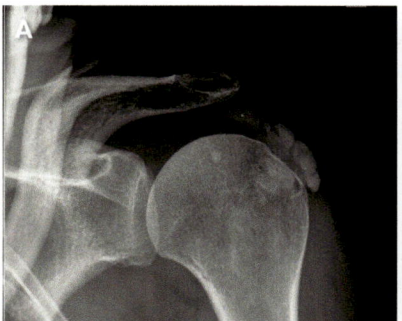
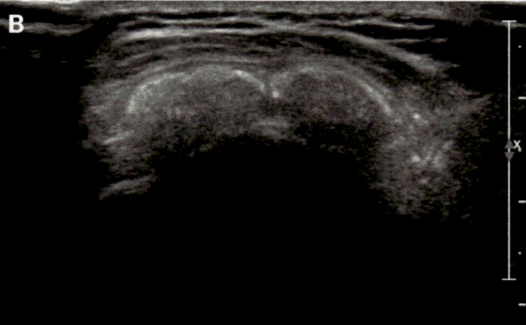
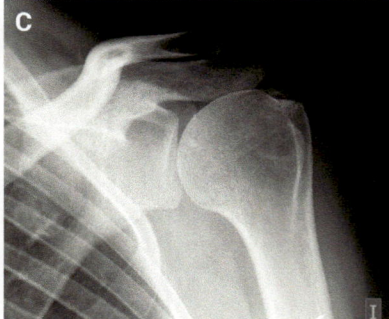

Figura 57-2. Resultado del tratamiento de una gran tendinitis calcificante del hombro. **A y B)** Imágenes de ecografía y radiografía que muestran una gran calcificación, que se extiende por los tendones del supraespinoso y del infraespinoso. **C)** Control al año del tratamiento percutáneo. La radiografía muestra que la calcificación ha desaparecido y no se evidencia recidiva.

procesos inflamatorios, se engruesa, frecuentemente, de forma focal. Esa línea va a ser el objetivo del tratamiento.

Con el hombro en rotación interna y el brazo pegado al cuerpo, se coloca el transductor sobre el hombro, en plano longitudinal al tendón del supraespinoso. Se introduce una aguja (habitualmente, una intramuscular de 4 cm de longitud) hasta alcanzar la bolsa, sin entrar en el tendón. El control ecográfico permite un acceso muy preciso (**Fig. 57-3**). Una vez en la bolsa, se inyectan corticoides en el interior (el grupo del autor usa 40 mg de triamcinolona).

Resultados

El efecto de la inyección de corticoides en la bursitis es relativamente rápido y consigue la desaparición de los síntomas en la gran mayoría de los casos. Si existe una causa subyacente no resuelta (p. ej., un pinzamiento o un acromion de tipo 3), el dolor suele reaparecer en unos tres meses.

Complicaciones y efectos secundarios

Realizada con control ecográfico, la inyección en la bolsa es indolora y no tiene complicaciones.

Tratamiento de la capsulitis adhesiva del hombro

La capsulitis adhesiva u hombro congelado es una patología relativamente frecuente, con una incidencia del 2-5 %. Se da, sobre todo, entre los 40 y los 70 años y produce una considerable limitación funcional en el hombro. Básicamente, consiste en una inflamación sinovial del hombro que conduce a una fibrosis capsular.

La clínica se basa en dos síntomas: el dolor y la limitación de la movilidad del hombro, que, en último extremo, condiciona una rigidez articular progresiva, limitando especialmente los movimientos de abducción y rotación.

El tratamiento inicial es conservador (AINE e infiltración de corticoides) y la rehabilitación. Esta se basa en recuperar la movilidad del hombro rompiendo las adherencias fibrosas mediante un aumento progresivo de los movimientos. Sin embargo, es frecuente que este tratamiento fracase porque al paciente le es imposible realizar los ejercicios debido al dolor generado por la inflamación. Y ahí, los procedimientos guiados por imagen tienen un papel crucial: son tratamientos coadyuvantes al tratamiento rehabilitador.

El procedimiento consiste en la inyección de corticoides guiada por ecografía. Aunque esta patología se trata en otra parte de este curso, tener un diagnóstico adecuado es básico, ya que el lugar en el que se realiza la inyección difiere notablemente y es clave para obtener un buen resultado. El diagnóstico se puede hacer mediante resonancia magnética o mediante ecografía. En ecografía dinámica, la limitación dolorosa de la rotación del hombro y de la abducción es prácticamente diagnóstica.

Técnica

El objetivo del tratamiento es hacer desaparecer el dolor para permitir iniciar los ejercicios de rehabilitación. Para ello, se

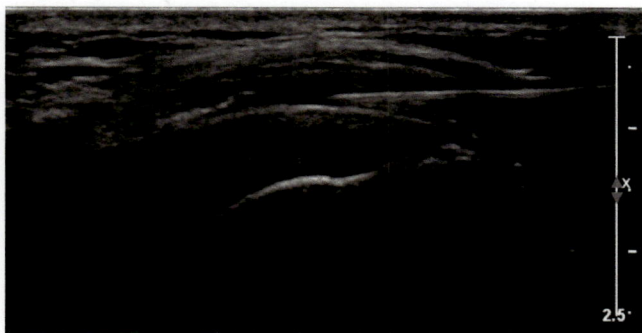

Figura 57-3. Técnica de infiltración de la bolsa subacromial. La aguja se dirige oblicuamente hasta alcanzar la bolsa. En este caso, se encuentra engrosada por una bursitis. Una vez colocada en esta posición, se puede proceder a inyectar el corticoide.

realiza una infiltración de corticoides guiada por ecografía. Diversos estudios han demostrado que, en el caso de la capsulitis adhesiva, el punto en que la inyección de corticoides es más eficaz es en el intervalo rotador.

Para realizar esta inyección, se coloca al paciente sentado, con la palma de la mano en supino sobre el muslo y, mediante una aproximación lateral, se introduce una aguja intramuscular de 4 cm siguiendo un plano axial-oblicuo hasta alcanzar con la punta la periferia del tendón largo del bíceps, entre este y el ligamento coracohumeral. Allí se inyecta el corticoide (el grupo del autor usa 40 mg de triamcinolona).

Resultados

El dolor desaparece a los pocos días, mejorando la movilidad, pero, si no se hace nada más, el cuadro recidivará. Por ello, debe instruirse al paciente para que inicie un programa de rehabilitación específica en cuanto el dolor remita, recuperando progresivamente la amplitud de movimientos del hombro. Es un tratamiento muy eficaz.

Complicaciones y efectos secundarios

Realizada con control ecográfico, la inyección es muy segura, aunque requiere cierta pericia y precisión. Si se inyecta en el interior del tendón o del ligamento, puede ser dolorosa.

Bloqueo del nervio supraescapular

En ocasiones, la causa desencadenante de la omalgia no tiene tratamiento o el tratamiento fracasa. Esto ocurre a veces en el dolor posoperatorio, o en cuadros que no responden a tratamiento convencional, pero, sobre todo, en casos de artrosis o de roturas amplias de los tendones del manguito.

La transmisión de la sensibilidad del hombro se vehicula, fundamentalmente, a través del nervio supraescapular (una pequeña parte a través del nervio axilar). Este nervio procede de las raíces C5 y C6 del plexo braquial y penetra en la fosa supraespinosa a través de la escotadura supraescapular, por debajo del ligamento escapular transverso superior. Pasando por debajo del músculo supraespinoso, rodea el borde lateral de la espina de la escápula y pasa por la escotadura espinoglenoidea hasta la fosa infraespinosa, donde emite la mayor parte de las ramas sensibles que recogen la sensibilidad de la articulación glenohumeral, la acromioclavicular y la bolsa subacromial.

El bloqueo del nervio supraescapular es una alternativa para bloquear la transmisión del dolor en los casos de omalgia incoercible, crónica o en casos de fracaso en el tratamiento.

Técnica

El objetivo del tratamiento es hacer desaparecer o disminuir el dolor, aun asumiendo una limitación de la movilidad del hombro debida a la patología de base.

Para ello, se realiza una infiltración de corticoides y anestésico local guiada por ecografía alrededor del nervio. Se usan 4 mL de un anestésico de acción prolongada (ropivacaína, mepivacaína, etc.) mezclados con corticoide (p. ej., 40 mg de triamcinolona).

La inyección puede realizarse en dos lugares:

- Escotadura supraescapular. Con control ecográfico, se inserta en la espalda una aguja espinal (de, al menos, 10 cm de longitud), atravesando el vientre del supraespinoso hasta la escotadura y se inyecta la mezcla. En ese punto, el nervio viaja acompañado de vasos que pueden facilitar la identificación del lugar.
- Escotadura espinoglenoidea. La inyección supraescapular es técnicamente muy compleja debido a la profundidad del objetivo. Una alternativa es realizar la inyección perineural en la escotadura espinoglenoidea, entre la espina de la escápula y la articulación (**Fig. 57-4**). Se pierde una mínima inervación sensible, pero merece la pena, dado que el procedimiento se facilita enormemente.

Resultados

El dolor suele mejorar con relativa rapidez, aunque puede recidivar y, a menudo, requiere varios tratamientos sucesivos. La evolución va a depender mucho de la causa del dolor y el estado de la articulación del hombro.

Complicaciones y efectos secundarios

Realizada con control ecográfico, es una técnica muy segura, aunque requiere notable pericia y precisión. En ocasiones, no se logra alcanzar el punto exacto y la inyección no es perineural, lo que limita su eficacia.

Inyección en la articulación glenohumeral

La inyección intraarticular de sustancia puede tener indicación en caso de omalgia en varios escenarios. El más habitual es para la realización de artrorresonancias en el proceso diagnóstico de la omalgia. También puede usarse para inyectar ácido hialurónico en el hombro en caso de artropatías degenerativas. O, incluso, para inyectar corticoides en la articulación para aliviar procesos inflamatorios dolorosos.

La inyección de corticoides está contraindicada en fracturas no consolidadas y osteonecrosis. En sospecha de artritis séptica, la indicación sería una artrocentesis para aspirar contenido, pero, en este caso, la técnica es diferente y consiste básicamente en el acceso directo a la zona de acumulación de líquido.

Técnica

El objetivo es colocar una aguja en el interior de la cavidad articular. Esto supone en todos los casos atravesar el manguito de los rotadores. Puede realizarse con guía de escopia e, incluso, sin guía de imagen, por referencias anatómicas. Pero la guía ecográfica permite ser más preciso y eficaz.

El abordaje puede ser realizado por vía anterior o posterior. Aunque se describen ambas, la posterior es mucho más sencilla y precisa:

- Abordaje anterior: con el paciente en decúbito supino y el brazo en aducción y rotación externa, se coloca el transductor a nivel de la apófisis coracoides, siguiendo el plano del tendón del subescapular. Se introduce la aguja en ese plano de lateral a medial hasta atravesar por completo el tendón del subescapular.
- Abordaje posterior: se realiza con el paciente en decúbito lateral y el brazo pegado al cuerpo y en rotación externa,

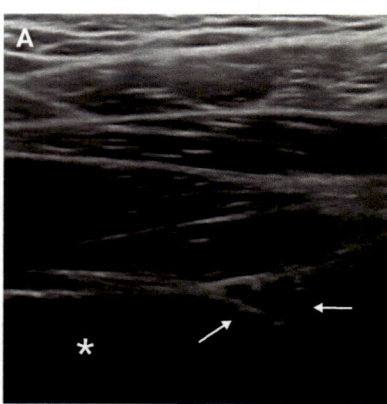
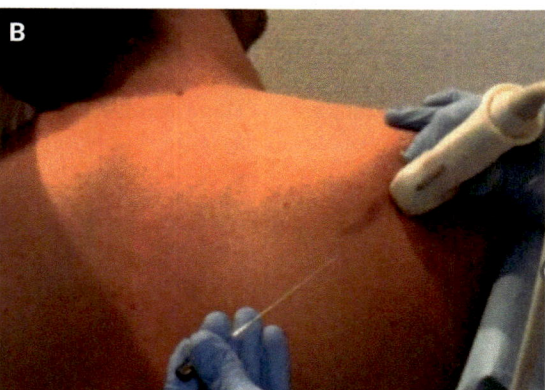
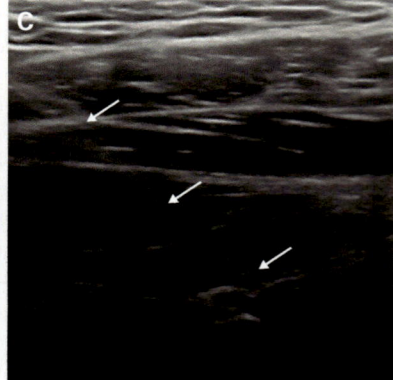

Figura 57-4. Bloqueo del nervio supraescapular en la fosa espinoglenoidea. **A)** Imagen ecográfica que muestra la fosa espinoglenoidea (flechas) en el contorno de la escápula (*). Superficial a la escápula, se aprecia el vientre muscular del infraespinoso. **B)** Imagen del procedimiento. **C)** Imagen ecográfica que muestra la aguja (flechas) atravesando el vientre del infraespinoso hasta la fosa.

para disminuir la tensión de la cápsula. El transductor se coloca en el plano axial, visualizando la cabeza humeral y el reborde glenoideo. El lábrum (rodete) puede verse como una imagen ecogénica triangular adherida al borde glenoideo. En esa posición, se introduce la aguja de lateral a medial, siguiendo el plano del transductor hasta situar la punta inmediatamente por debajo del borde libre del lábrum, evitando tocar el cartílago (**Fig. 57-5**). Una inyección de prueba de una pequeña cantidad de suero permitirá confirmar que el líquido se introduce en la articulación.

Resultados

El acceso posterior, sobre todo, permite una gran precisión y suele evitar la inyección extracapsular, algo crucial cuando este procedimiento se realiza como parte de una artrorresonancia.

Complicaciones y efectos secundarios

El procedimiento es muy seguro, aunque requiere cierta precisión para evitar dañar el cartílago o el lábrum. Debe evitarse inyectar sustancias en caso de infección. Y debe realizarse bajo la asepsia más estricta para evitar infecciones.

TENDONES Y FASCIAS

En este apartado, se describe el tratamiento de las epicondilitis, el tratamiento de la patología del tendón de Aquiles, las infiltraciones de corticoides, el tratamiento del dedo en gatillo, las fasciotomías, el tratamiento de la fascitis palmar o enfermedad de Dupuytren, y otros procedimientos como el tratamiento percutáneo de la enfermedad de Ledderhose y de otras tendinopatías insercionales.

Tratamiento de las epicondilitis

La patología tendinosa es probablemente la patología musculoesquelética más frecuente. Incluye diversos tipos de lesiones como la tendinitis calcificante, ya mencionada, o la tenosinovitis o inflamación de las vainas sinoviales que recubren algunos tendones. Sin embargo, la más frecuente es la tendinopatía degenerativa, entre la que destaca la producida en las inserciones de los tendones, especialmente, en pacientes de mediana edad. Esta última consiste en cambios degenerativos, asociados a cambios inflamatorios macroscópicos como aumento de vascularización. Está producida por la tracción repetida en el tendón, que causa microrroturas que se reparan mal o, a veces, se calcifican.

La más frecuente de estas tendinopatías es la epicondilosis, comúnmente denominada **epicondilitis**, especialmente, la lateral, que afecta a los tendones extensores de la muñeca en su inserción humeral. Consiste en un proceso degenerativo crónico, con engrosamiento de los tendones, hipervascularización, y metaplasia y necrosis de las fibras tendinosas, a veces, con roturas de estas.

La mayoría de los casos son autolimitados o pueden ser manejados con tratamiento conservador (reposo, AINE, fisioterapia) con elevadas tasas de éxito. Sin embargo, en un grupo significativo de pacientes, el tratamiento conservador fracasa.

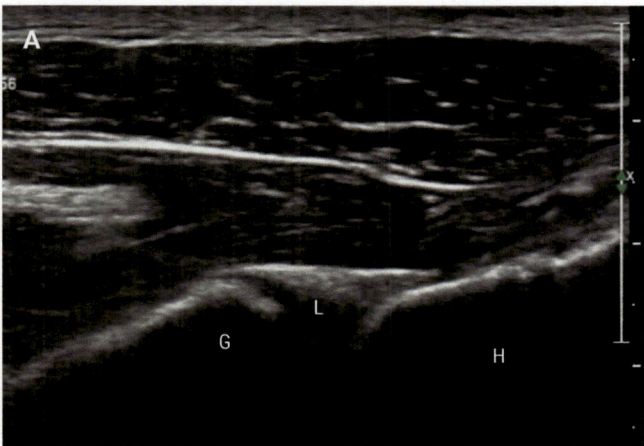
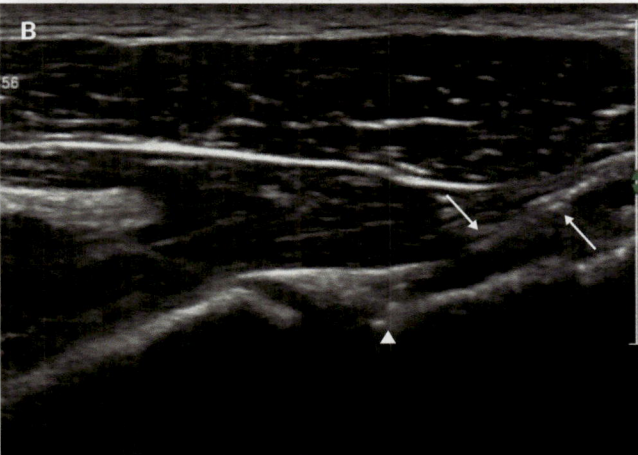

Figura 57-5. Acceso posterior a la articulación glenohumeral para la realización de una artrorresonancia de hombro. **A)** Plano de acceso a la articulación. L: lábrum (rodete) cartilaginoso posterior; H: cabeza humeral; G: lábrum (rodete) óseo de la cavidad glenoidea. **B)** En este mismo plano, se identifica la aguja (flechas) penetrando de lateral hacia medial. La punta biselada de la aguja puede verse por debajo de la punta del lábrum cartilaginoso (punta de flecha).

En estos casos, las técnicas guiadas por ecografía tienen un papel importante en el manejo terapéutico de esta patología.

Diagnóstico ecográfico

Aunque el diagnóstico de esta entidad se trata en otra parte de este libro, antes de iniciar el tratamiento, es precisa una evaluación diagnóstica adecuada, ya que va a condicionar este. En las fases iniciales de la tendinopatía, se observa un engrosamiento tendinoso con pérdida del patrón fibrilar y disminución difusa de la ecogenicidad y aumento de la convexidad del tendón extensor común. Esta fase se puede manejar con infiltraciones guiadas por ecografía.

En una fase más avanzada, pueden observarse calcificaciones en la entesis, especialmente, en la zona más superficial, o pequeñas roturas intrasustancia. En estos casos, se requieren técnicas de tenotomía o punción repetida de la huella insercional.

Finalmente, existe un cuadro doloroso que simula la epicondilitis y que no es de origen tendinoso: es el atrapamiento del nervio interóseo posterior, rama del nervio radial, a nivel de la arcada de Frohse. Se identifica por una ecografía tendinosa normal, ausencia de dolor de codo a la prensión y un dolor localizado a la altura del nervio interóseo posterior que se incrementa al hacer presión en dicha localización.

Técnica

Para el tratamiento de la epicondilitis, se pueden emplear distintas técnicas en función de la causa.

Infiltración guiada por ecografía

Se puede usar en los casos más leves y como primer tratamiento de la epicondilitis. Se introduce una aguja con control ecográfico hasta el borde del tendón, sin penetrar en él. Allí se inyecta el corticoide.

Tenotomía o punción de la huella insercional

Cuando la infiltración ha fracasado o recurre, o cuando hay calcificaciones en la entesis o roturas intrasustancia, es necesario intentar generar una cicatriz nueva que sustituya al tendón degenerado. Para eso, se realiza una punción repetida guiada por ecografía de toda la huella insercional del tendón conjunto.

La inserción de la aguja se realiza siguiendo las fibras tendinosas hasta puncionar el hueso (**Fig. 57-6**). El procedimiento es doloroso, por lo que se requiere anestesiar cuidadosamente la superficie del tendón. En los casos de calcificaciones, debe realizarse una punción repetida de esas calcificaciones para intentar disgregarlas.

Tratamiento de la neuropatía del nervio interóseo posterior

Cuando la causa del dolor sea un atrapamiento nervioso, es preciso inicialmente identificar el punto más proximal del nervio en el que se produce el dolor, o bien la zona de alteración del patrón ecográfico del nervio (engrosamiento, pérdida del patrón fibrilar). Suele estar inmediatamente por encima del borde de los supinadores.

A ese punto, se dirigirá una aguja con control ecográfico, para inyectar corticoides perineurales, en el compartimento del nervio. El procedimiento requiere precisión por el pequeño tamaño del nervio.

Resultados

La infiltración es eficaz en la eliminación del dolor, pero, con frecuencia, recidiva y se requiere realizar una tenotomía. La tenotomía suele ser eficaz en la epicondilitis externa, aunque menos en la medial.

En cuanto a la infiltración perineural, si el diagnóstico está bien hecho, suele producir una mejoría importante y rápida, aunque, a veces, suelen ser necesarias varias inyecciones para la desaparición total de los síntomas.

Tendón de Aquiles

El tendón de Aquiles es el tendón que soporta más peso en el cuerpo. Ello lo hace susceptible de presentar patología dege-

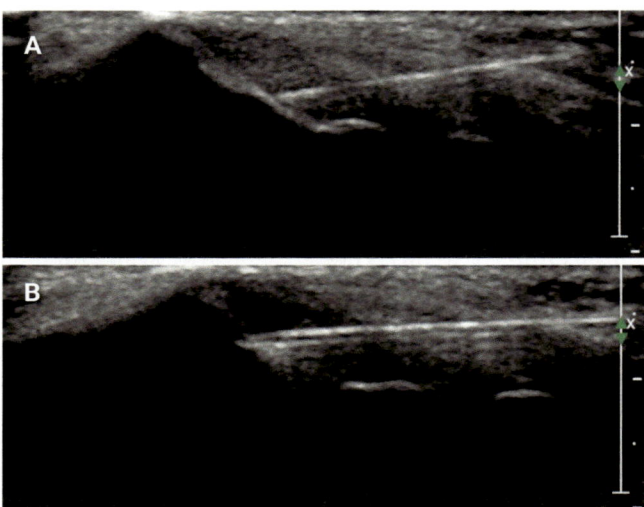

Figura 57-6. Tenotomía del tendón conjunto de los extensores de los dedos de la mano. **A** y **B)** Punción repetida en varios puntos de la inserción del tendón siguiendo la dirección de las fibras tendinosas, cubriendo toda la huella insercional.

nerativa de diversos tipos. La causa última de esas lesiones degenerativas son los microtraumatismos repetidos, que van a condicionar microrroturas y posteriores procesos de cicatrización, que provocan zonas de degeneración e inflamación secundaria e, incluso, necrosis. Diversos factores pueden contribuir a su aparición, incluyendo las alteraciones en la alineación de la extremidad o del pie, el deporte o el ejercicio repetido o el uso de calzado inapropiado.

La afectación del tendón de Aquiles incluye básicamente tres tipos de lesiones: las osificaciones tendinosas, la tendinopatía de tercio medio y la patología de la inserción. Todas ellas van a causar hinchazón del tendón afectado, dolor (que suele ser más intenso al comienzo del ejercicio) y cierta impotencia funcional. Su prevalencia es mayor entre los 30 y los 50 años.

El tratamiento se basa en medidas conservadoras (descanso, frío local, antiinflamatorios) y, sobre todo, en medidas preventivas, como el cambio de calzado, mejora de la pauta de calentamiento, cambio de régimen de ejercicio o modificación de la pisada. Las plantillas se usan también con este último fin. En los casos recurrentes, está indicado el tratamiento rehabilitador basado en ejercicios excéntricos. En último extremo, puede considerarse también el tratamiento quirúrgico.

Existen varios tratamientos percutáneos que pueden usarse en esta patología y que con frecuencia tienen éxito. Estos tratamientos no pueden ser aplicados a las calcificaciones del tendón (que son osificaciones densas, muy sólidas).

Técnica

En el tratamiento de la patología del tendón de Aquiles, se pueden emplear distintas técnicas, que se describen a continuación.

Esclerosis vascular

Una de las características ecográficas de la tendinopatía del tendón de Aquiles es la aparición de una marcada hipervascularización. Una de la primeras propuestas de tratamiento para la tendinopatía fue la de esclerosar esos vasos dilatados mediante la inyección directa de polidocanol líquido. Esta inyección se realiza con control ecográfico, dirigiendo agujas muy finas a los vasos dilatados e inyectando el líquido hasta lograr la desaparición de los vasos en la exploración Doppler.

Proloterapia

Esta técnica intenta generar tejido cicatricial resistente en las áreas de tejido tendinoso degenerado mediante la inyección de sustancias irritantes. Estas sustancias pueden ser varias, pero la más usada es una solución glucosada hipertónica al 50 %. El objetivo de la inyección son las áreas de tendinosis, que se identifican como áreas hipoecoicas irregulares. La técnica consiste en realizar, con guía ecográfica, inyecciones repetidas de pequeños volúmenes de la sustancia irritante, usando agujas finas y previa anestesia de la superficie del tendón (**Fig. 57-7**).

Inyección de plasma rico en plaquetas (PRP) intratendinosa

La técnica es muy similar a la de la proloterapia, pero inyectando en este caso plasma rico en plaquetas obtenido de la sangre del paciente.

Adhesiotomía

Este tratamiento parte de la hipótesis de que los cuadros dolorosos están causados por las adherencias generadas entre el tendón de Aquiles y el paratendón y la formación de neovasos entre ambos. Es especialmente útil en los casos de paratendinitis, en los que se identifica un engrosamiento del paratendón en la ecografía. Consiste en inyectar una solución de volúmenes iguales de anestésico local y suero glucosado en el espacio entre el tendón y el paratendón hasta que este último se separa del tendón.

Resultados

La evidencia de los resultados de estos tratamientos es limitada. Sin embargo, suelen ser eficaces a corto plazo en el alivio del dolor. Sin embargo, los efectos a largo plazo son más inconstantes.

La esclerosis de los neovasos ha sido criticada porque no está claro el efecto a largo plazo que puede tener la eliminación de uno de los procesos fisiológicos de reparación de la tendinosis. La tenotomía y la inyección de PRP tienen un mecanismo de acción similar al que pretenden los procedimientos quirúrgicos actuales; sin embargo, requieren inyecciones repetidas y su efecto es irregular y, habitualmente, se necesita tiempo para ver sus resultados.

Respecto a la adhesiotomía, proporciona alivio para la paratendinitis leve, probablemente, por la acción del anestésico local. Sin embargo, no existe una evidencia sólida de sus resultados a largo plazo.

Complicaciones

Cualquier procedimiento en el que se actúe sobre un tendón de Aquiles debilitado entraña el riesgo de facilitar su rotura,

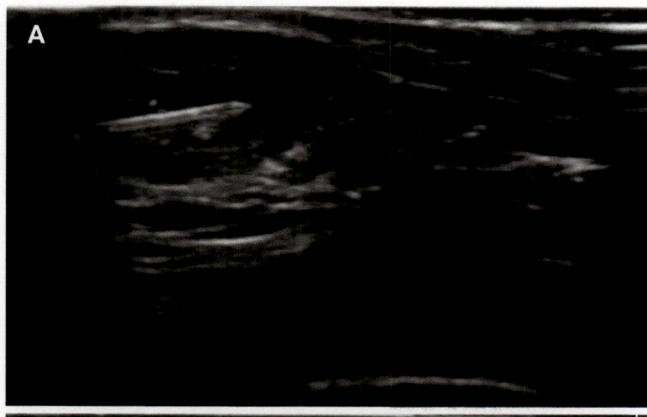
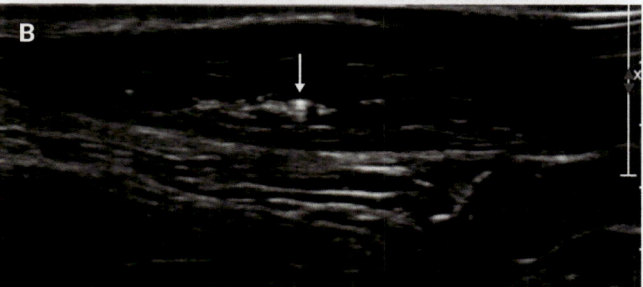

Figura 57-7. Proloterapia del tendón de Aquiles. **A)** Imagen ecográfica axial al tendón, en la que se identifica la aguja penetrando lateralmente hacia la zona de hipoecogenicidad del tendón. **B)** Imagen longitudinal al tendón. La aguja se identifica como una imagen ecogénica con reverberación posterior (flecha). Se observan también imágenes ecogénicas intratendinosas correspondientes a las burbujas que acompañan al líquido inyectado en el tendón.

especialmente, si existe ya una rotura parcial. Por ello, es importante evitar que el paciente realice ejercicios que supongan un aumento de carga sobre el tendón mientras dure el tratamiento.

Infiltraciones de corticoides

Como se ha comentado antes, la patología tendinosa incluye, entre otras, la tenosinovitis o inflamación de las vainas sinoviales que recubren algunos tendones, así como la tendinosis o tendinopatía degenerativa. La primera es una patología inflamatoria de las vainas tendinosas, normalmente, causada por la fricción y el rozamiento de estas vainas entre el tendón subyacente y otra estructura. El tratamiento es el habitual en las tendinopatías (reposo, calor local, antiinflamatorios), pero es frecuente que este sea ineficaz. En estos casos, la inyección de corticoides en la vaina tendinosa inflamada es muy eficaz en la desaparición del cuadro.

Curiosamente, y aunque no es una patología inflamatoria, la inyección de corticoides en la superficie del tendón es también muy eficaz en el corto y medio plazo en las tendinopatías degenerativas en sus fases más precoces, como se ha descrito en el caso de la epicondilitis. Y la técnica es muy similar.

Algunos ejemplos. Técnica

A continuación, se describe la técnica empleada en el tratamiento con infiltraciones de corticoides en algunas entidades como la enfermedad de De Quervain, el dolor peritrocantéreo o la bursitis del tendón del psoas ilíaco, ente otras.

Tratamiento percutáneo de la enfermedad de De Quervain

La enfermedad de De Quervain es una tenosinovitis de los tendones de la primera corredera extensora de la muñeca. Produce dolor en el borde radial de la muñeca, que aumenta a la presión y en las maniobras de flexión cubital de la muñeca. En la ecografía, se identifica un engrosamiento marcado de la vaina sinovial de los tendones del extensor corto y el abductor largo del primer dedo a la altura del retináculo de la primera corredera extensora.

El tratamiento es sencillo y consiste en colocar una aguja, siguiendo un plano axial y con control ecográfico, en el interior de la vaina engrosada e inyectar el corticoide en el interior de dicha vaina (**Fig. 57-8**).

Si se usa triamcinolona, puede producirse una atrofia cutánea temporal con aclaramiento de la piel.

Infiltración peritrocantérea

El dolor trocantéreo es muy frecuente, sobre todo, a partir de los 60 años y en mujeres. Se debe a varias patologías que incluyen bursitis, o lesiones de los tendones glúteos menor y medio (roturas, tendinitis calcificantes, tendinopatías), o al rozamiento entre estos tendones y la cintilla iliotibial que los cubre.

Si la causa es una trocanteritis calcificante, el tratamiento es similar al del hombro. En los demás casos, se puede conseguir un alivio, al menos, temporal, del dolor mediante inyección de corticoides guiada por ecografía a la periferia de los tendones, entre estos, la cintilla.

La localización exacta de la inyección tiene una gran influencia en el resultado final. Si se identifica una bolsa engrosada, la causa será probablemente una bursitis y la inyección debe dirigirse a la bolsa engrosada. En caso contrario, debe identificarse el punto doloroso y dirigir la inyección a la bolsa situada entre el tendón glúteo correspondiente y la cintilla iliotibial, colocando la punta de la aguja en la superficie del tendón.

Es muy frecuente que el punto objetivo esté profundo, pues esta zona suele presentar importantes depósitos de grasa (más en mujeres), por lo que será necesario usar una aguja espinal para la inyección.

Infiltración de la bolsa del psoas ilíaco

La bolsa del tendón del psoasilíaco se localiza entre este tendón y el hueso ilíaco, por delante del cótilo de la cadera. Actúa como un cojinete del tendón, que tiene movimientos amplios en la deambulación y la carrera. Esta bolsa, muy amplia, puede inflamarse como consecuencia del roce del tendón con la superficie ósea, debido a movimientos repetidos. Se da con especial frecuencia tras la cirugía de reemplazo protésico de la cadera, debido a una colocación muy anterior de la prótesis cotiloidea.

El tratamiento percutáneo consiste en la inyección de corticoides a la bolsa con una aguja espinal, siguiendo un plano axial y buscando un punto situado por detrás del tendón del psoas ilíaco, a la altura de la ceja cotiloidea.

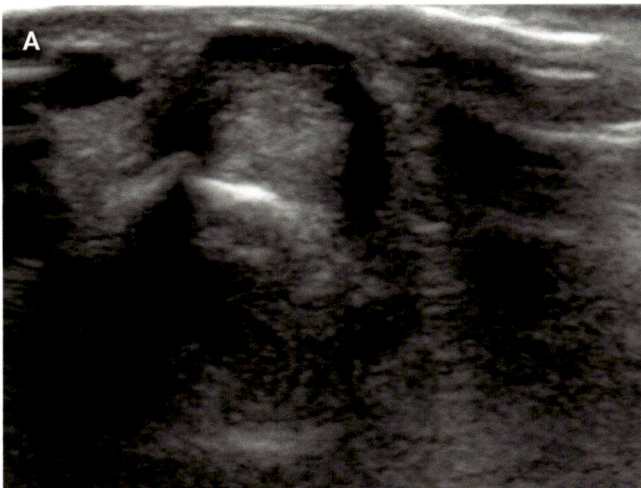

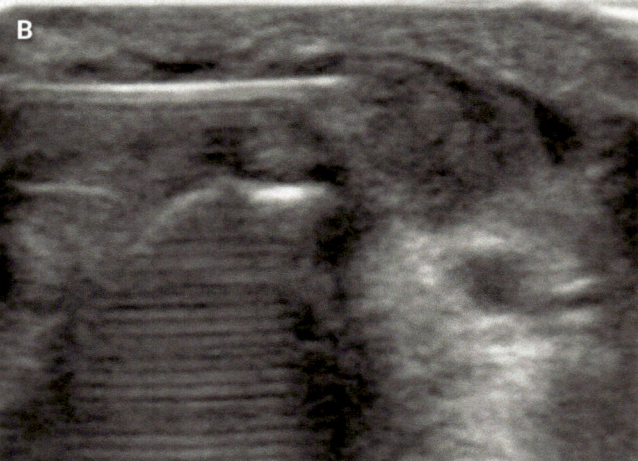

Figura 57-8. Tratamiento de una tenosinovitis de De Quervain. **A)** Ecografía axial a los tendones a nivel de la primera corredera de la muñeca. Se observa un marcado engrosamiento hipoecoico del retináculo, alrededor de los tendones. **B)** Inyección de corticoides en la vaina sinovial. La imagen muestra la aguja insertada en el plano axial al tendón hasta alcanzar la vaina sinovial engrosada, donde se realizará la inyección de corticoides.

Otras infiltraciones

Cualquier tenosinovitis (en extremidades superiores e inferiores) puede ser tratada de la misma manera, inyectando corticoides en la vaina sinovial inflamada. La técnica es similar a la descrita anteriormente.

Resultados

Las tenosinovitis responden muy bien a las inyecciones de corticoides. Sin embargo, si existe una causa subyacente (un conflicto de espacio, traumatismos de repetición, una cirugía mal realizada, etc.), es frecuente que el proceso vuelva a aparecer. En el caso de la enfermedad de De Quervain, la inyección de ácido hialurónico en la vaina sinovial un mes después de la inyección de corticoides disminuye notablemente la frecuencia de la recidiva.

Estos procedimientos, por otra parte, no tienen complicaciones relevantes.

Tratamiento del dedo en gatillo

El dedo en gatillo consiste en la limitación de la extensión (a veces, de la flexión) y bloqueo de los dedos de la mano, que requiere la realización de un esfuerzo suplementario para vencer la resistencia. Desde el punto de vista anatomopatológico, es una metaplasia de las poleas flexoras (habitualmente, la A1), consiguiente atrapamiento y sinovitis del tendón implicado.

Clínicamente, se presenta como un espectro de síntomas que van desde dolor y dificultad intermitente a la flexión o extensión del dedo, hasta la incapacidad para la flexión completa, dificultad para la extensión completa o engatillamiento del dedo. Ecográficamente, se identifica un engrosamiento marcado de la polea A1 del dedo afectado.

Las opciones de tratamiento incluyen medidas conservadoras e infiltración local sin control de imagen, aunque suelen fracasar en el medio-largo plazo. La alternativa es la cirugía, realizando una sección de la polea afectada. Es una técnica sencilla y muy eficaz. Sin embargo, existe una alternativa percutánea igual de efectiva, mucho más sencilla, rápida y barata y que no requiere ocupar tiempo de quirófano.

Técnica

El objetivo del tratamiento es la sección percutánea de la polea mediante punción transversal con una aguja 18 a 20 G. Para hacer el procedimiento indoloro, debe iniciarse con anestesia del dedo que se va a tratar. Para ello, bajo control ecográfico continuo, se inserta una aguja en la palma de la mano, siguiendo el trayecto del tendón afectado, en dirección a la polea engrosada, y se anestesia el trayecto y la vaina sinovial del tendón.

Tras unos minutos, se inserta la aguja de tratamiento siguiendo la misma dirección. Para hacer la manipulación más sencilla, se debe doblar la aguja de modo que el bisel quede de lado. La aguja se dirige hacia la polea, la cual se punciona transversalmente de forma repetida, cubriendo todo su arco de hasta que el arco hipoecoico que forma esta se adelgace o se interrumpa. Inicialmente, suele notarse cierta resistencia al paso de la aguja, que va cediendo con las punciones repetidas.

Una vez finalizado el tratamiento, se inyectan corticoides en la vaina sinovial.

Resultados

El tratamiento se da por finalizado cuando se comprueba que el dedo en resorte ha desaparecido. El tiempo empleado para el tratamiento es variable, pero no se suele prolongar más de 5 minutos. La actividad normal puede reanudarse inmediatamente después del tratamiento.

No es infrecuente que la misma patología aparezca en otros dedos, por lo que se requiere tratar diferentes dedos de manera consecutiva.

Complicaciones

En un pequeño porcentaje de casos, puede recidivar. Sin embargo, se puede repetir el tratamiento sin problemas.

En algunos pacientes, puede aparecer una sinovitis unas semanas después del tratamiento. Se trata mediante inyección de corticoides en la vaina sinovial.

Fasciotomías

Las inserciones fasciales, al igual que las tendinosas, también pueden sufrir procesos degenerativos y microrroturas, que causan dolor y limitación funcional. Este proceso se da especialmente en la fascia plantar, que es la fascia que más peso soporta del cuerpo, pero también se da en otras inserciones fasciales, como en la inserción ilíaca de la cintilla iliotibial.

En todos esos casos, el tratamiento es similar y se basa en intentar generar un tejido cicatricial nuevo que repare el tejido degenerado. Para eso, se realiza una punción repetida guiada por ecografía de toda la huella insercional de forma similar a lo descrito en las epicondilitis.

Fascitis plantar

La fascia plantar es el principal estabilizador que mantiene el arco del pie. Soporta, por lo tanto, una importante carga. Presenta varios fascículos, que se insertan, en su extremo posterior, en el reborde anterior de la tuberosidad del calcáneo. Es en esta inserción en la que se produce la fascitis plantar, que es la causa más habitual de talalgia.

Su presentación clínica es característica: dolor crónico en el borde anterior de la tuberosidad del calcáneo, que es más intenso por la mañana al levantarse y aumenta con la presión sobre el punto de inserción y la extensión del pie. Ecográficamente, aparece como una zona de engrosamiento marcado de la inserción de la fascia en el calcáneo. A veces, se asocia a un espolón calcáneo óseo.

Inicialmente, se trata con medidas conservadoras (analgésicos, plantillas) y, si no va bien, es habitual que se maneje con infiltraciones de corticoides realizadas por palpación.

Existen dos procedimientos guiados por ecografía que pueden usarse en esta patología:

- Infiltración de corticoides guiada por ecografía: el objetivo es inyectar corticoides en la superficie de la fascia, evitando inyectarlos en el interior de la fascia (es doloroso) o en la almohadilla grasa del talón (puede ocasionar necrosis grasa subcutánea). El acceso más sencillo es en el plano axial, desde lateral o medial a la zona de engrosamiento insercional, con una aguja intramuscular, controlándola con el transductor situado sobre el calcáneo. Se puede alcanzar con total precisión el borde de la fascia realizando pequeñas inyecciones de prueba hasta comprobar que el líquido se distribuye por la superficie externa de la fascia.
- Fasciotomía: consiste en la punción repetida de toda la huella insercional de la fascia en el calcáneo. Es un proceso doloroso, por lo que es recomendable realizar previamente un bloqueo anestésico en el nervio tibial inyectando 1-2 mL de lidocaína perineural con control ecográfico a la altura del maléolo. Tras esperar 20 minutos, el procedimiento se puede realizar con mínimo dolor. La inyección se realiza siguiendo el plano sagital del pie, penetrando con una aguja 20 G desde el arco del pie en dirección a la

inserción de la fascia en el calcáneo, siguiendo la dirección de las fibras de la fascia. Se realiza una punción repetida, hasta alcanzar el hueso, hasta cubrir toda la superficie de la huella insercional de la fascia (**Fig. 57-9**).

Fascitis insercional de la cintilla iliotibial

La fascia lata se inserta cranealmente en el borde anterior de la cresta ilíaca. En ocasiones, debido a la sobrecarga, pueden producirse cuadros de fascitis insercional que causan dolor, a veces, intenso, siempre molesto, en el borde anterior de la cresta ilíaca. Es un proceso de diagnóstico difícil, dado que se trata de un cuadro poco conocido. En ecografía, la imagen es típica, observándose un engrosamiento de la fascia a nivel de la inserción.

El tratamiento consiste también en la punción repetida de la huella insercional, siguiendo la dirección de las fibras de la fascia. La anestesia local de la superficie de la fascia es suficiente.

Resultados

La inyección de corticoides en la fascia suele tener un efecto rápido y mejora la clínica del paciente en la mayoría de los casos. Sin embargo, la recidiva es frecuente. Por ello, suele usarse como un tratamiento de primer escalón en el manejo de la fascitis plantar y, en caso de falta de respuesta o recidiva del cuadro, se debe recurrir a la fasciotomía.

La fasciotomía es muy eficaz, tanto en la fascia plantar como en la cintilla iliotibial, con desaparición del dolor duradera. Es muy raro que se necesiten tratamientos suplementarios.

Complicaciones

La inyección de corticoides en la superficie de la fascia plantar puede dar lugar, si se hace mal, a lesión de la fascia, cuando se inyecta en el interior de esta, o a necrosis de la almohadilla grasa talar, causando dolor crónico difícil de tratar. Es importante la experiencia al realizar este tipo de procedimientos.

Las fasciotomías pueden causar dos tipos de complicaciones: los hematomas posprocedimiento y la rotura de las fascias.

Tratamiento de la fibromatosis palmar o enfermedad de Dupuytren

La contractura de Dupuytren o fibromatosis palmar es una enfermedad progresiva en la que se forman, engrosan y acortan cordones conectivos en el tejido conjuntivo de la fascia palmar. Esto provoca contracturas en flexión permanente de las articulaciones y de uno o más dedos, que limitan su extensión.

La articulación metacarpofalángica y la articulación interfalángica proximal son las más frecuentemente afectadas. Con el tiempo, las contracturas provocan deformidad y deterioro de la función de la mano, y una calidad de vida potencialmente reducida para el individuo afectado. La contractura de Dupuytren puede presentarse como una enfermedad unilateral o bilateral.

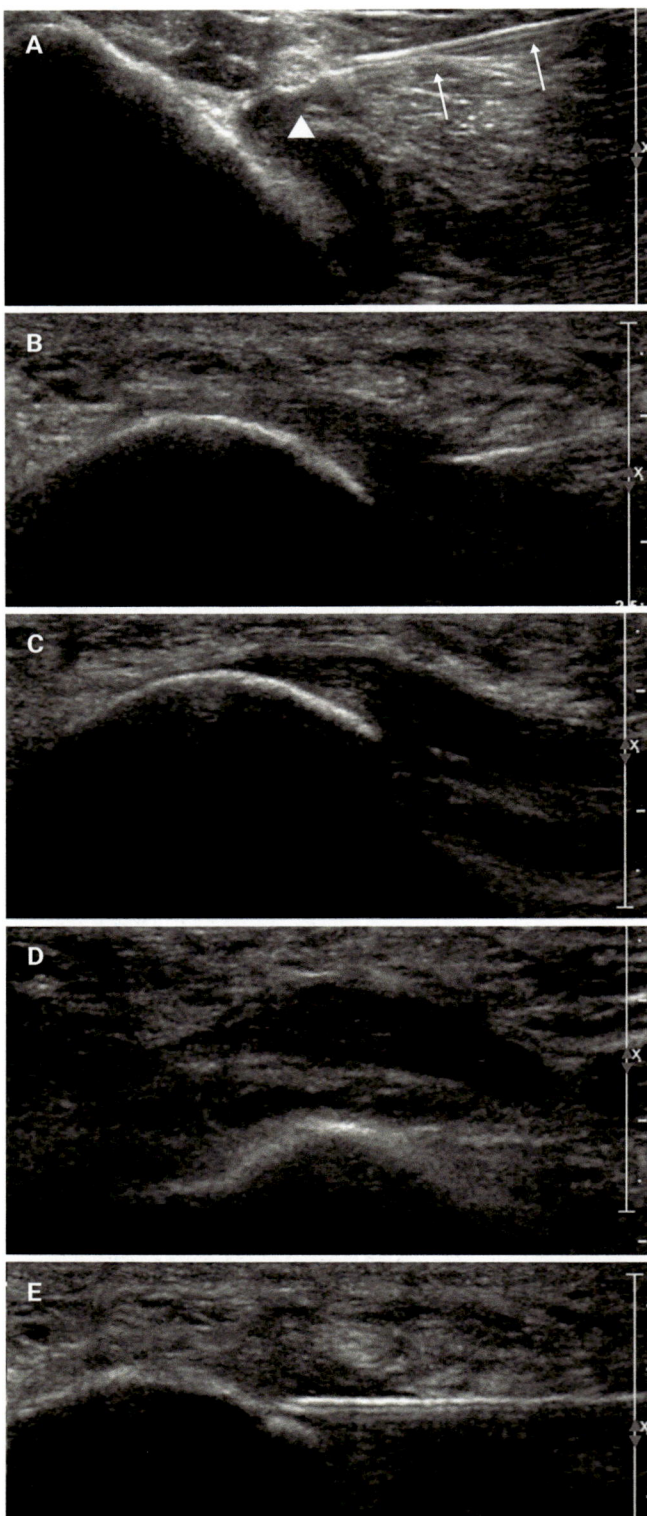

Figura 57-9. Tratamiento percutáneo de una fascitis plantar. Imágenes sagital **(A)** y coronal **(B)** de una fascitis plantar, en las que se identifica un engrosamiento marcado de la fascia a nivel de su inserción. **C)** Bloqueo anestésico del tibial posterior a la altura del maléolo. La aguja (flechas) se ha introducido hasta el borde del nervio tibial (punta de flecha) para inyectar el anestésico local alrededor de este. **D y E)** Imágenes del procedimiento de punción de la inserción de la fascia. La aguja se ha introducido desde el arco plantar, siguiendo las fibras de la fascia, hasta alcanzar el hueso en la inserción.

No tiene tratamiento médico y las opciones de tratamiento incluyen las inyecciones de corticoides (poco eficaces y requieren inyecciones repetidas), las inyecciones de colagenasa de *Clostridium histolyticum* y la fasciotomía parcial o total, abierta. Este último es el tratamiento estándar, que se recomienda para pacientes con déficit de extensión pasiva de 30° de la articulación metacarpofalángica.

Existe, sin embargo, una alternativa percutánea, más sencilla, menos agresiva e igualmente eficaz. Está indicada ante déficits de extensión pasiva de, al menos, 20° en las articulaciones metacarpofalángica o interfalángica proximal, especialmente, si afecta a la función de la mano. No está indicada con fines estéticos, ya que los bultos en la mano suelen persistir, aunque disminuyen su tamaño.

Técnica

La anestesia se puede administrar mediante bloqueo anestésico del nervio mediano o del cubital (dependiendo de la localización de la fibromatosis), o mediante anestesia por punción del trayecto previsto de la aguja.

El tratamiento se realiza bajo control ecográfico continuo y en condiciones de asepsia local. Consiste en una punción repetida de los cordones con la aguja, siguiendo un plano axial, aproximándose a ellos de forma perpendicular, manteniendo la aguja paralela a la piel, evitando penetrar más allá del tejido subcutáneo (**Fig. 57-10**).

Mientras tanto, el dedo debe ser forzado en extensión. La punción del cordón debe repetirse una y otra vez, cruzándolo en su totalidad, cubriendo todo su grosor, hasta que la deformidad en flexión desaparece. A veces, se produce un chasquido cuando esto ocurre.

Una vez finalizado el tratamiento, se inyectan corticoides en la zona tratada, para potenciar el efecto y evitar la fibrosis cicatricial.

Resultados

El procedimiento es indoloro. El tiempo empleado para el tratamiento es variable, dependiendo del tipo y el tamaño de la lesión, pero no se suele prolongar más de 5 minutos. Los pacientes son enviados a sus domicilios sin restringir la movilidad ni interrumpir la actividad laboral.

Los resultados son excelentes: el 80 % de los pacientes conserva la extensión de la articulación a los dos años. Sin embargo, la contractura de Dupuytren puede recidivar, independientemente del método de tratamiento, aunque el tratamiento percutáneo es un procedimiento sencillo que se puede realizar de forma repetida.

Otros procedimientos

Las técnicas antes descritas pueden ser aplicadas en tendones y fascias de otros territorios. Algunos ejemplos se describen a continuación.

Tratamiento percutáneo de la enfermedad de Ledderhose

La enfermedad de Ledderhose o fibromatosis plantar es una entidad que consiste en la aparición de tejido fibroso prolife-

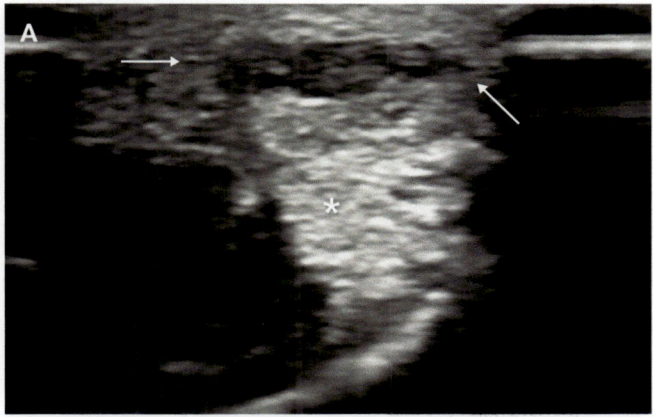

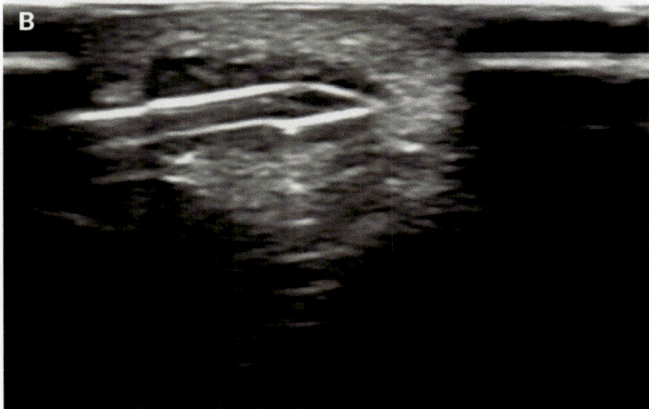

Figura 57-10. Tratamiento de una fibromatosis palmar. **A)** Nódulo fibromatoso en la aponeurosis palmar (flechas) en un plano superficial al tendón flexor subyacente (*). **B)** Se observa la aguja entrando en el nódulo paralela a la superficie de la piel de la palma hasta perforarlo repetidas veces.

rativo en la aponeurosis de la planta del pie. Aparece en forma de uno o varios nódulos palpables en el tercio anterior de la aponeurosis, que no son dolorosos, pero pueden molestar a la deambulación.

El tratamiento percutáneo es muy eficaz y consiste en la inyección de corticoides (triamcinolona, preferentemente) con control ecográfico en el seno de los nódulos. Con frecuencia, se requieren varias inyecciones repetidas.

Tratamiento de otras tendinopatías insercionales

En general, todas las tendinopatías insercionales o entesopatías pueden tratarse mediante infiltraciones o punción repetida de la huella insercional. Casi todas ellas se presentan en ecografía en forma de alteración del patrón ecográfico del tendón, que aparece hipoecoico, tumefacto y, con frecuencia, con calcificaciones amorfas debido a procesos reparativos inadecuados.

Un ejemplo es la tendinopatía del aductor largo, responsable de la mal denominada «osteopatía dinámica del pubis», que es una lesión crónica con degeneración y microdesgarros del tendón en su inserción en el pubis. Se debe a sobrecarga y es muy frecuente en la práctica deportiva.

Cuando el tratamiento conservador y la fisioterapia fracasan, puede realizarse tratamiento percutáneo, consistente en infiltraciones o punción de la huella insercional guiadas por ecografía. La punción debe realizarse según lo explicado antes en referencia a otros tendones, siguiendo las fibras del tendón, lo que, por razones anatómicas, resulta un tanto dificultoso (doblar la aguja puede ayudar).

QUISTES, COLECCIONES Y ARTICULACIONES

En este apartado se describen el drenaje percutáneo de colecciones líquidas, el tratamiento percutáneo de hematomas musculares, el tratamiento de entidades como los ganglio-nes, el quiste de Baker, el seroma de Morel-Lavallée, y las artrocentesis e inyecciones articulares.

Drenaje percutáneo de colecciones líquidas

La técnica de drenaje de las colecciones líquidas musculoes-queléticas no difiere de la realizada en otras localizaciones y depende, sobre todo, del volumen y la naturaleza de la colección que se vaya a vaciar. En el sistema musculoes-quelético, se pueden encontrar colecciones similares a las de otras localizaciones, como abscesos, hematomas o sero-mas, o con colecciones de características específicas como los ganglios. Cada una de ellas tiene requisitos específicos para su vaciado.

El drenaje de las colecciones puede realizarse con dos pro-pósitos: para obtener muestras para cultivo y como medio para conseguir su curación evitando la cirugía (o para mejorar los síntomas del paciente y su estado con vistas a realizar una intervención quirúrgica programada).

Técnica

Dentro de las colecciones similares a otras localizaciones, tanto los abscesos como los seromas pueden drenarse con guía ecográfica y, dependiendo de su volumen, mediante una punción con aguja si son pequeños, o colocando un catéter de drenaje si su volumen es mayor. El catéter está indicado siempre en colecciones abscesificadas activas, en las que es preciso dejar un drenaje hasta que dejen de producir pus. Es, además, recomendable usarlos en las colecciones serosas grandes.

La técnica de drenaje utiliza catéteres con varios agujeros laterales en su porción distal, que permiten la salida del pus. Se pueden colocar mediante la técnica de Seldinger o por el sistema con trocar. Esta última es la más eficaz y simple; usa catéteres que van montados sobre un fiador hueco y un estilete interior que hace que formen una especie de bas-tón puntiagudo. Se introduce en la colección por punción directa desde la piel con control ecográfico y, al llegar a la colección, se retira el estilete y se desliza el catéter sobre la guía metálica hasta colocar la parte con los agujeros en el interior de la colección. Permite realizar el drenaje en un solo acto.

Los abscesos musculoesqueléticos suelen ser viscosos y con-tienen, a veces, esfacelos o coágulos hemáticos, que obstruyen los catéteres. Por ello, es necesario usar catéteres de 8-10 F y controlarlos cada poco tiempo, y lavarlos mediante la inyec-ción de suero salino estéril a través del catéter.

Resultados

El drenaje debe mantenerse en los abscesos hasta que pasen tres días con la colección vacía, sin fiebre y sin débito a tra-vés del catéter. En la gran mayoría de los casos, el drenaje percutáneo consigue la curación del absceso. En el resto, el drenaje permite controlar la infección y disminuye su tamaño, facilitando la cirugía electiva.

Hay factores asociados a una posibilidad más alta de fra-caso del drenaje percutáneo: la asociación a osteomielitis, y la presencia de cuerpos intracavitarios infectados (cuerpos extraños, focos de miositis osificante o fragmentos óseos), en los cuales pueden acantonarse los gérmenes.

El manejo de los seromas es más complicado, dado que, en general, la producción de líquido es continuada y se prolonga en el tiempo, por lo que no conviene mantener el drenaje por el riesgo de infección. En estos casos, es más conveniente el vaciado frecuente con aguja hasta que las paredes de la cavidad vayan pegándose y el volumen producido disminuya, pero esto puede llevar semanas o meses.

Complicaciones

La punción de un absceso puede facilitar el paso de agentes patógenos a la sangre, produciéndose una bacteriemia. Por ello, el procedimiento debe asociarse a un tratamiento antibió-tico específico o de amplio espectro (en caso de desconocerse el agente patógeno).

Tratamiento percutáneo de hematomas musculares

Los hematomas en partes blandas son frecuentes en la acti-vidad deportiva o laboral, aunque también en la actividad rutinaria diaria. Tienen dos causas: el traumatismo directo o la rotura muscular por sobresfuerzo. Pueden verse facilitados en pacientes con diátesis hemorrágica, especialmente, en los sometidos a tratamientos con anticoagulantes.

Aunque tradicionalmente el drenaje de los hematomas ha sido anatematizado, la realidad es que puede aliviar los sín-tomas producidos por estos y reducir el tiempo de curación necesario y, en medicina deportiva, reducir considerablemente el *return to play*. En los hematomas producidos como conse-cuencia de traumatismos o por rotura de fibras musculares (y, especialmente, en aquellos debidos a la práctica deportiva), la evacuación del hematoma permite acelerar la curación y cicatrización de las lesiones y acortar el tiempo necesario hasta el reinicio de la actividad. En estos casos, la curación de las lesiones musculares requiere que las fibras se sitúen en proximidad y la existencia de colecciones líquidas las separa e impide que se forme la cicatriz.

Los hematomas de pequeño tamaño y asintomáticos no requieren tratamiento y solo necesitan tratamiento conservador a la espera de que sean reabsorbidos espontáneamente. Sin embargo, a veces, los hematomas producen síntomas, como dolor o impotencia funcional. En ocasiones, producen un efecto de masa, que comprime las estructuras adyacentes y, en las extremidades, esto puede provocar un síndrome compar-timental. En estos casos, el drenaje de los hematomas puede ayudar a mejorar el estado del paciente.

Técnica

A continuación, se describe la técnica empleada en el tratamiento de los hematomas, de las roturas musculares y de las roturas miotendinosas.

Hematomas

La técnica de drenaje es similar a la descrita para los abscesos. El contenido del hematoma puede ser variable, existiendo colecciones líquidas mezcladas con coágulos. Cuando el contenido está en su mayor parte coagulado, deben utilizarse catéteres gruesos (10-12 F).

Sin embargo, y a pesar del uso de catéteres gruesos, estos tienden a obstruirse por los coágulos, por lo que el drenaje de este tipo de hematomas no tendrá éxito si no se utilizan sustancias fibrinolíticas. Se puede usar urocinasa intracavitaria en dosis de 100.000-250.000 UI, dependiendo del volumen del hematoma, disueltas en 20-40 mL de suero salino, cada 8/24 horas. Debe mantenerse este tratamiento hasta que el hematoma se resuelva o no se aprecie disminución de la colección, lo que sucede en 1-3 días.

Como alternativa, pueden drenarse mediante punción con aguja las colecciones de más tiempo de duración. Estas suelen aparecer como colecciones líquidas debido a la lisis de los coágulos.

Roturas musculares

Los pequeños hematomas formados en las zonas de rotura muscular han sido tradicionalmente tratados de forma conservadora. Sin embargo, su evacuación va a acelerar su cicatrización. Esto es especialmente útil en deportistas que requieren una vuelta rápida a la actividad deportiva. En estos casos, el objetivo es acelerar la formación de la cicatriz. La evacuación de estas colecciones puede realizarse mediante punción con aguja guiada por ecografía. Las punciones suelen requerir repetirse si vuelve a formarse la colección.

Cuando la colección está coagulada, es necesario inyectar urocinasa para disolver el coágulo. La técnica más eficaz consiste en inyectar 100.000-250.000 UI con control ecográfico en el hematoma y esperar 24 horas a que se licue la colección. Después se drena con una aguja siguiendo la técnica antes descrita.

Roturas miotendinosas

El ejemplo más habitual es la denominada «pierna de tenista», que es la rotura de la unión miotendinosa del gastrocnemio medial con el tendón de Aquiles. En ocasiones, produce grandes colecciones líquidas localizadas entre el vientre muscular del gastrocnemio y el del sóleo, que causan una notable incapacidad funcional y dolor.

El manejo en este caso se basa en el drenaje. Dado que estas colecciones son muy fluidas, habitualmente, es suficiente con colocar un catéter de 6 F introduciéndolo desde el punto más caudal de la colección, evitando atravesar tejido muscular. Se mantiene, con controles diarios, hasta que el débito a través del catéter cae por debajo de 5-10 mL/día y se retira. Poste-riormente, se realizarán controles cada pocos días vaciando con aguja las colecciones que aparezcan, hasta que dejen de producirse.

El tratamiento de la pierna de tenista requiere asociar anticoagulación y antibioticoterapia profiláctica mientras exista catéter colocado.

Complicaciones y contraindicaciones

La evacuación de un hematoma en el que se está produciendo un sangrado activo está contraindicada. Tampoco deben drenarse hematomas en pacientes con diátesis hemorrágica por el peligro de sangrado. En los pacientes en los que el hematoma se debe al tratamiento con dicumarínicos orales, si se considera necesario drenar el hematoma, debe primero restablecerse una hemostasia suficiente y completarse el cambio a anticoagulación con heparina.

El sangrado tras el drenaje es poco frecuente. Puede resultar difícil valorar si el líquido evacuado corresponde a la evacuación del hematoma o a un sangrado nuevo. Para ello, es útil observar el aspecto del líquido drenado. El hematoma antiguo tiene un color más oscuro y apagado y es menos espeso, mientras que la sangre es de color más intenso y tiende a coagular una vez en el exterior. También es útil valorar el cambio del tamaño de la colección: el volumen de líquido evacuado debe corresponderse con una disminución similar del volumen del hematoma. Si no es así, hay que sospechar sangrado. En caso de que se sospeche sangrado, debe cerrarse el tubo de drenaje hasta comprobar si existe o no sangrado activo. La tomografía computarizada y la angiografía son técnicas útiles para valorar la existencia de sangrado activo e, incluso, para tratarlo mediante embolización.

La manipulación de los hematomas y el uso en ellos de catéteres de drenaje implica siempre riesgo de infección. Por ello, debe aplicarse una asepsia estricta y siempre debe asociarse un tratamiento antibiótico de amplio espectro por vía oral hasta, al menos, tres días de retirado el drenaje.

La falta de resolución total de un hematoma no debe ser considerado un fallo de la técnica, ya que el objetivo es el alivio sintomático y el acortamiento del proceso de curación. Los pequeños residuos del hematoma no evacuados se reabsorberán posteriormente de forma espontánea.

En la pierna de tenista, es conveniente asociar heparina de bajo peso molecular a dosis profilácticas mientras se mantiene el drenaje, dado que pueden producirse trombosis de los vasos venosos del plexo sural.

Resultados

En los hematomas tratados con el protocolo antes descrito, se puede conseguir una mejoría clínica, así como la resolución total o parcial de los hematomas en la totalidad de los pacientes. La duración del drenaje puede variar entre 1 y 10 días, pero, en general, es menor de 72 horas.

En las roturas musculares, la vuelta a la actividad física puede conseguirse incluso en una semana en algunas lesiones. Respecto a la pierna del tenista, lo habitual es conseguir el inicio de una actividad deportiva suave a las dos semanas del drenaje, incluso en lesiones grandes.

Tratamiento de gangliones

Los gangliones son lesiones quísticas situadas preferentemente en la extremidad superior. Son las masas de partes blandas más frecuentes de la mano y la muñeca, que es su localización más habitual. Suelen ser asintomáticos y no suelen requerir tratamiento.

El tratamiento de los gangliones está indicado cuando producen síntomas: inflamación, compresión de estructuras vecinas o dolor por aumento de su presión interna. En estos casos, el objetivo del tratamiento es la disminución de la presión interna en la lesión. En ocasiones, se requiere su tratamiento por cuestiones estéticas.

Aunque tradicionalmente la cirugía ha sido considerada la forma definitiva de tratamiento, presenta tasas de recidivas significativas y es demasiado agresiva para lesiones tan poco graves como son los gangliones. La punción de estas lesiones con control ecográfico puede permitir un alivio de las molestias causadas y, en ocasiones, logra su desaparición.

Técnica

Antes de tratar estas lesiones, es preciso realizar un estudio ecográfico cuidadoso para confirmar su naturaleza líquida y utilizar el modo Doppler para confirmar que no se trata de una lesión vascular.

Después se procede, con control ecográfico, a avanzar una aguja hasta el interior de la cavidad. El contenido del ganglión es extremadamente denso, gelatinoso, por lo que se deben utilizar agujas de calibre grueso (14-18 G) para vaciarlos y aspirar el contenido a través del catéter de la aguja. Para vaciar por completo la colección, suele ser útil realizar lavados con suero salino (**Fig. 57-11**).

El tratamiento completo del ganglión requiere la inyección de corticoides en la lesión. Se pueden utilizar diversos corticoides y fórmulas. Una alternativa es inyectar una pequeña cantidad de alcohol absoluto en la cavidad y retirarlo al cabo de una hora.

Resultados

La técnica es muy efectiva a corto plazo, pero existe una elevada tendencia a la recidiva, por lo que, en muchos casos, debe repetirse el tratamiento.

Complicaciones

Se ha descrito la aparición de atrofia cutánea local tras el uso de algunos tipos de corticoides (triamcinolona), especialmente, si se produce extravasación del corticoide durante la punción.

Tratamiento del quiste de Baker

Los quistes de Baker son dilataciones de las bolsas situadas en la fosa poplítea, especialmente, de la bolsa del gastrocnemio-semimembranoso. Aparecen asociados a patología de la rodilla, traumática, degenerativa o inflamatoria. Aunque habitualmente son asintomáticos y no requieren tratamiento, pueden llegar a dar síntomas debido a inflamación, rotura, hemorragia intraquística, aumento de la presión interna o compresión de las estructuras adyacentes. Estos síntomas pueden ser crónicos (masa en el hueco poplíteo y dolor que se incrementa con la deambulación) o, menos frecuentemente, agudos, pudiendo simular una tromboflebitis de la pierna.

El tratamiento percutáneo de los quistes de Baker está indicado en pacientes con dolor e impotencia funcional crónicos causados por la existencia de un quiste de Baker en el hueco poplíteo. El objetivo es solucionar las complicaciones locales producidas por el crecimiento excesivo del quiste.

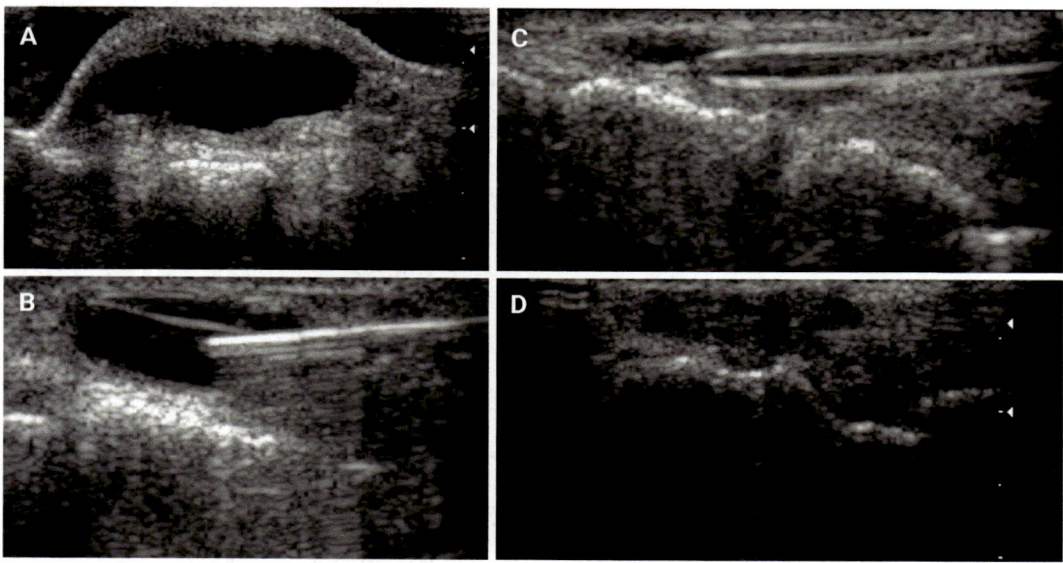

Figura 57-11. Tratamiento de un ganglión en la muñeca. **A)** Lesión quística en la muñeca correspondiente a un ganglión, que se trata por motivos estéticos. **B)** Se ha insertado una aguja de 14 G con control ecográfico en la lesión. **C)** Tras aspirarla, el ganglión se vacía. Apréciese que se ha usado una aguja con vaina teflonada, que permite ser menos lesivos en la manipulación. **D)** Control a los cuatro meses. La lesión ha quedado reducida a una zona residual hipoecoica.

Técnica

Se debe vaciar el quiste para resolver el dolor. La punción puede hacerse con control ecográfico insertando una aguja de 18 a 20 G en el quiste para vaciarlo. Las colecciones líquidas producidas en la extremidad por la rotura de los quistes pueden también ser aspiradas.

Tras el drenaje del quiste, es conveniente realizar una inyección intraquística de corticoides (p. ej., 40 mg de acetato de triamcinolona) para intentar evitar la recidiva y tratar los síntomas crónicos.

En los casos de recurrencias repetidas, se puede intentar esclerosar la cavidad inyectando en su interior espuma de etoxisclerol (1 mL de líquido al 3 % por cada 3 mL de aire emulsionados), que se retira al cabo de una hora (**Fig. 57-12**). Puede repetirse este procedimiento si es necesario.

Resultados

El tratamiento es muy efectivo a corto plazo, sobre todo, en los pacientes con seudotromboflebitis. La mejoría es inmediata y el paciente sale de la sala caminando sin apenas molestias. Aunque la recidiva del quiste es frecuente, el objetivo de mejorar la sintomatología se logra en la mayor parte de los casos. El tratamiento puede repetirse en caso de que se produzcan nuevos episodios de dolor.

En los casos tratados con espuma, la recurrencia de los síntomas es rara y el volumen del quiste disminuye siempre.

Complicaciones

Al estar comunicado con la articulación, una infección puede ser catastrófica, por lo que se requiere una asepsia cuidadosa durante todo el procedimiento.

Tratamiento del seroma de Morel-Lavallée

El seroma de Morel-Lavallée es una colección líquida que se forma por la separación o avulsión abrupta de la piel y el tejido celular subcutáneo respecto a la fascia muscular, creándose un espacio entre ambas estructuras, que se llena de líquido por la rotura de arterias perforantes y del plexo linfático. Este líquido tiende a encapsularse y puede permanecer durante mucho tiempo, ocasionando molestias y trastornos estéticos.

Su localización más frecuente es la región trocantérea y el margen lateral del muslo, debido a que la causa principal son las caídas con arrastre sobre una superficie dura, típicas de los accidentes con moto o bicicleta. Sin embargo, puede aparecer en cualquier región.

Ecográficamente, se presentan como colecciones líquidas aplanadas y extensas situadas entre el tejido celular subcutáneo y el plano muscular. A veces, pueden presentar coágulos en su interior.

El tratamiento ha sido siempre problemático. Las medidas conservadoras fracasan. La cirugía es una alternativa demasiado agresiva para una entidad que no da demasiada clínica y, además, fracasa habitualmente. Las técnicas percutáneas, sin embargo, permiten un tratamiento sencillo y eficaz.

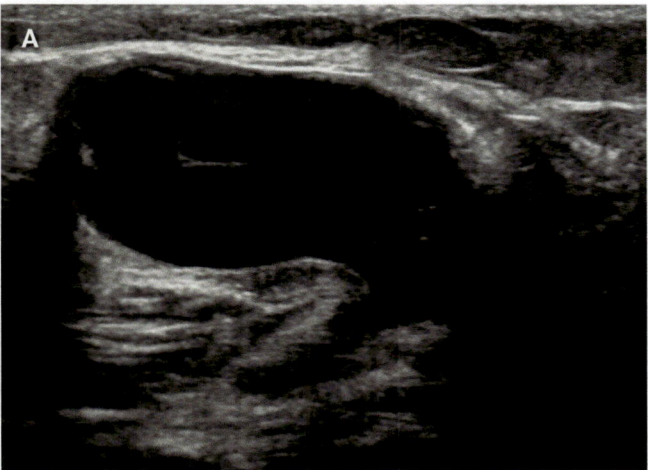
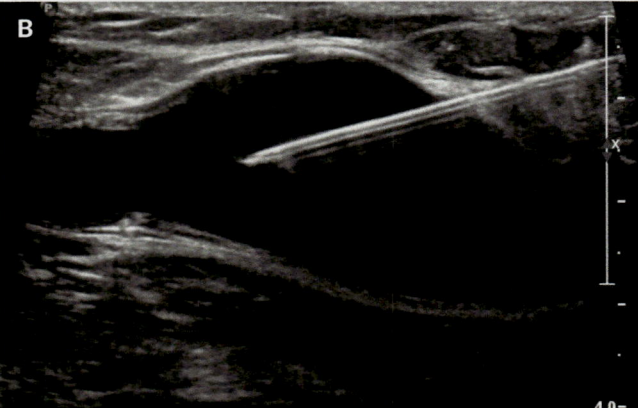
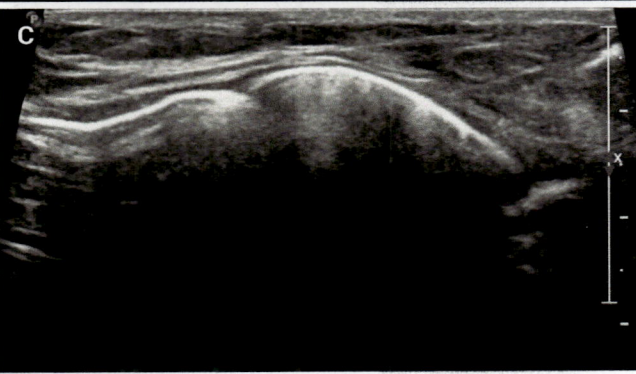

Figura 57-12. Esclerosis con espuma de un quiste de Baker. **A)** Gran quiste de Baker que ha recidivado repetidamente tras drenaje e inyección de corticoides. **B)** Punción del quiste para su vaciado. **C)** Se ha inyectado espuma de polidocanol en el quiste. Puede observarse la típica imagen del aire dentro de la cavidad del quiste preexistente.

Técnica

Se basa en el drenaje percutáneo asociado a una compresión continuada para facilitar la restauración de la continuidad entre fascia y tejido subcutáneo. La situación superficial de la colección hace que su punción y aspiración sea sencilla y sin riesgo.

La colección puede ser vaciada mediante una punción con aguja (una de 20 G puede ser perfecta para esta tarea), aunque, al principio, cuando la colección es grande, puede usarse como alternativa un catéter fino (5-7 F). Una vez vaciada la colección, se debe aplicar una presión continua sobre la zona lesionada. En las lesiones trocantéreas, las más frecuentes, un pantalón-malla deportivo ajustado, de dos tallas menores a la normal del paciente, es perfecto para este fin. En otras localizaciones, pueden usarse bandas o fajas compresivas. Esta compresión debe mantenerse las 24 horas del día. Cada 3-5 días (más frecuente al principio, menos al final), deben realizarse controles, con aspiración del líquido que se forma de nuevo, hasta que deja de producirse, momento en el que se da de alta al paciente (**Fig. 57-13**).

Resultado

Habitualmente, el líquido obtenido irá disminuyendo progresivamente hasta que no se forme más. Esto ocurrirá en 2-3 semanas como mucho. Este tratamiento es muy efectivo y, si el paciente sigue las instrucciones, siempre tiene éxito.

Artrocentesis e inyecciones articulares

La punción de las articulaciones para artrocentesis y para inyectar sustancias es un procedimiento practicado de forma rutinaria por ortopedas y reumatólogos. En la mayor parte de las ocasiones, lo realizan sin guía de imagen, guiándose por palpación. Sin embargo, la fiabilidad de la localización intraarticular de la inyección así realizada es relativamente baja. Igualmente, es bastante frecuente el fallo de las artrocentesis realizadas sin control de imagen, especialmente, en pacientes obesos y en derrames pequeños. La punción de las articulaciones guiada por ecografía es una técnica sencilla de realizar y que permite asegurar el éxito del procedimiento.

La artrocentesis está indicada ante la existencia de derrame articular. Permite obtener líquido articular para diagnosticar el tipo de artritis y para descomprimir la articulación. En las artritis sépticas, es útil para conseguir líquido para cultivar y determinar el agente patógeno causante. Por otra parte, puede usarse la misma técnica para inyectar sustancias intraarticulares (corticoides, ácido hialurónico, PRP, o contraste).

Técnica

Consiste en colocar, con control ecográfico, una aguja en el interior de la articulación que se va a tratar. A veces, el líquido articular es espeso, especialmente, cuando se sospecha infección, por lo que es conveniente utilizar agujas relativamente gruesas. Un calibre de 18-20 G es útil en la mayoría de los casos. Como trayecto de punción, debe elegirse el más corto y el que permita que la aguja esté orientada lo más paralela posible a la superficie del transductor.

En el caso de las articulaciones con derrames, la aguja deberá dirigirse al líquido articular. En el caso de la inyección de sustancias intraarticular, la aguja debe dirigirse al punto de la articulación en que esta es más amplia, en el que haya más seguridad de poder colocar la aguja en el espacio articular. En las articulaciones superficiales, la técnica es sencilla y no plantea dificultades, pero, en otras localizaciones, deben hacerse algunas consideraciones particulares:

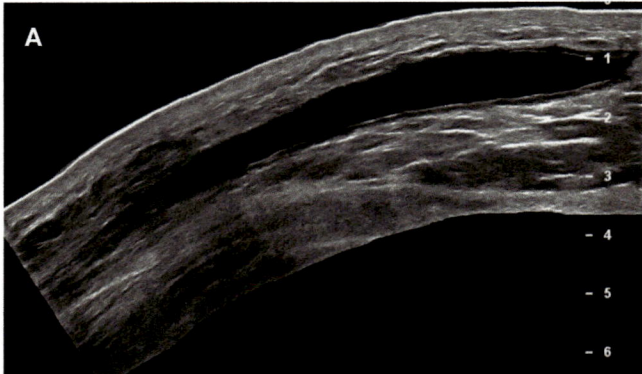

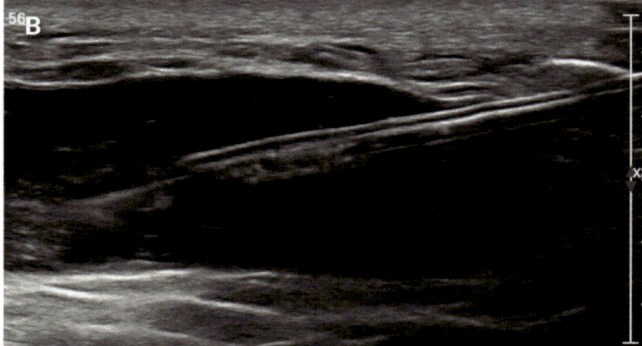

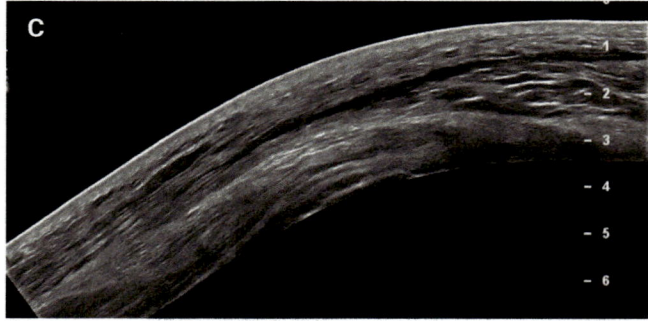

Figura 57-13. Tratamiento de un seroma de Morel-Lavallée. **A)** Ecografía panorámica de la región trocantérea de un paciente con un bulto en la zona tras una caída en moto. Se identifica una gran colección líquida entre el tejido subcutáneo y el plano muscular. **B)** Punción con aguja para vaciar la colección. Se indicó al paciente que vistiese una malla-pantalón muy ajustada de forma continua y se le controló cada 4-5 días, aspirando el líquido que se formaba. **C)** Último control a las dos semanas. La imagen panorámica muestra una cicatriz hipoecoica sin líquido residual.

- Hombro: ya se ha descrito en el apartado relativo a la omalgia.
- Cadera: la aguja debe dirigirse al punto en que la articulación es más amplia. Este lugar está por dentro de la cápsula anterior y anterior a la superficie del cuello del fémur. La punción debe realizarse con el paciente en decúbito supino y la cadera en rotación externa, con el transductor y la aguja alineados con el eje del cuello del fémur (**Fig. 57-14**). En pacientes adultos (y, especialmente, en los obesos), la distancia desde el punto de punción puede ser muy larga, por lo que, antes de realizar la artrocentesis, debe planificarse cuidadosamente el procedimiento, medir el trayecto previsto y elegir una aguja de longitud suficiente. En ocasiones, puede ser necesario utilizar transductores de 5 MHz.

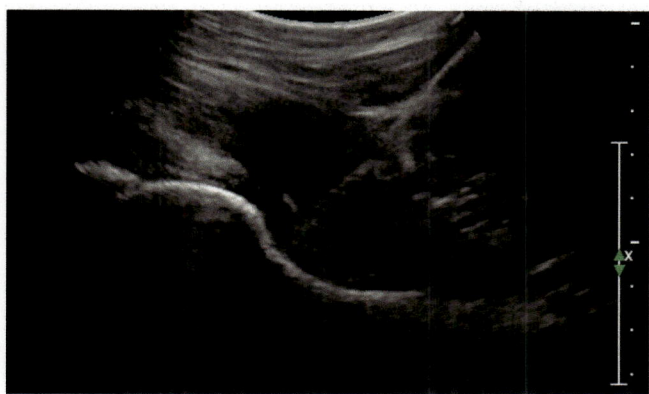

Figura 57-14. Acceso a la articulación de la cadera para la inyección de ácido hialurónico. La aguja se inserta siguiendo el plano del cuello quirúrgico del fémur hacia la parte más profunda de la articulación, inmediatamente por debajo de la cabeza femoral.

- Rodilla: cuando existe líquido, la punción más sencilla es la del receso suprarrotuliano, que es donde el líquido suele acumularse. Si no hay derrame, la aguja debe dirigirse en el plano axial hasta situarse por detrás de la rótula.
- Articulaciones sacroilíacas: se infiltran con el paciente en prono, siguiendo un plano axial, introduciendo la aguja oblicuamente de medial a lateral hasta alcanzar la articulación, que es claramente visible en ecografía. Se debe inyectar en el tercio inferior de la articulación sacroilíaca, ya que es en esta porción donde se encuentra el componente sinovial articular. Para esto, se realizará la inyección por debajo del nivel del segundo orificio sacro, aproximadamente, 1 cm por encima del borde caudal de la articulación.

En ocasiones, la densidad del líquido o la existencia de películas o tabiques de fibrina o de coágulos (en los casos de hemartros) puede hacer imposible el drenaje de los derrames articulares utilizando agujas. En esos casos, la utilización de catéteres de calibre de 6-8 F colocados en los recesos de la cavidad articular puede permitir drenar la articulación, aunque puede resultar difícil atravesar la cápsula articular con un catéter. También se puede inyectar uroquinasa en el interior de la articulación para conseguir la lisis de las películas de fibrina o de los coágulos y conseguir vaciar el derrame.

Resultados

La descompresión de la articulación proporciona siempre un alivio sintomático inmediato, aunque el derrame puede recidivar.

La inyección intraarticular de corticoides habitualmente mejora los síntomas clínicos en pocos días.

Complicaciones y contraindicaciones

La infección es el riesgo principal. Es importante una técnica depurada manteniendo la asepsia del punto de punción. Asimismo, en las artritis sépticas, la manipulación de la articulación puede producir la diseminación del proceso infeccioso, por lo que el procedimiento debe ser simple y rápido.

Se ha descrito la aparición de atrofia cutánea local tras el uso de algunos tipos de corticoides, como el acetato de triamcinolona.

La inyección de corticoides está contraindicada ante la sospecha de artritis séptica.

PARTES BLANDAS Y NERVIOS

En este apartado, se describen procedimientos como la localización y extracción percutánea de cuerpos extraños (CE) alojados en tejidos blandos, el tratamiento percutáneo del neuroma de Morton, los bloqueos percutáneos nerviosos, el tratamiento de neuropatías y el tratamiento del ganglión intraneural.

Localización y extracción percutánea de cuerpos extraños

Los CE en los tejidos blandos son un motivo relativamente frecuente de consulta médica en el ámbito clínico. En la mayoría de los casos, los CE son el resultado de accidentes e incluyen astillas de madera o metal o fragmentos de vidrio. También pueden ser el resultado de procedimientos médicos (drenajes, implantes anticonceptivos, intervenciones quirúrgicas).

Los CE suelen causar dolor y molestias funcionales, así como complicaciones agudas o tardías, como inflamación, infección o alergias. Por lo tanto, su eliminación es habitualmente necesaria.

Cuando se encuentran en una ubicación superficial, los CE pueden identificarse y extirparse quirúrgicamente utilizando solo un examen clínico. Sin embargo, frecuentemente, esto no es posible, por lo que se requieren técnicas de imagen para identificarlos y establecer su ubicación exacta antes del intento de extracción. La ecografía intraoperatoria y la radioscopia se han utilizado para ayudar a la extirpación quirúrgica.

Sin embargo, su extirpación quirúrgica es invasiva, costosa y técnicamente difícil, lo que implica la necesidad de una gran incisión cutánea y, a veces, fascial con aislamiento de las estructuras neurovasculares. El procedimiento suele fallar y conlleva riesgo de complicaciones y algún grado de impacto estético.

La extirpación percutánea guiada por ecografía es una técnica mínimamente invasiva, económica y con bajo riesgo de complicaciones. La guía ecográfica en tiempo real hace que la localización y extracción del CE sea muy precisa, minimizando la cantidad de sangrado y evitando lesiones en las estructuras. Utiliza una incisión muy pequeña que minimiza el riesgo de infección y cualquier impacto estético. Además, el fracaso no descarta la extirpación quirúrgica. Obviamente, para ello, el CE debe ser visible en la ecografía, lo que puede excluir algunos CE localizados muy profundos.

Técnica

Los CE suelen ser difíciles de palpar o detectar en la exploración directa. Es recomendable una radiografía previa, aunque esta solo permite identificar material radiopaco (metal, vidrio y algunos plásticos) de cierto tamaño. Tras identificar el CE con ecografía, se planifica el camino hacia él siguiendo el trayecto más seguro y más corto para, posteriormente, administrar anestesia local en el punto de acceso en la piel, a lo largo del camino planificado y alrededor del CE para despegarlo de los tejidos circundantes.

Tras hacer en la piel una incisión con un bisturí suficientemente ancha como para que se inserten las pinzas quirúrgicas y para que el CE pase a través de ella cuando se retire, se introducen las pinzas quirúrgicas a través de la incisión y se dirigen bajo una guía ecográfica constante para llegar al objetivo. Una vez alcanzado, las ramas de las pinzas se abren y luego se mueven hacia adelante para agarrar el objeto y retirarlo. A menudo, se necesitan varios intentos (**Fig. 57-15**).

El procedimiento se termina con la desinfección de la piel, y la herida se cierra con tiras adhesivas. Rara vez se necesitan suturas quirúrgicas.

Resultados

El tiempo empleado para el tratamiento es variable, dependiendo del tipo y localización del CE, pero suele estar entre 15 y 30 minutos. Los pacientes son posteriormente enviados a sus domicilios con prescripción de profilaxis antibiótica para prevenir cualquier complicación infecciosa.

La técnica es muy eficaz y segura. En general, la inmensa mayoría de los CE pueden extraerse con éxito. Los vidrios delgados y las espinas pueden ser difíciles de extraer por completo.

Complicaciones

En ocasiones, no se consigue retirar el CE tras varios intentos y la presencia de burbujas aéreas introducidas en el área

después de sucesivos intentos hace difícil su visualización. En esos casos, se debe citar al paciente de nuevo una vez pasadas dos o tres semanas para repetir el procedimiento.

En CE de cristal fino o poco consistentes, como espinas, puede ocurrir que se fragmenten durante la extracción. En ese caso, debe procederse a extraer cada uno de los fragmentos resultantes de la rotura.

Tratamiento percutáneo del neuroma de Morton

El mal denominado «neuroma de Morton» es una neuropatía por atrapamiento de los nervios digital plantar común y digital plantar propio causado por fibrosis perineural interdigital. Esta fibrosis, que llega a adquirir una consistencia seudotumoral, aparece como consecuencia de microtraumatismos repetidos. Aparece, sobre todo, a mediana edad y en mujeres (esto por el mayor uso de calzado con tacón alto, que descarga el peso en los dedos).

Ocurre con mayor frecuencia en los espacios intermetatarsianos tercero (68 %) y segundo (32 %). Se manifiesta en forma de dolor interdigital asociado a quemazón y parestesias. El dolor se incrementa al pisar sobre superficies irregulares.

El tratamiento inicial es sintomático, además de podológico: cambiar de calzado y plantillas. Sin embargo, en ocasiones, estos tratamientos fracasan, siendo la cirugía la siguiente opción terapéutica en el neuroma de Morton sintomático, tratamiento que suele ser eficaz.

Existen, sin embargo, alternativas percutáneas que pueden evitar la cirugía y que incluyen la inyección de corticoides en el neuroma, la neurólisis mediante inyección de alcohol o fenol, y la ablación por radiofrecuencia. Dado que el último es más caro que la cirugía, se tratarán aquí las inyecciones percutáneas.

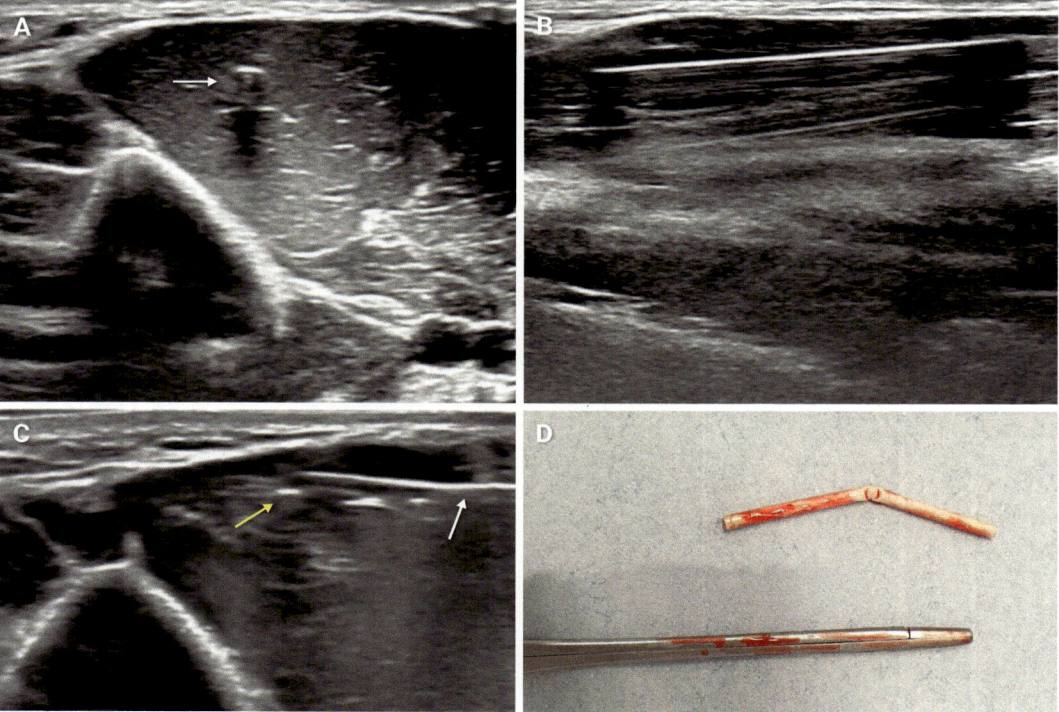

Figura 57-15. Extracción de un implante anticonceptivo insertado intramuscular. **A** y **B)** Ecografía del brazo que muestra el implante anticonceptivo dentro del espesor del bíceps (flecha). Se han introducido unas pinzas de tipo Hartmann hasta el borde del implante. **C)** Las pinzas (flecha) se abren para atrapar el implante (flecha amarilla). **D)** Implante extraído con las pinzas usadas.

Técnica

Previamente al tratamiento, se requiere identificar el neuroma en ecografía. Para ello, es útil la maniobra de Mulder (compresión laterolateral del pie a la altura de las cabezas de los metatarsianos), en la cual el neuroma protruye hacia la planta en el espacio interdigital.

Con el paciente en decúbito prono, se coloca la sonda ecográfica en la planta del pie, en orientación sagital, alineada con el espacio interdigital afectado. Una vez identificado el neuroma, se introduce la aguja desde el espacio interdigital hasta el neuroma y, una vez allí, se inyecta la sustancia deseada (**Fig. 57-16**).

Se pueden inyectar corticoides (40 mg de triamcinolona), con el fin de atrofiar el tejido fibroso del neuroma, o etanol (0,5 mL de etanol absoluto) o fenol para producir una neurólisis. Es frecuente que parte del líquido inyectado rellene la bolsa interdigitometatarsiana.

Resultados

Con frecuencia se requieren varias inyecciones (2-4) para hacer desaparecer completamente el dolor. Es recomendable espaciar un mes estas inyecciones. En la mitad de los casos, el dolor desaparece completamente y solo un tercio los pacientes requerirán cirugía.

Complicaciones

Debido al uso de corticoides (y, especialmente, la triamcinolona), se puede producir atrofia cutánea o enrojecimiento por fotosensibilidad en la zona tratada. Se debe recomendar a los pacientes que eviten el uso de sandalias en los meses siguientes al tratamiento.

Bloqueos percutáneos nerviosos

La ecografía es una excelente herramienta para realizar bloqueos de nervios para conseguir anestesia local en algunos procedimientos e intervenciones quirúrgicas. La anestesia por bloqueo es un procedimiento rutinario en anestesiología, que consiste en inyectar un anestésico local alrededor del nervio que se quiere bloquear para atenuar o inhibir la inervación sensorial (la motora también) distalmente. Esta técnica se ha realizado tradicionalmente usando referencias anatómicas, por palpación o con ayuda de la neuroestimulación. Sin embargo, la guía ecográfica se ha impuesto como una técnica de guiado más precisa, rápida, segura y eficaz.

Se puede usar también como alternativa a la anestesia local tradicional en los procedimientos guiados por ecografía. También puede usarse como prueba diagnóstica para confirmar que un determinado dolor está causado por un atrapamiento nervioso (si el dolor desaparece tras el bloqueo anestésico, la causa es neuropática).

Existen varios anestésicos locales que pueden usarse, dependiendo de la duración del procedimiento que se quiere realizar. La rapidez de la inducción de la anestesia y la duración del efecto varían de un anestésico a otro. Así, la lidocaína y la mepivacaína tienen una inducción muy rápida, aunque su

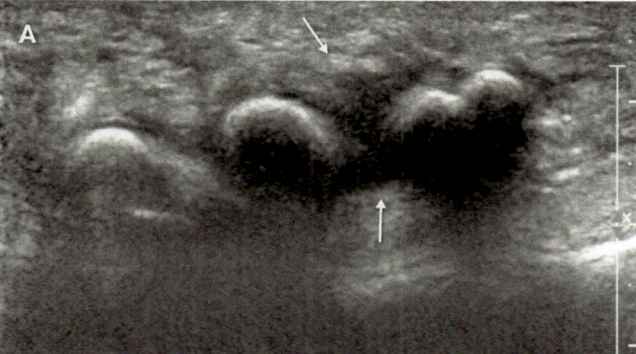
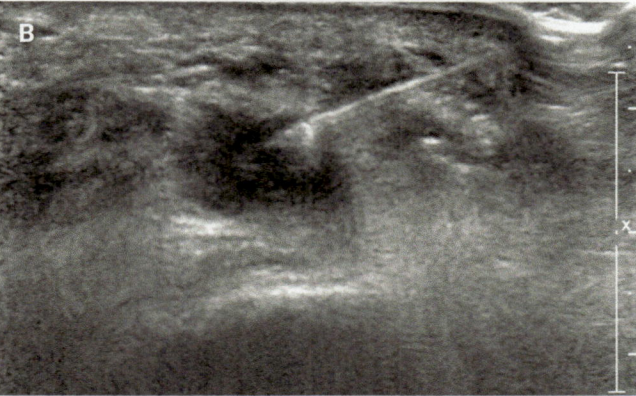
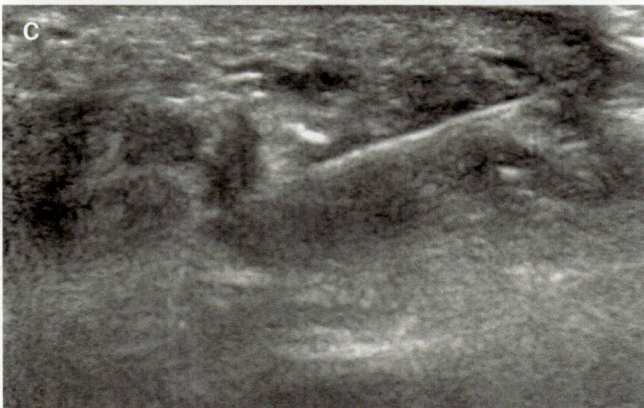

Figura 57-16. Inyección de corticoides en un neuroma de Morton. **A)** Imagen axial a nivel de las cabezas de los metatarsianos, que muestran un neuroma de Morton (flechas) en el segundo espacio interdigital. **B y C)** Imágenes sagitales en el plano del segundo espacio interdigital, que muestran la aguja situada en el pequeño nódulo hipoecoico interdigital e inyectando el corticoide en él.

duración es más corta (1-2 horas la primera y 2-3 la segunda). De inducción más lenta son la ropivacaína (2-6 horas de efecto) o la bupivacaína y la levobupivacaína (4-8 horas de duración).

Técnica

El procedimiento de bloqueo consiste en la inyección de entre 2 y 5 mL de anestésico (dependiendo del grosor del nervio) alrededor del nervio que se quiere bloquear. El procedimiento se realiza con control ecográfico, siguiendo un plano axial al nervio e introduciendo la aguja hasta situarla en la periferia de este. Evitando puncionar el nervio, se realizan pequeñas inyecciones de prueba hasta que se comprueba que el anestésico se difunde alrededor del nervio. Posteriormente, se cambia la posición de la aguja hasta conseguir que el líquido rodee por completo la circunferencia del nervio. Esto último es importante, ya que está comprobado que aumenta la eficacia del bloqueo.

Algunos ejemplos de bloqueo anestésico para procedimientos son:

- Nervio tibial posterior: útil en los procedimientos intervencionistas realizados en el pie. Es un nervio fino que se bloquea en su trayecto por detrás del maléolo tibial (v. **Fig. 57-9**).
- Nervio safeno: útil para procedimientos en el pie y el tobillo. Puede bloquearse inmediatamente por encima de la rodilla, inyectando anestésico entre el músculo sartorio y el músculo recto interno. Una alternativa es bloquearlo a nivel de la pierna, en la cara medial, a lo largo del trayecto de la vena safena mayor, a la que sigue. En esta última localización, el nervio se identifica con dificultad, por lo que puede usarse la vena como referencia.
- Nervio mediano: el mejor lugar para bloquearlo es el canal pronador, en el que el nervio pasa entre los dos vientres musculares del pronador redondo. Este es también un punto de atrapamiento del nervio, sobre el que se volverá más adelante.
- Nervio radial: el punto más accesible para el bloqueo es a la altura del codo, en su división en sus ramas motora y sensible, o distal a esta, dirigida a la rama sensible, en su trayecto junto al músculo braquiorradial.
- Nervio cubital: el punto más accesible es en el surco olecraniano, en el codo.
- Pared abdominal: la inervación de la pared abdominal se realiza a través de varios nervios que circulan entre los músculos oblicuo interno y transverso. Si se inyectan 15-20 mL de anestésico local en el espacio entre ambos músculos, se puede obtener una anestesia muy eficaz de la pared abdominal, que permite incluso intervenciones quirúrgicas.

Resultados

La tasa de éxito del bloqueo percutáneo ecoguiado es de, aproximadamente, el 100 %.

Complicaciones

La principal es la inyección intraneural. No suele generar efectos a largo plazo, más allá del dolor, pero, en teoría, puede producir daño neural.

Tratamiento de neuropatías

A lo largo de su recorrido, los nervios pueden sufrir compresiones, bien debido a anomalías anatómicas, bien hipertrofias musculares, a efectos de masa o a fibrosis. Estos atrapamientos van a dar lugar a cuadros dolorosos, que tienen una distribución que típicamente sigue el recorrido del nervio afectado. Se ha descrito ya uno de estos síndromes al tratar del neuroma de Morton. Los traumatismos repetitivos debido a la compre-

sión del nervio pueden provocar edema y desmielinización segmentaria focal y, en casos crónicos, lesión axonal en el área de la compresión.

Los síntomas típicos son dolor y parestesias. Es característico que los síntomas aparezcan lejos del punto real de atrapamiento. Por ello, es necesario preguntar por el lugar más proximal donde comienzan los síntomas, ya que es en este punto donde va a estar la patología. El signo de Tinel puede ayudar a identificar el punto: al comprimir con la sonda del ecógrafo el punto de atrapamiento del nervio, se reproducen los síntomas.

Cuando la causa es extrínseca, es necesario tratar esta causa. Sin embargo, en ocasiones, el atrapamiento se debe a fibrosis perineural. En estos casos, la inyección de corticoides en el punto de fibrosis puede permitir liberar el nervio y hacer desaparecer los síntomas.

Algunos síndromes de atrapamiento

Se describen la meralgia parestésica, el síndrome del túnel tarsiano, el atrapamiento del nervio de Baxter, el síndrome piramidal, el atrapamiento del nervio pudendo, los atrapamientos del nervio radial, los atrapamientos del nervio mediano y el ganglión intraneural.

Meralgia parestésica

Es el atrapamiento del nervio femorocutáneo a su paso por debajo del ligamento inguinal. Se caracteriza por hormigueo, dolor y quemazón en la parte externa del muslo. Está causada por un conflicto de espacio, que es favorecido por la ropa ajustada, la obesidad o el embarazo, entre otras causas.

Los procedimientos intervencionistas ecoguiados pueden usarse para el diagnóstico y el tratamiento de esta entidad. La desaparición del dolor tras la inyección de anestésico local alrededor del nervio femorocutáneo confirma el diagnóstico. Para el tratamiento, se pueden realizar dos procedimientos: la inyección de corticoides perineural y la neurólisis por inyección de etanol absoluto perineural.

Para ello, se introduce una aguja a nivel inguinal guiándola con control ecográfico hasta el borde del nervio, que se puede localizar superficial a la porción superior del sartorio, en profundidad al ligamento inguinal. La inyección de etanol es muy efectiva, pero tiene el inconveniente de que es dolorosa y causa una pérdida de sensibilidad en la parte alta del muslo.

Síndrome del túnel tarsiano

Es una neuropatía causada por el atrapamiento del nervio tibial posterior en el túnel del tarso, por detrás del maléolo tibial. Está favorecida por anomalías de los pies, como el pie plano, esguinces o fracturas. Se manifiesta con dolor y parestesias en pie y tobillo.

Aunque el tratamiento, en muchos casos, requiere tratar la causa desencadenante, los casos idiopáticos pueden beneficiarse de la inyección perineural de corticoides. La inyección se realiza introduciendo una aguja en el plano axial al nervio hasta localizar la punta dentro del túnel tarsiano y periférica al nervio, para realizar la inyección en esa localización.

Atrapamiento del nervio de Baxter

El nervio calcáneo inferior o nervio de Baxter es una rama sensible y motora del nervio lateral plantar en la superficie inferior del pie. Su trayecto cruza el arco del pie desde medial a lateral bordeando los músculos abductor del dedo gordo, cuadrado plantar y flexor común de los dedos del pie, así como la cara inferior del calcáneo, para acabar inervando al abductor del quinto dedo. En todo este trayecto, puede sufrir atrapamientos y causar dolor plantar.

El atrapamiento se puede producir en dos puntos: entre los músculos abductor del dedo gordo y cuadrado plantar (la más frecuente), y entre el flexor común de los dedos y el hueso calcáneo. Esta última se ve favorecida por la presencia de espolones del talón, fascitis plantar y pie plano.

Los síntomas consisten en dolor a lo largo del arco en la superficie inferior y exterior del pie. El problema principal es que el diagnóstico diferencial con la fascitis plantar no es fácil y, de hecho, hasta el 20 % de los casos de dolor de talón son casos de neuropatía de Baxter erróneamente diagnosticados de fascitis plantar. La neuropatía de Baxter tiene, sin embargo, un signo específico que permite diferenciarla: la atrofia del vientre muscular del abductor del quinto dedo.

La infiltración del trayecto del nervio permite aliviar o curar el cuadro. La inyección de corticoides debe hacerse en los dos puntos de compresión antes mencionados. Para ello, se introduce una aguja de medial a lateral axial a la planta del pie, a la altura de la parte posterior del arco plantar, hasta alcanzar los dos puntos mencionados. Usar una aguja espinal ayudará, dado que la inyección más profunda requiere una aguja relativamente larga.

Síndrome piramidal

Es una patología bastante frecuente, que produce una ciatalgia similar a la causada por las hernias de disco lumbares, con las que el diagnóstico diferencial no siempre es fácil. Se debe al atrapamiento del nervio ciático a su salida de la cavidad pélvica, en el estrecho glúteo inferior. Puede producirse en varios puntos: en el borde inferior del músculo piramidal, a la altura del ligamento del obturador interno, o a la altura del cuadrado femoral.

Las causas pueden ser varias: compresión muscular por el piramidal (por hipertrofia de este o por un trayecto neural intramuscular), bridas fibrosas que atrapan el nervio en su trayecto, o compresión del nervio entre el trocánter interno y el isquion (pinzamiento isquiofemoral).

Los síntomas son similares a los de una ciatalgia de origen vertebral, con la que con frecuencia se confunde. Sin embargo, hay algunos factores diferenciales: el dolor suele aumentar en la sedestación y se alivia al cambiar de postura y girar la pierna hacia dentro, y la localización es en un punto concreto, relativamente bajo, a la altura del reborde inferior del vientre del mayor, con irradiación caudal.

El tratamiento varía dependiendo de la causa del cuadro:

- Inyección de toxina botulínica: en caso de que la causa sea una hipertrofia del músculo, la inyección de toxina botulínica facilitará su relajación y liberará el nervio. Puede rea-lizarse desde la cara posterior de la pelvis, dirigiendo una aguja espinal a 2-3 puntos del vientre muscular del pirami-dal, que puede localizarse en profundidad al glúteo mayor, por encima del nivel de salida de la pelvis del nervio ciático.
- Infiltración de corticoides: se inyectan en localización per-ineural en el estrecho glúteo inferior. Si el dolor está loca-lizado a nivel alto, a la altura del tendón del obturador y los géminos, la inyección puede realizarse en el plano axial, usando una aguja espinal, a la altura de la arteria visible junto al nervio ciático en dicha localización. Si la causa es un pinzamiento isquiofemoral, debe realizarse la inyección, también perineural y siguiendo el plano axial, a la altura del músculo cuadrado femoral.

Atrapamiento del nervio pudendo

Está causado por el atrapamiento del nervio pudendo a nivel del canal de Alcock, que está formado por la fascia del músculo obturador interno. Produce un dolor similar al del síndrome piramidal con dos diferencias: el dolor es medial a la tube-rosidad isquiática y se irradia hacia el ano, no hacia el muslo.

El tratamiento más eficaz es la infiltración perineural a nivel del canal. Aunque tradicionalmente se ha usado la tomografía computarizada para ello, la infiltración guiada por ecografía es más rápida y precisa. Se realiza colocando el transductor en el plano axial, con oblicuidad hacia arriba y medial al vientre del obturador, que se ve cubriendo el plano óseo. El nervio se identifica con facilidad, acompañado de estructuras vasculares (**Fig. 57-17**).

Para alcanzar el canal, se necesita una aguja larga (una espinal sirve). La entrada tiene ciertas dificultades, por lo estrecho de la ventana de acceso, aunque permite una preci-sión excelente (▶ **Vídeo 57-1**).

Atrapamientos del nervio radial

El nervio radial puede sufrir atrapamientos, sobre todo, en el canal de torsión y a nivel de la arcada de Frohse (el borde

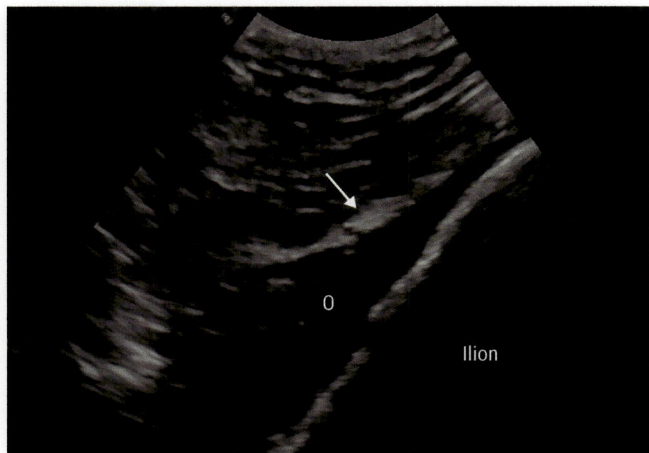

Figura 57-17. Visualización del canal de Alcock en ecografía para la infiltración del pudendo. Proyección axial con oblicuidad craneal con el transductor situado entre ambas tuberosidades isquiáticas. El nervio pudendo (flecha) se identifica junto a la arteria pudenda interna en la superficie del vientre muscular del obturador interno (O).

superior de la porción superficial del supinador corto). En esta última localización, la compresión se produce en el nervio interóseo posterior, rama del radial, que luego se introduce en el canal de los supinadores.

Estos cuadros de atrapamiento mejoran notablemente con la inyección de corticoides perineural. La técnica es similar a la descrita: una vez identificado el punto de afectación, usando la exploración clínica, el signo de Tinel y los hallazgos ecográficos (pérdida del patrón fibrilar y cambios focales en el diámetro del nervio), se realiza una punción con una aguja intramuscular en dirección axial al nervio, hasta alcanzar la periferia de este. Una vez allí, evitando la punción del nervio, y tras realizar pequeñas inyecciones de prueba para confirmar la localización, se inyecta el corticoide alrededor del nervio.

Atrapamientos del nervio mediano

Los lugares habituales de atrapamiento del nervio mediano son el túnel carpiano y su paso entre los dos fascículos del músculo pronador redondo. Los síntomas son muy similares e incluyen parestesias y pérdida de fuerza en la palma y los cuatro primeros dedos y dolor. En el caso del síndrome del pronador redondo, además, habrá dolor en el antebrazo, que aumentará con la pronación del brazo y al presionar el músculo pronador redondo.

Aunque el tratamiento del túnel carpiano va a requerir en la mayoría de los casos la sección del retináculo (que puede realizarse también con técnicas percutáneas), la infiltración perineural del mediano en el túnel puede aliviar los síntomas y, a veces, ese alivio es duradero.

En el caso del síndrome del pronador redondo, está indicada la inyección perineural de corticoides a la altura del pronador redondo. La palpación y el signo de Tinel permiten seleccionar el punto adecuado para la infiltración.

Resultados

La infiltración perineural suele ser muy eficaz para disminuir los síntomas en las neuropatías por atrapamiento. Con frecuencia, es necesario repetir las inyecciones para conseguir una mejoría completa. Citar al paciente para control al mes y decidir el curso terapéutico puede ser una buena práctica.

Sin embargo, en los casos en que el atrapamiento está causado por una anomalía subyacente, la recurrencia es esperable y, a veces, es necesario corregir la anomalía causante, lo que, en ocasiones, requerirá cirugía.

Ganglión intraneural

Hay una variedad de gangliones en los que, en su crecimiento, penetran en un nervio y crecen en el interior de su perineuro siguiendo el trayecto del nervio. Se manifiestan en forma de colecciones líquidas mucinosas que siguen el trayecto del nervio, que aparece engrosado, pudiendo producir daño axonal, a veces, irreversible.

El ganglión se forma, como todos los gangliones, a partir de una articulación, desde la cual se drena contenido en la rama articular de un nervio y, por un mecanismo valvular, ese contenido mucinoso va rellenando y disecando en sentido proximal el nervio.

La localización más frecuente es el nervio poplíteo, originándose el ganglión en la articulación tibioperonea superior, aunque puede aparecer raramente en otras localizaciones. Suele ocasionar un síndrome neuropático, con dolor y parestesias, afectando al territorio del nervio lesionado.

El tratamiento en este caso es doble y requiere, por una parte, descomprimir el nervio eliminando el ganglión y, por otra, romper la conexión entre el nervio y la articulación que lo alimenta. Ambos pueden ser realizados mediante técnicas percutáneas ecoguiadas.

Técnica

Al actuar sobre un nervio, el procedimiento de evacuación del ganglión es muy doloroso, por lo que se requiere realizar un bloqueo anestésico en proximidad al ganglión. Se ha explicado previamente cómo realizar estos bloqueos.

Posteriormente, se procede a drenar el ganglión. Este aparece como una colección anecoica alargada, que sustituye al patrón fibrilar neural típico en el trayecto del nervio. Al ser material gelatinoso, se requiere una aguja gruesa, de 14 G al menos. Se realiza la punción en el punto más distal de la colección y se aspira hasta vaciarla. Puede ser necesario realizar lavados con suero para facilitar el vaciado completo.

A continuación, se debe tratar el tracto que alimenta el ganglión. Se debe buscar un tracto hipoecoico que va desde el extremo inferior del ganglión intraneural hasta la articulación que lo alimenta. En el caso del peroneo, es un trayecto horizontal que va desde el nervio peroneo hasta la articulación tibioperonea superior. No es infrecuente que existan pequeños gangliones asociados bien en el trayecto, bien junto a la articulación.

La disrupción de este tracto se consigue fácilmente mediante su punción transversal con una aguja gruesa. El objetivo es conseguir que el líquido articular se desvíe y no se dirija más hacia el nervio por tener una alternativa con menos presión.

Una alternativa al tratamiento del tracto es la sinoviortesis química de la articulación tibioperonea superior, que puede realizarse inyectando 1 mL de etanol absoluto intraarticular.

Resultados

La mejoría tras la descompresión es inmediata. Sin embargo, el ganglión recurrirá si no se realiza la desconexión del nervio y la articulación, como se ha descrito. Una vez realizada esta desconexión, el ganglión no volverá a aparecer en el nervio, aunque pueden formarse pequeños gangliones, habitualmente, subclínicos, alrededor de la articulación.

PUNTOS CLAVE

- La ecografía es el método de imagen más sencillo y eficiente para guiar los procedimientos intervencionistas en el sistema musculoesquelético.
- Estos procedimientos son, en general, sencillos de realizar y son baratos.

- Las complicaciones son escasas y, habitualmente, fáciles de tratar o prevenir.
- Su eficacia es, por lo común, muy elevada.

BIBLIOGRAFÍA

Del Cura JL. Ultrasound-guided therapeutic procedures in the musculoskeletal system. Curr Probl Diagn Radiol. 2008;37(5):203-18.

Del Cura JL, Aza I, Zabala RM, Sarabia M, Korta I. US-guided localization and removal of soft-tissue foreign bodies. Radiographics. 2020;40(4):1188-95.

Del Cura JL, Torre E, Zabala R, Legórburu A. Sonographically guided percutaneous needle lavage in calcific tendinitis of the shoulder: short- and long-term results. AJR Am J Roentgenol. 2007;189(3):W128-34.

Del Cura JL, Zabala R, Corta I. Intervencionismo guiado por ecografía en el sistema musculoesquelético. Radiología. 2010;52(6):525-33.

Del Cura JL, Zabala R, Corta I. Intervencionismo guiado por ecografía: lo que todo radiólogo debe conocer. Radiología. 2010;52(3):198-207.

Fields BKK, Skalski MR, Patel DB, White EA, Tomasian A, Gross JS, et al. Adhesive capsulitis: review of imaging findings, pathophysiology, clinical presentation, and treatment options. Skeletal Radiol. 2019;48(8):1171-84.

Kearney RS, Parsons N, Metcalfe D, Costa ML. Injection therapies for Achilles tendinopathy. Cochrane Database Syst Rev. 2015;(5):CD010960.

Martin JI, Atilano L, Bully P, Iglesias G, Merino J, Grandes G, et al. Needle tenotomy with PRP versus lidocaine in epicondylopathy: clinical and ultrasonographic outcomes over twenty months. Skeletal Radiol. 2019;48(9):1399-409.

Ross AB, Jacobs A, Williams KL, Bour RK, Gyftopoulos S. Ultrasound-guided injection treatments versus surgical neurectomy for Morton neuroma: a cost-effectiveness analysis. AJR Am J Roentgenol. 2022;218(2):234-40.

Sconfienza LM, Adriaensen M, Albano D, Alcalá-Galiano A, Allen G, Aparisi Gómez MP, et al. Clinical indications for image-guided interventional procedures in the musculoskeletal system: a Delphi-based consensus paper from the European Society of Musculoskeletal Radiology (ESSR)-part V, knee. Eur Radiol. 2022;32(3):1438-47.

Sconfienza LM, Adriaensen M, Albano D, Alcalá-Galiano A, Allen G, Aparisi Gómez MP, et al. Clinical indications for image-guided interventional procedures in the musculoskeletal system: a Delphi-based consensus paper from the European Society of Musculoskeletal Radiology (ESSR)-part VI, foot and ankle. Eur Radiol. 2022;32(2):1384-94.

Sconfienza LM, Adriaensen M, Albano D, Alcalá-Galiano A, Allen G, Aparisi Gómez MP, et al. Clinical indications for image-guided interventional procedures in the musculoskeletal system: a Delphi-based consensus paper from the European Society of Musculoskeletal Radiology (ESSR)-part VII, nerves of the lower limb. Eur Radiol. 2022;32(3):1456-64.

Sconfienza LM, Adriaensen M, Albano D, Allen D, Aparisi Gómez MP, Bazzocchi A, et al. Clinical indications for image-guided interventional procedures in the musculoskeletal system: a Delphi-based consensus paper from the European Society of Musculoskeletal Radiology (ESSR)-part I, shoulder. Eur Radiol. 2020;30(2):903-13.

Sconfienza LM, Adriaensen M, Albano D, Allen D, Aparisi Gómez MP, Bazzocchi A, et al.; Ultrasound and Interventional Subcommittees of the European Society of Musculoskeletal Radiology (ESSR). Clinical indications for image-guided interventional procedures in the musculoskeletal system: a Delphi-based consensus paper from the European Society of Musculoskeletal Radiology (ESSR)-part III, nerves of the upper limb. Eur Radiol. 2020;30(3):1498-506.

Sconfienza LM, Adriaensen M, Albano D, Aparisi Gómez MP, Bazzocchi A, Beggs I, et al.; Ultrasound and Interventional Subcommittees of the European Society of Musculoskeletal Radiology (ESSR). Clinical indications for image-guided interventional procedures in the musculoskeletal system: a Delphi-based consensus paper from the European Society of Musculoskeletal Radiology (ESSR)-Part II, elbow and wrist. Eur Radiol. 2020;30(4):2220-30.

Sconfienza LM, Adriaensen M, Alcalá-Galiano A, Allen G, Aparisi Gómez MP, Aringhieri G, et al. Clinical indications for image-guided interventional procedures in the musculoskeletal system: a Delphi-based consensus paper from the European Society of Musculoskeletal Radiology (ESSR)-part IV, hip. Eur Radiol. 2022;32(1):551-60.

Shah A, Mak D, Davies AM, James SL, Botchu, R. Musculoskeletal corticosteroid administration: current concepts. Can Assoc Radiol J. 2019;70(1):29-36.

Walsh JP, Farrell TP, Hynes J, Hughes N, O'Byrne C, Eustace SJ. Therapeutic intervention in musculoskeletal radiology: current practice and future directions. Semin Musculoskelet Radiol. 2018;22(5):546-63.

Walsh PJ, Walter WR, Burke CJ, Adler RS. Beltrán LS. Percutaneous ultrasound-guided intervention for upper extremity neural and perineural abnormalities: a retrospective review of 242 cases. AJR Am J Roentgenol. 2019;212(3):W73-82.

Urgencias en radiología

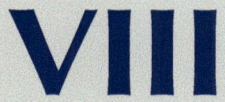

El paciente politraumatizado

58

Á. Díez Tascón, S. Ossaba Vélez, M. L. Parra Gordo y M. Martí de Gracia

OBJETIVOS

- Analizar la importancia, significado y peculiaridades de paciente politraumatizado.
- Revisar la evolución desde el punto de vista radiológico del abordaje diagnóstico-terapéutico.
- Exponer la controversia actual y los diferentes protocolos de exploración.
- Proponer un informe estructurado en tres tiempos.
- Repasar las causas más frecuentes de errores y retrasos diagnósticos.

IMPORTANCIA Y CONCEPTO

La importancia de los traumatismos radica en que constituyen la primera causa de mortalidad y de secuelas en pacientes menores de 40 años y la tercera en la población general, con la considerable repercusión social y económica que implica.

 El objetivo de la asistencia al paciente politraumatizado (PPT) es minimizar la mortalidad y la morbilidad.

Para ello, es necesario actuar de manera eficaz y coordinada, de acuerdo con protocolos previamente establecidos, porque la supervivencia depende de la precisión del diagnóstico para dirigir el tratamiento más adecuado.

El concepto de **traumatismo** engloba desde un traumatismo menor de extremidades hasta daños que ponen en riesgo la vida. En función de las lesiones que presentan, se puede distinguir entre:

- **Paciente politraumatizado (PPT) grave.** Es el extremo más grave del espectro de las lesiones traumáticas. Se define como la presencia de dos o más lesiones, una de las cuales supone riesgo vital, donde la respuesta fisiopatológica potencia la mortalidad real, que será superior a la esperada por la suma simple de las lesiones individuales. La reacción sistémica generada será, por lo tanto, la que finalmente conducirá a la disfunción de órganos o sistemas no afectados inicialmente.
- **Paciente con traumatismo grave localizado.** Implica una lesión que afecta a un único órgano o sistema, pero que también asocia riesgo vital.
- **Paciente con traumatismo potencialmente grave (TPG).** Son aquellos pacientes que, sin aparentes lesiones de riesgo vital, muestran la evidencia o sospecha de daños anatómicos que tra-

ducen elevada transferencia de energía, o bien existe el conocimiento de haber sufrido un determinado mecanismo lesional.
- **Paciente policontusionado.** Aquel que sufre varias fracturas o contusiones por mecanismos de baja energía, pero no corre riesgo su vida. No es objetivo de este texto.

ESCALAS

Para calcular la gravedad del PPT, se han desarrollado escalas basadas en parámetros anatómicos, fisiopatológicos y metabólicos, que permiten comparar, estratificar el riesgo, valorar la evolución y, sobre todo, establecer un pronóstico. Desde el punto de vista de las autoras, lo que se pretende es poder decidir la exploración o secuencia de exploraciones radiológicas más apropiada en cada caso (**Tabla 58-1**).

Escalas basadas en lesiones anatómicas

La AIS (*Abbreviated Injury Scale*) puntúa las lesiones de cada órgano del 1 (menor) al 6 (mortal). La limitación es que valora lesiones individuales. La ISS (*Injury Severity Score*) se calcula sumando el cuadrado de las tres lesiones de regiones anatómicas diferentes con puntuación AIS más altas. Se consideran traumatismo grave los valores de ISS > 15 o de AIS > 4.

Estas escalas anatómicas no se pueden calcular hasta que se completa el proceso diagnóstico, incluyendo la tomografía computarizada (TC). Al ser retrospectivas, tienen escasa utilidad en la atención inicial desde el punto de vista radiológico.

Escalas fisiológicas

Valoran parámetros o constantes vitales como la presión arterial (PA), la frecuencia respiratoria (FR), la frecuencia cardíaca (FC), el nivel de consciencia según la escala de coma de Glasgow (GCS, *Glasgow coma scale*) o la saturación de oxígeno. Se

Tabla 58-1. Factores que ayudan a predecir que probablemente habrá hallazgos en la TCCC

Mecanismos de riesgo Vittel	Cofactores > vulnerabilidad	Lesiones anatómicas Sospecha/evidencia	Parámetros fisiológicos	Índices metabólicos
Eyección del automóvil	Comorbilidad	Fracturas abiertas en las EE	GCS < 15	Lactato > 2 mmol/L
Caída > 5 metros	Edad	Fractura de > 2 huesos largos	FR > 30 r.p.m.-< 10 r.p.m.	Déficit de bases
Vuelta de campana	Tto. anticoagulante	Fractura de pelvis	FC > 120 l.p.m.	pCO$_2$
Impacto frontal o lateral a > 60 km/h	Embarazo	*Volet* costal	PAS < 100 mmHg	pH
Colisión en bicicleta a > 10 km/h	Paciente en diálisis	Amputaciones proximales a T/M	Pérdida de sangre > 500 mL	
Atropello	–	Traumatismo penetrante proximal a T/M	SatO$_2$ < 90 %	
Motocicleta > 30 km/h; separación del motorista		Fracturas costales múltiples		
Deformidad/intrusión del habitáculo > 30 cm en el sitio o > 45 cm en otro lugar		Lesión vertebral/medular	–	
Muerte o gravedad de otro pasajero en el mismo vehículo		Lesión abdominal		
Caída a una altura de × 3 la propia estatura		Compromiso nervioso/vascular de las EE		
Caída a la propia altura solo si > 65 años				
Electrocución/quemadura	–			
Onda expansiva				
Desplome de edificio				

En la primera columna se enumeran los mecanismos de alto riesgo de Vittel
En la segunda columna se exponen los factores que implican mayor morbimortalidad.
En la tercera columna se muestran las lesiones anatómicas que implican mecanismo de alta energía.
En la cuarta y quinta columnas se recogen los parámetros de las escalas fisiológica y metabólica.
EE: extremidades; FC: frecuencia cardíaca; FR: frecuencia respiratoria; GCS: escala de coma de Glasgow (*Glasgow coma scale*); SatO$_2$: saturación de oxígeno; PAS: presión arterial sistólica; T/M: tobillo/muñeca; Tto.: tratamiento.

han mostrado fiables en la predicción de la mortalidad y en la estimación de la gravedad. Todo ello las hace muy útiles en el ámbito prehospitalario y también para el radiólogo.

La Revised Trauma Score (RTS, o su versión para el triaje, Triage-RTS [T-RTS]) es la escala más utilizada en la emergencia prehospitalaria. Además de integrar esos tres parámetros (PA, FR y GCS) tiene en cuenta los años, factor que añade riesgo de mortalidad según avanza la edad. La principal limitación es que se altera por el consumo de tóxicos.

Escalas basadas en índices metabólicos

Se compone de parámetros bioquímicos como el pH y la presión parcial de dióxido de carbono (pCO$_2$), el lactato y el déficit de bases (DB), accesibles desde que se inicia la atención. Reflejan los estados de hipoperfusión tisular, por su sen-

sibilidad como indicadores de pérdida sanguínea por encima de la PA. Una de sus grandes ventajas es que, ni el alcohol ni las sustancias psicoactivas afectan a la precisión de sus valores.

Escalas combinadas

Suelen ser las más completas y fiables; al mismo tiempo, más complejas en su aplicación. Resultan eficaces en la evaluación y comparación de los sistemas de emergencias, pero no para la selección de pacientes.

La TRISS (*Trauma and Injury Severity Score*) se considera el estándar internacional. Combina parámetros de la ISS y la RTS. Es un modelo estadístico de regresión logística que calcula la posibilidad de supervivencia (Ps) basado en el mecanismo lesional (contuso o penetrante), la anatomía de la lesión (ISS), parámetros fisiológicos (RTS) y la edad del paciente como variables. La fórmula matemática es Ps = 17(1 + e – b), donde «e» es el logaritmo neperiano y «b» = b0 + b1 (RTS) + b2 (ISS) + b3 (índice de edad). Es manifiesto que su cálculo resulta engorroso.

> ! Desde el punto de vista radiológico, las escalas metabólicas y fisiológicas, la evidencia/sospecha de lesiones anatómicas y el mecanismo de lesión son los parámetros que más útiles resultan para hacer una estimación de la gravedad, y, por lo tanto, calcular quién se va a beneficiar de realizar una TC de cuerpo completo (TCCC) en la evaluación inicial. A mayor gravedad, más beneficio, porque se están jugando la vida en una carrera contrarreloj.

TRAUMA CENTER

Está demostrado que la supervivencia, para un mismo nivel de gravedad, es **mayor** en los *trauma centers*.

Los requisitos para acreditarse como un *trauma center* de nivel I se recogen en los 23 capítulos del manual *Resources for optimal care of the injured patient*, elaborado por el Committee on Trauma del American College of Surgeons (ACS). Se plantea un sistema regional, integrado y organizado, de atención al traumatismo y se definen hospitales de cuatro niveles, siendo el máximo el 1. Se exponen requisitos como la función de la emergencia prehospitalaria, los sistemas de traslado secundario, los procedimientos de transferencia, las especialidades necesarias de presencia (y de alerta) en el hospital, sus funciones, las condiciones de acreditación, la actuación según protocolos establecidos y recursos organizados, la recepción de un número de pacientes que garantice superar la curva de aprendizaje, la revisión y evaluación periódica de la actividad, la investigación y formación continuada, y el mantenimiento de un sistema de registro de pacientes y un plan de mejora continua. Se establece que, una vez aplicadas las maniobras de soporte vital necesarias, el paciente ha de ser trasladado de inmediato a un hospital por criterios de idoneidad y no de proximidad.

En España, actualmente, no existe un sistema de acreditación para calificar a un centro como *trauma center*, aunque la emergencia prehospitalaria sí ha introducido el concepto de «hospital útil», basándose en los resultados de morbimortalidad de estos pacientes.

Desde el punto de vista de la radiología, se trata de un documento insuficientemente actualizado, ya que la incluye entre los servicios complementarios, cuando, hoy por hoy, la exploración radiológica (TCCC) es el pilar que sustenta el diagnóstico y dirige el tratamiento preciso.

El Royal Collage of Radiologists (RCR) británico, en su documento de estándares y recomendaciones, indica los requisitos que debe cumplir el área de radiología para que se pueda considerar *trauma center*, entre los que destaca:

> ! • La rapidez es fundamental y la imagen es más precisa que la exploración clínica.
> • La modalidad de elección será aquella cuyo resultado sea concluyente, habitualmente, la TCCC, que no debe retrasarse por realizar otras exploraciones de menor precisión.

> ! • Las instalaciones de radiología deben dotarse de los mismos recursos de soporte vital existentes en la sala de críticos.
> • Debe minimizarse el número de desplazamientos. La sala de TC debe estar próxima al área de críticos.
> • La modalidad de imagen ideal en el PPT debe ser rápida, y capaz de identificar de forma inmediata todas las lesiones con riesgo vital.

DISTRIBUCIÓN DE LA MORTALIDAD

La mortalidad global por traumatismos oscila entre el 4 y el 20 %, siendo las lesiones craneoencefálicas responsables de más de la mitad de las muertes, seguidas en frecuencia por las lesiones de pelvis y tórax. Las lesiones medulares, musculoesqueléticas y abdominales asocian menor mortalidad, pero más secuelas.

Clásicamente, se asigna a la mortalidad traumática una distribución trimodal (**Fig. 58-1**):

• **Mortalidad inmediata**, responsable del 40 % de los fallecimientos. Ocurre en el lugar del accidente por lesiones incompatibles con la vida (rotura de grandes vasos, corazón, lesión del tronco encefálico, etc.).
• El segundo pico de **mortalidad precoz** supone alrededor del 30 % de las muertes e incluye desde los primeros minutos hasta algunas horas tras el traumatismo («hora de oro»), siendo sus causas habituales la obstrucción de la vía aérea, el neumotórax a tensión (controlables en la escena), el traumatismo craneoencefálico (TCE) o el *shock* hipovolémico.

> ! La hemorragia contribuye al 80 %, siendo la primera causa de mortalidad postraumática potencialmente evitable.

• La **mortalidad tardía** (20 %) aparece días a semanas después y se debe a sepsis, fallo multiorgánico, complicaciones posquirúrgicas, edema cerebral refractario, etc. y está directamente relacionada con la atención inicial, que puede minimizar, o no, el daño tisular por la hipoxemia.

Las mejoras en el abordaje diagnóstico y terapéutico disminuyen la mortalidad evitable (precoz y tardía) a favor de la inevitable en la escena.

La difusión mundial del protocolo ATLS (*Advanced Trauma Life Support*) desde comienzos de la década de 1980 supuso uno de los mayores avances en el manejo de los PPT. Su objetivo es priorizar la actuación según la máxima de «tratar primero lo que primero mata» según el protocolo ABCDE, siendo «A» vía aérea, «B» respiración (en inglés, *breathing*), «C» circulación, «D» déficit neurológico y «E» hipotermia (*exposure*).

EVOLUCIÓN DEL ABORDAJE DIAGNÓSTICO

El papel de la radiología en el PPT ha ido evolucionando en paralelo a la mejora de la propia tecnología y ha pasado de

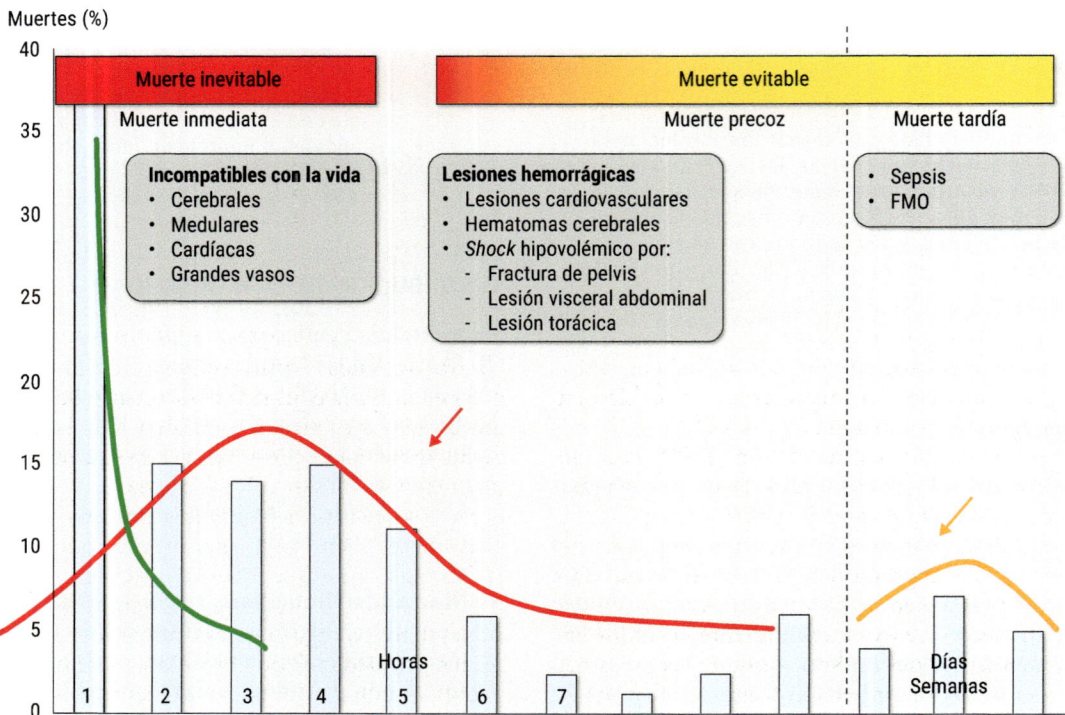

Figura 58-1. Representación gráfica de la curva trimodal de la mortalidad en el traumatismo: la mortalidad inmediata inevitable por lesiones incompatibles con la vida en los primeros minutos; la precoz desde los primeros minutos y horas, que ya es muerte evitable si el tratamiento sobre los puntos A, B y C es oportuno, preciso y rápido (la causa más importante es la hemorragia); y la mortalidad tardía en los días o semanas siguientes. FMO: fallo multiorgánico.

ser una exploración complementaria a ser el principal soporte diagnóstico desde la evaluación inicial.

Hace 40 años, el abordaje diagnóstico del PPT se fundamentaba en la radiología convencional asociada a la punción lavado peritoneal y al traslado (no exento de riesgo) a la sala del «EMI Scanner» para obtener una TC de cráneo si la puntuación en la GCS era inferior a 13.

En la década de 1980, la ecografía FAST supone una revolución, por cuanto implica la sustitución de una técnica invasora por otra incruenta, con elevada sensibilidad para detectar líquido libre como marcador de lesión visceral. Bajo el acrónimo FAST (*Focused Abdominal Sonography for Trauma*), se define una exploración simplificada y rápida (3-5 minutos), que se desarrolló para cirujanos y médicos de urgencias con escaso conocimiento de ecografía mientras se estabilizaba al paciente en la propia sala de reanimación. La exploración se centra en cuatro puntos: pericardio, pelvis, perihepático y periesplénico (por encima y por debajo del diafragma). Su principal objetivo era, y es, determinar inmediatamente si el *shock* es atribuible a hemopericardio, hemotórax o hemoperitoneo.

En la actualidad, su papel ha cambiado, ya que la presencia o no de líquido en la cavidad abdominal no altera el tratamiento, en la mayor parte de los casos, y va a ir seguida de una TC abdominal. El líquido libre es responsable de la hipotensión en poco más del 60 % de los casos. La ecografía FAST no excluye lesiones contenidas, diafragmáticas, ni hemorragias pélvicas o retroperitoneales. Hoy en día, se reserva para pacientes sin ninguna posibilidad de estabili-

zación, que muy probablemente irán de inmediato a cirugía de control de daños, angiografía si se sospecha hemorragia pélvica o a la colocación de un balón de oclusión endovascular en la aorta (REBOA, *resuscitative endovascular balloon occlusion of the aorta*), independientemente del resultado de la ecografía.

> **!** Sin embargo, la ecografía *FAST-extended* (es decir, extendida al tórax) sí tiene un papel decisivo, especialmente, en la atención prehospitalaria del PPT, en dos situaciones críticas que asocian riesgo vital inminente si no se tratan de inmediato: el neumotórax a tensión (B) y el taponamiento cardíaco (C), que requieren la colocación de un tubo de tórax o una pericardiocentesis, respectivamente, y que pueden ser ecoguiadas.

Con la aparición de los equipos de TC secuenciales, una vez que el paciente está posicionado en la mesa para obtener una TC de cráneo (exploración inicial de elección para la valoración de la lesión craneal traumática), se empieza a añadir una nueva hélice según el foco de interés dirigido por la exploración clínica y las radiografías/ecografía iniciales. Es condición indispensable que el paciente permanezca suficientemente estable, ya que los tiempos de exploración resultaban aún muy largos, hasta el punto de llamar a la TC el «dónuts de la muerte». **A partir de la década de 1990**, empieza a extenderse su aplicación con la incorporación de los equipos de TC helicoidales, si bien, se mantiene la premisa de la estabilidad hemodinámica.

En los primeros años de este siglo, el desarrollo de la tecnología multidetector (TCMD) reduce los tiempos de exploración y estudia en pocos segundos al paciente completo (TCCC). Se empieza a justificar su empleo como exploración de primera línea en pacientes estables, cuestionando (o prescindiendo de ellas progresivamente) la radiografía simple de columna cervical y pelvis (en este orden) y también la ecografía FAST. En las guías del American College of Radiology (ACR), la radiografía de tórax, en la evaluación inicial, permanece con el mismo nivel de indicación que la angiografía por TC (angio-TC) torácica, si bien hay quien propone sustituirla por una reconstrucción volumétrica. Los argumentos son que solo añade más radiación, no cambia el manejo y su manifiesta inferioridad en la detección de lesiones comparada con la TC.

La siguiente revolución **es en el año 2009**, cuando la revista *The Lancet* publica el estudio de Huber-Wagner *et al.*, donde demuestran que es posible obtener una TCCC en la evaluación primaria, incluso en pacientes inestables, en la llamada **radiología integrada** siempre que se lleve a cabo en un entorno seguro y bien protocolizado. A partir de ese momento, su empleo crece exponencialmente en todos los centros de traumatismos del mundo. Aunque las guías del ACR siguen reservándolo para pacientes estables, son precisamente los pacientes más graves quienes más se benefician de una TCCC de inicio.

En la segunda década de este siglo, se alzan voces que cuestionan el empleo indiscriminado de la TCCC, sobre todo, cuando se indica solo en función del mecanismo lesional, por el sobretriaje y los riesgos de lesión radioinducida que asocia, al tratarse de una población mayoritariamente joven.

Con el fin de arrojar luz sobre este punto, se plantea el estudio REACT multicéntrico (Holanda, Suiza y EE. UU), aleatorizado y controlado, cuyos resultados se publican también en la revista *The Lancet* en el año 2016. Incluye pacientes con signos de lesión y/o mecanismo de elevada transferencia de energía, y compara el grupo a quienes se les realiza una TCCC inmediata con aquellos a los que se les efectúa una TC selectiva (según el protocolo ATLS). En los resultados, no se encuentran diferencias significativas en la mortalidad, al mes ni al año, entre ambos grupos. El tiempo en alcanzar el diagnóstico es menor y la dosis de radiación es mayor para el grupo con TCCC inmediata. Entre las limitaciones de este estudio, la principal es que se trata de una muestra muy pequeña (poco más de 500 pacientes en cada grupo) y que la mayoría son pacientes con TPG, en quienes la diferencia de tiempo al diagnóstico no va a repercutir en su supervivencia. Diferentes artículos revalúan los mecanismos de riesgo y se propone eliminar algunos como indicación de TC inmediata y, sobre todo, ser rigurosos y objetivos en su aplicación, huyendo de la magnificación.

En una publicación reciente, de este mismo grupo, se recomienda la TCCC desde el punto de vista económico como la estrategia diagnóstica de primera elección en pacientes con traumatismo múltiple, porque la relación coste-efectividad de la TCCC es más favorable, en comparación con la imagen radiológica convencional con TC selectiva, durante la evaluación inicial del traumatismo.

> **!** La realidad es que la utilización de la TCCC sigue en progresión imparable en todos los centros de «trauma» del mundo.

En estos últimos años, desde países como Japón, se propone una solución integral, de todo el proceso diagnóstico-terapéutico, especialmente enfocado al traumatismo grave e inestable. Son los HERS (*Hybrid Emergency Room Systems*), que permiten, además del diagnóstico (TCCC), llevar a cabo los procedimientos destinados a salvar la vida del paciente: embolización transcatéter y/o cirugía de control de daños. Consiste en una TC que asocia un arco vascular en una sala equipada como cuarto de *shock* y quirófano. Sin desplazar al paciente, se identifica la hemorragia y, de forma inmediata, se interviene para su control. Se demuestra una mejora en la supervivencia próxima al 20 %, al actuar sin demora sobre la principal causa de muerte evitable en el PPT.

Aunque su uso tampoco está generalizado, **actualmente** la TC multienergía se está convirtiendo en una herramienta prometedora y ya se apuntan algunas ventajas en el contexto traumático. Es capaz de discriminar los tejidos por sus diferentes propiedades de absorción mediante la adquisición simultánea de imágenes con diferentes kilovoltajes.

Con técnicas como la sustracción ósea, la obtención de imágenes de yodo, monoenergéticas o sin contraste virtuales, se mejora la calidad de la imagen y aumenta la confianza en el diagnóstico. Adicionalmente, permite una potencial disminución de la dosis.

La sustracción ósea aumenta la visibilidad de la hemorragia extraaxial y la diferenciación de los fragmentos óseos que pueden estar asociados. Si se añaden imágenes superpuestas en color, mejora la detección de fracturas sutiles.

Usando imágenes de yodo y monoenergéticas virtuales, se hacen más notorias las lesiones viscerales, desde la contusión miocárdica hasta la lesión de la pared intestinal. Además, va a diferenciar si las áreas de hiperatenuación que aparecen en la fase venosa portal corresponden a hematoma o a realce de la lesión.

La obtención de imágenes virtuales sin contraste permite, sin la penalización de dosis, confirmar que hay un sangrado activo cuando aparece material hiperatenuante en imágenes poscontraste y lo diferencia del hematoma (que no contiene yodo).

La capacidad para reducir sustancialmente los artefactos relacionados con prótesis metálicas pone de manifiesto detalles anatómicos y patológicos subyacentes, que, de otro modo, quedarían enmascarados.

Otras modalidades diagnósticas actuales útiles en determinados escenarios clínicos son:

- Ecografía con contraste. Se propone para la detección y seguimiento de lesiones viscerales abdominales en los pacientes más jóvenes. Su uso es menos popular por su complejidad y por las limitaciones para ver otras estructuras.
- Resonancia magnética. Se utiliza en lesiones vertebromedulares, craneales como la lesión axonal difusa o en el traumatismo complejo musculoesquelético, que se exponen en otro capítulo de esta obra.

VENTAJAS DE LA TOMOGRAFÍA COMPUTARIZADA DE CUERPO COMPLETO

> ❗ La capacidad diagnóstica, sensibilidad y especificidad de la TCCC es superior, en cualquiera de las áreas (cuello, tórax, abdomen y pelvis) y en cada una de las modalidades utilizadas hasta ahora (radiografía cervical, de tórax, de pelvis y ecografía FAST) en el abordaje diagnóstico del PPT. Es también superior en precisión y rapidez, identificando de inmediato todas las lesiones de riesgo vital (**Fig. 58-2**).

En diferentes metaanálisis y estudios multicéntricos, se concluye que la TCCC acorta los tiempos diagnósticos a la mitad comparada con el manejo selectivo, mejora la supervivencia porque facilita y dirige la intervención terapéutica, reduce la estancia en la unidad de cuidados intensivos, la mortalidad por fracaso multiorgánico, y disminuye costes. Además, evita los retrasos asociados a la realización de diferentes estudios de imagen no concluyentes, disminuye errores, procedimientos innecesarios, hallazgos equívocos y lesiones ocultas.

La sensibilidad de la angio-TC (> 95 %) es tal que puede predecir la necesidad de tratamiento antes de que el paciente se inestabilice o entre en la tríada letal de coagulopatía, hipotermia y acidosis sustenta la indicación de embolización empírica, aunque la angiografía transcatéter sea negativa. Cada 4 horas de sangrado no controlado, la mortalidad por hemorragia se incrementa en un 10 %, por lo que la reducción de los tiempos de diagnóstico (y, por lo tanto, de tratamiento) que proporciona la TCCC en la evaluación primaria conducen necesariamente a una disminución de la mortalidad. El mapa vascular obtenido facilita y acorta la ruta para la embolización, que es el tratamiento de elección para el sangrado arterial (**Fig. 58-3**).

> ❗ La TCCC es la única modalidad no invasora capaz de identificar puntos de sangrado activo en cualquier localización.

El elemento revolucionario que introduce Huber Wagner es que la inestabilidad no debe ser una contraindicación para hacer una TCCC siempre que esté justificado y se lleve a cabo en un entorno seguro, estructurado, con equipo organizado y un protocolo bien diseñado.

> 💡 La rapidez en el diagnóstico, que permite dirigir un tratamiento inmediato y preciso, es la mayor ventaja de obtener una TCCC.

INCONVENIENTES DE LA TOMOGRAFÍA COMPUTARIZADA DE CUERPO COMPLETO

El **principal inconveniente** de la TCCC directa es la **dosis de radiación asociada**, especialmente, cuando se utiliza de forma indiscriminada o solo se tienen en cuenta criterios basados en el mecanismo cinético, en pacientes jóvenes.

La dosis de radiación puede superar los 20-30 mSv. Una dosis efectiva > 20 mSv antes de los 40 años aumenta el riesgo de desarrollar cáncer en 1/1.000 pacientes. Por otra parte, algunos estudios estiman que la mortalidad relacionada con el traumatismo es seis veces superior al riesgo de cáncer radioinducido.

Es necesario seguir trabajando en avances tecnológicos para reducir la dosis de radiación, manteniendo una buena calidad de imagen, a través de la reconstrucción iterativa, la modulación de corriente del tubo, la administración de contraste en bolo partido, etc. En los estudios multifase, se recomienda utilizar los protocolos de baja dosis incluidos en los equipos en todas las fases adicionales, excepto en la venosa portal.

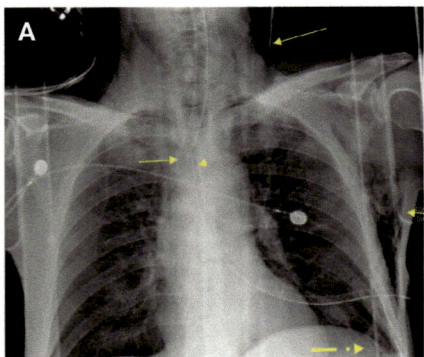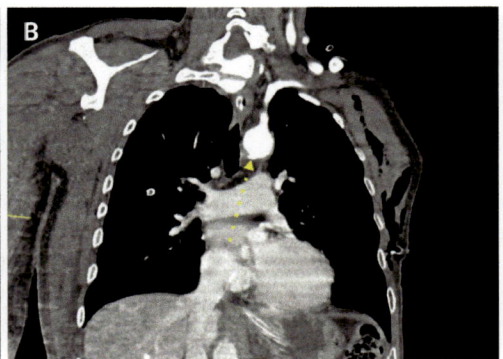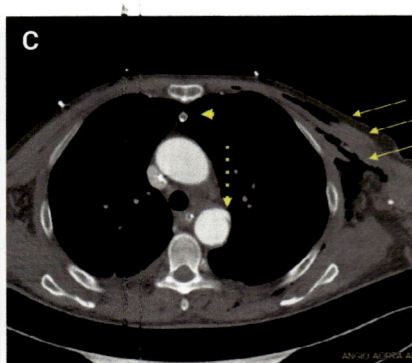

Figura 58-2. Superioridad de la tomografía computarizada de cuerpo completo (TCCC). Varón de 68 años que sufre una precipitación y llega intubado. Se trata de un PPT grave. Radiografía (Rx) de tórax **(A)**, en la que se observa el tubo endotraqueal correctamente posicionado (flecha mediana), enfisema subcutáneo (flechas finas), signo del seno profundo (flechas discontinuas), indicativo de neumotórax, con nivel por hemotórax también, tubo de drenaje pleural en vértice izquierdo (punta de flecha), fracturas costales. Se solicita TCCC. Después de la TC de cráneo basal, se obtiene una hélice en fase arterial, incluyendo el cuello, el tórax, el abdomen y la pelvis, seguida de una fase venosa abdominal. El paciente muestra múltiples fracturas óseas (se confirman fracturas costales desde 4ª a la 11ª costillas izquierdas, y derechas, pélvicas esternales, del fémur derecho, etc.), y lesiones viscerales: laceraciones renales izquierdas y esplénicas de grado 1, y hemoperitoneo. Se muestra una reconstrucción coronal **(B)** y un corte axial de la TC de tórax **(C)** con una lesión aórtica traumática; hay una alteración en el contorno (grado III) anteroinferior del istmo aórtico, que es la localización típica (flechas de puntos) con escaso hematoma mediastínico, por lo que, siendo una lesión que requiere reparación semielectiva, ha pasado desapercibida en la Rx de tórax. Se ve el enfisema subcutáneo en la pared del hemitórax izquierdo secundario al neumotórax (no evidente en esta ventana) y una lengüeta de derrame pleural. Tubo pleural (punta de flecha). Una vez estabilizado, se programó la reparación endovascular cinco días después.

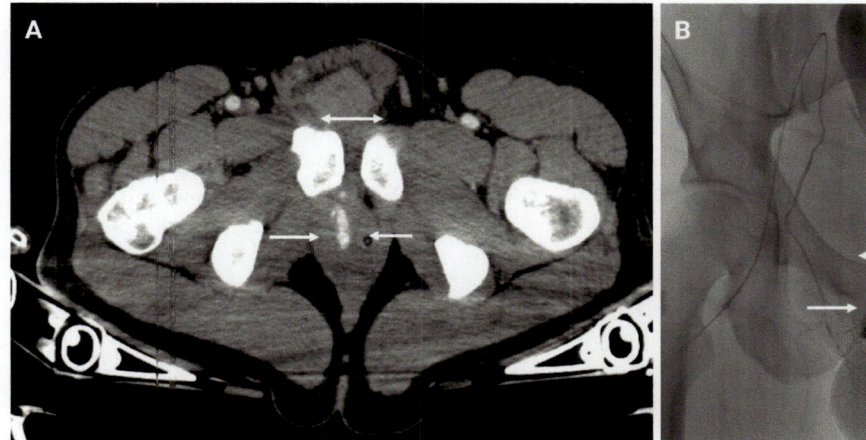

Figura 58-3. Sangrado pélvico con protocolo de doble inyección. Varón de 39 años que ha sufrido un accidente de moto: patinazo y colisión con un coche que venía de frente. Refiere dolor en la pierna y los glúteos. Presenta una puntuación en la escala de coma de Glasgow de 15/15; presión arterial de 139/83 mmHg; frecuencia cardíaca de 84 lpm.; saturación de oxígeno del 98 %. Se solicita una TCCC por mecanismo de alta energía, por lo que, además, al tratarse de un paciente joven, se obtiene con protocolo de doble inyección. Corte axial **(A)** de la pelvis, que muestra un extenso hematoma que se extiende hasta la raíz del pene, con un foco de elevada atenuación, similar a las arterias cercanas (flecha), que se interpreta como sangrado activo. Obsérvese la diástasis del pubis (flecha doble). Asocia fractura del ala sacra (no mostrada). Con este hallazgo, se deriva para radiología vascular **(B)** antes de que se inestabilice, donde se confirma el sangrado dependiente de una rama obturatriz (flecha), y se procede a su embolización. A continuación, en la propia sala de radiología vascular, se fija la pelvis.

Otro inconveniente es la desviación de recursos asociados al sobretriaje. Hay que considerar el coste y el coste de oportunidad, particularmente, en los períodos pico, cuando muchos pacientes, también graves, pueden estar esperando que se les realice una TC urgente.

La aparición de hallazgos incidentales puede generar ansiedad y una escalada de exploraciones. Hay quien considera un inconveniente la detección de la totalidad de las lesiones, sobre todo, si son irrelevantes y carecen de impacto clínico.

En todo caso, parece recomendable desarrollar y adoptar estrategias de imagen basadas en el mecanismo lesional real y en el examen físico, utilizando criterios objetivos y objetivables para la realización de la TC con el fin de evitar un sobretriaje injustificado.

 Una vez expuestos las ventajas e inconvenientes, las indicaciones y los riesgos, es evidente que resulta imprescindible la implantación de guías en cada hospital con el fin de evitar actuaciones descoordinadas o improvisadas entre todos los intervinientes, incluyendo la emergencia prehospitalaria, donde se contemple un protocolo de exploración radiológica.

PROTOCOLOS DE EXPLORACIÓN

Una vez que el paciente llega a la sala de reanimación, se debe decidir si se mantiene la clasificación de PPT grave, paciente con traumatismo grave localizado o paciente con TPG y actuar en consecuencia. La edad es otro factor a considerar, ya que el riesgo de lesión radioinducida es inversamente proporcional a los años, que, a su vez, están directamente relacionados con la morbimortaliad de las lesiones.

Hélices

Siempre se comienza de manera sistemática la exploración con una TC de cráneo sin contraste. Actualmente, se adquiere en formato helicoidal, que permite reconstrucciones multiplanares y tridimensionales (3D).

Va seguida de una TC cervical, que puede hacerse:

- Sin contraste, en la misma hélice que el cráneo o de forma independiente.
- Con contraste, considerada como parte del escaneo corporal en las fases arterial del protocolo bifásico o en el protocolo de doble inyección. Esto aporta la ventaja de poder valorar lesiones vasculares cervicales postraumáticas como trombos o disecciones. Siempre se tiene que realizar una reconstrucción de imagen con un campo de visión (FOV, *field of view*) adaptado.

Por último, se realizará una TCCC. Actualmente, en la mayoría de los centros de trauma, se prefieren los protocolos de hélice continua sobre los segmentados, porque evitan la sobredosis asociada a la superposición de cajas. Los protocolos mas ultilizados son los de doble inyección o bolo partido y los bifásicos.

Protocolo bifásico

Es el más extendido y recomendado para pacientes con PPT grave e incluye una fase arterial y una venosa.

Fase arterial (angiografía por tomografía computarizada)

Una hélice de tórax, abdomen y pelvis, con/sin cuello y extremidades, si es necesario. A ser posible, de baja dosis y a los 22-30 segundos o con detección automática de contraste al alcanzar

120-150 UH colocado en la aorta torácica descendente. Aporta una evaluación óptima de las estructuras vasculares.

La fase arterial aislada del abdomen no se contempla en ningún protocolo, porque, aunque aporta un mapa vascular, no excluye con seguridad el sangrado de origen arterial cuando es tardío y aparece solo en la fase venosa por ser intermitente, estar sometido a los cambios de la TA, por vasoespasmo o por rapidez en la adquisición. Tampoco es útil en el diagnóstico de las lesiones parenquimatosas.

La angio-TC de extremidades se obtiene en la misma hélice o de forma dirigida colocando la región de interés en el cayado aórtico para los miembros superiores y en la aorta abdominal para los miembros inferiores, o a los 25 o 50 segundos, respectivamente.

Fase venosa portal

Una hélice de abdomen y pelvis a los 65-75 s consigue, un realce máximo y homogéneo del parénquima. Tiene una elevada sensibilidad y especificidad (del 93 y el 100 %, respectivamente) para la detección de lesiones en los órganos sólidos incluyendo el sangrado.

> ❗ La confianza diagnóstica que ofrece la combinación de las fases arterial y venosa supera la suma de cada una de ellas por separado, aporta una visión dinámica del comportamiento de las lesiones vasculares, diferencia una lesión contenida (seudoaneurisma, fístula arteriovenosa) del sangrado activo, y si el origen es arterial o venoso, con sus implicaciones terapéuticas.

Fase tardía

Esta tercera fase es opcional y complementaria tanto para el protocolo bifásico como para el de doble inyección Se adquiere, con baja dosis a los 3-7 minutos, cuando es necesario determinar la integridad del sistema colector renal y los uréteres. Resulta útil también para confirmar un hallazgo cuestionable o diferenciar extravasado de lesión vascular contenida con el protocolo de doble inyección o cuando no se ha obtenido fase arterial.

Si se sospecha rotura vesical, no es suficiente el llenado pasivo de la fase tardía, que puede pasar por alto lesiones de la pared anterior o de la cúpula, y es necesario añadir una cistografía retrógrada mediante la inyección de contraste diluido al 10 %, incorporada en esta misma fase (**Fig. 58-4**).

Protocolos de doble y de triple inyección

Los protocolos de doble y triple inyección se idearon hace varios años con el fin de disminuir la dosis de radiación, pero sin perder detalle ni de la perfusión visceral ni del mapa arterial. Este protocolo sería el recomendado para los pacientes con TPG, especialmente, si son jóvenes, pero también para los más graves e inestables, ya que acorta el tiempo de exploración, proporcionando mayor rapidez en el diagnóstico.

Consiste en introducir el contraste en dos o tres emboladas consecutivas a diferente velocidad, con o sin pausa entre ellas, y

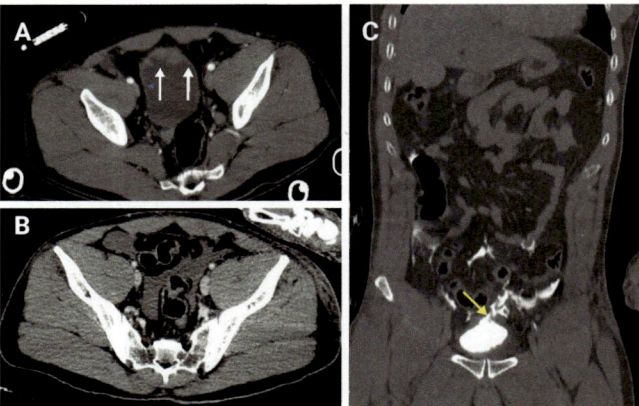

Figura 58-4. Rotura vesical. Varón de 35 años politraumatizado grave tras el vuelco del vehículo con fallecimiento de los acompañantes. Tras la estabilización inicial en urgencias, se realiza una TCCC. Corte axial de la pelvis en fase arterial **(A)**, que muestra engrosamiento irregular hiperdenso de la pared anterior de la vejiga (flechas cortas). Corte axial más craneal en fase venosa **(B)**, donde se observa líquido libre de atenuación aumentada correspondiente a hemoperitoneo. Se sospecha rotura vesical intraperitoneal. Se sonda la vejiga y se obtiene una cistografía por TC. Reconstrucción coronal **(C)**, donde se confirma el extravasado de contraste hacia el espacio peritoneal por rotura de la pared vesical anterior y superior (flecha amarilla). Se deriva a quirófano y se procede a su reparación.

siempre seguidas de la inyección de suero salino. Se adquiere una única hélice continua, con un retraso fijo de 50-60 segundos desde que empieza la primera inyección. De este modo, se recogerá la información de la fase portal correspondiente a la primera embolada y de la fase arterial correspondiente a la segunda embolada. Hay que adaptarlo en función del inyector y del número de detectores. El resultado es que las vísceras, las venas y las arterias se opacifican más que en una fase portal normal, aunque la aorta y las arterias viscerales realzan un poco menos que en una angio-TC, pero consiguiendo una imagen diagnóstica (**Fig. 58-5**).

La principal ventaja es que ahorra hasta un 50 % de dosis de radiación, lo que la hace idónea para pacientes jóvenes estables que reciben la indicación de TCCC por el mecanismo de riesgo.

> ❗ Además, el protocolo de doble inyección es el único que con una sola fase detecta seudoaneurismas (**Fig. 58-6**).

El inconveniente es que la cantidad de contraste utilizado es algo superior que en el protocolo estándar y que, en sentido estricto, no diferencia hemorragia arterial de venosa, ni de lesión vascular contenida. Pero sí identifica fácilmente el extravasado y el sangrado arterial tardío (**Fig. 58-7**).

> 💡 En resumen, el protocolo bifásico es la mejor elección para pacientes mayores, y el protocolo de doble inyección, para pacientes jóvenes con indicación de TCCC por el mecanismo de riesgo y para los pacientes inestables, porque es más rápido.

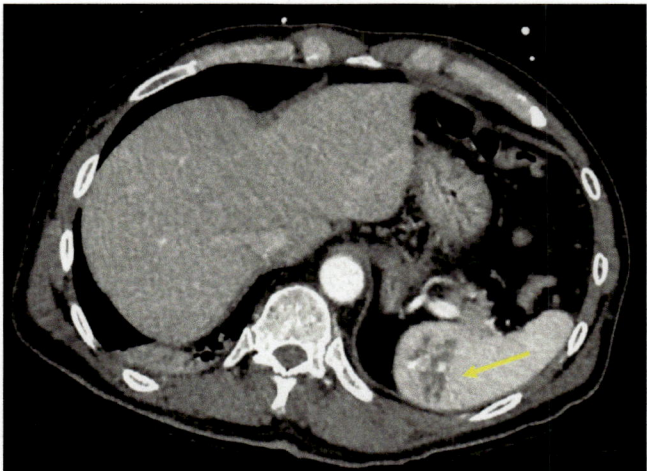

Figura 58-5. Lesión vascular esplénica con protocolo de doble inyección. Varón de 40 años, precipitado de 7 metros en un accidente laboral, que es trasladado por urgencias extrahospitalarias. Sospechan un traumatismo torácico y de los miembros superiores (deformidad). Presenta una tensión arterial de 176/76 mmHg; saturación de oxígeno del 98 %; frecuencia cardíaca de 78 lpm; puntuación en la escala de coma de Glasgow de 15/15. Se encuentra estable, sin alteración de las constantes vitales, con mecanismo y lesiones anatómicas que implican alta energía. Por la edad, se obtiene una única hélice con protocolo de doble inyección. Corte axial en el abdomen superior: en el bazo hay un área hipoatenuante de unos 4 cm con focos de mayor atenuación en su interior, que pueden corresponder a sangrado activo/seudoaneurisma. Se trata de una lesión contenida que no asocia hemoperitoneo. Una hélice tardía puede establecer el diagnóstico diferencia. Cualquiera de las dos opciones implica fracaso del manejo conservador. El equipo decide realizar la intervención quirúrgica. Lesiones asociadas no mostradas: laceración hepática, diástasis de pubis, fracturas costales izquierdas y en la 6ª y 10ª vértebras dorsales sin invasión del canal, fractura diafisaria humeral derecha y fractura-luxación del hombro izquierdo.

Tomografía computarizada centrada en el foco de interés

Los pacientes con un traumatismo grave localizado o con un traumatismo penetrante único se van a beneficiar de una TC centrada en el foco de interés.

Posicionamiento de los brazos y del paciente en la mesa

La colocación de los brazos al lado del área del cuerpo que se va a explorar asocia artefactos e incremento de dosis. La European Society of Emergency Radiology (ESER), en sus protocolos de dosis optimizada y de tiempo/precisión, propone:

- Para pacientes estables: iniciar la exploración de la cabeza y el cuello con los brazos a lo largo del cuerpo y luego reposicionarlos en la cabeza para la hélice de cuerpo completo. Esta propuesta consume tiempo y no siempre es factible si el enfermo sufre lesiones que le impiden levantar los brazos.
- Para pacientes inestables, en quienes no se puede perder el tiempo con el reposicionamiento de los brazos, se sugiere colocar los brazos sobre una almohada, despues de obtener el escanograma. Esta posición ofrece mayor calidad de imagen, al minimizar los artefactos, con menor dosis de radiación.

Las autoras proponen utilizar esta última opción para todos los pacientes, porque evita confusión. Además, elimina los artefactos provocados por la posición de los brazos en la TC cervical cuando se obtiene integrada en la misma hélice que el cuerpo.

Por otra parte, la posición del paciente en la mesa con los pies primero facilita la monitorización y hace más accesible la intervención si es necesaria. Permite, además, la obtención en la misma hélice de una angio-TC de extremidades sin mover al paciente en el caso de miembro catastrófico o sospecha de lesión vascular.

INFORME

> ❗ La emisión de un informe **claro, riguroso, a tiempo** y **priorizado** es responsabilidad del radiólogo, porque es el único que posee una vsión global de las lesiones del paciente.

La utilización de una plantilla facilita que los radiólogos más jóvenes alcancen una mayor precisión diagnóstica y sea más ágil. La lectura, interpretación y comunicación del informe debe organizarse siguiendo el esquema ABCDE, para «diagnosticar primero lo que primero mata».

Se propone un informe en tres tiempos:

Informe preliminar (menos de 5-10 minutos)

Puede ser verbal o escrito sobre una lista de verificación o *check-list*. Se basa en una revisión de las lesiones que no pueden pasar desapercibidas y que han de ser comunicadas antes de que el paciente abandone la sala, porque necesitan atención inmediata para la supervivencia del paciente. Siempre según el orden de la revisión primaria del protocolo ATLS (**Tabla 58-2**):

- A y B: verificación de lesiones torácicas que dificulten el paso del aire o la respiración y que requieran la colocación o recolocación del tubo endotraqueal o del drenaje pleural.
- C: identificación de lesiones sangrantes (extravasado de contraste) en cualquier punto del cuerpo que impliquen un procedimiento o intervención radiológica/quirúrgica urgente.
- D: las lesiones craneales son las primeras en ser visualizadas por el protocolo de adquisición del estudio. Se buscan signos de edema, herniación y presencia de sangre extraaxial susceptible de ser evacuada antes de que produzca una lesión irreversible. En el cuello, se buscarán fracturas inestables y lesiones vasculares antes de que produzcan daño medular o lesión isquémica cerebral.

Informe secundario estructurado (recomendable en menos de 60 minutos)

Es el momento de la revisión exhaustiva y sistematizada, buscando todas las posibles lesiones en cada una de las **áreas** anatómicas exploradas (cabeza, cuello, tórax, abdomen, pelvis y extremidades) con la obtención de reconstrucciones y visualización con diferentes ventanas.

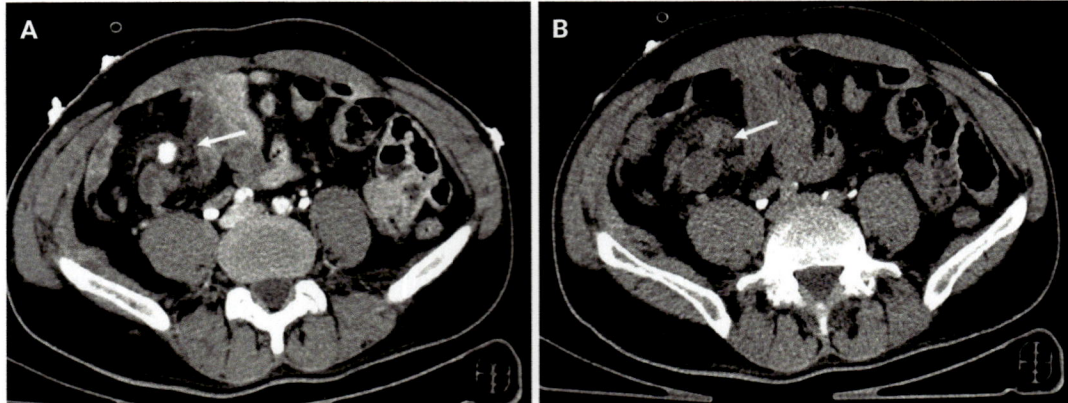

Figura 58-6. Seudoaneurisma con protocolo de doble inyección. Varón de 34 años llevado a urgencias por los servicios de emergencia tras sufrir un accidente a 50 km/h con caída desde la moto. Presenta deformidad y dolor franco en el muslo y la muñeca derechos. Está consciente, con tensión arterial normal. Se obtiene una TCCC con protocolo de doble inyección por las lesiones anatómicas y el mecanismo. Se encuentran fracturas en la pelvis (rama iliopúbica e isquiopúbica izquierdas y ala sacra izquierda y subtrocantérea del fémur derecho, no mostradas. En la fosa ilíaca derecha, se observa una infiltración hemática del mesenterio y una lesión hiperatenuante redondeada, que corresponde a un seudoaneurisma (flecha). Para el diagnóstico diferencial definitivo con sangrado activo, una fase tardía con baja dosis **(B)** muestra que la lesión se ha lavado completamente. Por la lesión mesentérica, se deriva a cirugía, que confirma el desgarro del mesenterio.

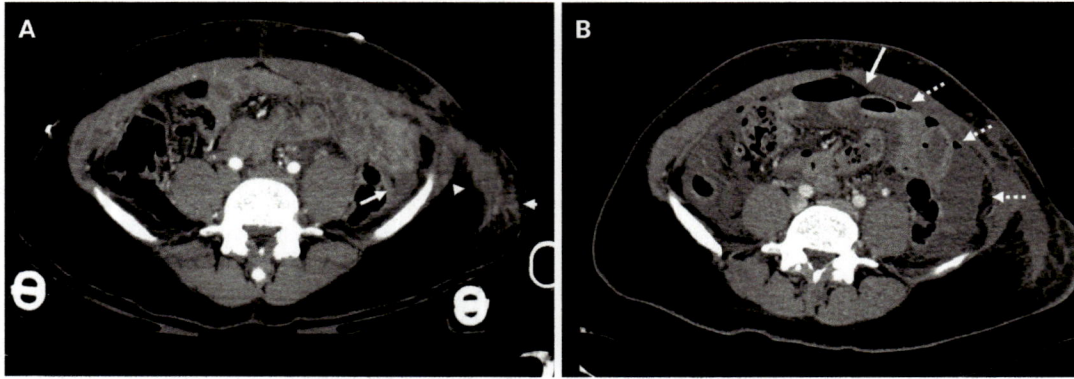

Figura 58-7. Lesión mesentericointestinal. Mujer de 45 años que es llevada por el servicio de emergencias por un choque frontal a 60 km/h. Está consciente y con parámetros fisiológicos normales. Presenta dolor lumbar y lesión por el cinturón. Se obtiene una TCCC con doble inyección. Corte axial de abdomen **(A)**, que muestra líquido en la «gotiera» y el espacio subhepático (flecha). Lesión por el cinturón en la pared lateral (cabeza de flecha). Se queda en observación por sospecha de lesión intestinal. Ante el empeoramiento clínico, se repite se repite la TC abdominal en fase portal **(B)**, donde se identifica un gran hemoperitoneo, abundante cantidad de líquido libre, marcado realce peritoneal y burbujas de gas extraluminal adyacentes a las asas con pared engrosada. La cirugía confirma dos perforaciones en el yeyuno.

Debido a la gran cantidad de imágenes que se generan de las diferentes áreas anatómicas, una buena opción es «repartir» el estudio si hay más de un radiólogo en cabeza, cuello, cuerpo y extremidades, con el fin de que el informe definitivo esté disponible en el menor tiempo posible.

Encabezamiento

Se ha de reflejar el procedimiento y protocolo de adquisición, incluyendo el tipo y la cantidad del contraste utilizados. También debe recogerse el mecanismo de traumatismo, que va a orientar de las posibles lesiones asociadas. Se sabe que los pacientes más graves son quienes han sufrido atropellos, precipitación o accidente de moto. Estos últimos sufren frecuentemente lesiones de pelvis y extremidades, mientras que las precipitaciones, sobre todo, lesiones vertebromedulares y en miembros. En las colisiones frontales y frontolaterales de vehículos, se identificarán hallazgos relevantes en cabeza, cuello y tórax, incluida la aorta. En aplastamientos/atrapamiento, se pueden dar todo tipo de roturas óseas o viscerales, incluido el diafragma. Los ocupantes de un vehículo, si llevaban cinturón (o signos de llevarlo), asocian lesiones de la columna lumbar, mesentericointestinales, etc.; si no lo llevaban, mostrarán una variedad de lesiones por los múltiples impactos adicionales.

Cuerpo del informe

En primer lugar, se expondrán los hallazgos traumáticos de las diferentes áreas de forma ordenada, señalando la prioridad y gravedad o enfatizando en aquellas que requieran cirugía o procedimiento intervencionista de urgencia como la perforación de víscera hueca, la rotura intraperitoneal de vejiga, la evisceración, la rotura dia-

Tabla 58-2. Lista de verificación (*check list*), donde se muestran de manera esquemática y ordenada los datos imprescindibles para el informe preliminar, inmediato en menos de 5 minutos antes de que el paciente y el equipo abandonen la sala

«A»: vía aérea (*airway*)				«B»: respiración (*breathing*)				«D»: daño neurológico (*disability*)		
Tubo traqueal	No	Bien	Mal	Neumotórax	No	Sí	A tensión	Sangrado intracraneal	Sí	No
Obstrucción de la vía aérea		Sí	No	Contusión	No	Sí	Extensa	Efecto de masa (línea media)	Sí	No
Fuga aérea grave		Sí	No	Laceración	No	Sí	Extensa	Edema cerebral	Sí	No
Comentarios:				Drenaje pleural	No	Bien	Mal	Lesión vertebral grave (inestable)	Sí	No
				Comentarios:				Comentarios:		

«C»: circulación/hemorragia (*circulation*)								
Tórax			**Abdomen**			**Pelvis**		
Hematoma mediastínico	Sí	No	Líquido intraperitoneal	Sí	No	Fractura pélvica	Sí	No
Líquido pericárdico	Sí	No	Extravasación de contraste	Sí	No	Líquido intraperitoneal	Sí	No
Hemotórax	Sí	No	Lesión hepática	Sí	No	Extravasación de contraste	Sí	No
Extravasación de contraste	Sí	No	Lesión esplénica	Sí	No	**Partes blandas**		
Lesión de grandes vasos	Sí	No	Lesión renal (¿TC tardía?)	Sí	No	Sangrado activo	Sí	No
Comentarios:								

fragmática o las lesiones viscerales catastróficas o de alto grado. La detección de hallazgos relevantes inesperados, no sospechados o contradictorios con el informe preliminar ha de ser comunicada de inmediato por teléfono.

Las lesiones de las estructuras óseas se pueden comentar todas juntas como un área independiente a continuación de la pelvis, especialmente, si son irrelevantes o ausentes.

Finalmente, la existencia de hallazgos incidentales también se debe reflejar en el informe a continuación de los hallazgos traumáticos, siempre que sean importantes, con su recomendación correspondiente.

Conclusión

Han de reflejarse a modo de síntesis los hallazgos traumáticos más importantes por orden de gravedad. En último lugar, los hallazgos incidentales relevantes y su recomendación.

Informe terciario (en las siguientes 24 horas)

Siempre que sea posible y llevado a cabo por otro radiólogo experto en las siguientes 24 horas, aporta seguridad y confianza. Es recomendable que se haga de forma sistemática, pero solo ha de figurar en el informe, a modo de apéndice, si se detectan hallazgos no descritos o, con diferente significado o interpretación. Naturalmente, habrán de ser comunicados de inmediato cuando asocien repercusión clínica.

ERRORES Y RETRASOS DIAGNÓSTICOS

Hay tres grupos de errores o retrasos diagnósticos en el proceso del PPT.

Lesiones ocultas a la exploración clínica y/o a la radiología convencional

En algunos estudios, llegan al 19-20 % de los casos y, en pacientes estables o potencialmente graves, son responsables de la mitad de la mortalidad (que puede alcanzar el 2 %) La utilización de la TCCC disminuye este tipo de lesiones ocultas, así como los diagnósticos erróneos y tardíos.

Lesiones desapercibidas u omitidas en el informe de la tomografía computarizada de cuerpo completo

En diferentes estudios, se encuentran hasta en el 15 % de los casos. Son más frecuentes en pacientes con ISS > 14 y > 50 años y, en su mayoría, son lesiones de escaso impacto clínico. Corresponden a fracturas del extremo proximal de las extremidades que sí están incluidas en el estudio o de apófisis trasversas que no se han reflejado en el informe secundario, incluso, por olvido más que por falta de detección.

En otras ocasiones, afectan a vísceras y son más graves, como: las roturas diafragmáticas, que constituyen hasta el 4 % de las lesiones ocultas y pueden debutar con una herniación; las lesiones mesentericointestinales, que evolucionan a perforación libre, colección o isquemia (v. **Fig. 58-7**); o las roturas de la vejiga, que no van a ser evidentes en la fase tardía y solo se confirman con cistografía retrógrada (v. **Fig. 58-4**).

En general, suelen mostrar hallazgos sutiles en la primera exploración o quedar enmascaradas por otras múltiples lesiones graves, por lo que requieren un elevado índice de sospecha. La realización de un informe sobre una *check-list* ayuda a revisar todas las estructuras, facilitando la realización del informe y minimizando la omisión de lesiones.

Resulta imprescindible la obtención de reconstrucciones sagitales y coronales de toda la columna, que ponen fácilmente de manifiesto cambios en su alineación, en la morfología y altura de los cuerpos vertebrales, invasión del canal o luxaciones interapofisarias.

> **!** Las roturas diafragmáticas traumáticas del lado derecho, que son una de las causas mas graves de retraso diagnóstico, también se benefician de estas reconstrucciones, ya que permiten reconocer rápidamente la presencia de herniación y de sobreelevación o lobulación diafragmática que pueden ser pasadas por alto si la visión se limita a los cortes axiales.

La reconstrucción 3D de la pelvis constituye un sustituto de lujo de la radiografía de pelvis, cuyo papel diagnóstico inicial ha decaído en favor de la TCCC. La 3D también facilita la detección de lesiones menores que pasan desapercibidas en plano axial, por ejemplo, las fracturas de clavícula.

La revisión en ventana de parénquima resulta útil no solo para la valoración del pulmón, sino también en el abdomen para facilitar la identificación de burbujas de gas extraluminal sugestivas de perforación intestinal.

En la actualidad, hay soluciones de inteligencia artificial que pueden señalar fracturas óseas, gas extraluminal o sangrados, llamando la atención del radiólogo y evitando que pasen desapercibidas. Sutiles alteraciones en la pared intestinal se ven mejor en estudios de multienergía con imágenes de yodo.

Lesiones tardías

Son aquellas inicialmente ausentes, que se han manifestado más tarde y que no estaban presentes en el estudio inicial, porque ha sido muy precoz y han evolucionado. Por ejemplo, un líquido libre no justificado puede ser el único signo inicial de lesión mesentérica, intestinal o pancreática y debe ser recogido en el informe para estar alerta (**Fig. 58-8**).

Aquí entrarían también las consecuencias del manejo conservador en las lesiones hepatoesplénicas y renales, como son el aumento del líquido libre y los hematomas y una mejor definición de las laceraciones. También la aparición de complicaciones tardías, como las lesiones contenidas del sistema colector, que aparecen una vez la urocinasa de la orina disuelve el hematoma que lo estaba taponando. Por último, se incluirán las complicaciones de procedimientos o intervenciones (**Fig. 58-9**), la reagudización de patología previa o la patología sobreañadida.

CONTROVERSIAS Y CUESTIONES

En la actualidad, la controversia persiste en dos puntos:

- Si, en los pacientes más graves se lleva a cabo la TCCC **solo a los estables o también a los inestables.**
- Si, en los pacientes con TPG (sobre todo jóvenes), **el beneficio de encontrar lesiones ocultas a la radiología convencional y la exploración clínica supera el riesgo de la radiación.**

En los pacientes politraumatizados graves hemodinámicamente inestables, ¿es aconsejable la realización de una tomografía de cuerpo completo directa?

Para la ESER, incluso en condiciones de reanimación, la TCCC es fácil de realizar y tiene un gran valor desde el punto de vista médico y ético. En las guías del ACR, sin embargo,

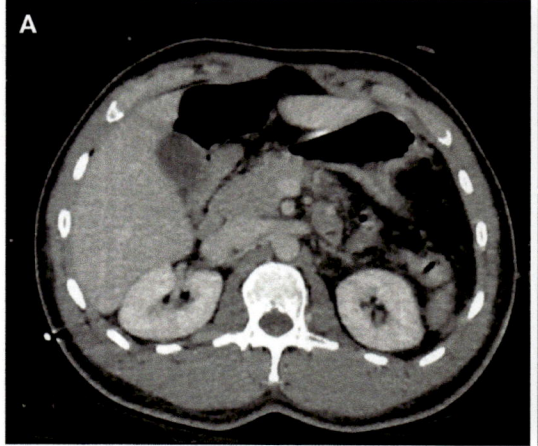
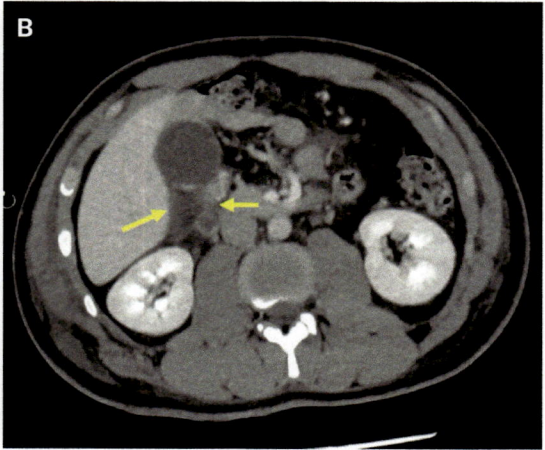

Figura 58-8. Pancreatitis traumática de aparición tardía. Varón de 21 años que ha sufrido un accidente de tráfico; ocupante en el vehículo. Cortes axiales en fase venosa portal el día de inicio (**A**) y dos días después por distensión abdominal (**B**). Se aprecia líquido en la encrucijada duodenopancreática de nueva aparición (flechas amarillas), que no existía en la exploración inicial. Se asocia a elevación de la amilasa, por lo que se interpreta como contusión pancreática (grado 1 de la American Association for the Surgery of Trauma [AAST]). Buena evolución con tratamiento conservador.

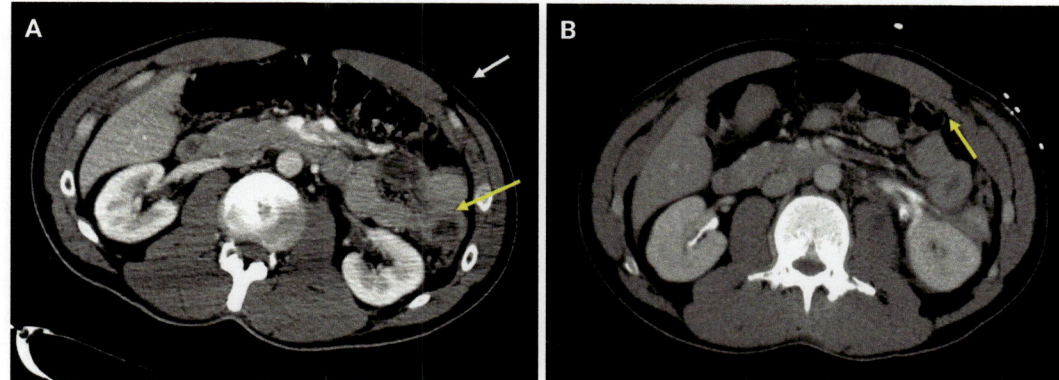

Figura 58-9. Lesión ureteral de aparición tardía. Varón de 23 años que en una pelea sufre un traumatismo penetrante en el flanco izquierdo. Se le practica, unas horas antes, una TCCC **(A)**, donde se informa de una herida en el hemitórax derecho con hemoneumotórax leve (no mostrado) y otra en la pared abdominal sin lesión intraabdominal (flecha blanca). Se sutura la herida. Ahora se queja de mucho dolor y muestra defensa abdominal con alteración analítica. Por problemas técnicos, la hélice se obtiene algo retrasada **(B)** y se observa un claro extravasado de contraste desde el uréter, así como burbujas de gas extraluminales (flecha amarilla). Se revisa el estudio previo **(A)**, sin encontrar tampoco líquido periureteral, pero sí una sutil borrosidad de la grasa entre las asas y un leve engrosamiento de la pared (flecha amarilla) como único signo de alerta de lesión intestinal asociada, que se confirma en la cirugía.

se mantiene la recomendación de radiología convencional y ecografía FAST.

> ❗ Cuanto más grave está el paciente, más se beneficia de una TCCC inmediata prescindiendo de la radiología inicial, siempre que se lleve a cabo en un entorno seguro.

Se propone el uso del protocolo de doble inyección por su mayor rapidez. El factor limitante del uso de la TCCC en ellos es el posicionamiento y la programación de las diferentes cajas.

En pacientes jóvenes con traumatismo potencialmente grave, ¿es beneficiosa la utilización de la tomografía computarizada de cuerpo completo directa?

La mortalidad en el traumatismo potencialmente grave puede alcanzar el 2 %, la mitad como consecuencia de errores en la radiografía simple.

La utilización de los criterios de elevada transferencia de energía de Vittel propuestos para evacuación prioritaria en la escena, junto con otros, que se han traspuesto directamente para la indicación de TCCC, asocia un sobretriaje que se presume excesivo, especialmente, en pacientes jóvenes. Pero, sin duda, con determinados mecanismos, existe riesgo de lesión que puede permanecer oculta a la exploración clínica, a la radiología convencional o la observación. La TCCC descubre hasta un 15 % de lesiones no sospechadas.

> ❗ La clave está en estratificar adecuadamente el riesgo cuando se pretende utilizar el mecanismo lesional como único criterio para indicar la TCCC.

Para ello, se han desarrollado diferentes escalas que incluyen factores predictivos de que la TCCC no va a ser patoló-

gica. Algunas contienen solo datos de la exploración clínica (Nexus), otras incorporan parámetros fisiológicos, metabólicos y también de laboratorio básicos. Su normalidad descarta con seguridad lesiones torácicas o abdominales graves. Este enfoque podría limitar el uso de la TCCC en una quinta parte de los pacientes.

Un estudio reciente de la revista *Injury* con más de 3.000 pacientes evalúa cuáles son los factores predictivos de que una TCCC será beneficiosa. Las covariables significativamente asociadas a una TC positiva incluyen edad, colisión de vehículo a > 60 km/h, accidente de moto, bicicleta o peatón a > 30 km/h, extracción prolongada > 30 min, caída desde una altura superior a la propia, lesión torácica o abdominal penetrante, hipotensión y déficit neurológico o hipoxia a la llegada. Sin embargo, la caída de su propia altura solo asocia riesgo para >65 años.

En los pacientes jóvenes con traumatismo potencialmente grave, ¿es recomendable minimizar la dosis de radiación?

En estos pacientes, incluso con parámetros fisiológicos o metabólicos alterados y, por lo tanto, con indicación incuestionable de TCCC, es necesario minimizar la dosis de radiación tanto como sea posible, bien con técnicas de baja dosis en hélices complementarias, bien con la adquisición de una única hélice continua con protocolo de doble inyección (*dose protocol* de la ESER) sin efectuar radiografía simple previa, que ahorra hasta un 48 % de radiación.

En los pacientes geriátricos con traumatismo potencialmente grave, ¿es adecuado obtener una tomografía computarizada de cuerpo completo de entrada?

Aunque la definición de paciente geriátrico es variable (> 50, 60 o 70 años), sin duda, la edad es un factor de riesgo por su fragilidad, su limitada capacidad de respuesta a la agresión y por la comorbilidad asociada. Para un mismo mecanismo lesional o ISS, la mortalidad en los pacientes ancianos se multiplica ×2 en fracturas costales, y × 5 en lesiones intraabdominales. Para ellos, incluso en mecanismos de bajo riesgo, se acepta obtener una TCCC de entrada porque el riesgo de lesión radioinducida es mucho menor, y el de lesiones traumáticas, mucho mayor (**Fig. 58-10**).

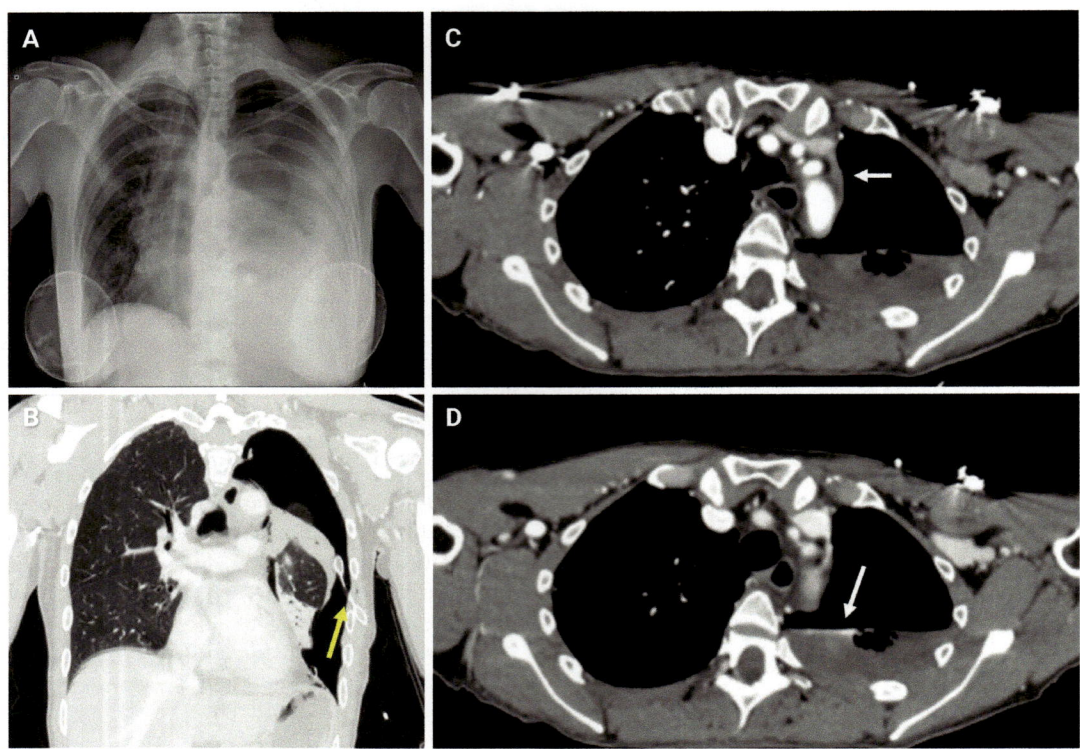

Figura 58-10. Lesión de aparición tardía er una paciente mayor. Mujer de 65 años que corriendo se choca con una valla. Acude a su centro de referencia por su propio pie, donde le hace una radiografía (Rx) y la mandan a casa con analgesia. Unas horas más tarde, acude al hospital por disnea y dolor torácico. La Rx de tórax **(A)** muestra un desplazamiento mediastínico por hemoneumotórax a tensión izquierdo. La paciente se empieza a hipotensar y se solicita una tomografía computarizada (TC) de tórax por sospecha de sangrado. Angiografía por TC (angio-TC) de tórax **(B)**, que muestra el tubo de drenaje pleural (flecha amarilla), un hemoneumotórax masivo, con un sangrado sutil que aparece en fase venosa, formando un nivel **(flecha en D)**. No se controla, por lo que se interviene, confirmándose el sangrado venoso dependiente de una zona fibrótica del vértice izquierdo **(flecha blanca en C)**.

 PUNTOS CLAVE

- La enfermedad traumática es una de las de mayor impacto social en todo el mundo, por lo que reducir su mortalidad y sus secuelas son los principales objetivos de la asistencia al PPT. El abordaje diagnóstico-terapéutico ha ido evolucionando en paralelo a la mejora en la tecnología.
- La aportación de la radiología a la atención al PPT engloba dos vertientes:
- El diagnóstico mediante TCCC llevado a cabo inmediatamente después del ingreso, que ofrece una visión global de las lesiones existentes para «tratar primero lo que primero mata» de forma inmediata, rápida y precisa.
- El tratamiento mediante técnicas endovasculares del sangrado, detectado en la TCCC, contribuye a la disminución de la mortalidad por hemorragia, una de las causas más importantes de muerte evitable por ser dependiente del tiempo.
- Existe controversia en relación con el empleo sistemático y directo de la TCCC en pacientes jóvenes estables. Es necesario minimizar la dosis tanto como sea posible. Se propone valorar cuidadosamente los mecanismos de riesgo investigando la existencia de factores que puedan predecir que la TCCC sea patológica. Si se establece la indicación,

una única hélice continua y con doble inyección puede disminuir la radiación a la mitad.
- En los pacientes con alteración de parámetros metabólicos y fisiológicos, no hay ninguna duda de la necesidad de obtener una TCCC. A más gravedad, mayor rendimiento, siempre que se lleve a cabo en un entorno seguro. El protocolo bifásico es el más extendido, pero, en situaciones de grave inestabilidad, el protocolo de doble inyección acorta el tiempo de exploración, obteniendo mayor rapidez en el diagnóstico.
- La utilización de la TCCC ha disminuido el porcentaje de lesiones ocultas, pero sigue existiendo una pequeña proporción de retrasos diagnósticos ligados, sobre todo, a la dificultad de identificar hallazgos sutiles que requieren elevado índice de sospecha. El conocimiento del mecanismo del traumatismo, el informe estructurado y la revisión terciaria reducen estos errores.
- Se propone un informe en tres fases, siendo el preliminar inmediato; el secundario, ordenado de la totalidad de las lesiones, con una conclusión donde se priorizan por gravedad; y, si es posible, una revisión terciaria por un experto.

BIBLIOGRAFÍA

Candefjord S, Asker L, Caragounis EC. Mortality of trauma patients treated at trauma centers compared to non-trauma centers in Sweden: a retrospective study. Eur J Trauma Emerg Surg. 2022;48(1):525-36.

Elbanna KY, Mohammed MF, Huang SC, Mak D, Dawe JP, Joos E, et al. Delayed manifestations of abdominal trauma: follow-up abdominopelvic CT in posttraumatic patients. Abdom Radiol (NY). 2018;43(7):1642-55.

Findakly S, Zia A, Kavnoudias H, Mathew J, Varma D, Di Muzio B, et al. The use of whole-body trauma CT should be based on mechanism of injury: a risk analysis of 3920 patients at a tertiary trauma centre. Injury. 2023;54(7):110828.

Gallaher J, An SJ, Kayange L, Davis D, Charles A. Tri-modal distribution of trauma deaths in a resource-limited setting: perception versus reality. World J Surg. 2023;47(7):1650-6.

Giannazzo G, Melara I, D'Argenzio F, Coppa A, Gualtieri S, Peiman N, et al. Severe thoracic or abdominal injury in major trauma patients can safely be ruled out by "Valutazione Integrata Bed Side" evaluation without total body CT scan. Ir J Med Sci. 2021;190(2):799-805.

Gofrit ON, Leibovici D, Shapira SC, Shemer J, Stein M, Michaelson M. The trimodal death distribution of trauma victims: military experience from the Lebanon War. Mil Med. 1997;162(1):24-6.

Holmes JF, Wisner DH, McGahan JP, Mower WR, Kuppermann N. Clinical prediction rules for identifying adults at very low risk for intra-abdominal injuries after blunt trauma. Ann Emerg Med. 2009;54(4):575-84.

Huber-Wagner S, Lefering R, Qvick LM, Körner M, Kay MV, Pfeifer KJ, et al. Effect of whole-body CT during trauma resuscitation on survival: a retrospective, multicentre study. Lancet. 2009;373(9673):1455-61.

Iacobellis F, Abu-Omar A, Crivelli P, Galluzo M, Danzi R, Trinci M, et al. Current standards for and clinical impact of emergency radiology in major trauma. Int J Environ Res Public Health. 2022;19(1):539.

Ledrick D, Payvandi A, Murray AC, Leskovan JJ. Is there a need for abdominal CT scan in trauma patients with a low-risk mechanism of injury and normal vital signs? Cureus. 2020;12(11):e11628.

Leenellett E, Rieves A. Occult abdominal trauma. Emerg Med Clin North Am. 2021;39(4):795-806.

Ledrick D, Payvandi A, Murray AC, Leskovan JJ. Is there a need for abdominal CT scan in trauma patients with a low-risk mechanism of injury and normal vital signs? Cureus. 2020;12(11):e11628.

Martí De Gracia M, Artigas Martín JM, Vicente Bártulos A, Carreras Aja M. Manejo radiológico del paciente politraumatizado. Evolución histórica y situación actual. Radiologia. 2010;52(2):105-14.

Martínez Chamorro E, Ibáñez Sanz L, Blanco Barrio A, Chico Fernández M, Borruel Nacenta S. Patients with severe polytrauma: management and imaging protocols. Radiologia (Engl Ed). 2023;65 Suppl 1:S11-20.

Parreira JG, Rondini GZ, Below C, Olivi Tanaka G, Nunes Pelluchi J, Arantes-Perlingeiro J, et al. Trauma mechanism predicts the frequency and the severity of injuries in blunt trauma patients. Rev Col Bras Cir. 2017;44(4):340-7.

Schluter PJ. The Trauma and Injury Severity Score (TRISS) revised. Injury. 2011;42(1):90-6.

Sierink JC, Treskes K, Edwards MJR, Beuker BJA, Den Hartog D, Hohmann J, et al.; REACT-2 study group. Immediate total-body CT scanning versus conventional imaging and selective CT scanning in patients with severe trauma (REACT-2): a randomised controlled trial. Lancet. 2016;388(10045):673-83.

Treskes K, Saltzherr TP, Edwards MJR, Beuker BJA, Van Lieshout EMM, Hohmann J, et al.; REACT-2 study group. Refining the criteria for immediate total-body CT after severe trauma. Eur Radiol. 2020;30(5):2955-63.

Varma D, Brown P, Clements W. Importance of the mechanism of injury in trauma radiology decision-making. Korean J Radiol. 2023;24(6):522-8.

Wirth S, Hebebrand J, Basilico R, Berger FH, Blanco A, Calli C, et al. European Society of Emergency Radiology: guideline on radiological polytrauma imaging and service (short version). Insights Imaging. 2020;11(1):135.

Wortman JR, Uyeda JW, Fulwadhva UP, Sodickson AD. Dual-energy CT for abdominal and pelvic trauma. Radiographics. 2018;38(2):586-602.

Yu HS, Keraliya A, Chakravarti S, Uyeda JW. Multienergy computed tomography applications: trauma. Radiol Clin North Am. 2023;61(1):23-35.

Código Ictus

59

M. Grau García

OBJETIVOS

- Conocer el ictus y su tratamiento.
- Definir qué es el Código Ictus, cuándo se aplica y cómo funciona.
- Revisar los tratamientos disponibles (fibrinólisis intravenosa y trombectomía intraarterial), sus limitaciones y el papel del radiólogo de urgencias.
- Describir el estudio radiológico diagnóstico multimodal, y establecer la aplicación y utilidad de cada una de las modalidades:
- Repasar el estudio simple sin contraste. Conocer y comprender la importancia fundamental de esta modalidad, que es la única con evidencia científica para descartar candidatos para tratamiento reperfusor dentro de los parámetros de tiempo.
- Conocer e informar con ejemplos la escala semicuantitativa ASPECTS (Alberta Stroke Program Early CT Score).
- Describir de los estudios angiográficos y su papel dentro de los protocolos diagnósticos.
- Repasar la anatomía vascular cerebral. Describir mediante ejemplos las localizaciones de las obstrucciones arteriales.
- Determinar el papel de la estimación de la circulación colateral.
- Evaluar el papel del estudio de las imágenes fuente del estudio angiográfico.
- Describir los estudios de perfusión.
- Establecer cómo se obtienen los parámetros de un estudio de perfusión.
- Identificar los principales parámetros en estudio y comprender su significado.
- Analizar los conceptos de penumbra isquémica, infarto establecido, y *mismatch* o discrepancia.
- Informar varios estudios de perfusión mediante ejemplos.
- Facilitar algunas lecturas para completar la formación.

INTRODUCCIÓN Y DEFINICIONES

El ictus es un síndrome clínico secundario al trastorno brusco del flujo sanguíneo cerebral, que puede alterar de forma transitoria o permanente la función de una determinada zona del encéfalo. El 80 % de los ictus tiene un origen isquémico, y el 20 %, un origen hemorrágico.

El ictus es una enfermedad muy prevalente en nuestro medio, una de las principales causas de muerte y la primera causa de invalidez. Los ictus isquémicos resultan potencialmente reversibles con un tratamiento reperfusor temprano, que, sin embargo, está completamente contraindicado en los ictus hemorrágicos.

Se denomina «Código Ictus» a un procedimiento multidisciplinar diseñado para identificar precozmente los signos y síntomas de un ictus agudo, y trasladar al paciente a un centro sanitario de referencia, donde se selecciona mediante exploración clínica y radiológica a aquellos pacientes candidatos a terapia de reperfusión. Los pacientes de ictus, tratados o no, se ingresan en una unidad de ictus, donde siguen un tratamiento específico, que puede mejorar su pronóstico y limitar las complicaciones. El paciente no se envía al centro médico más cercano, sino al centro médico de referencia más cercano. En caso de grandes distancias, se practica un diagnóstico clínico y radiológico por telerradiología, descartando sangrado e iniciando terapia precoz por vía intravenosa.

TRATAMIENTOS

Los tratamientos validados son la fibrinólisis intravenosa (FIV) y la trombectomía intraarterial (TIA).

La FIV consiste en la inyección intravenosa de alteplasa, que es un activador recombinante del plasminógeno. Puede emplearse con un límite de 4 h y 30 min desde el inicio de los síntomas, siendo su eficacia mayor cuanto menos se demore su administración; es de fácil aplicación, pero presenta numerosas contraindicaciones, dado que favorece el sangrado y puede complicarse con hemorragia intracerebral o sistémica. Su eficacia disminuye en grandes trombos proximales, donde no supera un 40 % de reperfusiones completas.

La TIA se practica en centros de referencia acreditados, a cargo de neurorradiólogos adiestrados con largas curvas de aprendizaje; precisa frecuentemente sedación o anestesia general, por lo que requiere la colaboración de un anestesista. Inevitablemente, hay una demora entre el diagnóstico, la preparación del procedimiento, la punción femoral y la reperfusión vascular definitiva, sin embargo, los resultados son superiores. Frente a la FIV, tiene una ventana de actuación de 6 h desde el inicio de los síntomas. La TIA es más eficaz en el tratamiento de obstrucciones arteriales proximales y en trombos de mayor tamaño. Tiene tasas de reperfusión superiores al 80 %, que se encuentran en continua mejora. No suponen un aumento de las complicaciones hemorrágicas y, por lo tanto, tienen muchas menos contraindicaciones.

En el año 2015, se publicaron cinco ensayos clínicos (EXTEND IA, MR CLEAN, ESCAPE, REVASCAT y SWIFT PRIME), que unánimemente confirmaron la mayor eficacia de la TIA frente a la FIV para el tratamiento de oclusiones arteriales proximales de la circulación anterior, estableciendo, además, el límite de 8 h para la reperfusión, iniciando la punción vascular a las 6 h del inicio del evento. Posteriores ensayos, como DEFUSE 3 y DAWN, permitieron ampliar la ventana terapéutica a 16 y 24 h, respectivamente. En estos casos con tiempo superior a 6 h o en casos de inicio indeterminado desde la aparición de los síntomas, deben emplearse los estudios de viabilidad tisular practicados con técnicas radiológicas de perfusión, que permiten discriminar entre tejido isquémico viable y tejido isquémico necrótico, que ya no se puede recuperar.

Criterios de inclusión para el tratamiento de reperfusión

Las guías clínicas incluyen una serie de exploraciones clínicas y radiológicas puntuables con la intención de descartar pacientes con ictus muy limitados o muy extensos en los que el tratamiento supone poco margen de mejoría y mayor riesgo de complicaciones hemorrágicas:

1. Puntuación de la exploración neurológica siguiendo la escala NIHSS (*National Institute of Health Stroke Scale*), que es una escala clínica que cuantifica desde el 0 hasta el 42. Son candidatos a tratamiento de reperfusión aquellos pacientes con NIHSS superior a 4 e inferior a 25. Se considera leve la puntuación menor de 5, moderada entre 5 y 9, y grave 10 o más. Esta exploración es realizada por el neurólogo encargado del episodio.
2. Tiempo transcurrido desde el inicio del evento: se considera un límite de 4 h y 30 min para el tratamiento de FIV, aunque, en casos seleccionados, y contando con estudios radiológicos de viabilidad tisular, puede extenderse el uso compasivo del tratamiento intravenoso. La trombectomía mecánica tiene una ventana de actuación de 6 h; sin embargo, si el estudio de viabilidad demuestra escaso infarto y buena penumbra isquémica, se puede intervenir hasta 24 h después del inicio de los síntomas.
3. El ictus de la arteria basilar es diferente: se aplica una ventana terapéutica que puede llegar a 48 h en los cuadros con sintomatología vertebrobasilar de aparición insidiosa progresiva y de 24 h en los pacientes que debutan con un cuadro de disminución del nivel de consciencia (ictus de la basilar). En la práctica, se trata de una enfermedad tan grave que debe intentarse el tratamiento tras una evaluación radiológica adecuada.

4. Ausencia de sangrado: el sangrado, demostrado con técnicas convencionales sin contraste, constituye la única contraindicación absoluta para el tratamiento reperfusor. La demostración de focos de microsangrado con determinadas secuencias de gradiente de resonancia magnética (RM) no contraindica el tratamiento. Los sangrados fuera del territorio afectado por el ictus no constituyen una contraindicación total de trombectomía mecánica, pero sí para la FIV.
5. Extensión del infarto establecido superior a ⅓ del territorio de la arteria cerebral media (ACM) equivalente a 70-100 mL de tejido: supone una contraindicación relativa al tratamiento. La limitación afecta, fundamentalmente, a los casos límite con más de 6 h de evolución o pacientes con otras contraindicaciones parciales al tratamiento. La guía de la AHA (American Heart Association) de 2018 indica que no hay evidencia científica para excluir a un paciente del tratamiento basándose únicamente en la extensión del tejido infartado, sin embargo, la mayoría de las guías clínicas continúan descartando la intervención en infartos extensos con una puntuación en la escala ASPECTS (*Alberta Stroke Program Early CT Score*) < 6.

El Código Ictus es un procedimiento multidisciplinar para identificar, trasladar y tratar ictus isquémicos agudos.
La selección de los pacientes para tratamiento reperfusor se hace por criterios clínicos y radiológicos.
El tratamiento de elección (TIA) también es radiológico.

Estudios radiológicos en el Código Ictus

La valoración radiológica del paciente en el Código Ictus es esencial. Es imprescindible descartar ictus hemorrágico, confirmar y localizar las oclusiones arteriales para el tratamiento intraarterial, y evaluar la viabilidad del tejido isquémico afectado. Para ello, se emplea el estudio radiológico multimodal, que consta de una serie convencional sin contraste, una serie angiográfica y una serie de perfusión. Estos estudios pueden practicarse con tomografía computarizada (TC) o RM (**Fig. 59-1**).

Ventajas e inconvenientes de la tomografía computarizada frente a la resonancia magnética

Ambas técnicas tienen una sensibilidad y una especificidad muy altas (> 90 %) para detectar sangrado y presentan en las guías de práctica clínica un grado de recomendación A y nivel de evidencia I.

La RM con difusión es la prueba de referencia para detectar infarto isquémico agudo. Tiene una sensibilidad del 88-100 % y una especificidad del 95-100 % en las primeras 3 h. La sensibilidad de la TC para detectar infarto agudo es considerablemente inferior durante las primeras 3 h y aumenta en las siguientes, no obstante, se considera suficiente para el manejo de los pacientes dentro de las primeras 6 h del ictus.

El principal problema de la RM es de índole práctica: tiene baja disponibilidad en la mayoría de los servicios de urgencias (según datos del Stroke Imaging Repository Consortium

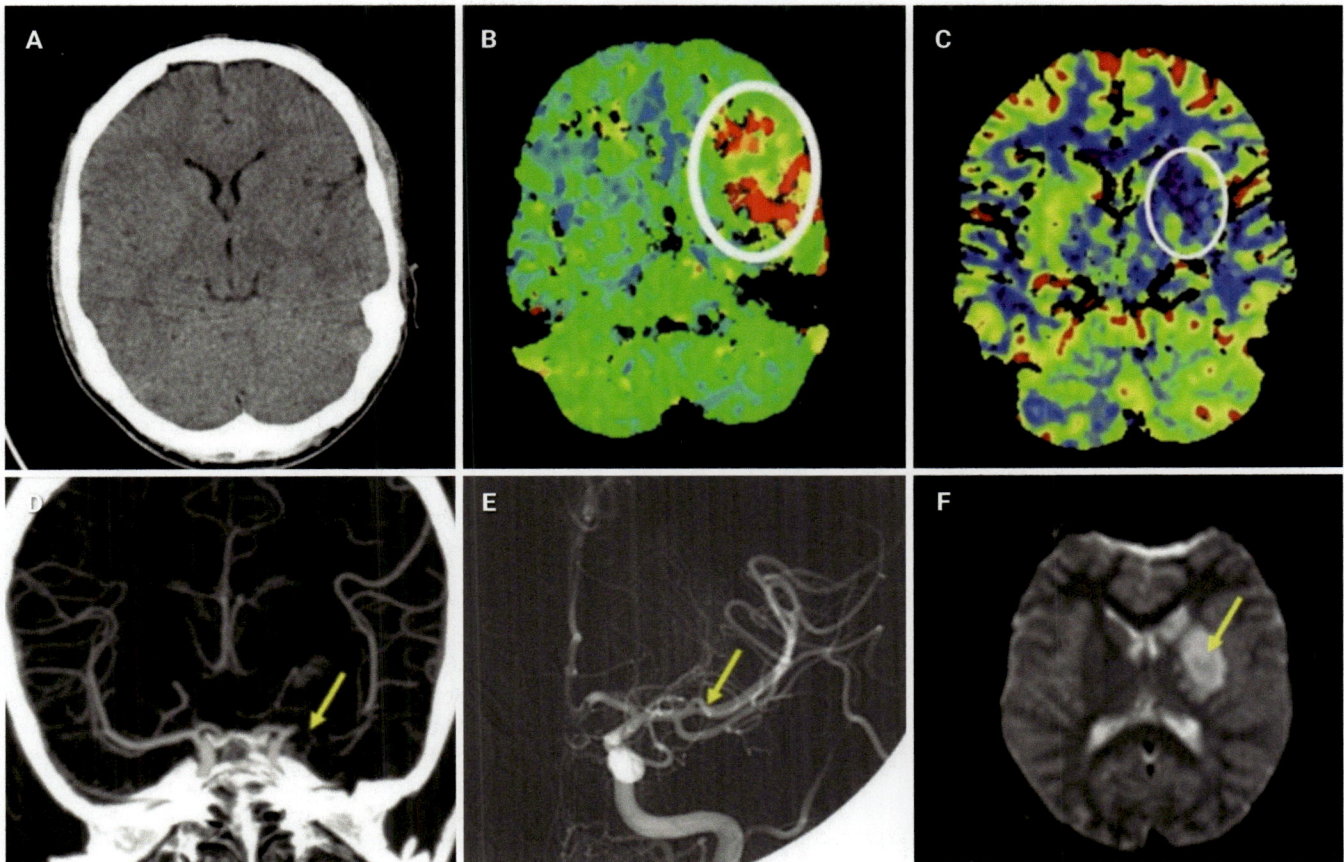

Figura 59-1. El estudio multimodal cerebral consta de una serie convencional sin contraste esencial para descartar hemorragia **(A)**. El estudio de perfusión ayuda a discriminar entre el área de tejido alterado, funcionalmente conocida como **penumbra isquémica (B)**, del área de infarto establecido **(C)**; la diferencia entre ambos se conoce como discrepancia o *mismatch*. Los estudios angiográficos confirman la oclusión, su longitud y la calidad de la circulación colateral distal **(D)**. El tratamiento de elección es la trombectomía mecánica mediante angiografía de sustracción digital **(E)**. Control mediante resonancia magnética de difusión, que confirma un infarto residual en los núcleos de la base **(F)**.

[STIR] de 2016, tanto en Europa como en Estados Unidos, la RM de urgencias se usaba en no más de un 20 % de los casos de Código Ictus). Los inconvenientes de la RM incluyen también la mayor duración del estudio (estimado en 15-20 min), mayor susceptibilidad al movimiento, dificultad para la monitorización y contraindicaciones como algunos marcapasos o la posibilidad de toxicidad por gadolinio. Además, la inmensa mayoría de los ensayos clínicos que han aportado evidencia científica en Código Ictus se han practicado con TC. Por lo que este tema se va a basar fundamentalmente en imágenes de TC multimodal.

Estudio convencional sin contraste intravenoso

Resulta obligatoria la práctica de una técnica convencional de imagen sin contraste (TC o RM) antes de aplicar un tratamiento reperfusor. Está indicado en las guías clínicas con grado de recomendación A y nivel de evidencia I:

1. Descartar sangrado: tanto la TC como la RM tienen sensibilidad y especificidad superiores al 90 % y resultan equivalentes entre sí. La presencia de sangrado es contraindicación absoluta para tratamiento reperfusor, indepen-

dientemente de que se trate de un ictus hemorrágico o un ictus isquémico complicado con sangrado. Por lo tanto, las pruebas convencionales sin contraste son obligatorias en el Código Ictus.

2. Delimita el infarto. Se considera límite para tratamiento un infarto establecido con un volumen de ⅓ del territorio de la ACM o 75-100 mL de tejido cerebral. Se estima que la TC tiene una sensibilidad para los signos precoces de infarto de solo un 20 % en las primeras 3 h, que puede pasar a más del 60 % en las primeras 6 h. Cuando aparecen estos signos, tienen una gran especificidad.

ASPECTS es una escala semicuantitativa que puntúa del 10 al 0 según aparezcan signos de isquemia precoz en alguno de los 10 territorios vasculares predeterminados de la ACM: una puntuación de 10 indica que no hay alteraciones, mientras que se resta 1 punto por cada región cerebral afectada. Una puntuación inferior a 6 indica un infarto grande, con escasa posibilidad de mejoría clínica tras el tratamiento y con elevado riego de sangrado.

La escala ASPECTS se utiliza como referencia en todas las guías clínicas. Se ha utilizado en todos los ensayos a los que se ha hecho referencia, confirmando la TC convencional como el estudio radiológico de primera línea. Debe recordarse que la escala ASPECTS no sirve para infartos lacunares, infartos del tronco del encéfalo ni en cualquier otro territorio fuera del de ACM.

La escala ASPECTS se practica con las series convencionales sin contraste. Se puede hacer con otras técnicas, pero las decisiones terapéuticas se toman con series sin contraste intravenoso (CIV) (**Figs. 59-2** y **59-3**).

3. Descartar imitadores del ictus. El 20 % de los pacientes que llegan con Código Ictus y hasta el 16 % de los pacientes fibrinolizados no presentan enfermedad cerebrovascular, sino imitadores del ictus. El diagnóstico diferencial incluye tumores, malformaciones vasculares o colecciones extracerebrales que se identifican bien con TC. Sin embargo, la mayoría de los imitadores clínicos del ictus (parálisis poscomicial de Todd, hipoglucemia, encefalopatía posterior reversible y migrañas acompañadas, entre otros) no son visibles con métodos de imagen convencional, aunque, en ocasiones, provocan alteraciones en los estudios de perfusión.

 El estudio convencional sin contraste es obligatorio y el más importante: descarta sangrado, Identifica la extensión del tejido infartado (el informe del estudio convencional debe incluir una cuantificación ASPECTS) e identifica algunos imitadores del ictus.

Estudio angiográfico

Es necesario practicar angiografía por TC (angio-TC) o por RM (angio-RM) en aquellos pacientes que reúnen criterios para la trombectomía mecánica intraarterial, con grado de recomendación A y nivel de evidencia I.

Esta exploración confirma la presencia o ausencia de oclusión arterial, la localización de la obstrucción, la extensión del trombo, el estado del árbol vascular y el grado de oclusión arterial.

La trombectomía mecánica estará indicada en oclusión de la arteria carótida interna (ACI), los segmentos M1 o M2 de la ACM o los segmentos A1 o A2 de la arteria cerebral anterior (ACA) demostrados con angio-TC, angio-RM o angiografía con sustracción digital. De todos modos, en la práctica los neurorradiólogos intervienen cada vez con mayor frecuencia en ramas más distales.

Respecto a la angiografía por sustracción digital (prueba de referencia), la angio-TC tiene una sensibilidad del 87-100 % y una especificidad del 82-100 %. Se practica en pocos minutos y no es un procedimiento invasivo.

La angio-RM con CIV tiene una sensibilidad del 86-97 % y una especificidad del 62-91 %. Resulta una mejora con respecto a las secuencias *time of flight* (TOF) sin contraste, que todavía son muy utilizadas. En el Código Ictus, se recomienda realizar la angio-RM con contraste, siendo las series TOF menos fiables.

El estudio angiográfico incluye también una valoración de la circulación colateral pial.

Se han propuesto numerosas clasificaciones, que, básicamente, incluyen: 1) ausencia de colaterales; 2) pobres colaterales; 3) igual vascularización que el hemisferio contralateral; y 4) mayor circulación que en el hemisferio afectado.

Algunos autores emplean angio-TC multifase (arterial, venosa media y venosa tardía) para mejorar la fiabilidad de la técnica, lo que evita una infraestimación de la circulación colateral cuando la adquisición de la imagen es demasiado rápida.

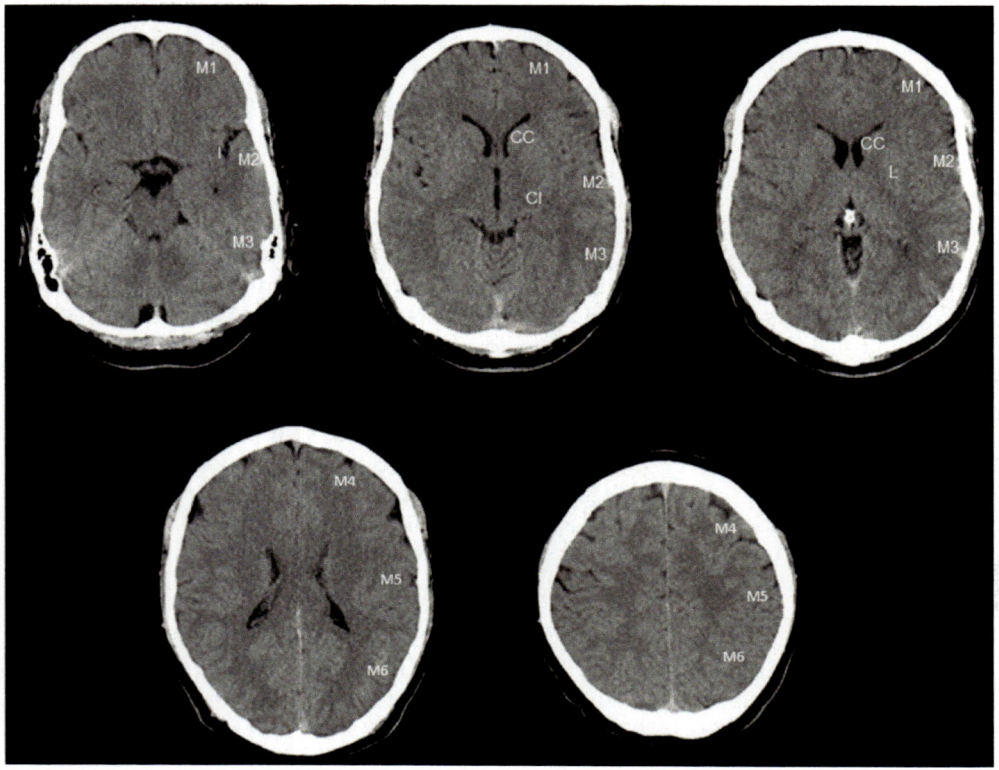

Figura 59-2. La escala ASPECTS (*Alberta Stroke Program Early CT Score*) es una escala semicuantitativa que debe emplearse a la hora de describir un infarto isquémico agudo. Cuando no hay alteraciones, puntúa 10 y va restándose 1 punto por cada uno de los territorios de la arteria cerebral media que se encuentren con signos de infarto isquémico agudo; 4 puntos corresponden a alteraciones en los núcleos de la base (cápsula interna, ínsula, caudado y lenticular); 3 puntos, a territorios corticales a nivel de los núcleos de la base (M1, M2 y M3); y 3 puntos, al territorio cortical a nivel de los centros semiovales (M4, M5 y M6). CI: cápsula interna; I: ínsula; CC: caudado; L: lenticular.

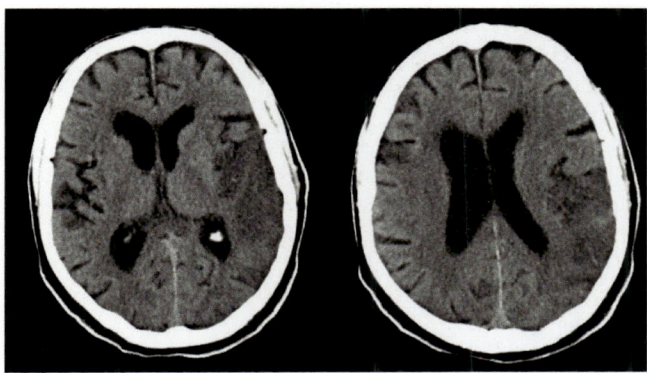

Figura 59-3. Signos de infarto isquémico agudo: hipodensidad que afecta a la sustancia gris (tanto de los núcleos de la base como cortical); desdiferenciación entre sustancia blanca y sustancia gris; borramiento de surcos.

Ante una oclusión proximal, la presencia de buenas colaterales se asocia habitualmente a un infarto pequeño, mayor componente de tejido rescatable, e indica buen pronóstico.

Todos los ensayos señalados han empleado angio-TC y, en un pequeño número de casos, angio-RM. Tan solo el estudio ESCAPE empleó la valoración de las colaterales como criterio de exclusión de pacientes, por lo que debería emplearse tan solo cuando no se puede disponer de estudios de perfusión. El cálculo de la colateralidad sí se utiliza en el algoritmo de algunos programas de inteligencia artificial (IA) para predecir viabilidad, pero debe interpretarse en conjunto con todos los datos obtenidos en el resto de las secuencias.

El estudio de las imágenes fuente (IF) de la angio-TC siguiendo la escala ASPECTS identifica las áreas infartadas mejor y antes que la escala ASPECTS con TC.

El uso de IF de angio-TC y del análisis de las colaterales no están estandarizados y no son suficientes como criterios de exclusión, aunque son de ayuda y, de confirmarse los resultados, podrían sustituir a las técnicas de perfusión (**Fig. 59-4**).

> Los estudios angiográficos son necesarios cuando se va a practicar el procedimiento de TIA.
> Confirman o descartan la oclusión de vasos significativos.
> El cálculo de la circulación colateral tiene un valor predictivo.
> Las IF del estudio pueden aumentar la sensibilidad para detectar infarto.

Estudios de perfusión

El estudio de perfusión es un estudio dinámico que recoge las curvas de captación y eliminación de contraste en un volumen cerebral determinado inyectando contraste a grandes flujos durante poco menos de un minuto.

Los estudios de perfusión calculan muchos parámetros a partir de diferentes algoritmos de deconvolución, cuya descripción queda más allá del alcance de esta revisión. Los más utilizados tanto en TC como con RM son el volumen sanguíneo cerebral (VSC), el flujo sanguíneo cerebral (FSC), el tiempo de tránsito medio (TTM), el tiempo al pico (TP) y el tiempo hasta el máximo realce (Tmáx) (**Fig. 59-5**).

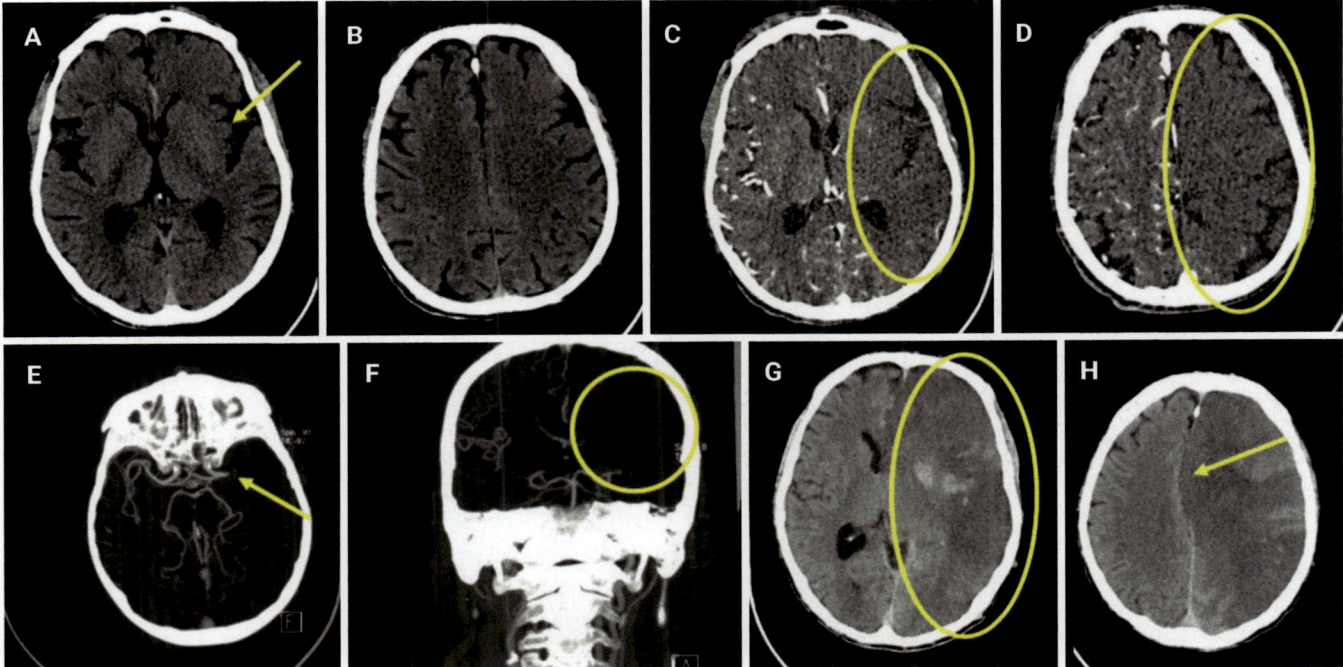

Figura 59-4. A y **B)** En la tomografía computarizada (TC) convencional de este ictus hiperagudo, solo se apreció hipodensidad de la cintilla insular (flecha), por lo que se clasificó como ASPECTS (Alberta Stroke Program Early CT Score) 9. **C** y **D)** Las imágenes fuente de la angiografía por TC (angio-TC) muestran un gran volumen de tejido hipoperfundido, indicando extenso infarto isquémico. **E** y **F)** Reconstrucciones en proyección de máxima intensidad (MIP) de angio-TC que indican oclusión proximal de la arteria cerebral media izquierda (flecha), con ausencia de circulación colateral distal. **G** y **H)** Por criterios de tiempo y ASPECTS 9, se intentó el tratamiento reperfusor sin éxito. Puede apreciarse el extenso infarto hemisférico izquierdo con imágenes de sangrado sobreañadido.

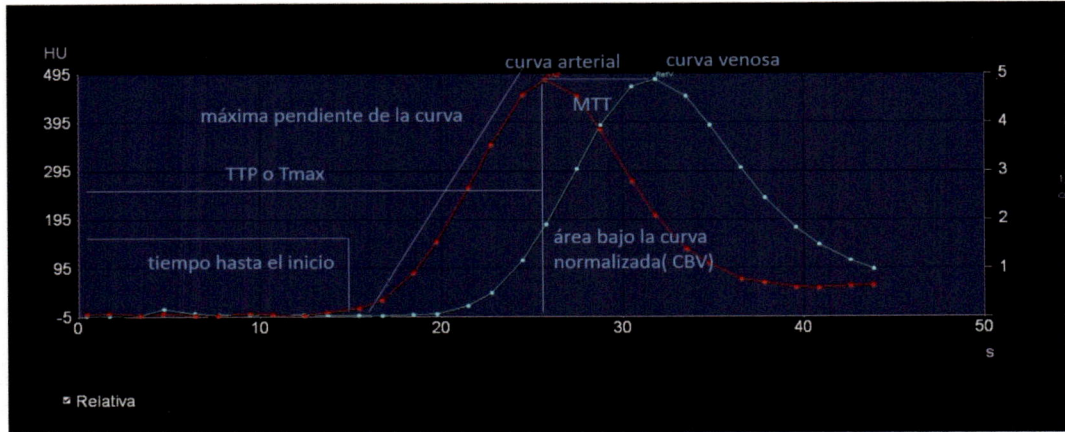

Figura 59-5. A partir de las curvas de captación de contraste (curva arterial) y de eliminación de contraste (curva venosa), se calculan los parámetros de la perfusión cerebral. El área bajo la curva arterial normalizada equivale al volumen sanguíneo cerebral (CBV). El tiempo hasta el pico arterial es el tiempo al pico (TTP) o su equivalente: el tiempo hasta el máximo realce (Tmax). El tiempo entre el pico de ambas curvas es el tiempo de tránsito medio (MTT). El flujo sanguíneo cerebral (CBF) se calcula en función de otros parámetros: CBF= CBV × MTT.

Estos parámetros tienen distintos valores de referencia según diferentes autores: los más utilizados actualmente son el FSC < 30 % en el lado patológico como equivalente a infarto y el Tmáx prolongado > 6 s respecto al hemisferio sano para indicar penumbra isquémica.

En las actuales guías clínicas de tratamiento (AHA, 2018), los estudios de viabilidad tisular en pacientes con ictus de entre 6 y 24 h de evolución o pacientes con ictus de inicio indeterminado son necesarios con un grado de recomendación A y nivel de evidencia I.

Los estudios de perfusión tienen dos aplicaciones fundamentales:

1. Identificación de la necrosis isquémica: mientras que la RM con difusión (prueba de referencia) identifica alteraciones metabólicas, la TC con perfusión interpreta alteraciones dinámicas de la perfusión sanguínea. Pese a ser un método indirecto, la TC con perfusión identifica el área infartada con una sensibilidad global del 80 % y una especificidad del 95 % (con respecto a la RM). La gran mayoría de los falsos negativos de la TC con perfusión corresponden a infartos lacunares o infartos corticales que quedan fuera del campo estudiado (unos 8 cm de espesor en los equipos de 64 detectores).

   Pese a los buenos resultados de la valoración del infarto con perfusión, en las guías de práctica clínica tiene prioridad la valoración ASPECTS con TC sin contraste. En las pruebas dinámicas, se dan casos de sobrestimación del *core*, generalmente, por motivos técnicos y, en ocasiones, por tratarse de un ictus hiperagudo.

2. Identificación de la penumbra isquémica: la penumbra isquémica es un volumen de tejido cerebral isquémico que presenta alteración funcional, pero resulta potencialmente recuperable tras conseguir una adecuada reperfusión. Estas áreas oligohémicas pueden detectarse tanto con RM con perfusión como con TC con perfusión.

La discrepancia entre el volumen del infarto y el volumen de la penumbra se conoce como desajuste *mismatch* y se utiliza como factor predictivo de buena respuesta al tratamiento.

Esta capacidad resulta clave en casos de ictus de más de 6-8 h desde el inicio de los síntomas, casos de ictus del despertar y en casos de indicación terapéutica dudosa. Los parámetros que indican retrasos en el tiempo (Tmáx, TP o TTM) pueden alterarse por causas distintas de la oclusión arterial; sin embargo, en casos de auténtico ictus y en ausencia de infarto establecido, estas alteraciones van a indicar que el tejido afectado es viable incluso en pacientes fuera de los criterios de tiempo convencionales (**Fig. 59-6**).

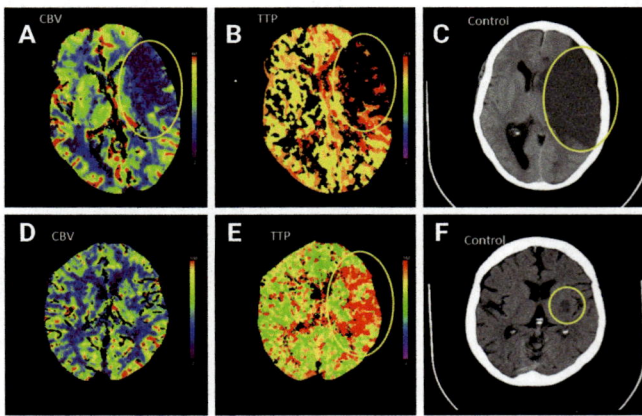

Figura 59-6. Ejemplo de infarto sin penumbra: **A)** área de infarto isquémico demostrada con grave disminución del volumen sanguíneo cerebral (CBV); **B)** el área de alteración del tiempo al pico (TTP) coincide con el área de A y corresponde a infarto sin penumbra; **C)** tomografía computarizada de control con extenso infarto. Ejemplo de penumbra sin infarto: **D)** no se aprecia asimetría en el CBV; **E)** puede apreciarse una extensa penumbra isquémica, reflejada en el retraso del TTP; **F)** el control tras la fibrinólisis intravenosa refleja un mínimo infarto en los núcleos de la base del hemisferio izquierdo.

Actualmente, puede practicarse la trombectomía mecánica hasta 24 h desde el inicio del evento si los pacientes presentan escaso infarto y penumbra isquémica significativa. La penumbra significativa se suele considerar con porcentaje de desajuste > 20 %, aunque realmente se trata de un criterio relativamente arbitrario.

No son raras las imágenes de falsa penumbra, bien por motivos técnicos, bien por auténtica enfermedad imitadora de ictus. Las más frecuentes son la migraña con aura motora, las crisis epilépticas y la encefalopatía posterior reversible. Los resultados de la perfusión deben interpretarse junto con las imágenes convencionales y angiográficas: una penumbra no acompañada de oclusión arterial corresponde habitualmente a una seudopenumbra (**Fig. 59-7**).

> Los estudios de perfusión añaden valor predictivo negativo y positivo a la exploración.
> Pueden discriminar entre tejido necrosado y tejido isquémico viable.
> Se trata de una imagen funcional, no una imagen anatómica. Siempre debe evaluarse teniendo en cuenta las otras dos modalidades de las que es complementaria.

Aplicaciones de inteligencia artificial en el Código Ictus

Existen aplicaciones de IA que hacen un cálculo automatizado tanto de la puntuación en la escala ASPECTS, como un análisis de *core* frente a penumbra, así como un cálculo de colaterales mediante parámetros como el índice de VSC y la proporción de intensidad de perfusión.

La aplicación más conocida es RAPID, utilizada en 12 ensayos, entre los que se encuentran los DEFUSE, y estando también muy extendido el *software* de Brainomix.

Estas aplicaciones homogenizan la interpretación de los estudios, están respaldadas por importante evidencia científica y ya están siendo utilizadas en cientos de centros de más de 40 países. Su principal ventaja consiste en la integración automática de los datos y en enviar de forma casi instantánea una evaluación del estudio multimodal a los dispositivos móviles de los profesionales implicados en el diagnóstico y el tratamiento del ictus.

Presentan inconvenientes, como no integrar la información clínica del paciente, umbrales distintos entre los distintos programas que pueden dar problemas en la reproducibilidad de los estudios y errores en la adquisición técnica, que hacen necesaria la supervisión de un radiólogo.

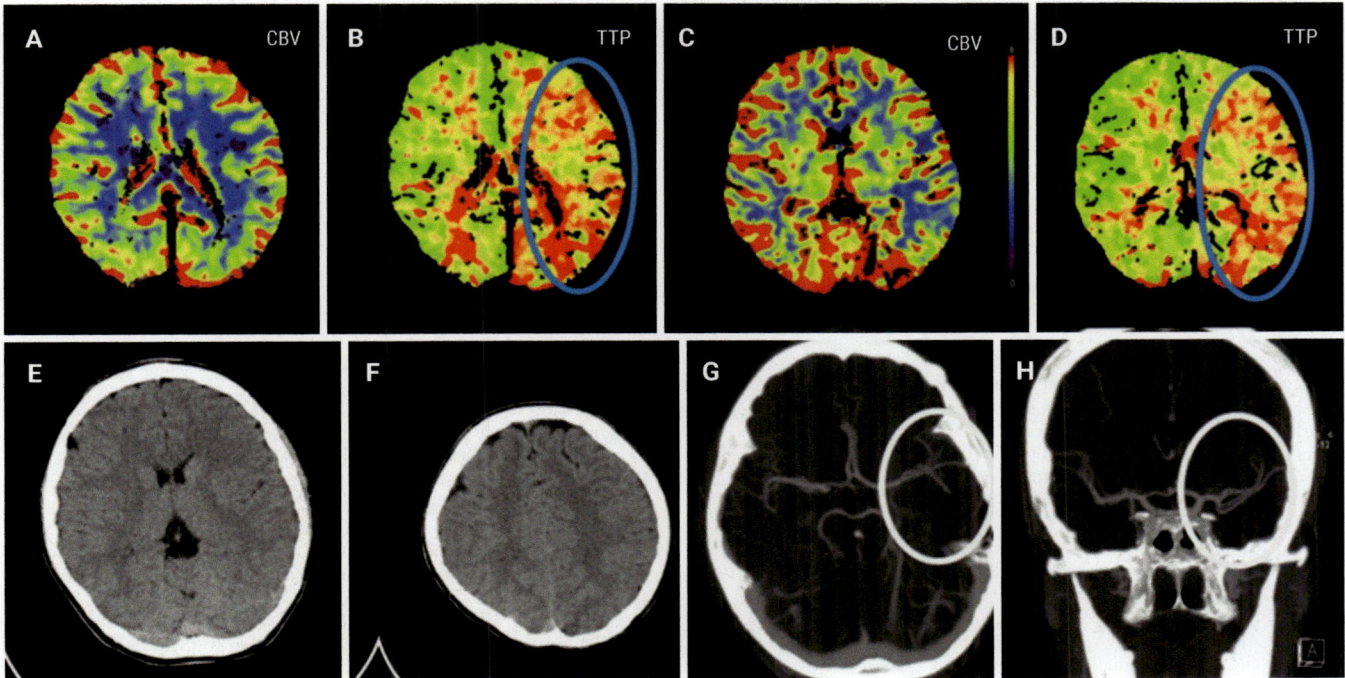

Figura 59-7. Paciente de 15 años, con cefalea y hemiplejia. **A** y **C)** No se aprecian asimetrías en el volumen sanguíneo cerebral (CBV). **B** y **D)** Alteraciones en el tiempo al pico (TTP) que afectan a hemisferio izquierdo, tanto al lóbulo parietal como al occipital. **E** y **F)** Tomografía computarizada (TC) convencional sin alteraciones, ASPECTS (*Alberta Stroke Program Early CT Score*) 10. **G** y **H)** La angiografía por TC (angio-TC) no muestran estenosis ni oclusiones. Se trata de una seudopenumbra debida a una migraña con aura motora.

PUNTOS CLAVE

- El Código Ictus es un procedimiento médico multidisciplinar diseñado para identificar y tratar de modo urgente los ictus agudos con terapia reperfusora.
- El procedimiento incluye un estudio radiológico multimodal (TC o RM), que consta de una serie convencional sin contraste, una serie angiográfica y un estudio de perfusión.
- Es obligatoria la exploración convencional sin contraste, que se utiliza para descartar ictus hemorrágico y para valorar los signos precoces de infarto empleando la escala ASPECTS.
- El estudio angiográfico es necesario siempre que haya posibilidad de tratamiento intraarterial. Esta modalidad añade

mucha información, confirmando las oclusiones y las estenosis, así como la valoración de la circulación colateral pial.
- Los estudios de perfusión permiten distinguir la penumbra isquémica, potencialmente recuperable, del infarto necrosado, ya irrecuperable. Son necesarios en ictus de más de 6 h de evolución y en ictus con hora de inicio desconocida.
- En principio, aquellos pacientes con poco volumen infartado, amplia penumbra y buenas colaterales tienen buen pronóstico, independientemente del tiempo transcurrido desde el inicio de los síntomas.

BIBLIOGRAFÍA

Albers GW, Marks MP, Kemp S, Christensen S, Tsai JP, Ortega Gutiérrez S, et al.; DEFUSE 3 investigators. Thrombectomy for stroke at 6 to 16 hours with selection by perfusion imaging. N Engl J Med. 2018;378(8):708-18.

Barber PA, Darby DG, Desmond PM, Gerraty RP, Yang Q, Li T, et al. Identification of major ischemic change: diffusion-weighted imaging versus computed tomography. Stroke. 1999;30(10):2059-65.

Barber PA, Demchuk AM, Zhang J, Buchan AM. Validity and reliability of a quantitative computed tomography score in predicting outcome of hyperacute stroke before thrombolytic therapy. ASPECTS Study Group. Alberta Stroke Programme Early CT Score. Lancet. 2000;355(9216):1670-4.

Bash S, Villablanca JP, Jahan R, Duckwiler G, Tillis M, Kidwell C, et al. Intracranial vascular stenosis and occlusive disease: evaluation with CT angiography, MR angiography, and digital subtraction angiography. AJNR Am J Neuroradiol. 2005;26(5):1012-21.

Berkhemer OA, Fransen PSS, Beumer D, Van der Berg LA, Lingsma HF, Yoo AJ, et al.; MR CLEAN Investigators. A randomized trial of intraarterial treatment for acute ischemic stroke. N Engl J Med. 2015;372(1):11-20.

Biesbroek JM, Niesten JM, Dankbaar JW, Biessels GJ, Velthuis BK, Reitsma JB, et al. Diagnostic accuracy of CT perfusion imaging for detecting acute ischemic stroke: a systematic review and meta-analysis. Cerebrovasc Dis. 2013;35(6):493-501.

Buck BH, Akhtar N, Alrohimi A, Khan K, Shuaib A. Stroke mimics: incidence, etiology, clinical features and treatment. Ann Med. 2021;53(1):420-36.

Burton KR, Dhanoa D, Aviv RI, Moody AR, Kapral MK, Laupacis A. Perfusion CT for selecting patients with acute ischemic stroke for intravenous thrombolytic therapy. Radiology. 2015;274(1):103-14.

Campbell BCV, Mitchell PJ, Kleinij TJ, Dewey HM, Churilov L, Yassi N, et al.; EXTEND-IA Investigators. Endovascular therapy for ischemic stroke with perfusion-imaging selection. N Engl J Med. 2015;372(11):1009-18.

Chalela JA, Kidwell CS, Nentwich LM, Luby M, Butman JA, Demchuk AM, et al. Magnetic resonance imaging and computed tomography in emergency assessment of patients with suspected acute stroke: a prospective comparison. Lancet. 2007;369(9558):293-8.

Coutts SB, Lev MH, Eliasziw M, Roccatagliata L, Hill MD, Schwamm LM, et al. ASPECTS on CTA source images versus unenhanced CT: added value in predicting final infarct extent and clinical outcome. Stroke. 2004;35(11):2472-6.

Fiebach JB, Schellinger PD, Gass A, Kucinski T, Siebler M, Villringer A, et al.; Kompetenznetzwerk Schlaganfall B5. Stroke magnetic resonance imaging is accurate in hyperacute intracerebral hemorrhage: a multicenter study on the validity of stroke imaging. Stroke. 2004;35(2):502-6.

Fiebach JB, Schellinger PD, Jansen O, Meyer M, Wilde P, Bender J, et al. CT and diffusion-weighted MR imaging in randomized order: diffusion-weighted imaging results in higher accuracy and lower interrater variability in the diagnosis of hyperacute ischemic stroke. Stroke. 2002;33(9):2206-10.

Goyal M, Demchuk AM, Menon BK, Eesa M, Rempel JL, Thornton J, et al.; ESCAPE Trial Investigators. Randomized assessment of rapid endovascular treatment of ischemic stroke. N Engl J Med. 2015;372(11):1019-30.

Hirai T, Korogi Y, Ono K, Nagano M, Maruoka K, Uemura S, et al. Prospective evaluation of suspected stenoocclusive disease of the intracranial artery: combined MR angiography and CT angiography compared with digital subtraction angiography. AJNR Am J Neuroradiol. 2002;23(1):93-101.

Jauch EC, Saver JL, Adams HP Jr, Bruno A, Connors JJB, Demaerschalk BM, et al.; American Heart Association Stroke Council; Council on Cardiovascular Nursing; Council on Peripheral Vascular Disease; Council on Clinical Cardiology. Guidelines for the early management of patients with acute ischemic stroke: a guideline for healthcare professionals from the American Heart Association/American Stroke Association. Stroke. 2013;44(3):870-947.

Jovin TG, Chamorro A, Cobo E, De Miguel MA, Molina CA, Rovira A, et al.; REVASCAT Trial Investigators. Thrombectomy within 8 hours after symptom onset in ischemic stroke. N Engl J Med. 2015;372(24):2296-306.

Kidwell CS, Chalela JA, Saver JL, Starkman S, Hill MD, Demchuk AM, et al. Comparison of MRI and CT for detection of acute intracerebral hemorrhage. JAMA. 2004;292(15):1823-30.

Latchaw RE, Alberts MJ, Lev MH, Connors JJ, Harbaugh RE, Higashida RT, et al.; American Heart Association Council on Cardiovascular Radiology and Intervention, Stroke Council, and the Interdisciplinary Council on Peripheral Vascular Disease. Recommendations for imaging of acute ischemic stroke: a scientific statement from the American Heart Association. Stroke. 2009;40(11):3646-78.

Lee EJ, Kim YH, Kim N, Kang DW. Deep into the brain: artificial intelligence in stroke imaging. J Stroke 2017;19(3):277-85.

Mattle HP, Arnold M, Lindsberg PJ, Schonewille WJ, Schroth G. Basilar artery occlusion. Lancet Neurol. 2011;10(11):1002-14.

Menon BK, D'Esterre CD, Qazy EM, Almekhlafi M, Hanh L, Demchuk AM, et al. Multiphase CT angiography: a new tool for imaging triage of patients with acute ischemic stroke. Radiology. 2015;275(2):510-20.

Menon BK, Goyal M. Imaging paradigms in acute ischemic stroke: a pragmatic evidence-based approach. Radiology. 2015;277(1):7-12.

Naylor J, Churilov L, Rane N, Chen Z, Campbell BCV, Yan B. Reliability and utility of the Alberta Stroke Program Early Computed Tomography Score in Hyperacute Stroke. J Stroke Cerebrovasc Dis 2017;26(11):2547-52.

Nogueira RG, Jadhav AP, Haussen DC, Bonafe A, Budzik RF, Bhuva P, et al.; DAWN Trial Investigators. Thrombectomy 6 to 24 hours after stroke with a mismatch between deficit and infarct. N Engl J Med. 2018;378(1):11-21.

Parsons MW, Pepper EM, Chan V, Siddique S, Rajatnam S, Bateman GA, et al. Perfusion computed tomography: prediction of final infarct extent and stroke outcome. Ann Neurol. 2005;58(5):672-9.

Powers WJ, Derdeyn CP, Biller J, Coffey CS, Hoh BL, Jauch EC, et al.; American Heart Association Stroke Council. 2015 American Heart Association/American Stroke Association focused update of the 2013 guidelines for the early management of patients with acute ischemic stroke regarding endovascular treatment: a guideline for healthcare professionals from the American Heart Association/American Stroke Association. Stroke. 2015;46(10):3020-35.

Powers WJ, Rabinstein AA, Ackerson T, Adeoye OM, Bambakidis NC, Becker K, et al. Guidelines for the early management of patients with acute ischemic stroke: 2019 update to the 2018 guidelines for the early management of acute ischemic stroke: a guideline for healthcare professionals from the American Heart Association/American Stroke Association. Stroke. 2019;50(12):e344-418.

Sanelli PC, Sykes JB, Ford AL, Lee JM, Vo KD, Hallam DK. Imaging and treatment of patients with acute stroke: an evidence-based review. AJNR Am J Neuroradiol. 2014;35(6):1045-51.

Saver JL, Goyal M, Bonafe A, Diener HC, Levy EI, Pereira VM, et al.; SWIFT PRIME Investigators. Stent-retriever thrombectomy after intravenous t-PA vs. t-PA alone in stroke. N Engl J Med. 2015;372(24):2285-95.

Tan IYL, Demchuk AM, Hopyan J, Zhang L, Gladstone D, Wong K, et al. CT angiography clot burden score and collateral score: correlation with clinical and radiologic outcomes in acute middle cerebral artery infarct. AJNR Am J Neuroradiol. 2009;30(3):525-31.

Vagal A, Wintermark M, Nael K, Bivard A, Parsons M, Grossman AW, et al. Automated CT perfusion imaging for acute ischemic stroke: pearls and pitfalls for real-world use. Neurology. 2019;93(20):888-98.

Vo KD, Yoo AJ, Gupta A, Qiao Y, Vagal AS, Hirsch JA, et al. Multimodal diagnostic imaging for hyperacute stroke. AJNR Am J Neuroradiol. 2015;36(12):2206-13.

Zerna C, Thomalla G, Campbell BCV, Rha JH, Hill MD. Current practice and future directions in the diagnosis and acute treatment of ischaemic stroke. Lancet. 2018;392(10154):1247-56.

Dolor torácico en urgencias

60

V. Gómez Usabiaga y J. Cuetos Fernández

OBJETIVOS

- Exponer las principales causas de origen cardiovascular que conllevan una alta morbimortalidad de dolor torácico.
- Describir las técnicas fundamentales para el diagnóstico de estas patologías y su correcta protocolización.
- Revisar la fisiopatología, el contexto demográfico y la presentación clínica más frecuente de las diferentes patologías.
- Identificar los hallazgos, factores pronósticos y complicaciones que puedan condicionar el tratamiento.
- Enumerar los hallazgos que se deben incluir en el informe radiológico estructurado.

DOLOR TORÁCICO DE ORIGEN CARDÍACO

El dolor torácico es la segunda causa más frecuente de consulta en los servicios de urgencias y puede llegar a suponer hasta un 20 % del total del volumen en la urgencia. Aunque el origen del dolor torácico no suele ser cardíaco, la enfermedad arterial coronaria (EAC) sigue siendo la principal causa de muerte en hombres y mujeres.

Puesto que la eficacia de la fibrinólisis y de la angioplastia coronal transluminal percutánea está en íntima relación con la precocidad con la que se realiza, es importante que los clínicos cuenten con una serie de herramientas clínicas que permitan estratificar lo mejor posible a estos pacientes. No obstante, a pesar de los algoritmos diagnósticos complejos de los que se dispone hoy en día, aún entre el 5 y el 10 % de los pacientes son dados de alta erróneamente, lo que implica duplicar la tasa de mortalidad de estos pacientes y supone hasta un 20 % de denuncias por demandas por mala praxis en los Estados Unidos.

La angiografía por tomografía computarizada (angio-TC) de arterias coronarias se ha consolidado y validado hasta en ocho ensayos clínicos aleatorizados y cinco metanálisis como una estrategia diagnóstica rápida de primera línea en el triaje de pacientes con dolor torácico agudo, con probabilidad baja o intermedia de síndrome coronario agudo (SCA) en aquellos pacientes que no tienen enfermedad coronaria conocida.

Selección de pacientes

La selección del paciente vendrá determinada, principalmente, por su anamnesis, la forma de presentación clínica y una valoración inicial de los biomarcadores. Una anamnesis detallada, así como una exploración física deberían preceder a cualquier prueba cardíaca con la intención de excluir posibles diagnósticos no coronarios alternativos del dolor torácico.

El electrocardiograma (ECG) se deberá realizar y valorar en búsqueda de infarto agudo de miocardio con elevación del segmento ST (IAMEST) dentro de los diez primeros minutos a su llegada a la urgencia. Y las troponinas (que son marcadores de daño miocárdico) se deberían medir lo antes posible. La utilización de guías de probabilidad antes de las pruebas o guías de decisión clínica ayudan a estratificar a los pacientes en grupos de riesgo bajo, bajo-intermedio o alto de SCA (**Fig. 60-1**).

Los pacientes de muy bajo riesgo podrán ser dados de alta; mientras que los pacientes de alto riesgo ingresarán a cargo de los servicios de cardiología, y seguirán las guías de actuación pertinentes en cada situación.

> **!** Es en pacientes de riesgo bajo-intermedio en quienes se ha demostrado que la angio-TC tiene un papel fundamental, debido a su alta sensibilidad en la detección de estenosis significativas (> 50 %) y al valor predictivo negativo (VPN) próximo al 100 % en la exclusión de EAC. Son numerosas las guías, como la actualización que la Sociedad Europea de Cardiología hizo en 2020, entre otras, que incluyen la angio-TC coronaria como una prueba recomendada como alternativa a la angiografía invasiva para excluir SCA en pacientes con riesgo bajo o intermedio siempre y cuando las troponinas y el ECG sean normales o indeterminados.

La evidencia reciente (del grupo VERDICT, CARMENTA o RAPID-CTCA) sugiere una expansión de las indicaciones de la angio-TC coronaria para pacientes en grupos de mayor riesgo de sufrir un SCA, en concreto, en pacientes con infarto agudo de miocardio sin elevación del segmento ST (IAMSEST) en los que se prefiera una estrategia menos invasiva (debido a alto riesgo de sangrado, malos accesos vasculares o por preferencia del propio paciente). Esto se debe

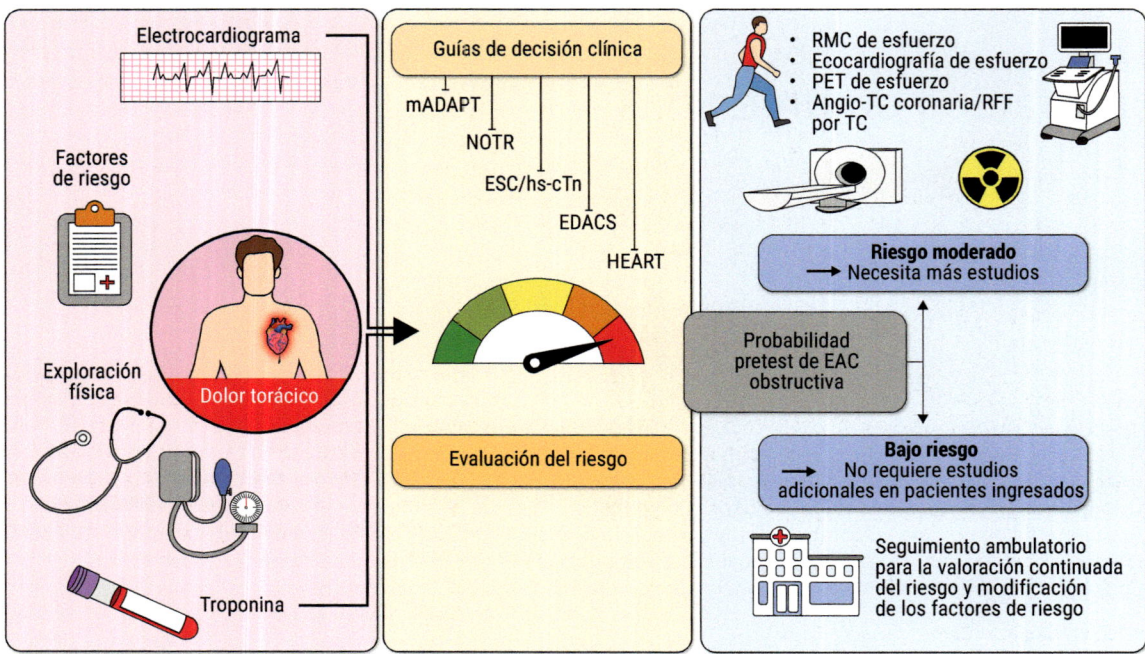

Figura 60-1. Aproximación diagnóstica en la evaluación de pacientes con dolor torácico agudo. Angio-TC: angiografía por tomografía computarizada; EAC: enfermedad arterial coronaria; ECG: eletrocardiograma; PET: tomografía por emisión de positrones (*positron emission tomography*); RFF: reserva de fracción de flujo; TC: tomografía computarizada.

a que hasta un 33 % de pacientes con IAMSEST no presentan enfermedad coronaria significativa en angiografías, y el uso de la angio-TC, por lo tanto, podría ayudar en la selección de pacientes que se pueden beneficiar de una angiografía invasiva.

¿Qué aporta la angiotomografía coronaria?

A continuación, se analiza la utilidad de la valoración por angio-TC coronaria.

Estenosis y carga de ateroma

Hay muchos modelos que permiten valorar tanto la estenosis como la carga de ateroma, de los cuales, los más utilizados son el *Segment Involvement Score* (SIS) y el CAD-RADS® (*Coronary Artery Disease-Reporting and Data System*).

Como norma, las lesiones deberían ser caracterizadas por segmento y todos los segmentos deben ser analizados según el modelo de los 18 segmentos de la Society of Cardiovascular Computed Tomography (SCCT). La impresión final debe recoger la presencia o ausencia de EAC, la presencia o ausencia de placas de alto riesgo, y una medida cuantitativa o semicuantitativa del total de la carga de ateroma. La gravedad de la estenosis clásicamente se ha expresado como:

- Ninguna (ausencia de) estenosis: CAD-RADS 0.
- Mínima (1-24 %): CAD-RADS 1.
- Leve (25-49 %): CAD-RADS 2.
- Moderada (50-69 %): CAD-RADS 3.
- Grave (70-99 %): CAD-RADS 4 A (grave del 70-99 % de uno o dos vasos) y 4 B (> 50 % en el tronco principal o > 70 % en tres o más vasos).

- Oclusión (100 %): CAD-RADS 5.
- CAD-RADS N (no existe ninguna estenosis superior al 50 %, pero no se pueden valorar todos los segmentos).

En cuanto a la carga de ateroma, hay múltiples fuentes que demuestran que la cantidad total de carga de ateroma tiene una fuerte relación con la incidencia de eventos de origen cardiovascular y, por lo tanto, esta información puede ser mucho más valiosa que simplemente informar de la presencia o ausencia de estenosis anatómicas y variables clínicas. En este punto, la angio-TC coronaria es la única prueba no invasiva capaz de cuantificarlo. Es por ello por lo que la nueva versión del CAD-RADS incorpora la designación de «P».

Existen diferentes métodos de cuantificación; como la puntuación de calcio arterial coronario, el SIS (**Fig. 60-2**) y una estimación visual. Debería seleccionarse la técnica que sea más apropiada según cada paciente y de acuerdo con las prácticas de cada hospital.

Placas de alto riesgo (HRP)

La angio-TC de arterias coronarias permite detectar características de alto riesgo asociadas a mayor riesgo de rotura de placas y de SCA, independientemente del grado de estenosis. Resulta especialmente importante en la urgencia, ya que, en la gran mayoría de los casos, lo que precipita un SCA es la rotura de estas placas y muchas veces son lesiones no obstructivas. La presencia de estas placas triplica el riesgo de sufrir eventos cardiovasculares mayores o muerte de origen cardiovascular. Las placas de alto riesgo (HRP, *high-risk plaques*), generalmente, son placas que se suelen localizar en zonas proximales y, por lo tanto, van a ser óptimas para el estudio mediante angio-TC coronaria.

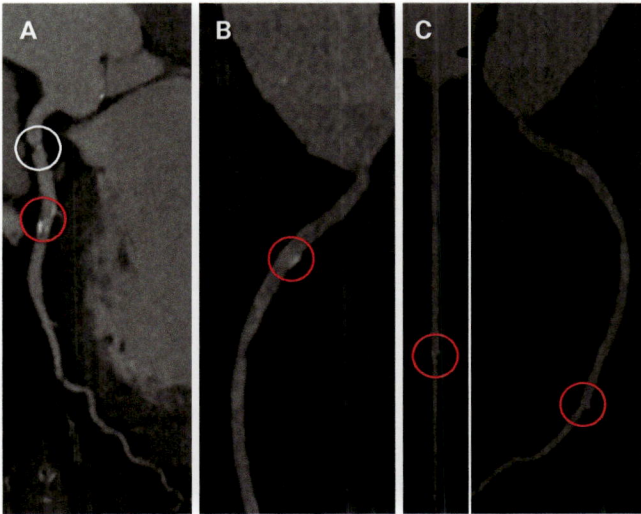

D

Diferentes métodos para caracterizar la cantidad total de placa de ateroma coronaria

	Cantidad total de placa de ateroma coronaria	CAC	SIS	Visual
P1	Leve	1-100	≤ 2	1 o 2 vasos con leve cantidad de placa
P2	Moderada	101-300	3-4	1-2 vasos con cantidad moderada; 3 vasos con cantidad leve de placa
P3	Severa	301-999	5-7	3 vasos con cantidad moderada; 1 vaso con gran cantidad de placa
P4	Extensa	> 1.000	≥ 8	2-3 vasos con gran cantidad de placa

Figura 60-2. Cuantificación mediante el método SIS (Segment Involvement Score). **A-C)** Reconstrucciones en reformateo curvo de las arterias descendente anterior **(A)**, coronaria derecha **(B)** y descendente posterior **(C)**, donde se muestran placas de predominio cálcico (círculos rojos) en diferentes segmentos de las arterias mostradas, con placa de predominio no cálcica en el tercio proximal de la coronaria derecha. En total, suman una puntuación de 5, de manera que, tal y como muestra el recuadro **(D)**, según el método del SIS, correspondería con una carga de ateroma grave. Según el sistema CAD-RADS® (*Coronary Artery Disease-Reporting and Data System*), correspondería a la categoría P3.

Son cuatro las características radiológicas descritas para determinar la presencia de una HRP: 1) la baja atenuación de la placa, definida como aquella con valores < 30 UH; 2) el signo del anillo del servilletero (aquellas placas heterogéneas con zona necrótica de baja atenuación rodeada de un anillo de mayor densidad que representa el tejido fibroso); 3) el *remodeling* positivo (cuando existe un crecimiento excéntrico de la placa que inicialmente puede no condicionar estenosis significativa); y 4) el moteado o *spotty* cálcico (definido como aquella calcificación < 3 mm de > 130 UH) **(Fig. 60-3)**.

 Se consideran características de alto riesgo la placa hipodensa, la placa heterogénea con signo del anillo del servilletero, el *remodeling* positivo y el moteado cálcico.

Según el sistema CAD-RADS, es necesaria la coexistencia de, al menos, dos de estas características para poder considerar al paciente de alto riesgo. La existencia de estas características de alto riesgo puede ser motivo para ingresar, completar con pruebas funcionales en angio-TC (reserva fraccional de flujo mediante TC [RFF-TC] o técnicas de perfusión miocárdica [CTP, *computed tomography perfusion*]), con pruebas de esfuerzo o, incluso, considerar angiografía invasiva en función de los síntomas, ECG o biomarcadores.

! Informar sobre la presencia de HRP y la cuantificación de la carga de ateroma mejora la estratificación de riesgos y ayuda a guiar en el manejo del paciente, ya que ambas están asociadas de forma independiente a SCA y episodios futuros de eventos cardiovasculares mayores (MACE, *major adverse cardiovascular events*) más allá de la gravedad de la estenosis.

Pruebas funcionales mediante tomografía computarizada multidetector

Con los equipos de última generación, se puede evaluar el significado hemodinámico de las estenosis coronarias. Tanto la medición de la RFF-TC como la CTP ofrecen una mejora en la eficacia diagnóstica, incrementando la especificidad y el valor predictivo positivo (VPP) y, por lo tanto, van a permitir realizar una mejor selección del paciente que es candidato a angiografía invasiva.

Reserva fraccional de flujo por tomografía computarizada

La RFF-TC es una técnica compleja que permite el cálculo de presión a través del árbol coronario mediante técnicas de flujo dinámico computacional entre diferentes segmentos, con similar seguridad y eficacia que el cálculo de la RFF en los procedimientos de angiografía invasiva. Mediante esta técnica, se podrán seleccionar mejor pacientes candidatos a angiografías.

Técnicas de perfusión miocárdica (CTP)

Las técnicas de perfusión miocárdica de esfuerzo mediante agentes vasodilatadores son técnicas ampliamente validadas en la última década para identificar enfermedad coronaria significativa. Se han descrito técnicas estáticas y dinámicas para perfusión miocárdica, así como técnicas de perfusión mediante energía espectral.

Son técnicas que, al igual que la RFF-TC, mejoran la eficacia diagnóstica frente a la angio-TC aislada, con un incremento del VPP del 67 al 90 %, ya que hacen posible la detección de estenosis hemodinámicamente significativa, permitiendo definir si una estenosis moderada o grave se asocia a isquemia reversible; o a la inversa, permiten excluir isquemia miocárdica en estenosis moderadas o ante la sospecha de estenosis grave con placas cálcicas o mixtas.

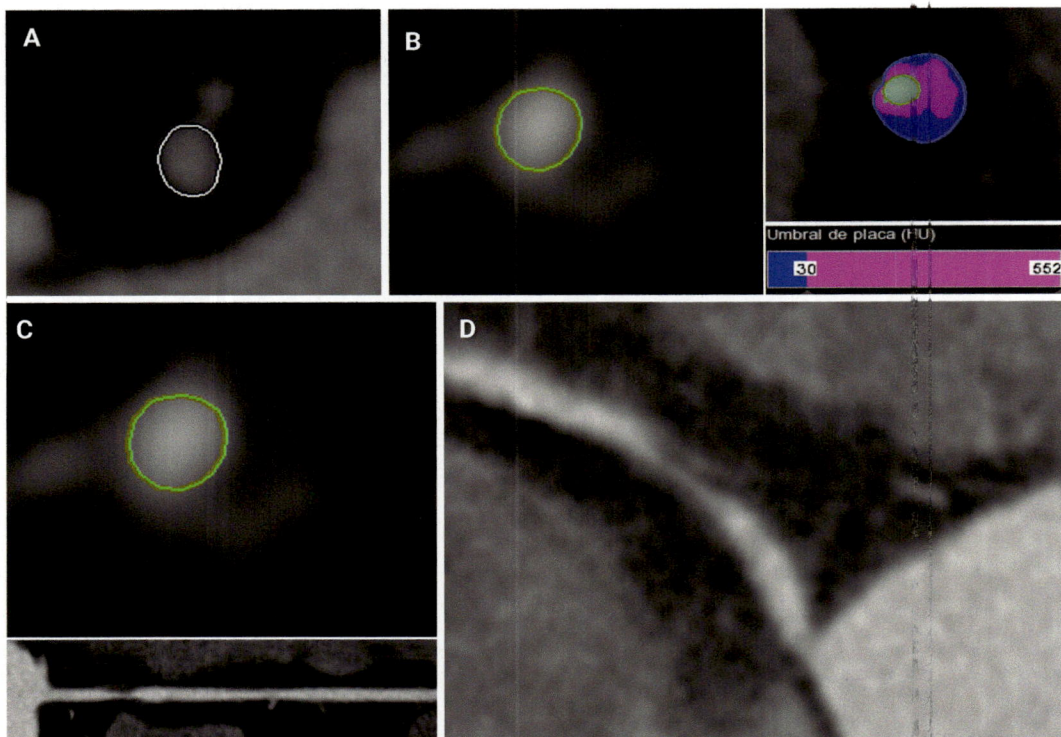

Figura 60-3. Características de placas de alto riesgo (HRP). **A)** Placa hipodensa con núcleo lipídico < 30 UH. **B)** Placa no cálcica, heterogénea, con una zona muy hipodensa que representa el núcleo lipídico y otra zona de mayor densidad que corresponde con la cápsula de tejido fibroso. **C)** Corte ortogonal al eje del vaso y en reformateo con reconstrucción multiplanar (MPR) del vaso, con el signo de *remodeling* (crecimiento excéntrico de la placa), además de placa heterogénea. **D)** MPR de la coronaria derecha, que muestra el signo del moteado cálcico, con calcificación puntiforme casi imperceptible asociada a una placa no cálcica de baja atenuación.

 La angio-TC de arterias coronarias combinada con técnicas de RFF-TC o CTP ofrece una evaluación integral de la anatomía y fisiología coronarias, permitiendo una mejor selección de pacientes y evitando angiografías coronarias invasivas innecesarias.

Anomalías de las arterias coronarias

En todo estudio de angio-TC coronaria, es imperativo valorar tanto el origen como el trayecto de las arterias coronarias.

Las anomalías de las arterias coronarias tienen una prevalencia estimada del 2 %, y se pueden dividir de diferentes maneras (como las de origen, curso y terminación), o una clasificación más práctica es aquella que se basa en anomalías que pueden ser hemodinámicamente significativas (y pueden condicionar *shunts*, arritmias e, incluso, muerte súbita) o anomalías que no son hemodinámicamente significativas. Dentro de las hemodinámicamente significativas, habría que valorar posibles atresias de arterias coronarias, fístulas congénitas, origen de la arteria pulmonar, trayectos interarteriales y trayectos miocárdicos profundos (**Figs. 60-4** y **60-5**).

La anomalía más frecuente es el trayecto intramiocárdico, en la que un segmento de la arteria coronaria (generalmente, el tercio medio de la arteria descendente anterior [DA]) pierde su trayecto por la grasa epicárdica para introducirse en el espesor del miocardio y posteriormente volver a la grasa epicárdica. La mayoría son asintomáticos, y pueden ser potencialmente sintomáticos los trayectos intramiocárdicos profundos; definidos como aquellos que se encuentran a > 2 mm de profundidad y los que presentan una longitud > 25 mm.

Por otro lado, cuando existe una alteración en el trayecto de una arteria coronaria, es importante valorar si presenta un trayecto septal, un trayecto prepulmonar, retroaórtico o interarterial, ya que son estos último (y, en especial, cuando presentan un segmento intramural) los que se asocian a mayor probabilidad de muerte súbita.

 Los hallazgos radiológicos que sugieren segmento intramural son un ángulo de salida < 45° con respecto el plano de la aorta, y una pérdida de la esfericidad y de la grasa epicárdica con cambio a morfología elíptica con cociente altura/anchura > 1,3 de la arteria coronaria, visualizado en un plano ortogonal a este.

Hallazgos extracoronarios

Las estructuras cardiovasculares no coronarias que se incluyen de manera rutinaria en los estudios de angio-TC coronaria incluyen el pericardio, las cámaras cardíacas, el tabique interauricular y el interventricular, las válvulas cardíacas, las arterias y venas pulmonares, la aorta torácica y las venas centrales sistémicas. Por lo tanto, deberán ser revisados y evaluados de manera sistemática para la exclusión de patología no coronaria como causa del dolor torácico (**Fig. 60-6**).

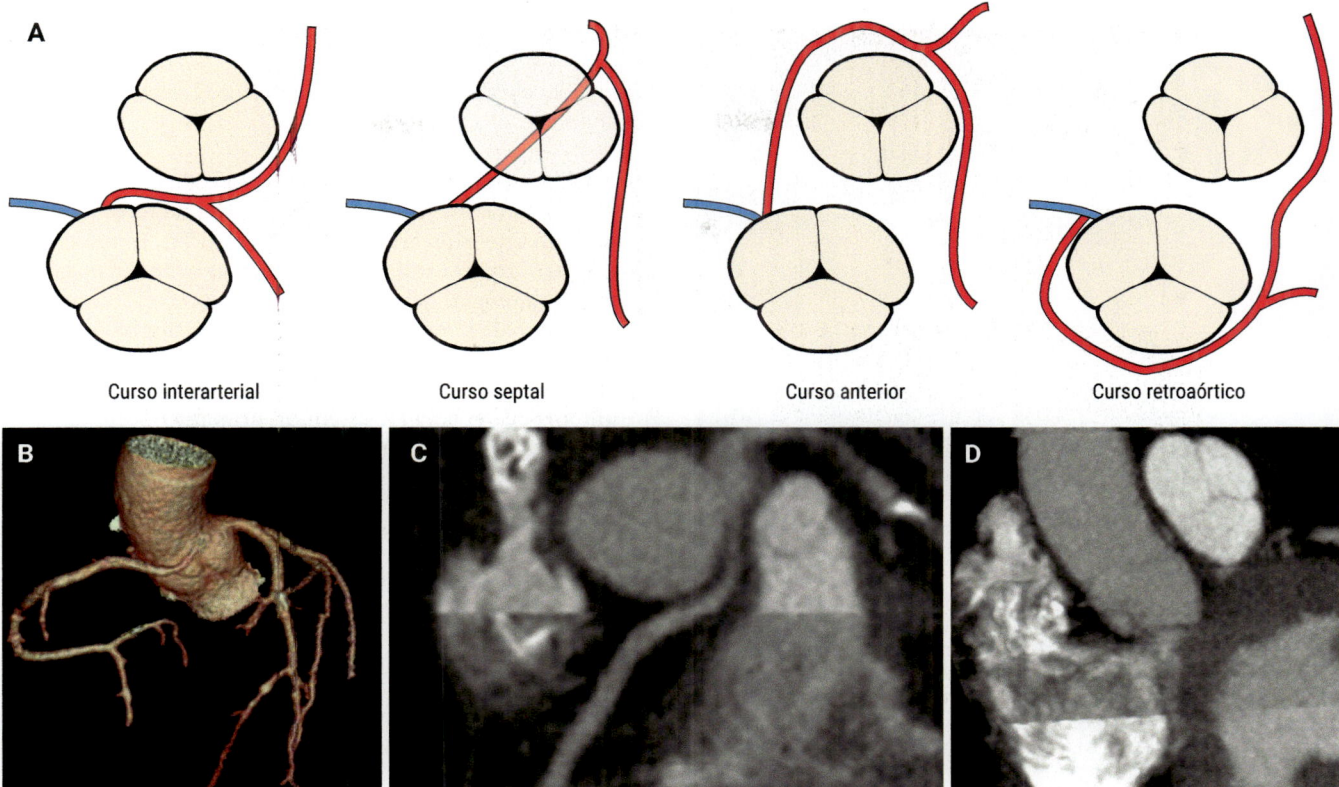

A

Curso interarterial   Curso septal   Curso anterior   Curso retroaórtico

B   **C**   **D**

Figura 60-4. Anomalía de arterias coronarias. Arteria coronaria derecha con origen en el seno coronario opuesto y trayecto interarterial con segmento intramural. **A)** Esquema de las diferentes alteraciones en el trayecto de las arterias coronarias. Las de curso interarterial son las que se asocian a anomalías hemodinámicamente significativas. **B-D)** Arteria coronaria derecha con origen en el seno coronario izquierdo (reconstrucción 3D en **B)**, con características de segmento intramural; un ángulo de salida agudo con respecto la aorta en su plano axial < 45° **(C)**, y morfología elíptica de la aorta con pérdida de la grasa epicárdica en un plano ortogonal a ella **(D)**.

Las paredes miocárdicas y las cavidades de la aurícula izquierda y el ventrículo izquierdo están uniformemente opacificadas en una angio-TC coronaria estándar y deben examinarse en busca de hipertrofia, dilatación, adelgazamiento, realce hipodenso, masas y anomalías congénitas. Se debe tener en cuenta que la medición del tamaño de la cavidad ventricular y el grosor de la pared miocárdica deben realizarse una fase telediastólica (**Fig. 60-7**).

Puede ser apropiada una evaluación morfológica de las válvulas, incluyendo calcificación, engrosamiento u otras anomalías estructurales. Dependiendo de la fase cardíaca mostrada, puede haber evidencia morfológica de estenosis valvular o, incluso, regurgitación (**Fig. 60-8**).

Informe estructurado

La interpretación y el informe de la angio-TC coronaria en el servicio de urgencias debe utilizar el CAD-RADS y cumplir con las directrices de la SCCT para la Interpretación e Informe de la angio-TC coronaria. Además, hay consideraciones particulares pertinentes a las necesidades clínicas del paciente con EAC aguda. La presentación con un síndrome potencialmente mortal requiere la finalización acelerada de la adquisición, reconstrucción, interpretación e informe de los estudios en estos pacientes, por lo que deben recibir prioridad sobre los casos no agudos. Cualquier hallazgo potencialmente mortal debe comunicarse de manera urgente y directa

al personal del servicio de urgencias. Esto incluye hallazgos no cardíacos emergentes como disección aórtica y embolia pulmonar aguda.

El léxico CAD-RADS es un sistema estandarizado de informes para pacientes sometidos a angio-TC coronaria, cuyo objetivo principal es mejorar la atención al paciente, facilitando la comunicación de los resultados del estudio a los médicos remitentes y vincula los hallazgos de imagen con recomendaciones de manejo del paciente. Las categorías de evaluación van desde CAD-RADS 0 (que denota ausencia completa de placa y estenosis coronaria) hasta CAD-RADS 5 (que denota la presencia de, al menos, una arteria coronaria totalmente ocluida). Asociadas a cada categoría de evaluación, hay recomendaciones de manejo específicas para guiar los siguientes pasos en la trayectoria de atención. La carga de ateroma se categoriza como: leve, P1 (CAC 1-100 o SIS ≤ 2); moderada, P2 (CAC 101-300 o SIS = 3-4); grave, P3 (CAC 301-999 o SIS = 5-7); o extensa, P4 (CAC > 1.000 o SIS ≥ 8).

Los modificadores CAD-RADS denotan la presencia o ausencia de HPR (modificador «HRP»), *stent(s)* coronarios (modificador «S»), injerto(s) (*grafts*) de derivación (modificador «G»), uno o más segmentos coronarios no diagnósticos (modificador «N») y alteraciones en las arterias coronarias que conlleven estenosis de estas de causa no ateromatosa (como anomalías del trayecto, disecciones, compresiones extrínsecas, etc., como modificador «E»).

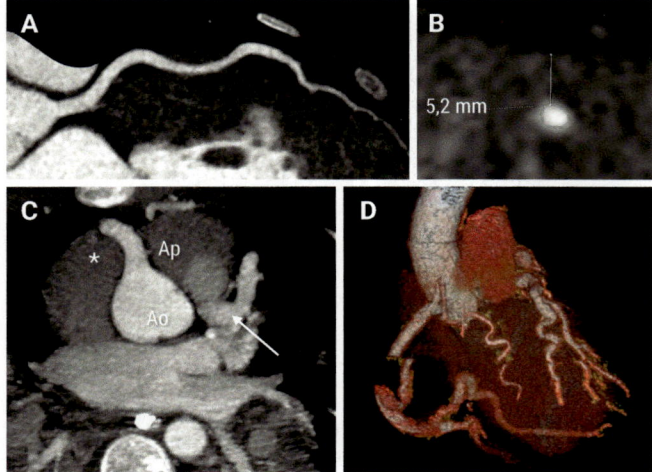

Figura 60-5. Anomalía de arterias coronarias. **A** y **B)** Trayecto intramiocárdico profundo. Reformateo curvo de la arteria descendente anterior (DA) **(A)** que muestra cómo un segmento largo (de unos 26 mm) de la DA penetra en el espesor del miocardio y deja de estar rodeada de grasa epicárdica. **B)** Corte ortogonal al eje de la arteria que muestra que la arteria se encuentra a 5,2 mm de la superficie miocárdica. Ambas características se consideran de riesgo, sobre todo, en pacientes sintomáticos y con alteraciones miocárdicas que dificulten la distensibilidad o relajación ventricular. **C** y **D)** Síndrome ALCAPA (origen anómalo de la coronaria izquierda **(C)** en la arteria pulmonar [Ap], *anomalous left coronary artery from the pulmonary artery*) en un niño de 11 años. En **C**, se muestra el origen ortotópico de la arteria coronaria derecha (CD) en el seno coronario derecho, pero de calibre aumentado, y se identifica el origen de la CI en la Ap, que se encuentra parcialmente opacificada. **D)** Vista tridimensional (3D) del árbol coronario, donde se aprecian arterias coronarias tortuosas y aumentadas de calibre de manera global. Ao: aorta.

Se ha publicado una clasificación actualizada de CAD-RADS 2.0 (*Journal of Cardiovascular Computed Tomography*, 2022) y proporciona un marco ampliado para el informe coronario, que incluye una descripción de la carga de placa coronaria, además de la gravedad de la estenosis. La clasificación actualizada de CAD-RADS seguirá un esquema establecido de estenosis, carga de placa y modificadores, que incluirá la evaluación de la isquemia específica de la lesión mediante RFF-TC o CTP cuando se realicen.

SÍNDROME AÓRTICO AGUDO COMO CAUSA DEL DOLOR TORÁCICO

El síndrome aórtico agudo (SAA) comprende un grupo de trastornos agudos de la pared aórtica, cuya forma de presentación clínica es similar y todos ellos constituyen una amenaza para la vida del paciente. En todas las formas de SAA, existe una afectación de la pared aórtica, generalmente, predispuesta por anomalías subyacentes de la media o la íntima o secundaria a traumatismo o instrumentación. La American Heart Association (AHA) las ha agrupado en cinco grupos diferentes, que incluyen la disección aórtica (DA), el hematoma intramural (HIM), las lesiones intimales focales (LIF), la úlcera penetrante ateroesclerótica (UPA), y la rotura aórtica.

Epidemiología y factores de riesgo

La incidencia global de los SAA varía entre 2 y 4 casos/100.000 individuos:

- La **DA** es la forma más común de afectación y supone el 85-90 % de los casos. Sus principales factores de riesgo son: hipertensión arterial (HTA) (77,8 %), ateroesclerosis (31 %), cirugía cardiaca o torácica previa, aneurisma conocido, patologías del tejido conectivo como el síndrome de Marfan o de Loeys-Dietz y la válvula aórtica bicúspide. Es más común en varones y, cuando se da en mujeres, la forma de presentación es más tardía. El factor precipitante más importante es la HTA sistémica, primaria o secundaria, ya que produce un incremento del estrés en la pared aórtica.

> La DA es la forma más común del SAA (el 85-90 % de los casos). La HTA es el principal factor de riesgo, presente casi en el 80 % de los pacientes.

- **HIM** (el 5-20 % de los casos de SAA). En comparación con la DA, los pacientes con HIM suelen ser pacientes mayores, y presentar aneurismas. Además, muy pocos están afectados por el síndrome de Marfan y es más prevalente en mujeres. Al igual que en la DA, el factor de riesgo más importante es la HTA de larga evolución (el 50-84 % de los casos).
- **UAP** (el 2-7 % de los pacientes con SAA). Los pacientes con UAP suelen ser mayores de 70 años. Los factores de riesgo asociados son: ateroesclerosis, HTA, hiperlipidemia, enfermedad coronaria, tabaquismo o aneurisma aórtico infrarrenal.

Presentación clínica

El dolor torácico, especialmente de tipo desgarrador, de inicio súbito y que puede extenderse al abdomen, en un paciente mayor e hipertenso debe despertar la sospecha de SAA. Es frecuente la coexistencia de varios factores de riesgo descritos previamente, los que junto con las características del cuadro clínico sugieren este síndrome.

Las entidades que conforman el SAA pueden solaparse o confundirse clínicamente (aunque hay ciertos datos que pueden orientar hacia una afectación de aorta ascendente o descendente), incluso la forma de presentación no difiere de otras entidades como el SCA o la tromboembolia pulmonar (TEP); de manera que, para confirmar la sospecha y diferenciar unas de otras, se deben realizar pruebas de imagen de alto rendimiento diagnóstico, que permitan, además, determinar su extensión e identificar las complicaciones.

No existen biomarcadores que permitan diagnosticar un SAA; sin embargo, para la DA, un valor de dímero D (DD) < 500 ng/mL permiten excluir el diagnóstico en pacientes con dolor torácico agudo.

Pruebas de imagen

Las pruebas de imagen son necesarias para determinar el tipo de SAA, clasificarlo en función de la localización y valorar la extensión de la patología, así como para identificar posibles complicaciones.

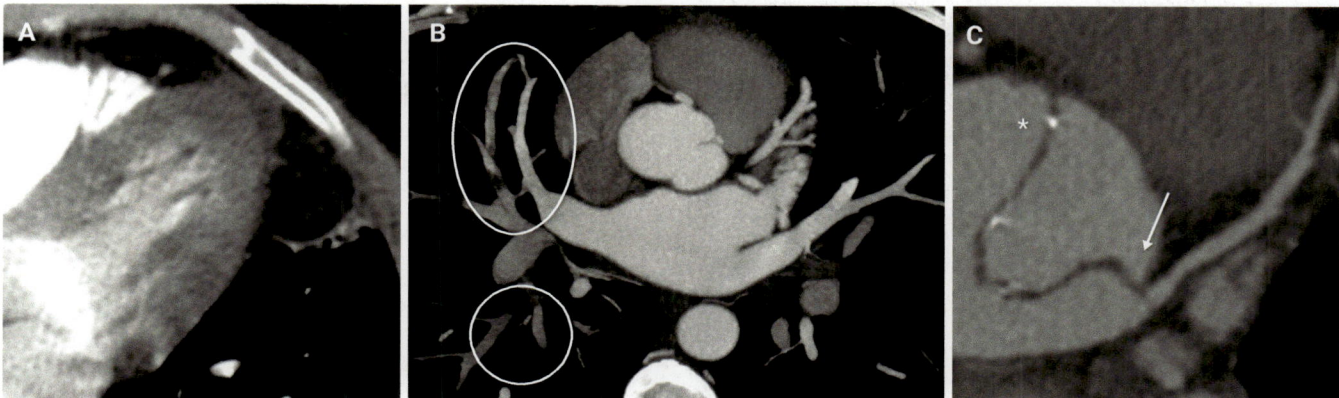

Figura 60-6. Causas no coronarias de dolor torácico. Pueden ser causas banales que no ponen en peligro la vida del paciente como la imagen **A**, que muestra una necrosis de la grasa epicárdica izquierda como una masa de densidad grasa, con halo hiperdenso y discreta estriación intralesional, con mínimo engrosamiento pleural asociado. O causas que ponen en peligro la vida del paciente como la imagen **B**, donde se identifican defectos de repleción en ramas segmentarias de la arteria coronaria izquierda y la pirámide derecha (círculo rojo) y otras ramas segmentarias no mostradas; o en **C**, con imagen de disección aórtica de tipo A con afectación de la raíz aórtica, donde se identifica el *flap* intimal, que condiciona obliteración de la luz, probablemente, por un *flap* dinámico sobre el *ostium* de la arteria coronaria izquierda (flecha).

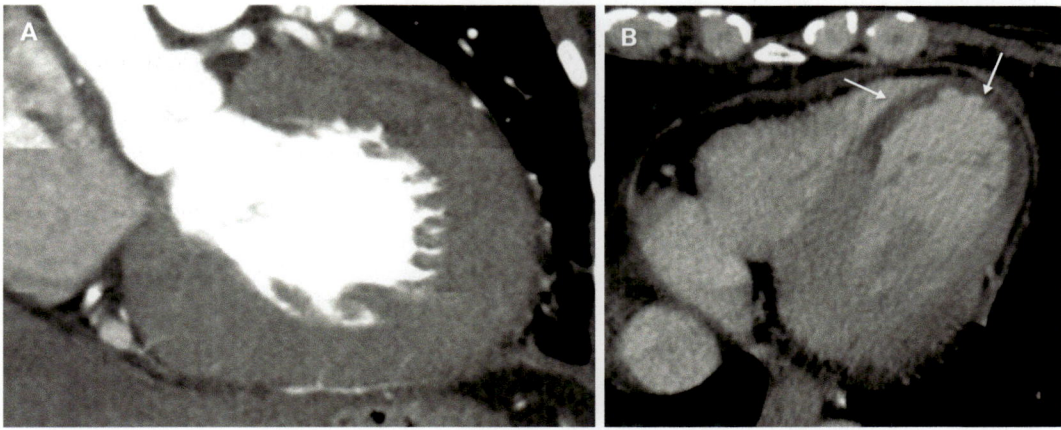

Figura 60-7. Alteraciones miocárdicas. **A)** Corte sagital oblicuo del ventrículo izquierdo de angiografía por tomografía computarizada (angio-TC) de arterias coronarias en fase telediastólica, que muestra un marcado engrosamiento difuso de la pared miocárdica (> 25 mm) en un paciente con miocardiopatía hipertrófica. **B)** Inicialmente no dirigido para estudio de arterias coronarias, que muestra una hipocaptación transmural extensa (flechas) del septo apical, el ápex y la región apical de la pared libre del ventrículo izquierdo, correspondiente a un infarto agudo de miocardio. Asocia engrosamiento y captación pericárdicos secundarios a pericarditis posinfarto.

Radiografía de tórax

Es una técnica útil, generalmente, para descartar otras patologías, como el neumotórax. Tiene una escasa sensibilidad, sobre todo, en el diagnóstico de DA que afectan a la aorta descendente. Una radiografía normal no excluye el diagnóstico (ya que el 20 % de las DA agudas no tienen hallazgos en radiografía). El signo más frecuente es el ensanchamiento de la silueta aórtica. Los hallazgos secundarios, pero no específicos, pueden aumentar la sospecha, como son el ensanchamiento mediastínico, el borramiento de la ventana aortopulmonar, la cardiomegalia o el derrame pleural.

Tomografía computarizada multidetector

La TC multidetector (TCMD) se considera la prueba de elección, relegando la angiografía convencional, la resonancia magnética (RM) y la ecocardiografía a un uso selectivo en una minoría de pacientes. Se trata de una técnica rápida,

accesible en los servicios de urgencias y con una sensibilidad y especificidad en torno al 95-100 % en los diferentes estudios.

> **!** Todo paciente con sospecha de SAA, que se encuentre hemodinámicamente estable, debe ser evaluado mediante TCMD.

Resonancia magnética

Debido a su disponibilidad limitada, tiempos largos de exploración y contraindicaciones (marcapasos, implantes metálicos), no es una técnica de primera elección en un contexto urgente. Presenta sensibilidades y especificidades similares a la TCMD.

Por lo general, el papel de la RM fundamentalmente se limita al seguimiento de estos pacientes o a aquellos pacientes seleccionados estables en los que esté contraindicado el uso de contraste yodado.

Ecocardiografía

Puede ser transtorácica o transesofágica, con mayor sensibilidad y especificidad en la ecografía transesofágica (del 86-100 % y el 90-100 %, respectivamente). Se trata de una

técnica que no usa radiación ionizante y se puede realizar a pie de cama, aunque son técnicas que requiere de una amplia experiencia.

Generalmente, su uso queda relegado a pacientes seleccionados y relativamente inestables o con función renal alterada o alergia al contraste yodado.

Protocolo de la tomografía computarizada multidetector

Generalmente, se suele preferir un acceso venoso adecuado para una inyección alta del contraste. Es preferible usar el brazo derecho para minimizar los artefactos del contraste en la vena braquiocefálica izquierda.

Se debe realizar un examen trifásico (que incluya una serie sin contraste, una fase arterial y una fase venosa o tardía), que abarque desde la región cervical y que incluya troncos supraaórticos hasta ambos trocánteres femorales, incluyendo vasos ilíacos y femorales:

- Fase precontraste: se realizará una primera serie sin contraste con el objetivo de detectar hemorragia aguda dentro de la pared aórtica (secundario tanto a HIM como a trombosis de la luz falsa), y que puede quedar enmascarada en los estudios con contraste. Es más sensible para detectar hemopericardio, hemotórax o hemomediastino. Además, resulta de gran utilidad en los estudios posquirúrgicos de aorta, ya que los materiales utilizados suelen ser levemente hiperdensos y pueden llevar a confusión en las series con contraste. En ocasiones, se podrán ver desplazamientos intimales del calcio que pueden hacer sospechar la existencia de una úlcera o DA.

> La fase precontraste es esencial para la detección del HIM, que puede quedar enmascarado tras la administración de contraste intravenoso; además, es más sensible para la detección de hemopericardio o hemomediastino.

- Fase arterial: con técnica de *bolus-tracking* y región de interés (ROI, *region of interest*) en la aorta descendente (para minimizar artefactos de movimientos), utilizando en torno a 80-120 mL de contraste, con umbral de unas 120 UH y alrededor de 10-15 segundos de retraso de la adquisición. Se recomienda usar la adquisición manual en el momento de máxima opacificación en la aorta en aquellos pacientes con sospecha de DA y que pueda colocarse la ROI en la luz falsa, o aquellos con insuficiencia cardíaca grave. La inyección del medio de contraste siempre debe seguirse de un bolo de suero fisiológico a la misma velocidad de infusión. Es recomendable la adquisición con sincronización cardíaca limitada al área cardíaca o, incluso, únicamente al área valvular para valorar de manera óptima la raíz y válvula aórtica, así como el origen de las arterias coronarias.
- Fase venosa abdominal y tardía: puede no realizarse de manera rutinaria. Suele adquirirse 1-2 minutos posterior a la inyección del contraste. Permite valorar mejor la permeabilidad de la luz falsa y disminuir artefactos por remanso

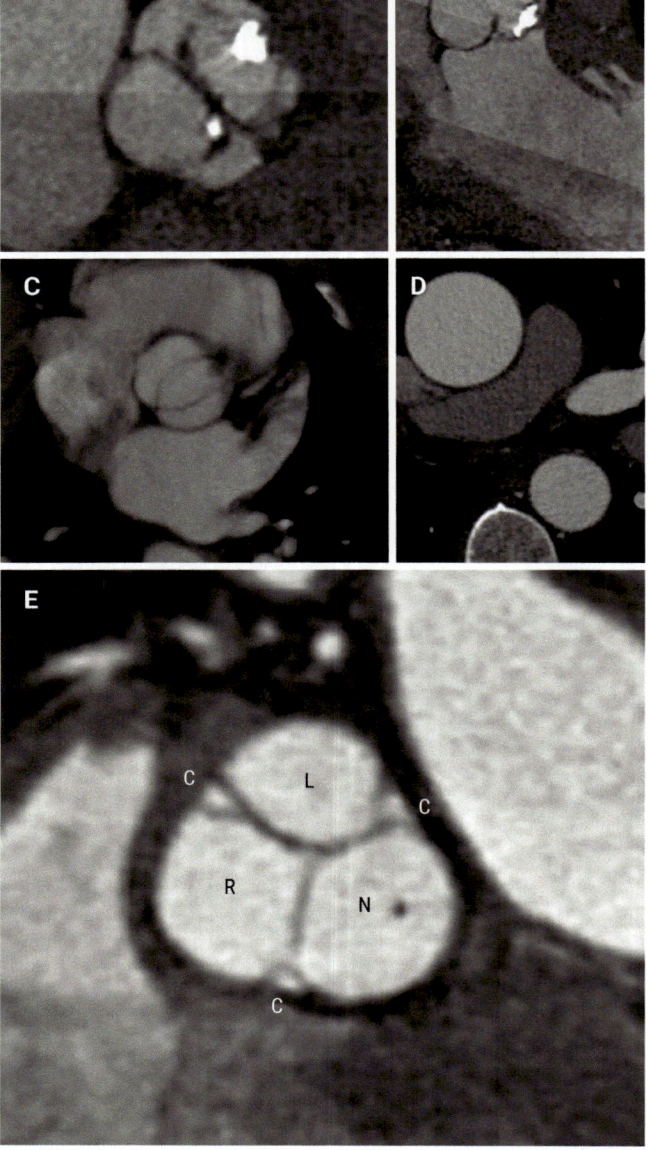

Figura 60-8. Patología valvular; engrosamiento con calcificación en un paciente con válvula bicúspide. **A)** Corte axial oblicuo sobre la válvula aórtica que muestra un moderado engrosamiento de las valvas con depósitos cálcicos en sus márgenes, alguno abigarrado. **B)** Reconstrucción coronal donde se aprecia mejor el depósito cálcico. **C)** Corte axial que muestra una dilatación aneurismática de la aorta ascendente. La presencia de un engrosamiento de la válvula aórtica, con o sin depósitos cálcicos, asociado a aneurisma de la aorta ascendente es muy sugestivo de válvula bicúspide. **D)** Fase sistólica de otro paciente que muestra la morfología típica «en boca de pez» de la válvula bicúspide, a diferencia de la imagen de «Mercedes-Benz invertida» de una válvula trivalva normal **(E)**. L: seno coronario izquierdo; N; seno no coronario; R: seno coronario derecho.

de contraste en fase arterial precoz, detecta fugas en caso de aortas tratadas y es fundamental para valorar síndromes de mala perfusión distal y de órganos abdominales.

Posteriormente, se utilizan técnicas de posprocesado, como la reconstrucción multiplanar y el *volume rendering* para evaluar la aorta en toda su extensión y, en caso de ser necesario, poder realizar una planificación quirúrgica óptima.

Los objetivos de la imagen mediante TCMD son los siguientes:

1. Confirmar el diagnóstico.
2. Localizar el origen de la rotura intimal.
3. Establecer la extensión y clasificación de la DA.
4. Detectar el compromiso de los grandes vasos y sus ramas.
5. Identificar indicadores de cirugía de emergencia (p. ej., hemorragia pericárdica, mediastínica y/o pleural).

Clasificación anatómica

Las lesiones que constituyen el SAA se clasifican de acuerdo con su localización y extensión. Para la DA, existen dos clasificaciones, que también sirven para describir el HIM:

- Clasificación de Stanford: es la más utilizada y simplifica a la de DeBakey. Se basa en la afectación o no de la aorta ascendente, de manera que las lesiones que comprometen la aorta ascendente se clasifican en tipo A, independiente del sitio de la lesión primaria. Si no afectan a la aorta ascendente, serán de tipo B.
- Clasificación de DeBakey: se basa en el origen de la lesión. Tipo I: se origina en la aorta ascendente y se extiende, al menos, hasta el cayado aórtico. Tipo II: se origina en la aorta ascendente y está confinado a ella. Tipo III: se origina en la aorta descendente y puede extenderse proximal o distalmente.

  En ninguna de estas clasificaciones, se tienen en cuenta aquellas disecciones que afectan al cayado aórtico, y la clasificación de estas disecciones ha sido un tema controvertido en los últimos años. Puesto que la mayoría de las disecciones que afectan al cayado aórtico se tratan de manera conservadora similar a las de tipo B, Lempel *et al.* proponen añadir un nuevo grupo a las clásicas tipo A y tipo B, en el que incluye la afectación del cayado aórtico como de tipo B con extensión al cayado aórtico.
- Clasificación de la Sociedad de Cirugía Vascular (SVS, Society for Vascular Surgery) y de la Sociedad de Cirugía Torácica (STS, Society of Thoracic Surgeons): debido al incremento del uso de técnicas endovasculares en el manejo de las disecciones, se propone una descripción detallada anatómica de la extensión de la patología aórtica aguda usando unas zonas numéricas. Se basa en la clásica clasificación del sistema de Stanford diferenciando entre tipo A y tipo B según el nivel de afectación, pero, además, especifica la extensión distal. La de tipo A se clasifica como *flap* de entrada en zona 0 y la extensión distal desde zonas 1-12. En las de tipo B, la zona de entrada será en zona > 1 y se anotarán los niveles de afectación tanto de la zona proximal como distal (**Fig. 60-9**).

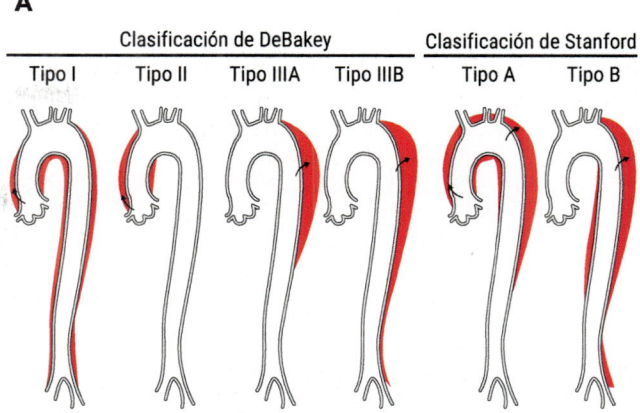

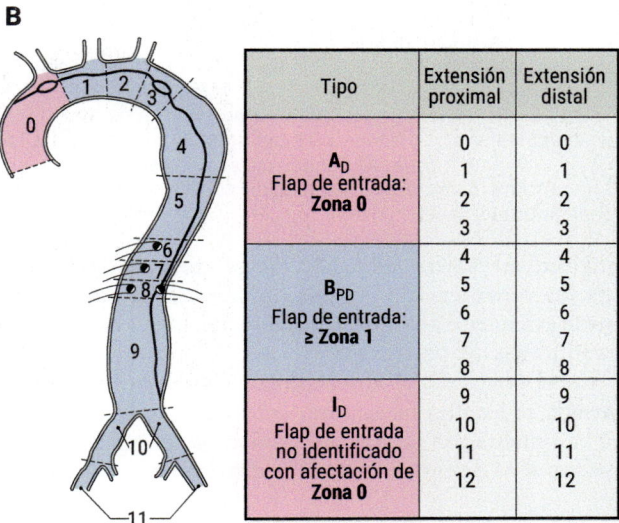

Figura 60-9. Clasificación de la disección aórtica de Stanford, de DeBakey y de la SVS-STS (Society for Vascular Surgery-Society of Thoracic Surgeons). **A)** Esquema de la clasificación de Stanford y de DeBakey de la disección aórtica. La de Stanford es la más ampliamente usada. **B)** Esquema de clasificación de la SVS-STS, generalmente usada para tratamientos y a nivel científico. Adaptado de: Lombardi JV, Hughes GC, Appoo JJ, Bavaria JE, Beck AW, Cambria RP, et al. Society for Vascular Surgery (SVS) and Society of Thoracic Surgeons (STS) reporting standards for type B aortic dissections. J Vasc Surg. 2020;71(3):723-47.

Las DA de tipo A son casi el doble de frecuentes que las de tipo B. El sitio más comúnmente afectado es la pared lateral derecha de la aorta ascendente. Los HIM afectan comúnmente a la porción descendente. La mayoría de las UAP se localizan en la porción descendente (85-95 %).

Clasificación clínica (**Fig. 60-10**)

A continuación, se revisan los grupos establecidos por la AHA: la DA aguda (DAA), el HIM, la UPA y la LIF.

Disección aórtica aguda

La DAA se caracteriza por un desgarro intimomedial de manera que separa las capas de la túnica media de forma

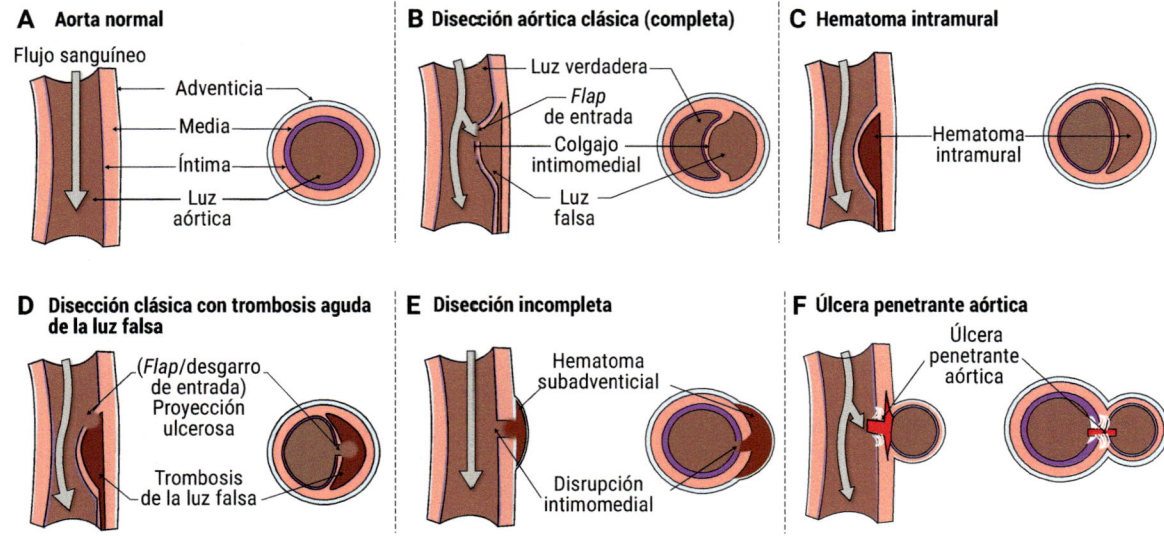

A   Aorta normal
Flujo sanguíneo
Adventicia
Media
Íntima
Luz aórtica

B   Disección aórtica clásica (completa)
Luz verdadera
Flap de entrada
Colgajo intimomedial
Luz falsa

C   Hematoma intramural
Hematoma intramural

D   Disección clásica con trombosis aguda de la luz falsa
(*Flap*/desgarro de entrada) Proyección ulcerosa
Trombosis de la luz falsa

E   Disección incompleta
Hematoma subadventicial
Disrupción intimomedial

F   Úlcera penetrante aórtica
Úlcera penetrante aórtica

Figura 60-10. Revisión de los diferentes integrantes del síndrome aórtico agudo (SAA) y sus principales características morfológicas por Vilacosta *et al.* Lesiones aórticas agudas que afectan a la pared aórtica, que tiene tres capas: la externa o adventicia, la media y la más interna o íntima. **A)** Esquemas en cortes axiales y longitudinales de una aorta normal; **B)** disección aórtica clásica (completa); **C)** hematoma intramural; **D)** disección aórtica clásica con trombosis aguda de la luz falsa; **E)** disección aórtica incompleta; y **F)** úlcera penetrante ateroesclerótica.

longitudinal y circunferencial, con la formación de dos luces: una luz verdadera (LV) y una luz falsa (LF). La disección puede extenderse proximal o distalmente, lo que condicionará los síntomas del paciente.

En el 60 % de las disecciones de tipo A, la puerta de entrada se localiza en la aorta ascendente; mientras que el 40 % restante son las llamadas *disecciones retrógradas*, en las que la puerta de entrada se localiza distal a la aorta ascendente.

Hallazgos radiológicos

En la serie sin contraste, se puede ver el desplazamiento medial del calcio intimal o una imagen lineal hiperdensa en la luz aórtica, que representa el desgarro intimomedial, sobre todo, en pacientes con anemia (**Fig. 60-11**).

En la serie con contraste, el *flap* o el desgarro intimomedial se verá representado por una imagen lineal hipodensa en la luz aórtica. Generalmente, un colgajo fino y móvil va a favor de un proceso agudo, mientras que uno más grueso y rígido sugiere un proceso subagudo-crónico. Puede llegar a verse hasta en un 70 % de los casos según las diferentes series. Es importante el uso de reconstrucciones multiplanares para incrementar la sensibilidad en su detección, ya que a veces puede ser difícil su visualización únicamente en las proyecciones axiales.

El primer paso es identificar las dos luces, la LV y la LF, separadas por el *flap*, ya que tiene repercusión en el manejo; específicamente, es importante para planificar el tratamiento intravascular. En la mayoría de los casos, la LV puede determinarse por su continuidad con un segmento no disecado de la aorta proximal o distal.

Entre los signos importantes para distinguir la LF de la LV, se incluyen el tamaño, la localización, la morfología, el «signo de la telaraña», y el «signo del pico». En cuanto al tamaño,

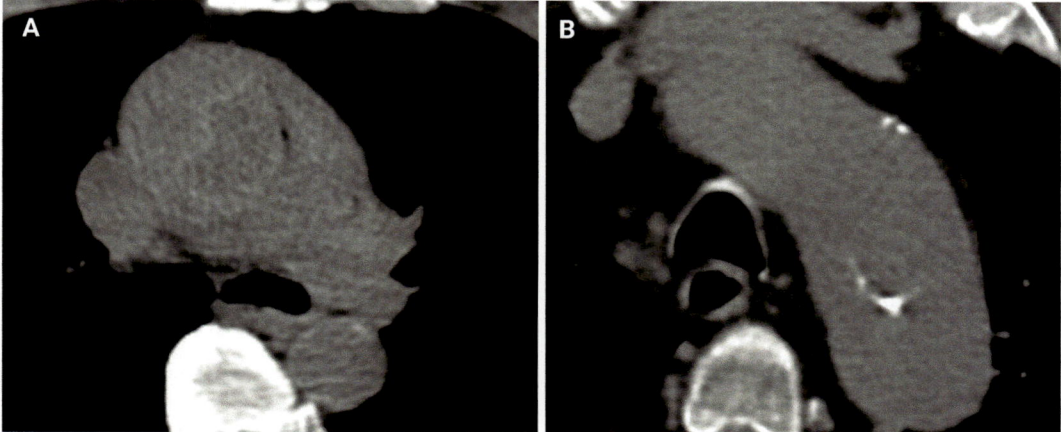

Figura 60-11. Disección aórtica: *flap* intimal. Cortes axiales sin contraste intravenoso. **A)** Imagen curvilínea de alta atenuación en la luz aórtica. **B)** Desplazamiento medial del calcio intimal en el cayado aórtico.

la LF, generalmente, es de mayores dimensiones. Respecto a localización, la LF suele ser excéntrica, o lateral con localización anterolateral en el cayado aórtico y posteromedial en la aorta descendente, mientras que la LV tiende a ser más central. Con respecto a la morfología, la LF tiende a ser biconvexa, mientras que la LV tiende a ser bicóncava. Típicamente, la LF es menos densa que la luz verdadera; sin embargo, esta característica depende de otros factores, como la fase angiográfica en la que se adquiere el estudio. El «signo del pico» se refiere al ángulo agudo que se forma dentro de la LF en la porción adyacente al colgajo intimal, formando un triángulo hiperdenso. El «signo de la telaraña» se refiere a hipodensidades lineales dentro de la LF correspondientes a tejido residual del colgajo o de la media que se han roto de manera incompleta.

 Generalmente, la LF es de mayor tamaño que la LV, suele estar menos contrastada en la fase arterial, suele englobar a la LV, normalmente es excéntrica y puede tener hipodensidades lineales en su interior.

El grupo de trabajo de Murillo *et al.* recomiendan realizar un análisis sistemático diagnóstico siguiendo la regla mnemotécnica «DISSECTION», de tal manera que:

- «D» (*dissection or others SAA*): valora si se trata de una DA u otro SAA. Se trata de una disección de tipo A o no.
- «I» (*intimal entry tear*): puerta de entrada o desgarro intimomedial primario. Los desgarros intimales > 10 mm están asociados a peor pronóstico y los desgarros localizados a lo largo de la curvatura menor tienen tendencia a propagarse de manera retrógrada y pasar a una disección de tipo A, si es que no lo eran originariamente.
- «S» (*size*): tamaño de la aorta y de la LF, medidos en un plano ortogonal a la luz de esta.
- «S» (*segments*): segmentos afectados de la aorta (raíz aórtica-unión sinutobular-aorta ascendente-cayado aórtico-aorta descendente-aorta abdominal-eje iliofemoral).
- «E» (*extent and termination*): es importante describir la extensión y afectación de las diferentes ramas viscerales o eje iliofemoral. La extensión a las ramas puede producir una oclusión directa, trombosis o una oclusión dinámica con mala perfusión.
- «C» (*complications*): tienen implicaciones pronósticas, ya que van a determinar la urgencia, el tipo de intervención y el manejo que seguir. Pueden estar presentes hasta en un 30 % de los pacientes en su presentación inicial:
  - En las de tipo A, se incluyen el hemopericardio con o sin taponamiento cardíaco, extensión de la disección a la válvula aórtica por el *annulus* condicionando una insuficiencia aórtica grave, rotura aórtica y compromiso del óstium de las arterias coronarias. Debido a un origen embriológico común de la raíz aórtica y la aorta ascendente con la arteria pulmonar, tienen un segmento en el que comparten la adventicia. En ocasiones, la disección puede extenderse como un hematoma adventicial hacia las arterias pulmonares principales condicionando grados variables de compresión y cambios de hemorragia intraparenquimatosa de distribución peribroncovascular.

- En las de tipo B, se subdividen en rotura franca con aparición de hemotórax o hemomediastino, o de tipo isquémico con signos de mala perfusión distal tanto en órganos como extremidades (**Fig. 60-12**).
- «T» (*thrombus*): presencia de trombo en la LF y su localización. Su presencia se asocia a una mayor progresión del aumento de la LF o de la aorta y a un incremento de la mortalidad.
- «I» (*inspect false/true lumen*): valorar el grado de afectación circunferencial con la compresión de la LV y el grado de complejidad y movilidad/rigidez del *flap*.
- «O» (*other factors to consider*): ciertos factores pueden ser determinantes a la hora de realizar un diagnóstico definitivo. Hay que tener en cuenta factores como la edad (la úlcera penetrante, generalmente, se da en personas mayores a diferencia de otros SAA), historia de traumatismo, sexo, tensión arterial, drogas, vasculitis, etcétera.
- «N» (*notify the provider*): notificar al clínico los hallazgos inesperados o con criterios de gravedad. Es raro que estos pacientes acudan sin sintomatología y, generalmente, suelen ser pacientes que acuden por sintomatología neurológica, síncopes o dolores que tienen al clínico alerta. No obstante, los cambios más significativos ocurren durante la fase aguda o subaguda, como pueden ser crecimientos rápidos, rotura, extensión de la lesión o síndromes de mala perfusión. Por ello, es esencial mantener la vigilancia activa durante estas fases.

Síndrome de mala perfusión

Se define el síndrome de hipoperfusión o mala perfusión como la llegada de un flujo no adecuado o insuficiente a un tejido y, en el caso del SAA, es la razón más frecuente de intervención en las DA de tipo B. La oclusión de las ramas cervicales, ramas espinales torácicas, ramas viscerales abdominales o vasos iliofemorales, pueden ser dinámicas o estáticas.

Factores pronósticos

Son factores de mal pronóstico en las DA de tipo B:

- Dolor y HTA refractaria a tratamiento.
- Desgarros intimales primarios localizados en la curvatura menor aórtica y > 1 cm, ya que tienen tendencia a propagarse de manera retrógrada y convertirse en disecciones de tipo A.
- Diámetro aórtico descendente > 40 mm o crecimiento anual > 5 mm.
- Diámetro de la LF en la aorta descendente > 22 mm. Cuanto mayor sea la LF y mayor la compresión de la LV, peor será pronóstico.
- Persistencia de LF en el seguimiento.
- Presencia signos de mala perfusión distal al diagnóstico: pueden cambiar el manejo conservador hacia uno más agresivo.

Tratamiento

Va a depender inicialmente del tipo de disección y de la presencia o ausencia de factores de mal pronóstico:

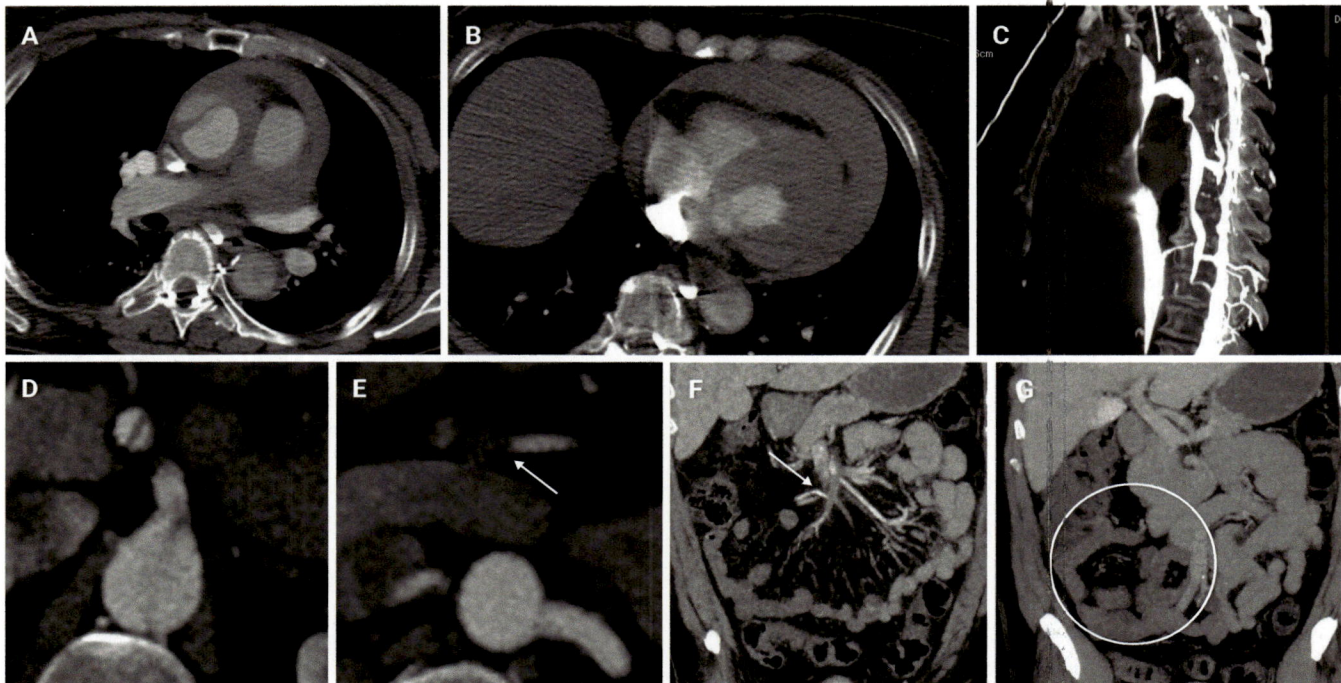

Figura 60-12. Complicaciones de la disección de aorta. **A-C)** Disección aórtica de tipo A complicada con taponamiento cardíaco. **A)** Imagen de *flap* intimal con doble luz en la aorta ascendente, donde se intuye hemopericardio. **B)** Corte axial en la cámara cardíaca ventricular con líquido pericárdico de alta densidad, con un espesor > 20 mm y que condiciona efecto compresivo sobre el ventrículo derecho. **C)** Corte sagital que muestra importante reflujo no solo a la vena cava inferior, sino a la vena cava superior y venas de la pared torácica, con presencia de nivel. **D-G)** Disección aórtica de tipo B con síndrome de hipoperfusión con isquemia intestinal. **D)** Corte axial que muestra extensión del *flap* hacia el tronco celíaco, con permeabilidad de la luz verdadera y la luz falsa. **E)** Corte axial un nivel inferior donde se ve oclusión de la arteria mesentérica superior (flecha). **F** y **G)** Cortes coronales en fase arterial (**F**) y portal (**G**) donde se ve la extensión de la disección con oclusión del segmento medio y distal de arteria mesentérica superior y ramas yeyunales (flecha en **F**) e hipocaptación de asas mejor valoradas en la fase venosa portal (círculo en **G**).

- Disecciones de tipo A: está indicado el tratamiento quirúrgico por su elevada mortalidad. En aquellas que existe afectación valvular o de arterias coronarias, están indicados el reemplazo valvular o un *bypass* coronario, respectivamente. Los pacientes que no son candidatos a cirugías abiertas invasivas pueden ser manejados mediante reparación endovascular torácica (TEVAR, *thoracic endovascular aortic repair*), o se pueden realizar técnicas mixtas que combinan cirugía abierta para el tratamiento de la aorta ascendente con colocación del *stent* para el tratamiento de la disección distal a la subclavia.
- Disecciones de tipo B: en estas, se incluyen disecciones de tipo B con extensión al cayado aórtico. Se tratan de manera conservadora, con control estricto de la presión arterial, de la frecuencia cardíaca y contractilidad ventricular para reducir el estrés de la pared aórtica. En aquellos que presentan signos de mal pronóstico o complicaciones, el tratamiento endovascular es la técnica de elección.

 La clasificación de Stanford, así como la existencia de complicaciones o factores de mal pronóstico van a condicionar el tratamiento; de manera que las disecciones de tipo A o disecciones complicadas requerirán tratamiento quirúrgico, mientras las disecciones de tipo B (afectación de la aorta descendente) se podrán manejar de manera conservadora.

Hematoma intramural

Se define como un engrosamiento hiperatenuante de más de 5 mm de manera excéntrica que confiere una forma de media luna en la pared aórtica, mejor valorada en las fases sin contraste intravenoso.

Etiopatogenia y factores demográficos

Aunque inicialmente se pensaba que era secundario a la existencia de rotura de los *vasa vasorum* que penetran en la aorta por su capa más externa, los últimos estudios creen que puede ser secundario a trombosis de la luz de una clásica disección con desgarros microscópicos en la íntima, secundarios a UPA o a traumatismo.

Se ha visto que el HIM puede estar asociado a cualquier anomalía aórtica aguda, incluyendo todo el espectro de las variantes de la DA, UPA y aneurismas aórticos rotos de cualquier etiología (ya sean ateroesclerosos, relacionados con alteración del tejido conectivo, micóticos, postraumáticos o yatrogénicos). Por lo tanto, se cree que puede ser más apropiado clasificarlo como un marcador de proceso agudo asociado a estas entidades que caracterizarlo como una entidad diferente dentro de un SAA.

Por esta razón, en un sentido amplio, el hallazgo de un HIM puede ser considerado como un hallazgo de imagen inespecífico, no obstante, su presencia confirma el carácter agudo de la lesión aórtica y debe considerarse una emergencia aórtica en todo paciente sintomático.

El HIM representa el 6-20 % de los casos de SAA, con mayor incidencia en cohortes asiáticas. Los pacientes tienden a ser más mayores con respecto a aquellos que presentan DAA.

El 30 % son de tipo A y suelen tener con mayor frecuencia aneurismas de aorta conocidos; y el 70 % restante, de tipo B.

No existen diferencias significativas en cuanto a mortalidad entre pacientes con HIM y DAA. Aunque pueda parecer simple diferenciar los distintos subtipos de SAA, generalmente, es más complicado por el amplio espectro de hallazgos. Un HIM puede progresar a una DA secundaria a una disrupción intimal. Las UAP suelen ir asociadas a cierta cantidad de HIM en su fase aguda; por otro lado, los HIM pueden desarrollar, como se describirá a continuación, extravasaciones de contrastes que puedan simular UAP.

Hallazgos radiológicos

Los HIM agudos aparecen como áreas de engrosamiento mural, generalmente, > 5 mm, excéntrico y, a veces, concéntrico, e hiperatenuante (60-70 UH). Es importante valorar las imágenes en la serie sin contraste y con las ventanas ajustadas para poder detectar cambios sutiles. Puede existir un desplazamiento medial de las calcificaciones hacia la luz aórtica (**Fig. 60-13**).

En la TC con contraste, el engrosamiento puede pasar desapercibido y tendrá menor densidad que la luz aórtica. Normalmente, presenta un margen interno y externo lisos, ya que está contenido por la íntima y adventicia, respectivamente. No suele realzar por regla general.

En ocasiones, sobre todo, en las fases subagudas y en el seguimiento, pueden encontrarse restos de contraste en el interior del HIM. Los pacientes con HIM de mayor grosor tienen tendencia a desarrollar con más frecuencia estas extravasaciones de contraste. Pueden darse en dos formas diferentes (**Fig. 60-14**):

- Proyección ulcerosa (*ulcer-like projection*): se consideran zonas de nueva disrupción intimal que comunican con la LV (cuello > 3 mm). A pesar de que puede darse en cualquier momento, es más frecuente encontrarlo en estudios de control. Se asocian a mal pronóstico, sobre todo, cuando se localizan en la aorta ascendente o el cayado aórtico, ya que pueden progresar a DA, rotura o formación de aneurismas.
- Acumulación de contraste intramural o seudoaneurisma de ramas arteriales (*intramural blood pool*): colección pequeña de contraste en el hematoma sin o con una pequeña comunicación con la luz aórtica (cuello < 2 mm), generalmente, con una conexión a una rama intercostal o lumbar. En ocasiones, los seudoaneurismas de diferentes ramas pueden llegar a confluir y dar lugar al signo de la «espada china de anillos», mejor valorado en reconstrucciones sagitales y coronales de la aorta descendente. Normalmente, remiten y no implican peor pronóstico.

Evolución natural y factores pronósticos

La evolución natural del HIM es variable: puede remitir con reabsorción del componente hemático (la mayoría de los de tipo B) y resolverse, o puede aumentar y progresar a un aneurisma o disección, puede romperse o desarrollar una proyección ulcerosa.

Existen múltiples factores pronósticos que se asocian a progresión o a complicaciones futuras.

Los datos que se deben reflejar en el informe son:

- Clasificación de Stanford: tienen peor pronóstico los de tipo A (tienen mayor riesgo de rotura por mayor estrés de la pared en esta localización) o los de tipo B con signos de complicación.
- Diámetro máximo de la aorta: tipo A > 48-55 mm y tipo B > 40 mm. Peor pronóstico. Mayor riesgo de expansión, progresión a disección, rotura o resolución incompleta.
- Espesor máximo del hematoma: espesores > 10 mm, ya que tienen menor riesgo de reabsorción del hematoma.

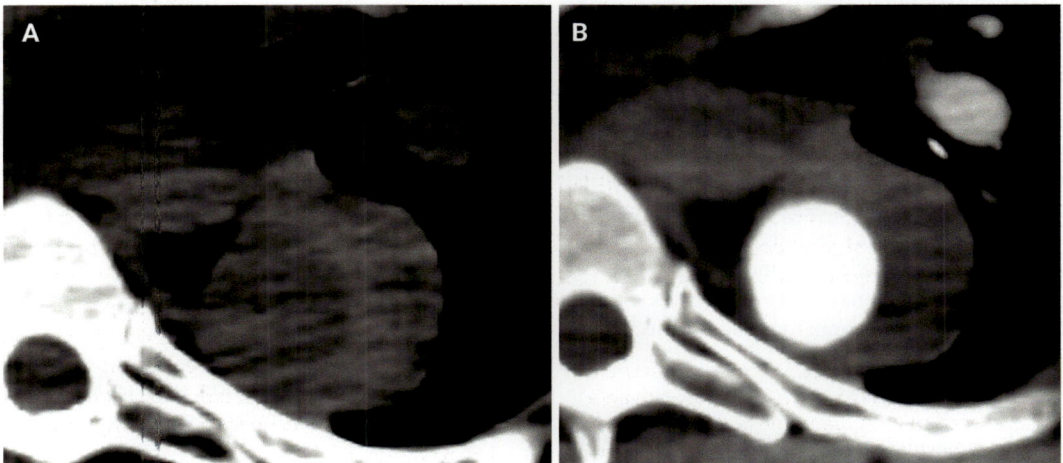

Figura 60-13. Hematoma intramural. **A)** Imagen axial sin contraste que muestra un engrosamiento mural excéntrico en forma de media luna. **B)** Tras la administración de contraste intravenoso, no se detecta captación de contraste y no se identifican irregularidades en la pared.

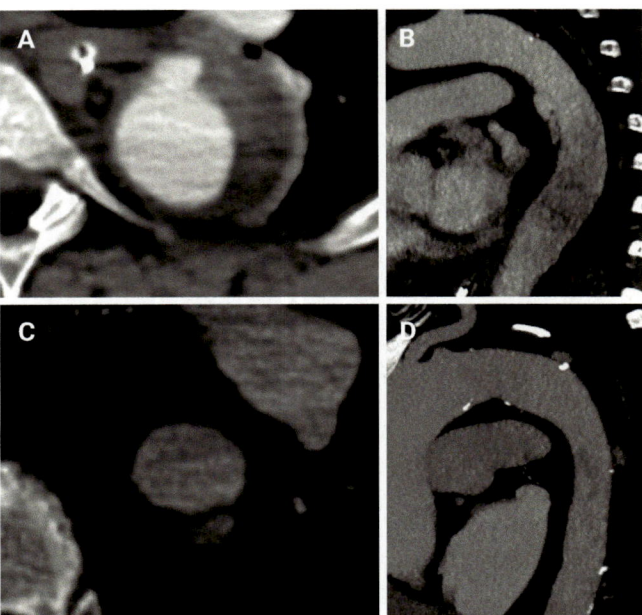

Figura 60-14. Acumulaciones de contraste en el hematoma intramural (HIM). **A)** Corte axial en la aorta descendente tras la administración de contraste intravenoso, que muestra una extravasación de contraste en el espesor del HIM, con comunicación ancha (> 3 mm) con la luz aórtica, compatible con proyección ulcerosa. **B)** Corte sagital en el mismo paciente, donde se muestra la comunicación amplia con la luz aórtica y toda su extensión craneocaudal. **C)** Corte axial en la aorta descendente en fase arterial, con extravasación de contraste en el HIM, focal, pero sin comunicación evidente con la luz aórtica, o es mínima. **D)** Corte sagital oblicua de la aorta, donde se identifican varias lesiones similares, sin comunicación clara con la aorta. Cuando son múltiples, adoptan morfología de espada china en anillos.

- Presencia o ausencia de focos de contraste en el hematoma: *blood pool* (o seudoaneurismas de ramas arteriales) o proyecciones ulcerosas. Presencia de proyecciones de tipo ulceroso > 20 mm diámetro y > 10 mm de profundidad y, sobre todo, cuando se localiza en la aorta ascendente o cayado.
- Presencia o ausencia de derrame pleural, pericárdico y hematoma periaórtico: tienen peor pronóstico cuando se dan en el diagnóstico inicial.
- Progresión a DA o UPA: hasta un 20 % de los pacientes con HIM pueden progresar a DA o UPA. Se catalogan según la clasificación de Stanford, y tienen el mismo perfil de riesgo y tratamiento.
- Rotura: pueden ser desde pequeños a grandes desgarros de la pared aórtica con hematoma o sangre adyacente. Puede llegar a ser difícil de identificar el desgarro, y la rotura puede estar contenida por estructuras vecinas o, en ocasiones, llegar a verse un gran extravasado de contraste; pueden ocasionar hemopericardio y taponamiento si se rompen dentro del saco pericárdico o el hemitórax más allá del mediastino.

Tratamiento

Clásicamente, se ha tratado de manera similar que en la DA, de modo que los de tipo A se tratan de manera quirúrgica, y los de tipo B, conservadora, con posible tratamiento endovascular siempre y cuando presenten complicaciones.

No obstante, cada vez hay más estudios en grupos de población asiática que tienen éxito con el tratamiento conservador inicial en pacientes con HIM de tipo A, que se encuentran estables, relegando la cirugía a un segundo plano para aquellos pacientes que desarrollan complicaciones. Esta estrategia requiere de un control radiológico más exhaustivo con control en la primera semana, posteriormente, de forma semanal durante 2-4 semanas, mensualmente durante 3-6 meses y cada 6-12 meses o antes si se sospechan complicaciones.

Úlcera ateroesclerótica penetrante

Se define como una enfermedad de la capa íntima, con mayor afectación del cayado aórtico y de la aorta descendente, sobre un lecho ateroesclerótico y con factores de riesgo.

Etiopatogenia, incidencia y demografía

Se trata de una placa ateroesclerótica que se ulcera e invade la íntima hasta la media atravesando la lámina elástica interna, lo que condiciona un área focal sacular de bordes lisos, que se extiende más allá del contorno externo aórtico. A diferencia de una placa ulcerada, la úlcera penetrante penetra la íntima y la media y produce síntomas, y puede asociarse de manera aguda a un componente de HIM en la pared.

Se desconoce la incidencia real, pero se estima que se encuentra entre un 2 y un 8 %.

El perfil típico es el de una persona mayor > 70 años con ateroesclerosis concomitante grave y múltiple comorbilidad como diabetes, HTA, enfermedad pulmonar obstructiva crónica, etcétera.

> **!** Es importante el contexto de personas de mayor edad con una ateroesclerosis avanzada, en la que el sustrato anatomopatológico es una alteración intimal, a diferencia del resto de SAA, en los que existe una alteración inicial de la media.
> Tanto la presencia de síntomas como de HIM deben considerarse un hallazgo agudo, ya que puede progresar a DA, perforación o rotura.

Hallazgos radiológicos

Se identifica como un relleno de contraste de morfología sacular, que deforma el contorno de la pared aórtica, que se encuentra en contacto con la luz aórtica y se extiende más allá de la íntima (**Fig. 60-15**).

Puede estar rodeada por un hematoma subintimal concomitante ubicado debajo de la íntima, frecuentemente, calcificada y desplazada hacia adentro. La úlcera, a menudo, se asocia a un engrosamiento localizado de la pared aórtica.

Asocia frecuentemente calcificación aórtica extensa y ateroesclerosis difusa.

En un 90 %, la afectación se da en la región media y distal de la aorta torácica descendente.

Factores de mal pronóstico

Se consideran factores de mal pronóstico:

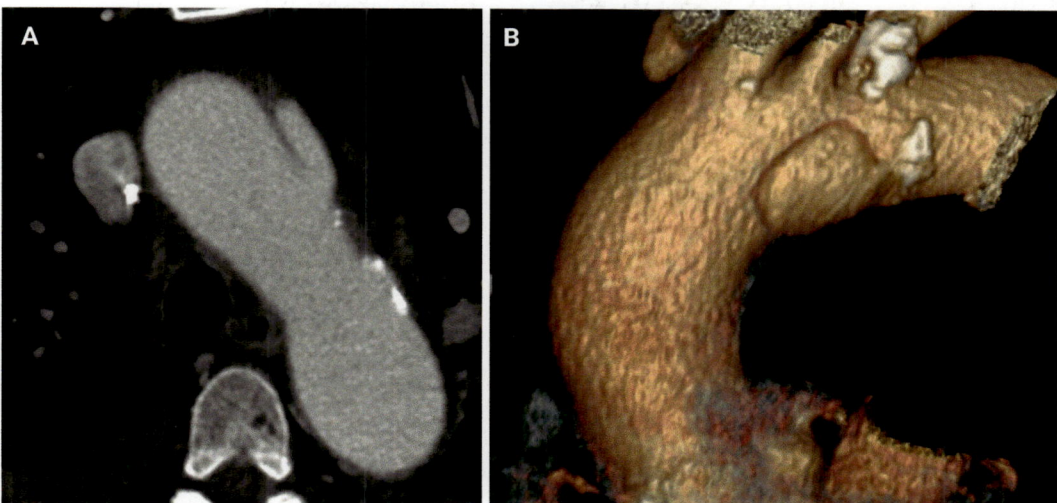

Figura 60-15. Úlcera ateroesclerótica penetrante. **A)** Corte axial en el cayado aórtico, que muestra una alteración del contorno del cayado con una proyección sacular que se extiende más allá del calcio intimal. Asocia leve engrosamiento mural en su vertiente anterior (asociaba hematoma intramural con hemopericardio, no mostrado). **B)** Corte tridimensional obliquado en el cayado aórtico, con imagen sacular de contraste, que se proyecta en la cara anterolateral del cayado. Asocia múltiples calcificaciones intimales en la aorta y en los troncos supraaórticos.

- Úlceras sintomáticas, de localización en la aorta ascendente, el cayado y la aorta descendente proximal.
- Úlceras grandes, definidas como aquellas con diámetros > 20 mm y profundidad > 10 mm.

Tratamiento

La evolución natural de la UAP suele ser más benigna, por ello, se ha estipulado que:

- Los pacientes asintomáticos con UAP que afecta a la aorta descendente se pueden tratar de manera conservadora con terapia médica para controlar la tensión arterial y observación estrecha (similar a la DA).
- Se considerará la cirugía para aquellos pacientes que presenten UAP complicadas (descritas en el apartado previo), mediante cirugía invasiva, si bien, la mayoría de las veces, se realiza tratamiento endovascular menos agresivo debido a la comorbilidad asociada de estos pacientes.

Lesión intimal focal

Se trata de una variante rara de la DA clásica; a pesar de ser poco frecuente y conocida, ya cuenta con descripciones anatomopatológicas que se remontan a 1930. Además, tanto la Sociedad Europea de Cardiología como la AHA la han incluido dentro de la clasificación de los subtipos de disección, concretamente, en la clase 3.

Se trata de un subtipo de DA caracterizada anatomopatológicamente por un desgarro lineal o estrellado a través de la íntima y de la capa media superficial que comporta la exposición de la capa media más profunda o de las capas adventiciales. El desgarro intimal tiene una extensión variable dentro de la capa media aórtica, sin una separación significativa de la capa media y sin formarse un segundo canal. Lo que sí suele condicionar es un abultamiento externo de la pared aórtica.

Radiológicamente, es difícil de diagnosticar; generalmente, se identifica como una alteración focal del contorno aórtico (de localización excéntrica). En ocasiones, las reconstrucciones 3D o, incluso, las reconstrucciones endoluminales virtuales son capaces de evidenciar mejor estas alteraciones de la pared (**Fig. 60-16**).

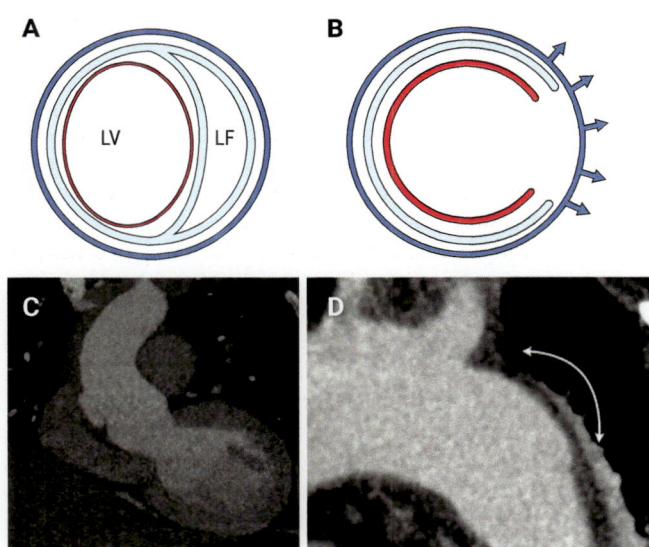

Figura 60-16. Lesión intimal focal (LIF). **A** y **B)** Esquema de disección aórtica clásica **(A)** con *flap* intimomedial, que forma dos luces: la luz verdadera (LV) y la luz falsa (LF); y esquema de la LIF **(B)**, donde existe un desgarro intimal y de la capa más superficial de la media, con retracción de cabos y exposición de la capa media externa y adventicia, que condiciona debilitamiento y abultamiento de la pared. **C)** Corte coronal oblicuo con abultamiento externo de la pared aórtica de contornos lisos, sin placas ateromatosas, con leve dilatación aneurismática de la aorta ascendente y mínimo hematoma subadventicial en los extremos. **D)** Corte sagital oblicuo con alteración focal sutil del contorno de la aorta distal a la subclavia (flecha).

Se sabe que, al igual que la DA, ambas comparten una alteración o debilidad de la media y es por ello por lo que pueden o suelen compartir hallazgos. Tampoco es raro que se informe como seudoaneurismas, UPA o como HIM, ya que a veces se acompaña de una pequeña cantidad de hematoma.

Al igual que las DA, se clasifican en tipo A o B si afectan a la aorta ascendente (tipo A) o cayado aórtico o aorta descendente (en las de tipo B).

Se localizan generalmente en la aorta ascendente y suelen estar asociadas a aortas aneurismáticas (tanto en las de tipo A como en las de tipo B; a diferencia del HIM o la DA, que no suelen ser aneurismáticos).

Informe radiológico estructurado

Es fundamental realizar un informe radiológico preciso y estructurado que permita efectuar una correcta planificación del tratamiento. En él, se debe incluir la clasificación anatómica (que determinará la necesidad inicial de cirugía o tratamiento menos agresivo), y la existencia de complicaciones y factores pronósticos que se han detallado previamente, que puedan condicionar cambios en el manejo del paciente.

TROMBOEMBOLIA PULMONAR COMO CAUSA DEL DOLOR TORÁCICO

La TEP es la tercera enfermedad cardiovascular aguda más frecuente después del IAM y el ictus. Generalmente, es consecuencia de la migración de un trombo desde las extremidades inferiores hasta las arterias pulmonares. Es vital un diagnóstico rápido y preciso, ya que, en ausencia de tratamiento, los resultados suelen ser desfavorables y el sobretratamiento se relaciona con un importante aumento de la morbilidad. Por ello, la imagen es clave en el diagnóstico de esta patología.

En la actualidad, la angio-TCMD se considera la modalidad de imagen estándar para el diagnóstico de la TEP por su elevada sensibilidad y especificidad, y proporciona información crucial sobre el pronóstico. Los recientes avances técnicos han permitido obtener imágenes de mayor calidad, pudiendo evidenciar embolias que afectan incluso a ramas subsegmentarias de arterias pulmonares.

Con el reciente desarrollo de la TC de energía dual, el diagnóstico de la TEP ha entrado en una nueva dimensión. La TC de energía dual puede proporcionar información pulmonar tanto morfológica como funcional del pulmón en un solo examen con contraste, pudiendo mostrar en la misma adquisición los defectos de repleción a nivel de arterias pulmonares y las consiguientes alteraciones de perfusión del parénquima afectado.

Factores de riesgo

El 90 % de los casos de TEP tienen su origen en trombos originados en el sistema venoso profundo de las extremidades inferiores, a nivel sural, femoropoplíteo o iliocavo en orden descendente de frecuencia.

Los factores de riesgo para desarrollar una enfermedad tromboembólica venosa son muy extensos y se distingue entre primarios o genéticos y secundarios o adquiridos. Los primarios están compuestos por todas aquellas situaciones que generen un estado de hipercoagulabilidad en el paciente, y entre los secundarios, destacan los estados de inmovilización posoperatorios o debidos a viajes largos, las lesiones medulares, el antecedente de haber sufrido una trombosis venosa profunda (TVP) o un IAM, diagnóstico de fibrilación auricular o insuficiencia cardíaca en los tres meses anteriores.

Otras entidades que constituyen factores de riesgo adquiridos para sufrir enfermedades tromboembólicas son el padecimiento de determinados tipos de cáncer (entre los de mayor riesgo, se encuentran las neoplasias pancreáticas, las hematológicas y las de pulmón), la toma de anticonceptivos, el embarazo, la edad avanzada o el antecedente de enfermedad cardiopulmonar crónica.

Manifestaciones clínicas

La TEP tiene un amplio espectro de manifestaciones clínicas, que varía desde casos en los que es totalmente asintomática hasta otros en los que la primera manifestación es la muerte. Entre los que presentan síntomas, los más frecuentes suelen ser la disnea, la taquipnea o el dolor torácico. La disnea súbita debe hacer sospechar la posibilidad de esta entidad y, cuando se asocia a dolor torácico, síncope y evidencia electrocardiográfica de sobrecarga de cavidades derechas, la sensibilidad y la especificidad para el diagnóstico de la enfermedad son del 84 y el 95 %, respectivamente. La TEP masiva es una situación clínica definida por hipotensión sistémica (presión arterial sistólica < 90 mm Hg o un descenso de la presión arterial sistólica de, al menos, 40 mmHg durante, como mínimo, 15 minutos y no debida a arritmias de nueva aparición) o *shock* (hipoxia, hipoperfusión tisular, alteración del nivel de consciencia, etc.) y dolor torácico anginoso.

Aproximación diagnóstica

Como en todo cuadro clínico, el diagnóstico ha de comenzar con la sospecha clínica. Como ya se ha comentado anteriormente, la inespecificidad de los síntomas hace del diagnóstico de la TEP un proceso laborioso. Existen numerosas escalas, como la de Wells y Ginebra, que, ante un paciente con clínica compatible (disnea, taquipnea y/o dolor pleurítico), estratifican el riesgo de TEP y permiten valorar su probabilidad.

Estas escalas incluyen variables relacionadas con los antecedentes de riesgo trombofílico y signos y síntomas relacionados con la TVP y TEP (**Tablas 60-1** y **60-2**). De esta manera, permiten evaluar el riesgo pretest de TEP, clasificándolo en bajo, moderado y alto, presentando cada categoría unas tasas de confirmación diagnóstica del 10, el 35 y el 65 %, respectivamente.

Otro de los puntos para tener en cuenta respecto a estas escalas es que definen la actitud que se debe seguir y la necesidad de solicitar otras pruebas complementarias para confirmar o descartar la existencia de una TEP.

Por otro lado, el ECG, la radiografía de tórax y el dímero D suelen ser las pruebas iniciales que se solicitan ante la sospecha de un caso de TEP.

Pese a que el ECG puede ser normal o casi normal en pacientes con TEP masiva o submasiva, puede evidenciar algunas

Tabla 60-1. Escala de Wells para la embolia pulmonar	
Característica clínica	**Puntuación**
Signos y síntomas clínicos de enfermedad tromboembólica venosa	3
Embolia pulmonar como diagnóstico más probable	3
Frecuencia cardíaca > 130 lpm	1,5
Inmovilización o cirugía en las cuatro semanas previas	1,5
Embolia pulmonar o enfermedad tromboembólica venosa previa	1,5
Hemoptisis	1
Cáncer activo (en tratamiento, tratado en los últimos seis meses o paliativo)	1
Riesgo de embolia de acuerdo con la puntuación obtenida	
Riesgo bajo	< 2
Riesgo moderado	2-6
Riesgo alto	> 6

Tabla 60-2. Escala de Ginebra para la embolia pulmonar	
Característica clínica	**Puntuación**
Cirugía reciente	3
Embolia pulmonar o enfermedad tromboembólica venosa previa	2
Presión parcial arterial de oxígeno (mmHg): < 48,7 48,7-59,9 60-71,2 71,3-82,4	4 3 2 1
Presión parcial arterial de dióxido de carbono (mmHg): ≤ 36 36-38,9	2 1
Edad ≥ 80 60-79	2 1
Frecuencia cardíaca > 100 lpm	1
Atelectasias	1
Elevación del hemidiafragma	1
Riesgo de embolia de acuerdo con la puntuación obtenida	
Riesgo bajo	0-5
Riesgo moderado	5-8
Riesgo alto	≥ 9

alteraciones como la inversión de las ondas T en derivaciones precordiales, bloqueo de rama derecha o el patrón clásico S1Q3T3 sugestivo de sobrecarga de las cavidades derechas.

La radiografía de tórax, generalmente, se solicita a fin de descartar otras etiologías que expliquen los síntomas del paciente, como pueden ser las neumonías, el neumotórax o cuadros de insuficiencia cardíaca congestiva y puede no mostrar ningún hallazgo en pacientes con TEP.

El dímero D es un producto derivado de la degradación de la fibrina y sus valores están elevados en todos los casos de trombosis aguda. Es el parámetro de laboratorio más importante en esta entidad y tiene una elevada sensibilidad y un muy alto VPN. Un dímero D negativo (utilizando un valor de corte de 500 ng/mL) junto con una sospecha baja o intermedia excluye de manera efectiva la TEP con un riesgo a los tres meses inferior al 1 %, sin necesidad de ningún tipo de prueba adicional. Sin embargo, presenta una muy baja especificidad, ya que hay numerosas afecciones que cursan con elevación de los valores del dímero D como los estados posquirúrgicos, los procesos neoplásicos o el propio embarazo, entre otros.

Es conveniente tener en cuenta que la especificidad de este parámetro analítico disminuye con la edad, llegando a ser inferior al 10 % en los pacientes mayores de 80 años. Por ello, se propone ajustar el valor de corte en pacientes mayores de 50 años en su edad × 10 ng/mL (valor de corte para paciente de 80 años = 80 × 10 ng/mL = 800 ng/mL). Este ajuste permite excluir TEP en hasta un 25 % más de pacientes sin necesidad de otras pruebas diagnósticas.

Toma de decisiones

El primer punto crítico que va a marcar el algoritmo diagnóstico ante un paciente con sospecha de TEP es la existencia o ausencia de estabilidad hemodinámica.

Ante pacientes marcadamente inestables, la primera prueba diagnóstica indicada sería un ecocardiograma a pie de cama a fin de confirmar la disfunción aguda del ventrículo derecho. Esta técnica permite incluso en algunas ocasiones demostrar un trombo intracavitario en el ventrículo derecho. Posteriormente y una vez estabilizado, se realizaría una angio-TC de arterias pulmonares para confirmar el diagnóstico.

Ante pacientes con inestabilidad hemodinámica no tan acusada, el primer paso sería realizar directamente la angio-TC de arterias pulmonares.

Muy diferente es el algoritmo que se ha de seguir con pacientes estables, en los que lo primordial es descartar la presencia de TEP, sobre todo, en aquellos con sospecha baja o intermedia. Así el dímero D negativo permite descartar TEP en este grupo de pacientes. En aquellos estables, pero con alta sospecha de TEP, el dímero D es negativo únicamente en el 10 % de las ocasiones, por lo que su determinación en casos de alta sospecha no está recomendada.

Para estos pacientes con alta sospecha, así como para aquellos con elevación de dímero D, la prueba diagnóstica indicada es la angio-TC de arterias pulmonares, la cual es positiva en una gran mayoría de los pacientes con alta sospecha. En aquellos casos poco frecuentes con discrepancia entre la clínica y la angio-TC (sospecha de falsos negativos), podría estar indicado realizar otras pruebas complementarias como la gammagrafía o la ecografía Doppler de miembros inferiores.

Pruebas de imagen

Existen numerosas pruebas de imagen que van a ser útiles en el diagnóstico de esta patología. Algunas de ellas van a ir encaminadas a demostrar un defecto de perfusión del parénquima pulmonar (como la gammagrafía de ventilación y perfusión), otras serán técnicas angiográficas que intentarán evidenciar el trombo en el sistema arterial pulmonar (como la angio-TC, la angio-RM o la angiografía invasiva) y, hoy en día, existen otras que combinan ambos paradigmas (como la TC de energía dual). La elección de una u otra estará determinada, principalmente, por la disponibilidad del centro y la idoneidad del paciente.

No obstante, en el contexto de la urgencia, la angio-TC constituye la prueba de primera elección, habiendo desplazado a la angiografía diagnóstica invasiva (estándar de referencia para el diagnóstico de TEP), dada su elevada especificidad y sensibilidad y su carácter no invasivo.

A continuación, se hará un breve resumen de los hallazgos típicos de esta entidad con las diferentes técnicas de imagen que se usan típicamente en la urgencia.

Radiografía de tórax

En la mayoría de los casos de TEP, la radiografía de tórax es normal o presenta hallazgos sutiles e inespecíficos como atelectasias subsegmentarias, elevación diafragmática, derrame pleural o cardiomegalia.

Sin embargo, existen escasos pero destacables hallazgos específicos de este diagnóstico como el signo de Chang, la joroba de Hampton, el signo de Westermark y el signo de Fleischner.

El **signo de Chang** hace referencia a la dilatación y cambio brusco de calibre de una arteria pulmonar principal debido a TEP. La **joroba de Hampton** consiste en una opacidad subpleural en forma de cúpula que traduce infarto pulmonar (no estrictamente secundario a embolia pulmonar) (**Fig. 60-17**). El **signo de Fleischner** se refiere a la prominencia de las arterias pulmonares que puede ser debido a hipertensión pulmonar o por la distensión del vaso secundaria a un gran trombo a dicho nivel. El **signo de Westermark** se corresponde con una hiperlucencia periférica focal secundaria a oligohemia que da como resultado una apariencia colapsada de los vasos distales a la oclusión.

Angiografía por tomografía computarizada de arterias pulmonares

El principal hallazgo de imagen en la angio-TC será la visualización de un defecto de repleción intraluminal en el sistema arterial pulmonar (**Fig. 60-18**). Una vez identificado el trombo, es importante reflejar la localización del defecto, pudiendo afectar a arterias pulmonares principales, lobulares, segmentarias o subsegmentarias. A medida que el calibre del vaso disminuye, la sensibilidad para detectar trombos decrece. No obstante, la relevancia clínica de las TEP subsegmentarias es discutida, abogando algunos autores incluso por un proceso fisiológico para medir el paso de esos pequeños trombos a la circulación sistémica.

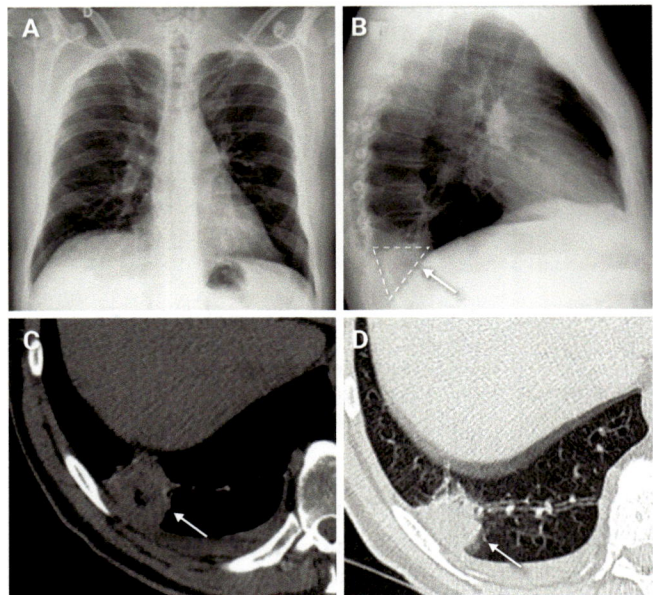

Figura 60-17. A y **B)** Radiografías en proyección posteroanterior y lateral de tórax. En la proyección lateral (**B**), se identifica una consolidación de morfología triangular y base de implantación en la pleura (línea discontinua y flechas) en el lóbulo inferior derecho, compatible con el signo de la joroba de Hampton, que traduce un área de infarto pulmonar. Dicho hallazgo se confirma en las imágenes axiales de tomografía computarizada con ventana de partes blandas y pulmón (**C** y **D**, respectivamente), en las que se muestra una consolidación triangular con una pequeña área de vidrio deslustrado rodeándola (flechas), compatible con infarto pulmonar.

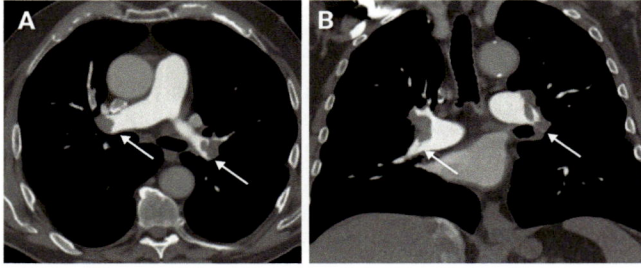

Figura 60-18. A y **B)** Cortes axiales y coronales de una angiografía por tomografía computarizada (angio-TC) de arterias pulmonares, que pone de manifiesto sendos defectos de repleción afectando a ambas arterias pulmonares principales (flechas); hallazgos compatibles con tromboembolia pulmonar (TEP). Parecen ocupar una posición central y formar ángulos agudos con la pared del vaso, hallazgos que sugieren TEP de carácter agudo.

Otro punto importante es describir la relación del trombo respecto a las paredes del vaso. En cortes axiales, suele ser típico visualizar un defecto de repleción central con un pequeño halo de contraste periférico conocido como el «signo del Polo Mint» (**Fig. 60-19**). Otra posibilidad es que se encuentre en contacto con una de las paredes del vaso formando un ángulo agudo con él en la TEP aguda. Además, hay que tratar de diferenciar los trombos que son totalmente oclusivos (se visualiza una amputación del vaso con una dilatación de su calibre) de aquellos que únicamente ocluyen de manera parcial el flujo.

Por otro lado, la existencia de un trombo en el árbol arterial pulmonar provocará un aumento de presión de las arterias afectadas que se transmitirá de manera retró-

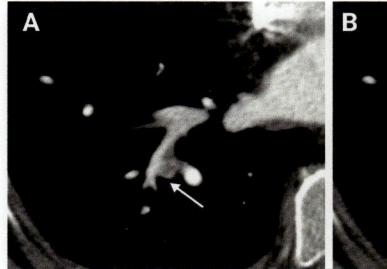
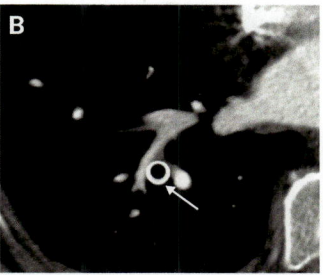

Figura 60-19. Corte axial de angiografía por tomografía computarizada (angio-TC) de arterias pulmonares **(A)** y representación esquemática **(B)** del «signo del Polo Mint». En estas imágenes, se puede objetivar un defecto de repleción que afecta a una arteria segmentaria del lóbulo inferior derecho con posición central y fino ribeteado de contraste periférico, hallazgos definitorios del «signo del Polo Mint».

grada hacia cavidades derechas, dando lugar a un cuadro clínico de hipertensión pulmonar, situación que se puede cronificar y que también tiene hallazgos por imagen que pueden hacer sospecharla. Entre ellos, destacan la dilatación del tronco de la arteria pulmonar superior a 3 cm, una proporción entre el tronco de la arteria pulmonar y la aorta superior a 1 y la dilatación de las arterias pulmonares centrales con disminución del calibre de las ramas periféricas.

A nivel parenquimatoso, la falta de aporte sanguíneo puede ocasionar un infarto pulmonar. El infarto pulmonar presenta una semiología muy característica y permite reforzar la sospecha de TEP, aunque, como ya se ha mencionado anteriormente, los infartos pulmonares no son siempre consecuencia de trombos en las arterias pulmonares y su existencia no condiciona un peor pronóstico en caso de TEP.

Los infartos se presentan clásicamente como consolidaciones periféricas triangulares, en forma de cuña, sin broncograma aéreo y con base de implantación en la pleura. Suelen presentar bordes convexos y pueden estar rodeados por un halo de parénquima con densidad en vidrio deslustrado, que traduce hemorragia adyacente (v. **Fig. 60-17**). No obstante,

debido al doble aporte arterial del parénquima pulmonar a través de las arterias pulmonares y las arterias bronquiales, este hallazgo no es muy frecuente.

Signos de mal pronóstico

El factor pronóstico principal es la disfunción del ventrículo derecho y su hallazgo de imagen más sensible y específico es el aumento del diámetro transverso del ventrículo derecho, con una proporción del diámetro del ventrículo derecho sobre el ventrículo izquierdo superior a 1 (**Fig. 60-20**).

Otros signos que también traducen disfunción de las cavidades derechas son la rectificación o, incluso, la inversión del tabique interventricular, el reflujo de contraste hacia las venas suprahepáticas o la dilatación de la vena ácigos (v. **Fig. 60-20**).

Ningún otro hallazgo de imagen ha demostrado tener clara relación con el pronóstico ni con el riesgo de muerte temprana en pacientes con TEP.

Tromboembolia pulmonar crónica

La resolución incompleta y recanalización del trombo agudo puede desencadenar enfermedad tromboembólica crónica con organización y endotelización del material tromboembólico y puede provocar una hipertensión pulmonar crónica. Generalmente, tras el episodio agudo, los pacientes experimentan una mejoría para, a continuación, comenzar con síntomas como disnea, dolor torácico e insuficiencia cardíaca derecha.

Clínicamente, esta entidad se define por una presión en la arteria pulmonar principal > 25 mmHg, una presión capilar pulmonar > 15 mmHg y la persistencia de trombos en arterias lobulares, segmentarias o subsegmentarias después de, al menos, tres meses de anticoagulación eficaz.

El incremento en la resistencia vascular pulmonar y de la presión en el ventrículo derecho provocan la hipertrofia, la disfunción y, por último, la insuficiencia cardíaca derecha.

La prueba diagnóstica de elección ante sospecha de TEP crónica es la angio-TC y los hallazgos de imagen característ

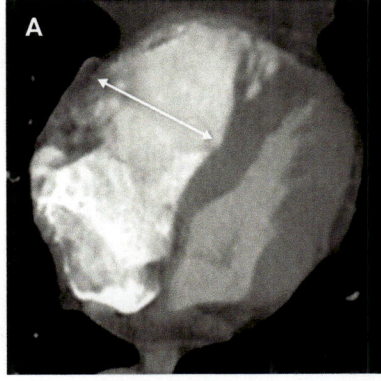
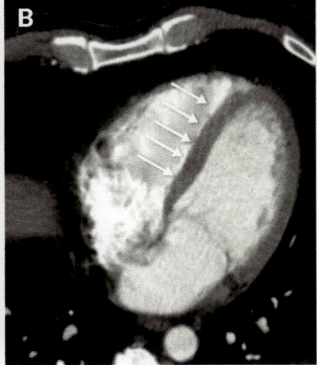
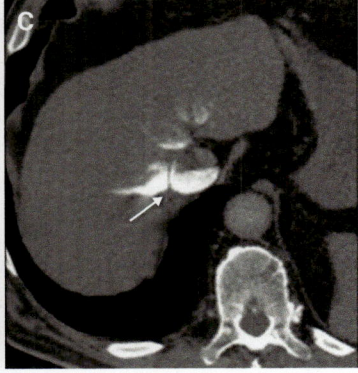

Figura 60-20. A-C) Cortes axiales de angiografía por tomografía computarizada (angio-TC) de arterias pulmonares a diferentes niveles. En ellas, se muestran los signos de mal pronóstico que traducen disfunción de cavidades derechas. En **A**, se observa una llamativa dilatación del ventrículo derecho (flecha), que presenta un diámetro mucho mayor que el ventrículo izquierdo. Las flechas rojas de **B** muestran la rectificación e, incluso, inversión del tabique interventricular. En una situación normal, la mayor presión en las cavidades izquierdas hace que el tabique presente una convexidad derecha, sin embargo, el incremento de presiones en las cavidades derechas secundarias a la tromboembolia pulmonar puede hacer que esta relación normal se corrija o, incluso, se invierta. En **C**, se aprecia un marcado reflujo de contraste a las venas suprahepáticas (flecha), con nivel líquido-líquido en la vena cava inferior.

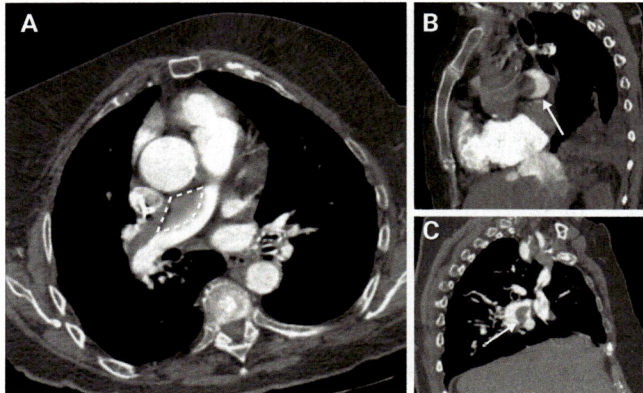

Figura 60-21. Corte axial **(A)**, reformateo oblicuo **(B)** e imagen coronal **(C)** de angiografía por tomografía computarizada (angio-TC) de arterias pulmonares. Pone de manifiesto un defecto de repleción a nivel de la arteria pulmonar principal derecha (flechas), que presenta una ubicación excéntrica y forma ángulos obtusos con la pared del vaso (línea discontinua en **A)**. Dichos hallazgos sugieren tromboembolia pulmonar crónica.

ticos de la TEP crónica consisten en trombos excéntricos en posición no central y que suelen formar ángulos obtusos con la pared del vaso (**Fig. 60-21**). En ocasiones, pueden observarse signos de recanalización como membranas, bandas y calcificaciones.

Actualmente, no existen indicadores que se asocien a mayor riesgo de desarrollo de TEP crónica en un episodio agudo ni existen recomendaciones de realizar un control de imagen a los pacientes con TEP tras instaurar el tratamiento.

Tomografía computarizada de energía dual

La TC de energía dual aporta la ventaja de que, en un solo examen con contraste, puede proporcionar información morfológica y funcional del pulmón. Existen diferentes modelos en función de las casas comerciales, que se basan en la emisión de rayos X con dos espectros de energía diferentes, o en distintas características de los detectores, que permiten detectar sustancias específicas en cada vóxel de acuerdo con la teoría de descomposición de materiales. De esta manera, es posible identificar el yodo en los tejidos.

En la TEP, permite la demostración de los defectos de repleción que obstruyen las arterias pulmonares, así como de los defectos de perfusión resultantes en el parénquima pulmonar (**Fig. 60-22**).

En los mapas de perfusión, se observarán áreas hipoperfundidas de morfología triangular y base de implantación en la pleura, en relación con el parénquima dependiente de las ramas arteriales ocluidas por la TEP. No obstante, existen ciertos errores o *pitfalls* que se deben conocer para no realizar una interpretación errónea de los hallazgos. El más típico y que más frecuentemente se observa es una aparente hipoperfusión en la língula, hallazgo producido por un artefacto por movimiento del corazón. Otro sitio típico de artefacto es a nivel de los lóbulos superiores; se presenta como una aparente hipoperfusión del tejido que no es real y que, generalmente, está causado por artefacto de endurecimiento del haz secundario a la columna de con-

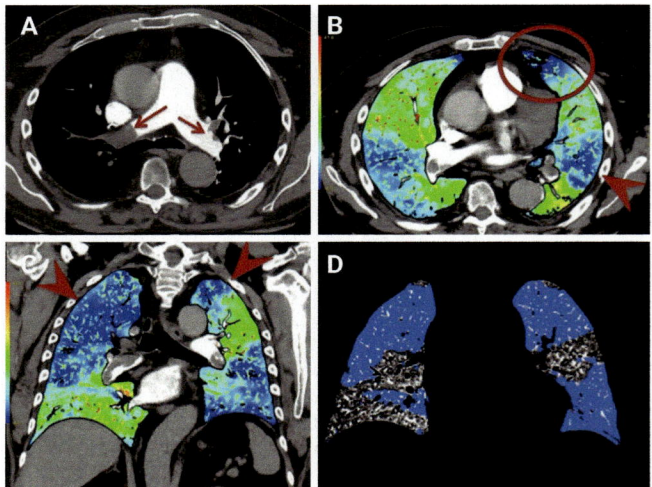

Figura 60-22. Imagen axial de angiografía por tomografía computarizada (angio-TC) de arterias pulmonares **(A)** y cortes axiales y coronales de mapas de perfusión de yodo con paleta de colores arcoíris **(B** y **C)** y dos tonos **(D)**. En ellos, se pone de manifiesto un defecto de repleción compatible con tromboembolia pulmonar (TEP) a nivel de ambas arterias pulmonares principales (flechas rojas en **A)**, así como sendos defectos de perfusión afectando a prácticamente todo el lóbulo superior derecho, al lóbulo superior izquierdo y al lóbulo inferior izquierdo (puntas de flecha en **B** y **C)**. Es importante distinguirlo del típico artefacto de movimiento causado por el latido del corazón y que suele crear una falsa imagen de defecto de perfusión a nivel de la língula (círculo rojo en **B)**.

traste o bien por el endurecimiento que se produce por los hombros (v. **Fig. 60-22**).

El mapa de yodo proporciona una aproximación rápida a los defectos de perfusión y permite el análisis cuantitativo del volumen de los defectos de perfusión, presentando una excelente correlación con la gammagrafía de ventilación y perfusión.

Otro de los parámetros técnicos a tener en cuenta es que permite disminuir la dosis de contraste yodado administrado. La regulación de los kiloelectronvoltios a diferentes energías permite realizar el contraste usando energías bajas, lo cual es muy útil en caso de una calidad subóptima de las imágenes, en las que las arterias pulmonares han quedado con poca tinción o en pacientes en los que la administración de contraste está limitada (**Fig. 60-23**).

Los estudios han demostrado una sensibilidad de entre el 60 y el 90 % y una especificidad entre el 88 y el 99 % para el diagnóstico de la TEP, con un importante papel también en el diagnóstico de la TEP crónica, con sensibilidad y especificidad del 96-100 % y del 76-96 %, respectivamente.

Además, en estudios recientes, se ha puesto de manifiesto que mejora la precisión diagnóstica de los lectores comparándolo con aquellos que disponían únicamente de las imágenes de la angio-TC. Ayuda especialmente en la detección de pequeños trombos periféricos en ramas subsegmentarias, evidenciando los defectos de perfusión secundarios a dichas oclusiones.

Por otro lado, y como ya se ha mencionado anteriormente, otro punto importante en el diagnóstico es la identificación de posibles indicadores de mal pronóstico. Además de los ya

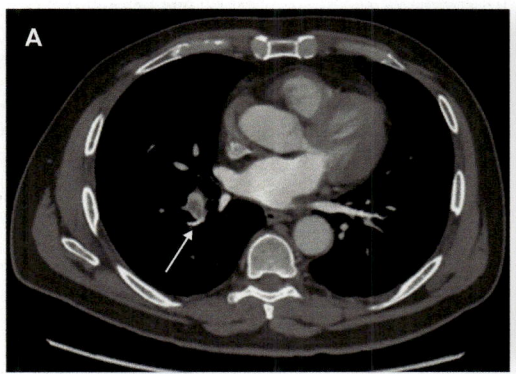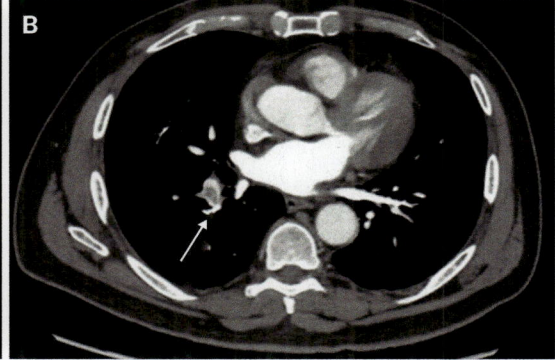

Figura 60-23. Imágenes axiales de angiografía por tomografía computarizada (angio-TC) de arterias pulmonares con energía dual refor-mateados a 74 KeV **(A)** y 54 KeV **(B)**. En este ejemplo, se puede observar cómo una imagen subóptima puede mejorar sustancialmente al ser reformateada a bajos KeV, ayudando así a demostrar el defecto de repleción a nivel de la arteria lobular del lóbulo inferior derecho compatible con tromboembolia pulmonar (flechas).

explicados en las imágenes de angio-TC, múltiples estudios independientes han mostrado que la extensión del defecto de perfusión en las imágenes con energía dual se relaciona directamente con un peor pronóstico. Esta relación aún necesita de más estudios para su validación y establecer puntos de corte adecuados, pero podría ayudar también a identificar a aquellos pacientes con sospecha de peor evolución a corto y largo plazo.

PUNTOS CLAVE

- Las causas del dolor torácico son múltiples, siendo las de origen cardiovascular en su mayoría potencialmente graves y que, por lo tanto, requieren un diagnóstico preciso y precoz.
- La TCMD es la prueba de imagen de elección ante sospecha de patología cardiovascular como causa del dolor torácico.
- Está indicado realizar una angio-TC de arterias coronarias a pacientes que acuden con dolor torácico y probabilidad baja-intermedia con escalas de probabilidad pretest y, por lo tanto, pacientes con ECG y troponinas normales o indeterminadas. Con TC de última generación, no solo se pueden detectar estenosis en el árbol coronario, sino que se puede llegar a valorar el significado funcional de dichas estenosis. Se recomienda la utilización del léxico CAD-RADS para realizar un informe estandarizado y estructurado.
- En caso de pacientes con SAA, es importante realizar una fase precontraste (en ausencia de energía espectral) en la búsqueda del HIM, y una fase arterial y otra portal para valorar la permeabilidad de la LF y el síndrome de hipo-perfusión. Se recomienda realizar informes estructurados, con información que incluya la clasificación de Stanford, la presencia o ausencia de signos de mal pronóstico o complicaciones que puedan determinar un cambio en la actitud terapéutica.
- La presencia de HIM puede considerarse un hallazgo inespecífico, no obstante, indica que el proceso es agudo y, por lo tanto, la presencia de sangre intramural en un paciente sintomático debe considerarse una emergencia aórtica.
- La angio-TC se ha convertido en la prueba de imagen de elección ante la sospecha de TEP, dado su elevado rendimiento diagnóstico, su rapidez, su disponibilidad y la capacidad de realizar diagnósticos alternativos en ausencia de TEP. Permite, además, valorar factores de mal pronóstico determinados por el fallo ventricular derecho.
- El desarrollo de la energía dual ha supuesto un importante avance en el diagnóstico de la TEP, ya que, además de las imágenes morfológicas, permite valorar la perfusión del parénquima pulmonar, ayudando en el diagnóstico y presentando también implicaciones pronósticas.

BIBLIOGRAFÍA

Cury RC, Leipsic J, Abbara S, Achenbach S, Berman D, Bittencourt M, et al. CAD-RADS™ 2.0-2022 Coronary Artery Disease-Reporting and Data System. An expert consensus document of the Society of Cardiovascular Computed Tomography (SCCT), the American College of Cardiology (ACC), the American College of Radiology (ACR) and the North America Society of Cardiovascular Imaging (NASCI). J Am Coll Radiol. 2022;19(11):1185-212.

Douglas PS, Hoffman U, Lee KL, Mark DB, Al-Khalidi HR, Anstrom K, et al.; PROMISE investigators. PROspective Multicenter Imaging Study for Evaluation of chest pain: rationale and design of the PROMISE trial. Am Heart J. 2014;167(6):796-803.

Gutschow SE, Walker CM, Martínez-Jiménez S, Rosado-de-Christenson ML, Stowell J, Kunin JR. Emerging concepts in intramural hematoma imaging. Radiographics 2016;36(3):660-74.

Kolossvary M, Szilveszter B, Merkely B, Maurovich-Horvat P. Plaque imaging with CT-a comprehensive review on coronary CT angiography based risk assessment. Cardiovasc Diagn Ther. 2017;7(5):489-506.

Lempel JK, Frazier AA, Jeudy J, Kligerman SJ, Schultz R, Ninalowo HA, et al. Aortic arch dissection: a controversy of classification. Radiology. 2014;71(3):848-55.

Lombardi JV, Hughes GC, Appoo JJ, Bavaria JE, Beck AW, Cambria RP, et al. Society for Vascular Surgery (SVS) and Society of Thoracic Surgeons (STS) reporting standards for type B aortic dissections. J Vasc Surg. 2020;71(3):723-47.

Maroules CD, Rybicki FJ, Ghoshhajra BB, Batlle JC, Branch K, Chinnaiyan K, et al. 2022 use of coronary computed tomographic angiography for patients presenting with acute chest pain to the emergency department: an expert consensus document of the Society of Cardiovascular

Computed Tomography (SCCT). Endorsed by the American College of Radiology (ACR) and the North American Society for cardiovascular Imaging (NASCI). J Cardiovasc Comput Tomogr. 2023;17(2):146-63.

Murillo H, Molvin L, Chin AS, Fleischmann D. Aortic dissection and other AAS: diagnostic imaging findings from acute to chronic longitudinal progression. Radiographics. 2021;41(2):425-46.

Nieman K, Balla S. Dynamic CT myocardial perfusion imaging. J Cardiovasc Comput Tomogr. 2020;14(4):303-6.

Qanadli SD, Malekzadeh S, Villard N, Jouannic AM, Bodenmann D, Tozzi P, et al. A new clinically driven classification for acute aortic dissection. Front Surg. 2020;7:37.

Ornellas Neves P, Andrade J, Monção H. Coronary anomalies: what the radiologist should know. Radiol Bras. 2015;48(4):233-41.

Ramsey BC, Fentanes E, Choi AD, Branch KR, Thomas DM. Myocardial assessment with cardiac CT: ischemic heart disease and beyond. Curr Cardiovasc Imaging Rep. 2018;11(7):16.

Valente T, Sica G, Bocchini G, Romano F, Lassandro F, Rea G, et al. MDCT imaging of non-traumatic thoracic aortic emergencies and its impact on diagnosis and management-a reappraisal. Tomography. 2022;8(1):200-28.

Traumatismo craneoencefálico

61

I. Pecharromán de las Heras, C. Campos Ferrer y A. Vicente Bártulos

OBJETIVOS

- Identificar las indicaciones de las técnicas de diagnóstico por imagen en la evaluación urgente del traumatismo craneoencefálico (TCE) en adultos. ¿Por qué, cuándo y para qué?
- Discriminar la utilidad de las distintas técnicas de imagen en la evaluación urgente del TCE, fundamentalmente, de la tomografía computarizada, según las guías de recomendación en el manejo radiológico.
- Revisar los distintos mecanismos fisiopatológicos en el TCE.
- Obtener herramientas para reconocer y describir las lesiones relevantes (principalmente, hemorrágicas), y las potenciales complicaciones. Adquirir los conocimientos necesarios para discriminarlas entre sí.
- Reconocer las lesiones susceptibles de seguimiento o que requieren estudio complementario urgente (p. ej., angiográfico), y proporcionar un informe estructurado basado en una lectura sistemática de los hallazgos radiológicos.

DEFINICIÓN Y CLASIFICACIÓN

A continuación, se define el concepto de traumatismo craneoencefálico (TCE) y se expone su clasificación según la gravedad y según el mecanismo fisiopatológico.

Definición

El consenso de la comunidad neurotraumatológica ha evolucionado en relación con la definición, los mecanismos y los resultados clínicos que se consideran al amparo de la lesión cerebral por traumatismo, y también en lo que respecta a la terminología (*cranioencephalic trauma*, *head injury*, *brain trauma*, *traumatic brain injury*, etc.). En este tema, se emplea el término TCE por su mayor difusión en distintos ámbitos de la neurorradiología y neurocirugía y, en ocasiones, **lesión cerebral traumática** (LCT).

En 2010, se propuso la siguiente definición de TCE: **cualquier alteración de la función cerebral, u otra evidencia de patología cerebral, causada por una fuerza externa (Tabla 61-1) en forma de traumatismo cerrado o penetrante**. La alteración de la función cerebral se concreta en uno de los siguientes signos clínicos: pérdida o disminución del nivel de consciencia, amnesia retrógrada o postraumática, déficits neurológicos (debilidad, disminución sensorial, afasia, etc.), y alteración del estado mental en el momento de la lesión (confusión, desorientación, etc.).

Es una definición un tanto confusa, ya que los síntomas de disfunción cerebral pueden ser diferidos o estar ausentes, y la expresión «otra evidencia» implica tener resultados de pruebas de imagen o laboratorio.

La **conmoción cerebral** es un traumatismo cerebral leve y transitorio. Es un diagnóstico clínico, y la tomografía computarizada (TC) no debería utilizarse para diagnosticar conmociones asociadas al deporte, sino para descartar lesiones como hemorragia intracraneal en deportistas con pérdida de consciencia, amnesia postraumática, puntuación en la escala de coma de Glasgow (GCS, *Glasgow coma scale*) < 15 persistente, déficit neurológico focal, fractura craneal visible o deterioro clínico (nivel de evidencia C).

Clasificación según la gravedad

La clasificación más extendida en el ámbito clínico y en el de la investigación sigue siendo la basada en la gravedad del traumatismo, según la GCS.

 La GCS valora la respuesta ocular, motora y verbal. Diferencia entre tres categorías: leve (puntuación de 14 a 15), moderado (puntuación de 9 a 13) y grave (puntuación de 8 o inferior).

Se ha demostrado que es predictiva no solo de lesión, sino también de resultados clínicos a largo plazo. El estudio observacional *Transforming Research and Clinical Knowledge in TBI* (TRACK-TBI) observó una buena correlación entre la puntuación de la GCS, el porcentaje de ingreso en la unidad de cuidados intensivos (UCI), la duración de dicho ingreso, la existencia de lesión cerebral residual a los seis meses y la ausencia de incapacidad residual al alta en el TCE leve.

Tabla 61-1. Fuerzas externas causantes de traumatismo craneal con sospecha de lesión cerebral

Golpe en la cabeza por un objeto o contra un objeto

Aceleración/deceleración del cerebro sin impacto externo directo

Penetración del cráneo por un cuerpo extraño

Fuerzas de explosión/estallido

Otras fuerzas aún por definir

> **!** El TCE leve se define por una puntuación en la GCS entre 14 y 15 a los 30 minutos después del traumatismo, con uno o más de los siguientes síntomas: menos de 30 minutos de pérdida de consciencia, menos de 24 horas de amnesia postraumática, alteración del estado mental en el momento del accidente (confusión, desorientación, etc.), y/o déficit neurológico transitorio.

Múltiples grupos de trabajo aún definen el TCE leve por una puntuación de 13 a 15 en la GCS, como se ha publicado en *The Lancet Neurology* en 2022, pero diversos estudios han demostrado una mejor categorización de pacientes usando la puntuación de 14-15.

El TCE leve supone el 80-90 % de los casos. La probabilidad de lesión en las pruebas de imagen es baja, pero hasta el 3 % de casos presentarán un deterioro neurológico súbito y un 1 % tendrá una lesión cerebral susceptible de tratamiento quirúrgico, con una mortalidad del 0,1 %. Es más, alrededor de un 50 % de pacientes con TCE leve no se recuperan completamente incluso seis meses después del evento.

> **!** Los TCE moderados (GCS de 9-13) y graves (GCS de 3-8) representan en conjunto el 20 % de los casos. En ambos, está indicado realizar una TC lo antes posible para detectar lesiones amenazantes tratables con neurocirugía.

Los traumatismos moderados y graves pueden presentar deterioro neurológico en 48 horas, de los cuales el 75 % tendrán una lesión extraaxial y el 25 % requerirán manejo neuroquirúrgico.

Clasificación fisiopatológica

Si se atiende al mecanismo fisiopatológico del traumatismo, se puede diferenciar lesiones primarias de secundarias.

Las lesiones **primarias** son aquellas que se producen por daño directo en el momento mismo del TCE y son, por lo tanto, inevitables (p. ej., hemorragia subaracnoidea [HSA]). Las **secundarias** son las evitables y susceptibles de intervención terapéutica, y aparecen en el período postraumático como respuesta al daño (como la herniación cerebral).

Esta clasificación es cuestionable, porque algunas lesiones necesitan tiempo para expandirse y ser detectables en pruebas de imagen, como es el caso de un hematoma epidural (HED), que puede ser laminar e indetectable en una TC inicial, y se considera lesión primaria, aunque aparezca en un estudio posterior.

EPIDEMIOLOGÍA

Las principales causas de TCE globalmente son las **caídas** y los **accidentes de tráfico**, según el nivel de desarrollo de cada país. Las caídas están por delante en países desarrollados, sobre todo, en mayores de 65 años y menores de 4 años, y los accidentes de tráfico, en adultos jóvenes en países en vías de desarrollo (por vías de circulación deficientes y más porcentaje de atropellos).

Otras causas son impactos contra objetos, agresiones y diversos mecanismos causales, incluyendo accidentes deportivos, accidentes domésticos o laborales, suicidios, detonaciones y estallidos en conflictos bélicos o atentados terroristas.

La incidencia anual es variable y difícil de medir, porque hasta un 25 % de pacientes con TCE no solicitan asistencia médica. En Europa, una revisión sistemática publicada en 2021 encontró una incidencia anual según países de entre 47,3 y 694 por cada 100.000 habitantes.

FISIOPATOLOGÍA

Para comprender el daño cerebral causado, que es lo realmente significativo, es necesario distinguir los distintos agentes causales de TCE.

Mecanismo estático. Por impacto directo

Este tipo de mecanismo puede ser cerrado o abierto, asociado o no a proyectil.

Las lesiones por proyectil dependen de su trayecto intracraneal (con o sin salida del cráneo), y asocian alto riesgo de lesión vascular.

En el impacto estático, la lesión cerebral está condicionada por la energía cinética ($Ec = ½ mv^2$) del agente externo que golpea o del cráneo cuando impacta con algo. Por lo tanto, es más relevante la velocidad del impacto que la masa del objeto contra el que impacta el cráneo.

Mecanismo dinámico. Por aceleración y desaceleración

El impacto dinámico es el más frecuente y relevante. Puede ser por **traslación** e impacto de la masa encefálica sobre el cráneo y las meninges, y por **rotación** del cerebro respecto al cráneo, dando lugar a fuerzas de inercia sobre la duramadre y sobre el propio tejido cerebral.

Se produce, sobre todo, en accidentes de vehículo y atropello de peatones. Son causa de contusión cerebral por el impacto contra el hueso y contra la duramadre, que actúa como un cuchillo. Las fuerzas de rotación pueden producir lesión axonal, sobre todo, en la región frontoparietal.

Por estallido o detonación

Este tipo de lesiones son típicas de detonaciones accidentales, en atentados terroristas y en conflictos bélicos. Aunque infrecuentes, el radiólogo debe conocer las peculiaridades relacionadas con este tipo de mecanismo causal.

Las lesiones por estallido se clasifican en primarias (causadas por el barotrauma del incremento de presión de la detonación y la alteración atmosférica inmediatamente posterior), secundarias (de tipo penetrante por la metralla que se produce y se desplaza en la explosión), terciarias (secundarias al desplazamiento físico e impacto de las víctimas contra todo tipo de objetos) y cuaternarias (por quemadura, inhalación, exposición a radiación o aplastamiento). La lesión cerebral por estallido suele ser resultado de una combinación de estas lesiones.

En el TCE por detonación, la onda expansiva puede causar edema cerebral agudo, lesión vascular cerebral, lesión axonal difusa (LAD) e, incluso, edema cerebral por aumento de presión cardíaca y reflujo sanguíneo al cerebro.

Es típica la rotura de la membrana timpánica y de la cadena osicular como consecuencia del aumento de presión atmosférica más de 5 psi.

Por lesión vascular

La mayoría de hemorragias intracraneales o extracraneales traumáticas se producen por rotura de pequeños vasos. Las lesiones de grandes arterias y venas, intracraneales o extracraneales, pueden ser primarias, generalmente, por transección directa, por disección o formación de fístulas, y también secundarias, por compresión secundaria a la herniación intracraneal.

Las lesiones arteriales pueden ser causa de isquemia cerebral devastadora, y requieren diagnóstico mediante angiografía por TC (angio-TC) para establecer terapia urgente antitrombótica o endovascular mecánica. Los hematomas epidurales adyacentes a senos venosos durales pueden provocar su trombosis por compresión, y requieren estudio urgente o preferente con flebografía por TC (flevo-TC).

PRUEBAS DIAGNÓSTICAS

A continuación, se describen la exploración clínica, los biomarcadores y las técnicas de imagen empleados en el diagnóstico de las lesiones del TCE.

Objetivo y adecuación de la solicitud de las pruebas de neuroimagen

La identificación de lesiones postraumáticas con neuroimagen es fundamental para determinar qué paciente se beneficia de un tratamiento neuroquirúrgico urgente para disminuir la morbimortalidad. El American College of Radiology (ACR) ha desarrollado un sistema de informes y recogida de datos para el TCE (TBI-RADS, *Traumatic Brain Injury Reporting and Data System*) para estratificar la actitud terapéutica. Este sistema integra: 1) hallazgos radiológicos en la TC inicial, 2) información demográfica y 3) hallazgos en la exploración física y la anamnesis dirigida.

Según las recomendaciones del ACR, está indicado realizar una TC craneal sin contraste en cualquier TCE moderado y grave con GCS de 3-13 (recomendación de clase I del ACR).

En los TCE leves con GCS de 14-15, está indicada la TC sin contraste si el paciente cumple los criterios de cualquiera de las guías validadas (Canadian CT Head Rule [CCHR], New Orleans Criteria [NOC] y NEXUS II [**Tabla 61-2**]), así como las recomendaciones del American College of Emergency Physicians (ACEP). Están en consonancia con las recomendaciones de las guías del National Institute for Health and Care Excellence (NICE) de Reino Unido de 2023 y con las recomendaciones que la Sociedad Española de Radiología de Urgencias (SERAU) ofrece en su página web con un algoritmo similar al de la ACEP, y con el consenso elaborado y publicado en 2023 por la Sociedad Española de Radiología Médica (SERAM) junto la SERAU, la Sociedad Española de Medicina de Urgencias y Emergencias (SEMES) y otras sociedades médicas españolas para el manejo clínico-radiológico del TCE leve.

En cuanto al momento idóneo de realización de la prueba, según las guías del NICE, está indicado realizar una TC sin contraste en la primera hora si la puntuación en la GCS es menor de 14 o en TCE leve con factores de riesgo, y en las primeras 8 horas si hay empeoramiento clínico durante el período de observación intrahospitalario o extrahospitalario.

Exploración clínica

Incluye una anamnesis para detallar las circunstancias del accidente y la atención médica prehospitalaria recibida.

Se valoran parámetros bioquímicos del estado de la coagulación, los signos de riesgo vital como la presión arterial y el patrón de respiración, así como la función pupilar. La alteración de reflejos motores y el nivel de consciencia se determinan y monitorizan a través de la GCS. Esto permite establecer la sospecha clínica de LCT. Por ejemplo: se sospecha una hernia transtentorial secundaria a hemorragia intracraneal traumática si existe hemiparesia contralateral progresiva y midriasis de la pupila ipsilateral con ptosis y limitación del movimiento del ojo del mismo lado.

> **!** Es recomendable buscar signos que sugieran fracturas de la base del cráneo: equimosis periorbitaria, equimosis de la apófisis mastoides o signo de Battle, y la presencia de sangre o líquido cefalorraquídeo (LCR) por detrás de la membrana timpánica.

Biomarcadores

Existen varios biomarcadores de lesión cerebral aprobados por la Food and Drug Administration (FDA) de Estados Unidos. La proteína S100β fue incluida en las Guías de Recomendación del Comité de Neurotrauma Escandinavo en 2015 y en la Guía Francesa de manejo del TCE leve en adultos en 2022. En 2023, el consenso de la SERAU junto con otras sociedades médicas incluye dos biomarcadores (GFAP y UCH-L1) combinados en el algoritmo de manejo del TCE leve.

Diversas publicaciones proponen que estos biomarcadores demuestran un alto valor predictivo negativo (VPN: 88-100 %) de proteína gliofibrilar ácida (GFAP, *glial fibrillary acidic protein*), ubicuitina carboxiterminal hidrolasa L1

(UCH-L1, *ubiquitin C-terminal hydrolase L1*) y S100β en pacientes con TCE leve, y su empleo podría evitar la realización de TC innecesarias en casos de TCE leve.

Técnicas de imagen

A continuación, se analiza la utilidad de las distintas técnicas de imagen en la evaluación urgente del TCE.

Radiología convencional

La radiología convencional ha caído en completo desuso en el diagnóstico de traumatismo craneal, ya que puede haber patología intracraneal significativa en ausencia de fracturas óseas.

Las únicas indicaciones de la radiografía simple en el TCE son: 1) la detección de cuerpos extraños radiopacos y 2) la

Tabla 61-2. Reglas de predicción para la identificación de pacientes con traumatismo craneoencefálico cerrado leve que con seguridad no son candidatos a una tomografía computarizada sin contraste intravenoso craneal

New Orleans Criteria (NOC)	
Criterios de inclusión	GCS = 15
	Edad > 18 años
	TCE cerrado en las últimas 24 horas causando pérdida de consciencia, amnesia o desorientación
TC craneal no necesaria si todas las siguientes premisas están ausentes	Cefalea
	Vómitos
	Edad > 60 años
	Intoxicación por alcohol o drogas
	Déficit de memoria inmediata
	Traumatismo supraclavicular visible
Canadian CT Head Rule (CCHR)	
Criterios de exclusión	Edad < 16 años
	Lesión craneal mínima (no hay pérdida de consciencia, amnesia ni desorientación)
	No hay claro antecedente traumático
	Lesión craneal penetrante obvia o fractura craneal hundida
	Déficit neurológico focal agudo
	Asociación de signos vitales de inestabilidad en urgencias
	Trastorno de la coagulación o está anticoagulado
	Revisita a urgencias para revaluación por la misma lesión craneal
	Embarazo
TC craneal no necesaria si todas las siguientes están ausentes	GCS < 15 tras 2 horas del TCE
	Sospecha de fractura abierta o hundida
	Signos de fractura de la base del cráneo (hemotímpano, ojos de mapache, otorrea de LCR o rinorrea, signo de Battle)
	Dos o más vómitos
	Edad > 65 años
	Amnesia antes del impacto de ≥ 30 minutos
	Mecanismo peligroso (atropello, eyección de vehículo a motor, caída de > 1 metro de altura)

(Continúa)

Tabla 61-2. Reglas de predicción para la identificación de pacientes con traumatismo craneoencefálico cerrado leve que con seguridad no son candidatos a una tomografía computarizada sin contraste intravenoso craneal (*Cont.*)

National Emergency X-Ray Utilization Study (NEXUS-II)	
TC craneal no necesaria si todas las siguientes están ausentes	Edad > 65 años
	Evidencia de fractura craneal significativa
	Hematoma en el cuero cabelludo
	Déficit neurológico
	Alteración del nivel de alerta
	Comportamiento anómalo
	Coagulopatía
	Vómitos recurrentes o intensos
American College of Emergency Physicians (ACEP)	
TC craneal necesaria si alguno se los siguientes está presente	Nivel A. Pérdida de consciencia o amnesia postraumática y uno o más de los siguientes: cefalea, vómitos, edad > 60 años, intoxicación por alcohol o drogas, déficits de memoria a corto plazo, evidencia física de traumatismo supraclavicular, convulsión pos-TCE, GCS < 15, déficit neurológico focal, coagulopatía
	Nivel B. Sin pérdida de consciencia ni amnesia postraumática y uno de los siguientes: déficit neurológico focal, vómitos, cefalea intensa, edad > 65 años, signos físicos de fractura de la base del cráneo, GCS < 15, coagulopatía, mecanismo peligroso (eyección de vehículo a motor, atropello, caída de más de 5 escalones o 1 metro)

GCS: escala de coma de Glasgow (*Glasgow coma scale*); LCR: líquido cefalorraquídeo; TC: tomografía computarizada; TCE: traumatismo craneoencefálico.
Adaptada de: Expert Panel on Neurological Imaging; Shih RY, Burns J, Ajam AA, Broder JS, Chakraborty S, Kendi AT, et al. ACR Appropriateness Criteria® Head Trauma: 2021 update. J Am Coll Radiol. 2021;18(5S):S13-36; y Shobeirian F, Ghomi Z, Soleimani R, Mirshahi R, Sanei Taheri M. Overuse of brain CT scan for evaluating mild head trauma in adults. Emerg Radiol. 2021;28(2):251-7.

sospecha de traumatismo no accidental en la edad pediátrica, como parte de una serie ósea radiológica.

Tomografía computarizada

La TC es indispensable para clasificar, diagnosticar y realizar el seguimiento de pacientes con lesiones intracraneales. Sus ventajas principales son su rapidez, accesibilidad y sensibilidad para detectar lesiones cerebrales que requieren intervención neuroquirúrgica. Además, tiene gran capacidad de detección de fracturas óseas mediante la realización de reconstrucciones multiplanares y ningún riesgo para estudiar a los pacientes con cuerpos extraños alojados tras un traumatismo penetrante o por estallido.

La TC tiene un alto VPN, lo cual no significa que un paciente con TC negativa no tenga una lesión cerebral traumática. Los pacientes con exploración neurológica anómala deben ser monitorizados a pesar de la ausencia de hallazgos en la TC inicial.

En el protocolo de adquisición, se recomienda realizar adquisición axial (con espesor no mayor de 5 mm) y realizar reconstrucciones multiplanares sinclíticas (simétricas y ortogonales entre sí). Es importante revisar el algoritmo de reconstrucción del parénquima cerebral (anchura 80, nivel 40) y óseo (anchura 3.800-2.800, nivel 800-600), y revisar el nivel de ventana específico para hemorragia (anchura 180-130, nivel 80-50). De esta manera, aumenta la sensibilidad para detectar lesiones sutiles.

Resonancia magnética

> **!** La resonancia magnética (RM) tiene mayor sensibilidad que la TC para detectar hipoxia e infarto cerebral, todo tipo de hemorragia, contusiones corticales no hemorrágicas, lesiones del tronco encefálico y lesión axonal en la sustancia blanca (nivel de evidencia Ib). También es más sensible para detectar contusiones cerebrales hemorrágicas (nivel de evidencia Ib-II), y todos los estadios de la HSA (nivel de evidencia II).

Solo está indicada en el contexto de TCE agudo (recomendación de clase I) cuando existe discordancia clínico-radiológica. Es decir, cuando la TC sin contraste es normal y existe alteración inexplicable de la exploración neurológica. En otras circunstancias, se cuestiona el uso rutinario de la RM para valorar el TCE (cuerpos extraños metálicos, limitada disponibilidad, duración de la exploración, sensibilidad a artefactos de movimiento del paciente y mayor coste).

En cuanto al protocolo de adquisición, un estudio básico incluye imagen potenciada en difusión para la detección de lesiones axonales no hemorrágicas, secuencias de susceptibilidad magnética (SWI, *susceptibility-weighted imaging*) sensibles a productos hemáticos, FLAIR (*fluid attenuated inversion recovery*), T2 y T1. No se recomienda administrar contraste paramagnético de rutina.

Estudio vascular mediante tomografía computarizada: angiografía y flebografía

Está indicado realizar angio-TC en la valoración inicial del TCE en las circunstancias que se resumen en la **tabla 61-3**, con el protocolo de adquisición habitual de cada equipo.

La flebo-TC, también llamada veno-TC, debe realizarse siempre que exista sospecha de trombosis de seno venoso dural en la valoración inicial o evolutiva por la existencia de un trazo de fractura o HED adyacente a un seno venoso dural, sospecha de infarto hemorrágico o hiperatenuación de un seno venoso. Se recomienda un retraso de adquisición tras la inyección del contraste intravenoso de 50 segundos, con una adquisición no mayor de 1,5 mm de espesor.

Otras técnicas avanzadas

La RM con secuencias SWI permite detectar microhemorragias relacionadas con LAD y con un peor pronóstico a medio y largo plazo.

El estudio de la perfusión cerebral mediante TC o RM puede evidenciar precozmente áreas de hipoperfusión con riesgo de desarrollar isquemia, que, en fases agudas, se asocia a peor resultado clínico a los seis meses, en todos los grados de TCE. La imagen de tensor de difusión (DTI, *diffusion tensor imaging*) podría detectar lesiones axonales microestructurales, relacionadas con peor evolución a los tres y a los seis meses. Otras técnicas prometedoras de RM avanzada en desarrollo son la RM funcional, la espectroscopia y la elastografía mediante RM. Además, cada vez más estudios de inteligencia artificial aplican métodos de *machine learning* a redes neuronales convolucionales en estos pacientes.

FACTORES PRONÓSTICOS

La elevada morbimortalidad del TCE hace necesaria la búsqueda de factores pronósticos para discriminar los pacientes con daño irreversible de los que se beneficiarán de un tratamiento agresivo, y ayudar en la toma de decisiones.

Los hallazgos iniciales en la TC craneal tienen implicación pronóstica. Por ello, se propone el uso de escalas de TC para valorar la gravedad del TCE con valor pronóstico.

> **!** La escala *NeuroImaging Radiological Interpretation System* (NIRIS), publicada en 2018 por Wintermark y validada en 2019 por Zhou, tiene cinco niveles de puntuación, de 0 a 4, y permite predecir de menor a mayor puntuación el riesgo de mortalidad pos-TCE a los seis meses, con mayor precisión que las escalas de Marshall y Rotterdam en las que se basa (**Tabla 61-4**).

El estudio del Traumatic Coma Data Bank (TCDB) estableció una clasificación de valor pronóstico con los hallazgos radiológicos, basada en que existen pacientes con una evolución adversa inesperada. Establece seis categorías según los hallazgos: I = normal, II = daño difuso, III = daño difuso con edema, IV = daño difuso con herniación, V = lesión evacuada quirúrgicamente, y VI = lesión no operada. El resultado se estableció con la *Glasgow Outcome Scale* a los tres y a los seis meses, y se fundamenta en la existencia de tres factores de riesgo de hipertensión intracraneal:

> **!** 1. Obliteración de cisternas basales sin lesión focal o por efecto de una lesión focal.
> 2. Desplazamiento de la línea media mayor de 5 mm.
> 3. Lesión focal (hemorrágica) con un volumen superior a 25 mL (medido con la técnica [A·B·C]/2).

Tabla 61-3. Indicaciones de angiografía y flebografía mediante tomografía computarizada en el traumatismo craneoencefálico

Técnica	Hallazgo que indica su realización	Diagnóstico de sospecha
Angio-TC	Fractura del canal carotídeo	Disección/laceración de la arteria carótida interna
	Lesión penetrante	Lesión vascular secundaria/hemorragia activa
	Exploración neurológica compatible	Vasoespasmo postraumático
	HSA aislada en las cisternas basales	Aneurisma de la arteria basilar/circulación posterior roto
	HSA aislada en la cisura de Silvio	Aneurisma de la arteria cerebral media roto
	HSA aislada interhemisférica anterior	Aneurisma de la arteria cerebral anterior roto
	Hematoma con calcificaciones y venas prominentes	MAV
	HIP con *black hole sign* o *whirpool sign* en TCsc	Sangrado activo (*spot sign*) en hematoma rápidamente expansivo
Flebo-TC	Fractura a través del seno venoso dural	Trombosis venosa o HED venoso

Angio-TC: angiografía por tomografía computarizada; flebo-TC: flebografía por tomografía computarizada; HED: hematoma epidural; HIP: hemorragia intraparenquimatosa; HSA: hemorragia subaracnoidea; MAV: malformación arteriovenosa; TCsc: tomografía computarizada sin contraste.

Tabla 61-4. Escala de gravedad en tomografía computarizada NIRIS (*NeuroImaging Radiological Interpretation System*) revisada

Categoría	Definición (al menos un factor)	Indica
NIRIS 0	Sin hallazgos patológicos	Alta del SU
NIRIS 1	• Fractura • Neumoencéfalo • HED, HSD, HIP, contusión < 0,5 mL • HSA	Seguimiento con imagen y/o ingreso para observación
NIRIS 2	• HED, HSD, HIP, contusión > 0,5 mL • LAD • HIV • Hidrocefalia leve/moderada • Desviación de la línea media de 0-5 mm (siempre)	Ingreso en UCI
NIRIS 3	• HED, HIP, contusión > 15 mL • HSD > 50 mL • Desviación de la línea media > 5 mm • Herniación focal	Considerar intervención neuroquirúrgica
NIRIS 4	• HED, HIP, contusión > 20 mL • HSD > 200 mL • Hidrocefalia grave • Desviación de la línea media > 10 mm • Herniación difusa • Hemorragia de Duret (lesión en el tronco del encéfalo)	Alto riesgo de muerte por TCE

HED: hematoma epidural; HIP: hemorragia intraparenquimatosa; HIV: hemorragia intraventricular; HSA: hemorragia subaracnoidea; HSD: hematoma subdural; LAD: lesión axonal difusa; SU: servicio de urgencias; TCE: traumatismo craneoencefálico; UCI: unidad de cuidados intensivos.
Adaptada de: Zhou B, Ding VY, Li Y, Ball RL, Jiang B, Zhu G, et al. Validation of the NeuroImaging Radiological Interpretation System for acute traumatic brain injury. J Comput Assist Tomogr. 2019;43(5):690-6.

Si existen los dos primeros factores de riesgo mencionados, debe monitorizarse la presión intracraneal (PIC) y, si se da el tercer factor de riesgo mencionado, se debe considerar tratamiento neuroquirúrgico evacuador.

LESIONES ESPECÍFICAS

A continuación, se describen las características radiológicas específicas de las lesiones craneales y cerebrales secundarias a traumatismo, según la clasificación fisiopatológica en lesiones primarias y secundarias.

Lesiones primarias

Se clasifican en epicraneales, fracturas del cráneo, hemorragia extraaxial e intraaxial, lesiones meníngeas, LAD, neumoencéfalo, lesiones traumáticas de los pares craneales y lesiones vasculares traumáticas primarias.

Epicraneales

Esta categoría comprende las heridas en el cuero cabelludo y los hematomas.

Heridas en cuero cabelludo

Las laceraciones del cuero cabelludo son soluciones de continuidad en el cuero cabelludo, con extensión y espesor variables, a veces, asociadas a cuerpo extraño y casi siempre con enfisema subcutáneo. Pueden asociar focos de sangrado activo por lesión vascular superficial.

Hematomas

Se clasifican en:

• **Hematoma subgaleal**. Colección hemática subyacente a la aponeurosis del músculo occipitofrontal (galea), y superficial al periostio (**Fig. 61-1**). Puede extenderse a la fosa temporal del espacio masticador por continuidad de la galea con la fascia del músculo temporal. No está limitado por

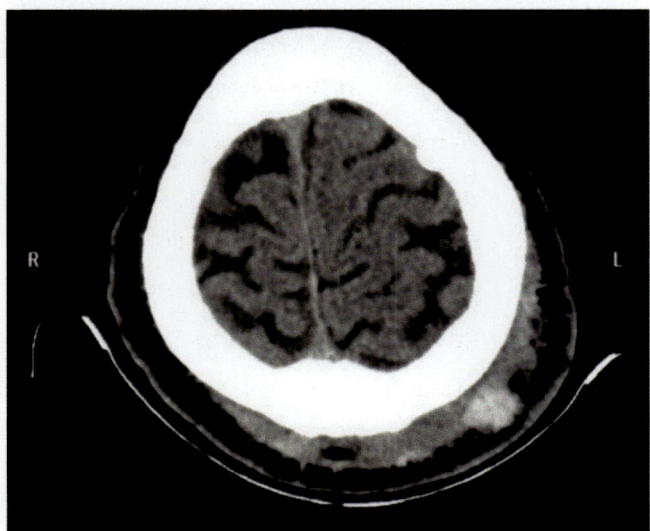

Figura 61-1. Colección de alta atenuación con foco de mayor atenuación, adyacente a la tabla externa del cráneo y profunda al tejido adiposo subcutáneo, compatible con hematoma subgaleal en distintas fases evolutivas.

las suturas, y puede llegar a ser voluminosa, afectando a toda la circunferencia del cráneo. Es frecuente en TCE en todas las edades y puede ser amenazante en niños, por su carácter expansivo.

- **Cefalohematoma**. Es una colección hemática subperióstica, es decir, entre el periostio y la tabla externa del cráneo. No cruza suturas y normalmente es unilateral, pequeña y autolimitada y, si se cronifica, puede calcificar. Ocurre en el 1 % de los neonatos, sobre todo, en partos instrumentalizados y, generalmente, no se valora con neuroimagen.

Fracturas del cráneo

Se distinguen las siguientes entidades.

Fracturas lineales de la calota

Son secundarias a traumatismo, generalmente, de baja energía y sobre una superficie amplia, con mecanismo cerrado o penetrante. Pueden ser abiertas o cerradas, simples o conminutas. Las fracturas de la fosa craneal anterior asocian con frecuencia fuga de LCR, especialmente, las conminutas u oblicuas.

Las fracturas que atraviesan un seno venoso dural o el bulbo yugular producen lesión venosa en dos tercios de los casos, secundaria a compresión venosa por hemorragia extraaxial o a trombosis. Las fracturas que se extienden a las suturas pueden producir diástasis, sobre todo, en niños.

Hay que considerar el diagnóstico diferencial con estructuras anatómicas normales como canales vasculares (con borde escleroso y relativamente serpiginoso), suturas, lagos venosos (circunscritos, en continuidad con canales vasculares) y granulaciones aracnoideas (delimitadas y comunicadas con el espacio subaracnoideo) (**Fig. 61-2**).

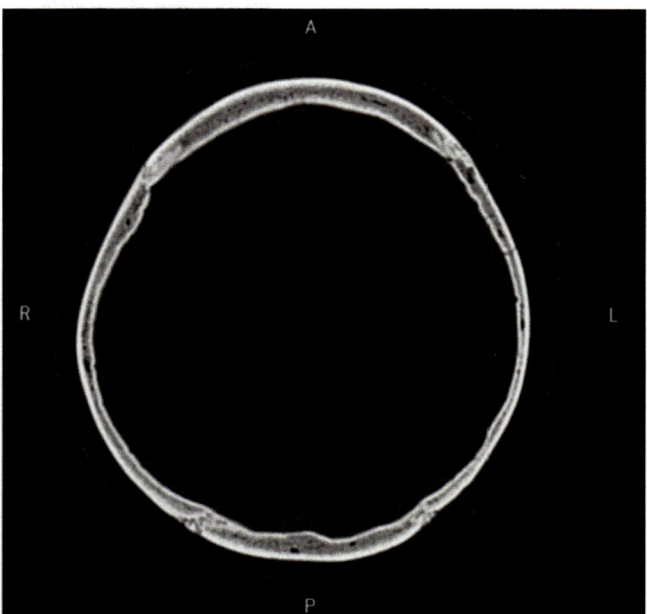

Figura 61-2. En el hueso parietal izquierdo, existe una imagen radiotransparente lineal que atraviesa todo el díploe, compatible con fractura lineal. Se distingue de las suturas, que tienen trayecto en zigzag, y de los espacios vasculares serpiginosos, que discurren en el espesor del díploe (frontal izquierdo).

Fracturas de la base del cráneo

Pueden ser lineales o complejas, con extensión a huesos faciales y a las vértebras cervicales superiores. El objetivo de la neuroimagen es determinar la extensión de la fractura, identificar lesiones asociadas amenazantes para la vida (vasculares principalmente), y ser una herramienta de ayuda en la planificación quirúrgica para evitar fístulas de LCR (**Tabla 61-5**).

Hundimientos

Las fracturas por hundimiento son secundarias a impactos de alta energía, generalmente, con objetos contundentes o sobre una superficie de menor tamaño que los impactos que producen fracturas lineales. Se caracterizan por el desplazamiento de fragmentos hacia la cavidad craneal, y pueden tener componente sobreelevado y rotado hacia fuera. Casi todas asocian laceración de las meninges subyacentes y hemorragia galeal.

 Hay que diferenciar los hundimientos de variantes anatómicas como los huesos wormianos, que son huesos supernumerarios, sobre todo, a nivel de la sutura lambdoidea, sin lesión aguda en el tejido subcutáneo adyacente.

Hemorragia extraaxial

Esta categoría comprende el hematoma epidural (HED), el hematoma subdural (HSD), la hemorragia subaracnoidea traumática (HSA) y la hemorragia intraventricular traumática (HIV).

Hematoma epidural

El HED es una colección hemática entre la hoja superficial de la duramadre y la tabla interna del cráneo, que típicamente tiene una forma lenticular biconvexa y no cruza suturas, ya que la duramadre está íntimamente adherida al hueso en las suturas (**Fig. 61-3**).

Cuando una fractura se extiende a las suturas, un fenómeno infrecuente y más típico en niños, el HED asociado puede cruzar dichas suturas.

Lo más frecuente es que sean secundarios a lesión de una rama de la arteria meníngea media (sobre todo, en la región pterional), y pueden ser secundarios a lesión de un seno venoso dural (10 %). La existencia del signo del remolino en su interior (atenuación hiperdensa heterogénea con focos hipodensos) es indicativa de sangrado activo y rápido crecimiento, signo de mal pronóstico con mayor tasa de mortalidad. Puede complicarse con herniación e isquemia, especialmente, si es rápidamente expansivo. Se pueden tratar con neurocirugía evacuadora o con embolización de la arteria meníngea media para estabilizar el sangrado.

Hematoma subdural

Los HSD se localizan entre la hoja profunda de la duramadre y la aracnoides, y se originan por lesión de las venas puente

Tabla 61-5. Fracturas de la base del cráneo: clasificación por localización y complicaciones asociadas

Tipo	Localización y tipo de lesiones	Secuelas
I: laterobasal	Los defectos > 1-2 cm requieren reparación quirúrgica, localizados en: 1. Techo mastoideo 2. Techo timpánico 3. Defecto combinado 4. Rotura de la cápsula ótica	• Fístula de LCR • Riesgo de meningitis a largo plazo
	Fractura inadvertida en la valoración inicial Puede requerir confirmación electrodiagnóstica, localizada en: 1. Ganglio geniculado, laberinto, CAI 2. Mastoides 3. Cápsula ótica	Parálisis del nervio facial
	TC a veces limitada por hemotímpano en fase aguda: 1. Separación incudomaleolar 2. Luxación del yunque	Hipoacusia de conducción persistente
	Diagnóstico desafiante al coexistir restos hemáticos y tejido de granulación: 1. Tipo «externo»: CAE inferior y posterior erosionado 2. Tipo «implantado»: por herida de bala o estallido. Cavidad timpánica, laberinto (fístula perilinfática)	Colesteatoma
II: frontobasal	Los defectos > 1-2 cm, el neumoencéfalo > 10 mL y la conminución requieren reparación quirúrgica: 1. Plano selar-esfenoidal 2. Lámina cribosa 3. Seno paranasal	Fístula de LCR, neumoencéfalo
	1. Seudoaneurisma de la ACI (agujero rasgado, seno cavernoso) 2. Fístula carotidocavernosa (agujero rasgado, seno cavernoso) 3. NOT (conducto óptico, fisura orbitaria superior) 4. Lesiones de los PC III, IV, V y VI (seno cavernoso, autolimitadas)	Síndrome del ápex orbitario

III: posterobasal (basioccipital o clival)	Angio-TC obligatoria ± perfusión cerebral
	• Fractura longitudinal
	  1. Arteria basilar atrapada o lacerada
	  2. Arteria vertebral lacerada
		Lesión vascular arterial

	• Flebo-TC necesaria • Trombosis de seno venoso dural • Infarto hemorrágico (infrecuente en seno sigmoide por colaterales) • Trombosis del seno sigmoideo y transverso con obstrucción de la vena de Labbé: produce infarto del lóbulo temporal • Hematoma extraaxial (subdural o epidural venoso)	Lesión vascular venosa

	Frecuentes y autolimitadas espontáneamente
	• Fractura transversa:
	  1. Lesión del III al VI PC (por estiramiento o pinzamiento): estrabismo y diplopia
	  2. Lesión del plexo oculosimpático carotídeo: síndrome de Horner parcial
	  3. Diabetes insípida, hipopituitarismo
	• Fractura clival (transversa y oblicua):
	  1. Síndrome del foramen yugular: parálisis del IX al XI PC con disfagia (IX PC)
		Parálisis de PC

IV: transesfenoidal	**Transversa anterior**
	• Impacto en la región frontal a temporal
	• Fractura anterior al agujero rasgado, en:
	  1. Contrafuerte esfenotemporal
	  2. Techo o ápex orbitario
	  3. Sutura esfenoetmoidal
	  4. A veces, apófisis pterigoides
		• Lesiones vasculares
		• Parálisis de PC
		• Lesión del tronco encefálico
		• Sección del fascículo óptico

	Transversa posterior
	• Impacto en la región temporal a occipital
	• Forma de «U» invertida en la fisura esfenopetrosa:
	  1. Hueso temporal bilateral (al menos, un peñasco)
	  2. Unión esfenoclival
	  3. A veces, apófisis pterigoides	

(Continúa)

Tipo	Localización y tipo de lesiones	Secuelas
IV: transesfenoidal (*Cont.*)	**Frontal lateral diagonal** • Impacto en el arco cigomático o el borde orbitario superolateral • Cruza la línea media de delante hacia atrás, y afecta a: 1. Contrafuerte esfenotemporal 2. Techo o ápex orbitario 3. Cuerpo esfenoidal, fisura esfenopetrosa 4. Peñasco 5. A veces, apófisis pterigoides, occipital **Mastoidea diagonal** • Impacto en la apófisis mastoides • Cruza la línea media de atrás hacia delante, y afecta a: 1. Sutura occipitomastoidea y fisura petroclival 2. Peñasco y fisura esfenopetrosa (más lateral) 3. Cuerpo esfenoidal	

Tabla 61-5. Fracturas de la base del cráneo: clasificación por localización y complicaciones asociadas (*Cont.*)

ACI: arteria carótida interna; Angio-TC: angiografía por tomografía computarizada; CAE: conducto auditivo externo; CAI: conducto auditivo interno; flebo-TC: flebografía por tomografía computarizada; LCR: líquido cefalorraquídeo; NOT: neuropatía óptica traumática; PC: par craneal; TC: tomografía computarizada.
Adaptada de: Dreizin D, Sakai O, Champ K, Gandhi D, Aarabi B, Nam AJ, et al. CT of skull base fractures: classification systems, complications, and management. Radiographics. 2021;41(3):762-82.

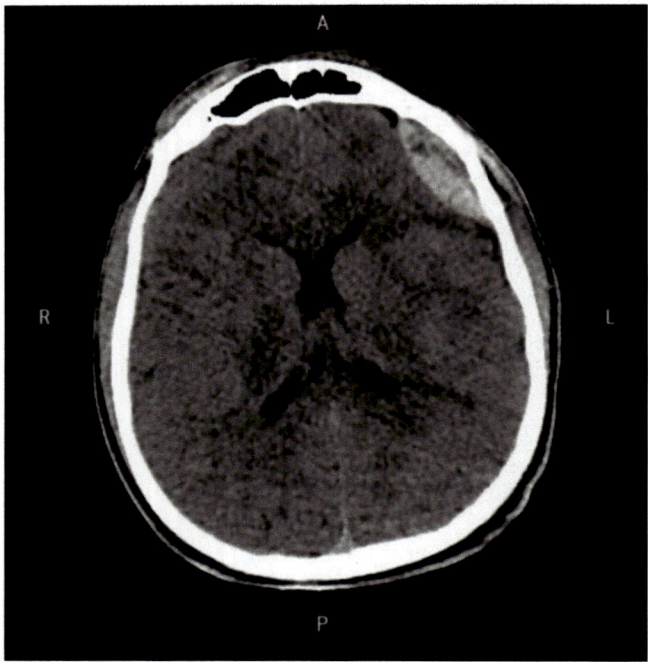

Figura 61-3. Colección extraaxial biconvexa sobre el lóbulo frontal izquierdo, con alta atenuación en su interior, compatible con hematoma epidural agudo.

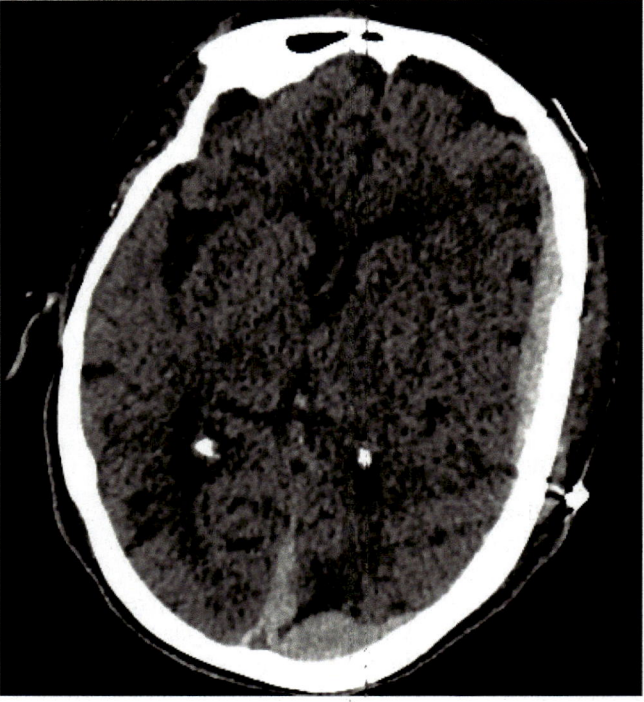

Figura 61-4. Colección hemática en la convexidad cerebral frontotemporal izquierda, que atraviesa la sutura coronal, compatible con hematoma subdural agudo. También existe un hematoma subdural parafalcino izquierdo posterior asociado a hematoma epidural agudo occipital homolateral. Ejercen efecto de masa con borramiento de surcos y leve colapso de ventrículo lateral. El paciente tiene sutura cutánea y hematoma subgaleal frontotemporal en el mismo lado.

corticales del espacio subdural, o por lesión de arterias corticales. Pueden cruzar suturas, pero no la hoz interhemisférica ni el tentorio porque son reflexiones durales donde adquieren morfología en media luna (**Fig. 61-4**).

Aunque son secundarios a todo tipo de TCE, son más frecuentes en las edades extremas, incluso con traumatismo leve en ancianos.

Los HSD interhemisféricos pueden causar síntomas de monoparesia de una extremidad inferior, conocido como **síndrome de la hoz**, y pueden causar edema vasogénico, que, a su vez, puede producir lesiones secundarias como herniación subfalcina.

La evolución normal de un HSD agudo a crónico es que progresivamente se transforme de hiperatenuante a hipoatenuante, pero la datación de su edad no siempre es fácil.

En general, los HSD son hiperatenuantes en las primeras 48 horas, isodensos después de un período aproximado de 11 días, e hipodensos más allá de los 14 días de evolución.

En fase aguda, los HSD pueden tener atenuación mixta por acumulación de productos hemáticos no coagulados si coexiste coagulopatía, o ser isodensos en pacientes con anemia grave.

Por otro lado, estas colecciones pueden resangrar en fase subaguda-crónica por rotura de las membranas de granulación que se forman en su interior, con formación de focos hiperatenuantes y niveles hematócrito en la TC sin contraste.

Los HSD se pueden tratar con trepanación, craneotomía, puerto de evacuación subdural o embolización de la arteria meníngea media.

Hemorragia subaracnoidea traumática

La HSA traumática se localiza entre la aracnoides y la piamadre (**Fig. 61-5**). Es resultado del estiramiento y rotura de venas del espacio subaracnoideo, de la redistribución de hemorragia intraventricular o de la rotura al espacio subaracnoideo de contusiones hemorrágicas corticales. Puede producir vasoespasmo en casos graves en menor porcentaje que las HSA aneurismáticas. Su pronóstico es bueno si es focal aislada con una puntuación en la GCS > 13, con tasas bajas de neurocirugía y de deterioro cognitivo.

En TC sin contraste, la HSA aguda se visualiza como contenido hiperdenso adaptado a los surcos de la convexidad, cisuras y cisternas, en el lado del impacto o en el lado opuesto (por contragolpe).

En el contexto de una HSA traumática, el papel de la angio-TC es controvertido y debería realizarse cuando el patrón de distribución de la HSA postraumática es atípico: es decir, cuando tiene un patrón central aislado (cisura de Silvio, interhemisférica o cisternas basales) y no es periférica.

Esto es por la mayor prevalencia de lesión vascular (traumática o no) asociada a HSA en estas localizaciones.

Hemorragia intraventricular traumática

Es un hallazgo infrecuente (3-4 %), pero asociado a alta mortalidad (22-62 %). Es secundaria a lesión de los vasos subependimarios, a lesión de estructuras paraventriculares (*septum*, fórnix, cuerpo calloso), resultado de la redistribución retrógrada de la HSA o por hematomas parenquimatosos abiertos a los ventrículos (**Fig. 61-6**). Puede complicarse con hidrocefalia obstructiva aguda y aumentar la PIC. Tiene un pronóstico malo (discapacidad moderada e, incluso, muerte), y asocia generalmente LAD.

Hemorragia intraaxial

Esta categoría engloba la contusión y el hematoma parenquimatoso.

Contusión

Las contusiones hemorrágicas (CH) son hematomas petequiales superficiales, en la sustancia gris o la unión cortico-subcortical del cerebro, que pueden extenderse a la sustancia blanca (**Fig. 61-7**).

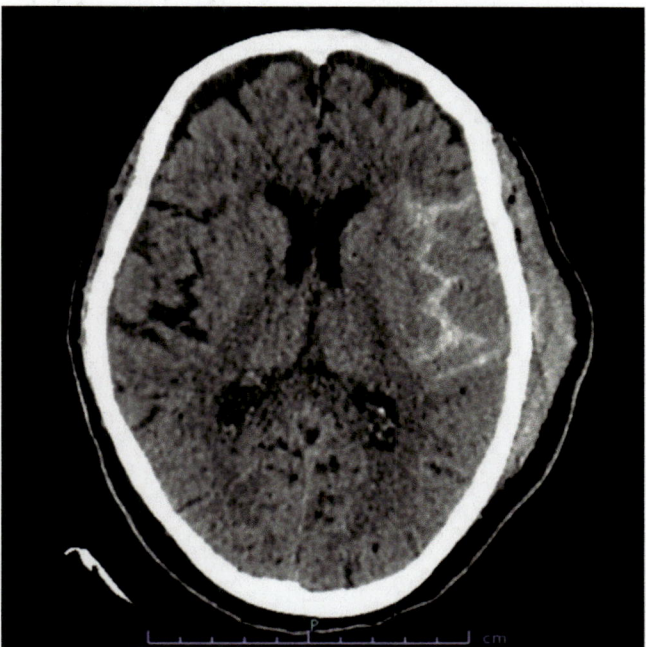

Figura 61-5. Hemorragia subaracnoidea aguda localizada en la cisura de Silvio, que se acompaña de hematoma extracraneal subgaleal homolateral. La angiografía por tomografía computarizada (angio-TC) urgente descartó la presencia de aneurismas arteriales.

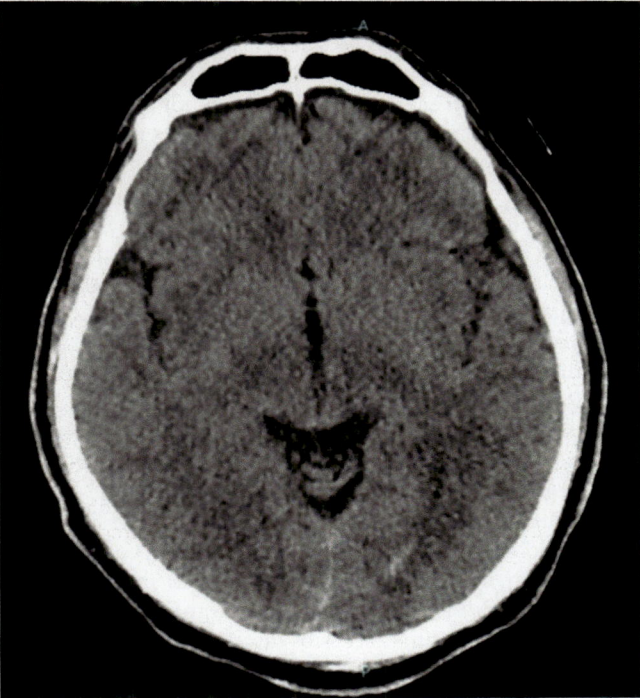

Figura 61-6. La hemorragia intraventricular aguda traumática puede ser tan sutil como la hiperatenuación lineal en el asta occipital izquierda en este caso.

Las CH son hiperdensas en la TC sin contraste, con forma cuneiforme a nivel de la corteza. Generalmente, ocurren en el lado del impacto, pero pueden aparecer en el lado opuesto por contragolpe, especialmente, en la fosa craneal anterior, sobre las alas del esfenoides y sobre el peñasco (lóbulos frontal y temporal).

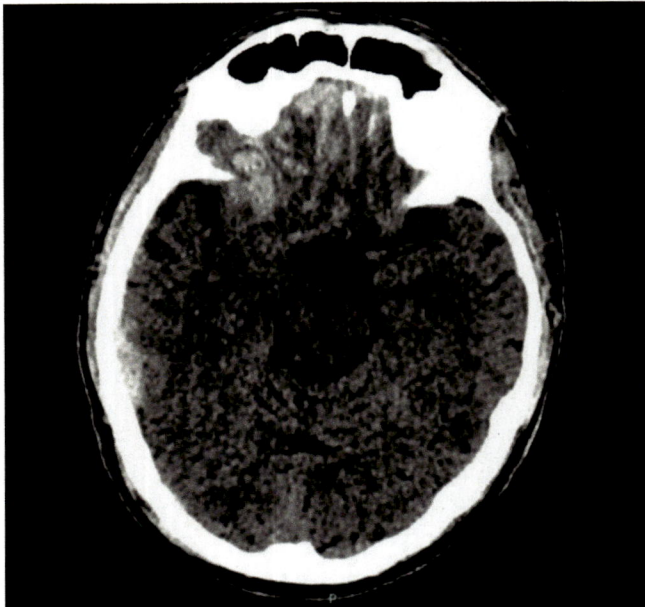

Figura 61-7. En el giro recto lateral derecho, existe una contusión hemorrágica aguda en localización típica frontobasal por contragolpe sobre el suelo óseo de la fosa craneal anterior. Asocia hemorragia subaracnoidea frontobasal bilateral y hematoma subdural temporal derecho.

Las contusiones cerebrales no hemorrágicas (CNH) se detectan con mayor sensibilidad con RM. Debe realizarse su seguimiento radiológico, ya que, en las primeras 48 horas, pueden aparecer *de novo* o duplicar su volumen. Las contusiones en el tronco encefálico se producen por impacto contra la tienda de cerebelo, en mecanismos de alta energía.

Hematoma parenquimatoso

Se produce por lesión y sangrado de vasos intraaxiales (**Fig. 61-8**). Un hematoma intraparenquimatoso (HIP) produce desregulación de la microvasculatura, y puede desencadenar isquemia, edema, vasoconstricción y mayor hemorragia intralesional y a distancia. La monitorización es fundamental en las primeras 24 horas, por el riesgo de aumento de la PIC y herniación, edema e isquemia secundaria. Existen dudas sobre la monitorización de pacientes con TCE leve anticoagulados/antiagregados con TC inicial normal, por el riesgo de desarrollar HIP las primeras 24-48 horas (el 0,6-2,5 % de los casos).

El signo del remolino (*whirpool sign*) y del foco hipodenso (*black hole sign*) en el interior de un HIP es signo indirecto de sangrado activo. Son predictivos de expansión rápida del volumen del hematoma. En estos casos, puede completarse el estudio con angio-TC para confirmar hemorragia activa con el signo de la mancha (*spot sign*).

También son signos de peor pronóstico la irregularidad del contorno del hematoma y la heterogeneidad del contenido hiperatenuante.

Lesiones meníngeas

Pueden distinguirse el higroma subdural postraumático y el quiste meníngeo postraumático.

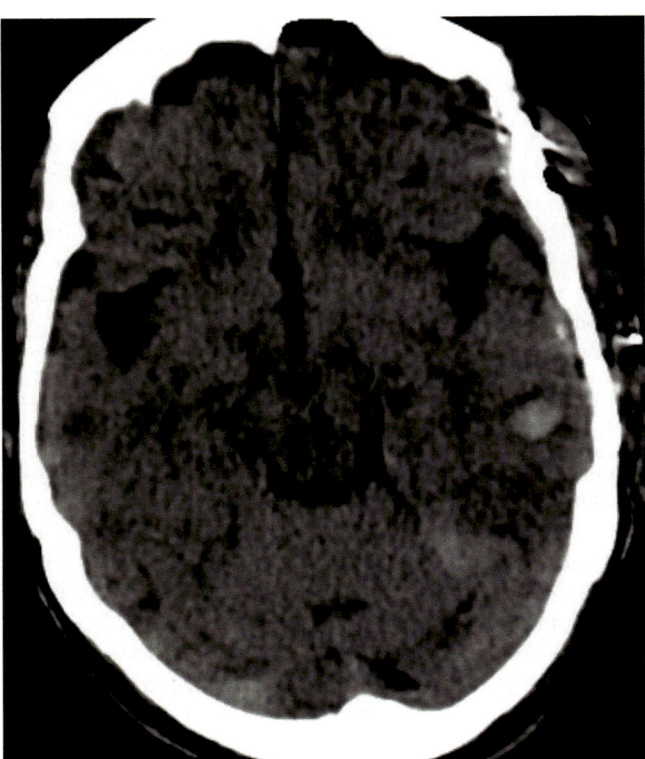

Figura 61-8. Hematoma intraparenquimatoso temporal izquierdo, con halo de edema, en el mismo lado que la sutura cutánea, en hematoma de partes blandas extracraneales y sutil hematoma subdural sobre la hoja izquierda de la tienda del cerebelo.

Higroma subdural postraumático

Se producen por rotura de la aracnoides, fuga de LCR y acumulación de este en el espacio subdural (**Fig. 61-9A**). Pueden aparecer en las primeras 24 horas, pero lo habitual es que lo hagan en torno a nueve días después del traumatismo (**Fig. 61-9B**). Como otras colecciones subdurales, desplazan vasos subaracnoideos, lo que lo distingue de la atrofia. Tienen contenido isodenso e isointenso al LCR, en TC sin contraste y RM, respectivamente, aunque típicamente son hiperintensos en imágenes potenciadas en T2 y FLAIR. Como peculiaridad, se ha demostrado extravasado de contraste a su interior por rotura de pequeños vasos meníngeos, motivo por el cual pueden aparecer *de novo* y ser hiperdensos en la TC sin contraste de control tras un período en que se haya administrado contraste radiológico intravenoso por el motivo que sea.

Aunque la mayoría son asintomáticos, pueden producir síntomas inespecíficos, como cefalea, alteración del nivel de consciencia, náuseas y vómitos, déficits neurológicos y convulsión. El diagnóstico diferencial se establece con el HSD subagudo y crónico: un higroma subdural puro no tiene membranas internas, en contraposición a un hematoma subagudo. Debe distinguirse de otras acumulaciones líquidas subdurales asociadas, por ejemplo, con la meningitis.

Quiste meníngeo postraumático

Los quistes aracnoideos o leptomeníngeos postraumáticos son la complicación tardía de una fractura craneal que pro-

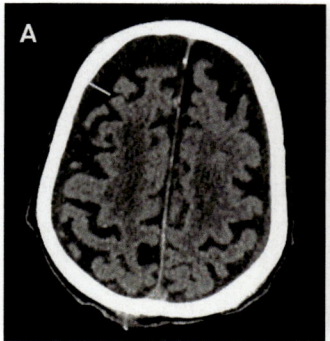
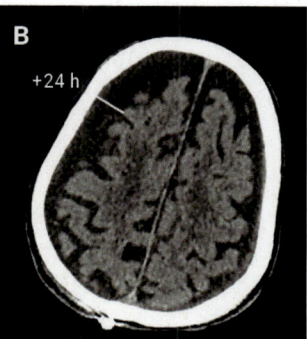

Figura 61-9. Aumento del espacio subdural frontal derecho, iso-denso al líquido cefalorraquídeo, con hematoma subdural (HSD) hiperatenuante laminar contralateral (**A**). La evolución en el control a las 24 horas, con aumento de espesor del espacio subdural derecho, de baja atenuación, es diagnóstica de higroma postraumático (**B**). El HSD izquierdo laminar no mostró variaciones.

duce laceración dural con herniación de la aracnoides o del parénquima cerebral. No son quistes propiamente dichos, sino acumulaciones de LCR. Producen erosiones craneocerebrales y asocian fracturas «crecientes» o expansivas, ya que, con el tiempo, la línea de fractura puede ensancharse por defecto de consolidación ósea.

Cuando aparecen, son lesiones redondeadas circunscritas con atrapamiento de LCR o tejido subcutáneo en la línea de fractura.

Lesión axonal difusa

La LAD es el resultado de movimientos cefálicos rotacionales y traslacionales de aceleración y desaceleración, que cizallan los axones neuronales y los capilares adyacentes. La LAD primaria ocurre por estiramiento, con desconexión funcional o rotura física de axones. La axotomía secundaria se produce por alteración de la homeostasis, que conduce a la muerte celular.

La LAD puede ser hemorrágica o no hemorrágica, y ambos tipos se diagnostican con mayor sensibilidad con RM, ya que, en fase aguda, pueden restringir la difusión (LAD no hemorrágica) y producir pérdida de señal en secuencia SWI (LAD hemorrágica).

Las localizaciones cerebrales más vulnerables son, en orden descendente: unión entre sustancia gris cortical y sustancia blanca, esplenio del cuerpo calloso, tronco del encéfalo, pedúnculos cerebelosos superiores y cápsula interna.

Según la clasificación de Adams, existen tres grados de LAD según la localización, que se correlacionan con el grado de deterioro cognitivo. El grado I corresponde con lesiones en la sustancia blanca subcortical; el grado II, en el cuerpo calloso; y el grado III, en el tronco encefálico.

La variante hemorrágica es un biomarcador de peor pronóstico, así como la localización dorsolateral en el tronco del encéfalo y en los tálamos (**Fig. 61-10**). El tratamiento consiste en monitorizar la PIC y realizar craniectomía para evitar la herniación cerebral.

El diagnóstico diferencial incluye todo tipo de lesiones en la sustancia blanca no atribuibles a traumatismo, que pueden preexistir al TCE. En la fase aguda del TCE, las lesiones de la sustancia blanca hiperintensas en RM potenciadas en T2 que no restringen la difusión ni producen susceptibilidad se deben considerar inespecíficas.

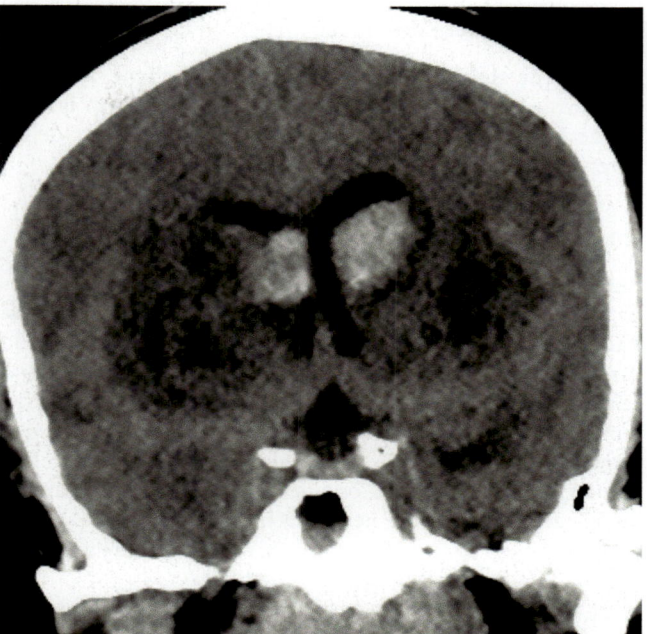

Figura 61-10. Paciente con traumatismo craneoencefálico grave por precipitación. Reconstrucción en el plano coronal con hemorragia intraventricular, leucopatía bilateral y borramiento difuso de los surcos por edema cerebral. Hallazgos diagnósticos de lesión axonal difusa en paciente en coma.

Neumoencéfalo

Se define como la presencia de gas dentro del cráneo (con atenuación –1000 UH), y lo realmente importante es saber qué lo ha causado (**Fig. 61-11**). La existencia de gas intravenoso (embolia gaseosa), generalmente, es secundaria a venoclisis y no tiene ninguna significación clínica.

El neumoencéfalo postraumático aparece por rotura de la duramadre en traumatismos cerrados con fractura de la base del cráneo o de senos paranasales, o por traumatismo penetrante sobre la calota.

Si es traumático, tiene una mortalidad del 15 %, y las complicaciones más frecuentes son fístula de LCR, meningitis y formación de abscesos. El signo del Monte Fuji indica neumoencéfalo a tensión y requiere intervención neuroquirúrgica (afilamiento de polos frontales anteriores con separación y compresión de dichos lóbulos por neumoencéfalo subdural interhemisférico).

Lesión traumática de pares craneales

Las lesiones de pares craneales se producen, principalmente, por fracturas que afectan a los distintos agujeros nerviosos de la base del cráneo. Se describen a continuación en función de la localización de la lesión primaria.

Fracturas de la base del cráneo anterior

La neuroimagen debe determinar si la fractura se extiende a la lámina cribosa (par craneal I), los senos frontales, el ápex orbitario (par craneal V) o el canal óptico (par craneal II). Suelen coexistir con fracturas del macizo facial.

Fracturas de la base del cráneo media

Son las que afectan al hueso esfenoides, el clivus, los senos cavernosos y los canales carotídeos. Por tanto, son las que pueden asociar lesión de la arteria carótida interna y de los pares craneales III, IV, V y VI.

Fracturas del hueso temporal

Pueden ser longitudinales (paralelas) o transversas (perpendiculares) respecto al peñasco, pero, frecuentemente, mixtas. Las longitudinales son las más habituales, atraviesan el oído medio, pueden afectar a la cadena de huesecillos y extenderse a la escama del hueso temporal. Las fracturas transversas del temporal con frecuencia atraviesan el oído interno y pueden extenderse al hueso occipital. La neuroimagen debe determinar la integridad de la cadena osicular, del oído interno (cápsula ótica), del conducto del nervio facial (par craneal VII) y del techo del hueso temporal (riesgo de fístula de LCR e infección).

Fracturas de la base del cráneo posterior

Las fracturas del hueso occipital pueden ser aisladas o coexistir con fracturas transversas del peñasco. Estas fracturas se pueden extender a los senos venosos transverso y sigmoide, al foramen yugular (pares craneales IX, X y XI) y al canal del nervio hipogloso (par craneal XII).

Lesiones vasculares traumáticas primarias

La lesión arterial intracraneal traumática es **infrecuente** (en el 1 % de los TCE cerrados), sobre todo, asociada a fracturas de la base del cráneo o craneofaciales y, con mayor frecuencia, afecta a las arterias vertebrobasilares.

Se asocian mayoritariamente a fracturas de la columna cervical y a traumatismos cervicales abiertos, especialmente, en las lesiones superiores al ángulo de la mandíbula.

La escala de Biffl se emplea para graduar la lesión vascular en angiografía con sustracción digital y ha sido modificada para aplicarse en angio-TC y angio-RM. Establece cinco grados, siendo el grado 4 la oclusión arterial, y el 5 la transección arterial completa. Los grados 1 y 2 se corresponden con estenosis de menos o más del 25 %, respectivamente, por disección o hematoma intramural, y el grado 3, con estenosis mayor del 50 % o seudoaneurisma.

La lesión más frecuente es la disección arterial, que se caracteriza por doble luz, hematoma intramural, dilatación aneurismática, oclusión, estenosis y aneurisma sacular. Alguno de estos signos se detecta con mayor evidencia en RM.

La angio-TC tiene un alto VPN (90 %) similar al de la angiografía con sustracción digital, de ahí su valor como herramienta diagnóstica de lesión arterial en los servicios de urgencia.

En angio-RM, la supresión grasa en imágenes ponderadas en T1 permite detectar el hematoma intramural (hiperintenso según el momento evolutivo), y la administración de contraste paramagnético demuestra realce en los márgenes luminal y periférico de la pared arterial disecada.

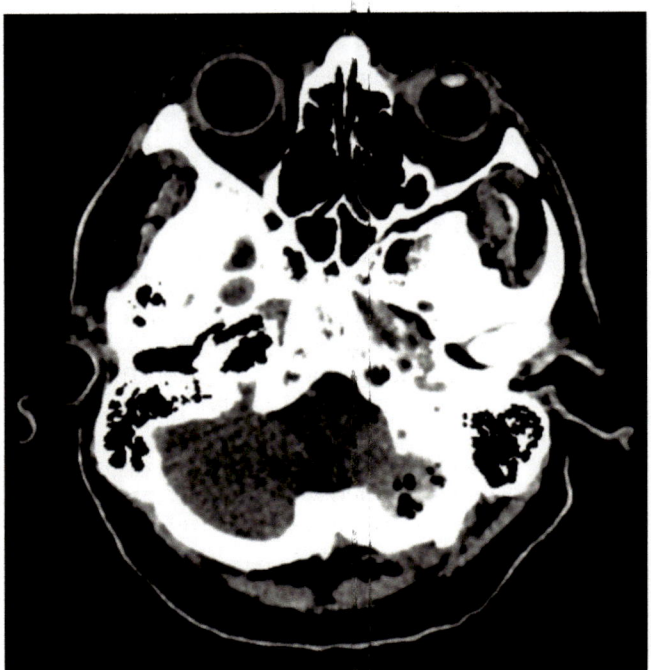

Figura 61-11. Fosa craneal posterior con burbujas de neumoencéfalo rodeadas de material hemático de alta atenuación, de localización extraaxial en el margen izquierdo. Este hallazgo obliga a descartar fractura de la base del cráneo con afectación de las celdas aéreas mastoideas o fractura abierta.

Una fístula arteriovenosa dural traumática es una comunicación vascular anómala y, en angio-TC, aparece como una maraña de vasos hiperatenuante cerca de un seno dural. Existen tres tipos según la clasificación de Borden: la de tipo I, más frecuente, es una comunicación directa entre una arteria meníngea y una vena o seno dural con flujo anterógrado; la de tipo II es una comunicación directa entre arteria y seno dural, con flujo retrógrado a las venas subaracnoideas; la de tipo III, más infrecuente, es un drenaje venoso a las venas subaracnoideas. Pueden causar hemorragia por el aumento de presión en las venas subaracnoideas conectadas con el sistema arterial.

La fístula carotidocavernosa es infrecuente en el contexto traumático, aunque su causa más frecuente es un TCE. Debe sospecharse si en angio-TC/angio-RM hay realce anómalo o vasos tortuosos en la proximidad de los senos cavernosos, asociado a proptosis y dilatación de la vena oftálmica.

Lesiones secundarias

Esta categoría engloba las lesiones producidas por aumento de la PIC, la isquemia cerebral traumática y las lesiones vasculares traumáticas secundarias, la encefalopatía traumática crónica y la muerte cerebral.

Aumento de presión intracraneal

El aumento de la PIC tras un TCE puede provocar edema cerebral e hipertensión intracraneal postraumáticos y herniación cerebral.

Edema cerebral e hipertensión intracraneal postraumáticos

El edema cerebral difuso puede aparecer en el contexto de LCT por disfunción de la autorregulación cerebral y rotura de la barrera hematoencefálica. Su aparición es un proceso dinámico relacionado con liberación de mediadores que aumentan la permeabilidad de la barrera hematoencefálica y causan edema citotóxico y vasogénico.

En TC, se caracteriza por borramiento de surcos y compresión de sistema ventricular, con pérdida de diferenciación entre la sustancia gris cortical y la sustancia blanca. En RM, puede observarse restricción de la difusión si existe edema citotóxico y, en RM de perfusión o TC de perfusión, disminución difusa de la perfusión cerebral, de predominio supratentorial.

Puede evolucionar a síndromes de herniación cerebral e infarto por compresión arterial, así como aumentar la PIC, que empeora el pronóstico. El diagnóstico diferencial se establece con encefalopatía hipóxico-isquémica, encefalopatía metabólica y aumento de PIC de otras causas (trombosis venosa, síndrome de encefalopatía posterior reversible [PRES, *posterior reversible encephalopathy syndrome*]).

Herniación cerebral

La herniación cerebral se define como un cambio de localización de tejido cerebral, desde su localización normal a un espacio adyacente. Es una situación amenazante para la vida, que requiere diagnóstico y tratamiento precoz. En imagen, existe un espectro de hallazgos que varían desde cambios sutiles hasta desplazamiento franco de estructuras cerebrales.

En un contexto traumático, se produce por edema cerebral y hemorragia, que causan aumento de volumen del contenido y de la PIC. Un descenso de la presión también puede producir herniación paradójica.

Riveros *et al.* sugieren una aproximación diagnóstica y análisis de las hernias cerebrales basada en una guía de seis puntos, que incluye: 1) Información clínica, 2) puntos de referencia anatómica, 3) dirección del efecto de masa, 4) estructuras desplazadas, 5) signos indirectos (otras estructuras involucradas), y 6) complicaciones relacionadas (**Tabla 61-6**).

Isquemia cerebral traumática y lesiones vasculares traumáticas secundarias

En la evolución de un TCE, pueden aparecer lesiones isquémicas hasta en el 2,5 % de los casos, por compromiso de la vascularización cerebral. Son infartos de un territorio vascular, isquemias focales y daños hipóxico-isquémicos difusos.

La **hipoxia cerebral difusa grave** se caracteriza por el «signo invertido» (*reversal sign*) en TC: disminución difusa de la atenuación y pérdida de la diferenciación corticosubcortical cerebral, con tálamos, tronco encefálico y cerebelo hiperatenuantes. El pronóstico es muy desfavorable, con alta probabilidad de evolución a estado vegetativo. En la forma más grave, se observa el «signo del cerebelo blanco» (cerebelo hiperatenuante respecto a la hipodensidad difusa de infartos hemisféricos cerebrales completos establecidos).

El diagnóstico de isquemia cerebral traumática secundaria se debe realizar en primer lugar con TC sin contraste. Si está disponible, está indicada la realización de TC multimodal (TC basal sin contraste, angio-TC arterial cerebral y TC de perfusión cerebral), que evidencia cambios en el flujo y volumen sanguíneo cerebral, en el tiempo pico y en el tiempo de tránsito medio de la perfusión cerebral. La RM permite, además, realizar imágenes ponderadas en difusión para demostrar isquemia cerebral, junto con el estudio de perfusión y la angio-RM.

Encefalopatía traumática crónica

Es una enfermedad neurodegenerativa secundaria a contusiones craneales de repetición, que se desarrolla con el paso

---

Tabla 61-6. Aproximación al diagnóstico de los síndromes de herniación cerebral

Información clínica	• Síndromes neurológicos • Historia clínica del paciente
Marcadores anatómicos	• Hoz cerebral • *Septum pellucidum* • Tienda del cerebelo • Agujero magno
Dirección del efecto de masa	Analizar la localización de la patología causal y los vectores de fuerza que genera
Estructura desplazada	• Supratentorial o infratentorial • Región anatómica específica (giro cingulado, gancho del hipocampo, etc.)
Signos indirectos (otras estructuras involucradas)	• Cisternas • Tronco encefálico • Ventrículos
Complicaciones relacionadas con la herniación	• Ictus (ACA, ACP, ACPI) • Síndromes de pares craneales • Hidrocefalia

ACA: arteria cerebral anterior; ACP: arteria cerebral posterior; ACPI: arteria cerebelosa posteroinferior.
Adaptada de: Riveros Gilardi B, Muñoz López JI, Hernández Villegas AC, Garay Mora JA, Rico Rodríguez OC, Chávez Appendini R, et al. Types of cerebral herniation and their imaging features. Radiographics. 2019;39(6):1598-610.

del tiempo. También se conoce como **demencia pugilística** o **síndrome posconmoción**, y es típica de deportes de contacto (*rugby*, fútbol, boxeo, etc.) y de personas expuestas a explosiones. Produce atrofia cerebral desproporcionada para la edad. En RM, aparecen lesiones inespecíficas en la sustancia blanca (hiperintensas en imágenes potenciadas en T2), microhemorragias y alteraciones en la imagen de tensor de difusión. Cursa con deterioro cognitivo y pérdida de memoria, con trastornos del comportamiento y la personalidad, y ataques de pánico.

Muerte cerebral

Se define como el cese irreversible de toda función cerebral, o muerte por criterios neurológicos. Clínicamente, el diagnóstico debe realizarlo un explorador experimentado, que debe excluir causas reversibles de coma cerebral, usando criterios clínicos diagnósticos establecidos legalmente, que pueden ser de difícil valoración en pacientes en la UCI y tratados con neurodepresores. Por lo tanto, requiere una exploración complementaria como electroencefalograma (EEG), ecografía Doppler transcraneal y/o angiografía convencional.

Cada vez más centros consideran como una herramienta más de apoyo la TC sin contraste y la angio-TC en fase arterial y venosa (adquisición automatizada convencional del polígono de Willis y a los 40-50 segundos tras la inyección de contraste radiológico).

 El hallazgo clave de muerte cerebral en angio-TC es la ausencia completa de flujo arterial y venoso intracraneal, con presencia de contraste intravenoso en las ramas distales de la circulación extracraneal en el territorio de la arteria temporal superficial.

INFORME ESTRUCTURADO

El informe radiológico es un documento cuya función principal es comunicar los hallazgos relevantes relacionados con la sospecha clínica de enfermedad, para confirmarla o descartarla, que permita realizar el mejor manejo terapéutico para curar o estabilizar la enfermedad y para evitar complicaciones. Debe proporcionar también datos de valor pronóstico o de potencial complicación, como ya se ha mencionado.

El ACR recomienda usar terminología precisa, reconocible y consensuada. Y propone que los informes reflejen los hallazgos relacionados con los ítems de la escala NIRIS: fracturas, colecciones hemáticas, hemorragias intraparenquimatosas, neumoencéfalo, tamaño del sistema ventricular, posición de la línea media y existencia de hernia intracraneal.

Se recomienda reflejar el protocolo de adquisición del estudio (con o sin contraste radiológico), y especificar si se debe completar el estudio inicial con otra prueba de imagen urgente o si es necesario realizar control radiológico diferido y con qué técnica.

 PUNTOS CLAVE

- El TCE es una patología prevalente que puede causar lesiones cerebrales, que son dinámicas y pueden derivar en complicaciones evitables con intervención médica o neuroquirúrgica urgente.
- La prueba de neuroimagen de primera elección es la TC sin contraste y, en casos de discordancia clínico-radiológica, está indicada la realización de RM craneal.
- Las lesiones por TCE se clasifican en primarias y secundarias, y sus características dependen, fundamentalmente, del mecanismo causal implicado.

- Es fundamental diagnosticar lesiones en el momento inicial y reconocer hallazgos de sospecha de lesión vascular para realizar las pruebas de neuroimagen más adecuadas (estudios angiográficos).
- Se recomienda realizar informes que incluyan la descripción de hallazgos con valor pronóstico, como los que considera la escala NIRIS o la clasificación del estudio TCDB.

BIBLIOGRAFÍA

Adams JH, Doyle D, Ford I, Gennarelli TA, Graham DI, McLellan DR. Diffuse axonal injury in head injury: definition, diagnosis and grading. Histopathology. 1989;15(1):49-59.

Adelson PD, Bratton SL, Carney NA, Chesnut RM, Du Coudray HEM, Goldstein B, et al.; American Association for Surgery of Trauma; Child Neurology Society; International Society for Pediatric Neurosurgery; International Trauma Anesthesia and Critical Care Society; Society of Critical Care Medicine; World Federation of Pediatric Intensive and Critical Care Societies. Guidelines for the acute medical management of severe traumatic brain injury in infants, children, and adolescents. Chapter 1: Introduction. Pediatr Crit Care Med. 2003;4(3 Suppl):S2-4.

Amrhein TJ, Mostertz W, Matheus MG, Maass-Bolles G, Sharma K, Collins HR, et al. Reformatted images improve the detection rate of acute traumatic subdural hematomas on brain CT compared with axial images alone. Emerg Radiol. 2017;24(1):39-45.

Anisau A, Vanhoenacker F. Intravascular pneumocephalus: a mimicker of skull base fractures. J Belg Soc Radiol. 2019;103(1):29.

Bazarian JJ, Welch RD, Caudle K, Jeffrey CA, Chen JY, Chandran R, et al. Accuracy of a rapid glial fibrillary acidic protein/ubiquitin carboxyl-terminal hydrolase L1 test for the prediction of intracranial injuries on head computed tomography after mild traumatic brain injury. Acad Emerg Med. 2021;28(11):1308-17.

Bernard SA, Nguyen V, Cameron P, Masci K, Fitzgerald M, Cooper DJ, et al. Prehospital rapid sequence intubation improves functional outcome for patients with severe traumatic brain injury: a randomized controlled trial. Ann Surg. 2010;252(6):959-65.

Brazinova A, Rehorcikova V, Taylor MS, Buckova V, Majdan M, Psota M, et al. Epidemiology of traumatic brain injury in Europe: a living systematic review. J Neurotrauma. 2021;38(10):1411-40.

Calcagnile O, Anell A, Unden J. The addition of S100B to guidelines for management of mild head injury is potentially cost saving. BMC Neurol. 2016;16(1):200.

Del Cura Rodríguez JL, Gayete Cara Á, Rovira Cañellas À, Pedraza Gutiérrez S (eds.). Radiología esencial. 2ª ed. Madrid: Editorial Médica Panamericana; 2019.

Díez Tascón Á. Valoración de escalas pronósticas basadas en hallazgos de la tomografía computarizada en pacientes con trauma cráneo encefálico grave [tesis]. Madrid: Universidad Autónoma de Madrid; 2017.

Dreizin D, Sakai O, Champ K, Gandhi D, Aarabi B, Nam AJ, et al. CT of skull base fractures: classification systems, complications, and management. Radiographics. 2021;41(3):762-82.

Gil-Jardiné C, Payen JF, Bernard R, Bobbia X, Bouzat P, Catoire P, et al. Management of patients suffering from mild traumatic brain injury. Anaesth Crit Care Pain Med. 2023;42(4):101260.

Godoy DA, Aguilera S, Rabinstein AA. Potentially severe (moderate) traumatic brain injury: a new categorization proposal. Crit Care Med. 2020;48(12):1851-4.

Hemachandran N, Meena S, Kumar A, Sharma R, Gupta D, Gamanagatti S. Utility of admission perfusion CT for the prediction of suboptimal outcome following uncomplicated minor traumatic brain injury. Emerg Radiol. 2021;28(3):541-8.

Lefevre-Dognin C, Cogné M, Perdrieau V, Granger A, Heslot C, Azouvi P. Definition and epidemiology of mild traumatic brain injury. Neurochirurgie. 2021;67(3):218-21.

Li Y, Ding VY, Chen H, Zhu G, Jiang B, Boothroyd D, et al. Comparing blood biomarkers to clinical decision rules to select patients suspected of traumatic brain injury for head computed tomography. Neuroradiol J. 2023;36(1):68-75.

Linares Beltrán AM, Garrido Alonso D, Simón Merlo MJ, Díez Tascón A, Jaen Cañadas M, Martí de Gracia M. Algoritmo de imagen ante traumatismo craneoencefálico leve en el adulto en urgencias. Madrid: Hospital Universitario La Paz; 2018.

Maas AIR, Hukkelhoven CWPM, Marshall LF, Steyerberg EW. Prediction of outcome in traumatic brain injury with computed tomographic characteristics: a comparison between the computed tomographic classification and combinations of computed tomographic predictors. Neurosurgery. 2005;57(6):1173-82; discussion 1173-82.

Maas AIR, Menon DK, Adelson PD, Andelic N, Bell MJ, Belli A, et al.; InTBIR Participants and Investigators. Traumatic brain injury: integrated approaches to improve prevention, clinical care, and research. Lancet Neurol. 2017;16(12):987-1048.

Maas AIR, Menon DK, Manley GT, Abrams M, Åkerlund C, Andelic N, et al.; InTBIR Participants and Investigators. Traumatic brain injury: progress and challenges in prevention, clinical care, and research. Lancet Neurol. 2022;21(11):1004-60.

Mena JH, Sánchez ÁI, Rubiano AM, Peitzman AB, Sperry JL, Gutiérrez MI, et al. Effect of the modified Glasgow Coma Scale score criteria for mild traumatic brain injury on mortality prediction: comparing classic and modified Glasgow Coma Scale score model scores of 13. J Trauma. 2011;71(5):1185-92; discussion 1193.

Menon DK, Schwab K, Wright DW, Maas AI; Demographics and Clinical Assessment Working Group of the International and Interagency Initiative toward Common Data Elements for Research on Traumatic Brain Injury and Psychological Health. Position statement: definition of traumatic brain injury. Arch Phys Med Rehabil. 2010;91(11):1637-40.

National Institute for Health and Care Excellence (NICE). Head injury: assessment and early management. NICE guideline [NG232]. Londres: National Institute for Health and Care Excellence; 2023.

Nelson LD, Temkin NR, Barber J, Brett BL, Okonkwo DO, McCrea MA, et al.; TRACK-TBI Investigators. Functional recovery, symptoms, and quality of life 1 to 5 years after traumatic brain injury. JAMA Netw Open. 2023;6(3):e233660.

Osborn AG, Jhaveri MD, Salzman KL, Barkovich J (eds.). Diagnostic imaging: brain. 3ª ed. Filadelfia: Elsevier; 2015.

Papa L, Ladde JG, O'Brien JF, Thundiyil JG, Tesar J, Leech S, et al. Evaluation of glial and neuronal blood biomarkers compared with clinical decision rules in assessing the need for computed tomography in patients with mild traumatic brain injury. JAMA Netw Open. 2022;5(3):e221302.

Peeters W, Van den Brande R, Polinder S, Brazinova A, Steyerberg EW, Lingsma HF, et al. Epidemiology of traumatic brain injury in Europe. Acta Neurochir (Wien). 2015;157(10):1683-96.

Riveros Gilardi B, Muñoz López JI, Hernández Villegas AC, Garay Mora JA, Rico Rodríguez OC, Chávez Appendini R, et al. Types of cerebral herniation and their imaging features. Radiographics. 2019;39(6):1598-610.

Rutman AM, Vranic JE, Mossa-Basha M. Imaging and management of blunt cerebrovascular injury. Radiographics. 2018;38(2):542-63.

Schaefer PW, Huisman TAGM, Sorensen AG, Gonzalez RG, Schwamm LH. Diffusion-weighted MR imaging in closed head injury: high correlation with initial Glasgow coma scale score and score on modified Rankin scale at discharge. Radiology. 2004;233(1):58-66.

Shobeirian F, Ghomi Z, Soleimani R, Mirshahi R, Sanei Taheri M. Overuse of brain CT scan for evaluating mild head trauma in adults. Emerg Radiol. 2021;28(2):251-7.

Singh AK, Ditkofsky NG, York JD, Abujudeh HH, Avery LA, Brunner JF, et al. Blast injuries: from improvised explosive device blasts to the Boston Marathon bombing. Radiographics. 2016;36(1):295-307.

Smith LGF, Milliron E, Ho ML, Hu HH, Rusin J, Leonard J, et al. Advanced neuroimaging in traumatic brain injury: an overview. Neurosurg Focus. 2019;47(6):E17.

Schweitzer AD, Niogi SN, Whitlow CT, Tsiouris AJ. Traumatic brain injury: imaging patterns and complications. Radiographics. 2019;39(6):1571-95.

Temboury Ruiz F, Moya Torrecilla F, Arráez Sánchez MÁ, Arribas Gómez I, Vicente Bártulos A, Gallego España FJ, et al. Traumatismo craneoencefálico leve y biomarcadores de lesión cerebral aguda. Rev Esp Urg Emerg. 2024;3:31-6.

Vakil MT, Singh AK. A review of penetrating brain trauma: epidemiology, pathophysiology, imaging assessment, complications, and treatment. Emerg Radiol. 2017;24(3):301-9.

Zhou B, Ding VY, Li Y, Ball RL, Jiang B, Zhu G, et al. Validation of the NeuroImaging Radiological Interpretation System for acute traumatic brain injury. J Comput Assist Tomogr. 2019;43(5):690-6.

Abdomen agudo

62

L. Ibáñez Sanz, E. Martínez Chamorro y S. Borruel Nacenta

OBJETIVOS

- Describir las causas más frecuentes de abdomen agudo según su presentación más habitual en el ámbito de urgencias.
- Relacionar las diferentes patologías causantes del abdomen agudo, de tal manera que el alumno pueda realizar un diagnóstico diferencial práctico y adecuado.
- Recomendar las técnicas diagnósticas más apropiadas para cada una de las patologías expuestas.

INTRODUCCIÓN

El abdomen agudo es una patología muy amplia en la que la información clínica es fundamental a la hora de plantear las pruebas radiológicas. Este tema enfoca el estudio del abdomen agudo de acuerdo con la localización anatómica del dolor junto con otros parámetros clínicos como la existencia o no de signos de obstrucción intestinal o la sospecha de patología ginecológica.

De manera práctica, se puede dividir el abdomen agudo en: dolor focalizado en el hipocondrio derecho (HD), dolor abdominal difuso sin y con clínica de obstrucción intestinal, dolor pélvico centrado en la fosa ilíaca derecha (FID), en la fosa ilíaca izquierda (FII), asociado a patología ginecológica o a dolor lumbar.

ABDOMEN AGUDO FOCALIZADO EN EL HIPOCONDRIO DERECHO

En este apartado, se aborda específicamente el diagnóstico por imagen de la colecistitis aguda (CA), por ser la causa más habitual del abdomen agudo con dolor en el HD.

Aproximación diagnóstica

Como se ha mencionado, la CA es la causa más frecuente de dolor en el HD. La ecografía es la técnica diagnóstica inicial, con el nivel de recomendación más alto (nivel 9) según el American College Radiology (ACR). En caso de dudas diagnósticas o si se sospecha colecistitis complicada, hay que completar con una tomografía computarizada (TC) abdominal con contraste intravenoso (CIV), ya que tiene mayor precisión diagnóstica y valora mejor los diagnósticos alternativos.

 La radiografía (Rx) simple de abdomen no está indicada en el dolor en el HD, ya que las litiasis solo están calcificadas en el 25 % de los casos y el resto no son detectables.

La resonancia magnética (RM) y la gammagrafía hepatobiliar con ácido iminodiacético (HIDA, *hepato-iminodiacetic*) tienen alta sensibilidad diagnóstica en la CA, pero dada su baja disponibilidad en el contexto urgente su utilidad es limitada.

Dolor en el hipocondrio derecho de causa biliar. Colecistitis aguda

El 90-95 % de las CA son litiásicas; hasta un tercio de los pacientes con litiasis desarrollarán en algún momento de su vida un episodio de CA.

En la CA, una litiasis se enclava en el infundíbulo, la vesícula sigue segregando bilis, aumenta la presión endoluminal y se desarrolla un proceso inflamatorio que, junto con la distensión, puede evolucionar hacia isquemia y perforación vesicular.

 El diagnóstico de CA es una combinación de criterios clínicos, analíticos y de imagen compatibles recogidos en las guías de Tokio, cuya última revisión es de 2018.

Se considera criterio A la presencia de masa, dolor en el HD o signo de Murphy clínico positivo; criterio B, fiebre, leucocitosis o proteína C-reactiva (PCR) alta (> 3 mg/dL); y criterio C, una imagen compatible de CA. Para diagnosticar con certeza una CA, es necesario que se cumplan los criterios A + B + C.

El tratamiento de elección de la CA en la práctica clínica es controvertido y depende de cada centro, pero, según la Sociedad Mundial de Cirugía de Emergencias, es la colecistectomía laparoscópica precoz, excluyéndose solo a los pacientes críticos, con *shock* séptico o contraindicación anestésica.

Signos de colecistitis aguda en ecografía y en tomografía computarizada

Son muchos los signos de CA, aunque no hay una combinación definitiva que diagnostique con certeza una CA (cuantos más signos, mayor es la probabilidad de CA).

Contenido de la vesícula

El 95 % de las CA son litiásicas. La ecografía tiene una alta sensibilidad y especificidad para detectar litiasis, mientras que, en la TC, solo son visibles en el 25 % de los pacientes. El gas en la luz o en la pared se valora mejor con TC y es sinónimo de CA gangrenosa o enfisematosa, excepto si el paciente se ha sometido a colangiopancreatografía retrógrada por vía endoscópica (CPRE). El contenido denso en el interior de la vesícula (> 30 UH en fase basal) y/o la presencia de sangrado activo sugiere CA hemorrágica.

Signo de Murphy ecográfico

Es el dolor desencadenado por la presión del transductor sobre la vesícula biliar coincidiendo con una inspiración profunda.

Es **útil solo si es positivo**, ya que está ausente en pacientes con analgesia, diabetes o en las CA gangrenosas.

Engrosamiento mural

Puede ser estratificado o más compacto, y se considera patológico cuando es mayor de 3-5 mm (**Fig. 62-1**). Para evitar falsos positivos, debe valorarse solo cuando la vesícula esté distendida (> 2 cm de diámetro corto).

 Hay muchos falsos positivos que asocian engrosamiento mural (edema, ascitis, hepatitis, pancreatitis, hipoproteinemia o pielonefritis aguda [PNA]).

Dilatación vesicular

Es un signo importante, ya que **la ausencia de distensión vesicular hace muy poco probable el diagnóstico de CA**.

Se considera una vesícula dilatada cuando mide más de 8 cm diámetro longitudinal y 4 cm diámetro transverso. Los pacientes con nutrición parenteral, ayuno prolongado o fármacos colestásicos pueden asociar distensión vesicular sin CA.

Inflamación de la pared vesicular

El flujo aumentado en modo Doppler en la pared vesicular es sinónimo de hiperemia e inflamación, pero está ausente en las colecistitis gangrenosas, lo que limita su utilidad. Una velocidad pico sistólica por encima de 40 cm/s en la arteria

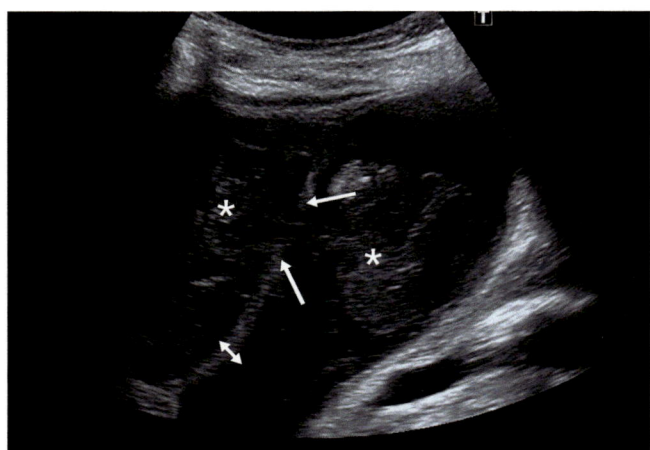

Figura 62-1. Paciente con sospecha clínica de colecistitis aguda (CA). Ecografía abdominal centrada en el hipocondrio derecho. Vesícula muy distendida con pared engrosada (flecha doble) y contenido sugestivo de barro biliar (asterisco), que presenta discontinuidad en la cara medial o «signo del agujero ecográfico» (flechas) compatible con CA perforada.

cística tiene un alto valor predictivo de CA. En TC, la vesícula inflamada realza con contraste y los defectos de realce son sugestivos de CA gangrenosa.

Afectación de la grasa perivesicular

La hiperecogenicidad de la grasa perivesicular en ecografía y el aumento de atenuación en TC son indicativos de cambios inflamatorios.

Líquido perivesicular

El líquido o colecciones perivesiculares sugieren CA complicada y hay que descartar perforación. En ecografía, puede verse el signo del agujero ecográfico, que es un área de discontinuidad de la pared vesicular que normalmente se detecta cuando es > 10 mm (v. **Fig. 62-1**).

Signo del halo

Es un signo de TC. Consiste en la hipercaptación del parénquima hepático que rodea la pared vesicular, reflejando cambios inflamatorios locales, y suele verse mejor en fase arterial.

Signo del fundus

Hace referencia a la distensión de la vesícula, que, en lugar de adaptarse al peritoneo adyacente, lo abomba y esto es sugestivo de CA. Se puede valorar tanto en ecografía como en TC.

Colecistitis aguda complicada

Las CA complicadas engloban la CA gangrenosa, la perforada, la enfisematosa y la hemorrágica. Preferentemente, se estudian con TC o RM, ya que la ecografía suele ser insuficiente. En las CA hemorrágicas, la clínica puede simular una disección aórtica o, incluso, debutar con hematemesis, siendo importante realizar TC, ya que, en ecografía, la sangre puede ser indistinguible del barro biliar. En las CA gangrenosas, alitiásicas y enfisematosas, es importante detectar cambios isquémicos en la pared, como la ausencia de realce y la presencia de gas, así como valorar el contexto clínico y la comorbilidad predisponente (**Fig. 62-2**). Los signos radiológicos de las CA complicadas se explican en la **tabla 62-1**.

La vesícula tiene una relación muy estrecha con las estructuras adyacentes. Las infecciones de repetición pueden producir fístulas, siendo la más frecuente la colecistoduodenal con paso de litiasis al tubo digestivo, produciendo un íleo biliar, definido por la tríada de Rigler (litiasis ectópica, aerobilia y obstrucción intestinal). La compresión del infundíbulo biliar inflamado sobre la vía biliar puede ocasionar dilatación de la vía biliar intrahepática o síndrome de Mirizzi, que puede llegar a producir una fístula entre la vesícula y el colédoco.

Dolor en el hipocondrio derecho de causa hepática

Las causas más frecuentes de abdomen agudo con dolor en el HD derecho de causa hepática son la hepatitis aguda, los abscesos hepáticos y las masas hepáticas.

Hepatitis aguda

Es una patología frecuente de etiología diversa: infecciosa, tóxica, alcohólica o autoinmunitaria. Dado que una prueba diagnóstica normal no la excluye, no estaría indicada ninguna prueba de imagen. Los hallazgos no son específicos: hepatomegalia, aumento o disminución de la ecogenicidad del parénquima hepático, edema periportal o ascitis.

Abscesos hepáticos

Clínicamente, los abscesos hepáticos cursan con dolor abdominal y fiebre. Los gérmenes más frecuentes son *Escherichia coli* y las enterobacterias. El origen del absceso puede ser en el árbol biliar o a distancia por una bacteriemia o una pileflebitis. Sin embargo, el 50 % de los abscesos no tienen un origen demostrable.

> ❗ En ecografía, suelen ser lesiones hipoecogénicas, aunque no es infrecuente que su aspecto sea bastante sólido, planteando dudas diagnósticas con otras lesiones hepáticas.

En la TC, son lesiones hipodensas, normalmente, multiloculadas, con pequeñas lesiones satélites y realce periférico. Pueden asociar trastornos del flujo del parénquima hepático adyacente en fase arterial. El tratamiento suele ser médico, ayudado del drenaje percutáneo.

Los abscesos amebianos causados por *Entamoeba histolytica* tienen una transmisión fecooral y pueden coexistir con un engrosamiento ileocecal que corresponde a la puerta de entrada.

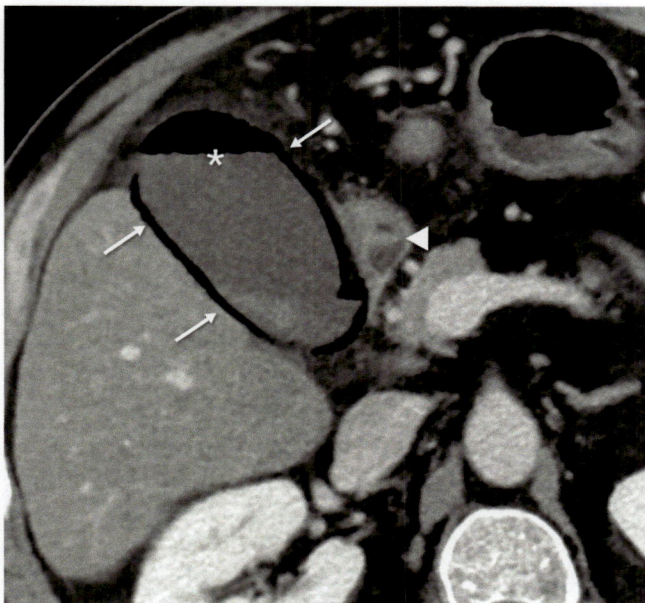

Figura 62-2. Varón de 55 años, diabético, que presenta dolor en el hipocondrio derecho. Vesícula no valorable en ecografía por artefactos producidos por gas. Tomografía computarizada abdominopélvica con contraste intravenoso en fase venosa. Vesícula con nivel hidroaéreo endoluminal (asterisco), litiasis enclavada en el infundíbulo (cabeza de flecha) y gas que dibuja la pared vesicular (flechas), compatible con colecistitis aguda enfisematosa.

Masas hepáticas

Cualquier masa hepática grande que distienda la cápsula hepática puede producir dolor en el HD. Sin embargo, el dolor suele ser secundario a un componente de rotura o hemorragia. La TC es superior a la ecografía, al visualizar los signos de rotura o el sangrado activo. Las masas que sangran más frecuentemente son el hepatocarcinoma y el adenoma hepático.

Dolor en el hipocondrio derecho de causa vascular

Como posibles causas de abdomen agudo con dolor en el HD de origen vascular se describen la trombosis portal, el aneurisma de la arteria hepática y la trombosis de las venas suprahepáticas.

Trombosis portal

La presentación aguda es poco frecuente y ocurre en pacientes con patología hepática o estados de hipercoagulabilidad. En ecografía, se objetiva dilatación y ocupación de la luz portal por contenido ecogénico con ausencia de señal Doppler. En la TC con CIV, se confirma un defecto de opacificación vascular de la porta y una alteración segmentaria del realce hepático correspondiente a la rama portal afectada.

Aneurisma de la arteria hepática

Son el 20-40 % de los aneurismas esplácnicos. Pueden tener origen arterioesclerótico, postraumático o hereditario. Al romperse, provocan una hemorragia, en cuyo caso, habrá que

Tabla 62-1. Colecistitis complicadas: claves diagnósticas

	CA hemorrágicas	CA gangrenosas	CA enfisematosas	CA alitiásicas
Incidencia	3,5 %	22,7 %	1-3 %	10 %
Clínica	Litiasis + anticoagulación *shock*/sangrado digestivo	Edad avanzada: comorbilidades	Varones, diabéticos, 50-70 años	Pacientes de UCI, trasplantados
Fisiopatología	• Inflamación transmural • Necrosis y sangrado de la pared	• Inflamación transmural • Necrosis isquémica de la pared vesicular	Trombosis u oclusión de la arteria cística	Estasis biliar por hipomotilidad
Principal hallazgo radiológico	Sangre	Isquemia	Gas	Signos de CA, pero sin litiasis
ECO	• Contenido ecogénico	• Vesícula distendida • Membranas desprendidas • Grasa perivesicular ecogénica • Gas intraluminal	• Focos móviles de gas (VB efervescente) • Sombra sucia • En muchos casos, no se puede diagnosticar con eco	• La pared puede ser de grosor normal
TC	• Contenido denso sin CIV > 30 UH • Seudoaneurisma • Sangrado activo/hemobilia	• Pared densa en TC sin CIV • Defectos de realce mural o pared ausente • Absceso perivesicular	• Gas en la luz o la pared	• Ausencia de realce de la pared • Signo del cístico: realce del conducto cístico y colédoco
RM	Aumento de señal en T1 (metahemoglobina)	• Similar a la TC, pared irregular y ausencia de realce mural • Caracteriza el contenido y complicaciones	• Papel secundario • Vacíos de señal en regiones no declives	No tiene papel por la situación crítica del enfermo

CA: colecistitis aguda; CIV: contraste intravenoso; RM: resonancia magnética; TC: tomografía computarizada; UCI: unidad de cuidados intensivos; UH: unidades Hounsfield; VB: vesícula biliar.

realizar TC con CIV en fases arterial y venosa para valorar el sangrado activo y la posible embolización.

Trombosis de las venas suprahepáticas

Cuando aparece de forma aguda, recibe el nombre de **síndrome de Budd-Chiari**. Se da en situaciones de hipercoagulabilidad o enfermedad tumoral. En ecografía, asocia hepatoesplenomegalia, ascitis y ausencia de señal Doppler en las venas suprahepáticas. En la TC con CIV, se observa ausencia de contraste en las venas suprahepáticas y realce heterogéneo del parénquima hepático, excepto en el lóbulo caudado, que drena directamente a la cava inferior.

Dolor en el hipocondrio derecho por otras causas

La **patología de otros órganos próximos o a distancia** puede producir clínica referida al HD: apendicitis aguda subhepática, infarto omental, úlcera duodenal, diverticulitis del ángulo hepático, síndrome de Fitz-Hugh-Curtis o neumonía basal derecha.

DOLOR ABDOMINAL DIFUSO CON CLÍNICA DE OBSTRUCCIÓN INTESTINAL

A continuación, se describe la utilidad y los objetivos de las distintas pruebas de imagen empleadas en la valoración del dolor abdominal difuso con clínica de obstrucción intestinal, así como en el diagnóstico diferencial de este cuadro clínico.

Aproximación diagnóstica

La **Rx de abdomen** es la técnica de imagen inicial por su disponibilidad y bajo coste. Es especialmente útil en el seguimiento de las obstrucciones de bajo grado por síndrome adherencial o en las sospechas de íleo paralítico

La proyección inicial es en decúbito supino, pudiendo complementarse con proyecciones en bipedestación o en decúbito lateral con rayo horizontal para detectar niveles hidroaéreos.

 La Rx no es útil para el diagnóstico de obstrucción en asa cerrada, en la que las asas intestinales están distendidas con líquido.

En general, se considera que las asas están dilatadas cuando el intestino delgado (ID) mide más de 3 cm de diámetro, el colon, 6 cm, y el ciego, 9 cm («regla del 3/6/9»).

La ecografía puede ser útil si existe sospecha clínica de hernia externa, en niños, en embarazadas y en pacientes con enfermedad inflamatoria intestinal (EII).

La TC es la técnica de elección por su alta sensibilidad y especificidad, sobre todo, en las obstrucciones completas o de alto grado. La exploración se realiza preferiblemente con CIV en fase venosa y sin contraste oral. En su valoración, es importante realizar un examen detenido del tubo digestivo, con análisis anterógrado desde el estómago o retrógrado desde el recto.

Objetivos de las pruebas de imagen

Los objetivos de las pruebas de imagen son confirmar o excluir el diagnóstico de obstrucción, determinar el nivel y la causa, y valorar el grado de obstrucción y sus posibles complicaciones.

Diagnóstico de obstrucción intestinal

El diagnóstico de obstrucción intestinal se basa en la discrepancia del calibre intestinal y requiere la presencia de asas intestinales proximales dilatadas separadas de asas distales colapsadas por una zona brusca de transición, que permite diferenciarla de otros cuadros abdominales que cursan con dilatación intestinal como el íleo paralítico.

Identificación del nivel y la causa de la obstrucción intestinal

El nivel y la causa de la obstrucción intestinal se determinan en la **zona de transición**. En el 80 % de los casos, el nivel obstructivo está en el ID, y en el 20 %, en el colon.

El «signo de las heces» o «miga de pan» en el ID es útil para localizar la zona de transición, ya que se sitúa en el asa inmediatamente previa al cambio de calibre.

Las causas pueden dividirse en **extrínsecas**, **murales** e **intraluminales**:

Causas extrínsecas de obstrucción intestinal

En el ID, las más frecuentes son las adherencias o bridas, especialmente, en pacientes con antecedentes de cirugía. El diagnóstico es de exclusión cuando en la TC existe un cambio de calibre intestinal abrupto sin causa evidente, generalmente, en forma de «pico».

Las **hernias son la segunda causa de obstrucción del ID;** la mayoría son externas, generalmente inguinales y femorales, y el resto, internas. La TC es útil para detectar localizaciones insospechadas o en pacientes obesos. Las hernias internas se caracterizan por la presencia de asas dilatadas agrupadas en una localización anatómica característica y son más frecuentes tras cirugía de reconstrucción en Y de Roux.

Causas murales de obstrucción intestinal

La obstrucción con origen en la pared del intestino puede deberse a diversas causas:

- Las **neoplasias** son una causa poco frecuente de obstrucción del ID; cuando esto ocurre, es más frecuente que sea secundario a carcinomatosis peritoneal. Los tumores primarios son poco frecuentes; destaca por su apariencia el **tumor carcinoide** como masa mesentérica espiculada con realce intenso, a veces, con calcificaciones y con engrosamiento mural de asas adyacentes.
- El **carcinoma colorrectal** es la causa más frecuente de obstrucción colónica. En el **75 % de los casos**, la válvula ileocecal es competente y se comporta con obstrucción en asa cerrada, con peligro de isquemia y perforación del ciego, mientras que, en el **25 % restante, la válvula ileocecal es incompetente** y semeja una obstrucción de ID.
- La obstrucción intestinal en la **enfermedad de Crohn** puede ocurrir en tres situaciones clínicas: en la fase aguda, en la fase crónica o estenótica y secundaria a adherencias o estenosis posoperatorias en pacientes con cirugía previa. Habitualmente, son parciales o de bajo grado, pero constituyen la indicación más frecuente de cirugía. En imagen, se caracterizan por el engrosamiento parietal estratificado asimétrico del íleon terminal, a veces, con formación de seudodivertículos en el borde antimesentérico.
- La **anisakiasis intestinal** puede ser causa de obstrucción intestinal, generalmente, incompleta, secundaria a un engrosamiento parietal concéntrico en forma de capas de un segmento relativamente largo del intestino, habitualmente, el íleon, asociado a líquido libre peritoneal.
  Para su diagnóstico, **es clave el antecedente de ingesta de pescados crudos o poco cocinados no congelados previamente**, de dos a cinco días antes de la aparición del cuadro abdominal.
- La **invaginación intestinal** es una causa infrecuente de obstrucción intestinal en adultos. La mayoría se asocian a patología subyacente. Es típica la imagen de «asa dentro de asa» o «en diana» con una masa en la cabeza de invaginación.

Causas intraluminales de obstrucción intestinal

El **íleo biliar** es la obstrucción intestinal por impactación de una litiasis biliar en el tubo digestivo.

Los **cuerpos extraños y los bezoares** son más frecuentes en niños, pacientes psiquiátricos o con antecedente de cirugía gástrica. Los bezoares se ven en TC como formaciones nodulares con patrón moteado «en miga de pan» característico. En caso de obstrucción por cuerpo extraño, debe descartarse lesión estructural subyacente.

Determinación del grado de obstrucción

Cuando la obstrucción intestinal es completa, el tratamiento es quirúrgico; en caso de ser parcial, el tratamiento puede ser conservador.

> **!** En general, cuanto mayor es la dilatación proximal y mayor es el grado de colapso distal, más grave es la obstrucción, pero también hay que tener en cuenta la velocidad de instauración.

Se requieren 24-48 horas para que el colon se vacíe. La presencia de contraste oral distal al punto de obstrucción asegura el diagnóstico de obstrucción incompleta.

Valoración de las posibles complicaciones

Las posibles complicaciones asociadas a la obstrucción intestinal son:

- **Obstrucción en asa cerrada:** un segmento intestinal se ocluye en dos o más puntos por una única lesión constrictiva, quedando excluido del resto del tubo digestivo. Además, tiene tendencia a rotar sobre su eje y volvularse. Suelen ser secundarias a bridas o a hernias. Es la causa más frecuente de isquemia intestinal y se considera una urgencia quirúrgica.

  En la TC, se caracteriza por la **presencia de asas dilatadas llenas de líquido dispuestas en forma de «C» o «U»** en sección longitudinal o radialmente con los vasos mesentéricos traccionados y engrosados, que convergen hacia el punto de obstrucción en sección transversal («signo de la rueda de radios»). En el punto de obstrucción y torsión, puede verse un **afilamiento fusiforme de las asas intestinales** cuando se valoran longitudinalmente («signo del pico») o un asa triangular o dos asas colapsadas adyacentes cuando se valoran transversalmente (**Fig. 62-3**). En ocasiones, la torsión del mesenterio se aprecia como el «signo del remolino». El intestino proximal al asa cerrada puede estar dilatado.

- **Isquemia intestinal asociada a obstrucción intestinal o estrangulación:** ocurre en el 10 % de las obstrucciones, normalmente, secundarias a mecanismo de obstrucción en asa cerrada. Tienen una mayor mortalidad que las obstrucciones intestinales simples. En TC, se puede ver engrosamiento circunferencial de la pared intestinal, de alta atenuación o con edema submucoso («signo de diana» o «del halo»), edema/hemorragia en el mesenterio, líquido libre, disminución o ausencia del realce de la pared intestinal, neumatosis intestinal y gas venoso mesentérico o portal.

  La **disminución del realce de la pared intestinal** es el signo más específico de isquemia, y la **ausencia de edema o líquido mesentérico** es el signo más fiable para descartar estrangulación.

  La neumatosis indica pérdida de la integridad de la mucosa intestinal y es sospechosa de isquemia, pero no siempre predice isquemia irreversible en la cirugía.

- La **perforación** se produce por la isquemia mural y la salida del contenido intestinal a la cavidad abdominal.

Diagnóstico diferencial de la obstrucción intestinal

Ante un cuadro de obstrucción intestinal, se plantea el diagnóstico diferencial con entidades como el íleo paralítico o adinámico, el íleo posquirúrgico, la seudobstrucción colónica aguda o síndrome de Ogilvie, la isquemia intestinal de origen vascular o el megacolon tóxico.

Íleo paralítico o adinámico

El íleo paralítico o adinámico puede ser secundario a una gran variedad de procesos: posquirúrgico, secundario a procesos inflamatorios o infecciosos abdominales, sepsis, meta-

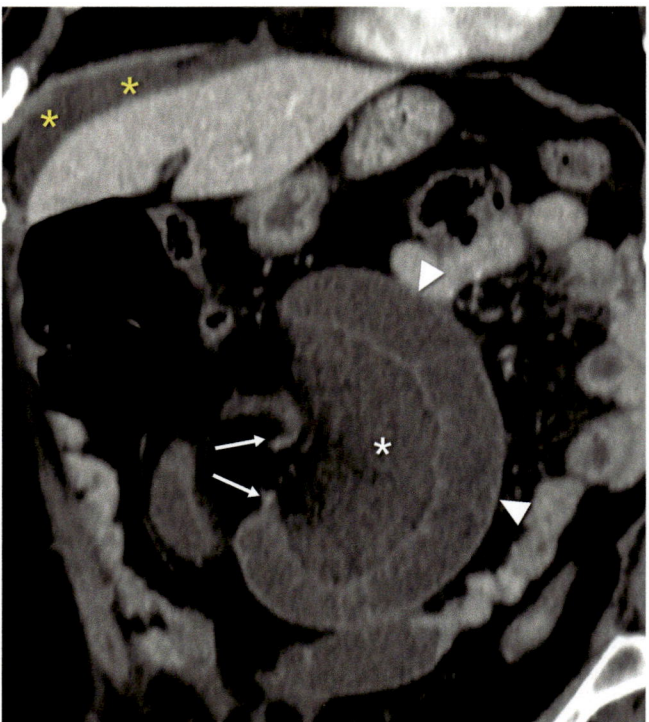

Figura 62-3. Obstrucción en asa cerrada secundaria a vólvulo intestinal. Tomografía computarizada con contraste intravenoso en fase venosa, imagen coronal oblicua. Dilatación segmentaria del intestino delgado en el mesogastrio, con contenido líquido y disposición con morfología en «C» (cabezas de flecha), con marcado edema mesentérico (asterisco blanco) y líquido libre (asteriscos amarillos), secundaria a dos cambios de calibre próximos entre sí (flechas).

bólico o por fármacos (opioides). En imagen, se caracteriza por distensión generalizada de asas de intestino delgado y del colon, sin cambio de calibre. Tiene un bajo riesgo de perforación.

Cierto grado de íleo es un hallazgo **normal y esperable** tras una cirugía abdominal. Generalmente, se resuelve en 72 horas y es raro que perdure más de cinco días. Si persiste durante más tiempo, se considera íleo prolongado o patológico.

Seudobstrucción colónica aguda o síndrome de Ogilvie

La seudobstrucción colónica aguda o síndrome de Ogilvie se presenta como dilatación generalizada del colon y el recto con contenido predominantemente aéreo, sin dilatación del ID, con preservación de la haustración y grosor parietal normal. Suele ocurrir en pacientes de edad avanzada, muchas veces, críticamente enfermos.

Isquemia intestinal de origen vascular

La isquemia intestinal de origen vascular puede cursar también con dilatación de asas intestinales, generalmente, distendidas con gas y de pared fina. Pueden existir otros hallazgos vasculares o intestinales que orienten a la etiología isquémica.

Megacolon tóxico

El megacolon tóxico es la dilatación aguda no obstructiva del colon acompañada de signos de toxicidad sistémica que aparece en pacientes con colitis grave. Las causas más frecuentes son la colitis seudomembranosa y la EII. Tiene una alta morbimortalidad por el riesgo de perforación y peritonitis. En las pruebas de imagen, se observa dilatación del colon con engrosamiento parietal marcado, pérdida de la haustración, contorno interno nodular con proyecciones seudopolipoideas hacia la luz y áreas de adelgazamiento parietal segmentario.

DOLOR ABDOMINAL DIFUSO SIN SÍNTOMAS DE OBTRUCCIÓN INTESTINAL

Las causas de abdomen agudo con dolor abdominal difuso sin clínica de obstrucción pueden ser la isquemia mesentérica intestinal aguda (IMA), la perforación gastrointestinal o la pancreatitis aguda.

Isquemia mesentérica intestinal aguda

Es una patología poco frecuente, pero con una alta morbimortalidad. Clínicamente, se caracteriza por dolor abdominal difuso intenso, súbito y desproporcionado a la exploración física. En la IMA de origen venoso, la clínica suele ser de aparición más insidiosa, a veces, en días o semanas, a diferencia de la presentación más bien fulminante de la IMA arterial.

Etiología

La IMA primaria puede ser secundaria a embolia arterial (50 %), trombosis arterial (10-20 %), trombosis venosa (10 %) y no oclusiva (20-30 %).

Predisponen a la embolia arterial las arritmias cardíacas, especialmente, la fibrilación auricular, las valvulopatías y el infarto de miocardio.

La principal causa de la trombosis arterial mesentérica es la arterioesclerosis; es frecuente que los pacientes con IMA aguda por trombosis arterial hayan tenido episodios de isquemia mesentérica crónica.

Son factores predisponentes de la trombosis venosa mesentérica aguda los trastornos de hipercoagulabilidad, las enfermedades hematológicas, el uso de anticonceptivos, los estados posquirúrgicos y la hipertensión portal, entre otros. Tiene mejor pronóstico que la IMA de origen arterial.

La IMA no oclusiva se produce en situaciones de bajo gasto, *shock*, sepsis, cirugía mayor, etc. y es la de peor pronóstico.

Pruebas de imagen y protocolo

La **TC** es la técnica de imagen de elección en la sospecha de IMA. El protocolo se realiza con CIV, sin contraste oral y debe incluir fases arterial y venosa. Puede añadirse fase basal sin CIV para detectar la posible hemorragia submucosa, hallazgo muy específico de isquemia, pero poco sensible.

> **!** En la práctica, el realce intestinal se evalúa en comparación con el intestino normal. Son muy útiles las reconstrucciones con proyección de máxima intensidad (MIP, *maximum intensity projection*) para valorar la vascularización intestinal (proyección coronal oblicua de la arteria mesentérica superior y sus ramas y sagital del origen de los troncos digestivos) y la reconstrucción multiplanar (MPR, *multiplanar reconstruction*) para comparar el realce de las asas intestinales.

La TC espectral facilita el diagnóstico de IMA, ya que mejora la detección precoz de la hipocaptación mural mediante los mapas de yodo y las imágenes monoenergéticas virtuales a bajo keV, que aumentan la visibilidad del contraste vascular e intramural y porque permiten distinguir la hemorragia mural del hiperrealce mural por reperfusión mediante las imágenes sin contraste virtual, sin necesidad de realizar estudio sin CIV.

Isquemia mesentérica aguda arterial (embolia y trombosis arterial)

Los émbolos se ven como un defecto de repleción intraarterial y suelen alojarse en la arteria mesentérica superior distal a su origen (**Fig. 62-4**). Con frecuencia, son múltiples y se asocian a infartos en otras localizaciones. La trombosis de la arteria mesentérica superior ocurre habitualmente en su origen. Generalmente, hay placas calcificadas adyacentes al trombo y circulación colateral, porque suele ocurrir en pacientes con enfermedad arteriosclerótica e isquemia intestinal crónica.

Las alteraciones en la pared intestinal están relacionadas con los cambios fisiopatológicos y pueden sistematizarse en cuatro etapas:

1. Fase de «íleo espástico». El intestino reacciona inicialmente ante el accidente isquémico con intenso peristaltismo, que lo vacía de aire. La TC se caracteriza por la presencia de asas de intestino delgado colapsadas sin apenas gas («abdomen sin gas»).
2. Fase de «íleo adinámico». Tras varias horas, el intestino se relaja y se hace hipotónico. En TC, se ven asas distendidas con gas, de pared fina «como papel», sin apenas edema mesentérico, ya que llega poca sangre por la oclusión arterial.
3. Fase de «reperfusión». Si el flujo sanguíneo se restablece y el daño isquémico intestinal no ha sido demasiado intenso, puede recuperarse sin secuelas por la regeneración de la mucosa o con secuelas como fibrosis y estenosis ulterior. En esta fase, se superponen los cambios por reperfusión y las alteraciones hipóxicas iniciales. En TC, se ve engrosamiento de la pared intestinal, con frecuencia, estratificada y contenido hemático en la luz intestinal.
4. Fase tardía o de «infarto establecido». Cuando no existe fase de reperfusión o es insuficiente, se produce finalmente la necrosis transmural de la pared intestinal. En la TC, se ven asas intestinales dilatadas con disminución o ausencia de captación parietal y bordes mal definidos, neumatosis y gas portomesentérico (v. **Fig. 62-4**). Puede existir, además, perforación.

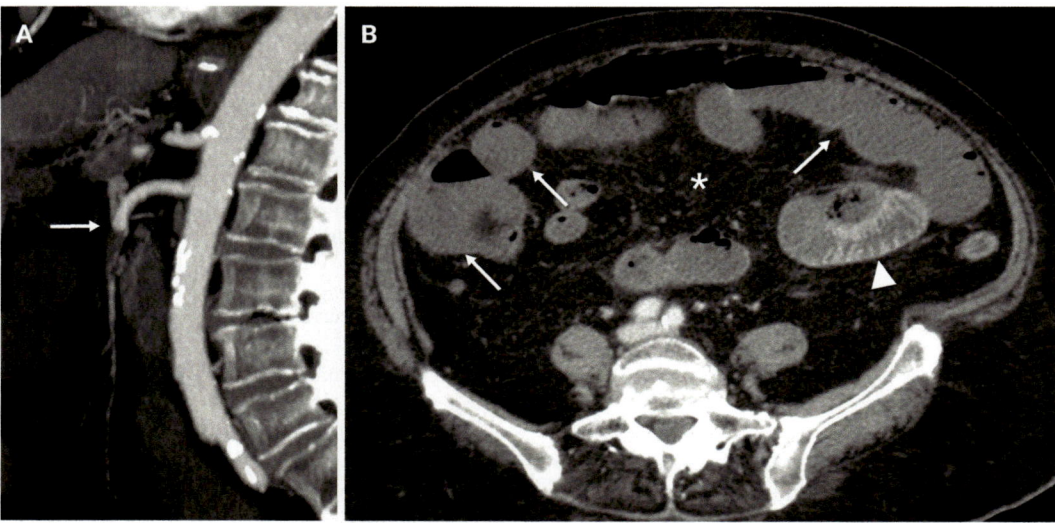

Figura 62-4. Isquemia mesentérica secundaria a embolia arterial. Tomografía computerizada con CIV. **A)** Imagen sagital con técnica MIP en fase arterial. Defecto de repleción en la arteria mesentérica superior (flecha), que la aumenta ligeramente de calibre. **B)** Imagen axial en fase venosa. Asas intestinales y colon derecho dilatado y con ausencia de captación parietal (flechas). Obsérvese la captación normal de un segmento de yeyuno proximal (cabeza de flecha) y la disminución de tamaño de los vasos mesentéricos sin realce vascular (asterisco)

En la IMA de origen arterial, la ascitis y el edema mesentérico son infrecuentes, salvo que ya exista infarto transmural.

La **ausencia de realce parietal** y la **presencia de neumatosis intestinal asociada a otros signos de isquemia** son signos de mal pronóstico e indican infarto transmural.

Hay que tener en cuenta que la neumatosis intestinal y el gas portomesentérico por sí solos no son específicos de IMA, ya que también pueden ocurrir en otras etiologías, incluidas causas benignas.

Isquemia mesentérica aguda secundaria a trombosis venosa

En la TC con CIV, aparece como un defecto de repleción en la vena mesentérica superior, y puede ser hiperdenso en los estudios sin CIV.

> **!** La vena trombosada suele estar aumentada de calibre en el momento agudo y disminuye a medida que se cronifica.

Los hallazgos intestinales en TC en la primera fase son similares a los de la isquemia arterial, observándose un «íleo espástico». En la segunda fase, se produce un importante engrosamiento parietal, a veces, con patrón en capas o en diana, edema mesentérico y ascitis por la imposibilidad del drenaje venoso. Finalmente, también el flujo arterial se ve comprometido y ocurre el infarto intestinal. Esta última fase, se caracteriza en TC por asas intestinales dilatadas de pared gruesa, hipocaptante, de bordes mal definidos, junto con ascitis abundante, edema mesentérico y, a veces, neumatosis y gas portomesentérico (**Fig. 62-5**).

Isquemia mesentérica aguda no oclusiva

Incluye aquellos casos de IMA con permeabilidad de los vasos mesentéricos, en situaciones de bajo gasto o *shock*. Se han des-

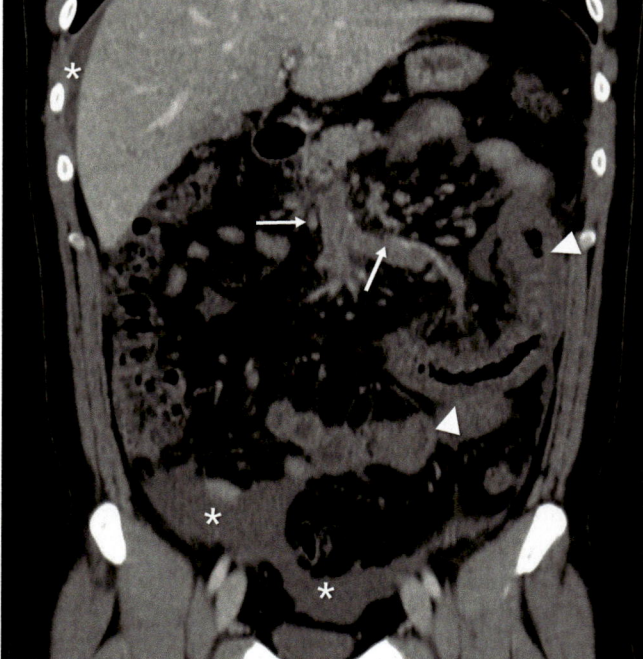

Figura 62-5. Isquemia mesentérica por trombosis venosa. Varón de 31 años con antecedente personal de mutación del factor V de Leyden, que acude a urgencias por dolor abdominal. Tomografía computarizada con contraste intravenoso en fase venosa portal; imagen coronal. Trombosis extensa de la vena mesentérica superior y sus ramas, aumentadas de calibre y sin realce (flechas), asociado a engrosamiento mural difuso, con disminución de la captación de un segmento de yeyuno (cabezas de flecha), con edema mesentérico y líquido libre peritoneal (asteriscos).

crito como hallazgos de TC la disminución generalizada del calibre de la arteria mesentérica superior y la pobreza de ramas arteriales. Los cambios en la pared intestinal son similares a los de la IMA oclusiva arterial, pero de distribución difusa. Es frecuente que existan signos de isquemia o hipoperfusión en otros órganos.

Perforación gastrointestinal

Es una urgencia médica, que suele presentarse como abdomen agudo y requiere un tratamiento precoz, normalmente, quirúrgico. Es la disrupción de todo el espesor de la pared gastrointestinal por diferentes etiologías y puede ocurrir en cualquier tramo del tubo digestivo.

Técnicas de imagen

Clásicamente, la Rx de tórax en bipedestación ha sido la primera prueba de imagen para detectar aire extraluminal, aunque, en caso de abdomen agudo con sospecha de perforación de víscera hueca, se prefiere la TC por su mayor sensibilidad y especificidad para detectar gas ectópico, además de su utilidad para detectar el lugar y la causa de la perforación. La TC se realiza habitualmente con CIV en fase venosa portal, sin contraste oral.

> **!** Aunque la extravasación de contraste oral es un signo directo de perforación gastrointestinal y tiene una alta especificidad para detectar el punto de perforación, su sensibilidad es baja y su ausencia no excluye la perforación.

En TC, se observan los siguientes hallazgos:

1. Son signos directos de perforación gastrointestinal en TC la discontinuidad o defecto focal de la pared intestinal, la presencia de gas extraluminal y el extravasado de contraste oral en caso de haber sido administrado.
2. Los signos indirectos incluyen el engrosamiento segmentario de la pared intestinal, el realce parietal intestinal anómalo, la trabeculación o estriación de la grasa perivisceral, el líquido libre y la formación de absceso (**Fig. 62-6**).

> **!** El aparato gastrointestinal abdominal es intraperitoneal, excepto la porción intraabdominal del esófago, la segunda y tercera porción del duodeno y el colon ascendente y descendente, que son retroperitoneales, y el recto, que tiene una localización pélvica extraperitoneal.

Aunque la presencia de gas extraluminal es muy específica de perforación gastrointestinal, pueden existir otras causas como la ventilación mecánica, el barotrauma pulmonar, la entrada de aire a través del aparato genital interno y la rotura diafragmática o intraperitoneal de la vejiga si el paciente está sondado.

Por otro lado, hasta en el 30 % de las perforaciones gastrointestinales, no se observa gas extraluminal y se presentan como absceso, plastrón o líquido libre.

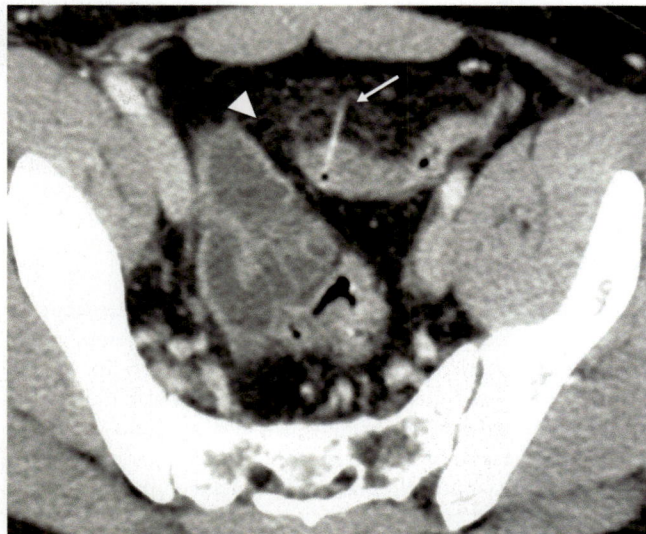

Figura 62-6. Perforación intestinal por cuerpo extraño (espina de pescado). Tomografía computarizada con contraste intravenoso en fase venosa; imagen axial. Cuerpo extraño lineal de alta atenuación con trayecto intestinal y mesentérico (flecha), asociado a discreto edema mesentérico adyacente y burbuja de gas ectópico (cabeza de flecha). La cirugía confirmó perforación de asa del íleon por una espina de pescado.

Localizaciones específicas

A continuación, se detallan las peculiaridades de esta entidad en función de la porción del tubo digestivo afectada.

Perforación gastroduodenal

La causa más frecuente es la **enfermedad ulcerosa péptica**, seguida de neoplasias ulceradas, yatrogenia y traumatismo.

Las úlceras duodenales son las más frecuentes (70 %), casi siempre son benignas y la mayoría ocurren en el bulbo duodenal (95 %). Las úlceras gástricas (30 %) suelen localizarse en la curvatura menor o en la pared posterior del cuerpo o antro. El gas extraluminal es el hallazgo más frecuente de perforación gastroduodenal; suele ser abundante y localizarse alrededor del hígado y del estómago.

Perforación de intestino delgado

Solo en el 50 % de los casos de perforación de ID se detecta gas extraluminal y la cantidad suele ser pequeña. Los signos indirectos como el engrosamiento o realce anómalo de la pared intestinal, la trabeculación de la grasa y el líquido mesentéricos ayudan a localizar el punto de perforación. Son causas frecuentes de perforación de ID la ingestión de cuerpos extraños y la diverticulitis intestinal.

Perforación colónica

Entre las causas, destacan las neoplasias, la diverticulitis, el traumatismo, la isquemia, la obstrucción y la yatrogenia. Cuando la perforación se debe a neoplasia colorrectal o diverticulitis sin obstrucción asociada, la cantidad de gas extraluminal es generalmente pequeña y las burbujas de gas tienden a estar en la proximidad del colon afectado.

 En los casos de obstrucción colónica, el ciego es el segmento que suele perforarse y la cantidad de gas puede ser abundante.

Pancreatitis aguda

La pancreatitis aguda (PA) debe sospecharse en pacientes con dolor abdominal superior agudo intenso y persistente, generalmente, epigástrico, con elevación de la amilasa o lipasa séricas tres veces o más del límite superior de la normalidad. No se requieren pruebas de imagen para el diagnóstico, aunque pueden ser necesarias en pacientes con dolor abdominal no característico o con niveles séricos de amilasa o lipasa menores. A veces, la clínica es de instauración tan brusca que puede ser confundido con otras patologías como síndrome aórtico agudo, cólico renoureteral (CRU) o perforación gastrointestinal.

 La principal técnica de imagen en la evaluación de la PA es la TC con CIV, aunque, si se realiza antes de las 72 horas del inicio de la clínica, puede infravalorar la presencia y extensión de la necrosis pancreática.

La revisión de 2012 de la clasificación de Atlanta establece dos tipos morfológicos de PA:

- PA edematosa intersticial: la más frecuente. La TC suele presentar engrosamiento focal o difuso del páncreas, con estriación de la grasa peripancreática y pequeñas cantidades de líquido peripancreático y/o retroperitoneal.
- PA necrosante: menos frecuente (el 5-10 % de las PA) y más grave, en la que puede existir necrosis pancreática (5 %), peripancreática (20 %) o de ambas (75 %). En TC con CIV, la necrosis pancreática se presenta como una o varias áreas de hipodensidad parenquimatosa.

DOLOR PÉLVICO

En este apartado, se subdivide el dolor pélvico en tres categorías: el dolor en la FID, el dolor en la FII y el dolor de origen ginecológico.

Dolor en la fosa ilíaca derecha

Son muchas las entidades que pueden manifestarse con dolor en la FID: apendicitis aguda (AA), enterocolitis infecciosa, enfermedad de Crohn, tiflitis o enterocolitis neutropénica, diverticulitis derecha, inflamación de divertículo de Meckel, infarto omental y apendicitis epiploica, adenitis mesentérica y patología ginecológica y urológica.

Aproximación diagnóstica

La Rx simple **no está indicada en el dolor en la FID**. La exploración inicial debe ser una ecografía abdominal de todo el abdomen y posteriormente centrada en la FID, con un transductor de alta resolución y técnica de compresión gradual de Puylaert.

Si la ecografía es negativa o no concluyente y la sospecha diagnóstica alta, se debe repetir la ecografía pasadas unas horas, o bien completar el estudio con una TC abdominal.

Las causas de dolor en la FID son muy variadas y, además de la AA, hay que tener en mente otras patologías como la colitis derecha, la diverticulitis derecha, las litiasis ureterales o, en mujeres en edad fértil, la patología ginecológica aguda.

Si la grasa de la FID está afectada y no se hallan alteraciones de órganos subyacentes, la primera sospecha diagnóstica será la patología inflamatoria o isquémica del epiplón mayor (infarto omental), o bien la torsión de un apéndice epiploico (apendagitis epiploica).

Apendicitis aguda

La AA es la urgencia quirúrgica abdominal más frecuente en los servicios de urgencias y la imagen es imprescindible para su diagnóstico, contribuyendo a un descenso significativo de las laparotomías en blanco. La TC es la técnica de imagen más sensible y específica, pero se recomienda realizar primero ecografía para evitar radiación innecesaria. Hay consenso en el protocolo de TC en explorar todo el abdomen para incluir apéndices en localizaciones atípicas y posibles diagnósticos alternativos. El contraste oral suele ser innecesario y el CIV mejora la visualización del apéndice y sus complicaciones. Los estudios con baja dosis han demostrado tener buena precisión diagnóstica y los nuevos equipos de TC espectral diferencian mejor las apendicitis simples de las complicadas. La RM debe hacerse en niños y embarazadas cuando la ecografía no es concluyente y el protocolo de RM debe ser rápido e incluir secuencias específicas. Los signos de AA en ecografía, TC y RM para la AA se muestran en la **tabla 62-2** y en las **figuras 62-7**, **62-8** y **62-9**.

Presentaciones atípicas de apendicitis aguda

Hay formas de AA atípicas que se producen cuando el apéndice tiene una localización poco frecuente, como los apéndices subhepáticos, que pueden simular una CA o los localizados en la FII, que pueden simular una diverticulitis aguda. En ocasiones, los apéndices se localizan en el interior de hernias inguinales (hernia de Amyand) o femorales (hernia de Garengeot) simulando clínicamente hernias complicadas.

 La clave diagnóstica para localizar apéndices de localización atípica es buscar el complejo ciego-válvula ileocecal, ya que la salida del apéndice es constante y se localiza de 2 a 3 cm caudal a la válvula.

Otra forma de AA atípica es la AA de la punta apendicular, que ocurre cuando la obstrucción es distal a su salida del ciego, siendo el apéndice normal proximalmente; por ese motivo, es muy importante explorar el apéndice en toda su longitud.

Tabla 62-2. Criterios diagnósticos de apendicitis aguda

Criterios diagnósticos	Ecografía	TC	RM
Aumento de diámetro apendicular	• ≥ 7mm con técnica de compresión gradual • Apéndice no comprimible	≥ 10 mm al ser sin compresión	≥ 10 mm al ser sin compresión
Engrosamiento y estratificación de la pared	> 3 mm	> 3 mm	> 3 mm
	Pérdida de la estratificación mural con predominio de la capa submucosa	–	–
Inflamación y vascularización de la pared	Aumento de la señal Doppler por hiperemia. Ausente en las AA gangrenosas	• Realce de la pared con CIV • Mayor sensibilidad en TC espectra	Hiperintensidad de señal en T2, restringida la difusión
Inflamación de la grasa periapendicular	Grasa hiperecogénica	• Aumento de atenuación • Engrosamiento de planos fasciales	Hiperintensidad de señal en T2
Contenido apendicular	Gas : • En la luz sin otros signos de AA, indica permeabilidad y apéndice normal • Asociado a otros signos de AA, indica probable AA gangrenosa Apendicolito: • No es sinónimo de AA • Apoya el diagnóstico y asocia más complicaciones		
Engrosamiento del ciego	Puede ser difuso o focal coincidiendo con la salida del apéndice (más específico)		
Adenopatías	En la región ileocecal y menores de 1 cm; si son mayores o concentro necrótico, hay que pensar en otras patologías		

Se explican los hallazgos en imagen de la AA. Para entenderlos, es fundamental conocer la expresión ecográfica de las capas que componen el apéndice (v. **Figs. 62-7** y **62-8**). En la figura **62-9**, se identifican los signos típicos en de la AA en TC.
AA: apendicitis aguda; CIV: contraste intravenoso; RM: resonancia magnética; TC: tomografía computarizada.

En pacientes apendicectomizados, puede haber AA del muñón apendicular, que ocurre cuando la resección del apéndice no ha sido completa. Los hallazgos radiológicos no difieren de la AA típica, sin embargo, al no sospecharse por el antecedente quirúrgico, son más frecuentes las complicaciones.

Por otra parte, un apéndice aumentado de calibre no siempre es sinónimo de AA. En niños y adolescentes, tras procesos víricos puede ocurrir la hiperplasia linfoide apendicular. El apéndice está aumentado de calibre y la clave diagnóstica es ecográfica, ya que la capa engrosada es la capa hipoecogénica (mucosa), en lugar de tener engrosada

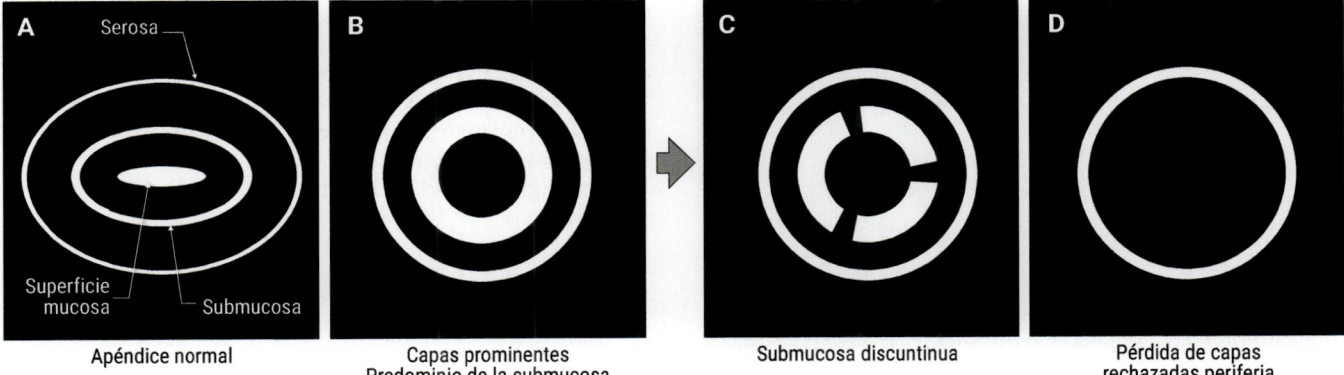

Figura 62-7. Esquema de las capas apendiculares ecográficas en la apendicitis aguda (AA). **A)** Apéndice normal con tres capas hiperecogénicas (de dentro a fuera, son la superficie mucosa, la submucosa y la serosa), que se alternan con dos capas hipoecoicas que contienen fibra muscular y que son, de dentro a fuera, la muscular de la mucosa y la muscular propia. **B)** Patrón de AA donde la capa más prominente es la submucosa. **C)** Conforme progresa hacia la inflamación transmural, la capa submucosa se hace discontinua. **D)** Otro patrón de AA donde hay una única capa, que puede ser por pérdida de la capa submucosa, o bien porque las capas están rechazadas a la periferia del apéndice.

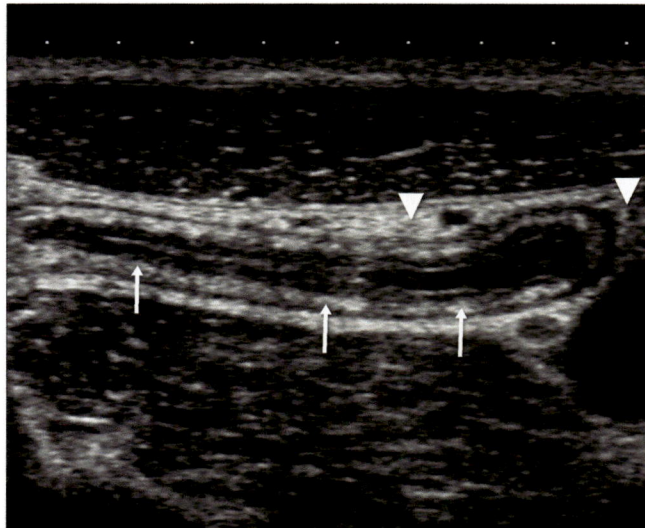

Figura 62-8. Ecografía de un paciente con dolor en la fosa ilíaca derecha y sospecha de apendicitis aguda (AA). Apéndice en el plano longitudinal, en el que se visualiza el patrón característico de AA con la capa submucosa prominente (flecha) y grasa periapendicular ecogénica de características inflamatorias (cabezas de flecha).

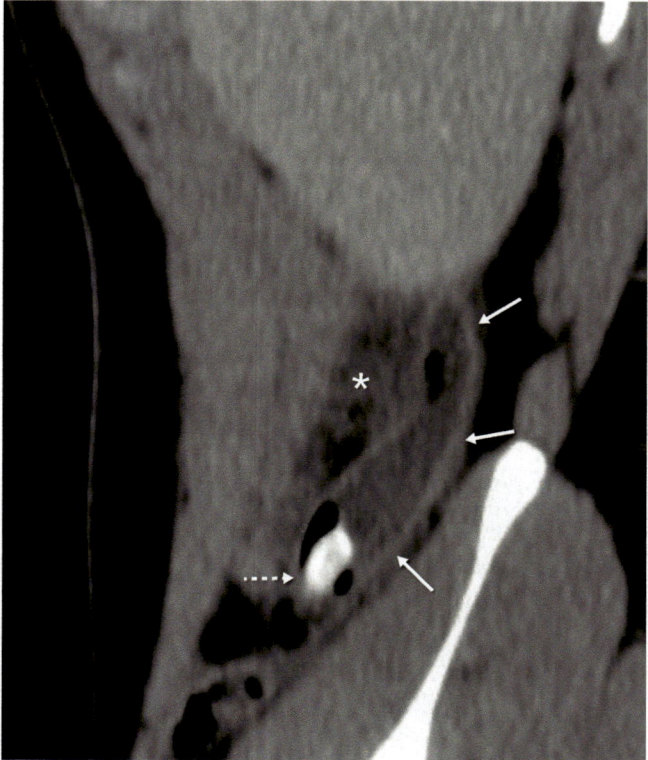

Figura 62-9. Paciente con sospecha de apendicitis complicada. Tomografía computarizada abdominopélvica con contraste intravenoso en fase venosa. Plano sagital con apéndice aumentado de calibre, que presenta realce de la pared (flechas), con un apendicolito en la base (flecha punteada) y gas endoluminal sugestivo de apendicitis aguda gangrenosa. La punta del apéndice es subhepática y hay un aumento de atenuación de la grasa periapendicular (asterisco) evidente si se compara con la grasa subcutánea.

la capa central hipercogénica (submucosa), que es lo que ocurre en la AA.

En el mucocele apendicular, el apéndice está aumentado de calibre por patología apendicular subyacente; a diferencia de la AA, no suele ser doloroso y no presenta cambios inflamatorios en la grasa adyacente.

Apendicitis complicada

Es importante describir en el informe radiológico si la AA es complicada, ya que **el tratamiento médico puede considerarse como una opción terapéutica** en algunas apendicitis no complicadas, **las complicaciones graves pueden necesitar laparotomía abierta** en lugar de laparoscopia y, por último, **los abscesos pueden requerir drenaje percutáneo** antes de la cirugía.

Hay cinco signos clásicos de AA complicada: el **flemón,** que corresponde a una masa de tejido blando inflamatoria rodeando el apéndice; el **absceso,** que tiene necrosis central y realce periférico; los **defectos de realce** de la pared del apéndice en una TC con CIV, y la presencia de **gas** y/o **apendicolitos** extraluminales.

Además, hay otros signos de AA complicada que incluyen: la **pileflebitis** secundaria a una infección ascendente desde la FID a través del drenaje venoso mesentérico-portal que se puede asociar a un absceso hepático, las **fístulas** que pueden afectar al intestino adyacente, la vejiga, la vagina o la piel, y la **peritonitis aguda,** en general, más frecuente en niños, donde la infección se extiende con más facilidad.

Otros procesos que producen dolor en la fosa ilíaca derecha

A continuación, se describen otras entidades que se pueden manifestar con dolor en la FID en un cuadro de abdomen agudo.

Enterocolitis infecciosa

Engrosamiento difuso de la pared del íleon y/o colon, con ganglios mesentéricos aumentados de tamaño, inflamación de la grasa locorregional y ascitis. Está producida por gérmenes como *Escherichia coli, Yersinia enterocolitica, Campylobacter jejuni* o *Salmonella enteritidis.*

Enfermedad de Crohn

En la mayoría de las ocasiones, su diagnóstico es ya conocido y, cuando acuden a urgencias, es muy habitual que se solicite una prueba de imagen para descartar complicaciones agudas, sin embargo, cuando es el primer episodio de enfermedad de Crohn, puede ser difícil diferenciarlo de una AA.

Tiflitis o enterocolitis neutropénica

Típicamente, ocurre en pacientes neutropénicos. Asocian diarrea, fiebre y dolor abdominal. Existe un marcado engrosamiento circunferencial de la pared del ciego y del colon ascendente y, ocasionalmente, del íleon terminal. En estos casos, aunque el apéndice puede estar también engrosado, predomina la afectación del íleon terminal y del colon, lo que junto con la historia clínica, permite diferenciarla de la AA.

Diverticulitis derecha

Engrosamiento mural de un segmento de colon derecho, con afectación de la grasa circundante. Hay que identificar el divertículo inflamado en el epicentro de la inflamación.

Inflamación de divertículo de Meckel

En la mayoría de las ocasiones, el único hallazgo son cambios inflamatorios inespecíficos en el cuadrante inferior derecho, ya que el divertículo de Meckel complicado suele perder su aspecto habitual.

Infarto omental y apendicitis epiploica

Debe sospecharse en pacientes con dolor en la FID donde se ve una afectación focal de la grasa, pero tanto el apéndice como la región ileocecal son de características normales.

> **!** En ambos casos, presentan un dolor abdominal agudo e intenso, localizado a punta de dedo, con signos de irritación peritoneal, que muchas veces contrasta con buen estado general, y sin alteraciones analíticas significativas.

En la apendicitis epiploica, se observa en ecografía una masa ecogénica y ovalada no compresible, adyacente al colon y, en la TC, una lesión ovoide de densidad grasa adyacente al colon. En el infarto omental, hay una extensa necrosis focal de la grasa abdominal, ecogénica en ecografía y con aumento de atenuación en la TC, producida por torsión o trombosis venosa, casi siempre, en lado derecho del epiplón mayor.

Adenitis mesentérica

Más frecuente en niños y jóvenes con antecedente de infecciones víricas, donde hay adenopatías mesentéricas en el cuadrante inferior derecho, más grandes que en la AA y con dolor selectivo a la presión con el transductor. El apéndice es normal. Puede asociar líquido libre.

Patología ginecológica y urológica

Véanse los apartados *Dolor de causa ginecológica*, y *Cólico renoureteral y PNA*.

Dolor en la fosa ilíaca izquierda

Pueden presentarse con dolor en la FII la diverticulitis aguda, la apendicitis epiploica o la colitis izquierda.

Aproximación diagnóstica

En un paciente con dolor en la FII, cuando la sospecha clínica no incluye la obstrucción intestinal o el CRU complicado, **no estaría indicada la Rx simple**.

La ecografía realizada por manos expertas puede ser suficiente cuando la sospecha clínica sea diverticulitis no complicada, apendicitis epiploica o CRU. Sin embargo, en la práctica y también en la bibliografía médica, la prueba más recomendada en el dolor en la FII es la TC abdominopélvica con CIV, ya que diagnostica diverticulitis complicadas o no, además de otros diagnósticos alternativos.

Diverticulitis aguda

Ha de sospecharse cuando la clínica incluya: dolor en FII, fiebre y parámetros inflamatorios elevados (PCR o leucocitosis) incremento de parámetros inflamatorios (PCR) y/o leucocitosis. La ecografía ha demostrado una alta sensibilidad y especificidad en manos expertas. La TC tiene una mayor rentabilidad diagnóstica en la diverticulitis aguda complicada.

> **!** La ecografía se considera positiva cuando se observa, como mínimo, un signo de afectación mural (engrosamiento mural o divertículos), junto con, al menos, otro signo de afectación extramural (afectación inflamatoria de la grasa pericólica, líquido libre, absceso o aire extraluminal).

En muchos casos, puede distinguirse el divertículo inflamado, normalmente hipoecoico y rodeado de grasa ecogénica, coincidiendo con el lugar donde el paciente localiza el dolor a punta de dedo.

Los signos en la TC en fase venosa son similares a los de la ecografía, pudiendo también identificar un aumento de la vascularización mesentérica («signo del ciempiés») y láminas de líquido libre en el mesosigma («signo de la coma»). La TC, además de valorar diagnósticos alternativos, también descarta complicaciones como los abscesos locales o a distancia (hepáticos), fístulas, tromboflebitis séptica de la vena mesentérica inferior, perforación o peritonitis. En la redacción del informe radiológico, debe incluirse, al menos, una de las dos clasificaciones más aceptadas: la de Hinchey modificada o la de WSES (**Tabla 62-3**).

Apendagitis epiploica

La necrosis de un apéndice epiploico suele cursar con dolor agudo intenso localizado en la FII con nula o escasa elevación de los reactantes de fase aguda, en pacientes generalmente jóvenes y obesos. Los hallazgos en imagen se han descrito en el apartado **Infarto omental** y **apendagitis epiploica**.

Colitis izquierda

Aunque las causas de colitis son muy diversas, **las localizadas en la FII suelen ser de origen infeccioso o isquémico**. En ambos casos, la sospecha clínica es muy orientativa, especialmente, en relación con la edad y con la existencia de productos patológicos en las deposiciones.

En ecografía, los principales hallazgos son: engrosamiento de la pared del colon (> 5 mm), en un segmento largo

Tabla 62-3. Comparación de las dos principales clasificaciones de las diverticulitis agudas

	Clasificación de Hinchey Modificada		Clasificación WSES	
Estadio	Hallazgos en cirugía	Hallazgos en TC	Estadio	Hallazgos en TC
Ia	Inflamación/flemón pericólico	Engrosamiento de la pared del colon con cambios inflamatorios pericólicos	No complicada 0	• Divertículos • Engrosamiento de la pared colónica o incremento de la grasa pericólica
Ib	Absceso pericólico o mesocólico	Ia + absceso pericólico/mesocólico	Complicada 1a	Gas ectópico o pequeña cantidad de líquido pericólico sin absceso a menos de 5 cm del intestino afectado
II	Absceso pélvico, intraabdominal a distancia o retroperitoneal	Ia + absceso a distancia	1b	Absceso ≤ 4 cm
III	Peritonitis purulenta generalizada	Gas extraluminal, ascitis y engrosamiento peritoneal	2a	Absceso > 4 cm
IV	Peritonitis fecal generalizada	• Similar a III • Contenido fecal extraluminal	2b	Burbujas aéreas lejos del área a más de 5 cm del intestino inflamado
–	–	–	3	Ascitis sin burbujas aéreas lejanas
			4	Ascitis con burbujas aéreas lejanas

TC: tomografía computarizada.

(> 10 cm), con pérdida de la estratificación de la pared, cambios inflamatorios de la grasa adyacente y líquido libre. La ecografía Doppler puede revelar un aumento del flujo sanguíneo en las colitis de causa infecciosa o una disminución de este en las de causa isquémica. Los hallazgos son superponibles en la TC, permitiendo esta delimitar mejor el territorio de afectación colónica (pancolitis, colitis segmentaria, territorios frontera, etc.) y la existencia de complicaciones como el sangrado digestivo (incluir una fase basal y/o tardía), perforación, pileflebitis, etcétera.

Dolor de causa ginecológica

En este apartado, se subdividen las causas de dolor de origen ginecológico en las que cursan con hemoperitoneo, con torsión o con infección.

Aproximación diagnóstica

La mujer con abdomen agudo y dolor pélvico constituye un reto diagnóstico en el que confluyen la patología abdominal y ginecológica urgentes. Mientras que en pacientes posmenopáusicas, el diagnóstico diferencial se centrará más en la patología gastrointestinal, urinaria y ginecológica tumoral, en mujeres premenopáusicas tienen más importancia las causas ginecológicas infecciosas/inflamatorias y obstétricas. En estas últimas, es recomendable realizar una prueba de embarazo y, en caso de positividad, habrá que descartar un embarazo ectópico como primera posibilidad; en caso de negatividad, habrá que valorar otras causas frecuentes de dolor pélvico como el hemoperitoneo (rotura de quiste folicular), la torsión de estructuras (ovario o mioma) o la patología infecciosa (enfermedad inflamatoria pélvica [EIP]). No es infrecuente

que la ecografía abdominal sea la prueba radiológica inicial. Es habitual encontrar algo de líquido libre en la pelvis de una mujer en edad fértil y, aunque en algunos casos la ecografía puede ser diagnóstica, normalmente debe ser apoyada por una TC abdominopélvica con CIV.

Causas que cursan con hemoperitoneo

La presencia en ecografía de **abundante líquido libre en una paciente en edad fértil y con dolor pélvico** obliga a **descartar una causa hemorrágica**, principalmente, un embarazo ectópico o un folículo hemorrágico roto.

Embarazo ectópico

Debe sospecharse en pacientes con dolor abdominal intenso e inestabilidad hemodinámica. Se trata de una emergencia quirúrgica que no debería retrasarse por la realización de una prueba de imagen.

 Está indicado realizar una prueba de embarazo, a ser posible con determinación de la subunidad beta de la gonadotropina coriónica humana (ß-hCG, *beta-human chorionic gonadotropin*).

En la ecografía, el principal hallazgo es la presencia de abundante hemoperitoneo. En algunos casos, podrá identificarse una masa parauterina (intraovárica/extraovárica), que contiene la vesícula gestacional con o sin polo fetal; o una masa ecogénica que rodea un saco gestacional vacío con aumento de la vascularización en modo Doppler («anillo de fuego»). En la TC, se identifica hemoperitoneo con o sin sangrado activo, junto con una lesión hiperdensa parauterina/anexial asociada o no a una vesícula gestacional.

Folículo hemorrágico

Constituye uno de los motivos más frecuentes de dolor pélvico agudo en mujeres premenopáusicas. El principal hallazgo ecográfico es una lesión quística uniloculada con contenido ecogénico en su interior, que varía desde un patrón reticular fino a septos engrosados o niveles líquido-líquido. En ocasiones, la presencia de abundante hemoperitoneo obliga a completar el estudio con una TC, donde la lesión presentará contenido de alta atenuación.

Causas que cursan con torsión

La torsión ovárica o de un mioma suelen presentarse como un dolor abdominal súbito o intermitente, febrícula y sin alteraciones analíticas reseñables.

Torsión ovárica

Más frecuente en el ovario derecho, por lo que se encuentra dentro del diagnóstico diferencial de la AA.

> ! En ecografía, se observa un aumento unilateral del tamaño del ovario (> 4 cm), con estroma central hiperecogénico y folículos dispuestos periféricamente.

Si la torsión progresa, ocurre una necrosis hemorrágica con un ovario heterogéneo e hipoecoico.

La **presencia de flujo arterial** en el modo Doppler no excluye la torsión. Por el contrario, la **ausencia del flujo venoso o el giro del pedículo vascular** sí constituyen un hallazgo específico de torsión.

En la TC, es habitual encontrar un ovario aumentado de tamaño (> 5 cm) con captación heterogénea. El útero puede estar desviado hacia la torsión y suele ser más difícil identificar el pedículo torsionado (**Fig. 62-10**). Puede existir ascitis hemorrágica o una masa ovárica asociada (teratoma, tumores quísticos, etcétera).

Mioma torsionado

No suele constituir un diagnóstico de sospecha inicial. En la ecografía, es posible encontrar un útero miomatoso y líquido libre. En la TC, el mioma torsionado presentará escasa captación de CIV con algunos focos de realce periférico fino y líquido libre. La existencia de un área de hipocaptación triangular del útero adyacente al mioma o *dark fan sign* puede ser un hallazgo específico de torsión.

Causas que cursan con infección

La clínica habitual consiste en una mujer joven con dolor pélvico de varios días de duración, que empeora con las relaciones sexuales. Pueden presentar en la analítica paráme-

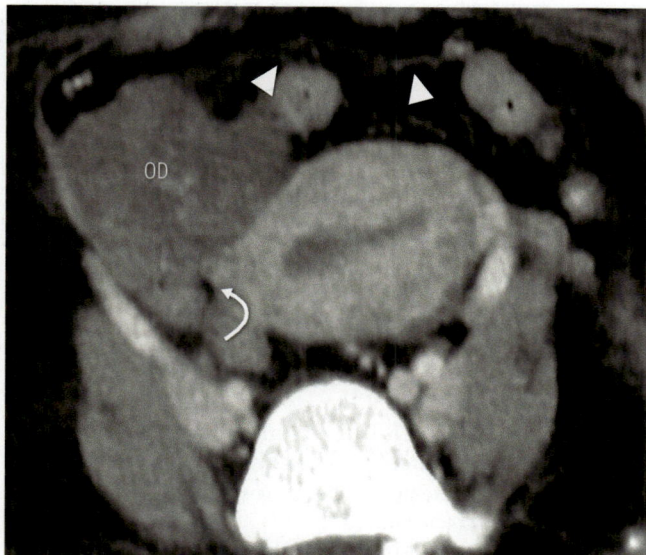

Figura 62-10. Mujer de 45 años con dolor en la fosa ilíaca derecha. Ecografía abdominal con imagen compatible con masa anexial. Tomografía computarizada abdominopélvica con contraste intravenoso en fase venosa. Ovario derecho (OD) aumentado de tamaño e hipodenso, con imagen de torsión de su pedículo vascular o «signo del remolino» (flecha curva). Útero discretamente desplazado hacia la derecha. Realce del peritoneo como signos incipientes de irritación peritoneal (cabezas de flecha). En la cirugía, se objetivó una torsión anexial derecha consistente un una vuelta del pedículo vascular.

tros de infección y referir historia de secreciones vaginales malolientes o molestias urinarias. En casos de alta sospecha clínica, las pruebas de imagen son útiles para descartar un absceso tuboovárico, cuyo tamaño (> 7 o 9 cm) indicaría una exploración quirúrgica. Muchas mujeres con EIP que acuden a urgencias no presentan una clínica típica, siendo muy habitual que consulten para descartar infección del tracto urinario, PNA, apendicitis o, incluso, colecistitis, por lo que la sospecha clínica de EIP, en muchos casos, comienza con una prueba de imagen.

> ! En la ecografía, salvo por la presencia de abscesos tuboováricos, el resto de los hallazgos pueden ser sutiles, como la presencia de líquido libre, un útero aumentado de tamaño con engrosamiento endometrial, y aumento de la ecogenicidad de la grasa pélvica.

En la TC con CIV, se observa:

- Signos de EIP leve: estriación de la grasa pélvica, líquido libre o realce perihepático en fase arterial (síndrome de Fitz-Hugh-Curtis).
- Signos de EIP grave: piosálpinx consistente en colecciones serpiginosas con paredes engrosadas e hipercaptantes con contenido hipodenso, abscesos tuboováricos como masas anexiales complejas de predominio quístico, o líquido libre con realce peritoneal propio de una peritonitis aguda.

En muchos casos, **la EIP será el diagnóstico de exclusión en pacientes donde la TC descarte otras causas de abdomen agudo** (apendicitis, colecistitis, PNA, etcétera).

ABDOMEN AGUDO CON DOLOR LUMBAR

Las causas de abdomen agudo que se manifiestan con dolor lumbar pueden ser la patología aórtica aguda, el CRU y la PNA, y las infecciones vertebrales y paravertebrales.

Aproximación diagnóstica

Según los criterios del ACR y de la Sociedad Española de Radiología Médica (SERAM), **la única indicación urgente para realizar una Rx simple de abdomen en un paciente con dolor lumbar sería la evaluación o el seguimiento de litiasis en el tracto urinario.**

La ecografía es la prueba inicial para explorar el aparato urinario y estaría indicada cuando exista sospecha de una obstrucción ureteral debido a nefrolitiasis o retención urinaria en pacientes con alteración de la función renal. En el caso de que la sospecha clínica sea una PNA complicada, la prueba indicada sería una TC con CIV. En pacientes con sospecha de patología aórtica o retroperitoneal infecciosa, inflamatoria o traumática la prueba de imagen inicial es la TC con CIV.

Patología aórtica aguda

Comprende entidades como el aneurisma de aorta abdominal (AAA) o la disección aórtica.

Aneurisma de aorta abdominal

Tan solo un 50 % de los pacientes con rotura de un AAA se presentan con la tríada clínica clásica de dolor agudo, masa abdominal palpable e hipotensión. Hasta un 30 % pueden presentar una clínica atípica que simule un CRU, infarto agudo de miocardio, perforación de víscera hueca, diverticulitis y hemorragia o isquemia intestinal.

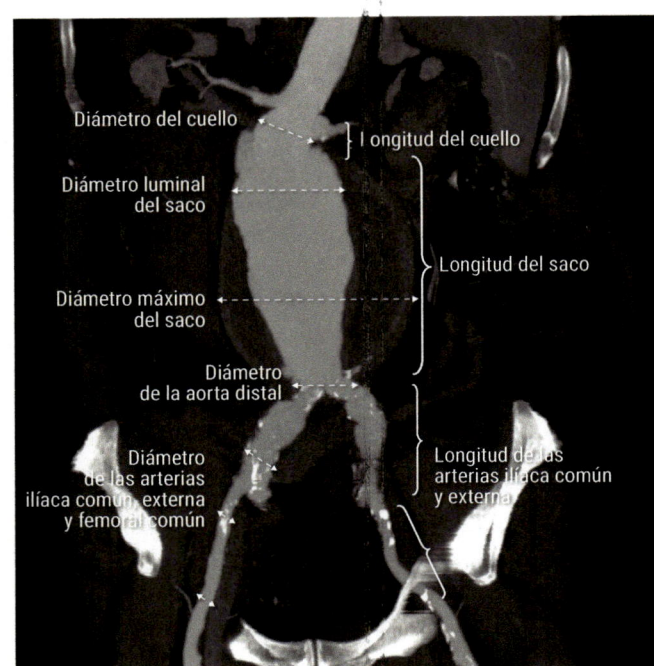

Figura 62-11. En la imagen, se describen los datos que deben estar reflejados en el informe estructurado de un aneurisma de aorta abdominal. La longitud del cuello del aneurisma es la distancia desde el origen de este respecto a la arteria renal izquierda (habitualmente, la más caudal). En la descripción del saco, es importante valorar la existencia de hematoma mural y de las calcificaciones intimales.

El abordaje diagnóstico del AAA roto depende de: si es la sospecha inicial o no del dolor lumbar, si el paciente tiene historia conocida de AAA y si este ha sido tratado o no.

> ❗ Cuando la sospecha inicial es de AAA roto, la prueba diagnóstica inicial es la TC en fases basal, arterial y venosa. En el informe radiológico, deben constar las características propias del aneurisma (**Fig. 62-11**) y la existencia de signos de rotura o de inestabilidad (**Tabla 62-4**).

Tabla 62-4. Principales signos radiológicos del aneurisma roto, del aneurisma inestable y del aneurisma de origen infeccioso/inflamatorio

Signos de aneurisma roto	Signos de aneurisma Inestable	Signos aneurisma inflamatorio/Infeccioso
Pared aórtica indistinguible	Hematoma mural hiperdenso (TC sin CIV)	Morfología sacular, excéntrica o multilobular
Extravasación de CIV	Disminución del grosor del hematoma mural, del trombo mural y de las calcificaciones	Masa de partes blandas periaórtica
Hematoma retroperitoneal	• Discontinuidad de nueva aparición en las calcificaciones circunferenciales • Aparición de nuevas erosiones o seudoaneurismas de la pared	Gas intramural o periaórtico
Estriación de la grasa retroperitoneal	• Aneurisma > 7 cm • Crecimiento del aneurisma ≥ 1 cm/año	Colecciones perivasculares
–	«*Draped aorta sign*»: La aorta se amolda a modo de «abrazo» al contorno de los cuerpos vertebrales y al músculo psoas adyacentes.	–

CIV: contraste intravenoso; TC: tomografía computarizada.

En pacientes con AAA conocido, será más fácil evaluar los signos de aneurisma inestable, especialmente, el crecimiento del aneurisma y los cambios en el trombo y en las calcificaciones murales. Aunque es infrecuente, en el contexto clínico de un paciente con fiebre o historia de sepsis que presente un AAA con características radiológicas compatibles, habrá que sospechar un aneurisma infeccioso/inflamatorio (v. **Tabla 62-4**). Cuando la sospecha clínica inicial no sea la de un AAA complicado, una fase tardía puede ayudar a valorar mejor la extravasación de CIV.

Disección aórtica

La sospecha clínica de disección aórtica como causa de dolor lumbar es infrecuente de manera aislada y suele ir acompañada de clínica neurológica por isquemia medular o dolor tóracoabdominal difuso por isquemia mesentérica o de otros órganos abdominales. Al igual que en la sospecha de rotura de AAA, no se deberá posponer la TC trifásica que incluya toda la aorta junto con el origen de los troncos supraaórticos hasta las arterias femorales.

Cólico renoureteral y pielonefritis aguda

El abdomen agudo que se presenta con dolor lumbar puede tener origen urológico, como es el caso del CRU o la PNA.

Cólico renoureteral

La sospecha de hidronefrosis es la principal indicación para realizar una ecografía urinaria. En la **tabla 62-5**, se resumen los hallazgos y el informe estructurado para una ecografía por sospecha de CRU.

> **!** Una ecografía negativa en pacientes con sospecha de CRU obliga a descartar otras causas, por lo que es recomendable valorar todo el abdomen en busca de patologías simuladoras.

La TC detecta adecuadamente la hidronefrosis y el edema perirrenal, y se considera la técnica de referencia para detectar las litiasis (**Fig. 62-12**). Estaría indicada en:

- Pacientes con hidronefrosis sin visualización de ureterolitiasis en la ecografía o la Rx simple.
- Si se sospecha una rotura de fórnix, estaría indicado realizar una TC en fase excretora para valorar el grado de fuga de CIV.
- Descartar diagnósticos alternativos.

La TC espectral se puede emplear para valorar la composición de las litiasis. En pacientes delgados, distinguir entre cálculos y flebolitos puede ser complicado. Dos signos pueden ser útiles:

- «Signo de la cola de cometa»: a favor del flebolito. Tejido de partes blandas que se extiende desde la calcificación y que representa a la vena principal colapsada.

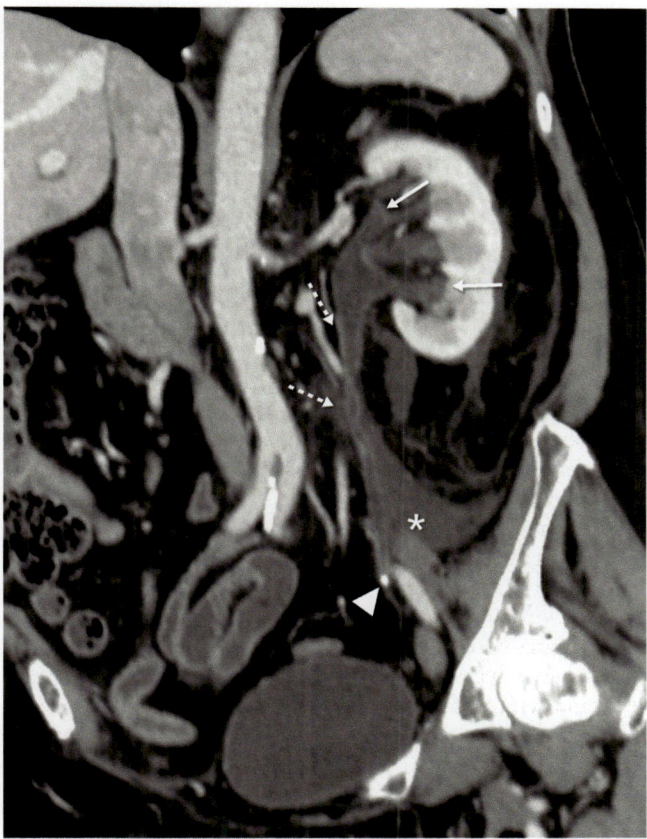

Figura 62-12. Varón de 79 años con dolor lumbar izquierdo de una semana de evolución, que presenta alivio del dolor lumbar, pero elevación de los reactantes de fase aguda. Tomografía computarizada (TC) con contraste intravenoso en fase venosa. Reconstrucción multiplanar (MPR) coronal. Hidronefrosis izquierda de grado II/IV (flechas) con realce urotelial (flechas punteadas) y ureterolitiasis en localización típica en el cruce del uréter con los vasos ilíacos. El alivio del dolor lumbar corresponde a la disminución de la presión en el sistema colector por rotura de un fórnix, que en la TC aparece como abundante líquido perirrenal y formación de urinomas (asterisco).

- «Signos del anillo de partes blandas»: a favor de la ureterolitiasis. Densidad calcificada rodeada por tejido blando circundante. Los flebolitos tienen paredes invisibles.

Pielonefritis aguda

El diagnóstico de PNA es clínico, y las pruebas de imagen **se reservan para pacientes con infección urinaria que presentan una mala situación clínica** o clínica persistente tras 48-72 horas de tratamiento antibiótico adecuado.

Los hallazgos ecográficos no suelen ser concluyentes y pueden incluir un riñón aumentado de tamaño, pérdida de la diferenciación corticomedular, áreas focales con aumento o disminución de la ecogenicidad o aspecto de seudomasa, edema perirrenal y engrosamiento urotelial. La TC con CIV en fase venosa es adecuada para detectar complicaciones como afectación bilateral, abscesos, PNA enfisematosa o hidronefrosis, entre otros. La apariencia más típica es el aumento del tamaño renal, nefrograma estriado, afectación de la grasa perirrenal y realce del urotelio.

Tabla 62-5. Informe estructurado y hallazgos ecográficos en el cólico renoureteral (CRU)

Órgano	Características	Hallazgos patológicos
Riñones	Tamaño	El riñón hidronefrótico es de mayor tamaño que el normal
	Morfología	Presencia de cicatrices corticales
	Grosor y ecogenicidad cortical	• Áreas focales hiperecogénicas (focos de PNA) o hipoecogénicas (sospecha de abscesos) • Hiperecogenicidad difusa por nefropatía médica
	Sistema colector	Hidronefrosis grados de I a IV (diagnóstico diferencial con quistes parapiélicos y pelvis extrarrenal)
	Litiasis renales	• Localizadas en el parénquima o la unión pieloureteral • Sombra posterior • Artefacto de «centelleo» en modo Doppler color
	Líquido perirrenal	• Habitual en el CRU • Cuando es abundante, descartar rotura de fórnix
Uréter	Dilatación	Patológica si es > 6 mm
	Litiasis	Descartar litiasis en el cruce con los vasos ilíacos
Vejiga	Llenado	Si es posible, realizar con vejiga medio llena
	Paredes	• Descartar divertículos, engrosamiento patológico • Protrusión del lóbulo medio prostático
	Meato ureteral	• Localización habitual de litiasis. • Es muy útil el artefacto por «centelleo» en el modo Doppler color
	Contenido	• Descartar coágulos o litiasis vesicales • Si hay dudas con lesiones murales cambiar al paciente de posición

Infecciones vertebrales y paravertebrales

Las infecciones vertebrales incluyen el absceso epidural, la osteomielitis vertebral o discitis, la infección de las carillas articulares y la infección de musculatura paravertebral. Es poco común que una infección vertebral sea el principal diagnóstico de sospecha en un paciente con abdomen agudo y dolor lumbar en el contexto de urgencia. Por lo general, se trata de un diagnóstico de exclusión o incidental en el contexto de pacientes con fiebre y/o signos clínicos de sepsis o endocarditis, y con dolor lumbar de larga evolución.

> **!** La Rx de columna no suele mostrar signos de destrucción de los platillos vertebrales hasta etapas avanzadas de la enfermedad.

La prueba diagnóstica indicada es la RM de columna con contraste de gadolinio (Gd). Sin embargo, dado que no siempre está disponible en todos los entornos de urgencias, la TC con CIV puede ser una buena alternativa y servir como indicación para realizar una RM en un segundo momento.

Los hallazgos típicos de la TC en las discitis/espondilodiscitis son: disminución del espacio discal con irregularidad, erosión o destrucción de los patillos vertebrales, junto con cambios inflamatorios, masa de partes blandas o colecciones en tejidos perivertebrales. Otros hallazgos pueden incluir la pérdida del «signo de vacío» en el espacio intervertebral y abscesos en el músculo psoas. La baja sensibilidad de la TC para descartar un absceso epidural y su alta asociación a otros procesos infecciosos vertebrales hacen necesario realizar una RM con Gd ante cualquier signo que sugiera la presencia de una infección vertebral, como la existencia de un absceso perivertebral.

PUNTOS CLAVE

- La CA presenta múltiples signos radiológicos, pero ninguno patognomónico, y es su combinación junto con criterios clínicos y analíticos la que da la clave diagnóstica.
- La Rx simple de abdomen puede ser útil en el diagnóstico de la obstrucción intestinal simple, sin embargo, en el caso de una obstrucción en asa cerrada, puede llevar a confusión por la ausencia de niveles hidroaéreos.
- La isquemia intestinal tiene muchas manifestaciones radiológicas aparte de los trastornos derivados de la hipoperfusión. Hay que estar familiarizado con los distintos estadios evolutivos y su expresión en la TC con CIV.
- La ecografía debe ser la primera prueba radiológica en todos los pacientes con dolor en la FID para evitar radia-

ción innecesaria. La TC es superior a la ecografía si se sospecha AA complicada, ya que puede cambiar el manejo de estos pacientes.
- Es habitual que la EIP se oriente como dolor en HD, FID o FII. Los hallazgos ecográficos y en TC suelen ser sutiles y muchas veces acaba siendo un diagnóstico de exclusión.
- El CRU es la causa más frecuente de dolor lumbar. La Rx simple está indicada para valorar litiasis calcificadas y la ecografía es útil para descartar la existencia de hidronefrosis. Ante la sospecha de PNA complicada, la ecografía puede resultar insuficiente, siendo la TC con CIV la mejor prueba diagnóstica.

BIBLIOGRAFÍA

Borruel Nacenta S, Ibáñez Sanz L, Sanz Lucas R, Depetris MA, Martínez Chamorro E. Update on acute appendicitis: typical and untypical findings. Radiologia (Engl Ed). 2023;65 Suppl 1:S81-91.

Doishita S, Takeshita T, Uchima Y, Kawasaki M, Shimono T, Yamashita A, et al. Internal hernias in the era of multidetector CT: correlation of imaging and surgical findings. Radiographics. 2016;36(1):88-106.

Houser M, Kandalaft N, Khati NJ. Ectopic pregnancy: a resident's guide to imaging findings and diagnostic pitfalls. Emerg Radiol. 2022;29(1):161-72.

Ibáñez Sanz L, Borruel Nacenta S, Cano Alonso R, Díez Martínez P, Navallas Irujo M. Vólvulos del tracto gastrointestinal. Diagnóstico y correlación entre radiología simple y tomografía computarizada multidetector. Radiologia. 2015;57(1):35-43.

Maddu K, Phadke S, Hoff C. Complications of cholecystitis: a comprehensive contemporary imaging review. Emerg Radiol. 2021;28(5):1011-27.

Monsonis B, Mandoul C, Millet I, Taourel P. Imaging of appendicitis: tips and tricks. Eur J Radiol. 2020;130:109165.

Paulson EK, Thompson WM. Review of small-bowel obstruction: the diagnosis and when to worry. Radiology. 2015;275(2):332-42.

Potter AW, Chandrasekhar CA. US and CT evaluation of acute pelvic pain of gynecologic origin in nonpregnant premenopausal patients. Radiographics. 2008;28(6):1645-59.

Runde R, Auyang ED, Ng R, Llorente K, Tiwari HA, Elman S, et al. The gallbladder: what's new in 2022? Abdom Radiol (NY). 2023;48(1):2-28.

Shroyer S, Boys G, April MD, Long B, Mehta S, Davis WT. Imaging characteristics and CT sensitivity for pyogenic spinal infections. Am J Emerg Med. 2022;58:148-53.

Silva AC, Pimenta M, Guimarães LS. Small bowel obstruction: what to look for. Radiographics. 2009;29(2):423-39.

Verheyden C, Orliac C, Millet I, Taourel P. Large-bowel obstruction: CT findings, pitfalls, tips and tricks. Eur J Radiol. 2020;130:109155. Erratum in: Eur J Radiol. 2020;132:109284.

Wadgaonkar AD, Black JH 3rd, Weihe EK, Zimmerman SL, Fishman EK, Johnson PT. Abdominal aortic aneurysms revisited: MDCT with multiplanar reconstructions for identifying indicators of instability in the pre- and postoperative patient. Radiographics. 2015;35(1):254-68.

Zulfiqar M, Ubilla CV, Nicola R, Menias CO. Imaging of renal infections and inflammatory disease. Radiol Clin North Am. 2020;58(5):909-23.

Abordaje de las opacidades pulmonares multifocales en urgencias

63

J. M. Plasencia Martínez y J. J. Arenas Jiménez

OBJETIVOS

- Abordar de forma esquemática el diagnóstico diferencial de las patologías que pueden presentarse en el ámbito de urgencias como las opacidades pulmonares multifocales de acuerdo con la semiología y la distribución radiológica predominante.
- Valorar la sospecha de entidades más allá de la neumonía bacteriana y el edema agudo pulmonar.
- Identificar qué hallazgos clave no radiológicos deben consultarse en la historia clínica, la analítica y la evolución para afinar en el diagnóstico de la patología torácica urgente desde la llegada del paciente a urgencias.
- Analizar otros datos útiles, además de la radiografía torácica que se presenta en ese momento, que pueden cambiar completamente el enfoque del caso.

INTRODUCCIÓN

La radiografía (Rx) de tórax es la prueba radiológica más frecuentemente realizada en el ámbito de la urgencia. Es frecuente que los hallazgos de carácter agudo se encuadren erróneamente como neumonía o edema agudo pulmonar. En esto influye la escasa e inespecífica información que puede derivarse de los síntomas del paciente en el primer encuentro, y la ausencia de otras pruebas. Todas las entidades expuestas a continuación pueden cursar con disnea y dolor torácico y, salvo el edema agudo de origen cardiogénico, con febrícula o fiebre, síntoma no exclusivo de las infecciones. El diagnóstico precoz de muchas de ellas es decisivo. En este tema, se realiza un abordaje práctico para el diagnóstico diferencial de las opacidades pulmonares multifocales (OPM) en el paciente que acude a urgencias. Si bien no es patognomónica, el hilo conductor y diferenciador de las diferentes entidades muchas veces será la distribución de las opacidades junto con otros datos no radiológicos, accesibles desde el ámbito de urgencias, que a menudo serán la clave para establecer un diagnóstico. Se han excluido de este diagnóstico diferencial las entidades específicas del paciente pediátrico, oncológico y traumatizado.

OPACIDADES PULMONARES MULTIFOCALES SEGÚN SU DISTRIBUCIÓN EN EL EJE AXIAL

Se distinguen las OPM de predominio central, periférico y con gradiente anteroposterior.

Opacidades pulmonares multifocales de predominio central

A continuación, se describen las diferentes entidades que se manifiestan con este patrón radiológico.

Edema agudo pulmonar cardiogénico

Es la consecuencia de la disfunción sistólica del ventrículo izquierdo. Apoyarán el diagnóstico de edema agudo pulmonar encontrar datos de cardiopatía, como un índice cardiotorácico aumentado, marcapasos, *stents* o *bypass* coronario, la clínica de ortopnea y el aumento de la fracción *N*-terminal del propéptido natriurético cerebral (NT-proBNP, *N-terminal pro-brain natriuretic peptide*) en la analítica. En el edema pulmonar de origen cardiogénico, se van afectando compartimentos diferentes en la evolución del proceso. Esto permite establecer una serie de fases, que pueden diferenciarse radiológicamente, cuya detección ayuda a orientar el cuadro. Las manifestaciones de cada fase en la Rx de tórax en bipedestación en el edema cardiogénico son las siguientes.

Aumento retrógrado de la volemia hacia venas y arterias pulmonares por el fallo de la bomba cardíaca

En condiciones normales, con el paciente en bipedestación, los vasos pulmonares de los lóbulos superiores son más pequeños que los de los lóbulos inferiores. Cuando aumenta la volemia en el árbol vascular pulmonar, se reclutan más y se dilatan las venas pulmonares de los lóbulos superiores, lo que se reconocerá, sobre todo, comparando el calibre de los vasos con el visible en Rx previas. Este hallazgo estará ausente cuando el edema se produzca por una sobrecarga hídrica, con función cardíaca normal. En las venas de los lóbulos inferiores, el hallazgo es menos reconocible, porque se encuentran más ingurgitadas en situación basal por el efecto gravitacional. En la evolución del proceso, terminarán dilatándose también las arterias pulmonares (hipertensión pulmonar poscapilar), que mostrarán un diámetro mayor al bronquio acompañante, valorable en Rx de tórax en la proximidad del hilio pulmonar.

Edema intersticial

Cuando el espacio vascular alcanza su máxima capacidad y la presión hidrostática capilar supera los 18 mmHg, el líquido continúa ocupando el espacio intersticial pulmonar, tanto el axial o peribroncovascular (generando engrosamiento de los manguitos peribroncovasculares), como el interlobulillar (generando un patrón reticular fino de predominio central y bibasal y las líneas de Kerley, siendo las líneas B las más características y fáciles de identificar en Rx, perpendiculares a la superficie pleural y en las bases pulmonares). En la evolución, aparece característicamente el engrosamiento cisural y, a continuación, el derrame pleural, de distribución bilateral, aunque de predominio derecho, o únicamente derecho si es unilateral.

Edema alveolar

A partir de 25 mmHg de presión hidrostática capilar, el intersticio no soporta el líquido acumulado y este termina ocupando el espacio alveolar, produciendo las consolidaciones centrales «en alas de mariposa» (**Fig. 63-1**), de distribución típicamente central, perihiliar y hacia regiones declive. No obstante, solo se llega a esta situación en el 10 % de los casos. Pueden encontrarse distribuciones atípicas del edema si asienta sobre un pulmón previamente desestructurado como en el enfisema y, excepcionalmente (2 %), en casos de regurgitación mitral grave, en forma de consolidaciones en el lóbulo superior derecho. Los hallazgos radiológicos aparecen y se resuelven, con tratamiento, con rapidez.

Hemorragia alveolar difusa

La hemorragia alveolar difusa (HAD) se produce por daño de la membrana basal alveolocapilar, con acumulación de hematíes en el alvéolo. La hemoptisis es el síntoma cardinal, pero está ausente en ⅓ de los casos, además de no ser exclusiva de la HAD. Cursa con leucocitosis, elevación de marcadores inflamatorios y anemia. En la mayoría de casos, existe una enfermedad pulmonar subyacente, siendo muy rara la forma idiopática. La presencia de hematuria y elevación de creatinina sugiere un síndrome renopulmonar, siendo estos responsables de la mayoría de las hemorragias alveolares. La granulomatosis con poliangitis (antigua granulomatosis de Wegener), una de las vasculitis con anticuerpos anticitoplasma de neutrófilo de tinción citoplasmática (c-ANCA, *cytoplasmic pattern-antineutrophil cytoplasm antibodies*) positivos, es el más frecuente. Asocia sinusitis en un 75-90 %. Se sigue del síndrome de Goodpasture, con positividad para anticuerpos antimembrana basal glomerular y con un pico de enfermedad en varones jóvenes (**Fig. 63-2**). En pacientes anticoagulados, debe sugerirse la anticoagulación como causa más probable; no es infrecuente su asociación al edema agudo pulmonar, al tratarse de pacientes de mayor edad. Radiológicamente, se manifiesta con OPM centrales que respetan característicamente la zona subpleural. El componente en vidrio deslustrado suele ser extenso, y pueden asociar también consolidaciones y ocupación de la vía aérea distal, con nódulos centrolobulillares o «en árbol en brote». En la evolución, aparece engrosamiento intersticial periférico. La aparición radiológica suele ser rápida; la resolución también, aunque menos que la del edema. Las opacidades alveolares y el engrosamiento septal causados por un episodio de hemorragia aguda se resuelven en dos semanas. La diferenciación tanto clínica como radiológica entre edema pulmonar y hemorragia alveolar puede ser compleja.

Neumonía por Pneumocystis jirovecii

Se trata de una infección oportunista potencialmente grave, clásica en pacientes con infección por el virus

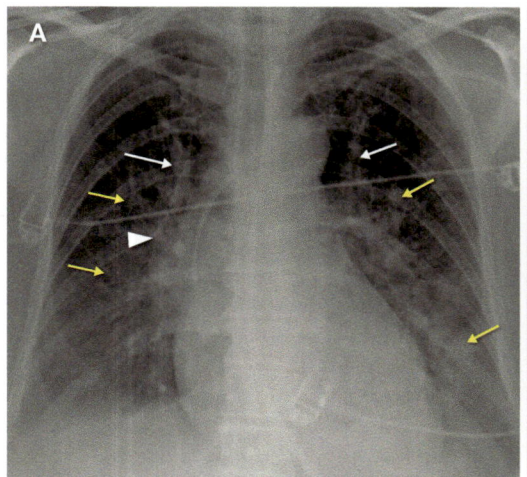
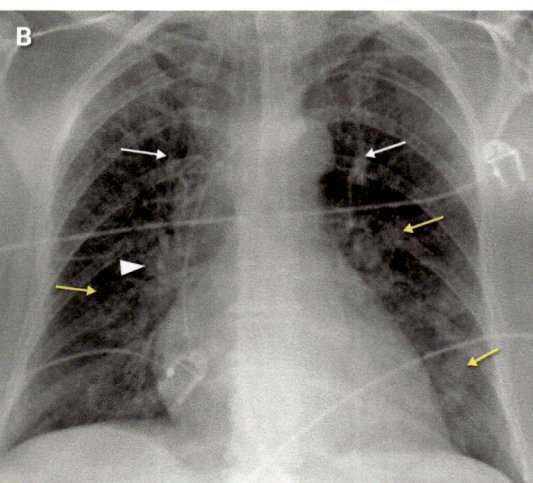

Figura 63-1. Edema agudo de pulmón cardiogénico. Radiografías en proyección anteroposterior inicial **(A)** y evolución dos días más tarde **(B)**. Por orden de aparición según la afectación de los espacios: redistribución vascular a los lóbulos superiores (flechas blancas), engrosamiento de los manguitos peribroncovasculares (cabezas de flecha), aumento de densidad difuso en las bases que borra los diafragmas, compatibles con derrame pleural y consolidaciones pulmonares perihiliares bilaterales y en ambos lóbulos inferiores (flechas amarillas). Todos los hallazgos mejoran rápidamente con tratamiento **(B)**.

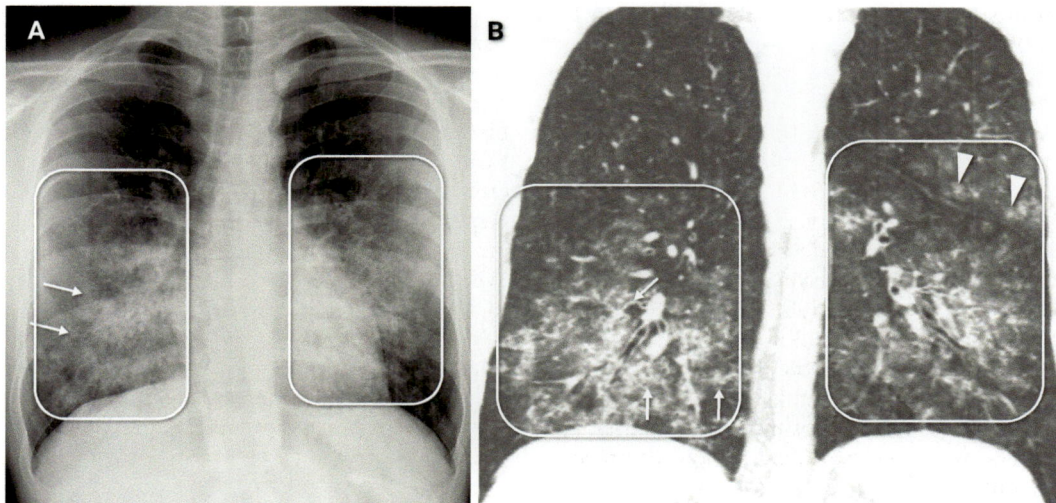

Figura 63-2. Hemorragia alveolar difusa en paciente con síndrome de Goodpasture. Radiografía en proyección posteroanterior **(A)** y tomografía computarizada (TC) en el plano coronal **(B)**. Consolidaciones con áreas en vidrio deslustrado asociadas (recuadros) y reticulación (flechas), sin datos de los espacios intersticiales ni en el espacio vascular sugestivos de edema. En la TC, también se observan nódulos centroacinares (cabezas de flecha). La distribución de los hallazgos es característicamente central, con respeto subpleural y de predominio basal. Ausencia de derrame pleural.

de la inmunodeficiencia humana (VIH) y linfocitos T CD4 por debajo de 200 células/µL, no exclusiva, también descrita en inmunodepresión en pacientes oncológicos y hematológicos, sobre todo, sometidos a corticoterapia prolongada en altas dosis. Se produce en el espacio alveolar por adherencia del hongo al epitelio, concretamente, a los neumocitos de tipo I. Tienen una mortalidad aproximada del 20 %, mayor en pacientes no seropositivos para el VIH por la magnitud de la respuesta inmunitaria, causa de mayor gravedad. Diagnosticarla precozmente es clave. Apoyará el diagnóstico el antecedente de seropositividad para el VIH, aunque, a menudo, la neumonía por *Pneumocystis jirovecii* es la primera manifestación de la enfermedad. Suele instaurarse de manera subaguda (1-2 semanas), salvo si se da en el contexto de corticoterapia o inmunosupresión por quimioterapia, circunstancias en las que el cuadro clínico y las OPM pueden desarrollarse de forma más rápida. Suelen presentarse con hipoxemia grave refractaria a tratamiento con necesidad de ingreso en la unidad de cuidados intensivos. La linfopenia y la elevación de la lactato-deshidrogenasa (LDH) serán otros datos característicos. Radiológicamente, se manifiesta en forma de OPM de predominio central o difuso, habitualmente, de distribución geográfica y que puede respetar la zona subpleural. El componente de vidrio deslustrado predomina, y puede asociarse engrosamiento intersticial, dando lugar a un patrón «en empedrado». En la evolución, asocia consolidaciones más frecuentes en pacientes no seropositivos para el VIH y que, según algunos autores, tienden a distribuirse hacia los lóbulos superiores, a diferencia de la HAD. Estarán ausentes el derrame pleural y los signos de aumento de la volemia y de ocupación del espacio intersticial, típicos del edema (**Fig. 63-3**). En fases avanzadas, puede dar quistes pulmonares, que, pueden acabar complicándose con neumotórax, pero es raro encontrarlos al diagnóstico.

Opacidades pulmonares multifocales de predominio periférico

Se detallan las características de las entidades con este patrón de OPM en imagen.

Émbolos

Se producen por la oclusión de arterias pulmonares por trombos, que pueden ser estériles, en el caso de la embolia pulmonar, o contener microorganismos, en el caso de émbolos sépticos. Ocasionan OPM a modo de consolidaciones característicamente periféricas (subpleurales), de predominio en los campos medios e inferiores por estar más vascularizados por el efecto gravitacional. Pueden adquirir una forma nodular o triangular, correspondientes a infartos. En un contexto séptico, el cuadro puede orientarse hacia émbolos sépticos, sobre todo, si las OPM están cavitadas y se halla un foco séptico, algunos detectables en el contexto urgente (cutáneo, odontogénico, etc.) (**Fig. 63-4A**). En la tomografía computarizada (TC), podrá verse el halo en vidrio deslustrado, correspondiente con hemorragia, que traduce su condición de infarto hemorrágico, así como el signo del halo invertido, característico de los émbolos sépticos en un contexto apropiado y el signo del vaso nutricio, correspondiente a un vaso que alcanza el seno de la consolidación. Pueden tener tamaños diferentes o diferente grado de cavitación, dado que llegan en diferentes «oleadas». En los infartos por tromboembolia pulmonar aguda, el signo del halo inverso y la cavitación son menos frecuentes, pero pueden encontrarse áreas radiotransparentes centrales. Será clave detectar defecto/s de repleción en las arterias pulmonares (**Fig. 63-4B**).

Enfermedad eosinofílica pulmonar

En estas enfermedades, se produce generalmente una infiltración eosinofílica tisular y, en ocasiones, en sangre periférica.

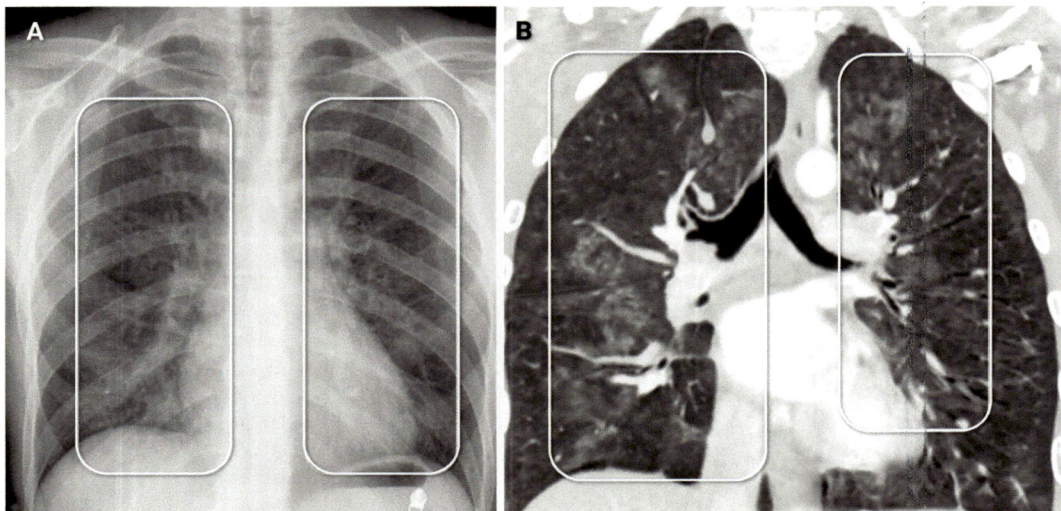

Figura 63-3. Neumonía por *Pneumocystis jirovecii*. Radiografía en proyección posteroanterior **(A)** y tomografía computarizada en el plano coronal **(B)**. Opacidades en vidrio deslustrado (recuadros) sin datos de los espacios intersticiales ni en el espacio vascular sugestivos de edema. La distribución de los hallazgos es característicamente central.

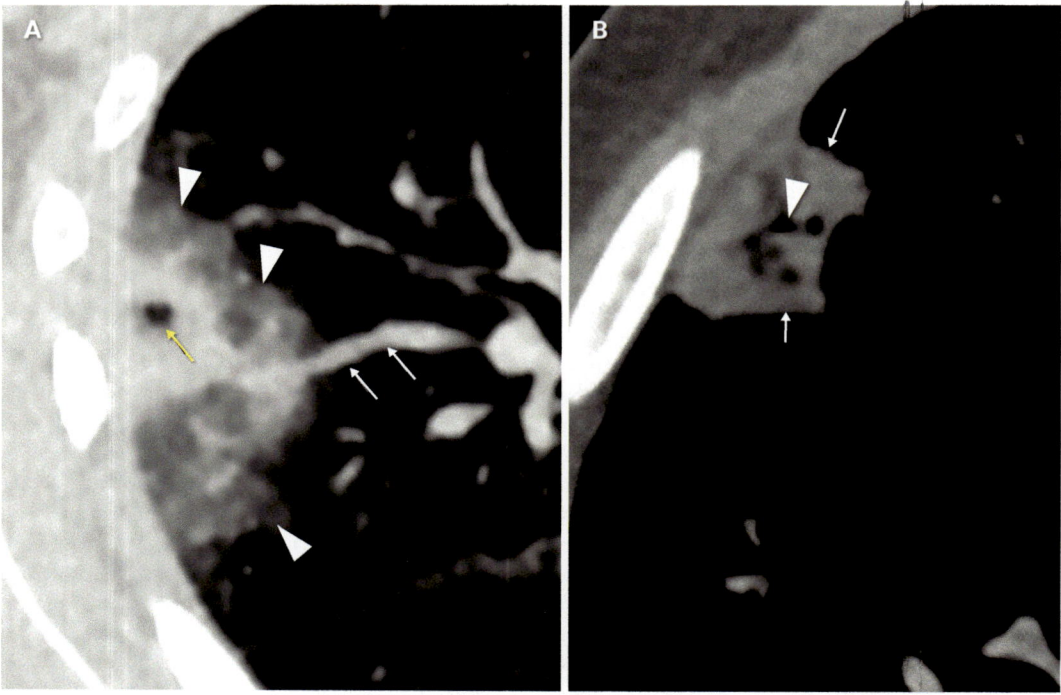

Figura 63-4. Émbolos. Imágenes de tomografía computarizada en el plano axial. **A)** Consolidación periférica triangular con signo del halo (halo periférico en vidrio deslustrado [cabezas de flecha]), cavitación central (flecha amarilla) y signo del vaso nutricio (flechas blancas). **B)** Consolidación periférica nodular (flechas) con transparencia central (cabeza de flecha) en paciente con tromboembolia pulmonar aguda (no mostrada).

Las entidades que la componen son la eosinofilia pulmonar simple (EPS), la neumonía eosinofílica aguda (NEA), la neumonía eosinofílica crónica (NEC), la granulomatosis eosinofílica con poliangitis (antiguo síndrome de Churg-Strauss), la aspergilosis broncopulmonar alérgica y el síndrome hipereosinofílico, excluyendo la eosinofilia relacionada con drogas o infecciones parasitarias. La NEC es dos veces más frecuente en mujeres, generalmente, de mediana edad. Tiene un curso clínico subagudo y asocian eosinofilia periférica y asma en el 40-50 % de los casos. No tiene manifestaciones extratorácicas,

a diferencia de las otras entidades de este grupo. Radiológicamente, se manifiesta como OPM en forma de consolidaciones de márgenes mal definidos y vidrio deslustrado, característicamente, periféricas, y de predominio en los campos superiores y medios. Cuando son muy extensas, pueden manifestarse como el «negativo del edema agudo pulmonar», aunque solo se da en un tercio de los casos. Asocian adenopatías mediastínicas en el 50 % de los casos. Las OPM migratorias y recurrentes constituyen un rasgo característico, aunque no patognomónico, visible también en la neumonía organizada y las vasculitis. En la EPS, las OPM también son periféricas y de predominio en las regiones superiores y medias. Se han encontrado incidentalmente en pacientes oncológicos, cuya distribución predominante es en las regiones inferiores. Mientras que las OPM en la NEC suelen durar semanas o meses, en la EPS, la migración/fluctuación se produce en días. La NEC responde en 7-10 días a corticoterapia. La EPS puede resolverse en semanas sin tratamiento.

Neumonía por el coronavirus de tipo 2 del síndrome respiratorio agudo grave

Aunque no es una manifestación exclusiva, existe una afinidad del virus por el sistema respiratorio, constituyendo su vía de entrada. El virus se adhiere a los receptores de la enzima convertidora de la angiotensina 2, abundantes en el neumocito de tipo II del epitelio alveolar, generando una apoptosis celular y, en ocasiones, una activación exagerada de la respuesta inmunitaria, que puede ocasionar daño alveolar difuso, siendo el sustrato histológico más frecuentemente descrito. La mayoría de pacientes cursan de forma leve, sobre todo, tras la vacunación, pero algunos pacientes pueden desarrollar disnea (típicamente, a los 5-8 días del comienzo), linfopenia y, en casos más graves, hipoxemia, hallazgos comunes a la neumonía por *Pneumocystis jirovecii*. Cuando desarrollan neumonía, la distribución de las OPM es clave para su diagnóstico. Predominan en la periferia y regiones posteriores de campos medios e inferiores. Si las OPM predominan en los lóbulos superiores o la región central, deben considerarse otras entidades. Suele comenzar, en la primera semana del cuadro, con opacidades parcheadas en vidrio deslustrado, a veces, asociadas a reticulación. Evolutivamente, en casos más graves, aparecen consolidaciones, a veces, seudonodulares, con patrón de neumonía organizada (**Fig. 63-5**). El pico máximo de afectación pulmonar se alcanza en los tres días para casos leves y dos semanas en casos de gravedad moderada. Además de las diferencias semiológicas radiológicas entre ambos, la neumonía por el coronavirus de tipo 2 del síndrome respiratorio agudo grave

(SARS-CoV-2, *severe acute respiratory syndrome-coronavirus 2*) se desarrolla generalmente más rápido, en horas o días desde el comienzo del cuadro. Por otra parte, las dilataciones vasculares en el seno de la afectación parenquimatosa y el signo del halo invertido con su variante, el signo de la diana, son signos característicos de la neumonía por SARS-CoV-2. Cuando la enfermedad es grave, pueden evolucionar entre la primera y la tercera semana desde el comienzo de los síntomas hacia opacidades difusas, cuyo principal diagnóstico diferencial y desenlace posible es el síndrome de dificultad (o «distrés») respiratoria aguda (SDRA). En la segunda o tercera semanas, ya aparecen cambios reparativos, con reticulación, líneas curvilíneas subpleurales, bandas parenquimatosas, opacidades retráctiles con morfología «en banda», paralelas a la superficie pleural, dilataciones bronquiales y distorsión, mayoritariamente, reversibles. Este patrón de la enfermedad corresponde a las primeras oleadas. Probablemente, la vacunación y las nuevas variantes del virus puedan modificar esta forma de presentación hacia formas radiológicas más leves.

Neumonía organizada

Se trata de un proceso inflamatorio en el que, en lugar de resolverse, se produce la organización del exudado. Frecuentemente, se relaciona con otras entidades, como la artritis reumatoide, fármacos o infecciones previas, aunque puede darse de forma criptogénica. Tiene un curso clínico subagudo, migratorio y recurrente. A menudo, se enfoca inicialmente como un proceso neumónico. Radiológicamente, cursa con OPM periféricas, de predominio en las bases, pero también con distribución peribroncovascular y patrón perilobular (**Fig. 63-6**). En el interior de las consolidaciones, se producen dilataciones bronquiales y es característico el signo del halo invertido.

Opacidades pulmonares multifocales con gradiente anteroposterior

A continuación, se exponen las entidades que muestran OPM con gradiente anteroposterior.

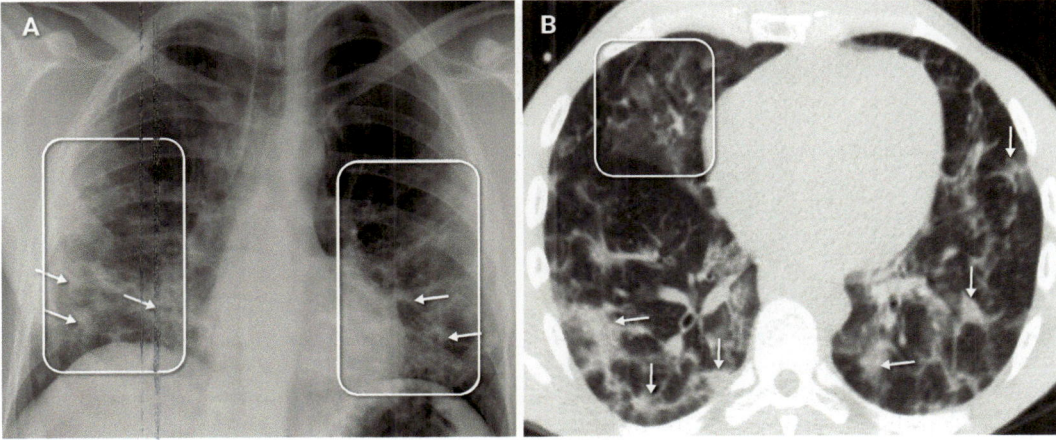

Figura 63-5. Neumonía por el coronavirus de tipo 2 del síndrome respiratorio agudo grave (SARS-CoV-2). Radiografía en proyección posteroanterior **(A)** y tomografía computarizada en el plano axial **(B)** realizadas 20 días tras el comienzo de los síntomas. Consolidaciones pequeñas y nodulares (flechas), con opacidades en vidrio deslustrado (recuadros), de distribución predominantemente periférica, basal y posterior.

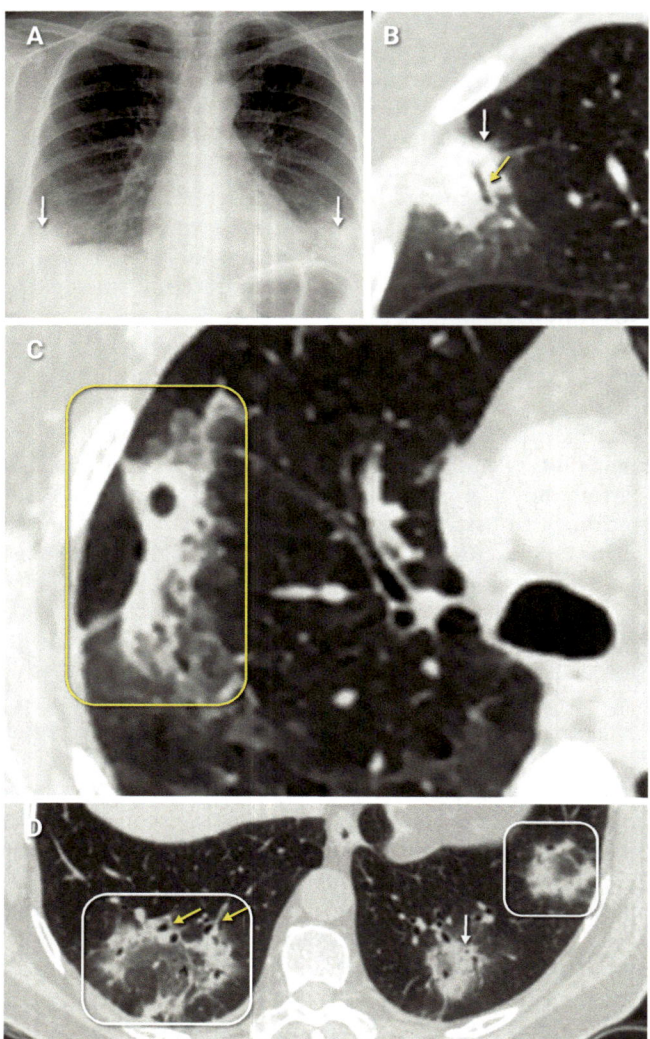

Figura 63-6. Neumonía organizada. Radiografía en proyección posteroanterior **(A)** y tomografía computarizada en el plano axial **(B-D)**. Consolidaciones basales, periféricas y peribroncovasculares (flechas blancas) con bronquios dilatados en el interior de estas (flechas amarillas), patrón perilobular (recuadro amarillo) y signo del halo invertido (recuadros blancos).

Edema por aumento de permeabilidad o síndrome de dificultad respiratoria aguda

Se produce una agresión parenquimatosa, que ocasiona daño alveolar y un edema por aumento de permeabilidad. El debut clínico del SDRA suele preceder al radiológico, con hipoxia refractaria al tratamiento y requerimientos precoces de ventilación mecánica, y puede asociar fiebre. A diferencia del edema cardiogénico, no se encuentra un engrosamiento intersticial que anteceda a la afectación alveolar, ni ingurgitación de venas ni arterias pulmonares, dado que no existe un fallo de la bomba cardíaca. En el SDRA, las OPM se distribuyen de manera difusa o parcheada, alcanzando la periferia pulmonar. Normalmente, tiene un desencadenante, que puede ser inmediato, como la aspiración de ácido gástrico o la transfusión de productos sanguíneos, o producido horas o días antes del

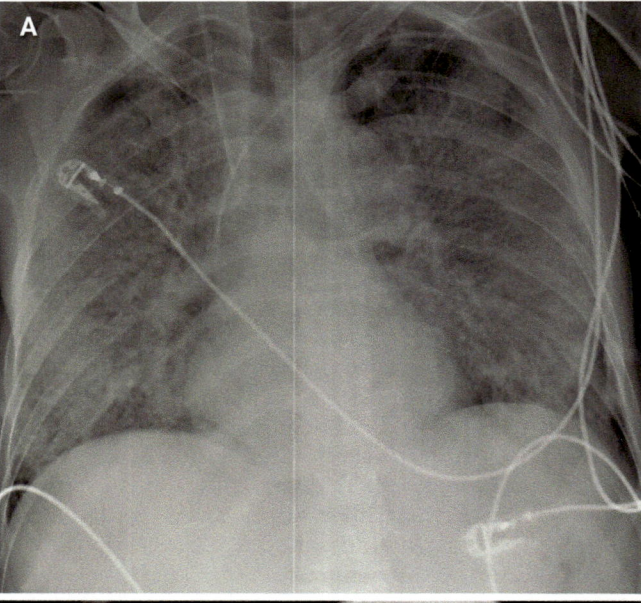

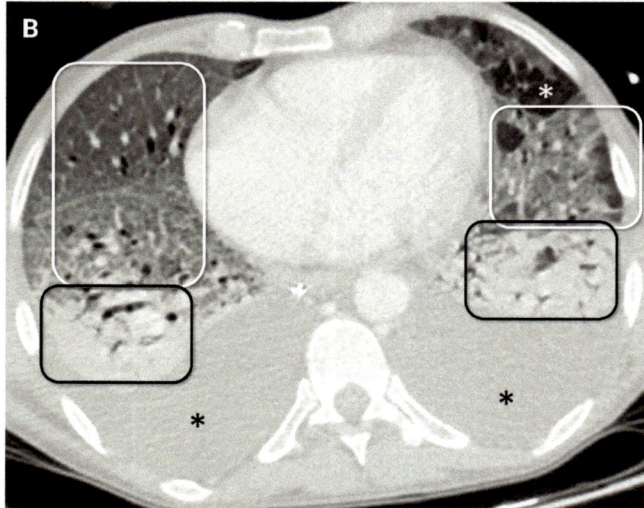

Figura 63-7. Síndrome de dificultad respiratoria aguda secundario a foco séptico abdominal. Radiografía en proyección posteroanterior **(A)** y tomografía computarizada en el plano axial **(B)**. Aumento de densidad difuso, sin respeto de la periferia pulmonar, con reticulación asociada, con gradiente anteroposterior; de delante hacia atrás, se observa pulmón normal (asterisco blanco), vidrio deslustrado con reticulación (patrón en empedrado [recuadros blancos]) y, finalmente, consolidaciones y atelectasias (recuadros negros). También se observa derrame pleural (asteriscos negros).

cuadro de edema, como sepsis, traumatismos, cirugías, inhalación de tóxicos o «casi ahogamiento». Cuando el desencadenante es extrapulmonar, puede desarrollarse un gradiente de afectación anteroposterior, con la porción pulmonar anterior o antideclive normal o, incluso, hiperinsuflada, la porción media afectada por opacidades en vidrio deslustrado, y la porción declive, por consolidaciones con bronquios dilatados, y atelectasias. La pérdida de volumen en las zonas declive puede estar compensada por la ventilación mecánica que habitualmente portan estos pacientes. El derrame pleural es variable en esta entidad

(**Fig. 63-7**). Si ante un cuadro clínico y radiológico compatibles no existe un desencadenante, se habla de **neumonía intersticial aguda**. El daño pulmonar agudo postransfusional (TRALI, *transfusion related acute lung injury*) es una causa infradiagnosticada de SDRA, pero que constituye la principal causa de mortalidad asociada a las transfusiones. Puede aparecer precozmente, incluso 1 hora después de la infusión. Ante signos radiológicos de edema no cardiogénico, detectar anemia o plaquetopenia serán datos clave. Debe diferenciarse de otra entidad aguda asociada a las transfusiones, que es el síndrome de sobrecarga circulatoria asociada a las transfusiones (TACO, *transfusion-associated circulatory overload*), que cursa como edema hidrostático por la sobrecarga hídrica que supone la infusión de líquido, con características radiológicas de edema cardiogénico. Otra entidad causante de SDRA es el síndrome de embolia grasa, que se manifiesta con OPM bilaterales con un gradiente anteroposterior de menor a mayor densidad; puede asociar reticulación y, a diferencia de otras causas de SDRA, nódulos < 1 cm mal definidos de distribución aleatoria. El cuadro respiratorio se desarrolla característicamente en los tres días siguientes a un traumatismo con fractura de huesos largos. Se produce por migración de la grasa de la médula ósea del hueso fracturado hacia las venas intramedulares. Se previene mediante inmovilización precoz de la fractura. Encontrar datos de embolia grasa en otros órganos (característicamente, en piel, retina, encéfalo, esputo y orina) apoyará este diagnóstico.

OPACIDADES PULMONARES MULTIFOCALES SEGÚN SU DISTRIBUCIÓN EN EL EJE CRANEOCAUDAL

Se distinguen las OPM de predominio en regiones inferiores o superiores.

Opacidades pulmonares multifocales de predominio en regiones inferiores

A continuación, se detallan las entidades que cursan con este patrón de OPM.

Neumonía aspirativa

Se da característicamente en pacientes con dificultades deglutorias, ya sea de origen digestivo o neurológico. El espectro de gravedad va desde formas silentes hasta condicionar una afectación grave que pueda comprometer la vida del paciente. En cuanto a la distribución, asienta en regiones declive, que corresponden a los lóbulos inferiores, sobre todo, el derecho, y el lóbulo medio en pacientes en bipedestación o sedestación, y a los segmentos posteriores de los lóbulos superiores y apicales de los lóbulos inferiores en pacientes en decúbito supino. Pueden ser unilaterales en la región declive en pacientes en decúbito lateral. Se caracterizan por consolidaciones densas con ocupación de la vía aérea tanto distal como en la tráquea y los bronquios. Puede asociar pérdida de volumen pulmonar por la ocupación por secreciones de la vía aérea grande (**Fig. 63-8**). Es la causa más frecuente de abscesos pulmonares y puede evolucionar

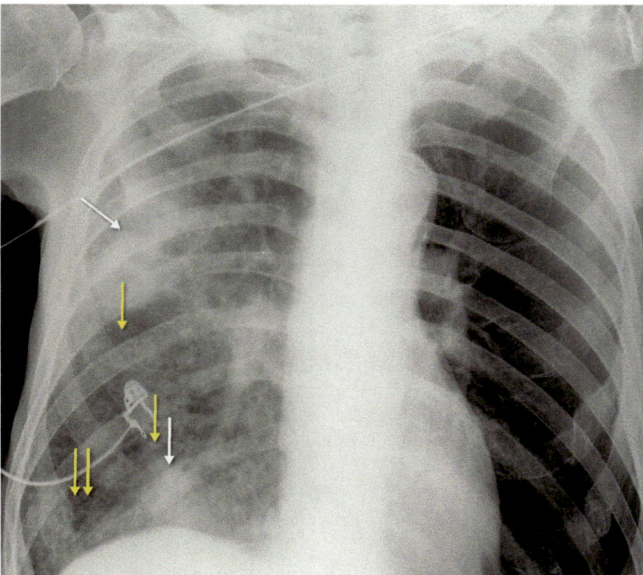

Figura 63-8. Broncoaspiración en paciente con esclerosis lateral amiotrófica. Radiografía de tórax anteroposterior. Consolidaciones en regiones declive del lóbulo inferior derecho y, probablemente, en el segmento posterior del lóbulo superior derecho (flechas blancas), con nódulos de aspecto acinar, que sugieren ocupación alveolar (flechas amarillas).

también hacia una neumonía necrosante. A menudo, los hallazgos radiológicos no aparecen en la primera Rx realizada en el ámbito de la urgencia. La dilatación y ocupación esofágica visible radiológicamente puede ser un dato clave. Si el contenido aspirado es ácido gástrico, se producirá una neumonitis química, con desarrollo de los síntomas en minutos, con broncoespasmo e hipotensión, y que radiológicamente se comporta como un edema no cardiogénico.

Neumonía nosocomial

Es aquella neumonía que aparece tras 48 horas desde el ingreso. El mecanismo más frecuente es la aspiración de microorganismos que colonizan la orofaringe o la porción superior del tubo digestivo. La ventilación mecánica aumenta el riesgo, con una prevalencia en torno al 40 %, y empeora su pronóstico, con una mortalidad en torno al 80 %. La fiebre y la leucocitosis pueden estar ausentes, lo que dificulta la sospecha clínica. Suelen deberse a gérmenes gramnegativos, con más riesgo de complicaciones que la neumonía adquirida en la comunidad, como la cavitación, abscesificación, derrame pleural y empiema. No obstante, debe tenerse en cuenta la posibilidad de neumonías nosocomiales causadas por virus, especialmente, durante los picos epidémicos. Suelen manifestarse en forma de bronconeumonía con predominio en los lóbulos inferiores, aunque no siempre. Puede complicar un edema agudo pulmonar de base, sobreinfección que debe sospecharse ante nuevas opacidades pulmonares unifocales o multifocales progresivas, con distribución distinta del edema, es decir, periférica/s, asimétrica/s y con una evolución más lenta.

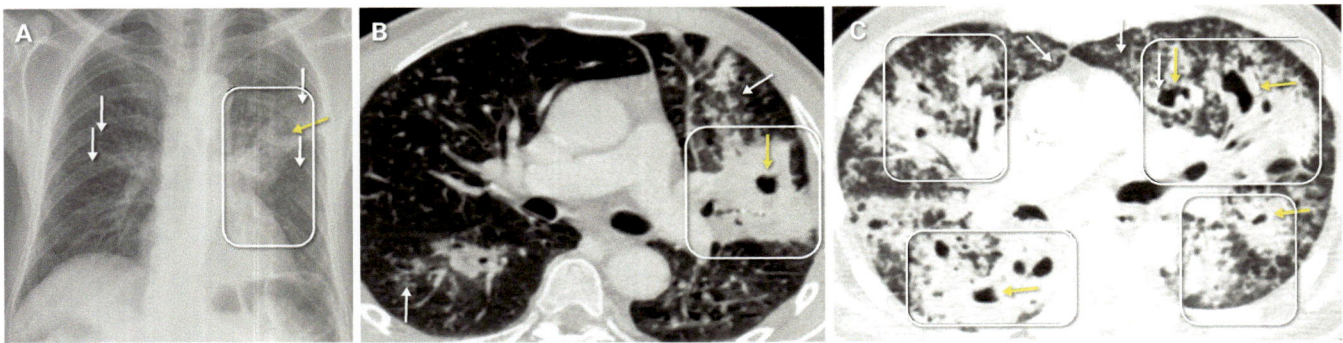

Figura 63-9. Reactivación tuberculosa o tuberculosis posprimaria. Radiografía en proyección posteroanterior **(A)** y tomografía computarizada en el plano axial **(B y C).** Consolidaciones (recuadros) con áreas de cavitación (flechas amarillas) y afectación profusa por nódulos «en árbol en brote» por ocupación de la vía aérea distal (flechas blancas). Los hallazgos predominan en los segmentos apicales de los lóbulos inferiores y en los lóbulos superiores.

Neumonitis por hipersensibilidad no fibrótica de presentación aguda

Según la descripción clásica, la forma aguda tenía una distribución más basal, mientras que la subaguda era más de campos medios y superiores. No obstante, ahora no se diferencia entre ambas, considerando la distribución difusa como las más característica (v. Apartado *Neumonitis por hipersensibilidad no fibrótica de presentación subaguda*).

Tuberculosis primaria

Aunque se sigue usando esta terminología, se ha cuestionado la relación de las manifestaciones radiológicas con la posibilidad de primoinfección o reactivación de *Mycobacterium*, pudiendo estar más relacionadas con el estado de inmunodepresión del huésped. Tras la infección por *Mycobacterium*, la infección queda contenida en un 95 % de los casos en forma de granuloma pulmonar, asociado en ocasiones a afectación ganglionar. La población con VIH es más susceptible a esta infección y, clásicamente, en ellos, las manifestaciones varían en función de las cifras de linfocitos T CD4. Cuando la infección no se contiene, a nivel pulmonar, se describe la formación de consolidaciones en el lóbulo medio, los lóbulos inferiores y el segmento anterior de los superiores, más frecuentemente, en el pulmón derecho. El derrame pleural y las adenopatías mediastínicas, más típicas en pacientes pediátricos y con VIH, pueden acompañar a las consolidaciones o ser su única manifestación.

Opacidades pulmonares multifocales de predominio en regiones superiores

Se describen las entidades que se manifiestan con OPM de predominio en las regiones superiores.

Reactivación tuberculosa

Se manifiesta radiológicamente con consolidaciones múltiples, cavitadas, junto con nódulos «en árbol en brote» por ocupación de vía aérea distal. Por ser las regiones más oxige-

nadas del pulmón y con peor drenaje linfático, los lóbulos superiores y segmentos apicales de los lóbulos inferiores son su asiento típico en pacientes inmunocompetentes o levemente inmunodeprimidos (**Fig. 63-9**).

Neumonitis por hipersensibilidad no fibrótica de presentación subaguda

Como se ha dicho anteriormente, en la descripción clásica, la forma subaguda afectaba más frecuentemente a campos medios y superiores. No obstante, ahora no se diferencia entre ambas, considerando la distribución difusa como las más característica, por lo que se analizará ese apartado a continuación.

OPACIDADES PULMONARES MULTIFOCALES CON OTRAS DISTRIBUCIONES

Comprenden las OPM de distribución difusa y las observadas en la enfermedad pulmonar intersticial difusa (EPID).

Opacidades pulmonares multifocales de distribución difusa

Es frecuente en cuadros agudos ya explicados, como la neumonía por *Pneumocystis jirovecii*, la neumonía grave por SARS-CoV-2, el SDRA (**Fig. 63-10**), la neumonitis por hipersensibilidad no fibrótica (NHnf) de presentación aguda y la NEA. Respecto a la NHnf, es característico el «patrón en tres densidades», que hace referencia a la combinación de pulmón normal con opacidades en vidrio deslustrado y atrapamiento aéreo, junto con los nódulos centrolobulillares mal definidos (**Fig. 63-11**). Por su parte, la NEA muestra consolidaciones difusas parcheadas no periféricas, con engrosamiento marcado de los septos interlobulillares en la TC y derrame pleural. No asocia adenopatías. Se presenta como un cuadro febril agudo de menos de cinco días e insuficiencia respiratoria aguda, simulando una neumonía. A diferencia de otros procesos eosinofílicos, no suele asociar eosinofilia periférica(sí en el lavado broncoalveolar), ni historia de atopia o asma. Puede evolucionar rápidamente hacia fallo respiratorio agudo sin tratamiento. Procesos subagudos como la proteinosis alveolar o la neumonía por vapeo también siguen más frecuentemente esta distribución, ambos con respeto subpleural.

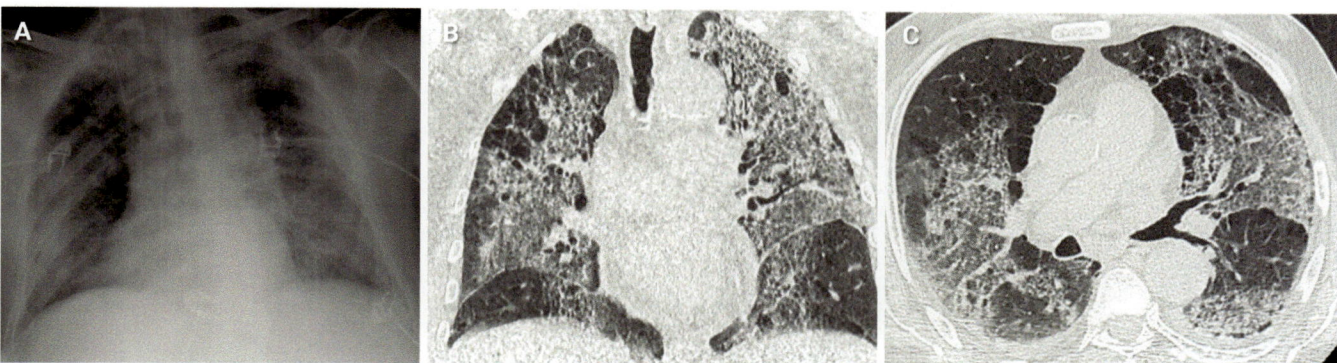

Figura 63-10. Síndrome de dificultad respiratoria aguda por lesión pulmonar aguda producida por transfusión (TRALI) en paciente con transfusión de plaquetas realizada unas horas antes. Radiografía en proyección anteroposterior **(A)** y tomografía computarizada en los planos coronal **(B)** y axial **(C)**. Opacidades en vidrio deslustrado de distribución difusa, sin respeto de la periferia, con morfología abigarrada, al asentar sobre un pulmón enfisematoso. En este caso, no se identifica un claro gradiente anteroposterior.

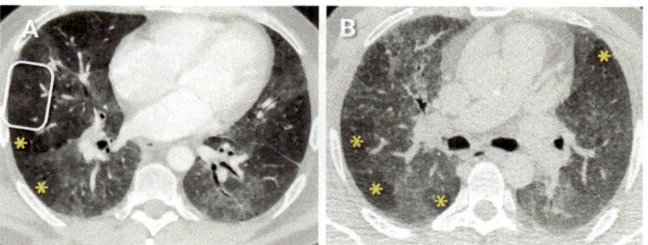

Figura 63-11. Neumonitis por hipersensibilidad no fibrótica. Imágenes en el plano axial de tomografía computarizada en inspiración **(A)** y espiración forzadas **(B)**. Patrón en tres densidades: opacidades en vidrio deslustrado difusas, atrapamiento aéreo (asteriscos) y pulmón normal (no mostrado), así como nódulos centrolobulillares en vidrio deslustrado (recuadro en **A**).

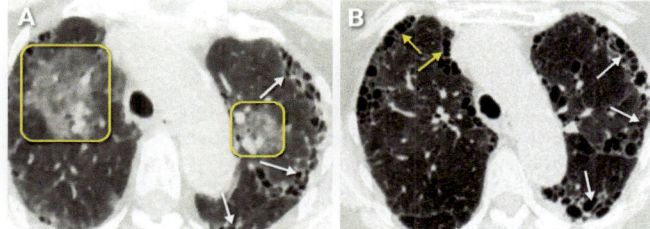

Figura 63-13. Exacerbación aguda de neumonía intersticial usual (NIU) en el mismo paciente de la **figura 63-12**. Imágenes de tomografía computarizada en el plano axial en el momento de la reagudización **(A)** y en el siguiente control evolutivo **(B)**. Áreas de panalización (flechas en **A**) correspondiente a un patrón compatible con NIU, junto con opacidades en vidrio deslustrado en regiones pulmonares con pulmón preservado (recuadros en **A**). En el siguiente control, se observa progresión de las áreas de la panalización (flechas en **B**).

Opacidades pulmonares multifocales en la enfermedad pulmonar intersticial difusa

Se produce por exacerbación aguda de una EPID, principalmente, la neumonía intersticial usual (NIU). La exacerbación aguda se define como un «deterioro respiratorio agudo, radiológicamente caracterizado por OPM bilaterales, con densidad en vidrio deslustrado o consolidaciones, no explicadas claramente por descompensación cardiopulmonar aguda, ni sobrecarga hídrica». Se cree que está infradiagnosticada. Las opacidades pulmonares nuevas en la reagudización aparecen en el pulmón sano, que suele corresponder a las regiones centrales en estos pacientes (**Figs. 63-12** y **63-13**). Puede desencadenarla una agresión directa sobre el pulmón, como la biopsia, cirugía o radioterapia, o la quimioterapia. Conlleva una progresión posterior de la fibrosis. Reconocer el característico patrón reticular grosero periférico crónico de las EPID será muy útil, si bien, la forma aguda puede ser su primera manifestación.

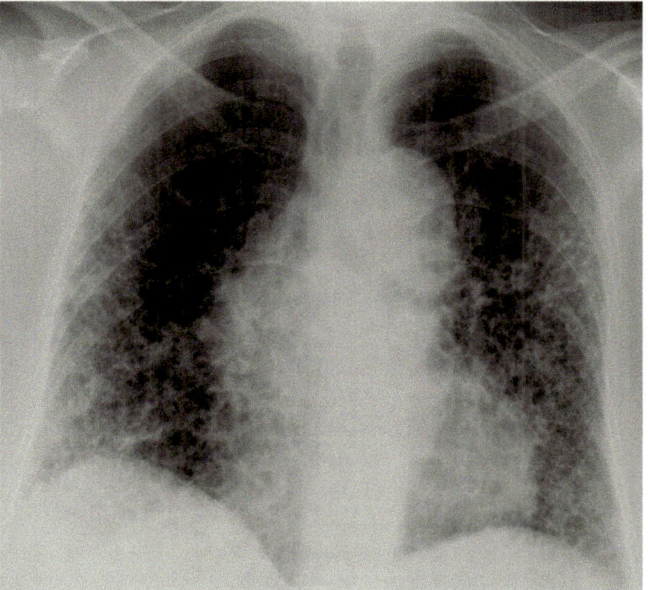

Figura 63-12. Exacerbación aguda de neumonía intersticial usual. Radiografía de tórax en proyección anteroposterior. Patrón reticular grosero de predominio periférico, con pérdida de volumen pulmonar.

PUNTOS CLAVE

- En la **figura 63-14**, se esquematizan las características de las entidades más frecuentes que pueden presentarse en urgencias con OPM, debiéndose considerar un espectro más amplio que neumonía o edema.
- **Fiebre** y **febrícula** no son sinónimo de infección, pudiendo aparecer en todas las entidades expuestas, salvo en el edema pulmonar agudo.

- Comparar con estudios previos permitirá detectar la rapidez de instauración de los hallazgos, si anteceden a las manifestaciones clínicas, identificar la patología de base y detectar hallazgos sutiles, como una volemia pulmonar aumentada y edema intersticial.
- Conocer los antecedentes clínicos de los pacientes y algunos datos de laboratorio puede ser clave para interpretar adecuadamente los hallazgos.

BIBLIOGRAFÍA

Almeida RR, Marchiori E, Flores EJ. Frequency and reliability of the reversed halo sign in patients with septic pulmonary embolism due to IV substance use disorder. AJR Am J Roentgenol. 2020;214(1):59-67.

ARDS Definition Task Force; Ranieri VM, Rubenfeld GD, Thompson BT, Ferguson ND, Caldwell E, et al. Acute respiratory distress syndrome: the Berlin Definition. JAMA. 2012;307(23):2526-33.

Arenas-Jiménez JJ, Plasencia-Martínez JM, García-Garrigós E. When pneumonia is not COVID-19. Radiologia (Engl Ed). 2021;63(2):180-92.

Attias D, Mansencal N, Auvert B, Vieillard-Baron A, Delos A, Lacombe P, et al. Prevalence, characteristics, and outcomes of patients presenting with cardiogenic unilateral pulmonary edema. Circulation. 2010;122(11):1109-15.

Barile M. Pulmonary edema: a pictorial review of imaging manifestations and current understanding of mechanisms of disease. Eur J Radiol Open. 2020;7:100274.

Bateman M, Oladele R, Kolls JK. Diagnosing Pneumocystis jirovecii pneumonia: a review of current methods and novel approaches. Med Mycol. 2020;58(8):1015-28.

Bhalla MA, McLoud T. Pulmonary infections in the normal host. En: McLoud T (ed.). Thoracic radiology: the requisites. St. Louis: Mosby; 1998. p. 91-134.

Bollée G, Sarfati C, Thiéry G, Bergeron A, De Miranda S, Menotti J, et al. Clinical picture of Pneumocystis jiroveci pneumonia in cancer patients. Chest. 2007;132(4):1305-10.

Carcano C, Okafor N, Martínez F, Ramírez J, Kanne J, Kirsch J. Radiographic manifestations of transfusion-related acute lung injury. Clin Imaging. 2013;37(6):1020-3.

Chong WH, Saha BK, Austin A, Chopra A. The significance of subpleural sparing in CT chest: a state-of-the-art review. Am J Med Sci. 2021;361(4):427-35.

Collard HR, Moore BB, Flaherty KR, Brown KK, Kaner RJ, King TE Jr, et al.; Idiopathic Pulmonary Fibrosis Clinical Research Network Investigators. Acute exacerbations of idiopathic pulmonary fibrosis. Am J Respir Crit Care Med. 2007;176(7):636-43.

Collard HR, Ryerson CJ, Corte TJ, Jenkins G, Kondoh Y, Lederer DJ, et al. Acute exacerbation of idiopathic pulmonary fibrosis. An international working group report. Am J Respir Crit Care Med. 2016;194(3):265-75.

Elicker BM, Jones KT, Naeger DM, Frank JA. Imaging of acute lung injury. Radiol Clin North Am. 2016;54(6):1119-32.

De Prost N, Parrot A, Cuquemelle E, Picard C, Antoine M, Fleury-Feith J, et al. Diffuse alveolar hemorrhage in immunocompetent patients: etiologies and prognosis revisited. Respir Med. 2012;106(7):1021-32.

Franquet T. Imaging of pneumonia: trends and algorithms. Eur Respir J. 2001;18(1):196-208.

Franquet T, Giménez A, Rosón N, Torrubia S, Sabaté JM, Pérez C. Aspiration diseases: findings, pitfalls, and differential diagnosis. Radiographics. 2000;20(3):673-85.

Gallardo X, Castañer E, Mata JM, Rimola J, Branera J. Nodular pattern at lung computed tomography in fat embolism syndrome: a helpful finding. J Comput Assist Tomogr. 2006;30(2):254-7.

Gluecker T, Capasso P, Schnyder P, Gudinchet F, Schaller MD, Revelly JP, et al. Clinical and radiologic features of pulmonary edema. Radiographics. 1999;19(6):1507-31; discussion 1532-3.

Jeong YJ, Kim KI, Seo IJ, Lee CH, Lee KN, Kim KN, et al. Eosinophilic lung diseases: a clinical, radiologic, and pathologic overview. Radiographics. 2007;27(3):617-37; discussion 637-9.

Kanne JP, Yandow DR, Meyer CA. Pneumocystis jiroveci pneumonia: high-resolution CT findings in patients with and without HIV infection. AJR Am J Roentgenol. 2012;198(6):W555-61.

Lee JW, Lee KS, Lee HY, Chung MP, Yi CA, Kim TS, et al. Cryptogenic organizing pneumonia: serial high-resolution CT findings in 22 patients. AJR Am J Roentgenol. 2010;195(4):916-22.

Lichtenberger JP 3rd. Section I. Chest and cardiac imaging. In: O'Brien WT (ed.). Top 3 differentials in radiology: a case review. 2ª ed. Nueva York: Thieme Medical Publishers; 2018. p. 1-62.

Lichtenberger JP 3rd, Digumarthy SR, Abbott GF, O Shepard JA, Sharma A. Diffuse pulmonary hemorrhage: clues to the diagnosis. Curr Probl Diagn Radiol. 2014;43(3):128-39.

Martínez Chamorro E, Díez Tascón A, Ibáñez Sanz L, Ossaba Vélez S, Borruel Nacenta S. Radiologic diagnosis of patients with COVID-19. Radiologia (Engl Ed). 2021;63(1):56-73.

Murphy CE, Kenny CM, Brown KF. TACO and TRALI: visualising transfusion lung injury on plain film. BMJ Case Rep. 2020;13(4):e230426.

Orlowski HLP, McWilliams S, Mellnick VM, Bhalla S, Lubner MG, Pickhardt PJ, et al. Imaging spectrum of invasive fungal and fungal-like infections. Radiographics. 2017;37(4):1119-34.

Parra Gordo ML, Weiland GB, Grau García M, Arenaza Choperena G. Radiologic aspects of COVID-19 pneumonia: outcomes and thoracic complications. Radiologia (Engl Ed). 2021;63(1):74-88.

Prather AD, Smith TR, Poletto DM, Tavora F, Chung JH, Nallamshetty L, et al. Aspiration-related lung diseases. J Thorac Imaging. 2014;29(5):304-9.

Price M, Gilman MD, Carter BW, Sabloff BS, Truong MT, Wu CC. Imaging of eosinophilic lung diseases. Radiol Clin North Am. 2016;54(6):1151-64.

Raghu G, Remy-Jardin M, Ryerson CJ, Myers JL, Kreuter M, Vasakova M, et al. Diagnosis of hypersensitivity pneumonitis in adults: an official ATS/JRS/ALAT clinical practice guideline. Am J Respir Crit Care Med. 2020;202(3):e36-69.

Rozenshtein A, Hao F, Starc MT, Pearson GDN. Radiographic appearance of pulmonary tuberculosis: dogma disproved. AJR Am J Roentgenol. 2015;204(5):974-8.

Semple JW, Rebetz J, Kapur R. Transfusion-associated circulatory overload and transfusion-related acute lung injury. Blood. 2019;133(17):1840-53.

Shaghaghi S, Daskareh M, Irannejad M, Shaghaghi M, Kamel IR. Target-shaped combined halo and reversed-halo sign, an atypical chest CT finding in COVID-19. Clin Imaging. 2021;69:72-4.

Sharma S, Bhargava A, Krishnakumar R, Rajani M. Can pulmonary venous hypertension be graded by the chest radiograph? Clin Radiol. 1998;53(12):899-902.

Silva CIS, Müller NL, Fujimoto K, Kato S, Ichikado K, Taniguchi H, et al. Acute exacerbation of chronic interstitial pneumonia: high-resolution computed tomography and pathologic findings. J Thorac Imaging. 2007;22(3):221-9.

Storto ML, Kee ST, Golden JA, Webb WR. Hydrostatic pulmonary edema: high-resolution CT findings. AJR Am J Roentgenol. 1995;165(4):817-20.

Symeonidou C, Standish R, Sahdev A, Katz RD, Morlese J, Malhotra A. Imaging and histopathologic features of HIV-related renal disease. Radiographics. 2008;28(5):1339-54.

Thomas CF Jr, Limper AH. Pneumocystis pneumonia. N Engl J Med. 2004;350(24):2487-98.

Thompson BT, Chambers RC, Liu KD. Acute respiratory distress syndrome. N Engl J Med. 2017;377(6):562-72.

Trotman-Dickenson B. Radiography in the critical care patient. In: McLoud T (ed.). Thoracic radiology: the requisites. St. Louis: Mosby; 1998. p. 151-72.

Tsuchiya N, Griffin L, Yabuuchi H, Kawanami S, Shinzato J, Murayama S. Imaging findings of pulmonary edema: Part 1. Cardiogenic pulmonary edema and acute respiratory distress syndrome. Acta Radiol. 2020;61(2):184-94.

Vancheri SG, Savietto G, Ballati F, Maggi A, Canino C, Bortolotto C, et al. Radiographic findings in 240 patients with COVID-19 pneumonia: time-dependence after the onset of symptoms. Eur Radiol. 2020;30(11):6161-9.

Verma A, Kumar I, Singh PK, Ansari MS, Singh HA, Sonkar S, et al. Initial comparative analysis of pulmonary involvement on HRCT between vaccinated and non-vaccinated subjects of COVID-19. Eur Radiol. 2022;32(6):4275-83.

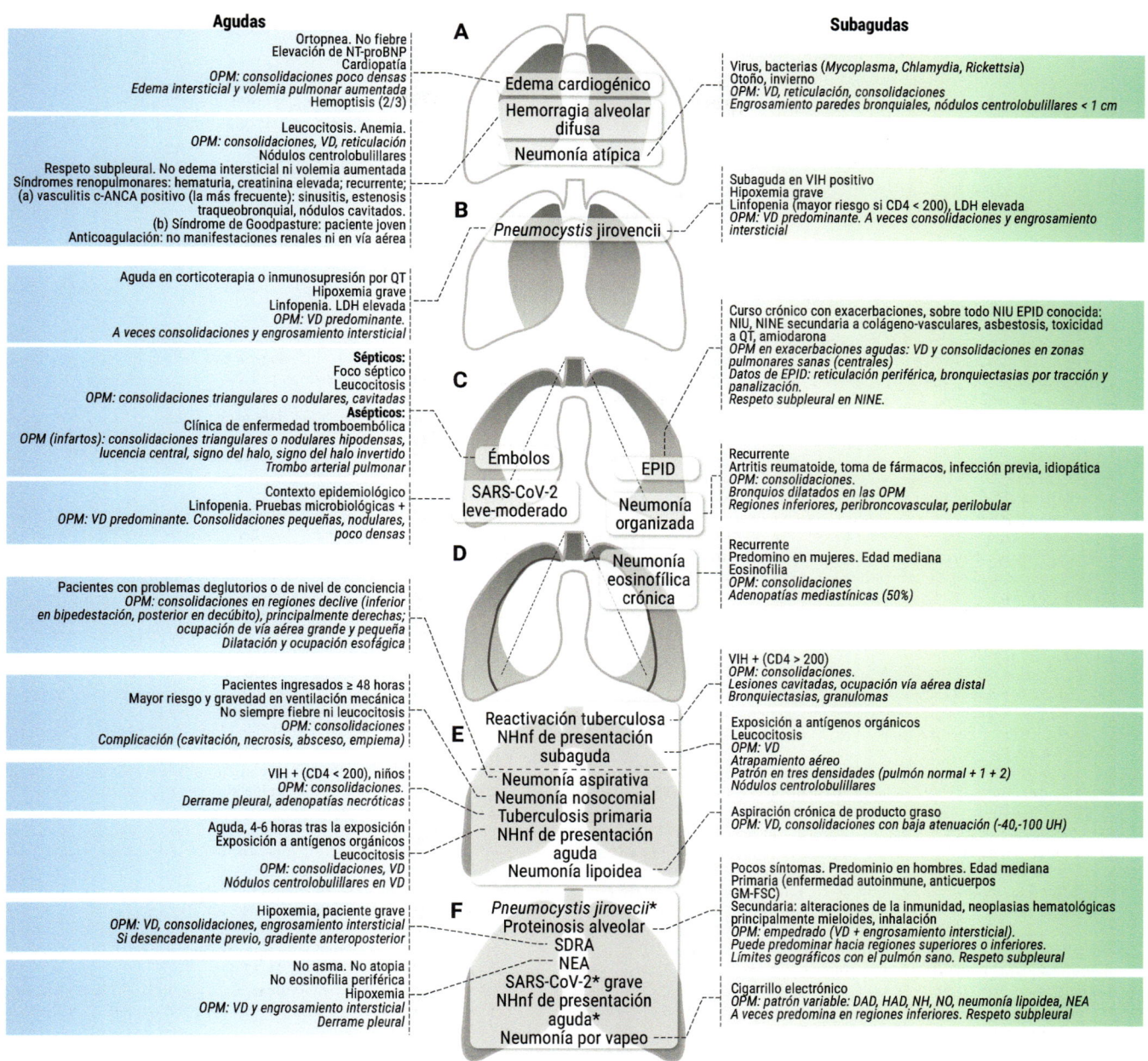

Agudas

Ortopnea. No fiebre
Elevación de NT-proBNP
Cardiopatía
OPM: consolidaciones poco densas
Edema intersticial y volemia pulmonar aumentada
Hemoptisis (2/3)

Leucocitosis. Anemia.
OPM: consolidaciones, VD, reticulación
Nódulos centrolobulillares
Respeto subpleural. No edema intersticial ni volemia aumentada
Síndromes renopulmonares: hematuria, creatinina elevada; recurrente;
(a) vasculitis c-ANCA positivo (la más frecuente): sinusitis, estenosis
traqueobronquial, nódulos cavitados.
(b) Síndrome de Goodpasture: paciente joven
Anticoagulación: no manifestaciones renales ni en vía aérea

Aguda en corticoterapia o inmunosupresión por QT
Hipoxemia grave
Linfopenia. LDH elevada
OPM: VD predominante.
A veces consolidaciones y engrosamiento intersticial

Sépticos:
Foco séptico
Leucocitosis
OPM: consolidaciones triangulares o nodulares, cavitadas

Asépticos:
Clínica de enfermedad tromboembólica
OPM (infartos): consolidaciones triangulares o nodulares hipodensas,
lucencia central, signo del halo, signo del halo invertido
Trombo arterial pulmonar

Contexto epidemiológico
Linfopenia. Pruebas microbiológicas +
OPM: VD predominante. Consolidaciones pequeñas, nodulares,
poco densas

Pacientes con problemas deglutorios o de nivel de conciencia
OPM: consolidaciones en regiones declive (inferior
en bipedestación, posterior en decúbito), principalmente derechas;
ocupación de vía aérea grande y pequeña
Dilatación y ocupación esofágica

Pacientes ingresados ≥ 48 horas
Mayor riesgo y gravedad en ventilación mecánica
No siempre fiebre ni leucocitosis
OPM: consolidaciones
Complicación (cavitación, necrosis, absceso, empiema)

VIH + (CD4 < 200), niños
OPM: consolidaciones.
Derrame pleural, adenopatías necróticas

Aguda, 4-6 horas tras la exposición
Exposición a antígenos orgánicos
Leucocitosis
OPM: consolidaciones, VD
Nódulos centrolobulillares en VD

Hipoxemia, paciente grave
OPM: VD, consolidaciones, engrosamiento intersticial
Si desencadenante previo, gradiente anteroposterior

No asma. No atopia
No eosinofilia periférica
Hipoxemia
OPM: VD y engrosamiento intersticial
Derrame pleural

A Edema cardiogénico
Hemorragia alveolar difusa
Neumonía atípica

B *Pneumocystis jirovencii*

C Émbolos — EPID
SARS-CoV-2 leve-moderado — Neumonía organizada

D Neumonía eosinofílica crónica

E Reactivación tuberculosa
NHnf de presentación subaguda
Neumonía aspirativa
Neumonía nosocomial
Tuberculosis primaria
NHnf de presentación aguda
Neumonía lipoidea

F *Pneumocystis jirovecii**
Proteinosis alveolar
SDRA
NEA
SARS-CoV-2* grave
NHnf de presentación aguda*
Neumonía por vapeo

Subagudas

Virus, bacterias (*Mycoplasma, Chlamydia, Rickettsia*)
Otoño, invierno
OPM: VD, reticulación, consolidaciones
Engrosamiento paredes bronquiales, nódulos centrolobulillares < 1 cm

Subaguda en VIH positivo
Hipoxemia grave
Linfopenia (mayor riesgo si CD4 < 200), LDH elevada
OPM: VD predominante. A veces consolidaciones y engrosamiento
intersticial

Curso crónico con exacerbaciones, sobre todo NIU EPID conocida:
NIU, NINE secundaria a colágeno-vasculares, asbestosis, toxicidad
a QT, amiodarona
OPM en exacerbaciones agudas: VD y consolidaciones en zonas
pulmonares sanas (centrales)
Datos de EPID: reticulación periférica, bronquiectasias por tracción y
panalización.
Respeto subpleural en NINE.

Recurrente
Artritis reumatoide, toma de fármacos, infección previa, idiopática
OPM: consolidaciones.
Bronquios dilatados en las OPM
Regiones inferiores, peribroncovascular, perilobular

Recurrente
Predomino en mujeres. Edad mediana
Eosinofilia
OPM: consolidaciones
Adenopatías mediastínicas (50%)

VIH + (CD4 > 200)
OPM: consolidaciones.
Lesiones cavitadas, ocupación vía aérea distal
Bronquiectasias, granulomas

Exposición a antígenos orgánicos
Leucocitosis
OPM: VD
Atrapamiento aéreo
Patrón en tres densidades (pulmón normal + 1 + 2)
Nódulos centrolobulillares

Aspiración crónica de producto graso
OPM: VD, consolidaciones con baja atenuación (-40,-100 UH)

Pocos síntomas. Predominio en hombres. Edad mediana
Primaria (enfermedad autoinmune, anticuerpos
GM-FSC)
Secundaria: alteraciones de la inmunidad, neoplasias hematológicas
principalmente mieloides, inhalación
OPM: empedrado (VD + engrosamiento intersticial).
Puede predominar hacia regiones superiores o inferiores.
Límites geográficos con el pulmón sano. Respeto subpleural

Cigarrillo electrónico
OPM: patrón variable: DAD, HAD, NH, NO, neumonía lipoidea, NEA
A veces predomina en regiones inferiores. Respeto subpleural

Figura 63-14. Esquema de los datos diagnósticos clave de las entidades que pueden presentarse en la urgencia con opacidades pulmonares multifocales (OPM). Se ha considerado como eje central la distribución predominante de las opacidades, conjuntamente con el curso clínico, las de instauración aguda a la izquierda, y subaguda, a la derecha de la imagen. Se han añadido los datos clave para cada enfermedad y, en cursiva, los hallazgos radiológicos, destacando el tipo de OPM y otros hallazgos radiológicos frecuentes o característicos. De arriba abajo, se exponen las OPM de predominio central y en regiones inferiores **(A)**, central y en regiones superiores **(B)**, periférico y en regiones inferiores **(C)**, periférico y en regiones superiores **(D)**, en regiones superiores frente a regiones inferiores **(E)** y de distribución difusa **(F)**. c-ANCA: anticuerpos anticitoplasma de neutrófilo de tinción citoplasmática (*cytoplasmic pattern- antineutrophil cytoplasm antibodies*); DAD: daño alveolar difuso; EPID: enfermedad pulmonar intersticial difusa; GM-CSF: factor estimulante de las colonias de granulocito y macrófagos (*granulocyte-macrophage colony-stimulating factor*); HAD: hemorragia alveolar difusa; LDH: lactato-deshidrogenasa; NEA: neumonía eosinofílica aguda; NEC: neumonía eosinofílica crónica; NHnf: neumonitis por hipersensibilidad no fibrótica; NINE: neumonía intersticial no específica; NO: neumonía organizada; NIU: neumonía intersticial usual; NT-proBNP: fracción N-terminal del propéptido natriurético cerebral (*N-terminal pro-brain natriuretic peptide*); OPM: opacidades pulmonares multifocales; QT: quimioterapia; SARS-CoV-2: coronavirus de tipo 2 del síndrome respiratorio agudo grave (*severe acute respiratory syndrome-coronavirus 2*); SDRA: síndrome de dificultad respiratoria aguda; UH: unidades Hounsfield; VD: vidrio deslustrado; VIH: virus de la inmunodeficiencia humana.*Entidades descritas anteriormente en otra distribución más característica. Adaptada de: Plasencia Martínez JM. Abordaje esquemático del diagnóstico de las opacidades pulmonares multifocales en la urgencia. Radiología. 2023;65(S1):s63-72.

Fracturas y luxaciones

64

A. Blanco Barrio

OBJETIVOS

- Repasar algunos conceptos básicos en el traumatismo de las extremidades.
- Revisar las fracturas y luxaciones más habituales de las extremidades, los hallazgos clave para un diagnóstico preciso y reconocer algunas de sus posibles complicaciones.
- Consolidar y ampliar los conocimientos teóricos facilitados mediante casos prácticos.

INTRODUCCIÓN

El traumatismo de las extremidades es muy frecuente y supone uno de los problemas médicos que se puede resolver completamente si se reconoce y trata adecuadamente. El radiólogo tiene un papel importante en el diagnóstico, en especial, de aquellas lesiones que pueden pasar desapercibidas, ya que las grandes fracturas y luxaciones no generan dudas ni al observador menos experimentado. Para ello, se debe conocer la anatomía normal, sus variantes, los mecanismos de lesión y las indicaciones de las distintas pruebas de imagen, siendo la radiografía (Rx) simple la principal de ellas. El informe radiológico debe ser conciso, aunque tiene que contener toda la información relevante para un manejo clínico adecuado.

En este tema, se revisan de una forma práctica las lesiones óseas traumáticas de las extremidades, haciendo especial hincapié en las más frecuentes, en los hallazgos que pueden pasar desapercibidos si no se conocen, y en las posibles complicaciones, locales o a distancia, que pueden modificar su pronóstico.

CONCEPTOS BÁSICOS DEL TRAUMATISMO ESQUELÉTICO Y DIAGNÓSTICO RADIOLÓGICO

Es fundamental conocer los conceptos de **fractura** y los distintos tipos de traumatismo articular (**luxación**, **subluxación** y **diástasis**), así como las indicaciones de las diferentes pruebas de imagen.

Definición de fractura y traumatismo articular (luxación, subluxación, diástasis)

Una **fractura** es una solución de continuidad en el hueso, el cartílago o ambos. Una **luxación** consiste en la pérdida completa de la congruencia entre las superficies de los huesos que forman parte de una articulación; si la pérdida de contacto no

es completa, se habla de **subluxación**. La separación anormal entre los extremos óseos de una sindesmosis o una sínfisis se denomina **diástasis**.

Pruebas de imagen: ¿cuáles y cuándo?

El diagnóstico comienza con la Rx. Son necesarias, al menos, dos proyecciones, perpendiculares en la medida de lo posible, y de calidad adecuada. Se recurrirá a proyecciones adicionales cuando la sospecha de fractura es alta y no se confirma en las proyecciones perpendiculares básicas, recordando que es posible que la fractura solo sea visible en una proyección de todas las disponibles. Debe incluirse la articulación adyacente a la fractura y, en las fracturas diafisarias, las articulaciones proximal y distal. Las Rx comparativas son útiles en algunos casos, en especial, en la sospecha de luxación acromioclavicular, en las fracturas de la clavícula, y en casos seleccionados de traumatismo en niños, pero solo cuando existan dudas.

No hay que olvidar la valoración de las partes blandas; es muy importante sobre todo en las fracturas sutiles; se buscará la presencia de engrosamiento y aumento de densidad de los tejidos blandos, desplazamiento de los planos grasos, derrame articular o lipohemartros.

En ocasiones, será necesario recurrir a otras técnicas diagnósticas. La tomografía computarizada (TC) permite identificar fracturas sutiles, valorar la extensión articular de las fracturas, detectar posibles cuerpos libres intraarticulares, y la caracterización de fracturas en regiones anatómicas complejas (p. ej., hombro, codo, articulación esternoclavicular, tobillo y pie). La resonancia magnética (RM) es de elección para valorar las lesiones articulares y en el diagnóstico de fracturas ocultas, por su sensibilidad para detectar el edema óseo. Actualmente la TC de energía dual, con su capacidad de diferenciar materiales, cada vez se describe más como una técnica que también permite valorar el edema óseo.

CÓMO DESCRIBIR LAS FRACTURAS Y TRAUMATISMOS ARTICULARES. FRACTURAS ESPECIALES

En la descripción de las fracturas y traumatismos articulares, se debe indicar la localización, morfología y alineación.

Localización

Hay que indicar el hueso fracturado y qué parte de este. En los huesos largos del esqueleto adulto, se describen tres segmentos: proximal, diafisario y distal; en los niños y adolescentes (fisis abiertas), se habla de: epífisis, fisis, metáfisis y diáfisis.

Morfología

Dependiendo de si el trazo de fractura cruza o no todo el hueso, se habla de fractura completa o incompleta, respectivamente (**Fig. 64-1**).

Fractura completa

Se debe indicar el número de fragmentos resultantes, así como la orientación del trazo de fractura:

a. Número de fragmentos:
   - Simple: solo hay dos fragmentos.
   - Conminuta: tres o más fragmentos. Hay dos tipos de fracturas especiales en este grupo, que afectan a los huesos largos:
     – Fractura en ala de mariposa: existe un fragmento aislado en forma de cuña.
     – Fractura segmentaria: hay dos líneas de fractura a lo largo de la diáfisis que aíslan un segmento central. Si las fracturas se localizan a ambos lados de una articulación, dan lugar a una «articulación flotante», como en el caso de las fracturas del húmero distal, radio y cúbito proximales (codo flotante), o del fémur distal, tibia y peroné proximales (rodilla flotante). Es muy importante reconocerlas porque son lesiones inestables.

b. Orientación del trazo de fractura: la fractura puede ser transversa, oblicua, longitudinal o espiroidea.

Fractura incompleta

Es más frecuente en el esqueleto inmaduro. Se subdivide en:

- Fractura en *torus* o en rodete o en caña de bambú: la cortical se abomba por compresión axial.
- Fractura en tallo verde: al doblarse el hueso, la cortical en la zona de tensión se rompe, mientras que la otra permanece intacta.
- Fractura por incurvación o deformidad elástica: al doblarse el hueso, ambas corticales se deforman, pero no se rompen.
- En adultos, la fractura incompleta se denomina **fisura**.

Alineación

Se describe en función de la posición y angulación del fragmento distal con respecto al proximal:

- Si no hay desplazamiento ni angulación: fractura no desplazada.
- Si existe desplazamiento: se puede dar una gradación en función de la anchura de la diáfisis (un cuarto, la mitad, o

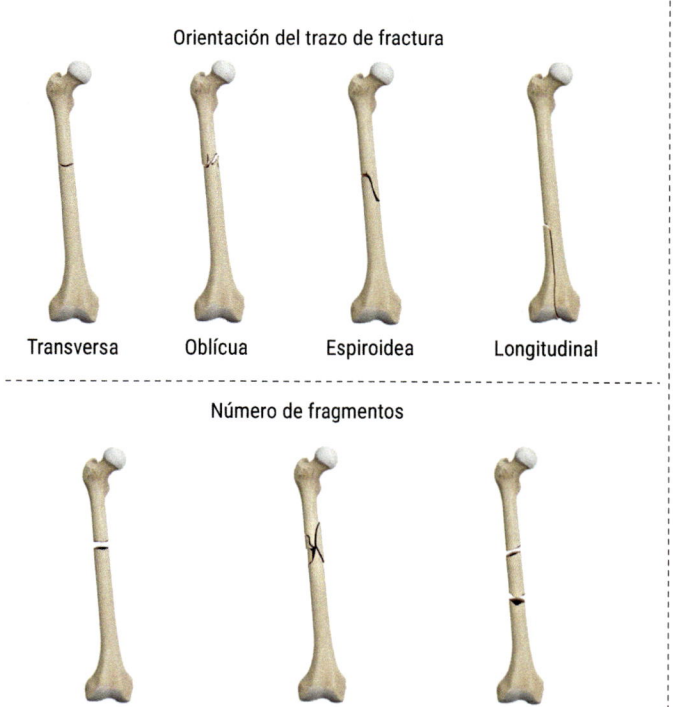

Orientación del trazo de fractura

Transversa   Oblícua   Espiroidea   Longitudinal

Número de fragmentos

Simple   Conminuta   Segmentaria

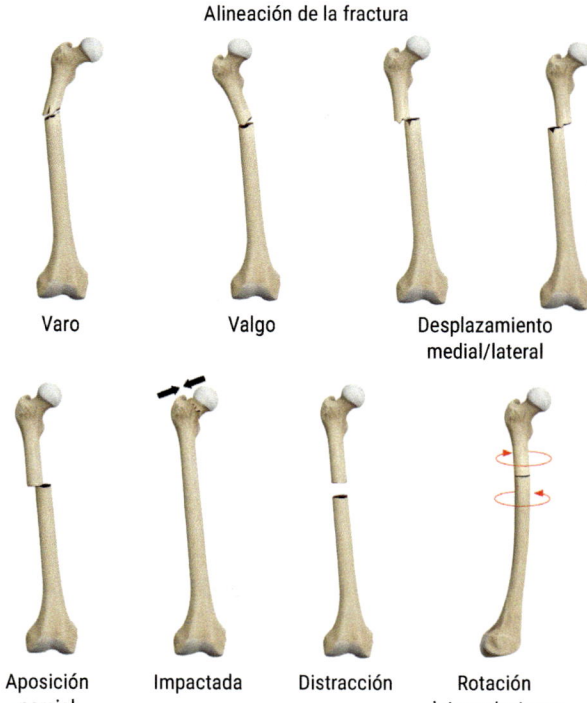

Alineación de la fractura

Varo   Valgo   Desplazamiento medial/lateral

Aposición parcial   Impactada   Distracción   Rotación interna/externa

Figura 64-1. Terminología de las fracturas completas. EVA | Anatomía®.

un desplazamiento mayor de la anchura diafisaria). También se mencionará si el desplazamiento es medial, lateral, anterior o posterior.

- Otras características:
  - Aposición: grado de contacto de las corticales de los fragmentos (completa, parcial, no hay aposición).
  - Cabalgamiento: los fragmentos se superponen produciendo acortamiento del hueso.
  - Distracción: los fragmentos están separados por un espacio (medir la distancia en milímetros o centímetros).
  - Impactación: un fragmento óseo se introduce en el hueso adyacente, que lo rodea. Es típica la localización articular en la meseta tibial y el radio distal (fractura con depresión).
  - Angulación: es otra característica importante, diferente del concepto de alineación, ya que una fractura puede estar muy desplazada, pero sin angulación (los fragmentos conservan su eje). Por convención, se describe en función de la posición del fragmento distal con respecto al proximal (y no por la orientación del vértice):
    - Plano anteroposterior: angulación medial (en varo) o lateral (en valgo).
    - Plano lateral: angulación anterior o posterior (húmero, fémur, tibia, peroné); volar o dorsal (muñeca, mano); dorsal o plantar (pie).
  - Fractura articular: si el trazo de fractura se extiende a la superficie articular.
  - Avulsión o arrancamiento: se producen por una tracción intensa de tendones o ligamentos sobre su inserción. Algunas localizaciones típicas son: manos (margen dorsal de la base de la falange distal: tracción del tendón extensor), pies (base del quinto metatarsiano: inserción del tendón peroneo corto y la fascia plantar), rodilla (polo inferior de la rótula-inserción del tendón rotuliano); espina tibial anterior (inserción del ligamento cruzado anterior), o espina posterior (inserción del ligamento cruzado posterior), tuberosidad isquiática (tendón de los isquiotibiales), entre otras. En algunas localizaciones, una fractura por avulsión aislada debe considerarse patológica hasta que se demuestre lo contrario, como el trocánter menor y el epicóndilo en adultos.

Fracturas especiales

Hay una serie de fracturas que, por su etiopatogenia, merecen consideración aparte: las fracturas de estrés y las fracturas patológicas.

Fracturas de estrés

Se producen por fuerzas de repetición sobre un hueso. Se distinguen:

- Fractura por insuficiencia: la fuerza es normal, pero el hueso está debilitado (osteoporosis, toma de corticoides, tratamiento con bisfosfonatos, osteomalacia, enfermedad de Paget, radioterapia, etc.).
- Fractura por fatiga: se producen por fuerzas anormales, repetidas y persistentes sobre un hueso sano. General-

mente, están asociadas a actividades deportivas o a ciertas profesiones.

En las extremidades, son frecuentes en la diáfisis del segundo y tercer metatarsianos y la tuberosidad del quinto, el calcáneo, los sesamoideos del primer dedo del pie, los huesos del mediopié, la diáfisis de tibia y peroné, el fémur y el hueso ganchoso. El diagnóstico puede ser difícil porque la clínica es insidiosa (dolor, edema y calor locales) y las Rx pueden suelen ser negativas inicialmente o mostrar hallazgos muy sutiles que pueden confundirse con lesiones de partes blandas. Pese a su baja sensibilidad, se recomienda la Rx como primera prueba de imagen. Dependiendo de la localización y el tiempo de evolución, pueden aparecer algunos cambios corticales (reacción perióstica, áreas radiotransparentes), esclerosis trabecular e, incluso, llegar a identificarse la línea de fractura y el callo óseo. La RM es la técnica más sensible y específica para su detección.

Fracturas patológicas

Se producen por traumatismos de baja energía sobre un hueso debilitado por la presencia de una lesión ósea subyacente, neoplasias o, más raramente, infecciones. La localización más frecuente es la columna, el fémur (región subtrocantérea y diáfisis) y el húmero (diáfisis).

COMPLICACIONES AGUDAS DEL TRAUMATISMO DE LAS EXTREMIDADES

Las posibles complicaciones agudas comprenden las lesiones vasculonerviosas, el síndrome compartimental y el síndrome de embolia grasa.

Lesiones vasculonerviosas

Las **lesiones vasculares** son poco frecuentes en las fracturas de las extremidades, pero suponen una urgencia. La angiografía por TC (angio-TC) está indicada como prueba inicial en caso de sospecha de lesión vascular asociada. Esta puede producirse por mecanismo penetrante (herida penetrante o fractura ósea cuyos extremos lesionan directamente el vaso) o no penetrante (por compresión o aplastamiento del vaso). El mecanismo penetrante puede producir laceración, transección, perforación del vaso, o fístula arteriovenosa. El no penetrante puede dar lugar a lesión intimal con disección y trombosis secundaria. La angiografía convencional se reserva para los casos en los que pueda realizarse un tratamiento percutáneo.

Las **lesiones de nervios periféricos** en el caso de las extremidades pueden a asociarse a lesiones como la luxación anterior del hombro (nervio axilar), luxación de rodilla (nervio peroneo común), fractura de escápula (plexo braquial) y de la diáfisis femoral (nervio ciático).

Síndrome compartimental

Se produce como consecuencia de un aumento de la presión en el compartimento muscular cerrado por la fascia, que conduce a una oclusión de los pequeños capilares y la consiguiente isquemia tisular. En el caso de los traumatismos, el aumento de la presión se debe a sangrado o edema, siendo más frecuente en las extremidades inferiores y el antebrazo. Es una emergencia que requiere a menudo de fasciotomía descompresiva urgente. El diagnóstico es clínico: dolor intenso, parestesias, palidez y, finalmente, ausencia de pulsos.

Síndrome de embolia grasa

Es una complicación del traumatismo mayor, especialmente, el asociado a fracturas de huesos largos. Se produce por liberación de grasa en fracturas no estabilizadas. El cuadro clínico clásico se caracteriza por alteraciones neurológicas, dificultad («distrés») respiratoria y petequias hemorrágicas.

FRACTURAS Y LUXACIONES DE LA EXTREMIDAD SUPERIOR

Cintura escapular y húmero

A continuación, se describen las distintas fracturas y luxaciones que pueden darse en esta localización.

Luxación acromioclavicular

Se produce como consecuencia de caídas sobre el brazo en extensión o por un impacto directo sobre el hombro. La grave-dad de esta lesión (subluxación o luxación) depende del grado de rotura de los ligamentos acromioclavicular y coracoclaviculares. Para su descripción, se emplea la clasificación de Rockwood, que divide las luxaciones en seis tipos: I, II y III son los más frecuentes, mientras que IV, V y VI son variantes del tipo III con mayor desplazamiento de la clavícula (**Fig. 64-2**):

- Tipo I: Rx normal (clínicamente: esguince).
- Tipo II: elevación de la clavícula > 25 % con espacio coracoclavicular conservado (clínicamente: subluxación).
- Tipo III: aumento del espacio coracoclavicular (> 13 mm o más de 5 mm de diferencia con el contralateral) y luxación de la articulación acromioclavicular (> 8 mm) (clínicamente: luxación).

Fracturas de clavícula

Las fracturas de clavícula son frecuentes y la proyección anteroposterior suele ser suficiente para su identificación. Se clasifican según la localización:

- Fracturas del tercio medio (85 %). Pueden ser segmentarias. Es frecuente el cabalgamiento de los fragmentos y puede haber acortamiento. Las Rx comparativas son de utilidad en este caso.
- Fracturas del tercio distal (10 %). Pueden asociar lesión de los ligamentos coracoclaviculares, considerándose inestables. Las Rx comparativas son de utilidad en este caso.

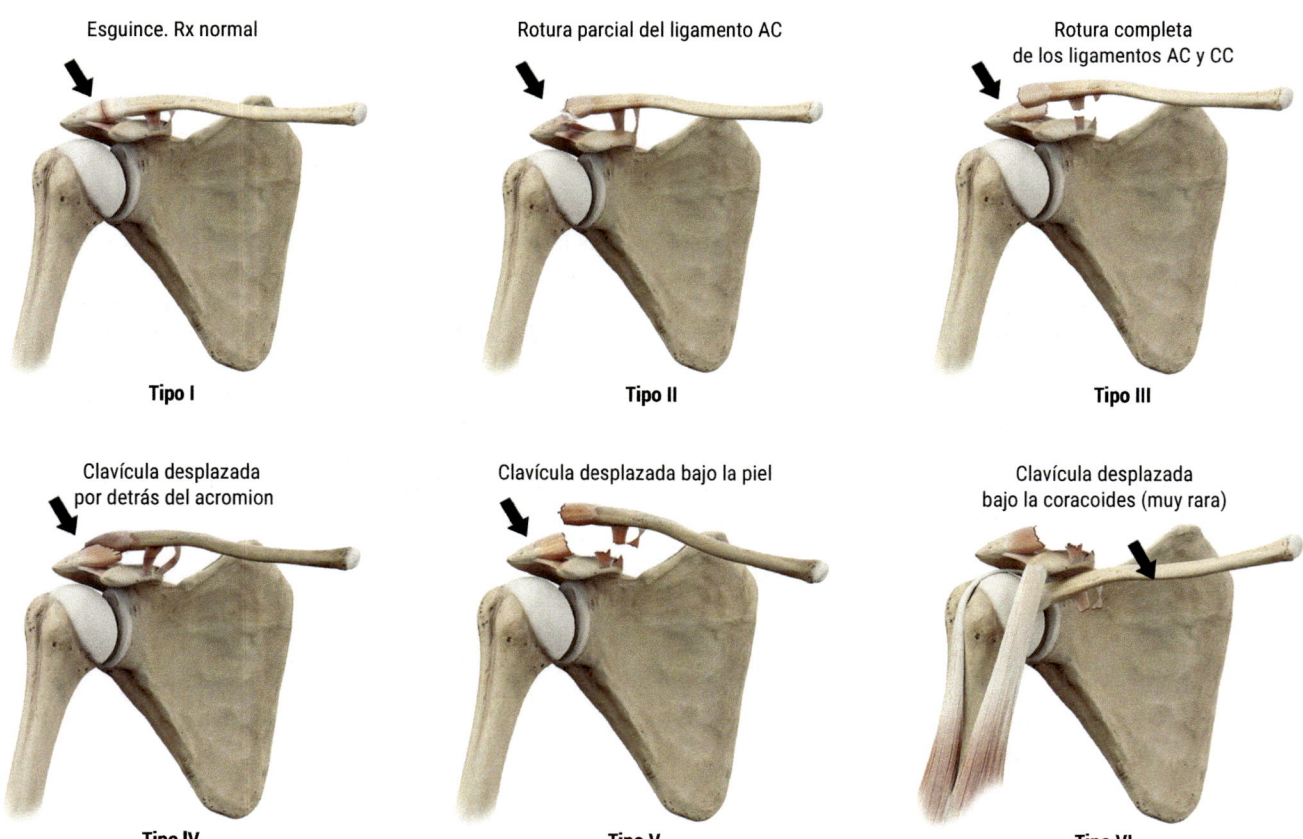

Esguince. Rx normal — **Tipo I**

Rotura parcial del ligamento AC — **Tipo II**

Rotura completa de los ligamentos AC y CC — **Tipo III**

Clavícula desplazada por detrás del acromion — **Tipo IV**

Clavícula desplazada bajo la piel — **Tipo V**

Clavícula desplazada bajo la coracoides (muy rara) — **Tipo VI**

Figura 64-2. Clasificación de Rockwood de la luxación acromioclavicular. EVA | Anatomía®. AC: acromioclavicular; CC: coracoclavicular; Rx: radiografía.

- Fracturas del tercio medial (5 %). Se recomienda estudio con TC para valorar la articulación esternoclavicular.

Luxación esternoclavicular

Son lesiones infrecuentes, generalmente, en el contexto de accidentes de tráfico y deportivos. La luxación anterior es 20 veces más frecuente que la posterior. El diagnóstico con Rx es difícil; está indicada la TC con contraste intravenoso (CIV), que permite valorar la posibilidad de lesión vascular, laceración traqueal y neumotórax en el caso de la luxación posterior.

Fracturas de escápula

Son fracturas infrecuentes que suelen producirse por traumatismos de alta energía. Pueden ser difíciles de identificar en las proyecciones habituales (anteroposterior, en «Y»). La TC está indicada si existen dudas y para valorar desplazamientos, afectación articular y lesión de la coracoides o el acromion.

Suelen describirse según su localización:

- Fracturas del cuerpo: las más frecuentes.
- Fracturas del cuello: separan la glena del resto de la escápula.
- Fracturas de la glena (articulares).
- Fracturas de la espina y las apófisis (acromion, coracoides).

Se denomina **hombro flotante** al que asocia factura de la clavícula y del cuello de la escápula ipsilateral.

Luxación glenohumeral

Es la luxación más frecuente. Existen cuatro tipos según el desplazamiento de la cabeza humeral:

- Luxación anterior (95 %): el húmero suele desplazarse inferior y medialmente, por debajo de la coracoides, de forma que la Rx anteroposterior es suficiente para el diagnóstico. Es menos frecuente que se desplace por debajo de la glena, de la clavícula o intratorácico. En su desplazamiento, la porción superolateral de la cabeza humeral choca con el margen anteroinferior de la glena, pudiéndose producir una fractura impactada (lesión de Hill-Sachs). Con menor frecuencia, puede fracturarse también el reborde óseo de la glena (lesión de Bankart ósea). Ambas fracturas se asocian a inestabilidad y luxación recurrente. En pacientes de mayor edad (> 50 años), este tipo de luxación puede asociar fractura del troquíter, por tracción del manguito sobre un hueso más debilitado (**Fig. 64-3**).
- Luxación posterior (2-4 %): se asocia a mecanismos de contracción muscular intensa (crisis comiciales, electrocución), pudiendo ser bilateral. Puede asociar fractura del margen medial de la cabeza humeral (fractura de Hill-Sachs invertida), del margen posterior de la glenoides (fractura de Bankart invertida) y del troquín. Es la que con mayor frecuencia pasa desapercibida en las Rx anteroposteriores, donde se puede observar: anomalía en el espacio

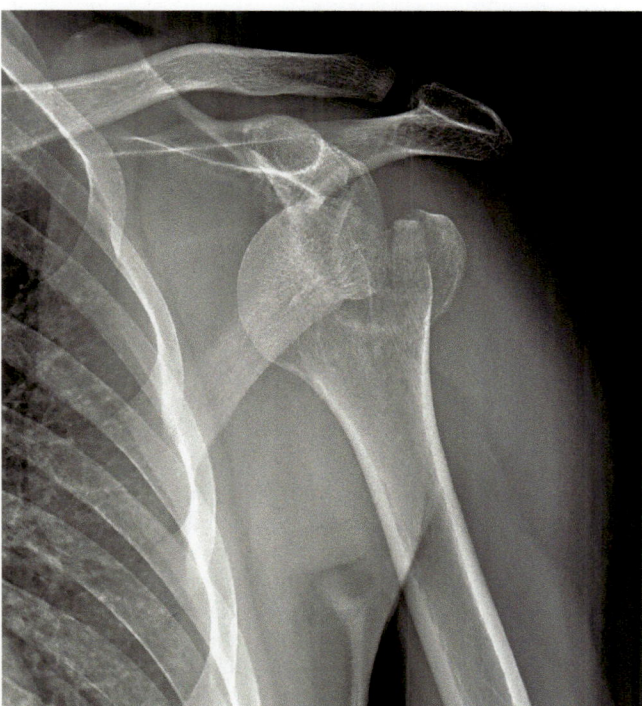

Figura 64-3. Luxación anterior del hombro con fractura del troquíter.

articular glenohumeral (anormalmente amplio, o bien pinzado y asimétrico cuando la cabeza queda impactada en el reborde posterior de la glena), ausencia de superposición de la cabeza humeral en la glena (signo de la media luna ausente), presencia de una línea esclerosa vertical paralela al reborde glenoideo (signo de la doble línea cortical, que corresponde a la fractura de Hill-Sachs invertida), rotación interna de la cabeza humeral (signo de la bombilla) con imposibilidad para realizar la rotación externa. Por ello, son necesarias proyecciones complementarias, siendo especialmente útil la proyección transescapular (en «Y»), que permite confirmar la posición de la cabeza humeral por detrás de la cavidad glenoidea. La proyección axilar es diagnóstica, pero, en la práctica, muy difícil de realizar por la limitación funcional. En caso de dudas, puede ser necesario realizar TC.
- Luxación inferior pura (luxación erecta): rara (< 1 %).
- Luxación superior (a través del manguito de los rotadores): muy infrecuente.

Fracturas del húmero proximal

Son fracturas frecuentes que suelen afectar a pacientes ancianos con osteoporosis, relacionadas con caídas. En jóvenes, se producen por mecanismos de alta energía y suelen asociarse a luxaciones.

El húmero proximal consta anatómicamente de cuatro partes: cabeza, diáfisis, tuberosidad mayor (troquíter) y tuberosidad menor (troquín). El cuello anatómico separa la cabeza del segmento tuberositario: el cuello quirúrgico (metáfisis) separa el segmento tuberositario de la diáfisis y su cortical se denomina *calcar*.

La clasificación más empleada para su descripción es la de Neer, basada en el grado de desplazamiento y angulación de los fragmentos, independientemente del número de fragmentos implicados. Una fractura se considera desplazada si los fragmentos muestran un desplazamiento > 1 cm o una angulación > 45° (**Fig. 64-4**). Aunque, como suele ocurrir con las clasificaciones, en la práctica, lo mejor es una descripción detallada de la fractura, ya que la decisión de tratamiento va a depender de muchos factores, no solo del tipo morfológico (**Fig. 64-5**). De hecho, en el caso del troquíter, un desplazamiento de 3-5 mm puede tener indicación quirúrgica en función de la edad y el grado de actividad. En las lesiones complejas, suele ser necesario realizar TC para planificar el tratamiento.

Diáfisis humeral

Las fracturas suelen producirse por traumatismo directo o de alta energía. Para su diagnóstico, son precisas proyecciones ortogonales, a ser posible, anteroposterior y transtorácica. Como complicaciones agudas, puede producirse lesión del nervio radial. En pacientes mayores de 50 años, hay que pensar en la posibilidad de fractura patológica (metástasis, mieloma), sobre todo, ante traumatismos banales.

Codo y antebrazo

El estudio radiológico básico incluye las Rx anteroposterior, con el codo en extensión, y lateral, con el codo flexionado 90°. En el antebrazo, deberán incluirse las articulaciones del codo y la muñeca. El desplazamiento de las almohadillas grasas en el codo (signo de la vela) en el contexto traumático, es un signo muy específico de la presencia de una fractura. Si no es visible, lo más probable es que se trate de una fractura del radio proximal. En estos casos, la necesidad de confirmar con proyecciones adicionales aporta poco en el ámbito de la urgencia, ya que no suele modificar el tratamiento inicial. Otros signos fundamentales para la interpretación de ciertas fracturas y luxaciones en las Rx simples son:

- La línea humeral anterior: en la proyección lateral pura, la línea que dibuja la cortical anterior del húmero debe pasar por el tercio medio del cóndilo humeral. En las fracturas supracondíleas, el cóndilo suele desplazarse hacia el plano posterior, por lo que esta línea pasaría por delante del tercio medio de este.
- La línea radiocondílea: la línea que sigue el eje central del cuello del radio debe cruzar el centro del cóndilo humeral, en cualquier proyección y cualquier posición del paciente.
- La TC suele ser necesaria en el caso de fracturas complejas.

Fracturas del húmero distal

El sistema de clasificación más empleado es el de AO/OTA (Arbeitsgemeinschaft für Osteosynthesefragen [Association of the Study of Internal Fixation]/Orthopedic Trauma Association), que las divide en:

- Tipo A o extraarticular: avulsiones del epicóndilo y epitróclea (A1); fractura metafisaria simple (A2); fractura metafisaria conminuta (A3).

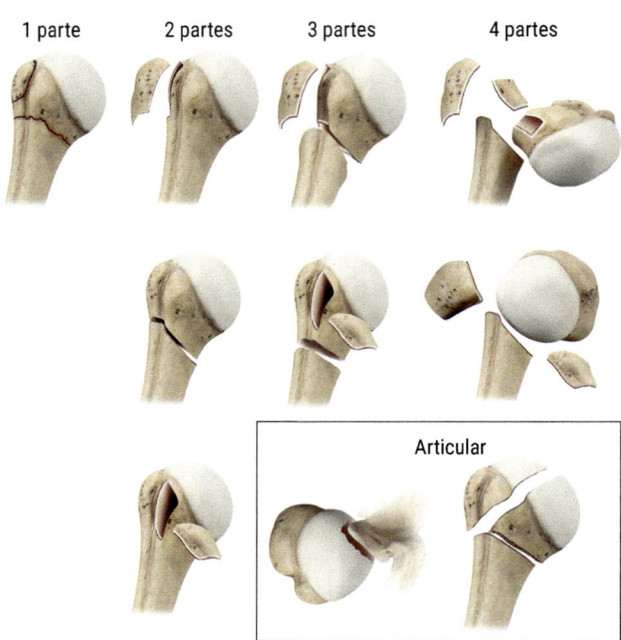

Figura 64-4. Clasificación de Neer. EVA | Anatomía®.

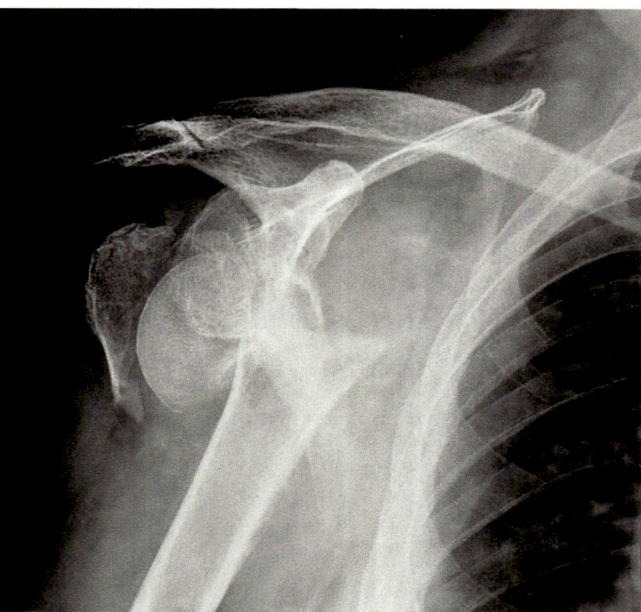

Figura 64-5. Fractura en cuatro partes con luxación de la cabeza humeral.

- Tipo B o articular parcial: incluye la fractura en el plano sagital de los cóndilos lateral (B1) y medial (B2), y en el plano coronal, por cizallamiento, del cóndilo o la tróclea (B3).
- Tipo C o articular completa: es la fractura intercondílea y metafisaria que separa los dos cóndilos entre sí y, a su vez, de la diáfisis, pudiendo tener una configuración en «T» o «Y».

En los adultos, las fracturas más frecuentes son el tipo C (articular completa); en los niños, las supracondíleas (extraarticular).

Luxación de codo

Es la segunda luxación en frecuencia tras la del hombro. El mecanismo suele ser una caída con hiperextensión del codo, de modo que el olécranon hace de palanca en la fosa olecraniana. La mayoría son posteriores o posterolaterales (90 %). Suelen asociar fractura de la cabeza del radio y de la apófisis coronoides («tríada terrible») (**Fig. 64-6**). La luxación aislada de la cabeza radial es rara en adultos; se debe buscar una fractura asociada del cúbito (fractura-luxación de Monteggia).

Fracturas del radio y el cúbito proximal

Se distinguen los siguientes tipos:

- Fracturas de la cabeza y cuello del radio. Son las fracturas más frecuentes del codo. Casi siempre asocian signos de derrame articular en la Rx lateral y es frecuente el desplazamiento de la línea grasa del supinador. Para su descripción, se emplea la clasificación de Mason modificada, basada en el grado de desplazamiento, depresión y conminución de la cabeza (**Fig. 64-7**). La mayoría de las fracturas sin desplazamiento significativo son lesiones aisladas. Las fracturas desplazadas suelen asociarse a otras lesiones, como la luxación de codo, formando parte de la «tríada terrible», o la lesión de Essex-Lopresti en el antebrazo.
- Fracturas de la apófisis coronoides. La mayoría se producen como consecuencia de una luxación de codo. La clasificación que se ha empleado tradicionalmente es la de Regan y Morrey, que las divide en tres tipos en función de la localización y tamaño del fragmento fracturado (I: punta; II: < 50 % de la altura de la apófisis; III: > 5 % de la altura de la apófisis). A mayor tamaño, mayor probabilidad de inestabilidad.
- Fracturas del olécranon. Las fracturas del olécranon se producen por impacto directo tras una caída y suelen desplazarse de forma significativa cuando la fractura es distal a la inserción del tríceps, debido a la tracción que ejerce este tendón sobre el fragmento fracturado.

Fracturas del antebrazo

El antebrazo es un anillo conformado por dos huesos largos (cúbito y radio), dos articulaciones (radiocubital proximal y distal), y la membrana interósea, que une firmemente ambos huesos a lo largo de su diáfisis y es importante en la estabilidad. La fractura de uno de los huesos se acompaña, de forma casi invariable, de una fractura en el otro hueso o bien de una luxación. Además, puede existir rotura de la membrana interósea. La única excepción es la fractura aislada del cúbito (fractura «por bastonazo»), que se produce por un golpe directo, ya que la fractura aislada de la diáfisis radial es muy rara. El resto de lesiones se producen por fuerzas de torsión o flexión, que hacen que el anillo se rompa en dos puntos (**Fig. 64-8**):

- Fractura diafisaria de ambos huesos: más frecuente en niños y adultos jóvenes.

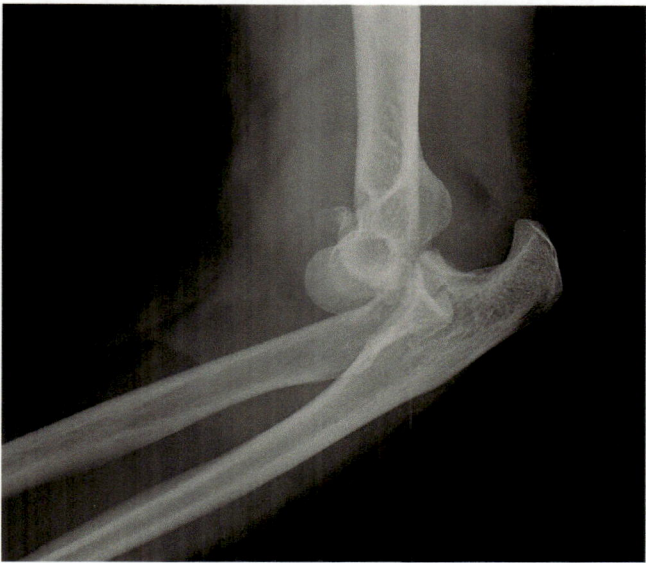

Figura 64-6. Tríada terrible: luxación del codo, fractura de la cabeza del radio, fractura de la coronoides (fragmento visible en la fosa coronoidea).

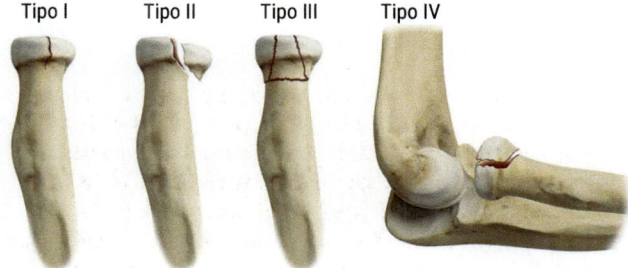

Tipo I	No desplazada o mínimamente (< 2 mm). Sin bloqueo de la rotación del antebrazo
Tipo II	Afecta a > 25 % de la cabeza con desplazamiento y/o depresión. Posible bloqueo de la rotación del antebrazo
Tipo III	Conminuta, desplazada. Bloqueo
Tipo IV	Asociada a luxación del codo

Figura 64-7. Clasificación de Mason modificada. EVA | Anatomía®.

- Fractura-luxación de Monteggia: se caracteriza por una fractura del cúbito, habitualmente, de la diáfisis proximal, y luxación de la cabeza radial, que puede ser anterior o posterior (**Fig. 64-9**).
- Fractura-luxación de Galeazzi: asocia fractura de la diáfisis radial en su tercio medio o distal y luxación o inestabilidad de la articulación radiocubital distal (ARCD). Es menos frecuente que la anterior.
- Lesión de Essex-Lopresti: esta lesión, poco frecuente, genera una inestabilidad longitudinal del antebrazo con secuelas a largo plazo si no se reconoce a tiempo. Asocia fractura de la cabeza radial, más frecuentemente conminuta, rotura longitudinal de la membrana interósea y luxación o inestabilidad de la ARCD, por extensión de la fuerza lesional de un extremo al otro del anillo. La lesión de la ARCD puede pasar desapercibida en las Rx iniciales y hacerse patente en controles posteriores a las 3-4 semanas con el ascenso del radio, por lo que se debe sospechar

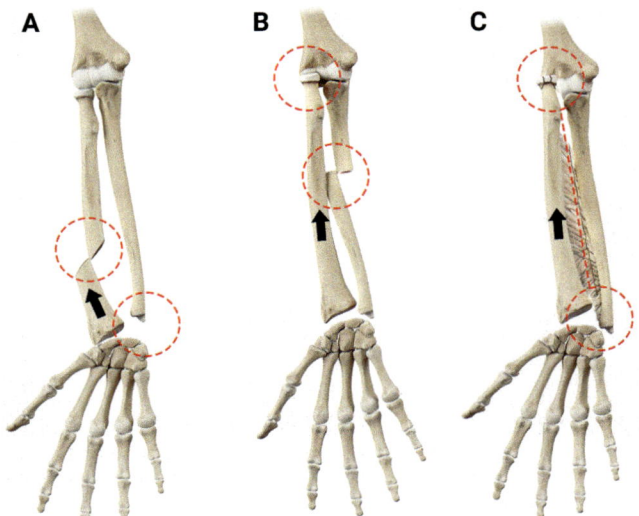

Figura 64-8. Fractura-luxación de Galeazzi **(A)**; fractura-luxación de Monteggia **(B)**; lesión de Essex-Lopresti **(C)**. EVA | Anatomía®.

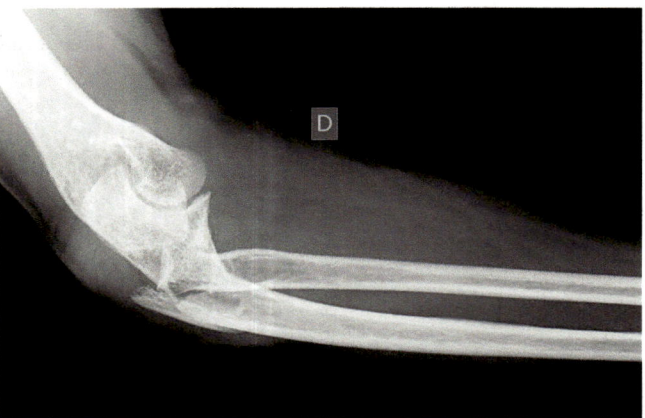

Figura 64-9. Fractura-luxación de Monteggia.

ante una fractura de la cabeza radial, conminuta o desplazada, que asocie dolor en la muñeca, aunque las Rx iniciales no detecten anomalías aparentes. Las Rx comparativas pueden ayudar.

Muñeca y mano

A continuación, se describe las fracturas y luxaciones que afectan a esta localización.

Fracturas del radio y el cúbito distal

Las fracturas del radio distal son muy frecuentes, especialmente, en pacientes ancianos. Pueden ser extraarticulares o intraarticulares (más frecuentes). El estudio radiológico habitual incluye las proyecciones dorsopalmar y lateral, aunque puede ampliarse con proyecciones oblicuas en caso de fracturas sutiles, no desplazadas. Se valorará: el acortamiento del radio con respecto al cúbito (reflejado por la varianza cubital), la inclinación del fragmento distal (dorsal/volar) y si hay pérdida de la inclinación radial normal. Hay que indicar si existe fractura de la estiloides cubital y su localización:

punta, tercio medio, base. Las fracturas de la base producen inestabilidad de la ARCD por avulsión de las inserciones del fibrocartílago triangular. Otras lesiones asociadas son la rotura de los ligamentos interóseos del carpo (la más frecuente la del escafolunar, aumento de la distancia > 3 mm) y las fracturas de los huesos del carpo, en especial, del escafoides. Si hay afectación articular, hay que describir el grado de depresión y/o separación de los fragmentos (> 2 mm) mediante TC.

Fracturas y luxaciones del carpo

Para su diagnóstico, se emplean las mismas proyecciones descritas para la muñeca, siendo la proyección lateral especialmente útil para la detección de las luxaciones y de la fractura por avulsión del piramidal, que afecta a su margen posterior. En caso de duda y en las lesiones complejas, está indicada la realización de TC y/o RM.

Fractura de escafoides

Es la más frecuente de las fracturas del carpo y la única que se va a repasar. Además de las proyecciones habituales, se recomienda incluir la proyección de escafoides (30° de extensión de la muñeca, 20° de desviación cubital) y la oblicua con 45° de pronación. Hasta un 20 % pueden pasar desapercibidas inicialmente, por lo que, si la sospecha clínica es alta, se puede inmovilizar y repetir las Rx en 10-14 días o bien confirmar de forma precoz mediante TC o RM, evitando una inmovilización innecesaria si no existe fractura.

Se clasifican según su localización: polo proximal (20 %), tercio medio o cintura (70 %), y polo distal (10 %).

Son complicaciones frecuentes la necrosis avascular (NAV) y la seudoartrosis. La NAV se produce, sobre todo, en fracturas del polo proximal, en especial, las que afectan a su extremo más craneal si no se detectan y se fijan a tiempo. Esto es debido a que casi todo el aporte vascular se realiza de forma retrógrada desde el polo distal a través de la arteria dorsal del carpo (rama de la arteria radial). La seudoartrosis produce a largo plazo una artrosis postraumática con colapso carpiano. Estas complicaciones demuestran la necesidad de reconocer a tiempo estas fracturas y proceder a su tratamiento precoz mediante inmovilización o cirugía.

Luxaciones del carpo

Se producen por mecanismos de alta energía y su pronóstico funcional es malo. Hasta en un 25 % de los casos, pueden pasar desapercibidas inicialmente. Se debe valorar la congruencia de los arcos de Gilula (**Fig. 64-10**), la distancia entre los huesos del carpo en la Rx dorsopalmar (> 5 mm es patológica), y la alineación correcta del radio-semilunar-hueso grande en la lateral.

Las lesiones pueden producirse solo en los ligamentos que unen el semilunar al escafoides y piramidal, respectivamente (arco menor), o afectar al arco mayor (fractura-luxación). En estas últimas, la fractura puede afectar a la estiloides radial, escafoides (la más frecuente), grande, ganchoso, piramidal, estiloides cubital, y/o sus ligamentos de soporte.

De este modo, es posible encontrar distintos tipos de inestabilidad/luxación:

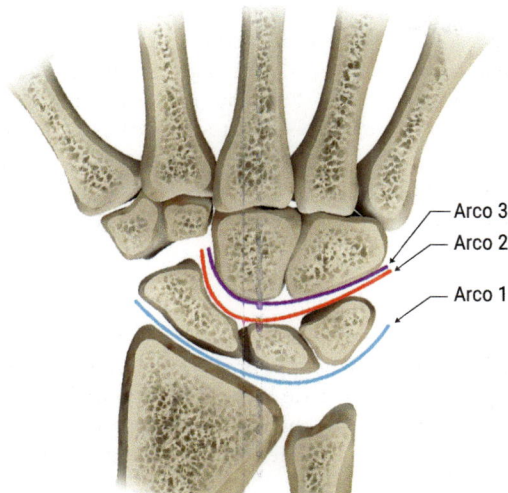

Figura 64-10. Arcos de Gilula. EVA | Anatomía®.

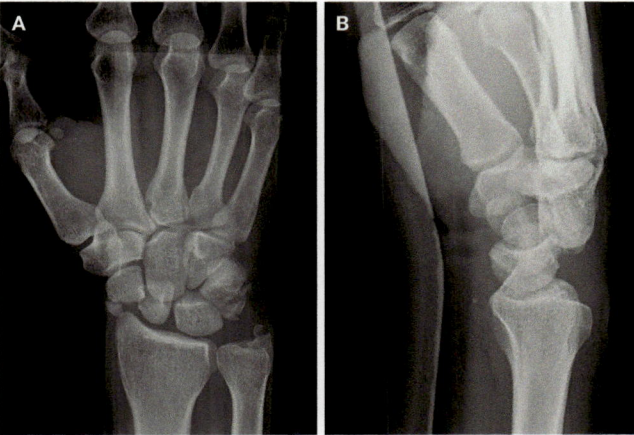

Figura 64-11. Luxación dorsal transescafoperisemilunar. La fractura afecta al arco mayor: escafoides, piramidal y estiloides cubital **(A)**. El semilunar mantiene su alineación con el radio, y el resto del carpo se ha luxado hacia el plano dorsal **(B)**.

- Inestabilidad del segmento intercalado dorsal (DISI, *dorsal intercalated segment instability*) o volar (VISI, *volar intercalated segment instability*): la DISI se produce por rotura del ligamento escafolunar (aumento de la distancia > 3-4 mm en la Rx dorsopalmar: «signo de Terry Thomas»), de modo que el semilunar queda unido solo al piramidal, que tracciona de él inclinando su carilla articular hacia dorsal. La VISI se produce por rotura del ligamento lunopiramidal; el escafoides tracciona del semilunar y lo rota hacia el plano volar.
- Luxación perilunar: el semilunar se mantiene unido al radio y el resto del carpo se luxa, casi siempre, hacia el plano dorsal. Suele asociar fracturas del arco mayor (fractura-luxación).
- Luxación semilunar: el semilunar se desplaza y rota hacia el plano volar, mientras que el resto del carpo permanece alineado con el radio.

En los casos de fractura-luxación, se describe el tipo y dirección de la luxación y el tipo de fractura asociada. Por ejemplo: luxación dorsal transescafoperisemilunar (es una luxación perilunar dorsal que asocia una fractura de escafoides) (**Fig. 64-11**).

Fracturas de los metacarpianos y falanges

Son lesiones frecuentes, destacando algunas de ellas:

- Fractura de la base del primer metacarpiano con extensión articular y luxación dorsal del metacarpiano por tracción del abductor largo del pulgar (fractura-luxación de Bennett). Si no asocia luxación, se denomina simplemente **fractura de Bennett**.
- Fractura del cuello del quinto metacarpiano (fractura del boxeador).
- Fractura por avulsión del margen cubital de la base de la falange proximal en el pulgar por avulsión del ligamento colateral cubital (*gamekeeper's*).
- Fractura de falanges. Pueden ser intraarticulares o extraarticulares, afectando a la base (fracturas por avulsión), el cuello, la diáfisis o la cabeza.

FRACTURAS Y LUXACIONES DE LA PORCIÓN LIBRE DE LA EXTREMIDAD INFERIOR

Se subdividen para su descripción en las fracturas y luxaciones de cadera, de la diáfisis femoral, de rodilla, de tobillo y de pie.

Cadera

Según su localización, se dividen en:

- Fracturas extracapsulares: avulsiones de los trocánteres, pertrocantéreas, subtrocantéreas.
- Fracturas intracapsulares: de la cabeza; del cuello (subcapital, transcervical, y basicervical). Las de localización subcapital desplazadas tienen mayor riesgo de NAV.

Diáfisis femoral

Estas fracturas son más frecuentes en pacientes jóvenes por traumatismos de muy alta energía. Suelen asociar sangrado muy importante, estimado en 1.000-1.500 mL, pudiendo duplicarse en el caso de las fracturas abiertas. En pacientes politraumatizados, en ausencia de otras lesiones sangrantes, pueden justificar los signos de compromiso hemodinámico; por ello, es importante su inmovilización precoz, así como para evitar posibles complicaciones pulmonares (embolia grasa).

Rodilla

La presencia de derrame articular es muy sugestiva de lesión en un contexto traumático. En la Rx lateral, se observará ocupación del receso suprarrotuliano (> 10 mm); si esta se realiza con rayo horizontal, la presencia de un nivel grasa-líquido o lipohemartros es específico de la existencia de una fractura.

Fracturas del fémur distal

No existe una clasificación globalmente aceptada, pero suelen clasificarse en supracondíleas o extraarticulares, intercondíleas y aisladas de los cóndilos.

Fracturas de la meseta tibial

Pueden afectar al platillo externo (60 %), al medial (20 %) o a ambos (20 %), y asocian con frecuencia lesiones de los meniscos o de los ligamentos de la rodilla. Para su tratamiento, es esencial conocer el grado de desplazamiento y hundimiento de los fragmentos, por lo que es necesario realizar TC. Aunque la clasificación más extendida es la de Schatzker basada en la Rx (**Fig. 64-12**), actualmente, se han propuesto otras clasificaciones tridimensionales basadas en imágenes de TC, como la de las tres columnas.

Luxación de rodilla

La luxación traumática de la rodilla es una lesión poco frecuente que puede comprometer la viabilidad de la extremidad, por lo que se considera una urgencia ortopédica. Su incidencia real probablemente esté infravalorada, ya que del 20 al 50 % se reducen de forma espontánea, por lo que hay que tener un alto grado de sospecha y ser minucioso en la evaluación clínica y radiológica; se deben buscar signos de hemartros-lipohemartros, alteraciones en la congruencia, y posibles fracturas asociadas, incluyendo fracturas por avulsión sutiles (p. ej., fractura de Segond). Las complicaciones más frecuentes son la lesión de la arteria poplítea (20-60 %) y del nervio peroneo (10-35 %), por lo que la monitorización del estado vascular de la extremidad es primordial; si se detecta una alteración en los pulsos, ya sea inmediata o diferida, está indicada una angio-TC en la urgencia.

La luxación anterior es la más frecuente, por traumatismo en hiperextensión; suele asociar rotura del ligamento cruzado posterior (LCP) y lesión de la arteria poplítea por tracción, que produce lesión intimal. La luxación posterior es la segunda en frecuencia, por desplazamiento posterior de la tibia con la rodilla en flexión («choque contra el salpicadero»); se acompaña de rotura de ambos ligamentos cruzados y es la que produce con mayor frecuencia lesión de la arteria poplítea en forma de rotura completa.

Fractura y luxación de rótula

La fractura de rótula suele producirse por golpe directo o por luxación, que casi siempre es transitoria. En el primer caso, la fractura es más frecuente en el tercio medio, y los fragmentos pueden separarse por tracción de los tendones del mecanismo extensor. En la luxación, la rótula se desplaza lateralmente y puede producirse una fractura del margen medial al golpear con el cóndilo externo, aunque lo más frecuente es que asocie lesión osteocondral no visible por Rx. En estos casos, puede ser necesario realizar RM, que, además, permite valorar la presencia de posibles cuerpos libres y el grado de lesión del retináculo medial.

Las fracturas verticales son raras. Es importante recordar la existencia de huesos supernumerarios (rótula bipartita, tripartita o multipartita), que no se deben confundir con fracturas; muestran bordes regulares y esclerosos, suelen localizarse en el margen superolateral y ser bilaterales.

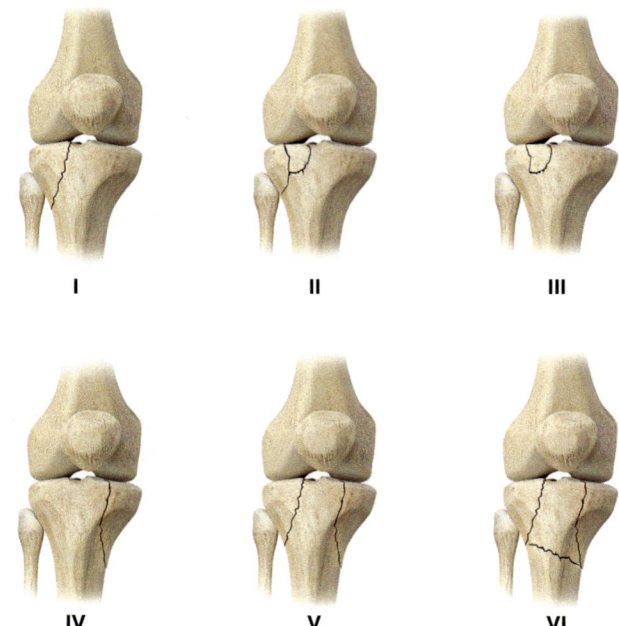

Figura 64-12. Clasificación de Schatzker. EVA | Anatomía®.

Tobillo

La articulación del tobillo es un anillo conformado por huesos (tibia, peroné y astrágalo) y sus ligamentos de sostén (medial o deltoideo, y lateral). Si el anillo se interrumpe en un solo punto, ya sea por lesión ósea o ligamentosa, la lesión se considera estable; si lo hace en dos puntos, la lesión es inestable, pudiendo asociar luxación del astrágalo.

El sistema de descripción más sencillo es el de Danis-Weber, que clasifica las fracturas de tobillo en tres tipos según la localización de la fractura del peroné distal en relación con la sindesmosis tibioperonea:

- Tipo A o infrasindesmal: la fractura de peroné está por debajo de la sindesmosis. Suele ser estable y tratarse de forma conservadora.
- Tipo B o transindesmal: la fractura de peroné se localiza a nivel de la sindesmosis. Pueden tratarse de forma conservadora si es una lesión estable (sin lesión del ligamento deltoideo ni lesión sindesmótica).
- Tipo C o suprasindesmal: la fractura de peroné se localiza por encima de la sindesmosis. Suele ser inestable y requiere fijación quirúrgica.

La lesión de Maisonneuve es un tipo especial de fractura de tipo C que combina fractura del peroné proximal, lesión de la sindesmosis tibioperonea y lesión del ligamento deltoideo (aumento de la distancia tibioastragalina) con o sin fractura del maléolo tibial. Es una lesión inestable que requiere tratamiento quirúrgico (**Fig. 64-13**).

Pie

Se describen las fracturas del calcáneo, las lesiones de Lisfranc y las fracturas de los metatarsianos y las falanges.

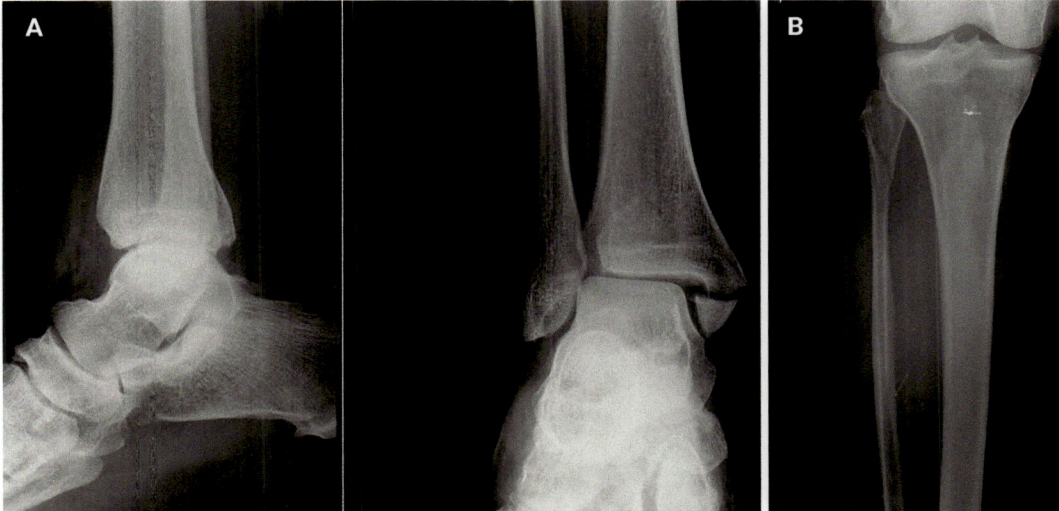

Figura 64-13. Lesión de Maisonneuve. **A)** Fractura por avulsión del maléolo tibial; aumento de la distancia articular en la mortaja tibio-peronea. **B)** Fractura del peroné proximal.

Fracturas del calcáneo

Son las fracturas más frecuentes del tarso. Suelen producirse por una carga axial por caída desde altura, por lo que, hasta en un 10 % de los casos, se asocian a fracturas vertebrales por compresión en la columna torácica o lumbar y, en más de un 20 % de los casos, a otras lesiones de las extremidades inferiores. Hasta en un 10 %, son bilaterales.

Se clasifican en intraarticulares si afectan a la carilla articular posterosuperior o tálamo, o extraarticulares cuando no lo hacen (tuberosidad posterior, proceso anterior, proceso medial, sustentáculo astragalino o *sustentaculum tali*). Las fracturas intraarticulares son mucho más frecuentes, tienen peor pronóstico y suelen precisar reducción quirúrgica. Requieren estudio mediante TC, siendo la clasificación más empleada la de Sanders, que se basa en el número de fragmentos que afectan al tálamo desplazados más de 2 mm (**Fig. 64-14**):

- Tipo I: no desplazada (< 2 mm) independientemente del número de líneas de fractura. Subsidiaria de tratamiento ortopédico.
- Tipo II: dos fragmentos articulares con desplazamiento. Subdividida en A, B o C, según la fractura asiente lateral, central o medialmente en el tálamo.
- Tipo III: tres fragmentos articulares, con un fragmento medio deprimido. Subdividida en AB, AC, y BC, dependiendo de la localización de las líneas de fractura.
- Tipo IV: cuatro o más fragmentos.

El pronóstico empeora en las fracturas con mayor grado de conminución (III y IV).

Lesiones de Lisfranc

Son lesiones infrecuentes de la articulación tarsometatarsiana (TMT), que, en ocasiones, pasan desapercibidas en urgencias, por lo que es importante saber reconocerlas, ya que pueden originar complicaciones graves de inestabilidad. Se puede ver

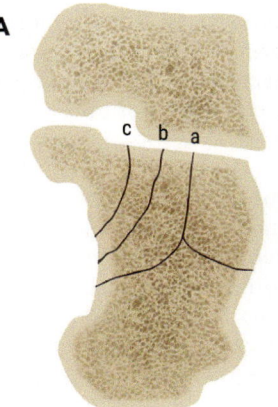
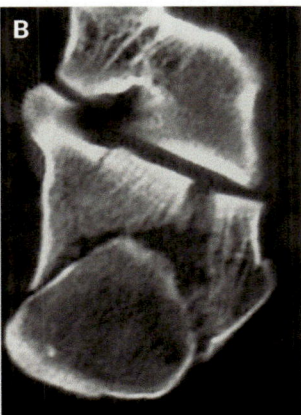

Figura 64-14. Clasificación de Sanders. **A)** Esquema de las posibles líneas de fractura. EVA | Anatomía®. **B)** Fractura tipo IIIAC.

afectado de forma aislada el ligamento de Lisfranc (une la primera cuña con la base del segundo metatarsiano), dando lugar, como único hallazgo, a un ensanchamiento del espacio entre las bases del primero y segundo metatarsianos, con pérdida de la alineación entre este último y la segunda cuña. Con mayor frecuencia, se produce lesión completa o parcial de la articulación TMT, con fractura de la base de los metatarsianos, cuñas y cuboides, con o sin luxación franca. La fractura-luxación completa puede ser de dos tipos: homolateral, en la que todos los metatarsianos (del primero al quinto) se desplazan lateralmente; o divergente, en la que el primer metatarsiano se desplaza medialmente y el resto lo hace lateralmente. Las lesiones parciales afectan solo a parte de la articulación TMT.

El estudio radiográfico debe incluir proyecciones dorsoplantar, lateral y oblicua del pie. Es necesario completar el estudio con TC para una valoración más adecuada o en los casos en los que exista sospecha clínica y las Rx no sean concluyentes. Las Rx en posición forzada no están indicadas en el momento agudo. Tanto en las Rx como en la TC, se debe comprobar que la alineación de las cuñas y el cuboides con las respectivas bases de los metatarsianos está conservada en todos los planos. Detalles útiles:

- Las bases del cuarto y quinto metatarsianos se articulan con el cuboides. Una variante normal, aunque infrecuente y que hay que recordar, es el desplazamiento medial de la base del cuarto metatarsiano 2-3 mm con respecto al margen medial del cuboides; suele ser bilateral y el estudio comparativo con el pie contralateral será de ayuda. En los casos de luxación, se producirá un desplazamiento lateral de ambas bases.
- La base del segundo metatarsiano debe estar alineada con el margen medial de la segunda cuña; en la TC, hay que comprobar también que no hay ningún pequeño salto en la articulación a nivel dorsal; la presencia de cualquiera de estos desplazamientos, ensanchamiento articular y/o un pequeño fragmento óseo avulsionado de la base del segundo metatarsiano (signo del *fleck*) es indicativo de lesión del Lisfranc (**Fig. 64-15**).

Fractura de los metatarsianos y las falanges

Son fracturas frecuentes. Se describen según la localización en fracturas de la base, la diáfisis o el extremo distal. En el caso de los metatarsianos, dicho extremo distal incluye el cuello y la cabeza.

Las fracturas del extremo proximal del quinto metatarsiano son las más frecuentes. Se deben distinguir dos tipos, ya que su tratamiento es muy diferente:

- Fractura por avulsión de la tuberosidad: se produce por tracción del tendón del peroneo corto o de la aponeurosis plantar lateral, por un mecanismo de inversión con el pie en flexión plantar. Clínicamente, se confunden a menudo con fracturas del maléolo peroneo; por ello, es importante incluir la base del quinto metacarpiano en todas las Rx de tobillo, especialmente, en la lateral.

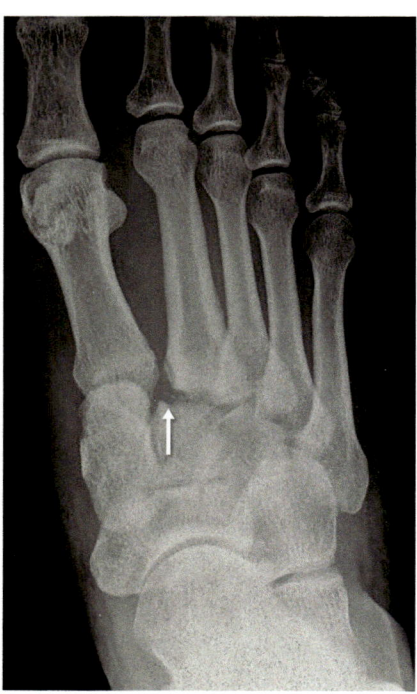

Figura 64-15. Fractura-luxación de Lisfranc. Signo del *fleck* (flecha).

Su tratamiento es conservador, mediante inmovilización con yeso.
- Fractura de Jones: es una fractura transversa que se localiza a 1,5-3 cm de la tuberosidad, a la altura de la articulación con la base del cuarto metatarsiano. Las fracturas de la base distales a este punto suelen ser por sobrecarga, si bien, el tratamiento de ambas habitualmente es quirúrgico por el alto riesgo de seudoartrosis, al ser una zona con una vascularización pobre.

 PUNTOS CLAVE

- Los traumatismos de las extremidades son muy frecuentes en la urgencia. Hay que saber reconocer y describir las lesiones más frecuentes, pero, sobre todo, aquellas que pueden pasar desapercibidas y condicionar secuelas. Para ello, es necesario conocer las particularidades de cada posible lesión dependiendo de la localización anatómica y del mecanismo traumático, y mantener una comunicación estrecha con los médicos encargados de la valoración de estos pacientes.
- La Rx simple es la técnica de elección inicial y, a menudo, la única, aunque se podrán emplear otras técnicas, en especial, la TC, cuando exista implicación pronóstica y de manejo, en fracturas en regiones anatómicas complejas o con afectación articular, y para detectar lesiones vasculares.

BIBLIOGRAFÍA

Alcalá-Galiano A, Martel J, Bueno A. Lesiones traumáticas musculoesqueléticas. Radiología de las fracturas. En: Cura Rodríguez J, Pedraza Gutiérrez S, Gayete Cara A, Rovira Cañellas A (eds.). Radiología esencial. 2ª ed. Madrid: Editorial Médica Panamericana; 2018. p. 2171-83.

Amador Gil A, Rico Gala S. Radiología de las fracturas: algo más que un trazo. Radiología. 2013;55(3):215-24.

Badillo K, Pacheco JA, Padua SO, Gomez AA, Colon E, Vidal JA. Multidetector CT evaluation of calcaneal fractures. Radiographics. 2011;31(1):81-92.

Bashir WA, Aziz A, Jidaal I. Imaging of skeletal extremity trauma: a review. Trauma. 2014;16(4):300-17.

Bryson WN, Fischer EJ, Jennings JW, Hillen TJ, Friedman MV, Baker JC. Three-column classification system for tibial plateau fractures: what the orthopedic surgeon wants to know. Radiographics. 2021;41(1):144-55.

Markhardt BK, Gross JM, Monu JUV. Schatzker classification of tibial plateau fractures: use of CT and MR imaging improves assessment. Radiographics. 2009;29(2):585-97.

Meinberg EG, Agel J, Roberts CS, Karam MD, Kellam JF. Fracture and dislocation classification compendium-2018. J Orthop Trauma. 2018;32 Suppl 1:S1-170.

Moran DS, Evans RK, Hadad E. Imaging of lower extremity stress fracture injuries. Sports Med. 2008;38(4):345-56.

Mulcahy H. Lisfranc injury: current concepts. Radiol Clin North Am. 2018;56(6):859-76.

Sandstrom CK, Kennedy SA, Gross JA. Acute shoulder trauma: what the surgeon wants to know. Radiographics. 2015;35(2):475-92.

Scalcione LR, Gimber LH, Ho AM, Johnston SS, Sheppard JE, Taljanovic MS. Spectrum of carpal dislocations and fracture-dislocations: imaging and management. AJR Am J Roentgenol. 2014;203(3):541-50.

Sheehan SE, Dyer GS, Sodickson AD, Patel KI, Khurana B. Traumatic elbow injuries: what the orthopedic surgeon wants to know. Radiographics. 2013;33(3):869-88.

Urgencias vertebromedulares

65

D. Angulo González

OBJETIVOS

- Recordar la anatomía vertebromedular.
- Establecer las indicaciones de las diferentes técnicas de imagen en pacientes con sospecha de patología vertebromedular aguda, así como sus ventajas y limitaciones.
- Correlacionar los principales síndromes medulares con la anatomía medular.
- Identificar las principales causas de síndromes vertebromedulares agudos no traumáticos y su semiología radiológica.

INTRODUCCIÓN

El síndrome vertebromedular agudo no traumático (SVMANT) puede ser una emergencia médica en la que el tiempo es un factor pronóstico fundamental. Se trata de un cuadro complejo, que precisa habitualmente abordaje multidisciplinario: urgenciólogo, neurólogo, neurocirujano, rehabilitadores, radiólogos, etc., siendo necesario una adecuada colaboración entre las partes. Con frecuencia, precisa estudio de imagen, siendo la resonancia magnética (RM) la principal técnica en estos casos. Si bien la principal causa de esta patología es la compresiva, tumoral o discovertebral, en otras ocasiones, es de naturaleza vascular (infarto, hemorragias), infecciosa, inflamatoria, etcétera.

Debido a la anatomía segmentaria de la médula, es posible hacer una aproximación diagnóstica inicial en función de los signos y síntomas presentes o ausentes en una primera valoración clínica, que permitirá establecer un diagnóstico de sospecha, permitiendo incluso decidir qué técnica diagnóstica es, de entrada, de elección.

El SVMANT puede clasificarse en función de la localización espacial de la lesión, bien teniendo en cuenta la etiología (donde destaca, por su mayor frecuencia, la compresiva [hernia, tumoral]), bien la localización anatómica de la lesión: intramedular/extramedular, intrarraquídea/osteodiscal.

Los síntomas suelen ser sensitivos y/o motores, habitualmente bilaterales, sin afectación de cabeza ni cara, y muestran una amplia variabilidad en sus manifestaciones: desde parestesias a paresias o anestesias, así como la asociación de síntomas derivados de la afectación del sistema nervioso autónomo de menos de cuatro semanas de evolución. También pueden presentar otros como dolor, debilidad o alteraciones en los reflejos, que pueden ayudar en el diagnóstico. Por ello, es fundamental elaborar una historia clínica que permita orientar las sospechas clínicas, primero, plateando, por su frecuencia, si

es de causa compresiva o no; en cuyo caso, hay que considerar otras causas y realizar otras pruebas complementarias.

Las claves para una adecuada aproximación diagnóstica son:

- Tiempo de instauración de los síntomas:
  - Hiperaguda: minutos-horas (< 72 h).
  - Aguda-subaguda: días hasta 2-6 semanas; las más habituales.
  - Progresiva-crónica: más de seis semanas.
- Curso de la enfermedad: continua, fluctuante, progresiva, recuperación total/parcial, etcétera.
- Semiología de la lesión en RM:
  - Longitud (< 2 o > 2 cuerpos vertebrales).
  - Posición: afectación de la sustancia gris y/o blanca; anterior/posterior; etcétera.
- Datos epidemiológicos: viajes, vacunas, etcétera.
- Otros: líquido cefalorraquídeo (LCR), analítica de sangre; otros órganos afectados; etcétera.

RECUERDO ANATÓMICO

La columna vertebral es una estructura anatómica compuesta por dos elementos estructurales diferentes: uno encargado de proporcionar sostén y protección, integrado por las vértebras y los discos intervertebrales, y el otro grupo formado por el cordón medular, las raíces nerviosas y sus diferentes cubiertas.

La columna vertebral está compuesta por 7 vértebras cervicales (C), 12 torácicas (T) o dorsales, 5 lumbares (L), 5 sacras (S) y 3-5 coccígeas. Los cuerpos vertebrales desde C3 a L5 comparten características anatómicas (aunque con sus particularidades), formadas por el cuerpo vertebral, el arco posterior, las articulaciones interapofisarias y las apófisis transversas y espinosa. En el centro, queda el canal raquídeo, que está ocupado por la médula y las raíces nerviosas.

Los cuerpos vertebrales están separados entre sí por discos intervertebrales entre los niveles C2-3 y L5-S1, compuestos de un núcleo pulposo rodeado por un anillo fibroso, que están adheridos al cartílago de los platillos vertebrales.

La médula espinal, como en el cerebro, está cubierta de tres capas meníngeas: duramadre, aracnoides y piamadre. Es un cordón constituido en su porción central por sustancia gris, que, con forma de mariposa, rodea a un fino canal ependimario, y en cuyas astas anteriores se sitúan las neuronas motoras y, en las astas posteriores, las sensitivas. La sustancia blanca se dispone alrededor de la gris, constituida por los haces ascendentes y descendentes. Se extiende desde el agujero magno hasta, aproximadamente, L1, donde se sitúa el cono medular y se origina la cola de caballo, compuesta por las distintas raíces nerviosas lumbares, sacras y coccígeas, en total, 31, que se dividen en cuatro segmentos: cervical, dorsal, lumbar y sacrococcígeo. Cada nervio espinal está formado por la unión de una raíz anterior (motora) con una raíz posterior (sensitiva), que atraviesan los agujeros vertebrales o de conjunción.

El aporte vascular arterial de la médula está organizado en una red extramedular y arterias intramedulares, cuyo origen varía dependiendo del nivel medular: a nivel cervical, el origen son las arterias vertebrales, y a partir de T2-T3, las ramas aórticas. Las arterias radiculares penetran en el conducto raquídeo junto al nervio correspondiente, dividiéndose en una rama anterior y otra posterior, que, a su vez, se dividen en ramas ascendentes y descendentes. El retorno venoso se realiza a través de los plexos venosos intravertebral y paravertebral (**Fig. 65-1**).

TÉCNICAS DE DIAGNÓSTICO POR LA IMAGEN

A continuación, se describe la utilidad de la resonancia magnética (RM), la tomografía computarizada (TC) y la radiografía (Rx) simple en el diagnóstico de la patología vertebromedular en urgencias.

Resonancia magnética

Suele ser la exploración inicial, en ocasiones, realizándose incluso antes que otras exploraciones médicas y/o analíticas. No es raro que, pese a la clínica evidente que presente el paciente, no se observen alteraciones en la RM, sobre todo, cuando el tiempo transcurrido desde el comienzo de los síntomas es breve. En estos casos, además de considerar la posibilidad de repetir la exploración pasado un tiempo razonable (24-48 horas), es necesario revisar las imágenes para descartar posibles errores técnicos o la existencia de hallazgos sutiles no valorados inicialmente.

En el caso de existir alteraciones, se debe valorar su disposición espacial anatómica (discovertebrales, intrarraquídeas-extramedulares o intramedulares), así como si existe compresión medular o no que obligue a tomar decisiones terapéuticas inmediatas.

La determinación de la longitud de la lesión intramedular en secuencias potenciadas en T2 permiten acotar el diagnóstico diferencial, tomándose como referencia dos o tres cuerpos vertebrales, según los diferentes autores.

Las secuencias que debe incluir la exploración de RM se determinarán en función de la sospecha clínica una vez valorado el paciente. El estudio inicial de RM urgente debe incluir secuencias sagitales potenciadas en T1 y T2 FSE (*fat spin-echo*) de la columna, que se completará con series axiales en T2 (idealmente, también en T1) a nivel de la lesión. Estas pocas secuencias permiten optimizar el rendimiento diagnóstico en un tiempo breve de exploración, y son suficientes para determinar la existencia de compresión medular que precise tratamiento urgente. Otras secuencias adicionales pueden ser: T2 eco de gradiente (T2*), útil para determinar la existencia de hemosiderina como vacío de señal; secuencias de difusión (DWI, *diffusion-weighted imaging*), para sospechar infarto medular; STIR (*short-time/tau inversión recovery*), útil para diferenciar la grasa del edema. Menos frecuente en urgencias es el uso de secuencias T1 FS (*fat saturated*) con contraste, siendo más empleadas *a posteriori* para completar los hallazgos iniciales ante sospecha de patología inflamatoria, tumoral o infecciosa.

Tomografía computarizada

Complementaria a la RM, como alternativa en aquellos casos en los que no se disponga de RM o cuando esta esté contrain-

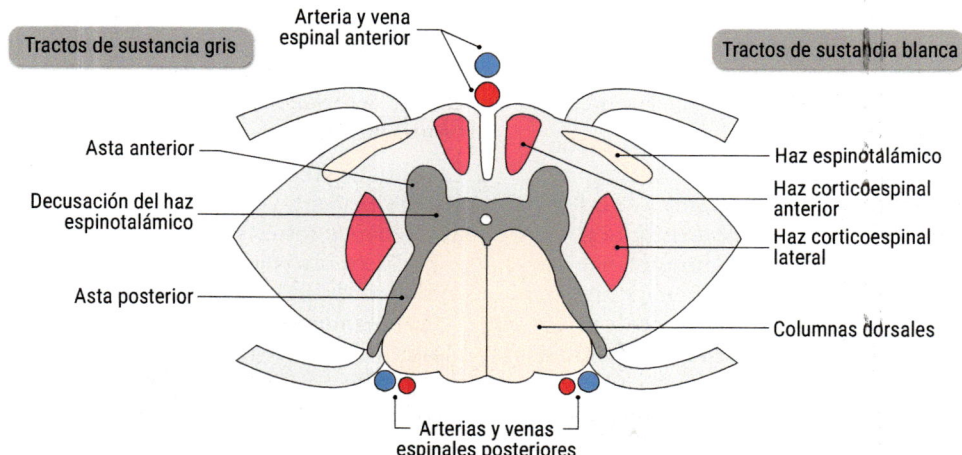

Figura 65-1. Esquema anatómico de la médula espinal.
Adaptada de: Herrera Herrera I, Garrido Morro I, Guzmán de Villoria Lebiedziejewski J, Ordóñez González C, Rovira À. Enfoque clínico-radiológico de la mielopatía no traumática. Radiología. 2020;62(6):464-80.

dicada. La valoración es más precisa que con las Rx, aunque también tiene limitaciones, principalmente, para la valoración medular. Su indicación en el caso de compresión medular es para valorar la integridad de los cuerpos vertebrales y, en los casos en que sea por metástasis, si existe componente de partes blandas asociado y desplazamiento del cordón medular. El calibre foraminal se puede valorar adecuadamente; no tanto las raíces nerviosas y si existe compromiso por otras estructuras (**Fig. 65-2**).

Radiografía

No es una técnica empleada de entrada en el SVMANT. Proporciona una visión general de la anatomía vertebral y puede revelar fracturas, luxaciones y signos indirectos de lesiones medulares, como la deformidad o el ensanchamiento del espacio intervertebral. Sin embargo, la Rx simple tiene evidentes limitaciones en la detección de lesiones medulares y no proporciona información detallada sobre la médula espinal.

Otras técnicas, como la angiografía, no suelen emplearse en urgencias, utilizándose en un segundo tiempo para completar información o para tratamientos específicos.

PRINCIPALES SÍNDROMES MEDULARES PARCIALES

Se distinguen los siguientes:

- Segmentario: pérdida total de la sensibilidad y debilidad a partir del nivel de la lesión; disfunción vesical.
- Posterior (dorsal): pérdida de la propiocepción y sensaciones de vibración, ataxia sensitiva con signo de Romberg positivo, debilidad variable, disfunción de la vejiga.
- Anterior (ventral): defecto motor completo por debajo del nivel lesionado; pérdida de la sensación del dolor, temperatura y tacto no discriminativo; hipotensión ortostática; incontinencia vesical y/o intestinal; disfunción sexual.
- Hemisección (Brown-Séquard): debilidad ipsilateral (de tipo motoneurona superior) y pérdida de la propiocepción, pérdida contralateral de las sensaciones de dolor y temperatura y déficits sensitivos a nivel de la lesión.
- Central: pérdida segmentaria bilateral de sensaciones de dolor y temperatura (2-3 niveles por debajo de la lesión: «pérdida sensitiva suspendida»); déficit motor, predominantemente, en miembros inferiores.

- Cono medular: disfunción esfinteriana vesical y/o rectal, anestesia en silla de montar, paraparesia (de tipos mixtos motoneurona superior e inferior).
- Cola de caballo: dolor multirradicular asimétrico, debilidad en las piernas (puramente de tipo motoneurona inferior) y pérdida sensitiva, disfunción de la vejiga y arreflexia.

APROXIMACIÓN DIAGNÓSTICA SEGÚN EL TIEMPO DE INSTAURACIÓN

En la **tabla 65-1**, se recogen las causas más frecuentes de SVMANT en función del tiempo de instauración y de su aspecto en RM en secuencias sagitales potenciadas en T2.

APROXIMACIÓN DIAGNÓSTICA BASADA EN EL COMPARTIMENTO ANATÓMICO

El SVMANT se subdivide en dos grandes categorías: compresivo y no compresivo.

Compresivo

De acuerdo con la localización, se divide en epidural, intradural extramedular e intramedular.

Epidural

En el espacio epidural, puede hallarse enfermedad degenerativa, infecciosa, vascular, o neoplásica.

Enfermedad degenerativa: hernia discal aguda

La hernia discal aguda es la causa más frecuente de mielopatía y del síndrome de la cola de caballo y, por lo tanto, de realización de RM urgente. Se pueden categorizar como protrusión, extrusión o secuestro.

Las hernias cervicales son raras, salvo que existan antecedentes traumáticos. Son más frecuentes a nivel torácico, ya que el calibre del canal medular es menor. Las lumbares, menos frecuentes, precisan mayor ocupación del canal, presentándose más habitualmente como síndrome de la cola de caballo. La clínica variará en función del nivel de compresión y si se afecta el cordón o medular o son las raíces nerviosas. En los casos en los que se presente como déficit neurológico agudo, puede constituir una urgencia neuroquirúrgica.

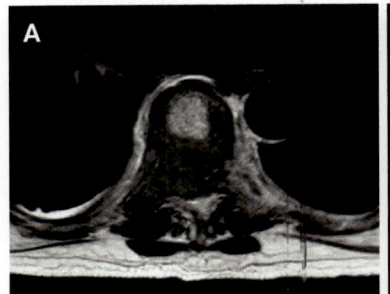
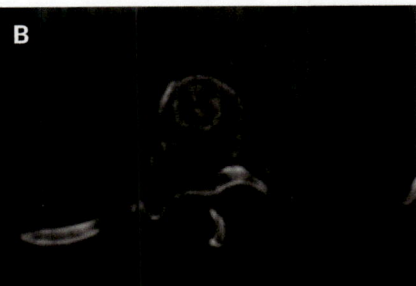
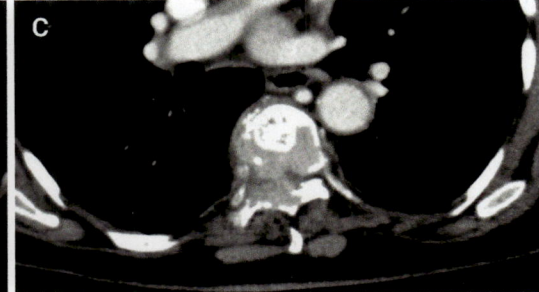

Figura 65-2. Compresión medular metastásica. **A)** Resonancia magnética en T2 axial. **B)** Imagen axial de tomografía computarizada (TC) con contraste intravenoso (CIV), ventana de hueso. **C)** Imagen axial de TC con CIV, ventana de partes blandas.

Tabla 65-1. Causas más frecuentes de síndrome vertebromedular agudo no traumático en función del tiempo de instauración y de su aspecto en resonancia magnética en secuencias sagitales potenciadas en T2

	Evolución	T2 extensión larga
Hiperaguda	Minutos-72 horas	Infarto; hemorragia; NMOSD (poco frecuente)
Aguda-subaguda	Días a 4-6 semanas	NMCSD, autoinmunitaria; infección (virus), EMAD, paraneoplásica; neoplásica (ependimoma) sarcoidosis; infartos, malformaciones vasculares
	Evolución	**T2 extensión corta**
Hiperaguda	Minutos-72 horas	Hemorragia
Aguda-subaguda	Días a 4-6 semanas	Neoplásica (ependimoma), EM, infección (virus, TBC, parásitos); sarcoidosis; autoinmunitaria; NMOSD (atípico)

EM: esclerosis múltiple; EMAD: encefalomielitis aguda diseminada; NMOSD: trastornos del espectro de la neuromielitis óptica (*neuromyelitis optica spectrum disorders*); TBC: tuberculosis.

En RM, la señal del disco herniado suele ser la misma que la del disco del que procede, salvo en los secuestros, en que pueden mostrar mayor intensidad de señal en secuencias potenciadas en T2 (**Fig. 65-3**).

Enfermedad infecciosa

Puede afectar al complejo del disco intervertebral (espondilodiscitis) o al espacio epidural (absceso epidural):

- Espondilodiscitis. La infección del complejo discovertebral suele originarse habitualmente a partir de la diseminación hematógena de focos sépticos a distancia. Normalmente, se inicia en el margen anterior del cuerpo vertebral, desde donde se extiende hacia el resto del cuerpo vertebral y los discos intervertebrales. En la mitad de los casos, ocurre en la columna dorsal, y un tercio, en la lumbar.

  El agente causante más habitual es *Staphylococcus aureus*, y es frecuente que tenga una presentación insidiosa, con dolor dorsal o lumbar y síntomas de infección e, incluso, síndrome constitucional.

  En el estudio de RM, se identifica característicamente la irregularidad de los platillos vertebrales adyacentes al disco total o parcialmente destruido. La intensidad de señal de las vértebras estará disminuida en T1 y aumentada en T2, mientras que el disco suele mostrar aumento de señal en T2. El empleo de otras secuencias como T1 FS con gadolinio puede ser de utilidad para demostrar la presencia de abscesos en partes blandas perivertebrales o epidurales.

  No es extraño que no haya manifestaciones radiológicas en Rx o TC hasta pasadas varias semanas, siendo el hallazgo más frecuente la pérdida de altura del disco. El uso de la TC con contraste puede ser de utilidad para demostrar la presencia de abscesos en partes blandas perivertebrales.

  La espondilodiscitis por *Mycobacterium tuberculosis*, menos frecuente que la piógena, suele ser de presentación crónica e insidiosa, y puede afectar a dos o más vértebras contiguas en uno o varios niveles. Más frecuente a nivel torácico, a menudo, asocian abscesos paraespinales, que se puede extender a los músculos psoas, y epidurales, que pueden producir síntomas compresivos (**Fig. 65-4**).

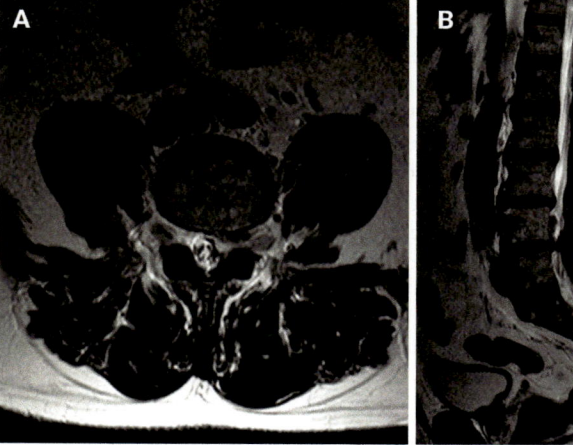

Figura 65-3. Hernia discal aguda entre la cuarta y quinta vértebras lumbares (L4-L5). Resonancia magnética en T2 sagital **(A)** y axial **(B)**.

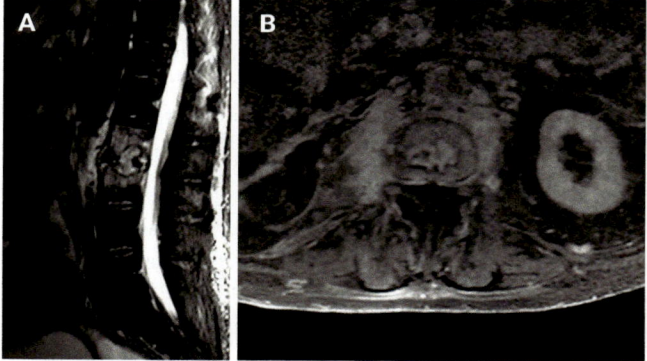

Figura 65-4. Espondilodiscitis entre la segunda y tercera vértebras lumbares (L2-L3). Resonancia magnética en STIR (*short-time/tau inversión recovery*) sagital **(A)** y en T1 con contraste **(B)** (relace de partes blandas perivertebrales).

- Absceso epidural. Normalmente secundario a espondilodiscitis, menos habitual que sean secundarios a artritis séptica; en otras ocasiones, existe antecedente de manipulación quirúrgica o punción lumbar. El patógeno más frecuente es *Staphylococcus aureus*.

  Se presenta como una colección que se extiende a lo largo del espacio epidural anterior o posterior, habitualmente, lumbar o dorsal, que puede dar lugar a síntomas compresivos en diferente grado, desde dolor, a radiculopatía e, incluso, parálisis. El déficit neurológico es el principal factor para determinar si se realiza manejo conservador con antibioticoterapia o si es necesario tratamiento quirúrgico.

Los hallazgos más frecuentes en RM son de una colección hipointensa en T1 e hiperintensa en T2. Es recomendable completar con DWI, con marcada restricción. Si se administra contraste, captará homogénea o periféricamente según el estado del proceso inflamatorio (flemonoso o abscesificado, respectivamente). Rara vez se ve aislado el absceso sin afectación de estructuras adyacentes.

Enfermedad vascular: hematoma epidural

El hematoma epidural es el más frecuente de los hematomas intrarraquídeos, generalmente, asociado a cirugía de la columna vertebral; es poco probable que sea espontáneo. Que sea de origen venoso es lo más frecuente, ocupando el espacio epidural posterior, borrando el espacio graso epidural y desplazando la duramadre. Clínicamente, es poco expresivo: se presenta como dolor dorsal agudo con empeoramiento progresivo, pudiendo evolucionar a síntomas compresivos. En la RM, muestra un comportamiento variable en función del tiempo de evolución (**Fig. 65-5** y **Tabla 65-2**).

Neoplasias

Mucho más frecuentes las metástasis que los tumores primarios, suelen ser manifestaciones tardías por diseminación hematógena de neoplasias de próstata, pulmón, mama, riñón y el linfoma. El mieloma múltiple es el tumor primario óseo que más frecuentemente causa compresión medular. Las metástasis vertebrales suponen el 98 % de las lesiones metastásicas espinales. Se afectan más las vértebras torácicas que las lumbares y cervicales, y el cuerpo vertebral más que los elementos posteriores. La compresión es resultado de la extensión de la lesión desde el cuerpo vertebral hacia el espacio dural, a través de los agujeros de conjunción (linfomas), o infiltración de la duramadre.

El dolor es la forma más habitual de presentarse, incluso varias semanas antes de que manifieste síntomas compresivos, y es característico el empeoramiento nocturno. Predominan los síntomas motores sobre los sensitivos, pudiendo estos localizarse incluso cinco niveles más bajos que el que correspondería a la lesión.

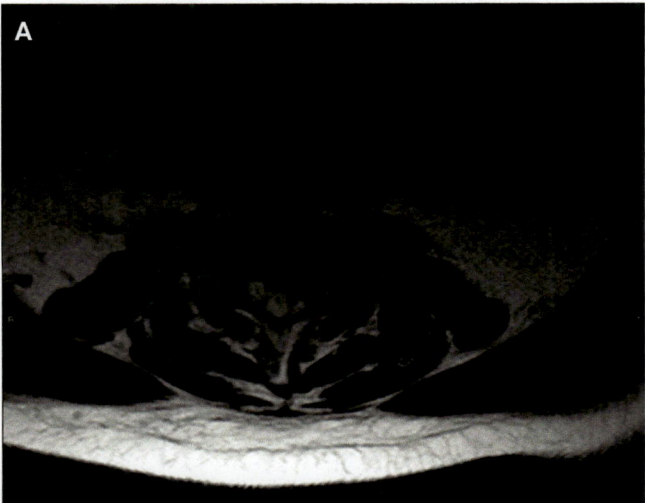

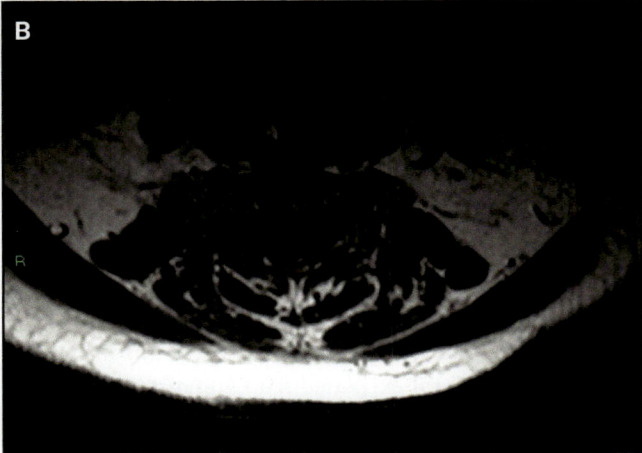

Figura 65-5. Hematoma epidural agudo. Resonancia magnética en corte sagital en T2 **(A)** y T1 **(B)**.

En estos casos, el estudio indicado es realizar cortes sagitales en T1 y T2 FSE de toda la columna y, una vez localizada la compresión, realizar cortes axiales en T2 FSE para determinar el grado. En T1, las lesiones son típicamente hipointensas, y de señal variable en T2. La administración de contraste puede ser de utilidad, aunque la captación también puede ser variable en función del grado de necrosis y/o esclerosis (**Fig. 65-6**).

Intradural extramedular

En esta localización, puede deberse a infección, a neoplasias o a enfermedad vascular.

Tabla 65-2. Evolución de la semiología del hematoma epidural en resonancia magnética			
	Hiperagudo (< 24 h)	**Agudo (1-3 días)**	**Subagudo**
T1	Isointenso	Hipointenso	Hiperintenso
T2	Hiperintenso	Hipointenso	Hipointenso (< 7 días) Hiperintenso (> 7 días)
T2*	Vacío de señal ↑	Vacío de señal ↑↑	Vacío de señal ↑↑↑

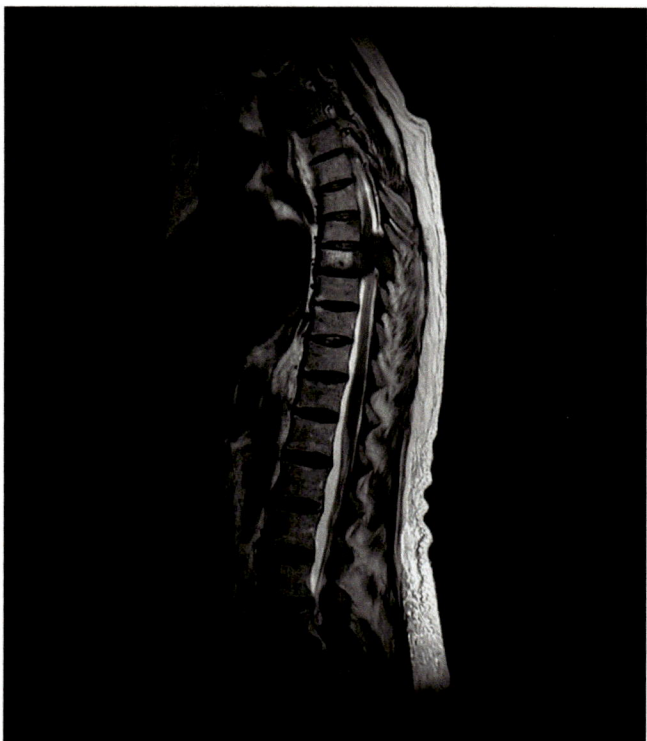

Figura 65-6. Compresión medular por mieloma múltiple. Resonancia magnética en corte sagital en T2.

Infección: absceso intradural extramedular

El absceso intradural extramedular es una patología muy infrecuente, y de muy mal pronóstico. Suele tratarse de pacientes con factores de riesgo predisponentes: inmunodeprimidos, cirugías previas o adictos a drogas intravenosas. En RM, suelen ser hipointensos en T1, hiperintensos en T2 y mostrar realce anular periférico con el contraste.

Tumores primarios y metastásicos

Los más destacables son:

- Meningioma. El más frecuente de los tumores intrarraquídeos extramedulares; su localización es en el 90 % de los casos intradural, siendo su máxima incidencia en torno a la 5ª-6ª década. Se suele presentar como una masa solitaria redonda u ovalada, de amplia base dural, situada anterior al cordón medular a nivel cervical, y posterior a nivel torácico. En RM, se presenta isointensa tanto en T1 como en T2 y muestra avidez por el contraste. Puede mostrar calcificaciones.
- Metástasis intradurales. Generalmente, por diseminación hematógena, los tumores que más frecuentemente se diseminan por el espacio subaracnoideo son el de mama, pulmón, melanoma y hematológicos.
El segmento medular más frecuentemente afectado es el lumbar (cono medular), siendo habitual la afectación multifocal y la presencia de metástasis cerebrales. Los síntomas pueden presentarse de forma aguda-subaguda (días-semanas), y los más frecuentes son dolor locali-

zado o radicular, debilidad y disfunción urinaria y/o intestinal.
En RM, se observan engrosamientos nodulares hipointensos en T1 e hiperintensos en T2, y realce nodular o lineal tras administrar gadolinio.

Enfermedad vascular

La enfermedad vascular en el espacio intradural extramedular puede ser en forma de:

- Hematoma subdural: raro; generalmente, asociado a punción lumbar: de instauración hiperaguda-aguda; suele tener síntomas similares al epidural. No ejerce efecto de masa sobre la duramadre y no contacta con la grasa epidural ni con estructuras óseas.
- Hemorragia subaracnoidea: lo más característico es la formación de niveles líquido-líquido o la presencia de coágulos. En RM, lo más llamativo es la hemorragia marcadamente hipointensa en T2*. Pueden dar síntomas compresivos, y suele estar relacionada con traumatismos previos.

Intramedulares

Pueden ser de origen neoplásico o vascular.

Tumores primarios y metastásicos

No suelen ser causa de síndrome medular agudo, a pesar de poder alcanzar un tamaño significativo. Los más frecuentes son:

- Ependimoma: suele presentarse más a nivel cervical como masa bien delimitada de crecimiento lento, hipointensa en T1 e hiperintensa en T2 y capta contraste con avidez. Es frecuente ver un quiste polar y contenido hemorrágico intratumoral con señal hiperintensa en T1.
- Astrocitoma: menos definido que el ependimoma, muestra crecimiento expansivo fusiforme, a veces, excéntrico. Más frecuente a nivel torácico que cervical, se observa hiperintenso en T2, hipointenso/isointenso en T1 y con captación variable del contraste. No suele mostrar signos de hemorragia.
- Metástasis: son poco frecuentes y de muy mal pronóstico. Los tumores primarios más habituales son el cáncer microcítico de pulmón y el de mama. El hallazgo más característico es la existencia de edema perilesional desproporcionado para el tamaño de la lesión.

Vascular: hematoma intramedular

El hematoma intramedular suele ser central, en la sustancia gris, rodeado de extenso edema. En secuencias potenciadas en T2, en fase aguda, se ve hipointenso, siendo las secuencias T2* de gran utilidad para demostrar vacío de señal. Son de causa variable: traumática, metastásica (los más frecuentes de los no traumáticas), neoplasias primarias, malformaciones arteriovenosas, espontáneos (anticoagulados).

No compresivo

En las **tablas 65-3** y **65-4**, se muestran las lesiones intramedulares extensas y cortas, respectivamente, en imágenes de RM en el plano sagital según su aspecto en el plano axial.

Enfermedad vascular

A continuación, se describen el infarto medular, la fístula dural arteriovenosa y el cavernoma.

Infarto medular

Siendo una patología poco frecuente, es la causa más habitual dentro de las causas vasculares. Supone el 1-2 % de los ictus, y es común que se asocie a arterioesclerosis o patología aórtica, o como complicación posquirúrgica aórtica. La afectación del territorio tributario de la arteria espinal anterior toracolumbar es la más frecuente. Los síntomas suelen comenzar hasta en el 70 % de los casos con un dolor intenso de aparición brusca a nivel dorsal o lumbar, coincidiendo con el nivel de la lesión, y se instauran en un período de minutos hasta 72 horas. A menudo, se presenta como una pérdida de fuerza de los miembros (generalmente, inferiores), disminución de los reflejos, incontinencia urinaria y/o intestinal y afectación del tracto espinotalámico (alteraciones sensitivas del dolor y la temperatura). La afectación posterior, menos frecuente, suele presentarse como ataxia, flacidez, hiporreflexia e incontinencia urinaria.

Ante la sospecha clínica de infarto medular, la técnica de imagen indicada es la RM, que puede ser normal hasta en el 50 % de los casos, sobre todo, en las primeras 48 horas, estando indicado repetirla en 24-48 horas. La presencia de infartos asociados de los cuerpos vertebrales es un hallazgo que apoya el diagnóstico. Típicamente, los hallazgos en RM serán la hiperintensidad longitudinalmente extensa bien delimitada en secuencias potenciadas en T2; restricción en difusión a partir de las 8 horas y hasta una semana; y ausencia de realce con el contraste en fase aguda (**Fig. 65-7**).

Fístula dural arteriovenosa

Las fístulas durales arteriovenosas suponen el 70-80 % de las malformaciones vasculares; son más frecuentes en varones a partir de los 50 años. La fístula provoca la ingurgitación del plexo venoso, que, en ocasiones, evoluciona a edema e, incluso, a infarto venoso. Suele presentarse como mielopatía progresiva de evolución subaguda-crónica. En la RM, muestra aumento de señal en T2 en un segmento que puede abarcar varios cuerpos vertebrales, con formaciones serpiginosas (*nidus*) (**Fig. 65-8**).

Cavernoma

Malformación vascular cuya localización más frecuente es la porción torácica de la médula. En RM, se presenta como una lesión redondeada, hipointensa y heterogénea en secuencias potenciadas en T2, con halo muy hipointenso característico en secuencias potenciadas en T2*; en secuencias con contraste, apenas realza y no suele verse en angiografía convencional. Puede manifestarse como síndrome medular agudo en caso de sangrado.

Inflamatorias

Es el grupo más numeroso y heterogéneo y, por lo tanto, complejo a la hora de poder establecer un diagnóstico, que, con frecuencia, precisará de pruebas adicionales a las que se realicen de manera urgente. Es de gran utilidad determinar la extensión de la lesión en secuencias potenciadas en T2 medidas en el eje longitudinal para acotar de manera precisa el

Tabla 65-3. Lesiones intramedulares extensas en T2 en el plano sagital según su aspecto en el plano axial
Lesión intramedular
Lesión extensa en T2 (> 2 cuerpos vertebrales)
Infarto medular: astas anteriores (posteriores menos frecuentes)
Fenómeno de vacío: fístula dural/MAV
Lesión hipointensa en T2: hematoma intramedular
Central: mielitis transversa longitudinalmente extensa (NMO; MTA idiopática)
Astas anteriores: virus

MAV: malformación arteriovenosa; MTA: mielitis transversa aguda; NMO: neuromielitis óptica.

Tabla 65-4. Lesiones intramedulares cortas en T2 en el plano sagital según su aspecto en el plano axial
Lesión intramedular
Lesión corta en T2 (< 2 cuerpos vertebrales)
Sustancia blanca periférica: EM; encefalitis aguda diseminada
Hipointensa T2: cavernoma
Tumores: primarios/metástasis

EM: esclerosis múltiple.

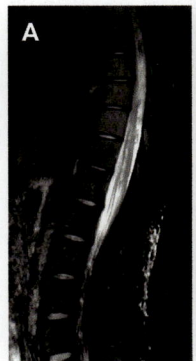
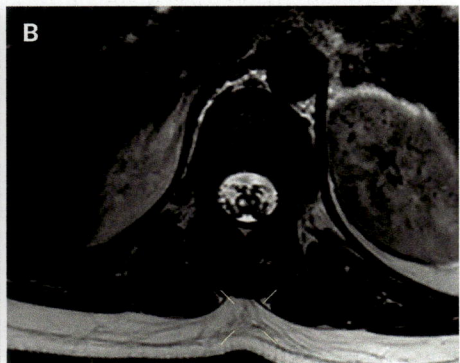

Figura 65-7. Infarto medular agudo. Resonancia magnética sagital en T2 **(A)** y axial en difusión (DWI) **(B)** («ojos de buho»).

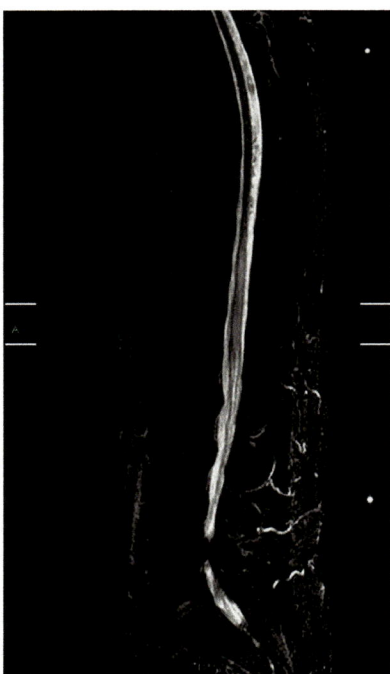

Figura 65-8. Fístula dural. Resonancia magnética sagital en STIR (*short-time/tau inversión recovery*).

Tabla 65-5. Criterios de inclusión de mielitis transversa*
Disfunción sensitiva, motora o autonóma que se origina en la médula espinal
Cambios de señal hiperintensos en T2 en resonancia magnética
No hay evidencia de una lesión compresiva
Signos/síntomas bilaterales
Nivel sensitivo claramente definido
Evidencia de proceso inflamatorio demostrado por aumento de captación de gadolinio en resonancia magnética, análisis de líquido cefalorraquídeo que muestra pleocitosis o índice elevado de inmunoglobulina G (IgG)
Manifestación de los síntomas entre 4 horas y 21 días

*En negrita los más importantes.

Tabla 65-6. Criterios de exclusión de mielitis transversa
Lesión compresiva
Historia de radiación medular en los 10 años previos
Déficit clínico de distribución compatible con una trombosis de la arteria espinal anterior
Vacíos de flujo en la superficie medular compatibles con una malformación arteriovenosa

diagnóstico diferencial, siendo tres cuerpos vertebrales (otros autores emplean dos) la referencia.

La manifestación clínica es la denominada **mielitis transversa aguda**, síndrome segmentario medular caracterizado por inflamación medular de etiología infecciosa, inflamatoria o idiopática, definido por unos criterios de inclusión y exclusión publicados por el Transverse Myelitis Consortium Working Group (**Tablas 65-5** y **65-6**).

En la RM, suele presentar dos patrones según la extensión longitudinal y transversal: al menos, tres cuerpos vertebrales y sección medular prácticamente completa, denominado **mielitis transversa longitudinalmente extensa** (**Fig. 65-9**); y **mielitis transversa aguda parcial**, con una longitud inferior a los dos cuerpos vertebrales y en la sección medular la afectación del cordón no es completa.

Esclerosis múltiple

Enfermedad inflamatoria desmielinizante que afecta tanto a la médula espinal como al cerebro, con lesiones separadas en tiempo y espacio. Afecta principalmente a mujeres entre los 20 y los 40 años. Puede ser asintomática o manifestarse con parestesias, debilidad muscular, alteración de la marcha, disfunción intestinal y/o vesical.

En el LCR, son características las bandas oligoclonales. En la RM, las lesiones típicas son pequeñas hiperintensidades en secuencias potenciadas en T2, con edema acompañante. Las lesiones que muestren realce tras la administración de contraste serán aquellas con actividad inflamatoria. Son predominantemente periféricas y, a menudo, coexistiendo con otras lesiones asintomáticas. Muestran mayor afinidad por la médula cervical, aunque es muy poco frecuente la afectación medular sin lesiones cerebrales.

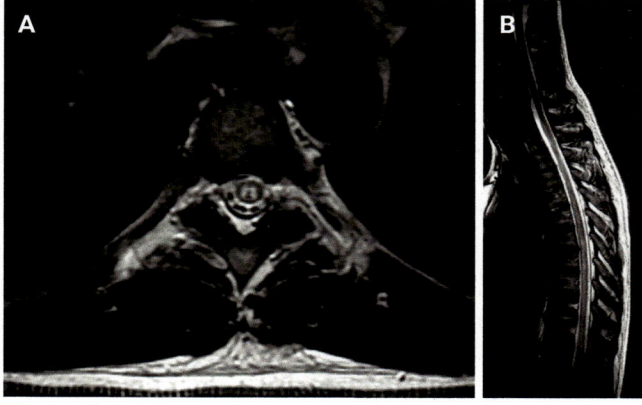

Figura 65-9. Mielitis transversa aguda longitudinalmente extensa. Resonancia magnética axial **(A)** y sagital **(B)** en T2.

Las localizaciones típicas en el cerebro son periventriculares, cuerpo calloso, corticales/yuxtacorticales y en la sustancia blanca de la fosa posterior.

Neuromielitis óptica y enfermedades relacionadas

Es una enfermedad inflamatoria desmielinizante que afecta más a las mujeres, en torno a la 3ª-4º décadas y se caracteriza por la tríada de neuritis óptica, mielitis transversa longitudinalmente extensa (tres o más cuerpos vertebrales), más frecuente a nivel cervical y torácico, y serología positiva para inmunoglobulina G (IgG) antiacuaporina 4 (anti-AQP4), aunque existen formas seronegativas o con serología positiva para anticuerpos contra la glicoproteína de la mielina de los oligodendrocitos (anti-MOG).

Se manifiesta con episodios recurrentes no necesariamente simultáneos de neuritis óptica y mielitis transversa de presentación variable hiperaguda-aguda (e, incluso, subaguda), sin empeoramiento funcional progresivo entre estos. Los hallazgos radiológicos más característicos en la fase aguda son ensanchamiento medular y la existencia de una lesión centromedular hiperintensa en secuencias potenciadas en T2, que se extiende longitudinalmente, al menos, tres cuerpos vertebrales, pudiendo alcanzar incluso el tronco del encéfalo. Las lesiones cerebrales típicas son, además de la neuritis óptica, hiperintensidades en T2 en el diencéfalo y áreas periependimarias, particularmente, el área postrema (**Fig. 65-10**).

Encefalomielitis aguda diseminada

La encefalomielitis aguda diseminada (EMAD) es una enfermedad autoinmunitaria por reacción cruzada de anticuerpos de distintos patógenos (varicela, sarampión, virus de Epstein-Barr; *Mycoplasma*, estreptococos) o vacunas (polio, rabia, rubéola) con la mielina, cuyos mecanismos fisiopatológicos no son completamente conocidos.

Es típico de niños y adultos jóvenes, con instauración aguda (2-4 semanas), inicialmente, presentando síntomas sistémicos (mialgia, cefalea, náuseas y vómitos, somnolencia, etc.), que se continúan con alteraciones neurológicas multifocales (encefalopatía, parálisis de pares craneales, ataxia, paresia).

En el LCR, normalmente, se observa una presión de salida aumentada, pleocitosis linfocitaria e hiperproteinorraquia; las bandas oligoclonales, por el contrario, no son habituales.

En el estudio de RM, se aprecia afectación medular focal o segmentaria con leve engrosamiento por edema del cordón medular, y múltiples lesiones hiperintensas en T2 de morfología en llama en la sustancia blanca, que, con el contraste, presenta realce parcheado, y afectan a la sustancia blanca, aunque es posible que también a la gris.

Las lesiones pueden asemejarse a las de la esclerosis múltiple, aunque, en el caso de la EMAD, todas las lesiones son monofásicas, mientras que, en la esclerosis múltiple, es habitual encontrar lesiones en diferentes fases. Al igual que en la esclerosis múltiple, es frecuente que coexistan lesiones cerebrales, observándose hiperintensidades en T2 de distribución asimétrica, que afectan a la unión sustancia gris-sustancia blanca, a nervios craneales, a la sustancia gris y al tálamo, localizaciones infrecuentes en la esclerosis múltiple. Raramente se afecta el cuerpo calloso en la EDAM.

La EDAM responde a tratamiento con corticoides sistémicos en el transcurso de semanas-meses, con recuperación completa en el 50 % de los casos.

Mielitis transversa aguda vírica

Puede deberse a infección directa del cordón medular o bien ser consecuencia de la respuesta inmunitaria frente al agente infeccioso, siendo los virus la principal causa, sobre todo,

los enterovirus. Habitualmente, se desarrolla un cuadro de parálisis flácida aguda a continuación de un proceso febril seudogripal. Los síntomas sensitivos son poco frecuentes.

Es característico encontrar lesiones en las astas anteriores en el estudio de RM, donde, además, la médula mostrará aspecto edematoso, hiperintensidades segmentarias en T2 en las áreas afectadas y, si se administra contraste, realce parcheado. En T1, es posible encontrar una hipointensidad central simulando una siringomielia. La afectación cerebral es infrecuente.

En ocasiones, se observa una afectación más segmentaria, asociada a síntomas motores, sensitivos y autonómicos, con lesiones centrales y expansivas del cordón y realce variable, simulando una mielitis transversa, donde frecuentemente están implicados virus de la familia del herpes.

Mielitis transversa aguda idiopática

Mielopatía bilateral de progresión aguda, con nivel sensitivo bien delimitable y alteraciones inflamatorias en el LCR, de diagnóstico por exclusión, una vez descartadas causas conocidas que puedan justificar la clínica, incluido el infarto medular (**Tabla 65-7**).

El hallazgo característico en la RM es el de hiperintensidad en secuencias potenciadas en T2, con afectación central de la médula, involucrando tanto a la sustancia gris como a la blanca, y longitudinalmente extensa (tres o más cuerpos vertebrales), engrosamiento del cordón medular y de situación central que afecta a la sustancia gris y blanca. Si se administra contraste, suele realzar, aunque de forma variable.

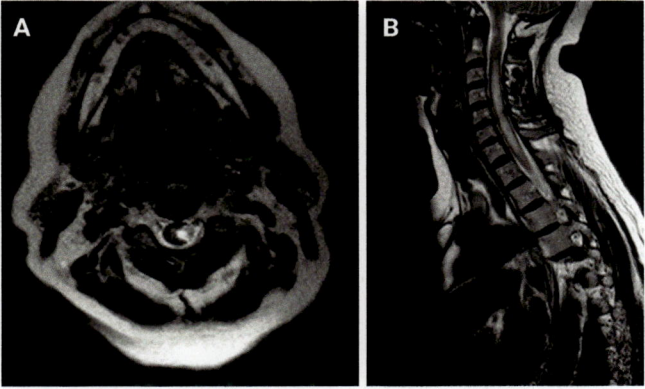

Figura 65-10. Neuromielitis óptica. Resonancia magnética en T2 axial **(A)** y sagital **(B)**.

Tabla 65-7. Criterios adicionales de exclusión de mielitis transversa idiopática
Evidencia clínica o serológica de conectivopatía
Datos clínicos o de laboratorio de infección
Hallazgos sugestivos de esclerosis múltiple en la resonancia magnética craneal
Historia o clínica aparente de neuritis óptica

PUNTOS CLAVE

- La patología vertebromedular aguda puede suponer un reto diagnóstico por el amplio abanico que se puede plantear en el diagnóstico diferencial, con el que, en ocasiones, no está completamente familiarizado el radiólogo, sumado a la frecuente falta de disponibilidad a determinadas horas en muchos de los centros sanitarios.
- Determinar si se trata o no de una lesión compresiva es el primer paso diagnóstico, ya que puede conllevar la necesidad de tratamiento descompresivo (cirugía, radioterapia, etc).
- El comportamiento de las diferentes lesiones en las distintas técnicas empleadas (principalmente, la RM), y el tiempo de evolución clínica son dos de los factores más importantes a la hora de realizar una aproximación diagnóstica. El hecho de realizar estudios iniciales muy concretos (secuencias sagitales en T1 y T2 y axiales T2) pueden dificultar el diagnóstico radiológico, siendo, en ocasiones, necesario realizar exploraciones adicionales.
- Hay que tener en cuenta que, a veces, un síndrome medular agudo puede ser manifestación de patología a otro nivel, por ejemplo, aórtico, lo que puede implicar un cambio en el manejo clínico.

BIBLIOGRAFÍA

Condette-Auliac S, Gratieux J, Boulin A, Di Maria F, Consoli A, Coskun O, et al. Imaging of vascular diseases of the spinal cord. Rev Neurol (Paris). 2021;177(5):477-89.

Herrera Herrera I, Garrido Morro I, Guzmán de Villoria Lebiedziejewski J, Ordóñez González C, Rovira À. Enfoque clínico-radiológico de la mielopatía no traumática. Radiología. 2020;62(6):464-80.

Ibáñez L, Kore L. Urgencias no traumáticas vertebromedulares. En: Martí M (ed.). Tratado de radiología de urgencias. Madrid: Editorial Médica Panamericana; 2021. p. 435-50.

Kunam VK, Velayudhan V, Chaudhry ZA, Bobinski M, Smoker WRK, Reede DL. Incomplete cord syndromes: clinical and imaging review. Radiographics. 2018;38(4):1201-22.

Laur O, Nandu H, Titelbaum DS, Nunez DB, Khurana B. Nontraumatic spinal cord compression: MRI primer for emergency department radiologists. Radiographics. 2019;39(6):1862-80.

Mariano R, Flanagan EP, Weinshenker BG, Palace J. A practical approach to the diagnosis of spinal cord lesions. Pract Neurol. 2018;18(3):187-200.

Índice analítico

Los números de página seguidos de *f* o de *t* indican figura o tabla.